廖二元 赵楚生主编内分泌学

发展内分泌学

服务健康事业

二〇〇〇年七月十九日 吴阶平

《内分泌代谢病学》各版次出版情况

版次	书　名	作者	出版时间	获奖情况
1	内分泌学	廖二元 超楚生	2002.01	2003年获国家新闻出版总署第十一届全国优秀科技图书奖三等奖
2	内分泌学	廖二元 莫朝晖	2007.12	
3	内分泌代谢病学	廖二元	2012.05	
4	内分泌代谢病学	廖二元 袁凌青	2019.08	入选“十三五”国家重点图书出版规划项目

《内分泌代谢病学》（第4版）分为6篇共37章、46个扩展资源（扩展资源内容以二维码的形式列于各篇末，读者可以下载“人卫图书增值”APP后扫描二维码来阅读相关内容，详见“扩展资源导读”）。本书详尽介绍了内分泌代谢病学技术、内分泌腺疾病、非内分泌腺内分泌疾病、产能物质代谢性疾病、非产能物质代谢性疾病和代谢性骨病。

本书论述了450多种常见和少见的内分泌代谢病的病因、发病机制、诊断、鉴别诊断、治疗和预防，并配以经典病例。系统总结国内外内分泌代谢病的临床经验和研究进展；内容详尽、系统全面、资料丰富，可作为内分泌代谢病专业医生、临床内科医生、进修医生、研究生、教师和科研工作者的参考用书。

扩展资源导读

1. 本书共 46 个扩展资源：
   扩展资源 1～45（各篇末有相应二维码）是各篇内容的扩展阅读；
   扩展资源 46（附录三有相应二维码）是针对本书知识点的测验题。
2. 本书参考文献集中放于各篇末，通过扫描相应的二维码获得。
3. 以下为获取二维码内容的步骤说明。

注意：应扫描下册封底二维码获得增值服务。

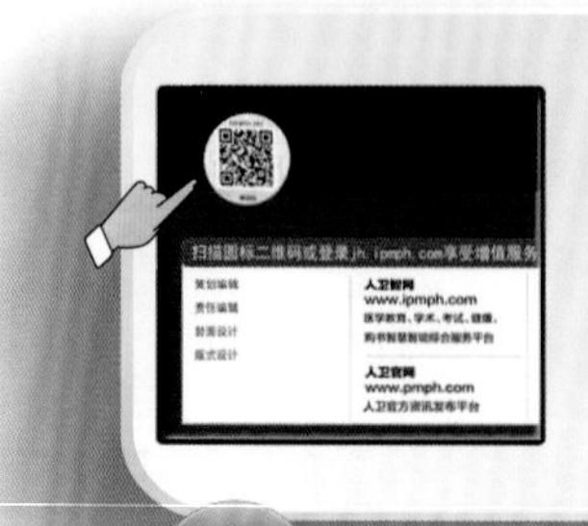

第一步

扫描封底二维码或打开增值服务激活平台(jh.ipmph.com)
按界面提示
注册新用户并登录

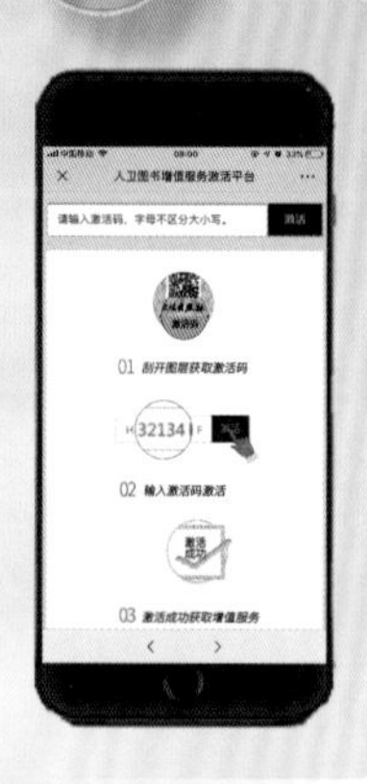

第二步

轻轻刮开涂层并输入激活码
激活图书增值服务

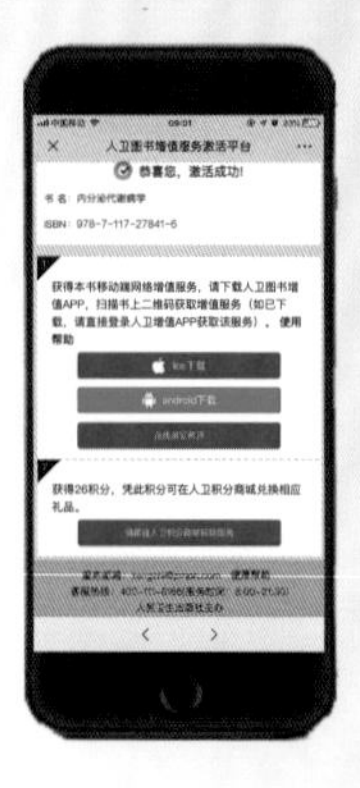

第三步

下载“人卫图书增值”客户端
或打开网站

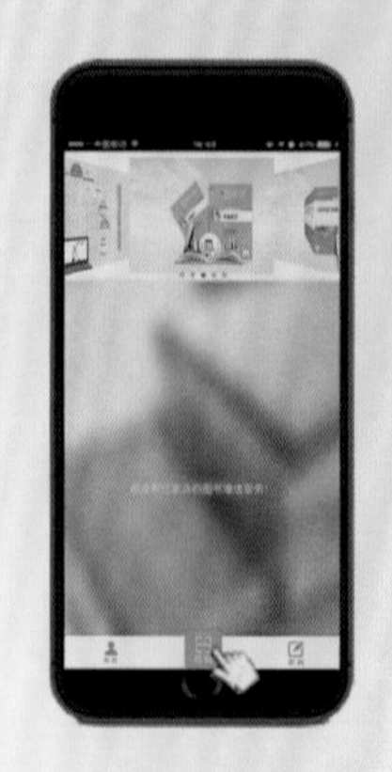

第四步

登录客户端
使用“扫一扫”
扫描书内二维码
即可直接浏览相应资源

客服热线：400-111-8166
（服务时间 8:00-21:30）

"十三五"国家重点图书出版规划项目

内分泌代谢病学

第4版

下 册

主 编 廖二元 袁凌青

副主编 谢忠建 莫朝晖 雷闽湘 张 红
罗湘杭 刘耀辉 刘石平 戴如春
盛志峰 周智广 汤怀世 刘幼硕

人民卫生出版社

图书在版编目(CIP)数据

内分泌代谢病学. 全2册/廖二元, 袁凌青主编.
—4版. —北京: 人民卫生出版社, 2019
ISBN 978-7-117-27841-6

Ⅰ. ①内… Ⅱ. ①廖…②袁… Ⅲ. ①内分泌病-诊疗②代谢病-诊疗 Ⅳ. ①R58

中国版本图书馆CIP数据核字(2019)第030438号

内分泌代谢病学
第4版
(上、下册)

主　　编: 廖二元　袁凌青
出版发行: 人民卫生出版社(中继线 010-59780011)
地　　址: 北京市朝阳区潘家园南里19号
邮　　编: 100021
E - mail: pmph @ pmph. com
购书热线: 010-59787592　010-59787584　010-65264830
印　　刷: 北京华联印刷有限公司
经　　销: 新华书店
开　　本: 889×1194　1/16　总印张: 161　总插页: 16
总 字 数: 6569千字
版　　次: 2002年1月第1版　2019年8月第4版
2022年8月第4版第3次印刷(总第11次印刷)
标准书号: ISBN 978-7-117-27841-6
定价(上、下册): 458.00元
打击盗版举报电话: 010-59787491　E-mail: WQ @ pmph. com
(凡属印装质量问题请与本社市场营销中心联系退换)

王　敏　中南大学湘雅医院内分泌科
王　翼　中南大学湘雅二医院老年医学科
王运林　佛山市第二人民医院内分泌科
王闻博　北京大学首钢医院内分泌科
王笃权　湖南康雅医院口腔科
王湘兵　美国新泽西州立医科和牙科大学
文格波　南华大学附属第一医院内分泌科
方　妮　湖南康雅医院内分泌科
方团育　海南省人民医院内分泌科
邓小戈　中南大学湘雅二医院代谢内分泌研究所
皮银珍　长沙市第一人民医院内分泌科
朱　婷　中南大学湘雅二医院代谢内分泌研究所
朱冰坡　湖南康雅医院 VIP 中心
伍西羽　中南大学湘雅二医院代谢内分泌研究所
伍贤平　中南大学湘雅二医院代谢内分泌研究所
向光大　中国人民解放军中部战区总医院内分泌科
刘　玮　中南大学湘雅二医院代谢内分泌研究所
刘　媛　山东大学齐鲁医院内分泌科
刘石平　中南大学湘雅二医院代谢内分泌研究所
刘乐霞　湖南康雅医院内分泌科
刘幼硕　中南大学湘雅二医院老年医学科
刘宇波　湖南康雅医院骨科
刘江华　南华大学附属第一医院内分泌科
刘泽灏　中南大学湘雅医院内分泌科
刘振启　美国弗吉尼亚大学健康中心内分泌及代谢病科
刘雪娇　湖南康雅医院内分泌科
刘耀辉　湖南康雅医院内分泌科
关　欣　湖南康雅医院肿瘤科
汤怀世　湖南康雅医院医教部
汤恢焕　中南大学湘雅医院外科、湖南康雅医院心血管内科
许　丰　中南大学湘雅二医院代谢内分泌研究所
许樟荣　战略支援部队特色医学中心糖尿病中心
苏　欣　中南大学湘雅二医院代谢内分泌研究所
杜　伟　湖南康雅医院肾病内科
杜胜华　湖南康雅医院肾病内科
李　纯　中南大学湘雅医院内分泌科
李　霞　中南大学湘雅二医院代谢内分泌研究所
李小英　上海交通大学医学院附属瑞金医院内分泌研究所
李世忠　湖南康雅医院麻醉科
李付杏子　中南大学湘雅二医院代谢内分泌研究所
李秋生　湖南康雅医院心血管内科
吴　凤　中南大学湘雅二医院病理科
吴　静　中南大学湘雅医院内分泌科
杨　琳　中南大学湘雅二医院代谢内分泌研究所
杨　雅　南昌大学第二附属医院内分泌科
杨金瑞　湖南康雅医院泌尿外科
肖　袁　中南大学湘雅医院内分泌科
肖立伟　中南大学湘雅二医院口腔科
肖新华　南华大学附属第一医院内分泌科
余　卫　北京协和医院放射科
邹益友　中南大学湘雅医院消化科、湖南康雅医院消化科
张　弛　湖南省人民医院内分泌科
张　红　中南大学湘雅二医院代谢内分泌研究所
张　金　湖南康雅医院重症医学科
张　南　湖南康雅医院医学影像中心
张　翼　福建省泉州市第一医院内分泌科
张云湘　湖南康雅医院妇产科
张友其　湖南康雅医院急诊科
张冬梅　中南大学湘雅医院内分泌科
张国才　湖南康雅医院肿瘤科
张慧玉　湖南康雅医院妇产科
陈　科　中南大学湘雅三医院内分泌科
陈立平　湖南康雅医院超声科
陈建国　湖南康雅医院医学检验中心、湖南康雅医院临床研究中心
陈建常　湖南康雅医院骨科
陈慧玲　中南大学湘雅医院内分泌科
林　健　中南大学湘雅二医院代谢内分泌研究所
林　潇　中南大学湘雅二医院代谢内分泌研究所
林乐韦华　海南省人民医院内分泌科
昌国辉　湖南康雅医院儿科
罗　欢　湖南康雅医院超声科
罗　旻　中南大学湘雅医院内分泌科
罗说明　中南大学湘雅二医院代谢内分泌研究所
罗湘杭　中南大学湘雅医院内分泌科
金　萍　中南大学湘雅三医院内分泌科
周　敏　中南大学湘雅医院内分泌科
周小毛　湖南康雅医院检验科
周后德　中南大学湘雅二医院代谢内分泌研究所
周启昌　中南大学湘雅二医院超声诊断科
周顺科　中南大学湘雅二医院放射科
周智广　中南大学湘雅二医院代谢内分泌研究所
郑继霞　湖南康雅医院心血管内科
单素康　中南大学湘雅二医院代谢内分泌研究所
单鹏飞　浙江大学医学院附属第二医院内分泌科
赵立玲　中南大学湘雅三医院内分泌科
胡平安　中南大学湘雅三医院内分泌科
胡湘涛　湖南康雅医院皮肤科
钟佳燏　中南大学湘雅二医院代谢内分泌研究所
钟惠菊　中南大学湘雅医院内分泌科
姜　冰　中南大学湘雅医院神经外科、湖南康雅医院神经外科
洪克付　湖南康雅医院呼吸内科

贺　勇　湖南康雅医院骨科
贺佩祥　益阳市中心医院内分泌科
秦爱平　湖南省人民医院马王堆分院老年医学科
袁凌青　中南大学湘雅二医院代谢内分泌研究所
聂正夫　湖南康雅医院神经内科
莫　琼　湖南康雅医院妇产科
莫朝晖　中南大学湘雅三医院内分泌科
夏　令　湖南康雅医院眼科
夏维波　北京协和医院内分泌科
夏筑英　中南大学湘雅医院内分泌科
郭　敏　中南大学湘雅医院内分泌科
郭丽娟　中南大学湘雅医院内分泌科
唐炜立　中南大学湘雅二医院代谢内分泌研究所
唐海洋　湖南康雅医院神经内科
黄　干　中南大学湘雅二医院代谢内分泌研究所
曹　旭　美国霍普金斯大学骨外科
曹国文　湖南康雅医院医学影像中心
龚学军　湖南康雅医院普通外科
盛志峰　中南大学湘雅二医院代谢内分泌研究所
崔蓉蓉　中南大学湘雅二医院代谢内分泌研究所
章振林　上海交通大学附属第六人民医院骨质疏松科
梁秋华　济宁医学院附属医院内分泌科
隋国良　烟台市烟台山医院内分泌科
彭　健　中南大学湘雅二医院代谢内分泌研究所
彭依群　中南大学湘雅二医院代谢内分泌研究所
蒋铁建　中南大学湘雅医院内分泌科
韩庆山　湖南康雅医院急诊科
韩俊洲　湖南康雅医院医学影像中心
喻文强　湖南康雅医院消化内科
游　利　上海交通大学附属第一人民医院
谢　辉　中南大学湘雅医院运动系统损伤修复研究中心
谢忠建　中南大学湘雅二医院代谢内分泌研究所
谢艳红　中南大学湘雅三医院内分泌科
雷闽湘　中南大学湘雅医院内分泌科、湖南康雅医院内分泌科
詹俊鲲　中南大学湘雅二医院老年医学科
廖　岚　中南大学湘雅医院内分泌科
廖二元　中南大学湘雅二医院代谢内分泌研究所、湖南康雅医院内分泌代谢科
廖乐乐　中南大学湘雅二医院骨科
廖勇锋　湖南康雅医院消化内科
熊　晏　湖南康雅医院儿科
颜　湘　中南大学湘雅二医院代谢内分泌研究所
霍胜军　湖南康雅医院普通外科
戴如春　中南大学湘雅二医院代谢内分泌研究所
魏启幼　中南大学湘雅二医院病理科、湖南康雅医院病理科

	章次	题目	主审人
第1篇	第1章	遗传变异	周后德　谢　辉
	第2章	激素检测	陈建国　伍贤平
	扩展资源1	基因与内分泌代谢病	周后德　谢　辉
	扩展资源2	激素检测相关技术	伍贤平　陈建国
	扩展资源3	内分泌代谢疾病模型	盛志峰　谢　辉
	扩展资源4	内分泌代谢疾病影像检查	曹国文　周顺科
	扩展资源5	内分泌代谢疾病超声检查	陈立平　周启昌
	扩展资源6	内分泌代谢疾病核素显像	廖二元　曹国文
	扩展资源7	内分泌代谢疾病病理检查	魏启幼　袁凌青
第2篇	第1章	内分泌疾病总论	袁凌青　王湘兵
	第2章	神经内分泌疾病	雷闽湘　盛志峰
	第3章	腺垂体疾病	刘振启　盛志峰
	第4章	甲状腺疾病	张　红　罗湘杭
	第5章	甲状旁腺疾病	袁凌青　邓小戈
	第6章	肾上腺疾病	袁凌青　苏　欣
	第7章	男性性腺疾病	杨金瑞　袁凌青
	第8章	女性性腺疾病	莫朝晖　袁凌青
	第9章	老年内分泌疾病	刘幼硕　朱冰坡
	第10章	多发性内分泌腺肿瘤综合征	戴如春　崔蓉蓉
	第11章	自身免疫性多内分泌腺病综合征	戴如春　刘　玮
	扩展资源8	激素与受体	袁凌青
	扩展资源9	下丘脑激素及其他神经内分泌疾病	雷闽湘　盛志峰
	扩展资源10	腺垂体激素及其他腺垂体疾病	刘振启　盛志峰
	扩展资源11	甲状腺激素及其他甲状腺疾病	张　红　罗湘杭
	扩展资源12	甲状旁腺素及其他甲状旁腺疾病	袁凌青　邓小戈
	扩展资源13	肾上腺素及其他肾上腺疾病	袁凌青　苏　欣
	扩展资源14	睾丸激素及其他男性性腺疾病	杨金瑞　袁凌青
	扩展资源15	卵巢激素及其他女性性腺疾病	莫朝晖　袁凌青
	扩展资源16	妊娠内分泌疾病	莫　琼　廖二元
	扩展资源17	儿童内分泌疾病	汤怀世　廖二元
	扩展资源18	老年常见内分泌疾病	刘幼硕　朱冰坡
	扩展资源19	其他累及多内分泌腺疾病	戴如春　崔蓉蓉
	扩展资源20	其他自身免疫性多内分泌腺病	戴如春　刘　玮
第3篇	第1章	环境与内分泌疾病	汤怀世
	第2章	器官内分泌疾病	汤怀世
	第3章	肾脏内分泌疾病	盛志峰　杨金瑞
	第4章	胃肠胰内分泌疾病	邹益友
	第5章	异源性激素分泌综合征	廖二元　彭依群
	扩展资源21	环境与内分泌	汤怀世
	扩展资源22	其他脏器内分泌疾病	汤怀世
	扩展资源23	肾石症及肾性糖尿症	盛志峰　杨金瑞
	扩展资源24	其他胃肠胰内分泌疾病	邹益友
	扩展资源25	其他异源性激素内分泌综合征	廖二元　彭依群

	章次	题目	主审人
第 4 篇	第 1 章	代谢性疾病总论	汤怀世
	第 2 章	糖尿病	周智广　刘耀辉
	第 3 章	糖尿病急性并发症	刘耀辉　王湘兵
	第 4 章	糖尿病慢性并发症	刘石平　刘耀辉
	第 5 章	低血糖症	廖二元
	第 6 章	非糖尿病性碳水化合物代谢病	谢忠建
	第 7 章	脂代谢病	盛志峰　袁凌青
	第 8 章	蛋白质与氨基酸代谢病	汤怀世　谢忠建
	扩展资源 26	物质代谢酶与代谢性疾病	廖二元
	扩展资源 27	糖调节激素与糖尿病	周智广　刘耀辉
	扩展资源 28	糖尿病相关疾病	刘石平　刘耀辉
	扩展资源 29	其他低血糖症	廖二元
	扩展资源 30	其他碳水化合物代谢病	谢忠建
	扩展资源 31	其他脂质代谢病	盛志峰　袁凌青
	扩展资源 32	其他蛋白质与氨基酸代谢病	谢忠建
第 5 篇	第 1 章	核酸代谢病	戴如春　王　敏
	第 2 章	维生素代谢病	袁凌青　谢忠建
	第 3 章	重金属与微量元素代谢病	谢忠建　袁凌青
	第 4 章	卟啉代谢病	谢忠建　郭丽娟
	第 5 章	水电解质代谢病	汤恢焕　廖二元
	第 6 章	酸碱平衡紊乱综合征	韩庆山　廖二元
	扩展资源 33	其他核酸代谢性疾病	戴如春　王　敏
	扩展资源 34	其他维生素代谢病	袁凌青　谢忠建
	扩展资源 35	重金属代谢病	谢忠建　袁凌青
	扩展资源 36	特殊类型卟啉病	谢忠建　郭丽娟
	扩展资源 37	其他水盐代谢病	韩庆山
	扩展资源 38	食物及药物对酸碱代谢的影响	韩庆山　廖二元
第 6 篇	第 1 章	骨组织与代谢性骨病检查	曹国文　谢　辉
	第 2 章	骨质疏松症	廖二元
	第 3 章	佝偻病与骨质软化症	夏维波　盛志峰
	第 4 章	高骨量与骨质硬化症	章振林　罗湘杭
	第 5 章	脆性骨折	陈建常　戴如春
	扩展资源 39	骨骼生理	曹国文　谢　辉
	扩展资源 40	其他继发性骨质疏松症	廖二元
	扩展资源 41	其他佝偻病与骨质软化症	夏维波　盛志峰
	扩展资源 42	其他骨质硬化症	章振林　罗湘杭
	扩展资源 43	骨生物力学与骨坏死	陈建常　戴如春
	扩展资源 44	骨关节疾病	陈建常　戴如春
	扩展资源 45	口腔颌面代谢性骨病	王笃权
附录一		氨基酸名称及代码一览表	盛志峰　谢　辉
附录二		常见激素及其代谢物检测项目正常参考值	盛志峰　谢　辉
附录三		知识测验题(扩展资源 46)	廖二元　袁凌青

第4版　前言

《内分泌代谢病学》第1、2、3版分别于2001、2007和2012年出版，十几年来得到了广大读者的认可与鼓励。近年来，内分泌代谢病学的进展很快，新知识和新技术不断涌现，编著第4版已很有必要。

为了满足临床内分泌代谢专科的日常诊疗所需，同时也满足查阅少见病、疑难病和跨学科内分泌代谢疾病的临床诊疗所需，中南大学湘雅医学院所属的三所医院和湖南康雅医院组织省内外的杰出专家和学术精英，联合编著了《内分泌代谢病学》第4版。这部巨著含6篇共37章及46个扩展资源，收集的病种超过450种，内容详尽，论述深透，特色突出。扩展阅读内容以二维码的形式列在每篇末的扩展资源中，读者可以通过扫描二维码来阅读相关内容；另外，由于本书的参考文献较多，读者也可以扫描各篇末的参考文献二维码来查阅。本书以测验题的形式将各知识点整理于书末（扫描下册书末附录三的二维码获得），以加强读者的理解与记忆。

近几十年来，随着人口老龄化，糖尿病、骨质疏松症等疾病的发病率急剧上升，内分泌代谢病学已经成为最主要的临床学科之一，其发展十分迅速，诊疗水平不断提高。展望未来，我们看到了内分泌代谢病学发展更加光明的前景。除了经典的下丘脑-垂体-靶腺调节系统外，内分泌代谢病学还包括各种不同的信号系统引起的疾病。在接下来的几十年中，内分泌代谢病的研究者和临床工作者将重点解决新激素功能，神经内分泌调节环路（neuroendocrine circuits），基因组学和蛋白质组学的临床应用，激素与器官的点、线、面及网络相互调控等重大问题。

随着科技的进步，许多被视为经典的观念不断被改写，内分泌所涉及的领域从传统的内分泌腺体不断拓展，机体每一个器官都受到内分泌激素或因子的调控，并且这些器官亦可以反馈调节内分泌器官。内分泌细胞不只是合成和释放一种激素，激素受体也有多种类型，而且一种受体可与多种激素（配体）结合。因此，激素的经典分类——即肽类/蛋白质激素和类固醇激素的分类方法看来需要重新认识，因为许多类固醇激素的快作用方式是通过非基因组途径实现的。与循环血液中激素结合的激素结合蛋白不只是激素的贮存和转运形式，而且具有明显的动力性调节作用。例如，性激素结合球蛋白是睾酮透过细胞膜和发挥生物学作用的关键因素；又如，IGF“贮存”在结合蛋白中，局部组织特异性酶调节IGF释放，因而产生不同的生物学作用。激素调节系统与代谢感受器（metabolic sensors）的联系对细胞内和细胞外环境变化产生反应，使内分泌-旁分泌-神经分泌-自分泌的信号系统相互重叠。一些以前认为属于代谢底物或代谢产物的分子（如脂肪酸、氨基酸、一氧化氮、胆酸等），现在被证明均是细胞-细胞间的信号分子，使内分泌轴越来越复杂，其定义也发生了本质变化。例如，甲状腺刺激素（thyrostimulin）能通过GPCR发挥非基因组作用，调节下丘脑-垂体-甲状腺轴的适应功能。因此内分泌是影响机体动态平衡的重要因素，透彻研究内分泌对机体的作用、熟悉和掌握内分泌领域的新进展和新思维对探寻人体健康的客观规律具有重要意义。

人类含有20 000~25 000个基因，其数目与鼠类相似，而动物进化不在于基因数目而主要在于蛋白质翻译后的修饰差异。同样，内分泌系统的进化差异也在于一个基因能编码多种结构与功能不同的信号肽（蛋白质）。例如，POMC基因编码的POMC蛋白质具有组织特异性，腺垂体表达的是ACTH，弓状核表达的是α-MSH，而葛瑞林（ghrelin）基因编码的肥胖抑素（obestatin）却能抑制葛瑞林信号。内分泌器官的结构与功能复杂，除了经典的内分泌腺体外，心脏、肝脏、肺脏等器官也具有内分泌调节功能，而且代谢欠活跃的器官（如脂肪、血管和皮肤等）也是内分泌组织。例如，脂肪分泌50种以上的脂肪因子；胃肠神经内分泌激素不但是维持消化功能的必需激素，而且能调节脑功能和摄食行为与体重；脑组织通过下丘脑激素调节垂体激素分泌，脑组织因子也调节葡萄糖代谢和胰岛素分泌，这是维持血糖稳定的重要方式，脑组织对能量代谢调节因子（瘦素和神经肽YY）十分敏感。

基因效应的定量研究将为疾病病因的探讨带来革命性变化，其中转录物组学（transcriptomics，包括RNA和基因表达）和蛋白质组学（proteomics，研究蛋白质、代谢产物和代谢网络表达）、糖组学（glycomics，包括糖浓度稳定和调节）、脂质组学（lipidomics，泛指非水溶性代谢产物）、药物基因组学（pharmacogenomics，重点研究基因对个体药物代谢的反应与影响）和生理组学（physiomics，研究生物整体的独立性与功能模式）的发展就是典型例子。因此，未来几十年的内分泌代谢病学将在神经内分泌疾病诊断、预后和治疗方面有突破性进展。

现代临床医学发展的一个显著特点是针对疾病和医学处置的“后果”或结局进行研究与防治，人们称之为结果定向性医学行为（result-oriented praxis）。我们的诊疗工作需要充分体现“预防为主”的诊疗理念和学科群统筹处置思维模式，其重点应该放在不良结局的预防、致残致死风险的预测、医学干预的获益和药物治疗的不良反应上。临床诊疗是一种将科学技术应用于治病救人的实践过程。由于医学科学技术的不断发展，也因为临床病例的个体差异，加上疾病的不断发生发展和干预治疗后果的不可预测性与复杂性，因此必须将医学技术转化为防治疾病的艺术，这是一种权衡利弊、扩增收益、降低风险的高超技能。而要做到这一点，其关键点就是应用精准医学（precision medicine）的战略思想来引领内分泌代谢病学的发展，最终形成针对每个患者基因组学和蛋白质组学特征的有效个体化预防和疾病诊疗方案。

趁此机会，我们再次向欣然为本书题词的第八届与第九届全国人民代表大会常务委员会副委员长、中国科学院与中国工程院两院资深院士、国际著名医学教育家和泌尿外科专家——吴阶平教授致谢！向为本书作序的中国工程院院士、中华医学会内分泌学分会原主任委员、国际著名内科学与内分泌代谢病学专家——史轶蘩教授致谢！向为本书付出辛勤劳动的编审专家和编者致谢！向被引用资料文献的所有专家、向热情为我们提供临床病例和大量学术资料的海内外朋友们和同行们致谢！向参与本书前三版编著工作的所有专家们致谢！

我们发现，即使做了极大努力，仍然跟不上知识更新和技术发展的速度，因此第4版《内分泌代谢病学》献给读者的新知识肯定有限，更多的可能是基本知识、基本技能和诊治疾病与解决临床疑难问题的思路。读者会发现本书有不少独到之处，虽然特殊的不见得就是好的，但总会让人耳目一新。值得特别指出的是，书中的一些诊疗方案和药物用法与剂量来自作者的个人经验或参考资料，读者应根据具体情况来参考；如与诊疗规范或国内外诊疗指南不一，应以后者为准，或者需要在患者知情同意后才可试用。

书中的谬误和缺失实属难免，恳请广大读者批评指正。

廖二元　袁凌青
中南大学湘雅二医院
湖南康雅医院
2019年1月

第3版　前言

《内分泌学》初版和第2版分别于2001年和2007年出版，期间得到了广大读者的认可与鼓励，同时也发现了一些不足和遗憾。近年来，内分泌代谢病学的进展很快，深感编著第3版已很必要。考虑到《内分泌学》的书名难以体现本学科的代谢性疾病，故更名为《内分泌代谢病学》。与前两版比较，第3版在以下五个方面做了重大调整与修改。

一是编著布局的变更。首先，第3版介绍了内分泌代谢病学的理论与研究技术（激素、遗传规律、研究技术、动物模型等，第1篇第1~4章）以及内分泌代谢疾病的诊断试验与辅助检查（激素测定、影像检查、超声检查、核素扫描检查、病理检查等，第2篇第5~9章）；然后，将内分泌疾病分为内分泌腺疾病（下丘脑、垂体、甲状腺、甲状旁腺、肾上腺、性腺、多发性内分泌腺肿瘤综合征、自身免疫性多内分泌腺病综合征等，第3篇第10~19章）和非内分泌腺的内分泌疾病（器官内分泌疾病、胃肠胰内分泌疾病、异源性激素分泌综合征、环境与内分泌、生长发育、衰老、妊娠内分泌等，第4篇第20~25章）。同时，将代谢性疾病分为产能物质（碳水化合物、脂肪、蛋白质）的代谢性疾病（第5篇第26~34章）与非产能物质（核酸、维生素、矿物质、水、电解质、酸碱）的代谢性疾病（第6篇第35~40章）。全书的章节按统一顺序编排，即从第1篇第1章第1节直到第6篇第40章第339节。

二是编著内容的增减。首先，第3版增加了内分泌代谢疾病临床诊疗的循证资料，新增了脂肪组织与内分泌、G蛋白病、离子通道病、基因组印记性疾病、脑中线-视神经发育不良症、RAS病（RASopathy）、低促性腺激素性性腺功能减退症、迟发性睾丸功能减退症、老年内分泌疾病、酮症倾向性糖尿病、非酒精性脂肪肝、应激性高血糖症、糖尿病骨-关节病、家族性脂蛋白异常、原发性高密度脂蛋白代谢异常、遗传性低脂蛋白血症、溶酶体脂质贮积病、过氧化物体病、遗传性单一蛋白酶缺陷症、同型胱氨酸尿症、Hartnup病（中性氨基酸代谢病）、酪氨酸血症、Lesch-Nyhan综合征、炎症相关性低骨量/骨质疏松症等内容。其次，删减了许多疾病的发病机制假说、内分泌动态试验和疗效欠确切的治疗措施。第三，在具体疾病的论述方面，除了收集国内外的最新研究进展外，一方面更注重介绍早期诊断、早期治疗和疗效评价的程序与方法，另一方面也突出了儿童、老年、妊娠等患者群的诊疗特殊性。从共性和个性两个角度予以阐述和比较，让读者遵照循证医学和个体化原则，规范而灵活地处置临床病例。

三是编著风格的改革。临床医学专著的编写多是按照“病因-分类-病理-病理生理-发病机制-临床表现-实验室检查-特殊检查-诊断-鉴别诊断-预防-治疗”的模式进行，其优点是符合人们的阅读习惯，系统性也很强。《内分泌代谢病学》保留了这一编写模式的基本框架和优势，但在论述的次序和方式上做了改革和调整，使其与临床医师的实际思维和诊疗程序尽量一致。在临床上，如果临床诊断是建立在一大堆实验室和特殊检查之后的，那就必然导致滥做检查，多开化验单。如果将鉴别诊断放在诊断之后考虑，势必助长先入为主和“不见森林，只见树木”的片面思维，导致误诊或漏诊。合理的诊疗思维应该首先通过详细的病史询问，了解主要症状的起病、经过和特点，结合过去史和个人史，建立一个或数个假设诊断。其次，根据假设诊断的需要，进行体格检查，并考虑所发现的体征和临床特征是否支持假设诊断。此后，将问诊和查体所获得的第一手资料进行整理和归纳，根据“一元论、优先考虑常见病与器质性疾病”的思维原则，提出初步诊断，并用排除法否定需要鉴别的类似情况。在临床工作中，由于病变的复杂性和多变性，个体的差异性与敏感性，要确证某一诊断又同时排除其他疾病，的确需要实验室和特殊检查的支持。但在选择辅助检查时，应该目标明确，有的放矢。出于这样的目的，如果筛选检查能够解释初步诊断，并能排除其他可能，就不必再做进一步的检查。内分泌代谢病专业的发展要求医师在不断提高诊疗水平的同时，降低成本，减少耗资；在新设备、新技术和新药物迅速发展的现在与未来，这一点显得尤为重要。

编著风格改革的另一个特点是将疾病的各个方面(如病因、发病机制、临床表现、诊断、治疗等)分解成若干个结论进行介绍；也就是说，本书的400多种内分泌代谢疾病的介绍是通过对11 000多个结论的论述组成的。虽然用这样的方式编著临床医学专著具有相当大的难度，亦无借鉴模式或现成经验，但我们仍然大胆地做了这样的探索，因为这样做有许多优点：第一，论述的观点明确，让人一看就能抓住基本观点和要领，这对于任务繁重的临床医师来说，可能相当重要；第二，内容更加紧密，层次更为清晰，重点更显突出；第三，便于记忆。

四是编著重点的调整。第3版更加注重疾病的早期诊断、鉴别要点、疗效评价、临床转归、并发症及循证治疗等方面的新进展，内容取舍以临床需要为宗旨，突出疾病诊治工作中的重点与难点。内分泌代谢病科的医师应该把临床工作的重点放在诊断和治疗上；正确处置临床病例的先决条件在诊断，而诊断的前提又在鉴别；有时，非典型病例的早期诊断相当困难，但又是体现临床水平与质量的关键点，鉴别诊断成了内分泌代谢病科医师的中心任务。中南大学湘雅医学院有个很好的临床质量控制传统，那就是层层把关、分级负责，尽量做到流程规范、鉴别快捷、诊断明确、治疗得法。100多年来，医师们积累了丰富的诊疗经验，我们在去伪存真和精耕细作的基础上，总结和介绍了经验，同时也收录和吸取了国内外许多重要的研究成果和最新诊疗指南。疾病的鉴别步骤、诊断程序和治疗方案尽量以表格和流程图的形式表述；对人们已经熟知的专业术语直接以英语表示，而翻译过来的术语均附有英语原文，这样做一方面避免理解失真，另一方面也便于读者核对与查找。

经过不懈努力，自感本书的内容丰富、资料齐全，简明实用，能为专业医师的临床医疗和教学提供帮助，对科研工作也有一定的参考价值。

五是编著专家的扩充。内分泌代谢疾病的研究日新月异，知识更新迅速，包括的领域广阔，涉及的专业众多。为了体现多学科合作与知识交叉的优势，我们特别邀请了国内外20多个著名大学从事基础医学、临床检验、影像学、核医学、老年病学、内分泌代谢病学、儿科学、妇产科学的杰出专家，编著和审阅本书的重要章节，以提高学术质量，吸收和体现国内外的先进经验与最新进展。

值得指出的是，本书中的许多诊疗方案和药物用法与剂量来自作者的个人经验或参考资料，读者应用时应根据具体情况而定；如与国内外诊疗指南不一，应以指南为准，或者需在患者知情同意后试用。

趁此机会，我们再次向欣然为本书题词的第八届与第九届全国人民代表大会常务委员会副委员长、中国科学院与中国工程院两院资深院士、国际著名医学教育家和泌尿外科专家——吴阶平教授致谢！向为本书作序的中国工程院院士、中华医学会内分泌学分会原主任委员、国际著名内科学与内分泌代谢病学专家——史轶蘩教授致谢！向为本书付出辛勤劳动的138位编审专家和编者致谢！向被引用资料文献的所有专家、向热情为我们提供大量学术资料的海内外朋友们和同行们致谢！

我们发现，即使做了极大努力，仍然跟不上知识更新和技术发展的速度，这大概是大型参考书的通病。因此我们希望，献给读者的不只是最新进展，更多的可能是认识和诊治疾病的思路与疑难问题的解决方法。显然，读者会发现本书有不少独到之处，虽然特殊的不见得就是好的，但总比千篇一律要强。

书中谬误和缺失实属难免，恳请广大读者批评指正。

编者
2011年7月　长沙　湘雅医学院

第 2 版　序

2001 年出版的《内分泌学》受到了读者们的好评，我祝贺本书的成功出版和发行。

5 年来，内分泌代谢疾病的研究进展很多，许多疾病的防治理念和措施也发生了很大变化。医学专业参考书要及时反映和适应这种发展；读过《内分泌学》（第 2 版）后，我认为该书体现了与时俱进的内分泌代谢学发展特点，增加了许多新的研究技术和新的内分泌代谢疾病，进一步丰富了本书的内容，使之更为全面而实用。在编写方式上，针对读者的临床工作需要，突出了疾病的临床转归、早期诊断线索、诊断标准、鉴别要点和循证治疗等方面的内容，因为这是提高内分泌代谢疾病诊疗质量的关键所在。

我祝贺《内分泌学》（第 2 版）与大家见面，相信它一定会成为读者们工作和学习的良师益友。

史轶蘩

2007 年 1 月

于北京协和医院

第2版 前言

《内分泌学》于2001年出版,5年来已经重印5次。期间得到了广大读者的认可和鼓励,同时也发现了一些不足和遗憾;加之几年来本学科又有许多新的进展,深感编著《内分泌学》(第2版)已十分必要。

与第1版比较,第2版增加了示踪标记技术与内分泌代谢疾病动物模型和许多新的内分泌代谢疾病,如激素不敏感综合征、激素过敏感综合征、表观盐皮质激素过多综合征、非ACTH受体介导性Cushing综合征、Carney复合症、代谢综合征、钙受体病、离子通道病等。在编写安排上,更加注重了疾病的早期诊断、鉴别要点、疗效评价、临床转归与并发症及循证治疗等方面的新进展;内容取舍以临床需要为宗旨,突出临床重点,讲究循证依据,力求简明实用。

本书的第一篇详细论述了内分泌学新理论、新技术和激素作用机制,介绍了内分泌影像学、内分泌病理学和内分泌分子生物学等方面的基本理论与基本技术;第二、三篇系统地论述了常见的和大部分少见的内分泌代谢疾病的病因、发病机制、早期诊断线索、鉴别要点与循证治疗,收录了湘雅医学院100年来及国内外许多重要研究成果和临床经验;第四篇介绍了环境、药物、应激、麻醉、手术、禁食、运动、静脉营养支持、老龄等对内分泌功能的影响以及重要脏器的内分泌功能与疾病。

本书的内容丰富、资料齐全,可满足各类各级医师的临床医疗和教学所需,对内分泌科研工作也很有帮助。此外,本书还比较评价了各种诊断、鉴别、治疗方法的优缺点和选择原则。内分泌专业的发展要求医师在不断提高诊疗水平的同时,降低成本,减少耗资;在新设备、新技术和新药物迅速发展的现在与未来,这一点显得尤为重要。各种疾病和综合征的鉴别步骤、诊断程序和治疗方法尽量以表格和流程图形式表示,简明实用。

同时编著的《内分泌代谢疾病手册》是《内分泌学》(第2版)的浓缩本,特别突出了疾病的临床诊断、鉴别诊断和治疗。其文字简练,方便携带。

趁此机会,我们再次向欣然为本书题词的第八届与第九届全国人民代表大会常务委员会副委员长、中国科学院院士和中国工程院院士、国际著名医学教育家和泌尿外科专家吴阶平教授致谢!向为本书作序的中国工程院院士、中华医学会内分泌学分会原主任委员、国际著名内科学和内分泌代谢病学专家史轶蘩教授致谢!向被引用资料和文献的所有专家、向热情为我们提供大量学术资料的海内外朋友们和同行们致谢!

书中谬误和缺失实属难免,恳请广大读者批评指正。

编　者

2007年1月　长沙

第1版 序

当今时代，科学的发展日新月异，医学科学也不例外。信息技术的发展为人们提供了获取新信息的快捷手段。

内分泌学作为内科学中的一个专业，较内科学中的其他专业虽然发展较晚，但进展极为迅速。由于其与基础医学和临床医学有着广泛而密切的联系，因此内分泌学也是边缘学科，是“生命科学”中的一个重要组成部分。百余年来，内分泌学的研究已从开始的腺体内分泌学发展到今天的分子内分泌学。一些旧的观点和理论被新的观点和理论所取代，新的诊疗技术不断涌现，新的病种在不断地被发现。其发展之快，使人们常常感到知识贫乏，跟不上时代的发展。

本书是在总结历年临床诊疗实践，积累内分泌进修医师和研究生教材，参考国内、外的内分泌学专著和有关书籍，广泛收集文献的基础上编著的，新旧内容兼容，着重于新，使读者对内分泌代谢病学的新旧知识有较全面的了解，掌握发展趋势。其中也介绍了作者单位和国内外的许多重要研究成果。

本书的特点有：①介绍较多新理论、新知识，特别是近几年来国内外的新进展和新成果；②介绍并评论各种诊疗方法，使读者有较系统全面的了解；③在论述每个内分泌腺体或系统性疾病之前，先论述该腺体和系统的基础知识与基本理论，有利于对该腺体和系统疾病的深入理解；④引用文献多，除附于每节之后外，并在正文中用角码标出，以便读者查找；⑤书末附有中、英文索引；⑥本书除内分泌疾病和代谢性疾病外，还在第一篇中较系统介绍了内分泌代谢的基本理论及实验与诊断技术，对激素的作用机制、内分泌肿瘤和分子内分泌学等进行了详细论述，这对临床医师全面掌握和理解疾病的病因、发病机制、病理生理与临床表现都十分有益。

阅读本书后，觉得其内容丰富、新颖、全面，是一本质量较高的内分泌代谢病学专业书籍，与国内出版的其他内分泌代谢病学参考书比较有其特点。我推荐这本书给大家，相信读者们会喜欢。

史轶蘩

2000年10月　北京

全书概览

上　册

第 1 篇　内分泌代谢病学技术
第 2 篇　内分泌腺疾病
第 3 篇　非内分泌腺内分泌疾病

下　册

第 4 篇　产能物质代谢性疾病
第 5 篇　非产能物质代谢性疾病
第 6 篇　代谢性骨病

目 录

下 册

第4篇 产能物质代谢性疾病

第1章 代谢性疾病总论 ………… 1232
第1节 能量代谢与物质代谢 ………… 1232
第2节 组织肾素-血管紧张素系统与代谢性疾病 ………… 1239
第3节 离子通道病 ………… 1240
第4节 代谢性疾病的诊断与治疗原则 ………… 1247

第2章 糖尿病 ………… 1256
第1节 糖代谢 ………… 1256
第2节 糖代谢异常检查 ………… 1265
第3节 胰岛素抵抗综合征 ………… 1275
第4节 1型糖尿病 ………… 1307
第5节 单基因糖尿病 ………… 1361
第6节 成人2型糖尿病 ………… 1373
第7节 儿童与青春期糖尿病 ………… 1420
第8节 青少年发病的成人型糖尿病 ………… 1432
第9节 成人隐匿性自身免疫糖尿病 ………… 1435
第10节 酮症倾向性糖尿病 ………… 1440
第11节 应激性高血糖 ………… 1442
第12节 妊娠糖尿病 ………… 1445

第3章 糖尿病急性并发症 ………… 1462
第1节 糖尿病酮症酸中毒 ………… 1462
第2节 高渗性高血糖状态 ………… 1488
第3节 糖尿病L-乳酸性酸中毒 ………… 1498
第4节 D-乳酸性酸中毒 ………… 1505
第5节 自身免疫性B型胰岛素抵抗危象 ………… 1507
第6节 急性糖尿病心脑血管事件 ………… 1508
第7节 糖尿病急性感染 ………… 1514

第4章 糖尿病慢性并发症 ………… 1521
第1节 糖尿病肾病 ………… 1521
第2节 糖尿病视网膜病变 ………… 1560
第3节 糖尿病神经病变 ………… 1580
第4节 糖尿病心脏自主神经病变 ………… 1599
第5节 糖尿病心脑血管病 ………… 1605
第6节 糖尿病足 ………… 1626

第5章 低血糖症 ………… 1634
第1节 低血糖症常用药物 ………… 1634
第2节 低血糖症 ………… 1636
第3节 胰岛素瘤 ………… 1658
第4节 胰岛细胞增生症 ………… 1670
第5节 先天性高胰岛素血症性低血糖症 ………… 1672
第6节 非胰岛细胞肿瘤性低血糖症 ………… 1680
第7节 糖尿病并发低血糖症 ………… 1684
第8节 系统疾病并发低血糖症 ………… 1694
第9节 自身免疫性低血糖症 ………… 1705
第10节 特发性酮症低血糖症 ………… 1707
第11节 反应性低血糖症与胃旁路术后低血糖症 ………… 1708

第6章 非糖尿病性碳水化合物代谢性疾病 ………… 1712
第1节 糖原贮积症 ………… 1712
第2节 黏多糖贮积症 ………… 1726

第7章 脂质代谢性疾病 ………… 1735
第1节 成年肥胖症 ………… 1735
第2节 绝经后肥胖症 ………… 1759
第3节 儿童肥胖症 ………… 1763
第4节 代谢综合征 ………… 1776
第5节 血脂谱异常症 ………… 1798
第6节 脂肪营养不良症 ………… 1823

第8章 蛋白质与氨基酸代谢性疾病 ………… 1837
第1节 蛋白质-能量营养不良症 ………… 1837
第2节 系统性淀粉样蛋白变性 ………… 1861
第3节 高同型半胱氨酸血症 ………… 1870
扩展资源26 物质代谢酶与代谢性疾病 ………… 1878
26.1 细胞色素P450与代谢性疾病 ………… 1878
26.2 线粒体氧化应激与线粒体代谢病 ………… 1878

26.3 代谢性疾病与智力障碍 …… 1878
扩展资源27 糖调节激素与糖尿病 …… 1878
27.1 内分泌胰腺与胰岛素 …… 1878
27.2 糖代谢调节激素 …… 1878
27.3 内质网应激与糖尿病 …… 1878
27.4 血管内皮细胞与疾病 …… 1878
27.5 药用糖代谢调节激素及其类似物 …… 1878
27.6 糖脂毒性 …… 1878
27.7 老年糖尿病 …… 1878
27.8 胰源性糖尿病 …… 1878
27.9 内分泌代谢疾病与糖代谢紊乱 …… 1878
27.10 线粒体细胞病与线粒体糖尿病 …… 1878
扩展资源28 糖尿病相关疾病 …… 1878
28.1 糖尿病骨-关节病 …… 1878
28.2 糖尿病皮肤病 …… 1878
28.3 糖尿病与肿瘤 …… 1878
扩展资源29 其他低血糖症 …… 1878
29.1 蛋白引起的高胰岛素血症性低血糖症 …… 1878
29.2 非胰岛素性医源性低血糖症 …… 1878
扩展资源30 其他碳水化合物代谢性疾病 …… 1878
30.1 半乳糖血症 …… 1878
30.2 食物不耐受综合征 …… 1878
30.3 碳水化合物中间代谢缺陷综合征 …… 1878
扩展资源31 其他脂质代谢性疾病 …… 1879
31.1 脂肪组织与能量代谢 …… 1879
31.2 高甘油三酯血症 …… 1879
31.3 家族性脂蛋白异常症 …… 1879
31.4 家族性高胆固醇血症 …… 1879
31.5 原发性高密度脂蛋白代谢异常 …… 1879
31.6 继发性血脂谱异常症 …… 1879
31.7 非酒精性脂肪肝病与肝糖原沉积症 …… 1879
31.8 Gaucher 病 …… 1879
31.9 先天性固醇代谢障碍综合征 …… 1879
31.10 脂肪酸氧化酶缺陷综合征 …… 1879
31.11 溶酶体脂质贮积病 …… 1879
31.12 过氧化物酶体病 …… 1879
31.13 C型 Niemann-Pick 病与囊性纤维化 …… 1879
扩展资源32 其他蛋白质与氨基酸代谢性疾病 …… 1879
32.1 儿童蛋白质营养 …… 1879
32.2 尿素循环障碍性疾病 …… 1879
32.3 枫糖尿症 …… 1879
32.4 苯丙酮尿症 …… 1879
32.5 有机酸疾病 …… 1879
32.6 甲硫氨酸代谢紊乱综合征 …… 1879
32.7 Hartnup 病 …… 1879
32.8 酪氨酸血症 …… 1879
32.9 戊二酸血症 …… 1879
32.10 遗传性高氨血症 …… 1879
32.11 其他氨基酸代谢性疾病 …… 1879
32.12 遗传性结缔组织病 …… 1879

第5篇 非产能物质代谢性疾病

第1章 核酸代谢性疾病 …… 1882
第1节 核酸与尿酸代谢 …… 1882
第2节 高尿酸血症与痛风 …… 1893
第3节 痛风危象与秋水仙碱中毒 …… 1912
第4节 肿瘤溶解综合征 …… 1914

第2章 维生素代谢性疾病 …… 1917
第1节 维生素与维生素营养 …… 1917
第2节 维生素D相关性疾病 …… 1926
第3节 维生素D缺乏性佝偻病/骨质软化症 …… 1948
第4节 维生素D不足与低骨量/骨质疏松症 …… 1967
第5节 维生素D不足与非骨骼疾病 …… 1970
第6节 Ⅰ型维生素D依赖性佝偻病 …… 1980
第7节 Ⅱ型维生素D抵抗性佝偻病 …… 1983

第3章 重金属与微量元素代谢性疾病 …… 1989
第1节 血色病 …… 1989
第2节 铜累积病 …… 2003
第3节 慢性氟中毒 …… 2013

第4章 卟啉代谢性疾病 …… 2024
第1节 血红素代谢 …… 2024
第2节 卟啉病 …… 2026
第3节 急性肝性卟啉病 …… 2031

第5章 水与电解质代谢性疾病 …… 2033
第1节 低钠血症 …… 2033
第2节 脑性盐消耗综合征 …… 2045
第3节 高钠血症 …… 2049
第4节 钾缺乏症与低钾血症 …… 2057
第5节 遗传性低钾血症 …… 2062
第6节 周期性瘫痪 …… 2066
第7节 高钾血症 …… 2071
第8节 低钙血症 …… 2077
第9节 高钙血症 …… 2087
第10节 低磷血症 …… 2097
第11节 高磷血症 …… 2106

第6章 酸碱平衡紊乱综合征 …… 2117
第1节 药用输注溶液 …… 2117
第2节 酸碱平衡定义与指标 …… 2120
第3节 酸碱平衡紊乱综合征 …… 2128
扩展资源33 其他核酸代谢性疾病 …… 2140
33.1 低尿酸血症 …… 2140
33.2 Lesch-Nyhan 病 …… 2140
33.3 腺苷脱氨酶缺乏症 …… 2140

33.4 乳清酸尿症 …… 2140
扩展资源 34 其他维生素代谢性疾病 …… 2140
34.1 维生素 A 相关性疾病 …… 2140
34.2 维生素 B_1 相关性疾病 …… 2140
34.3 维生素 B_2 相关性疾病 …… 2140
34.4 维生素 B_6 相关性疾病 …… 2140
34.5 维生素 B_{12} 与叶酸相关性疾病 …… 2140
34.6 维生素 C 相关性疾病 …… 2140
34.7 24-羟化酶缺陷症与维生素 D 中毒 …… 2140
34.8 维生素 E 相关性疾病 …… 2140
34.9 维生素 K 相关性疾病 …… 2140
34.10 其他维生素相关性疾病 …… 2140
扩展资源 35 重金属代谢性疾病 …… 2140
35.1 MENKES 病与颈骨角综合征 …… 2140
35.2 重金属中毒与内分泌代谢 …… 2140
35.3 锌缺乏症 …… 2140
扩展资源 36 特殊类型卟啉病 …… 2141
36.1 肝脏皮肤卟啉病 …… 2141
36.2 先天性红细胞生成性皮肤卟啉病 …… 2141
36.3 X-性连锁红细胞生成性原卟啉病与 X-性连锁原卟啉病 …… 2141
扩展资源 37 其他水盐代谢性疾病 …… 2141
37.1 水钠代谢 …… 2141
37.2 横纹肌溶解综合征 …… 2141
37.3 低镁血症 …… 2141
37.4 高镁血症 …… 2141
扩展资源 38 食物及药物对酸碱代谢的影响 …… 2141
38.1 食物酸负荷 …… 2141
38.2 麻醉药恶性高热与酸碱平衡紊乱 …… 2141

第6篇 代谢性骨病

第1章 骨组织与代谢性骨病检查 …… 2144
第1节 骨代谢生化标志物测定 …… 2144
第2节 骨骼病变影像检查 …… 2169
第3节 双能 X 线吸收法骨密度测量 …… 2220

第2章 骨质疏松症 …… 2234
第1节 骨质疏松症概述 …… 2234
第2节 绝经后骨质疏松症 …… 2266
第3节 老年性骨质疏松症 …… 2315
第4节 青少年特发性骨质疏松症 …… 2333
第5节 原发性男性骨质疏松症 …… 2340
第6节 糖皮质激素相关性骨质疏松症 …… 2348

第3章 佝偻病与骨质软化症 …… 2360
第1节 骨形成与骨矿化 …… 2360
第2节 肾小管酸中毒性骨病 …… 2372
第3节 Fanconi 骨病 …… 2376
第4节 钙与维生素 D 缺乏性佝偻病/骨质软化症 …… 2379
第5节 药物相关性低磷血症 …… 2380
第6节 肿瘤性骨质软化症 …… 2382
第7节 成骨不全 …… 2392
第8节 骨纤维结构不良症 …… 2402
第9节 McCune-Albright 综合征 …… 2408
第10节 X-性连锁低磷血症性佝偻病 …… 2424
第11节 常染色体隐性遗传性低磷血症性佝偻病 …… 2434
第12节 常染色体显性遗传性低磷血症性佝偻病 …… 2437

第4章 高骨量与骨质硬化症 …… 2440
第1节 高骨量与硬化性骨病 …… 2440
第2节 骨质硬化症 …… 2458
第3节 Paget 骨病 …… 2470

第5章 脆性骨折 …… 2482
扩展资源 39 骨骼生理 …… 2507
39.1 骨发育与骨成熟 …… 2507
39.2 骨结构与骨功能 …… 2507
39.3 骨构塑与骨重建 …… 2507
39.4 骨有机质 …… 2507
39.5 骨矿物质 …… 2507
39.6 骨组织细胞 …… 2507
39.7 病史询问与物理检查 …… 2507
39.8 骨组织形态计量 …… 2507
扩展资源 40 其他继发性骨质疏松症 …… 2507
40.1 肌肉-骨骼单位 …… 2507
40.2 家族性骨质疏松症 …… 2507
40.3 营养素缺乏性骨质疏松症 …… 2507
40.4 失用性骨质疏松症 …… 2507
40.5 内分泌代谢疾病所致的骨质疏松症 …… 2507
40.6 系统性疾病所致的骨质疏松症 …… 2507
40.7 药物相关性骨质疏松症 …… 2507
40.8 肿瘤相关性骨病 …… 2507
扩展资源 41 其他佝偻病与骨质软化症 …… 2507
41.1 慢性酸中毒性骨病 …… 2507
41.2 Mazabraud 综合征 …… 2507
41.3 低磷酸酶症 …… 2507
41.4 高磷酸酶症 …… 2507
41.5 磷酸盐肾病 …… 2507
41.6 肾移植后骨病 …… 2507
扩展资源 42 其他骨质硬化症 …… 2507
42.1 致密性成骨不全症 …… 2507
42.2 硬化性骨狭窄与 van Buchem 病 …… 2507
42.3 肢骨纹状肥大症 …… 2507
42.4 全身性脆性骨硬化症 …… 2507
42.5 颅缝早闭综合征 …… 2507
42.6 骨化性肌炎 …… 2507
42.7 进行性骨化性纤维结构不良症 …… 2507
42.8 进行性骨化性异位增殖症 …… 2507

42.9 婴幼儿泛发型动脉钙化症 ………… 2507
42.10 肿瘤性骨质硬化症 ………… 2507
42.11 瘤样钙化症 ………… 2507
42.12 局限性骨质硬化症 ………… 2507
42.13 神经源性异位骨化与异位钙化 ………… 2507
扩展资源43 骨生物力学与骨坏死 ………… 2508
43.1 骨生物力学 ………… 2508
43.2 骨微结构与骨微损伤 ………… 2508
43.3 骨坏死与骨溶解 ………… 2508
扩展资源44 骨关节疾病 ………… 2508
44.1 关节与关节软骨 ………… 2508
44.2 骨关节病 ………… 2508
44.3 骨-关节发育不良综合征 ………… 2508
44.4 肢端骨发育不全综合征 ………… 2508
扩展资源45 口腔颌面代谢性骨病 ………… 2508
45.1 口腔颌面发育 ………… 2508
45.2 口腔颌面发育异常 ………… 2508
45.3 系统疾病的口腔颌面表现 ………… 2508

附录一 氨基酸名称及代码一览表 ………… 2509

附录二 常见激素及其代谢物检测项目正常参考值 ………… 2511

附录三 《内分泌代谢病学》知识测验题(扩展资源46) ………… 2519

中文名词索引 ………… 2520

英文缩略语索引 ………… 2535

彩色插图

第4篇

产能物质代谢性疾病

第1章　代谢性疾病总论／ 1232

第2章　糖尿病／ 1256

第3章　糖尿病急性并发症／ 1462

第4章　糖尿病慢性并发症／ 1521

第5章　低血糖症／ 1634

第6章　非糖尿病性碳水化合物代谢性疾病／ 1712

第7章　脂质代谢性疾病／ 1735

第8章　蛋白质与氨基酸代谢性疾病／ 1837

扩展资源26　物质代谢酶与代谢性疾病／ 1878

扩展资源27　糖调节激素与糖尿病／ 1878

扩展资源28　糖尿病相关疾病／ 1878

扩展资源29　其他低血糖症／ 1878

扩展资源30　其他碳水化合物代谢性疾病／ 1878

扩展资源31　其他脂质代谢性疾病／ 1879

扩展资源32　其他蛋白质与氨基酸代谢性疾病／ 1879

第 1 章

代谢性疾病总论

第 1 节　能量代谢与物质代谢 / 1232
第 2 节　组织肾素-血管紧张素系统与代谢性疾病 / 1239
第 3 节　离子通道病 / 1240
第 4 节　代谢性疾病的诊断与治疗原则 / 1247

代谢紊乱引起代谢性疾病(metabolic diseases)。代谢性疾病一般是指新陈代谢的某一个或多个环节障碍,而由于原发器官疾病为主所致的代谢障碍一般归入该器官疾病的范畴内(如内分泌腺疾病),但这种划分是人为的,临床上常常缺乏明确的界限。如糖尿病可根据其以糖代谢障碍为主的特点归入代谢病中,也可根据其胰岛素相对或绝对不足而归入内分泌疾病中。因此,内分泌疾病与代谢性疾病往往是交互重叠的,内分泌学知识为透彻理解代谢性疾病创造了条件,反之亦然。

体内的产能物质包括碳水化合物、脂肪和蛋白质三类,本书的第四篇重点介绍产能物质的代谢性疾病,其中主要包括糖尿病及其急慢性并发症、低血糖症、非糖尿病性碳水化合物代谢性疾病、脂质代谢性疾病、蛋白质与氨基酸代谢性疾病等。

代谢性疾病总论主要论述能量代谢与物质代谢的基本概念与定义、组织肾素-血管紧张素系统与代谢性疾病、离子通道病,这些知识是理解和掌握代谢性疾病防治技能的基础。此外,代谢性疾病总论总结了代谢性疾病的诊断与治疗原则。

第 1 节　能量代谢与物质代谢

新陈代谢(metabolism)是生命活动的基本形式。物质代谢包括物质的合成代谢(anabolism)和分解代谢(catabolism)两个过程,一般合成代谢需要消耗能量,而分解代谢产生能量。通过新陈代谢,机体同环境之间不断地进行着物质交换,同时体内物质又不断进行分解、利用与更新,为个体的生存、活动、生长、发育、生殖和维持内环境恒定,提供代谢底物与能量。合成代谢是营养物质进入人体内,参与机体众多的化学反应,在机体内合成较大分子并转化为自身物质的过程,并以糖原(glycogen)、蛋白质(protein)和脂肪(fat)的形式储存在体内,这一反应过程常需要耗能。分解代谢是体内的糖原、蛋白质和脂肪等大分子物质分解为小分子物质的降解过程,常伴有能量的生成与释放。中间代谢(intermediary metabolism)是指营养物质进入机体后,在体内合成、分解、转化和代谢中的一系列化学反应。

【代谢性疾病】

(一) 代谢性疾病病因　随着分子生物学技术的迅速发展,近几年来已查明了许多代谢性疾病的病因,这类疾病的共同特点是参与某物质代谢的酶基因或其相关因子存在缺陷,其中以基因的失活性突变为多见,有些代谢性疾病的发病还与调节该种代谢的激素、代谢酶及它们的受体变异有关。有些疾病的致病基因突变类型可多达数十种甚至数百种,并且仍在不断被发现中,但是除代谢障碍的程度差别外,某种代谢障碍的临床表现一般相同或相似,而由此引起的表型则相差悬殊,这给诊断和病情评估带来了极大的困难。

(二) 代谢性疾病与内分泌疾病的联系　从分子病因上看,代谢性疾病与内分泌疾病已经没有明确的界限。例如,肥胖是由于脂肪代谢紊乱所致的能量代谢性疾病,但肥胖涉及的病因均与物质代谢的调节激素(如胰岛素、肾上腺素和瘦素等)及其受体功能有关。另一方面,饮食习惯和摄食行为的控制又是一种个体化极强和心理色彩浓厚的主观活动。又如,慢性肾病是继发性甲旁亢的主要病因,但慢性肾病-矿物质骨病(chronic kidney disease-mineral and bone disorders,CKD-MBD)的基本特点是涉及糖类、脂肪、蛋白质、维生素、矿物质及微量元素等多种物质的代谢异常,而这些物质的代谢既受控于相关激素的调节,又随着环境因素的变化而显现出不同的表型差异。物质与能量的代谢性疾病种类很多,范围广泛。人们借助分子生物学技术发现了许多新的代谢性疾病和营养性疾病,如钙受体病、透析性铝中毒骨病(现已少见)和锌缺乏性脑病,等等。

【能量代谢】

(一) 组织和细胞能量代谢　组织和细胞水平的能量代谢(energy metabolism)已经成为近代生物学研究的重点,原因是它与组织损伤和疾病的预后关系更为密切。例如,使用定量分子显像(quantitative molecular imaging)技术(如 PET 和磁共振光谱法)发现,作为杂食动物的人类心脏,其代谢依赖于个体的代谢适应性(metabolic flexibility);在心肌缺血情况下,代谢适应性是保证心肌胰岛素介导的葡萄糖处理(insulin-mediated glucose disposal)和代谢-机械偶联(metabolic-mechanical coupling)的必要前提。当发生肥胖、糖尿病和缺血性心肌病时,心肌对脂肪酸的摄取与氧化增多,并进而发展为能量代谢紊乱和心肌机械收缩功能异常。心衰时,心肌出现代谢中毒(metabolic toxicity),表现为严重的线粒体功能紊乱,脂肪酸失利用和 ATP 耗竭。其实,代谢适应性障碍和代谢中毒是许多疾病的一种普遍现象,在很多病理情况下,其他组织也出现类似的病理生理改变[1]。

（二）能量代谢与物质代谢的偶联 机体在代谢过程中，需要将体外宏量营养素中的能量转化为机体自身的贮存能量和代谢所需的能量，其转化效率的个体差异很大。这种差异可以理解为代谢效能（metabolic effect）。例如，人类的正常体重事实上反映了人群中脂肪储存的巨大差异，从瘦到胖组成一个连续的体重谱，而胖者和瘦者的 Na^+-K^+-ATP 酶活性和对各种激素及环境刺激的代谢效能相差悬殊，这种差异主要由个体的基因组特性决定，其中瘦素和 β_3-肾上腺能受体基因的表达差异在肥胖的形成中有重要作用，故认为它们是肥胖的候选基因。

1. 能量消耗 机体的能量消耗（energy consumption）包括静息代谢率（resting metabolic rate，RMR）、运动性生热效应（thermic effect of exercise，TEE）、食物性生热效应（thermic effect of food，TEF）及兼性生热作用（facultative thermogenesis，FTM）。RMR 的个体差异主要由机体的非脂肪体质（fat-free mass）及其遗传差异决定。此外，能量消耗也受甲状腺激素水平和交感神经活动强度等的影响。TEE 主要由活动强度决定，其个体差异不明显。而 TEF 主要用于营养素同化过程（assimilation process）的能量消耗，约占每天能量消耗的10%。FTM 由环境、温度、进食和情绪变化等因素引起，在寒冷环境中，机体的产热主要来源于棕色脂肪的分解。棕色脂肪细胞（brown adipocyte）和肌细胞的胚胎来源相同，而与白色脂肪细胞的胚胎来源不同。棕色脂肪细胞与白色脂肪细胞可以在特定条件下相互转化（转分化，转型分化，transdifferentiation），但在转型分化过程中也产生米色（brite）脂肪细胞，提示脂肪细胞具有很大的分化可塑性（plasticity）[2]。寒冷环境诱导热能生成，葡萄糖利用率增加 10～15 倍，用 PET 可以清楚地观察到棕色脂肪组织的代谢变化。为了维持体重稳定，能量的供给和消耗必须是平衡的。能量消耗主要包括基础状态耗能和体力活动耗能两部分。

每日所需能量为基础能量消耗、特殊功能活动和体力活动等所消耗能量的总和。基础能量消耗可因性别、年龄、身高和体重的不同而异，临床可按 Harris-Benedict 公式推算。特殊功能活动除包括消化和吸收所消耗的能量外，还可因生理特殊需要如生长、发育、妊娠和哺乳等情况而增加。体力活动所需的能量因强度的不同而异，轻、中、重体力活动所需能量分别为基础能量的 30%、50%、100%或更多。专业运动员的骨骼肌能量转换要比正常人高 20～100 倍。在某些情况下，能量代谢紊乱将导致肥胖或消瘦，并进而引起一系列代谢异常、器官功能障碍和组织损害。在物质供应和获得充分的条件下，可能仅仅因为生活习惯与方式的异常而导致能量过剩（肥胖）及其众多并发症。

2. 节俭基因型与代谢综合征 人类进化过程中所选择的“节俭基因型”有利于食物充足时促进脂肪堆积和能量储存。进食后能较多地将食物能量以脂肪形式储存起来的个体较易耐受长期饥饿。但是，“节俭基因型”个体在食物充足条件下转变成肥胖易感基因，这些个体易出现代谢综合征（肥胖、胰岛素抵抗、高血压和糖尿病等），详见第 4 篇扩展资源 31。

3. 运动对器官功能的影响 长期以来认为，当机体的某一器官或组织出现较严重病变时，需要强调制动和休息，以确保病变康复。研究发现，对于早期甚至中期的器官病变来说，这种观点并无充足的根据。与以前的看法不同的是，有规律的长期锻炼和运动（尤其是耐力运动训练，endurance exercise training）是保护心肌免受损害和增强免疫功能的一种有效途径。体育运动获益可以发生在机体的不同层面（一般以线粒体水平为主），而心脏保护（cardioprotection）的机制未明，可能主要与线粒体的氧化-还原反应改变（redox change）有关。一个显而易见的事实是，运动能使线粒体的伴侣蛋白（mitochondrial chaperone）表达上调，抗氧化能力增强，对抗细胞死亡的保护分子浓度升高，并能降低肝内脂肪沉积[3]。在某些情况下，运动还能降低线粒体膜的通透性和线粒体中毒（mitotoxicity）的易感性[4]。研究还发现，以每周代谢当量小时（metabolic equivalent hours of per week）计算，体力活动，尤其是较高强度的体力活动可以延长癌症患者的存活期，虽然这对于晚期肿瘤患者来说很难做到或者根本无法做到，但这些观察提示，通过体力活动增强机体的代谢水平对于疾病的防治是何等重要[5]。

4. 食物摄入对能量代谢的作用 食物进入胃肠道，在消化液、酶和激素等作用下转变为单糖、氨基酸、短链-中链脂肪酸、甘油、水、矿物质和维生素等，一起被吸收入血，中性脂肪酸和多数长链脂肪酸则经淋巴系统入血，在肝和周围组织中被利用，以合成机体自身物质或分解供能。机体的自身物质亦随时分解，提供能量或合成新的物质。糖、蛋白质、脂肪、水和无机元素的代谢反应受基因调控，并通过酶和神经-内分泌系统进行精细调节。代谢底物的质和量，辅因子、体液组成和离子浓度等反应环境，中间和最终产物的质和量等，都对中间代谢的调节起重要作用。中间代谢所产生的物质除被机体储存或重新利用外，最后以水、二氧化碳、含氮物质或其他代谢终产物形式，经肺、肾、肠和皮肤黏膜等排出体外。

在现代社会里，人们的营养物质分配与消耗很不合理，在营养缺乏性（nutrition-deficiency）疾病仍然盛行的同时，出现了营养过剩相关疾病的流行，代谢综合征与其相关性疾病的大流行成为现代社会疾病谱的突出特点。在我国，随着人均寿命的延长和社会与经济的进步，原发性营养缺乏性疾病已经少见；而由于血液透析、静脉营养支持、器官移植和癌症化疗等的普遍应用，伴发的继发性营养障碍性疾病（nutrition disturbance disease）越来越多见，必须引起高度重视。地域性食物习惯与饮食摄入是许多疾病的重要环境因素。例如，有些肿瘤的发病率具有明显的地域流行特点，当人们从低发病率的地区移居到高发病率地区后，这些人群发生某种肿瘤的概率急剧增高。这说明，地理环境对肿瘤（如乳腺癌和结肠直肠癌）的发生有明显影响。在众多的环境因素中，最受关注的是营养因素、能量平衡（energy balance）、代谢状态（metabolic status）与调节代谢的相关激素等。因此，这些肿瘤是可以通过改变营养、代谢和相关激素水平而达到预防目的的[6]。

5. 代谢记忆效应 组蛋白（histone）被翻译后修饰（post-translational modification，PTM）分子所包裹。Gardner 等提出表观遗传学（epigenetics）假说，认为 PTM 是管理和调节核染色质功能的关键分子（组蛋白密码，histone code），开创了非基因序列改变和组蛋白的表观修饰与功能组蛋白的修饰与功能、染色质重塑、结构与功能以及基因组印记等方面的研究。目前看来，代谢记忆可以引起组蛋白密码的变化，控制饮食能影响表观遗传学相关信息的表达。因此，基因与环境的关系可以导致染色质的特异性变化，而早期强化治疗控制糖尿病高血糖可出现良好的代谢记忆效应（good metabolic

memory effect)的观点已经被反复验证。

心血管事件是导致糖尿病肾衰患者死亡的主要危险因素,虽然高 LDL-胆固醇血症和高 C-反应蛋白症起了一定作用,但降低这些危险指标后,患者的预后并无明显改善,这是长期氧化应激记忆效应的结果。氧化应激造成糖化终末产物(AGE)堆积,后者与 AGE 受体(RAGE)作用,产生细胞内氧化应激炎性介质,进一步扩增氧化应激效应。因此,AGE/RAGE 在心血管事件的发生和发展中起了不良代谢记忆效应(bad metabolic memory effect)[7,8]。

6. 饮食治疗 饮食治疗是肥胖和代谢综合征的另一种重要手段。从生活质量方面考虑,除了限制热能供应外,如何增加饱感已经成为重要的研究课题。饱感(satiety)受食物的量和组成成分的影响。人们发现,食物中的水分和气体含量具有较强的刺激饱感和抑制食欲作用,因而后者也成为控制体重的时髦方法之一[9]。饮食治疗也是其他许多代谢性疾病的处置方法之一。例如,除经典的苯丙氨酸限制饮食治疗苯丙酮尿症(phenylketonuria)外,使用的大分子中性氨基酸(large neutral amino acid,LNAA)补充治疗可以明显降低血液与脑组织的苯丙氨酸浓度,改善患者的认知功能和生活质量[10];又如,补充氨基酸(尤其是亮氨酸)可改善肌肉重建(muscle remodeling)功能,防止肌肉萎缩。肌肽(carnosine)和 β-丙氨酸(beta-alanine)是运动时能量代谢的关键物质,补充肌肽和 β-丙氨酸可能增加其在肌肉中的含量,提高肌肉对 pH 的调节能力和肌肉耐力[11,12]。

【物质代谢】

(一)必需营养素 人体所需要的营养物质按其化学特性和生理功能可归纳为六类(表 4-1-1-1),包括碳水化合物(carbohydrate)、脂肪、蛋白质、维生素(vitamin)、矿物质(mineral)和水(water),其中一些必须由外界供给(如绝大多数维生素,主要来自食物),另一些则可在体内合成。必需营养素(essential nutrient)是指体内不能生成的营养成分,每日膳食供给量系指正常情况下,能维持机体正常身高和体重、组织结构与生理功能的最少量。

表 4-1-1-1 人体所需的营养素

氨基酸类
必需氨基酸(异亮氨酸/亮氨酸/赖氨酸/蛋氨酸/苯丙氨酸/苏氨酸/色氨酸/缬氨酸)
条件必需氨基酸(组氨酸/精氨酸)
非必需氨基酸(可在体内合成)
糖类(可在体内合成,但主要由食物供给)
脂类
必需脂肪酸(亚油酸、亚麻酸和花生四烯酸)
非必需脂肪酸(可在体内合成)
无机元素
宏量元素(钠/钾/钙/镁/磷/氯/硫/碳/氢/氧/氮等)
微量元素(铁/锌/铜/锰/钴/碘/铬/镍/钒/锡/钼/硒/氟/矽和砷等)
维生素
水溶性维生素(B_1/B_2/B_6/B_{12}/烟酸/叶酸/泛酸/生物素/维生素 C)
脂溶性维生素(A/D/E/K)
水

宏量元素(macronutrient)在体内含量较多,如钙、镁、钠、氯和磷等;宏量营养素是可以互相转换的能源,脂肪产热 37.7kJ/g(9kcal/g),糖类和蛋白质产热 16.7kJ/g(4kcal/g),乙醇产热 29.3kJ/g(7kcal/g)。微量营养素(micronutrient)包括维生素及某些无机元素(微量元素),为维持人体健康所必需,一般消耗甚微,不经变化即可被吸收。许多微量元素还有代谢催化作用。微量元素(microelement)在体内含量极少,故又称痕量元素(traced element)。人体内可测得 60 种以上微量元素,其中 11 种是被公认的,并有特殊的生理功能,为人体所必需,故又被称为必需微量元素(essential microelement),这些物质主要包括铁、氟、锌、铜、钒、锰、碘、钼、铬、钴和硅,如摄入不足可引起疾病。此外,锂已用于临床治疗精神病和糖尿病,亦可能是具有特殊功能的必需微量元素。锡与镍在人体含量与钒、硒、锰和钼差不多,均分布于皮肤;虽有人将锡与镍纳入必需微量元素,但对其生理作用知之甚少。

(二)蛋白质生物效价和不饱和脂肪酸比例 人体摄入的蛋白质的量与质是营养学上一个十分重要的研究课题,也是衡量食物质量的重要指标。1965 年,联合国粮食及农业组织(FAO)推荐的成人每日氮(N)的基础排泄量(最低代谢需要量)为 50mg N/kg,但维持氮的总平衡(total balance of nitrogen)的最低氮摄入量约为 75mg N/kg。目前被公认的成人优良蛋白质摄入的推荐供给量(RDA)为 95~125mg N/kg,相当于 600~800mg 蛋白质/kg。但是,多数人在蛋白质的实际消耗方面,可能远远超过以上的推荐供给量。这就意味着,如果没有必要将蛋白质作为主要的能量物质来对待的话,那么这种浪费无形中增加了机体的代谢负担,这对于老年人群和肾脏功能不全者来说,未必是健康的。

许多情况下,蛋白质的“质量”可以通过食物互补和食物混合来提高,以增加必需氨基酸(essential amino acid)的含量,优化其比例。生物效价为 80 以上的蛋白质,成人每千克理想体重约需 1g/d。蛋白质生物效价的顺序依次为:动物制品>豆类>谷类(米、小麦>玉米),例如,牛奶与鸡蛋的蛋白质生物效价为 93,牛肉为 76,麦片和大米为 65,玉米为 50。如供应的蛋白质的生物效价较低,则每日的所需量应适当增加。脂肪所供应的能量不宜超过总能量的 30%。每日所需的总能量除由蛋白质和脂肪供应外,余下的主要由碳水化合物供应。在供应的脂肪中,饱和脂肪酸、多价不饱和脂肪酸与单价不饱和脂肪酸的比例应为 1∶1∶1,每日的胆固醇摄入量宜在 300mg 以下。

(三)细胞酶缺陷或膜转运异常 代谢酶的功能或结构缺陷可使代谢途径的流向改变和/或合成途径的反馈调节紊乱,导致代谢产物缺失或过多,中间产物堆积,或转变为毒性代谢物,产生相应的病理改变和临床表现。例如,半乳糖血症是由于第 17、9 或 1 号染色体上基因异常,在半乳糖转变为葡萄糖过程中,缺乏半乳糖激酶或半乳糖-1-磷酸尿苷酰转移酶或尿核苷二磷酸-4-异构酶,导致血液、尿液和组织中的半乳糖及其代谢产物水平升高,并有白内障、肝硬化、肾小管功能异常和智能障碍等临床表现。膜转运异常多为特定功能的膜载体蛋白缺陷所致,例如胱氨酸尿症、肾性糖尿和家族性高胆固醇血症等。先天性代谢缺陷和环境因素在代谢病的发病中起着不同作用，但又关系密切。先天性代谢缺陷为发病的基础，而环境因素常为发病的诱因。例如，苯丙酮尿症是由于苯丙氨酸羟化酶缺乏引起，食物中如富含苯丙氨酸可导致高苯丙氨酸血症，使特异组织或器官受损，出现功能障碍。但如在出生后3周内确诊，限制苯丙氨酸的摄入量，可防止本病的发生与发展。除酶的结构外，细胞内底物的亲和性（substrate affinity）和负性选择（negative selection）也决定了代谢酶的特异性。机体细胞的调节系统能尽量减少酶与其他无关物质的相互作用，但是，在细胞内的核酸代谢过程中，许多药物或外来物质可以作用于酶促反应，干扰正常的核酸代谢，或起到治疗作用，或产生细胞毒性。最近用结构性基因组聚生体（structural genomics consortium，SGC）技术发现了数十个核酸代谢的酶结构域，它们可能成为核酸代谢的干预靶点。

（四）物质代谢异常

1. 蛋白质营养障碍与蛋白质代谢障碍　蛋白质营养障碍主要包括：①蛋白质和氨基酸不足：如蛋白质-能量营养不良、蛋白质缺乏症、赖氨酸缺乏症和营养相关性肿瘤；②氨基酸过多：如酪氨酸和蛋氨酸在肝功能失代偿期可诱发肝性脑病。此种情况一般只在原有器官疾病的基础上发生。蛋白质代谢障碍主要包括：①继发于器官疾病：如严重肝病时的低蛋白血症，淀粉样变的免疫球蛋白代谢障碍（详见第4篇第8章第1节）；②先天性代谢缺陷：引起蛋白质合成、降解或转运异常，如白化病、各型血红蛋白病和无纤维蛋白血症等。

2. 碳水化合物代谢异常　主要有：①碳水化合物摄取过多：引起肥胖症和糖尿病；②碳水化合物摄取不足：伴有能量不足时常致消瘦；③各种原因所致的低血糖症；④先天性酶系缺陷所致的糖代谢异常，如果糖不耐受症、半乳糖血症和糖原贮积症等。

3. 脂类代谢障碍　主要有：①脂类摄取过多：引起肥胖症和血脂异常症，以血浆胆固醇和/或甘油三酯浓度升高为标志，可为先天性代谢紊乱，亦可继发于其他疾病。前者有家族性高胆固醇血症、异常β脂蛋白血症、家族性高甘油三酯血症等（详见第4篇扩展资源31）；②脂类摄取过少：常引起脂溶性维生素缺乏症。

4. 核酸代谢障碍　在核酸和核苷酸的正常转换过程中，部分被降解成游离嘌呤基，主要是次黄嘌呤和鸟嘌呤。合成核酸所需要的核苷酸过剩时，会迅速降解为次黄嘌呤。鸟嘌呤在鸟嘌呤酶作用下脱氨成为黄嘌呤。次黄嘌呤和黄嘌呤经黄嘌呤氧化酶作用被氧化成尿酸。腺嘌呤核苷酸、次黄嘌呤核苷酸和鸟嘌呤核苷酸是嘌呤生物合成的末端产物。上述3种嘌呤核苷酸可经两条途径中的一条直接从嘌呤碱合成，如鸟嘌呤转化成鸟嘌呤核苷酸；次黄嘌呤转化成次黄嘌呤核苷酸；腺嘌呤转化成腺嘌呤核苷酸。或者，它们可重新合成。嘌呤代谢的首步反应及其反馈抑制的部分是磷酸核糖焦磷酸（PRPP）+谷氨酰胺+H_2O 氨基磷酸核糖+谷氨酸+焦磷酸（PPI），该反应由磷酸核糖焦磷酸酰胺转移酶（PRPPAT）催化。

大多数原发性高尿酸血症的病因未明，少数可由于酶的缺陷引起。发病与尿酸生成过多或肾尿酸排泄减少有关。在有痛风史的家庭中，无症状高尿酸血症者占25%～27%。Hange和Harvald研究了32例痛风患者的261个亲属，6.1%有痛风。另两项关于痛风家族的研究显示，25%有高尿酸血症，而正常人群仅4.6%。多数学者认为，高尿酸血症的分布方式与多基因遗传有关，同时在饮食和其他环境因素的作用下而发病[10-12]。许多系统性疾病因核酸分解代谢亢进、摄入过多和尿酸排泄被抑制而引起继发性高尿酸血症，如溶血性贫血、肿瘤、红细胞增多症、系统性红斑狼疮、慢性肾小球肾炎、肾盂肾炎、多囊肾、铅中毒、高血压晚期、糖尿病酮症酸中毒、乳酸性酸中毒及酒精性酮症、肝肾移植、化疗、放疗、灼伤、挫伤或药物等。高尿酸血症与肥胖的关系密切，胰岛素抵抗及内脏脂肪型肥胖等多危险因子综合征（multiple risk factor syndrome）与高尿酸血症有关，同时与动脉硬化性疾病的发生和发展关联。

5. 水与电解质代谢异常　多为获得性，亦可见于先天性缺陷，如先天性肾上腺皮质增生症。水和电解质营养障碍引起水和电解质代谢平衡紊乱，如尿崩症、水中毒、失水、高（低）钠血症、高（低）钾血症、高（低）钙血症、高（低）镁血症和高（低）磷血症等。

6. 无机元素代谢异常　如铜代谢异常所致的肝豆状核变性，铁代谢异常所致的含铁血黄素沉着症等。碘是生物体内必需的微量元素之一，而甲状腺是唯一能浓聚和利用碘的内分泌腺体。但是，乳汁中的碘含量与母亲的饮食碘量相关，差异甚大；而婴幼儿的甲状腺储存量很低，因而其对乳汁中的碘含量很敏感。全世界约有8亿人口生活在缺碘地区，约2亿人患有与碘缺乏相关的甲状腺肿。经过近半个世纪的补碘防治，目前在一些发达地区已基本控制了碘缺乏病的流行，但缺碘仍然是本世纪的重大社会和卫生健康问题。同样，低锌状态也较普遍，老年人常发肺部感染可能与缺锌有关[13]。无机元素营养障碍表现为微量元素不足或过多。在临床上，以微量元素缺乏较多见，尤其多见于儿童、孕妇和已有营养不良者[14]。

7. 维生素代谢异常　维生素类可分为脂溶性（维生素A、D、E和K）和水溶性（维生素B族和维生素C）两类，维生素营养障碍主要包括各种维生素缺乏症和维生素过多症。传统的观点认为，维生素D缺乏引起骨代谢障碍和佝偻病/骨质软化症，但严重而长期的维生素D代谢紊乱还可导致肌肉和神经功能紊乱，甚至与糖尿病、肿瘤、自身免疫疾病和性腺功能障碍均有关。流行病学调查发现，营养不良性佝偻病/骨软化症仍然是一个世界性的公共卫生问题，维生素D缺乏相当普遍；而长期的维生素D不足与原发性骨质疏松的关系已经得到肯定。维生素B_{12}缺乏的情况也不容乐观，而且与前列腺癌相关。

8. 复合型营养障碍　表现为多种营养素障碍的不同组合。完全性非经肠营养（complete parenteral nutrition）液体含有丰富的混合氨基酸，可以提供9种必需氨基酸和其他非必需氨基酸。因而是治疗复合型营养障碍的较佳选择。但是，完全性非经肠营养液体中的谷氨酰胺（glutamine）、精氨酸、支链氨基酸（branched chain amino acid）、半胱氨酸和牛磺酸（taurine）必须控制在适合范围内，否则将引起新的营养障碍。

9. 其他代谢异常　如嘌呤代谢障碍所致的痛风，卟啉代谢障碍所致的血卟啉病。

（五）营养失调　营养性疾病（nutritional disease）是指营养素（nutrient）缺乏、不足、过剩或作用障碍等引起的一类疾病。但在临床上，一般意义上的营养性疾病仅指维生素或蛋白质/氨基酸缺乏所致的营养不良或维生素缺乏/不足，并不包括糖类、脂类、无机元素、水和电解质的代谢紊乱在内。营养性疾病和代谢性疾病的关系密切，难以截然分开，该两类疾病往往相互依存，相互影响。例如，维生素D缺乏症常表现为钙磷代谢失常；糖尿病常伴有蛋白质-能量营养不良症（protein-energy malnutrition，PEM）。机体对各种营养物质均有一定的需要量、允许量和耐受量，因此营养性疾病可因一种或多种营养物质不足、过多或比例异常引起。营养性疾病的病因和发病机制多较清楚。

1. 原发性营养失调　由于摄取营养物质不足、过多或比例不当所致，与器质性或功能性疾病无关。例如，摄取蛋白质不足引起蛋白质-能量营养不良，而摄取能量超过机体消耗则可导致肥胖症。营养障碍性疾病并不是营养供给缺乏所致，而主要是缺乏对这类疾病的预防意识引起的。营养缺乏性疾病常见，即使在发达国家和地区也不例外。1973年的报告指出，加拿大居民的铁、维生素D、钙、叶酸和维生素A，甚至氟化物的摄入量都较低，而22年后的调查结果并未见明显改善，这些营养素的摄入不足主要发生于儿童人群中，约50%的儿童曾有过铁缺乏；营养不良性佝偻病在某些地区仍很常见。亚临床型维生素A缺乏亦不少见。

2. 继发性营养失调　继发性营养失调与营养物质的供给无直接联系，而主要与下列因素有关：①进食障碍：口咽和食管疾病所致的摄食困难，神经性厌食所致的摄食过少。②消化吸收障碍：见于消化道疾病，转运维生素的蛋白质先天性缺乏，一些药物如新霉素、考来烯胺（colestyramine）和双胍类降糖药等均可引起营养素的消化和吸收障碍。③合成障碍：肝硬化失代偿期，由于白蛋白合成障碍引起的低白蛋白血症。甲状腺球蛋白合成障碍引起甲减等。④消耗增多：机体对营养需求的改变如发热、甲亢、恶性肿瘤、慢性消耗性疾病、手术后以及一些生理性因素如生长发育和妊娠等，机体需要的营养素增加，如供应不足可致营养缺乏症。⑤排泄失常：多尿可致失水，腹泻可致机体缺钾，长期大量蛋白尿可致低蛋白血症等。长期血液透析者（尤其是老年患者）可出现一系列营养障碍性疾病。对老年人来说，出现血浆尿素、肌酐、白蛋白和阴离子间隙（AG）明显增加是预后不良（蛋白营养不良症）的表现。慢性透析患者还可能出现Mg、Cu、Zn、Sr、Ba和Pb等的排泌异常。⑥代谢障碍：营养素在体内代谢的任何环节异常均会引起营养素的代谢障碍，其中绝大多数是因为代谢所需的酶缺陷所致，少部分与器官或组织的功能障碍有关。例如，糖原贮积症（glycogen storage disease，GSD）是由于糖原合成和分解所需酶（己糖激酶、磷酸葡萄糖变位酶、糖原合成酶和分支酶等）的先天性缺陷引起的一类遗传性疾病，因糖原合成和分解涉及许多酶，所以不同酶缺陷引起不同类型疾病。不同类型的糖原贮积症虽各有其临床特征，但低血糖症和/或肌无力是所有类型共有的临床表现。又如，特殊类型糖尿病主要有胰岛β细胞功能基因突变所致的糖尿病和线粒体母系遗传性糖尿病与其他特异型糖尿病，青年发病的成年型糖尿病（maturity-onset diabetes of the young，MODY）的病因为糖代谢酶或相关因子突变，现已经查明7种突变基因，即肝细胞核因子（hepatocyte nuclear factor，HNF）4α基因突变（MODY1）、葡萄糖激酶（glucokinase，GCK）基因突变（MODY2）、HNF-1α基因突变（MODY3）、胰岛素增强子因子1（insulin promoter factor-1，IPF-1）基因突变（MODY4）、HNF-1α基因突变（MODY5）、NeuroD1基因突变（MODY6）或胰岛素基因突变（MODYX）。

3. 肝病导致的营养障碍　肝脏是机体物质代谢的主要场所，大部分激素的摄取、转变、灭活、降解及排泄等都在肝脏进行。此外，肝脏尚可通过合成部分激素以及某些代谢所需的生物酶和辅助因子而影响机体的其他代谢。因此，肝脏疾病（如肝硬化）可导致营养性疾病。中间代谢受很多因素调控，在导致中间代谢某个环节障碍的诸因素中，大约可分为先天性代谢缺陷和环境因素两类。在内分泌代谢领域内，代谢性疾病的发展十分迅速，尤其是糖尿病和代谢性肝病。例如，肝脏能合成25-（OH）D，此合成过程受肝内和血浆中维生素D及25-（OH）D的控制，而不受钙和磷代谢改变的影响，25-（OH）D的形成即使在大量摄入维生素D期间仍继续生成和蓄积。但在原发性胆汁性肝硬化、自身免疫性肝炎、慢性实质性或胆汁淤积性肝病时，肠道吸收的维生素D不能或极少转化成25-（OH）D，从而导致活化的维生素D减少，使钙平衡紊乱，长期的负钙平衡可导致骨质软化、骨质疏松或佝偻病。

4. 器官疾病引起的营养障碍　器官功能障碍的另一个常见原因是衰老。老年人常伴有许多变形蛋白质积蓄（aberrant proteostasis）和线粒体功能障碍，并进而导致能量代谢（energy metabolism）失衡，组织功能紊乱和结构的破坏。

【代谢性疾病的临床特点】

代谢性疾病的临床特点有：①详细的查询病史可发现或提示这类疾病；②发病多与营养素的供应情况、饮食习惯、生活条件与环境因素、消化功能、生理或病理附加因素等有关；③常有家族史和环境诱发因素以及发病年龄和性别等特点，如原发性痛风主要见于男性，苯丙酮尿症在新生儿即可检出；④早期常先有生化和生理改变，以后再出现病理解剖改变，早期治疗病变多可逆转。长期的代谢异常影响个体的生长、发育、成熟和衰老等过程，甚至通过表观遗传方式影响下一代。这些疾病有很多，如家族性原发性甲旁亢、肾上腺皮质功能减退症伴甲旁减、浅表念珠菌病、常染色体隐性家族性甲旁减、甲旁减伴神经性耳聋和肾发育不全、Carney复合症、地塞米松敏感的醛固酮增多症、醛固酮缺乏症Ⅱ型、假性醛固酮不足症、脑硬化、常染色体新生儿型肾上腺白质营养不良、过氧化质体酰基辅酶A氧化酶缺陷症、家族性肾上腺皮质功能减退、遗传型盐皮质激素高血压和Liddle综合征，等等。

代谢性疾病的病因治疗主要针对代谢障碍的环节进行，其中特别重要的是补充或纠正所缺陷的代谢催化酶。最近几年，发展出了一种代谢基因组路径技术（metagenomicapproach），即应用这种技术从环境中收集DNA，以不依赖于DNA序列同源性（sequence homology）方式，通过高通量筛选,寻找或生产新的代谢酶。

【肥胖与糖尿病的基因组代谢】

系统生物学应用人类基因组代谢模型(human genome-scale metabolic model,GEM)研究细胞代谢,探讨代谢性疾病的发病机制、生物标志物和治疗药物。GEM 最早用于微生物的代谢研究,后来用于线粒体的代谢网络、肥胖和 2 型糖尿病的病因与发病机制研究。GEM 研究发现能量代谢率与众多相关基因的表达改变有关。

在整体水平上,代谢率(metabolic rate)是指 O_2 消耗率($\dot{V}O_2$),包括了线粒体呼吸链的 $\dot{V}O_2$ 和各种组织的其他氧消耗(图 4-1-1-1)。$\dot{V}O_2$ 可用于确定 ATP 转换率,并通过底物氧化途径计算出通量率(flux rate)。但是,测得的呼吸测量并非生理(无氧代谢)状态,影响因素(如体重、体表面积等)多。ATP 转换率(ATP turnover rate)或代谢率可代表组织或器官的线粒体呼吸率(mitochondrial respiration rate),其测定需要高技术水平。一种方法是测量运动时的最大有氧代谢率(maximum aerobic metabolic rate,$\dot{V}O_{2max}$),此时的运动肌肉占耗氧量和二氧化碳生成量($\dot{V}CO_2$,rate of carbon dioxide production)的 90%,线粒体质子漏(mitochondrial proton leak)最低。能量代谢受多水平多因素调节。在基础状态下,基础代谢率(basal metabolic rate,BMR)维持生物合成和物质转运功能,O_2 和 CO_2 与物质氧化率低;在高强度运动时,肌肉运动所需的 O_2 消耗和 CO_2 生成率明显增加。最高代谢率(maximal metabolic rate,MMR 或 $\dot{V}O_{2max}$)代表 ATP 利用和能量物质氧化的最大值。

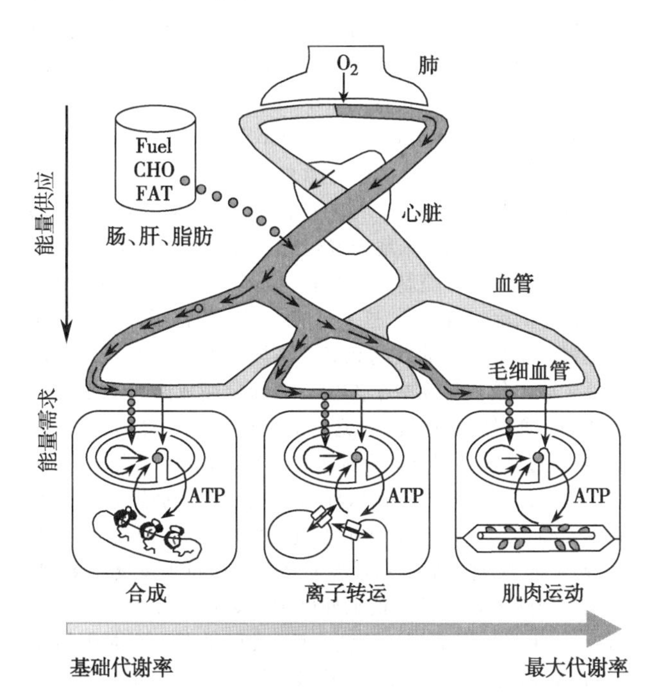

图 4-1-1-1 能量代谢的多水平调节

【产能物质代谢病】

(一) 碳水化合物代谢病 碳水化合物代谢性疾病的种类众多,糖尿病是其典型代表。除糖尿病外,其他碳水化合物代谢性疾病有继发性糖尿病、遗传性胰岛素不敏感综合征、低血糖症、肥胖症、代谢综合征、糖原贮积症、半乳糖血症、黏多糖贮积症、果糖不耐受和碳水化合物中间代谢缺陷综合征等。

1. 糖尿病 糖尿病是由遗传和环境因素共同引起的一组以糖代谢紊乱为主要表现的临床综合征。胰岛素缺乏和胰岛素作用障碍单独或同时引起碳水化合物、脂肪、蛋白质、水和电解质等的代谢紊乱。临床以慢性高血糖为主要特征,其急性并发症有糖尿病酮症酸中毒、高渗性高血糖状态和乳酸性酸中毒。糖尿病可并发多种慢性并发症,导致器官功能障碍和衰竭,甚至致残或致死[1]。全世界的糖尿病患病率迅速增加,发展中国家尤为明显,糖尿病已经成为临床上的主要内分泌代谢病。除少数继发性糖尿病、部分妊娠糖尿病及 1 型/2 型早期糖尿病外,本病一般为终生性疾病,任何病因学类型的糖尿病通常要经过几个临床阶段(高血糖前期、高血糖期和慢性并发期),每个患者可按顺序从一个阶段进入另外一个阶段,但在某些阶段也可逆转。因此,糖尿病治疗的目的是长期全面地控制高血糖和其他代谢紊乱,如高血压、高血脂、肥胖和高凝状态等,保护胰岛 β 细胞功能,防止和延缓并发症的发生。

糖尿病的治疗必须是长期的和综合性的。但是,特殊患者群应执行灵活的个体化治疗方案,权衡治疗获益(benefit)和治疗风险(risk),治疗方案应该是有效的和可行的。根据中华医学会内分泌学分会糖尿病组提出的建议,无糖尿病并发症和严重伴发疾病的非老年(<65 岁)患者一般将 HbA_{1c} 控制于<6.5%;年轻、病程短、治疗后无低血糖和体重增加等不良反应或单用生活方式治疗者 HbA_{1c}<6%;口服药不达标加用或改用胰岛素者 HbA_{1c}<7%;伴有心血管病(CVD)或 CVD 极高危患者的 HbA_{1c}≤7.5%。老年(≥65 岁)和预期生存期>15 年者 HbA_{1c}≤7%;合并其他疾病,预期生存期 5~15 年者 HbA_{1c}<8%;特殊情况甚至放宽至 HbA_{1c}<9%。低血糖高危人群 HbA_{1c} 不应超过 9%。糖尿病患者计划妊娠时 HbA_{1c}<6.5%,用胰岛素治疗者 HbA_{1c}<7%才宜妊娠;妊娠期间 HbA_{1c}<6%。餐前、睡前及夜间的毛细血管血糖不超过 5.4mmol/L,餐后峰值不超过 7.1mmol/L。妊娠糖尿病餐前 5.0~5.5mmol/L,餐后 1 小时<7.8mmol/L 或 2 小时<6.7~7.1mmol/L。血糖控制必须安全、可行、科学,坚持个体化原则。同时,血糖之外其他心血管危险因素的控制也十分重要。内外科重症监护患者的血糖控制目标为 7.8~10mmol/L,一般不必将血糖降至 6.1mmol/L 以下。非危重住院患者(接受胰岛素治疗者)推荐的餐前血糖为 7.8mmol/L,随机血糖为 10mmol/L 以下,详见第 4 篇第 2 章第 6、12 节。

2. 肥胖和代谢综合征 许多资料发现,代谢综合征及其组分(2 型糖尿病、中心性肥胖、高血压、高甘油三酯血症、高胆固醇血症、低高密度胆固醇血症和痛风等)加速增龄性认知功能下降、血管性痴呆和老年性痴呆的发展,这种情况可称为代谢-认知综合征(metabolic-cognitive syndrome)。代谢综合征与认知功能障碍的联系因子很多,其中 β-淀粉样肽(β-amyloid peptide)代谢异常和 tau 蛋白的高磷酸化状态可能起了关键作用[2]。

免疫代谢病学(immunometabolism)是专门研究免疫与代谢的相互关系及其对疾病影响的一门新兴学科,研究的主要层面在组织病理学上两者的联系。例如,肥胖的突出病理生理改变是慢性低度炎症，并进而引起一系列的肥胖并发症，在病变的进展过程中，慢性炎症和免疫系统起了重要作用，研究其发生机制，对肥胖相关性疾病的预防与治疗有至关重要的意义。肥胖的治疗必须是综合性的，首先要重视生活方式与摄食行为干预，增加体力活动和能量消耗，体能训练还可以改善心血管功能，提高运动耐量。运动与饮食治疗相结合，体重减轻更明显；如果可能，用极低热量饮食再加上活动可达到更佳效果。

药物仅起到辅助作用，依赖减肥药物的做法是不妥的。西布曲明抑制食欲并增加产热，但可增加心血管事件风险。因而，美国FDA建议对西布曲明的说明书提出黑框警告(black box warning)，我国亦于2010年宣布西布曲明退市。奥利司特抑制脂肪吸收，与低脂饮食配合，体重减轻更多。不良反应主要是由于脂肪吸收不良所引起，有稀便、便急和影响脂溶性维生素的吸收[3]。其他药物，如二甲双胍、二硝基酚(dinitrophenol)、甲状腺粉片、麻黄碱和黄嘌呤等有一定的减肥作用，但不良反应多，长期治疗的最终收益未明。肥胖者常通过增加运动量和减少饮食来减轻体重，但运动量较大时，能量消耗增加，维生素和矿物质消耗也增加；膳食摄入量减少时，虽然减少了能量摄入，但同时减少了维生素和矿物质的摄入，加重维生素和矿物质的缺乏程度。儿童肥胖、抗精神病药物引起的肥胖、肥胖卧床者和肥胖2型糖尿病的治疗具有特殊性，应分别进行个体化处理。近年，对糖尿病伴严重肥胖的患者进行手术治疗获得了良好的疗效，但手术治疗的并发症较多，必须严格掌握适应证。

(二) 脂质代谢病 饮食和生活习惯所致的脂质代谢性疾病相当常见，脂质代谢紊乱与高血压、肥胖、冠心病和代谢综合征的关系密切，重型肥胖与血脂谱异常已经成为许多国家的严重社会问题。由于脂肪代谢酶缺陷所致的家族性脂蛋白异常症、原发性高密度脂蛋白代谢异常、Gaucher病、脂肪酸氧化酶缺陷综合征、溶酶体脂质贮积病和过氧化物酶体病虽然少见，但其对人类健康的影响是深重的。大量的流行病学及临床实验研究表明，生活方式可通过多种环节影响血脂水平。保持健康的生活方式，无需任何经济方面的花费，而且具有肯定的降脂效果。但是，对于大多数患者来说，还需要加用降脂药物防治。临床应用较多的主要是HMG-CoA还原酶抑制剂(他汀类降脂药)和纤维酸衍生物类(苯氧芳酸类或贝特类)药物。

糖尿病血脂异常的特殊性在于出现小而密的低密度脂蛋白，胆固醇逆转运障碍，载脂蛋白糖化与脂蛋白氧化，其典型血脂谱是高甘油三酯血症伴低高密度脂蛋白胆固醇和小而密低密度脂蛋白胆固醇水平升高。其中氧化型的低密度脂蛋白更易导致动脉粥样硬化，心脑血管疾病风险远高于其他情况相似的非糖尿病患者。因此，糖尿病血脂异常的治疗目标较一般人群更严格，而不能满足于将血脂谱控制在正常范围内，详见第4篇第2章第3~5节。

(三) 蛋白质与氨基酸代谢病 此类疾病包括多种，蛋白质代谢性疾病主要有蛋白质-能量营养不良、系统性淀粉样蛋白变性和枫糖尿症；氨基酸代谢性疾病的种类很多，主要包括苯丙酮尿症、同型胱氨酸尿症、Hartnup病、酪氨酸血症、戊二酸血症和先天性高氨血症等。

1. 蛋白质-能量营养不良(PEM) 是一种以机体组织不断消耗、免疫功能低下、器官萎缩和生长发育停滞为特征的多营养素缺乏综合征，而蛋白质-能量消耗综合征是PEM的一种特殊类型。PEM分为以能量供应不足为主的消瘦型(kwashiorkor)，以蛋白质供应不足为主的水肿型(marasmus)和介于两者之间的混合型(mixed PEM)，详见第4篇第8章第1节。营养不良(malnutrition)是一种含糊而笼统的营养概念，临床上一般根据患者的实际体重与理想体重之差进行判断。由于病程和临床类型不同，有时诊断比较困难，因而常常出现PEM诊断不足和诊断过度的两种倾向。

2. 氨基酸代谢性疾病 均是先天性代谢病，多数属于常染色体隐性遗传。虽然这些疾病的诊断依据深入到了分子水平，但临床治疗仍相当困难。较有效的措施之一是避免摄入相关的氨基酸，可是在蛋白质的摄入过程中，人们无法完全避免之，治疗主要依赖于专门的特殊氨基酸制剂的供应。

【非产能物质代谢病】

(一) 核酸代谢病 核酸代谢性疾病的典型例子是高尿酸血症与痛风，其与肥胖、2型糖尿病、高脂血症、高血压、动脉硬化和冠心病等密切相关，这些代谢紊乱以胰岛素抵抗为发病基础，高尿酸血症和痛风仅为其中的一种表现。

关节炎症和尿酸沉着引起急性痛风性关节炎(gouty arthritis)发作，虽然急性关节炎的症状可于数天后缓解，但由于尿酸是强烈的内源性免疫反应佐剂，可激发NOD样受体蛋白-3(NOD-like receptor protein-3，NLRP-3)活化和IL-1介导的炎症反应，所以关节的炎症仍持续存在，而用黑皮素受体拮抗剂(melanocortin receptor agonist)阻断炎症反应可能成为新的治疗途径[4]。慢性炎症是一组以炎症反应为特征的自身炎症性疾病(autoinflammatory disease)，它与经典的自身免疫病(autoimmune disease)有本质差别，因为前者缺乏T淋巴细胞功能紊乱，而与功能异常的单核细胞半胱天冬酶-1(caspase 1)激活及IL-1β分泌有密切关系。因此，阻滞IL-1β的作用可以迅速而持久地缓解病情。表面上看来，痛风、2型糖尿病和多发性骨髓瘤并无联系，但抑制IL-1β分泌都可以收到良好的治疗效果[5]，这一事实也再次佐证了低度炎症在一些慢性复杂病中的致病意义。高尿酸血症和痛风的治疗包括生活干预和药物两个方面。大部分高尿酸血症是可以预防的。通过节制饮食，避免大量进食高嘌呤食物，严格戒酒，防止过胖等可明显降低血尿酸水平，减少痛风发作；多饮水可以增加尿酸排出。秋水仙碱仍然是控制痛风急性发作的主要药物之一，但其胃肠道不良反应、骨髓抑制、肝功能损害、精神抑郁、神经麻痹和呼吸抑制等的严重不良反应多，老年人和敏感患者易发生秋水仙碱中毒。目前在秋水仙碱的治疗上，主张使用低剂量疗法。例如，尽早在1小时内给予1.8mg口服可以获得满意的控制效果[6]。

新的药物制剂给急性痛风的治疗带来进步。目前的普遍做法是先用选择性环氧化酶-2抑制剂塞来昔布(celecoxib)、罗非克西(rofecoxib)、依托考昔(etoricoxib)和氯米考昔(lumiracoxib)抗炎，当常规剂量效果不佳时，可短期加用糖皮质激素；如仍无效，才考虑使用秋水仙碱。慢性高尿酸血症患者应在适当生活方式干预的基础上，使用抑制尿酸合成的药物别嘌醇(allopurinol)或非布索坦(febuxostat)，或促进尿酸排泄的药物(如丙磺舒、磺吡酮、苯溴马隆和拉布立酶等)。

此外,少见的腺苷脱氨酶缺陷症、Lesch-Nyhan 综合征和乳清酸尿症也属于核酸代谢性疾病的范畴。原发性核酸代谢性疾病是核酸代谢酶缺陷所致的一类疾病,高尿酸血症与痛风及 Lesch-Nyhan 综合征可用别嘌呤醇治疗,而腺苷脱氨酶缺陷症和乳清酸尿症尚缺乏有效的药物[7]。

(二) 代谢性骨病 临床上,代谢性骨病的诊断主要涉及三种临床表现的鉴别和病因查找,它们是高钙血症、低钙血症和骨密度减低。在绝大多数情况下,各种代谢性骨病均与上述三种临床表现有关。血钙正常的代谢性骨病主要表现为骨密度降低,极少数表现为骨密度增高。尿钙、磷、镁及其他骨生化标志物(bone biochemical marker)的异常均应与高钙血症、低钙血症或骨密度减低结合起来分析,以便进行正确而科学的诊断与鉴别。有时,代谢性骨病的诊断十分困难,而双能 X 线骨密度吸收法(dual X-ray absorptiometry, DXA)骨密度测定是一种巨大进步。继 DXA 后,近年又在定量超声(quantitative ultrasound, QUS)、定量 CT(QCT)、容积定量 CT(vQCT)、周围骨定量 CT(pQCT)、显微 CT(μCT)骨微观结构分析、有限元分析(finite element analysis, FEA)等方面有了许多进步,但这些新技术的临床应用仍存在很多疑惑,需要进行进一步的深入探讨。

和其他疾病一样,代谢性骨病的治疗应该首先去除病因,其次选用合适的有效药物控制病情。例如,二膦酸盐是一类与钙高亲和力的人工合成化合物,其骨吸收抑制活性取决于药物在骨组织的潴留量,而药物的潴留量又主要由骨转换生化标志物、肾功能和二膦酸盐的分子结构决定。因而,二膦酸盐主要用于治疗骨吸收明显增强的代谢性骨病,如变形性骨炎、多发性骨髓瘤、甲旁亢、肿瘤性高钙血症、骨纤维结构不良症、成骨不全和系统性肥大细胞增多症等;亦可用于治疗原发性和继发性骨质疏松症,主要适应于高转换型者,尤其适应于高转换型绝经后骨质疏松症又不宜用雌激素治疗者,对类固醇性骨质疏松症也有较好效果。二磷酸盐是内分泌科、骨科、肿瘤科和口腔科的常用一线药物,但各种二磷酸盐制剂的疗效和不良反应并不相同,因此,合理选择成了重要的研究课题。一般认为,阿仑膦酸钠、利塞膦酸钠、伊班膦酸钠和唑来膦酸钠的循证依据多,效果较强,副作用少。但仍偶尔发生颌骨坏死或非典型性不完全性骨折(atypical insufficiency fracture)[8-10]。

以前,治疗 X-性连锁显性低磷血症性佝偻病(X-linked dominant hypophosphatemic rickets)的主要方法是补充磷制剂和骨化三醇,虽然减轻症状和促进生长的效果明显,但长期治疗往往带来肾脏和其他软组织钙盐沉着、继发性甲状旁腺功能亢进症、高钙血症、高钙尿症和高血压等不良反应。如果加用西那卡塞(cinacalcet)可减少这些副作用[11,12]。骨折后不愈合的预测与评估是长期困扰的临床难题,目前主要依赖于影像检查和临床检查。近来发现,Ⅰ型前胶原氨基端前肽(procollagen type Ⅰ amino-terminal propeptide, PⅠNP)及其变化可以早期预测骨折后不愈合的风险,为其早期诊断与预测提供了新途径[13]。

(三) 维生素缺乏症 一般来说,维生素缺乏症是由于摄入不足、需要量增加、吸收不良或丢失过多引起。随着人们生活水平的不断提高,这些几十年前盛行的疾病已经被人们淡化,警惕性下降。但是,消化道肿瘤术后仍常常因维生素 B_1 缺乏而出现 Wernicke 脑病(Wernicke encephalopathy),值得特别注意[14]。维生素缺乏症具有以下特点[15]:①维生素缺乏症往往属于其他原发性疾病的一种合并症或并发症,很少单独发生;②多种维生素同时缺乏的现象普遍存在;③维生素缺乏属于可预防性疾病状态,只要能维持正常饮食并在疾病状态下注意及时补充,维生素缺乏症很容易纠正。肾病时,合成 1,25-$(OH)_2D$ 能力减低,并进一步导致 PTH 高分泌、骨骼病变、异位钙化和心血管损害。因而数十年来,一直采用维生素 D 补充的方法来纠正代谢紊乱。近年发现,1,25-$(OH)_2D$ 还具有心脏保护作用。但从现有的 1653 个研究报道的荟萃分析结果看,这些效果并未显现出来。当血清 25-(OH)D 的水平正常时,额外补充维生素 D 并无明确治疗效果[16]。

叶酸和维生素 B_{12} 均为 DNA 合成过程中的重要辅酶因子,缺乏时将造成细胞 DNA 合成障碍。造血细胞受累的特点是细胞核/质发育失衡,细胞核发育落后于细胞质,细胞体积大,呈现巨幼变形态。受累的红系前体细胞不能正常分化发育成熟,大部分在骨髓中原位破坏或凋亡,出现无效造血(ineffective hematopoiesis)。维生素 B_{12} 缺乏所致的巨幼细胞贫血可引起神经脱髓鞘变,呈现相应的神经系统表现,但叶酸或维生素 B_{12} 对人类的神经康复和认知功能没有明确影响,其原因未明,需要研究阐明。

(四) 水与电解质代谢异常 由于水和电解质代谢紊乱的发生发展过程复杂,变化迅速,且相互作用,有的重叠发生,虽然水电解质代谢紊乱的诊断比较容易,但预测其变化很困难,因而,水电解质代谢紊乱与其他疾病有所不同,其诊断经常变化。同样,水电解质代谢紊乱的治疗方案亦需要根据诊断和病情进行经常调整。

(廖二元)

第2节 组织肾素-血管紧张素系统与代谢性疾病

Brownlee 假说[1]认为,高血糖症引起的所有的病理性代谢途径均是活性氧类(ROS)生成增多所致,事实上,高血糖症通过组织肾素-血管紧张素系统(RAS)刺激 ROS 生成,这也是所有慢性代谢性疾病的共同发病机制。

【组织肾素-血管紧张素系统】

肝脏分泌的血管紧张素原(angiotensinogen, AGT)被肾素降解为血管紧张素-1(angiotensin, AT-1),AT-1 在被血管紧张素转换酶裂解为 AT-2。RAS 包括肾素、AT-1、AT-2 及其相关组分(如 AT-2 受体和酶系)。肾素-血管紧张素系统(tissue renin-angiotensin system, RAS)几乎存在于所有的组织,其基本意义是调节血压与水钠平衡,组织 RAS 激活与多种代谢性疾病及其并发症强烈相关,阻滞 RAS 的作用可抑制氧化应激,预防这些疾病的发生与发展。高血糖、高血压、肥胖和高皮质醇血症是许多代谢性疾病的共同风险因素,这些因素的致病途径是刺激组织 RAS 生成。GLP-1 和维生素 D 和有氧运动抑制组织 RAS,具有一定的预防或治疗作用[2-4]。

【组织肾素-血管紧张素系统的调节】

（一）主要调节体系

1. 高血糖症与组织 RAS 的相互促进作用 2 型糖尿病的特点是胰岛素分泌不足和/或胰岛素抵抗，2 型糖尿病与代谢综合征均伴有组织 RAS 激活。高血糖刺激组织 RAS 生成[5-11]。研究发现，ARB 制剂缬沙坦能改善糖尿病患者的胰岛 β 细胞功能，降低糖尿病发病率 14%，DREAM 研究虽然没有证明 ACEI 加雷米普利可降低糖尿病发病率，但有助于缓解糖尿病病情[12]；其他研究也发现，AT-2 抑制胰岛素分泌，促进 β 细胞凋亡，降低胰岛素敏感性，而抑制 RAS 可逆转其病情[13]。

2. 肥胖与组织 RAS 相互促进作用 肥胖者的血清 RAS 和脂肪组织 RAS 活性增高，而内脏脂肪组织 RAS 又高于皮下脂肪[14,15]，而且，脂肪组织 RAS 又促进食欲，减少能量消耗，刺激肥胖进展。ARB 能降低体重[16,17]。

3. 高血压与组织 RAS 相互促进作用 AT-2 诱导高血压和钠潴留，激活骨骼肌、心脏和肾脏 RAS；机械性牵拉上调组织 AGT、AT-2 和 AT-1R 表达。

4. GLP-1 与组织 RAS 相互抑制作用 AT-2 拮抗 GLP-1 的所有作用。而 GLP-1 可降低 AT-2 水平[18]，GLP-1 受体激动剂 Exendin-4 能降低 AT-2 引起的高血压，保护肾脏系膜细胞和内皮细胞[19,20]。GLP-1 和 ARB 防止 β 细胞凋亡，但在 AT-2 过量时，这些作用被抵消。

5. 皮质醇与组织 RAS 相互促进作用 糖皮质激素刺激脂肪细胞、肾小管上皮细胞和心肌成纤维细胞的 AGT 转录和分泌[20-24]，上调血管平滑肌细胞 AT-1R 表达。AT-2 促进肾上腺醛固酮和皮质醇分泌，因此糖皮质激素的部分生理作用是通过上调组织 RAS 协调实现的。

6. 维生素 D 与组织 RAS 相互抑制作用 维生素 D 水平与 RAS 活性呈负相关[25,26]，维生素 D 缺乏引起胰岛素抵抗和 β 细胞功能紊乱，VITAL 研究发现，维生素 D 受体活化可以抑制肾素基因表达，降低 RAAS 活性和糖尿病患者的白蛋白尿，抑制 β 细胞 RAS 合成[27]。RAS 通过炎症反应降低维生素 D 水平，这可能是慢性疾病患者维生素 D 缺乏广泛流行的重要原因[28]。

（二）次要调节体系

1. 运动抑制组织 RAS 有氧运动抑制组织 RAS 活性，降低代谢性疾病和心血管疾病风险。但肾脏的变化可能是个例外，运动时，肾脏 RAS 被激活，AT-2、ACE 和 AGT 增高，有利于更多的血液灌注骨骼肌[29]。

2. 其他激素与组织 RAS 的相互作用 AT-2 和血管加压素（AVP）均具有升压和抗利尿作用，在肾脏，AT-2 和 AVP 刺激水孔蛋白-2（aquaporin-2）合成，水分重吸收增加。多巴胺抑制肾小管盐的重吸收，抑制 AGT、AT-1R 和肾素合成[30-33]。

【组织肾素-血管紧张素系统与代谢并发症】

组织 RAS 与多种激素组成局部 RAS 的调节体系，激活的组织 RAS 促进高血压、高血糖、胰岛素抵抗肥胖和血脂谱紊乱的发生与发展，而 GLP-1 和维生素 D 拮抗组织 RAS 作用（图 4-1-2-1）。

AT-1R 激活膜结合型 NAD（P）H 氧化酶，ROS 生成增

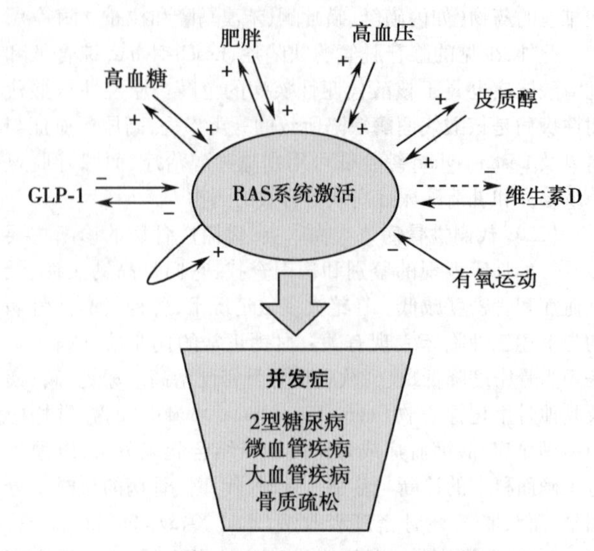

图 4-1-2-1 组织 RAS 激活与调节机制

多，活化线粒体 KATP 通道，或者再促进 ROS 生成，激活下游的信号途径，引起炎症、动脉粥样硬化、血栓形成和组织损害[34,35]，导致组织缺血、心肌梗死、卒中、肾病、心肌病、视网膜病变、神经病变[35-38]。

（廖二元）

第 3 节 离子通道病

离子通道病（channelopathy）是位于细胞膜离子通道功能紊乱引起的一组病因各异的疾病群，包括神经系统疾病中的伴有发热的全身性癫痫（generalized epilepsy with febrile seizures plus）、家族性偏瘫性偏头痛（familial hemiplegic migraine）、发作性共济失调（episodic ataxia）和高血钾/低血钾性周期性瘫痪（hyperkalemic and hypokalemic periodic paralysis），心血管系统中的长 QT 综合征（long QT syndrome）、短 QT 综合征（short QT syndrome）、Brugada 综合征和儿茶酚胺依赖性室性心动过速（catecholaminergic polymorphic ventricular tachycardia），呼吸系统中的囊性纤维化（cystic fibrosis），内分泌系统中的新生儿糖尿病（neonatal diabetes mellitus）、家族性高胰岛素血症性低血糖症（familial hyperinsulinemic hypoglycemia）、甲亢性低血钾性周期性瘫痪（thyrotoxic hypokalemic periodic paralysis，and familial hyperaldosteronism），泌尿系统中的 Bartter 综合征、肾性尿崩症（nephrogenic diabetes insipidus）、常染色体显性遗传性多囊性肾病伴低镁血症与继发性低钙血症（autosomal-dominant polycystic kidney diseaseand hypomagnesemia with secondary hypocalcemia），神经系统中的重症肌无力（myasthenia gravis）、视神经脊髓炎（neuromyelitis optica）、Isaac 综合征和抗 NMDA 受体型脑炎[anti-NMDA（N-methyl-D-aspartate） receptor encephalitis]。

引起细胞膜离子通道功能紊乱的原因可能是先天性的或后天获得性的，与其他疾病不同的是，离子通道病以编码离子通道蛋白的基因遗传突变为常见。上述的各种离子通道主要与累及的组织细胞不同有关，临床上，以癫痫、偏头痛、失明、耳聋、糖尿病、高血压、心律失常、哮喘、肠易激综合

征和肿瘤为主要表现[1-3]。

【离子通道】

离子通道(ion channel)的化学本质是跨膜蛋白质,这些跨膜蛋白组成细胞或细胞器之间的离子转运通道,离子的转运活性来自电化学梯度。离子通过细胞膜时产生电流,因而离子通道的活动形成膜电位,这一功能是细胞完成物质代谢、能量代谢、信号传递、神经递质释放、肌肉收缩、激素分泌、容量调节、细胞生长、细胞移行与凋亡的基础。根据转运离子的性质、门控的因子、表达的组织、通道的结构不同,可进行离子通道分类。离子通道以开放型、失活关闭(inactivated closed/refractory)型和静息关闭(resting closed)型三种状态存在。门控(gating,意指离子通道的开放与关闭)由膜电位(电压,voltage)、配体(激素和神经递质)、第二信使(Ca^{2+}与环状核苷酸)、光照、温度或机械力等因素调节。离子通道的化学结构是蛋白质,但组成方式不尽相同,如囊性纤维化跨膜蛋白传导调节子(cystic fibrosis transmembrane conductance regulator)是由单一蛋白形成的Cl^-通道。更常见的离子通道由数个蛋白质分子亚单位组成,每个亚单位由不同的基因编码。在体内,约有400种离子通道[4]。离子通道的其他结构与生理特性决定于离子通道基因的启动子、基因剪接、翻译后加工、复合物组装和与辅因子的作用模式等(图4-1-3-1)。

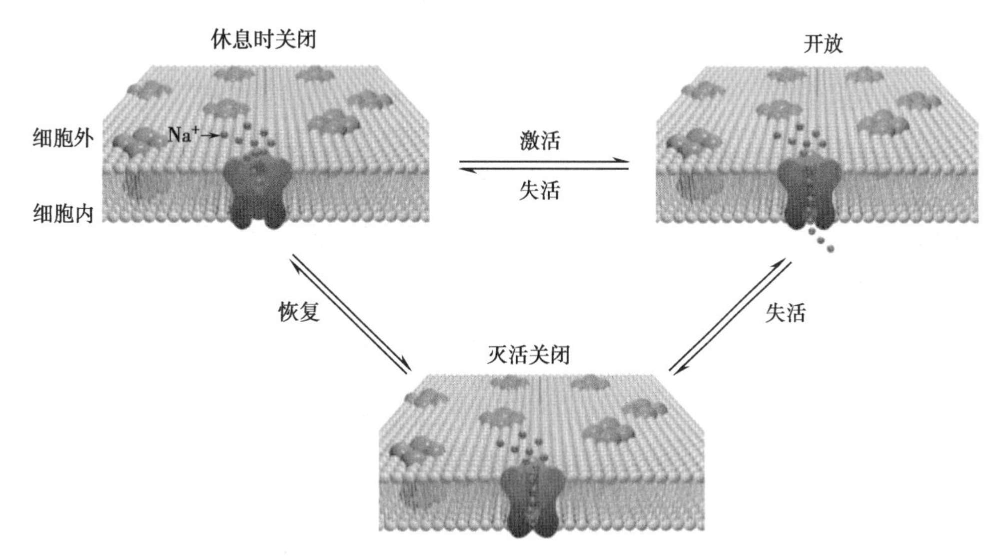

图4-1-3-1 不同状态下的电势门控钠通道三维模型

【神经-肌肉系统疾病离子通道病】

神经系统疾病离子通道病主要包括伴有发热的全身性癫痫、家族性偏瘫性偏头痛、发作性共济失调和高血钾/低血钾性周期性瘫痪。离子通道是神经信号传递的主要方式,因此神经系统的离子通道病相当常见,种类繁多,其中最常见的是原发性骨骼肌疾病,临床表现多变(图4-1-3-2),有的表现为肌强直(肌肉兴奋性过高,muscle hyperexcitability),另一些疾病则表现为松弛型瘫痪(肌肉兴奋性过低,muscle hypoexcitability)。常染色体显性遗传(如Thomsen病)或隐性遗传(如Becker病)性先天性肌强直(myotonia congenita)患者因肌肉细胞膜CLCN1基因(编码氯通道ClC-1蛋白)突变,膜电位持续兴奋而导致骨骼肌明显僵硬,当细胞膜的动作电位消失后,K^+从细胞内流出,血清钾升高;根据Nernst平衡理论,细胞外液K^+升高时,细胞膜容易发生去极化,ClC-1功能丢失引起代偿性氯离子内流,导致自发性反复发作性动作电位和复极率下降[5]。其他类型的神经-肌肉系统离子通道病的病因见表4-1-3-1。

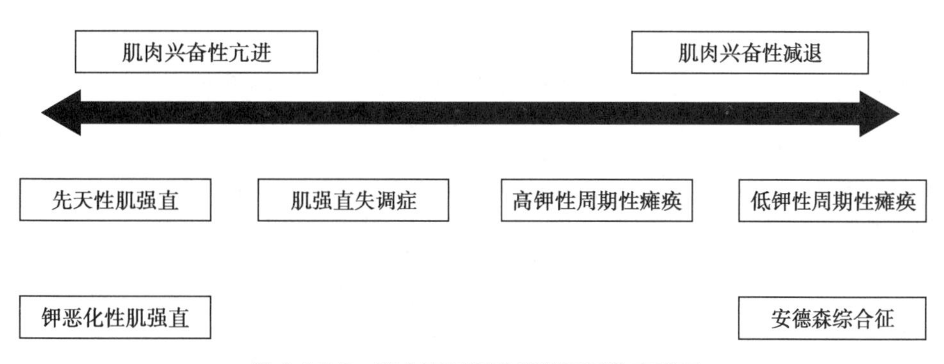

图4-1-3-2 肌肉离子通道病的不同临床表现

表 4-1-3-1　神经-肌肉系统离子通道病

疾病	通道蛋白	基因
2 型 Achromtopsia	环核苷酸门控通道 α3 亚基	CNGA3
3 型 Achromtopsia	环核苷酸门控通道 β3 亚基	CNGB3
Aland 岛眼病	电势门控 L 型亚家族 Cav1. 4 钙通道 α1F 亚基	CACNA1F
Anderson-Tawil 综合征	Kir2. 1 内向型钾通道亚家族 J 成员 2	KCHJ2
良性家族性婴儿癫痫	Nav2. 1 钠通道电势门控Ⅱ型亚家族 α 亚基	SCN2A
良性家族性新生儿癫痫	Kv7. 2 钾通道电势门控 KQT 型亚家族家族成员 3	KCNQ2
	Kv7. 2 钾通道电势门控 KQT 型亚家族家族成员 2	KCNQ3
中枢性核病(central core disease)	RyR1. 1 兰尼碱受体 1	RYR1
2C 型 Charcot-Marle-tooth 病	瞬时受体电势阳离子通道 V 亚家族成员 4	TRPV4
儿童失神性癫痫(absence epilepsy)	γ-氨基丁酸 A 受体 α1 亚基	GABRA1
	γ-氨基丁酸 A 受体 α6 亚基	GABRA6
	γ-氨基丁酸 A 受体 β3 亚基	GABRB3
	γ-氨基丁酸 A 受体 γ2 亚基	GABRG2
	Cav3. 2 钙通道电势门控 T 型亚家族 α1H 亚基	CACNA1H
认知障碍伴或不伴小脑性共济失调	Nav1. 6 钠通道电势门控Ⅶ型亚家族 α1H 亚基	SCNBA
3 型 X-性连锁行为异常	Cav1. 4 钙通道电势门控 L 型亚家族 α1F 亚基	CACNA1F
先天性远端脊椎性肌萎缩	瞬时受体电势阳离子通道 V 亚家族成员 4	TRPV4
常染色体隐性遗传性先天性痛觉迟钝	Nav1. 7 钠通道电势门控Ⅸ型亚家族 α 亚基	SCN9A
先天性肌无力综合征	胆碱能受体/肌肉尼克酸 α1 亚基	CHRNA1
	胆碱能受体/肌肉尼克酸 β1 亚基	CHRNB1
	胆碱能受体/肌肉尼克酸 δ 亚基	CHRND
	胆碱能受体/肌肉尼克酸 ζ 亚基	CHRNE
	Nav1. 4 钠通道电势门控Ⅳ亚家族 α 亚基	SCN4A
1C 型先天性静止型夜盲	瞬时受体电势阳离子通道 M 亚家族成员 1	TRPM1
2A 型先天性静止型夜盲	Cav1. 4 钙通道电势门控 L 型亚家族 α1F 亚基	CACNA1F
2A 型常染色体显性遗传性耳聋	Kv7. 4 钾通道电势门控 KQT 型亚家族成员 4	KCNQ4
4 型常染色体隐性遗传性耳聋伴前庭导水管扩大	Cav4. 1 内向钾通道 J 型亚家族成员 10	KCNj10
Dravet 综合征	Nav1. 1 钠通道电势门控Ⅰ型亚家族 α 亚基	SCN1A
	γ-氨基丁酸 A 受体 γ2 亚基	GABRG2
7 型早发性婴幼儿癫痫性脑病	Kv7. 2 钾通道电势门控 KQT 型亚家族成员 2	KCNQ2
11 型早发性婴幼儿癫痫性脑病	Nav2. 1 钠通道电势门控Ⅱ型亚家族 α 亚基	SCN2A
13 型早发性婴幼儿癫痫性脑病	Nav1. 6 钠通道电势门控Ⅷ型亚家族 α 亚基	SCNBA
14 型早发性婴幼儿癫痫性脑病	Kca4. 1 钾通道电势门控 T 型亚家族成员 1	KCNT1
EAST/SeSAME 综合征	Kv4. 1 内向钾通道电势门控 J 型亚家族成员 10	KCNJ10
1 型发作性共济失调	Kv1. 1 钾通道电势门控 shaker 型亚家族成员 1	KCNA1
2 型发作性共济失调	Cav2. 1 钙通道电势门控 shaker 型亚家族成员 1	CACNA1A
5 型发作性共济失调	Cavβ4 钙通道电势门控 β4 亚基	CACNB4
甲状腺发作性疼痛综合征	瞬时受体电势阳离子通道 A 亚家族成员 1	TRPA1
1 型家族性偏瘫性偏头痛	Cav2. 1 钙通道电势门控 P/Q 型亚家族 α1A 亚基	CACNA1A
3 型家族性偏瘫性偏头痛	Nav1. 1 钠通道电势门控Ⅰ型亚家族 α 亚基	SCN1A
伴有发热的全身性癫痫	Navβ1 钠通道电势门控Ⅰ型亚家族 β 亚基	SCN1B
	Nav1. 1 钠通道电势门控Ⅰ型亚家族 α 亚基	SCN1A
	γ-氨基丁酸 A 受体 γ2 亚基	GABRG2
全身性癫痫伴阵发性运动障碍	Kca1. 1 钾通道电势门控 M 型亚家族 α1 亚基	KCNMA1
1 型高钾血症型周期性瘫痪	Cav2. 1 钙通道电势门控 L 型亚家族 α1S 亚基	CHRNA4
2 型低钾血症型周期性瘫痪	Nav1. 4 钠通道电势门控Ⅳ型亚家族 α 亚基	CHRNB2
青少年黄斑变性	环核苷酸门控通道 β3 亚基	CNGB3
青少年肌阵挛性癫痫	γ-氨基丁酸 A 受体 α1 亚基	GABRA1
	Cavβ4 钙通道电势门控 L 型亚家族 β4 亚基	CACNB4

续表

疾病	通道蛋白	基因
恶性高热	RyR1 兰尼碱受体 1	RYR1
V 型黏脂沉积症	TRMPL1	CACNA1S
致死型多发性翼状胬肉综合征	胆碱能受体/肌肉尼克酸 α1 亚基	MCOLN1
	胆碱能受体/肌肉尼克酸 δ 亚基	CHRNA1
	胆碱能受体/肌肉尼克酸 γ 亚基	CHRND
非致死型多发性翼状胬肉综合征	胆碱能受体/肌肉尼克酸 γ 亚基	CHRNG
常染色体显性遗传性先天性肌强直	ClC-1 氯通道 1 电势门控	CHRNG
常染色体隐性遗传性先天性肌强直	ClC-1 氯通道 1 电势门控	CLCN1
常染色体隐性遗传性先天性肌强直	胆碱能受体神经元尼克酸 α4 亚基	CLCN1
1 型夜间额叶癫痫	胆碱能受体神经元尼克酸 β2 亚基	CHRNA4
3 型夜间额叶癫痫	胆碱能受体神经元尼克酸 α2 亚基	CHRNB2
4 型夜间额叶癫痫	胆碱能受体神经元尼克酸 α2 亚基	CHRNA2
5 型夜间额叶癫痫	Kca1. 1 钾通道电势门控 M 型亚家族 α1 亚基	KCNT1
先天性副肌强直	Nav1. 7 钠通道电势门控Ⅳ型亚家族 α 亚基	SCN4A
发作性四肢疼痛障碍	Nav1. 7 钠通道电势门控Ⅸ型亚家族 α 亚基	CNG9A
钾恶化性肌强直	Nav1. 7 钠通道电势门控Ⅳ型亚家族 α 亚基	CNG4A
原发性红斑性肢痛症	Nav1. 7 钠通道电势门控Ⅸ型亚家族 α 亚基	CNG9A
45 型常染色体隐性遗传性色素性视网膜炎	环核苷酸门控通道 β1 亚基	CNGB1
49 型常染色体隐性遗传性色素性视网膜炎	环核苷酸门控通道 α1 亚基	CNGA1

高钾血症型周期性瘫痪呈常染色体显性遗传，高钾血症暂时性（数分钟至数小时）反复发作，伴有肌无力和轻度肌强直。发作由于禁食、剧烈运动和摄入富含钾的食物等。但是因其他影响因素的干扰，发作时测定的血钾水平可正常甚至降低。骨骼肌电势门控钠通道（skeletal muscle voltage-gated sodium channel）基因（SCN4A）功能获得性突变使通道产生持续性内向钠电流，细胞膜兴奋性增高（肌肉强直），或者兴奋性降低而伴有迟缓型瘫痪。轻度膜除极引起突变型钠通道在失活与再激活之间振动，发生反复的动作电位而导致肌肉强直。严重除极使多数钠通道失活，引起细胞膜无反应和肌肉瘫痪。持久的膜除极化升高了电势门控钾通道，钾外流增加而使血清钾增高。

低钾血症型周期性瘫痪（hypokalemic periodic paralysis）是由于骨骼肌的电势门控钙通道（voltage-gated calcium channel）基因 CACNA1S 或钠通道基因 SCN4A 突变所致[6]，患者不发生肌肉强直，肌肉瘫痪发作的持续时间较长（数小时至数天），偶尔因波及呼吸肌和心肌，引起呼吸困难与心律失常[7,8]。突变型离子通道产生的内向型阳离子漏电流（generate an inward cation leakage current）亦称闸孔电流（gating-pore current），造成肌纤维在较低的细胞外液钾水平时形成异常除极化[9,10]。

Andersen-Tawil 综合征可表现为高钾血症或低钾血症型周期性瘫痪，患者伴有特征性颅面、牙齿和骨骼畸形，有时伴有心律失常。Kir2. 1 失活性突变改变了膜电位，持续性除极与延迟复极容易并发严重心律失常[11]。

先天性肌无力综合征（congenital myasthenic syndrome）是一种先天性神经-肌肉接头性疾病，病变常位于突触前、突触或突触后（多见），病因与肌肉的烟碱乙酰胆碱受体（muscle nicotinic acetylcholine receptor，nAChR，配体门控的非选择性阳离子通道）功能异常有关，乙酰胆碱激活 nAChR，引起钠内流，诱导细胞膜除极化，Ca^{2+} 从肌浆网释放至细胞质中。因

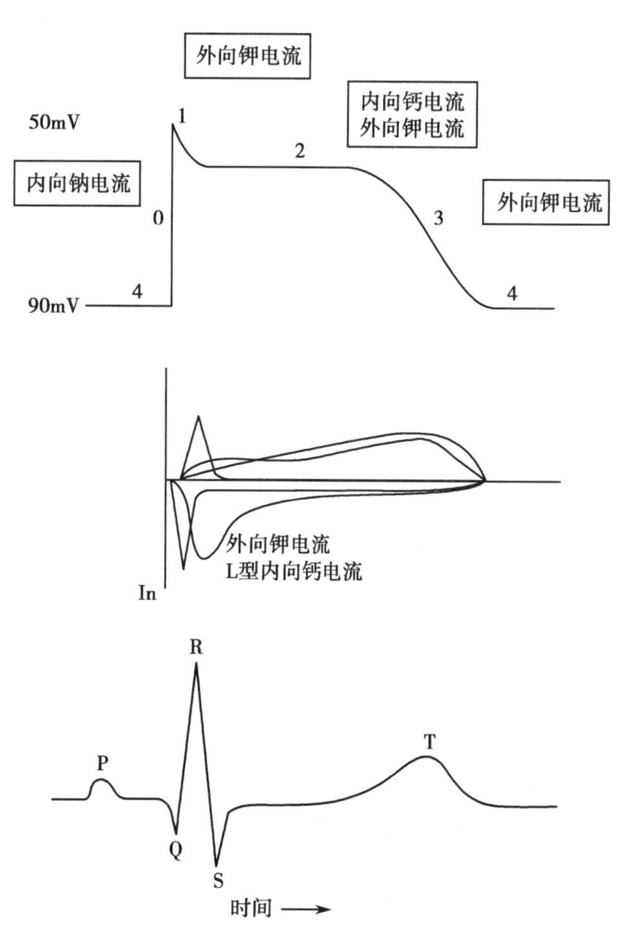

图 4-1-3-3　引起心肌细胞动作电位的离子电流与心电图

此，nAChR缺陷导致突触传导障碍，引起肌无力和多发性翼状胬肉综合征。患者诉肌肉容易疲劳，眼肌和四肢无力。应注意与重症肌无力鉴别。神经元的离子通道病引起癫痫、共济失调、偏头痛、夜盲、耳聋和周围神经疼痛综合征。

【心血管系统离子通道病】

心血管系统离子通道病（表4-1-3-2）主要包括长GT综合征、短QT综合征、Brugada综合征和儿茶酚胺依赖性室性心动过速。多种离子电流的精细平衡生成心肌细胞的动作电位（图4-1-3-3），当离子电流平衡被打破后，造成致命性心律失常。心肌离子通道病约占突发性心律失常病因的一半[12]，占婴幼儿猝死病因的1/5[13]，其分子病因为钙通道、钠通道、钾通道和TRP通道突变，而这些离子通道基因的多态性成为心脏病和心律失常的风险因子[14]。

表4-1-3-2 心血管系统离子通道病

离子通道病	通道蛋白	基因
atrial standstill	Nav1.5钠通道电势门控V型亚家族α亚基	SCN5A
1型Brugada综合征	Nav1.5钠通道电势门控V型亚家族α亚基	SCN5A
3型Brugada综合征（4型短QT综合征）	Cav1.2钙通道电势门控L型亚家族α1c亚基	CACNA1C
4型Brugada综合征（5型短QT综合征）	Cavβ2钙通道电势门控L型亚家族β2亚基	CACNB2
5型Brugada综合征	Cavβ1钠通道电势门控I型亚家族β亚基	SCN1B
6型Brugada综合征	钾通道电势门控isk相关亚家族成员3	KCNE3
7型Brugada综合征	Navβ3钠通道电势门控Ⅲ型亚家族β亚基	SCN3B
8型Brugada综合征	超极化激活环核苷酸门控Ⅲ型亚家族β亚基	HCN4
1型儿茶酚胺能多源性室性心动过速	RyR2兰尼碱受体2	RYR2
1E型扩张型心肌病	Nav1.5钠通道电势门控V型亚家族α亚基	SCN5A
10型扩张型心肌病	ATP结合盒C型亚家族成员9（磺脲受体2）	ABCC9
家族性2型心律失常性右心室发育不良	RyR2兰尼碱受体2	RYR2
3型家族性房颤	Kv7.1钾通道电势门控KQT亚家族成员1	KCNQ1
4型家族性房颤	钾通道电势门控isk相关亚家族成员2	KCNE2
7型家族性房颤	Kv1.5钾通道电势门控shaker样亚家族成员5	KCNA5
9型家族性房颤	Kir2.1内向型钾通道J亚家族成员2	KCNJ2
10型家族性房颤	Nav1.5钠通道电势门控V型亚家族α亚基	SCN5A
12型家族性房颤	ATP结合盒C型亚家族成员9（磺脲受体2）	ABCC9
1型Jervell/Lange-Nilsen综合征	Kv7.1钾通道电势门控KQT亚家族成员1	KCNQ1
2型Jervell/Lange-Nilsen综合征	钾通道电势门控isk亚家族成员1	KCNE1
1型长QT综合征	Kv7.1钾通道电势门控KQT亚家族成员1	KCNQ1
2型长QT综合征	Kv11.1钾通道电势门控H亚家族成员2	KCNH2
3型长QT综合征	Nav1.5钠通道电势门控V型亚家族α亚基	KCN5A
5型长QT综合征	钾通道电势门控isk相关亚家族成员1	KCNE1
6型长QT综合征	钾通道电势门控isk相关亚家族成员2	KCNE2
7型长QT综合征（Andersen-Tawil综合征）	Kir2.1内向型钾通道J亚家族成员2	KCNJ2
8型长QT综合征（Timothy综合征）	Cav1.2钙通道电势门控L型亚家族α1c亚基	CACNA1C
10型长QT综合征	Navβ4钠通道电势门控Ⅳ型亚家族β亚基	SCN4B
13型长QT综合征	Kir3.4内向型钾通道J亚家族成员5	KCNJ5
非进展型家族性心脏阻滞	Nav1.5钠通道电势门控V型亚家族α亚基	SCN5A
1型家族性阵发性室颤	Nav1.5钠通道电势门控V型亚家族α亚基	SCN5A
1A型进展型家族性心脏阻滞	Nav1.5钠通道电势门控V型亚家族α亚基	SCN5A
1B型进展型家族性心脏阻滞	瞬时受体电势阳离子通道M亚家族成员4	TRPM4
1型短QT综合征	Kv11.1钾通道电势门控H亚家族成员2	KCNH2
2型短QT综合征	Kv7.1钾通道电势门控KQT亚家族成员1	KCNQ1
3型短QT综合征	Kir2.1内向型钾通道J亚家族成员2	KCNJ2
4型短QT综合征（3型Brugada综合征）	Cav1.2钙通道电势门控L型亚家族α1c亚基	CACNA1C
5型短QT综合征（4型Brugada综合征）	Cavβ2钠通道电势门控β2亚基	CACNAB2
6型短QT综合征	Cavα2δ1钙通道电势门控I型亚家族α2δ1亚基	CACNAD1
1型（常染色体隐性遗传性）病态窦房结综合征	Nav1.5钠通道电势门控V型亚家族α亚基	SCN5A
2型（常染色体显性遗传性）病态窦房结综合征	超极化激活环核苷酸门控钾通道4	HCN4

先天性长QT综合征（congenital long QT syndrome，LQTS）的特点是心室的复极时间延长，诱发室性心动过速（尖端扭转型室性心动过速，torsade de pointes）、晕厥和心源性猝死。目前发现了与离子通道蛋白突变相关的13种LQTS类型，引起LQTS的获得性因素包括心脏病、药物和电解质平衡紊乱（如低钙血症、低钾血症和低镁血症等）。钾通道基因（KCNQ1、KCNH2、KCNE1、KCNE2、KCNJ2、KCNJ5）的功能缺失性突变降低了终止动作电位的复极电流（IKr、IKs和IKir），因而使QT间期延长；钙通道基因（CACNA1C）和钠通道基因（SCN5A与SCN4B）的功能获得性突变引起通道关闭和失活延迟，因内向型电流时间延长而引起QT间期延长。相反，钙通道基因（CACNA1C、CACNB2和CACNA2D1）的失活性突变以及钾通道基因（KCNH2、KCNQ1与KCNJ2）的功能获得性突变使复极时间延长而导致动作电位缩短，形成短QT综合征[15]。钠通道失活性突变可引起Brugada综合征、家族性房颤、病态窦房结综合征、家族性心脏传导阻滞或房性停搏[16]。此外，钾通道功能获得性突变（降低动作电位时间）、失活性突变（增加动作电位时间）也导致家族性房颤[17]。

超级化激活的环核苷酸门控通道（hyperpolarization-activatedcyclic nucleotide-gated channel，HCN）诱发窦房结起搏电流（pacemaker current，If），调节心率变化。HCN4失活性突变导致心动过缓或心动过速[18,19]。心肌ryanodine受体2（RYR2）基因功能获得性突变引起的儿茶酚胺能多源性室性心动过速（catecholaminergic polymorphic ventricular tachycardia，CPVT）呈常染色体隐性或显性遗传，常于儿童期或青春期发病，患者在肾上腺受到刺激情况下，容易发生双向性多源性室性心动过速，精神性或体力性应激则导致眩晕、晕厥甚至猝死。

【呼吸系统离子通道病】

囊性纤维化跨膜传导调节因子（cystic fibrosis transmembrane conductance regulator，CFTR）基因编码氯通道蛋白，该基因突变引起的囊性纤维化（cystic fibrosis，CF）是西方白人的常见肺部疾病（发病率1/2500），表现为反复肺部感染和慢性炎症引起呼吸气道病变和呼吸衰竭[20]。离子通道障碍也与哮喘的发病有一定关系，细胞内钙稳定与气道平滑肌功能密切相关，细胞质钙（$[Ca^{2+}]_c$）升高激活肺上皮细胞、内皮细胞、平滑肌细胞、免疫细胞和迷走神经元，引起哮喘发作。ORMDL3基因编码的内质网蛋白调节内质网介导的钙稳定机制[21]。Ca^{2+}-ATP酶2（SERCA2）功能异常与支气管黏液分泌紊乱和平滑肌细胞增殖有关。

【内分泌腺体离子通道病】

内分泌系统离子通道病（表4-1-3-3）主要包括新生儿糖尿病（neonatal diabetes mellitus）、家族性高胰岛素血症性低血糖症（familial hyperinsulinemic hypoglycemia）、甲亢性低血钾性周期性瘫痪（thyrotoxic hypokalemic periodic paralysis，andfamilial hyperaldosteronism）。

表4-1-3-3 内分泌代谢系统离子通道病

离子通道病	通道蛋白	基因
永久性新生儿糖尿病	SUR1：ATP盒C亚家族成员8	ABCC8
	Kir6.2内向型钾通道J牙家族成员11	KCNJ11
2型暂时性新生儿糖尿病	SUR1：ATP盒C亚家族成员8	ABCC8
3型暂时性新生儿糖尿病	Kir6.2内向型钾通道J亚家族成员11	KCNJ11
1型家族性高胰岛素血症性低血糖症	SUR1：ATP盒C亚家族成员8	ABCC8
2型家族性高胰岛素血症性低血糖症	Kir6,2内向型钾通道J牙家族成员11	KCNJ11
亮氨酸引起的婴儿低血糖症	SUR1：ATP盒C亚家族成员8	ABCC8
甲亢性周期性瘫痪	Kir2.6内向型钾通道J亚家族成员18	KCNJ18
3型家族性高醛固酮血症	Kir3.4内向型钾通道J亚家族成员5	KCNJ5
2型常染色体显性遗传性骨质硬化症	CLC-7：电势门控氯通道7	CLCN7
4型常染色体显性遗传性骨质硬化症	CLC-7：电势门控氯通道7	CLCN7
5型常染色体显性遗传性骨质硬化症	骨质硬化相关性跨膜蛋白1	OSTM1

ATP敏感性钾通道（KATP）调节胰岛素分泌，该通道的相关组分突变引起新生儿糖尿病、家族性高胰岛素血症性低血糖症。KATP由异八聚体组成复合物，4个内向型钾通道亚基（Kir6X）形成孔径，4个磺脲受体（sulfonylurea receptor，SURX）调节钾通道的功能。KATP在胰腺、脑组织、心脏平滑肌和骨骼肌表达。胰岛β细胞的KATP由Kir6.2和SUR1亚基组成，是调节胰岛素分泌的关键因子。ATP与磷脂酰肌醇4,5-二磷酸（phosphatidylinositol 4,5-bisphosphate）直接调节Kir6.2亚基，而磺脲类药物和Mg-核苷酸类物质通过SUR1控制通道活性。细胞内ATP/ADP比值决定KATP的活性，代谢增强后，细胞内ATP增多，ATP与Kir6.2结合关闭KATP通道，细胞膜除极化，Ca^{2+}内流，诱发胰岛素分泌；相反，当葡萄糖代谢低下时，Mg-ADP通过SUR1开放KATP通道，诱导K^+外流，β细胞膜超极化，膜兴奋性和胰岛素分泌下降[22]。β细胞KATP通道活性增加降低胰岛素分泌，而β细胞KATP通道活性降低刺激胰岛素分泌。因此KATP通道活性改变可引起糖尿病或高胰岛素血症性低血糖症。ABCC8（编码SUR1）和KCNJ11（编码Kir6.2）活化性突变，造成新生儿糖尿病，而失活性突变导致高胰岛素血症性低血糖症。

KATP通道活性与胰岛素分泌性疾病的严重性相关（图4-1-3-4）。KATP通道完全性失活是家族性高胰岛素血症性低血糖症的基本病因，而部分功能丢失仅引起亮氨酸诱发的婴幼儿低血糖症（leucine-induced hypoglycemia of infancy）。最强活性的KATP通道功能获得性突变导致生长发育延迟-癫痫-新生儿糖尿病（developmental delay-epilepsy-neonatal diabetes，DEND）三联征[23]。轻度的功能获得性KATP通道突

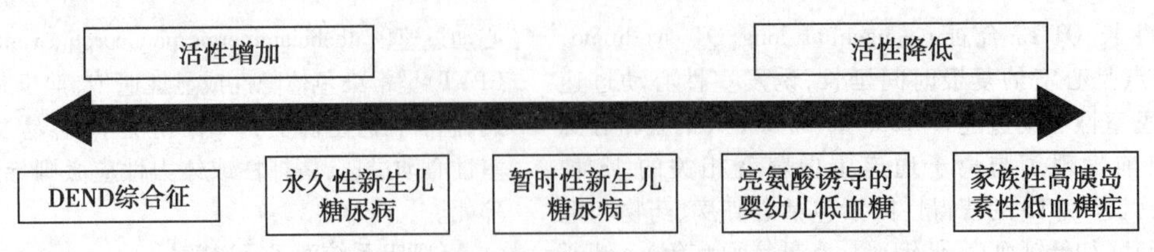

图 4-1-3-4 KATP 通道活性与胰岛素分泌性疾病的关系

变引起暂时性新生儿糖尿病[24]。

2 型糖尿病是一种多基因和多个环节因素共同作用引起的代谢性疾病，多个相关基因的多态性与糖尿病的发生发展有关。KCNJ11 基因（编码 Kir6.2）密码子 23 多态性（E23K）与 2 型糖尿病的易感性相关。E23K 使 KATP 通道对 ATP 的敏感性降低，携带者容易发生糖尿病。

甲亢性周期性瘫痪（thyrotoxic periodic paralysis，TPP）呈散发性发作，周期性发作性肌肉瘫痪时，血清钾降低，与家族性周期性瘫痪的表现相似，病因与高浓度的甲状腺激素、儿茶酚胺和胰岛素刺激 Na^+-K^+ ATP 酶有关。某些患者存在 KCNJ18（编码 Kir2.6）突变[25]。Kir2.6 失活加上 Na^+-K^+ ATP 酶活性增加加重了患者的病情[26]。甲状腺激素调节 KCNJ18 表达（基因启动子区含有甲状腺激素反应元件）。

原发性醛固酮增多症（primary aldosteronism，PA）的一个少见病因是 KCNJ5（编码内向型钾通道 Kir3.4）功能获得性突变，这种活化性突变使钾通道的选择性丢失，钠通道的电导性增加，诱发细胞膜除极、醛固酮分泌和细胞增殖[27]。

CLCN7 基因编码电势门控氯通道 7（voltage-gated chloride channel 7，ClC-7），ClC-7 提供氯的导电性，酸化细胞外液环境。该基因失活性突变引起 2 型常染色体显性遗传性骨质硬化症，详见第 6 篇第 4 章第 2 节。而 OSTM1（编码 ClC-7 的 β 亚基）失活性突变导致 5 型常染色体隐性遗传性骨质硬化症。

【泌尿系统离子通道病】

泌尿系统离子通道病（表 4-1-3-4）主要包括 Bartter 综合征、肾性尿崩症（nephrogenic diabetes insipidus）、常染色体显性遗传性多囊性肾病伴低镁血症与继发性低钙血症（autosomal-dominant polycystic kidney diseaseand hypomagnesemia with secondary hypocalcemia）。肾脏上皮细胞钠通道（epithelial sodium channel，ENaC）位于肾脏、结肠和肺组织上皮细胞的顶部，由 α、β 和 γ 三个亚基组成，主要调节钠的重吸收。该基因突变引起遗传性低血压或高血压。A、β 或 γ 亚基失活性突变引起 1 型常染色体隐性遗传性假性甲旁减（autosomal-recessive pseudohypoaldosteronism type 1），患者伴有严重低血压、低钠血症、高钾血症、代谢性酸中毒和婴幼儿期生长发育障碍，详见第 2 篇第 5 章第 8 节。因外周组织对醛固酮抵抗，血浆肾素活性与醛固酮明显升高。相反，β 和 γ 亚基的功能获得性突变导致常染色体显性遗传性 Liddle 综合征，临床表现为高血压、低钾血症和代谢性碱中毒。ENaC 过度兴奋引起过度钠重吸收，血浆肾素和醛固酮分泌被强烈抑制[28]。

表 4-1-3-4 泌尿系统离子通道病

离子通道病	通道蛋白	基因
常染色体遗传性肾性尿崩症	水孔蛋白 2（AQP2）	AOP2
常染色体隐性遗传性 1 型假性甲旁减	1 型非电势门控钠通道 α 亚基	SCNN1A
	1 型非电势门控钠通道 β 亚基	SCNN1B
	1 型非电势门控钠通道 γ 亚基	SCNN1G
Liddle 综合征	1 型非电势门控钠通道 β 亚基	SCNN1B
	1 型非电势门控钠通道 γ 亚基	SCNN1G
2 型 Bartter 综合征	Kir1.1 内向型钾通道 J 亚家族成员 1	KCNJ1
3 型 Bartter 综合征	CLC-Kb：氯通道（肾脏 B 型）	CLCNN1G
4A 型 Bartter 综合征	Barttin 蛋白	BSND
4B 型 Bartter 综合征	LC-K2：氯通道（肾脏 B 型）	CLCNKA
	CLC-Kb：氯通道（肾脏 B 型）	CLCNKB
低镁血症伴继发性低钙血症	瞬时受体电势阳离子通道 M 亚家族成员 6	TRPM6
2 型局限性节段性肾小球硬化	瞬时受体电势阳离子通道 C 亚家族成员 6	TRPV6
2 型多囊肾病	多囊肾蛋白 2（polycystin 2）	PKD2

先天性或获得性肾性尿崩症（nephrogenic diabetes insipidus，NDI）的病因与 AQP2 突变有关。

Bartter 综合征表现为盐消耗性肾小管病，伴代谢性碱中毒、低钾血症高肾素血症和高醛固酮血症。2 型、3 型和 4 型 Bartter 综合征分别为离子通道基因 KCNJ1、Kir1.1、ClC-Kb、ClC-Ka 突变所致。BSND 基因编码氯离子通道所需的 β 亚基（barttin 蛋白），BSND 基因突变导致 4A 型 Bartter 综合征，详见第 3 篇第 3 章第 2 节。

TRPM6 基因（编码 TRPM6 通道）失活性突变引起的家族性低镁血症伴继发性低钙血症（familial hypomagnesemia with secondary hypocalcemia，HSH）呈常染色体隐性遗传，低镁血症和低钙血症常相当严重而顽固，出生后发病，多数早年夭折，严重低钙血症的原因与继发性甲状旁腺衰竭、组织对 PTH 抵抗和严重低镁血症有关[29]。

TRPC6 基因活化性突变引起常染色体显性遗传性局限性节段性肾小球硬化（focal segmental glomerulosclerosis，

FSGS),2型FSGS的特点是蛋白尿和进行性肾功能下降[30]。

多囊肾蛋白(polycystin 1/2)属于TRP家族的TRPP2通道,节段细胞内钙信号,调节细胞生长和分化。Polycystin 1/2突变导致常染色体显性遗传性多囊肾病(polycystic kidney disease,ADPKD)[31,32]。

【自身免疫性离子通道病】

自身免疫性离子通道病主要有重症肌无力(myasthenia gravis)、视神经脊髓炎(neuromyelitis optica)、Isaac综合征和抗NMDA受体型脑炎[anti-NMDA(N-methyl-D-aspartate) receptor encephalitis)]等,见表4-1-3-5。

表4-1-3-5 自身免疫性离子通道病

离子通道病	通道蛋白	基因与肿瘤
重症肌无力	胆碱能受体肌肉烟碱	胸腺瘤(10%)
自身免疫性神经节病	胆碱能受体肌肉烟碱α3亚基	罕见
Lambert-Eaton肌无力综合征	P/Q型电势门控钙通道	SCLC(50%)
伴癌性脑变性	P/Q型电势门控钙通道	SCLC等
Isaac综合征	α树突毒素电势门控钾通道复合物(CASPR2)	胸腺瘤(20%)
Morvan综合征	α树突毒素电势门控钾通道复合物(CASPR2)	胸腺瘤等
肌纤维自发性痉挛综合征	α树突毒素电势门控钾通道复合物	胸腺瘤(低于20%)
边缘性脑病	α树突毒素电势门控钾通道复合物(LGI1)	不明
	AMPAR	胸腺瘤SCLC等(70%)
面-臂肌张力障碍性痉挛	α树突毒素电势门控钾通道复合物(LGI1)	胸腺瘤SCLC等(50%)
抗NMDAR脑炎	AMPAR	卵巢畸胎瘤(低于50%)
神经精神性先天性红斑狼疮	AMPAR	非伴癌综合征表型
视神经脊髓炎	AQP4	少见

注:LGI1:leucine-rich glioma inactivated protein,富含亮氨酸神经胶质瘤灭活蛋白;CASPR2:contactin-associated protein 2,接触蛋白相关性蛋白2;SCLC:small cell lung cancer,小细胞肺癌

重症肌无力患者的抗肌肉细胞nAChR自身抗体或抗MuSK自身抗体阻滞nAChR作用,引起不同阶段的细胞膜损伤[33]。神经节nAChR介导快速突触传导,自身免疫性自主神经节病(autoimmune autonomic ganglionopathy,AAG)属于获得性病变,自身抗体与交感、副交感神经元或肠神经元nAChR的α3亚基结合,引起弥漫性自主神经功能衰竭,自身抗体阻滞nAChR活动,出现直立性低血压、汗闭、瞳孔固定、干眼症、口腔黏膜干燥、尿潴留、便秘或腹泻。

抗突触前P/Q型电势门控钙通道(voltage-gated calcium channel,VGCC)自身抗体引起Lambert-Eaton肌无力综合征(Lambert-Eaton myasthenic syndrome,LEMS),患者表现为近端肌肉无力、自主神经功能紊乱和神经反射缺失[34]。

先天性或获得性神经性肌强直(neuromyotonia,NMT)患者表现为外周神经过度兴奋,肌肉自发性痉挛与假性肌强直(pseudomyotonia,即反射减慢伴肌肉收缩)、多汗和感觉异常。Isaac综合征患者的抗α-树突毒素(α-dendrotoxin,α-DTX)敏感性电势门控钾通道(VGKC)复合物发生突变,这种复合物含有富含亮氨酸的神经胶质瘤灭活蛋白1(leucine-rich glioma inactivated protein 1,LGI1)、接触蛋白(contactin)和接触蛋白相关性蛋白2(contactin-associated protein 2,CASPR2)[35]。

常见的边缘性脑炎(limbic encephalitis,LE)伴VGKC复合物抗体滴度升高,其中以抗LGI1自身抗体最多见。患者表现为急性或亚急性健忘、神志改变、惊厥和行为性格异常。因脑组织炎症和水肿,MRI显示颞中叶高信号。除VGKC复合物抗体外,抗α-氨基-3-羟-5-甲基-4-异氧唑丙酸受体(α-amino-3-hydroxy-5-methyl-4-isoxazolepropionic acid receptor,AMPAR)、$GABA_B$受体或N-甲基-D-天冬氨酸受体(N-methyl-D-aspartate receptor,NMDAR)也是引起边缘性脑炎的重要原因。有时,边缘性脑炎也见于胸腺瘤等肿瘤所致的伴癌综合征。抗NMDAR性脑炎以精神异常起病,继而发生健忘、语言障碍和惊厥,最后并发运动失调、残疾和器官功能衰竭[36]。

星形细胞是表达AQP4的主要神经细胞。视神经脊髓炎(neuromyelitis optica,NMO)表现为严重的视神经和脊索神经脱髓鞘,失明、肌肉瘫痪、感觉缺失和排尿困难,反复发作后,生活自理能力下降。多数患者的抗AQP4自身抗体滴度升高[37],导致星形细胞的神经递质调节功能、免疫反应、血流控制和能量代谢管控失调,血-脑屏障作用被破坏[38]。

(廖二元)

第4节 代谢性疾病的诊断与治疗原则

治疗诊断学(theranostics)的目的是给予患者安全而有效的靶向药物治疗,即疾病诊断与治疗相结合的一种新的临床思维实践模式;实施此模式的关键是从传统医学模式转化为预期性前瞻性的个体化医学模式,依靠的主要依据是遗传药理学(pharmacogenetics)、蛋白质组学(proteomics)和生物标志物表现等多层面依据。多数先天性代谢性疾病(inborn errors of metabolism,IEM)呈隐性遗传,根据发病机制可分为细胞中毒、能量缺乏和复杂大分子缺陷三类。先天性代谢性疾病的内分泌表现多数是儿童起病后的并发症,少数为先天性代谢性疾病的本身表现,但具有多系统(神经系统、肌肉-骨骼系统、肝肾等)受累的特点;在内分泌系统中,以糖代谢、甲状腺和性腺的功能紊乱较突出。同一患者存在非自身免疫性糖尿病、甲状腺病变和甲状旁腺疾病往往提示能量代谢异常(如呼吸链缺陷)。

【先天性代谢性疾病的内分泌表现】

IEM的内分泌表现见表4-1-4-1。

表4-1-4-1 先天性代谢病的内分泌表现

分类	发病机制	内分泌表现					
		糖代谢	甲状腺	甲状旁腺	肾上腺	性腺	垂体功能减退
中毒							
血色病	细胞中毒 铁沉积	糖尿病(10%)	<1%	甲旁减(<1%)	肾上腺衰竭(<1%)	性腺功能减退(5%~10%)	<1%垂体功能减退/获得性血色病/性腺功能减退
Wilson病	铜沉积			甲旁减少见			
果糖不耐受 半乳糖血症	毒性代谢产物					高促性腺激素性腺功能减退(女性)	矮身材
有机酸尿症	有机酸	酮症酸中毒 胰腺炎					
能量缺乏							
线粒体呼吸链病/脂肪酸氧化缺陷	能量生成障碍	糖尿病	所有类型功能紊乱	甲旁减少见	亚临床肾上腺衰竭	低促性腺激素性腺功能减退	垂体功能减退/矮身材(30%~50%)
	LCHAD/缺乏能量生成			甲旁减常见			
糖原代谢障碍	糖原贮积症(Ⅰ/Ⅲ型)	糖尿病	甲减(Ⅰb型)			PCOS	
复杂复杂-过氧化物酶体疾病	X-性连锁肾上腺-脑白质营养不良/Perrault综合征/VLCFA累积病				肾上腺衰竭	高促性腺激素性腺功能减退	
溶酶体疾病	Fabry病 红细胞糖苷酯累积病		亚临床甲减		亚临床肾上腺衰竭	不育	
胱氨酸病	溶酶体胱氨酸累积	糖尿病	甲减(75%)			高促性腺激素性腺功能减退	矮身材(30%~50%)
细胞内运输和组装疾病/先天性糖化异常/胆固醇合成障碍	CDGI/异常糖化蛋白		先天性甲减			高促性腺激素性腺功能减退	
多系统甘油三酯累积病	内质网甘油三酯累积		甲状腺发育不良				
1型高草酸尿症	草酸盐沉积		甲减				骨龄提前
B型Niemann-Pick病	溶酶体鞘酯累积				肾上腺衰竭(少见)		矮身材
转运体缺陷	Rogers综合征/硫胺敏感性巨幼红细胞性贫血/β细胞ATP生成障碍	糖尿病					
	MCT8缺乏/神经元T_3转运障碍		血T_3升高				
	Alström综合征	糖尿病	甲减			高(低)促性腺激素性腺功能减退(男性)/PCOS(女性)	垂体功能减退/骨龄提前(早期)
	硒蛋白缺乏症		T_3降低/T_4升高			精子减少	矮身材

注：LCHAD：long-chain 3-hydroxyacyl-CoA dehydrogenase deficiency，长链3-羟酰基-辅酶A脱氢酶缺陷症；MCT8：monocarboxylate transporter 8，单羧酸盐转运体8；PCOS：polycystic ovary syndrome，多囊卵巢综合征；VLCFA：very long chain fatty acid，极长链脂肪酸

IEM常伴有生长发育障碍、骨代谢异常和性腺功能减退症，当病情较轻时，亚临床内分泌表现容易被忽视。

（一）伴有糖尿病的先天性代谢病 一些IEM因胰岛素分泌缺陷或胰岛素抵抗而伴有糖尿病，偶尔并发酮症酸中毒，但胰岛素缺乏不伴有自身免疫特点。伴有糖尿病的常见IEM有MODY、新生儿糖尿病、Down综合征、Klinefelter综合征、Friedreich综合征、Huntington综合征、Laurence-Moon-Biedl综合征、Prader-Willi综合征、Toni-Debre-Fanconi综合征、先天性肿瘤综合征、囊性纤维化、卟啉病、母系遗传性糖尿病耳聋（maternal inherited diabetes deafness，MIDD）、肌病-脑病-乳酸酸中毒卒中（myopathy-encephalopathy-lactic acidosis-stroke，MELAS）综合征、尿崩症-糖尿病-视神经萎缩-和耳聋（diabetes insipidus-diabetes mellitus-optic atrophy-deafness，DIDMOAD）综合征（Wolfram综合征）、Kearns-Sayre综合征、维生素B_1反应性巨幼红细胞贫血综合征（thiamine-responsive megaloblastic anaemia syndrome，Rogers综合征）。其他少见的先天性糖尿病有先天性血色病、先天性血浆铜蓝蛋白缺乏症、线粒体病、离子通道病、糖原贮积症、Alström综合征、胱氨酸病、维生素B_1反应性巨幼红细胞贫血综合征、有机酸尿症等。（表4-1-4-2）

表4-1-4-2 伴有糖尿病的先天性代谢病

疾病	特点	糖尿病	IEM诊断	治疗
糖尿病作为IEM的表现之一				
遗传性血色病	黑棘皮，肝肿大，肝癌，关节病变，心脏病变	胰岛素抵抗，胰岛素缺乏，酮症酸中毒，低促性腺激素性性腺功能减退	转铁蛋白饱和度>45%，血清铁蛋白>200（F）或300（M）μg/L，HFE/hemojuveline/hepcidin/转铁蛋白受体/ferroportin突变	胰岛素增敏剂，胰岛素，静脉放血
遗传性血浆铜蓝蛋白缺乏症	成年发病，神经精神症状	糖尿病	贫血，血清铁蛋白升高，血浆铜蓝蛋白缺乏	胰岛素，铁螯合
线粒体病（呼吸链缺陷）/MIDD/MELAS/Kearns-Sayre综合征/DIDMOAD	母系遗传，耳聋，色素性视网膜炎，神经肌肉病变，肾衰	30岁前发病，非自身免疫性糖尿病，偶尔酮症酸中毒起病，甲状腺病变，甲旁减，肾上腺功能不全，性腺功能减退，垂体功能减退，尿崩症	血乳酸/丙酮酸比值、β羟丁酸/乙酰乙酸比值、CSF乳酸、尿有机酸、血丙氨酸和脯氨酸升高，肌肉活检，线粒体DNA-WFS1基因	胰岛素，辅酶Q10
离子通道病（ABCC8突变）	儿童空腹低血糖	成年发病的非自身免疫性糖尿病	ABCC8杂合子突变	磺脲类，胰岛素
糖尿病作为IEM的一种并发症				
糖原贮积症（Ⅰ/Ⅲ型）	肝大（Ⅰ/Ⅲ），轻度肌病（Ⅲ），儿童空腹低血糖	进展为空腹低血糖伴餐后高血糖	空腹低血糖，乳酸酸中毒（餐前Ⅰ，餐后Ⅲ），Glc-6-P突变（Ⅰ），脱支酶突变（Ⅲ）	糖苷酶抑制剂，胰岛素增敏剂
Alström综合征	矮身材，肾衰，扩张型心肌病，失明，耳聋	早期胰岛素抵抗性糖尿病（82%）/儿童肥胖/性腺功能减退/甲减	高甘油三酯血症，低HDL血症，ALMSI突变	胰岛素增敏剂，胰岛素
胱氨酸病	早发性Fanconi综合征，佝偻病，失明，肌病中枢神经病变，肾衰	糖尿病（25%），甲减（75%），性腺功能减退（男性74%），青春期发育延迟，生长延迟	Fanconi综合征，白细胞胱氨酸升高，CTNS突变	电解质平衡维生素，吲哚美辛，半胱氨酸
维生素B_1反应性巨幼红细胞贫血综合征	巨幼红细胞贫血，感觉神经性耳聋	维生素B_1敏感性糖尿病，胰岛素依赖性糖尿病，酮症酸中毒	SLC19A2（维生素B_1转运体）突变	维生素B_1，胰岛素
有机酸尿症	认知障碍	暂时性高血糖性酮症酸中毒	尿有机酸	胰岛素

1. 遗传性血色病（hereditary haemochromatosis） 发病率约0.3%，常见于成人[1]，临床表现取决于HFE1基因突变的表现度，糖尿病占全部病例的20%～50%，而血色病仅占糖尿病的1.3%；hemojuvelin基因突变引起的血色病发病早，常伴有心肌病和性腺功能减退症。肝脏铁累积引起胰岛素抵抗[2]，继而因胰腺β细胞进行性凋亡而引起胰岛素缺乏性糖尿病。

2. 天冬酰胺糖苷尿症（aceruloplasminemia） 发病率<1～9/10万，肝脏、脑组织和胰岛铁累积。

3. 线粒体糖尿病（mitochondrial diabetes） 母系遗传，常见类型为线粒体A3243G突变所致，占2型糖尿病的0.06%～2.8%，患者胰岛素缺乏，体重下降，可能伴有多种内分泌功能异常，蛋白尿和肾衰更常见，但无自身免疫病变、感觉神经病变或肌肉病变，常需要胰岛素治疗[3]。

4. 遗传综合征 Kearns-Sayre综合征（<1～9/100 000，ORPHA480）、Wolfram综合征（<1～9/1 000 000，ORPHA3463）[4]，其中Wolfram综合征（DIDMOAD）并发的糖尿病发病早，血清胰岛素水平低，胰岛素原相对升高[5]。

5. 单基因型糖尿病 详见第4篇第2章第5节。ABCC8或KCNJ11突变引起的单基因型糖尿病通常在新生儿发病（新生儿糖尿病），偶尔见于成年人，有的可用磺脲类药物治疗，有些则需要用胰岛素治疗。

6. 糖原贮积症 主要表现为肝肿大和低血糖症；但Ⅰ型(ORPHA364)和Ⅲ型(ORPHA366)糖原贮积症的后期可并发糖尿病。Ⅰ型糖原贮积症一般以严重的低血糖症起病，但餐后为高血糖症，其发病机制与高甘油三酯血症引起的反复发作的胰腺炎、GLUT2缺乏和胰岛素抵抗有关[6,7]。

7. Alström综合征 Alström综合征(<1～9/1 000 000，ORPHA64)与ALMS1基因突变有关，表现为儿童期高胰岛素血症(92%)和成年人2型糖尿病(82%)，部分伴有高甘油三酯血症(54%)性胰腺炎，需要较大剂量胰岛素治疗[8]。

8. 胱氨酸病(cystinosis) 属于溶酶体病的一种。细胞内胱氨酸累积，损害多个组织，尤其是肾脏和性腺。因胰岛素分泌障碍和胰腺纤维化，24%伴有糖尿病，部分需要应用胰岛素治疗。部分患者还伴有甲减和性腺功能减退症[9-13]。

9. 硫胺敏感性巨幼细胞型贫血(thiamine-sensitive megaloblastic anemia) 亦称Rogers综合征[14]，病因为硫胺转运体1(thiamine transporter 1，THTR1)突变引起β细胞凋亡和胰岛素分泌障碍。临床表现以糖尿病和耳聋为特征。口服大剂量硫胺能改善神经症状、贫血和糖尿病，但成年后需要应用胰岛素治疗。

10. 有机酸尿症(organic aciduria) 丙酸血症(propionic acidemia，<1～9/100 000，ORPHA35)、甲基丙二酸血症(methylmalonic acidemia，<1/1 000 000，ORPHA26)和异颉胺酸血症(isovaleric acidemia，1～9/100 000，ORPHA33)可引起高血糖性酮症酸中毒和胰腺炎[15,16]，但并不发生真正的糖尿病。

(二)伴有甲状腺功能紊乱的先天性代谢病 IEM可并发原发性甲减、甲状腺肿[17-23]。伴有甲状腺功能紊乱的IEM见表4-1-4-3。

表4-1-4-3 伴有甲状腺功能紊乱的先天性代谢病

疾病	临床表现	甲状腺功能紊乱	诊断	治疗
能量缺乏				
线粒体病	母系遗传，耳聋，色素性视网膜炎，矮身材，神经肌肉疾病，肾病	甲状腺肿，甲减，甲亢，非自身免疫性糖尿病，甲旁减，肾上腺功能减退，性腺功能减退，垂体功能减退	血乳酸/丙酮酸比值、β羟丁酸/乙酰乙酸比值、CSF乳酸、尿有机酸、血丙氨酸和脯氨酸升高，肌肉活检，线粒体DNA-WFS	辅酶Q10
糖原贮积症	肝损害，感染，生长延迟，肾病	自身免疫性甲状腺病，低血糖症，PCOS，骨质疏松，青春期发育延迟	空腹低血糖症，高血脂/尿酸血症，高乳酸血症，DNA基因突变	多次进食低血糖指数食物，夜间加餐，别嘌呤醇(Ib)，避免雌孕激素
复杂分子降解与合成障碍				
Fabry病	指端感觉异常，血管角质瘤，早发性卒中，肾病，心脏病，眼病	亚临床甲减，亚临床肾上腺皮质功能减退，甲旁减，不育，骨质疏松	α-糖苷酶A突变(男性)，白细胞GLA突变(女性，X-性连锁)	酶替代治疗
胱氨酸病	婴儿型，少年型，成年眼型，肝病，肌病，肾衰	甲减(>50%)，高促性腺激素性腺功能减退症(男性)，胰岛素依赖性糖尿病，发育障碍	低钾血症，酸中毒，白细胞胱氨酸测定，白细胞CTNS突变分析	补充电解质，维生素，吲哚美辛，半胱氨酸
1型高草酸尿症	草酸结石，肾衰，骨病，眼病，心脏病	甲减	高草酸尿症，糖尿，肝酶测定，肝活检，白细胞AGXT突变分析	补充水分，碱化尿液，吡哆辛，膦酸盐，肝肾移植
中性脂质贮积病	Chanarin-Dorfman综合征，肌病，心肌病，肝肿大，中枢神经病变	甲状腺结节/滤泡透明细胞瘤	血脂正常，CPK升高，白细胞、肌肉细胞、皮肤细胞、肝细胞甘油三酯升高，白细胞、成纤维细胞ABHD5/PNPLA2突变	
MCT8缺乏症或Allan-Erndon-Dudley综合征	认知缺陷，肌张力低下，进行性痉挛性麻痹(男性)	血清T_3升高，血清rT_3降低，血T_4降低或正常，TSH正常或升高，甲状腺结节	白细胞MCT8突变(X-性连锁)	丙硫氧嘧啶，L-T_4
先天性糖化疾病	累及所有组织，神经组织病变最重	先天性甲减，性腺功能减退	N-糖化病：血清转铁等电聚焦，O-糖化病：载脂蛋白CⅢ等电聚焦，白细胞DNA分析	磷酸甘露糖异构酶抑制剂
硒蛋白缺乏症	肌病，皮肤光过敏	脱碘酶缺陷(血清T_3降低，T_4升高，精子减少)	白细胞SECISBP2突变	
中毒性疾病				
血色病	肝病，关节病变，心脏病变	甲减/甲亢(≤1%)，糖尿病(10%)，性腺功能减退(5%～10%)，肾上腺功能减退(少见)，垂体功能减退(少见)	铁蛋白饱和度，血清铁蛋白，白细胞HFE突变	静脉放血，铁螯合

注：VLCFA：very long chain fatty acid，极长链脂肪酸

1. 线粒体细胞病(mitochondrial cytopathy) 如Kearns-Sayre综合征、MELAS综合征。

2. 糖原贮积症 常并发甲减,详见第4篇第6章第1节。

3. Fabry病 属于X性连锁溶酶体病的一种,病因与α-半乳糖苷酶A缺陷(alpha-galactosidase A deficiency)引起心脏和肾脏球形三酯酰基鞘胺醇(globotriaosylceramide)积蓄有关。部分患者伴有亚临床非自身免疫性甲减、肾上腺或性腺功能减退症。

4. 胱氨酸病 大约75%的患者伴有甲减。

5. 1型高草酸尿症 由于丙氨酸乙醛酸氨基转移酶(alanine glyoxylate aminotransferase)基因突变,肝脏过氧化氢酶体功能缺陷引起甲减和肾病,其中甲减的病情较重。

6. 中性脂质贮积病(neutral lipid storage disease) 属于少见的非溶酶体脂质累积病变。病因与两种甘油三酯相关的蛋白质突变有关,即含patatin样磷脂酶结构域(patatin-like phospholipase domain-containing 2,PNPLA2)基因编码的脂肪组织甘油三酯脂酶(adipose triglyceride lipase)和ABHD5基因编码的含α/β水解酶结构域蛋白5(α/β-hydrolase domain-containing protein 5)。该两种基因突变引起甘油三酯降解异常和甘油三酯堆积[24]。甲状腺因甘油三酯积聚而呈结节性营养不良病变[25]。

7. MCT8缺乏症 X性连锁遗传性智力障碍综合征,患者为男性,病因与T_3转运体突变,T_3不能进入神经组织有关,血清T_3升高,T_4降低[26],甲状腺切除和L-T_4替代治疗无效。甲状腺腺泡进行性萎缩与营养不良,并发乳头状甲状腺癌风险极高。杂合子MCT8突变女性一般无症状。

8. 先天性糖基化障碍(congenital disorder of glycosylation) 儿童患者常伴有甲状腺功能异常或先天性甲减[27]。

9. 硒蛋白缺乏症 SECISBP2(SBP2)基因突变导致所有类型的硒蛋白缺乏症(selenoprotein deficiency disorder,ORPHA193),T_3降低,T_4升高,但补充硒元素不能纠正其代谢异常[28],详见第2篇扩展资源11.5。

10. 血色病 患者主要表现为肝硬化、糖尿病和性腺功能减退症,偶尔可伴有甲减或甲亢[29]。

(三)伴有性腺功能减退症的先天性代谢病

1. 血色病 5%~40%的患者并发低促性腺激素性性腺功能减退症,约90%伴有肝硬化,30%伴有糖尿病,详见第5篇第3章第1节。

2. 典型半乳糖血症(classical galactosemia) 典型半乳糖血症引起性腺功能减退症的原因很多,主要与半乳糖-1-膦酸(galactose-1-phosphate)堆积,半乳糖醇(galactitol)损害性腺,导致性腺细胞凋亡有关。UDP-半乳糖(UDP-galactose)缺乏使蛋白的糖化异常和FSH的活性受损[30-33]。低糖化状态在大量摄入半乳糖后加重。

3. 过氧化物酶体疾病 以X-肾上腺脑白质营养不良症(X-adrenoleukodystrophy,X-ALD)和D-双功能蛋白(D-bifunctional protein,D-BF)缺乏症(ORPHA 300)较常见。ABCD1基因突变引起的X-ALD主要累及肾上腺、性腺和神经组织,2/3的患者伴有性腺功能减退症,精子生成障碍[34]。D-BF蛋白缺乏症(Perrault综合征)发生于新生儿或儿童早期,其临床表现与过氧化物酶体合成障碍类似(此类疾病统称为Zellweger病谱,Zellweger spectrum disorder)[35-37]。

4. 先天性糖化障碍 临床表现多变[38,39],组织纤维化是引起性腺功能减退的重要原因。

5. 胱氨酸病 主要表现为性发育延迟、矮身材、高促性腺激素性性腺功能减退症伴肾病[40]。

6. Fabry病 89%的女性表现为智力障碍和自发性流产,男性患者则以精子缺乏为突出表现[41]。

7. Alström病 以2型糖尿病最常见,其次为性腺功能减退症,促性腺激素缺乏或升高,青春期发育延迟。

8. 能量代谢性疾病 主要见于线粒体细胞病和糖原贮积症。

(四)伴有肾上腺功能衰竭的先天性代谢病 主要见于X-ALD、Fabry病、Niemann-Pick病、脂肪酸氧化障碍(fatty acid oxidation disorder)和甲旁减。

(五)伴有垂体功能减退症与生长发育障碍的先天性代谢病 垂体功能减退症与生长发育障碍是IEM的常见表现之一。如果病变广泛,可因累及神经垂体而发生中枢性尿崩症。生长发育障碍见于30%~60%的线粒体细胞病和胱氨酸病患者。Niemann-Pick病与Alström综合征的突出症状是身材矮小。

【自身免疫性代谢性疾病治疗】

某些代谢性疾病B型胰岛素抵抗的伴有与抗胰岛素受体自身抗体有关,其特点是严重高血糖症,且对外源性胰岛素治疗抵抗(胰岛素用量可达18 000U/d),胰岛素抵抗解除后则发生严重低血糖症。部分患者还伴有其他自身免疫性疾病(SLE、类风湿关节炎、干燥综合征)、伴癌综合征黑棘皮症、高雄激素血症和消瘦,血清甘油三酯降低,脂联素升高。治疗困难,死亡率极高[42]。人们在应用大剂量免疫抑制剂治疗狼疮性肾炎时发现,抗胰岛素受体抗体被同时抑制[43,44]。抗CD-20利妥昔单抗(rituximab)抑制B淋巴细胞的抗体生成,而脉冲性糖皮质激素可阻滞浆细胞的抗体分泌,而低剂量免疫抑制剂(如环磷酰胺或环孢素)能抑制非特异性B淋巴细胞和T淋巴细胞功能。采用此种药物联合治疗方案可获得较佳效果。

抗胰岛素受体自身抗体是多环节免疫功能异常的抑制表现,因此采用多靶点免疫抑制治疗可望取得较佳疗效,这一治疗理念可能也适用于其他自身免疫性疾病的治疗,如Graves病(TSH受体抗体)、重症肌无力(乙酰胆碱受体抗体)、卵巢早衰(FSH/LH受体抗体)、缺铁性贫血(转铁蛋白受体抗体)、甲旁减(PTH抗体、PTH受体抗体、钙受体抗体)或某些遗传性肥胖(黑皮素4受体抗体)[45-49]。此外,这一治疗理念还可能扩展至与循环血液自身抗体相关的疾病,如胰岛素自身抗体引起的胰岛素自身免疫综合征(insulin autoimmune syndrome),但根据病情,不一定需要同时应用三种免疫抑制剂。

大剂量胰岛素治疗胰岛素受体突变引起的胰岛素抵抗综合征也能取得部分疗效，探讨避开胰岛素信号途径的治疗方案具有实际意义。应用外源性瘦素治疗可增加激活受体后PI3激酶，降低高血糖水平。此外，应用甲状腺激素激活棕色脂肪组织也可取得一定疗效。据报道，纯合子胰岛素受体突变伴有甲状腺癌患者在应用 L-T_4 治疗后，棕色脂肪组织被激活，高血糖得到明显改善，HbA_{1c} 从9.9%降至5.5%，胰岛素用量从3000U/d降至0，并停用了二甲双胍。提示较高剂量的L-T_4 通过棕色脂肪激活而调节糖代谢，而胰岛素敏感性并未改善。FGF-21和PPAR-α或PPAR-γ似乎也有类似作用。

【先天性代谢病的干细胞移植治疗】

IEM的治疗靶点见图4-1-4-1。其中人干细胞移植治疗（HSCT）适合于少数IEM的治疗（图4-1-4-2）。

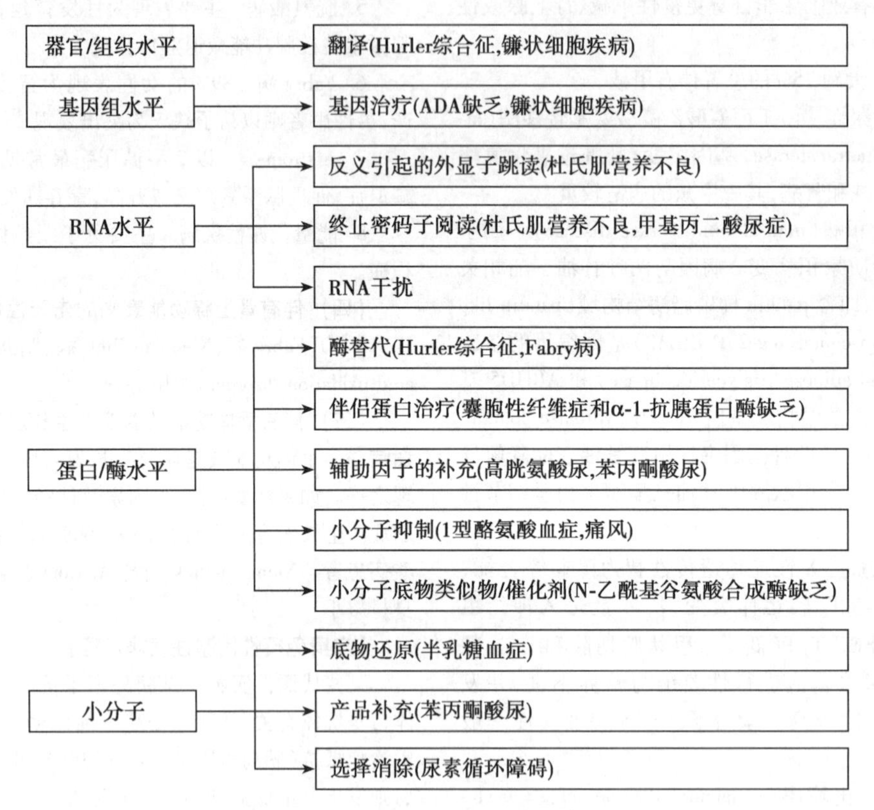

图4-1-4-1 先天性代谢病的治疗靶点

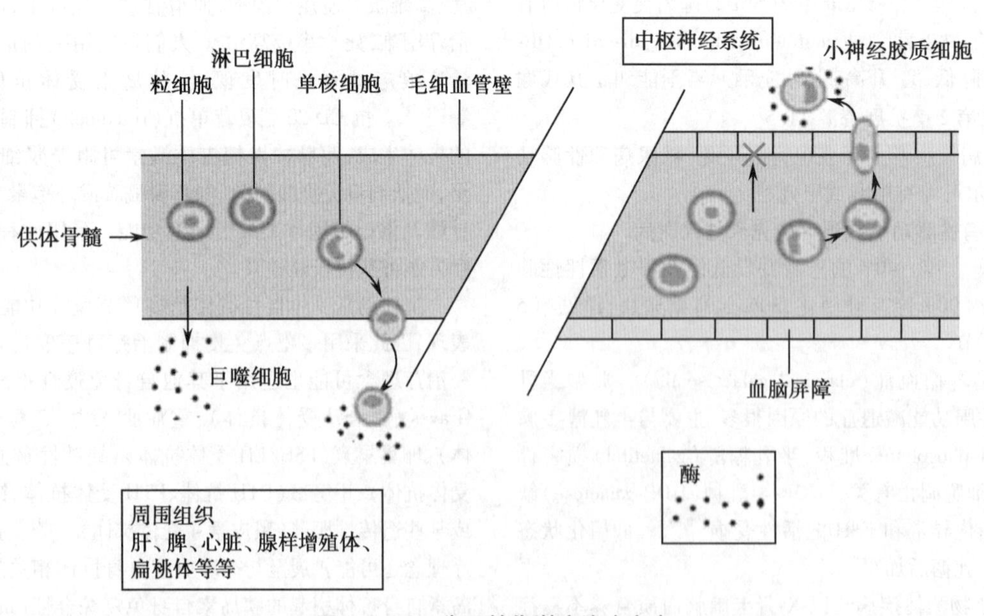

图4-1-4-2 先天性代谢病治疗方案

循环血液中的酶释放通过扩散或粒细胞进入组织，替代治疗的生物酶很难进入中枢神经，而人干细胞移植能顺利通过血-脑屏障

HSCT治疗IEM的有效性基于交叉纠正遗传缺陷,移植的白细胞在宿主组织分泌所缺乏的酶类或活性蛋白质,后者被宿主细胞摄取,从而纠正其代谢异常。Hurler成纤维细胞与Hunter成纤维细胞共培养,一种病变的成纤维细胞分泌生物酶可纠正另一种病变成纤维细胞的功能异常。

黏多糖贮积症Ⅰ型的病因为α-L-艾杜糖醛酸酶(α-L-iduronidase)突变所致的溶酶体病。因溶酶体不能降解大分子复合物肝素或皮肤素中的葡糖氨基聚糖(glycosaminoglycan),本病的临床表型与基因型存在明显的相互关系,表型轻者(Scheie综合征)的α-L-艾杜糖醛酸酶存在一定活性,起病晚,病情轻;Hurler-Scheie综合征起病较早病情较重;而Hurler综合征发病最早,是本病的最严重类型。但是酶活性对本病的肩部分型无甚帮助。

Hurler综合征是HSCT治疗成功的范例,成功率45%~80%。有关HSCT治疗IEM的跨大西洋共识和英国共识见表4-1-4-4。标准适应证主要包括Hurler综合征、Sly综合征、α甘露糖苷病(α-mannosidosis)和X-ALD。但是,如果患者的神经症状重,因HSCT的疗效较差而不作为首选病例。临床可选用HSCT治疗的疾病有天冬酰胺糖苷尿症(aspartylglucoseamiuria)、Wolman病、迟发型婴幼儿异质性脑白质营养不良症(late infantile metachromatic leukodystrophy)和C型Niemann-Pick病。这些疾病应用HSCT治疗有一定效果,但临床研究与经验仍不够。MPSIS、MPSIH-S、MPSVI等疾病在酶抗体导致疗效下降时可考虑HSCT治疗,或在酶替代联合治疗的同时加用HSCT治疗。同样,Pompe综合征、幼年型Sandhoff综合征、幼年型Tay-Sachs综合征、轻型球样细胞脑白质营养不良症和早期诊断的岩海藻糖苷病(fucosidosis)也可能适用于HSCT治疗,但需要进一步研究。

表4-1-4-4 HSCT治疗先天性代谢病共识

HSCT治疗标准适应证
治疗的疾病或综合征
Hurler综合征
Sly综合征
α-甘露糖苷病(α-mannosidosis)
X-ALD
可选HSCT治疗的疾病
天冬酰胺糖苷尿症(aspartylglucoseamiuria)
Wolman病
迟发型婴幼儿异质性脑白质营养不良症(late infantile metachromatic leukodystrophy)
C型Niemann-Pick病
具有HSCT治疗前景的疾病
MPSIS/MPSIH-S/MPSVI(酶抗体导致疗效下降时或与酶替代联合治疗)
Pompe(酶抗体导致疗效下降时)
幼年型Sandhoff综合征
幼年型Tay-Sachs综合征
轻型球样细胞脑白质营养不良症
早期诊断的岩海藻糖苷病(fucosidosis)
目前不支持HSCT治疗的疾病
Fabry病
幼年型Tay-Sachs综合征
幼年型Sandhoff综合征
GM1神经节苷脂病
MPSVI(Morquio综合征)
B型和C型Niemann-Pick病

【先天性代谢病的无义突变抑制性治疗】

IEM是由于代谢酶或相关基因突变引起的代谢异常病变。多数IEM以常染色体隐性方式遗传,部分恢复生物酶功能是治疗此类疾病的有效途径,即使酶活性的微弱增加也可显著改善症状。IEM部分患者是由于相关基因的无义突变所致,药物无义抑制性治疗是重要的治疗途径之一。氨基糖苷类抗生素和某些化合物为酶基因的翻译提高条件。这种无义抑制治疗(nonsense suppression therapy)具有高通量筛选药物的优点,可作为药物筛选模型应用于某些代谢性疾病的细胞(图4-1-4-3)。

(一)治疗原理 在多数人类疾病中,10%~30%的先天性疾病是由于无义突变(nonsense mutation)引起mRNA的终止密码子提前出现(premature termination codon,PTC)所致,提前出现终止密码子mRNA再被无义突变介导的mRNA衰变(nonsense-mediated mRNA decay,NMD)途径降解。NMD是一种保护性监视机制,避免了含有无义突变的mRNA被翻译成短截蛋白质,因为这些蛋白质可能具有潜在的显性负性(dominant-negative)作用或功能获得性毒性(toxic gain-of-function)活性。识别终止密码子提前出现的机制与外显子接头复合物(exon junction complex,EJC)的功能有关。mRNA剪接时,EJC定位于mRNA上,EJC与NMD因子相互作用,EJC上游>50~55bp处的PTC激发NMD反应。无义突变可引起低水平的无活性截短蛋白表达,一般其临床表现较严重。但是,在氨基糖苷类抗生素诱导的无义突变和囊性纤维化引起的全长功能性(野生型)蛋白表达中,发展出了所谓的无义抑制性治疗(nonsense suppression therapy)。该治疗使用低分子量化合物诱导mRNA的翻译机制,将无义密码子导入有意义密码子中,这种低分子量化合物则称为通读药物(readthrough drug),可诱导近亲氨酰基(near-cognate amino acyl)-tRNA与PTC结合,将相应的氨基酸转运至新合成的多肽分子上,促进依据正确的阅读框架合成蛋白质,生成全长多肽。如果在PTC处插入氨基酸可耐受,则无义抑制性治疗一般对正常终止密码子没有显著影响,保存了蛋白的正常功能。例如,在无义的UAG或UAA密码子中插入谷氨酰胺,突变的UGA可错误地编码出色氨酸。研究发现,C之后的终止密码子UGA最适合氨基糖苷类抗生素介导的操作。

药物无义抑制性治疗已经试用于Duchenne肌营养不良症、Hurler综合征、糖尿病、胱氨酸病、X-性连锁色素性视网膜炎、运动失调性毛细血管扩张症等疾病的治疗。目前发现,药物无义抑制性治疗最适合于无义突变引起的常染色体隐性先天性疾病。

(二)通读药物 在氨基糖苷类抗生素中,应用最多的是庆大霉素,其他氨基糖苷类抗生素包括阿米卡星(amikacin)、卡那霉素(kanamycin)、西索米星(sisomicin)、巴龙霉素(paromomycin)、利维霉素(lividomycin)、妥布拉霉素

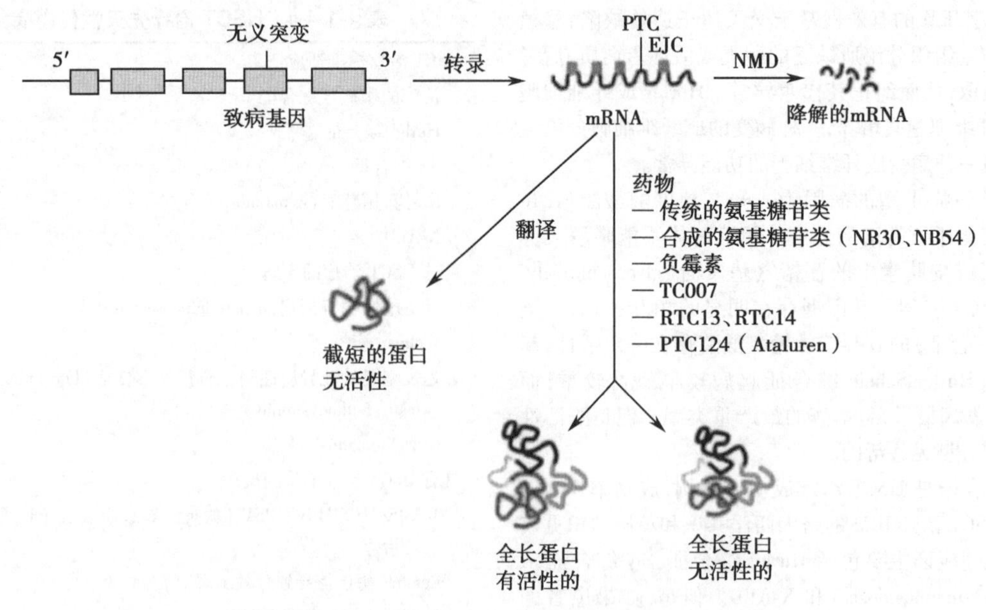

图 4-1-4-3 无义突变用于药物抑制性治疗的作用机制

(tobramycin)、潮霉素(hygromycin)和链霉素(streptomycin)。这些氨基糖苷类抗生素的无义抑制效应可变，虽然分子结构极为相似，但药物的通读效应变化大，主要原因与PTC的部位及活性有关。有些氨基糖苷类抗生素需要大剂量才能诱导无义抑制效应，其神经毒性、耳毒性和肾毒性无法耐受；但新合成的氨基糖苷类抗生素巴龙霉素衍生物NB30、NB54、NB74、NB84或TC007具有更多优越性。具有高通量筛选能力的非氨基糖苷类抗生素类化合物(如RTC13和RTC14)也显示出良好的应用前景。

(三) 先天性代谢病的药物无义抑制性治疗研究 应用细胞凋亡模型进行的无义抑制治疗代谢性疾病的研究结果见表4-1-4-5。

表 4-1-4-5 先天性代谢病的无义抑制治疗研究

研究者	疾病(OMIM)	基因		无义抑制药物	疗效
Keeling 等/2001	黏多糖症Ⅰ型 Hurler 综合征 (252800)	IDUA	p. Q70X p. W402X	庆大霉素	酶活性增加3%，GAG积聚减少，溶酶体形态正常
Hein 等/2004	黏多糖症Ⅰ型 Hurler 综合征 (252800)	IDUA	p. Q70X p. W402X p. W180X p. Y343X p. Q400X p. R268X	庆大霉素	酶活性增加
Wang 等/2011	黏多糖症Ⅰ型 Hurler 综合征 (252800)	Idua	p. W392X	庆大霉素/阿米卡星/G418/巴龙霉素/NB54/NB84	GAG积聚减少
Sarkar 等/2011	婴幼儿神经元蜡样脂褐质沉积症 Batten 病 (256730)	PPT1	p. R151X p. L10X p. R164X, p. Q291X	庆大霉素 PTC124	酶活性增加，硫酯负荷降低，细胞凋亡减少
Helip-Wooley 等/2002	肾性胱氨酸病(606272)	CTNS	p. W138X	庆大霉素	清除胱氨酸
Dranchak 等/2011	过氧化物酶体生成障碍(601539)	PEX2	p. R119X, p. R125X	G418/PTC124	VLCFA分解正常，缩醛磷脂合成
Dranchak 等/2011	过氧化物酶体生成障碍(601539)	PEX12	p. R180X	G418/PTC124	VLCFA分解正常，缩醛磷脂合成
Tan 等/2011	肌肉毒碱软脂酰转移酶1A缺陷症 (255120)	CPT1A	p. R160X	PTC124/庆大霉素	酶活性增加
Buck 等/2009	甲基丙二酸尿症(251000)	MUT	p. R403X	G418/庆大霉素	受体基因表达增加，酶活性增加
Sanchez-Alcudia 等/2012	丙酸血症(606054)	PCCA	p. R313X, p. S562X	庆大霉素/G418/PTC124	酶活性增加

【单基因先天性代谢病的肝移植治疗】

目前,单基因先天性代谢病缺乏有效治疗方法,如果代谢酶的作用部位主要在肝脏或代谢紊乱导致的器官损害主要在肝脏,则肝移植有良好治疗效果。肝移植治疗单基因先天性代谢病已经应用20多年,并取得了治愈效果(表4-1-4-6和表4-1-4-7)。

表4-1-4-6 可用肝移植治疗的单基因先天性代谢病

原发性单基因遗传病伴肝损害	家族性淀粉样多神经病
先天性胆汁淤积综合征(PFIC与Alagille综合征)	1型非典型性溶血尿毒症综合征
Wilson病	1型原发性高草酸尿症
先天性血色病	枫糖尿病
1型酪氨酸血症	急性间歇性卟啉病
α1-抗胰蛋白酶缺陷症	凝血功能缺陷症
精氨酰琥珀酸尿症	非单基因遗传病伴肝脏和肝外表达性疾病
1型糖原贮积症	有机酸尿症
原发性单基因遗传病不伴肝损害	囊性纤维化
尿酸循环障碍性疾病	红细胞生成性原卟啉病
Crigler-Najjar综合征	Gaucher病

表4-1-4-7 原位肝移植治愈的单基因遗传病

疾病	报道者/年份	病例数	肝移植年龄	手术方式
Wilson病	Bellary/1995	39	23±1.5	WLDD
	Medici/2005	36	27.5(1.5~56)	WLDD
	Amon/2011	170	14.3(4~18)	WLDD(146)PDLD(24)
	Amon/2011	400	31.7(19~68)	WLDD(388)PDLD(12)
先天性血色病	Crawford/2004	26	54.3(39~64)	
	Kowdley/2005	22	50.6±10.2	WLDD
	Dar/2009	22	55(30~72)	WLDD(21)PDLD(1)
	Yu/2007	217	54.7±9.0	WLDD
1型酪氨酸血症	Amon/2011	125	2.5±3.6	WLDD(91)PLDD(15)LD(15)
	Herzog/2006	27	2.9(0.5~14.8)	
	Mohan/1999	8	5.3(0.5~10.5)	WLDD
α1-抗胰蛋白酶缺陷症	Hughes/2011	35	6.0	WLDD(34)LD(1)
	Jain/2010	9	49.9±7.09	WLDD
	Kemmer/2008	22	3(0.5~17)	
	Prachalias/2000	21	3(0.6~15)	WLDD
尿素循环障碍性疾病	Morioka/2005	51	14.4(0.1~62)	WLDD(20)PDLD(5)
	Waklya/2011	12	3.6(0.8~11.7)	LD
	Whitington/1998	16		WLDD
	Kasahara/2010	5	1(0.3~2.6)	LD
Crigler-Najjar综合征	Van der Veere/1996	21	9.1(1~13)	WLDD(18)APOLT(3)
	Rela/1999	16	11.1(8~18)	APOLT
	Gridelli/1997	5	8.6(4~15)	WLDD
TTR-家族性淀粉样多神经病	Bitencourt/2002	24	36(25~52)	
	Hertenius/2004	539	40.6±10.8	LD(25)
1型原发性高草酸尿症	Bergstralh/2010	26	25.3±17.4	CLKT

注:WLDD:whole deceased donor liver,全肝移植;PLDD:partial deceased donor liver,部分肝移植;LD:living donor,活体供肝;APOLT:auxiliary partial orthotopic liver transplant,辅助部分原位肝移植;CLKT:combined liver-kidney transplant,肝肾联合移植

(廖二元)

(本章主审 汤怀世)

第 2 章

糖尿病

第 1 节　糖代谢 / 1256
第 2 节　糖代谢异常检查 / 1265
第 3 节　胰岛素抵抗综合征 / 1275
第 4 节　1 型糖尿病 / 1307
第 5 节　单基因糖尿病 / 1361
第 6 节　成人 2 型糖尿病 / 1373
第 7 节　儿童与青春期糖尿病 / 1420
第 8 节　青少年发病的成人型糖尿病 / 1432
第 9 节　成人隐匿性自身免疫糖尿病 / 1435
第 10 节　酮症倾向性糖尿病 / 1440
第 11 节　应激性高血糖 / 1442
第 12 节　妊娠糖尿病 / 1445

糖尿病是由遗传和环境因素共同引起的一组以糖代谢紊乱为主要表现的临床综合征。胰岛素缺乏和胰岛素作用障碍单独或同时引起碳水化合物、脂肪、蛋白质、水和电解质代谢紊乱，导致糖尿病酮症酸中毒、高渗性高血糖状态、乳酸性酸中毒；糖尿病亦并发多种慢性并发症，导致器官功能障碍和衰竭，甚至致残或致死。

全世界的糖尿病患病率迅速增加，发展中国家尤为明显，糖尿病已经成为临床上的主要内分泌代谢病。本章重点介绍了糖代谢生理、糖代谢异常检查、胰岛素抵抗综合征、1型糖尿病、单基因糖尿病、2 型糖尿病、儿童与青春期 2 型糖尿病、青少年发病的成人型糖尿病、成人隐匿性自身免疫糖尿病、酮症倾向性糖尿病、应激性高血糖症及妊娠糖尿病。

第1节　糖　代　谢

糖类（saccharide，carbohydrate）是人体的主要供能方式（50%~70%）。虽然糖类仅占人体干重的 2%，但每日进食的量远比蛋白质（protein）和脂肪（fat）多。人体主要含糖原（glycogen）和葡萄糖（glucose）。前者是糖的储存形式，而后者是糖的主要运输形式和利用形式，两者均可被氧化，释放能量供机体利用。糖可与脂类（lipid）形成糖脂（glycolipid，glycolipin），组成神经与细胞膜的重要成分；糖还可与蛋白质结合成糖蛋白（glycoprotein），具有重要的生理功能（如抗体、酶和激素等）。血糖（blood sugar）一般是指血液中的游离葡萄糖（free glucose），不包括其他的糖脂和糖蛋白。

【糖的种类】

（一）葡萄糖　葡萄糖（glucose）是己醛糖（aldohexose），分子式 $C_6H_{12}O_6$。具有开链的 2，3，4，5，6-五羟基己醛的基本结构，其结构为 1CHO-2CHOH-3CHOH-4CHOH-5CHOH-6CH_2OH（1~6 为碳原子序号）。分子中的 C_2、C_3、C_4 和 C_5 为不对称碳原子，碳原子上的原子和原子团可有不同的空间排布。存在于自然界的葡萄糖中的四个不对称碳原子的空间排布情况，如图 4-2-1-1。葡萄糖的构型是以甘油醛（glyceraldehyde）的构型作为比较标准而确定的。甘油醛只有一个不对称碳原子，它与伯醇（carbinol）基相连。如果这个不对称碳原子上的羟基（—OH）在右边为 D 型；若在左边则为 L 型。在天然葡萄糖中，与伯醇基相连的不对称碳原子是 C5，它的羟基在右边，因此天然葡萄糖为 D 型，广泛存在于自然界的植物和动物中。葡萄糖结晶无色，易溶于水，难溶于乙醇，具甜度，纯度高的葡萄糖水溶液呈中性，其水溶液为右旋式，故亦称右旋糖。葡萄糖是许多糖类如蔗糖（saccharose）、乳糖（lactose）、淀粉（starch）、纤维素（cellulose）和糖原等的组成成分，也是人体所需能量的主要能源物质。

药用葡萄糖一般由淀粉加硫酸分解制得。注射用葡萄糖（右旋糖酐，dextrose）的纯度在 99%以上。注射用平衡盐液（葡萄糖生理盐水）中的阳离子（Na^+）浓度为 154mmol/L，阴离子（Cl^-）浓度亦为 154mmol/L，含葡萄糖 5%，其电解质浓度为 308mmol/L，故不能认为 5%葡萄糖盐水的渗透压与正常血浆相同（正常血浆 Na^+ 142mmol/L，其他阳离子约 7.5mmol/L；Cl^-浓度 103mmol/L，其他阴离子浓度约 29mmol/L。故血浆总的电解质浓度为 281.5mmol/L）。国内市场上出售的葡萄糖粉一般为一水葡萄糖，因此，在做 OGTT 试验时，应准确给予葡萄糖 75g（相当于一水葡萄糖 82.5g）。

（二）果糖磷酸酯　果糖（fructose）是己酮糖（hexulose，左旋糖），为葡萄糖的异构体，其开链结构见图 4-2-1-1。果糖以游离状态存在于水果果实和蜂蜜中。果糖是蔗糖的一个组成成分，将蔗糖水解可得到果糖。某些植物中含有的多糖（polysaccharide，如菊根粉），也主要由果糖组成。在动物的前列腺和精液中也含有相当量的果糖。由于果糖广泛存在于食物中，人摄入的果糖约占食物中糖类总量的 1/6~1/3。果糖可形成磷酸酯（phosphate ester），果糖磷酸酯是体内糖类代谢的重要中间代谢物，在糖代谢中有重要地位。果糖寡聚糖（fructo-oligosaccharide，FOS）是食物中一种常见的可溶性纤维（soluble fiber）。FOS 对消化道、机体代谢和内分泌功能有影响。食物中增加 FOS 含量对糖代谢和胃肠吸收功能均有益处[1-4]。短链 FOS（SC-FOS）是一种甜料，不被肠液消化，但在结肠中发酵时，可促进双歧杆菌（bifidobacteria）的生长，有益于肠道健康，同时有免疫刺激作用[5,6]。SC-FOS 对胰岛素抵抗大鼠（由 57.5%蔗糖和 14%脂肪食物诱发）的脂代谢有良好作用，可降低脂肪酸合酶（fatty acid synthase）活性。药用果糖注射液一般由右旋糖酐发酵，经精制后配成无色或带微黄色的液体，除含果糖外，尚含少量的葡萄糖及小分子右旋糖酐(dextran 10);亦可与山梨醇(sorbitol)、葡萄糖和麦芽糖(maltose)一起配成复方溶液,如果糖浓度为5%(约2倍于正常血浆渗透压),加上其他糖类,其渗透压更高,不能当作等渗液应用。

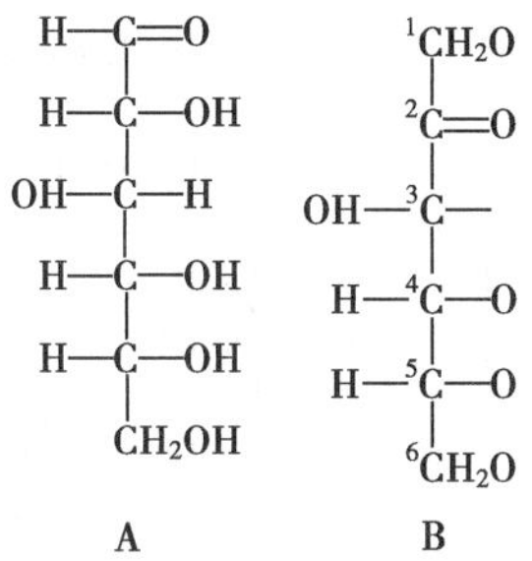

图 4-2-1-1 葡萄糖与果糖分子结构
A. 葡萄糖;B. 果糖

(三)甘露糖 日常膳食中的甘露糖(mannose)含量甚微,体液及组织中的甘露糖更少,但它是某些糖蛋白的重要组成成分。甘露糖在大鼠肝脏、乳腺及附睾等组织中的代谢途径与葡萄糖相似,见图4-2-1-2。

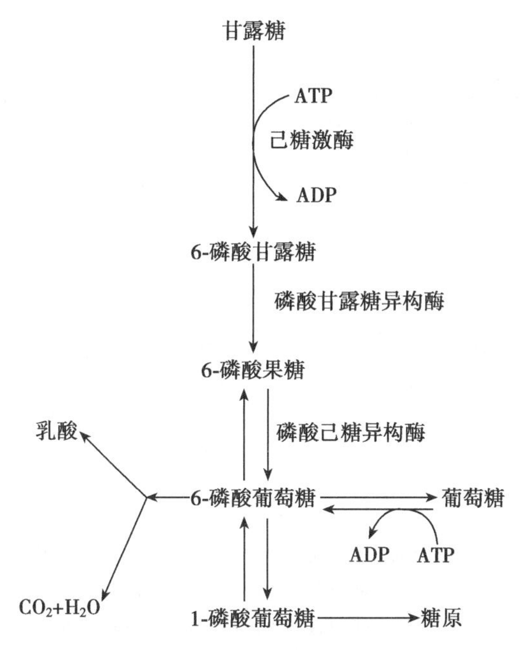

图 4-2-1-2 甘露糖代谢途径

甘露糖结合凝集素(mannose-binding lectin,MBL)在自然免疫反应中起了重要作用,MBL2基因多态性(尤其是B54,野生型为A)携带女性容易患外阴阴道念珠菌感染[7]。

(四)右旋糖酐 右旋糖酐系蔗糖经肠系膜念珠菌(L. M-1226,leuconostoc mesenteroide)发酵后生成的一种葡萄糖聚合物,有小分子、低分子和高分子右旋糖酐之分,其结构式见图4-2-1-3。右旋糖酐白色、无臭、无味,易溶于热水,不溶于乙醇。右旋糖酐溶液主要用于扩充血容量和血栓栓塞性疾病的防治。

(五)糖原 糖原分子中的葡萄糖通过α-1,4-糖苷键聚合成链,而分支的链则是α-1,6-糖苷键。糖原(glycogen)

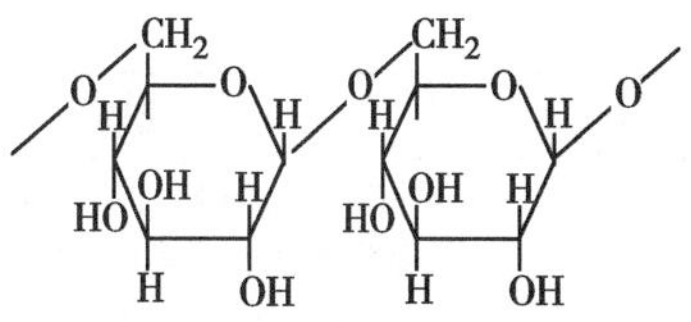

图 4-2-1-3 右旋糖酐分子结构

又称动物淀粉(animal starch,hepatic starch),糖原在动物肝脏的含量为10%~20%,在肌肉中的含量约4%。牡蛎和其他软体动物中,糖原含量也高,而低等植物和酵母菌的糖原含量低。进食后机体将食物消化所得的葡萄糖以糖原的形成储存于肝脏和肌肉中。饥饿状态时,糖原分解为葡萄糖为机体提供能量,并通过糖原的合成与分解来调节血糖。

(六)木糖醇和山梨醇 葡萄糖代谢生成多元醇(polyol),如L-木酮糖(L-xylulose)转变为D-木酮糖时,生成木糖醇(xylitol)。木糖醇和山梨醇的结构见图4-2-1-4。

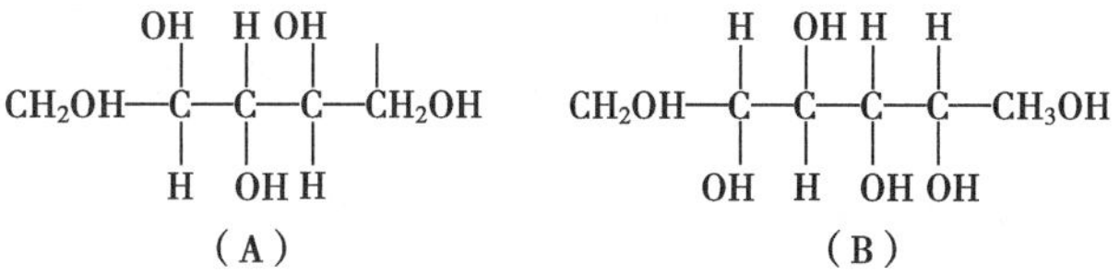

图 4-2-1-4 多元醇分子结构
(A)木糖醇;(B)山梨醇

木糖醇为五元醇,因其吸收慢,近来被用作糖代用品。菠菜和梅子等食物中也含木糖醇,木糖醇进入体内后在肝内转变成葡萄糖。肝、脑、肾上腺和眼的晶状体等含有醛糖还原酶(aldose reductase),可将醛糖还原成相应的多元醇。这些多元醇本身无毒性,但通过细胞膜很慢。局部山梨醇增多促进多元醇对醛糖还原酶的催化作用,并可使渗透压升高而引起白内障[8]。有报道说,醛糖还原酶抑制剂可防止白内障的发生[9]。

(七)糖蛋白和蛋白聚糖 糖蛋白(glycoprotein)广泛分布于动物、植物、细菌及病毒中。几乎所有的膜蛋白和分泌蛋白都是糖蛋白,分子量约$1.5\times10^4\sim1.5\times10^6$,每条糖链一般不超过15个单糖基,分子中糖与蛋白质的比例变化甚大,含糖量可自1%到85%不等。分子中主要有三种糖肽键(carbohydrate-peptide linkage):连于门冬酰胺残基的N-糖肽键、连于丝氨酸或苏氨酸残基的O-糖肽键和连于5-羟赖氨酸残基的O-糖肽键。前两种糖肽键普遍存在于糖蛋白分子中,后一种主要见于胶原,其糖基或是单一半乳糖基或是葡萄糖-半乳糖基。糖蛋白在体内的主要功能见表4-2-1-1。

表 4-2-1-1 糖蛋白的主要功能

功能	糖蛋白
结构分子	胶原/细胞壁多肽聚糖/弹性蛋白/纤维蛋白/骨基质
润滑剂及保护剂	黏蛋白/黏性分泌物
运输维生素/脂类/无机盐/微量元素	铜蓝蛋白/运铁蛋白等
免疫分子	γ-球蛋白/组织亲和性抗原/补体/干扰素/血型物质

续表

功能	糖蛋白
激素	甲状腺球蛋白/促红细胞生成素/绒毛膜促性腺激素(HCG)
酶	蛋白酶/糖苷酶/核酸酶/凝血因子等
细胞接触与识别	激素受体/细胞-细胞/病毒-细胞/细菌-细胞接触因子

蛋白聚糖(proteoglycan)又称蛋白多糖,主要作为结构成分分布于软骨、结缔组织和角膜基质内,其次存在于玻璃体、关节滑液和黏液中,主要起润滑作用。蛋白聚糖由蛋白部分和糖胺聚糖(glycosaminoglycan)以共价键连接而成。蛋白部分为核心,糖胺聚糖因其中必然含有糖胺而得名,可以是葡萄糖胺或是半乳糖胺。糖胺聚糖由二糖单位重复连接而成,不分支。二糖单位分别是糖胺(osamine)和糖醛酸(aldonic acid,葡萄糖醛酸或艾杜糖醛酸)。体内重要的蛋白聚糖有以下六种:硫酸软骨素(chondroitin sulfate)、硫酸皮肤素(dermatan sulfate)、硫酸角质素(keratan sulfate)、透明质酸(hyaluronic acid)、肝素(heparin)和肝素硫酸(heparan sulfate)。除透明质酸外,其余的蛋白聚糖都带有硫酸基。它们的二糖单位见图4-2-1-5。蛋白聚糖的主要功能是构成细胞间的基质,分布于各种组织中。基质内的蛋白聚糖可以吸附和保留水分而形成凝胶(gelatin),具有筛孔作用,容许小分子化合物自由扩散而阻止细菌等大分子物质通过。蛋白聚糖还有一些特殊作用,如肝素是重要的抗凝剂,能使凝血酶原失活。透明质酸可吸引大量水分,使组织"疏松",细胞易于移动等。细胞表面的一些糖化型蛋白质在细胞形态发生、胶原和细胞代谢、生长以及肿瘤的抑制等方面起着调节作用。这些蛋白聚糖的基因突变可导致细胞的一系列代谢和生物学行为异常,甚至发生肿瘤[10]。许多生物制剂为蛋白多糖类物质,可用于治疗各种疾病。例如,蘑菇类植物中含有丰富的蘑菇多糖(lentinan)与裂褶菌素(schizophyllan),具有免疫调节作用;活化型己糖相关化合物也有类似作用;多聚糖K和多聚糖肽可提高胃癌、结肠癌、食管癌、鼻咽癌和肺癌患者的存活率。除细胞的结构蛋白外,人体内的许多功能蛋白亦以糖化或酯化的形式发挥作用,如葡萄糖转运蛋白、TSH、FSH和HCG,等等。N-聚糖参与内质网应激,其含量反映内质网蛋白质合成的质量和内质网应激反应程度[11]。

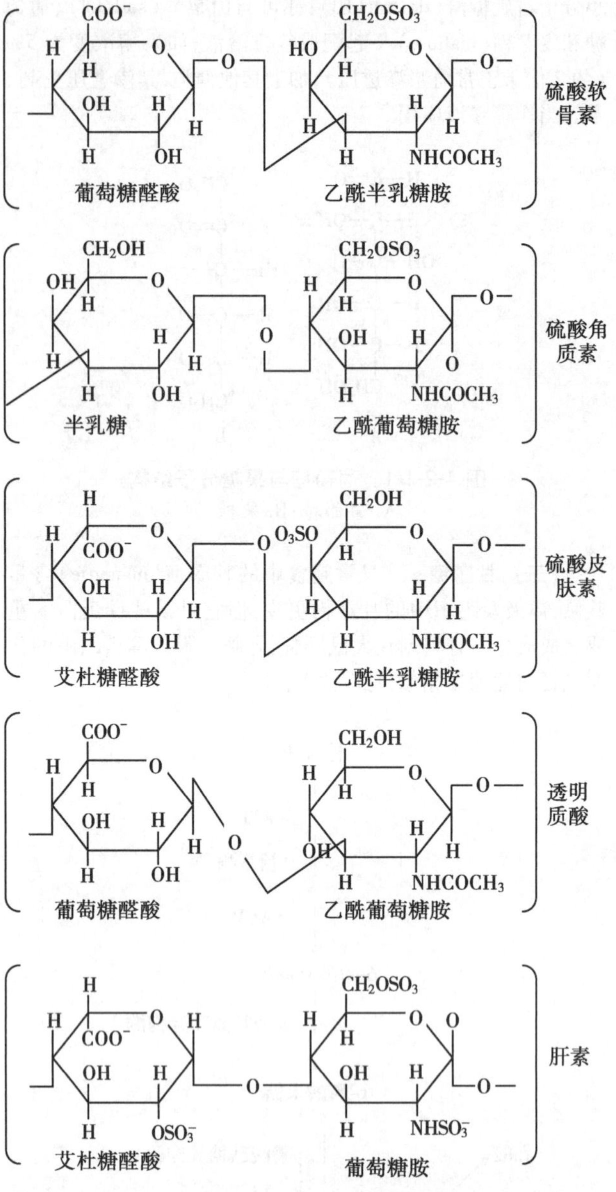

图4-2-1-5 蛋白聚糖结构

【血糖】

(一)葡萄糖与Na^+共吸收速率 血糖的主要来源是食物中淀粉经消化吸收后的葡萄糖。食物中含量最多的糖类是淀粉,大分子的淀粉必须经过消化道内水解酶的消化,变成小分子的单糖或双糖(disaccharides)后,才能被吸收。小肠是淀粉消化最主要的部位。淀粉从口腔开始消化,食物中的淀粉在唾液中的α-淀粉酶(α-amylase)的作用下,转变成淀粉糊精(amylodextrin)、葡萄糖及麦芽糖等产物。在肠腔内,来自胰腺的胰α-淀粉酶、小肠黏膜上皮细胞刷状缘上的α-糊精酶(α-dextrinase)以及麦芽糖酶(maltase)、蔗糖酶(sucrase)和乳糖酶(lactase)等都可消化淀粉,形成可被肠道吸收的单糖和双糖。

葡萄糖与Na^+共同吸收。肠黏膜细胞的刷状缘上有一载体,含两个结合部位,分别结合葡萄糖和Na^+。刷状缘两侧存在Na^+的浓度梯度,使载体顺Na^+的浓度梯度将Na^+和葡萄糖转移到细胞内。这对葡萄糖而言是逆浓度梯度转运。黏膜细胞的浆膜侧有Na^+泵(Na^+-K^+-ATP酶),利用三磷酸腺苷(ATP)供能,不断将Na^+泵出细胞,降低细胞内Na^+浓度。所有的单糖都能被肠道吸收,其吸收速率是:D-半乳糖(110%)>D-葡萄糖(100%)>D-果糖(43%)>D-甘露糖(19%)>阿拉伯糖(9%),因此,葡萄糖与Na^+共吸收速率慢于半乳糖而快于其他单糖。

(二)空腹血糖 肝脏的糖原分解(glycogenolysis)和糖异生(glyconeogenesis)是维持空腹血糖的主要来源,而血糖的去路有以下四个方面:①氧化分解供能;②在肝脏、肌肉和肾脏等组织中合成糖原;③转变为脂肪储存;④转变成其他糖类物质。血糖的来源与去路见图4-2-1-6。

1. 糖原分解 肠道中葡萄糖的吸收在餐后5~6小时停止,以后体内葡萄糖的供能主要来自肝糖原分解。糖原分解

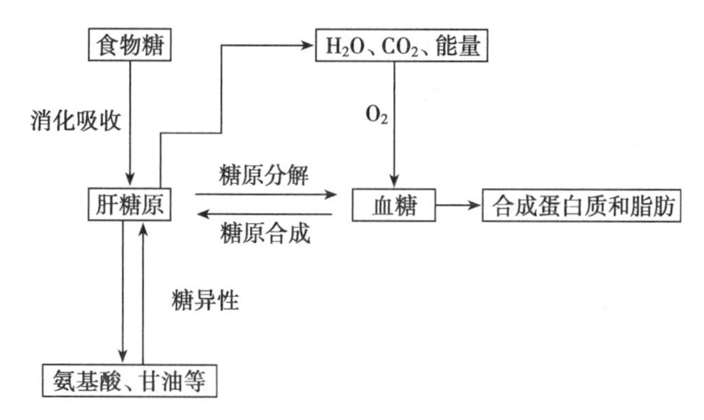

图 4-2-1-6 血糖来源与去路

(glycogenolysis)是由一组与糖原合成完全不同的酶催化完成的(图 4-2-1-7)。糖原分解成 1-磷酸葡萄糖(glucose-1-phosphate)是不耗能的磷酸化反应,由磷酸化酶催化,该酶是糖原分解的限速酶。1-磷酸葡萄糖再在磷酸葡萄糖变位酶催化下生成 6-磷酸葡萄糖。后者是糖代谢各种途径的交汇点。葡萄糖 6-磷酸酶催化 6-磷酸葡萄糖水解生成葡萄糖,称为肝糖原的糖化作用。此酶在肝脏和肾皮质活性最强(特别是肝脏),在其他组织中活性很低,甚至不含此酶。肌肉缺乏 6-磷酸葡萄糖酶,肌糖原(muscle glycogen)不能直接分解为葡萄糖,所以肌糖原只能酵解或有氧氧化,不能补充血糖。尽管肾皮质中糖原含量很少,但只有肝糖原和肾糖原能补充血糖。

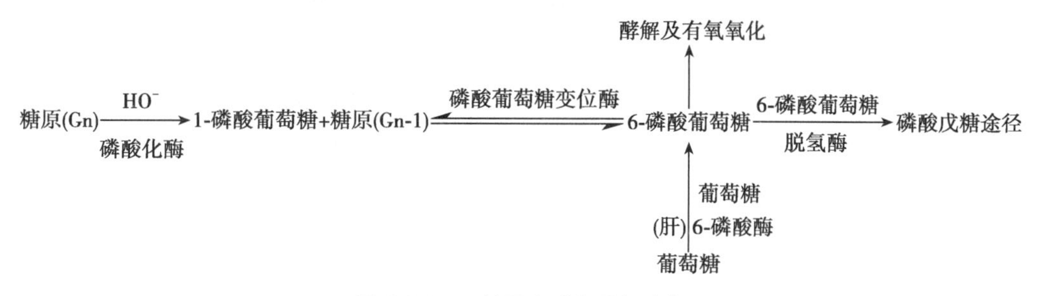

图 4-2-1-7 糖原合成与分解途径

当糖原分子外部的 1,4-葡萄糖苷键受磷酸化酶分解而剩下 4 个葡萄糖残基后,就不再受磷酸化酶的作用。此时,可经脱支酶(debrancher enzyme)将剩余的葡萄糖残基转移到糖原分子别的支链上,而使原来的支链上只剩下一个以 1,6-糖苷键连接的葡萄糖残基,并将后者水解成游离葡萄糖,故脱支酶具有转移葡萄糖糖苷和水解葡萄糖的双重作用,因接受葡萄糖残基而延长的糖原分支则可再受磷酸化酶的作用而分解,故依靠磷酸化酶和脱支酶的交替作用可使糖原分子不断缩小,分支也逐渐减少。肌肉内糖原代谢的两个关键酶的调节也与肝糖原不同。肝主要受胰高血糖素(glucagon)的调节而肌肉主要受肾上腺素调节。肌糖原的合成和分解受细胞内能量代谢的控制。

2. 糖异生 糖异生(glyconeogenesis)是维持血糖稳定的来源,由非糖物质转变为葡萄糖和糖原的过程称为糖异生作用。生理情况下,肝脏是糖异生的主要器官;饥饿和酸中毒时,肾脏也成为糖异生的重要器官(表 4-2-1-2)。

表 4-2-1-2 空腹及长期饥饿的糖异生作用

	糖异生速率(g/d)	肝糖异生	肾糖异生
空腹	100~150	>90%	<10%
饥饿 5~6 周后	约 100	55%	45%

许多氨基酸可以转变成糖,但以丙氨酸、丝氨酸、苏氨酸及甘氨酸的活性最强。各种糖异生原料转变成糖的速度不一,而且受血中糖含量的影响极大。糖异生的途径基本上是糖酵解的逆过程,其最终产物是葡萄糖或糖原。此逆行反应需要消耗能量和供给 NADH。糖酵解过程的逆行(糖原异生)需要四种关键酶,即葡萄糖-6-磷酸酶、果糖二磷酸酶-1(fructose-bisphosphatase)、丙酮酸羧化酶(pyruvate carboxylase)和磷酸烯醇式丙酮酸羧激酶(phosphoenolpyruvate carboxykinase)。前两种酶催化己糖激酶的水解,后两种酶的作用是使磷酸烯醇式丙酮酸转变为丙酮酸的产能反应(图 4-2-1-8)。

糖异生的生理意义是:①当饥饿或其他情况引起储存糖原耗竭时,糖异生加快,以维持血糖的相对稳定,保证体内,特别是必须利用葡萄糖供能的大脑、肾髓质和红细胞等组织细胞的葡萄糖供应;②乳酸和甘油通过糖异生得以很好利用,这些物质在基础状态下只有少量生成,但在运动及交感神经高度兴奋时生成显著加快;③长期饥饿时,肾脏的糖异生加快,促使 NH_3 的产量增多,用于中和尿中酸性物质;④从肠道吸收以及从体内蛋白质分解而来的氨基酸,通过糖异生得以充分利用。

【细胞对糖的摄取与利用】

葡萄糖进入细胞的方式有多种,包括被动扩散(passive diffusion)、易化扩散(facilitate diffusion)和主动转运(active transport)等。一些细胞的细胞膜对葡萄糖的通透性大,葡萄糖可顺浓度梯度自由出入细胞,这种方式称为被动扩散,主要见于肝脏、脑组织以及胰岛细胞。葡萄糖也可通过葡萄糖转运蛋白(glucose transporter,GLUT)的携带穿过细胞膜的脂质双层,从高浓度向低浓度运输,这种方式称为易化扩散。易化扩散机制广泛存在于骨骼肌、心肌、脂肪、乳腺、成纤维细胞、白细胞、内皮细胞及神经组织中。小肠黏膜及肾小管上皮细胞上有特殊的运输系统,能逆浓度吸收肠腔及肾小管内的葡萄糖,这种方式需要耗能,称为主动转运。

(一) Na^+/葡萄糖同向转运体 同向转运体(cotransporter)为一种膜转运蛋白。通过同向转运体,使营养素、神经递质、溶质(osmolyte)和离子等进入细胞内,其能量来源于质子和/或 Na^+ 的电化学梯度[12]。Na^+/葡萄糖同向转运体

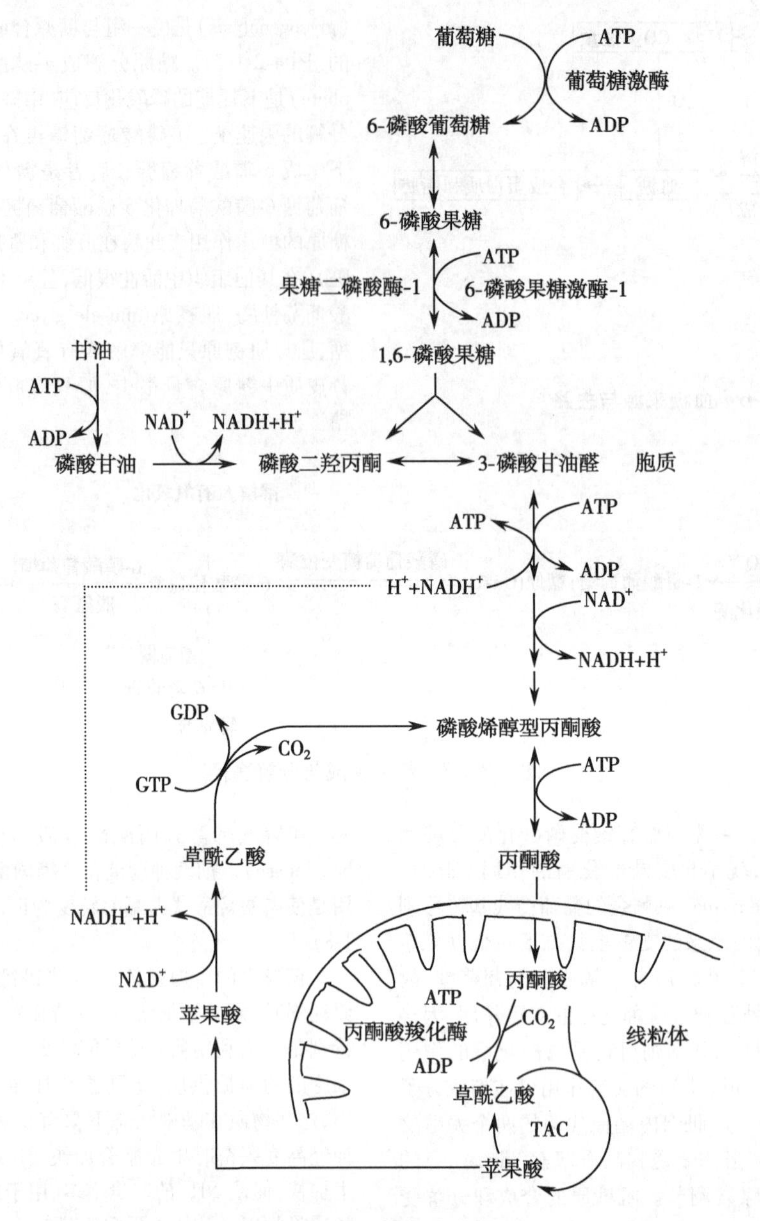

图 4-2-1-8 糖异生途径

(Na^+/glucose cotransporter, NGC)是 GLUT 家族中的一种,13次穿膜,按照结构分为三类:①GLUT1-4/GLUT(14种);②果糖转运体/GLUT5/GLUT7/GLUT9/GLUT(11种);③GLUT6/GLUT8/GLUT10/GLUT12 和 H^+ 偶联的肌醇转运体(H^+-coupled myo-inositol transporter, HMIT),见图4-2-1-9。

Na^+/葡萄糖同向转运体的主要作用有:①解除 Na^+ 的被动转运(Na^+转运的解偶联作用);②在缺乏作用底物时,调节水的顺势转运(down-hill water transport);③Na^+/底物同向转运作用;④Na^+/底物/水的同向转运作用。葡萄糖与 NGC 的结合发生于 C 端的第4个穿膜胞外环袢,N 端可能用于与 Na^+ 的结合与转位,N 端与 C 端相互作用可引起 Na^+/葡萄糖的同向转运。肌肉和脂肪细胞对胰岛素刺激的葡萄糖摄取主要通过对胰岛素敏感的 GLUT4 来进行。在胰岛素刺激下,胰岛素受体酪氨酸磷酸化信号的内传使胰岛素受体底物-1(IRS-1)磷酸化,从而活化磷脂酰肌醇-3-激酶(PI3-K),触发 GLUT4 向细胞表面转位,增加葡萄糖的摄取。当 GLUT4 基因突变时,肌细胞的葡萄糖摄取明显减少。GLUT2 合成异常可造成肝摄取葡萄糖减少,肝胰岛素抵抗和 β 细胞对葡萄糖感受性降低。

(二)胰岛素刺激的肌肉和脂肪摄取葡萄糖 六种穿膜大分子糖蛋白 GLUT 分别命名为 GLUT1~GLUT6。各组织 GLUT 的分布和亚型各不相同(见图4-2-1-9)[13-15]。例如,肝细胞膜上以 GLUT2 为主,骨骼肌细胞主要含 GLUT1 和 GLUT5,而胎盘的葡萄糖转运蛋白有 GLUT1、GLUT3 和 GLUT4。糖尿病母亲的胎儿胎盘基膜细胞的 GLUT3 表达下调,而 GLUT1 的表达与非糖尿病孕母相似[16,17]。

神经和视网膜的正常代谢完全依赖于葡萄糖供能。糖的转运主要依靠 GLUT1,脑组织 GLUT1 的活性变化可导致低血糖性脑损害,而视网膜的 GLUT1 活性变化或调节异常可能与糖尿病视网膜病的发生有关。大鼠肌细胞和脂肪细胞上的 GLUT4 与细胞内 GLUT4 池之间通过出胞和胞饮不断循环,并受胰岛素的调节[18]。GLUT1 为非胰岛素依赖性糖

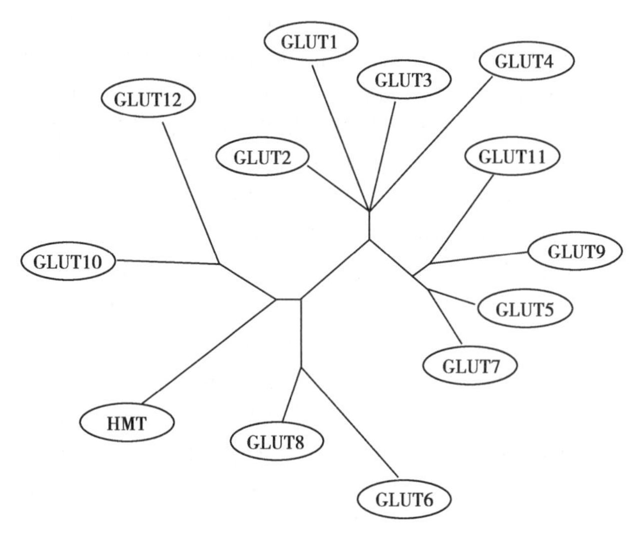

图 4-2-1-9 葡萄糖同向转运体分类

GLUT:葡萄糖转运体;HMT:组蛋白甲基转移酶

转运体,而 GLUT4 为胰岛素依赖性糖转运体。胰岛素抵抗的发生与否至少部分取决于葡萄糖进入细胞内是通过 GLUT1 还是 GLUT4。葡萄糖通过 GLUT4 进入肌细胞,被己糖激酶Ⅱ磷酸化后主要用于合成糖原和糖酵解。如果葡萄糖主要通过 GLUT1 进入细胞,则被己糖激酶Ⅰ磷酸化后,可进入所有糖代谢途径。另一方面,氨基己糖对 GLUT4 有负反馈抑制作用,从而降低 GLUT4 活性,后者可使葡萄糖经 GLUT1 途径进入细胞内增多,胰岛素抵抗得到改善。

(三)有机溶质转运蛋白与 Na^+-葡萄糖的偶联 机体内离子偶联的有机溶质转运体可分为数类:①Na^+-葡萄糖偶联类,包括 NGC(SGLT1)、SGLT2、SGLT3(SAAT-pSGLT2)和 Na^+/肌醇转运体;②Na^+ 和 Cl^- 偶联类,包括 γ-氨基丁酸(GABA)、血清素、多巴胺、去甲肾上腺素、甘油、脯氨酸及 β-氨基酸的转运体;③Na^+ 和 K^+ 依赖性谷氨酸/神经递质类,包括高亲和力谷氨酸转运体 EAAC1、GLUT、GLAST、EAAT4 和 ASCT1 及 ASC 系统的 ASTT1;④H^+ 偶联寡肽转运体类,如肠道 H^+ 依赖性寡肽转运体 PepT1。

(四)糖利用 组织利用糖分为糖分解与糖合成两条去路。细胞内葡萄糖的分解利用受氧供应状况的影响。在氧供应充足时,葡萄糖进行有氧氧化(aerobic oxidation),彻底氧化成 CO_2+H_2O;在缺氧情况下,进行糖酵解(glycolysis),生成乳酸。有氧氧化和糖酵解都包括一连串复杂的反应过程,其中,自葡萄糖分解到丙酮酸阶段是有氧氧化和糖酵解共有的,是体内葡萄糖代谢最主要的途径。除了从葡萄糖获得机体所需的能量外,葡萄糖代谢还可提供一些小分子化合物,用于合成机体需要的物质。如糖酵解途径的中间产物可转变成甘油(glycerine),以合成脂肪。组织利用糖的另一条去路是合成糖原或其他含糖物质。血糖增高可在脂肪和肝等组织转变为甘油三酯储存,糖同时也可以转变为多数非必需氨基酸的碳架部分。三羧酸循环是体内糖、蛋白质和脂肪代谢的总枢纽,通过它可使糖、脂肪酸及氨基酸完全氧化,也可使其彼此相互转变,构成一个完整的代谢体系。

1. 糖分解 糖分解分为糖酵解和有氧氧化两种。

(1)糖酵解:指在无氧条件下,葡萄糖分解产生丙酮酸、乳酸和少量能量的过程。成熟红细胞无线粒体,完全依赖糖酵解供能。肌肉收缩(尤其是氧供应不足时)也通过糖酵解生成乳酸,乳酸通过细胞膜弥散入血液,进入肝脏,在肝内异生为葡萄糖;葡萄糖释放入血液后又可被肌肉摄取,这样构成了乳酸循环(Cori 循环)。神经细胞、白细胞和骨髓等代谢极为活跃,即使不缺氧,也常由糖酵解提供部分能量。糖酵解过程中有三种限速酶:葡萄糖激酶(glucokinase,己糖激酶)、6-磷酸果糖激酶-1(6-phosphofructokinase)和丙酮酸激酶(pyruvate kinase),其调节反应基本上是不可逆的。调节糖酵解途径流量最重要的是 6-磷酸果糖激酶-1 的活性。6-磷酸果糖激酶-1 是一种四聚体,受许多异构效应物的影响。ATP 和柠檬酸(citric acid)对此酶有抑制作用。一磷酸腺苷(AMP)、二磷酸腺苷(ADP)、1,6-二磷酸果糖和 2,6-二磷酸果糖是该酶的异构激活剂。丙酮酸激酶是第二个重要的调节酶。1,6-二磷酸果糖是丙酮酸激酶的异构激活剂,而 ATP 则有抑制作用。在肝脏,丙氨酸有异构抑制作用,而胰高血糖素可通过 cAMP 抑制丙酮酸激酶活性。己糖激酶受其反应产物 6-磷酸葡萄糖的反馈抑制,而葡萄糖激酶没有结合 6-磷酸葡萄糖的异构部位,所以不受 6-磷酸葡萄糖的影响。长链脂酰 CoA 有异构抑制作用,饥饿时减少肝脏和其他组织摄取葡萄糖。胰岛素可诱导葡萄糖激酶基因转录,促进酶合成。糖酵解过程在细胞质内完成,1mol 葡萄糖净产生 2~3mol 的 ATP 能量。主要过程可概括为简式:$C_6H_{12}O_6+2H_2+O_2 \rightarrow 2C_3H_6O_3+2H_2O+2ATP$。

严重疾病时,常伴有乳酸性酸中毒,多是葡萄糖的有氧氧化被抑制或糖的无氧酵解增强所致,缺血和缺氧是最主要的病因。一般情况下,碱中毒促进而酸中毒抑制糖酵解(6-磷酸果糖激酶-1 活性随着 pH 值的上升而增加)。因此,碱中毒时,乳酸生成增多,柠檬酸循环加速;而酸中毒时,己糖-磷酸旁路开放,胰岛素敏感性下降。

(2)糖的有氧氧化:是机体供能的主要方式。葡萄糖在有氧的情况下氧化成为二氧化碳和水的过程被称为有氧氧化。其简式为:$C_6H_{12}O_6+6O_2 \rightarrow 6H_2O+6CO_2+36ATP$。在有氧条件下,丙酮酸脱羧生成乙酰辅酶 A(acetyl coenzyme A),后者与三羧酸循环中的草酰乙酸(hydroxymaleic acid)结合生成柠檬酸,在线粒体内进行三羧酸循环。1mol 葡萄糖通过有氧氧化能生成 36~38mol 的 ATP,而通过糖酵解仅能产生 2mol 的 ATP。因此,有氧氧化是葡萄糖的一种更有效的代谢供能方式。乙酰 CoA 不仅是糖氧化的产物,而且也可来自甘油、脂肪酸和氨基酸等脂肪与蛋白质代谢的产物,另外,由糖和甘油代谢生成的 α-酮戊二酸(α-oxoglutarate)和草酰乙酸等三羧酸循环中间产物能转变为某些氨基酸,反之这些氨基酸也能通过不同途径转变为草酰乙酸,再经糖酵解的逆反应生成糖。因此,三羧酸循环实际上是糖、脂肪和蛋白质三大代谢在体内氧化供能和相互转换的共同途径。

糖的有氧氧化是机体获得能量的主要方式。调节有氧氧化的主要酶是丙酮酸脱氢酶复合体、柠檬酸合成酶、异柠檬酸脱氢酶和 α-酮戊二酸脱氢酶。这些酶的活性都受细胞内 ATP/ADP 或 ATP/AMP 比值的影响。当细胞消耗 ATP 使 ATP 降低,ADP 和 AMP 浓度升高时,6-磷酸果糖激酶-1、丙酮酸激酶、丙酮酸脱氢酶复合体、三羧酸循环中的异柠檬酸脱氢酶、α-酮戊二酸脱氢酶的活性以及氧化磷酸化均被激活，从而加速有氧氧化，补充ATP。反之，当细胞内ATP含量丰富时，上述酶的活性均降低，氧化磷酸化（oxidation phosphorylation）亦减弱。

（3）有氧氧化与糖酵解调节：有氧氧化与糖酵解存在着相互调节，即在供氧充足的条件下，组织细胞的糖酵解作用受到抑制，葡萄糖的消耗和乳酸产生减少。这种糖的有氧氧化对糖酵解的抑制作用称为巴士德效应（Pasteur effect）。肌肉组织则存在这种现象。缺氧时，除丙酮酸不能进入三羧酸循环氧化而转变成乳酸外，通过糖酵解途径消耗的葡萄糖为有氧时的7倍。关于丙酮酸的代谢去向，由还原型辅酶Ⅰ（NADH）去路决定。有氧时，NADH可进入线粒体内氧化，丙酮酸被有氧氧化而不生成乳酸。缺氧时，NADH不能被氧化，丙酮酸作为受氢体而生成乳酸。缺氧时通过糖酵解途径分解的葡萄糖增加是由于缺氧时氧化磷酸化受阻，ADP与无机磷酸（Pi）不能合成ATP，ADP/ATP比值升高，在胞质的反应使6-磷酸果糖激酶-1及丙酮酸激酶活性增强。

2. 糖的合成与转化　葡萄糖可合成脂肪和糖蛋白，或转变成其他糖类。血糖增高可在脂肪和肝脏等组织转变为甘油三酯储存，糖同时也可以转变为多数非必需氨基酸的碳架部分。三羧酸循环是体内糖、蛋白质和脂肪代谢的总枢纽，通过它可使糖、脂肪酸及氨基酸完全氧化，也可使其彼此相互转变，构成一个完整的代谢体系。

（1）多元醇：葡萄糖代谢过程中可生成一些多元醇（polyhydric alcohol），称多元醇途径。肝、脑、肾上腺和眼的晶状体等含有醛糖还原酶，可将醛糖还原成相应的多元醇。山梨醇在局部细胞组织增多，可使渗透压升高，与糖尿病慢性并发症的发生有关。

糖醛酸途径在葡萄糖代谢中仅占很小一部分。从6-磷酸葡萄糖开始先转变为尿苷二磷酸葡萄糖（UDPG），然后UDPG在UDPG脱氢酶催化下，氧化成为尿苷二磷酸葡萄糖醛酸（uridine diphosphate glucuronate，UDPGlcUA）。葡萄糖经糖醛酸途径转变为5-磷酸戊酮糖后即与磷酸戊糖途径衔接。对人体来说，糖醛酸途径的主要生理意义在于生成活化的UDPGlcUA。葡萄糖醛酸是蛋白聚糖的重要组成成分，如透明质酸、硫酸软骨素和肝素等，同时它又是生物转化过程中应用最多的结合物，它的半缩醛羟基既可与羧基结合成葡萄糖醛酸酯，亦可与醇基以醚的形式结合，所以可以与许多代谢产物（胆红素等）、药物和毒物结合，促进其排泄。

（2）糖原和脂肪：摄入的糖类大部分转变成脂肪（甘油三酯）储存于脂肪组织内，只有一小部分以糖原形式储存。肝糖原的变化较大，人体肝糖原总量约70～100g，肌糖原约200～300g。饥饿24小时，肝糖原即基本耗尽。进食后肝糖原总量可达肝脏重量约5%，约占全身糖总储量的20%。糖原是可以迅速动用的葡萄糖储备。肌糖原可供肌肉收缩的能量需要，肝糖原分解则是血糖的重要来源。对于一些依赖葡萄糖作为能量来源的组织，如脑和红细胞等尤为重要。由葡萄糖、果糖及半乳糖等单糖合成糖原的过程被称为糖原合成。其合成过程如下：①6-磷酸葡萄糖在磷酸葡萄糖变位酶作用下转化为1-磷酸葡萄糖；②1-磷酸葡萄糖在UDPG磷酸化酶的催化下，与三磷酸尿苷（UTP）反应，生成二磷酸尿苷葡萄糖（UDPG）和焦磷酸（PDi）；③UDPG在糖原合酶的作用下逐个加在原有的糖原分子引物上，进而再在分支酶的催化下形成分支，最后形成肝糖原。在糖原合成途径中，糖原合酶催化的反应是不可逆的，糖原合酶的活性决定糖原合成的速率。糖原合酶分为a、b两种形式，糖原合酶a有活性，磷酸化成糖原合酶b后即失去活性。催化糖原合酶磷酸化主要也是依赖cAMP的蛋白激酶，其可使多个丝氨酸残基磷酸化，而胰岛素可通过激活磷酸二酯酶加速cAMP分解而抑制糖原分解，促进糖原合成。肾上腺素可通过cAMP促进糖原分解，但可能仅在应激状态时发挥作用。

（3）磷酸戊糖：糖酵解、有氧氧化及磷酸戊糖途径（pentose phosphate pathway）之间存在着调节联系，磷酸戊糖途径又称戊糖旁路（pentose shunt），并非机体主要的供能方式，但在此过程中除脱氢和脱羧反应外，还有酮基和醛基的转移，产生3/4/5/6/7碳中间或终末产物以及还原型辅酶Ⅱ（NADPH），这些物质在核酸代谢及脂类合成中有重要意义。磷酸戊糖途径是机体利用葡萄糖生成5-磷酸核糖的唯一代谢途径。5-磷酸核糖参与各种核苷酸辅酶及核苷酸合成，是合成核酸的原料，核酸又参与蛋白质的合成。磷酸戊糖途径的另一重要生理功能是提供NADPH。其简式为：6-磷酸葡萄糖+12$NADP^+$+7H_2O→6CO_2+12NADPH+12H^++Pi。NADPH与NADH不同，它的氢不是通过电子传递链氧化以释出能量，而是参与许多代谢反应，具有不同的功能（如从乙酰CoA合成脂酸和胆固醇）。机体合成非必需氨基酸（不依赖从食物摄入的氨基酸）时，先由α-酮戊二酸与NADPH及NH_3生成谷氨酸。谷氨酸可与其他α-酮酸进行转氨基反应而生成相应的氨基酸。磷酸戊糖途径的流量取决于对NADPH的需求。6-磷酸葡萄糖脱氢酶是磷酸戊糖途径的第一个酶，因而其活性决定6-磷酸葡萄糖进入此途径的流量。其活性的快速调节主要受NADPH/$NADP^+$比例的影响，NADPH对之有强烈的抑制作用。

糖酵解、有氧氧化及磷酸戊糖途径之间存在着调节联系。6-磷酸葡萄糖是糖酵解、有氧氧化及磷酸戊糖途径（前两者简称酵解-氧化途径）的交汇点，因此可用6-磷酸葡萄糖在两条途径中变化的相对量来计算某一组织中各条途径的强度比例。

【肠葡萄糖吸收】

两种机制参与肠道的葡萄糖和果糖吸收。糖吸收的经典模型见图4-2-1-10。图中显示，钠依赖性葡萄糖转运体（sodium-dependent glucose transporter，SGLT）通过肠黏膜刷状缘膜（brush border membrane，BBM）主动吸收葡萄糖和半乳糖，而果糖通过GLUT5以易化扩散（facilitative diffusion）方式吸收；GLUT2是一种低亲和性糖转运体，主要以易化扩散方式转运糖类透过基膜（basolateral membrane，BLM）。

（一）SGLT1　钠葡萄糖同转运体家族（SLCA5）含有200多种成员，人类体内含有11种钠葡萄糖同转运体表达基因[19,20]。SGLT1分子量73 000，Na^+/葡萄糖2∶1，与葡萄糖和半乳糖的亲和性相同，对根皮苷敏感[19]（Ki＝0.1mmol/L，表4-2-1-3），糖转运体抑制剂见表4-2-1-4。膜SGLT1以N-糖化方式存在，含14个跨膜α螺旋，N末端和C末端位于细胞外。螺旋6和7以及8和9含有磷酸化位点。SGLT1主要在小肠黏膜刷状缘膜表达，肾脏、脑毛细血管内

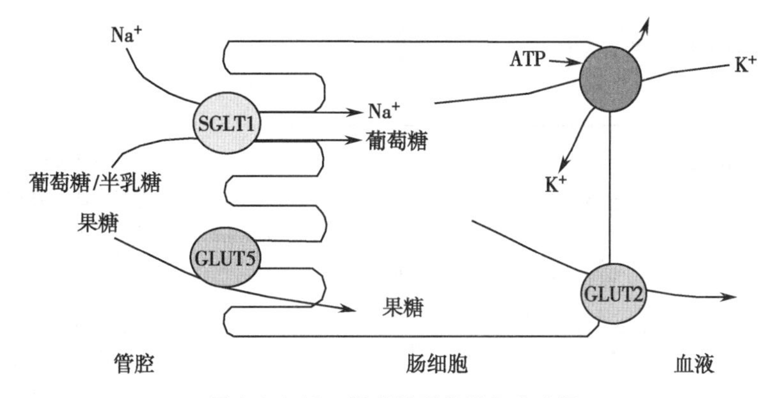

图 4-2-1-10 肠道糖吸收的经典途径

SGLT1 属于肠黏膜刷状缘膜钠依赖性葡萄糖/半乳糖转运体，Na^+-K^+-ATP 酶转运体位于基膜侧，维持离子梯度和 SGLT1 的功能；GLUT5 以易化扩散方式将果糖转入 BBM 和细胞内；BLM 上的 GLUT2 将葡萄糖、半乳糖和果糖转出细胞外。SGLT1：钠离子/葡萄糖共转运蛋白 1；GLUT5：易化葡萄糖转运载体

皮细胞和心脏表达的量少。脑毛细血管内皮细胞 SGLT1 是葡萄糖透过血-脑屏障的载体。

表 4-2-1-3 糖转运体的亲和常数

糖转运体	Km
SGLT1(BBM)	葡萄糖 0.1～0.6mmol/L
GLUT2(BLM)	葡萄糖>50mmol/L 果糖 66mmol/L
GLUT5(BBM)	果糖 6～14mmol/L

表 4-2-1-4 糖转运体抑制剂

糖转运体	抑制因子
SGLT1	根皮苷(phloridzin)
GLUT2	细胞松弛素 B(cytochalasin B) 根皮素(phloretin)
GLUT5	glyco-1,3-oxazolidin-2-thiones,-ones
Na^+-K^+-ATP 酶	奥巴因(oubain)

在 BBM 的腔膜侧，2 个 Na^+ 与 SGLT1 结合使 SGLT1 发生变构，显露与葡萄糖的结合位点，底物进入肠黏膜细胞。糖从 SGLT1 分子上离解，Na^+ 可被 H^+ 或 Li^+ 替代，但后两种离子与 SGLT1 的亲和性较低(Km=4～11mmol/L)。BLM 的 Na^+-K^+-ATP 酶维持跨膜 Na^+ 和 K^+ 的电化学梯度，Na^+-K^+-ATP 酶含有分子量 110 000 的 α_1 催化亚基和高度糖化的分子量 55 000 的 β_1 亚基。糖尿病时，Na^+-K^+-ATP 酶表达上调，有利于葡萄糖吸收。影响 SGLT1 功能的信号分子很多，见表 4-2-1-5。

表 4-2-1-5 影响糖转运体功能的信号分子

SGLT1	GLUT2	GLUT5
Foxl1	PKCβⅡ	cAMP
AMPK	p38	p38
PKA	ERK	ERK
PKC	PI3K	PI3K
RS1	mTOR	TNF-α
HNF-1	AMPK	
Sp1		
Hsp70		
TGF-b		

葡萄糖-半乳糖吸收不良症(glucose-galactose malabsorption，GGM)是一种常染色体隐性遗传疾病。如果食物中不含葡萄糖、半乳糖或乳糖，本病不会发作，本病的组织学特点是 BBM 的 SGLT1 蛋白含量明显降低[21,22]，而且 SGLT1 蛋白不能正常转位。70%以上的患者为女性，GGM 的 SGLT1 突变没有固定的模式，每个患者的位点都可能有所不同，基因诊断较困难。怀疑为 GGM 时，应首先避免葡萄糖、半乳糖和乳糖的摄入，症状消失者可作出诊断，OGTT 的特点是血糖曲线低平；或者氢呼吸试验(hydrogen breath test)显示口服葡萄糖后的呼气中 H_2 明显升高(>20ppm)，以上两种试验均提示肠道的葡萄糖吸收不良，而口服果糖耐量试验(oral fructose tolerance test，OFTT)正常。

(二) GLUT5 GLUT5 分子量 43 000，含 12 个跨膜结构域，N 末端与 C 末端位于细胞内。GLUT5 主要在睾丸、卵巢、肾脏、脑和小肠表达(图 4-2-1-10～图 4-2-1-12)。

(三) GLUT2 GLUT2 是 BLM 的低亲和性高易化扩散性糖转运体，可转运葡萄糖、果糖半乳糖和甘露糖[23]。GLUT2 含有 12 个跨膜结构域，N 末端和 C 末端位于细胞内。果糖的吸收由 GLUT5 和 GLUT2 介导(图 4-2-1-13)。

(四) GLUT7 与 GLUT4 最近发现一种新的易化扩散葡萄糖转运体 GLUT7 主要在小肠、结肠、睾丸和前列腺表达，其与葡萄糖(Km=0.3mmol/L)和果糖(IC_{50}=0.060mmol/L)的亲和力高[24,25]，但不能转运半乳糖。SGLT4 为小肠、肝脏和肾脏的低亲和性钠依赖性糖转运体(Km=2.6mmol/L)，主要的底物是甘露糖。由于糖尿病和导致综合征时，甘露糖吸收增加，故 SGLT4 是一种潜在的治疗靶点[26]。

(五) 糖的被动摄取 肠道转运体介导的葡萄糖吸收见图 4-2-1-14。GLUT2 转运模型认为，SGLT1 在 30～50mmol/L 的葡萄糖浓度时达到饱和，而随着肠腔葡萄糖浓度的进一步上升，肠黏膜吸收的葡萄糖液相应地呈线性增高达数百 mmol/L[27]。因此，除了上述的根皮苷敏感性(phloridzin-sensitive)饱和性主动吸收机制外，还存在根皮苷不敏感性非饱和性被动吸收机制，而且是葡萄糖吸收的主要途径(为主动吸收量的 3～5 倍)[27,28]。水分吸收高时，被动的葡萄糖吸收也升高，这是因为细胞内的高浓度葡萄糖为其吸收提供了渗透力。溶质的 Na^+ 偶联转运体提供液体和营养素吸收的动

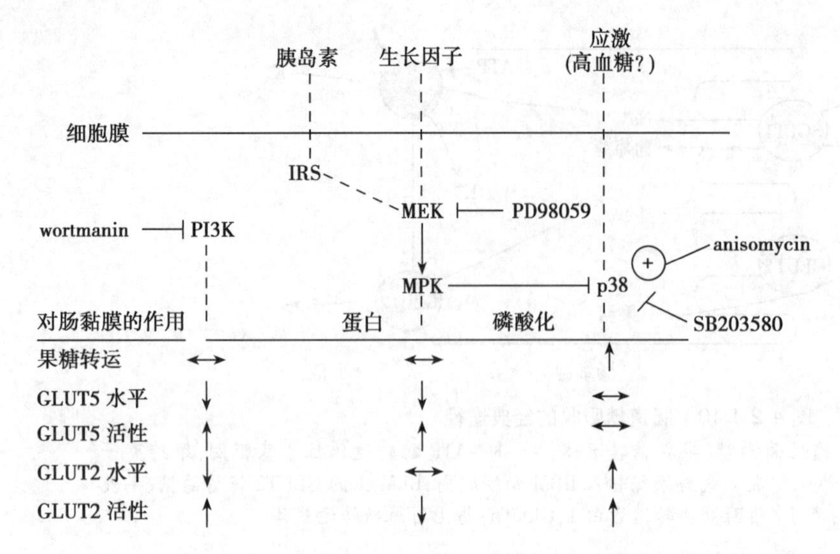

图 4-2-1-11 PI3K/ERK-p38 MAPK 调节 BBM 果糖转运体功能

IRS:胰岛素调节亚基;ERK:细胞外调节激酶;MEK:有丝分裂原活化激酶;PI3K:磷脂酰肌醇 3-激酶;PD98059:ERK/MEK 抑制因子;SB203580:p38 MAPK 抑制因子;anisomycin:p38 和 Jun 激酶激活子

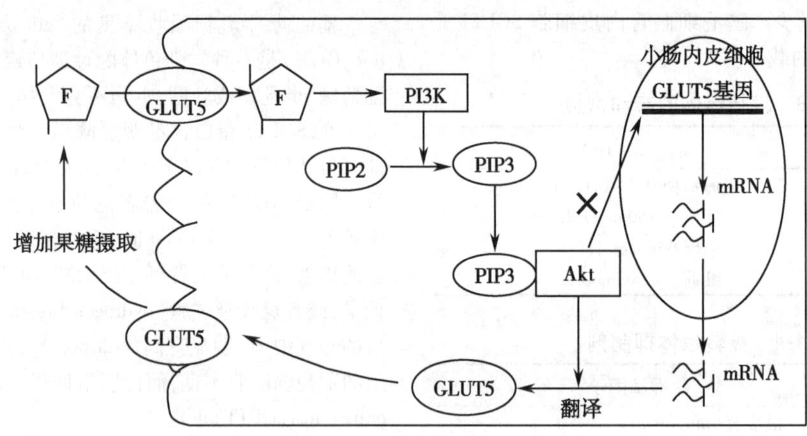

图 4-2-1-12 调节 GLUT5 合成与转运的 PI3K/Akt 信号途径

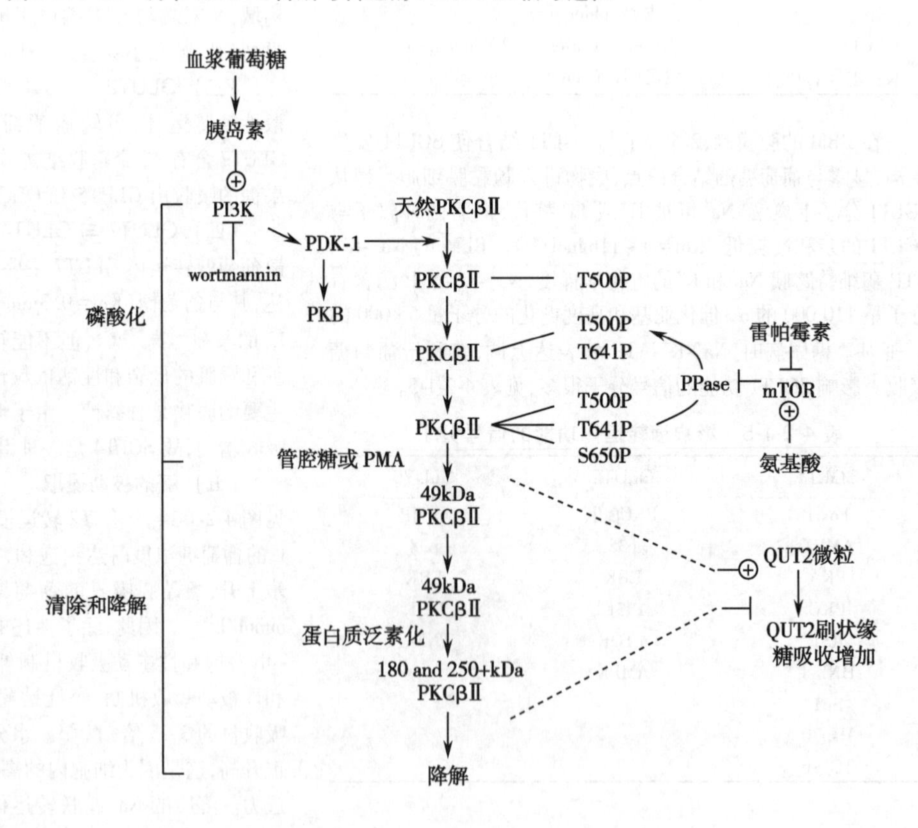

图 4-2-1-13 胰岛素和氨基酸调节 GLUT2 介导的糖吸收

PMA:佛波醇-12-肉豆寇酸-13-醋酸盐;PDK-1:蛋白依赖性激酶-1;PI3K:磷脂酰肌醇-3 激酶;PKB:蛋白激酶 B;mTOR:哺乳动物雷帕霉素靶点;PKCβⅡ:蛋白激酶 CβⅡ

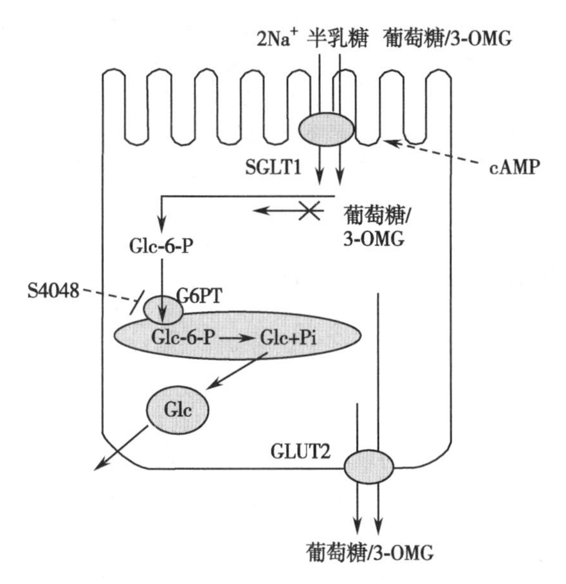

图4-2-1-14 肠道转运体介导的葡萄糖吸收

Glc：葡萄糖；Glc-6-P：葡萄糖-6-磷酸；G6PT：葡萄糖-6-磷酸转位酶；3-OMG：3-O-甲基葡萄糖；S4048：葡萄糖-6-磷酸转位酶抑制因子；Pi：磷酸盐

力，开放细胞间的连接结构，促进液体和营养素吸收；但是，水的转运是SGLT1依赖性和非溶质特异性的。研究发现，肠黏膜可能存在两种糖转运体系统，一个是高亲和性低转运能力，另一个则为低亲和性高转运能力，Na^+/葡萄糖同转运体的饱和葡萄糖浓度为30~50mmol/L，而葡萄糖的实际吸收量介于50~500mmol/L。

（刘石平 林潇）

第2节 糖代谢异常检查

长期体力活动过少，可使糖耐量减低。服糖前剧烈体力活动也可使血糖明显升高。要对高血糖症（hyperglycemia）、低血糖症（hypoglycemia）或胰岛素抵抗（insulin resistance）等作出明确诊断，必须在广泛采集病史和详细体格检查的基础上，辅以必要的实验室检查或特殊检查。

【血糖测定】

血糖测定具有重要的临床意义，它既是诊断糖尿病和糖代谢异常的主要方法，又是监测和评价糖尿病或糖代谢控制的重要手段。临床检测的血糖是血液中的葡萄糖含量（浓度）。血糖的测定常利用以下两种化学反应：①葡萄糖使硫酸铜或高铁氧化物产生还原反应；②葡萄糖与葡萄糖氧化酶相互作用。其中，氧化酶法更特异。在通常情况下，血糖是指血清（或血浆）中的葡萄糖含量，以mmol/L或mg/dl计（葡萄糖mg/dl×0.0555=葡萄糖mmol/L）。

（一）静脉血浆葡萄糖 在手术中，有时也取肝、胰的动、静脉血测定血糖。标本可以是全血、血浆或血清。由于组织利用葡萄糖和血细胞比容的影响，静脉血糖值低于毛细血管的血糖值，后者又低于动脉血糖值。全血葡萄糖要比血清葡萄糖低15%~20%。儿童或取静脉血标本困难者，可取耳垂或手指的毛细血管血测定，但在寒冷、水肿和血管痉挛等情况下，或在过度挤压组织时会混进许多组织液，影响血糖测定结果。静脉血浆和全血的测定结果略有不同。全血葡萄糖含量受血细胞比容的影响以及因红细胞内葡萄糖被利用而低于血浆。如红细胞减少而血细胞比容下降，血糖数值可稍增加；血细胞比容增高，则结果相反。另外，全血中的非葡萄糖类还原物质多于血浆，如用氧化还原法测定血糖，则结果可受影响。故临床上，一般以测定静脉血浆葡萄糖为标准。

血标本采集后应即刻保藏于冰箱内，并应立即或在1小时内送检，以免室温条件下血中葡萄糖分解（室温下，每小时约降低7mg/dl；在4℃时，每小时降低2mg/dl）。

1. 静脉血浆/血清血糖 其比静脉全血血糖约高1.1mmol/L（20mg/dl），空腹时的毛细血管全血血糖与静脉全血血糖相同，而餐后与静脉血浆或血清血糖相同。静脉血糖一般从肘静脉取血，止血带压迫时间不宜过长，应在几秒钟内抽出血液，以免测得血糖数值不准。若用血浆或全血，应将血样放入含有枸橼酸钠及氟化钠混合物的试管中，以防止血液凝固及红细胞内葡萄糖的分解。血标本最好立即测定，若要过夜，则须将血浆样品冰冻。

2. 毛细血管血糖 一般从耳垂、手指或足趾由针刺取血。毛细血管血的成分与动脉血相近，其血糖含量在清晨空腹时与静脉血基本相符；而在进食糖类后2小时内比静脉血高，因为此时组织正在利用餐后升高的血糖。

3. 全血/血浆血糖 因葡萄糖只能溶于水，红细胞含水量比血浆少，因此红细胞内的葡萄糖含量比血浆要低；而且红细胞又占据一定的容积，故全血血糖含量受血细胞比容的影响。血细胞比容下降10%，血糖值增加3~4mg/dl；相反，如血细胞比容增高，测得的结果下降。若采用血浆，则没有这种影响。用全血血糖折算成血浆血糖时，可将全血血糖数值增加15%。在红细胞增多症患者中，血糖水平可能大幅降低，但这种"低血糖"只是一种假象，因为红细胞数目过多导致体外糖酵解增多。要精确测定血糖，需要在试管中加入氟化钠阻止红细胞糖酵解。血浆血糖与血清血糖数值相等，但前者比后者稳定。如用枸橼酸钠及氟化钠抗凝，则离心后的血浆含有全血中除血细胞以外的全部物质，因此，当血浆通过自动分析仪时，纤维蛋白容易沉淀使管道阻塞，但若用血清，则不会出现这种现象。在收集血清时，全血的凝固和血凝块收缩约需2~3小时，在此期间约有3~4mg/dl的血糖被降解而损失。为了避免这种损失，最好在取血后30分钟内（最多不超过1小时）离心分离血清。若用肝素或EDTA抗凝，血浆也要迅速离心，以减少糖自然降解所产生的误差。在飞机救护（air ambulance）或汽车救护（car ambulance）中所进行的实时快速血糖测定也应该尽量准确[1]。

中心实验室测定血糖的上限一般为41.6mmol/L（750mg/dl），其精确度高，变异系数（CV）<2%。2011年的国际指南推荐CV<2.9%，准确度误差<2.2%，总误差<6.0%；2012年上调了测定的准确度与精确度（表4-2-2-1），即CV<2.3%，准确度误差<1.8%。总误差=（绝对准确度误差）+（1.96×标准差）。

表 4-2-2-1 血糖测定的准确度与精确度

	生物学变异		规范标准		
	CVw(%)	CVg(%)	I(%)	B(%)	TE(%)
血浆葡萄糖	4.5	5.8	2.3	1.8	5.5
血清葡萄糖	6.1	6.1	2.9	2.2	6.9

注:CVw, within-subject biologic variation,个体内生物学变异;CVg, between-subject biologic variation,个体间生物学变异;I, desirable specification for imprecision,标准不精确度;B, desirable specification for inaccuracy,标准不准确度;TE, desirable specification for allowable total error,允许标准总误差

(二) 快速血糖仪监测血糖 为方便患者,现在已生产了许多快速而取血量小的血糖仪。目前常用的有光感应型如 Lifescan Surestep(One Touch)和 Accu-Chek Instant(Boehringer Mannheim)以及生物感应型血糖测定仪,如 Accu-Chek Advantage(Boehringer Mannheim)和 PrecisionQID(Medisense Inc, Bedford)。它们测定血糖的原理都是将葡萄糖氧化酶固定在固相携带体上,如染料-试剂试纸条,这些试纸条含有支撑材料(如塑料制品)、色素或箔叶反射区以及纸或合成纤维的试剂区,可能还包括捕获层和分离层。通过反射光度计对产生的颜色进行测定,或者与颜色板进行比较求得结果。这些血糖仪给血糖监测带来了革命性的改变,取血量少,患者自己可获取指尖毛细血管血测定,出结果快[2]。但在操作过程中,如血滴太小易使测试结果偏低。最近又推出了毛细血管吸引采血法,避免了采血量不等带来的误差。血糖仪检测血糖的结果一般较准确,可满足临床需要,但不能用来诊断糖尿病或用于研究[3]。

(三) 口服葡萄糖耐量试验 在分析血糖结果时,如果空腹血糖或餐后2小时血糖处于临界值水平,如餐后2小时血糖为8.89~11.05mmol/L(160~199mg/dl)应视为可疑血糖异常者,必须做口服葡萄糖耐量试验(oral glucose tolerance test, OGTT)或复查以确定或排除糖耐量低减(IGT)或糖尿病。由于影响血糖的因素多,故不能凭一次血糖测定结果诊断疾病或对药物进行调整。应根据患者自测血糖和尿糖结果综合判断,如能同时测定血清糖化血红蛋白(HbA_{1c})则更有意义。空腹血糖加 HbA_{1c} 或空腹血糖加果糖胺,可用于糖尿病的筛查。可疑者再行 OGTT 检查,这样可使大量的就诊者避免 OGTT 试验。

除了各种应激因素外,药物对血糖的影响很明显。引起血糖升高的药物主要有:TRH、ACTH、GH、甲状腺激素、糖皮质激素、儿茶酚胺、可乐定、可的松、咖啡因、氯噻酮、二氯甲嗪、呋塞米、依他尼酸、噻嗪类利尿药、吲哚美辛(消炎痛)、胰高血糖素、生长抑素、异烟肼、口服避孕药、酚妥拉明、三环类抗抑郁药和苯妥英钠等。引起血糖下降的药物主要有胰岛素、IGF-1、胰淀粉样肽(amylin, IAPP)、口服降糖药、α-葡萄糖苷酶抑制剂、乙醇、单胺氧化酶抑制剂、甲巯咪唑(他巴唑)、保泰松、对氨水杨酸类、丙磺舒、普萘洛尔和磺胺类药物等。

【口服葡萄糖耐量试验(OGTT)】

OGTT 是检查人体血糖调节功能的一种方法,是诊断糖尿病和 IGT 的最主要方法,应用十分广泛,但对空腹血糖>11.1mmol/L 者若能排除实验误差则不必做 OGTT。OGTT 亦可用于糖尿病高危人群的定期监测。例如,糖尿病是囊性纤维化(cystic fibrosis)的最常见并发症,囊性纤维化患儿应该每年复查 OGTT,以早期发现糖尿病[4]。使用 OGTT 诊断糖尿病已经有几十年的历史,最近 ADA 建议废除 OGTT,而改用简单的空腹血糖试验筛选糖尿病[5],是否可行仍未明了。

(一) OGTT 应用 空腹时间 10~16 小时,可以饮水。因血糖有昼夜节律性变化,试验应于上午 7~9 时开始进行。试验时,试验者要尽量注意休息,严禁剧烈体力活动,并避免精神刺激及其他应激性刺激。为避免恶心及呕吐,葡萄糖可稀释成25%的浓度,但仍有10%的人有恶心。少数人(<5%)可因呕吐需停止试验,以后重做。空腹(0分钟)及服糖后30、60、120和180分钟共5次采血,或空腹及服糖120分钟共2次采血,若患者有低血糖史则应延长试验时间,并于第4小时及第5小时取血测血糖。在试验过程中,患者若有面色苍白、恶心及晕厥,应停止试验,另安排时间重做。

正常人1次食入大量葡萄糖后(国际标准剂量:成人为75g 无水葡萄糖;儿童为1.75g/kg,最大剂量不超过75g),血糖浓度略有升高,一般不超过8.88mmol/L(160mg/dl),于2小时内恢复正常。若内分泌失调(如应激与某些内分泌疾病等)或神经系统功能紊乱而引起糖代谢失常,食入大量葡萄糖后,血糖浓度可急剧升高,2小时内不能恢复到正常水平。葡萄糖负荷量有100、75、50及40g/m^2体表面积等多种方法。儿童1~1.5岁为2.5g/kg,1.5~3岁2.0g/kg及3~12岁1.75g/kg,最大量不超过75g。世界卫生组织(WHO,1980)推荐非妊娠成人服75g无水葡萄糖,以减少100g葡萄糖引起的胃肠道反应(恶心和呕吐)及50g葡萄糖负荷量不足(2小时时血糖偏低)的缺点。但必须注意,药用的葡萄糖分子式中含1个水分子,故75g无水葡萄糖相当于82.5g药用的葡萄糖。1980年以来,国际上通用 WHO 1980~1985 年的诊断标准,1997年美国糖尿病协会(ADA)提出修改糖尿病诊断标准的建议,1999年 WHO 专家委员会公布了协商性报告,中华医学会糖尿病学分会建议在我国人群中采纳1999年WHO的诊断标准。

1. WHO 诊断标准(1980年) 空腹血糖(fasting plasma glucose, FPG)≥7.8mmol/L(140mg/dl)或 OGTT 2小时的血浆葡萄糖(PG)≥11.1mmol/L(200mg/dl)为糖尿病标准;FPG<7.8mmol/L、2小时 PG≥7.8mmol/L 但<11.1mmol/L 为糖耐量低减(impaired glucose tolerance, IGT);FPG<7.8mmol/L 并且2小时 PG<7.8mmol/L 为正常糖耐量(normal glucose tolerance, NGT)。有糖尿病典型临床症状,FPG 或2小时 PG 只要一项达到上述标准即可诊断为糖尿病;若无典型糖尿病症状,则需2次实验室异常值达到上述糖尿病标准方可诊断为糖尿病。

2. ADA/WHO 诊断标准(1999年) ①FPG≥7.0mmol/L(126mg/dl)。空腹状态定义为至少8~12小时内无任何热量摄入。②有糖尿病症状,并且任意时间血浆葡萄糖≥11.1mmol/L(200mg/dl)。任意时间是指1日内任何时间,无论上一次进餐时间及食物摄入量。典型的糖尿病症状是多尿、多饮和难于解释的体重减轻。③OGTT2小时 PG≥11.1mmol/L(200mg/dl)。OGTT 采用75g无水葡萄糖负荷。符合上述标准之一的患者,在次日复诊仍符合三条标准之一者即诊断为糖尿病。④FPG≥6.1mmol/L(110mg/dl)且<

7.0mmol(126mg/dl)为空腹葡萄糖受损(IFG)。2003年11月,国际糖尿病专家委员会建议将IFG的标准由≥6.1mmol/L(110mg/dl)下调至5.6mmol/L(100mg/dl),其上限未变。OGTT 2小时的PG≥7.8mmol/L(140mg/dl)且<11.1mmol/L(140mg/dl)为IGT。

（二）影响OGTT的因素

1. 正常OGTT　OGTT时的血糖变化一般具有以下一些特征:①正常人服葡萄糖后,血糖迅速上升。30~60分钟内血糖上升达到最高峰,高峰血糖比空腹血糖高50%以上。②血糖峰值后浓度迅速下降,1.5~2小时下降到正常水平。③血糖继续下降,当低于空腹血糖水平10%~15%时,称为"低血糖"期,这是由于调节机制的惰性所致。但低血糖的程度很轻微,且可很快被自行纠正。④动、静脉血糖的改变有较大差异:服糖后动脉血糖上升的数值比静脉高;30~40分钟时,动脉血糖达到高峰,可比静脉血糖高20~70mg/dl;动脉血糖恢复到空腹水平(1.5~3小时)的速度不如静脉血糖迅速(这表明静脉血糖下降到空腹水平后,组织继续从动脉摄取葡萄糖,即葡萄糖的利用仍很活跃);2.5~3小时后动、静脉血糖曲线相互重叠。⑤正常人如果重复OGTT,虽然各时间点的血糖、胰岛素和C肽浓度会有一些波动,有时OGTT的重复性并不理想,但以上的一些变化规律是共有的,否则即应考虑为病理性反应。

2. 饮食与体力活动的影响　试验前3天要摄入足够热量的糖类,一般应大于250g/d,特别是老年患者,否则易使糖耐量减低,出现假阳性。对严重营养不良者,要延长糖类的饮食准备时间1周甚至2周,食物中须额外增加糖类比例。试验前饮食中脂肪含量对OGTT结果也有明显影响,进食脂肪较多者在OGTT过程中,C肽和血糖曲线下面积高于低脂饮食者,血清非酯化脂肪酸较高,后者可影响糖耐量6小时以上[6]。故必须同时注意脂肪摄入量的标准化,过高和过低均影响OGTT结果。若口服葡萄糖后做剧烈体力活动,可使服糖后2.5~3小时发生的"低血糖"现象加剧,且持续时间延长。

3. 生理精神因素的影响　情绪激动可使血糖升高,引起持续性高血糖,因此试验期间应注意避免精神刺激。妊娠时可出现生理性胰岛素抵抗和高胰岛素血症,对糖代谢有影响。妊娠糖尿病的诊断见本章第12节。老年人的糖代谢也有明显改变,易出现糖耐量减低。如果受试者的肠吸收功能异常应改为静脉葡萄糖耐量试验。

4. 药物的影响　口服避孕药、烟酸及某些利尿剂可使糖耐量减低。应在试验前1周停避孕药,在试验前3~4天停烟酸和利尿剂。口服降血糖药、水杨酸钠或普萘洛尔(心得安)应于试验前3天停用。使用单胺氧化酶抑制剂者应停药1个月以上。影响OGTT结果的其他因素还有降脂药、乳化脂肪溶液或饮用大量咖啡等。

5. 应激与疾病的影响　各种生理性应激(过度兴奋和过度体力活动)及各种病理性应激(发热、感染、大出血、创伤、手术、麻醉和昏迷等)均会对OGTT产生明显影响,因此应激时不能作OGTT。影响OGTT变化的病理情况和疾病很多:①肝脏疾病:肝脏功能减退时,可出现高血糖或低血糖反应,肝病患者的OGTT多有异常。肝硬化时,产生胰岛素抵抗,形成"肝源性糖尿病"(hepatogenous diabetes)。由于肝糖原贮存减少,OGTT延长试验又往往出现低血糖症。门脉高压患者的肝血流下降,胰岛素在肝中代谢障碍,可引起糖耐量减退,行分流术后可有不同程度的改善。②心脏疾病:冠心病的发病与胰岛素抵抗有密切关系,患者易发生高血压和糖尿病。③肾脏疾病:肾脏是葡萄糖和胰岛素代谢的主要器官之一。慢性尿毒症患者常伴糖耐量减退、胰岛素抵抗和胰岛β细胞功能障碍。④胰腺疾病:胰腺内分泌细胞被大量破坏后(胰腺炎等)可导致糖尿病或糖耐量减低,称为胰源性糖尿病。囊性纤维化常导致糖尿病,又称为囊性纤维化相关性糖尿病(cystic fibrosis-related diabetes,CFRD)。胰源性糖尿病的特点是OGTT或口服葡萄糖后血中GLP-1升高。⑤骨骼肌疾病:进行性肌萎缩可伴糖尿病和胰岛素抵抗。⑥急、慢性代谢紊乱:失水、水中毒和电解质平衡紊乱都对OGTT有影响。如镁摄入过少或低镁血症可致糖耐量减低和胰岛素抵抗。⑦内分泌疾病:如肾上腺皮质功能亢进、肾上腺皮质功能减退、甲亢、甲减、嗜铬细胞瘤、性腺功能减退、性早熟和多囊卵巢综合征等可伴有糖代谢紊乱,出现OGTT异常,详见各有关章节。

（三）OGTT的临床应用

1. 胰岛功能评价和胰岛素抵抗分析　主要有以下几种:①胰岛素释放试验:在OGTT同时采血测定血浆胰岛素和/或C肽,可用于计算β细胞胰岛素释放的量及有无胰岛素抵抗(或缺乏)存在,有助于T1DM和T2DM的鉴别。②向量自动回归模型(vector autoregressive modeling,VARM)分析系统:正常情况下,血糖和血胰岛素之间存在一种反馈调节关系。Ito等建立了以OGTT/胰岛素释放试验数据为基础的VARM分析系统,用于分析胰岛素抵抗的程度及原因。③胰岛素敏感指数(insulin sensitivity indices,ISI):血糖的ISI=2/[INSp×GLYp+1];血非酯化脂肪酸的ISI=2/[INSp×FFAp+1]。上式中,GLYp为OGTT曲线下葡萄糖面积,INSp为OGTT曲线下胰岛素面积,FFAp为OGTT曲线下非酯化脂肪酸面积。OGTT用75g葡萄糖口服。计算各变量的面积均取0及2小时两点值(亦可用0、1和2三点值)。单位为容量/小时。0、1和2小时下面积=0小时值/2+1小时值+2小时值/2。0、2小时面积=0小时值+2小时值。除用面积表示外,亦可用基础浓度来表示。如以正常平均值作为单位,那么正常人的ISI葡萄糖和ISI非酯化脂肪酸总是接近1,波动的最大范围为0~2。肥胖者、糖耐量减低者和T2DM患者ISI葡萄糖和ISI非酯化脂肪酸下降。实验证明,ISI与正常血糖钳夹试验结果有相关关系。由于ISI是在相对生理的状态下进行的,故优于后者,ISI主要用于胰岛素抵抗的评价。

2. OGTT延长试验　用于能量代谢分析和低血糖症的鉴别,除用于早期T2DM患者餐后低血糖症[7]和胰岛素瘤的鉴别外,OGTT延长试验亦可用于能量代谢的检查。将OGTT延长到4~5小时,测定血浆葡萄糖、胰岛素、GH、皮质醇、β-羟丁酸、非酯化脂肪酸、T_4、T_3、胆固醇和甘油三酯等,并计算间接热量(RQ)。如胰岛素分泌增加,可根据GH、T_3、T_4及血糖水平,估计有无胰岛素抵抗及抵抗发生的原因。OGTT正常而空腹胰岛素升高可见于肥胖者,如血胆固醇和β-羟丁酸均升高,说明两者有病因关系。

3. 胰岛素抵抗评价 在行经皮冠状动脉腔内成形术(PTCA)或冠状动脉球囊成形术前,加做OGTT可了解胰岛素抵抗的程度。因为高胰岛素血症和严重胰岛素抵抗是血管平滑肌增殖致动脉硬化的重要原因。糖负荷后胰岛素升高明显者术后血管再次闭塞的可能性较一般患者大得多[8-10]。在进行OGTT同时测定睾酮、雌二醇、硫酸去氢异雄酮(DHEAS)及GH。分析糖刺激后GH及性激素的分泌情况,亦可计算OGTT曲线下的各种激素分泌量(面积),以了解卵巢、睾丸及肾上腺的性激素分泌和GH、PRL的反应性。可协助多囊卵巢综合征、肥胖和胰岛素抵抗等的诊断。

4. 胰岛α细胞功能和低血糖病因鉴别 OGTT/胰高血糖素(胰高血糖素样肽-1)试验用于胰源性糖尿病的诊断、胰岛α细胞的功能评价和低血糖的病因鉴别。OGTT时,采血测血糖、血胰岛素和胰高血糖素。正常人胰岛素随血糖升高而分泌增多,而胰高血糖素分泌下降。病理情况下,胰岛素和胰高血糖素的分泌曲线可明显异常。例如,特发性反应性低血糖症(IRH)患者在服糖2.5小时左右时,可发生低血糖[(2.7±0.11)mmol/L],血糖高峰[(11.7±0.6)mmol/L]发生于(36±6)分钟。这说明IRH者的血糖峰值高于正常人[(8.8±0.4)mmol/L],伴服糖后2.5小时左右的低血糖症,存在糖耐量异常,同时血胰岛素分泌也高于正常人。本试验可用于胰岛α细胞的功能评价和低血糖的病因鉴别。当胰岛α细胞功能不足而发生低血糖时,胰高血糖素无反应性升高或升高不足(升高61%±15%,正常人152%±39%),在高蛋白餐后,低血糖可更明显。OGTT/胰高血糖素样肽-1分泌试验还有助于胰源性糖尿病的诊断。此外,还可同时测定IGF-1、IGF-2和IGFBP等来了解有无GH/IGF/IGFBP系统的分泌缺陷或调节障碍。

【静脉葡萄糖耐量试验】

由于缺乏肠道的刺激因素,因此静脉葡萄糖耐量试验(IGTT)是不符合生理条件的,血糖波动时间很短,血糖水平变动很快。故IGTT仅用于有胃肠功能紊乱(如胃手术后、胃肠吻合术后、胃肠吸收过快或慢性腹泻影响吸收)而不宜行OGTT者。葡萄糖的负荷量为0.5g/kg标准体重,配成50%的溶液,在2~4分钟内静注完毕。注射前采血,然后从开始注射时起,每30分钟取血1次,共2~3小时,或分别于3、5、10、20、30、45、60和90分钟测血糖,后一种方法用K值代表每分钟血糖下降的百分数作为诊断标准。血糖值在半对数纸上绘图,血糖从最高值降至50%值的时间为$t_{1/2}$(半衰期时间),以下列公式计算K值。$K=100(\ln 血糖-\ln 血糖/2)/t_{1/2}=100(\ln 2/t_{1/2})=69.9/t_{1/2}$。K值>1.5为正常,1.0~1.5为可疑糖尿病,<1.0可诊断为糖尿病。Porte等提出K值=$(0.693/t_{1/2}\times 100\%)\min^{-1}$,正常人平均K值为1.72,如K值在0.9~1.1为临界性糖尿病,低于此值为临床糖尿病。K值受胰岛素水平、肝糖输出率和周围组织糖利用率的影响,故少数正常人的K值也可降低。2小时血糖仍>7.8mmol/L者为异常。分析IGTT结果的注意事项同OGTT。IGTT需时短,能在1小时内完成试验,但采血次数多,不如OGTT方便。

【尿糖测定】

葡萄糖从肾小球滤出,在肾近曲小管被主动重吸收,但葡萄糖的重吸收是有限的,其最大限度即为肾脏的葡萄糖阈值(简称肾糖阈)。一般当血糖大于10mmol/L时,因超过肾糖阈值,可出现尿糖,因此尿糖测定可间接反映血糖水平。在微量血糖仪尚未普及的情况下,对于没有条件进行血糖检测,尤其在经济欠发达地区的患者,自我进行尿糖监测不失为一个方便的权宜之法。其优点在于简单易行、没有痛苦和花费低廉。但尿糖决不能代替血糖,尿糖只能部分反映血糖水平,因此在患者自我尿糖监测之前,需要对尿糖先有足够的认识。患者们必须认识到监测尿糖的目的:粗略地了解血糖水平,而我们治疗糖尿病的最终目的是要良好地控制血糖。所以在经济条件允许的情况下,血糖仪应该是糖尿病患者必备用品。

(一)试纸条尿糖测定 患者自己容易掌握,目前临床上糖尿病患者采用较多。将尿糖试纸浸入尿液中,湿透约1秒钟后取出,1分钟后观察试纸的颜色,并与标准色板对照,即可得出检查结果。如下:蓝色(-),尿中无糖;绿色(+),每100ml尿中含糖0.3~0.5g;黄绿色(++),每100ml尿中含糖0.5~1g;橘黄色(+++),每100ml尿中含糖1~2g;砖红色(++++),每100ml尿中含糖2g或2g以上。使用时,一次取出所需要的试纸,然后盖好瓶盖,存放在阴凉干燥的地方,以防变质。可用24小时、等时间段和等时间点的尿糖变化来反映血糖的变化。正常人每日从尿中排出葡萄糖为32~93mg。出现糖尿一般表明每日尿中排出的糖超过了150mg。最高尿糖浓度出现在餐后2小时。该方法简便、快速、无痛苦、便宜以及易被患者接受,但很多因素影响尿糖结果分析的准确性。

(二)尿糖测定的影响因素 尿糖测定存在许多局限性。肾糖阈有较大的个体差异,比如,老年糖尿病患者肾糖阈往往较高,许多患者血糖水平已超过11.0~12.0mmol/L,而尿糖仍为阴性;而一些妊娠妇女有时血糖低于9.0mmol/L,甚至正常,尿糖也可阳性;肾功能不全患者因为肾糖阈值改变,尿糖不能代表实际的血糖水平;有时非糖尿病患者也会有尿糖升高。在有神经病变、前列腺炎和肾性糖尿等情况下,糖尿病患者尿液不能完全排空,此时所测的尿糖还会包括更早滤出的糖,因而会在判定结果时引起误解。尿糖测定还受多种因素的影响:如某些肾脏疾病、大量进食、运动、尿路感染、妇女月经期和妊娠等情况时;某些具有还原性的药物也会使尿糖试纸变色,造成尿糖高的假象,如维生素C和水杨酸盐等。

1. 肾糖阈 肾脏的糖重吸收机制较为复杂,影响因素也很多。肾糖的清除能力受1,5-脱水葡萄糖醇(1,5-anhydroglucitol,1,5-AG)的遗传多态性的影响。肾糖阈还可能受其他许多因素[如肾功能,胰岛素敏感性,Na^+和Cl^-重吸收能力以及肾脏葡萄糖转运蛋白(GLUT)表达水平]的影响。肾糖阈存在个体差异,肾糖阈的变化可直接影响尿糖的排出量。例如,MODYⅢ患者在血糖正常时即出现尿糖,其肾糖阈降低,使血糖和尿糖不成比例地升高,这种患者的尿糖浓度不能代表血糖水平。肾小管重吸收葡萄糖和乳糖主要由Na^+/葡萄糖同向转运体(SGLUT)调节,而影响SGLUT表达的因素也很多。糖尿病肾病时,肾糖阈升高,当血糖明显升高时,尿糖仍可阴性。而某些妊娠妇女和儿童的肾糖阈降低,血糖浓度正常时也会有尿糖出现。因此,只有在排除影响肾糖阈的各种因素后，尿糖才可大致反映血糖水平。

2. 肾性尿糖　血糖正常，由于肾糖阈降低而出现的尿糖，称为肾性尿糖。其特点是尿糖增高而不伴有高血糖。其原因可能是肾小管转运葡萄糖的机制异常或肾小管功能缺陷，也可见于生理状态（妊娠中后期）。如Fanconi综合征、肝豆状核变性、某些重金属（锡、镉和铀等）中毒及来苏和硝苯所引起的肾小管损害，这些患者不但有糖尿，而且可有氨基酸尿及电解质的重吸收障碍。Oemar报道1例纯合子常染色体显性遗传的肾性尿糖患者，肾小管完全无糖重吸收功能，但无其他重吸收功能障碍。

3. 滋养性糖尿　少数正常人在摄食大量糖类后，由于小肠吸收糖过快，肾糖负荷过重，可出现暂时性糖尿。胃切除、短肠综合征或甲亢患者的肠吸收糖速度超过正常，餐后血糖升高明显，亦可出现一过性糖尿。

4. 其他糖尿和假性糖尿　进食过量半乳糖、甘露糖、果糖、乳糖或这些糖类在体内代谢异常时，可出现相应的糖尿。肝功能不全时，果糖和半乳糖的利用障碍，可出现果糖尿或半乳糖尿。遗传性酶缺陷使果糖、半乳糖和乳糖等在体内不能代谢而从尿中排出，可形成各种糖尿。此外，如用以前的硫酸铜试验测定尿糖含量，尿中的一些还原性物质（如头孢类抗生素、放射造影剂、尿酸、维生素C和葡萄糖醛酸）或一些药物（如青霉素、强心苷和利尿药等）可造成假阳性反应（假性糖尿）。而用葡萄糖氧化酶法测定也可能出现假阴性结果。造成假阴性的另一个常见原因是糖尿试纸暴露于空气或阳光下的时间太长而失效（血尿时也呈假阴性反应）。尿液标本要新鲜，并应立即测定，如需放置一段时间，必须用1%氟化钠防腐，以免造成由于微生物发酵作用所致的假阴性结果。而且液体的摄入及尿液的浓度也会影响尿糖检查结果。

（三）尿糖测定应用　如果患者的尿糖测定操作正规，又不存在上述的尿糖测定影响因素，对控制高血糖有一定意义，但不能将其作为血糖控制的标准。而且在低血糖情况下，尿糖阴性并不能排除其可能。自动尿液分析仪（如Supertron）可同时测定尿中的红细胞、白细胞、葡萄糖、蛋白质、尿胆原、胆红素、酮体、pH及比重等。一般其敏感性和可重复性均很高，但尿标本不能放置太久（<24小时）。血糖反映的是取血时的血糖水平，而尿糖反映的是尿液在膀胱中蓄积的这段时间内的平均糖含量。糖尿病患者如果有自主神经病变，则导致新近形成的尿液与潴留尿液混合，使尿糖值失去反映留尿时段内血糖水平的能力。另外，阴性尿糖结果不能区分低血糖、正常血糖及轻度的高血糖（即血糖稍高于10mmol/L），因此，即使肾糖阈正常及排除了上述干扰尿糖测定的一些因素和药物，用尿糖来准确评估血糖控制情况也是不真实的。

【糖化血红蛋白测定】

糖化血红蛋白（glycosylated hemoglobin，GHb）是血红蛋白A组分的某些特殊分子部位和葡萄糖经过缓慢而不可逆的非酶促反应结合而形成的，它反映8~12周前体内血糖的平均水平，并可能是造成糖尿病慢性并发症的一个重要致病因素。

（一）糖化蛋白　正常成人血红蛋白的主要组分为HbA。HbA_1是血红蛋白早期非酶糖化的产物，按其层析出现的顺序依次命名为HbA_{1a}、HbA_{1b}和HbA_{1c}，它们分别由HbA两条β链N端连接不同的6碳糖而形成，其中，HbA_{1a}及HbA_{1b}分别为多种果糖及某些未知糖类结合的产物，而HbA_{1c}为HbA与葡萄糖的结合物，能确切反映血中葡萄糖的水平，且含量占HbA_1的70%，是临床上最常用、最可靠和反映血糖控制时间最长的一个指标。由于HbA_{1a}及HbA_{1b}在HbA_1中所占比例较小，基本上不受血糖影响，故临床上常以总HbA_1来反映HbA_{1c}。HbA的β链N端结合了葡萄糖分子（HbA_{1c}）后使血红蛋白与2,3-二磷酸甘油酸（2,3-DPG）的结合受阻，从而使血红蛋白对氧的亲和力增加，氧离曲线左移，造成组织缺氧。由于HbA_1与2,3-DPG结合受阻，使红细胞中游离的2,3-DPG增加，此又可反馈抑制2,3-DPG的合成。HbA_{1c}的增加及2,3-PDG的减少导致红细胞僵硬，使之不易通过微血管。被糖化后的血红蛋白及其他糖化型蛋白质降解缓慢，有时不能被继续降解而积聚于组织内。IgG被糖化后，其体液免疫功能降低或丧失；一些膜蛋白被糖化后，可改变细胞的反应性和功能。糖化终产物（advanced glycosylation end product，AGE）是糖尿病慢性并发症的重要致病因素，详见第4篇第4章。

（二）血红蛋白糖基化水平　由国际临床化学和实验室医学联盟（IFCC）提出的一种新的参照方法可以得出真实的糖基化血红蛋白的浓度，其测定结果可以用更精确的定量单位（如mmol/mol）表述。例如，当一个患者的HbA_{1c}值为5%时，将表述为33mmol/mol；若HbA_{1c}为8%时，则相当于65mmol/mol。有学者建议，应摒弃不宜让患者理解的“糖化血红蛋白”这个术语，而采用“血糖指数”或“平均血糖”来代表在中长期的血糖控制的平均水平。但是否采用新的代表糖基化血红蛋白的表述方法还存在着争议。2007年，在意大利米兰举行的会议上，就如何将IFCC新的参照系统应用到临床达成共识，所有与会者都认为这些建议应尽快在全球范围内实施：①HbA_{1c}测定结果应包括参照系统和检测报告；②IFCC提供的新系统是唯一标准参照系统；③HbA_{1c}测定结果统一按IFCC规定的单位（mmol/mol）报告，NGSP系统的糖基化血红蛋白（%）应由IFCC-NGSP提供的公式换算；④应同时报告根据HbA_{1c}结果推算出的平均血糖值（ADAG），并对HbA_{1c}进行解释；⑤临床指南中的血糖控制目标值应按IFCC单位、衍生的NGSP和ADAG单位标注。

（三）HbA_{1c}测定的主要意义　HbA转变为HbA_{1c}在红细胞内持续而缓慢地、几乎是不可逆地进行，无需酶的催化，其反应包括两个步骤（图4-2-2-1）：第一步为缩合反应，即葡萄糖的醛基与HbA β链中N端缬氨酸的氨基缩合而形成醛亚胺（aldimine）或Schiff碱基，其产物为HbA_{1c}前体或易变成分。由于其性质不稳定，故反应可逆，但逆反应速度较正反应慢。第二步为Amadori分子重排，前糖化血红蛋白（$preA_{1c}$）自身在分子内进行重新排列，从而产生糖化血红蛋白，主要是HbA可被糖基化，形成HbA_1，为稳定的酮氨化合物（ketoamine），其中最重要和含量最多者为HbA_{1c}，也是最稳定的糖化血红蛋白，有助于判断血糖控制情况[11,12]。

目前有许多方法用于测定GHb，包括凝胶电泳法、等电聚焦法、低压和高压液相离子交换层析、免疫显色法、亲和层

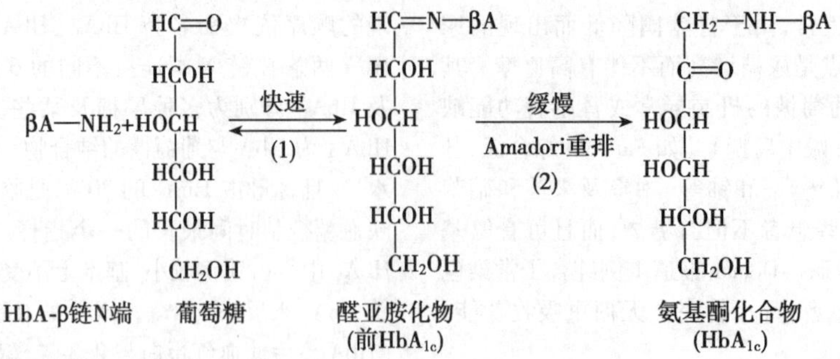

βA—NH_2+HC=O / HCOH / HOCH / HCOH / HCOH / CH_2OH ⇌(快速 (1)) HC=N—βA / HCOH / HOCH / HCOH / HCOH / CH_2OH →(缓慢 Amadori重排 (2)) CH_2—NH—βA / C=O / HOCH / HCOH / HCOH / CH_2OH

HbA-β链N端　葡萄糖　醛亚胺化物（前HbA_{1c}）　氨基酮化合物（HbA_{1c}）

图 4-2-2-1　糖化血红蛋白的形成

析法以及加热比色法等，其中易于在临床推广的较合适的方法是微柱层析法（已有试剂盒供应），但最可靠的方法是高压液相分析（HPLC）。目前测定的HbA_{1c}通常是指糖基化血红蛋白的混合物。尽管通过对不同测量方法的标准化已经使世界上许多HbA_{1c}检测方法给出的检测值趋于统一和可比，但由于参照物仍旧是从人红细胞中提取的糖化血红蛋白混合物，并且HbA_{1c}的表述仍旧是被糖基化的血红蛋白占总血红蛋白的比例，使得目前先进的测量方法在临床应用上受到了限制。

目前对GHb的研究已远远超出在监测糖尿病患者血糖控制上的应用。HbA_{1c}超出正常高限，每增加1%可使视网膜病变进展危险性增加33%，持续时间愈长，危险性愈大。高血糖控制愈好，HbA_{1c}增高持续的时间愈短，则并发症发生的危险愈低。早期严格控制高血糖可延缓和阻止并发症，尤其是微血管病变的发生和发展，这已经被DCCT和UKPDS所证实。在2010版的ADA临床实践指南中终将HbA_{1c}作为糖尿病的诊断标准，但我国仍未采纳。大多数空腹血糖高于正常的糖尿病患者，其HbA_{1c}亦增高；空腹血糖正常而糖耐量低减的患者，HbA_{1c}亦可增高，故认为HbA_{1c}和空腹血糖同时作为糖尿病筛选试验是可取的，但不能取代现行的糖耐量试验和血糖测定。因为在筛查糖尿病患者中，GHb不如OGTT敏感，但GHb升高对糖尿病的诊断具有高度特异性。HbA_{1c}的测定目的在于消除血糖波动对病情控制观察的影响，因而对血糖波动较大的T1DM患者，测定HbA_{1c}是一个有价值的血糖控制指标。由于HbA_{1c}可随血糖高低而波动，使HbA_{1c}的临床估价受到影响，故不少作者主张测定稳定的HbA_{1c}而不是总HbA_{1c}。

HbA_{1c}是糖尿病诊断和血糖控制的重要指标，能与血糖测定相互补充，全面判断糖尿病的控制情况。HbA_{1c}与血糖测定的优缺点和意义见表4-2-2-2。

（四）HbA_{1c}测定的缺点　GHb测定在糖尿病诊断和病情判断方面也有一些值得注意的缺点。首先，个别糖尿病患者由于Hb的基因多态性及Hb的突变（如α链的Ala120Glu突变）使Hb的糖化异常，血糖和GHb升高不成比例，故GHb测定无意义。其次，有些糖尿病的GHb升高不明显或不升高，但糖尿病的慢性并发症却十分明显，这说明GHb仍不能完全反映病情的渐进变化过程和程度（因GHb仅代表8~12周前的血糖总水平），在这些情况下，可用血清果糖胺、糖化血清白蛋白和血清1,5-AG等来协助诊断。最

表 4-2-2-2　测定HbA_{1c}与血糖的优缺点和意义

项目	HbA_{1c}检测	血糖检测
指标性质	累计指标	瞬时指标
指标的标化	已统一并标准化	未标准化/误差较大
慢性并发症风险	能预测	不能预测
空腹或定时采血	不需要	需要
日间差异	<2%	12%~15%
测定的稳定性	高	较高
室温下的稳定性	稳定	血糖降低
受应激影响	小	大
受溶血和贫血的影响	大	小
对糖尿病管理的意义	大	小

后，不能单用GHb作为糖尿病诊断和病情判断指标，因为许多因素如血红蛋白病、失血、血色病、尿毒症、温度、pH和离子强度均可影响GHb的测定结果。HbC、HbD和HbS等血红蛋白病可使GHb值假性降低，因为其糖化产物洗脱不完全，可吸附于微柱层析管柱内，而且这类患者可有发作性溶血性贫血，使红细胞半衰期缩短。GHb假性降低也见于急性、慢性失血和血色病患者，还可见于妊娠妇女。有报道显示，维生素C和E也可以降低GHb，这可能是阻滞了Hb的糖化过程引起的。尿毒症患者的GHb可假性升高，主要与血红蛋白的氨基甲酰化有关。青霉素、阿司匹林以及酒精中毒出现的某些代谢产物等也可影响其测定结果。在一些电泳和离子交换方法中，HbF可与HbA_1一起被层析分离出来，使GHb呈假性升高。

【果糖胺和其他糖化蛋白测定】

非酶糖基化不但可以发生于血红蛋白，也可发生于血清蛋白质，如白蛋白及其他肽链N端为缬氨酸的蛋白质。糖化白蛋白与GHb的变化类似。血清蛋白质的主要组分为白蛋白，白蛋白与葡萄糖和其他糖类反应，形成醛亚胺（aldimine）后，再进行amadori分子重排，生成酮胺化合物，其结构类似果糖胺，而且果糖胺与糖化白蛋白之间有良好的相关性，故常用果糖胺的测定来反映糖化白蛋白。糖化白蛋白的寿命为2~3周，可以被用于评价此段时期内血糖控制情况。

（一）血清果糖胺测定　血清果糖胺的测定从技术上要求不像GHb测定那么高，可自动化测定。检测原理：果糖

胺在碱性溶液中可作为还原剂，可与硝基四氮唑蓝(nitroblue tetrazolium，NBT)起显色反应，可用分光光度计读数，标准品用1-脱氧-1-吗啉果胺(DMF)。其参考范围为1.28~1.76mmol/L。血清中过氧化物歧化酶活性、血脂、胆红素、维生素C、溶血物质、尿酸和尿毒症的毒素等都可干扰测定结果。其中有些干扰因素可被清除(在试剂混合物中加入去垢剂，以增强线性关系，并且可消除高脂血症引起的干扰；加入尿酸氧化酶可以消除尿酸的干扰)，但多数干扰物质尚无有效的清除办法。其测定值还受血清白蛋白浓度的影响，若患者血清白蛋白低于30g/L，检测血清果糖胺结果偏低，不能反映血糖实际浓度，故主张用血清白蛋白值对果糖胺浓度进行校正，称为果糖胺比白蛋白指数(fructosamine albumin，FAI)。但果糖胺的测定不受血红蛋白病和年龄的影响[13]。

(二)果糖胺的意义　果糖胺与HbA_{1c}之间有高度的相关性。血清果糖胺与血HbA_{1c}的相关性优于用白蛋白校正后的果糖胺与血HbA_{1c}的相关性，三者用于评价糖尿病代谢控制的误差率相似(23%~26%)，HbA_{1c}的判别效率优于果糖胺。但果糖胺能反映最近2~3周血糖控制的情况，对于有急性代谢紊乱如糖尿病酮症酸中毒(DKA)等的糖尿病患者、胰岛素强化治疗以及糖尿病合并妊娠等尤为适合。它也适用于血红蛋白病和镰状细胞贫血的患者。

(三)糖化血清白蛋白测定有应用前景　近年用液态酶法测定糖化血清白蛋白(GA)单一成分，其稳定性好，受干扰因素小。

【酮体测定】

胰岛素严重缺乏时，尤其伴有对抗胰岛素的激素如胰高血糖素、肾上腺素、糖皮质激素、甲状腺激素和生长激素等分泌增加时，靶细胞对葡萄糖的摄取和利用减少，脂肪分解亢进，生成FFA增多，经β氧化代谢而产生β-羟丁酸(β-HB)、乙酰乙酸(AcAc)和丙酮，统称为酮体。前两者为酸性物质，可消耗体内的碱基，大量积聚可引起酸中毒。

(一)糖尿病酮症酸中毒的血β-羟丁酸/乙酰乙酸比值　正常人的血清中也存在微量酮体(acetone body)；禁食和长时间体力活动后酮体浓度升高；新生儿和孕妇血清中的酮体也稍升高；神经性厌食患者拒食及妊娠呕吐可出现“饥饿性酮血症”；糖尿病酮症酸中毒(DKA)时，由于胰岛素缺乏和抗胰岛素激素增多，血中酮体常显著增加。正常时，血中的β-羟丁酸/乙酰乙酸为1∶1；DKA时，比值上升，可达到10∶1或更高；经胰岛素治疗后，β-羟丁酸迅速下降，而乙酰乙酸下降的速度缓慢。

(二)硝基氢氰酸盐检测的缺点　目前已经能用全自动生化仪直接测定血清β-羟丁酸，并且可用快速血糖仪测定血酮体。在急诊室，一般可只测β-羟丁酸。DKA时，应同时测定酮体的3种组分或血β-羟丁酸。酮症时要排除乙醇中毒可能；异丙醇中毒者的血丙酮明显升高，可致血酮体阳性反应，但患者无酮尿，β-羟丁酸和乙酰乙酸不升高，血糖正常。尿酮体测定方法与血酮体测定相同，但影响因素多，化学定性为弱阳性时的意义不大。乙酰乙酸和丙酮可为硝普钠试验检出。乙酰乙酸和丙酮增加时，呈紫色反应；β-羟丁酸则不显示阳性反应。目前测定尿酮体的方法不能测出β-羟丁酸，故尿酮体阴性，不能排除体内仍有过多β-羟丁酸的存在。另外，酮体定性试验的方法虽灵敏，但假阳性率高；半定量结果与临床症状及血酮体水平常不成比例。尿酮体试纸(urine ketone dip test，UKDT)能快速检测尿酮，现广泛使用，像血糖试纸条一样，应妥善保管，避免光晒和受潮。

血酮体和尿酮体缺乏特异性，HCO_3^- 18mmol/L相当于β-羟丁酸3.0mmol/L(儿童)和3.8mmol/L(成人)。如果用β-羟丁酸诊断DKA，其与HCO_3^-、pH和血糖的不一致率在20%以上。由于HCO_3^-、pH和血糖受许多因素(尤其是复合性酸碱平衡紊乱和高氯血症)的影响，因而应该用血清β-羟丁酸(儿童3.0mmol/L，成人3.8mmol/L)作为DKA的诊断切割值，DKA时应同时测定酮体的三种组分或血β-羟丁酸。

(三)全血β-羟丁酸测定　电化学-生物传感仪包括了生物敏感膜和物理换能器两个部分，充分发挥了酶化学的高特异性和生物传感技术的高敏感性优点，具有快速、准确、标本用量小和可测范围大(30~600mg/L)等特点。

【乳酸测定】

乳酸是葡萄糖无氧酵解的最终产物。在正常情况下，机体代谢过程中产生的乳酸在肝脏中氧化利用，血乳酸浓度不超过1.8mmol/L，很多原因可引起血乳酸水平升高，严重者可致酸中毒(详见第4篇第3章第3节)。

(一)血乳酸专用分析仪测定　目前，已有用于血乳酸测定的专用分析仪，如EML105分析仪、Biosen5030乳酸分析仪、YSI2300乳酸分析仪和Kodak Ektachem DTⅡ乳酸分析仪等，这些乳酸分析仪的性能和敏感性均无明显差异。它们都是利用生化感应原理自动检测乳酸，其结果一般是可信的，可满足临床诊断和病情观察的需要。碳水化合物代谢产生两种乳酸同分异构体，即左旋乳酸(L-乳酸)和右旋乳酸(D-乳酸)。一般情况下，血乳酸测定的专用分析仪仅能测出L-乳酸。在糖尿病基础上发生的乳酸性酸中毒称为糖尿病乳酸性酸中毒(diabetic lactic acidosis，DLA)，应包括糖尿病L-乳酸性酸中毒(常见)和糖尿病D-乳酸性酸中毒(少见)两种，但后者不能凭通常的血乳酸测定做出诊断(详见第4篇第3章第3节)。

(二)乳酸测定的意义　不论何种原因引起血乳酸升高，只要血液中乳酸含量明显超过正常(≥5mmol/L)并伴碳酸氢盐(HCO_3^-)≤10mmol/L，动脉血pH≤7.35就可诊断为乳酸性酸中毒。血乳酸测定无病因诊断价值。双胍类药物，尤其是苯乙双胍因能增强无氧糖酵解、抑制肝脏和肌肉对乳酸的摄取以及抑制糖异生而易诱发乳酸性酸中毒，尤其在遇有慢性心、肺、肾和肝疾病时。因此，苯乙双胍(降糖灵)现已禁用。尽管二甲双胍使用者发生乳酸性酸中毒的情况并不多见，但在有缺血、缺氧以及有心、肺、肾和肝疾病时，发生的风险增加，因此，有必要监测血乳酸浓度的变化以利于及时防治乳酸性酸中毒。

【血浆胰岛素和C肽测定】

胰岛β细胞的胰岛素分泌功能对糖尿病的诊断、分型、治疗和预后估计甚至预测糖尿病患病高危人群均有重要的参考价值。正常稳态下，胰岛素分泌率与血糖浓度之间呈平行关系，尤其血糖浓度在15mmol/L以下。轻度高血糖可增强胰岛β细胞分泌胰岛素，高浓度血糖反而可抑制胰岛素分泌，呈钟形，即所谓Starling胰岛定律，其与胰岛β细胞的葡萄糖激酶

（葡萄糖感受器）和葡萄糖转运蛋白2（GLUT2）有关。

（一）胰岛素测定 正常人血糖上升刺激β细胞分泌胰岛素，血胰岛素浓度升高。T2DM在糖负荷后，胰岛素释放缓慢，胰岛素分泌曲线呈现不同程度的升高，但是与血糖的增高不成比例，表明患者的外周组织对胰岛素不敏感并存在相对性胰岛素缺乏，葡萄糖利用障碍。多数T2DM属于这一类。T1DM在葡萄糖负荷后血糖上升很高，但胰岛素的分泌很少或不对血糖刺激发生反应，胰岛素水平仍基本处于空腹时的状态（图4-2-2-2）。

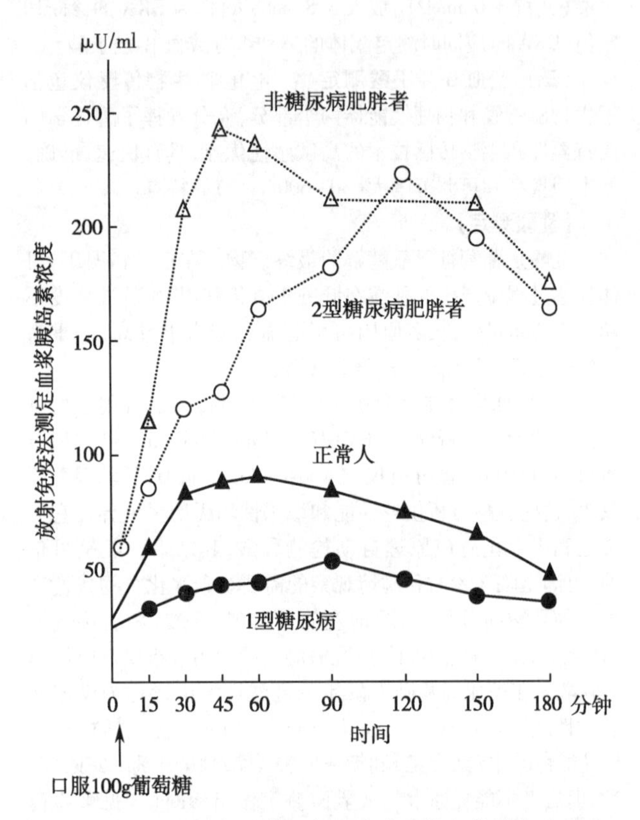

图4-2-2-2 不同人群胰岛素释放试验的血浆胰岛素浓度比较

正常空腹血浆胰岛素浓度5~20μU/ml，口服100g葡萄糖后30~60分钟达高峰，约8~10倍于基值，3小时渐恢复至原来水平；肥胖者（非糖尿病人）空腹血浆胰岛素浓度比正常人为高，口服100g糖后明显增高，约45分钟达高峰，胰岛素浓度250μU/ml以上，3小时恢复正常；1型糖尿病者空腹血浆胰岛素浓度稍低于正常，口服100g糖后90~120分钟出现高峰，但低于正常；2型糖尿病肥胖者空腹血浆胰岛素高于正常或正常，口服100g糖后2小时达高峰，较正常者明显增高，但较相应体重肥胖而非糖尿病者低；上述数据说明糖尿病患者分泌胰岛素较正常相应体重者为低，且高峰延迟出现，提示胰岛素分泌相对不足，1型糖尿病（幼年型、消瘦者）分泌更少

（二）免疫反应性胰岛素与生物效应的不一致性 目前一般采取周围静脉血浆（清）测定胰岛素，常用放射免疫法（RIA）测定，其测定值以免疫活性胰岛素来表示（免疫反应性胰岛素，immunoreactive insulin，IRI）。胰岛素的分泌呈脉冲式。空腹血浆胰岛素参考值为5~25μU/ml（或以mU/L表示），餐后<180μU/ml。但胰岛β细胞分泌的胰岛素有50%~60%为肝脏所摄取而未进入周围循环，另外，若检测用的胰岛素抗体为多克隆，则可与胰岛素原和胰岛素原裂解产物结合，故有一定的局限性。通常，血总IRI中约20%为胰岛素原，而胰岛素原的生物活性仅为胰岛素的10%；IGT和T2DM患者中胰岛素原及相关裂解产物可占30%左右。T2DM患者伴有胰岛素抵抗和高胰岛素血症，其胰岛素免疫活性增高，可能与胰岛素原所占比例增加有关，而生物活性未见增加，真正具有生物学活性的胰岛素所占比例下降，故T2DM除有胰岛素抵抗外，还存在胰岛素分泌的不足。

血胰岛素的测定除了常用的RIA法（须选用与胰岛素原不起反应的抗胰岛素抗体）外，还有免疫放射法（IRMA）和酶联免疫吸附法（ELISA）等。后两者均需使用两种识别胰岛素分子不同表位的抗体，故又称为双抗夹心法。无论是特异性RIA和IRMA，还是ELISA，因排除了非特异抗原的干扰，其测得值均较IRI为低（以IRMA及ELISA更明显）。

（三）C肽评价β细胞分泌功能 β细胞分泌的胰岛素原可被相应的酶水解生成胰岛素和C肽。C肽作为评价β细胞分泌胰岛素能力的指标比胰岛素更为可靠，其理由是：①C肽和胰岛素均系胰岛素原经蛋白酶和羧肽酶分解而成的等克分子浓度的两种肽类物质，因此在门静脉血中的当量浓度是相等的。②胰岛素可被肝和肾组织中的胰岛素酶灭活，其半衰期仅4分钟，而C肽被胰岛素靶器官利用很少，其半衰期长，可达30分钟。在周围血中C肽与胰岛素的克分子比相对恒定，约为5∶1~10∶1。③70%的C肽可由肾脏摄取，24小时尿中C肽的排出量为（36±5）μg，因此也可测定尿C肽排出量来反映肾功能正常者的胰岛β细胞功能。④由于胰岛素抗体和C肽无交叉免疫反应，外源性胰岛素中不含C肽，故C肽测定的特异性高，能反映用胰岛素治疗患者β细胞合成和分泌胰岛素的能力，同时对糖尿病的分型、治疗和预后估计也有意义。一般要求用基础状态和兴奋后C肽分泌量来评价β细胞功能。血C肽一般用RIA或ELISA方法测定，包括空腹基础值和葡萄糖（进餐）负荷后C肽分泌值。正常参考值：空腹0.8~3.0μg/L（0.24~0.9pmol/L）。T1DM患者血和尿中C肽含量很低，甚至测不出，葡萄糖刺激后血清C肽浓度明显低于正常。T1DM空腹C肽常低于0.4pmol/L，餐后C肽低于0.8pmol/L。

C肽释放试验方法同OGTT。在采血测血糖同时分出血标本测定C肽。在OGTT中，C肽的分泌反应与胰岛素相同。其检测的临床意义也同胰岛素释放试验。尤其适用于使用外源性胰岛素的患者评价胰岛β细胞的储备功能。如果被检测者的血清胰岛素浓度极高（>1000pmol/L），而血清C肽很低或监测不出，提示为使用了过量的外源性胰岛素，此时的血糖可低可高，对诊断无特殊帮助[14]。

【糖代谢动态试验】

（一）胰岛素释放试验评价β细胞功能 葡萄糖不仅可直接激发β细胞释放胰岛素，而且还可增强其他非葡萄糖物质的胰岛素释放作用。因此葡萄糖激发胰岛素释放试验是了解β细胞分泌功能和β细胞数量的重要方法，也是了解β细胞储备功能的一种重要手段。试验方法同OGTT。在采血测血糖同时分出血标本测定胰岛素。正常人空腹IRI 5~25μU/ml，糖刺激后胰岛素分泌增多，其高峰与血糖高峰一致，一般在服糖后30～60分钟，约为基础值的5～10倍，180分钟恢复到基础水平；T1DM患者血基础胰岛素水平降低，服糖刺激后胰岛素分泌不增加或增加甚微，呈低平曲线；T2DM可呈现与正常人相似的反应，但呈延迟曲线，胰岛素分泌高峰与血糖高峰不平行，其高峰时间可延至120～180分钟，因此，有些早期T2DM患者可表现为餐后低血糖。糖负荷后30分钟血IRI净增量（ΔIRI，μU/ml）与血糖净增量（ΔBS，mg/dl）的比值ΔIRI/ΔBS（30分钟）称为胰岛素初期反应指数，在鉴别诊断上有重要意义。ΔIRI/ΔBS（30分钟）正常参考值：1.49±0.62（100g葡萄糖，OGTT），0.83±0.47（50g葡萄糖，OGTT）。T1DM患者低于0.5。

一些消化道疾病患者可用静脉注射葡萄糖的方法排除消化道因素的影响，其方法与IGTT相同，每次采血测定血糖同时测胰岛素，IRI反应为OGTT的30%～40%。正常人血浆IRI在静注葡萄糖后3～10分钟达到最高峰。T1DM曲线低平，继发性糖尿病（如肝脏疾病、甲亢、肢端肥大症和类固醇性糖尿病等）的结果可正常或升高。

（二）胰高血糖素-胰岛素-C肽兴奋试验 胰高血糖素可使肝糖原分解和血糖升高，外源性胰高血糖素还刺激β细胞分泌胰岛素，以此评价胰岛β细胞的储备功能。试验方法分为两种。

1. 胰高血糖素肌注法 空腹时，肌内注射胰高血糖素1mg，注射前和注射后的15、30、60、90和120分钟分别取静脉血测血糖、胰岛素和C肽。正常人肌内注射胰高血糖素后，血糖可升高2.78～5.55mmol/L（50～100mg/dl），高峰出现在45分钟左右，2小时血糖恢复正常，胰岛素分泌高峰与血糖一致，峰值达50～100mU/L。糖尿病患者注射胰高血糖素后血糖升高幅度高于正常人，并持续较长时间。

2. 胰高血糖素静注法 空腹时，静脉注射胰高血糖素1mg，注射前和注射后的6分钟分别取静脉血测血糖、胰岛素和C肽。兴奋试验后C肽值超过基础值150%～300%。有资料显示，T1DM患者空腹及静脉用胰高血糖素1mg后6分钟，血C肽分别为（84.5±55.6）pmol/L和（180.4±153.1）pmol/L；T2DM患者空腹及刺激后C肽值分别为（675.3±332.3）pmol/L和（1110.1±401.9）pmol/L。T1DM患者应用胰岛素治疗，兴奋试验阳性说明其体内尚有胰岛素分泌，病情相对稳定，而阴性者则体内无胰岛素分泌，病情往往很不稳定，血糖波动、起伏大，提示需多次胰岛素注射或胰岛素泵治疗才能使病情稳定。T2DM患者，兴奋试验阳性说明其胰岛β细胞尚能分泌一定量的胰岛素，适用于饮食、运动治疗或加用口服降糖药物；如兴奋试验阴性，则意味着胰岛β细胞功能已经衰竭，需要胰岛素治疗才能控制血糖。因胰高血糖素可引起血压升高，故血压明显升高的患者不宜做此试验。

（三）正常血糖-高胰岛素钳夹试验 胰岛素抵抗（IR）的测定方法很多，其中，正常血糖高胰岛素钳夹技术（EICT）被公认为评价IR的金标准，最小模型法与EICT相关性好，被认为是准确性较高的检测方法，但这两种方法操作烦琐，不适用于大样本人群IR的普查。胰岛素敏感指数、稳态模型法以及空腹胰岛素水平等方法简便易行。正常血糖胰岛素钳夹技术用于评价胰岛素的敏感性，而高血糖钳夹技术用于定量评价β细胞对葡萄糖的敏感性，即β细胞功能。

（四）稳态模型评估胰岛素抵抗及β细胞功能 稳态模型评价1985年由Matthews等提出，用于评估IR（HOMA-IR）及β细胞功能（HOMA-β细胞功能）。本法只需要测定空腹胰岛素和血糖浓度，其数学模型的理论依据是肝脏和胰岛β细胞在调节血糖和胰岛素浓度时存在一个负反馈环路。此法只需做1次简化的OGTT及胰岛素释放试验，采血两次（空腹和服糖后2小时），分别测定两次血糖及血浆胰岛素水平，用下列公式计算IR和β细胞功能。IR＝FINS×FPG/22.5，β细胞功能＝20×FINS/（FPG－3.5）。式中FINS为空腹血浆胰岛素浓度，FPG为空腹血浆血糖。两公式均需经过对数转换。HOMA是依据空腹血糖和胰岛素浓度来判断IR，而这两个数值均反映的是基础状态下的胰岛素敏感性，因此不能很好地判断餐后阶段的胰岛素敏感性，也不能准确地反映肝脏和外周组织的胰岛素作用。一些存在胰岛素分泌异常的情况，如IGT时，HOMA也不能准确地反映IR。

CIGMA是由Hosker在1985年根据以往的葡萄糖和胰岛素代谢动力学资料设计出的评估IR的计算机模型图。方法：葡萄糖按每分钟5mg/kg的量持续固定输注60分钟，分别在50、55和60分钟共3次取血测葡萄糖和胰岛素浓度，3次的平均浓度作为获得的血浆葡萄糖和胰岛素浓度，从CIGMA计算机模型图中查出IR值。这种方法虽较简单，但只能粗略地评估IR。

（五）β细胞功能指数 β细胞功能指数包括OGTT 1小时胰岛素与空腹胰岛素比值（INS1/FINS）、2小时胰岛素与空腹胰岛素比值（INS2/FINS）、空腹胰岛素/空腹血糖比值（FINS/FBG）、1小时胰岛素与1小时血糖比值（INS1/PG1）和胰岛素净增值与血糖净增值比值（ΔINS/ΔPG）。李光伟等观察了上述指标在181例糖耐量正常（NGT）及281例IGT者中作为β细胞功能指数的实用价值，认为使用上述β细胞功能指数必须排除影响胰岛素敏感性的因素；FINS/FPG可在流行病学研究中评估β细胞功能，其分辨力不逊于HOMA模型。

【胰岛自身抗体】

T1DM的发病机制中有自身免疫包括细胞免疫和体液免疫机制的共同参与，患者血清中可检出多种针对胰岛细胞及其细胞成分的自身抗体。这些抗体的检测在T1DM的发病机制研究、分型诊断、治疗、疗效监测以及预测中有重要作用[15-19]。

（一）谷氨酸脱羧酶抗体测定 谷氨酸脱羧酶（GAD）是抑制性神经递质——γ-氨基丁酸（GABA）的合酶，在人脑及胰岛中均有表达。GAD分子存在两种形式（分子量65 000和67 000），这两种蛋白质由不同的染色体的不同基因编码（65 000的GAD基因位于第2号，67 000的GAD基因位于第10号染色体）。两者有70%的氨基酸序列同源性，免疫源性也基本相同。GAD主要位于细胞的胞质中，在胰岛内具有抑制生长抑素和胰高血糖素分泌的作用，并可调节胰岛素的分泌及胰岛素原的合成。GAD的表达有明显种族差异，大鼠可表达两种GAD而人类胰岛细胞仅表达65 000或以表达65 000的GAD为主。GAD是T1DM的自身抗原，而且被认为是始动靶抗原。GAD抗体（GADAb）除主要见于T1DM外，亦见于正常人、糖尿病亲属、T2DM、妊娠糖尿病、Graves

病、甲减和类风湿关节炎等患者。在T1DM,GADAb可于发病前10年测出,且在此期间呈高滴度持续存在;在诊断后的10~20年仍可测出抗体,仅滴度有所下降。新发T1DM患者中,GADAb的阳性率为74%,病程长者为67%。T2DM患者中,GADAb的阳性率约为10%,且在发生磺脲类降糖药继发性失效的T2DM患者中有更高的阳性率(25%)。在正常人中,有2%左右的阳性率。在T1DM一级亲属中的阳性率为15%,其中1/3在6~8个月发展成T1DM。GADAb水平与血清C肽水平呈负相关。

检测GADAb的临床意义有:①可作为T1DM预测的指标;②作为成人隐匿性自身免疫糖尿病(LADA)的预测和早期诊断指标;③用于T1DM的免疫预防监测。国内外已有人报道免疫治疗预防T1DM的动物和临床试验,T1DM病情好转与血清GADAb转阴有相关关系,GADAb是目前疗效监测的较好指标。重组的人GAD(rhGAD)已用于GAD抗体的测定。检测GAD抗体有免疫沉淀酶活性法、放射免疫法(^{125}I标记或^{35}S标记)和酶免疫法等,目前以放免法较敏感、特异而实用。检测天然或重组GAD抗原均有一定难度。GADAb和胰岛细胞抗体(ICA)两种抗体联合检测具有互补性,特别在LADA,因为GADAb和ICA不都是一致出现的。T1DM者GADAb阳性,但ICA可为阴性。T1DM的儿童患者,往往仅出现一种自身抗体(ICA或GADAb或其他抗体)。但GADAb有更大的诊断价值。其原因有:①GADAb较ICA有更高的敏感性和特异性;②GADAb可在发病前较早被检出,并于诊断后长期稳定存在;③GADAb的检测方法相对简便,易于推广。

(二)胰岛细胞抗体测定 ICA是针对胰岛细胞内多种抗原的一组抗体。常用免疫沉淀化学法检测。国际标准化ICA阳性血清不易获得,进口ELISA试剂盒所测正常对照组阳性率较高。ICA能早于T1DM发病前8年被检测出来,提示其可作为早期预报指标。在新发现T1DM中,ICA阳性率平均为70%左右,后随病程延长而降低,5年后降至20%,10~20年后降至5%~10%,可能与抗原刺激减少有关。在T2DM中,ICA阳性率较低(约5%)。在正常人群中仅有0.1%~0.2%的阳性率,在T1DM的一级亲属中阳性率为2%~5%,故在高危人群中筛查ICA可作为预测T1DM的指标。ICA具有细胞毒性作用,杀伤胰岛β细胞还依赖于抗体的介导。ICA阳性提示以后可产生严重的β细胞损害,ICA是T1DM的免疫标志物。T2DM者无论男女,也无论病期,出现高滴度的GADAb和ICA阳性反应,均是提示其进展为胰岛素依赖的高危信号。

(三)IA-2和IA-2β抗体测定 这两种自身抗原及其抗体在T1DM发病机制、诊断、预测和防治中的作用正逐渐得到重视。IA-2(insulinoma associated protein 2)和IA-2β均是Ⅰ型跨膜糖蛋白,都由一胞外结构域、单一跨膜结构域和一胞内结构域组成,在两者胞外结构域中存在一特有的半胱氨酸富含区,在其胞内结构域中均具有蛋白酪氨酸磷酸酶(PTP)催化功能域高度同源的保守区域。两者是受体型PTP超家族的新成员。IA-2与IA-2β高度同源,两者全长具有42%的一致性,在胞内结构域有74%的同源性。两者关系类似于GAD65和GAD67。来自人胰岛素瘤cDNA文库的IA-2 cDNA序列与Rabin等克隆到的胰岛细胞抗原(ICA)512 cDNA序列几乎完全一致,差别主要在于ICA512 cDNA的2816位鸟苷酸和IA-2 cDNA的424、522及1089位胞苷酸。由于ICA512 cDNA阅读框架较短,故ICA512分子相对于IA-2较小,被认为是IA-2蛋白分子的一个片段。Phogrin是近年来用分子生物学技术得到的另一种重组蛋白。Phogrin与来自人胎脑cDNA文库的IA-2β很可能是不同组织来源的同一分子,两者一致性大于90%。

主要有两种检测方法:①ELISA,因为此法测定过程中可能会破坏抗原构象,故灵敏度较低;②放射配体分析法(RLA),它仅需7μl血清,且可半自动化操作,省时省力,适于大规模筛查。Kawasaki等还以IA-2和phogrin两者胞内结构域构成的嵌合分子作为抗原进行RLA测定,其优点在于可一次性检出IA-2或phogrin抗体阳性个体。IA-2、IA-2β及其抗体检测对T1DM的应用价值:①预测T1DM的发生,确定高危人群。IA-2Ab联合GADAb及抗胰岛素抗体(IAA)被认为是预测T1DM最可靠的免疫学标志。两种以上抗体阳性具有68%的阳性预测价值,80%敏感性和100%特异性。②有助于糖尿病的正确分型及指导治疗。IA-2Ab和IA-2βAb在新诊T1DM患者中阳性率高,而在T2DM患者中出现率低(约2%),故可作为T1DM的诊断依据,用于两者的鉴别诊断。IA-2Ab在T2DM患者血清中出现,可能反映自身免疫性胰岛炎的存在,该个体很可能会进展为LADA。但由于IA-2Ab在LADA患者中出现频率较低(6%~12%),因而认为IA-2Ab不能作为LADA的临床前免疫学指标。③在T1DM早期防治中可能发挥作用。IA-2和IA-2β可能可诱导特异性免疫耐受,阻断T1DM前期个体的免疫损伤过程,从而预防临床糖尿病的发生。

(四)羧基肽酶-H抗体测定 羧基肽酶-H(carboxypeptidase-H autoantibody,CPH)抗体是1991年发现的一种胰岛自身抗原,分子量为52 000,分布于胰岛和多种内分泌细胞中,约80%存在于胰岛β细胞中。它是与肽类激素和神经递质合成有关的一种糖蛋白,以与膜结合性和可溶性两种方式存在。CPH不仅可催化胰岛素原向胰岛素的转化,而且近年的研究显示CPH抗体虽然对于经典的T1DM的诊断无特殊价值,但在LADA的诊断中却发挥着重要作用,其对LADA的诊断意义优于IA-2Ab和IAA。此外,CPH还参与了T2DM的发病,CPH抗体阳性的T2DM患者具有低体重、酮症倾向和胰岛功能差的特点,且反映代谢综合征的各项指标的水平均较低,其临床特征和胰岛功能介于GADAb阳性和GADAb、CPH两种均阴性的T2DM患者之间。

(五)抗胰岛素抗体测定 抗胰岛素抗体(insulin antibody,IAA)有两种,一种与糖尿病的发病有关,在糖尿病发病之前就存在,为抗胰岛素自身抗体;另一种是糖尿病发病之后,使用了外源性胰岛素造成的。IAA首先发现于胰岛素自身免疫综合征的患者,目前新发现的T1DM患者的IAA阳性率可为40%~50%,经胰岛素治疗的患者其阳性率更高。研究认为胰岛素分子作为抗原参与T1DM的自身免疫过程,IAA在T1DM发病的自身免疫机制中起一定的作用。但IAA不是糖尿病的特异性抗体,它在胰岛素自身免疫综合征和甲状腺疾病中也可出现,甚至33%的正常人群IAA也为阳性。故单纯IAA阳性对进展为T1DM的预测价值较低,单纯的IAA阳性不能作为T1DM的标志,仅表明有进展为糖尿病的自身免疫倾向。

多种抗体联合检测可大大增加对T1DM的预测价值。T1DM一级亲属同时检测GADAb、ICA和IAA:两种抗体同时阳性者,发生 T1DM 的危险性 3 年内为 39%,5 年内为 68%;3 种抗体阳性者,5 年内发生 T1DM 的危险性估计高达 100%。与 ICA 和 IAA 比较,GADAb 与进行性胰岛 β 细胞功能损害的相关性更好。目前可用 RIA 和 ELISA 法测定外周血 IAA。IAA 在胰岛自身抗体检测中,敏感性最低。

(刘石平 周智广)

第3节 胰岛素抵抗综合征

胰岛素对血糖的调控主要包括两个方面:①促进骨骼肌、心肌及脂肪组织摄取葡萄糖;②抑制肝脏的糖原分解及糖异生。当以上作用减弱,即胰岛素不能有效地促进周围组织摄取葡萄糖及抑制肝脏葡萄糖输出,则称为胰岛素抵抗或胰岛素敏感性下降。引起胰岛素抵抗(不敏感)的遗传因素很多,主要包括胰岛素基因突变、胰岛素受体(IR)基因突变、胰岛素受体底物(IRS-1 或 IRS-2)变异、糖原合酶变异、糖代谢酶偶联蛋白变异、$β_3$ 肾上腺素能受体变异、ATP 酶敏感性 K^+ 通道基因突变、浆细胞膜糖蛋白(PC-1)异常和过氧化物增殖体活化受体-γ(PPAR-γ)基因突变与功能障碍等。

【病因与分类】

胰岛素抵抗的病因与分类见表 4-2-3-1,其发病机制见图 4-2-3-1,病因鉴别见图 4-2-3-2。真性胰岛素抵抗主要包括 A 型综合征(HAIR-AN)、B 型综合征、C 型综合征、脂肪营养不良症和抗胰岛素作用的激素过多、内分泌疾病等。此外,病理和许多疾病状态时也可伴有明显的胰岛素抵抗。

胰岛素受体抵抗的临床表现包括肥胖、黑棘皮病、皮肤痤疮、多毛、额部脱发、过敏性素质、高血压、血脂谱异常、早发性动脉硬化、高身材和假性肢端肥大(GH 降低)等,见表 4-2-3-2。值得注意的是,肥胖不一定伴有胰岛素抵抗,而胰岛素抵抗也不一定伴有肥胖。

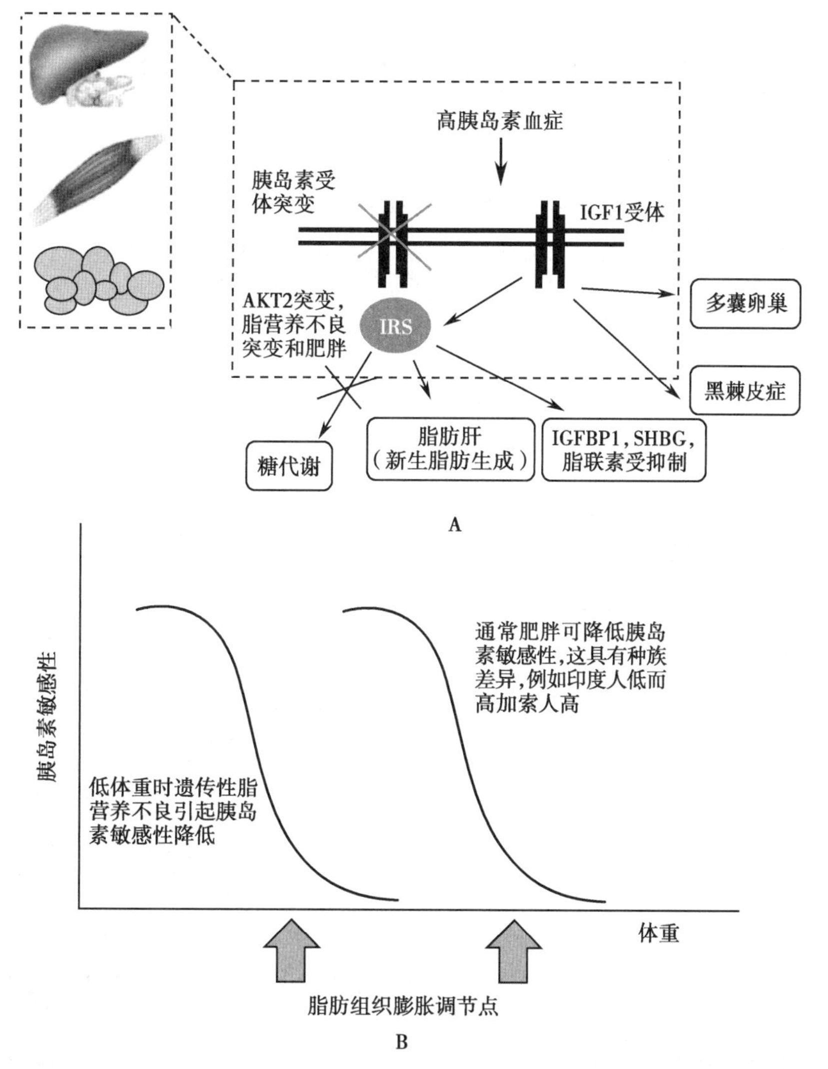

图 4-2-3-1 胰岛素抵抗的发病机制

A. 胰岛素受体突变引起的部分胰岛素抵抗患者血清胰岛素水平明显升高,多余的胰岛素与 IGF-1 受体结合,促进多囊卵巢综合征和黑棘皮病发生;与 AKT2 突变或肥胖性胰岛素抵抗不同的是,因缺乏胰岛素受体底物-1 下游信号途径,胰岛素受体突变引起的胰岛素抵抗不发生脂肪肝,不抑制 IGFBP1、SHBG 或脂联素合成;B. 组织膨胀学说认为,不导致病变的个体脂肪增加有一定限度,这种调定点主要由遗传因素确定,两条曲线代表体重增加和胰岛素敏感性的关系,曲线左移表示脂肪营养不良症,其脂肪扩张的限度极小,而通常肥胖引起的胰岛素敏感性曲线右移,其脂肪扩张的限度较大;AKT2:鼠胸腺瘤病毒原癌基因同源序列

表 4-2-3-1 胰岛素抵抗的病因

胰岛素抵抗	临床特征
真性胰岛素抵抗	
A 型综合征	胰岛素受体基因突变/RS-1 突变(缺乏)/其他信号分子突变/GLUT 突变
B 型综合征	胰岛素自身抗体伴自身免疫性疾病或恶性肿瘤
C 型综合征	高雄激素血症/胰岛素抵抗/黑棘皮病
脂肪营养不良症	先天性脂肪营养不良症/获得性(HIV)脂肪营养不良症
抗调节激素过多/内分泌疾病	肢端肥大症/胰高血糖素瘤/Cushing 综合征/嗜铬细胞瘤/甲亢/胰岛素瘤/高胰岛素血症
病理状态	青春发育期/妊娠期老年期/肥胖/代谢综合征/肝硬化/心肌梗死/酮症酸中毒/高渗性高血糖状态/尿毒症/败血症
药物	烟酸/糖皮质类固醇激素/IFN-α/抗精神病药物/蛋白酶抑制剂/核苷酸反转录酶抑制剂
假性胰岛素抵抗	
检测误差	人为因素/激素因素
抗胰岛素抗体	高结合能力低亲和性抗胰岛素抗体
皮下胰岛素抵抗(SIR)	皮下组织胰岛素降解加速
胰岛素清除率增高	血液胰岛素降解加速

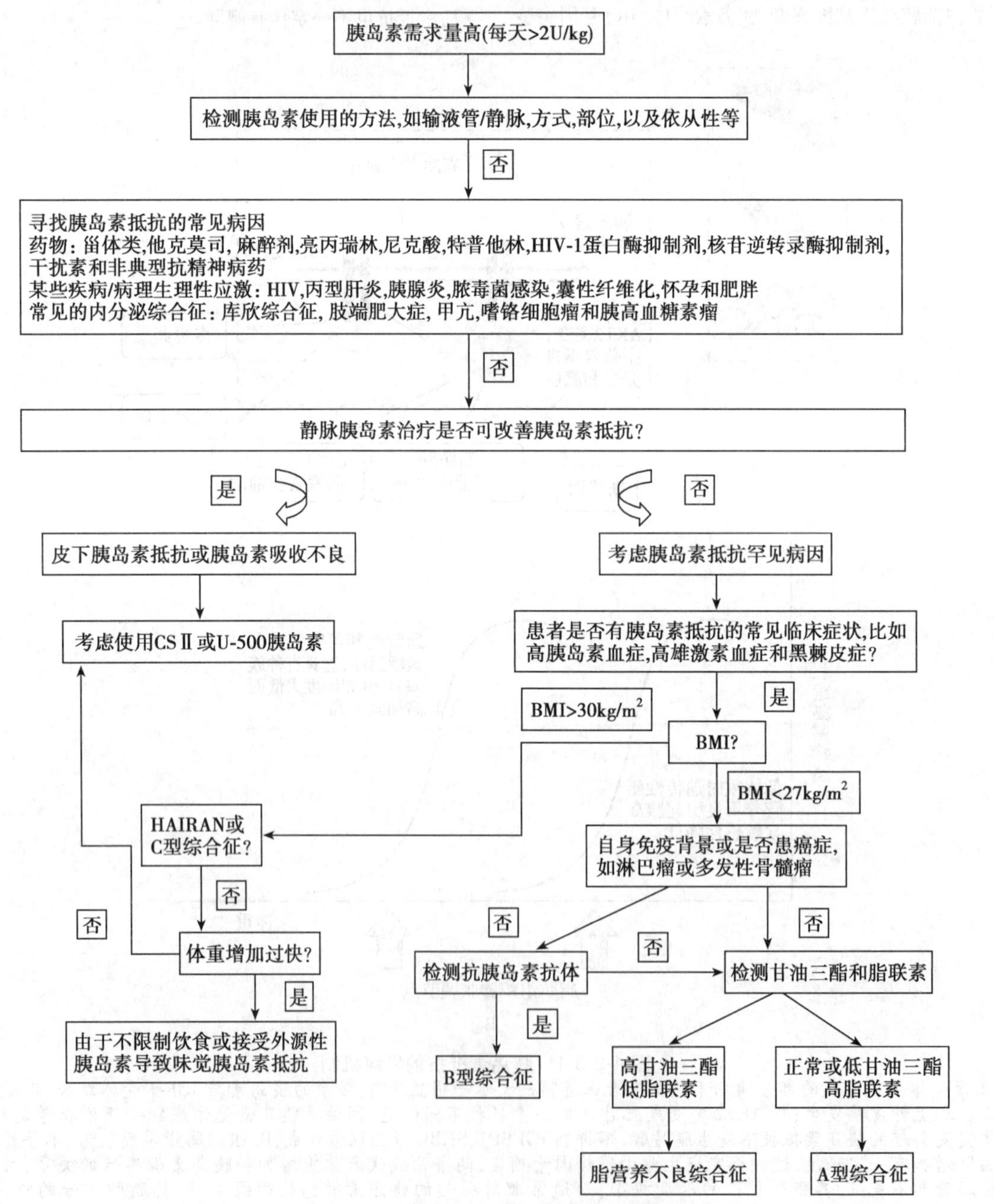

图 4-2-3-2 胰岛素抵抗的病因鉴别流程

表 4-2-3-2 胰岛素抵抗综合征的临床特点

成人胰岛素抵抗综合征的特点	儿童胰岛素抵抗综合征的特点
黑棘皮病	糖尿病/肥胖/高血压/冠心病/卒中家族史
皮肤白色条纹	母亲妊娠糖尿病史
中心性肥胖	SGA(常见)/LGA(少见)
多毛卵巢性高雄激素血症和不育	哮喘/过敏性鼻炎
血脂谱异常(TG↑/HDL↓)	阴毛初现提前
早发性动脉硬化	肾上腺功能初现后出现红色或白色皮肤条纹
高血压	肾上腺功能初现或初现后肥胖
高尿酸血症/痛风	静息时能力消耗减少和碳水化合物氧化率降低
过敏/哮喘	黑棘皮病
脂肪肝病	身材高大或肢端肥大样体形
慢性胰腺炎	青春期多毛/PCOS
局灶性肾小球硬化	男性乳腺发育
糖耐量减退	急性胰腺炎
2型糖尿病	早发性动脉硬化
肿瘤风险增加	高血压/肾小球肾炎
Alzheimer 病风险增加	2型糖尿病

胰岛素受体突变引起的部分胰岛素抵抗患者血清胰岛素水平明显升高,多余的胰岛素与 IGF-1 受体结合,促进多囊卵巢综合征和黑棘皮病的发生;与 AKT2 突变或肥胖性胰岛素抵抗不同的是,因缺乏胰岛素受体底物-1 下游的信号途径,胰岛素受体突变引起的胰岛素抵抗不发生脂肪肝,不抑制 IGFBP1、SHBG 或脂联素合成。组织膨胀学说认为,不导致病变的个体脂肪组织增加有一定的限度,这种调定点主要由遗传因素确定,两条曲线发病代表体重增加和胰岛素敏感性的关系,曲线左移表示脂肪营养不良症,其脂肪扩张的限度极小,而通常肥胖引起的胰岛素敏感性曲线右移,其脂肪扩张的限度较大。

【胰岛素抵抗评价与诊断】

代谢性胰岛素抵抗综合征包括肥胖、血脂谱异常、动脉硬化、高血压和2型糖尿病、隐性心血管病、高雄激素血症和多囊卵巢综合征。胰岛素抵抗综合征是指正常浓度的血浆胰岛素处理血糖的能力降低,抑制肝糖和低密度脂蛋白输出障碍,出现血清胰岛素和葡萄糖水平升高,OGTT 或胰岛素/葡萄糖钳夹试验异常。在生化检查指标上表现为空腹胰岛素高于 15μU/ml、OGTT 的胰岛素峰值高于 150μU/ml 和/或 120 分钟大于 75μU/ml。此外,OGTT 中的胰岛素敏感性也可从其他指标获得(表 4-2-3-3)。

多次采血的静脉葡萄糖耐量试验微小模型(minimal model frequently sampled iv glucose tolerance test,FSIVGTT)是评价胰岛素敏感性、急性胰岛素反应(acute insulin response,AIR)和葡萄糖处理指数(disposition indexes,DI)的更敏感方法。其中 AIR 是了解 β 细胞代偿性 1 相胰岛素分泌的较佳指标;正常非肥胖儿童(Tanner 1~3 期)的 AIR 为(747±122)μU/ml(白人),(1210±116)μU/ml(非洲裔美国人)或(938±38)μU/ml(西班牙人)。正常的胰岛素抵抗指数(IR index)在 $2\times10^{-4}min^{-1}/(\mu U/ml)$ 以下,青春期前胰岛素抵抗指数为 $(6.57\pm0.45)\times10^{-4}min^{-1}/(\mu U/ml)$,青春期后年轻人为 $(4.63\pm0.86)\times10^{-4}min^{-1}/(\mu U/ml)$,青春期为 $(2.92\pm0.45)\times10^{-4}min^{-1}/(\mu U/ml)$;白种人儿童 $(6.3\pm0.6)\times10^{-4}min^{-1}/(\mu U/ml)$,非洲裔美国儿童 $(4.1\pm0.6)\times10^{-4}min^{-1}/(\mu U/ml)$,西班牙儿童 $(4.5\pm0.5)\times10^{-4}min^{-1}/(\mu U/ml)$。

表 4-2-3-3 OGTT 评价胰岛素抵抗的方法与指标

OGTT 指标	计算公式
空腹或峰值胰岛素	≥15mU/ml 和/或峰值胰岛素≥150mU/ml(高胰岛素血症)
HOMA	Glu 0min(mmol/L)×Ins 0min(μU/L)/22.5
QUICKI	1/[lg(Ins 0min)+lg(Glu 0min)]
Belfiore	1/(AUC Ins)×AUC Glu)+1
Cederholm	75 000+(Glu 0min-2h Glu)×0.19×BW 120×lg(Ins)×Glu
Gutt	1/120×lg[(Ins 0min+2h Ins)/2×[Glu 0min+2h Glu]/2
Matsuda	10 000/$\sqrt{(\text{Ins 0min}\times\text{Glu 0min})\times(\text{Glu}\times\text{Ins})}$
Stumvoll	0.22-0.0032×BMI-0.000 064 5×2h Ins-0.0037×1.5h Glu
Soonthornpun	[1.9/6×BW(kg)×空腹 Glu+520-1.9/18×BW×AUC Glu-尿糖 1.8]/[AUC Ins×BW]
McAuley	Exp[2.63-0.28ln(Ins mU/L)-0.31ln(TG mmol/L)

注:OGIS, oral glucose insulin sensitivity index, 口服葡萄糖胰岛素敏感指数;Glu, glucose, 葡萄糖;Ins, insulin, 胰岛素;AUC, area under the curve, 曲线下面积;BMI, body mass index, 体质指数;BW, body weight, 体重

【临床类型与特点】

(一)代谢健康性肥胖 与代谢健康且体重正常(metabolically healthy, normal weight, MHNW)者比较,有些肥胖者(约占肥胖人群的 30%)不发生肥胖相关性病变,称为代谢健康性肥胖(metabolically healthy obese, MHO)。研究发现,MHO 是肥胖的特殊类型,这些人无胰岛素抵抗、脂代谢紊乱或高血压,其 CVD 风险介于健康正常体重者和非健康肥胖者之间。但是,MHO 的定义无统一意见或标准(表 4-2-3-4)。在报道的研究中,肥胖定义为 BMI≥30kg/m² 或体脂>25%(男性)和 30%(女性),有的建议加上炎症指标 C 反应蛋白或白细胞计数[1-6]。

表 4-2-3-4 代谢健康性肥胖的定义

研究者	MHO 定义	MHNW 定义
Katzmarzyk 等	<3MetS/BMI≥30/糖尿病	≤2MetS 标准/正常体重(BMI 18.5~24.9)
St-Pierre 等	≤2A 型胰岛素抵抗标准/BMI≥30/无糖尿病	≤2IRSA 标准(BMI<25)
Meigs 等	<3MetS 标准和/或 HOMA-IR<75 百分位数/BMI≥30/无糖尿病	<3MetS 标准/正常体重(BMI<25)和/或胰岛素抵抗/正常体重(BMI<25)
Daly 等	<3MetSB/BMI>30/糖尿病	<3MetSB/正常体重(BMI<25)
Song 等	<3MetSC 标准/BMI≥30/糖尿病	<3MetSC/正常体重(BMI<25)
Kuk 等	≤1MetS 标准和/或 HOMA<2.5/BMI≥30/糖尿病	≤1MetS 标准/正常体重(BMI<25)和/或正常体重(BMI<25)
Arnlov 等	<3MetSD 标准和/或 HOMA-IR<75 百分位数/BMI>30/无糖尿病	<3MetSD 标准/正常体重(BMI<25)或 IS/正常体重(BMI<25)
Calori 等	HOMA-IR<2.5/BMI≥30/糖尿病	IS/无肥胖(BMI<30)
Voulgari 等	<3MetS 标准/BMI≥30/无糖尿病	<3MetS 标准/正常体重(BMI<24.9)
Hosseinpanah 等	<3MetSE 标准/BMI≥30/糖尿病	<3MetSE 标准/正常体重(BMI 18.5~24.9)
Bobbioni-Harsch 等	0MetS 标准/BMI≥25	0MetS 标准/正常体重(BMI<25)
Ogorodnikova 等	≤2MetSC 标准/≤1MetSC 标准/HOMA-IR>75 百分位数或 WBC>75 百分位数/HOMA-IR≤25 百分位数/BMI≥30/糖尿病	≤2MetSC 标准/正常体重(BMI 18.5~24.9)或≤1MetSC 标准/HOMA-IR>75 百分位数或 WBC>75 百分位数/体重正常(BMI 18.5~24.9)或 IS 伴正常体重(BMI 18.5~24.9)
Hamer 等	<2MetSF 标准(CRP≥3.0mg/L)/BMI≥30/腰围>102cm(男)/>88cm(女)/糖尿病	<2MetSF 标准/无肥胖(BMI 18~29.9)或<2MetSF 标准/腰围正常(男性≤102cm,女性≤88cm)
Bo 等	<IS(HOMA<2.5 和<3MetSG)/BMI>30/糖尿病	IS/正常体重(BMI<25)
Ortega 等	≤1MetSC 标准/体脂%≥25%/30%(M/F)/ORBMI≥30/糖尿病	≤1MetSC 标准/正常体重(BMI 18.5~24.9)或≤1MetSC 标准/正常体脂(<25%男性/<30%女性)

注:MetS,metabolic syndrome,代谢综合征。BMI 单位均为 kg/m^2

(二)代谢性胰岛素抵抗综合征 获得性胰岛素抵抗主要见于胰岛素受体抗体、Cushing 综合征、糖皮质激素治疗、肢端肥大症、甲旁亢和各种引起肥胖的原发性疾病(表 4-2-3-5)。胰岛素抵抗通过高胰岛素血症在一定时间内延缓了糖尿病的发生,但是加重了动脉粥样硬化、肥胖、黑棘皮病、高血压、血脂紊乱、高凝状态、多囊卵巢综合征、脂肪肝、节段性肾小球硬化和肿瘤的进展速度,因此尽管糖尿病尚未出现,胰岛素抵抗并非良性事件。

代谢性胰岛素抵抗包括多种原因,主要与能量代谢平衡、脂肪代谢细胞因子、激素结合蛋白和胰岛素受体功能异常有关。在能量平衡的调节中,解偶联蛋白、POMC、ghrelin-神经肽 Y(NPY)和交感神经功能为发病的中心环节(图 4-2-3-3)。在胰岛素信号途径中,病因主要在于胰岛素受体突变、胰岛素受体抗体和浆细胞膜糖蛋白-1 与 GLUT4 功能异常;在脂肪代谢途径中,脂肪因子、瘦素、脂联素、抵抗素、PPAR-γ 和 PPAR-α 与胰岛素抵抗关系密切(表 4-2-3-6)。

表 4-2-3-5 获得性胰岛素抵抗综合征的类型

获得性胰岛素抵抗途径缺陷	获得性脂肪细胞缺陷	其他获得性缺陷
B 型胰岛素抵抗(免疫介导性胰岛素抵抗)	HIV 相关性脂肪营养不良/全身性脂肪营养不良-Lawrence 综合征(脂肪细胞膜抗体)Barraquer-Simons 综合征	糖皮质激素/儿茶酚胺/PTH/GH/胎盘泌乳素(应激/感染/妊娠/肝硬化/酮症/老龄)

表 4-2-3-6 引起胰岛素抵抗综合征的遗传因素

综合征	脂肪细胞缺陷(脂肪代谢稳定途径缺陷)	下丘脑缺陷(Leptin-POMC-MC4-R 途径缺陷)	其他
A 型综合征(IR 突变)	先天性全身脂肪营养不良症(11q13/BSCL2/AGPAT2 突变)	POMC 突变 MC_4-R 突变 MC_3-R 突变	蛋白酶 CALP10 激素原组装障碍 激素原转换酶缺陷 雌激素受体突变
矮妖精综合征	Dunnigan 综合征(lamin 突变)	Leptin 突变	
Rabson-Mendenhall 综合征	Kobberling 综合征(PPAR-γ 突变)	Leptin 受体突变/ghrelin 多态性/神经肽 Y5 受体多态性/可卡因/苯丙胺调节的转录物多态性/胆囊收缩素 A 受体多态性	
浆细胞膜糖蛋白-1 多态性	高甘油三酯血症/高胰岛素血症(PPARγ 等位基因变异/脂蛋白酯酶多态性/UCP1、UCP2、UCP3 多态性/β2、β3 受体多态性)	单基因缺陷(下丘脑能力调节障碍)Prader-Willi 综合征(15q11.2 异常)/Alström 综合征/(ALMS1 突变)/Bardet-Biedl 综合征/Cohen 综合征/Beckwick-Weidermann 综合征/Biemond 综合征Ⅱ	

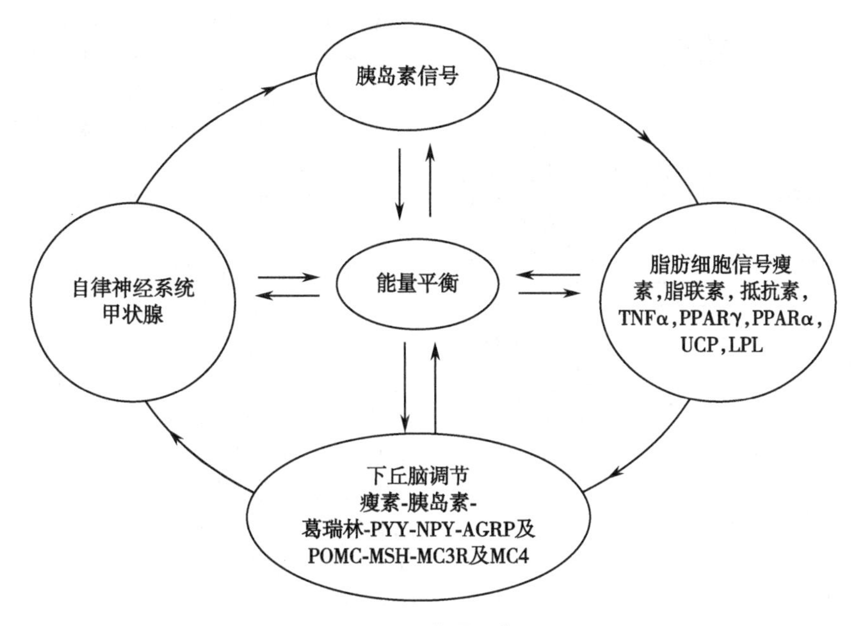

图 4-2-3-3 能量平衡机制

胰岛素抵抗和持续性高胰岛素血症见于许多临床情况，如动脉粥样硬化、高凝状态、代谢综合征、糖尿病、血脂紊乱、高血压等（表 4-2-3-7）。

表 4-2-3-7 高胰岛素血症和胰岛素抵抗介导性病变

皮肤	胰腺炎
过度角化性黑棘皮病	胆囊炎
皮肤条纹	结肠癌
多毛	性腺
额部脱发	雄性化
脂肪组织	多毛
肥胖	月经紊乱
腹部脂肪增多	痤疮/头发脱落
肌肉、肝脏、胰腺脂肪浸润	不孕
心血管	阴毛初现提前
动脉壁增厚	肾上腺
内皮细胞功能紊乱	肾上腺功能早现
早发性动脉硬化	皮质醇增多
冠心病	雄激素增多（儿茶酚胺正常）
高血压	GH-IGF-1 系统
肾脏	假性肢端肥大
局限性节段性肾小球硬化	线性生长加速
蛋白尿	骨龄提前
免疫系统	IGFBP-1 降低
细胞免疫功能紊乱	炎症
哮喘湿疹	CRP 升高血沉增快
肿瘤风险增加	TNF-α 升高
精神心理	自身免疫性甲状腺炎
抑郁	神经系统
自卑	卒中
认知缺陷	假性脑瘤
呼吸系统	肌肉骨骼系统
阻塞性低通气综合征	髋内翻
睡眠呼吸暂停通气-灌注失调	痛风
长期吸烟	肌肉痉挛
胃肠系统	变性性关节病
脂肪肝	Blount 病

胰岛素抵抗激活巨噬细胞，引起脂肪细胞功能紊乱，释放大量脂肪因子和促炎症因子，通过急性相反应物（acute phase reactant）、促炎症因子和细胞黏附分子导致亚临床炎症，损害血管内皮细胞，诱发血管粥样硬化、心肌梗死、卒中和其他急性血管事件（图 4-2-3-4 和图 4-2-3-5）[7]。

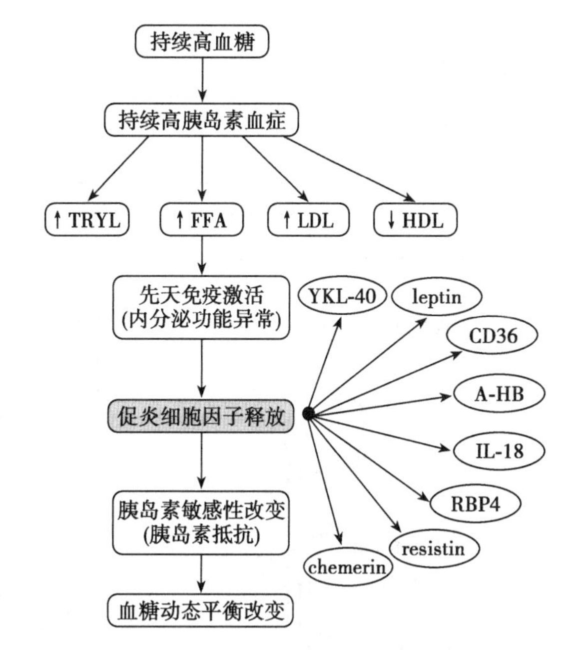

图 4-2-3-4 胰岛素抵抗引起的病理生理变化

高甘油三酯血症、高游离脂肪酸血症和高 LDL-C 血症诱发内皮细胞功能紊乱，改变胰岛素信号通路，引起糖代谢紊乱和糖尿病。肌肉和脂肪组织葡萄糖利用障碍进一步加重胰岛素抵抗（代偿性高胰岛素血症）[7,8]、高甘油三酯血症、高游离脂肪酸血症和高 LDL-C 血症。被高游离脂肪酸血症激活的免疫系统则释放促炎症因子 TNF-α、IL-6、IL-1β[9]，胰

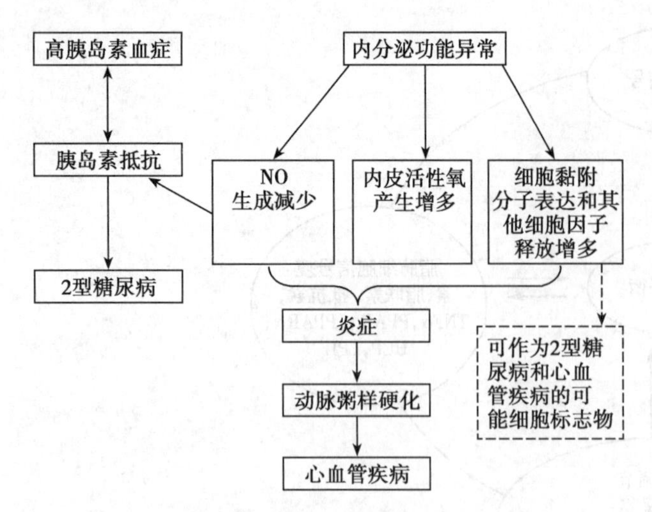

图 4-2-3-5 T2DM 胰岛素抵抗促进心血管病发展

岛素信号通路和肝X受体(LXR)异常引起胆固醇积聚,刺激肝脏分泌C反应蛋白、纤维蛋白溶酶原抑制因子-1、血清淀粉样肽-A、α1-酸性糖蛋白和结合珠蛋白[10]。细胞因子也活化纤维蛋白原,诱发心血管病[11]。

(三) 心-肾代谢综合征与胰岛素抵抗 代谢性胰岛素抵抗是一种复杂的代谢障碍,其病理生理主要与异位脂肪及其代谢产物沉积、非折叠蛋白反应途径活化、天然免疫功能紊乱等因素有关,并与脂肪酸摄取、脂质生成与能量消耗等密切联系。这些代谢异常最后汇集于受累细胞,特异性脂质代谢产物(如二酰甘油与神经酰胺)积聚在肝脏和骨骼肌,导致胰岛素信号途径紊乱与胰岛素敏感性下降。

对自然界的一切动物来说,营养物质缺乏是它们生存环境的普遍现象,而能量需要量在时刻变化。在这种生存环境中,动物从6亿年进化中获得了能量充足时的促进合成代谢的整体机制,这种代谢适应能力主要体现在胰岛素的促合成作用。营养物质消耗时,胰岛素促进碳水化合物摄取,并转化为蛋白质与脂质。但是,人类在极短的时间内彻底改变了营养物质的供应状况,能量供应与摄取增多,而能量消耗明显减少,最终导致肥胖及其相关性疾病,如代谢综合征、非酒精性脂肪肝病、2型糖尿病和动脉粥样硬化性心脏病等。其中,冠心病、糖尿病、高血压和心-肾综合征(cardiorenal syndrome, CRS)是心衰终末事件的主要基础疾病,而胰岛素抵抗与其引起的胰岛素代谢信号减弱是发生心衰(heart failure, HF)的重要原因[12,13]。CRS是一种因肥胖、高血压、胰岛素抵抗等引起的心肌与肾脏病变,同样,CRS也增加了2型糖尿病、心衰、心血管病与肾病的进一步恶化风险[14]。

1. 胰岛素抵抗与心衰 胰岛素抵抗和心衰互为因果,两种相互促进,关系密切。一方面,胰岛素抵抗是引

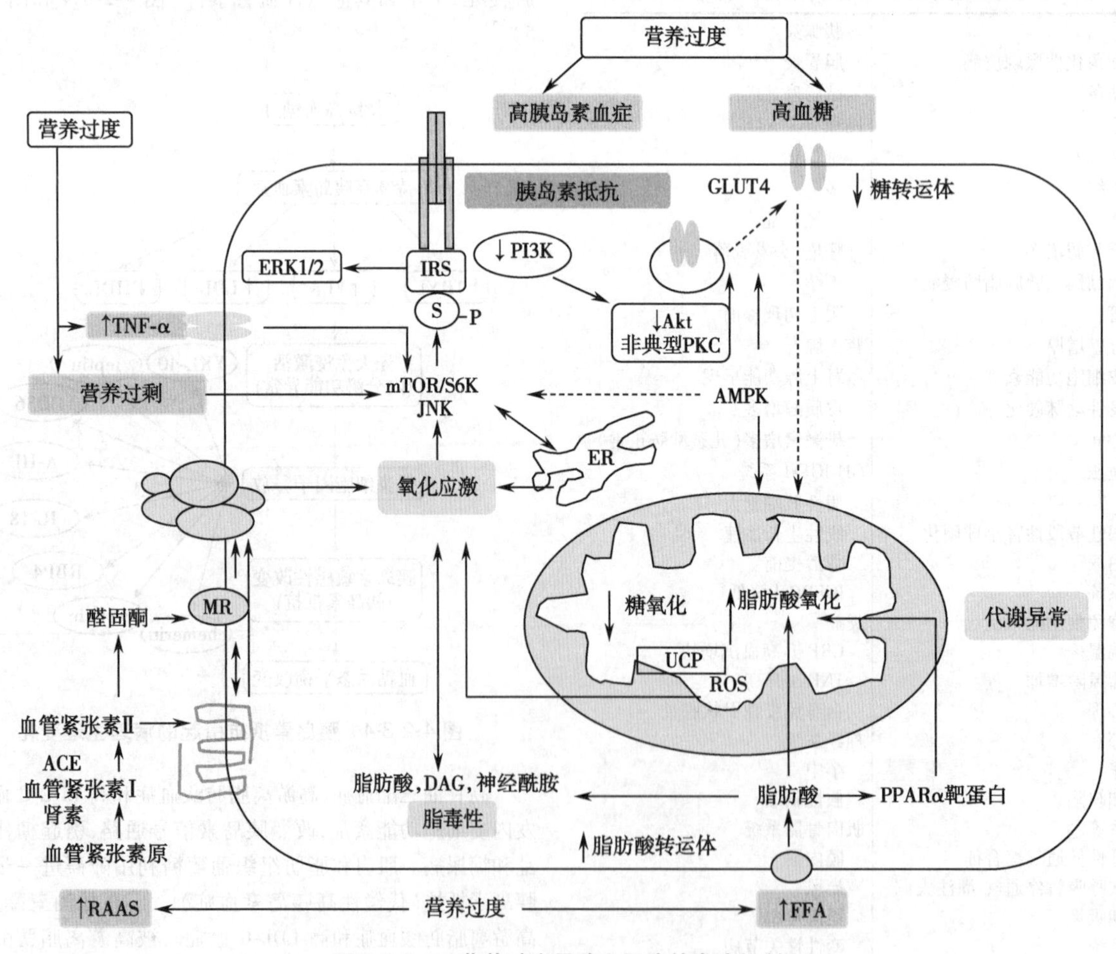

图 4-2-3-6 营养过度导致心肌病的发病机制

起心肌病的直接原因，胰岛素抵抗可预测心衰风险[15-17]。例如，大量饮酒引起的胰岛素抵抗伴有心肌功能不全（酒精性心肌病，alcoholic cardiomyopathy）[8,9]；又如，缺失胰岛素受体（CIRKO）、胰岛素受体底物（CIRSKO）或 GLUT4 基因敲除鼠会发生糖代谢异常，同时伴有心肌病。这些事实说明胰岛素抵抗可引起 CRS 和心肌病[18-20]。另一方面，心衰亦引起胰岛素抵抗。心衰患者常合并心脏或全身性胰岛素抵抗，故心衰可预测胰岛素抵抗状态和 2 型糖尿病风险，心衰患者的胰岛素抵抗风险每 10 年增高 18%～22%，28%的老年心衰患者在 3 年内因胰岛素抵抗而并发糖尿病[21-23]。

2. 胰岛素信号与心脏血管调节　胰岛素信号通路有两条。一是磷脂酰肌醇 3 激酶（PI_3-k）/蛋白激酶 B（Akt）信号通路，主要调节代谢反应；二是分裂原活化蛋白激酶（MAPK）信号途径，主要负责生长因子样反应[24,25]。营养过度导致胰岛素抵抗和胰岛素信号途径紊乱，通过胰岛素信号通路引起心肌病（图 4-2-3-6）。营养过度导致循环脂肪酸和葡萄糖增多，出现四种细胞事件：①胰岛素抵抗激活 mTOR/S6 激酶、RAAS 系统和氧化应激，后者再激活 JNK 和 S6 激酶，诱导 IRS-1 分子上的丝氨酸磷酸化，抑制胰岛素的代谢信号（图 4-2-3-7）；②炎症细胞因子激活 S6 激酶，引起 AMPK 信号障碍；③mTOR/S6 激酶过多激活引起内质网应激和氧化应激，激活 JNK 信号系统；④脂肪酸氧化和脂质中间产物堆积引起脂毒性和糖代谢异常。

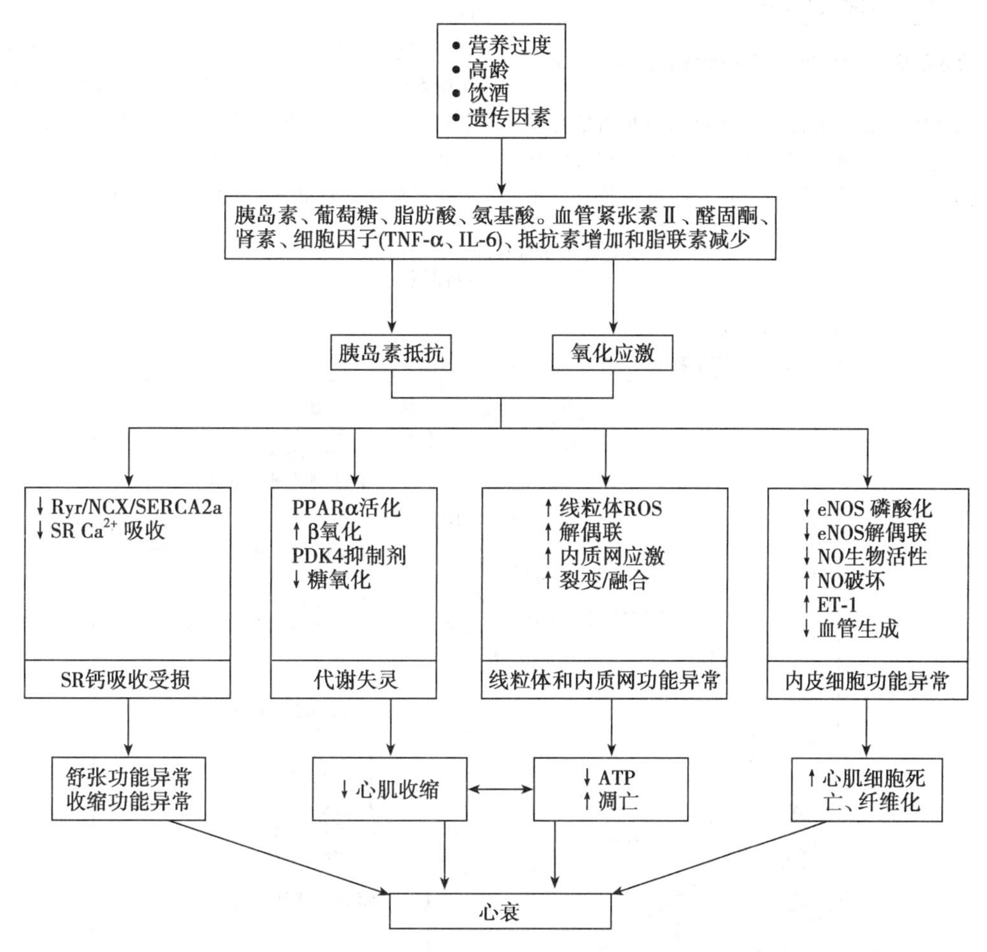

图 4-2-3-7　心脏胰岛素抵抗的发病机制与结局

3. 心脏胰岛素抵抗　心脏胰岛素抵抗可能与全身胰岛素抵抗同步或单独发生。心脏胰岛素抵抗的病因有过多营养、脂肪细胞因子、RAAS 和交感神经系统激活、线粒体氧化应激和内质网应激等。心脏胰岛素抵抗的结局是心肌病和心衰，表现为心肌细胞死亡、细胞外间质纤维化、左室肥厚和扩张型心肌病。

4. 肾脏胰岛素抵抗　胰岛素抵抗是慢性肾病代谢紊乱的突出特点之一，主要表现为胰岛素受体后信号传导障碍（如磷脂酰肌醇 3-激酶活性降低），其基本病理生理变化是肥胖、异位脂肪沉积和脂毒性引起的肾损伤。此外，代谢性酸中毒、尿毒症毒素、贫血、慢性炎症、维生素 D 缺乏、脂肪因子释放、体力活动减少等也是引起胰岛素抵抗的重要原因。胰岛素抵抗又导致血管内皮细胞功能紊乱、高尿酸血症、肌肉消耗、肾脏结石和心血管病变，这些因素反过来又加剧肾脏病变的进展（图 4-2-3-8）。

（四）肌肉与肝脏胰岛素抵抗　脂肪酸通过抑制丙酮酸脱氢酶而损害胰岛素介导的肌肉葡萄糖摄取，GLUT4 转位障碍，葡萄糖氧化减少，糖化中间产物积聚。肌细胞内二酰甘油和甘油三酯增多，激活新的 PKC（novel PKC，nPKC）异构体 PKCθ，改变细胞内的代谢信号，胰岛素的作用明显减弱

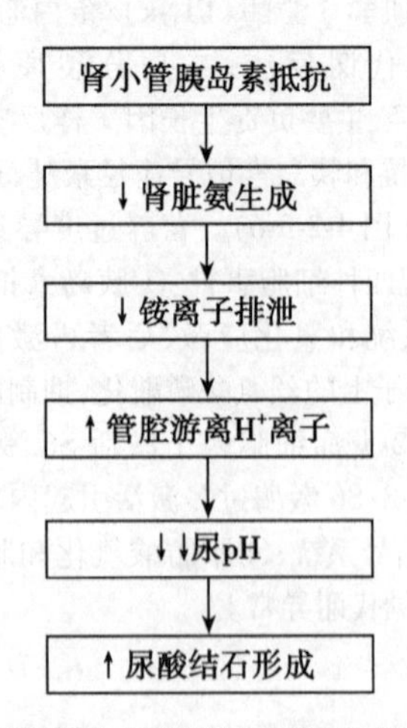

图 4-2-3-8　糖尿病胰岛素抵抗患者尿酸结石的发病机制

(见文末彩图 4-2-3-9)。肝脏脂肪异位沉积称为非酒精性脂肪肝(NAFLD),患者往往同时伴有其他内脏脂肪浸润,引起胰岛素抵抗(见文末彩图 4-2-3-10)。但是,严重脂肪营养不良症患者虽然无内脏脂肪沉积,亦同样发生显著的肝脏胰岛素抵抗,因而,除了脂肪浸润外,还存在引起胰岛素抵抗的其他更重要原因。例如,脂质激活非折叠蛋白反应,并通过脂肪细胞因子、炎症和其他调节代谢胰岛素抵抗。其中,值得特别关注的是免疫反应、慢性低度炎症反应、脂联素、瘦素和RAAS不适当活化等引起的胰岛素抵抗(图 4-2-3-11 和图 4-2-3-12)。

1. 不适当免疫反应与炎症反应　环境因素(静坐生活方式和过多摄食)、性别、遗传素质和表观遗传因素引起胰岛素抵抗、高胰岛素血症、高尿酸血症、RAAS-中枢神经兴奋、DPP-4 激活;免疫功能紊乱和慢性低度炎症,不适当免疫反应与炎症反应导致心肾胰岛素抵抗[26-28](见图 4-2-3-11)。

2. 脂联素与瘦素的胰岛素抵抗作用　脂肪细胞因子对胰岛素信号系统的作用复杂,分为促进和阻滞胰岛素作用两个方面,TNF-α、IL-6 和抵抗素促进胰岛素抵抗,IL-6 降低糖原合成,TNF-α 抑制葡萄糖摄取和胰岛素信号途径。脂联素和瘦素抑制肝脏糖异生(见图 4-2-3-12)。

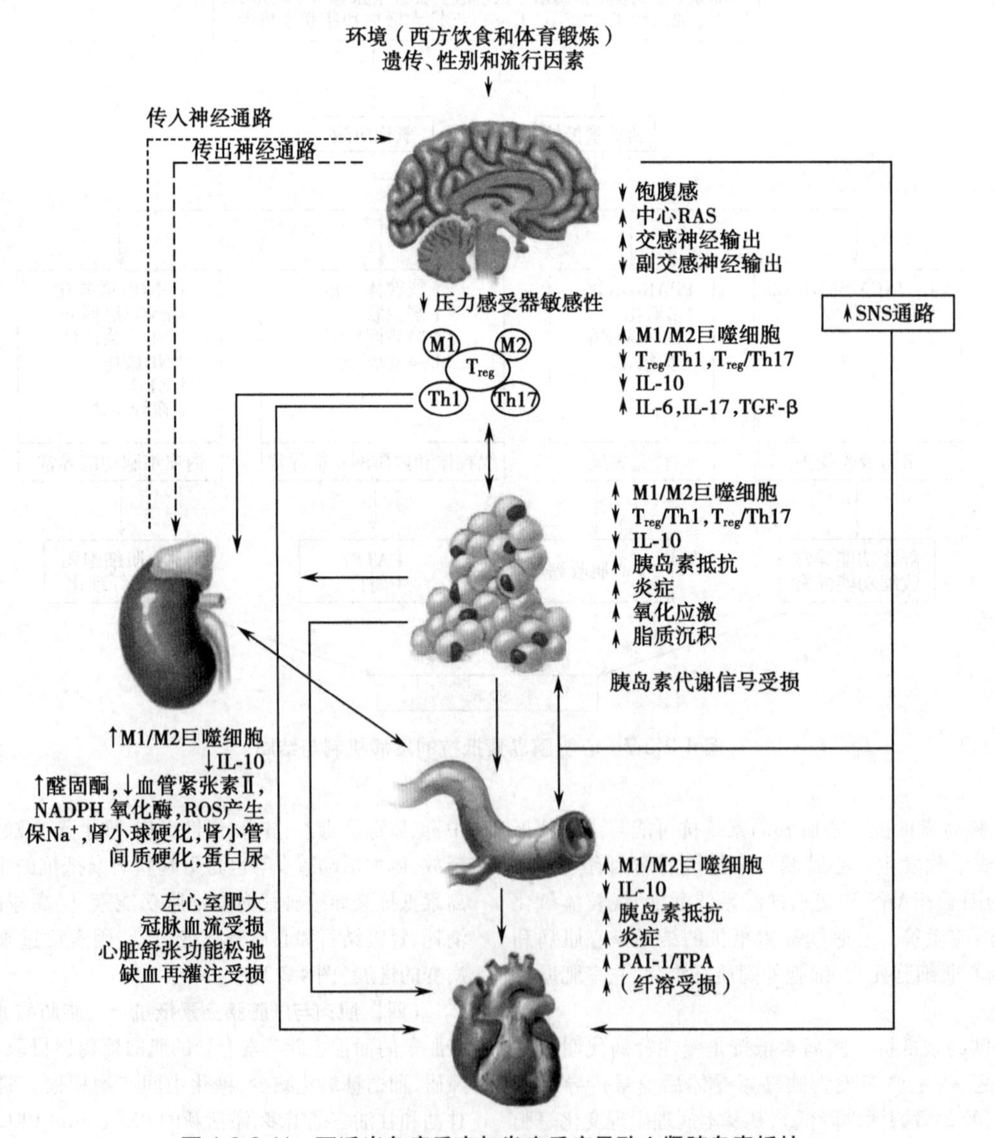

图 4-2-3-11　不适当免疫反应与炎症反应导致心肾胰岛素抵抗

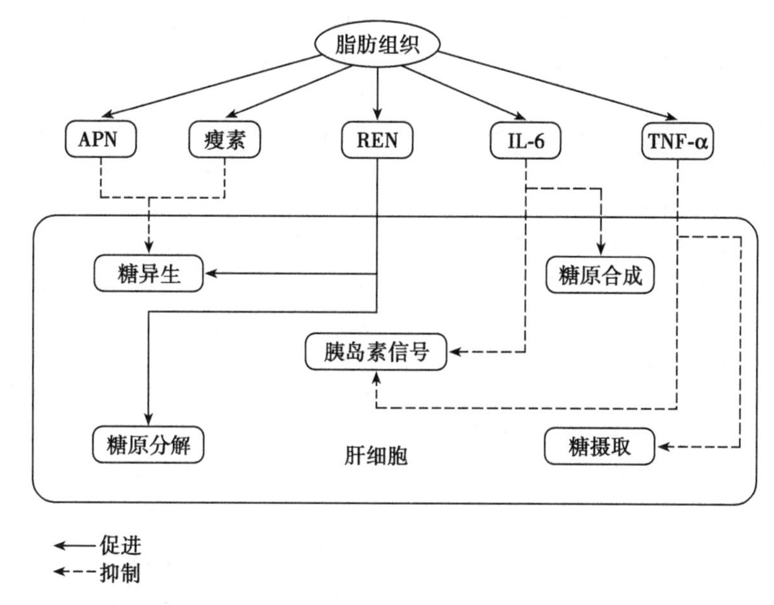

图 4-2-3-12　脂联素与肝脏胰岛素信号介导的葡萄糖代谢

3. RAAS 不适当活化与肾脏胰岛素抵抗　RAAS 不适当活化是导致心血管病的主要原因，而 RAAS 不适当活化的原因又主要与脂肪组织分泌的脂肪因子有关。脂肪组织特异性血管紧张素激活醛固酮，增加肾上腺醛固酮分泌，导致胰岛素抵抗。醛固酮激活血管内皮细胞和平滑肌细胞的多条信号途径，干扰胰岛素的信号传导，激活 NAD(P)H 氧化依赖性活性氧(ROS)与超氧离子生成，后者与一氧化氮(NO)相互作用，形成过氧化亚硝基(peroxinitrite，—ONOO)。醛固酮还原四氢生物蝶呤(BH4，NOS 辅因子)后，引起还原型 NO 释放，刺激有丝分裂原激活的蛋白激酶磷酸化和细胞增殖、移行和炎症，同时促进胰岛素受体-IGF-1 受体嵌合受体生成，诱导蛋白酶体胰岛素受体底物-1 降解，减少 Akt 磷酸化与

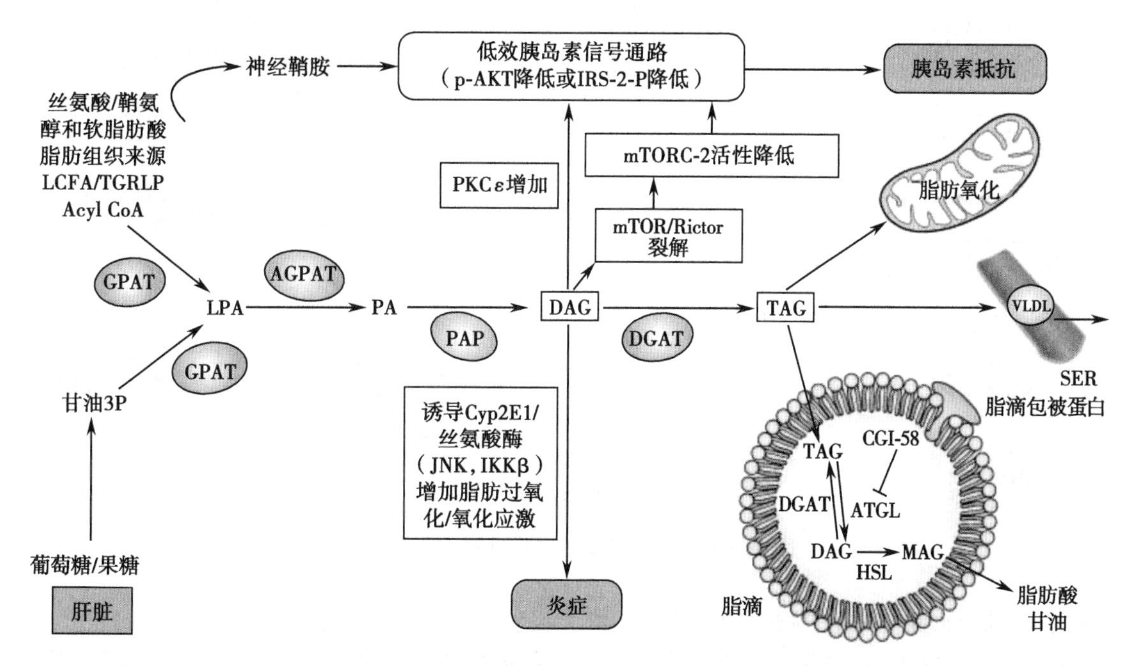

图 4-2-3-13　NAFLD 诱导肝脏胰岛素抵抗和炎症反应

长链脂肪酸(LCFA)合成时生成神经酰胺、溶血磷脂酸、磷脂酸(PA)、二酰甘油(DAG)、甘油三酯(TAG)和极低密度脂蛋白(VLDL)，这些物质(尤其是 DAG)促进肝脏胰岛素抵抗和炎症反应；合成的神经酰胺阻滞胰岛素信号途径，进一步加重胰岛素抵抗；AGAT：酰基甘油乙酰转移酶；AGPAT：酰基甘油磷酸酰基转移酶；CGI-58：比较基因认定因子 58；Cyp2E1：细胞色素 P4502E1；DGAT：二酰基甘油乙酰转移酶；IKKβ：IκB 激酶 β；IRS-2-P：胰岛素受体底物-2 磷酸化；JNK：c-Jun N 末端激酶；LPA：溶血磷脂酸；GPAT：甘油-3-磷酸酰基转移酶；MAG：单酰基甘油；mTORC-2：雷帕霉素靶点复合物-2；PA：磷脂酸；PAP：磷脂酸磷酸水解酶；PKCε：蛋白激酶 Cε；TGRLP：富含甘油三酯的脂蛋白

NOS合成，上调黏附分子VCAM-1和ICAM-1表达，激活转录因子NF-κB活性，增强Ca^{2+}内流，抑制血管扩张，促进血管收缩。

4. 交感神经兴奋性增高 交感神经系统(sympathetic nervous system，SNS)与中枢神经系统和免疫系统密切联系。脾脏和淋巴结含有丰富的SNS，去甲肾上腺素激活T细胞，胰岛素抵抗和高血压患者的神经兴奋性增高，在RAAS协同下，进一步增强胰岛素抵抗。RAAS也作用于中枢神经系统，强化交感神经系统的兴奋性。

脂肪酸代谢时生成神经酰胺、溶血磷脂酸、磷脂酸、二酰甘油、甘油三酯和极低密度脂蛋白，这些物质(尤其是二酰甘油)促进肝脏胰岛素抵抗和炎症反应。合成的神经酰胺阻滞胰岛素信号途径，进一步加重胰岛素抵抗(图4-2-3-13)。线粒体在肝脏脂肪代谢中起了关键作用，NAFLD患者的线粒体β-氧化增强，以代偿脂肪积聚，但同时也增加了线粒体电子转运链的底物释放和活性氧(ROS)生成，最终导致线粒体功能紊乱，β-氧化的中间产物和ROS引起的胰岛素抵抗使线粒体ROS生成增多，灭活线粒体电子转运链(ETC)，ATP生成减少，能量供应不足；ROS干扰脂肪酸氧化，生成的非完全氧化型氧化产物引起胰岛素抵抗，并进一步加重脂肪积聚，胰岛素通过SREP-1c激活脂肪生成；胰岛素抵抗时，葡萄糖摄取减少，诱发高血糖症(图4-2-3-14)。此外，肝脏二酰甘油增加使蛋白激酶Cε(PKCε)激活，转运到细胞膜，抑制胰岛素信号途径，胰岛素受体底物-2(IRS-2)和PI3K磷酸化不足，糖原合酶激酶-3(GSK3)磷酸化被抑制，糖原合成减少，肝脏糖异生增加，形成高血糖症(图4-2-3-15)。

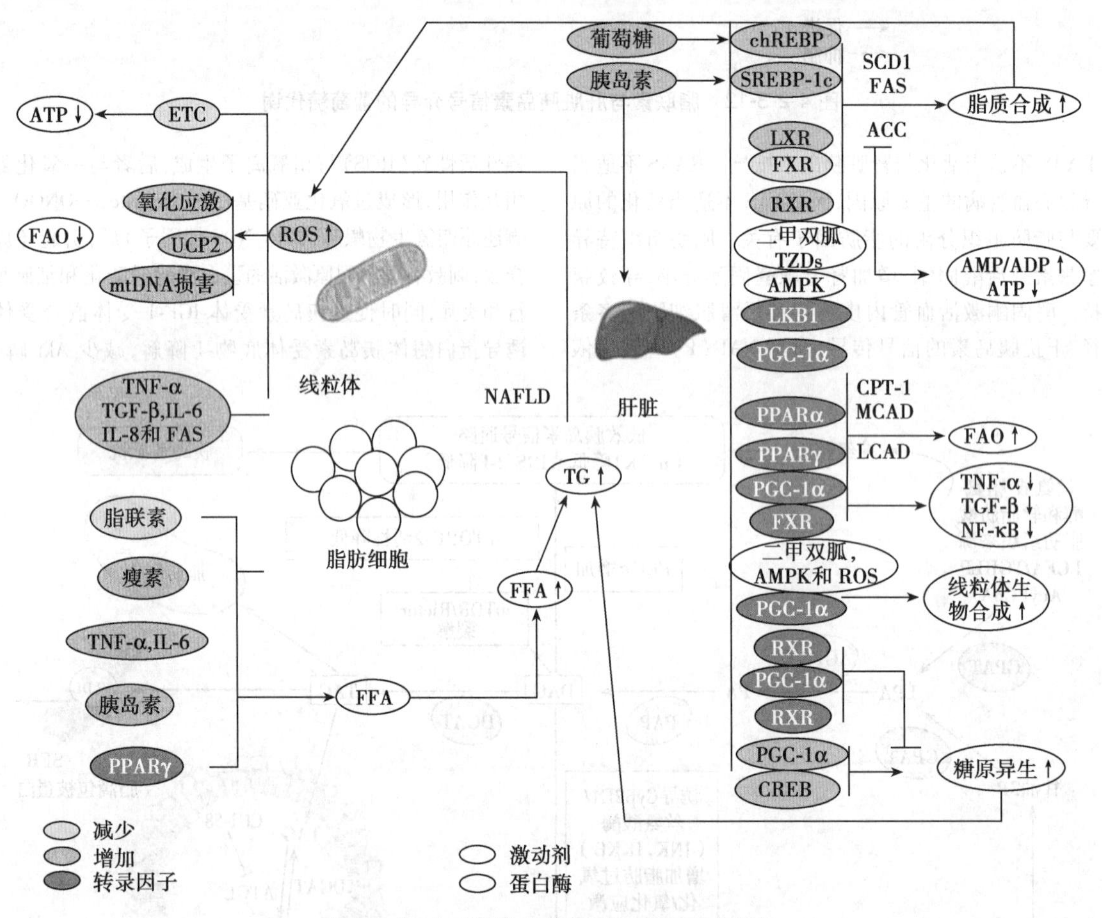

图4-2-3-14 NAFLD的发病机制与病理生理

线粒体功能紊乱是形成肌肉和肝脏胰岛素抵抗的根本原因。多余的脂肪不能及时氧化导致肥胖，而肥胖后又引起线粒体功能紊乱，形成胰岛素抵抗(图4-2-3-16)。脂肪沉积于非脂肪异位组织，肌肉细胞内脂肪过多干扰细胞的胰岛素信号，在发生胰岛素抵抗同时出现的毒性中间代谢产物如神经酰胺和二酰甘油又反过来造成胰岛素信号障碍，线粒体的功能和形态均异常，氧化产能受阻，肌肉能量生成不足(图4-2-3-17)。

(五) 血管胰岛素抵抗 血管脂肪沉积伴有内皮细胞功能紊乱，最终引起动脉粥样硬化。血管通过代谢调节血流，激活eNOS和内皮细胞NO生成。内皮细胞特异性胰岛素受体缺乏动物伴有eNOS的生物可用性缺陷，容易导致动脉粥样硬化、高血压、组织缺血和胰岛素抵抗。胰岛素刺激的eNOS磷酸化障碍，血管收缩及血管炎症。视频显微镜下，可见胰岛素介导的血管扩张功能受损，沉积于内脏的脂肪组织血管生成缺陷，血液供应不足，胰岛素受体的下游信号分子(如Akt)不能磷酸化。内脏肥胖和2型糖尿病时，血管胰岛素抵抗还是引起微血管并发症的重要原因。

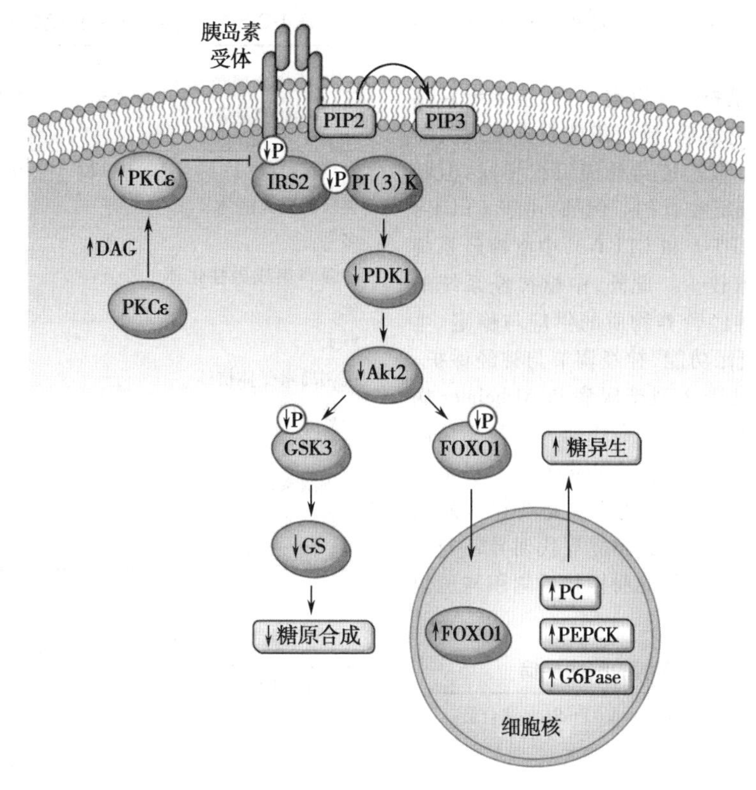

图 4-2-3-15 过多二酰甘油引起肝脏胰岛素抵抗和高血糖症

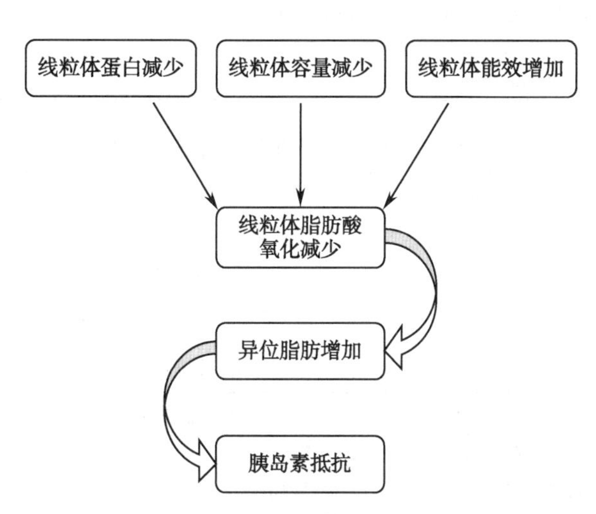

图 4-2-3-16 线粒体功能紊乱导致胰岛素抵抗

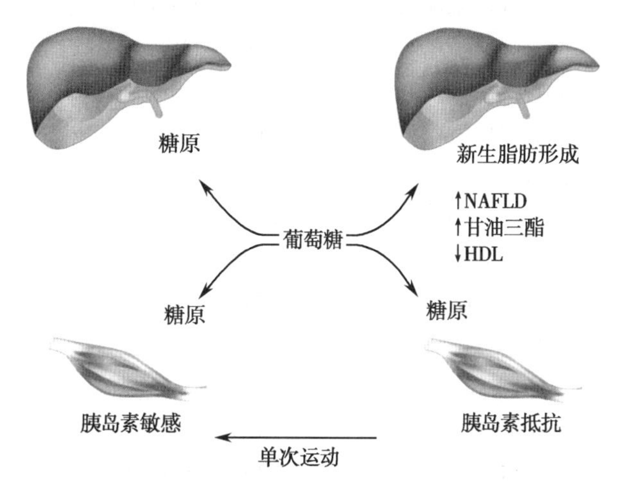

图 4-2-3-17 选择性骨骼肌与肝脏胰岛素抵抗

在胰岛素敏感个体，胰岛素促进减弱和肝脏糖原合成；骨骼肌胰岛素抵抗时，胰岛素不能刺激肌肉糖原合成，转而形成脂肪分解状态，发生非酒精性脂肪肝病（NAFLD），TG 升高，HDL 降低；运动可部分逆转肌肉胰岛素抵抗

（六）皮肤（黑棘皮病）胰岛素抵抗 黑棘皮病的特点是皮肤变黑、粗糙而增厚，分布于颈部、腋窝、髂窝、腘窝等处。组织病理以皮肤乳头状瘤病（papillomatosis）和角化过度（hyperkeratosis）为特点。一般将黑棘皮病分为良性黑棘皮病、肥胖相关性黑棘皮病、综合征性黑棘皮病、肢端黑棘皮病、单侧黑棘皮病、药物相关性黑棘皮病（表 4-2-3-8）和混合性黑棘皮病等七类，但必须先排除擦伤性颗粒状角化不全细胞增多症、融合性网状乳头状瘤、Harber 综合征、Dowling-Dogos 病或网状肢端色素沉着症等非黑棘皮病皮肤病变[29-32]。

30 例黑棘皮病患者的组织学研究发现，最常见的组织学变化是角化过度（hyperkeratosis），几乎发生于所有的黑棘皮病患者，其次为乳头状瘤病和皮肤淋巴细胞与浆细胞浸润（90%，表 4-2-3-9），而不规则性棘层肥厚或角质化假囊肿仅见于部分患者。

黑棘皮病综合征的胰岛素不敏感可分为 A 型和 B 型以及 A 型或 B 型的变异型。A 型是胰岛素受体基因突变所致，B 型主要与抗胰岛素受体抗体有关。A 型变异型的胰岛素受体正常但有胰岛素受体后缺陷，也有人称之为 C 型。这些伴黑棘皮病的胰岛素不敏感综合征临床特点及病理生理、发病机制等见表4-2-3-10～表4-2-3-13、图4-2-3-18～图4-2-3-21。

（七）脑组织胰岛素抵抗 以前认为，脑组织对胰岛素不敏感，但近来的研究发现，脑组织能自身生成胰岛素，表达胰岛素受体，其多数功能与外周组织相同，但胰岛素的某些作用是脑组织所独有的。例如，由于GLUT-4的活性低，且主要表达GLUT-1和GLUT-3，中枢神经系统胰岛素诱导的葡萄糖摄取较少。此外，中枢神经系统的胰岛素功能主要是控制神经营养物质的供应与稳定、生殖调节功能、认知功能、记忆功能、神经调节与神经保护。脑组织胰岛素抵抗主要见于2型糖尿病和Alzheimer病（AD），T2DM发生AD的风险极高，是普通人群的2倍以上，这种现象称为3型糖尿病（type 3 diabetes）。联系此两种疾病的病理生理因素很多，可能主要是线粒体病变与氧化应激导致的葡萄糖、脂肪、胆固醇等代谢异常与蛋白O-糖酰化异常。其病理特征是淀粉样物质累积与斑块形成、牛磺酸高磷酸化等。

表4-2-3-8 伴有黑棘皮病的临床疾病

代谢性疾病引起的黑棘皮病	Hermansky-Pudlack 综合征
Addison 病	Kabuki 综合征
甲减	Rud 综合征
原发性胆汁性肝硬化	Prader-Willi 综合征
多毛症	Astrom 综合征
肢端肥大症/巨人症	Rason-Mendenhall 综合征
假性肢端肥大症	Crouzon 综合征
指端肥厚综合征	低性腺功能减退症
脂肪营养不良性糖尿病	共济失调-毛细血管扩张症
矮妖精综合征	药物相关性黑棘皮病
综合征性黑棘皮病	尼克酸
多囊卵巢综合征	雌激素
Cushing 综合征	胰岛素/烟酸
Down 综合征	口服避孕药物
Bloom 综合征	垂体激素（ACTH、MSH等）制剂
Costello 综合征	睾酮制剂
Marfan 综合征	氟制剂
Hirschowitz 综合征	蛋白酶抑制剂
Capozucca 综合征	重金属中毒

表4-2-3-9 黑棘皮病的组织学类型

组织学特征	病例数	%
角化过度（hyperkeratosis）	30	100
不规则性棘层肥厚（irregular acanthosis）	8	26.6
乳头状瘤病（papillomatosis）	27	90
皮肤淋巴细胞与浆细胞浸润	18	60
角质化假囊肿（Horn pseudocyst）	9	30

表4-2-3-10 四种黑棘皮病的胰岛素抵抗特征比较

临床表现和实验室检查	A型	B型	全身脂肪营养不良综合征	矮妖精综合征
发现年龄（岁）	10～20	30～60	10～20	0～1
类肢端肥大症体征	+	-	+	-
多毛	+	+	+	+
多囊卵巢或男性化体征	+	+	+	+
肝大	-	-	+	+
抗胰岛素受体抗体	-	+++	-	-
抗核抗体	-	+	-	-
血脂异常症	-	-	+++	+
高雄激素血症	+	+	+	+
空腹低血糖	-	+/-	-	++
培养细胞胰岛素抵抗	+++	-	+/-	+++

注：+，阳性，"+"多少代表严重程度；+/-，表示可疑；-，表示阴性

表4-2-3-11 脂肪营养不良的病理生理特征

1. 脂肪组织缺乏
2. 脂肪细胞因子（如瘦素）缺乏
3. 胰岛素抵抗
4. 黑棘皮病
5. 严重高甘油三酯血症伴反复发作性胰腺炎
6. 肝脏脂肪浸润与非酒精性脂肪肝病
7. 多囊卵巢综合征样表现
8. HLD-C降低

表4-2-3-12 胰岛素抵抗综合征的分类

胰岛素抵抗类型	病因
A型	胰岛素受体的数目与功能降低
B型	胰岛素受体抗体生成
C型	胰岛素受体后缺陷

表4-2-3-13 伴有皮肤病的系统性肿瘤

皮肤病	相关性肿瘤
恶性黑棘皮病	胃肠腺癌
获得性硬皮症	胃癌/肺癌
匍行性回状红斑	肺癌/食管癌/乳腺癌
伴癌性肢端角化症	呼吸道和消化道肿瘤（口腔/咽喉/气管/食管/肺）
获得性胎儿性多毛症	直肠结肠癌/肺癌/乳腺癌
坏死移行性红斑	胰高血糖素瘤
Leser-Trélat 征	胃癌/直肠结肠癌
伴癌性天疱疮	非Hodgkin淋巴瘤/慢性淋巴细胞性白血病/Castleman病/胸腺瘤
圆形糠疹	肝癌/胃癌/食管癌/前列腺癌/慢性淋巴细胞性白血病/多发性骨髓瘤
皮肌炎	卵巢癌/支气管腺癌
掌跖角化症	食管癌
坏疽性脓皮病	骨髓增殖异常综合征/骨髓瘤白血病
Sweet 综合征	急性髓细胞白血病/骨髓增殖异常综合征

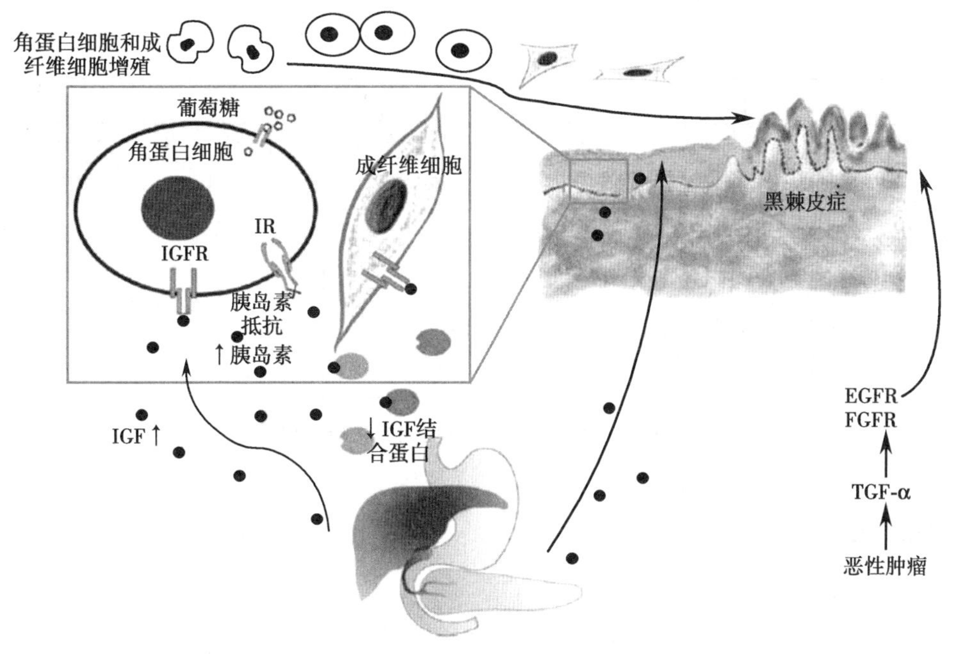

图 4-2-3-18　IGF 信号通路对角蛋白细胞和黑素细胞的作用

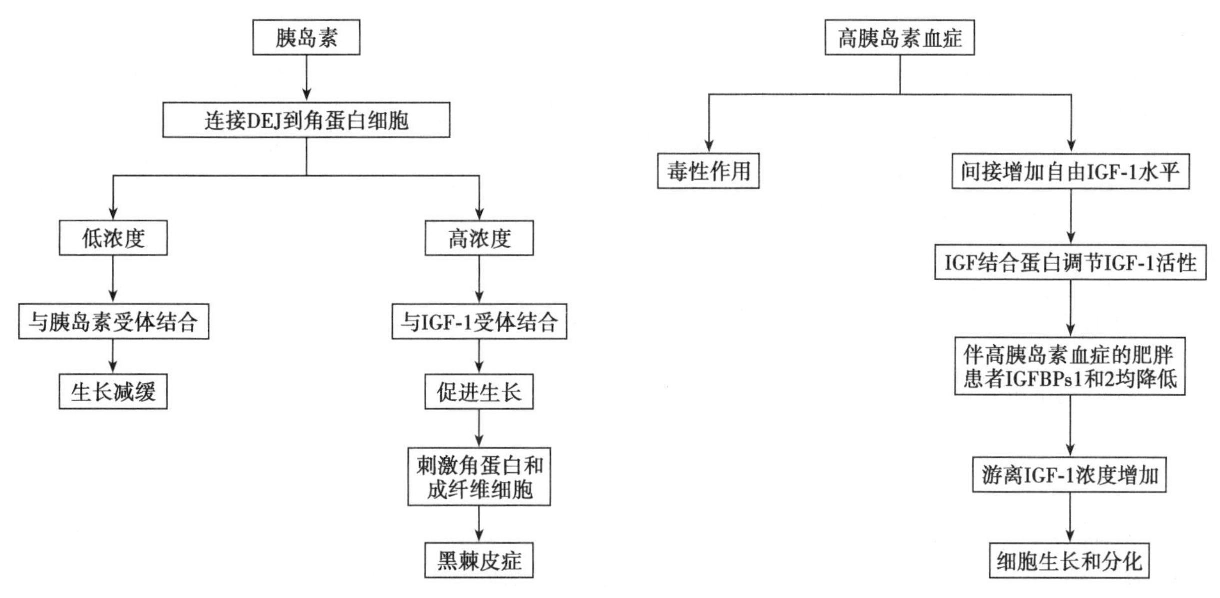

图 4-2-3-19　黑棘皮病的发病机制

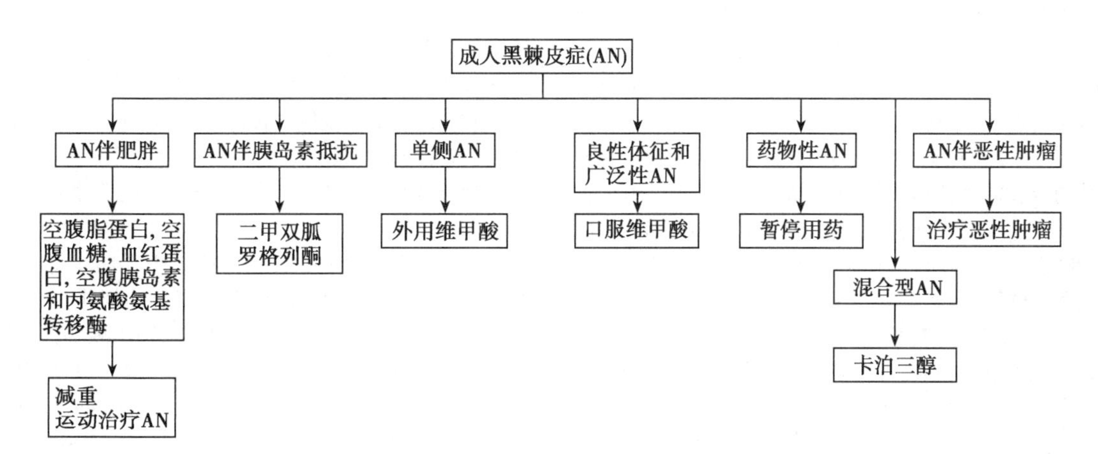

图 4-2-3-20　成人黑棘皮病的诊断流程

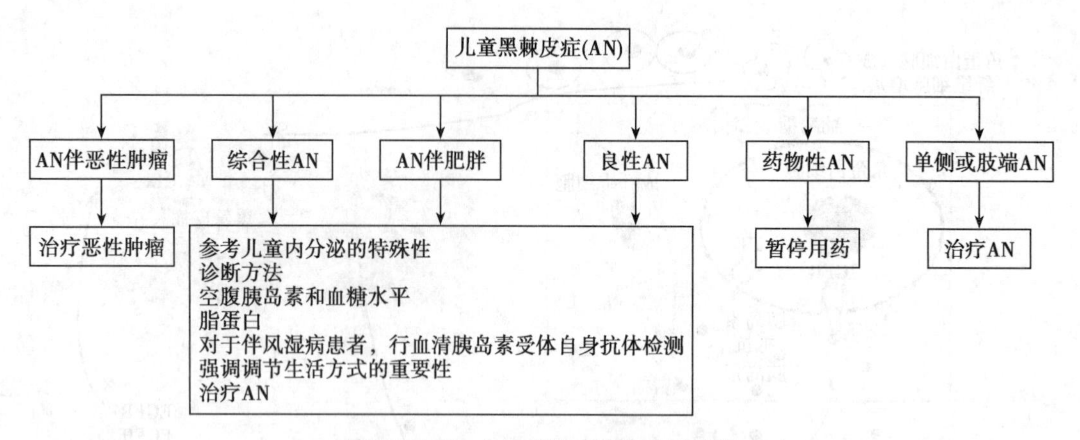

图 4-2-3-21 儿童黑棘皮病的诊断流程

1. 中枢神经胰岛素的来源 脑组织和脑脊液均存在胰岛素，但这些胰岛素不是主要来源于血液，因为脑组织存在血-脑屏障和血-脑脊液屏障。Margolis 和 Altszuler 首先发现大鼠在输注胰岛素后，脑脊液中的胰岛素水平轻度升高，提示胰岛素可依靠饱和转运机制通过血-脑屏障（BBB），其介导机制是 BBB 转运体系统，并受糖皮质激素、血糖、进食状态、肥胖、代谢率和年龄等因素的调节。此外，中枢神经系统可生成胰岛素，其证据是：①免疫组化显示，中枢神经含有胰岛素和 C 肽生成，说明脑组织本身可合成胰岛素；②脑组织可生成胰岛素 mRNA；③培养的脑细胞可分泌胰岛素。脑神经元与 β 细胞存在许多形态与功能的相似性，尤其是电兴奋性、葡萄糖可反应性和 ATP 敏感性 K^+通道的去极化特征基本相似。脑神经突触体贮存胰岛素，Ca^{2+}内流后释放，在葡萄糖浓度升高或糖酵解被抑制时，胰岛素水平增加。

2. 脑组织内皮细胞与血-脑屏障功能 BBB 由内皮细胞组成，这些细胞含有胰岛素结合位点，其功能是转运胰岛素和与胰岛素结合的受体（图 4-2-3-22），介导胰岛素信号，促进酪氨酸和色氨酸的转运，诱导 P-糖蛋白（分子量 170kD）表达。P-糖蛋白是引起多种药物与毒素抵抗和维持 BBB 完整性的调节因素，也具有抑制肿瘤细胞的作用。另一方面，神经元合成的胰岛素降解酶（insulin-degrading enzyme，IDE）在 β-淀粉样肽的刺激下表达上调。

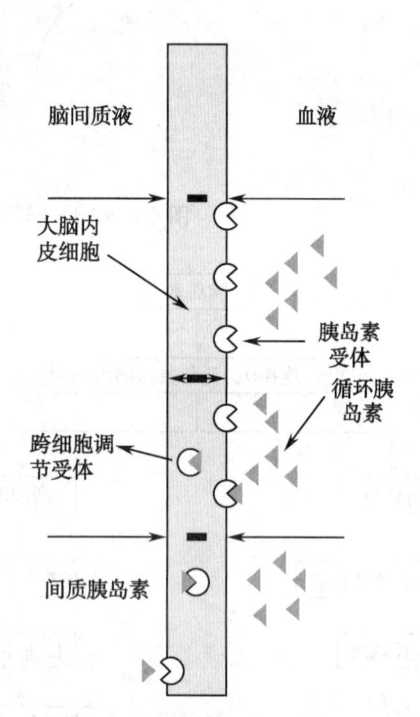

图 4-2-3-22 胰岛素与血-脑屏障系统

3. 脑组织胰岛素信号转导机制 胰岛素受体（IR）基因含有 22 个外显子，其中 11 个外显子编码 α 亚基，另外 11 个外显子编码 β 亚基。因剪接方式差异，生成 IR-B/IR-A 两种受体亚型，一般在胰岛素敏感组织（如骨骼肌、脂肪组织和肝脏）以 IR-B 亚型表达主，而脑组织主要表达 IR-A。IR 的细胞外 α 亚基含有 2 个结合部位，分别与 β 亚基相连。α 亚基含有 15 个 N-糖化位点和 37 个半胱氨酸残基；而 β 亚基含有细胞外结构域、跨膜结构域和细胞内结构域。外周组织细胞 IR 主要是介导葡萄糖转运进入细胞内，而脑组织的 IR 功能未明。胰岛素与其受体的 α 亚基结合，激发 β 亚基酪氨酸自动磷酸化和受体下游的信号转导系统。

4. 神经元胰岛素抵抗检测 成人背根神经节神经元的胰岛素信号功能发现，胰岛素以时间和剂量依赖方式激活神经元的胰岛素信号系统，磷酸化胰岛素受体、Akt、p70S6K 和糖原合酶激酶-3β，高胰岛素血症加强胰岛素受体磷酸化，而 Akt、p70S6K 和糖原合酶激酶-3β 磷酸化不足。神经元的胰岛素抵抗与一般组织的表现相似，并影响胰岛素的神经营养功能，转而导致糖尿病神经病变。

几乎所有的神经组织均能表达胰岛素受体和 IGF-1 受体以及受体后信号分子，胰岛素作用于受体，调节神经系统的食欲调节、生殖、体温、脂肪、葡萄糖和蛋白质代谢（图 4-2-3-23 和图 4-2-3-24）。胰岛素还调节神经递质、离子通道、脑神经胆固醇合成和细胞线粒体功能，促进神经再生和突触生成，调节神经微管蛋白表达与磷酸化。因此胰岛素抵抗、胰岛素缺乏或胰岛素作用障碍时，发生神经变性的风险明显增高。

5. 脑组织的胰岛素作用 禁食时，脑组织主要依靠酮体提供能量，但在其他情况下，仍然以葡萄糖作为主要能量来源，而且脑细胞对葡萄糖的摄取不依赖于胰岛素，这是确保脑组织葡萄糖供应充足的重要原因。脑组织含有两组葡萄糖敏感性神经元，一是葡萄糖兴奋性（glucose-excited，GE）神经元，另一种是葡萄糖抑制性（glucose-inhibited，GI）神经元，分别调节脑组织的葡萄糖浓度，控制进食行为、能量消耗

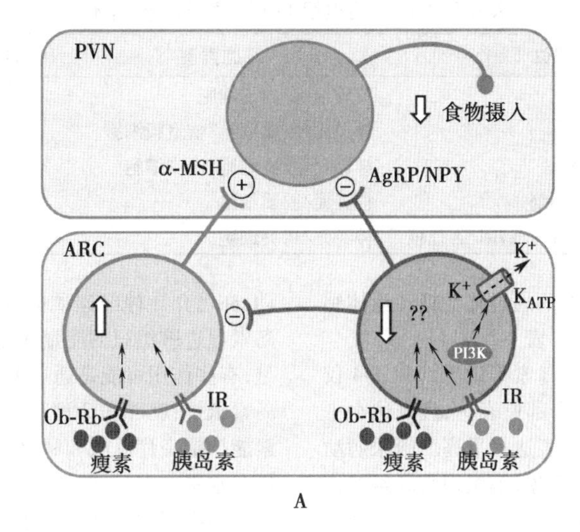

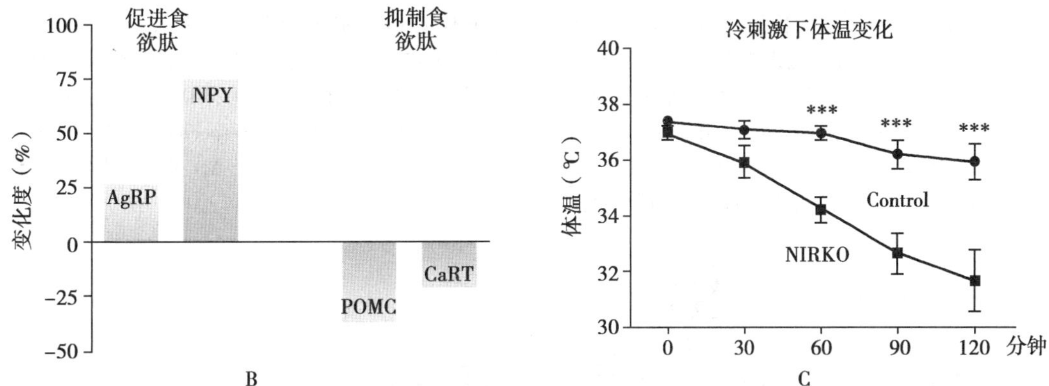

图4-2-3-23 胰岛素调节食欲和体温

A. 胰岛素作用于下丘脑弓状核(ARC)，进而调节体温；B. 胰岛素促进食欲肽AgRP和NPY表达，抑制抗食欲因子POMC与CaRT的分泌；C. 脑胰岛素受体基因敲除动物的体温下降

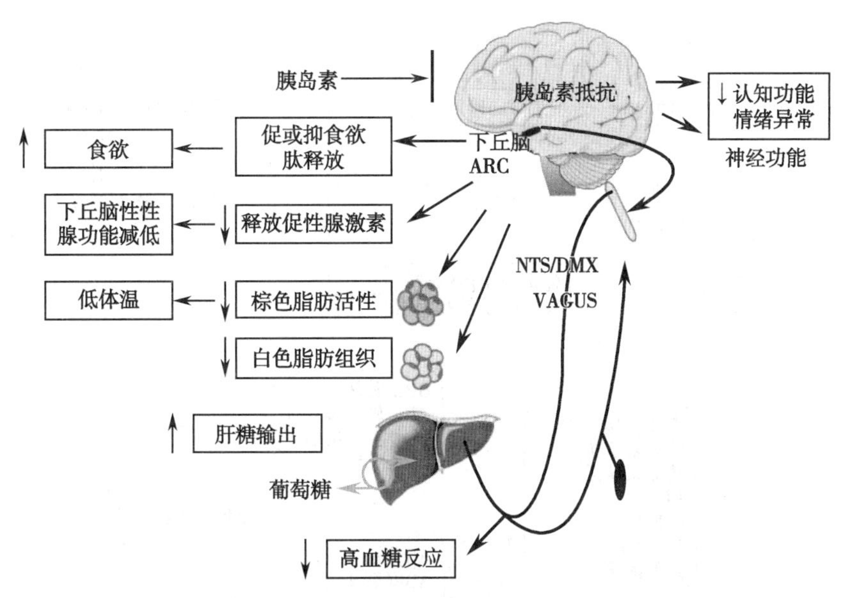

图4-2-3-24 脑组织胰岛素的中枢与外周作用

脑胰岛素抵抗引起食欲增加、下丘脑性性腺功能减退和体温降低，减少白色脂肪含量，增加肝糖输出，损害对低血糖症的反应性；ARC：弓状核；DMX：背侧运动迷走神经核；NTS：孤束核

表 4-2-3-14　脑组织的主要葡萄糖转运体

葡萄糖转运体	表达部位	细胞类型	转运体密度	调节因子
GLUT-1	广泛	胶质细胞/内皮细胞	很丰富	低血糖症/胰岛素
GLUT-2	下丘脑	神经元/胶质细胞/脑室膜细胞	不丰富	-
GLUT-3	小脑/脑干/皮质/海马	神经元/胶质细胞/内皮细胞	很丰富	-
GLUT-4	嗅球/海马/下丘脑/小脑	神经元/胶质细胞	选择性	胰岛素/葡萄糖/运动
GLUT-8	下丘脑/小脑/脑干/海马/脑回/杏仁核	神经元/树突细胞	不丰富	葡萄糖

和血糖浓度稳定，神经元的葡萄糖激酶通过葡萄糖转运体感受血糖浓度变化，产生饥饿感或饱感（表 4-2-3-14）。

与外周组织不同，脑组织的对胰岛素不敏感，GLUT-4 仅在皮质、嗅球、下丘脑和齿状核等几个部位表达，且表达水平低，而 GLUT-1、GLUT-8 和 GLUT-3 的表达水平高。糖尿病动物的下丘脑存在瘦素和胰岛素抵抗现象，脑组织胰岛素的作用广泛：①生殖功能：生殖功能受能量代谢的调节，并与胰岛素作用密切相关。胰岛素作用于下丘脑，刺激 LHRH 分泌。胰岛素缺乏时 LH 释放减少；因此，脑组织内的胰岛素水平是调节脉冲性 GnRH 分泌的关键因子。②神经营养功能：脑组织胰岛素作为一种神经营养因子而发挥作用。③神经保护作用：拮抗神经元凋亡，防止淀粉样蛋白中毒、减轻氧化应激和缺血损伤。④神经调节作用：既可调节神经元的电生理活动，亦可介导神经递质的分泌。⑤认知功能与记忆功能：胰岛素促进脑组织的能量代谢和记忆功能，改善认知能力。但是，有些作用可能是通过 IGF-1 完成的。⑥脑组织炎症与胰岛素抵抗：肥胖和 2 型糖尿病等引起慢性低度炎症，而胰岛素能拮抗炎症反应和氧化应激反应，降低 TNF-α 和 β 淀粉样蛋白水平。

脑组织葡萄糖低代谢状态的原因是 BBB 的葡萄糖转运功能减弱和细胞内葡萄糖代谢障碍；AD 患者的脑组织 GLUT-1 和 GLUT-3 表达减少，导致代谢毒物和糖化终末产物堆积与中毒。因此可以认为，AD 属于所谓的 3 型糖尿病或脑特异性 2 型糖尿病（brain-specific T2DM）。研究发现，治疗 2 型糖尿病的措施也有益于 AD 患者（图 4-2-3-25～图 4-2-3-27）。

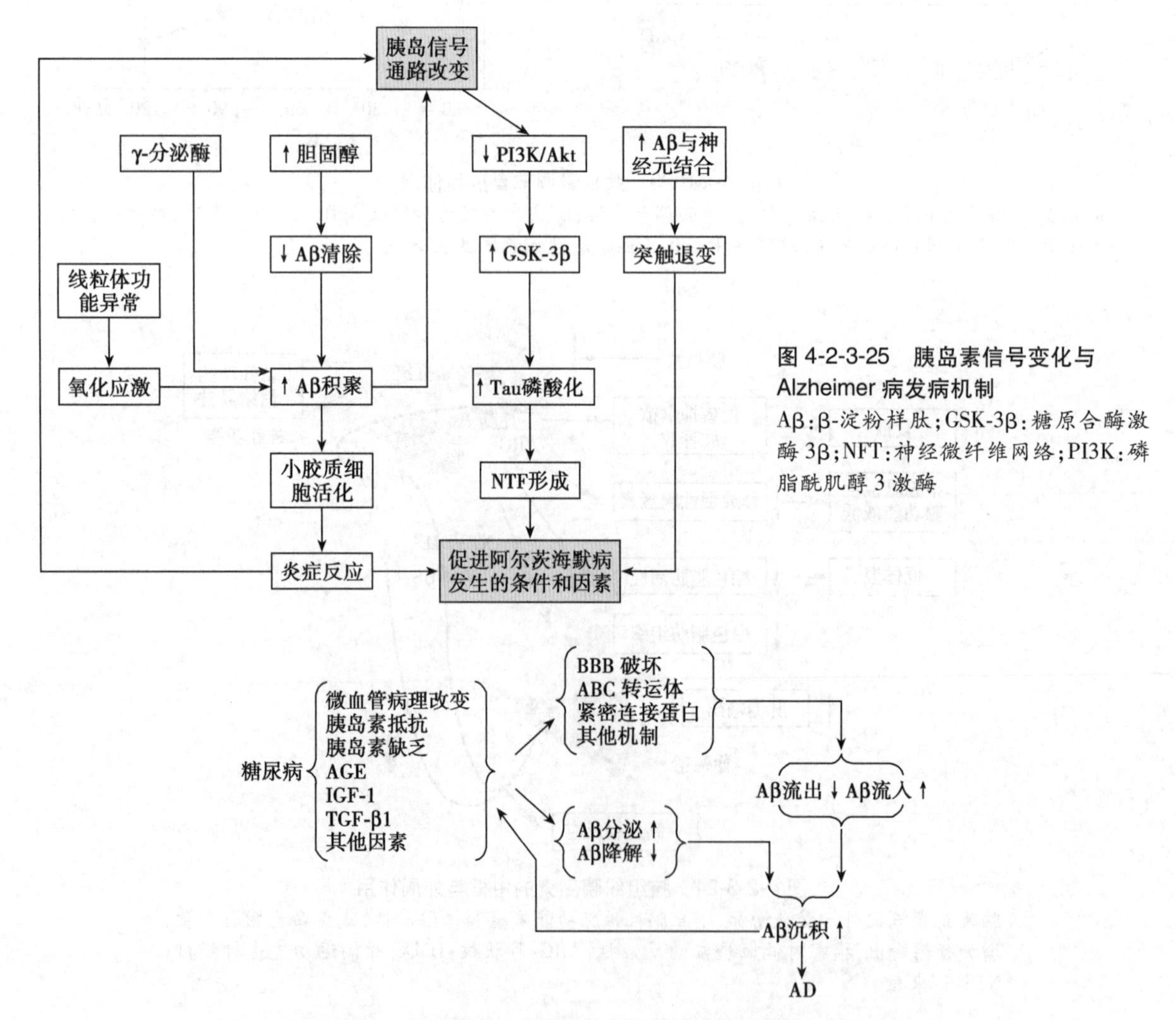

图 4-2-3-25　胰岛素信号变化与 Alzheimer 病发病机制

Aβ：β-淀粉样肽；GSK-3β：糖原合酶激酶 3β；NFT：神经微纤维网络；PI3K：磷脂酰肌醇 3 激酶

图 4-2-3-26　糖尿病患者的血脑屏障功能-β-淀粉样物质-Alzheimer 病关系

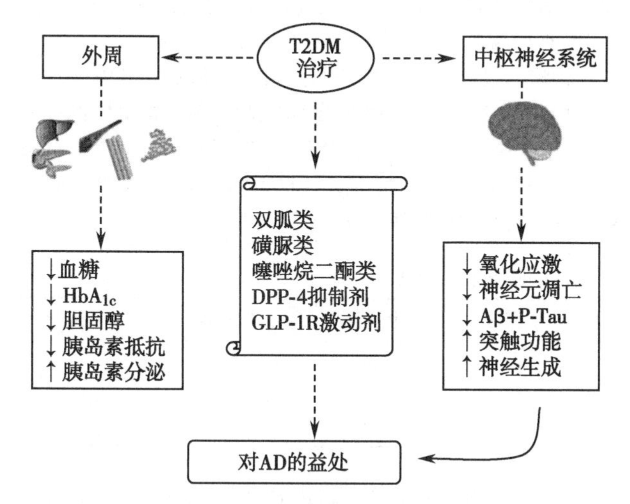

图 4-2-3-27 抗 2 型糖尿病治疗对神经系统的影响

雌激素是女性能量代谢与脂肪代谢的作用调节因子(图 4-2-3-28),尤其对脑组织的能量代谢有显著影响。雌激素促进葡萄糖转运体活性和有氧氧化,增强线粒体的能量生成,避免肥胖和发生胰岛素抵抗(表 4-2-3-15)。绝经后,脑组织的雌激素生物能量调节向肥胖和胰岛素抵抗转换,增加 2 型糖尿病和痴呆的发病风险,而雌激素补充治疗有一定获益。

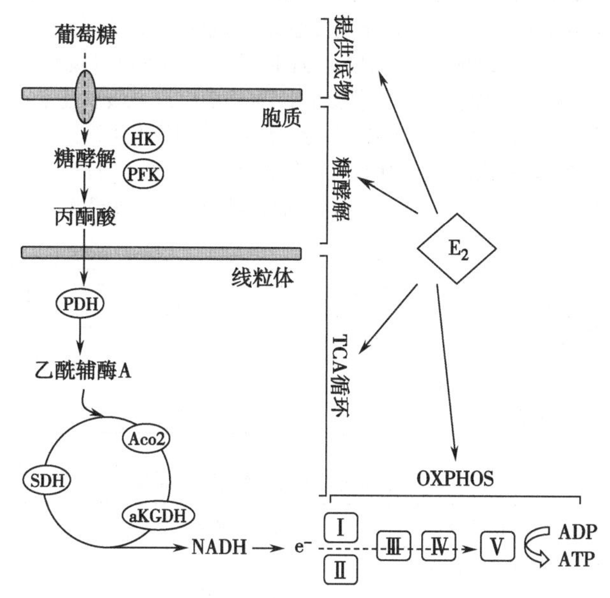

图 4-2-3-28 雌激素调节食物能量代谢

雌激素调节葡萄糖转运体和线粒体能量生成己糖激酶(HK)、丙酮酸脱氢酶(PDH)、乌头酸酶(aconitase, Aco2)、α-同戊二酸脱氢酶(aKGDH)、琥珀酸脱氢酶(SDH)活性和线粒体复合物Ⅰ/Ⅲ/Ⅳ电子转运

表 4-2-3-15 雌激素与能量代谢病

项目	老龄(男性和女性)	绝经期	雌激素补充治疗	Alzheimer 病
脂肪组织	风险↑	重新分布于内脏	减轻脂肪沉积	风险↑
肥胖	风险↑	风险↑	减轻脂肪沉积	风险↑
胰岛素抵抗	风险↑	风险↑	减轻脂肪沉积和胰岛素抵抗	风险↑
2 型糖尿病	风险↑	风险↑	发病率↓	风险↑
瘦素	与脂肪含量成正比	女性高于男性	↑	低瘦素血症者风险↑
葛瑞林(ghrelin)	↓	↑	依代谢状态而定	无影响
脂联素	↑	↑?	不定	高脂联素血症者风险↑
性激素结合球蛋白	增龄性↓	不明	不定	高性激素结合球蛋白血症者风险↑

6. 糖尿病与 Alzheimer 病　糖尿病与 AD 的关系密切(见图 4-2-3-25)。AD 以记忆力显著下降和进行性认知功能减退为特点,组织学上则表现为淀粉样蛋白沉积、神经元凋亡和神经微纤维变性和血管病变。T2DM 则以胰岛素缺乏和胰岛素抵抗为特点。老年人 AD 与 T2DM 同步增加,两者存在共同的发病基础和病理生理改变,其中特别明显的是中枢性胰岛素抵抗。

(八)糖尿病肾病与胰岛素抵抗　糖尿病类型与病因见表 4-2-3-16。糖尿病肾病是终末期肾病(ESRD)的主要原因,但为什么某些患者的肾病发生快而严重,而另一些患者无肾病或病情很轻的原因未明。目前认为,高血糖症和肾小球高滤过是重要的病因。在极度胰岛素抵抗综合征患者中,蛋白尿常见,但肾脏的改变并非全部是糖尿病肾脏病变。例如,脂肪营养不良症患者常表现为 1 型或 2 型膜增殖型肾小球肾炎、局限性节段性肾小球硬化和糖尿病肾病。又如,胰岛素受体自身免疫抗体综合征患者可见各种类型的狼疮性

表 4-2-3-16 糖尿病类型与病因

疾病	病因
1 型糖尿病	β 细胞破坏或胰岛素缺乏
2 型糖尿病	胰岛素抵抗伴胰岛素缺乏
特殊类型糖尿病	
遗传性 β 细胞功能缺陷	MODY
遗传性胰岛素作用缺陷	胰岛素受体突变
外分泌胰腺疾病	
内分泌疾病	Cushing 综合征/肢端肥大症
药物与化合物	β 细胞破坏/外分泌胰腺病变
感染	β 细胞破坏/外分泌胰腺病变/免疫反应
免疫介导性糖尿病	胰岛素自身抗体
其他综合征性糖尿病	脂肪营养不良症
妊娠糖尿病	

肾小球肾炎。甚至在2型糖尿病患者中,肾病有可能不属于糖尿病特异性病变。因此,不能根据胰岛素抵抗和糖尿病患者出现蛋白尿即诊断为糖尿病肾病,而要依据肾活检明确肾病性质。1型和2型糖尿病肾病与糖尿病病情和病期相关,极度胰岛素抵抗的病情和病期与1型和2型糖尿病相似,理应发生糖尿病肾病,但典型的糖尿病肾病少见而代之以其他类型的肾脏病变。此外,获得性脂肪营养不良症(如获得性全身性脂肪营养不良症、获得性局部性脂肪营养不良症、HIV伴脂肪营养不良症、皮肌炎伴脂肪营养不良症等)一般不伴有糖尿病肾病。

特殊类型糖尿病占所有糖尿病的10%以下,其中并发肾病的特殊类型糖尿病有脂肪营养不良症、胰岛素受体自身抗体、胰岛素受体突变等。这些综合征性糖尿病的临床特点见表4-2-3-17,其他继发性糖尿病如Cushing综合征和肢端肥大症很少并发糖尿病肾病,见表4-2-3-18。

表4-2-3-17 综合征性胰岛素抵抗的临床特点比较

临床综合征	发病	黑棘皮病	雄激素	PCOS	糖尿病	胰岛素	甘油三酯
脂肪营养不良症	先天性/成年	是	↑↑	是	是	↑↑	↑↑↑
抗胰岛素受体抗体	青少年/成年	是	↑↑→	是	是	↑↑	↓→
胰岛素受体突变	先天性/青少年	是	↑↑↑	是	是	↑↑↑	↓→

表4-2-3-18 综合征性胰岛素抵抗的肾脏病变

综合征	肾脏病理变化
脂肪营养不良症	
CGL	FSGS/DN
AGL	1型MPGN/FSGS
APL	2型MPGN
Dunnigan型	2型MPGN
PPAR-γ突变	2型MPGN
胰岛素受体抗体	SLE肾病
胰岛素使用突变	DN

注:DN:diabetic nephropathy,糖尿病肾病;FSGS:focal segmental glomerulosclerosis,局限性节段性肾小球硬化;MPGN:membranoproliferative glomerulonephritis,膜增殖型肾小球肾炎;SLE:systemic lupus erythematosus,系统性红斑狼疮;AGL:acquired generalized lipodystrophy,获得性全身性脂肪营养不良症;APL:acquired partial lipodystrophy,获得性局部性脂肪营养不良症;CGL:congenital generalized lipodys-trophy,先天性全身性脂肪营养不良症

由于尿酸排泄增加而铵盐排泄减少,糖尿病患者容易发生肾脏尿酸结石,这些代谢紊乱的风险因素包括遗传因素、肥胖、高尿酸血症、尿酸度增高和尿量不足等。其中尿酸排泄增加与肥胖和胰岛素抵抗直接相关。

(九)颈动脉体与胰岛素抵抗 颈动脉体(carotid body,CB)含有的化学受体能感受动脉血液中的O_2、CO_2和pH变化。低氧血症、高碳酸血症或酸中毒激活CB,增加感觉神经——颈动脉窦神经(carotid sinus nerve,CSN)的动作电位频率。CSN信号在脑干整合后,诱导心肺反射弧,再通过交感神经系统兴奋与通气过度,调节血压和心输出量,使血气恢复正常。此外,CB也能感受代谢信号,参与能量代谢和胰岛素敏感性调节(图4-2-3-29~图4-2-3-31)。高热量饮食可造成CB过度兴奋,成为胰岛素抵抗、高血压、代谢综合征和2型糖尿病的病因源头,而消除CB的神经装置有治疗作

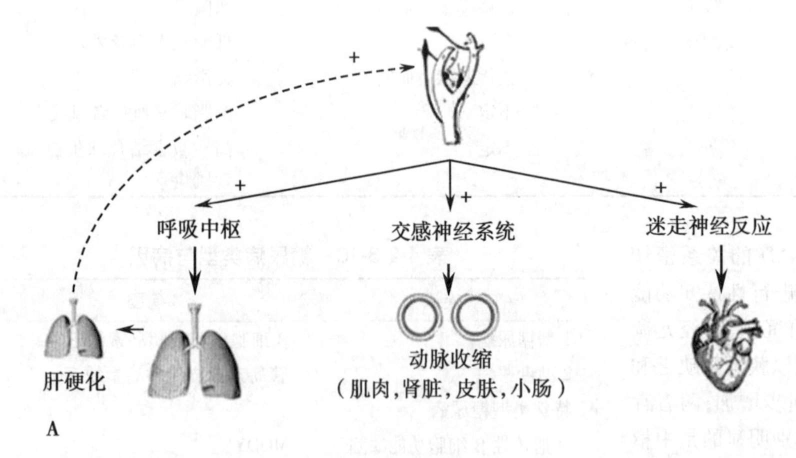

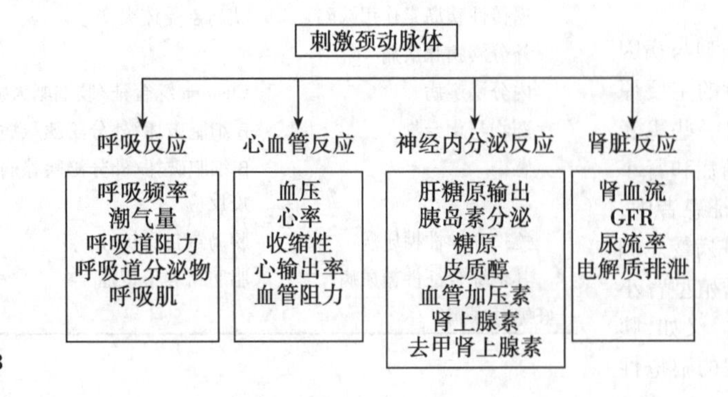

图4-2-3-29 颈动脉体的化学反射模式
A.颈动脉体激活的化学反射弧;B.刺激颈动脉体产生的心血管、呼吸、内分泌和神经反应

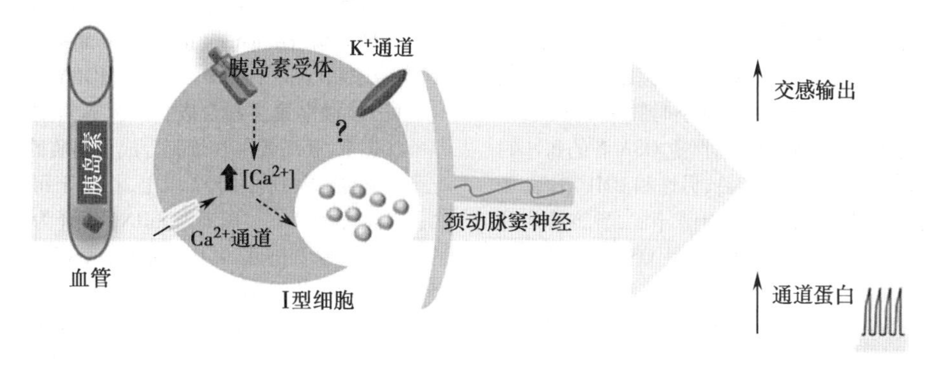

图 4-2-3-30 颈动脉体的胰岛素作用

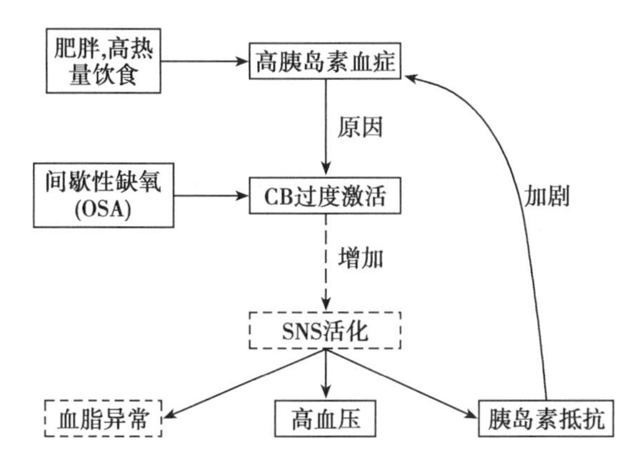

图 4-2-3-31 颈动脉体在胰岛素抵抗中的致病作用

颈动脉体功能紊乱通过交感神经兴奋,促进胰岛素抵抗,而高胰岛素血症过度兴奋或慢性间歇性缺氧又刺激颈动脉体的交感活性,进一步加重胰岛素抵抗、高血压和血脂谱异常

用。阻塞性睡眠呼吸暂停综合征的特点也是 CB 兴奋性过高,并与代谢综合征的多种组分相互联系。

1. 颈动脉体的结构与功能 CB 位于颈总动脉分叉处,主要功能是感受动脉血液中的 O_2、CO_2 和 pH 变化,是机体通过兴奋自主神经的交感神经分支代偿性自我调节低氧血症、高碳酸血症和酸中毒的重要环节。化学受体细胞为血管球细胞(glomus cell,Ⅰ型细胞),本质属于化学感受单位,来源于胚胎神经嵴,分泌多种神经递质如儿茶酚胺、血清素、乙酰胆碱、P 物质、脑啡肽、腺苷(adenosine)和 ATP 等。因此,这些信号分子及其拮抗剂与激动剂均可以调节颈动脉窦神经的兴奋性。CB 还含有具有神经生成潜能的Ⅱ型细胞(足细胞,支持细胞,sustentacular cell),Ⅱ型细胞是一种神经干细胞,在受到刺激后,可以分化增殖,且有旁分泌细胞因子和神经因子功能。

2. 颈动脉体的代谢调节作用 研究发现,颈动脉体具有明显的葡萄糖代谢稳定作用。20 世纪 50 年代,Petropavlovskaya 等发现,刺激 CB 可通过肾上腺髓质分泌儿茶酚胺诱导高血糖症,但研究者没有设置肾上腺切除对照组,使研究结论出现偏差。1998 年,Alvarez-Buylla 和 de Alvarez-Buylla 再次证实了该结果,并发现经氰化物刺激后,肝脏的葡萄糖输出增加,而切除双侧肾上腺或神经垂体的动物无此反应。而且,血清刺激物的浓度变化可影响脑组织的葡萄糖代谢,提示 CSN 的化学感受兴奋性调节脑组织的葡萄糖代谢,在肝糖输出增加时,胰岛素分泌呈代偿性增多。同样,低血糖症或高血糖症使通气增加,同时抗低血糖激素的分泌也增高,由于两种情况下均存在高胰岛素血症,所以认为高胰岛素血症是此种反应的介导物。高热量饮食引起 CB 过多兴奋也导致胰岛素抵抗和高血压,因此 CB 是葡萄糖代谢调节的关键环节,而 CB 功能紊乱是导致糖代谢紊乱的重要原因。

3. 颈动脉体的葡萄糖与胰岛素感知功能 CB 是否属于葡萄糖感受器(glucosensor)和 CB 对低血糖症是否敏感仍有争论。目前认为,血糖降低不是 CB 化学感受器的直接刺激因素。中枢神经系统在胰岛素诱导的交感兴奋中起了重要作用,而自主神经交感纤维维持心血管与代谢稳定功能。胰岛素作用于颈动脉体的胰岛素受体,促发细胞 Ca^{2+} 内流,释放神经递质多巴胺和 ATP,胰岛素诱导的神经分泌反应传导至中枢神经,诱发交感神经兴奋与过多通气。交感神经过度兴奋引起高血压、心血管病、肾病和高血糖症,而高血糖症伴有高胰岛素血症、肥胖、高瘦素血症、高脂肪酸血症、炎症等。

4. 胰岛素诱导的交感神经过度兴奋与代谢紊乱 生理浓度的血清胰岛素即可刺激 CB、肌肉和其他代谢组织的交感神经兴奋,高胰岛素血症的交感神经兴奋作用可能更强,可直接引起代谢紊乱、恶化胰岛素抵抗,加重血脂异常。交感神经系统活性增强与许多代谢性疾病(肥胖、代谢综合征。2 型糖尿病、胰岛素抵抗、高血压、血脂谱异常)相关,而 CB 是交感神经兴奋与代谢紊乱相互作用的联系点,CB 通过交感神经系统的兴奋性调节血压和心脏功能。CB 通过交感神经兴奋性增高激活肾上腺髓质分泌儿茶酚胺,引起骨骼肌、肾脏和其他内脏器官血管收缩,血压升高,伴有胰岛素水平升高和胰岛素敏感性降低,形成代谢综合征和 2 型糖尿病,并颈动脉体功能紊乱。通过交感神经兴奋,促进胰岛素抵抗,而高胰岛素血症过度兴奋或慢性间歇性缺氧又刺激 CB 的交感活性进一步加重胰岛素抵抗、高血压和血脂谱异常。

(十)阻塞性睡眠呼吸暂停综合征与胰岛素抵抗 阻塞性睡眠呼吸暂停(obstructive sleep apnea,OSA)综合征是睡眠中咽喉部气道反复阻塞引起的呼吸暂停现象,上呼吸道阻塞导致暂时性呼吸停止或通气不足(hypopnea)造成的低氧血症和高碳酸血症刺激呼吸肌做功,但在气道难以自动开放情况下,这种高通气做功是无效的,因此呼吸困难和通气不足持续至被动唤醒而终止气道阻塞。随着患者入睡又再次发生气道阻塞，如此反复，严重影响睡眠，而白天精力不足，嗜睡，神经精神状态不良。轻度OSA患者的睡眠呼吸暂停低通气指数(apnea-hypopnea index)≥5，每小时频率<15次；中度OSA者≥15，每小时频率15~30次，严重OSA者的每小时频率≥30次。OSA的风险因素有老龄、男性和BMI增高(肥胖)，高血压、胰岛素抵抗、糖尿病、血脂谱异常、脂肪肝病和动脉粥样硬化既是OSA的风险因素，也是OSA的并发症。颈动脉体与OSA的关系密切。慢性间歇性低氧血症是OSA的作用表现之一，而CB是介导交感神经兴奋性增高与OSA的关键因素。因为OSA患者CB的交感兴奋性均是升高的，可直接导致过度通气，而OSA是胰岛素抵抗、2型糖尿病与代谢综合征的独立危险因素；或者说，OSA是肥胖和代谢综合征的一个重要组分。

【胰岛素基因突变与糖尿病】

新生儿糖尿病是非自身免疫性1型糖尿病的一种特殊类型，也属于单基因糖尿病的特殊类型。明确新生儿糖尿病的复杂病因是治疗的基础，例如，KCNJ11或ABCC8基因(分别编码ATP敏感性钾通道编码Kir6.2和SUR1)突变患者可以用口服磺脲类药物治疗。胰岛素基因突变也引起永久性新生儿糖尿病(permanent neonatal diabetes mellitus，PNDM)或1B型糖尿病(type 1b diabetes)或MODY。

(一) 胰岛素生物合成 胰岛素主要在β细胞合成，基础状态下，胰岛素占β细胞合成蛋白质的10%，而在刺激情况下，占合成蛋白质的50%以上，相当于每分钟合成1.3×10^{6}个胰岛素分子[20,21]。胰岛素mRNA翻译为110个氨基酸残基的前胰岛素原直链肽，其中含有24个氨基酸残基的信号肽，经细胞质信号肽识别颗粒辨认后，复合物与内质网膜转位子(translocon)结合，进入内质网内，并迅速被降解为胰岛素原。在内质网囊腔中，胰岛素原折叠，形成胰岛素分子间的二硫键，连接C肽、B链和A链。只有完整折叠的胰岛素原才能从内质网进入Golgi体内浓缩成胰岛素分泌颗粒。

(二) 胰岛素基因突变

1. 胰岛素突变与糖尿病　引起PNDM的胰岛素基因突变往往是新发的杂合子突变，而非遗传性的杂合子突变；目前已经发现66种杂合子突变位点，其临床诊断分别是PNDM、婴儿发病型糖尿病(infancy-onset diabetes)、1B型糖尿病、MODY和早发性2型糖尿病(图4-2-3-32~图4-2-3-34)。

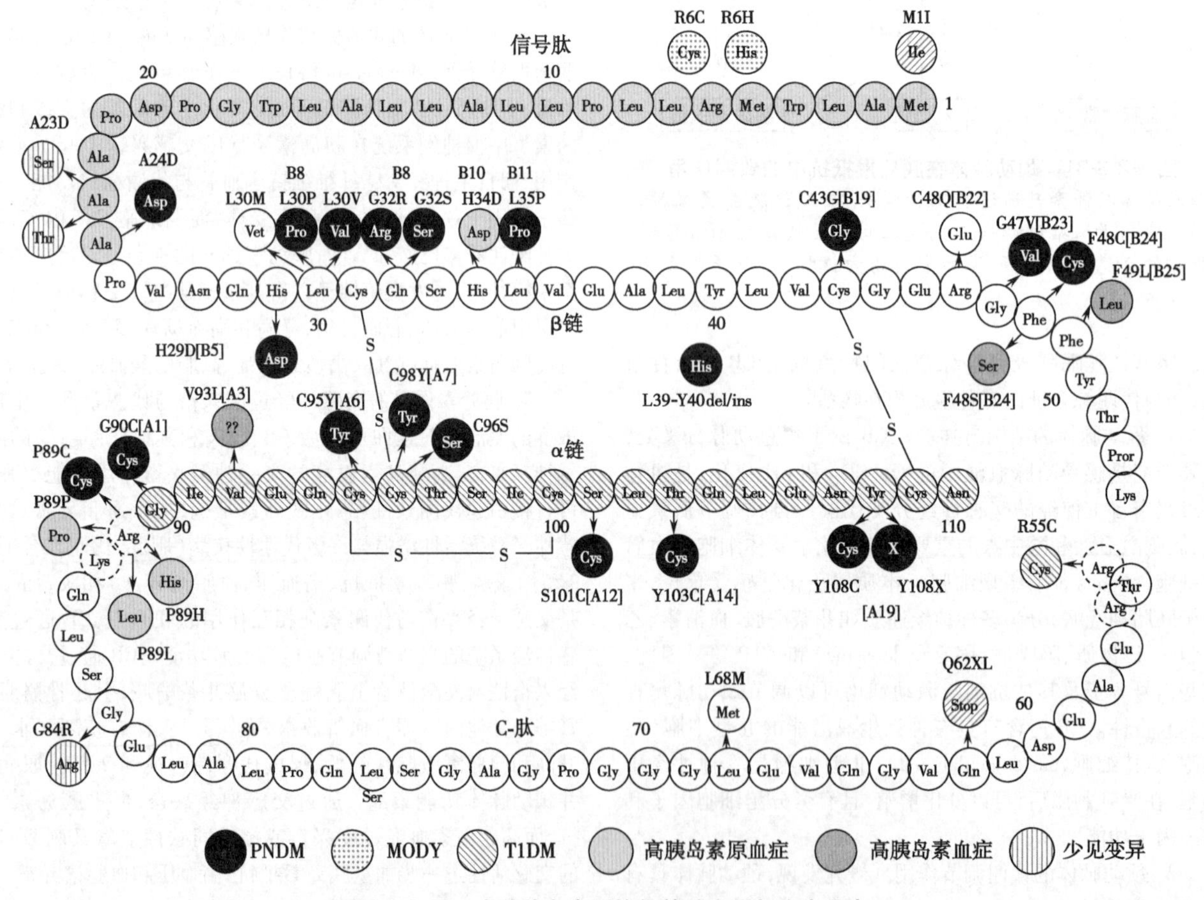

图4-2-3-32 人前胰岛素原的氨基酸序列与突变位点

人前胰岛素原的氨基酸序列含有信号肽、B链、C肽和A链，标出部位表示引起糖尿病和高胰岛素血症的突变位点，●表示胰岛素原折叠或二硫键形成障碍引起的永久性新生儿糖尿病(PNDM)；◎表示突变不影响蛋白折叠，但使胰岛素受体结合亲和性降低，故导致高胰岛素血症；◎表示突变使胰岛素原裂解障碍，形成引起高胰岛素原血症(hyperproinsulinaemia)或在分泌过程中凝聚而形成致密分泌颗粒(H34D突变)；◎表示突变导致MODY；◎表示引起1b型糖尿病；R55C突变同时导致1b型糖尿病和MODY；灰色(A23S、A23T、L68M和G84R突变)不引起胰岛素原-胰岛素功能改变，无临床表现；◎表示常染色体隐性遗传突变引起的胰岛素生物合成障碍，使前胰岛素原基因翻译受阻或形成无义突变蛋白(Q62X)

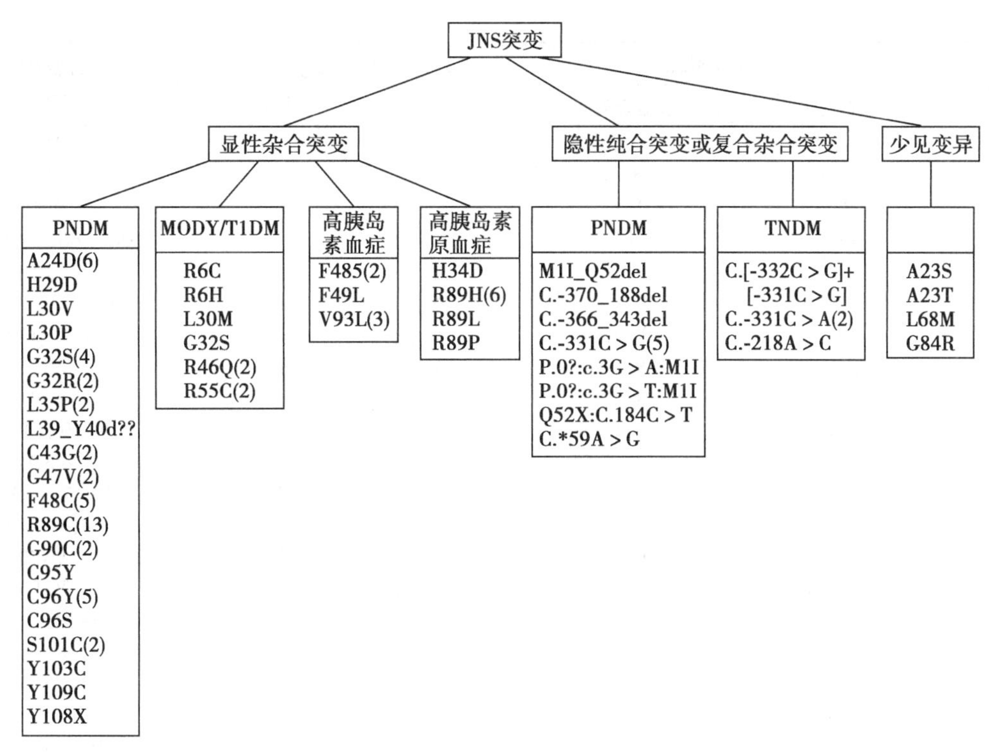

图 4-2-3-33 人胰岛素基因突变与疾病表型

括号内数字表示发现的先证者病例数；PNDM：永久性新生儿糖尿病；TNDM：暂时性新生儿糖尿病；MODY：青少年发病的成人糖尿病；T1BDM：1B 型糖尿病

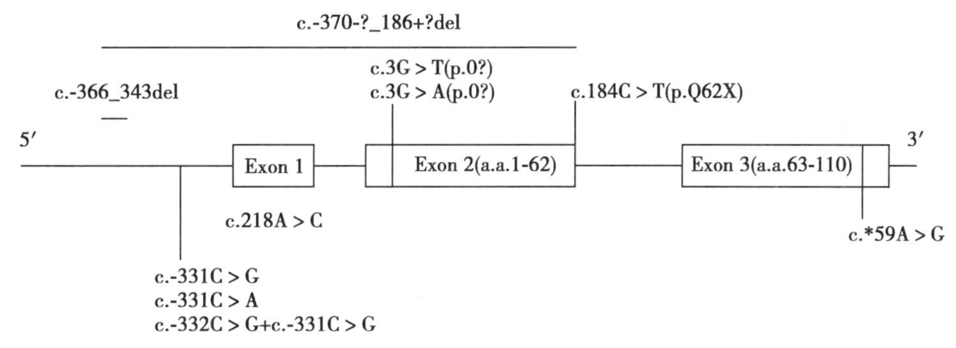

图 4-2-3-34 引起永久性和暂时性新生儿糖尿病的胰岛素基因纯合子或复杂杂合子突变

上部为主要发生于胰岛素基因编码区的纯合子或复杂杂合子突变，下部为发生于胰岛素基因非编码区突变；外显子 2 编码前胰岛素原复杂的 1～62 氨基酸残基段，外显子 3 编码 63～110 氨基酸残基段

发生糖尿病的原因是前胰岛素原或胰岛素原的分子结构异常，突变位点位于信号肽、B 链、A 链或 C 肽（表 4-2-3-19）。另一方面，杂合子突变常引起暂时性新生儿糖尿病（transient neonatal diabetes mellitus，TNDM；24%）。

表 4-2-3-19 胰岛素基因突变引起的糖尿病

突变位点	突变特点		纯合子/杂合子	先证者/病例	表型/诊断（病例数）
	蛋白变化	核苷酸变化			
启动子/信号肽/B 链/C 肽	–	c. −370-? _186+? del	纯合子	1/2	PNDM
启动子	–	c. −366_−343del	纯合子	1/2	PNDM
启动子	–	c. −331 C>A	纯合子	2/2	TNDM
启动子	–	c. −331 C>G	纯合子	5/9	PNDM/（6）/TNDM（1）/T1BDM（2）
启动子	–	c. −332 C>G+c. −331 C>G	复杂杂合子	1/1	TNDM
启动子	–	c. −218 A>C	纯合子	1/1	TNDM

续表

突变位点	突变特点		纯合子/杂合子	先证者/病例	表型/诊断（病例数）
	蛋白变化	核苷酸变化			
信号肽	p. 0?（M1I）	c. 3 G>T	纯合子	1/1	PNDM
信号肽	p. 0?（M1I）	c. 3 G>A	纯合子	1/1	PNDM
信号肽	R6C	c. 16 C>T	杂合子	1/3	MODY
信号肽	R6H	c. 17 G>A	杂合子	1/4	MODY/T2DM/GDM/正常
信号肽	A23S	c. 67 G>T	杂合子	1/1	T1BDM*
信号肽	A23T	c. 67 G>A	杂合子	1/4	T2DM(2)/IGT(1)/正常
信号肽	A24D	c. 71 C>A	杂合子	6/8	PNDM(7)/T1BDM(1)
B链	H29D	c. 85 C>G	杂合子	1/1	PNDM
B链	L30V	c. 88 C>G	杂合子	1/1	PNDM
B链	L30M	c. 88 C>A	杂合子	1/6	MODY(5)/正常
B链	L30P	c. 89 T>C	杂合子	1/1	PNDM
B链	G32S	c. 94 G>A	杂合子	5/8	PNDM(7)/T1BDM(1)
B链	G32R	c. 94 G>C	杂合子	2/5	PNDM(4)/MODY(1)
B链	L35P	c. 104 T>C	杂合子	2/2	PNDM
B链	L39_Y40delinsH	c. 114_118 TCTCT>AC	杂合子	1/1	PNDM
B链	C43G	c. 127 T>G	杂合子	2/3	PNDM(2)/T2DM(1)
B链	R46Q	c. 137 G>A	杂合子	2/6	MODY
B链	G47V	c. 140 G>T	杂合子	2/2	PNDM
B链	F48C	c. 143 T>G	杂合子	5/6	PNDM
C肽/B链连接点	R55C	c. 163 C>T	杂合子	2/5	T1BDM(2)/MODY(3)
C肽	Q62X	c. 184 C>T	纯合子	1/1	PNDM
C肽	L68M	c. 202 C>A	杂合子	1/1	T2DM*
C肽	G84R	c. 250 G>A	杂合子	1/1	PNDM*
C肽/A链连接点	R89C	c. 265 C>T	杂合子	13/20	PNDM(15)/T1BDM(5)
A链	G90C	c. 268 G>T	杂合子	2/2	PNDM
A链	C95Y	c. 284 G>A	杂合子	1/1	PNDM
A链	C96Y	c. 287 G>A	杂合子	5/7	PNDM(6)/T1BDM(1)
A链	C96S	c. 287 G>C	杂合子	1/1	PNDM
A链	S101C	c. 302 C>G	杂合子	2/3	PNDM
A链	Y103C	c. 308 A>G	杂合子	1/1	PNDM
A链	Y108C	c. 323 A>G	杂合子	1/2	PNDM
A链	Y108X	c. 324 C>G	杂合子	1/1	PNDM
3′ UTR	-	c. 59 A>G	纯合子	1/1	PNDM

注：表中为包括引起高血糖症和胰岛素原血症的突变；T1BDM：type 1b diabetes mellitus，1B型糖尿病；PNDM：permanent neonate diabetes mellitus，永久性新生儿糖尿病；TNDM：transient neonatal diabetes mellitus，暂时性新生儿糖尿病；T2DM：type 2 diabetes mellitus，2型糖尿病；GDM：gestational diabetes mellitus，妊娠糖尿病；IGT：impaired glucose tolerance，糖耐量受损；3′ UTR：3′-untranslated region，3′-非翻译区

2. 胰岛素基因突变的生物学效应　除了上述的糖尿病外，某些胰岛素基因突变（A23S、A23T、L68M、G84R、A24D、G32S/R、F48C、R89C和C96Y/S）亦引起高胰岛素血症和胰岛素原血症，因病情较轻，发病年龄可以在非新生儿期。

3. PNDM的临床特点　纯杂合子突变患者在出生后6个月内发生糖尿病，但与KCNJ11或ABCC8不同的是，胰岛素基因突变者出生低体重，96%以上为纯杂合子突变，β细胞衰竭，高血糖症严重，缺乏C肽分泌，常发生DKA，必需胰岛素治疗。除抗胰岛素抗体阳性（可能与外源性胰岛素治疗有关）外，其他抗体阴性，脑神经功能正常，但可出现肥胖、胰岛素抵抗、黑棘皮病、糖尿病神经病变和视网膜病变。

4. MODY的临床特点　胰岛素基因突变（R6H、R6C、L30M、R46Q、R55C）患者的表现符合传统MODY的诊断标准，患者无肥胖，无酮症，发病年龄<25岁，有糖尿病家族史，遗传方式符合常染色体现行遗传特征，有一定的残存β细胞功能和C肽水平。饮食治疗和口服降糖药或胰岛素治疗有效。

（三）胰岛素基因突变的病理生理　纯合子突变因胰岛素的生物合成减少而导致糖尿病。突变的类型有基因缺失、翻译启动位点突变、无义突变胰岛素、启动子的转录因子结合部位突变、mRNA多聚腺苷酸异常（胰岛素mRNA不稳定）等，这些突变引起胰岛素生成缺乏而无内质网应激，β细胞本身的功能正常，糖尿病伴有高胰岛素血症或高胰岛素原血症。

另一组胰岛素基因突变患者引起轻度糖尿病或糖耐量受损的原因在于合成的胰岛素生物活性降低，临床表现为高胰岛素血症，或者因胰岛素原不能转换组装成胰岛素形成高胰岛素原血症。β细胞的合成功能正常，变异胰岛素本身并不导致β细胞损害。

高胰岛素血症主要见于F48S(Los Angeles胰岛素)、F49L(Chicago胰岛素)和V93L(Wakayama胰岛素)患者,血糖正常或仅有轻度糖尿病伴高胰岛素血症。这些突变影响胰岛素受体的结合部位(B24-Phe、B25-Phe与A3-Val),导致胰岛素与受体结合的亲和性降低,血清胰岛素水平升高伴高血糖症。一般至成年才发生糖尿病和胰岛素抵抗,而且应用饮食控制和口服降糖药有效,个别加用小剂量胰岛素能获得满意疗效。

高胰岛素原血症见于胰岛素基因的四种杂合子突变,突变位点处于胰岛素原C肽-A链交界区(R89H、Tokyo胰岛素原,R89L、Kyoto胰岛素原),或位于B链(R89P、H34D、Providence胰岛素原)。患者的葡萄糖耐量可以正常、减退,或为轻度糖尿病。一般饮食治疗有效。C肽-A链交界区的Arg-89His,H34D突变或C肽的Leu31Pro突变干扰激素原转换酶PC2的作用,使血清胰岛素原升高。新合成的Asp-B10胰岛素原分泌不受血糖调节,且有一定的胰岛素生物活性。

【胰岛素受体和受体后基因突变与糖尿病】

在临床上,IR突变患者有四类表现。第一类最多见,表现为矮妖精貌、生长迟缓和矮小,常伴智力障碍、黑棘皮病或脂肪营养不良症;第二类主要表现为Rabson-Mendenhall综合征,患者有牙畸形、指(趾)甲增厚、黑棘皮病和智力缺陷;第三类累及的是女性,表现为胰岛素抵抗和黑棘皮病;第四类为先天性纤维型非对称性肌病(congenital fiber type disproportional myopathy,CFTDM)。黑棘皮病的特征为皮肤乳头状瘤、表皮角化过度和色素沉着,常发生于颈部、腋窝、肘窝和指关节处。绝大多数黑棘皮病患者都有胰岛素不敏感,但不伴脂肪萎缩,也无过多的胰岛素拮抗激素分泌。少数黑棘皮病为单纯性皮肤病变,不伴胰岛素抵抗,亦无糖代谢紊乱。还有一种重症软骨不发育伴躯干发育延迟与黑棘皮病(severe achondroplasia with developmental delay and acanthosis nigricans,SADDAN),它是由于FGF受体3(FGFR3)基因突变所致,亦不伴胰岛素抵抗。业已证明,IR缺陷是由于IR基因突变所致。突变类型包括点突变、插入、丢失或截短等,导致IR的表达和功能障碍[1]。IR基因突变所致疾病多为单基因遗传性疾病,并以点突变居多,即一个核苷酸突变,使这个密码子所编码的IR中相应的氨基酸被另外的氨基酸取代。只有被取代的氨基酸在IR功能中起着重要作用时,才会引起IR功能的明显异常。

IR突变常引起胰岛素不敏感综合征(图4-2-3-35)。一般根据突变型IR的功能与结构的关系分为五类(图4-2-3-36~图4-2-3-40):Ⅰ~Ⅴ类突变。值得注意的是,在许多情况下,一种突变可引起IR功能的多种改变,如IR的无义突变既有IR合成障碍又存在配体结合活性下降。因而,IR突变类型的划分只是便于胰岛素不敏感机制的阐述,临床所见病例则往往有IR功能的多种异常。而且还出现复合性突变,如在矮妖精症患者中,IR基因编码的IR氨基酸897位为无义突变(父传),另一个等位基因的突变(第234位)为母传,产生复合性杂合子。

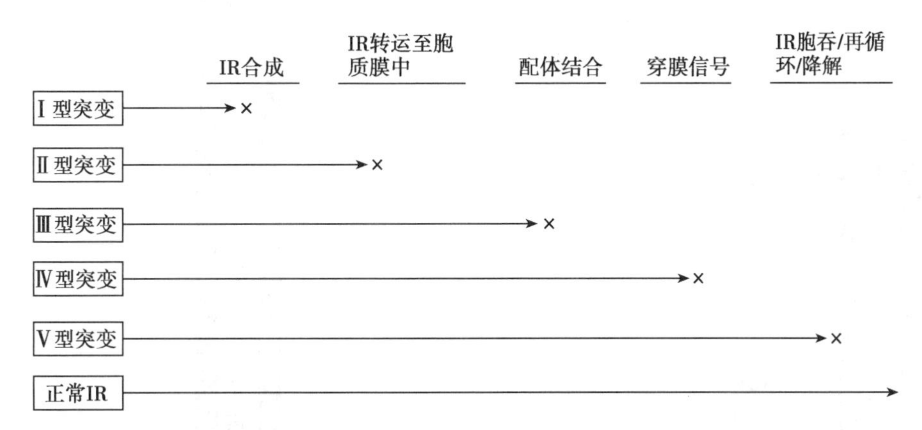

图4-2-3-35 胰岛素受体突变与胰岛素不敏感的病因关系

Ⅰ型胰岛素抵抗:合成缺陷;Ⅱ型胰岛素抵抗:合成后不能转运至胞浆膜中;Ⅲ型胰岛素抵抗:不能与配体结合;Ⅳ胰岛素抵抗:与配体结合后,不能使酪氨酸激酶活化,穿膜信号下降(或缺乏);Ⅴ型胰岛素抵抗:再循环减少,降解增加

(一) Ⅰ类突变

1. 胰岛素受体合成提前终止 胰岛素受体基因的第1~14个外显子编码胰岛素受体的胞外区,胰岛素受体基因的无义突变(发生于133、372、672和897位点)所编码的胰岛素受体无胞外区,或插入突变使读码框架移位,引入1个终止密码子也产生类似后果,如外显子1的10bp缺失,外显子3和14的缺失或外显子-内含子接合处的剪接缺陷等。

2. 顺式作用突变 顺式作用突变(cis-acting mutation)使胰岛素受体mRNA生成减少或产生不稳定型mRNA,使胰岛素受体合成量降低及胰岛素受体数目减少。这类突变罕见,主要见于胰岛素受体基因遗传性缺失。

(二) Ⅱ类突变 α亚基的N端和胞外袢有19个N-糖化位点,此外,α亚基的N端还有两个较大的配体结合肽段(L1和L2),此段为螺旋结构,并与富含半胱氨酸的杆状肽段相连。胰岛素受体原的转录后加工使胰岛素受体的分子量增加(α亚基由120kD增至135kD),β亚基由85kD增至95kD),这是保证胰岛素受体功能正常的重要前提,但有些突变使胰岛素受体原的分子折叠障碍,使大量的胰岛素受体原不能通过内质网和高尔基体。Ⅱ类突变主要有V382F、V28A、A15K、G31R和H209R等。Ⅱ类突变型胰岛素受体原

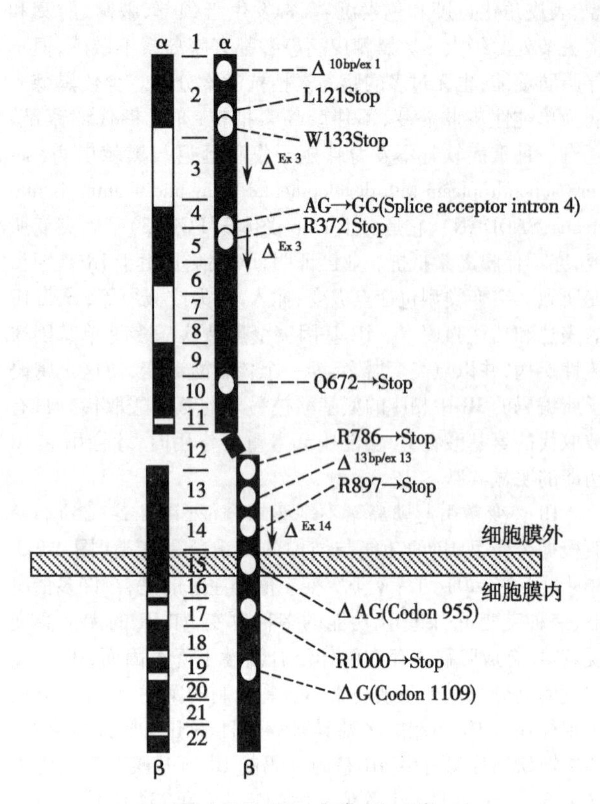

图 4-2-3-36 Ⅰ类 IR 突变

突变使胰岛素受体合成的终止密码子提前出现，表达被截短了的胰岛素受体

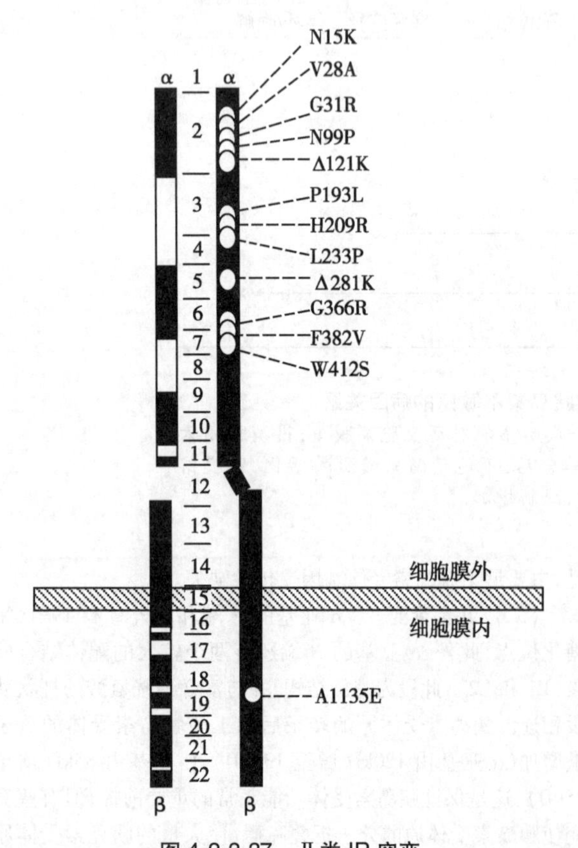

图 4-2-3-37 Ⅱ类 IR 突变

突变位于α亚基，突变导致胰岛素受体的翻译后修饰异常及胰岛素受体向膜内转运障碍

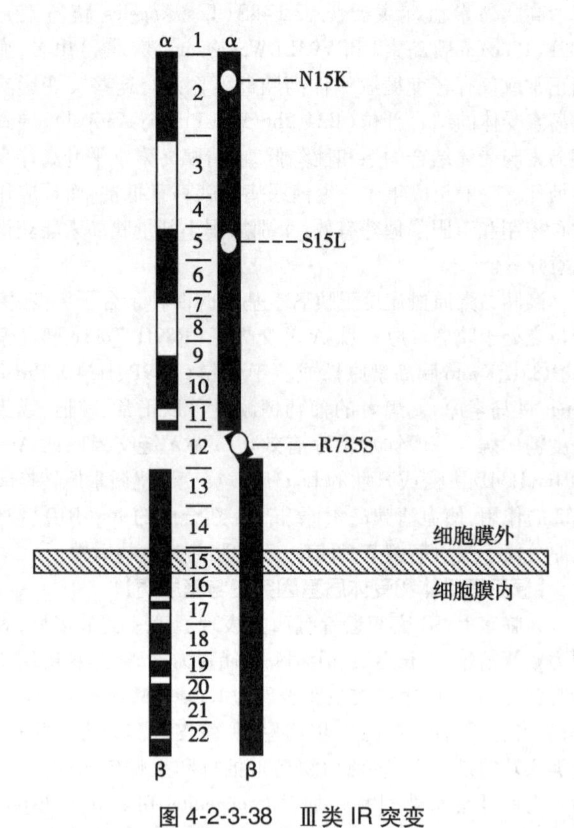

图 4-2-3-38 Ⅲ类 IR 突变

突变位于α亚基，使胰岛素受体与胰岛素的结合亲和性下降

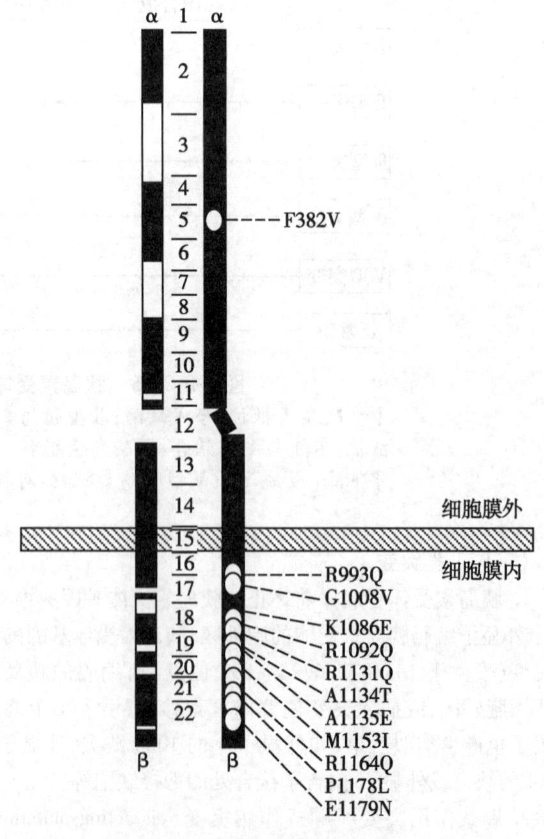

图 4-2-3-39 Ⅳ类 IR 突变

突变型胰岛素受体抑制胰岛素受体酪氨酸激酶活性

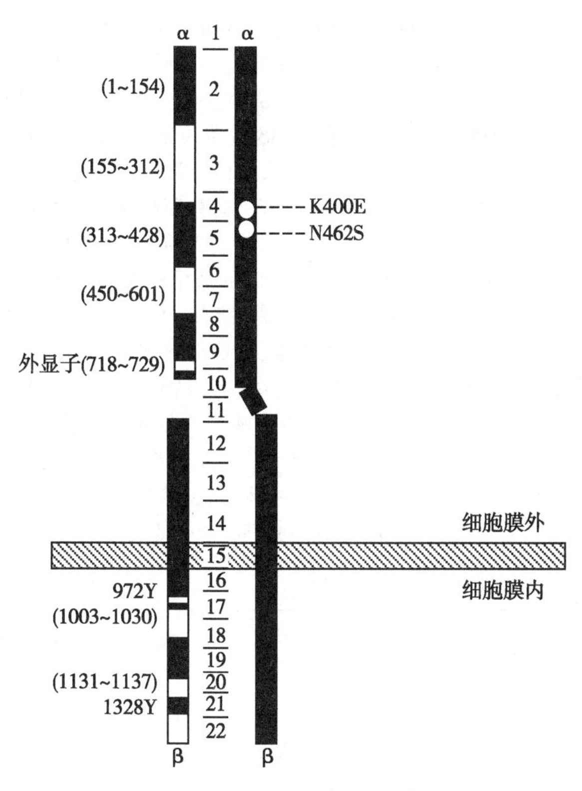

图 4-2-3-40 Ⅴ类 IR 突变

突变位于α亚基，导致胰岛素受体降解加速

仅有10%～20%可被加工，但其与配体(胰岛素)结合的亲和力和β亚基的酪氨酸激酶活性是正常的。另一类突变型胰岛素受体的缺陷使胰岛素受体不能自胞质转运至胞质膜中(如N15K)，这种突变使胰岛素受体与配体的亲和力下降至原来的1/5。此外，Rouard等鉴定出两种L1区突变所致的胰岛素抵抗新类型(D59G和L62P)。D59G突变患者的胰岛素受体与胰岛素结合明显减少；而L62P突变使胰岛素受体蛋白的细胞内区不能形成正常的三级折叠结构和寡聚体，胰岛素受体被迅速降解，胰岛素信号无法传入细胞内，导致胰岛素抵抗。

（三）Ⅲ类突变 胰岛素受体与IGF-1受体和胰岛素受体相关受体(insulin receptor-related receptor，IRR)的结构高度同源。实验发现，如果IGF-1受体的富含半胱氨酸区(191～290)被胰岛素受体中的相同结构域替代，那么这种嵌合型胰岛素受体与胰岛素和IGF-1的结合亲和力都很高。但改变胰岛素受体α亚基N端结构的突变都有可能改变胰岛素受体的配体结合性能(如N15K、S323L及R735S等)。

（四）Ⅳ类突变 这类突变使胰岛素受体β亚基中的酪氨酸激酶活性下降(如R993Q、G1008V和K1068E等)。目前鉴定的Ⅳ类突变已达20多种。此型突变的特点是胰岛素受体胞吞障碍，酪氨酸激酶活性显著下降而胰岛素受体与配体的结合亲和力正常，血清胰岛素升高。酪氨酸激酶活性下降通过优势负性作用而导致胰岛素抵抗，在胰岛素受体基因转染实验中，胰岛素使突变型胰岛素受体掺入胞嘧啶的量仅增加2倍，而野生型胰岛素受体使其增加8倍。

（五）Ⅴ型突变 胰岛素促进胰岛素受体在靶细胞膜上的内陷和胞吞，被胞吞后的胰岛素受体要么被溶酶体降解，要么进入胞膜内再利用(再循环)。溶酶体降解胰岛素受体，引起所谓的胰岛素受体降调节。内饮体(endosome)的pH为5.5，这有利于胰岛素受体与胰岛素的离解。例如，胰岛素受体的K460E和N462S突变使胰岛素受体与胰岛素的离解困难，大量的胰岛素受体不能被再利用，而被降解灭活。

（六）胰岛素受体后信号分子突变 除胰岛素受体缺陷外，受体后信号传导通路中的任何步骤异常均可影响胰岛素信号的转导(图4-2-3-41)，从而导致胰岛素受体后的胰岛素不敏感。影响胰岛素受体后的胰岛素信号传导的因素很多，但目前研究得较少，很多作用环节和作用机制尚未阐明。

1. IRS-2缺陷 IRS属细胞内糖蛋白，共分为四种(IRS-1～IRS-4)，它们的总体结构相似。胰岛素受体激活后，分别将IRS磷酸化，并进一步将磷脂酰肌醇3激酶(PI_3K)的p85

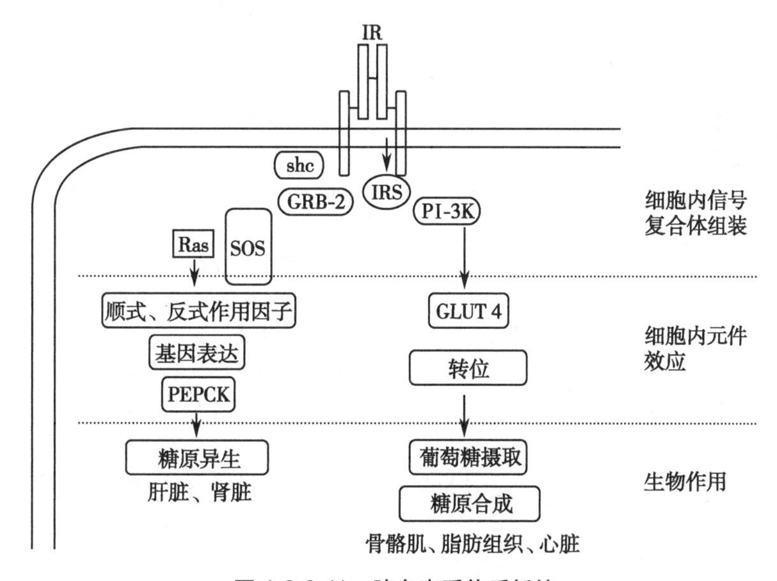

图 4-2-3-41 胰岛素受体后抵抗

IR：胰岛素受体；IRS：胰岛素受体底物；PI3K：磷脂酰肌醇-3激酶；GLUT4：葡萄糖转运体4；PEPCK：磷酸烯醇式丙酮酸羧激酶

调节亚单位、酪氨酸蛋白磷酸酶(SHPTP)-2及生长因子受体结合蛋白(Grb-2)活化，这些蛋白被激活后可启动级联信号，进而激活下游介导代谢反应、细胞生存、生长和分化的多重效应分子。IRS-1主要介导胰岛素在外周组织的效应，调节β细胞分泌；IRS-2主要介导胰岛素在肝脏的作用，对β细胞发育有重要影响；IRS-3和IRS-4的作用尚存争论。当IRS-1缺陷时，可被IRS-2部分代偿；但当IRS-2缺陷时，不能被IRS-1代偿，会出现较重的胰岛素抵抗和葡萄糖利用障碍，且有胰岛β细胞分泌衰竭。

2. IRS磷酸化不足　PI3K家族包括三种类型，Ⅰ型和Ⅲ型的催化亚基与调节亚基形成异二聚体；Ⅱ型不形成异二聚体，具有独特的C2结构域，生长因子和有丝分裂原等多种因素可使其活化，所生成的3-磷酸肌醇脂(PIP、PIP2和PIP3)具有第二信使功能，即作为信号传导分子膜易位活化的“锚”分子。蛋白激酶B(PKB)是原癌基因c-akt的表达产物，它参与由生长因子激活的经PI_3K介导的信号传导过程。与许多蛋白激酶相似，PKB分子具有一特殊的AH/PH结构域(AH/PH domain)，后者能介导信号分子间的相互作用。PKB是PI3K直接的靶蛋白。IRS被磷酸化后，PI3K得到了结合位点，使其活化，PI3K活化产生的脂类第二信使PI-3/4-P2和PI-3/4/5-P3等均能与PKB和磷酸肌醇依赖性蛋白激酶(PDK)的AH/PH结构域结合，使两者转位于质膜上并活化。PDK也能使PKB磷酸化而激活，激活的PKB又进一步激活抗细胞凋亡机制、葡萄糖代谢(糖原合成、糖酵解及葡萄糖的摄取)及蛋白质合成等过程，从而促进细胞的生长和增殖。T2DM患者的胰岛素靶细胞中，IRS磷酸化减少，PKB或PI3K活性下降，这是导致受体后胰岛素抵抗的病因之一。IRS磷酸化减少导致的脂肪营养不良症80%伴有代谢综合征表现，两者的鉴别等见表4-2-3-20和表4-2-3-21，肥胖与脂肪营养发育不良和PEM的鉴别见表4-2-3-22。

表4-2-3-20　综合征性胰岛素抵抗与代谢综合征的代谢变化

综合征	胰岛素抵抗	甘油三酯	脂联素	异位脂肪沉积	PCOS特点
通常的代谢综合征	↑↑	↑	↓	↑↑	↑
脂肪营养不良症	↑↑↑	↑↑	↓↓	↑↑↑	↑↑
胰岛素受体病	↑↑↑↑	↓	↑↑	-	↑↑↑

表4-2-3-21　肥胖-代谢综合征与脂肪营养发育不良的鉴别

指标	肥胖-代谢综合征	脂肪营养发育不良
脂肪总量	↑	↓
瘦素水平	↑	↓
热能摄取	↑	↑
异位脂肪沉积	轻中度	重度
胰岛素抵抗	中度	重度
胰岛素受体表达	高胰岛素血症时下调 血胰岛素正常时上调	高胰岛素血症时下调 血胰岛素正常时上调
治疗	节食/纠正代谢异常	节食/瘦素治疗

表4-2-3-22　肥胖与脂肪营养发育不良和PEM的鉴别

指标	肥胖	脂肪营养发育不良	PEM
体重	↑	↓	↓↓
骨骼肌容量	正常或↓	正常或↓	↓↓
脂肪总量	↑	↓	↓
瘦素水平	↑	↓	↓
热能摄取	↑	↑	↓
异位脂肪沉积	轻中度	重度	轻度
胰岛素抵抗	中度	重度	正常或敏感性增高
胰岛素受体表达	高胰岛素血症时下调 血胰岛素正常时上调	高胰岛素血症时下调 血胰岛素正常时上调	正常
免疫功能	正常	正常	↓↓

注：PEM，protein-energy malnutrition，蛋白-能量营养不良症

3. 经典A型胰岛素不敏感综合征　A型胰岛素不敏感综合征经典型又称卵巢性高雄激素血症-胰岛素抵抗性黑棘皮病(HAIR-AN)。典型A型胰岛素不敏感综合征多见于消瘦的青少年女性(8~30岁)。患者常有糖耐量异常、严重的胰岛素抵抗、黑棘皮病和高雄激素血症，有些患者伴轻度肥胖。据文献报道，严重胰岛素不敏感的患者每日胰岛素的用量可超过15万U，而且作用甚微。少见的临床表现为儿童期生长过速、肢端肥大和反复肌肉痉挛等。女性患者常有卵巢功能低下和多囊卵巢，伴原发性或继发性闭经、多毛及不同程度的男性化，血睾酮水平升高。HAIR-AN综合征有时是多囊卵巢综合征胰岛素抵抗的表现形式之一，其病因未明。一些患者存在遗传和环境因素引起胰岛素抵抗和雄激素增多症及无排卵不孕症。

研究表明，HAIR-AN综合征患者的胰岛素受体基因存在不同的缺陷。将患者的细胞(肝细胞或肌细胞)进行培养，发现细胞结合胰岛素的能力下降，主要是由于胰岛素受体数目下降或胰岛素受体亲和力改变。另有研究表明，可有胰岛素受体自动磷酸化缺陷或受体原转化为成熟胰岛素受体过程异常。患者血中无抗胰岛素受体抗体或其他抑制胰岛素受体功能的物质。这些患者与肥胖患者受体结合力下降相比，后者限制热量摄入和减轻体重后胰岛素结合力可改善，而前者对饮食治疗无反应。Globerman等分析了15例HAIR-AN综合征患者的胰岛素受体基因的第17~21个外显子酪氨酸激酶序列，HAIR-AN综合征患者常出现C984T突变，但这种突变亦见于正常人，说明酪氨酸激酶突变不是引起胰岛素抵抗的常见病因(表4-2-3-23)。部分患者有家族遗传史，有的父母为近亲婚配。这种患者对氯米芬的治疗往往无反应，必要时可试用胰岛素增敏剂。雄激素增多症的治疗困难，卵巢楔形切除可明显降低血清雄激素水平，减轻黑棘皮病症状。

此外,氟他胺(flutamide)和螺内酯对本综合征患者的多毛症也有一定疗效。Pfeifer 等报道,1 例伴胰岛素瘤的 HAIR-AN 综合征患者在接受部分胰腺切除后,病情得到缓解。

表 4-2-3-23 HAIR-AN 综合征(30 例)的临床特点

临床特点	发生率
年龄范围(岁)	10~21
平均发病年龄(岁)	15.5±2.7
种族	白种人 20(40%)/黑种人 27(54%)/其他 3(6%)
月经初潮(岁)	10.8±1.3
体重(kg)	94.5±20.1
BMI(kg/m²)	33.1±4.1
既往妊娠	妊娠者 3(6%)/不孕者 47(94%)
性生活	正常者 15(30%)/缺乏者 35(70%)
合并症	有合并症者 37(74%)/无合并症者 13(26%)
抑郁	12(24%)
双相情感障碍	2(4%)
智力障碍	1(2%)
反复头痛	17(34%)
过敏反应	22(44%)
高血压	4(8%)
胃食管反流	4(8%)
2 型糖尿病	8(16%)

4. 变异 A 型胰岛素不敏感综合征 一种 A 型变异型(亦称为 C 型)其胰岛素受体结构和功能正常,缺陷主要发生于胰岛素受体后,呈常染色体隐性遗传,主要缺陷在胰岛素信号传导系统,但胰岛素受体基因突变也可引起信号传导障碍。此外,Longo 等发现 1 例 Rabson-Mendenball 综合征患者在皮下注射 0.1~0.2mg/kg 的重组人 IGF-1(rhIGF-1)后,血清 IGF-1 水平仅暂时性升高,IGF-1 半衰期明显缩短(仅 1.3~3.0 小时,正常 17~22 小时)。Rabson-Mendenhall 综合征患者有黑棘皮病、男性化和胰岛素不敏感,并有松果体增生、指甲和牙齿营养不良。另一种 A 型变异型见于部分多囊卵巢和高雄激素血症患者,常因不孕和男性化而就诊。患者的血胰岛素水平很高,且胰岛素抵抗严重。病情呈进行性发展,最后发生酮症酸中毒及矛盾性空腹低血糖症。Longo 等报道 1 例本综合征患者,胰岛素受体 β-亚基的激酶区存在两个错义突变(I1115T 和 R1131W),该患者在出生时频发空腹低血糖症和餐后高血糖症,3 年后出现持续性高血糖症,6 年后又出现特征性低血糖症,随着年龄的增大,血糖逐年升高,血胰岛素逐年下降。其胰岛素受体缺陷较 A 型患者轻,部分患者的胰岛素不敏感可在限制热量后改善,提示有后天性胰岛素受体缺陷,而胰岛素受体基因的缺陷较轻。

5. 经典 B 型胰岛素不敏感综合征 该综合征的病因与抗胰岛素受体自身抗体直接与胰岛素受体结合阻滞受体的作用有关。一般可采用结合-抑制试验、免疫沉淀试验和 α 球蛋白胰岛素样活性测定等方法来检测抗体。典型的抗胰岛素受体抗体为多克隆 IgG,部分患者可有大分子量的 IgM 抗体。抗胰岛素受体抗体能与胰岛素竞争,故可视为胰岛素与胰岛素受体结合的竞争物。有些胰岛素受体抗体能识别胰岛素受体的 β 亚基或 α 亚基,有些在与胰岛素结合后有拟胰岛素作用,故可发生低血糖症。但时间长(>6 小时)则出现胰岛素不敏感。研究表明,二聚体抗体有拟胰岛素活性,而单体抗体则有抗胰岛素作用。

女性多见,女∶男为2∶1,发病年龄多在 40~60 岁。几乎所有患者都伴有其他自身免疫性疾病,1/3 的患者有系统性红斑狼疮或干燥综合征。80%的患者有严重的黑棘皮病,并与胰岛素不敏感的程度相平行。症状时重时轻,血沉增快,血清γ球蛋白增高。曾报道 1 例由于胰岛素受体抗体所致的胰岛素抵抗综合征患者的每日胰岛素用量高达 154 075U 仍无效,但加用糖皮质激素后,临床状况明显改善,继而血糖恢复正常,且不再需要胰岛素和糖皮质激素治疗而逐渐自行恢复。有时,抗胰岛素受体抗体具有广泛的致胰岛素不敏感作用。Auclair 等报道,抗胰岛素受体自身抗体不但可阻断胰岛素受体活性,而且还可拮抗 IGF-1 活性,自身抗体可与胰岛素受体的结合部位结合,导致胰岛素抵抗,并诱导胰岛素受体数目下降(50%)。同时胰岛素受体的酪氨酸激酶活性也有缺陷,胰岛素受体和 IRS-1/IRS-2 缺乏胰岛素诱导的自动磷酸化,使细胞对 IGF-1 不敏感(发生于 IRS-1/IRS-2 部位)。由于抗胰岛素受体抗体导致胰岛素受体对胰岛素抵抗,阻滞 IGF-1 的生物活性等多种效应尚属首次发现,这种胰岛素抵抗发生的部位既有胰岛素受体前因素也有胰岛素受体和胰岛素受体后因素,又称为复合型胰岛素抵抗综合征。

B 型胰岛素抵抗的特点是严重高血糖症,且对外源性胰岛素治疗抵抗(胰岛素用量可达 18 000U/d),胰岛素抵抗解除后则发生严重低血糖症。治疗困难,死亡率极高。人们在应用大剂量免疫抑制剂治疗狼疮性肾炎时发现,抗胰岛素受体抗体被同时抑制。抗 CD-20 利妥昔单抗(rituximab)抑制 B 淋巴细胞的抗体生成,而脉冲性糖皮质激素可阻滞浆细胞的抗体分泌,而低剂量免疫抑制剂(如环磷酰胺或环孢菌素)能抑制非特异性 B 淋巴细胞和 T 淋巴细胞功能。采用此种药物联合治疗方案(图 4-2-3-42)可获得较佳效果。

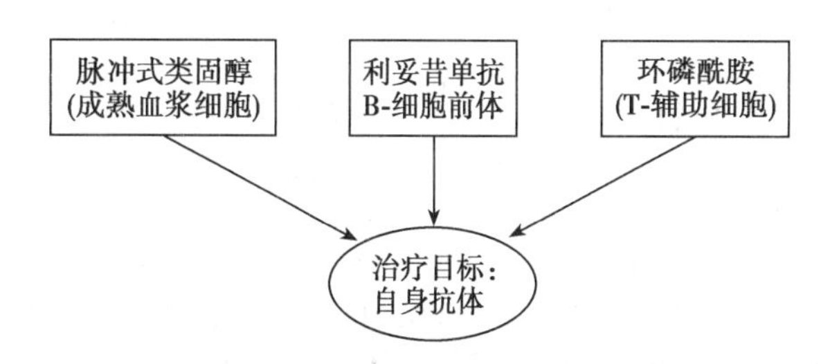

图 4-2-3-42 B 型胰岛素抵抗的治疗策略

胰岛素受体自身抗体引起胰岛素抵抗,消除自身抗体是治疗的关键;脉冲性类固醇激素作用于抗体生成的浆细胞,抑制抗体生成;小剂量免疫抑制剂环磷酰胺或环孢素抑制非特异性 B 淋巴细胞和 T 淋巴细胞功能

6. 变异型 B 型胰岛素抵抗综合征 运动失调性毛细血管扩张症是罕见的常染色体隐性遗传综合征。其特点为进行性小脑共济失调,毛细血管扩张可累及视网膜和皮肤,有的患者反复发生呼吸道感染和免疫功能紊乱。约 60%的患者有糖耐量减低、高胰岛素血症和对外源性胰岛素敏感性下

降。患者胰岛素受体正常，但血中存在低分子量IgM，与胰岛素不敏感的程度相关。初发T2DM患者可有抗胰岛素受体抗体，但罕见，这些抗胰岛素受体抗体滴度低，对胰岛素作用无明显影响。

（七）Werner综合征 Werner综合征（WS）基因编码的WS蛋白存在核酸外切酶结构域和DNA螺旋结构域，它们在DNA复制与转录时，可破坏DNA结构，使基因组不稳定，这是WS的常见病因，但也可能还伴有基因转录水平上的缺陷，故Werner综合征患者易发生各种肿瘤。患者的肿瘤患病率较高，主要是肉瘤和脑膜瘤。20%～45%患者有糖尿病，并有轻度高胰岛素血症和胰岛素不敏感，其临床表现酷似代谢综合征，腹部脂肪堆积伴早发性动脉粥样硬化，但无酮症酸中毒。少数患者可并发糖尿病视网膜病和肾脏疾病，饮食治疗可控制高血糖。本病患者的胰岛素抵抗也与GLUT1异常有关。胰岛素受体后信号传导有赖于PI_3K的活化，WS患者成纤维细胞中含GLUT1的浆膜囊泡有磷脂酰肌醇3（PI_3）缺陷，使GLUT1与膜融合障碍，GLUT1插入浆膜困难而导致胰岛素抵抗，但这是一种与胰岛素受体无直接关系的胰岛素抵抗综合征。取患者的细胞在体外条件下培养，其表型不一致，伴多发性DNA缺陷，并可发现Werner位点（WSN）的各种突变（如L1074F和C1367R等）。

（八）其他遗传性胰岛素抵抗综合征 多为常染色体隐性遗传病，是一种单基因遗传性胰岛素不敏感，其特点是四肢、躯干和臀部的皮下脂肪萎缩，但又伴有中枢性肥胖、胰岛素抵抗、糖尿病、血脂异常和高血压。候选基因定位于1q21，其中编码lamin A和lamin C的LMNA基因存在突变，使核膜结构缺陷，引起胰岛素抵抗。先天性全身性脂肪营养不良症（congenital generalized lipodystrophy，CGL）患者自幼发病，为常染色体隐性遗传病。处于代谢活跃的脂肪（皮下、腹下、胸内和骨髓等）萎缩和消失，而代谢不活跃的脂肪（掌心、眼球后、面颊部和舌下等处）组织不受累。家族性部分性脂肪营养不良症（familial partial lipodystrophy，FPL）为常染色体显性遗传病，一般至青春期才发病，开始丢失的是四肢的皮下脂肪，而颈部和面部的脂肪增多，其他处于代谢活跃的脂肪组织正常。

细胞的核包膜由内、外两层组成，是细胞分化和穿核膜物质转运的主要结构。Lamin为核包膜的主要蛋白质，可分为A、B和C三型。A和C型lamin是LMNA基因（1q21）的表达产物，而B型lamin由另一种基因编码。A/B型lamin蛋白由头部（球状）、中部（杆状）和尾部组成。现发现，LMNA基因突变是导致FPLD的分子病因（如R482Q），但导致CGL的分子病因仍未找到。

1. 脂肪营养不良症（LDS） LDS具有如下特点：①CGL和FPLD为两种病因和遗传方式均不一样的疾病，类似的只是表型（具备脂肪营养不良、高雄激素血症和胰岛素不敏感等）特点。②LMNA基因的不同突变类型均可分别引起FPLD、Emery-Dreifuss肌肉萎缩（Emery-Dreifuss muscular dystrophy，EMD）1或EMD2。EMD首次发现时被描述成X连锁肌肉萎缩症，但也有常染色体显性和常染色体隐性形式的报道。进一步的研究显示EMD尽管有不同的遗传学形式，但有共同的病理生理背景。③脂肪萎缩性糖尿病包括一组病因和临床表现不均一的、罕见的综合征。其特征是胰岛素不敏感和皮下脂肪组织缺乏。根据遗传方式和脂肪萎缩的范围，LDS可分为不同的类型，包括两种先天性全身脂肪萎缩，其中一种为显性遗传的Dunnigan综合征，另一种是隐性遗传的Seip-Berardinelli综合征，还有获得性的全身脂肪萎缩（Lawrence-Moon-Biedl综合征）和不同类型的局部脂肪萎缩综合征等。

2. Dunnigan综合征 亦称Dunnigan-Kobberling综合征。Dunnigan最早报告了2个苏格兰家族有这种显性遗传的先天性全身脂肪萎缩，脂肪萎缩发生于躯干和四肢，呈对称性分布，面部脂肪萎缩少见，其他的临床特征包括黑棘皮病、胰岛素不敏感和结节性黄色瘤等。据报道，患者可用胰岛素增敏剂和调脂药治疗，有时可成功地妊娠和分娩。

3. Seip-Berardinelli综合征 这是一种隐性遗传的先天性全身脂肪萎缩综合征，较常见，患者父母常为近亲婚配，男女发病概率相等。在婴儿期即可有脂肪萎缩，缺乏肾脏周围、腹膜后及臀部脂肪。皮下脂肪萎缩使甲状腺和周围静脉显露。常并存黑棘皮病，且比后天性脂肪萎缩更严重。患者伴有智力发育障碍、第三脑室畸形和精神障碍。其他特征包括生长加速、骨龄提前、肌肉肥厚（“大力士”体征）、肢端肥大症样面容、皮肤变厚和手足肥大，但血脂正常。肝脏可因脂肪和糖原储存增多而肿大，血脂异常症可引起黄色瘤和高脂血症性视网膜改变。女性患者常有多囊卵巢和月经紊乱。基础代谢率明显增加，甲状腺功能正常。血甘油三酯常超过17mmol/L，这是由于脂蛋白清除减少和合成增加所致。胰腺β细胞功能正常，血液中无胰岛素抑制物或抗胰岛素和抗胰岛素受体抗体。患者可并发糖尿病肾病、周围神经病变、视网膜病变、肝大、肝硬化和门静脉高压症等。

4. Lawrence综合征 本征由Lawrence于1946年首次报道。其临床表现为全身性脂肪萎缩，胰岛素不敏感，但无酮症。基础代谢率增高、高血脂和肝大。此综合征无家族遗传史，多发生于女性，女性与男性的比例为2∶1。通常于儿童期或青春期发病，约4年后出现糖尿病，伴肝大或肝硬化。动脉硬化加速可使患者较早发生冠心病。

5. 进行性局部脂肪萎缩综合征 详见第4篇第7章第6节。进行性局部脂肪萎缩主要发生于面部和躯干上部，腰以下脂肪常正常或增加，偶尔脂肪萎缩可累及下半身或其他部位（女性更易发病）。此综合征可能是全身脂肪萎缩中较轻的变异型，局部脂肪萎缩发展为全身脂肪萎缩者罕见，但在同一家庭中此两型可同时存在。通常在儿童期发病，一些患者伴有低补体血症性肾炎和系统性红斑狼疮（SLE）的临床特征，故与先天性脂肪萎缩者不同。本征的病因尚不明了。先天性脂肪萎缩患者并不缺乏脂肪细胞，但这些细胞不成熟，不含脂滴。在一些先天性类型中，有胰岛素受体数目减少。有研究表明，这些患者胰岛素受体与胰岛素结合正常甚至增加，或严重的胰岛素不敏感可能主要与胰岛素受体后缺陷有关；部分患者胰岛素清除增加。有学者给动物注射一种从该征患者尿中提取的物质，可使动物产生胰岛素不敏感和脂肪萎缩。然而，这种因子并非特异性的，在糖尿病和肾病患者尿中也有发现。也有人曾提出下丘脑病因学说，因为一些脂肪萎缩患者有下丘脑损伤。

6. Alström综合征 此综合征是一种常染色体隐性遗传病，由Alström等于1959年首次报道。其临床表现为儿童期失明（色素性视网膜炎）、严重神经性耳聋、肥胖、糖尿病和尿崩症，无神经发育不全和多指畸形，故有别于Laurance-Moon-Biedl综合征。组织对精氨酸加压素（AVP）、胰岛素和促性腺激素作用不敏感，因而发生尿崩症、糖尿病和性腺功能低下。亦可有高甘油三酯血症和高尿酸血症。约90%的患者于11～20岁时发生糖尿病，其临床表现与T2DM相似。可伴有齿龈炎和龈色发黄。光镜和电镜下可见基底膜不规则，髓鞘分层。无病理性牙生长异常，亦可伴有线粒体功能缺陷，甚至引起肝衰竭。一些患者有高胰岛素血症和黑棘皮病，需用磺脲类药物或胰岛素控制血糖。

7. 肌强直性营养不良（myotonic dystrophy） 为常染色体显性遗传病，病变基因定位于第19号染色体。其特征为前额秃顶、白内障、心肌病、肌萎缩和肌强直，睾丸纤维化或萎缩，男性乳腺发育，血浆促性腺激素升高。女性患者有卵巢功能衰竭。20%～30%的患者有糖耐量低减，但临床糖尿病少见，一般为轻度高胰岛素血症和胰岛素不敏感。

8. 矮妖精综合征 最早报道于1948年，是一种罕见的先天性胰岛素不敏感综合征。其特点为"小妖精"面容、两眼距增宽、多毛、皮下脂肪萎缩、黑棘皮病、宫内及出生后生长均迟缓。有的患者与其他罕见的遗传综合征相似，但唯有矮妖精综合征有代谢缺陷，包括严重胰岛素不敏感和高胰岛素血症，并有空腹低血糖发作和餐后高血糖状态。对少部分病例进行较深入的研究表明，无论在表型或生物化学方面，该综合征都是一种不均一的疾病。男女比例为1∶2。约1/3患者的父母系近亲婚配，部分患者有染色体异常，胰岛细胞增生，胰岛素分子结构一般正常。多数患者于1岁前死亡。将患者的细胞进行体外培养，可发现组织细胞对胰岛素不敏感，提示胰岛素的作用有缺陷。胰岛素受体数目或亲和力下降，一些患者有胰岛素刺激后的胰岛素受体酪氨酸激酶活性下降。有研究表明，患者存在两种不同的、相对较轻的遗传性胰岛素受体缺陷。这两种缺陷分别来自患者的父亲和母亲，其结果使胰岛素作用缺陷更为严重。单独的胰岛素作用异常不能解释躯体畸形和早年夭折。有学者发现，患者对生长因子（如IGF-1和EGF）和胰岛素均不敏感，其机制尚不明了。

9. Laurence-Moon-Biedl综合征 此综合征为常染色体隐性遗传疾病，其遗传缺陷本质未明。诊断主要根据其临床特征，包括肥胖、神经发育不良、语言障碍，口腔、牙齿、耳鼻和听力障碍，指（趾）畸形（多指、并指和短指）、性腺功能减退、色素性视网膜炎和肾小球硬化等，约6%的患者伴有糖尿病。

10. Rabson-Mendenhall综合征 此综合征为常染色体隐性遗传疾病，患者有出牙早、牙畸形、皮肤干燥、指甲厚、多毛、青春发育期提前、外生殖器增大、松果体增生和糖尿病，胰岛素受体数目减少，亲和力下降。患者通常于青春期前死于糖尿病酮症酸中毒。有的患者1天用数千单位胰岛素仍不能控制酮症。

11. Fanconi-Bickel综合征 Fanconi-Bickel综合征表现为肝和肾的糖原贮积，伴肾小管功能障碍和佝偻病。一些病例为GLUT2基因突变所致，另一些病例的肝磷酸化酶激酶活性下降。Burwinkel等分析了1个Fanconi-Bickel综合征家族的GLUT2基因和PHK 3个亚基基因的序列，发现本综合征在遗传学上存在不均一性，PHKA2、PHKB和PHKG2正常，但GLUT2存在纯合子的错义突变（P417L）。417位的脯氨酸为葡萄糖转运酶异构体（glucose permease isoforms）的保守氨基酸，如发生突变（纯合子），则导致Fanconi-Bickel综合征，而PHK活性下降（可能与GLUT2缺陷有关），糖原在细胞内贮积引起继发性变化。引起本综合征的GLUT2基因的其他突变类型有：ivs2-2A→G（剪接部位突变）、Q287X（无义突变）、L389P和V423E（错义突变）等。

12. GLUT1缺乏症 GLUT1缺乏症是由于GLUT基因先天性缺陷引起的临床综合征。首先报道于1991年。患者脑组织的葡萄糖转运异常（脑脊液中的葡萄糖含量降低），引起癫痫样发作性脑病和生长发育迟缓与运动神经障碍。现已报道，一些散发病例存在GLUT1基因的杂合子突变，这种突变使91位的甘氨酸被门冬氨酸替代，因而影响到第2和第3螺旋区之间的Arg-X-Gly-Arg-Arg序列，并进一步累及胞质的锚定点（anchor point）功能。红细胞摄取3-0-甲基-D-葡萄糖显著减少（常染色体显性遗传）。

13. 低体重儿 低体重儿的病因未明，多数与相关基因突变有关，如SHOX、GH1、GHR、IGF1、IGF-1R、IGF2、IGFBP1-6、NSD1、GRB10、STAT5B、ALS、SOCS2和SOCS3等，部分患儿伴有糖代谢异常。但至成年后，如果发生肥胖，则容易并发糖尿病。

14. 先天性高胰岛素血症 是由于胰岛素分泌异常所致，主要见于新生儿持续性高胰岛素血症性低血糖症（PHHI），其中以隐性遗传型ABCC8和KCNJ11突变最常见，偶见于HADH突变；显性遗传型的病因主要是ABCC8、KCNJ11、GLUD1、GCK、HNF4A和SLC16A1突变。组织学上可分为弥漫性增生型、局部增生型和非典型性增生型。

15. GLUT2突变 引起Fanconi-Bickel综合征、糖原贮积症或糖尿病。

16. 血色病 详见第5篇第3章第1节。血色病的病因未明。多数临床表现与铁吸收过多和在肝、心脏及胰腺等组织贮积有关。遗传性血色病主要由遗传性血色病相关基因（HFE）突变引起（如H63D、S65C和C282Y）；纯合子占90%，其中H63D占10%。约65%发生T2DM，伴慢性血管并发症（微血管病变，大血管病变），存在胰岛素抵抗，但用胰岛素治疗有效。原发病有肝大、肝硬化、皮肤色素沉着、心脏扩大、心肌病和心衰等。在新诊断的T2DM中应常规排除血色病可能，因为遗传型血色病杂合子也有轻度铁质沉着，而在T2DM中有9.8%为C82Y突变，26%有H63D突变（尤其是非肥胖者）。HFE基因突变为致T2DM的原因之一，但也有反对意见。本病的分子诊断有赖于聚合酶链反应-限制性片段长度多态性（PCR-RFLP），但引物设计和反应条件不当可导致错误结果。

17. 遗传性复发性胰腺炎 为常染色体显性遗传，部分与胰蛋白酶原基因突变（R117H）有关，另一些患者可能与胰腺结石蛋白（pancreatic stone protein）减少有关。多见于儿童和婴幼儿，成人亦可发病。反复发作胰腺炎可导致胰腺纤维化和钙化，可伴有糖尿病，偶可出现酮症酸中毒。胰腺结石是由于胰腺结石蛋白减少，抑制胰液中$CaCO_3$结晶的作用减弱所致。本病胰腺癌的发生率增高。

18. 囊性纤维化-糖尿病综合征(CFDM) 为常染色体隐性遗传病,多见于西方国家,我国少见。约75%有不同程度的糖耐量低减或临床糖尿病,但很少发生酮症,尽管病程长,却不易发生慢性血管并发症,但必须用胰岛素控制糖尿病。胰岛素敏感性正常,但胰岛素清除率增加。

19. Schmidt综合征/APECED综合征/IPEX综合征 病因未明。

Schmidt综合征与自身免疫性调节因子(autoimmune regulator,AIRE)基因突变(如W78R、P252L、Q358X、P539L、1058delT、p.F77S和p.V22_D23del等)有关。多数伴有T1DM,其病因和临床表现与T1DM无异,并可检出多个内分泌腺(甲状腺、甲状旁腺、胰岛和性腺)的自身抗体。可伴有慢性肾上腺皮质功能减退、慢性淋巴细胞性甲状腺炎、甲旁减、恶性贫血和性腺功能减退症等,是多发性内分泌腺功能衰竭综合征之一[14]。

APECED综合征(自身免疫性多内分泌腺病-念珠菌病-外胚层发育不良综合征)为单基因遗传性自身免疫病,AIRE1基因定位于第8号外显子,目前发现其有13bp缺失及其他各种突变。

IPEX综合征(X-连锁遗传性免疫失常-多内分泌腺病-肠病综合征)与IPEX基因(定位于Xp11.23-q13.3)相关的一种DNA结合蛋白基因——FOXP3的突变有关。IPEX综合征可能是多发性自身免疫性内分泌腺综合征的一种新类型[15],详见第2篇扩展资源20。

20. DeMorsier综合征(中隔-眼发育不全综合征,septo-optic dysplasia,SOD) 患者有中隔和眼发育障碍,部分患者有单一性GH缺乏,另一些患者存在多种垂体激素缺乏或低促性腺激素性性腺功能减退症或前脑畸形。

21. Laron综合征 是原发性生长激素受体缺陷所致,表现出对生长激素不敏感。婴幼儿患者易发生低血糖症,青春期发育(延迟)后自动缓解,另一方面也可由于IGF-1缺乏而引起胰岛素抵抗和T2DM。

22. 毛细血管扩张性共济失调症(ataxia-telangiectasia,AT) 是一种罕见而严重的遗传性疾病,临床主要表现为易发生肿瘤以及对某些化疗和放射治疗高度敏感,还可有全身多系统的功能损害,其中包括进行的神经退化,部分患者有糖尿病,多数为糖耐量低减,伴高胰岛素血症及胰岛素抵抗。现认为,毛细血管扩张性共济失调症突变基因(ataxia-telangiectasia mutated,ATM)与该症的发生有关。

23. Wolfram综合征 现已克隆出一种Wolfram综合征基因(Wolfram syndrome gene,WFSI),定位于4p16。WFSI基因与双向情感障碍(bipolar affective disorder)有联系,糖尿病表现同T1DM。精神病与T1DM并存时,要首先想到Wolfram综合征可能。

1型Wolfram综合征(WS1)属于常染色体隐性遗传性疾病,临床表现为尿崩症、糖尿病视神经萎缩和耳聋(DIDMOAD综合征)。WS1(WFS1)基因编码的wolframin蛋白是维持β细胞内质网功能的关键性调节因子。WS2的病因与CISD2基因突变有关,表现为早发性视神经萎缩糖尿病和耳聋,但不发生尿崩症。CISD2编码的内质网间膜小蛋白(endoplasmic reticulum intermembrane small protein,ERIS)也定位于内质网。

24. 家族性胰岛素抵抗伴黑棘皮病-多囊卵巢-性腺功能减退-色素性视网膜病-迷路性耳聋-智力低下综合征 患者有明显的胰岛素抵抗和黑棘皮病。病因与胰岛素受体突变有关,均伴色素性视网膜病变、继发性白内障、迷路性耳聋及智力低下(脑萎缩)。女性患者还有继发性闭经和多囊卵巢。男性有乳腺发育和高促性腺激素性性腺功能减退,故与Alström综合征不同。

25. Prader-Willi综合征 详见第2篇第2章第7节。本病的胰岛素抵抗与肥胖有关[17]。一般认为糖尿病是本综合征的一种并发症(7%~20%);由于本综合征对GH治疗有良好反应,故一些患者糖代谢紊乱也可能是GH治疗后的并发症,而非胰岛素抵抗或肥胖所致。在临床上,似乎两种情况都存在,所以要更好地解释本综合征中糖尿病的发病机制,可将之分为胰岛素抵抗型和非胰岛素抵抗型两类。另外,肥胖与胰岛素抵抗的关系可能与通常的肥胖患者有所不同,因为非肥胖的本征患者胰岛β细胞对葡萄糖的反应性也下降,肥胖与胰岛素抵抗并无直接的联系。肥胖和胰岛素抵抗者用二甲双胍或胰岛素增敏剂治疗有效。另一种非Prader-Willi综合征的类似病例的表现型与Prader-Willi不同,如身材矮小、糖尿病、黑棘皮病和肠肛闭锁症与Angelman综合征类似,但基因型仍与Prader-Willi综合征相似。

26. Down综合征(21-三体综合征,先天性愚型) 偶尔合并甲亢和T1DM(酮症酸中毒),甲状腺^{99m}Tc摄取增加。成年Down综合征患者常发生T2DM。另外,本综合征的糖尿病可能为先天性,而非一般意义上的T1DM或T2DM。患者存在先天性选择性胰岛β细胞缺陷。不易发生糖尿病视网膜病,其原因未明。Down综合征亦可合并糖尿病、甲减和自身免疫性肠病,提示本征存在自身免疫功能的某种缺陷,似乎是多发性自身免疫性内分泌腺功能衰竭的一种特殊类型。而且,患糖尿病的母亲分娩的Down综合征患儿更易伴发糖尿病(相对危险度为2.75)。

27. Pearson骨髓-胰腺综合征 病因未明,可能与mtDNA缺失有关。本综合征可能至少有两种类型。多数Pearson骨髓-胰腺综合征可伴糖尿病,但可表现为贫血、肾小管病变和糖尿病,与一般的Pearson骨髓-胰腺综合征有别。这种患者的线粒体DNA有明显缺失(主要见于白细胞、肝细胞、肾脏和肌肉细胞)。骨髓组织中含大量髓样前体细胞、环状线粒体和幼红细胞,肝脂肪变性和纤维化,胰岛数目减少和萎缩,肾小管空泡变性,mtDNA有大段缺失。

28. PAPA综合征(化脓性无菌性关节炎-坏死性脓皮病-痤疮综合征) 呈常染色体显性遗传。Lindor等报道一家族三代中有10人发病,临床表现为小关节的无菌性化脓性关节炎,对糖皮质激素有良好反应,伴化脓性囊性痤疮(于青春发育期及其以后发生)。有些患者伴有T2DM,在针刺或注射部位可形成脓肿。

29. Kearns-Sayre综合征 临床表现主要有甲旁减和耳聋。Wilichowski等发现患者的mtDNA重排,重排的位点各不相同(7813、8348、8587和9485等),或出现缺失,多发生于编码肽类物质的多个基因区和tRNA基因区。重排和缺失的发生率为25%~53%,这是引起多系统损害和发育不全的分子机制。其中选择性ATP缺乏导致PTH的信号传递障碍,最终引起甲旁减和耳聋。PTH缺乏引起手足抽搐,用小剂量1,25-$(OH)_2D$可控制发作。有些患者有糖耐量减低或糖尿病,机制未明。有的表现为T1DM并可发生酮症酸中毒。一些资料表明,特发性甲旁减和T2DM存在遗传联系。

30. 遗传性糖尿病伴耳聋综合征 又称为母方遗传性糖尿病与耳聋综合征(maternally inherited diabetes and deafness, MIDD),病因未明,少数与mtDNA突变(1%~2%)有关,并伴有明显的胰岛素抵抗,故与Kearns-Sayre综合征不同。

31. 毛发稀少-尿糖综合征(hypotrichosis and glucosuria syndrome) 头发稀少和易脆,伴尿糖阳性,但无糖尿病或肾脏病变。用偏振光显微镜和扫描电镜发现毛发发干扭曲,其表现同毛发扭曲症(pilitorti)、结节性脆发症(trichorrhesis nodosa)和假性念珠发症(pseudomonilethrix)。毛发中的硫化磺基丙氨酸(sulphonic cysteic acid)减少而半胱氨酸和毛硫化氨基酸(lanthionine)增多。患者的毛发稀少、毛发发干缺陷、毛发蛋白的氨基酸组成异常和尿糖阳性,这种综合征是一种新的遗传代谢性疾病。

32. 18q-综合征 Gordon等报道1例18号染色体部分缺失[46,XX,del(18)(q22.2)],患者有甲减、糖尿病、矮小、短颈、神经性耳聋和感觉-运动性神经病变。这可能是遗传性肌张力障碍的一种特殊类型。

33. Bloom综合征 又称Levi型侏儒、面部毛细血管扩张侏儒或侏儒先天性毛细血管扩张性红斑。本病具有对光过敏、面部蝶形毛细血管扩张性红斑及侏儒三大特征。为常染色体隐性遗传性疾病,第1对染色体有缺陷。由内胚叶发育不良所致。主要见于男性。偶伴糖尿病,一般在患者进入青春期发育以后发生,仅表现为糖耐量低减或临床糖尿病。

34. 智力低下-颅面畸形-性腺功能减退-糖尿病综合征 表现为智力低下、颅面部发育畸形、性腺功能减退、糖尿病和癫痫发作等。糖尿病见于全部患者。

35. Chortitza孟诺家族疾病群 在加拿大Chortitza Mennonite家族中,有近亲婚配的习俗。在这个家族中发现10例以上T1DM患者,均携带HLA-DR4,标志糖代谢紊乱。HLA-DR4还见于患者的亲属,表现为T2DM或妊娠糖尿病,但后期均需用胰岛素治疗。另一些家族成员患有类风湿关节炎、Graves病、甲状腺功能减退症、多发性硬化症、Alport综合征、先天性畸形及其他遗传性代谢病和恶性肿瘤等。

36. 麦胶过敏性肠病-糖尿病综合征 Barta等报道6例T1DM伴麦胶过敏性肠病-糖尿病综合征病例。患者除对麦胶过敏外,还易发生低血糖症或Auriac综合征。4/6患者中存在HLA-B8和/或DR抗原,提示两种临床疾病具有某种遗传联系。IGF-1受体和/或受体后缺陷可引起生长发育障碍。IGF是一类既有促进细胞分化和增殖,又有胰岛素样作用的多肽物质,属于生长因子家族中的主要成员,是人体最重要的生长因子之一[1]。IGF家族由两个多肽类生长因子(IGF-1和IGF-2)、两类受体(IGF-1R和IGF-2R,统称为IGFR)和6种结合蛋白(IGFBP1~IGFBP6)组成。体内各种组织均可合成IGF,它们广泛存在于多种体液中,如脑脊液、尿液、乳汁和羊水等,对人体组织细胞的生长发育具有广泛而重要的调节作用。

37. Wolcott-Rallison综合征 呈常染色体显性遗传,目前仅报道60例左右,但该综合征是新生儿和儿童糖尿病的主要类型。其特点是患者于新生儿期或儿童早期发生非自身免疫性糖尿病伴骨骼发育不良症和生长迟缓。典型患儿在6个月前发病,而骨骼发育不良症多在1~2岁时被诊断。其他表现包括继续肝衰竭、肾功能异常、胰腺外分泌功能与智力障碍、甲减、中心粒细胞减少、反复感染或骨折。病因为编码真核细胞翻译启动因子2α激酶-3(EIF2AK3;PKR样内质网激酶,PERK)突变。EIF2AK3是一种内质网跨膜蛋白,其功能主要是调节非折叠(展开)蛋白的反应性。因此,EIF2AK3突变后,内质网功能紊乱并引起糖代谢异常。本综合征应与其他类型的新生儿/儿童糖尿病综合征性鉴别,如经典的1型糖尿病、非综合征性糖尿病(non-syndromic diabetes),后者的病因有KCNJ11突变、ABCC8突变、胰岛素基因突变、葡萄糖激酶突变、PDX1突变、PTF1A突变、GLIS3突变和FOXP3突变等。

【胰岛素样生长因子受体病】

(一)IGF-1受体和受体后缺陷 胰岛素样生长因子(IGF)是一类既有促进细胞分化和增殖,又有胰岛素样作用的多肽物质,属于生长因子家族中的主要成员。IGF分为IGF-1和IGF-2两类,两种IGF广泛分布于各种组织器官中。IGF-1即是GH的靶激素,可通过IGF-1表达GH的某些生物学作用,故是各组织中的旁分泌激素,广泛参与组织细胞的分化、增殖、凋亡和细胞活动的调节。因此,IGF-1基因突变导致的IGF-1生物活性改变将明显影响到组织细胞的功能,其作用机制可能是促使细胞从G1期向S期的转变。IGF的作用需要通过特异性的IGF-1受体和IGF-2受体介导而完成,而高亲和力的特异性结合蛋白的作用也必不可少。实验证明,将部分缺失β亚基序列的IGF-1受体cDNA转染给大鼠的成纤维细胞,表达的突变型IGF-1受体(952stop)对野生型IGF-1受体功能表现为优势负性抑制作用,并失去IGF-1的促细胞生长与分化功能。虽然IGF-1受体具有抗细胞凋亡作用,但突变型IGF-1受体并不诱导细胞凋亡。IGF-1受体的1250和1251位残基突变或486stop突变不能产生有丝分裂信号和/或细胞转型活化。

IGF-1受体N端的36个氨基酸残基(近N端穿膜区,Delta 870~905)具有细胞转型激活活性。缺失N端360个氨基酸残基的突变型IGF-1受体由于丢失对受体β亚基丝氨酸激酶的负性抑制作用,而导致IGF-1受体的活化。

IGF-1生物作用障碍可分为原发性和继发性两类。前者是由于GHRH缺陷、GH缺乏、GH受体缺陷及多种全身性疾病所致;而后者是由于IGF-1基因或IGF-1受体基因突变所致。原发性IGF-1不敏感是由于IGF-1受体基因缺失或突变引起,患者表现为严重的生长发育障碍。IGF-1受体基因突变导致的临床疾病极少,其原因之一是IGF-1受体具有极强的功能代偿能力,例如用缺乏编码受体整个结合区的基因转染的成纤维细胞,突变型IGF-1受体(仅含穿膜段和胞内段)仍可转导细胞生长的信号。15号染色体长臂缺失(IGF-1受体丢失)的患者可有严重的宫内发育迟滞,但IGF-1的生物作用并未受到明显影响。

（二）环状15号染色体综合征 环状15号染色体综合征（ring chromosome 15 syndrome）患者的特征是生长发育障碍。该种染色体畸变导致IGF-1受体基因缺失或突变。Peoples等报道的5例患者生长发育障碍和矮小症是由于IGF-1受体突变（杂合子）或IGF-1受体基因缺失所致。

（三）宫内发育迟滞和发育障碍 缺失15号染色体长臂远端（15q26.1→qter）的患者也表现为宫内发育迟缓和出生后生长发育障碍，有时可伴有发育异常。由于患者缺失IGF-1受体的1个拷贝，IGF-1受体mRNA表达量约为正常的50%，受体蛋白与IGF-1的结合亲和力明显下降，但IGF-1的生物学作用仍可被代偿。Himmelmann等发现，仅含有β亚基穿膜段和细胞内结构域的IGF-1受体即可诱导细胞生长，因为IGF-1受体的抗凋亡作用可通过多种信号途径来传导其信号，这也说明IGF-1受体功能的代偿能力是很强的。此外，EWS基因家族的变异与各种肉瘤的发病有关。例如，EWS基因的5′-外显子与WT1基因的3′-外显子融合[由于t(11,22)(p13,q12)转位所致]可引起纤维增殖性小圆细胞瘤（desmoplastic small round cell tumor，DSRCT），因为正常的WT1基因表达产物（WT1蛋白）对IGF-1受体基因的表达有抑制作用，所以一旦出现EWS-WT1基因融合，使WT1蛋白丧失功能而促发DSRCT。

IGF-2受体（M6P/IGF2R）基因变异见于多种肿瘤细胞中，变异主要发生于外显子40（6206A→G，N2020S）。IGF-2受体的多态性可用于肿瘤的杂合性丢失的研究。IGF结合蛋白（IGFBP）的N端结构域高度保守，其中的疏水性结合袋（hydrophobic pocket）是与IGF结合的重要结构。如果将此区的56/80/81位氨基酸用非保守性氨基酸替代，可使IGF结合蛋白的结合力显著下降，与IGF的亲和力丧失，但目前尚未发现IGFBP突变的病例。

从理论上讲，IGF-1受体或受体后缺陷对IGF-1不应该有反应，但IGF-1受体等位基因缺失患者可用重组的人IGF-1（rhIGF-1）治疗。经治疗后，患者的尿氮排出量无明显升高，尿钙升高60%，GH水平下降，血IGFBP-3增加。这些患者的IGF-1不敏感可用rhIGF-1得到部分纠正。

【胰岛素抵抗特异性治疗】

（一）瘦素 是最早发现的脂肪细胞因子，普通肥胖者的瘦素水平升高，对外源性瘦素无反应，但瘦素基因突变者可用瘦素治疗，达到一种降低食欲和体重作用。同样，瘦素也可治疗瘦素缺乏性脂肪营养不良症，解除胰岛素抵抗，缓解糖尿病和高甘油三酯血症，降低LDL-胆固醇水平和异位脂肪沉积，改善生殖功能，消除PCOS样症状，恢复正常月经（表4-2-3-24和表4-2-3-25）。

表4-2-3-24 瘦素治疗瘦素缺乏性脂肪营养不良症亚型

疾病	遗传特点	血清瘦素(ng/ml)	表型特征
CGL	AGPAT2/Seipin常染色体隐性突变	0.31~3.32	出生时全身性脂肪缺乏/肌肉显露/黑棘皮病/脐疝/原发性闭经/多毛/肥厚型心肌病/PCOS/附属骨骼局限性溶解
FPL	LMNA/PPARγ常染色体显性突变	0.95~14.1	出生至儿童早期脂肪分布正常/儿童后期至青春期皮下脂肪发育障碍/面部和颈部脂肪正常/脂肪萎缩偶尔波及阴部腋窝和腹内
AGL	-	0.36~3.95	出生时脂肪分布正常/儿童期皮下脂肪减少/局限性脂膜炎逐渐波及全身/其他自身免疫性疾病
MAD伴脂肪营养不良	LMNA常染色体隐性突变	0.33~1.8	早老面容/骨骼异常（颌骨或锁骨发育不全）

注：CGL：congenital generalized lipodystrophy，遗传性全身性脂肪营养不良；FPL：familial and acquired partial lipodystrophy，家族性和获得性部分性脂肪营养不良；AGL：acquired generalized lipodystrophy，获得性全身性脂肪营养不良；MAD：mandibuloacral dysplasia，局限性下颌骨发育不良伴脂肪营养不良

表4-2-3-25 先天性瘦素缺乏症替代治疗的疗效

一般疗效	体重↓/总体脂肪↓/进食↓/饥饿感↓/进食后饱感↑/体力活动↑/减肥后能量消耗减少
代谢疗效	甘油三酯↓/HDL-C↑/血清胰岛素↓/胰岛素分泌↓/肝脏摄取胰岛素↑/血糖↓胰岛素敏感性↑/肝脏脂肪含量↓/血肝酶活性↓
内分泌疗效	低促性腺激素性性腺功能减退症逆转/血清皮质醇昼夜节律改善↑/IGFBP-1↑/IGFBP-2↑/治愈亚临床甲减
免疫作用	白细胞总数↑/CD4-CD8细胞和B淋巴细胞转为正常/T细胞反应性改善/Th2细胞因子分泌减少/Th1细胞因子分泌增多
神经系统疗效	中脑-丘脑-顶叶-带状前回的灰质增多/饥饿中枢活性降低/饱感中枢活性升高

（二）美曲普汀（metreleptin） 是美国FDA批准用于治疗全身性脂肪营养不良症的唯一药物，其特征和疗效见表4-2-3-26和表4-2-3-27。但是，研究发现，美曲普汀及其类似物有可能成为其他消瘦素缺乏性疾病（如部分性脂肪营养不良症、瘦素基因突变所致的先天性瘦素缺乏症、下丘脑闭经）和伴血清瘦素正常或升高的疾病（如营养性肥胖、1型糖尿病、2型糖尿病、Rabson-Mendenhall综合征、非酒精性脂肪肝病、神经变性性疾病、抑郁症等）的治疗药。

表4-2-3-26 美曲普汀药理特征

结构	146个氨基酸残基/重组瘦素N端为蛋氨酰残基
应用途径	皮下注射/每日1次
起始剂量	每天0.06mg/kg（体重≤40kg） 2.5mg/d（男性>40kg） 5mg/d（女性>40kg）

续表

最大剂量	0.13mg/kg(体重≤40kg) 10mg/d(体重>40kg)
C_{max}	4.0~4.3小时
T_{max}	平均4小时(2~8小时)
分布容量	血浆容量的4~5倍
清除途径	肾脏
半衰期	3.8~4.7小时
副作用(≥10%)	头痛/低血糖症/体重减轻/腹痛
禁忌证	普通性肥胖/对美曲普汀过敏者
对妊娠与哺乳的影响	未明/妊娠与哺乳期忌用
>65岁者的应用	未明/慎用从低剂量开始
药物相互作用	干扰CYP450活性

注:C_{max}:peak serum leptin concentration,血清瘦素浓度峰值;T_{max}:median time to the maximum concentration,瘦素浓度达峰时间

表4-2-3-27 美曲普汀药物的潜在适应证

瘦素缺乏相关性疾病
全身性脂肪营养不良症
部分性脂肪营养不良症
瘦素基因突变所致的先天性瘦素缺乏症
下丘脑闭经
伴血清瘦素正常或升高的疾病
代谢性肥胖(相对性低瘦素血症)
1型糖尿病
2型糖尿病
Rabson-Mendenhall综合征
非酒精性脂肪肝病
神经变性与抑郁症

即使大剂量胰岛素治疗胰岛素受体突变引起的胰岛素抵抗综合征也只取得部分疗效,探讨避开胰岛素信号途径的治疗方案具有实际意义。应用外源性瘦素治疗可增加激活受体后PI_3激酶,降低高血糖水平。此外,应用甲状腺激素激活棕色脂肪组织也可取得一定疗效。据报道,纯合子胰岛素受体突变伴有甲状腺癌患者在应用L-T_4治疗后,棕色脂肪组织被激活,高血糖得到明显改善,HbA_{1c}从9.9%降至5.5%,胰岛素用量从3000U/d降至0,并停用了二甲双胍。提示较高剂量的L-T_4通过棕色脂肪激活糖代谢,而胰岛素敏感性并未改善。FGF-21和PPAR-α或PPAR-γ似乎也有类似作用。

(胡林 廖二元)

第4节 1型糖尿病

糖尿病(diabetes mellitus,DM)是由遗传和环境因素共同引起的一组以糖代谢紊乱为主要表现的临床综合征。胰岛素缺乏和胰岛素作用障碍单独或同时引起碳水化合物、脂肪、蛋白质、水和电解质等的代谢紊乱,临床以慢性高血糖为主要特征,其急性并发症有糖尿病酮症酸中毒、高渗性高血糖状态和乳酸性酸中毒。糖尿病可并发多种慢性并发症,导致器官功能障碍和衰竭,甚至致残或致死。全世界的糖尿病患病率迅速增加,发展中国家尤为明显,糖尿病已经成为临床上的主要内分泌代谢病。1980年,我国14省市30万全龄人群的调查结果显示,糖尿病患病率为0.67%;而2007—2008年的全国11省市4.2万人的调查发现,20岁以上人群中的糖尿病患病率已达9.7%。据报道,目前我国有糖尿病患者约9000万,城镇发病率平均约9.7%[1]。

【T1DM流行病学】

(一) T1DM发病率 T1DM的最低年发病率不足1.0/10万,最高为36.0/10万,相差30多倍。在种族发病中,白种人儿童T1DM的发病率最高,黄种人发病率最低。据1993年的统计,全世界不同地区的T1DM发病率有很大差异,北欧国家T1DM的发病率高,最高的是芬兰人,达36.0/10万人年,而东南亚地区则较低,约2.0/10万人年左右。在世界上,有些土著人聚居区如北极周缘区及某些黑非洲人群,儿童T1DM极为罕见。在地中海地区,T1DM患病率最低的是马其顿(2.45/10万人年),而最高的是萨丁尼亚(34.4/10万人年)。

我国的一项调查显示:1988—1996年期间<15岁儿童T1DM的平均确定校正发病率为0.59/10万人年,按全国人口年龄构成的标化发病率为0.57/10万人年,是世界上已报道的T1DM发病率最低的国家之一;我国儿童T1DM的发病率在逐年上升;发病率随年龄的增长而增加;女孩的T1DM确定校正发病率高于男孩(女0.66/10万人年,男0.52/10万人年);民族间发病率的差异达12倍;发病率在不同地区之间呈现明显的南低北高现象[2]。尽管我国是世界上T1DM发病率最低的国家之一,但由于人口基数大,故T1DM患者的绝对例数并不少。据估计,目前我国T1DM患者总数在200万~300万。

我国香港15岁以下人群T1DM的患病率(1984—1996)为1.4/10万人年。其中,0~4岁、5~9岁和10~14岁T1DM的患病率分别为0.9/10万人年、1.5/10万人年和1.7/10万人年。男童T1DM的发病率为1.2/10万人年,女童为1.7/10万人年。从13年的发病率分布情况看,T1DM的患病率在逐年增加,平均以0.14/10万人年的速度递增[3]。芬兰T1DM的发病率很高,并仍在逐年增加,其他欧洲国家也有类似发展趋势。据估计,整个世界经过一代人,T1DM的发病率增加1倍。一般将这种T1DM发病率上升的趋势归因于一些环境因素的改变,如用人工喂养代替母乳喂养的增多、儿童期食品中含有某些化合物(包括牛奶蛋白和硝酸盐等)、对T1DM治疗的加强使其生存时间延长及T1DM患者生殖能力的改善等,但这些尚缺乏循证医学的证据。

6个月以内婴儿很少发生T1DM,其发病从9个月开始并持续升高。资料显示12~14岁是T1DM的发病高峰,然后下降。我国20个地区的资料显示10~14岁发病达高峰[2]。应该注意,T1DM可见于任何年龄,即成年人和老年人亦可发生T1DM,只是随着年龄增长,其发病率越来越低而已。

(二) T1DM发病季节流行特点 T1DM的发病具有季节流行特点,秋冬季的发病率(10月份)最高。在北半球,秋天及冬天新诊断的T1DM病例较多,春天及夏天相对较少。中国北方地区T1DM的发病率高于南方,T1DM的发病

有周期倾向,在寒冷地区和冬季T1DM的发病率增加[4]。有学者提出T1DM在北欧发病率明显增多与寒冷的气候有关,可能是寒冷气候导致某些遗传基因的突变,影响1条或多条代谢通路,使血糖和甘油等升高抵御寒冷的保护性适应(又称御寒进化适应)所致[5]。这种季节性的趋势尤其多见于青春期前后发病者,1岁以内发病者则不明显。这可能是由于胰岛β细胞的破坏在临床疾病发作前的数年已经开始,这种季节性的变化可能仅反映了对环境中糖尿病诱发因素的个体敏感性的季节性变化。此外,在冬天寒冷季节,机体对内源性胰岛素的需求量增加,从而使β细胞已被部分破坏的亚临床者发生糖尿病。T1DM春夏季节发病率低、冬秋季高,提示感染因素参与的可能性。T1DM发病率的高低与病毒感染的流行一致有关。新生儿T1DM的发病与母亲病毒感染(高峰在1月份)的关系十分密切。这提示母亲的病毒感染通过某种途径转移到胎儿体内,引起胎儿的胰岛破坏[6-8]。

由于糖尿病流行病学调查的对象、人数、民族、地区、时间、经济社会和自然环境的差异,得到的结果也不尽一致。目前的研究显示,T1DM流行病学的一般规律是:①主要见于15岁以前的儿童和未成年人;②亚洲及我国的发病率相对较低;③各国T1DM的发病均较以前有逐年增加趋势,但增加速度要比T2DM慢;④不少地区T1DM的发病率与季节有关,四季分明地区的T1DM发病的高峰多在冬秋季节,但其确切原因未明。

【T1DM病因与发病机制】

目前认为,T1DM的病因与发病机制与遗传因素、环境因素及自身免疫因素均有关。遗传在T1DM的发病中有一定作用。对T1DM同卵双胎长期追踪的结果表明,发生糖尿病的一致率可达50%;然而从父母到子女的垂直传递率却很低,如双亲中1人患T1DM,其子女患病的风险率仅2%~5%。

遗传学研究显示,T1DM是多基因和多因素共同作用的结果。现已发现,与T1DM发病相关的基因位点至少有17个,分别定位于不同的染色体。目前认为,人组织相容性抗原(HLA)基因(即T1DMl基因,定位于染色体6p21)是主效基因,其余皆为次效基因。90%~95%的T1DM患者携带HLA-DR3、-DR4或-DR3/-DR4抗原,但HLA-DR3和-DR4抗原携带人群只有0.5%发生T1DM,这提示HLA-DR3和-DR4是T1DM发生的遗传背景,而HLA-DQ位点则为T1DM易感的主要决定因子[9-12]。

(一)主效基因和次效基因 家系调查发现T1DM患者中的单卵双生糖尿病发生的一致率为30%~50%。同卵双生子随时间延长,其β细胞自身免疫反应的一致性约为2/3。同卵双生如果T1DM是在15岁以后发病,则与非同卵双生同胞的一致率相似,如果在10岁以前发病,则前者的一致率比后者高。一般而言,T1DM在儿童期发病时的年龄越小,则遗传因素在发病中所起的主导作用越大。

HLA易感基因在T1DM发病中的作用不足50%;家系研究也显示,单卵双生T1DM的一致率约为30%~50%,而在T2DM一致率为100%;T1DM亲属发生T1DM的机会显著高于一般人群,但垂直传递率不高,提示T1DM发病中有遗传因素的参与。T1DM的遗传为多基因性,至今已有20多个位点定位在染色体,其中研究得较为深入的易感位点主要是组织相容性复合体(MHC),在人类为白细胞抗原(HLA),位于6p,其等位基因为共显性,T1DM的遗传主要通过HLA。HLA的A、B和C抗原为Ⅰ类抗原,而HLA的D抗原为Ⅱ类抗原,HLA-TNF-α、TNF-β、补体C2、补体C4及21-羟化酶为Ⅲ类抗原。HLA三类抗原的基因都与T1DM的发病有关,其中HLA-Ⅱ类抗原基因(包括DR、DQ和DP等位基因点)与T1DM发生的关系更为密切(表4-2-4-1和图4-2-4-1)。T1DM中40%的遗传易患性由HLA部位的主要基因决定。在全基因组关联研究(GWAS)前的几十年中鉴定了基因组的6个T1DM易感位点,应用高通量单核苷酸多态性筛选发现了近60个新的相关位点。

表4-2-4-1 T1DM的遗传易感位点

报道者/年份	研究方法	发现的基因	种族
Hakonarson等/2007	GWAS	HLA-DRB1/HLA-DQA2/CLEC16A/INS/PTPN22	欧洲人
WTCCC/2007	GWAS	HLA-DRB1/INS/CTLA4/PTPN22/IL2RA/IFIH1/PPARG/KCNJ11/TCF7L2	欧洲人/英国人
Todd等/2007	GWAS	PHTF1-PTPN22/ERBB3/CLEC16A/C12-f30	欧洲人/英国人
Hakonarson等/2008	GWAS	SUOX-IKZF4	欧洲人
Concannon等/2008	GWAS	INS/IFIH1/CLEC16A/UBASH3A	欧洲人
Cooper等/2008	GWAS荟萃分析	PTPN22/CTLA4/HLA/IL2RA/ERRB3/C12-f30/CLEC16A/PTPN2	欧洲人
Grant等/2009	GWAS	EDG7/BACH2/GLIS3/UBASH3A/RASGRP1	欧洲人
Awata等/2009	TaqMan基因分型	ERBB3/CLEC16A	日本人
Zoledziewska/2009	TaqMan基因分型	CLEC16A	欧洲人
Fung等/2009	TaqMan基因分型	STAT4/STAT3/ERAP1/TNFAIP3/KIF5A/PIP4K2C	欧洲人/英国人
Wu等/2009	TaqMan基因分型	CLEC16A	中国人
Barrett等/2009	GWAS荟萃分析	MHC/PTPN22/INS/C10orf59/SH2B3/ERBB3/CLEC16A/CTLA4/PTPN2/IL2RA/IL27/C6orf173/IL2/ORMDL3/GLIS3/CD69/IL10/IFIH1/UBASH3A/COBL/BACH2/CTSH/PRKCQ/C1QTNF6/PGM1	欧洲人

续表

报道者/年份	研究方法	发现的基因	种族
Wallace 等/2010	GWAS 荟萃分析	DLK1/TYK2	欧洲人
Wang 等/2010	GWAS	PTPN22/IL10/IFIH1/KIAA0746/BACH2/C6orf173/TAGAP/GLIS3/L2R/INS/ERBB3/C14orf181/IL27/PRKD2/HERC2/CLEC16A/IFNG/IL26	欧洲人
Reddy 等/2011	TaqMan 基因分型	PTPN22/INS/IFIH1/SH2B3/ERBB3/CTLA4/C14orf181/CTSH/CLEC16A/CD69/ITPR3/CENPW/SKAP2/PRKCQ/RNLS/IL27/SIRPG/CTRB2	欧洲人/美国人
Bradfield 等/2011	GWAS 荟萃分析	LMO7/EFR3B/6q27/TNFRSF11B/LOC100128081/FOSL2	欧洲人
Asad 等/2012	基因分型与测序	HTR1A/RFN180	欧洲/斯堪的纳维亚人
Huang 等/2012	GWAS	CUX2/IL2RA	欧洲人

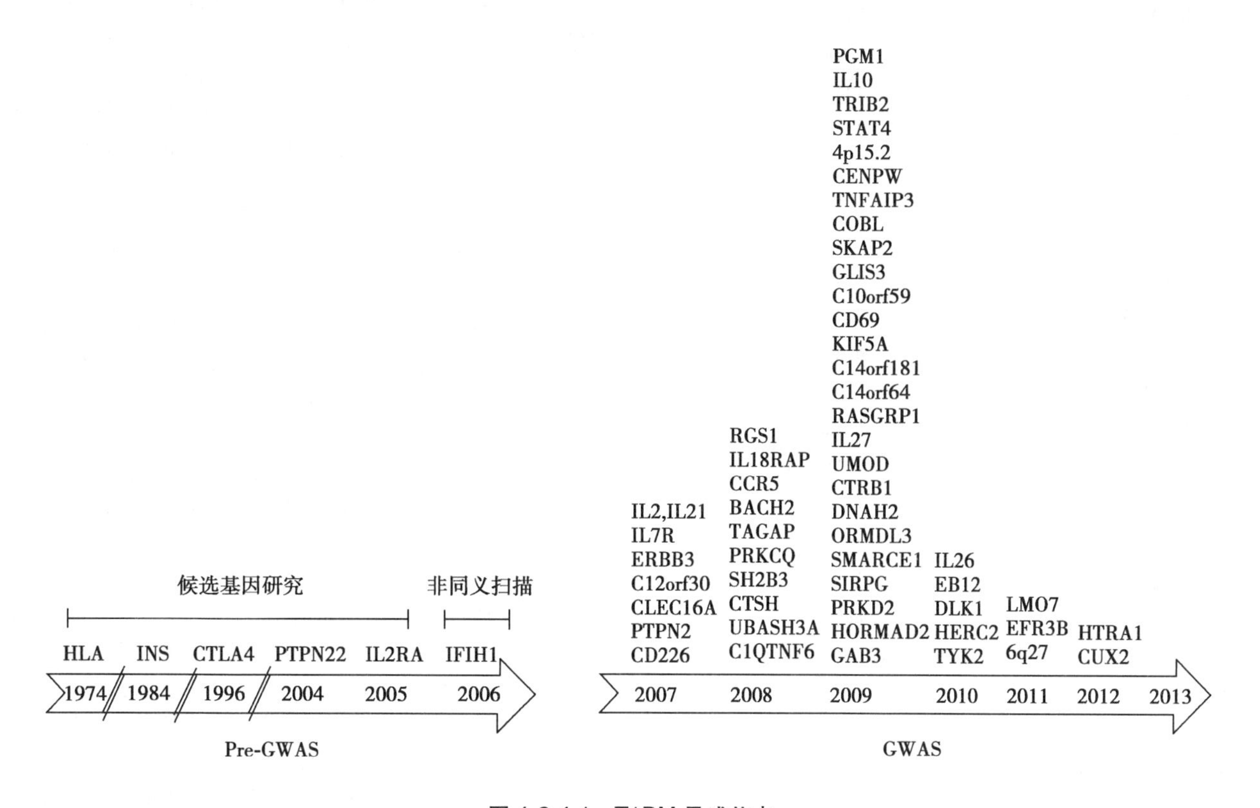

图 4-2-4-1 T1DM 易感位点

（二）遗传易患性 孪生儿研究显示同卵双胎发病的一致率约为50%。家族研究发现 T1DM 兄妹积累发病率 20 倍于无家族史人群。一般认为 T1DM 的遗传易患性系第 6 对染色体上的 HLA 基因所控制，T1DM 单体型已确定的共有 39 种，与这些单体型相关的绝对危险性是 25~210，其中单体型 A1、C1、B56、DR4 和 DQ8 具有非常高的绝对危险性。在芬兰，DR4 和 DQ8 的基因频率高于世界其他人群，这可能是芬兰糖尿病发病率高的原因之一。据估算，遗传因素可解释芬兰 T1DM 75%的危险性。其他可能的环境因素为：母乳喂养时间短、早期加用牛奶、亚硝酸盐和咖啡的大量摄入等，也可能是遗传易感个体 T1DM 的触发因素。引起 T1DM 发病的个体变异因素还有应激（包括精神应激和社会应激）事件，可能通过升高相关激素的水平，导致对内源性胰岛素需求量的增加，在 β 细胞已经部分破坏的个体中加速其糖尿病的发生。

通过基因组筛选，已发现数个 T1DM 的易感基因。根据易感基因的强弱和效应主次，将 T1DM1 基因（或称 IDDM1，即 HLA 基因，定位于 6p21）定为 T1DM 的主效基因。T1DM1 基因主要为 HLA-Ⅱ DQ 和 DR 的编码基因，其中 DQA1 * 0301-B1 * 0302（DQ_8）和 DQA1 * 0501-B1 * 0201（DQ_2）与 T1DM 的易患性相关，DQA2 * 0102-B1 * 0602（DQ_6）与 T1DM 的保护性相关。同样，DR3 和 DR4 也与易患性相关，DR2 与保护性相关。近年来，我国不同地区对 HLA-DQ 基因型与 T1DM 的关系进行了研究，桑艳梅等报道 DQA2 * 0501、DQA1 * 301、DQB2 * 201 和 DRB1 * 0301 为中国北方人 T1DM 的易患性基因[13]，DQA1 * 0103 和 DQB1 * 0601 为 T1DM 保护性基因；湖南地区汉族 T1DM 的易患性与 DQB1 * 0201 和 0303 基因频率增加有关，保护性与 DQB1 * 0301 减少有关。国际人类基因组研究的开展为多基因常见病全基因组连锁作图创造了条件，T1DM 的多基因遗传系统已初步揭示，至少包括 IDDM1/HLA、IDDM2/胰岛素 5′-VNTR 以及新基因 IDDM3～IDDM13 和 IDDM15，见表 4-2-4-2。此外，有可能连锁但尚未给予正式命名的标志位点有 GCK3、DIS1644-AGT 和 DXS1068 等。

表 4-2-4-2 T1DM 的连锁基因及其定位

基因名称	染色体位置
IDDM1(HLA)	6p21
IDDM2(INS)	11p15
IDDM3	15q26
IDDM4	11q13
IDDM5	6q25
IDDM6	18q12-q21
IDDM7	2q31
IDDM8	6q27
IDDM9	3q22-q25
IDDM10	10p11-q11
IDDM11	14q24.3-q31
IDDM12(CTLA4)	2q33
IDDM13	2q34-q35
IDDM15	6q21
IDDM17	10q25
IDDM18	5q33-q34
GCK	7p15-p13
未命名	1q42
未命名	16q22-24
未命名	Xp11
未命名	8q22

注：IDDM，胰岛素依赖型糖尿病；CTLA4，细胞毒性 T 淋巴细胞相关抗原 4

T1DM 易感基因非 HLA 定位研究虽无一致性结论，但进展很快。与 T1DM 相关的基因位点除在 HLA 上外，还与胰岛素、CTLA4(Thr17Ala)、细胞黏附分子 1(ICAM1，Lys469Glu)、γ-干扰素(IFNG、CA repeat 和 intron 1)、免疫球蛋白重链可变区 2-5B(IGHV25 和 Allele3.4)、白细胞介素受体 1 型(IL1R1 和 PstLRLFP)、白细胞介素 12B(3′UTR allele 1)、白细胞介素-6(IL-6 和-174C/G)、NEUROD1(neurogenic differentiation 1 和 Ala45Thr)、L-选择素(SELL 和 T688C)、维生素 D 受体(VDR、Bsml 和 Apal RELP)和 WFS1(wolframin，Arg456His)等基因位点有关。通过对 HLA 和非 HLA 易感基因的筛选有望更早地确定 T1DM 的高危对象。

糖代谢相关的调节因子单基因突变也是 T1DM 的重要原因，这类糖尿病包括了许多遗传综合征(如 Wolcott-Rallison 综合征)和非遗传性糖尿病，如 KCNJ11 突变、ABCC8 突变、胰岛素基因突变、葡萄糖激酶(glucokinase gene，GCK)突变、PDX1 突变、PTF1A 突变、GLIS3 突变和 FOXP3 突变等。遗传与环境因素作用于胰岛自身免疫反应(表 4-2-4-3)，最终导致糖尿病。

表 4-2-4-3 遗传与环境因素作用于胰岛自身免疫反应的差异

致病因素	第一步自身免疫反应	第二步自身免疫反应
妊娠事件	+++	++
HLA-DQ 基因型	++++	++
非 HLA 基因	++	++++
病毒感染(1～3 岁)	++++	+
病毒感染(>3 岁)	++	++++
肠微生物菌群	?	?
维生素 A 和维生素 D 缺乏	++	++++
超重/肥胖(围青春期)	+?	+++

(三) 体液免疫和细胞免疫 T1DM 是一种由 T 淋巴细胞介导的，以免疫性胰岛炎和选择性胰岛 β 细胞损伤为特征的自身免疫性疾病。T 细胞的中枢或周围耐受紊乱可能与自身免疫型糖尿病有关，胰岛素可能作为自身抗原触发自身免疫反应[14]。对 HLA 基因在 T1DM 发病中的作用提出了两个假说。

第一个假说与三元体复合物有关，假设 T1DM 的危险性由 HLAⅡ类抗原与抗原肽结合决定，即在 T 细胞和抗原递呈细胞(以及和靶细胞)形成了一个以 T 细胞受体(TCR)、抗原肽和 HLA 为主要成分的抗原，即 TCR-抗原-HLA 三分子复合结构。在构成三元体的三类分子之间，即抗原-TCR、抗原-MHC 以及 MHC-TCR 之间都出现了相互作用的结合部位、成分或活性中心。

三元体启动特异性免疫识别，最终激活 T 细胞，自身组织通过自身耐受使自身抗原所在靶组织免遭攻击和排斥，其中 T 细胞参与耐受的机制主要有三种：①克隆清除；②克隆失活或静止；③主动抑制。

第二个假说认为 HLA 具有与 T1DM 相同的背景，HLA 与某种疾病有关联，但并不意味着携带某一抗原就一定患某病，HLA 抗原一般不致病，而仅仅是一种遗传标志，HLA 可能与某一有关基因相关联。环境因素在具有遗传易患性的人群中可能促进或抑制其自身免疫反应的作用。环境因素中的病毒感染、特殊化学物质以及可能的牛奶蛋白、生活方式及精神应激等与 T1DM 发病的关系较密切。与 T1DM 发病有关的病毒有风疹病毒、巨细胞病毒、柯萨奇 B_4 病毒、腮腺炎病毒、腺病毒以及脑炎心肌炎病毒等，这些病毒多属于微小型病毒(picornavirus)(表 4-2-4-4)。

表 4-2-4-4 T1DM 发病的环境因素

病毒感染	β 细胞毒性物质	其他
腮腺炎病毒	苯异噻二嗪	牛奶蛋白
风疹病毒	噻唑利尿酮	精神应激
柯萨奇病毒 B4 和 B5	四氧嘧啶	不良的生活方式
巨细胞病毒	链脲霉素	
脑炎心肌炎病毒	戊双脒/Vacor	

在环境和免疫因素中，病毒感染最为重要。很多病毒(柯萨奇病毒、腮腺炎病毒、脑炎心肌炎病毒、反转录病毒、风疹病毒、巨细胞病毒和 EB 病毒等)都可引起 T1DM。病毒可

直接破坏胰岛β细胞或激发细胞介导的自身免疫反应，从而攻击胰岛β细胞。进入体内的病毒立即被巨噬细胞吞饮，病毒蛋白残体和HLA Ⅰ类抗原均在巨噬细胞表面表达，故巨噬细胞就成为抗原递呈细胞。这种表达是致敏淋巴细胞识别的标记，T淋巴细胞被激活。

1. 病毒感染致自身免疫反应　机制目前仍不清楚。Banm等研究发现胰岛自身抗原中的CPH与柯萨奇病毒的外壳蛋白及HLA-DQ3.2分子B链结构相似，因而提出T1DM发病的分子模拟理论（molecular mimicry）。该理论认为：当病毒与宿主蛋白质的抗原决定簇类似但又不完全相同时，不仅能激发交叉免疫反应，还能改变免疫耐受性，甚至导致自身免疫性疾病。后又有研究发现，柯萨奇病毒的B2-C蛋白与谷氨酸脱羧酶（GAD，一种胰岛细胞自身抗原）的部分片段氨基酸序列相似，因此认为某些病毒感染后所致T1DM可能通过上述分子模拟理论机制诱导自身免疫反应。但如使非肥胖糖尿病（NOD）小鼠感染淋巴性脑脉络炎病毒（LCMV）后则可消除自身免疫反应，理论上可用来预防T1DM，保护胰岛β细胞。

2. 胰岛β细胞自身免疫损伤　激活的T淋巴细胞可能通过下列几个途径造成胰岛β细胞的自身免疫性损伤：①激活的T淋巴细胞增殖和分化，成为胰岛β细胞的细胞毒，破坏β细胞。②激活的T淋巴细胞使Th淋巴细胞分泌针对相应抗原的各种抗体。③激活的T淋巴细胞释放多种免疫因子，在β细胞自身免疫损伤中起重要作用。如白细胞介素-1（IL-1）能抑制β细胞分泌胰岛素；IL-1β可使一氧化氮（NO）和氧自由基的生成增加并损伤β细胞；肿瘤坏死因子（TNF）和γ干扰素两者的共同作用又诱导β细胞表面的HLA Ⅱ类抗原表达。同时，具有Ⅱ类抗原的巨噬细胞也成为β细胞自身组分的抗原递呈细胞，引起胰岛β细胞自身免疫性炎症的进一步恶化。经上述各种细胞因子和免疫因子的协同作用，胰岛β细胞被大量破坏，引发和加重糖尿病。

3. 自身免疫导致T1DM　根据现有的研究结果，可认为T1DM是自身免疫性内分泌病，是一种发生于胰岛β细胞的器官特异性自身免疫病，体液免疫和细胞免疫都参与其病理过程。其主要依据如下：①T1DM与HLA Ⅱ类抗原（D区）相关联，Ⅱ类抗原与自身免疫疾病有关。②T1DM可同时伴发其他免疫紊乱性内分泌疾病，如慢性淋巴细胞性甲状腺炎、Graves病、特发性肾上腺皮质功能不全及其他免疫性疾病，如恶性贫血、重症肌无力和白癜风等。③T1DM家族成员中也患有自身免疫性疾病，如类风湿关节炎和系统性红斑狼疮等。④人类和动物T1DM早期胰岛有淋巴细胞浸润（免疫性胰岛炎），与其他自身免疫性疾病的淋巴细胞浸润相似。⑤在临床糖尿病发病前后的血清中存在自身免疫性抗体，如在Vacor中毒存活伴发糖尿病的患者、致糖尿病病毒感染后的患者以及由链脲霉素所制备的糖尿病大鼠体内均发现这些抗体。T1DM可有下列胰岛细胞自身抗原：谷氨酸脱羧酶（GAD），胰岛素，胰岛素受体，牛血清白蛋白，葡萄糖转运体，热休克蛋白65kD和52kD自身抗原，胰岛细胞抗原12kD、512kD、150kD和38kD自身抗原以及羧基肽酶H等，这些自身抗原可产生相应的自身抗体，如胰岛素抗体（IAA）、谷氨酸脱羧酶抗体（GAD抗体）、胰岛细胞抗体（ICA）、酪氨酸磷酸酶蛋白抗体（ICA512和IA-2）等。⑥免疫学指标如GAD抗体、ICA及IAA等对T1DM的发病有预测价值，特别是多种胰岛自身抗体的联合检测可增加对T1DM的预测价值。⑦免疫抑制剂能防止T1DM的发生。但是，世界各地均有大量报道，在T1DM中，有少数患者无体液免疫紊乱的依据（根据美国糖尿病协会的分类标准，这些患者称为1b型糖尿病）。经反复检查未能测出抗胰岛细胞抗体、抗胰岛素抗体和抗GAD抗体，抗甲状腺过氧化物酶（TPO）抗体、抗甲状腺球蛋白抗体、抗21-羟化酶抗体及抗胃壁细胞抗体等也均为阴性，其发病病因有待进一步研究。

细胞毒$CD8^+$T细胞介导β细胞的杀伤过程，$CD4^+$T细胞则协助维持细胞的反应性；巨噬细胞（Mθ）释放TNFα、IL1β和其他细胞因子，引起β细胞应激和细胞死亡。Mθ促进$CD8^+$T细胞分化、胰岛炎症和β细胞应激，强化NK细胞与β细胞的相互作用，杀伤β细胞。此外β细胞在受到病毒感染后表达IFN，介导免疫反应，进一步增强NK细胞介导的杀伤作用（图4-2-4-2）。胰岛β细胞自饮（autophagy）是机体清除凋亡的细胞核其细胞残片的一种重要功能。胰岛素抵抗或出现其他病理情况时，β细胞的自饮活性增强，过度的胰岛β细胞自饮有可能导致糖尿病[12]。

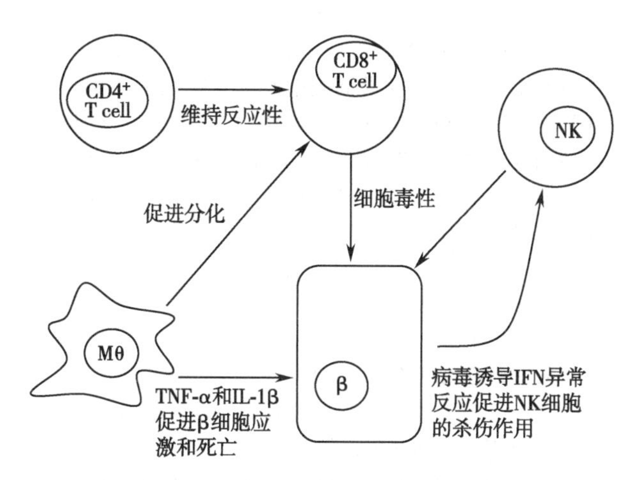

图4-2-4-2　参与T1DM发病的各种免疫细胞

细胞毒$CD8^+$T细胞介导β细胞的杀伤过程，而$CD4^+$T细胞协助维持细胞反应性；巨噬细胞（Mθ））释放TNFα、IL1β和其他细胞因子，引起β细胞应激和细胞死亡，形成局部炎症；Mθ促进$CD8^+$T细胞分化、胰岛炎症和β细胞应激，强化NK细胞与β细胞的相互作用，杀伤β细胞；β细胞在受到病毒感染后表达IFN，介导免疫反应，进一步增强NK细胞介导的杀伤作用

（四）自身免疫性胰岛损伤

1. 病毒感染　已发现腮腺炎病毒、柯萨奇B_4病毒、风疹病毒、巨细胞病毒、脑炎心肌炎病毒及肝炎病毒等与T1DM的发病有关。其发病机制可能是：①病毒直接破坏胰岛β细胞，并在病毒损伤胰岛β细胞后激发自身免疫反应，后者进一步损伤β细胞；②病毒作用于免疫系统，诱发自身免疫反应。在这些发病机制中，可能都有遗传因素参与，使胰岛β细胞或免疫系统易受病毒侵袭，或使免疫系统对病毒感染产生异常应答反应。病毒感染诱发自身免疫反应的机制可能与病毒抗原和宿主抗原决定簇的结构存在相同或相似序列

有关[15-17]。

2. 致糖尿病物质 对胰岛β细胞有毒的物质或药物(如Vacor、四氧嘧啶、链脲霉素和喷他脒等)作用于胰岛β细胞,导致β细胞破坏。如β细胞表面是T1DM的HLA-DQ易感基因,β细胞即作为抗原递呈细胞而诱发自身免疫反应,导致选择性胰岛β细胞损伤,并引发糖尿病。

3. 饮食 蛋白质有报道认为,牛奶喂养的婴儿发生T1DM的风险高,可能是牛奶与胰岛β细胞表面的某些抗原相似所致。"分子模拟机制"认为,当抗原决定簇相似而又不完全相同时,能诱发交叉免疫反应,破坏免疫耐受性,激发自身免疫反应,甚至产生自身免疫性病变。牛奶蛋白只对携带HLA-DQ/DR易感基因的个体敏感,引发的自身免疫反应使胰岛β细胞受损,进而导致T1DM。Porch和Johnson等报道缺乏母乳喂养和食入过多牛奶与T1DM的发病率增高有关。Karjalainen等发现新发T1DM(142例)儿童血清中抗牛血清白蛋白(BSA)抗体增高。具有免疫原性的BSA抗体,只对具有HLA-DR或DQ特异性抗原易感基因的患者敏感,引发胰岛β细胞抗原抗体反应,致β细胞受损而引发T1DM。Savilahti等报道,芬兰706例新发T1DM患者中,105例7岁以下的患儿和456例3~14岁非T1DM同胞血清中有抗牛奶蛋白IgA、IgG抗体以及抗β-乳球蛋白(β-Ig)抗体。小于3岁的患儿,血清中IgA、IgG、β-Ig和IgG增高;大于3岁的患儿,血清IgA、β-Ig和IgG增高;患儿同胞中血清IgA增高,有14例为T1DM,故认为牛奶蛋白可激发T1DM患者的免疫反应而致病。牛血清白蛋白为牛奶的主要成分,其表位152~168氨基酸与HLAⅡ类分子抗原的B链(DR和DQ)同源性高,它与胰岛β细胞表达的热休克蛋白间也有高度同源性。牛血清白蛋白表位ABBOS抗原与热休克蛋白69kD间相互作用,符合分子模拟理论。但迄今为止,牛奶蛋白作为T1DM的始发因素仍存在争论。

(五)自身免疫性β细胞凋亡 细胞凋亡在正常组织细胞死亡和一系列疾病中均起作用。在体外分离的大鼠β细胞和人类胰岛细胞肿瘤来源的β细胞株都有细胞凋亡的形态学改变。杀鼠药(rodenticide)制备的糖尿病模型可检测到β细胞的凋亡。T1DM动物模型NOD小鼠的β细胞凋亡研究发现,在雌性NOD小鼠(3周龄)即可检测到凋亡的β细胞,是最早的和唯一的细胞死亡方式,先于胰岛的淋巴细胞浸润,这表明β细胞凋亡在自发或诱发的T1DM发病中起着一定的作用,且可以用来解释临床显性糖尿病前有很长的糖尿病前期阶段。一般认为,细胞凋亡不产生免疫反应,但新近的资料提示β细胞凋亡与T1DM在免疫方面有一定关系:①凋亡细胞表面存在自身反应性抗原;②可活化树突细胞,引发组织特异性细胞毒T细胞的产生;③诱导自身抗体的生成。这说明,在特定条件下,生理性细胞凋亡也可诱发免疫反应。

糖尿病母亲分娩的婴儿发生糖尿病的概率为正常婴儿的2~3倍,此可能与体内的花生四烯酸、肌醇(内消旋型)和前列腺素代谢失常等有关。这些代谢紊乱使进入胎儿体内的葡萄糖增多,产生氧自由基,导致胎儿胰岛发育障碍。烟熏食品中含亚硝酸胺可能与T1DM的发生有关。应激可促使产生对抗胰岛素的激素,如生长激素、泌乳素、胰高血糖素和儿茶酚胺等,这些激素均可间接影响免疫调节功能和炎症反应,从而影响自身免疫病的发生。

因此目前认为,T1DM是一种以APC和T-细胞为介导的自身免疫性疾病,其特征有:①T1DM的发病依赖于T细胞($CD4^+$和$CD8^+$)所表达的抗β细胞抗原反应;②$CD8^+$T细胞是启动自身免疫反应所必需的,而激活的$CD4^+$T细胞是引起T1DM所必需的;③前炎性细胞因子是β细胞凋亡的中介因子。

人类T1DM是由$CD8^+$T细胞介导的细胞毒自身免疫病。自身免疫反应和胰岛炎针对胰岛β细胞,导致β细胞数目逐渐减少,最终造成慢性高血糖症。新发T1DM患者有胰岛炎的存在,NOD糖尿病小鼠模型的胰岛炎伴有显著白细胞浸润和淋巴细胞增生,而人类T1DM无此病变(表4-2-4-5)。但是,在糖尿病的治疗药物研究中,常采用NOD小鼠作为研究对象,因而许多动物实验认为有效的药物临床治疗无效。

表4-2-4-5 1型糖尿病患者与雌性NOD糖尿病小鼠的表型差异

组织病理学特征	人类1型糖尿病	雌性NOD糖尿病
发病时胰岛炎	是(低水平)	是(显著)
胰岛T细胞浸润	是	是
胰岛自身免疫反应性CD8+T细胞浸润	是	是
β细胞减少(%)	20%~30%	10%~20%
发病前和发病时胰岛周围炎	无	是
发病时胰岛周围炎伴淋巴组织增生	无	是
Ⅰ类HLA过表达	是	是

胰岛β细胞破坏可分为两期:①启动期:环境因素在IL-1、TNF-α和IFNγ等免疫因子的介导下,启动胰岛β细胞损伤。②持续(扩展)期:若胰岛β细胞表面存在T1DM的抵抗基因,β细胞就不易成为抗原递呈细胞。相反,若存在易感基因,β细胞就很可能成为抗原递呈细胞,并将β细胞损伤后释放的抗原直接(或经巨噬细胞摄取和处理后)递呈给激活了的T淋巴细胞。活化的T细胞大量增殖,分化成细胞毒性细胞并释放多种细胞因子;其中IL-2可刺激B淋巴细胞产生特异性抗体,IFN-γ则激活自然杀伤细胞。在细胞介导的免疫应答进程中,胰岛β细胞作为自身抗原,导致选择性β细胞损伤,并形成恶性循环;当80%~90%的β细胞被破坏时,出现临床T1DM(表4-2-4-6)。随着T1DM进展,儿童T1DM患者发生自身免疫性甲状腺病的风险逐年增高,病程超过13年者的风险增加约18倍(表4-2-4-7和图4-2-4-3)。

表4-2-4-6 1型糖尿病的残存β细胞百分率

发病年龄	病期		
	≤1年(%)	>1年(%)	总计
0~14岁	37.9±4.1(43)	13.5±6.5*(3)	32.3±3.7(56)
15~39岁	56.4±7.5(11)	13.6(1)	52.9±7.7(12)
总计	41.7±3.7(54)	13.5±5.5*(14)	35.9±3.4(68)

注:%表示胰岛素阳性细胞(均值%±SEM),括号内数值为检查病例数。*$P<0.01$(非参数Mann Whitney检验)

表 4-2-4-7 T1DM 伴发的自身免疫性疾病

疾病	Kawasaki 等 [例数(%)]	Kota 等 [例数(%)]
自身免疫性甲状腺病	40(85)	25(45)
Graves 病	23(49)	4(7)
Hashimoto 甲状腺炎	17(36)	21(38)
过敏性肠病	0(0)	18(33)
类风湿关节炎	3(6)	1(2)
恶性贫血	1(2)	2(4)
重症肌无力	0(0)	1(2)
Addison 病	1(2)	2(4)
干燥综合征	1(2)	0(0)
Vogt-Koyanagi-Harada 病	1(2)	0(0)
SLE	0(0)	3(5)
银屑病	0(0)	0(5)

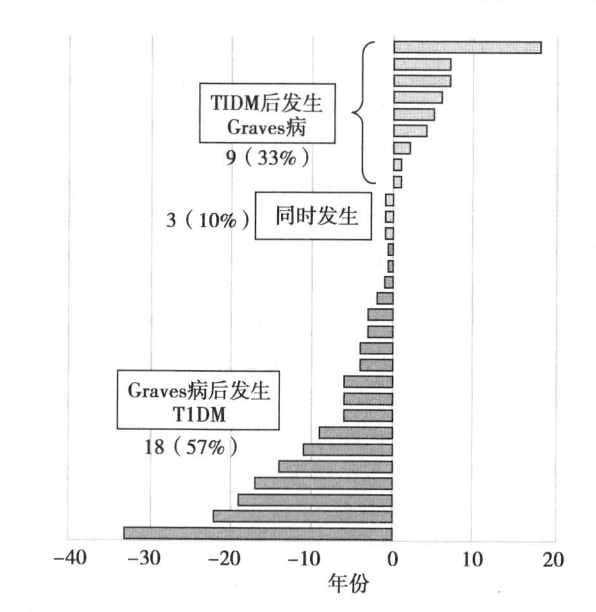

图 4-2-4-3 APS3v 患者 T1DM 并发 Graves 病的间隔时间
APS3v：变异 3 型自身免疫性多内分泌腺综合征

【糖尿病微血管病变发病机制】

长期高血糖是微血管病变发生的中心环节，其发病机制涉及以下几个方面。肥胖本身是 1 型糖尿病的风险因素，患者治疗前或治疗后，常常并发体重增加或肥胖，有时甚至导致严重的胰岛素抵抗与代谢综合征[18]。

（一）高血糖和糖化终末产物 糖尿病时，机体蛋白可发生糖基化。葡萄糖分子的羧基与蛋白质的氨基结合生成醛亚胺，醛亚胺再发生结构重排，形成稳定的酮胺化合物，后者的分子逐渐增大和堆积，相互交联形成复杂的终末糖化产物（AGE）。AGE 在微血管病变的早期即显著升高。各种蛋白质非酶促糖基化及其终产物的积聚导致血浆和组织蛋白结构和功能受损；AGE 通过与 AGE 受体（RAGE）结合后发挥作用。RAGE 广泛存在于肾细胞、视网膜毛细血管周细胞和内皮细胞上，是 AGE 的信号传导受体；被激活的受体通过 NF-κB 使前炎性细胞因子表达增加，同时 RAGE 也可作为内皮细胞黏附受体而使白细胞聚集，直接产生炎症反应，增加内皮细胞的通透性。单核细胞一旦被激活，即产生一系列炎症介质，进一步吸引并激活其他细胞，引起血管壁病变。氧化应激造成 AGE 堆积，后者与 RAGE 作用产生细胞内氧化应激炎性介质，进一步扩增氧化应激效应。因此，AGE/RAGE 在心血管事件的发生和发展中起了不良代谢记忆效应。

（二）多元醇代谢旁路和己糖胺途径 神经、视网膜、晶状体和肾脏等组织的葡萄糖可不依赖胰岛素进入细胞内，经醛糖还原酶作用生成山梨醇，进一步转变为果糖。糖尿病时该旁路活跃，山梨醇和果糖堆积使细胞内渗透压升高（渗透学说）；山梨醇和果糖抑制细胞对肌醇的摄取，使细胞内肌醇耗竭（肌醇耗竭学说）。己糖胺途径是葡萄糖代谢的主要途径之一。血糖升高时，该途径的活性增强，作为蛋白糖基化底物的尿苷'-二磷酸-N-乙酰葡萄糖胺增多。后者又促进己糖胺途径的限速酶（葡萄糖胺-6-磷酸果糖-咪基转移酶）表达，并进一步激活己糖胺途径。该代谢过程导致内皮细胞的一氧化氮合酶丝氨酸残基发生氧位糖基化，阻止其磷酸化可激活该酶。己糖胺途径激活还促进 NF-κB 的 p65 亚单位氧位糖基化，增加多种前炎症因子表达，促进血浆纤溶酶原激活物抑制物-1（PAI-1）和 TGF-α 等的转录。高血糖时，二酰甘油合成增加，在钙离子和磷脂的协同作用下，激活蛋白激酶 C（PKC）。活化型 PKC 可磷酸化蛋白底物的丝氨酸和苏氨酸残基，调节蛋白质的功能，从而产生一系列生物学效应。激活的 PKC 促进多种细胞因子（如血管内皮生长因子和血小板衍生生长因子）表达，促进新生血管形成，并使诱导型 NO 增多，损伤内皮细胞，抑制一氧化氮合酶，一氧化氮的舒血管功能受损；抑制 Na^+-K^+-ATP 酶活性，引起内皮细胞功能紊乱。PAI-1 活性增加和浓度升高是形成高凝状态的重要原因，而血栓烷素 A2、内皮素-1 及血管紧张素-2 增加可引起血管收缩。

（三）血流动力学异常 葡萄糖毒性作用使组织缺氧，血管阻力减低，血流增加，后者使毛细血管床流体静力压升高，大分子物质容易渗入血管壁及肾系膜细胞内，继而刺激系膜细胞增生，基膜合成加速，毛细血管通透性增加。上述机制均可导致组织缺血缺氧，共同参与微血管病变的发生与发展，但在糖尿病视网膜病和糖尿病肾病发病中的权重有所不同。糖尿病神经病的部分发生机制与此类似。

（四）神经病变与视网膜病变和肾脏病变的差异 目前认为，糖尿病神经病的发病与高血糖、醛糖还原酶-多元醇-肌醇途径开放、蛋白糖基化异常、氧化应激、脂代谢异常和低血糖发作等因素相关。早期表现为神经纤维脱髓鞘、轴突变性以及 Schwann 细胞增生，轴突变性和髓鞘纤维消失，在髓鞘纤维变性的同时有再生神经丛，随着病变的进展，再生神经丛密度降低，提示为一种不恰当修复，此种现象尤其在 T2DM 中常见。有时，糖尿病神经病的临床资料和电生理检查提示为慢性炎症性脱髓鞘性多神经病变（chronic inflammatory demyelinating polyneuropathy，CIDP），其主要改变是炎性浸润、脱髓鞘和轴突丧失，与特发性 CIDP 很难鉴别。自主神经受累时，主要表现为内脏自主神经及交感神经节细胞变性。微血管病变主要表现为内皮细胞增生肥大、血管壁增厚、管腔变窄、透明变性、毛细血管数目减少和小血管闭塞。醛糖还原酶活性增强致多元醇旁路代谢旺盛,细胞内山梨醇和果糖浓度增高及肌醇浓度降低是发生糖尿病神经病的重要机制;神经营养小血管动脉病变致局部供血不足可能是单一神经病变的主要病因。这些代谢紊乱可累及神经系统的任何部分,一般以周围多神经病变最常见。

【糖尿病大血管并发症发病机制】

与非糖尿病患者群相比,糖尿病患者群的动脉粥样硬化性疾病患病率高、发病年龄轻、病情进展快和多脏器同时受累多。糖尿病患者群的脑血管病患病率为非糖尿病患者群的2~4倍,糖尿病足坏疽为15倍,心肌梗死的患病率高10倍。除了传统的致动脉粥样硬化因素外,IGT或糖尿病患者还常先后或同时存在肥胖、高血压和脂质代谢异常等心血管危险因素。

(一)大血管并发症危险因素群 1988年,由Reaven首先提出"X综合征"概念;因胰岛素抵抗是共有的病理生理基础,后又称为"胰岛素抵抗综合征"。鉴于本综合征与多种代谢相关性疾病有密切关系,现称为"代谢综合征"(metabolic syndrome)。其主要理论基础是遗传背景和不利环境因素(营养过度、缺乏体力活动和腹型肥胖等)使机体发生胰岛素抵抗及代偿性高胰岛素血症,并发高血压、脂代谢紊乱、糖代谢紊乱、高纤维蛋白原血症及白蛋白尿症等,共同构成大血管并发症的危险因素。肥胖是发生胰岛素抵抗的关键因素。胰岛素抵抗和高胰岛素血症可能通过以下途径直接或间接促进动脉粥样硬化的发生。

1. 胰岛素和胰岛素原通过自身的生长刺激作用和刺激其他生长因子(如IGF-1),直接诱导动脉平滑肌细胞、动脉壁内膜和中层增生,血管平滑肌细胞和成纤维细胞中的脂质合成增加。一些资料显示,胰岛素原和裂解的胰岛素原与冠心病相关。胰岛素增加肾远曲小管钠和水的重吸收,增加循环血容量;兴奋交感神经,儿茶酚胺增加心排血量,外周血管收缩;使细胞内游离钙增加,引起小动脉平滑肌对血管加压物质的反应性增高,血压升高。

2. 胰岛素抵抗和高胰岛素血症可引起脂代谢紊乱,其特征是血浆总胆固醇、甘油三酯、小而密低密度脂蛋白-胆固醇升高,这些脂质能加速动脉粥样硬化的进程。胰岛素抵抗常伴有高血糖,后者引起血管壁胶原蛋白及血浆载脂蛋白的非酶促性糖基化,使血管壁更易"捕捉"脂质,并阻抑脂代谢的受体途径,加速动脉粥样硬化。

3. PAI-1浓度与血浆胰岛素浓度相关,提示胰岛素对PAI-1合成有直接作用。PAI-1增加引起纤溶系统紊乱和血纤维蛋白原升高,有利于血栓形成。

4. 蛋白质非酶促糖基化导致血管内皮细胞损伤,通透性增加,进而导致血管壁脂质积聚。肾小球血管也因同样变化而通透性增加,出现白蛋白尿。微量白蛋白尿既是动脉粥样硬化的危险因素,又是全身血管内皮细胞损伤的标志物。

(二)内皮细胞损伤和低度炎症 内皮细胞是糖尿病血管病变的关键靶组织。内皮细胞裱褙所有的血管内壁,与糖尿病有害代谢物持续接触,并承受着血流速度和压力的慢性应激。内皮细胞能产生多种化学物质,通过复杂的机制调节血管张力和管壁通透性,产生细胞外基质蛋白,参与血管的形成和重塑。血管内皮细胞是胰岛素作用的靶组织,大量研究证明,肥胖、胰岛素抵抗及T2DM伴有与血糖无关的内皮细胞功能异常,参与糖尿病大血管和微血管并发症的发生与发展,这一病理生理过程在临床糖尿病前期就已经相当明显了[19]。现有的证据显示,炎症和免疫反应在胰岛素抵抗与动脉粥样硬化的发病中起着关键作用,动脉粥样硬化是一种免疫介导的炎症性病变的概念已被广为接受。动脉粥样硬化病变形成的最早期事件是动脉内膜对炎性细胞的募集,血液循环中的炎症因子(如CRP、IL-1、IL-6和血纤维蛋白原等)水平与心血管危险性呈正相关;单核细胞和巨噬细胞是先天性免疫系统的原型细胞,存在于动脉粥样硬化病变的各个阶段。病变中的活化巨噬细胞和T淋巴细胞针对局部抗原起免疫反应,最重要的候选抗原是修饰的脂蛋白、热休克蛋白、细菌和病毒抗原;T淋巴细胞也与自身抗原起作用,使有炎症改变特征的病变再掺入自身免疫反应,其机制复杂,许多环节和因素尚不清楚。

动脉粥样硬化起源于血管内皮细胞损害,其病变特点是低度的慢性自身炎症,这种低度炎症与经典的自身免疫病有本质差别,因为前者没有T淋巴细胞功能紊乱。

【糖尿病分型与分类】

随着对糖尿病的病因与临床研究的逐渐深入,糖尿病的分类和分型名目繁多。目前被广为采用的是1997年美国糖尿病协会(ADA)提出的糖尿病分型建议,这是一个反映病因和/或发病机制的糖尿病分类及分型方法。

(一)糖尿病分类 根据ADA的分型建议,糖尿病可分为1型糖尿病(type 1 diabetes mellitus,T1DM)、2型糖尿病(type 2 diabetes mellitus,T2DM)、特殊类型糖尿病和妊娠糖尿病(gestational diabetes mellitus,GDM)(表4-2-4-8)。从定义上讲,妊娠糖尿病不包括糖尿病合并妊娠。GDM是指妊娠期间发生的血糖受损或糖尿病,但不包括妊娠合并糖尿病者。

表4-2-4-8 糖尿病分类(WHO,1999)

1. T1DM
A. 免疫介导性
B. 特发性
2. T2DM
3. 其他特殊类型糖尿病
A. 胰岛β细胞功能遗传性缺陷
第12号染色体,肝细胞核因子1α(HNF-1α)基因突变(MODY3)
第7号染色体,葡萄糖激酶(GCK)基因突变(MODY2)
第20号染色体,肝细胞核因子4α(HNF-4α)基因突变(MODY1)
线粒体DNA
其他
B. 胰岛素作用遗传性缺陷
A型胰岛素抵抗
矮妖精貌综合征(Leprechaunism)
Rabson-Mendenhall综合征
脂肪萎缩性糖尿病
其他

续表

C. 胰腺外分泌疾病：胰腺炎/创伤/胰腺切除术后/胰腺肿瘤/胰腺囊性纤维化/血色病/纤维钙化性胰腺病及其他
D. 内分泌疾病：肢端肥大症/库欣综合征/胰高血糖素瘤/嗜铬细胞瘤/甲亢/生长抑素瘤/醛固酮瘤及其他
E. 药物或化学品所致的糖尿病：Vacor(N-3 吡啶甲基 N-P 硝基苯尿素)/喷他脒/烟酸/糖皮质激素/甲状腺激素/二氮嗪/β-肾上腺素能激动剂/噻嗪类利尿剂/苯妥英钠/α-干扰素及其他
F. 感染：先天性风疹、巨细胞病毒感染及其他
G. 不常见的免疫介导性糖尿病：僵人(stiff-man)综合征/胰岛素自身免疫综合征/胰岛素受体抗体及其他
H. 其他与糖尿病相关的遗传综合征：Down 综合征/Klinefelter 综合征/Turner 综合征/Wolfram 综合征/Friedreich 共济失调/Huntington 舞蹈病/Laurence-Moon-Beidel 综合征/强直性肌营养不良/卟啉病/Prader-Willi 综合征及其他
4. 妊娠糖尿病

注：妊娠糖尿病是指妊娠期间发生或者发现的糖尿病，与糖尿病合并妊娠的含义不同

自身免疫性 T1DM 是指存在自身免疫发病机制的 T1DM，按起病急缓分为急发型和缓发型，后者又称为成人隐匿性自身免疫糖尿病(latent autoimmune diabetes in adult，LADA)。特发性 T1DM 是指无自身免疫机制参与的证据，且各种胰岛 β 细胞自身抗体始终阴性的 T1DM，是某些人种(如美国人及印度人中的黑种人)的特殊糖尿病类型，其临床特点为：明显家族史，发病早，初发时可有酮症，需用小量胰岛素治疗；病程中胰岛 β 细胞功能不一定呈进行性衰减，因而部分患者起病数月或数年后可不需胰岛素治疗。

（二）特殊类型糖尿病

1. 胰岛 β 细胞功能基因突变所致的糖尿病　是指因单基因突变致胰岛 β 细胞功能缺陷而引起的糖尿病，不伴或仅伴有轻度的胰岛素作用障碍。

(1) 青少年发病的成年型糖尿病：现已基本阐明了青少年发病的成年型糖尿病(maturity-onset diabetes of the young，MODY)的病因，并鉴定出 MODY 的 6 种突变基因，即：①肝细胞核因子(hepatocyte nuclear factor，HNF)4a 基因突变(染色体 20q)所致者称为 MODY1；②葡萄糖激酶(glucokinase，GCK)基因突变(染色体 7p)所致者称为 MODY2；③HNF-la 基因突变(染色体 12q)所致者称为 MODY3；④胰岛素增强子因子 1(insulin promoter factor 1，IPF-1)基因突变(染色体 13q)所致者称为 MODY4；⑤HNF-1a 基因突变(染色体 17cen-q)所致者称为 MODY5；⑥NeuroDl 基因突变(染色体 2q)所致者称为 MODY6。MODY 的一般临床特点是：①家系中糖尿病的传递符合孟德尔常染色体显性单基因遗传规律，有三代或三代以上的家系遗传史；②起病的年龄较早，至少有一位患病成员的起病年龄<25 岁；③确诊糖尿病后至少 2 年内不需要用外源性胰岛素控制血糖。

(2) 线粒体母系遗传性糖尿病：详见本篇扩展资源 27。线粒体基因突变糖尿病的病因已基本阐明。线粒体的多种基因突变可导致糖尿病，突变使赖氨酸或亮氨酸掺入线粒体蛋白受阻，最多见的是线粒体亮氨酸转运核糖核酸(UUR)基因(核苷酸顺序 3243A-G)突变。其临床特点是：①家系中女性患者的子女可能患病，而男性患者的子女均不患病，这是因为线粒体位于细胞质，受精卵的线粒体来自母亲，而精子不含线粒体，故呈母系遗传；②起病的年龄较早；③无酮症倾向，无肥胖(个别消瘦)，起病初期常不需要胰岛素治疗，因胰岛 β 细胞功能日渐衰减，故最终需要胰岛素治疗；④常伴有不同程度的听力障碍；⑤容易损害能量需求大的组织，导致神经、肌肉、视网膜和造血系统的功能障碍，并常伴有高乳酸血症。

2. 胰岛素受体突变所致的糖尿病　胰岛素受体基因异常导致胰岛素作用障碍。胰岛素受体合成、运转、结合、穿膜、胞吞、再循环及受体后信号传导功能受损均可导致胰岛素抵抗。

(1) A 型胰岛素抵抗：详见本章第 3 节。又称为卵巢性高雄激素血症-胰岛素抵抗性黑棘皮病(ovarian hyperandrogenism insulin resistant acanthosis nigricans，HAIR-AN)，多见于消瘦的青少年女性。HAIR-AN 的典型临床表现是：①显著的高胰岛素血症；②糖尿病一般不严重，但胰岛素抵抗明显；③常伴黑棘皮病及肢端肥大症样表现；④女性患者有卵巢性高雄激素血症，表现为多毛、闭经、不育、多囊卵巢和不同程度的女性男性化等。

(2) 矮妖精貌综合征：是一种罕见的遗传病，呈常染色体隐性遗传。其临床特点是：①显著的高胰岛素血症，可高达正常水平的数十倍以上；②糖耐量正常或出现空腹低血糖；③常伴有多种躯体畸形(如面貌怪异、低位耳、眼球突出、鞍鼻、阔嘴和厚唇等)、代谢异常(如黑棘皮病、宫内发育迟缓和脂肪营养不良等)或女性男性化(新生女婴多毛、阴蒂肥大和多囊卵巢等)。

(3) Rabson-Mendenhall 综合征：多为胰岛素受体基因突变纯合子或复合杂合子，发病环节在胰岛素受体表达异常和/或受体后信号传导系统。患者除胰岛素抵抗表现外，还有牙齿畸形、指甲增厚、腹膨隆、早老面容、阴蒂肥大和松果体肿瘤等。常于青春期前死于酮症酸中毒[20-22]。

(4) 脂肪萎缩性糖尿病：详见第 4 篇第 7 章第 6 节。本病呈常染色体隐性遗传。其临床特点是：①有明显家族史，多为女性发病；②严重胰岛素抵抗伴皮下、腹腔和肾周脂肪萎缩，一般不伴酮症酸中毒；③肝、脾肿大、肝硬化或肝衰竭；④皮肤黄色瘤和高甘油三酯血症；⑤女孩常有多毛和阴蒂肥大等男性化表现。

3. 囊性纤维化相关性糖尿病(cystic fibrosis-related diabetes，CFRD)　是囊性纤维化疾病最常见的合并症，大约 20%的青少年和 40%～50%的成人囊性纤维化患者可发生 CFRD。在囊性纤维化的患者中，如果发生 CFRD，则其营养状态恶化，肺部感染更加严重，因呼吸衰竭而致的死亡增加。囊性纤维化的女性患者更容易发生 CFRD，而且死亡率也增加，目前尚不清楚其确切的原因。CFRD 的原发性缺陷是部分内分泌胰腺因纤维化病变的破坏而导致胰岛素分泌减少，此外，残余的胰岛 β 细胞感染及炎症所致的胰岛素抵抗也具有重要的作用[23,24]。研究资料显示，早期发现和积极的胰岛素治疗可减少 CFRD 患者的死亡率。2009 年由 ADA、囊性纤维化疾病基金会及 Lawson Wilkins 儿童内分泌学会共同举办了 CFRD 研讨会，2010 年发表了 CFRD 临床管理共识。

4. Wolcott-Rallison 综合征(Wolcott-Rallison syndrome，

WRS） 是一种少见的常染色体隐性遗传病，病因为编码真核细胞翻译启动子2α激酶3（eukaryotic translation initiation factor 2α kinase 3，EIF2AK3；亦称PKR样内质网激酶，PKR-like endoplasmic reticulum kinase，PERK）基因突变。PERK属于一种内质网跨膜蛋白，其功能与非折叠蛋白反应翻译调节有关[25,26]。本病以患者于新生儿/儿童期发作的非自身免疫性糖尿病伴骨骼发育不良与生长障碍为特征，需要胰岛素才能控制高血糖症。虽然仅有约60例病案报道，但在新生儿糖尿病中，WRS是最常见（尤其是父母近亲结婚）者。糖尿病一般在6月龄前发作，继而出现骨骼发育不良。其他表现包括肝衰竭、肾功能障碍、胰腺外分泌功能不全、智力低下、甲减、粒细胞减少症与反复感染等，详见本章第7节。

5. 其他特异型糖尿病　病因和临床类型很多，根据有无免疫介导性，可分为两类，即不伴免疫介导的特异型糖尿病和伴有免疫介导的特异型糖尿病。

（1）不伴免疫介导的特异型糖尿病：常见的有：①胰腺外分泌疾病和内分泌疾病所引起的糖尿病（继发性糖尿病）；②很多药物可引起胰岛素分泌功能受损，促使具胰岛素抵抗的个体发病，但具体发病机制不明；③某些毒物（如Vacor和静脉应用喷他脒）可破坏β细胞，导致继发性永久糖尿病；④许多遗传综合征伴有糖尿病（如血色病、Werner综合征、脂肪营养不良综合征和Dupuytren病等），绝大多数的发病机制未明；⑤由于胰岛素基因突变（变异胰岛素，常染色体显性遗传）所致的糖尿病罕见，患者无肥胖，对外源胰岛素敏感；⑥ATP依赖性K通道Kir6.2或SUR1亚基突变引起新生儿糖尿病（neonatal diabetes）。

（2）伴免疫介导的特异型糖尿病：主要包括：①γ-干扰素相关性免疫介导：应用γ-干扰素者可产生胰岛细胞抗体，有些可导致严重胰岛素缺乏；在遗传易感个体中，某些病毒感染可致胰岛β细胞破坏而发生糖尿病，可能参与了免疫介导性T1DM的发生。②胰岛素受体抗体介导：胰岛素受体抗体病（B型胰岛素抵抗综合征）的临床特点是多为女性发病，发病年龄40~60岁，严重高胰岛素血症、胰岛素抵抗和空腹低血糖症，可伴有其他自身免疫病。③谷氨酸脱羧酶抗体介导：僵人综合征为累及脊索的自身免疫性疾病，因中枢神经系统的谷氨酸脱羧酶抗体致γ氨基丁酸能神经传导障碍而发病；其临床特点是无家族史、成年起病、在惊恐、声音刺激或运动后呈现一过性躯干、颈肩肌肉僵硬伴痛性痉挛，腹壁呈板样僵硬，但无感觉障碍或锥体束征，约1/3患者伴有糖尿病。④罕见型免疫介导性糖尿病的免疫调节异常。

【糖尿病临床分期】

（一）糖尿病病期　糖尿病的分期可帮助理解糖尿病的发展过程（表4-2-4-9），并争取使患者在早期，特别是临床糖尿病发生之前获得有效干预治疗，尽量逆转病情或阻止病情的进一步发展。T2DM应尽量控制在不需要用胰岛素治疗阶段，因为良好的治疗既可阻止病情发展，又可有力防止慢性并发症的发生。

表4-2-4-9　糖尿病的临床分期

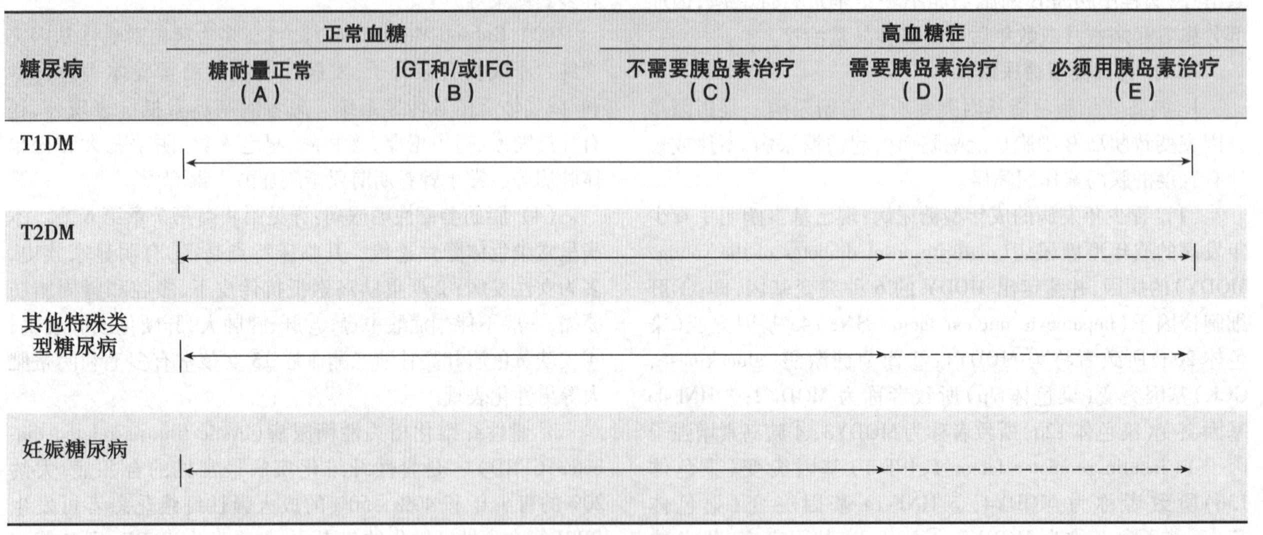

糖尿病
正常血糖
糖耐量正常（A）
IGT和/或IFG（B）
高血糖症
不需要胰岛素治疗（C）
需要胰岛素治疗（D）
必须用胰岛素治疗（E）
T1DM
T2DM
其他特殊类型糖尿病
妊娠糖尿病

注：在一般情况下，←或→所示范围为可逆性，而┈┈→一般为不可逆性；IGT：葡萄糖耐量低减（impaired glucose tolerance）；IFG：空腹血糖受损（impaired fasting glucose）；T1DM：1型糖尿病；T2DM，2型糖尿病

（二）T1DM分期　根据其临床进展特点，T1DM可大致分为以下四期：①急性代谢紊乱期：从出现症状至临床诊断多在3个月以内，此时期有各种症状，称为急性代谢紊乱期。其中20%左右为酮症酸中毒；20%~40%为酮症，无酸中毒；其余仅为高血糖和高尿糖。但全部的T1DM患者都需要用注射胰岛素治疗。②蜜月期（honeymoon phase）：蜜月期是指新诊断的T1DM患者病情明显改善且时间持续12~24个月。一段在治疗2周~3个月后，2/3患者的症状可逐渐消失，血糖下降，尿糖减少，胰岛功能暂时性恢复，血清胰岛素及血C肽水平上升，HbA_{1c}<7.0%，胰岛素需要量减少（≤0.5U/kg），少数甚至可以不需要用胰岛素，从而进入缓解期，亦称“蜜月期”或“蜜月缓解期”。男孩出现糖尿病症状缓解较女孩多见。3岁以下及青春期的女孩缓解期不明显，缓解时间自数周至1年不等，差别甚大，平均为3~6个月。③糖尿病强化期：常由于感染、饮食不当及青春期发育而使病情加重，表现为胰岛素用量突然或逐渐增多，血胰岛素及C肽

水平又再次减低。此时胰岛已趋衰竭，胰岛β细胞耗尽无几，有时伴纤维化，此期称为“糖尿病强化期”。④永久糖尿病期：胰岛β细胞大部分被破坏，需完全依靠外源性胰岛素维持生命。胰岛素用量逐渐增大至稳定量，逐渐进入“永久糖尿病期”，时间多在发病后5年左右。青春期由于性激素的作用，对胰岛素拮抗，病情易有波动，胰岛素用量再次增大。青春期后病情又逐渐稳定，但遇感染和应激状态时，病情又会恶化。

T1DM的病情进展反映胰岛β细胞丢失的量与速度，研究胰岛β细胞丢失的经典模型是非肥胖糖尿病（nonobese diabetic，NOD）小鼠。胰岛炎症刺激β细胞复制，生成新的β细胞，再生过程补充了β细胞的丢失，但也产生新的免疫反应表位（epitope），强化自身免疫反应对β细胞的打击与破坏。β细胞复制的速度在NOD小鼠出现糖尿病时达到高峰，此时如果能停止免疫反应，新的β细胞复制可以逆转病情。但是，通过免疫调节剂（如抗CD3单抗）治疗恢复的β细胞（相当于人类T1DM的蜜月期）是脱颗粒，缺少胰岛素分泌功能。

（三）糖尿病自然病程　T2DM多发生于40岁以上人群，常见于老年人，近年有发病年轻化倾向。T2DM的首发症状多种多样，除多尿、多饮和体重减轻外，视力减退（糖尿病视网膜病所致）、皮肤瘙痒、女性外阴瘙痒以及高渗性高血糖状态均可为其首发症状。大多数患者肥胖或超重，起病较缓慢，高血糖症状较轻；不少患者可长期无代谢紊乱症状，有些则在体检或出现并发症时才被确诊。空腹血浆胰岛素水平正常、较低或偏高，β细胞储备功能常无明显低下，故在无应激情况下无酮症倾向，治疗可不依赖于外源性胰岛素。但在长期的病程中，T2DM患者胰岛β细胞功能逐渐减退，以至对口服降糖药失效；为改善血糖控制，也需要胰岛素治疗，但对外源胰岛素不甚敏感。急性应激（如重症感染、心肌梗死、脑卒中、创伤、麻醉和手术等）可诱发高渗性高血糖状态或糖尿病酮症酸中毒。长期病程中可出现各种慢性并发症，在糖尿病大血管病变中，尤其要关注心、脑血管病变。

T1DM亦存在类似情况，积极有效的早期干预可逆转或延缓自然病程。

【糖尿病病理】

详见第1篇扩展资源7。正常胰岛的结构和各种胰岛细胞的相对数量随年龄而变化。新生儿期，PP细胞较少（1%），β细胞约占45%，α细胞占23%，δ细胞占32%。而在成年人，β细胞约占66%，α细胞占20%，δ细胞明显下降，仅占10%左右，而PP细胞约占2%。因此，随着年龄的增大，β细胞的相对含量增加而δ细胞数下降。正常成年人胰岛的绝大部分激素分泌细胞局限于胰岛细胞群内，但在新生儿，有20%左右的胰岛激素分泌细胞散布于胰腺外分泌组织中，这些胰岛外的内分泌细胞主要位于胰腺导管及其附近。所有的β细胞之间均形成直接的膜联系，而α细胞、δ细胞与β细胞间是相对松散的，分别与β细胞的一部分膜结构相接。人胰岛主要含有α、β和δ等三种激素分泌细胞。β细胞位于胰岛中央，α细胞组成胰岛的周边部分，为1~3个细胞直径厚度。α细胞的外缘和β细胞之间常含有δ细胞，这种由α、β和δ细胞组成的结构称为胰岛亚单位。但有时也存在α、β和δ细胞的毗邻排列或组合结构。β细胞的胰岛素分泌具有全或无（all-or-none）特性。整合性调节是一种特殊的闭环式负反馈调节，由于调节系统受到刺激量和刺激时间两种变量的影响，所以调节的精度高而迅速。

（一）T1DM胰腺病变　早期T1DM患者的胰岛有淋巴细胞和单核细胞浸润，以后由于胰腺外分泌组织萎缩和胰岛素的大量减少致使胰腺重量减轻，胰岛组织减少。β细胞缺乏，胰岛几乎全部由α及β细胞组成，而且这些细胞失去正常的分布特点。胰岛炎为T1DM的显著病理改变之一，胰岛内可见多数淋巴细胞浸润。主要累及那些仍有较多β细胞的胰岛，这种免疫性胰岛炎也见于多发性自身免疫性内分泌综合征的患者。

在新诊断的T1DM的尸检中发现，胰岛病变有两种类型。一部分胰岛变小和萎缩，胰岛轮廓如带状且不规则，免疫染色见不到β细胞；另一类胰岛增生和肥大，直径可超过400μm，可能系代偿所致，其中的β细胞多，部分有脱颗粒现象，核呈囊泡状，胞质中的RNA含量增加。此两类病变中，胰岛的数目和比例随着病情的发展而变化，发展为临床糖尿病时，胰岛中β细胞数减少。在慢性T1DM的尸检中发现，胰岛的结构紊乱，界限不清，胰岛萎缩，细胞数减少，β细胞缺乏，但可用免疫组化方法鉴定出较多的α细胞、PP细胞和δ细胞。部分胰岛内可有δ细胞增生。但事实上，胰腺的δ细胞总数并无增加而是减少的，PP细胞也相对增多，但δ和α细胞的容量密度比无明显变化，β细胞的数目显著减少。

（二）移植胰岛的病理特征　有关胰腺-胰岛移植后的胰腺病理研究得不多，文献报告较少，且以动物实验结果为主。全胰腺移植与部分胰腺移植的成活率很低，移植组织或早或晚因异体排斥反应而不能存活。将胚胎猪胰岛细胞团移植至无胸腺小鼠的肾包膜囊内，被移植的细胞可以存活，但移植体的血管生成有障碍，表面缺乏小动脉，移植后3周移植细胞团内可见新生毛细血管。移植后52周的血管供应良好，小静脉主要位于移植体的外周。这表明，在无免疫排斥反应情况下，移植的胰岛细胞团可通过周围的微血管增生建立较好的微循环系统。胰岛细胞团可作为1个功能单位在宿主体内存活，重建血液循环。如果宿主的免疫功能正常，移植物在3~6天后发生剧烈排斥反应，巨噬细胞明显浸润，T淋巴细胞较少（主要位于移植物周围）。同时，T淋巴细胞和巨噬细胞也浸润附近的宿主组织（肾脏），肾小管上皮细胞表达大量MHCⅡ型抗原，血液中出现异体排斥反应性抗体（xenoreactive antibody），但移植物内无这种抗体沉着。IgG型异体反应性抗体主要存在于移植体的外周部位，因此，异体移植排斥反应的特点是显著的巨噬细胞（具有独特型表现）浸润，非特异性旁观性杀伤（bystander killing）细胞和免疫反应的T细胞依赖性是胰岛异体排斥反应的特点。这种免疫反应具有迟发型过敏反应的特点。

胰岛移植的成功率低的主要原因是移植的胰岛细胞特别易于发生凋亡。Reinholt等尝试用胚胎猪的胰岛移植来治疗糖尿病患者。移入肾包膜囊后3周，活检的移植细胞具有分泌胰岛素、胰高血糖素、生长抑素和铬粒素等功能，说明被移植的猪胰岛α细胞、β细胞和δ细胞均可存活。同种胰岛移植成功的可能性更大。目前主要是要解决移植细胞的凋亡问题和排斥反应问题。

（三）糖尿病肾病和视网膜病病理 糖尿病可累及全身很多脏器和组织，但其病变性质和程度很不一致，不同类型的糖尿病和不同个体的病理改变差异较大，有些病变是糖尿病时较特异的，如视网膜微小动脉瘤等。但有些病变却不是特异性的，如动脉粥样硬化，但有糖尿病者其发生率更高，病变发展更快。T1DM 和 T2DM 的系统病理基本相同。糖尿病血管病变分为微血管病变和大血管病变两种，其中微血管病变是糖尿病的特异性病变[27]。

1. 糖尿病肾病 结节性肾小球硬化、弥漫性肾小球硬化和渗出性病变是糖尿病肾病的基本而显著特点，其中结节性肾小球硬化是糖尿病肾病具特征性的病变。肉眼观可见，受累肾脏的早期，体积常增大，表面光滑；终末期可呈颗粒状的肾萎缩表现。组织学改变最初受累部位在系膜，基本病变是基底膜样物质增多，并累及系膜细胞，同时有毛细血管基底膜增厚。

一般将肾小球的改变分为三种病理类型：①结节性肾小球硬化。它是糖尿病肾病患者最具特征性的病变，又称毛细血管间肾小球硬化或 Kimmelsteil-Wilson 结节（K-W 结节）；②弥漫性肾小球硬化。又称弥漫性毛细血管间肾小球硬化，较结节性硬化更常见，常与结节性硬化同时存在。③渗出性病变。糖尿病肾病患者中，肾小球的渗出性病变特别多见，但特异性较差。糖尿病肾病除累及肾小球外，尚可影响肾间质，表现为间质纤维化，近端肾小管细胞普遍肿胀，上皮细胞空泡变性，基膜增厚。电镜下可见基底膜，特别是致密层增厚，系膜区增宽，系膜基质增多。免疫组化可发现清蛋白、IgG、IgA、IgM 和补体 C3 等在基底膜和小管区有不同程度的沉积。

2. 糖尿病视网膜病 糖尿病视网膜病的特异性病变是视网膜毛细血管微小动脉瘤。视网膜微小动脉瘤是毛细血管扩张，常呈圆形，其中充满血流或层状的玻璃样物质。直径约 50~60μm。主要位于视网膜黄斑周围，用 PAS 染色能将这种微小动脉瘤显示清楚。镜下可见视网膜毛细血管壁增厚，呈玻璃样变，内皮细胞可增生或有血栓形成。视网膜微小动脉瘤主要见于糖尿病，在其他疾病时仅属偶见。糖尿病时，此种病变与糖尿病性肾小球硬化常同时存在。增殖性视网膜病变亦是糖尿病时常见的眼底病，典型病变是一种富有血管的纤维结缔组织膜样物，由视网膜长入玻璃体，常起源于视神经乳头或其附近的视网膜，它可能是一种机化了的血栓。

其他的眼部病变有糖原沉积引起的虹膜色素上皮空泡状变、视网膜静脉扩张和硬化、视网膜中的静脉由于血栓形成或因内膜增厚而堵塞以及视网膜出血渗出等。糖尿病患者还易发生白内障，而且糖尿病患者在接受肾/胰移植后，白内障的发病率急剧增加（40%）。白内障（以核心型和后囊下型为主）与糖尿病病程、年龄、胰岛素用量减少、血液透析和免疫抑制剂应用（糖皮质激素、环孢素或硫唑嘌呤）等有关。糖尿病性微血管病变主要有 3 种发病机制假说：①慢性高血糖导致血管细胞（主要为内皮细胞）的糖过度利用，缺乏胰岛素受体的组织的慢性微血管病变可能以这一机制为主；②由于山梨醇代谢旁路的开放和代谢活性的增强，导致氧化型辅酶Ⅰ（NAD^+）/还原型辅酶Ⅱ（NADPH）比值下降，后者再引起微血管病变；③在磷酸丙糖和丙酮酸生成过程中，由于葡萄糖和吡啶核苷酸的利用增加而引起血管的病理变化。神经微血管受累时，表现为神经纤维间毛细血管数目减少，内皮细胞增生和肥大；血管壁增厚，管腔变窄，透明变性。严重者可发生小血管闭塞。IgA 相关性血管炎少见，临床上主要见于过敏性紫癜，但也可见于 T1DM 和自身免疫性甲状腺疾病。在糖尿病患者中往往与微血管病变并存，可能与微血管病变和免疫功能紊乱均有关，详见第 4 篇第 3 章第 6 节。

（四）糖尿病神经病变特征 糖尿病神经病的病理改变较广泛，主要累及周围神经和自主神经系统，也可累及脑和脊髓。周围神经受累时，光镜下可见神经鞘膜下水肿或神经囊泡减少，有髓纤维数量减少。电镜下可见轴囊内微管扩张，形成空泡。髓鞘变性，结构不明显。病情较重者，可见髓鞘破坏和溶解。在神经纤维变性的同时，可见有髓和无髓纤维再生，Schwann 细胞增生。自主神经受累时，表现为内脏自主神经及交感神经节细胞变性。有髓病变以后索损害为主，主要为变性改变。病程较长的糖尿病患者，心脏神经病变可导致心功能的一系列改变。心房的神经末梢为无髓鞘型，神经轴突病变可高达 32%，轴突内的线粒体致密或水肿，轴突出现层状体（lamellar body）为糖尿病所特有的改变。神经鞘膜病变明显。轴浆溶解，轴突与轴突之间分离或出现空泡变性[28,29]。

糖尿病神经病也是糖代谢紊乱的后果，神经病变的严重程度与患者的长期高血糖水平相关。高血糖本身可诱导神经细胞和 Schwann 细胞凋亡，线粒体出现“气球”样变化，线粒体嵴断裂，这些病理改变与氧化应激诱发的神经病变相似[30,31]，并与 caspase-3 的激活有关。大量的研究结果显示，至少糖尿病感觉神经病变与高血糖和 caspase 途径介导的细胞凋亡有关，氧化应激在病变过程中起着关键作用，出现脑结构和功能改变[27,28]。

（五）大血管病病理 糖尿病性动脉粥样硬化与一般动脉硬化既有共同特点又有其特殊性：①糖尿病所致的动脉硬化发生早，进展快。②T2DM 患者常发生动脉中层钙化（medial arterial calcification，MAC）。MAC 与糖尿病性神经病变有密切关系。MAC 虽不发生血管闭塞，但因血管弹性下降而影响循环功能，导致血管病变，并可能是远端动脉闭塞性病变的病因之一。③糖尿病患者的脂代谢紊乱和 IR 较非糖尿病患者明显，骨骼肌、肝脏和胰岛 β 细胞中 TG 积蓄，抑制线粒体腺苷核苷酸转位体（translocator）活性，二磷酸腺苷（ADP）减少，并进一步导致氧自由基生成增多和氧化应激性病变。④由于高血糖本身及其继发的因素作用，活性氧（ROS）和氧自由基作用加速动脉粥样病变过程。⑤糖尿病易于并发各种感染，有些患者可能存在慢性全身性感染性疾病，感染是导致动脉硬化和加速动脉硬化发展的重要因素，有时在动脉硬化斑块中还可找到微生物。一些学者主张用抗生素治疗感染相关性冠状动脉疾病。⑥IR 既是 T2DM 的突出病理生理改变，也是导致动脉硬化的主要原因之一。糖尿病脑部病变以脑动脉硬化发生率高，且较早，严重者可发生脑软化。⑦糖尿病性动脉粥样硬化与动脉钙化及脂肪细胞因子的作用异常相关。研究发现，动脉中层钙化不是血管钙盐沉着的后果，而是一种类矿化过程，与脂联素缺乏密切相关，补充脂联素可防止动脉钙化，逆转血管钙化。此外，网膜素-1(omentin-1)也可通过降低 RANKL/OPG 比值而抑制血管钙化；网膜素-1 是联系骨质疏松和动脉钙化的共同因子。

（六）糖尿病的其他病变

1. 糖尿病性心脏病　详见第 4 篇第 4 章第 5 节。糖尿病心脏病的病理改变主要表现在心肌、心脏微血管和大血管等部位。心肌病理改变主要为心肌细胞内大量糖原、脂滴和糖蛋白沉积，严重者可有局灶性坏死，心肌间质有灶性纤维化。心肌微血管内皮细胞增生，PAS 染色阳性的糖蛋白类物质和玻璃样物质沉积在血管壁内，血管壁增厚。心肌细胞超微结构可见肌原纤维收缩蛋白明显减少，肌浆网横管系统扩张，心肌有收缩带形成，线粒体肿胀，黏合膜处的细胞间隙增宽等改变。

冠状动脉的变化与一般冠心病相似，管壁的纤维蛋白溶解功能异常，如蛋白-纤维蛋白溶解系统活性变化，管腔狭窄明显，大的动脉硬化斑块脆，易于脱落，或因管腔内的微栓子栓塞而导致急性心肌梗死。而且，手术后或经药物治疗后很易发生再度狭窄或再栓塞。动脉硬化病变处及心肌的微血管可见非感染性炎症性改变甚至感染性炎症病变。硬化斑块内新生血管丰富，可有出血灶，外表往往附有纤维状帽(fibrous cap)，外形不规则，有陈旧性出血。穿破病灶部位的新生血管多。根据硬化斑块的性质可分为软性斑块、硬性斑块、血栓性斑块和钙化性斑块等。病变组织的免疫组化检查可发现 tenascin 和 TGF-β表达增多，平滑肌细胞正常或减少，巨噬细胞和 TUNEL 阳性细胞增多。

糖尿病性心肌病(diabetic cardiomyopathy)独立于冠心病及高血压，是一种特殊的原发性病变过程，最后发展为充血性心衰。现已证明，在糖尿病和心衰之间存在密切的病因联系，高血糖形成的糖化终末产物和高脂血症引起的脂毒性导致心肌损害[32-34]。

2. 糖尿病皮肤病　详见第 4 篇扩展资源 28.2。糖尿病性皮肤病变并不少见，可出现皮肤大疱，水疱位置表浅，位于表皮内或表皮下，无棘层松解现象。由于皮肤小血管与代谢异常，引起表皮基层液化，表皮细胞坏死。胫前皮肤可出现色素斑，急性损害时，见表皮及真皮乳头层水肿，细胞渗出及轻度淋巴细胞浸润。陈旧性损害时，无水肿，真皮上的毛细血管管壁增厚，偶有红细胞外渗。糖尿病性渐进性脂肪坏死可导致皮下脂肪萎缩或弹性组织变性性病变。表现为真皮内有栅栏状肉芽肿、胶原纤维消失或稀疏，周围有炎性细胞浸润，主要是淋巴细胞、组织细胞、成纤维细胞、上皮样细胞及异型巨细胞。真皮中血管壁增厚，内膜增生，管腔部分或全部闭塞。糖尿病患者较易发生坏死性筋膜炎，由于本病早期的皮肤正常，故易导致严重后果(厌氧菌感染和坏疽等)。糖尿病酮症酸中毒时，偶并发多发性周围神经病变-脏器肿大-内分泌障碍-M 蛋白血症-皮肤病变(POEMS)综合征[35]，而糖尿病肾病(多见于肾移植后)患者可并发穿透性皮肤损害。

3. 糖尿病肝损害　糖尿病患者在糖尿病控制不佳时及儿童糖尿病患者中，肝大较为常见。组织学改变以肝脂肪变性(非酒精性脂肪肝)为主。脂肪变性多为中性脂肪沉着，但其程度与血中脂质水平不相平行，糖尿病控制后，脂肪变性可消退，控制不良者可发展为肝硬化或肝衰竭。组织学表现可为局灶性和非特异性改变，包括肝细胞的萎缩、退行性变及坏死，有时亦有单核细胞浸润。患者的肝周围细胞质内含有较丰富的糖原，但在小叶中央的细胞中糖原减少或缺如，常见细胞核内有糖原沉着的空泡，这种核空泡多见于胞质糖原最少的细胞，其形成原因不明，且与血糖水平不平行。酮症酸中毒时，胞质内糖原减少，核内亦无糖原沉着，脂肪滴增加。有时肝实质细胞内有铁质沉着，库普弗细胞内可见脂肪滴。

【糖尿病病理生理】

胰岛 β 细胞胰岛素分泌能力和/或胰岛素生物作用缺陷致胰岛素绝对或相对不足，引起一系列代谢紊乱。

（一）基本表现　典型病例有如下病理生理变化。

1. 各系统病理生理变化

(1) 一般情况：典型患者有体力减退、精神委靡、乏力、易疲劳、易感冒和工作能力下降等症状，并发感染时可有低热、食欲不振及体重迅速下降。体重下降是糖尿病代谢紊乱的结果，初期主要与失水及糖原和甘油三酯消耗有关；接着是由于蛋白质分解、氨基酸进入糖异生或酮体生成途径而被大量消耗所致，肌肉萎缩，体重进一步下降。

(2) 心血管系统：可有非特异性心悸、气促、脉率不齐、心动过缓、心动过速和心前区不适等。在代谢紊乱过程中，由于体液丢失和血容量降低可导致直立性低血压，进一步发展可出现休克及昏迷(酮症酸中毒或高渗性高血糖状态)。酸中毒严重时，血管张力下降，缩血管活性物质虽大量分泌，但仍出现严重的循环衰竭。

(3) 消化系统：无并发症者多表现为食欲亢进和易饥，进食量增多而体重下降。病情较重者多诉食欲不振、纳差、恶心、呕吐或腹胀，伴胃肠神经病变者更为明显。

(4) 泌尿生殖系统：早期因多尿导致多饮；夜尿增多，尿液为等渗或高渗性。并发感染时，出现脓尿和脓血尿，且伴尿急和尿痛；男性老年患者可因合并前列腺肥大而出现尿频、尿急与排尿中断症状。糖尿病引起的生育生殖异常包括：①月经异常；②生育期缩短(月经初潮延迟或卵巢早衰)；③高雄激素血症和多囊卵巢综合征；④卵巢自身免疫性损伤(卵巢早衰)；⑤性功能紊乱。糖尿病女性可有月经过少、闭经及性欲减退，少数 T1DM 可合并特发性卵巢早衰，两者可能均存在自身免疫性病因。男性患者以阳痿和性欲减退最常见。

(5) 精神神经系统：由于口渴中枢和食欲中枢被刺激，患者烦渴、多饮、善饥和贪食；多数伴有忧虑、急躁、情绪不稳或抑郁；有的患者心理压力重，对生活和工作失去信心；另一些患者失眠、多梦和易惊醒。

2. 能量代谢紊乱与慢性高血糖症

(1) 碳水化合物代谢：其特点是慢性高血糖。由于葡萄糖磷酸化减少，进而导致糖酵解、磷酸戊糖旁路代谢及三羧酸循环减弱，糖原合成减少，分解增多。以上代谢紊乱使肝、肌肉和脂肪组织摄取利用葡萄糖的能力降低，空腹及餐后肝糖输出增加；又因葡萄糖异生底物增多及磷酸烯醇型丙酮酸激酶活性增强，肝糖异生增加，因而出现空腹及餐后高血糖。胰岛素缺乏使丙酮酸脱氢酶活性降低，葡萄糖有氧氧化减弱，能量供给不足。慢性高血糖的另一个特点是血糖在高于正常水平上的剧烈波动。现有的研究就发现，波动性高血糖（尤其是餐后高血糖）较一般的高血糖更容易引起血管内皮损害和血管病变[31]。

（2）脂肪代谢：其特点是血脂谱异常。由于胰岛素不足，脂肪组织摄取葡萄糖及清除血浆甘油三酯的能力下降，脂肪合成代谢减弱，脂蛋白脂酶活性低下，血浆游离脂肪酸和甘油三酯浓度增高。胰岛素极度缺乏时，激素敏感性脂酶活性增强，储存脂肪的动员和分解加速，血游离脂肪酸浓度进一步增高。肝细胞摄取脂肪酸后，因再酯化通路受抑制，脂肪酸与辅酶A结合生成脂肪酰辅酶A，经β-氧化生成乙酰辅酶A。因草酰乙酸生成不足，乙酰辅酶A进入三羧酸循环受阻而大量缩合成乙酰乙酸，进而转化为丙酮和γ-羟丁酸。丙酮、乙酰乙酸和γ-羟丁酸三者统称为酮体。当酮体生成超过组织利用限度和排泄能力时，大量酮体堆积形成酮症，进一步发展可导致酮症酸中毒。血脂谱异常与胰岛素抵抗密切相关。脂肪组织胰岛素抵抗可使胰岛素介导的抗脂解效应和葡萄糖摄取降低，FFA和甘油释放增加。腹部内脏脂肪血液流入门静脉，使肝脏暴露在高FFA浓度环境中，导致肝葡萄糖异生作用旺盛，胰岛素抵抗和肝合成VLDL增加。高密度脂蛋白是胰岛β细胞的保护因素，可对抗脂毒性引起的β细胞凋亡和胰岛炎症，而高密度脂蛋白降低因失去这些保护作用而引起β细胞的功能紊乱与数目减少[32]。高血糖通过抑制ATP-结合盒转运体A1（ABCA1）的表达而阻碍HDL-C的合成，出现低HDL-C血症[33]。

（3）蛋白质代谢：其特点是负氮平衡/抵抗力降低/生长发育障碍。肝脏和肌肉等组织摄取氨基酸减少，蛋白质合成减弱，分解加速，导致负氮平衡。血浆成糖氨基酸（丙氨酸、甘氨酸、苏氨酸和谷氨酸）降低，反映糖异生旺盛，成为肝糖输出增加的主要来源。血浆成酮氨基酸（亮氨酸、异亮氨酸和缬氨酸等支链氨基酸）增高，提示肌肉组织摄取这些氨基酸合成蛋白质的能力降低，导致乏力、消瘦、组织修复和抵抗力降低，儿童生长发育障碍。同时，胰高血糖素分泌增加，且不为高血糖所抑制。胰高血糖素促进肝糖原分解、糖异生、脂肪分解和酮体生成，对上述代谢紊乱起恶化作用。经胰岛素治疗血糖良好控制后，血浆胰高血糖素可降至正常或接近正常水平。T2DM与T1DM有相同的代谢紊乱，但前者的胰岛素分泌属于相对减少，其程度一般较轻。有些患者的基础胰岛素分泌正常，空腹时肝糖输出不增加，故空腹血糖正常或轻度升高，但在进餐后出现高血糖。另一些患者进餐后胰岛素分泌持续增加，分泌高峰延迟，餐后3~5小时的血浆胰岛素呈现不适当升高，引起反应性低血糖，并可成为患者的首发症状。

（二）糖尿病急性代谢紊乱与慢性并发症　在急性应激或其他诱因的作用下，糖尿病患者可发生酮症酸中毒、高渗性高血糖状态或混合型（高血浆渗透压和酮症）急性代谢紊乱。病期较长的糖尿病患者可并发多种慢性并发症，如糖尿病肾脏病、糖尿病视网膜病、糖尿病神经病、糖尿病心脑血管病、糖尿病足病、糖尿病骨-关节病等。

【一般临床表现】

T1DM和T2DM的临床表现并无本质区别；典型的多尿、多饮、多食和消瘦症状主要见于T1DM，而T2DM多以肥胖和慢性并发症的表现为突出或全无临床症状。

（一）成人T1DM

1. 临床前期　多数患者在临床糖尿病出现前，有一胰岛β细胞功能逐渐减退的过程，出现临床症状时β细胞功能已显著低下，糖负荷后血浆胰岛素及C肽浓度也无明显升高，临床亦无"三多一少"（多尿、多饮、多食和消瘦）症状。但此期仅偶尔被发现。

2. 发病初期　大多在25岁前起病，少数可在25岁后的任何年龄发病。胰岛β细胞破坏的程度和速度相差甚大，一般来说，幼儿和儿童较重和较快，成人较轻和较慢，由此决定了临床表现的年龄差异。糖尿病患者由于胰岛素不足，葡萄糖不能有效地被组织氧化利用，出现高血糖。临床上表现为"三多一少"，即多尿、多饮、多食和消瘦的典型症状。儿童和青少年常以糖尿病酮症酸中毒为首发表现；青春期阶段的患者开始呈中度高血糖，在感染等应激下迅速转变为严重高血糖和/或酮症酸中毒；另一些患者（主要是成年人）的β细胞功能可多年保持在足以防止酮症酸中毒水平，但其中大多数最终需要外源性胰岛素维持生存，且对胰岛素敏感。部分患者在患病初期，经胰岛素治疗后β细胞功能可有不同程度改善，胰岛素用量减少甚至可停止胰岛素治疗，此种现象称为"蜜月"缓解（honeymoon remission），其发生机制尚未肯定，可能与葡萄糖毒性有关。蜜月期通常不超过1年，随后的胰岛素需要量又逐渐增加，酮症倾向始终存在。如外源性胰岛素使用恰当，血糖能维持在较理想的范围内；使用不合理者的血糖波动大，且容易发生低血糖症；如因某种原因停用胰岛素或合并急性应激，很容易诱发酮症酸中毒。

3. 糖尿病中后期　随着病程的延长，糖尿病患者可出现各系统、器官和组织受累的表现。病程10~15年以上者常出现各种慢性并发症，其后果严重。糖尿病慢性并发症包括糖尿病性微血管病变（diabetic microangiopathy，主要为肾病和视网膜病）、糖尿病性大血管病变（diabetic macroangiopathy，主要为冠心病、脑血管病和周围血管病）和糖尿病神经病。其中糖尿病微血管病变是糖尿病患者的特异性损害，与高血糖密切相关，可以看作是糖尿病特有的临床表现。强化胰岛素治疗可降低和延缓T1DM（可能也包括T2DM和其他类型的糖尿病）微血管并发症和神经病变的发生与发展。1999年，WHO将糖尿病的自然病程分为三个临床阶段，即正常糖耐量（normal glucose tolerance，NGT）、血糖稳定机制损害（impaired glucose homeostasis，IGH）及糖尿病阶段，其中的IGH包括IFG和IGT。上述临床阶段反映任何类型糖尿病都要经过不需要胰岛素、需用胰岛素控制代谢紊乱和必须用胰岛素维持生存的渐进性过程，T1DM的NGT期和IGT/IFG期可能并不很短，但很少获得诊断。

（二）儿童T1DM　婴儿的多尿和多饮不易被发觉，常很快发生脱水和酮症酸中毒。低龄儿童因夜尿增多可发生遗尿。部分儿童食欲正常或减低。如为T2DM，其发病缓慢，可无症状或仅有多尿、夜尿或尿路感染等，体重减轻不明显，但手术或并发感染时亦可出现酮症酸中毒。T1DM患儿体型消瘦，当病程较长和糖尿病控制不好时可发生生长发育迟缓及身材矮小。

T1DM患儿的病程发展有一定规律。从出现症状至临床诊断时间多在3个月以内，此时期有各种症状，称为急性代谢紊乱期；其中20%左右为糖尿病酮症酸中毒，20%~40%为糖尿病酮症，无酸中毒，其余仅为高血糖和高尿糖。患者全部需要注射胰岛素治疗，治疗2周~3个月后，2/3的患者症状逐渐消失，血糖下降，尿糖减少，胰岛功能暂时性恢复，血清胰岛素及血C肽上升，胰岛素需要量减少，少数甚至可以不需要用胰岛素，从而进入缓解期，亦称“蜜月期”。男孩出现糖尿病症状缓解相对女孩多见。3岁以下及青春期女孩缓解期不明显，缓解时间数周至年余不等，平均3~6个月。常由于感染、饮食不当及青春期发育而使病情加重，表现为胰岛素用量突然或逐渐增多，血胰岛素及C肽又再次降低。此时胰岛已趋萎缩，有时伴纤维化，功能进行性减退，此期称为“糖尿病强化期”。胰岛β细胞大部分被破坏，需完全依靠外源性胰岛素维持生命。若停用，即使在非应激情况下也易发展为酮症酸中毒，胰岛素用量逐渐增大，至稳定量，逐渐进入“永久性糖尿病期”。时间多在发病后5年左右。青春期由于性激素的作用，拮抗胰岛素，病情易有波动，胰岛素用量再次增大。青春期后病情又趋稳定，但遇感染或应激状态时，病情又会恶化。

当婴幼儿出现下列情况时，要想到糖尿病可能：①多尿、多食、多饮、消瘦和遗尿；②反复发生的尿路、皮肤或肺部感染等；③肥胖伴黑棘皮体征；④高胰岛素血症及胰岛素抵抗；⑤生长发育迟缓和身材矮小；⑥低骨量；⑦不明原因的代谢性酸中毒；⑧久治不愈的肾病、肝病或肺结核等。空腹血糖正常或轻度升高者可做OGTT，口服葡萄糖的用量是：<3岁者2g/kg；>3岁1.75g/kg，最大量≤75g。对于MODY和新生儿糖尿病应进行基因突变分析。

【糖尿病慢性并发症和合并症的表现】

认识糖尿病慢性并发症要具备以下几个观点：①未经治疗或治疗不当者常在发病10年后出现程度不等的微血管和大血管慢性并发症；已发现的糖尿病慢性并发症只是冰山一角，其他慢性并发症可能已经或正在形成，因而一种慢性并发症的出现往往预示其他并发症的存在。②除糖尿病本身外，慢性并发症的发生、发展和严重程度还受许多遗传和环境因素的影响，因此人种间和个体间的表型差异较大。③绝大多数慢性并发症是不可逆转的，临床防治只能延缓其进展，不能被根除。

（一）微血管病变特征

1. 糖尿病视网膜病　是最常见的微血管并发症和成年人后天性失明的主要原因。其发生发展与糖尿病病程直接相关，T1DM病史超过15年者，视网膜病变（DPR）的患病率为98%，T2DM病史超过15年者，视网膜病变达78%。2002年4月，国际眼科会议和美国眼科学会联合会议提出了DPR国际临床分类法，该分类依据散瞳下检眼镜观察到的指标来确定DPR的分类，需要识别和记录的内容包括微动脉瘤、视网膜内出血、硬性渗出、棉绒斑、视网膜内微血管异常（intraretinal microvascular abnormality，IRMA）、静脉串珠（venous beading）、新生血管（视盘上或视网膜新生血管）、玻璃体积血、视网膜前出血和纤维增生。除糖尿病视网膜血管病变外，另一种特殊病变是神经细胞凋亡，其早期变化是细胞的形态与功能异常，伴有黄斑变性、水肿和视神经损害[36]。按照该分类法，DPR共分为五个级别。

（1）1期：无明显视网膜病变，视网膜完全正常。

（2）2期：轻度非增殖性DPR，仅有微动脉瘤。

（3）3期：属中度非增殖性DPR，病变介于2期和4期之间。

（4）4期：为重度非增殖性DPR，并存在以下的任意1项异常：①4个象限都有20个以上的视网膜内出血灶；②2个以上象限有确定的静脉串珠；③1个以上的象限发生IRMA；④无增殖性视网膜病变体征。

（5）5期：增殖性DPR，存在1种或更多种病变（新生血管、玻璃体积血和视网膜前出血等）。

此外，糖尿病还可引起青光眼、白内障、屈光改变和虹膜睫状体炎等。

2. 糖尿病肾病　糖尿病肾病又称为肾小球硬化症。病程10年以上的T1DM患者累积有30%~40%发生糖尿病肾病，是首位死亡原因；约20%的T2DM患者发生糖尿病肾病，在死因中列在心、脑血管动脉粥样硬化之后。根据对T1DM自然病程的观察，糖尿病肾病的演进过程可分为五期。

（1）Ⅰ期：肾脏增大和高滤过状态，肾小球滤过率（GFR）增加30%~40%，经控制高血糖后，GFR可降至正常。此期的肾脏结构正常。

（2）Ⅱ期：高滤过状态仍存在，运动后出现微量白蛋白尿。此期出现肾小球毛细血管基底膜增厚，但病变仍属可逆性。

（3）Ⅲ期：持续性微量白蛋白尿（尿白蛋白/肌酐30~300mg/g，或尿白蛋白排泄率20~200μg/min，或尿白蛋白排泄量30~300mg/24h），常规尿化验蛋白阴性。GFR仍正常，血压升高未达高血压水平，无肾病症状和体征（早期糖尿病肾病）。

（4）Ⅳ期：常规尿化验蛋白阳性，24小时尿蛋白排泄率>0.5g，或尿白蛋白排泄率超过微量白蛋白尿上限，可伴有水肿和高血压，部分呈肾病综合征表现；GFR开始降低，肾功能减退（临床糖尿病肾病）。

（5）Ⅴ期：终末期糖尿病肾病，出现尿毒症临床表现。后期糖尿病肾病患者绝大多数伴有糖尿病视网膜病。如经详细检查并未发现后一并发症，须排除其他肾病的可能。

（二）神经损害表现

1. 多发性神经病变　详见第4篇第4章第3节。常见症状为肢端感觉异常（麻木、针刺感、灼热及感觉减退等），呈手套或短袜状分布，有时痛觉过敏；随后出现肢体隐痛、刺痛或烧灼样痛，夜间或寒冷季节加重。在临床症状出现前，电生理检查已可发现感觉和运动神经传导速度减慢。早期呈腱反射亢进，后期消失；震动感、触觉和温度觉减弱。感觉减退易受创伤或灼伤致皮肤溃疡，因神经营养不良和血液供应不足，溃疡较难愈合，若继发感染，可引起骨髓炎和败血症。神经根病变较少见，可致胸、背、腹和大腿等部位疼痛和感觉障碍，需与脊柱及椎间盘疾患相鉴别。老年患者偶见多发性神经根病变所致的肌萎缩。

少数表现为感觉异常伴严重烧灼样痛，皮肤对痛觉过敏，甚至不能耐受床单覆盖，可累及躯干和四肢，以下肢常见。足部长期受压或创伤可致骨质吸收破坏和关节变形（营养不良性关节病，Charcot关节）。

2. 单一神经病变　主要累及脑神经（Ⅲ动眼神经、Ⅳ滑车神经和Ⅵ展神经），以Ⅲ和Ⅵ脑神经较多见，第Ⅲ脑神经瘫痪表现为同侧上眼睑下垂和眼球运动障碍，第Ⅵ脑神经瘫痪表现为同侧眼球内斜视；也可累及股神经、腓神经、尺神经或正中神经。单一神经病变常急性起病，呈自限性，多可痊愈。

3. 自主神经病变　较常见，且出现较早，影响胃肠、心血管、泌尿系统和性器官功能。表现有瞳孔对光反射迟钝，排汗异常（无汗、少汗或多汗等），或胃排空延迟（胃轻瘫）、腹泻和便秘等，或持续性心动过速（≥90次/分）和直立性低血压（立、卧位收缩压相差超过30mmHg），或排尿无力、膀胱麻痹和尿失禁，或尿潴留和阴茎勃起功能障碍。心脏自主神经病变可有心率过快或过缓和心律失常，心自主神经功能检查有异常发现。伴糖尿病心肌病变者常出现顽固性充血性心衰、心脏扩大或心源性猝死。并发冠心病的患者无痛性心肌梗死发生率高，行冠脉扩张或放置支架手术后，易发生再狭窄或再梗死。

（三）大血管并发症　详见本篇第4章第5节。外周动脉粥样硬化常以下肢动脉为主，表现为下肢疼痛、感觉异常和间歇性跛行，严重者可致肢体坏疽。大动脉中层钙化以收缩压升高、舒张压正常或降低、脉压明显增大和血管性猝死为特征。糖尿病可以是代谢综合征的一个表现，患者有营养过度、腹型肥胖、高血压和脂代谢紊乱等表现。肥胖是发生胰岛素抵抗和代谢综合征的关键因素，并直接或间接促进动脉粥样硬化和动脉中层钙化的发生。肾小球血管也因同样变化而通透性增加，出现白蛋白尿。微量白蛋白尿既是动脉粥样硬化的危险因素，又是全身血管内皮细胞损伤的标志物。

（四）糖尿病并发皮肤病变　一般可分为特异性和非特异性皮肤病变两类。

1. 非特异性皮肤病变　非特异性皮肤病变较常见，但亦可见于非糖尿病患者。

（1）皮肤黏膜感染：T1DM的病因主要与自身免疫有关，发生糖尿病后又伴有免疫功能紊乱。易并发疖、痈等化脓性感染，常反复发生，愈合能力差，有时可引起败血症和脓毒血症。此外，常见的皮肤黏膜感染有：①化脓性汗腺炎是大汗腺的慢性化脓性感染伴瘢痕形成，好发于腋窝和肛周；②皮肤真菌感染（体癣、足癣和甲癣）很常见，若继发化脓性感染可导致严重后果；③红癣（erythrasma）系微小棒状杆菌引起的皮肤感染，表现为境界清楚的红褐色皮肤斑，广泛分布于躯干和四肢；④龟头包皮炎：多为白念珠菌感染，好发于包皮过长者；⑤真菌性阴道炎和巴氏腺炎：是女性患者的常见合并症，多为白念珠菌感染，血糖控制不佳时易反复发生，突出的表现是外阴瘙痒和白带过多，并可能成为糖尿病的首发症状。

（2）膀胱炎、肾盂肾炎和气肿性胆囊炎：膀胱炎常见于女性，尤其是并发自主神经病变者，常因反复发作而转为慢性。急性型肾乳头坏死（papillary necrosis）的典型表现为寒战高热、肾绞痛、血尿和肾乳头坏死组织碎片从尿中排出，常并发急性肾衰竭，病死率高；亚临床型肾乳头坏死常在影像检查时发现。急性气肿性胆囊炎（emphysematous cholecystitis）多见于糖尿病患者，病情较重，致病菌以梭形芽胞杆菌最常见，大肠杆菌和链球菌次之。

（3）毛霉菌病：毛霉菌病常累及鼻、脑、肺、皮肤和胃肠，或以弥散性毛霉菌病形式出现，主要见于糖尿病患者，是糖尿病合并真菌感染的最严重类型。鼻-脑型毛霉菌病可并发酮症酸中毒，其病情严重，病死率高。感染常首发于鼻甲和副鼻窦，导致严重的蜂窝织炎和组织坏死；炎症可由筛窦扩展至眼球后及中枢神经，引起剧烈头痛、鼻出血、流泪和突眼等症状，或导致脑血管及海绵窦血栓形成。鼻腔分泌物呈黑色，带血，鼻甲和中隔可坏死，甚至穿孔。

（4）结核病：以糖尿病合并肺结核多见，发病率明显高于非糖尿病患者群，肺结核病变多呈渗出性或干酪样坏死，易形成空洞，病变的扩展与播散较快。

2. 特异性皮肤病变　可能包括多种临床类型，重要的特异性皮肤病变是糖尿病大疱病、糖尿病皮肤病、糖尿病类脂质渐进性坏死和穿透性皮肤病。

（1）糖尿病大疱病：多见于病程长、血糖控制不佳及伴有多种慢性并发症者。皮肤水疱多突然发生，可无自觉症状，多位于四肢末端，也可见于前臂或胸腹部；边界清楚，周边无红肿或充血，壁薄透明，内含清亮液体，易渗漏，常在2~4周内自愈，不留瘢痕，但可反复发作。其发病机制可能为皮肤微血管损害、神经营养障碍和糖尿病肾病所致的钙、镁离子代谢失衡，使皮肤表层脆弱分离而形成水疱。

（2）糖尿病皮肤病：较常见，为圆形或卵圆形暗红色平顶小丘疹，在胫前呈分散或群集分布，发展缓慢，可产生鳞屑；后期可发生萎缩和色素沉着。

（3）糖尿病类脂质渐进性坏死：常见于女性，可在糖尿病之前出现。多发生在胫前部，也可发生于手背或足背，双侧对称。早期病变呈圆形或卵圆形橙色或紫色斑块状病损，边界清晰，无痛；后期斑块中央皮肤萎缩凹陷，周边隆起伴色素沉着，外伤后易形成溃疡。

（4）穿透性皮肤病：包括一组与糖尿病相关的皮肤病变，其特点是皮肤胶原消失和皮肤非炎症性退变。获得性反应性穿透性胶原病（acquired reactive perforating collagenosis，ARPC）主要见于成年女性，平均发病年龄50岁左右。表现为结节溃疡性皮肤损害（noduloulcerative lesion），皮肤瘙痒、多发性红斑、表皮脱落和小结节；病变主要分布于四肢，偶见于躯干[37]。

（五）糖尿病性腺功能减退症

1. 男性性腺功能减退症　据调查，40岁以下男性糖尿病患者中，有25%~30%发生不育。糖尿病导致男性不育症的原因有：①胰岛素分泌缺陷和糖代谢紊乱使睾丸内的Leydig细胞和垂体促性腺激素细胞糖的利用障碍，以致合成睾酮、LH和FSH的功能受损；糖代谢紊乱还可使精子活动需要的能量来源不足，严重影响精子的活动度。②患者常伴有睾丸小动脉及附属性腺血管的病变，长期供血不足不但使睾丸产生精子的能力衰退，并且损害了相应腺体的分泌功能，结果精子的质量和数量下降，精液的成分和数量也可发生改变，这些都可引起不育。③包括阴茎在内与性活动完成相关的动脉、静脉血管和神经受到糖尿病损害，就会出现糖尿病性勃起功能障碍或射精障碍(发动射精的支配神经发生病变可出现射精困难和不射精;而当盆腔交感神经系统被损害时,则可能发生逆行射精)。另一方面,性腺功能减退症又可诱发或加重糖尿病、胰岛素抵抗和代谢综合征。

2. 女性性腺功能减退症 糖尿病常并发原发性或继发性闭经/月经过少,其原因与自身免疫、脂代谢紊乱及微血管病变有关。无论 T1DM 还是 T2DM,都可因下列机制引起闭经:其脂类代谢紊乱影响激素合成前体乙酰辅酶 A 和胆固醇的代谢,干扰了卵巢甾体激素的合成;而自身免疫机制破坏卵巢和胰腺;其微血管的粥样硬化和栓塞对卵巢的血液供应产生破坏或使其受体形成及功能表达水平低下。女性生殖系统功能紊乱(如月经紊乱、闭经、青春期发育延迟、性腺功能减退与不孕等)常见。有的患者还伴有轻度高雄激素血症、多囊卵巢综合征和绝经提前,可能主要与瘦素、胰岛素及吻肽缺乏有关。胰岛素治疗后,部分症状(如月经紊乱与生育能力降低)可有一定程度改善,但多数异常难以纠正。1型糖尿病性腺病理生理变化见图 4-2-4-4,病情控制不佳的女性 T1DM 患者常并发性腺功能紊乱,因胰岛素缺乏、高血糖症下丘脑-垂体-卵巢功能低下,HPG 轴的病理生理变化见图 4-2-4-5。

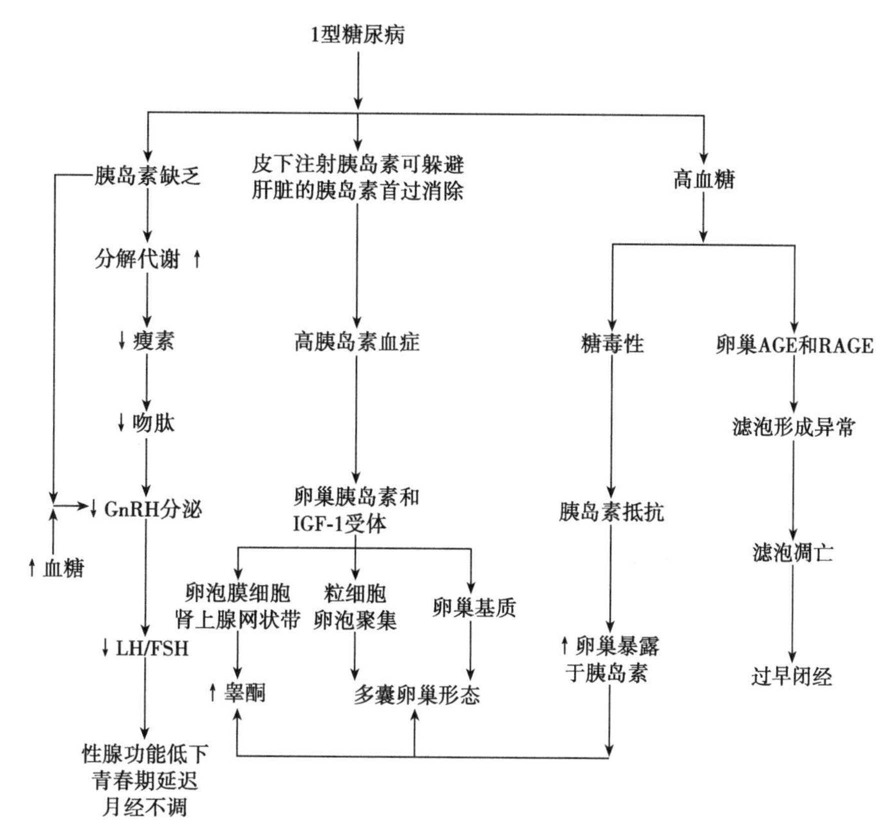

图 4-2-4-4 1 型糖尿病性腺病理生理变化

瘦素-mTOR-吻肽调节性腺功能,瘦素调节 kiss1 表达与细胞能量感受器 mTOR 有关。在弓状核,mTOR 途径可转导瘦素的能力稳态信号;中枢性 mTOR 信号也调节 kiss1 表达,偶联能量平衡与性腺功能,因此瘦素在青春期发育具有“允许作用”,而中枢性 mTOR 信号抑制阻滞 kiss1 表达;kiss1 与 NPY 和 POMC 神经元整合能量代谢与性腺功能。T1DM 女性的月经紊乱见表 4-2-4-10。T1DM 患者常并发低促性腺激素性性腺功能减退症,月经稀少,血清 LH、FSH 和雌二醇水平降低,与神经性厌食的表现相似。经过强化治疗后,性腺功能低下的状态得到改善。闭经发病率明显降低,多数能恢复正常。但是如果胰岛素治疗过度,反而引起肥胖、胰岛素抵抗、高雄激素血症、多囊卵巢综合征。

表 4-2-4-10 T1DM 女性的月经紊乱

报道者/国家/年份	T1DM 患者数	年龄(岁)	月经紊乱(%)	绝经稀少(%)	继发性闭经(%)	月经增多(%)	病因
青春发育期							
Adcock/英国/1994	24	12~20	54		21		代谢控制状态/BMI 升高/SHBG 降低
Yeshaya/以色列/1995	100		32				青春期发育前 T1DM/月经初潮延迟

续表

报道者/国家/年份	T1DM 患者数	年龄（岁）	月经紊乱（%）	绝经稀少（%）	继发性闭经（%）	月经增多（%）	病因
Snajderova/捷克/1999	43	13~19	28	15	0.5	15	卵巢自身抗体/自身免疫性甲状腺炎/代谢控制状态
Schroeder/美国/2000	46	10~18	19	15	2.1		代谢控制状态
Escobar-Morreale/西班牙/2000	85	17~28	18.8				青春期发育前 T1DM
Strotmeyer/美国/2003	143	<20	78.7	24.8			–
Codner 智利 2006	42	22~24		19			强化胰岛素治疗
Gaete/智利/2010	56	13~17	81	58.9	10.7	39.3	代谢控制状态/胰岛素剂量增高
Deltsidou/希腊/2010	100	12~18	49.3	37			代谢控制状态/HbA_{1c}/低血糖症
Bizarri/意大利/2011	54	15~25	11.1				代谢控制状态/强化胰岛素治疗
成年女性							
Bergqvist/瑞典/1954	62	20~39	30.6	9.7		19.4	青春期发育前 T1DM
Kjær/丹麦/1992	245	18~49	21.6	10.6	8~10	7.3	青春期发育前 T1DM
Strotmeyer/美国/2003	143	30~39	67.5	11.9			–
Snell-Bergeon/美国/2008	293	19~55	30.5	22	16.6		–

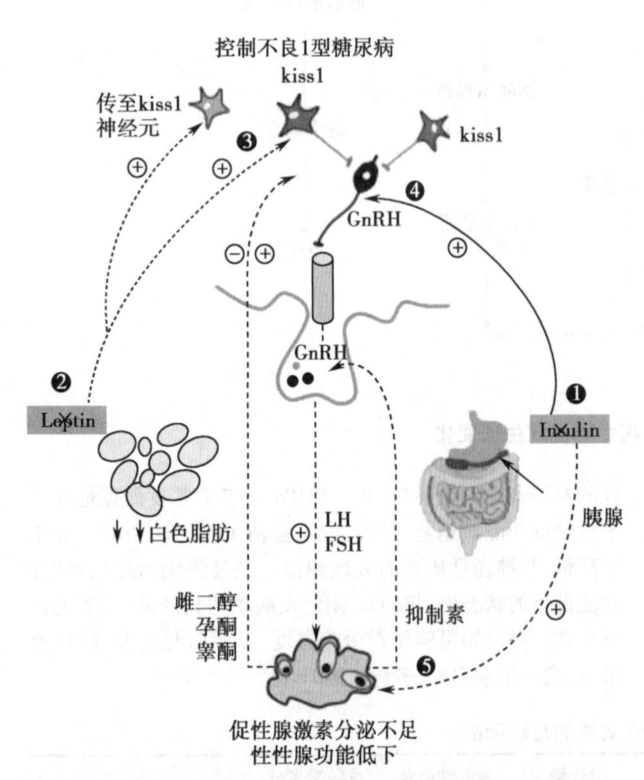

图 4-2-4-5 控制不良的 1 型糖尿病 HPG 轴病理生理变化

胰岛素缺乏引起分解代谢和能量代谢负平衡，体重下降伴低瘦素血症，通过直接或间接调节抑制下丘脑 kiss1/kisspeptin 活性，减少 GnRH/促性腺激素分泌和导致性腺功能低下；GnRH 神经元和卵巢缺乏胰岛素作用，相应激素分泌减少

（1）儿童期性腺功能：正常儿童的 FSH 分泌高于 LH，6~8 岁时因肾上腺网状带成熟而出现肾上腺皮质功能初现，雄激素分泌增多，但在胰岛素治疗过程中，可能因胰岛素过量而导致肾上腺雄激素与 AMH 分泌过度而诱发 PCOS。

（2）青春期性腺功能：未经治疗的 T1DM 女性多存在青春期发育延迟。1980—1990 年采用每日 2 次注射的胰岛素方案后，青春期发育延迟的问题基本得到解决，但乳腺发育仍落后 6 个月~1 年。近年广泛应用的胰岛素强化治疗却容易诱发青春期发育提前，而月经紊乱或继发性闭经可能仍持续存在。

（3）年轻女性的性腺功能：多数因雌激素不足和血糖波动过大而表现为月经不规则，高雄激素血症、冠状动脉钙化和绝经前综合征风险增加。排卵减少，不育率增高。PCOS 和高雄激素血症常见于 2 型糖尿病女性，但 T1DM 患者也存在类似情况，雄激素主要来源于强化治疗后的肾上腺皮质，约 40% 出现临床或生化高雄激素血症表现，如痤疮、多毛、多囊卵巢。T1DM 女性并发 PCOS 的临床表现与单纯性 PCOS 有所不同，其程度较轻（表 4-2-4-11），容易漏诊。

表 4-2-4-11 T1DMM 伴 PCOS 与单纯性 PCOS 的特点比较

指标	T1DM 伴 PCOS	单纯性 PCOS
儿童	AMH↑/肾上腺雄激素↑	AMH↑/肾上腺雄激素↑
阴毛初现	无报道	相关
青春期发育	正常或轻度延迟	正常或提前
高雄激素血症发生时间	迟发	围月经初潮期
增重时间	青春期	儿童期
增多的胰岛素来源	循环血液	胰腺门静脉

续表

指标	T1DM伴PCOS	单纯性PCOS
胰岛素抵抗	继发于糖毒性	原发性/肥胖相关性
暴露于高水平胰岛素的组织	肌肉脂肪组织	肝脏
多毛的程度	轻度	重度
最常见表现	临床雄激素增多症生化性雄激素增多症	月经稀少+雄激素增多症+PCOM
总睾酮/雄烯二酮	↑	↑
游离睾酮	正常或↑	↑↑↑
SHBG水平	正常或↑	↓
LH水平	正常	↑
AMH水平	正常	↑
无排卵	?	是
PCOM(超声)	是	是

注:PCOM:polycystic ovarian morphology,多囊卵巢形态

(4)绝经前期与绝经前性腺功能:女性T1DM患者进入30~40岁后,心血管病、卵巢早衰、骨质疏松和骨折风险均明显高于非糖尿病患者。

3. 电解质代谢紊乱　糖尿病代谢紊乱往往并发电解质代谢异常,尤其是急性暴发性和糖尿病肾病患者,几乎都存在多种电解质代谢紊乱(表4-2-4-12)。病期较长的患者可能并发低肾素性低醛固酮症,出现低血压、高钾血症、直立性晕厥等表现(详见病例报告)。

【实验室检查】

(一)半定量尿糖测定　在多数情况下,24小时尿糖总量与糖代谢紊乱的程度有较高的一致性,故可作为判定血糖控制的参考指标,尿糖阳性是诊断糖尿病的重要线索,但不能作为诊断依据,尿糖阴性也不能排除糖尿病的可能。正常人肾糖阈为血糖9.99mmol/L(180mg/dl)。患糖尿病和其他肾脏疾病时,肾糖阈大多升高,血糖虽已升高,尿糖仍可阴性;相反,妊娠或患有肾性糖尿时,肾糖阈降低,血糖正常时尿糖亦呈阳性或强阳性。

表4-2-4-12　糖尿病电解质代谢紊乱

钠代谢紊乱
　低钠血症
　　假性低钠血症(重度高脂血症)
　　高血糖症(高渗透压)所致细胞脱水(稀释性低钠血症)
　　溶质利尿性低血容量性低钠血症
　　药物所致的低钠血症(氯磺丙脲/胰岛素/利尿剂/阿米替林)
　　假性血钠正常(高脂血症/低蛋白血症)
　高钠血症
　　假性高钠血症(严重低蛋白血症)
　　失水失钠失钾(溶质性利尿)后水补充不足
钾代谢紊乱
　低钾血症
　　转移性低钾血症(应用胰岛素)
　　胃肠失钾(吸收不良/胃肠动力性病变/细菌过度生长/慢性腹泻)
　　肾脏失钾(溶质性利尿/低镁血症/利尿剂)
　高钾血症
　　转移性高钾血症(酸中毒/胰岛素缺乏/高渗状态/横纹肌溶解/β-受体阻滞剂)
　　肾小球滤过钾减少(急性肾病/慢性肾病)
　　肾小管钾分泌减少(低肾素性低醛固酮症/ACEI/肾素抑制剂/β-受体阻滞剂/保钾利尿剂)
镁代谢紊乱
　低镁血症
　　假性低镁血症
　　转移性低镁血症(胰岛素治疗)
　　Mg^{2+}摄入不足
　　胃肠Mg^{2+}丢失(糖尿病自主神经病变性腹泻)
　　肾脏Mg^{2+}丢失(溶质性利尿/肾小球高灌注/利尿剂)
　　反复发作性酮症酸中毒
　高镁血症(罕见)
钙和镁代谢紊乱
　低钙血症
　　假性低钙血症(低蛋白血症)
　　急性肾衰伴高磷血症
　　终末期肾衰(高磷血症/低维生素D血症)
　　肾病综合征[(25-(OH)D丢失/VDBP丢失)]
　低镁血症
　　维生素D缺乏症
　　药物(髓袢利尿剂)
　高钙血症
　　合并原发性甲旁亢
　　噻嗪类利尿剂
磷代谢紊乱
　低磷血症
　　溶质性利尿剂
　　药物(噻嗪类利尿剂/髓袢利尿剂/胰岛素)
　　吸收不良综合征
　　甲亢
　　维生素D缺乏症
　高磷血症(糖尿病终末期肾病)

(二)HbA_{1c}诊断糖尿病　HbA_1为血红蛋白两条β链N端的缬氨酸与葡萄糖化合的不可逆性反应物,其浓度与平均血糖呈正相关。HbA_1以HbA_{1c}组分为主,红细胞在血液循环中的平均寿命约为120天,HbA_{1c}在总血红蛋白中所占的比例能反映取血前8~12周的平均血糖水平,与点值血糖相互补充,作为血糖控制的监测指标,一些国家已经将HbA_{1c}列为判断糖尿病控制的标准,采用亲和色谱或高效液相色谱法测定的HbA_{1c}正常值为4%~6.5%。但是,2010年《中国2型糖尿病防治指南》考虑到我国目前的测定技术仍存在较多障碍,主要是糖基化血红蛋白浓度的定量表述问题,暂未将HbA_{1c}列入糖尿病诊断标准。另外,建议HbA_{1c}测定结果用更精确的定量单位(如mmol/mol)表述。

ADA提出的糖尿病诊断标准(2010年)是:①HbA_{1c}≥6.5%,但检测需要用美国糖化血红蛋白标准化计划(NGSP)认证的统一方法,并根据DCCT标准标化;或②FPG≥7.0mmol/L(空腹定义为至少8小时没有热量摄入);或③OGTT负荷后2小时血糖≥11.1mmol/L(需采用WHO定义的方法,相当于75g无水葡萄糖);或④典型高血糖症状或高血糖危象者的随机血糖≥11.1mmol/L。

人血浆蛋白(主要是白蛋白)与葡萄糖化合,产生果糖胺(fructosamine,FA)。血清白蛋白在血中的浓度相对稳定,半衰期19天,测定FA可反映近2~3周的平均血糖水平。当血清白蛋白为50g/L时,FA正常值为1.5~2.4mmol/L。FA测定一般不作为糖尿病的诊断依据。

(三)葡萄糖耐量试验 目前多用葡萄糖氧化酶或己糖激酶法测定血糖。静脉全血、血浆和血清葡萄糖测定在医疗机构进行,患者可用小型血糖仪自测毛细血管全血葡萄糖。1次血糖测定(空腹血糖、餐后2小时血糖或随机血糖)仅代表瞬间血糖水平(点值血糖);1日内多次血糖测定(3餐前后及睡前,每周2日,如怀疑有夜间低血糖,应加测凌晨时段的血糖)可更准确反映血糖控制情况。静脉血浆或血清血糖比静脉全血血糖约高1.1mmol/L(20mg/dl),空腹时的毛细血管全血血糖与静脉全血血糖相同,而餐后与静脉血浆或血清血糖相同。

1. 口服葡萄糖耐量试验 血糖高于正常范围但又未达到糖尿病诊断标准者,需进行OGTT。OGTT应在不限制饮食(其中碳水化合物摄入量不少于150g/d)和正常体力活动2~3天后的清晨(上午)进行,应避免使用影响糖代谢的药物,试验前禁食至少8~14小时,其间可以饮水。取空腹血标本后,受试者饮用含有75g葡萄糖粉(或含1个水分子的葡萄糖82.5g)的液体250~300ml,5分钟内饮完;儿童按每千克体重1.75g葡萄糖服用,总量不超过75g。在服糖后2小时采取血标本测定血浆葡萄糖。

2. 静脉葡萄糖耐量试验 静脉葡萄糖耐量试验(IVGTT)只适用于胃切除术后、胃空肠吻合术后、吸收不良综合征者和有胃肠功能紊乱者。葡萄糖的负荷量为0.5g/kg标准体重,配成50%溶液,在2~4分钟内静注完毕。注射前采血,然后从开始注射算起,每30分钟取血1次,共2~3小时;或从开始注射到注射完毕之间的任何时间作为起点,每5~10分钟从静脉或毛细血管取血,共50~60分钟。将10~15分钟到50~60分钟的血糖对数值绘于半对数表上,以横坐标为时间,计算从某血糖数值下降到其半数值的时间($t_{1/2}$)。该方法以K值代表每分钟血糖下降的百分数作为糖尿病的诊断标准。K值=$(0.693/t_{1/2}\times100\%)\cdot min^{-1}$。正常人K=1.2。50岁以下者若K值小于0.9则可诊断为糖尿病,若在0.9~1.1之间则为IGT。K值受血胰岛素水平、肝糖输出率和外周组织糖利用率的影响,故少数正常人的K值也可降低。正常人的血糖高峰出现于注射完毕时,一般为11.1~13.88mmol/L(200~250mg/dl),120分钟内降至正常范围。2小时血糖仍>7.8mmol/L为异常。

(四)自身抗体检测 谷氨酸脱羧酶(GAD)是抑制性神经递质γ-氨基丁酸的合酶,属于T1DM的自身抗原,但GAD抗体(GADAb)除主要见于T1DM外,亦见于正常人、糖尿病亲属、T2DM、妊娠糖尿病、Graves病、甲状腺功能减退症和类风湿关节炎等患者。在T1DM,GADAb可于发病前10年测出,且在此期间呈高滴度持续存在;在诊断后的10~20年仍可测出抗体,仅滴度有所下降,因而作为成人隐匿性自身免疫糖尿病的预测和诊断指标。胰岛细胞抗体(ICA)可作为T1DM的早期预报指标,T2DM者出现高滴度的GADAb和ICA阳性反应,均是提示其进展为胰岛素依赖的高危信号。IA-2抗体和IA-2β抗体是胰岛细胞的自身抗原,可用于预测T1DM,协助糖尿病分型。

【特殊检查】

(一)肾活检 光镜下,可见具特征性的K-W结节样病变;电镜下,系膜细胞增殖,毛细血管基底膜增厚。但由于肾活检是一种创伤性检查,不易被患者所接受。肾小球滤过率和肾脏体积测量对糖尿病肾病(DN)的早期诊断也有一定的价值。早期肾体积增大,GFR升高,后期GFR下降。DN患者的肾脏体积与慢性肾小球肾炎者不一样,无明显缩小。同位素测定肾血浆流量和GFR,可以反映早期的肾小球高滤过状态。肌酐清除率、血肌酐和血尿素氮浓度测定可反映肾功能,但血尿素氮和血肌酐不是肾功能检测的敏感指标。

(二)眼科检查 荧光血管造影结合眼底彩色照相可以提高对糖尿病视网膜病变(DR)的认识和诊断率,帮助确定视网膜病变的严重程度及早期新生血管和无灌注区,了解黄斑中心血管区的面积大小,推测视力预后。激光扫描检眼镜检查无须扩瞳,一般不会遗漏活动性新生血管形成和所有需要治疗的病变。在2010版的ADA临床实践指南中,推荐将眼底照相术作为糖尿病眼病的筛查手段:诊断T2DM后应该尽快进行眼底检查,由眼科医生完成首次的散瞳眼底检查和综合性眼科检查。推荐每年进行眼科检查1次,或至少2~3年进行1次。高质量的眼底照相术可发现更多的临床糖尿病视网膜病患者,眼科专科医生负责眼底照相结果的分析。眼底照相不能代替综合性的眼科检查。在诊断T2DM的初期应该进行眼底照相,以后由眼科医生决定接受眼底照相的频率。

视网膜血流动力学进行检测可发现在临床视网膜病变出现前的视网膜血流动力学异常,主要表现为视网膜动脉系统灌注降低和静脉淤滞。视网膜震荡电位有助于了解DR患者临床前期和早期病变的功能学状态,帮助临床前期和早期的诊断。多焦视网膜电图(multifocal electroretinogram,MERG)能客观、准确、定位和定量后部视网膜视功能,对于DR的早期诊断具有极其重要的价值。视网膜电生理图检查可发现早期DR的变化,对追踪病情、观察疗效和评价预后有一定的意义。

(三)糖尿病神经病变评价 尼龙丝检查是评价神经病变最简单的方法,能早期发现神经病变。神经肌电图检查为非侵入性检查方法,有早期诊断价值,其中感觉神经传导速度(SCV)较运动神经传导速度(MCV)减慢出现更早,且更为敏感。诱发电位(EP)检查可能更有助于发现早期糖尿病神经病变。神经定量感觉检查(QST)主要是针对细神经纤维功能。神经活检可帮助明确诊断、评估疗效以及帮助判断病变的原因,详见本篇第4章第3节。

【糖尿病诊断】

糖尿病是一种以糖代谢紊乱为主要表现的代谢内分泌综合征，所以糖尿病的诊断应包含病因诊断、分期、并发症及合并症的诊断。我国目前采用WHO（1999年）糖尿病诊断标准，即糖尿病症状（典型症状包括多饮、多尿和不明原因的体重下降），加上：①随机血糖（指不考虑上次用餐时间，一天中任意时间血糖）≥11.1mmol/L（200mg/dl），或空腹血糖（空腹状态至少8小时没有进食热量）≥7.0mmol/L（126mg/dl），或葡萄糖负荷后2小时血糖≥11.1mmol/L（200mg/dl）；②无糖尿病症状者需另日重复检查明确诊断。

葡萄糖调节受损（impaired glucose regulation）是指介于正常葡萄糖稳态调节与糖尿病之间的代谢中间状态，包括葡萄糖耐量受损和空腹血糖受损。葡萄糖耐量受损（impaired glucose tolerance）表现个体的葡萄糖耐量试验后血糖水平超过正常范围但低于糖尿病诊断标准，即口服葡萄糖耐量试验（OGTT）2小时静脉血浆血糖≥7.8～<11.1mmol/L。空腹血糖受损（impaired fasting glucose）是指空腹血糖高于正常但低于糖尿病诊断标准，即6.1mmol/L≤空腹静脉血浆血糖<7.0mmol/L。注意：随机血糖不能用来诊断IFG或IGT，只有相对应的2小时毛细血管血糖值有所不同——糖尿病的2小时血糖≥12.2mmol/L（≥220mg/dl），IGT为2小时≥8.9mmol/L（≥160mg/dl）且<12.2mmol/L（<220mg/dl）。

（一）根据血糖诊断糖尿病　空腹或餐后血糖水平是一个连续分布的变量指标，可能存在一个大致的切点（cut-off point）。血糖高于此切点（空腹血糖≥7.0mmol/L，或OGTT 2小时血糖≥11.1mmol/L）者发生慢性并发症的风险陡然增加，糖尿病的诊断标准主要是根据血糖高于此切点人群视网膜病变显著增加的临床事实确定的。空腹血糖、随机血糖及OGTT均可用于糖尿病诊断，必要时次日（伴有急性应激者除外）复查核实。空腹葡萄糖受损（impaired fasting glucose，IFG）和葡萄糖耐量减退（impaired glucose tolerance，IGT）是未达到糖尿病诊断标准的高血糖状态（糖尿病前期，pre-diabetes）。IFG和IGT都是发生糖尿病和心血管病变的危险因素。研究证明，生活方式或药物干预能延缓其发展至糖尿病的速度。过去将空腹血糖受损（IFG）和糖耐量受损（IGT）定义为糖尿病前期（prediabetes），它们对应的血糖范围分别是6.1～6.9mmol/L和7.8～11.0mmol/L。2006年NHANES的资料显示，在非糖尿病人群中，空腹血糖6.1mmol/L相对的HbA_{1c}为5.6%，而空腹血糖5.6mmol/L相对的HbA_{1c}为5.4%。受试者操作曲线（ROC）显示，反映IFG患者的最佳HbA_{1c}>5.7%，敏感性和特异性分别为39%和91%。HbA_{1c}=5.7%时糖尿病危险性增加，与DPP研究中的高危受试者相似。因此，HbA_{1c}>5.7%时将来发生糖尿病的危险性增加。故在2010版的ADA临床实践指南中，取消了"糖尿病前期"的定义，而代之以"糖尿病风险增高类型"，包括以往的IFG和IGT，并增加了HbA_{1c}5.7%～6.4%的人群。

不管是空腹、餐后还是随机血糖水平，血糖水平均存在较大的波动，仅根据某1次的血糖测定结果来诊断糖尿病存在一定弊端。即使是相同的个体，不同时期的相同时点所测定的血糖水平均不相同，重复性差，特别是T2DM；而口服葡萄糖耐量试验费时，需要多次采血，重复性也较差，给糖尿病的诊断，特别是糖调节受损（空腹血糖受损和糖耐量受损）的诊断增加一定的困难。HbA_{1c}是反映糖尿病患者2～3个月前血糖控制平均水平的1项金标准，自1980年应用至今，一致作为评价糖尿病患者血糖控制状况的指标，但是它始终未能成为糖尿病的筛选和诊断标准。在2010版的ADA临床实践指南中终将HbA_{1c}作为糖尿病的诊断标准。

1. 早期诊断线索　糖尿病早期多无症状，有些患者的主诉也无特异性。早期确诊本病的关键是提高对糖尿病的警惕性和加强对高危人群的普查工作。在临床上，遇有下列情况时，要想到糖尿病可能：①家族一级亲属中有T1DM和T2DM患者；②食量增多而体重下降，或伴多饮和多尿；③原因不明的高血压或直立性低血压；④疲乏及虚弱；⑤反复发作性视力模糊；⑥顽固性阴道炎或外阴瘙痒；⑦遗尿；⑧重症胰腺疾病；⑨甲亢；⑩垂体瘤；⑪胰腺肿瘤；⑫肾上腺皮质及髓质疾病；⑬阳痿；⑭长期使用GH、生长抑素和糖皮质激素者；⑮黑棘皮病；⑯高脂血症；⑰肥胖；⑱多囊卵巢综合征；⑲顽固性或反复发作性肺部、胆道和泌尿系等感染；⑳伤口不愈合或骨折不愈合；㉑不明原因的心衰、肾衰及脂肪肝；㉒影像学检查发现胰腺纤维钙化性病变；㉓血胰岛素升高；㉔曾经有IGT病史者；㉕曾有妊娠糖尿病病史者；㉖有巨大儿（出生体重≥4.0kg）分娩史的女性。

2. 糖尿病普查　医疗和预防机构应在医疗保险公司及政府的支持下，定期开展T2DM高危人群的普查工作。检查空腹血糖和餐后血糖的时间不是随意而定的，而是有要求的。检查空腹血糖的时间最好在早上6:00～8:00；抽血时，患者要保证前1日晚餐后至次日清晨做检测时，空腹8～12小时，超过12小时的"超空腹"状态会影响检测结果。值得一提的是，门诊检查的空腹血糖，因抽血时往往已是10:00～11:00，这时的血糖值已经不能代表空腹血糖了。头1天晚上的药效持续时间已过，故患者血糖可能会比平常升高。当然，如果抽血的时间太迟（超过10:00），空腹时间过长，血糖也可能比平日偏低。

3. OGTT　在门诊就诊的患者中，对糖尿病高危者要常规进行血糖和糖化血红蛋白检查；对可疑者应进一步行OGTT试验。如OGTT可疑，不能排除糖尿病，可用可的松-OGTT试验明确诊断。对于病情较重者，要时刻警惕患者并发急性并发症可能，如糖尿病酮症酸中毒、非酮症性高渗性昏迷和急性冠脉综合征。另一方面，对于病期超过10年的患者，尤其是年龄在60岁以上者，要注意做相关的检查，尽早明确糖尿病视网膜病变、肾脏病变及神经病变的诊断，并特别注意心、肾和脑功能的评估。

（二）根据糖化血红蛋白诊断糖尿病　长期以来，糖尿病的诊断都是以空腹血糖、餐后2小时血糖和口服糖耐量试验为诊断标准。在临床研究和实践中，人们注意到这个诊断标准存在一定的局限性，它只能反映即时的血糖水平，且受许多因素影响，易导致误诊和漏诊。2009年，美国和欧洲糖尿病学会及国际糖尿病联盟先后提出用糖化血红蛋白作为糖尿病的诊断标准，认为以糖化血红蛋白≥6.5%作为糖尿病与非糖尿病的分界值与在流行病学发现的与视网膜患病率显著增高相关的拐点有关。一些研究者确定糖尿病诊断分界值为6.1%。糖化血红蛋白诊断糖尿病的界值与地区、性别、年龄和当地人群糖尿病的患病率有关。因此,用糖化血红蛋白作为糖尿病诊断标准要根据当地人群中糖化血红蛋白的流调结果来确定。美国糖尿病学会所推荐的糖化血红蛋白诊断糖尿病的标准是否适用于全球人群,还有待证实。我国暂未将 HbA_{1c} 列入糖尿病诊断标准。慢性肾衰、靠频繁血透维持肾功能、慢性溶血性贫血、脾功能亢进症、地中海贫血和白血病患者不能用糖化血红蛋白来诊断糖尿病,因为上述情况可使红细胞寿命缩短而使所测到的糖化血红蛋白偏低,或者因为胎儿血红蛋白增多,用层析法测定糖化血红蛋白不能将胎儿血红蛋白与糖化血红蛋白分开,使测得的糖化血红蛋白呈假性增高而误诊为糖尿病。

(三) 妊娠糖尿病诊断 具有妊娠糖尿病高危因素的孕妇(明显肥胖、糖尿、既往妊娠糖尿病病史、异常孕产史和糖尿病家族史)应尽早监测血糖,如果 FPG≥7.0mmol/L(126mg/dl)和/或随机血糖≥11.1mmol/L(200mg/dl)应在2周内重复测定。所有妊娠妇女应在妊娠24~28周内行口服葡萄糖耐量试验(OGTT),OGTT 可选用以下两种方法之一种:①1步法:进行75g OGTT 检测;②2步法:先行50g OGTT 进行初筛,服糖后1小时血糖高于7.2mmol/L(130mg/dl)者再进行75g OGTT。妊娠糖尿病使用胰岛素者多数可在分娩后停用胰岛素(T1DM 除外),分娩后血糖正常者应在产后6周行75g OGTT,重新评估糖代谢情况并进行随访,详见本篇本章第12节。

(四) 儿童糖尿病的诊断与鉴别诊断 儿童糖尿病的鉴别诊断见图4-2-4-6。

1. 肾性糖尿 先天性肾小管转运葡萄糖异常或肾糖阈降低,如 Fanconi 综合征和 Lowe 综合征患者可表现为糖尿和氨基酸尿。尿钙和尿磷增多,血 pH 降低等,但患者血糖正常。肾小管继发性损害时,可出现尿糖阳性,但患儿空腹血糖及糖耐量均正常,可资鉴别。

2. 儿童暂时性高血糖症 新生儿由于胰岛β细胞发育不成熟以及腺苷环化酶发育不成熟,可出现暂时性高血糖,多见于出生后1天至1个月内,少数人在婴幼时期发生。高血糖持续时间不等,最终均可痊愈。临床表现为出生后迅速出现严重脱水、体重减轻和无酮症性血糖升高,血糖可高达11.2~14mmol/L(200~250mg/dl)。若不能对病儿及时纠正脱水和用胰岛素治疗,可能引起脑损伤甚至死亡。此类婴儿大多为低体重儿,多有胎盘功能不全或宫内缺氧病史。病儿对胰岛素甚为敏感,需特别小心,要避免发生低血糖,偶可致低血糖性癫痫样发作。治疗时每次注射胰岛素1~2U,3次/天,于哺乳前注射,病情恢复后需及时停用胰岛素。较大儿童在创伤、感染或其他应激等状态下或食糖过多时,也可有暂时性高血糖及尿糖阳性。在原发病因消除后可迅速恢复正常。Gupta 等对158名患急性疾病的儿童(包括神经系统疾病、败血症、呼吸道疾病和腹泻)进行观察,结果发现36名儿童血糖≥8.3mmol/L,其发病率为4.7%,此四种病理状态下高血糖发病率分别为7.9%、7.6%、4.2%和3.0%。Lowas 等发现接受化疗的急性淋巴细胞白血病患儿发生暂时性高血糖的概率为20.4%,而超重、年龄≥10岁以及左旋门冬酰胺的使用均为此症的高危因素。

3. 伴糖尿病的遗传综合征 矮妖精综合征(Leprechaunism 综合征)系胰岛素受体基因突变所致。患者具有高血糖、高胰岛素血症及胰岛素抵抗性糖尿病。本征多见于女婴,表现为外貌丑陋、眼距过宽、眼球突出、鞍鼻、鼻翼向两侧

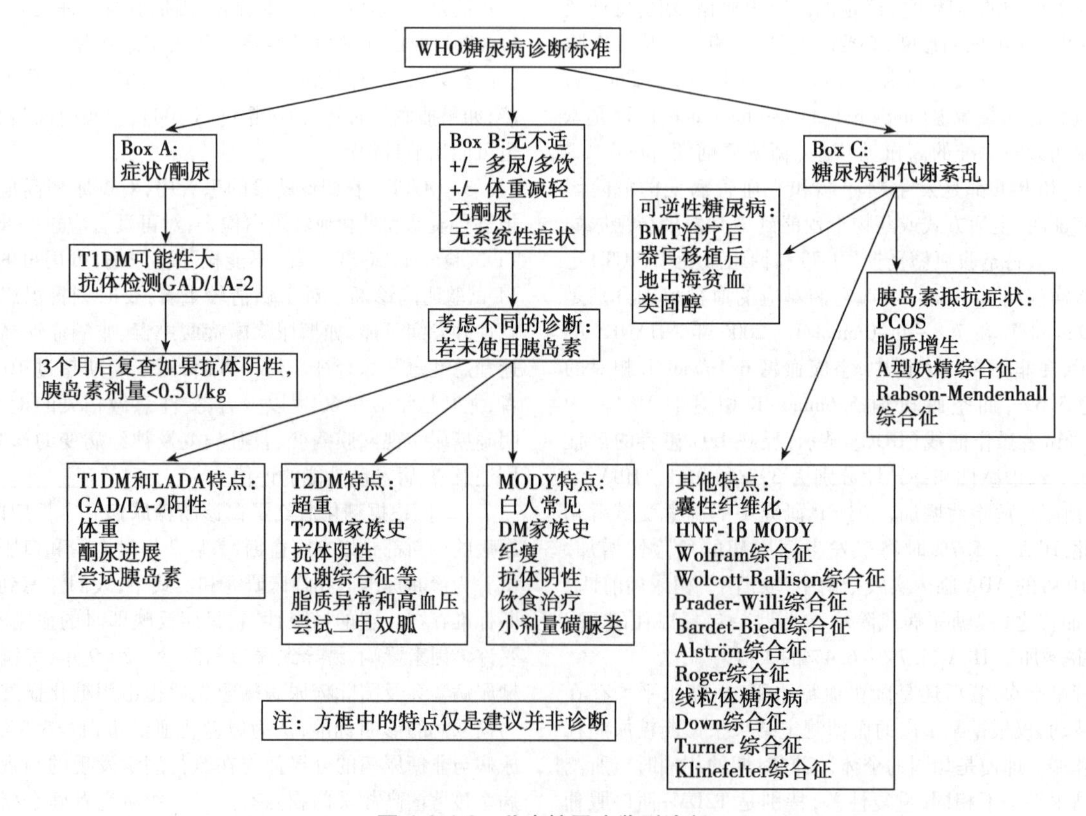

图4-2-4-6 儿童糖尿病鉴别诊断

扩展、口唇厚而突出、耳郭大而低位、全身发育不良、矮身材、皮下及肌肉组织减少、皮肤松弛、智力低下、卵巢肥大、外阴肥大、乳腺及乳头肥大和多毛症等。本征无特效治疗，预后差，多在早年夭折[1,2]。

脂肪萎缩性糖尿病患者全身脂肪组织萎缩，不仅是皮下脂肪组织、腹腔内、腹膜后、心包和肾周围，甚至骨髓的脂肪也完全消失。由于皮下脂肪缺如，患者躯干及四肢肌肉的轮廓和表层静脉的走行均很清晰，特别是颜面的颊部消瘦明显呈特殊容貌。此外，还有肝脾肿大、肌肉肥大、多毛、全身皮肤色素沉着、性早熟及骨龄提前。其特征性的代谢异常为基础代谢率增加、高脂血症和糖耐量异常。本病患者多有胰岛素抵抗，虽为重症糖尿病，但不并发酮症酸中毒，在强烈应激情况下可有尿酮体阳性，但不导致酮症酸中毒。

糖尿病-视神经萎缩-听力减退-尿崩症综合征（Wolfram综合征）属常染色体隐性遗传性疾病，多见于儿童（20岁以下），男、女比例相仿。主要表现是少年发病的糖尿病，有眼部病变，98%出现视神经萎缩，也可有视野缩小（39%）和色盲（27%），个别患者发生白内障、色素性视网膜炎、眼球震颤和听力障碍（主要为高频性听力减低，属神经性耳聋）。血中抗利尿激素浓度降低，引起中枢性尿崩症。此外，可伴有尿路扩张（肾盂积水和输尿管积水）、低张力性神经性膀胱、性腺功能低下、身材矮小和共济失调等。

伴有糖尿病的其他遗传综合征如新生儿糖尿病、Wolfram综合征MODY等（表4-2-4-13）。

表4-2-4-13 2000年英国儿童糖尿病流行病学调查结果

糖尿病类型	病例数	%
1型糖尿病	15 143	99
2型糖尿病	24	0.16
MODY	17	0.11
囊性纤维化	8	0.05
Prader-Willi 综合征	4	0.03
Wolfram 综合征	5	0.03
医源性糖尿病	6	0.04
新生儿糖尿病	3	0.02
胰腺切除后糖尿病	3	0.02
Down 综合征	2	0.01
其他糖尿病	40	0.26

4. 2型糖尿病 详见本章第7节。其诊断需要有胰岛素相对缺乏和高胰岛素血症（胰岛素抵抗）的依据，患者可有糖尿病家族史，伴有超重或肥胖（儿童可表现为间歇性肥胖），但GAD-65抗体阴性，无酮症发作，多数不需要胰岛素治疗。

5. MODY 详见本章第8节。单基因糖尿病的抑制类型，有糖尿病家族史，常染色体显性遗传，β细胞功能障碍发生于25岁前，肥胖不明显。

6. 成人隐匿性自身免疫性糖尿病（LADA）与暴发性1型糖尿病 LADA有1型糖尿病或2型糖尿病表现，自身抗体阳性持续存在，早期不需要胰岛素治疗，但常在数年内转变为胰岛素依赖性糖尿病。相反，另一些患者起病呈暴发性，称为暴发性1型糖尿病，胰岛素分泌功能迅速衰竭（详见病例报告）。

7. 非1型糖尿病亚型 详见表4-2-4-14和本章第6节和第9节。

表4-2-4-14 非1型糖尿病的亚型与临床表现

临床表现	糖尿病类型	评价方法
一般特点		
超重	2型糖尿病	OGTT/C肽/胰岛素
酮症酸中毒		GAD/IA-2抗体
胰岛素剂量(<0.5U/kg)+/-黑棘皮病+/-非白种人		
糖尿病	MODY	遗传学分析
明显家族史	HNF-1α	
体重较轻	葡萄糖激酶	
无酮尿		
新生儿糖尿病		
	UPD 6	遗传学分析
	葡萄糖激酶	遗传学分析
	胰腺发育不良	超声
	Kir 6.2突变	遗传学分析
儿童肝肾损害	Wolcott-Rallison综合征	X线髋部照片
伴发症或并发症		
心肌病	Alström 综合征	眼科与心血管检查
糖尿病与视力受损	Alström 综合征 Wolfram 综合征 Bardet-Biedl 综合征	眼科检查
耳聋糖尿病和家族史	Wolfram 综合征 3243线粒体突变	眼科检查 遗传学分析
巨幼红细胞性贫血与糖尿病+/-听力障碍	Roger 综合征	听力测试 试用维生素 B_1 治疗 遗传学分析
身材矮小与糖尿病	Alström 综合征 Turner 综合征 Bardet-Biedl 综合征	眼科和心血管检查 染色体核型分析 眼科检查

【糖尿病鉴别诊断】

（一）继发性糖尿病和特异型糖尿病 继发性糖尿病主要包括：①弥漫性胰腺病变致β细胞广泛破坏引起的胰源性糖尿病；②肝脏疾病所致的肝源性糖尿病；③内分泌疾病（肢端肥大症、库欣综合征、胰高血糖素瘤、嗜铬细胞瘤、甲亢和生长抑素瘤）因拮抗胰岛素外周作用或因抑制胰岛素分泌（如生长抑素瘤和醛固酮瘤）而并发的糖尿病；④药物所致的糖尿病，其中以长期应用超生理量糖皮质激素（类固醇性糖尿病）多见；⑤各种应激和急性疾病伴随的高血糖症（应激性高血糖症）。详细询问病史、全面细致的体格检查以及配合必要的实验室检查，一般不难鉴别。特异型糖尿病的类型很多，临床上较常见的有胰岛β细胞功能遗传性缺陷、胰岛素作用遗传性缺陷、胰腺外分泌疾病、内分泌疾病、药物或化学品所致的糖尿病等。

（二）T1DM与T2DM的鉴别 分型诊断一般可根据临床表现，但有时T1DM在缓解期和LADA早期不需要胰岛素治疗或T2DM病情恶化需要胰岛素治疗，不易临床分型，此时，要结合胰岛素释放试验、C肽释放试验（主要鉴别依据，表4-2-4-15）、GAD抗体、ICA和IAA等胰岛自身抗体测定，甚至是HLA易感基因测定或基因突变分析明确分型，部分患者仍不能确定分型，则应定期随访胰岛功能等相关检查和治疗疗效。T1DM与T2DM的鉴别见表4-2-4-16。

表4-2-4-15　C肽测定鉴别1型和2型糖尿病的研究结果

研究者/年份	对象与设计	C肽试验	C肽阈值	说明
糖尿病诊断时				
Ludvigsson/2012	2734儿童糖尿病（1型95%/2型或MODY 3%）C肽/HLA	非空腹随机	<0.2nmol/L，>99.8%为T1DM ≥1.0nmol/L，46%为T2DM或MODY	C肽诊断T2DM或MODY优于血糖指标
Thunander/2012	1178成年糖尿病/C肽GAD/ICA	空腹	<0.6nmol/L，30.1%伴自身抗体 >0.6nmol/L，97.4%缺乏自身抗体	C肽鉴别自身免疫性糖尿病优于BMI
Katz/2007	175儿童糖尿病 2型15%/GAD抗体阴性	空腹	<0.28nmol/L，98%为T1DM >0.28nmol/L，48%为T2DM	
Torn/2001	486糖尿病/C肽/ICA/GAD/IA-2A/74%抗体阳性	空腹/非空腹	空腹<0.3nmol/L，85%伴有自身抗体 非空腹<0.3nmol/L，94%伴有自身抗体 空腹>1.0nmol/L，75%缺乏自身抗体 非空腹>1.0nmol/L，83%缺乏自身抗体	
长期糖尿病				
Besser/2011	尿C肽/肌酐比值	尿C肽/肌酐	<0.2nmol/mol，98.5%为T1DM >0.2nmol/mol，95.3%为T2DM	长期病程者预估2型糖尿病的阈值应下调
Berger/2000	1093糖尿病（34%1型）	空腹/非空腹/血糖>8mmol/L（胰高血糖素刺激后）	空腹<0.42nmol/L，81.0%为T1DM 空腹>0.42nmol/L，91.3%为T2DM2 非空腹<0.5nmol/L，91.5%为TDM 非空腹>0.5nmol/L，95.3%为T2DM 胰高血糖素刺激后<0.6nmol/L，93.9%为T1DM 胰高血糖素刺激后>0.6nmol/L，77.1%为T2DM	C肽影响糖尿病诊断
Service/1997	346糖尿病/C肽	空腹餐后	空腹C肽<0.17nmol/L和混合餐试验增加<0.07nmol/L，预估77%T1DM；其他C肽反应预估T2DM 93%	追踪8年的C肽分型作用不减
Prior/1993	373糖尿病	空腹餐后	混合餐试验C肽<0.08nmol/L，100%为T1DM 混合餐试验C肽>0.08nmol/L，91%为T2DM2 空腹C肽<或>0.08nmol/L与混合餐试验符合率97.4%	长期病程者预估2型糖尿病的阈值应下调

表4-2-4-16　T1DM与T2DM的鉴别要点

临床特点	T1DM	T2DM
糖尿病特点		
起病年龄	多<25岁	多>40岁
起病方式	多急剧/少数缓起	缓慢而隐袭
起病时体重	多正常或消瘦	多超重或肥胖
三多一少症状	常典型	不典型/或无症状
急性并发症	酮症倾向大	酮症倾向小/老年易发生HHS
慢性并发症		
肾病	30%~40%/主要死因	20%左右
心血管病	较少	70%左右（主要死因）
脑血管病	较少	较多
胰岛素及C肽释放试验	低下或缺乏	峰值延迟或不足
胰岛素治疗及反应	依赖外源性胰岛素生存/对胰岛素敏感	生存不依赖胰岛素/应用时对胰岛素抵抗

LADA的早期诊断有时甚为困难，对可疑患者及高危人群可进行抗胰岛细胞抗体、GAD抗体及其他自身抗体检查。必要时可进行HLA亚型鉴定及其他免疫学与分子生物学方面的检查[36]。LADA是T1DM的一个亚型。LADA的临床表现酷似T2DM，但其本质是自身免疫性T1DM。目前尚无统一的LADA诊断标准，较公认的诊断要点是：①20岁以后发病，发病时多尿、多饮和多食症状明显，体重下降迅速，BMI≤25kg/m²，空腹血糖≥16.5mmol/L；②空腹血浆C肽≤0.4nmol/L，OGTT 1小时和/或2小时C肽≤0.8nmol/L，呈低平曲线；③抗谷氨酸脱羧酶抗体(GADA)阳性；④HLA-DQ者B链57位为非天冬氨酸纯合子。上述的①是基本临床特点，加上②、③或④中的任何1项就应诊断为LADA。

过去认为儿童和青少年糖尿病都是T1DM，但随着儿童肥胖症的增加，儿童和青少年T2DM的发病率也明显增加，所以目前在儿童和青少年中发现糖尿病时，要注意有下列四种常见糖尿病类型的可能(表4-2-4-17)。

表4-2-4-17 不同类型儿童糖尿病和青少年糖尿病的临床特征比较

临床特点	T1DM	T2DM	MODY	非经典T1DM
流行病学	常见	逐渐增加	在高加索人≤5%	≥10%
发病年龄	整个儿童期	发育期	发育期	发育期
起病形式	急性严重	从隐蔽到严重	逐渐	急性严重
起病时有酮症	常见	≥1/3	少见	常见
亲属有糖尿病	5%~10%	75%~90%	100%	>75%
女:男	1:1	2:1	1:1	不定
遗传性状	多基因	多基因	常染色体	常染色体
HLA-DR3/4	相关	不相关	不相关	不相关
种族	所有种族和高加索人	所有种族	高加索人	非洲裔美国人/亚洲人
胰岛素分泌	降低或缺陷	不定	不定或降低	降低
胰岛素敏感性	控制状态下正常	降低	正常	正常
胰岛素依赖	终生	间歇性	罕见	不定
肥胖	无	>90%	不常见	随人群变化
黑棘皮病	无	常见	无	无
胰岛自身抗体	存在	无	无	无

(三)黎明高血糖与低血糖后高血糖现象的鉴别

1. 黎明现象(dawn phenomenon) 是每天黎明后(清晨4:00~8:00)出现的血糖升高(≥10mg/dl)或胰岛素用量较前增加20%的临床现象，主要见于2型糖尿病，偶尔见于1型糖尿病。出现高血糖之前的午夜无低血糖，不存在低血糖后的高血糖反应。黎明现象的基本特点是清晨高血糖，血糖波动性增大。黎明时患者体内的升血糖激素(生长激素、IGF-1、IGFBP、糖皮质激素和儿茶酚胺等)分泌增加，血糖随之升高。该时段机体对血糖的利用率最低，使血糖进一步升高，从而引发清晨高血糖。黎明现象提示患者的血糖控制不良[38]。

2. 低血糖后高血糖现象 虽然黎明现象与低血糖后高血糖现象(Somogyi phenomenon)均表现为清晨空腹血糖升高，但两者的病因和机制不同，处理刚好相反，故需仔细鉴别。若单凭症状难以区别，可以通过自我监测凌晨0:00~3:00的2~3次血糖识别。如监测到的血糖偏低或低于正常值，或先出现低血糖，随后出现高血糖，则为Somogyi现象；如监测到的血糖升高或几次血糖值一直平稳，则为黎明现象[39,40](表4-2-4-18)。

表4-2-4-18 黎明现象与低血糖后高血糖现象的鉴别

临床特点	黎明现象	低血糖后高血糖现象
病因	生长激素/糖皮质激素/儿茶酚胺等升高	低血糖症候的升糖反应
午夜~3点血糖	正常	降低
4点~8点血糖	升高	升高
血清GH	升高或正常	正常
血清皮质醇	升高或正常	正常
处理要点	改变晚餐饮食成分/增加胰岛素用量/改用胰岛素类似物	增加晚餐食量/减少胰岛素用量/改用胰岛素类似物

【糖尿病治疗模式和控制目标】

到目前为止，除少数继发性糖尿病、部分妊娠糖尿病及1型、2型早期糖尿病外，本病一般为终生性疾病，从UKPDS的结果发现糖尿病也是一种病情逐渐进展的疾病。任何病因学类型的糖尿病通常要经过几个临床阶段(高血糖前期、高血糖期和慢性并发症期)，每个患者可按顺序从一个阶段进入另外一个阶段，但在某些阶段也可逆向。因此，在制订治疗计划前，应对患者进行全面评估。首先要确定患者的糖尿病类型；然后要明确糖尿病的分期以及了解患者胰岛素抵抗的程度和β细胞的功能状态；最后要了解患者是否发生了某种并发症或同时有某种合并症，病情严重程度如何，并对预后做出判断。

糖尿病治疗的目的是长期全面地控制高血糖和其他代谢紊乱因素，如高血压、高血脂、肥胖和高凝状态等，保护胰岛β细胞功能，防治并发症。因此，糖尿病的治疗必须是长期的和综合性的，要涉及生活方式的改变、心理障碍的调整和各种药物的合理应用，同时要调动患者及其家属(主要是照顾患者或与患者一起生活的人)积极参与，并与医务人员密切配合，方能取得满意的效果。下面仅讨论糖尿病的一般防治措施和原则，糖尿病急、慢性并发症的治疗详见各有关章节。

（一）普通患者控制目标 糖尿病是一种进展性疾病，主要病因为IR和β细胞功能缺陷，因此糖尿病的治疗模式应该是积极而理性的。所谓“积极”是指以 HbA_{1c} 达标为驱动力控制高血糖。应以循证医学为依据，及时改变治疗模式。目前的研究显示及早纠正高血糖能保护β细胞功能，使传统的阶梯式降糖治疗模式受到冲击和挑战。

所谓“理性”是指药物治疗要针对糖尿病的基本病因和改善导致大血管的病理生理改变，延缓病程的进展。UKPDS研究表明，控制血糖并不能减少大血管并发症，在控制血糖的同时严格控制血脂、血压和肥胖，可使大血管并发症减少。亚太地区根据该地区的糖尿病患病情况制订了糖尿病治疗控制目标（亚洲-太平洋地区T2DM政策组）。我国的糖尿病控制目标由原来的 HbA_{1c}<6.5%改为7.0%，这是因为：①选定7.0%源于循证医学证据；②保持与IDF颁布的新指南保持一致；③多项大型循证医学研究（如UKPDS和DCCT等）证明，HbA_{1c} 降至7%能显著降低糖尿病微血管并发症发生率，HbA_{1c} 进一步降低可能对微血管病变有益，但低血糖甚至死亡风险有所升高；④三项大型临床研究（VADT、ADVANCE和ACCORD）表明，从死亡风险考虑应选择较安全的 HbA_{1c} 范围。

一般情况下，应以 HbA_{1c}>7.0%作为T2DM启动或调整治疗方案的重要依据。生活方式干预应贯穿治疗的始终，如果生活方式干预不能使 HbA_{1c}<7.0%，则需及时加以药物治疗。药物治疗分为四线，不再根据患者体重选择治疗方案：①一线药物治疗：主要药物包括二甲双胍，次要药物包括胰岛素促分泌剂或α-糖苷酶抑制剂。②二线药物治疗：主要药物包括胰岛素促分泌剂或α-糖苷酶抑制剂，次要药物包括噻唑烷二酮类胰岛素或DPP-4抑制剂。③三线药物治疗：主要药物包括基础胰岛素或预混胰岛素，或胰岛素促分泌剂或α-糖苷酶抑制剂或噻唑烷二酮类，或DPP-4抑制剂；次要药物包括GLP-1受体激动剂。④四线药物治疗：主要药物包括基础胰岛素或餐时胰岛素或每日3次的预混胰岛素类似物。

（二）个体化治疗目标 此处所指的特殊患者群包括：①儿童糖尿病患者；②血糖极不稳定的T1DM患者；③妊娠糖尿病患者；④老年糖尿病患者；⑤合并严重器质性疾病的糖尿病患者；⑥对胰岛素或其他抗糖尿病药物特别敏感或特别不敏感的糖尿病患者。在治疗过程中，应对这些特殊患者群执行灵活而个体化治疗方案（详见各有关章节）。例如，根据个体的病理生理缺陷及临床特征设定 HbA_{1c} 的控制目标：①血糖控制的收益；②出现低血糖事件风险；③低血糖事件引发的后果。

糖尿病个体化治疗的主要依据有：①治疗获益和治疗方案的有效性；②治疗风险（risk）；③治疗方案的可行性；④治疗成本。中华医学会糖尿病学分会建议 HbA_{1c}>7.0%作为T2DM启动或调整治疗方案的重要标准，但无糖尿病并发症和严重伴发疾病的非老年（<65岁）患者一般应将 HbA_{1c} 控制于<6.5%；年轻、病程短、治疗后无低血糖和体重增加等不良反应或单用生活方式治疗者 HbA_{1c}<6%；口服药不达标加用或改用胰岛素者 HbA_{1c}<7%；伴有心血管病（CVD）或CVD极高危患者 HbA_{1c}≤7.5%。老年（≥65岁）患者，脏器功能和认知能力良好，预期生存期>15年，HbA_{1c}≤7%；合并其他疾病，预期生存期5~15年，HbA_{1c}<8%；特殊情况甚至放宽至 HbA_{1c}<9%。低血糖高危人群的 HbA_{1c} 不应超过9%。妊娠前糖尿病计划妊娠者 HbA_{1c}<6.5%，用胰岛素治疗 HbA_{1c}<7%才宜妊娠；孕期血糖控制（在不发生低血糖等前提下）HbA_{1c}<6%，毛细血管血糖餐前、睡前及夜间不超过5.4mmol/L，餐后峰值不超过7.1mmol/L。妊娠糖尿病毛细血管血糖餐前5.0~5.5mmol/L，餐后1小时<7.8mmol/L或2小时<6.7~7.1mmol/L。餐后1小时血糖控制比2小时更重要。预期生存期短的恶性肿瘤、执行治疗方案有困难如智力或精神或视力障碍、独居及社会因素等都是影响设定 HbA_{1c} 目标值应考虑的重要因素，其血糖控制应相应放宽，主要是防范低血糖和较高血糖的发生。HbA_{1c} 的值受检测技术及Hb、红细胞寿命等诸多因素影响，而且部分地区尚不能开展 HbA_{1c} 的检测，因此推广困难。HbA_{1c} 不能全面反映血糖控制情况，必须结合血糖监测等情况综合判断血糖水平。

血糖控制必须安全、可行、科学，坚持个体化原则。同时，血糖之外的其他CVD危险因素的控制也十分重要。重症监护患者的血糖控制目标为7.8~10.0mmol/L，一般不必将血糖降至6.1mmol/L以下。非危重住院患者（接受胰岛素治疗者）推荐的餐前血糖为7.8mmol/L以下，随机血糖为10mmol/L以下。

【糖尿病教育】

绝大多数糖尿病是终身性疾病，其病情的变化与患者的饮食、运动和情绪等明显相关，而糖尿病早期，尤其是T2DM可无明显不适而不引起重视，但根据英国前瞻性糖尿病研究（UKPDS）和糖尿病控制与并发症试验（DCCT）的研究结果，严格的糖尿病控制是延缓和预防慢性并发症的最关键方法和最有效的措施，因此，糖尿病教育和糖尿病控制引起了WHO、国际糖尿病联盟（IDF）和国内外糖尿病专家的高度重视。1989年，第42届WHO大会要求各成员国重视糖尿病的防治，要制订和实施糖尿病防治计划，逐步实现糖尿病的三级预防。一级预防是指预防糖尿病的发病；二级预防是指对糖尿病做到早诊断和早治疗；三级预防是指延缓和预防糖尿病并发症的发生和发展。而糖尿病教育则是贯彻三级预防的关键。1991年，IDF向全世界宣布，每年11月14日为“世界糖尿病日（现改为联合国糖尿病日）”。1995年，世界糖尿病日宣传的主题为“糖尿病的教育”，口号是“无知的代价”，这是指对糖尿病无知将付出高代价，指出糖尿病教育是防治糖尿病的核心。

糖尿病教育应贯穿于糖尿病诊治的整个过程。内容包括：①糖尿病基础知识教育；②糖尿病心理教育；③饮食治疗教育；④运动治疗教育；⑤药物治疗教育；⑥糖尿病自我监测及自我保健教育等。详见下一节。

【糖尿病心理社会管理】

心理问题是指认知过程、个性、情感态度及行为方式等在疾病过程中的异常表现；社会问题是指其在社会生活和功能方面的异常表现。根据社会-生物-心理医学模式的要求，了解和正确处理这些心理社会问题，有助于在日常工作中使糖尿病的管理更加个体化，达到较好的代谢控制。糖尿病患者在其漫长的病程中极易出现各种心理社会问题,影响治疗效果。T1DM 患儿及其家长不仅要了解胰岛素的使用、血糖测试、尿酮体测试、掌握糖尿病的症状和饮食管理知识,还要应用这些知识达到良好控制病情的目的。

(一)新诊断患儿的精神心理支持 新确诊的患儿和他们的家庭成员在确诊的最初几周至几个月内易出现程度不同的应激反应,如适应性障碍和情绪障碍等。出现茫然、悲伤、惊惧、自责、气愤、否认现实、沮丧、怨恨、怀疑诊断、失望、焦虑、抑郁和退缩等反应。较常见的适应性障碍是异常反应的一种,多发生于婚姻状况紧张的家庭中,多在确诊后1个月内发生;平均病程为3个月,但恢复率高(可达100%)。在新诊断为糖尿病患儿的家庭中,父母会因子女失去健康而震惊和极度悲伤而表现出与患儿相似的应激反应。家长应控制自己,尽快消除恐惧和顾虑,因为此时家长的情绪会影响到患儿,患儿对家长的表情、态度以及言行举止都十分敏感,这会增加他们的恐惧和不安全感。所以家长在患儿面前应镇静自若,使患儿能得到心理和精神上的支持。医生的责任非常重要,医生对家长的解释也非常关键;医护人员对患儿以及他们的亲属应在感情上和糖尿病知识方面给予帮助和支持,这可使他们找到一种感觉上的平衡,有助于患儿父母度过应激反应期,为患儿创造一个良好的生活环境。除此之外,因为家长须对患儿进行协助医疗和护理的作用,所以家长必须对糖尿病要有正确的认识。作为家长亦应不断提高自身对糖尿病理解、认知和熟悉糖尿病的家庭自我管理方法,以及培养患儿的自立意识,增加个人对孩子的影响,以培养他们乐观的生活态度及良好的自律性,帮助患儿与医生密切配合,实现良好的代谢控制。医护人员应使新确诊患儿及其家长尽快了解糖尿病的基础知识,如发病机制、治疗原则和预后等,这有利于接受事实并树立起战胜疾病的信心。家长可以反复地向糖尿病专业医师咨询相关知识,直到完全熟悉并了解;还可以和其他糖尿病患儿家长交流讨论各自的体会、遇到的问题及解决方式;积极参加当地糖尿病防治组织的各项活动。

对新诊断的 T1DM 儿童及时给予特殊的干预,开展积极的防御措施及应对方式,将会使患儿在对治疗的依从性、社会关系和社会能力方面显著好于无干预者。

(二)学龄前和青少年患儿的病情监测和饮食管理 学龄前期患儿可出现社会行为及能力的退缩,应鼓励患儿参与治疗。学龄期患儿可主动了解有关 T1DM 的知识。在这一阶段,随着认知能力和心理的发育,儿童对日常疾病管理的责任心会不断增加,可让他们在家长的协助下,主动参与到日常的监测治疗和饮食的安排中,并给他们更多的自主权,这有益于日后他们对治疗的配合和管理;医务人员对于代谢控制好的患儿应给予充分的肯定和鼓励,避免指责,以免引起反感。青少年期患儿对疾病感到痛苦和悲伤,可能产生逆反心理,冒险自动停止胰岛素治疗和血糖监测,并且不控制饮食而随意吃零食,以致发生酮症酸中毒。医生和家长在这一时期都应尽量多和患儿交流沟通,耐心听取他们的想法,尽量说服教育,可通过单独与糖尿病医师面谈或通过咨询电话来解决问题。

良好的生活习惯和适当的体育运动也是患者血糖控制的关键,适度的体育运动可以强制性地调动和提高全身各系统组织细胞的代谢,使之处于旺盛状态,从而增加外周组织对葡萄糖的利用,对糖代谢、蛋白质和脂肪的转化代谢具有显著的效果。在整个治疗过程中,患者对药物治疗容易接受,而对长期饮食控制和体育运动往往难以坚持。因此,要对患者的生活行为进行必要的指导,让患者适当参加体育锻炼,以增强其机体各系统器官的功能,促进新陈代谢,提高血糖控制效果,减少并发症的发生。

(三)成人糖尿病教育 在良好糖尿病教育和心理支持的基础上,T1DM 的治疗模式主要包括饮食治疗、运动治疗、口服降糖药物治疗和胰岛素治疗等。其中饮食和运动治疗是胰岛素治疗的基础和先决条件,而某些口服降糖药物只能起到辅助作用;胰岛素治疗必须坚持终生。

【糖尿病饮食治疗】

(一)饮食管理 合理的饮食可以减轻胰岛β细胞的负担,使胰岛组织获得恢复的机会。轻型的糖尿病患者往往只需饮食治疗,就能有效地控制血糖,并防止并发症的发生。

1. 饮食治疗目的 糖尿病饮食治疗的目的是:①通过平衡膳食,配合运动和药物治疗,将血糖控制在理想范围,达到全面的代谢控制;②满足一般生理和特殊生理状态需要,达到或维持成人的理想体重,保证充沛的精力,确保儿童和青少年正常的生长发育,满足妊娠和哺乳妇女代谢增加的需要;③有效地防治各种糖尿病急、慢性并发症的发生;④通过合理的膳食改善整体的健康状况。

2. 饮食治疗原则 糖尿病饮食治疗的原则是:①合理控制热能,热能摄入量以达到或维持理想体重为宜;②采取平衡膳食,食物选择应多样化,营养应合理,要放宽对主食类食物的限制,限制脂肪摄入量,适量选择优质蛋白质,增加膳食纤维摄入,增加维生素和矿物质摄入;③提倡少食多餐,定时定量进餐;④饮食治疗应个体化,制订饮食计划时,除了要考虑到饮食治疗的一般原则外,还要考虑到糖尿病的类型、生活方式、文化背景、社会经济地位、是否肥胖、治疗情况、并发症和个人饮食的喜好;⑤饮食控制不能采取禁吃或偏食等强制性措施,否则会使患者营养失衡,对生活失去信心,降低生活质量,影响血糖控制。

(二)饮食治疗

1. 热量估计 根据标准体重及活动量计算每日所需总热量。标准体重(千克体重)的计算方法是:40岁以下者为身高(cm)-105;年龄在40岁以上者为身高(cm)-100。成人每天每千克标准体重的总热量估计:休息状态下为105~126kJ(25~30kcal),轻体力劳动者为126~147kJ(30~35kcal),中度体力劳动者为147~167kJ(35~40kcal),重体力劳动者为167kJ(40kcal)以上。儿童因生长代谢旺盛,为保证其生长发育,所需的热量应相应增加,一般与同龄健康儿童摄取的总热量相同,但要注意避免过食和肥胖。儿童患者多为 T1DM 患者,在胰岛素治疗过程中易发生肥胖,儿童肥胖与以后发生的心血管疾病、高血压、血脂异常和血凝异常有密切关系。糖尿病合并妊娠时,为满足母体和胎儿营养的需求,保证胎儿的正常生长和发育,饮食的热量不宜过分限制,每日每千克体重147~167kJ(30~35kcal),或每日8370kJ(2000kcal)以上,蛋白质每日每千克体重1.5~2.0g,脂肪每日约50g，糖类不低于总热量的50%，约300～400g。少食多餐（每日5～6餐）。防止出现低血糖和饥饿性酮症。妊娠期间，前3个月体重增加不应超过1～2kg，以后每周体重的增加控制在350g左右。妊娠期还须注意补充适量的维生素、钙、铁和锌等。糖尿病合并妊娠的饮食治疗的目的是达到良好控制糖尿病病情，使血糖尽量恢复正常，这是确保胎儿和母亲安全的关键；提供充足的各种营养素，而不引起餐后高血糖和酮症至关重要。饮食治疗要与运动疗法结合进行，并随着妊娠的继续进行合理的调整。妊娠并非运动疗法的禁忌证，但必须在医护人员的指导下进行，协助控制血糖。哺乳母亲热量供给也要增加30%左右。

老年人和伴有其他合并症的患者，应根据具体情况酌情进行饮食治疗。肥胖者（超过标准体重20%）应严格控制总热量，以期体重下降至正常标准的±5%左右；而低于标准体重20%的消瘦患者，或低于标准体重10%的体重不足患者，则应适当放宽总热量，达到增加体重的目的。

2. 营养成分比例　营养物质分配的原则是高糖类、高纤维素和低脂肪饮食。一般糖类供能占总热量的50%～60%，蛋白质占15%～20%（每日每千克体重0.8～1.0g），脂肪约占20%～25%（每日每千克体重0.6～1.0g）。

（1）糖类：许多患者用严格控制糖类的摄入量，同时增加脂肪和蛋白质摄取以求达到控制血糖的目的，这是错误和无益的。低糖类饮食可抑制内源性胰岛素的释放。近年来，国内外学者对糖类饮食利弊的研究结果表明，空腹血糖正常的轻型糖尿病患者，食物中糖量从45%提高到85%，病情未见加重，糖耐量反而得到改善，血胰岛素降低。故适当提高糖类摄入量，可提高周围组织对胰岛素的敏感性。如对主食控制过严，使患者处于半饥饿状态，可使糖耐量减低，体内供能势必依靠脂肪和蛋白质的分解，而导致酮症，病情反而难以控制。在饮食中添加较多的发酵性糖类更有利于糖尿病肾病患者，因为发酵性糖类可增加氮的肾外（经粪）排泄量，降低血浆尿素氮浓度。发酵性糖类很多，如食用胶、阿拉伯纤维、菊粉和粗制马铃薯淀粉等在肠道的发酵作用均较明显。

麦芽糊精是以玉米和大米等为原料，经酶法工艺（一种食品加工工艺）控制水解转化、提纯和干燥而成的产品。在体内代谢过程当中，糊精是由淀粉到葡萄糖的中间产物。在这个代谢过程中需要消化酶的参与。由于麦芽糊精是淀粉在体外经水解后生成，可不经过唾液淀粉酶的水解直接进入到胃中，通过小肠黏膜酶进一步消化成葡萄糖。因此，它特别适用于消化力相对较弱的患者、老人或儿童作为食品补充剂，代替淀粉类食物，缓解消化压力。如果糖尿病患者的消化功能正常，尽量不吃麦芽糊精，以防止葡萄糖迅速吸收，使血糖上升。如果消化功能不良，或糖尿病昏迷而采用鼻饲饮食，或经常出现低血糖反应，均可用麦芽糊精作为能量来源。但在使用过程当中，要观察血糖的变化。

（2）蛋白质：过多的蛋白质摄入可能对糖尿病不利。近年的一些研究认为高蛋白饮食可引起肾小球滤过压增高，易发生糖尿病肾病；而低蛋白饮食可明显延缓糖尿病和非糖尿病肾病的发展，减少了肾病和死亡的危险。肾移植术后接受低至中等蛋白（0.7～0.8g/kg）饮食还可延缓或减轻慢性移植排斥反应。但这些均有待进一步研究和证实。在一般情况下，糖尿病患者不要过分强调蛋白质的补充。对于儿童患者，为满足其生长发育的需要，蛋白质可按每日1.2～1.5g/kg给予。妊娠、哺乳、营养不良以及合并感染和消耗性疾病的患者均应放宽对蛋白质的限制，一般蛋白质每日也不超过1.5g/kg。动物性蛋白因含丰富必需氨基酸，营养效值和利用率高，应占总蛋白量的40%～50%。有微量清蛋白尿的患者，每日蛋白质的摄入量应限制在0.8～1.0g/kg之内；有显性蛋白尿的患者，应限制在低于0.8g/kg体重；有肾功能不全时，应限制蛋白质的摄入（低于0.6g/kg），必须选择优质动物蛋白，每日磷的摄入应少于3～5mg/kg或每日少于0.15～0.3g。适当限制钠盐（高血压者要限制在3g/d以内），根据血钠水平和水肿程度调整，一般每日应少于4g。

（3）脂肪：在脂肪的分配比例中，少于1/3的热量来自于饱和脂肪，单不饱和脂肪酸和多不饱和脂肪酸之间要达到平衡。动物性脂肪除鱼油外，主要含饱和脂肪酸。植物油富含不饱和脂肪酸，目前认为多价不饱和脂肪酸的热量（P）与饱和脂肪酸热量（S）的比值（P/S）愈大，对于降低胆固醇、预防动脉粥样硬化和神经病变等愈有效。在限制脂肪摄入量的前提下，应以植物油代替动物油。胆固醇每日摄入量应限制在300mg以下。如患者的血低密度脂蛋白胆固醇（LDL-C）≥2.6mmol/L，应使饱和脂肪酸的摄入量少于总热量的10%，同时，食物中的胆固醇含量应<200mg/d。

（4）食物纤维：食物纤维又称植物性多糖，是不能被消化吸收的多糖类物质。人类消化道没有消化它们的酶，肠道细菌也仅能分解其中小部分，故不能被吸收，也不会供能。根据理化性质，分为可溶性和不溶性两类。可溶性食物纤维有豆胶、果胶、树胶和藻胶等，在豆类、海带、紫菜、燕麦、荞麦以及魔芋制品等人工提取物中含量较多，它们在胃肠道遇水后与葡萄糖形成黏胶，从而能减慢糖的吸收，使餐后血糖和胰岛素降低，并具有降低胆固醇的作用。非可溶性食物纤维有纤维素、半纤维素和木质素等，存在于谷类的表皮（粗粮）、玉米面、蔬菜的茎叶、豆类的外皮及水果的皮核等，它们在肠道内吸收并保留水分，且形成网络状，使食物和消化液不能充分接触，可使葡萄糖吸收减慢，从而可降低餐后血糖，改善葡萄糖耐量和减少降糖药物的用量。食物纤维对降低血脂也有一定作用。由于其吸湿性，能软化大便，具有通便的作用，还能减少饥饿感，增加饱感。因此，糖尿病患者应注意在饮食中适当增加食物纤维的摄入量（每日25～30g），也就是说在饮食中可适当选用粗杂粮，多食新鲜绿叶蔬菜和一定数量的水果和蘑菇。但对于消瘦型糖尿病患者、T1DM患者和有腹泻症状的患者应酌情减少用量。ADA的食用纤维推荐量为24g（8g可溶性纤维加16g非溶性纤维）。Chandalia等用高于此推荐量（50g，可溶性和非溶性纤维各25g）的高纤维饮食治疗T2DM患者，结果显示高纤维摄入可改善血糖，降低血胰岛素和血脂浓度[37]。但纤维食品食入过多会引起胃肠道反应，患者往往难以接受。目前，有专门为糖尿病患者制作的含有麦麸、豆皮、玉米及海藻植物等纤维素的糕饼，可适当用作调剂食品。

（5）粗粮和细粮：全粮一般指未被精加工过的天然食品（如糙米、全麦面、豆类和杂粮等），其含有较丰富的膳食纤维、维生素、矿物质和生物类黄酮等。全粮饮食对一般糖尿病患者较合适，如膳食纤维增加食物体积，增加饱腹感，延缓胃排空，降低餐后血糖；可促进肠蠕动，防止便秘；有利于降低血压和血液黏稠度。患者应在营养医师的指导下进行合理配餐，合理营养，控制总能量。因全粮相对难以消化，同时所含嘌呤物质较多，容易诱发痛风，故合并高尿酸血症和痛风者或有较严重胃炎、溃疡、肠炎和贫血者最好不吃或少吃全粮。

（三）饮食治疗方案调整

1. 食物种类　食物的种类有：①谷薯类：如米、面、玉米和薯类，主要含有糖类、蛋白质和B族维生素；②菜果类：富含维生素、矿物质及食物纤维；③蛋白质类：如肉、蛋、鱼、禽、奶和豆腐等，主要为机体提供蛋白质、脂肪、矿物质和维生素；④油脂类：如油脂和坚果类食物，能够为机体提供热能。主食以糖类为主，应放宽对主食的限制。糖类主要有谷薯类、豆类、含糖多的蔬菜和水果等。以谷类为主食者要尽可能选择粗制品。

（1）糖类：分为单糖和多糖。糖又分为单糖、双糖和糖醇。单糖主要指葡萄糖和果糖，食入后吸收较快，使血糖升高明显；双糖主要指蔗糖和乳糖等；糖醇常见于含糖点心、饼干、水果、饮料和巧克力等，可以产生能量，但不含其他营养物质；多糖如米饭、面粉和土豆等食物中的淀粉不会使血糖急剧增加，并且体积大，饱感强，应作为身体热量的主要来源。一般不宜直接食用单糖和双糖，除非发生了低血糖。如为满足口感可使用糖的代用品（甜味剂），如木糖醇和甜叶葡萄糖精等。脂肪不易产生饱感，常易超量食用。

（2）脂肪：看得见的脂肪包括各种烹调油脂、黄油、动物油和动物外皮；看不见的脂肪包括肉、禽、鱼、奶制品和蛋，坚果类食物如花生、瓜子、核桃和芝麻酱，以及油炸食品和汉堡包。过多摄入脂肪会产生过多的能量，与心、脑血管疾病的发生有关，可增加IR，减低胰岛素的敏感性，使血糖升高。选择脂类食品时，应尽量减少动物性脂肪的摄入量，适当摄入植物性脂肪。动物性脂肪主要来源于肥肉和猪油。羊肉和牛肉的含脂量低，而猪肉的含脂量高。鱼及水产品含脂最低，其次为禽、肉和蛋。糖尿病患者烹调用油也应限制（植物油2~3汤匙），食用的花生和瓜子等零食需计算在总热量和脂肪用量内。

（3）蛋白质：动物性蛋白主要来源于动物的瘦肉类、畜肉、禽肉、鱼、虾、蛋类和乳品类等。植物性蛋白含量最高的是豆类。每日主食即可提供25~50g蛋白质。糖尿病患者可适当进食一些新鲜水果，补充维生素，但应将水果的热量计算在总热量内。建议从少量开始，进食水果的时间最好在空腹和两餐之间。糖尿病患者饮食种类可参照原生活习惯，注意多样化，控制每日总热量。

（4）酒类：T2DM患者长期饮酒既易发生低血糖，又可加重高血糖。长期饮酒可引起酒精性肝硬化、胰腺炎及多脏器损害。某些患者戒酒有一定难度，因此，下列情况可允许少量饮酒：①血糖控制良好；②无糖尿病慢性并发症；③肝和肾功能正常；④非肥胖者；⑤无急性并发症时；⑥活化型乙醛脱氢酶-2（ALDH-2）基因表现型者。最高允许饮酒量为白酒50ml，啤酒200ml。少量饮酒对糖尿病似无明显不利影响，Ajani等调查了饮酒对美国20 951名医师糖尿病发病率的影响，平均追踪12.1年，显示小至中等量饮酒可降低T2DM的发病率。

2. 食品交换份　食品交换份的概念是：将食物按照来源和性质分成几大类。同类食物在一定重量内所含的蛋白质、脂肪、糖类和热量相似，不同类食物间所提供的热量也是相同的（表4-2-4-19~表4-2-4-27）。确定食品交换份的益处在于：①易于达到膳食平衡；②便于了解和控制总热量；③可做到食品的多样化；④便于灵活掌握食物的选择[38]。不同热量的糖尿病饮食内容见表4-2-4-28。

表4-2-4-19　糖尿病食品交换份

食品	类别	每份重量（g）	热量（kcal）	蛋白质（g）	脂肪（g）	糖类（g）
谷薯组	谷薯类	25	90	2.0	-	20.0
菜果组	蔬菜类	500	90	5.0	-	17.0
	水果类	200	90	1.0	-	21.0
肉蛋组	大豆类	25	90	9.0	4.0	4.0
	奶制品类	160	90	5.0	5.0	6.0
	肉蛋类	50	90	9.0	6.0	
油脂组	硬果类	15	90	1.0	7.0	2.0
	油脂类	10	90		10.0	

表4-2-4-20　糖尿病等值谷薯类交换

食品	重量（g）	食品	重量（g）
大米/小米/糯米	25	绿豆/红豆/干豌豆	25
高粱米/玉米碴	25	干粉条/干莲子	25
面粉/玉米面	25	油条/油饼/苏打饼	25
混合面	25	烧饼/烙饼/馒头	35
燕麦片/小麦面	25	咸面包/窝窝头	35
各种挂面/龙须面	25	生面条/魔芋生面条	35
马铃薯	100	鲜玉米	200

注：每份谷薯类供蛋白质2g，糖类20g，热能90kcal

表 4-2-4-21 糖尿病等值蔬菜类交换

食品	重量(g)	食品	重量(g)
大白菜/菠菜	500	白萝卜/青椒/茭白/冬笋	400
韭菜/茴香	500	南瓜/花菜	350
芹菜/莴笋/油菜苔	500	扁豆/洋葱/蒜苗	250
西葫芦/西红柿/冬瓜/苦瓜	500	胡萝卜	200
黄瓜/茄子/丝瓜	500	山药/荸荠/藕	150
芥蓝菜	500	茨菇/百合/芋头	100
蕹菜/苋菜	500	毛豆/鲜豌豆	70
豆芽/鲜蘑菇	500		

注:每份蔬菜类供蛋白质5g,糖类17g,热能90kcal

表 4-2-4-22 糖尿病等值水果类交换

食品	重量(g)	食品	重量(g)
柿/香蕉/鲜荔枝	150	李/杏	200
梨/桃/苹果(带皮)	200	葡萄(带皮)	200
橘子/橙子/柚子	200	草莓	300
猕猴桃(带皮)	200	西瓜	500

注:每份水果类供蛋白质1g,糖类21g,热能90kcal

表 4-2-4-23 糖尿病等值大豆类交换

食品	重量(g)	食品	重量(g)
腐竹	20	北豆腐	100
大豆	25	南豆腐	150
大豆粉	25	豆浆	400
豆腐丝/豆腐干	50		

注:每份大豆类供蛋白质9g,脂肪4g,糖类4g,热能90kcal

表 4-2-4-24 糖尿病等值奶制品类交换

食品	重量(g)	食品	重量(g)
奶粉	20	牛奶	160
脱脂奶粉	25	羊奶	160
奶酪	25	无糖酸奶	130

注:每份奶制品类供蛋白质5g,脂肪5g,糖类6g,热能90kcal

表 4-2-4-25 糖尿病等值肉蛋类交换

食品	重量(g)	食品	重量(g)
熟火腿	20	鸡蛋(1大个带壳)	60
半肥半瘦猪肉	25	鸭蛋/松花蛋(1个带壳)	60
熟叉烧肉/午餐肉	35	鹌鹑蛋(6个带壳)	60
瘦猪/牛/羊肉	50	鸡蛋清	150
带骨排骨	50	带鱼	80
鸭肉	50	草鱼/鲤鱼/甲鱼/比目鱼	80
鹅肉	50	黄鱼/鳝鱼/黑鲢/鲫鱼	100
兔肉	100	虾/鲜贝	100
熟酱牛肉/熟酱鸭	35	蟹肉/水浸鱿鱼	100
鸡蛋粉	5	水浸海参	350

注:每份肉蛋类供蛋白质9g,脂肪6g,热能90kcal

表 4-2-4-26　糖尿病等值油脂类交换

食品	重量(g)	食品	重量(g)
花生油/香油(1汤勺)	10	猪油	10
玉米油/菜籽油(汤勺)	10	牛油	10
豆油(1汤勺)	10	羊油	10
红花油(1汤勺)	10	黄油	10
核桃/杏仁/花生米	15	葵籽/西籽	25/40

注:每份油脂类供脂肪10g,热能90kcal

表 4-2-4-27　不同热量的糖尿病饮食

热量	交换份(份)	谷薯类(量/份)	菜果类(量/份)	肉蛋豆类(量/份)	浆乳类(量/份)	油脂类(量/份)
1400kcal	16	200g/8	500g/1	150g/3	250g/1.5	2勺/2
1600kcal	18	250g/10	500g/1	150g/3	250g/1.5	2勺/2
1800kcal	20	300g/12	500g/1	150g/3	250g/1.5	2勺/2

3. 食谱和热量设计与计算

(1) 粗算法:适用于门诊患者。体重大致正常,身体状况较好者的主食可按劳动强度大致估计,休息者200~250g;轻体力劳动者250~350g,中体力劳动者350~400g,重体力劳动者400~500g。副食品中蔬菜不限制,蛋白质约30~40g,脂肪40~50g。肥胖患者应严格限制总热量,选用低糖类和低脂饮食。

(2) 细算法:又称食物成分表计算法,其科学性强,但须经常查阅食物成分表。计算和设计主、副食较繁杂,适合于住院患者。其方法和步骤是:①根据患者性别、年龄和身高计算标准体重;②根据患者劳动强度确定每日所需总热量;③确定糖类、脂肪和蛋白质的供给量。每克糖类与每克蛋白质均产生4kcal热量,每克脂肪产生9kcal热量。设全日总热量=X,全日碳水化合物类(g)=X×(50%~60%)/4;全日蛋白(g)=X×(12%~20%)/4;全日脂肪(g)=X×(20%~35%)/9。例如,50岁男性T2DM患者的身高为170cm,实际体重为85kg,患者轻体力劳动。每日每千克体重需20~25kcal热量,标准体重=170-105=65kg。全日总热量=65×(20~25)=1300~1625kcal。全日糖类=(1300~1625)×60%/4=195~244g。全日蛋白质=(1300~1625)×20%/4=65~81g,全日脂肪=(1300~1625)×20%/9=29~36g。总热量3餐分配按1/5、2/5和2/5分配。

(3) 食品交换份法:上述细算法中的例子,在计算了全天所需热量后,可根据患者的饮食习惯和嗜好,利用食品交换份表制订膳食计划。患者饮食治疗开始可能会不习惯,易产生饥饿感,可多吃蔬菜减轻饥饿感,但炒菜用油不能太多,切忌用多吃肥肉等油腻食物来减轻饥饿感。

(四) 血糖指数的临床应用　血糖生成指数(glycemic index,GI)亦称为血糖指数,是食物的一种生理学参数。GI是指含50g碳水化合物实验食物的血糖应答曲线下面积与等量碳水化合物标准参考物和血糖应答之比,是衡量食物引起餐后血糖反应的指标,它表示含100g碳水化合物的食物和100g葡萄糖在食入后一定时间内(一般为2小时)体内血糖应答水平的百分比值。血糖指数可用公式表示为

$$\mathrm{GI}=\frac{\text{含有 100g 碳水化合物的食物的餐后血糖应答}}{\text{100g 葡萄糖(或白面包)的餐后血糖应答}}\times 100$$

食物血糖生成指数是人体实验结果,而我们平时常用的碳水化合物含量和食物交换份法都是化学测定或根据食物脂肪、蛋白质和水分等计算出来的:①选择10~15个健康志愿者(或糖尿病患者),第1天晚餐后禁食,第2天早晨每人食用一份烹饪好的食物。如检测煮面条,则发给每位志愿者4两(200g)左右面条,其中含50g碳水化合物。碳水化合物的含量可直接测定或利用《食物成分表》计算。②空腹和饭后2小时内(即5、15、30、45、60、90和120分钟时)分别抽血,2小时得到7~8个血样(双样),用生化仪进行血糖测定。实验时禁食,也不能运动。如果是糖尿病志愿者则需要3小时的血样。③把每个血糖数值用坐标在图纸上标出来,或者直接输入计算机,用设计好的计算机程序计算曲线下面积。④分析实验者(10~15人)的测定结果并去掉可疑值,计算平均值。与纯葡萄糖的血糖反应进行比较。⑤以葡萄糖作为参考(GI 100),某一食物与其相比的百分比就是食物的血糖生成指数(GI)。用于实验的所有食物中的碳水化合物的量是相同的。例如,100g面包(约3片半面包)含有50g碳水化合物;同样120g饼干也含有50g碳水化合物。我们可以通过查阅《食物成分表》,了解食物中碳水化合物的含量。化学分析和人体实验的实验依据不同,人体实验更接近实际。重复1~5操作,一般10~15个人有700多个血样分析,每3天才能研究出一种食物的血糖生成指数。

1. 食物血糖生成指数　餐后血糖应答值一般用血糖应答曲线下的面积来表示。就像食物交换份法、碳水化合物计算法和食物金字塔指南一样,血糖指数也是饮食计划的基础。血糖指数是血糖升高的“气象预报”,但是既往却很少受到人们的关注。一种食物的血糖生成指数反映了这个食物提高人体血糖的即时效应。食物提高血糖的能力不同于食物中碳水化合物的含量,也不同于食物能量的高低。高血糖生成指数的食物,进入胃肠后消化快,吸收率高,葡萄糖释放快,葡萄糖进入血液后峰值高,也就是血糖升的高;低血糖生成指数的食物,在胃肠中停留时间长,吸收率低,葡萄糖释放缓慢,葡萄糖进入血液后的峰值低,下降速度也慢,简单说就是血糖比较低。一般来说,进食血糖指数越高的食物,餐后血糖升高得越快。如以白面包为例,其血糖指数为70,那么,

血糖指数低于70的食物，如荞麦（血糖指数54左右），其升高血糖的速度要比白面包慢；而血糖指数高于70的食物，如麦芽糖（血糖指数105左右）其升高血糖的速度比白面包要快。一般认为，血糖生成指数在55以下的食物为低GI食物；血糖生成指数在55~75之间的食物为中等GI食物；血糖生成指数在75以上的食物为高GI食物。但食物的血糖生成指数受多方面因素的影响，如受食物中碳水化合物的类型、结构、食物的化学成分和含量以及食物的物理状况和加工制作过程的影响等。

高GI的食物，进入胃肠后消化快，吸收率高，葡萄糖释放快，葡萄糖进入血液后峰值高；低GI食物在胃肠中停留时间长，吸收率低，葡萄糖释放缓慢，葡萄糖进入血液后的峰值低，下降速度慢。因此，了解食物的血糖生成指数，合理安排膳食，对于调节和控制人体血糖水平发挥着重要作用。食物血糖生成指数不仅可以用于糖尿病患者、高血压患者和肥胖者的膳食管理，也可应用于运动员的膳食管理、食物研究以及社区居民膳食状况与慢性病关系研究等多个方面。部分主食品种血糖生成指数见表4-2-4-28。

表4-2-4-28 常用食品的血糖生成指数

食品	血糖生成指数(%)
大米饭	83.2
大米粥	69.4
糯米饭	87.0
大米糯米粥	65.3
玉米面(粗粉/煮)	68.0
玉米面粥	50.9
玉米碴粥	51.8
小米饭(煮)	71.0
小米粥	61.5
馒头(富强粉)	88.1
烙饼	79.6

制订饮食计划时，最好有一个食物血糖指数的目录，然后把血糖指数计算进去。尽量用一些血糖指数较低的食物，使餐后血糖尽可能维持在理想水平。比如，平时很喜欢吃西瓜和樱桃的人，在吃水果前，应该先查一下各种水果的血糖指数目录；西瓜的血糖指数为72，而樱桃则只有22。为了更好地控制血糖，此时，应该尽量不吃西瓜，而吃血糖指数更低的樱桃。

2. 影响食物血糖指数的因素 血糖指数有助于食物的选择和更好地实施饮食计划。但是，食物血糖指数受很多因素的影响。虽然血糖指数可以帮助了解每种食物对血糖影响的大小，但是应该牢记，饮食中碳水化合物的总量对血糖的影响，比单一食物对血糖的影响要大得多。

(1) 同种食物血糖指数可以不同：如熟透的香蕉其血糖指数为74，然而，绿色香蕉的血糖指数只有43；谷子呈颗粒状时其血糖指数较低，但随着它变为米饭甚至粥，其血糖指数逐渐升高（根据其含有淀粉的多少而定）。

(2) 不同人对同种食物的反应不同：对于同一血糖指数的食物，有的人吃后血糖可能升高得快，而有的人血糖却可能升高得慢。

(3) 混合食物的血糖指数对血糖影响无法预料：比如比萨饼（由面粉、蔬菜和火腿肠等混合制成）的血糖指数肯定比其中某一种单独成分（如火腿肠）的要高，但是否等于几种成分的血糖指数之和，目前尚不能肯定。有学者认为，混合食物的血糖指数，可以通过混合食物中的单一成分来推断，但有些学者不赞同此种观点。

(4) 血糖指数不是选择食物的唯一标准：因为混合食物的血糖指数不能从其中的单一成分中得知。有些食物（如胡萝卜），虽然血糖指数较高，但因其含有丰富的营养；而另一些食物（如含油脂类丰富的花生和瓜子等），尽管其血糖指数较低，但因其热量过高，营养又不够，则应尽量避免选用。

（五）糖尿病医学营养治疗 均衡营养和高依从性的饮食管理方法是营养管理的重点，医学营养治疗（medical nutrition therapy，MNT）是对特定疾病的营养障碍采取的特定营养干预措施，是解决营养管理的重要手段。其中的代餐治疗是MNT的重要组成部分，可满足专业性和便捷性的双重需求。代餐治疗是由专业营养师配制的，针对高血糖患者的代谢特点，营养素配比合理。MNT有效避免了长期饮食限制有可能发生的营养不良。通过代餐治疗能精确控制患者能量摄入，避免MNT可操作性不强的弱点。代餐治疗的形式多种多样，可通过调整风味和口感来增强患者接受度，且使用方法灵活多变。

1971年，美国糖尿病学会首次颁布"糖尿病患者营养与饮食推荐原则"，标志着"医学营养治疗"的诞生。MNT包括对患者进行个体化营养评估、制定相应的营养干预计划并在一定时期内实施和监测。众多医学会一致推荐MNT应作为糖尿病综合管理的措施，因为MNT能有效降低糖尿病前期患者糖尿病发病风险。多个大样本随机对照研究均显示，强化生活方式干预可安全有效地降低糖尿病前期人群发生糖尿病的风险。MNT能降低糖尿病发病率。使用MNT，可协助平稳控制血糖，改善肠促胰素分泌。已有研究报道MNT能在一定程度上改善肠促胰素分泌，包括GLP-1[1]和GIP[2]。此外，糖尿病患者普遍存在营养不良，T1DM患者常存在维生素A、B_1、B_2、B_6、C、D、E缺乏[1]，T2DM患者以B族维生素缺乏最为常见[1]，而使用传统食物减重的患者中出现营养不良比例较高[2]，MNT是预防营养不良的有效策略[3]，保持理想体重，减少炎性标志物，调节高密度脂蛋白胆固醇，降低血压，降低死亡率，延缓心血管并发症。

【糖尿病运动治疗】

（一）运动治疗的目的与疗效

1. 运动治疗目的 运动治疗的目的是：①改善T2DM患者能量消耗和储存的失衡，与饮食治疗配合维持理想的体重；②提高代谢水平，改善胰岛素抵抗状态，全面纠正糖尿病的多种代谢异常；③改善心肺功能，改善患者的健康状况，从而提高生活质量。运动治疗主要适用于空腹血糖在16.7mmol/L以下的轻中度T2DM患者，特别是超重或肥胖者以及病情稳定的患者。

2. 运动治疗疗效 一般认为，糖尿病运动治疗可收到下列疗效[39]：①减轻体重，这主要适合于体重过重者，尤其是腹部肥胖者，因为减少腹部脂肪量后，可直接减少T2DM和冠心病的发病率和病情严重性。常与饮食控制联合应用，可收到更好的效果。②减轻或消除IR现象。运动2小时后，可见非胰岛素依赖性组织的葡萄糖摄入增加（可能由于增加GLUT4表达所致）。T2DM患者和正常人一样，单次运动后，胰岛素的敏感性可明显增加，并维持达16小时之久。肌糖原消耗也有利于葡萄糖的摄取。③增加糖原合成酶的活性，同时增加糖的无氧酵解，有利于血糖的控制。运动还能增加对不饱和脂肪酸的摄取和氧化及脂蛋白脂酶活性，改善脂代谢，降低胆固醇。长期规律运动，可使高密度脂蛋白（HDL）升高，而减低LDL-C。④体力活动增加血小板数量和血小板活性，可激活凝血机制，但更重要的是体力活动可促进凝血酶生成和纤溶酶活性，减少血小板聚集和血栓形成。⑤妊娠妇女，坚持必要的体力活动可防止妊娠糖尿病的发生。对糖尿病合并妊娠来说，适宜的活动可减轻糖尿病病情。⑥康复治疗（其中包括体力活动）有利于糖尿病视网膜病的稳定和恢复。⑦经常的体力活动可提高心肺功能以及骨骼肌力量和耐受性。⑧儿童和青壮年糖尿病患者要多鼓励从事体力活动和运动，可减少胰岛素用量，促进生长发育。⑨运动可增加磺脲类口服降糖药的降糖作用。⑩应用胰岛素治疗者，餐后适当活动可促进胰岛素的吸收。⑪坚持体育锻炼可增强机体对外界应激的耐受性。⑫运动还能改善机体各系统的生理功能，增强体质，提高工作效率和生活质量。

（二）运动治疗的潜在危险和禁忌证　运动也有潜在性危险。运动有导致冠心病患者发生心绞痛、心肌梗死或心律失常的危险性；运动可能使有增殖型视网膜病变的患者发生玻璃体积血；运动还可增加有神经病变的患者发生下肢（特别是足部）外伤的危险性；高强度的运动可在运动中和运动后的一段时间内升高血糖，并有可能造成持续性高血糖，在T1DM患者或运动前血糖已明显增高的患者，高强度的运动还可诱发酮症或酮症酸中毒；运动中可有血压升高、尿蛋白增加、神经病变进展、退行性关节病加重以及发生低血糖等。因此，有下列情况者不宜运动：①心功能不全、严重心律失常、不稳定型心绞痛和近期发生了心肌梗死；②各种感染的急性期；③严重的糖尿病肾病；④糖尿病足；⑤严重的眼底病变；⑥新近发生血栓性疾病；⑦酮症或酮症酸中毒；⑧血糖未得到良好的控制（FPG在16.7mmol/L以上）。对于T1DM患者，特别是伴有肾病、眼底病变以及合并高血压和缺血性心脏病者，不适于进行有风险的运动治疗。

一般说来，糖尿病患者不宜参加剧烈运动。所选择的运动方式和运动量必须适合自己的身体状况。除上述的运动风险外，大强度运动还可能损伤运动系统，造成肌肉拉伤。肌肉纤维撕裂常出现在关节的附着处、肌纤维与肌腱的连接处或肌肉受伤处。肌肉损伤时，可听见肌肉撕裂声。局部明显疼痛伴压痛。严重时可伴有骨折。

应用胰岛素治疗的T1DM患者若体内胰岛素严重缺乏，随着运动的进行，周围组织不能很好地利用葡萄糖，导致血糖上升，脂肪分解增加及酮体生成，先前控制不佳的代谢迅速恶化，导致酮症酸中毒。为避免发生酮症，T1DM患者在进行强度较高的体育活动前，应监测血糖和尿酮体。如果空腹血糖>13.9mmol/L，尿中有酮体，则不宜运动，并应调整胰岛素用量及饮食，以维持良好的代谢控制。大强度运动可加重心脏负担，使血容量减少，血管收缩，有诱发心绞痛、心肌梗死及心律失常等危险。如果有潜在的冠状动脉疾病，可导致猝死。大强度运动还可使收缩压增高，增加脑血管意外的潜在危险，故当收缩压>180mmHg时应停止运动。中年以上T2DM患者，常伴骨关节退行性病变，尤其若是负重关节有退行性病变，运动可能加重其病变。合并周围神经病变及下肢血管病变者，在运动中容易发生骨、关节、肌肉或皮肤软组织损伤。如有严重视网膜病变，大强度运动后血压上升，血流加速会加重视网膜或玻璃体出血及视网膜剥离的危险性。有肾病者，大运动量后肾脏供血减少，尿蛋白排泄增加，加重肾脏损害。另外，有急性感染、急性心肌炎、严重心律不齐及心、肝、肾功能不全者要禁止运动治疗。

（三）个体化运动方案　根据患者的性别、年龄、体型、体力、生活习惯、劳动、运动习惯、运动经验和运动爱好等选择恰当的运动方式和运动量。运动时要注意安全，运动量应从小量开始，逐步增加，长期坚持。运动分为有氧运动和无氧运动两种。有氧运动是需耗氧的运动，多为大肌肉群的运动。可起到增加葡萄糖利用、动员脂肪和改善心肺功能的作用。常见的运动方式有：步行、慢跑、游泳、爬楼梯、骑自行车、打球、跳舞和打太极拳等。无氧运动是主要靠肌肉爆发力完成的，不消耗氧或耗氧很少的运动。可增加特定肌群的力量和容积，但携氧不足，乳酸生成增加，可出现气促和肌肉酸痛。常见的运动方式有：举重、百米赛跑、跳高和跳远等。此种运动对糖尿病的代谢异常无明显益处。

运动的时机应以进餐1小时后为好。但可灵活掌握。空腹运动易发生低血糖，餐后立即运动影响消化吸收，且此时所需热量尚未被吸收。运动时间可自10分钟开始，逐步延长至30~40分钟，其中可穿插必要的间歇时间，但达到靶心率的累计时间一般以20~30分钟为宜。运动时间和运动强度共同决定运动量，两者可协调配合。运动频率也因人而异，有运动习惯者鼓励每天坚持运动，每天的安排以1日3餐后较好，也可集中在晚餐后1次进行。每周锻炼3~4次为最适宜。若运动间歇超过3~4天，则效果及累积作用将减弱。

（四）运动治疗内容　原则上对体重正常的人运动所消耗的热量应与其摄入的热量保持平衡，但对肥胖和超重的人则要求其运动消耗热量大于摄入热量，才可达到减轻体重的目的。强度决定效果，只有当运动强度达到肌肉50%最大摄氧量时才能改善代谢和心血管功能。强度过低只起安慰作用，但可改善主观感觉；强度过大，无氧代谢比重增加，治疗作用降低，且可引起心血管负荷过度或运动系统损伤，应予避免。运动强度常用运动致肌肉受到刺激的摄氧量相当于最大运动能力（最大氧摄取量，VO_{2max}）的百分率表示。因检查比较困难，所以常用不同年龄组的脉率表示这种强度（相对强度），将极限的强度定为100%。

1. 运动量估算　运动量的估算有三种方法：①计算法：VO_{2max}%脉率=安静时脉率+（运动中最大脉率-安静时脉率）×强度。运动中最大脉率=210-年龄，如57岁的患者，安静时脉率为75次/分，其60%中等强度运动时脉率=75+（210-57-72）×60%=122次/分。②简易法：能获得较好运动效果，又确保安全的心率，称为靶心率，即运动中最高心率的70%~80%作为靶心率。一般人，运动中最高心率（次/分）=220-年龄（岁），故运动时理想的心率（次/分）应为170-年龄（岁）。③查表法：见表4-2-4-29和表4-2-4-30。

表 4-2-4-29 运动强度分级及判定

	最大强度	强度	中强度	轻强度	微强度
VO_{2max}	100	80	60	40	20
自感强度	非常吃力	吃力/可坚持	有运动感觉	轻微运动感觉	无运动感觉
强度选择	极限值	中老年健康者	持续此范围运动	刚开始运动	不能称运动

注：VO_{2max}：最大氧摄取量

表 4-2-4-30 不同运动强度的相应脉率(次/分)

年龄组(岁)	100%	80%	60%	40%	20%
10~	193	166	140	113	87
20~	186	161	136	110	85
30~	179	155	131	108	84
40~	172	150	127	105	82
50~	165	144	123	102	81
60~	158	138	119	99	80
70~	151	133	115	96	78

注：VO_{2max}：最大氧摄取量

2. 运动项目 要有利于全身肌肉运动，不受条件、时间和地点限制，符合自己爱好，可操作性强，便于长期坚持，能达到治疗目的(比如散步、体操、舞蹈、乒乓球、自行车、上下楼梯、羽毛球和游泳等)。运动项目可互相组合和交换，尽量不参与决定胜负的竞技性运动。不同运动项目的运动强度见表 4-2-4-31。

表 4-2-4-31 不同运动项目的运动强度

运动强度	运动项目
轻/中强度	在平地上快步行走/慢跑/修枝/植树/跳舞/拖地板/排球/擦窗/羽毛球/钓鱼/高尔夫球/平地骑车
中强度	骑车上坡/搬重物/较快跑步/游泳/足球/篮球
重/极重强度	劈柴/擦地板/搬重家具/花园锄地

【双胍类降糖药治疗】

双胍类(biguanides)降糖药物有苯乙双胍(phenformin，降糖灵)和二甲双胍(metformin)，其结构见图 4-2-4-7。苯乙双胍由于乳酸酸中毒的发生率高，目前已被淘汰。现在，临床上主要应用二甲双胍。市售的盐酸二甲双胍、格华止、美迪康、迪化糖锭、君力达和甲福明等的成分都是二甲双胍。口服二甲双胍 0.5~1.5mg 的绝对生物利用度 50%~60%，2 小时血浓度达峰值，血浆半衰期 1.5~4.5 小时，不与血浆蛋白结合，分布广泛，但小肠细胞的浓度高。二甲双胍和苯乙双胍的药代动力学差别见表 4-2-4-32。

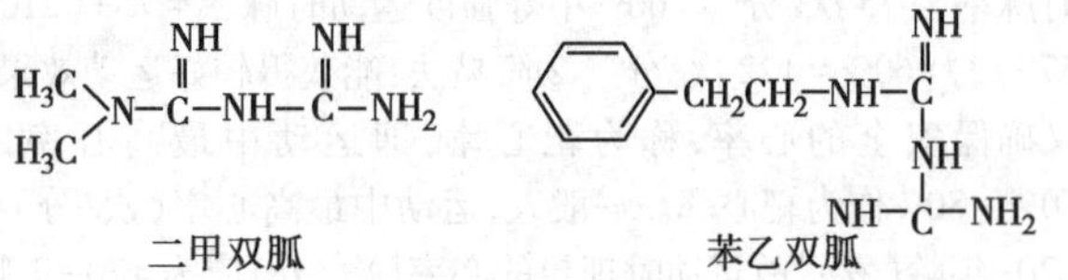

二甲双胍　　苯乙双胍

图 4-2-4-7 常用双胍类药物的分子结构

表 4-2-4-32 二甲双胍和苯乙双胍的比较

指标	苯乙双胍	二甲双胍
每日最大剂量	75~150mg	2500mg*
降糖作用	强	温和
胃肠不良反应	65%	<20%
乳酸酸中毒	较多/1%~2%	<0.1%
持续时间(小时)	6~7	5~6
高峰时间(小时)	2	2
半衰期(小时)	3~4	1.5~4.5
排泄途径	肝 30%/肾 70%	肾 100%

注：*最大疗效常在日剂量 2g/d 时，肥胖和血脂紊乱的 T2DM 患者可见体重的显著减轻

(一) 双胍类药物作用机制

1. 作用靶点 二甲双胍作用的分子靶点主要是一磷酸腺苷(AMP)激活的蛋白激酶(AMPK)，AMPK 参与体内很多代谢过程，并且在很多环节上都发挥着重要的作用。有研究显示，随着二甲双胍剂量的增加，离体肝细胞上 AMPK 的活性增加，而且活性几乎接近所谓的最大的刺激剂量。另一项研究发现，二甲双胍在骨骼肌上也同样有这样的作用，它可刺激骨骼肌上 AMPK 的活性。在生化反应过程中，AMPK 被激活之后，可以使脂肪组织中激素敏感性脂肪酶的活性降低，使得肝脏上一些酶的表达降低，同时 AMPK 也可作用于肌肉组织，使葡萄糖的转运增强，最终发挥降低非酯化脂肪酸、降低血脂和降低血糖的作用(图 4-2-4-8)。

2. 抑制肝糖产生和输出 肝糖产生过多和肝糖异生是 T2DM 血糖升高的主要原因。长期高血糖可以通过诱导肝脏线粒体超氧化物生成，肝脏糖异生的磷酸烯醇式丙酮酸羧化酶(PEPCK)和葡萄糖-6-磷酸酶 mRNA 表达增加导致肝脏葡萄糖输出增加。二甲双胍抑制肝糖输出的机制是使糖原异生和糖原分解降低，部分可能通过减少脂肪酸和脂质氧化来实现。这种作用可能还依赖于较低浓度的胰岛素存在。

3. 促进外周组织利用葡萄糖 尤其骨骼肌是二甲双胍

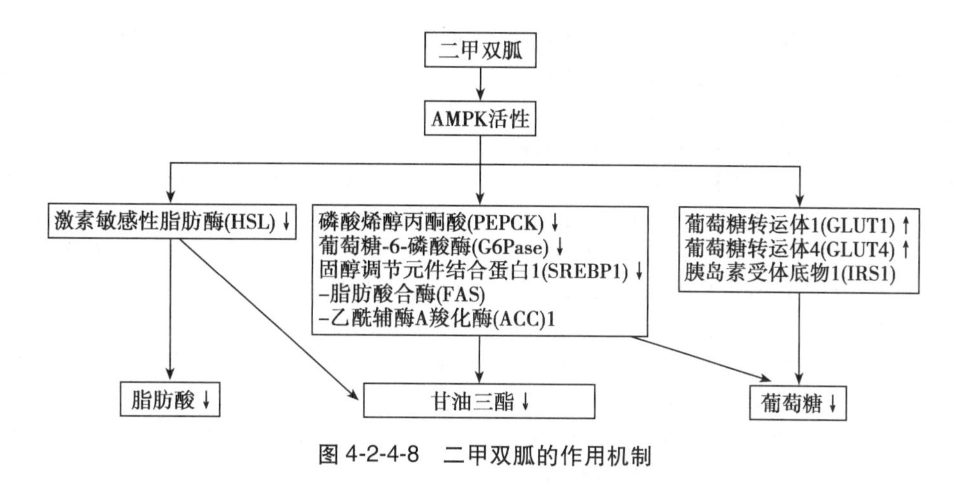

图 4-2-4-8　二甲双胍的作用机制

增加胰岛素介导的葡萄糖利用的主要部位，当餐后血糖升高时，二甲双胍可增加骨骼肌对葡萄糖的摄取并加速葡萄糖的氧化代谢，降低血糖。

4. 抑制脂肪分解　二甲双胍可抑制脂肪分解，降低极低密度脂蛋白-胆固醇、低密度脂蛋白-胆固醇、甘油三酯和游离脂肪酸，抑制肠道羟甲基戊二酰辅酶 A 还原酶（HMG-CoA）和胆固醇酰基转移酶活性，抑制肠道胆固醇的生物合成和贮存。

5. 减轻胰岛素抵抗　二甲双胍可显著增加胰岛素受体的数量和亲和力，改善肌肉和脂肪的组织酪氨酸激酶的活性，进一步改善这些组织的胰岛素敏感性。高胰岛素血症、高血糖产生的糖毒性和高脂血症产生的脂毒性是引起 IR 抵抗的重要因素，二甲双胍在降低血糖和降血脂的同时不引起胰岛素分泌，能改善 IR。

6. 抑制食欲和减少肠道糖吸收　二甲双胍的作用机制还有抑制食欲，减少肠道糖的吸收。总结二甲双胍的作用机制：从程度上看，二甲双胍对脂肪分解的作用比较弱，对肌肉摄取葡萄糖的作用也比较弱，它最主要的作用还是抑制肝糖输出，从而降低空腹血糖。

（二）双胍类药物优点　二甲双胍口服后主要在小肠吸收，一般在 6 小时内吸收完全，在血浆内不与蛋白质结合，达峰时间为 1~2 小时，半衰期为 4~8 小时，生物利用度为 50%~60%。摄食可延缓二甲双胍在消化道的吸收，吸收后它可迅速分布到体内各组织。其在胃肠浓度最高，而在肝肾浓度最低，不为肝脏所降解，而由肾小管主动排泄，大约 90% 经肾在 24 小时内排出。肾功能减退时，半衰期可明显延长。二甲双胍的作用在于：①不刺激胰岛素分泌，主要作用于胰外组织，单用不会引起低血糖，且能改善 IR，避免高胰岛素血症，在降低血糖的同时对 β 细胞又起保护作用；②不引起体重增加，肥胖者还能减轻体重；③改善脂代谢，降低血脂，增进微循环，延缓和改善血管并发症。UKPDS 研究显示，二甲双胍治疗组较一般治疗组心肌梗死发生率降低了 39%，卒中发生率降低了 40%；④二甲双胍降低甘油三酯和非酯化脂肪酸的作用，还可以减少对 β 细胞的脂毒性。二甲双胍优良的作用特点，使其成为 T2DM 最常用的药物之一，尤其是伴 IR 的肥胖 T2DM 患者，可使胰岛素的敏感性增加 20%~30%。

（三）双胍的非降糖作用

1. 抗动脉粥样硬化和抗血栓葡萄糖毒性的氧化应激对组织产生的损害　主要与多元醇通路、蛋白激酶 C（PKC）通路、晚期糖基化终末产物（AGE）通路和氨基己糖通路等代谢通路有关。双胍类药物可针对性地作用这些通路，减轻氧化应激对组织的损伤。二甲双胍的结构与 AGE 的强力抑制剂氨基胍相似，可抑制 AGE 的生成与堆积。双胍类药物对血管内皮具有保护作用，如改善内皮介导的舒张功能，抑制单核细胞的黏附，降低黏附分子、C 反应蛋白和纤维蛋白原的水平，抑制单核细胞向巨噬细胞分化，抑制脂质沉积和平滑肌细胞增殖，减少心脏终点事件。双胍类药物降低凝血因子Ⅶ、凝血因子ⅩⅢ、PAI-1 和 C 反应蛋白水平，抑制纤维蛋白原交联和血小板聚集，纠正血液高黏高凝状态。

2. 纠正血脂谱异常　二甲双胍能改善糖尿病患者的脂代谢异常：减少脂肪氧化 10%~30%，降低游离脂肪酸、低密度脂蛋白、极低密度脂蛋白与 Lp（a）和甘油三酯水平，升高高密度脂蛋白，有利于糖尿病合并大血管并发症者减少心脑血管疾病的终点事件。双胍类药物降低游离脂肪酸，改善机体对胰岛素的敏感性和 β 细胞分泌功能。

3. 抗氧化　二甲双胍对高糖诱导的 PKC β2 通路活化有抑制作用，可使血浆抗氧化活性增高 4 倍；通过降低 AGE 前体甲基乙二醛生成，避免高血糖对血管内皮的损伤，但其抗氧化作用的机制仍不清楚。

4. 降低血压与心率　糖尿病时胰岛素传递信号异常，导致血管收缩增强，引起高血压。正常时胰岛素通过 PI-3 激酶通路激活 NO 合酶，升高平滑肌细胞上钠泵活性及葡萄糖穿膜转运能力，当胰岛素的舒张血管作用受损时，NO 的血管扩张作用受损，增加平滑肌细胞钙离子内流，损害血压升高时的血管舒张功能。二甲双胍对人血压无直接影响，但能刺激钠泵活性，增加乳酸生成，具有中枢抗高血压和抑制肾交感神经作用，有助于降低糖尿病相关的死亡率。

5. 治疗多囊卵巢综合征　二甲双胍是胰岛素增敏剂，近年来临床用于治疗 PCOS 获得良好的效果。二甲双胍降低患者血中的胰岛素，改善胰岛素抵抗，降低睾酮水平，使雌二醇水平上升，月经恢复。罗格列酮和二甲双胍均可改善 PCOS 的男性化症状，似乎二甲双胍更多的是纠正高雄性激素血症，而罗格列酮对高胰岛素血症与胰岛素抵抗更有效。

6. 其他作用　AMPK 是一种能量感知分子，二甲双胍通过提高胰岛素受体酪氨酸激酶的活性、增加 GLUT4 的数目和活性和增强糖原合酶的活性等多重作用机制增加周围组织的胰岛素敏感性。二甲双胍还能改善葡萄糖非氧化代谢通路,增加周围组织胰岛素介导的葡萄糖利用。AMPK 可能有心脏保护作用,二甲双胍可明显缩小动物模型心肌梗死的面积。近年来发现,糖尿病患者口服二甲双胍时乳腺癌发病率很低,二甲双胍可以减少糖尿病患者罹患癌症的风险。

(四) 双胍类治疗指征 2005 年发表的国际糖尿病联盟(IDF)全球 T2DM 临床指南中推荐,新诊断的 T2DM 患者第 1 步应进行教育和生活方式干预,无效时即可接受口服降糖药物治疗。在这些药物中,无论对于超重还是正常体重的患者,除非存在双胍类药物的禁忌证,患者从起始就应使用二甲双胍。2006 年,欧洲糖尿病研究会(EASD)和美国糖尿病协会(ADA)共同发布了 T2DM 治疗新共识,将二甲双胍的使用时间进一步提前,建议新确诊的糖尿病患者应当在采取生活方式干预的同时应用二甲双胍。目前最新版的 ADA 指南推荐患者被诊断为糖尿病后应立即开始生活方式干预和二甲双胍治疗,在此基础上,如果 HbA_{1c}≥7%,则可分别加用基础胰岛素、磺脲类药物和格列酮类药物。二甲双胍除了具有良好的降糖作用外,其最大的优势在于降低 T2DM 患者心血管并发症。在 UKPDS 试验中,接受二甲双胍强化治疗的患者除了降低 42%的糖尿病相关死亡外,还可降低 39%的心肌梗死风险和 41%的卒中风险。二甲双胍可以减轻体重,改善胰岛素敏感性。

1. 适应证 双胍类药物主要适用于下列情况:①肥胖 T2DM 患者经饮食和运动治疗后,血糖控制不佳者,可作为首选药物;②非肥胖 T2DM 患者与磺脲类或 α-葡萄糖苷酶抑制剂合用可增强降糖效果;③接受胰岛素治疗的糖尿病患者(包括 T1DM、T2DM 和一些特殊类型的糖尿病),血糖波动大或胰岛素用量大,有胰岛素抵抗者可合用双胍类药物;④可用于治疗肥胖的非糖尿病患者及多囊卵巢综合征患者;⑤IGT 或 IFG 者,使用双胍类药物可防止和延缓其发展为糖尿病,该作用已被糖尿病预防项目研究(diabetes prevention program,DPP)证实;⑥青少年 T2DM,尤其是肥胖和超重者。

2. 常用种类及用法 二甲双胍开始宜小剂量,250mg,每日 2 次,餐前或餐后口服。1~3 天后,加至 250mg,每日 3 次,如无特殊反应,可逐渐加到 500mg,每日 2~3 次,或 850mg,每日 2 次。以后视病情调整剂量。最小有效量约为 500mg,在 500~3000mg 的剂量范围内有效,最佳控制血糖的剂量为 2000mg(表 4-2-4-33)。

表 4-2-4-33 常用双胍类药物比较

药物	英文名	半衰期(h)	排出途径	降糖作用		剂量(mg/次)		
				最强(h)	持续(h)	开始	通常	最大
苯乙双胍(降糖灵)	DBI	2~4	肾排 50%		6~10	12.5/1 次/天	25/3 次/天	50/3 次/天
甲福明	metformin	1.7~4.5	肾排 80%/粪排 20%/12 小时被清除	2	5~6	125/1 次/天	250/3 次/天	500/3 次/天
格华止	glucophage	6.2	肾排 90%			500~850/1 次/天	500/3 次/天	850/3 次/天
美迪康	metformin	1.7~4.5	肾排 80%/粪排 20%/12 小时被清除	2	5~6	125/1 次/天	250/3 次/天	500/3 次/天
迪化糖锭	diaformin	1.7~4.5	肾排 80%/粪排 20%/12 小时被清除	2	5~6	125/1 次/天	250/3 次/天	500/3 次/天
乏克糖	glucomin	1.7~4.5	肾排 80%/粪排 20%/12 小时被清除	2	5~6	125/1 次/天	250/3 次/天	-

二甲双胍常规用药从 250~500mg,3 次/日开始,最大不超过 2500mg/d,但对肥胖伴胰岛素抵抗的糖尿病患者,最大剂量可达 3000mg/d。苯乙双胍从 25mg,3 次/日开始,最大不超过 150mg/d。双胍类药物的降低血糖作用是剂量依赖性的,当剂量达到 2g 时,降低血糖作用达平台。餐后服药药效可降低 25%。故如无胃肠道反应可餐前服药,如胃肠道反应重可于餐后服药。

3. 二甲双胍与其他药物联用 二甲双胍可以与各种口服降糖药联合应用,不但获得良好的效果,而且减少了每种药物剂量与不良反应,延缓药物的继发性失效。最近很多研究报道了在 T2DM 成年患者给予二甲双胍/格列本脲复合剂为初始治疗,在治疗 20 周后,不仅获得比单药治疗者更好的血糖控制,而且 β 细胞的 1 相和 2 相胰岛素分泌均较单药治疗者有显著提高,提示联合用药对胰岛功能有更好的作用。还有多篇研究报道了二甲双胍与噻唑烷二酮联合治疗的益处。据报道,5000 余例糖尿病患者接受二甲双胍与罗格列酮联合治疗 6 个月以上,HbA_{1c}(-1.3%)和空腹血糖(-2.61mmol/L)显著下降,联合治疗使达到 HbA_{1c}<6.5%(IDF 目标)和<7.0%(ADA 目标)的患者比例比二甲双胍单药治疗时分别增加了 34%和 50%。

对磺脲类药物、α-葡萄糖苷酶抑制剂或胰岛素治疗效果不佳的糖尿病,加用二甲双胍可取得满意疗效。与氯米芬(clomiphene)合用,可使 90%的多囊卵巢综合征伴有 IR 和雄激素增多者月经恢复正常。

(五) 双胍的不良反应

1. 胃肠反应与胃肠功能障碍 消化道反应最常见,如恶心、呕吐、纳差、腹部不适、腹泻和口内有金属味。消化道反应没有剂量依赖性。服用苯乙双胍(降糖灵)的发生率约 65%,约 20%服二甲双胍者有轻度暂时性胃肠道反应。部分消化道不良反应与双胍类药物可促进十二指肠黏膜 5-羟色胺及其他神经递质释放有关。故宜从小剂量开始,逐渐增加剂量,进餐时或餐后服用可减轻胃肠道不良反应。5%因不能耐受而停药,胃肠道不良反应可能与高浓度的双胍类药物在消化道聚积有关,使局部乳酸增高。但在动物实验中,胃肠道解剖学检查并未发现异常,提示是功能性障碍而没有器质性病变。这些不良反应常随着服药时间的延长而减少,胃肠道不良反应以苯乙双胍更多见,减量或停药后消失。

2. 乳酸性酸中毒 90%乳酸性酸中毒与并存低氧血症有关,如心衰、肾功能不全、慢性缺氧性肺病、年龄>70岁的老人、大量饮酒和失代偿性肝病的糖尿病患者。苯乙双胍增加血浆乳酸浓度,抑制乳酸氧化,损害氧化磷酸化,阻碍肝细胞和肌肉细胞摄取乳酸,增加乳酸从肌肉中释放,因此使乳酸的产生和氧化不平衡,引起乳酸性酸中毒。二甲双胍不抑制电子传递链,增加乳酸的氧化,不改变乳酸从肌肉的释放,且不像苯乙双胍在排泄前需进一步代谢,而是以原型从肾排泄。因此,二甲双胍比苯乙双胍发生乳酸性酸中毒少见。苯乙双胍乳酸性酸中毒发生率为1%~2%,二甲双胍乳酸性酸中毒发生率为3/10万。2006年的Cochrane数据库显示,二甲双胍乳酸酸中毒发生率为5.1/10万人年,而非二甲双胍的发生率为5.8/10万人年,两组间无显著差异。现在,美国已禁用苯乙双胍,但在我国仍可使用。因它的降糖作用较二甲双胍强,且价格非常便宜,对脏器功能良好的T2DM患者仍可使用。但应认真挑选适应对象,每日剂量小于150mg,以75mg/d为宜。一旦出现恶心和纳差,应及时检查血乳酸及血气分析,如有酸中毒应立即停药。二甲双胍的临床应用安全,耐受性好,没有严重不良反应,但剂量大时或对高龄患者也可引起乳酸水平增高,如果同时合并脏器功能不全则可能引起乳酸性酸中毒。

患者的年龄、性别和肾功能情况,以及二甲双胍的疗程、剂量及血清中的水平(浓度范围0~5μg/ml)并不是二甲双胍引起乳酸性酸中毒发生的根本原因,只有当患者存在低氧血症、周围组织低灌注状态、乳酸产生过多和排泄减少时二甲双胍才会导致乳酸性酸中毒。实际上,临床实践中确有很多70~80岁以上的老人以及肾功能轻、中度减退的患者由于种种原因仍在口服二甲双胍治疗,也并未发生乳酸性酸中毒。所以对>70岁的老人,无充血性心衰、低氧血症和慢性肾功能不全[男性:血肌酐≤132μmol/L(≤1.5mg/dl),女性:血肌酐≤124μmol/L(≤1.4mg/dl),或GFR<60但>30ml/(min·1.73m^2)(CCr>1.17ml/s)]时,使用指征似有放宽的趋势,可以谨慎使用,但要注意监测肾功能和血乳酸。当糖尿病患者合并充血性心衰、低氧血症、肝衰竭、全麻后、酗酒、乙醇成瘾、急性中重度感染、低血压、全身低灌注状况、急慢性心肺功能不全、重症贫血、缺氧性疾病、急性心肌梗死、血尿酮体阳性、卒中以及曾有乳酸性酸中毒史的患者应当视为绝对禁忌证。静脉使用高渗造影剂时也禁用二甲双胍,患急性脱水性疾病时(如腹泻和呕吐)也应停用二甲双胍。手术时应暂停二甲双胍,直到术后48小时,肾功能和尿量恢复正常后才能再用药。使用非甾体抗炎药和血管紧张素转换酶抑制剂(ACEI)会增加二甲双胍口服后乳酸性酸中毒的概率,也应特别注意。近年的研究显示,哺乳期用药对婴儿影响不大,妊娠期服药对胎儿也未观察到明显不良反应,故妊娠与哺乳均不是绝对禁忌证,但因观察例数不多,仍应谨慎用药。

3. 维生素B_{12}吸收不良 服用二甲双胍1年后,大约7%的患者出现维生素B_{12}水平降低,大约10%~30%的长期服用者有维生素B_{12}吸收不良,血液中维生素B_{12}下降,这与双胍类药物干扰细胞内钙离子内流和减少回肠末端维生素B_{12}吸收有关。长期大量口服二甲双胍应补充维生素B_{12}与叶酸,口服补钙有利于预防维生素B_{12}的水平降低。维生素B_{12}缺乏与二甲双胍的使用剂量和时间显著相关,服用二甲双胍3年以上者发生维生素B_{12}缺乏的危险性明显增加。二甲双胍可抑制消化道对维生素B_{12}的吸收,导致大细胞性贫血,应予以注意。H_2受体阻滞剂西咪替丁可降低肾小管分泌二甲双胍,而致血中二甲双胍浓度增加。

4. 低血糖症 双胍类单药特别是二甲双胍很少引起低血糖。UKPDS研究随访1年观察到低血糖发生率分别为:二甲双胍0;31%格列本脲治疗者和8%的胰岛素治疗者每天发生1次。因为二甲双胍只是部分抑制肝糖异生,并不刺激胰岛素分泌。但当二甲双胍联合磺脲类或格列奈类等促胰岛素分泌剂或胰岛素等药物时,可以增强这些药物的作用,比单用这些药物时增加了低血糖的发生率,所以应严格监测血糖,及时减少它们的用量。

5. 肾损害 二甲双胍本身对肾脏无明显毒性作用,但有肾功能损害时,二甲双胍由肾脏排出障碍,成为乳酸性酸中毒和低血糖反应的重要原因。一般建议当血肌酐水平>123.8~132.6μmol/L(1.4~1.5mg/dl)时,禁用二甲双胍。造影剂对肾脏有一定毒性,二甲双胍可加重肾毒性,并可能诱发急性肾衰竭。因此,在进行血管内造影或肾脏造影前后48小时内,应停用二甲双胍。并在再次应用前需重新评价肾功能。目前二甲双胍的临床应用指征有所放宽,除对于肾功能不全或伴高度风险的患者不用外,对于合并慢性轻度心衰的糖尿病患者,如果没有服用其他药物的经济条件,在注意患者整体情况下也可以谨慎使用。

肾功能损害时使用二甲双胍诱发乳酸性酸中毒常与患者同时合并了感染或血容量不足有关。二甲双胍诱发乳酸性酸中毒的发生是不可预测的,如果患者有低氧血症、组织灌注不足或严重肝损害等急性并发症,应禁止使用二甲双胍。

利福平抑制双胍类药物吸收,减弱其降糖作用。乙醇抑制双胍类药物在肝脏的代谢,能增强其降糖作用。H_2受体阻滞剂可竞争结合抑制肾小管排泄双胍类药物,西咪替丁减少双胍类药在肾的清除,加强其降糖作用。非甾体类抗炎药和ACEI可能增加双胍类乳酸酸中毒的概率。一些阳离子药物,如阿米洛利、地高辛、普罗卡因酰胺、奎尼丁、雷尼替丁和万古霉素等均可影响肾小管转运二甲双胍,降低其清除。二甲双胍可降低血中呋塞米的浓度及半衰期,削弱利尿作用。钙通道阻滞剂则可增加消化道吸收二甲双胍。

(六)双胍类药物的治疗禁忌证 一般禁忌证包括:①酮症酸中毒、非酮症高渗昏迷和乳酸性酸中毒等急性并发症者;②严重肝肾功能不全者,严重贫血、缺氧、心力衰竭、酗酒和慢性严重肝脏病等,其理由是担心二甲双胍会引起或加重乳酸性酸中毒,但目前仍缺乏充分的对照研究依据[40,41];③感染和手术等应激情况,严重高血压、明显的视网膜病和进食过少的患者;④妊娠、哺乳期妇女和80岁以上者;⑤近期有上消化道出血者;⑥使用血管造影剂和强抗凝剂(如华法林)前后48小时内;⑦血液系统疾病,特别是大细胞性贫血和溶血性贫血患者;⑧线粒体基因突变性糖尿病也不宜使用。

1. 二甲双胍与哺乳 二甲双胍虽经乳汁排泄,但其在乳汁中的药物浓度并不会对婴儿的血糖水平产生影响。美国一家儿童医院研究人员测定了5名正在哺乳同时服用二甲双胍治疗的糖尿病患者的血液和乳汁中葡萄糖和二甲双胍水平，同时还测定了婴儿的血糖和二甲双胍水平。结果显示，糖尿病母亲乳汁中二甲双胍的平均浓度为血液中的2/3，而她们的孩子摄入的二甲双胍量仅为母亲血中浓度的65%，且3名婴儿的血糖水平均在正常范围内，未观察到二甲双胍对婴儿的继发性影响。研究人员认为，二甲双胍的日常摄入量对婴儿的影响并不大，糖尿病患者可能可以在哺乳期安全口服二甲双胍[3]。尽管这还需要更多数据和进一步研究，但临床工作中医生至少可以根据情况酌情观察和研究。

2. 二甲双胍与妊娠糖尿病　二甲双胍对妊娠糖尿病的有效性和安全性一直尚未完全明了。二甲双胍可透过胎盘，脐血与母血的血浆浓度分别为0.81(0.1~2.6)mg/L和1.2(0.1~2.9)mg/L，胎盘分配系数1.07(36.3%)。有临床研究[6]对751个妊娠20~33周的糖尿病妇女进行二甲双胍开放试验，如果血糖控制不良补充胰岛素治疗，研究观察的一级终点是新生儿低血糖发生率、呼吸道应激性疾病、需要光疗的人数、产伤、Apgar评分小于7分和早产率，研究设计口服二甲双胍可能比胰岛素单纯治疗者增加上述不良结局33%(30%~40%)；研究的继发性终点是新生儿人体测量学指标：母亲血糖控制情况和高血压并发症，以及产后葡萄糖耐量情况和对药物治疗的接受度。结果在363名口服二甲双胍的妊娠妇女中92.6%一直口服二甲双胍直至分娩，其中46.3%同时合用胰岛素治疗，一级终点事件在二甲双胍组是32%，胰岛素组是32.2%，相对危险0.99(95% CI，0.80~1.23)，二甲双胍组中76.6%和胰岛素组27.2%的患者表示她们会仍然选择原有治疗方案。继发性终点事件两组间没有区别，没有观察到二甲双胍对妊娠的严重不良影响；与胰岛素治疗比较，也没有增加围生期并发症，而产妇更愿意采用二甲双胍治疗妊娠糖尿病。所以现在至少二甲双胍不是妊娠糖尿病的绝对禁忌药物。

3. 高龄和肾衰　双胍类的肾排泄受肾功能影响。二甲双胍及其代谢产物几乎全部以原型从尿中排出，12小时清除90%，其肾清除率>肾小球滤过率。H_2受体阻滞剂可竞争性抑制肾小管的双胍类药物排泄。二甲双胍本身不损害肾脏，但肾衰时因排泌受阻可导致乳酸酸中毒。因此，建议80岁以上的T2DM和严重肾衰患者禁用二甲双胍。

【α-葡萄糖苷酶抑制剂治疗】

α-葡萄糖苷酶抑制剂主要有阿卡波糖和米格列醇两种。

(一) 作用机制　食物中的淀粉和糖类的吸收需要小肠黏膜刷状缘的α-葡萄糖苷酶(包括多糖、寡糖和双糖的消化酶)，α-葡萄糖苷酶抑制剂能抑制其活性，使淀粉、麦芽糖和蔗糖分解为葡萄糖的速度减慢，葡萄糖的吸收速度也减慢，同时避免了葡萄糖在小肠上段大量迅速吸收，而使其吸收延续至小肠下段。这样就使餐后血糖平稳上升，降低餐后血糖高峰而不减少总葡萄糖的吸收。这种抑制作用是不完全的，而且是可逆的，只在进食时发挥作用，但不影响电解质和维生素B_{12}的浓度，也不影响糖类的吸收。由于肠吸收的葡萄糖延缓，血糖升高缓慢无较大的波动，胰岛素分泌延缓，可以减低餐后高血糖和高胰岛素血症，不会对心血管构成威胁，不易发生低血糖。

长期应用对空腹血糖也有降低作用。此药还可使甘油三酯及胰岛素水平下降并有轻度减肥的作用。目前，α-葡萄糖苷酶抑制剂有阿卡波糖(拜糖平和卡博平)、伏格列波糖(倍欣)和米格列醇。阿卡波糖是一种假性四糖，可竞争性抑制葡萄糖淀粉酶、蔗糖酶、麦芽糖酶和糊精酶，从而抑制葡萄糖的迅速形成，减慢其由肠黏膜吸收；伏格列波糖是一种选择性双糖酶抑制剂；米格列醇为琥珀酸衍生物，是一种假单聚糖，其抑制蔗糖酶和麦芽糖酶的作用强于阿卡波糖，但对淀粉酶无抑制作用。米格列醇抑制乳糖酶作用甚微，不会使乳糖积累，不会导致乳糖不耐受。摄入的阿卡波糖仅2%由肠道吸收，而米格列醇几乎全被吸收。阿卡波糖血浆半衰期约2小时，而药理作用持续约4~6小时。米格列醇吸收后有50%~70%分布于胃肠道，最终95%由肾脏以未改变的原型在24小时由尿中排出。肾功能严重减退者，两者在血中峰值和曲线下面积均增高并发生蓄积。

(二) 治疗适应证与方法

1. 适应证　α-葡萄糖苷酶抑制剂的适应证有：①T2DM：单独应用治疗轻中度高血糖患者，尤其是餐后血糖增高者作为首选药物；与其他药物联合应用治疗较重型或磺脲类和双胍类药物继发失效的患者。②T1DM：与胰岛素联合应用可改善血糖控制，并可减少低血糖症(特别是夜间低血糖症)的发生。③治疗IGT：预防其向糖尿病发展。④反应性低血糖症：如胃排空过快、IGT或功能性低血糖症等。⑤单用饮食治疗无效的高甘油三酯血症的非糖尿病患者亦可用α-葡萄糖苷酶抑制剂降低血脂。阿卡波糖可能特别适合华人饮食结构以及华人餐后血糖升高为主的特点。

2. 用法与用量　阿卡波糖：每片50mg，每天3次，每次1~2片。伏格列波糖：每片0.2mg，每天3次，每次1片。米格列醇：每片50mg，每天3次，每次1~2片。本类药物均应在开始进餐时服用(第1口饭时嚼碎药物咽下)，以期达到竞争性抑制作用；应从小剂量开始，观察血糖控制及胃肠反应，逐渐增加剂量；该药对进食热量中50%或以上由糖类提供者能发挥最大作用，所以尤适用于中国膳食。

3. 临床疗效　促进健康人体GLP-1分泌，延长GLP-1释放；降低IGT者餐后高血糖及胰岛素水平，同时降低血清甘油三酯水平，并使体重减轻，与二甲双胍联合用于超重的T2DM。改善IGT者的代谢状态，对预防和延缓糖尿病发生有明显益处；降低IGT人群心血管事件发病危险和T2DM患者的心血管事件发生率。随机、双盲和安慰剂对照试验中，阿卡波糖可明显降低餐后2小时血糖达(2.9±0.8)mmol/L、空腹血糖降低(1.3±0.3)mmol/L以及HbA_{1c}降低。米格列醇可使餐后1小时血糖降低3.3~3.9mmol/L，HbA_{1c}降低0.7%。Stop-NIDDM研究显示阿卡波糖能使糖尿病的发病率下降32%。

4. 联合用药　可与胰岛素、二甲双胍、磺脲类药物或噻唑烷二酮类联合治疗以提高控制血糖的作用。联合治疗可使餐后2小时血糖再下降1.4~1.7mmol/L，HbA_{1c}再降低0.3%~0.5%。

(三) α-葡萄糖苷酶抑制剂单药治疗

1. 继发失效与禁忌证　由于阿卡波糖特殊的作用机制，

可与其他任何降糖药联合使用,无继发失效,可全程应用;阿卡波糖与胰岛素合用可减少T1DM低血糖发生,阿卡波糖显著减少低血糖发生率。单药治疗几乎没有低血糖的风险,不被机体吸收,安全性好。与磺脲类药物、β-受体阻滞剂和ACE抑制剂之间无相互作用。α-葡萄糖苷酶抑制剂的禁忌证主要是:①不能单独用于治疗T1DM和重型T2DM;②慢性腹泻、慢性胰腺炎、肝硬化、消化性溃疡和严重胃肠功能紊乱者;③妊娠和哺乳的妇女及儿童患者;④糖尿病酮症酸中毒、乳酸酸中毒、严重的创伤、大手术、严重的感染、急性心肌梗死和脑血管意外等急性并发症;⑤严重的肾功能不全,如血清肌酐浓度>177μmol/L或内生肌酐清除率<25ml/min者不宜应用。

2. 不良反应 主要有:①由于糖类吸收不良,被肠道菌群代谢而引起肠鸣、腹胀、恶心、呕吐、食欲不振和腹泻等,经治疗一个时期后或减少药量可使之减轻,小剂量起始给药,逐渐加量也可减轻胃肠道副作用;②与其他降糖药合用时可能发生低血糖反应,尤其是老年人,但单独应用本类药物很少发生;③其他如肝功能损害、皮肤过敏、多形性红斑、血嗜酸性粒细胞增多症和精神神经系统症状等极罕见。

3. 注意事项 服药期间不宜给予炭吸附剂及辅助消化酶,不用胆固醇螯合剂如考来替泊和考来烯胺。α-葡萄糖苷酶抑制剂可影响地高辛和华法林的吸收,故合用时,应监测后两药的药理作用。α-葡萄糖苷酶抑制剂单用或合用其他药物发生低血糖症时,应静脉或口服补充葡萄糖,而不适宜补给糖类和蔗糖类,因后者不易转化为葡萄糖。阿卡波糖可引起肝损伤,因此在服药期间应监测血转氨酶及肝功能变化,发现肝酶升高应停用,还应避免与对乙酰氨基酚(acetaminophen)类退热药合用。

【胰岛素治疗】

人胰岛素是由α(A)和β(B)两条多肽链构成的,共含有51个氨基酸的蛋白质激素,分子量约6kD,呈酸性,等电点为5.3。不同物种的胰岛素的氨基酸序列组成不同。通过细胞胞泌作用,释放入血液。基础分泌量为24U;进餐刺激分泌量也为24U。Ca^{2+}增加微管微丝活动,加速β细胞颗粒的移动,β细胞的胰岛素分泌功能是被葡萄糖传感器调控的。胰岛素的分泌包括第1时相(快速分泌相)和第2时相(延迟分泌相)。前者是指β细胞接受葡萄糖刺激,在0.5~1.0分钟的潜伏期后,出现快速分泌峰,持续5~10分钟后减弱;后者是指快速分泌相后出现的缓慢但持久的分泌峰,其峰值位于刺激后30分钟左右。

胰岛素一般不与血浆蛋白结合,但同胰岛素抗体结合,这种结合使血浆胰岛素的作用时间延长。人体内胰岛素的半衰期约5分钟。胰岛素在人体主要在肝(40%)和肾降解清除,肝脏、肾脏和周围组织对胰岛素的代谢清除率比约为6:3:2。胰岛素通过与肝脏、脂肪组织和肌肉等靶组织的细胞膜受体结合后发挥效应。主要作用是增加葡萄糖的穿膜转运,促进葡萄糖的摄取,促进葡萄糖在细胞内的氧化或糖原合成,降低血糖,并为合成蛋白或脂肪提供能量,促进蛋白质及脂肪的合成;抑制糖原分解和糖异生,抑制脂肪或蛋白质的分解,减少酮体生成。与GH有协同作用,促进生长,促进钾向细胞内转移,并有水钠潴留作用。

(一)胰岛素治疗适应证与方法

1. 适应证 主要有:①T1DM:T1DM依赖胰岛素补充才能生存。②T2DM:经过饮食、运动及口服降糖药物治疗血糖控制不满意者;急性并发症或严重慢性并发症;应激情况(严重的感染、外伤、大中型手术、急性心肌梗死或脑血管意外急性期等);新诊断的重症T2DM早期可应用胰岛素强化治疗。③妊娠糖尿病或糖尿病合并妊娠:仅能用胰岛素治疗。④其他类型糖尿病:如胰源性(坏死性胰腺炎和胰腺切除术后等)和肝源性糖尿病等。⑤肝肾衰竭。⑥营养不良,如显著消瘦、合并肺结核和肿瘤等消耗性疾病。

2. 治疗原则和基本方法 胰岛素治疗要遵循"治疗达标"的原则:①胰岛素治疗应尽可能恢复生理性胰岛素分泌模式;②T2DM的胰岛素治疗方案应简便易行,克服传统方案的复杂性;③正确掌握开始胰岛素治疗的时机;④通过选择适当的胰岛素制剂和方案,最大限度地避免低血糖;⑤要让患者自身在糖尿病管理的综合团队中发挥重要作用;⑥制订有效的胰岛素剂量调整方案。根据上述条件,要求既要很好地控制空腹血糖和餐后血糖,又要避免低血糖,减少血糖的波动。胰岛素治疗方案应该模拟生理性胰岛素分泌的模式,包括基础胰岛素和餐时胰岛素两部分的补充。胰岛素起始治疗可使用每日一次基础胰岛素或每日1~2次预混胰岛素。选择基础胰岛素的优点是简单易行,患者依从性好,对空腹血糖控制较好,低血糖相对较少,但对血糖较高者疗效不够满意。预混胰岛素,尤其是预混胰岛素类似物,可选择每天1次,2次或3次注射的方案,如每天1次起步的方案也是比较方便的选择,如每天2次注射疗效较1次注射为好,但低血糖相对较高。

在胰岛素起始治疗的基础上,经过充分的剂量调整,如患者的血糖水平仍未达标或出现反复的低血糖,需进一步优化治疗方案。可采用餐时+基础胰岛素或每日3次预混胰岛素类似物进行胰岛素强化治疗。预混胰岛素,尤其是预混胰岛素类似物作为胰岛素起始和强化治疗,其优点是可选择每天1次、2次或3次注射的方案;每天1次的起始方案是比较方便的选择,每天2次注射的疗效较1次注射更好;每天3次注射可以作为简单的胰岛素强化治疗的选择。因此,正确分析患者的特点和熟悉各种胰岛素的特性是实施胰岛素治疗所必需的。

(二)胰岛素制剂选择 目前,临床上可供使用的胰岛素品种较多,但各种胰岛素有其不同的结构和药代动力学特点,由于糖尿病的胰岛功能表现有异质性,所以不同的糖尿病患者根据血糖谱和胰岛功能可能需选择不同的胰岛素。

1. 按制剂来源的胰岛素分类 按制剂的来源分为动物胰岛素、生物合成胰岛素、人胰岛素、胰岛素类似物和胰岛素口服制剂五类。

(1)动物胰岛素:常以猪或牛的胰腺为原料,用分离、提取、结晶和纯化等工序生产。长期注射后,患者体内会出现抗胰岛素的抗体,其中牛胰岛素比猪胰岛素更易产生。

(2)生物合成胰岛素:20世纪80年代初,运用现代技术把猪胰岛素分子中与人胰岛素不同的氨基酸进行替代,生产出与人胰岛素结构相同的生物合成胰岛素。

(3)人胰岛素:运用基因工程/重组DNA技术,通过使细菌和酵母菌发酵，生产出人胰岛素，并提纯到99.9%的纯度，且与体内分泌的胰岛素结构完全相同，杂质少，不易引起过敏和胰岛素抗原抗体反应。

（4）胰岛素类似物：胰岛素类似物的控制血糖效应与人胰岛素相当或稍强（可能与模拟1相分泌有关）。β细胞分泌的胰岛素直接进入门脉循环，而皮下注射的胰岛素的作用方式却大不相同，后者从注射部位吸收到进入血液的起效时间长，因而无法模拟正常人的餐时需要，而且，因作用时间较短而不能满足全天的胰岛素需要。胰岛素类似物是一类经过肽链修饰，分子结构、生物活性和免疫原性与人胰岛素相似的生物合成剂，包括超短效胰岛素类似物和超长效胰岛素类似物。目前用于临床的前者有赖脯胰岛素（insulin lispro）和门冬胰岛素（insulin aspart），后者有甘精胰岛素（insulin glargine）和地特胰岛素（insulin detemir）。

超长效德谷胰岛素（insulin degludec，IDeg）是一种基础胰岛素类似物补充剂，保留了人胰岛素的氨基酸序列，只将胰岛素β链30位的氨基酸去除，在β29位赖氨酸上连接一个16碳的脂肪二酸侧链，分子以双六聚体的形式存在。在注射部位，因为苯酚迅速弥散，自我聚合成多六聚体链；存在锌离子时，侧链结构（谷氨酸和脂肪酸）容易形成多六聚体。注射到皮下后，仅以多六聚体的形式存在，随着时间延长，单体从多六聚体中缓慢释放与弥散，进入毛细血管后，与白蛋白可逆性结合，进一步延长作用时间。德谷胰岛素的半衰期长达24.5小时，约相当于甘精胰岛素的2倍。糖尿病患者单次注射（0.4U/kg）后，血浆浓度约在24小时达到平台，每日注射1次或每周注射3次即可使血糖控制达标。另一种称为IDegAsp的胰岛素是超长效胰岛素德谷胰岛素和门冬胰岛素的混合制剂，IDegAsp使1次胰岛素注射既可由德谷胰岛素提供超长效的基础胰岛素，同时也可提供覆盖进餐后血糖的餐时胰岛素。从现有的研究结果看，作为基础胰岛素补充治疗的地特胰岛素具有分子安全性高（促进细胞有丝分裂的作用弱）和增加体重的不良反应低等优势。

IDeg与甘精胰岛素或地特胰岛素的降糖作用相似，低血糖风险更低（表4-2-4-34）。

表4-2-4-34　德谷胰岛素治疗1型糖尿病研究结果

研究	例数	时间（周）	年龄（岁）/BMI（kg/m^2）/HbA_{1c}（%）/FPG（mg/dl）	对照	靶标FPG（mg/dl）	HbA_{1c}（%）		FPG（mg/dl）	
						变化（±SD）	ETD（95%CI）	变化（±SD）	ETD（95%CI）
Birkeland等	178	16	45.8/BMI 26.9/HbA_{1c} 8.4/FPG 178.2	IGlar	72~108	IDeg（A）-0.57/IDeg（B）-0.54/IGlar -0.62	IDeg（A）vs IGlar -0.10/IDeg（B）vs IGlar -0.18	IDeg（A）-28.8/IDeg（B）-37.08/IGlar -9.72	IDeg（A）vs IGlar -10.08/IDeg（B）vs IGlar -13.68
Hirsch等	548	26	41/HbA 8.3/FPG 189	detemir	-	IDegAsp -0.73/Detemir -0.68	IDegAsp vs detemir -0.05	IDegAsp -28.8/Detemir -43.2	IDegAsp vs detemir 4.1
Russell-Jones等	629	52	43/HbA_{1c} 7.7	IGlar	<90	IDeg -0.4/IGlar -0.4	IDeg vs IGlar -0.01	IDeg-23/IGlar -25	IDeg vs IGlar -5.94

注：德谷胰岛素（IDeg）A：600μmol/L，1U/6nmol；IdegB：900μmol/L，1U/9nmol；BMI：body-mass index，体质指数；HbA_{1c}：glycosylated hemoglobin，糖化血红蛋白；FPG：fasting plasma glucose，空腹血糖；IDeg：insulin degludec，德谷胰岛素；IGlar：insulin glargine，甘精胰岛素；IDegAsp含70%的IDeg和30%的门冬胰岛素；detemir：地特胰岛素；ETD：estimated mean treatment difference，平均治疗差异

药用的胰岛素均为含锌的六聚体，吸收和代谢比单体胰岛素慢，达峰时间长（90分钟达峰），较难与血糖达峰同步，而超短效胰岛素类似物表现出单体胰岛素的特性——与锌离子的亲和力较低，吸收快，代谢快，作用时间短。赖脯胰岛素（优泌乐），是第一个以*E. coli*菌系为宿主，利用基因重组技术，将人胰岛素β链第28位的脯氨酸和第29位的赖氨酸进行换位修饰的胰岛素类似物。脯氨酸与赖氨酸换位改变了β链末端的空间结构，导致二聚体自我聚合的能力下降，易于解离而加快吸收。赖脯胰岛素皮下注射可快速吸收，于注射后5~15分钟起效；30~60分钟达峰浓度，60~90分钟达峰效应；随后赖脯胰岛素被清除，其总效应仅维持3~5小时，从而能显著抑制肝糖输出，增加外周组织糖利用，有效控制餐后高血糖。

门冬胰岛素[诺和锐（aspart）、诺和锐特充]由于门冬氨酸的负电荷与其他阴性氨基酸的负电荷产生"负-负"排斥作用，阻碍胰岛素相互聚合而以单体和二聚体的混合物存在，故皮下注射后吸收迅速。门冬胰岛素皮下注射后15分钟起效，40~50分钟达峰效应，降低血糖作用可维持4~6小时。门冬胰岛素的药理作用更近似于餐后胰岛素的生理性分泌，适合于餐后高血糖的治疗。而且也有预混的胰岛素类似物如双相门冬胰岛素（诺和锐30R）等。甘精胰岛素（来得时，lantus）是以非致病性*E. coli*菌为宿主，利用生物工程技术合成的胰岛素类似物。在β链C端增加了两个带正电荷的精氨酸，改变了胰岛素的等电点（pH由5.4升至6.7），在pH 4的环境下，胰岛素呈澄清的溶液状态，注射到pH 7.4的皮下后形成细小的胰岛素微沉淀，这些微沉淀在较长时间内持续稳定地释放胰岛素；在α链第21位用电荷中性的甘氨酸取代酸性的门冬氨酸，从而增强在酸性环境中的稳定性，延长甘精胰岛素的代谢活性。皮下注射甘精胰岛素1~2小时起效，作用平稳无峰效应，总的作用时间长达24小时以上。地特胰岛素是通过重组DNA技术，去除人胰岛素β链第30位上的氨基酸，并在β链第29位赖氨酸残基上续接1个14碳非酯化脂肪酸，从而增强与清蛋白的结合力。人皮下组织富

含清蛋白，地特胰岛素注射皮下后，可与皮下清蛋白结合，显著延缓吸收过程，吸收入血后又与血浆清蛋白结合（结合率99%），可显著延长作用过程。皮下注射地特胰岛素后1~2小时起效，在起效后的6~8小时内无峰效应，稳定的作用时间长达20小时。甘精胰岛素和地特胰岛素用于控制空腹高血糖，可取代传统的中、长效胰岛素制剂。

预混型胰岛素一般由短效R和中效N两种成分组成，两种胰岛素由于比重不同，放置一段时间会产生沉淀。胰岛素出现浑浊一般见于两种情况，一是中效胰岛素（如诺和灵N、优泌林N和甘舒霖N等）和预混胰岛素（如诺和灵30R、诺和灵50R、优泌林30/70和甘舒霖30R等）本身就是浑浊的，这种情况属于正常现象。只要保管方法得当，摇匀后呈白色均匀的混悬液可照常使用。短效胰岛素（如诺和灵R、优泌林R和甘舒霖R等）或超短效人胰岛素类似物（如诺和锐和优泌乐等）本身是清亮透明药液，出现浑浊是不正常现象，可能已经变质，不得使用。

（5）胰岛素口服制剂：胰岛素为蛋白质物质，在肠道被降解，一般不能口服。但随着科学技术的发展，最终将被人类发展为口服制剂；这样一来，将大大提高其应用依从性和疗效。胰岛素口服制剂还是最符合生理的供应途径，因为胰岛素经过肠道进入肝脏的门脉系统与胰腺的胰岛素分泌相同。近来，人们制成用多聚的生物可降解性（polymeric biodegradable）和生物相容性（biocompatible）的胰岛素纳米微粒（nanoparticle）可提高其肠吸收率。

2. 按作用快慢和维持时间的胰岛素分类　各种胰岛素制剂在作用的起效时间、达峰时间、维持时间和给药途径方面略有不同，按其作用快慢可分为超短效类、短效类、中效类、长效类和超长效类。

（1）按作用快慢、持续时间和控制血糖的需要分类：按作用快慢和持续时间，胰岛素制剂分为短效、中效和长效三类。根据控制血糖需要分为不同比例的短、中效的预混胰岛素制剂。近年来，又研制出短效和长效人胰岛素类似物制剂。赖脯胰岛素和门冬胰岛素注射后吸收快，1小时达峰值；其代谢亦快，6小时降至基础水平。长效人胰岛素类似物甘精胰岛素改变了胰岛素的等电点，使其在中性环境中沉淀，酸性环境中溶解，从而延缓吸收。地特胰岛素可与血浆白蛋白结合而免受降解，故半衰期显著延长。

短效胰岛素有普通胰岛素（regular insulin，RI，来自猪）、单峰中性胰岛素（来自猪）和生物合成的人胰岛素。中效胰岛素有中性精蛋白锌胰岛素（neutral protamine hagedorn，NPH，来自猪或牛）、单峰中效胰岛素（来自猪）和中性低精蛋白锌人胰岛素。长效胰岛素有精蛋白锌胰岛素（protamine zinc insulin，PZI，来自猪）、特慢胰岛素锌悬液（ultralente insulin，来自猪或牛）和单峰PZI（来自猪）。预混人胰岛素制剂中，短效胰岛素分别有占30%或50%的制剂。几种制剂的作用时间见表4-2-4-35。

表4-2-4-35　胰岛素制剂及其药理特点

胰岛素种类	起效时间	峰值时间（小时）	持续时间（小时）
短效胰岛素（RI）	15~60分钟	2~4	5~8
速效胰岛素类似物（门冬胰岛素）	10~15分钟	1~2	4~6
速效胰岛素类似物（赖脯胰岛素）	10~15分钟	1~1.5	4~5
中效胰岛素（NPH）	2.5~3小时	5~7	13~16
长效胰岛素（PZI）	3~4小时	8~10	20
长效胰岛素类似物（甘精胰岛素）	2~3小时	无峰	30
长效胰岛素类似物（地特胰岛素）	2~3小时	无峰	24
预混胰岛素（HI 30R，HI 70/30）	0.5小时	2~12	14~24
预混胰岛素（50R）	0.5小时	2~3	10~24
预混胰岛素类似物（预混门冬胰岛素30）	10~20分钟	1~4	14~24
预混胰岛素类似物（预混赖脯胰岛素25）	15分钟	1.5~3	16~24

（2）按制剂组分和分子结构分类：按分子结构分为猪、牛、人胰岛素和胰岛素类似物。按纯度分为普通、单峰和单组分胰岛素。从猪和牛胰腺提取的胰岛素经凝胶过滤处理，可得到3个峰，a峰和b峰共占5%，含有胰高血糖素、胰多肽、胰岛素多聚体、胰岛素原及其裂解产物，是胰岛素制剂致敏和抗原性的主要来源；c峰占95%，主要是胰岛素和与胰岛素分子量近似的微量杂质。猪和牛胰岛素与人胰岛素的分子结构略有差别，可产生交叉免疫反应。层析分离技术能将大分子不纯物质（a峰和b峰）去除，得到单峰高纯度胰岛素，其纯度可达10ppm（每百万容量中所含杂质量）。人胰岛素可由半人工合成或重组DNA生物合成技术生产，其纯度<1ppm，称为单组分胰岛素。

胰岛素制剂不能冰冻，在2~8℃下可保存2年，正在使用的胰岛素置于25℃室温可保存1个月。常用的制剂规格有每瓶400U/10ml、1000U/10ml和每瓶300U/3ml（胰岛素注射笔专用）三种。

（三）给药途径　胰岛素自1923年开始应用于治疗糖尿病以来，已有90多年的历史，一直主要以皮下注射和静脉途径给药，给长期用药的患者带来诸多不便和痛苦，且普通胰岛素注射液存在起效慢的缺点，长效胰岛素则由于释药不稳定易产生低血糖症状。多年来研发出了许多非注射胰岛素制剂，包括肺部吸入给药制剂（吸入粉雾剂、电雾剂和吸入气雾剂）、口服制剂（Oralin、经化学修饰的胰岛素产品M2、生物可降解的口服给药系统和口服脂质体）、植入剂和透皮制剂(透皮贴剂和颊黏膜贴剂)。

1. 皮下注射 皮下给药途径是目前胰岛素应用的主要方式。常用的部位有上臂、大腿、腹部及臀部皮下脂肪较多处。不同的部位吸收速度不一样,腹部吸收最快,上臂和大腿吸收速度中等,臀部的吸收最慢。在同一部位,注射不同的胰岛素制剂和执行各种不同的治疗方案时,血浆胰岛素的浓度变化也各不相同(图 4-2-4-9)。这对选择不同的治疗方案和评价治疗方案的疗效十分重要。用传统的注射器作皮下注射必须消毒,携带不方便,因此逐渐被以下新的皮下给药方式所取代:①胰岛素笔:为笔型注射器,能随身携带,使用方便,注射剂量准确,尤其是糖尿病合并视力下降者可通过听笔的转动响声来调整剂量,注射时疼痛轻。②高压无针

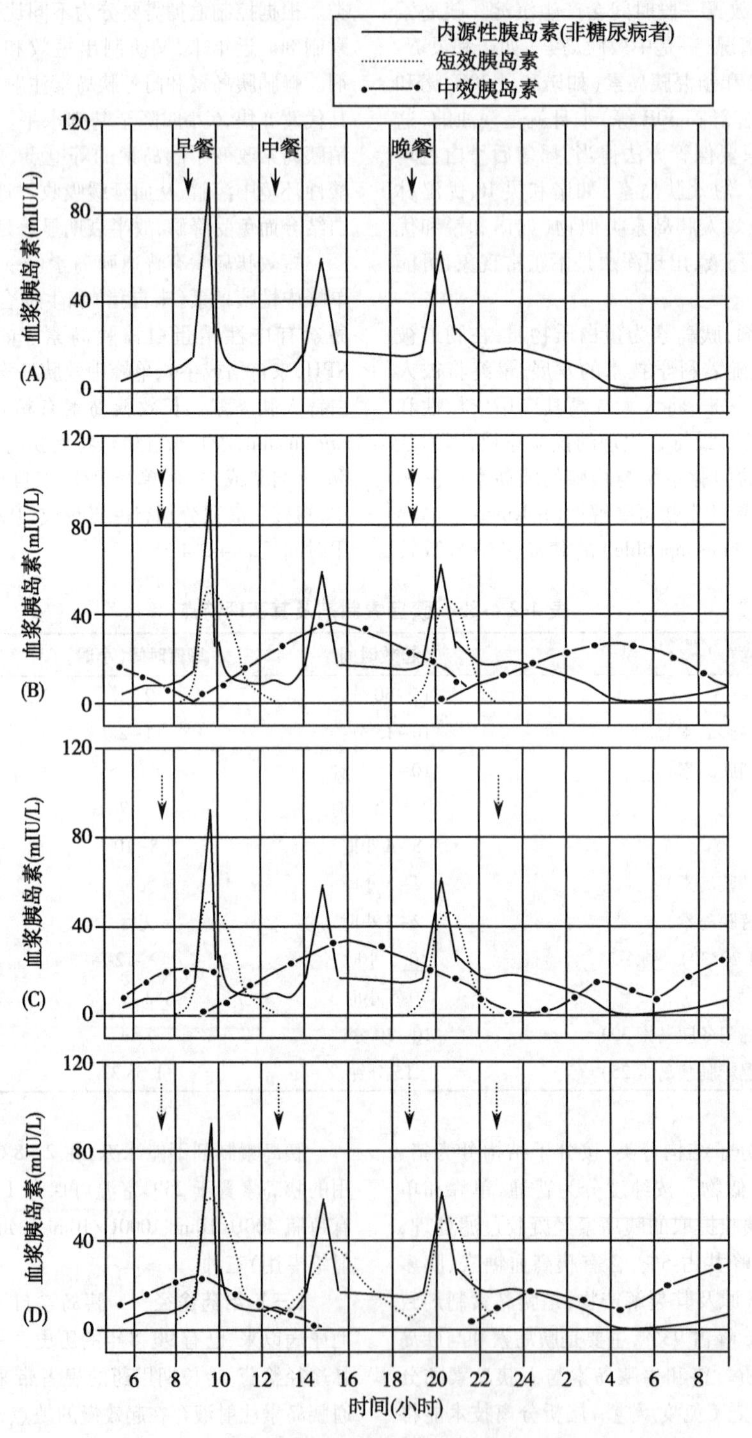

图 4-2-4-9 各种胰岛素制剂治疗方案的血胰岛素浓度变化

A. 正常人的血浆胰岛素浓度变化与进餐的关系;B. 2 次/日混合注射胰岛素者;C. 睡前注射中效胰岛素者;D. 每次进餐前注射普通胰岛素,睡前注射中效胰岛素;箭头所示处为注射胰岛素的时间

注射仪:使用永久性材料制成的无针无痛注射仪,使用寿命可达30万次。注射仪采用高压原理,使胰岛素在压力驱动下通过微孔以微型雾化的喷射流进入皮肤,并在注射部位的皮下组织中扩散。消除了因针头注射造成的皮肤创伤和疼痛,患者更易接受,且经高压喷雾注射的胰岛素在皮下组织中呈弥漫状分布,药液吸收迅速而均匀,餐前注射的胰岛素(RI)吸收曲线更接近于进食诱发的胰岛素生理性曲线状态。另外,还有体积小、携带方便和视力不佳者亦能使用的优点。

2. 持续性皮下胰岛素输注　目前应用的胰岛素泵大多采用持续性皮下胰岛素输注(continuous subcutaneous insulin infusion,CSII)技术。使用RI或超短效胰岛素类似物,并可根据患者血糖变化规律个体化地设定一个持续的基础输注量及餐前追加剂量,以模拟人体生理性胰岛素分泌。新近发展的胰岛素泵采用螺旋管泵技术,体积更小,携带方便,有多种基础输注程序选择和报警装置,安全性更高。在患者需要用大剂量胰岛素治疗时,这一方法更为适合。手术患者用CSII给予胰岛素控制糖尿病病情,可明显减少术后伤口感染及其他并发症。近几十年来,胰岛素泵几经改正,逐步具备了各种程控功能,外观也小巧精致,操作简单,使用方便。它能最大限度地模拟生理性胰岛素分泌,更符合人体的生理过程,在糖尿病治疗中显示出越来越多的优势。

3. 静脉滴注　糖尿病合并急性并发症、输注葡萄糖或静脉营养支持治疗时宜静脉滴注短效胰岛素(RI和短效人胰岛素)。

4. 人工胰岛与微囊胰岛细胞移植　这是一种连接胰岛素泵和葡萄糖感受器的装置,通过植入的葡萄糖感受器随时监测血糖变化,再由与之连接的胰岛素泵根据血糖变化按需要向皮下输注胰岛素。人们将胰岛细胞用生物半透膜包裹,形成人工屏障,以达到与宿主免疫系统隔离的目的。微囊胰岛细胞移植技术发展迅速,由于营养物、电解质、氧和生物活性分泌可自由透过微囊膜,而免疫球蛋白等生物大分子物质不能透过,因而其作用类同于生物人工内分泌胰腺(Bio-AEP)。初步的实验结果表明,Bio-AEP对糖尿病有良好治疗作用。

5. 皮下植入控释给药　有独特优点,药物容易到达体循环,因而生物利用度高。另外,应用控释给药,给药剂量低,控释速率均匀,且常常比吸收速率慢,成为吸收限速过程,故血药浓度比较平稳且维持时间长。Shiino等研究了新型的随葡萄糖浓度变化而释药的胰岛素释放系统,将经葡萄糖酸修饰的胰岛素与苯基硼酸凝胶珠结合,胰岛素分子可因葡萄糖的浓度而以脉冲的方式释放,因此,可用于胰岛素的自我调节。

(四)给药部位与方法　大剂量胰岛素的作用时间较低剂量胰岛素的作用时间延长。将短效胰岛素掺入NPH胰岛素内形成的混合物中,短效胰岛素的吸收特性未发生显著变化,目前已有预混制剂供应。但是,在可溶性胰岛素与Lente长效胰岛素相似的混合物中,短效胰岛素组成成分的利用度降低,这可能是由于短效胰岛素与长效胰岛素制剂中过剩的锌离子发生交换反应,使得血浆胰岛素整体曲线较缓慢上升所致。单体胰岛素比一般胰岛素(多聚体)吸收率要快2~3倍,并且没有典型的常规短效胰岛素制剂所表现出来的吸收初始阶段的延迟。

1. 给药局部因素　局部加温或推拿、按摩或注射局部肌肉群运动可加速胰岛素的吸收。

2. 皮下注射给药部位　与深度身体不同区域之间,胰岛素的吸收有显著的不同,腹部区域吸收最快,上臂和大腿吸收速度中等,臀部吸收最慢。肌内注射较皮下注射吸收快。尽管人体任何一个有脂肪层的部位都可以注射胰岛素,但注射部位的不同,对胰岛素的疗效将产生影响。所以,正确选择注射部位,是胰岛素治疗成功与否的一个环节。

(1)腹部:一般在腹部注射胰岛素吸收快并且速度恒定。但应避免在肚脐周围2cm的范围内注射胰岛素。因为此范围内的组织坚厚,易引起胰岛素吸收不均匀,导致血糖忽高忽低。

(2)上臂和大腿:上臂的后外侧和大腿的后外侧分别为第2和第3个常见的胰岛素注射部位,这两个部位的脂肪丰富。一般应避免在覆盖于肩关节的三角肌及膝关节上方的多骨区上注射,因这些部位的脂肪不多;也不能在大腿内侧注射,此处的摩擦会刺激注射部位。此外,如果要参加锻炼,应避免在上臂和大腿上注射,以免因活动肢体,加速对胰岛素的吸收,导致运动后低血糖。

(3)臀部:在此部位注射,吸收缓慢。而消瘦的成年人和儿童因为此处脂肪相对较多,经常以此作为注射部位。此外,如果有早睡的习惯,也应该在臀部注射,以利于胰岛素作用贯穿于整个晚上。千万不要在痣、瘢痕组织和皮肤隆起处注射,以免胰岛素不易通过变厚的组织扩散,影响疗效。

3. 腹腔内给药　主要有三种方式:①携带型泵:胰岛素泵位于体外,贮存较多量的胰岛素,以避免频繁操作增加感染的危险性。输注胰岛素的导管在前腹壁皮下潜行一段距离后穿过腹壁进入腹腔。②植入型泵:此泵须外科手术植入于腹部皮下脂肪和腹直肌鞘之间,泵的导管穿过腹直肌鞘,悬在腹腔中。与皮下型泵比较,植入型泵释放的胰岛素吸收与生理途径相似。释放入腹腔的大部分胰岛素被吸收入门静脉,进入肝脏发挥效应,并有约50%被降解,可避免外周高胰岛素血症,也使血糖更易于控制而较少发生低血糖反应,但需通过手术植入,增加了患者痛苦和发生感染的机会。③腹膜透析中的应用:糖尿病合并终末期肾衰需持续性非卧床腹膜透析时,可在腹膜透析液中加入胰岛素或将胰岛素直接注入腹腔内。腹腔内给药是因为腹膜表面积大,交换能力强,因而胰岛素注入腹腔后吸收较皮下迅速,注射后15分钟即可发挥作用,30~40分钟出现血浆胰岛素高峰,随即迅速下降,这一变化规律与进餐后内源性胰岛素分泌相似。注入腹腔的胰岛素大部分由门脉系统吸收,较符合胰岛素生理性代谢过程,有助于减轻外周高胰岛素血症。其缺点是易造成腹腔内感染,需手术植入导管,导管开口处易被纤维蛋白凝块阻塞。

4. 静脉给药　目前主要在糖尿病合并急性并发症或输注葡萄糖时应用,仅短效胰岛素(RI和短效人胰岛素)可供选用。

5. 肌内注射　较皮下吸收快,反复长期肌内注射易引起肌肉深部感染。

6. 口服给药　可解除注射给患者带来的痛苦,但胰岛素通过口腔黏膜吸收极少,吞服后酶的消化作用难以克服。研究者们主要利用诸如表面活性剂、水杨酸制剂、脂质体、酶抑制剂、乳剂和纳米颗粒等各种载体减少胃肠道对胰岛素的破坏和降解,促进吸收。近年来,胰岛素的口服制剂出现了重大突破,多种产品相继进入临床研究。加拿大的公司已开发出口腔喷雾产品(Oralin),该产品包括一个手持给药器,可将胰岛素喷于口腔。临床试验结果显示:标准餐后使用 Oralin(30、40和50U)可产生与皮下注射10U 胰岛素相当的降糖效果。

7. 直肠给药 胰岛素吸收后可在门脉系统中形成较高浓度,用药后30~45分钟血浆中达高峰,但下降较缓慢,不如腹腔给药理想。

8. 肺部吸入给药 由于肺泡上皮细胞的巨大面积,具有丰富的易渗透的毛细血管,通过肺的给药途径逐渐受到关注。某公司研制的胰岛素吸入仪器,采用粉末状胰岛素 Aradigm 和 Nono 研制的胰岛素吸入装置 AERX,可精确地控制胰岛素的吸入量。吸入胰岛素仪器使用的胰岛素,在体内的药动学曲线显示其起效类似于快速作用的胰岛素,与皮下连续胰岛素泵输入的胰岛素相似,迅速达峰值,并且持续时间较短。理论上可采用这样的联合治疗——3餐前采用吸入胰岛素,再加上长效胰岛素如甘精胰岛素来提供基础胰岛素量。

(五)注射部位轮换 许多因素会影响胰岛素的吸收速度和稳定性,比如注射后的锻炼等。尽管有几个部位可供选择,但最好要根据一套固定模式来更换注射部位。这种方法称为部位轮换。部位轮换有助于防止异常细胞的生长和脂肪的沉积,有利于胰岛素的吸收。部位轮换也有助于避免皮下脂肪萎缩和皮下脂肪肥厚。一旦注射部位出现了皮肤凹陷,表明有了脂肪萎缩,可能是身体对胰岛素产生了排异反应。一般年轻女性要比男性出现脂肪萎缩的概率大。皮下脂肪肥厚时皮下细胞(尤其是脂肪细胞)过度生长,导致皮下脂肪肥厚使皮肤隆起,甚至形成瘢痕。它也能影响胰岛素的吸收。皮下脂肪肥厚还可以导致局部麻木,痛觉减退,从而使人们更愿意在该处继续注射,进一步加重皮下脂肪肥厚,形成恶性循环。因为胰岛素在不同的注射部位有不同的疗效。通过了解和应用这些不同,有助于避免血糖水平的波动,使它保持在恒定的水平。患者可以通过轮换注射来适应自己的日常活动计划,如吃的早餐多,早上就应该在腹部注射胰岛素,使快速的胰岛素反应来抵消饮食引起的高血糖。

1. 围绕1/4圆移动 如果经常在同一部位注射,以此点为中心画出1个1/4(直径约为2cm大小)的圆形区域作为注射部位。沿着这个"1/4圆"的边缘移动注射,新的注射部位与以前的注射部位至少要隔开1指宽。例如,早上在圆的顶端注射,晚上应该在底部注射。

2. 围绕身体移动 以1天或1周从身体上的1个部位移到另1个部位注射。这取决于胰岛素的注射量。

不管采取何种部位轮换方法注射胰岛素,都应该了解在不同的注射部位会产生什么样的效果。而且每年应让医生检查1次注射部位。如果血糖控制不理想或者部位轮换方案令您不舒服,那么就应该多去检查几次,以做调整。

(六)胰岛素治疗选择

1. 胰岛素补充治疗 是指需要接近生理剂量的胰岛素,主要适用于经合理的饮食治疗和口服降糖药物治疗后血糖控制仍未达标的 T2DM 患者以及口服降糖药物继发失效的 T2DM 患者。在原口服药物降糖治疗的基础上,补充胰岛素治疗。常用方式有:①一般在晚上睡前(晚上10时)使用中效或(超)长效胰岛素。初始剂量为0.2U/kg,监测血糖,3天后调整剂量,每次调整量在2~4U,使 FPG 控制在4~6mmol/L。睡前使用中效胰岛素(NPH)能减少夜间肝糖异生,降低 FPG,FPG 控制满意后,白天餐后血糖可以明显改善。NPH 的最大活性是在睡前(晚上10时)用药后的8小时,正好抵消在清晨6~9时之间逐渐增加的IR,纠正糖尿病患者的"黎明现象"。最低的血糖水平常出现在患者醒来时(早上7时),易于自我监测血糖,避免出现低血糖。目前,长效胰岛素类似物吸收稳定,无峰,持续时间长。临床研究发现,较中效胰岛素较少发生低血糖,因此更适合作为基础胰岛素补充治疗。这种胰岛素补充方式依从性好,操作简单,快捷。②为改善晚餐后血糖,可考虑早餐前 NPH 联合口服降糖药物。③每日胰岛素注射次数在2次及以上,可考虑停用胰岛素促泌剂。

2. 胰岛素替代治疗 主要适应于 T1DM、内生胰岛功能很差或存在口服药治疗禁忌证的 T2DM 患者。多使用基础胰岛素给药及针对餐后高血糖的胰岛素给药联合。基础量设置过大,可能造成夜间低血糖;基础量设置过小,FPG 下降不满意。基础量设置恰当时,餐前短效胰岛素的量不应过大。替代治疗的胰岛素日剂量应在生理剂量范围内。过低,不利于血糖的控制;过高,可造成外源性高胰岛素血症,易发生低血糖和体重增加。

由 K-ATP 的 Kir6.2 或 SUR1 突变引起的新生儿糖尿病可由胰岛素安全地改用口服降糖药治疗或由口服降糖药安全地改用胰岛素治疗,但是 SUR1 突变者所需的胰岛素用量较低。

(1) 每天2次注射法:两次预混胰岛素或自己混合短效+中长效胰岛素,优点是简单。需要注意的是:早餐后2小时血糖控制满意时,上午11点可能发生低血糖。午饭后血糖控制可能不理想,考虑加用口服降糖药,如α-葡萄糖苷酶抑制剂或二甲双胍;晚餐前 NPH 用量过大,可能导致前半夜低血糖;晚餐前 NPH 用量不足时,可致 FPG 控制不满意。预混胰岛素诺和灵30R 含70%中效胰岛素,其作用高峰时间在皮下注射后8小时左右。应用诺和灵30R 早晚餐前注射,会出现15:00~16:00血糖高,凌晨2:00~4:00低血糖的现象,这分别与其中的中效胰岛素不足或过多有关。调整治疗的方案是:①监测午餐前、午餐后2小时以及晚餐前的血糖,若午餐后高血糖持续至晚餐前,给予葡萄糖苷酶抑制剂如阿卡波糖50mg,与第1口午饭嚼服,并增加早餐前胰岛素至18~20U;②减少晚餐前诺和灵30R 约8U,并将晚餐分餐,在睡前少许进食,如半杯牛奶和2~3片苏打饼干,可以防止半夜低血糖的发生。另外,午餐适当少吃,15:00~16:00适当加餐也可以降低午餐后血糖;如果午餐后增加运动量,如快速走步半小时也可以降低午餐后血糖。

在1日2次速效型胰岛素和中效型胰岛素联合治疗方案中,中效型胰岛素和速效型胰岛素的比例以2:1为适当,最多为1:1,但速效胰岛素剂量绝对不能多于中效胰岛素。诺和灵30R、优泌林70/30均为速效和中效预混剂型，其中含30%速效和70%中效，应用起来较方便，适用于尚有一定胰岛储备功能的糖尿病患者。动物胰岛素的速效与长效剂型，平时要分开放置，注射前抽取顺序为先速效后长效，剂量比例配制一般为2~3∶1。目的是为了防止长效剂型中的过量的鱼精蛋白与速效胰岛素结合而使之起效减慢，无法发挥速效降糖的作用。

（2）每天3次注射法：早、中餐前使用短效胰岛素，晚餐前使用短效胰岛素和NPH。这种用药方式接近生理状态。缺点是晚餐前使用NPH，量大时，在0~3点可发生低血糖，FPG控制不好。

（3）每天4/5次注射法：4次注射是3餐餐前注射短效胰岛素，睡前注射NPH或长效胰岛素。目前临床上常使用这种方案，符合大部分替代治疗。每天5次注射法是三餐前注射短效胰岛素，上午8点和睡前各注射1次NPH。两次NPH占全天剂量的30%~50%。这种方案是皮下注射给药方式中最符合生理模式的给药方式。

（4）胰岛素泵治疗：采用持续皮下胰岛素输注方式，符合生理需要，适用于胰岛素敏感，容易发生低血糖的患者，多用于T1DM[42-43]，费用昂贵。但胰岛素泵治疗本身亦存在发生严重低血糖风险。

（5）T2DM胰岛素补充治疗：在T2DM胰岛素补充治疗中，外源性胰岛素用量接近生理剂量时改成替代治疗。方法为：先停用口服降糖药，改为胰岛素替代治疗；胰岛素替代后，日剂量需求大（IR状态），再联合口服降糖药治疗，如胰岛素增敏剂和α-葡萄糖苷酶抑制剂。

3. 胰岛素强化治疗　需每日多次注射或应用输注泵。

（1）胰岛素强化治疗的主要适应证：①T1DM；②妊娠糖尿病和糖尿病合并妊娠；③对理解力和自觉性高的T2DM患者，当使用相对简单的胰岛素治疗方案不能达到目的时，可考虑强化治疗；④新诊断严重高血糖的T2DM，可进行短期胰岛素强化治疗。

（2）胰岛素强化治疗的疗效：美国DCCT对1441例T1DM进行了为期6.5年的研究，结果发现，胰岛素强化治疗组使视网膜病变的危险下降76%，病情进展减少54%，增殖性视网膜病变等下降47%；尿蛋白≥40mg/d的风险降低39%，尿蛋白≥300mg/d的风险下降54%；临床糖尿病神经病的发生率下降60%。日本学者在T2DM患者中进行的1项研究发现，胰岛素强化治疗同样可使T2DM患者视网膜病变发生率、视网膜病变恶化、糖尿病肾病的发生及原有糖尿病肾病的加重较对照组明显下降。近年来，国内外均报告采用短期强化胰岛素治疗或持续性皮下胰岛素输注治疗初诊重症T2DM患者，伴随着血糖的良好控制，葡萄糖的毒性解除，胰岛β细胞功能改善，内源性胰岛素分泌增加，胰岛素第1时相分泌明显改善，有的恢复正常，胰岛素敏感性增强。目前认为，预混胰岛素类似物每日3次强化治疗疗效较好。

（3）胰岛素强化治疗的禁忌证：有严重低血糖危险的患者（如最近严重低血糖史者、对低血糖缺乏感知者、Addison病和垂体功能低下者）、幼年和高年龄患者、有糖尿病晚期并发症者（已行肾移植例外）、酒精中毒和有药物成瘾者、精神病或反应迟钝者。胰岛素强化治疗通常采用基础-餐时量模式，常见胰岛素强化治疗方案见表4-2-4-36。

表4-2-4-36　胰岛素强化治疗方案

方案	早餐前	中餐前	晚餐前	睡前
方案1	RI	RI	RI	NPH
方案2	RI	RI	RI+UL	-
方案3	RI+UL	RI	RI+UL	-
方案4	RI	RI	RI	UL
方案5	RI+NPH	+/-RI	RI	NPH
胰岛素泵	RI	RI	RI	-

注：RI：胰岛素；在上述方案中，RI还包括短效人胰岛素和超短效胰岛素类似物；NPH：所有中效胰岛素；UL：超长效胰岛素；+：用；-：不用

（4）胰岛素强化治疗的实施

1）确定初始剂量：按病情轻重估计，全胰切除患者日需要40~50U，多数患者可从每日18~24U开始，根据血糖调整。国外主张初始剂量为：T1DM患者按0.5~0.8U/kg，不超过1.0U；T2DM患者初始剂量按0.3~0.8U/kg。胰岛素强化治疗，胰岛素1日量的分配：早餐多（RI 25%~30%）、中餐少（RI 15%~20%）、晚餐中等量（RI 20%~25%）和睡前小（NPH 20%）；胰岛素泵：40%持续低速皮下注射、早餐前追加20%、中餐前和晚餐前各15%以及睡前10%（可少量进食）。为了计算餐前的胰岛素追加量，胰岛素泵的使用者应在餐前30分钟（或餐后2小时）检查血糖。如果血糖高于正常值（或目标值），则以实际测得的血糖值减去目标值，就是超出值。

2）胰岛素敏感系数：用超出数值除以胰岛素敏感因子（敏感系数）值，即得所需追加胰岛素量。其中敏感系数计算方法是：敏感系数=1U胰岛素输注后在2~4小时内降低的血糖值，其单位为“mg/dl”，如用“mmol/L”表示，则将其再除以18（18mg/dl=1.0mmol/L）。计算公式：补充量（追加量）=（BG-Y）÷X。式中，BG为测得实际血糖值，Y为正常（目标）血糖值，X为敏感因子（系数）。首先计算出X值，X的值根据“1500规则”而得。“1500规则”的计算公式为：X=1500÷日用胰岛素总量=mg/dl，即为1U胰岛素能降低患者血糖值。如日用胰岛素总量为胰岛素15U。第1步先算出X值，即：X=1500÷日用胰岛素总量=1500÷15=100（mg/dl）；用mmol/l表示则为100÷18=5.5mmol/L（4舍5入则为5.6）；如实测血糖值超出目标值2.0mmol/L值，则需追加的胰岛素量为2.0mmol/L÷5.5mmol/L=0.36（胰岛素单位）。如实测患者血糖值（必须是同一患者）超出的目标值为5.0mmol/L，则需追加的胰岛素量为5.0mmol/L÷5.5mmol/l=0.9（胰岛素单位）。如日用胰岛素总量为40~50U（用45中间值）按前例方法为X=1500÷45=33（mg/dl）；33÷18=1.8（mmol/L）。如患者实际测得血糖值超出目标值2mmol/L，则需追加的胰岛素量为2÷1.8=1.1（近似于1）。一般超出3.0mmol/L需追加的胰岛素量3÷1.8=1.7（胰岛素单位）。其他依此类推。

3）改用口服降糖药：T2DM患者短期胰岛素强化治疗后，考虑重新恢复口服降糖药的指征：空腹及餐后血糖达满意控制水平、全天胰岛素总量已减少到30U以下、空腹血浆

C肽>0.4mmol/L、餐后C肽>0.8~1.0mmol/L,因感染、手术、外伤、妊娠和应激等原因用胰岛素治疗后,上述情况已消除时。

(七)胰岛素泵治疗　目前的胰岛素泵输注系统仍为开放性的(开环胰岛素输注系统),仍存在许多缺点;所以,闭环胰岛素输注系统,即真正的人工胰腺应该是胰岛素泵发展的方向。

1. 胰岛素泵的优点　主要表现在:①胰岛素的吸收更稳定,避免了血糖大幅度波动。②胰岛素泵可设定24个不同的基础给药量,"黎明现象"者在清晨血糖升高的最初2~3小时,设置此段基础率较其他时间段增加0.1~0.4U。③同一患者用胰岛素泵给药比强化治疗所需胰岛素总量减少10%~25%,使餐后胰岛素降低而减少低血糖的发生。对于那些胰岛素高度敏感的患者,由于胰岛素泵可以精确输注的剂量极小(0.1U),能有效预防严重低血糖的发生。④胰岛素泵具有一定的智能,能提示进餐、电量不足、胰岛素余量不足和导管堵塞等。胰岛素剂量可随时调整,与饮食和运动更好配合,提高患者的生活质量。

2. 潜在缺点　主要有:①如果胰岛素输注中断2小时或以上,可增加DKA的发生风险;②装泵局部的感染,但风险较小;③体重增加。但上述这些问题都可以避免。另外,胰岛素泵治疗目前仍较昂贵。

3. 适应证　胰岛素泵是电脑控制的高科技产品,所有需要胰岛素治疗并具有一定文化知识的患者都可作为安泵对象,包括:①T1DM;②新诊断有严重高血糖的T2DM;③纠正"黎明现象";④用胰岛素治疗的反复发作低血糖的糖尿病患者;⑤应用每日多次胰岛素注射法很难平稳地控制血糖的糖尿病患者;⑥糖尿病急性并发症、重症感染或围术期等;⑦妊娠糖尿病或糖尿病合并妊娠。

4. 置泵方法　将所用物品备齐后携至患者床前,解除其顾虑,嘱患者取平卧或坐位,选择脐部两侧不妨碍活动之处为穿刺点。用0.2%碘酊消毒2次,将软管置式插头放置于持针器上,左手捏紧皮肤,右手持针,按下开关,针头即快速刺入皮下,拔出针芯,用护皮膜固定。根据患者安泵前胰岛素用量和血糖监测结果,计算并设定初始的胰岛素基础释放量和餐前大剂量(或追加剂量),设定完毕后将泵置于腰带或裤袋等处。在安泵过程中需认真检查胰岛素储液管和充注软管内有无气体,直径1mm以上的气体要立即排出。护士应熟练掌握不同浓度胰岛素的安装、调试及常见报警的处理,定时定量为患者输注餐前大剂量,同时教会患者掌握胰岛素剂量的计算和设定以及泵的操作技术和常见故障的处理。

5. 泵胰岛素选择　应特别注意:①只能使用短效胰岛素以及超短效胰岛素类似物,不能使用中、长效鱼精蛋白锌胰岛素或超长效胰岛素类似物;②胰岛素的吸收速度和吸收曲线与用注射器皮下注射胰岛素类似,餐前追加的胰岛素将餐后血糖降低到理想水平后,皮下剩余的胰岛素作用还很强,可以引起低血糖,必要时加餐;③由于短效胰岛素分解成单体比较慢,而超短效胰岛素类似物分解成单体快,所以注入短效胰岛素的时间要比注入超短效胰岛素类似物的时间提前0.5~1小时;④胰岛素泵使用胰岛素的浓度是100U/ml,与人胰岛素笔芯的浓度相同;普通瓶装胰岛素的浓度是40U/ml,不能用于胰岛素泵治疗;⑤按要求定期更换针头和连接管,以防感染和堵塞;⑥根据进食量随时调整胰岛素追加剂量;⑦如果处在应激状态,可随时调整基础胰岛素注入量,待应激状态逐渐好转,要随时调整基础胰岛素注入量,以免发生低血糖。

6. 胰岛素剂量设定　分为基础量的设定和餐前大剂量的设定两种:①基础量的设定:已用胰岛素治疗的患者改用胰岛素泵治疗,全天量一般较前减少10%~25%,将泵治疗全天量的40%~50%作为泵治疗的基础胰岛素量,再除以24小时即为每小时基础率。未用胰岛素治疗的患者可将0.22U/kg作为基础胰岛素量,同样再除以24得到每小时的基础率。基础率每升高或下降0.1U/h,可使餐前血糖及整个夜间血糖波动1.7mmol/L。可根据3餐前和夜间血糖监测调整基础率。②餐前大剂量的设定:用泵前每日胰岛素减少10%~25%后的胰岛素量的50%~60%或之前未用胰岛素治疗的患者可将0.22U/kg作为餐前大剂量,可平均分配于3餐前,也可按4:2:3:1的比例分配于3餐前及睡前,然后再根据所测餐后血糖情况调整。

7. 置泵后处理　主要注意:①置泵后的前3天内,每日监测血糖5~7次(如测3餐前、餐后2小时和睡前10时,甚至0时血糖),3天后视血糖控制情况改为每日3~4次(如空腹和3餐后2小时血糖),为调整胰岛素用量提供可靠依据;②置泵后3~7天为胰岛素剂量调整期,容易发生低血糖;③充注软管在皮下保留3~5天后需更换新的充注装置,重新安装皮下充注软管,新充注部位与原充注部位应相隔2~3cm以上;④要求患者及家属接受胰岛素泵相关知识教育。掌握胰岛素泵的性能、使用方法、注意事项和报警后的处理措施以及快速血糖测定法等。

(八)胰岛素低血糖反应　低血糖反应是胰岛素应用过程中最常见而很难完全避免的并发症。4%的T1DM致死的原因是低血糖症。在DDCT研究中,强化治疗组低血糖症的发生率较常规组高3倍多。

1. 低血糖症原因　胰岛素所致的低血糖症相当常见,可以说,使用胰岛素不可避免地会发生低血糖症。临床医师的根本任务是尽量减少低血糖症的发生,并避免出现严重低血糖症,因为一次严重的医源性低血糖或由此诱发的心血管事件可能会抵消一生维持血糖在正常范围所带来的益处。下列情况易发生低血糖:①胰岛素使用不当,剂量过大或混合胰岛素治疗时胰岛素比例不当;②注射胰岛素后饮食减少或未按时进餐;③脆性糖尿病;④肝、肾功能不全、饮酒和剧烈活动等;⑤血糖控制困难与血糖显著波动者;⑥T2DM早期餐前反应性低血糖;⑦糖尿病严重肾病致肾功能减退时,对胰岛素和降糖药代谢降低或合并其他可引起血糖降低的系统疾病如恶性肿瘤等;⑧胰岛素的个体内变异性;⑨药物。除了人们熟知的致低血糖药物外,氟喹诺酮类抗生素(如氟喹诺酮,fluoroquinolone)引起的低血糖症可能与膜离子通道衰竭、少突胶质细胞凋亡(oligodendrocyte apoptosis)及糖再灌注

(glucose reperfusion)性氧化应激有关。严重低血糖症可进一步导致中心性脑桥髓鞘溶解症。左氧氟沙星(levofloxacin)和加替沙星(gatifloxacin)亦可引起低血糖症,如果同时使用了口服降糖药,则可导致严重的血糖下降。

2. 临床表现 低血糖症发生时,患者可表现为饥饿、乏力、心悸、出冷汗、反应迟钝、意识模糊、嗜睡甚至昏迷等。有些患者发生低血糖症时,可无明显上述症状或仅表现为神经系统症状,应引起重视,尤其是夜间熟睡后,低血糖后由于交感神经兴奋,肾上腺素等胰岛素拮抗激素分泌增多,所以有些患者虽有低血糖反应,但是表现为高血糖(即 Somogy 现象)。

3. 一般治疗与预防 应根据病因分情况进行预防和处理。因胰岛素使用不当,剂量过大或混合胰岛素治疗时胰岛素比例不当引起者,应减少胰岛素剂量,而不是盲目加大胰岛素剂量。为避免低血糖症的发生,任何患者用胰岛素时均应被告诫:注意低血糖症状;注射胰岛素后应按时进餐;胰岛素剂量要准确;肝、肾功能不全者、老人和婴幼儿在应用胰岛素时应从小剂量开始,逐渐增加;注射胰岛素后不应马上进行体育锻炼。一旦发生低血糖症状应立即进食,若家属发现患者神志改变或昏迷应立即处理后送医院急救。

4. 血糖控制困难与血糖显著波动 是临床上常见的低血糖原因。血糖控制困难与血糖显著波动的常见原因有:①存在应激因素:如严重感染和创伤;但是应激引起的血糖波动主要为显著高血糖,一般很少发生低血糖。②长期的食物摄取不足:导致肝糖原和肌糖原缺乏;这些患者因胰岛素缺乏,进食后没有或缺少糖原合成,血糖利用障碍,故显著升高;肝糖原和肌糖原因营养不良而消耗,加上胰岛素的作用,空腹时极易发生低血糖。③饮食治疗与胰岛素脱节:如随意进食、禁餐和饮酒等。④营养不良与低蛋白血症:因肝糖原和肌糖原贮存不足,空腹容易发生低血糖症,而餐后糖原贮存障碍,血糖去路受阻,使血糖过度升高,血糖波动幅度加大。⑤其他因素:很多,如生活规律改变、胰岛素自身抗体或胰岛素受体自身抗体生成、糖尿病肾病、Dawn 现象、Somogyi 现象等。应激因素和饮食因素引起者的治疗见有关章节。肝糖原和肌糖原缺乏所致者易被忽视,此时应鼓励患者定时进食,使体重恢复至标准水平(一般需要 1 个月以上),该段时间内的血糖控制应放宽,以不发生严重高血糖为原则。然后,逐渐增加胰岛素的用量至满意疗效。

需要放宽 HbA_{1c} 目标值(7%~8%)的临床情况、糖尿病低血糖症临床情况、处理要点与糖尿病低血糖症预防措施分布见表 4-2-4-37、表 4-2-4-38 和表 4-2-4-39。

表 4-2-4-37 需要放宽 HbA_{1c} 目标值的临床情况

高龄患者
儿童患者
无知觉低血糖症者
反复而严重低血糖发作者
预期寿命<5 年者
晚期大血管病变者
肾衰者
存在多种合并症者

表 4-2-4-38 糖尿病低血糖症的治疗要点

监测指标	低血糖症状(感知度)/血糖测定(夜间/餐前/睡前/驾驶前)/连续血糖监测(附低血糖报警功能)/碳水化合物摄入量与胰岛素用量/低血糖发作时间类型/运动情况/低血糖预防教育
用餐	调整碳水化合物与胰岛素比例(预防餐后低血糖症)/减少餐前胰岛素用量(餐前血糖偏低者)/戒酒或减少基础胰岛素用量
胰岛素使用	长效基础胰岛素+速效餐时胰岛素/更换“1500 原则”为“1800 原则”(1U 胰岛素的降血糖值=1800/全天总用量)
运动	运动类型时间强度/运动前后检测血糖/长时间运动前减少基础胰岛素用量/运动后 24 小时检测并调整胰岛素用量
治疗措施	糖片/胰高血糖素
预防措施	放弃胰岛素强化治疗/调高血糖和 HbA_{1c} 目标值/去除低血糖发作诱因和原发病/恢复低血糖感知功能/携带糖尿病和胰岛素使用专用标签

表 4-2-4-39 糖尿病低血糖症的预防措施

预防措施	作用与合理性
睡前进餐/碳水化合物/蛋白质/碳水化合物/蛋白质+阿卡波糖	预防夜间低血糖症早期发作
胰岛素泵+持续血糖监测/基础胰岛素混悬剂自动输注/胰岛素-胰高血糖素双用泵	预防医源性胰岛素输注的低血糖症
警犬	唤醒低血糖昏迷者
胰岛细胞或胰腺移植	恢复低血糖抗调节反应
氨茶碱/咖啡因/特布他林(terbutaline)/氟西汀(fluoxetine)	增强低血糖抗调节反应/恢复低血糖症感知

(九)胰岛素的其他不良反应

1. 胰岛素抗药性 胰岛素制剂有种属差异,异种胰岛素具有免疫原性。人体多次接受动物胰岛素注射 1 个月可出现抗胰岛素抗体,又因靶细胞胰岛素受体及受体后缺陷以及胰岛素受体抗体等因素,极少数患者可发生胰岛素抗药性,即在无酮症酸中毒和无拮抗胰岛素因素存在的情况下,连续 3 天每日胰岛素需要量超过 200U。此时应改用人胰岛素制剂或胰岛素类似物,必要时使用糖皮质激素(如泼尼松 40~60mg/d)。经适当治疗数日后,胰岛素抗药性可消失。

2. 胰岛素过敏反应 胰岛素过敏反应由 IgE 引发,有局部反应和全身反应两种情况。局部反应表现为注射部位瘙痒、荨麻疹或脂肪营养不良(皮下脂肪萎缩或增生);全身反应以荨麻疹、神经血管性水肿和过敏性休克为特征。处理措施包括更换胰岛素制剂或更换不同厂家生产的胰岛素,同时应用抗组胺药和糖皮质激素,必要时考虑脱敏疗法。严重过敏反应者应立即停用胰岛素,并按过敏性休克进行抢救。胰岛素过敏反应常在应用动物胰岛素后出现,表现为荨麻疹、紫癜、血清病样反应和血管神经性水肿,甚至是过敏性休克等,注射处局部可表现为红肿、灼热、瘙痒、皮疹和皮下硬结。使用外源性胰岛素多出现抗胰岛素抗体并导致胰岛素抵抗。

患者对外源性胰岛素制剂过敏的情况较少见。Alvarez-Thull 等报道1例妊娠糖尿病者对重组的人胰岛素和磺脲类药物均过敏,以致不能耐受任何药物治疗。血清中存在高滴度的抗胰岛素 IgE 抗体,患者需用糖皮质激素控制过敏症状和低血糖症。一般过敏反应轻者可换用纯度较高的胰岛素或人胰岛素,加用抗组胺药,重者可给予糖皮质激素或肾上腺素治疗。

(1) 局部反应:指注射部位出现水肿或瘙痒,常在注射后2~12小时发生,持续2小时后会逐渐消退。胰岛素注射部位皮下组织萎缩,可能也是对胰岛素的某种过敏反应;胰岛素注射部位脂肪肥厚,可能是由于局部高浓度胰岛素的脂肪生成作用,偶尔是由于局部淀粉样变性所致。治疗方法:①注入胰岛素需深一点,应达到皮下组织;②经常变换注射部位;③注射部位热(湿)敷;④应用抗过敏药物。

(2) 全身反应:表现为荨麻疹、血管性水肿、呼吸困难和哮喘,重者可发生休克。全身过敏反应多半由于不纯的动物胰岛素或者胰岛素变质引起,也可能由于对胰岛素内的某种添加成分,如鱼精蛋白和 Zn^{2+}(锌离子)酚等过敏所致。为了避免过敏反应,应使用或换成免疫源性更低的高纯度胰岛素、人胰岛素或人胰岛素类似物。

胰岛素的脱敏治疗方法有两种:①紧急脱敏,将胰岛素溶于生理盐水中,稀释到0.1ml含胰岛素0.001U时做脱敏试验。稀释方法:抽胰岛素4U,加入生理盐水400ml中,此时每毫升含胰岛素0.01U,抽取0.1ml开始皮下注射(其中含胰岛素0.001U),若无不良反应,以后每15分钟增加1倍剂量,直到加到需要剂量。如有休克,立即皮下注射肾上腺素,0.25~1.0mg,应给予皮质醇100~300mg溶于500ml生理盐水中滴注。②也可用非紧急脱敏,用上述脱敏液,从0.001U胰岛素开始,如无反应,每4小时皮下注射1次。第1日4次,每次加倍(即0.001、0.002、0.004和0.008U)。第2日,4次,从0.02U开始,每次加倍(即0.02、0.04、0.08和0.16U),以后依此递增至需要剂量。脱敏后应用胰岛素中途不宜停用胰岛素,以免以后再用胰岛素时又发生过敏反应。

3. 水肿 胰岛素有水钠潴留作用,因此在开始用胰岛素治疗4~6周内可出现双下肢轻度凹陷性水肿,一般系暂时性的,无需特殊治疗。

4. 屈光不正 在开始用胰岛素时,因血糖下降迅速,致晶状体和玻璃体中渗透压下降,水分逸出,屈光率下降而致远视,一般无需特殊处理,3周左右后可自行恢复。

5. 高胰岛素血症与肥胖 体重增加与每日胰岛素剂量、使用方法及剂型有关。每日剂量越大,越易发生高胰岛素血症和肥胖。睡前用胰岛素也会引起体重增加。故在胰岛素治疗同时,特别是在肥胖的 T2DM 患者应强调积极的饮食控制和运动锻炼,使体重保持正常。加用双胍类药物或α-葡萄糖苷酶抑制剂有助于减少胰岛素用量,减轻外周高胰岛素血症,防止体重增加。

6. 胰岛素和胰岛素类似物与肿瘤 一般来说,糖尿病患者发生某些肿瘤的风险就已经高于正常健康人群,其原因未明,可能与许多因素有关。从机体的整体水平上看,胰岛素主要调节碳水化合物代谢,而胰岛素样生长因子-1(IGF-1)主要调控靶细胞的增殖。多个研究表明,IGF-1 在肿瘤的发生、发展及转移中起了重要作用,因而 IGF-1 受体(IGF-1R)是抗肿瘤药物的标靶。随着胰岛素类似物在临床上的广泛应用,其与人胰岛素相比的安全性受到了广泛关注,其中测定胰岛素类似物激活 IGF-1R 的能力成为评价其安全性的常用指标。20多年前就有关于 IGF 与肿瘤关系的研究报道。现已明确,多种肿瘤细胞系及人类肿瘤细胞都能表达 IGF-1R,生理浓度的 IGF 通过自分泌、旁分泌及内分泌对许多肿瘤细胞系有促有丝分裂作用。流行病学研究发现,高循环水平的 IGF-1 与乳腺癌、前列腺癌、结肠癌和肺癌的发病率升高相关。在多种肿瘤(如乳腺癌和多发骨髓瘤)中,IGF-1 和 IGF-2 的表达水平是升高的。除了与肿瘤的生长相关外,多个研究还发现抑制 IGF-1R 可以抑制不同癌细胞的转移。

适时使用胰岛素治疗对许多糖尿病患者来说是唯一的有效方法,使用非人类胰岛素的安全性值得尤为关注。临床上常用的短效、中效和长效胰岛素分别用来模拟生理性餐后和基础胰岛素的作用。在传统的人胰岛素治疗中,短效的人胰岛素因需提前在餐前30分钟注射而不便于使用;中长效的中性鱼精蛋白锌人胰岛素(NPH)有明显峰值和较大的变异性,容易导致低血糖症。通过修饰胰岛素链的分子结构而产生的胰岛素类似物可以解决这些问题。

从现有的细胞学研究结果看,地特胰岛素的 IGF-1R 受体亲和力及促有丝分裂能力低于人胰岛素,甘精胰岛素在体内转化为代谢产物 M1 和 M2 后,与 IGF-1R 的亲和力和促有丝分裂能力亦与人胰岛素相似,但未转化的甘精胰岛素与 IGF-1R 的亲和力和促有丝分裂能力明显高于人胰岛素。随着更多的关于胰岛素和 IGF-1 研究的开展,胰岛素及其类似物的安全性也会更为明确,但目前的资料还不能做出指导临床用药的结论,医师应该根据循证资料,结合患者的具体情况做出决策。

(十)胰岛素治疗获益与问题 胰岛素是人体内唯一降低血糖的激素。对于胰岛素分泌或作用缺陷的糖尿病患者,外源性胰岛素对于其血糖控制和并发症防治具有重要作用。随着胰岛素制剂的不断发展和临床应用范围的日益扩大,胰岛素治疗在临床获益的同时伴随着治疗风险的出现,胰岛素使用时机的选择、剂型剂量的确定以及胰岛素使用所带来的相关问题正在引起人们的关注。随着基因重组技术的发展,人胰岛素成功应用于临床,通过在胰岛素制剂配方中加锌离子或使之与鱼精蛋白结合,可以显著延长胰岛素的吸收和作用时间,以作为基础胰岛素使用。但短效胰岛素与长效胰岛素均存在缺陷,不能很好地模拟生理性胰岛素分泌。通过基因工程或其他分子生物学方法,对胰岛素分子进行修饰,可得到生物活性和免疫原性基本相同、符合临床需要的超长效或超短效的胰岛素类似物。由胰岛素类似物构建的基础-餐时胰岛素治疗方案更有利于血糖的平稳控制。

1. 胰岛素临床应用 T1DM 患者必须给予外源性胰岛素治疗来补充自身胰岛素缺乏。2012年美国糖尿病协会(ADA)建议 T1DM 的治疗使用多次胰岛素注射(MDI,每天4次基础-餐时胰岛素注射)或持续皮下胰岛素输注(CSII)治疗。CSII 是目前 T1DM 的理想治疗手段,与 MDI 相比,CSII 可以明显改善血糖控制,减少血糖波动,延缓和减轻并发症的发生发展,提高患者的生活质量。Meta 分析显示,CSII 较

MDI 更能降低患者糖化血红蛋白(HbA_{1c})水平并减少胰岛素的用量,对青少年和成人 T1DM 患者均显示相同的效果。由于 CSII 价格昂贵,受医疗条件、医疗支持等诸多限制,在很多国家和地区依然是 MDI 占主导地位。

二甲双胍联合胰岛素可以减少体重增加、减少胰岛素的剂量,并且降低大剂量胰岛素带来的“致癌风险”。与二肽基肽酶Ⅳ(DPP-4)抑制剂和胰高血糖素样肽 1(GLP-1)受体激动剂联合也可以有效降低胰岛素的剂量和遏制体重增加。磺脲类药物联合胰岛素治疗会增加低血糖的风险。噻唑烷二酮类药物联合胰岛素治疗则会提高心力衰竭的风险,因此一般不予推荐。对于使用基础一餐时胰岛素治疗的患者,除了 MDI 外另一种选择是 CSII。这种治疗方法在 T2DM 中的应用仍存在质疑。事实上,至今没有证据证明 CSII 比 MDI 能更好地改善 T2DM 血糖控制。未来仍需要进一步研究来探索 CSII 对 T2DM 的治疗效果。对于在饮食和运动治疗后血糖仍未达标的妊娠期糖尿病(GDM)患者,胰岛素仍是目前大多数指南推荐的唯一治疗方法。常用的胰岛素制剂包括:速效人胰岛素类似物、短效胰岛素、中效胰岛素(NPH)和长效胰岛素。

近几年来备受关注的速效人胰岛素类似物(赖脯、门冬胰岛素)起效迅速、作用时间短、低血糖发生率低,而且不增加妊娠期并发症和新生儿低血糖、先天畸形等不良妊娠结局的发生率,已经被批准用于 GDM 的治疗。通过研究 NPH 与甘精胰岛素治疗 GDM 发现,NPH 治疗组患者先兆子痫、蛋白尿和低血糖的发生率均高于甘精胰岛素治疗组,且 NPH 治疗组中出现新生儿 Apgar 评分低、黄疸和先天畸形等情况更多。另一项荟萃分析显示,甘精胰岛素对孕妇和胎儿并未造成不良影响,可以作为 GDM 治疗中基础胰岛素的一种选择。

2. 胰岛素应用的问题与困惑　低血糖、体重增加、过敏反应、皮下脂肪营养不良等是困扰胰岛素应用的常见问题。在生物安全性方面,已知胰岛素是胰岛素样生长因子 1(IGF-1)受体的弱激动剂。IGF-1 对细胞的增殖有显著影响。当 IGF-1 受体过度表达和同时存在高胰岛素血症时,胰岛素对 IGF-1 受体的影响会更加明显。胰岛素同时还通过对胰岛素受体亚型 A(IR-A)的作用刺激细胞生长,对胰岛素受体亚型 B(IR-B)的作用也会刺激细胞增殖。胰岛素与其受体结合才能发挥其生物学效应,这意味着目前尚无法将胰岛素的降低血糖作用与生长促进作用完全分离。流行病学研究表明,在 T2DM 患者中接受胰岛素治疗者恶性肿瘤的发病率较高。实验发现胰岛素在体外培养中对细胞生长的刺激作用与剂量有关,高剂量的胰岛素可以促进至少某种类型恶性肿瘤的发病。所以确定多大剂量的胰岛素可以增加致癌风险非常必要。

不同的研究基于胰岛素剂量及胰岛素治疗的持续时间对其致癌风险进行了相关研究。但所有这些流行病学研究均不能除外应用胰岛素治疗的患者同时存在其他增加致癌风险的因素。甘精胰岛素初始干预转归试验(ORIGIN)在对使用相对小剂量胰岛素(平均每天<0.35U/kg)的新发 T2DM 患者为期 6 年的随访中,没有发现不同治疗组间恶性肿瘤发生率的统计学差异。由于糖尿病和癌症的危险因素(例如年龄、肥胖等)和病理生理机制(例如高胰岛素血症、高血糖、炎症状态等)重叠,这种潜在的关联很可能导致流行病学研究高估了胰岛素治疗对肿瘤发生率的影响,因此不能因为迄今不能明确是否存在胰岛素的致癌风险而放弃胰岛素治疗。研究发现,T2DM 患者中接受胰岛素治疗者心血管疾病的发生率更高。控制糖尿病心血管危险行动试验(ACCORD)发现强化胰岛素治疗会增加心血管疾病死亡率。这促使一些学者建议慎用胰岛素治疗。但是多数观察性研究中,采用胰岛素治疗的患者往往合并一些死亡率较高、预后较差的疾病,这些合并疾病无法用统计调整完全校正,因此影响最后的结论。而且,ACCORD 研究中发现的死亡率增加可能与严重低血糖的发生率高有关,而不是胰岛素对心血管的负性作用所引起。另外,在对心肌梗死患者进行的随机试验中发现,与胰岛素强化治疗相关的心血管致病率和死亡率是显著下降的,这可能是由于血糖控制改善从而降低了心血管事件的发生率和死亡率。许多试验证实胰岛素没有任何特定的心血管保护作用。DIGAMI-2 试验发现,胰岛素强化治疗与常规治疗相比,对于 T2DM 合并心肌梗死的治疗并没有显示出任何优势。同样,T2DM 分流血管成形术血运重建调查试验(BARI-2D)发现,胰岛素对缺血性心脏病患者再发心血管事件的预防作用不优于胰岛素增敏剂。最近,ORIGIN 试验表明,对于新发 T2DM 患者,基础胰岛素治疗并不比口服降糖药物更能减少心血管疾病的致病率和死亡率。因此,胰岛素在早期的试验中观察到的心血管保护作用可能是通过改善血糖水平得到的,而不是胰岛素的特定心血管保护作用。

【胰岛素抵抗的药物治疗】

大血管并发症是 T1DM 患者致死的主要病因,每年有 1%~2%的 1 型糖尿病发生大血管病变。T1DM 普遍存在胰岛素抵抗,由于治疗体重增加,并发代谢综合征(男性 38%,女性 40%),故代谢控制不良者和控制良好者均显示胰岛素敏感性降低。胰岛素治疗引起血清胰岛素浓度增高,而门脉系统因缺乏胰岛素,肝脏的胰岛素敏感性下降,IGF-1 生成不足,因负反馈抑制垂体 GH 分泌的作用减弱,GH 分泌增多,诱导胰岛素抵抗[41]。此外,胰高血糖素分泌增加引起的肝糖输出增多也造成胰岛素敏感性降低。血管暴露于高浓度的游离脂肪酸中,造成血管内皮细胞和平滑肌细胞脂毒性。异位沉积的脂肪组织产生的分解代谢产物通过 MAPK、蛋白激酶 C、IkB 激酶、S6 激酶和内质网应激也会导致胰岛素抵抗。

T1DM 患者禁用静脉葡萄糖试验(IVGTT)和 OGTT 测定胰岛素敏感性,因而推荐采用高胰岛素血症型正常血糖钳夹试验测定葡萄糖清除率(glucose disposal rate,GDR)评价敏感性,但该方法实际运用较困难,故一般改用胰岛素敏感性估算方程(insulin sensitivity estimation equation,估算的 GDR,eGDR)。匹兹堡糖尿病并发症流行病学研究(eIS-EDC)和 1 型糖尿病冠脉钙化研究(eIS-CACTI)提出了 eIS-CACTI 评估模型,该模型包括了腰围、胰岛素用量、血清甘油三酯和舒张压等要素,其计算公式 = 4.1075 - 0.01299×腰围(cm) - 1.05819×胰岛素用量(U/kg) - 0.00354×甘油三酯(mg/dl) - 0.00802×舒张压(mmHg)。eIS-CACTI 可解释青少年与成年 T1DM 的 63%GDR 变异。T1DM 胰岛素抵抗的主要治疗药物是二甲双胍(表 4-2-4-40)。

表4-2-4-40 治疗1型糖尿病胰岛素抵抗的临床研究

研究	结果与意义
二甲双胍治疗1型糖尿病血管病变研究(REMOVAL,NCT01483560)	双盲RCT/二甲双胍改善1型糖尿病胰岛素敏感性
二甲双胍青春期1型糖尿病心血管功能研究(EMERALD,NCT01808690)	双盲RCT/二甲双胍改善青少年1型糖尿病组织特异性胰岛素抵抗,改善肌肉、血管、心脏线粒体功能
胰岛素钳夹评估胰岛素抵抗研究(NCT02045290)	高胰岛素血症型正常血糖钳夹试验能评估1型糖尿病胰岛素敏感性
二甲双胍治疗青春期超重1型糖尿病研究(NCT01881828)	评价超重和肥胖的青春期(12~20岁)1型糖尿病二甲双胍治疗1年的胰岛素敏感性
二甲双胍对1型糖尿病血管和线粒体功能的影响研究(MeT1,NCT01813929)	评价1型糖尿病血管胰岛素敏感性

【其他药物治疗】

(一)降压/调脂/降血糖治疗 应维持糖尿病患者的血压<130/80mmHg。降压药物首选小剂量血管紧张素转换酶抑制剂(ACEI)或血管紧张素Ⅱ受体拮抗剂(ARBⅡ),必要时联用钙离子拮抗剂(CCB)。除通过药物和非药物等措施尽快降低血糖外,还必须对症处理好血脂异常和高血压等临床情况。糖代谢失调不是孤立存在的,必然伴有血脂和血压等系列改变。部分患者的血脂和血压监测结果看起来正常,其实是因为原来的基础值较低或者仅是一种暂时的假象,而它们导致的血管内膜损害实际上早已发生。控制好血脂和血压,才有利于最终持久稳定地降低血糖和保护心、脑、肾和眼等靶器官。以前认为,血脂和血压未见异常者一般不做过多处理。临床研究发现,糖尿病一旦确诊,在积极降糖的同时,不管血脂和血压基线水平如何,均应进行调脂和降压治疗。血脂处于正常范围的糖尿病患者,只要低密度脂蛋白胆固醇(LDL-C)>3.37mmol/L,尚无明确心血管并发症者应视为高危状态,必须将其降至<2.59mmol/L;已有心血管并发症者,更应将其降至<2.07mmol/L。调脂药物可选他汀类药物,详见本篇扩展资源27。

(二)其他 主要包括IGF-1、奥利斯特、醛糖还原酶抑制剂、小分子葡萄糖激酶激动剂、胰岛淀粉样多肽、SGLT2抑制剂等,但一般均不适合用于T1DM的治疗,详见本篇扩展资源27。

【胰岛移植治疗】

T1DM和部分T2DM需终身依赖外源性胰岛素治疗。但长期使用外源性胰岛素,即使采用CSII,仍有感染、酮症酸中毒、低血糖和慢性并发症的危险,而且无法像正常人一样生活。建立内源性胰岛素分泌系统包括胰腺移植和胰岛移植等是重要手段。

(一)胰-肾联合移植 自1966年Kelly和Lillehei等完成首例胰肾联合移植以来,现已完成了2万余例胰腺移植,患者最长存活时间已超过20年。胰腺移植在美国已成为治疗糖尿病终末期肾病(ESRD)的常规手术。由于新的外科技术和免疫抑制剂的发展,胰腺移植的成功率有了很大提高,1年存活率为95%~98%。

1. 适应证和禁忌证 适应证主要有:①T1DM伴尿毒症的患者是胰肾联合移植的标准适应证;②T1DM血糖控制困难且合并糖尿病肾病、视网膜病变和末梢神经病变的患者;③T2DM胰岛素分泌几乎完全缺乏的患者。正确选择患者对胰腺移植成功至关重要。心血管疾病是移植后最常见的死亡原因,须除外具有严重的不可纠正的冠状动脉疾病患者,心脏负荷试验阳性者属禁忌证,但如果患者先前成功地治疗了冠状动脉病并预计心功能长期保持良好,可考虑胰腺移植。主动吸烟和严重肥胖者是胰腺移植的相对禁忌证。

2. 胰腺移植类型

(1)同期胰肾联合移植:同期胰肾联合移植(simultaneous pancreas-kidneytransplantation,SPK)既纠正了糖代谢紊乱,又治疗了尿毒症,而且胰肾取自同一供体,抗原性单一,只需1次手术及1次大剂量免疫抑制剂治疗,可通过移植肾检测及时发现排斥反应,而且胰肾之间具有免疫保护作用,移植物及患者存活率高,所以目前被广泛采用。SPK适用于患尿毒症或终末期前肾病(肌酐清除率<50ml/min)的糖尿病患者。

(2)肾脏移植后的胰腺移植:肾脏移植后胰腺移植的缺点是需两次手术及两次大剂量免疫抑制剂治疗,且胰肾取自不同供体,抗原性不一致,移植肾不能作为排斥反应指标。其优点是肾移植后免疫抑制剂的应用使移植胰腺的排斥反应较弱,肾移植使尿毒症有所改善,手术耐受性提高。主要应用于肾移植后没有或很少发生排斥反应,并伴有血糖不稳或发生并发症的患者。

(3)单独胰腺移植:单独胰腺移植主要应用于尚未发展为尿毒症,但面临外源性胰岛素治疗困难的患者,如出现血糖高度不稳、反复发作性严重低血糖和胰岛素抵抗等。因其并发症较多,手术失败率较高,目前采用较少。近年来胰腺移植发展迅速,但其移植效果不如肾、肝和心移植,主要是因为其并发症较多,包括血管栓塞、腹腔内出血、急性胰腺炎、腹腔内感染、胰瘘、吻合口漏、尿路感染、代谢性酸中毒和排斥反应等,其中排斥反应和血栓形成是移植胰腺丢失的主要原因。早期诊断排斥反应对逆转移植物功能至关重要,提示排斥反应的早期指标有低尿淀粉酶、高血淀粉酶、高脂酶血症、难以解释的高血糖、难以解释的发热或移植区压痛。但这些指标均缺乏敏感性及特异性,病理检查是诊断排斥反应的金标准。常用的有手术活检、经皮细针穿刺、经膀胱镜或其他内镜活检。目前超声引导下经皮细针穿刺已成常规检查,但穿刺活检仍存在出血、胰腺炎、胰漏、肠穿孔及肠梗阻等并发症。胰腺移植术后血栓形成是导致移植物功能丧失的主要原因之一,而且常需行急诊移植胰切除。

(二)胰岛细胞移植 自从Lacy于1967年发表胰岛细胞移植可治愈糖尿病动物后,胰岛细胞移植发展至今已有40年。分为:①自体胰岛移植;②异体肾移植后胰岛移植(IAK);③异体肾胰岛联合移植(SIK);④异体胰岛细胞移植。供胰主要来源于成人或胎儿胰岛。胚胎胰腺内胰岛组织含量丰富,外分泌组织较少,且其免疫原性可能较成人胰腺组织低。选择胰岛植入部位的原则是简单、安全和有效。

目前有门静脉内、脾内、肾包膜内、腹腔内和肌内注射等方法。经门静脉移植入肝内是比较理想和方便的方法，比较接近生理状态下的胰岛素代谢途径，但操作相对较复杂。到目前为止，接受异体移植成功的患者最长已有6年以上不需胰岛素治疗，自体移植则有12年不必胰岛素治疗。根据2001年国际胰岛移植登记处的记录，1990—2000年间，自体移植的成功率达71%。而人体异体胰岛移植的成功率在Edmonton胰岛移植方案提出后得到提高。由于胰腺来源有限，所以胰岛细胞移植的首选对象通常是严重低血糖的T1DM患者，并避开肾功能不良者。通过提高胰岛细胞产量、移植前胰岛培养和预先免疫抑制治疗等多种措施可成功实现单供体胰岛细胞移植治疗T1DM。猪胰岛细胞移植也获得了明显的治疗效果，有的患者胰岛素用量减少80%以上。这项研究使中国成为世界上较早开展异种胰岛细胞移植治疗糖尿病临床研究的少数几个国家之一。国际上普遍采用的胰岛细胞移植方法是将胰岛细胞通过门静脉植入，这种方法有时可能造成肝坏死，而王维和莫朝晖教授改用通过肝动脉移植，其安全性大大增加。

影响移植效果的因素主要有：①移植胰岛的数量；②移植胰岛的质量，包括分离、培养和提纯等的质量；③移植部位；④免疫排斥。预防免疫排斥的措施主要是应用免疫抑制剂、降低移植物的免疫原性和利用免疫隔离系统等。目前对排斥反应尚缺乏快速有效的诊断方法，下列情况提示有排斥反应：FPG>11.1mmol/L(200mg/dl)，血清胰岛素和C肽下降，临床症状复发等。

（三）微囊胰岛移植　微囊胰岛移植的基本原理是通过人工屏障将移植物与宿主的免疫系统隔离开来。胰岛组织被包裹在人工合成的具有选择通透性的膜（半透膜）囊中，此膜可以阻止宿主对移植物的免疫排斥。小分子量的物质如营养物质、电解质、氧和分泌的生物活性物质可以通过此膜交换，而免疫细胞和其他产生排斥作用的代谢物则被隔离或被清除。微囊移植后可出现移植后的囊周纤维化，其原因不明，可能与下列因素有关：①补体的活化、凋亡细胞细胞因子释放和囊周细胞黏附；②微囊的长期稳定性、完整性及影响微囊膜理化特性的海藻钠单体的异物刺激作用。

（四）干细胞移植

1. 胰岛干细胞移植　胰岛移植面临的难题之一是每位受体需要移植大约10万个胰岛，所以要有足够量的胰岛供体，而目前胰腺供体相当匮乏。为了缓解这个矛盾，科学家们开发了胰腺干细胞移植。胰腺干细胞移植治疗糖尿病的优点[42,43]：①一旦建立了可大量诱导分化得到胰岛细胞的细胞系，就可大规模生产可供移植的胰岛细胞；②通过自体干细胞诱导分化得到的胰岛细胞，可避免同种异体移植带来的免疫排斥反应；③成体干细胞的应用将避开胚胎干细胞研究所涉及的伦理道德问题。具有多分化潜能、在合适的外源性刺激条件下可分化形成胰腺内外分泌组织的细胞称为胰腺干细胞，可有以下来源：①胚胎干细胞（embryonic stem cell，ES），具有多向分化及不断增殖的能力，在适当条件下可被诱导分化为多种细胞或组织；②胰腺导管干细胞，用胶原酶消化成年非肥胖糖尿病模型小鼠（NOD鼠）的胰腺导管组织，经一系列培养后可分化形成“生胰岛细胞（islet producing cell，IPC）”，IPC可进一步分化成有组织结构的胰岛细胞团，包括α、β和δ细胞，可表达一系列胰岛标志，分泌胰岛素并与葡萄糖剂量相关；③巢素蛋白（nestin）阳性的胰岛前体细胞，可由其诱导分化得到胰岛细胞；④人体可增殖性胰岛细胞；⑤通过转分化得到胰岛素分泌细胞。转分化是指在适当条件下一种组织细胞分化为另一种组织细胞的过程。

胰腺干细胞移植的研究还处在初步阶段，尚停留在动物实验阶段。要进行广泛的临床研究还面临很多问题：①诱导分化得到的胰岛细胞的胰岛素分泌量小，不能满足临床的需要。②T1DM患者自身体内存在针对胰岛细胞的免疫反应，若植入由其自身干细胞分化成的胰岛仍将可能会受到攻击。亦有研究建议发展“生物相容性免疫保护微囊技术”，将胰岛细胞用一种选择性透过材料包裹，允许胰岛素等小分子自由通过，但不允许免疫系统细胞与之接触。③存在植入物出现瘤变的可能。④成体干细胞含量少，很难分离和纯化，且数量随年龄增长而降低。

胰腺和胰岛移植以及干细胞移植试图通过重建内源性胰岛素分泌而成为在T1DM治疗中寻找可能替代治疗的新方向。在过去几十年中已有多个城市的研究中心进行了胰腺和胰岛移植。研究表明，胰岛移植可以使部分患者脱离胰岛素治疗，并维持血糖稳定达2年。但全胰腺和胰岛移植的长期效益并不明确，而且由于缺乏供体器官以及需要终生免疫抑制治疗，因此存在很大局限性。干细胞是一种非特化细胞，具有分化潜能，特定条件下，干细胞能够分化为超过200种的细胞类型。具有分化为胰腺细胞潜能的细胞类型包括：成体/组织干细胞（成体胰腺细胞自身、胰源多潜能前体细胞、胰管细胞、肝细胞和脾细胞等）、胚胎干细胞、骨髓间充质干细胞和骨髓造血干细胞等。成体/组织干细胞可以在体外诱导分化为表达胰岛素的细胞，并逆转糖尿病鼠的高血糖。但缺点是成体/组织干细胞需要进行体外诱导，诱导分化后对细胞的确认以及移植后安全性问题是困扰成体/组织干细胞临床应用潜能的最大难点。对胚胎干细胞涉及人胚胎干细胞使用的伦理问题，以及由于胚胎干细胞较强的增生能力和发展为畸胎瘤的风险，使得胚胎干细胞的应用潜能受到限制。近年的体细胞核转移技术可将动物的体细胞转化为胚胎干细胞，但目前还不能证明这种方法对人类细胞有效。小鼠和大鼠骨髓间充质干细胞体外具有分化为胰岛素分泌细胞的潜能，在转录因子诱导下分化为胰岛素表达细胞，并可以逆转糖尿病鼠的高血糖。骨髓造血干细胞移植通过免疫清除和免疫重建治疗自身免疫疾病，其优势包括：相对短时间内恢复血细胞生成，尽早恢复免疫功能，较少的并发症如感染和出血，以及住院时间缩短等等。人骨髓来源的间充质干细胞虽然可以提供分化为胰腺内分泌表型及胰岛素分泌细胞的可能性，然而，距离临床应用和治疗目标还有多少距离？我们在运用干细胞移植治疗新诊断的T1DM方面做了些探索，并取得了一定疗效。无论是外周造血干细胞还是间充质干细胞移植都存在其长期疗效的稳定性及其移植后安全性问题。

2. 其他干细胞移植　目前报道的有外周血干细胞、骨髓干细胞和脐血干细胞等，但均未应用于临床。

【早期干预预防】

（一）早期预防　随着对T1DM大规模高危人群及临

床前期患者筛查研究的进展,如何实施早期干预治疗,以预防或延缓糖尿病的发生,日益受到重视。针对T1DM的发病阶段,可将免疫干预划分为:①临床前期免疫干预:针对T1DM前期,此为一级预防,旨在阻止或减少T1DM的发生;②临床期免疫干预:针对缓慢进展的T1DM(即LADA的非典型阶段)、T1DM蜜月期和初发T1DM(病程<2个月)为二级预防,目的是保留残存的胰岛β细胞功能,推迟T1DM的出现和减少酮症酸中毒发生,主要是调控机体免疫功能,防止糖尿病急、慢性并发症的发生和发展。目前可尝试用于人类T1DM的免疫干预措施见表4-2-4-41。目前免疫干预治疗的一个重点是免疫耐受研究。有作者报道维生素D治疗能降低儿童糖尿病进展的危险性。北欧T1DM的发病率比南欧高,认为可能与北欧日照时间少、维生素D产生减少相关。

表4-2-4-41 1型糖尿病的免疫干预措施

干预措施	措施	使用时机
营养预防	母乳喂养	新生儿和早期婴儿
	避免接触牛奶蛋白	
抗原耐受	口服胰岛素	早期
	口服GAD	早期
自由基清除剂	烟酰胺	早/中/晚期
β细胞恢复	早期胰岛素/二氮嗪/奥曲肽	晚期
免疫抑制剂	环孢素	晚期
	硫唑嘌呤	晚期
抗炎症制剂	甲哌噻庚酮(ketotifen)	晚期
非特异性免疫调节剂	光泳(photophoresis)	晚期
	卡介苗接种	
	胸腺生成素	
	1,25-$(OH)_2D$	
半特异性免疫调节剂	抗CD4单克隆抗体	
	抗CD3单克隆抗体	

1. 一级预防 一级预防的一般措施是:①加强宣传糖尿病知识,如糖尿病的定义、症状、体征、常见的并发症以及危险因素;②提倡健康的行为,如合理饮食、适量运动、戒烟限酒和心理平衡;③定期检查;一旦发现有糖耐量受损(IGT)或空腹血糖受损(IFG),尽早地实行干预。一级预防的重点人群是:①年龄≥45岁;体重≥正常体重的115%或BMI≥25kg/m^2者;有糖尿病家族史者;以往有IGT或IFG者;有高密度脂蛋白胆固醇降低和/或高甘油三酯血症者;有高血压和/或心血管病者。②年龄≥30岁的妊娠妇女;有妊娠糖尿病史者;曾有分娩大婴儿(出生时体重≥4kg)者;有不能解释的滞产者;有多囊卵巢综合征的妇女;常年不参加体力活动者。③使用一些特殊药物者,如糖皮质激素和利尿剂等。

改变生活方式的目标:①使BMI达到或接近24kg/m^2,或至少减重5%~7%;②每日至少减少总热量400~500cal;③饱和脂肪酸摄入占总脂肪酸摄入的30%以下;④体力活动增加到250~300分钟/周。

2. 二级预防 二级预防是预防糖尿病并发症的发生。防治糖尿病并发症的关键是尽早地发现糖尿病,尽可能地控制和纠正患者的高血糖、高血压、血脂紊乱和肥胖以及吸烟等致并发症的危险因素。对糖尿病患者定期进行糖尿病并发症以及相关疾病的筛查,了解患者有无糖尿病并发症以及有关的疾病或代谢紊乱,如高血压、血脂紊乱或心脑血管疾病等,以加强相关的治疗措施,全面达到治疗的目标。对所有糖尿病患者,加强糖尿病并发症教育,如并发症的种类、危害性、严重性、危险因素和预防措施等。在糖尿病治疗方面强调非药物治疗的重要性;饮食治疗是基础治疗,对于每例糖尿病患者都应确立血糖控制目标,同时注意保护残存的胰岛β细胞功能;T1DM患者应该尽早地开始行胰岛素治疗,在加强血糖监测的基础上,控制好全天的血糖。必须强调糖尿病治疗要全面达标,即除了血糖控制满意外,还要求血脂、血压正常或接近正常,体重保持在正常范围,并有良好的精神状态;血压的控制和血脂紊乱的纠正以及戒烟等至关重要;加强糖尿病教育,使患者掌握有关知识。积极开展和推广自我血糖监测技术,教会患者如何监测血糖以及监测的频度,对用胰岛素治疗的患者,应学会自己调整胰岛素用量的方法。

对于新发现的糖尿病患者,尤其是T2DM患者,应尽可能早地进行并发症筛查,以尽早发现和处理。具体并发症筛查包括:视力和扩瞳查眼底;标准12导联心电图,卧位和立位血压;尿常规、镜检、24小时尿白蛋白定量或尿白蛋白与肌酐比值、血肌酐和尿素氮并发症筛查;四肢腱反射;音叉振动觉或尼龙丝触觉;足背动脉、胫后动脉搏动情况和缺血表现;皮肤色泽、有否破溃、溃疡、真菌感染、胼胝和毳毛脱落等,并询问有关症状;血脂(胆固醇、甘油三酯、LDL-胆固醇和HDL-胆固醇)、血尿酸和电解质等。

3. 三级预防 三级预防是减少糖尿病的致残率和死亡率。大量的相关研究证实,严格地控制好血糖和血压可以降低糖尿病患者的死亡率和致残率。通过有效的治疗,慢性并发症的发展在早期是可能终止或逆转的。定期地进行眼底并发症的筛查;在控制好血糖的基础上,对于有激光治疗指征的视网膜病变,及时给予治疗;视网膜剥离和糖尿病性青光眼可以进行手术治疗而避免患者失明;糖尿病合并白内障可以通过手术治疗而使患者重见光明。严格控制好血糖和血压;首选的降压药为血管紧张素转化酶抑制剂或其受体的抑制剂;有效地控制好血糖和血压,适当地限制蛋白摄入,尤其是植物蛋白的摄入,能明显地延缓糖尿病肾病的发生与发展。预防周围神经病变,如痛性神经病变,患者在血糖满意控制并稳定一个时期后,病情可得到缓解或好转。教会糖尿病患者如何进行糖尿病控制和足的保护,可以使截肢率明显下降。

4. 保护胰岛β细胞 早期发现、早期诊断T2DM,给予正规、有效、积极而理性的治疗,对控制病情和保护胰岛β细胞功能非常重要。糖尿病早期β细胞仅有部分的功能受损,且是可逆转的,此时应不失时机地采取控制饮食、适当运动等生活方式干预和必要的药物治疗,使血糖控制达标,从而使β细胞功能得到最大程度的恢复。应早期联合胰岛素治疗或胰岛素替代治疗,以使血糖达标,解除糖毒性对β细胞损害。此外,要进一步研究和开发新的促进β细胞再生的药物。

（二）个体化护理 糖尿病是一种慢性终身性疾病，需要坚持长期合理的治疗和护理。糖尿病护理的目的是：①教育患者和其家属如何做好自我护理工作；②安排和实施自我护理的教育工作；③教育和指导健康的生活方式；④指导和具体解决社会心理问题；⑤对患者进行长期的病情追踪。1996年，IDF已将糖尿病的五项基本治疗措施列为饮食治疗、运动治疗、药物治疗、糖尿病教育和自我血糖监测。护理工作的任务就是要帮助患者在尽可能条件下，严格控制血糖，根据血糖测定结果及时调整药物用量。如用快速血糖测定仪自测血糖，正确指导患者按要求操作，使结果可信，尽量减少误差。发达国家在经过漫长的摸索与实践后，形成了各具特色的护理模式。这些模式各有其优缺点，但总的趋势是让护理走进社区和家庭，使护理与康复和预防结合。

（三）1型糖尿病的寿命差异与防治 自从应用胰岛素治疗糖尿病以来，T1DM的寿命明显增加，但仍显著低于正常人群（图4-2-4-10），其原因主要是高血糖症引起的心血管病并发症（图4-2-4-11）。1991年报道的60岁以下的T1DM标准死亡率为9.1（男性）和13.5（女性）[2]。继而报道，在英国的30岁前发病的23 751例T1DM病患者中，1972—1993年间的心血管病死亡已超过2000[3]，女性明显高于男性。T1DM亚组的部分患者可存活至老年，虽然血糖控制不佳，但无明显并发症。血糖升高不能完全解释这种现象，而更可能与脂质代谢有关（图4-2-4-12）。HDL-胆固醇水平与寿命呈正相关，另外，如果患者患病15~20年后仍无明确肾病和代谢综合征，提示能长期存活。长寿遗传因素以及没有高血压也在长寿中发挥作用（影响T1DM结局的因素见图4-2-4-13）。心血管病与肾病的风险关系见表4-2-4-42。

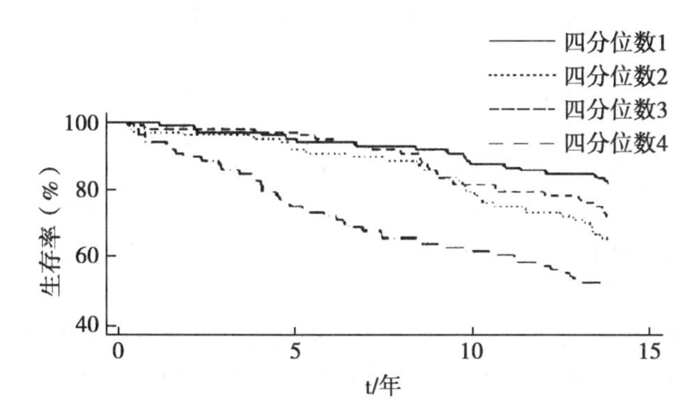

图4-2-4-10 血糖控制对全因死亡率的影响

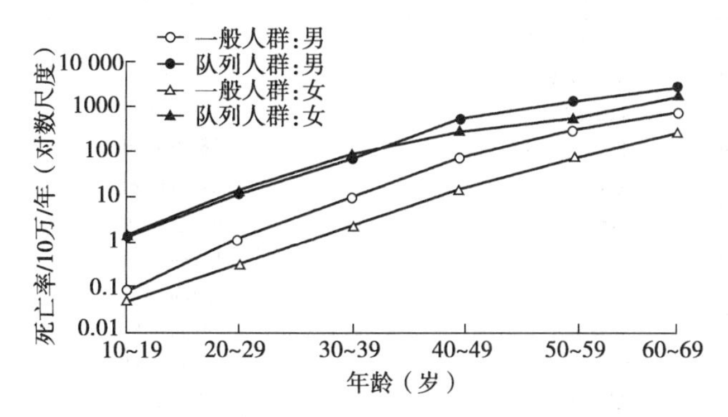

图4-2-4-11 1型糖尿病与普通人群的缺血性心脏病死亡率

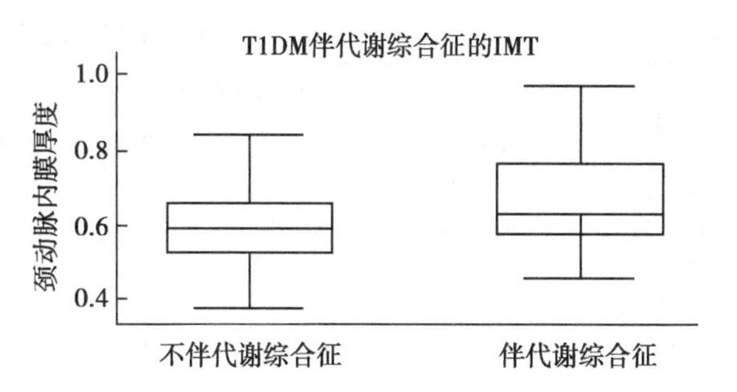

图4-2-4-12 1型糖尿病伴或不伴代谢综合征患者的颈动脉内膜厚度（IMT）

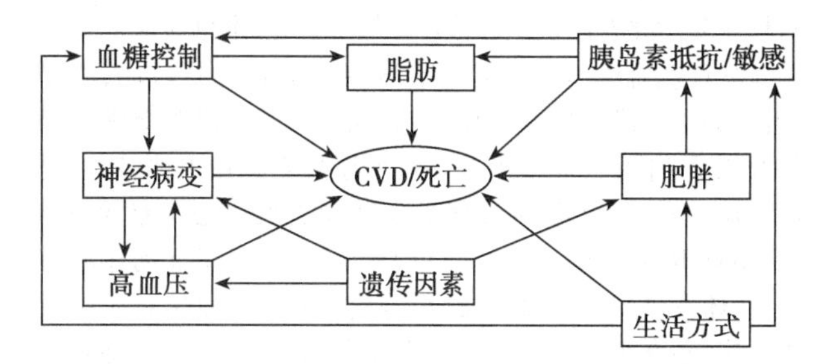

图4-2-4-13 影响1型糖尿病结局的因素

表4-2-4-42 1型糖尿病心血管病与肾病的风险关系

	全因死亡风险	心血管病死亡发现	缺血性心脏病风险
血清肌酐>120μmol/L	5.1	6.29	4.25
微量白蛋白尿	1.32	1.44	1.40
明显白蛋白尿	2.4	2.57	1.77

【病例报告1】

（一）病例资料 患者29岁，男性。患1型糖尿病12年，无糖尿病家族史、无饮酒史和吸烟史。因胰岛素治疗过程中血糖控制不良，反复发作低血糖症和直立性低血压于2014年6月18日入院。患者一直应用胰岛素治疗，病情控制不佳，近3个月来反复发作低血糖症和直立性低血压，空腹血糖3.6~12.9mmol/L，餐后血糖9.4~14.7mmol/L，偶尔发生低血糖症（空腹3.3mmol/L，餐后4.3mmol/L）；HbA_{1c} 10.2%；IAA抗体和GAD抗体阴性。立位血压100/60mmHg，卧位150~180/90mmHg。入院后血清总胆固醇3.68mmol/L，甘油三酯0.41mmol/L，高密度脂蛋白-胆固醇1.1mmol/L，低密度脂蛋白-胆固醇2.39mmol/L，尿素氮9.61mmol/L，肌酐87.1μmol/L，尿酸214μmol/L，卧位血清醛固酮177.3ng/ml，立位149.4ng/ml，肾上腺素248.57ng/ml，多巴胺106.45ng/ml；上午8点、下午16点和午夜24点的血清皮质醇分别为339、142和52.1nmol/L，甲状腺功能正常。患者曾在多家医院就诊，曾使用甘精胰岛素+α糖苷酶抑制剂、甘精胰岛素+吡格列酮、甘精胰岛素+胰岛素类似物预混剂、甘精胰岛素+口服降糖药物等方案治疗，均反复发生低血糖症（3~4mmol/L），多数发生在早晨5~8时，而白天10~13时血糖高达10~18mmol/L。本次住院后1周中的治疗反应亦如此（表4-2-4-43），且在夜间监测到多次低血糖症发作（血糖2.1~3.6mmol/L）。

表 4-2-4-43 治疗方案调整及血糖监测情况

日期	胰岛素剂量(U)				血糖(mmol/L)变化				
	治疗方案	早餐前	晚餐前	睡前	空腹	早餐后	午餐后	晚餐后	睡前
6月19日	诺和锐30	8	8		13.0	12.6	23.8	3.3	6.9
6月25日	甘精胰岛素+α 糖苷酶抑制剂	12	8		7.8	4.3	14.3	2.7	10.8
7月1日				7	7.0	8.3	11.8	13.3	16.7
7月5日					5.4	7.9	12.1	11.8	14.2
7月8日	诺和灵 N+α 糖苷酶抑制剂	9	7		7.1	6.9	7.4	8.3	14.3
7月12日					7.9	11.3	14.5	16.1	18.1

注:本病例资料由南昌市第二医院内分泌科张玮提供

(二)病例讨论 本例的1型糖尿病诊断正确,但是对糖尿病的并发症认识和诊疗不够。首先,本例应该着重明确直立性低血压与心率的关系,如果卧位时血压较高,心率较慢,而立位或座位时血压较低且心率加快,说明交感神经的升压反应障碍,即很可能存在糖尿病心脏自主神经病变。此时还需要进行心脏神经病变检测,如深呼吸心率差异(HR variation,R-R variation)、站立位心率反应、Valsalva 动作心率反应、体位改变时的血压反应、持续握拳时的血压对肌肉收缩反应、心率变异性、压力反射敏感性等。其次,需要确定血压变化与低血糖症发作是否存在因果关系,因为急性低血糖发作时往往伴有明显的血压升高(本例似乎无关)。在排除上述两种可能性后,应重点考虑1型糖尿病的另一个并发症——低肾素性低醛固酮血症。临床上,低肾素性醛固酮缺乏症以高血钾、低钠血症、低血容量、直立性低血压、尿盐丢失以及伴或不伴代谢性酸中毒为主要表现。

糖尿病慢性肾病是引起低肾素性低醛固酮血症的最常见原因。糖尿病自主神经病变使肾素释放减少。肾素原转化为肾素缺陷,一些低肾素低醛固酮血症患者激肽释放酶水平低下。肾实质损害,肾脏合成舒血管的前列腺素(尤其是 PGI_2)减少,其介导的肾素释放亦相应减少。本综合征多发生于中老年人,以50~70岁男性多见。半数患者合并糖尿病肾病。当糖尿病病程超过10年以上时,75%伴有选择性醛固酮缺乏症。医师可能因本例的肾功能仍正常而否定低肾素性低醛固酮血症诊断,但是消瘦与老龄病例在肾功能减退后,肌酐可能是正常的,值得特别注意。本例及时进行了卧位和立位状态时的血浆肾素与醛固酮水平测定,为该并发症的诊断提供了依据。

2型糖尿病早中期患者的胰岛素抵抗明显,但一些病例在体重显著降低后,胰岛素敏感性增加,尤其在并发慢性肾病后,胰岛素清除减慢,热量摄入和饮食治疗不稳定,这些均是诱发低血糖症的重要原因。因此,对这些患者并不强调严格控制高血糖症,以免反复出现低血糖发作。本例试图通过改变胰岛素剂型与联合用药方案来避免低血糖发作是失败的,其主要原因是没有事先恢复正常体重。因为肝糖原和肌糖原贮存不足,空腹状态的肝糖输出障碍,加上胰岛素作用,不能通过改变胰岛素剂型与联合用药方案来降低低血糖症风险。

【病例报告2】

(一)病例资料 患者25岁,男性。因昏迷入院,除儿童期患有青光眼外,无其他特殊病史。入院前5天突然出现流感样症状。体温37.8℃,血糖1049mg/dl,尿酮体阳性。动脉血 pH 6.97,诊断为糖尿病酮症酸中毒,给予静脉输注胰岛素和液体治疗。第二天出现胸痛,心电图显示ST段抬高,可疑为急性心肌梗死转院。血压122/64mmHg,脉搏95次/分,体温36.6℃,血清胰酶和肝酶升高,血磷1.0mmol/L,HbA_{1c} 6.4%,C肽测不到(表4-2-4-44)。腹部CT未见异常。结合上述的高血糖症、正常 HbA_{1c}、酮症酸中毒和C肽降低符合暴发性1型糖尿病诊断。心电图Ⅱ、Ⅲ、aVF 和 V_{4-6} 的ST抬高,心肌酶升高,超声心电图显示左室心肌运动功能障碍,射血分数45.3%,冠脉造影未见异常。第三天CMR显示左室外膜下心肌弥漫性Gd摄取增强,提示心肌水肿,双期 ^{201}Tl-BMIPP 和 ^{123}I-BMIPP-SPECT 显影见心肌病变更为广泛(急性心肌炎),同时检测了抗流感病毒A和B、埃可病毒、腺病毒、柯萨奇病毒 A2/9/16/B1-6、巨细胞病毒和麻疹病毒抗体滴度,其中抗柯萨奇病毒B4抗体1∶64,1个月后降至1∶32。

表 4-2-4-44 血液生化变化

指标	测得值	指标	测得值
粒细胞	17 000/mm³	乳酸脱氢酶	543U/L
血细胞比容	37.0%	肌酸激酶	1753U/L
血红蛋白	12.6g/dl	肌酸激酶-MB	161U/L
血小板	180 000/mm³	肌钙蛋白 I	18.2ng/ml
HbA_{1c}	6.4%	尿素氮	24.9mg/dl
抗 GAD 抗体	5.3U/ml	肌酐	0.76mg/dl
抗 IA-2 抗体	<0.4U/ml	钠	131mmol/L
空腹C肽	<0.03ng/ml	钾	3.5mmol/L
总蛋白	5.1g/dl	氯化物	9mmol/L
白蛋白	3.0g/dl	磷	1.0mmol/L
天冬氨酸转氨酶	156U/L	淀粉酶	216U/L
丙氨酸转氨酶	63U/L		

静脉胰岛素输注5天后改为皮下注射，给予卡培立肽(carperitide)和磷酸盐治疗心衰与低磷血症，第10天超声心动图复查已无心肌功能障碍，射血分数升至62.1%。第29天出院。

（二）病例讨论 本例的病情演变过程符合暴发性1型糖尿病，同时合并急性心肌炎。病毒感染、药物、毒素和系统性疾病均可诱发心肌炎。本例的流感样呼吸道感染，特别是柯萨奇病毒B4感染可能是暴发性1型糖尿病和急性心肌炎的病因。

（刘石平 周智广）

第5节 单基因糖尿病

综合征性1型糖尿病的发病与自身免疫损害密切相关，见于自身免疫性多内分泌腺综合征的多种类型。

【病因与发病机制】

（一）连锁不平衡 现已经确定三个基因与T1DM-自身免疫性甲状腺疾病(AITD)的易感性相关，但其他致病基因尚未确定。连锁不平衡的疾病原理是：假设2个SNP A和B均分别含有2个等位基因A1/A2与B1/B2，基因频率分别为p1/p2及q1/q2，那么可预计每两种SNP结合的频率；例如，A1B2结合的频率是p1×q2，而任何衍生出来的频率均是连锁不平衡(LD)所致；如果A1B2结合的概率明显高于预计频率(p1q2)，就意味着这两个等位基因在LD内[1-4]。

连锁不平衡数学模型显示，等位基因A1/A2的人群频率为0.3/0.7，而B1/B2为0.2/0.8；每种等位基因结合的预计频率见表4-2-5-1。例如，A1B1的频率为0.3×0.2=0.06。事实上观察到的频率(表4-2-5-1括号内)差异较大，例如A1B1为0.14，明显高于其结合的预计频率0.06。那么，A1和B1等位基因更容易以随机方式连锁(LD内)。HapMap工程预计发现，多数人类基因组由LD模块组成，含有SNP，SNP图中显示的2个LD模块被重组的热点分隔；每个模块含10个SNP。从每个模块中选择1个或多个SNP来代表该模块(标签SNP，tag-SNP)，用于模块与疾病的关联研究。结果发现，B8、DR3、DQa1 * 0501、DQB1 * 0201为自身免疫性损害的易感位点，DR4-DQB1 * 0302为胰岛素分泌细胞的易感位点；DR3/4、DQ2/DQ8、DRB1 * 0404为Addison病的易感位点，DR5为Schmidt综合征的易感位点，而HLaDRB1 * 13为白癜风的易感位点；DQB1 * 03、DRB * 1104、DRB1 * 0401和DQB1 * 0301与秃顶相关[5-8]。T1DM和AITD的HLA研究结果见表4-2-5-2，T1DM同时发生AITD的HLA关联性研究结果见表4-2-5-3，T1DM与AITD的联合易感基因见表4-2-5-4。

表4-2-5-1 连锁不平衡频率

连锁不平衡基因频率	B1(q1)	B2(q2)
A1(p1)	P1q1	P1q2
A2(p2)	P2q1	P2q2
连锁不平衡数学模型	B1(0.2)	B2(0.2)
A1(0.3)	0.06(0.14)	0.24(0.16)
A2(0.7)	0.14(0.06)	0.56(0.64)

表4-2-5-2 T1DM和AITD的HLA研究

研究者/年份	国家	研究对象	例数	HLA等位基因/单倍体	OR/*P*值或%
Payami/1989	美国	T1DM-AITD	12例患者	DR4/DR3	*P*<0.001
Santamaria/1994	美国	T1DM-AITD	39例患者	DQB1 * 0201	*P*=0.0005
				DQB1 * 0302	*P*=0.03
Torfs/1986	美国	T1DM-AITD-RA	16个家族	DR3	44%
				DR4	39%
Dorman/1997	美国	T1DM先证者AITD一级亲属	25个家族	DQA1 * 0501-DQB1 * 0201	OR 2.2
Golden/2005, Levin/2004	北美	T1DM-AITD家族成员	55个家族	DR3-DQB1 * 0201 DR4-DQB1 * 0302	*P*=0.0002

注：OR：Odds ratio，比值比；RA：rheumatoid arthritis，类风湿关节炎

表4-2-5-3 T1DM伴AITD的HLA关联性

研究者/年份	国家/地区	研究对象	例数	HLA等位基因/单倍体	RR或*P*值
Chikuba/1995	日本	T1DM-GD	14	DR9	*P*<0.05
				DQA1 * 0301	*P*<0.05
				DPB1 * 0501	*P*<0.05
Huang/1996	美国	2型APS伴自身免疫反应	17	DR3-DQB1 * 0201	*P*<0.01
				DR4-DQB1 * 0302	*P*<0.01
		2型APS伴自身免疫反应	14	DR3-DQB1 * 0201	*P*<0.05
Chuang/1996	中国台湾	T1DM伴甲状腺自身抗体	23	DRB1 * 0405/DQA1 * 0301/DQB1 * 0401	RR=4.4
Holl/1999	德国	T1DM儿童甲状腺抗体	NS	DR3/DR4	*P*=0.08

续表

研究者/年份	国家/地区	研究对象	例数	HLA 等位基因/单倍体	RR 或 P 值
Wallaschofski/2003	德国	2 型 APS	29	DR3	$P<0.001$
				DR4	$P<0.05$
				DQA1 * 0301	$P<0.001$
				DQA1 * 0501	$P<0.05$
		3 型 APS	83	DR4	$P<0.025$
				DQA1 * 0301	$P<0.001$
Kim/2003	韩国	T1DM 伴甲状腺抗体	18	DQB1 * 0401	$P=0.0017$
Hashimoto/2005	日本	T1DM-AITD	24	DRB1 * 0405	$P<0.01$
				DRB1 * 0802	$P<0.0001$
				DQA1 * 03	$P<0.01$
				DQA1 * 0401	$P<0.0001$
				DQB1 * 0401	$P<0.01$

注:GD:Graves 病;APS:自身免疫性多内分泌腺综合征

表 4-2-5-4 T1DM 与 AITD 的联合易感基因

T1DM 与 AITD	SNP 或相关变异
APS3v 易感基因	
Ⅱ类 HLA 基因	6p21
CTLA-4	2q33
PTPN22	1p13
APS3v 可能易感基因	
CD25	20 个 SNP
胰岛素基因(INS/IDDM2)	11p15
TNF-α	-308G/A 启动子
	-238G/A 启动子
	-863C/A 启动子
PDCD-1(PD-1)	+7146G/A
	-606G/A
	+91C/T
	+202G/c
	+317/+318
	+6371G/A
	+7558C/T
	+7718T/C
IFIH1	rs1990760(A/G)
其他可能相关基因	
IL-4/IL-4R	-590C/T 启动子
维生素 D 受体	C/T(FokI)
IL-13	-1512A/C SNP
FOXP3	(GT)(n)和(TC)(n)微卫星
X 染色体位点	Xp

(二) T1DM 同胞儿研究 T1DM 同胞儿研究结果显示纯合子同胞儿的 T1DM 发病率明显高于双合子同胞儿,提示遗传因素在变异性 3 型自身免疫性多内分泌腺综合征病因中的重要意义(表 4-2-5-5 和表 4-2-5-6),目前的研究显示,MHC、INS、PTPN22、CTLA4、IL2RA/CD25、IFIHI/MDA5 和 FoxP3 基因是 T1DM 的易感基因和发病的遗传基础[9-13],T1DM 伴有的自身免疫性疾病见表 4-2-5-7。

(三) 综合征性 T1DM T1DM 常伴有自身免疫性甲状腺病、过敏性肠病、Addison 病或其他自身免疫性疾病,这些疾病可同时或先后发生于同一个体,称为自身免疫性多内分泌腺综合征(APS)或 X-性连锁免疫调节障碍性多内分泌腺病-肠病综合征(IPEX)(表 4-2-5-8)。APS-1 的特点是慢性念珠菌感染、慢性甲旁减、Addison 病和自身免疫性甲状腺病;自身免疫性肾上腺皮质功能减退症伴自身免疫性甲状腺病和/或 T1DM 称为 APS-2;APS-3 的特点是自身免疫性甲状腺病伴自身免疫性 T1DM,但无 Addison 病或甲旁减。

【临床类型与表现】

单基因糖尿病是指由于单个基因突变引起的以糖代谢紊乱为主要表现的一类糖尿病,其病理生理事件与遗传因素密切相关(表 4-2-5-9 和表 4-2-5-10)。单基因糖尿病是相对于 1 型糖尿病和 2 型糖尿病提出来的。临床上的单基因糖尿病有四种不同的表型:①新生儿糖尿病,根据病情演变方式又可分为暂时性新生儿糖尿病和永久性新生儿糖尿病两种;②青少年发病的成人型糖尿病(maturity-onset diabetes of the young,MODY),大致分为 10 多种临床类型;③家族性"2 型糖尿病"或家族性"1 型糖尿病";④伴有糖尿病表型的遗传综合征(如 Wolcott-Rallison 综合征、Donohue 综合征、Wolfram 综合征、A 型胰岛素抵综合征、抗家族性部分性脂肪营养不良症、全身性脂肪营养不良症等)。

表 4-2-5-5 T1DM 同胞儿研究

报道者	纯合子同胞儿			双合子同胞儿		
	患病者	总数	%	患病者	总数	%
Gottlieb	9	30	30	2	70	2.9
Harvald	38	83	45.8	22	158	13.9
Tattersall	65	96	67.7	N/A	N/A	N/A
Barnett	80	147	54.4	N/A	N/A	N/A

续表

报道者	纯合子同胞儿			双合子同胞儿		
	患病者	总数	%	患病者	总数	%
Matsuda	9	19	47.3	1	13	7.6
Leslie	113	211	53.5	0	21	0
Kumar	38	132	28.9	13	105	12.4
Kaprio	3	23	13	2	81	2.4
Redondo	12	53	22.3	0	30	0
Total	367	794	46.2	40	478	8.4

表 4-2-5-6 T1DM 的易感基因

基因	基因位点	多态性	疾病相关等位基因	疾病保护等位基因
MHC	6p21	Ⅱ类(DQ+DR)	DR3/DR4, DQ(DQB1 * 0201-DQA1 * 0501-DRB1 * 03) DQ(DQB1 * 0302-DQA1 * 0301-DRB1 * 04)	DRB1 * 1501-DQB1 * 0602 DR2-DQA1 * 0102-DQB1 * 0602
		ClassⅢ MICA	MICA5(儿童发病) MICA5.1(成年/LADA)	
INS	11p15	Ⅰ类Ⅱ类Ⅲ类 VNTR 重复序列	Ⅰ类	Ⅲ类
PTPN22	1p13	rs2476601(C/T)	T 等位基因(620Arg>Trp)	
CTLA4	2q33	rs57563726(A/G49) rs3087243(CT60) (AT)n	G 等位基因 G 等位基因	A 等位基因 T 等位基因 86bp 等位基因
IL2RA/CD25	10p15	rs706778(A/G) rs3118470(C/T) rs41295061(A/C) rs11594656(A/T)	A 等位基因 C 等位基因 C 等位基因(C/C) T 等位基因(T/T+rs41295061)	G 等位基因 T 等位基因 A 等位基因 A 等位基因
IFIHL/MDA5	2q24	rs1990760(A/G)	G 等位基因(G/G+G/A)	A 等位基因(A/A)
FoxP3	Xp11-23		X-性连锁(IPEX)	

表 4-2-5-7 T1DM 伴有的自身免疫性疾病

疾病	病例总数(100)	男性病例(64)	女性病例(36)
甲减	25	5	20
Graves 病	2	1	1
甲状腺肿	2	2	0
维生素 B_{12} 缺乏症	5	4	1
Addison 病	4	3	1
白癜风	6	4	2
SLE	2	1	1
念珠菌感染	6	4	2
自身免疫性内分泌病家族史	28	20	8

表 4-2-5-8 自身免疫性多内分泌腺综合征的亚型比较

综合征	APS-1	APS-2	APS-3	IPEX
发病率	少见(发病率与种族相关)	1∶20 000	1∶20 000	罕见
发病年龄	婴儿	成年	成年	儿童或成年
致病基因	AIRE	DRB1 * 04 : 04/CTLA-4/PTPN22 HLADR3/DR4	HLADR3/DR4/DRB1 * 04 : 0/CTLA-4/PTPN22	FOXP3
遗传方式	常染色体隐性	常染色体显性(外显不全)	常染色体显性(外显不全)	常染色体显性
免疫耐受缺陷	中枢性负性选择	外周性 T 细胞活化 T_{reg} 细胞	外周性 T 细胞活化	外周性 T_{reg} 细胞
T1DM 发病率	2%~33%	约 40%	100%	80%

续表

综合征	APS-1	APS-2	APS-3	IPEX
临床特点	甲旁减/Addison病/黏膜皮肤念珠菌病	Addison病/T1DM/自身免疫性甲状腺病	T1DM/白癜风	肠病/T1DM/皮炎/湿疹
相关的自身免疫病	肝炎/肾炎/性腺(卵巢)功能衰竭/肺病/秃顶/白癜风/干燥综合征	肠病/恶性贫血/性腺(卵巢)衰竭/白癜风/垂体炎	自身免疫性甲状腺病	自身免疫性甲状腺病/溶血性贫血/血小板减少症/肝炎/肾炎/淋巴腺病

表4-2-5-9 糖尿病病理生理事件的遗传因素研究

	研究的事件	举例
1	反基因突变通过增加食欲导致肥胖	LEP/LEPR/POMC/MC4R/BDNF/TrkB突变
2	遗传介导的饱感引起体重差异和肥胖	MC_4R/BDNF多态性
3	调节胰岛β细胞功能的因素与肥胖相关而与遗传可能无关	KCNJ11/ABCC8/HNF1A/HNF4A突变引起的糖代谢异常可用磺脲类药物治疗
4	杂合子葡萄糖激酶突变不存在长期糖毒性	T杂合子GCK突变患者的病情稳定/血糖轻度升高/β细胞功能不随着增龄而恶化
5	胎儿暴露在轻度高血糖环境下β细胞功能无减退	GCK母亲生育的儿童β细胞功能正常
6	2型糖尿病β细胞功能缺陷的原因是多方面的	2型糖尿病原因磺脲类药物治疗失败而SUR1上游的单基因糖尿病对其有持久反应
7	严重抵抗的β细胞代偿反应不依赖于胰岛素受体信号系统	胰岛素受体突变完全失去功能者血清胰岛素显著升高
8	高胰岛素血症通过非胰岛素受体途径介导黑棘皮病与卵巢性高雄激素血症	胰岛素受体突变引起功能完全缺乏者发生严重的黑棘皮病和卵巢源性高雄激素血症
9	脂肪肝与血脂谱紊乱的发生依赖于胰岛素受体信号	胰岛素受体突变引起功能完全缺乏者存在明显高胰岛素血症/不导致脂肪肝或血脂谱紊乱
10	选择性受体后胰岛素抵抗发生代谢性血脂紊乱而非受体后胰岛素抵抗	脂肪肝与血脂谱异常常合并存在于代谢综合征性胰岛素抵抗患者中
11	不是所有的脂肪都是有害的	遗传性脂肪代谢缺陷者引起部分性或完全性体脂丢失后血脂谱紊乱脂肪肝和胰岛素抵抗加重

表4-2-5-10 引起糖尿病的单基因突变

基因	蛋白	突变方式	表型
细胞核相关基因			
PDX1/IPF1	胰腺-十二指肠同源蛋白1	Hom/CHet Het	胰腺发育不良(成年发病)
PTF1A	胰腺转录因子1A	Hom	胰腺和小脑发育不全
PTF1A增强子	非编码区	Hom/CHet	胰腺发育不良
GLIS3	锌指蛋白GLIS3	Hom	PNDM/甲减
NGN3	神经生长素3	Hom/CHet	PNDM/先天性迟发型腹泻
RFX6	DNA结合蛋白RFX6	Hom	PNDM/胰腺发育不良/肠闭锁/胆囊发育不良
GATA6	转录因子GATA6	Het	PNDM/成年发作的糖尿病/胰腺外分泌功能不全
GATA4	转录因子GATA4	Het	胰腺发育不良/心脏缺陷
NEUROD1	神经分化因子1	Hom	PNDM/小脑发育不良/感觉神经性耳聋/视网膜萎缩
		Het	成年糖尿病
PAX6	配对和蛋白Pax6	CHet	PNDM伴脑畸形
		Het	糖尿病伴虹膜缺失
PAX4	配对和蛋白Pax4		成年糖尿病
HNF1B	肝细胞核因子1B	Het	PNDM伴胰腺发育不良/RCAD综合征
MNX1	运动神经元与胰腺同源蛋白1	Hom	PNDM

续表

基因	蛋白	突变方式	表型
		Het	骶骨发育不良(无糖尿病)
KLF11	Krueppel 样因子 11	Het	成年糖尿病
HNF1A	肝细胞核因子 1A	Het	巨大儿新生儿低血糖症/青春期糖尿病
HNF4A	肝细胞核因子 4A	Het	巨大儿新生儿低血糖症/青春期糖尿病
细胞膜和细胞质相关基因			
SLC2A2	葡萄糖转运体 2	Hom	Fanconi Bickel 综合征/PNDM/TNDM
GCK	葡萄糖激酶	Het	轻度非进展性高血糖症
		Hom	PNDM
SLC19A2	硫胺转运体 1	Hom	PNDM/早发性巨幼红细胞贫血/感觉神经性耳聋
溶酶体基因			
SLC29A3		Hom/CHet	糖尿病/色素性多毛症
内质网功能相关基因			
WFS1	Wolframin 蛋白	CHet	糖尿病/尿崩症/视神经萎缩耳聋(1 型 Wolfram 综合征)
CISD2	含 CDGSH-铁-硫结构域的蛋白 2	Hom	2 型 Wolfram 综合征(无尿崩症)
EIF2AK3	真核翻译启动子 2A 激酶 3	Hom	PNDM/骨骼缺陷/生长发育迟缓(Wollcot-Rallison 综合征)
IER3IP1	早期反应 3-相互作用蛋白 1	Hom	小头畸形癫痫/PNDM(MEDS 综合征)
胰岛素合成与分泌相关基因			
INS	胰岛素	Hom/Het	PNDM/TNDM(成年发病)
		Het	成年糖尿病
BLK	酪氨酸蛋白激酶 Blk	Het	成年糖尿病
KCNJ11	KIR6.2	Het	PNDM/TNDM/成年糖尿病
ABCC8	SUR1	Het	PNDM/TNDM/成年糖尿病
外分泌胰腺相关基因			
CEL	胆盐活化的酯酶	Het	成年糖尿病/外分泌功能不全
自身免疫性糖尿病相关基因			
AIRE	自身免疫调节子	Hom/Het	系统性自身免疫性疾病
FOXP3	FOXP3 蛋白	X 性连锁	PNDM/腹泻/湿疹/自身免疫性甲状腺病
SIRT1	NAD-依赖蛋白去乙酰化酶 sirtuin-1	Het	成年自身免疫性糖尿病/胰岛素抵抗

注:CHet:compound 杂合子,复杂杂合子;Het:heterozygous,杂合子;Hom:homozygous,纯合子;MEDS:microcephaly,epilepsy and permanent neonatal diabetes syndrome,小头畸形-癫痫和永久性糖尿病综合征;NAD:nicotinamide adenine dinucleotide,烟酰胺腺嘌呤二核苷酸;PNDM:permanent neonatal diabetes mellitus,永久性新生儿糖尿病;RCAD:renal cysts associated with diabetes,肾囊肿伴糖尿病;TNDM:transient neonatal diabetes mellitus,暂时性糖尿病

新生儿糖尿病一般是指出生后1月内(个别在0.5~3岁发病)发生的需要胰岛素治疗的胰岛素缺乏性糖尿病,可分为永久性糖尿病和暂时性糖尿病两类。新生儿永久性糖尿病以 Wolcott-Rallison 综合征(WRS)最常见,WRS 是一种常染色体隐性遗传性骨病,亦称多发性骨骺发育不良症、早发性糖尿病或永久性新生儿糖尿病。其特点是新生儿期或早年发作的非自身免疫性1型糖尿病伴骨骼发育不良与生长障碍。到目前为止,已经有近60个病例报道,但在具有父母近亲结婚病史的新生儿和幼儿糖尿病患者中,以 WRS 最多见。糖尿病一般起病于6月龄前,骨骼发育不良起病于1~2岁。此外,患者可有急性肝衰竭、肾衰竭胰腺外分泌功能不全、智力障碍、甲减、粒细胞减少及反复感染等表现,骨折较常见。

胰岛β细胞功能缺陷引起单基因糖尿病,葡萄糖激酶磷酸化或糖酵解时,GLUT2 转运葡萄糖进入细胞内,ATP 敏感性钾通道(KATP)、KIR6.2 和 SUR1 亚基影响胰岛素分泌;核内转录因子异常导致细胞核病变、内质网应激或溶酶体功能障碍也引起糖尿病(图 4-2-5-1)。

(一)胰岛素基因突变引起的糖尿病 常染色体显性胰岛素基因突变导致β细胞功能紊乱和糖尿病的原因在于突变型胰岛素原的分子折叠异常,具有细胞毒性,引起的内质网应激破坏β细胞。单基因糖尿病(monogenic diabetes)包括2组病因异原性疾病,一组的病因与胰岛素分泌缺陷有关,另一组的病因是胰岛素反应异常[14-16](表 4-2-5-11)。这些糖尿病的发病年龄、临床表现和遗传方式均不相同,即使在同一单基因糖尿病中,也不完全相同。例如,MODY 甲状腺糖尿病上一代传至下一代,而多数永久性新生儿糖尿病为散发性基因突变所致[16]。单基因糖尿病的发病年龄差异极大,PNDM 发生于婴幼儿,MODY 见于青少年,而核纤层蛋白病(laminopathy)多见于中年人。

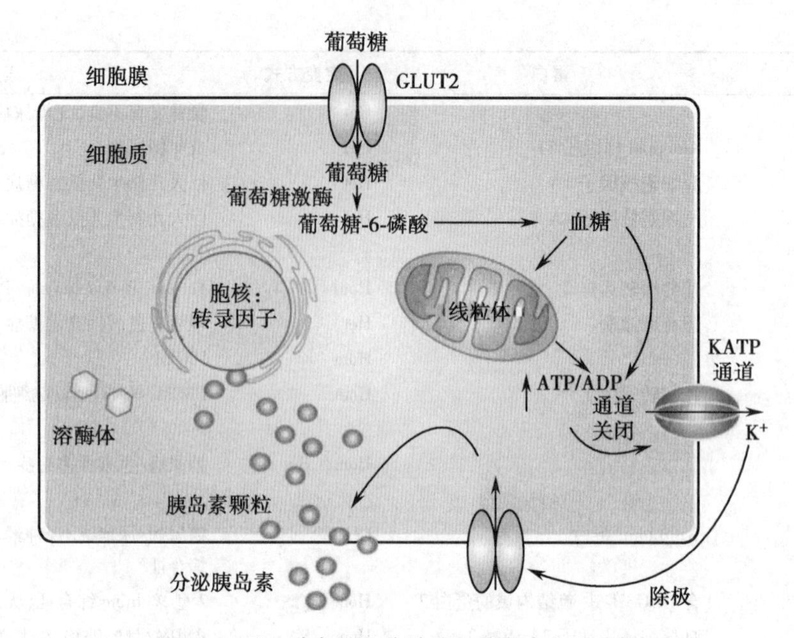

图 4-2-5-1 胰岛β细胞缺陷与胰岛素分泌功能

ADP：二磷酸腺苷；ATP：三磷酸腺苷；GLUT2：葡萄糖转运体2

表 4-2-5-11 单基因糖尿病的病因不均一性

β细胞糖尿病		胰岛素抵抗糖尿病	
年份	疾病	年份	疾病
1992—1999	HNF4A-MODY/GCK/HNF1A-MODY/HNF1B-MODY/IPF-MODY/Neurod1-MODY（MODY1~6）	1988	A型胰岛素抵抗
1992	MIDD	1988	Donohue综合征
1998	Wolfram综合征	2000	家族性部分性脂肪营养不良症
2004—2006	K通道亚基相关性PNDM	2002	全身性脂肪营养不良症
2007	胰岛素相关性PNDM		

在家族性2型糖尿病患者中，先后筛选出2型糖尿病相关单基因糖尿病，这些单基因糖尿病包括PPARG突变（Pro12Ala）引起的胰岛素抵抗综合征、KCNJ11突变（Glu23Lys）引起的永久性新生儿糖尿病、暂时性新生儿糖尿病和MODY、ABCC8基因突变（Ala369Ser）引起的HNF1B-MODY、WFS1基因突变（rs10010131，rs6446482）引起的Wolfram综合征等，见表4-2-5-12[17-19]。

INS基因突变后，β细胞不能生成和贮存功能正常的胰岛素分泌颗粒[20]，结构异常的胰岛素原不能做出折叠，诱导非折叠蛋白反应，异常胰岛素原分子在内质网被迅速降解，同时导致内质网应激，导致大量β细胞凋亡。由于上述过程的速度与范围不同，患者可表现为严重的胰岛素缺乏性永久性新生儿糖尿病或MODY样症状[21]。另一种常见类型是转录因子突变引起的常染色体显性遗传性MODY，突变的转录因子包括HNF1A、HBF1B、HNF4A、PDX1、NEUROD1等[22-26]，由于转录因子在β细胞中的表达时期与方式不同，因而各种MODY的发病年龄和特点也各异[27]，见表4-2-5-13。

表 4-2-5-12 单基因2型糖尿病

	染色体定位	单基因表型	T2DM相关性变异
PPARG	3	胰岛素抵抗综合征	Pro12Ala
KCNJ11	11	PNMD/TNDM/MODY	Glu23Lys
ABCC8	11	PNMD/TNDM/MODY	Ala369Ser
HNF1B	17	HNF1B-MODY	rs3110641
WFS1	4	Wolfram综合征	rs10010131/rs6446482
HNF1A	12	HNF1A-MODY	rs7957197
GCK	7	GCK-MODY/PNDM	rs1799884

表 4-2-5-13 单基因突变引起的胰岛素分泌缺陷

致病基因	蛋白/tRNA功能	临床表型
HNF1A/HNF1B/HNF4A/PDX1/NEUROD1/KLF11/PAX4	促进和调节β细胞分化/增殖与胰岛素合成	MODY/PNDM（双等位基因突变）
BLK	非受体酪氨酸激酶/调节胰岛素合成	MODY
SLC2A2（GLUT2）	转运葡萄糖至β细胞	Fanconi-Bickel综合征
GCK	β细胞ATP生成中的葡萄糖磷酸化	MODY/PNDM（双等位基因突变）
线粒体亮氨酰tRNA基因与其他线粒体基因	合成线粒体ATP	MIDD
KCNJ1/ABCC8	维持β细胞ATP敏感性K通道结构与功能	PNDM/TNDM/MODY
INS	变异胰岛素	PNDM/MODY

（二）变异3型自身免疫性多内分泌腺综合征 自身免疫性甲状腺病许多常见，患者可伴有其他自身免疫性内分泌腺病，如T1DM、或卵巢早衰、Addison病（Schmidt综合征）或Carpenter综合征，偶尔合并睾丸功能衰竭或甲旁减。患者亦可合并自身免疫性非内分泌腺病，如白癜风、恶性贫血、重症肌无力、自身免疫性胃炎、过敏性肠炎、肝炎、肾炎等。2型APS、IPEX和POEMS综合征患者常合并甲状腺病。

T1DM常伴有AITD，尤其多见于日本的女性人群，两种并存于同一患者时称为变异性3型自身免疫性多内分泌腺综合征（autoimmune polyglandular syndrome type 3 variant，APS3v）。病因未明，常与Ⅱ类HLA遗传位点DRB1 * 0405-DQB1 * 0401连锁，致病基因至少有细胞毒T淋巴细胞抗原4（cytotoxic T-lymphocyte antigen 4，CTLA-4）和蛋白酪氨酸磷酸酶非受体型22，其他相关基因可能很多，正在研究中[28,29]。日本患者的病因与DRB1 * 0405-DQB1 * 0401和CTLA4的GG基因型+49G>A与+6230G>A多态性相关，其他患者的遗传易感性与PTPN22和FOXP3或IL-2受体-α/CD25相关。T1DM为自身免疫性，发病年龄较晚，病情进展而其他临床特点与一般T1DM相同，胰岛素绝对缺乏，患者依赖于外源性胰岛素生存。自身免疫性甲状腺病主要见于女性，可有多种表型，如甲状腺肿、甲减、甲状腺结节伴甲减、甲状腺炎或Graves病。

（三）新生儿糖尿病 研究发现，至少有8个基因（IPF1/EIF2AK3/GK/FOXP3/KCNJ11/ABCC8/PTF1A/GLIS3）突变与新生儿糖尿病的发病机制相关，其中3个基因（父源6q24印记/KCNJ11/ABCC8）的突变主要引起新生儿暂时性糖尿病，而KCNJ11、ABCC8或EIF2AK3突变导致的糖尿病可在出生6月龄后或更晚的时间发病。由于上述定义容易造成诊断上的混乱与错误，近来提出，新生儿糖尿病的更确切定义是婴幼儿单基因糖尿病，发病时间是诊断新生儿糖尿病的重要依据（表4-2-5-14，表4-2-5-15），但因为突变基因的临床表型有较大差异，故发病年龄不能作为诊断的唯一依据。

表4-2-5-14 新生儿糖尿病的致病基因与临床特征

致病基因	PNDM/TNDM	遗传方式	胰外特点	糖尿病治疗
6q24印记缺陷	TNDM		巨舌/脐疝	胰岛素治疗至病情缓解
KCNJ11（Kir6.2）	PNDM/TNDM	AD	发育延迟/癫痫	可用磺脲类药物治疗
ABCC8（SUR1）	PNDM/TNDM	AD	发育延迟	可用磺脲类药物治疗
EIF2AK3（Wolcott-Rallison综合征）	PNDM	AR	骨骺发育不良/低骨量/急性肝衰竭/发育延迟/甲减	胰岛素
FOXP3	PNDM	X-性连锁	慢性腹泻/肠微绒毛萎缩/胰腺自身抗体/甲状腺自身抗体甲状腺炎贫血	胰岛素
INS	PNDM		无	胰岛素
GCK	PNDM	AR	父母亲杂合子	胰岛素
IPF-1	PNDM	AR	父母亲杂合子	胰岛素
PTF-1A	PNDM	AR	脑发育不良神经功能紊乱	胰岛素

注：INS：胰岛素基因；GCK，葡萄糖激酶；IPF-1：胰岛素启动子因子-1；PTF-1A：胰腺转录因子1α亚基；PNDM：永久性新生儿糖尿病；TNDM：暂时性新生儿糖尿病；AD：常染色体显性遗传；AR：常染色体隐性遗传

表4-2-5-15 单基因新生儿-儿童糖尿病

致病基因	位点	遗传方式	临床特点
胰腺发育异常			
PLAGL1	6q24	不定/基因印记	TNDM±巨舌±脐疝
ZFP57	6p22.1	AR	TNDM（多发性低甲基化综合征）±巨舌±发育延迟±脐疝±先心病
PDX1	13q12.1	AR	PNDM+胰腺发育不全（脂肪泻）
PTF1A	10p12.3	AR	PNDM+胰腺不发育（脂肪泻）+小脑发育不良+中枢性呼吸功能异常
HNF1B	17cen-q21.3	AD	TNDM+胰腺发育不良+肾囊肿
RFX6	6q22.1	AR	PNDM+肠闭锁+胆囊发育不良
GATA6	18q11.1-q11.2	AD	PNDM+先心病+胆道异常
GLIS3	9p24.3-p23	AR	PNDM+先天性甲减+青光眼+肝纤维化+肾囊肿
NEUROG3	10q21.3	AR	PNDM+肠腺病（吸收不良性腹泻）
NEUROD1	2q32	AR	PNDM+小脑发育不良+视野缺陷+耳聋
PAX6	11p13	AR	PNDM+小眼畸形+脑畸形
β细胞功能异常			
KCNJ11	11p15.1	自发性/AD	PNDM/TNDM±DEND
ABCC8	11p15.1	自发性AD/AR	TNDM/PNDM±DEND
INS	11p15.1	AR	单纯性PNDM或TNDM
GCK	7p15-p13	AR	单纯性PNDM
SLC2A2（GLUT2）	3q26.1-q26.3	AR	Fanconi-Bickel综合征（PNDM+高半乳糖血症+肝功能障碍）
SLC19A2	1q23.3	AR	Roger综合征（PNDM+硫胺反应性巨幼红细胞贫血+耳聋）

续表

致病基因	位点	遗传方式	临床特点
β细胞毁损			
INS	11p15.1	自发性/AD	单纯性PNDM
EIF2AK3	2p12	AR	Wolcott-Rallison综合征(PNDM+骨发育不良+反复肝损害)
IER3IP1	18q12	AR	PNDM+小头畸形+无脑回+癫痫性脑病
FOXP3	Xp11.23-p13.3	X性连锁/AR	IPEX综合征(自身免疫性肠病+湿疹+自身免疫性甲减+高IgE血症)
WFS1	4p16.1	AR	PNDM+视神经萎缩±尿崩症±耳聋

1. Wolcott-Rallison综合征(WRS)

(1)糖尿病:Wolcott-Rallison综合征(WRS)是新生儿糖尿病的最常见而典型例子(详见病例报告)。本病呈常染色体隐性遗传,多见于中东、北非、巴基斯坦和土耳其地区[30-35]。WRS的病因与编码真核转位的启动子2α激酶3(eukaryotic translation initiation factor 2α kinase 3,EIF2AK3;亦称PKR样内质网激酶,PERK)的基因突变有关[34,35]。PERK是内质网上的跨膜蛋白,调节“非折叠蛋白”(unfolded protein)的转位功能,其与IRE1和ATF6一道,均属于内质网的应激感受因子(stress sensors),调节和维持细胞的功能完整性。当其被激活磷酸化后,转位启动子eIF2α可降低蛋白的合成速率,同时激活应激相关蛋白(如ATF4),增加其他转录因子(ATF3和CHOP)表达,调节氨基酸代谢、氧化应激和细胞凋亡。WRS的临床变异与EIF2AK3突变类型似乎关系不密切,而且发病还与其他遗传因素及环境因素有关,因此本病可晚至老年期发病。目前发现的EIF2AK3基因的突变多达39种,均可导致其功能降低。常以酮症酸中毒起病,少数患者的发病可在1~3岁,但抗酪氨酸磷酸化酶(anti-tyrosine phosphatase,IA2)抗体阴性。EIF2AK3突变引起的各种病变均与组织发育不良有关,即胎盘、胰腺、体细胞、下丘脑和脑组织发育不良分别导致宫内发育迟缓(IUGR)、新生儿糖尿病、性发育障碍和智力低下。

(2)骨骼发育不良与矮小症:体细胞的体积和分裂次数是决定动物躯体体格尺寸的两个关键因素。正常情况下,人类的体细胞分裂7次,细胞数目增长128倍后,成为正常体格的成年人。如果促进体细胞分裂的调节机制障碍,就会导致矮小症。如EIF2AK3是促进细胞分化的重要因子,EIF2AK3突变后,体细胞可能只分裂5次,那么细胞数目仅增长32倍,导致体格尺寸降低75%。另一方面,如果细胞体积降低1/4,尽管细胞分离增长,但体格尺寸降低75%,仍可成为矮小症。不过,人与许多其他动物的体细胞体积并无明显差别,因而与小鼠相比,因为细胞数目相差3000倍,所以最终的躯体尺寸亦差异巨大。

WRS继糖尿病后,出现矮身材和骨骼发育不良症,步行困难或步态呈“鸭步”,骨密度低下,骨骼矿化不良。体检和影像检查可见多发性骨骺-骨干发育不良症(multiple epiphyseo-metaphyseal dysplasia),主要累及长骨、骨盆和脊柱,颅骨正常。膝关节照片可见股骨发育不良改变,干骺端膨大而不规则,股骨和胫骨骨骺扁平,腕骨和指骨的骨管生成缺陷,表现为骨管短而粗;腕骨骨化中心小而不规则,指骨近端尤其致密(锥状骨骺,cone-shaped epiphyses)。由于骨骼矿化不良,骨皮质变薄,骨骺矿化差,可出现驼背,脊柱关节不稳定,常伴有股骨头脱位或髋内翻,严重患者甚至出现脊髓压迫和运动神经病变;骨密度降低,常伴有多发性骨折。但是血清钙磷正常。

(3)肝功能障碍:诱因主要是上呼吸道感染,由于急性细胞溶解所致,肝脏肿大,肝酶活性升高,伴有或不伴有淤胆,常随细胞溶解停止后自动缓解。但严重者可发生多器官衰竭和低血糖症[36,37]。

(4)其他表现:可能伴有肾衰、胰腺外分泌功能不全、神经精神异常、神经运动功能障碍、中枢性甲减、中性粒细胞减少和反复感染[38-42]。少数患者还有牙齿、皮肤、心脏功能异常表现。

2. 其他新生儿糖尿病 其他新生儿糖尿病很多,但均少见(表4-2-5-15)。

(四)Schmidt综合征 Schmidt综合征属于2型APS的特殊亚型,患者以T1DM和自身免疫性肾上腺皮质功能减退症为特点,由于皮质醇和甲状腺激素缺乏,患者常伴有低钠血症。文献报道的病例可有低钠血症、甲减、自身免疫性甲状腺病、肾上腺功能不全(Addison病)等表现。

(五)僵人综合征 僵人综合征(stiff-man syndrome)是一种自身免疫性中枢神经系统疾病,患者以进行性肢体肌肉僵直、肌肉疼痛型痉挛和步行困难为特征,肌肉对外部刺激过多敏感,常诱发症状发作。鞘内介导克隆合成抗神经突触前与神经突触自身抗体,抑制脑和脊髓神经元GABA能神经冲动。其中,抗谷氨酸脱羧酶(GAD)抗体和其他自身抗体抑制GABA合成与释放,多数僵人综合征患者为特发性,少数为旁癌综合征的抑制表现。

临床上,约35%的僵人综合征患者伴有T1DM,病因与一般的自身免疫性糖尿病相同,可在僵人综合征前或后发病。部分还伴有自身免疫性甲状腺病、Graves病、Addison病、黏膜皮肤念珠菌病、肝炎、肾炎、性腺(卵巢)功能衰竭、秃顶、白癜风、干燥综合征等。突触前GAD为GABA合成的限速酶,amphiphysin属于突触前细胞质囊泡相关蛋白,调节GABA的释放;突触后的靶抗原为gephyrin和GABA-A-受体相关蛋白(GABARAP)。Gephyrin属于细胞质微管蛋白结合蛋白,其功能与GABA-A受体作用有关;通过GABARAP连接gephyrin与GABA-A受体,促进后者的再循环和有机化。85%以上的患者GAD抗体阳性,65%患者存在GABARAP抗体,5%存在amphiphysin抗体(图4-2-5-2)。

(六)青少年发病的成人型糖尿病 详见本章第8节。青少年发病的成人型糖尿病(MODY)的基本病理生理机制是原发性胰腺β细胞缺陷而非胰岛素抵抗,胰岛β细胞中葡萄糖刺激的胰岛素分泌功能障碍,β细胞功能常随着病程的延长而逐渐衰退。文献报道的MODY类型大约有10多

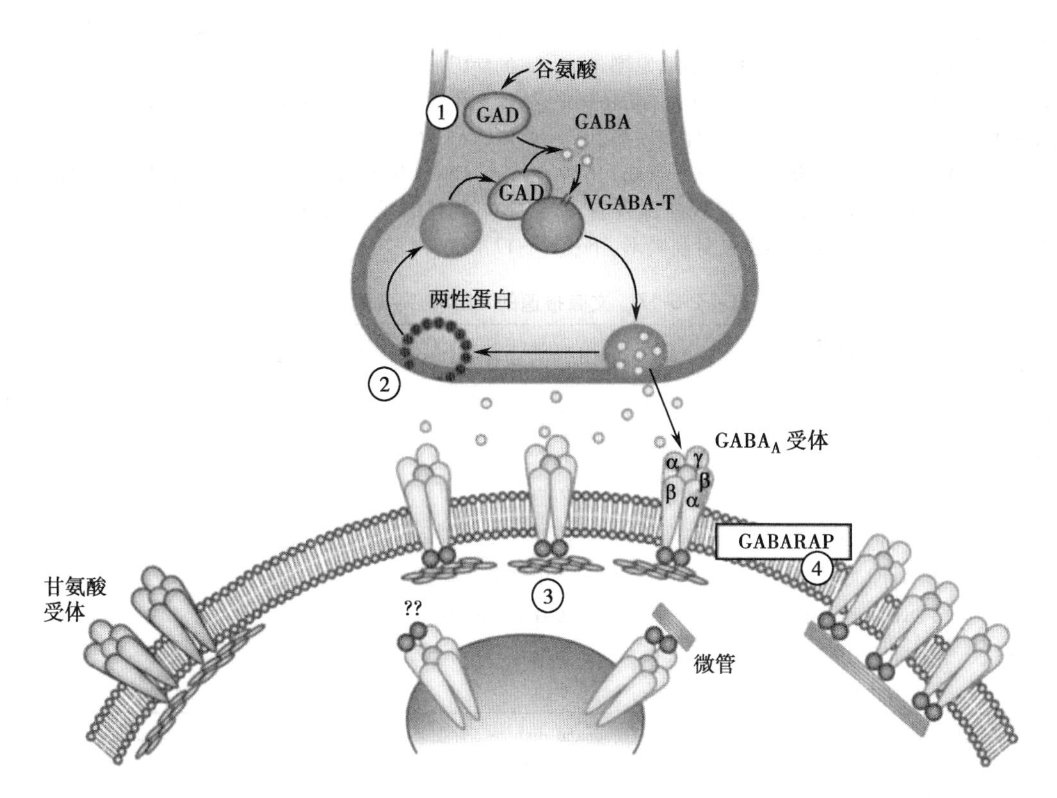

图 4-2-5-2 僵人综合征自身抗体的致病作用

突触前谷氨酸脱羧酶(GAD)为 GABA 合成的限速酶,amphiphysin 属于突触前细胞浆囊泡相关蛋白,调节 GABA 的释放;突触后的靶抗原为 gephyrin 和 GABA-A 受体相关蛋白(GABARAP);gephyrin 属于细胞质微管蛋白结合蛋白,其功能与 GABA-A 受体作用有关;通过 GABARAP 连接 gephyrin 与 GABA-A 受体,促进后者的再循环和有机化;85%以上患者 GAD 抗体阳性,其次为 GABARAP 抗体(65%)和 amphiphysin 抗体(5%)

种类型,涉及的致病基因包括 HNF-4A、GCK、HNF-1A、IPF-1、HNF-1B、Neuro-D1、KLF-11、CEL、Pax-4、INS、BLK。临床特点有较大差异,有些患者表现为进行性胰岛素分泌缺陷、巨大胎儿、暂时性新生儿低血糖症;部分的糖尿病病情轻而稳定,或无症状,或 OGTT 异常,或仅在妊娠期发生糖尿病;少数患者的糖尿病病情进展快,或伴有囊性肾病、泌尿生殖系统畸形、胰腺萎缩、胰腺外分泌功能紊乱、高尿酸血症等。

【诊断与鉴别诊断】

(一) 诊断 新发单基因错义突变的概率可用 Bayes 定律计算(详见本章第 5 节),其应用前提是:①某疾病的病因为单基因致病基因突变,②父母无统一疾病,推测属于新发的错义突变;③文献能提供新发错义突变的概率;④基因组中每个核苷酸突变的背景率(background rate)和基因编码区的核苷酸数目已知(表 4-2-5-16)。基因诊断时,应首先确定候选的致病基因,然后进行突变基因分析。

表 4-2-5-16 GH/IGF-1/IGF-2 轴基因异常引起的生长障碍

基因	出生体重(SDS)	成年身高(SDS)	胰岛素抵抗	智力	其他表现
父源 IGF-2 增强子分离	-5.4	-3	+++	-	喂养困难/性早熟
父源 IGF-2 区去甲基化	-3.1	-3.6	-	↓	喂养困难/躯体不对称/手指侧弯/语言障碍
IGF-I 突变	-4.2	-8.5	-	↓↓	聋哑/青春期发育延迟
IGF-I 纯合子部分缺失	-3.9	-6.9	++	↓↓	感觉神经性耳聋
ALS 突变	0	-1.5	++	正常	青春期发育延迟/骨密度降低
IGF-I 受体突变	-3.5	-4.8	++	↓↓	青春期发育正常
GH 基因缺陷	-0.8	-3.6	++	正常	肥胖/阴蒂(阴茎)小
GH 受体基因缺陷	-0.7	-6.0	++	↓↓	婴幼儿低血糖症/肥胖/青春期发育延迟
STAT5b 突变	-0.6	-6.9	-	正常	肥胖/面部畸形/肺纤维化/免疫缺损

（二）鉴别诊断

1. 非遗传性糖尿病 WRS应与其他类型的早发型1型糖尿病、PNDM、脊柱骨骺发育不良症（spondylo-epiphyseal dysplasia）、黏多糖症鉴别。当新生儿存在永久性糖尿病和骨骼发育不良，应考虑WRS可能。如果患儿伴有肝衰竭，其临床诊断可以基本成立。B超、MRI有助于发现胰腺发育不良，X线照片和CT等可发现骨骼发育不良或骨骼畸形，下丘脑-垂体-性腺功能试验有助于确定青春期发育延迟/不发育的病因。1岁以后能发现生长迟缓和矮小，10岁以上者生长发育停滞。诊断有困难者，应做骨活检、染色体核型分析、EIF2AK3突变分析。

GLIS3突变引起新生儿糖尿病-甲状腺激素抵抗综合征，患者均伴有甲状腺发育障碍与甲状腺激素抵抗（表4-2-5-17）。

表4-2-5-17 文献报道的GLIS3突变病例

家族	国家	GLIS3基因型	IUGR	ND	甲状腺	CG	LF	RCD	SA	EPI	耳聋	STI	死亡
1	沙特阿拉伯	框架移动2067insC	+	+	THR	+	+	+	−	−	−	+	16个月
	沙特阿拉伯	框架移动2067insC	+	+	THR	+	+	+	−	−	−	+	6个月
	沙特阿拉伯	框架移动2067insC	+	+	不明	+	+	−	−	−	−	+	10天
2	沙特阿拉伯	426kb缺失（染色体9）	+	+	无甲状腺	+	−	−	−	−	−	−	存活
3	法国	149kb缺失（染色体9）	+	+	无甲状腺	−	−	−	−	−	−	−	存活
	法国	149kb缺失（染色体9）	+	+	发育不良无功能	−	−	−	−	−	−	−	存活
4	孟加拉国	412kb缺失（染色体9）	+	+	THR	−	+	+	+	+	−	+	存活
5	英国	482kb缺失（染色体9）	+	+	THR	−	+	+	−	+	+	−	存活

注：THR：thyroid hormone resistance，甲状腺激素抵抗；ND：neonatal diabetes，新生儿糖尿病；CG：congenital glaucoma，先天性青光眼；LF：liver fibrosis，肝纤维化；RCD：renal cystic dysplasia，肾囊肿性发育不良；SA：skeletal abnormalities，骨发育异常；EPI：exocrine pancreatic insufficiency，胰腺外分泌功能不全；STI：susceptibility to infection，容易感染

Mauriac等于1930年报道了应用短效胰岛素治疗的1型糖尿病并发生长发育延迟、肥胖、肝脏肿大病例，称为Mauriac综合征。后来的研究发现，1型糖尿病这种并发症的发生机制与多种因素有关，主要可能是细胞糖缺乏，GH分泌不足和高皮质醇血症有关；但由于治疗带来的高胰岛素血症，肝糖原储存增多和脂肪合成增加，引起肝脏肿大与肥胖，部分患者还伴有严重的牙周炎和生长发育停滞、身材矮小，至青春期无性征发育。因此，Mauriac综合征只是胰岛素缺乏糖尿病患儿的一种慢性代谢并发症和类Cushing综合征的一种特别类型。

新生儿糖尿病与1型糖尿病，两者均为胰岛素依赖性糖尿病，其鉴别要点见表4-2-5-18。

表4-2-5-18 特发性1型糖尿病与新生儿糖尿病的鉴别

临床特点	特发性1型糖尿病	新生儿糖尿病
病因	不明/可能与T细胞介导的自身免疫反应有关	单基因突变/EIF2AK3（骨）/GLIS3（甲状腺）/IPF1/GK/FOXP3/KCNJ11/ABCC8/PTF1A
糖尿病发作	任何年龄/儿童期发病	多在出生后1个月发病/少数6个月内发病/极少数6个月至3岁发病
胰岛素分泌	↓↓↓/绝对缺乏	↓~↓↓/缺乏程度不一
胰岛素刺激试验	−	+
免疫抗体	ICA+	ICA−
DKA	+++/反复发作	+/急性应激时发作
体重	↓↓/消瘦	低体重或正常
并发Mauriac综合征	++	+/−
身高	↓	↓↓↓
牙周炎	+++	+
器官发育不良	−	+++/骨骼/胰腺/下丘脑-垂体等
青春期发育延迟/缺乏	+/体质性	+++/下丘脑性

2. Turner综合征 详见第2篇第8章第10节。由于X染色体重排，可出现45XO/45，XO/46，XX/46，Xi（Xq）/46，XXq-等不同核型，患者有原发性闭经、性发育延迟、身材矮小、心血管畸形、颈蹼、骨发育异常（肘外翻、眼距过宽、塌鼻梁、上睑下垂、腭弓高尖、膝外翻和脊柱侧凹），常伴有低骨量与骨质疏松症或骨折。

3. Noonan综合征 详见第2篇扩展资源15。病因与Ras/有丝分裂原（mitogen）-活化蛋白激酶（MAPK）胚系突变有关。表现为性腺功能异常（青春期发育延迟或生育能力正常），多数伴有心血管畸形（以肺动脉瓣狭窄、肥厚型心肌病、室间隔缺损多见），骨骼畸形同Turner综合征，但有特征性面部体征如眼距宽、眼睑下垂、低位耳、颈蹼、胸廓畸形等。轻

度智力障碍、颈短、发迹下移，三角脸、厚唇、颈蹼和耳郭肥厚越来越明显为其特征。

4. 3-M综合征（MIM 273750/612921） 即Miller-McKusick-Malvaux综合征。为常染色体隐性遗传性的原基矮小症，出生前和出生后生长停顿，病因为CUL7/OBSL1/CCDC8突变。临床表现有面部畸形、小头、骨骼发育不良、骨骼畸形和足跟软组织增生肥厚。

5. Silver-Russell综合征 与3-M综合征的表现相似，Silver-Russell综合征与3M综合征的鉴别见表4-2-5-19。

表4-2-5-19 Silver-Russell综合征与3M综合征的鉴别

	3-M综合征	Silver-Russell综合征
遗传方式	常染色体隐性/CUL7突变65%/OBSL1突变30%/CCDC8突变5%	遗传异质性/11p15低甲基化50%/7号染色体母方单亲二倍性10%/病因不明40%
宫内生长障碍	IUGR/平均体重-3SD	不对称性IUGR/平均体重-3.7SD 平均身长-4SD
成年身高	-8～-4SD	-4.2SD
面部畸形	三角脸/嘴唇后/前额突出/鼻畸形	三角脸/嘴唇薄/前额突出
骨骼异常	椎体高/长骨纤细	肢体不对称
智力	正常	降低
足跟	隆凸	正常
其他	性发育延迟/缺乏	性早熟/阴毛早现/蓝巩膜/并趾畸形/低血糖/患侧恶性肿瘤

6. Cohen综合征 常染色体隐性遗传（COH1突变性疾病），其一般特征是：①新生儿表现为短身材；②青春期延迟/无青春期发育/男性隐睾症；③肌张力降低/视网膜病/白内障/尺骨外翻；④关节外展过度/并指畸形/手狭窄手指细长；⑤小颅畸形或巨颅/智力迟钝。临床上分为两型：1型Cohen综合征又称为Norio综合征，以脉络膜视网膜营养不良、白细胞减少为特征，但无肥胖；2型Cohen综合征的特点是肥胖、肌张力低下症群、智力迟钝、手足变窄、睑裂下斜、短人中、开唇与上中切牙突出，伴有上颌发育不良和小颌。

7. 躯干发育异常症（campomelic dysplasia） 为常染色体隐性遗传性骨骼畸形综合征，病因与SOX基因（17q24.3）突变及SOX9单倍剂量不足有关。主要表现为长骨弯曲（campomelia）、肩胛骨发育不良、第11对肋骨-脊柱-骨盆畸形、面部畸形和Robin序列征（颚弓高尖/小颌/巨舌）。部分患者伴有呼吸困难（咽-气管软化）、性发育障碍或性相反，严重者听力障碍、颅面畸形（大头/低鼻梁/眼距宽）和心脏畸形。

8. 矮身材-面部和生殖器畸形综合征 FGD1是膜内成骨和软骨内成骨的必需因子，软骨细胞和关节囊中的成纤维细胞表达FGD1。该综合征多数为X-性连锁显性遗传/X连锁隐性遗传，部分为FGD1基因突变所致，表现为矮身材、面容丑陋、生殖器畸形。

9. Aarskog综合征 患者的身高较低或正常，累及指（趾）、面部和生殖器畸形，颌骨和腭骨发育不良而后移，生殖三角大于138°；矮身材、面容丑陋、隐睾、睾丸下降不全或其他先天畸形。第五小指发育不良，第1掌骨和第1跖骨短而宽；智商正常。

10. 中线-视神经发育不良症（septo-optic dysplasia，SOD） 中线发育异常主要表现为视神经发育不良症（optic nerve hypoplasia）和下丘脑-垂体发育障碍三联征。

11. 同源框基因（homeobox gene） Hesx1和SOX2突变特征性表现是眼-前神经板（anterior neural plate）-前脑发育不良，伴有胼胝体不发育、小脑发育不全、脑裂-透明隔缺如。MRI脑组织形态异常，部分脑结构和神经垂体异位，严重者伴有癫痫、偏瘫、智力障碍、垂体激素缺乏。

12. Angelman/Prader-Willi综合征 为第15号染色体结构重排所致，间质性二倍体或三倍体重复。表现为肥胖、性腺功能低下、隐睾症、智力迟钝和肌张力低下。个别患者有性早熟、固执、脾气暴躁或心脏-呼吸功能障碍。白天睡眠过多，睡眠呼吸暂停，常并发轻中度智力迟钝（63%）。

【治疗】

加强体力锻炼可促进生长激素分泌，有助于骨骼生长。主要选择多次注射方案或胰岛素泵给予胰岛素治疗，控制高血糖；青春期发育期后可给予小剂量雌激素（女性）或雄激素（男性）诱导性发育。根据病情，可给予rhGH治疗。预防糖尿病急性并发症和多器官功能衰竭的发生，应用胰岛素控制高血糖症。本病的预后差，最大生存年龄35岁，多数死于多器官功能衰竭和感染。

【病例报告】

（一）病例资料 患者女性，14岁。因多饮多尿11年，生长发育迟缓6年就诊。患者于2001年（3岁）无明显诱因开始出现多饮多尿，当时未予重视，至2002年（4岁）多饮多尿症状加重，每天喝水约1500ml，小便约10次/天，伴体重减轻。曾受凉后出现呕吐、高热、腹泻、晕倒和四肢抽搐，诊断为1型糖尿病并发糖尿病酮症酸中毒。不规律使用短效动物胰岛素治疗，每月或每年查空腹血糖和尿糖。曾将胰岛素加量至早10U、中8U、晚6U。病程中曾反复出现呕吐及晕倒，自行将胰岛素加量治疗后可逐渐缓解。2006年（8岁）发现生长发育较其双胞胎弟弟迟缓，10～14岁长高约10cm，每年体重约增加1.5kg，乳腺未发育，阴毛腋毛未出现。半个月前血小板331×10^9/L，尿糖+++、尿酮体++、尿隐血+、尿蛋白0.15g/L，谷丙转氨酶41.5U/L、总蛋白84.7g/L、球蛋白32.7g/L、尿酸597μmol/L、肌酐121.5μmol/L，血糖21.36mmol/L。自起病以来，经常感冒，视物模糊1年。既往有倒睫病史2年，对虾、蜂蛹过敏。父母非近亲结婚，其母怀孕2～3个月时服用打胎中药一次，7个月余在家中顺产患者，出生时体重2kg。出生后至2岁白天用母乳喂养，1月龄起夜间用糖水喂养直至2岁，5月龄时开始添加营养米粉、蔬菜叶、鸡蛋等辅食。3月龄抬头，8月龄会爬，1岁时会走路和说话，6岁换牙。月经未来潮。否认家族遗传病史。

体温36.4℃，脉搏114次/分，呼吸20次/分，血压113/85mmHg，身高116cm（比同龄人身高低约7个SD），体重26kg（体重百分比约为第97百分位）（图4-2-5-3）。发育不良，营养中等。甲状腺无肿大，无串珠肋，无鸡胸。心率114次/分，律齐。腹部膨隆，腹壁静脉显露。眼底检查为糖尿病视网膜病变（双侧）。血小板 374×10^9/L；尿糖 28mmol/L、尿隐血+、白细胞 0~3 个/HP。尿糖+++、白细胞总数 30.2/μl、白细胞 2~8 个/HP、尿蛋白定性±。动脉氧分压 69mmHg、动脉血氧饱和度 94mmHg。肾功能、β-羟丁酸正常。血镁 0.61mmol/L、血磷 2.47mmol/L，乳酸 3.9mmol/L，ALT 110.5U/L，AST 60.1U/L，ALP 192.8U/L。TG 2.78mmol/L、CH 6.88mmol/L，LDL 5.01mmol/L，HDL 1.08mmol/L。血清铁和胰淀粉酶正常。血清白蛋白 47.5%、α2 球蛋白 15.5%、β 球蛋白 16%。铜蓝蛋白正常。乙肝阴性；丙肝抗原阴性。FT_3 4.54pmol/L、FT_4 13.3pmol/L、TSH 3.01mU/L；TPOAb 113U/ml。PTH 2.57pmol/L。糖化血红蛋白 11.9%，GAD-Ab、IA2-Ab 阴性。0、60 和 120 分钟血糖分别为 11.35、12.39、15.5mmol/L，0、60 和 120 分钟 C 肽分别为<5.0、5.1 和 5.5pmol/L。24 小时尿总蛋白 154.96mg、微量白蛋白 71.63mg/d、葡萄糖 79.85mmol/d。胰岛素低血糖兴奋 GH 试验显示良好反应，0、10、16 和 46 分钟的血糖分别为 3.8、2.9、1.85 和 8.9mmol/L，GH 分别 7.14、24.59、27.54 和 7.89μg/L，IGF-1 分别为 393.6、563.78、740.21 和 919.06μg/L，但对精氨酸无 GH 兴奋反应。8 时血清皮质醇 327.63nmol/L，24 时为 184.83nmol/L；8 时血清 ACTH<5ng/L；24 时 9.06ng/L。24 小时尿游离皮质醇正常，小剂量地塞米松抑制试验阴性（可被抑制）。脱氢表雄酮 0.176mg/L（正常值 0.24~5.37mg/L）（表 4-2-5-20），GnRH 延长兴奋试验结果显示无反应（表 4-2-5-21）。

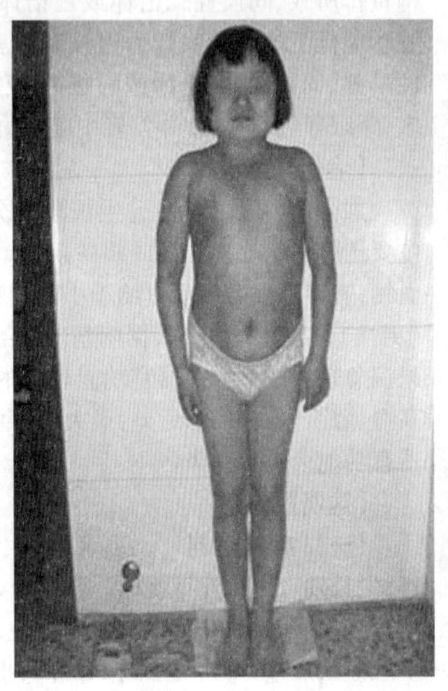
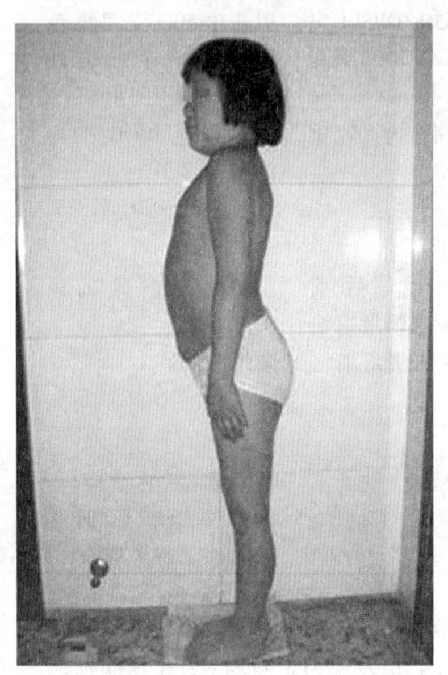

图 4-2-5-3 病例的异常体型（Wolcott-Rallison 综合征）

表 4-2-5-20 性腺功能评价

性激素水平	测定结果	参考值
LH(U/L)	0.96	儿童(女)0~6
FSH(U/L)	6.94	儿童(女)4~6.5
PRL(μg/L)	16.9	儿童(女)4~21
E_2(nmol/L)	0.04	卵泡期 0.072~0.529 黄体期 0.205~0.786 排卵期 0.23
睾酮(nmol/L)	0.9	儿童(女)0~1.05
孕酮(μg/L)	0.1	卵泡期 0.21~1.40 黄体期 3.34~25.56 排卵期 4.44~28.03

表 4-2-5-21 GnRH 延长兴奋试验

	0 分钟	30 分钟	60 分钟	90 分钟	120 分钟
LH(U/L)	0.70	0.65	0.59	0.51	0.4
FSH(U/L)	3.70	3.62	3.38	3.03	2.9

左腕 X 线见左腕骨骨化中心 8 枚，骨龄 9.5 岁。肱骨远端、尺桡远端、股骨远端胫腓骨骨骺线未闭合（图 4-2-5-4）。垂体 MRI 未见明显异常。心脏彩超显示各房室大小正常，三尖瓣反流（轻度）。肝、胆、胰、脾及泌尿系彩超未见异常。

生殖系统彩超显示子宫大小较同龄儿小，双侧卵巢见 4mm 卵泡回声，双侧乳腺可见少许腺体回声。听力图及音叉试验未见异常。智力正常，语言能力较操作能力好，两者呈显著差异。分测验显示其词汇记忆理解、社会计划、寻找线索及眼手协调性较差。骨密度比同龄人约降低 45%。左臂体脂 36.6%，右臂 35.1%，躯干 21.9%，左腿 27.4%，右腿 26.9%。

（二）病例讨论 本例主要存在四个临床诊断问题。一是糖尿病，一般发生于新生儿和儿童期的需要胰岛素治疗的糖尿病主要有两种可能，即 1 型糖尿病和新生儿糖尿病。根据临床表现和相关的实验室检查，本例为胰岛素缺乏性糖尿病，但发病后，尽管治疗极不规律，但较少发生糖尿病酮症酸中毒，且伴有一般 1 型糖尿病缺乏的严重生长发育障碍与青春期发育延迟，因此应更多地考虑为 Wolcott-Rallison 综合征。该综合征是新生儿糖尿病中的最常见类型，但同时伴有脊椎骨骺发育不良（spondyloepiphyseal dysplasia，88.5%）、生长发育停滞（100%）和低骨量（100%），确定 Wolcott-Rallison 综合征的诊断最终依赖于 EIF2AK3 基因突变检测。本例属

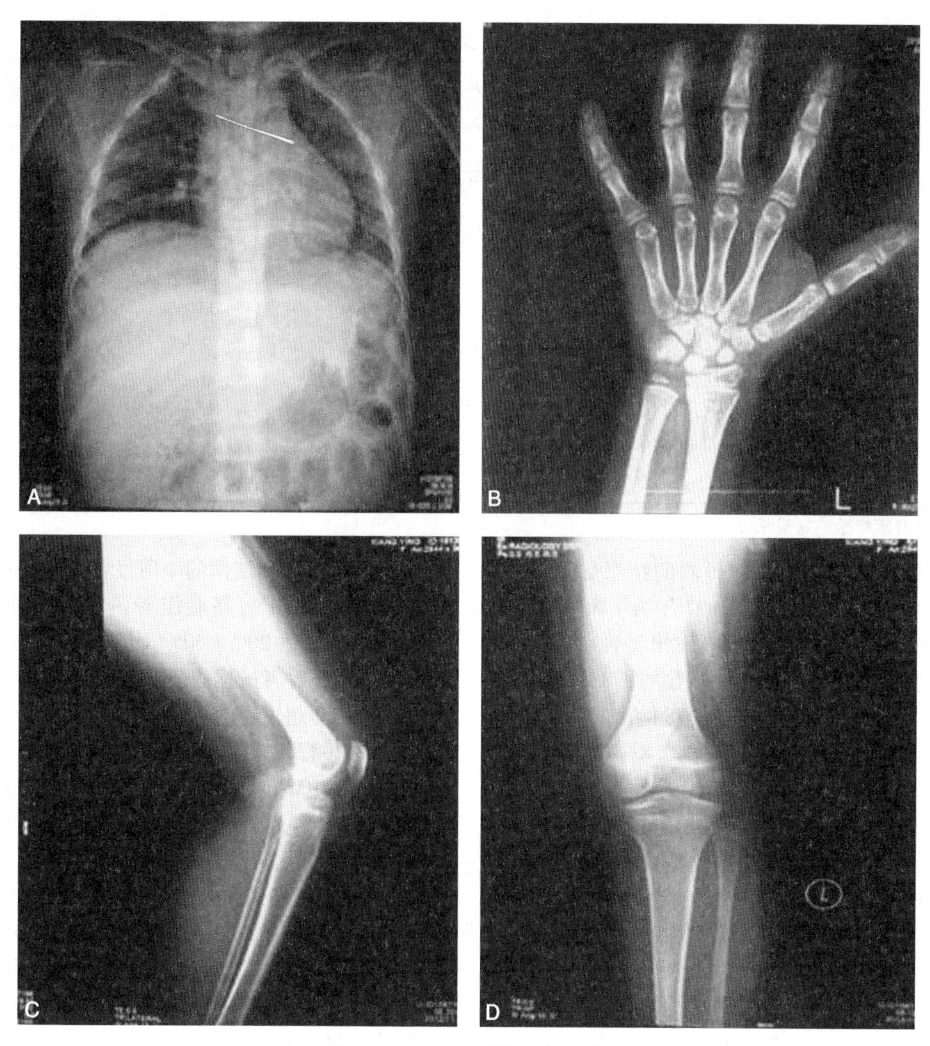

图4-2-5-4 病例的X线照片
A. 胸部;B. 左腕;C. 左肘;D. 左膝

于均匀性矮小症,进一步的检查显示其病因与GH/IGF-1无关。青春期发育延迟或无青春期发育的原因仍不能确定,GnRH兴奋试验显示LH和FSH对GnRH有良好反应,提示为体质性,但需要在追踪观察中最后确定。

本例Walcott-Rallison综合征患者还伴有非酒精性脂肪性肝炎、高脂血症、糖尿病肾病(3期)和糖尿病视网膜病变。

(廖二元)

第6节 成人2型糖尿病

糖尿病(diabetes mellitus,DM)是由遗传和环境因素共同引起的一组以糖代谢紊乱为主要表现的临床综合征。胰岛素缺乏和胰岛素作用障碍单独或同时引起碳水化合物、脂肪、蛋白质、水和电解质等的代谢紊乱,临床以慢性高血糖为主要特征,其急性并发症有糖尿病酮症酸中毒、高渗性高血糖状态(hyperosmolar hyperglycemic state,HHS)和乳酸性酸中毒。糖尿病可并发多种慢性并发症,导致器官功能障碍和衰竭,甚至致残或致死。

全世界的糖尿病患病率迅速增加,发展中国家尤为明显,糖尿病已经成为临床上的主要内分泌代谢病。1980年,我国14省市30万全龄人群的调查结果显示,糖尿病患病率为0.67%;而2007—2008年的全国11省市4.2万人的调查发现,20岁以上人群中的糖尿病患病率已达9.7%。据报道,目前我国有糖尿病患者约9000万,城镇发病率平均约9.7%[1]。

【T2DM流行病学】

T2DM与T1DM不同,起病时症状往往比较隐蔽,很难在初发时即获确诊,但其患病率高,一般用患病率对T2DM的流行病学特点进行研究。由于T2DM占全部糖尿病的90%以上,所以很多有关糖尿病总患病率的调查报告事实上主要反映了T2DM的患病率。近年来,世界各国T2DM的患病率均有急剧增加的趋势,尤其在发展中国家的人群[2-7]和从不发达国家或发展中国家移居到发达国家的移民,其增加速度更快(表4-2-6-1)。我国1996年成人(25岁以上)T2DM患病率约为2.5%,而旅居海外的华人T2DM患病率在毛里求斯(25岁以上)为15.8%,在新加坡(18岁以上)为8%,在马来西亚(18岁以上)为11.0%。杨文英报道的我国糖尿病发病率已经达到9.7%[1]。T2DM患者激增是造成全世界糖尿病患者总数剧增的主要原因。世界各国T2DM患病率的变化有以下共同的特点。

表4-2-6-1 糖尿病发病率

地区	T1DM(0~14岁)		成人糖尿病(20~79岁)				妊娠高血糖(20~49岁)	
	2013年		2013年		2035年		2013年	
	(n/1000)	n/1000(新诊断)	n/百万	相对发病率	n/百万	相对发病率	活婴/百万	相对发病率
非洲	39.1	6.4	19.8	5.7%	41.5	6.0%	4.6	14.4%
欧洲	129.4	20.0	56.3	6.8%	68.9	7.1%	1.7	12.6%
中东与北非	64.0	10.7	34.6	10.9%	67.9	11.3%	3.4	17.5%
北美与加勒比海	108.6	16.7	36.8	9.6%	50.4	9.9%	0.9	10.4%
中南美洲	45.6	7.3	24.1	8.2%	38.5	8.2%	0.9	11.4%
东南亚	77.9	12.5	72.1	8.7%	123.0	9.4%	6.3	25.0%
西太平洋	32.5	5.3	138.2	8.1%	201.8	8.4%	3.7	11.9%
全球	497.1	78.9	381.8	8.3%	592.0	8.8%	21.4	14.8%

注:资料来源于国际糖尿病联盟报告(2013年第6版)

(一) T2DM发病率 WHO预测的结果如下:1994年,全球糖尿病的患者数为1.20亿,1997年为1.35亿,2000年为1.75亿,2014年为4.22亿。WHO发出警告,中国约有1.1亿名糖尿病患者,约占中国成年人总数的1/10。预计该数字将在2040年增至1.5亿人。据美国慢性疾病防治中心报道,2003年美国已诊断的糖尿病已达13.8/百万,而1980年仅为5.8/百万。目前,世界糖尿病患者人数最多的前3位国家为印度、中国和美国。近30多年来,随着我国国民经济飞速发展,人民生活水平迅速提高,我国的疾病谱发生了重大变化,包括糖尿病在内的慢性非传染性疾病已逐渐成为重要的社会卫生问题。根据1996年的资料,我国糖尿病及IGT患者分别占20岁以上人口总数的3.2%和4.8%,亦即血糖不正常人口接近1亿。近30年来,在我国境内开展了五次大规模人群(超过10万人/次)的糖尿病抽样调查。据2010年中国慢病监测暨糖尿病专题调查显示,中国成人糖尿病患病率为11.6%,糖尿病前期患病率为50.1%,由此推测中国目前有多达1.139亿的成人糖尿病患者和4.934亿的糖尿病前期人群。2013年发表的我国糖尿病患病率为10.9%,糖尿病前期流行率为35.7%。比较我国五次糖尿病普查结果显示,目前我国糖尿病患病率增长迅速,特别是过去较贫困的农村,糖尿病患病率增长更快。上海1998年糖尿病的患病率为4.16%,IGT的患病率为4.26%。T2DM占糖尿病患者的90%左右,我国T2DM所占比例相类似(1997年,我国T1DM占糖尿病患者的4.6%,T2DM占95.1%;2001年,T1DM占糖尿病患者的3%,T2DM占97%)。IGR患者是糖尿病患者的后备军,他们的大量存在预示着糖尿病暴发性流行的趋势还将继续发展。糖尿病前期(prediabetes)是指血糖高于正常但未达糖尿病诊断标准的一种糖尿病高风险临床状态。

(二) T2DM流行特点 年龄对T2DM的患病率有明显影响,年龄越大,患病率越高[8]。这可能是因为:①T2DM发病较晚;②T2DM病程长的累积效应。体力活动强度降低引起肥胖与T2DM的患病风险增加密切相关。美国的Pima印第安人,以前都为半沙漠地带从事体力劳动的掘井者,随着美国经济的迅速发展,现体力劳动已大大减少,多数人进入超重和肥胖的行列。这一人群糖尿病的发病率特别高,为50%。根据1998年法国的1项报告,T2DM患病率为2.2%,其中肥胖者占60%,高血压者占5%,脂质代谢紊乱者占30%,冠心病者占20%~30%,眼病者占10%~35%。我国糖尿病患者中肥胖者虽远比西方国家要少,但超重者的糖尿病患病率约为非超重者的1.5倍。T2DM不但是老年人的常见病,而且在中青年人群,甚至是儿童中也越来越多见。不少国家儿童T2DM已占糖尿病儿童的50%~80%,儿童T2DM的问题已引起人们的极大关注。在美国,这个问题也很突出,美国西南地区青年人的T2DM患病率已经达5.1%。

(三) 遗传背景和社会生活及职业 各地区和各种族的患病率从不足0.1%直至40%。患病率最高的地区是太平洋岛国Nauru和美国Pima印第安人。在美国,糖尿病总的患病率是3%~5%,但在土著Pima印第安人部落中可高达50%,为世界之最。生活于美国西南的墨西哥裔、在迈阿密的古巴后裔、在纽约的波多黎各人以及在德克萨斯州的西班牙裔人口中T2DM的患病率为12%~20%,远高于美国白种人。而在阿拉斯加的土著患病率为1.5%,其中因纽特人仅为0.9%,为美国患病率最低的人群。我国幅员辽阔,各地区的自然条件、生活习惯和生活水平相差甚大,虽皆属黄种人,甚至同为汉族,患病率也相差很远。1980年的调查显示,宁夏地区为最高,可能与当地回民多,习惯多食牛、羊肉等高热量食物有关,贵州最低,可能主要因为以农民为调查对象,境内多山区,体力劳动强度大有关。另一方面,经济和文化对患病率的影响很大,高经济收入加上低文化程度也增加了糖尿病的危险性。这在发达国家早就反映出来了,这些国家人民平均生活水平早已超过温饱,而文化程度低者往往不注意对饮食和体重的控制。在我国,80%的人口生活在农村,随着农村经济发展的加快,也存在经济收入急剧增加而文化教育程度较低的矛盾。在北京,郊区糖尿病患病率高于市区。在山西省的一个村,1994年糖尿病的患病率为1989年的48.5倍。因此,我国农村应成为糖尿病防治的主要阵地。

糖尿病的患病率在不同职业间有显著的差别。我国1980年的资料显示:学生与学龄前儿童的患病率最低(年龄对此可能也有一定的影响),患病率最高的是干部(可能与他们年龄较大,生活条件较优,体力活动机会较少有关),知识分子、工人和职员的患病率大致相等,最低的是农民和牧民

（可能与他们高强度的室外体力劳动及生活条件比较艰苦有关）。

【T2DM的病因与发病机制】

目前认为，T2DM是一种遗传和环境因素共同作用而形成的多基因遗传性复杂疾病，其特征为胰岛素抵抗、胰岛素分泌不足和肝糖输出增多。调节代谢和胰岛素抵抗的新途径有FGF-21、脂联素和PPARr系统。FGF-19、FGF-21和FGF-23是体内矿物质和其他物质代谢调节的关键因子。α-klotho-1（α-K1）、FGF-23、1,25-（OH）$_2$D和PTH形成矿物质调节网络，而FGF-19和胆酸调节体内酸碱和胆固醇代谢。在脂肪组织中，FGF-21具有klotho依赖和非klotho依赖的两条途径，调节能量代谢[9-13]。

大多数T2DM为多个基因和多种环境因素共同参与并相互作用的多基因多环境因素复杂病（complex disease），一般有以下特点：①参与发病的基因多，但各参与基因的作用程度不同；起主要作用者为主效基因（major gene or master gene），作用较小者为次要基因（minor gene），即各个基因对糖代谢的影响程度与效果不同，各基因间可呈正性或负性交互作用；②不同患者致病易感基因的种类不同，非糖尿病者也可有致病易感基因，但负荷量较少；③各易感基因分别作用于糖代谢的不同环节。这些特点赋予T2DM的异质性，给遗传学病因研究带来极大障碍。

（一）T2DM的多基因遗传背景 胰岛素抵抗和胰岛β细胞功能缺陷（胰岛素分泌不足）是T2DM的基本特征，研究导致两方面缺陷的候选基因功能和致病原理，是探讨T2DM发病机制的重要途径。2007年以来，糖尿病的全基因组关联分析（GWAS）研究结果不仅肯定了PPAR-γ、KCNJ11和TCF7L2基因与T2DM的相关性，还发现了多个新的与T2DM相关的基因。到目前为止，随着多个GWAS研究结果的陆续发表和对多个GWAS研究数据的综合分析，人们已经发现了近40个新的T2DM基因和数个和T2DM相关因素如体重、血糖及HbA_{1c}有关的基因，并发现TCF7L2基因的致病作用最大，但迄今尚未发现主效基因。T2DM有明显的遗传易患性，并受到多种环境因素的影响，其发生的核心问题是胰岛素，胰岛素的主要功能是促进脂肪分解、抑制肝糖输出以及增加肌肉组织对葡萄糖的摄取。当患者出现糖尿病的时候，一方面有β细胞功能紊乱，另一方面患者还可能存在不同程度的胰岛素抵抗，两者不同程度地影响胰岛素的功能。两方面的缺陷在不同的个体表现轻重不一。因而，T2DM个体之间存在明显的异质性。

遗传因素在T2DM的病因中较T1DM明显。同卵双胎患T2DM一致率为90%，双亲中1人患T2DM，其子女患病的风险率为5%～10%；父母皆患病的子女中，5%有糖尿病，12%有IGT。表现在：①家系调查发现T2DM 38%的兄妹和1/3的后代有糖尿病或糖耐量异常。据报道，我国25岁以上糖尿病患者群中糖尿病家族史阳性率为14%，正常人群是7.4%；糖尿病患者群中父亲和母亲糖尿病家族史阳性率无差异；有糖尿病家族史的糖尿病者发病年龄早，2/3均在54岁以前发病。起病早的T2DM患者家族史较多见，40岁前起病的T2DM患者的双亲及同胞的患病率明显高于40岁或以后起病者。张素华等[14]对T2DM家系胰岛素分泌功能的研究发现T2DM家系中，各成员均存在高胰岛素血症，一级亲属胰岛β细胞初期分泌功能代偿性增强，以维持正常的糖耐量。②孪生子患病一致率研究发现，T2DM双胞胎中58%有糖尿病，追踪10年其余大部分人也发生糖尿病。同卵双生的双胞胎中，T2DM的发病率可达70%～80%。③糖尿病患病率有明显的种族和地域差异，从患病率几近0的巴布亚新几内亚到患病率最高的美国亚利桑那州的Pima印第安人及西南太平洋密克罗尼西亚群岛的Nauru人。35岁以上的Pima印第安人中50%以上患T2DM。生活方式现代化使这两种人T2DM的患病率急剧增加。在年龄大于60岁的Caucasians白种人人群中，T2DM的患病率大约为10%。在年龄大于60岁的纯种Nauru人中，T2DM的患病率大约为83%，在混血儿中则大约为17%。

参与发病的遗传因素不只1个，可能多达数十个，已经发现许多与T2DM相关的候选基因（表4-2-6-2）。每个基因参与发病的作用大小不一，大多数基因的作用很小，甚至是微效的，称之为次效基因（minor gene），但有一个或几个基因的作用呈明显的主效效应，为主效基因（major gene）。每个基因只赋予个体对T2DM某种程度的易患性。

表4-2-6-2 T2DM候选基因及其编码产物

候选基因	编码蛋白	蛋白功能	等位基因/基因型	危险性	可能机制
PPARG	过氧物酶体增殖激活受体γ	核受体	Ala12	0.79	胰岛素抵抗
GYS1	糖原合酶	酶	A2（XbaI）	0.60	改变糖原储存
IRS1	胰岛素受体底物1	Docking蛋白	Arg972	1.27	可能造成β细胞功能紊乱
INS	胰岛素原	激素	classⅢ VNTR	1.21	β细胞功能紊乱
KCJI11	钾内流整流器6.2	钾通道	Lys23	1.12	β细胞功能或α细胞功能紊乱
ABCC8	磺酰脲受体1	钾通道	T761（exon 18）	2.28	可能造成β细胞功能紊乱
SLC2A1	葡萄糖转运体1	推动转运	6.2kB allele（XbaI）	1.76	不清楚
PPARGC1	PPARγ复合激活体1	转录复合因子1	Ser482	1.21	可能有多向性
CAPN10	Calpain-10	半胱氨酸蛋白酶	内含子SNP43-G 内含子SNP44-C	1.15 1.17	可能有多向性

人类祖先的T2DM与代谢综合征不如现代人典型，真正的典型代谢综合征极为少见，绝大多数表现为由T2DM进展为代谢综合征的所谓"中间类型"，而且不同祖先人群的临床特征各不相同，说明遗传因素的作用十分混杂（表4-2-6-3），在长期的进化与人类交往过程中，发生了显著变化。遗传因素参与T2DM发病的机制：①"节俭基因型"假说提出，人类进化过程中所选择的"节俭基因型"，有利于食物充足时促进脂肪堆积和能量储存，以供经常发生的天灾饥荒时食物短缺时耗用。人类中具有在进食后能较多地将食物能量以脂肪形式储存起来的个体，就较易耐受长期饥饿而生存下来。通过自然选择，这种有"节俭基因型"的个体在人类进化中，有利于在逆境中生存而被保留下来。但是到了食品供应充足的现代社会，有"节俭基因型"个体就易出现肥胖、胰岛素抵抗和糖尿病，也就是说在体力活动减少和热量供应充足的情况下，节俭基因成了肥胖和T2DM的易感基因。②"共同土壤"假设认为这些疾病有各自不同的遗传和环境因素参与发病，但还可能有共同的遗传及环境因素基础。③糖尿病并发症，尤其是糖尿病肾病和糖尿病视网膜病的发生也存在有别于糖尿病的遗传因素的参与。糖尿病肾病和视网膜病变代表糖尿病微血管病变，存在明显的家族聚集倾向，家族内孪生子、同胞及亲属患者之间上述并发症发生的一致率高。

表4-2-6-3 不同祖先T2DM的代谢异常风险比较

表型/特征	祖先人群		
	非洲人	西班牙人	欧洲人
T2DM发病年龄	年轻	年轻	年老
胰岛素抵抗	高	高	低
肾病风险	高	高	低
心血管病风险	低	低	高
甘油三酯浓度	低	–	高
HDL-C浓度	高	–	低

（二）T2DM风险因素 流行病学研究表明，肥胖、高热量饮食、体力活动不足和增龄是T2DM的主要环境因素，有高血压、血脂谱紊乱、IGT或IFG者的T2DM患病风险增加。在这些环境因素中，肥胖居于中心地位，因为它既是许多环境因素的结果，又可能是多数环境因素的原因。

1. 肥胖 在T2DM中，肥胖被认为是重要的环境因素。具有T2DM遗传易患性的个体中，肥胖有使T2DM呈现的作用[10]。而且，肥胖的T2DM体重减轻后，糖尿病的临床症状可减轻甚至糖耐量也可恢复正常，这是不争的事实。流行病学研究显示，肥胖和体力活动不足是T2DM的重要危险因素；肥胖和超重是发展中国家糖尿病患病率急剧攀升的主要原因；肥胖患者存在高胰岛素血症和胰岛素抵抗，胰岛素调节外周组织对葡萄糖的利用率明显降低，周围组织对葡萄糖的氧化和利用障碍，胰岛素对肝糖生成的抑制作用降低，非酯化脂肪酸（FFA）升高；高水平的FFA可刺激β细胞分泌胰岛素增多而产生高胰岛素血症，并损害胰岛β细胞功能；FFA可明显抑制β细胞对葡萄糖刺激的胰岛素分泌；FFA升高可能使胰岛β细胞中脂酰辅酶A升高，后者为甘油三酯（TG）合成的原料，胰岛β细胞中脂质的增加可能影响其分泌胰岛素的功能。肥胖患者存在明显的高胰岛素血症，高胰岛素血症降低胰岛素与受体的亲和力。亲和力降低，胰岛素的作用受阻，引发胰岛素抵抗，需要β细胞分泌和释放更多的胰岛素，又引发高胰岛素血症，如此呈糖代谢紊乱与β细胞功能不足的恶性循环，最终导致β细胞功能严重缺陷，引发T2DM，详见第4篇第7章第1节。

（1）中心性肥胖：在肥胖中，中心性肥胖是促发T2DM的一个重要因素。中心性肥胖即腹型肥胖，腹内脂肪与全身脂肪的比值升高，临床用腰、髋比值（WHR）估计。内脏脂肪蓄积引发胰岛素介导的葡萄糖清除率明显降低，促进胰岛素抵抗，导致脂代谢紊乱和高血压。体重除受遗传因素（如ob基因和PPARγ基因等）的控制外，还受环境因素的影响。Hales等用"节俭基因型"（thrifty genotype）假说来解释这种现象，该假说内容见前述；当这些有"节俭基因"的人群进入体力活动少和热量供给充足过剩的现代社会后，"节俭基因"不能及时适应生活方式的快速改变，转变成肥胖和T2DM的易感基因。当摄入高热量、饮食结构不合理（高脂肪、高蛋白和低碳水化合物）和体力活动不足时，易导致肥胖，肥胖再降低胰岛素敏感性，促进糖尿病的发生。食物摄入过量和缺少运动是导致肥胖的主要环境因素，特别是在有"节俭基因型"的个体。幼年时期生活在贫困地区的人们，在较富裕的生活环境中特别易发生肥胖和IGT。2010年ADA会议上我国研究者报道，中国在20世纪50年代晚期至20世纪60年代早期经历了分布广且严重的饥荒，造成数百万人死亡。1959—1961年是饥荒最严重，死亡率最高的时期。调查出生前和儿童时期经历的饥荒与成人后高血糖和T2DM风险之间的关联。结果发现：胎儿时期经历严重饥荒增加成人后的高血糖风险，后期营养过剩的环境令这一关联恶化。

（2）棕色组织：患T2DM的日本人和中国人30%有肥胖，北美人60%~70%存在肥胖，Pima印第安人和南太平洋的Nauru和Samoa人几乎全部伴有肥胖。流行病学调查显示，肥胖者的外周组织胰岛素受体数目减少、葡萄糖氧化利用或非氧化利用障碍、胰岛素对肝糖输出的抑制作用降低和游离脂肪酸代谢增高均可影响葡萄糖的利用，需分泌更多的胰岛素代偿缺陷。虽然肥胖者均存在胰岛素抵抗，但内脏型肥胖较外周肥胖、脂肪细胞体积增大较数目增多更易发生胰岛素抵抗。在遗传背景的影响下，长期而严重的胰岛素抵抗最终导致β细胞功能衰竭。

肥胖具有强烈的遗传背景，食欲、食量和摄食选择均受遗传因素的影响。当机体摄食或受寒冷刺激时，棕色脂肪分解产热，向体外散发热量。肥胖者的棕色脂肪细胞功能低下，进餐后的摄食诱导产热占总能量消耗的9%，而体瘦者占15%。体脂含量、体脂分布和脂肪细胞功能也主要由遗传因素决定，现已确定了数种肥胖相关基因及其相关蛋白。β_3肾上腺素能受体（β_3AR）活性下降对内脏型肥胖的形成有重要作用，内脏脂肪中β_3AR的活性较皮下脂肪高，儿茶酚胺与β_3AR结合后启动蛋白激酶磷酸化，促进脂肪分解并发挥产热作用。β_3AR活性降低时，通过减少棕色脂肪的产热作用而使白色脂肪分解减慢，造成脂肪蓄积与肥胖。目前已经鉴定了数十种脂肪细胞因子，至少其中的部分因子与肥胖和

T2DM相关：①脂肪细胞的分化和增殖至少受转录因子CAAT/增强子结合蛋白（CAAT/enhancer binding protein，C/EBP）和过氧化物酶增殖体活化受体-γ（PPAR-γ）的调节，PPAR-γ基因突变可导致严重肥胖；②脂肪细胞合成和分泌瘦素（leptin），其与下丘脑受体结合后抑制神经肽Y（NPY）基因转录，使下丘脑弓状核神经元合成的NPY减少，抑制食欲，减少热量摄入，提高机体代谢率，减少脂肪堆积，故瘦素缺乏或抵抗是肥胖的另一个原因；③食欲素orexin有食欲调节作用，而orexin A是拮抗瘦素的主要因子；④内脏脂肪素（visfatin）可结合并激活胰岛素受体，模拟胰岛素作用，降低血糖，并促进脂肪细胞分化、合成及积聚；⑤visfatin、抵抗素（resistin）与肥胖及胰岛素抵抗的关系有待进一步研究。

（3）脂毒性：脂毒性（lipotoxicity）在T2DM及其并发症的发病中有重要作用。血脂紊乱时，血浆游离脂肪酸（free fatty acid，FFA）长期升高导致脂肪酸和甘油三酯在非脂肪组织（胰岛β细胞、骨骼肌、心脏和肝脏等）沉积。脂肪酸特别容易发生氧化损伤，形成高反应性的脂质过氧化物（活性氧，ROS），导致胰岛素抵抗、T2DM及其慢性并发症。ROS具细胞毒性，可导致蛋白质和DNA的自由基损伤，其后果为：①促进胰岛β细胞凋亡；②抑制骨骼肌胰岛素信号传导和GLUT4的生成与转位；③激活丝氨酸激酶抑制蛋白激酶β（IKK-β）/NF-κB旁路，介导胰岛素抵抗；④引起心脏功能障碍和脂肪肝。

过多脂肪异位储积（ectopic fat storage）于肝脏、肌肉、脾脏、胰腺和其他内脏器官。在脂肪细胞因子和内分泌激素的作用下，脂解增加，血甘油三酯升高，肝游离脂肪酸释放增多，最终引起胰岛素抵抗和T2DM。内脏脂肪蓄积引发胰岛素介导的葡萄糖清除率降低，促进胰岛素抵抗，导致脂代谢紊乱、高血压、糖耐量低减或糖尿病。多数脂肪细胞因子为多肽或蛋白质，但非酯化脂肪酸（NEFA，游离脂肪酸，FFA）也是一种脂肪因子。肥胖导致脂肪因子分泌调节紊乱，是引起T2DM和血管病变的重要病因（图4-2-6-1）。当脂肪过度超过皮下的贮存能力后，多余的脂肪沉积于内脏组织；女性的皮下脂肪贮存能量较强，遗传因素、种族因素和年龄也影响其贮存能力；吸烟与异位脂肪沉积的关系未明；肝脏脂肪沉积在先，肌肉脂肪沉积与胰岛素抵抗发生较晚，血管周围脂肪沉积引起血管细胞因子分泌和血液供应紊乱；胰腺脂肪沉积则引起β细胞功能异常和糖尿病（图4-2-6-2）。2型糖尿病高血糖症的主要原因与结局见图4-2-6-3。

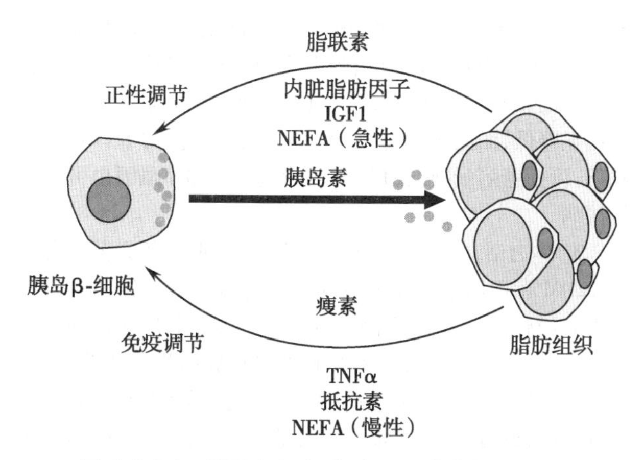

图4-2-6-1 脂肪组织与胰腺β细胞的相互关系
图中显示脂肪-胰岛轴的组成；正性调节包括刺激胰岛素合成分泌与细胞增殖；负性调节包括抑制胰岛素合成分泌与细胞凋亡及坏死

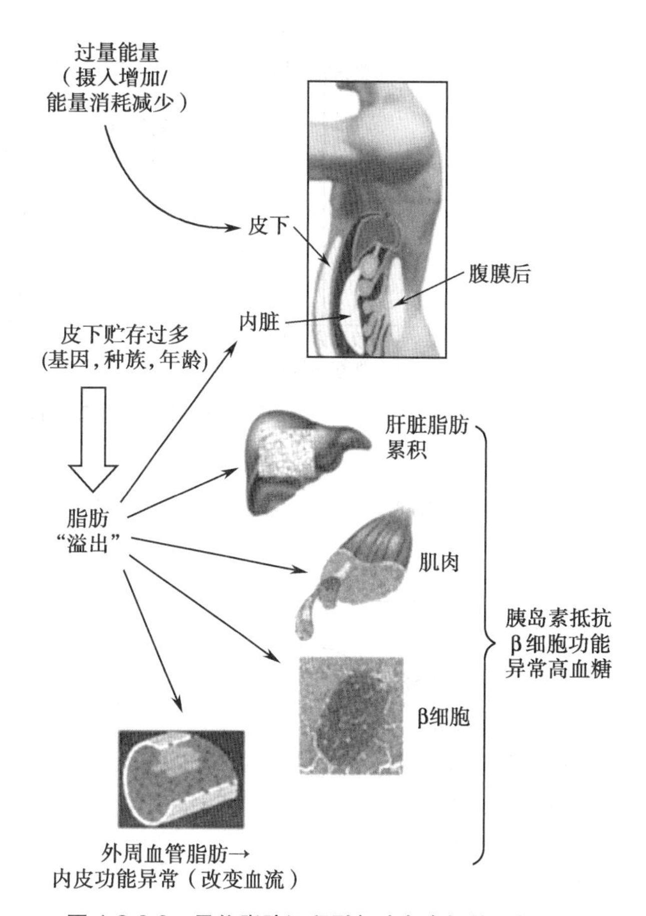

图4-2-6-2 异位脂肪沉积引起胰岛素抵抗和糖尿病

T2DM的β细胞减少是氧化应激和内质网应激的结果，内质网适应性反应衰竭激活非折叠蛋白反应，诱发细胞自噬。细胞因子和炎症改变β细胞的正常结构，诱导细胞凋亡。因此，氧化应激、内质网应激和自噬是导致T2DM的基础。细胞的胆固醇胰腺淀粉样蛋白糖毒性脂毒性和炎症因子激活内质网应激或氧化应激，诱导细胞应激；非折叠蛋白反应作为对内质网应激的适应性反应，PERK、ATF6和IRE1活化JNK和/或NF-κB，启动炎症途径的相关基因表达；氧化应激激活生成大量的ROS，强化炎症反应；促炎症因子聚集局部的炎症细胞，进一步强化炎症过程，引起β细胞凋亡和T2DM（图4-2-6-4）。

2. 不合理饮食 高脂肪膳食与肥胖、血糖水平和糖尿病的患病率密切相关，富含纤维和植物蛋白的膳食有预防糖尿病的作用，食糖并不增加糖尿病的患病率。脂肪摄入过多是T2DM的重要环境因素之一。食物中不同类型的脂肪酸对胰岛素抵抗产生不同的影响。脂肪酸是构成人体脂肪和类脂（磷脂、糖脂和类固醇等）的基本物质，根据碳氢链中双键的有无，将脂肪酸分为不含键的饱和脂肪酸（SFA）和含有双键的不饱和脂肪酸；不饱和脂肪酸又可根据其所含双键的多少

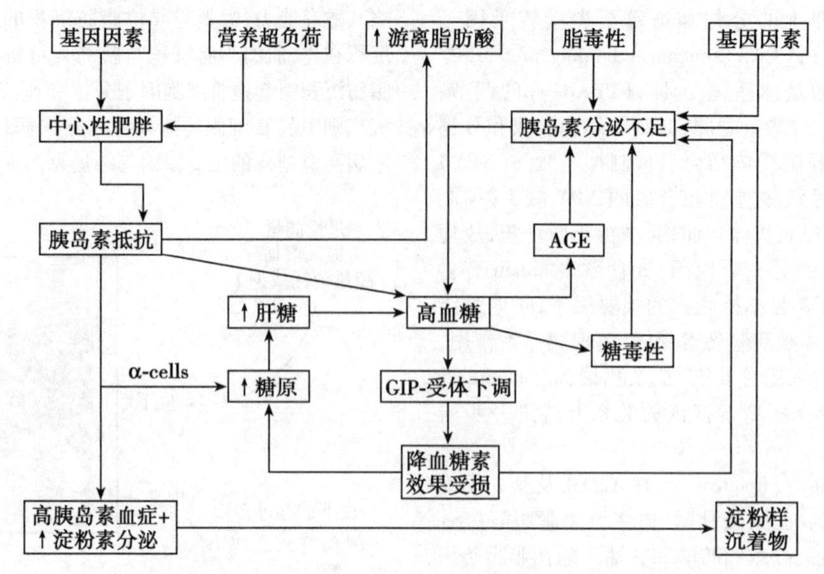

图 4-2-6-3 2型糖尿病高血糖症的主要原因与结局

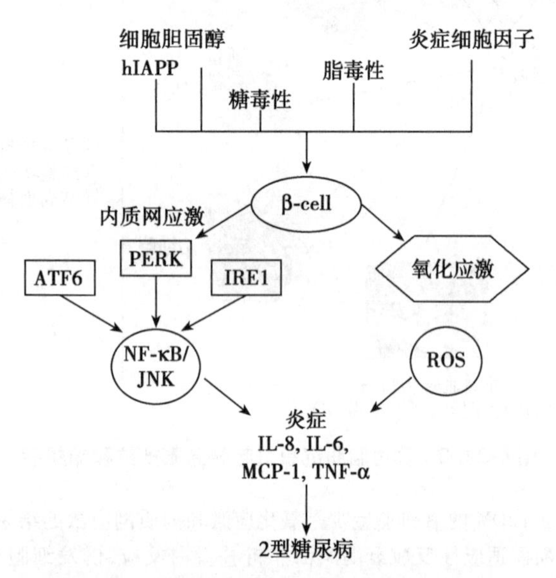

图 4-2-6-4 2型糖尿病β细胞应激与炎症反应

hIAPP:人胰岛淀粉样多肽;ATF:激活的转录因子;PERK:蛋白激酶R样内质网激酶;IRE1:需要肌醇的酶1;NF-κB:核因子κB;JNK:c-Jun-N末端激酶;ROS:活性氧;IL:白细胞介素;MCP:单核细胞化学趋化因子;TNF:肿瘤坏死因子

分为仅含一个双键的单不饱和脂肪酸(MuFA)和含一个以上双键的多不饱和脂肪酸(PuFA);PuFA又可根据最靠近碳原子双键的位置进一步分为ω-3(omega-3)和ω-6(omega-6)等系列脂肪酸。所谓ω-3系列PuFA就是指从脂肪酸碳链甲基端算起,第一个双键出现在第3位碳原子上的PuFA。食物中脂肪主要指各种植物油和动物脂肪。食物中SFA主要存在于动物脂肪、肉及乳脂中,植物油中含量极少。MuFA主要为油酸(18碳1烯酸),在橄榄油中含量最多(84%)。ω-6系列PuFA(简称ω-6脂肪酸)富含于植物油中,主要成分为亚油酸(18碳乙烯酸)和由此转化而来的花生四烯酸(AA,20碳4烯酸)。ω-3系列PuFA(简称ω-3脂肪酸)主要成分为亚麻酸(18碳3烯酸)、EPA(20碳5烯酸)和DHA(20碳6烯酸)。亚麻酸主要存在于亚麻油中(高达50%),因其独特的气味难为食用者接受,因此,它不是人类亚麻酸摄入的主要来源,其他植物油如豆油和玉米油等含程度不同的亚麻酸。除亚麻酸在体内能转化少量EPA和DHH外,EPA和DHH主要来源于深海鱼类(鱼油和鱼内脏中)。多因素分析发现空腹胰岛素水平与脂肪和SFA摄入量呈正相关,与MuFA和PuFA摄入无相关。提示饮食中合理减少脂肪和SFA摄入将有助于预防糖尿病。美国ADA推荐:饮食中脂肪酸摄入标准是脂肪供能在总热能中应低于30%,其中SFA<10%,PuFA<10%,MuFA<10%~15%。

食用水溶性纤维可在小肠表面形成一种高黏性液体,包被糖类,从而对肠道的消化酶形成屏障,延缓胃排空,从而延缓糖的吸收。食用水溶性纤维可被肠道菌群水解,在肠道中形成乙酸盐和丙酸盐,这些短链脂肪酸可吸收入门静脉,并在肝脏刺激糖酵解,抑制糖异生,促进骨骼肌葡萄糖转运蛋白4(GLUT4)表达。此外,水溶性纤维尚可减少胃肠激素的分泌,而胃肠激素刺激胰岛分泌胰岛素,因此,高纤维饮食可改善胰岛素抵抗和降低血糖。高果糖摄取可以增加血浆C肽浓度,每日用66%的果糖喂养大鼠2周,其骨骼肌和肝脏中的胰岛素受体数和胰岛素受体mRNA比标准食物喂养大鼠明显降低,而血压和血浆TG明显增加。食物中锌和铬的缺乏,可使糖耐量减低,T2DM的发病率增加。酗酒也可引发糖尿病。

3. 体力活动不足　流行病学调查发现,强体力劳动者发生T2DM者远低于轻体力劳动或脑力劳动者。运动可改善胰岛素敏感性。用葡萄糖钳夹技术研究表明,即使运动不伴体重下降,血浆胰岛素水平和胰岛素释放面积也降低,葡萄糖清除率增加。运动可使胰岛素与其受体的结合增加,从而改善胰岛素抵抗和胰岛素作用的敏感性,而且适当的运动还有利于减轻体重,改善脂质代谢。

4. 生命早期的T2DM风险因素　生命早期(胎儿与新生儿)的某些因素(主要是妊娠期营养不良、高血糖症、肥胖、激素使用、应激、吸烟、饮酒等)编程生长发育过程,指导器官向有利于胰岛素抵抗和发生T2DM的方向发育，使糖尿病易感性增加(图4-2-6-5)。其中研究较多的是妊娠期低蛋白饮食和母乳喂养。研究发现，妊娠期低蛋白饮食增加氧化应激，促进纤维化，降低HNF4表达，引起线粒体生成缺陷和功能障碍，β细胞分化增强而增殖不足，增加T2DM的发病风险(图4-2-6-6)。母乳喂养有利于母亲健康和新生儿生长发育。大量的研究发现，断奶过早和牛奶喂养过度与成年后胰岛素抵抗有关，哺乳期母亲应激、肥胖、高血糖症或吸烟也可引起儿童胰岛素敏感性下降。母乳作为激素、胰岛素或脂肪酸的转运介质，将这些物质由母体转运至新生儿，在病理情况下，母乳似乎也借此将母体的糖尿病风险"转嫁"到了新生儿(图4-2-6-7)。

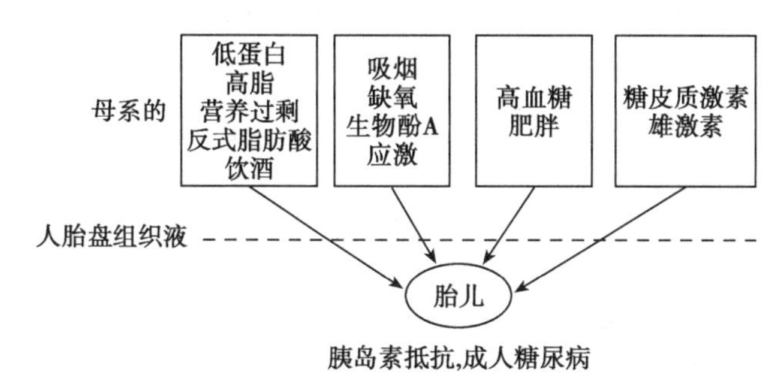

图4-2-6-5 母体有害因素导致胎儿生长发育异常和成年期胰岛素抵抗/糖尿病

产前风险因素包括产前营养不良、营养过度、缺氧、外源性激素、药物或其他有害物质，在这些因素的长期作用下，胎儿日后发生的胰岛素抵抗或糖尿病的风险增高

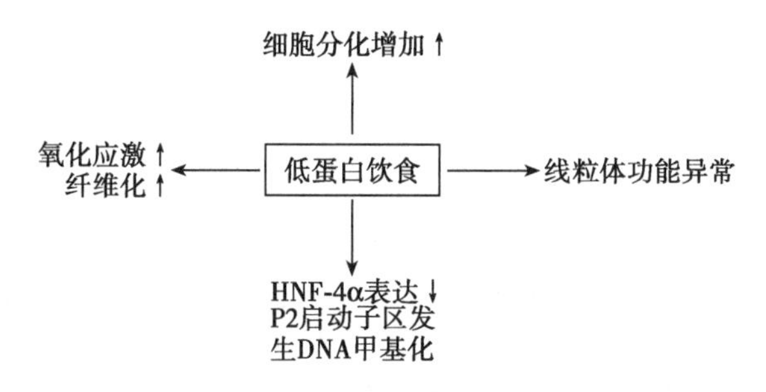

图4-2-6-6 妊娠期低蛋白饮食对产后β细胞的影响

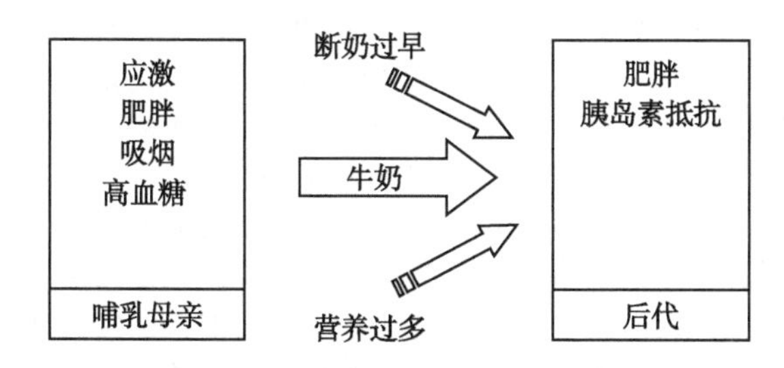

图4-2-6-7 环境因素与胰岛素抵抗

断奶过早和牛奶喂养过度与成年后胰岛素抵抗有关，哺乳期母亲应激、肥胖、高血糖症或吸烟也可引起儿童胰岛素敏感性下降；母乳作为激素、胰岛素或脂肪酸的转运介质，将这些物质由母体转运至新生儿

"成年疾病的胎儿(早期)来源假说"认为，环境因素或营养因素作用于生命体早期，导致疾病(如高血压、胰岛素抵抗、肥胖和代谢综合征等)。流行病学和实验动物证实，宫内发育迟缓(IUGR)的低体重儿与成年T2DM胰岛β细胞功受损和胰岛素抵抗相关[11]。

5. 肠促胰素分泌缺陷　肠促胰素是一类肠源性激素，包括胰高血糖素样肽1(GLP-1)和葡萄糖依赖性促胰岛素多肽(GIP)等。由胃肠道L细胞生成的GLP-1和由K细胞生成的GIP都具有葡萄糖浓度依赖性胰岛素分泌的刺激作用(肠促胰素效应)，其作用途径是1型味觉受体(taste type 1 receptor，T1R)，其配体是甜蛋白(sweet protein) brazzein[12,13]。GLP-1的降糖效应至少来自以下四个方面：①促进胰岛素分泌，增加胰岛素合成，减少β细胞凋亡并促进其增殖，增加β细胞数量；②减少α细胞的胰高血糖素分泌；③作用于脂肪、肌肉和肝脏，增加葡萄糖摄取，减少肝糖输出，协同胰岛素降低血糖；④作用于中枢的食欲控制系统，增加饱感，延缓胃排空，减少摄食，间接降低血糖。GLP-1作用于血糖去路和来源多个靶点的降血糖效应是独特的。但是，T2DM患者口服与静脉葡萄糖刺激下的胰岛素分泌差值显著降低，即肠促胰素效应明显减弱，其主要原因是肠促胰素分泌减少和作用缺陷。

(三) 胰岛素抵抗　胰岛素抵抗(insulin resistance，IR)在T2DM发生中处于核心地位(图4-2-6-8)。IR和β细胞分泌缺陷是T2DM发病机制的两个主要环节。IR是T2DM的特征之一，在出现临床高血糖前就已经存在[14]。IR的概念是机体对一定量(一定浓度)胰岛素的生物效应减低，主要指机体胰岛素介导的葡萄糖摄取和代谢能力减低，包括胰岛素的敏感性下降和反应性下降。胰岛素在调节机体葡萄糖稳态中起关键作用。其主要的效应器官是肝脏、骨骼肌及脂肪组织。胰岛素主要的生理效应包括其介导葡萄糖的摄取及处置(糖的氧化及贮存)、促进蛋白质合成、促进脂肪合成、抑制糖异生、抑制脂肪分解及酮体生成等。IR可发生于组织器官水平(骨骼肌、脂肪、肝脏和血管内皮)，也发生于亚细胞及分子水平(胰岛素受体前、受体和受体后)。

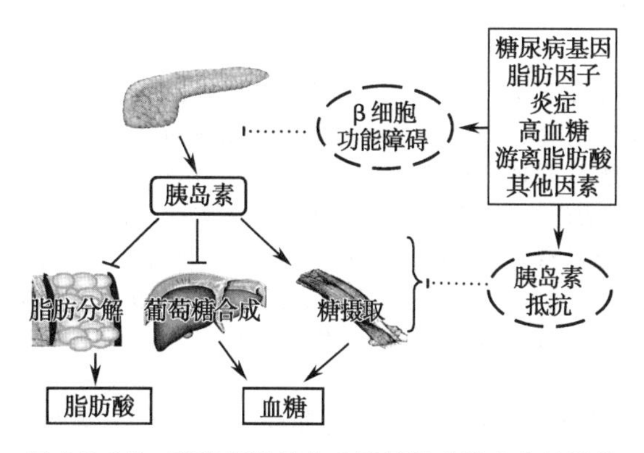

图4-2-6-8 胰岛素抵抗在2型糖尿病发生中的地位

1. 胰岛素受体前抵抗　引起受体前胰岛素抵抗的原因有胰岛素分子结构异常、胰岛素抗体、胰岛素降解加速和拮抗激素增多等。胰岛素基因突变可产生结构异常的胰岛素，使胰岛素的生物活性下降或丧失，如Chicago胰岛素($PheB_{25}Leu$)、Los Angeles胰岛素($PheB_{24}Ser$)、Wakayma胰岛素($ValA_3Leu$)、Providence胰岛素($HisB_{10}Asp$)以及Tokyo胰

岛素原(Arg65His)。内源性或外源性胰岛素抗体形成,可干扰胰岛素与受体的正常结合。后者常见于注射纯度低的动物胰岛素时,抗体形成的高峰时期是注射胰岛素后3~4个月。胰岛素抗体是否影响胰岛素发挥其正常功能与抗体的胰岛素识别位点密切相关。在胰岛素抗体中,只有当抗体的胰岛素识别位点与胰岛素的受体结合区域相重叠时,才会有阻断胰岛素的作用;在携带胰岛素抗体的糖尿病患者中,胰岛素抗体的胰岛素识别位点对最终是否发生胰岛素抵抗起重要作用。胰岛素受体前抵抗还可由于胰岛素降解加速引起。一些药物如糖皮质激素、生长激素(GH)、苯妥英钠、INF-γ、INF-α等及其他应激激素分泌过多(如感染、创伤、手术、酮症酸中毒、Cushing综合征和肢端肥大症等)均可导致受体前抵抗。

2. 胰岛素受体缺陷　胰岛素受体缺陷包括胰岛素受体功能与结构的异常。其功能异常包括胰岛素受体数目减少以及亲和力下降导致与胰岛素结合减少;其结构异常多为胰岛素受体基因(IRG)突变,致使受体功能完全丧失或部分丧失。1988年以来,已发现50余个突变位点,按其对受体功能影响的不同可分为五类:①Ⅰ类抵抗:IRG的外显子2、内含子4和外显子5拼接点的无义突变所导致的胰岛素受体合成障碍。临床上见于婴儿"妖精"症,为严重的IR,婴儿罕见存活至1岁以上。②Ⅱ类抵抗:受体蛋白翻译后加工和分子折叠障碍,其结果使受体不能从细胞的粗面内质网及高尔基体转位至细胞膜,故而膜受体数目减少,其突变点主要在α亚基N端以Gly为中心的重复序列处。③Ⅲ类抵抗:为受体亲和力下降,胰岛素与其受体的结合降低。突变点有3处,均在膜外区域(Asn15Lys、Arg735Ser及Ser323Leu)。④Ⅳ类抵抗:受体β亚基酪氨酸激酶活性降低,导致β亚基自身磷酸化作用障碍,因而穿膜信号传导障碍,已发现突变基因位点10余个。⑤Ⅴ类抵抗:基因突变导致受体降解加速。突变位点在α亚基Lys460Gln及Asn462Ser处。但是,以上所述的胰岛素受体缺陷所致的糖尿病均属于特殊糖尿病类型,通常的T2DM与胰岛素受体缺陷无明显关系。

将小鼠不同组织的胰岛素受体敲除发现,敲除肝胰岛素受体小鼠表现出严重的胰岛素抵抗、肝功能受损和糖耐受异常;在肌肉组织敲除胰岛素受体,小鼠表现为中等度的肥胖,没有胰岛素抵抗和糖耐量受损;在脂肪组织敲除胰岛素受体,则表现为消瘦和寿命延长,没有糖耐量受损;在神经细胞敲除胰岛素受体,小鼠表现为多食、不育和肥胖,没有糖耐量受损;在胰岛β细胞敲除胰岛素受体,表现为胰岛素分泌缺陷,有糖耐量受损。这主要与胰岛素在不同组织器官的作用存在差别有关。

3. 胰岛素受体后缺陷　系指胰岛素与受体结合后信号向细胞内传递所引起的一系列代谢过程,即所谓胰岛素受体的"下游事件",包括信号传递和放大,蛋白质-蛋白质交联反应,磷酸化与脱磷酸化以及酶促级联反应等多种效应的异常。

(1)葡萄糖转运蛋白异常:肌肉和脂肪细胞对胰岛素刺激的葡萄糖摄取主要通过对胰岛素敏感的GLUT4来进行。在基础状态下,细胞表面GLUT4很少,在胰岛素刺激下,胰岛素受体酪氨酸磷酸化信号的内传使胰岛素受体底物-1(IRS-1)磷酸化,从而活化磷脂酰肌醇-3-激酶(PI3K)激酶,触发富含GLUT4的小泡以胞吐形式由内核体(endosome)经由高尔基复合体向细胞表面转位,因而细胞表面GLUT4增多,组织对葡萄糖摄取增加。当GLUT4基因突变时,GLUT4合成及转位均受阻。在T2DM、肥胖症或高血压中,均发现有GLUT4募集及转位障碍,从而使肌细胞的葡萄糖摄取明显减少。GLUT2合成异常可造成肝摄取葡萄糖减少,肝胰岛素抵抗和β细胞对葡萄糖感受性降低,胰岛素分泌减少。

(2)细胞内葡萄糖磷酸化障碍:研究证明,非肥胖T2DM患者肌细胞内的葡萄糖6-磷酸(G-6-P)浓度明显降低,葡萄糖磷酸化的速率降低约85%,同时伴GLUT4转位的缺陷,即使GLUT4正常后,糖磷酸化异常仍未能恢复。导致葡萄糖磷酸化障碍的原因是己糖激酶Ⅱ(HKⅡ)活性降低。而此酶活性降低又受糖原合成酶及丙酮酸脱氢酶活性降低的影响。

(3)线粒体氧化磷酸化(OXPHOS)障碍:OXPHOS障碍可致能量产生障碍和胰岛素刺激的糖原合成减少。

(4)IRS-基因变异:正常情况下,胰岛素与受体结合后信号向细胞内传导,首先由IRS-1介导,IRS-1起着承前启后的作用。细胞内许多含SH_2的蛋白质与IRS-1分子上磷酸化的酪氨酸残基结合,如PI3K的85kD亚基与其结合后,可激活此酶的催化亚基(110kD)。这样经过许多酶促反应而使蛋白磷酸酶-1磷酸化(活化),其结果是与糖原代谢相关的两个关键酶(糖原合酶与磷酸化酶激酶)脱磷酸化。前者脱磷酸化使酶活化而刺激糖原合成;后者脱磷酸化则使其失活,从而抑制糖原分解,其净效应为糖原合成增多,血糖维持正常。若IRS-1基因(定位于2q36-37)突变,可使IRS-1酪氨酸磷酸化减弱,而丝氨酸磷酸化增强,则可产生IR。业已发现IRS-1基因有4种突变与T2DM关联,它们分别是Ala513Pro、Gly819Arg、Gly972Arg及Arg1221Gys。目前已了解几种IRS丝氨酸激酶与胰岛素受体后信号传递有关,如有丝分裂原蛋白激酶(MAPK)、c-Jun-NH_2末端激酶(JNK)、非经典蛋白激酶C(PKC)和PI3-K等。细胞因子信号抑制物(suppressor of cytokine signalling,SOCS)竞争性抑制IRS-1酪氨酸磷酸化和减少IRS与调节亚单位p85的结合导致胰岛素抵抗。新近的研究发现SOCS3也通过泛素(ubiquitin)介导的降解途径,加速IRS-1/2的降解[15]。另外,在T2DM患者还发现了几种IRS-1基因多态性较一般人群常见。研究得较多的是甘氨酸972精氨酸多态性,一项丹麦的研究观察到这种多态性频率在正常人为5.8%,而在T2DM患者为10.7%。

4. 内质网应激　在糖尿病的病因中,内质网应激起了重要作用,尤其在β细胞凋亡和胰岛素抵抗中,内质网应激可能是最关键的环节。在β细胞中,蛋白的非折叠反应成分(UPR)在生理条件下起着有利的调节作用,而在慢性应激时起着β细胞功能紊乱和凋亡的激发作用。β细胞的生理功能是在高血糖时,能敏感地分泌胰岛素;但在慢性高血糖和高脂肪酸的长期刺激下,β细胞变得十分脆弱,特别容易受损,使其成为细胞衰竭的重要因素。因此,在病理情况下,UPR转变成激发β细胞功能紊乱和凋亡前期的内质网应激反应物。内质网应激还是联系肥胖和胰岛素抵抗的病理因子。实验发现,摄入高脂饮食的肥胖动物在肝脏出现内质网应激，并通过 JNK 途径抑制胰岛素的信号传递。此外，内质网应激可引起以细胞因子（IL-1β 和 IFN-γ 等）为介导的 β 细胞凋亡；而 NO 耗竭内质网中的储备钙，抑制内质网的钙摄取等又进一步加重内质网应激反应。

5. 脂肪因子　目前研究发现，与 IR 有关的细胞因子有：FFA、TNF-α、IL-6、瘦素、脂联素、抵抗素、visfatin、IL-1、IL-1Rα、IL-8、IL-10、IL-18、单核细胞趋化因子（MCP-1）、单核细胞迁移抑制因子（MIF）、TGF-β、C 反应蛋白（CRP）和肿瘤坏死因子受体（TNFR）等。其中备受关注的是 TNF-α、瘦素、脂联素、抵抗素以及新近发现的内脏脂肪素（visfatin）。

（1）FFA：T2DM 常存在脂代谢紊乱，FFA 增多。FFA 增多可引起 IR，其机制可能与 FFA 抑制外周葡萄糖的利用和促进糖异生有关。FFA 除对葡萄糖氧化途径有抑制作用外，对葡萄糖的非氧化途径即肌糖原合成也同样有抑制作用。FFA 对葡萄糖的抑制作用呈时间依赖性和浓度依赖性，FFA 诱导的葡萄糖氧化抑制发生较早，在脂肪输注 1~2 小时后即可看到；而对非氧化途径的抑制则要 4 小时以后才能出现。FFA 在抑制外周葡萄糖利用的同时，还可刺激肝脏糖异生。高 FFA 状态下，脂肪酸氧化代谢增强，糖异生底物充足，糖异生反应活跃。过多的脂肪酸还通过影响 PKC 诱导的 IRS-1 磷酸化而干扰胰岛素的信号传导。

（2）TNF-α：在肥胖者血中，TNF-α 升高。TNF-α 诱发和加重 IR 的机制包括直接作用和间接作用。其直接作用是：①TNF-α 直接作用于培养中细胞的胰岛素信号传导系统，使 GLUT4 的表达减少；②TNF-α 增强 IRS-1 和 IRS-2 的丝氨酸磷酸化，这些底物的丝氨酸磷酸化可引发胰岛素受体酪氨酸自身磷酸化的减少及受体酪氨酸激酶活力的降低。我们观察到 TNF-α 抑制红细胞膜胰岛素受体的自身磷酸化；③TNF-α 显著降低 IRS 蛋白与胰岛素受体相接的能力以及与下游转导途径（如 PI3K 和葡萄糖转运）的相互作用。其间接作用有：①TNF-α 刺激脂肪细胞分泌瘦素，后者可引起 IR；②TNF-α 刺激脂肪分解，提高 FFA 水平，后者是引起 IR 的重要代谢因素；③TNFα 下调 PPARγ 基因表达，抑制 PPARγ 的合成和功能；④在 IR 状态下，TNF-α 可抑制脂联素的启动子活性，降低脂联素的表达。

（3）瘦素：在肥胖患者，血浆瘦素升高，并与 FPG 和体脂百分率密切相关，被认为是肥胖和 IR 的一个标志。瘦素的代谢效应与胰岛素的作用相拮抗，瘦素促进脂肪分解，抑制脂肪合成，刺激糖原异生。它调节糖和脂代谢的作用，独立于其抑制食欲和降低体重的作用。相当于肥胖者血瘦素水平的瘦素浓度可使 IRS-1 酪氨酸磷酸化减弱，并使 Grb2 与 IRS-1 的结合能力降低，影响胰岛素的信号传导[16]。

（4）抵抗素：也是脂肪组织分泌的，其基因特异表达于白色脂肪组织。在遗传性和饮食诱导的肥胖小鼠，血清抵抗素显著升高，它也是联系肥胖、IR 和糖尿病的重要信号分子，而且下调抵抗素的表达是噻唑烷二酮类药物发挥抗糖尿病效应的重要机制。但抵抗素在胰岛素抵抗和 T2DM 发病中的确切地位还有待进一步阐明。

（5）脂联素：在动物模型和人体中，均已证实低脂联素血症与 IR 存在相关性。在脂肪萎缩的胰岛素抵抗模型鼠中，联合应用生理浓度的脂联素和瘦素可完全逆转胰岛素抵抗，单用两者之一仅部分减轻胰岛素抵抗。研究表明在肥胖和脂肪萎缩鼠模型中，脂联素降低均参与了胰岛素抵抗的发生和发展。提示补充脂联素可能为胰岛素抵抗和 T2DM 的治疗提供全新的手段。TZD 可拮抗 TNF-α 对脂联素启动子的抑制效应，增加脂联素的表达，改善 IR。

（6）内脂素（visfatin）：是新近发现的脂肪细胞因子，又称为前 B 细胞集落促进因子（PBEF），分子量为 52kD，在骨髓、肝脏和骨骼肌均有表达，在脂肪细胞系 3T3-L1 的分化过程中，PBEF 的基因表达和蛋白合成均增加。人血浆 PBEF 水平与腹部脂肪体积呈正相关。在 T2DMKKAy 小鼠和高脂饮食的 c57BL/6J 小鼠也发现血浆 PBEF 水平与内脏脂肪 PBEF 的 mRNA 水平呈正相关。这些结果提示内脏脂肪分泌大量的 PBEF，因此研究者又将其命名为 visfatin。整体实验证实 visfatin 有类似于胰岛素的降血糖作用。visfatin 还可激活胰岛素受体及其下游信号分子的磷酸化，但其作用方式不同于胰岛素。visfatin 与胰岛素两者间存在差异。研究发现小鼠血浆 visfatin 显著低于胰岛素水平，空腹时血浆 visfatin 只有血浆胰岛素水平的 10%，在饱腹时只有 3%左右。此外其血浆水平的变化受饥饿或进食的影响较小，但前炎症因子 TNF-α 和 IL-6 都诱导 visfatin 的基因表达。内脏脂肪素与 IR 的关系尚不清楚[17,18]。

6. 其他因素　引起 IR 的其他原因还有很多。Lautt 假设在肝中存在一种外周胰岛素敏感性的调节系统。餐后高血糖兴奋副交感神经，后者促使肝脏中的胰岛素致敏物质（HISS）释放。HISS 激活骨骼肌对葡萄糖的摄取。在 T2DM、肝脏疾病和肥胖等疾病时，存在由于 HISS 调节障碍所致的 IR。研究发现性激素结合蛋白（SHBG）可能也与 IR 有关。近年来的研究认为肾素血管紧张素（RAA）系统也与 IR 有关。血管紧张素-Ⅱ（AT-2）是 RAA 的重要效应分子，可能通过影响胰岛素信号通路、抑制脂肪形成、降低组织血流、促进氧化应激和激活交感神经系统等促进 IR 的发生[19]。临床研究已显示，阻断 RAA 能改善胰岛素的敏感性，降低新发糖尿病的发生率，为 RAA 阻断剂在 T2DM 和代谢综合征等疾病中的应用提供了依据[20]。

（四）胰岛受损与β细胞受损　T2DM 的病理特点之一是 β 细胞进行性减少和功能减退，最终导致血糖控制的恶化。通过一些小型试验的结果，人们假设在糖尿病的自然病程的早期，胰岛素治疗可以保护 β 细胞分泌胰岛素的能力。ORIGIN 试验表明，对于糖耐量受损和/或空腹血糖受损的患者，甘精胰岛素可使糖尿病的患病率下降约 30%；这一结果与二甲双胍和阿卡波糖的观察结果是相似的，但稍逊于噻唑烷二酮或生活方式干预的观察结果。上述研究提示胰岛素似乎并没有独立的 β 细胞保护作用。因此，胰岛素虽然是治疗 T2DM 的有效方法，但无法期待胰岛素治疗能够改变 β 细胞进行性的数量减少和功能减退的过程。

1. 遗传因素　T2DM 的直系亲属和双胞胎糖尿病患者的另一位无糖尿病同胞也存在胰岛素分泌功能降低。因此，认为胰岛素分泌功能的降低可能与遗传有关。凡是参与葡萄糖识别、胰岛素加工或分泌的特异性蛋白基因突变均会导致 β 细胞功能紊乱。目前已发现少数这类信号蛋白的基因突变，包括葡萄糖激酶、线粒体 DNA、胰岛素及参与胰岛素加工的酶等。还有一些可能与β细胞功能缺陷有关的基因如GLUT2、β细胞表面的钾通道蛋白和胰淀粉样蛋白(胰淀素)。早期营养不良可影响胰腺发育而导致胰岛细胞数目减少。胎儿、新生儿及婴儿期低体重是早期营养不良的反映,其后果是:影响胰腺发育而导致胰岛细胞数目减少,在长期胰岛素抵抗重压下易发生β细胞功能衰竭。

2. 高糖-高脂-胰淀粉样多肽毒性 高糖、高脂和胰淀粉样多肽毒性是胰岛β细胞功能受损的重要因素。①高血糖损伤胰岛:在胰岛β细胞,糖的氧化代谢将产生氧自由基,在正常情况下,这些物质能被过氧化氢酶和超氧化物歧化酶代谢。在高血糖状态下,β细胞产生大量的氧自由基使β细胞的线粒体受损。②脂毒性损伤胰岛:脂毒性主要可能通过下列机制影响胰岛功能。FFA浓度增加使胰岛素分泌增加,但在24小时后则抑制胰岛素的分泌;脂肪酸能增加UCP-2的表达,其结果是导致ATP形成减少,降低胰岛素的分泌;脂肪酸和TG诱导神经酰胺合成而导致胰岛β细胞的凋亡。③胰淀粉样多肽(IAPP):近90%的胰岛内有淀粉样变,β细胞减少,胰岛淀粉样变性是T2DM的特征性病理改变。IAPP致β细胞受损的机制可能是淀粉样纤维在β细胞和毛细血管间沉积,嵌入细胞膜,损害了细胞膜对葡萄糖的感知和胰岛素的分泌。β细胞的数量是决定胰岛素分泌量的关键因素。研究显示[21],长期慢性高血糖下调胰岛β细胞上葡萄糖激酶的表达,使葡萄糖激酶与线粒体的相互作用减少,诱导β细胞凋亡。不过,β细胞数量减少80%~90%时,才足以导致胰岛素缺乏和糖尿病。因此,在T2DM中,除β细胞数目减少外,还存在其他因素损害了胰岛素的分泌,比如胰高血糖素样肽-1(GLP-1)缺乏。GLP-1由小肠合成和分泌,在维持胰岛β细胞的葡萄糖敏感性等方面起着重要作用,它通过与β细胞上特异性受体结合,调控细胞内cAMP及钙离子水平,最终起到了强化葡萄糖诱导的胰岛素分泌作用。T2DM患者,葡萄糖负荷后GLP-1的释放曲线低于正常人。

3. 胰岛素分泌不足 T2DM患者存在空腹和葡萄糖负荷后胰岛素分泌量的不足:①T2DM患者存在高FPG,对β细胞造成持续性刺激,导致基础胰岛素分泌增加。FPG和空腹胰岛素间的关系呈倒"U"形或马蹄形曲线。当FPG从4.4mmol/L增至7.8mmol/L时,空腹胰岛素水平逐步增加,达到对照组的2~2.5倍,这是β细胞对葡萄糖稳态被破坏后作出的适应性(代偿性)反应。当FPG超过7.8mmol/L时,β细胞不再能维持高胰岛素分泌率,而致空腹胰岛素逐渐降低。②在正常人,FPG 4.4mmol/L时,葡萄糖负荷2小时后平均胰岛素浓度为50mU/L,进展至IGT(FPG 6.7mmol/L)时,葡萄糖负荷2小时后胰岛素分泌较上述正常人增加约2倍。只要β细胞能保持这种高分泌率,则可维持糖耐量正常或仅轻度异常。当FPG>6.7mmol/L时,葡萄糖负荷后β细胞不再能维持其高分泌率,胰岛素分泌进行性减少,血糖进一步升高。当FPG达8.3~8.9mmol/L时,葡萄糖负荷后胰岛素的分泌量与正常非糖尿病个体相似,但这种胰岛素分泌量相对于高血糖而言,是明显不足的。若FPG进一步升高(>8.3~8.9mmol/L),胰岛素分泌反应逐渐降低。当FPG>11.1mmol/L时,血浆胰岛素对糖负荷的反应明显迟钝[22,23]。

4. 1相胰岛素分泌缺陷 正常人胰岛素第1相分泌峰值在静脉注射葡萄糖后2~4分钟出现,6~10分钟消失。第1相胰岛素分泌对抑制基础状态下肝糖输出有重要意义。在T2DM早期,第1相胰岛素分泌延迟或消失。在IGT和血糖正常的T2DM一级亲属中也可观察到胰岛素第1相分泌缺陷,故认为这种缺陷可能不是继发于高血糖的毒性,而是原发性损害。早期胰岛素分泌有重要生理意义,可抑制肝葡萄糖输出,抑制脂肪分解,限制FFA进入肝脏,减轻负荷后高血糖的程度,使血糖曲线下降,并减轻负荷后期的高胰岛素血症。正常人OGTT或馒头餐时,血浆胰岛素分别约于30或60分钟达峰值,此为负荷后早期胰岛素分泌。T2DM患者OGTT 30分钟时,血浆胰岛素明显低于正常人,相对于其有显著增高的血糖而言,早期胰岛素分泌严重不足。评估早期胰岛素分泌的一种实用方法为OGTT中30分钟胰岛素与基线值差别及葡萄糖与基线值差别两者的比值。早期胰岛素分泌障碍的后果为糖负荷后显著高血糖,刺激胰岛素分泌,使胰岛素往往于2小时达峰值。同时可使餐后血非酯化脂肪酸得不到有效地控制,并出现餐后高TG血症。

5. 胰岛素分泌脉冲紊乱 正常人在空腹时,胰岛素的脉冲分泌周期约为13分钟。胰岛素脉冲分泌有助于防止靶组织中胰岛素受体水平的下调,维持胰岛素的敏感性。反之,持续的高胰岛素血症将导致胰岛素受体水平下调,引发IR。在T2DM中,胰岛素分泌正常的13分钟间隔脉冲消失,出现高频率(5~10分钟)脉冲,为T2DM的早期标志。在T2DM一级亲属中可观察到正常的胰岛素分泌脉冲消失,提示胰岛素分泌脉冲异常可能是原发性损害。

6. 胰岛素原分泌增多 胰岛素原的生物活性只有胰岛素的15%。胰岛素原在高尔基体激素原转换酶2(PC2)、激素原转换酶3(PC3)和CPH的作用下转变为胰岛素,同时产生C肽和去二肽胰岛素原。高血糖刺激胰岛素原和PC3的合成,而PC2和CPH不受血糖的影响。在T2DM中,胰岛素原与胰岛素的比值增加,不利于血糖的控制。

(五)胰高血糖素分泌紊乱 在正常情况下,胰岛α细胞受β细胞和δ细胞(分泌生长抑素)调节,α细胞的胰高血糖素分泌促进葡萄糖动员,拮抗胰岛素的作用和低血糖症,维持血糖稳定。但是,在糖尿病治疗情况下,降低血糖药物可能引起低血糖症,而诱发胰高血糖素分泌的调节机制障碍。糖尿病时,β细胞和δ细胞的分泌激素缺乏或过多;其中的生长抑素是调节α细胞分泌反应的旁分泌激素,生长抑素过度分泌促进胰高血糖素分泌,葡萄糖释放增多,加重高血糖症。随着糖尿病病情进展,β细胞数目进一步减少,而α细胞对外源性胰岛素的敏感性增高,导致"低血糖性失明(hypoglycemic blindness)"现象,即对血糖降低的反应迟钝,血糖不能及时上升,严重时导致死亡。此外,慢性高血糖症是引起α细胞功能紊乱的重要原因(图4-2-6-9)。

正常情况下,α细胞功能主要受胰岛素的抑制,而生长抑素的抑制作用相对较弱。糖尿病患者发生低血糖时,内源性胰岛素缺乏,不能刺激胰高血糖素分泌,则生长抑素成为促进胰高血糖素分泌的主要刺激物。但在使用生长抑素情况下,因缺乏生长抑素的作用而导致严重低血糖症(图4-2-6-10)。

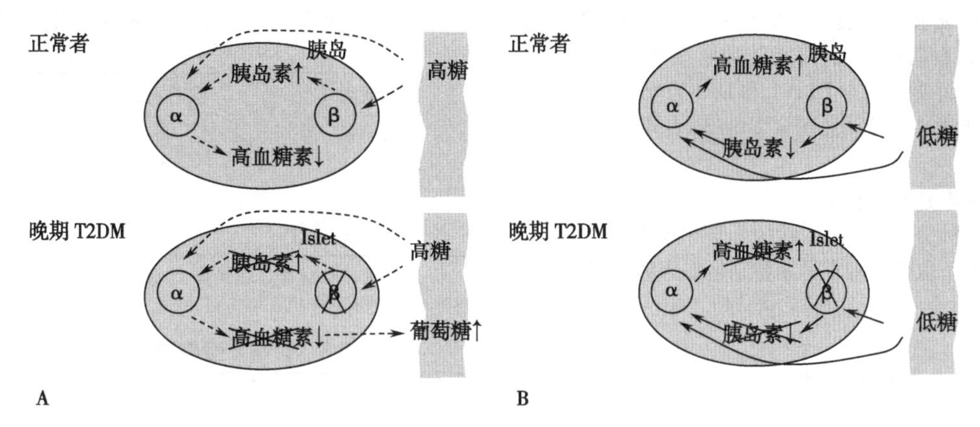

图 4-2-6-9 胰岛内胰岛素与胰高血糖素分泌

A. 正常情况下，血糖升高促进β细胞分泌胰岛素，同时抑制α细胞的胰高血糖素释放；晚期2型糖尿病患者β细胞衰竭，因缺乏胰高血糖素分泌的抑制信号，故其分泌持续进行；B. 正常情况下，血糖降低后，胰岛素分泌减少的信号可促进α细胞分泌胰高血糖素，升高血糖水平，拮抗低血糖症，但在晚期2型糖尿病患者中，因β细胞衰竭或胰岛素合成/分泌被抑制，缺乏低血糖抑制β细胞胰岛素分泌信号，故不能诱发α细胞分泌胰高血糖素，低血糖症难以纠正

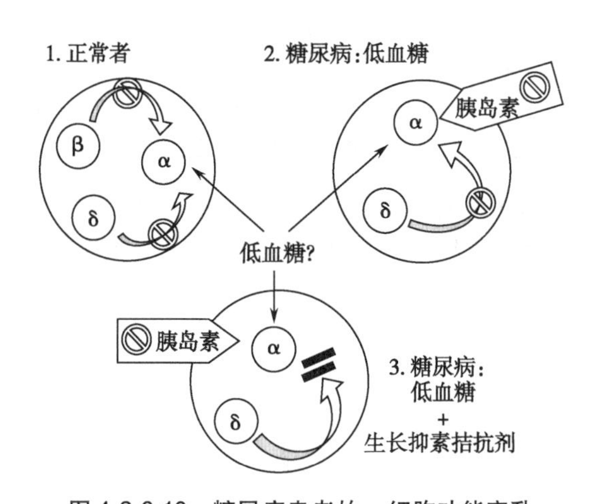

图 4-2-6-10 糖尿病患者的α细胞功能紊乱

正常情况下，α细胞功能主要受胰岛素的抑制，而生长抑素的抑制作用相对较弱；在糖尿病患者发生低血糖时，α细胞对胰岛素的反应更为敏感，而且生长抑素增多，发生低血糖时，由于氨基酸的刺激，胰高血糖素分泌增加；因内源性胰岛素缺乏，不能刺激胰高血糖素分泌，则生长抑素成为促进胰高血糖素分泌的主要刺激物；在使用生长抑素情况下，因缺乏生长抑素作用而导致严重低血糖症

研究发现，T2DM是一种双激素疾病。除了胰岛素不足和胰岛素抵抗外，α细胞及其分泌的胰高血糖素是恶化高血糖症的作用原因，患者的空腹胰高血糖素分泌增多，肝糖生成加重高血糖症；同时，进食后α细胞功能不被抑制，故导致餐后高血糖症。晚期T2DM患者因胰高血糖素的抗调节作用减弱，容易出现低血糖症。因此T2DM的另一种治疗思路是阻滞胰高血糖素受体的作用或抑制胰高血糖素的合成与分泌。GLP-1和DPP-4抑制剂可治疗高胰高血糖素血症。

正常情况下，血糖升高促进β细胞分泌胰岛素，同时抑制α细胞的胰高血糖素释放；但在晚期T2DM患者β细胞衰竭，因缺乏胰高血糖素分泌的抑制信号，故其分泌持续进行；正常情况下，血糖降低后，胰岛素分泌减少的信号可促进α细胞分泌胰高血糖素，升高血糖水平，拮抗低血糖症，但在晚期T2DM患者中，因β细胞衰竭或胰岛素合成/分泌被抑制，缺乏低血糖抑制β细胞胰岛素分泌信号，故不能诱发α细胞分泌胰高血糖素。

（六）胰腺转录因子与β细胞葡萄糖毒性 血糖升高促进胰岛素分泌和β细胞GLUT2表达，加速葡萄糖代谢，当糖尿病时氧化应激诱发β细胞葡萄糖毒性，由于β细胞表达的抗氧化酶（过氧化氢酶和谷胱甘肽过氧化酶）水平低，故容易受氧化应激的侵害，损伤β细胞功能，PDX-1和MafA与胰岛素基因启动子结合减少，胰岛素合成降低。JNK途径激活引起T2DM患者β细胞功能紊乱，胰岛素基因表达减弱，胰岛素合成不足（图4-2-6-11）。糖尿病氧化应激时，c-Jun蛋白水平和活性增高，抑制MafA和胰岛素基因表达，胰岛素合成和分泌减少。

（七）肠促胰素功能受损 肠促胰素的功能是促

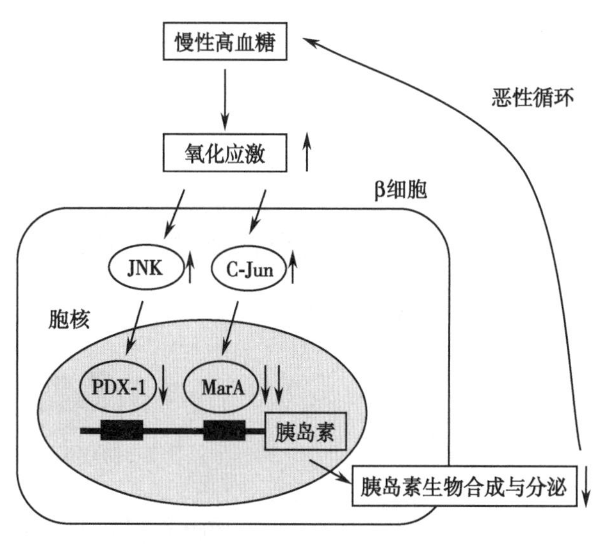

图 4-2-6-11 2型糖尿病胰岛素合成被抑制的发病机制

糖尿病高血糖诱导的氧化应激抑制胰岛素合成和分泌，转录因子PDX-1和MafA表达降低

进胰岛素分泌，防止发生餐后高血糖症（图4-2-6-12）。糖尿病患者中，高血糖症、高游离脂肪酸血症下调GLP-1和GIP受体表达，而胰岛素对GLP-1和GIP的反应性明显降低，β细胞功能进一步恶化（图4-2-6-13，表4-2-6-4、表4-2-6-5）。

【T2DM临床分期和病程】

（一）T2DM分期　糖尿病的分期可帮助理解糖尿病的发展过程，并争取使患者在早期特别是临床糖尿病发生之前获得有效干预治疗，尽量逆转病情或阻止病情的进一步发

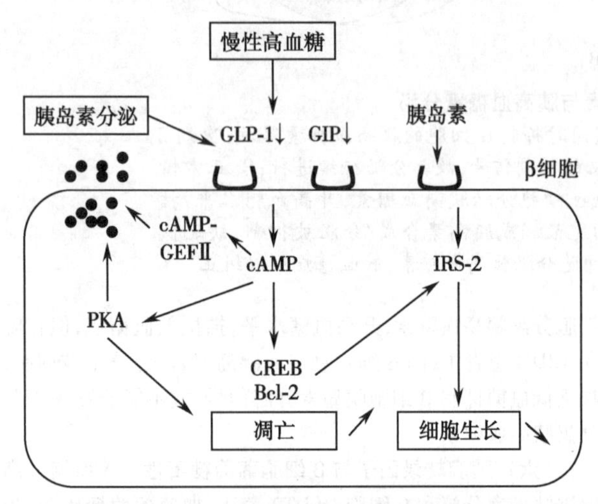

图4-2-6-12　成熟β细胞的肠促胰素信号途径与作用

表4-2-6-4　混合餐和单纯微营养素对GIP和GLP-1的作用

刺激物	GIP分泌	GLP-1分泌
混合餐	↔	↓
葡萄糖	↑	↓
蛋白餐	↓	↔
脂肪餐	↔	↔

注：↓表示肥胖者分泌减少；↑表示肥胖者分泌增加；↔表示肥胖者和正常体重者的分泌物差异

表4-2-6-5　影响2型糖尿病肠促胰素作用的因素

影响因素	效应
食物成分	GIP和GLP-1分泌依赖于营养素的刺激
肥胖	肥胖者的肠促胰素分泌量降低
遗传因素	KCNQ1基因变异者口服葡萄糖后GLP-1分泌受损
胰岛素抵抗	胰岛素抵抗者进食混合餐后GIP和GLP-1分泌障碍
糖耐量减退	IGT病例口服葡萄糖后GIP分泌障碍，早期GLP-1分泌受损
胃排空时间	混合餐后，胃排空较快者的GLP-1分泌较多
减肥手术	手术后GLP-1水平较高
降糖药物	二甲双胍促进GLP-1分泌

展。糖尿病1期：也可称为糖尿病前期。患者空腹血糖5.6~6.9mmol/L（空腹血糖受损），OGTT2小时血糖7.8~

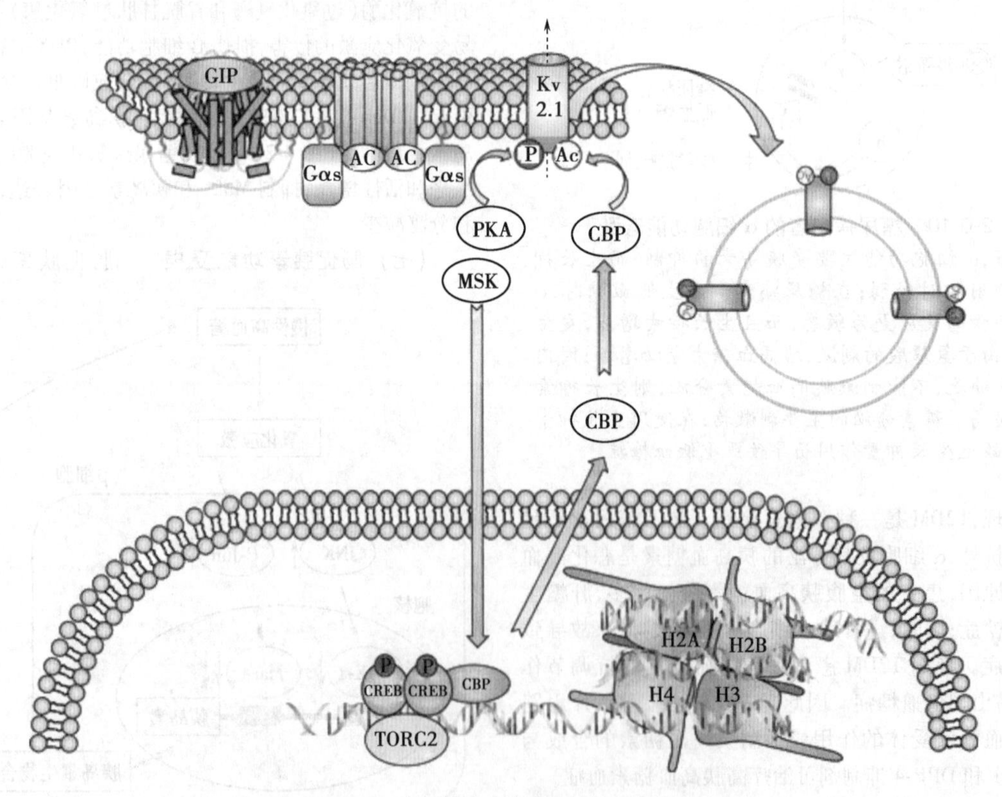

图4-2-6-13　GIP调节K^+-PKA表达的信号途径

cAMP发育元件结合蛋白（CBP）由细胞核转位至浆膜，催化Kv2.1，Kv2.1内陷引起Kv2.1表达下调，GIP与其受体（GIPR）结合，激活蛋白激酶；P：磷酸化；TORC2：调节的cAMP结合蛋白活性转导体；AC：腺苷酸环化酶；Ac：乙酰化；CREB：cAMP反应元件结合蛋白

11.0mmol/L(糖耐量受损,IGT),HbA_{1c} 水平位移 5.7%~6.4%。在这个时期患者可存在高血压、血脂异常或超重。糖尿病 2 期:患者空腹血糖>7.0mmol/L,OGTT2 小时血糖≥11.1mmol/L,HbA_{1c}≥6.5%,伴典型的"三多一少"症状,或随机血糖≥11.1mmol/L。该期患者可存在胰岛素抵抗。3 期:糖尿病合并轻度并发症。包括微量白蛋白尿和轻度视网膜病变(如微动脉瘤,少量出血点)。4 期:2 型糖尿病患者伴随胰岛素绝对缺乏。患者出现高血糖,实验室或临床表现胰岛素绝对缺乏。患者存在轻至中度并发症。5 期:糖尿病合并严重并发症,包括高血糖危象(糖尿病酮症酸中毒或高渗性高血糖状态),大血管、微血管并发症。患者出现高血糖,伴空腹胰岛素或 C 肽升高、正常或降低。

(二)T2DM 自然病程 T2DM 多发生于 40 岁以上人群,常见于老年人,近年有发病年轻化倾向。T2DM 的首发症状多种多样,除多尿、多饮和体重减轻外,视力减退(糖尿病视网膜病所致)、皮肤瘙痒、女性外阴瘙痒以及高渗性高血糖状态均可为其首发症状。

大多数患者肥胖或超重,起病较缓慢,高血糖症状较轻;不少患者可长期无代谢紊乱症状,有些则在体检或出现并发症时才被确诊。空腹血浆胰岛素水平正常、较低或偏高,β 细胞储备功能常无明显低下,故在无应激情况下无酮症倾向,治疗可不依赖于外源性胰岛素。但在长期的病程中,T2DM 患者胰岛 β 细胞功能逐渐减退,以至对口服降糖药失效;为改善血糖控制,也需要胰岛素治疗,但对外源性胰岛素不甚敏感。急性应激(如重症感染、心肌梗死、脑卒中、创伤、麻醉和手术等)可诱发高渗性高血糖状态或糖尿病酮症酸中毒。长期病程中可出现各种慢性并发症,在糖尿病大血管病变中,尤其要关注心、脑血管病变等(图 4-2-6-14~图 4-2-6-16)。

【T2DM 病理】

胰腺重量正常或轻度下降,富含 PP 细胞的小叶可出现明显增生和肥大。T2DM 以 β 细胞团功能衰竭和胰淀粉样多肽(IAPP,amylin)引起的胰岛淀粉样变为特征。多数 T2DM 患者的胰岛形态正常,部分胰岛有纤维化。T2DM 的早期常见病变是胰岛透明变性(50%),变性灶中的淀粉样物被纤维条索分隔并固定,淀粉样物主要沉着于毛细血管和 β 细胞的间隙中。胰岛淀粉样多肽(IAPP)是由胰岛 β 细胞产生,并与胰岛素协同分泌的一种激素。IAPP 是形成淀粉样沉积的主要物质,T2DM 中 IAPP 聚合成的淀粉样纤维对 β 细胞有毒性作用,可导致 β 细胞凋亡。研究证实 β 细胞凋亡频率与胰岛淀粉样变的程度或血糖浓度无关,而与胰岛中淀粉样物增加的速度有关。

在起病初期,胰岛细胞形态仍正常,后期胰岛 β 细胞数

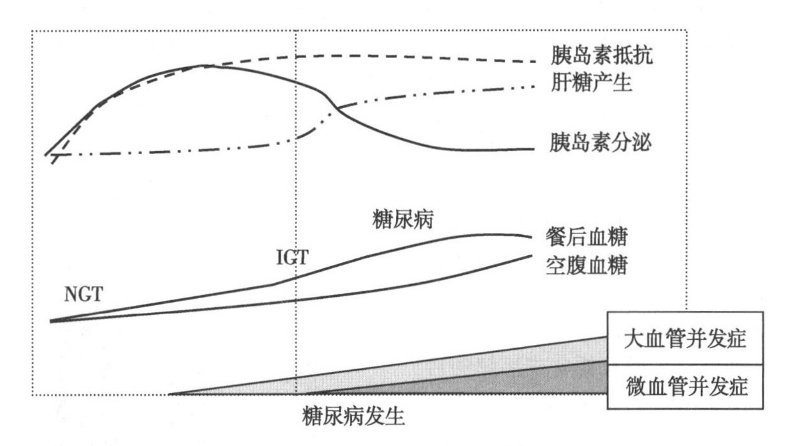

图 4-2-6-14 2 型糖尿病的演变

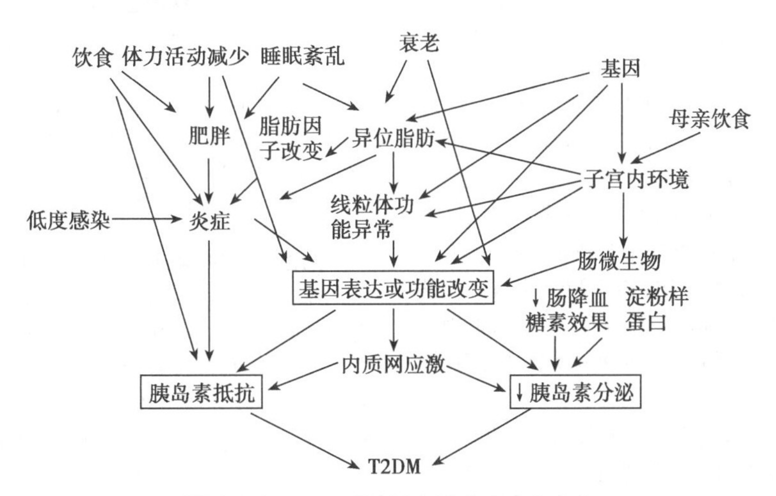

图 4-2-6-15 2 型糖尿病的病理生理变化

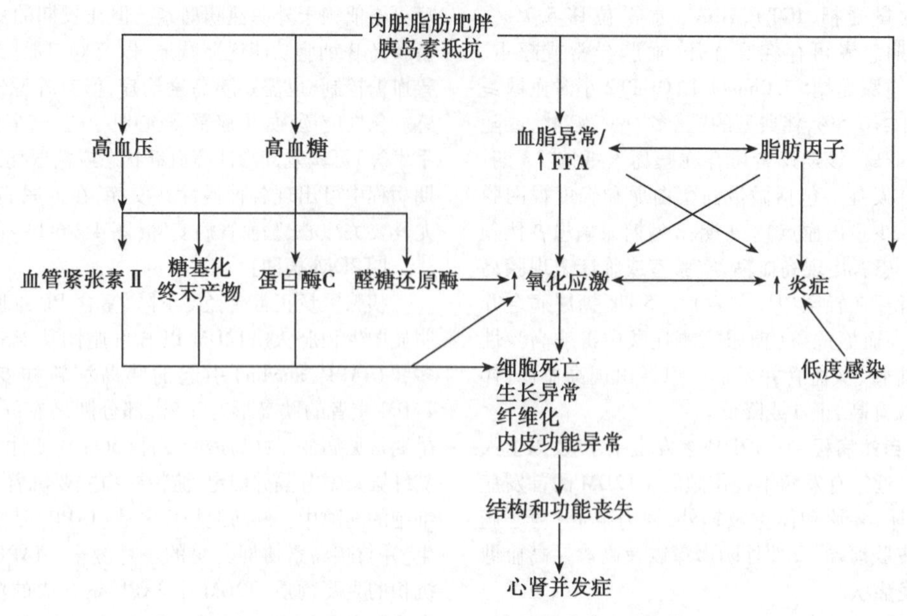

图4-2-6-16 2型糖尿病心肾并发症的发病机制

减少并伴胰岛内胰淀粉样物沉着，α细胞轻微增加，α细胞/β细胞的比值是正常人的2倍。免疫组织化学和电镜检查显示淀粉样物质沉积于β细胞分泌颗粒内，即IAPP。T2DM的胰腺病理改变具有多形性特征。约有1/3的病例在光镜下无明显病理改变，另2/3的病例的病理改变可归纳为以下几点：①胰腺玻璃样变：最常见，主要位于胰岛，年龄越大，玻璃样变越明显。用甲紫反应证明，形态上的玻璃样变即为淀粉样物质沉着。电镜下，这些变性物质相互交织成纤维样物。已证实这些物质主要为IAPP多聚体。IAPP不溶于水，对β细胞有破坏性。②胰腺纤维化：其程度亦随增龄而增多，主要位于胰腺腺泡间或小叶周围，以前者为多见，伴有局限性纤维结缔组织增生，有时将各胰岛小叶分隔成小叶。③β细胞空泡变性：这是β细胞分泌颗粒排空或溶解的后果，空泡变性的原因可能与β细胞内糖原沉积有关。④脂肪变性：脂肪分布呈灶性，伴胰岛萎缩和腺泡间纤维化。脂肪变性明显时，可将胰小岛和胰实质的其他结构分隔开。⑤其他病变：胰岛数目一般不减少，萎缩的胰岛亦极少见到。相反，在肥胖的T2DM患者中，胰岛的容量普遍增大；β细胞数目、β细胞与α及δ细胞的比例亦无明显改变。

肥胖者的β细胞扩张，但与非糖尿病患者相比，T2DM患者的总β细胞数目减少（图4-2-6-17）。发育期或儿童期β细胞未能达到适当的量，成年后终生维持较低的β细胞量，因而其患T2DM的风险增高（图4-2-6-18A）；成年期肥胖和出现胰岛素抵抗后，机体不能扩张β细胞数量，因不能合成和分泌足够的胰岛素而引起糖尿病（图4-2-6-18B）；成年期肥胖和出现胰岛素抵抗后，机体能扩张β细胞数量，但因丢失的β细胞较多，β细胞总数仍较少；糖尿病易感性升高（图4-2-6-18C）。

肥胖者减肥时，贮存的脂肪分解脂肪细胞的体积缩小，但细胞数目基本不变。如果减肥后体重反弹，脂肪细胞的甘油三酯增多，细胞体积变大。在某些情况下，还出现脂肪细胞增生，其原因未明，可能是一种适应性反应，增加脂肪细胞数的目的是适应贮存脂肪明显增加的需要，此时，脂肪细胞可能出现三种反应：①细胞肥大，甘油三酯增多，同时分泌的脂肪细胞因子也增多，引起炎症和氧化应激与胰岛素抵抗；②内脏、肌肉、肝脏心脏和血管异位脂肪沉积，其致病作用来源于低度炎症反应、脂肪因子、胰岛素抵抗和血脂谱异常；③出现小的新生脂肪细胞。

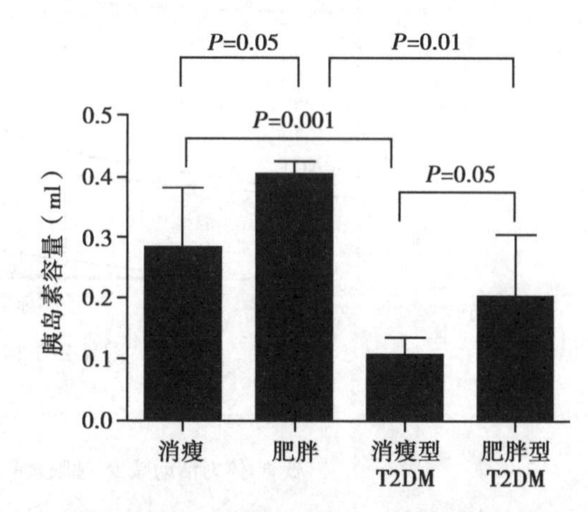

图4-2-6-17 不同个体的β细胞容量差异

肥胖者的β细胞扩张，但与非糖尿病患者相比，2型糖尿病患者的总β细胞数目减少；数值用均值±标准差表示，n=4~7；应用Mann-Whitney实验计算P值

【T2DM病理生理与临床表现】

胰岛β细胞胰岛素分泌能力和/或胰岛素生物作用缺陷致胰岛素相对不足，引起一系列代谢紊乱。

（一）一般临床表现 典型患者有体力减退、精神委靡、乏力、易疲劳、易感冒和工作能力下降等症状，并发感染时可有低热、食欲不振及体重迅速下降。体重下降是糖尿病代谢紊乱的结果，初期主要与失水及糖原和甘油三酯消耗有关；接着是由于蛋白质分解、氨基酸进入糖异生或酮体生成途径而被大量消耗所致，肌肉萎缩，体重进一步下降。

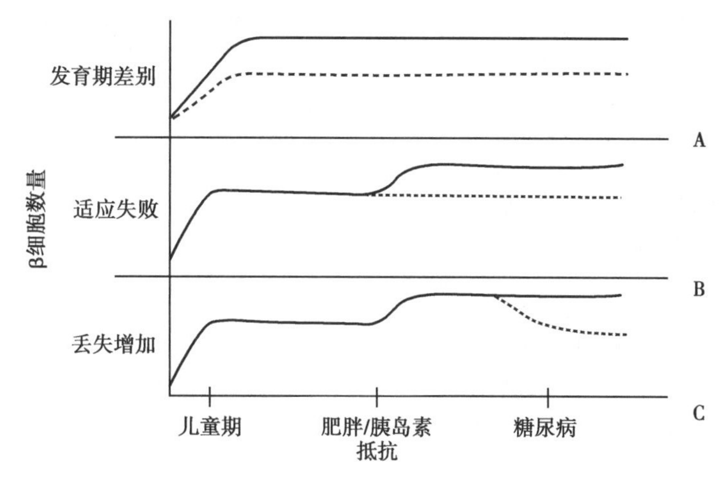

图 4-2-6-18 2 型糖尿病 β 细胞减少原因(尸解资料)

虚线表示糖尿病易感性

心血管系统的主要表现包括非特异性心悸、气促、脉率不齐、心动过缓、心动过速和心前区不适等。在代谢紊乱过程中,由于体液丢失和血容量降低可导致直立性低血压,进一步发展可出现休克及昏迷(酮症酸中毒或高渗性高血糖状态)。酸中毒严重时,血管张力下降,缩血管活性物质虽大量分泌,但仍出现严重的循环衰竭。消化系统如无并发症者多表现为食欲亢进和易饥,进食量增多而体重下降;病情较重者多诉食欲不振、纳差、恶心、呕吐或腹胀,伴胃肠神经病变者更为明显。早期因多尿导致多饮;夜尿增多,尿液为等渗或高渗性。并发感染时,出现脓尿和脓血尿,且伴尿急和尿痛;男性老年患者可因合并前列腺肥大而出现尿频、尿急与排尿中断症状。糖尿病引起的生育生殖异常包括:①月经异常;②生育期缩短(月经初潮延迟或卵巢早衰);③高雄激素血症和多囊卵巢综合征;④卵巢自身免疫性损伤(卵巢早衰);⑤性功能紊乱。糖尿病女性可有月经过少、闭经及性欲减退,少数 T1DM 可合并特发性卵巢早衰,两者可能均存在自身免疫性病因。男性患者以阳痿和性欲减退最常见。由于口渴中枢和食欲中枢被刺激,患者烦渴、多饮、善饥和贪食;多数伴有忧虑、急躁、情绪不稳或抑郁;有的患者心理压力重,对生活和工作失去信心;另一些患者失眠、多梦和易惊醒。

(二) 能量代谢紊乱与慢性高血糖症表现

1. 碳水化合物代谢紊乱　由于葡萄糖磷酸化减少,进而导致糖酵解、磷酸戊糖旁路代谢及三羧酸循环减弱,糖原合成减少,分解增多。以上代谢紊乱使肝、肌肉和脂肪组织摄取利用葡萄糖的能力降低,空腹及餐后肝糖输出增加;又因葡萄糖异生底物增多及磷酸烯醇型丙酮酸激酶活性增强,肝糖异生增加,因而出现空腹及餐后高血糖。胰岛素缺乏使丙酮酸脱氢酶活性降低,葡萄糖有氧氧化减弱,能量供给不足。慢性高血糖的另一个特点是血糖在高于正常水平上的剧烈波动。现有的研究就发现,波动性高血糖(尤其是餐后高血糖)较一般的高血糖更容易引起血管内皮损害和血管病变。

2. 脂肪代谢紊乱　脂肪代谢的特点是血脂谱异常。由于胰岛素不足,脂肪组织摄取葡萄糖及清除血浆甘油三酯的能力下降,脂肪合成代谢减弱,脂蛋白脂酶活性低下,血浆游离脂肪酸和甘油三酯浓度增高。胰岛素极度缺乏时,激素敏感性脂酶活性增强,储存脂肪的动员和分解加速,血游离脂肪酸浓度进一步增高。肝细胞摄取脂肪酸后,因再酯化通路受抑制,脂肪酸与辅酶 A 结合生成脂肪酰辅酶 A,经 β-氧化生成乙酰辅酶 A。因草酰乙酸生成不足,乙酰辅酶 A 进入三羧酸循环受阻而大量缩合成乙酰乙酸,进而转化为丙酮和 γ-羟丁酸。丙酮、乙酰乙酸和 γ-羟丁酸三者统称为酮体。当酮体生成超过组织利用限度和排泄能力时,大量酮体堆积形成酮症,进一步发展可导致酮症酸中毒。脂肪组织胰岛素抵抗可使胰岛素介导的抗脂解效应和葡萄糖摄取降低,FFA 和甘油释放增加。腹部内脏脂肪血液流入门静脉,使肝脏暴露在高 FFA 浓度环境中,导致肝葡萄糖异生作用旺盛,胰岛素抵抗和肝合成 VLDL 增加。高密度脂蛋白是胰岛 β 细胞的保护因素,可对抗脂毒性引起的 β 细胞凋亡和胰岛炎症,而高密度脂蛋白降低因失去这些保护作用而引起 β 细胞的功能紊乱与数目减少。

3. 蛋白质代谢紊乱　其特点是负氮平衡/抵抗力降低/生长发育障碍。肝脏和肌肉等组织摄取氨基酸减少,蛋白质合成减弱,分解加速,导致负氮平衡。血浆成糖氨基酸(丙氨酸、甘氨酸、苏氨酸和谷氨酸)降低,反映糖异生旺盛,成为肝糖输出增加的主要来源。血浆成酮氨基酸(亮氨酸、异亮氨酸和缬氨酸等支链氨基酸)增高,提示肌肉组织摄取这些氨基酸合成蛋白质的能力降低,导致乏力、消瘦、组织修复和抵抗力降低,儿童生长发育障碍。同时,胰高血糖素分泌增加,且不为高血糖所抑制。胰高血糖素促进肝糖原分解、糖异生、脂肪分解和酮体生成,对上述代谢紊乱起恶化作用。经胰岛素治疗血糖良好控制后,血浆胰高血糖素可降至正常或接近正常水平。T2DM 与 T1DM 有相同的代谢紊乱,但前者的胰岛素分泌相对减少,其程度一般较轻。有些患者的基础胰岛素分泌正常,空腹时肝糖输出不增加,故空腹血糖正常或轻度升高,但在进餐后出现高血糖。另一些患者进餐后胰岛素分泌持续增加,分泌高峰延迟,餐后 3~5 小时的血浆胰岛素呈现不适当升高,引起反应性低血糖,并可成为患者的首发症状。

在急性应激或其他诱因的作用下,糖尿病患者可发生酮症酸中毒、高渗性高血糖状态或混合型(高血浆渗透压和酮症)急性代谢紊乱。病期较长的糖尿病患者可并发多种慢性并发症,如糖尿病肾脏病、糖尿病视网膜病、糖尿病神经病、糖尿病心脑血管病、糖尿病足病、糖尿病骨-关节病等。

(三) T2DM 起病方式　T2DM 多发生于 40 岁以上人群,常见于老年人,近年有发病年轻化倾向。T2DM 的首发症状多种多样,除多尿、多饮和体重减轻外,视力减退(糖尿病视网膜病所致)、皮肤瘙痒、女性外阴瘙痒以及高渗性高血糖状态均可为其首发症状。大多数患者肥胖或超重,起病较缓慢,高血糖症状较轻;不少患者可长期无代谢紊乱症状,有些则在体检或出现并发症时才被确诊。空腹血浆胰岛素水平正常、较低或偏高,β 细胞储备功能常无明显低下,故在无应激情况下无酮症倾向,治疗可不依赖于外源性胰岛素。但在长期的病程中,T2DM 患者胰岛 β 细胞功能逐渐减退,以至对口服降糖药失效;为改善血糖控制,也需要胰岛素治疗,但对外源性胰岛素不甚敏感。急性应激(如重症感染、心肌梗死、脑卒中、创伤、麻醉和手术等)可诱发高渗性高血糖状态或糖尿病酮症酸中毒。长期病程中可出现各种慢性并发症,在糖尿病大血管病变中,尤其要关注心、脑血管病变。

1. T1DM 样发病作为首发表现　患者体力减退、精神委靡、乏力、易疲劳、易感冒和工作能力下降,食欲不振及体重迅速下降。

2. 肥胖和代谢综合征作为首发表现　表现为中心性肥胖(腹型肥胖)、脂代谢紊乱和高血压等。这些代谢异常紧密联系,恶性循环,互为因果,一定时期出现糖耐量减低或糖尿病。

3. 急性并发症作为首发表现　当出现严重的急性应激时,患者并发呼吸道、泌尿道或胆道感染,并同时出现酮症酸中毒,表现为酸中毒深大呼吸,呼出的气体可有烂苹果味。糖尿病患者易并发肺结核,重者可有咳痰和咯血等表现。急性感染的病程往往很长或经久不愈。

4. 慢性并发症作为首发表现　其临床表现很不一致,有些患者有心悸、气促、脉率不齐、心动过缓、心动过速和心前区不适等。并发心脏自主神经病变时,可有心率过快或过缓以及心律失常。伴心肌病变者常出现顽固性充血性心衰、心脏扩大或心源性猝死。并发冠心病者,尽管病情严重,不出现典型心绞痛或发生无痛性心肌梗死。部分患者的病情较重者多诉食欲不振、恶心和呕吐,或出现顽固性腹泻及吸收不良性营养不良。另一些患者出现脓尿和脓血尿,且伴尿急和尿痛;尿淋漓不尽;有时亦出现夜间遗尿和非自主性排尿;尿中蛋白增多。部分女性患者并发卵巢早衰;男性患者以阳痿和性欲减退为最常见。

糖尿病前期包括单纯空腹血糖受损(IFG,空腹血糖 6.1~7.0mmol/L,糖负荷后 2 小时血糖<7.8mmol/L)、单纯糖耐量损害(IGT,空腹血糖<6.1mmol/L,糖负荷后 2 小时血糖 7.8~11.1mmol/L)和复合型糖调节受损(IFG+IGT,空腹血糖 6.1~7.0mmol/L,糖负荷后 2 小时血糖 7.8~11.1mmol/L)等三种情况。这三种情况存在不同的病理生理基础和临床特点,其进展为糖尿病的危险性不完全相同,其中以 IGT 的发生率最高,而 IFG+IGT 的患者进展为 T2DM 的风险最大(表 4-2-6-6)。

表 4-2-6-6　糖尿病前期的临床特点比较

临床特点	I-IFG	I-IGT	IFG+IGT
发生比例	较低	最高	较高
年龄	25 岁达峰	随年龄增加	随年龄增加
肥胖程度	与 IGT 相当	与 IFG 相当	在 IGR 中最高
高血压	增高	比 IGF + IGT 稍低	最高
胰岛素抵抗部位	以肝脏为主	肌肉和脂肪为主	二者皆有
代谢综合征频率	增高	比 IFG 高	最高
预测糖尿病风险	有证据,较弱	较强	最强
预测心血管病风险	目前尚无证据	有证据	证据较多

(四) 华人 T2DM 的突出特点　研究表明,与西方人群比较,华人糖尿病有以下特点。

1. 单纯餐后高血糖比例较高　华人的饮食结构以碳水化合物为主。与英美人群相比,我国纯热能的精制糖摄入较低,淀粉摄入较高,中国城市居民碳水化合物供能占 47%,而西方人群均在 25%以下,所以单纯餐后高血糖比例高于西方人群。进入临床期,餐后血糖升高的比例高于其他人种(老年患者更为明显)。引起餐后高血糖的另一个可能原因是肌肉含量,华人的肌量较低,餐后摄取葡萄糖的能力相对较少。

2. 老年患者较多　华人糖尿病以老年患者多。IGT 的患病率随增龄明显增加,老年人伴更多的相关疾病——心、脑血管等大血管病变是老年糖尿病患者的主要死亡原因,冠心病和心肌梗死在老年糖尿病患者中的发生率高,对低血糖的耐受性更差。

3. 胰岛素缺乏更严重　在胰岛素缺乏和胰岛素抵抗的两个病因中,患者的胰岛素缺乏较其他人种更常见,而胰岛素抵抗的比例与程度均较低。

4. 糖尿病肾脏损害更明显　糖尿病患者多合并肾脏损害。1997 年,潘长玉等人观察 966 例 T2DM 患者,微量白蛋白尿的患病率为 21.05%;2001 年上海中山医院对 1059 例 T2DM 患者尿蛋白进行检测,发现微量白蛋白尿的患病率为 12.84%。2005 年贾伟平等对上海曹杨社区糖尿病及糖尿病前期患者慢性肾脏并发症患病现状进行调查,共筛查 406 例。结果显示 GFR 小于每分钟 60ml/1.73m^2 的糖尿病患者达 38.2%,25.4%的尿白蛋白排泄率(UAE)≥30mg/24h。

【糖尿病慢性并发症和合并症表现】

认识糖尿病慢性并发症要具备以下几个观点:①未经治疗或治疗不当者常在发病 10 年后出现程度不等的微血管和大血管慢性并发症;已发现的糖尿病慢性并发症只是冰山一角,其他慢性并发症可能已经或正在形成,因而一种慢性并发症的出现往往预示其他并发症的存在。②除糖尿病本身外,慢性并发症的发生、发展和严重程度还受许多遗传和环境因素的影响,因此人种间和个体间的表型差异较大。③绝大多数慢性并发症是不可逆转的,临床防治只能延缓其进展,不能被根除。

(一) 微血管病变　主要包括糖尿病视网膜病变、糖尿病肾病和糖尿病神经病变,详见本章第 4 节。心脏自主神经病变可有心率过快或过缓和心律失常，心自主神经功能检查有异常发现。伴糖尿病心肌病变者常出现顽固性充血性心衰、心脏扩大或心源性猝死。并发冠心病的患者无痛性心肌梗死发生率高，行冠脉扩张或放置支架手术后，易发生再狭窄或再梗死。

（二）大血管病变　T2DM 大血管病变以动脉粥样硬化、动脉中层钙化为特征，病因与高血糖症、胰岛素抵抗、高胰岛素血症有关。

（三）其他病变　包括糖尿病皮肤病变、急性和慢性感染、性腺功能减退症等，详见本章第 4 节。

【T2DM 诊断】

糖尿病是一种以糖代谢紊乱为主要表现的代谢内分泌综合征，所以糖尿病的诊断应包含病因诊断、分期、并发症及合并症的诊断。糖尿病诊断的四种标准见表 4-2-6-7，我国目前采用 WHO（1999 年）糖尿病诊断标准，即糖尿病症状（典型症状包括多饮、多尿和不明原因的体重下降），加上：①随机血糖（指不考虑上次用餐时间，一天中任意时间血糖）≥11. 1mmol/L（200mg/dl）），或空腹血糖（空腹状态至少 8 小时没有进食）≥7. 0mmol/L（126mg/dl），或葡萄糖负荷后 2 小时血糖≥11. 1mmol/L（200mg/dl））；②无糖尿病症状者需另日重复检查明确诊断。葡萄糖调节受损（impaired glucose regulation）是指介于正常葡萄糖稳态调节与糖尿病之间的代谢中间状态，包括葡萄糖耐量受损和空腹血糖受损。葡萄糖耐量受损（impaired glucose tolerance）表现为个体的葡萄糖耐量试验后血糖水平超过正常范围但低于糖尿病诊断标准，即口服葡萄糖耐量试验（OGTT），7. 8mmol/L≤2 小时静脉血浆血糖<11. 1mmol/L。空腹血糖受损（impaired fasting glucose）是指空腹血糖高于正常但低于糖尿病诊断标准，即 6. 1mmol/L≤空腹静脉血浆血糖<7. 0mmol/L。注意：随机血糖不能用来诊断 IFG 或 IGT，只有相对应的 2 小时毛细血管血糖值有所不同——糖尿病的 2 小时血糖≥12. 2mmol/L（≥220mg/dl），IGT 为 2 小时≥8. 9mmol/L（≥160mg/dl）且<12. 2mmol/L（<220mg/dl）。

2010 年，ADA 提出将葡萄糖调节受损和葡萄糖耐量受损统称为的糖尿病高危人群（糖尿病前期），其诊断标准是：①既往无糖尿病病史；②空腹血糖 5. 6～6. 9mmol/L；③OGTT 2 小时血糖 7. 8～11. 0mmol/L；④HbA_{1c} 5. 7%～6. 4%。2014 年，ADA 指南提出应用 HbA_{1c}>6. 5%作为糖尿病诊断依据。应用 HbA_{1c} 筛选社区和急性高血糖患者是否患有糖尿病最有价值；但 HbA_{1c} 不能诊断早期糖尿病，不同人种的诊断标准也可能不同；儿童、妊娠期、HIV 感染和血液病患者也不宜应用 HbA_{1c} 诊断糖尿病。

表 4-2-6-7　糖尿病诊断的四种指标比较

诊断方法	诊断标准
NGSP 法	HbA_{1c}>6. 5%
空腹血糖（空腹至少 8 小时以上）	≥126mg/dl
OGTT（75g，2 小时）	≥200mg/dl
随机血糖（危重症）	≥200mg/dl

注：危重症患者血糖升高时，随机血糖应重复测定，并建议同时测定 HbA_{1c}；NGSP：National Glycohemoglobin Standardization Program，国家糖化血红蛋白标准化方案

（一）一般糖尿病的诊断　餐后血糖水平是一个连续分布的变量指标，可能存在一个大致的切点（cut-off point）。血糖高于此切点（空腹血糖≥7. 0mmol/L，或 OGTT 2 小时血糖≥11. 1mmol/L）者发生慢性并发症的风险陡然增加，糖尿病的诊断标准主要是根据血糖高于此切点人群视网膜病变显著增加的临床事实确定的。空腹血糖、随机血糖及 OGTT 均可用于糖尿病诊断，详见本章第 4 节。不管是空腹、餐后还是随机血糖水平，血糖水平均存在较大的波动，仅根据某 1 次的血糖测定结果来诊断糖尿病存在一定弊端。即使是相同的个体，不同时期的相同时点所测定的血糖水平均不相同，重复性差，特别是 T2DM；而口服葡萄糖耐量试验费时，需要多次采血，重复性也较差，给糖尿病的诊断，特别是糖调节受损（空腹血糖受损和糖耐量受损）的诊断增加一定的困难。HbA_{1c} 是反映糖尿病患者 2～3 个月前血糖控制平均水平的 1 项金标准，自 1980 年应用至今，一直作为评价糖尿病患者血糖控制状况的指标，但是它始终未能成为糖尿病的筛选和诊断标准。在 2010 版的 ADA 临床实践指南中终将 HbA_{1c} 作为糖尿病的诊断标准。慢性肾衰、靠频繁血透维持肾功能、慢性溶血性贫血、脾功能亢进症、地中海贫血和白血病患者不能用糖化血红蛋白来诊断糖尿病，因为可使红细胞寿命缩短而使所测到的糖化血红蛋白偏低，或者因为胎儿血红蛋白增多，用层析法测定糖化血红蛋白不能将胎儿血红蛋白与糖化血红蛋白分开，使测得的糖化血红蛋白呈假性增高而误诊为糖尿病。

T2DM 应与继发性糖尿病鉴别，如弥漫性胰腺病变致 β 细胞广泛破坏引起的胰源性糖尿病、肝脏疾病所致的肝源性糖尿病、内分泌疾病（肢端肥大症、Cushing 综合征、胰高血糖素瘤、嗜铬细胞瘤、甲亢和生长抑素瘤）因拮抗胰岛素外周作用或因抑制胰岛素分泌（如生长抑素瘤和醛固酮瘤）而并发的糖尿病、药物所致的糖尿病、类固醇性糖尿病、应激性高血糖症等。

（二）特异型糖尿病的诊断　特异型糖尿病的类型很多，临床上较常见的有胰岛 β 细胞功能遗传性缺陷、胰岛素作用遗传性缺陷、胰腺外分泌疾病、内分泌疾病、药物或化学品所致的糖尿病等，应注意一般糖尿病与特异型糖尿病的鉴别。

（三）糖尿病前期的诊断　各种学术组织提出的糖尿病前期（prediabetes）诊断标准不一。WHO 的糖尿病前期定义是正常与糖尿病的一种之间状态，分为空腹葡萄糖受损（IFG），即空腹血糖 6. 1～6. 9mmol/L（11～125mg/dl）和糖耐量受损（IGT），即 75g 葡萄糖耐量试验 2 小时血糖 7. 8～11. 0mmol/L（140～200mg/dl）。ADA 提出的 IGT（140～200mg/dl）与 WHO 相同，但 IFG 的切割值较低（100～125mg/dl），并加入 HbA_{1c} 5. 7%～6. 4%的标准。

（四）β 细胞功能和糖尿病病情进展评价　年龄、糖尿病症状和血糖升高的严重程度、酮症、BMI、胰岛自身抗体和胰岛素需要量有助于 1 型和 2 型糖尿病的鉴别。但是有时 1 型和 2 型糖尿病的鉴别仍较困难，此时需要根据胰岛功能进行鉴别。评价 β 细胞功能需要同时测定胰岛素分泌量和胰岛素的敏感性，特殊情况下还需要测定其他相关指标。此外，根据加速器学说（accelerator hypothesis），虽然 1 型和 2 型糖尿病的遗传背景有较大差异，但两者的基本病理生理变

化并无本质区别，不同的只是β细胞破坏的速度及“加速器（β细胞凋亡、胰岛素抵抗和自身免疫反应）”性质[25-27]。当然，不同患者的肠促胰素、脂联素和胰腺淀粉样肽也存在差异。β细胞功能和胰岛素抵抗评价的“金标准”分别是高血糖钳夹试验与正常血糖钳夹试验，但花费高、耗时且技术复杂[28,29]。临床上使用简单的OGTT、静脉刺激试验（葡萄糖、胰高血糖素或精氨酸）或其他替代方法（动态平衡模型指数，HOMA指数），见表4-2-6-8和表4-2-6-9和图4-2-6-19，提示糖尿病分型和胰岛功能与胰岛素治疗的C肽阈值见表4-2-6-10。

表4-2-6-8 β细胞功能评价

方法	说明
基础指标	
空腹胰岛素	差的β功能指标，免疫分析法的CV值5%~12%
空腹C肽	优于胰岛素测定，血糖70~200mg/dl时测定较可靠，特异性变化大，CV值<18%
基础反应性(Φb)	代表每单位血糖水平时的基础胰岛素分泌量
HOMA-B	=20×Ins/Glu-3.5，方法简单而误差较大，用于研究，HOMA值决定于胰岛素分析技术（差异可达100%）
HOMA2-B	建议用C肽替代胰岛素，主要用于研究
空腹胰岛素原（胰岛素原/胰岛素比值）	非特异性β细胞功能指标，正常参考值随测得方法而异，化学发光法的特异性>90%，敏感性>45%
静脉刺激试验	用于研究
静脉葡萄糖耐量试验	
AIR	评价1相胰岛素分泌反应（刺激后10分钟）
1相Φ1	代表每单位葡萄糖增量的1相胰岛素分泌量
2相Φ2	代表每单位葡萄糖增量的2相胰岛素平均分泌量
IVGGT总Φ	代表β细胞的总体反应性（Φ1~Φ2）
1相DI（处理指数）	=Φ1×IS（胰岛素敏感性），AIR×IS
2相DI	=Φ2×IS
总DI	=ΦIVGGT×IS
高血糖葡萄糖钳夹	提供1相和2相胰岛素分泌指数，方法复杂
分级葡萄糖输注	确定β细胞的剂量-反应功能，方法复杂
精氨酸刺激试验	一定葡萄糖浓度下的急性相胰岛素分泌反应的斜率，不常用
口服刺激试验	
口服葡萄糖耐量试验	数学模型
混合餐耐量试验	
胰岛素指数	不同时间点（15/30/120分钟）的胰岛素/葡萄糖比值（绝对值或增值）
胰岛素曲线下面积/葡萄糖曲线下面积	不同时间点（15/30/120分钟）的胰岛素/葡萄糖曲线下面积（绝对值或增值）

注：CV：coefficient of variation，变异系数；HOMA：homeostasis model of assessment，动态平衡模型指数；AIR：acute insulin response，急性胰岛素反应；DI：disposition index，处理指数

表4-2-6-9 2型糖尿病病因和病情进展的评价指标

病因机制	指标	说明
高血糖症/糖毒性	FBG/OGTT/HbA_{1c}	用于诊断糖尿病/FBG和HbA_{1c}评价疗效/葡萄糖测定误差<2.9%/总误差<6.9%/HbA_{1c}测定标准化/内部CV<2%/外部CV<3.5%/HbA_{1c}测定方法稳定/重复性佳/受贫血红细胞转换率或溶血影响
脂毒性/血脂谱异常	FFA/LDL/VLDL-C/HDL-C	评价脂代谢
自身免疫反应	胰岛细胞质抗体（ICA）/胰岛素抗体（IAA）/GAD65/胰岛素瘤抗原（IA-2A/IA-2βA）/锌转运体8（ZnT8A）	检测质量控制/特异性>99%/免疫分析法测定误差较大/ICA难于标准化
炎症/脂肪因子	TNFα/IL-6/IL-1/β/CXCL10/瘦素/抵抗素/脂联素	用于研究
胰岛素淀粉样肽	IAPP	不作为评价β细胞的指标
肠促胰素	GLP-1/葡萄糖依赖性促胰岛素分泌肽（GIP）	不作为评价β细胞的指标/可能用于疗效评价
胰岛素抵抗	空腹胰岛素/葡萄糖/HOMA-IR/QUICKI/Matsuda指数/Stumvoll指数/口服葡萄糖胰岛素敏感指数/Belfiore指数	空腹指标较常用/动态指标未进行严格标准化

注：FBG：asting blood glucose 空腹血糖；CXCL10：C-X-C motif chemokine ligand 10，C-X-C基序趋化因子配体10；IAPP：islet amyloid polypeptide，胰岛淀粉样多肽；HOMA-IR：homeostasis model of assessment-insulin resistance，动态平衡模型-胰岛素抵抗（指数）

表 4-2-6-10 提示糖尿病分型和胰岛功能与胰岛素治疗的 C 肽阈值

临床应用	胰高血糖素/混合餐兴奋后血浆 C 肽(nmol/l)	空腹 C 肽(nmol/l)	餐后尿 C 肽/肌酐比值(nmol/mmol)
绝对胰岛素缺乏	<0.2	<0.08	<0.2
不能用于非胰岛素治疗控制高血糖的 1 型糖尿病	<0.6	<0.25	<0.6
2 型糖尿病/MODY 或拟诊的 1 型糖尿病治疗 3~5 年后	>0.2	>0.08	>0.2
MODY 或初诊的年轻的 2 型糖尿病	>1	>0.4	>1.1

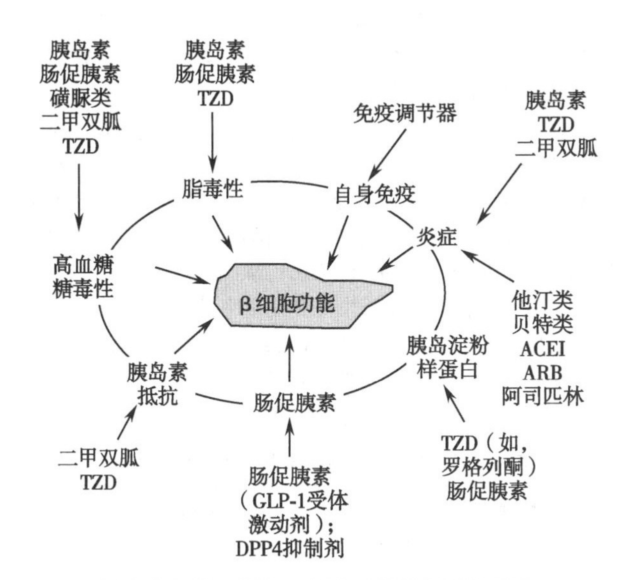

图 4-2-6-19 影响 β 细胞功能的因素和药物

TZD:噻唑烷二酮类;GLP-1:胰高血糖素样肽;DPP4:二肽基肽酶;ACEI:血管紧张素转换酶抑制剂;ARB:血管紧张素受体阻滞剂

(五)体重与糖尿病病情评价 肥胖引起 2 型糖尿病,但体重与消瘦型糖尿病的关系未明,低 BMI(<18kg/m^2)和正常体重与患者的预后目前相关。这些 2 型糖尿病患者以男性多见,儿童期往往伴有营养不良,社会经济地位低下,胰岛功能衰竭和出现酮症酸中毒的年龄较早,更容易发生心血管和非心血管并发症[30]。

1. 低体重(BMI<18kg/m^2)糖尿病 以前将低体重的成年发病型糖尿病归为蛋白缺乏性胰腺糖尿病(protein deficient pancreatic diabetes)类型中的"营养不良相关性糖尿病(malnutrition related diabetes mellitus)",继而发现其与 Jamaica 型糖尿病(Jamaica type diabetes)的表型相似,Jamaica 型糖尿病约占加勒比糖尿病(Caribbean diabetics)的 5%[4],以后在南非和南亚地区也发现类似的糖尿病患者,并分别称为热带糖尿病(tropical diabetes)、混合发病型糖尿病(mixed onset type diabetes)、时相胰岛素依赖性糖尿病(phasic insulin dependent diabetes)、J 型糖尿病(J type diabetes)、Z 型糖尿病(Z type diabetes)、M 型糖尿病(M type diabetes)或 3 型糖尿病(type 3 diabetes)、酮症抵抗生长发病型糖尿病(ketosis resistant growth onset type diabetes)。

Ahuja 等总结此型糖尿病的特点,提出青年酮症抵抗性糖尿病(ketosis resistant diabetes of the young, KRDY)的疾病命名,KRDY 的诊断标准是:①血糖>200mg/dl;②糖尿病发病年龄<30 岁(男性为主);③BMI<18kg/m^2;④撤除胰岛素治疗后不发生酮症;⑤儿童期患有营养不良或社会经济状况差;⑥胰岛素需要量>60U/d(1.5U/kg)。患者发病年龄早,BMI 较低,但抗胰岛细胞抗体滴度低于自身免疫性 1 型糖尿病,满意控制高血糖症后体重优势增加,但仍低于正常(表 4-2-6-11)。研究发现,在印度的 10 000 例 2 型糖尿病患者中,3.5%的 BMI<18.5kg/m^2,其中 63%的特征为正常诊断年龄(45±13)岁,HbA$_{1c}$、空腹和餐后血糖高于肥胖患者,微血管病变更多见,高血压和心血管病变发病率低于肥胖者,C 肽高于 1 型糖尿病患者。KRDY 的主要病理生理特征是胰岛素分泌降低,儿童期营养不良和低蛋白饮食可引起胰岛 β 细胞数量下降和胰岛素缺乏,空腹血清 C 肽水平居于 1 型和经典 2 型糖尿病之间,刺激后的胰岛素分泌能量明显低于肥胖 2 型糖尿病,其病因可能是:①门脉-肝脏血液灭活过多胰岛素(为了提高葡萄糖激酶活性);②形成高活性低效益的碳水化合物代谢循环;③低水平的胰岛素足以抵抗酮症,加速空腹血浆游离脂肪酸和酮体浓度低,机体对儿茶酚胺不敏感也有利于延缓发生酮症;④部分患者伴有肠脂肪吸收不良和胰腺外分泌功能不全。2%~25%的 KRDY 患者存在胰岛自身抗体,但滴度低于 1 型糖尿病[31]。

表 4-2-6-11 T1DM、T2DM 和 KRDY 的临床特点

临床特点	T1DM	T2DM	KRDY	消瘦型 T2DM
发病年龄	任何年龄/通常<20 岁	通常>25 岁	<30 岁	平均年龄 40 岁/男性多见
体重	低体重	超重或肥胖	BMI<18kg/m^2	BMI 18~25kg/m^2
自身抗体	阳性	阴性	不定	阴性
糖尿病家族史	5%~10%	75%~90%	不明	约 50%
胰岛素敏感性	正常	降低	正常	正常/女性可能降低
诊断时胰岛素依赖	依赖	不依赖	40%依赖	35%依赖
DKA 风险	高	低	低	低

注:KRDY:ketosis resistant diabetes of the young,青年酮症抵抗性糖尿病(ketosis resistant diabetes of the young, KRDY)

2. 正常体重/消瘦型（BMI 18～24.9kg/m²）糖尿病　衡量“消瘦”和“肥胖”的BMI标准依地区而异。发展中国家的消瘦标准一般定为BMI<18kg/m²，而发达国家则为BMI 18～24.9kg/m²。正常体重糖尿病患者约占美国T2DM患者的13%（标准BMI为17～25kg/m²），与肥胖2型糖尿病比较，发病年龄无差异，但正常体重者以男性多见（62%），而亚洲的正常体重糖尿病的比例较美国高5倍（17% vs 4%），饮酒和吸烟者的比例也明显高于肥胖型糖尿病患者。正常体重糖尿病的病理生理特征是：①胰岛β细胞迅速衰竭（需要应用胰岛素治疗的时间较早），胰岛素分泌不足（胰岛β细胞结构性缺陷）[32]；②TG/HDL比值较低（提示胰岛素抵抗的程度轻）[33-35]；③产后或儿童期伴有营养不良，96.9%的患者无中心性肥胖；④葡萄糖酵解减弱，空腹血清甘油水平较低[36-39]；⑤胰岛β细胞功能性缺陷（表现为胰岛素分泌减少，胰岛素刺激的肌肉摄取葡萄糖降低）（消瘦型T2DM的发病机制见图4-2-6-20）。此外胰腺炎、吸烟和饮酒的比例较高。转录因子FL2（TCFFL2）和ATP敏感性K通道Kir6.2（KCN JII）基因变异与多态性可能参与了胰岛β细胞功能衰竭过程。

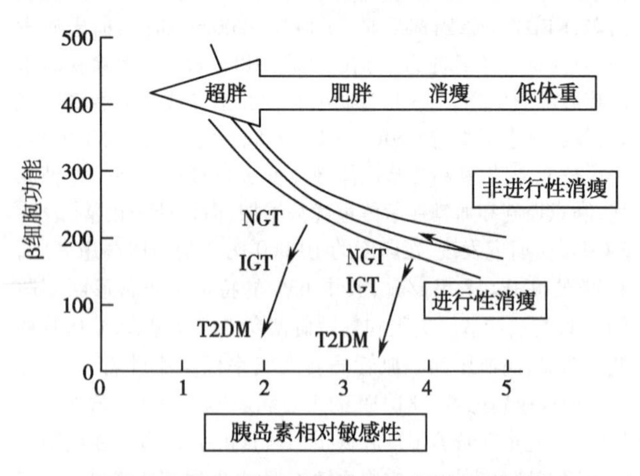

图4-2-6-20　消瘦型2型糖尿病的发病机制

肥胖者的β细胞不能代偿胰岛素抵抗时发生糖尿病，消瘦型糖尿病患者因早期存在的β细胞衰竭引发高血糖症，而胰岛素抵抗的程度低；如果β细胞功能相似，显然胰岛素抵抗轻者难以发生糖尿病；NGT：正常葡萄糖耐量；IGT：葡萄糖耐量减退

3. 肥胖（BMI>25kg/m²）　近年来，一些横断面分析和回顾性研究发现，体质指数与心血管预后及靶器官损害呈负相关，这一现象称为矛盾性肥胖（obesity paradox）。分析2625例糖尿病患者（来自5个队列研究）的资料显示，正常体重者的死亡率高于超重或肥胖者，类似的现象也存在于高血压、终末期肾病和心衰患者中。低体重性肥胖（肌少症性肥胖，sarcopenic obesity）可能反映既往存在某些器质性疾病影响了总体死亡率，吸烟者的体重降低，但胰岛素抵抗明显，更易于发生糖尿病。同样，慢性肺病和恶性肿瘤也影响死亡率。Tobias等研究了11 000患者的资料，发现吸烟者的并发症与BMI呈J型相关，而非吸烟者与BMI为直线相关。肌少症性肥胖者的体脂增多，而肌肉容量正常或降低，常提示合并有器质性基础疾病。腹部肥胖明显增加心血管疾病风险[40]。

4. 消瘦糖尿病患者的减重问题　消瘦糖尿病患者进一步减重可加重糖尿病和肌少症的病情，引起骨质疏松，但进一步减重可否减轻胰岛素抵抗未明。

【糖尿病治疗模式和控制目标】

糖尿病是一种病情逐渐进展的疾病。任何病因学类型的糖尿病通常要经过几个临床阶段（高血糖前期、高血糖期和慢性并发症期），患者可按顺序从一个阶段进入另外一个阶段，但在某些阶段也可逆向。糖尿病治疗的目的是长期全面地控制高血糖和其他代谢紊乱因素，治疗必须是长期的和综合性的，要涉及生活方式的改变、心理障碍的调整和各种药物的合理应用，同时要调动患者及其家属（主要是照顾患者或与患者一起生活的人）积极参与，并与医务人员密切配合，方能取得满意的效果。

中华医学会糖尿病学分会组织制订了糖尿病综合控制目标，见表4-2-6-12。我国的糖尿病控制目标由原来的HbA_{1c}<6.5%改为7.0%，这是因为：①选定7.0%源于循证医学证据；②保持与IDF颁布的新指南保持一致；③多项大型循证医学研究（如UKPDS和DCCT等）证明，HbA_{1c}降至7%能显著降低糖尿病微血管并发症发生率，HbA_{1c}进一步降低可能对微血管病变有益，但低血糖甚至死亡风险有所升高；④三项大型临床研究（VADT、ADVANCE和ACCORD）表明，从死亡风险考虑应选择较安全的HbA_{1c}范围。

表4-2-6-12　糖尿病综合控制目标（2017）

检测指标	目标值
血糖	
空腹	4.4～7.0mmol/L
非空腹	≤10.0mmol/L
HbA_{1c}	<7.0%
血压	<130/80mmHg
HDL-C	
男性	>1.0mmol/L
女性	>1.3mmol/L
TG	<1.7mmol/L
LDL-C	
未合并ASCVD	<2.6mmol/L
合并ASCVD	<1.8mmol/L
BMI	<24kg/m²
尿白蛋白/肌酐比值	
男性	<2.5mg/mmol（22mg/g）
女性	<3.5mg/mmol（31mg/g）
或：尿白蛋白排泄率	<20μg/min（30mg/24h）
主动有氧活动	≥150min/周

根据患者的年龄和大血管并发症情况，设定合适的HbA_{1c}控制目标，设定值需考虑肾功能（GFR）、潜在低血糖症风险、营养状态和合并症（图4-2-6-21）。

（一）糖尿病基础治疗与管理　糖尿病基础治疗与管理主要包括糖尿病教育、自我血糖监测、饮食治疗、运动治疗、急性低血糖症、急性心脑血管事件的急救等，详见本章第4节。

饮食中的FFA（如ω-3脂肪酸）对2型糖尿病的代谢性肥胖和炎症有明显影响，能激活FFA受体。长链脂肪酸受体FFA1激动剂改善胰岛素分泌，增加肠促胰素释放，间接促进胰岛素分泌，提高胰岛素敏感性，加速出现饱感；FFA4也促

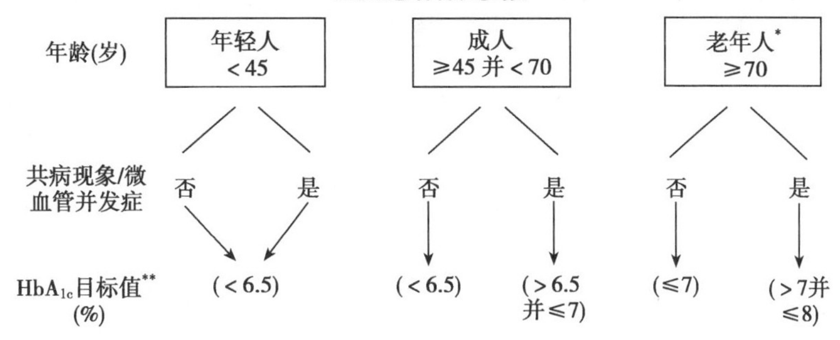

图 4-2-6-21 个体化 HbA_{1c} 控制目标值

主要考虑的风险因素是 GFR、潜在低血糖症风险、营养状态和合并症

进肠促胰素的合成与分泌,且具有抗炎作用,间接提高胰岛素的敏感性。胰腺 FFA4 还调节胰岛素和胰高血糖素分泌,抑制β细胞与α细胞凋亡。短链脂肪酸受体 FFA2/FFA3 还与肠道有益菌种的抗炎及营养功能有关(表 4-2-6-13)。但是,目前的研究结果仍不尽一致,需要进一步应用大型的临床 RCT 证实其应用价值。

表 4-2-6-13 游离脂肪酸受体激动剂治疗 2 型糖尿病

FFA 受体	激动剂	代谢效应
FFA1	天然配体 palmitic acid/棕油酸/亚油酸 合成配体 GW9508/TAK-875/Fasiglifam/AMG-837/AM-1638/AM-5262/LY2881835/JTT-851/TUG-469/TUG-424/TUG-770/AS2575959/DS-1558	降低空腹高血糖症,改善糖耐量,增加 GSIS 和肠促胰素分泌
FFA2	天然配体丙酸盐/丁酸盐 合成配体 AMG/7703/4-CMTB/Euroscreen 复合物	改善葡萄糖摄取,减弱结肠蠕动和收缩功能,增加 GLP-1 分泌抑制白细胞活化
FFA3	天然配体丙酸盐/丁酸盐/醋酸盐	促进 GLP-1 分泌
FFA4	天然配体 α-亚麻酸(αLA)/DHA 合成配体 GW9508/NCG21/NCG46/TUG-891	减轻肥胖,提高胰岛素敏感性,增加 GLP-1 分泌,增加胰岛素分泌,抑制炎症反应

地中海饮食(mediterranean diet)泛指希腊、西班牙、法国和意大利南部等地中海沿岸居民以蔬菜水果、鱼类、五谷杂粮、豆类和橄榄油为主的饮食习惯。研究发现,地中海饮食可以降低心脏病风险,抵抗血管损伤,降低发生中风和记忆力减退风险。临床研究发现,糖尿病患者进食地中海饮食有一定的治疗意义(表 4-2-6-14)。

地中海饮食的特点主要有:①食品主要包括水果、蔬菜、土豆、五谷杂粮、豆类、坚果、种子;②食物加工简单,避免微量元素和抗氧化成分的损失;③烹饪时用植物油(含不饱和脂肪酸,尤其是橄榄油)代替动物油(含饱和脂肪酸)以及各种人造黄油;④脂肪最多占膳食总能量的 35%,饱和脂肪酸 7%~8%,每月红肉总量不超过 450g,而且尽量选用瘦肉,适量进食奶酪、酸奶类乳制品;⑤每周约进食两次鱼或禽类食品,鸡蛋不多于 7 个;⑥用新鲜水果代替甜品、甜食、蜂蜜、糕点类食品;⑦适量饮用少量红酒;⑧强调饮食适量、平衡,注重健康的生活方式、乐观的生活态度和体育运动。

均衡食谱主要提供维生素、矿物质、能量、抗氧化剂及纤维。地中海沿岸各个国家饮食结构不同,但番茄都不会缺少,番茄抑制胆固醇氧化,番茄素还有一点的抗癌效应。橄榄油是地中海饮食的核心特点。当地居民普遍有生吃橄榄的习惯,并用橄榄油作为食用油烹饪、烘烤食品和调拌沙拉、蔬菜。橄榄油富含不饱和脂肪酸.有助于降低胆固醇水平。坚果、豆类、种子是脂肪、蛋白质和纤维的重要来源。它们丰富了地中海菜肴的美味与口感。香料的运用可以改善食物色香味,同时减少油盐用量,香料富含广谱抗氧化剂。添加

表 4-2-6-14 地中海饮食对口服血糖与 HbA_{1c} 的作用

研究者	调查对象	研究方法	追踪时间	终点结局与结果
Toobert 等	279 例绝经后糖尿病患者	低脂饮食/MLP	6 个月 RCT	地中海饮食降低 HbA_{1c} 0.4% ($P<0.01$)
Estruch 等	772 例糖尿病高风险者(糖尿病 421 例)	地中海饮食/低脂饮食	3 个月 RCT	地中海饮食降低空腹血糖 7mg/dl($P<0.017$)
Shai 等	322 中度肥胖者(糖尿病 36 例)	低脂低热量饮食/地中海饮食	2 年 RCT	地中海饮食使糖尿病患者空腹血糖下降 32.8mg/dl,低脂饮食下降 12.1mg/dl($P=0.001$);非糖尿病患者空腹血糖和 HbA_{1c} 无变化
Esposito 等	215 例新诊断糖尿病患者	地中海饮食/低脂饮食	4 年 RCT	地中海饮食降低血糖 21mg/dl,HbA_{1c} 下降 0.6%

续表

研究者	调查对象	研究方法	追踪时间	终点结局与结果
Elhayany 等	259 例超重糖尿病患者	低碳水化合物地中海饮食/ADA 饮食	12 个月 RCT	空腹血糖无差异/地中海饮食降低 HbA_{1c} 0.4%(P=0.002)
Itsiopoulou 等	27 例糖尿病患者	地中海饮食/常规饮食交叉试验	12 周 RCT	HbA_{1c} 降低 0.3%(P=0.012)
Lasa 等	191 例糖尿病患者	低脂/地中海饮食加每周 1L 橄榄油或 30g/d 混合植物油	12 个月 RCT	HOMA-IR 无差异，脂联素/瘦素比值均增加(P<0.05)，地中海饮食增加脂联素/HOMA-IR 比值(P=0.061)

注：MLP：Mediterranean Lifestyle Program，地中海低饱和脂肪酸饮食、应激适应性锻炼运动与戒烟生活方式

大量多样的香料是地中海美食的一大特色。大蒜能降低胆固醇水平、降低血压和血液黏稠度。每日少量适量吃些酸奶或奶酪也是地中海膳食的一个特点。该类食品中的钙能促进骨骼健康。低脂脱脂的乳制品也降低了该类食品中原有脂肪带来的副作用。金枪鱼、鲱鱼、沙丁鱼、三文鱼、鳊鱼富含 Ω-3 脂肪酸，有助于降低血液黏稠度和血压。地中海地区居民烹调鸡蛋的主要方式是用于烘烤食品中。地中海地区居民主要吃瘦肉。与红肉不同，家禽富含蛋白质而少含饱和脂肪酸。

地中海饮食不仅为我们提供了健康合理的饮食结构，它同时也包含了多姿多彩的饮食文化，这其中浓缩了地中海地区从餐桌到种植、收割、渔牧、储存、加工、烹饪直到进食的技巧、知识和实践。联合国教科文组织（UNESCO）于 2010 年 11 月 17 日将地中海饮食列入了西班牙、希腊、意大利和摩洛哥联合拥有的非物质文化遗产，肯定了它不仅是这些国家重要的历史和文化产物，也是对世界文明的巨大贡献。

（二）口服降糖药物治疗原则 目前批准使用的口服降糖药物主要包括促胰岛素分泌剂（磺脲类药物和格列奈类药物）和非促胰岛素分泌剂（α-葡萄糖苷酶抑制剂、双胍类药物和格列酮类药物）（图 4-2-6-22）。在临床上，根据对血糖水平的影响以及产生低血糖的危险性，前者又被称为降糖药物，剂量过大时，易引起低血糖；后者又被称为抗高血糖药物，一般不会引起低血糖。

（三）口服降糖药物与剂型 为了便于药物的使用，要把药物制成一定的剂型。随着科技的进步，药物剂型不断发展，现在已发展到第四代。第一代里一般包括丸剂、片剂、胶囊和注射剂；第二代是前体药和缓释剂；第三代是控释药；第四代是靶向药。靶向药是可以直接作用于病变部位的药物，比如现在已用于临床的某些抗癌药。

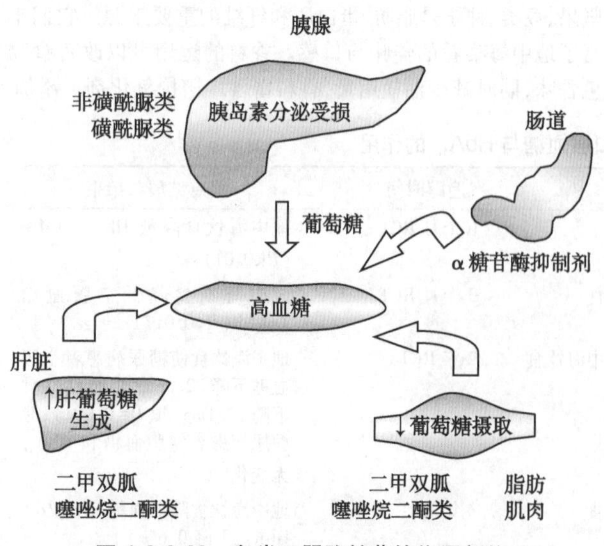

图 4-2-6-22 各类口服降糖药的作用部位

1. 素片 原始的药片称为素片。有时，为了使服药时患者的口感舒适些或便于药物到达作用部位，可以将素片包上糖衣或薄膜，分别称之为糖衣片或薄膜片。素片经口服后，被人体很快吸收，形成药物高峰，达到有效的血药浓度。随着药物排出，通常几个小时下降至无效。为了达到有效血药浓度，必须再次服药。下一次服药后，血中药物浓度又上升，造成药效不稳定。以每 6 小时服药 1 次为例，24 小时中就会出现 4 次峰值，4 次低谷。为了取得稳定的药效，必须增加服药次数。因此素片药物不但血药浓度不稳定，而且服药次数多，患者服药顺应性差（图 4-2-6-23）。

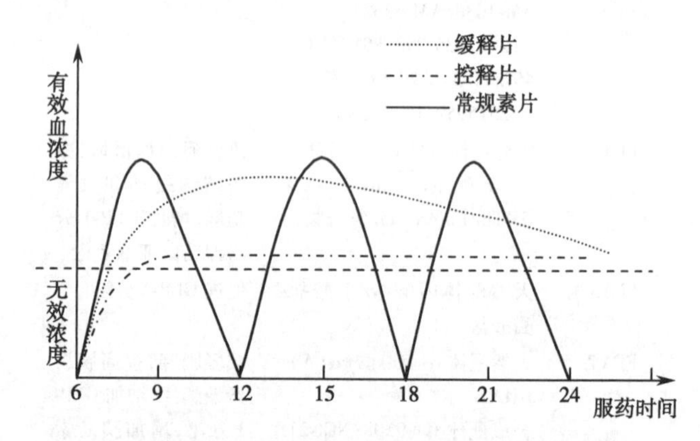

图 4-2-6-23 素片-缓释-控释剂的有效血浓度比较

2. 缓释片 缓释片就是通过特殊的制剂工艺制成的、能够延缓药物释放的制剂。由于药物缓慢释放，释放时间延长，药物作用时间就延长，每天服药次数减少（图 4-2-6-23）。

3. 控释片 控释片是指通过制剂手段，提供释放药物的程序。在预定的时间内，药物按一定速度自动释放出来，作用于特定的部位，使血中药物浓度长时间恒定地维持在有效浓度范围内（图 4-2-6-23）。控释片的优点是释药速度与时间无关；能消除血药浓度的“峰谷”（峰值指药物达到最高的血浓度，谷值指药物的最低血浓度），从而减少给药次数与不良反应，延长药物作用的时间。由于降糖药物与进食关系密切，很多药物是为了克服进餐后的血糖高峰。所以，素片类药物更为合适，使用也较多。目前仅在促进胰岛素分泌的磺脲类药物中使用了缓释片及控释片，如格列吡嗪的素片药物

是美吡达，每天需服药2~3次。而格列吡嗪的控释片瑞易宁，每天只需服药1次；格列齐特的素片制剂达美康（80mg/片），每天需服2次，达美康缓释片（30mg/片）每天仅需口服1次。

（四）口服降糖药物联合应用 目前，临床应用的口服降糖药主要有磺脲类、双胍类、噻唑烷二酮类、非磺脲类促胰岛素分泌剂、葡萄糖苷酶抑制剂及其他口服降糖药六类。一般来说，相同种类的口服降糖药不能联合使用，不同种类的口服降糖药可多药联用。

【磺脲类口服降糖药治疗】

（一）K^+通道与磺脲类药物 磺脲类药物受体（SUR）属ATP结合蛋白家族（图4-2-6-24），过去认为其有两种亚型：SUR1和SUR2。SUR1主要在胰岛细胞中表达，在脑部的表达水平较低，在心脏和骨骼肌中不表达或表达水平极低，其基因定位于11p15.1，含39个外显子；SUR2基因位于12q11.12，编码SUR2A和SUR2B两种受体亚型，两者在心脏和骨骼肌中有高水平表达，脑和胰岛中的表达水平中等，肺、睾丸和肾上腺表达水平较低，肾、结肠、甲状腺和垂体中表达水平极低。SUR是ATP敏感的K^+（K_{ATP}）通道的组分，K_{ATP}通道是由SUR与Kir（钾离子通道内向整流蛋白）两种亚基以四聚体的形式组成，即（SUR/Kir6.X）×4（其中Kir6.X代表6.1或6.2）。SUR不具有内在通道活性，但它影响K_{ATP}通道在细胞膜上的分布，赋予K_{ATP}通道对磺脲类药物的敏感性，是部分钾离子通道开放剂和核苷的作用位点，起到一种调节亚单位的作用。心肌细胞上的K_{ATP}通道由SUR2A和Kir6.2组成。平滑肌细胞上的K_{ATP}通道由SUR2B与Kir6.2或Kir6.1组成。β细胞膜上的K_{ATP}通道是由SUR1和Kir6.2组成的八聚体，两组亚基的比例是4∶4。Kir6.2亚基四聚体组成钾离子外流的孔道，主要是由ATP调节其关闭；SUR1由MgADP和钾离子通道开放剂如二氮嗪活化开放，可增加钾离子通道对ATP的敏感性，而磺脲类药物与之结合可诱导其关闭。

β细胞上的K_{ATP}通道不仅决定着胰腺β细胞的静息电位，也是磺脲类药物和葡萄糖诱导的β细胞膜除极和钙离子升高所必需的。人们现已从β细胞瘤细胞膜上分离到2种能与磺脲类降糖药物结合的蛋白质（SUR1和SURX）。格列本脲在β细胞上的结合位点有两种，一种是高亲和力位点（分子量140kD），另一种是低亲和力位点（65kD）；SUR1可能是其在β细胞上的高亲和力位点，而低亲和力位点有可能是Kir6.2。格列美脲则选择性地与SURX（65kD）结合。不同的磺脲类药物与受体结合反应的动力学决定了它们促进β细胞分泌胰岛素的药效不同。格列美脲与受体结合的速度较格列本脲快2.5~3倍，解离速度也较其快8~9倍，从而使得其发挥作用的有效血药浓度也低，同时具有起效时间短、低血糖反应和体重增加较少的特点。

格列齐特高选择性作用于胰岛β细胞的SUR1-Kir6.2，存在一个结合位点基团（磺酰脲基团），结合快，解离快，结合是可逆性的，可阻断K_{ATP}通道，同时起效也快，较少出现低血糖反应和体重增加。格列本脲与SUR1-Kir6.2有高亲和力，有两个结合位点（磺酰脲基团和苯甲酰胺基团），结合属不可逆性，刺激胰岛素分泌作用持续时间较长，易导致低血糖反应和体重增加。D_{860}介于格列齐特和格列本脲之间。当然，这些还需进一步深入的研究。

阻断心血管系统的K_{ATP}通道可能会有不利影响——消除了心肌的“缺血预适应”，使保护心肌的生理性适应措施受到抑制，损害了心肌功能的恢复，并增加最终的心肌梗死面积。格列本脲结合于140kD的SUR，显著抑制二氮嗪诱导的前臂血管扩张，而格列美脲选择性结合于65kD的SUR，对心血管系统的K_{ATP}通道的影响不大。但也有研究表明磺脲类药物治疗并不会增加心血管事件的危险。

（二）β细胞膜K通道与胰岛素释放

1. 胰腺内作用机制 β细胞膜上的K_{ATP}通道关闭是胰岛素释放的主要机制，磺脲类药物和葡萄糖（通过转运、磷酸化和氧化代谢产生ATP）均可通过此机制刺激β细胞释放胰岛素。关于磺脲类药物刺激胰岛β细胞分泌胰岛素的分子机制，目前的研究认为包括两条途径：①依赖K_{ATP}通道的途径：磺脲类药物可与β细胞膜上的SUR特异性结合，关闭钾离子通道，细胞内钾离子外流受阻，因而胞内钾离子升高，从而细胞膜除极，触发电压依赖的Ca^{2+}通道开放，细胞外Ca^{2+}内流增加，使胞内Ca^{2+}浓度升高，刺激胰岛素分泌颗粒向胞外分泌。这一过程可能由Ca^{2+}/钙调蛋白激酶（CaMK）介导。②不依赖K_{ATP}通道的途径：近十余年来，研究发现磺脲类药物并不局限于与β细胞膜上的SUR结合。有研究显示：[^{3}H]标记的格列美脲和[^{3}H]标记的格列本脲还可与β细胞内胰岛素分泌颗粒膜上的一种65kD的蛋白结合。通过对β细胞的电压钳研究证实：磺脲类药物可不通过关闭K_{ATP}而直接加强Ca^{2+}依赖的胰岛素分泌作用。这些都提示磺脲类药物具有不依赖K_{ATP}的促胰岛素分泌作用。最近有学者阐述了它作用的分子模式：分泌颗粒内pH值降低是胰岛素分泌颗粒释放的必要条件，胰岛素分泌颗粒膜上的v-型质子泵（v-H^+-ATPase）负责将H^+泵入分泌颗粒内使颗粒内环境酸化，这一过程需要颗粒膜上的CLC-3氯离子通道同时将氯离子转运入颗粒内以保持电中性。磺脲类药物与胰岛素分泌颗粒膜上65kD（g-SUR）的受体结合后，引起与之偶联的CLC-3氯离子通道活性增加，后者与分泌颗粒膜上的H^+ATP酶协同作用，使颗粒内的微环境极度酸化，从而引起胰岛素以胞吐方式分泌（图4-2-6-25）。

2. 胰腺外作用机制 磺脲类药物除对β细胞具有直接刺激作用，近年来，应用葡萄糖钳夹技术发现磺脲类药物还可使人体外周葡萄糖利用增加10%~52%（平均29%），减轻肝脏和肌肉组织的IR，但也有学者认为，此作用可能继发于葡萄糖毒性的改善。不同磺脲类药物可能具有程度不同的内在拟胰岛素作用，格列美脲具有较强的此类作用。格列美脲在体内具有胰外作用的最早证据：可使胰腺切除的狗的血糖降低。大量研究报道，格列美脲在离体培养的脂肪细胞和肌肉中具有直接的拟胰岛素和胰岛素增敏作用。格列美脲可激活细胞内特异的蛋白磷酸化酶而促进GLUT4/1的转位，激活糖原合酶，降低糖原合酶激酶3活性，从而促进外周组织的葡萄糖利用。

胰外作用分子模式为：格列美脲以一种不可饱和的和时间依赖的方式直接插入脂肪细胞/肌细胞细胞膜上的Caveolae/DIG区，通过直接影响DIG的结构/组成和/或通过诱导

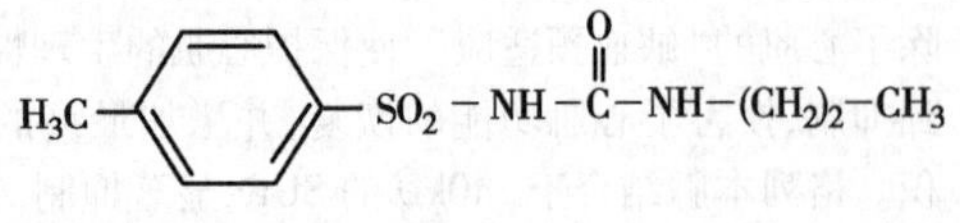

H_3C — SO_2 — NH — C(=O) — NH — $(CH_2)_2$ — CH_3

甲磺丁脲

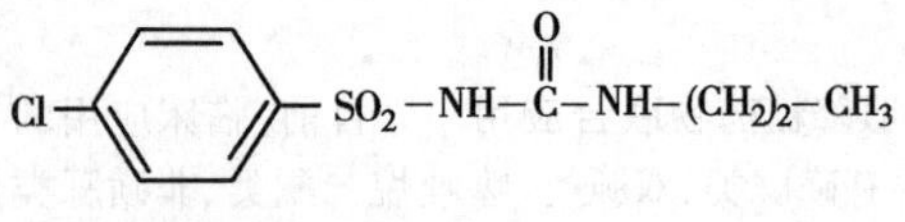

Cl — SO_2 — NH — C(=O) — NH — $(CH_2)_2$ — CH_3

氯磺丙脲

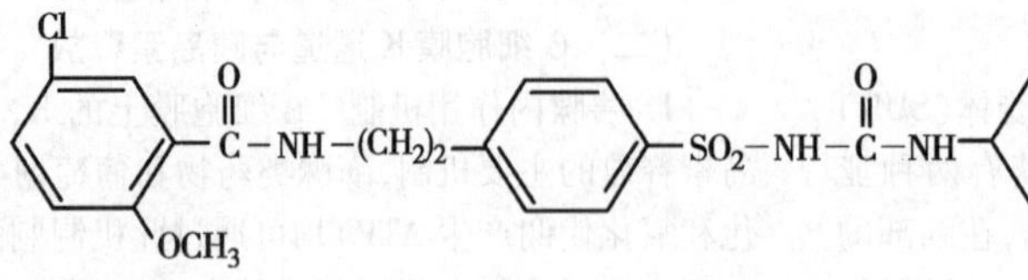

Cl, OCH_3 — C(=O) — NH — $(CH_2)_2$ — SO_2 — NH — C(=O) — NH

格列本脲

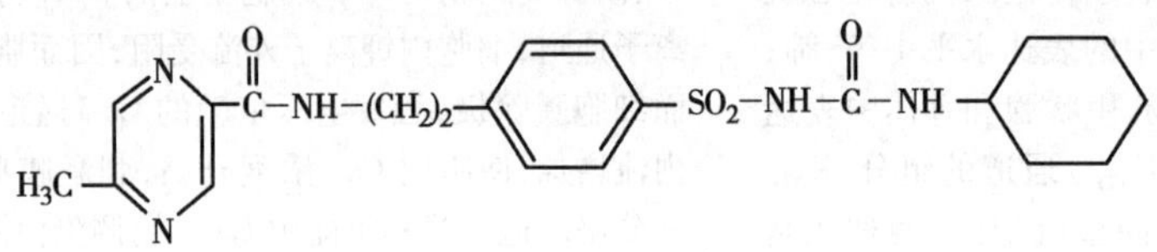

N, N, H_3C — C(=O) — NH — $(CH_2)_2$ — SO_2 — NH — C(=O) — NH

格列吡嗪

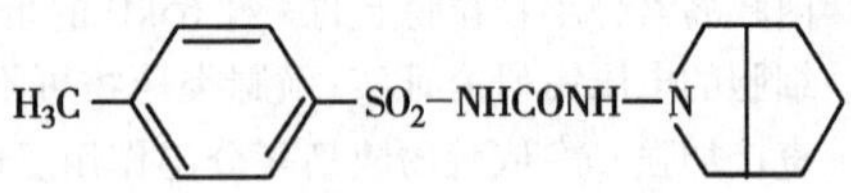

H_3C — SO_2 — NHCONH — N

格列齐特

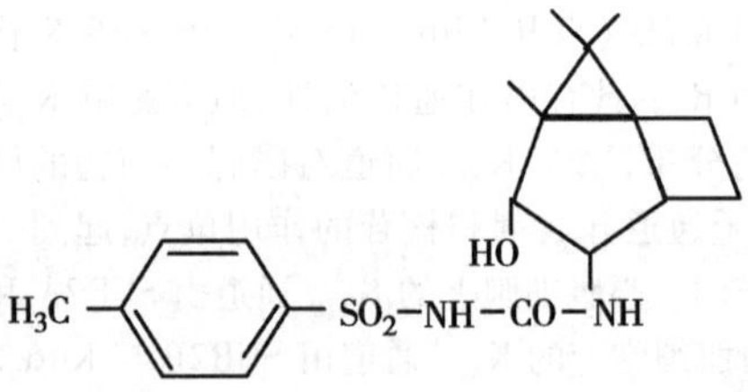

HO, H_3C — SO_2 — NH — CO — NH

格列波脲

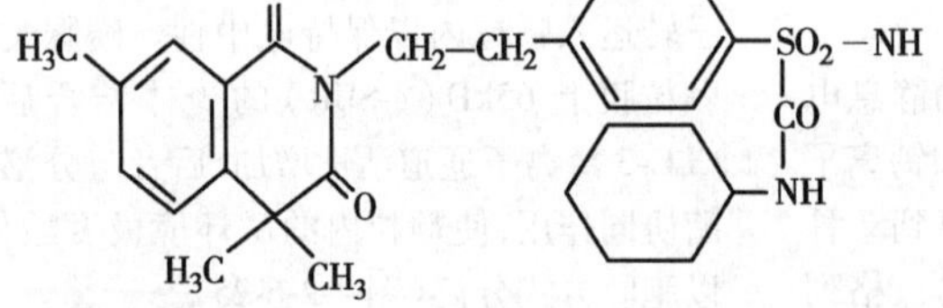

H_3C, O, N, O, H_3C, CH_3, CH_2 — CH_2 — SO_2 — NH, CO, NH

格列喹酮

CH_3, N — C(=O) — NH — $(CH_2)_2$ — SO_2 — NH — C(=O) — NH, H, CH_3, H, H_3C — CH_2, O

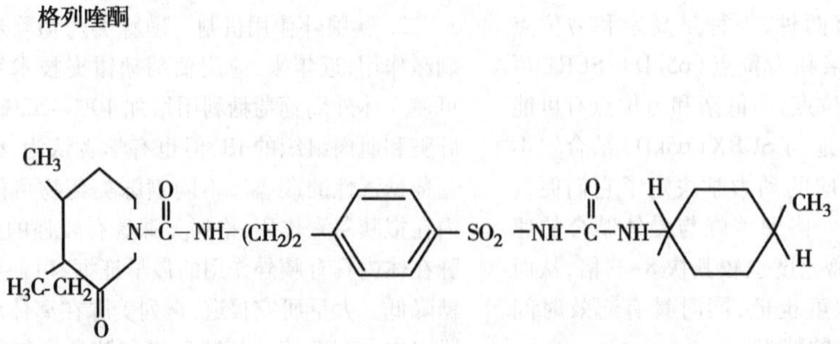

格列美脲

图 4-2-6-24 磺脲类药物的化学结构

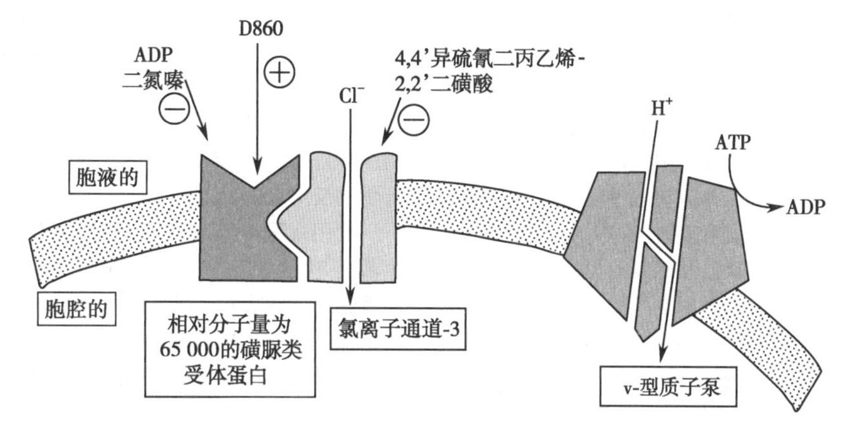

图 4-2-6-25 磺脲类药物促进 Ca^{2+} 依赖性胰岛素分泌

⊕:激活;⊖:抑制

糖基磷脂酰肌醇(GPI)-磷脂酶 C(PLC)的激活使 GPI-脂质/蛋白从 DIG 释放,进而引起特异性的 DIG/Caveolae 成分的重新分布。结果,酰化的非受体酪氨酸激酶(non-RTK),例如 $pp59_{Lyn}$,从 caveolin(一种相对分子量为 29kD 的膜蛋白)分离并迁移至细胞膜的非 DIG 区而被解除抑制。这些过程伴随着 caveolin 的酪氨酸磷酸化,这进一步使 $pp59_{Lyn}$ 和 caveolin 间的相互作用失去稳定或抑制它们重新结合。被活化的 non-RTK 使胰岛素受体底物(IRS)蛋白在特定的酪氨酸残基磷酸化,进而发动代谢性的拟胰岛素信号,通过磷脂酰肌醇 3 激酶(PI3K)通路沿着 IRS 下游的胰岛素信号级联传向脂质和糖原合成途径及 GLUT4 转位装置。

(三)磺脲类药物适应证 磺脲类药物(sulfonylureas,SU)有三代产品,第二代磺脲类药物主要有格列本脲(优降糖)、格列齐特(达美康)、格列吡嗪(美吡达、灭特尼和瑞易宁)、格列喹酮(糖适平)及格列波脲(克糖利),临床上应用广泛。第一代磺脲类药物与第二代磺脲类药物比较,前者对磺脲类受体(SUR)的亲和力低,脂溶性差,细胞膜的通透性差,需口服较大剂量(数百至数千毫克)才能达到相同的降糖作用;而另一方面,第一代磺脲类药物氯磺丙脲相对于第二代磺脲类药物,其引起的低血糖反应及其他不良反应的发生率高,因而现在第一代磺脲类药物临床使用较少。目前第二代磺脲类药物在临床上应用广泛[41-44]。格列本脲的降糖作用最强,持续时间长,易发生蓄积作用。因此,年龄大有心血管并发症者尽量不作为首选药物。格列本脲与格列齐特、格列齐特缓释片和格列吡嗪控释片属于中长效制剂,降糖作用较强。瑞易宁为格列吡嗪的控释片,利用胃肠道给药系统变为长效制剂,作用时间长达 24 小时,每日服药 1 次即可。格列喹酮和格列吡嗪普通剂型属短效制剂,作用时间短。大部分磺脲类药物均经肝脏代谢后从肾脏排泄,仅格列喹酮主要经胆道排出,大约 5%经肾排泄,故适用于轻、中度肾功能不全的患者,但也应监测肾功能。格列吡嗪和格列齐特还有改善负荷后早期胰岛素分泌的作用及不依赖于降血糖效应的抗血小板聚集的作用,可减缓微血管并发症的发生,适用于糖尿病视网膜病和/或早期糖尿病肾病患者。

格列美脲(迪北、亚莫利和万苏平)属于第三代磺脲类药物,其降糖作用较强,类似于格列本脲,可有效地降低 FPG、餐后血糖及 HbA_{1c},同时发现格列美脲对血清胰岛素水平的影响弱于格列本脲。应从小剂量开始服用磺脲类药物,每 4~7 天增减剂量 1 次,根据监测血、尿糖结果调整药量。餐前 30 分钟服用,每日剂量超过最大剂量的 50%时,应分次服用。常用磺脲类药物的药理特点见表 4-2-6-15。

表 4-2-6-15 磺脲类药物的药理学特点

磺脲类药物名称	英文名称	常用药物名称	作用时间(小时)	峰值作用时间(小时)	半衰期(小时)	日剂量(mg)	日服次数	肾排泄(%)	相对强度	活性代谢产物
第一代										
甲苯磺丁脲	toblutamide	D860	6~12	3~4	3~28	500~3000	2~3	100	1	-
乙酰环己脲	acetohexamide		12~18	4~6	11~35	250~1500	1~2		2.5	+
氯磺丙脲	chlorpropamide		60	2~7	36	100~500	1		6	+
第二代										
格列本脲	glibenclamide	优降糖	16~24	2~6	10	2.5~15	1~3	50	150	+
格列齐特	gliclazide	达美康	10~24	5	10~12	40~320	1~2	80	15	+
格列吡嗪	glipizide	美吡达	12~24	1~3	7	2.5~30	1~3	89	100	+
格列喹酮	gliguidone	糖适平	8	1.5~4.5	1~2	15~180	1~3	5	<1	-
第三代										
格列美脲	glimepiride	亚莫利	24	2~3	5~9	1~8	1	60	180	-

注:+:有;-:无

磺脲类药物主要适用于T2DM用饮食和运动治疗血糖控制不理想者。可作为非肥胖T2DM的一线用药。老年患者或以餐后血糖升高为主者宜选用短效类，如格列吡嗪和格列喹酮。轻、中度肾功能不全患者可选用格列喹酮。病程长和空腹血糖较高的T2DM患者可选用中长效类药物（格列本脲、格列美脲、格列吡嗪控释剂、格列齐特和格列齐特缓释片）。鉴于心肌细胞和血管平滑肌细胞上存在K_{ATP}（SUR2A，SUR2B）通道，其生理作用为在缺血和缺氧时，该通道开放可降低心肌耗氧需求及扩张血管。磺脲类药物可使SUR关闭，因而这类降糖药物对心血管事件是否有潜在的不利影响，以及不同磺脲类药物对胰岛β细胞上SUR1与心肌、血管细胞SUR2A和SUR2B的作用是否有差别等问题备受关注。

在体外试验中，格列齐特、格列吡嗪和D_{860}对β细胞SUR1的选择性较格列本脲强；在心脏缺血预适应研究以及前臂血流灌注变化研究中，格列美脲明显优于格列本脲，对心血管细胞K_{ATP}通道的开放无不利影响；其他磺脲类药物对心脏缺血预适应的影响如何尚有待明确。在临床研究中，UKPDS研究认为磺脲类药物对心脏事件并无不利影响，磺脲类药物强化血糖控制组心肌梗死发生率低于传统治疗组；澳大利亚MONIA多中心研究显示，发生急性心肌梗死的T2DM患者中，事件发生前用格列本脲、格列齐特或胰岛素治疗的亚组病死率并无差别；而Mayo Clinic报道急性心肌梗死后行直接球囊血管成形术的糖尿病患者中，用磺脲类药物治疗者较未用磺脲类药物者早期病死率高，为一独立因素，而住院期间出现的室性心律失常与后期不良事件的发生及磺脲类药物的应用不相关。所有这些都表明，对于一般未发生心血管事件的T2DM患者，根据病情选用磺脲类药物治疗是安全的；对于有心血管高危因素的患者或以往已发生过心肌梗死者，如用磺脲类药物宜选择格列美脲、格列齐特或格列吡嗪，而不用格列本脲；对发生急性心肌梗死的患者，在急性期尽可能用静脉滴注胰岛素控制高血糖，继之以皮下注射胰岛素。急性期过后，如按糖尿病病情拟用磺脲类药物者，选择同上。

（四）磺脲类降糖作用 磺脲类药物降血糖作用的特点是：①磺脲类药物刺激胰岛素释放的量可达非药物刺激的2倍左右，虽然各种磺脲类药物降糖作用的强度有所不同，但经调整剂量后，每片磺脲类药物的降糖效果基本相当。②磺脲类药物的降糖幅度与起始治疗时患者的FPG水平直接相关。对于开始治疗时，HbA_{1c}<10%，FPG在11.1mmol/L左右的T2DM患者，磺脲类药物可使其FPG降低3.3~3.9mmol/L，HbA_{1c}降低1.5%~2.0%。③磺脲类药物的日剂量范围较大，在一定剂量范围内，其降糖作用呈剂量依赖性，但也取决于患者尚存的胰岛功能，一旦超过最大有效浓度后降糖作用并不随之增强，而副作用明显增加。如在格列吡嗪普通剂型的最大允许量为30mg/d，其控释片的最大剂量为20mg/d。④磺脲类药物对胰岛β细胞的刺激效应在一定程度上还受血糖浓度的影响，即存在所谓"葡萄糖依赖作用"。实验已证实：磺脲类药物在较低浓度时，在不同的血糖水平其刺激胰岛素分泌的强度可有差别。格列吡嗪控释片和格列齐特缓释剂在药理剂量时，每日口服1次维持24小时较低的血药浓度，由于它们刺激胰岛素的分泌还与进餐有关，因而可获得与普通剂型和格列本脲相似的或更稳定的血糖控制，低血糖事件的发生也很少。⑤格列吡嗪和格列齐特可以改善进餐负荷后早期胰岛素分泌，能有效地减轻T2DM患者餐后血糖的上浮。⑥FPG<13.9mmol/L、有较好的胰岛功能、新诊断的胰岛自身抗体（GAD和ICA）阴性的T2DM患者对磺脲类药物的反应良好。

使用磺脲类药物治疗血糖控制不能达标时，可联合使用双胍类、噻唑烷二酮类、α-葡萄糖苷酶抑制剂或胰岛素以提高单独应用的疗效。研究表明，磺脲类药物与胰岛素合用对血糖控制、血HbA_{1c}、每日胰岛素需要量和内源性胰岛素分泌等的效果较单独治疗好，磺脲类药物与胰岛素合用特别适合于单独一种治疗效果欠佳、发生原发性与继发性磺脲类药物失效的患者。由于磺脲类药物和双胍类药物的作用机制不同，合用时具有减轻胰岛素缺乏及IR程度、减少不良反应、降低磺脲类药物失效发生率和加强降血糖作用等优点。已有证据表明，及时联用噻唑烷二酮类药物可显著减少磺脲类药物继发性失效。但同一患者一般不同时用两种磺脲类药物，也不同时联用格列奈类非磺脲类胰岛素促泌剂。

（五）磺脲类应用禁忌证 一般认为，磺脲类药物不宜用于下列情况：①T1DM；②T2DM患者β细胞功能已衰竭；③T2DM合并急性严重代谢紊乱（如酮症酸中毒或高渗性昏迷）；④糖尿病合并妊娠或妊娠糖尿病和哺乳期；⑤T2DM患者伴应急状态者（如严重感染、急性心肌梗死、严重创伤及手术期间）；⑥已有严重的心、肝、脑、肾和眼部并发症或合并症者；⑦对磺脲类药物过敏或有严重不良反应者；⑧儿童患者和老年人要小心应用，要酌情调整磺脲类药物的剂量或以选用作用时间较短的药物如糖适平为宜，剂量不宜过大。患者应该禁酒，因为乙醇可诱发或加重空腹时磺脲类药物的降糖作用而发生低血糖症。

临床应用磺脲类药物时，必须注意：①选用长效制剂，提高依从性和疗效；②兼顾胰岛素分泌和磺脲类药物的胰外作用，因为有较强胰外作用的磺脲类药物疗效更好；③不同磺脲类药物不联合使用；④低血糖常见的诱因有高龄、饮酒、肝/肾疾病和多种药物合用，格列本脲的低血糖反应较严重，忌用于老年人。磺脲类药物应在餐前0.5小时服用。

（六）磺脲类药物副作用

1. 低血糖反应 是磺脲类药物最常见而重要的副作用，常发生于老年患者或肝肾功能不全者，高龄、肝肾疾病、药物剂量过大、体力活动过度、进食不规则、饮用含酒精的饮料以及多种药物相互作用等为常见诱因，糖尿病患者随病程延长和自主神经系统损伤，对低血糖的对抗调节能力越来越差，低血糖的症状也越来越不明显，越来越不易被察觉。严重低血糖反应可诱发冠心病患者心绞痛或心肌梗死，也可诱发脑血管意外；反复或持续的低血糖可导致神经系统不可逆损伤，甚至昏迷和死亡，应予避免。氯磺丙脲和格列本脲为长效磺脲类药物，格列本脲的代谢产物也具降糖活性，两者均由肾脏排泄。因此，在老年患者，尤其是有肾功能不全的患者中，常可引起严重而持久的低血糖症，停药后易反复复发，在急诊应引起足够的重视。格列本脲（优降糖）与复方新诺明合用可引起严重低血糖症（已有10多例病例死亡报道）。格列美脲和格列吡嗪控释剂也为长效制剂，但由于其较低的有效血药浓度和葡萄糖依赖的降糖反应，故低血糖症的发生率较格列本脲显著减少。但格列美脲引起的低血糖症可持续72小时。格列喹酮降糖作用温和，作用时间较短，且只有5%从肾脏排泄，因此，老年人使用较安全。

2. 增加体重　对于某些应用胰岛素治疗的患者，同时服用磺脲类药物面临的重要问题就是体重增加。避免体重增加的最好办法是坚持严格的均衡低脂饮食和规律的适当运动，必要时，应积极减肥，保持体重在正常范围内。临床研究表明：格列吡嗪控释剂、格列奇特和格列美脲增加体重作用不明显或较其他磺脲类药物低。

3. 肝肾功能损害　一些患者可出现便秘、腹泻、烧心、饱胀、食欲减退、恶心或痉挛性腹痛等症状。这些副作用都比较轻微，通常会在长期服用后消失。偶见肝功能损害和胆汁淤积性黄疸，故肝功能不全者禁用。多数磺脲类药物，如甲苯磺丁脲、氯磺丙脲、格列本脲及格列吡嗪对胃酸分泌和胃蛋白酶活性无明显作用，但格列喹酮对胃酸和胃蛋白酶分泌有显著刺激作用，故有消化性溃疡患者应慎用格列喹酮。磺脲类药物主要通过肾排泄，肾功能损害时，其血浓度明显上升，易诱发低血糖，故肾功能不全者禁用。有些磺脲类药物制剂（如格列喹酮）主要通过肝胆系统排泄，可用于轻度肾功能不全者，但中度以上肾功能不全者仍需禁用。

4. 心血管事件　缺血预适应（ischemic preconditioning，IP）是一种强力的内源性心脏保护机制，保护心脏免于致死性缺血。发生轻度心肌缺血时，K_{ATP}通道开放，出现IP。K_{ATP}通道开放是IP反应的基础，抑制心脏K_{ATP}通道开放的药物对缺血心肌可能有害。例如，格列本脲关闭β细胞膜上的K_{ATP}，对心肌和血管平滑肌细胞K_{ATP}通道有关闭作用。但是，不同药物其作用存在差别，例如格列美脲和格列齐特不影响IP。糖尿病伴缺血性心脏病者应选择对β细胞选择性高和较少影响IP的格列美脲；在心肌梗死的急性期及围血管成形术期禁用磺脲类药物（尤其是格列本脲），宜用胰岛素。

5. 皮肤过敏反应　磺脲类药物可引起皮疹、瘙痒和荨麻疹等轻微的皮肤反应。常在服药几周后消失。如果有严重、持续的皮肤反应需停药。另外，可能会对阳光敏感，可用防晒霜防皮肤被晒伤。

6. 酒精不耐受　发生率低，多见于服用氯磺丙脲或甲磺丁脲者，但任何一种磺脲类药物都可能出现。一些患者在饮用含酒精饮料或药物，甚至极少量的酒精（比如，半杯葡萄酒）后10~30分钟内就会出现头痛、颜面潮红或麻刺感，也可能出现恶心和头晕。这些症状有时会持续1小时。格列本脲或格列美脲少有此类反应。为了预防这种反应，最简单的就是避免饮酒。

7. 其他不良反应　第一代磺脲类药物偶可引起白细胞减少、粒细胞缺乏、再生障碍性贫血、血小板减少和溶血性贫血等，第二代磺脲类药物极少引起血液系统毒性。心血管系统的不良反应正在受到医学界的极大关注，目前比较公认的是格列本脲可降低心肌对抗缺血的能力，故老年人及有冠心病的患者应慎用。氯磺丙脲还可引起抗利尿激素不适当分泌而导致低钠血症和水中毒。亲脂性磺脲类药物在抑制肝糖输出的同时，还对线粒体的氧化磷酸化有解偶联作用，但格列本脲和格列喹酮等药物在通常的治疗浓度下，对线粒体的生物能量生成无明显影响。如患者存在肝肾功能不全或用量过大时，要注意这一不良反应的发生；或者在合用β受体阻滞剂时，更要特别注意两药同一不良反应相加带来的危险，因为β受体阻滞剂（如普萘洛尔）亦对肝肾细胞的线粒体生物氧化有抑制作用。

（七）磺脲类治疗原发性或继发性失效　有些糖尿病患者过去从未用过磺脲类药物，应用足量的磺脲类药物1个月后未见明显的降糖效应，称为原发性失效，发生率约为10%，其原因可能有缺乏饮食控制和严重的胰岛β细胞功能损害等。糖脂毒性是胰岛β细胞功能损害的最重要的原因，β细胞衰竭为T2DM的必然程序和演变过程，可能是由“β细胞凋亡基因”决定的，因此T2DM使用饮食治疗、格列本脲或二甲双胍，β细胞衰竭的速度都是相同的；目前没有磺脲致β细胞衰竭的确切依据。磺脲类药物失效不等于β细胞凋亡，一般认为，β细胞凋亡与磺脲类或其他药物无关。有些糖尿病患者服用磺脲类药物治疗初期能有效地控制血糖，但长期服用后疗效逐渐下降，血糖不能控制，甚至无效。判定标准是每日应用大剂量（如格列本脲15mg/d，疗程3个月）空腹血糖仍>10mmol/L，HbA_{1c}>9.5%，称为继发性失效，其发生率约为20%~30%，年增长率为5%~10%。继发性失效的发生与胰岛β细胞功能逐渐下降和外周组织的IR不能缓解密切相关。其他因素有：①饮食控制不佳，活动量过少；②磺脲类药物剂量不够或吸收障碍；③同时服用了升高血糖的制剂如糖皮质激素等；④存在应激反应；⑤心理因素等；⑥病例选择不当。Brownt等总结10年中近2000例T2DM的口服降糖药使用效果，发现继发性失效多发生于用药后1年内，以后的发生率与使用时间无明显关系，但80%的口服磺脲类药物患者以后均停用或加用其他药物。双胍类药物也可发生继发性失效，年发生率为5%~10%。

继发性失效的处理方法是：①加用胰岛素治疗，可在早晚餐加用中效胰岛素（NPH）或3餐前加用胰岛素或睡前（9时）加中长效胰岛素。②加用二甲双胍0.25g，每日3次。③加用α-葡萄糖苷酶抑制剂，如阿卡波糖50~100mg，每日3次，进餐时服用。④改用胰岛素治疗。先行胰岛功能测定，若β细胞功能差，则应改用胰岛素治疗，亦可加用二甲双胍或阿卡波糖。⑤消除上述引起继发磺脲药失效的因素，如饮食控制和增加运动，或加用胰岛素增敏剂、GLP-1激动剂或DPP-4抑制剂。

【格列奈类促胰岛素分泌剂治疗】

格列奈类为非磺脲类胰岛素促分泌剂，是一类类似磺脲类药物的药物，能改善胰岛β细胞的早期相胰岛素分泌，产生类似生理的胰岛素分泌模式，从而降低餐时血糖高峰，故又称为“餐时血糖调节剂”。第1个餐时血糖调节剂是1997年FDA批准的瑞格列奈（repaglinide），之后1999年又合成了作用更为优异的那格列奈（nateglinide）。瑞格列奈的结构类似氯茴苯酸，而那格列奈是苯丙氨酸衍生物（图4-2-6-26）。

（一）作用机制　本类与磺脲类药物相比有明显的优势：①它不引起胰岛素的直接胞泌，不抑制细胞内蛋白质（胰岛素原）合成。②它是一种“快开-快闭”，即起效快和作用时间短的胰岛素促泌剂[45-47]，具有“快进、快效、快出”的特点。

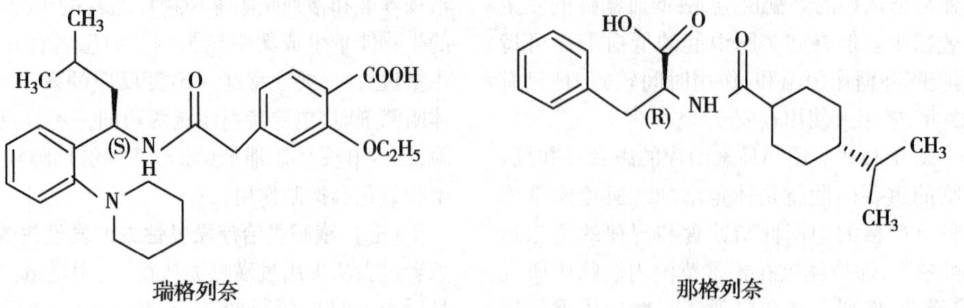

图 4-2-6-26 格列奈类的化学结构

其"快开"作用是指它刺激胰岛素分泌的模式与食物引起的生理性早期相胰岛素分泌相似，可以有效地增强早期相胰岛素的分泌，从而控制餐时血糖增高；而它的"快闭"作用不会同时导致基础或第2相胰岛素的升高，能够预防高胰岛素血症，并减少低血糖倾向。③它的胰岛素促泌作用具有葡萄糖依赖性，其作用强度与血糖水平呈正相关。在空腹状态下服用，仅仅使血胰岛素和葡萄糖水平发生较轻微的变化；在低血糖时，几乎不刺激胰岛素分泌，因而能有效地模拟胰岛素生理性分泌，从而能更好地控制血糖波动，很少发生低血糖反应且症状轻微。④餐前服药，刺激胰岛素快速释放，而两餐之间不刺激胰岛素分泌，对保护胰岛β细胞有重要意义。⑤"进餐服药，不进餐不服药"的用药原则提供了给药更大的灵活性，而且很容易在进餐同时被记住，大大增加了患者的依从性。⑥具有较好的胰腺特异性，对血管平滑肌和心肌的作用很弱，其中那格列奈与β细胞 K_{ATP} 亲和力较其他心血管 K_{ATP} 结合强300倍，因此，不影响心肌的"缺血预适应"。

（二）作用特点 口服后迅速而近于完全吸收，进餐时服用吸收稍延缓，其发挥刺激胰岛素分泌的作用起效迅速（30分钟内起效），持续时间较短，在血液循环中与蛋白质结合，98%与血清蛋白结合，1小时内药物浓度达峰值，血浆半衰期（$t_{1/2}$）亦约1小时，由肝脏细胞色素P450酶3A4（CYP3A4）所完全代谢，而其代谢产物无降糖作用，服药4~6小时后，几乎98%的瑞格列奈被代谢，92%由粪便排出，而8%经尿排出，其生物利用度为63%。那格列奈在口服后也迅速吸收，达到血药峰值的时间约为50分钟，进高脂肪饮食可使其血药峰值增加12%，但达峰时间延缓约50%，其生物利用度为70%。在血液循环中，那格列奈与血浆蛋白（主要是清蛋白）广泛结合（在男性>98%），主要通过混合功能氧化酶系代谢，细胞色素P450（CYP）C29是那格列奈代谢主要的催化剂，其次是CYP3A4。其代谢产物活性多为那格列奈的1/6~1/3，只有少量异丙醇代谢产物具有活性，强度与那格列奈相当。在人体，那格列奈原药及代谢产物80%由肾脏排泄，16%以原药形式排出，约10%在粪便中排泄，半衰期为1.5~1.8小时，24小时内可完全清除。

（三）格列奈类药物治疗 在磺脲类药物失效时，改用该类药物亦能取得较好疗效；几乎不影响患者的体重，对肥胖和非肥胖的T2DM同样有效；因口服吸收快，起效快，服后大部分经肝胆排泄，体内无蓄积，更适用于老年及有轻、中度肾功能障碍的T2DM患者，还可用于IGT的患者。但下列情况不适合使用格列奈类：①T1DM；②严重的肝肾功能不全；③合并妊娠或哺乳；④有急性并发症和合并症（如糖尿病酮症酸中毒、乳酸性酸中毒、非酮症高渗性昏迷、感染以及手术等）。

1. 用法与用量 瑞格列奈餐前10~15分钟服用，每日3次，疗效优于每日2次法。起始剂量每次餐前0.5~1.0mg（对使用过另一种口服降糖药而换成瑞格列奈者，开始即可用每餐1mg），根据血糖调节用量，最大单次剂量为4mg，每日为16mg。进1次餐服1次药，不进餐时不服药，故被称为"餐时血糖调节剂"。那格列奈单一或联合应用的开始剂量为120mg，每日3次服用，餐前10~15分钟内服用。老年T2DM患者开始时，宜在餐前服用60mg。对血糖接近目标值的患者可用60mg。对健康志愿者进行的大规模Ⅰ期剂量范围试验中，那格列奈的剂量范围为30~240mg，每日3餐前服用，所有剂量的耐受性均良好。

2. 疗效与联合用药 与磺脲类药物相比，瑞格列奈在为期1年的治疗中，控制 HbA_{1c} 水平的效果与格列齐特和格列本脲相当，而优于格列吡嗪。瑞格列奈可降低FPG 2.6~2.7mmol/L，HbA_{1c} 1.6%~1.9%。若与二甲双胍合用，较单用瑞格列奈作用更强，可使FPG再下降达2.2mmol/L，HbA_{1c} 再降低1.4%。单用格列奈类，血糖控制不理想，可与二甲双胍、格列酮类药物或胰岛素联合应用，以增加单用的疗效。格列奈类与二甲双胍合用，尤其适用于肥胖患者。由于本类药物的作用机制与磺脲类药物相似，所以两类之间不可联用。

3. 不良反应与注意事项 瑞格列奈口服易耐受，不良反应较少。常见的有轻度低血糖（即使未进食或推迟进餐时间也极少发生低血糖症），胃肠功能失调如腹泻和呕吐，短暂性视觉障碍等。在对瑞格列奈、格列本脲、格列齐特和格列吡嗪进行的长期比较研究中，瑞格列奈发生严重低血糖的危险性明显较其他三种低。那格列奈的常见不良反应有低血糖、乏力、恶心、腹泻和腹痛等，少见的过敏反应如皮疹、瘙痒和荨麻疹也有报道，少数病例有肝酶升高，不过是轻微或暂时性的，很少导致停药。那格列奈可增加血尿酸水平，机制和意义未明。

瑞格列奈的代谢降解是通过肝脏的CYP3A4，故诱导此酶活性增强的药物可削弱其作用，如巴比妥盐、卡马西平和利福平，而抑制此酶活性的药物可增强其降糖作用，如酮康唑和红霉素。格列奈类吸收后90%以上与血浆蛋白结合，故凡与血浆蛋白结合强的药物，可竞争性抑制其与血浆蛋白结合，从而增强格列奈类的降糖作用，属于此类的药物有β-肾上腺素能受体阻滞剂、氯霉素、非甾体类抗炎药物、华法林和磺脲类药物等。

【双胍类降糖药治疗】

详见本章第4节。二甲双胍抑制肝糖产生和输出、促进外周组织利用葡萄糖、抑制脂肪分解、减轻胰岛素抵抗、抑制食欲和减少肠道糖吸收，从而能降低高血糖症。此外，还具有一定的抗动脉粥样硬化和抗血栓、纠正血脂谱异常、抗氧化、抗高血压和抑制肾交感神经作用，有助于降低糖尿病相关的死亡率。二甲双胍不刺激胰岛素分泌，不引起体重增加，肥胖者还能减轻体重。因此，除酮症酸中毒、非酮症高渗昏迷和乳酸性酸中毒等急性并发症者、严重肝肾功能不全、严重贫血、缺氧、感染、手术、心力衰竭、近期上消化道出血、使用血管造影剂和强抗凝剂、酗酒和慢性严重肝脏病等外，一般应将二甲双胍作为T2DM的常规治疗药物。

【α-葡萄糖苷酶抑制剂治疗】

α-葡萄糖苷酶抑制剂可被T2DM患者单独应用以治疗轻中度高血糖，尤其是对餐后血糖增高者可作为首选药物；其与其他药物联合应用可治疗较重型或磺脲类和双胍类药物继发失效的患者。α-葡萄糖苷酶抑制剂促进健康人体GLP-1分泌，延长GLP-1的释放，降低IGT者餐后高血糖及胰岛素水平，同时降低血清甘油三酯水平，并使体重减轻，与二甲双胍联合用于超重的T2DM患者。改善IGT者的代谢状态，对预防和延缓DM发生有明显益处；降低IGT人群心血管事件发病危险和T2DM患者的心血管事件发生率。阿卡波糖每片50mg，每天3次，每次1~2片。伏格列波糖每片0.2mg，每天3次，每次1片。米格列醇每片50mg，每天3次，每次1~2片。本类药物均应在开始进餐时服用（第1口饭时嚼碎药物咽下），以期达到竞争性抑制作用；应从小剂量开始，观察血糖控制及胃肠反应，逐渐增加剂量；进食热量中50%或以上应由糖类所提供才能发挥其最大作用，尤适用于中国膳食。

α-葡萄糖苷酶抑制剂可与胰岛素、二甲双胍、磺脲类药物或噻唑烷二酮类联合治疗以提高控制血糖的作用。

【噻唑烷二酮类药物治疗】

噻唑烷二酮类衍生物（thiazolidinedione，TZD）又称格列酮，是一类作用于过氧化物酶增殖体激活受体（PPAR）的药物。这类药物有曲格列酮（已因对肝脏的毒性作用而撤离市场）、罗格列酮、吡格列酮、恩格列酮和法格列酮。在一线口服降糖药物的选择上，仍存在不同的观点，主张使用TZD者认为，该药可减轻胰岛素抵抗，且不引起低血糖，似乎还有保护β细胞作用[48-52]；主张使用磺脲类药物者认为，TZD可增加体重，对血脂和心血管有不利影响，而磺脲类药物的降糖效果与安全性更好些[42]。

（一）作用机制 TZD是PPARγ受体的配体。现知PPAR-γ有两种异构体——PPAR-γ1和PPAR-γ2，后者见于脂肪组织，在N端有额外30个氨基酸，具有降脂作用，而PPAR-γ1受体分布于心肌、骨骼肌、肠、胰、肾和脾（免疫相关细胞）。PPAR-γ受体激动剂具有下列作用。

1. 调节能量代谢 在脂肪细胞中，PPAR-γ激动剂可使能量平衡的多种基因表达，参与脂质摄取、贮存和代谢过程，例如脂蛋白脂酶表达增加，脂酸转运蛋白CD36和FATP-1表达增加；甘油三酯合成的基因如Ap2、PEPCK和酰基CoA合成酶活性增加；还有解偶联蛋白1、2、3在线粒体表达增加；并有胰岛素信号传导途径和胰岛素受体底物2（IRS2）上调；使皮质素转变为皮质醇的11β-羟类固醇脱氢酶活性受抑制。在骨骼肌细胞，PPAR-γ激动剂可抑制丙酮酸脱氢酶激酶4（PDK-4）的表达，解除PDK-4对丙酮酸脱氢酸（PDH）复合体的灭活作用，PDH活化可使丙酮酸转变为乙酰CoA而进入三羧酸循环这一氧化代谢途径，从而使能量代谢转为正常。PPARγ活化可抑制其丝裂原作用，阻止血管平滑肌细胞（VSMC）增生和迁移；刺激GLUT4的表达，降低血糖浓度；调节脂肪细胞因子，如降低瘦素、增加脂联素、降低抵抗素和削弱肌细胞胰岛素抵抗；通过增加AMPK、增加葡萄糖转运、促进磷酸化并灭活乙酰CoA羧化酶、降低丙二酰CoA浓度、增强肉碱棕榈酸转移酶1（CPT-1）活性和促进线粒体脂肪酸氧化等，从而加强葡萄糖在肌细胞内的利用和产生ATP能量。

2. 解除胰岛素抵抗 可使中央脂肪（肝和肌肉）转向周围脂肪组织，解除肝和肌细胞的IR，使前脂肪细胞分化为对胰岛素敏感的小脂肪细胞，并使富含脂肪的成熟脂肪细胞凋亡。

3. 其他作用 除上述作用外，TZD的可能作用：①PPAR-γ激动剂具有调节多种蛋白质的作用，从而影响机体生长和糖、脂代谢，提高胰岛素敏感性是其关键作用，此外，还可保护血管、抑制炎症、降低血凝和促进纤溶状态；②在血管内皮细胞，PPAR-γ活化可促进内皮一氧化氮合酶表达上调，一氧化氮产生增加并扩张局部血管；同时它可用于抑制NF-κB，减少血管炎症的介质，对防治动脉粥样硬化有利；③在胰岛β细胞具有一定分泌功能的情况下，具有降糖效应和保护胰岛β细胞功能的作用；④此外，还有纠正血脂谱、改善高血压、降低微量清蛋白尿和减轻炎症反应等。

（二）临床应用 TZD口服后迅速由胃肠吸收，吡格列酮2小时达血药浓度峰值，饮食不影响其吸收，但可使峰值延迟3~4小时，药物达到稳态浓度需要7天。与血浆蛋白结合超过99%，主要与清蛋白结合。吡格列酮则经羟化和氧化而代谢降解，主要经CYP2C8和CYP3A4代谢，其代谢产物羟化衍生物和酮基衍生物仍具有药理活性。稳态时，吡格列酮的血浆半衰期为3~7小时，代谢产物半衰期为16~24小时。

1. 适应证 主要是：①单独或与其他口服降糖药联合应用对肥胖的T2DM患者和严重胰岛素抵抗的患者效果较好；对体内胰岛素分泌量极少的患者往往原发治疗无效，大约占20%~30%；②与胰岛素联合应用可减少T1DM和需用胰岛素治疗的T2DM患者的胰岛素剂量；③治疗IGT，预防其向糖尿病进展；④非糖尿病胰岛素抵抗状态，如肥胖、高血压和多囊卵巢综合征等；⑤代谢综合征。

2. 用法与用量 罗格列酮（rosiglitazone，文迪雅）因为其潜在的心血管不良反应，已在欧洲撤市。吡格列酮（pioglitazone，瑞酮、艾丁和卡司平）：每片15mg，每天15~30mg（不宜超过45mg），每日1次口服即可发挥最佳疗效，且与进食无关。

3. 临床疗效 吡格列酮单独应用每日15~45mg，持续用药26周，可使HbA_{1c}降低1.0%~1.6%，FPG降低2.2~3.6mmol/L；疗效从第2周开始出现，而第10~14周时疗效最显著；在从未接受过任何治疗的新患者中疗效尤为突出，FPG

降低4.4mmol/L，HbA_{1c}降低2.55%。每日应用30mg，持续26周，可使FPG降低3.2mmol/L，HbA_{1c}降低1.37%，C肽降低(0.076±0.022)mmol/L，胰岛素降低(11.88±4.70)pmol/L，HOMA-IR降低(12.4±7.46)%，HOMA-β细胞功能增加(47.4±11.58)%。吡格列酮降糖和降HbA_{1c}的效果也与剂量呈正相关。一般认为IR越明显的糖尿病患者疗效越好。TRIPOD研究显示TZD能使糖尿病的发病率降低56%，而且与二甲双胍和阿卡波糖不同，停药后仍然有效，能改变T2DM的自然病程或者说对T2DM的自然病程有修饰作用。

4. 阿格列扎 由美国、中国、加拿大和瑞士研究人员联合完成的一项研究显示，阿格列扎150μg/d治疗T2DM患者，可显著改善HbA_{1c}、胰岛素抵抗和血脂指标，且耐受性良好。汇总分析3项评估新型降糖药PPAR-α/γ双重激动剂——阿格列扎治疗T2DM患者的疗效、安全性和耐受性的多中心Ⅲ期临床试验表明，所有未经治疗或正在接受二甲双胍或磺脲类±二甲双胍治疗的2型糖尿病患者随机分配至接受阿格列扎150μg/d或安慰剂治疗26周。主要终点是26周时HbA_{1c}较基线的变化；次要终点包括血脂、空腹血糖和HOMA-IR的变化。结果显示，阿格列扎组26周时HbA_{1c}(%)较基线的变化幅度显著大于安慰剂组；与安慰剂组相比，阿格列扎治疗后患者的血脂和HOMA-IR变化更为有益。两组均无充血性心力衰竭事件报告，周围水肿的发生率相似(阿格列扎1.7% vs 安慰剂组1%)。阿格列扎组患者的体重增加1.37kg，安慰剂组降低0.53kg。阿格列扎(7.8%)与安慰剂组(1.7%)相比低血糖发生更频繁，其中约1/3的患者低血糖发生可能与背景用药相关(磺脲类±二甲双胍)。这三项Ⅲ期研究表明，阿格列扎150μg/d可显著改善HbA_{1c}、胰岛素抵抗和血脂指标，且耐受性良好。但由于在2型糖尿病伴急性冠状动脉综合征人群中，阿格列扎缺乏心血管疗效且导致PPAR相关不良事件，阿格列扎研究项目被终止。

5. 联合用药 可与磺脲类药物、二甲双胍、胰岛素或α-葡萄糖苷酶抑制剂合用，提高单用的降糖效应。

(三) 禁忌证与不良反应

1. 禁忌证 该类药物的主要禁忌证是：①不能单独应用治疗T1DM；②在肝脏代谢，主要从胆汁排出，肝病者慎用；血清谷丙转氨酶升高(高出正常上限的2.5倍，应停药)；③对本品及其辅助成分过敏者禁用；④不能用于糖尿病酮症酸中毒等急性并发症的治疗；⑤轻度心功能不全者慎用，心功能3/4级者禁用；⑥妊娠和哺乳的妇女以及18岁以下患者。

2. 不良反应 主要有：①TZD最常见的不良反应是呼吸道感染和头痛；②TZD最严重的副作用是程度不等的肝功能异常，用药期间需监测肝功能；③单独用本药时，不发生低血糖反应，而与其他降糖药合用时则可能发生，需密切观察，及时调整药物剂量；④由于增加血容量达6%~7%，单独使用或与其他降糖药合用时，可发生轻度或中度水肿(4.8%~15.3%)、贫血和红细胞减少等症状；⑤体重增加：用TZD后，体重增加，原因为PPAR-γ激活后，刺激前脂肪细胞分化为成熟的脂肪细胞，体脂增加；⑥TZD尚可引起乏力、鼻窦炎和腹泻。TZD引起水肿和骨质疏松，加重充血性心衰，也似乎增加膀胱癌风险。水肿和心衰的发病机制未明，起初以为与肾脏钠潴留有关，是TZD上调肾集合管上皮钠通道表达所致，但支持的证据很少(表4-2-6-16)；近来的研究发现主要与TZD干扰近曲小管的$NaHCO_3$同转运体、钠交换子、Henle袢Na-K-Cl同转运体2或水孔蛋白功能有关[53]。

表4-2-6-16 噻唑烷二酮衍生物对ENaC的作用

肾单位节段	种系	研究方法	研究结果
集合管	小鼠	原代培养的IMCD细胞	上调ENaC-γmRNA表达
集合管	小鼠	原代培养的CD细胞	上调Na转运体表达
CCD	小鼠	裂解的CCD细胞	钠通道活性无变化
肾皮质	小鼠	肾皮质裂解物	下调ENaC-α和-β亚基mRNA表达 下调ENaC-γ亚基蛋白表达
CCD	小鼠	M1细胞株	下调ENaC-α和-γ亚基mRNA表达
CCD	小鼠	M1细胞株/mpk-CCDcl4细胞株	不直接影响ENaC功能
肾脏	爪蟾	A6细胞株	不直接影响ENaC功能

3. 注意事项 格列酮类与通过CYP3A4代谢降解的药物合用有使药物增强或减弱的可能，应引起足够的注意。尽管格列酮类大量临床应用后，未见其对肝脏有严重的毒副作用，但应按规定观察肝酶的变化，发现血清转氨酶增高超过正常高限2.5倍时应停用。各种TZD大剂量使用都可引起血容量增高，心脏负荷增加，因此，有心功能不全者应按程度慎用或禁用。

【肠促胰素类似物和二肽基肽酶4抑制剂治疗】

以肠促胰素为基础的药物主要包括GLP-1类似物、GLP-1受体激动剂和二肽基肽酶4(DPP-4)抑制剂(dipeptidyl peptidase 4 inhibitor)三种[53](表4-2-6-17~表4-2-6-19)。GLP-1是由肠道细胞分泌的肽类激素，具有促进胰岛素原合成和胰岛素基因表达、葡萄糖浓度依赖性促进胰岛素释放、

表4-2-6-17 GLP-1类似物和二肽基肽酶4抑制剂的区别

	DPP-4抑制剂	GLP-1类似物
促胰岛素分泌作用	强	强
降低高血糖作用	强	中等
促胰岛素分泌方式	GLP-1生理范围升高	GLP-1药理范围升高
内源性GLP-1分泌	受抑制	不受抑制
降低胰高血糖素	+++	+++
体重变化	减轻	无变化
给药途径	口服	注射
消化道不良反应	无	恶心

表 4-2-6-18　不同 DPP-4 抑制剂药理学特征比较

药理学特征	沙格列汀	西格列汀	维格列汀	阿格列汀	利格列汀
半衰期(h)	2.5/3.1(活性代谢产物)	12.4	2~3	12.4~21.4	128~184
肝脏代谢(%)	51	21	2	10	10
CYP 异构体	CYP3A4/5	CYP3A4/CYP2C8	未发现	未发现	CYP3A4
主要代谢产物	羟基化物	氧化物-羟基化硫酸盐-葡糖苷酸轭合物	水解葡糖苷酸轭合物	去甲基化/乙酰化	去甲基化
代谢产物活性	50%	无活性	无活性	无活性	无活性
主要排泄途径	肝肾	肾	肝	肾	胆道
相对清除速度	迅速	中等	迅速	中等	在肾脏中清除慢

表 4-2-6-19　DPP-4 抑制剂的应用剂量

项目	沙格列汀	西格列汀	维格列汀	阿格列汀	利格列汀
剂量(mg)	5(1 次/d)	100(1 次/d)	50(2 次/d)	25(1 次/d)	5(1 次/d)
与 DPP-4 的结合方式	共价键	非共价键	共价键	非共价键	非共价键
IC_{50}(nmol/ml)	0.5	18	3.5	7	1
Ki(nmol)	1.3 2.6(活性代谢产物)	13	18	–	–
$T_{1/2}$(min)	50 23(活性代谢产物)	3.5	<2	–	–
增加活性 GLP-1	2~3 倍	2 倍	3 倍	2~3 倍	2~3 倍

注:IC_{50}:半数抑制浓度;Ki:抑制系数,反映对 DPP-4 酶的抑制效力;$T_{1/2}$:半数解离时间,反映与 DPP-4 酶的结合时间

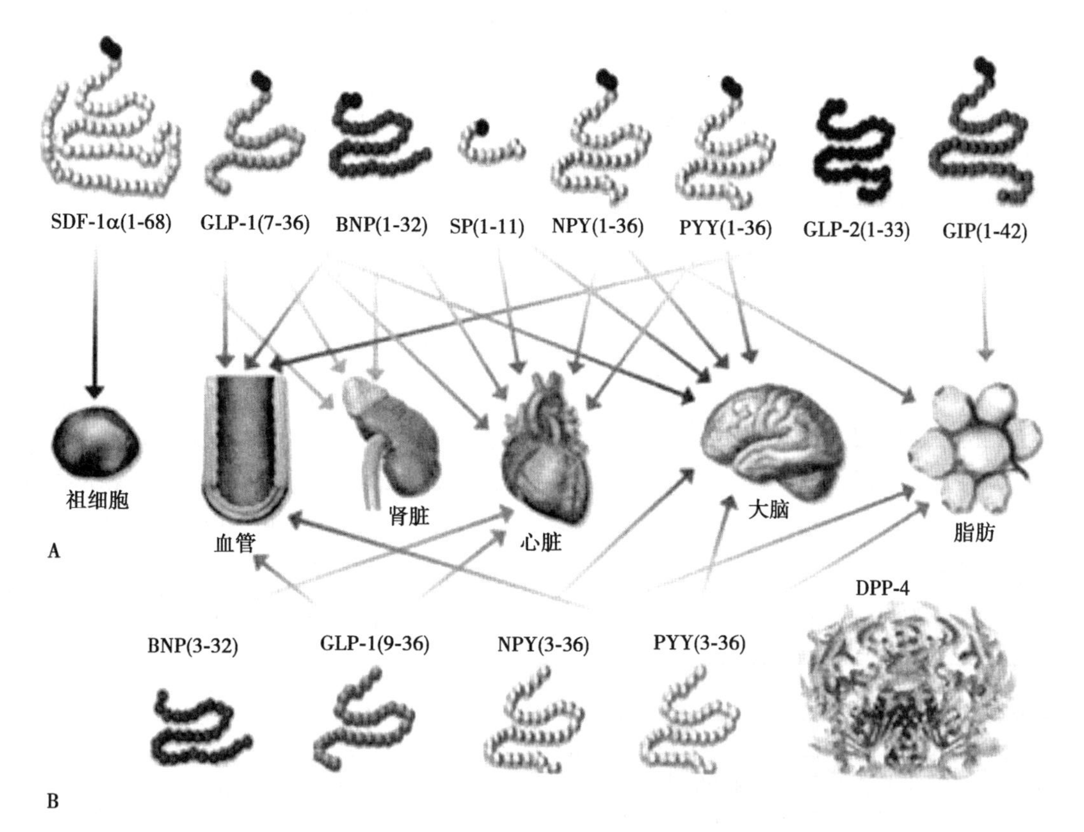

图 4-2-6-27　GLP-1 类似物的非降血糖作用

BNP:B 型脑钠肽;DPP-4:二肽基肽酶;GIP:葡萄糖依赖性促胰岛素分泌多肽;GLP-1:胰高血糖素样肽-1;NPY:神经肽 Y;PYY:YY 肽;SDF-1α:间质细胞衍生因子-1α;SP:P 物质

诱导新生β细胞形成和抑制β细胞凋亡等作用。GLP-1降低血糖时还能降低体重和低血糖风险，改善β细胞功能（图4-2-6-27），但GLP-1在人体迅速降解，使临床应用受到限制。沙格列汀虽然半衰期短（2.5小时），但其和DPP-4为共价键结合，解离缓慢，并且代谢产物有50%活性，因此每天1次给药，能保持24小时对DPP-4活性的抑制作用。

（一）GLP-1类似物治疗优势 利拉鲁肽（liraglutide）将GLP-1第34位赖氨酸替换为精氨酸，并在26位增加了16碳棕榈酰脂肪酸侧链，半衰期12~14小时，每天1次给药能起到良好的降糖作用。因与天然GLP-1保持了97%的同源性，所以，利拉鲁肽既克服天然GLP-1易被降解的缺点，又保留其生理作用。目前证实的作用有：①促进β细胞分泌胰岛素，并使胰岛素原/胰岛素的比例下降；②增加第1时相胰岛素分泌量；③在低血糖时不诱导胰岛素分泌，也不抑制胰高血糖素分泌，因而不引起低血糖反应；④促进β细胞增殖，抑制其凋亡，并能恢复β细胞的葡萄糖敏感性；⑤不引起体重增加或有一定的降低体重作用；⑥降低收缩压。与格列美脲相比，利拉鲁肽单药治疗1年在降低HbA_{1c}的同时，能够减轻体重，降低收缩压和低血糖事件发生率。采用CORE模型分析的数据显示，利拉鲁肽1.8mg和1.2mg单药治疗在预期存活率、糖尿病并发症和长期治疗支出方面优于格列美脲。但应注意观察，已经报道的胰腺炎事件是否与GLP-1类似物有直接联系。老年T2DM往往存在相对性高胰高血糖素血症和相对性餐后高血糖症。艾塞那肽是目前经SFDA批准上市的GLP-1受体激动剂（百泌达），适用于服用二甲双胍、磺脲类、噻唑烷二酮类、二甲双胍和磺脲类联用、二甲双胍和噻唑烷二酮类联用不能有效控制血糖的T2DM患者的辅助治疗，以改善血糖控制。本品仅用于皮下注射，应在大腿、腹部或上臂皮下注射给药；推荐的起始剂量为5μg，每日2次，于早餐和晚餐前60分钟内给药。餐后不可给药。治疗1个月后，可根据临床反应将剂量增加至10μg。

表4-2-6-20中列出了目前常用的糖尿病治疗药物在降糖、减轻体重和减少内脏脂肪方面的作用情况。从表中可见，与二甲双胍、磺脲、TZD类药物及DPP-4抑制剂相比，GLP-1受体激动剂在这三方面具有非常明显的优势。

表4-2-6-20 非胰岛素降糖药的疗效比较

药物	HbA_{1c}	体重	内脏脂肪
二甲双胍	↓↓	↓	-
磺脲（SU）	↓↓	↑	-
噻唑烷二酮（TZD）	↓	↑	↓
DPP-4抑制剂	↓	-	-
GLP-1受体激动剂	↓↓	↓↓	↓

（二）二肽基肽酶4抑制剂的疗效 其作用为抑制DPP-4酶的活性，延长GLP-1的半衰期，提高GLP-1水平，从而增加和延长其活性作用，可作为T2DM的基础治疗。维格列汀（vildagliptin）和西格列汀（sitagliptin）的疗效至少不亚于磺脲类和TZD，且不诱发低血糖症。此外，维格列汀对降低餐后高血糖和血胰高血糖素有独到作用。例如，磷酸西格列汀（sitagliptin，商品名捷诺维，januvia）抑制DPP-4活性（96%），提高GLP-1水平，达到增加葡萄糖摄取、降低肝脏糖输出和降低肝脏生成作用。常用量100mg/d，每天口服1次。西格列汀试验组没有明显体重增加，100mg/d能降低血糖，低血糖和体重增加等不良反应的发生率低，耐受性较好。如果与二甲双胍合用，比单用二甲双胍更有效。如果与吡格列酮合用，无低血糖发生，无体重增加。但基于DPP-4抑制剂能抑制T细胞增殖和细胞因子产生的机制，Yazbeck等又提出其治疗炎症性疾病的潜在可能性。最常见的不良反应是鼻咽炎、头痛、乏味、鼻瘘和喉痛等。基于DPP-4抑制剂是以依赖于葡萄糖浓度的方式保护GLP-1不被迅速降解灭活的独特机制，现已上市的DPP-4抑制剂在临床试验中，无论是单药治疗还是联合治疗，都表现出较好的有效性、耐受性和安全性。因为其进入临床应用的时间很短，有些潜在问题还需要更多观察。

GLP-1类似物和DPP-4抑制剂的发展迅速。目前正在等待批准用于临床糖尿病治疗的GLP-1受体激动剂有艾塞那肽长效制剂（每周1次注射）、taspoglutide、albiglutide和lixisenatide；新的DPP-4抑制剂有alogliptin和linagliptin。

DPP-4抑制剂被AACE糖尿病管理指南推荐为一线用药，在各大指南中的地位不断提高。DPP-4抑制剂linagliptin分子量472.5，能竞争性抑制DPP-4，linagliptin与DPP-4的亲和性较DPP-8高4万倍，较DPP-9高1万倍，对其他CYP450酶系无作用（IC_{50}>50μM）。DPP-4抑制剂可联合二甲双胍应用，研究表明2型糖尿病患者体重控制越好，其血糖控制情况越佳，并且体重增加会带来增加胰岛素抵抗、增加心血管疾病风险。利格列汀（linagliptin）分子式为$C_{25}H_{28}N_8O_2$，分子量472.54（图4-2-6-28）。利格列汀的药代动力学参数特殊，主要与蛋白质结合，半衰期长，主要经过肝脏代谢，不与其他CYP450酶系相互作用，不经肾脏排泄，其临床作用研究结果见表4-2-6-21。GLP-1对骨代谢的影响研究即使不一致，总的来说影响不显著（表4-2-6-22）。GLP-1预防大血管病变的机制见图4-2-6-29。

【胰岛素治疗】

T2DM患者空腹血糖升高达9mmol/L以上提示胰岛素严重缺乏或存在严重胰岛素抵抗现象，通常需要胰岛素补充治疗。根据外源性胰岛素的药代动力学特征，应用胰岛素治疗时，需要尽量使胰岛素的峰值与患者的血糖变化相吻合，达到血糖最佳控制的目的，而巧妙的胰岛素治疗能够优化患者的血糖控制，减少低血糖发作与体重增加及慢性心血管并发症。应用C肽估计停用胰岛素治疗可能性的研究见表4-2-6-23，在T2DM的胰岛素治疗方案中，基础胰岛素可作为胰岛素起始治疗的一种选择，但随着糖尿病病情进展，β细胞功能衰竭，一般单用胰岛素无法充分满足优化胰岛素治疗的

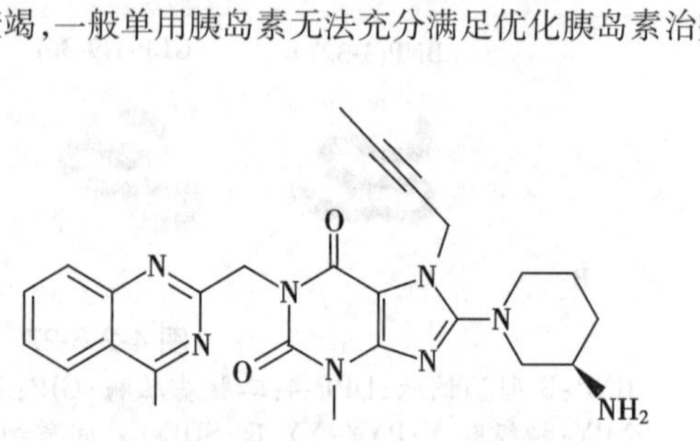

图4-2-6-28 利格列汀的分子结构

表 4-2-6-21 利格列汀临床研究结果

研究者	治疗背景	对照设计	基础 HbA_{1c} (%±SD)	HbA_{1c} 变化 (%±SD)	HbA_{1c} 降低(%)	治疗时间(周)
Del Prato 等	洗脱	PBO(n=67)	8.0±0.91	-0.46±0.73(12 周)		12
	OAD	LINA 5mg(n=333)		-0.44±0.91(24 周)	-0.69±0.0(24 周)	24
Kawamori 等	洗脱	PBO(n=160)	7.95±0.67	0.63(0.08)(SE)		12
	OAD	LINA 5mg(n=159)	8.07±0.66	-0.24(0.06)(SE)/PBO	-0.87(-1.04/-0.70)	
		LINA 10mg(n=160)	7.98±0.68	-0.25(0.06)(SE)/PBO	-0.88(-1.05/-0.71)	
		VO(0.2mg tid)	8.02±0.71	0.19(0.07)		26/VO
		LINA 5mg(n=59)	7.99±0.58	-0.13(0.07)(SE)/VO	-0.32(-0.49/-0.15)	
		LINA 10mg(n=60)	8.10±0.69	-0.19(0.07)(SE)/VO	-0.39(-0.56,-0.21)	
Taskinen 等	MET	PBO(n=177)	8.02±0.07	0.15±0.06		
		LINA 5mg(n=524)	8.09±0.04	-0.49±0.04	-0.64(-0.78/-0.50)	24
Owens 等	MET/磺脲类	PBO(n=265)	8.14(0.05)(SE)			
		LINA 5mg(n=793)	8.15(0.03)(SE)		-0.62(-0.73/-0.50)	24
Gallwitz 等	MET	LINA 5mg(n=776)	7.17(0.04)(SE)	-0.56(0.03)(SE)	0.08(0.04)(SE)	
		格列美脲 3mg(28~104 周)(n=775)	7.31(0.04)(SE)	-0.63(0.03)(SE)		104
Haak 等	MET	PBO(n=72)	8.7±1.0	0.1±0.1		
		LINA 5mg(n=142)	8.7±1.0	-0.5±0.1	-0.6±0.1	
		MET 500mg bid(n=144)	8.7±0.90	-0.6±0.1	-0.8± 0.1	
		MET 1000mg bid(n=147)	8.5±0.90	-1.1±0.1	-1.2±0.1	
		LINA 2.5mg + MET 500mg bid(n=143)	8.7±1.0	-1.2±0.1	-1.3±0.1	
		LINA 2.5mg + MET 1000mg bid(n=143)	8.7±1.0	-1.6±0.1	-1.7±0.1	
		LINA+MET(n=66)	11.8±4	-3.7±1.7		24
Gomis 等	匹格列酮	PBO+匹格列酮(n=130)	8.58(0.08)(SE)	-0.56(0.09)(SE)		
		LINA 5mg+匹格列酮(n=59)	8.60(0.05)(SE)	-1.06(0.06)	-0.51(0.10)(SE)	24

注:OAD:oral antidiabetic drug,口服降糖药;PBO:placebo,安慰剂;VO:voglibose,伏格列波糖;LINA:linagliptin 利格列汀;MET:metformin,二甲双胍;SE:standard error,标准误

表 4-2-6-22 肠促胰素对骨代谢的影响

研究对象	肠促胰素	对骨骼的作用
绝经后女性	GLP-2	皮质骨 BMD↑/sCTX↓
人成骨细胞样细胞	GIP	1 型胶原↑/ALP↑/成骨细胞活性↑
卵巢切除大鼠	GIP	BMD↑
鼠破骨细胞样细胞	GIP	骨吸收↓
GLP-1 受体敲除小鼠	GLP-1	皮质骨 BMD↓
GPR 敲除小鼠	GIP	骨形成↓/骨吸收↑/骨量↓
GIP 过表达转基因小鼠	GIP	骨量↑
鼠 C 细胞株	GLP-1	骨钙素↑/OPG↑
2 型糖尿病胰岛素抵抗大鼠	艾塞那肽	BMD↑
MC3T3-E1 成骨细胞	GLP-1	骨钙素↑/OPG(-)
高脂血症大鼠	GLP-1/艾塞那肽	OPG/RANKL 比值↑
2 型糖尿病患者	艾塞那肽	BMD(-)
	维格列汀	BMD(-)

注:BMD:bone mineral density,骨密度;OPG:Osteoprotegerin,骨保护素

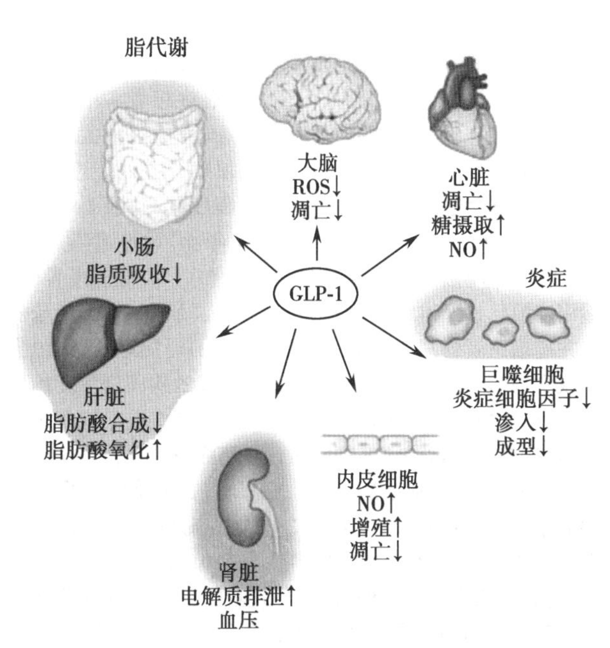

图 4-2-6-29 GLP-1 预防大血管病变的机制

GLP-1 直接作用于脑组织、心脏和血管内皮细胞,防止大血管病变的发生;GLP-1 也间接作用于脂质代谢、血压和炎症系统,有利于大血管病变的预防;NO:一氧化氮;ROS:活性氧

表 4-2-6-23　应用C肽估计停用胰岛素的可能性研究

研究者/年份	研究对象	试验类型	研究方法	C肽阈值	成功撤除胰岛素标准	C肽高于阈值预计值撤除胰岛素概率	C肽低于阈值预计值不能撤除胰岛素概率	说明
Iwao/2012	69例抗体阴性T2DM	空腹与餐后血糖	停用胰岛素利拉鲁肽12周	餐后0.97nmol/L	餐前和餐后血糖低于胰岛素治疗时水平3天(<17mmol/L)	95%	93%	成功率82% HbA_{1c}<7%)
Hohberg/2009	98例控制良好T2DM胰高血糖素刺激的C肽≥0.6nmol/L	胰高血糖素刺激的C肽	停用胰岛素/利拉鲁肽12周/匹格列酮±磺脲(未控制组C肽<0.6nmol/l者排除)6个月	≥0.6nmol/L	HbA_{1c}不高于0.5% 6个月以上	77%	-	HbA_{1c}改善0.1%(77%)
Maldonaado/2003	103例DKA者	空腹和餐后胰高血糖素刺激	胰岛素建立至停用	空腹>0.33nmol/L,胰高血糖素刺激后>0.6nmol/L	空腹血糖<6.7mmol/L,餐后<7.8mmol/L	50%	100%	C肽较高和较低者DKA复发率分别为3%和34%
Lee/1999	64例T2DM	OGTT(100g法)	应用二甲双胍和曲格列酮者停用胰岛素8~12周	空腹0.3nmol/L,胰高血糖素刺激后0.68nmol/L	空腹血糖<7.8mmol/L,餐前<10mmol/L,HbA_{1c}<8%	空腹90%/餐后100%	空腹79%/餐后94%	年龄/BMI病期不能预计反应性
Bell/1998	130例C肽阳性糖尿病	空腹与非空腹血糖	加用二甲双胍和磺脲药物/停用胰岛素/追踪6个月	>0.27nmol/L	HbA_{1c}<86nmol/L(10%)	成功率77%/6个月后60%	-	基础C肽与反应性无关

需要,尤其难以满意控制餐后高血糖症。当基础胰岛素的每日用量超过0.5U/kg时,再追加胰岛素剂量可能无助于血糖控制达标。因此,使用合适的剂量仍不能达标时,应考虑增加预混胰岛素类似物的简单强化治疗方案。

丹麦Steno糖尿病中心的研究人员发现,糖尿病合并癌症患者死亡风险高于血糖水平正常的癌症患者。相比无糖尿病的癌症患者,接受胰岛素治疗的糖尿病合并癌症患者死亡率最高。现有的证据表明,对于糖尿病合并癌症患者,降血糖治疗强度越大,相关并发症严重程度越高,因而患者的生存率越低。该研究对丹麦1995年至2009年期间的426 129名癌症患者,以及42 205名糖尿病合并癌症患者(确诊癌症前已诊断出糖尿病)进行了评估。研究发现,糖尿病合并癌症患者的总死亡率高于无糖尿病的癌症患者(无论男性或女性)。正在使用口服糖尿病药物或者胰岛素治疗的患者,在糖尿病合并癌症患者中的死亡率最高。进一步的评估显示,接受胰岛素治疗的糖尿病合并癌症患者死亡率位居首位。比如,有2年糖尿病史的癌症患者,在确诊癌症后接受胰岛素治疗1年后,死亡率最高,男性相对危险度为3.7,女性为4.4;9年后死亡率更高,男性为5.0,女性为6.5。研究人员认为,死亡率上升的可能原因包括,糖尿病合并癌症患者的疾病负担的加重、肿瘤症状的不明显导致诊断的延误,与肿瘤治疗的相互作用,降糖治疗可能导致癌症的进一步发展或不良预后。该研究为"糖尿病合并癌症的患者(尤其是接受过口服降糖药和胰岛素治疗的患者)死亡率高于无糖尿病的肿瘤患者"这一发现提供了强有力的数据进行支持。糖尿病合并癌症的患者在接受合适糖尿病治疗的同时,还需要进行特定的肿瘤治疗,这对内分泌医生和肿瘤医生的相互合作提出了更高的挑战。

【胰高血糖素抗体与拮抗剂】

(一)胰高血糖素受体肽类拮抗剂　胰高血糖素-胰高血糖素拮抗剂-胰高血糖素受体拮抗剂对糖原分解均有作用。胰高血糖素单克隆抗体中和胰高血糖素的作用可抑制肝糖输出,明显降低高血糖症和HbA_{1c}。胰高血糖素拮抗剂抑制其与受体进行竞争性与非竞争性结合,胰高血糖素受体具有种族特异性,因此研究主要集中于胰高血糖素受体拮抗剂的开发。通过改变胰高血糖素氨基酸结构,如衍生物His1、Phe6、Ser8、Asp9、Tyr10、Ser11、Lys12、Tyr13、Asp15、Ser16、Arg17/18、Asp21和Trp25,双环19-肽BI-32169、Des-His(1)-[Glu(9)]-胰高血糖素胺等可显著降低胰高血糖素受体活性。

(二)胰高血糖素受体非肽类拮抗剂　小分子尿素、β-丙氨酸衍生物、亚烷化酰肼类化合物(alkylidene hydrazide)和苯并咪唑能够阻滞胰高血糖素受体效应。β-丙氨酸(3-氨基丙酸)可增强运动员的肌力,5-羟烷基-4-苯基吡啶与胰高血糖素受体结合的亲和力是胰高血糖素的70倍。胰高血糖素受体的肽类拮抗剂正在研究开发中(表4-2-6-24)。

胰高血糖素抗体与胰高血糖素受体拮抗剂治疗的优缺点见表4-2-6-25,胰高血糖素受体拮抗剂的作用等见表4-2-6-26和图4-2-6-30。

表 4-2-6-24 胰高血糖素受体的肽类拮抗剂

名称	剂量	给药方式	有效性
双环 19 肽 BI-32169	320~440nM	皮下注射/静脉注射	试验阶段
Des-His(1)-[Glu(9)]-胰高血糖素胺	10μg	静脉注射	单剂量阻滞 40%~80%内源性与外源性胰高血糖素作用

表 4-2-6-25 胰高血糖素抗体与胰高血糖素受体拮抗剂的优缺点

名称	优点	缺点
胰高血糖素中和抗体	降低高血糖症 降低高甘油三酯血症	增加体重
胰高血糖素受体拮抗剂	降低高血糖症	血脂谱异常

表 4-2-6-26 胰高血糖素受体拮抗剂的有效性与不良反应

名称	有效性	剂量	不良反应
螺旋尿酸(spiro-urea)	减少血糖波动 组织胰高血糖素作用	10/30mg/kg(肌注)	口干/恶心/多尿
苯并咪唑(benzimidazole)	降低高血糖症	10/30mg/kg(动物)	肝微粒体稳定性降低
天精(skyrin)	中和胰高血糖素作用	30μmol/l	抑制胰高血糖素效应 抑制 Na^+-K^+-ATP 酶 抑制脑微粒体活性(大鼠)

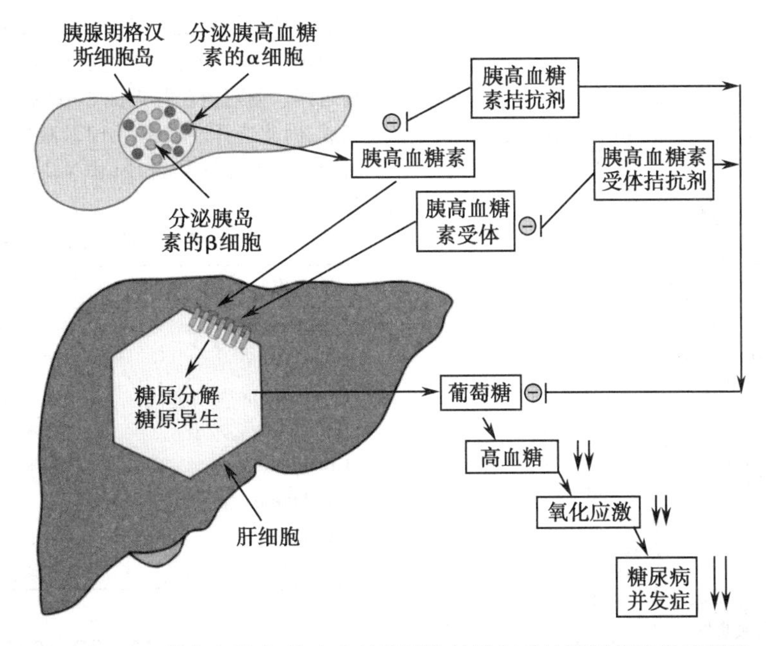

图 4-2-6-30 胰高血糖素-胰高血糖素受体拮抗剂的抗糖尿病并发症作用

(三)他汀类药物 他汀类药物抑制胆固醇合成,较低的肝脏胆固醇水平引起肝细胞 LDL 受体高表达,继而增强血清的 LDL-颗粒清除功能。血浆 LDL-C 降低后,apoB100 分解增加,因此他汀类药物是心血管病的一级和二级预防与治疗的首选药物。应用他汀类药物后,甲羟戊酸途径生成的辅酶 Q10、血红素 A 和异戊二烯化蛋白等物质可能改变细胞的代谢模式、抗炎过程、多不饱和脂肪酸代谢、免疫调节、神经保护细胞衰老等过程。除了降低血清胆固醇水平外,他汀类药物通过抑制异戊二烯合成,阻滞细胞内的 Rho、Rho 激酶 Rac 与 Cdc42 信号分子,因而对心衰、心律失常、血管病变也有防治作用。2 型糖尿病胰岛素抵抗和胰岛素缺乏是引起血脂谱异常的重要原因,后者又与心血管病直接相关。因此,应将血清 LDL-C 降至 100mg/dl 的目标值,心脏保护研究发现,他汀类药物可降低心血管病风险 22%。但是,他汀类药物干扰糖代谢,抑制葡萄糖摄取和 β 细胞功能,可引起血糖升高(图 4-2-6-31),但对于血糖已经升高的糖尿病患者来说,不必因此而担心他汀类药物治疗,但在长期使用他汀类药物(首选普伐他汀),特别是与利尿剂联合使用时应监测血

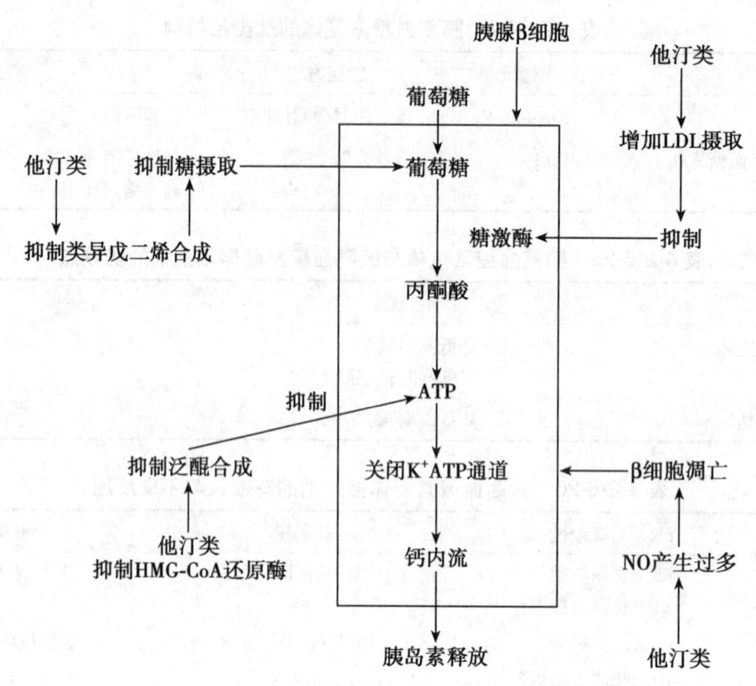

图 4-2-6-31 他汀类药物对胰岛β细胞的作用

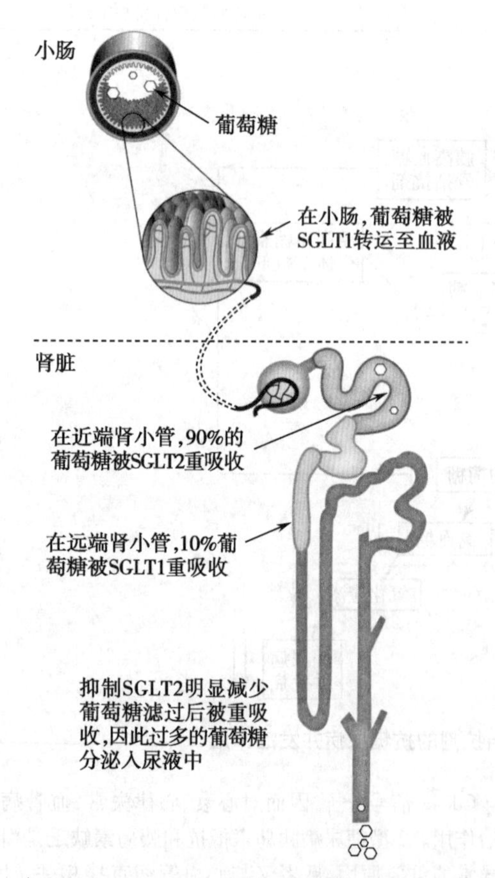

图 4-2-6-32 SGLT2 抑制剂的抗糖尿病机制

SGLT：钠-葡萄糖共转运体

糖变化。

【其他药物治疗】

（一）SGLT2 抑制剂 GLUT 分子 12 次穿膜，在第 1 个膜外袢环中可发生 N-糖化；穿膜肽段可形成中空结构（孔径），葡萄糖由此孔进入细胞内。钠-葡萄糖协同转运蛋白（SGLT）表达的膜蛋白将葡萄糖、氨基酸、维生素、离子和渗透溶质转运至肾近曲小管的刷状缘细胞及小肠上皮细胞。而 SGLT2 是一种主要在肾脏特异性表达的高容量-低亲和力转运体。葡萄糖在肾近曲小管的重吸收约有 90%由 SGLT2 完成，因此选择性阻断 SGLT2，减少重吸收，增加尿糖排出成为糖尿病治疗的新途径（图 4-2-6-32，表 4-2-6-27～表 4-2-6-29）。

表 4-2-6-27 SGLT2 抑制剂种类

名称	应用情况
Canagliflozin	美国与欧盟批准使用
Dapagliflozin	美国与欧盟批准使用
Empagliflozin	美国、日本与欧盟批准使用
Ipragliflozin	日本批准使用
Luseogliflozin	日本研究
Tofogliflozin	–
Ertugliflozin	Ⅲ期临床研究
LX-4211	Ⅱ期临床研究

表 4-2-6-28 SGLT2 抑制剂的体外 SGLT 抑制活性（IC_{50}）

名称	SGLT2（nmol/L）	SGLT1（nmol/L）	SGLT2 选择性（倍数）
Canagliflozin	4.4	684	155
Dapagliflozin	1.12	1391	1242
Empagliflozin	3.1	8300	2680
Ipragliflozin	7.38	1876	254
Luseogliflozin	2.26	3990	1770
Tofogliflozin	2.9	8444	2912
Phrorizin	34.6	210	6

表 4-2-6-29　SGLT2 抑制剂的长期有效性研究结果

项目	Canagliflozin 与二甲双胍联用			Dapagliflozin 与二甲双胍联用		Empagliflozin 与胰岛素联用		
	104 周			4 年		78 周		
	磺脲类	100mg	300mg	磺脲类	Dapagliflozin	对照组	10mg	25mg
HbA_{1c}(%)	-0.55	-0.65	-0.74	0.2	-0.1	-0.02	-0.48	-0.64
体重(kg)	-	-	-	1.12	-3.95	0.7	-2.2	-2
体重(%)	0.9	-4.1	-4.2	-	-	-	-	-

SGLT2 抑制剂通过促进尿葡萄糖排泄而非胰岛素依赖性地降低高血糖，低血糖风险低。此外，SGLT2 抑制剂也降低体重和血压。代表性药物 Empagliflozin 是一种选择性 SGLT2 抑制剂，肝肾功能不全者无需调整剂量；每天可随尿排泄 90g 葡萄糖。

T2DM 患者由于血糖浓度升高引起尿糖排泄增加，相应的 SGLT2 表达上调，这就意味着在转运大量葡萄糖重吸收回血液的同时钠离子的重吸收增加，血钠升高，因此可能导致高血压。有人认为，肾组织中的 SGLT 活性可能通过 ROS-NF-κB 通路受到高血糖的调控。生理状态下，食物中的葡萄糖由 SGLT1 经小肠上皮细胞顶端吸收入血，而血液中葡萄糖持续从肾小球滤过，再由近曲小管中的 SGLT2 重吸收，SGLT2 抑制剂的糖苷配基与转运蛋白的葡萄糖结合端竞争性结合，作用于 SGLT 的疏水性或芳氨酸残基，阻断部分转运体的作用，调节肾小球滤液中葡萄糖的重吸收，从尿液中排出过多的葡萄糖，减轻热量负荷，而不影响血糖的正常负反馈调节机制，低血糖风险小。同时，SGLT2 抑制剂并不干预 SGLT1 在胃肠道发挥其生理效应，不出现葡萄糖-半乳糖吸收障碍等不良反应。SGLT2 抑制剂还作用于肝脏，抑制肝糖原异生，提高肝细胞对胰岛素的敏感性，同时抑制葡萄糖-6-磷酸酶和肝糖生成。

根皮苷(phlorizin，β-D 葡萄糖苷)是一种 SGLT2 抑制剂，能降低空腹及餐后血糖，但极易被根皮苷水解酶水解，生物利用率低。新型选择性 SGLT2 抑制剂 Sergliflozin(KGT-1251)正在研究中。Dapagliflozin 高选择性作用于肾近曲小管 SGLT2，抑制尿中葡萄糖的重吸收，增加尿糖排泄率，降低热卡，从而减轻体重，同时并不会阻断小肠中的 SGLT1 发挥其正常的转运功能。其他 SGLT2 抑制剂如 Remogliflozin、Sergliflozin、AVE-2268 和 JNJ-28431754 的研究已经进入临床前期阶段。

(二) IGF-1　IGF-1 治疗糖尿病的作用是：①保护 β 细胞，使 β 细胞增殖增加，凋亡减少；②增强胰岛素受体活性和胰岛素敏感性增强；③调节免疫功能；④使甘油三酯降低，并使脂肪在体内重新分布；⑤防止发生糖尿病及糖尿病视网膜病；⑥促进手术伤口愈合。IGF-1 口喷剂从口腔黏膜吸收。每次在舌下喷 2 下，1～2 分钟后吞下。喷后不用牙膏刷牙，并禁食含咖啡、薄荷和口香糖等食品。

(三) 奥利斯特　奥利斯特(orlistat)为胰脂酶抑制剂，应用 120mg/d 可明显降低血糖(加饮食控制)，并可减少口服磺脲类药物的用量，使血总胆固醇、LDL-C、TG、载脂蛋白 B 和 LDL-C/HDL-C 比值下降，但部分患者需要补充脂溶性维生素。对减轻体重并维持减肥效果也有较好疗效。

(四) 醛糖还原酶抑制剂　MI 6209 是一种醛糖还原酶抑制剂，增加肌肉对葡萄糖摄取和增加肌糖原合成，故增加胰岛素的敏感性。依帕司他(epalrestat)可抑制高血糖介导的冠状动脉平滑肌细胞浸润，促进细胞摄取葡萄糖，减轻氧化应激反应。醛糖还原酶抑制剂常用于治疗糖尿病性神经病变和视网膜病变。Airey 总结 Cochrane 资料库中 19 个试验(分别用 4 种不同的醛糖还原酶抑制剂，治疗时间 4～208 周，平均 24 周)，结果表明经治疗后的运动神经传导速度可从 0.53m/s 提高到 0.66m/s，但对感觉神经无明确治疗作用。醛糖还原酶抑制剂也试用于治疗视网膜病变。除全身应用外，Banditelli 等用 1%～3%的托瑞司他(tolrestat，10μl)，4 次/天滴眼，可明显降低醛糖还原酶活性，停止滴药后此酶活性仍被抑制。

(五) 小分子葡萄糖激酶激动剂　葡萄糖激酶是糖代谢途径中的关键酶，能同时作用于肝脏与胰岛 β 细胞，具有促进肝糖原生成及促进胰岛素分泌的作用。以葡萄糖激酶为靶点，寻找其激动剂的新型降糖药物具有广阔的前景。GK 是哺乳动物中发现的 4 个己糖激酶之一，GK 在 ATP 存在的条件下，将葡萄糖磷酸化为 6-磷酸葡萄糖，进入代谢过程，此反应为整个糖代谢过程的第一个限速步骤，GK 具有典型的组织分布特异性。在正常生理条件下，GK 主要发挥监控血中葡萄糖浓度的作用。当空腹时或血糖降低时，GK 活性降低，肝糖原输出增加；当餐后或血糖升高时，GK 活性增强，促进肝糖原合成，通过抑制肝糖异生来维持血糖稳定。另一方面，GK 作为葡萄糖感受器而调控胰岛素分泌，当体内血糖浓度升高时，血葡萄糖通过位于胰岛 β 细胞膜上的 GLUT2 转运进入胰岛 β 细胞，氧化代谢使 ATP/ADP 比值增大，钾通道关闭，细胞膜去极化，而电压敏感性钙通道开放，钙内流。胰岛素存储囊泡释放胰岛素入血。由此可见，当血糖偏高时，GK 通过同时增加胰岛素释放和促进肝脏对葡萄糖的利用来降低血糖水平，从而在维持血糖稳态过程中发挥重要作用。

GK 有活性的关闭型(closed form)、开启型(open form)和非活性构象超开启型(super-open form)等三种不同构象。当血糖较低时，主要以稳定的超开启构象存在，与葡萄糖分子结合后转变为开启构象，接着转变为关闭构象；在存在 ATP 时，发生葡萄糖磷酸化，酶促反应结束后 GK 转化为开启构象，释放出 6-磷酸葡萄糖和 ADP。此时，在葡萄糖分子存在的条件下 GK 继续发生磷酸化；若无新的葡萄糖分子与之结合，GK 转变为超开启构象。小分子葡萄糖激酶活化剂增强 GK 对葡萄糖的亲和力，因此 GK 活性增强，发挥降低高血糖作用。GKA 还通过非直接作用，影响 GK 依赖机制而增强葡萄糖刺激的胰岛素分泌。RO-28-0450 使空腹血糖明显下降，氨基苯酰胺类化合物PSN-GK1有强效的降低血糖及增加胰岛素分泌的作用。当血糖浓度为5mmol/L时，GK活性提高4.3倍；而当血糖水平升高时，EC50及药效均下降，且不引起低血糖、血脂增高及体重增加等不良反应。RO-4389620（piragliatin或GK2或R1440）和GKA50也有类似的抗糖尿病作用。

（六）胰岛淀粉样多肽 又称淀粉不溶素（amylin）或胰淀素，是与胰岛素协同分泌的多肽物质，由胰岛β细胞分泌，加工成熟后的胰淀素与胰岛素一起贮存于胰岛β细胞的分泌颗粒中，与胰岛素按1∶100的比例呈现高频脉冲式协同分泌。胰淀素被认为是一种内分泌激素，其生理作用主要有：①控制食欲：胰淀素与位于大脑神经元细胞膜上胰淀素受体结合，作用于下丘脑摄食中枢，产生饱食效应，有利于控制体重；②延缓胃排空：胰淀素作用于脑干后部迷走神经丛，再通过迷走神经信号作用于胃，延缓胃排空，小肠吸收葡萄糖的速度变慢，降低餐后血糖；③抑制餐后胰高血糖素分泌：进餐后血糖升高可反馈抑制胰高血糖素分泌，但长时间的高糖刺激降低胰岛α细胞对血糖的敏感性，因此糖尿病患者虽然进餐后血糖升高明显，但餐后胰高血糖素分泌却没有得到有效的抑制，而食物中氨基酸以及胃肠激素刺激胰高血糖素分泌作用则被放大。胰淀素作用于胰腺，抑制精氨酸及进餐所诱导的胰高血糖素分泌，降低餐后血糖。因此，以胰淀素为作用靶点的药物逐渐成为研究热点。天然人胰淀素不稳定，易水解，易凝集，不适用于临床治疗，但其人工合成的类似物——普兰林肽（pramlintide，将胰淀素25位丙氨酸、28位和29位的丝氨酸用脯氨酸代替）是可溶性物质，能延缓葡萄糖的吸收，抑制胰高血糖素的分泌，减少肝糖生成和释放，降低餐后血糖和HbA_{1c}，减少血糖波动，减轻体重。不良反应主要是胃肠道反应，如恶心、厌食及呕吐等。随着治疗时间延长，症状逐渐减轻。普兰林肽单一用药时一般不会引起低血糖，但其与胰岛素合用时，引起低血糖的风险有所增加。

（七）多巴胺激动剂 2009年，美国FDA已经批准一种多巴胺激动剂（cycloset）用于T2DM的治疗。

（八）溴隐亭 为D2多巴胺激动剂，清晨口服溴隐亭控释片可降低下丘脑多巴胺水平，抑制交感神经张力，抑制肝糖输出，降低餐后血糖，而不增加胰岛素分泌（图4-2-6-33）。溴隐亭对空腹血糖和血清FFA也有降低作用，其降低HbA_{1c}的幅度为0.5%～0.7%，心血管事件风险约40%。快速释放型溴隐亭（quick-release formulation of bromocriptine，bromocriptine-QR，Cycloset）作用于中枢，干预胰岛素作用和体脂代谢的昼夜节律，改善胰岛素抵抗和组织糖利用，降低肝糖输出与甘油三酯合成（20%～25%）。

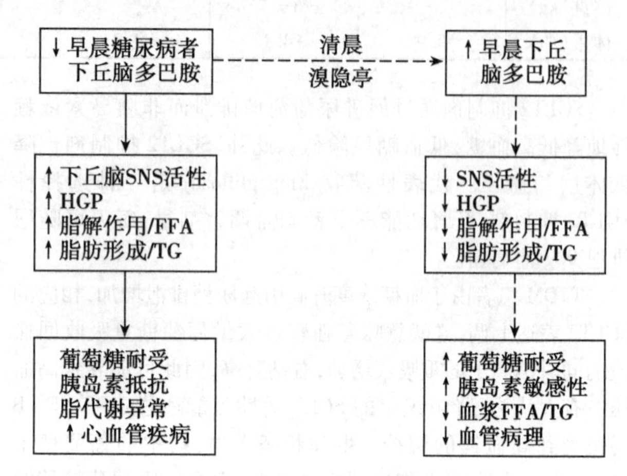

图4-2-6-33 溴隐亭的抗糖尿病机制

HGP：肝脏葡萄糖生成；TG：甘油三酯；FFA：游离脂肪酸；SNS：交感神经系统

甲磺酸溴隐亭（bromocriptine mesylate，Cycloset；0.8mg/片）口服后迅速吸收，空腹时60分钟达到血浆浓度峰值，进食后口服的达峰时间延长至120分钟，主要在肝脏经CYP3A4酶代谢，5%～10%进入循环血液，98%经过胆道排泄，半衰期约6小时。开始剂量0.8～1.6mg/d，最大剂量4.6mg/d。甲磺酸溴隐亭临床研究表明，单药或与磺脲类或其他口服降糖药治疗24周，可降低T2DM血糖（HbA_{1c} 0.5%～0.7%）、血清胰岛素、FFA、甘油三酯水平（表4-2-6-30）。52周治疗降低心血管事件风险，不发生低血糖症，不刺激胰岛素分泌，不增加体重。

表4-2-6-30 甲磺酸溴隐亭的临床研究

治疗方案	病例数	疗程	基础HbA_{1c}(%)	校正HbA_{1c}下降率(%)	P值
甲磺酸溴隐亭	159	6	8.7	-0.56	<0.02
甲磺酸溴隐亭+磺脲类	494	6	9.4	-0.55	<0.0001
甲磺酸溴隐亭+其他口服降糖药	3095	12	8.3	-0.6～-0.9	<0.01～0.001

（九）腺苷酸激活蛋白激酶（AMPK）激动剂 腺苷酸激活蛋白激酶激活能促进葡萄糖摄取，抑制脂肪合成和肝糖输出，增强胰岛素敏感性。T2DM和肥胖患者存在线粒体功能失调，并与胰岛素抵抗相关；AMPK的激活增加线粒体功能相关基因表达，改善骨骼肌线粒体功能。一些植物提取物是天然的AMPK激动剂。小檗碱激活AMPK的机制可能与二甲双胍和噻唑烷二酮类药物相似，通过抑制呼吸链中的复合物的形成而增加AMP/ATP的比值。白藜芦醇能改善高脂喂养的小鼠的胰岛素敏感性，并使一些与衰老相关的标志物降低。这一代谢作用与白藜芦醇能激活NAD^+依赖的脱乙酰基酶SIRT1，使PGC-1α去乙酰基有关。另一些植物也激活AMPK，包括辣椒多酚、绿茶多酚、橡黄素、姜黄、异银杏黄素、人参皂苷和三萜系化合物等。

（十）应激激动剂 可增强胰岛素信号传导，通过激活产热系统以消耗储存的脂肪，减轻体重，降低IR，降低血糖。目前研制的有BRL37344、BRL49653和ICID7114等。BRL37344为肾上腺能$β_3$受体激动剂，可促进葡萄糖进入肌肉细胞，其作用类似于胰岛素，而且其对葡萄糖摄取的促进作用与胰岛素的作用是相加的，故BRL37344的作用机制不同于胰岛素，也不是通过 GLUT4 的“转位”实现的，但可增强 GLUT 的内源性活性。

（十一）游离脂肪酸受体激动剂 游离脂肪酸（FFA）受体激动剂作用于中枢和外周组织，促进糖代谢和利用，减轻胰岛素抵抗，促进胰岛素分泌（图 4-2-6-34），此类药物正在开发中（图 4-2-6-35）。

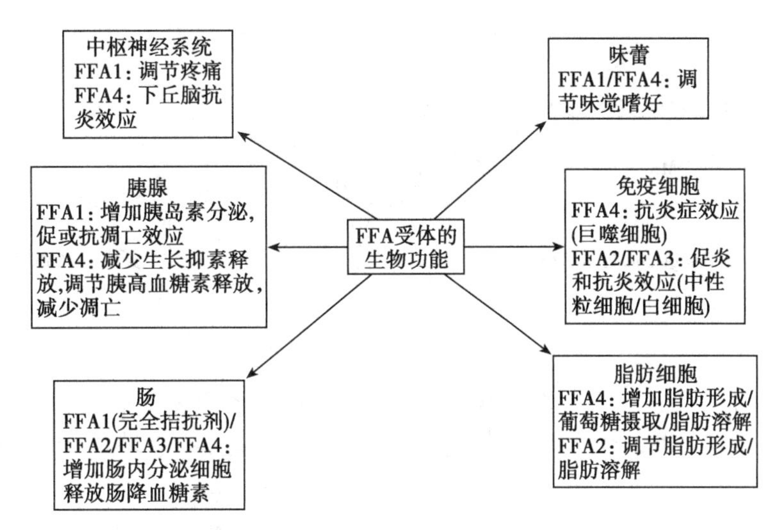

图 4-2-6-34 游离脂肪酸受体的生物学作用

（十二）降低胰岛素拮抗激素药物 主要有两类：①胰淀粉样肽（IAPP，amylin）拮抗剂：T2DM 患者胰岛 β 细胞内及毛细血管间沉积有胰淀粉样肽，环格列酮可减少血液循环中 IAPP，而磺脲类药物可使其增加。IAPP 与胰岛素一道，抑制餐后胰高血糖素的分泌，抑制胃的排空，抑制糖原合成，同时对胰岛素和胰高血糖素分泌也有抑制作用。IAPP 的上述作用可能是通过促进抑制餐后胰高血糖素分泌，抑制胃排空，抑制糖原合成，同时对胰岛素和胰高血糖素分泌也有抑制作用实现的。IAPP 的上述作用也可能是通过促进糖原代谢的 cAMP 途径和糖原分解的非 cAMP 途径引起的，故 IAPP 拮抗剂适用于磺脲类药物失效者。②胰高血糖素拮抗剂：胰高血糖素类似物与胰高血糖素竞争性结合受体，抑制其启动反应。目前有 1α-三硝酚组氨酸 GG、1α-高精氨酸 GG、des-His1、des-Phe 6 和 Glu^9-胰高血糖素，其降血糖幅度大于生长抑素。

（十三）糖异生抑制剂 长链脂肪酸的氧化是糖异生过多的主要原因。此类药物主要抑制长链脂肪酸的氧化，从而抑制糖异生，增强葡萄糖的氧化，具有明显降低血糖的作用，同时有一定程度地降低血糖及抗酮体生成的作用。目前研制的有卵磷脂胆固醇脂肪酰转移酶抑制剂如乙莫舍克（etomxir）和乙酰肉碱转换酶抑制剂如 MCMP 和 PPIB。

（十四）高甘油三酯血症的治疗药物 强调生活方式干预和纠正引起高甘油三酯血症的病因。他汀类仍是治疗高甘油三酯血症的一线药物（表 4-2-6-31 和表 4-2-6-32），贝特类药物植物辅助用药，烟碱类药物的疗效受到质疑，GLP-1 类似物的治疗地位仍需进一步研究确定。重度高甘油三酯血症患者需要采用胰岛素强化或血浆置换治疗，避免并发急性胰腺炎。

表 4-2-6-31 推荐的糖尿病血脂谱异常治疗靶值

项目	患者	NCEP ATP Ⅲ	ADA	NVDPA	欧洲指南
LDL-C（mmol/L）	极高危	<1.8	<1.8	<2.0	<1.8
	高危	<2.6	<2.6	<2.0	<2.5
TG（mmol/L）			<1.7	<2.0	<1.7
HDL-C（mmol/L）	男性		>1.0	≥1.0	>1.0
	女性		>1.3	≥1.0	>1.2
非 HDL-C（mmol/L）	极高危	<2.6	<2.6	<2.5	<2.6
	高危	<3.4	<3.4	<2.5	<3.3
ApoB（g/L）	极高危		<0.8		<0.8
	高危		<0.9		<1.0

注：NCEP ATP Ⅲ：Third Report of the National Cholesterol Education Program（NCEP）expert panel on detection，evaluation and treatment of high blood cholesterol in adults（Adult Treatment Panel Ⅲ），美国第三次全国胆固醇教育项目专家报告；ADA：American Diabetes Association，美国糖尿病协会；NVDPA：National Vascular Disease Prevention Alliance of Australia，澳大利亚血管病联合会

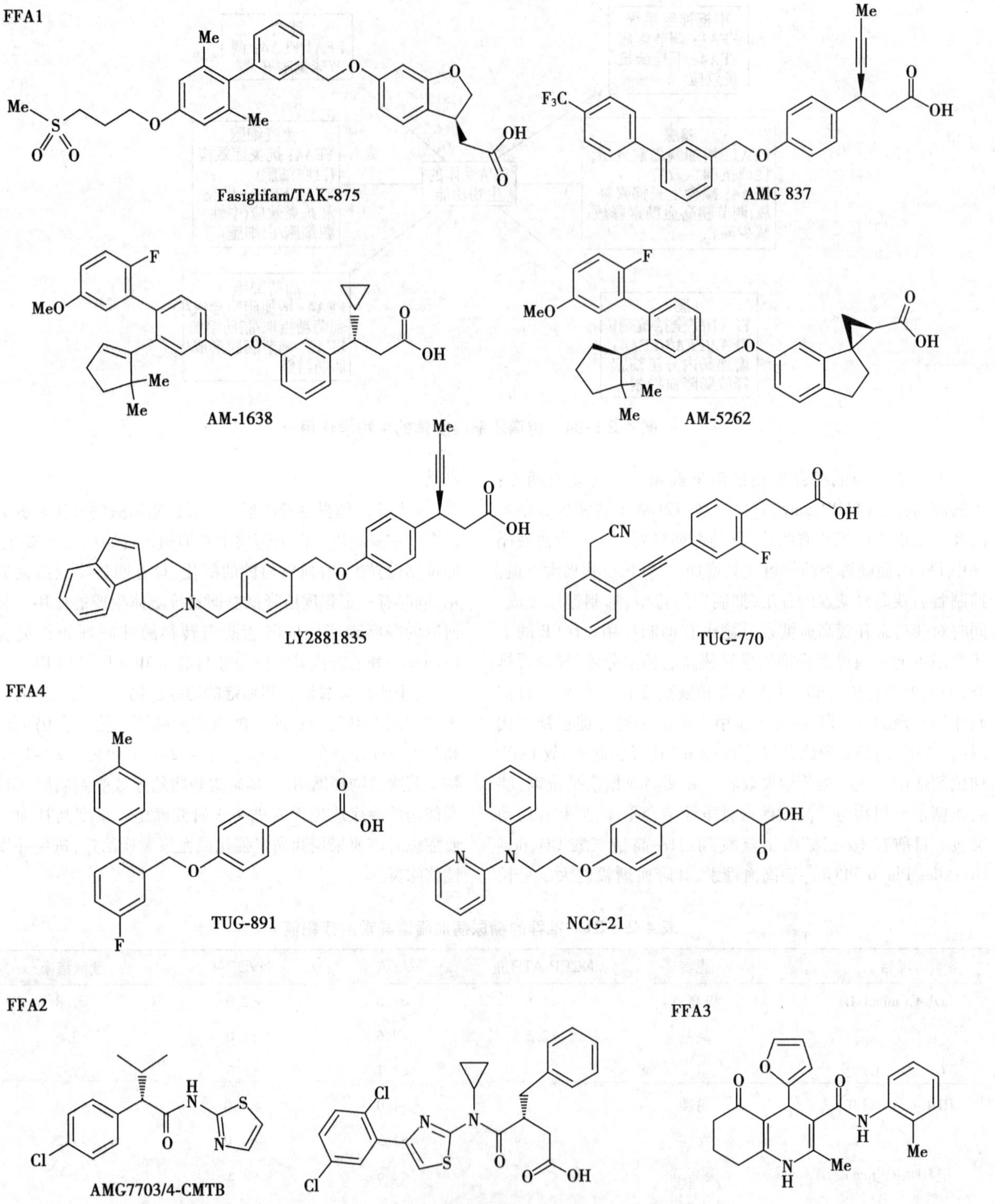

FFA1

Fasiglifam/TAK-875

AMG 837

AM-1638

AM-5262

LY2881835

TUG-770

FFA4

TUG-891

NCG-21

FFA2

AMG7703/4-CMTB

FFA3

图 4-2-6-35 代表性脂肪酸受体激动剂的化学结构

表 4-2-6-32 2型糖尿病高甘油三酯血症的治疗步骤

1	测定血脂谱
2	LDL-C 分类(一级预防靶值)
	<2.60mmol/L(理想)
	2.60~3.39mmol/L(欠理想)
	3.40~4.14mmol/L(边缘型升高)
	4.15~4.90mmol/L(升高)
	>4.90mmol/L(明显升高)
	治疗
	LDL-C>2.60mmol/L(饮食治疗/生活方式干预)
	LDL-C>3.4mmol/L(饮食治疗/生活方式干预/药物治疗)
3	确定动脉粥样硬化病变
	临床冠心病
	症状性颈动脉病
	周围动脉病
4	评价指标
	血糖
	肥胖
	饮食摄取(果糖/单糖/热量)
	体力锻炼
	确定风险因素
	吸烟
	高血压
	早发性冠心病家族史(一级亲属/男性<55岁/女性<65岁)
	HDL-C(<1.0mmol/L)
5	治疗方案
	控制高血糖症
	消除非遗传性风险因素
	他汀类药物
	贝特类药物
	n-3脂肪酸/烟碱
6	其他药物治疗

【手术治疗】

通过外科手术切除部分胃或肠,可减少食物的摄入与吸收,从而减少能量摄取与糖代谢负荷;患者体重减低后,可减少由于单纯性肥胖的脂肪堆积所造成的胰岛素抵抗;可改变肠-胰胰岛素轴激素的分泌,从而增强胰岛素分泌,减少胰岛素抵抗,改善糖代谢。手术方式主要包括"Y"型胃肠短路术、改良简易型胃肠短路术、胆胰旷置术或十二指肠转位术、管状胃胃切除术和可调节胃绑带术。体质指数大于28kg/m^{2}定为我国糖尿病患者接受手术治疗的推荐指标。同时,考虑我国肥胖人群多属于腹型肥胖,虽然体质指数不高,但发生心脑血管病意外及其他并发症的风险更高。因此,当男性腰围大于90cm和女性腰围大于80cm时,也可以考虑手术治疗。患者年龄应不大于65岁,糖尿病病程少于15年,患者胰岛储备功能(C肽)在正常下限的1/2以上,无严重的精神障碍和智力障碍等。

术后并发症主要包括胃下垂、出口梗阻、食管和胃小囊的扩张以及绑带对胃壁的侵蚀甚至胃壁的坏死等。

【中医药治疗 T2DM】

中医认为糖尿病的发病机制主要为"阴虚燥热",可用滋阴清热、补肾益气养阴、健肝胃、活血化瘀和益气养阴活血等治疗法则,对于胰岛素绝对缺乏的T1DM患者则不能单用中医中药治疗。T2DM血糖较高,胰岛功能较差者,单用中药也很难控制病情。到目前为止,尚无任何中药可使糖尿病根治。中药活血化瘀等防治糖尿病慢性并发症的疗效尚待进一步探索,治愈糖尿病的中药或秘方在目前是不存在的。根据多年的临床观察,中医中药对糖尿病慢性并发症的防治有一定疗效。

全球有大量的患者应用中草药治疗疾病,其中用于治疗糖尿病的中草药很多。从植物学的现有信息看,大约有800种植物具有抗糖尿病作用,从中提取的纯化合物(约200种)具有降糖效应,这些物质可能为生物碱、碳水化合物、糖苷、黄酮、类固醇、萜类化合物、肽类与氨基酸、脂质、酚类、糖肽类或环烯醚萜类(iridoid)。目前,研究发现具有抗糖尿病的植物有阿拉伯金合欢(acacia arabica)、牛膝属植物(achyranthes rubrofusca)、芋头(colocasia esculenta)、桉树(eucalyptus citriodora)、榕树(ficus bengalensis)、山芝麻(helicteres isora)、番薯(ipomoea reniformis)、帽儿瓜(mukia maderaspatana)、丝瓜(luffa aegyptiaca)、补血草(limonia acidissima)、核桃(juglans regia)、海枣(phoenix dactylifera)、叶下珠(phyllanthus niruri)、龙葵(solanum nigrum)、灰毛豆(tephrosia villosa)、葫芦巴(trigonella foenum-graecum)、穿心莲(andrographis paniculata)等。例如,牛膝属植物叶的水或乙醇提取物能明显降低血糖,升高胰腺的超氧化物歧化酶(superoxide dismutase,SOD)、过氧化氢酶(catalase,CAT)和谷胱甘肽水平。阿拉伯金合欢糖尿病大鼠口服阿拉伯金合欢的氯仿提取物250~500mg/kg,共2周,可明显降低血糖、总胆固醇、甘油三酯和低密度脂蛋白。冬瓜(benincasa hispida fruit)、罗勒属(ocimum sanctum)和麻风树属的氯仿提取物也有类似作用。穿心莲的乙醇提取物100~200mg/kg治疗30天能明显降低血糖,以及总胆固醇、甘油三酯和低密度脂蛋白、磷脂、糖化血红蛋白、丙氨酸转氨酶(ALT)、天冬氨酸转氨酶(AST)酸性磷酸酶(ACP)和碱性磷酸酶(ALP)。

(一)中药治疗原则 治疗痹痛的药物大多药性辛温而燥,而消渴病又大多气阴已伤,处方用药需时时照顾到这一点,阳热之药宜中药即止,尽量选择性缓之品,避免因急功近利而致虚,注重扶正。

1. 脾虚肺燥 症见:肢体麻木或疼痛,尤其以下肢痿弱瘦削,倦怠乏力,少气懒言,皮肤干燥无华,或纳呆便溏,咽喉不利,或口渴多饮。舌红或淡,苔黄或白而少津,脉细无力。治疗:健脾清肺,润燥利湿。清燥汤化裁。药物组成:黄芪50g,白术20g,陈皮20g,泽泻20g,人参15g,茯苓15g,升麻7g,炙甘草10g,猪苓10g,炒神曲10g,麦冬10g,当归10g,生地黄10g,黄连6g,炒黄柏6g,苍术6g,柴胡6g,五味子10g。化裁:兼血虚麻木甚者加当归、鸡血藤和丹参;兼肢厥冷痛者加炮附子、仙灵脾和肉桂;兼淤血重者加牛膝、川芎和桃仁。

2. 气虚羸弱 症见:四肢以麻木或有如蚁行感为主,或伴隐痛,短气乏力,倦怠嗜卧,下肢痿弱无力,或面色无华,心悸头晕,或自汗畏风。舌淡苔白,脉细无力。治疗:益气养血。人参养荣汤化裁。药物组成:白芍20g,当归15g,肉桂15g,炙甘草15g,陈皮15g,人参15g,炒白术15g,黄芪15g,熟地10g,五味子10g,茯苓10g,炒远志7g,鸡血藤25g,当归

15g。化裁：兼肢体瘙痒者加地肤子、白鲜皮和首乌；兼肢体拘挛者加木瓜、白芍药、赤芍和伸筋草；兼肢体浮肿者加防己、桂枝和茯苓。

3. 寒凝血瘀　症见：肢体冷痛，入夜尤甚，得温略缓，下肢多见，重者昼夜剧痛，或肢体触之冰冷，诊阳脉微弱或无。舌淡嫩或胖，苔白或润。治则：益气散寒，活血通脉。黄芪桂枝五物汤合桃红四物汤化裁。药物组成：黄芪15~30g，桂枝12g，杭白芍25g，干姜12g，桃仁15g，红花10g，川芎15g，当归15g，熟地15g，附子7g。化裁：疼痛较重者，以桂枝、芍药知母汤化裁；寒邪重者加细辛、果葛和桂枝；疼痛剧烈者加川乌、干姜配用马钱子。

4. 肝肾阴虚　症见：四肢麻木酸痛或灼热刺痛，肌肉瘦削，腰酸膝软，步履踉跄，腿足挛急或颤抖，或头晕耳鸣，或口干便秘，舌暗红少苔，脉多细数。治则：养肝益肾，通经活络。健步虎潜丸加减：药物组成：龟板15g（先下），黄柏12g，知母15g，生熟地15g，当归12g，杭白芍20g，锁阳10g，木瓜25g，牛膝15g，忍冬藤30g，牛骨髓适量。化裁：肾虚腰痛甚者加豨莶草、牛膝和鹿含草；阴虚甚者重用生地，并加用菟丝子和枸杞子；兼阳虚者加鹿茸、巴戟天和肉苁蓉；麻痛甚者加蜈蚣、全蝎和蕲蛇。

5. 痰湿瘀阻　症见：肢体麻木困重，灼热疼痛，甚者近之则痛剧，彻夜不眠，多伴下肢痿弱无力，或局部红肿热痛，扪之发热，或大便不爽，小便黄赤，或口苦而黏，舌紫或暗，苔黄腻或白浊而润，脉弦滑或濡数。治则：祛痰利湿，活血通络。身痛逐瘀汤合四妙散加减。药物组成：牛膝20g，地龙12g，香附12g，木瓜15g，秦艽12g，甘草10g，当归15g，川芎15g，黄芪30g，苍术15g，黄柏12g，薏苡仁25g。化裁：痰湿重呕恶者加平胃散；顽麻而疼者加白芥子和瓜蒌；兼瘀浊甚者加乳香和没药。

（二）中药辨证治疗　糖尿病肾病据其临床表现及病机特点，可以归纳到中医的消渴病并发“漏微、水肿、腰痛、关格”等病范畴。中医的治疗方法较多，效果未明。病情进一步发展至明显的临床蛋白尿和水肿，甚至肾功能不全的阶段时，治疗应侧重肾的基础上辨证论治，健运脾胃至关重要。无论是补益肝肾还是活血利水，尤其是在病属阴阳气血俱损和兼症杂乱时，调理中焦是用药的基础。中药治疗糖尿病肾病的长期疗效有待进一步观察。

1. 胃心湿热与脾肾不足　症见：腰膝酸软，夜尿频繁，尿多混浊，乏力纳呆，心烦寐差，口干不欲饮，或黏或苦。舌暗红或紫嫩，苔白微黄而干或黄腻，脉沉滑或濡。治疗宜：白茯苓丸加减：白茯苓15g，天花粉30g，黄连10g，萆薢15g，太子参25g，玄参20g，熟地25g，覆盆子20g，石斛20g，蛇床子15g，鸡内金20g，磁石25g。化裁：兼有淤血者加益母草、丹参和川芎；兼有痰湿者加苍术、佩兰和海蛤壳；兼大量蛋白尿者加金樱子、芡实和山茱萸。

2. 肝肾阴虚　症见：腰膝酸痛，咽干口燥，五心烦热，头晕耳鸣，或便秘口苦，或目涩而暗，或尿浊不畅，或轻度浮肿。舌质多暗红，或紫淡而嫩，苔多薄黄而干，或薄白少津，甚或少津无苔，脉弦细或细弱而数。治疗宜：消渴八味丸合逍遥散加减，药物组成：枸杞子15g，仙灵脾25g，生熟地各15g，山茱萸15g，山药15g，茯苓15g，丹皮15g，泽泻15g，肉桂7g，当归12g，杭白芍20g，柴胡15g，白术15g，黄芩15g。

3. 气阴两虚　症见：神疲乏力。自汗盗汗，咽干口燥，心悸气短。或腰膝酸痛，或腹胀便溏，肢体浮肿，舌红少苔，或舌质淡嫩，苔剥脱，脉细数或细濡。治疗宜：参芪地黄汤化裁，组成：太子参20g，生黄芪25g，生地30g，山茱萸15g，山药15g，茯苓15g，丹皮15g，泽泻15g，玄参20g，白术15g。化裁：伴局部浮肿者加五加皮、大腹皮、泽兰和党参；兼有血尿者加阿胶、当归、仙鹤草和三七粉；尿中泡沫多或有尿蛋白者加金樱子和白花蛇舌草；腰膝酸痛者加川续断、桑寄生和狗脊；兼淤血舌有瘀斑者加丹参、桃仁和川芎；兼大便干燥者加首乌和麻子仁。

4. 脾肾阳虚　症见：面浮身肿，畏寒肢冷，腰膝酸痛，神疲乏力，脘腹胀满，纳呆便溏，夜尿频，舌淡青而嫩，或暗胖有齿痕，脉沉细无力。治疗宜：罗止园治疗虚性脾肾型肿胀方（《止园医话》）化裁：黄芪25g，党参20g，炒白术20g，桂圆肉15g，薏苡仁25g，山药15g，蔻仁15g，干姜10g，炮附子7g，陈皮15g，牛膝15g，龙骨20g，生姜12g，仙灵脾25g，茯苓20g，丹参20g。化裁：伴恶心呕吐加草果仁、半夏和旋复花；兼胸闷心悸，舌苔白腻者加瓜蒌、薤白和桔梗；伴五更泻者加附子理中丸；口干渴甚，苔腻而燥者加生地和瓜蒌瞿麦丸；兼有血尿者加炒蒲黄、焦艾叶和三七粉。

5. 阴阳两虚　症见：神疲面暗，倦怠懒言，口干不欲饮，腰膝酸软，肢冷畏寒，纳呆便干或溏，全身水肿，尿少或夜尿多，或头晕目眩，舌淡胖，边有齿痕，苔白腻或花剥，脉沉细无力。治疗宜：金匮肾气汤加减，组成：熟附片10g，肉桂7g，熟地15g，茯苓15g，山茱萸10g，山药15g，丹皮15g，泽泻15g，补骨脂15g，仙灵脾25g，白术15g。化裁：兼有贫血甚者加菟丝子和鹿角胶；水肿甚者加益母草、泽兰和桑白皮；便稀溏者加扁豆、薏苡仁和诃子肉；尿混浊沫多者合用水陆二仙丹，可加覆盆子和车前子。

6. 脾肾虚衰与湿瘀蕴毒　症见：脘闷纳呆，恶心呕吐，面色萎黄，神倦昏沉，气短懒言，尿少浮肿，大便不爽。舌淡嫩，苔白浊或腐腻，脉沉或濡。治疗宜：四君子汤合解活血汤加减。组成：太子参25g，白术15g，茯苓20g，葛根20g，丹参20g，桃仁15g，连翘20g，赤白芍各20g，生地20g，丹皮15g，醋制大黄15g，黄连15g，枇杷叶15g，甘草10g。化裁：恶心呕吐甚者加草果仁、法半夏和吴茱萸；兼便秘者加大黄和枳实；兼血虚者加当归、白芍和菟丝子。

（三）中医治疗糖尿病腹泻　50%~70%的患者合并有胃肠功能紊乱。胃肠功能紊乱是糖尿病引起的内脏自主神经功能紊乱的一种并发症，很多人表现为糖尿病性腹泻，患者通常会有恶心、呕吐、胃脘胀满、腹部不适、吐酸水和食欲不振等症状，或便秘，或腹泻、便秘交替出现。

糖尿病性腹泻常表现为顽固性和无痛性腹泻，或先干后稀，无脓血，发作时间多为餐后或黎明前或半夜，每日4~20余次不等，严重者大便失禁，反复发作，缠绵难愈，有的伴脂肪泻，中医治疗糖尿病性腹泻有独特的优势，分别用清热利湿、健脾益气、温阳化气、温补脾肾和固涩止泻等法则。

1. 湿热泄泻　患者泻下急迫，或泻后而有不爽感，大便色黄褐或带黏液，气味臭秽，肛门有灼热感，伴有心情烦躁，口渴，小便短赤。舌质红苔黄腻，脉滑数或濡数。治疗以葛根芩连汤清热利湿。若夹食滞加用神曲、山楂和麦芽。

2. 脾虚湿盛 患者出现大便有时不成形有时泄泻,并且大便夹杂有未消化的食物,食欲下降,稍进食油腻食物则大便次数明显增多,伴有神倦乏力,面色萎黄。患者舌质淡苔白,脉细弱。这种现象迁延反复,患者异常痛苦。治疗以参苓白术散加减健脾益气,利湿止泻。

3. 肠胃痰饮 有的患者会出现胃脘及腹部胀满,胃中有振水声,或肠鸣音亢进,虽有泄泻但泻后仍感到小腹胀满;而有的患者则出现腹泻和便秘交替的现象,这是因为体内的湿邪化热,与秽浊之物相搏结,而成便秘。患者舌苔湿滑,脉弦。治疗以苓桂术甘汤温阳化饮,健脾利水。

4. 脾肾阳虚 患者临床表现为:黎明之前出现脐周及小腹部疼痛,肠鸣音亢进,作痛即泻,泻后则感觉稍好,伴有手足不温,怕冷,腰部及膝盖酸软无力,舌质淡苔白,脉沉细。稍进食寒凉食物则症状加重。此类患者多见于老年人。治疗以理中汤和四神丸加减以温补脾肾,固涩止泻。

(四)中医治疗糖尿病的现代研究 华中科技大学同济医学院附属同济医院的张海明等总结了现代技术探讨中药治疗糖尿病的研究成果(表4-2-6-33~表4-2-6-36和图4-2-6-36~图4-2-6-39)。

表4-2-6-33 消渴症与糖尿病症状的相似性比较

	《诸病源候论》中的"消渴"	教科书中的糖尿病症状
一般症状	多饮/口唇干燥/多尿/多食/饥饿/胃空虚/糖尿/消瘦/发胖/肢体乏力/精神疲乏/烦热/皮肤瘙痒/多汗/眩晕/口腔甜味感	多饮/口渴/饥饿/多尿/消瘦/肥胖/甜尿/皮肤瘙痒/外阴瘙痒/疲乏/轻度头痛
并发症	皮肤痈疖/疼痛/夜盲/白内障/肺结核/水肿/心痛/胸前气闭/中风/昏迷/阳痿/足痈/便结/腹泻/焦虑/气短/腰酸背痛/皮肤粗糙/小便混浊/下肢肌肉萎缩/少尿/盗汗/四肢发凉	皮肤痈疖/糖尿病视网膜病变/糖尿病神经病变/糖尿病肾病/肺结核/糖尿病心肌病/糖尿病酮症酸中毒/糖尿病阴茎勃起障碍/青光眼/动脉粥样化/缺血性脑梗死/糖尿病足/糖尿病肌病/糖尿病腹泻/糖尿病麻痹/糖尿病剧汗症/糖尿病无汗症/糖尿病胃轻瘫

注:隋朝的巢元方(A. D. 550—630)医师在《诸病源候论》一书中详细描述了消渴症病因与临床表现

表4-2-6-34 养阴益气中药治疗糖尿病及其并发症的作用机制

药名	种属	提取物或单体	体内体外研究	模型	有效剂量/剂量范围	主要机制	毒性作用
麦冬	百合科	多糖水提取物	体内	BABL/c 小鼠	100/200mg/kg	IIAI	NO
沿阶草	百合科	多糖	体内	KKAy 小鼠,C57BL/6J 小鼠	75/300mg/kg	IIAI	ND
		多糖	体内	Ob/ob 小鼠	300mg/kg	IIAI	ND
黄芪	豆科	多糖	体内	KKA 小鼠,C57BL/6J 小鼠	700mg/kg	IIAI	ND
		多糖	体内	C57BL/6J 小鼠	100/400mg/kg	PIPR	ND
		多糖	体内	Sprague-Dawley(SD)大鼠	700mg/kg	IHSG	ND
			体外	C2C12 细胞	0.05~0.2mg/ml		YES/< 200μg/ml
		AstragalosideⅣ	体内	SD 大鼠	1~5mg/kg	BLIR	ND
		异黄酮	体外	人脐静脉内皮细胞	0.01μmol	BLIR	ND
人参	五加科	Malonyl 人参皂苷	体内	Wistar 大鼠	50/100mg/kg	IIAI	ND
		人参皂苷 Rh2	体内	Wistar 大鼠	1mg/kg	PIEI	ND
		人参皂苷	体外	SD 大鼠胰岛	0.1~1mg/ml	PIEI	ND
		水提取物	体内	Goto-Kakizaki 大鼠/Wistar 大鼠	200mg/kg	PIEI/PIPR/PRGU	ND
		人参皂苷	体内	SD 大鼠	20mg/kg	BLIR	ND
人参皮	五加科		体内	Wistar 大鼠	100/200mg/kg	COSR	ND
茯苓	多孔菌科	粗提取物	体内	C57BL/KsJ-db/db 小鼠/C57BL/6J 小鼠	50mg/kg	IIAI	ND
		三萜茯苓酸			1/5/10mg/kg		
五味子	五味子科	木酚素	体内	SD 大鼠	200mg/kg	IIAI/IHSG/PRGU	ND
			体外	3T3-L1 脂肪细胞/Min6 细胞/肾胚 293 细胞	0.5/5μg/ml		
麦角	麦角科	多糖	体内	BALB/c 小鼠,SD 大鼠	200/400mg/kg	PIEI	ND
		固相发酵菌丝	体内	KK/HIJ 小鼠	300mg/kg	PIPR	ND

续表

药名	种属	提取物或单体	体内体外研究	模型	有效剂量/剂量范围	主要机制	毒性作用
山茱萸	山茱萸科	甲醇提取物	体外	BRIN-BD11 细胞/H4IIE 细胞	0~25μg/ml	PIEI/PIPR/IHSG	YES, cytotoxicity
		原花青素	体内	Wistar 大鼠	20mg/kg	INGA	ND
			体外	α-糖苷酶	1.2~2.1μg/m		
玉竹	百合科	总黄酮类	体内	昆明小鼠/SD 大鼠	50/100/200mg/kg	PIEI	ND
		黄芪皂苷	体内	SD 大鼠	500mg/kg	COSR/INGA	NO
苍术	菊科	苍术内酯/氨基酸	体内	昆明小鼠	1.8g/kg	RAAR	ND
党参	桔梗科	糖类氨基酸	体内	昆明小鼠	4.5g/kg	RAAR	ND
西洋参	五加科	人参皂苷	体外	大鼠β细胞/INS-1	5/125/250μg/μl	PIPR/PIEI	ND
地黄	玄参科	梓醇	体内	Wistar 大鼠	0.1mg/kg	IHSG	ND
		梓醇	体外	THP-1 细胞	100/300/500μmol	COSR/BLIR	NO
石斛	石榴科	水提取物	体内	NIH 小鼠/SD 大鼠	125/250/500/1000mg/kg	INSG/IHSG/PIEI	ND
灵芝	多孔菌科	多糖 s	体内	Albino Swiss 小鼠	50/100/200mg/kg	PIPR/COSR	NO

注:IIAI:increase insulin sensitivity and ameliorate insulin resistance,增加胰岛素敏感性,消除胰岛素抵抗;PIEI:promote insulin secretion and elevate serum insulin level,促进胰岛素分泌和提高血清胰岛素水平;INGA:inhibit α-glucosidase activity,抑制α-糖苷酶;PIPR:protect islet βcell and promote their regeneration,保护胰岛β细胞,促进细胞再生;IHSG:increase hepatic glycogen content and suppress gluconeogenesis,增加肝脏糖原含量和抑制糖异生;INSG:inhibit the secretion of glucagon,抑制胰高血糖素分泌;PRGU:promote the glucose uptake by adipose and muscular tissues,促进脂肪细胞和肌肉细胞葡萄糖摄取;COSR:control oxidative stress response,such as scavenging oxygen radicals,preventing lipid peroxidation,or inhibiting nitric oxide synthesis,调节氧化应激反应,如清除氧自由基防止脂质过氧化等;RAAR:regulate the activity of aldose reductase,调节醛糖还原酶活性;BLIR:block inflammatory response,阻滞炎症反应;NO:not toxic,无毒性;ND:no data available,无资料;YES:toxic,有毒性作用

表 4-2-6-35 清热中药治疗糖尿病的主要作用机制

药名	种属	提取物或单体	体内/体外	模型	有效剂量(范围)	作用机制	毒性作用
芍药	牡丹科	丹皮酚	体内 体外	新生 Wistar 大鼠	200/400mg/kg	PRGU/INGA	ND
		多糖-2b	体内	Wistar 大鼠	60mg/kg	IIAI	ND
		丹皮苷/丹皮酚新苷	体外	HepG2 细胞,HUVEC	1~20μmol	IHSG	NO
桑葚	桑科	1-脱氧多糖	体内	ICR 小鼠	150mg/kg	IHSG/PIPR	ND
苦瓜	葫芦科	皂苷	体内	Db/db 小鼠	150mg/kg	IIAI	ND
		蛋白提取物	体内	Wistar 大鼠	5/10mg/kg	PIEI,PRGU	ND
			体外	3T3-L1 脂肪细胞/C2C12 细胞	0.01μg/ml		
		皂苷/甘瓜素Ⅱ/苦瓜糖苷	体外	MIN6 β细胞	0.01~0.125μg/ml	PIEI	NO
		乙醇提取物	体内	Albino Wistar 大鼠	150/300mg/kg	PIPR/IHSG/PRGU	ND
		水提取物	体内	Albino Wistar 大鼠	150mg/kg	COSR	ND
葛根	豆科	葛根素	体内	SD 大鼠	100/200mg/kg	IIAI	ND
		黄豆苷元	体内	昆明小鼠	2.3g/kg	INGA/RAAR	ND
		葛根素	体外	Wistar 大鼠胰岛	100μmol	PIPR/COSR	ND
葫芦巴	豆科	水乙醇提取物	体内	C57BL/6J 小鼠	2g/kg	IIAI	ND
		葫芦巴碱	体内	Wistar 大鼠	40mg/kg	COSR	ND
		葫芦巴籽粉	体内	Albino 大鼠	5%	BLIR	ND
茜草	茜草科	京尼平苷	体内	C57BL/6J 小鼠	200/400mg/kg	IHSG	ND
大黄	多种蓼科	大黄素	体内	B6. V-Lepob/Lepob 小鼠	25/50mg/kg	PRGU	ND
			体外	3T3-L1 脂肪细胞	3μmol/L		

续表

药名	种属	提取物或单体	体内/体外	模型	有效剂量（范围）	作用机制	毒性作用
菖蒲	天南星科	乙醇粗提取物	体内	纯合子 C57BL/Ksdb/db 小鼠	100mg/kg	IIAI	
				体外 L6 骨骼肌细胞	12.5/25μg/ml		
		乙酸乙酯组分	体内	ICR 小鼠	400/800mg/kg	PIEI	ND
			体外	HIT-T15 细胞	0.41μg/ml	INGA	
枇杷	蔷薇科	辛可耐因Ⅰb	体内	Wister 大鼠	108mg/kg	PIEI	
			体外	胰岛素瘤 INS-1 细胞	0.032mg/ml		
知母	百合科	知母皂苷/知母多糖	体内	昆明小鼠	1.8g/kg	INGA	ND
		全皂苷	体内	SD 大鼠	200mg/kg	BLIR	ND
忍冬	忍冬科	银杏醇	体内	昆明小鼠	2.3g/kg	RAAR	ND
黄连	毛茛科	小檗碱氯化物	体内	Wistar 大鼠	125/500/250mg/kg,	INGA	ND
				Beagle 狗	80mg/kg		
			体外	Caco-2 细胞	2.5/10/40mg/L		
		小檗碱	体外	SD 大鼠/心肌细胞	0.1~100μmol/L	COSR	ND
		小檗碱	体内	Wistar 大鼠	100/200mg/kg	PIPR/COSR	ND
		小檗碱	体内	C57BLKS/J-Leprdb/Leprdb 小鼠	5mg/kg		
				Wistar 大鼠	380mg/kg	IIAI	ND
			体外	3T3-L1 细胞/L6 细胞	5μg/ml		
翻白草	蔷薇科	类黄酮/三萜类	体内	Wistar 大鼠	369/501mg/kg	PIPR/COSR	ND
苦参	豆科	苦参素	体内	Wistar 大鼠	60/120mg/kg	COSR/BLIR	ND
石榴	石榴科	甲醇提取物	体内	Zucker 糖尿病肥胖鼠/Zucker 消瘦鼠	100~500mg/kg	INGA	ND
			体外	α-糖苷酶	0.5~32μg/ml		
牛蒡	菊科	牛蒡苷元	体内	C57BL/6J 小鼠，B6.V-Lepob/Lepob 小鼠	200/25mg/kg	IHSG/PRGU	ND
			体外	L6 肌管	0.1~3μg/ml		

表 4-2-6-36　补阳或活血化瘀中药治疗糖尿病及其并发症

药名	种属	提取物或单体	体内体外	模型	有效剂量（范围）	作用机制	毒性作用
缩砂	姜科	乙醇提取物	体外	3T3-L1 脂肪细胞	0.02~0.5mg/ml	PRGU/IIAI	ND
当归	伞形科	甲醇提取物	体内	ICR 小鼠	10/30mg/kg	PIEI	ND
			体外	HIT-T15 细胞/胰岛细胞	50~150μg/ml		
桂枝	樟科	桂皮醛	体内	昆明小鼠	1.4g/kg	COSR	ND
肉桂	樟科	桂皮醛乙酸肉桂酯	体内	昆明小鼠	700mg/kg	COSR	ND
杜仲	杜仲科	木酚素类	体内	昆明小鼠	1.4g/kg	COSR	ND
		水提取物	体内	C57BL/KsJ-db/db 小鼠	1.87g/kg	IHSG	ND
血竭	槟榔科	乙醇提取物	体内	ICR 小鼠	1.2g/kg	PIPR/COSR	NO
			体外	RIN-m5F 细胞	10~100μg/ml		<200μg/ml
刺五加	五加科	热水提取物	体内	Db/db 小鼠	500mg/kg	INGA	ND
			体外	Caco-2 细胞	0.03~4mg/ml		
		多糖	体内	Wistar 大鼠	200mg/kg	COSR	ND
麻黄	麻黄科	麻黄碱	体内	BALB/c 小鼠	0.0125mg/ml	PIPR	ND
番木瓜	番木瓜科	水提取物	体内	Wistar 大鼠	0.75/1.5g/100ml	PIPR/COSR/IHSG	ND
使君子	使君子科	氯仿提取物	体内	SD 大鼠	短期 100/200/300mg/kg 长期 300mg/kg	PIEI	ND
丹参	唇形科	亲水提取物	体外	HMEC-1 细胞/微血管内皮细胞	10μg/ml	COSR	ND

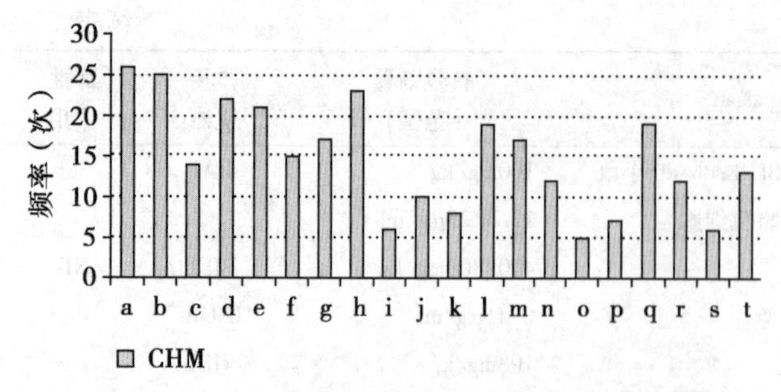

图4-2-6-36 中医治疗消渴症的清热药物使用频率

在54本专著中，清热中药具有凉或苦味道。a. 葛根；b. 括楼；c. 蛇床子；d. 青萍；e. 石膏；f. 泽泻；g. 黄连；h. 知母；i. 淡竹叶；j. 竹沥；k. 牛蒡；l. 芦苇；m. 冬瓜；n. 赤小豆；o. 黄芩；p. 白英；q. 黄荆；r. 黄柏；s. 栀子；t. 枸杞

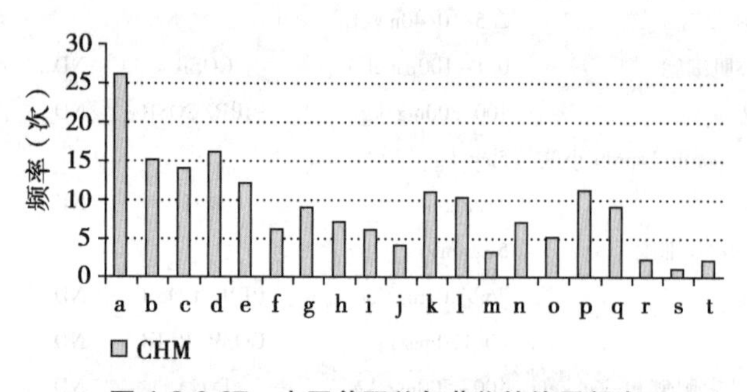

图4-2-6-37 中医养阴益气药物的使用频率

养阴益气中药具有甜而凉特性。a. 宁夏枸杞；b. 款冬；c. 茯苓；d. 人参；e. 荸荠；f. 桑葚；g. 沙参；h. 大麻；i. 麦冬；j. 杏仁；k. 天冬；l. 菟丝子；m. 牛膝；n. 川谷；o. 黄芪；p. 玉竹；q. 盐肤木；r. 五味子；s. 卷丹；t. 地黄

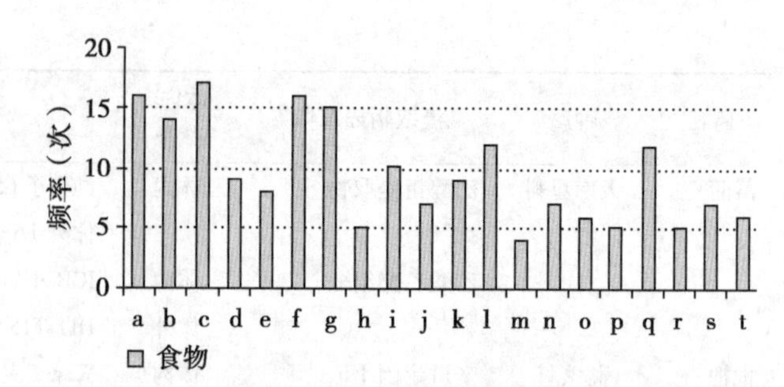

图4-2-6-38 中医谷肉鱼等食物辅助治疗消渴药物的使用频率

a. 鸡肉；b. 粟；c. 大麦；d. 笋；e. 兔肉；f. 冬瓜；g. 莼菜；h. 黄鳝；i. 萝卜；j. 青粱米；k. 蜗牛；l. 牛奶；m. 鹅肉；n. 鲑鱼；o. 蛤蜊；p. 小麦；q. 绿豆；r. 乌鸡骨；s. 栗子；t. 蛤蚧

【特殊患者群和特殊情况的处理】

（一）空腹血糖升高伴餐后血糖正常 首先应定期检测每日中多个时间点的血糖，确定24小时内的血糖变化谱，了解血糖的变异（或波动）特点，明确血糖升高和血糖正常与降低的具体时间段。72小时连续血糖检测有助于了解血糖变化与药物、进食和运动的关联性。血糖波动幅度主要由胰岛β细胞功能决定，不能把空腹血糖和餐后血糖孤立地分析，因为判断空腹血糖高和餐后2小时高的切点均是根据它们与糖尿病并发症的关系确定的，而不是根据糖尿病的病理生理。在胰岛β细胞功能衰竭时血糖波动加大（如T1DM）的药物调整非常困难，执意追求空腹血糖达标反而恶化严重低血糖。

1. 黎明现象 是每天黎明后（清晨5:00~8:00）出现血糖升高现象。高血糖出现之前，午夜时分（凌晨1:00~3:00）无低血糖，不存在低血糖后的高血糖反应。黎明现象的原因

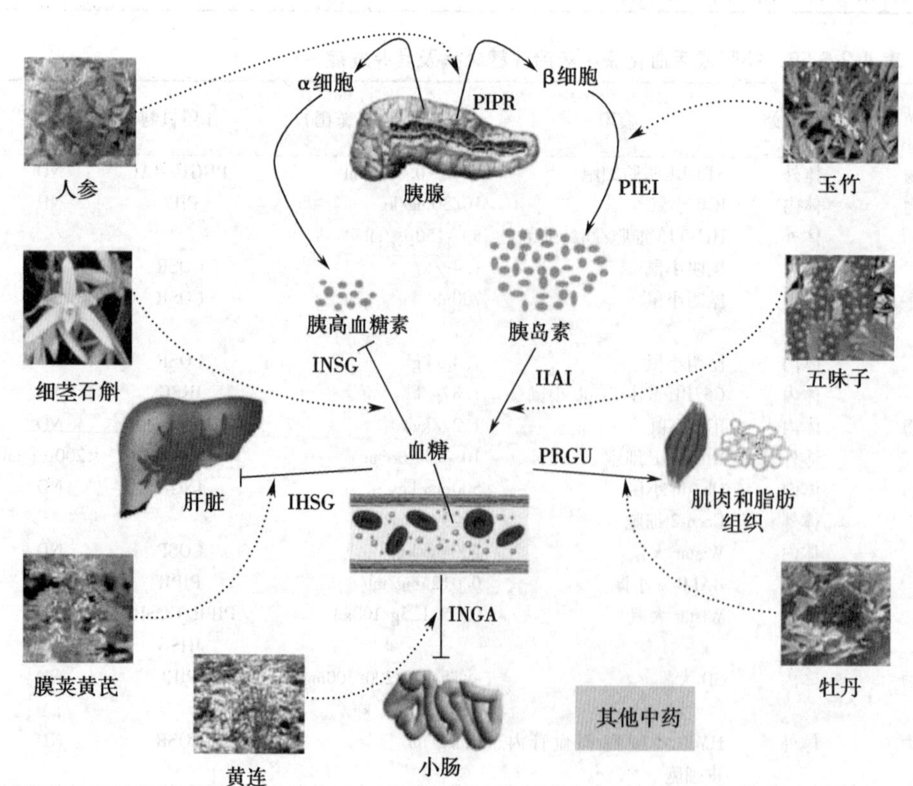

图4-2-6-39 中药治疗糖尿病的作用机制

IIAI：增加胰岛素敏感性和消除胰岛素抵抗的中药；PIEI：促进胰岛素分泌和提高胰岛素水平的中药；INGA：抑制α-糖苷酶活性的中药；PIPR：保护胰岛β细胞和促进β细胞再生的中药；IHSG：增加肝脏糖原含量和抑制糖异生的中药；INSG：抑制胰高血糖素分泌的中药；PRGU：促进脂肪和肌肉葡萄糖摄取的中药；虚线表示可能的降低高血糖作用

可能与午夜过后体内生长激素(胰岛素拮抗激素)逐渐增多有关。因血液中生长激素增多,就需要较多的胰岛素才能将血糖维持在正常范围。由于正常人的胰岛β细胞能立即释放足量的胰岛素,可使血糖保持在正常水平。而糖尿病患者因胰岛素缺乏,则引起凌晨血糖显著升高,是体内胰岛素不足所致。黎明现象的基本特点是清晨高血糖,血糖波动性增大。在黎明时分到来前后的一段时间内,患者体内的升血糖激素升高,如生长激素、糖皮质激素和儿茶酚胺等分泌增加,由此促进肝糖原大量合成和释放入血,血糖浓度随之迅速升高。在这段时间机体对血糖的利用率处在一种极低水平状态,又可进一步促使血糖升高,从而引起清晨高血糖的发生。如果长期呈现黎明现象,就意味着血糖控制不良,且预后较差。这种现象可导致慢性并发症的发生和发展,也增加了全天各餐次血糖的控制压力,导致全天用药量的增多,其危害是显而易见的。要防治顽固性清晨空腹高血糖,必须要了解其发生的原因。

如果只是黎明时间段的血糖上升,可以调整用药的种类和时间,具体方案是:①已经使用胰岛素的患者,如睡前用中效胰岛素,注射时间可以延后;晚餐前用预混的患者可以改为晚餐前短效与睡前中效胰岛素;仍达不到要求者改为餐前短效胰岛素和睡前基础胰岛素。②为了尽量缩短空腹高血糖时间,可以将早餐前胰岛素提前注射并提前进餐。③胰岛素泵是胰岛素治疗患者解决空腹血糖高的有效方法。对于前半夜血糖也高的患者,可以通过加大药物剂量(中长效或预混胰岛素)的方法来解决。④口服药物治疗的患者,如果用的是短效降糖药物(如阿卡波糖、格列奈类和格列喹酮等),可以换用作用时间较长的二甲双胍、格列美脲、格列奇特缓释片和格列吡嗪控释片等,二甲双胍有抑制肝脏葡萄糖输出的作用,必要时可以用到足量,或在晚上及睡前增加剂量。⑤对于口服足量降糖药物患者(单用或联合使用),空腹血糖升高,且前半夜血糖也高者,可以在睡前加中效或长效(如基础胰岛素等),但要注意空腹血糖下降后餐后出现低血糖,应适当下调餐前的药物剂量。⑥对于糖化血红蛋白明显升高未达标者,空腹血糖升高,餐后2小时血糖不高者,除了上述处理方法外,还应该注意餐后血糖结果是否具有代表性,加大血糖测定频度,由于餐后血糖变异远大于餐前血糖,重视餐前血糖检测,并根据三餐前和睡前血糖值调整胰岛素的剂量。

2. 反跳性清晨高血糖　反跳性清晨高血糖是指由于过度饥饿,或使用降糖药过量(多见于胰岛素剂量过大)而引起的短暂低血糖,随后出现血糖迅速升高的一种反应。常见于胰岛素治疗者。严重低血糖易导致反应性高血糖(Somogy reaction,"索莫吉反应"),可持续数日之久。这种反应实际上是人体的一种保护措施,是机体的一种代偿功能。当人体出现低血糖反应后,身体便调动一些升糖激素,如肾上腺素、生长激素和儿茶酚胺等,刺激机体将糖原转化为葡萄糖,使血糖升高,帮助身体度过这一危险时期。正因为有了这种反应才使体内血糖不致过低而发生危险。不过正常人因胰岛β细胞功能正常,当血糖上升时,胰岛素分泌亦随之增多,使血糖仍然维持在正常水平;而糖尿病患者由于其胰岛β细胞功能不健全,胰岛素分泌不足,其血糖则明显升高。其特点是患者夜间出现过低的血糖,在低血糖的刺激下,体内的胰升糖素、肾上腺素、皮质激素和生长激素等对胰岛素有拮抗作用的激素分泌增多,而患者体内不能相应地增加胰岛素分泌量对抗这些升糖激素的作用,从而使血糖逐渐升高而致清晨空腹高血糖。这种情况大多数发生在患者入睡后,症状较轻微,无任何感觉。但也有较严重的情况,如患者可能因饥饿、心慌和大汗等症状而惊醒。此时,如果立即测量血糖,数值往往会低于2.8mmol/L,其原因主要是降糖药物用量过大。

临床上,索莫吉反应和黎明现象虽然均表现为清晨空腹血糖升高,但发生原因不同。故需仔细区别,以便为处理提供准确的资料。若单凭症状难以区别,糖尿病患者可以通过自我监测凌晨0:00~4:00的2~3次血糖来进行鉴别。如监测到的血糖偏低或低于正常值,或先出现低血糖,随后出现高血糖,则为索莫吉反应;如监测到的血糖高或几次血糖值一直平稳,仅黎明后出现血糖升高,则为黎明现象。在处理方法上,应考虑适当减少晚餐前或临睡前的降糖药物剂量,避免低血糖的发生;也可试用在临睡前吃一个熟蛋或喝一杯牛奶等少量进食的方法避免低血糖的发生,从而纠正清晨空腹高血糖。特别要指出的一点是,当患者发生严重低血糖的时候,应立即静脉注射葡萄糖或立即进食,迅速纠正低血糖状态。

(二)糖尿病伴肿瘤患者的饮食控制

1. 糖尿病患者肿瘤危险性　由于糖尿病患者本身机体免疫力和抵抗力降低,患某些肿瘤的概率相对较高。据报道,空腹血糖水平高于7.8mmol/L的被调查者死于肿瘤的概率比低于5.6mmol/L者高25%。日本国家肿瘤研究中心的研究人员对9.8万名糖尿病男性患者进行了调查,发现他们患肿瘤的概率比无糖尿病的男性高27%。患有糖尿病的女性可能容易患某些肿瘤。T2DM的高胰岛素血症可促使肝脏或者胰腺的癌细胞生长,同时,糖尿病也可以改变性激素的水平,易引发女性的卵巢癌和男性的前列腺癌。糖尿病患者较为常见的肿瘤包括肝癌、肾癌、胰腺癌、直肠癌、膀胱癌和肺癌。在女性糖尿病患者中,罹患乳腺癌和子宫颈癌的危险性也增加;而在男性糖尿病患者中,罹患前列腺癌的危险性增加。

2. 肿瘤所致的糖代谢异常　70%~80%患胰腺癌的患者同时患有糖尿病。切除肿瘤后,患者的高血糖可得到一定程度的缓解。此外,直肠癌、胃癌、乳腺癌和前列腺癌患者常存在血糖超标或糖耐量异常。在治疗过程中使用的一些抗肿瘤药物,如紫杉醇和顺铂,特别是糖皮质激素,都可能引起血糖升高。这种改变多数是一过性的,偶尔也可以是永久性的。

3. 糖尿病并肿瘤的治疗　对于糖尿病合并肿瘤的患者来说,饮食控制标准可以比普通糖尿病患者稍微宽松一些,即患者摄入的热量可能会稍高一些,但多余的部分会在临床上通过胰岛素等相应的治疗手段加以矫正。对于接受放疗和化疗的患者,他们从食物中摄入的热量也会稍高一些。最重要的仍然是营养的均衡摄入。在完成入院短期的肿瘤治疗之后,有糖尿病的患者仍应按照常规的血糖控制原则进行饮食治疗。

4. 饮食营养预防肿瘤建议　主要是:①植物性食物(如蔬菜、水果、谷类和豆类)应占总量的2/3以上,品种在5种以上;②每天600~800g谷类、豆类和植物类根茎,加工越简单的植物类食物越好;③每天吃红肉(牛、羊和猪肉)不应超过90g，最好以鱼和家禽代替红肉；④少吃高脂肪食物，食用适宜的植物油并控制用量；⑤低盐饮食；⑥不饮酒或戒酒；⑦不食受真菌毒素污染的食物；⑧加工食品中的添加剂、污染物及残留物的水平，应低于国家规定的限量；⑨不吃或少吃烧焦的食物，烧烤鱼、肉或腌肉。

临床上，肿瘤患者控制血糖的方法与普通的糖尿病患者并没有明显差异。合并肿瘤的糖尿病患者不要选择与肿瘤治疗药物存在竞争或抑制效应的药物，因为这类药物会引起机体代谢负担加重，不利于血糖控制；另外，在治疗肿瘤的药物选择上，也应该尽量避开进一步破坏胰岛细胞的药物。

【病例报告】

(一) 病例资料 患者59岁，男性。因患糖尿病10年于2014年7月8日入院。无糖尿病家族史、无饮酒史和吸烟史。患者10多年来糖尿病症状明显，但一直未接受正规治疗，自服苦瓜藤泡水，血糖控制不佳。血压136/80mmHg，体重74kg；BMI 20.3kg/m^2，腰围95cm，HbA_{1c} 9.9%，入院后检测空腹血糖18.2mmol/L，餐后血糖28.6mmol/L，IAA抗体和GAD抗体阴性。血清总胆固醇4.2mmol/L，甘油三酯0.66mmol/L，高密度脂蛋白-胆固醇1.09mmol/L，低密度脂蛋白-胆固醇2.98mmol/L，尿素氮3.4mmol/L，肌酐87.0μmol/L，尿酸240μmol/L，尿酮阴性，尿白细胞23.9个/HP，肝功能正常。入院后决定给予胰岛素泵治疗，但门冬胰岛素用量逐日加大，直至90U/d仍不能使高血糖满意下降。6天后改为胰岛素皮下注射，2天后胰岛素用量急剧减少，6天后用量减至20U/d（表4-2-6-37）。偶尔发生低血糖症（空腹3.7mmol/L）。

表4-2-6-37 胰岛素泵与胰岛素皮下注射的血糖变化

日期	口服降糖药	胰岛素(U)				血糖(mmol/L)				
		早餐前	午餐前	晚餐前	基础量	空腹	早餐后	午餐后	晚餐后	睡前
门冬胰岛素泵治疗										
7月7日		5	5	5	15				20.0	19.7
6月8日		7	7	7	20	11.8	17.2	19.0	19.9	16.3
7月9日		9	9	9	27	15.3	16.1	21.1	20.3	14.8
7月10日						12.6	13.4	19.4	17.1	15.6
7月11日						13.4	22.4	18.3	18.7	13.3
7月12日						11.7	19.4	13.9	14.9	12.4
门冬胰岛素30皮下注射治疗										
7月13日		28	10	22		12.3	7.0	4.9	8.7	8.5
7月14日	二甲双胍1.5g/d	20	10	20		10.3	4.9	12.1	4.7	6.1
7月15日		16	8	16		5.2	5.6	5.3	3.7	5.7
7月16日		12		12		6.2	8.0	10.0	4.1	7.4
7月17日		12		12		10.2	10.2	10.3	4.2	7.9
7月18日		12		8		8.2	13.8	9.6	7.3	9.2
7月19日						7.4	12.2	9.2	8.4	8.1
7月20日						7.6	14.5	9.2	5.0	5.4

注：本病例资料由南昌市第二医院内分泌科李征锋提供

(二) 病例讨论 该患者胰岛素泵治疗时，初期的胰岛素用量小(30U/d)，故需要逐日加大，但至第三天后，胰岛素用量已经超过50U/d，在继续增至90U/d时仍不能满意控制高血糖症，而在改用皮下注射胰岛素后，用量显著减少。发生这种现象的原因有以下几种可能：①胰岛素抵抗：胰岛素抵抗是肥胖和非肥胖T2DM（本例患者以前存在肥胖）的重要特点，本例还合并有泌尿系统感染，可能使胰岛素抵抗更为显著；长期高血糖症患者在胰岛素治疗之初，往往需要一定量的胰岛素"负荷"，而在分解代谢相当明显时，胰岛素的促合成代谢作用并不能立即发挥作用，因而血糖仍然升高。②胰岛素泵系统故障：这是引起胰岛素用量大的重要原因，本例是否存在这一现象不明。一般当遇到此种情况时，需要及时检查泵输注系统，纠正漏液，管道堵塞等故障；另一种可能性是泵输注系统的管壁具有吸附胰岛素和其他蛋白质物质能力，高度怀疑时应在泵入胰岛素前，先输入一定量的含白蛋白或自身血液。③胰岛素抵抗解除：一般在胰岛素泵治疗数天后，急性应激状态被解除，此时胰岛素用量会明显减少，而本例的此种现象可能刚好与变换胰岛素皮下注射的时间重叠。④口服降糖药的辅助作用：本例在改用胰岛素皮下注射的同时加用了二甲双胍，明显增强了降血糖作用。

（杨琳 刘石平）

第7节 儿童与青春期糖尿病

儿童和青少年糖尿病患者以1型糖尿病(T1DM)为主[1]；30~40年前，2型糖尿病(T2DM)被认为罕见于儿童和青少年，但是近年的流行病学调查结果显示，全球儿童和青少年2型糖尿病发病率在逐年上升[2-10]，尤其在特殊种族（如非洲裔美国人、美洲印第安人、西班牙人、亚洲人、太平洋岛国居民）中增加的速度更急剧（表4-2-7-1），10~14岁儿童为22.3/1000，肥胖儿童达到0.4%~1%[11,12]，美国的儿童T2DM总体发病率为12∶100 000[13,14]。在儿童人群中，T2DM与T1DM的发病率几乎相当或超过T1DM，这些患者常常因为无症状而延误诊断与治疗，高血压、血脂异常、胰岛素抵抗、多囊卵巢综合征和黑棘皮病为T2DM的高危人群，人群筛查显得相当重要。

表4-2-7-1　儿童2型糖尿病的种族差异

项目	白人儿童2型糖尿病	非白人儿童2型糖尿病
发病年龄	14	12
性别	女>男	女>男
临床表现	50%无症状 4%酮症酸中毒	33%无症状 5%～25%酮症酸中毒
肥胖	90%	90%
黑棘皮病	50%	90%
1级和2级亲属2型糖尿病	83%	74%～100%

【儿童1型糖尿病】

T1DM是严重威胁儿童和青少年健康的重要疾病，它是由T淋巴细胞介导，胰岛β细胞特异性损伤的自身免疫性疾病。5～7岁和青春发育期是T1DM高发年龄段。

T1DM具有遗传易感性，在环境和感染等诱发因素影响下，体内免疫系统出现功能紊乱，导致胰岛β细胞免疫损伤，当β细胞损伤达到一定程度时，表现为临床糖尿病。儿童T1DM可分为3个时期：①遗传易感阶段；②免疫激活阶段；③胰岛功能损伤阶段。上述几个阶段的发生和发展比较隐匿，患者可没有任何临床表现，并且三个阶段没有绝对的分隔期。

（一）遗传易感阶段　具有T1DM家族史，为T1DM高危人群。T1DM虽然属于多基因遗传病，但HLA在其中起了重要的作用。HLA杂合子“DR3/DR4”被认为是T1DM最重要的高风险基因。非HLA易感基因通过自身免疫调节影响T1DM进程，这些基因包括胰岛素基因（INS）、蛋白酪氨酸磷酸酶非受体型22基因（PTPN22）、细胞毒性T淋巴细胞相关蛋白4型基因（CTLA4）和白细胞介素2受体基因（IL2RA）等。环境因素婴儿喂养方式、维生素D缺乏、肠道微生物组成和病毒寄生虫感染等与T1DM发生相关。

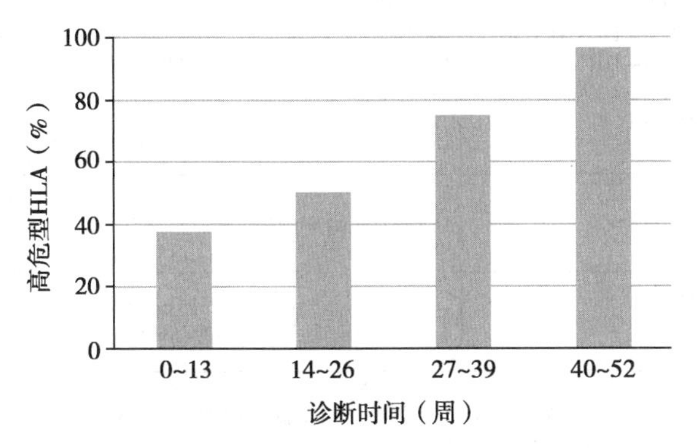

图4-2-7-1　1岁以内婴幼儿糖尿病孩子的HLA分布

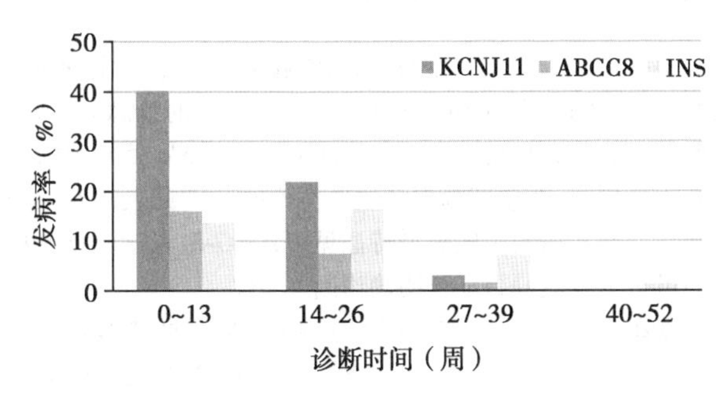

图4-2-7-2　1岁以内婴幼儿的三种常见的单基因糖尿病发病率

（二）免疫激活阶段　胰岛β细胞启动特异性自身免疫的标志是出现糖尿病相关自身抗体。主要包括胰岛素自身抗体（IAA）、谷氨酸脱羧酶抗体（GADA）、蛋白酪氨酸磷酸酶抗体（IA-2A）和锌转运体8抗体（ZnT8A）等。IAA通常为最早出现的自身抗体，IAA出现年龄越早，滴度越高，T1DM发病年龄越早。较高的持续阳性水平也明显增加儿童患糖尿病的风险。GADA多出现于2岁之后，与患糖尿病风险无明显相关性。同时存在的自身抗体种类越多，发生T1DM概率越高。

（三）胰岛功能损伤阶段　当60%～80%胰岛β细胞功能破坏时，表现出临床症状。

【儿童2型糖尿病】

（一）新生儿与婴儿糖尿病　6月龄前发病的糖尿病不可能属于自身免疫性糖尿病，这些患者单基因糖尿病的可能性极大（图4-2-7-1～图4-2-7-3）。T2DM具有较强的遗传背景[15]，但在短期内发病率迅速增加的事实说明环境因素在发病中占有更主要地位。从最初的糖代谢进展为糖尿

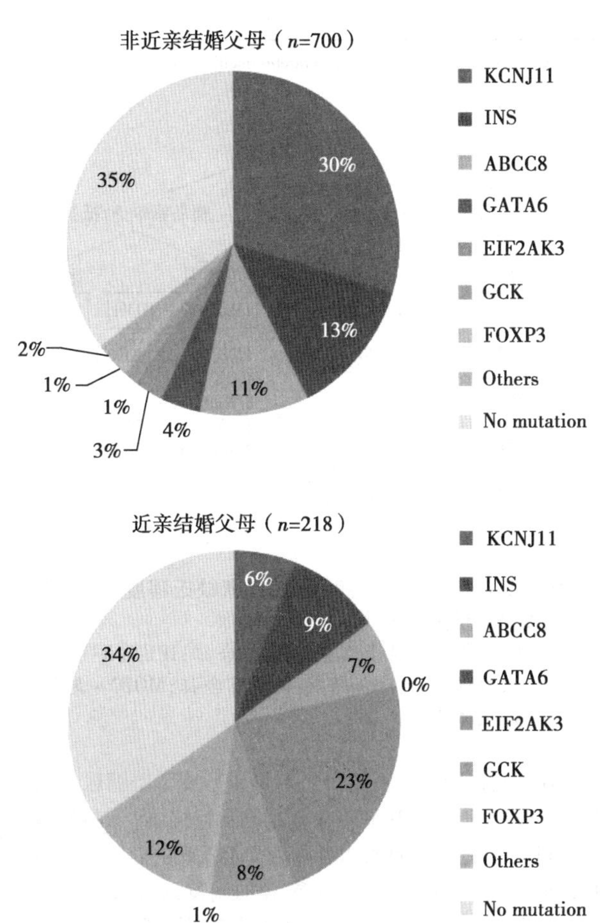

图4-2-7-3　近亲结婚对永久性新生儿糖尿病遗传病因的影响

病前期(如IGT)和糖尿病的主要原因是胰岛素抵抗和胰岛素缺乏,但青春期发育是加速其进展的作用原因[16],青春期胰岛素抵抗增加,高胰岛素血症明显加重,此后胰岛素反应性下降。高胰岛素性正常血糖钳夹试验发现,在青春期Tanner Ⅱ~Ⅳ,胰岛素介导的葡萄糖处理下降约30%,主要与GH分泌增加和肥胖有关,故多数患者在青春发育中期发病。但个体的胰岛素敏感性差异很大[17,18]。β细胞胰岛素分泌减少是引起糖尿病的另一个因素,发生高血糖症候,胰岛素抵抗和β细胞功能进一步下降,使病情迅速恶化。临床表现与MODY相似,但比T1DM轻,然而并非一致。部分有糖尿病家族史。多数患者无症状,多数伴有肥胖,血糖升高,约30%并发酮症,5%~25%以酮症酸中毒起病,偶尔以高渗性高血糖昏迷发病。少数患者可伴有黑棘皮病或多囊卵巢综合征。Klinefelter综合征、Bardet-Biedl综合征、Prader-Willi综合征和Alström综合征患者是T2DM的高危者,但少见。

(二)诊断与鉴别诊断 主要应与T1DM或MODY鉴别,见表4-2-7-2、图4-2-7-4和图4-2-7-5。

表4-2-7-2 儿童1型糖尿病和2型糖尿病与MODY的鉴别

项目	1型糖尿病	2型糖尿病	MODY
诊断年龄	学龄前~青春期	>10岁	MODY2:青年人 MODY3:青春期
肥胖	不常见	常见	不常见
性别	男=女	女>男	男=女
亲属	1型糖尿病5%	2型糖尿病75%~100%	MODY 100%
种族	白种人为主	非洲裔美国人/西班牙人/亚洲人/印第安人	
β细胞自身抗体	85%~98%	不常见	不常见
胰岛素与C肽	降低	升高	降低
酮症酸中毒	常见	<33%	不常见
相关疾病	自身免疫性疾病(甲状腺/肾上腺/白癜风/过敏性肠病)	黑棘皮病PCOS/代谢综合征	MODY5:泌尿生殖器畸形 MODY8:胰腺外分泌功能不全

注:MODY:maturity onset of diabetes mellitus in youth,青少年发病的成人型糖尿病

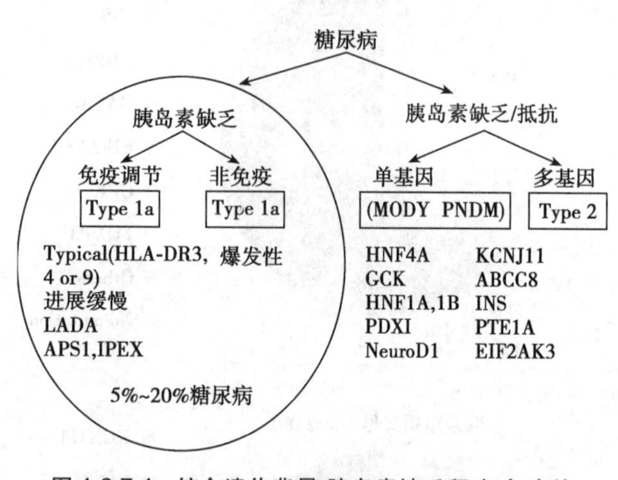

图4-2-7-4 综合遗传背景-胰岛素缺乏程度-免疫特点提出的糖尿病分类

APS1:自身免疫性多内分泌腺综合征;IPEX:X-性连锁免疫缺损-多内分泌腺病-肠病综合征;MODY:青少年发病的成人糖尿病

高危型HLA*: (10%人群) DR3/4,DQ1B1*0302 DR4/4,DR4/8 DR4/1,DR4/9 DR3/3	IAA+ GADA+ IA-2A+或 ZnT8A+	自身抗体阴性 C-肽(ng/ml) <1.0	≥1.0
HLA+	T1aDM80%		
HLA-		T1bDM (5%)	T2DM (10%)

图4-2-7-5 20岁前初诊糖尿病类型分布

IAA:胰岛素自身抗体;GADA:谷氨酸脱羧酶;IA-2A:酪氨酸磷酸酶胰岛素瘤抗原;ZnT8A:锌转运体8;T1aDM:1a型(自身免疫性)糖尿病;T2DM:2型糖尿病

β细胞自身抗体不能作为鉴别1型或2型糖尿病的依据,约30%的儿童T2DM伴有β细胞自身抗体[19],持续时间可超过1年或更久,此类患者称为青年发病的隐匿性自身免疫性糖尿病(LADY),但如果抗体的滴度高应重点考虑为LADY[20-22],自身抗体阳性判断1型或2型糖尿病的Bayesian概率见表4-2-7-3。另一方面,LADY患者也存在胰岛素抵抗,β细胞功能损害较重。

根据糖尿病症状和血糖升高,空腹静脉后毛细血管血浆葡萄糖≥126mg/dl(7.0mmol/L),或餐后2小时静脉血(或毛细血管全血≥200mg/dl,11.1mmol/L),或HbA_{1c}≥6.5%,可诊断为糖尿病,儿童期糖尿病主要类型的鉴别见表4-2-7-4,1型和2型糖尿病的一般表型特征见表4-2-7-5,未达到诊断标准的可疑患者应隔日复查明确诊断[23-25]。

糖尿病诊断确立后应结合空腹胰岛素、C肽或β细胞自身抗体进行分型诊断[7,10,18],见图4-2-7-6。在高危儿童人群(家族史和显著肥胖者)中筛选糖尿病可及时诊断较轻的患者[25](表4-2-7-6)。

表 4-2-7-3　自身抗体阳性判断 1 型或 2 型糖尿病的 Bayesian 概率

评价指标	2 型糖尿病(300 例)		1 型糖尿病(30 例)	
	自身抗体阳性	自身抗体阴性	自身抗体阳性	自身抗体阴性
1 种抗体	12	288	29	1
2 种抗体	0	300	25	5
3 种抗体	0	300	14	16
4 种抗体	0	300	4	26

表 4-2-7-4　儿童期糖尿病主要类型的鉴别

项目	1 型糖尿病	2 型糖尿病	特殊类型糖尿病
遗传	多基因	多基因	单基因
起病年龄	全儿童期	青春期或更晚	青春期后或新生儿
临床病情	重	差异大(轻～重)	差异大,偶然发现(GK)
发病	急	多较慢	缓
抗体	+++	-	-
DKA	40%	10%～25%	少
肥胖	+/-,与普通人群相同	+++	+/-,与普通人群相同
黑棘皮病	无	有	无
儿童糖尿病	90%+	<10%	? 1%～3%
父母患病	2%～4%	80%	90%

表 4-2-7-5　1 型和 2 型糖尿病的一般表型特征

项目	1 型糖尿病	2 型糖尿病
胰岛自身抗体	1A 型 100%	假阳性常见/可能为 MODY
C 肽	初期正常或降低,2～5 年后检测不到	初期正常或升高/多年后仍可检出
基因型	HLA-DRB1 * 03/DQB1 * 04/DQB1 * 0201/DQB1 * 0302/DR1/DQB1 * 0901/DQB1/DQB1 * 0303	HLA 鉴定无意义
家族史	无/不能据此排除 2 型糖尿病	可有/不作为诊断依据
胰岛素敏感性	正常或稍降低	明显降低
合并其他自身免疫病	20%以上的 1A 型存在自身免疫病 50%以上的 1A 型存在自身抗体	少见(同正常人群)
发病年龄	50%发生于儿童期/50%发生于成年期	成年(MODY 发生于青少年)
发病时 DKA	20%～40%	<10%
胰岛素依赖性	绝对依赖	晚期依赖

注:四种自身抗体是 IAA、GADA、IA-2A 和 ZnT8;抗体的特异性 99%,敏感性 60%

表 4-2-7-6　儿童 2 型糖尿病的诊断标准

BMI>90 百分位数加以下 1 个危险因素
1. 2 型糖尿病家族史(1 级或 2 级亲属)
2. 高危种族(亚洲人/美洲印第安人/非洲裔美国人/西班牙人)
3. 胰岛素抵抗或伴胰岛素抵抗现象(黑棘皮病/高血压/血脂紊乱/多囊卵巢综合征)
4. 极度肥胖(BMI>99.5 百分位数)

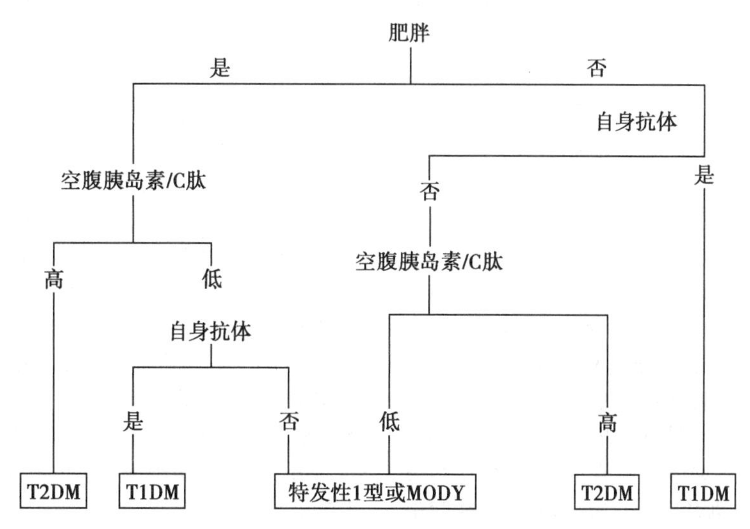

图 4-2-7-6　儿童糖尿病的分型诊断

(三)治疗　T1DM 患儿如血糖控制差,约半数患儿在病程 12 年开始出现各种并发症和合并症。T1DM 的儿童和青少年应最大程度达到生理性胰岛素替代,推荐使用胰岛素强化治疗方案。在美国儿科学会推荐的儿童 T2DM 治疗方案中,特别强调生活方式干预、自我血糖监测和教育的重要性[9]。如果经过饮食和运动治疗后,HbA_{1c} 仍>7%应给予药物治疗。对于 18 岁以下儿童,仅有二甲双胍和胰岛素批准用于治疗,但其他药物亦可根据需要选择(表 4-2-7-7)。

表 4-2-7-7 儿童2型糖尿病的治疗选择

治疗方案	血糖下降	胰岛素分泌增加	改善胰岛素抵抗	FDA/EMEA批准儿童使用	疗效/不良反应
饮食运动	√	无	√	√	一线治疗
胰岛素	√	无	无	√	体重增加/低血糖症
二甲双胍	√	无	√	√	高安全性/体重降低/作用弱
磺脲类	√	√	无	无	有效/低血糖症
格列奈类	√	√	无	无	证据缺乏
噻唑烷二酮类	√	?	√	无	增加体重/缺乏长期研究
DPP-4 抑制剂/GLP-1 类似物	√	无	无	无	中度体重降低/胰腺癌风险/缺乏长期研究
钠/糖同转运体抑制剂	√	无	无	无	降低体重作用弱/泌尿生殖道感染/低血糖症/缺乏长期研究
阿卡波糖	?	无	无	无	消化道副作用
奥利司他	?	无	无	无	消化道副作用重
手术减肥	√	无	√	无	缺乏长期研究证据

注:FDA:Federal Drug Administration,美国食品药品管理局;EMEA:European Medicine Evaluation Agency,欧洲药品评审局

儿童糖尿病的治疗目的是:①达到正常的生长与发育;②减少由低血糖或高血糖所引起的临床症状;③减少慢性并发症的发生。治疗的目标同成人,纠正患儿的代谢紊乱,使血糖、血脂和血压控制在正常范围内。T1DM 的治疗强调药物治疗(以胰岛素为主)、饮食控制、血糖监测、运动和加强教育等综合措施。而 T2DM 的治疗强调应以改变生活方式、控制饮食和增加运动为主,效果欠佳时加服降糖药物。血糖较高及酮症酸中毒时需用胰岛素治疗。

依从性差是儿童糖尿病患者的普遍问题,要通过持续的教育和良好的监测技术来提高疗效和防范不良事件的发生。为了保证治疗过程中的安全性和有效性,需要根据具体情况设定葡萄糖实时持续监测和报警系统[3,4]。

1. 饮食管理原则 DCCT 的研究结果改变了 T1DM 的自我管理模式。2002 年和 2008 年,美国糖尿病学会(ADA)制订了循证营养原则与建议,根据食物和膳食计划对儿童和青少年糖尿病患者者进行治疗的灵活性。2018 年《中华糖尿病杂志》发布《儿童青少年糖尿病营养治疗专家共识(2018版)》。这些建议和共识旨在指导临床医师对糖尿病儿童进行规范性营养治疗,以协助其提高血糖管理水平及生活质量。初发 T1DM 患者和家庭应在诊断后病情稳定的情况下,尽早开始 MNT。年幼儿童每 3~6 个月更新 1 次 MNT 方案,较大的儿童和青少年每 6~12 个月更新 1 次 MNT 方案。T2DM 的青少年患者在诊断时也应开始 MNT,并达到减肥的目标。MNT 的膳食计划应该以家庭生活方式和食物营养价值为基础,根据生长发育的需要进行调整。

(1) 营养治疗目标:儿童糖尿病的营养治疗目标是:①维持血糖、尿糖和血脂达到或接近正常值,防止酮症酸中毒和低血糖的发生,防止或延缓并发症的发生与发展;②供给营养充足的平衡膳食,保证正常生长和青春期发育,能与同龄儿童一样参加各种活动;③明确理解饮食治疗的要点及调配多样化饮食的方法,安排 1 日 3 餐;④实现理想的血脂和脂蛋白水平,维持正常的血压。制订适应个体和文化背景的膳食计划,并充分考虑个体/家庭的愿望和改变的意愿,为青少年维持或达成合理的体重提供充足的能量,维持儿童和青少年的正常发育速率。让儿童和青少年 T2DM 患者改变生活方式和促进体力活动。

(2) MNT 方案:MNT 为儿童或青少年提供个性化的热量和高营养的处方,通常称作"膳食计划",MNT 始于正规的营养评估,并制订治疗目标,为糖尿病儿童和青少年的膳食计划和家庭营养提供营养信息、方案和解决日常问题的技术。儿童青少年糖尿病患者、家庭以及专家们认为,营养与膳食计划是糖尿病治疗中最棘手的部分。因此,MNT 是任何一个成功的糖尿病治疗计划不可或缺的部分。MNT 应该为患者提供个体化合理的营养,并要符合糖尿病儿童或青少年及其家庭独特的生活方式。营养治疗并不是节食,而是综合考虑各种代谢指标如血糖、血脂、血压、肾功能以及正常生长发育曲线后,制订选择与年龄相符合的健康食物的方案。由营养(医)师、内分泌医生、护理教育者和糖尿病患儿及其家庭组成的团队要求达成营养相关的目标。需要为接受强化治疗的儿童和青少年建立调整治疗的个人计算法,根据血糖监测结果,调整自我管理计划,可以参考胰岛素/碳水化合物比值和胰岛素敏感性校正因子提供的信息进行方案制订。合理的膳食计划能使胰岛素剂量和食物及活动相匹配,使患者达到最佳血糖控制。为青少年儿童提供灵活操作、有饱食感和满意的饮食,并让他们在偏食、聚餐、吃快餐食品和自助餐时保持基本正常的社会生活。在膳食管理中,食品交换份和碳水化合物计数法是比较特别的。DCCT 研究表明,各种膳食管理方法都可以成功完成膳食计划。2002 年起,糖尿病营养治疗中提到健康饮食条件下同等量蔗糖和淀粉对血糖的影响相似。

MNT 要求能量和营养素充足平衡的处方。儿童和青少年糖尿病者营养需要和正常同龄人相似(表 4-2-7-8 和表 4-2-7-9)。食品交换份法和碳水化合物计数法都有助于饮食的灵活性和个性化,为实现最佳血糖控制而准备。食物交换份有 8 个不同的交换组:谷类/薯类、肉类、奶类、水果、蔬菜、豆类制品、油脂和坚果类。碳水化合物计数法来自 1994 年

ADA营养建议指南。该指南认为，碳水化合物总量对血糖控制有更多的影响。根据这个观点允许将包括蔗糖在内的所有碳水化合物都纳入膳食计划，对各年龄层患者提供灵活的饮食计划。计算“碳水化合物”是美国儿童和青少年糖尿病患者最常用的膳食计划方法。

表4-2-7-8 儿童和青少年糖尿病的能量计算

年龄	能量需要
0~12岁	
	全日总热卡=1000+年龄×(70~100)［3岁以下×(95~100)；4~6岁为×(85~90)；7~10岁×(80~85)；10~12岁×(70~80)。年龄较小用量较大，较胖儿童热量较低，活动量大者适当增加］
	0~12个月婴儿能量摄入推荐80~90kcal/(kg·d)
12~15岁	
女性	1500~2000kcal，12岁以后每岁增加100kcal/d；2000~2500kcal，12岁以后每岁增加200kcal/d
男性	13~15kcal/lb(29~33kcal/kg)
15~20岁	
女性	29~33kcal/kg理想体重
男性	33~40kcal/kg理想体重

表4-2-7-9 儿童和青少年糖尿病的营养素分配

碳水化合物50%~55%
适量蔗糖摄入(占摄入量10%)
脂肪30%~35%
<10%饱和脂肪酸+反式脂肪酸
<10%多元不饱和脂肪酸
>10%单元不饱和脂肪酸(占摄入量20%)
n-3脂肪酸：0.15g/d
蛋白质10%~15%

(3) MNT内容：ADA营养推荐中允许膳食计划中的碳水化合物、蛋白质和脂肪个体化，以达到最理想的代谢目标。碳水化合物占50%~55%，脂肪占25%~35%，蛋白占15%~20%。蔗糖摄入量最多为总能量的10%，可以选择添加非营养性甜味剂的低糖或无糖食品以改善甜度和口感。推荐每日膳食纤维摄入量为14g/1000kcal，推荐富含可溶性纤维的食物，推荐单不饱和脂肪酸取代部分饱和脂肪酸供能，宜占总能量的10%~20%，多不饱和脂肪酸的摄入量不超过摄入总能量的10%。限制饱和脂肪酸及反式脂肪酸的摄入，摄入量不应超过供能比的10%。

1) 每日所需的热量：如身体较胖、活动较少或青春期女孩宜用较低热量；身体较瘦、食量较大或活动量较大儿童每日热量应偏高。应使糖尿病儿童避免肥胖的发生。参加大运动量锻炼者，将全日热量增加10%~20%。每日蛋白质：<1岁，2.5g/kg；1~3岁，1.5~2.0g/kg；>3岁1.0~1.8g/kg。多食禽、鱼、肉及牛奶。脂肪应以植物油(不饱和脂肪)为主，避免肥肉和动物油，应坚持低脂的粗制糖类(糙米和玉米)食品，克服吃零食的不良饮食习惯。蔬菜宜用含糖量少的白菜、菠菜、油菜、西红柿、芹菜和黄瓜等。适当增加富含纤维素的食品(如玉米、豆皮和麦麸等)，可延缓食物的消化与吸收。睡前口服玉蜀黍淀粉(0.3g/kg)可减少夜间低血糖的发生。糖类应主要食用多糖类，如谷类、根茎、核桃和莲子等含淀粉多的食物，消化吸收较慢，有利于维持血糖稳定。青少年糖尿病患者通过减少糖类及含糖饮料的摄入和增加蔬菜、水果等富含纤维食品的摄入将获得更为优化的血糖控制(HbA_{1c}≤7.5%)。在外源性胰岛素作用高峰时，尚可允许进食少量含糖低的水果，但代谢控制不良时，不宜食用。为了达到合理的脂肪摄入比例，膳食计划中超过2岁的儿童或青少年的脂肪量不应该超过总能量的30%，饱和脂肪的比例低于10%，多不饱和脂肪低于10%，单不饱和脂肪占10%~15%。每日胆固醇的摄入量应在300mg以下。

体重正常和血脂正常的患者应该鼓励接受美国国家胆固醇教育计划成人治疗组第3次指南(ATP Ⅲ)的建议，鼓励摄入健康脂肪，即瘦红肉、去皮的鸡肉、火鸡肉、鱼肉、海鲜、脱脂低脂牛奶和奶制品以及植物蛋白质(豆类)。儿童饮食干预研究结果表明，血脂紊乱的儿童减少饮食中脂肪和胆固醇摄入量，有利于降低血胆固醇。研究显示，低饱和脂肪胆固醇饮食对儿童是安全的，没有改变生长和营养状态或性成熟的危险。儿童及其家庭了解健康膳食计划并配以合理的脂肪和胆固醇摄入量是非常重要的。关于脂肪替代品，需要更多的研究来明确它们在儿童膳食计划中的作用，但应该注意营养成分，以了解含有这些脂肪替代物的产品中碳水化合物含量，因为此类产品中碳水化合物含量往往比脂肪高。儿童和青少年中脂肪和T2DM的流行显示出ADA营养建议的重要性，并有必要对如何降低T2DM儿童和青少年的脂肪和总热量的策略进行研究。

2) 进餐时间和胰岛素注射时间：应当强调每日定时定量进餐，尽可能与胰岛素起效时间相匹配。每日至少固定3餐，对于强化胰岛素治疗的患者还可以设计5~6餐，即3餐正餐、2~3餐加餐，防止发生低血糖。使用速效胰岛素类似物可能有助于减轻“进食矛盾”，并提供更好的胰岛素剂量和所摄入食物间的匹配。

3) 膳食纤维：其存在于全谷面包、谷类、豆类、水果和蔬菜的食物中。纤维有助于消化，提供饱食感，降低血胆固醇和甘油三酯水平。每日进食5次蔬菜和水果是个好的膳食建议。儿童和青少年进食富含纤维的食物，为健康生长提供必不可少的维生素和矿物质。在根据碳水化合物的摄入量计算速效胰岛素剂量时，如果食物中含5g或5g以上纤维，要从总碳水化合物中减去膳食纤维的数量，并且不推荐用含大量纤维的食物治疗低血糖。

4) 甜味剂：如蔗糖、果糖或天冬酰苯氨酸甲酯(营养性甜味剂)，全部都纳入儿童青少年糖尿病患者的膳食计划。关于这些甜味剂对血糖的影响必须进行个人评估。营养性甜味剂(例如蔗糖、果糖和糖醇如山梨醇)必须算入膳食总碳水化合物中。非营养性甜味剂通常称之为“代谢”，常被用于儿童和青少年糖尿病患者的膳食计划。它们包括糖精和阿斯巴甜。美国FDA确定了甜味剂每日安全摄入量，使用甜味剂、苏打水、无糖明胶剂或水果，并不影响血糖水平。然而，甜味剂的主要问题是患者和父母们经常忽视甜味剂食物和饮料中的其他成分，而未将其能量和碳水化合物的含量计入总量，最终造成血糖升高。

为增加食物甜味，可加入小量的甜叶葡萄糖苷粉剂。甜叶葡萄糖苷粉剂的热量低，而甜味为蔗糖的350倍。全日热量可分为3次主餐和3次点心，早餐和午餐分别占总热的25%，晚餐占总热量的30%，3餐间2次点心各占总热量5%，睡前点心占总热量10%。每日应定时定量进餐。

5）快餐食品：多数快餐食品含有大量的油脂和糖分，其淀粉类食物均为精细加工食物，长期进食容易发生肥胖及胰岛素抵抗。要求在选食前对快餐食品的碳水化合物、脂肪、蛋白质和总能量进行了解，以便从中获益，并根据进食量和胰岛素剂量及体力活动进行最佳匹配。

6）母乳喂养：产后哺乳和妊娠期间一样，都需用胰岛素而不是口服降糖药来控制血糖。只要糖尿病得到良好控制，产后哺乳不但有益于宝宝，而且对母亲也有百利而无一害。产生850ml乳汁需要945cal的热能，哺乳妇女除摄入热量外，还动用孕期的储存脂肪，这对减肥十分有利。哺乳期间提倡增加热量，糖尿病母亲哺乳期间就必须摄入更多饮食，获得热能，生成乳汁。如放弃哺乳，糖尿病患者的热量过剩会引起肥胖；而刻意去减肥，又有可能导致脂肪分解增加和酮症。

糖尿病母亲在分娩前要积极做好哺乳准备，分娩后调整饮食和胰岛素的用量，促使乳汁分泌，婴儿如有特殊情况（如早产儿）需要特殊护理，可在新生儿科、产科和糖尿病医生的帮助下，使哺乳成功。哺乳期间应经常监测血糖，避免发生低血糖。还应避免酮症，因为酮体可进入乳汁，可损害婴儿的肝脏。糖尿病母亲要注意保护乳房，如发生乳头感染或乳腺炎，应暂时停止母乳喂养。

2. 运动治疗　运动能增强患者的胰岛素敏感性，其机制可能与GLUT4对葡萄糖摄取的增加有关，运动能影响GLUT4的表达和向骨骼肌细胞膜的转位。与非糖尿病者不同的是，在运动中T1DM患者对胰腺的调节因素不能减少胰岛素的分泌，由于胰岛素水平保持恒定，胰岛素对于肝脏的抑制作用持续存在，在肌肉利用葡萄糖增多的同时，肝脏葡萄糖的持续产生却维持在低水平，这导致低血糖风险增加。如果把胰岛素注射在运动肢体的皮下，增加的血流会加速胰岛素的吸收，进一步增加低血糖风险。建议在注射胰岛素后的1~1.5小时内避免剧烈运动，并尽量避免在运动活跃部位（比如大腿）注射胰岛素。运动后相关肌肉对葡萄糖摄取的速度加快，糖原储存耗尽后肝脏葡萄糖的产生降低。这导致运动后的几小时仍可能会发生低血糖。因此，通常建议在运动前减少碳水化合物的摄取。

（1）运动类型：必须认识到不同的运动类型对血糖水平会产生截然不同的影响。在T1DM中，中等程度、持续的运动能降低血糖浓度并可能引起低血糖，而短时间、高强度的运动则升高血糖。在短时间、高强度运动中，非糖尿病个体的血糖中等程度升高，高峰出现在运动停止后的15分钟。在随后的1小时里，血糖逐渐降低，血糖浓度的升高是因为肝脏葡萄糖的生成超过运动肌肉摄取的速度，这反映高强度运动中拮抗激素分泌显著升高，这些激素抑制胰岛素的分泌。一旦运动结束，会出现代偿性胰岛素分泌升高。与非糖尿病者相比，T1DM患者高强度运动后血糖的升高持续更长的时间。一项研究发现，T1DM患者在经历80% VO_{2max} 运动后，出现更高的血糖水平，并持续2小时。更高的血糖水平和持续的高血糖可能是由于拮抗激素释放增多、肝脏葡萄糖的生成增加并且运动后在血糖升高的情况下，胰岛素释放不能增加。

（2）T1DM运动治疗：尽管在血糖控制良好的糖尿病患者中，剧烈运动也出现高血糖，那些控制差的患者出现更明显的血糖升高，有时伴有酮症。在缺乏胰岛素的情况下，刺激了肝脏脂肪酸的氧化和葡萄糖的生成，导致酮体生成增加和高血糖。因此建议T1DM患者在运动前，不仅检测血糖水平，同时还检测尿酮或血酮水平。如果血糖浓度达到或超过13.9mmol/L，并且出现酮体，应推迟运动并注射胰岛素。如果没有酮体，通常进行运动是安全的。事实上，中等强度的运动有助于改善血糖水平。对T1DM患者的建议应个体化，但是也有一些共同的原则。首先，患者在运动前应常规检测血糖。如果血糖水平低于5.5mmol/L，在运动前应补充碳水化合物。患者在进餐后的1~3小时进行运动。如果在进餐前使用短效胰岛素，应该减少胰岛素剂量。一个通用的原则是把有效胰岛素至少减少50%。如果仅用中效胰岛素，有可能在计划运动的上午把剂量减少30%。如果患者进行超过80% VO_{2max} 的高强度运动，需要在运动后追加胰岛素以对抗运动后的高血糖。对于使用胰岛素泵的患者，应减少基础胰岛素及餐前胰岛素剂量，避免低血糖。除此之外，患者可能需要在运动前、运动间歇及运动后补充碳水化合物。应该考虑每个患者的个体情况以制订适当的治疗和调整方案。

（3）T2DM运动治疗：对于年轻的T2DM患者可以参照减重膳食及有氧运动原则，防止体重过速增长，减少身体脂肪蓄积，改善胰岛素抵抗状态。饮食与运动治疗作为糖尿病综合治疗的基础治疗，相互配合，在确保生长发育的前提下，避免血糖的较大波动，改善整体健康。

在生长发育期，尤其青春发育期，身体快速增长，热量需要多。每日热量需要量（kcal）=1000+年龄×（80~100）。10岁以内每岁418kJ（100kcal），10岁以上每岁293~335kJ（70~80kcal）。运动可产生热量并能控制体重；运动能促进心血管功能；运动能提高肌肉对胰岛素的敏感性，增强葡萄糖利用，有利于降低血糖，减少胰岛素用量；运动还能增强体质，促进生长发育和增强免疫力。运动的种类和剧烈程度应根据年龄和运动能力进行安排。原则上每日需参加1小时以上的适量有氧运动。已有视网膜和肾脏并发症者，不宜剧烈运动。代谢控制不良的患儿也不宜过度锻炼，否则易诱发酮症酸中毒。最好固定运动时间，以便掌握食物热量。剧烈运动前需增加饮食量，随身准备充饥食品或糖果，必要时也可将胰岛素用量减少10%左右。但必须维持设定的体重目标，防治肥胖和由肥胖引起的继发性并发症[5]。

3. 血糖和HbA_{1c}控制目标　儿童糖尿病控制目标值应个体化，衡量利弊后如果可行，也可将目标值设定得低一些；经常发生低血糖或无知觉性低血糖，血糖控制目标应设得高一些;如果没有过多的低血糖,青少年时期后 HbA_{1c} 目标值可逐步控制在<7%。考虑到其与成人糖尿病的不同,2009年美国糖尿病协会发表的糖尿病诊疗指南中制定了与儿童年龄相关的血糖和 HbA_{1c} 的控制目标。该控制目标将儿童按年龄分为:婴幼儿和学龄前儿童(<6岁)、学龄期(6~12岁)和青少年(13~19岁)3组(表4-2-7-10)。

表4-2-7-10 儿童/青少年糖尿病的血糖和 HbA_{1c} 控制目标

不同年龄群(岁)	血浆葡萄糖目标范围(mg/dl)		HbA_{1c}	基本原理
	餐前	睡前/夜间		
学龄前儿童(0~6)	100~180	110~200	<8.5%(>7.5%)	容易发生低血糖
学龄期儿童(6~12)	90~180	100~180	<8%	低血糖风险不增加
青少年(13~19)	90~130	90~150	<7.5%	低血糖风险下控制 HbA_{1c}<7.0%

注:制订血糖控制目标时主要考虑的因素:①目标值的制订应当个体化,根据具体情况下调目标值是合理的;②频繁发生低血糖或未觉察低血糖的儿童应当调高目标值;③餐前血糖值和 HbA_{1c} 值不一致时,以及为了评价采用基础和餐时胰岛素疗法的疗效,应检测餐后血糖值

儿童和青少年T1DM患者长期血糖控制的目标为维持 HbA_{1c}<7.5%且没有严重低血糖发生,短期血糖控制的目标为餐前血糖4~8mmol/L和餐后血糖≤10mmol/L较为合理。如希望血糖得到良好控制,每日血糖监测最好在4次以上。对于持续存在低血糖昏迷及反复发生低血糖或高血糖的患儿可使用动态血糖监测系统。指尖血糖测量是在每个时间点上完成的,无法显示血糖变化趋势。因此,即使最积极的频繁血糖测量者,也无法发现时而出现的高血糖或低血糖,尤其是在夜间。动态血糖监测系统能够为患者提供全天的血糖报告,其反映的信息比传统测量更为清晰,可以测量那些被指尖测量所忽略的血糖信息并能揭示隐藏的血糖状态。该感应系统每5分钟提供1次血糖测量值,最长能持续3天,即能够每天给出288个血糖测量值,最长连续72小时提供总数为864个的血糖测量值。在测量期结束后,患者可以在医生的帮助下回顾血糖记录。通过观察血糖波动的规律,发现无自觉症状的反复低血糖发作、黎明现象和高血糖峰值,并制订相应的治疗方案;还可观察饮食、运动和药物等因素与糖尿病,以及临床症状与血糖控制的关系。近年的研究证明,在T1DM产妇中使用动态血糖监测系统(CGMS)能防止新生儿呼吸窘迫和低血糖,亦可改善产妇的代谢控制,减少低血糖的发生。

(1)6岁以下儿童:对于年龄较小的儿童来说,低血糖和神经系统损伤很值得关注,很多文献报告都发现明显的低血糖会引起儿童智力上的损害。虽然很多研究都描述了低血糖和神经功能障碍之间的关联性,但目前临床上还没有可预测的研究结果能够衡量大脑或者心智发展上受到的损害。大量资料确实表明,在发育中的大脑比成年人的大脑更容易受到低血糖的损害。而且这个时期的儿童可能很难有效地表达发生低血糖时的症状。指尖血糖测试是一种重要的血糖测量方式,因为它帮助患者了解自己的血糖水平。但是再频繁的指尖测量也无法提供24小时连续的血糖信息。CGMS较以往传统的血糖测试方法能更好地发现低血糖的发生,尤其是夜间低血糖的发生[6,7]。另外一个不易控制的因素是一些无法预测的食物摄取和运动问题。小儿可能会拒绝进食,而且无法理解不吃东西会导致低血糖。很多小儿每隔2小时就要进食1次,因此血糖的波动可能会非常大。重要的是,因为频繁的进食,大多时刻的血糖实际上都是餐后血糖,但如果餐前增加胰岛素用量,很可能会让血糖从极高降到极低——这样的现象是必须避免的。为了将可监测到的和无法监测到的低血糖的风险降至最低,HbA_{1c} 的值需要1个上限和1个下限:推荐的范围是7.5%~8.5%。

(2)6~12岁儿童:控制这个年龄段的糖尿病儿童的病情十分具有挑战性。因为很多6~12岁的儿童不在家进午餐时也需要注射胰岛素。有些儿童在学校的时候需要监护,需要校方的帮助以及与父母灵活紧密的沟通。儿童缺乏抽象思维能力,只能依照父母的指示采取治疗措施。不过这个年龄段的儿童具备更强的识别以及应对低血糖的能力,但有时也会随着青春期的到来对胰岛素注射产生抵触情绪。这个年龄段的儿童需要加强血糖监测和控制,推荐的 HbA_{1c} 控制目标是≤8.0%。

(3)13~19岁青少年:DCCT试验发现,可将这个年龄段的青少年平均 HbA_{1c} 水平控制在8.0%。且很多美国以及欧洲的研究者认为最好将 HbA_{1c} 控制在大致8.0%的水平,否则 HbA_{1c} 降低太多,伴随而来的是明显增多的严重低血糖。相比之下,成人糖尿病患者的推荐 HbA_{1c} 是<7.0%,而7.0%的靶值对于这个年龄段的青少年来说并不适用,因此推荐以 HbA_{1c}<7.5%为目标。

4. 二甲双胍治疗 目前没有单独用于T1DM治疗的口服药物。一些研究指出,对于那些肥胖的T1DM患者,在胰岛素治疗的同时联合应用二甲双胍有利于血糖控制,但尚缺乏大样本的统计资料。美国食品与药品管理局(FDA)要求,二甲双胍只用于10岁以上的患儿。10岁以下的2型糖尿病患者出于慎重考虑,目前推荐的药物只有胰岛素。

5. 胰岛素类似物治疗

(1)速效胰岛素类似物:与短效胰岛素相比,其起效更快、作用时间更短。速效胰岛素类似物可以在餐前即刻注射,必要时也可在进食后立即注射。我国食品药品监督管理总局批准门冬胰岛素用于2岁以上儿童和青少年糖尿病患者。有证据表明,其迅速起效的特点不仅可降低餐后高血糖,还可减少夜间发生的低血糖。即使餐后注射对餐后血糖及 HbA_{1c} 的控制也能达到与短效人胰岛素餐前30分钟注射相同的水平。灵活性的餐时即刻或餐后应用可以不受饮食习惯的约束,对难于规律进食的婴幼儿患者提供了一种有用的选择,减少了家长对患儿拒绝进食时发生低血糖的担忧,提高了患儿及家长的治疗满意度。速效胰岛素类似物与基础胰岛素联合使用,用于基础-餐时方案或加餐时给予,也常用于胰岛素泵中。

(2)长效胰岛素类似物:长效胰岛素类似物皮下注射后较NPH吸收更加缓慢、稳定,作用时间更长。目前国际上使用的两种长效胰岛素类似物,即甘精胰岛素和地特胰岛素的

药效学和药代动力学基本相似，能够更好地模拟生理性基础胰岛素分泌，较使用NPH的日间变异性更小，可以提供更加稳定可靠的疗效和安全性。儿童使用每日1次甘精胰岛素治疗，HbA_{1c}水平较传统胰岛素方案有轻度下降，低血糖的发生率减少。使用地特胰岛素后，患者的体重可减少或者仅有轻度增加。儿童青少年T1DM使用地特胰岛素比甘精胰岛素药代动力学重复性更好。甘精胰岛素及地特胰岛素治疗可以在降低HbA_{1c}水平的同时减少低血糖发作，这是其最为显著的特征。T1DM患者使用胰岛素类似物治疗后，加权平均HbA_{1c}下降0.1%，持续皮下胰岛素输注（CSII）治疗下降0.2%；使用门冬胰岛素及赖脯胰岛素治疗后低血糖的发生有所降低：严重低血糖的平均发生频率分别为26.8例/100人年和46.1例/100人年。儿童及青少年使用这些类似物治疗后，虽然血糖控制水平并无显著性提高，但是低血糖发生频率明显下降。

6. 胰岛素给药方案

（1）给药方案：一般有三种选择：①每日2次方案：早晚餐前使用速效胰岛素类似物或短效胰岛素与中效胰岛素混合制剂；②每日3次/多次方案：早餐前速效胰岛素类似物或短效胰岛素与中效胰岛素混合，午餐前或晚餐前使用速效或常规胰岛素，睡前使用中效胰岛素进行治疗；③基础-餐时方案：每日总体胰岛素的需要量中的40%~60%应当由基础胰岛素提供，余量为餐前速效或常规胰岛素。尚有各类变通的胰岛素方案。儿童每天至少使用2次胰岛素治疗。仅部分缓解期儿童在短期内通过中效或者长效胰岛素即可获得满意的代谢控制。

常规胰岛素注射应在每餐前20~30分钟进行；速效胰岛素类似物可在餐前即刻注射。中效胰岛素或者基础胰岛素/长效胰岛素类似物多在睡前使用。剂量与年龄、体重、发育阶段、糖尿病病程及注射部位的状态、运动、每日工作情况、血糖控制以及有无合并其他疾病情况等有关。正确的剂量为使用后可达到最好的血糖控制而不引起严重低血糖，同时保证生长发育。

（2）强化胰岛素治疗：DCCT试验及其后续EDIC研究证实，长期的血糖控制，通过强化胰岛素治疗及体重控制和教育等方式可以减少或延缓T1DM患者并发症发生。这一结论在儿童中也适用。世界上越来越多的糖尿病中心开始推崇使用基础-餐时这种胰岛素强化治疗方式。随机试验显示基础-餐时方案，每日多次胰岛素注射（MDI）或胰岛素泵治疗比每日两次治疗的血糖控制水平更好。DCCT研究证明强化治疗方式的远期并发症发生率更低。同时胰岛素输注手段不断进步，由最初的注射器、注射笔和喷射注射器，到目前逐渐被越来越多的糖尿病专家和患者接受的胰岛素泵等。胰岛素笔使注射更加方便、灵活，对外出时（如度假时）体现出优势。特殊的注射笔针头长度仅有5~6mm，直径小，不适反应少，对MDI或固定比例的预混胰岛素注射的儿童患者很有益处。

CSII治疗是模拟生理性胰岛素分泌方式的最好选择[8-10]。它按照预设的胰岛素输注程序进行工作（包括基础胰岛素用量和餐前泵入量等）。速效胰岛素类似物是泵中使用最多的胰岛素类型，常规胰岛素也可在胰岛素泵中应用。与NPH作为基础胰岛素的MDI治疗对比，CSII的低血糖发生率较低，血糖控制水平较好。有关CSII治疗在成人和青少年中的meta分析显示：CSII治疗可以使血糖控制改善，血糖下降1%，HbA_{1c}下降0.51%，胰岛素的用量减少14%，低血糖明显减少，并为进餐时间的选择提供更大的灵活性。Pickup等使用CSII可以明显减少不可预见的低血糖，改善黎明现象，降低HbA_{1c}，但是对脆性糖尿病没有明显改变，建议使用CSII的适应证应该是在任何情况下主动、自愿、有能力接受泵治疗而且神经精神状况良好的患者，接受泵治疗后还必须接受一系列的实验室检查和监测等。

与胰岛素治疗密切相关的是动态血糖监测系统。没有血糖监测，任何治疗方式都不能达到最优。动态血糖监测系统（CGMS）是一项糖尿病管理的新技术，其与CSII联合应用被称为“双C”治疗。可根据CGMS的监测结果，调整CSII的具体胰岛素用量方案，使患者获得更好的血糖控制。1项对132例包括成人及儿童的T1DM患者的研究，比较了在MDI治疗血糖控制不佳的情况下起始CSII治疗的两种不同方式。一组患者同时使用了CGMS，另一组患者仅接受传统的CSII方式，研究为期6个月，前组患者70%的时间佩戴着CGMS装置。结果显示，CSII联合CGMS组的HbA_{1c}水平显著优于对照组，提示对于CSII治疗的初期，配合CGMS可获得更好的疗效。

糖尿病治疗必须综合考虑患儿及其家庭的教育水平、年龄、成熟程度及个体需要等因素制订个体化方案。每日胰岛素的用量在个体之间差别很大，且随着时间的推移而发生变化。因此，需要不断更新评价。从预防慢性并发症的角度，希望血糖及糖化血红蛋白（HbA_{1c}）控制得尽可能正常，但在儿童和青少年患者中很难实现，尤其是6岁以下的小儿，由于拮抗调节系统的不成熟及缺乏对低血糖的认知和反应能力，常会发生无意识低血糖，使他们发生低血糖及其后遗症的风险更高。如目标HbA_{1c}设定太低会增加低血糖危险，而设定太高会增加远期微血管并发症发生率。如HbA_{1c}持续>9.5%，则发生酮症酸中毒及远期并发症的危险大大增加[26]。

胰岛素泵使用短效或速效胰岛素，其给药方式模拟胰岛素分泌的生理模式，胰岛素的释放分为基础量和大剂量两种形式。基础量在24小时内持续给药，在餐前给予大剂量。基础率可在1日内不同时间段任意设定变更，但临床一般很少有每日超过5~6次。基础率的可变性使得胰岛素泵能更好地控制夜间血糖的波动。在青少年和成人，上半夜用量下调，以防止低血糖；而下半夜量需增加，用以克服黎明现象。在年幼儿童则相反，这可能与夜间生长激素的分泌高峰有关。初始胰岛素每日用量计算同其他给药方式。基础量一般为每日胰岛素用量的50%，青春期前儿童需在晚9点至晨3点间调高基础率，而在晨3点至6点间调低基础率。例如每日总胰岛素用量为30U，则15U作为基础量24小时给予，即约为0.6U/h。在前一时间段调整剂量为0.7U/h，而在后一时间段可下调至0.5U/h。在实际应用过程中还需根据患者具体情况调整。餐前胰岛素用量可依据血糖水平、进食情况以及预计餐后的运动量而定。

胰岛素泵因其给药方式方便灵活，可根据情况随时调整，近年来在临床应用逐渐增加。一些大样本的研究显示，CSII与MDI治疗虽均可将HbA_{1c}控制在理想的范围，但CSII在降低HbA_{1c}水平和夜间严重低血糖的发生率上均优于MDI，且不增加酮症酸中毒的发生。

（3）影响因素：主要有：①年龄：婴幼儿剂量宜偏小，<2

岁者一般为每日<0.5U/kg。随年龄增大,需要量逐渐增大,2~10岁(或12岁)为0.7~1.0U/kg;青春期快速生长前>1U/kg;青春期代谢稳定后注意适当减量。②病程和病情:轻症早期每日0.2~0.5U/kg。随着病程延长,残存β细胞功能进一步衰竭,血浆C肽呈进行性降低,5年以上病程者,C肽值常测不出,胰岛素需要量加大,可达每日1.5~2.0U/kg。对那些病程虽长,而血C肽值不低,仍残存β细胞功能者,则胰岛素用量不宜过度加大,应根据血糖和血C肽值灵活掌握。酮症酸中毒恢复期约每日1.5U/kg或更高。随着临床症状的改善,酮体消失,尿糖转阴,进入缓解期,胰岛素用量可逐渐减少。若减至<0.1U/kg仍有低血糖,则需停药。缓解期结束后胰岛素需要量又应加大;③应激因素:感染、手术或其他应激状态下,胰岛素用量增加。

【青春转型期糖尿病】

青春发育期(18~30岁)青少年在体格、性腺和行为等方面均发生急剧变化,尤其是由于相对性胰岛素抵抗的存在,儿童糖尿病病情也发生一系列变化,血糖控制较以前困难,慢性并发症开始出现,患者进入青春期发育,糖尿病控制应由父母主导逐渐转向患者自我主导。

(一)青春转型期糖尿病特殊性 研究发现,全球15~19岁非西班牙白人人群的T1DM发病率从儿童期的0.43/1000增至3.22/1000,T2DM从0.29/1000增至2.36/1000[27-32]。但是此段时期的糖尿病患者自我教育和病情监测放松,病情控制往往较差[33-36],T1DM患者容易发生糖尿病急性并发症,而T2DM后者开始出现慢性微血管并发症,肥胖、高血压、血脂谱异常和心血管病风险增加[37-42]。

青春期发育是糖尿病的风险致病因素,此一时期的1型和2型糖尿病发病率均较儿童期高,而且,青春期发育使原有的糖尿病病情加重,血糖难以控制,容易出现血管并发症。1型糖尿病患者在进入青春期后,血糖控制更为困难,常因青春期发育延迟和生长发育问题需要经常调整药物剂量。与1型糖尿病比较,青春期2型糖尿病的特点是:①患者认为自己的糖尿病轻,常常因防治松懈而在青春期加重,肾脏出现慢性并发症;②T2DM患者多肥胖,且难以改变不良生活方式;③肥胖T2DM女性青春期多伴有性发育提前,而PCOS发病率增高,因而生育能力反而下降;④应用二甲双胍治疗可提高生育率;⑤T2DM女性妊娠常需要胰岛素治疗。因此,病情评估与追踪均有其特殊性(图4-2-7-7)。

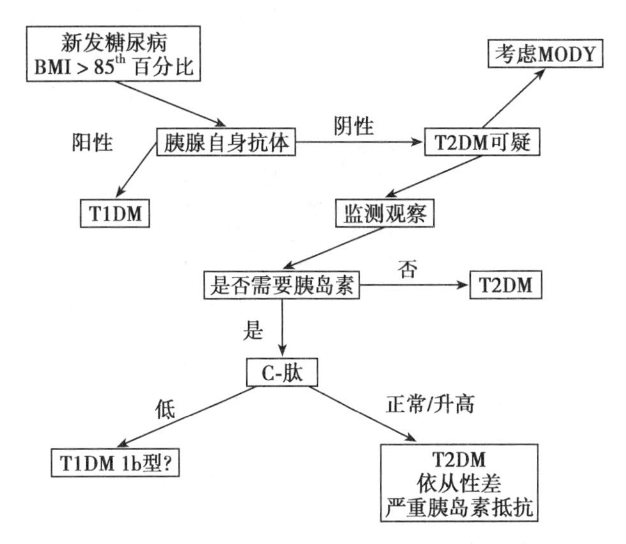

图4-2-7-7 女性青春期糖尿病病情评估模式

(二)1型糖尿病与性腺功能紊乱

1. T1DM与蛋白-热量营养不良症 营养状态是调节血清瘦素变化的主要因素,血清瘦素升高或降低的主要临床情况见表4-2-7-11。T1DM代谢控制不良引起蛋白-热量营养不良症,女性患者的中枢性瘦素缺乏(抵抗)导致脂肪积聚,能量消耗减少、高胰岛素血症、高血糖症;高瘦素血症可促进骨骼生长与成熟(图4-2-7-8)。作为适应性反应,长期蛋白-

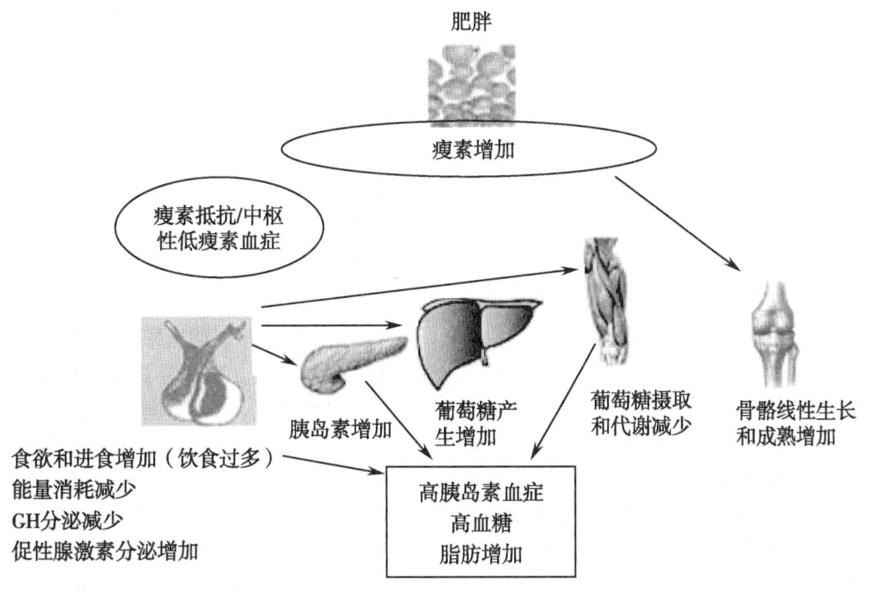

图4-2-7-8 瘦素对肥胖作用

长期的中枢性瘦素缺乏(抵抗)导致脂肪积聚,能量消耗减少、高胰岛素血症、高血糖症;高瘦素血症可促进骨骼生长与成熟

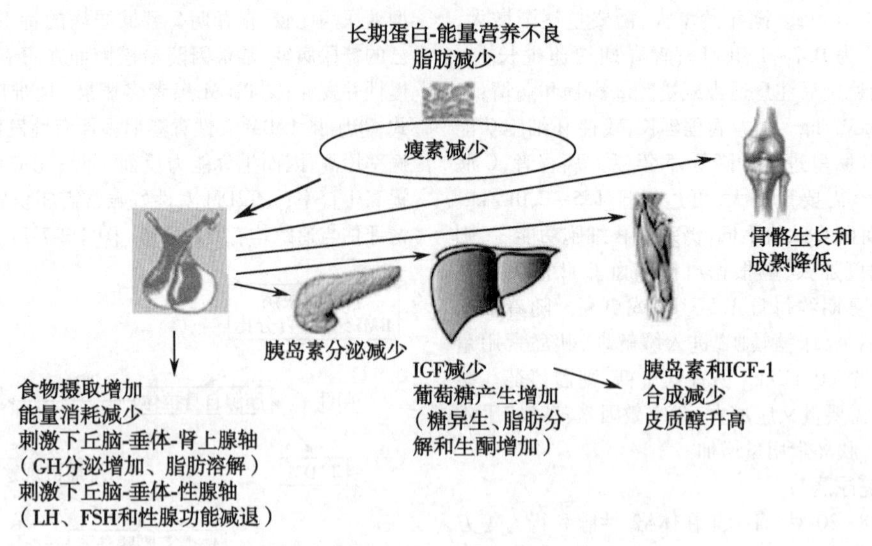

图 4-2-7-9 长期蛋白-热量营养不良的适应性变化

热量营养不良患者的血清瘦素下降，瘦素对神经肽 Y 的抑制作用减弱，刺激下丘脑-垂体-肾上腺轴和下丘脑-GH 轴，血清皮质醇和 GH 升高，以增加糖异生和脂肪分解，确保组织的能量供应；胰岛素抵抗和高 GH 血症与高皮质醇血症减弱 IGF-1 合成，能量物质由生长发育转向代谢稳定[23-29]（图 4-2-7-9～图 4-2-7-11）。女性 T1DM 的性腺功能变化见图 4-2-7-12。

表 4-2-7-11 引起血清瘦素变化的临床情况

血清瘦素升高	血清瘦素降低
肥胖	系统性瘦素缺乏症
过多进食	脂肪营养不良症
精神心理应激	蛋白-热量营养不良症
慢性肝炎肝硬化	禁食(24～72 小时)
充血性心衰	缺乏睡眠
类风湿关节炎	运动训练
胰岛素应用	睾酮应用
雌激素应用	GH 应用
糖皮质激素应用	

2. T1DM 胰岛素治疗与 PCOS　在过去数十年中，T1DM 对性腺功能的影响已经发生根本性变化。如果患者的糖代谢控制不良，闭经和月经稀少的主要原因是胰岛素缺乏、体重过低和营养不良；胰岛素强化治疗虽然能良好控制代谢异常，但发生肥胖、PCOS 和绝经提前的风险增加。青春发育期的激素波动为 PCOS 的诊断带来挑战，正常女性的青春发育期月经可不规则，常出现少许痤疮，与轻度 PCOS 或早期 PCOS 难以鉴别。在正常情况下，胰腺分泌的胰岛素经过肝脏首过灭活，但糖尿病患者皮下注射的胰岛素直接进入系统循环，使其浓度超过生理水平。T1DM 胰岛素强化治疗可降低卵巢病变（尤其是闭经）的发生率，但胰岛素过度也可导致肥胖、高雄激素血症性早熟和 PCOS，见表 4-2-7-12。

表 4-2-7-12 PCOS 伴和不伴 1 型糖尿病的比较

项目	T1DM+PCOS	PCOS
AMH/肾上腺雄激素升高	儿童期开始	儿童期开始
阴毛初现提前	未报道	相关
青春期	正常或轻度延迟	正常或提前
高雄激素血症	发生较晚	月经初潮前后发生
体重增加	青春期开始	儿童期开始
高胰岛素血症	血糖循环血液	胰腺-门静脉血液
胰岛素抵抗原因	糖毒性	肥胖
组织胰岛素浓度增高	肌肉脂肪	肝脏
多毛	轻度	严重
主要表现	生化性高雄激素血症/临床型高雄激素血症	月经稀少/PCOS/高雄激素血症
睾酮/雄烯二酮	↑	↑
游离睾酮	正常/↑	↑↑↑
SHBG	正常/↑	↓
LH	正常	↑
AMH	正常	↑
无排卵	?	+

（三）青春转型期糖尿病治疗　治疗原则与方法同 1 型和 2 型糖尿病。尤其要加强糖尿病自我管理教育和青春期发育知识教育，学会血糖监测技术、病情评价和胰岛素注射方法。在医务人员的帮助下，制订和实施糖尿病治疗方案与病情监测方案，密切合作与医务人员的联系。应用胰岛素治疗者每 3 个月，T2DM 患者应每 3～6 个月复查糖尿病控制指标。必要时，评价慢性血管并发症病情[43]。

青春转型期糖尿病患者发生 DKA 的诱因包括：①父母的糖尿病教育与管理放松；②病情追踪不力；③生活方式与心理性格改变、体格和性发育加重糖尿病病情；④学习环境不利于病情管理；⑤合并青春期疾病（如神经性厌食）；⑥避孕药应用。

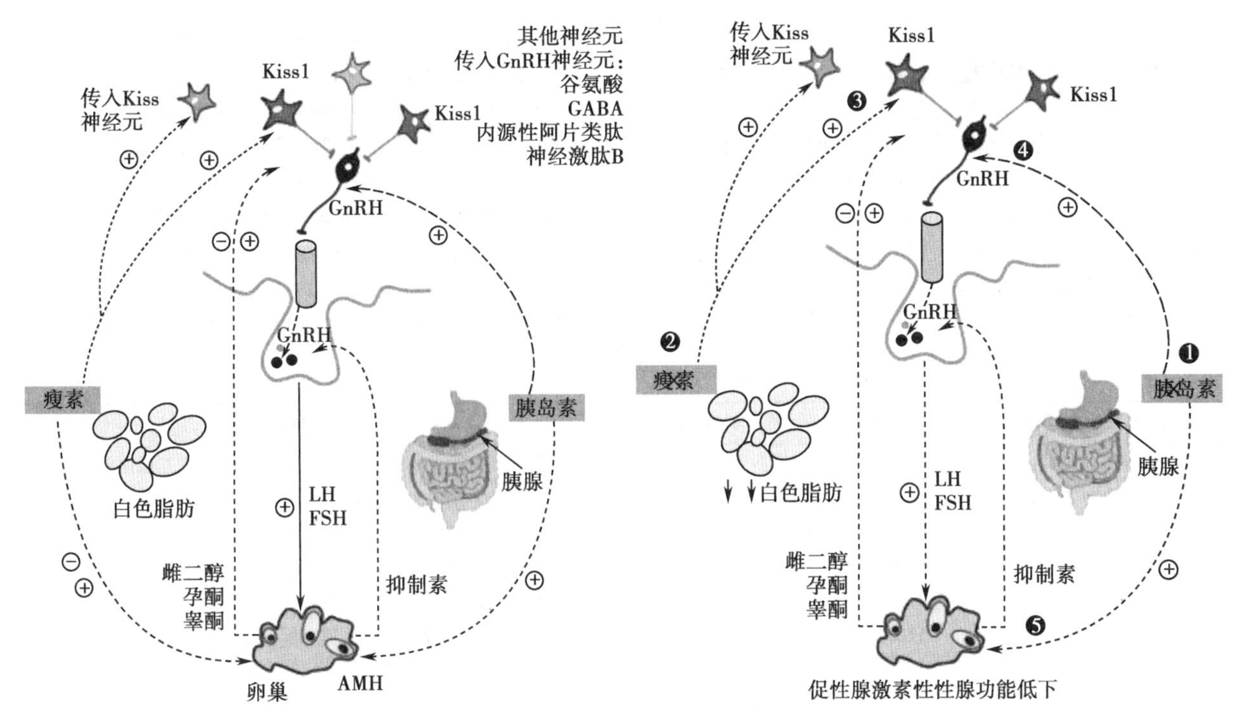

图 4-2-7-10　下丘脑-垂体-性腺轴调节

正常情况下，GnRH 刺激 LH 和 FSH 分泌，后者调节卵巢功能，而 E_2 和孕酮、睾酮反馈抑制下丘脑-垂体的促性腺激素释放；瘦素和胰岛素参与性腺功能调节，调节的水平主要在下丘脑和卵巢；瘦素控制 Kiss1/kisspeptin 表达，胰岛素维持 GnRH 神经元分泌功能；卵巢瘦素和胰岛素缺乏引起卵泡生长障碍，损害卵子与粒层细胞的信号沟通，导致卵巢激素生成异常和排卵障碍

图 4-2-7-11　1 型糖尿病的下丘脑 Kiss1 系统改变

胰岛素缺乏和体重降低引起低瘦素血症，下丘脑 Kiss1/kisspeptin 和 GnRH 分泌减少，导致促性腺激素性性腺功能减退

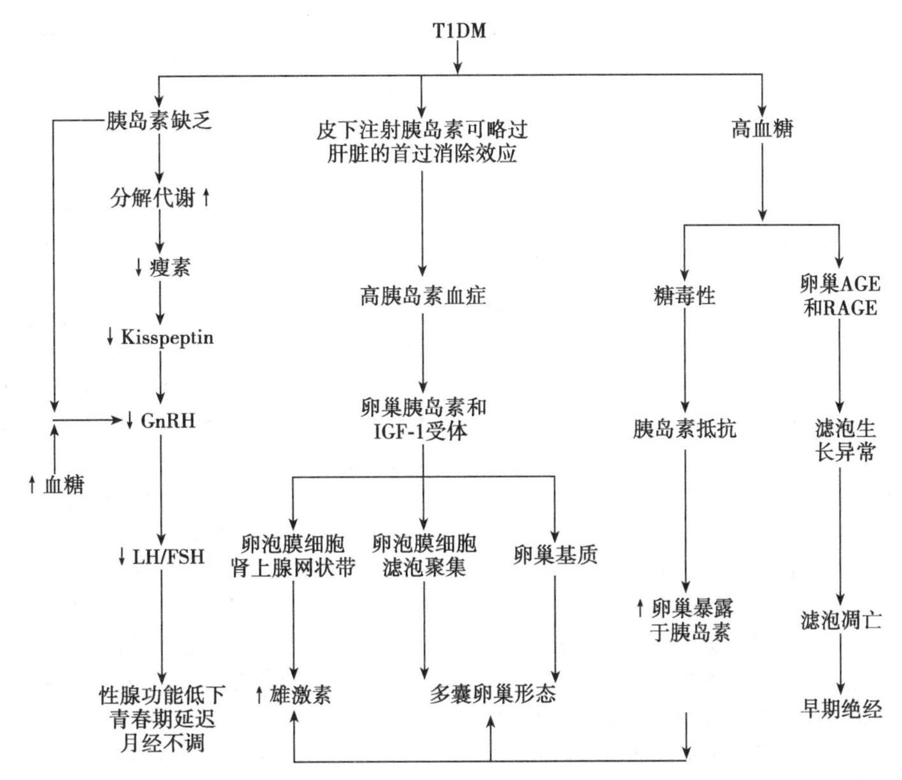

图 4-2-7-12　女性 1 型糖尿病的性腺功能变化

（唐炜立　刘石平）

第8节 青少年发病的成人型糖尿病

在20世纪70年代，Fajans和Tattersall两位学者根据他们对一种特殊类型的糖尿病的回顾性研究，提出青少年发病的成人型糖尿病(maturity-onset diabetes of the young，MODY)的概念[1-4]。MODY是一种异质性单基因疾病，属常染色体显性遗传。MODY的患病率具有明显的种族差异，在西欧高加索人群及斯堪的纳维亚人中相对高发；美国东南部黑种人、东欧、印度及日本的MODY约占糖尿病的1%~2%。

【病因与共同临床表现】

(一) MODY类型 前糖尿病状态的MODY个体其胰岛素敏感性正常，但葡萄糖刺激的胰岛素释放缺陷，提示β细胞功能异常是该病的初始病因。MODY的基本病理生理机制是原发性胰腺β细胞缺陷而非胰岛素抵抗，胰岛β细胞中葡萄糖刺激的胰岛素分泌功能障碍，β细胞功能常随着病程的延长而逐渐衰退(表4-2-8-1)。有些患者在遇到急性应激时才出现糖代谢异常或以应激性高血糖症为特征。

表4-2-8-1 文献报道的MODY类型

MODY类型	基因定位	染色体定位	发病年龄	临床特点
1	HNF-4A	20q13	青少年成年早期	进行性胰岛素分泌缺陷/巨大胎儿/暂时新生儿低血糖症
2	GCK	7p13	出生后任何时期	轻度而稳定的空腹高血糖症/无症状或OGTT异常/妊娠糖尿病/低体重/微血管并发症少见
3	HNF-1A	12q24	青少年成年早期	进行性胰岛素分泌缺陷/肾性糖尿
4	IPF-1	13q12	成年早期	罕见轻度糖尿病(杂合子型)
5	HNF-1B	17q12	青少年	进展型糖尿病/囊性肾病/泌尿生殖系统畸形/胰腺萎缩/胰腺外分泌功能紊乱/高尿酸血症
6	Neuro-D1	2q31	成年早期	少见
7	KLF-11	1p25	成年早期	胰腺萎缩/胰腺外分泌功能紊乱
8	CEL	9q34	成年早期	少见
9	Pax-4	7q32	成年早期	少见
10	INS	11p15.5		少见
11	BLK	8p23		少见
X	不明	-		-

注：GCK：glucokinase，葡萄糖激酶；CEL：carboxy ester lipase，羧基酯酶

(二) MODY的基本特征 Fajans和Tattersall归纳了MODY的一些临床特征[5,6]：①累及3代以上的家族成员，呈常染色体显性遗传，与人类白细胞抗原无关；②家族中一般有2个以上患者在25岁以前发病，少年期往往无症状，仅在感染等应激状态下出现症状；③从口服糖耐量试验(OGTT)异常到空腹血糖增高的自然病程进展缓慢，且糖耐量可时而正常，时而减退；④一般无酮症酸中毒，至少在发病2年内不依赖胰岛素治疗；⑤在少年期，MODY患者以非肥胖者居多；⑥可有大血管和微血管并发症。2006年，ADA将MODY划归为其他类型糖尿病中，与线粒体糖尿病共属于遗传性β细胞功能缺陷性糖尿病。

【各型MODY的临床特征】

(一) MODY1

1. 病因 MODY1的发病与HNF-4α基因突变有关，HNF-4α亦称为腺苷酸脱氨酶(ADA)。HNF-4α是胆固醇/甲状腺激素受体(类固醇激素受体)超家族的成员，也是HNF-1α表达的上游调节因子，在肝脏、肾脏和肠中有很高的表达，在胰岛细胞和胰岛素瘤中也有表达。提示它在这些组织基因表达的特异性调节中同样起着重要作用[7]，包括：①调节胰岛β细胞中胰岛素基因表达以及葡萄糖转运体和糖代谢酶的基因表达；②在肝脏，则调节参与糖、胆固醇和脂肪酸代谢的基因的表达；③此外，HNF-4α还参与HNF-1α的表达。Stoffel等认为HNF-4α通过调节葡萄糖转运体(GLUT2)和糖酵解(糖酵解醛缩酶B、3-磷酸甘油醛脱氢酶和丙酮酸激酶)来维持糖酵解的平衡。到目前为止，在MODY家系中已报道了HNF-4α基因多个不同位点的突变，如Q268X、G115S、F75fsdelT、K99fsdelAA、R127W、R154X、E276Q、G326R、T339I和W340X等[8]。

2. 发病机制 HNF-4α催化腺嘌呤核苷(A)和脱氧腺嘌呤核苷(dA)的代谢，使它们脱氧生成腺嘌呤核苷和脱氧核苷。HNF-4α突变，导致脱氧腺嘌呤核苷代谢受阻使其浓度升高，同时其相应的5′-三磷酸衍生物的dATP浓度升高，从而抑制核糖核苷酸还原酶活性，阻断脱氧腺嘌呤核苷酸前体合成，使DNA复制受阻。脱氧腺嘌呤核苷对β细胞的毒性最强。这是因为在未成熟的β细胞中，腺嘌呤核糖核苷代谢旺盛，β细胞内脱氧腺嘌呤核苷激酶活性增高，使dATP消耗增加，蛋白合成减少，β细胞得不到代谢所需的能量和营养物质，导致细胞死亡，随着年龄的增长，病情加重，临床体征出现，由此最终导致MODY1的发生[9]。

3. 临床表现 由于MODY1患者携带的突变基因是杂合子基因，所以患者间胰岛素分泌情况有很大差别，同时患者的诊断年龄和发病年龄也因起病缓急而不一致。MODY1患者的高血糖会随着病程的进展而逐渐加重，以致需要用口服降糖药或胰岛素治疗(30%~40%的患者需用胰岛素治疗)。这些患者的胰岛素分泌呈进行性减少，每年降低1%~4%。Linder等认为，本病病程发展要经历胰腺囊性纤维化阶段，此后胰岛β细胞数目逐渐减少，这些患者的胰岛素分泌对葡萄糖及非葡萄糖刺激因子的反应均有缺陷。临床表现

除血糖升高外，还有脂代谢改变，甘油三酯、apoB 和 apoC 明显低于家族中的非糖尿病者，但胰岛素钳夹试验证明其胰岛素敏感性正常，此可能与其甘油三酯低有关。此外还可表现为呼吸道和消化道症状[10]。MODY1 患者发生慢性并发症的可能性和 T1DM 及 T2DM 患者一样，尤其是微血管并发症，其发生的可能性也和血糖控制的好坏有着密切的关系。

（二）MODY2

1. 病因 MODY2 基因为单拷贝基因，由 12 个外显子组成，可在人的 β 细胞和肝细胞中表达，编码具有类似特征的蛋白质，即葡萄糖激酶（GCK）。GCK 是一种己糖激酶，存在于肝脏和胰岛细胞内，该酶催化葡萄糖转化为 6-磷酸葡萄糖，是一种葡萄糖代谢的限速酶，该反应是葡萄糖代谢的第一步。胰腺 β 细胞内，糖代谢和胰岛素分泌都极大程度上依赖于 GCK 的活性。同时，GCK 被认为是 β 细胞葡萄糖感受器的重要组成部分，可确保胰岛素分泌与周围环境血糖浓度相宜。MODY2 是一种高外显率的常染色体遗传性疾病，是已知的最常见的 MODY 类型。到目前为止，已发现超过 130 种可引起 MODY2 的 GCK 的突变，包括大量的移码突变和点突变，前者使该酶缺陷，后者使该酶功能改变。

2. 发病机制 肝脏中的 GCK 受胰岛素调节，进食后血糖升高，血浆胰岛素升高，GCK 活性增强，使 6-磷酸葡萄糖生成增多，糖原合成增加，该酶缺陷主要引起餐后高血糖。胰岛 β 细胞中的 GCK 主要受葡萄糖浓度调节，血糖升高则该酶活性升高，葡萄糖代谢加速。GCK 基因突变通过损害 β 细胞对葡萄糖的感受功能，导致葡萄糖刺激的胰岛素分泌不足，这是 MODY2 患者的主要代谢缺陷。GCK 的突变使 β 细胞对血中葡萄糖浓度变化的敏感性降低，导致只有当血糖升高至轻微高血糖的时候，才会促使 β 细胞分泌胰岛素，其胰岛素分泌曲线呈右移倾向[11]。MODY2 患者葡萄糖刺激的胰岛素分泌曲线不同于 MODY1 和 MODY3 患者，当葡萄糖浓度在 7.06～8.06mmol/L，其胰岛素分泌低于正常人，当葡萄糖浓度高于这个值时，其胰岛素分泌仍能随葡萄糖浓度的升高而升高（尽管其升高的幅度低于正常人），而这时，MODY1 和 MODY3 患者胰岛素分泌已达到最大值，不能随葡萄糖浓度的升高而升高。此外，MODY2 患者还能对非葡萄糖促胰岛素分泌剂起反应，这一点不同于 MODY1[12,13]。

3. 临床表现 GCK 基因突变的患者中，很大一部分是杂合子，杂合子患者保留正常的等位基因，有近 50% 的胰岛素分泌功能，仅发生轻症糖尿病，属不完全表现型。GCK 基因突变的患者中，只有一半是糖尿病患者，而这些患者的糖代谢异常并不是进行性的。营养和机体活动也能调节 GCK 基因的表达。本病有家族性倾向，尽管 GCK 基因突变位点不同，但它们的临床表现相似，即高血糖发生早但不严重，血糖水平比正常人约高 2.24mmol/L，而比典型的糖尿病患者约低 5.6mmol/L，临床经过良好，随着年龄的增长，患者的 β 细胞功能会逐渐下降，但下降速度不如 MODY3 快，甚至终身无糖尿病的症状[12]，也很少有糖尿病的血管并发症。绝大多数患者饮食控制即可收效，磺脲类药物可有较好效果，极少数患者需要胰岛素治疗。MODY2 患者可在怀孕时检测出异常，在欧洲高加索人群中 MODY2 占妊娠糖尿病的 3%～6%。

（三）MODY3

1. 病因 与 MODY3 发病有关的基因是 HNF-1α 基因。在白种人中，MODY 最常见的病因是 HNF-1α 的突变。同 HNF-4α 一样，HNF-1α 在肝脏、肾脏、肠及 β 细胞中均有表达，是许多肝脏基因重要的转录活化因子。它在代谢过程中帮助某些肝细胞基因调节组织特异性表达，也是哺乳动物胰岛素-1 基因的 1 个反式激活因子。HNF-1α 由三个功能区构成，包括二聚体区、DNA 结合区和转录活化区。HNF-1α 是以二聚体形式结合靶细胞 DNA 序列的非典型蛋白，它是 HNF-1β 的同旋体，两个蛋白可以以异二聚体形式结合在同一个 DNA 序列上。

2. 发病机制 HNF-1α 是一种转录因子，它改变一些其他基因在不同组织的表达，包括肝、肾和胰，它通过改变胰岛素基因表达影响胰腺胚胎发育，致使 β 细胞发育不良和进行性功能丧失而发生糖尿病。MODY3 患者伴有葡萄糖诱导的胰岛素分泌严重受抑，而胰岛素敏感性无影响。HNF-4α 与 HNF-1α 结合，激活其对方的基因启动子，调节 GLUT2 的表达。研究发现，HNF-4α 调节 KATP 亚基 Kir6.2 表达，而 HNF-1α 也具有同样功能（图 4-2-8-1 和图 4-2-8-2）。因此，与 HNF-4α（MODY1）突变相似，HNF-1α（MODY3）突变患者在早期可引起高胰岛素血症，而后期出现糖尿病[14-19]。

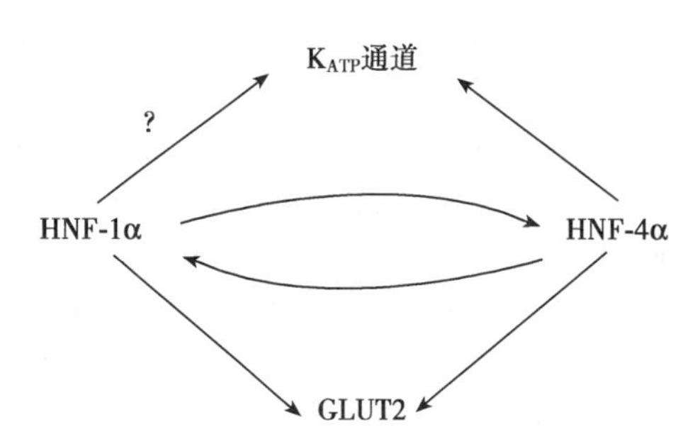

图 4-2-8-1 HNF-4α/HNF-1α 与钾通道功能

3. 临床表现 不同于 MODY2 的是 MODY3 患者的高血糖症状逐渐明显。还有学者发现 HNF-1α 基因突变患者尚表现有肾小管回吸收糖功能障碍，肾糖阈减低，因而患者早期即可出现明显多尿和多饮症状。尽管高血糖明显，但不发生酮症，这一点不同于 T1DM。早期饮食控制或口服降糖药即可，但随着年龄增长，病情加重也需用胰岛素治疗，且糖尿病微血管并发症的发生率与 T1DM 和 T2DM 相当，与血糖控制不良密切相关[20,21]。

（四）MODY4

1. 病因 MODY4 由 IPF-1 突变所致。IPF-1 又称 PDX-1 或 IDX-1。IPF-1 的主要作用是支配早期的胰腺发育以及对胰岛素表达和 β 细胞的特定基因（包括 GLUT2、GCK 和支链淀粉基因）的调控。

2. 发病机制 本病确切的发病机制尚不清楚，IPF-1 基因敲除的小鼠可伴有胰腺的发育不良。在人类，当 IPF-1 突变呈杂合子状态时可导致 MODY4 的发生，而当突变在纯合子状态下存在时，则表现为胰腺发育不良[22]。有学者认为 IPF-1 的分泌物在胰腺管内形成蛋白栓子，管腔狭窄及胆道括约肌肥大是胰腺病变的原因。由此认为其发病机制可能

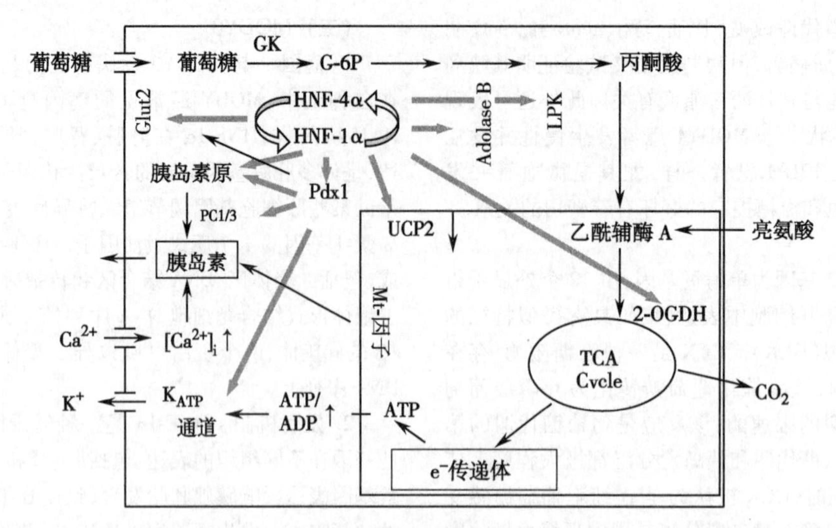

图 4-2-8-2 β细胞的 HNF-4α/HNF-1α/PDX-1 定位

通过糖酵解,葡萄糖转化为丙酮酸,进入线粒体内,为三羧酸循环提供底物;ATP 或 ATP/ADP 比值升高,关闭 K-ATP 通道,细胞膜去极化,电势敏感性 Ca^{2+} 通道开放;细胞内 Ca^{2+} 升高诱发胰岛素分泌颗粒出胞;HNF-4α 和 HNF-1α 调节糖酵解相关基因表达和线粒体能量代谢,PDX-1 对此过程无明确调节作用,PDX-1 主要介导胰岛素原和相关酶的作用,其靶点是 K-ATP 通道亚基 Sur1 与 Kir6.2;PDX-1 和 HNF-4α/HNF-1α 之间调节网络仍未明了

是某种异常而不稳定的蛋白质在胰腺导管分泌和碳酸盐减少的情况下沉积所致。

3. 临床表现 MODY4 是非常少见的 MODY 类型。其平均发病年龄在35岁左右,较 MODY1 和 MODY3 的患病年龄大。血糖升高时,发作性腹痛、发热和血清淀粉酶活性增高是本病的主要表现,后期可有脂肪泻及肠道吸收不良,缓解期中无任何症状,少数有上腹部包块形成。急性发作期多采用支持疗法,给予低脂饮食及抗胆碱能药物,如有肠道吸收不良则用胰酶,应严格控制血糖。

(五) MODY5

1. 病因 HNF-1β 也称为 TCF2,编码蛋白质的基因序列与 HNF-1α 有高度的同源性,功能相似。两者可形成异二聚体,HNF-1β 在肾或胰腺表达,可影响胰腺或肾脏的生长发育。

2. 发病机制 HNF-1β 可调控 HNF-4α 的转录,后者又进一步调控 HNF-1α 的表达。若 HNF-1β 突变,则导致 MODY5 的发生[23,24]。HNF-1β 密码子 177(R177X)发生突变可导致 MODY5,带有这种突变的家系除有糖尿病外,还有肾囊性变[25]。有研究表明:蔗糖-异麦芽糖转录在 MODY3 患者中几乎没有改变或者降低,而在 MODY5 患者中升高。Elena 的研究表明 HNF-1α 突变可使 HNF-4α 的转录活性不同程度地减少或者消失,而与突变有关的复杂症状来源于 DNA 结合的缺陷。进一步的研究发现 HNF-1β 在调控 β 细胞转录因子网络中起到作用,它对糖浓度的感知或者糖降解信号的调节是必不可少的。

3. 临床表现 HNF-1β 发生移码突变与糖尿病肾病有关。本病临床表现为肾性糖尿,其肾糖阈和最大葡萄糖重吸收率均降低,往往合并近曲小管葡萄糖重吸收障碍或其他肾小管功能障碍成为 Fanconi 综合征的一部分。胎儿肾单位的形成有赖于 HNF-1β 的正常功能。大多数患者都有蛋白尿和肾功能损害,40%的中年突变携带者45岁前会发展至终末期肾病。HNF-1β 突变所致糖尿病很少在成年早期以前表现出来,一些患者可能表现为儿科或肾病科的临床表现,肾脏表现形式各有不同,所有的患者都有肾囊肿,可表现为少量单个到引起肾衰竭的严重囊肿。有的 MODY5 患者尚有肝功能损害,女性患者则常有子宫畸形等生殖器发育不全。

(六) MODY6 Malecki 等[26]于 1999 年报道了 MODY6。BetaA2/NeuoD1 是一种转录因子,在胰岛、小肠和脑表达,与胰腺内分泌腺的发育有关。敲除 BetaA2/NeuoD1 基因的动物可见 β 细胞形态异常并发生糖尿病而死于围生期。到目前为止,仅发现两个因 NeuroD1 基因突变而引起的 MODY 家系,1个是206位的无义突变,引起表达蛋白羧基端的截短,另1个是111位的错义突变(Arg →Leu),该突变破坏了 NeuroD1 基因的 DNA 结合域及结合活性。临床上,无义突变家系的症状比错义突变家系重。MODY6 患者易发生糖尿病的并发症,其糖尿病的病情轻重不一。

(七) MODYX 新生儿永久性糖尿病(PNDM)由于胰岛素基因突变所致,又称为 MODYX。胰岛素基因突变后,胰岛素原分子因折叠错误而滞留在内质网中,导致内质网应激(endoplasmic reticulum stress)和 β 细胞凋亡,最终形成永久性胰岛素缺乏性糖尿病[27]。

【诊断与治疗】

(一) 诊断 MODY 的临床诊断强调其遗传病因为常染色体显性单基因遗传属性。MODY 的临床特点是:①糖尿病发病年龄<25岁,多数患者的糖尿病病情轻;②家族成员中存在2~3个早发性糖尿病患者;③家族发病者的分布提示为常染色体显性遗传模式;④病情为非胰岛素依赖性,即诊断糖尿病后5年内不需要胰岛素治疗。MODY 的确诊有待

于分子生物学技术检测突变的基因。Sanger 测序是鉴定单基因突变型疾病(包括 MODY)的金标准,其敏感性达 99%以上,但是目前仅有 HNF-1α、HNF-4α 和 GCK 的基因序列明确。Sanger 测序耗时长,因此仅在临床明确 MODY 诊断后才采用基因测序进一步证实,另一方面,大约只有 50%的 MODY 患者临床表现典型,因此当高度怀疑或需要进行鉴别时,亦可考虑测序分析[28-30]。

根据 2011 年国际糖尿病联盟(IDF)的建议,典型 T2DM 应与其他少见的糖尿病类型鉴别,如胰源性糖尿病、单基因糖尿病和继发性糖尿病等。年轻的 T2DM 必须想到 MODY 或其他特殊类型糖尿病可能(图 4-2-8-3),但单凭临床表现和一般的实验室检查难以鉴别。

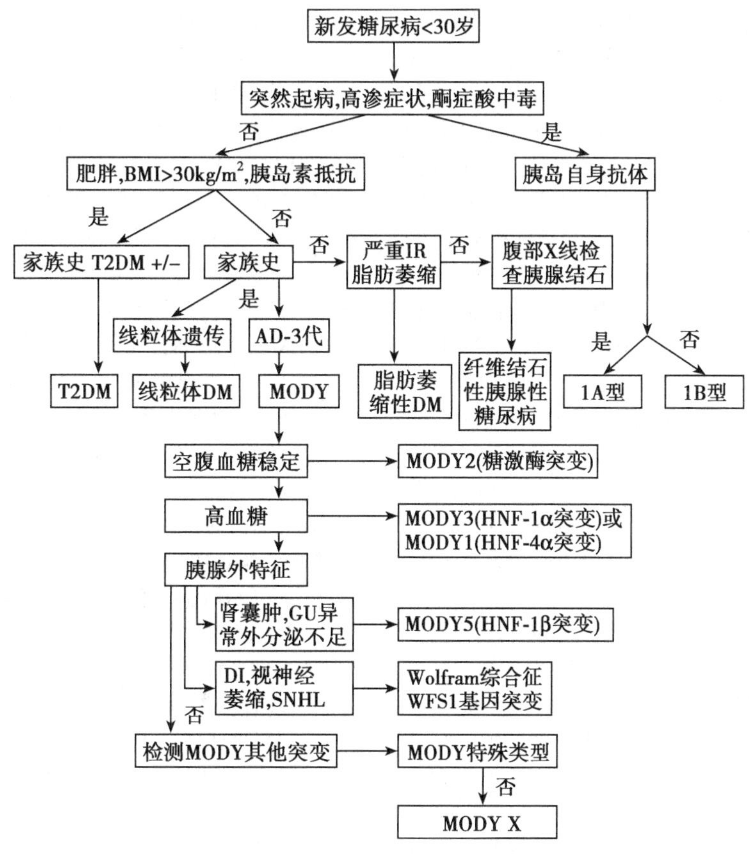

图 4-2-8-3 年轻糖尿病的诊断流程

(二)鉴别诊断 线粒体基因突变糖尿病是一种母系遗传,以血糖升高伴有耳聋为主要特征的特殊类型的糖尿病,是线粒体 DNA 突变引起的糖尿病。临床上,有以下特征:①母系遗传;②发病年龄多在 40 岁以前;③常伴神经性耳聋;④血清乳酸或乳酸/丙酮酸比值升高;⑤进行性胰岛素分泌缺陷,常需胰岛素治疗。可进行基因突变检查以确诊[31]。LADA 归属 T1DM,具有以下特征:①有胰岛 β 细胞自身免疫损伤证据;②HLA 检查有 T1DM 的易感基因。

X-性连锁的免疫紊乱-多内分泌病-肠病综合征(IPEX syndrome)是自身免疫性多内分泌腺综合征的一种特殊类型,男性发病。患儿在出生后第 1 年即发生严重的自身免疫紊乱,并以水样泻、湿疹性皮炎和内分泌病三联征为特点,最常见的内分泌病是 T1DM;多数患儿还同时伴有其他自身免疫功能现象,如 Coombs 阳性型贫血、自身免疫性血小板减少性紫癜、自身免疫性粒细胞减少症和自身免疫性肾小管性肾病等。多数患者于 1 年内死亡,少数可存活至 20~30 岁。IPEX 的诊断依赖于完整的临床资料,确诊有赖于 FOXP3 基因突变检查(阳性率约 50%)。治疗上主要是对症处理,主要药物为免疫抑制剂(如环孢素、FK506 和糖皮质激素),如果患者对 FK506 不能耐受,可换用西罗莫司(sirolimus,rapamycin),自身免疫性粒细胞减少症者应用粒细胞集落刺激因子;糖尿病的治疗与 T1DM 相同;同时注意营养支持。骨髓移植的效果较好。

【治疗】

2/3 的 MODY 患者不需要使用降糖药物,仅通过控制饮食和运动就可以满意地控制血糖。然而,即使血糖仅轻度升高的患者,怀孕时也被视为高度危险的。此时,胰岛素的治疗是十分必要的。在严重高血糖的病例,无论是何种基因突变型,口服降糖药物和胰岛素的治疗都与 T2DM 类似,血糖和糖尿病并发症的控制对 MODY 患者的重要性与其他类型的糖尿病相同。

(周智广)

第 9 节 成人隐匿性自身免疫糖尿病

在 1997 年美国糖尿病学会(ADA)和 1999 年世界卫生组织(WHO)提出的糖尿病分型新建议中,成人隐匿性自身免疫糖尿病(latent autoimmune diabetes in adults,LADA)归属为免疫介导性T1DM的亚型。

【分型与发病机制】

（一）LADA命名

1. LADA命名 1977年,英国Irvine观察到非胰岛素依赖型糖尿病(NIDDM)患者中,部分人胰岛细胞抗体(ICA)呈阳性,多无肥胖,血浆C肽低,易出现继发口服降糖药失效且伴有较高比例的自身免疫病病史。1986年,芬兰Groop等报道ICA阳性的NIDDM患者C肽低,但最初不需胰岛素治疗,人HLA-DR3和DR4频率增加,随访观察其β细胞功能持续下降,称之为隐匿性(latent)或迟发性(late-onset)T1DM。1987年,日本Kobayashi将其命名为"缓慢进展性胰岛素依赖型糖尿病"(slowly progressive IDDM)。还有学者认为此类糖尿病为T1DM和T2DM间的过渡类型,其患者兼有T1DM(胰岛素缺乏和胰岛自身抗体)和T2DM(胰岛素抵抗和肥胖)的特点,故称其为"1.5型糖尿病"。1990年,美国Baekkeskov等首次证明胰岛素依赖型糖尿病(IDDM)患者体内胰岛64kD抗原的本质是谷氨酸脱羧酶(GAD),并建立了GAD抗体(GADAb)的免疫沉淀酶活性分析法。1993年,澳大利亚Tuomi等对1组成年发病的NIDDM患者检测GADAb,发现有较高阳性率,并将此类糖尿病命名为"LADA"[1]。目前"LADA"这一命名最为常用。最近,有学者建议在临床工作中以"AIDA"(成人自身免疫性糖尿病,autoimmune diabetes in adult)来替代"LADA"这一简称,而LADA仅在科研中使用,以避免对"latent(隐匿性)"产生误解[2]。

2. 分型 随着近年对LADA研究的深入,人们发现其作为一种特殊类型的糖尿病,患者的临床表型具有明显的异质性:既有类似于经典T1DM、胰岛功能快速衰竭的患者,又有十几年病程都无明显进展的患者;既有特别消瘦的患者,又有肥胖或伴有代谢综合征的患者。学者们在研究中发现这种异质性可通过抗体滴度的水平予以解释。2001年,Lohmann等[3]观察到ICA和GADAb均阳性和携高滴度GADAb的LADA患者的临床特征更接近于T1DM,而单一抗体阳性或携低滴度抗体的LADA患者则更类似于T2DM,并将它们分别命名为"LADA-type 1"和"LADA-type 2"即LADA-1型和LADA-2型。相关研究亦发现以GADAb滴度指数0.3为界划分的2个LADA亚型患者的临床特征存在显著的不同,结果与Lohmann相似。这表明糖尿病是一个连续的疾病谱[4,5],LADA处于自身免疫机制介导的经典T1DM和以胰岛素抵抗为主的T2DM之间,是既存在胰岛素分泌缺陷又存在胰岛素抵抗的过渡类型——1.5型糖尿病。

尽管1型和2型糖尿病存在许多共同的生物学病因,但遗传因素基本上无两者重叠现象,因而发病机制是不同的,而LADA可认为是1型和2型糖尿病的一种之间状态,在遗传因素方面,LADA往往兼有T1DM和T2DM的特征(如HLA、TCF7L2位点等)。但是绝对不能认为LADA是T1DM与T2DM的混合体[6-11]。

（二）LADA病因和发病机制

1. 胰岛自身抗体数目/滴度/GADAb表达频率存在差异 LADA的T细胞免疫功能及胰岛免疫病理的观察甚少。Brooks-Worrell等观察了LADA患者外周血单个核细胞(PBMC)对人胰岛蛋白的增殖反应。Shimada等报告了1例日本女性LADA患者T细胞浸润胰岛的活检情况。上述有限的资料均支持LADA是一种T细胞介导的自身免疫性疾病。然而,如能针对ICA阳性而GADAb、IA-2Ab及IAA均阴性的LADA患者探讨新的胰岛自身抗原,如能细致检测其胰岛自身抗原(GAD、IA-2和胰岛素原等)特异性T细胞功能,如能对其胰腺进行活检或尸检,定性或定量地揭示LADA胰岛炎与经典T1DM的异同,这些研究无疑将有助于进一步阐明LADA的发病机制。

2. LADA具有较高的T1DM易感基因频率 LADA的上述免疫反应与临床进程是否存在相应的遗传学基础?Tuomi等研究表明,与经典T1DM关联的HLA-Ⅱ类等位基因如DR3、DR4、DQ2和DQ8的频率由高到低的顺序为经典T1DM、LADA和健康对照。但UKPDS显示,HLA-DR3、HLA-DR4及HLA-DR3/4频率在LADA与经典T1DM中相似,且随LADA诊断年龄的增加而降低;HLA基因型与诊断后6年使用胰岛素治疗的概率无关,而HLA-DQ易感基因型与<55岁组LADA的胰岛自身抗体滴度相关。LADA的易感基因研究有待深入,开展中国人群的大样本研究,包括HLA单体型、胰岛素启动子串联重复序列数目(INS-VNTR)、细胞毒性T淋巴细胞相关抗原-4(cytotoxic T lymphocyte associated antigen,CTLA-4)和主要组织相容复合物Ⅰ类链相关基因A(MHC class I chain-related gene A,MICA)等候选基因筛查以及其他经典T1DM和/或T2DM相关基因的比较研究均有待进行。给LADA患者的无糖尿病后代静脉注射葡萄糖刺激后,胰岛素的释放水平降低,提示其后代胰岛分泌功能受损与遗传因素的影响有关。Vauhkonen等[12]给LADA患者的无糖尿病后代静脉注射葡萄糖,刺激的胰岛素释放水平降低,提示其胰岛分泌功能受损。进一步研究显示,GADAb阳性LADA患者的子女还存在胰岛素原及胰岛素原/C肽比值的升高,而ICA阳性LADA患者的子女则无胰岛素原分泌的异常,而以胰岛最大储备功能受损为主,提示其与遗传因素的影响有关,且具有一定的异质性[13]。

3. LADA易患性和保护性基因 与经典T1DM不同,LADA具有较高的T1DM易感基因频率,如HLA-DR3/DR4、HLA-BW54、HLA-DQB1 * 0201/0302和HLA-DRB1 * 03-DQA1 * 0501-DQB1 * 0201等。LADA的HLA表型与经典T1DM并不完全相同,且具有种族特异性,在正常人群亦有一定分布。T1DM高危基因HLA-DQB1 * 0201/0302的频率在携带高滴度GADAb的经典T1DM患者中最高,在GADAb阳性的LADA中次之,T2DM中最低,提示该基因频率与GADAb滴度呈正相关;而保护型基因HLA-DQB1 * 0602(3)的频率在3组中的分布恰与易感基因相反,提示LADA易患性和保护性基因与经典T1DM存在差异,这种差异与缓慢进展的胰岛自身免疫破坏有关。比较LADA(根据GADAb滴度分为LADA-1型和LADA-2型组,即GADAb≥0.3者为LADA-1型,GADAb<0.3为LADA-2型)和经典T1DM患者(分为青少年急性起病和成人急性起病组)的T1DM的HLA-DQ易感基因和易感单体型,发现HLA-DQ易感或保护性基因频率在青少年T1DM、成人T1DM、LADA-1型和LADA-2型呈现为一个连续的谱,LADA-1型与经典T1DM患者的易感基因和易感单体型频率相似,且均高于正常对照,而保护性等位基因

和单体型频率较正常人下降,而LADA-2型与正常组无差异。说明HLA-DQ介导的胰岛β细胞自身免疫损害在LADA-1型的发病中起重要作用,而在LADA-2型的发病中可能仅起次要作用。

除HLA外,尚有胰岛素基因的一类数目可变的串联重复序列(VNTR)位点、CTLA-4基因外显子1G等位基因和MICA5等位基因多态性与LADA存在关联。总的来说,由于目前对LADA易感基因的研究多局限于T1DM的相关基因,且与正常人部分重叠,故这些易感基因不能作为LADA诊断的独立指标,仅起辅助作用[14]。

4. GAD-Ab联系T1DM和癫痫的发病机制　GAD-Ab与T1DM和许多神经性疾病(如癫痫)的发病相关,而癫痫又是自身免疫性疾病(包括T1DM和某些内分泌疾病)和炎症性疾病的一个共同表现,因为两者之间存在共同的遗传背景[2]。同样,高血糖和低血糖可能损伤中枢神经系统,引起癫痫或惊厥[15,16]。T1DM相关的特异性致病自身抗体(GAD-Ab和其他自身抗体)与神经元抗原相互作用,引起癫痫,而糖代谢异常可加速癫痫的发生与发展,见图4-2-9-1。

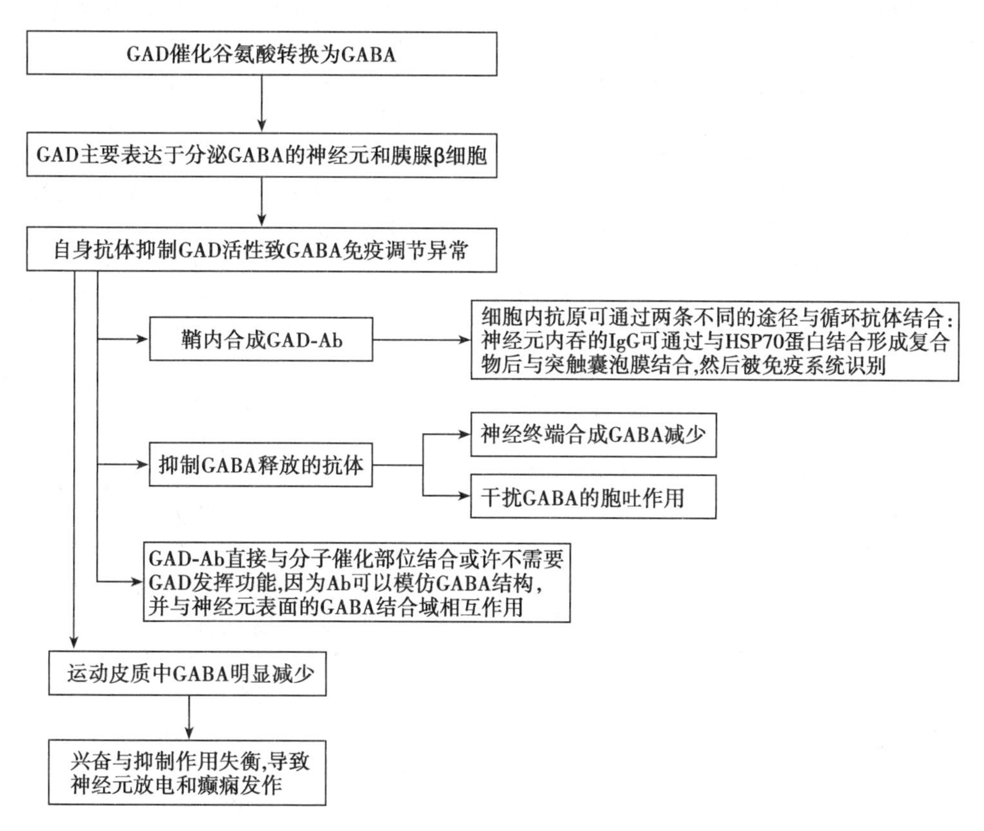

图4-2-9-1　GAD-Ab联系T1DM和癫痫的发病机制

【临床表现和诊断】

(一) LADA病程　对于LADA具体的起病年龄,不同研究者所得到的结果不同:Tuomi等报道的起病年龄大于35岁;Gottsater等报道的起病年龄大于15岁;Niskanen等报道的则为45~64岁;北京中日友好医院潘孝仁报道LADA发病年龄>20岁,平均31.8岁,范围20~48岁;我们从205例T2DM中筛选出GADAb阳性的LADA患者的平均发病年龄46.5岁,范围35~69岁;说明LADA在30岁以后多见。事实上,儿童亦存在缓慢进展的自身免疫糖尿病,称为"年轻人隐匿性自身免疫糖尿病"(latent autoimmune diabetes in the young,LADY)。故从严格意义上讲,发病年龄的界定应前瞻性观察临床前期LADA的自然病程为宜。

LADA的发病过程在临床上分为两个阶段:①非胰岛素依赖期:临床表现多与T2DM相似,发病6个月内无酮症,血浆C肽较低,血糖较高,用饮食和/或口服降糖药尚可控制;②胰岛素依赖期:自起病后经1~10年左右胰岛β细胞功能进行性损伤,胰岛素分泌进行性减少,患者发生口服降糖药继发失效,需用胰岛素治疗,最终出现酮症倾向。我们对16例LADA随访研究显示,依赖胰岛素治疗的患者百分比从入组时的43.8%(7/16例)上升至6年时的80%(4/5例)。亦有资料表明患者在十余年后才发展为胰岛素依赖,进一步说明LADA患者临床表型存在异质性。

体质指数并非LADA的特异体征。LADA患者较T2DM患者消瘦,而与青少年T1DM患者类似;且国内学者一度将BMI≤25kg/m² 或<21kg/m² 视为LADA的诊断标准之一,我们也曾将非肥胖纳入参考依据。但现在认为肥胖并非排除LADA的依据。2004年,欧洲和北美的大规模调查研究亦发现,LADA患者的平均BMI在超重甚至肥胖之列(BMI>25kg/m²),与T2DM患者无显著性差异,可能系生活方式的改变而使肥胖者增多所致。

(二) LADA的胰岛素分泌功能　在既往的LADA诊断标准中,学者也曾将患者的空腹和刺激下的C肽值作为诊断依据之一,但新近提出的诊断标准中未再对C肽值进行限定。LADA患者胰岛β细胞功能随病程呈缓慢进行性减退,且具有异质性。大多呈平缓下降,少数长期维持一定分泌水平,部分可在某阶段迅速衰竭[17]。我们随访LADA患者6年的资料显示,空腹C肽下降50%以上者于随访第1.5年时为25%,第6年时达93.8%,而T2DM组无此变化;LADA患者空腹C肽平均每年下降15.8%(4.0%~91.0%),其胰岛功能衰减速度为T2DM[5.2%(-3.5%~35.5%)]的3倍;LADA在随访中,8/11例发生胰岛β细胞功能衰竭,历时平均4.4年(2.0~6.8年)。

（三）LADA自身抗体和细胞免疫标志物

1. 自身抗体标志物　在自身免疫反应强度上,LADA要弱于经典T1DM。其次,它的免疫破坏并非持续发展,而可能是处于发生和停止两种状态的动态转化中,导致β细胞的免疫损伤以迂曲、反复的方式进行。LADA自身抗体的阳性率和平均滴度均低于典型T1DM,抗体又多以短暂、波动和低滴度等方式存在,从而使β细胞的损伤呈缓慢进展过程。目前研究得较多的胰岛自身抗体有GADAb、ICA、胰岛素自身抗体(IAA)和蛋白酪氨酸磷酸酶抗体(IA-2A)等,其中GADAb和ICA是诊断LADA的主要指标。而IAA和IA-2A在T2DM中阳性率低,很少用于LADA的筛查。多采用间接免疫荧光法检测ICA,而该法由于抗原难于获得、操作复杂且难于标准化而致应用受限。相比之下,GADAb具有敏感性高、长期稳定存在、检测方便且易于标准化等特点,现已成为诊断LADA的金标准。此外,更重要的是GADAb对LADA胰岛功能衰减的预测价值优于其他抗体。

虽然联合检测上述4种胰岛自身抗体可提高敏感性,但仍不能达到100%,故积极探索其他胰岛自身抗体对LADA的诊断价值,有利于合理的诊断策略的制订。我们的研究发现,羧基肽酶-H抗体(CPHAb)是诊断LADA的新指标,与GADAb联合检测可提高诊断LADA的敏感性[7]。我们进一步测定临床T2DM患者的GADAb、CPHAb、IA-2A和IAA后提出临床筛查LADA的多种策略:若注重高敏感度的筛查,则联合多种抗体检测;如侧重高的效价比,则可先检测GADAb,然后对GADAb阴性者进一步检测CPHAb;对于经济条件好的患者,则可同时检测GADAb和CPHAb,便于及时诊断和治疗(表4-2-9-1)。凡任一抗体阳性者均可诊断为LADA,这一序贯或联合检测策略可显著提高LADA的诊断效率。而IA-2A和IAA检测筛查LADA的效益较低,可不予常规检测。

表4-2-9-1　GAD抗体的疾病特异性

对象与病例	发生率(%)
健康人群	<1
T1DM急性发作时	60~80
暴发性T1DM	5~9
缓慢进展型T1DM	100
T2DM(饮食与口服降糖药治疗时)	4~5
1型自身免疫性多内分泌腺综合征	30~40
2型自身免疫性多内分泌腺综合征	30~50
自身免疫性甲状腺病	6~8
僵人综合征	60~70

2. 细胞免疫标志物　LADA是T细胞介导的自身免疫性疾病,所以理论上说,要提高LADA的诊断效率,采取直接检测针对胰岛自身抗原的细胞免疫反应的方法要优于测定针对同一抗原的自身抗体水平的方法。现在,越来越多的研究关注T细胞免疫反应的变化及其检测。有研究经比较1B型糖尿病(胰岛相关自身抗体阴性的T1DM)、经典T1DM、LADA和T2DM患者及健康对照的GAD反应性$CD4^+$T细胞,发现前三者分泌干扰素-γ的GAD反应性T细胞数量均高于后两者,作者提出评价胰岛相关抗原性T细胞反应将有助于自身免疫性糖尿病的诊断。所以,应对临床疑诊LADA但又缺乏抗体证据的患者可进一步行细胞免疫学方面的检测,以提高诊断的敏感性。

近年,倾向于应用固相酶联免疫斑点(ELISPOT)技术来检测外周单个核细胞(PBMC)分泌的细胞因子,此为探讨T细胞免疫反应的另一途径。ELISPOT较普通增殖试验更容易检测到T1DM患者体内的GAD反应性T细胞。所以ELISPOT联合胰岛自身抗体检测可以提高LADA的诊断效率。随着生活方式的改变,肥胖人群持续增加,T2DM的发病率接连上升。而过去几十年,T1DM的发病率也不断增长,其原因可能是由于环境因素的改变引起。与此同时,一些表现为两种糖尿病表型共存状态的病例不断为人们所关注。该类患者主要的临床表现为,胰岛β细胞自身免疫标志物阳性同时存在肥胖或胰岛素抵抗。这种新的糖尿病表型被称为"双重糖尿病(double diabetes,DD)",其发病率也在上升。目前国际对于双重糖尿病的临床、免疫学特征及治疗手段尚无定论,基于此,我们从临床特征和治疗这两方面对双重糖尿病进行了初步研究。双重糖尿病是指同时具有T2DM和T1DM典型特征的糖尿病患者,他们以肥胖和胰岛素抵抗为主要特征,同时存在胰岛细胞自身免疫标志物如谷氨酸脱羧酶抗体(GADA)、胰岛素自身抗体(IAA)和蛋白酪氨酸磷酸酶抗体(IA-2A)等。在目前的糖尿病分型体系下,我们很难把这类患者确定为哪一型,他们很可能因为肥胖和胰岛素抵抗首先被认为属于T2DM,但随后又因为检测到阳性的β细胞相关抗体被归入T1DM。Libman和Beeker在报道1例具有非典型特征的儿童糖尿病时首次引用了名词"double diabetes"。这种非典型儿童糖尿病曾被称为"杂合糖尿病"、"1.5型糖尿病(type 1.5 diabetes mellitus)"和"年轻人隐匿性自身免疫性糖尿病(LADY)"等。

双重糖尿病基本特征是肥胖和胰岛素抵抗与β细胞自身免疫共存。目前国际上还没有关于双重糖尿病的公认诊断标准,Pozzilli等于2007年就临床表现及免疫特征等提出了双重糖尿病诊断依据,并将其限定在年龄较小的青少年儿童糖尿病患者范围内。但LADA患者中亦不乏肥胖及胰岛素抵抗为主的个体,我们考虑这类成人患者亦应包括在双重糖尿病范围内。Pozzilli等提出的诊断标准:①存在T2DM临床特征:高血压、脂代谢紊乱、心血管病风险及BMI升高;T1DM或T2DM阳性家族史均有可能;②存在T1DM特征,但相对经典T1DM减少,如多饮、多尿、体重减轻、酮症倾向和起病即对胰岛素依赖等;③存在胰岛细胞自身抗体,但相对T1DM其数量及滴度下降。其MHC易感性可能较T1DM下降。目前对双重糖尿病的发病率仍知之甚少,除一些个案报道及Pozzilli等在拉兹奥地区的一项调查显示双重糖尿病在

5~30岁糖尿病患者中约占20%外，目前仍缺少双重糖尿病在其他种族和人群中患病状况的资料。我们对2005—2008年中南大学湘雅二医院内分泌科行GADA和/或IA-2A检测的住院糖尿病患者进行不限定年龄的筛查研究，共筛选出双重糖尿病患者8例，占所有行抗体检测住院糖尿病患者的2.4‰，占所有GADA和/或IA-2A阳性住院糖尿病患者的3.1%，占抗体阳性住院新发糖尿病患者的7.5%；其中30岁及以下患者仅2例，在2~30岁检测GADA和/或IA-2A住院糖尿病患者中仅占1.2%，远低于Pozzilli等统计的20%。分析原因一方面可能是筛选的人群基数较小，且均为住院患者，双重糖尿病患者由于起病时仍存在一定胰岛功能，临床表现相对较轻，有很大一部分患者不会选择住院治疗，因而得到的患病状况可能低于实际患病状况，另一方面可能是我国人群肥胖患病率低于西方发达国家水平，双重糖尿病的患病状况受之影响，亦低于西方发达国家水平。

双重糖尿病除了具有与T2DM相似的大血管并发症风险，T1DM易并发的微血管病变也在该类患者身上有较多体现。尽管双重糖尿病患者酌情选用二甲双胍和/或增敏剂+促泌剂或胰岛素等标准化治疗方案来控制血糖，对体重的控制仍差强人意。如果能在控制血糖的同时又能兼顾减轻体重和改善胰岛素抵抗，甚至防止胰岛功能进一步衰退，对于双重糖尿病患者可谓是理想的治疗方案。

【临床转归与并发症】

UKPDS表明<35岁及>55岁GADAb阳性的LADA患者诊断后6年，84%及34%发展为依赖胰岛素治疗，而T2DM患者发展为依赖胰岛素治疗仅分别为14%及5%，提示前者存在进行性的自身免疫性胰岛β细胞破坏，同时也说明年龄越小，病情进展越快。杨琳等[5]随访观察到LADA患者平均每年空腹C肽下降15.8%（4.0%~91.0%），而T2DM患者为5.2%（-3.5%~35.5%），其个体间异质性大；LADA患者在6年病程中，11例中有8例发生胰岛β细胞功能衰竭，历时平均4.4年（2.0~6.8年），而45例T2DM患者在随访期间未见此现象；并且发现GADAb滴度是LADA患者胰岛β细胞功能减退的重要预测因子，但其自身免疫过程却显著慢于经典T1DM。初步研究显示，LADA与经典T1DM在胰岛自身抗体数目、滴度及GADAb表达频率等体液免疫反应方面存在差异，其意义尚需探讨。

LADA微血管并发症（视网膜、肾和神经病变）的患病率与T2DM相似，但其视网膜病变的患病率似乎低于相同病程的经典T1DM，这可能与LADA和T2DM的糖代谢障碍相似，且两者比经典T1DM的发病年龄晚或胰岛β细胞功能较好有关。LADA的大血管并发症患病率亦与T2DM相似，高于类似病程的经典T1DM，这可能与后者发病年龄轻，使年龄成为重要的混杂因素有关。尽管Isomaa等观察到LADA的高血压和血脂紊乱少于T2DM，但我们的研究发现，较长病程的LADA患者的代谢综合征和肥胖的患病率与T2DM相近，但其差异及机制有待进一步探讨。

LADA合并的其他自身免疫病包括自身免疫甲状腺病、乳糜泻（celiac disease）及Addison病等。其中，合并甲状腺自身抗体阳性［甲状腺过氧化物酶抗体（TPOAb）16.7%、甲状腺球蛋白抗体（TgAb）6.7%、任一抗体阳性占18.9%］和亚临床甲状腺功能异常（亚临床甲减或甲亢，约为27.4%）最常见；GADAb高滴度（指数>0.5）的LADA患者50.0%甲状腺自身抗体阳性，而甲状腺自身抗体阳性的LADA患者47.1%有亚临床甲状腺功能异常。上述组合提示LADA可作为自身免疫多内分泌腺综合征（APS）的一个重要组成成分，且常以APS-2型存在，这可能与其携带HLA-DR3-DQ2或HLA-DR4-DQ8等高危易感基因型有关。因此，在临床工作中，应注意上述情况的筛查诊断。

【诊断与治疗】

（一）诊断标准 潘孝仁等的诊断标准将抗体类型、发病年龄、BMI、胰岛功能和基因表型等限制在较窄的范围内，虽然诊断的特异性较高，但在一定程度可能漏诊部分患者（如LADA-2型患者和处于非胰岛素依赖阶段的患者）。池莲祥等增加了诊断的抗体数目，可提高LADA诊断的敏感性。线粒体基因突变糖尿病的临床特征类似LADA，且ICA或GADAb亦可阳性，故提出要加以鉴别和排除。但该诊断标准将患者BMI和胰岛功能等定义在较低水平，故诊断效率偏低。我们将起病年龄划为≥15岁，是基于国际上有分别将<15岁及≥15岁起病的T1DM称为儿童起病型及成年起病型T1DM的惯例，且利于早期发现更多的病例；提出发病后至少6个月内无酮症发生，是为了与成年急性起病的经典T1DM区别。本标准未将BMI、临床症状及胰岛β细胞功能纳入，适于LADA的非胰岛素依赖性阶段及胰岛素依赖阶段的诊断，避免遗漏。原则上建议对所有糖尿病患者均应行胰岛自身抗体的检测，以便早期正确分型[18,19]。

1. 潘孝仁诊断标准 1997年，潘孝仁首先提出的LADA诊断要点：①20~45岁发病，BMI≤25kg/m^2，空腹血糖≥16.5mmol/L；②空腹血C肽≤0.4nmol/L，早晨空腹100g馒头餐后1小时或2小时C肽≤0.8nmol/L；③GADAb阳性；④HLA-DQβ1链第57位点为非天门冬氨酸纯合子（易感基因）。其中①是诊断基本点，加上②、③或④任何1点就可考虑诊断LADA[20]。

2. 湘雅代谢内分泌研究所诊断标准 1998年，我们综合文献及自己的研究结果，提出LADA早期诊断依据：①发病年龄>15岁而发病6个月内无酮症发生；②发病时非肥胖；③伴甲状腺或胃壁细胞等器官特异性自身抗体；④具有T1DM易感基因；⑤胰岛β细胞自身抗体（GADAb、ICA和/或IAA等）阳性；⑥排除线粒体基因突变糖尿病及青少年起病型的成人型糖尿病（MODY）。具备第①点加上②、③或④点中任何1点则疑诊，具备①、⑤和⑥3点可确诊[21]。

3. 池莲祥诊断标准 2001年，池莲祥等提出的诊断标准为：①胰岛β细胞自身抗体（ICA/IAA/GADAb和IA-2A）1种或以上阳性；②胰高血糖素刺激后血清C肽<0.6nmol/L；③体型消瘦，BMI<21kg/m^2，6个月内非胰岛素治疗无酮症倾向；④伴甲状腺或胃壁细胞等自身抗体；⑤20岁以上，多在35岁以上发病；⑥排除线粒体基因突变糖尿病及MODY。其中①和②项最为重要。具备①、②、④及⑥4项可诊断为LADA。如仅具备第②~⑤项的1项加其他项则可临床拟诊为LADA，可按LADA处理[22]。

胰岛自身抗体作为β细胞自身免疫的标志物，可区分LADA与T2DM；而诊断糖尿病后一段时间内不依赖胰岛素治疗则可与经典 T1DM 鉴别。最近，国际糖尿病免疫学会试图将 LADA 的诊断标准化，其建议为：①≥30 岁起病；②至少一种胰岛自身抗体阳性（ICA、GADAb、IA-2A 和 IAA）；③诊断糖尿病后至少 6 个月不需要胰岛素治疗。LADA 筛查和诊断流程见图 4-2-9-2。

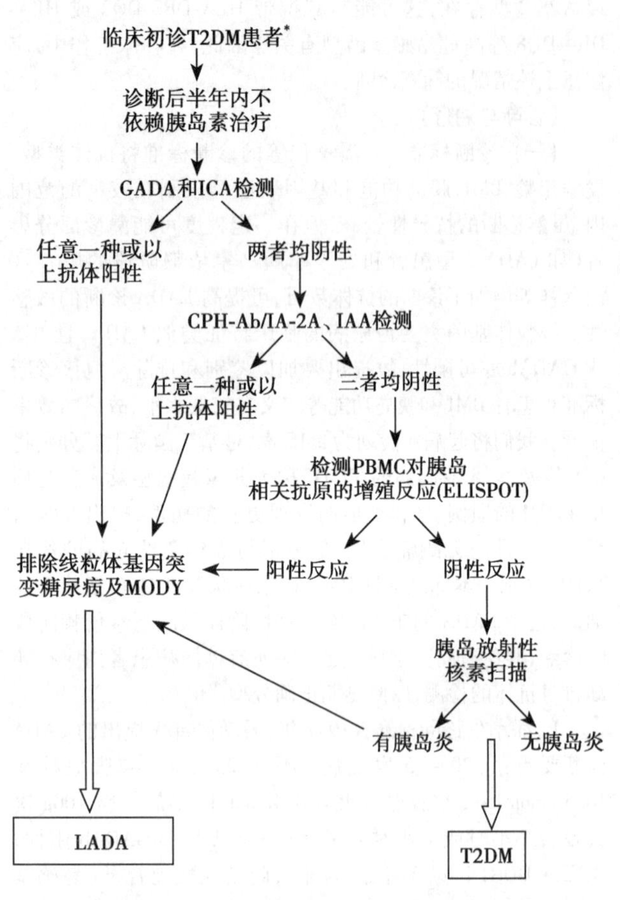

图 4-2-9-2 成人隐匿性自身免疫糖尿病的筛查和诊断流程

*，有条件者，可同时做 HLA 基因分型和胰岛功能检测，前者有利于进一步诊断 LADA，但尚不能作为独立诊断指标；后者可指导临床治疗、评估预后

（二）治疗 鉴于 LADA 自身免疫反应可能较弱且其过程较长，其非胰岛素依赖阶段的“治疗窗口”空间较经典 T1DM 大，为尝试免疫干预措施提供了难得的契机。小剂量胰岛素疗法的合理性和有效性正被进一步证明，其机制与诱导免疫耐受，促使 β 细胞休息，以减少炎症反应等有关。与之相反，磺脲类药物格列本脲则增加胰岛自身抗原的表达，维持 ICA 阳性，使 LADA 患者胰岛 β 细胞功能减退加速。因此，目前多主张避免使用磺脲类药物治疗 LADA[23]。

噻唑烷二酮类药物治疗 LADA 的潜在优越性受到关注。由于这类药物尚具有抗炎及免疫调节作用，并能降低 T1DM 动物模型 NOD 小鼠的发病率及减轻胰岛炎症；初步临床试验提示罗格列酮单用或与胰岛素合用均可保护 LADA 患者胰岛的 β 细胞功能。胰岛特异性抗原 GAD 疫苗为 LADA 的免疫治疗带来了新的希望。Ⅱ期临床试验表明，皮下注射每次 20μg，2 次/天，即能保护 LADA 患者的 β 细胞功能及改善血糖控制达 2 年之久[24]。一些资料提示，雷公藤苷可有保留残存胰岛 β 细胞功能的趋势[25]。维生素 D 可提高机体免疫力，纠正 Th1/Th2 失衡，减少胰岛 β 细胞的炎症损伤，可以抑制 NOD 鼠 T1DM 的发生，对使用口服降糖药或使用胰岛素的 LADA 患者的胰岛 β 细胞功能均有保护作用[26]。

上述干预措施的机制涉及诱导免疫耐受、免疫抑制及免疫调节等，实验结果尚属初步，亟待大样本和多中心的研究证实。对于新诊断的处于非胰岛素依赖阶段的 LADA 患者，能否单用生活方式干预？现有口服降糖药中，何类药物（噻唑烷二酮类、双胍类、葡萄糖苷酶抑制剂或非磺脲类胰岛素促泌剂）较好？何种胰岛素给药方案最佳？联合用药是否更好？这些均有待随机对照研究结果回答。

（杨琳 周智广）

第 10 节 酮症倾向性糖尿病

酮症倾向性糖尿病（ketosis-prone diabetes，KPD）亦称非典型糖尿病（atypical diabetes mellitus）、特发性 1 型糖尿病/1B 型糖尿病（idiopathetic type 1 diabetes，type 1B diabetes），是一组临床综合征，临床表现和病因有较大的异质性。KPD 包括了经典 1A 型糖尿病、抗体阴性 T1DM（1B 型糖尿病）、成人隐匿性自身免疫糖尿病（LADA）和酮症倾向 T2DM（ketosis-prone type 2 diabetes）。KPD 在含义上基本等同于以前的胰岛素依赖型糖尿病，指体内胰岛素绝对缺乏，反复发生酮症或酮症酸中毒。因此，KPD 只是一种临床现象，一般不能作为独立的疾病诊断[1-3]。

【病因及发病机制】

（一）KPD 的遗传异质性 Boutin 等发现在美国黑种人中，第 12 号染色体的肝细胞核转录因子（HNF）-1α 基因的 1 个点突变 Gly574Ser，与青年酮症倾向的 T2DM 的发病有关。但 Mauvais-Jarvis 等在非洲加勒比海的成年发病的酮症倾向的 T2DM 中，未发现其与疾病的发生有关。Moller 等发现，在初始诊断为 T1DM，不携带任何 HLA 易感基因的丹麦高加索人中，有 10% 的患者携带 HNF-1α 基因突变（MODY3）。Kawasaki 等对以典型 T1DM 起病而抗胰岛自身抗体阴性的日本人进行筛查，发现 7% 的患者有 HNF-1α 基因突变（MODY3）。尽管青年人中的成年发病型糖尿病（MODY）通常在 25 岁以前发病，但携带 HNF-1α 基因突变（MODY3）的个体受环境及其他基因的影响而在发病年龄和临床表现上有很大的差异。Klup 发现在 13 个携带 HNF-1α 基因突变（MODY3）的家族中，25 岁以前发病者占 65%。因此，在 KPD 中很可能包括了一部分 HNF-1α 基因突变的携带者，这种基因的改变导致胰岛 β 细胞分泌缺陷，参与 KPD 患者的 DKA 发生。

Awata 等发现 T1DM 患者中 WFS1 基因（Wolfram 综合征相关基因）3 种多态性（R456H、H611R 和 I720V）较正常对照均显著增加，而且 R456H 多态性与非自身免疫糖尿病有关。这说明 WFS1 基因多态性可能与 KPD 的发生发展有关。Lee 等研究了韩国人中的非典型 T1DM，结果发现 10%（3/30）出现了线粒体基因 3243 突变。Sobngwi 等研究了 6-磷酸葡萄糖脱氢酶(G6PD)在KPD黑种人患者中的作用,发现其47%(23/49例)存在G6PD缺乏,而对照组仅为19%(6/31例),G6PD缺乏症的基因型G376A/G202A在16.5%(13/79例)KPD患者中为阳性,提示G6PD缺乏可能与KPD酮症的发生关联。

Mauvais-Jarvis对101例KPD患者筛查发现,PAX4基因的新的变异体(Arg133Trp)与KPD相关。Arg133Trp的PAX4纯合子占KPD的4%,而在355例正常对照和147例1型和T2DM中均无此改变。在体外,Arg133Trp变异体对α-TC1.6细胞系目的基因的启动子转录阻遏降低。还有1个KPD患者是Arg37Trp变异体的杂合子,在正常对照中也未发现,其生化特征较Arg133Trp更为严重。与其他KPD患者相比,携带Arg133Trp纯合子和Arg37Trp杂合子的患者,在胰高血糖素刺激试验时,胰岛素分泌功能的减退更为严重。

(二)急性应激与糖脂毒性 Mauvais-Jarvis等发现酮症倾向的T2DM患者出现高血糖后胰岛β细胞功能急剧下降,导致DKA的发生。其不能耐受高血糖所致胰岛β细胞功能的暂时性减退是DKA的主要原因。与其他类型糖尿病不同的是,用胰岛素治疗使血糖恢复正常后,其胰岛β细胞功能几乎完全恢复。因此,酮症倾向的T2DM对葡萄糖毒性更敏感。而普通T2DM患者可以长期出现高血糖而不发生酮症,能长期维持一定量的胰岛素分泌,使患者不发生DKA。

肥胖对酮症倾向的T2DM患者的胰岛β细胞功能减退也有一定的作用。首先,该类糖尿病通常发生在超重的个体中,而其首次发生DKA和DKA再发前,多有体重的逐渐增加。在所有酮症倾向的T2DM和普通T2DM中都存在胰岛素抵抗,但后者降低血糖后,其胰岛素敏感性仅有部分的改善。在非胰岛素依赖的酮症倾向的T2DM患者,尽管存在肥胖,在高血糖纠正后,胰岛素抵抗能够完全逆转。而在胰岛素依赖的酮症倾向的T2DM,由于血糖不能得到良好控制,胰岛素抵抗难以改善。这说明,酮症倾向的T2DM患者中胰岛素的作用受到葡萄糖毒性的明显影响。Umpierrez等也发现美国黑种人的酮症倾向的T2DM在血糖正常后胰岛素的作用完全恢复。Banerji等发现美国黑种人的非肥胖糖尿病患者中,所有酮症倾向的T2DM患者都存在胰岛素抵抗,而普通T2DM中有一半患者胰岛素敏感性是正常的。因此,酮症倾向的T2DM中胰岛素抵抗的特征与T2DM并不完全相同,葡萄糖毒性对胰岛素抵抗的发生起着至关重要的作用。

酮症倾向的T2DM中,甘油三酯的水平可以没有明显升高。但在高血糖情况下,高血糖将刺激β细胞的脂肪合成,导致β细胞中脂肪累积。因此,即使循环脂质水平基本正常,仍然会出现糖脂毒性。因此,酮症倾向的T2DM中,某些遗传缺陷导致患者对葡萄糖毒性或糖脂毒性诱导的氧化应激敏感性增加,可能是胰岛β细胞功能衰竭和胰岛素抵抗的原因。Sohngwi等在酮症倾向的T2DM中,发现6-磷酸葡萄糖脱氢酶的活性降低,而该酶对机体抵抗氧化应激有重要作用。

KPDM多见于非洲裔美国人和亚洲人,我国亦相对常见。男性KPDM的发病率明显高于女性的原因未明,可能与体脂分布、雄激素和遗传因素等有关[4](表4-2-10-1)。

表4-2-10-1 男性酮症倾向性糖尿病易感性的病因与发病机制

酮症酸中毒诱因	男性KPDM高发诱因
感染	男性体脂分布
治疗依从性差	男性激素分泌模式(雌激素/睾酮/SHBG/瘦素/GH)
新发糖尿病者	不良生活方式(吸烟/饮酒/软饮料)
应激	糖毒性敏感性
手术/创伤	脂毒性敏感性
急性心血管事件	病毒感染(HHV-8/柯莎奇B病毒)
酒精摄入	X性连锁G6PD缺乏症
药物	某些基因变异(HNF-1A/GCK/HNF/PDX-1/PAX-4/NGN3)

注:SHBG:sex hormone-binding globin,性激素结合球蛋白;HHV-8:human herpes virus 8,人类疱疹病毒8;GCK:glucokinase,葡萄糖激酶;HNF:hepatocyte nuclear factor,肝细胞核因子;PDX-1:pancreatic and duodenal homeobox-1,胰腺-十二指肠同源框-1;PAX-4:paired box gene-4,配对盒基因-4;NGN3:neurogenin3,神经源素3;G6PD:glucose-6-phosphate dehydrogenase,葡萄糖-6-磷酸脱氢酶;HNF-1A:hepatocyte nuclear factor 1 homeobox A,肝细胞核因子1同源框A

【临床类型与诊断】

(一)KPD类型 KPD包括了病因和发病机制各异的不同类型的糖尿病。其中,有些类型发生DKA的原因研究得比较清楚,如自身免疫T1DM和LADA,而大多数的KPD患者病因和发病机制不清。

1. 自身免疫T1DM 对于自身免疫T1DM来说,胰岛素缺乏是引起DKA最重要的原因。自身反应性T细胞破坏胰岛β细胞,造成胰岛素分泌缺乏,不能防止DKA的发生。但在自身免疫T1DM发病时,常同时合并有胰岛素抵抗的增加,如青春期发育、其他前驱性疾病等[5]。目前诊断自身免疫T1DM主要依赖于胰岛自身抗体的检测,但其阳性检出率影响因素很多,包括检测方法、病程、被检测抗体的种类以及不同种族之间的差异。如果能用更敏感的方法检测T1DM患者体内的自身免疫过程,则有望在抗体阴性的T1DM中确定是否存在自身免疫。固相酶联免疫斑点试验(ELISPOT)是通过单个细胞分泌的细胞因子对抗原特异性的免疫反应进行定性和定量的一种方法。Kotani等用ELISPOT检测T1DM患者对胰岛β细胞自身抗原的细胞免疫反应,在GAD65和IA-2阴性的患者中,83.3%(5/6)检测到GAD65反应性T细胞分泌IFN-γ,而只有40%(2/5)在细胞增殖实验中对GAD65有明显增殖反应。

2. 抗体阴性T1DM 对于临床表现类似经典T1DM,而胰岛自身抗体阴性的患者,胰岛素缺乏同样是引起DKA的原因,但其胰岛β细胞的破坏有自身免疫和非自身免疫两种可能。

3. 暴发性T1DM 暴发性T1DM发生DKA的原因是胰岛β细胞在短时间内完全破坏,分泌胰岛素的功能彻底丧失。即使在DKA纠正后,胰岛β细胞分泌功能也不能恢复,反复发生DKA,依赖胰岛素维持生命。暴发性T1DM胰岛β细胞破坏的原因仍不清楚。Imagawa等研究提出其与自身免疫无关,但其后发现在该类患者中有GADAb阳转、胰岛炎以及外周血GAD反应性T细胞增多。这说明急骤起病T1DM

中至少部分患者的发病与自身免疫有关。我们研究发现的4例暴发性T1DM患者,2例胰岛自身抗体阳性,而日本也有4.8%的暴发性T1DM患者GADAb阳性,提示既存在自身免疫因素,也有其他因素参与。因此,暴发性T1DM可能是破坏性较强的环境因素作用于不同遗传背景的个体所致,对其发病率、病因和发病机制仍有待进一步研究。

4. 酮症倾向T2DM 虽然对酮症倾向的T2DM应归类于T1DM还是T2DM还存在较大争议,但一般认为该类糖尿病可能存在遗传性的胰岛β细胞分泌缺陷,使患者不能耐受血糖升高时的葡萄糖毒性和脂毒性,导致胰岛β细胞分泌功能急剧下降,或因急性应激而发生DKA[6,7]。而遗传性的胰岛β细胞分泌缺陷中,究竟是否存在单基因突变糖尿病,已知的青年发病的成人型糖尿病(MODY)基因是否起作用,是否存在与酮体产生和利用及胰岛β细胞氧化应激相关酶的遗传性缺陷,将可能成为研究的热点。但在通常情况下,一般的T2DM患者不容易发生DKA,如果没有明确的诱因,应考虑KPD或其他疾病[8]。

(二) KPD诊断 有些作者强调KPD应当符合以下条件:①新发糖尿病患者;②无明显诱因出现DK或DKA;③胰岛自身抗体(ICA和GADAb等)阴性。而这些标准似乎更适合于酮症倾向的T2DM的诊断。而有些学者则主张只要是诊断DKA的糖尿病患者即可纳入KPD的范畴,再根据胰岛自身抗体和胰岛功能的情况进一步分型诊断,确定其属于前述哪一种临床类型。对KPD进行诊断的目的一方面是对其进一步分型,指导治疗。而另一方面,试图寻找出一类对高血糖或其他应激状态耐受性更差、更容易发生DKA的糖尿病,进一步明确其可能的遗传性缺陷,从而为KPD的治疗提供新的方法。

暴发性T1DM属于T1DM的一种新亚型,β细胞在短时间(约40天)内迅速而全部被巨噬细胞与T细胞破坏,引起胰岛素绝对缺乏和严重高血糖症。暴发性T1DM主要见于日本(5000~7000个病例),病因与遗传因素(HLA-B62、HLA-DR-DQ、HLA-B、CTLA-4)和环境因素(疱疹病毒、巨细胞病毒感染)有关,个别病例的发病与药物过敏相关。日本糖尿病学会于2004年提出了暴发性T1DM的诊断标准和治疗建议。

【治疗】

对酮症倾向的T2DM应如何治疗,学者意见不同。有些主张用胰岛素治疗,认为坚持使用胰岛素的患者血糖控制得更好,并发症的发生率更低。而有些则认为可以用口服降糖药物治疗,因为用口服降糖药或饮食治疗与胰岛素治疗相比,对胰岛功能的影响没有显著差别。从Mauvais-Jarvis对酮症倾向的T2DM的10年随访研究来看,起病10年后,与正常对照相比,其胰岛分泌功能仅下降了60%,而普通T2DM患者下降了61%,其中40%的患者仍然不需要依赖胰岛素,而T2DM为32.5%。这说明,酮症倾向的T2DM与一般T2DM相比,胰岛功能的下降速率基本相同,其胰岛功能甚至略好于后者。因此,T2DM的治疗策略对酮症倾向的T2DM应当也是可行的。在尚存一定程度的胰岛功能时,可以口服降糖药物、饮食和运动治疗。而在纠正DKA后,血糖的监测至关重要,应尽量避免血糖升高和体重增加,因为葡萄糖毒性和脂毒性会使患者在血糖升高较短时间内即再发DK或DKA。

DKA期的治疗与一般DKA相同,主要包括补充液体、胰岛素治疗、纠正酸中毒、去除诱因和对症治疗与并发症的治疗等,详见第4篇第3章第1节。

(周智广)

第11节 应激性高血糖

应激性高血糖(stress hyperglycemia, stress-induced hyperglycemia)是指个体处于急性应激状态时,血糖升高的一种临床现象。传统的观点认为,应激性高血糖是机体的一种适应性反应,但近10多年来发现,应激性高血糖给患者带来诸多不良后果,并在很大程度上预示病情的严重性与预后较差。因而临床医师必须正确认识和处理应激性高血糖症[1]。

【急性应激反应】

(一) 急性应激的糖调节 急性应激的原因可分为外源性应激因素和内源性应激因素两类。前者主要包括急性创伤、烧伤、手术、麻醉、医学干预(如介入治疗、透析和造影等)、过冷、过热、烧伤、放射性损伤、剧烈运动、毒物中毒、药物中毒或病原微生物感染等。内源性应激因素主要有高热、剧烈胸痛、腹痛、缺氧、呼吸困难、窒息、呕吐、腹泻、急性出血、昏迷、抽搐、呼吸窘迫综合征、酸中毒、碱中毒、高钠血症、低钠血症、高钾血症、低钾血症、高钙血症、低钙血症、休克和脑血管意外等。各种急性应激对机体的影响不同,但机体对急性应激的反应则有许多共同之处:①交感神经兴奋,机体的应激能力增强,心、肺和脑等器官的活动加强,耗氧量增加,心率加快,心排血量增多;②交感神经-肾上腺髓质活动增强,儿茶酚胺释放增多;③下丘脑释放CRH、GHRH、AVP和TRH等增多,GH、肾上腺皮质激素和甲状腺素分泌增加;④血糖因拮抗胰岛素作用的激素分泌增多及糖原分解增强而升高;⑤失水时,AVP、肾素、血管紧张素和醛固酮的分泌亦增加,是导致水钠潴留的主要原因,有时也导致高肾素性低醛固酮血症。

(二) 细胞应激和分子应激 从细胞核分子水平看,急性应激必然伴有细胞应激和分子应激。例如,败血症休克、全身性炎症反应综合征和急性呼吸窘迫综合征的死亡率很高,这些疾病的发展过程有许多相似之处。主要病理生理变化是血管张力调节紊乱(如低血压、外周血管扩张、对补液和血管收缩药有抵抗以及肺高压等),其最终后果是组织细胞的凋亡[2]。现认为,其病变过程亦主要与急性氧化应激有关,包括缺血再灌注损伤、氧化应激、衰老和急慢性中毒等。又如,炎症性肠病出现细胞的内质网应激,并引起肠道炎症。非糖尿病患者心脏外科和神经外科手术期间高血糖者预后差,病残率高。同样,非糖尿病患者发生卒中时,血糖亦明显升高[3,4]。

【发病机制与诊断】

长期应激性高血糖导致多器官衰竭,其发病机制涉及多个部位和多个环节,见图4-2-11-1。

(一) 交感过度兴奋引起的肾上腺能神经性应激 危重症患者容易引起交感神经兴奋过度,导致肾上腺能应激(adrenergic stress),发生心动过速、快速型心律失常、心肌缺血

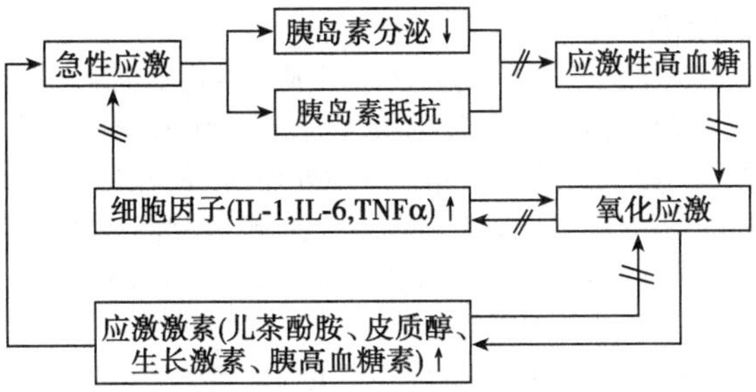

图 4-2-11-1　应激性高血糖导致多器官衰竭的发病机制
—//→胰岛素治疗

和心脏的器质性损害。大量儿茶酚胺还损害其他器官，引起肺水肿、非动脉压升高、高凝状态、血栓形成、胃肠缺血、肠麻痹、泌乳素分泌抑制、甲状腺激素分泌增高、免疫抑制、高血糖、分解代谢状态、高乳酸血症、水和电解质平衡紊乱、骨髓抑制和骨骼肌消耗。低温治疗、交感神经兴奋抑制剂和止痛剂、纠正水和电解质平衡紊乱等有助于抑制交感神经的过度兴奋[5,6]。

（二）应激导致的代谢紊乱　发生应激性高血糖症的主要原因是应激时的促分解代谢激素增多，肝糖异生和胰岛素的外周和肝脏作用抵抗。而应用含糖食物或某些药物（如肾上腺素）往往使已有的应激性高血糖症进一步恶化。应激性高血糖症的发生机制未明，一般认为，与组织的血流和渗透压异常、细胞内酸中毒以及超氧化物增多有关，并伴有血管内皮细胞功能紊乱、免疫和凝血障碍、神经病变和肌肉病变。GH 的促合成代谢作用是通过刺激 IGF-1、胰岛素和游离脂肪酸的作用实现的。当患者的营养状况正常时，GH 引起的 IGF-I 和胰岛素是合成储存物质及瘦体重（lean body mass，LBM）生长、脂肪和糖原合成的关键因素。在基础状态下，GH 促进蛋白质合成，降低其分解，但在禁食和应激状态下，缺乏 GH 可加剧蛋白质的丢失约 50%。GH 拮抗胰岛素的作用，诱导胰岛素抵抗，并成为应激和感染时高血糖症（应激性高血糖症）和黎明现象的病理生理基础。

反应性二羰基物和苯酮醛改变糖基化终末产物的结构和功能，并通过其受体（RAGE）引起血管神经病变和免疫损伤[7]。葡萄糖毒性是指高血糖所致的胰岛素分泌减少与胰岛素作用抵抗。葡萄糖毒性不仅见于慢性高血糖（如糖尿病），亦发生于急性高血糖（如应激性高血糖症），也就是说，持续的高血糖是一种疾病危险因素[8]。研究发现，急性创伤性应激期间，如果血糖升高>220mg/dl，其发生感染的风险增加 7 倍[9]。

（三）糖尿病急性应激导致的糖代谢紊乱

1. 急性良性应激　体育锻炼是治疗糖尿病的方法之一，可增加 NO 的组织可用性，提供胰岛素敏感性，加速葡萄糖氧化，降低血压和血液黏滞度。强度较高的运动可增加脂肪氧化，改善葡萄糖氧化，运动后 2~72 小时血糖降低（表 4-2-11-1）。

表 4-2-11-1　2 型糖尿病患者的急性体育锻炼效应

研究者	研究对象	运动干预	结　果
Lima 等	T2DM = 11	20 分钟踏车测力 90%和 110%LT	高强度运动（110%LT）有效性高于低强度运动（90%LT）
Sriwijitkamol 等	肥胖 T2DM = 12 肥胖对照 = 8 正常体重对照 = 8	40 分钟踏车测力 50%和 70%VO_{2max}	肥胖和 T2DM 运动刺激的 AMPK 活性降低 T2DM 基础 PGC-1 表达减少/运动增加其表达
Borghouts 等	T2DM = 8 正常体重 = 8	1 小时踏车测力 40%VO_2 峰值	T2DM 的肌肉糖原氧化减少 血糖更决定于能量消耗
Braun 等	胰岛素抵抗 = 6 正常对照 = 6	50 分钟踏车步行 45%VO_{2max}	胰岛素抵抗者碳水化合物氧化和肌肉糖原利用减少
Ghanassia 等	T2DM = 30 正常对照 = 38	踏车测力增加运动强度	T2DM 的脂质氧化减少
Lima 等	T2DM = 9 正常对照 = 11	20 分钟踏车测力，踏车测力增加运动强度 90%LT	高强度运动使 T2DM 的脂肪氧化增强
Motta 等	T2DM = 10 正常对照 = 10	20 分钟踏车测力 90% LT	正常对照者运动后血压降低而 T2DM 无此反应 正常对照者运动后血浆 kallikrein 降低而 T2DM 无此反应
Simões 等	T2DM = 10 正常对照 = 10	抵抗运动 43%和 23%1RM（25 分钟）	43%1RM 促进 PEH
Asan 等	T2DM = 11	20 分钟踏车测力 80%和 120% LT	运动（120% LT）后增加 NO，降低收缩压

注：T2DM：type 2 diabetics，2 型糖尿病；LT：lactate threshold，乳酸阈值；VO_{2max}：maximal oxygen uptake，最大耗氧；VO_2peak：peak oxygen uptake，耗氧峰值；PEH：post-exercise hypotension，运动后低血压；1RM：1-repetition maximum，1 次最大重复；AMPK：AMP-activated protein kinase，AMP 激活的蛋白激酶；PGC-1：peroxisome proliferator-activated receptor gamma coactivator 1-alpha，过氧化物酶体增殖活化受体 γ 辅活化子 1α

2. 糖尿病患者急性不良应激引起应激性高血糖及其并发症　急性应激产生氧化应激，胰岛素合成减少，1 相分泌减弱或缺乏；糖进入肝脏，导致脂肪与氨基酸代谢障碍，体内成糖成酯作用消耗胰岛素，生成过多甘油三酯，使肝脏解毒功能下降；急性应激也干扰正常免疫功能，致细胞免疫功能下降。慢性高血糖干扰凝血和纤溶过程，形成高凝状态。急性感染、创伤时常伴有高血糖征,除加重原有病情外还可诱发或加重感染。急性应激时,葡萄糖的浓度转运效应减弱,加重葡萄糖抵抗(葡萄糖中毒)。骨骼肌氧化应激时,出现胰岛素抵抗,葡萄糖的转运和糖原合成被抑制,蛋白激酶被激活,非酯化脂肪酸(NEFA)升高,许多氨基酸和嘌呤代谢中间物或终末产物堆积使糖氧化酶失活。应激时,拮抗胰岛素作用的应激激素分泌增多,老年人、孕妇或原有糖代谢紊乱者的失水和渴感中枢敏感性下降,可导致高渗性昏迷。慢性高血糖症患者在遇到急性应激后,血糖急剧升高,通过自由基损害血管壁、肾系膜细胞、视网膜细胞和神经纤维及胰岛β细胞,导致各种慢性并发症。

(四)急性应激与低血糖症 除药物(包括胰岛素制剂)外,应激因素是常见的低血糖症病因,其中以肝源性、心源性和肾源性低血糖症更常见。如进食过少、消耗过多、拮抗胰岛素激素缺乏或肝糖原和肌糖原被消耗后,易发生低血糖症。禁食或餐后血糖的重要来源是肝糖原分解和肝糖异生,低血糖伴血乳酸增加提示糖异生障碍。肝功能严重损害时常伴发严重的空腹低血糖症,慢性广泛性肝损害引起低血糖的另一原因是肝脏灭活胰岛素的能力下降及胰岛分泌的胰岛素由侧支循环大量进入体循环,表现为胰岛素/C肽比值明显升高。心源性低血糖症较少见,可能与肝淤血、心源性肝硬化、进食过少和肝糖异生障碍等有关。肾源性低血糖症主要与葡萄糖转换降低、丙氨酸成糖作用减弱以及肾灭活胰岛素减少等有关,部分患者的血丙氨酸降低[10,11]。

(五)应激性高血糖的病因 急性应激与诱因和病因有一定关系。例如,在相似的创伤情况下,头颈部手术(尤其是神经外科手术)引起的血糖升高较胸腹部手术要明显得多,而四肢手术往往对血糖没有明显影响。另一方面,应激性高血糖症的诱因不一定很严重,有时即使轻度的应激亦能引起血糖的剧烈升高,如介入治疗、造影检查或透析治疗等。因此,鉴别应激性高血糖症的病因和预计其病情十分重要。例如,透析相关性高血糖(dialysis-associated hyperglycemia, DH)与糖尿病酮症酸中毒(DKA)或非酮症性高血糖(nonketotic hyperglycemia, NKH)的鉴别就相当重要,DKA需要大量补液和补钾,而DK和NKH则否。

急性应激时的血糖升高的常见病因有:①原有T2DM、GMD、MODY、LADA或其他类型的糖尿病,急性应激作为糖尿病发病的一种诱因,使原有的隐性或轻度糖代谢异常明显化或在原来基础上,糖尿病病情加重,血糖显著升高。②患者以前没有T2DM,血糖升高只是作为急性应激反应的一种表现,随着急性应激解除,糖代谢完全恢复正常。③患者以前存在轻度的糖代谢异常,但没有临床表现,经过急性应激后,遗留糖尿病或程度不等的糖代谢异常。在急性应激时期,鉴别以上三种情况较困难,如果急性应激的时间很短,而患者的HbA_{1c}≥6.5%,一般可诊断为糖尿病,但如果HbA_{1c}在6.5%以内,也不能否定糖尿病的诊断,一般应在急性应激过后重新评价,并根据OGTT或空腹与餐后血糖确立诊断。应激性高血糖症是一种良性过程,一般当急性应激解除后,高血糖症随之消失。但是在某些特殊情况下,应激性高血糖症可能是1型糖尿病、2型糖尿病或其他特殊类型糖尿病的首发表现[12]。

【治疗】

临床上最常见的是糖尿病加上应激性高血糖症,这些患者在就诊时,因急性感染、创伤、手术等原因,血糖明显升高,多饮多尿症状明显,但在给予应激处理、抗感染、口服降糖药或胰岛素治疗后,高血糖症迅速被控制,降糖药或胰岛素用量逐渐减少。这些患者需要严密监测病情变化,及时调整治疗方案,否则容易出现低血糖症[13]。

2001年,Van den Berghe等报道了一组外科急诊非糖尿病患者用强化胰岛素治疗应激性高血糖的疗效,严格的血糖控制可能获得多种益处,但如果以反复的低血糖发作为代价的话,这种治疗是不值得推荐的。后来的研究得出了不同的结论,总体看来,有以下三点是肯定的:①必须重视应激性高血糖的处理,合适的降低高血糖,可以明显减少急性并发症(如感染和心脑血管事件等)甚至慢性并发症(如多器官衰竭和慢性神经病变等)的风险;②血糖控制的目标值应个体化:③尽量避免诱发低血糖症。临床上除了针对急性应激的病因进行病因治疗和对症治疗外,必需及时而慎重地处理应激性高血糖症。

重症监护病房的应激性高血糖或应激性低血糖患者死亡率明显升高,使用胰岛素将血糖控制在正常范围可明显改善患者的预后[14-16]。比利时的Leuven研究发现,积极处理应激性高血糖症(使血糖维持在80~110mg/dl范围内)的获益是:①重大手术患者并高血糖症进行强化胰岛素治疗后,病残率和死亡率均明显下降(下降34%~50%);②ICU的住院时间下降39%。但是,在其后的进一步研究中,如NICE-SUGAR研究并未完全证明这一获益,甚至发现病残率和死亡率增加。两个研究的结果相反的原因是低血糖反应,因为大量的资料表明,低血糖是糖尿病和应激性高血糖心血管并发症的主要危险因素,如果因为积极的血糖控制而导致频发低血糖发作,可能会诱发心肌梗死及其他心血管事件。此后,AACE/ADA提出应激性高血糖的控制目标值是危重患者为7.8~10mmol/L,而非危重患者血糖餐前应<7.8mmol/L,餐后应<10mmol/L。在使用胰岛素方面,一般主张:①危重患者首选静脉胰岛素治疗;②非危重患者首选皮下胰岛素注射治疗,但皮下胰岛素强化治疗不能用于非进食的危重患者;③绝大部分患者不适合用口服降糖药治疗;④血糖控制应个体化,并严密监测血糖,减少低血糖的发生;⑤如果可能,应尽量使用胰岛素类似物,发挥其更好的控制餐后高血糖、方便而灵活的给药与减少低血糖发作的作用。控制应激性高血糖必须以防止低血糖症为前提。多中心的VISEP、GLUCONTROL和NICE-SUGAR研究得出的结论认为,严格控制血糖反而有害于患者的预后。临床对照研究的结果不一致的原因与病例选择、研究方法、观察指标和低血糖发生率不同等有关。

围术期的血糖控制是预防和治疗感染的重要措施,但严格的血糖控制常常带来严重的低血糖并发症。胰腺切除常引起胰源性糖尿病,在使用胰岛素治疗后,高血糖和低血糖往往交替出现,严重威胁患者的生命和预后。手术应激、细胞因子释放、使用拟交感神经药物和营养支持等又使血糖显著升高,导致血糖控制十分困难[17]。因而建议,内外科重症监护患者的血糖控制目标为7.8~10mmol/L,而外科重症监护患者,血糖在6.1~7.8mmol/L仍可接受。不建议将血糖降低至6.1mmol/L以下。非危重住院患者(接受胰岛素治疗者)推荐餐前血糖和随机血糖分别在7.8mmol/L和10mmol/L以下(表4-2-11-2)。

表4-2-11-2 应激性高血糖的评价与处理

血糖80~110mg/dl
血糖不稳定者Q4h监测
血糖稳定者Q6h监测
血糖稳定在61~110mg/dl以上者停止监测
血糖>110mg/dl
无机械通气/未使用糖皮质激素或感染者
应激性高血糖症
血糖>250mg/dl时持续静脉胰岛素滴注治疗
血糖110~250mg/dl时皮下胰岛素注射治疗
血糖监测和调整胰岛素剂量
血糖目标值80~11mg/dl
器官衰竭/机械通气/糖皮质激素应用/急性感染者
持续静脉胰岛素滴注治疗
血糖目标值80~110mg/dl
皮下胰岛素注射治疗标准
血糖水平稳定
急性危重症控制或解除
血压稳定(皮下注射胰岛素能充分吸收)
血糖目标值80~110mg/dl

(刘石平 林潇)

第12节 妊娠糖尿病

妊娠糖尿病(gestational diabetes mellitus,GDM)是指妊娠期间才出现或发现的糖尿病或任何程度的糖耐量异常,是糖尿病分类中的一种独立类型[1-3]。GDM不等于妊娠期糖尿病,后者包括孕前患有糖尿病(1型或2型糖尿病合并妊娠和妊娠糖尿病),其中妊娠糖尿病占80%~90%。糖尿病合并妊娠和妊娠糖尿病两者对母婴的健康都可造成严重危害。其危害程度与糖尿病病情及妊娠期血糖控制与否有密切关系。

【流行病学和高危因素】

(一)妊娠糖尿病患病率 土耳其的一项流行病学研究表明,妊娠糖尿病的患病率为1.23%;俄罗斯妊娠糖尿病的患病率为4.03%;地中海地区妊娠糖尿病的患病率为9%;加拿大的一项回顾性队列研究表明,妊娠糖尿病的患病率为2.5%;美国妊娠糖尿病的发病率为2%~5%。我国在开展孕期妊娠糖尿病筛查之前,妊娠糖尿病的报告发生率极低,约0.24%。北京大学第一医院1988年开始开展50g葡萄糖负荷试验进行妊娠糖尿病的筛查。随后国内学者陆续开始进行孕期血糖筛查,妊娠糖尿病的检出率不断升高,其发病率存在一定的地区差异,但我国大部分地区尤其中小城市和农村还没有开展妊娠糖尿病的筛查。据报道,我国目前妊娠糖尿病的发病率为1%~5%。但各国学者采用的诊断方法和标准尚未完全统一,这可能是各国报道的妊娠糖尿病发病率(1%~14%)相差悬殊的原因之一。

(二)妊娠糖尿病遗传因素 许多研究显示,妊娠糖尿病在具有糖尿病高危因素的人群中发病率明显高于无高危因素人群,因此了解妊娠糖尿病发病的高危因素并加强这一人群中妊娠糖尿病的筛查和诊断,具有重要的临床价值。

1. 家族遗传因素 种族起源是决定个体发展成妊娠糖尿病的独立危险因素。不同种族妊娠糖尿病发病率存在极大差异。西班牙或非洲裔美国人妊娠糖尿病发病率最高,其次为亚洲人,高加索人发病率较低。亚洲人生活的地域广阔,生活方式不尽相同,不同地域的亚洲人妊娠糖尿病的发生率存在极大的差异,如我国台湾地区的妊娠糖尿病发病率仅为0.6%,韩国为2.2%,均低于中国大陆地区。最新的研究发现南亚地区妊娠糖尿病的发生率是高加索人的5~10倍[4],提示种族因素对妊娠糖尿病的影响尚不能排除其他环境因素的作用。家族遗传与妊娠糖尿病发生相关的家族遗传史有:①孕妇的母亲有过妊娠糖尿病史:Egeland报道,孕妇的母亲有妊娠糖尿病病史时,孕妇发生妊娠糖尿病的可能性比对照组增加9.3倍。②糖尿病母系遗传性:Egeland等报道,妊娠糖尿病孕妇与正常孕妇比较,母亲糖尿病患病率分别为30.6%和3.5%。张眉花等研究表明,妊娠糖尿病两代母系遗传(母亲及外祖母)明显大于两代父系(父亲及祖父)遗传倾向性,发病机制可能既与遗传基因有关,又可能是孕妇在胚胎时期就处于高糖环境,胰岛β细胞增生,存在慢性胰岛素抵抗,一旦怀孕易发生糖代谢异常。③糖尿病家族史:一级亲属患有糖尿病或糖尿病亲属越多,孕妇越容易发生妊娠糖尿病。如其父母同时患病,孕妇发生妊娠糖尿病的可能性比无家族史者增加9.3倍。

2. 易感基因 Chen等检测了137例妊娠糖尿病妇女和292例非糖尿病妊娠妇女,结果发现在线粒体基因3398位点的杂合子突变率为2%~9%,而且在妊娠糖尿病中发现两个新的突变(C3254A杂合子和A3399T纯合子)。G3316A和A3394T突变在妊娠糖尿病组比对照组高,因此认为,线粒体DNA突变在妊娠糖尿病起病中也可能起一定作用。1993年法国报道,妊娠糖尿病患者携带葡萄糖激酶(GCK)基因突变。同年发现在美国(西班牙人、白种人),5%的有糖尿病家族史的妊娠糖尿病患者携带GCK基因突变(但在美国黑种人中未发现突变)。但国内的研究提示GCK1与妊娠糖尿病无明显相关;GCK2是妊娠糖尿病的相关因素。其中等位基因2在妊娠糖尿病组频率显著减少,对妊娠糖尿病起保护作用;等位基因3在妊娠糖尿病组显著增加,为妊娠糖尿病的易感基因。GCK1及GCK2的单体型B2是妊娠糖尿病的保护性基因,单体型B2比无B2者的妊娠糖尿病发生率降低90%。

(三)孕妇的糖代谢紊乱高危因素

1. 高龄妊娠 是公认的妊娠糖尿病危险因素[5-7]。与年龄小于25岁的孕妇比较,25~35岁者妊娠糖尿病发生的风险增加2.9倍,大于35岁则增加5.2倍。1998年,第4届国际妊娠糖尿病会议以及美国糖尿病协会(ADA)建议孕妇年龄在25岁以下并且无任何高危因素存在时,发生妊娠糖尿病的可能性极小,可不行妊娠糖尿病筛查。妊娠年龄除影响是否发生妊娠糖尿病外,还对妊娠糖尿病发生的时间有一定影响。孕24周前诊断的妊娠糖尿病者年龄≥30岁的比例(63.7%)高于孕24周以后诊断的妊娠糖尿病者(45.2%)。

2. 多胎/多次妊娠 三胎妊娠比双胎妊娠以及双胎妊娠比单胎妊娠的妊娠糖尿病的发生率明显增加。Egeland等研究表明,既往妊娠2次、3次和>3次与妊娠1次的孕妇相比,发生妊娠糖尿病的危险性逐渐增加,OR值分别为1.5(95%CI 1.2~1.9)、1.9(95%CI 1.4~2.5)和3.3(95% CI 2.1~5.1)。

3. 肥胖与多囊卵巢综合征 孕前肥胖者发生妊娠糖尿病的危险性增加,中心性肥胖者具有更大的危险性。国内有研究显示,孕期肥胖组妊娠糖尿病发生率显著高于体重正常组。妊娠早期,孕妇的体重增加过多过快,则发生妊娠糖尿病的风险增加。在发达地区,妊娠糖尿病的发病率与肥胖平行[8-10]。一方面,妊娠期糖尿病增加血清瘦素、TNF-α、CRP、IL-1和IL-6水平,引起胰岛素抵抗和低度炎症反应;另一方面降低脂联素浓度,保护β细胞的效应下降(表4-2-12-1,图4-2-12-1和图4-2-12-2)。

4. 出生低体重和身材矮小 Egeland等的研究报道,孕妇出生体重小于2500g,发生妊娠糖尿病的OR值为9.3(95%CI 4.1~21.1)。Branchtein等研究5564名巴西孕妇,排除其他高危因素(年龄、肥胖、种族和糖尿病家族遗传史),结果显示,身高低于150cm时,发生妊娠糖尿病的危险增加60%。

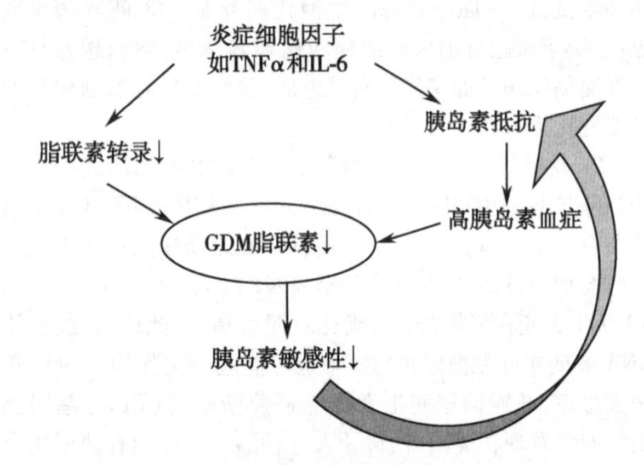

图4-2-12-1 脂联素在妊娠糖尿病中的作用
GDM:妊娠糖尿病

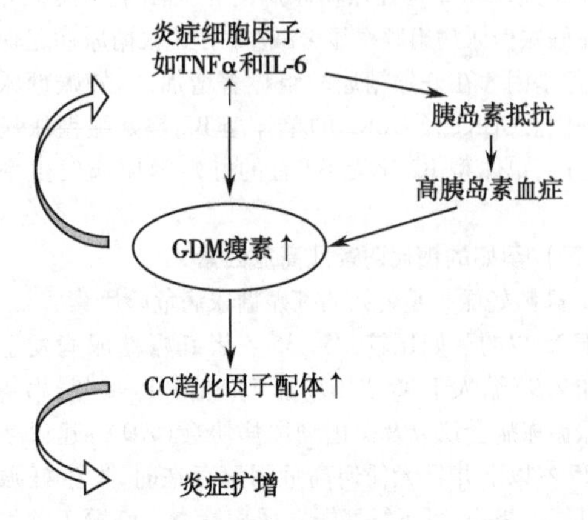

图4-2-12-2 瘦素在妊娠糖尿病中的作用

表4-2-12-1 脂肪细胞因子引起的妊娠期糖尿病β细胞功能紊乱

报道者	病例数	主要发现
Retnakaran等	180	妊娠后期的脂联素水平与β-细胞功能相关
Jacobs等	27	胰岛素分泌逐渐减少,糖耐量正常、减退或出现糖尿病
Soheilykhah等	82	血清瘦素水平升高,其水平与胰岛素抵抗呈正相关 高瘦素血症是妊娠糖尿病和糖耐量减退的风险因素(图4-2-12-2)
Meller等	47	胎盘表达瘦素mRNA与GDM相关,但胎盘不表达瘦素受体
Skvarca等	74	脂联素/瘦素比值与妊娠期HOMA-IR呈负相关
Lappas等	30	胎盘的瘦素代谢与功能紊乱 抵抗素受许多炎性介质和激素的调节
Retnakaran等	180	GDM患者脂联素降低,并与抵抗相关
Ballesteros等	212	脐血脂联素水平与母体脂联素水平相关,但与GDM无关 母体的多聚脂联素与脐血脂联素水平相关
Doruk等	88	血清脂联素水平降低是GDM的发病原因 葡萄糖代谢异常影响脂联素水平
Kautzky-Willer等	55	胰岛素抵抗型GDM患者的血浆瘦素水平升高 高瘦素血症者产后发生糖尿病的风险增高

5. 不良产科病史和家庭因素 可能导致妊娠糖尿病发生的产科病史是:①分娩先天畸形儿史;②胎儿停止发育史;③巨大儿分娩史;④剖宫产史;⑤妊娠糖尿病史。此外,分居、寡居、离婚和社会经济地位低者有较高的妊娠糖尿病发生率。

6. 其他因素 妊娠期需要更多的钙盐满足胎儿的生长发育,同时维生素D的需要量也明显增多。如果妊娠期伴有维生素D缺乏,胎儿的生长发育将受到影响,并可引起多种妊娠并发症,如先兆子痫、妊娠糖尿病和细菌性阴道病(bacterial vaginosis)[11,12]。使妊娠糖尿病发生危险增加的其他孕期因素有:①妊娠早期C反应蛋白升高;②乙型肝炎表面抗原(HBsAg)携带者;③羊水过多;④孕期体重增加过快;⑤妊娠期外阴阴道假丝酵母菌病(外阴阴道念珠菌病);⑥孕早期反复空腹尿糖阳性;⑦血清铁浓度升高;⑧饮食不合理。

【妊娠期母体的代谢变化】

(一) 高非酯化脂肪酸血症

1. 肾糖阈降低 胎盘产生的某些激素可减少肾小管对糖的重吸收,加上孕期血容量增加,肾小球滤过率增高,肾糖阈降低,可致糖尿。

2. 空腹血糖降低 妊娠早期空腹血糖水平约降低10%,

在孕12周达最低水平,并以此水平维持到分娩。肖温温等对正常孕妇早、中、晚孕期空腹血糖水平的研究表明,3个阶段空腹血糖均明显低于正常未孕妇女,孕期空腹血糖正常范围3.1~5.6mmol/L,而且中、晚孕期空腹血糖明显低于早孕期的空腹血糖。导致妊娠期空腹血糖下降的原因有:①孕妇除本身需要外,尚需要供应胎儿生长所需的能量;②胎儿本身不具有促进糖原异生作用所需要的肝酶系统活性,无法利用脂肪和蛋白质作为能源,所需能量必须全部来自母亲血中的葡萄糖;③妊娠期肾血流量及肾小球滤过率增加,但肾小管对糖的再吸收率不能相应增加,导致部分孕妇由尿排出的糖增加;④空腹时,孕妇胰岛素清除葡萄糖的能力较非妊娠期强。

3. 高非酯化脂肪酸血症 空腹血糖降低,容易发生低血糖症,脂肪分解代谢加速使血中FFA升高并产生酮体,这一现象主要与胎盘泌乳素(HPL)具有较强的促进脂肪分解及酮体形成作用有关。

(二)胰岛素抵抗 妊娠期,拮抗胰岛素作用的激素主要有皮质醇、HPL、孕酮、雌激素以及胎盘胰岛素酶。除皮质醇外,其他激素和酶在妊娠期都主要由胎盘分泌。其中,皮质醇、HPL、孕酮和雌激素主要是使糖异生增加和抑制周围组织利用葡萄糖,而胎盘胰岛素酶为一种溶蛋白酶,可使胰岛素降解为氨基酸及肽而失去活性。近年的研究还表明妊娠糖尿病母体血清瘦素水平较健康孕妇增高,进食不能改变瘦素水平。瘦素水平与HbA_{1c}和空腹胰岛素呈正相关。瘦素和胰岛素之间似有拮抗作用。某些细胞因子如PC-1、TNF-α、瘦素和内脏脂肪素(visfatin)在妊娠糖尿病患者中亦升高,其中瘦素可以抑制胰岛素受体酪氨酸磷酸化[13]。目前认为,妊娠激素引起胰岛素抵抗的机制在于其影响了胰岛素与特异性胰岛素受体的结合力或干扰了受体后效应的发挥。

妊娠期外周组织胰岛素抵抗随妊娠发展,抗胰岛素激素(泌乳素、HPL、孕酮、雌激素等)增多而加重。母体通过增加胰岛素分泌进行代偿,胰岛适应性变化的特点是胰岛素合成和葡萄糖刺激的胰岛素分泌增多,同时β细胞增生,数目增加。如果代偿不全,则发生妊娠糖尿病(图4-2-12-3和图4-2-12-4)。有些妊娠女性的上述适应性代偿反应缺乏,其原因未明。E_2可直接作用于β细胞,通过ER和G蛋白偶联受体途径增加胰岛素合成和GSIS但不促进β细胞增生。

(三)妊娠期糖代谢异常

1. 妊娠糖尿病和代谢综合征 以纤溶酶原激活物抑制物-1(PAI-1)增高为特征的纤溶系统改变是代谢综合征的组成部分,妊娠时PAI-1增高且与空腹C肽水平呈正相关,而妊娠糖尿病与糖耐量正常孕妇妊娠期间PAI-1水平无统计学差异。分娩后根据ADA标准诊断为葡萄糖耐量低减(IGT)者,PAI-1较高,且与血清胆固醇、甘油三酯、空腹血糖及OGTT中2小时血糖呈正相关,与HOMA-IR(胰岛素抵抗指数,评价胰岛素敏感性)正相关,而与HOMAβ(胰岛β细胞功能指数,评价胰岛β细胞功能)呈负相关。因此认为,PAI-1持续升高与年轻妇女的代谢综合征、胰岛β细胞功能异常及分娩后IGT相关。

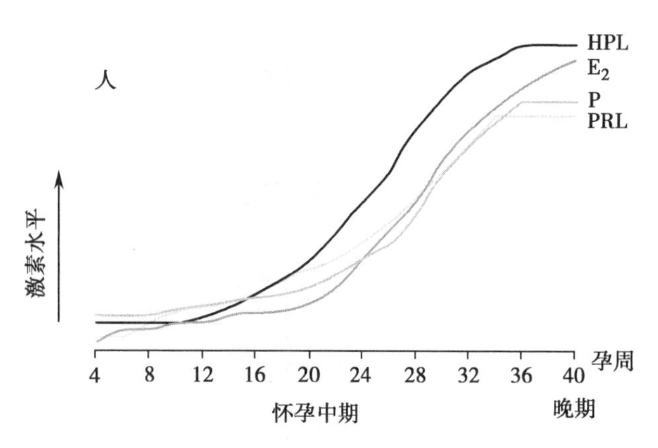

图4-2-12-3 妊娠期的抗胰岛素激素分泌特点

妊娠期血清胎盘催乳素(HPL)、泌乳素(PRL)、孕酮(P)和雌二醇(E_2)水平升高

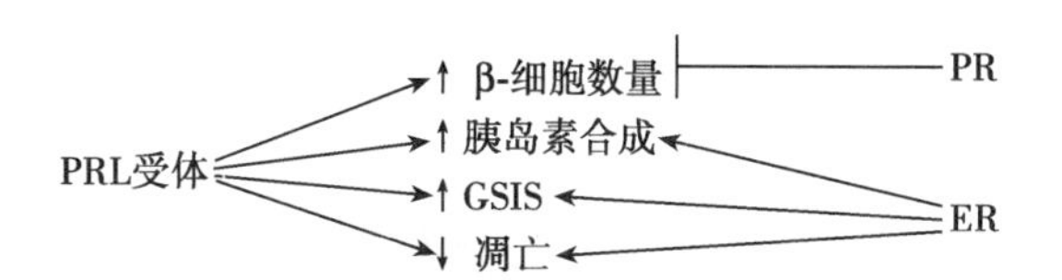

图4-2-12-4 妊娠胰岛β细胞功能代偿机制

胰岛细胞泌乳素受体(PRLR)、孕酮受体(PR)和雌激素受体(ER)参与妊娠胰岛β细胞功能代偿调节,PRL受体刺激β细胞增生、胰岛素合成和葡萄糖刺激的胰岛素分泌(GSIS),减少β细胞凋亡;PR参与β细胞凋亡的调节;ER增加胰岛素合成和GSIS,同时抑制β细胞凋亡

2. 胰岛β细胞不足与胰岛素抵抗 Burt等提出,自妊娠期24~28周就会出现胰岛素抵抗,32~34周达到高峰,胎盘娩出后胰岛素抵抗逐渐消失。一项交叉研究显示,妊娠期特别是最后3个月,胰岛素抵抗非常严重,达到了非妊娠T2DM胰岛素抵抗的水平。胰岛素敏感性下降而胰岛β细胞功能不足以补偿胰岛素抵抗,由此导致了糖尿病的发生。董志光等测定正常孕妇口服葡萄糖后,血胰岛素释放较非孕期更为活跃。正常孕妇服糖后1、2、3小时血清胰岛素为空腹的8.41、5.51和2.67倍,而非妊娠成年人服糖后血清胰岛素水平分别为空腹的5.64、3.69和1.17倍。另有研究显示,非妊娠妇女给予糖负荷后,大约30分钟血糖达峰值,1~2小时后恢复正常,而妊娠期妇女进食糖类后,血糖峰值高于非孕期并延迟出现,恢复正常水平也缓慢。以上研究提示,正常妊娠时,胰岛素敏感性低于非孕期,考虑与妊娠期存在着许多特有的拮抗胰岛素的因素有关,而且随孕周增加,这些因素作用增强,同时伴胰岛素廓清延迟。

【糖尿病对妊娠母亲和胎儿的影响】

大约10%的胎儿畸形与妊娠期糖尿病相关,这种情况称为糖尿病胚胎病(diabetic embryopathy),病因与主要细胞事件(如细胞增殖和凋亡)或细胞内代谢状况如硝基化应激、氧化应激、内质网应激有关(图4-2-12-5,表4-2-12-2和表4-2-12-3)。

随着胰岛素的临床应用,妊娠合并糖尿病孕产妇死亡率已明显减少,但并发症仍较多。

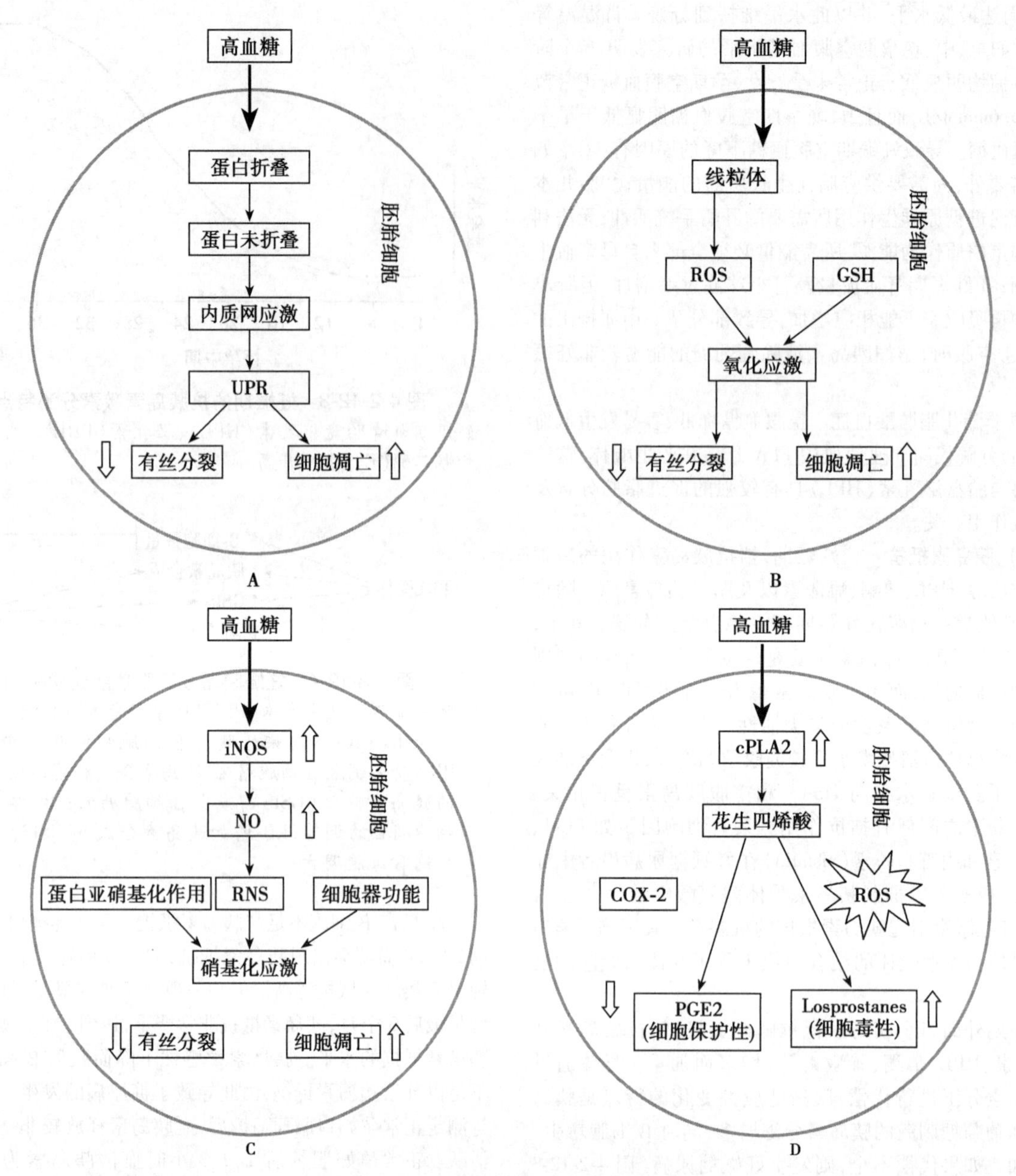

图 4-2-12-5 糖尿病胚胎病的发病机制

A. 糖尿病胚胎病的内质网应激;UPR:非折叠蛋白;B. 糖尿病胚胎病的氧化应激;GSH:谷胱甘肽;ROS:活性氧;C. 糖尿病胚胎病的硝基化应激;iNOS:可诱导性一氧化氮合酶;RNS:活性氮;D. 糖尿病胚胎病的脂质过氧化;COX-2:环氧化酶-2;cPLA2:细胞溶质性磷脂酶 A2;PGE2:前列腺素 E2

表 4-2-12-2 糖尿病胚胎病导致的器官发育异常

中枢神经系统	颅面部	心血管系统	骨骼系统
无脑畸形	半侧颅面部畸形	动脉导管未闭	骶骨发育不全
脑疝	巨口畸形	大血管转位/主动脉狭窄	骶骨不发育
脑外露	眼畸形	Fallot 四联症	肢体缺陷
小头畸形	腭裂	室间隔缺损/房间隔缺损	脊椎缺陷
脑积水	唇裂	肺动脉瓣缺损	尾骨缺失
前脑无裂畸形	无耳/小耳畸形	左心室发育不全综合征	身材矮小
脊柱裂	小颌畸形	心脏异位	颅缝早闭

表 4-2-12-3 母亲高血糖症与胎儿 DNA 损伤

研究类型	糖尿病	研究标本	评价方法	主要结果
实验研究	严重	母体粒细胞	含量测定	DNA 损伤
实验研究	严重	胎儿粒细胞	含量测定	DNA 损伤
实验研究	轻度与严重	母体与胎儿粒细胞	含量测定 FPG 和 EndoⅢ酶活性	氧化性 DNA 损伤
临床研究	GDM	母亲尿液	8-oxodG	升高导致 GDM
临床研究	妊娠前	脐带血血浆	8-oxodG	无差异
临床研究	妊娠与 GDM	脐带血单核细胞	端粒长度与活性	T1DM 和 GDM 患者的端粒酶活性升高
临床研究	GDM	脐带血单核细胞	线粒体 hTERT 转位	线粒体 hTERT 转位增加引起 GDM

注:GDM:gestational diabetes mellitus,妊娠糖尿病;hTERT:human telomerase reverse transcriptase,人端粒反转录酶;核酸内切酶Ⅲ(EndoⅢ)和甲酰胺基嘧啶 DNA 糖基化酶(formamidopyrimidine-DNA glycosylase,FPG)用于评价氧化性 DNA 损伤

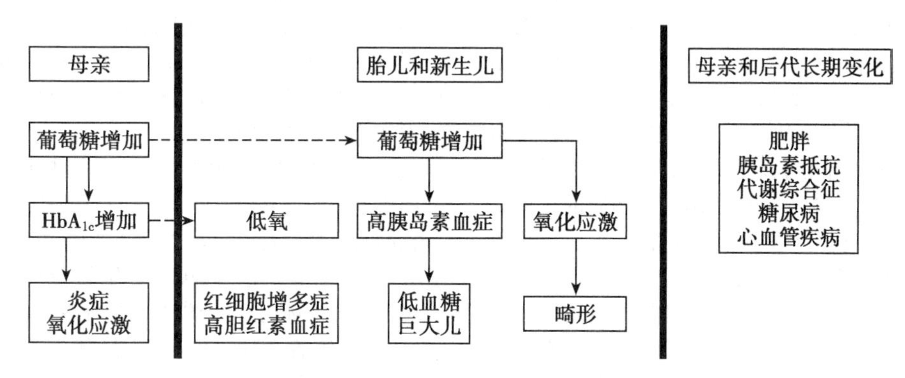

图 4-2-12-6 妊娠期高血糖症的不良结局

(一)胎儿不良事件 胎儿不良事件多发生于孕早期,主要见于漏诊的病例或血糖控制欠佳者。孕早期血糖过高使胚胎发育障碍,最终导致胚胎死亡或胎儿畸形(图 4-2-12-6 和图 4-2-12-7)。

1. 自然流产率和早产率 孕早期 HbA_{1c}>8%或者平均空腹血糖>6.67mmol/L(120mg/dl),自然流产率明显增加。自然流产的发生与孕前的血糖水平相关,与流产时血糖水平关系不大。死产主要见于有糖尿病肾病、教育程度低、血糖控制不良、既往有过死产和吸烟的母亲。因此将糖尿病患者血糖控制正常后再怀孕,自然流产可明显减少。与 T1DM 和 T2DM 患者妊娠不同,妊娠糖尿病孕妇血糖升高主要发生于妊娠中晚期,所以妊娠糖尿病时自然流产发生率无明显增多。妊娠合并糖尿病的早产率也明显高于非糖尿病孕产妇,因羊水中含糖量过高,刺激羊膜分泌增加,致使羊水过多的发生率可高达 8%~30%,羊水过多易发生胎膜早破,导致早产。Hedderson 等发现,自发性早产的危险性与妊娠期血糖成正比,且不受围生期并发症的影响。但 Sendag 发现,治疗后的妊娠糖尿病患者剖宫产和早产的频率同样高于正常对照组,尤其是应用胰岛素治疗的患者。

2. 胎儿-新生儿死亡和胎儿宫内发育迟缓 有资料显示,妊娠糖尿病孕妇围生期新生儿病死率高达 35%。其原因有:①孕妇高血糖通过胎盘转运,胎儿血糖升高使心肌收缩力下降,影响有效循环血量;②孕妇红细胞氧释放量下降,胎盘血流量降低,而胎儿耗氧量增加,导致宫内缺氧;③妊娠糖尿病易发生 DKA,酮体使胎儿氧合血红蛋白形成减少,加重胎儿宫内缺氧,易致宫内窘迫,甚至胎死宫内;④糖尿病发生微血管病变,胎盘功能障碍加重胎儿宫内窘迫,影响胎儿发

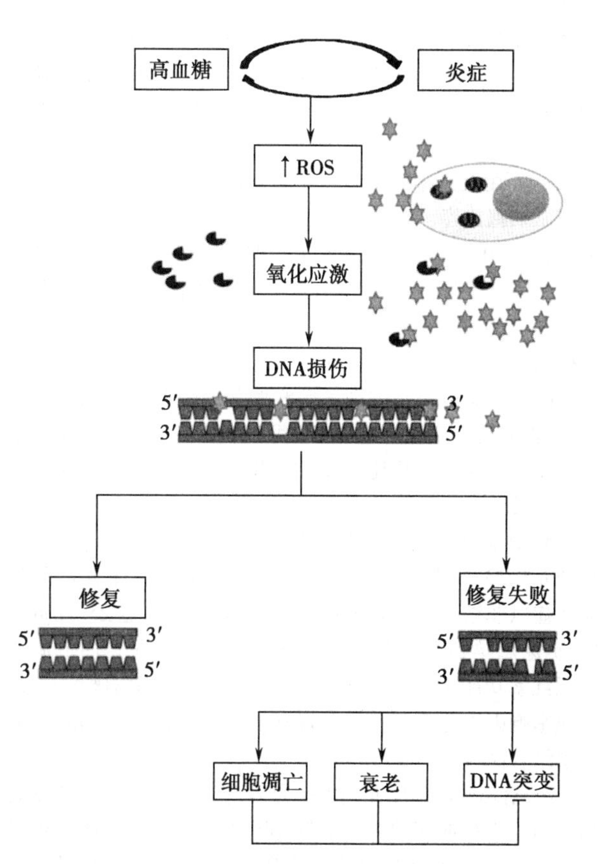

图 4-2-12-7 高血糖症和炎症增加 ROS 生成

育;⑤高血糖刺激胎儿产生高胰岛素血症,可增加胎儿的代谢率以及对氧的需求,加剧了慢性宫内缺氧程度。并且促进

蛋白质和脂肪合成，抑制脂肪分解，形成巨大儿，导致分娩困难，易致产伤以及产后易发生低血糖。许多研究证实孕期血糖与围生儿死亡密切相关，妊娠期血糖控制水平与围生儿死亡减少密切相关。胎儿代谢率增加，耗氧量增大时，可致胎儿宫内慢性缺氧。严重糖尿病伴血管病变诱发妊娠高血压综合征或 DKA 时，常加重胎儿宫内缺氧，从而致胎儿宫内发育迟缓及低体重儿增多，同时可影响婴儿智力。

3. 羊水过多和巨大儿　在正常情况下，羊水的量和成分是水和小分子物质在母体、羊水和胎儿三者之间进行双向性交换并维持动态平衡的结果。糖尿病孕妇中羊水过多的发生率较高，为非糖尿病孕妇的 20 倍。羊水过多的发生与胎儿是否畸形无关，可能与胎儿过大或胎儿高血糖的高渗性利尿致胎尿排出增多有关。因此，孕期严格控制血糖，可能会减少羊水过多的发生率。羊水过多对母亲的威胁主要是胎盘早期剥离及产后出血。巨大胎儿一般是指胎儿出生体重≥4000g。围生期胎儿的体重决定了胎儿的分娩方式，不同周龄的胎儿体重实际对胎儿分娩方式的影响更大；例如，同样是 3700g 体重，35 周龄与 37 周龄的影响是不同的。杨慧霞主编的新版《妊娠合并糖尿病临床实践指南》中建议采用胎儿或新生儿体重≥相应孕龄胎儿体重第 90 百分位数为糖尿病性巨大胎儿。巨大胎儿经阴道分娩，难产机会增多并导致产伤。另外，宫缩乏力、产程延长和产后出血发生率也增高。大于胎龄儿，尤其是巨大儿，手术产率高达 24%～39%，肩难产率超过 5%。因此，产伤如骨折、产伤性颅内出血、臂丛神经麻痹、胸锁乳突肌血肿以及肝脾破裂等机会多。巨大胎儿还可以带来很多并发症，导致的胎死宫内是正常胎儿的 2 倍；巨大胎儿导致产伤、肩难产和锁骨骨折及臂丛神经的损伤。

4. 新生儿红细胞增多症和高黏血症　出生后 1 周内静脉血血细胞比容>0.65、血红蛋白>220g/L 或毛细血管血血细胞比容>0.70，可诊断新生儿红细胞增多症。高血黏度常与红细胞增多症并存，但也有血细胞比容不高时出现血黏度增高，或红细胞增多症时，血黏度正常者。新生儿红细胞增多症是新生儿早期较常见的疾病之一，宫内缺氧是红细胞增多症的重要病因。宫内缺氧刺激胎儿产生胎儿红细胞生成素，使得胎儿红细胞生成增加。糖尿病孕妇分娩的婴儿发生率与非糖尿病孕妇相比为 29.4% 和 5.9%，可能与高胰岛素血症有关。

5. 高胆红素血症　当足月儿血清胆红素>204μmol/L，早产儿>255μmol/L 时，称为高胆红素血症。新生儿高胆红素血症以非结合胆红素增高为主，血清中可高达 25.5μmol/L。糖尿病孕妇新生儿高胆红素血症的发生与早产时肝脏代谢胆红素功能不足和红细胞增多症时大量红细胞破坏有关。其他影响因素还有创伤性分娩和继发于低血糖症的肝脏胆红素结合障碍等。

6. 胎儿畸形　胎儿畸形率是否升高未明。一般的胎儿畸形与妊娠糖尿病的关系不明，但骶骨发育不良发生率似乎升高，可能与受孕 3 周时受致畸因素影响有关。中枢神经系统在受孕后 4 周、心血管系统在受孕后 5～6 周、肛门直肠在受孕后 6 周和肾在受孕后 5 周为致畸敏感期。由于妊娠糖尿病糖代谢异常主要发生于妊娠中晚期，此时，胎儿器官发育已完成，所以不增加胎儿畸形的发生。巨大胎儿常见于糖尿病无血管病变以及妊娠糖尿病者，糖尿病合并肥胖时巨大儿发生率明显升高。而糖尿病并发肾脏和视网膜血管病变者很少发生巨大胎儿。胎儿高胰岛素血症促进胎儿红细胞摄取氨基酸，加快组织蛋白合成而抑制脂解作用，使胎儿全身脂肪聚集，导致胎儿巨大。胎儿（用脐带血观察）高胰岛素血症是由于孕妇血糖控制不良的结果，脐带血高胰岛素血症与糖尿病新生儿的体重相关。研究表明，尽早控制孕期血糖，即妊娠 32～36 周前将血糖控制在正常范围，可使巨大胎儿发生率降至正常妊娠水平，但也有极少数学者报道，即使将血糖控制至正常范围，糖尿病巨大胎儿发生率仍高于正常孕妇，并推测可能与以下 3 种因素有关：①除血糖外，其他物质如氨基酸和脂肪均可刺激胎儿胰岛细胞，引起胰岛素过度分泌，进而促进宫内生长发育，而发生巨大胎儿；②目前制订的所谓血糖正常的界值仍偏高；③血糖监测次数少，未能及时发现孕妇的高血糖症。

7. 新生儿呼吸窘迫综合征　影响糖尿病孕妇胎儿肺成熟的机制未明。动物实验表明，高血糖和高胰岛素血症能够干扰肺表面活性物质（PS）的合成。PS 由肺Ⅱ型肺泡上皮细胞合成、分泌和贮存。高胰岛素血症拮抗糖皮质激素孕期促进肺Ⅱ型肺泡细胞 PS 合成及诱导释放的作用，使胎儿 PS 分泌减少，导致胎儿肺成熟延迟，故新生儿呼吸窘迫综合征（ARDS）发生增多，比同胎龄非糖尿病母亲的婴儿高 6 倍。慢性宫内缺氧和酸中毒也抑制 PS 的合成。低氧血症及酸中毒还可使肺血管痉挛，增加肺血管阻力，使血管渗透性增高，形成肺水肿，从而损伤肺泡-毛细血管屏障和 PS 的功能。ARDS 重在预防，最好待胎肺成熟后分娩。糖皮质激素在孕期具有促进胎儿肺Ⅱ型细胞表面活性物质合成和释放的作用，从而促进胎儿肺成熟。孕期高胰岛素血症具有拮抗糖皮质激素的作用，导致胎儿肺成熟延迟，使新生儿呼吸窘迫综合征的发生率增加。目前对胎儿肺成熟的预测方法有很多，但是都很难准确地预测胎儿肺的成熟度。因此，对糖尿病孕妇，分娩前要测定胎肺是否成熟。如不成熟则应促胎肺成熟后分娩；如病情重或合并其他疾病，估计会早产，应在治疗的同时促胎肺成熟。

8. 新生儿低血糖症　新生儿低血糖症机制可能为母亲的慢性高血糖症，导致了胎儿的慢性高血糖症，由此引起胎儿胰腺的过度刺激，引起 β 细胞增生，并反过来引起胎儿高胰岛素血症。当胎儿娩出后，来自母亲的葡萄糖供应突然中断，但又存在高胰岛素血症，若不及时补充糖，极易发生新生儿低血糖症。该症主要发生在出生后 12 小时内，产程中孕妇血糖应维持在 4.4～6.7mmol/L，同时注意监测新生儿的血糖水平。新生儿低血糖常缺乏典型症状，无症状性低血糖较症状性低血糖多 10～20 倍。症状出现在出生后 2～6 小时，表现为反应差、阵发性发绀、震颤、惊厥、呼吸暂停、嗜睡或不吃奶，少数可有出汗和苍白。严重低血糖可引起新生儿死亡或低血糖脑病，影响脑细胞发育，致智力低下。

9. 新生儿低钙血症与低镁血症　低血钙的发生率与母亲的糖尿病病情、围生期 ARDS 及早产有关。糖尿病母亲的新生儿的甲状旁腺素（PTH）生成减少。在低血钙时，血清 PTH 低下或不增加，然而，其对外源性 PTH 有反应，提示为

PTH 产生不足而非敏感性下降。甲状旁腺功能减退可能与低钙血症时经常伴有低镁血症有关,新生儿低镁血症损害 PTH 的分泌。新生儿镁缺乏的原因可能是继发于母亲尿中丢失的镁过多所致的低镁血症。

10. 胎儿远期影响　糖尿病妊娠可影响胎儿的宫内生长。流行病学资料表明,出生时的体重与成年以后的心血管疾病及代谢性疾病的发病率有负相关关系。低体重儿(小于胎龄儿,SGA)是指新生儿的出生体重经孕龄和性别校正后,仍低于参考均值 2 个标准差者。SGA 者成年后更容易发生高血压、胰岛素抵抗、T2DM 和血脂谱异常[14]。

11. 新生儿先天性高胰岛素血症引起的肥厚型心肌病　因 K-ATP 通道突变,胰岛素分泌功能缺陷,胎儿胰岛素分泌代偿性增加,称为 ATP-敏感性钾通道高胰岛素分泌。高胰岛素血症导致肥厚型心肌病,肥厚型心肌病是糖尿病母亲分娩的新生儿的严重并发症[15]。分析文献报道的 68 例高胰岛素血症新生儿,其中 58 例为胰岛增生(弥漫性增生 28 例,局限性增生 30 例),10 例对二氮嗪敏感。10 例心脏超声检查证实为肥厚型心肌病(表 4-2-12-4 和表 4-2-12-5)。

表 4-2-12-4　新生儿肥厚型心肌病的临床特征

胰岛素高分泌类型	孕龄(平均周龄/范围)	出生体重(kg)	超声次数	高胰岛素血症诊断时间(平均天数/范围)	低血糖时的血浆胰岛素(IU/ml)(均值/范围)	最高 GIR [mg/(kg·min)](均值/范围)	二氮嗪用量 [mg/(kg·d)](均值/范围)
手术病例							
弥漫性增生(28)	37(32/43)	4.(0.6)	12	8(1/114)	24(2.9/616)	17(3/40)	15(0/45)
局灶性增生(30)	38(31.6/41)	3.(0.7)	11	8(1/118)	13(0.6/97)	13(7.5/39)	15(0/500)
二氮嗪敏感性(10)	39(35/40)	3.(1.0)	2	12(0/67)	10(6.2/24)	8.5(0/50)	15(5/15)

表 4-2-12-5　K-ATP 突变性高胰岛素血症伴肥厚型心肌病病例

病例	心脏超声	治疗	胰岛增生	体重(kg)	孕龄(周)	胰岛素(U/dl)	GIR [mg/(kg·min)]	二氮嗪用量 [mg/(kg·d)]	奥曲肽用量 [μg/(kg·d)]	GC 用量
1	LVH	供 O_2	弥漫性	3.5	36	6.9	7	45	20	N
2	HCM/RVOT	普萘洛尔	弥漫性	4.2	34	11.6	14	11	20	Y
3	HCM IVS	机械通气 HFOV/呋塞米/普萘洛尔	弥漫性	3.6	32	616	32	15	5	Y
4	LVH	供 O_2/呋塞米	局灶性	4.2	36.5	97	30	15	15	Y
5	IVS	机械通气/利尿	局灶性	4.6	38	22	38.7	15	40	Y
6	HCM/PDA		局灶性	4.4	36.9	1.5	20	10	21	Y
7	LVH		弥漫性	4.5	38	31	16.6	15	20	N
8	BVH/高动力 LV/PDA		局灶性	3.7	38	28	13	22	15	N
9	LVH		弥漫性	4.0	33.7	92	23	15	20	Y
10	BVH		弥漫性	4.8	36	49	8.7	20	20	Y
总计				4.2(0.4)	36(32,38)	30(1.5,616)	26.4(16.6,50)	15(10,450)	20(5,40)	7/10
手术(*n*=48)				3.9(0.7)	38(31.6,43)	14(0.6,137)	25(12.7,40)	15(0,50)	20(5,343)	17/48

注:BVH:biventricular hypertrophy,双室肥大;GA:gestational age,孕龄;GC:glucocorticoids,糖皮质激素;GIR:glucose infusion rate,葡萄糖灌注率;HCM:hypertrophic cardiomyopathy,肥厚型心肌病;HFOV:high frequency oscillatory ventilation,高频振荡通气;IVS:interventricular septum,室间隔;LVH:left ventricular hypertrophy,左室肥大;PDA:patent ductus arteriosus,动脉导管未闭;SVT:supraventricular tachycardia,室上性心动过速

(二) 母亲并发症

1. 妊娠高血压综合征　糖尿病合并血管病变时易并发妊娠高血压综合征,尤其伴发肾血管病变时妊娠高血压综合征发生率高达 50%以上。糖尿病妊娠高血压综合征发病增加主要与孕期血糖水平有关。糖尿病孕妇一旦合并妊娠高血压综合征,子痫及其并发症的发生率也增高,孕妇及围生儿预后较差,故妊娠期应采取措施积极预防。

2. 孕期和产期感染　糖尿病时,白细胞有多种功能缺陷,趋化性、吞噬作用和杀菌作用等均明显降低,易发生孕期和产期感染,甚至发展为败血症,常由细菌或真菌引起。妊娠引起的一系列生理变化,使孕期无症状菌尿发病率升高,加之糖尿病患者妊娠后其机体抵抗力下降易于感染,所以妊娠合并糖尿病者泌尿系感染最为常见(7%~18.2%)。无症状菌尿若得不到治疗,一部分将发展成为肾盂肾炎,后者有可能引起早产甚至感染性休克。此外,糖尿病孕妇一旦并发感染容易导致 DKA,对母儿产生严重影响,因此应积极预防感染。

3. 妊娠糖尿病酮症酸中毒　其主要原因有:①高血糖及

胰岛素相对或绝对缺乏,血糖利用障碍,脂肪分解增加,酮体产生增多;②HPL具有较强的促进脂肪分解及酮体形成作用。少数孕妇因早孕期恶心和呕吐,进食量少,而胰岛素用量未减少,还引起饥饿性酮血症。DKA是妊娠合并糖尿病的一种最严重的并发症,可引起脱水,导致低血容量、酸中毒及电解质紊乱,严重时可诱发昏迷,甚至死亡,DKA发生于早孕期具有致畸作用,中、晚孕期将加重胎儿慢性缺氧及酸中毒,并且还可导致胎儿水电解质平衡紊乱,严重时引起胎儿死亡。因此,应积极防治DKA,减少对母儿的危害。

【妊娠糖尿病诊断】

妊娠糖尿病的诊断分为葡萄糖激发试验/危险因素筛选试验和口服葡萄糖耐量试验。我国采用的GDM诊断标准不统一,采用较多的标准见表4-2-12-6(2011年)。

表4-2-12-6 妊娠糖尿病诊断标准(血糖mmol/L)

	空腹血糖	OGTT 1小时	OGTT 2小时	OGTT 3小时
NDDG	5.8	10.6	9.2	8.1
Femando	5.6	10.6	9.2	8.1
日本	5.6	10.5	8.3	-
ADA(2001)	5.3	10.0	8.6	7.8
WHO	7.0	-	7.8	-
北京(1993)	5.6	10.3	8.6	6.7

注:NDDG:美国糖尿病资料小组;ADA:美国糖尿病学会;WHO:世界卫生组织

(一)妊娠糖尿病诊断标准 如果我们继续按照以前的诊断标准,我国将有很多妊娠糖尿病患者都会被漏诊。美国糖尿病学会发布的新标准将空腹血糖的诊断标准由5.3mmol/L降至5.1mmol/L,口服75g葡萄糖后2小时血糖由8.6mmol/L降至8.5mmol/L(服糖后1小时血糖标准仍然维持10.0mmol/L),原来是必须有两项达到或者超过这个标准可以诊断,现在是任何一项血糖达到标准就可以诊断为妊娠糖尿病。

妊娠糖尿病是因为怀孕以后机体发生一系列变化,如胎盘产生很多激素及大量细胞因子等导致高血糖发生,虽然这种血糖增高的情况大多数会随着母亲产后的恢复而变为正常,但是产科大夫多年来一直非常关注妊娠糖尿病管理的原因就在于,妊娠期血糖增高不仅危害孕妇本身,更主要的是对于宫内发育的胎儿健康有影响,如引起胎儿在宫内发育异常(胎儿畸形、生长受限、早产等)。另外,如果妊娠糖尿病后期血糖没有得到很好控制的话,就容易透过胎盘到达胎儿体内,从而引起胎儿的胰岛细胞发育,分泌较多的胰岛素,利用母体来源的葡萄糖,发生过度反应,导致胎儿在宫内过度生长发育,形成巨大儿。这样的胎儿不是提前成熟,而是肺发育成熟延迟,将来就容易发生新生儿呼吸紧迫综合征。同样,因为母亲高血糖环境使得胰岛细胞过度兴奋,产生了很多胰岛素,婴儿在离开母体的高血糖环境后,胰岛细胞还在兴奋,因此一旦出生就容易发生新生儿低血糖。所以说,母亲血糖控制得越不好,胎儿的并发症越会增多。另外,如果妊娠期糖尿病患者没有管理好血糖,着年龄的增加,妊娠糖尿病妈妈们的后代发生肥胖、糖尿病、高血压和冠心病的危险性也会大大增加。

(二)GDM筛查对象 主要包括孕龄偏大(≥30岁)、肥胖、糖尿病家族史、不良孕产史、PCOS史、此次妊娠后体重增长过多以及反复发生外阴阴道假丝酵母菌病等。如果这些高危人群首次筛查为阴性,则需在妊娠的第24~28周重复检查1次;如果孕妇的年龄在25岁以上,且存在中度危险因素,则亦应在妊娠的第24~28周做妊娠糖尿病筛查。O'Sullivan早在1964年提出选择性筛查上述人群,但随后发现诊断妊娠糖尿病的敏感性仅为65%左右。此后,在美国召开的第一、二、三届国际妊娠糖尿病研讨会上提出普遍筛查的原则,一直延续到1997年第四次国际妊娠糖尿病研讨会上,出于经济问题的考虑,提出某些低危人群无须进行筛查试验,这些人群无直系家族糖尿病史、无糖耐量异常病史、无难产史以及非糖尿病高发种族。有学者通过比较研究发现,选择性筛查实际上只筛查了总人群的90%,和普遍性筛查相比未显示明显的优势,而且诊断的妊娠糖尿病患者群中约有20%的无高危因素。因此,选择什么样的筛查对象可以根据实际情况来决定。只是在选择性筛查时,未被纳入筛查的低危人群出现有关征象仍应进一步筛查(图4-2-12-8)。

孕24~28周为妊娠糖尿病筛查时机。根据妊娠期胰岛素和C肽的分泌曲线于孕24周开始明显上升,直至孕32~33周达最高峰,然后又略下降的特点,并且同时胰岛素抵抗因素也经历相同的变化,国际和国内均以孕24~28周为合适时机。但高危人群宜在初诊时进行筛查。有研究证明孕24周前筛查并诊断妊娠糖尿病的患者占20%,而且较早诊断妊娠糖尿病的患者产后OGTT证明大部分为IGT或糖尿病。另外,高危人群若在孕28周内筛查阴性,根据临床表现必要时于孕32周再次筛查。糖尿病高危孕妇:宜在首次产前检查时采用75gOGTT筛查未及时得到诊断的2型糖尿病。如果筛查结果达到显性糖尿病诊断标准者,则按照妊娠前已经存在糖尿病进行治疗和随访。对于未能诊断为显性糖尿病者,若空腹血糖≥5.1mmol/L(92mg/dl)但<7.0mmol/L(126mg/dl),则诊断为妊娠糖尿病(GDM);若空腹血糖<5.1mmol/L(92mg/dl),则在妊娠24~28周再次进行75gOGTT进一步筛查。非糖尿病高危孕妇:宜在妊娠24~28周进行75gOGTT筛查。

符合下列任何一项标准即可诊断GDM:①空腹血糖≥5.1mmol/L(92mg/dl);②OGTT 1小时血糖≥10.0mmol/L(180mg/dl);③OGTT 2小时血糖≥8.5mmol/L(153mg/dl)。

(三)妊娠糖尿病类型 根据空腹及餐后2小时血糖值将妊娠糖尿病分为两型:①A1型:孕期饮食控制后空腹及餐后2小时血糖分别低于5.8mmol/L及6.7mmol/L;②A2型:经饮食控制后空腹血糖>5.8mmol/L或餐后2小时血糖>6.7mmol/L,需加用胰岛素治疗。A2型孕妇母儿合并症比A1型多见,产后2个月左右75g的OGTT结果异常者也多见。根据国际通用妊娠糖尿病的White分类法,可将妊娠糖尿病分为下列9类:①A:隐性糖尿病,空腹血糖正常,但糖耐量试验异常;②B:临床糖尿病,20岁后发病,病程不足10年,无血管病变;③C:临床糖尿病,10岁前发病,病程10~20年,无血管病变;④D:临床糖尿病,10岁前发病,病程大于20年;⑤E:有盆腔血管钙化征;⑥F:糖尿病性肾病,有蛋白尿;

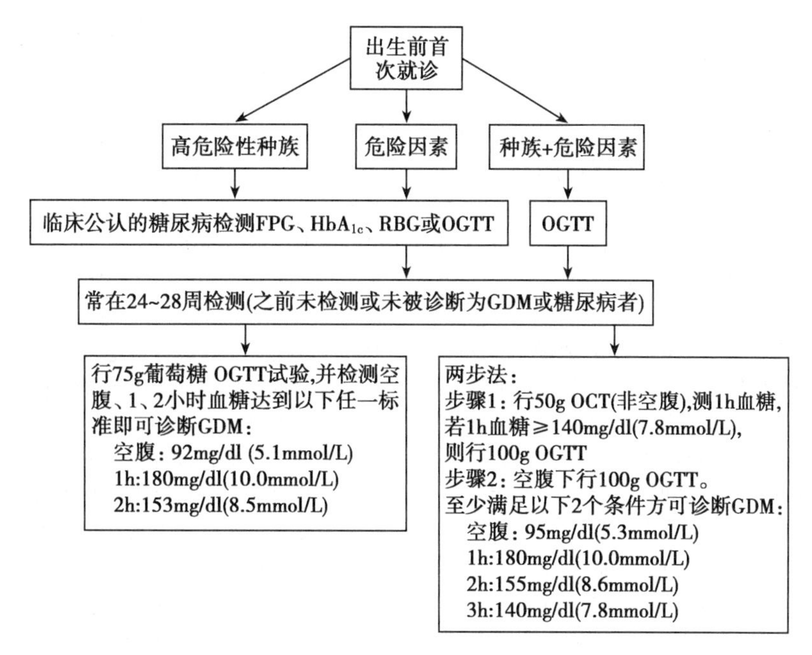

图 4-2-12-8 妊娠糖尿病和糖尿病合并妊娠患者的筛选流程

FPG:空腹血糖;RBG:随机血糖;OGTT:葡萄糖耐量试验;GDM:妊娠糖尿病;GCT:葡萄糖激发试验

⑦R:有增生性视网膜病变;⑧H:有冠状动脉病变;⑨FR:糖尿病性肾病并视网膜病变。

(四)OGTT 筛查 OGTT 的方法可选用以下两种方法之一种:①一步法:进行 75g OGTT 检测;②二步法:先行 50g 的 OGTT 进行初筛,服糖后 1 小时血糖高于 7.2mmol/L(130mg/dl,我国标准)者再进行 75g 的 OGTT。分娩后血糖正常者应在产后 6 周行 75g 的 OGTT,重新评估糖代谢情况并进行终身随访。如果 FPG≥7.0mmol/L(126mg/dl)和/或随机血糖≥11.1mmol/L(200mg/dl)应在 2 周内重复测定。口服 50g 葡萄糖负荷试验作为筛查试验是历届国际妊娠糖尿病研讨会所推荐的,也是国际上应用较为广泛的方法。1 小时的血糖的界值各国或各地区有不同的报道,约为 7.2~8.3mmol/L。推荐服 50g 葡萄糖 1 小时后血糖≥7.8mmol/L 为筛查异常的标准。张一群等还推荐以末梢血糖(手指血糖)≥9.7mmol/L 为筛查异常的指标,与静脉血糖≥7.8mmol/L 的一致率为 91.8%,筛查妊娠糖尿病的灵敏度为 84%,特异性为 94%。末梢血糖检测更简便、实用,更适合于临床筛查的需要。方法:随机(在服糖前患者不必禁食)将 50g 葡萄糖溶于 250ml 温水中,3~5 分钟内喝下,1 小时测血糖浓度,若血糖≥7.2mmol/L,应进一步行 OGTT。若 1 小时血糖≥10.6mmol/L,为避免 OGTT 导致血糖过高而发生酮症可先查空腹血糖。若空腹血糖<5.8mmol/L 再行 OGTT;若空腹血糖≥5.8mmol/L,则可诊断妊娠糖尿病。另外,以空腹血浆葡萄糖浓度≥5.8mmol/L 作为筛查妊娠糖尿病的标准是一种较 1 小时的 50g GCT 更为简易的筛查方法,其敏感性为 81%,特异性为 76%,且可使 70%的孕妇免于做葡萄糖负荷试验,但是否可作为临床推广使用的初筛方法还有待研究。

国内多使用 NDDG 的标准,但服糖量由 100g 减为 75g。吕植等的研究表明,50 岁以下成年人 100g 与 75g 葡萄糖负荷量的血糖无明显差别,故为减少孕妇的糖负荷,以 75g 取代 100g。WHO 的诊断标准适用于所有人群,但孕期的糖代谢有其特点,故用于妊娠糖尿病其标准过高,目前尚未被广泛采用。NDDG 标准被国内外较为普遍接受,和 ADA 标准相比偏高。哪一个诊断标准更适合我国尚待进一步研究。ADA 认为 OGTT 第 3 小时血糖在妊娠糖尿病诊断中的意义不大,建议可略去。国内也有研究证明,略去第 3 小时血糖的检测仅有 2.9%的妊娠糖尿病漏诊为 IGT,同样可得到管理。因此,认为将 OGTT 中 3 小时血糖略去是可行的。总之,妊娠糖尿病的筛查方法和诊断方法以及诊断标准在国内外尚未统一,有待进一步的研究探讨。目前多主张应用 75g 法,而且建议在产后 6 个月内重做 75g 的 OGTT,并用餐后 2 小时的血糖值作为衡量标准。

HAPO 研究是一项有 9 个国家、15 个中心,共计 25 305 例妊娠妇女和新生儿参与的大型研究。受试孕妇 24~32 周接受 75g 葡萄糖耐量试验,根据空腹、餐后 1 小时和 2 小时进行筛选,最终 23 316 例妇女进行盲态研究。如果 FBG>5.8mmol/L、2 小时 PBG>11.0mmol/L 则解盲。该研究将 FBG、1 小时 PBG 和 2 小时 PBG 分成 7 个组,结果观察到随着空腹血糖、1 小时血糖和 2 小时血糖升高,大于胎龄儿的风险增加,OR 值分别为 1.38、1.46 和 1.38;C 肽水平升高风险的 OR 值分别为 1.55、1.46 和 1.37。血糖升高与风险升高之间没有阈值,尽管血糖在正常范围内仍有相似结果。提示孕期血糖控制的极端重要性,妊娠糖尿病的诊断标准应该下调。

在 1995 到 2012 年的 97 个(6 个 RCT,63 个前瞻性,28 个回顾性)研究中,GDM 的发病率变化较大,ADA 的 75g 葡萄糖试验标准得到的发病率为 2%~19%,其他诊断标准的发病率为 3.6%~50%。在 50g OGTT 中应用 130mg/dl 与 140mg/dl 能提高诊断敏感性,但降低了诊断的特异性,阴性预期率均下降(NPV),而阳性预期率(PPV)变化不一[16-18]。

没有证据支持24周妊娠筛查GDM的必要性，也没有发现巨大胎儿的血糖升高阈值，但治疗能降低先兆子痫与巨大胎儿的发病率。

（五）妊娠糖尿病随访 对妊娠糖尿病高危人群建议在明确怀孕后应尽早监测血糖。妊娠糖尿病的高危因素包括曾经有妊娠糖尿病史，年龄≥35岁，孕前超重或肥胖，有糖耐量异常史，糖尿病家族史，多囊卵巢综合征，不明原因的死胎、死产、流产史，巨大儿分娩史，胎儿畸形及死胎史，新生儿呼吸窘迫综合征分娩史者等。这些高危患者都应在怀孕后尽早监测血糖。如果空腹血糖≥7.0mmol/L或随机血糖≥11.1mmol/L，应在2周内重复测定。如果血糖仍然如此，可诊断为孕前糖尿病。目前严格要求所有妊娠妇女均应在妊娠24~28周进行糖尿病的筛查。50g葡萄糖负荷试验（GCT）血糖≥7.8mmol/L（140mg/dl）为异常。如果大于7.8mmol/L的话，需进一步做75g OGTT。

新的诊断标准建议，对妊娠糖尿病高危孕妇及有条件的医疗机构不必进行50g葡萄糖负荷试验，而直接在妊娠24~28周行75g葡萄糖耐量试验。但对于一些资源比较缺乏，尤其是发病相对比较低的地区（比如农村），怀孕年龄都比较小，又没有糖尿病家族史等，这个群体也可以先查空腹血糖，如果空腹血糖很低，不到4.4mmol/L，也可以暂时先不做OGTT。所以在中国推行的时候，尤其在资源比较缺乏的一些地区，患者也很年轻，没有糖尿病家族史时，也不一定都做75g OGTT。

（六）妊娠糖尿病控制目标 由表4-2-12-7可见，我国与美国的血糖控制目标大致相同，另外，我国2型糖尿病防治指南中还指出，如果经饮食控制，餐后2小时血糖≥6.7mmol/L或空腹血糖≥5.8mmol/L时，需要使用胰岛素来帮助控制血糖。

表4-2-12-7 孕期血糖控制目标

监测时间	妊娠糖尿病孕期血糖控制目标（mmol/L）	
	中华医学会糖尿病学分会	美国糖尿病学会（ADA）
空腹/睡前	3.3~5.3	—
餐前	3.3~5.3	≤5.3
餐后1小时	≤7.8	≤7.8
餐后2小时	≤6.7	≤6.7

饮食控制是妊娠糖尿病患者控制血糖的主要途径，血糖轻度异常者仅通过饮食和运动就能把血糖控制平稳。妊娠糖尿病患者食物的选择种类和数量受到限制，血糖不稳定又会影响胎儿健康，在美食和健康面前不知如何配合时，可以寻求营养师的帮助，在营养师指导下根据孕妇的升高、体重及孕周进行个体化医学营养治疗，妊娠期间饮食控制要求既能满足孕妇和胎儿的营养需要，又适当限制碳水化合物摄入，维持血糖在正常范围，而不发生饥饿性酮症。饮食上可以将每日3餐改为每日5~6餐，少量多餐的方法可以减少血糖波动。为避免夜间低血糖发生，睡前可进食少量食物，如蛋白质含量高的食物。从饮食结构上，碳水化合物可以在50%~55%，蛋白质要达到20%，而脂肪在30%左右就可以了。

糖尿病孕妇宜选择比较舒缓、有节奏的运动，如散步、缓慢的游泳、太极拳，一般的家务劳动等。以散步为例，每天坚持30分钟，能锻炼与分娩有关的肌肉群和心肺功能，为分娩做好准备。散步时注意抬头挺胸，摆动双臂，伸展胸廓，会阴部肌肉收缩，足跟先着地，步速由慢到快。千万不能进行剧烈的运动，如跑步、球类运动、俯卧撑、滑雪等。进行运动管理需要进行全天的血糖监测，包括餐前和夜间。有先兆流产或早产倾向、血糖控制不佳、伴高血压或妊娠中毒症、伴糖尿病视网膜病变、伴糖尿病肾脏病变、身体遇到特殊不适时（如发热等情况），不宜进行运动。

糖尿病孕妇一经诊断就需要进行自我血糖监测，有条件者可每日测空腹血糖和三餐前/后血糖4~6次。科学的发展使现在有了更先进的动态血糖监测仪，能够监测到影响孕妇血糖波动的更多细节化的因素，使临床管理水平有了很大提高。如果经饮食控制3~5天后血糖明显超过达标范围，需尽早进行胰岛素治疗。在应用胰岛素的时候，很多孕妇担心打针会不会对胎儿有影响，其实胰岛素是大分子物质，在控制血糖的同时不会通过血流透入胎盘，这样对胎儿就不会有影响。常规的治疗方案是在三餐前注射短效人胰岛素或速效胰岛素类似物，如果夜间血糖升高，则需睡前注射一针中效人胰岛素来控制夜间的血糖。控制血糖达标的真正意义是为了减少高血糖对胎儿的影响。无论糖尿病孕妇的教育背景和文化水平有多大差异，都需要接受关于妊娠糖尿病知识的相关教育，让她们知道得了妊娠糖尿病也不用恐慌，只要与医生密切配合，多交流，多学习有关饮食、运动、监测和药物方面的知识，做好妊娠期间的自我护理和管理，很多妊娠糖尿病不需要药物治疗就能把轻度高血糖管理住，这样对胎儿的影响就减少了。对于基层医院，需要落实妊娠糖尿病的筛查和检出率。要让基层医生知道，孕妇第一次体检都需要查空腹血糖，如果空腹血糖超过5.1mmol/L就需要早期干预或进一步转诊治疗。空腹血糖正常的孕妇到了孕24周都需要做75g OGTT试验，血糖异常者也需尽早干预和治疗。

对于二级以上的医院，需要落实妊娠糖尿病治疗的流程化和管理的体系化，应该有正规的营养师参与到体系中。注重孕期营养的教育宣传，建议医生、护士参与饮食营养管理中，给孕妇介绍常用食物的热量，教会她们进行血糖测定。

【妊娠糖尿病治疗】

妊娠糖尿病的治疗目标是使血糖控制在满意范围内，防止代谢并发症和产科并发症，稳定已发生的并发症并尽量保证足月妊娠。血糖控制在满意范围是指经治疗后空腹血糖控制在3.3~5.1mmol/L，餐后1小时血糖7.8mmol/L，餐后2小时血糖在4.0~6.7mmol/L。约80%以上的妊娠糖尿病孕妇都可单纯采用饮食指导的方法把血糖控制在满意范围，只有不到20%的妊娠糖尿病孕妇需进一步加用运动治疗或胰岛素治疗[19-21]。

（一）饮食治疗 2004年，ADA将饮食治疗称为医学营养治疗，并推荐所有妊娠糖尿病妇女应尽可能咨询营养师。存在糖尿病前期或糖尿病者应接受医学营养治疗。如果存在肥胖或胰岛素抵抗，应适当减轻体重，推荐用地中海饮食短期（2年内）减轻体重，其中饱和脂肪酸的摄入量应<7%。并跟踪体重、血脂和肾功能变化。配合体力活动（每周

至少150分钟的有氧运动)，没有反指征者应该坚持对抗性锻炼，3次/周。克服不良生活习惯，以维持减肥效果。不建议补充抗氧化剂(维生素E和维生素C)。BMI>35kg/m^2的肥胖者或2型糖尿病者，如果一般治疗和药物治疗困难，可以考虑手术治疗。但即使实施了手术治疗，也仍需要长期接受生活方式干预和医学处理。

妊娠糖尿病患者体内的血清酮体升高会使其后代的精神运动性发育及智力发育落后3~9年。在治疗过程中，不应使孕妇的体重下降，不主张低热量治疗，即热量摄入不少于7531kJ/d(1800kcal/d)。按标准体重计算总热量，每日30~35kcal/kg计算，其中糖类占50%，蛋白质占20%~25%，脂肪占25%~30%。门诊患者可粗略估计总热量1800kcal/d左右。最好分3次正餐和3次副餐，按体型调整食物结构比例和热量，肥胖者在上述总热量的基础上适当减少热量，对于体质指数超过30kg/m^2的患者，ADA建议其每天应少摄入30%~33%，约为每天25kcal/kg的热量，以避免酮血症的发生，而消瘦者则适当增加热量。治疗时要避免餐后血糖的大幅度升高。原食量大者，可逐渐适应到食谱规定的热量。用胰岛素者，夜间少量加餐必须供应一定的糖类以减少低血糖的发生。在饮食治疗期间，应注意监测孕妇体重的变化，要求孕妇的体重每月增加<1.5kg，在整个孕期肥胖者体重应增加8kg左右，正常体重者孕期体重增加以不超过12.5kg为宜。孕20周前平均共增加3.5~4.0kg，孕后期每周增加0.3~0.5kg为宜。

收缩压为130~139mmHg或舒张压80~89mmHg者可先给予生活方式干预3个月，如果无效则加用药物治疗。严重高血压(收缩压>140mmHg或舒张压≥90mmHg)者于诊断后即需要加用药物治疗，药物首选ACEI或ARB；如果有不良反应或不能耐受，可改用其他药物如髓袢利尿剂。一般需要多种药物联合才能达到目标血压(110~129/65~79mmHg)控制。使用ACEI、ARB和髓袢利尿剂者应该监测肾功能和血钾。

来自西班牙的资料显示，正常碘摄入地区的大多数妊娠糖尿病及育龄妇女均缺碘，应给妊娠糖尿病患者补碘，并应补充元素钙400mg/d、元素铁30~60mg/d、叶酸400~800mg/d及多种维生素。选择含糖量低的水果或用蔬菜(如番茄和黄瓜等)代替水果。蔬菜每天不少于500g，绿色蔬菜不少于50%。

(二)体重增加与体重控制 妊娠是引起肥胖的主要原因，而妊娠期体重不足与肥胖均是儿童肥胖的诱因。美国医学研究院(US Institute of Medicine，IOM)于2009年修改了妊娠期体重增加与体重控制的新指南(表4-2-12-8)。

表4-2-12-8 体重增加程度与体重增加速度建议

妊娠前体质指数	总体重增加		体重增加速度(第2和第3个三月期)	
	磅	kg	磅/周	kg/周
低体重者(<18.5kg/m^2)	28~40	12.5~18	1.0(1.0~1.3)	0.51(0.44~0.58)
正常体重者(18.5~24.9kg/m^2)	25~35	11.5~16	1.0(0.8~1.0)	0.42(0.35~0.50)
超重者(25~29.9kg/m^2)	15~25	7~11.5	0.6(0.5~0.7)	0.28(0.23~0.33)
肥胖者(≥30kg/m^2)	11~20	5~9	0.5(0.4~0.6)	0.22(0.17~0.27)

注：建议的第1个三月期体重增加为0.5~2kg(1.1~4.4磅)

(三)运动治疗 运动治疗的作用：①由于妊娠期的生理特点，各种对抗胰岛素的激素分泌越来越多，机体的胰岛素抵抗现象随孕龄的增加而加重，而运动治疗可控制体重的增长速度，也可通过增加外周组织的血供而明显改善外周组织对葡萄糖的利用，因而能明显改善胰岛素抵抗现象；②运动还可以改善血脂情况，减缓动脉粥样硬化的形成，改善心肺功能，促进全身代谢。因而，运动治疗在妊娠糖尿病治疗中起重要的辅助作用，尤其对于单纯饮食治疗血糖控制不良者更是如此。

运动前应到产科进行全面体格检查，排除运动治疗的禁忌证(如有任何流产或早产倾向者)，并了解运动过程中的注意事项。可根据孕妇的生理特点及个人的喜好选择不同的运动方法。

以低至中等强度的有氧运动为主，避免强度过大的运动。孕妇可根据自己的喜好和条件选择以下运动：行走，慢跑，爬楼梯，利用功率自行车、跑步机、划船器、上肢功率计及哑铃等进行锻炼。无论接受何种形式的运动治疗，最好分3个阶段进行，即运动前的准备(热身活动)、正式的运动锻炼和运动后的放松。运动前的热身运动约进行5分钟，可采取步行或四肢的舒展运动，逐步增加运动强度，以使心血管适应，并提高肌肉和关节的活动效应。运动结束后再进行5分钟的放松运动，如慢走和自我按摩等。一般30分钟的散步、购物或家务活动可消耗90kcal的热量。运动治疗的基本原则：运动时以不引起胎儿窘迫或子宫收缩为佳。上肢运动一般不会产生子宫收缩，但下肢运动有产生子宫收缩的危险。应避免过于剧烈的运动，对于孕前糖尿病已进行运动治疗的患者，妊娠后需注意运动量的调整。运动强度的评价可采用最大耗氧量减半法或靶心率法。靶心率法是指运动时以心率不超过靶心率为限，靶心率(次/分)=[220-年龄(岁)]×70%。正式的运动时间以每次10~15分钟，每天3次为好。运动治疗的适用时间为孕32周以前，以免诱发早产。在运动过程中，要警惕低血糖的发生。然而关于运动治疗的最新研究表明：每次20~45分钟、每周3次的运动治疗对妊娠糖尿病患者的预后与一般饮食治疗者相比并无差别。因此运动治疗的频率及强度应该个体化。

(四)胰岛素治疗 通过GDM筛查发现的血糖异常，多数患者属于血糖异常的早期，一般可以通过饮食和运动的干预达到血糖控制的标准。GDM要求的血糖控制标准较一般的糖尿病患者严格，空腹血糖3.3~5.6mmol/L，餐后血糖4.4~6.7mmol/L，夜间血糖4.4~6.7mmol/L。如果GDM患者通过饮食和运动达不到上述要求则进入胰岛素治疗阶段。通常首先选用常规人胰岛素三餐前皮下注射，如果检测结果只有1餐或2餐后的血糖升高，也可以选择性餐前注射胰岛素，根据血糖监测结果调整剂量。治疗后或治疗过程中监测的空腹血糖不能达到3.3~5.6mmol/L，则在睡前加用中效胰岛素(NPH)。GDM的患者为保证血糖控制和血糖平稳，建议选择三短一中的多次胰岛素治疗方案，不建议选择预混每日2次的治疗方案。如果患者是糖尿病合并妊娠，原有的预混方案能够较好地控制血糖，可以继续原来的治疗方案。如果监测的血糖不能达到理想范围，建议及时换用多次治疗方案或采用胰岛素泵治疗。短效胰岛素类似物已经取得治疗妊娠糖尿病的资格，GDM患者根据血糖及各项情况选用。但长效胰岛素类似物尚未取得妊娠糖尿病治疗资格。

1. 胰岛素治疗指征与方法　经饮食治疗2周仍不能使血糖控制到满意或控制饮食后出现酮症，增加热量摄入后血糖又超标者(即空腹血糖>5.8mmol/L或2小时血糖>7.2mmol/L)，需加用胰岛素治疗(表4-2-12-9)。胰岛素使用方法可采用：①1天2次注射；②1日多次注射(3餐前及睡前中效胰岛素治疗)；③胰岛素泵治疗。Simmons等[14]研究表明，妊娠糖尿病患者或T2DM患者合并妊娠应用胰岛素泵治疗，79%的患者在1~4周内改善及控制血糖，体重增加比较明显，但新生儿巨大儿和低血糖的发生率与正常对照无明显差异，因此，这些患者应用胰岛素泵治疗安全、有效。胰岛素用量根据血糖和糖化血红蛋白及个体对胰岛素的敏感性来调整。

表4-2-12-9　妊娠期胰岛素使用的绝对指征

指征
糖尿病相关性病变
HbA_{1c} 升高
酮症
内科情况
肾功能不全
肝功能不全
饮食和运动不能控制的妊娠期糖尿病
产科情况
巨大胎儿
胎儿宫内发育迟滞
羊水过多
产前使用糖皮质激素者

2. 胰岛素治疗注意事项　①应用胰岛素治疗应避免血糖波动过大与低血糖；②由于妊娠糖尿病孕妇空腹血糖低而餐后血糖高，应避免使用长效胰岛素，以免引起空腹低血糖；③分娩当天，为避免产程中的能量消耗或饮食改变引起低血糖，可考虑停用皮下胰岛素注射，可每2小时监测血糖1次，必要时静脉用胰岛素；④分娩后，由于胎盘排出，抗胰岛素作用减弱，因此胰岛素用量应减少1/3~1/2；⑤妊娠糖尿病孕妇一般产后可停用胰岛素，而糖尿病合并妊娠者，在饮食恢复正常后，再调整胰岛素用量；⑥最好选用人胰岛素，避免动物胰岛素结合抗体的产生，从而避免对胎儿的不良影响；⑦剂量应高度个体化，绝大多数妊娠糖尿病患者所需胰岛素剂量是0.6U/kg以上，一般按0.4U/kg作为起始用量，其目标是使血糖尽快控制在理想范围内；⑧应注意监测血糖，根据血糖调整胰岛素用量，防止和及时处理低血糖。一般根据血糖的具体波动情况决定监测血糖的频率，开始可采用7点法，即3餐前0.5小时和3餐后2小时，再加上晚上睡前1次。当血糖趋于正常时，可减少血糖监测次数，如每天4次；当血糖达到正常时，可再减少到每周2天，每天4次，甚至每周1天，每天2次，只需查早餐前0.5小时和早餐后2小时。出现头晕和眼花等不适时，应考虑低血糖症的可能，应及时查血糖，及早处理。

(五) 妊娠期酮症酸中毒防治　妊娠糖尿病患者除DKA的常见诱因外，还有其独有因素，如并发妊高征、为促胎肺成熟而使用肾上腺皮质激素、预防早产使用β受体兴奋剂、临产后宫缩疼痛、情绪波动、食物摄入不足及手术刺激均可诱发DKA。与非孕期DKA比较，妊娠期DKA临床表现的特殊性是血糖升高不显著即可发生DKA。其处理原则与非孕期DKA基本相同(详见第4篇第3章第1节)，但要注意以下几点。

1. 饮食管理　因急性发病期间酮酸可刺激胃黏膜，患者常伴严重恶心、呕吐和厌食，故可暂时禁食以利胃肠功能调整与恢复，待病情好转后，遂依次改为半流质及糖尿病饮食。据报道，补充叶酸(folic acid)400μg/d对预防死产可能有一定作用。

2. 补液量及补液速度　对于妊娠妇女尤其是伴有妊高征等心血管疾病的患者来说，输液量过大和过快有可能会导致肺水肿及左心功能衰竭，故目前多赞同适当减少补液量及减慢补液速度。

3. 热量供应　一般约7560~8400kJ/d(1800~2000kcal/d)，禁食期间由静脉补液供应热量，可选择5%或10%葡萄糖液，其葡萄糖与胰岛素比例为4∶1~6∶1，并补充水溶性及脂溶性维生素等，当酮体转阴，酸中毒纠正后，可酌情增加脂肪乳剂。原则是既需保证妊娠期母儿生理热量供应，又需避免引起高血糖及过多的液体输入。

4. 妊娠处理　对伴有先兆早产者，应适当给予安胎药物以延长孕龄，妊娠37周以上或经治疗后病情无好转或胎儿、胎盘功能不良者应及时终止妊娠。

5. 母婴监护　于发病急性期间，应予以特别护理及记24小时出入量、注意监测各项生命体征、持续心电监护及血氧饱和度检测，有条件时，可做中心静脉压(central venous pressure，CVP)监护，以利于安全、有效地补液。

(六) 口服降糖药治疗　口服降糖药可能有致畸的作用。一项回顾性研究发现，妊娠糖尿病患者在妊娠的前3个月服用磺脲类药物治疗与主要的先天性发育异常具有显著相关性。有研究观察33例使用二甲双胍的妊娠糖尿病妇女，发现18%的婴儿生长大于孕龄，30%有黄疸，9%有重要的先天畸形。目前还没有噻唑烷二酮类药物对妊娠糖尿病患者治疗的报道。国内外亦有磺脲类并不影响胎儿生长发育的报道，故对诊断前已用过磺脲类降糖药物的患者，服用磺脲类药物不作为终止妊娠的依据[22,23]。二甲双胍在PCOS患者妊娠期的应用可减少其GDM的发生，可能的机制与减少孕前体重及胰岛素和睾酮水平，改善胰岛素抵抗有关。另一项有关751例糖尿病患者的RCT研究证实，妊娠期二甲双胍在安全性和有效性方面与胰岛素一致。但其能通过胎盘，在妊娠期的应用仍有待于更严谨大型的研究完善。

2009年的分析显示，8项随机对照研究(1410例妇女)显示轻中度血糖升高的孕妇，饮食、运动指导和药物治疗可以减少母亲和胎儿并发症，但是分娩的风险增加。关于口服药物和胰岛素治疗对妊娠并发症和胎儿的影响仍需要更多的研究来证实。2009年包括四项随机研究(1229例妇女)的另一项系统回顾分析显示，二项研究比较了格列本脲与胰岛素治疗，结果显示母亲血糖控制和剖宫产率两者基本相似。在胎儿影响方面胰岛素治疗组与二甲双胍组相比大于胎龄儿和新生儿低血糖发生率增加，与格列本脲组相比没有差别(表4-2-12-10)[24]。

表4-2-12-10 妊娠期口服降糖药物的获益与风险

项目	阿卡波糖	二甲双胍	格列本脲
高血糖程度	+	+	++
空腹血糖升高为主		+	−
餐后血糖升高为主	+	−	+
低血糖症风险	安全	安全	高危
胃肠耐受性	可能	可能	−
对胰岛素抵抗的效应	−	+	−
体重效应	中性	中性	增加体重
使用频率	餐时	1~3次/天	1~2次/天

【产科糖尿病处理】

治疗方法首先是饮食调节，使体重的增加在组成范围内。控制高血糖药物首选胰岛素，如中效胰岛素NPH和短效胰岛素等。必要时可加用二甲双胍。

(一)产前监测 A级者与一般孕妇相同，28周前每月1次，28~36周每2周1次，36周后每周1次。B级以上者，28周前每2周查1次，28周后每周1次。如需终止妊娠，应先1周入院观察。监测内容主要包括：①空腹血糖、餐后2小时血糖、HbA_{1c}、尿糖、尿酮、血酮、血压、尿蛋白、眼底和心电图等；②胎动、胎心和子宫增长情况；③血和尿雌三醇；④36周后可经羊水检查卵磷脂/鞘磷脂以了解胎儿肺的成熟程度；⑤缩宫素应激试验：可观察胎儿对宫缩的耐受力；⑥产科B超，监测胎儿发育情况，早期排查先天性畸形。

(二)分娩期特殊处理 糖尿病合并妊娠者，在妊娠36周以前早产儿死亡率较高，36周后新生儿死亡率逐渐下降。但36周以后死胎发生率明显增加，38周后急剧上升，故选择适宜的分娩时间较为重要。一般应在妊娠35周左右住院待产。如果尿雌三醇无下降，缩宫素应激试验阴性，即使鞘磷脂/卵磷脂已达到2，仍可维持妊娠，尽可能延缓到36周后分娩。如果缩宫素试验阳性，雌三醇下降达50%左右，卵磷脂/鞘磷脂达到2则应立即引产。卵磷脂/鞘磷脂<2，除非缩宫素应激试验明显阳性，雌三醇迅速下降，否则不考虑终止妊娠。如果无条件监测上述指标，可根据White分级(表4-2-12-11)来决定分娩时间：A级不伴其他并发症者于39周开始引产，不宜妊娠过期，有并发症者适当提前引产；B~D级者应于36~37周时引产，B级者不应在38周后分娩，D级者应于37周左右分娩；F级及R级者更应根据情况分别处理。

表4-2-12-11 妊娠期糖尿病分级(White法)

分类	发病年龄(岁)	病程(年)	血管并发症
A	任何	仅糖耐量异常	无
B	>20	<10	无
C	10~19	10~19	无
D	<10	>20	单纯性视网膜病变或妊娠高血压
E	<10	>20	骨盆动脉硬化
F	任何	任何	糖尿病肾病
R	任何	任何	增殖性视网膜病变
H	任何	任何	临床冠心病
FR	任何	任何	肾病并视网膜病变

注：A级：妊娠期糖耐量低减；B~FR级：妊娠期糖尿病

(三)围生期糖尿病处理 处理要点是严格血糖控制，避免母亲在妊娠前、妊娠期和分娩时发生高血糖症或低血糖症[25]。建议采用持续性葡萄糖输注时严密监测血糖变化，减少低血糖症和其他不良事件的发生率[26]。分娩期的胰岛素需要量决定于糖尿病类型(T1DM、T2DM、GDM)和产程。T2DM和GDM产妇自身存在一定的基础胰岛素分泌，而T1DM胰岛素绝对缺乏，在分娩早期(尤其是T2DM和GDM)，胰岛素需要量明显减少，而分娩后期的需要量较稳定。分娩前血糖控制不良者一定是需要量较多，而血糖控制良好者其需要量较低[27,28]。妊娠期糖尿病控制不良，即使分娩时血糖控制良好，新生儿也容易因胰岛增生和高胰岛素血症而发生严重的低血糖症[29]。

分娩期间的肝糖原消耗较多，需要及时静脉补充葡萄糖。分娩前4~6小时，机体的血糖消耗增加，应采用短效胰岛素和持续性葡萄糖输注措施，尽量维持血糖在正常范围(70~110mg/dl，3.9~6.1mmol/L)内[30-33]，虽然血糖控制靶值未定，但不能超过180mg/dl。T1DM孕妇分娩时，胰岛素需要量明显减少而葡萄糖的需要量相当于剧烈运动时的量，即较产前增加8倍左右。因此，此期间可以在先输注生理盐水的基础上加用葡萄糖静脉滴注，葡萄糖滴速约125mg/h，胰岛素滴速约0.5~1U/h[34-36]。另一种方法是分别建立葡萄糖和胰岛素或葡萄糖-胰岛素与生理盐水两条输注系统，根据测定的血糖值进行轮换滴注。其血糖控制和降低新生儿低血糖症的效果相当[37]。5%葡萄糖液500ml加入一定量(6~8U)的速效胰岛素(正规胰岛素、赖脯氨胰岛素或门冬胰岛素)输注，每1~2小时测定血糖一次，见图4-2-12-9。

剖宫产或孕妇伴有其他急性应激情况时，胰高血糖素、皮质醇、GH和肾上腺素分泌剧增，引起胰岛素抵抗、高血糖症甚至酮症。剖宫产应安排在早晨进行，照常注射手术前一晚的中效胰岛素，但需要免去早晨的胰岛素注射，禁食。如果手术时机延迟，则应补充基础的速效胰岛素，其余的胰岛素加入5%葡萄糖溶液中滴注，以预防出现酮症，每小时测定血糖。分娩后，GDM患者的胰岛素用量显著减少，可能需要停止胰岛素注射(根据血糖而定)，而T1DM和T2DM患者的胰岛素用量也可减少20%~40%。哺乳期的胰岛素用量亦需要下调，但个体差异较大，部分GDM患者的空腹和餐后血糖仍升高，诊断为T2DM(约15%)。

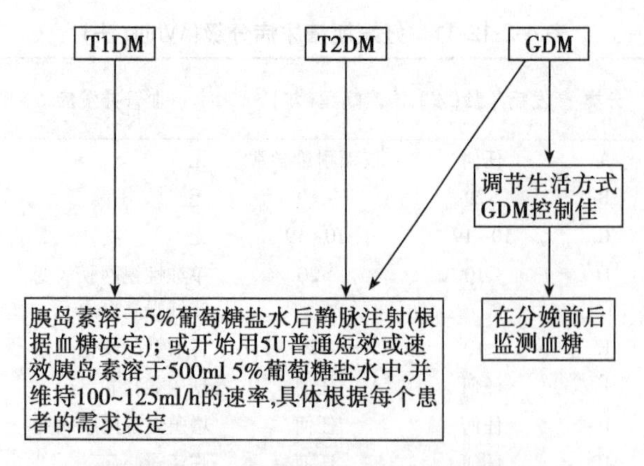

图 4-2-12-9 糖尿病孕妇分娩期处理

（四）剖宫产 剖宫产的指征是:①骨盆比例失调,相对性头盆不对称和胎位不正;②明显的巨大胎儿;③前置胎盘;④以往有剖宫产史;⑤引产不成功尤其是病情较重者优先考虑剖宫产。产程长和进展不顺利者应及时采取剖宫产。

1. 围生期注意事项 ①在剖宫产前3小时应停止单独使用胰岛素,以免胎儿出生后发生低血糖。②血糖宜控制在接近正常水平,代谢紊乱基本纠正,尿酮体阴性,无低血钾和失水征。血糖控制不满意者,胎儿偏大或羊水过多,应作羊膜腔穿刺,取羊水了解胎儿肺成熟度,并注入地塞米松10mg,促进肺成熟。③在妊娠糖尿病管理中,检测母亲尿糖是无效的。④分娩时间过长,血糖波动较大,可静脉补充葡萄糖,按4~6g糖加1U胰岛素比例补液,勿使随机血糖低于5.5mmol/L(100mg/dl)。⑤分娩后因胎盘激素下降,故产后24小时内胰岛素用量减为原用量的1/2,第2天后为原用量的2/3。3~6周后应根据血糖值再调整胰岛素用量。⑥胎儿生出后不论体重大小都应按早产儿处理,应注意低血糖和ARDS等。为防止低血糖,应在产后20分钟开始定期喂50%葡萄糖。⑦提倡母乳喂养,哺乳期母亲不应口服降糖药,而应用胰岛素控制血糖。⑧因为妊娠糖尿病患者再次妊娠时,其糖尿病很容易复发,所以应提倡避孕(对激素类避孕药的使用没有太多限制)。⑨吸烟能增加胎盘早剥的危险性;超重能增加先兆子痫和剖宫产。吸烟和超重与早产和死胎有关,这是目前可改变的重要的妊娠并发症和不利妊娠结果的危险因素。因此妊娠妇女应戒烟,保持适当的体重。

2. 产后追踪 母亲血糖状态的重新分类应至少在分娩6周后进行,诊断仍按ADA有关糖尿病的诊断标准。绝大多数妊娠糖尿病孕妇于产后6周空腹血糖或OGTT恢复正常,再次妊娠时,妊娠糖尿病复发率为50%。大约25%~70%的妊娠糖尿病妇女,在分娩以后16~25年内可能发生糖尿病。因此,如果产后血糖水平正常,应每3年监测1次血糖水平;产后有空腹血糖异常(IFG)和/或IGT者应每年做一次检查,以筛查是否患有糖尿病,并且应接受严格的饮食治疗和个体化运动治疗。过去,有妊娠糖尿病史的所有患者均应改变生活方式以降低胰岛素抵抗,包括通过饮食治疗和运动来维持正常体重。应尽可能避免使用可加重胰岛素抵抗的药物(如糖皮质激素和烟酸等)。如果患者有高血糖的症状,应及时就诊。对其教育还应包括计划生育。只要低剂量雌-孕激素口服避孕药无禁忌证,可以在有妊娠糖尿病史的妇女中使用。

3. 产后避孕与再次妊娠 因为口服降糖药物可能对胎儿发育造成影响,产后2型糖尿病妇女在口服降糖药期间不宜再次怀孕。一般服用避孕药3个月以上会影响糖代谢和胰岛素的敏感性,长期服用避孕药的非糖尿病女性(尤其是有糖尿病家族史者),建议每半年做1次空腹和餐后血糖检查。已患糖尿病者需积极治疗,使用避孕药者血糖升高可能更明显,需要增加降糖药物剂量。合并心血管疾病者服用避孕药1年后,可引起血压上升,加重心肌梗死发病风险。避孕药亦升高血浆胆固醇及其脂蛋白,诱发或加重胆石症和胆囊炎。

【糖尿病合并妊娠】

随着糖尿病的全球性流行,糖尿病合并妊娠患者正在高危产科门诊和新生儿重症监护室不断增加,成为全世界卫生系统的一个沉重负担。妊娠期糖尿病包括孕前已诊断糖尿病的育龄妇女合并妊娠和在妊娠期首次发生与发现的糖尿病或糖耐量受损两种情况,后者即"妊娠糖尿病"(GDM)。妊娠早期高血糖将影响胚胎的正常发育,是导致胎儿畸形和发生流产的重要原因。因此,加强对糖尿病合并妊娠的防治研究,已成为产科医师和内科医师共同面对的一项重要临床课题。

（一）妊娠加重糖尿病机制 正常妊娠时,胎儿的生长发育需从母体血液中摄取大量营养物质,自由通过胎盘的葡萄糖成为胎儿的主要能源。妊娠时肾糖阈下降,尿中排糖增加。孕妇空腹葡萄糖与氨基酸的浓度均低于非孕妇女,并产生代谢适应性,促进糖原异生和脂肪分解,血非酯化脂肪酸升高。胎盘泌乳素(HPL)亦引起脂肪分解,因此控制不佳的糖尿病孕妇容易出现酮症,酮体能迅速透过胎盘,影响胎儿大脑发育。

1. 皮质醇 妊娠期尤其孕晚期血浆游离及结合的皮质醇浓度均升高,可能是雌激素产量增加及孕晚期胎儿肾上腺迅速增长所致。皮质醇通过加强葡萄糖异生和减少外周组织对糖的利用率来升高血糖;此外,皮质醇还能促进胰岛素的分泌。

2. 人绒毛膜生长激素 又称胎盘泌乳素(hPL),在妊娠3周多开始由胎盘绒毛合体细胞分泌,足月妊娠时量增加近千倍。hPL为妊娠期拮抗胰岛素因素中最重要的激素。糖尿病孕妇的hPL血浓度高于非糖尿病者。

3. 孕激素与雌激素 孕激素有外周性对抗胰岛素的作用,大量应用可使血葡萄糖/血胰岛素比值下降。雌激素抗胰岛素的作用弱。

4. 胎盘胰岛素酶 可使胰岛素降解为氨基酸及肽而失活。

（二）妊娠对糖尿病及其慢性并发症的影响

1. 对胰岛素需要量的影响 孕早期由于空腹血糖一般较非孕期低,应用胰岛素治疗的糖尿病孕妇常需减少胰岛素用量,否则可能加重低血糖,甚至发生饥饿性酮症、酸中毒及低血糖性昏迷。但胰岛素减少仍需个体化。妊娠后期由于血葡萄糖/血胰岛素比值下降,大部分患者需加大胰岛素用量。临产后孕妇因情绪紧张及疼痛均可引起血糖波动,而分娩时子宫强烈收缩及第二产程时用力,消耗大量能量,加上进食往往不多,极易引起低血糖。胎盘娩出后,因绝大多数拮抗胰岛素因素迅速消失,胰岛素需要量骤减。但如有感染存在则须加大胰岛素用量。

2. 血容量与肾小球滤过率增高 妊娠后随着孕期血容量增加,肾小球滤过率增高,肾脏负荷加重,因此糖尿病肾病患者妊娠后是否会使病情恶化的问题一直备受关注。有人观察了35例糖尿病肾病的孕妇,发现69%的患者尿蛋白增加,73%的患者高血压加重。分娩后有65%的患者尿蛋白的排泄量恢复至孕前水平,只有2例患者尿蛋白在产后仍然持续增加。Gordon等对46例有糖尿病肾病的孕妇的妊娠结局及产后病情追踪表明,妊娠20周以前若肌酐清除率>90ml/min,24小时尿蛋白<1g,妊娠期和分娩后远期肾功能受影响较小。但是,随妊娠进展,尿蛋白排出量不断增加,产后24小时尿蛋白定量平均比妊娠晚期减少1.9g。由于糖尿病肾病者随时间进展即使不妊娠,肾小球滤过率也逐渐下降,因此,也有学者认为妊娠对糖尿病肾病的预后无明显影响。

3. 糖尿病视网膜病 妊娠期间视网膜病变的进展与开始治疗时的血糖水平以及妊娠早期血糖控制情况有关。妊娠本身对其影响尚无定论。有报告,妊娠可增加糖尿病患者视网膜背景性病变的发生率,这些患者视网膜上点状出血和软渗出增多。与此相反,也有资料显示,糖尿病非增殖性视网膜病变者妊娠期眼底变化小,大多数能顺利度过妊娠期,仅少数发展为增殖性视网膜病变。增殖性视网膜病变者妊娠期病情变化主要与怀孕前是否接受治疗有关。

(三)糖尿病对妊娠的不利影响 糖尿病对孕妇和胎婴儿的影响取决于糖尿病本身的严重程度以及与之并存的其他并发症。

1. 糖尿病对孕妇的影响 主要表现在:①孕妇死亡率:在胰岛素应用前,糖尿病孕妇死亡率为30%左右;胰岛素问世后,孕产妇死亡率已明显下降了。②羊水过多:原因不明,可能与糖尿病妊娠常伴有胎儿和胎盘过大,胎儿有多尿的可能性有关。③妊娠期高血压疾病:发病率为正常孕妇的3~5倍,主要与孕期血糖等代谢紊乱有关[38,39]。糖尿病合并血管病变时易并发。④感染:糖尿病孕妇易并发泌尿道感染,也易发生真菌性阴道炎和外阴炎。⑤酮症酸中毒:早孕及孕末期易发生,严重时可致孕妇死亡。⑥手术剖宫产率高,产道损伤和产后出血的发生率均高。

2. 糖尿病对胎婴儿的影响

(1)围生期死亡率:胰岛素应用前,围生儿死亡率超过50%。胰岛素问世后,围生儿死亡率明显下降为5%左右。死亡率基本与White分级平行。

(2)畸形:先天性畸形的发生率较一般孕妇高2~3倍,畸形以心血管及中枢神经系统为最常见,泌尿生殖道及胃肠道次之。可能与高血糖或低血糖、酮症及某些药物有关。

(3)巨大儿:发生率约为正常妊娠的10倍。可能是因为母亲血糖过高引起胎儿胰岛分泌活跃,促进胎儿脂肪及蛋白质合成。

(4)新生儿呼吸窘迫综合征:是糖尿病孕妇新生儿早期死亡的最常见原因,大多数患儿有肺透明膜形成。如分娩前48小时测定卵磷脂/鞘磷脂(L/S)比值,如>2,则呼吸道窘迫综合征的发生率就明显降低。

(5)新生儿低血糖:妊娠期母体高血糖促使胎儿胰岛素分泌,出生后60分钟婴儿血糖迅速下降,6小时后开始上升。患儿可表现为吞咽及呼吸困难、苍白和躁动等。

(6)低血钙和高血磷:外源性胰岛素治疗使血镁降低,低血镁影响了甲状旁腺激素的分泌,因此糖尿病孕妇分娩的新生儿约1/4在出生后发生低钙血症,血磷则常高于正常儿。患者可有抽搐和青紫,以至心力衰竭。

(7)新生儿高胆红素血症和红细胞增多症:约20%糖尿病母亲分娩的婴儿血清胆红素可升高到170μmol/L,产伤、红细胞增多症及早产儿易发生黄疸。产后4小时平均血细胞比容为0.595,严重红细胞增多症婴儿可出现多血、昏睡、肌张力减低和呼吸窘迫,甚至抽搐和惊厥。

(四)妊娠期高尿酸血症 妊娠妇女在发生先兆子痫前往往伴有高尿酸血症,并与高血压、肾脏病变和心血管事件伴随形成。高尿酸血症引起炎症反应、血管内皮损害和剧烈的氧化应激。因此,高尿酸血症既是先兆子痫的标志物,又是相关并发症的病因[40]。尿调节素(uromodulin)基因突变导致家族性青少年高尿酸血症性肾病,表现为痛风、肾小管间质肾病及终末期肾病,其预后不良。因此应该对显著升高的高尿酸血症孕妇进行相关检查[41]。

在正常和病理妊娠妇女中,血尿酸可作为肾功能的评价指标,如果血尿酸明显升高,应特别警惕先兆子痫、妊娠高血压和胎儿发育障碍可能[42,43]。

【母乳喂养】

大量的研究发现,母乳喂养对GDM的母亲具有近期和远期有益作用,可改善糖代谢和血脂谱,降低T2DM风险。

(一)长期效应 研究发现,GDM母亲母乳喂养具有拮抗T2DM风险的长期作用[44-47],产后4~16周喂养不促进T2DM进展,母乳喂养对T2DM诊断与OGTT结果无影响;母乳喂养>3个月降低T2DM风险40%以上,且能增加胰岛素敏感性,降低空腹胰岛素水平(表4-2-12-12)。Ziegler等追踪304例产后糖尿病追踪19年,其糖尿病累计风险与GDM产后胰岛抗体累计风险变化、作用机制等见图4-2-12-10~图4-2-12-12。

(二)短期效应 一些研究以横断面或前瞻性追踪研究方式观察了GDM患者产后3~12个月的代谢变化[48-53],虽然结果不尽相同,但总的效应是改善葡萄糖和脂肪代谢,降低BMI、空腹血糖和餐后2小时血糖,增加胰岛素敏感性等。

(三)作用机制 动物实验发现,哺乳降低糖脂毒性、血糖和胰岛素水平,提高组织葡萄糖的利用率,而哺乳也通过促进泌乳素分泌,增加胰岛细胞数量,促进β细胞增生和胰岛素分泌。泌乳素调节胰岛素分泌和调节葡萄糖代谢。泌乳素可以通过menin促进动物胰岛素分泌[54,55],调节胰岛细胞增殖,抵抗糖尿病的发生。泌乳素和PPAR-γ激动剂调节转录因子STAT5与脂蛋白酯酶的表达;PPAR-γ激动剂使脂质从胰岛素反应性组织(肝脏与肌肉)转移到胰岛素敏感的脂肪细胞;而哺乳分泌的泌乳素能动员肝脏和肌肉脂肪进入乳汁,改善胰岛素敏感性[56-60]。

表 4-2-12-12 妊娠糖尿病母乳喂养与疾病风险研究结果

研究者/年份	研究设计	对象	病例数	母乳喂养评价	T2DM 诊断	产后追踪	主要结果
Kjos 等/1995	回顾性分析 1997—1994	洛杉矶拉丁美洲女性	671	4~16 周与产后问卷	75g/2h OGTT	7.5 年	产后 4~16 周喂养不促进 T2DM 进展
Buchanan 等/1999	追踪观察 1993—1997	洛杉矶拉丁美洲女性	91	产后 11~26 个月	75g/2h OGTT 和 IVGTT	11~26 个月（每 15 个月追踪 1 次）	母乳喂养对 T2DM 诊断与 OGTT 结果无影响
Stuebe 等/2005	回顾性分析 1989—2003	护士健康研究Ⅱ亚组分析美国 14 州	>3000 人年	母乳喂养时间（1993/1997/2003）	T2DM	最长 14 年	母乳喂养对 T2DM 无影响
Ziegler 等/2012	前瞻性研究 1989—1999	白种人女性德国慕尼黑	264	产后 9 个月与 2 年问卷调查/母乳喂养时间≤3 个月 vs>3 个月	75g/2h OGTT	2/9 个月及 2/5/8/11/15/19 年	母乳喂养>3 个月降低 T2DM 风险>40%
Chouinard-Castonguay 等/2013	横断面研究	加拿大 Quebec 地区女性	144	母乳喂养时间回顾性报告	75g/2h OGTT	1~7 年（4 年±1.9 年）	母乳喂养增加胰岛素敏感性降低空腹胰岛素

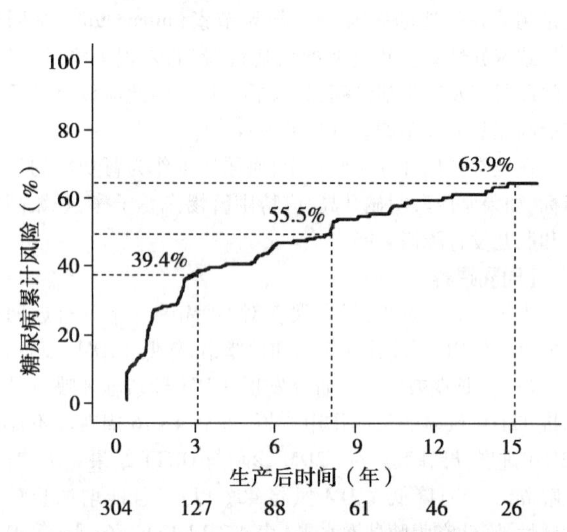

图 4-2-12-10 GDM 患者产后糖尿病累计风险

304 例产后糖尿病追踪 19 年的糖尿病累计风险变化；图下数字为每次追踪的病例数

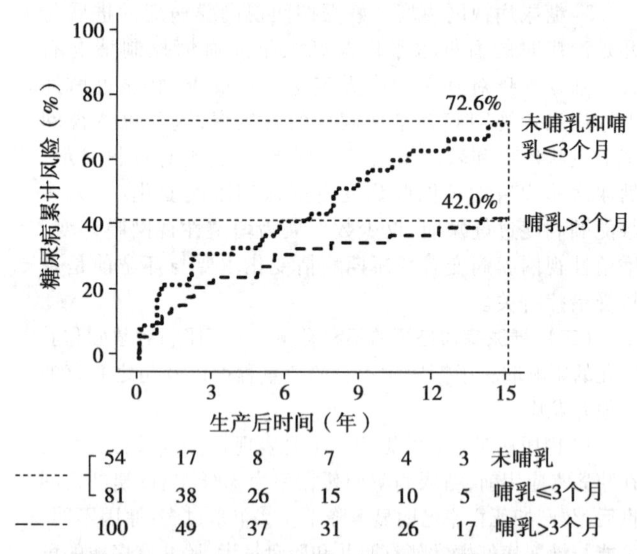

图 4-2-12-11 GDM 产后哺乳的糖尿病累计风险

GDM 患者母乳喂养>3 个月与非母乳喂养或喂养时间不足 3 个月的产后糖尿病风险比较，图下数字为每次追踪的病例数

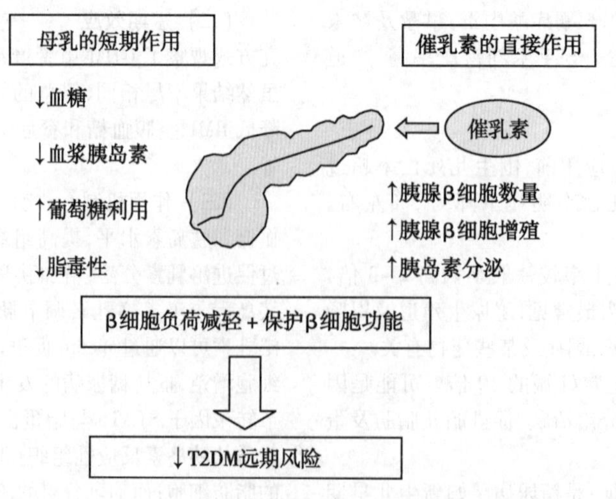

图 4-2-12-12 母乳喂养对葡萄糖代谢的作用机制

【病例报告】

(一)病例资料 患者29岁,女性,职业护士。有糖尿病家族史,父母患糖尿病,一个妹妹患妊娠糖尿病。2000年6月首次妊娠6周,BMI 23kg/m^2,血压130/80mmHg。75g OGTT显示空腹血糖6.3mmol/L,2小时8.1mmol/L。根据WHO的1999年标准,可诊断为妊娠糖尿病。妊娠10周流产,8周后75g OGTT复查结果正常。2001年2月再次妊娠,妊娠6周75g OGTT显示空腹血糖5.7mmol/L,2小时血糖10mmol/L,HbA_{1c} 6.6%。根据妊娠糖尿病处理要求,给予Huminsulin 30/70胰岛素(2次注射/日),每2~4周复查的空腹和餐后2小时平均血糖分别为4.3mmol/L和6.8mmol/L,HbA_{1c} 6.5%。随着妊娠进展增加胰岛素用量,妊娠末期胰岛素用量为30U/d,体重增加13kg。妊娠37周羊膜早破,诱导分泌时并发胎心心动过缓,急症剖宫产一女婴(2850g)。婴儿出生正常,母亲血糖正常而停用胰岛素。产后6周75g OGTT正常。告知其为成年2型糖尿病高风险对象,采用糖尿病预防生活方式,每2年复查OGTT。

(二)病例讨论 妊娠期间空腹血糖可轻度降低,而餐后因胰岛素抵抗,血糖和胰岛素可轻度升高。妊娠期人胎盘泌乳素(human placental lactogen)升高1000倍以上,胎盘泌乳素的分子结构与GH同源,使胰岛素抵抗增加约4倍,作为代偿,体内胰岛素分泌量增加约3倍。一般妊娠糖尿病均在第2个三月期晚期或第3个三月期早期发病,故推荐再妊娠24~28周行OGTT。本例患者两次均在妊娠的第6周出现糖耐量减退而非妊娠期血糖正常,说明其为早发性妊娠糖尿病(early onset gestational diabetes mellitus)而非糖尿病合并妊娠。

(雷闵湘 刘石平)

(本章主审 周智广 刘耀辉)

第 3 章

糖尿病急性并发症

第 1 节　糖尿病酮症酸中毒 / 1462
第 2 节　高渗性高血糖状态 / 1488
第 3 节　糖尿病 L-乳酸性酸中毒 / 1498
第 4 节　D-乳酸性酸中毒 / 1505
第 5 节　自身免疫性 B 型胰岛素抵抗危象 / 1507
第 6 节　急性糖尿病心脑血管事件 / 1508
第 7 节　糖尿病急性感染 / 1514

糖尿病急性并发症是临床上常见的内分泌代谢病急症，抢救成功率取决于许多因素，但医护人员的专业技能起了核心作用。本章重点介绍糖尿病酮症酸中毒、高渗性高血糖状态、糖尿病 L-乳酸性酸中毒、D-乳酸性酸中毒、自身免疫性 B 型胰岛素抵抗危象、急性糖尿病心脑血管事件和糖尿病急性感染。

第 1 节　糖尿病酮症酸中毒

糖尿病酮症酸中毒（diabetic ketoacidosis，DKA）是由于胰岛素不足和升糖激素不适当升高引起的糖、脂肪、蛋白质和水盐与酸碱代谢严重紊乱综合征。DKA 的发生与糖尿病类型有关，T1DM 有发生 DKA 的倾向，有的 T1DM 患者以 DKA 为首发表现；T2DM 患者亦可被某些诱因诱发 DKA。常见的诱因有急性感染、胰岛素不适当减量或突然中断治疗、饮食不当（过量或不足、食品过甜和酗酒等）、胃肠疾病（呕吐和腹泻等）、脑卒中、心肌梗死、创伤、手术、妊娠、分娩和精神刺激等。有时可无明显诱因，严重者有神志障碍，可因并发休克和急性肾衰竭等而导致死亡。

【流行病学】

随着糖尿病防治水平的提高，DKA 的总体发病率和发病密度逐年下降。根据医疗保险索赔的记录，我国台湾 DKA 住院人数从 1997 年的 6/1000 人年下降到了 2005 年的 5/1000 人年，但是除了年龄是影响发病密度的重要因素外，≤35 岁的年轻女性因 DKA 而住院者反而增加，其原因可能主要与 DKA 的预防不力有关。全球的 T1DM 初诊时 DKA 发病率见表 4-3-1-1。

表 4-3-1-1　T1DM 初诊时的 DKA 发病率

报道者/年份	国家/地区	DKA (%)	纬度 (度)	GDP (US $)	卫生资源消耗 (%GDP)	年发病率 (例/10 万)
Abduljabbar/2010	沙特阿拉伯	40	26.17	16 784.5	3.34	27.5
Abdul-Rasoul/2010	科威特	37.7	29.3375	356 316	3.23	22.3
Al Khawari/1997	科威特	49	29.3375	36 723.9	3.76	15.4
Al Magamsi/2004	沙特阿拉伯	55.2	24.27	16 227.0	2.96	18.1
Alvi/2001	英国	27	52.29	17 082.1	6.3	17.7
Barák/2006	斯洛伐克	15	48.8	13 566.4	5.82	13.6
Blanc/2003	法国	54	48.51			8.5
Böber/2001	土耳其	29	38.25	6226.6	2.7	3.2
Bowden/2008	美国	32.9	40.25	40 450.6	15.71	23.9
Bui/2010	加拿大	18.6	51.15	24 534.2	8.79	29.7
Campbell-Stokes/2005	新西兰	29	41	18 636.3	7.53	17.9
Charemska/2003	波兰	38	53.46	10 305.4	5.52	13
Charron-Prochownik/1995	美国	30	40.26	13 599.9	9.37	14.6
Fernández Castañer/1996	西班牙	44	41.23	12 121.9	6	10.6
Habib/2005	沙特阿拉伯	55.3	24.27	16 784.5	3.34	18.1
Hanas/2007	瑞典	16	62	28 443.7	9.23	44.2
Hekkala/2007	芬兰	22.4	65	16 283.6	8.8	36.5
Hekkala/2010	芬兰	19.4	64	27 358.8	8.15	54
Hodgson/2006	智利	37	33.28	7594.38	6.71	4.02
Jackson/2001	新西兰	41.7	36.5	16 494.1	7.07	13.7

续表

报道者/年份	国家/地区	DKA (%)	纬度 (度)	GDP (US $)	卫生资源消耗 (%GDP)	年发病率 (例/10万)
Kapellen/2001	德国	29.8	51.2	23 454.3	10.27	15.4
Karjalainen/1989	芬兰	24.4	65	11 673.0	6.7	34.1
Kulaylat/2001	沙特阿拉伯	77	22.17	15 587.5	2.96	12.3
Lévy-Marchal/2001	冰岛	30	65	19 234.8	8	13.9
Lévy-Marchal/2001	荷兰	28.6	52.3	20 073.1	8.2	12.5
Lévy-Marchal/2001	立陶宛	41.4	56	7125.2	5.37	7.6
Lévy-Marchal/2001	德国	25.6	51.13	19 501.6	9.9	13.2
Lévy-Marchal/2001	罗马尼亚	67	44.26	5034.0	3.49	4.8
Lévy-Marchal/2001	波兰	54.2	52	5609.8	6	7
Lévy-Marchal/2001	斯洛文尼亚	28.6	46.07	10 757.3	7.45	8.5
Lévy-Marchal/2001	斯洛伐克	35.6	48.6667	7448.8	6.06	9.2
Mallare/2003	美国	38	40.42	29 076.6	13.5	16.1
Maniatis/2005	美国	28.4	39.44	36 949.9	14.82	23.9
Mayer-Davies/2009	美国	25.2	38	38 324.4	15.67	18.3
Mylnarski/2003	波兰	54.7	51.45	9623.8	5.73	13
Neu/2003	德国	26.3	48.39	20 282.8	9.6	12.5
Newfield/2009	美国	27.2	32.42	33 501.7	13.35	16.1
Olak-Białoń/2007	波兰	33	50.15	12 700.5	6.2	17.7
Pawlowicz/2009	波兰	32.9	54.17	11 058.6	6.34	13.1
Pinero-Martinez/1995	西班牙	61.8	40.25	11 154.8	5.4	11.3
Pinkney/1994	英国	26	51.45	16 789.3	5.9	17.7
Pocecco/Nassimbeni/1993	意大利	41.1	46.13	15 100.9	7.3	9.8
Prisco/2006	意大利	32.2	42.8333	26 419.7	8.31	14.8
Pronina/2008	俄罗斯	30	55.44	7737.1	5.42	12.9
Punnose/2002	阿拉伯联合酋长国	80	24.12	24 076.5	2.64	2.62
Quinn/2006	美国	43.7	42.21	26 906.5	13.6	16.1
Rewers/2008	夏威夷	30	38	38 324.4	15.67	18.3
Roche/2005	爱尔兰	25	53	21 675.2	6.26	16.3
Rosenbauer/2002	德国	53.8	51.25	21 320.5	9.8	14.3
Sadaskaite-Kuehne/2002	瑞典	14.5	55.59	22 282.1	8.03	31.7
Sadaskaite-Kuehne/2002	立陶宛	34.6	56	7887.6	6.08	8
Salman/1991	沙特阿拉伯	67.3	24.42	12 826.1		3.8
Samuelsson/2005	瑞典	12.8	55.59	17 498.7	8.2	28.9
Savova/1996	保加利亚	35.3	42.41	5675.1	5.23	7.0
Schober/2010	奥地利	37.2	47.333	25 958.9	9.93	10.3
Sebastiani-Annicchiarico/1992	意大利	35.6	41.39	16 190.8	7.3	7.0
Smith/1998	英国	27	53.28	18 210.2	6.8	17.7
Soliman/1997	阿曼	41.7	21.3	12 177.9	3.64	2.5
Soltész/1997	匈牙利	23	47	8578.35	8.1	9.1
Sundaram/2009	英国	27.2	52.29	32 083.7	8.24	26.3
Tahirovic/2007	波斯尼亚与黑塞哥维那	48	44.31	2817.0	7.9	7.1
Ting/2007	中国台湾	65	25.5	11 886.1	3.54	3.8
Vehik/2009	美国	27	39.33	38 324.4	15.67	23.9
Veijola/996	芬兰	21.7	64	13 753.5	7.3	35.3
Xin/2010	中国大陆	41.9	41.48	4748.7	4.55	

注：GDP 数据来源于国际货币基金世界经济数据库；萎缩资源消耗数据来源于 WHO 全球卫生观察数据库

【病因与发病机制】

DKA的病因和发病机制主要涉及两个方面。一是胰岛素绝对缺乏(T2DM发生DKA时与T1DM一样,称为胰岛素绝对缺乏状态)。有人检测T2DM和T1DM患者发生DKA时的血清C肽,均为不可检出。二是拮抗胰岛素的升糖激素(如胰高血糖素、GH和皮质醇等)分泌增多。任何诱因均可使此两种情况进一步加重,导致DKA[1-4]。

(一)酮体与多聚β-羟丁酸 酮体包括乙酰乙酸(AcAc)、β-羟丁酸(β-hydroxybutyrate,β-OHB)和丙酮(acetone)。正常情况下,葡萄糖无氧糖酵解的终产物为丙酮酸,在丙酮酸羧激酶的作用下,被氧化为乙酰乙酸。DKA时,三羧酸循环受阻,AcAc不能被氧化代谢,在还原型辅酶Ⅰ(NADH)的参与下被氧化为β-OHB,后者在肝细胞线粒体内自动地转化为丙酮,三者合称为酮体。

β-OHB是糖代谢的抑制中间代谢产物,占酮体的约70%[5],β-OHB的线性多聚体(linear polymer)——多聚β-羟丁酸(poly-β-hydroxybutyrate,PHB),即多聚-(R)-3-羟丁酸盐[poly-(R)-3-hydroxybutyrate]和多聚无机磷酸盐(inorganic polyphosphate,polyP,图4-3-1-1),其中多聚无机磷酸盐的形成与利用见图4-3-1-2,哺乳动物细胞多聚无机磷酸盐的来源与功能见图4-3-1-3。在动物进化过程中,酮体的代谢得以保持。细菌利用PHB作为能量来源,原生动物的PHB占酮体的90%,在低氧环境中,这种功能十分重要。PHB储存在细胞器中,不产生通透作用。在PHB多聚无机磷酸盐生成酶的催化下,多聚无机磷酸盐分子的磷酸盐残基数目增多,少则数个,多则到达数百个。

PHB具有致病作用,其中的短链复合型PHB(complexed PHB,cPHB)见于许多组织中,尤其是动脉硬化斑块中的cPHB较高,而血浆cPHB与动脉粥样硬化性血脂谱相关,糖尿病患者的组织PHB升高。与β-OHB不同的是,PHB属于不溶于水的两性多聚体(amphiphilic polymer),具有高黏性和高溶盐性特点,容易生成多聚无机磷酸盐与Ca^{2+}复合物,增加膜的通透性,尤其是激活心肌细胞线粒体膜的通透性;而cPHB可在细胞膜脂质双层中形成非特异性离子通道与脂质体。以ATP样键结合的多聚无机磷酸盐调节血液凝固、肿瘤细胞酶活性、细胞分化增殖与凋亡和线粒体离子转运功能。

在肝脏,乙酰辅酶A在β-羟丁酸脱氢酶的催化下,生成β-OHB。β-OHB的合成是从2分子乙酰辅酶A缩合成乙酰乙酰辅酶A开始的;在原核生物中,继而生成的羟丁酰辅酶A(hydroxylbutyryl-CoA)多聚化,形成PHB;真核细胞的3-羟-3-甲戊二酰辅酶A合酶(HMG合酶)催化乙酰乙酰辅酶A与另一个乙酰辅酶A结合,形成β-羟-β-甲戊二酰辅酶A(methylglutaryl-CoA,HMG-CoA);HMG-CoA裂解酶催化HMG-CoA分解为AcAc和乙酰辅酶A;AcAc则进一步还原为β-OHB或脱羧为丙酮(图4-3-1-4)。β-OHB在肝外组织生成AcAc,和乙酰乙酸辅酶A一起由线粒体丁二酰辅酶A-3-酮酸辅酶A转移酶(succinyl-CoA:3-oxoacid-CoA transferase,SCOT)催化,形成丁二酰和乙酰乙酰辅酶A,线粒体硫解酶将后者裂解为2分子的乙酰辅酶A,在三羧酸循环中代谢产能(图4-3-1-5)。

PHB由单链β-OHB组成三种不同的分子结构,其所含β-OHB不同,功能亦有差异:①高分子量PHB含有1万~100万个β-OHB残基(储存型PHB);②低分子量PHB含100~300个残基(寡PHB);③短链结合型PHB(short-chain conjugated PHB,cPHB)的β-OHB残基少于30个,且与蛋白分子以共价键偶联。心脏的脂肪酸氧化速率与动脉脂肪酸及脂肪酸转运和线粒体氧化能力相关,尤其与肉毒碱棕榈酰转移酶Ⅰ(carnitine-palmitoyl transferase Ⅰ,CPT-Ⅰ)和β硬化酶系相关。心肌氧化β-OHB和AcAc的效率很高,而β-OHB抑制脂肪分解和游离脂肪酸生成,通过增加心脏解偶联蛋白合成和降低GLUT4表达而引起心肌损害。降低心肌脂肪酸代谢可减少线粒体解偶联蛋白形成,提高心肌做功功能,降低氧耗,减轻心肌损害。酮症是糖尿病的急性并发症,但在某些情况下,轻度高酮症血症(mild hyperketonemia)具有治疗意义。缺血再灌注研究发现,饥饿引起的酮体生成或注射外源性β-OHB具有心肌保护作用,可减少心肌梗死面积。β-OHB抑制去乙酰酶(HDAC)活性和氧化应激抵抗因子叉头盒O3a(forkhead box O3a,FOXO3a)及MT2表达,其抗氧化应激作用与线粒体自由基减少有关[1]。因此,酮体生成饮食有益于心血管健康和减轻体重。但是,血清β-OHB升高达11.7mmol/L以上则促进心血管病的发展,减少心肌细胞L-t型Ca^{2+}电流,诱发心衰。

糖尿病心衰患者血清β-OHB升高可引起cPHB积聚,cPHB与许多蛋白质结合,改变蛋白质的离子通道功能和Ca^{2+}-ATP酶活性。cPHB存在于许多疾病中和动脉粥样化斑块中,cPHB为非水溶性高黏性物质,糖尿病大鼠的cPHB水平升高3~8倍,与糖尿病慢性血管并发症有直接联系。

(二)胰岛素缺乏导致的DKA 胰岛素缺乏是发生DKA的基本病因和发病基础。胰岛素缺乏时,伴随胰高血糖素等升糖激素的不适当升高,葡萄糖对胰高血糖素分泌的抑制能力丧失,胰高血糖素对刺激(精氨酸和进食)因素的分泌反应增强,导致肝和肾葡萄糖生成增多和外周组织利用葡萄糖障碍,加剧血糖的进一步升高,并使肝脏的酮体生成旺盛,出现酮症或酮症酸中毒(图4-3-1-6和图4-3-1-7)。除了胰高血糖素外,升高血糖的其他激素还包括儿茶酚胺、糖皮质激素和生长激素等,这些升糖激素在DKA的发生中也起了重要作用,其中肢端肥大症代谢紊乱诱发酮症酸中毒的机制见图4-3-1-8。DKA患者因失水和低血压发生组织低灌注后,又可进一步导致乳酸性酸中毒。

DKA时,葡萄糖从血液和组织液进入细胞的量减少,细胞饥饿,为满足能量供应,维持细胞的正常结构和功能,机体单用脂肪作为能量来源,这本是一种能量利用转换的保护机制,但是随着细胞葡萄糖缺乏和脂肪动用的继续,通过激素敏感性脂酶(hormone sensitive lipase)发生一系列代谢紊乱。胰岛素抑制脂酶活性,胰岛素缺乏后,脂酶降解甘油三酯和形成游离脂肪酸(FFA)的作用增强,FFA被转运到肝脏细胞的线粒体进行β氧化,生成乙酰辅酶A,在胰岛素缺乏或脂肪分解过度情况下,酮体生成显著增多[4,6-9]。

由于DKA和急性应激,升高血糖的激素分泌增多。在胰高血糖素、皮质醇、GH和肾上腺素等的作用下,上述能量利用转换过程被进一步强化。胰高血糖素微弱增加即可促

图 4-3-1-1 β-羟丁酸和多聚无机磷酸盐的基本结构

A. β-羟丁酸；B. 多聚无机磷酸盐由单个无机磷酸盐残基聚合，借助高能磷酸键形成线性的高阴离子多聚体，一般含 60~100 个磷酸盐单位，而微生物体内的多聚无机磷酸盐单位可高达数千个

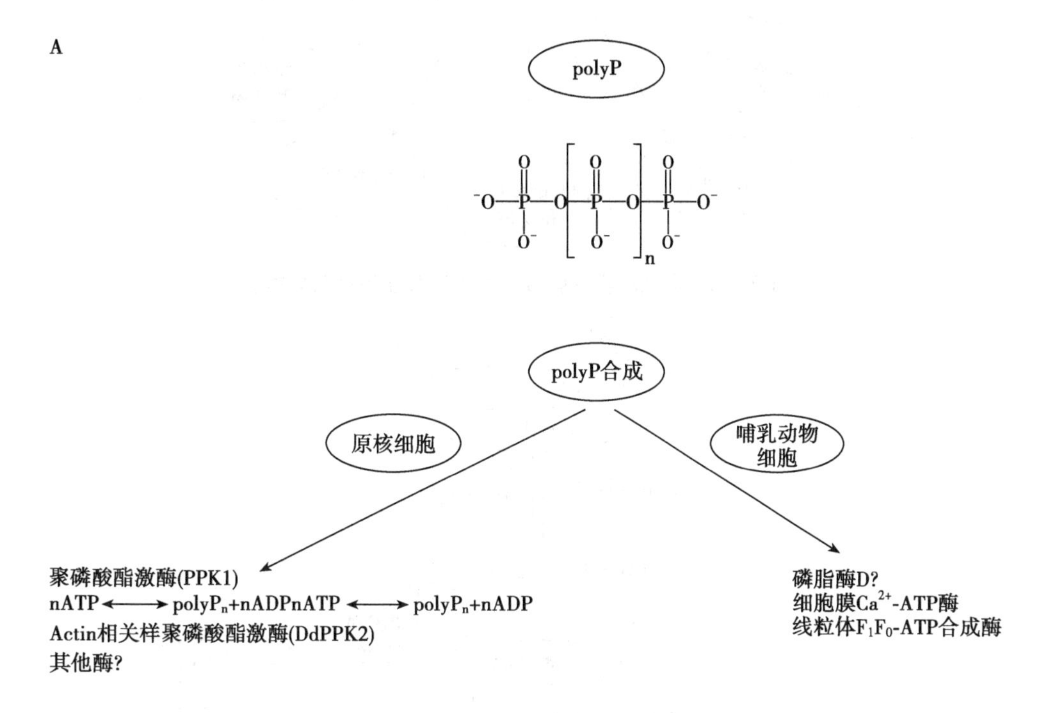

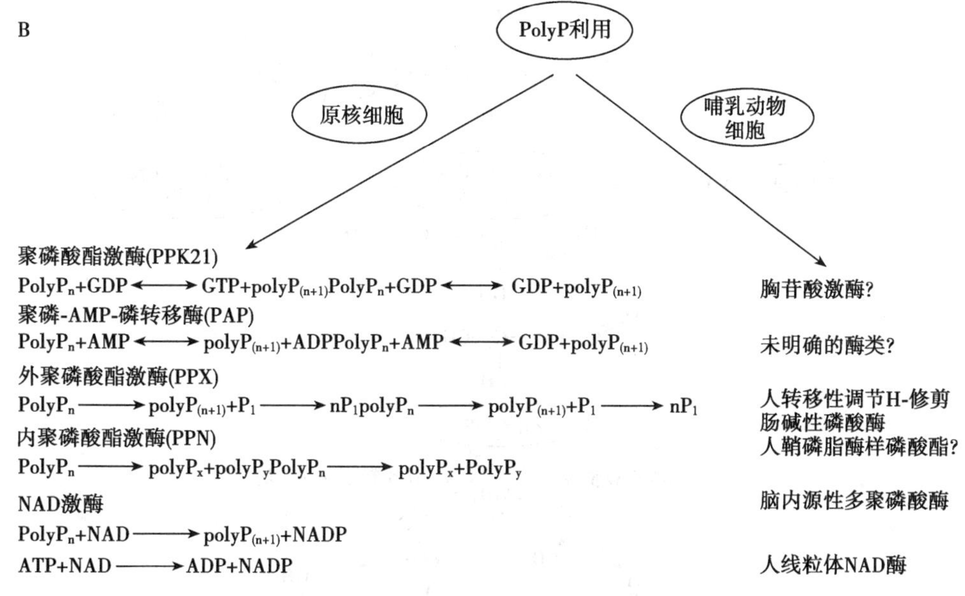

图 4-3-1-2 多聚无机磷酸盐的形成与利用

A. 上面为多聚无机磷酸盐的结构(A)，n 表示磷酸盐残基数目(数个至数百个不定)；下面为在多聚无机磷酸盐生成酶催化下，原核生物(左侧)与真核细胞多聚无机磷酸盐的生成过程；B. 左侧为原核生物多聚无机磷酸盐酶系，右侧为真核细胞的多聚无机磷酸盐酶系

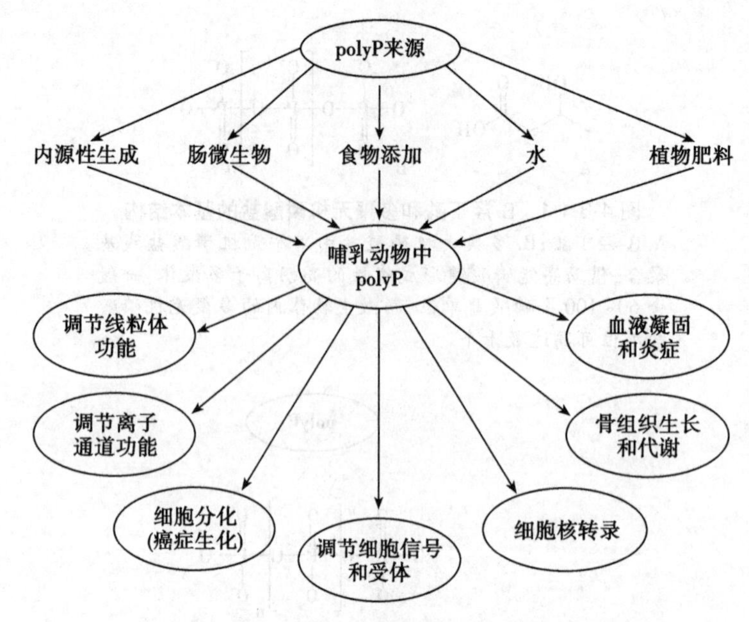

图 4-3-1-3 哺乳动物细胞多聚无机磷酸盐的来源与功能

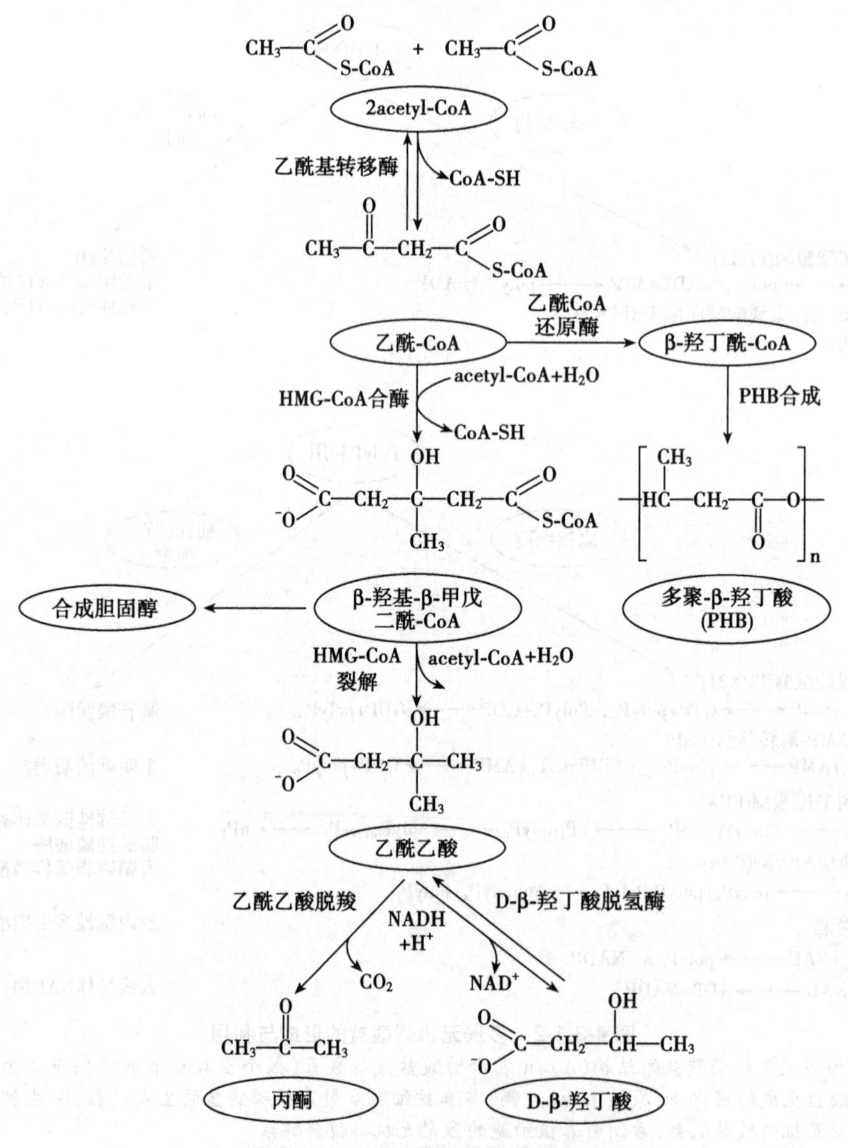

图 4-3-1-4 肝脏线粒体的酮体生成

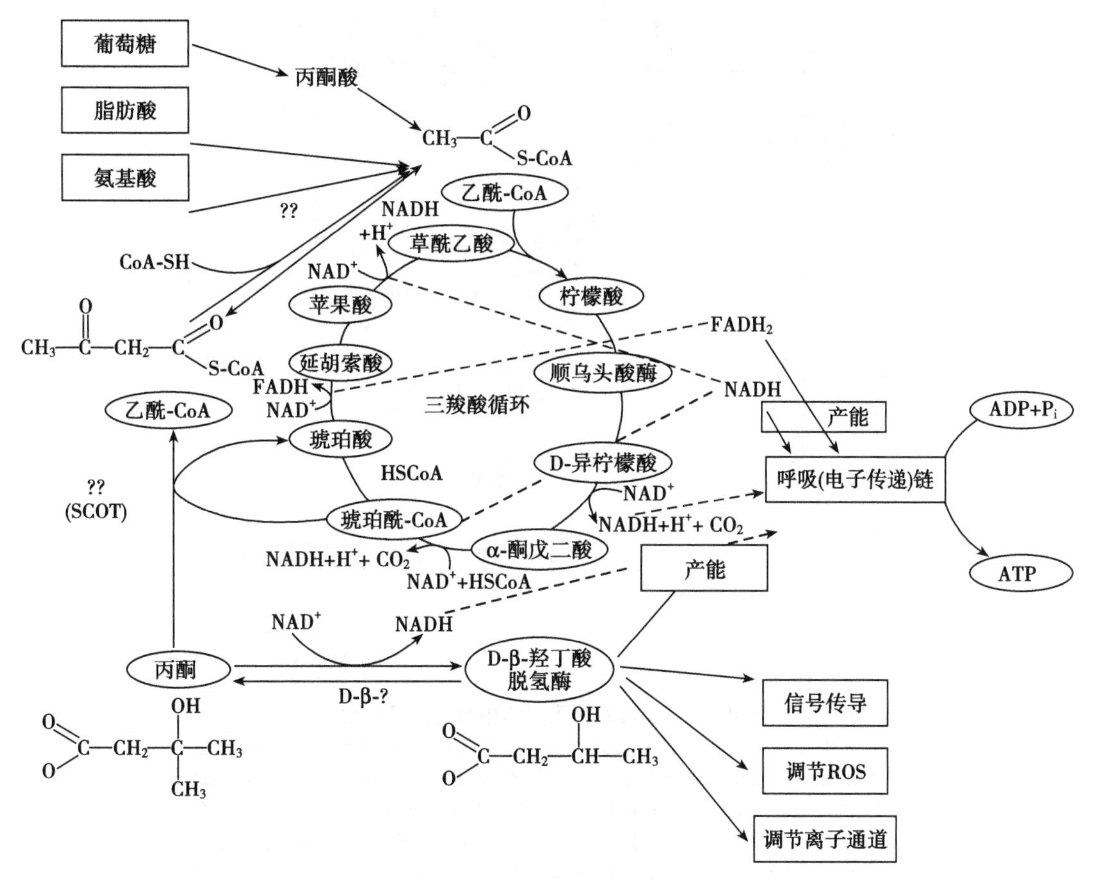

图 4-3-1-5 肝外器官的酮体利用

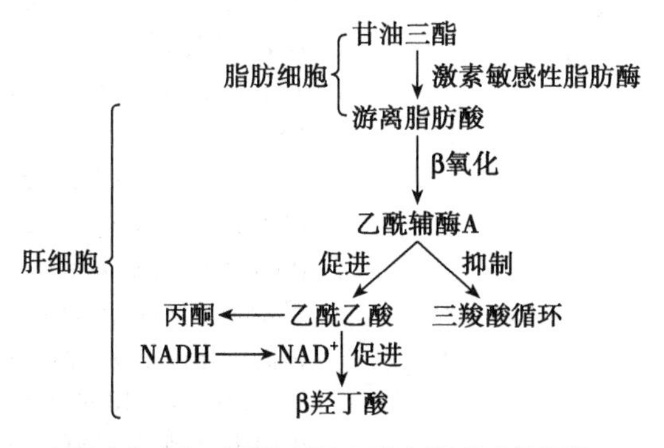

图 4-3-1-6 糖尿病酮症酸中毒形成的酮体

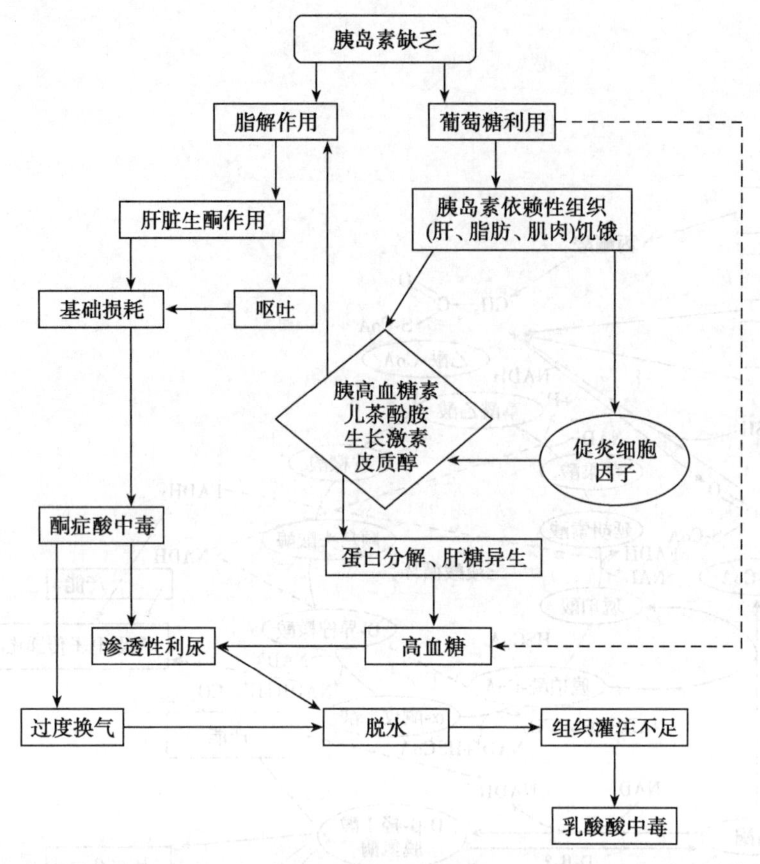

图 4-3-1-7 糖尿病酮症酸中毒的病理生理

绝对或相对胰岛素缺乏减少葡萄糖利用,促进脂肪分解;由于胰岛素依赖性组织能量缺乏,通过应激机制刺激抗调节激素(counter-regulatory hormone)胰高血糖素、儿茶酚胺、GH和皮质醇分泌,促炎症因子释放过多,后者进一步刺激抗调节激素释放,而抗调节激素亦进一步促进脂肪和蛋白质分解,为肝脏酮体生成提高底物,肝脏和肾脏糖异生加强;以上多种因素均促进肾脏渗透性利尿、脱水和组织血液灌注不足;缺氧引起的乳酸性酸中毒加重代谢性酸中毒

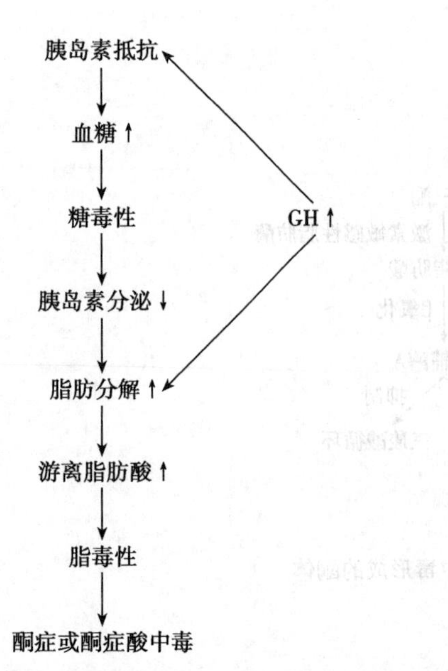

图 4-3-1-8 肢端肥大症代谢紊乱诱发酮症酸中毒的机制

进糖原分解,激活酯酶,间接刺激 FFA 生成、肝脏摄取 FFA 和线粒体氧化 FFA,酮体生成明显增多。给予正常人过量胰高血糖素并不促进酮体生成,但在胰岛素缺乏情况下,酮体生成明显增加,说明胰岛素缺乏是导致酮体过多的根本原因。其他应激激素在 DKA 的发病中也起了重要作用,应激激素阻滞胰岛素受体作用,引起胰岛素抵抗,其中皮质醇和肾上腺素还刺激糖原和蛋白质分解,生成的氨基酸用于肝脏糖异生。

细胞生物氧化时,2个乙酰辅酶A分子结合成1分子乙酰乙酸,从血液进入组织后,被细胞利用。AcAc 也可转化为 β-OHB 和丙酮(acetone)。正常情况下,AcAc 和 BHA 的生成量少,比值稳定在 1:1左右。FFA 氧化增强和 DKA 导致线粒体的氧化还原反应减弱($NADH/NAD^+$ 比值下降),从而改变了 AcAc:β-OHB 的正常比率,β-OHB 生成相对增多,AcAc:β-OHB 比值显著降低,此时的能量利用转换保护机制转化为细胞摄取酮体限制机制,血清酮体明显升高。AcAc 和 β-OHB 为强酸物质,离解后生成大量 H^+,消耗体内的缓冲碱,引起代谢性酸中毒,同时伴有高血糖症、糖尿渗透性多尿、电解质平衡紊乱和酮症[7-9]。

T1DM 和 T2DM 均可发生 DKA,但 T1DM 比 T2DM 常见。

近年来的研究及临床观察发现，成人隐匿性自身免疫性糖尿病(LADA)可能以酮症起病。但T1DM和T2DM导致胰岛素缺乏的原因有所不同。T1DM本身即有胰岛素绝对缺乏，依赖胰岛素而生存，中断胰岛素治疗、胰岛素泵使用不当、胰岛素泵障碍、停止胰岛素治疗或加上诱发因素都可诱发DKA，严重患者可在无任何诱因的情况下发生DKA。

Usher-Smith等系统分析了文献报道的46个儿童和青少年T1DM并发DKA的相关因素研究，包括了个体因素、家庭因素、疾病因素和其他因素等(表4-3-1-2和表4-3-1-3)，这些因素可分为增加DKA风险的因素、不影响DKA风险的因素和降低DKA风险的因素三类，儿童和青少年T1DM并发DKA因素分类见表4-3-1-4。

表4-3-1-2 儿童和青少年1型糖尿病DKA特点(46个研究)

研究者/年份	病例数	年龄(岁)	男性(%)	DKA		
				诊断标准	确诊率(%)	发生率(%)
Abdul-Rasoul/2010	677	0~<12	47.4	pH<7.3或HCO_3^-<15mmol/L伴酮尿症/血糖>11mmol/L	93.9	37.7
Al Khawari/1997	243	0~<15	53.1	pH<7.3或HCO_3^-<18mmol/L伴高血糖症和酮尿症	92	49
Alvi/20012	328	0~15	55	pH≤7.25或HCO_3^-≤15mmol/L伴高血糖和酮尿症		27
Blanc/2003	72	0~<18	50	pH<7.35		54
Bober/2001	62	0~<18	48.4	pH<7.3和HCO_3^-<15mmol/L		29
Bowden/2008	152	0~?		HCO_3<15mmol/L/酮尿症和高血糖症		32.9
Bui/2010	3947	0~<18				18.6
Charemska/2003	158	0~<19		pH≤7.3和HCO_3^-≤18mmol/L		38
Hekkala/2007	585	0~<15	56.1	pH<7.3或HCO_3^-<15mmol/L		22.4
Hekkala/2010	1616	0~<15	56.5	pH<7.3	97.6	19.4
Hodgson/2006	97	0~<17	63	pH<7.3/HCO_3^-<15mmol/L+酮血症		37
Kapellen/2001	104	0~<18	55.8	pH<7.3/HCO_3^-<15mmol/L伴血糖>250mg/dl		29.8
Komulainen/1996	801	0~<15	54.9	pH<7.3	100	
Komulainen/1999	745	0~<15	55.3	pH<7.3	93	21.6
Levy-Marchal/2001	1037	0~<15		pH<7.3	91	42
Mallare/2003	139	0~<19	52.2	pH<7.3	81.3	38
Maniatis/2005	359	0~<18	57.7	pH<7.3+HCO_3^-<15mmol/L	93.7	28.4
Mayer-Davies/2009	436	0~<20		pH<7.25/HCO_3^-<15mmol/L		25.2
Mlynarski/2003	106	0~<19	62.3	pH<7.35		54.7
Neu/2003	2121	0~<15		血糖>250mg/dl伴pH<7.3或HCO_3^-<15mmol/L伴酮尿症	97.2	26.3
Newfield/2009	136	0~<18	55.9	pH<7.3或HCO_3^-<15mmol/L		27.2
Olak-Bialori/2007	186	0~<18	53.8	pH<7.3/HCO_3^-<18mmol/L/酮尿症+血糖250mg/dl		33
Pawlowicz/2008	335	0~<17	51.94	pH<7.35+HCO_3^-<19mmol/L	91.85	39.7
Pawlowicz/2009	474	0~<17	51.3	pH<7.3+HCO_3^-<15mmol/L	99.73	32.9
Pinkney/1994	95	0~<21	56.5	pH≤7.35或HCO_3^-≤21.0mmol/L	—	26
	219		59.8		>95	25
Pocecco/1993	73	0~<17	64.4	pH<7.36	98	41.1
Prisco/2006	118	0~<19	53.4	pH<7.3/血糖>25mg/dl/血酮体>3mmol/L	98	32.2
Quinn/2006	247	0~<6	59	血糖>300mg/dl伴/pH<7.3或HCO_3^-或TCO_2<15mmol/L		43.7
Roche/2005	197	0~<15	51.2	血糖>15mmol/L/酮尿症+2/pH<7.2/HCO_3^-<15mmol/L/临床症状	90.7	25
Rosenbauer/2002	262	0~<15	53.4	pH≤7.35	92.5	53.8
Salman/1991	110	0~<13	46.3	HCO_3^-<15mmol/L/血糖>15mmol/L/酮尿症和临床特点		67.3
Salman/1991	41	0~<5	53.7	HCO_3^-<15mmol/L/血糖>15mmol/L/酮尿症和临床特点		68.2
Samuelsson/2005	1903	0~<16	54.1	pH≤7.3	100	12.8
Saudaskaite-Kuehne/2002	401	0~<16	51.1	pH≤7.2+高血糖症+酮尿症	83.4	14.5

续表

研究者/年份	病例数	年龄(岁)	男性(%)	DKA		
				诊断标准	确诊率(%)	发生率(%)
Saudaskaite-Kuehne/2002	286	0~<16	46.5	pH≤7.2+高血糖症+酮尿症	100	34.6
Savova/1996	1248	0~<18	49.4	pH<7.34 或酸中毒呼吸		35.3
Schober/2010	3331	0~15	53.9	pH<7.3	>93	37.2
Sebastiani/1992	117	0~<15	44	pH<7.3		35.65
Smith/1998	79	0~<16	58.2	pH<7.3 或 HCO_3^-<18mmol/L	90	27
Soliman/1997	60	0~<15		pH<7.35		41.7
Sundaram/2009	99	0~<16	55	pH<7.3 或 HCO_3^-<15mmol/L/血糖>11mmol/L 和酮血症(伴或不伴酮尿症)		27.2
Tahirovic/2007	100	0~≤14		pH<7.3 和 HCO_3^-<15mmol/L	91.7	48
Ting/2007	304	0~<18	48	血糖>200mg/dL/pH<7.3 或 HCO_3^-<15mmol/L 和酮尿症		65
Vehik/2009	712	2~<18	53	pH<7.3/HCO_3^-<18mmol/L 或已诊断 DKA	75~76	27
Veijola/1996	801	0~<15	54.9	pH<7.3	100	21.7
Xin/2010	203	0~<15	43.3	pH<7.3 或 HCO_3^-<15mmol/L(血糖>14mmol/L 伴酮尿症)		41.9

表 4-3-1-3 儿童和青少年 1 型糖尿病 DKA 相关因素(46 个研究)

相关因素	研究	病例		相关因素	研究	病例	
		总数	DKA(%)			总数	DKA(%)
个体因素				社会状态	1	314	80(25)
年龄	32	18 000	5273(29)	医源性因素			
性别	21	16 969	4875(29)	诊断延迟	4	1347	555(41)
种族	7	2383	741(31)	误诊	4	1020	381(37)
T1DM 家族史	6	2475	803(32)	确诊前医学咨询	2	4450	892(20)
BMI	2	4947	1551(31)	治疗延误	1	1037	436(42)
近亲结婚	2	151	102(68)	糖尿病诊治团队	1	677	255(38)
家族因素				疾病因素			
父母教育	3	1694	459(27)	症状持续时间	7	6393	1828(29)
家庭结构	3	413	201(49)	症状特点	6	3106	1308(42)
医疗保险	3	570	162(28)	感染性疾病	3	1513	544(36)
城市或农村	3	1432	318(22)	其他因素			
家庭收入	3	4764	935(20)	病程	2	2307	619(27)
父母工作	2	687	157(23)	T1DM 背景发病率	1	1037	436(42)

表 4-3-1-4 儿童和青少年 1 型糖尿病 DKA 风险因素分类

因素类型	DKA 风险		
	增加 DKA 风险的因素	不影响 DKA 风险的因素	降低 DKA 风险的因素
研究多/共识程度高	年龄小	性别	糖尿病家族史
	误诊	症状持续时间	父母教育程度高
	少数民族	城市或农村居民	T1DM 背景/发病率高
	无医疗保险(美国)	家庭结构	提供糖尿病诊治团队
	低 BMI	病程	
	感染	缺乏医学咨询	
	治疗延迟	既往诊断	
研究少/共识程度低	社会-经济地位低下	父母近亲结婚	
	母亲失业	无医疗保险(法国)	
		父亲工作状态	
证据不足		症状频率和特征	
		延迟诊断	

（三）T2DM 急性应激诱发的 DKA　通常情况下，T2DM 的胰岛素分泌为相对不足，一般不会发生自发性 DKA。T2DM 患者发生 DKA 时均存在一个或多个诱因，如严重外伤、手术、卒中、心肌梗死、器官移植和血液透析等，有时是因为使用了抑制胰岛素分泌或拮抗胰岛素作用的药物所致，如糖皮质激素、生长激素、二氮嗪、苯妥英钠、肾上腺素、氢氯噻嗪或奥曲肽等。

（四）其他原因引起的 DKA　引起 DKA 的其他原因均属少见。糖尿病与非糖尿病均可发生酮症酸中毒，但糖尿病患者发生的酮症酸中毒（即 DKA）往往更严重，其主要诱因见表 4-3-1-5。

表 4-3-1-5　引起 DKA 的主要诱因

感染	药物
上呼吸道感染与肺炎	停用胰岛素
牙科感染	胰岛素泵衰竭
皮肤与软组织感染	使用糖皮质激素
败血症	髓袢利尿剂
泌尿道感染	可卡因
胆囊炎与胆石症	某些中药
合并症	其他因素
急性心肌梗死	严重营养不良
脑血管事件	渴感减退
血栓栓塞性疾病	脱水
甲亢	输入大量葡萄糖液体
急性胰腺炎	饮用大量果汁
严重烧伤	乙醇

1. 酮症倾向性糖尿病　酮症倾向性糖尿病（ketosis-prone diabetes，KPD）患者 DKA 发作时没有明确的诱因，主要见于 T1DM。

2. 糖尿病酒精性酮症酸中毒　糖尿病患者饮用过量酒精而引起酒精性酮症酸中毒（alcoholic ketoacidosis），伴或不伴 DKA；而非糖尿病者亦可因饮酒过量而引起酒精性酮症酸中毒。因此，单纯的酒精性酮症酸中毒应与糖尿病患者的 DKA 鉴别，因为前者只需要补液即可，一般不必补充胰岛素[10,11]。

3. 月经相关性 DKA　女性 T1DM 患者在每次月经期发生 DKA 和高血糖危象（1965—2007 年间大致有 7 例报道），DKA 发作与月经周期一致而无诱发 DKA 的其他因素（月经性 DKA/高血糖症，catamenial DKA/hyperglycemia）[12]。

4. 药物所致的代谢性酸中毒（drug-induced metabolic acidosis）　可危及生命。引起代谢性酸中毒的药物很多，如抗病毒制剂和双胍类等。根据酸中毒的病理生理特征，一般可分为以下几种类型：①肾脏排 H^+ 障碍，如Ⅰ型与Ⅳ型肾小管酸中毒；②H^+ 的负荷增加，如酸性药物和静脉营养支持治疗等；③HCO_3^- 丢失过多，如药物所致的严重呕吐与Ⅱ型肾小管性酸中毒等。药物所致的代谢性酸中毒的病因诊断主要依赖于药物摄入史，一般可根据动脉血气分析、血清阴离子隙（serum anion gap）和血清渗透隙（serum osmolar gap）等确定诊断。

5. 恶性生长抑素瘤（malignant somatostatinoma）　罕见，患者因大量分泌生长抑素而出现抑制综合征，表现为酮症酸中毒、低胃酸症、胆石症、脂肪泻、贫血和消瘦，酮症酸中毒的发生主要与肿瘤分泌大分子生长抑素有关[13]。

6. GH 瘤　过多 GH 引起胰岛素抵抗和糖代谢紊乱。Yoshida 等收集 1980—2011 年的 860 例肢端肥大症垂体手术患者临床资料，发现 9 例（男性 7 例，女性 2 例，年龄 38.8 岁 ±14.2 岁）并发酮症酸中毒，手术前后的血清 GH 分别为（155±203）ng/ml 和（3.6±1.7）ng/ml，IGF-1 分别为（9.86±0.68）SDS 和（3.72±3.40）SDS[14]。肿瘤直径最大（28.2±11.6）mm（15~47mm，$n=8$），这些患者术前均无糖尿病；酮症酸中毒的主要诱因是摄入多量的含糖饮料。术后不需要胰岛素控制高血糖，6/9 的病例也不需要口服降糖药。术后 75g OGTT 时测定 IRI、血糖和 GH，计算 HOMA 和 HOMA-%β 与 HOMA-IR，结果见表 4-3-1-6 和表 4-3-1-7。

表 4-3-1-6　DKA 患者入院时病情

项目	基础值										尿C肽（μg/d）
	年龄（岁）	性别	BMI（kg/m²）	血糖（mmol/L）	HbA_{1c}（%）	动脉 pH	尿酮	T1DM 抗体	软饮料（2L）	DM 家族史	
均值±SD	38.8±14.2		23.7±3.8	41.4±21.0	12.1±1.8	7.27±0.08	9/9 阳性	8/8 阴性	-	4/9 阳性	97±46
范围	22~60		19.5~31.6	16.8~74.0	8.9~14.7	7.13~7.39	-	-	-	-	53~195
1	60	男	20.4	27.2	12.2	7.30	+	NA	-	-	92
2	25	男	26.8	31.7	12.7	7.33	+	GAD⁻	-	-	195
3	41	男	25.1	33.1	14.7	7.30	+	GAD⁻	-	+	89
4	59	女	19.5	38.9	14.2	7.30	+	GAD⁻	+	+	64
5	42	男	23.7	58.2	-	7.26	+	GAD⁻/IA2⁻	+	-	53
6	24	男	21.6	22.5	8.9	7.39	+	GAD⁻	+	-	-
7	22	男	23.9	74.0	11.4	7.13	+	GAD⁻/IA2⁻/ICA⁻	+	-	103
8	33	男	31.6	70.6	11.6	7.20	+	GAD⁻	+	+	-
9	43	女	20.4	16.8	11.2	7.26	+	GAD⁻	+	+	86

表 4-3-1-7 DKA 患者手术前后的肢端肥大症病情变化

项目	术前			术后			术后 75g OGTT				
	GH (ng/ml)	IGF-1 (ng/ml)	IGF-1 (SDS)	肿瘤全切	GH (ng/ml)	IGF-1 (ng/ml)	基础血糖 (mmol/L)	2h 血糖 (mmol/L)	胰岛素指数	HOMA-%β	HOMA-IR
均值±SD	155±203	982±98	9.86±0.68	5/9	3.6±1.7	431±276	5.2±0.6	9.2±1.4	0.59±0.44	80±46	1.27±0.87
范围	11~606	804~1082	8.8~10.60		1.2~6.2	126~791	4.4~6.3	7.1~11.0	0.2~1.26	31~160	0.45~3.36
1	35.1	—	—	是	2.9	—	4.6	—	—	106	1.13
2	25.0	1082	10.55	否	3.0	734	5.3	10.0	0.48	60	1.29
3	264.0	857	9.23	是	2.7	126	5.1	10.6	0.21	39	0.45
4	59.5	1050	9.94	是	2.9	219	6.3	9.6	1.24	31	1.12
5	22.6	1030	10.60	否	2.7	346	4.4	9.9	0.31	85	0.71
6	11.0	1010	9.69	是	5.5	234	5.7	11.0	0.20	43	0.68
7	606.0	1030	952	否	5.5	791	6.0	8.9	0.66	112	3.36
8	316.0	804	8.80	否	6.2	742	4.5	7.1	1.26	160	1.44
9	56.0	1000	10.58	是	1.2	255	5.1	7.2	0.30	50	0.82

注：HOMA-%β：homeostatic model assessment of pancreatic β-cell function，胰岛β指标功能稳态模型评价；HOMA-IR：indicator of insulin resistance，胰岛素抵抗 HOMA 指数

酮症酸中毒患者缺乏糖尿病病史时，应想到 GH 瘤可能。诱发因素主要包括感染、手术、停止奥曲肽治疗或摄入过多含糖饮料[15]，摄入过多含糖饮料引起的酮症酸中毒称为软饮料酮症（soft drink ketosis）。GH 瘤恶化胰岛素抵抗[16]，加重糖脂毒性，在此基础上再摄入大量软饮料则可诱发酮症或酮症酸中毒。GH 促进脂肪分解[17]，降低胰岛素敏感性，增加酮体生成，后者又进一步抑制胰岛素分泌和胰岛素作用，因此，GH 介导的脂肪分解在酮症酸中毒的发生发展中起了重要作用。

（五）酮体堆积和代谢性酸中毒 由于脂肪动员和分解加速，血液和肝脏中的非酯化脂肪酸（游离脂肪酸，free fatty acid，FFA）增加。在胰岛素绝对缺乏情况下，FFA 在肝内重新酯化受阻而不能合成甘油三酯；同时由于糖的氧化受阻，FFA 氧化障碍而不能被机体利用；因此，大量 FFA 转变为酮体。DKA 时，酮体被组织利用减少，肾脏因失水而使酮体排出困难，从而造成酮体在体内堆积。蛋白质分解使产酮氨基酸生成增多，酮体增加。血酮升高（酮血症）和尿酮排出增多（酮尿）统称为酮症（ketosis）。酮体中的 AcAc 和 β-OHB 属有机酸性化合物，在机体代偿过程中消耗体内的碱储备。早期由于组织利用及体液缓冲系统和肺与肾的调节，pH 可保持正常；当代谢紊乱进一步加重，血酮浓度继续升高并超过机体的代偿能力时，血 pH 降低，出现失代偿性酮症酸中毒（decompensated ketoacidosis）；当 pH<7.0 时，可致呼吸中枢麻痹和严重肌无力，甚至死亡。另一方面，酸中毒时，血 pH 下降使血红蛋白与氧亲和力降低（Bohr 效应），可使组织缺氧得到部分改善。如治疗时过快提高血 pH，反而加重组织缺氧，诱发脑水肿和中枢神经功能障碍，称为酮症酸中毒昏迷（ketoacidosis coma）。所有以上因素均加重酮症。当酮体在体内堆积过多，血中存在的缓冲系统不能使其中和，则出现酸中毒和水、电解质代谢紊乱。

（六）系统性炎症反应 DKA 伴有明显的系统性炎症反应，主要表现为血管内皮细胞损害和凝血病（coagulopathy），CRP、IL-6、IL-1β、TNF-α 和血栓调节蛋白（thrombomodulin）升高，补体活化[18-22]。高血糖症和酮症诱导氧化应激，导致弥漫性血管损伤、并发脑水肿、非间质水肿和 DIC[23-27]。

（七）DKA 相关性凝血病 DKA 的凝血级联反应表现为 DKA 相关性凝血病（DKA-associated coagulopathy）或血栓性微血管病综合征（thrombotic microangiopathic syndrome），进一步发展可能导致血栓性血小板减少性紫癜、血小板减少症伴多器官衰竭（TAMOF）。如高凝状态、深静脉血栓形成（deep venous thrombosis，DVT）和心血管急性事件[28-30]，实验室检查可见血小板聚集功能增强，促凝物增多和抗凝物降低，凝血因子异常（表 4-3-1-8）。发生率 1.5%~18.3%[29,30]。

【临床表现】

酮体在体内堆积依程度的轻重分为酮症和 DKA，前者为代偿期，后者为失代偿期。T1DM 合并 DKA 的患者多较年轻，可无诱因而自发；T2DM 合并 DKA 多为老年糖尿病患者，发病前多有诱发因素和多种合并症；酮症倾向性糖尿病和 LADA 患者可以 DKA 为首发临床表现。根据酸中毒的程度，DKA 分为轻度、中度和重度三种情况。轻度仅有酮症而无酸中毒（糖尿病酮症）；中度除酮症外，还有轻至中度酸中毒（DKA）；重度是指酸中毒伴意识障碍（糖尿病酮症酸中毒昏迷），或虽无意识障碍，但二氧化碳结合力低于 10mmol/L[31]。

（一）主要表现 DKA 时，一方面使葡萄糖不能被组织利用；另一方面拮抗胰岛素作用的激素（其中主要是儿茶酚胺、胰高血糖素和糖皮质激素）分泌增多，肝糖原和肌糖原分解增多，肝内糖异生作用增强，肝脏和肌肉中糖释放增加。两者共同作用的后果是血糖升高。

表 4-3-1-8 DKA 相关性凝血病

因　子	治疗前异常 √	治疗后异常 √	研究对象儿童
血栓烷素 B_2	—	√	儿童
凝血酶原时间	—	√	儿童
部分促凝血酶原激酶时间	—	√	儿童
组织因子	√	—	成人
vWF 抗原水平	√	√	儿童
vWF 活性	√	—	儿童
Ⅷ-vWF 复合物	—	√	儿童
Ⅴ因子	—	√	儿童
Ⅶ因子	—	√	儿童
Ⅷ因子	—	√	儿童
高半胱氨酸因子	√	—	儿童
叶酸	√	—	儿童
凝血酶原片段 1+2	√	√	成人
凝血酶-抗凝血酶Ⅲ复合物	√	√	成人
抗凝血酶Ⅲ	√	√	儿童成人
蛋白 C	√	—	儿童
蛋白 C 抗原水平	√	√	儿童
蛋白 S	√	—	儿童
血栓调节蛋白	√	√	成人
tPA 活性	√	—	成人
tPA 抗原水平	√	—	—
PAI-1 活性	√	—	成人
PAI-1 抗原水平	√	√	成人

注：vWF：von Willebrand Factor，von Willebrand 因子；tPA：tissue plasminogen activator，组织纤溶酶原激活物；PAI-1：plasminogen activator inhibitor-1，纤溶酶原激活物抑制因子-1

1. 失水　大量的葡萄糖从尿中排出，引起渗透性利尿，多尿症状加重，同时引起水和血清电解质丢失。严重失水使血容量减少，可导致休克和急性肾衰竭；失水还使肾血流量减少，酮体从尿中排泄减少而加重酮症；此外，失水使血渗透压升高，导致脑细胞脱水而引起神志改变，但 DKA 患者的神志改变与酸中毒程度无直接关系。一般认为，DKA 是由下列因素的综合作用引起的：①血糖和血酮浓度增高使血浆渗透压上升，血糖升高的 mmol 值与血浆渗透压的增值（Δmmol）相等；细胞外液高渗时，细胞内液向细胞外转移，细胞脱水伴渗透性利尿。②蛋白质和脂肪分解加速，渗透性代谢物（经肾）与酮体（经肺）排泄带出水分，加之酸中毒失代偿时的厌食、恶心和呕吐，使水摄入量减少，丢失增多，故患者的水和电解质丢失往往相当严重。③在一般情况下，失水多于失盐；失水引起血容量不足，血压下降甚至循环衰竭。

失水分为轻度（体液减少<3%）、中度（3%～9%）和重度（>9%）三度（婴儿与儿童失水程度判断见表 4-3-1-9），通常用体重减轻的百分率（percent loss of body weight，PLBW）表示，而水分补充（水化）的治疗效果用入院（治疗前）体重和治疗后体重之差表示。高血糖症时，测得的血清钠水平必须进行校正，校正的公式是：校正的血清钠浓度＝测得的血钠+0.016×（血糖-100）；血浆渗透压的计算公式是：血浆渗透压（mOsm/L）＝（2×血钠）+（血糖/18）+（血清尿素氮/2.8）。其中血钠的表示单位是 mmol/L，血糖和尿素氮的表示单位是 mg/dl。

表 4-3-1-9 婴儿与儿童确定脱水程度的指标

项目	轻度（婴儿≤5%/儿童≤3%）	中度（婴儿 6%～10%/儿童 4%～6%）	重度（婴儿 >10%～15%/儿童>6%～10%）
临床状态	醒觉	嗜睡	昏迷
血压	正常	正常	降低
心率/脉率	正常	弱而快	弱而快
毛细血管充容度	正常	约 2 秒	>3 秒
皮肤弹性	正常	减弱	缺乏
眼球	正常	凹陷	明显凹陷
口-唇黏膜	湿润	干燥	明显干燥
尿量	正常	减少	无尿

注：严重高渗状态时，皮肤和皮下组织弹性不是降低而是增高

2. 电解质平衡紊乱　渗透性利尿、呕吐及摄入减少、细胞内外水分及电解质的转移以及血液浓缩等因素均可导致电解质平衡紊乱。血钠正常或减低，早期由于细胞内液外移引起稀释性低钠血症；进而因多尿和酮体排出致血钠丢失增加，失钠多于失水而引起缺钠性低钠血症；严重高脂血症可出现假性低钠血症。如失水超过失钠，血钠也可增高（缺钠性高钠血症）。由于细胞分解代谢增加，磷在细胞内的有机结合障碍，磷自细胞释出后由尿排出，引起低磷血症。低磷血症导致红细胞 2,3-二磷酸甘油减少，使血红蛋白与氧的亲和力增加，引起组织缺氧。糖尿病患者的电解质代谢紊乱十分常见，且变化迅速，通常伴有酸碱平衡紊乱病因复杂。常见的电解质平衡紊乱有高钠血症、低钠血症、低钾血症、高钾血症、低钙血症、高钙血症、低镁血症和低磷血症等[32]。

3. 血压下降和休克　多数患者的多尿、烦渴多饮和乏力症状加重，但亦可首次出现。如未及时治疗，病情继续恶化，于 2～4 天发展至失代偿阶段，出现食欲减退、恶心和呕吐，常伴头痛、烦躁和嗜睡等症状，呼吸深快，呼气中有烂苹果味（丙酮气味）。病情进一步发展，出现严重失水，尿量减少，皮肤黏膜干燥和眼球下陷，脉快而弱，血压下降和四肢厥冷。到晚期，除食欲降低外，多饮、多尿和体重减轻的症状加重，患者常感显著乏力。失水较明显，血容量减少和酸中毒最终导致低血容量性休克。血压下降使肾灌注量降低，当收缩压低于 70mmHg 时，肾滤过量减少引起少尿或无尿，严重时发生急性肾衰竭。各种反射迟钝甚至消失，终至昏迷。患者还可有感染等诱因引起的临床表现，但常被 DKA 的表现掩盖。

（二）其他常见表现

1. 消化道症状　多数患者有不同程度的消化道症状，如恶心、呕吐、腹痛或上消化道出血等。少数患者腹痛剧烈，酷似急腹症，以儿童及老年患者多见。易误诊，应予注意。其发病机制尚不明了，可能主要与酸中毒有关。急性食管坏死

综合征(acute esophageal necrosis syndrome)少见,但后果严重。病因与DKA、酒精摄入、血栓栓塞、组织低灌注状态、胃内容物腐蚀、胃肠-食管麻痹、幽门梗阻、感染和血管病变有关。主要表现为上消化道出血、上腹部疼痛、呕吐、厌食和发热等;实验室检查可见贫血和粒细胞升高。食管镜检可见黏膜变黑和糜烂,黑色的食管与胃贲门的界线清晰。活检可发现坏死黏膜组织。

2. 感染表现 有些患者可有体温降低而潜在感染,需要警惕。如果入院时为低体温,经治疗后,体温升高,常提示合并有感染。

3. 脑水肿 DKA时的脑水肿是患者死亡的主要原因之一(20%~60%),尤其多见于儿童患者。发病机制未明,主要有两种见解,一种观点认为,脑水肿是DKA本身的表现之一,可能主要与个体差异和代谢紊乱的严重程度有关;但更多的学者认为,脑水肿是DKA治疗过程中的并发症,过度使用胰岛素和补水,导致血清与脑组织的渗透压失平衡,水分随渗透压差进入脑组织。急性高血糖症时,机体为了平衡脑组织与血浆高渗透压状态,脑细胞分泌渗透性活性物质吸引水分,防止脑细胞脱水;但当血糖迅速下降后,这些渗透活性物质仍停留在脑细胞内,造成渗透压梯度和脑水肿。此外,高血糖应激时,AVP分泌过多以降低血浆高钠-高糖状态,过度补充水分后,则成为多种脑水肿的重要诱因[33]。

DKA的患者发生神志模糊和昏迷有多种可能,Glasgow昏迷计分见表4-3-1-10。除DKA休克外,最常见的原因为脑水肿。脑水肿可分为症状性和无症状性(亚临床型)两种,症状性脑水肿见于约1%的DKA患者,而无症状性脑水肿相当常见,经MRI证实(脑室变窄)者高达50%以上,而且绝大多数是在治疗中发生的,提示目前的DKA治疗措施有促发脑水肿可能。引起脑水肿的主要原因是无溶质的自由水(osmole-free water)增加。自由水一般有三个来源,一是饮水(如入院前)使胃内潴留的自由水进入循环;二是使用了较大剂量的无电解质的葡萄糖溶液(如5%葡萄糖溶液);三是DKA治疗后,原来依靠脂肪酸供能的脑组织突然改为葡萄糖供能,结果因代谢而产生较多的自由水[34,35]。严重失水使血液黏稠度增加,在血渗透压升高、循环衰竭以及脑细胞缺氧等多种因素的综合作用下,出现神经元自由基增多,信号传递途径障碍,甚至DNA裂解和线粒体失活,细胞呼吸功能及代谢停滞,出现不同程度的意识障碍和脑水肿。

表4-3-1-10 Glasgow昏迷计分

分值	眼反应	分值	语言反应	分值	语言反应(非语言儿童)	分值	运动反应
1	无睁眼	1	言无语	1	无反应	1	无运动反应
2	疼痛时睁眼	2	不语/仅有发声或声啼	2	不能安抚/过敏/啼哭/躁动	2	去大脑强直
3	叫声时睁眼	3	非连贯性吐词	3	能安抚/哭啼发声	3	疼痛时屈曲(去皮质体位)
4	自动睁眼	4	对话不切题	4	能安抚/哭啼反应不适当	4	疼痛收缩反应
		5	对话切题	5	微笑/反应正常	5	疼痛局部反应
						6	听从命令

注:Glasgow昏迷计分(GCS)由三个参数组成,计分3~15分。表中数字为计分值

4. 急性心血管事件和器官衰竭 老年人和病情严重或治疗不及时者,可诱发心肌梗死、脑卒中或心衰。DKA所致的代谢紊乱和病理生理改变经及时、正确的治疗可以逆转。因此,DKA的预后在很大程度上取决于及时诊断和正确处理。但老年人、全身情况差和已有严重慢性并发症者的死亡率仍很高,主要原因为糖尿病所并发的心肌梗死、肠坏死、休克、脑卒中、严重感染和心肾衰竭等。妊娠并DKA时,胎儿和母亲的死亡率明显增高。妊娠期反复发作DKA是导致胎儿死亡或胎儿宫内发育迟缓的重要原因之一。

5. DKA并发脑血管急性事件 DKA患者可并发缺血性脑损伤、脑动脉缺血性卒中、脑静脉血栓形成和动脉出血性卒中,而脑血管病急性事件是DKA的重要风险因素,糖尿病患者发生DKA或脑血管急性事件,两者相互影响,形成恶性循环(表4-3-1-11)。临床上,老年人DKA与脑血管急性事件的症状、体征与实验室检查相同或相似,但两者的处理殊有不同(如液体补充、利尿剂和胰岛素使用等),其鉴别十分重要。在急症鉴别中,如发现患者存在吞咽困难、高血压、一侧或单个肢体乏力(瘫痪)、严重头痛、潮式呼吸(陈-施呼吸,Cheyne-Stokes respiration)应高度考虑脑血管急性事件可能,酮体测定与血气分析有较大鉴别价值。

6. 严重低体温 DKA患者出现严重低体温往往提示其预后极差,死亡率极高。除了体温中枢被抑制外,外周组织病理生理变化的一个显著特征是发生肾近曲小管上皮细胞糖原蓄积现象(阿-埃现象,Armanni-Ebstein phenomenon),肾近曲小管上皮细胞糖原蓄积并伴有肾小管上皮细胞空泡变性,其发生机制未明。该现象主要见于DKA,可能与低体温和糖代谢严重紊乱有关[36]。

(三)其他少见表现 DKA的其他少见并发症(表4-3-1-12)容易被忽视,但后果均十分严重[37]。当患者的临床表现不能用DKA本身及一般并发症解释时,应想到少见并发症可能。

【诊断】

一般认为,诊断DKA的标准是:①血糖>13.8mmol/L;②pH<7.30;③血清HCO_3^-<18mmol/L;④阴离子隙>10;⑤酮血症。DKA的诊断并不困难。对昏迷、酸中毒、失水和休克的患者,要想到DKA的可能性,并行相应检查。如尿糖和酮体阳性伴血糖增高,血pH和/或二氧化碳结合力降低,无论有无糖尿病病史,都可诊断为DKA。糖尿病合并尿毒症和脑血管意外时,可出现酸中毒和/或意识障碍,并可诱发DKA,因此应注意两种情况同时存在的识别。

表 4-3-1-11 糖尿病酮症酸中毒与卒中的症状与体征重叠

项目	DKA	卒中
饮水状态	口渴与多饮	吞咽困难
排尿特点	尿频	排尿中断
乏力与肢体运动	全身乏力	全身乏力/一侧或单个肢体乏力或瘫痪
恶心呕吐	有	有
食欲不振	分解代谢旺盛所致	中枢神经功能紊乱所致
神志	精神错乱嗜睡昏迷	精神错乱嗜睡昏迷
神经定位体征	无	可有
头痛	有	严重
呼吸特点	呼吸短促/Kussmaul型呼吸/呼气水果(苹果)味	呼吸短促或呼吸短浅/呼吸节律异常/Cheyne-Stokes型呼吸/无呼气苹果味
皮肤	皮肤干燥(与多尿有关)	皮肤干燥或湿润(与利尿或昏迷有关)
口腔	干燥	可伴有口腔干燥
心率	明显增快	稍增快
血压	低血压	高血压/偶尔低血压
血糖	糖尿病血糖升高	应激性血糖升高/合并糖尿病性血糖升高
酮体	血清和尿液酮体明显升高	尿酮体轻中度升高(酒精成瘾中毒饥饿所致)
血浆 pH	<7.3	正常
血清 HCO_3^-	<15mmol/L	正常
阴离子隙	升高(>12)	升高>12
HbA_{1c}	升高	正常

表 4-3-1-12 DKA 的少见并发症

系统	疾病	发病率
血管	深静脉栓塞	50%见于中心静脉插管者
神经系统	脑水肿/脑静脉血栓形成/脑出血/缺血性脑梗死	一般 DKA 发病率 0.5%~1%
	记忆力衰退	未明
骨骼肌肉系统	横纹肌溶解症/肌肉梗死	10% DKA
呼吸系统	纵隔气肿/肺水肿	少见
消化系统	胰腺炎/消化道出血/低钾血症性肠麻痹	9%DKA(成人)儿童未明

(一) DKA 筛查 临床上,当糖尿病患者遇有下列情况时要想到 DKA 的可能:①有加重胰岛素绝对或相对缺乏的因素,如胰岛素突然减量或停用、胰岛素失效、感染、应激、进食过多高糖、高脂肪食物或饮酒等;②恶心、呕吐和食欲减退;③呼吸加深和加快;④头昏、头痛、烦躁或表情淡漠;⑤失水;⑥心率加快、血压下降,甚至是休克;⑦血糖明显升高;⑧酸中毒;⑨昏迷。

(二) DKA 诊断 DKA 的诊断流程见图 4-3-1-9,诊断标准包括高血糖症(血糖>11mmol/L)、酸中毒(pH<7.3)和血清碳酸氢盐降低(<15mmol/L),同时常伴有酮血症和酮尿症。DKA 临床诊断不难,诊断依据是:①糖尿病病史,以酮症为首发临床表现者则无;②血糖和血酮或血 β-羟丁酸明显升高;③呼气中有酮味;④呼吸深快、有失水征和神志障碍等。临床上遇有昏迷者要首先想到 DKA 可能。

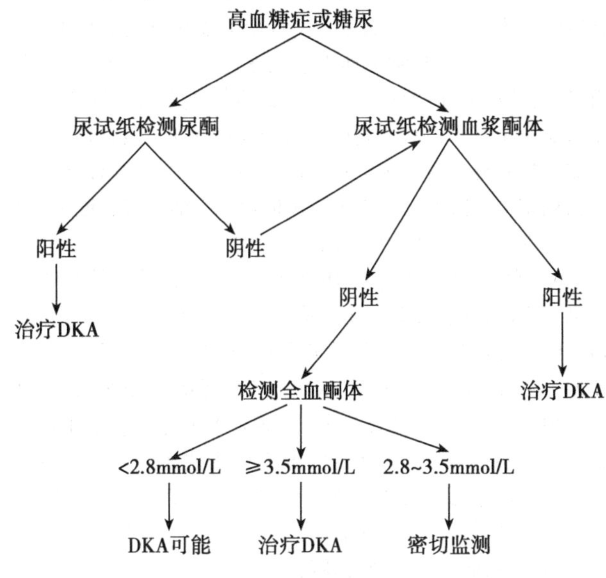

图 4-3-1-9 糖尿病酮症酸中毒的诊断流程

1. 血酮明显升高 血酮明显升高伴 pH 和碳酸氢根降低是 DKA 典型特征。酮体中的 AcAc 和 β-OHB 为强酸,可被血液中的缓冲系统所中和。如果所产生的酮体被全部中和,则只发生酮血症;如果不能被全部中和则引起酮症酸中毒。丙酮可经肺部排泄,使患者呼气中有酮味(烂苹果味)。血酮体升高定量检查常在 5mmol/L 以上,严重病例可达 25~35mmol/L。特别是 β-OHB 升高。正常时,血中 β-OHB 与 AcAc 比值为 1:1;而 DKA 时,则比值常在 10 以上。故直接测定血中 β-OHB 比测定酮体更为可靠。目前 DKA 诊断标准的定量指标(如血清 HCO_3^- 和 pH)和定性指标(如血酮体和尿酮体)均缺乏特异性,HCO_3^- 18mmol/L 相当于 β-OHB 3.0mmol/L(儿童)和 3.8mmol/L(成人)。如果用 β-OHB 诊断 DKA,那么其与 HCO_3^-、pH 和血糖的不一致率在 20%以上。DKA 患者在入院时的 HCO_3^- 和血糖没有相关性,而血糖与 β-OHB 的相关性也不强。由于 HCO_3^-、pH 和血糖受许多因素(尤其是复合性酸碱平衡紊乱和高氯血症)的影响,因而只要可能,就应该用血清 β-OHB(儿童 3.0mmol/L,成人 3.8mmol/L)作为 DKA 的诊断切割值。但是,硝基氢氰酸盐检测酮体不能测得 β-OHB。DKA 时,应同时测定酮体的三种组分或血 β-OHB。急诊室一般只测 β-OHB。酮症时要排除乙醇中毒可能。异丙醇中毒者的血丙酮明显升高,可致血酮体阳性反应,但患者无酮尿,β-OHB 和 AcAc 不升高,血糖正常。

2. 血糖升高 一般在 16.7~33.3mmol/L(300~600mg/dl),如血糖超过 33.3mmol/L 时多伴有高渗性高血糖状态或有肾功能障碍。

3. 严重酸中毒 血二氧化碳结合力和 pH 降低,剩余碱负值(>-2.3mmol/L)和阴离子间隙增大与碳酸盐的降低程度大致相等。DKA患者偶见碱血症,多因严重呕吐、摄入利尿药或碱性物质补充过多所致。碳酸氢根(HCO_3^-)常小于10mmol/L,阴离子间隙因酮体堆积或同时有高乳酸血症而增大。

4. 血糖正常性酮症酸中毒 血糖正常性酮症酸中毒(euglycemic ketoacidosis)首次报道于1973年,是DKA的一种特殊临床类型,患者的酮症酸中毒明显而血糖仅轻度升高、基本正常或降低,其常见病因有碳水化合物摄入不足、长期饥饿、持续性呕吐和妊娠。例如,妊娠期正常血糖性酮症酸中毒是由于肾小球高滤过引起糖尿而血糖相对较低所致;糖原累积病和慢性肝病因贮存糖原减少,也常导致酮症酸中毒而血糖正常或降低。确立正常血糖性酮症酸中毒诊断前,应排除假性血糖正常(常见原因为重度脂血症)。

5. 呼吸衰竭 糖尿病DKA时,血气分析的目的是明确呼吸衰竭的诊断,诊断的主要依据是低氧血症和二氧化碳潴留。Fulop提出的回归方程 $PaCO_2(mmHg)=7.27+1.57\times HCO_3^-(mmol/L)$ 主要用于DKA患者的呼吸功能评估,要早期发现可能的呼吸衰竭,尤其是原发性呼吸性碱中毒($PaCO_2$低于95%可信限,提示存在严重感染或败血症)(图4-3-1-10)。此外,也可在发生脑水肿后确定是否并发了呼吸窘迫综合征。同时分析和寻找病因(表4-3-1-13),早期治疗可获得满意效果,而延误诊断可导致死亡[38]。

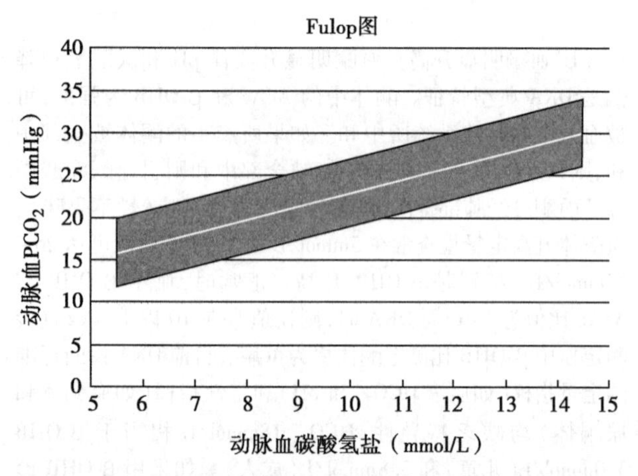

图4-3-1-10 DKA患者动脉PCO_2对HCO_3^-的反应

表4-3-1-13 糖尿病酮症酸中毒患者呼吸衰竭的风险因素

细胞内离子缺乏
K^+缺乏
Mg^{2+}缺乏
磷酸盐缺乏
肺水肿
流体静水压升高(心源性)
非流体静水压升高(成人呼吸窘迫综合征)
呼吸道感染
肺炎
小气道-肺泡感染
其他原因
骨骼肌病变
呼吸道非感染性病变
中枢神经功能抑制

(三)其他检查

1. 血电解质和尿酸 血钠降低(<135mmol/L),但也可正常。当输入大量生理盐水后,常因高氯性酸中毒(hyperchloraemic acidosis)而加重DKA,因而建议使用平衡溶液(balanced solution)。由于摄入不足和排出过多,DKA患者的钾缺乏显著,但由于酸中毒和组织分解加强,细胞内钾外移,故治疗前的血钾可正常或偏高,但在补充血容量、注射胰岛素和纠正酸中毒后,常发生严重低钾血症,可引起心律失常或心搏骤停。糖尿病酮症酸中毒治疗前,因分解代谢旺盛、多尿和酸中毒等,虽然磷的丢失严重,但血磷多数正常。但是,在开始胰岛素治疗后至恢复饮食前的一段时间内,一方面因血磷得不到及时补充,另一方面又因血磷随葡萄糖一起进入细胞内,以及尿磷丢失,血磷可能迅速下降。血磷下降的程度与速度主要与以下因素有关:①禁食或饮食中缺乏磷的供应;②连续使用数日以上的大剂量葡萄糖液和胰岛素,如每日的胰岛素用量在50~100U以上和葡萄糖在200g/d以上;③肾功能相对较好,无肾衰并发症或严重感染等促进机体分解代谢的合并症(分解代谢时伴有软组织磷的输出);④酸中毒纠正过于迅速;⑤伴有临床型或亚临床型急性肾衰,且尿量在2500ml/d以上。糖尿病酮症酸中毒产生过多的β-羟丁酸、非酯化脂肪酸和乳酸等有机酸,抑制肾小管尿酸排泌,出现一过性高尿酸血症,但一般不会引起急性痛风性关节炎发作。

2. 血白细胞计数 不论有无感染的存在,因为存在应激、酸中毒和脱水等情况,故DKA患者的周围血白细胞计数常升高,特别是中性粒细胞增高很明显,如无感染存在,治疗后常迅速恢复正常。

3. 酶活性测定 血清淀粉酶、谷草转氨酶和谷丙转氨酶可呈一过性增高,一般在治疗后2~3天恢复正常。如果血清淀粉酶显著升高且伴有腹痛和血钙降低,提示DKA诱发了急性胰腺炎。肥胖、糖尿病神经病、严重高甘油三酯血症和高脂肪饮食是急性胰腺炎的主要危险因素。

4. 急性肾损伤 一组临床研究发现,急性肾损伤的风险因素见表4-3-1-14,临床上主要应考虑年龄、慢性肾病、高血压、缺血性心脏病、糖尿病、ACEI和利尿剂药等风险因素,DKA伴有低血压、低血容量或感染也是诱发急性肾损伤的重要因素,而性别、周围血管病、慢性阻塞性肺疾病与非甾体类药物与急性肾损伤的关系仍不明确。血尿素氮和肌酐可轻至中度升高(多为肾前性)或正常。一般为肾前性,经治疗后恢复正常。原有糖尿病肾病者可因DKA而加速肾损害的速度,恶化肾功能。急性肾损伤的分期与诊断标准见表4-3-1-15。

5. 尿液检查 尿糖和尿酮阳性或强阳性。肾损害严重时,尿糖和尿酮阳性强度可与血糖和血酮值不相称,随DKA治疗恢复而下降,但肾脏有病变时可不下降或继续升高。此外,重度DKA缺氧时,有较多的AcAc被还原为β-OHB,此时尿酮反而阴性或仅为弱阳性,DKA病情减轻后,β-OHB转化为AcAc,使尿酮再呈阳性或强阳性,对这种血糖-酸中毒-血酮分离现象应予认识,以免错误判断病情。部分患者可有蛋白尿和管型尿,随DKA治疗恢复可消失。

6. 其他特殊检查 胸部X线检查有助于确定诱因或伴

发的肺部疾病。心电图检查可发现低钾血症、心律失常或无痛性心肌梗死等病变，并有助于监测血钾水平变化。

表 4-3-1-14 急性肾损伤的风险因素

项目	急性肾损伤病例数(%)	非急性肾损伤病例数(%)	*P* 值
年龄(岁)	76.2±4	59.6±2	<0.001
性别(男性)	123(50.6%)	806(51%)	—
急诊住院	238(97.9%)	1282(81.3%)	<0.001
住院科室	8(7.4%)	80(6%)	0.08
CKD	57(23.5%)	220(13.9%)	<0.001
高血压	108(44.4%)	598(37.9%)	0.01
缺血性心脏病	111(45.7%)	636(40.3%)	0.01
糖尿病	45(18.55)	95(6%)	<0.001
周围血管病	33(13.6%)	156(9.8%)	0.01
慢性阻塞性肺疾病	33(13.6%)	167(10.5%)	—
虚弱综合征	101(41.6%)	147(11%)	<0.001
ACEI	84(34.6%)	240(15.2%)	<0.001
NSAID	9(3.7%)	36(2.2%)	—
利尿剂	120(49.4%)	448(28.2%)	<0.001
低血容量	75(30.9%)	196(12.4%)	<0.001
低血压	56(23%)	142(9%)	<0.001
感染	106(43.6%)	258(16.4%)	<0.001

表 4-3-1-15 急性肾损伤分期

分期	血清肌酐	尿量
1	48 小时内增加≥26μmol/L 或增加≥1.5~1.9 倍正常参考值	每小时<0.5ml/kg/共持续 6 小时以上
2	增加≥2~2.9 倍正常参考值	每小时<0.5ml/kg/共持续 12 小时以上
3	增加≥3 倍正常参考值或增加≥354μmol/L 或开始了肾替代治疗	每小时<0.3ml/kg/共持续 24 小时以上或无尿 12 小时以上

【鉴别诊断】

(一) DKA 与饥饿性酮症及酒精性酮症的鉴别 DKA 应与饥饿性酮症和酒精性酮症酸中毒鉴别，鉴别的要点是饥饿性酮症或酒精性酮症时，血糖不升高。饥饿性酮症者有进食少的病史，虽有酮症酸中毒，但无糖尿病史，血糖不高和尿糖阴性是其特征。酒精性酮症酸中毒有饮酒史，但无糖尿病病史，血糖不高，尿糖阴性，易于鉴别。妊娠合并 DKA 时的血糖水平不一，多数明显升高，少数患者的血糖稍微升高、正常，甚至在发生 DKA 之前有过低血糖病史。鉴别的要点是血酮体(β-OHB)测定。

(二) DKA 与其他疾病的鉴别 DKA 患者昏迷只占少数，此时应与低血糖昏迷、高渗性高血糖状态及乳酸性酸中毒等相鉴别(表 4-3-1-16)。

表 4-3-1-16 糖尿病并发昏迷的鉴别

项目	酮症酸中毒	低血糖昏迷	高渗性高血糖状态	乳酸性酸中毒
病史与症状				
病史	糖尿病及 DKA 诱因史	糖尿病/进餐少/活动过度史	多无糖尿病史/感染/呕吐/腹泻史	肝肾衰/心衰/饮酒/苯乙双胍
起病症状	慢/1~4 天/厌食/恶心/口渴/多尿/嗜睡等	急/以小时计/饥饿/多汗/手抖等表现	慢/1~2 周/嗜睡/幻觉/抽搐等	较急/1~24 小时/厌食/恶心/昏睡
体征				
皮肤	失水/干燥	潮湿/多汗	失水	失水/潮红
呼吸	深而快	正常	快	深、快
脉搏	细速	速而饱满	细速	细速
血压	下降或正常	正常或稍高	下降	下降
实验室检查				
尿糖	++++	阴性或+	++++	阴性或+
尿酮	+~+++	阴性	阴性或+	阴性或+
血糖	16.0~33.3mmol/L	降低/<2.5mmol/L	>33.3mmol/L	正常或增高
血钠	降低或正常	正常	正常或显著升高	正常或增高
pH	降低	正常	正常或稍低	降低
CO_2CP	降低	正常	正常或降低	降低
乳酸	稍升高	正常	正常	显著升高
血浆渗透压	正常或稍高	正常	显著升高	正常
血渗透压隙	稍升高	正常	正常或稍升高	明显升高

1. 高渗性高血糖状态 以血糖和血渗透压明显升高及中枢神经系统受损为特征。DKA 和高渗性高血糖状态(hyperglycemic hyperosmolar state，HHS)是高血糖危象的两种不同表现。HHS 的特点有：①血糖和血浆渗透压明显高于 DKA 的患者；②血酮体阴性或仅轻度升高；③临床上中枢神经系统受损症状比 DKA 的患者明显，故不难鉴别，应当注意的是 DKA 可与高渗性昏迷合并存在(如高钠性高渗性昏迷)。此种情况时，血钠升高特别明显。

2. 乳酸性酸中毒 一般发生在服用大量苯乙双胍或饮酒后。糖尿病乳酸性酸中毒(diabetic lactic acidosis，DLA)患者多有服用大量苯乙双胍(降糖灵)病史,有的在休克、缺氧、饮酒或感染等情况下发生,原有慢性肝病、肾病和心衰史者更易发生。本病的临床表现常被各种原发病所掩盖。休克时,可见患者呼吸深大而快,但无酮味,皮肤潮红。实验室检查示血乳酸>5mmol/L,pH<7.35或阴离子隙>18mmol/L,乳酸/丙酮酸(L/P)>3.0。血清渗透压隙(osmole gap)升高提示急性酒精中毒或其他有毒渗透性物质中毒可能。

3. 毒物中毒　水杨酸、甲醇或乙二醇(ethylene glycol)中毒造成代谢性酸中毒,其阴离子隙升高,血糖正常。甲醇或乙二醇还可引起血渗透压升高。非阴离子隙升高性代谢性酸中毒常见于腹泻、肾小管性酸中毒和大量输入盐水后,HCO_3^-降低和氯化物升高。但计算阴离子隙时应考虑血清白蛋白浓度的影响(贡献率50%~60%,降低10~15),其校正公式是:以40g/L为基数,白蛋白每降低10g/L(1g/dl),实测的阴离子隙加2.5。例如,如果白蛋白为25g/L,实测的阴离子隙为10.5,那么校正的阴离子隙应为10.5+(40-25)/10×2.5=10.5+3.75=14.25。

4. 低血糖昏迷　患者有胰岛素、磺脲类药物使用过量或饮酒病史及Whipple三联症表现,即空腹和运动促使低血糖症发作、发作时血浆葡萄糖低于2.8mmol/L和供糖后低血糖症状迅速缓解。患者亦无酸中毒和失水表现。低血糖症反复发作或持续时间较长时,中枢神经系统的神经元出现变性与坏死,可伴脑水肿、弥漫性出血或节段性脱髓鞘;肝脏和肌肉中的糖原耗竭。低血糖症纠正后,交感神经兴奋症状随血糖正常而很快消失,脑功能障碍症状则在数小时内逐渐消失。但如低血糖症较重,则需要数天或更长时间才能恢复;严重而持久的低血糖昏迷(>6小时)可导致永久性脑功能障碍或死亡。

5. 水杨酸盐中毒　伴肾损害老年人常因心血管疾病及其他疾病长期服用阿司匹林类解热止痛药,有的患者可发生慢性中毒(用量不一定很大)。主要原因可能是老年人对此类药物的代谢清除作用明显下降,或伴有肾功能不全时,其慢性蓄积程度急剧增加,后者又可导致水杨酸盐性肾损害。其临床表现可类似于DKA,测定血浆药物浓度有助于诊断。治疗同DKA,活性炭可吸附胃肠道内未吸收的残存药物,严重患者或急性中毒可考虑血液透析。

6. 腹部急性并发症　腹痛可见于1/3~1/2的DKA患者,慢性酒精中毒和麻醉药物成瘾为DKA腹痛的高危因素。DKA患者出现急性腹痛可能有多种原因,必须认真鉴别。

(1) DKA所致的腹痛:腹痛较轻,位置不定,伴或不伴恶心、呕吐和腹泻,此可能是DKA本身(尤其是酸中毒)的一种表现,血常规检查和粪便常规检查无特殊发现,并随着DKA的缓解而消失。

(2) 腹部急性疾病:如急性阑尾炎、急性胰腺炎(尤其多见于高甘油三酯血症患者)、腹膜炎、肠梗阻、功能性/器质性肠套叠、细菌性胃肠炎和坏死性筋膜炎等;值得注意的是,DKA合并急腹症时,后者的临床表现往往很不典型,因此对任何可疑对象均需要进行必要的实验室检查(如超声、胰淀粉酶和脂肪酶等),早期确立诊断。

7. DKA伴脑卒中　老年或原有高血压的糖尿病患者可因DKA而诱发脑血管意外,如果患者的酸中毒、失水与神志改变不成比例,或酸中毒已经基本纠正而神志无改善,尤其是出现神经定位体征时,要想到脑卒中可能。可有失语、神志改变和肢体瘫痪等体征,伴脑萎缩可表现智力下降、记忆力差和反应迟钝等。病史、定位检查及脑脊液检查有助于鉴别。CT和MRI有重要鉴别意义。大约10%的DKA患者合并有DKA相关性脑卒中(DKA-associated stroke),除了最常见的脑水肿外,还包括动脉出血性脑梗死(hemorrhage brain infarction)和缺血性脑梗死(ischemic brain infarction)。同时,DKA因炎症和凝血机制障碍可合并弥散性血管内凝血(DIC)。DKA相关性脑卒中类型鉴别较困难,出凝血指标检查可提供诊断线索,影像检查以MRI为首选,其敏感性近100%。CT诊断的主要缺点是对脑水肿不敏感。约10%的DKA患者伴有颅内病变,其中主要是出血性或缺血性卒中,因此临床上另一个要点是DKA可合并脑卒中,而后者可见于年轻患者甚至儿童,值得特别注意。而在卒中患者中,部分又可以伴有DKA。DKA引起的系统性炎症,损伤血管内皮细胞,血管通透性和凝血趋势增加,导致出血性卒中或脑血管血栓形成、脑水肿和缺血性卒中。DKA与急性脑卒中的临床表现见表4-3-1-17。

表4-3-1-17　DKA与急性脑卒中的临床表现

临床表现	DKA	脑卒中	说　明
急性重症面容	++	+++	
口渴	过度口渴或饮大量液体	不能饮水	
排尿情况	多尿	尿中断或尿失禁	昏迷者多尿与尿中断或尿失禁难以鉴别
肢体运动功能	全身性乏力	单侧性或单肢体性瘫痪	严重卒中者亦可表现为全身乏力或软瘫
恶心呕吐	++	++	两者完全重叠
厌食	++	++或不能进食	DKA发生厌食的原因是分解代谢旺盛所致
神志变化	轻度~中度精神错乱	嗜睡或昏迷	严重DKA时昏迷
头痛	+	+++	两者重叠
呼吸	呼吸短促 Kussmaul呼吸	呼吸急促-减慢-异常呼吸 Cheyne-Stokes呼吸	呼吸频率与类型可相互转换
皮肤	干燥	干燥或湿润	急性卒中患者因禁水或大量利尿时引起皮肤干燥
口腔干燥	明显	张口呼吸时可伴有口腔干燥	两者可部分重叠
心动过速	+++	++	两者完全重叠

续表

临床表现	DKA	脑卒中	说明
血压	降低	升高或降低	—
呼气丙酮气味	++	—	—
血糖升高	原发性升高	应激性升高	DKA 主要因胰岛素缺乏导致高血糖症 急性卒中因应激激素升高引起血糖升高
血酮	明显升高	伴糖尿病-酒精中毒或禁食时轻至中度升高	两者可部分重叠
血浆 pH	<7.3	正常	—
血浆 HCO_3^-	<15mmol/L	正常	—
阴离子间隙	全部>12	通常>12	两者完全重叠

DKA 相关性脑水肿和 DKA 相关性卒中是 DKA 的最严重并发症，主要发生于中老年患者，其死亡率 10%~35%[39-42]。但是，儿童和青年 DKA 患者同样是高危对象，值得特别重视。文献报道的儿童和青年 DKA 并发卒中的病例见表 4-3-1-18。

表 4-3-1-18 文献报道的儿童-青少年 DKA 伴卒中病例

报道者	年龄(岁)/性别	病理特点	临床表现	结局	凝血-溶血表现
动脉缺血性卒中					
Timperley 等	0.25/女	多发小血管血栓伴脑水肿	糖尿病惊厥进行性昏迷	24 小时后死亡	
Kanter 等	4/女	右前脑动脉供血区脑梗死	糖尿病/去大脑强直/脑疝	行走和语言功能恢复	蛋白 C 降低治疗后正常Ⅷ-vWF 升高/血栓素 B_2 升高
Kanter 等	8/男	左侧丘脑和额叶梗死	去大脑强直	缓慢恢复	蛋白 C 降低
Rosenbloom 等	10/不明	基底动脉血栓形成(CT)	LOC 减低/呼吸停止	植物人状态	
Rogers 等	14/女	脑水肿/左豆状核和双侧丘脑梗死	头痛/LOC 降低/瞳孔固定后扩大	左侧轻瘫 行为异常	
Roe 等	5/男	左后脑动脉供血区梗死 左膝状核和丘脑梗死	糖尿病/全身性惊厥	中度左侧瘫痪	蛋白 S 降低/Ⅷ和 V 降低
Roe 等	6/男	双侧前脑动脉供血区梗死/基底节和左扣带回梗死	糖尿病/昏睡/上肢强直体位	情感脆弱/智力障碍/运动障碍	AT-Ⅲ抗原降低/血小板凝聚增强
Roe 等	7/男	双侧苍白球缺血/左侧丘脑梗死/右侧枕叶梗死/CT 未见脑水肿	糖尿病/昏迷/僵直/瞳孔反应差	偏瘫/行为异常/认知正常	血小板凝聚降低
Roe 等	8/男	丘脑中脑基底节扣带回梗死/CT 未见脑水肿	糖尿病/无反应/四肢松弛/瞳孔扩大	植物人状态	aPTT 降低(21 秒)
Roe 等	10/男	右前脑动脉供血区梗死/双侧苍白球和左侧硬脑膜梗死	糖尿病/LOC 下降/左侧伸展体位/瞳孔反应差	严重脑神经功能损害	
Ho 等	6/女	左中脑动脉近端梗死/左侧基底节梗死	糖尿病/激动/昏睡/右侧偏瘫/二尖瓣 2 个血栓	语言功能恢复 残留右侧偏瘫	促血栓形成功能正常
Ho 等	18/女	右侧颈总动脉梗死右前和右中脑动脉栓塞	糖尿病/左侧偏瘫	中度恢复	
脑静脉血栓形成					
Keane 等	5/女	直窦和 Galen 静脉血栓形成/基底节和丘脑梗死	昏迷强直/LOC 降低/缺铁性贫血	学习障碍	凝血功能和血栓形成实验正常
Rosenbloom 等	11/男	MRI 显示多发性梗死/无脑出血或脑水肿	头痛/恶心/呕吐/瞳孔扩大/右侧股静脉和腘静脉 DVT	脑死亡	蛋白 C 降低蛋白 S 和Ⅷ正常
De Keyzer 等	19/女	上矢状窦血栓形成	糖尿病/焦虑/语言障碍/左侧伸展性瘫痪/右面部麻痹/四肢瘫痪	残留左侧伸展性瘫痪 复视恢复	凝血病筛选实验正常
Ho 等	8/男	静脉和上矢状窦血栓形成/双侧中脑半球梗死	糖尿病/昏迷/瞳孔反应差/发热		血小板减少/AT-Ⅲ降低(60.4%)/治疗后改善

续表

报道者	年龄(岁)/性别	病理特点	临床表现	结局	凝血-溶血表现
Ho 等	1.1/女	左侧横窦血栓形成/无梗死	维生素 B_1 缺乏性巨细胞性贫血/糖尿病/右侧局限性惊厥	神经功能正常	促血栓形成实验正常
Zerah 等	10/女	矢状窦血-横窦血栓形成	头痛/第6脑神经麻痹/昏迷	重组 tPA 溶栓后完全康复	凝血酶原基因杂合性突变(G20210A)
出血性梗死					
Atluru 等	11/女	双侧后枕叶多发性血肿	行为异常/昏睡/瞳孔扩大	神经功能检查正常	
Rosenbloom 等	1/不明	蛛网膜下腔出血	呼吸突然停止	死亡	
Rosenbloom 等	11/不明	蛛网膜下腔出血	神经功能进行性恶化	死亡	
Rosenbloom 等	6.5/不明	蛛网膜下腔出血	严重头痛/瞳孔固定扩大	死亡	
Rogers 等	9/女	右侧尾状核和内囊出血性梗死/脑水肿	共济失调/LOC 恶化/呼吸异常/右侧强直性惊厥	非对称性僵直瘫行为异常	
Rogers 等	9/女	额叶-枕叶-脑干-基底节水肿和出血性梗死	LOC 恶化 左外斜视/瞳孔非对称性扩大/视盘水肿	四肢瘫 无眼-脑反应中枢性右侧面瘫	
Atkin 等	15/女	24 小时内 CT 未显示脑水肿/顶枕叶多发性小血肿	糖尿病/低血压昏迷/双侧膝阵挛/病理征阳性		血小板减少(85×10^9/L)/凝血功能正常
Mahmud 等	11/女	MRI 正常/尸解见全脑针尖样出血灶	糖尿病/低血压/LOC 恶化	死于肾衰	凝血功能正常
Mahmud 等	14/女	双侧脑皮质下点状出血	糖尿病/低血压/LOC 恶化	记忆丧失 认知缺陷	凝血功能正常
Lin 等	5/女	左侧丘脑出血性梗死	糖尿病/右侧偏瘫/右 Babinski 征阳性	学习障碍	出血实验正常蛋白 C/S 正常

注:LOC:level of consciousness,神志水平;tPA:tissue plasminogen activator,组织纤溶酶原激活物

【治疗】

DKA 完全属于可预防性糖尿病急性事件,虽然治愈率高,但严重心肾和脑并发症可导致死亡,因此必须重视其预防和事件前的临床处置[43-45]。成年 DKA 患者的抢救应该在专科医师的持续指导下进行(图 4-3-1-11)。抢救的措施与病情监测项目需要做到目的明确,预见性强。DKA 所引起的病理生理改变,经及时正确治疗是可以逆转的。因此,DKA 的预后在很大程度上取决于早期诊断和正确治疗。对单有酮症者,仅需补充液体和胰岛素治疗,持续到酮体消失。DKA 是糖尿病的一种急性并发症,一旦确诊应住院治疗,严重者应立即进行抢救。治疗措施包括:①纠正失水与电解质平衡;②补充胰岛素;③纠正酸中毒;④去除诱因;⑤对症治疗与并发症的治疗;⑥加强护理与监测。

(一) 纠正失水与电解质紊乱 DKA 常有严重失水,血容量与微循环灌注不足,导致一些危及生命的并发症。失水的纠正至关重要。首先是扩张血容量,以改善微循环灌注不足,恢复肾灌注,有助于降低血糖和清除酮体。

1. 补液总量 可按发病前体重的 10%估计。补液速度应先快后慢,如无心力衰竭,在开始 2 小时内输入 1000~2000ml,以便较快补充血容量,改善周围循环和肾功能。在第 3~6 小时内输入 1000~2000ml;一般第 1 个 24 小时的输液总量为 4000~5000ml,严重失水者可达 6000~8000ml。如治疗前已有低血压或休克,快速补液不能有效升高血压时,应输入胶体溶液,并采用其他抗休克措施。老年或伴心脏病和心力衰竭患者,应在中心静脉压监护下调节输液速度及输液量。患者清醒后鼓励饮水(或盐水)。以后根据血压、心率、每小时尿量及周围循环状况决定输液量和输液速度。

2. 补液种类 补液的原则是"先盐后糖、先晶体后胶体、见尿补钾"。治疗早期,在大量补液的基础上胰岛素才能发挥最大效应。一般患者的失水在 50~100ml/kg,失钠在 7~10mmol/kg,故开始补液阶段宜用等渗氯化钠溶液。如入院时血钠大于 150mmol/L 或补液过程中血钠逐渐升高(>150~155mmol/L)时,不用或停用等渗盐溶液,患者无休克可先输或改输 0.45%半渗氯化钠溶液,输注速度应放慢。绝大多数伴有低血压的 DKA 患者输入等渗盐水 1000~2000ml 后,血压上升。如果血压仍低于 90/60mmHg,可给予血浆或其他胶体溶液 100~200ml,可获得明显改善。如果效果仍差,可静脉给予糖皮质激素(如地塞米松 10mg 或氢化可的松 100mg),或适当予以血管活性药物(如多巴胺和多巴酚丁胺等),同时纠正酸中毒。应用糖皮质激素后,应适当增加胰岛素的剂量。当血糖降至 13.8mmol/L,应改输 5%葡萄糖液。DKA 纠正后,患者又可口服,可停止输液。

3. 输液速度 脑水肿是导致患者死亡的最重要原因,输液速度过快是诱发脑水肿的重要原因之一[46-50]。有心、肺疾病以及高龄或休克患者,输液速度不宜过快,有条件者可监测中心静脉压,以指导输液量和输液速度,防止发生肺水肿。如患者能口服水,则采取静脉与口服两条途径纠正失水。单纯输液本身可改善肾脏排泄葡萄糖的作用,即使在补液过程

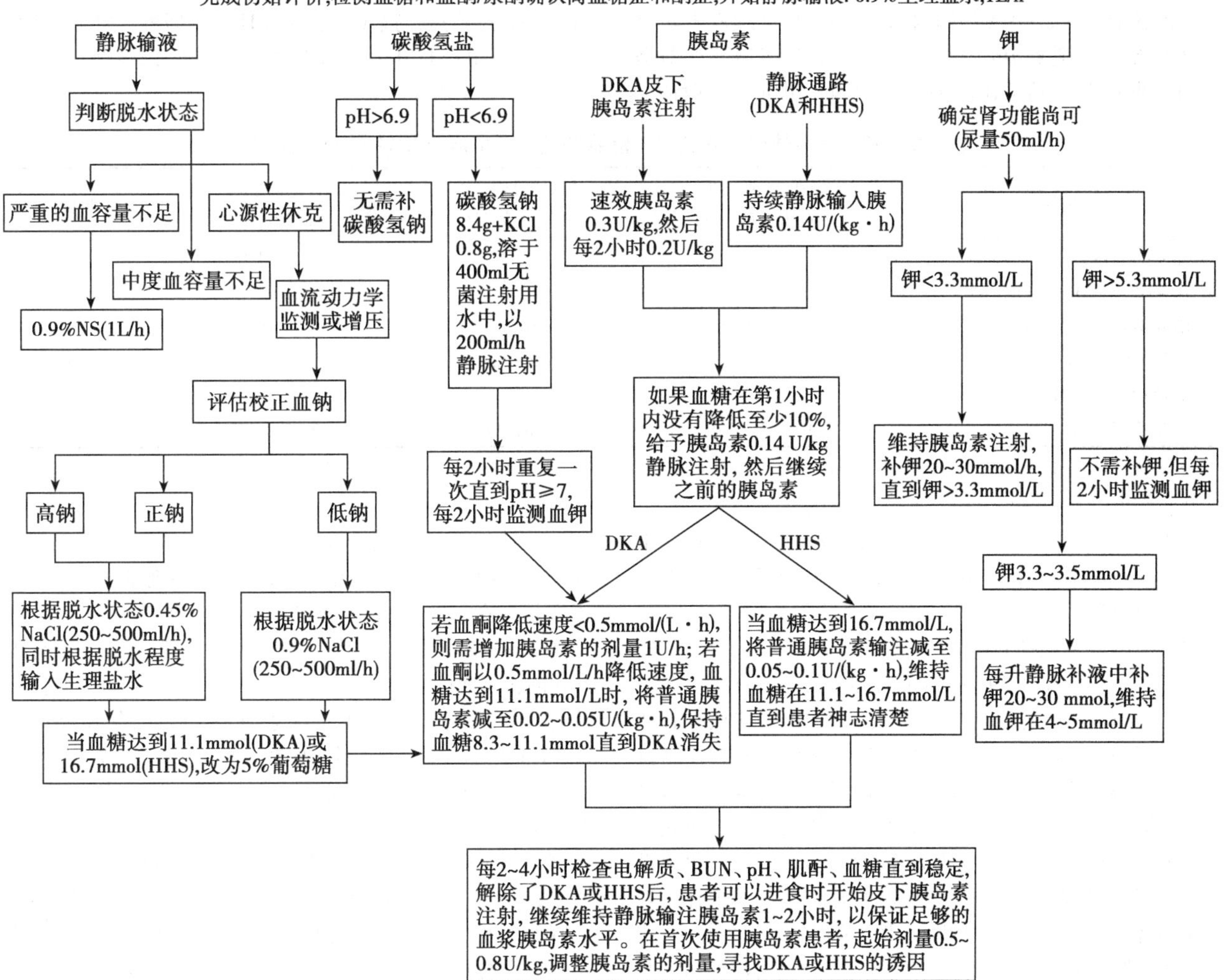

图 4-3-1-11　成年 DKA 或 HHS 的处理方案

中不用胰岛素,也使血糖明显下降。在扩容阶段后,输液速度不宜过快,过快则因尿酮体排泄增快,可引起高氯性酸中毒和脑肿胀。

血清尿素和血细胞比值的变化可提示细胞外液减少的程度,而根据血钠水平判断并不可靠,因为高血糖的溶质效应可引起稀释性低钠血症[51,52],而且脂质增高也降低血钠浓度。因此,每升高 100mg/dl 的葡萄糖应加上 1.6mmol 的 Na^+。治疗开始 1~2 小时内,输入 0.9% 的 NaCl 10~20ml/kg,恢复外周循环灌注。血压基本正常后,体重降低 1kg 的生理盐水输入量为 100ml,继而为 50ml,最后为 20ml。近年来,人们主张即使在严重失水情况下,也仅仅应用生理盐水(0.9%NaCl),并尽量少用或不用碱性液体纠正酸中毒。为了防止血糖的快速波动,可使用两套输液系统对血糖的下降速度进行控制,这是预防脑水肿的主要措施。

(二)补充小剂量胰岛素　DKA 发病的主要病因是胰岛素缺乏,一般采用低剂量胰岛素治疗方案,既能有效抑制酮体生成,又可避免血糖、血钾和血浆渗透压下降过快带来的各种风险。给予胰岛素治疗前应评估患者的以下病情:①是否已经使用了胰岛素(与使用胰岛素的剂量相关);②患者的有效循环功能和缺血缺氧状态(与胰岛素的使用途径有关);③DKA 的严重程度与血糖水平;④是否伴有乳酸性酸中毒或高渗性高血糖状态。有人用计算机系统协助计算胰岛素用量,认为有助于减少胰岛素用量和住院时间[53]。快作用胰岛素类似物可能有一定优势。临床研究发现,皮下快作用胰岛素与静脉普通胰岛素治疗 DKA 的疗效相近(表 4-3-1-19)。

1. 短效胰岛素持续静脉滴注　研究发现,DKA 患者使用外源性胰岛素后,肾脏清除胰岛素的能力升高 250 倍,清除 β_2-微球蛋白的能力升高 600 倍。因而应用胰岛素后出现的高胰岛素血症是肾小管的一种继发性非特异性功能缺陷(摄取低分子量蛋白质的功能损伤),小部分胰岛素通过肾脏丢失;但随着病情好转,其胰岛素清除功能可恢复正常。最常采用短效胰岛素持续静脉滴注。开始以 0.1U/(kg・h)(成人 5~7U/h)胰岛素加入生理盐水中持续静脉滴注,通常血糖可以每小时 2.8~4.2mmol/L 的速度下降,如在第 1 小时内血糖下降不明显,且脱水已基本纠正,胰岛素剂量可加倍。每 1~2 小时测定血糖,根据血糖下降情况调整胰岛素用量,HCO_3^- 治疗对于 DKA 治疗中胰岛素敏感性与血糖控制影响不大。当血糖降至 13.9mmol/L(250mg/dl)时,胰岛素剂量减至每小时 0.05~0.1U/kg(3~6U/h),至尿酮稳定转阴后,过渡到平时治疗水平。在停止静脉滴注胰岛素前 1 小时,皮下注射短效胰岛素1次，或在餐前胰岛素注射后1~2小时再停止静脉给药。如DKA的诱因尚未去除，应继续皮下注射胰岛素治疗，以避免DKA反复。胰岛素持续静脉滴注前是否加用冲击量（负荷量，loading dose）无统一规定。一般情况下，不需要使用所谓的负荷量胰岛素，而持续性静脉滴注正规（普通，速效）胰岛素（每小时0.1U/kg）即可。如能排除低钾血症，可用0.1~0.15U/kg胰岛素静脉推注，继以上述持续静脉滴注方案治疗。

表4-3-1-19 皮下快作用胰岛素与静脉普通胰岛素治疗DKA的疗效比较

项目	Aspart胰岛素（皮下注射/2h）	Lispro胰岛素（皮下注射/1h）	普通胰岛素（静脉注射）	P值
住院时间（天）	3.9±1.5	4±2	4.5±3.0	NS
血糖降至250mg/dl的时间（h）	6.1±1	7±1	7.1±1	NS
消除DKA的时间（h）	10.7±0.8	10±1	11±0.7	NS
消除DKA的胰岛素用量（U）	94±32	84±32	82±28	NS
低血糖发作次数	1	1	1	NS
住院费用（$）	10 173±1738	9816±4981	17 030±1753	<0.01

注：资料以均值±标准误表示；NS：not significant，无差异显著性；普通病房患者接受Aspart胰岛素或Lispro胰岛素治疗，ICU患者接受普通胰岛素治疗

2. 胰岛素泵治疗　按T1DM治疗与教育程序（type 1 diabetes treatment and teaching program，DTTP）给药，以取得更好疗效，降低低血糖发生率。胰岛素泵治疗的指征是：①常规胰岛素给药不能控制病情（如HbA_{1c}>7.0%~7.5%）；②经常发生低血糖症（<3.89mmol/L）；③血糖水平波动大。儿童患者在胰岛素泵治疗过程中，如反复发作DKA，建议检查胰岛素泵系统，排除泵失效（机械故障）。这样可安全控制血糖，避免DKA或低血糖发作。目前应用的胰岛素泵大多采用持续性皮下胰岛素输注（CSII）技术。使用胰岛素或超短效胰岛素类似物，并可根据患者血糖变化规律，个体化地设定一个持续的基础输注量及餐前追加剂量，以模拟人体生理性胰岛素分泌。新近发展的胰岛素泵采用螺旋管泵技术，体积更小，携带方便，有多种基础输注程序选择和报警装置，其安全性更高。开始转换为皮下胰岛素注射治疗的条件是：①血糖<11mmol/L；②静脉血HCO_3^->18mmol/L；③pH>7.30；④患者能自己进食和饮水。

3. 胰岛素给药途径问题　研究发现，静脉注射和皮下或肌内注射胰岛素（用量0.33U/kg）这两种途径给予低剂量胰岛素均有良好的效果，但静脉给药后数分钟，血清胰岛素高峰可达3000μU/ml以上，故酮体和高血糖下降较快。而肌内注射或皮下注射者在4小时后血清胰岛素才达到100μU/ml左右。轻度DKA患者也可采用皮下或肌内注射胰岛素，剂量视血糖和酮体测定结果而定。采用基因重组的快作用胰岛素类似物（如诺和锐等）治疗儿童无并发症的DKA也取得很好的效果[54-56]。

4. 5%葡萄糖液加胰岛素治疗　在补充胰岛素过程中，应每小时用快速法监测血糖1次。如果静滴胰岛素2小时，血糖下降未达到滴注前血糖的30%，则胰岛素滴入速度加倍，达到目标后再减速。血糖下降不宜过快，以血糖每小时下降3.9~6.1mmol/L为宜，否则易引起脑肿胀。当血糖下降到13.8mmol/L时，则改输5%葡萄糖液。在5%葡萄糖液中，按2∶1[葡萄糖（g）∶胰岛素（U）]加入胰岛素。酮体消失或血糖下降至13.8mmol/L时，或患者能够进食即可停止输液，胰岛素改为餐前皮下注射。根据血糖监测结果调整胰岛素剂量。

5. 成年DKA的胰岛素剂量　高剂量与低剂量胰岛素治疗成年DKA的疗效比较见图4-3-1-12。高剂量胰岛素治疗方案是指在入院时，如果患者的血糖为16.7~22.2mmol/L（300~399mg/dl），至少静脉注射10U胰岛素，同时皮下注射30U的胰岛素；如果血糖>55.6mmol/L（1000mg/dl），则静脉注射50U，并每小时再皮下注射50U。因此，使血糖降至25.0mmol/L的胰岛素总量一般在200~300U，血清胰岛素水平在800~1000μU/ml（药理浓度）。低剂量胰岛素治疗方案是指最初给予0.2~0.3U/kg，继而皮下注射5U/h，其使血糖降至25.0mmol/L的胰岛素总量一般在40~50U，血清胰岛素水平在60~100μU/ml（生理浓度）。比较两组结果发现：血糖降低速度与消除DKA的时间并无差别，但高剂量胰岛素治疗方案的严重低血糖症（25%）、低钾血症（10%~20%）发生率高（低剂量胰岛素治疗方案者不发生低血糖症或偶尔发生低钾血症）。严重脱水（尤其是儿童DKA）患者可能因组织血流灌注不足而影响胰岛素吸收，但研究证实，肌内注射低剂量胰岛素与低剂量或高剂量静脉注射给药的效果相近。

6. 胰岛素负荷　接受皮下或肌内注射低剂量胰岛素治疗患者的酮体降低较慢（图4-3-1-12），胰岛素负荷不能解决这一问题，皮下或肌内注射与持续静脉输入低剂量胰岛素的效果相等。DKA患者的神志改变主要与血浆渗透压升高有关（图4-3-1-13），而与酸中毒无关，因此胰岛素负荷对患者的神志恢复无帮助。

（三）补钾和补磷治疗

1. 补钾　DKA时的机体钾丢失严重，但血清钾浓度高低不一，经胰岛素和补液治疗后可加重钾缺乏，并出现低钾血症。一般在开始胰岛素及补液治疗后，只要患者的尿量正常，血钾低于5.5mmol/L即可静脉补钾，以预防低钾血症的发生。在心电图与血钾测定监护下，最初每小时可补充氯化钾1.0~1.5g。若治疗前已有低钾血症，尿量≥40ml/h，在胰岛素及补液治疗同时必须补钾。严重低钾血症（<3.0mmol/L）可危及生命，此时应立即补钾，当血钾升至3.5mmol/L时，再开始胰岛素治疗，以免发生心律失常、心脏骤停和呼吸肌麻痹。输液中，只要患者没有高钾血症，每小时尿量在30ml以上，即可在每500ml液体中加入氯化钾（10%）溶液10ml。

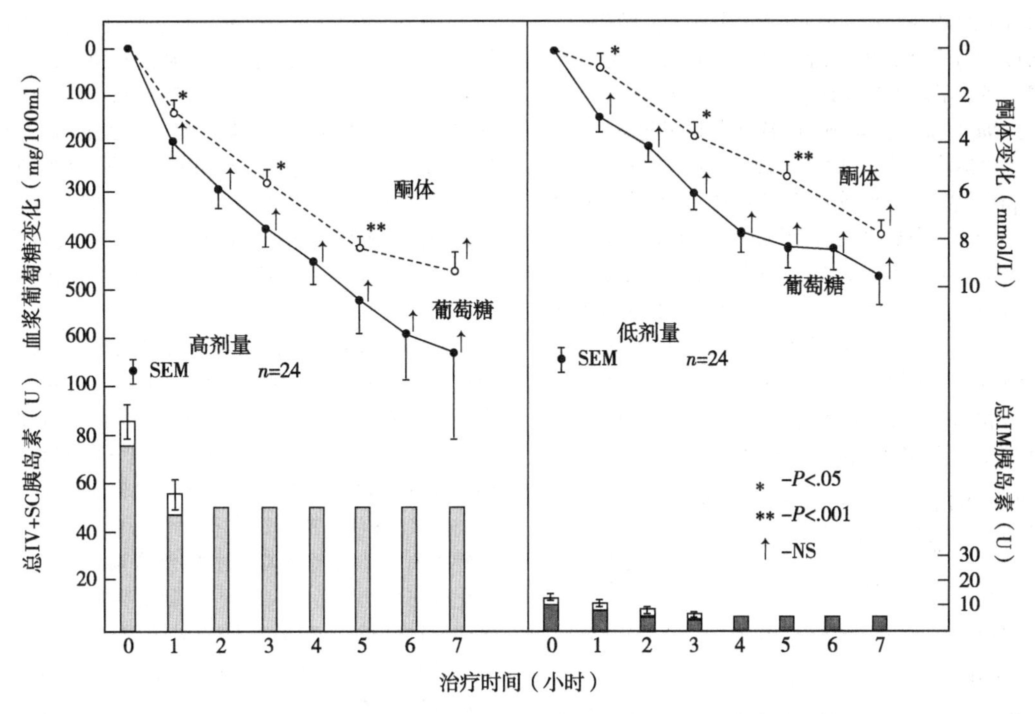

图 4-3-1-12　高剂量与低剂量胰岛素治疗成年 DKA 的疗效比较

资料来源于 Kitabchi AE, Ayyagari V, Guerra SNO. Efficacy of low dose vs conventional therapy of insulin for treatment of diabetic ketoacidosis. Ann Intern Med, 1976, 84: 633-638.

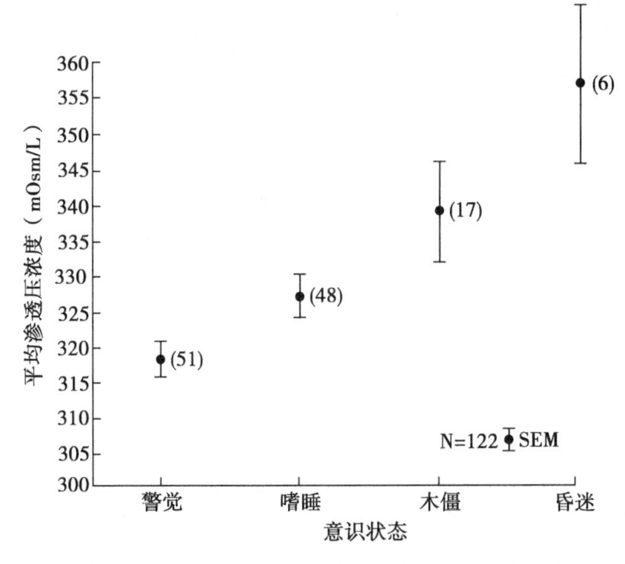

图 4-3-1-13　DKA 患者血浆渗透压与神志的关系

资料来源于：①Kitabchi AE, Ayyagari V, Guerra SNO. Efficacy of low dose vs conventional therapy of insulin for treatment of diabetic ketoacidosis. Ann Intern Med, 1976, 84: 633-638; ②Fisher JN, Shahshahani MN, Kitabchi AE. Diabetic ketoacidosis: low dose insulin therapy by various routes. N Engl J Med, 1977, 297: 238-241.

每日补钾总量 4～6g。在停止输液后还应口服钾制剂，每日 3g，连服 1 周以上，以完全纠正体内的缺钾状态。如果血钾异常，应检测心电图变化（标准导联Ⅱ，图 4-3-1-14）。

2. 补磷　DKA 时，体内有磷缺乏，但血清磷可能降低、正常甚至升高。当血磷浓度<1.0mg/dl 时，可致心肌、骨骼肌无力和呼吸功能抑制。如果患者的病情重，病史长且血磷明显降低应考虑补磷。补磷的方法主要是迅速恢复自然进食，尤其是及时进食富含无机磷的食物，如牛奶和水果等；如果血磷在 0.4mmol/L 以下，可能诱发溶血和严重心律失常，应紧急口服中性磷制剂或静脉滴注无机磷。国外有人主张补充磷酸钾，特别是对儿童和青少年 DKA 患者。DKA 患者的红细胞中因磷缺乏而有 2,3-二磷酸甘油酸（2,3-DPG）缺乏，从而使红细胞氧离曲线右移，不利于组织获得氧供，但 DKA 时存在的酸中毒可使血 pH 降低以代偿，一旦酸中毒被纠正，这种代偿功能即不存在而使组织缺氧加重。不过补磷未列为 DKA 的常规治疗。血磷显著降低，且在治疗过程中仍不上升者可一般每小时给予 12.5mmol/L 的缓冲性磷酸钾，由于磷酸盐可明显降低血钙。应在补磷过程中监测血清钙和磷，以免引起低钙血症或严重的高磷血症。

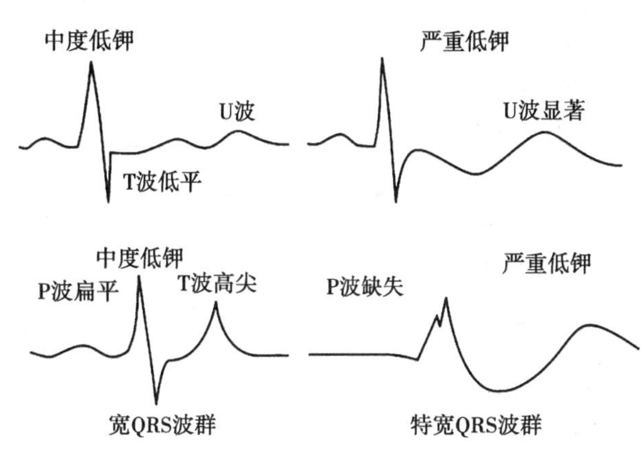

图 4-3-1-14　高钾血症和低钾血症的心电图变化

（四）补碱治疗　血液为水溶性液体，遵循化学电中性和离子积恒定的基本原理。因此,总的阳离子必须等于总的阴离子,而且离子积维持恒定,血浆 H^+ 则由离子成分决定。当血浆阴离子多于阳离子时, OH^- 降低, H^+ 增多(酸中毒),反之, Cl^- 相对于 Na^+ 呈降低状态,则因 OH^- 增加而引起碱中毒。

当酸低于水溶液中的pH时离解,释放 H^+ 并转换为阳离子。强酸的pH值低,在水溶液中全部离解,生成阴离子;酸的pH相当于4.0或更低时生成强阴离子。人体内的许多有机酸的pH值接近4.0,因此均处于阴离子状态(如碳酸氢盐、乳酸盐、丙酮酸盐、柠檬酸盐乙酰乙酸盐和β-羟丁酸盐等,表4-3-1-20)。当水溶液pH低于溶解碱时,碱捕获 H^+ 而成为质子。强碱的pH值高,因此在血浆中呈质子化状态。弱酸和弱碱的pH值接近7.0,酸中毒时呈离解状态和脂质化状态,人体中的弱阴离子包括二氢磷酸盐、单氢磷酸盐等。

表4-3-1-20 某些酸碱物质的pKa值

离 子 对	pKa
磷酸(H_3PO_4)/二氢磷酸盐($H_2PO_4^-$)	1.97
二氢磷酸盐($H_2PO_4^-$)/单氢磷酸盐(HPO_4^{2-})	6.86
单氢磷酸盐(HPO_4^{2-})/磷酸盐(PO_4^{3-})	12.35
碳酸(H_2CO_3)/碳酸氢盐(HCO_3^-)	3.77
柠檬酸/柠檬酸盐	3.09
乙酰乙酸/乙酰乙酸盐	3.58
β-羟丁酸/β-羟丁酸盐	4.39
乳酸/乳酸盐	3.86
尿酸/尿酸盐	5.75
氨(NH_3)/铵离子(NH^{4+})	9.3

酮体产生过多可发生酸中毒。轻度酸中毒(血pH>7.0)时,一般不需补充碱性药物。经补液和胰岛素治疗后即可自行纠正。重度酸中毒时,外周血管扩张,心肌收缩力降低,可导致低体温和低血压,并降低胰岛素敏感性,当血pH低至7.0时,可抑制呼吸中枢和中枢神经功能,诱发脑损伤和心律失常,应予以抢救。但是,回顾性与前瞻性研究均发现,碳酸氢钠不能改善糖尿病酮症酸中毒的病情、代谢反应与预后。而且,即使血浆已经下降至6.9以下,碳酸氢钠治疗仍不能显示任何益处[57-59]。

1. 补碱原则和方法 酸中毒与碱缺乏的碳酸氢盐治疗研究结果等见表4-3-1-21~表4-3-1-23。补碱宜少、宜慢,或者干脆不考虑补碱问题。个别病例符合前述补碱标准者,可静脉滴注5%碳酸氢钠100ml,当血渗透压很高时,可考虑配用1.25%碳酸氢钠等渗溶液(3份注射用水加1份5%碳酸氢钠溶液)输注。补碱过多和过快易发生不良结果:①增加尿钾丢失。②二氧化碳透过血-脑脊液屏障比 HCO_3^- 快,二氧化碳与水结合后形成碳酸,使脑细胞发生酸中毒。③补碱过多,可使脑细胞内外渗透压失衡而引起脑水肿。④补碱后,红细胞释氧功能因血pH升高而下降,使组织缺氧加重。⑤治疗后酮体消失,原来与酮体结合血液中的缓冲系统特别是碳酸/碳酸氢钠缓冲系统重新释放,加上所补的碳酸氢钠,故可引起反跳性碱中毒。如果DKA患者在治疗前神志不清,经治疗后神志恢复,而在补碱过程中又出现神志不清,要考虑补碱过多过快而引起的脑水肿可能。⑥补液治疗容易发生高氯性酸中毒,其原因与大量生理盐水引起氯负荷和高氯性酸中毒有关,高氯性酸中毒可能进一步加重原有的酸中毒[60]。

表4-3-1-21 酸中毒与碱缺乏的碳酸氢盐治疗研究

研究者/年份	病例	研究方法	启动补碱指标		
			pH	碱缺乏	HCO_3^- (mmol/L)
Addis/1964	A(n=3)	系列病例	6.94		
Kuzemko/1969	P(n=6)	系列病例	7.05	23	8.0
Zimmet/1970	A(n=11)	系列病例	7.09	24	4.4
Soler/1972	A+P(n=18)	前瞻性病例对照	<7.2	—	<10.0
Krumlik/1973	P(n=27)	系列病例	7.05	—	7.6
Soler/1974	A(n=1)	系列病例	6.85	—	6.0
Munk/1974	P(n=5)	前瞻性病例对照	7.05	22	8.7
Assal/1974	A+P(n=9)	回顾性病例对照	7.06	—	5.6
Keller/1975	A(n=58)*	系列病例	<7.2	—	—
Reddy/1977	P(n=19)	系列病例	7.07	—	6.5
Lutterman/1979	A(n=12)	回顾性病例对照	6.89		
Lever/1983	A(n=52)	回顾性病例对照	6.94~7.00	—	3.4~4.3
Hale/1984	A(n=16)	RCT	6.85	—	7.0
Morris/1986	A(n=10)	RCT	7.03	—	3.6
Gamba/1991	A(n=9)	RCT(DB)	7.05	—	2.9
Okuda/1996	A(n=3)	前瞻性病例对照	6.98	—	2.0
Green/1998	P(n=57)	前瞻性病例对照	7.02	40	—
Viallon/1999	A(n=24)	回顾性病例对照	6.93	—	3.1
Latif/2002	A(n=4)	回顾性病例对照	6.85	—	—
Kamarzaman/2009	A(n=1)	病例报道	6.27	41	4.0
Guneysel/2009	A(n=1)	病例表达	6.82	27	8.4

注:A,成人;P,儿童;RCT,randomized,controlled trial,随机对照研究;DB,double-blind,双盲

表 4-3-1-22 碳酸氢盐使用剂量的系列研究

研究者/年份	研究设计	HCO_3^-用量(均值)			剂量	时间(范围)
		浓度(%)	总量(mmol)	体重校正后(mmol/kg)		
Addis/1964	CS	8.4	413	—	计算法	开始应用50%/其余在1.5~12小时输入
Kuzemko/1969	CS	8.4	255	—	计算法	3~32小时
Zimmet/1970	CS	—	185	—	由pH而定(计算法50%)	4小时内
Soler/1972AP	PrC	1.0	200~400	—	—	—
Krumlik/1973P	CS	7.5	115例pH≥7 144例pH≥7.3	计算法	30分钟输注50%/其余剂量2小时用完	
Munk/1974P	PrC	—	130	2.44	—	—
Assal/1974AP	ReC	—	230	—	应用计算量的50%	4小时内
Keller/1975	CS	—	345	—	计算法	24小时内
Reddy/1977P	CS	≈0.6	—	2.50	缓慢输注至pH>7.2	平均4.9小时
Lutterman/1979	ReC	1.4	167	—	标准用量	6小时内
Lever/1983	ReC	—	130~135	—	—	多数1小时内缓慢输入
Hale/1984	RCT	1.3	150	—	标准用量	
Morris/1986	RCT	—	120	—	根据pH定(>7.15)	输注30分钟/间隔2小时
Gamba/1991	RCT(DB)	≈7.5	84	—	根据pH确定/pH升高>0.05	间歇输注30输注/间隔2小时
Okuda/1996	PrC	—	200	—	不足用量(50mmol/h)	输注4小时
Green/1998P	ReC	—	—	2.08	—	—
Viallon/1999	ReC	1.4	120	—	医师确定	输注1小时
Latif/2002	ReC	—	50	—	标准用量	—

注:CS:case series,系列病例;PrC:prospective case-control,前瞻性病例对照;ReC:回顾性病例对照;RCT:randomized controlled trial,随机对照研究;DB:double-blind,双盲

表 4-3-1-23 碳酸氢盐治疗DKA的关键性研究结果

研究者	研究设计	病例数	平均年龄/pH	HCO_3^-用量	对照	酸中毒与酮症
Hale 等/Br Med J/1984	RCT	16/16	47/41 6.85/6.85	1h:1L生理盐水 2h:1L生理盐水 3h:1L生理盐水	2h:1L生理盐水	2小时的pH和HCO_3^-较高/HCO_3^-应用者血酮下降缓慢
Morris 等/Ann Intern Med/1986	RCT	10/11	34/28 7.03/7.00	133.8mmol(pH 6.9~6.99) 89.2mmol(pH 7.0~7.09) 44.6mmol(pH 7.1~7.14)	无碱中毒	pH/HCO_3^-和酮体无差异
Gamba 等/RevInves Clin/1991	RCT 双盲	9/11	29/28 7.05/7.04	133.5mmol/150ml(pH 6.9~6.99) 89mmol/100ml(pH 7.0~7.09) 44.8mmol/50ml(pH 7.1~7.14)	0.9%盐水	HCO_3^-使用者2小时的pH较高
Okuda 等/J Clin Endocrinol Metab/1996	前瞻性 非随机非双盲	3/4	24/34 6.98/7.27	50mmol/h(4小时)(胰岛素0.1U/kg/h+0.9%盐水)	无碱中毒 HCO_3^-使用后β-羟丁酸升高	1~3小时血浆乙酰乙酸升高
Lutterman 等/Diabetologia/1979	回顾性	12/12	41/34	167mmol/L(1L)(pH≤7.0) 大剂量胰岛素260U(1~6小时)	小剂量胰岛素	1~2小时的pH或酮体无差异
Lever 等/Am J Med/1983	回顾性 (2中心)	52/73 21/22	22.5~37.4/24.5~48.0 6.94~7.00/6.89~7.07	130~135mmol	无碱中毒	无差异
Viallon 等/Crit Care Med/1999	回顾性	24/15	45/47 6.93/7.00	120mmol/L(88~166mmol/L) 1.4%(1小时)	无碱中毒	pH/HCO_3^-/AG无差异
Green 等/Ann Emerg Med/1998	回顾性	57/90 49/57	9.6/10.1 7.02/7.06	2.08(0.53~7.37)mmol/kg	无碱中毒	24小时的HCO_3^-升高无差异

在特殊情况下当血 pH 降至 6.9~7.0 时，可考虑应用 50mmol 碳酸氢钠（约为 5%碳酸氢钠 84ml）稀释于 200ml 注射用水中（pH<6.9 时，100mmol 碳酸氢钠加 400ml 注射用水），以 200ml/h 的速度静脉滴注。此后，以 30 分钟~2 小时的间隔时间监测血 pH，如上升至 7.0 以上后应立即停止补碱。

2. 过多过快补碱的危害　过多过快补充碱性药物可产生不利影响：①二氧化碳透过血-脑屏障的弥散能力快于碳酸氢根，快速补碱后脑脊液 pH 呈反常性降低，引起脑细胞酸中毒，加重昏迷；②血 pH 骤然升高，而红细胞 2,3-二磷酸甘油酸降低和高糖化血红蛋白状态改变较慢，使血红蛋白与氧的亲和力增加，加重组织缺氧，有诱发和加重脑水肿的危险；③促进钾离子向细胞内转移，可加重低钾血症，并出现反跳性碱中毒，故补碱需十分慎重。

（五）并发症的抢救和处理

1. 休克、心力衰竭和心律失常　如休克严重且经快速输液后仍不能纠正，应考虑合并感染性休克或急性心肌梗死的可能，应仔细查找，给予相应处理。年老或合并冠状动脉病（尤其是急性心肌梗死）、输液过多等可导致心力衰竭和肺水肿，应注意预防，一旦出现，应予相应治疗。血钾过低和过高均可引起严重心律失常，应在心电监护下，尽早发现，及时治疗。

2. 脑水肿　DKA 性脑水肿可以发生于新诊断的 T2DM 治疗之前，但绝大多数的脑水肿是 DKA 的最严重并发症，病死率高，可能与脑缺氧、补碱过早过多过快、血糖下降过快和补液过多等因素有关。脑水肿易发生于儿童及青少年糖尿病并发 DKA 者。这些并发症在治疗过程中是可以避免的，如严密监测血糖、血钾、心电图以及观察神志改变等。关于脑水肿发生的原因及机制目前尚不清楚，脑水肿的发病与特异性体质、医源性原因、酸中毒、血钠和血钾异常以及氮质血症有关[61]。研究发现，5 岁以内儿童对 DKA 引起的代谢与血管改变特别敏感。过多使用碳酸氢盐也是值得重视的诱因（表 4-3-1-24）。脑水肿的病理改变可能来源于血管病变（血-脑屏障被破坏）、肿瘤、创伤、细胞中毒、低钠血症或低渗状态。多数患者发生在治疗后的 6~7 小时内，少数见于 10~24 小时后。儿童 DKA 经治疗后，高血糖已下降，酸中毒改善，但昏迷反而加重，应警惕脑水肿可能。可用脱水剂、呋塞米和地塞米松治疗。严重的弥漫性脑水肿（diffuse cerebral edema；恶性脑水肿，malignant cerebral edema）因最终形成脑疝而死亡。这些患者即使幸存，也多遗留广泛而严重的神经-精神-躯体并发症，如运动障碍、视力下降、健忘或植物人状态（persistent vegetative state）。因此，如果临床表现能确认存在严重的弥漫性脑水肿，并经 CT 证实，应该施行减压式双额颅骨切除术（bifrontal decompressive craniectomy），紧急降低颅内压。

诊断成立后，应减少液体输入，取头高位。静脉注射甘露醇（1.0g/kg，20 分钟内注射完毕），每 1~2 小时重复一次。甘露醇能降低血液黏度，改善脑血液循环，降低脑细胞自由水含量。但过多使用可能引起反跳性脑水肿和肾衰（表 4-3-1-25）。如果患者对甘露醇无反应，可用高渗盐水降低颅内压，用量为 3%的盐水 5ml/kg。

表 4-3-1-24　儿童 DKA 患者脑水肿风险研究

研究者	研究设计	脑水肿病例	对照组	脑水肿风险	HCO_3^-治疗与脑水肿
Glaser 等/NEJM/2001	回顾性 病例对照 多中心 USA+澳大利亚	n=61 平均年龄 8.9 岁 平均 pH7.06	n=174 平均年龄 9.0 岁 平均 pH7.09 Na^+稍增加	BUN 升高和 PCO_2 降低 RR4.2（P=0.008）	相关（23/61 脑水肿者应用
Lawrence 等/J Pediatrics/2005	回顾性 病例对照 多中心	n=21 平均年龄 9 岁 平均 pH7.10	n=42 平均年龄 9.6 岁 平均 pH7.20	HCO_3^-降低 BUN 和葡萄糖升高	HCO_3^-治疗
Edge 等/Diabetologia/2006	前瞻性 病例对照 多中心	n=43 平均年龄 8.5 岁 平均 pH7.00	n=169 平均年龄 8.9 岁 平均 pH7.20 1 小时应用大量胰岛素	pH/BUN/HCO_3^-/血钾降低	HCO_3^- 治疗增加脑水肿风险 3.7 倍

表 4-3-1-25　DKA 相关性脑水肿治疗病例报道

报道者/年份	病例数	研究方法	结　论
Harris/1990	219/58 DKA	回顾性综述/前瞻性干预	补钠减少 DKA 风险
Glaser/2001	6977 DKA/61CO	回顾性对照分析	CO 风险与液体和胰岛素补充无关
Rosenbloom/1990	69 CO	系列病例分析	CO 与治疗无关
Mahoney/19998	195DKA/9CO	回顾性病例分析	液体补充增加 CO 风险
Vlcek/19864	5 CO/15 对照	回顾性对照分析	CO 风险与液体补充有关
Duck/19769	4 CO	系列病例总结	治疗可能与 CO 风险有关
Duck-Wyatt/1988	42 CO	系列病例总结	CO 风险可能与治疗有关
Harris-Fiordalisi/1994	231 DKA/无 CO	前瞻性研究	保守性治疗降低 CO 风险
Bello-Sotos/1990	11 CO/20 对照	回顾性病例对照	DKA 患者发生 CO 与渗透压有关
Durr/1992	7 DKA/无 CO	分析 CT 与 CO 渗透压的关系	治疗前存在 CO/过度治疗加重其病情

续表

报道者/年份	病例数	研究方法	结 论
Krane/1995	6 DKA/无 CO	治疗中系列 CT 扫描观察	治疗中常发生亚临床 CO
Clements/1971	5 DKA/无 CO	治疗中持续性脑脊液压力监测	治疗常增加脑脊液压
Rosenbloom/1980	17 CO	系列病例分析	CO 风险与治疗无关
Hoffman/1988	9 DKA/无 CO	治疗中系列 CT 扫描观察	治疗前多存在脑水肿
Mel-Werther/1995	6 CO/3134 DKA	不同治疗方案的回顾性比较	CO 风险与治疗无关
Edge-Dunger/1994	25 个治疗方案	评价疗效差异	过度治疗增加 CO 风险
Felner-White/2001	520 DKA/0.3%~0.5%CO	不同治疗方案的回顾性比较	CO 风险相似
Fein/1982	18 DKA/无 CO	治疗中系列脑超声图分析	CO 风险可能与治疗有关
Smedman/1997	8 DKA	治疗中系列 CT 扫描观察	DKA 治疗中不一定发生亚临床 CO
Hale/1997	4 CO/10 对照	回顾性病例对照	CO 与血钠降低有关

注:CO:cerebral oedema,脑水肿

3. 肾衰竭 DKA 时失水、高血糖症、休克、原有肾病及治疗延误等均可引起急性肾损伤。一旦发生应及时处理,治疗的关键是补充足够液体,维持肾脏的有效血液灌注,必要时考虑血液透析。

4. DKA 的磷酸盐治疗问题 当患者伴有明显低磷血症、低氧血症、充血性心衰或中毒贫血时,可适当补充磷酸盐(如磷酸钾 10~15mmol/h),但可引起低钙血症。

5. 周围静脉血栓形成 DKA 和 HHS 为易栓症的高危症,中心静脉插管者,约半数可并发深静脉血栓形成[62,63]。

6. 毛霉菌病(mucormycosis) 急性起病,发展迅速。主要病变部位在鼻腔、皮肤、肺脏、消化道或中枢神经系统,对患者的治疗与康复带来障碍,且炎症状态是引起胰岛素抵抗的重要原因,经过胰岛素治疗后 DKA 和严重状态可迅速消退。

(六) DKA 合并症防治和监测 昏迷者应监测生命体征和神志改变,注意口腔护理,勤翻身,以防压疮。定时监测血糖、酮体、血钾、CO_2CP 和经皮二氧化碳分压的变化,以便及时调整治疗措施[64,65]。

1. 急性胃扩张 酸中毒可引起急性胃扩张,用 5%碳酸氢钠液洗胃,清除残留食物,以减轻呕吐等消化道症状,并防止发生吸入性肺炎和窒息。按时清洁口腔和皮肤,预防压疮和继发性感染与院内交叉感染,必须仔细观察和监测病情变化,准确记录生命体征(呼吸、血压和心率)以及神志状态、瞳孔大小、神经反应和水出入量等。

2. 抗感染 感染常为 DKA 的诱因,也可以是其伴发症;呼吸道及泌尿系感染最常见,应积极治疗。因 DKA 可引起低体温和白细胞升高,故不能单靠有无发热或血象来判断感染。DKA 的诱因以感染最为常见,且有少数患者可以体温正常或低温,特别是昏迷者,不论有无感染的证据,均应采用适当的抗生素以预防和治疗感染。鼻-脑毛霉菌病虽罕见,但十分严重,应早期发现,积极治疗。存在免疫缺陷的 DKA 患者可能发生致命的接合菌(zygomycete)感染,早期受累的软组织主要是鼻、眼球和脑组织,继而扩散至肺部及全身,两性霉素 B、卡泊芬净(caspofungin)和泊沙康唑(posaconazole)有较好疗效,配合高压氧治疗和免疫调节剂可增强疗效。

3. 输氧 DKA 患者有组织缺氧,应给予输氧。如并发休克、急性肾衰竭或脑水肿,应采取措施进行治疗。在治疗过程中需避免发生低血糖症或低钾血症。少见的并发症有横纹肌溶解症,可导致急性肾衰竭。

4. DKA 相关性凝血病 在治疗 DKA 的同时,降低颅内压和防治脑功能障碍。如果并发了脑卒中,除了大量出血患者需要手术治疗外,急性(24~36 小时内)缺血性脑梗死采用溶栓剂(thrombolytic)治疗可取得很好效果,但动脉出血性脑卒中患者属于禁忌。急性期后,动脉缺血性脑卒中和脑静脉栓塞的儿童患者应长期使用抗凝治疗,一般建议首选低分子量肝素,继而口服华法林 3 个月。成年患者应控制高血压,重组的人Ⅶa 因子可能降低复发率。一般 DKA 病例不建议进行预防性抗凝治疗。除非能绝对排除弥漫性脑水肿或找到明确的非糖尿病脑水肿病因,凡出现中枢神经系统症状体征的 DKA 患者均要想到 DKA 相关性凝血病可能。已经诊断或高度怀疑 DKA 相关性凝血病者应收入 ICU 监测治疗。DKA 的颅内并发症没有预警症状、体征或确诊指标,所谓的现有预防措施一般无效,而且其发生往往突然,进展极快。

积极处置发热、感染、惊厥和 DKA 对 DKA 相关性凝血病有一定防治意义。发生 DKA 相关性凝血病后,应尽早下床活动,强化康复训练。动脉缺血性卒中患者不建议应用溶栓剂,而溶栓剂对急性缺血性脑梗死有效[66-70],必要时给予重组 tPA。超过 DKA 相关性凝血病急性期后,应采用低分子量肝素抗凝治疗[71-73],继而用华法林治疗 3~6 个月。出血性卒中患者的血压应控制在合适范围,巨大出血灶应手术减压,重组Ⅶa 因子可减少复发。

【病例报告】

(一) 病例资料 患者 59 岁,女性。既往无甲状腺病或糖尿病病史。4 个月前出现厌食、乏力,2 天前因恶心、呕吐和腹泻入院。身高 159cm,体重 64.0kg,BMI 25.3kg/m^2,血压 140/60mmHg,心率 170 次/分,体温 38.2℃,手无震颤,上眼睑水肿,无突眼,甲状腺轻度肿大。轻度低蛋白血症,总胆固醇 126mg/dl,甘油三酯 72mg/dl,伴轻度肝功能障碍和高尿酸血症。血 pH 7.257,β-羟丁酸 5920mmol/L,乙酰乙酸 2101mmol/L,GAD 抗体和抗胰岛素瘤相关蛋白-2 抗体阴性,胰高血糖素负荷试验正常。胸部 X 线片显示轻度心脏扩大,心电图为窦性心动过速。随机血糖和 HbA_{1c} 升高,酸中毒,尿酮体强阳性。体格检查见轻度神志障碍(E3/V3/M6,Glasgow 昏迷计分 12 分)、发热和心动过速,诊断为 DKA。给予胰岛素(52U/d)和补液治疗后,高血糖症(336mg/dl)和酸中

毒得到纠正，但昏迷加重（Glasgow 昏迷计分 14 分：E4/V4/M6），心率 150 次/分，体温 38.0℃。FT_3 26.28pg/ml，FT_4>7.77ng/dl，TSH 测不到，TRAb24.9U/L。超声显示甲状腺弥漫性肿大。心动过速未缓解，FT_3 和 FT_4 仍显著升高，TSH 明显降低，TRAb 阳性。甲亢危象指数 75/140，甲状腺超声内部回声减弱，血流增加。甲亢危象计分 75/140。给予甲巯咪唑（15mg/d）、碘化钾（100mg/d）和普萘洛尔（30mg/d）治疗后第二天，体温降至 37℃，心动过速消失，2 个月后甲状腺功能转为正常。应用门冬胰岛素（14U/d）加甘精胰岛素（16U/d）治疗。胰高血糖素刺激后 C 肽增值 1.1ng/ml。因此，本例可诊断为 2 型糖尿病，但不能完全排除 1 型糖尿病蜜月期可能。1 年后，胰岛素剂量逐渐降至 12U/d，胰高血糖素试验显示 C 肽增值达到 1.6ng/ml。因此其最后诊断应为 2 型糖尿病和 Graves 病并发甲亢危象。

（二）病例讨论 本例的甲状腺功能亢进症及其危象被 DKA 掩盖，虽然在一定程度上延误了对甲亢危象的认知，但其诊断与处理是相当积极的。由于同时而迅速地给予碘剂、β-受体阻滞剂和甲巯咪唑抢救，使甲亢危象被及时控制。

（刘耀辉 廖二元）

第2节 高渗性高血糖状态

高渗性高血糖状态（hyperglycemic hyperosmolar state，HHS）又称为高渗性非酮症高血糖性昏迷（hyperosmolar non-ketotic hyperglycemic coma，HNKHC）综合征、高渗性昏迷（hyperosmolar coma）、非酮症高渗性糖尿病昏迷（non-ketotic hyperosmolardiabetic coma）、高渗性非酮症酸中毒糖尿病昏迷（hyperosmolar non-ketoacidosisdiabetic coma）或糖尿病高渗性昏迷（diabetic hyperosmolar coma）等。HHS 是指血糖>600mg/dl，血浆渗透压>320mOsm/L，不伴或仅伴有轻度酮血症/酮尿症的一种病理状态。HHS 是糖尿病的严重急性并发症之一，最早于 1886 年被描述，但直到 1957 年 Sament 和 Schuarty 报道后才有大系列病例报告见诸医学文献。国内在 1973 年由北京协和医院内分泌组首次报告了 3 例[1]。HHS 以严重高血糖、高血浆渗透压、严重失水和中枢神经系统症状，而无酮症酸中毒为特征[1,2]。HHS 以老年 T2DM 患者多见，偶见于儿童 T2DM 患者，无性别差异。约 1/3 的患者病前无糖尿病病史或只有糖耐量异常，少数与糖尿病酮症酸中毒（DKA）合并存在。HHS 和 DKA 属于急性糖代谢紊乱谱的两极，两极之间有许多中间型。值得注意的是，虽然从 1985—2002 年，美国的成年急性高血糖危象（DKA 和 HHS）死亡率有所下降（每年下降 4.4%），但全球范围内的儿童糖尿病（最小年龄为 11 岁）并发 HHS 较以前反而增多[3-8]。

【急性肾损伤与脑病】

急性肾损伤常导致脑病和脑功能紊乱，脓毒败血症和系统性感染、炎症、高渗状态和代谢性酸中毒引起血-脑屏障通透性增加，蛋白质代谢产物使脑组织水分潴留，细胞膜转运体低表达改变了神经递质分泌与摄取模式，加上药物积蓄等均增加脑病风险。另一方面，急性脑损伤可能引起肾功能和电解质代谢的多种异常。

（一）急性肾损伤与脑组织 一个器官损伤后可出现其他器官病变，脑-肾对话途径引起肾损伤（图 4-3-2-1），引起肝病和心脏病变或肝病导致肾脏-心脏损伤，临床上称为肝-肾综合征。急性肾损伤（AKI）干扰脑组织的电解质和能量代谢，改变神经递质功能，因血管内皮细胞受损、凝血机制异常和血小板功能紊乱，脑出血和血栓形成风险增加（表 4-3-2-1）。典型的例子是登革热、流行性出血热、肾移植排斥反应、血栓栓塞性血小板减少性紫癜和溶血-尿毒症综合征，此外，抗淋巴细胞性单克隆或多克隆抗体可突然诱发细胞因子释放导致脑病或无菌性脑炎-脑膜炎。另一方面，脑病或其他器官病变也可损伤肾脏，如 Goodpasture 综合征或系统性血管炎患者可导致严重的 AKI。

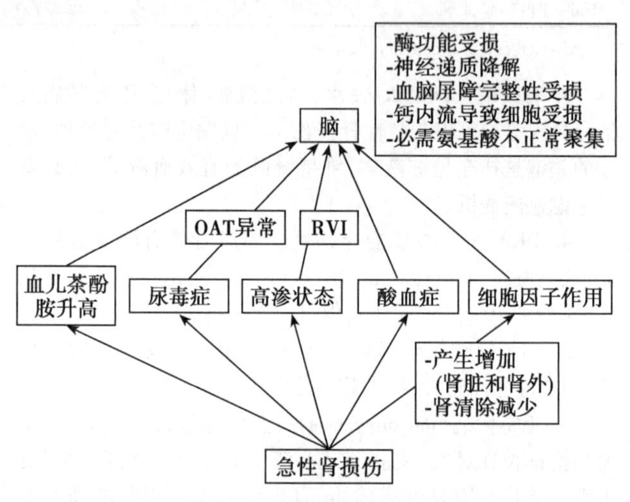

图 4-3-2-1 脑-肾信号对话途径

OAT：有机阴离子转运体；RVI：调节性容量增加

表 4-3-2-1 急性肾损伤伴脑功能紊乱的发病机制

发病机制	结果
血-脑屏障完整性受损	脑组织必需氨基酸浓度、炎性介质和有机渗透物质改变
神经递质分泌紊乱	脑组织去甲肾上腺素、肾上腺素和多巴胺减少损害运动行为功能
促发炎症反应	尿酸、Weibel-Palade 体和高速运动族框 1 蛋白的致病作用
酸碱平衡紊乱	酸传感离子通道激活引起细胞损伤
	脑水肿引起局部血管扩张
有机渗透物质与脑组织水分分布异常	细胞内不明渗透物和水分增加
药代动力学变化	有机阴离子和有机阳离子转运体表达减少
	药物与蛋白结合异常
	肾脏和肝脏的药物清除障碍

（二）AKI 与血-脑屏障 血-脑屏障（blood-brain barrier，BBB）和血-脑脊液屏障（blood-cerebrospinal fluid barrier，BCSFB）是维持脑组织内环境稳定和调节氨基酸、蛋白质必需营养素的结构基础。BBB 与 BCSFB 的完整性取决于脑内皮细胞和脉络膜丛的紧密连接，与星形细胞的支持作用也密切相关，BBB 和 BCSFB 被破坏后，蛋白质、氨基酸和炎症细

胞进入脑组织。

AKI时，脑组织儿茶酚胺耗竭。AKI增加毒性物质积聚，炎症因子分泌增多，减少其清除，增强BBB的通透性，同时也激活白细胞和补体系统，扩增体液免疫反应，上调toll样受体、神经元活化蛋白和脑转运体表达，出现炎症和时间平衡紊乱，神经功能障碍（表4-3-2-2）。

表4-3-2-2 急性肾损伤影响脑功能的动物模型研究

研究者	动物	模型	主要发现
Ali等	大鼠	肾切除	血浆去甲肾上腺素、肾上腺素和多巴胺升高 脑组织去甲肾上腺素、肾上腺素和多巴胺降低
Jeppsson等	大鼠	IRI	血浆缬氨酸和苏氨酸降低而苯丙氨酸升高 苯丙氨酸、酪氨酸和组氨酸升高而苏氨酸降低
Adachi等	大鼠	IRI	脑组织去甲肾上腺素和血清素转换率与水含量无变化 脑多巴胺代谢和运动功能降低
Palkovits等	大鼠	肾切除/药物所致肾损伤	报道活性生物胺的神经元活动增强 应激敏感性脑神经核活动显著增强 调节水盐平衡的脑区活动明显增强 神经元活动异常
Andres-Hernando等	小鼠	肾切除	细胞因子增多肾脏清除减少
Fuquay等	小鼠	IRI	体液免疫反应增强
Liu等	小鼠	肾切除/IRI	肾脏促炎细胞因子增加 脑组织角化细胞化学趋化因子/粒细胞集落刺激因子/神经胶质原纤维酸性蛋白增多 脑组织水分无变化 血-脑屏障通透性增加
Trachtman等	大鼠	尿道结扎	8小时内脑水分减少/其后有机渗透物质增加
Silver	大鼠	尿道结扎	有机渗透物质无变化 水含量减少
Galons等	大鼠	肾切除	水含量无变化

注：IRI：ischaemic reperfusion injury，缺血再灌注损伤

（三）AKI与内分泌功能 肽类激素可自由透过肾小球，然后在近曲小管被重吸收、降解为氨基酸后被再循环利用。血清FT_3降低，儿茶酚胺血管加压素、利钠肽和肾素-血管紧张素-醛固酮升高。肾脏交感神经活性增强，这些改变是发生脑病的重要原因。

（四）酸碱平衡紊乱 AKI诱发代谢性酸中毒，进而干扰脑神经代谢与脑功能。谷氨酸脱氢酶与氨的亲和性增加，谷氨酸氧化脱氨，神经递质分泌紊乱。细胞内酸化，质子激活酸传感离子通道，钠和钙进入细胞内，细胞膜去极化、损伤死亡。脑脊液酸化后扩张局部血管，激活Ca^{2+}敏感性K^+通道，引起脑水肿。此外酸中毒升高游离钙和镁浓度，干扰离子通道活性、影响结合蛋白功能与药物清除率，毒物积聚兴奋神经功能，损伤脑细胞结构。

（五）有机受体分子与脑组织水分改变 高渗性应激与渗透压适应机制见图4-3-2-2。脑细胞的渗透分子包括碳水化合物、甲胺、氨基酸等（图4-3-2-3～图4-3-2-5）。细胞外液（ECF）高渗造成细胞萎缩（图4-3-2-6），刺激AVP释放、水潴留，渴感增加，钠排泄与嗜钠欲（Na^+ appetite）降低，这些因素共同纠正ECF的渗透压（表4-3-2-3）；相反，ECF低渗导致细胞肿胀，AVP分泌减少，水排泄增加，口渴减轻或消失，ECF上升。AKI时，含氮代谢废物堆积，尿素增多，星形神经胶质细胞和神经元渗透压升高，细胞水肿，进一步加重细胞内酸中毒，受体分子在细胞内进一步堆积。此时利尿剂可加重脱水，降低脑组织血液灌注，恶化病情。细胞内渗透压升高，神经胶质细胞和神经元代偿性排出钠、钾、钙和有机阴离子，但最终因代偿失调而导致细胞肿胀死亡，临床上出现惊厥与昏迷。

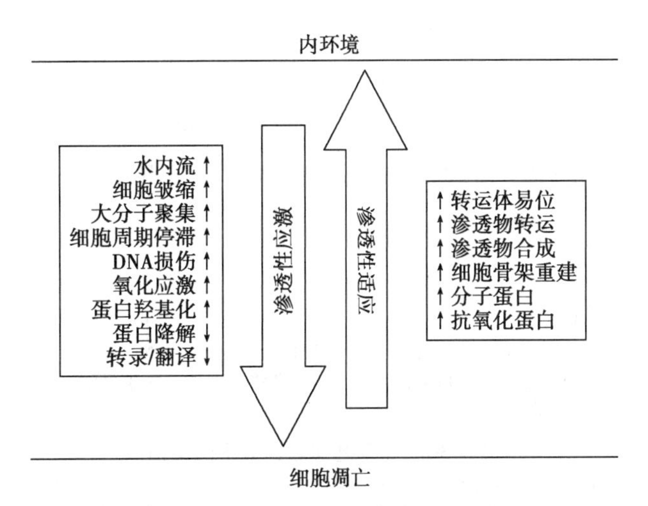

图4-3-2-2 高渗性应激与渗透压适应机制

高渗性应激（hyperosmotic stress）负性影响细胞的许多代谢过程，最终导致细胞凋亡；渗透性适应（osmoadaptation）是对抗高渗性应激反应和维持内环境稳定的一种适应性过程

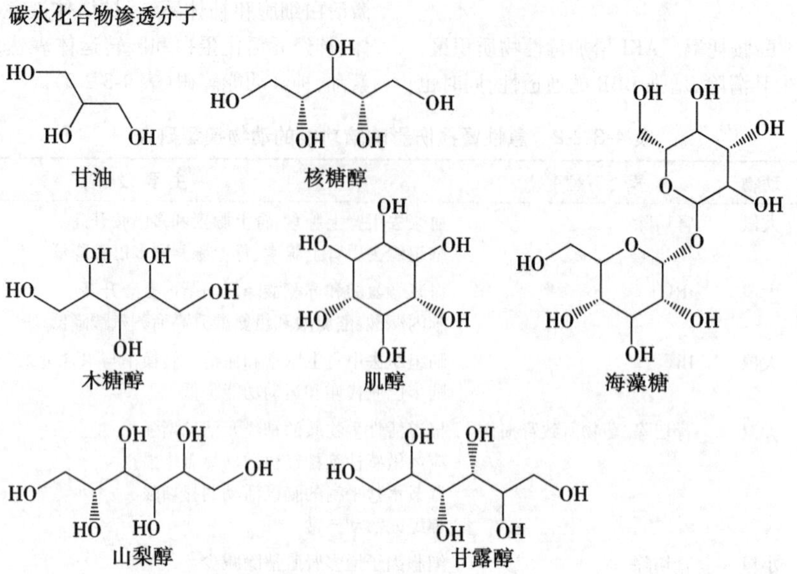

碳水化合物渗透分子

甘油 核糖醇 木糖醇 肌醇 海藻糖 山梨醇 甘露醇

图 4-3-2-3 碳水化合物渗透分子的结构

碳水化合物渗透分子包括多醇甘油、核糖醇、木糖醇、山梨醇、甘露醇、环多醇、肌醇和海藻糖等

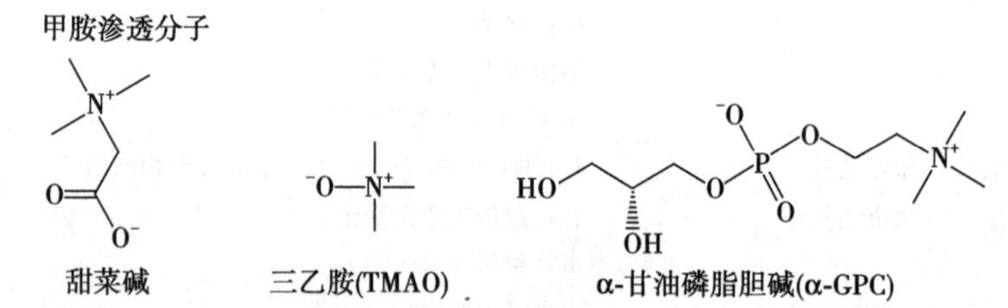

图 4-3-2-4 甲胺渗透分子的结构

甲胺(methylamine)渗透分子包括甜菜碱、三乙胺和α-甘油磷脂胆碱;在某些情况下,甲胺是稳定DNA、RNA与蛋白质结构的优先蛋白伴侣分子

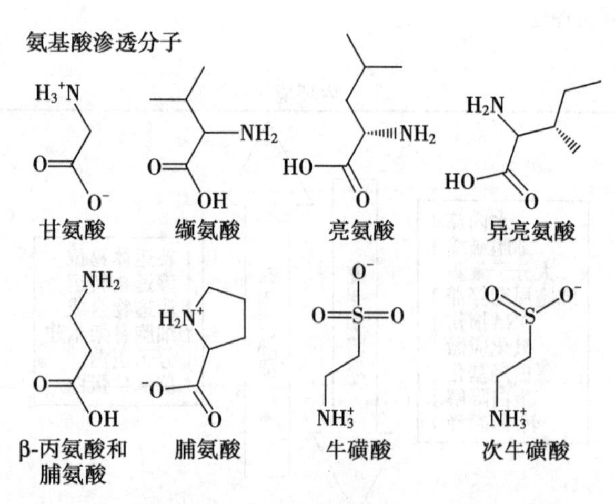

图 4-3-2-5 氨基酸渗透分子的结构

许多氨基酸可成为渗透分子,这些氨基酸包括甘氨酸、结氨酸、亮氨酸、异亮氨酸、β-丙氨酸和脯氨酸;含硫复合物如牛磺酸与次牛磺酸也被认为是氨基酸渗透分子

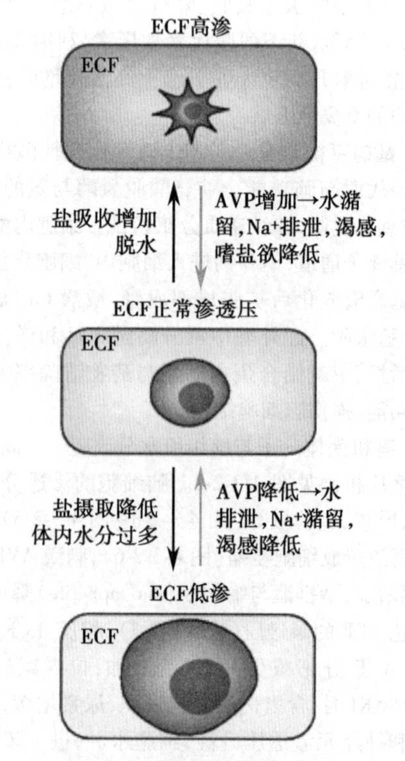

图 4-3-2-6 细胞外液渗透压调节机制

表 4-3-2-3 脑钠消耗综合征与 SIADH 的异同点

指标	脑钠消耗综合征	SIADH
细胞外液容量	↓	正常或↑
尿钠浓度	正常或↑	正常或↑
血浆肾素	±↑	±↓
血浆醛固酮	↑	±↓
血清尿酸盐	↓↓	↓或正常
尿酸盐排泄分数	↑↑	↑或正常
磷酸盐排泄分数	±↑	正常

【发病机制和病理生理】

HHS 患者一般丢失水分 100~200ml/kg，钠 7~13mmol/kg，氯化物 3~7mmol/kg，钾 5~15mmol/kg，无机磷 70~140mmol/kg，钙 25~50mmol/kg，镁 25~50mmol/kg。

（一）HHS 诱因 主要诱因是感染，感染源包括泌尿道感染、盆腔炎症、肺炎、毛霉菌病、恶性外耳炎、牙周脓肿等，白细胞升高，但患者往往无发热。神志改变伴有颈背僵硬和头痛者应想到脑膜炎可能，虽然在血糖高于 13.88mmol/L(250mg/dl)情况下，脑脊液糖低于 5.55mmol/L(100mg/dl)或脑脊液糖/血糖比值<0.31 提示细菌感染，但糖尿病患者的脑脊液糖测定对脑膜炎的病因鉴别无特别意义。此外，在脱水状态下，肺炎的诊断也较困难，如果 X 线片或 CT 上有非浸润表现和进行性低氧血症需要首先考虑肺炎的诊断。其次，停用降糖药物、胰岛素、使用过期胰岛素、过度运动和劳累亦是重要诱因，急性胰腺炎时，血清淀粉酶和脂肪酶升高。

（二）严重失水和脑细胞脱水 大多数患者胰岛 β 细胞残留一定的功能。Henry 等测定了 2 例 HHS 患者的血浆胰岛素分别为 5μU/ml 和 12μU/ml，胰岛残留多少功能才会发生 HHS 并无截然分界线，其共同点是胰岛 β 细胞残留的功能可以抑制脂肪分解，但不能使葡萄糖被组织利用。因此，大多数患者只有血糖明显升高，而无 DKA。与 DKA 一样，HHS 的发生还有诱因参与，常见诱因有：①各种应激：应激时有儿茶酚胺和糖皮质激素分泌增多，前者可促进肝糖原分解，释放葡萄糖增加，并抑制胰岛素释放；后者有拮抗胰岛素的作用并促使肝糖异生。因此，两种激素都可使血糖升高。常见的应激为急性感染（如肺炎、胃肠炎和胰腺炎等）、严重外伤、大手术、中暑、脑血管意外和心肌梗死等。②水摄入不足或失水。③糖负荷（如摄取大量糖）可诱发 HHS 的发生。④某些抑制胰岛素分泌或拮抗胰岛素作用的药物，如二氮嗪、奥曲肽、利尿剂、苯妥英钠、糖皮质激素、氯丙嗪、甲氰米胍和普萘洛尔等。⑤肾功能减退（病前存在或病后发生）对 HHS 的发生有明显促进作用。

HHS 的发病机制可能主要涉及三个因素：①血钠明显增高：因口渴中枢不敏感，饮水欲望降低，失水相当严重，致血钠明显增高。②升糖激素和胰岛素抵抗：在感染、外伤、脑血管意外和手术等应激状态下，儿茶酚胺和糖皮质激素分泌增加，进一步抑制胰岛素的分泌，加重胰岛素抵抗，使血糖和血渗透压显著升高。失水和低血钾既刺激皮质醇、儿茶酚胺和胰高血糖素分泌，又进一步抑制胰岛素分泌。③失水与脑细胞脱水：严重高血糖致渗透性利尿，失水多于失盐，低血容量又引起继发性醛固酮增多，使尿钠排出进一步减少。以上病理生理改变导致高血糖、高血钠和高血浆渗透压，以及低血容量和细胞内脱水。脑细胞脱水和脑供血不足使 HHS 的神经精神症状远比 DKA 明显。

（三）HHS 和 DKA 的病理生理差异 胰岛素不足导致 HHS 与 DKA，但两者病理生理和临床表现差别显著的解释是：①HHS 时胰岛素不足相对较轻，足以抑制脂肪分解和酮体生成，但不能阻止诱因作用下的血糖升高。②升糖激素（胰高血糖素、儿茶酚胺、生长激素和糖皮质激素等）升高血糖的程度明显，而促进脂肪分解及生酮作用较弱，加上严重失水，不利于酮体生成；部分 HHS 患者的血浆非酯化脂肪酸（FFA）水平很高而无酮症，提示肝脏还存在酮体生成缺陷；另一方面，高血糖失水不利于糖从肾脏排出又进一步升高血糖。③严重高血糖与酮体生成之间可能存在拮抗作用。HHS 不发生酮症的机制除有残余的胰岛素分泌外，可能还有其他原因，如：①严重失水抑制酮体的产生；②严重高血糖拮抗酮体的产生。在 DKA 与 HHS 之间有中间型或 HHS 与 DKA 可合并存在。不少 HHS 患者同时有酮症和 DKA，也有不少 DKA 患者的血浆渗透压明显升高。HHS 的病理生理和发病机制见图 4-3-2-7。

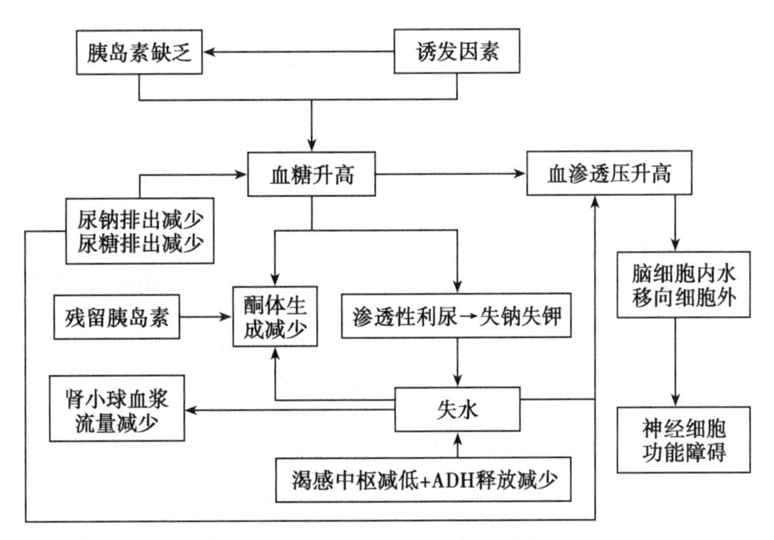

图 4-3-2-7 高渗性非酮症性高血糖昏迷的发病机制

【临床表现】

（一）HHS的起病和发展　临床表现为严重失水。患者有口唇及口腔黏膜干燥，眼球凹陷，少尿，体重减轻，皮肤弹性差，脉细弱而快，血压偏低，严重者出现休克，甚至可引起急性肾衰竭而少尿或无尿。尽管失水严重，失水体征明显，但患者饮水不多，口渴多不明显。因脑细胞功能受损的主要原因是血浆渗透压增高，患者神志可表现为意识模糊、浅昏迷和深昏迷，还可有失语、幻觉、定向力减退或完全丧失。特征性症状和体征为局灶性抽搐、上肢拍击样震颤、偏盲和锥体束征阳性等。这些中枢神经系统的症状和体征在本综合征治疗后可完全消失，不留后遗症。任何类型的急性应激（如感染、中毒、过高热、手术和产科意外等）均可诱发HHS，而神经抑制剂（neuroleptic agent，如氟哌啶醇和利培酮）可能诱发神经抑制性恶性综合征（neuroleptic malignant syndrome，NMS），并可伴有HHS[9-14]。因此，引起HHS的诱因大致与DKA相同，个别T2DM可以HHS为首发表现。引起HHS的诱因（表4-3-2-4和图4-3-2-8）可分为六类：①各种感染，尤其是革兰阴性细菌感染（如肺炎、泌尿道、胆道和败血症等）；②药物；③糖尿病治疗不规范或治疗的依从性差；④糖尿病的诊疗延迟与遗漏；⑤药物与毒物滥用；⑥非糖尿病合并症。成年HHS的主要病因是未诊断的T2DM、感染和药物；儿童HHS的突出病因是急性胃肠炎和糖皮质激素应用。

表 4-3-2-4　引起HHS的主要诱因

合并症	药物
急性心肌梗死	钙通道阻滞剂
肾上腺皮质激素分泌性肿瘤	肿瘤化疗药物
脑血管事件	氯丙嗪
Cushing综合征	西咪替丁
肠系膜血栓栓塞	二氮嗪
急性胰腺炎	糖皮质激素
肺栓塞	髓袢利尿剂
肾衰	奥氮平
严重烧伤	苯妥英
甲亢	普萘洛尔
未被诊断与治疗的糖尿病	噻嗪类利尿剂
2型糖尿病	静脉营养制剂
老年性糖尿病	可卡因
类固醇性糖尿病	某些中药
其他糖尿病	其他因素
糖尿病并发症	严重营养不良
感染	渴感减退
蜂窝织炎	限水
牙科感染	脱水
肺炎	输入大量葡萄糖液体
败血症	饮用大量果汁
泌尿道感染	高热
胆囊炎与胆石症	乙醇

值得注意的是，HHS和DKA患者均有明显口渴，但不能单独根据口渴的有无和程度指导补液，因为口渴程度与失水量不成比例，而且有多种药物可引起口渴（表4-3-2-5）。

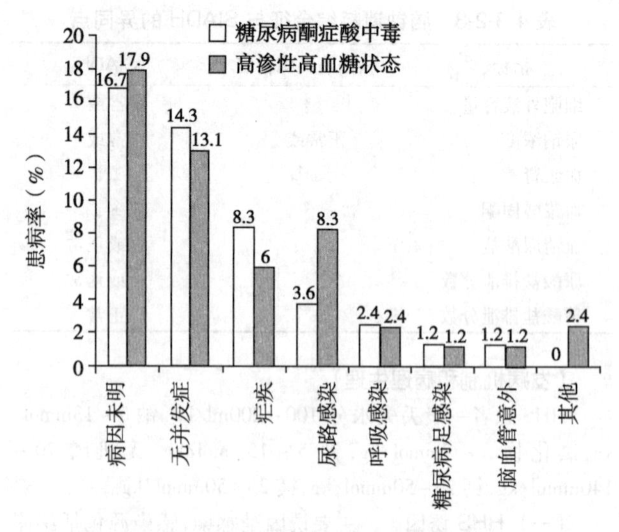

图 4-3-2-8　DKA与HHS的发病诱因

表 4-3-2-5　导致口渴的药物

抗胆碱能药物
利尿剂
阿片类药物
三环抗抑郁剂
非甾体类抗炎药
肾上腺皮质激素
质子泵抑制剂
降压药

（二）HHS临床特征　HHS起病隐匿，一般从开始发病到出现意识障碍需1~2周，偶尔急性起病。常先出现口渴、多尿和乏力等糖尿病症状，或原有的症状进一步加重，多食不明显，有的甚至厌食。反应迟钝，表情淡漠。病情日益加重，逐渐出现典型的HHS表现，主要有严重失水和神经系统两组症状体征：①全部患者有明显失水表现，唇舌干裂（注意与药物导致的口渴鉴别）；大部分患者血压下降，心率加速；少数呈休克状态；更严重者伴少尿或无尿。②中枢神经系统的损害明显，且逐日加重，最终出现不同程度的意识障碍；当血浆渗透压>350mOsm/L时，可有定向障碍、幻觉、上肢拍击样粗震颤、癫痫样抽搐、失语、偏盲、肢体瘫痪、昏迷及锥体束征阳性等表现；病情严重者可并发脑血管意外或遗留永久性脑功能障碍。

（三）HHS并发症

1. 一般并发症　文献中各家报道的死亡率相差悬殊，但总的来看，死亡率较以前有明显下降，死亡率相差悬殊的原因与病情轻重、诊断和治疗是否及时及病前患者身体状态和其他疾病有关。大多数HHS患者不是死于高渗状态，而是死于并发症。HHS患者由于失水致血液浓缩以及高血糖使血液黏滞度增高，血流缓慢，如未得到及时的合理治疗，患者易并发血管栓塞。HHS抢救失败的主要原因是高龄、肾衰竭、感染及败血症、消化道出血、休克、大动脉血栓栓塞、心肌梗死、脑水肿、垂体出血或横纹肌溶解[15]。

2. 横纹肌溶解　是一种常见的严重并发症。患者表现为肌肉疼痛、乏力、发热和肾功能损害，血肌酸和肌酸激酶明显升高，尿中可检测出肌红蛋白。糖尿病患者出现横纹肌溶解时，有以下可能原因[16-19]：①暴发性糖尿病和酮症倾向性糖尿病；②HHS；③合并血脂谱异常患者使用他汀类药物，偶尔见于贝特类药物或胰岛素增敏剂；④其他合并症，如大型手术、感染和水电解质平衡紊乱等；⑤严重低钾血症。HHS患者并发横纹肌溶解往往存在多种病因，应注意鉴别。Edo等分析了84例DKA和HHS病例资料，其发病诱因、临床症状、生化检查与治疗结局见表4-3-2-6和表4-3-2-7。

表4-3-2-6 DKA和HHS的临床表现比较

症状	DKA	HHS
年龄(岁)	23.4±1.4	54.3±1.3
糖尿病病期(年)	2.3±1.2	3.4±0.6
收缩压(mmHg)	113±6.0	136±3.7
舒张压(mmHg)	72±5.2	84±2.3
多尿	18(21.4)	23(27.4)
乏力	15(17.9)	24(28.6)
多饮与口干	12(14.3)	15(17.9)
发热	11(13.1)	15(17.9)
头痛	3(3.6)	9(10.7)
体重下降	5(6.0)	5(6.0)
腹痛	4(4.8)	5(6.0)
昏迷	4(4.8)	5(6.0)
惊厥	3(3.6)	4(4.8)
呕吐	5(6.0)	2(2.4)
咳嗽	4(4.8)	3(3.6)
夜尿增多	2(2.4)	2(2.4)

注：表中带括号的复合单位表示例数(%)

表4-3-2-7 DKA和HHS的电解质变化比较

项目	DKA[例数(%)]	HHS[例数(%)]
低钠血症	16(19.1)	15(17.9)
低碳酸氢盐血症	19(22.6)	8(9.5)
低钾血症	10(11.9)	11(13.1)
高钾血症	2(2.4)	1(1.2)
高钠血症	0	1(1.2)
死亡	2(2.4)	1(1.2)
康复出院	31(36.9)	47(56.0)
自动出院	2(2.4)	1(1.2)

3. 神经阻滞剂恶性综合征 紧张症(catatonia)表现为运动失能、活动过度、极度消停和刻板性运动等。神经安定剂引起的紧张症样表现称为神经阻滞剂恶性综合征(NMS)。除上述症状外，NMS患者还有心理精神状态异常、肌肉强直、震颤、心动过速、高热、粒细胞增多，肌酸磷酸激酶升高。有时，NMS与紧张症可以重叠，需要进行认真鉴别[20](表4-3-2-8)

【诊断与鉴别诊断】

(一) 诊断 下列情况强烈提示HHS可能：①多饮、口渴和多尿等较前明显加重；②进行性意识障碍伴明显脱水；③在大量服糖、静脉输糖或应用糖皮质激素、苯妥英钠和普萘洛尔后出现多尿和意识障碍；④在感染、心肌梗死、严重创伤和外科手术等应激下出现多尿；⑤水摄入不足、失水或应用利尿剂、脱水治疗及透析治疗者；⑥无其他原因可解释的中枢神经系统的症状和体征；⑦尿糖强阳性，尿比重增高；⑧血糖显著增高。对上述可疑者，应立即做相应的实验室检查，包括血糖、血电解质、血尿素氮、血肌酐、血气分析、血酮体、尿糖和心电图等。确诊HHS的根据主要是：①血糖>33.3mmol/L；②有效血浆渗透压≥320mOsm/L，血浆渗透压>350mOsm/L；③血清碳酸氢根≥15mmol/L，或动脉血pH≥7.30，血酮体和尿酮阴性或轻度升高；④尿糖呈强阳性，而尿酮阴性或为弱阳性。至于好发于老年T2DM、临床上有严重失水、中枢神经系统的症状和体征以及意识障碍可作为诊断参考，但不具特异性。由于HHS可与DKA或乳酸酸中毒并存，当上述诊断标准中的①、③和④缺乏或不完全符合时，不能否定HHS的诊断。

表4-3-2-8 神经阻滞剂恶性综合征与紧张症的鉴别要点

鉴别点	神经阻滞剂恶性综合征	紧张症
临床表现		
高热	+++	+
肌强直	++/+++	++
缄默(Mutism)	++	+++
自主神经症状	++++	++
运动稳定性	++++	++
实验室检查		
肌酸磷酸激酶升高	+++	++
粒细胞升高	+++	+
肌球蛋白尿	++	+/-

注：-表示缺乏；+表示轻度；++表示中度；+++表示重度；++++表示极重度

必须注意，当血糖显著升高时，实验室报告的血清钠水平应予校正，否则可误导治疗。血钠校正的公式是：血钠(mmol/L)+[1.65×血糖(mg/dl)-100]/100；例如，如果实验室报告的血清钠为145mmol/L，血糖为1100mg/dl(61.1mmol/L)，那么校正的血清钠=145+[1.65×(1100-100)]/100=(145+16.5)mmol/L=161.5mmol/L。有些人在计算渗透压时还包括了血钾，但美国ADA未将血钾作为校正渗透压的因素。例如，报告的血钠为150mmol/L，血糖为1100mg/dl，那么计算的渗透压=(2×150)+1100/18=300+51=351mOsm/L(kg)。

1. 显著高血糖 血糖显著升高，一般超过33.3mmol/L，文献报道的最高血糖达到267mmol/L(4800mg/dl)。血钠多升高，可达155mmol/L以上，但由于HHS同时存在使血钠及血钾升高和降低的多种病理生理改变，未经治疗HHS的血钠和血钾高低不一。血尿素氮、肌酐和酮体常增高，多为肾前性(失水所致)，也可能是肾脏病变所致；如尿素氮和血肌酐不随HHS治疗好转而下降或进一步升高，提示预后不良。血酮正常或略高，一般不超过4.8mmol/L(50mg/dl)。

2. 显著高血渗 是HHS的重要特征性依据，一般在350mOsm/L以上，血浆总渗透压是指血浆有效渗透压(包括葡萄糖)与能自由通过细胞膜的尿素氮形成的渗透压之和。血浆总渗透压可直接测定，也可用公式计算，即血浆总渗透压(mOsm/L)=2(Na^++K^+)(mmol/L)+血糖(mmol/L)+BUN

(mmol/L),因BUN能自由通过细胞膜,不构成细胞外液的有效渗透压,略去之值即为有效血浆渗透压。上述公式内各项指标均以mmol/L表示。如除Na^+和K^+以mmol/L表示外,血糖和尿素氮以mg/dl表示,则计算公式为:血浆渗透压mOsm/L=2(Na^++K^+)+血糖(mg/dl)/18+尿素氮(mg/dl)/2.8。绝大多数患者的血浆总渗透压在350mOsm/L以上,有效渗透压在320mOsm/L以上。

3. 血渗透压隙升高 血清渗透压可以直接用渗透压仪测定,这种渗透压称为测量的渗透压(measured osmolality);不能直接测定时,可以根据血清的阴离子与阳离子之差进行计算,所获得的渗透压称为计算的渗透压(calculated molarity);而测量的渗透压减去计算的渗透压之差称为血清渗透压隙(osmole gap)[21]。血清渗透压的计算公式是:

公式1:2×[Na^+];

公式2:2×([Na^+]+[K^+])+BG+BUN;

公式3:2×[Na^+]+0.9×BG+0.93×BUN×0.5;

公式4:1.9×([Na^+]+[K^+])+BG+BUN×0.5+5。

上式中,[Na^+]为血清钠浓度(mmol/L),[K^+]为血清钾浓度(mmol/L),BG为血清葡萄糖浓度(mmol/L),BUN为血清尿素氮浓度(mmol/L)。误差的上下限为±1.96SD。在临床上,血清渗透压隙主要用于下列情况的诊断和病情评价:①根据病史和临床表现,血清渗透压隙(正常者<10)增高主要见于DKA、循环衰竭、休克、急性酒精中毒、乳酸性酸中毒、脱水剂(尿素、甘露醇和山梨醇等)和急性有毒醇类中毒;如果能够排除内源性因素,那么提示患者摄入了外源性渗透物质(如乙醇或有毒醇类),对于DKA和HHS患者来说,血清渗透压隙可用于与酒精性酮症酸中毒或乳酸性酸中毒的鉴别。②当不能直接检测外源性有毒渗透物质(如乙二醇和甲醇等)时,血清渗透压隙有助于这些有毒物质急性中毒的诊断和鉴别。③血清渗透压隙存在特异性较低的缺点,一般仅作为初筛方法,必要时应当直接测定有毒的渗透物质、血气指标、乳酸、乙醇和酮体。

4. 血尿素氮/尿比重和黏滞度升高 一般血尿素氮呈轻至中度升高,尿比重较高而固定,或尿比重不升而固定于1.010左右时,提示肾损害严重。血浆容积减少,血细胞比容增大,血和血浆黏滞度明显增高。血清钠可升高,也可正常。血钾在治疗前多在正常范围内。尿糖呈强阳性,常规检查有尿糖常在++++以上,虽然肾损害使肾糖阈升高,但尿糖阴性者罕见。尿酮阴性或弱阳性,常伴有蛋白尿和管型尿。尿量减少。尿比重升高,尿蛋白可为阳性。镜检可见少数红细胞及管型。

5. 尿钠、尿氯化物、尿素和尿流量 约30%的患者伴有血清肌酐升高,此时的尿电解质、溶质排泄和尿流量结果解释困难,特别需要避免发生容量过负荷,采取不必要的机械通气,应尽量消除引起血清肌酐升高的风险因素。

正常人每天摄入钠150~200mmol,限制钠(40~50mmol/d)摄入3~5天后尿钠浓度应下降至10mmol/L以下,相当于机体缺钠约1.5L生理盐水,而此时并无任何症状或体征。因此尿钠测定是了解细胞外液容量和机体释放缺钠的敏感指标。限钠饮食激活肾上腺素能神经,肾小管重吸收钠增加,限钠饮食也激活RAAS,但是醛固酮需要合成新的ENaC、Na^+-K^+-ATP酶和ROMK钾通道来调节,故潴钠作用(尿钠降低,尿钾增高和钠排泄分数)较慢,而血清钠和钾几乎无变化。尿钠浓度不能反映体内钠平衡状态的情况(假性升高)包括:①利尿剂:必须停用利尿剂24~48小时后重新测定才有意义;②碳酸氢盐尿症(bicarbonaturia):常见于代谢性碱中毒、近曲小管性酸中毒(Fanconi综合征),患者ECF容量明显减少时尿钠仍增多,但尿氯化物显著降低有诊断意义;③尿糖增多的糖尿病患者;④使用甘露醇利尿时;⑤急性肾小管坏死。尿钠浓度假性降低的情况包括:①缺血、中毒或败血症:败血症患者早期的尿钠降低(<20mmol/L),但继而尿钠明显增加。②慢性肾病(GFR<60ml/min)。③烧伤:患者每天接受大量糖和水补充,但尿钠可能仍<20mmol/L。④急性肾小管坏死早期:特别多见于造影剂水肿的急性肾损伤,血清肌酐升高,但因血管收缩而肾小管功能正常,尿钠<20mmol/L。⑤动脉循环血量约占总血量的15%,静脉循环占85%以上。当ECF容量扩张而动脉血容量不足时,因动脉压力感受器解负荷、中枢神经张力抑制、每搏心输出量降低(低心输出量性心衰)或系统性动脉扩张(如肝硬化)而发生钠潴留(尿钠降低)现象(图4-3-2-9)。显然此时不能凭尿钠判断ECF容量状态。

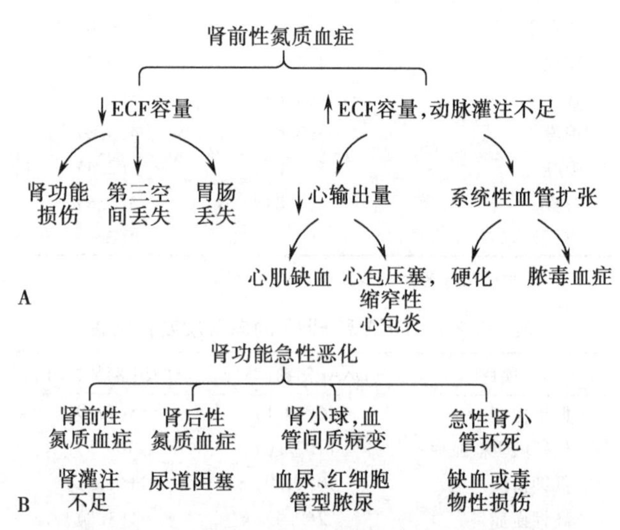

图4-3-2-9 肾前性氮质血症引起的急性肾损伤

A. 肾前性氮质血症时肾小管功能正常,对低灌注状态有反应;B. 用急性肾损伤(AKI)替代急性肾衰,用急性肾小管坏死(acute tubular necrosis,ATN)取代氮质血症;诊断时应包括肾脏低灌注(肾前性氮质血症),尿道阻塞(肾后性氮质血症),肾小球、血管-间质病变(血尿、红细胞管型脓尿)和急性肾小管坏死(缺血性和/或毒物损伤)四个方面

6. 尿钠排泄分数和尿素排泄分数 急性肾小管坏死可能表现为肾前性氮质血症。尿钠排泄分数(fractional excretion of sodium,FE_{Na})考虑了血钠的波动影响,故其敏感性优于尿钠测定,是血钠异常时鉴别肾前性氮质血症与ATN的有用指标。此外,当患者应用了利尿剂时,尿素排泄分数(fractional excretion of urea,FE_{urea})鉴别两者可能具有更佳效果,因为肾前状态(ECF容量耗竭、心衰、肝硬化硬化等)的近曲小管尿素重吸收增加,该部位的尿素重吸收发生在利尿剂作用点的上游(尤其是Henle袢NKCC2同转运体和远曲小管的NCCT同转运体)。肾前性氮质血症的FE_{urea}降低

(<35%),而>35%提示为急性肾小管坏死。当患者未使用利尿剂时仍以 FE_{Na} 的敏感性为高。尿流量降低或血清 AVP 升高时,尿素的重吸收增加,而肌酐滤过肾小球后无重吸收,因此血浆 BUN/肌酐比值>20 支持肾前性氮质血症的诊断。

7. 其他指标　血浆 pH>7.30,血酮体正常或轻度升高,部分伴有阴离子隙升高的代谢性酸中毒(anion-gap metabolic acidosis);如果阴离子隙>12 或更高,必须考虑乳酸性酸中毒和其他有机酸酸中毒可能。有些患者因为严重呕吐和使用较多噻嗪类利尿剂而出现代谢性碱中毒,从而使原有的酸中毒被掩盖或"减轻",而事实上这种病例的病情更为严重。

(二) 鉴别诊断　只要检测血糖就可以鉴别 HHS 与低血糖昏迷;只要检测血乳酸即可鉴别乳酸性酸中毒与 HHS,虽然 DKA 和 HHS 均可合并高乳酸血症,但二者血乳酸均小于 5mmol/L;只要检测血浆渗透压即可鉴别 DKA 与 HHS,详见本章第 1 节。其他疾病引起的昏迷可根据病史、临床原发病特征以及有无血糖和血浆渗透压升高进行鉴别。例如,DKA 的特点是有明确糖尿病病史(以酮症为首发者无),血糖和血酮或血 β-羟丁酸明显升高,呼气中有酮味,呼吸深快,神志障碍等。乳酸性酸中毒主要发生于长期或过量服用苯乙双胍(降糖灵)并伴有心、肝、肾疾病的老年糖尿病患者,血糖可偏低或正常,血酮体及尿酮体正常,血乳酸≥5mmol/L,严重时可高达 20~40mmol/L,血乳酸/丙酮酸≥30。低血糖昏迷患者在昏迷前有 Whipple 三联症表现,血糖低于 2.8mmol/L(50mg/dl)。HHS 与 DKA 的鉴别要点是血糖、血酮体、血浆渗透压和代谢性酸中毒(表 4-3-2-9)。

HHS 并发脑血管意外与单纯性脑血管意外并发应激性高血糖的鉴别要点是起病和神志障碍发展缓急、血糖和血浆渗透压,见表 4-3-2-10。

表 4-3-2-9　高渗性非酮症高血糖昏迷与糖尿病酮症酸中毒的鉴别

鉴别点	HHS	DKA
呼吸酮味	无	有
尿酮体	(-)或(+)	++~+++
神经症状和体征	常有	昏迷/无神经中枢系统受损症状和体征
血糖	>33mmol/L	13.9~33mmol/L
血浆渗透压	>320mOsm/L	不定/绝大多数<320mOsm/L
动脉血浆 pH	>7.3	轻度 7.25~7.30/中毒 7.0~7.24/重度<7.0
血 HCO_3^-(mmol/L)	>15	轻度 15~18/中度 10~15/重度<10
血酮体	正常或轻度升高	显著升高(>5mmol/L)
血尿素氮	>33mmol/L(80mg/dl)	不高或只轻度升高
血钠	变化较大	增高比降低多见
阴离子隙	不定	轻度>10/中度>12/重度>12
代谢性酸中毒	无或轻度	严重

注:+:阳性,随"+"的增加,阳性的程度越高;-:阴性

表 4-3-2-10　HHS 并发脑血管意外与单纯性脑血管意外并发应激性高血糖的鉴别

鉴别点	HHS 并发脑血管意外	脑血管意外并发应激性高血糖
糖尿病病史	可有	无
发病年龄	老年	中年~老年
病因和诱因	严重失水/胰岛素不足	血管畸形/高血压/急性应激
起病缓急	慢/1~2 周	快/数小时内
神志障碍发展速度	慢/1~2 周	快/数小时内
血糖	>33mmol/L	轻至中度升高/<33mmol/L
血尿素氮	>33mmol/L(80mg/dl)	轻度升高
血浆渗透压	>350mOsm/L	轻度升高,<350mOsm/L
糖尿病微血管并发症	多数存在肾病/视网膜病变和神经病变	无
CT 检查	阴性或有非卒中性病变	有非卒中性病变

HHS 是许多疾病发展过程中的一种临床状态,可见于许多疾病。据报道,可引起 HHS 的其他疾病有高龄患者失水、恶性高热(malignant hyperthermia)、产科意外与产科并发症、静脉营养治疗、大量摄入高糖饮料、过度饮酒、药物(如抗生素和利哌酮等)、严重感染(如鼻-眼毛霉菌病)、急性坏死性胰腺炎、晚期肝硬化、进展型肌营养不良性侧索硬化、缺血性肠炎、气肿性肾盂肾炎、Takotsubo 心肌病和急性肾损伤等。因而,必须进行仔细鉴别。

【治疗】

HHS 的病情危重,病死率高达 40%以上,故需特别强调有效预防、早期诊断和积极治疗。本综合征一旦确诊,应积极抢救:①尽早补液;②补液后开始持续胰岛素补充;③补钾;④去除诱因;⑤治疗并发症和加强监护。HHS 的处理流程见图 4-3-1-11。

(一) 补液　及早和足量补液是成功抢救 HHS 的关键。补液治疗的原则是早期、积极、足量和防止发生严重的水中毒,特别是要早期预防因严重低钠血症导致的中枢脑桥脱髓鞘综合征[22-24]。

1. 补液总量和速度　HHS 患者丢失体内水可达体重的 12%。补液总量可按患者病前体重的 10%~12%估算,或根据公式计算:补液量=病前体重(kg)×0.6×0.25×1000,补液速度应先快后慢。如患者无心肺疾病,一般开始 2 小时内静脉输入 1000~2000ml 生理盐水,继而降低输液速度,12 小时内的生理盐水输入总量 5000~8000ml(表 4-3-2-11)。生理盐水渗透压相对于患者血浆渗透压而言是低渗液。输液中监测尿量和心功能,必要时进行中心静脉压及血浆渗透压监测下调整补液量和补液速度。一般当血钠降至 150mmol/L 后或血渗透压降至 330mOsm/L 后,输液速度应减慢,并根据血渗透压的下降速度进行调整,禁忌一次性或持续输入大量低渗液体。

表 4-3-2-11 HHS 的最初生理盐水补充

治疗时间	补液量
第1小时	1000~2000ml
第2小时	1000ml
第3~5小时	500~1000ml/h
第6~12小时	250~500ml/h

2. 生理盐水和低渗盐水　一般先静脉输入生理盐水。如果补液2小时后，血浆总渗透压仍大于350mOsm/L，血钠>150mmol/L，而血压正常，可改输低渗盐水（0.45%或0.6%的氯化钠溶液）；如果血清钠很高，可在快速补液保持血压不下降的同时，给予静滴或肌注排钠利尿剂，如呋塞米等，每次注射20mg，并根据尿排出量调整输液速度。如果补液2小时后，血浆总渗透压仍大于350mOsmL，血钠>150mmol/L，而同时血压低或有休克，则仍以输生理盐水为首选，或补充血浆等胶体溶液（100~200ml）。

3. 5%葡萄糖液和5%葡萄糖盐液　当血糖降到16.7mmol/L，则改输5%葡萄糖液，其中按2∶1[葡萄糖（g）∶胰岛素（U）]加入短效胰岛素。5%葡萄糖液的渗透压为278mmol/L，糖浓度约为正常血糖的50倍，5%葡萄糖盐液的渗透压为586mmol/L。因此，在治疗早期两者均不适用。生理盐水的渗透压为308mmol/L，当属首选。当血糖降到16.7mmol/L时，则改输等渗的5%葡萄糖液。在补给外源性胰岛素（每3~4g葡萄糖加短效胰岛素1U）时，应当注意：①治疗后4小，每小时血糖下降少于2mmol/L时，胰岛素剂量应加倍；②治疗头2小时每小时血糖下降大于5.6mmol/L时，胰岛素剂量应减半。患者高渗状态已解除，可进食，则可停止从静脉滴注胰岛素，改用皮下注射，或者恢复发病前所用的口服降糖药。如果发病前无糖尿病，治疗后血糖及口服糖耐量也正常，则停止一切降糖药并追踪观察。

4. 口服生理盐水或水溶液　如果患者可口服，则可经口摄入生理盐水或水，可减少静脉输液量，特别适用于有心肺疾病和输液速度不可很快的患者。文献报道，用常规补液仍不能使本综合征患者的血浆渗透压降低，而经右锁骨下静脉将导管插入到上腔静脉滴注无菌蒸馏水可使患者血浆渗透压降低，但临床需要采用此种输液方法者罕见，而且也存在极大的风险（如溶血等）。在12小时内输入总量的一半，其余一半在24小时内补给。在输液总量中，除按估计失水量外，还应加入患者每日尿量及不可见的失水量。应注意监测血浆渗透压，血浆渗透压下降过快，易并发脑水肿。

（二）补充胰岛素　HHS患者胰岛素补充的基本原则是：①胰岛素补充必须在补充液体和纠正循环衰竭有效后进行；如果胰岛素补充过早，可因大量液体进入细胞内而诱发低血压、循环衰竭甚至死亡；②与DKA不同，HHS患者应该先给予速效胰岛素（每小时0.1U/kg）静脉注射，直至血糖降至250~300mg/dl（13.9~16.7mmol/L），继而用葡萄糖-胰岛素-钾盐溶液维持；③控制血糖下降的速度在每小时50~70mg/dl，如果血糖下降速度慢于每小时70mg/dl，液体和胰岛素的补充量应适当增加；④当患者能进食后，胰岛素的给药途径改为皮下或过渡到HHS前的治疗方案。导致HHS血浆渗透压升高的主要原因是高血糖，尽管患者有残余的胰岛素分泌，但不足以使葡萄糖的利用正常。因此必须补充一定量的外源性胰岛素，一般采用小剂量（约5U/h）胰岛素静脉持续滴注，也有作者主张持续静脉滴注前，静脉推注胰岛素20U。同样，对HHS患者也可采用胰岛素泵治疗，糖尿病并发急性心肌梗死的胰岛素输注方案有效而安全，详见本章第1节。

急性心肌梗死（AMI）是HHS常见的并发症，引起AMI的病因（如左室功能减退）很多，但均与急性严重高血糖症相关。近年的RCT资料发现，葡萄糖-胰岛素-钾盐（glucose-insulin-potassium）输注并不能逆转病情，疗效不明，而且增加了低血糖症发生风险，似乎应用静脉胰岛素将目标血糖控制在140~180mg/dl更有效。ST段升高型心肌梗死（STEMI）需要重点强调再灌注配合经皮冠脉干预-溶纤-抗血栓方案，以预防发生冠脉支架植入后急性血栓形成，并早期启动β-受体阻滞剂治疗。急诊冠脉旁路移植适合于多数患者的抢救。但是，非STEMI患者不必采用上述方法治疗。

（三）补钾　HHS患者的血钾水平和机体钾缺乏程度受病情、病期、肾脏合并症、治疗状况等因素的影响，有时血钾波动大且变化迅速，因此一般应在心电图监护下决定钾的输入速度和剂量，并随时调整剂量。由于高血糖所引起的渗透性利尿使肾脏排钾增多和机体蛋白质消耗，故缺钾可能相当严重，但血钾水平可降低、正常或升高。估计一般患者的失钾量可达400~1000mmol。如无高钾血症，每小时尿量达30ml，在开始补液时即需补钾，否则在补液和滴注胰岛素过程中会发生低钾血症。可将10%氯化钾溶液20~30ml加入到1000ml生理盐水中静脉滴入，并每天监测血钾或用心电图监护。如患者可口服，则可经口补钾。每日口服钾盐4~6g，在停止静脉补钾后连服1周。HHS患者的体内钾丢失一般为5~10mmol/kg（总量400~1000mmol），但因失水和高渗状态，血钾可正常甚或升高，而在输注生理盐水过程中常出现严重低钾血症，故应及时补充，其方法与用量见DKA的治疗。

（四）并发症与合并症处理

1. 脑水肿治疗　HHS或DKA患者的脑水肿症状往往不明显，但从脑电图和CT扫描上看，多数患者在起病24小时后存在无症状性脑水肿，其原因有：①补充液体后，渗透分子的扩散缓慢，并在细胞外和细胞内形成渗透压梯度，促进水分进入细胞内；②胰岛素促进渗透压分子进入细胞内和细胞间液；③补充钠盐。因此必须控制水盐的输注速度。渗透治疗（osmotic therapy）的方法已经由原来的甘露醇静脉注射改为高渗盐水静脉注射后持续滴注，造成血浆较持久的高渗状态，控制和降低颅内压的效果更强，但目前的研究资料仍缺乏充足的说服力。

2. 成人呼吸窘迫综合征　成人呼吸窘迫综合征是一种非心源性肺水肿表现，其特点是患者的动脉氧分压呈进行性下降，其发生机制与脑水肿相似，处理的要点是缩减输液量，并减慢输液速度，同时给予相应的对症治疗。

3. 血管栓塞血管　栓塞可见于HHS和DKA患者，主要原因是失水和血管充盈不足，如果患者原有高凝状态和高脂血症，则更易于发生。低分子量肝素是否有效未明。如果患者的高凝状态明显，其并发静脉血栓栓塞的风险很高，应该进行预防性抗凝治疗[25,26]。

4. 低血糖症和低钾血症　应在开始胰岛素治疗时即重视预防，一旦发生，应尽快纠正，使用大量胰岛素的患者，其低血糖症和低钾血症需要治疗和严密监测数日，否则病情容易反弹。

5. 对症支持治疗　HHS可并发休克和急性肾衰竭。如果是由于失水所致，则在补液过程中可自行纠正；如为其他原因所致，则应按病因进行治疗。如为横纹肌溶解症或心源性休克，则应按该并发症的原发性疾病进行治疗。HHS可发生血栓栓塞，大血管栓塞可导致死亡，应采用抗凝等治疗，但抗凝剂不作为常规预防血栓栓塞的药物。其他并发症均应采取相应治疗措施。昏迷患者不论有无感染，均应选用适当抗生素以预防或治疗感染。如合并DKA，应按DKA治疗原则纠正酸中毒；有时可伴发乳酸酸中毒，应注意识别，随着失水的纠正和胰岛素的应用，乳酸酸中毒多可自行恢复。但是，高龄、严重感染、重度心衰、肾衰、急性心肌梗死和脑梗死患者常导致抢救失败。患者即使存活，其预后也不良。

【病例报告】

（一）病例资料　患者58岁，男性，无糖尿病和尿崩症病史。因双相性情感障碍伴HHS和昏迷入院。患者入院前用碳酸锂治疗15年多，血锂水平维持在（0.72±0.27）mmol/L（36次测定平均值），其中2次（1.3mmol/L和1.4mmol/L）超过治疗浓度（0.5～1.2mmol/L）。平均血钠和血糖正常（表4-3-2-12），尿比重1.008±0.004（15次平均结果），近5年的尿比重≤1.005。2年前因搬家停止锂盐治疗，2个月前因HHS就诊。PET检查显示左肺肿块（直径10.9cm）侵入左主支气管、左肺动脉壁和周围淋巴结，肺活检证实为鳞状细胞癌，但患者拒绝手术治疗。

表4-3-2-12　血清生化指标测量结果

时间	血糖(mg/dl)	血钠(mmol/L)	渗透压(mOsm/L)	校正血钠(mmol/L)
-15～-2年	99.6±22.0	141.1±2.7	287.6±5.6	141.0±2.7
-21天	235	139	291.1	141.6
-14天	304	141	298.9	144.3
-3天	809	135	314.9	146.3
入院时	1236	168	404.7	186.2
2小时	1141	169	401.4	185.7
4小时	982	170	394.6	184.1
10小时	771	165	372.8	175.7
14小时	650	163	362.1	171.8
18小时	611	160	353.9	168.2
22小时	548	165	360.4	172.2
24～48小时	233.5±151.7	164.0±1.9	341.0±9.7	166.0±3.3
48～72小时	176.6±72.3	168.0±1.9	345.8±7.6	169.2±3.0
72～96小时	151.8±23.0	165.3±2.6	338.9±4.7	166.1±2.1
96～120小时	185.0±99.0	176.5±2.1	363.3±1.3	177.9±0.5
120～144小时	131	172	351.3	172.5
144～168小时	135	157	321.5	157.6
168～192小时	186.5±139.3	158.0±9.9	326.4±27.5	159.4±12.2
9～14天	175.5±53.7	146.8±1.8	303.5±4.4	147.9±1.8
14～21天	241.3±55.6	143.0±3.9	299.4±7.0	145.2±3.7
3个月	240	155	323.3	157.2

注：校正血清钠是指以血糖100mg/dl为基数校正的血钠水平。血清张力（serum tonicity）即有效渗透压（effective osmolarity）mOsm/L＝2×血钠+血糖/18；校正的血钠方法是血糖每升高100mg/dl引起血钠降低1.6mmol/L，即校正血钠（mmol/L）＝[Na^+]+0.016×（血糖-100）；血清渗透压（mOsm/L）＝2×[Na^+]+血糖/18+BUN/2.8

血糖809mg/dl，但患者拒绝住院，3天前陷入昏迷。血压147/87mmHg，心率87次/分，皮肤黏膜干燥，血糖明显升高，BUN 67mg/dl，血钾3.7mmol/L，二氧化碳总量16mmol/L，肌酐2.49mg/dl，血磷6.2mg/dl，血镁4.2mg/dl，血乳酸3.4mmol/L，血浆渗透压428.6mOsm/L，尿比重1.016，尿糖>500mg/dl，酮体阴性。动脉血pH 7.01，PaO_2 102mmHg（鼻管供氧时），$PaCO_2$ 71mmHg，HCO_3^- 13.2mmol/L。胸部X线片显示左肺肿块无变化。气管内插管，机械通气，静滴胰岛素并输入大量低张盐水-氯化钾溶液后尿量增加，血糖进行性下降，治疗后4小时BUN 66mg/dl，血清肌酐2.33mg/dl，计算的血浆渗透压418.2mOsm/L，实测渗透压424mOsm/L，故经胃管补充大量水分。48小时后高血糖症、低钾血症和高磷血症得到纠正，BUN 48mg/dl。此时计算的渗透压451.5mOsm/L，72小时后血清肌酐和血镁降至正常，住院第4天拔除胃管后患者突然排出大量低渗尿，在每小时输入5%葡萄糖液（400ml）和鼻胃管补液前提下，仍进入昏迷状态，血钠持续升高。在血糖正常，接下来4天中，注射去氨加压素1～4μg，尿渗透压139～180mOsm/kg，血钠164～171mmol/L，血糖84～281mg/dl。入院第7天血钠161mmol/L，血渗透压330mOsm/L，血清加压素4.6pg/ml，锂盐测不到，尿渗透压279mOsm/L，故立即注射加压素5U,1小时后尿渗透压升至290mOsm/L。在其后的20天中,神志逐渐恢复,血糖69~304mg/dl,测定的血钠和校正的血钠仍升高。增加水分摄入,加用阿米洛利(amiloride)和氢氯噻嗪后,高钠血症逐渐缓解,直至正常,但患者未遵出院医嘱防治高钠血症,2个月后因进行性呼吸困难再次住院,CT显示肺部病变进展,血钠仍升高,48小时后因呼吸衰竭死亡。

(二)病例讨论 本例患者在治疗HHS后发生长期高钠血症和锂盐导致的肾性尿崩症。因多尿症状不明显,且因碳酸锂已经停用数年,导致尿崩症被长期漏诊,因肾性尿崩症大量失水,在未及时补充水分情况下引起顽固性高钠血症。正常的血清张力(tonicity,Na^++K^+)使渗透性水分子转移至细胞间隙,当细胞外液的非钠溶质分子(如葡萄糖)增多时,需要应用张力公式评价非钠溶质分子引起的血液高张程度和溶质性利尿引起的组织失水状态[27-29]。校正的[Na^+]代表此时的血液张力[30],因此纠正高血糖症后必然引起血钠升高,而血清有效渗透压必然下降;治疗HHS时,严密监测血清有效渗透压的变化十分重要。本例患者入院时,血清张力和校正的血[Na^+]升高提示水缺乏严重,尽管输入了大量低渗液体,仍然出现长时间高钠血症的根本原因在于肾性尿崩症。长期锂盐治疗可引起肾脏的一系列损害[31,32],其中以肾性尿崩症最常见。锂盐通过上皮钠通道(ENaC)进入集合管主细胞,抑制与糖原合酶-3β(glycogen synthase-3β)相关的信号通路,干扰AQP-2的结构和功能,导致肾性尿崩症[33,34]。有时,这种毒性作用是不可逆性的,故锂盐所致的肾性尿崩症可能在停药后长期存在(一般为数年,最长为15年)[35,36]。阿米洛利能抑制ENaC活性,因而是治疗锂盐所致肾性尿崩症的有效药物,而氢氯噻嗪可与肾小管转运蛋白作用,起到抗利尿治疗作用。

锂盐所致的肾性尿崩症常被长期漏诊,主要原因是肾脏的代偿功能较强,当尿浓缩功能部分性缺陷时,患者通过增加饮水即得到补偿。例如,需要排泄900mOsm的溶质负荷(尿渗透压300mOsm/L)时,如果饮水3L即可避免发生高钠血症,这对口渴机制正常者来说完全是一种生理适应性调节反应。但在急性应激、手术、严重高血糖症、不能自由饮水和昏迷情况下,锂盐所致的肾性尿崩症则可引起严重高钠血症[37-39]。本例患有2型糖尿病和未察觉的锂中毒性肾性尿崩症,在并发酮症酸中毒或高渗性高血糖症状态下,引起的严重高钠血症很难纠正。

(刘耀辉 廖二元)

第3节 糖尿病L-乳酸性酸中毒

体内的碳水化合物代谢产生两种乳酸同分异构体(enantiomer),即左旋乳酸(L-乳酸,L-lactate,levolatic acid)和右旋乳酸(D-乳酸,dextrorotary lactate,dextrolatic acid)。因此,乳酸性酸中毒应分为L-乳酸性酸中毒(L-lactic acidosis)和D-乳酸性酸中毒(D-lactic acidosis)两类。但是,一般情况下的乳酸性酸中毒仅指L-乳酸性酸中毒。机体乳酸产生过多和/或其清除减少引起血L-乳酸明显升高(≥5mmol/L),导致代谢性酸中毒(血碳酸氢盐≤10mmol/L,动脉血气pH≤7.35),称为L-乳酸性酸中毒(简称乳酸性酸中毒);而D-乳酸性酸中毒是指血清D-乳酸≥3mmol/L的临床状态。血乳酸增高而无血pH降低称为高乳酸血症(hyperlactacidemia)。在糖尿病基础上发生的乳酸性酸中毒称为糖尿病乳酸性酸中毒(diabetic lactic acidosis,DLA),亦应包括糖尿病L-乳酸性酸中毒(常见)和糖尿病D-乳酸性酸中毒(少见)两种。DLA的发病率在0.25%~4%,多发生于服用大量苯乙双胍伴肝肾功能不全和心衰等的糖尿病患者,虽不常见,但后果严重,死亡率高。

【病因与分类】

乳酸性酸中毒可分为L-乳酸性酸中毒和D-乳酸性酸中毒两类,其病因见表4-3-3-1。

表4-3-3-1 乳酸性酸中毒的分类病因

L-乳酸性酸中毒(常见)	药物
组织缺氧型	双胍类
心衰	果糖
心源性休克	山梨醇/木糖醇
窒息	反转录蛋白酶抑制剂(AIDS)
脓毒败血症	中毒
非组织缺氧型	甲醇/乙二醇
糖尿病	一氧化碳中毒
恶性肿瘤	D-乳酸性酸中毒(少见)
肝衰竭	生成过多
肾衰竭	胃肠手术
严重感染	短肠综合征
先天性代谢疾病	肠外营养
Ⅰ型糖原贮积症	代谢障碍(亚临床酸中毒)
丙酮酸脱氢酸缺陷症	糖尿病
丙酮酸羟化酶缺陷症	新生儿
果糖1,6-二磷酸酶缺陷症	严重缺血缺氧
线粒体呼吸链病	创伤

(一)L-乳酸和D-乳酸

1. L-乳酸来源与代谢 正常人血清中的L-乳酸来源于细胞代谢,以左旋乳酸为主,葡萄糖分解代谢生成的丙酮酸大部分经三羧酸循环氧化供能,但在缺氧或氧利用障碍时,大部分丙酮酸则在乳酸脱氢酶的作用下还原为乳酸。机体产生乳酸的部位主要为红细胞(无线粒体)、骨骼肌、皮肤和神经等代谢活跃组织;在氧供不充足时,人体绝大多数组织都能通过糖酵解途径生成乳酸。当人体在剧烈运动时,组织处于相对缺氧状态;一些疾病(休克、心功能不全造成组织低灌注以及窒息或严重贫血造成低氧状态)也可导致机体缺氧,均可使体内无氧糖酵解增强,乳酸生成增多。

2. D-乳酸来源与代谢 人类缺乏D-乳酸脱氢酶,仅能通过D-α-羟酸脱氢酶(D-α-hydroxy acid dehydrogenase)生成丙酮酸(图4-3-3-1)。由甲基乙二醛途径(methylglyoxal pathway)生成的D-乳酸很少,仅11~70nmol/L,尿D-乳酸<0.1μmol/h。但在某些情况下,肠道细菌可产生大量D-乳酸,使血清D-乳酸升高数百至数千倍。此外,外源性D-乳酸或L-乳酸可来源于发酵食品(如腌菜和酸奶等)。D-乳酸在组

织中的转运依赖于质子依赖性单羧酸盐转运体1~8(proton-dependent monocarboxylate transporter,MCT1~8),表达MCT的组织很多,如视网膜、骨骼肌、肾脏、肝脏、脑组织、胎盘、血细胞、毛细血管内皮细胞、心肌细胞和肠黏膜细胞等。高乳酸血症常见于急性重症(如休克、败血症、心肺衰竭、创伤、惊厥、缺血、缺氧、糖尿病酮症酸中毒、维生素 B_1 缺乏症、恶性肿瘤、肝病、急性毒物中毒或某些药物中毒)患者,但亦可发生于其他许多临床情况。当组织血液灌注不足时,血清乳酸必然升高。

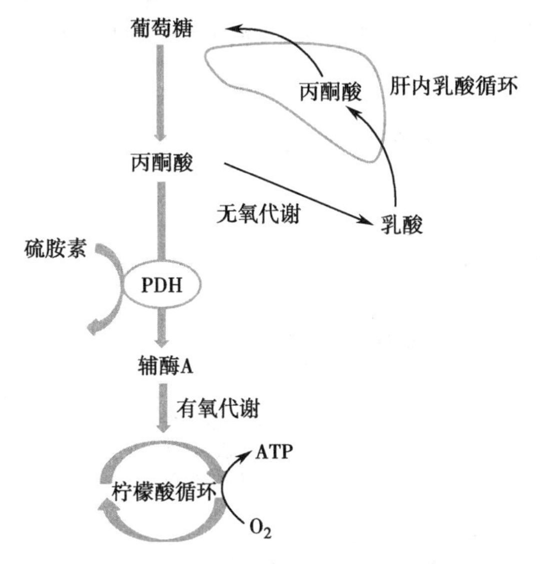

图 4-3-3-1 葡萄糖有氧和无氧代谢途径
ATP:三磷酸腺苷;CoA:辅酶A;PDH:丙酮酸脱氢酶

(二) L-乳酸的利用和清除 正常情况下,肝脏可利用机体代谢过程中产生的乳酸为底物,通过糖异生合成葡萄糖(Cori循环),或转变为糖原加以储存,少量乳酸经肾自尿液排出。机体乳酸的产生和利用之间保持平衡,血乳酸浓度相对恒定。若血乳酸明显升高,大大超过肝脏的处理能力,同时超过乳酸肾阈值(7.7mmol/L),则可通过肾脏由尿中排泄,因此肝肾功能不全时易出现高乳酸血症,严重时可发生乳酸性酸中毒。乳酸产生过多见于:①休克和左心功能不全等病理状态造成组织低灌注;②呼吸衰竭和严重贫血等导致动脉血氧合降低,组织缺氧;③某些与糖代谢有关的酶系(葡萄糖-6-磷酸脱氢酶、丙酮酸羧化酶和丙酮酸脱氢酶等)先天性缺陷。乳酸清除减少主要见于肝肾功能不全。临床上,大多数乳酸性酸中毒患者均不同程度地同时存在着乳酸生成过多及清除障碍[1]。

(三) L-乳酸性酸中毒 L-乳酸性酸中毒可分为组织缺氧型(A类)和非组织缺氧型(B类)两类,常见病因见表4-3-3-2和表4-3-3-3。

表 4-3-3-2 高乳酸血症的病因

休克	药物
出血性休克	二甲双胍
心源性休克	对乙酰氨基酚
低血容量性休克	NRTI
产科休克	利奈唑胺
心脏复苏后	β_2 激动剂
局部组织缺血	丙泊酚(propofol)
肠系膜缺血	肾上腺素
肢体缺血	氨茶碱
烧伤	反转录酶抑制剂
创伤	无氧肌肉运动
骨筋膜间隔综合征	惊厥
软组织感染性坏死	剧烈运动
糖尿病酮症酸中毒	过度劳作
意外/毒素	维生素 B_1 缺乏症
乙醇	恶性肿瘤
可卡因	肝衰竭
一氧化碳	线粒体疾病
氰化物	

表 4-3-3-3 引起高乳酸血症的药物与毒物

药物毒物	分析因素	发病机制	除停药外的其他治疗
二甲双胍	心衰/肾衰/肝衰/用量大	抑制糖异生/线粒体损伤/乳酸清除障碍	血透
对乙酰氨基酚	用量过大	线粒体电子转运障碍/肝毒性	活性炭/N-乙酰半胱氨酸
NRTI	女性	直接损伤线粒体	—
利奈唑胺	老年人长期应用	直接损伤线粒体	—
β_2 激动剂		糖原分解和糖酵解增强/脂肪分解增强/游离脂肪酸抑制 PDH	—
丙泊酚(propofol)	长期大剂量应用	线粒体电子转运障碍/脂肪氧化障碍	支持治疗/血透
肾上腺素	—	β_2 受体过度兴奋	
氨茶碱	用量过大	儿茶酚胺增多/β_2 受体过度兴奋	活性炭血透
乙醇/乙二醇/甲醇/丙烯	维生素 B_1 缺乏/惊厥/败血症	NADH 增高抑制 PDH/乳酸利用障碍	维生素 B_1/原发病治疗
可卡因	—	β_2 受体过度兴奋/血管收缩性缺血	支持治疗/苯二氮䓬药物
一氧化碳	—	血液氧合障碍	高压氧
氰化物	—	非竞争性抑制细胞色素c氧化酶/线粒体氧利用障碍	羟钴胺/亚硝酸钠/亚硝酸异戊酯/硫代硫酸钠

注:NRTI:nucleoside reverse transcriptase inhibitor,核苷反转录酶抑制剂;PDH:pyruvate dehydrogenase,丙酮酸脱氢酶

1. 组织缺氧型乳酸性酸中毒(A类) 常见于心衰、心源性休克、窒息、一氧化碳中毒或脓毒败血症等，此时因缺氧导致大量乳酸产生，超过机体的清除能力，同时也可能伴有清除能力下降。T2DM患者常并发心血管疾病，因此也可表现为此类。休克患者血 pH≤7.35，血清乳酸>2.0mmol/L，且 $PaCO_2$≤42mmHg 可诊断为乳酸性酸中毒，但往往合并有代谢性酸中毒。乳酸性酸中毒属于细胞内酸中毒，可导致严重的细胞-组织功能紊乱，甚至呼吸肌麻痹和心衰竭(图4-3-3-2和图4-3-3-3)。在各种休克的抢救过程中，常需使用较大剂量的儿茶酚胺类升压药。许多缩血管药物可恶化组织灌注，细胞缺血、缺氧更为严重。线粒体呼吸链缺氧可导致严重的高乳酸血症。有些患者的血乳酸升高不明显，但乳酸/丙酮酸或乳酸/酮体总量比值明显升高，这部分患者的死亡率更高。乳酸/丙酮酸比值升高及高乳酸血症持续时间越长，多器官衰竭和死亡的概率越高。

2. 非组织缺氧型乳酸性酸中毒(B类) 即无明显低氧血症或循环血量不足。B类又可分为B-1、B-2和B-3型：①B-1型：见于糖尿病、恶性肿瘤、肝功能衰竭、严重感染及肾衰竭等。②B-2型：多由于药物及毒物引起，主要见于双胍类口服降糖药、果糖、山梨醇、木糖醇、甲醇和乙二醇等中毒。用反转录蛋白酶抑制剂治疗HIV感染时，常发生继发性脂肪营养不良(外周性脂肪萎缩伴中枢性肥胖)和肝损害，患者往

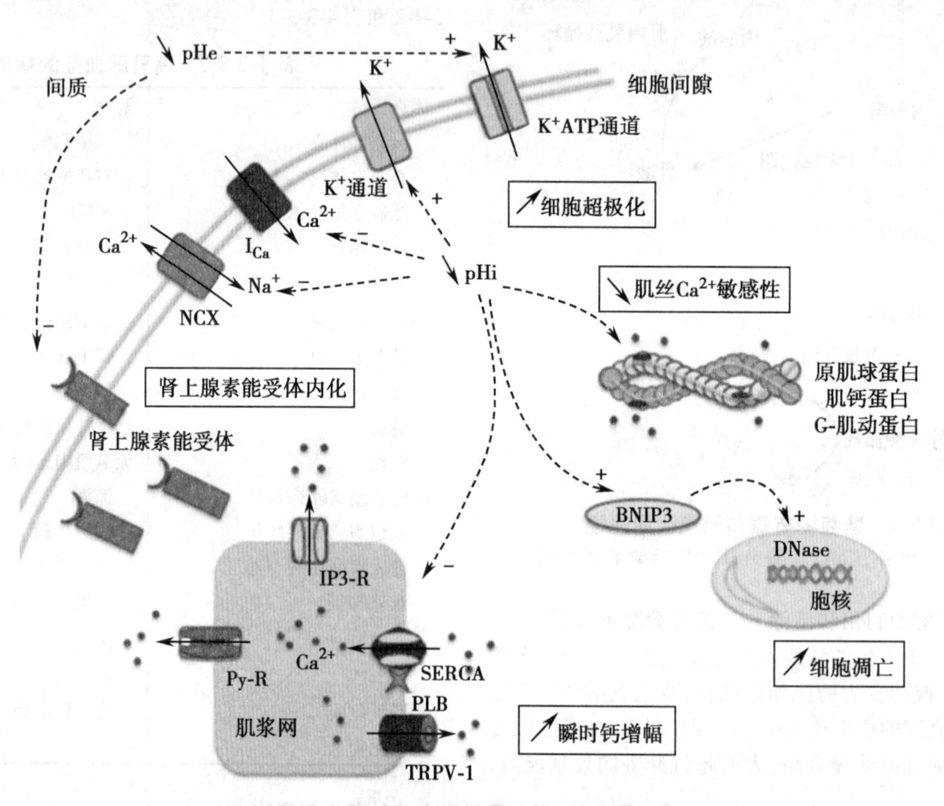

图4-3-3-2 严重代谢性酸中毒对骨骼肌细胞的作用

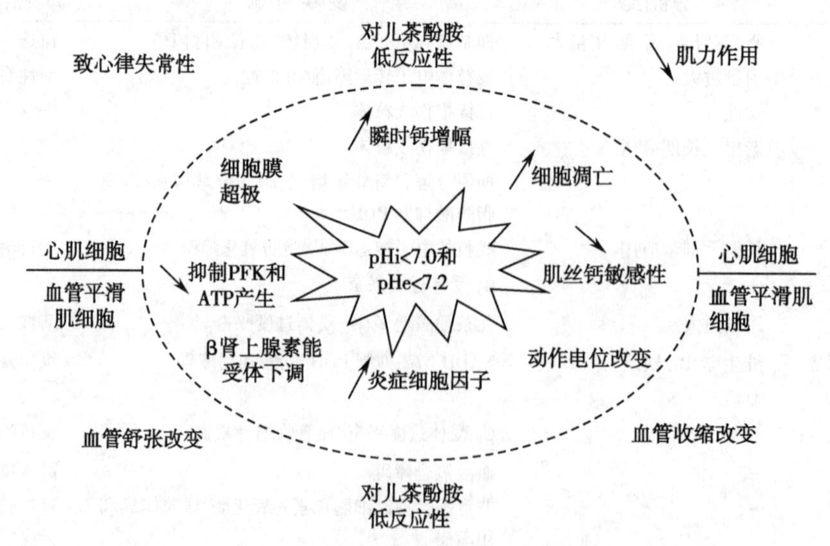

图4-3-3-3 严重乳酸性酸中毒对心肌和血管平滑肌细胞的作用

往还并发乳酸性酸中毒(NRTI-LD 综合征)。长期使用抗反转录病毒治疗时,还可发生严重的多器官衰竭-乳酸性酸中毒综合征。有人用大剂量硫胺(维生素 B_1)治疗取得较好效果。③B-3 型:由于先天性代谢疾病所致,常见者为葡萄糖-6-磷酸酶缺陷(Ⅰ型糖原贮积症)、丙酮酸脱氢酸缺陷、丙酮酸羟化酶缺陷、果糖 1,6-二磷酸酶缺陷及线粒体呼吸链的氧化磷酸化障碍等情况。细胞的氧化磷酸化在线粒体呼吸链上进行。参与呼吸链氧化磷酸化的酶类很多,这些酶可因先天性缺陷或后天性病变及毒物中毒而发生功能障碍。这类疾病是线粒体病中的一种类型——线粒体呼吸链病(mitochondrial respiratory chain disease,MRCD)。MRCD 可为局限性(如仅发生于肝脏)或泛发性(肝、脑和肌肉细胞等)。局限于肝脏的 MRCD 的最优治疗是肝移植,但必须选择好肝移植的受体对象。此外,无论是儿童或成年人的短肠综合征患者均易发生乳酸性酸中毒,其发生机制未明。

【常见诱因和临床表现】

糖尿病存在乳酸利用缺陷。当感染、DKA、HHS 或缺氧时容易造成乳酸堆积和乳酸性酸中毒。糖尿病患者易发生 DLA 是因为:①糖尿病患者常伴有丙酮酸氧化障碍及乳酸利用缺陷,平时即有血乳酸轻度升高,因此在存在乳酸性酸中毒诱因时,更易发生乳酸性酸中毒;②糖尿病性急性并发症如感染、脓毒血症、DKA 和 HHS 等时可造成乳酸堆积,因此乳酸性酸中毒可与 DKA 或 HHS 同时存在;③糖尿病患者可合并心、肝、肾脏疾病或/和并发心、肝、肾脏损害,可造成组织器官血液灌注不良和低氧血症;同时由于糖化血红蛋白增高,血红蛋白携氧能力下降,更易造成局部缺氧,这些均可引起乳酸生成增加。此外,肝脏及肾脏功能障碍又可影响乳酸的代谢、转化及排出,进而导致乳酸性酸中毒。

(一)双胍类药物诱发的 L-乳酸性酸中毒 糖尿病患者常服用双胍类药物,因其能增强糖的无氧酵解,抑制肝脏和肌肉对乳酸的摄取,抑制糖异生作用,故有致乳酸性酸中毒的作用,特别是高龄,合并心、肺、肝和肾疾病的糖尿病患者长期、大剂量服用苯乙双胍(用量>100mg/d)时,易诱发乳酸性酸中毒,称为二甲双胍相关性乳酸性酸中毒(MALA)。但在国内因苯乙双胍导致乳酸性酸中毒的报道较少,其原因可能与用量较小有关。二甲双胍仅使血乳酸轻度升高,二甲双胍致乳酸性酸中毒的发生率与死亡率分别为 0~0.8/1000 和 0~0.024/10000,仅为苯乙双胍的 1/20[1,2],两者的差异可能与二甲双胍的半衰期(1.5 小时)较苯乙双胍明显缩短(12 小时)有关。研究表明[3],与接受其他降糖药治疗的糖尿病患者相比,服用二甲双胍的患者的血乳酸水平和乳酸性酸中毒的发病率并无显著差异。Pongwecharak 等在泰国南部的 Hatyai 观察了门诊糖尿病患者的二甲双胍使用情况,80%以上的患者存在该药禁忌证(如慢性肝病、心衰和慢性肾病),但并未增加乳酸性酸中毒的发生率,说明二甲双胍引起的乳酸性酸中毒并非常见[4-6]。

二甲双胍是治疗糖尿病的一线药物,不引起低血糖症。其降糖作用主要是抑制肝糖输出和增加胰岛素敏感性所致。该药不与血浆蛋白结合,也不经过肝脏代谢,直接从肾脏排泄,正常者的药物半衰期 2~8 小时,肾功能减退时半衰期可明显延长。尿清除从 500ml/min 升高至糖尿病患者的 1000ml/min;血液透析者为 170ml/min,中毒时阴离子间隙和乳酸升高。患者常常存在影响药物清除或能量代谢的其他并发症或合并症,如肾衰、心衰、失水、肝功能障碍或呼吸功能不全。同时使用非甾体类抗炎药、ACEI 也可诱发乳酸性酸中毒。但荟萃分析未发现糖尿病患者 MALA 发病率增加。MALA 发生率约 9/10 万人年,近年增至 47/10 万人年。近 10 年共报道 59 例 MALA 新病例,其二甲双胍用量 400~3000mg/d(表 4-3-3-4)。鉴于苯乙双胍易诱发 DLA,目前临床上已基本不用,而以二甲双胍代替。如用苯乙双胍,每日剂量最好不超过 75mg。糖尿病患者使用二甲双胍前,应首先评价肾功能,评价的方法是:①如果血清肌酐高于 96.5μmol/L,即列为二甲双胍的禁忌证;②因为肾功能正常者使用该药亦可诱发高乳酸血症,ALT 和 BMI 是引起高乳酸血症的独立相关因素,ALT 和 BMI 越高,发生高乳酸血症的可能性越大[7],因此应同时考查 ALT 和 BMI 状况;③肾小球滤过率(GFR)60~90ml/min 者可以使用二甲双胍,但应减量,并避免使用经肾排泄的其他药物[8,9]。

表 4-3-3-4 二甲双胍相关性乳酸性酸中毒病例报道

报道者	国家	病例年份	死亡率	风险因素	病例数
Spiller、Quadrani	美国	1996—2000	13%	—	68
Renda	意大利	2001—2011	25%	89%	59
Lalau、Race	法国	—	45%	100%	49
Li Cavoli	意大利	2008—2009	10%	100%	47
Misbin	美国	1995—1996	42%	91%	47
Seidowsky	法国	1998—2007	33%	69%	42
Peters	法国	2002—2007	30%	100%	30

(二)利奈唑胺诱发的 L-乳酸性酸中毒 利奈唑胺(linezolid)对抗多重药物抵抗性感染有良好疗效,其应用广泛,但容易引起乳酸性酸中毒,发病机制与急性肾损害有关,使用时间越长发生乳酸性酸中毒风险越高。

(三)肿瘤乳酸性酸中毒微环境 恶性肿瘤的物理微环境是指肿瘤组织的代谢底物(氧、葡萄糖和 pH)与代谢产物形成的肿瘤生长、转移及血管环境。由于代谢率升高,肿瘤生长是导致局部酸中毒,这更有利于肿瘤生长和转移,但抗肿瘤药物变得不敏感,而质子泵抑制剂可逆转细胞内酸中毒,有利于抗癌治疗。

(四)其他病变引起的 DLA 伴有感染、各种休克、脓毒败血症、DKA 和 HHS 等急性并发症的糖尿病患者,常因微循环障碍、组织器官灌注不良、组织缺氧、乳酸生成增加和排泄减少而诱发 DLA。糖尿病患者合并大血管和微血管慢性并发症，如心肌梗死、糖尿病肾病和脑血管意外，可造成或加重组织器官血液灌注不良，出现低氧血症以及乳酸清除减少，导致乳酸性酸中毒。此外，糖尿病合并严重肺气肿、肺心病、肺栓塞和白血病等也可引起组织缺氧，使血乳酸升高。或因酗酒、一氧化碳中毒、水杨酸、儿茶酚胺、硝普钠和乳糖过量诱发乳酸性酸中毒。二甲双胍中毒可因诱发顽固性 L-乳酸性酸中毒（refractory L-lactic acidosis）而导致死亡[10]。

（五）DLA 表现 在临床上，DLA 不如 DKA 常见，主要发生于长期或过量服用苯乙双胍（降糖灵）并伴有心、肝和肾疾病的老年糖尿病患者，在发病开始阶段，这些基础疾病的症状常掩盖了 DLA 的症状，以致难以确定。其临床症状和体征无特异性。一般发病较为迅速，主要表现为不同程度的代谢性酸中毒的临床特征，当血乳酸明显升高时，可对中枢神经、呼吸、消化和循环系统产生严重影响。乏力、食欲降低、嗜睡、腹痛、头痛、血压下降、意识障碍、昏迷及休克是糖尿病乳酸性酸中毒的常见表现。轻症可仅有乏力、恶心、食欲降低、头昏、嗜睡和呼吸稍深快。中至重度可有腹痛、恶心、呕吐、头痛、头昏、疲劳加重、口唇发绀、无酮味的深大呼吸至潮式呼吸、血压下降、脱水表现、意识障碍、四肢反射减弱、肌张力下降、体温下降和瞳孔扩大，最后可导致昏迷及休克。值得注意的是 DKA 及 HHS 的患者，尤其是老年患者也常同时并发乳酸性酸中毒，导致病情更加复杂和严重，治疗更加困难[11]。DLA 是糖尿病最严重的并发症之一，病死率高达 50%以上。血乳酸越高，病死率越高（图 4-3-3-4）。血乳酸>9.0mmol/L 者病死率高达 80%；血乳酸>15mmol/L，罕有抢救成功的患者。在治疗过程中血乳酸持续升高不降者，其存活后的预后也差。

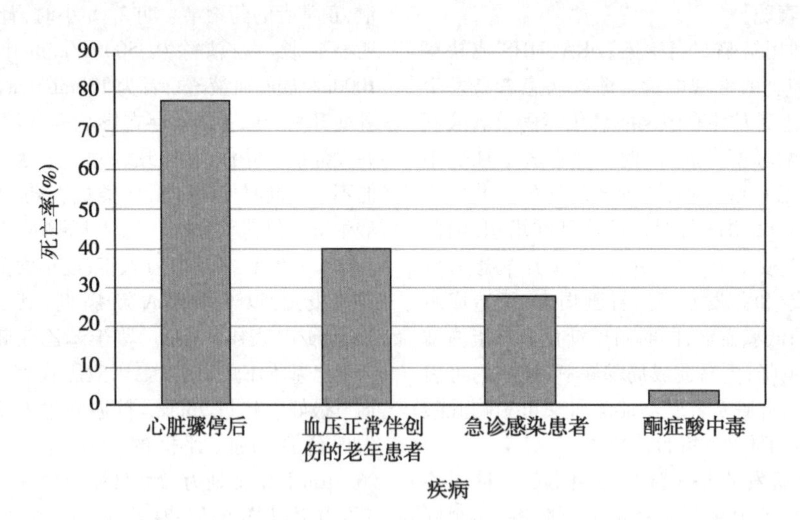

图 4-3-3-4 高乳酸血症的死亡率

【诊断和鉴别诊断】

临床上糖尿病患者出现意识障碍和昏迷，并有服用苯乙双胍史及伴有肝肾功能不全和慢性缺氧性疾病者，而不能用 DKA 或 HHS 解释者，应高度怀疑本病的可能性，尽快作血乳酸测定确诊。

（一）DLA 诊断 诊断糖尿病乳酸性酸中毒的要点是：①糖尿病：患者已经诊断为糖尿病或本次的临床资料能确立糖尿病的诊断；②血乳酸明显升高：血乳酸≥5mmol/L 者可诊断为乳酸性酸中毒，血乳酸/丙酮酸≥30；血乳酸大于 2mmol/L 但小于 5mmol/L 者可诊断为高乳酸血症；③代谢性酸中毒：动脉血气 pH<7.35，血 HCO_3^-<10mmol/L，阴离子隙>18mmol/L；④排除 DKA 和尿毒症。因此，为了早期明确诊断，应进行如下检测。

1. 必检项目 作为代谢性酸中毒的病因鉴别依据，血糖、血酮体、尿酮体和血渗透压为必检项目。糖尿病乳酸性酸中毒时，血糖多偏低或正常，血酮体及尿酮体一般正常，若患者进食少及反复呕吐时也可略高；若与 DKA 并存时，则可明显升高。血浆渗透压正常或略高。血 Na^+ 和 K^+ 正常或稍高，血 Cl^- 正常。血尿素氮和肌酐（Cr）常升高。血白细胞轻度增多。

2. 阴离子隙和白蛋白校正的阴离子隙 应用碱缺乏（base deficit，BD）和阴离子隙诊断乳酸性酸中毒不准确。阴离子隙的正常值为 10～12mmol/L，其预测乳酸性酸中毒的敏感性为 63%，特异性为 80%。在不能测定乳酸的情况下，白蛋白校正的阴离子隙（albumin corrected anion gap，ACAG）预测乳酸性酸中毒有一定价值，其敏感性达 94.4%，但特异性不足 30%。阴离子隙=[Na^+]-(Cl^-+HCO_3^-)；计算的 ACAG（Figge 方程，Figge equation）=[4.4-测定的白蛋白(g/dl)]×2.5+AG。白蛋白和乳酸校正的阴离子隙（anion gap corrected for albumin and serum lactate，ALCAG）= AG+0.25×[40-白蛋白(g/dl)]-乳酸(mmol/L)[12]。因此，阴离子隙和 ACAG 主要用于乳酸性酸中毒（尤其是 D-乳酸性酸中毒）的排除诊断。由于 AG、ACAG 和 BD 预测乳酸性酸中毒的敏感性不高，尤其存在低蛋白血症时仅能作为诊断的参考依据，因此应该强调直接测定血清乳酸含量。

3. 血乳酸测定 正常情况下，乳酸是体内葡萄糖无氧酵解的终产物。正常情况下，机体代谢过程中产生的乳酸可由肝脏代谢及肾脏排泄，血乳酸为 0.5～1.6mmol/L（5～15mg/dl），不超过 1.8mmol/L。DLA 时，血乳酸≥5mmol/L，严重时可高达 20～40mmol/L，血乳酸/丙酮酸≥30，血乳酸浓度显著升高是诊断DLA的决定因素。2mmol/L<血乳酸<5mmol/L，可认为是高乳酸血症。但是，通常用于检测L-乳酸的方法不能测出D-乳酸，因此，当血清乳酸值与临床表现不符时，应考虑D-乳酸性酸中毒可能。

4. 血气分析　动脉血气pH<7.35，常在7.0以下，血HCO_3^-<10mmol/L，碱剩余（BE）为负值，缓冲碱（BB）降低，实际碳酸氢盐（AB）与标准碳酸氢盐（SB）均减少，阴离子间隙（AG）>18mmol/L。血清乳酸是反映低氧状态酸中毒的指标，但很难判断其病因。当糖尿病患者无严重组织缺氧或口服大量二甲双胍等情况时，应想到恶性肿瘤可能。

（二）L-乳酸性酸中毒与D-乳酸性酸中毒的鉴别　如果乳酸性酸中毒的临床表现典型，阴离子隙和ACAG均明显升高，但血清乳酸不升高或仅轻度升高时，应想到D-乳酸性酸中毒可能。胃肠手术（尤其是空场-回肠旁路术）后，容易发生D-乳酸性酸中毒（血清D-乳酸≥3mmol/L）。由于手术切除了较多的肠段，摄入的碳水化合物不能被及时消化吸收，潴留在结肠。而结肠的厌氧菌（主要是乳酸杆菌）将这些碳水化合物分解为右旋乳酸（D-乳酸）。D-乳酸具有神经毒性，可引起中毒性脑病。在肾功能正常情况下，中毒性脑病症状较轻，且具有一定自限性；但严重肾衰患者可能出现D-乳酸性酸中毒。此外，血清D-乳酸升高而未达到3mmol/L的现象称为亚临床D-乳酸性酸中毒（subclinical D-lactic acidosis），多见于严重的糖尿病肾病、缺血缺氧或创伤性休克患者[12,13]。

（三）DLA与DKA/酒精性酮症酸中毒/HHS/低血糖症的鉴别

1. DKA或DKA合并DLA　DKA患者有血糖控制不良病史，临床表现有明显脱水、呼气中可闻及酮味、血糖高、血酮明显升高及血乳酸<5mmol/L，可资鉴别。另一方面，DKA合并DLA的情况并不少见，应引起高度重视。当DKA抢救后酮症已消失，而血pH仍低时要考虑合并存在DLA。

2. HHS或HHS合并DLA　多见于老年人，起病较慢，主要表现为严重的脱水及进行性的精神障碍，血糖、血钠及血渗透压明显升高，但血pH值正常或偏低，血乳酸正常。同样应注意少数患者也可同时伴有DLA，如果在无酮血症时，碳酸氢盐≤15mmol/L，应该考虑到同时合并DLA的可能。

3. 低血糖症　详见本篇第5章第2节。低血糖症也可有神志改变，但有过量应用降糖药和进食不及时等病史，出现饥饿感和出冷汗等交感神经兴奋症状，血糖≤2.8mmol/L，补糖后症状好转，血乳酸不高，可资鉴别。

4. 酒精性酮症酸中毒　有长期饮酒史，血阴离子间隙增大，动脉血CO_2分压降低而血酮和β-羟丁酸/乙酰乙酸比值升高。酒精性DKA患者有长期饮酒史，血阴离子隙和血清渗透压隙增大，动脉血CO_2分压（$PaCO_2$）降低而血酮和β-羟丁酸/乙酰乙酸比值升高。有的患者伴有肝功能异常、乳酸性酸中毒、急性胰腺炎、Wernicke脑病和心衰。

【预防及治疗】

糖尿病乳酸性酸中毒是糖尿病急性并发症之一。其在临床中发病率较低，易误诊，但一旦发生，病情严重，预后差，死亡率高达50%，因为这些患者多伴有肝肾功能不全、感染和休克等严重合并症，目前尚无满意的治疗方法，加强糖尿病的宣传教育，加强医生与患者间的联系，注重预防，早期发现，及时治疗。为安全考虑，在临床中严格掌握双胍类药物的适应证和禁忌证，尽可能不用苯乙双胍。糖尿病患者若并发心、肝和肾功能不全，或在缺氧、过度饮酒和脱水时，应尽量避免使用双胍类药物。美国糖尿病协会已建议当血肌酐（Cr）>125μmol/L时，应避免使用双胍类药物。使用双胍类药物时，应定期监测肝肾功能。

（一）去除DLA诱因　目前仍缺乏统一的诊疗指南，其治疗不规范，疗效差异大。在连续监测血乳酸，及时判断疗效的前提下，进行如下治疗。

1. 诱因和原发病治疗　一旦考虑DLA，应立即停用双胍类等可导致乳酸性酸中毒的药物、保持气道通畅和给氧。肺部疾病导致缺氧者应针对原发病因及时处理，必要时行气管切开或机械通气，以保证充分氧合；如血压偏低、有脱水或休克，应补液扩容改善组织灌注，纠正休克，利尿排酸，补充生理盐水维持足够的心排血量与组织灌注，必要时可予血管活性药及行中心静脉压监护，尽量避免使用肾上腺素或去甲肾上腺素等强烈收缩血管药物，以防进一步减少组织灌注量。补液量应根据患者的脱水情况和心肺功能等情况来决定；病因不明的严重乳酸性酸中毒患者应着重先考虑有感染性休克的可能，及早行病原体培养，并根据经验，尽早选用抗生素治疗。西柚子汁（grapefruit juice）似乎可改善胰岛素抵抗，降低体重，但可能增加二甲双胍致乳酸性酸中毒的风险。

2. DKA和HHS治疗　当DKA或HHS患者合并高乳酸血症时，一般按DKA或HHS的治疗即可，高乳酸血症将在治疗过程中自然消退；如果DKA或HHS患者合并有严重的乳酸性酸中毒，则应该在治疗的同时更积极地处理原发病、改善循环、控制血糖和维持水电解质平衡。补碱的原则仍与DKA相同，禁忌大量补充碱性溶液。

3. 糖尿病治疗控制血糖　采用小剂量胰岛素治疗，以每小时0.1U/kg速度持续静脉滴注，不但可降低血糖，而且能促进三羧酸循环，减少乳酸的产生并促进乳酸的利用，如血糖正常或偏低，则应同时予葡萄糖及胰岛素，根据血糖水平调整糖及胰岛素比例。监测血钾和血钙，视情况酌情补钾和补钙，以防低血钾和低血钙。

（二）纠正酸中毒和水电解质平衡紊乱

1. 纠正酸中毒　目前对乳酸性酸中毒使用碱性药物仍有争议[14]。一般认为过度的血液碱化可使氧离曲线左移，加重组织缺氧，而且可以使细胞内液和脑脊液进一步酸化和诱发脑水肿，并无确切证据表明静脉应用碳酸氢钠可降低死亡率，故不宜补碱，更不能补充过多和过快（表4-3-3-5）。当pH<7.2和HCO_3^-<10.05mmol/L时，患者肺脏能维持有效的通气量以排出蓄积的二氧化碳，以及肾功能足以避免钠水潴留，可补充5%碳酸氢钠100~200ml（5~10g），用生理盐水稀释到1.25%的浓度。酸中毒严重者（血pH<7.0，HCO_3^-<5mmol/L）可慎重重复使用一次，血pH>7.2即停止补碱。如补碱过程中血钠升高，可予呋塞米，同时也将有助于乳酸及药物的排泄。若心功能不全或不能大量补钠，可选择使用三羟甲基氨基甲烷（THAM），应注意不可漏出血管。二氯乙酸盐（dichloroacetate，DCA）可通过增加氧摄取，激动丙酮酸脱氢酶复合物，促进乳酸氧化，降低血乳酸，缓解酸中毒症状，对多种原因引起的乳酸性酸中毒有较好疗效，日剂量100~1500mg/kg，短期应用无不良反应[15]。

抢救危急症时，常使用复苏液，应根据需要选择，严格控制用量（表4-3-3-6）。

表4-3-3-5 碳酸氢钠对细胞内和细胞外pH及血流动力学的影响

研究者/年份	动物/人体	方法	碱化后升高 $PaCO_2$	碱化后 pHe/pHi	休克伴乳酸酸中毒	血压/心脏指数改善	死亡率降低
Kim/2013	人体	回顾性/乳酸酸中毒/103例 HCO_3^- 治疗的存活率	NA	NA	是	NA	NA
Wilson/2013	人体	回顾性/乳酸酸中毒/HCO_3^- 治疗存活率-$PaCO_2$-pH	是	pHe 否 pHiNA	是	NA	NA
Levraut/2000	人体	无休克代谢性酸中毒非碳酸氢钠对 CO_2 生成的作用	是	pHe 否 pHi 否	否	NA	NA
Nielsen/2002	人体	5分钟握力诱发细胞内酸中毒/HCO_3^- 对动脉pH、肌肉pHi和 $PaCO_2$ 的影响	是	pHe 否 pHi 否	否	NA	NA
Nakashima/1996	人体	HCO_3^- 灌注对脑血流 $PaCO_2$ 和pHi的影响	是	pHe 否 pHi 是	否	NA	NA
Leung 1994	人体	手术代谢性酸中毒/HCO_3^- 对pHe和血流动力学的影响	NA	pHe 否 pHiNA	否	否	NA
Mark/1993	人体	手术期酸中毒/HCO_3^- 对 $PaCO_2$、pH和血流动力学的影响	是	pHe 否 pHiNA	否	NA	NA
Fanconi/1993	人体	新生儿酸中毒/HCO_3^- 对血流动力学pH、$PaCO_2$ 和 $PtCO_2$ 的影响	是	pHe 否 pHiNA	是	是	NA
Mathieu/1991	人体	败血症休克/HCO_3^- 对动脉pH、$PaCO_2$ 和血流动力学的影响	是	pHe 否 pHiNA	是	否	NA
Cooper/1990	人体	败血症休克/HCO_3^- 对pH、$PaCO_2$ 和血流动力学的影响	是	pHe 否 pHiNA	是	否	NA
Bersin/1989	人体	充血性心衰/HCO_3^- 对酸中毒 $PaCO_2$ 和血流动力学的影响	是	pHe 否 pHiNA	否	否	NA
Kimmoun/2014	动物	出血性休克/HCO_3^- 加钙剂对呼吸、pHe和肌肉pHi的影响	否	pHe 否 pHi 否	是	是	NA
Valenza/2012	动物	乳酸灌注乳酸酸中毒+$NaHCO_4$ 对pHe和磷酸果糖激酶的作用	是	pHe 否 pHiNA	否	否	NA
Beech/1994	动物	低血容量性休克大鼠/HCO_3^- 对肌肉pHi、$PaCO_2$ 和血流动力学的作用	是	pHe 否 pHi 是	是	否	NA
Bollaert/1994	动物	内毒素性休克大鼠/HCO_3^- 对动脉pH、$PaCO_2$、肌肉pHi和血流动力学的影响	是	pHe 否 pHi 是	是	否	NA
Rhee/1993	动物	缺氧性乳酸酸中毒狗/HCO_3^- 对 $PaCO_2$ 和血流动力学的影响	是	pHe 是 pHi 是	是	否	NA
Cooper/1993	动物	L-乳酸灌注猪/HCO_3^- 对pH和血流动力学的影响	通气调整	pHe 否 pHiNA	是	否	NA
Shapiro/1990	动物	氯化铵代谢性酸中毒/HCO_3^- 对 $PaCO_2$、pHe、肝pHi和血流动力学的影响	是	pHe 否 pHi 是	否	否	NA
Dimlich/1988	动物	乳酸酸中毒大鼠/HCO_3^- 和二氯乙酸盐对pH的影响	NA	pHe 否 pHiNA	是	否	NA
Iberti/1988	动物	出血性休克狗/HCO_3^- 对血流动力学、pH和 $PaCO_2$ 的影响	是	pHe 是 pHiNA	是	否	NA
Hope/1988	动物	不完全性脑缺血羊/葡萄糖和 HCO_3^- 对脑pHi-$PaCO_2$-$PtiCO_2$ 的影响	是	pHe 否 pHi 是	否	NA	NA
Sessle/1987	动物	乳酸酸中毒兔/HCO_3^- 对pHi、pHe和 $PaCO_2$ 的影响	是	pHe 否 pHi 否	是	NA	NA

续表

研究者/年份	动物/人体	方法	碱化后升高 $PaCO_2$	碱化后 pHe/pHi	休克伴乳酸酸中毒	血压/心脏指数改善	死亡率降低
Graf/1985	动物	缺氧性乳酸酸中毒狗/HCO_3^-对 pHe 和肝 pHi 的影响	是	pHe 是 pHi 是	是	否	否
Arieff/1982	动物	苯乙双胍性乳酸酸中毒狗/HCO_3^-对 pHe、pHi 和血流动力学的影响	NA	pHe 是	是	否	否

注:NA:not applicable,未应用;pHe:extracellular pH,细胞外 pH;pHi:intracellular pH,细胞内 pH

表 4-3-3-6 复苏液的特性

溶质	血浆	胶体液			晶体液				
		4%白蛋白	6%HES 130/0.4	葡萄糖	明胶	生理盐水	Ringer 液	Hartmann 液	Plasma-Lyte
Na^+	135~145	148	154	154	154	154	130	131	140
K^+	4.0~5.0	0	0	0	0	0	4.5	5	5
Ca^{2+}	2.2~2.6	0	0	0	0	0	2.7	4	0
Mg^{2+}	1.0~2.0	0	0	0	0	0	0	0	1.5
Cl^-	95~110	128	154	154	120	154	109	111	98
乙酸盐	0	0	0	0	0	0	0	0	27
乳酸盐	0.8~1.8	0	0	0	0	0	28	29	0
葡萄糖酸盐	0	0	0	0	0	0	0	0	23
碳酸氢盐	23~26	0	0	0	0	0	0	0	0
渗透压	291	250	286~308	308	274	308	280	279	294
胶体	35~45	20	60	100	40	0	0	0	0

注:渗透压单位 mOsm/L;胶体液体单位 g/L;其他液体单位 mmol/L

2. 透析疗法 多用于伴肾功能不全或严重心衰及血钠较高的危重患者,应使用不含乳酸钠的透析液,可清除药物,加快乳酸的排泄,可采用血液透析或腹膜透析。

3. 支持和对症处理 积极改善心功能、护肝、护肾及加强营养和护理等综合治疗。

(方妮 廖二元)

第4节 D-乳酸性酸中毒

D-乳酸性酸中毒主要见于短肠综合征和特殊的肠道功能紊乱与病变,糖尿病一般不并发 D-乳酸性酸中毒,仅在特殊病例中出现亚临床高 D-乳酸性血症。正常血液中的 D-乳酸盐(D-lactate)浓度极微(ng/L),为丙酮醛(methylglyoxal)的代谢产物;过度的胃肠微生物生长可使血液 D-乳酸达到较高水平(mmol/L),进食谷物过多的动物、短肠综合征和动物腹泻可引起高 D-乳酸血症和 D-乳酸性酸中毒。以前认为,D-乳酸主要自尿液排泄,被 D-α 羟酸脱氢酶(D-α-hydroxy acid dehydrogenase)缓慢分解。现在发现,哺乳动物的该酶活性较高,D-乳酸代谢能力较强,在脓毒败血症和创伤时,可引起亚临床 D-乳酸血症,D-乳酸测定可作为败血症的诊断指标。

【乳酸代谢】

乳酸是羟基羧酸的最简单化合物,因 C_2 原子的非对称性,存在两种分子异构体(图 4-3-4-1),顺时针(右旋)方向旋转者称为 D-乳酸,反时针(左旋)方向旋转者称为 L-乳酸。两种乳酸的化学特性基本相似(pK3.86)[1,2],在生理 pH 范围内,可自由离解,产生乳酸盐离子(lactate ion)和乳酸(lactic acid)两种分子形式,乳酸盐离子:乳酸的比值为3000:1。正常血清乳酸盐浓度 1~2mmol/L,基本上全部为 L-乳酸,D-乳酸的量极微。仅在进食大量发酵食物(如泡菜、酸奶酪)或肠道发酵 D-乳酸和 L-乳酸增加[3-5]。L-乳酸性酸中毒常见于组织缺氧、药物、毒物中毒或代谢障碍性疾病[6]。D-乳酸性酸中毒可见于糖尿病、败血症缺血性疾病与创伤等情况。成人血清 D-乳酸水平 11~70nmol/L,尿排泄量 0.1μmol/h,1 岁前尿液 D-乳酸排泄较高,4 岁后降至成人水平[7-11]。L-乳酸被肝脏丙酮酸脱氢酶迅速分解,人类缺乏 D-乳酸脱氢酶,因而 D-乳酸亦主要被丙酮酸脱氢酶(D-α-羟酸脱氢酶仅代谢 1/5 的 D-乳酸)代谢[12-14]。D-乳酸进入线粒体膜后促进草酰乙酸-苹果酸穿梭,D-乳酸被 D-乳酸脱氢酶氧化。均可透过线粒体膜的三种 D-乳酸穿梭转运体分别是 D-乳酸/H^+同转运体(symporter)、D-乳酸/酮酸抗转运体(oxoacid antiporter)和 D-乳酸/苹果酸抗转运体(malate antiporter)[15]。

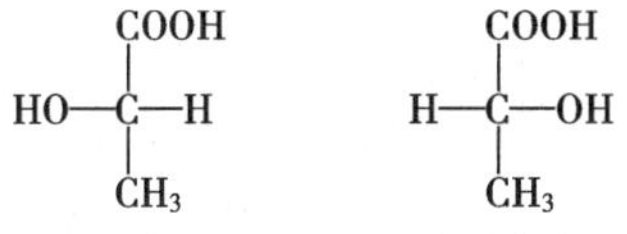

COOH | HO—C—H | CH_3 L(+)乳酸 COOH | H—C—OH | CH_3 L(−)乳酸

图 4-3-4-1 乳酸异构体

【D-乳酸生成与代谢】

有关D-乳酸的代谢与排泄仍存在较多争论，20世纪20年代，人们根据哺乳凋亡不容易分解D-乳酸，故认为其以原型从尿液排泄[16-20]，应用Cori实验发现，30%~40%的D-乳酸自尿液排出，而尿中无L-乳酸；20世纪80~90年代发现，D-乳酸或^{14}C-标记的D-乳酸能在体内代谢[21-23]。

（一）肾脏D-乳酸生成与代谢 D-和L-乳酸在肾脏利用相同的转运体，因而重吸收相互干扰，L-乳酸的重吸收率高于70%，而D-乳酸低于50%；当血浆D-乳酸高于3.0mmol/L，肾小管重吸收D-乳酸的重吸收降至30%。D-乳酸在各种组织的转运通过质子依赖性单羧酸转运体（MCT-1~MCT-8）完成。小肠和结肠通过MCT-1吸收D-乳酸[24,25]。D-乳酸与营养不良患者的骨代谢异常密切相关。长期（平均74个月）使用肠外营养支持的患者，血清D-乳酸升高（1.1~2.8mmol/L），同时发生骨质软化，而维生素D、磷和钙浓度正常[26]。碳水化合物、脂肪和蛋白质代谢过程中，产生少量的丙酮醛（methylglyoxal）（图4-3-4-2）。丙酮醛类物质的毒性高，必须由乙二醛酶（glyoxalase）清除，生成D-乳酸和谷胱甘肽，其中间产物为*S*-D-乳酰谷胱甘肽（*S*-D-lactoylglutathione）。大剂量（8g/kg）而长期（22天）摄入丙二醇后（图4-3-4-3），可达到血清D-乳酸性酸中毒（D-lactic acidosis）水平（7mmol/L）。

（二）消化道D-乳酸生成与代谢 消化道的乳酸杆菌和双歧杆菌产生D-乳酸，但可被其他细菌将D-乳酸转换

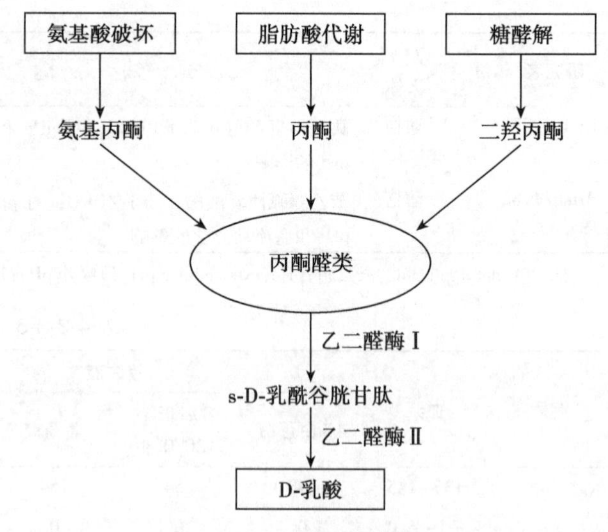

图4-3-4-2 丙酮醛代谢途径

为乙酸和其他SCFA，是肠黏膜细胞的能量来源，而吸收的丙酸盐（propionate）被肝脏转化为葡萄糖、甘油三酯和二氧化碳，丁酸盐则在肠黏膜细胞代谢后，生成ATP。乳酸代谢的底物为葡萄糖，催化剂为肠道厌氧菌（主要是乳杆菌类），产物是D-乳酸；D-乳酸性酸中毒后，除了D-乳酸引起的症状外，D-乳酸的酸性还促进肠道乳杆菌生长繁殖（图4-3-4-4）。针对上述的任何步骤，均可使D-乳酸水平降低，解除酸中毒症状。

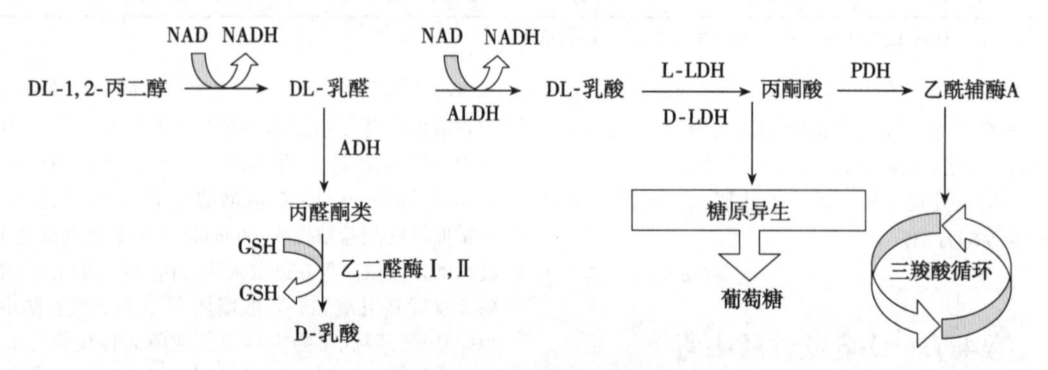

图4-3-4-3 丙二醇代谢途径

ADH：醇脱氢酶；ALDH：醛脱氢酶；GSH：还原型谷胱甘肽；PDH：丙酮酸脱氢酶；L-LDH：L-乳酸脱氢酶；d-LDH：D-乳酸脱氢酶

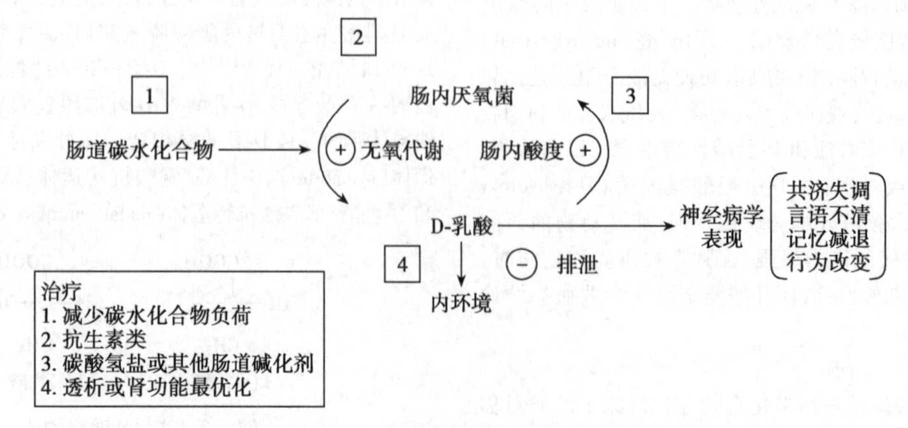

图4-3-4-4 D-乳酸性酸中毒的发病机制

【D-乳酸性酸中毒】

D-乳酸性酸中毒是指D-乳酸≥3mmol/L的状态，主要是因为摄入大量乙二醇或肠道发酵事件（如短肠综合征）所致。

（一）短肠综合征 因为先天性缺陷、坏死性肠炎、肠梗阻、肠扭转、肠坏死等切除肠管，如果残余肠管不足150cm则可导致短肠综合征[27]，碳水化合物、蛋白、脂肪、维生素、液体、电解质和矿物质的消化吸收障碍，同时造成腹泻、失水、酸碱平衡紊乱和营养物质缺乏。SBS引起的D-乳酸性酸中毒的治疗主要是补充碳酸氢盐和液体，避免碳水化合物摄入和应用肠道敏感而不被吸收的抗生素，但是有些抗生素因为促进乳酸杆菌生长，反而诱发或加重D-乳酸性酸中毒[28]。治疗的方法包括肠外营养支持至小肠病变解除，杀灭肠道的嗜酸性乳酸杆菌，同时应用非嗜酸性乳酸杆菌以阻滞D-乳酸生成[28]。

短肠综合征并发D-乳酸性酸中毒首次报道于1979年。患者主要表现为神经毒症状和共济失调、语言不清，神志紊乱，视力模糊、眼肌麻痹、定向障碍、过度兴奋、眩晕、嗜睡、眼球震颤血清阴离子间隙升高和代谢性酸中毒。肠道的碳水化合物进入结肠，有机酸生成增多，pH下降。酸性环境使抗酸的乳酸杆菌大量繁殖，通过发酵反应，产生大量D-乳酸和L-乳酸。D-乳酸在组织中堆积的量超过分解能力时，血清D-乳酸升高，形成D-乳酸性酸中毒。有些乳酸杆菌生成消旋乳酸盐（DL-lactate），在消旋乳酸酶（DL-lactate racemase）的催化下，L-乳酸转化为D-乳酸，加重D-乳酸性酸中毒。D-乳酸容易通过血-脑屏障，并以弥散方式分布在脑组织中，具有较强的神经毒性。此外，肠道发酵产生的蚂蚁酸盐、琥珀酸盐、组织胺、内毒素和乙醇等也是引起神经症状的重要原因。

（二）亚临床高D-乳酸血症

1. 糖尿病 当大鼠的非胰岛素依赖性摄取增加时，组织D-乳酸生成和丙酮醛增多，血浆D-乳酸升高伴酮症酸中毒，而血糖升高不明显，提示丙酮醛注意来源于肝脏。糖尿病患者酮症酸中毒时，血浆D-乳酸升高2倍（28μmol/L，正常13μmol/L）。糖尿病视网膜病变和肾病患者的AGE生成增多同时也伴有丙酮醛增多，但血浆D-乳酸升高的程度一般不至于导致酸中毒。

2. 感染-缺血-创伤 感染、缺血或创伤引起血浆D-乳酸升高（<1mmol/L），但一般不伴有D-乳酸性酸中毒或神经症状。脆弱杆菌、埃希大肠杆菌、克雷伯杆菌和葡萄球菌均可产生D-乳酸，因此D-乳酸可作为细菌感染鉴别的一种标志物。阑尾炎、内毒素血症、肝硬化感染、肠缺血创伤和坏死性胰腺炎患者的血清D-乳酸升高，其诊断价值高于C-反应蛋白或白血病计数。

（方妮 廖二元）

第5节 自身免疫性B型胰岛素抵抗危象

胰岛素抵抗分为A型和B型两种。B型胰岛素抵抗与抗胰岛素受体自身抗体有关，其特点是严重高血糖症，且对外源性胰岛素治疗抵抗（胰岛素用量可达18000U/d），一段时间的严重高血糖后，胰岛素抵抗被解除则发生严重低血糖症；或者因为抗胰岛素受体抗体本身具有胰岛素受体激动剂作用，即抗体能与胰岛素受体结合并启动受体下游的信号传导，抑制胰岛素降解，并因高胰岛素血症而导致严重而持久的低血糖症，这些患者在发生低血糖症前没有高血糖症。

【发病机制与临床表现】

（一）发病机制 抗胰岛素受体抗体属于IgG，由多种不同分子组成抗体复合物。抑制性抗体受体与胰岛素结合后，阻滞胰岛素的生理作用；而刺激性抗体具有受体激动剂样作用，增强或加速胰岛素。此外，患者是发生高血糖症还是低血糖症也取决于血清自身抗体的滴度。当血清的抗体滴度较低时，抗体主要发挥受体激动剂样作用，引起低血糖症；而当血清抗体的低度较高时，抗体降调节受体对胰岛素的反应性，故导致高血糖症。

（二）临床表现与病情缓解 B型胰岛素抵抗的临床表现容易认识，高血糖症和低血糖症均不能用一般病因解释，而且血糖升高和低血糖症均十分严重，处理困难。B型胰岛素抵抗的另一个特点是伴有其他自身免疫性疾病（SLE、类风湿关节炎、干燥综合征）、淋巴瘤旁癌综合征、黑棘皮症、高雄激素血症和消瘦，血清甘油三酯降低，脂联素升高，死亡率极高[1-5]。有时，这些自身免疫性疾病发作成为B型胰岛素抵抗的重要诱因，慢性发作的B型胰岛素抵抗综合征可出现黑棘皮病和肥胖。

B型胰岛素抵抗综合征属于抗细胞表面胰岛素抗体的自身免疫性疾病状态，阻滞胰岛素的作用时引起严重高血糖症、高分解代谢状态、黑棘皮症和女性高雄激素血症。Malek等报道了美国NIH的14例患者，总结了另外2例病例资料。结果显示，标准的利妥昔单抗（rituximab）、环磷酰胺和糖皮质激素治疗能缓解病情（表4-3-5-1～表4-3-5-4）。

表4-3-5-1 B型胰岛素抵抗病例的一般资料

病例	年龄	性别	种族	胰岛素受体抗体滴度	基础疾病	抗体类型
B-30	20	F	黑种人	++++	混合性结缔组织病	ANA/EN/Sm/RNP
B-33	50	F	黑种人	+++	SLE	ANA/Sm/SmRNP/ENA
B-34	62	M	黑种人	+++(+)	SLE	ANA/SmRNP/心磷脂抗体/IgG/ENA
B-35	17	F	黑种人	+	未明	ANA/RNP/Sm/ENA
B-36	64	M	白种人	++++	SLE	ENA/ANA/SSA/SSB/ds-DNA
B-37	58	F	黑种人	+++	未明	ANA/TPO
B-38	21	F	黑种人	+++	未明	ANA/SSA/TG
B-25	53	F	白种人	+++	混合性结缔组织病	TPO/TG/ENA

续表

病例	年龄	性别	种族	胰岛素受体抗体滴度	基础疾病	抗体类型
B-26	53	F	黑种人	+++	未明	ANA/ENA
B-27	44	F	黑种人	++	SLE	ENA/ANA/SmRNP/Smith/SSA/SSB
B-28	51	F	黑种人	+++	未明	RF/ANA/SSA/JKA/心磷脂抗体/IgM
B-29	53	F	白种人	++	未明	ANA/ENA/SSA/SSB
B-31	40	F	黑种人	+	未明	ANA/ENA/Sm/RNP/SSA&B/心磷脂抗体/IgM
B-32	28	F	黑种人	+++	SLE	ENA/ANA/ds-DNA/SmRNP/Smith/SSA

注:胰岛素受体抗体滴度采用Western杂交带强度半定量法确定;ANA:Antinuclear antibody,抗核抗体;ENA:extractable nuclear antigen,抗可提取性核抗原抗体;ds-DNA:double-stranded DNA,双链DNA抗体;TPO:thyroid perioxidase antibody,甲状腺过氧化酶抗体;TG:thyroglobulin,甲状腺球蛋白;SSA:Sjögren's syndrome,干燥综合征A抗体;SSB:Sjögren's syndrome B,干燥综合征B抗体;JKA:kidd抗体;RF:rheumatoid factor,类风湿因子;Sm:Smith antigen,Smith抗原;SmRNP:Smith ribonucleoprotein,Smith核糖核蛋白;F:女性;M:男性

表4-3-5-2 B型胰岛素抵抗病例的代谢指标与治疗反应

病例	脂联素(mg/L)	空腹血糖(mg/dl)		胰岛素用量(U/d)		甘油三酯(mg/dl)		HDL(mg/dl)		HbA_{1c}(%)	
		治疗前	治疗后	治疗前	治疗后	治疗前	治疗后	治疗前	治疗后	治疗前	治疗后
B-30	54.4	321	77	18000	0	42	88	70	30	11.9	5.3
B-33	21.3	277	79	1300	0	68	43	29	47	9	5.5
B-34	12.5	306	88	1250	0	36	47	62	79	9.2	6.5
B-35	8.3	71	78	0	0	41	87	51	33	6.8	5
B-36	15.2	212	72	1800	0	102	80	36	67	11.7	6.4
B-37	24.8	496	80	7000	0	92	55	49	88	10.2	5.6
B-38	43.4	191	95	750	0	41	65	72	40	13.5	6.5

表4-3-5-3 B型胰岛素抵抗女性患者的血清睾酮水平

病例	血清睾酮总量(ng/dl)		游离睾酮(ng/dl)	
	治疗前	治疗后	治疗前	治疗后
B-30	623	25.9	9.3	0.3
B-35	686	<20	10.6	<0.1
B-38	334	<20	2.4	<0.1

注:TannerⅤ期以后的女性血清睾酮总量正常参考值范围8~60ng/dl,游离睾酮0.1~2.4ng/dl

表4-3-5-4 B型胰岛素抵抗治疗与病情缓解情况

病例	利妥昔单抗疗程数	增加糖皮质激素剂量的次数	缓解前病程(月)	缓解时间(月)
B-30	2.5	5	27.25	15
B-33	1	3	6.5	16
B-34	2	4	9	12
B-35	1	2	4.5	13
B-36	2	5	6	3
B-37	1	1	2.5	9
B-38	1	2	2.5	2

1. SLE引起的B型胰岛素抵抗 SLE是诱发B型胰岛素抵抗的主要病因[6-10]。在SLE治疗过程中,如果患者的血糖显著升高,且由于胰岛素治疗难以达到降低高血糖目的时,应想到B型胰岛素抵抗综合征可能。但应与羟氯喹(hydroxychloroquine)引起的低血糖症鉴别。羟氯喹是治疗SLE的重要药物,研究发现,该药可能消除抗胰岛素抗体[11,12]。

2. 干扰素-α引起的B型胰岛素抵抗 应用干扰素-α治疗慢性肝炎时,约有5%的患者发生各种自身免疫性疾病,其中较常见的有自身免疫性甲状腺病、1型糖尿病、SLE、重症肌无力、过敏性肠炎、自身免疫性溶血性贫血、自身免疫性肝炎、银屑病、血小板减少性紫癜或B型胰岛素抵抗综合征[13-23]。

【治疗】

(一)高血糖症治疗 B型胰岛素抵抗患者发生高血糖症后,血糖可能极高(30mmol/L以上),降血糖治疗困难,有效的方法是使用大剂量速效胰岛素。其用量明显超过通常的糖尿病治疗剂量,文献报道最高的每日胰岛素剂量达到2200U。应在严密监测血糖和血清胰岛素的同时,根据血糖水平调整胰岛素用量[24]。

(二)低血糖症治疗 高血糖症过后往往发生严重的低血糖反应,部分患者以急性低血糖症起病;静脉输注大量葡萄糖仍难以控制发作。此时应及时加以糖皮质激素和其他免疫抑制剂治疗[25-27]。

(三)免疫抑制治疗 在对症治疗的基础上,应纠正低血糖症或降低高血糖症;免疫抑制剂是治疗B型胰岛素抵抗综合征的首选药物,但有时疗效不佳,需要多种免疫抑制剂(如糖皮质激素、硫唑嘌呤、环磷酰胺、环孢素等)联合应用。必要时亦可选用利妥昔单抗(rituximab)与其他免疫抑制剂联合治疗[28-30]。治疗疗程依病情而定,文献报道病例最长使用硫唑嘌呤28年。

(廖二元)

第6节 急性糖尿病心脑血管事件

糖尿病是脑血管病的独立危险因素,糖尿病者脑血管病

发生率较非糖尿病者明显增高,女性尤甚。Framingham 研究发现,45~74 岁糖尿病脑梗死发生率较非糖尿病者男性高 2.5 倍,女性高 3.7 倍。而且,糖尿病患者各年龄段缺血性脑卒中的发生率均高于非糖尿病患者。糖尿病脑血管病以脑动脉粥样硬化所致缺血性脑病最常见,如短暂性脑缺血发作(transient ischemic attack,TIA)、腔隙性脑梗死、多发性脑梗死和脑血栓形成等。脑血栓形成多发生于大脑中动脉,而腔隙性脑梗死则多见于脑内深穿支的供血区,如壳核、内囊、丘脑及脑桥基底等。由于糖尿病高血压发生率甚高(20%~60%),出血性脑病亦很常见[1]。

糖尿病患者有易发血管闭塞性疾病的倾向,外周血管病变(PVD)的发生率至少是非糖尿病患者的 4 倍,且随年龄增长和病程延长而增加。多中心流行病学调查显示,我国 50 岁以上的糖尿病人群中有近 1/5 患有 PAD,糖尿病患者是否容易患 PAD 与年龄、吸烟、糖尿病病程、血糖升高水平及收缩期血压有关,但与性别无关。糖尿病患者的 PVD 具有发病年龄早、进展快和病情重等特点。据报道,糖尿病患者中,62%的足部难治性溃疡和 46%的截肢与动脉缺血有关。

本节主要讨论糖尿病心血管病。

【临床表现】

糖尿病心血管病的主要表现是高血压、气促、心绞痛、心脏扩大、心力衰竭、无痛性心肌梗死、心律失常和猝死等。

(一) 大血管并发症 患者可有头昏和头痛。但有些患者无症状,仅体检时才被发现。

1. 代谢性高血压 在人群遗传背景无显著变化情况下,代谢紊乱在促进高血压快速增长方面起了重要作用。分析显示,单纯高血压患者仅占 10%左右,绝大多数高血压均合并有各种不同形式的代谢紊乱,且合并代谢异常者的靶器官损害更为严重[2,3]。高血压是一个与多重危险因素相关的临床综合征,血压升高只是其中的表现之一。鉴于代谢因素与高血压密切相关,下述几个问题值得特别关注。传统上按病因学分为原发性和继发性高血压两类,将肥胖和糖脂代谢紊乱视为原发性高血压的危险因素。虽然高血压与遗传因素的关系更密切,但在代谢紊乱人群中的高血压检出率极高;与肥胖、糖和脂肪代谢异常相关的高血压称为"代谢性高血压"。其特点是:①肥胖和糖脂代谢紊乱先于高血压;②多种代谢紊乱是高血压的病因。为此提出了"肥胖性高血压"、"家族性血脂异常性高血压综合征"和"高血压代谢综合征"等概念。

糖尿病和高血压的发病机制在很大程度上是重叠的,病因均与胰岛素抵抗有关,病变基础是代谢综合征,如交感神经和 RAAS 兴奋、氧化应激、胰岛素抵抗、脂肪因子与 PPAR 信号途径异常等。这些不利因素之间相互作用,形成恶性循环(图 4-3-6-1)。

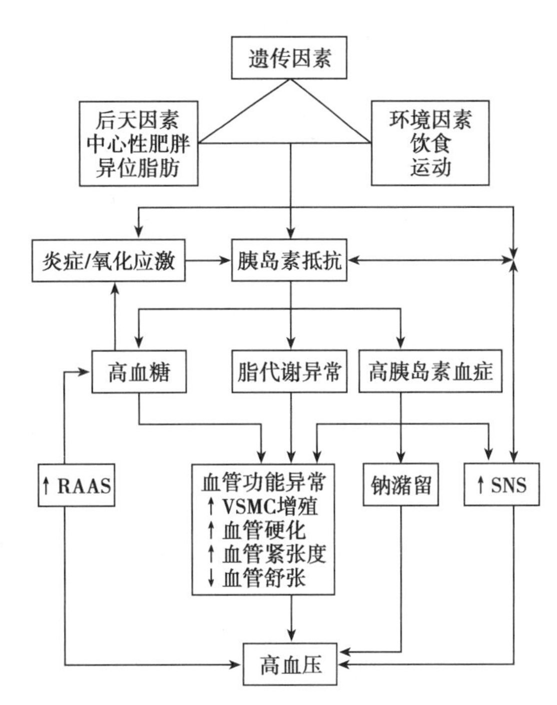

图 4-3-6-1 糖尿病与高血压的恶性循环途径

RAAS:肾素-血管紧张素-醛固酮系统;SNS:交感神经系统;VSMC:血管平滑肌细胞

2. 心脏表现 可表现为胸闷、活动后气促、心绞痛、心脏扩大、心率增快或固定、心音低钝、颈静脉充盈、端坐呼吸、唇指发绀、肝脾肿大及下肢水肿等。严重者可表现为心力衰竭、无痛性心肌梗死、心律失常,甚至猝死。

3. 下肢血管病表现 研究表明吸烟的支数与下肢血管病的危险因素成正比,曾经吸烟者患动脉硬化的危险因素为 7 倍,而仍然吸烟者为 16 倍。一氧化碳聚集在动脉壁激起血管内皮细胞改变,使胆固醇容易进入血管内皮细胞,形成沉积。吸烟导致血管收缩,影响血液成分,改变血脂成分,增加血小板聚集和血液黏度。吸烟大约 5 年,就会有 18%的与吸烟相关的间歇性跛行发展为静息痛。高血压增加发生下肢血管疾病的风险 2~3 倍,高脂蛋白血症与腘动脉疾病密切相关。外周血管病变的患者在老年人中常见。在有些研究中发现,年龄每增加 10 岁,外周血管疾病的发生增加 1.5~2.0 倍。发生在下肢血管的动脉硬化经常在动脉分支处,患者的预计寿命减少 10 年,大部分死于心脏或者脑血管疾病。当血管的一个位置出现硬化时,流向下肢的血液严重受阻,下肢缺血。因血管闭塞的水平、程度、部位和侧支循环建立情况而不同,糖尿病 PVD 的临床表现各异。足背动脉搏动消失是大血管病变的一个重要信息。下肢血管病变可出现患肢皮肤温度降低、皮肤颜色改变、动脉搏动减弱或消失、下肢溃疡与坏死。行路不能持久,行路感乏力加重,休息 2~3 分钟后即消失,以后可出现间歇性跛行,即在行走一段路程后,小腿腓肠肌与足部酸痛或痉挛性疼痛。如继续行走,疼痛加重,而被迫停步,或稍稍休息后,疼痛能缓解。随病变进展出现静息痛和肢体疼痛等。严重时出现夜间和白昼持续疼痛与感觉异常或缺失[4]。

(二) 心脑血管事件 心脑血管事件是糖尿病大血管病变的结局(表 4-3-6-1 和表 4-3-6-2)。高血压的临床转归及并发症与一般高血压相同,但往往更为严重,病情发展更加迅速。血压不达标或血压虽升高不明显,但波动过大,或者平均脉压过大,均是发生高血压性心脑血管事件的高危因素。糖尿病是冠心病的等危症,病情较重和病程较长的糖尿病患者易发生无痛性心肌梗死、心力衰竭或猝死性心律失常;心脏病变较一般冠心病更复杂,更严重。慢性脑血管病变可表现出神经定位体征及神志改变,或有失语、神志改变和肢体瘫痪等定位体征,伴脑萎缩可表现为智力下降、记忆力差和反应迟钝等。多发性腔隙性脑梗死后,常发生继发性脑萎缩与脑软化。脑卒中的主要危险因素有高血压、吸烟、经济生活差和房颤等。下肢血管闭塞是糖尿病足的重要发病因素。部分患者需接受截肢治疗。发生急性脑血管意外(脑卒中)时,出现昏迷、偏瘫、惊厥、颅内高压甚至死亡[5,6]。

表 4-3-6-1 颈动脉内膜-中层厚度评价心血管病和卒中风险

项目	病例数	性别/年龄	IMT	追踪时间(年/事件)	相对风险(95%CI)/(CIMT 危害比)
KIHD	1288	M/42~60	最大 IMT(CCA)	1.0(MI)	2.17(0.70~6.74)/CIMT≥1 vs <1mm
ROT	1373	M/F/≥55	平均 IMT(CCA)	2.7(MI)	1.43(1.16~1.78)/1SD(0.16mm)
				2.7(卒中)	1.41(1.25~1.82)/1SD 0.16mm)
CHS	4476	M/F/≥65	最大 IMT(CCA)	6.2(MI)	3.17(1.96~5.12)/5 分位数 vs 1 分位数
				6.2(卒中)	2.76(1.80~4.24)/5 分位数 vs 1 分位数
ARIC	5552	M/45~64	平均 IMT(全部)	5.2(MI)	1.85(1.28~2.69/>1mm
	7189	F/45~64	平均 IMT(全部)	5.2(MI)	5.07(3.08~8.36)/>1mm
	6349	M/45~64	平均 IMT(全部)	7.2(卒中)	1.98(1.24~3.15)/>1mm
	7865	F/45~64	平均 IMT(全部)	7.2(卒中)	3.31(1.88~5.81)/>1mm
Yoshida	783	M/F/30~75(T2DM)	平均 IMT(CCA)	7.2(CVD)	2.39(1.19~4.81)/SD
Present study	469	M/F/≥25(T2DM)	最大 IMT(全部)	6.1(CVD)	1.62(1.32~2.00)/1SD

注:ARIC:therosclerosis risk in communities,社区动脉粥样硬化风险;CCA:common carotid artery,颈总动脉;CI:confidence interval,可信限;IMT:intima-media thickness,中层厚度;CHS:Cardiovascular Health Study,心血管健康研究;CIMT:carotid intima-media thickness,颈动脉内-中层厚度;CVD,cardiovascular disease,心血管病;F:female,女性;KIHD:Kuopio Ischemic Heart Disease Study,Kuopio 缺血性心脏病研究;M:male,男性;MI:myocardial infarction,心肌梗死;ROT:Rotterdam Study,Rotterdam 研究;SD:standard deviation,标准差;T2DM:type 2 diabetes,2 型糖尿病

表 4-3-6-2 颈总动脉厚度增加的心肌梗死与卒中危害比荟萃分析

IMT 差异	心肌梗死(危害比 HR/95%CI)	卒中(危害比 HR/95%CI)
+1SD 的 IMT 差异	1.26(1.21~1.30)	1.32(1.27~1.38)
+0.10mm 的 IMT 差异	1.15(1.12~1.17)	1.18(1.16~1.21)

注:HR:hazard ratio,危害比;CCA:common carotid artery,颈总动脉;CI:confidence interval,可信限;IMT:intima-media thickness,中层厚度;SD:standard deviation,标准差

(三)糖尿病性心肌病 糖尿病患者存在心脏的结构和功能异常而导致缺血性心脏病、高血压或其他心脏病依据时称为糖尿病性心肌病(diabetic cardiomyopathy)。最初表现为无症状性舒张期功能障碍,继而进展至症状性心衰,心肌顺应性下降和收缩功能受损。一般认为,在遗传因素背景下,由于氧化应激、炎症、内皮细胞功能紊乱、代谢失衡、离子内环境异常和间质纤维化等而形成心肌病[7,8]。

(四)糖尿病性骨骼肌梗死 糖尿病性骨骼肌梗死(diabetic muscle infarction)少见,为微血管病变的一种急性并发症表现,常发生于病程较长的糖尿病肾病患者中。患者表现为局部肢体疼痛和肿胀,症状多在数周内缓解,但容易反复发作或并发骨筋膜间室综合征(compartment syndrome)。此时,血清 C 反应蛋白升高而肌酸激酶活性正常。根据临床表现和影像检查可作出诊断。治疗主要是休息、止痛、控制高血糖症和抗血小板凝聚药物(如小剂量阿司匹林),严重骨筋膜间室综合征患者需要行骨筋膜间室切开术。

【诊断与鉴别诊断】

(一)临床诊断 如病史中曾出现过心绞痛、心肌梗死或心力衰竭(隐匿型冠心病可无症状),心电图、心脏彩超和 SPECT 等有相应的心肌缺血或梗死表现,或冠脉造影和血管内超声检查有管腔狭窄(≥50%)者,可诊断为冠心病。

(二)一般辅助检查 在临床上,一般需要根据胸痛患者的心血管病风险选择辅助诊断检查(表 4-3-6-3),评价的主要依据是冠脉钙化计分。

表 4-3-6-3 急性胸痛的辅助检查

心血管病风险概率	一线辅助检查
<10%	考虑引起胸痛的非心血管病
10%~29%	考虑冠脉钙化
	冠脉钙化计分为 0 时考虑非心血管病引起的胸痛
	冠脉钙化计分为 1~400 时考虑功能性影像检查
	冠脉钙化计分>400 时考虑冠脉造影
30%~60%	考虑功能性影像检查
61%~90%	拟行冠脉重建时考虑冠脉造影
	不考虑冠脉重建时进行功能性影像检查
>90%	按心绞痛治疗

冠脉造影是诊断冠心病的金标准,可以发现动脉管腔狭窄情况,但不能提供血管壁或斑块的病变信息。采用形态与功能影像检查的应用越来越广泛,冠脉 CT 和 MRI 可提供冠脉的解剖性病变,冠脉钙化计分和冠脉 CT 用于评价亚临床动脉粥样硬化斑块负荷,也可以采用负荷性放射性核素、负

荷性超声心动图或负荷性 MRI 评价血流动力学意义。糖尿病患者进行冠状动脉检查的指征是:①典型或不典型心肌缺血症状;②休息时 ECG 提示心肌缺血或有心肌梗死大 Q 波者常预示将出现心脏突发事件;③外周动脉或颈动脉阻塞性疾病;④糖尿病患者伴有以下两条或更多冠心病危险因素者,如总胆固醇≥240mg/dl(6.24mmol/L)、LDL-C≥160mg/dl(4.16mmol/L),或 HDL-C<35mg/dl(0.91mmol/L);或血压>140/90mmHg,或吸烟;家族中有中年发生的冠心病者;或尿白蛋白≥20μg/min。以上任意两项阳性者的心血管病死亡率由 30 人/1 万人年剧增至 90 人/1 万人年。脂蛋白 α 和同型半胱氨酸浓度升高也是冠心病的危险因素,至少需要每年评估 1 次。

虽然无高血压或冠心病表现,但有糖尿病史并伴心脏增大(尤其女性左心室后壁和室间隔增厚)、左心房扩大、左心功能减低、心率变异性减低、MIBG 断层心肌显像异常或心脏自主神经病变检查异常者,应诊断为糖尿病心肌病。糖尿病和心血管病相互影响,互为因果。因此凡遇有其中之一,即需对另一疾病进行检查。2004 年,法国 SFC/ALFEDIAM 建议对 T2DM 患者具有以下心血管高危因素、无症状的个体进行筛查:①>60 岁或已知病程超过 10 年和有以下至少 2 个其他心血管危险因素:a. 总胆固醇>2.5g/L,低密度脂蛋白胆固醇>1.6g/L,或高密度脂蛋白胆固醇<0.35g/L,甘油三酯>2g/L 或调脂治疗;b. 血压>140/90mmHg 或降血压治疗;当前或近期吸烟者;c. 在一级亲属中有过早的 CAD 家族史(在 60 岁前)。②周围动脉疾病或颈动脉疾病。③蛋白尿。④微量白蛋白尿和除年龄以外的至少 2 个心血管危险因素。⑤久坐的生活方式,年龄≥45 岁者。

1. 心电图 无特异性。运动心电图和 24 小时动态心电图对无症状心肌缺血的检出有一定帮助。

2. 超声心动图 超声心动图和 MRI 是诊断糖尿病性心肌病的最佳方法[9],表现为局限性或广泛性心室壁收缩运动幅度降低;由于心肌慢性缺血,心肌纤维组织增生,心内膜处于冠状血管的末梢部更易因缺血而形成纤维性变。心肌和心内膜纤维组织增生在超声上表现为回声增强;还可有二尖瓣反流,因左心室受累使二尖瓣失去正常子弹头形态而呈葫芦形;左室舒张功能减退表现为心室早期充盈血流峰速/心室晚期充盈血流峰速比下降等。

3. 颈动脉/股动脉内膜中层厚度 在动脉粥样硬化发生发展的过程中,动脉内膜是最早受累及的部位,血管壁内膜中层增厚是动脉粥样硬化的早期标志,而斑块形成是动脉粥样硬化的特征,可以反映动脉粥样硬化的程度。颈动脉粥样硬化程度与冠状动脉粥样硬化程度密切相关,以颈动脉/股动脉内膜中层厚度>0.85mm 和/或出现粥样斑块来预测冠心病,其特异性为 71.6%,敏感性为 85%,阳性预测率 89.8%。

4. 心脏自主神经功能 主要有:①静息心率:有糖尿病心脏自主神经病变者静息心率常大于 90 次/分;②深呼吸时心率变化:平均每分钟做深呼吸 6 次,同时描记心电图,计算深呼吸时最大与最小心率之差,正常应≥15 次/分,心脏自主神经病变时<10 次/分;③瓦氏试验心电图 R-R 变异:深吸气后尽量屏气,然后以 15 秒内吹气达 40mmHg 压力的速度吹气,同时描记心电图,正常人最大与最小心率之比应>1.21,心脏自主神经病变者<1.1;④直立性低血压:先测量安静时卧位血压,然后嘱患者立即站立,于 3 分钟内快速测量血压,如收缩压下降≥30mmHg(正常人≤10mmHg)可以确诊有直立性低血压,下降>11~29mmHg 为早期病变;⑤握拳试验:持续用力握拳 5 分钟后立即测血压,正常人收缩压升高≥16mmHg,如收缩压升高≤10mmHg,可诊断有心血管自主神经病变。

5. 其他检查 主要包括:①指压试验:正常时用手指压迫甲床,表现为局部苍白,松开后迅速恢复粉红色,如解除压迫后局部充盈减慢或局部苍白,则提示局部动脉血供障碍。②肢体抬高试验:患者仰卧,显露双小腿,双下肢伸直,足跟部抬高使双下肢达 80° 1 分钟,如肢体苍白,提示肢体缺血。苍白程度与动脉狭窄严重程度成正比。③皮肤温度测定:温度觉测定可分为定性测定和定量测定两种。定性测定简单,如将音叉或细的不锈钢小棍置于温热水杯中,取出后测定患者不同部位的皮肤感觉,同时与正常人(检查者)比较。利用红外线皮肤温度测定仪定量测定的准确度和重复性较好。

(三)特殊检查

1. 血管内超声和彩色多普勒超声 血管内超声已成为冠心病诊断和治疗的重要影像手段,它可以判断粥样硬化斑块的稳定性,准确测定冠状动脉狭窄的程度及钙化情况,指导经皮冠脉介入治疗,评价介入治疗效果以及阐明再狭窄机制等。彩色多普勒超声可检测颅内和下肢血管血流动力学情况。经颅超声波可诊断颅内血管痉挛、狭窄和闭塞。局部狭窄血流及异常增高的峰值流速(VS),提示该血管供血区可能有梗死灶。下肢彩色多普勒可发现血管壁增厚、内膜回声不均、动脉管腔狭窄与扭曲,其频谱呈单相波,血管内径及血流量降低,血流峰值流速及加速度/减速度高于正常。

2. 多普勒踝动脉压/踝肱指数/经皮氧分压 踝肱指数即踝动脉-肱动脉血压比值(ankle/brachial index,ABI),反映下肢血压与血管状态,正常值 1.0~1.4;<0.9 为轻度缺血,0.5~0.7 为中度缺血,<0.5 为重度缺血。重度缺血患者容易发生下肢(趾)坏疽。正常情况下,踝动脉收缩压稍高于或相等于肱动脉,但如果踝动脉收缩压高于 200mmHg 应高度怀疑下肢动脉粥样硬化性闭塞。此时应测定足趾血压。足趾动脉较少发生钙化,测定踝动脉或足趾动脉需要多普勒超声听诊器或特殊仪器(仅能测定收缩压)。如果用多普勒超声仍不能测得足趾收缩压,则需采用激光测定。经皮氧分压($TcPO_2$)通过测量皮肤组织中的氧含量以了解皮肤组织的血流灌注量,反映微循环状态和周围动脉的供血状况。正常人足背皮肤氧张力($TcPO_2$)大于 40mmHg,$TcPO_2$ 小于 30mmHg 提示周围血液供应不足,足部易发生溃疡或已有溃疡形成。$TcPO_2$ 小于 20mmHg,足溃疡愈合的可能性很小,需要进行血管手术。如吸入 100%氧气后,$TcPO_2$ 提高 10mmHg,提示溃疡预后较好。

3. CT/MRI 和 PET-CT 可确定病灶部位、大小和性质(出血或缺血)。脑梗死多在 24 小时后显示,3~7 天最佳,呈底向外的扇形或三角形低密度灶,边界清楚。MRI 可更早、更好显示病灶,T1 呈低信号,T2 呈高信号。螺旋 CT 血管造影对血管病变,尤对 Willis 环显影敏感,颅内有磁性物质者也可应用。磁共振血管显像可发现闭塞血管及侧支循环情况。PET可计算脑代谢、血流和氧耗量并成像,用于早期诊断。

4. 放射性核素检查 可较早地提示亚临床期病变。核素显像和^{99m}Tc-门控单光子发射电脑断层扫描可早期诊断糖尿病性心肌病。无创性去甲肾上腺素类似物标记的核素扫描可用于评价心交感神经功能,最常使用的是^{123}I-MIBG。

5. 冠脉造影 可发现受累部位管腔狭窄或闭塞,糖尿病常累及多处血管,同一血管常多处受累合并冠心病多为复杂病变。冠状动脉造影是诊断冠心病的金标准,是有创介入检查,但有一定危险性,应合理选择。一般先应用非创伤性的冠心病诊断试验,如 24 小时心电图监测 ST 段偏移、平板运动心电图、冠状动脉 CTA 检查、应激性心肌灌注显像和应激性心动超声等。

6. 动脉粥样硬化标志物的诊断意义 动脉粥样硬化标志物包括颈动脉中层厚度(IMT)、冠脉钙化计分、流速介导的血管扩张(FMD)和脉冲波速度(PWV)等,其临床意义与诊断意义见表 4-3-6-4。

表 4-3-6-4 动脉粥样硬化标志物

项目	颈动脉中层厚度(IMT)	冠脉钙化(计分)	流速介导的血管扩张(FMD)	脉冲波速度(PWV)
预测能力	佳	好	较好	较好
安全性	安全	相对安全	安全	安全
简便程度	方便	复杂	复杂	方便
重复性	佳	好	相对较好	较好
费用	低	高	低	低
AHA 建议	受益≫风险(Ⅱa)	受益≫风险(Ⅱa)	无受益(Ⅲ)	无受益(Ⅲ)

注:AHA:American Heart Association,美国心脏病协会;FMD:flow-mediated vasodilation,流速介导的血管扩张;IMT:intima-media thickness,中层厚度;PWV:pulse wave velocity 脉冲波速度

【预防与治疗】

预防糖尿病动脉粥样硬化进展的措施见图 4-3-6-2,主要包括风险因素控制、亚临床动脉粥样硬化的预防干预和亚临床多发性粥样硬化的预防干预。干预的目的是维持正常糖和脂肪代谢,控制高糖血症、血脂谱紊乱造成的慢性炎症与氧化应激,阻止动脉粥样硬化进展。

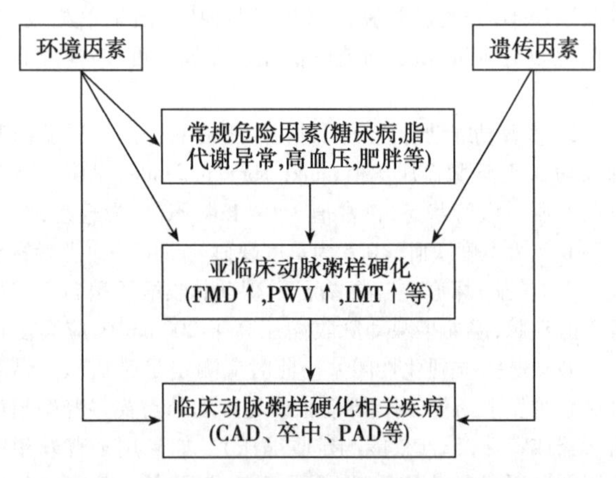

图 4-3-6-2 预防糖尿病动脉粥样硬化进展的措施

糖尿病动脉粥样硬化进展的措施应集中在控制糖脂代谢紊乱,消除胰岛素抵抗和内脏肥胖;颈动脉中层厚度是评价干预措施是否有效的可靠指标;CVD:心血管病

(一)高血糖症治疗 详见本篇第 2 章第 4 节和第 6 节。

(二)降压治疗 临床研究显示,2 型糖尿病患者有效降压可降低糖尿病相关终点事件、心血管死亡及全部死亡风险。我国部分地区糖尿病患者血压控制达标率仅为 1/3,伴大量蛋白尿患者血压达标率不足 1/5,且糖尿病患者血糖和血压控制同时达标率更低。依据 2010 年 ADA 糖尿病指南及我国糖尿病指南推荐,糖尿病患者血压控制<130/80mmHg,而合并肾损害且蛋白尿>1g/d 者血压应<125/75mmHg。同时降压目标需遵循个体化原则[10-13]。强调糖尿病高血压的管理做到三级预防,早期诊断和早期达标,对初诊糖尿病患者以及有高血压危险性的患者每次就诊需常规进行血压测量。

高血压治疗包括非药物治疗和药物治疗,前者包括控制体重、合理饮食(尤其限盐)、适当运动、心理治疗和戒烟、限酒。目前常用降压药包括 RAS 阻断剂、血管紧张素转化酶抑制剂(ACEI)和血管紧张素受体阻滞剂(ARB)、钙通道阻断剂(CCB)、利尿剂和 α 受体阻滞剂等。ACEI 及 ARB 被推荐为糖尿病合并高血压的初始降压药或基础用药,但不推荐两者联合应用,利尿剂、CCB 和 α 受体阻断剂一般在 ACEI/ARB 应用基础上适当联合使用。对糖尿病合并高容量性高血压、水钠潴留及心功能不全者加用少量噻嗪类利尿剂,对糖尿病合并心衰和严重水肿者可适当选择袢利尿剂,如呋塞米等。CCB 为糖尿病高血压患者有效的降压药物。

脉压增宽是动脉硬化的简易、实用而敏锐指标,在预测心血管疾病方面,优于高压与低压。大动脉与心脏收缩呈反向运动。心脏收缩时大动脉扩张,缓冲心脏射血时的压力;心脏舒张时大动脉回位,利于血液进入心脏。当大动脉硬化,弹性减退,造成收缩压升高,舒张压降低,脉压增宽。脉压增宽直接损害动脉内膜,牵拉、撕裂动脉壁弹力纤维,进一步加重动脉硬化、脉压增宽与动脉硬化之间恶性循环。研究表明,脉压大于 60mmHg,冠状动脉硬化的严重程度与病变范围明显加重;脑卒中的发生率是脉压小于 40mmHg 的 5.5 倍;肌酐清除率等肾脏功能明显减退。在单纯收缩期高血压患者中,收缩压水平相似的情况下,脉压每增宽 10mmHg,疾病总死亡率、心血管病死亡率与高血压靶器官受损相对风险分别升高 38%、48%和 64%。抗高血压治疗中,降低脉压是

减少血管损害的策略之一。其具体措施与一般抗高血压治疗并无区别，CCB、ACEI、硝酸酯类药物均有一定效果。在营养治疗中更强调限制饱和脂肪酸和低钠膳食。同时应行调脂药物治疗。

1. ACEI和ARB　不但可降低血压，还可防止糖尿病肾病，减少尿白蛋白排泄。此外，ACEI还能改善胰岛素的敏感性，但ACEI有干咳的副作用。ARB效果温和，单独应用一般要在用药4周后才可见到降压效果，因此对血压较高者最好在钙拮抗剂或利尿剂应用的基础上选用[14]。

2. 钙拮抗剂　对糖尿病高血压有较好效果，尤其是一些不适宜选用ACEI的患者。伴有冠心病者应首选钙拮抗剂。服用短效钙拮抗剂的高血压患者心肌梗死的危险性比用利尿剂或β-受体阻滞剂者高60%（与血压的谷峰比值增大有关），因此主张应用长效钙拮抗剂。

3. β-受体阻滞剂　通过降低心排血量和抑制RAA系统而起降压作用。其对年轻、心率较快、无其他并发症的糖尿病伴高血压的患者或伴有冠心病心绞痛而无充血性心力衰竭的患者适用。这类药物影响糖代谢、脂代谢和胰岛素分泌；但UKPDS对ACEI与β-受体阻滞剂（阿替洛尔）的降压效果进行了比较，结果显示β-受体阻滞剂略优。这两种降压药物对研究终点，如糖尿病相关死亡、心肌梗死和所有微血管并发症的影响无优劣之分。另外，两种药物对微蛋白尿和显性蛋白尿的影响亦无差别，ACEI与β-受体阻滞剂用于治疗T2DM伴高血压同样安全有效。

4. 利尿剂　糖尿病伴高血压因有钠潴留，应用利尿剂可减低钠和体液容量，同时降低血管紧张度，纠正血管对加压物质的高反应。但噻嗪类及袢利尿剂可加重糖及脂代谢紊乱及电解质紊乱，因此应慎用。合并心肾功能不全者可短期选用呋塞米加保钾利尿剂。吲达帕胺（indapamide）是一种磺胺类利尿剂，通过抑制肾皮质稀释部分对钠的重吸收而发挥作用，通过改变离子交换，降低心血管平滑肌收缩力，刺激舒血管PGE和PGI合成，且不影响血脂及糖类的代谢。

5. α受体阻滞剂　可扩张血管，降低外周阻力，使血压下降，对糖及脂代谢无不利影响。但由于糖尿病患者常伴有心脏交感神经病变，肾素分泌不足，主动脉和颈动脉窦压力感受器不敏感，末梢血管敏感性降低，常发生直立性低血压。

（三）调脂治疗　糖尿病控制与并发症试验（DCCT）及英国前瞻性糖尿病研究（UKPDS）认为，降低高血糖可使糖尿病微血管并发症发生率下降，但不能降低心血管事件的发生率[15]。LDL-C是糖尿病患者罹患冠心病的预测因子，4S研究发现，辛伐他汀（zocor）降低血胆固醇，使心血管病死亡率降低42%，冠心病突发事件减少55%。

1. 生活方式干预　生活方式干预包括合理饮食、运动和保持合适体重。饮食要求总脂肪的摄入量不高于每日总热量的30%，其中饱和脂肪的摄入量不超过总热量的10%。每日总胆固醇的摄入量应该小于200mg，减少饮酒和戒烟。临床研究显示坚持有氧运动锻炼（例如步行、游泳、慢跑或骑车）20~30分钟，每周4~5次可显著提高HDL-C水平，降低TG。除生活方式干预外，大多数糖尿病患者需要进行药物调脂治疗。

2. 调脂药物治疗　糖尿病患者存在多种血脂异常，处理原则亦不相同。2009年ADA糖尿病治疗指南对T2DM的血脂管理原则和要求是：①生活方式治疗（低脂饮食和运动等）有利于血脂谱异常的改善；②无论血脂谱是否异常，对所有伴有1项危险因素的40岁以上的T2DM患者均需要加用他汀类药物治疗；③单纯糖尿病患者的血脂首要管理目标是使LDL-C降至100mg/dl以下，合并心血管病的T2DM患者应使用较大剂量的他汀类药物，使LDL-C降至70mg/dl以下；④如果使用最大剂量的他汀类药物无法达到上述目标，那么可选的目标是降低LDL-C 40%；⑤TG＜150mg/dl，HDL-C＞40mg/dl（男性）或＞50mg/dl（女性）。

（1）他汀类药物：首先应处理升高的血LDL-C和改变LDL成分，治疗目标要使血LDL-C＜100mg/dl（2.6mmol/L）。他汀类药物是目前降低LDL-C最有效的药物。T2DM患者无论LDL-C水平如何，均应使用他汀类药物治疗。另外，欧洲胆固醇指南也为糖尿病患者制定了更为严格的降脂治疗目标，并建议糖尿病患者的血脂治疗目标值应和已确诊为心脏病的患者相同或者要求更严格[16-18]。NCEP-ATPⅢ指南新近推荐，极高危人群LDL-C应降至1.8mmol/L（70mg/dl）以下。临床研究提示，辛伐他汀（simvastatin）升高HDL和ApoA1的作用优于阿托伐他汀（atorvastatin）。LDL-C达标后，应重点考虑的目标是升高血HDL-C。T2DM患者的血脂异常通常表现为血HDL-C降低，而且血HDL-C可作为冠心病风险的预测指标。尽管饮食、运动、减轻体重和戒烟等行为干预对升高血HDL-C有益，但若不同时进行药物治疗，效果并不理想。

（2）贝特类：如血HDL-C＜1.04mmol/L（＜40mg/dl），而LDL-C介于2.6~3.3mmol/L，可选用贝特类调脂药物。高TG血症是T2DM患者最常见的脂代谢异常表现形式之一，治疗高TG血症应控制高血糖。良好的血糖控制会明显降低TG，如果血糖控制满意而TG仍未达标，就要选用贝特类药物；对于同时伴有血LDL-C升高和TG升高的T2DM患者则应选用大剂量他汀类药物，但对于血TG≥11.3mmol/L（≥1000mg/dl）的严重高TG血症患者，必须严格限制饮食中的脂肪含量（＜总热量的10%），并配合贝特类降脂药物治疗，以避免发生胰腺炎。

（四）抗血小板药物治疗

1. 阿司匹林　阿司匹林对糖尿病患者的心脑血管并发症有多种有益作用：①抑制COX、NF-κB和免疫球蛋白重链结合蛋白（immunoglobulin heavy chain binding protein，BiP）等关键性炎症物质；②抗血栓形成作用；③抗氧化应激作用。ADA和美国心脏病学会（AHA）联合推荐40岁以上并具有心血管危险因素的糖尿病患者采用小剂量阿司匹林治疗。然而，该共识来自过去的研究资料，而且在该研究人群中糖尿病患者较少。研究显示，阿司匹林在既往有心肌梗死或卒中的患者中可有效减少高危患者的发病率和死亡率。Ogawa和Belch等的两项随机对照研究显示，阿司匹林治疗并不能显著减少糖尿病心血管终点事件的发生，因此对糖尿病患者应用阿司匹林作为一级预防治疗的措施提出质疑。抗血小板临床试验（ATT）共入组了95 000例受试者，包括4000例糖尿病患者。结果显示，阿司匹林可使发生心血管事件危险性减少12%，在非致死性心肌梗死患者中，其减少心血管事件发生的危险性最显著，对冠状动脉粥样硬化性心脏病所致的死亡和卒中的危险性作用较小。阿司匹林减少糖尿病患者心脑血管事件存在性别差异，如在男性患者中，阿司匹林主要减少心血管事件；然而，在女性患者中，阿司匹林主要减少脑血管事件。基于上述研究结果，2010版的ADA临床实践指南仅推荐10年的心血管风险>10%的T1DM及T2DM患者使用阿司匹林进行一级预防，包括男性年龄>50岁、女性>60岁，且伴1项其他心血管危险因素者。

单用阿司匹林的成人一般常用剂量为每晚100mg，亦可根据患者的情况将剂量调整至50~325mg/d范围内。氯吡格雷（clopidogrel）对血压控制良好的年龄≥65岁者可改为阿司匹林隔日80~100mg。有严重出血体质、出血性疾病和活动性消化性溃疡者宜慎用或禁用。已发生脑出血者、反复发生的脑出血者和房颤患者禁用。在心血管病的二级预防中，阿司匹林的抗心血管事件效应明显大于其出血风险[19,20]，但周围血管病变可能例外。氯吡格雷似乎优于阿司匹林，阿司匹林-氯吡格雷联合治疗对高血栓栓塞风险者的疗效满意，但对长期控制慢性稳定型心血管病不理想，而且当应用两种抗血小板药物时，新发的冠脉事件仍较高。新的血小板受体拮抗剂如腺苷二磷酸受体拮抗剂普拉格雷（prasugrel）、替格雷洛（ticagrelor）和坎格雷洛（cangrelor）可能具有更高的疗效和更小的不良反应。

2. 其他药物　尚有低分子肝素、噻氯匹定、低分子右旋糖酐、山莨菪碱、地诺前列酮和氯吡格雷等药物，可根据病情选用。

（五）个体化治疗

1. 糖尿病并心绞痛　在控制糖尿病的基础上，按照冠心病心绞痛的处理原则进行治疗，改善冠状动脉的供血和减轻心肌的耗氧。病程较长和年龄较大的糖尿病常伴有隐性心肌缺血，在评价手术的心血管风险时，需要进一步明确手术耐受性，如运动心电图、多巴酚丁胺负荷超声心动图和双嘧达莫心肌灌注闪烁扫描，如果风险较高，应在手术前作相应处理，如预防性心脏血管重建术或药物治疗（β-受体阻滞剂、他汀类和阿司匹林）。

2. 糖尿病并急性心肌梗死　糖尿病发生急性心肌梗死的治疗原则同非糖尿病急性心肌梗死。但糖尿病患者的预后较非糖尿病患者要差，其原因可能与糖尿病急性心肌梗死患者冠脉病变为多支复杂病变有关。

3. 糖尿病并心力衰竭　与一般心力衰竭的处理原则相同，包括扩血管、利尿和强心等。

4. 糖尿病并脑梗死　严格控制血糖，降低血液黏滞度，纠正脂代谢紊乱等。脑梗死的治疗与非糖尿病患者发生脑梗死的治疗原则相同，在脱水和降压的治疗过程中要注意观察电解质、血糖和血渗透压，以免诱发非酮症高渗性昏迷。

5. 糖尿病并外周血管病变　糖尿病外周血管病变的预后取决于血管病变的严重程度和患者恢复的潜能。轻到中度动脉闭塞的治疗包括控制危险因素（包括戒烟酒，减轻体重），抗血小板聚集，改善血凝，血管重建，改善血供以及在运动过程中保护足部和每日仔细检查足部。血管重建的适应证包括间歇性跛行（尤其是进行性加重者）、缺血性静息痛、夜间痛、溃疡、坏疽和外科手术不能治愈的缺血。根据血管病变的部位、程度和临床表现的不同，而采用不同的术式，目前针对糖尿病足的介入治疗，随着介入器械的发展，微创化治疗效果非常好，避免下肢动脉闭塞导致坏死性截肢。糖尿病患者对血管重建术耐受性好，死亡率与非糖尿病患者相当。

6. 高龄糖尿病心血管病　详见本篇扩展资源27.7。应考虑以下的特殊之处：①糖尿病的慢性并发症和非糖尿病合并症多，多数合并有高血压、冠心病或脂代谢异常；②容易发生药物性低血糖症，且不容易感知；③多数使用多种其他治疗药物，药物之间的相互作用明显；④身体虚弱，需要更多的个体关照和护理。因此，在降糖治疗时应严密监测，防止发生低血糖症。药物性低血糖又可导致跌倒、心肌缺血和脑梗死，甚至昏迷死亡。治疗措施包括心理治疗、饮食治疗、运动治疗和药物治疗，同时应加强糖尿病知识的宣传教育。应强调的是，针对具体的老年糖尿病患者，治疗方案和措施应个体化。功能状态良好的老人糖尿病患者可将HbA_{1c}控制在<7.0%范围内，而体质虚弱或生命预期<5年者只要控制在8.0%水平即可。

（六）介入治疗和手术治疗　介入治疗和外科搭桥（CABG）血管重建术是冠心病不可缺少的治疗手段，包括经皮冠脉内血管成形术（PTCA）、血管内支架术（PCI）、斑块旋切术、斑块旋磨术和血管内超声（IVUS）干预等。研究表明，糖尿病患者接受经皮冠脉内血管成形术后较非糖尿病患者更易发生死亡和再梗死；胰岛素治疗的糖尿病患者经皮冠脉内血管成形术后心血管事件和血管重建危险性增加2倍；糖尿病患者外科血管重建术预后较差。BARI研究显示，糖尿病患者外科血管重建术后5年生存率（73.3%）较非糖尿病患者低（91.3%），需胰岛素治疗的糖尿病患者外科手术治疗的效果好于经皮冠脉内血管成形术。介入治疗的创伤小，恢复快，容易为患者接受。但是不能完全代替外科手术。如果患者是单支血管病变而且病变是局限的，比较适合支架处理。但多支血管病变，特别是关键部位的病变不适合支架治疗。糖尿病患者合并冠心病时，冠状动脉病变往往是弥漫性的。对多发性冠状动脉狭窄患者，单纯介入治疗远期疗效随着第二代、第三代支架的广泛应用，也有很大的提高。相反，CABG外科手术治疗的效果肯定，年死亡率1%~1.5%。如果用动脉做血管材料，血管桥的10年通畅率达到90%。不足之处是创伤较大。

搭桥和支架治疗可缓解狭窄远端心肌的缺血问题，不能阻止血管病情的进展。糖尿病是冠心病早发高发的重要因素，是冠心病的等危症，而糖尿病的发生与不良生活习惯、高血糖、肥胖和高血压等因素有关。改变不良的生活习惯，纠正或预防代谢紊乱，尤其要把血糖控制在理想范围内，控制好血压。

（李秋生　廖二元）

第7节　糖尿病急性感染

糖尿病患者免疫功能低下，易发生感染，其发生率约为35%~90%，糖尿病合并感染多较严重，不易控制，而且感染还往往加剧糖尿病的糖、脂肪和蛋白质等的代谢紊乱，易诱发高血糖危象，如酮症酸中毒（DKA）和非酮症高渗性昏迷，严重降低糖尿病患者的生活质量和生存率[1,2]。据统计，住院的DKA患者中，77%是感染所致。有学者报道，在糖尿病患者死因中，感染占第三位。

【病因与病原菌】

（一）糖尿病感染 T1DM的病因主要与自身免疫有关，发生糖尿病后又伴有免疫功能紊乱。易并发疖和痈等化脓性感染，常反复发生，愈合能力差，有时可引起败血症和脓毒血症。糖尿病患者机体免疫功能降低表现在：①皮肤的完整性是机体抵御细菌侵犯的第一道防线。由于糖尿病的血管病变及周围神经病变的广泛存在，使皮肤易损和易裂，成为细菌侵入的缝隙。自主神经病变致膀胱肌无力和尿潴留，血糖和尿糖增高，有利于泌尿道的细菌繁殖。②高浓度血糖有利于细菌的生长繁殖，且可抑制白细胞（包括多形核白细胞、单核细胞和巨噬细胞）的趋化性、移动性、黏附能力、吞噬能力以及杀菌能力。此外，糖尿病易并发大、中血管病变，血流缓慢和血液供应减少时，可妨碍白细胞的动员和移动。所有这些都将降低糖尿病患者细胞免疫功能抵御感染的能力（图4-3-7-1）。③糖尿病伴营养不良与低蛋白血症时，免疫球蛋白、抗体以及补体生成明显减少。对沙门菌、大肠杆菌和金黄色葡萄球菌的凝集素显著减少。④糖尿病患者常伴有失水，失水有利于细菌的生长繁殖。⑤由于血管硬化，血流减少，组织缺血和缺氧，有利于厌氧菌的生长。

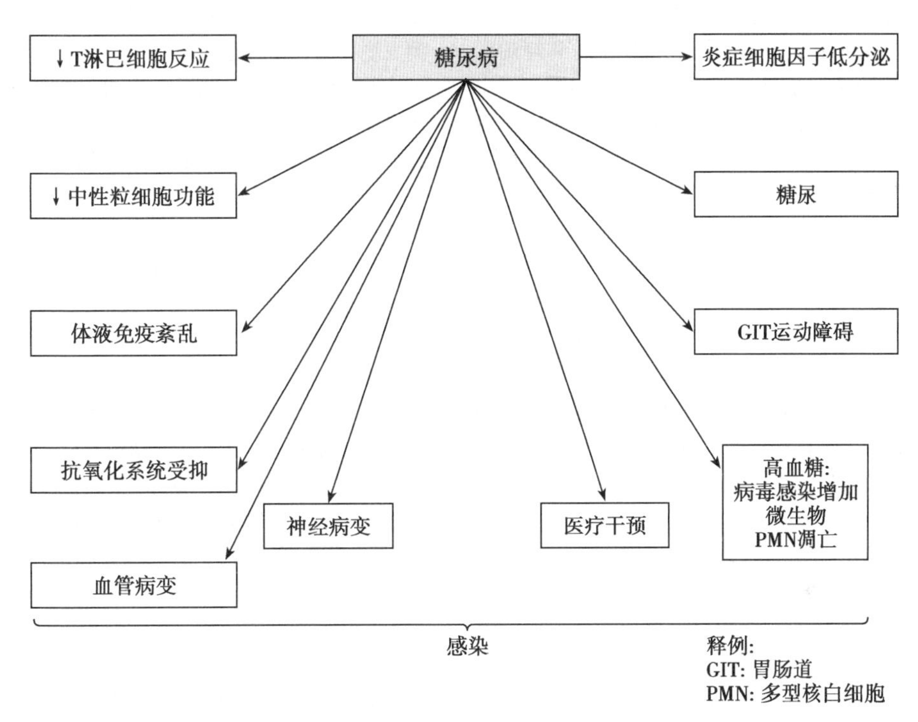

图4-3-7-1 糖尿病并发感染的病理生理变化

（二）感染种类与性质 糖尿病并发感染以泌尿系感染最常见（43.4%），其次为肺结核（17%）、肺炎（9%）、糖尿病性坏疽（9%）、胆囊炎（5.4%）、蜂窝织炎（4.5%）、带状疱疹（4.5%）、败血症（2.7%）、中耳炎（1.8%）及其他各种感染（2.7%），见表4-3-7-1。泌尿系和肺部感染的病原菌主要是肺炎链球菌、金黄色葡萄球菌、流感嗜血杆菌、克雷伯杆菌、军团菌、大肠杆菌、肠杆菌属、假单胞菌属和厌氧菌，有时可为病毒感染或支原体等其他病原体所致。糖尿病结核杆菌感染的特点是结核杆菌易出现高度耐药。胆囊胆道感染的病原菌主要是厌氧菌中的梭状芽胞杆菌，其次为大肠杆菌。毛囊和皮脂腺的急性化脓性感染由金黄色葡萄球菌引起。

表4-3-7-1 糖尿病合并的常见感染

呼吸系统感染	口腔与食管念珠菌感染
链球菌肺炎	气肿性胆囊炎
流感	丙型肝炎
H1N1感染	乙型肝炎
结核	肠病毒感染
泌尿系统感染	皮肤与软组织感染
无症状性泌尿系统感染	糖尿病足病感染
真菌性膀胱炎	坏死性脂膜炎
气肿性膀胱炎	气性坏疽
细菌性肾盂肾炎	头颈部感染
肾周脓肿	侵袭性中耳炎/外耳炎
消化系统感染	鼻-脑毛真菌病
幽门螺杆菌感染	其他感染
胰腺炎	HIV感染

【临床表现】

（一）糖尿病并发寻常感染

1. 泌尿系感染 糖尿病易并发泌尿道感染，其中女性更常见，约为男性的8倍，而糖尿病妇女又比非糖尿病妇女高2~3倍。其原因主要与糖尿病患者尿中葡萄糖较多，有利于细菌生长，同时与女性泌尿生殖道的解剖生理特点以及妊娠、导尿等诱发感染的机会较多有关。老年糖尿病患者若并发自主神经病变，常发生尿潴留，促进泌尿系统感染的发生，住院时间延长，死亡率增加。女性糖尿病患者中，60%~80%

有泌尿系统感染。血糖得到长期满意控制的糖尿病患者，其泌尿系统感染的发生率显著降低。糖尿病患者并发的泌尿系感染以肾盂肾炎和膀胱炎最常见，易发展成败血症。偶可并发急性肾乳头坏死或气肿性肾盂肾炎，约10%～20%的泌尿系感染表现为无症状性菌尿。泌尿系感染的细菌以革兰阴性菌为主，其中以大肠杆菌最常见，其次是副大肠杆菌、克雷伯杆菌、变形杆菌、产气杆菌和铜绿假单胞菌。革兰阳性菌较少见，主要是粪链球菌和葡萄球菌。真菌感染也可见到。当糖尿病患者尿细菌培养菌落计数≥10^5/ml，而无临床症状时，即可诊断为无症状性菌尿，这是糖尿病患者最常见的尿路感染形式。Vejlsgaard 等提出，血管病变的存在是引起无症状性菌尿的最重要因素[1]。

肾盂肾炎患者可有尿频、尿急、尿痛、排尿不适和烧灼样疼痛等。若为下尿路感染(膀胱炎)，多数无发热和腰痛等中毒症状。患者出现发热、寒战、头痛、恶心和呕吐等全身中毒症状及肾区叩痛(尿常规可发现管型)，则考虑为肾盂肾炎。尿常规检查可发现尿液混浊，管型尿，尿蛋白微量，约半数患者可有镜下血尿，较有诊断意义的是白细胞尿，镜检白细胞>5个/HP则有意义。用血细胞计数盘检查，如≥10个/ml为脓尿，其特异性和敏感性约为75%。尿白细胞排泄率是较尿沉渣涂片检查更为准确的检测方法，阳性率可达88.1%。正常人白细胞<20万/h。白细胞>30万/h为阳性；介于20万/h～30万/h者为可疑。尿细菌培养和菌落计数对确定是否为真性菌尿有鉴别意义。尿菌落计数的标准是：尿菌落计数≥10^5/ml为阳性；<10^4/ml为污染；在10^4～10^5/ml时，应结合临床确定其意义或重复检查。

由于尿细菌培养的结果与尿标本收集的方法有密切关系，故必须严格按照无菌操作规程留取中段尿标本，尽量争取在应用抗生素之前或停药后5天以上留尿标本。以清晨第1次尿或在膀胱内停留6～8小时以上的尿为宜。但许多患者因尿频和尿急明显，不能收集到膀胱内停留6小时以上的尿作细菌培养。因此，有人认为对有明显尿频、排尿不适伴白细胞尿的女性患者，如尿菌落计数在10^2～10^4/ml，则可拟诊为尿路感染。B超和X线检查有助于发现泌尿系统的器质性病变(如结石和畸形等)。静脉肾盂造影、尿浓缩稀释试验、血肌酐和血尿素氮的测定有助于了解肾功能状况。反复发作肾盂肾炎，最终可致肾衰竭[1]。

女性糖尿病患者易并发真菌性阴道炎。有些老年女性糖尿病患者常以外阴瘙痒为首发症状就诊。皮肤真菌感染也常见，如脚癣和体癣。某些DKA患者可并发罕见的鼻脑毛真菌病，死亡率极高。致病菌为毛真菌、根真菌及犁头真菌属。病菌先由鼻部开始，发生化脓性炎症，以后迅速扩展至眼眶及中枢神经系统。患者可出现黑色坏死性鼻甲伴鼻周围肿胀，单侧眼肌瘫痪或失明以及发热、头痛和谵妄等脑膜脑炎等症状。若有单侧眼球突出、球结膜水肿及视网膜静脉充血，则可能出现海绵窦血栓形成。早期诊断有赖于鼻黏膜刮除物涂片、培养或活组织检查，如见形态不规则、分枝的无中隔厚壁菌丝即可明确判断。其发病机制可能与酸中毒及高血糖状态有利于该类真菌的生长有关。在酸中毒时，与转铁蛋白结合的铁离子解离，使血清铁浓度增加，促使真菌的生长。

2. 呼吸道感染 最常表现为上呼吸道感染和肺炎，可表现为咳嗽、咳痰、胸痛、呼吸困难、畏寒和发热，部分患者无典型临床表现[3]。常见致病菌为肺炎链球菌、金黄色葡萄球菌、流感嗜血杆菌、克雷伯杆菌、军团菌、大肠杆菌、肠杆菌属、假单胞菌属和厌氧菌，有时可为病毒感染或支原体等其他病原体所致。体格检查可发现咽喉部充血，扁桃体肿大，呼吸音增粗及干湿啰音，甚至可出现胸腔积液体征。痰革兰染色、细菌培养、胸片和血常规检查有助于诊断和鉴别诊断，痰培养加药敏有助于指导用药。分枝杆菌感染在糖尿病患者也易发生。Nagaia 报道一例72岁女性老年糖尿病肾病患者，在糖尿病肾病情况好转后出现低热，双下肺呼吸音降低，胸腔积液为渗出液，胸腔积液培养和抗生素试验均为阴性。PCR检测发现为分枝杆菌感染，经治疗18天后胸腔积液消失。

3. 结核感染 以糖尿病合并肺结核多见，发病率明显高于非糖尿病患者群，肺结核病变多呈渗出性或干酪样坏死，易形成空洞，病变的扩展与播散较快[3-9]。

糖尿病易伴发结核感染的原因可能是：①糖尿病患者常有糖、蛋白质和脂肪代谢紊乱，造成营养不良，易感染结核菌，使病情恶化；②当血糖升高及组织内糖含量增高时，形成的酸性环境减弱了组织抵抗力，使抗体形成减少，免疫功能下降，均有利于细菌繁殖生长；③糖尿病患者维生素A缺乏，使呼吸道黏膜上皮的感染抵抗力下降，易致结核菌感染。糖尿病患者伴发肺结核的机会较正常人高3～5倍。Zack 曾对256例住院肺结核患者进行糖耐量检查，发现41%患者糖耐量降低(包括糖尿病)。糖尿病患者伴肺结核病的症状表现各异，并发肺结核的特点是结核中毒症状少，多数患者无发热、咯血及盗汗，也很少有咳痰。当应用胰岛素改善代谢及其他相应治疗后，可出现结核中毒症状。糖尿病患者结核病临床症状不仅取决于糖尿病病情程度，也取决于机体的代偿情况。代偿良好的糖尿病患者，肺结核的临床、X线表现和治疗效果与一般肺结核患者无区别，多表现为局限性病变。代偿不良的老年糖尿病患者患肺结核时，以慢性纤维空洞型肺结核相对较多，病变性质以增殖和干酪样改变为主。青年患者多以渗出性和坏死性等混合性病变为主，病灶扩展和播散较快，并以下叶病灶多见。由于患者机体免疫力下降，结核菌素试验可呈假阴性，若不及时进行X线检查和痰液结核菌检查，极易漏诊，在老年患者中尤应注意，必要时可行诊断性抗结核治疗。

结素是结核菌的代谢产物，从长出结核菌的液体培养基提炼而成，主要成分为结核蛋白，目前国内均采用国产结素纯蛋白衍生物。我国推广的试验方法是国际通用的皮内注射法。将PPD 5U(0.1ml)注入左前臂内侧上中1/3交界处皮内，使局部形成皮丘。48～96小时(一般为72小时)时观察局部硬结大小，判断标准为：硬结直径<5mm阴性反应，5～9mm一般阳性反应，10～19mm中度阳性反应，≥20mm或不足20mm但有水疱或坏死为强阳性反应。美国则根据不同年龄、免疫状态、本土居民还是移民(来自何地)等对TST判断有不同标准。结素试验的主要用途有：①社区结核菌感染的流行病学调查或接触者的随访；②监测阳转者，适用于儿童和易感高危对象；③协助诊断。目前所用结素(抗原)并非高度特异。许多因素可以影响反应结果，如急性病毒感染或

疫苗注射、免疫抑制性疾病或药物、营养不良、结节病、肿瘤、其他难治性感染和老年人迟发过敏反应衰退者可以出现假阴性。尚有少数患者已证明活动性结核病，并无前述因素影响，但结素反应阴性，即“无反应性”（anergy）。尽管结素试验在理论和解释上尚存在困惑，但在流行病学和临床上仍是有用的。阳性反应表示感染，在3岁以下婴幼儿按活动性结核病论；成人强阳性反应提示活动性结核病可能，应进一步检查；阴性反应特别是较高浓度试验仍阴性则可排除结核病；菌阴肺结核诊断除典型X线征象外，必须辅以结素阳性以佐证。

在我国台湾1209例培养阳性的肺结核患者中，581例伴有糖尿病，这些患者较非糖尿病患者的病情更重，而血糖控制对结核病的病情有明显影响，但大多数糖尿病并发结核病者未严格检测血糖（表4-3-7-2和表4-3-7-3）。

表4-3-7-2 台湾糖尿病和非糖尿病结核杆菌培养结果（2005—2010年）

项目	病例数（%）1209（100.0）	糖尿病（%）581（100.0）	非糖尿病（%）628（100.0）
性别（P=0.002）			
男性	895（74.0）	454（78.1）	441（70.2）
女性	314（26.0）	127（21.9）	187（29.8）
年龄（P=<0.001）			
<35（岁）	132（10.9）	13（2.2）	119（19.0）
35~44（岁）	124（10.3）	51（8.8）	73（11.6）
45~54（岁）	243（20.1）	134（23.1）	109（17.4）
55~64（岁）	221（18.3）	156（26.9）	65（10.4）
65~74（岁）	208（17.2）	111（19.1）	97（15.5）
>75（岁）	281（23.2）	116（20.0）	165（26.3）
抹片（P<0.001）			
阳性	698（57.7）	391（67.3）	307（48.9）
阴性	416（34.4）	148（25.5）	268（42.7）
未明	95（7.9）	42（7.2）	53（8.4）
结核类型（P=0.561）			
新诊断者	1050（86.9）	508（87.4）	542（86.3）
已经治疗者	159（13.2）	73（12.6）	86（13.7）
吸烟（P=0.001）			
不吸烟	653（54.0）	285（49.1）	368（58.6）
曾经吸烟	535（44.3）	288（49.6）	247（39.3）
未明	21（1.7）	8（1.4）	13（2.1）

表4-3-7-3 台湾糖尿病和非糖尿病肺结核患者血糖控制与结核的关系（逻辑回归，2005—2010年）

项目	A_{1c}<7%		A_{1c}7%~9%		A_{1c}>9%	
	校正RRR	（95%CI）	校正RRR	（95% CI）	校正RRR	（95% CI）
任何肺空洞	0.79	（0.42~1.49）	2.00	（1.30~3.09）	3.59	（2.53~5.11）
部位						
上肺	0.89	（0.46~1.62）	1.86	（1.20~2.88）	2.71	（1.92~3.83）
下肺	1.02	0.30~3.51）	2.28	（1.10~4.71）	4.47	（2.62~7.62）
空洞数						
单个	0.97	（0.41~2.29）	2.46	（1.40~4.32）	3.97	（2.53~6.25）
多个	0.68	0.30~1.53）	1.71	（1.02~2.88）	3.37	（2.26~5.03）
空洞大小						
小空洞	0.80	（0.36~1.77）	2.20	（1.32~3.67）	3.34	（2.19~5.08）
大空洞	0.79	（0.34~1.88）	1.77	（1.01~3.12）	3.87	（2.54~5.90）

注：校正的RRR是指经过性别、年龄、吸烟校正的相对风险比率；大空洞是指直径>3cm者

4. 胆囊-胆道感染 急性气肿性胆囊炎（emphysematous cholecystitis）多见于糖尿病患者，病情较重，致病菌以梭状芽胞杆菌最常见，大肠杆菌和链球菌次之[10,11]。糖尿病易并发胆囊炎和胆囊结石，其原因可能与糖尿病脂代谢紊乱、自主神经病变、胆囊舒缩功能障碍和胆汁排泄障碍有关。胆囊结石又易并发胆源性胰腺炎，加重糖尿病。糖尿病易并发气肿性胆囊炎，病原菌为厌氧菌中的梭状芽胞杆菌，其次为大肠杆菌。除有普通胆囊炎症状外，其特点是：①腹膜炎症状通

常缺如；②腹部触诊可触到捻发感，腹部CT或B超发现胆囊、胆囊腔壁或胆周间隙存在气体。其发病机制可能与糖尿病血管病变有关。

5. 牙周炎　糖尿病患者牙周病的发生率也较非糖尿病患者群高，且病情严重，可能与牙周组织的微血管病变等有关。Iughetti等报道T1DM儿童口腔唾液pH及缓冲碱较健康儿童低，而糖含量、过氧化物酶、IgA、Mg^{2+}和Ca^{2+}浓度较健康儿童高。因此，患儿要特别注意口腔卫生。血糖控制良好的患者，龋齿比正常人低。牙周病常在青春期开始，表现为轻微牙龈出血和牙龈萎缩，可以表现为严重的牙周炎，尤其是血糖控制不佳者，其微血管病变、免疫抑制、菌群失调和胶原代谢异常是导致糖尿病牙周病的主要原因。牙龈炎的常见致病菌为革兰阴性菌和厌氧菌。控制不良的糖尿病患者可发生化脓性牙周炎、牙齿松动和牙周流脓，甚至牙周膜和牙槽骨被吸收。

6. 皮肤软组织感染　疖是单个毛囊及其所属皮脂腺的急性化脓性感染，常发生于毛囊和皮脂腺丰富的部位，如头、面、颈和背等处[12-15]。痈则为多个相邻的毛囊及其所属附件的急性化脓性感染。另外，糖尿病易发生急性蜂窝织炎、指头炎、甲沟炎或皮肤黏膜脓肿。丹毒多为β-溶血性链球菌所致的皮肤及其网状淋巴管的急性炎症，好发部位为下肢及面部。起病急，常有畏寒、发热及头痛等全身症状，局部呈片状红疹，边界清楚，颜色鲜红，中心稍淡，略显隆起，红肿区有时可出现水疱，局部有烧灼样疼痛，手指轻压可使红色消退，但在解除压迫后即很快恢复。急性蜂窝织炎是皮下、筋膜下、肌间隙或深部蜂窝组织的一种弥漫性化脓感染，其特点是病变不易局限，扩散迅速，与正常组织无明显界限。致病菌主要是溶血性链球菌，其次为金黄色葡萄球菌。由于链激酶和透明质酸酶的作用，病变迅速扩展，脓液稀薄，呈血性，有时能引起败血症。葡萄球菌引起者则较易局限为脓肿，脓液稠厚。化脓性指头炎、甲沟炎和皮肤脓肿则较易诊断。有些患者在发生皮肤感染前常无糖尿病病史，而以皮肤感染为首发症状就诊，如对本病无认识，则极易漏诊糖尿病，甚至造成误治，加重病情。

7. 术后感染　糖尿病患者的任何部位手术均增加感染机会，术后的伤口感染率较正常人群高5~10倍，而且感染的严重程度重，预后差[16-18]。

（二）糖尿病并发特异性感染和严重感染

1. 血培养阴性感染性心内膜炎及苛养微生物感染　血培养结果出来之前不恰当地使用抗生素是血培养阴性感染性心内膜炎的最常见原因。另一种常见病因是苛养菌（fastidious bacteria）——考克斯体、巴尔通体、HACEK组菌群（嗜血杆菌，Hemophilus species）、伴放线菌放线杆菌、人心杆菌、啮蚀埃肯菌、金格杆菌或真菌（如念珠菌或曲霉菌等），检验需要特殊的培养技术或培养方式。在人工瓣膜、人工管道、留置输液管道或起搏器上，或在宿主免疫功能低下和肾衰竭时，苛养微生物尤为常见。其中许多微生物的治疗很棘手。抗生素治疗前，应获得血培养结果，以确定病原微生物。血培养阴性感染性心内膜炎的常见原因是在抽取血培养标本前应用了抗生素。

2. 气肿性膀胱炎　气肿性膀胱炎（cystitis emphysematosa）是一种罕见的膀胱感染，膀胱黏膜与肌层出现含气小泡，气肿由膀胱壁内细菌发酵产生，大部分患者出现肉眼血尿，偶尔还可伴有气肿性肌炎[3]。常见于女性，尤其是并发自主神经病变者，常因反复发作而转为慢性。

3. 气肿性肾盂肾炎　气肿性肾盂肾炎（pyelonephritis emphysematosa）的典型表现为寒战高热、肾绞痛、血尿和肾乳头坏死组织碎片从尿中排出，常并发急性肾衰竭，病死率高[19]；亚临床型肾乳头坏死常在影像检查时发现，可使肾实质全部破坏，死亡率高达33%。该病可通过CT扫描确定诊断。CT扫描的特征为：肾外形增大，肾实质多处破坏，肾内及肾周弥漫性气体与低密度软组织影合并存在，肾周及肾筋膜增厚。患者肾功能明显减退或消失。Huang等[20]统计分析了48例，其中10例（22%）患者还出现泌尿道阻塞。大肠杆菌（69%）和克雷伯杆菌（29%）是主要致病菌[21,22]。单用抗生素治疗者死亡率为40%，经皮导管引流加抗生素治疗的成功率为66%。14例患者中有8例因经皮导管引流不成功而被迫行肾切除，7例患者存活。48例患者中，总死亡率是18.8%（9例死亡）。肾切除标本活检（大部分）发现有广泛性肾损害，主要包括阻塞、栓塞、肾动脉硬化和肾小球硬化等。50%~60%的急性肾乳头坏死由糖尿病引起，糖尿病患者尤其是发生糖尿病昏迷、伴低血压或休克者，肾髓质血流量减少，导致缺血性坏死。肾乳头坏死主要分为髓质型和乳头型，常累及双侧肾脏。临床表现取决于坏死累及的部位、受累的乳头数目及坏死发展的速度。临床表现除有明显的泌尿系感染症状外，大多数患者有严重感染的全身中毒症状，如寒战、高热、乏力和衰竭等，还可有败血症表现及进行性加重的氮质血症。常有肉眼血尿，尿中有肾乳头碎片，坏死的肾乳头组织脱落可引起肾绞痛。如双肾发生广泛性急性肾乳头坏死，可出现急性肾衰竭。抗生素治疗效果差。

4. 毛霉菌感染　毛霉菌感染（mucormycosis）的发病率增加可能与广泛使用抗霉菌药物预防感染有关。主要的发病对象是糖尿病和免疫缺损患者，累及的部位主要是肺部、皮肤和消化道、鼻和脑，或以弥散性毛霉菌病形式出现，是糖尿病合并真菌感染的最严重类型[23-25]。毛霉菌容易侵犯血管，引起血管栓塞，继而导致大块组织感染坏死[26-28]。鼻-脑型毛霉菌病可并发酮症酸中毒，其病情严重，病死率高。感染常首发于鼻甲和副鼻窦，导致严重的蜂窝织炎和组织坏死；炎症可由筛窦扩展至眼球后及中枢神经，引起剧烈头痛、鼻出血、流泪和突眼等症状，或导致脑血管及海绵窦血栓形成。鼻腔分泌物呈黑色、带血，鼻甲和中隔可坏死甚至穿孔。抗毛霉菌感染的抗真菌药物见表4-3-7-4，皮肤和软组织的毛霉菌感染可采用高压氧治疗。

5. 丙型肝炎　糖尿病容易并发丙型肝炎，可能与肝脏的糖代谢异常和免疫力降低有关，丙型肝炎的特点是慢性肝病伴有脂肪肝、胰岛素抵抗和T2DM，肝细胞癌的风险增高[29-33]。

6. 恶性中耳炎　恶性中耳炎（malignant otitis media）主要发生于糖尿病患者，在其他人群中罕见。患者年龄较大，90%发生于35岁以上的糖尿病患者。患者诉持续性耳痛，并有分泌物流出，常无发热和白细胞升高。约半数患者有面瘫，若感染扩展至深部组织，可侵犯腮腺、乳突、下颌关节及脑神经，可引起其他脑神经瘫痪。其常见致病菌为铜绿假单

表 4-3-7-4　控制毛霉菌感染的抗真菌药物

药物	研究者	病例特点	剂量	治疗成功率
ABLC	Singh 等	50 例 SOT	NR	5/8(62%)
	Forrest-Mankes	6 例/KT	5～10mg/kg	3/6(50%)
	Reed 等	41 例/ROM/ROCM(2 KT/2 HSCT)	5～10mg/kg	7/22(32%)
LAmB	Singh 等	50 例/SOT	NR	16/17(94%)
	Reed 等	41 例/ROM/ROCM(2 KT/2 HSCT)	5～10mg/kg	13/19(68%)
	Pagano 等	59 例/血液恶性肿瘤	3mg/kg	7/12(58%)
AmB 脱氧胆酸盐	Singh 等	50 例/SOT	NR	3/5(60%)
	Reed 等	41 例/ROM/ROCM(2 KT/2 HSCT)	1mg/kg	13/19(68%)
	Pagano 等	59 例/血液恶性肿瘤	3mg/kg	9/39(23%)
泊沙康唑(posaconazole)(二线单用)	VanBurik 等	91 例(SOT)	800mg/d	CR13/91(14%) PR 42/91(46%)
	Greenberg 等	24 例(4SOT)	800mg/d	19/24(79%)
哌沙康唑(一线单用)	Peel 等	1 例/伴 SLE	800mg/d	1/1(100%)
	Singh 等	5 例/SOT	NR	3/5(60%)
LAmB/哌沙康唑	Singh 等	5 例/SOT	NR	2/5(40%)
	Rickerts 等	1 例/AML	5mg/kg 和 800mg/d	1/1(100%)
ABLC/卡泊芬净(caspofungin)	Reed 等	41 例/ROM/ROCM(2KT/2HSCT)	5mg/kg/NR	联合 6/6(100%) 单用 ABLC14/31(45%)

注:ABLC:amphotericin B lipid complex,两性霉素 B 脂质复合物;LAmB:liposomalAmB,脂质体两性霉素 B;AmB:amphotericin B,两性霉素 B;NR:not reported,未报道;ROCM:rhino-orbito-cerebral mucormycosis,鼻-眼-脑毛霉菌病;SOT:solid organ transplant,实体器官移植;KT:kidney transplant,肾移植;HSCT:hematopoietic stem cell transplant,血液生成干细胞移植;CR:complete response,完全反应;PR:partial response,部分反应;AML:acute myeloid leukemia,急性粒细胞白血病

胞菌。发病机制可能与局部的微血管病变,致血液供应减少有关。游泳和戴助听器常是诱因。病死率 50%以上,故称之为“恶性”。及早诊断很重要。抗生素和手术清创是主要的治疗措施。

7. 肠球菌脑膜炎　肠球菌脑膜炎(enterococcal meningitis)患者常缺乏脑膜炎的典型症状,有发热,诊断依据是脑脊液检查及细菌培养。

8. 化脓性汗腺炎和红癣　化脓性汗腺炎(hidradenitis suppurativa)和红癣(erythrasma)是大汗腺的慢性化脓性感染伴瘢痕形成,好发于腋窝和肛周。红癣系微小棒状杆菌引起的皮肤感染,表现为境界清楚的红褐色皮肤斑,广泛分布于躯干和四肢。

9. 龟头包皮炎和巴氏腺炎　龟头包皮炎多为白念珠菌感染,好发于包皮过长者。真菌性阴道炎和巴氏腺炎是女性患者的常见合并症,多为白念珠菌感染,血糖控制不佳时易反复发生,突出的表现是外阴瘙痒和白带过多,并可能成为糖尿病的首发症状。

10. 坏死性筋膜炎　坏死性筋膜炎(necrotising fasciitis)的致病菌主要是酿脓链球菌、副溶血弧菌或多种化脓菌的混合感染,死亡率 30%以上,死亡的原因为心衰。

11. 幽门螺杆菌感染　幽门螺杆菌通常只感染胃十二指肠,但近年发现,幽门螺杆菌感染还有胃肠外组织受累的表现,或者说甚至可感染胃肠外组织,幽门螺杆菌感染与糖尿病的关系未明,但糖尿病患者的幽门螺杆菌根除率明显降低,复发率高。

【预防与治疗】

(一)局部卫生和避免皮肤黏膜损伤　如无特殊禁忌,应鼓励患者多运动,增强机体抵抗力。保持皮肤、口腔和会阴部清洁卫生。避免皮肤损伤。重视糖尿病足的护理,防止外伤及压疮的发生。老年患者或伴有维生素 D 不足的患者应适当补充,提高机体抵抗力。

(二)泌尿道感染预防　对于泌尿道易感染患者,应鼓励患者多饮水,多排尿(可每 2～3 小时排尿 1 次)以冲洗膀胱和尿路,避免细菌在尿路中停留和繁殖。尽量避免使用尿路器械,对于糖尿病神经源性膀胱者必须导尿时,应严格消毒,闭式引流,定期冲洗,尽早撤除导尿管。拔管后作尿细菌培养,以便及时发现泌尿系感染。在必须持续留置导尿管时,在插导尿管的同时给予抗生素药物,可延缓泌尿系感染的发生。但 3 日以后虽继续用抗生素,亦无预防作用,应定期作尿细菌检查,以便及时发现和治疗泌尿系感染。老年女性泌尿道感染的诊治及泌尿道感染处理要点见表 4-3-7-5 和表 4-3-7-6。

(三)纠正代谢紊乱　糖尿病患者易感染。预防感染的基本措施是控制血糖,纠正代谢紊乱和加强支持治疗。平时应积极控制高血糖状态和/或酮血症,病情较重时应选用胰岛素治疗,并根据病情随时调整胰岛素用量。纠正水电解质平衡紊乱及营养不良状态,必要时可输入血浆和清蛋白加强支持治疗。

(四)局部感染灶处理　皮肤和口腔黏膜感染应及时清创和换药,切开引流,切不可盲目挤压,以免引起感染扩散。恶性外耳道炎应尽早施行外耳道的冲洗和引流术,选用强有力的抗生素,必要时行扩创术。胆道感染并胆结石对反复发作者应选择外科手术切除,尤其对于气肿性胆囊炎应选择早期胆囊切除(诊断明确后 48 小时内),以免发生胆囊坏死或穿孔。鼻脑毛真菌病除积极应用抗真菌药两性霉素 B 以外,应及早切除坏死组织。两性霉素 B 推荐剂量一般为每日 1mg/kg,重者每日 1.5mg/kg,累积量 2～4g。氟康唑和伊

表 4-3-7-5 老年女性泌尿道感染的诊断与治疗

临床情况	定 义
UTI	泌尿道存在致病菌
无症状性菌尿症	尿培养出细菌或酵母菌达到一定数量/无相应症状/女性2次清洁中段尿标本存在至少 10^5 克隆形成单位/ml/微生物不多于2种/尿培养7天内无须留置导尿管
症状性 UTI(无须留置导尿管)	包括膀胱炎/肾盂肾炎/尿脓毒症/败血症休克 至少符合以下2个标准:①65岁以上者发热>38℃;②尿频尿急排尿困难;③阴部疼痛;④肋脊三角疼痛或压痛;⑤尿培养阳性(10^5 克隆形成单位/ml/微生物不多于2种);⑥脓尿(≥10白细胞/mm^3)
无并发症性 UTI	症状性 UTI/泌尿道无畸形/既往无尿道插管史
并发症性 UTI	症状性 UTI/泌尿道功能正常或异常/有尿道插管史或系统疾病史(肾衰/肾移植/糖尿病/免疫缺损)
反复发作性 UTI	6个月内发生2次以上泌尿道感染/或1年内发生3次以上泌尿道感染
尿脓毒血症	UTI 导致败血症或脓毒败血症

表 4-3-7-6 泌尿道感染的处理要点

1. 糖尿病患者需要常规考虑 UTI 可能
2. UTI 低风险者尿测试(dipstick)白细胞酯酶与亚硝基盐阴性可排除泌尿道感染
   没有必要做进一步检查和尿培养
3. 25%~50%的女性 UTI 者无症状或症状在1周内恢复不必应用抗生素
4. 老年排尿困难患者避免使用利尿剂
5. 尿急女性不要禁水(应多饮水),以免发生失水
6. 可疑性的症状性 UTI 可延期数日使用抗生素,但需要采用支持治疗并多饮水

曲康唑体外抗毛真菌的活性低,尚无临床评价。对于神经源性膀胱可采取非手术疗法——持续尿液引流、膀胱训练、针灸、按摩、膀胱穿刺和促进排尿药物,如氯贝胆碱10~20mg,每日3次。手术疗法常用的有膀胱造瘘术和膀胱颈部 Y-V 成形术。

(五)合理使用抗生素 较严重感染时,如不及时处理,可导致 DKA、高渗综合征或乳酸性酸中毒等急性代谢紊乱综合征。一般病情较急,常不能等待细菌培养等检查结果。因此,在采集血和尿等标本后,应根据经验、感染发生的部位以及药物的吸收和分布特性尽快进行抗菌治疗。以后再根据细菌培养及药敏试验选择有效的抗生素,如青霉素类、头孢菌素类及氨基糖苷类在尿液中浓度甚高,对敏感细菌所致泌尿系感染应首选。大环内酯类抗生素在胆汁中浓度高于血清浓度,对胆道感染控制有利。还应考虑到抗厌氧菌抗生素和抗真菌药物的应用。由于糖尿病常并发肾脏病变,故在应用对肾脏有毒性或由肾脏排出的抗生素时应特别慎重。

由于糖尿病患者肝和肾等器官功能障碍,使患者对结核化疗药物不良反应增多。因此,治疗应根据结核类型、病情轻重程度和曾用化疗药物情况,尽量选用一线敏感药物,现多主张短程化疗,9个月为宜,少用二线药物。短程化疗分两个阶段:①强化阶段不少于2个月或3个月;②巩固阶段7个月或6个月。具体方案为:强化阶段必须保持用异烟肼(H)、利福平(R)、吡嗪酰胺(I)、乙胺丁醇(E)和链霉素(S)等,2HRE/7HR 或 3HRE/6HR(字母前数字为治疗月数)。强化阶段可四药联用(2SHRI 或 3SHRE)。对于某些糖尿病患者虽未找到明显结核感染灶,但结核菌素试验强阳性者,提示有结核感染,可用1疗程化疗。糖尿病并结核病的抗结核效果不如单纯性结核病。而且,抗结核药物可升高血糖,增加血糖控制的难度,应引起注意。

浅表部位的感染,尤其是厌氧菌感染可用高压氧治疗。糖尿病患者肌内注射青霉素后的反应与正常人有很大差异,肌内注射后的药物吸收慢,血药浓度曲线明显低平,达高峰时间延迟。平均峰浓度降低,药物吸收减慢,改用静脉注射可明显提高疗效,故糖尿病合并感染患者应尽可能行静脉途径给药。

必须注意,氟喹诺酮类抗生素(如氟喹诺酮,fluoroquinolone;左氧氟沙星,levofloxacin;加替沙星,gatifloxacin)可导致低血糖症,应尽量避免使用。严重低血糖症可进一步导致中心性脑桥髓鞘溶解症。如果同时使用了口服降糖药,则可导致严重的血糖下降。另一方面,氟喹诺酮类抗生素导致低血糖症需与脓毒血症引起的低血糖症鉴别,脓毒血症也可致低血糖症。脓毒血症时,糖的利用和产生均增加。当血糖来源减少时,可发生低血糖症。脓毒血症患者发生低血糖症一般合并肝功能不全和进食过少等诱因,患者发生低血糖症表示病情危重,预后不良。长期的脓毒败血症导致恶病质和营养不良,此时的低血糖症主要与营养不良有关。

(贺佩祥 洪克付)

(本章主审 刘耀辉 王湘兵)

第 4 章

糖尿病慢性并发症

第 1 节　糖尿病肾病 / 1521
第 2 节　糖尿病视网膜病变 / 1560
第 3 节　糖尿病神经病变 / 1580
第 4 节　糖尿病心脏自主神经病变 / 1599
第 5 节　糖尿病心脑血管病 / 1605
第 6 节　糖尿病足 / 1626

慢性并发症是糖尿病防治的重点与难点，日常的糖尿病处理都是以减少和延缓慢性并发症为指导的，早防早治和综合防治是糖尿病慢性并发症防治的基本原则，这是克服目前糖尿病慢性并发症治疗低效益和高费用的根本出路。糖尿病肾病和糖尿病视网膜病变属于典型的微血管并发症，而糖尿病神经病变和糖尿病特异性心脏自主神经病变以微血管病变为主，但发病机制和病理特征有其特殊性。糖尿病心脑血管病、糖尿病足的发病机制复杂，风险因素各异，临床表现多变。因此，多学科合作能大幅提高诊疗水平，明显降低糖尿病慢性并发症的致残致死率。

第 1 节　糖尿病肾病

糖尿病肾病（diabetic nephropathy，DN）亦称糖尿病肾脏疾病（diabetic kidney disease，DKD）[1-2]，是指糖尿病引起的肾脏病变，主要表现为持续白蛋白尿和肾功能异常，同时排除其他慢性肾脏疾病（CKD）。正常人的尿白蛋白排出量<30mg/d，尿白蛋白/肌酐比值（urinary albumin/creatine ratio，UACR）<30mg/g 肌酐。如果糖尿病患者尿白蛋白排泄量>30mg/d 或者>20μg/min 和/或 eGFR 进行性下降，且能排除其他原因（如泌尿道感染及应激等）者，即可诊断为糖尿病肾病。

【病因与病理生理】

DKD 是常见的慢性微血管并发症之一，糖尿病患者发生率为 20%～40%（表 4-4-1-1），伴有终末期糖尿病肾病（end-stage renal disease，ESRD）的 5 年生存率<20%。与糖尿病有关的肾脏病变包括糖尿病性肾小球硬化症、足细胞凋亡、肾小管上皮细胞变性、动脉-微小动脉粥样硬化症、肾盂肾炎及肾乳头坏死等。狭义的 DKD 系指糖尿病性肾小球硬化症，这是一种以微血管病变为主的肾小球病变。DKD 已成为西方国家人群中 ESRD 的主要病因。DKD 主要见于糖尿病病程较长、病情较重、长期高血糖以及伴有高血压或有吸烟嗜好的男性患者[1-2]。病程 10 年以上的 1 型糖尿病（T1DM）患者 DKD 的累计发生率 30%～40%，且是 T1DM 患者首位死亡原因；约 2%的 2 型糖尿病（T2DM）患者发生 DKD，在 T2DM 患者死因中列在心、脑血管动脉粥样硬化疾病之后。

表 4-4-1-1　糖尿病白蛋白尿与肾小球过滤率下降的发病率

报道者	研究对象	白蛋白尿	GFR 降低
Parving	2006 年 DEMAND 研究（33 个国家 32 208 例 T2DM）	微量白蛋白尿 39% 大量白蛋白尿 10%	22%
Bos	北非（1990—2012 年 18 岁以上糖尿病患者）	埃及（1998）白蛋白尿 21% 苏丹（2008）白蛋白尿 22%	埃及（1998 年）门诊患者 6.7% 埃及（1995 年）住院患者 46.3%
Chadban	AusDiab 研究（横断面调查>25 岁糖尿病患者）	尿蛋白/肌酐>200mg/g 8.70%	27.60%
Unnikrishnan	南印度 CURES 研究（T2DM）	微量白蛋白尿 36.9% 大量白蛋白尿 2.2%	—
Lin	中国台湾 1999—2001 年糖尿病筛查（>30 岁 T2DM）	尿蛋白/肌酐>200mg/g 29.40%	15.10%
Yang	中国 14 省市流调（>20 岁糖尿病患者）	17.30%	19.10%
LouArnal	西班牙健康中心（2008 年>18 岁 3466 例 T2DM）	31.70%	25.20%
Detournay	法国 ENTRED 资料（2007 年 T2DM）	—	22%
Collins	美国 NHANES 研究（2005—2010 年成年糖尿病）	29.90%	19.30%
Al-Rubeaan	沙特阿拉伯（SNDR 研究>25 岁 54 670 例 T2DM）	微量白蛋白尿 1.2% 大量白蛋白尿 8.1%	GFR<30ml/（min·1.73m²） 1.50%

注：UACR：albumin-to-creatinine ratio，尿白蛋白/肌酐比值；微量白蛋白尿（microalbuminuria）>30mg/d，UACR 30～300mg/g；大量白蛋白尿（macroalbuminuria）UACR>300mg/g；GFR 受损（impaired glomerular filtration rate）：GFR<60ml/（min·1.73m²）；DEMAND：Developing Education on Microalbuminuria for Awareness of renal and cardiovascular risk in Diabetes study，微量白蛋白尿与肾病进展即心血管病知晓教育研究；AusDiab：the Australian Diabetes，Obesity and Lifestyle Study，澳大利亚糖尿病-肥胖-与生活方式研究；CURES：Chennai Urban Rural Epidemiology Study，Chennai 城市-农村流行病学研究；ENTRED：Échantillon National Témoin Représentatif des Personnes Diabétiques（National Representative Sample of Diabetic Patients），Échantillon 国家糖尿病研究；NHANES：National Health and Nutrition Examination Survey，国家健康与营养调查；SNDR：Saudi National Diabetes Registry，沙特阿拉伯国家糖尿病注册

（一）肾小球足细胞异常

1. 肾小球滤过屏障的结构与功能 肾小球滤过屏障(glomerular filtration barrier,GFB)由内皮细胞、肾小球基底膜和足细胞三层组成(图4-4-1-1)。足细胞伸出的许多板状伪足(lamellipodia)分支,形成一级和二级突起和更小的足突,并与邻近足细胞发出的足突以及黏着小连接(adherent junction,亦称裂孔膈膜,slit-diaphragm,SD)连接,形成的细胞间隙即为肾小球滤过通道。糖尿病改变了肾小球滤过的成分,由蛋白尿进展为终末期肾病[3-5]。早期的病理变化以肾小球肥大、肾小管滤过成分异常为主,继而出现肾小球和肾小管基底膜增厚,细胞外基质蛋白沉着和足细胞凋亡。

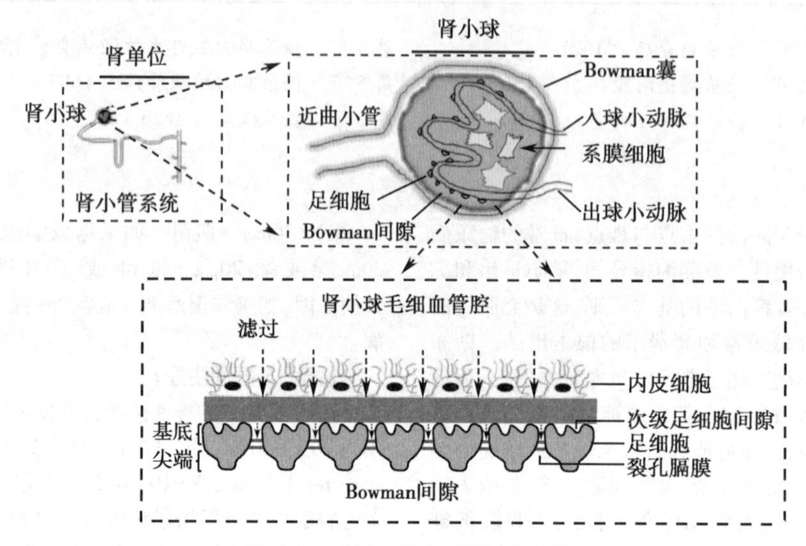

图4-4-1-1 肾小球滤过屏障的结构

肾小球滤过屏障由内皮细胞、肾小球基底膜和足细胞(足细胞)三层组成;足细胞伸出许多板状伪足(lamellipodia)分支,形成一级和二级突起和更小的足突,并与自邻近足细胞发出的足突交错、黏着连接(adherent junction,亦称裂孔膈膜,slit-diaphragm,SD)连接,这些结构形成的细胞间隙即肾小球滤过通道

Kimmelstiel和Wilson首次观察到糖尿病肾病以系膜基质增多(玻璃变性)为特点[6]。在TGF-β_1的作用下,系膜细胞增生肥大,引起肾小球增大,系膜基质堆积导致肾小球滤过面积减少和肾功能下降[7-8]。肾小球滤过屏障是一种分子筛,只允许滤过分子量小的物质和水分通过。蛋白尿的起始原因是内皮细胞功能紊乱(微血管病变)、肾小球基底膜增厚与胶原积聚导致滤过的成分缺乏选择性,继而出现蛋白聚糖的电负性。

肾小球滤过屏障的最后一层屏障是足细胞,足细胞减少可直接引起蛋白尿[9-10],足细胞也可从基底膜离解而进入尿液中[11-13],缺乏增殖能力的足细胞在受到损伤后,脱离细胞周期循环,其表型与功能被沉默,而肾小球滤过屏障的残余足细胞不能代偿其功能,导致肾小球硬化。凋亡和脱落是引起足细胞减少的两个根本原因。足细胞约占肾小球细胞的30%,其独特的结构特点是覆盖肾小球基底膜高度分化的肾脏终末内皮细胞,主要调节肾小球功能。足细胞的突触含有微管和波形蛋白中间丝,肌动蛋白细胞骨架是足细胞与肾小球基底膜的结构基础,具有收缩功能,足细胞的足突与黏附连接结构相互联系交错,形成裂孔膈膜,感受肾小球的通透性和可过滤性小分子物质。足细胞的顶部表面因为含有大量糖蛋白而呈电负性,基底部表面通过整合素将其锚定在肾小球基底膜上。糖尿病肾病时,足细胞数目明显减少,足突增宽,裂孔膈膜变窄,这些结构变化引起蛋白尿。足细胞胞体下部与初级足突形成的间隙称为足细胞下腔(sub-podocyte space),占肾小球基底膜滤过表面积的50%~65%;因此,足细胞病变和足细胞凋亡导致蛋白自尿液丢失。肾素-血管紧张素系统(RAAS)的激活、活性氧自由基的增加、糖基化终产物、胰岛素敏感性的改变、脂联素缺乏及微小核糖核酸(RNA)等都会引起足细胞损伤[14]。

肾小球足细胞蛋白nephrin(NPHS1基因编码)突变导致先天性肾病综合征(congenital nephrotic syndrome),其特点是尿液含有大量蛋白,肾病自出生即发作。Nephrin是足细胞裂孔膈膜的一个组分和信号分子,可调节细胞骨架的结构与功能。除了NPHS1突变外,糖尿病肾病或高血压因NPHS1表达不足亦可引起蛋白尿。继而发现,许多与足细胞功能相关的基因,如podocin(NPHS2编码)、α-actinin-4(ACTN4编码)、laminin β_2(LAMB2编码)、瞬时受体蛋白6离子通道(TRPC6编码)和磷脂酶Cε1(PLCE1编码)均因突变或功能异常而导致蛋白尿[15-16]。

2. 高血糖对足细胞的影响 高血糖通过直接作用或通过氧化应激引起足细胞功能异常,破坏足细胞的结构完整性与可塑性。足细胞表达GLUT1和GLUT4而高血糖促进足细胞凋亡,增加ROS生成,白蛋白漏出,形成蛋白尿。肾脏局部的RAS被高血糖活化也损害足细胞功能,促进细胞凋亡,糖基化终产物(AGE)可改变MAP激酶活性,进一步诱导足细胞凋亡,AGE修饰白蛋白,生成的AGE-BSA使Akt去磷酸化,显露并激活FOXO4,增加凋亡蛋白Bim表达和足细胞自噬(图4-4-1-2)。

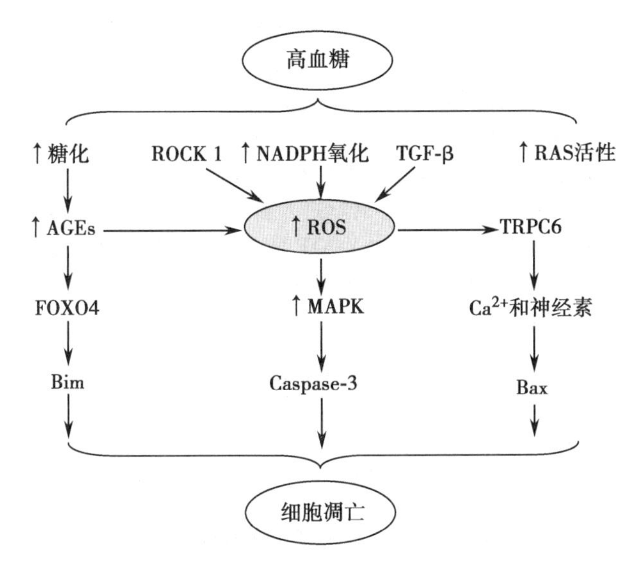

图 4-4-1-2　高血糖介导的细胞事件和足细胞凋亡

3. 其他因素对足细胞的影响

（1）胰岛素信号对足细胞的作用：足细胞表达胰岛素受体，是胰岛素的主要靶细胞，在胰岛素的刺激下，足细胞的葡萄糖摄取增加，足细胞内肌动蛋白骨架重构，激活 GTP 酶-RhoA 系统，抑制细胞分化蛋白。在肾小球滤过率增加情况下，造成足细胞收缩。胰岛素缺乏时，足细胞功能异常，肾病进展加速。胰岛素抵抗和胰岛素受体功能缺陷导致蛋白尿和肾小球滤过率增高，基膜的基质物质积聚而增厚，进一步促进足细胞凋亡。

（2）mTOR 与足细胞凋亡：哺乳动物雷帕霉素靶蛋白（mammalian target of rapamycin，mTOR）是调控免疫细胞与肾实质细胞增殖、分化、凋亡、自噬和衰老等细胞生物学事件的关键分子[17]。mTOR 活性是维持足细胞功能的重要因素。mTOR 复合物 1（mTORC1）激活足细胞；相反，抑制 mTORC1 引起蛋白尿和足细胞凋亡。此外，糖尿病时，mTOR 活性增高也介导肾病的发生，因为 mTOR 调节细胞体积，mTOR 对肥厚的足细胞具有毒害作用。雷帕霉素（西罗莫司）是 mTORC1 特异性抑制剂，其通过保护足细胞、抑制肾间质炎症与纤维化等病变以延缓糖尿病肾病[17]。

（3）Notch 信号与足细胞凋亡：Notch 是细胞内的保守性信号分子，调节细胞的分化。Notch 受体与配体结合后激活 Notch 系统。糖尿病肾病时，足细胞内 Notch1 被激活，与足细胞凋亡的程度一致。Notch 信号通路在糖尿病肾病的肾组织中激活，与糖尿病肾病的肾脏损伤有关[18]。

（4）TGF-β 与足细胞凋亡：糖尿病肾病时，GH 和 TGF-β_1 表达增加，促进足细胞凋亡。TGF-β_1 增加线粒体膜电位和耗氧量，ROS 生成增多，损伤足细胞。血管紧张素-2、VEGF 和高血糖诱导的足细胞损伤均是由 TGF-β 信号途径介导的，导致上皮细胞-间质细胞转型（图 4-4-1-3）。上皮细胞向间质细胞转型是糖尿病肾病的一种独特现象，这一过程伴有足细胞数目减少和肾脏纤维化。受损的足细胞转型为胚胎性细胞，失去上皮细胞功能，损害了肾小球基底膜的完整性，诱发蛋白尿。GH 和 TGF-β_1 处理后的上皮细胞-间质细胞转型（EMT）标志物见表 4-4-1-2。

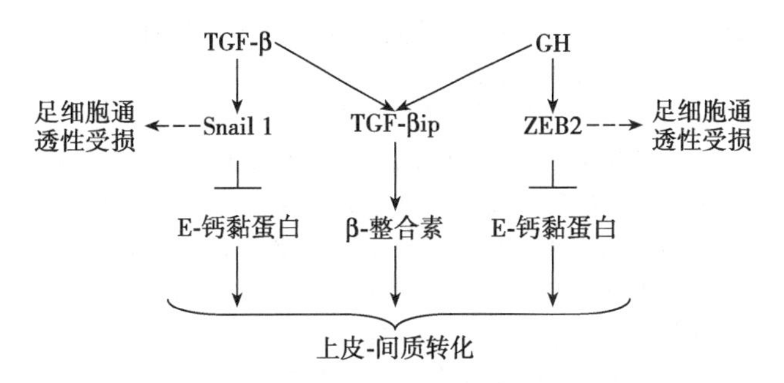

图 4-4-1-3　TGF-β 与 GH 诱导足细胞转型

TGF-β 和 GH 通过促进 Snail 1 与 ZEB2 基因表达，诱导足细胞向间质细胞转型，抑制裂孔膈膜蛋白（slit-diaphragm protein）表达，导致足细胞通透性增加

表 4-4-1-2　GH 和 TGF-β_1 处理后的上皮细胞-间质细胞转型标志物

降低的足细胞标志物
1. E-上皮细胞钙黏蛋白（E-cadherin）
2. P-上皮细胞钙黏蛋白（P-cadherin）
3. 小带蛋白-1（Zonula Ocludens-1，ZO-1）
4. 去氧肾上腺素（Nephrin）
升高的足细胞标志物
1. ZEB2
2. snail
3. FSP1
4. 结蛋白（desmin）
5. α-平滑肌蛋白（α-smooth muscle）
6. 肌动蛋白（actin）
7. 波形蛋白（vimentin）
8. 巢蛋白（nestin）
9. MMP-9

（二）肾素原与糖尿病肾病　肾素原（prorenin）受体（PRR）是一种多功能蛋白，至少具有四种主要功能：①作为肾素和肾素原的受体，介导血管紧张素-1（AT-1）生成，提高组织 RAS 水平；②与肾素原受体结合后，诱导细胞内氧化应激信号；③协同细胞内囊泡质子 ATP 酶功能；④参与和组成 Wnt 受体复合物信号系统。因此，肾脏内的 PRR 活性与糖尿病肾病密切相关。PRR 亦称 ATP6 相关蛋白 2（Atp6ap2），是一种单跨膜蛋白，其配体为肾素及其前体肾素原[19-20]。PRR 除了增强组织内的 RAS 活性外，也诱导细胞内信号转导，激活 MAPK 途径，并作为囊泡质子 ATP 酶（V-ATP 酶）的辅助蛋白，参与 Wnt 受体复合物的形成。

1. 肾脏的肾素原受体　PRR 具有多种功能，可催化 AT-1 生成，激活 RAS，并诱导 MAPK 信号转导。PRR 在肾脏、心脏、脑、肝脏、胎盘和胰腺表达。PRR 的细胞外结构域 N 端与肾素/肾素原结合，促进 V-ATP 酶合成，增加 V-ATP 酶活性和 Wnt 信号。

2. 糖尿病肾病的肾素原受体　糖尿病肾病时，肾脏的肾素原和 AT-2 水平升高，RAS 被激活，出现蛋白尿[21-23]，而 ACE 抑制剂和血管紧张素受体阻滞剂（ARB）因拮抗 PRR 作用而具有肾脏保护作用，同时血浆肾素活性被抑制。肾小球的滤过屏障、肾小球基底膜和足细胞被破坏引起蛋白尿。在肾病的发展过程中,起初的足细胞肥大,继而萎缩;PRR上调足细胞代谢,促进细胞肥大,V-ATP酶活性升高,酸化细胞内囊泡,从而引起蛋白合成、成熟和溶酶体功能障碍。

3. 可溶性肾素原与肾病 furin和ADAM19裂解PRR,去除N末端片段后成为可溶性PRR(soluble PRR,sPRR)。正常情况下,血浆sPRR与尿液的血管紧张素原排泄呈正相关,是肾脏内RAS的标志物。慢性肾病患者的血浆sPRR与肾小球滤过率呈负相关。慢性肾病越重,肾脏内的PRR与RAS活性越高。肾素-肾素原与受体结合后,肾素酶发生构象变化,酶活性增强,催化血管紧张素原转化成血管紧张素-1(AT-1),后者在血管紧张素转换酶的作用下,生成AT-2,诱导AT-2受体介导的信号转导系统,激活组织RAS(图4-4-1-4A);PRR与配体结合后,肾素或肾素原诱导有丝分裂原激活的蛋白激酶(MAPK)信号(图4-4-1-4B);PRR与V-ATP酶亚基作用,质子转运进入囊泡、溶酶体和自噬体内(图4-4-1-4C);PRR作为V-ATP酶与LRP6之间的一种适应蛋白(adaptor protein),参与Wnt受体复合物的相互作用[24](图4-4-1-4D)。

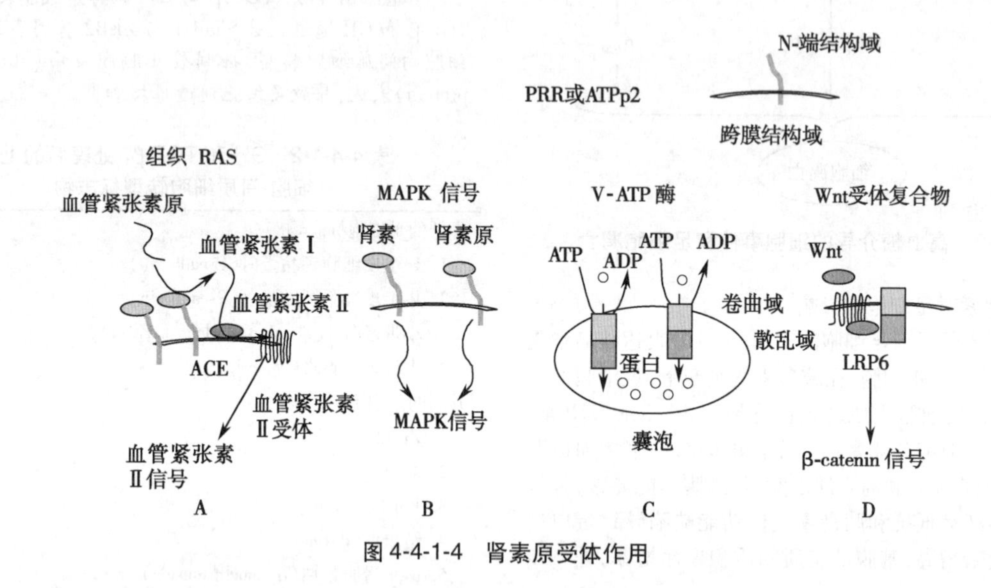

图4-4-1-4 肾素原受体作用

高糖环境损害足细胞(足细胞的细胞内结构见图4-4-1-5A),导致蛋白变性,损伤溶酶体和自噬体V-ATP酶和蛋白受体PRR的细胞内酸化功能(图4-4-1-5B);持续性高糖刺激PRR生成,过多的PRR激活组织RAS和MAPK信号(图4-4-1-5C);长期高糖环境引起足细胞凋亡,导致肾小球基底膜和内皮细胞损害(图4-4-1-5D);肾素原受体的矫枉过正学说是指损伤的足细胞产生变性蛋白质和细胞器在溶酶体和自噬体内降解,该过程生成V-ATP酶及PRR,形成酸性微环境;过多PRR增强组织RAS和PRR介导的MAPK信号,引起受损分子(如TGF-β、环氧化酶-2、IL-1β、IL-1和TNF-α)增多,最终加速糖尿病肾病进展(图4-4-1-5E)。

(三)脂质代谢异常 调脂药物改善心血管功能和糖尿病肾病,降低蛋白尿。高血糖诱导二酰甘油(DAG)过度生成,激活PKC、VEGF、TGF-$β_1$、PAI-1、NADPH和NF-κB信号,神经酰胺增多,加速糖尿病肾病进展。脂蛋白代谢异常(VLDL-C和LDL-C升高、HDL-C降低)亦引起糖尿病肾病。因此,他汀类药物可降低T1DM和T2DM的蛋白尿[25-29]。

1. 肾脏的脂质介导物 白三烯及其衍生物类花生酸类与糖尿病肾病有关。PGE_2、PGI_2和PGI_3参与肾脏血流和肾小球滤过率的调节,而血栓烷素A_2(TXA_2)降低肾脏血流和肾小球滤过率。慢性肾病时,前列腺素和TXB_2生成增多。

2. PKC活化与糖尿病肾病 PKC调节细胞增殖、分化和细胞周期,高血糖诱导PKC活性,增加DAG水平。PKC家族有13个异构体,经典型PKC(cPKC)α、βⅠ、βⅡ和γ的激活均依赖于Ca^{2+}、DAG或其类似物十四酸佛波酯乙酸盐(phorbol 12-myristate 13-acetate)或磷脂酰丝氨酸(phosphatidyl serin,PS);而新PKCδ、ε、η和θ(new PKC,nPKC)的激活不依赖于Ca^{2+},但需要DAG和PS参与;另一种非经典PKCξ、ι/λ、ν和μ的激活仅依赖于PS,而不需要Ca^{2+}或DAG的参与。激活PKCβ和δ引起糖尿病肾病的一系列病理生理变化,激活VEGF、TGF-β1、PAI-1、NF-κB和NADPH氧化酶信号途径,PKC则将信号转导至核内,进一步激活MAPK级联反应,导致肾损害。

DAG和DAG介导的PKC活化引起肾纤维化,启动糖尿病肾病进展;PKCβ和PKCδ上调NF-κB基因表达,增强TGF-$β_1$的作用,激活VEGF、PAI和NADHP氧化途径;TGF-$β_1$、胶原和纤连蛋白促进系膜细胞扩张,活化NF-κB介导的促纤维化基因表达;VEGF引起血管生成,PAI导致纤维蛋白溶解,而NADPH氧化酶形成氧化应激反应;以上所有均加速糖尿病肾病的发展(图4-4-1-6)。

3. 神经酰胺与糖尿病肾病 肾脏生成大量的神经酰胺,调节细胞增殖、凋亡、炎症和细胞周期。神经酰胺增多可导致肾病和肾脏纤维化(图4-4-1-7)。神经酰胺有三条合成途径:重新合成、补救途径合成和水解鞘磷脂合成;神经酰胺可通过增加细胞外基质而引起肾脏纤维化、肾小球损伤、细胞凋亡和蛋白尿;甘油三酯和胆固醇过多导致肾脏纤维化,鞘氨醇激酶(sphingosine kinase,SK)通过促进细胞迁移和增殖也引起纤维化;阿米替林能抑制鞘磷脂酶和神经酰胺生成而保护肾脏。

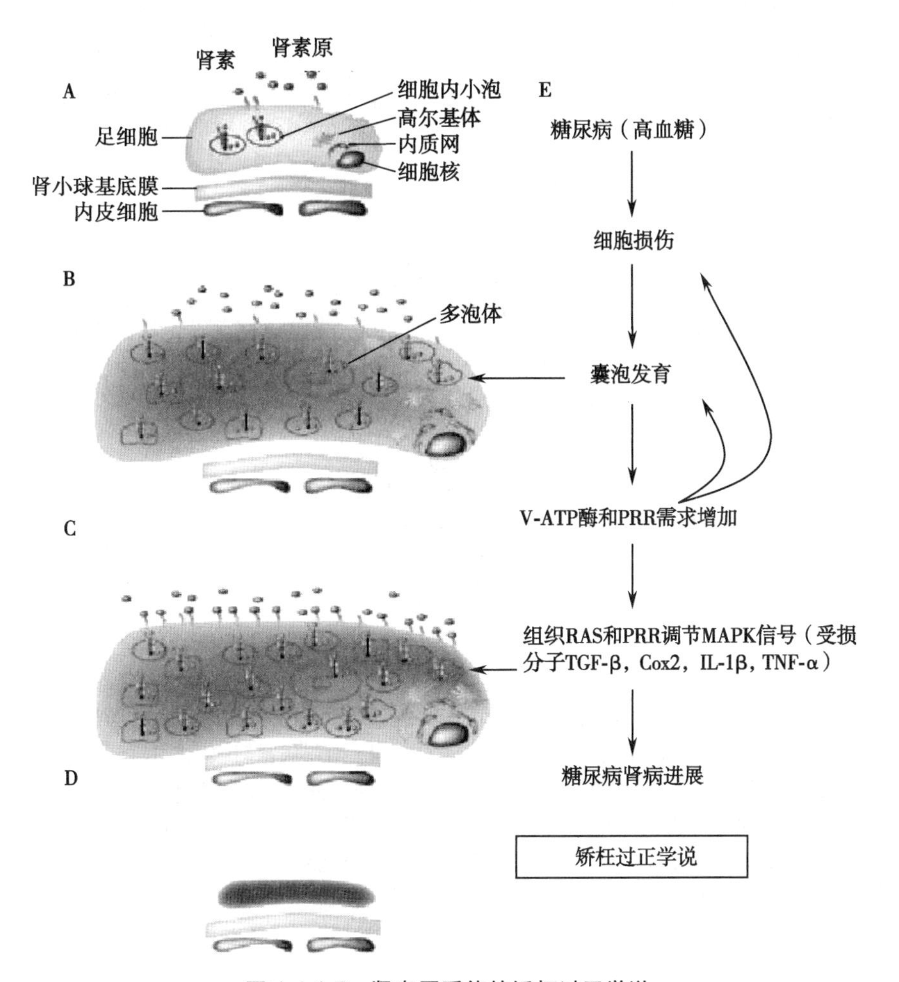

图 4-4-1-5 肾素原受体的矫枉过正学说

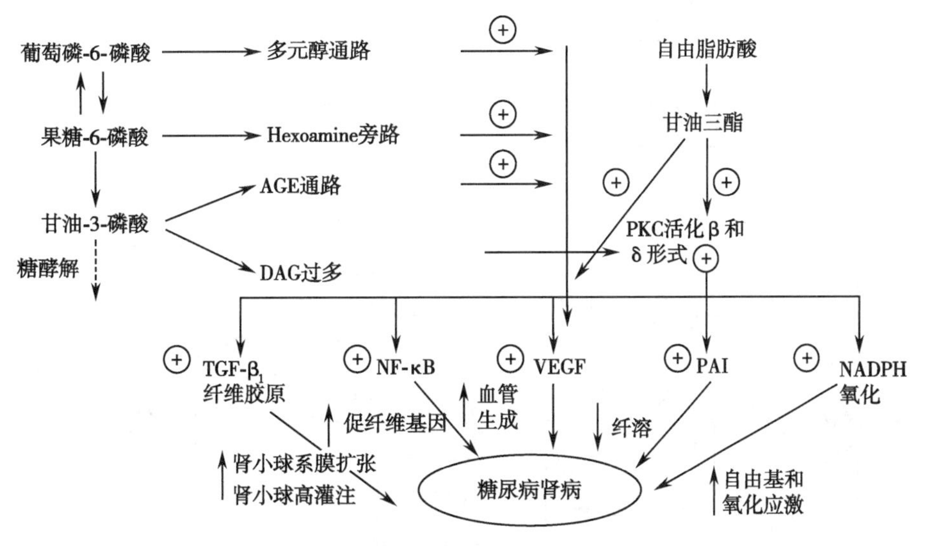

图 4-4-1-6 二酰甘油多途径来源及其介导的肾脏纤维化

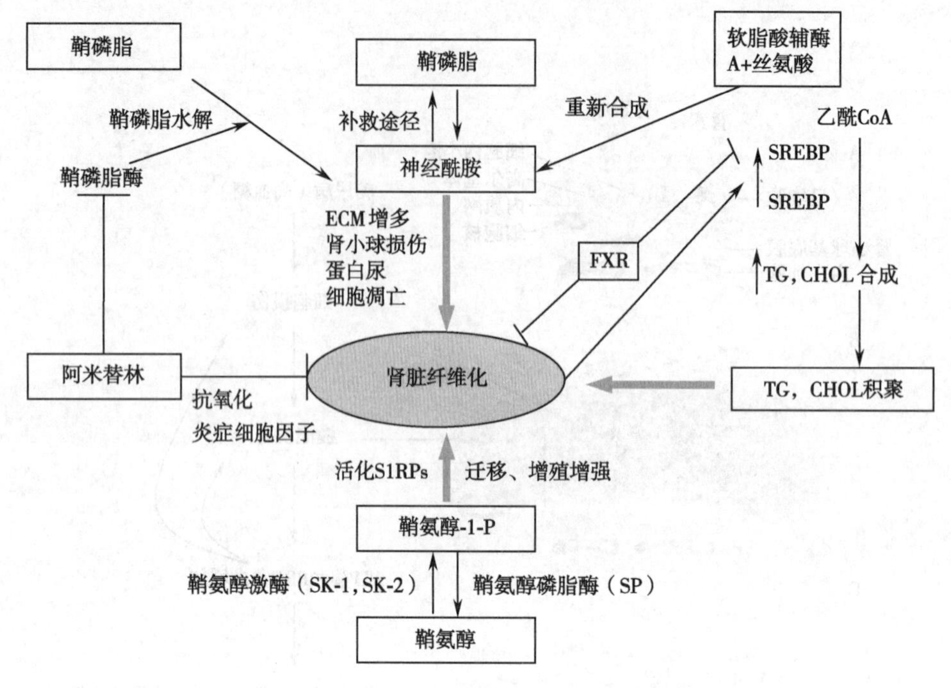

图 4-4-1-7 神经酰胺合成与肾脏纤维化

4. microRNA与糖尿病肾病 微小核糖核酸(microRNA)是一类非编码的微小RNA。脂质代谢紊乱引起microRNA表达异常、炎症、氧化应激、升高血压,造成蛋白尿。高血压通过TGF-β信号导致肾病。而他汀类药物可以逆转这些病理变化(图4-4-1-8)。microRNA的基因调控作用可能使其成为糖尿病肾病的新的诊断标志物和治疗靶点[30],如microRNA-25可以通过调控MAP2K4而抑制糖尿病肾病纤维化的进展[31]。

(四) 缺氧与血流动力学异常

1. 糖尿病肾病缺氧 入球和出球小动脉扩张使肾脏呈慢性高灌注状态;糖基化血红蛋白浓度增加可降低红细胞2,3-二磷酸甘油酸(2,3-DPG)水平,使血液黏滞度增加,红细胞变形能力降低致肾缺氧而导致高灌注状态;控制不良的糖尿病患者血胰高血糖素增加以及高血糖本身可增加肾血流量;其他使肾血管扩张增加肾灌注的因素包括心房利钠肽和前列腺素E产生增加、蛋白质摄入过多、肾素缺乏、

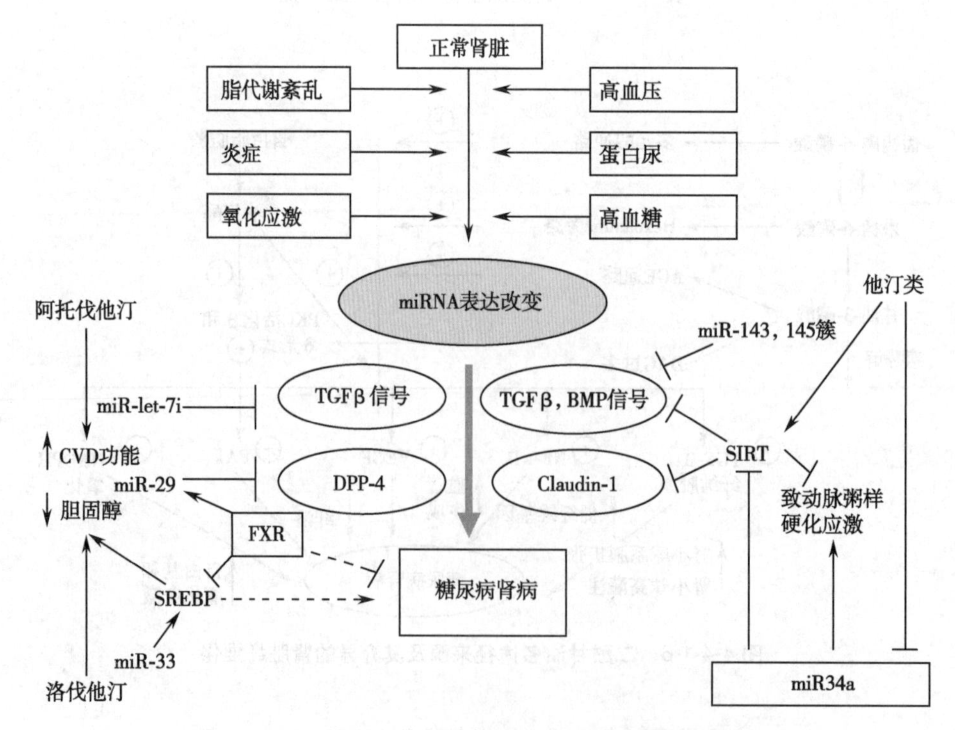

图 4-4-1-8 抗脂代谢紊乱药物对糖尿病肾病的保护作用

对儿茶酚胺或血管紧张素反应性降低以及钙离子浓度改变等。肾脏的激肽(kinin)生成增加也使肾血管扩张。除了这些因素外,近端小管和 Henle 袢钠的重吸收增加也使肾小球呈高灌注状态。肾血流量增加和肾高灌注状态可使肾系膜细胞增生。近年的研究认为,上述这些血流动力学改变和一些细胞因子(如 TGF-β 等)的交互作用在糖尿病肾病的发生中起重要作用。血流动力学异常通过自分泌-旁分泌途径使细胞因子和生长因子释放增加,细胞外基质蛋白增多。

缺氧时,糖尿病肾病的早期事件是缺氧诱导因子(hypoxia-inducible factor-1,HIF-1)介导肾脏缺氧的代谢过程。糖尿病引起所谓的缺氧二卵双生(fraternal twins of hypoxia)现象,即假性缺氧(pseudohypoxia)和真性缺氧。肾脏接受 20% 的心输出血量,故对缺氧很敏感,正常情况下,肾脏通过动静脉氧短路(AV oxygen shunting)来防止缺氧。NAD 依赖性组蛋白去乙酰酶(histone deacetylase,HDAC)sirtuin 由 7 种蛋白组成($SIRT_{1\text{-}7}$),有些组分可通过去乙酰化而抑制 HIF-1 的活化,防止肾脏缺氧,但是,在营养过度情况下,因耗氧量大增,仍可导致肾脏缺氧。

二甲双胍抑制线粒体复合物 I 的氧化功能,减少氧消耗和 ATP 生成,使细胞内氧的供应重新分布(图 4-4-1-9)。脯氨酰羟化酶(prolyl hydroxylase)能促进蛋白酶体内的 HIF-1α 降解(图 4-4-1-10)。线粒体抑制 AMPK 的激活,下游呼吸链途径被抑制,ATP 生成减少。

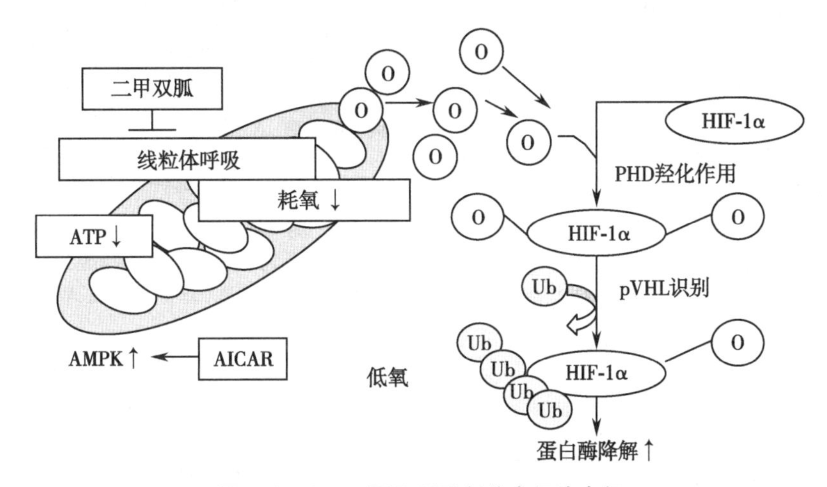

图 4-4-1-9 二甲双胍重新分布细胞内氧

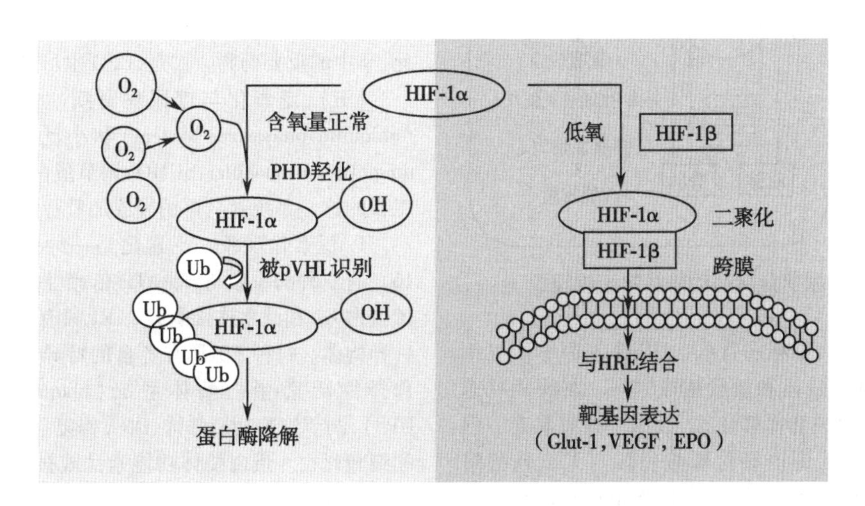

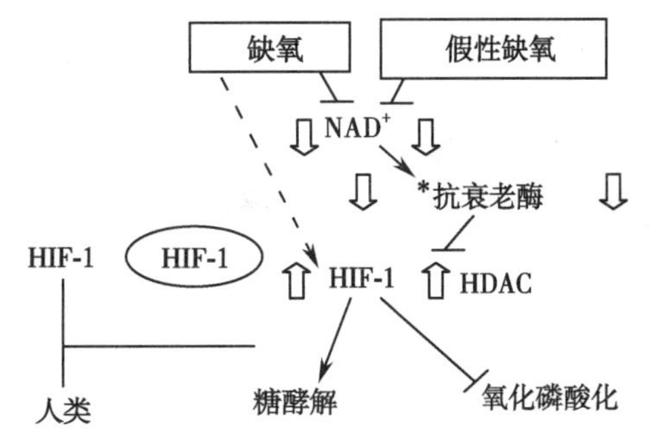

图 4-4-1-10 氧调节 HIF-1α 表达

2. sirtuin-假缺氧与缺氧诱导性因子 HIF-1α 蛋白表达与细胞内的氧供应密切偶联。HIF-1 是 DNA 表观调节的靶点。HIF-1 是一种异二聚体转录因子复合物,有氧调节的 HIF-1α 亚基和 HIF-1β 亚基组成 HIF-1,活化依赖于 HIF-1α 的降解(重新获得氧供应后的 HIF-1α 蛋白的半衰期短于 1 分钟)。NAD^+-sirtuin 通过 HIF-1 调节葡萄糖代谢。一些 SIRT 亚型通过去乙酰化抑制 HIF-1 的活化,在缺氧或假缺氧状态下,NAD^+减少下调 SIRT 表达引起 HIF-1 激活,抑制氧化磷酸化,使葡萄糖主要通过糖酵解途径代谢。

3. 动静脉氧短路与极化性空泡形成 机体输送到肾脏的氧为每分钟 84ml/100g,而肾脏的氧消耗为每分钟 6.8ml/100g,肾脏的氧供应远超过氧消耗,因此肾脏不容易发生缺氧。但是,肾脏对缺氧十分敏感,其原因之一是动静脉氧短路,肾静脉氧分压(pO_2)高于外皮质层、近曲小管和远曲小管的输出小动脉。此外,肾脏血流增加时氧释放量下降,但肾实质内的 pO_2 无变化。肾小球前的动静脉氧短路被对流的动-静脉抵消,动静脉氧短路是肾脏组织内部氧合作用的作用调节机制。动静脉氧短路限制肾脏的氧释放,稳定组织内的 pO_2,但也使肾脏对低氧血症格外敏感。高血糖症增加肾脏血流量和肾小管的葡萄糖重吸收量,耗氧量增加后使毛细血管的氧张力降低,进一步扩大小动脉与静脉之间的氧分压梯度,加剧动静脉氧短路,促进缺氧诱导的肾损害(图 4-4-1-11)。

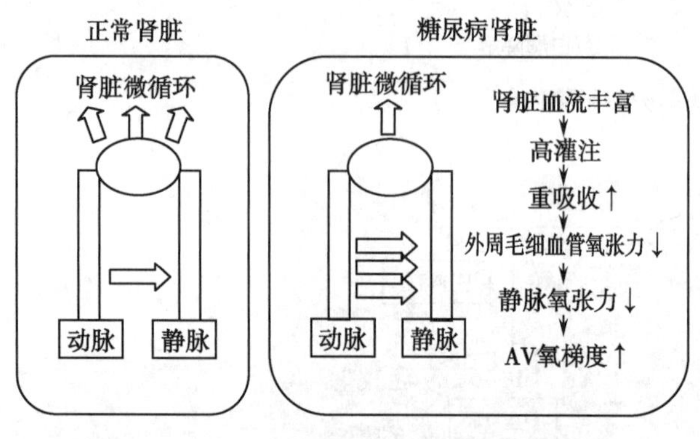

图 4-4-1-11 糖尿病肾病的动静脉氧短路现象

4. 缺氧诱导因子与糖尿病肾病 HIF-1 基因编码红细胞生成素,促进 VEGF 表达和血管生成[32-33]。在缺氧状态下,HIF 促进红细胞生成和血管生成,以纠正缺氧状态。但是 HIF-1 也将葡萄糖代谢由氧化磷酸化转向无氧糖酵解(Pasteur 效应)或假性缺氧(正常氧供应,Warburg 效应)性糖代谢。

5. 红细胞生成素与糖尿病肾病 红细胞生成素(erythropoietin,EPO)调节红细胞数目。缺氧时,合成增加,以拮抗缺氧性应激反应(图 4-4-1-12 和图 4-4-1-13)。在正常情况下,肾脏 EPO 每天刺激生成的红细胞约 2000 亿个。

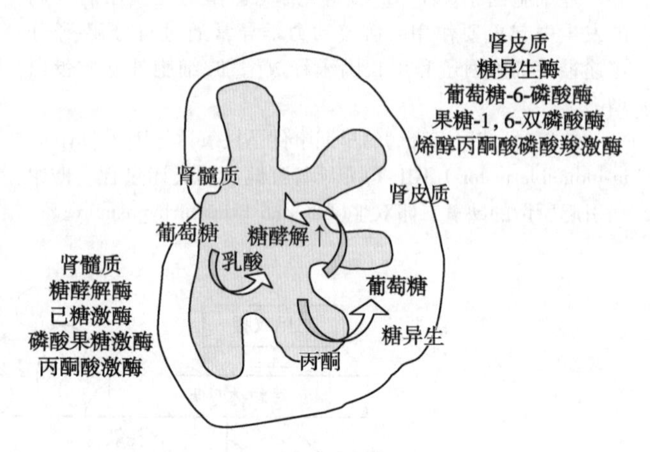

图 4-4-1-12 缺氧诱导红细胞生成素合成

HIF-1 将葡萄糖代谢由氧化磷酸化转向无氧糖酵解(Pasteur 效应)或假性缺氧(正常氧供应,Warburg 效应)糖代谢

生血细胞表达的红细胞生成素受体(EpoR)属于 1 型细胞因子受体家族成员,在 EPO 的作用下,EpoR 被激活,通过 JAK-STAT 途径刺激原始红细胞增殖分化(图 4-4-1-14)。此外,EPO 还具有神经保护、心血管保护、抗炎、刺激骨骼肌再生、胰岛再生与伤口愈合、抑制食欲等作用[34-38](图 4-4-1-15)。重组的人 EPO 是治疗慢性肾病贫血、HIV 感染、心肌梗死、卒中的重要药物。但是,EPO 也可能增加肿瘤风险[39-42]。

(五)泛素化与糖尿病肾病 泛素蛋白酶体系统(ubiquitin proteasome system)和小泛素样修饰抑制(small ubiquitin-like modifier,SUMO)调节蛋白泛素化。糖尿病肾病患者的这一系统紊乱可诱发或加重肾病的进展[43]。

1. 泛素化现象 泛素化是一种多步骤反应(图 4-4-1-16),有三种酶系参与,即 ATP-依赖性激活酶 E1、ubiquitin 携带蛋白 E2 和泛素连接酶 E3。E1 只有一种,而 E2 和 E3 有多种异构体。每种 E3 具有各自的特异性连接蛋白[9-11],组成选择性泛素-蛋白酶体系统(ubiquitin-proteasome system,UPS),调节细胞功能修饰、DNA 修复、染色质修饰、细胞周期和细胞死亡。蛋白酶体功能紊乱或被抑制是形成糖尿病肾病的原因之一。

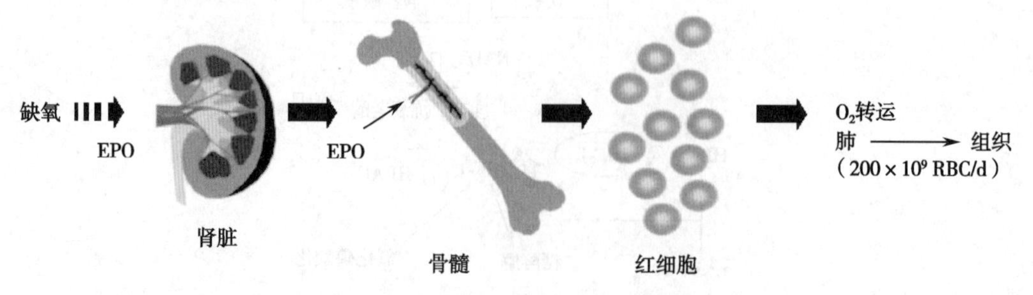

图 4-4-1-13 红细胞生成素介导的红细胞生成

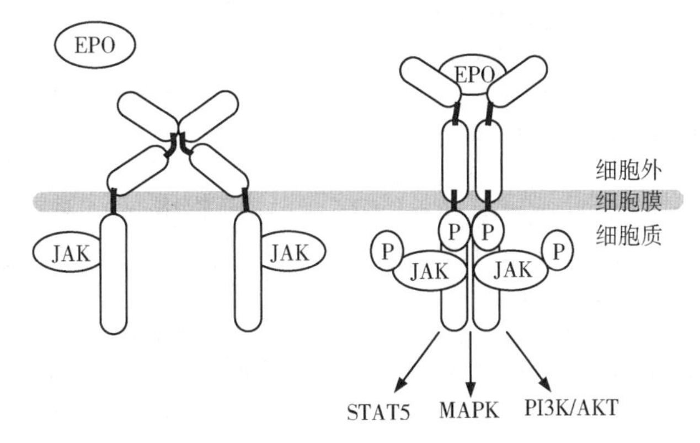

图 4-4-1-14 红细胞生成素/红细胞生成素受体系统

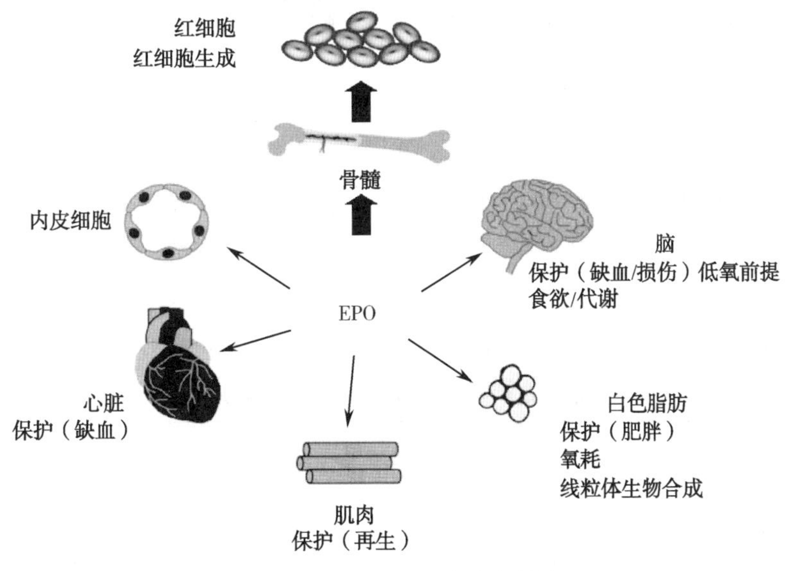

图 4-4-1-15 红细胞生成素的多效性作用

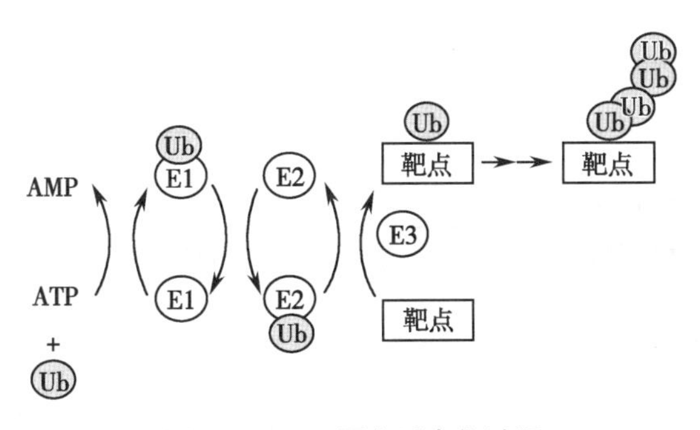

图 4-4-1-16 蛋白泛素化过程

2. SUMO SUMO 的功能是对蛋白进行暂时性修饰(SUMO 化,SUMOylation)。SUMO 多肽与泛素有约 18% 的同源性,修饰多种蛋白,调节细胞内信号途径。哺乳动物细胞表达三种 SUMO 亚型(SUMO-1、SUMO-2 和 SUMO-3)。SUMO-1 与 SUMO-2 和 SUMO-3 的序列同源性高达 50%,而 SUMO-2/3 的同源性为 95%。SUMO 结合启动泛素化反应,但此种反应仅属于可逆性的暂时性蛋白修饰过程。

3. 泛素化 SUMO 与糖尿病肾病进展 研究发现,泛素化 SUMO 与糖尿病肾病进展相关。NF-κB 途径是引起肾病的主要致病途径,受 UPS 系统的调节。在静息状态下,NF-κB 与抑制性蛋白 IκB 组成无活性的异三聚体;细胞受到刺激后,IκB 激酶(IKK)和 IKKβ 被激活,IκB 磷酸化,赖氨酸残基被泛素化,泛素化 IκB 降解。最后,异三聚体离解,NF-κB 进入核内,启动靶基因转录与蛋白质合成(图 4-4-1-17)。SUMO

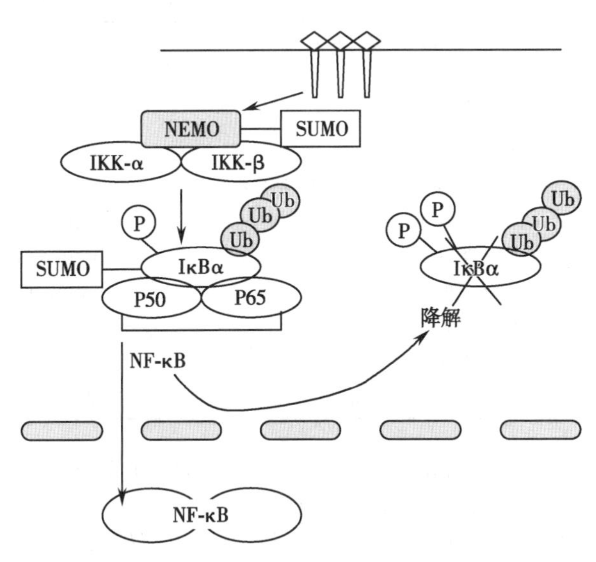

图 4-4-1-17 SUMO 调节 NF-κB 信号途径

通过蛋白修饰可以调节NF-κB途径中的多种信号分子，如IκBα、NEMO、RelA和P100。高糖减弱IκBα的SUMO化修饰，可能介导了肾系膜细胞NF-κB信号的激活，参与了糖尿病肾病的发病[44]。SUMO-1与NEMO结合后，IKK被激活，IκBα被SUMO化，引起IκBα降解和NF-κB途径活化。此外，SUMO化与TGF-β信号系统、Nrf2氧化应激系统、MAPK信号系统也密切联系，形成肾脏炎症、氧化应激和纤维化进展的复杂网络。SUMO-2/3可能通过共价修饰Smad4参与糖尿病肾病时的TGF-β信号通路调控[45]。UPS是参与糖尿病肾病发病的中心分子，NF-κB、TGF-β、Nrf2、MAPK、MG132可作为肾病干预治疗的药物靶点。

(六)营养素感受信号与糖尿病肾病 mTOR、AMPK和Sirt1是体内的三种营养素感受信号系统。糖尿病肾病患者的此三条信号途径均发生异常，而且足细胞的上述信号系统所调节的自噬活性也有改变。营养过多损害细胞内的代谢稳态，引起细胞器功能紊乱及慢性肾病(图4-4-1-18)。

1. mTOR与糖尿病肾病 糖尿病肾病的mTOR(mTORC1)表达异常见表4-4-1-3。

mTOR诱导基质蛋白合成，肾小球激酶增厚；mTOR促进成纤维细胞增殖，上皮细胞转型为间质细胞，导致肾脏纤维化。

2. AMPK与糖尿病肾病 AMPK激酶活性受营养素变化的调节[4]。能量增多时，AMP升高，AMP/ATP比值增加。

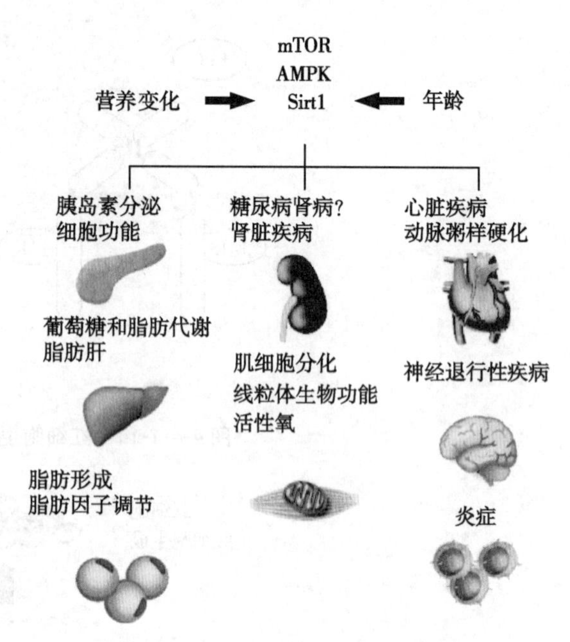

图4-4-1-18 营养素与糖尿病肾病

mTOR、AMPK和Sirt1三条信号系统分别或共同调节细胞的能量代谢；糖尿病肾病时，这些信号系统有明显变化

限制能量摄取后，血浆脂联素升高，激活AMPK可使能量代谢恢复正常(表4-4-1-4)。

表4-4-1-3 糖尿病肾病mTOR表达

研究类型	肾脏病变	发病机制
S6激酶$1^{-/-}$小鼠	肾脏肥大↓	p70S6激酶抑制
雷帕霉素(db/db小鼠)	肾脏肥大↓	eEF2激酶磷酸化/层黏蛋白1表达
雷帕霉素(STZ糖尿病小鼠)	肾脏肥大↓	p70S6激酶抑制
Sirolimus(STZ糖尿病大鼠)	肾小球肥大↓/足细胞增加	TGF和VEGF表达减少
雷帕霉素(db/db小鼠)	白蛋白尿↓/肾小球损伤↓	p70S6激酶抑制
雷帕霉素(STZ糖尿病大鼠)	白蛋白尿↓/肾小球损伤↓/炎症↓	TGF/VEGF/MCP-1表达降低
雷帕霉素(STZ糖尿病大鼠)	白蛋白尿↓/肾小球损伤↓	TGF表达降低

表4-4-1-4 AMPK在肾病中的病理作用

研究类型	AMPK活性与肾脏病变	发病机制
糖尿病模型		
STZ糖尿病大鼠	AMPK表达↑/AMPK活性↓	不明
STZ糖尿病大鼠	AMPK活性↓	血浆脂联素↓
AICAR-二甲双胍处理的STZ糖尿病大鼠	AMPK活性↑/肾脏肥大↓	不明
db/db小鼠	AMPK活性↓	不明
高脂饮食诱导的肥胖小鼠	AMPK活性↓/肾脏脂质生成↑	不明
AICAR处理	AMPK活性↑/白蛋白尿↓/肾小球损伤↓	线粒体功能改善
非糖尿病模型		
脂联素$^{-/-}$小鼠	足细胞AMPK活性↓	脂联素缺乏
脂联素与AICAR处理	足细胞-系膜细胞-肾小球内皮细胞AMPK活性↑	脂联素受体功能改善

3. Sirt1与糖尿病肾病 热量限制通过Sirt1延缓衰老。NADH属于葡萄糖盒脂肪酸的代谢产物，热量供应过多时，细胞内的NAD^+/NADH比值下降，Sirt1可以感受细胞内NAD^+水平，通过蛋白乙酰化调节风险反应(适应性代谢应激)，而白藜芦醇是Sirt1的激活剂。能量过剩时，Sirt1的去乙酰化活性降低，进而导致肥胖性肾脏损害。糖尿病肾病时，Sirt1活性被抑制，成为诱发肾脏病变的重要原因。Sirtuin(Sirt)属于沉默信息调节子2，家族成员sirtuin 1(Sirt1)是依

赖于烟酰胺腺嘌呤二核苷酸辅酶(nicotinamide adenine dinucleotide,NAD^+)的去乙酰化酶家族 7 个成员中最大的一个,是近年来研究最为广泛的长寿因子。除了对组蛋白赖氨酸残基去乙酰化修饰调节表观遗传外,Sirt1 还调节细胞增殖、分化和凋亡等生理功能,具有抗细胞凋亡和抗氧化作用,并可扩张血管和保护血管受损(图 4-4-1-19)。Sirt1 活性降低与糖尿病肾病的关系密切(表 4-4-1-5)。

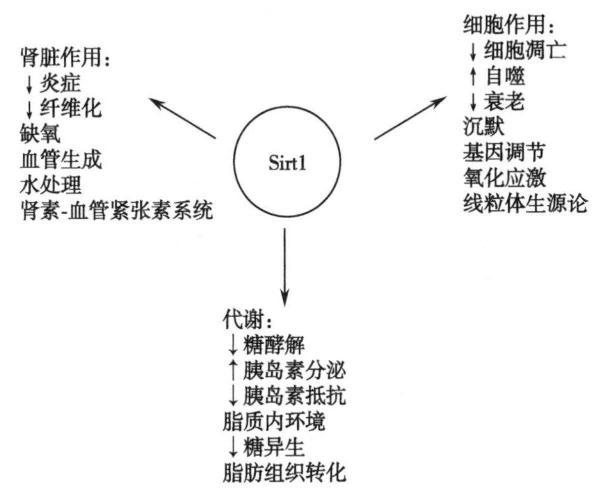

图 4-4-1-19　Sirt1 的生理作用

4. 细胞器功能紊乱与糖尿病肾病　细胞器功能紊乱是糖尿病肾病的重要表现[41],通过氧化应激和内质网应激,损害自噬-溶酶体降解系统的功能,造成糖尿病肾病(图 4-4-1-20)。

表 4-4-1-5　Sirt1 在肾病中的作用

研究类型	肾脏变化	发病机制
活性与表达		
STZ 糖尿病大鼠	Sirt1↓	不明
STZ 糖尿病大鼠	Sirt1↓	不明
Db/db 糖尿病小鼠	Sirt1 无变化	不明
热量限制大鼠	Sirt1↑	胰岛素/IGF-1↓
STZ 与 db/db 小鼠	Sirt1↓	NMN 耗竭
病理生理作用	肾脏老化↑	自噬障碍
$Sirt1^{+/-}$小鼠(PTEC)		
$Sirt1^{+/-}$小鼠(髓质细胞)	UUO 诱导的纤维化↑	Cox2 表达不足
PTEC 特异性 Sirt1-TG 小鼠	肾损害↓	过氧化氢酶表达增加
resveratrol 处理	UUO 诱导的纤维化↓	TGF-Smad3 途径抑制
Sirt1 过表达(系膜细胞)	ROS 诱导的纤维化↓	p53 灭活
Sirt1 过表达(系膜细胞)	TGF 诱导的凋亡↓	Smad7 灭活
SRT1720 处理(PTEC)	线粒体生物合成↑/ROS↓	PGC-1 激活
PTEC 特异性 Sirt1-TG 小鼠	糖尿病诱导足细损伤↓	表观遗传学修饰

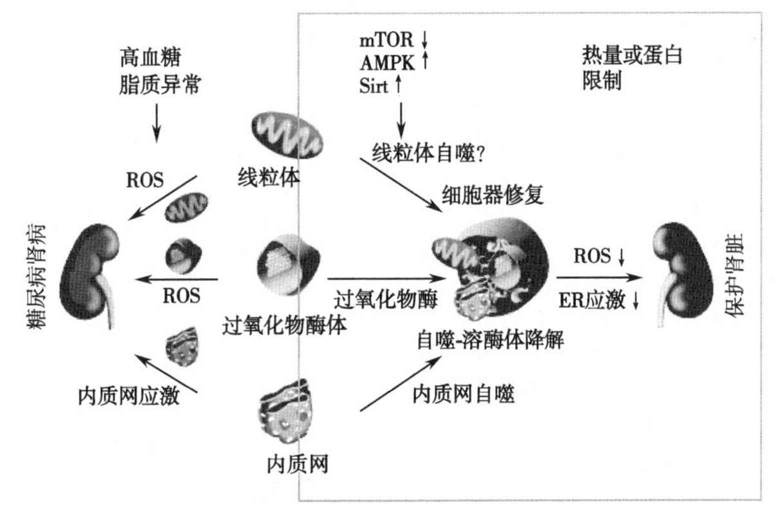

图 4-4-1-20　细胞器功能紊乱引起活性氧积聚和内质网应激

糖尿病肾病时,细胞器(如线粒体、过氧化物酶体和内质网)功能紊乱,诱发氧化应激和内质网应激,而限制能量摄取可以提高自噬-溶酶体降解系统的功能,稳定细胞和组织结构

【发病风险因素】

DKD 的发病机制仍未阐明。近 20~30 年来,有关 DKD 的发生机制研究的进展主要表现在以下四个方面:①鉴定出一些 T1DM 和 T2DM 并发肾病的遗传易感基因和因素;②肾小球硬化症与肾血流动力学有关,即与肾脏入球小动脉扩张使肾小球压力升高;③尿白蛋白排泄量既是判断 DKD 病情的良好指标,又是 DKD 的病因之一;④慢性高血糖引起葡萄糖中毒(glucotoxicity),并将葡萄糖毒性作用的研究深入到了分子水平。T1DM 和 T2DM 并发 DKD 的时间可能不一致,但最终的病理生理学机制相似,都与慢性高血糖症有关。除此之外,T2DM 可能还存在其他损害肾脏的因素,如高血压、高血脂、高尿酸和肥胖等代谢异常。DKD 的病因和发病机制是

多因素性的，各因素之间具有协同或交互作用。DKD的发生与糖尿病的类型、病程及血糖控制等有关（表4-4-1-6）。足细胞（podocyte）在维持肾小球滤过屏障的完整性和防止白蛋白尿方面起了重要作用。糖尿病肾病的特点是进展性白蛋白尿，高血糖和胰岛素抵抗所诱发的有害性和保护性细胞反应均是从足细胞开始的。

表4-4-1-6 糖尿病肾病危险因素

疾病因素	种族因素
高血糖	墨西哥人
高血压	美国本土人
微量白蛋白尿	非洲人
糖尿病病程	亚洲人
心血管疾病	遗传因素
基础肾病	胰岛素抵抗?
生活与体质因素	ACE基因多态性?
吸烟	离子转运紊乱?
慢性中毒	高胆固醇血症?
高龄男性	家族史

（一）糖尿病肾病的遗传因素 并不是所有的糖尿病患者均发生糖尿病肾病。有些患者尽管血糖控制不佳，但并不发生明显肾损害；而有些患者尽管血糖控制良好，却发生严重肾损害。有报道称，糖尿病肾病患者有家族聚集现象，因此提示糖尿病肾病的发生与遗传因素有关。糖尿病肾病种族发病的差异性也提示其与遗传的关系密切。遗传易感性的机制可能包括家族性高血压、胰岛素抵抗、细胞膜钠-锂反转移活性升高以及N-脱乙酰酶、血管紧张素转换酶基因、Na^+/K^+-ATP酶基因和醛糖还原酶基因的多态性或亚型差异等。与糖尿病肾病发生有关的遗传基因见表4-4-1-7。血管紧张素转换酶（ACE）基因多态性与糖尿病肾病的关系存在种族差异，但研究报道的结论不尽一致。有研究认为，ACE基因多态性与糖尿病肾病相关。在T2DM患者中，ACE基因插入/缺失多态性与糖尿病肾病相关，Ⅱ基因型个体的糖尿病肾病患病率相对其他基因型更低，但不同种族间其相关性存在一定差异（中国、日本和巴西T2DM中，Ⅱ基因型有较低的糖尿病肾病发病风险，而在高加索、中东、印度、墨西哥、韩国、马来西亚地区T2DM患者中，并未显示出这种相关性）[46]。但中国汉族人T2DM合并和未合并肾病的患者进行ACE基因多态性观察，发现ACE基因多态性与糖尿病肾病无关联，而ACE基因型可影响糖尿病肾病患者对ACE抑制剂的反应性。

（二）高血糖与糖基化终产物

1. 高血糖 可引起肾脏肥大及基底膜增厚，增加内皮细胞对白蛋白的渗透性及系膜蛋白质的合成。此外，高血糖可引起肾小球内皮细胞、上皮细胞、系膜细胞和肾小管细胞释放转化生长因子（TGF），使细胞增生肥大。慢性高血糖增加多元醇通路活性，在不需要胰岛素的情况下，增加糖的摄取，促进糖的流入和山梨醇在组织的积累。如在肾组织，山梨醇积聚增多引起细胞肿胀，使细胞外液的肌醇进入细胞受限，细胞内肌醇减少，进而影响磷酸化过程，使Na^+/K^+-ATP酶活性降低以及细胞生理功能发生障碍。

表4-4-1-7 糖尿病肾病相关性遗传基因

遗传基因	基因变异
RAGE启动子	63bp缺失（降低危险性）
组织相关抗原	DR3/4
血管紧张素转换酶	插入/缺失
血管紧张素原	M235T
醛糖还原酶	基因5′端转录区上游多态性
转化生长因子β1	Leu10Pro/Arg25Pro/Thr263Ile
载脂蛋白E	α2等位基因
paraoxonase 1	T107C/Leu54Met
白细胞介素1β	T105C
心房利钠肽	C708T
葡萄糖转运蛋白1	Xba1/HacⅢ
甘露糖结合凝集素	YA/YA和XA/YA

注：RAGE：糖基化产物的受体；paraoxonase 1：对硝苯磷脂

2. 糖基化终产物 血糖增高时，葡萄糖分子中的羧基可与蛋白质中的氨基结合形成醛亚胺，醛亚胺再发生1个分子结构的重排反应，形成较为稳定的酮胺化合物。在糖化蛋白与未糖化蛋白分子之间以及糖化蛋白分子之间互相结合，酮胺化合物分子逐渐增大和堆积，互相交联形成更为复杂的糖基化终产物（AGE），这一过程进行得非常缓慢且不可逆，不需要酶催化，因而多发生在机体内代谢周期较长的蛋白质分子，如胶原蛋白和晶体蛋白等。AGE可能是一种致尿毒症性毒性物质，小分子糖基化终产物-肽（ACE-P）与糖尿病肾病的发生发展相关。在肾小球毛细血管糖基化胶原蛋白分子间的异常交联增多，形成网状AGE，使血浆中一些蛋白质分子如白蛋白和免疫球蛋白等渗入到毛细血管外层，与胶原蛋白的AGE结合、交织和附着在这些糖基化胶原蛋白分子上，造成蛋白质沉积，引起肾小球毛细血管基底膜增厚及肾小球毛细血管堵塞；同时，沉积的免疫球蛋白复合物具有免疫原性，通过自身免疫反应造成肾小球损伤；此外，基底膜纤维连接素的糖基化使胶原纤维之间的正常连接减少，造成肾小球滤过膜孔径增大（图4-4-1-21）。

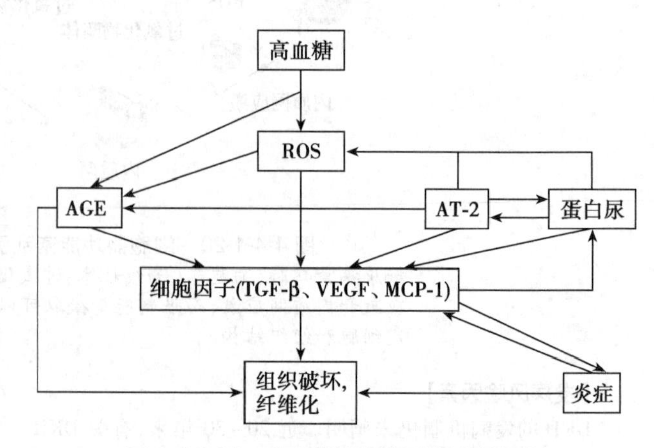

图4-4-1-21 高血糖引起肾脏损害的机制

ROS：活性氧；AGE：糖基化终产物；AT-2：血管紧张素Ⅱ；TGF-β：转型生长因子；VEGF：血管上皮生长因子；MCP-1：单核细胞趋化蛋白-1

透析患者可发生“透析相关性肾淀粉样变性”(dialysis-related amyloidosis),其主要原因是 $β_2$-微球蛋白被大量糖化,即AGE与 $β_2$-微球蛋白结合引起淀粉样变性。这些透析患者的血糖可升高或正常,说明蛋白质的糖化和由AGE形成的组织损害并非糖尿病所特有。AGE的溶解度低,对酶抵抗,任何原因所致的晚期肾衰都不能用透析来清除AGE。AGE通过与AGE受体(RAGE)结合后发挥作用,RAGE在各种肾细胞广泛存在,是AGE的信号传导受体,受体刺激后通过激活NF-κB使前炎性细胞因子表达增加;RAGE也可作为一种内皮细胞黏附受体使白细胞聚集,从而直接产生炎症作用。AGE能诱导TGF-β的产生。AGE在肾小球滤过,近端小管重吸收。在肾小管,REAG激活导致这些细胞转变成肌纤维细胞,使肾小管萎缩和间质纤维化。在糖尿病患者,RAGE自身表达上调。因此,目前提出用可溶性的RAGE来清除和中和AGE治疗糖尿病慢性并发症。AGE加速动脉粥样硬化的进展速度,AGE与血管中的蛋白质交联后,改变血管基质成分的结构和功能,使血小板互相聚集,最终形成动脉粥样硬化,但这些改变并无特异性。相同的病变过程亦见于老年人、肾功能不全者、老年性痴呆、皮肤病和白内障患者。非糖尿病性肾衰竭时,由于尿毒症的氧化作用和羧化作用(氧化应激),AGE生成增多并堆积于肾实质内,造成肾脏损害。只是糖尿病患者的蛋白质糖化和AGE生成比其他疾病所致的肾病病变更明显,胰岛移植使血糖正常后,或用药物治疗控制糖尿病后,可防止蛋白质的进一步糖化,AGE的生成相应减少。多元醇通路活性增加和AGE使氧自由基增加,引起肾损害。

(三)局部因子与氧化应激

1. 生长因子　胰岛素样生长因子(IGF)在糖尿病肾病早期增加,在某些动物模型干扰IGF-1轴可部分减轻糖尿病肾病。TGF-β在糖尿病肾病的发生发展中起着重要的作用。高糖、Amadori产物以及AGE都增加肾小管、系膜细胞TGF-β mRNA和蛋白的表达。TGF-β启动子中有“葡萄糖反应元件”,TGF-β刺激系膜外基质蛋白的产生,包括纤维连接素以及Ⅰ型、Ⅲ型和Ⅳ型胶原的产生,通过抑制基质金属蛋白酶从而抑制细胞外基质的降解。在T1DM和T2DM鼠中,长期用抗TGF-β的中和抗体可防止系膜基质增多,延缓肾功能下降。骨形态蛋白-7(BMP-7)是TGF-β超家族的成员,在肾细胞能对抗TGF-β依赖的纤维生成。结缔组织生长因子(CTGF)是富含半胱氨酸的多肽(36~38kD),目前认为它在TGF-β下游发挥作用。目前发现至少存在五种血管上皮生长因子(VEGF)异构体,在足突细胞、远端小管和集合管均有表达。在足突细胞,细胞外基质蛋白调节VEGF的转录。在糖尿病肾病早期VEGFmRNA和蛋白的表达增加,AGE使VEGF表达增加,用抗VEGF的单克隆抗体处理糖尿病大鼠,能降低高滤过、白蛋白尿和肾脏肥大。高血糖刺激AT-2生成,AT-2影响肾血流动力学,而且其自身还可在肾细胞诱导产生炎症因子和前纤维蛋白生长因子等。

2. 肾脏RAA系统　肾脏能生成肾素、血管紧张素和醛固酮。临床和实验动物研究发现,血管紧张素转换酶抑制剂(ACEI)和1型AT-2受体拮抗剂(ARB)能减轻糖尿病肾病。过去认为,这些药物仅仅改善了血流动力学异常,ACEI还具有抗炎症和抗纤维化的作用。AT-2本身在肾细胞能诱导许多前炎症因子、前纤维蛋白生成因子、生长因子、细胞因子和趋化因子的生成。高糖能刺激肾系膜细胞和肾小管细胞肾素和血管紧张素原的产生,继而使局部AT-2浓度增加,然后通过自分泌或旁分泌机制使细胞因子和生长因子分泌增加。局部AT-2增加可抑制足突细胞nephrin参与肾脏滤过屏障的正常发育,维持其正常表达,使足突细胞对尿蛋白呈超滤状态,蛋白超滤又可加重足突细胞损害。2型AT-2受体通过激活NF-κB诱导促炎症因子产生。醛固酮在糖尿病肾病的发生中存在不依赖AT-2的作用,醛固酮拮抗剂螺内酯能抑制链脲佐菌素诱导的糖尿病大鼠肾脏胶原纤维沉积,TGF-β1表达增加,ACEI可能逆转慢性肾病的进展,新的醛固酮拮抗剂依普利酮(eplerenone)能减少T2DM患者的微量白蛋白尿[47-51]。

肾脏局部的肾素-血管紧张素-醛固酮系统(RAAS)是肾脏的血流动力学和肾小管离子重吸收的调节激素,也是导致肾病和心血管疾病的关键因素。在病理情况下,RAAS激活肾脏的炎症与纤维化过程。虽然ACEI和ARB可以降低肾功能损害的发展速度,但因作用不完全,因而仍可发生终末期肾病。醛固酮的生理作用已经从经典基因组效应(genomic effect,即调节肾小管钠的重吸收)扩展到了非基因组作用(促进纤维化、胶原沉着、炎症反应和血管重建等)。从基因组作用看,醛固酮促进肾小管钠的重吸收,但正常人使用大剂量时,因为具有醛固酮脱逸现象,并不引起水肿;但在水肿性疾病(如心衰、肝硬化和肾病综合征)时,醛固酮脱逸不再发挥作用,并进而导致钠潴留和全身性水肿。从非基因组作用方面看,醛固酮在很多疾病的发生和发展中起了主导作用,因此低剂量的盐皮质激素拮抗剂对尿钠排泄只有微弱效果或完全无效,而中等剂量的螺内酯对三药抵抗性高血压(three-drug-resistant hypertension)有效,因而ACEI联合螺内酯的疗效要明显优于ACEI加ARB治疗,此外,螺内酯还可降低糖尿病肾病的尿白蛋白排泄[9]。

3. 炎症因子氧化应激　从糖尿病患者的肾组织活检和糖尿病动物模型可发现,在肾小球和小管间质中存在炎症状态和单核细胞浸润。单核细胞趋化因子-1(MCP-1)是巨噬细胞/单核细胞的重要趋化因子。高糖刺激系膜细胞的MCP-1表达,糖尿病肾病患者肾活检发现肾小管MCP-1增加。蛋白尿能与高血糖和AGE相互作用,促进足突细胞和肾小管细胞的趋化因子表达,浸润的单核细胞释放蛋白酶和纤维蛋白生成细胞因子(如TGF-β)使肾单元破坏,用抗炎症药物如霉酚酸酯(mycophenolate mofetil,骁悉)可防止糖尿病肾病的发展[10]。高血糖可通过几条途径导致肾损伤。研究发现,氧化应激与糖尿病肾病的发生发展密切相关。氧化应激所致蛋白氧化损伤可能在糖尿病血管并发症中起重要作用,活性氧(ROS)参与了糖尿病肾病的发病(图4-4-1-22)。从T2DM的启动到临床发病的多年时间中,当轻度高血糖导致氧化应激后,蛋白氧化损伤就已经发生;氧化应激可促进单核吞噬细胞活化,介导炎症因子释放,导致蛋白氧化损伤。糖尿病肾病患者的血白蛋白氧化较无糖尿病肾病患者增强,并且与糖尿病肾病氧化应激状态和慢性炎症状态有关。在肾系膜细胞有葡萄糖转运蛋白4和1(GLUT4和GLUT1)表达,

GLUT1刺激细胞外基质蛋白的产生。葡萄糖进入细胞后由于糖酵解和三羧酸循环增加，使电子供体还原型辅酶Ⅰ(NADH)、还原型辅酶Ⅱ(NADPH)和超氧化物增加；高糖使解偶联蛋白-1(UCP-1)过度表达；AGE形成使蛋白激酶C(PKC)激活，这些均可使线粒体活性氧(ROS)产生增加。在足突细胞，高糖可使花生四烯酸代谢通路激活，这是不依赖线粒体产生ROS的另一条途径。另外，细胞内糖增加在醛糖还原酶的作用下转变为山梨醇，山梨醇旁路激活也可使氧化应激增加。高血糖使二酰甘油(DAG)形成增加，DAG增加使PKC激活，PKC激活进一步使有丝分裂原活化蛋白激酶(MAPK)通路和ROS激活。敲除PKC-α的糖尿病鼠无白蛋白尿产生，但肾小球肥大和TGF-β表达上调并不受PKC-α敲除的影响，而PKC-β抑制剂能减轻糖尿病肾病。

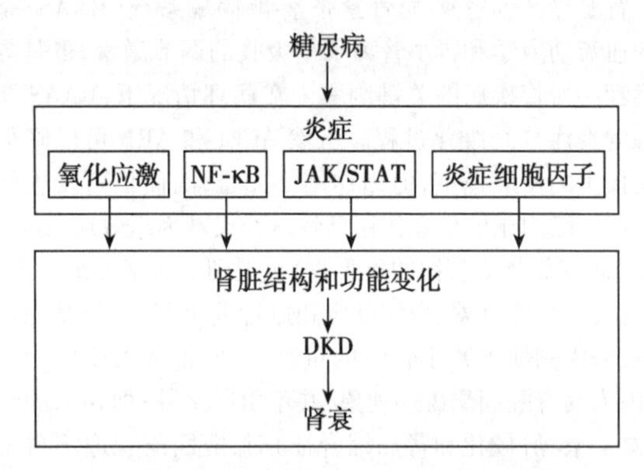

图4-4-1-22 糖尿病性炎症介导的肾损伤

在前述的氧化应激中，也产生羟甲赖氨酸和戊糖苷，并可与丙醛赖氨酸、4-羟化弹性蛋白物和丙烯醛蛋白等一起沉积于糖尿病肾病病灶内。以上五种化合物都是蛋白质的氨基和羰基在氧化应激催化下进行羰基胺缩合的产物。前者由糖类、脂质和氨基酸衍化而来。糖、脂类和氨基酸的毒性产物使蛋白质的羰基化化学修饰过程称为羰化应激(carbonyl stress)。这种应激可导致糖尿病性肾小球损害。

(四)老龄人急性肾损伤 老龄人急性肾损伤亦称急性肾衰竭(acute renal failure,ARF)，是指肾功能突然下降，是老年人死亡的重要原因。老龄人急性肾损伤患者往往原有隐匿的慢性肾病，随着增龄，老年人肾脏有功能和结构异常(表4-4-1-8)。

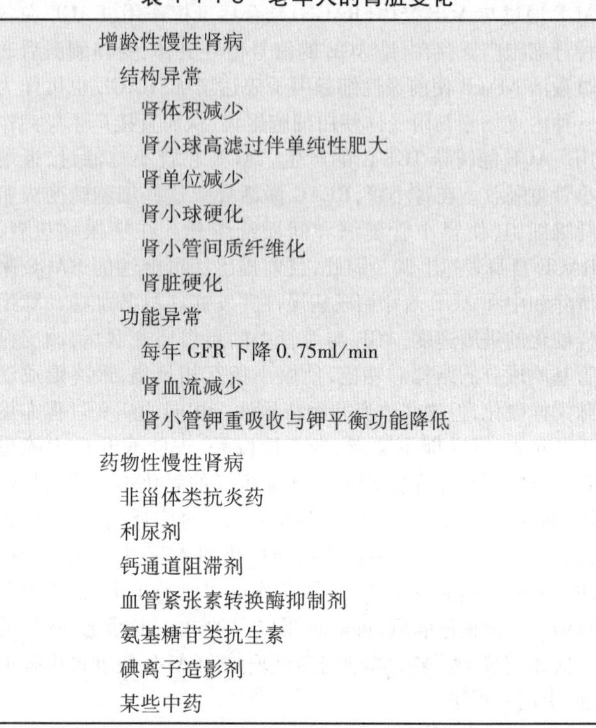

表4-4-1-8 老年人的肾脏变化

- 增龄性慢性肾病
  - 结构异常
    - 肾体积减少
    - 肾小球高滤过伴单纯性肥大
    - 肾单位减少
    - 肾小球硬化
    - 肾小管间质纤维化
    - 肾脏硬化
  - 功能异常
    - 每年GFR下降0.75ml/min
    - 肾血流减少
    - 肾小管钾重吸收与钾平衡功能降低
- 药物性慢性肾病
  - 非甾体类抗炎药
  - 利尿剂
  - 钙通道阻滞剂
  - 血管紧张素转换酶抑制剂
  - 氨基糖苷类抗生素
  - 碘离子造影剂
  - 某些中药

老年性肾功能下降的发病机制未明，主要与慢性炎症、血管硬化、氧化应激、线粒体功能紊乱和细胞凋亡有关，在急性应激或其他肾损伤因素的作用下，可诱发急性肾损伤(图4-4-1-23)。

(五)碘离子型造影剂引起的迹象肾损伤 碘离子型造影剂为肾毒性物质，糖尿病肾病患者须慎重使用，在有脱水、肾功能严重减退和心衰时须禁用。造影剂引起正常人肾

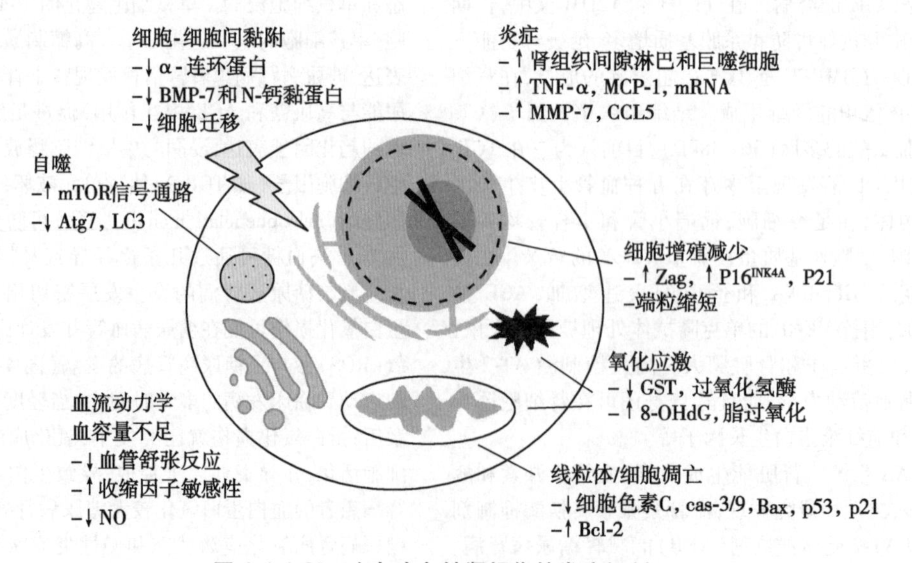

图4-4-1-23 老年人急性肾损伤的发病机制

损害的概率<5%;在使用低渗造影剂的人群中造成急性肾损伤(acute kidney injury,AKI)的概率约为 6%;当存在上述多种危险因素时,造影剂所致肾损害的发生率为 20%~30%,而在糖尿病患者中可能更高。约 30%的 T2DM 发生临床肾病,高血糖是并发肾病的必要条件,但单纯的高血糖不足以引起明显肾损害和肾衰[52-54]。DKD 是环境因素和遗传因素共同作用的一种多因素性病变。造影剂引起的肾病(contrast-induced nephropathy,CIN)是指静脉注射造影剂 3 天内引起的血清肌酐升高 25%或≥0.5mg/dl 而缺乏其他肾损伤原因的临床情况。Hassen 等报道,造影剂肾病的风险因素是慢性肾病、糖尿病、高血压、慢性心衰、利尿剂使用和年龄在 50 岁以上者(表 4-4-1-9)。研究发现,静脉应用血容量扩张剂(等渗盐水或碳酸氢钠)有一定的预防和治疗效果,而其他药物如 N-乙酰半胱氨酸、他汀类药物、维生素 C、维生素 E、多巴胺、氨茶碱等均未显示特殊治疗效果(表 4-4-1-10~表 4-4-1-19)。

表 4-4-1-9 含碘造影剂型急性肾损伤的风险因素与结局

风险因素	病例数(%)(*n*=536)	血清肌酐(%)(*n*=40/7 天内)	造影剂肾病(%)(*n*=9.7 天)	血清肌酐(%)(*n*=71/7~30 天)	造影剂肾病(%)(*n*=11/7~30 天)
年龄 50 岁以上	218(40.7)	21(52.5)	5(55.6)	36(50.7)	9(81.9)
糖尿病	96(17.9)	13(32.5)	3(33.6)	25(35.2)	7(63.6)
高血压	142(26.5)	18(45.0)	4(4.4)	30(42.3)	7(63.6)
慢性心衰	5(0.9)	2(5.0)	0(0)	2(2.8)	0(0)
利尿剂使用	5(0.9)	0(0)	0(0)	2(2.8)	0(0)
HbA_{1c}>7%	49(9.1)	1(2.0)	1(11.1)	13(18.3)	3(27.3)
血清肌酐≥1.2mg/dl	70(13.1)	0(0)	0(0)	9(12.7)	0(0)

表 4-4-1-10 碳酸氢钠与氯化钠治疗含碘造影剂急性肾损伤的荟萃分析

研究者	年份	病例数	研究报告数	RR		95%CI	*P* 值
				低值	高值		
Hogan 等	2008	1307	7	0.37	0.18	0.714	0.005
Kanbay 等	2009	2448	17	0.54	0.36	0.83	ND
Navaneethan 等	2009	1652	12	0.46	0.26	0.82	0.008
Zoungas 等	2009	1846	9	0.43	0.25	0.75	0.02
Zoungas 等	2009	1717	14	0.78	0.52	1.17	0.05
Kunadian 等	2011	1734	7	0.33	0.16	0.69	0.003
Jang 等	2012	3609	19	0.56	0.36	0.86	0.008

表 4-4-1-11 N-乙酰半胱氨酸(NAC)预防 CIN 研究

研究者	年份	入选标准	造影剂	病例数	研究方案		容量扩张	CIN	AKI 发生率		RRT(%)
					干预	对照			(%)	P 值	
Tepel	2000	Cr>1.2mg/dl 或 GFR<50ml/(min·1.73m²)	CECT 碘普胺	41/42	NAC 600mg po/bid	无	N/2 1ml/(kg·h)前后×12h	↑Cr≥25%/2 天/↑Cr≥0.5mg/dl/2 天	2/21	0.01	0/0
Shyu	2002	Cr 2~6mg/dl 或 GFR 8~40ml/(min·1.73m²)	CAG 碘帕醇	60/61	NAC 400mg po/bid	安慰剂	0.45%NaCl 1ml/(kg·h)前后×12h	↑Cr≥0.5mg/dl/2 天	3.3/24.6	<0.001	ND
Kay	2003	Cr>1.2mg/d 或 GFR<60ml/(min·1.73m²)	CAG 碘帕醇	102/98	NAC 600mg po/bid	安慰剂	NSS 1ml/(kg·h)×前后 12h	↑Cr≥25%/2 天	4/12	0.03	ND
Baskurt	2009	GFR 30~60ml/(min·1.73m²)	CAG 碘佛醇	73/7272	NAC 600mg po/bid	NAC600mg+氨茶碱 200mg/po/bid	NSS 1ml/(kg·h)×前后 12h	↑Cr≥0.5mg/dl/2 天	9.6/6.9/0	0.033	0/0

续表

研究者	年份	入选标准	造影剂	病例数	研究方案		容量扩张	CIN	AKI 发生率		RRT
					干预	对照			(%)	P值	(%)
Bocca-landro	2003	Cr>1.2mg/dl 或 GFR<50ml/(min·1.73m²)	CAG 碘克沙醇	75/106	NAC 60mg po/bid	无	0.45% NaCl 75ml/h×前后12h	↑Cr≥0.5mg/dl/2天	13/12	0.842	ND
Webb	2004	GFR<50ml/(min·1.73m²)	CAG 碘佛醇	242/245	NAC 500mg D5W50ml	D5W/50ml	NSS 200ml×前	↓GFR≥5ml/(min·1.73m²)	23.3/20.7	0.51	20/0
Gomes	2005	Cr>1.2mg/dl	CAG 碘克沙醇	77/79	NAC 600mg po/bid/前后2次	安慰剂	NSS 1ml/(kg·h)×前后12h	↑Cr≥0.5mg/dl/2天	10.4/10.1	1.00	2.6/0
Ozcan	2007	Cr 1.2~4mg/dl	CAG 碘克沙醇	88/88/88	NAC 600mg po/bid 1ml/(kg·h)×6h	1ml/(kg·h)×前后6h/$NaHCO_3$/NSS	—	↑Cr≥25%/2天/↑Cr≥0.5mg/dl/2天	12.5/4.5/13.6	0.706/0.081	0/1.1/1.1
ACT 研究者	2011	1个以上AKI因素(>70岁,Cr>1.5mg/dl,DM,CHF,LVEF<0.45,低血压)	CAG/PAG ND	1172/1136	NAC 600mg po/bid	对照	NSS 1ml/(kg·h)×前后6~12h	↑Cr 25%/2~4天	12.7/12.7	0.97	2.2/2.3

注:bid:twice daily,每天2次;CAG:coronary angiography,冠脉造影;CECT:contrast enhanced computed tomography,对比剂增强CT;CHF:congestive heart failure,充血性心衰;Cr:creatinine,肌酐;DM:diabetes mellitus,糖尿病;D5W:5% dextrose solution,5%葡萄糖溶液;GFR:glomerular filtration rate,肾小球滤过率;LVEF:left ventricular ejection fraction,左室射血分数;NSS:normal saline solution,生理盐水;N/2:0.45%NaCl;PAG:peripheral angiography,外周血管造影;RRT:renal replacement therapy,肾脏替代治疗;ND:no available data,无数据

表 4-4-1-12 N-乙酰半胱氨酸预防 CIN 的荟萃分析

研究者	年份	病例数	研究数	RR	95%CI		P值
					低值	高值	
Birck 等	2003	805	7	0.435	0.215	0.879	0.02
Isenbarger 等	2003	805	7	0.37	0.16	0.84	ND
Alonso 等	2004	885	8	0.41	0.22	0.79	0.007
Bagshaw 等	2004	1261	14	0.54	0.32	0.91	0.02
Pannu 等	2004	1776	15	0.65	0.43	1.0	0.049
Duong 等	2005	1584	14	0.57	0.37	0.84	0.01
Liu 等	2005	1028	9	0.43	0.24	0.75	ND
Kelly 等	2008	6379	41	0.62	0.44	0.88	ND
Kwok 等	2013	15 976	7	0.65	0.48	0.88	ND
Kshirsagar 等	2004	1538	16	ND	ND	ND	ND
Mirsa 等	2004	ND	27	ND	ND	ND	NS
Nallamothu 等	2004	2195	21	0.73	0.52	1.0	0.08
Zagler 等	2006	1892	13	0.68	0.46	1.02	0.06
Gonzales 等	2007	2476	22	0.87	0.68	1.12	0.28
ACT 研究者等	2011	1000	5	1.05	0.73	1.53	ND
Sun 等	2013	1916	10	0.68	0.46	1.02	0.06

注:ND:no available data,无资料;NS:nonsignificant,无显著性差异

表 4-4-1-13 他汀类药物预防 CIN 的 RCT

研究者	年份	造影剂	病例数	研究方法		干预药物	CIN	GFR[ml/(min·1.73m^2)]	AKI 发病率		RRT (%)
				干预	对照				(%)	P 值	
Xinwei 等	2009	CAG	115/113	辛伐他汀 20mg/d	辛伐他汀 80mg/d	NSS 1ml/(kg·h)×前后 6~12h	↑Cr≥25%/2 天或 ↑Cr≥0.5/2 天	86.5/93.6	15.7/5.3	<0.05	ND
Patti 等	2011	CAG 碘必醇	120/121	阿托伐他汀 80mg/12h 40mg/前 2h	安慰剂	NSS 1ml/(kg·h)×前≥12h/后 24h	↑Cr≥25%/1~2 天或↑Cr≥0.5/1~2 天	79.8/77.0	5/13.2	0.046	0/0.8
Quintavalle 等	2012	CAG	202/208	阿托伐他汀 80mg×1 天	无	等渗 $NaHCO_3$ 3ml/(kg·h)×1h 1ml/(kg·h)×6h NAC 120mg/po/bid	↑CysC≥10%/1/↑Cr≥25%/2 天或↑Cr≥0.5/2 天	42/43	4.5/17.8	0.005	ND
Jo 等	2008	CAG	124/123	辛伐他汀 40mg/po/q12h×2 天	安慰剂	N/2 1ml/(kg·h)×前后 12h	↑Cr≥25%/2 天或 ↑Cr≥0.5/2 天	53.46/55.4	2.5/3.4	1.0	0/0.8
Özhan 等	2010	CAG ND	130	阿托伐他汀	无	NAC	ND	ND	2/7	NS	ND
Toso 等	2010	CAG	152/152	阿托伐他汀 80mg/d×前后 2 天	安慰剂	NSS 1ml/(kg·h)×12h NAC 1200mg/bid	↑Cr≥0.5/5 天或 ↑Cr≥25%/5 天	46/46	9.7/11.2	NS	0/0.7
Han 等	2013	CAG/PAG	1498/1500	瑞舒伐他汀 10mg/d×前后 2 天	无	NSS 1ml/(kg·h)×前 12h 后 24	↑Cr≥25%/3 天或 ↑Cr≥0.5/3 天	74.16/74.43	2.3/3.9	0.01	0/0.1
Leoncini 等	2013	CAG	252/252	瑞舒伐他汀 40~20mg/d	无	NSS 1ml/(kg·h)×前后 12h NAC 1200mg/bid	↑Cr≥25%/3 天或 ↑Cr≥0.5/3 天	82.5/82.6	6.7/15.1	0.003	0/0.1

注:CysC:cystatin C,胱蛋白酶抑制剂 C;RRT:renal replacement therapy,肾替代治疗

表 4-4-1-14 维生素 C 预防 CIN 的研究

研究者	年份	造影剂	病例数	研究方案		扩容方法	CIN	GFR[ml/(min·1.73m^2)]	AKI 发病率		RRT (%)
				干预	对照				干预/对照 (%)	P 值	
Spargias 等	2004	CAG LONICM IONICM	118/113	维生素 C 3g/前后 2h	安慰剂	NSS 50～125ml/h×前后 6h	↑Cr≥25%/2 天或 ↑Cr≥0.5/2 天	61.1/68.1	9/20	0.02	ND
Boscheri 等	2007	CAG ND	74/69	维生素 C 1g	安慰剂	NSS	ND	ND	6.8/4.3	NS	ND
Jo 等	2009	CAG	106/106	维生素 C 2～3g/po/q12h	NAC 1200mg po/bid	N/2 1ml/(kg·h)×前后 12h	↑Cr≥25%/2 天 or ↑Cr≥0.5/2 天	53.7/53.7	4.4/1.2	0.370	2/1
Zhou 等	2012	CAG	74/82	维生素 C 3g IV 0.5g/po/q12h×2 天	安慰剂	NSS 1ml/(kg·h)×前 4h 后 12h	↑Cr≥25%/2 天或 ↑Cr≥0.5/2 天	52.5/53.2	6.3/5.4	0.69	ND
Bruec 等	2013	CAG 碘必醇	104/208/208	维生素 C 500mg(术前 24h/和 1h 分别静脉注射)	NAC 600mg(术前 24h/和 1h 分别静脉注射)	NSS 1ml/(kg·h)×前后 12h	↑Cr≥0.5/3 天	43.0/40.2/42.0	24.5/27.6/32.1	0.11/0.20	0/0/0

表 4-4-1-15 维生素 E 预防 CIN 的荟萃分析

研究者	年份	造影剂	病例数	研究方案		扩容方法	CIN	GFR[ml/(min·1.73m^2)]	AKI 发病率		RRT (%)
				干预	对照				(%)	P 值	
Tasanarong 等	2009	CAG 碘普胺	51/52	维生素 E525U/po/OD×2 天	安慰剂	NSS 1ml/(kg·h)×前后 12h	↑Cr≥25%/2 天或 ↑Cr≥0.5/2 天	41/42	5.88/23.08	0.02	0/0
Tasanaron 等	2013	CAG 碘普胺	102/102/101	Po 前 5 天后 2 天 维生素 E 350mg/d	安慰剂	NSS 1ml/(kg·h)×前后 12h	↑Cr≥25%/2 天或 ↑Cr≥0.5/2 天	45/46/43	4.9/5.9/14.9	0.02	0/0/0
Kitzler 等	2012	CT 碘必醇	10/10/10	维生素 E 乳剂 540mg IV/6～12h	NAC 1200mg po ×6～12h/安慰剂	N/2 1ml/(kg·h)×前后 12h	↑Cr≥25%/2 天	64/56/63	0/0/0	NS	ND

表 4-4-1-16 多巴胺预防 CIN 的荟萃分析

研究者	年份	造影剂	病例数	研究方法		干预方法	CIN	GFR[ml/(min · 1.73m^2)]	AKI 发病率		RRT
				干预	对照				(%)	P 值	
Hans 等	1998	PAG 碘海醇	28/27	多巴胺 2.5μg/(kg · h)×前 1h 后 11h	NSS	无	↑Cr≥0.5/2 天	42.18 48.8	7.1/28.6	0.026	ND
Kapoor 等	1996	CAG Urograffin	20/20	多巴胺 5μg/(kg · h)×前 30min 后 2h	无	无	↑Cr≥25%/1 天 ↑Cr≥25%/3 天	Cr 1.50/1.52	0/50	ND	0/0
Abizaid 等	1999	CAG Hexabrix	20/20/20	多巴胺 2.5μg/(kg · h)	无 氨茶碱 IV 4mg/kg 后 0.4mg/(kg · h)	N/2 1ml/(kg · h)×前后 12h	↑Cr≥25%/2 天	Cr 1.9/2.3/1.9	50/30/35	0.60	0/0/5
Stevens 等	1999	CAG ND	22/21/55	多巴胺 3μg/(kg · h) 呋塞米 1mg/kg/前 IV/后甘露醇 12.5g/2h	多巴胺 3μg/(kg · h) 呋塞米 1mg/kg IV	N/2 150ml/h×6h	↑Cr≥25%/0.5~2 天	33.73/31.44/30.48	31.8/33.3/30.9	0.98	4.5/4.8/9.1

表 4-4-1-17 其他药物预防 CIN 的临床研究

研究者	年份	造影剂	病例数	研究方案		扩容方法	CIN	GFR[ml/(min · 1.73m^2)]	AKI 发病率		RRT
				干预	对照				(%)	P 值	
Allaqab 等	2002	CAG LONICM	38/40/45	非诺多潘 0.1μg/(kg · h) IV 4h 前后	NAC 600mg bid	N/2ml/(kg · h)×前后 12h	↑Cr≥0.5/2 天	35.5/34.1/36.9	15.7/15.3/17.7	0.919	1.62
Stone 等	2003	CAG ND	157/158	非诺多潘 0.05~0.1μg/(kg · h)IV 前 1h 后 12h	安慰剂	N/2 1.5ml/(kg · h)×2~12h	↑Cr≥25%/1~4 天	29.0/29.1	33.6/30.1	0.61	2.6/1.9
Ng 等	2006	CAG LONICM and IONICM	47/48	非诺多潘 0.1μg/(kg · h)IV 前 1~2h 后 6h	NAC 600mg bid	NSS/D5W 1ml/(kg · h)×1~2h	↑Cr≥25%/1~3 天或 ↑Cr≥0.5/1~3 天	Cr 1.53/1.46	20.0/11.4	0.40	ND

表 4-4-1-18 氨茶碱预防 CIN 的临床研究

研究者	年份	造影剂	病例数	研究方法		干预方法	CIN	GFR[ml/(min·1.73m²)]	AKI 发病率		RRT
				干预	对照				(%)	*P* 值	
Huber 等	2002	CAG/PAG 碘美谱尔	50/50	氨茶碱 200mg IV 30min	安慰剂	ND	↑Cr≥0.5/2 天	Cr 2.07/1.92	4/16	0.042	ND
Huber 等	2003	CAG Imeron	50/50	氨茶碱 200mg IV 30min	安慰剂	ND	↑Cr≥0.5/2 天	Cr 1.65/1.72	4/20	0.0138	ND
Dussol 等	2006	碘克沙醇 碘必醇 碘普胺	80/76/77/79	氨茶碱 5mg/kg 1h	NaCl 0.1g/kg po/2 天 NSS 15ml/kg IV 6h NSS 15ml/kg IV 6h 呋塞米 3mg/kg IV	ND	↑Cr≥0.5/2 天	33/38/33/34	7.5/6.6/5.2/15.2	ND	0/0/0/0
Huber 等	2006	Various procedures Imeron	51/50/49	氨茶碱 200mg IV 30min	NAC 600mg IV bid		↑Cr≥0.5/2 天	Cr 1.25/1.25/1.28	2/12/4	0.047 0.53**	2.7
Baskurt 等	2009	CAG Ioversol	72/72/73	氨茶碱 200mg + NAC 600mg bid	NAC 600mg bid	NSS 1ml/(kg·h) 12h	↑Cr≥0.5/2 天	Cr 1.47/1.3/1.39	0/6.9/9.6	0.033	0/0
Kinbara 等	2010	CAG 碘帕醇	15/15	氨茶碱 250mg IV 30min	NAC 704mg bid	NSS 1ml/(kg·h) 30min	↑Cr≥0.5/2 天	63.4/63.7/62.4	0/26.7/0	0.0109	0 versus 0
Bilasy 等	2012	CAG 碘帕醇	30/30	氨茶碱 200mg/NSS 100ml IV 30min NAC 600mg bid	NAC 600mg bid	NSS 1ml/(kg·h) 前 12h 后 NSS 0.5ml/(kg·h)	↑Cr≥25%/3 天或 ↑Cr≥0.5/3 天	58.6/61.8	0/20	0.01	ND
Abizaid 等	1999	CAG Hexabrix	20/20/20	氨茶碱 IV 4mg/kg 0.4mg/(kg·h)2h	多巴胺 2.5μg/(kg·h) 2h 前	N/2 1ml/(kg·h)前后 12h	↑Cr≥25%/2 天	Cr 1.9/2.3/1.9	35/30/50	0.60	5 versus 0 versus 0

表 4-4-1-19 奈必洛尔预防 CIN 的荟萃分析

研究者	年份	造影剂	病例数	研究方法		扩容方法	CIN	GFR[ml/(min·1.73m²)]	AKI 发病率		RRT (%)
				干预	对照				(%)	*P* 值	
Avci 等	2011	CAG 碘克沙醇	55/55	奈必洛尔 5mg OD 前 1 周、后 2 天	美托洛尔 50mg	NSS 1ml/(kg·h) 12h	↑Cr≥25%/2 天	44.75/43.27	24/33	0.039	ND
Günebakmaz 等	2012	CAG Iopramide	40/40/40	奈必洛尔 5mg OD 前、后 1 天	NAC 600mg bid	NSS 1ml/(kg·h)	↑Cr≥25%/2 或 5 天 ↑Cr≥0.5/2 或 5 天	51.6/47.6/49.8	20/27.5/22.5	0.72	ND

（六）促进肾病进展的因素

1. 高血压　糖尿病肾病与高血压可同时存在，互为因果，形成恶性循环。体循环血压增高，使肾脏呈高灌注和肾血流动力学异常，肾小球内异常的血流动力学通过增加物理的和机械的张力改变肾小球、系膜和上皮细胞的生长和功能，结果导致系膜基质的形成和基底膜增厚。异常的肾小球血流动力学也影响某些调节血管舒缩的生长因子肽类的表达，如内皮依赖的松弛因子、内皮素-1 和纤溶酶原激活物等。

2. 脂代谢紊乱　脂质刺激 TGF-β 表达，诱发肾损害和肾小管间质纤维化[55]。研究发现，糖尿病患者强化治疗不仅仅降低大血管事件，而且也减少糖尿病肾病（危险率比 HR 0.39）、视网膜病变（HR 0.42）和自主神经病变（HR 0.37）。脂代谢紊乱对糖尿病微血管病变的作用尚未完全清楚，高胆固醇可引起肾功能损害。用高脂饲料喂养糖尿病大鼠 12 周发现：高脂饲养组糖尿病大鼠的脂代谢紊乱较对照组大鼠显著，以甘油三酯升高显著；出现不同程度的肾小球肥大、基底膜增厚和细胞外基质积聚；24 小时尿白蛋白定量显著增高；高血脂降低糖尿病大鼠肾小球组织基质金属蛋白酶-2（MMP-2）表达，增强组织金属蛋白酶抑制物-2（TIMP-2）和Ⅳ型胶原表达；辛伐他汀干预后肾脏的病理改变减轻，下调糖尿病大鼠肾小球组织 TIMP-2 和 Col-Ⅳ的表达，增加 MMP-2 的表达，减少糖尿病大鼠蛋白尿。

3. 蛋白尿　硫酸乙酰肝素（heparan sulfate，HS）是硫酸乙酰肝素蛋白多糖（heparan sulfate proteoglycan，HSPG）的阴离子蛋白多糖侧链。HSPG 存在于基底膜的细胞基质中和细胞膜表面。HSPG 的主要结构形式——集聚蛋白（agrin）存在于肾小球基底膜上。实验证明，用肝素酶水解 HS，或用 HS 抗体中和 HS，肾小球基底膜的通透性增加，这说明基底膜的选择性通透功能主要是由 HS 决定的。Raats 等用抗基底膜 HSPG 核心蛋白抗体和抗 HS 侧链抗体证明，各种肾小球硬化合并蛋白尿（系统性红斑狼疮、微小病变型肾病、膜型肾小球肾炎和糖尿病肾病等）时，基底膜上的 HS 染色减少，但 HSPG 核心蛋白的染色无变化。也就是说，蛋白尿性肾小球病变的根本病理改变在 HSPG 的 HS 侧链。这种改变亦见于鼠的狼疮性肾炎、阿霉素所致的肾病和 Heymann 肾炎，而且蛋白尿越严重，HS 染色越少。但不同疾病引起蛋白尿的发病机制并不相同。例如，由链脲佐菌素诱发的糖尿病肾病动物模型以及由含高糖培养液培养的肾小球细胞，高糖通过降调节使 HS 合成减少，HS 的硫化程度降低，出现蛋白尿。蛋白尿不仅仅是糖尿病肾病的一种表现，而且是肾功能损害的独立预测因素，蛋白尿本身可加重肾小球硬化和肾小管间质损伤，蛋白的滤过和重吸收引起炎症和血管活性物质的释放，导致纤维增殖、间质炎症和系膜细胞损伤。

（七）NO 与 CO　NO 是一种短效亲脂的气体性分子，几乎所有的细胞均可生成 NO。三种基因分别编码不同的 NOS 异构体——神经元 NOS（nNOS）、可诱导 NOS（iNOS）和内皮细胞 NOS（eNOS）。正常的内皮细胞功能依赖于 NO 的内环境与血压稳定、血管张力、平滑肌细胞增殖等作用。肾脏 NO 是调节肾小球血流动力学的关键因素，并促进钠利尿和水利尿。eNOS 基因可能是 DN 易感性的候选基因，现已发现三种 eNOS 基因多态性（G894T 错义突变/rs1799983、第 4 号内含子 27bp 重复和启动子单碱基多态性 T786C/rs2070744）与糖尿病肾病相关[56-59]，但其真正致病作用仍有争论。

血红素合成系统生成 CO、促氧化剂和抗氧化剂（图 4-4-1-24）。CO 与血红素形成的复合物配体主要是分子氧（O_2），具有许多重要的生理作用；血红素氧化酶形成促氧化物质的微环境，生成 CO，启动活性氧（ROS）生成途径。激活氧化还原敏感性转录因子和应激激酶，进而代偿性促进抗氧化剂合成。但是 CO 过多或暴露时间过长则引起非特异性生物氧化，干扰内环境稳定机制。

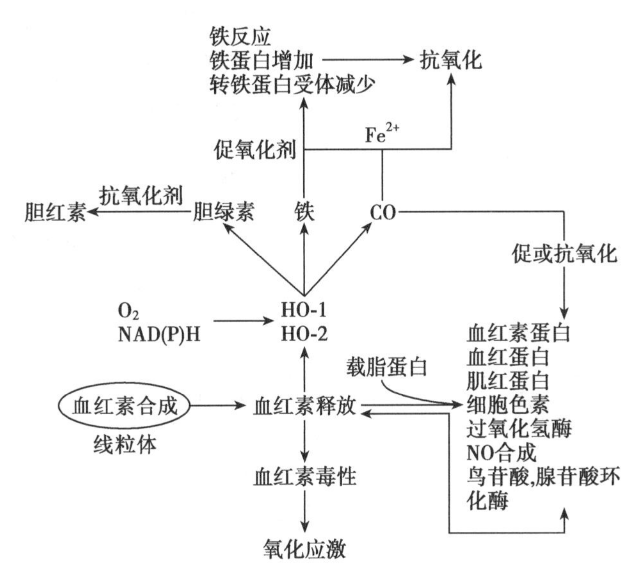

图 4-4-1-24　血红素合成系统的 CO-促氧化-抗氧化途径

（八）羰化应激　蛋白质的羰化反应有三条途径（图 4-4-1-25 和表 4-4-1-20）：①与活性氧反应，直接氧化蛋白质；②通过 Michael 反应加入过氧化物；③形成糖基化终末产物，过多氧化应激生成羰基化蛋白。羰基化是蛋白质翻译后修饰过程中的一种不可逆性化学反应，常导致蛋白质功能失活，成为多种疾病的发病基础。蛋白质羰基可通过氨基酸的氧化和 α-酰胺化途径（alpha-amidation pathway）直接生成或通过脂质过氧化/糖化/糖化终末产物（AGE）的加成反应间接形成。氧化应激过程中，低浓度的氧化和氧化途径使蛋白质羰基化，这些羰基化蛋白可应用质谱鉴定出来。

（九）MicroRNA 异常　MicroRNA 为非编码的 RNA 分子，能在转录后水平调节基因表达。一种 miRNA 有多个靶细胞，而多个 miRNA 调节着数种 mRNA 的作用。代谢途径与血流动力学途径异常促进肾病的发生与发展[10]。全身血压和肾小球内压升高引起白蛋白尿和肾小球损害，激活 RAAS。另一方面，慢性高血糖促进 AGE 生成，AGE 受体（RAGE）与 AGE 作用，激活多条细胞内信号通路，导致生长因子与炎症因子分泌和氧化应激。也就是说，RAAS、AGE/RAGE 和氧化应激是引起肾病的三个关键环节，而 RAAS、AGE/RAGE 和氧化应激的调节与病理生理过程均与相关的 miRNA 关联（图 4-4-1-26、表 4-4-1-21～表 4-4-1-23）。

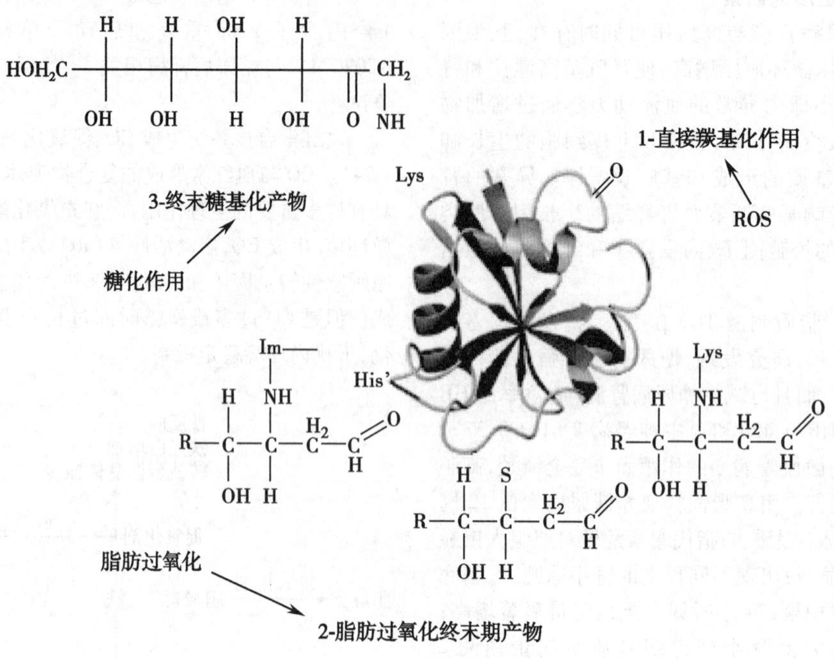

图 4-4-1-25 蛋白质羰化反应

表 4-4-1-20 蛋白羰基化途径

氨基酸	氧化修饰	氨基酸	氧化修饰
Y	羟化	L	羟基亮氨酸
R	谷氨酸半醛化	K	氨基酯半醛
C	磺基丙氨酸(磺酸化)	K	Amadori 加成
C	亚磺酸	K	3-脱氧葡萄糖加成
C	次磺酸	K	乙二醛加成
W	犬尿素甲酰基化	K	丙酮醛加成
W	犬尿素	N	羟化
W	羟化犬尿素	P	羟化
W	色氨酸 2/4/5/6/7 羟化	P	G 谷氨酸半醛
W	氧内酯	P	焦谷氨酸
H	4 羟基谷氨酸盐	P	焦碘化
H	天冬酰胺	F	羟化
H	天冬氨酸	F	二羟苯丙氨酸
H	2-氧组氨酸	K	羟化
D	羟化	C/H/K	羟基烯醛 Michael 途径加成
M	氧化(硫氧化物)	K	丙二醛

表 4-4-1-21 与 RAAS 相关的 miRNA

miRNA	组织/器官/细胞	来 源	靶分子	作用
miR-181a miR-663	肾脏	高血压患者	REN/AIFM1 REN/APOE	高血压
miR-155	血液	CKD 患者	AT1R	心血管病
miR-29b/-129-3p/-132,-132-5P/-212	HEK293N 细胞/心肌成纤维细胞	人类/大鼠		心血管病
miR-132/212	心脏主动脉 肾脏动脉	大鼠 ARB 治疗者		血压调节

注:AIFM1,apoptosis-inducing factor mitochondrion-associated 1,线粒体相关凋亡诱导因子 1;APOE,apolipoprotein E,载脂蛋白 E;AT1R,angiotensin Ⅱ receptor,type 1,1 型血管紧张素-2 受体;CKD,慢性肾病;HEK,人胚胎肾脏细胞;RAAS,renin-angiotensin-aldosterone system,肾素-血管紧张素-醛固酮系统;REN,renin,肾素

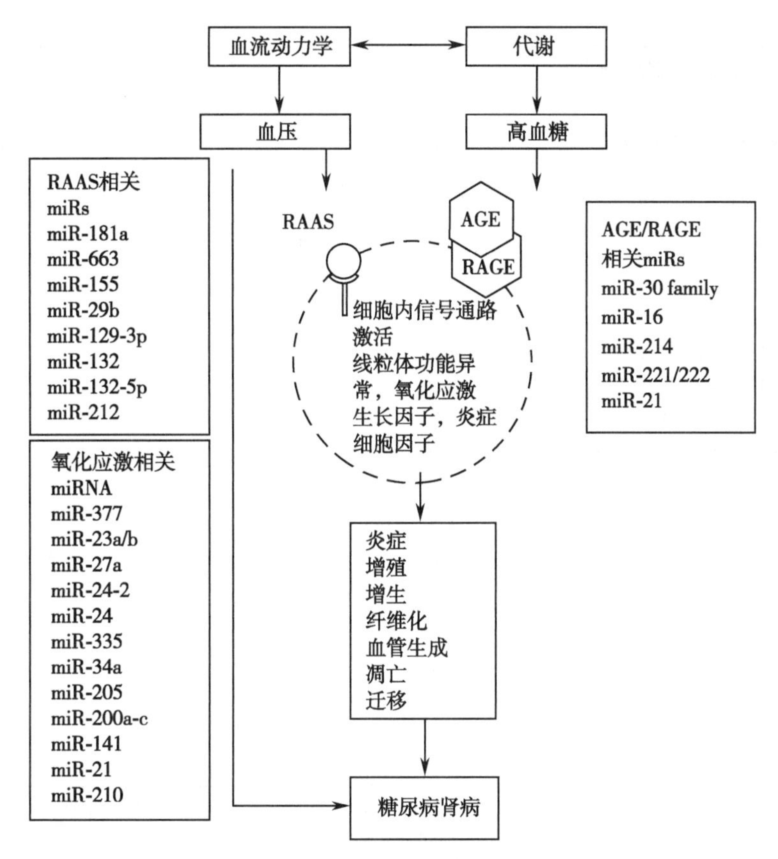

图 4-4-1-26 与 RAAS、AGE/RAGE 和氧化应激相关的 microRNA

AGE：糖化终产物；miR：小分子 RNA；RAAS：肾素-血管紧张素-醛固酮系统；RAGE：AGE 受体

表 4-4-1-22 与 AGE/RAGE 相关的 miRNA

miRNA	组织/器官/细胞	来源	靶 分 子	作 用
miR-30 家族成员	足细胞	小鼠	AGER/Vim/HSP20/Ier3	足细胞稳定/足细胞病
miR-16	THP-1 单核细胞	人类	COX-2	炎症调节
miR-214	THP-1 单核细胞	人类	PTEN	单核细胞存活
miR-221/222	血管平滑肌细胞	大鼠	p27Kip1/p57Kip2	细胞增殖
miR-221/222	内皮细胞	人类	p27Kip1/p57Kip2	细胞增殖
miR-21/miR-221	MES13 系膜细胞	小鼠	Timp3	糖尿病肾病进展
miR-21	肾脏	人类		
miR-221/miR-222	人脐静脉内皮细胞	人类	c-Kit	抑制血管内皮细胞移行

注：AGE：advanced glycation end-product，糖化终末产物；AGER：advanced glycosylation end-product-specific receptor，糖化终末产物特异受体；c-Kit：V-ki. Hardy-Zuckerman 4 feline sarcoma viral oncogene homolog，V-ki. Hardy-Zuckerman 4 猫肉瘤原癌基因同源序列；COX：cyclooxygenase，环氧化酶；HSP，heat shock protein，热休克蛋白；Ier3，immediate early response 3，中早期反应蛋白 3；p27Kip1：cyclin-dependent kinase Inhibitor 1B，细胞周期蛋白依赖性激酶抑制子 1B；p57Kip2：cyclin-Dependent kinase inhibitor 1C，细胞周期蛋白依赖性激酶抑制子 1C；PTEN：phosphatase and tensin homolog，磷酸酶与张力蛋白同源序列；RAGE：receptor for AGE，AGE 受体；Timp：metallopeptidase inhibitor，金属蛋白酶抑制因子；Vim：vimentin，波形蛋白

表 4-4-1-23 与氧化应激相关的 miRNA

miRNA	组织/器官/细胞	来源	靶 分 子	作 用
miR-377	NHMC	人类	SOD1/2/PAK1	纤连素合成
	MES13 系膜细胞	小鼠		
	肾脏	小鼠		
miR-23a-27a-24-2	HEK293T	人类		内质网应激/UPR 途径凋亡
miR-23b	肾脏上皮细胞/足细胞	小鼠/大鼠	TGF-β2 受体/SMAD3/TGF-β1	负反馈调节 TGF-β1
miR-335	肾脏足细胞	大鼠	SOD2	肾脏衰老

续表

miRNA	组织/器官/细胞	来源	靶分子	作用
miR-34a			Txnrd2	
miR-24 miR-34a	肾脏/CRL2573/足细胞	大鼠	UCP2	氧化应激
miR-205	HK-2肾小管细胞	人类	PHD1/EGLN2	抗氧化/抗内质网应激
miR-200c	HUVEC	人类	ZEB1	抑制细胞凋亡和衰老
miR-200a/-141	成纤维细胞 CT26结肠癌 NMuMG乳腺上皮细胞 MDA-MB-435S黑色素细胞 293T肾脏细胞 MDA-MB-436细胞 BT-549乳腺癌细胞 SKOV3卵巢癌细胞	小鼠 小鼠 小鼠 人类 人类 人类 人类	p38α	氧化应激/肿瘤/化学敏感
miR-200c/-141	心脏 HEK293	小鼠 人类	Slc25a3	降低线粒体ATP生成
miR-21	VSMC	大鼠	PDCD4	细胞损害
miR-21	HUVEC	人类	PTEN	促进NO生成/减少凋亡
miR-21	血管生成祖细胞	人类	SOD2	增加ROS/损害NO作用
miR-210	肾脏 HUVEC	小鼠 人类		激活VEGF信号途径

注：HEK：human embryonic kidney cell，人胚胎肾细胞；HUVEC：human umbilical vein endothelial cell，人脐静脉内皮细胞；NHMC：normal human mesangial cell，正常人系膜细胞；PAK1：P21 protein（Cdc42/Rac）-activated kinase 1，P21蛋白-活化激酶1；PDCD4：programmed cell death 4，程序性细胞死亡；PHD1/EGLN2：prolylhydroxylase 1，丙基脯氨酰羟化酶；PTEN：phosphatase and tensin homolog，磷酸酶与张力胆囊同源序列；Slc25a3：solute carrier family 25 member 3，溶质载体25家族成员3；SOD：superoxide dismutase，超氧化物歧化酶；Txnrd：thioredoxin reductase 2，硫氧化还原酶2；UCP2：uncoupling protein 2，解偶联蛋白2；UPR：unfolded protein response，非折叠蛋白反应；ZEB1：zinc finger E-box-binding homeobox 1，锌指E盒结合蛋白同源盒

【病理与临床表现】

（一）糖尿病肾病微血管病变特征　糖尿病肾病不仅仅是肾小球病变，还是一种波及全肾组织以微血管病变为特征的弥漫性肾损害。肉眼观可见肾脏体积增大，肾脏表面长期保持光滑，终末期可呈颗粒状肾萎缩表现。组织学基本病变是基底膜样物质增多，并累及系膜细胞，同时有毛细血管基底膜增厚和系膜细胞轻度增生。电镜检查示系膜细胞中细胞器增多。免疫荧光检查可见有IgG、IgM、补体C3和纤维蛋白原呈线样或颗粒样沿基膜沉着，病变继续发展，肾脏可出现典型的肾小球硬化病变，肾脏增大、缩小或正常。糖尿病肾病的早期病理改变是系膜区扩张，主要是由于细胞外基质沉积和系膜细胞增生所致，肾小球基底膜增厚也在早期可见，主要是由于细胞外基质合成增加，排出减少。肾小球上皮细胞（足突细胞）直接覆盖在肾小球基底膜上，在糖尿病肾病的早期即可发生功能和结构的变化。足突细胞通过α3β1和α2β1整合素黏附在基底膜，高糖可使整合素表达的调节紊乱，足突细胞减少伴功能障碍。

（二）肾小球病变类型　肾小球的病理改变有三种类型，包括结节性肾小球硬化、弥漫性肾小球硬化和渗出性病变，其中以结节性肾小球硬化最具特征性，又称毛细血管间肾小球硬化或Kimnel-Steil-Wilson结节（K-W结节）。

1. 结节性病变　在不同的肾小球中，其数量和大小不一。完全形成的结节呈近乎圆形或锥形，直径20~200μm，是由糖蛋白、糖和脂质组成的一种透明样沉积物。结节病变随年龄或病程而增大。增大的结节中心呈分叶状。结节外周可见同心圆形排列的系膜细胞核。肾小管及间质也可发生病理改变，远端肾小管细胞普遍肿胀，上皮细胞空泡变性，基底膜增厚，间质病变主要表现为间质纤维化，晚期可见肾小管萎缩、基底膜增厚和管腔扩张。Kimnel-Steil-Wilson结节为糖尿病肾病的特异性损害，但当临床上找不到糖尿病肾病或糖尿病的其他依据时，要与特发性结节性肾小球硬化症鉴别。后者的肾脏病理特征是肾小球硬化呈结节状，伴入球和出球小动脉粥样硬化，肾小球基底膜增厚，可见局灶性肾小球系膜溶解和毛细血管微血管瘤形成。在这些病例中，实际上多数仍存在糖代谢紊乱或糖尿病，真正的特发性结节性肾小球硬化罕见。本病的病因未明，可能是肾小动脉狭窄致肾小球缺血所致。此外，糖尿病性结节性肾小球硬化还应与继发性局灶性肾小球硬化鉴别。

2. 弥漫性病变　肾小球中系膜基质广泛增多，为嗜酸性，PAS染色阳性物质，或局限于小叶的中央部分和结节相似，或广泛地播散于毛细血管间；肾小球毛细血管基底膜有不同程度的增厚，轻者仅少数毛细血管累及，病理形态如系膜增生型肾炎；如累及毛细血管较多，基底膜增厚较著，则和基底膜增生型肾炎相似。在一个患者中可同时存在结节性病变和弥漫性病变。

3. 渗出性病变　肾毛细血管中有均匀、圆形的嗜酸性物质沉着，常呈半月形，位于周围毛细血管，性质似纤维素，有时含脂类物质，病变无特征性。进行性蛋白尿是肾病进展的

重要原因。开始缺乏微量白蛋白尿者迅速发生糖尿病肾病，其原因可能与肾小管及其间质病变有关(图 4-4-1-27)，糖尿病肾病与血糖控制的关系见图 4-4-1-28。

（三）糖尿病肾病临床分期　临床糖尿病慢性肾病分为五期，各期的临床特点见表 4-4-1-24。按照 Mogenson 法并结合糖尿病患者的尿蛋白排泄、GFR 及临床表现对糖尿病肾病进行分期见如下内容。

1. Ⅰ期　肾小球滤过率(GFR)增加(30%～40%)，肾血浆流量升高(increased renal plasma flow)，超滤(hyperfiltration)状态是由于肾小球高灌注和肥大(renal hypertrophy)所致，此期肾脏结构正常，可无临床表现。经胰岛素控制高血糖后，GFR 可下降。

2. Ⅱ期　约发生于糖尿病起病后 2～3 年，病理学表现为肾小球系膜细胞增生、肾小球硬化、基底膜增厚和肾小球系膜扩张，病变可逆，无明显临床表现，仅在运动后出现微量白蛋白尿(尿白蛋白排泄率 20～200μg/min 或尿白蛋白排泄量 30～300mg/24h)。此期仍存在超滤状态。

3. Ⅲ期　发生于糖尿病起病后 5～7 年。出现持续微量白蛋白尿，尿常规化验蛋白定性阴性，GFR 下降至正常或接近正常，血压略升高，但未达高血压水平，患者无肾病的症状和体征。

4. Ⅳ期　常规尿化验蛋白定性阳性，出现临床蛋白尿，尿白蛋白排泄率>200μg/min 或尿白蛋白排泄量>300mg/24h。患者伴高血压和水肿，多呈肾病综合征样表现。GFR 逐渐降低，肾功能逐渐减退。干预治疗能延缓，但不能逆转肾衰竭进展；不给予干预治疗，肾功能(GFR)每月下降约 1ml/min。如伴有高血压或吸烟，肾功能下降速度会更快。

5. Ⅴ期　终末期肾病出现尿毒症的临床表现，发生于糖尿病起病后 20～40 年，伴 GFR 持续降低和血压升高。10～18 年内 50%～75%的患者进入终末期肾病。T1DM 患者发生终末期肾病时的年龄可能很轻，如仍处于青春发育时期，容易并发严重的继发性甲旁亢、混合性肾性骨病或 Sagliker 综合征(详见第 3 篇第 3 章第 6 节)。

（四）糖尿病肾病病理分期和分类　糖尿病肾病与一般的慢性肾病不同，前者从轻度的局限性结节性硬化进展为弥漫性硬化，继而发展至肾小球间质和/或血管病变，严格的血压和血糖控制可预防或延缓肾脏病变的进展。微量白蛋白尿是评价肾病的优良指标，但是不少患者的尿白蛋白排泄量不能反映肾脏病变程度，因此需要对糖尿病肾病的病理形态进行分期，协助病情判断，制订合理的治疗方案[58]。2010 年，Tervaert 等根据肾小管、肾间质和血管的损伤程度，提出糖尿病肾病的病理分期方案(表 4-4-1-25、表 4-4-1-26)[59]。

无糖尿病的糖尿病肾病(diabetic nephropathy without diabetes，DNND)称为特发性结节性肾小球硬化(idiopathic nodular glomerulosclerosis，ING)，最早由 Kimmelstiel-Wilson 于 1936 年报道，他认为肾小球硬化是糖尿病肾病的典型病变；但后来发现肾小球硬化亦见于非糖尿病患者。目前认为，DNND 属于一种特殊的动脉硬化类型或代谢性肾小球病(metabolic glomerulopathy)。1999 年，Helzenberg 发现肾小球硬化分伴有和不伴有糖尿病两种类型[5]，不伴糖代谢异常者称为特发性结节性肾小球硬化，但事实上这些患者存在轻度糖代谢紊乱，只是暂时尚未达到糖尿病诊断标准而已，因为

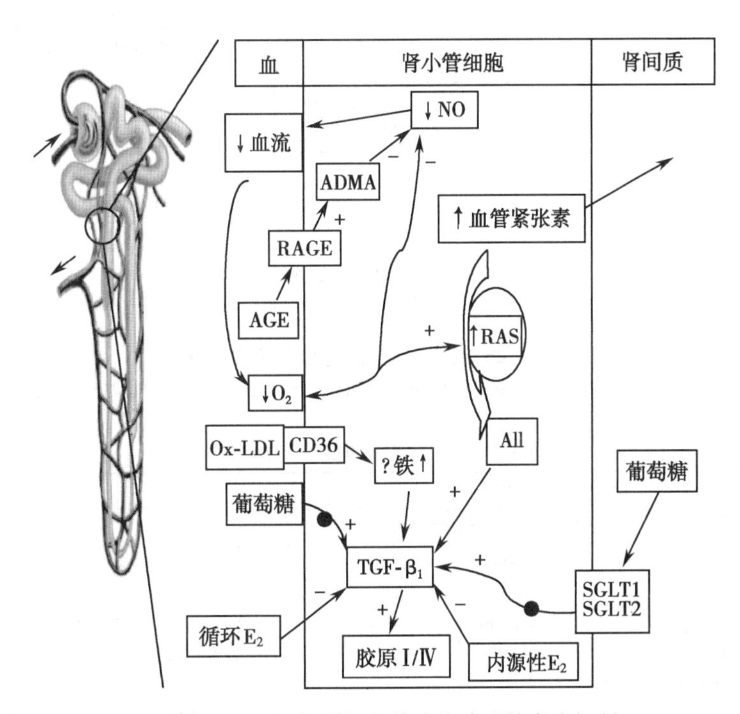

图 4-4-1-27　糖尿病肾小管功能障碍的发生机制

NO：一氧化氮；ADMA：非对称性二甲基精氨酸；AGE：糖化终末产物；RAGE：AGE 受体；Ox-LDL：氧化型低密度脂蛋白；CD36：肾小管细胞氧化型低密度脂蛋白受体；RAS：肾素-血管紧张素系统；AT-2：血管紧张素-2；SGLT2：低亲和性钠-葡萄糖酮转运体；SGLT1：高亲和性钠-葡萄糖酮转运体

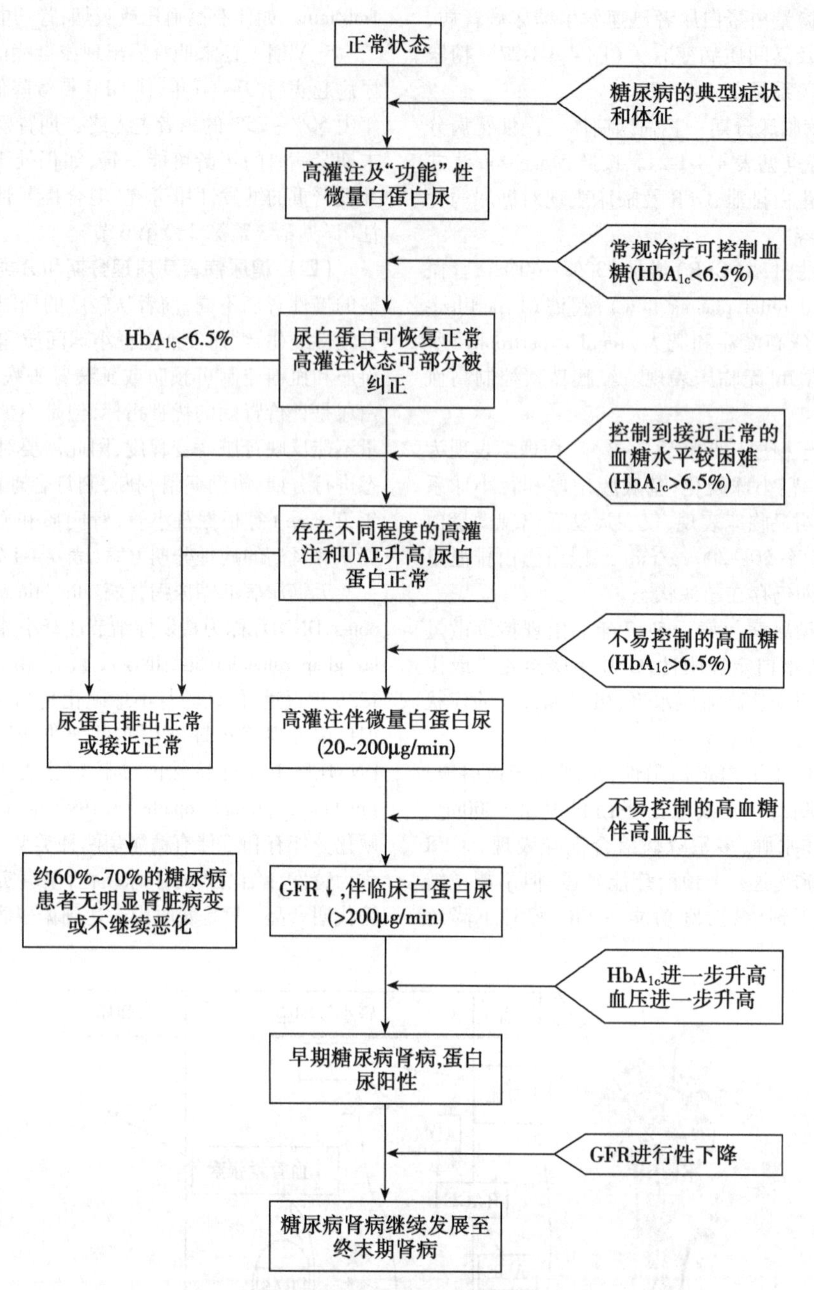

图 4-4-1-28 糖尿病肾病与血糖控制的关系

HbA_{1c}:糖化血红蛋白;UAE:尿白蛋白排泄率;GFR:肾小球滤过率

表 4-4-1-24 糖尿病慢性肾病分期

分期	病理特点	eGFR [ml/(min·1.73m²)]	肾脏损害	诊断标准
1期(G1)	肾脏增大 肾小球内压升高	≥90	有	活检未显示2~4期病变,GBM>395nm(女)或>430nm(男)
2期(G2)	肾小球基底膜增厚 2a期系膜轻度扩张 2b期系膜明显扩张	60~90	有	2a期无3~4期病变及>25%的系膜轻度扩张;2b期>25%的系膜显著扩张
3a期(G3a)	肾小球硬化		有或无	无4期病变,至少1个Kimmelstiel-Wilson结节
3b期(G3b)	肾小球硬化	30~44	有或无	无4期病变,至少1个Kimmelstiel-Wilson结节
4期(G4)	水肿、蛋白尿、高血压	15~29	有或无	>50%的肾小球严重硬化,有1~3期病变
5期(G5)	血肌酐和尿素氮升高	<15或透析	有或无	晚期糖尿病性肾小球硬化

注:肾脏损害:主要指白蛋白尿(尿白蛋白/尿肌酐≥30mg/g),也包括血尿、其他尿沉渣异常、影像学或病理异常等;eGFR:预估肾小球滤过率;GB:肾小球基膜

表 4-4-1-25　糖尿病肾病的病理分类

分类	病理
Ⅰ类	肾小球基底膜增厚
Ⅱ类	肾小球系膜扩张（Ⅰa 轻度/Ⅰb 重度）
Ⅲ类	结节性硬化（Kimmelstiel-Wilson 结节）
Ⅳ类	终末期肾小球硬化

表 4-4-1-26　肾间质血管评分

肾小球间质病变	评分
IFTA	
无	0
<25%	1
25%～50%	2
>50%	3
间质炎症	
无	0
相当于 IFTA	1
无 IFTA 区	2
血管病变（小动脉透明变性）	
无	0
1 区	1
>1 区	2
血管炎性（动脉粥样硬化）	
无	0
内膜增厚（小于动脉中层厚度）	1
内膜增厚（大于动脉中层厚度）	2
非糖尿病性病变	

注：IFTA：interstitial fibrosis and tubular atrophy，间质纤维化与肾小管萎缩

两种类型的病理学特征是相同的。近来又将糖尿病肾病分为肾小球基底膜增厚、肾小球系膜增生扩张、结节性硬化和终末期肾小球硬化四种类型[60-62]。

肾脏表达的 PTHrP 和 1 型 PTH 受体（PTH1R）调节肾功能。糖尿病肾衰时，AT-2 促进 PTHrP 表达，肾脏过表达的 PTHrP 损害肾小球间质，通过细胞循环调节蛋白和 TGF-β1 引起肾小球病变和蛋白尿[63-65]。不同人群的 GFR 下降速度见表 4-4-1-27。

（五）糖尿病肾病合并 IgA 肾病　Orfila 等报道 66 例糖尿病患者的肾活检结果，其中 10 例合并 IgA 肾病（T1DM 6 例，T2DM 4 例）。患者均有蛋白尿，7 例伴血尿，4 例伴肾功能障碍。病理检查均发现存在肾小球基底膜增厚和系膜细胞增生，8 例有结节性肾小球硬化。免疫荧光染色见肾小球系膜均有 IgA 阳性物沉着。作者认为，IgA 肾病与糖尿病肾病并存的概率高（10/66）不是偶然现象。肾小球基底膜结构和功能改变可促发免疫复合物性肾小球病变。临床上，糖尿病肾病患者如出现无痛性持续性或间歇性血尿，要考虑合并 IgA 肾病，但应与泌尿系统肿瘤、感染（普通感染或结核病）和系统性淀粉样蛋白变性等疾病鉴别。

（六）糖尿病肾病并发性腺功能障碍

1. 女性性腺功能障碍　表现为性欲低下和性行为缺乏，病因与血糖控制不佳、高血压、营养不良或肥胖等有关。促性腺激素和性腺类固醇激素降低，有时伴有卵巢早衰。

2. 男性性腺功能障碍　与女性相似，主要表现为阴茎勃起障碍。

【实验室检查与诊断】

T2DM 确诊时就应检查肾功能，因为在 T2DM 诊断时有 7%的患者存在微量白蛋白尿；T1DM 在诊断后 5 年要进行糖尿病肾病评估。如果 T2DM 患者开始无微量白蛋白尿，以后每年要对其进行肾病情况评估。系统教育、系统监测和系统治疗糖尿病是科学、规范地防治糖尿病肾病的可靠途径。发生糖尿病肾病后，要尽量避免使用对肾脏有损害和疗效不确切的药物。适时透析及肾或胰-肾联合移植可延长患者的生命，防止糖尿病肾病患者早逝。实验室检查的项目主要是围绕肾损伤、氧化应激和低度炎症（动脉粥样硬化/血管损害）三个方面进行的。

表 4-4-1-27　不同人群的 GFR 下降

研究者	人　群	每年 eGFR 降低 ml/（min・1.73m²）
Halbesma	健康者/PREVEND 研究（n=6894）	0.55（MDRD 公式）
Imai	每年健康体查（日本）	0.36（MDRD 公式）
Matsushita	ARIC 研究（n=120 727）	0.47（MDRD 公式日本系数校正）
Kronborg	Tromso 研究（挪威）4441 例/男 2249/女 2192	男性 1.21/女性 1.19（MDRD 公式）
Hemmelgarn	非糖尿病老年人/男 2475（>65 岁）/女 3163（>65 岁）	男性 1.4/女性 0.8
Hemmelgarn	老年糖尿病患者/男 490（>65 岁）/女 445（>65 岁）	男性 2.7/女性 2.1
Levey	eGFR 25～80ml/（min・1.73m²）（n=28）	3.7
	eGFR 7.5～24ml/（min・1.73m²）（n=63）	4.3
Wright	非洲裔美国高血压患者 eGFR 20～65ml/（min・1.73m²）	2.21
	较低平均动脉压（n=380）	
	正常平均动脉压（n=374）	1.95
Eriksen	Tromso 研究（挪威）	1.03
Levin	eGFR 30～59ml/（min・1.73m²）（n=3047）	
	eGFR<60ml/（min・1.73m²）（n=4231）	2.65

注：数据来源于 Improving Global Outcomes（KDIGO）CKD Work Group；eGFR：Estimated glomerular filtration rate，估计的肾小球滤过率；ARIC：Atherosclerosis Risk in Communities，社区动脉硬化风险研究；MDRD：Modification of Diet in Renal Disease Study，肾病饮食干预研究

（一）尿蛋白定量 微量白蛋白尿是糖尿病肾病的早期临床表现，也是糖尿病肾病诊断的主要依据之一。目前多推荐采用尿白蛋白/肌酐比值（ACR），其检测简便易行，仅需检测单次随机晨尿，并且相对较为稳定。微量白蛋白尿也可用尿白蛋白排泄率衡量，采集24小时或白天短期收集的尿白蛋白排泄率在30~300mg/24h（20~200μg/min，夜间尿的数值下调25%，即15~150μg/min）。如果6个月内3次尿液检查中2次超过临界值（表4-4-1-28），并排除其他可能引起尿白蛋白增加的原因，如高血糖、发热、酮症酸中毒、泌尿系感染、运动、原发性高血压和心衰等，即可诊断为糖尿病肾病。然而，白蛋白尿对于预测DKD进展存在一定局限性。长期观察性研究发现，微量白蛋白尿的患者在10年中仅有30%~45%转变为大量白蛋白尿，有30%转变为尿白蛋白阴性，该现象在2型糖尿病患者中更为显著。

表4-4-1-28 尿蛋白总量和白蛋白尿定义

	ACR	24h UAE (mg/24h)	某时段UAE (mg/min)
正常白蛋白尿	<30	<30	<20
微量白蛋白尿	30~300	30~300	20~200
大量白蛋白尿	>300	>300	>200

注：ACR：尿白蛋白/肌酐比值；* 将UACR转换成mg/mmol时，用mg/g值乘以0.113

同时DKD还可累及肾小管和肾间质，有条件时对DKD患者进行尿α_1-微球蛋白、β_2-微球蛋白等的检测，以评价患者的肾小管功能。

如常规方法测定尿蛋白持续阳性，尿蛋白定量>0.5g/d，尿白蛋白排出量>300mg/d，或白蛋白排泄率>200μg/min，排除其他可能肾脏疾病后，可确定为临床显性糖尿病肾病，但从表4-4-1-28中可以发现，在出现中度尿白蛋白增高（即微量白蛋白尿）前，存在轻度尿白蛋白增高（排出量<10mg/24h，或UACR<10mg/g肌酐）时期，显然这个时期是防治糖尿病肾病的最佳时段。在T1DM伴明显蛋白尿患者，肾小球滤过功能每年大约下降12ml/min，10年大约50%发生ESRD，20年大约75%发生ESRD。在T2DM中，尿蛋白和肾小球滤过功能同样存在类似的关系，但变化较大，因为糖尿病症状的不典型，糖尿病起病时间不确定。在RENAAL（reduction of endpoint in NIDDM with the angiotensin Ⅱ antagonist losartan）研究中，T2DM用AT-2拮抗剂氯沙坦降低终点事件，发现尿蛋白>3.0g/d者终点事件（血浆肌酐翻倍、ERSD或全因死亡）是尿蛋白<1.5g/d的5倍，ERSD的进展高达8倍。

（二）肾小球滤过率与肾活检 即使在尿检正常的糖尿病肾病患者，其肾脏可能已存在着组织学改变。光镜下，可见特征性K-W结节样病变；电镜下，系膜细胞增殖，毛细血管基底膜增厚。但由于肾活检是一种创伤性检查，不易被患者接受。肾小球滤过率和肾脏体积测量对糖尿病肾病的早期诊断也有一定价值。早期肾体积增大，GFR升高，后期GFR下降。糖尿病肾病患者的肾脏体积与慢性肾小球肾炎不同，无明显缩小。同位素测定的肾血浆流量和GFR可以反映早期的肾小球高滤过状态。肌酐清除率、血肌酐和血尿素氮浓度测定可反映肾功能，但血尿素氮和血肌酐不是肾功能检测的敏感指标。

（三）其他指标 尿中尚有另一类分子量<7kD、可自由滤过肾小球的低分子蛋白质。当肾小管功能正常时，它们可在肾小管全部被重吸收。一旦尿中出现这些蛋白，则表示肾小管重吸收功能障碍。这些蛋白质包括β_2微球蛋白（β_2-MG）、视黄醇结合蛋白（retinol binding protein，RBP）、α_1微球蛋白（α_1-MG）和尿蛋白-1（Up1）等。反映肾功能障碍的转铁蛋白（transferrin）、Ⅳ型胶原和N-乙酰-β-D氨基葡糖苷酶（N-acetyl-beta-D-glucosaminidase）可能比白蛋白更敏感，其他可能比白蛋白更敏感的炎症标志物包括血清类黏蛋白（orosomucoid）、TNF-α、TGF-β、VEGF和单核细胞化学趋化蛋白-1（chemoattractant protein-1）；氧化应激标志物如8-羟-2-脱氧鸟苷（8-hydroxy-2-deoxyguanosine），肾小管刷标志物见表4-4-1-29。

外泌体（exosome）是肾脏释放至尿液中的一种囊泡结构，内含特异性蛋白质和核酸，能反映相应细胞的病理生理状态和疾病各个时期的病变（图4-4-1-29），对糖尿病肾病诊断和治疗有一定指导作用。但是，目前的测定技术仍难以满足需要（表4-4-1-30）。

（四）DKD的诊断 DKD可以根据ACR升高和/或eGFR降低等表现，同时排除其他CKD做出诊断。同时应注意以下几个问题：

1. 糖尿病视网膜病变 1型糖尿病DKD患者常合并视网膜病变，然而视网膜病变并非诊断2型糖尿病患者DKD的必备条件。研究显示，对于尿白蛋白阴性的DKD的患者，合并糖尿病视网膜病变的风险可能低于尿白蛋白阳性的DKD患者。

2. 出现以下几种情况需要考虑CKD是由其他原因引起 ①1型糖尿病病程短（<10年）或未合并糖尿病视网膜病变；②eGFR迅速下降；③尿蛋白迅速增加或出现肾病综合征；④顽固性高血压；⑤出现活动性尿沉渣（红细胞、白细胞或细胞管型等）；⑥合并其他系统性疾病的症状或体征；⑦给予血管紧张素转化酶抑制剂（ACEI）或血管紧张素受体拮抗剂（ARB）治疗后2~3个月内eGFR下降大于30%；⑧肾脏超声发现异常。

3. 病理诊断是诊断DKD的金标准，诊断困难时可以行肾脏穿刺活检。

4. 确诊DKD后，应根据eGFR进一步判断肾功能受损的严重程度。

【预防与治疗】

糖尿病肾病的总体防治原则是：早期采用综合措施控制高血糖、高血压和血脂谱异常，其中，使用RAAS抑制剂（ACEI和ARB）似乎是延缓高血压病情进展的最重要和最有效方法，糖尿病肾病的饮食与一般治疗见表4-4-1-31，各诊疗指南建议的强制性药物治疗等见图4-4-1-30、表4-4-1-32和表4-4-1-33。对于糖尿病和糖尿病肾病患者来说，最重要的是合理应用噻嗪类利尿剂、β-受体阻滞剂、ACEI、ARB和CCB[66-68]。但是，对于糖尿病肾病患者来说，往往因为存在较多治疗需要而使用多种药物，此时必须特别注意药物-药物相互作用（drug-drug interaction，DDI）给治疗和慢性并发症带来的不良影响。DDI是引起药物不良反应的重要原因，据估计，约23%的住院患者和2/3的老年患者存在DDI引起的药物不良反应，使用6种以上药物者，DDI的风险明显增加（OR 3.37）[69]。

表 4-4-1-29　肾小管刷标志物

标志物	来源	研究对象	结　果	研究者
KIM-1	血液	T1DM(124 例)	蛋白尿患者基础 KIM-1(>500mg/d)预期 eGFR 下降和终末期肾病	Sabbisetti 等
		T1DM(63 例)	KIM-1 与 GFR 相关	Nielsen 等
	尿液	T2DM(978 例)	尿液 KIM-1/Cr 与 GFR 快速下降相关	Conway 等
NGAL	血清/尿液	T1DM(50 例)	微量蛋白尿升高前 NGAL 与 HbA_{1c} 和 NGAL 相关	Lacquaniti 等
	尿液	T1DM(63 例)	NGAL 与 GFR 下降相关	Nielsen 等
	血清/尿液	T2DM(140 例)	NGAL 与 eGFR 无关	Chou 等
L-FABP	尿液	T1DM(1549 例)	尿 L-FABP/Cr 比值预期肾病进展	Panduru 等
	尿液	T1DM(277 例)	尿 L-FABP 预期白蛋白尿进展	Nielsen 等
	尿液	T1DM(63 例)	L-FABP 与 GFR 下降无关	Nielsen 等
	血清/尿液	T2DM(140 例)	血 L-FABP 与基础 eGFR 相关但不能预期 eGFR 下降	Chou 等
	尿液	T2DM(618 例)	尿 L-FABP 与 eGFR 下降相关	Araki 等
	尿液	T2DM(140 例)	L-FABP 升高与白蛋白尿和终末期肾病或透析相关	Kamijo-Ikemori 等
半胱氨酸蛋白酶抑制剂	尿液	T2DM(237 例)	尿液半胱氨酸蛋白酶 C/Cr 比值与 eGFR 下降相关	Kim 等

注:CKD:chronic kidney disease,慢性肾病;Cr:creatine,肌酐;eGFR:estimated glomerular filtration rate,估算的肾小球滤过率;ESRD:end-stage renal disease,终末期肾病;GFR:glomerular filtration rate,肾小球滤过率

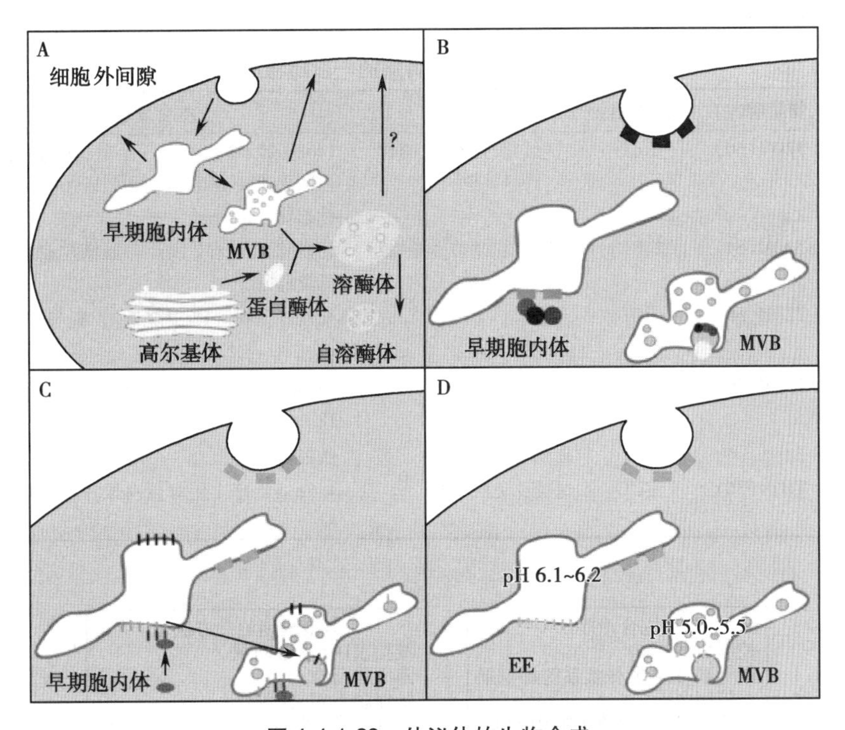

图 4-4-1-29　外泌体的生物合成

A. 多泡体(MVB)形成,管腔内小囊泡形成依赖于以下三条途径;B. ESCRT 复合物;C. 鞘磷脂转化为神经酰胺;D. 在酸性环境中,磷脂-溶二磷脂酰酸(LBPA)诱导多泡体生成

表 4-4-1-30　分离尿囊泡的主要方法

研究者	检测技术	优点	缺点
Barutta 等	差速离心	囊泡丰富	条件不固定
Gildea 等	差速离心		
Kalani 等	差速离心		
Lv 等	差速离心		

续表

研究者	检测技术	优点	缺点
Musante 等	差速离心+CHAPS 处理	保存蛋白活性	操作复杂
Gonzales 等	差速离心+DTT 处理	产量高	无合适的活性评判样本移除 THP 不完全
Fernandez-Llama 等	差速离心+DTT 处理		
Wang 等	差速离心+DTT 处理		
Cheng 等	处理+DTT 处理		
Rood 等	差速离心+SEC	按囊泡大小分离	操作复杂
Rood 等	纳米膜过滤	移除可溶性蛋白	移除较大囊泡不一致
Merchant 等	差速离心+微过滤		
Miranda 等	差速离心+纳米过滤		
Principe 等	差速离心+超滤		
Prunotto 等	差速离心+超滤		
Hogan 等	差速离心+果糖梯度	按囊泡密度分离	操作复杂
Raimondo 等	差速离心+蔗糖梯度		
Ramirez-Alvarado 等	超滤+差速离心	按囊泡密度分离	操作复杂
Zubiri 等	Exoquick 法	省去超离心步骤 可提取 RNA 和 DNA	蛋白组分析需要移除干扰物质
Alvarez 等	Exoquick 法		
Musante 等	流体静力透析	简便	

表 4-4-1-31 糖尿病肾病的一般药物治疗

治疗药物	糖尿病(*n*)	研究设计	机制	主要发现	研究者
水飞蓟素(西利马林)	T2DM(60)	RCT	抗氧化/抗炎/抗凋亡	140mg/次×3 次/天×3 个月,降低尿白蛋白和尿 TNF-α 和血清丙二醛(氧化应激标志物)	Fallahzadeh 等
锌	T2DM(54)	非 RCT	抗氧化/改善血糖控制	元素锌 50mg×12 周改善血糖控制脂质降低蛋白尿	Khan 等
	T2DM(50)	RCT		元素锌 30mg×12 周降低 HbA_{1c} 和尿白蛋白	Parham 等
姜黄素	T2DM(40)	RCT	抗氧化	1500mg/d×2 个月降低蛋白尿/TGF-β/IL-18	Khajehdehi 等
绿茶		RCT	抗氧化	蛋白尿有改变	—
鱼油	T1DM(36)	RCT	抗炎/免疫调节	4.6g/d 治疗 1 年对蛋白尿和肾功能无影响	Rossing 等

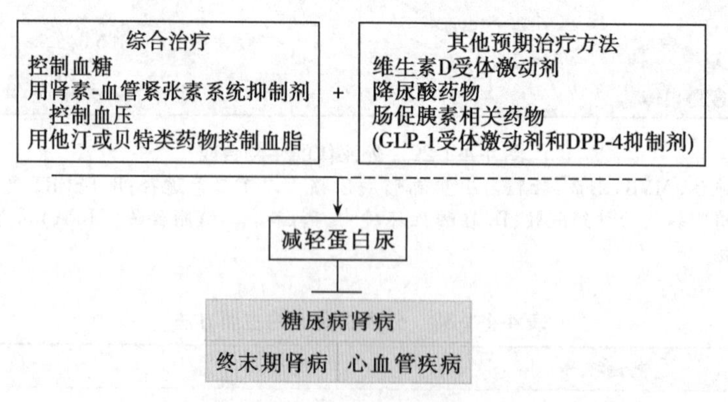

图 4-4-1-30 糖尿病肾病治疗方案

综合治疗包括高血糖控制、高血压控制和血脂谱异常的干预等,目的是预防肾病进展;白蛋白尿是肾病和心血管风险干预治疗的良好观察指标;必要时应用维生素 D、抗尿酸药物与 GLP-1、抗酸中毒药物等纠正代谢紊乱

表 4-4-1-32　诊疗指南建议的强制性药物治疗

强制治疗	噻嗪类	β受体阻滞剂	ACEI	ARB	CCB	ALD拮抗剂	指南/研究
心衰	√	√	√	√	—	√	ACC/AHA/MERIT-HF/COPERNICUS/CIBIS/SOLVD/AIRE/TRACE/Val-HeFT/RALES/CHARM
心肌梗死后	—	√	√	—	—	√	ACA/AHA/BHAT/SAVE/CAPRICORN/EPHESUS
冠心病高危	√	√	√		√	—	ALLHAT/HOPE/ANBP2, LIFE/CONVINCE/EUROPA/INVEST
糖尿病	√	√	√	√	√	—	NKF-ADA/Guideline/UKPDS/ALLHAT
慢性肾病	—	—	√	√	—	—	NKFI/RENAAL/DNT/REIN/AASK
卒中预防	√	—	√	—	—	—	PROGRESS

注：ACC/AHA：merican College of Cardiology/American Heart Association，美国心血管学院和美国心血管学会；ACEI：angiotensin-converting enzyme inhibitor，血管紧张素转换酶抑制剂；ARB：angiotensin receptor blocker，血管紧张素受体阻滞剂；CCB：calcium channel blocker，钙通道阻滞剂；√：表示为应用的适应证；—：不适应证或无意义

表 4-4-1-33　糖尿病肾病药物治疗疗效比较

药　物	抗蛋白尿	保护 GFR	糖尿病类型
ACE 抑制剂	++	++	T1DM/T2DM
ARB	++	++	T2DM
ACE 抑制剂+ARB	+++	-	T1DM/T2DM
醛固酮拮抗剂	+	?	T2DM
醛固酮拮抗剂+ACE 抑制剂或 ARB	+++	?	T1DM/T2DM
肾素抑制剂	++	?	T2DM
肾素抑制剂+ACE 抑制剂或 ARB	+++	-	T2DM
非二氢吡啶类 CCB	+	?	T2DM
CCB+ACE 抑制剂或 ARB	++	?	T2DM
二氢吡啶类 CCB	-	-	T2DM
别嘌呤醇	?	?	?
他汀	+	?	T2DM
维生素 D	+	?	T2DM

（一）干预治疗　糖尿病肾病一旦形成，其病变的发展是很难逆转的，因而糖尿病肾病的治疗困难，目前尚无很好的治疗方法。一般来说，糖尿病肾病将依其自然发展规律，由早期进展为中期，再进入终末期。但是，经过积极的干预治疗后，其自然病程会明显延长，病情减轻，预后改善。即使发生了终末期糖尿病肾病，积极的治疗也可显著改善肾功能，而肾移植可使肾功能恢复正常，但因为糖尿病，单独的肾移植效果较差，移植肾仍可迅速发展为糖尿病肾病。胰-肾联合移植或胰岛-肾联合移植将成为治疗终末期糖尿病肾病的最有效途径。T1DM，尤其在发生糖尿病肾病后，是脑血管意外的危险因素。未经治疗或治疗不当的糖尿病肾病患者常因肾衰竭而死亡。我国的糖尿病肾病患者如合并慢性乙型肝炎，其预后亦较差[70]。

糖尿病肾病的三级预防是：①一级预防是指阻止早期糖尿病肾病的发生；②二级预防是指阻止早期糖尿病肾病向临床糖尿病肾病发展；③三级预防是指阻止已确定为临床糖尿病肾病的患者向 ESRD 发展。具体措施有：①持久而良好地将血糖控制在理想范围内。这是防治糖尿病肾病发生发展的关键，DCCT 已肯定了理想的血糖控制能有效地预防糖尿病肾病的发生发展。②持续良好地控制血压。这是保护肾脏并阻止糖尿病肾病进展的重要因素；血压最好控制在正常范围或接近 130/80mmHg。③定期监测，及时发现微量白蛋白尿。微量白蛋白尿是早期诊断和逆转糖尿病肾病的重要标志。糖尿病肾病的治疗应是综合性的，除一般治疗和对症治疗外，特殊而较有效的治疗方法主要有三种：①血液透析；②门诊患者连续腹膜透析（CAPD）；③肾移植或胰-肾移植。常规治疗措施主要包括饮食治疗、控制血糖、控制血压、纠正脂代谢紊乱以及 ACEI 或 ARB 的应用等。

（二）限制蛋白摄入　2010 年 ADA 糖尿病指南对于伴有早期 CKD 和晚期 CKD 的糖尿病患者，推荐将蛋白质摄取量分别减少到 0.8~1.0g/(kg·d)和 0.8g/(kg·d)。透析后按透析要求增加蛋白量，可能对某些患者更有利。而单纯的低蛋白饮食容易发生营养不良，营养不良又会加重肾衰进展。防止营养不良的关键是保证患者起码的蛋白质需要量和足够的热量，患者蛋白质摄入量每天不低于 0.6g/kg，每天的热量需达 35kcal/kg，肥胖或老年患者热量可略少。同时，在施行低蛋白饮食，尤其是极低蛋白饮食时，为防止营养不良，一般建议给患者补充复方 α-酮酸制剂或必需氨基酸。研究表明，补充复方 α-酮酸制剂在延缓肾损害进展上疗效优于必需氨基酸制剂。

最近已经将蛋白摄入量的正常值从 1~1.2g/kg 调低至每天 0.8g/kg，因而所谓低蛋白饮食应该是 0.6g/(kg·d)，极

低蛋白饮食(Very-low-protein diet,vLPD)是0.3g/kg。肾功能不全时,供给的蛋白质应以优质蛋白质(即动物蛋白)为主。一般认为,要少用或不用植物蛋白(表4-4-1-34)。但干制豆类食物的营养素和纤维素丰富(表4-4-1-35),为高质量蛋白质类,除提供营养成分外,对机体还有某些保护作用,如豆类食品可降低血清胆固醇,改善糖尿病病情,有助于减轻体重[71-73]。此外,大豆中的异黄酮、金雀异黄素(genistein)和大豆黄素(daidzein)具有许多生物作用,除降低胆固醇、改善血管功能和维持骨矿密度外,还可减轻女性行经期不适,对保护肾脏也有一定裨益。肾功能正常的糖尿病肾病患者只要不超过蛋白质的允许摄入量,豆类蛋白至少不亚于其他来源的蛋白质。

表4-4-1-34 低蛋白饮食的基本特性

定义	蛋白类型	成分含量	优缺点	无蛋白食物补充
中等蛋白限制0.6g/(kg·d)				
传统LPD	0.6g/(kg·d) (50%动物来源)	30~35kcal/kg (贫蛋白富热量天然食物)	简单可行 执行困难(尤其是小患者)	无
精制LPD	0.6g/(kg·d) (蔬菜来源)	素食 (主要为谷物与豆类蛋白)	简单可行 消化道疾病者执行困难	无
纯酮与氨基酸饮食	0.6g/(kg·d) (蔬菜来源)	素食	简单可行 需要补充必需营养素	α酮酸和氨基酸 (1:1~1:5/kg)
LPD无蛋白饮食	0.6g/(kg·d) (混合来源)	无蛋白专用食物 (含动物来源的蛋白质)	不明显改变饮食习惯 容易与地中海饮食整合 价格昂贵	无蛋白饮食
vLPD 0.3g/(kg·d)				
精制vLPD	0.3g/(kg·d) (蔬菜来源)	素食	可延迟透析 分开烹调 需要补充必需营养素 价格昂贵	α酮酸和氨基酸 (1:5/kg)

注:妊娠期LPD为0.6~0.8g/kg(作用来源于蔬菜和少量牛奶等);第1个三月期的α酮酸和氨基酸为1:(5~8)/kg,第3个三月期的α酮酸和氨基酸为1:(8~10)/kg

表4-4-1-35 低蛋白饮食的能量-矿物质-维生素含量

项目	传统LPD	无蛋白LPD	精制LPD	精制酮酸和氨基酸	VLPD补充品
热量	30~35kg时难以避免营养不良和高分解状态			不必添加	
钙剂	加入钙剂			磷含量低	
磷	取决于动物蛋白摄入量			需要添加	
维生素D	需要添加			一般不需要添加	
叶酸	需要添加			需要添加	
维生素B_{12}	需要添加			需要添加	
铁剂	需要添加			需要添加	

(三)糖尿病强化治疗 研究表明,糖尿病肾病的自然进展与HbA_{1c}的控制水平密切相关。良好的血糖控制可使糖尿病肾病早期的病理改变可逆(表4-4-1-36)。过去认为,一旦进入临床糖尿病肾病,代谢控制的改善对糖尿病肾病的进展似无明显影响,但良好的代谢控制仍可改善糖尿病肾病的病理变化。血糖控制目标:HbA_{1c}不超过7%。eGFR<60ml/(min·1.73m^2)的DKD患者HbA_{1c}≤8%。对老年患者,HbA_{1c}控制目标可适当放宽至8.5%。由于CKD患者的红细胞寿命缩短,HbA_{1c}可能被低估。在CKD 4~5期的患者中,可用果糖胺或糖化血清白蛋白反映血糖控制水平。由于糖尿病肾病时,肾脏对药物的排泄能力下降,使用经肾排泄的药物需相应减少剂量,以避免低血糖的发生,而且在降糖药物的选择上,以不加重肾损害的药物为主。在糖尿病肾病的早期和肾功能正常或轻度受损时,T1DM患者选用胰岛素治疗,可适当加用α-葡萄糖苷酶抑制剂(阿卡波糖或伏格列波糖),T2DM可选用格列喹酮、非磺酰脲类胰岛素促泌剂(瑞格列奈或那格列奈)和胰岛素增敏剂。二甲双胍以原型由尿排出,肾功能不全时,可导致其在体内大量聚集而可能引起乳酸性酸中毒,因此,糖尿病肾病患者有肾功能不全(肌酐清除率<45ml/min)时,应严格禁止使用二甲双胍。肾功能不全或血糖高用口服降糖药控制不佳时,则应选用胰岛素或胰岛素类似物。由于肾功能受损,胰岛素的降解和排泄均减少,易产生蓄积作用,发生低血糖,因此,胰岛素应从小剂量开始,最好选用半衰期短的短效或超短效制剂。

胰岛素增敏剂罗格列酮和吡格列酮能降低血糖,因此亦可明显降低尿蛋白[19]。新的格列奈类口服降糖药物和α-糖苷酶抑制剂,以及非口服降糖药GLP-1与胰淀粉样肽类似物的作用尚未证实,但DPP-4抑制剂有利于糖尿病肾病的防治。钠/葡萄糖同转运体抑制剂dapagliflozin对糖尿病肾病的治疗有一定意义[74]。

表 4-4-1-36　严格控制高血糖对糖尿病肾病的效果

研究	HbA_{1c}		蛋白尿和肾脏事件结局
	强化治疗	常规治疗	
ACCORD	6.4%	7.6%	微白蛋白尿发生率降低 21% 进展为大量蛋白尿者下降 32%
ADVANCE	6.5%	7.3%	微白蛋白尿发生率降低 9% 进展为大量蛋白尿者下降 30% 肾脏事件降低 21%
VADT	6.9%	8.4%	进展为微量蛋白尿和大量蛋白尿者下降 32% 进展为大量蛋白尿者下降 37% 尿白蛋白增加者下降 34%

注：ACCORD：Action to Control Cardiovascular Risk in Diabetes；ADVANCE：Action in Diabetes and Vascular disease：Preterax and Diamicron MR Controlled Evaluation；VADT：Veterans Affairs Diabetes Trial；ADVANCE 研究中的肾脏事件包括新发大量蛋白尿、血清肌酐升高 1 倍、肾脏替代治疗和肾病死亡

（四）控制高血压　血压控制目标为 130/80mmHg 以下，舒张压不宜低于 70mmHg，老年人舒张压不宜低于 60mmHg。对糖尿病伴高血压且 UACR>300mg/g 或 eGFR<60ml/(min·1.73m²)的患者，强烈推荐 ACEI 或 ARB 类药物治疗，其可延缓肾病进展和减少心血管事件。对伴高血压且 UACR 30~300mg/g 的糖尿病患者，推荐首选 ACEI 或 ARB 类药物治疗，以减少心血管事件，延缓蛋白尿进展；对不伴高血压但 UACR≥30mg/g 的糖尿病患者，使用 ACEI 或 ARB 类药物可延缓蛋白尿进展；对不伴高血压、无白蛋白尿且 eGFR 正常的糖尿病患者，不推荐使用 ACEI 或 ARB 类药物进行 DKD 的一级预防[39-43,46-51]（图 4-4-1-31 和图 4-4-1-32）。

长期有效地控制血压（表 4-4-1-37）可减慢 GFR 的下降速度和改善生存率，对早期或后期的糖尿病肾病都有良好作用。此外，β 受体阻滞剂等也可选用。理想的抗高血压药物应有减慢或阻止肾病进展的作用，而且不增加胰岛素抵抗，对糖和脂肪代谢无不良影响。但是，ACEI 和 ARB 常引起代偿性肾素活性升高。

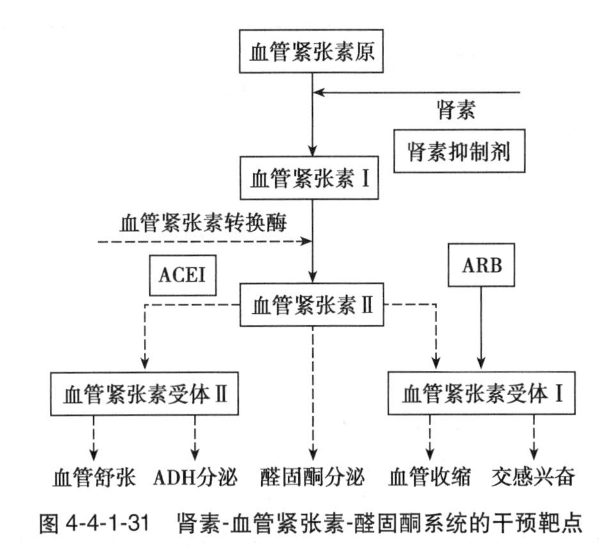

图 4-4-1-31　肾素-血管紧张素-醛固酮系统的干预靶点

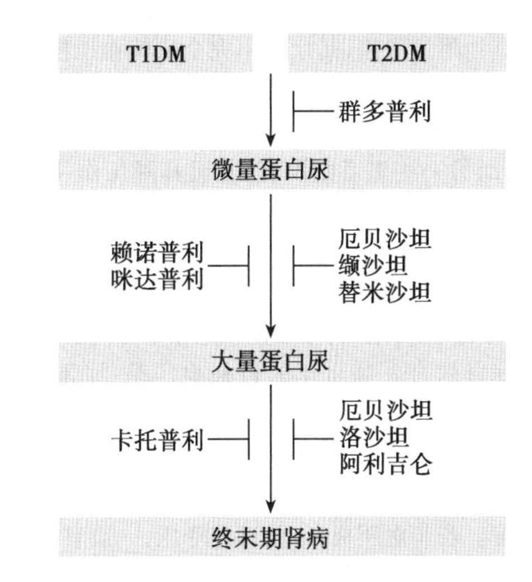

图 4-4-1-32　肾素-血管紧张素抑制剂的治疗作用

表 4-4-1-37　糖尿病肾病血压控制目标值

临床指南	目标人群	血压控制目标值
糖尿病诊疗标准-2016(ADA)	糖尿病患者	<140/90mmHg (年轻者<130/80mmHg)
KDIGO 2012 CKD 指南	糖尿病+ CKD	
	UAE <30mg/24h 或 ACR<30mg/gCr	≤140/90mmHg
	UAE≥30mg/24h 或 ACR≥30mg/gCr	≤130/80mmHg
JNC8	糖尿病患者	< 140/90mmHg

注：CKD：chronic kidney disease，慢性肾病；UAE：urinary albumin excretion，尿白蛋白排泄量；ACR：albumin creatinine ratio 白蛋白肌酐比值；ADA：American Diabetes Association，美国糖尿病协会；KDIGO：The kidney Disease Improving Global Outcomes，改善全球肾脏病预后组织；JNC8：美国预防、检测、评估与治疗高血压全国联合委员会第 8 次报告

1. ACEI　近年来的大量研究证实，ACEI 不仅具有良好的治疗高血压的作用，而且还有许多特殊的肾脏保护作用。如：①ACEI 通过拮抗 AT-2 相对优势地扩张出球小动脉，改善肾小球内高压、高灌注和高滤过状态；②缩小肾小球滤过膜孔径，改善肾小球滤过膜选择通透性，减少血浆大分子物质滤出，可使蛋白尿减少 30%~50%，降低蛋白尿的危害，防止毛细血管基底膜增厚；③阻止系膜细胞对一些大分子颗粒的吞噬作用，减轻因蛋白尿导致的系膜增生；④减慢细胞外基质形成，促进细胞外基质的降解，使已损伤的肾脏组织得到某种程度的恢复；⑤改善肾小管间质病变。即使“正常血压”者，ACEI 仍有减少尿蛋白和延缓糖尿病肾病肾损害进程的治疗作用。而在临床蛋白尿阶段，抗高血压治疗对减慢糖尿病肾病恶化的疗效相对较差。因此，有人提倡，糖尿病肾病一旦确诊，就应给予一定量的 ACEI 保护肾脏（表 4-4-1-38）。ACEI 降低尿蛋白排泄量的作用往往比其降压更明显，这是 ACEI 成为目前控制糖尿病肾病患者高血压中应用最广泛的重要原因。

表 4-4-1-38 常用 ACEI 抑制剂及其剂量

特征	卡托普利	贝那普利	依那普利	培哚普利	福辛普利
所含基团	巯基	羧基	羧基	羧基	磷酸基
排泄途径	肾脏	肾脏	肾脏	肾脏	肾脏/肝脏
肾衰者用药剂量	1/5 标准剂量	1/2 标准剂量		1/4 标准剂量	同标准剂量
谷峰比	—	40%	51%	35%	64%
ACEI 用药标准剂量(JNC-7)	每次 25~100mg (3 次/天)	每次 2.5~20mg (1~2 次/天)	每次 2.5~20mg (1~2 次/天)	每次 4~8mg (1~2 次/天)	每次 10~40mg (1 次/天)

注:谷峰比:美国 FDA 对1天1次的降压药物的谷峰比要求≥50%;JNC-7:美国预防、检测、评估与治疗高血压全国联合委员会第7次报告;AHA:美国心脏病协会

糖尿病肾病所致的高血压治疗困难。即使联合用药,仍约有 2/3 的患者其血压不能降到 140/90mmHg 以下,其主要原因是 ACEI 和 ARB 可引起代偿性肾素活性升高。2009 年,美国 FDA 批准该两种药物联合治疗单药无效的患者。但应注意的是,ACEI 对 T1DM 和 T2DM 并发糖尿病肾病的疗效有一定差异。通常,ACEI 对 T1DM 的肾脏保护作用来源于降压作用和其他附加作用,其疗效不完全依赖血压控制情况。原因是 ACEI 减少了尿蛋白排出量,降低了 GFR。但在 T2DM 患者中,ACEI 的疗效有差异,有些患者可表现出肾脏保护作用,而另一些患者则没有,甚至其降压作用也很差。其原因未明,可能与个体的疾病特征有关(如 ACEI 基因多态性),也可能与一些肾脏因素改变了机体对 ACEI 的反应性有关。所谓肾脏因素主要指 GFR 与尿蛋白排泄率的“偶联”,肾血管、肾小球、肾小管、肾小管间质及年龄等因素。

糖尿病肾病合并高血压的目标血压是:尿蛋白<1g/d 时,血压应降至 130/80mmHg(平均动脉压 97mmHg);尿蛋白>1g/d 时,血压应降至 125/75mmHg(平均动脉压 92mmHg)。但对存在肾动脉粥样硬化的老年人,应从小剂量开始,以免降血压过度。若非血压极高,需迅速降压,一般宜首选长效 ACEI,较为常见的不良反应为持续干咳,停药可消失,偶可出现高血钾、粒细胞减少、皮肤红斑、味觉异常和直立性低血压等。当肾衰竭进入终末期时,ACEI 易于在体内蓄积,使血钾和血肌酐升高,有时需要停药。一般 ACEI 使用后,血肌酐增加不超过 20%~30%,如升高十分明显,往往提示有血容量不足、肾灌注减少或肾动脉狭窄等器质性病变存在,应考虑减量或停药。使用 ACEI 应注意的是:①血肌酐≤265μmol/L 者可用 ACEI,首选双通道排泄药物;②血肌酐>265μmol/L 者有争议,应用时需警惕高血钾(监测血肌酐及血钾变化,用药后 2 个月,宜每 1~2 周检测 1 次);③双侧肾动脉狭窄、脱水和孕妇患者禁用;④血液透析患者需注意所用 ACEI 药物的蛋白结合率,结合率低者易被透析清除,需透析后服药;⑤ACEI 与促红细胞生成素合用影响其疗效;⑥与非甾类抗炎药合用时,可能影响 ACEI 的降压疗效,并致血肌酐升高;⑦与保钾类利尿剂(如螺内酯)联合应用时,可能引起严重的高钾血症,据报道,两类药物联合使用超过 3 周者,其发生高钾血症的风险增加 30 倍以上;⑧ACEI 与保肾康(主要成分为阿魏酸哌嗪,ferulic piperazine)合用,可因阿魏酸哌嗪的钙通道拮抗作用而引起严重的体位性低血压。

2. ARB　疗效与 ACEI 相似,但作用位点不同。ARB 选择性阻滞 AT-2 的Ⅰ型受体,因此血浆中的 AT-2 增加,AT-2 又作用于其Ⅱ型受体,使之兴奋,其结果是受 AT-2 的Ⅱ型受体调节的组织出现继发性血管扩张和抗增生作用,从而达到治疗糖尿病肾病的目的。氯沙坦在 T2DM 患者中的终点研究(RENAAL)表明:氯沙坦延缓首要综合终点(血清肌酐加倍、终末期肾病、死亡)的发生,延迟 ESRD 的进展,还减少蛋白尿,减慢肾功能减退的速度(血清结果倒数的斜率),对 T2DM 的肾脏预后提供显著的益处[75];此外,它还减少因心衰所致的住院,而且氯沙坦的这些益处极大地独立于其降压的作用。ARB 除用于糖尿病肾病的治疗外,对充血性心衰有特别疗效,但对糖尿病肾病的疗效是否比 ACEI 更佳,尚待进一步观察。目前的资料显示,与 ACEI 比较,ARB 对心血管的血流动力学影响小于 ACEI,达到与 ACEI 相同降压效应所引起的不良反应比 ACEI 少。如两药合用,可收到更好的疗效。糖尿病肾病患者常有尿酸过高,氯沙坦对尿酸排泄还有独特的作用。

现用的制剂有氯沙坦(科素亚,cozaar)和缬沙坦(valsartan,代文,diovan)、替米沙坦和厄贝沙坦。科素亚于成人通常起始和维持剂量为每次 50mg,1 次/天,可与或不与食物同时服用,治疗 3~6 周后达到最大抗高血压效应。在部分患者中,每天剂量可增加到 100mg。血容量不足的患者(例如应用大量利尿剂)起始剂量应为每次 25mg,1 次/天。老年人或有肾功能损害的患者,包括透析的患者不必调整起始剂量。不良反应轻微而短暂,不足 1%的患者发生与剂量有关的直立性低血压,少数可出现胃肠道反应和过敏、头晕及偏头痛等。肝功能不全者慎用,孕妇和哺乳期妇女禁用。缬沙坦每日用量 80mg,如果血压降低不理想,可将剂量增加至 160mg,或与其他抗高血压药合用。可与食物同服,亦可空腹时服用。突然停用不会出现血压反跳或其他临床不良反应。已知对该产品各种成分过敏者以及孕妇禁用。ARB 同样有可能引起高血钾,因此要注意监测,特别在肾功能不全时,但其高血钾的发生率和程度均较 ACEI 低。厄贝沙坦的推荐起始剂量为 0.15g,一日 1 次。根据病情可增至 0.3g,一日 1 次。可单独使用,也可与其他抗高血压药物合用。常见不良反应为:头痛、眩晕和心悸等,偶有咳嗽,一般程度都是轻微的,呈一过性,多数患者继续服药都能耐受。替米沙坦片常用初始剂量为每次一片(40mg),每日一次。在 20~80mg 的剂量范围内,替米沙坦的降压疗效与剂量有关。若用药后未达到理想血压可加大剂量,最大剂量为 80mg,每日 1 次。对于肾功能不全的患者及有轻或中度肾功能不良的患者,不需调整剂量。轻或中度肝功能不全的患者,每日用量不应超过 40mg。

老年人服用本品不需调整剂量。较常见的副作用是头痛、上呼吸道损伤、肌肉骨骼疼痛、头晕和疲劳。

3. 钙通道阻滞剂　通过阻断钙依赖的受体后信号传导抑制细胞膜上钙通道，降低细胞内钙浓度，导致血管舒张，降低肾小球毛细血管压力，从而起到保护肾功能的作用。CCB是ADA推荐的用于糖尿病肾病的二线降压药，不宜单独用于治疗糖尿病肾病高血压，常和ACEI或ARB合用，有更明显的降压效果和减少蛋白尿的作用，特别适合于收缩期血压增高者。常用药物有尼群地平、氨氯地平和硝苯地平等。尽管理论上CCB抑制钙离子通过细胞膜进入胰岛β细胞而影响胰岛素的分泌，但实际应用中，该药小剂量即能起降压作用，而不影响胰岛素分泌和糖代谢。INSIGHT试验还证实硝苯地平控释片可减少新发糖尿病的发生。

4. β-受体阻滞剂　β-受体阻滞剂可能影响血脂代谢、加重外周血管病变、降低胰岛素的敏感性和掩盖低血糖反应，还可能增加糖尿病的发生率，因此不太适合糖尿病患者的降压治疗。但在UKPDS中，用选择性$β_1$-受体阻滞剂阿替洛尔和卡托普利治疗T2DM患者可同样有效地降低微量白蛋白尿和白蛋白尿的发生率。另1项对T1DM合并高血压及蛋白尿的患者进行的短期研究发现，阿替洛尔和依那普利均可以显著降低白蛋白尿，但前者不能抑制GFR的下降。由上可见，选择性β-受体阻滞剂还是可用于糖尿病肾病的治疗的。因此，ADA推荐其作为治疗糖尿病肾病的二线降压药物。β-阻滞剂可用于高血压和既往有过心肌梗死、急性冠脉综合征、心绞痛、充血性心衰和室性心律失常、室上性心动过速及糖尿病心脏冠脉搭桥术后的治疗。用于原发性高血压的治疗仍有争议。新的β-阻滞剂卡维地洛（carvedilol）和奈必洛尔（nebivolol）可能更为有效，多数诊疗指南推荐应用卡维地洛，其中又以卡维地洛缓释片最佳[76]。β-受体阻滞剂治疗高血压的常用剂量和由其他β-受体阻滞剂或由卡维地洛普通片剂转换为缓释片剂的推荐方案见表4-4-1-39和表4-4-1-40。

表4-4-1-39　β-阻滞剂常用量及转换至卡维地洛缓释片的方法

使用的β-受体阻滞剂	药物洗脱时间	卡维地洛起始量（carvedilol CR）	卡维地洛耐受量
阿替洛尔			
50mg/d	最后1次服药后24h	20mg/d	40mg/d
≥75mg/d	最后1次服药后24h	40mg/d	80mg/d
酒石酸美托洛尔			
25~50mg/d	最后1次服药后12h	20mg/d	40mg/d
75~100mg/d	最后1次服药后12h	40mg/d	80mg/d
≥100mg/d	最后1次服药后12h	40~80mg/d	80mg/d
琥珀酸美托洛尔			
50~100mg/d	最后1次服药后24h	20mg/d	40mg/d
150~200mg/d	最后1次服药后24h	40mg/d	80mg/d
≥200mg/d	最后1次服药后24h	40~80mg/d	80mg/d

表4-4-1-40　由卡维地洛普通片剂转换为缓释片剂的推荐方案

卡维地洛普通片剂	卡维地洛缓释片剂起始量（carvedilol CR）
6.25mg(3.125mg/BID)	10mg/QD
12.5mg(6.25mg/BID)	20mg/QD
25mg(12.5mg/BID)	40mg/QD
50mg(25mg/BID)	80mg/QD

注：由卡维地洛普通片剂转换为缓释片剂的间歇时间为12小时；BID：每日2次；QD：每日1次

5. 利尿剂　包括噻嗪类利尿剂和袢利尿剂，其降压机制与减少总体钠量有关[76]。利尿剂，尤其是噻嗪类利尿剂可使血糖升高，产生高尿酸血症等，不应作为糖尿病肾病降压治疗的一线药物。噻嗪类利尿剂可降低高血压患者的死亡率，但关于能否将噻嗪类利尿剂作为降压的一线药物仍有争论。争论的核心问题是噻嗪类利尿剂可引起高尿酸血症/低钾血症和由此导致的内皮细胞功能紊乱、胰岛素抵抗、高甘油三酯血症、糖耐量降低和肾功能障碍，并使代谢综合征恶化。因此，如果患者已经存在高尿酸血症、胰岛素抵抗、高甘油三酯血症或肾功能不全，应权衡利弊，慎重使用。

6. PPAR-γ激动剂　以ACEI/ARB为基础的治疗降压有效，但不能阻止糖尿病肾病发展。加用PPAR-γ的外源性配体噻唑烷二酮（TZD）类药物可强化疗效，但可引起水潴留、心血管并发症和骨盐丢失。近年发现，选择性PPAR-γ调节剂能选择性调节抗糖尿病相关基因表达，对副作用相关基因的作用微弱，不良反应比经典的TZD少而轻。内源性PPAR-γ配体包括不饱和脂肪酸、氧化脂肪酸、硝化脂肪酸（nitrated fatty acid）、类花生酸（eicosanoid）和前列腺素[77-79]。15-脱氧-δ12，14-前列腺素J2（15-deoxy-delta12，14-prostaglandin J2，15d-PGJ2）和硝基油酸（nitrooleic acid）属于较佳的SPPAR-γM，人工合成的巴格列酮（balaglitazone）和INT131具有良好的应用前景[80-83]，与RAAS阻滞剂联合，可取得很好疗效。

7. 血管生成素样肽4（angiopoietin-like 4，Angptl4）　足细胞分泌的低唾液酸化Angptl4（缺乏唾液酸残基）可诱导轻微病变性肾病和蛋白尿。骨骼肌、心脏和脂肪组织分泌的唾液酸型Angptl4在降低蛋白尿的同时，也引起高甘油三酯血症，而重组人Angptl4降低蛋白尿的作用更明显（65%），并避免了高甘油三酯血症。PPAR介导足细胞ngptl4表达上调，

Angptl4与肾小球血管内皮细胞的αvβ5整合素结合，减少蛋白漏出，Angptl4灭活LPL，降低甘油三酯水平，同时抑制甘油三酯向游离脂肪酸转化[84-90]。唾液酸前体N-乙酰-D-甘露糖胺(N-acetyl-D-mannosamine)强化Angptl4唾液酸化作用，降低蛋白尿40%以上。FFA与白蛋白非共价结合，加上蛋白尿时优先丢失白蛋白，故血液中的FFA与白蛋白比例明显升高，随着尿蛋白增加和肾病发展，其比例越来越高，FFA进入骨骼肌、心肌和脂肪组织的生物可用性增加，在PPAR的介导下，Angptl4表达上调。Angptl4的调节有两个反馈环。在系统反馈环中，Angptl4与肾小球内皮细胞αvβ5整合素结合，降低蛋白尿。在局部反馈环中，LPL的作用是降低FFA摄取，而Angptl4抑制LPL，外源性野生型Angpt作用于两个反馈环的方式与内源性Angptl4相似，可减少蛋白尿，增加血浆甘油三酯水平，而外源性重组型不进入局部反馈环，故能减少蛋白尿而不升高血浆甘油三酯(图4-4-1-33)。

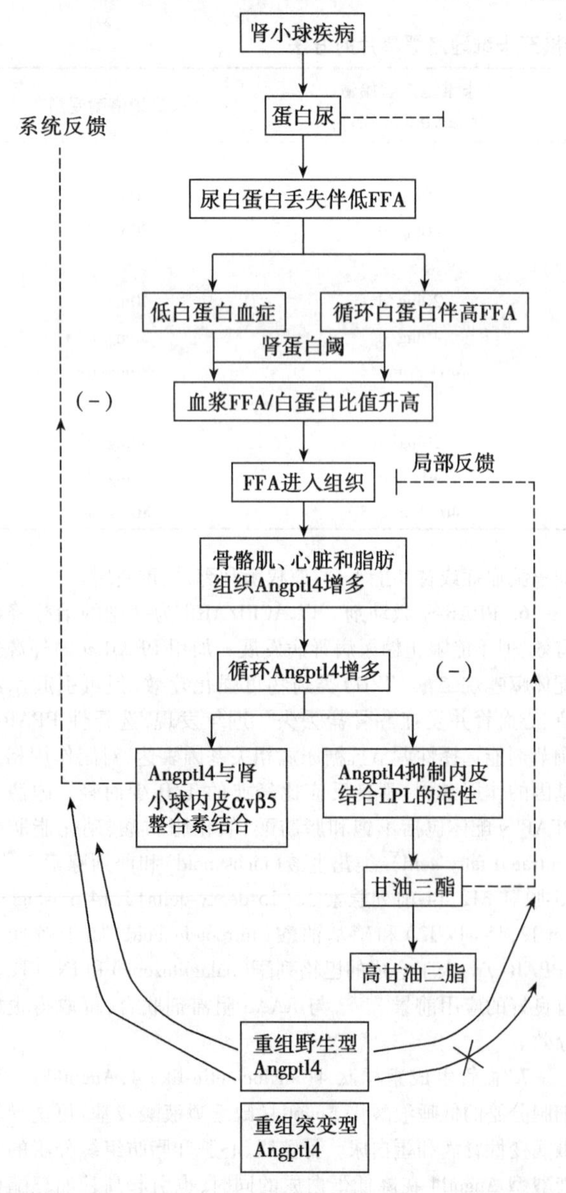

图4-4-1-33 蛋白尿-低白蛋白血症-高甘油三酯血症的负反馈调节环

8. α-受体阻滞剂 哌唑嗪和酚妥拉明对糖和脂类代谢无不利影响，可用于治疗重症高血压，但此类药有反射性心动过速及直立性低血压等不良反应，而糖尿病肾病患者常合并自主神经病变，易出现直立性低血压。因此应用此类药物时应注意。

9. 盐皮质激素受体拮抗剂 研究发现螺内酯和依普利酮加ACEI或ARB可降低蛋白尿，但此疗效未明。

10. 阿利吉仑(aliskiren) 为肾素的拮抗剂，降低血压和蛋白尿，但可引起高钾血症与低血压。

(五)其他治疗

1. 调脂药物 Steno-2研究发现控制血糖、血压和血脂多种代谢紊乱后，大量白蛋白尿的发生减少61%，视网膜病变的危险性减少58%，自主神经病变减少63%[91]。因此，对糖尿病肾病，也应严格纠正血脂紊乱。血脂谱异常加重微血管损害，加速糖尿病肾病的进展，调脂药物的治疗目标是使高危患者的LDL-C<100mg/dl(2.6mmol/L)；使用ACEI和他汀类药物甚至可以逆转早期的糖尿病肾病病变，但吸烟者，必须同时戒烟。

2. 舒洛地特 舒洛地特(sulodexide)具有保护血管内皮细胞和抑制血管平滑肌与肾间质增生作用。通过蛋白激酶C抑制TGF-β表达和血栓形成，降低尿蛋白排出量。PKC-β抑制剂ruboxistaurin在动物实验中能降低尿白蛋白，使GFR正常，减轻肾小球损伤。大剂量的维生素B_1的应用可减轻尿白蛋白，可能是阻断了PKC所致。

3. 氨基胍 一些胍类复合物(氨基胍，aminoguanidine，AG)比蛋白质中赖氨酸的ε-氨基更活跃，可与早期糖基化蛋白质形成一种不活泼的物质，代替AGE的形成，阻止AGE在血管壁上的积聚，同时可抑制醛糖还原酶及一氧化氮(NO)合酶的作用。NO是一种很强的扩血管物质，直接升高组织血流量并介导其他内皮细胞依赖的扩血管物质如组胺、缓激肽与5-羟色胺的扩血管和增加血管通透性的作用。一些动物实验提示糖尿病早期组织器官血流量增加如血管通透性的改变部分是由NO合成增加所致。目前尚未见氨基胍对糖尿病患者慢性并发症防治的临床报道，其药物动力学及临床长期应用的不良反应有待评价。

4. RAAS拮抗剂 包括醛固酮拮抗剂、双通道RAAS拮抗剂和肾素拮抗剂等。有报道螺内酯应用可延缓肾间质纤维化，在降压治疗的同时，加用螺内酯能显著降低蛋白尿[92]。某个药物使白蛋白尿减少并不代表具有肾保护作用，因为它不能反映肾纤维化状态。而肾素抑制剂和他汀类药物具有抗纤维化作用，可延缓糖尿病肾病的进展[93-94]。

5. AGE交联断裂剂 在动物实验中，能明显降低血压、尿蛋白排出和肾损害。

6. 醛糖还原酶抑制剂 可减少细胞内山梨醇积聚，能降低糖尿病肾病早期的蛋白尿和GFR。

7. C肽 C肽对糖尿病微血管病变的治疗有益，生理浓度的C肽具有肾保护作用(reno-protective effect)，如降低肾小球滤过率，降低尿蛋白排泄，增加血管内皮细胞的NO合成，扩张出球小动脉，抑制肾小球肥大和肾小球系膜基质增生[95-96]。因为T1DM呈胰岛素和C肽绝对缺乏，而T2DM以胰岛素抵抗为主，这可能是T1DM患者更容易发生糖尿病肾病的重要原因。

8. 苯磷硫胺 硫胺（维生素B_1）的衍生物苯磷硫胺激活转醇酮酶（transketolase），减少AGE生成，有助于肾病的治疗[97]。

9. 中药 六味地黄丸是中药治疗糖尿病肾病的最常用处方。有关六味地黄丸治疗糖尿病肾病的研究报道很多，多数称效果良好。总结文献资料，该处方中的一些成分有一定抗炎和抗氧化作用，对降低血糖和防治糖尿病肾病与神经病变有益，但循证依据仍然不足[98-111]，需要对其进行更大规模的随机对照临床研究。刘志红教授报道，大黄酸和雷公藤多苷可降低尿蛋白，延缓肾损害，减轻胰岛素抵抗，降低血糖，调节血脂。目前研究了84种不同的中药制剂的糖尿病肾病治疗作用，其中14种具有一定代表性，膜荚黄芪（astragalus membranaceus）的应用最多，其次为丹参和茯苓，应用较少的有山药、地黄、山茱萸、黄精、泽泻、益母草、大黄、川芎、党参和太子参。这些药物可单用或与ACEI、ARB等联合应用。五苓散是国家基本目录药物，由猪苓、茯苓、泽泻、肉桂、白术共五味中药组成。动物实验发现，五苓散具有化气利水、健脾祛湿和糖尿病肾病肾脏保护的功效（图4-4-1-34）。

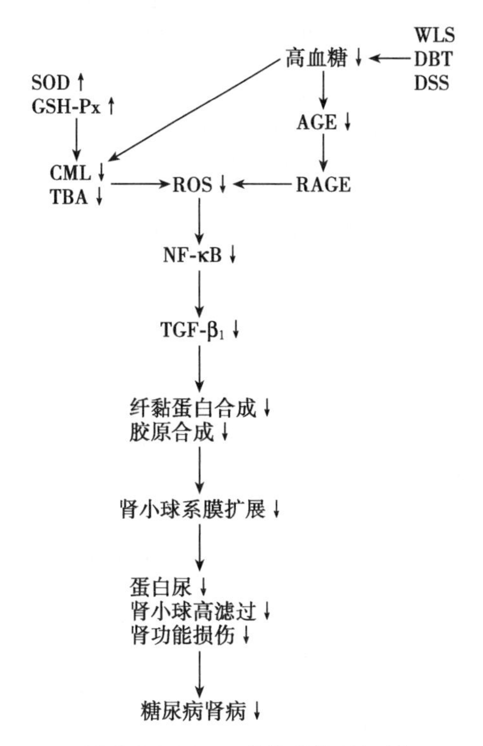

图4-4-1-34 五苓散的作用机制

10. 新的治疗途径 新的治疗药物有多种，主要包括肾素抑制剂、内皮素抑制剂、血管肽酶抑制剂、PKC抑制剂、醛糖还原酶抑制剂、磷酸二酯酶抑制剂、AGE抑制剂、抗氧化应激制剂、葡糖氨基聚糖类制剂和纤维化拮抗剂等（表4-4-1-41）。近年来，采用的干细胞治疗也有较多研究（表4-4-1-42），但离临床应用还有相当距离。

表4-4-1-41 糖尿病肾病治疗新药的作用机制

种　类	作用机制	药　物	临床研究方式
肾素抑制剂	阻滞血管紧张素原转化为血管紧张素-1	阿利吉仑（aliskiren）	RCT
内皮素抑制剂	主要阻滞血管内皮细胞ETA受体	阿曲生坦（atrasentan）	RCT
		avosentan	RCT
血管肽酶抑制剂	阻滞ACE与中性内肽酶	palosuran	RCT
		奥马曲拉（omapatrilat）	无临床研究
		ilepatril	无临床研究
PKC抑制剂	阻滞PKC-β细胞内信号	ruboxistaurin	RCT/总体评价
醛糖还原酶抑制剂	抑制山梨醇生成	依帕司他（epalrestat）	非RCT
		泊那司他（ponalrestat）	非RCT
		托瑞司他（tolrestat）	无临床研究
磷酸二酯酶抑制剂	增加细胞cAMP或阻滞PDE3作用	西洛他唑（cilostazol）	RCT
		己酮可可碱（pentoxifylline）	RCT/荟萃分析
AGE抑制剂	阻滞AGE生成加速分解或去交联	氨基胍（aminoguanidine）	RCT
		吡多胺（pyridoxamine）	RCT
		alegebrium	无临床研究
抗氧化应激制剂	激活核转录因子Nrf2	巴多索隆（bardoxolone）	RCT
葡糖氨基聚糖类制剂	阻滞基底膜硫酸肝素降解和抗炎	舒洛地昔（sulodexide）	RCT
纤维化拮抗剂	抑制TGF-β与TNF-α信号	吡非尼酮（pirfenidone）	RCT

表 4-4-1-42 动物实验糖尿病肾病的干细胞治疗

干细胞来源	研究模型	主要结果
人 B-MSC	NOD/SCID 小鼠 T1DM	血糖↓/胰岛素和β细胞↑/系膜细胞厚度↓/巨噬细胞增殖↓
小鼠 B-MSC	小鼠 T1DM/C57BL/6	血糖↓/胰岛素和β-细胞↑/白蛋白尿↓/肾小球纤维化与系膜细胞↓
小鼠 B-MSC	C57BL/6 小鼠 T1DM	血糖-胰岛素或β-细胞无变化/白蛋白尿↓/肾小球纤维化和系膜细胞↓/足细胞数目↓
大鼠 B-MSC	SD 大鼠 T1DM	血糖↓/白蛋白尿↓/肾质量指数↓
人 UC-MSC	SD 大鼠 T1DM	血糖无变化/蛋白尿↓/纤连蛋白和α平滑肌肌动蛋白↓/E-钙黏蛋白↑
人 UC-MSC	SD 大鼠 T1DM	血糖无变化/蛋白尿↓/系膜增殖↓/α肌动蛋白↓/TGF-β1 和胶原↓/E-钙黏蛋白↑
大鼠 A-MSC	大鼠 T1DM/SD	血糖↓/胰岛素↑/脂质↓/肌酐↓/系膜增殖↓/氧化应激↓/促炎因子↓/MAPK 信号(p38/ERK/JNK)↓
大鼠 B-MSC	SD 大鼠 T1DM	血糖无变化/白蛋白尿↓/BMP-7↓/足细胞损伤↓/肌酐清除率↑/肾质量指数↓
大鼠 B-MSC	Wistar 大鼠 T1DM	血糖和白蛋白尿↓/肾小球硬化↓/MCP-1 和巨噬细胞↓/HGF↑/促炎因子↓
大鼠 B-MSC	SD 大鼠 T1DM/	血糖↓/胰岛素和β-细胞↑/白蛋白尿↓/TGF-β↓/IL-10↑
人 A-MSC	SD 大鼠 T1DM	血糖或β细胞无变化/蛋白尿↓/肌酐清除率↑/胆固醇↓/肾小球肥大↓/足细胞损伤↓/间质纤维化↓
大鼠 B-MSC	Albino 大鼠 T1DM	尿素与肌酐↓/白蛋白尿↓/Bax 表达↓/TGF-β和 TNF-α↓/VEGF↑

注:A-MSC:adipose-derived mesenchymal stromal(stem)cell,脂肪间质干细胞;B-MSC:bone marrow-derived mesenchymal stromal (stem) cell,骨髓基质干细胞;UC-MSC:umbilical cord blood-derived mesenchymal stromal(stem)cell,脐带血基质干细胞

(六)终末期糖尿病肾病治疗

1. 透析 包括结肠透析(包醛氧化淀粉和析清)、血透和持续的不卧床腹膜透析、肾移植或胰-肾联合移植以及支持对症治疗。终末期糖尿病肾病的透析时机应稍早于非糖尿病的慢性肾衰。当肌酐清除率在 20ml/min 时,应考虑透析治疗或肾移植。血透治疗 3 年存活率 50%,5 年存活率 30%,9 年存活率仅 10%左右。

2. 肾移植 肾移植 5 年存活率可高达 65%,10 年存活率可达 45%左右。因此,肾移植是较有效的治疗方法,但单纯肾移植的缺点是不能防止糖尿病肾病的再发生,也不能使其糖尿病并发症和合并症改善。移植后使用免疫抑制剂对糖尿病患者有种种不利影响。因此,胰-肾联合移植为目前最理想的方法。White 等收集了全球 9000 多例注册的肾移植病例资料,82%在移植后依赖于胰岛素治疗,1 年存活率为 94%,多数糖尿病肾病者接受的是胰-肾联合移植术,少数患者先行肾移植继行胰腺(胰岛)移植或仅作胰腺(胰岛)移植。不同的移植术方式、移植种类及移植程序对疗效有较大影响。近年来的移植技术有不少进步,其中最显著的是生活质量(QOL)明显提高,对糖尿病性微血管病变有效,延缓出现的时间。资料表明,肾移植是 T1DM 患者伴糖尿病肾病的有效治疗途径。由于目前尚有移植技术的众多问题没有解决,故必须在手术风险、免疫抑制剂不良反应和 QOL 之间权衡利弊。对于非终末期肾衰的糖尿病肾病患者来说,并无充足的理由接受胰(胰岛)-肾移植,除非其糖尿病肾病本身危及生命的风险程度已经超过了移植手术的风险。除同种移植外,近 10 年来,已开始在人体内试用异种胰岛移植。研究发现,免疫抑制剂他罗利姆引起的胰岛移植后新发糖尿病风险高于环孢素(详见病例报告)。

此外,终末期糖尿病肾病患者应特别避免使用不必要的药物损伤残存的肾功能。据报道,某中医诊疗机构超量使用中药半夏后,患者尿毒症加重。在慢性肾衰情况下,因为不合理用药加重原有的肾衰竭(A on C,acute on chronic),法院要求被告一次性支付患者 20 年的后续医疗费和营养费共四百多万元。

3. 继发性甲旁亢治疗 详见第 2 篇第 5 章第 4 节。补钙除了纠正体内缺钙状态外,尚有助于抑制 PTH 的过度分泌,降低血磷。在多数情况下,活性维生素 D 可部分逆转骨病变,而维生素 D 受体激活剂还可能对心血管病变有防治作用。早期慢性肾病患者以小剂量胆骨化醇为好,每天 0.25~0.5μg。补钙需同时补充维生素 D 制剂,以促进肠道钙吸收。肾病引起的继发性甲旁亢宜选用 1,25-$(OH)_2D$,剂量 0.25~2.0μg/d;肾透析时可将透析液中的钙提高到 6~7mg/dl。盐酸西那卡塞特(cinacalcet hydrochloride)可同时降低血 PTH 和血钙,主要用于慢性肾病并继发性甲旁亢和甲状旁腺癌伴高钙血症的治疗。不含铝的磷酸盐结合剂、镁盐和无钙无铝无磷结合剂(如 RenaGel)不升高血钙。如经 3~4 个月治疗后,iPTH 仍不下降,骨病变无好转,应次全切除增生的甲状旁腺。

【妊娠期糖尿病肾病的治疗】

妊娠加重肾病,容易发生早产、死胎和其他妊娠并发症。糖尿病肾病女性应在停用 ACEI 和 ARB 后,选用甲基多巴、钙通道阻滞剂、肼屈嗪、拉贝洛尔等(表 4-4-1-43),必要时进行早期透析治疗(表 4-4-1-44)。

表 4-4-1-43 慢性肾病妇女的妊娠期处理

临床问题	处理方法
血压	停用 ACEI 和 ARB 改用其他降压药(甲基多巴、钙通道阻滞剂、肼屈嗪、拉贝洛尔)。应用利尿剂时,防止发生低血容量,维持血压在 140/90mmHg 以下
贫血	维持 Hb 在 100~110g/L,补充铁剂和叶酸。必要时应用红细胞生成素
酸碱-电解质平衡	维持 HCO_3^-≥24mmol/L,避免低钙血症,使用碳酸氢钠/碳酸钙/维生素 D
营养支持	每日饮食蛋白质 1g/kg,胎儿需要量 20g/d
肾活检	妊娠 32 周前肾活检(不明原因的 GFR 下降或肾病综合征),妊娠 32 周后避免肾活检
透析治疗	BUN 50mg/dl、血清肌酐≥5~7mg/dl、代谢性酸中毒、容量过负荷

表 4-4-1-44 慢性肾病妇女的妊娠期透析治疗

临床问题	处理方法
肾衰	血透:每周透析4~6次,每周20小时以上,慢速超滤过,减少的体液量低于1.5kg/d 腹膜透析:增加透析次数,每天透析量7.5~12L
贫血	维持Hb在100~110g/L,补充铁剂和叶酸,红细胞生成素用量增加50%
高血压	维持舒张压在80~90mmHg,避免低血容量或低血压/避免使用ACEI或ARB
营养支持	每日饮食蛋白质1.5g/kg(血透)或1.8g/d(腹膜透析),每日能量30~35kcal/kg,每日液体量0.75~1.5L,钙元素1500mg/d(透析液钙2.5mEq/L),补充维生素D
产前治疗	孕酮、胎儿监测 子宫肌肉松弛剂(β受体阻滞剂/吲哚美辛/钙通道阻滞剂/镁盐)

【病例报告】

(一)病例资料 患者男性,59岁,已婚,汉族。因血糖升高13年,双下肢水肿1年,上腹不适半月入院。患者13年前发现血糖高,诊断为"2型糖尿病",长期口服药物治疗,未规律监测血糖。1年前出现双下肢水肿,伴视物模糊、畏光、流泪。当地医院发现肾功能不全,给予赖脯胰岛素50,辅以利尿消肿等治疗。半个月前出现上腹不适,胃部灼烧感,恶心。2014年6月2日空腹血糖9.28mmol/L,总胆固醇6.55mmol/L,甘油三酯2.05mmol/L,低密度胆固醇4.21mmol/L;尿素氮10.22mmol/L,肌酐452.7μmol/L,血钾3.16mmol/L,给予护胃、降脂、补钾等治疗,症状无明显好转且水肿加重。高血压病史13年,最高190/90mmHg,服用拉西地平、坎地沙坦酯分散片降压治疗。既往乙型肝炎病史10年,否认重大外伤手术和输血史。已婚已育,育有1子1女,妹妹有糖尿病病史。

T 36.9℃,P 82次/分,R 19次/分,BP 148/82mmHg,BMI 24.4kg/m^2。慢性病容,心浊音界向左下扩大,心率82次/分,律齐。双下肢重度凹陷性水肿,足背动脉搏动正常。胸片显示:左侧胸腔少量积液;眼底照相显示:双眼糖尿病视网膜微血管瘤形成伴渗出及出血;神经肌电图显示周围神经传导速度减慢;颈动脉彩超显示:双侧颈总动脉内膜增厚及颈内动脉分叉斑块形成;肾动态显像见:左肾GFR 20.01ml/min,右肾GFR 15.4ml/min,左肾功能中度受损,右肾重度受损。红细胞3.05×10^{12}/L,血红蛋白88g/L,血细胞比容26.9%;尿蛋白+++;空腹血糖2.7mmol/L,早餐后2小时血糖3.3mmol/L,午餐后2小时血糖10mmol/L,晚餐后2小时血糖3.2mmol/L,凌晨2点血糖2.7mmol/L;血清25-(OH)D <3pg/ml(>20pg/ml),iPTH 106.8pg/ml,骨源性ALP 80U/L,骨钙素17.18ng/ml;TC 7.96mmol/L,TG 2.47mmol/L,LDL-C 5.98mmol/L,HDL-C 0.85mmol/L;血清总蛋白52.38g/L,白蛋白29.44g/L,血清钾和钙降低,血肌酐和血磷升高(表4-4-1-45)。

诊断为2型糖尿病、糖尿病肾病、慢性肾衰、高血压(3级,极高危)、高脂血症和低钾血症。治疗措施包括:①降糖治疗:患者夜间低血糖,合并肾功能不全,从安全降糖考虑换用赖脯胰岛素每日3次,餐前皮下注射降糖;②肠道透析治疗:析清、肾衰宁,拟行血液透析治疗,但家属拒绝;③护肾:金水宝;④降压、调脂、抗血小板聚集;⑤补钾补钙、利尿消肿;⑥护胃和抑制胃酸分泌;⑦改善微循环及营养神经。

表 4-4-1-45 血清电解质与肌酐变化

日期	血钾(mmol/L)	血钙(mmol/L)	血磷(mmol/L)	肌酐(μmol/L)
6月3日	2.7	1.47	1.12	456.1
6月4日	3	1.37	1.46	—
6月6日	3.4	1.4	1.35	389.9

(二)病例讨论

1. 诊断问题 本例的基本诊断(2型糖尿病、糖尿病肾病、慢性肾功能不全、高血压3级、高脂血症、低钾血症、低血糖症)是正确的。但是忽略了下列诊断:①慢性肾病-矿物质骨病(CKD-MBD);②继发性醛固酮增多症;③心肌病与慢性充血性心衰;④维生素D缺乏症与严重营养不良症。

CKD-MBD特指因慢性肾病引起的骨矿物质代谢紊乱和骨外钙化临床综合征,即在CKD基础上尚有低钙血症、高磷血症、继发性甲旁亢、骨骼病变、异位钙化和心功能不全等异常。因为CKD-MBD为慢性肾衰的次要问题,易被忽视;但患者的死亡率极高,且以心血管事件为主。目前发现,CKD患者极高死亡率的新危险因素主要包括高磷血症和血管钙化,且两者之间存在直接联系,高磷血症可造成血管的钙化。随着血液透析的广泛应用,患者生命得以延长,CKD-MBD增多而成为临床上必须关注的重要问题。CKD-MBD分为纤维囊性骨炎、低转换性骨质软化、骨质硬化症、骨质疏松症、软组织钙化等五种类型。根据本例的血清PTH升高、25-(OH)D、骨源性ALP和骨钙素测定结果,以及低钙血症和动脉硬化等表现,很可能属于混合性骨病,为明确诊断和分型,应进行骨密度测定和肾脏、血管钙化检查。因条件所限,本例没有测定血清FGF-23。理论上,患者的血清FGF-23应该明显升高,且因为高FGF-23血症抑制肾脏1-羟化酶活性和甲状旁腺PTH分泌,导致维生素D缺乏和低钙血症。可以预计,在患者接受血液透析或肾移植后,严重的继发性甲旁亢会显现出来,血清PTH会进一步升高。

本例未做血浆肾素活性、血管紧张素和醛固酮测定是一大缺陷,因为终末期肾病必然伴有继发性醛固酮增多症。本例还应明确心脏形态和功能改变,因为慢性炎症、继发性醛固酮增多症、继发性甲旁亢、电解质平衡紊乱等可通过低离子钙血症和线粒体氧化应激导致心肌凋亡和纤维化,心肌病与慢性充血性心衰的可能性极大,且是致死的重要原因。此外,本例因慢性消耗并发了严重的能量-蛋白质营养不良症。

2. 治疗问题 本例的根本治疗在于血液透析,因患者及其家属原因拒绝或延迟透析治疗,加速了肾病及其并发症的发展,甚为可惜。本例因进食减少、用餐不规律、糖原消耗等原因,胰岛素用量稍大即可发生低血糖症,而用量稍少又难以控制高血糖症,最佳途径是使用胰岛素泵治疗,且需严格避免发生低血糖症。治疗应考虑继发性醛固酮增多症、继发性甲旁亢和维生素D缺乏症宜加用普通维生素D、活性维生素D、螺内酯等药物。

【病例报告】

（一）病例资料 患者女性，50岁。13岁诊断为T1DM和注意力缺陷伴多动症(attention-deficit hyperactivity disorder)，以精神兴奋性剂利他林(methylphenidate)治疗。平均每个月发生两次严重低血糖症，胰岛素需要量35U/d(0.66U/kg)，HbA_{1c} 7.0%，C肽、GAD-Ab、IA2-Ab阴性，BMI 19.4kg/m^2。2011年经皮门静脉插管胰岛细胞输注，应用兔抗人胸腺细胞免疫球蛋白(即复宁，thymoglobuline，1.5mg/kg)和TNF-α拮抗剂(总剂量125mg)诱导治疗3天，并以他罗利姆(tacrolimus)和麦考酚酸吗乙酯(mycophenolate mofetil)维持免疫抑制。胰岛移植后4个月出现进行性步行困难、肌肉僵硬、震颤、平衡与下肢运动功能障碍。体查肌张力和反射功能正常，感觉功能受损。脑CT和MRI未见异常，神经肌电图显示为混合性感觉与运动型多神经病变。经调整神经兴奋剂和他罗利姆用量后症状进一步加重。2011年11月(移植后7天)将他罗利姆改为环孢素(cyclosporine)，观察发现环孢素的浓度下曲线面积降低(AUC，测量0、2和3小时时间点)，开始的AUC 7000μg/L，1个月后降至5000μg/L。同时增加胰岛素用量，抑制C肽水平。88天后患者的病情不依赖于胰岛素，代谢紊乱控制良好，不再发生低血糖症，HbA_{1c}正常，随机血波动在5.4~7.9mmol/L范围内。

（二）病例讨论 用于胰岛移植的常规免疫抑制剂均有肾脏毒性和致糖尿病毒性。他罗利姆、麦考酚酸吗乙酯和西罗莫司(sirolimus)损害胰岛素分泌[112]，西罗莫司和他罗利姆可阻止自发性β细胞增殖[113]。钙神经素(calcineurin)抑制剂的靶细胞——T淋巴细胞与细胞质蛋白结合，环孢霉素与其受体(cyclophilin)和他罗利姆结合，钙神经素抑制剂抑制β细胞分泌胰岛素[114-115]。他罗利姆引起的胰岛移植后新发糖尿病风险高于环孢素，本例的资料再次证明，将他罗利姆换为环孢素可减少他罗利姆对β细胞的毒性和神经毒性[116]，虽然患者在药物调整后神经症状未完全消除，但胰岛素分泌功能得到明显改善。

（杜伟 刘耀辉）

第2节 糖尿病视网膜病变

糖尿病视网膜病变(diabetic retinopathy，DR)是糖尿病常见和严重的微血管并发症之一，其发病率随年龄增长和糖尿病病程延长而增加，糖尿病视网膜病变是成人后天性致盲的主要原因。在失明的糖尿病患者中，85%是由DR引起，致盲的直接原因是视网膜前和玻璃体积血，以及血块机化后纤维组织牵拉引起的视网膜剥脱，占盲眼总数的80.5%；其他尚有黄斑区大的脂质斑块和牵引性视网膜剥脱。造成视力轻、中度损害的最主要原因是黄斑部水肿(占63.4%)，其次为新生血管形成和毛细血管闭塞等。糖尿病还可引起白内障、屈光改变、虹膜睫状体炎以及青光眼。虹膜面新生血管及前房角小梁新生纤维血管形成导致周边虹膜前粘连，房水引流阻塞可致闭角型青光眼，而虹膜静脉窦纤维化和瘢痕形成可致开角型青光眼。从1975—2008年，在全球28个研究的27 120例糖尿病患者(平均年龄49.8岁)中，进展为增殖期视网膜病变的发生率下降，说明早期诊断和治疗取得了效果。

【小神经胶质细胞与糖尿病视网膜病变】

（一）小神经胶质细胞 小神经胶质细胞是神经系统的一种残余的免疫细胞，其调节反应紊乱引起多种慢性炎症性神经疾病，当糖尿病炎症扩散至视网膜时，小神经胶质细胞被激活，数量增加，从视网膜转位，分泌炎症因子和促凋亡分子；而视网膜神经病变的个体差异和易感性与小神经胶质细胞的遗传变异有关。中枢神经血糖疾病的病因及病情进展常与小神经胶质细胞活化有关。视网膜小神经胶质细胞变化是糖尿病视网膜病变的表现[1-6]。在非增殖性视网膜病变(NPDR)时期，视网膜血管受损，血管漏出；增殖性视网膜病变则在视网膜表面伴有新生血管形成，严重时导致视网膜脱离。视网膜神经元丢失和光对比敏感度下降是视网膜病变的重要特点之一[7-9]。

视网膜层小神经胶质细胞和巨噬细胞的分布见表4-4-2-1。小神经胶质细胞的重要功能之一是通过扩张或收缩细胞的运动性突触(motile process)免疫监视局部微环境变化，吞噬细胞残余，对损伤或炎症做出细胞增殖、细胞形态变化、细胞移行或免疫反应等，最后造成神经保护或神经损害(毒性)。人们已经应用小神经胶质细胞的这些变化来判断神经病变的性质与严重程度。正常情况下，视网膜的小神经胶质细胞免疫监视功能只发生在内外丛状层(plexiform layer)，而外核层(outer nuclear layer)不会出现反应。视网膜小神经胶质细胞被自身免疫反应、感染、缺血、损伤或细胞因子激活后，启动小神经胶质细胞的免疫监视过程。小神经胶质细胞在发育成熟前，具有高运动性特征，但成熟后演变为分支状结构。被激活的小神经胶质细胞具有神经损伤功能。

表4-4-2-1 视网膜层小神经胶质细胞和巨噬细胞的分布

	NFL	GCL	IPL	INL	OPL	ONL	PR	SS	RPE	CHD	SCL
定位											
血管网	√	√	√	√	—	—			—	√	√
早期MG	√	√	—	—	—	—			—	—	—
成熟MG	√	√	√	√	—	—	√		—	—	—
炎症											
MG	√	√	√	√	√	√	√		—	—	—
巨噬细胞	√	√	—	—	—	—	—	√	√	√	—

注：MG：microglia，小神经胶质细胞；OPL：outer plexiform layer，外丛状层；ILM：inner limiting membrane，内限制膜；ONL：outer nuclear layer，外核层；NFL：nerve fiber layer，神经纤维层；PR：photoreceptor layer，光受体层；GCL：ganglion cell layer，神经节细胞层；SS：subretinal space，视网膜下腔；IPL：inner plexiform layer，内丛状层；RPE：retinal pigment epithelium，视网膜色素上皮细胞；INL：inner nuclear layer，内核层；CHD：choroid，脉络膜；SCL：sclera，巩膜

（二）小神经胶质细胞与高血糖及炎症　炎症在视网膜病变的病因与病情进展中起了重要作用[10-12]。炎症与视网膜缺陷、缺氧、高血糖、血脂异常、AGE、内质网应激有关。慢性炎症活化小神经胶质细胞，产生神经毒性物质和炎症因子，引起血管病变和神经元死亡。高血糖增加细胞氧化应激的后果是：①生成活性氧（ROS）；②破坏氧化还原平衡机制，开放多元醇毒性途径，还原NADPH，氧化型谷胱甘肽转化为谷胱甘肽；③AGE增加，激活PKC；④线粒体电子传递链的超氧化物生成过多。高血糖引起的ROS生成促进NF-κB进入核内，增强炎症因子TNF-α、IL-1β、IL-6、IL-8、VCAM-1等表达。红细胞AGE堆积也释放ROS，激活NF-κB，同时AGE激活血管周围的小神经胶质细胞。血-视网膜屏障（blood-retinal barrier，BRB）崩解，加速视网膜病变的进展。小神经胶质细胞释放的炎症因子和毒性物质又加重BRB破坏过程，形成恶性循环。

（三）小神经胶质细胞与糖尿病视网膜病变　正常视网膜小神经胶质细胞亚型主要分布在视网膜实质、内视网膜层和血管周围腔隙的某些区域（表4-4-2-2），而糖尿病视网膜病变的视网膜小神经胶质细胞亚型分布发生明显变化。视网膜外丛状层视网膜上膜的小动脉和心衰血管的小神经胶质细胞增多，功能异常；外核层、神经纤维层、光受体层的小神经胶质细胞减少或消失（表4-4-2-3）。进展至增殖型糖尿病视网膜病变后，视网膜小神经胶质细胞亚型分布异常更为明显（表4-4-2-4），视神经头和新生血管的小神经胶质细胞增生变性，成为病变进展恶化的重要原因。

表4-4-2-2　正常视网膜小神经胶质细胞亚型分布

	视网膜实质	内视网膜层	血管周围腔隙
CD-45	√	√	—
CD-68	—	—	√
HLA-DR	√	√	—

表4-4-2-3　糖尿病视网膜病变的视网膜小神经胶质细胞亚型分布

	ILM	RNFL	GCL	IPL	INL	OPL	ONL	OLM	PR	RPE	Endo	ERM	MA	小动脉	毛细血管	实质
CD-45	√	√	√	√	√	—	—	—	—	—	—	√	—	√	√	—
CD-68	√	√	√	√	√	—	—	—	—	—	—	√	—	√	√	—
HLA-DR	√	√	√	√	√	√	√	—	√	—	√	√	√	√	√	√

注：ERM：epi-rental membrane，视网膜上膜

表4-4-2-4　增殖型糖尿病视网膜病变的视网膜小神经胶质细胞亚型分布

	ILM	RNFL	GCL	IPL	INL	OPL	ONL	OLM	PR	RPE	新生血管	ONH
CD-45	—	√	—	—	—	—	—	—	—	—	√	√
CD-68	—	√	—	—	—	—	—	—	—	—	√	√
HLA-DR	—	√	—	—	—	—	—	—	—	—	√	√

注：ONH：optic nerve head，视神经头

（四）高血糖与小神经胶质细胞活化　视网膜细胞因子见表4-4-2-5。活化的免疫细胞和固有胶质细胞（星形细胞）分泌炎症因子TNF-α、IL-1、IL-6、IL-8、CRP和趋化因子C-CL2（C-C motif ligand 2）；环氧化酶（COX）的终末产物是前列腺素、血栓烷素和白三烯；这些细胞因子均与糖尿病视网膜病变有关。IL-1、IL-6、γ-IFN和TNF-α激活小神经胶质细胞。糖尿病视网膜病变患者的血浆与玻璃体的TNF-α、IL-1、IL-8及CCL2水平呈正相关。而小神经胶质细胞可释放致视网膜病变的谷氨酸盐、蛋白酶、白三烯、IL-1、IL-3、IL-6、TNF-α、VEGF、淋巴毒素、巨噬细胞炎症蛋白1（macrophage inflammatory protein 1，MIP-1）、MMP和其他ROS。在糖尿病动物中，来自全身循环血液和小神经胶质细胞的IL-1可激活自身细胞，激发神经炎症级联反应，引起视网膜神经细胞死亡（图4-4-2-1）。应用腹腔注射链脲佐菌素制备糖尿病小鼠模型和脂多糖（LPS）建立的系统性炎症模型研究发现，高血糖可以导致基底节炎性细胞活化、血脑屏障破坏和神经元变性，而系统性炎症加重这一病理过程[13]。

表4-4-2-5　视网膜细胞因子

细胞因子	研究条件与组织-细胞来源
IL-1	体外/小神经胶质细胞原代培养/LPS和米诺环素处理培养液（大鼠）
IL-1	体外/STZ-LPS-米诺环素处理/视网膜匀浆（大鼠）
IL-3	体内/玻璃体（小鼠）
IL-6	体内/玻璃体（小鼠与人）
IL-8	体内/玻璃体（人与小鼠）
IL-10	体内/玻璃体（小鼠）
IL-12	体内/玻璃体（小鼠）
IL-18	体外/STZ处理视网膜匀浆（大鼠）
TNF-α	体外/小神经胶质细胞原代培养/LPS-AGE-米诺环素处理（大鼠）
TNF-α	体外/LPS、STZ和米诺环素处理/视网膜匀浆（大鼠）

激活的周细胞、血管内皮细胞、巨噬细胞和小神经胶质细胞释放NF-κB引起视网膜血管增生和心衰血管形成。阻滞小神经胶质细胞活化的药物具有神经保护作用，抑制糖尿病视网膜病变的进展。小神经胶质细胞也分泌COX-2，而

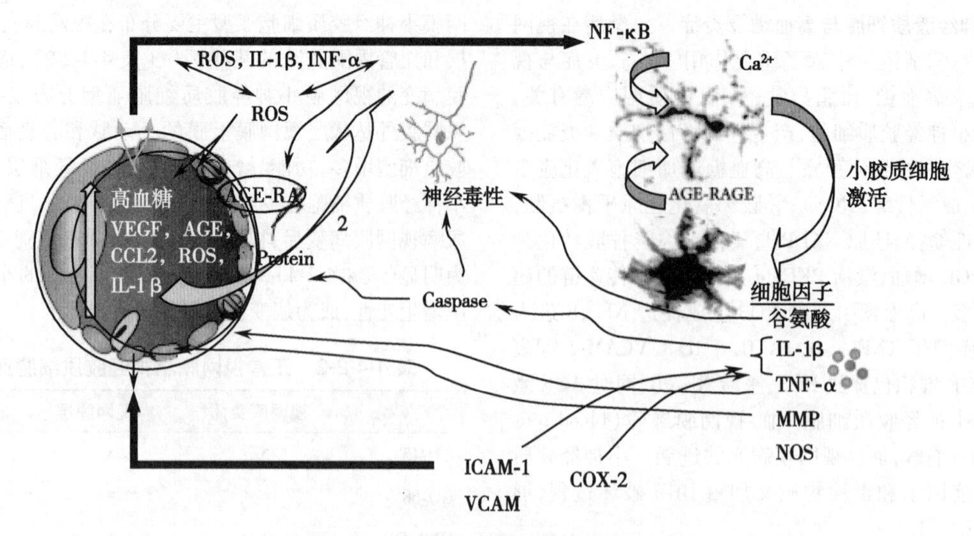

图 4-4-2-1 糖尿病视网膜病变的炎症反应

血糖升高,VEGF、AGE、ROS、CCL2、IL-1β、IL-8 和 TNF-等炎症因子通过病变毛细血管进入视网膜实质组织;在 IL-1、AGE、ROS 及 TNF-α 活化的小神经胶质细胞协助下,细胞生成谷氨酸盐、MMP、NOS、IL-1 和 TNF-α;IL-1 与 TNF-α;促进 caspase 3 释放,后者的神经毒性作用损害视网膜神经节细胞;Caspase 3 还损害毛细血管内皮细胞和周皮细胞;NF-κB 诱导 ICAM-1 与 VCAM 生成,募集巨噬细胞;COX-2 则刺激 IL-1 和 TNF-α 介导的炎症反应,激活小神经胶质细胞

COX 抑制剂可抑制 COX-2 释放。糖尿病微血管病双嘧达莫-阿司匹林研究(Dipyridamole Aspirin Microangiography of Diabetes Study Group,DAMAD)证实了这种疗效。

(五)小神经胶质细胞反应性的遗传变异 小神经胶质细胞的炎症反应性具有高度遗传变异和个体差异特点,在同样糖尿病病情前提下,个体的小神经胶质细胞细胞因子表达谱各不相同,因而视网膜病变的表现形式与程度也差异较大。

(六)光引起的视网膜损害与激光光凝治疗 长期暴露于亮光诱导视网膜损害,引起光受体变性,小神经胶质细胞被激活,形态异常,功能紊乱;细胞从视网膜内层移行至外核层,且表达 CD11b、CD45、F4/80 和 SRA,说明细胞已经被激活,信号肽 CCL2、MIP-1 和 TNF-分泌增加,诱导光感细胞凋亡。视网膜激光光凝治疗(laser retinal photocoagulation)通过凝固血管,减少氧消耗和新生血管形成,防止视网膜剥离。但是激光光凝治疗对小神经胶质细胞也有不利作用,能促进细胞变性和活化,细胞分支减少,多数突触变短,而伸入受损部位的突触显著延长,移行和吞噬能力提高,更有利于病变浸润。阻滞 VEGF 能抑制血管新生和小神经胶质细胞转型,减少小神经胶质细胞/巨噬细胞的浸润和炎症反应。糖皮质激素治疗具有抗炎和抗免疫作用,玻璃体内注射糖皮质激素可控制黄斑水肿,对小神经胶质细胞也有一定的保护作用。

【危险因素】

眼的大体结构见图 4-4-2-2,视网膜神经-血管单位结构见图 4-4-2-3,视网膜分为 10 层(见文末彩图 4-4-2-4):①内界膜(inner limiting membrane,ILM);②神经纤维层(nerve fiber layer,NFL);③神经节细胞层(ganglion cell layer,GCL);④内丛状层(inner plexiform layer,IPL);⑤内核层(inner nuclear layer,INL);⑥外丛状层(outer plexiform layer,OPL);⑦外核层(outer nuclear layer,ONL);⑧外界层(outer limiting membrane,OLM);⑨光感受器层(photoreceptor layer,PL);⑩最外为视网膜色素上皮层(retinal pigmented epithelium,RPE)。每一层的结构与功能不同。与糖尿病视网膜病变相关的候选基因见表 4-4-2-6。

(一)全身性危险因素 流行病学研究表明,在与 DR 发生发展相关的多种全身因素中,血糖水平和病程与 DR 的相关性明确(表 4-4-2-7),而血压和血脂等其他因素与 DR 的关系尚未明确。DR 发生率随糖尿病病程进展而有所不同,糖尿病患病 5 年后 DR 发生率约 25%,10 年后约 60%,15 年后约 80%。但是,早期发现 DR,采取相应措施防治,可延缓病变的发生和发展。

1. 糖尿病病程 糖尿病发病 10 年后,60% 的患者出现 DR,15 年后高达 80%。糖尿病病程大于 8 年者发生 DR 的危险性是糖尿病病程小于 8 年者的 3 倍。T2DM 患者 DR 的发生与性别无关,但增殖性 DR(PDR)的糖尿病发病年龄明显早于非增殖性 DR(NPDR),T2DM 发病年龄越早,越容易并发 PDR。

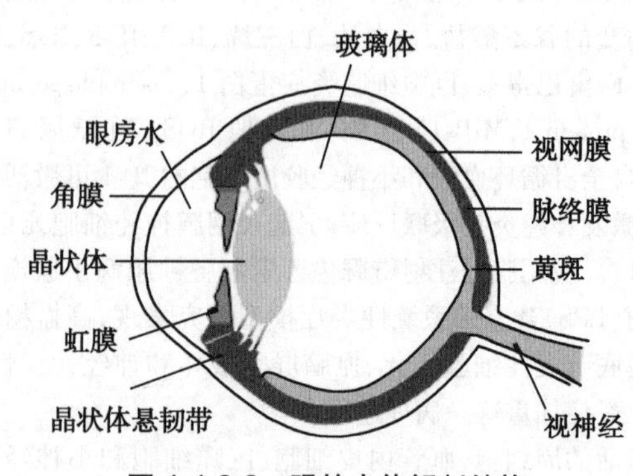

图 4-4-2-2 眼的大体解剖结构

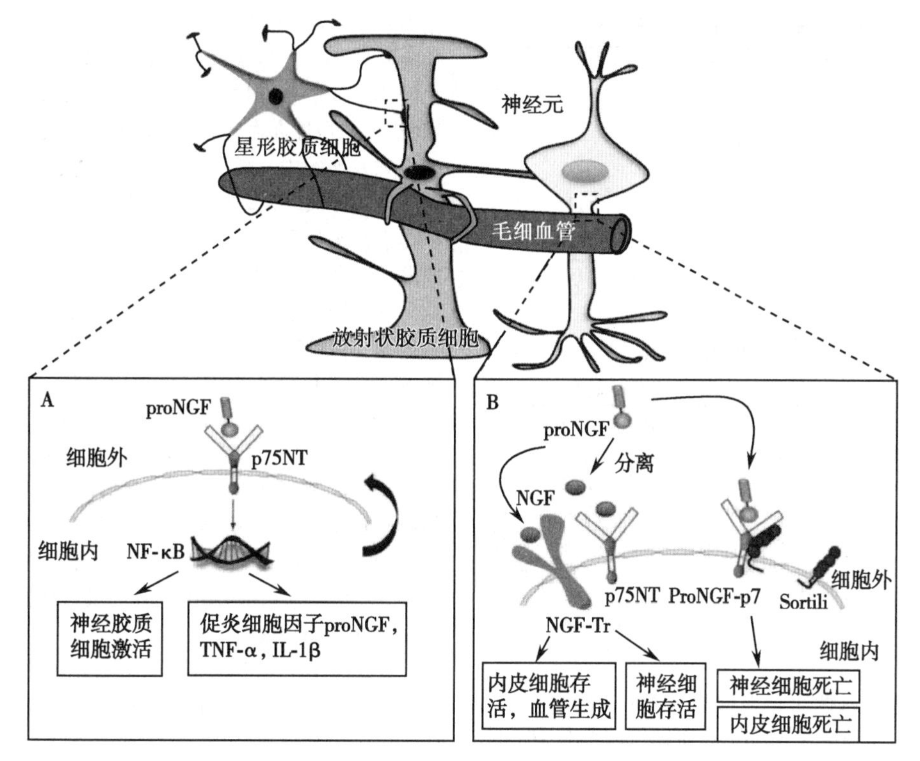

图 4-4-2-3　视网膜神经-血管单位

视网膜的神经-血管单位包括神经元、毛细血管、Müller 细胞和星形细胞；A. 显示神经胶质细胞神经营养因子原（proNGF）通过神经营养素受体（neurotrophin receptor）p75NTR 的促炎症作用，引起持续性 proNGF 表达，并刺激 TNF-α 与 IL-1β 分泌，导致神经细胞死亡；B. 显示 proNGF 修饰成为成熟 NGF，促进 TrkA 和 p75NTR 表达，导致内皮细胞和血管生成反应，内皮细胞和神经元死亡，形成无细胞的毛细血管生成；NTR：神经营养素受体

表 4-4-2-6　糖尿病视网膜病变的候选基因

基因	多态性		特点与意义
AKR1B1	rs759853/T 等位基因		1 型糖尿病 DR 保护作用
	（CA）n 微卫星	-2 等位基因	与 1 型糖尿病微弱相关 与年轻 2 型糖尿病相关较强
		+2 等位基因	与年轻糖尿病保护作用相关
	rs9640883		
VEGF	+405	CC 基因型	CC 型的血清 VEGF 较高 与视网膜病变无相关
		GG 基因型	增加 PDR 风险
		CG 基因型	与 DR 和微白蛋白尿关联
		G 等位基因	与 NPDR 关联
	-2578	AA 基因型	亚组分析结果
		CA 基因型	CC 与血管病变关联/CA 与 DR 相关
	SRp55 2994	与 PDR 相关	
RAGE	-374A T/A	A 等位基因比例高	与 NPDR/RAGE-SNPrs2070600 关联
	2245G/A 与 A 等位基因		与 NPDR 和 PDR 相关
	1704G/T/T 等位基因		东亚地区人等位基因 1704T 与 GR 相关
NOS3	4 a/b 多态性/bb 基因型		DR 保护作用
	C 等位基因（T786C）		与糖尿病相关
ACE	I/D 多态性	ID 基因型 DD 基因型	与 PDR 关联

表 4-4-2-7 糖尿病视网膜病变风险因素

风险因素	证据来源
高血糖	DCCT/UKPDS
高血压	UKPDS
糖尿病病程	DCCT
血脂谱异常	ACCORD
妊娠	DCCT
糖尿病肾病	UKPDS/WESDR
肥胖	WESDR/SiMES
遗传因素	GOLDR/TUDR
营养因素	日本糖尿病并发症研究

注：DCCT：Diabetes Control And Complications Trial，糖尿病控制与并发症研究；UKPDS，UK Prospective Diabetes Study，英国前瞻性糖尿病研究；ACCORD：Action to Control Cardiovascular Risk in Diabetes Trial，糖尿病心血管控制行动研究；WESDR，Wisconsin Epidemiologic Study of Diabetic Retinopathy，Wisconsin 糖尿病视网膜病变流行病学以及；SiMES：Sigapore Malay Eye Study，新加坡马来人眼病研究；GOLDR：Genetics of Latino Diabetic Retinopathy Study，拉丁美洲糖尿病视网膜病变遗传学研究；TUDR：Taiwan-US Diabetic Retinopathy Study，中国台湾-美国糖尿病视网膜病变研究

2. 高血糖 长期血糖控制不理想是 DR 的危险因素。随访观察结果显示，餐后高血糖和空腹血糖波动均是 DR 的独立危险因素。HbA_{1c} 是一项客观反映血糖控制情况的敏感生化指标，可以预测和评估糖尿病患者 DR 的发生及进展。Guillausseau 等对 T2DM 患者血糖控制与 DR 的关系进行了纵向研究，14 年的随访发现，与 HbA_{1c}<8.3%者相比，HbA_{1c}≥8.3%者发生 DR 的相对危险度（RR）为 7.2；首次检查时 HbA_{1c}>8.4%者发生 DR 的风险是 HbA_{1c}<8.4%者的 2.5 倍。据 Holman 等报道，HbA_{1c} 每降低 1%，T2DM 患者发生 DR 的危险降低 21%。尽管过多胰岛素可能会刺激血管内皮，增加视网膜病变危险，但并没有观察到胰岛素强化治疗持续增加 DR 进展。慢性高血糖导致的氧化应激是糖尿病视网膜病变发生和发展的中心环节，分子事件主要包括多元醇途径与果糖胺途径开放，PKC 途径激活、AGE 途径代谢旺盛；其病理特征是慢性炎症和组织退变，在炎症、高血糖、血脂紊乱之间形成恶性循环（图 4-4-2-5～图 4-4-2-9）。

视网膜色素上皮层（RPE）由视网膜色素上皮细胞组成，其间夹杂有紧密连接，此即外层的血-视网膜屏障（outer blood-retinal barrier，BRB），而内层 BRB 由内皮细胞组成，血管周围含有大量的神经胶质细胞，RPE 的另一种功能是维持上皮细胞的渗透压梯度，避免发生旁细胞离子流。经细胞的水转运受渗透压梯度影响，正常情况下，水从视网膜流向脉络膜。在某些情况下，如糖尿病视网膜病变时，BRB 功能障碍，引起溶质分子和蛋白质漏出，水分的流向发生改变，黄斑水肿，继而又引起内层 BRB 崩解，其造成的高渗再促进大量的水分在局部积聚。

3. 高血压 T2DM 伴高血压人群 DR 患病风险是不伴高血压人群的 2.47 倍。研究显示，在 3222 例受试者中，1500 例（46.6%）为高血压患者，高血压与 DR 的患病率相关[5]。血压增高可影响视网膜血流，导致视网膜高灌注，损伤视网膜毛细血管内皮细胞，从而加重 DR[6]。UKPDS 研究证实，严格血压控制组患者发生 DR 的风险和视力恶化比常规治疗组分别下降 34%和 47%。但是，ACCORD-EYE 研究结果[7]显示，强化降压组 DR 进展率（10.4%）与标准降压组（8.8%）对比，未观察到强化降压对阻止 DR 进展的获益。

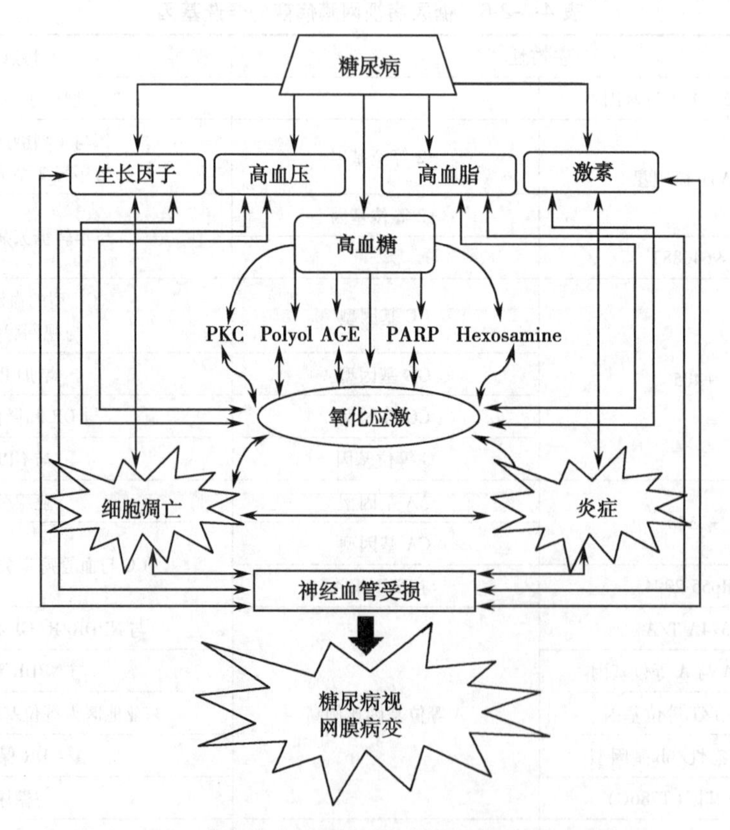

图 4-4-2-5 高血糖症引起的线粒体氧化应激和视网膜病变

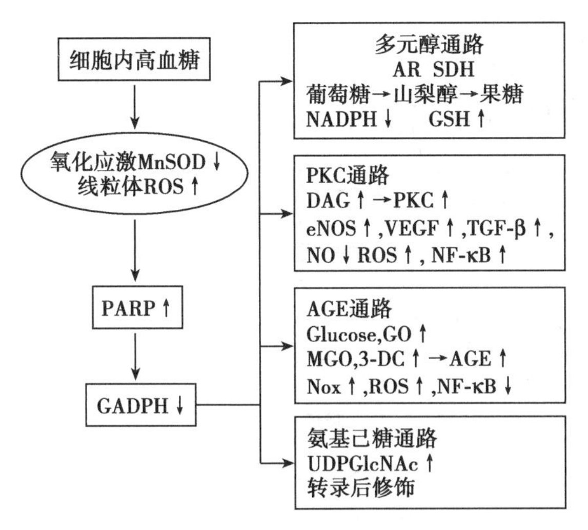

图 4-4-2-6 高血糖症-氧化应激与糖尿病视网膜病变

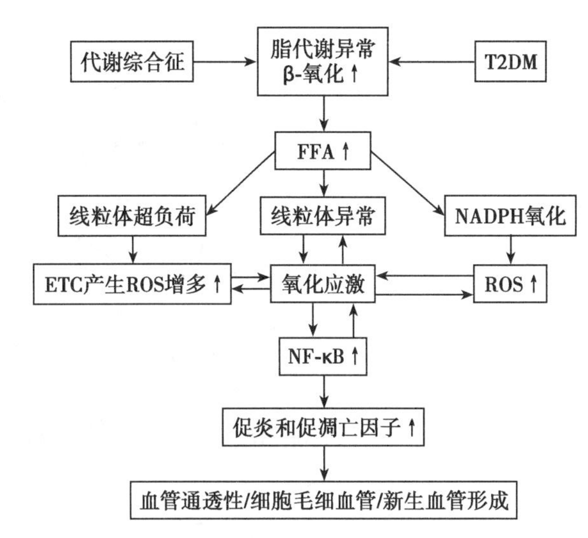

图 4-4-2-7 高血糖与氧化应激的恶性循环

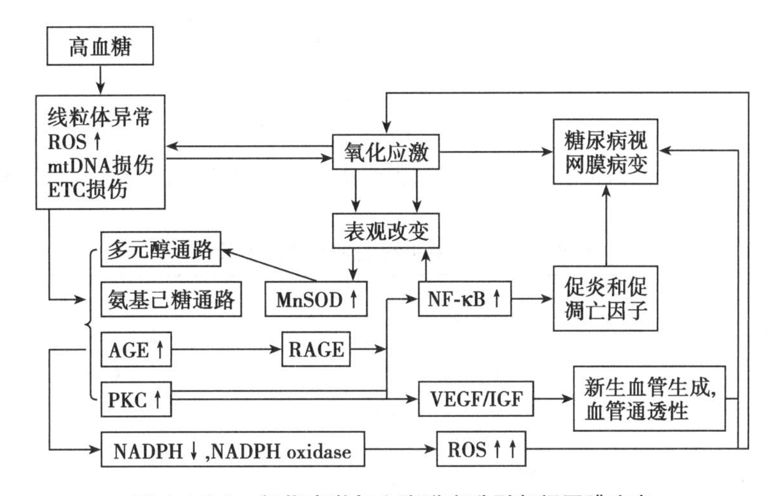

图 4-4-2-8 氧化应激与血脂谱紊乱引起视网膜病变

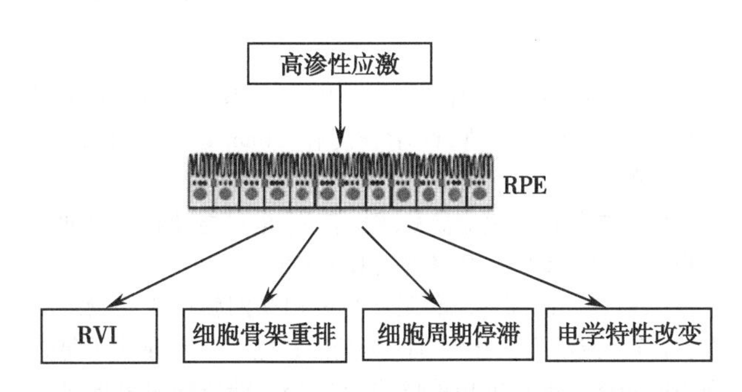

图 4-4-2-9 高渗性应激对视网膜色素上皮细胞层的作用

RPE:视网膜色素上皮细胞单层;RVI:调节性容量增加

4. 血脂异常 DR早期治疗研究(ETDRS)显示,总胆固醇、低密度脂蛋白胆固醇(LDL-C)和甘油三酯升高与视网膜硬性渗出发生相关。DR早期就存在视网膜屏障破坏,可引起血脂及蛋白渗漏、视网膜水肿及渗出等病变,血浆脂蛋白水平越高,渗出的脂蛋白越多,病变越严重。

5. 低磷血症与低氧血症 近年发现,糖尿病视网膜病变与细胞能量缺乏(ATP缺乏)及缺氧的关系密切。不良生活方式和心血管病变引起的疾病群(慢性应激、高血压、肥胖、代谢综合征、糖尿病、吸烟、血脂谱异常等)有一个共同的病理生理现象——ATP合成缺陷,而ATP合成缺陷的直接原因又与低磷血症/磷缺乏症和/或缺氧相关。这些风险因素通过低磷血症和低氧血症导致细胞线粒体功能紊乱和ATP缺乏(图4-4-2-10),因而,人们称细胞磷缺乏和低磷血症为心血管病的"冷漠杀手(silent killer)"。

血清磷酸盐降低时,视网膜、心脏、血管和脑组织等耗能高的组织细胞不能生成足够ATP,导致线粒体功能紊乱和细胞凋亡。视网膜是体内耗氧量最高的组织,其正常代谢与功能完全依赖于ATP生成量。内皮细胞和周细胞缺乏ATP时,血管通透性最高,形成毛细血管瘤。因此,除糖尿病外,视网膜微血管瘤亦见于引起视网膜缺氧的其他疾病,如视网膜静脉阻塞、多发性骨髓瘤(巨球蛋白血症)、镰状红细胞性贫血、急进型高血压、恶性高血压、Pulseless病等[14-16](表4-4-2-8)。

6. 剧烈运动 运动有助于降低DR的发病率[8]。但对于已经出现较严重DR的糖尿病患者,长期剧烈运动易导致GH分泌,并通过血管内皮细胞产生的血管性血友病因子(vWF)增加血小板黏附功能。

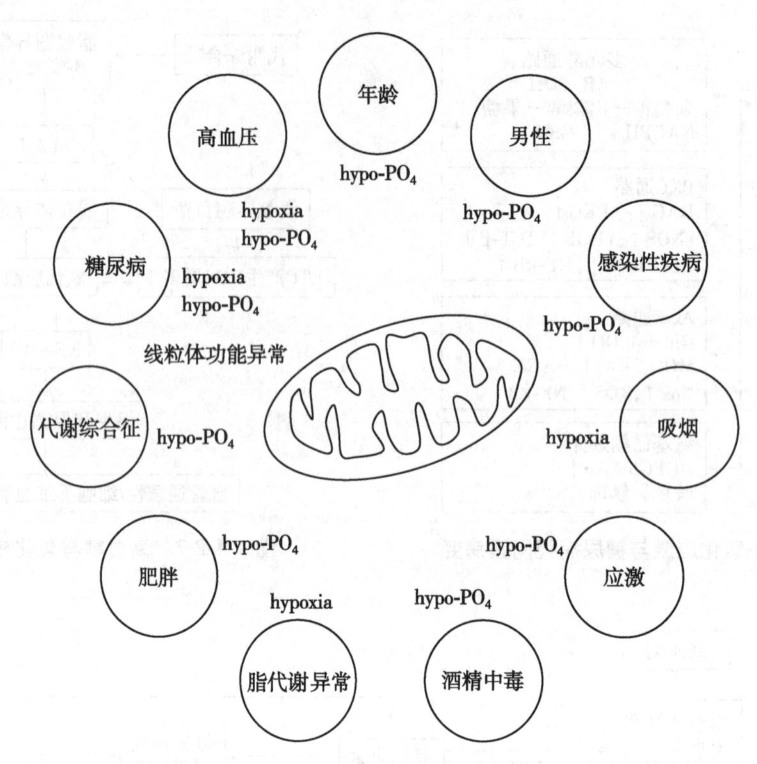

图 4-4-2-10 风险因素通过低磷($hypo\text{-}PO_4$)血症和低氧(hypoxia)血症导致线粒体功能紊乱

表 4-4-2-8 缺氧引起的视网膜微血管瘤

疾 病	病变部位	发病机制
视网膜静脉阻塞(闭塞)	视网膜外周部位后部	淤血性缺氧
巨球蛋白血症	视网膜外周部位后部	淤血性缺氧
多发性骨髓瘤	视网膜外周部位后部	淤血性缺氧
镰状红细胞性贫血	视网膜外周部位后部	淤血性缺氧/缺血性缺氧
恶性高血压	视网膜外周部位后部	缺血性缺氧
Pulseless 病	视网膜外周部位后部	缺血性缺氧
糖尿病	视网膜外周部位后部	亲和性缺氧、淤血性缺氧、缺血性缺氧

7. 其他因素 Savage 等的调查表明,蛋白尿是增加视网膜病变、神经病变和心血管病变患病率的独立相关因素,蛋白尿不仅代表肾脏的损害,而且是机体普遍性血管损伤的标志。有 DR 的患者均应被列为糖尿病肾病(DKD)高危患者,同时对 DKD 患者亦需高度重视 DR 的发生[9]。糖尿病有自主神经病变者与无自主神经病变者相比,发生 NPDR 的相对危险性为 10.11,发生 PDR 的相对危性为 34.67。微血管的病变程度在一定程度上反映了大血管的发病程度,DR 可以作为糖尿病大血管病变发生的预警信号。多数研究表明,患有糖尿病的孕妇在妊娠期间 DR 会加重。妊娠对视网膜血管的影响在很大程度上取决于妊娠前 DR 的程度,原有 DR 的严重程度是妊娠期 DR 恶化的重要危险因素。然而,DR 进展的远期风险不随妊娠而增加。

(二) 局部性危险因素 缺血和缺氧是 DR 的重要发病机制。然而 DR 的发生、严重程度和进展有着极大的个体差异。严格控制血糖可延缓和减轻某些患者并发症的发生和发展,但不能彻底阻止其发生,而一些代谢控制不良的糖尿病患者却并不发生 DR。因此,眼局部因素在 DR 的发生中同样起着重要作用。

1. 眼轴长度 多因素相关分析表明,DR 与眼轴长度呈负相关。Rierro 等发现,眼轴长度在 24mm 以上者比 24mm 以下者的 DR 发病率低 2 倍。近视患者眼轴较长,这种保护性作用可能与视网膜血流量减少有关,也可能使相对较薄的近视性视网膜得以从脉络膜吸取更多的氧。

2. 眼压 眼灌注压和眼压是影响视网膜血流的物理因素,持续血流动力学异常可能是其因素之一。眼灌注压每升高 10mmHg,DR 发生相关危险为 2.13。糖尿病患者的平均眼血流搏动升高,眼血流搏动与 DR 程度呈正相关,但眼灌注压与 DR 相关性有待进一步研究。

3. 玻璃体牵拉 正常玻璃体分泌抑制新生血管的因子,DR 形成与糖尿病的这种抑制能力减弱或视网膜刺激信号增强有关,后极部玻璃体牵拉造成后极部视网膜血管屏障的损害是黄斑水肿反复发生的重要原因之一。玻璃体后脱离(PVD)是指玻璃体后皮质与视网膜内界膜间分离,是玻璃体最常见的年龄相关性改变。糖尿病患者较非糖尿病患者的玻璃体更易发生纤维形成和液化。完全 PVD 对视网膜的保护作用可能是消除了新生血管的增生支架，也可能与缺血性视网膜区域释放的血管生长因子经玻璃体转运有关。完全PVD还减少玻璃体对黄斑的牵拉，从而阻止黄斑水肿的发展。

4. 视网膜瘢痕和血管病变　广泛的视网膜脉络膜瘢痕较少并发严重DR。视网膜脉络膜瘢痕所致视网膜杆细胞的缺失以及视神经萎缩可减少眼底的氧代谢需要，继而减少新生血管产生所必需的缺血性刺激。全视网膜激光光凝治疗增殖型DR就是利用降低视网膜需氧量这一机制。视网膜中央动脉阻塞后，DR进展减少的机制可能是视网膜内层萎缩和因视网膜血流降低所致。分支静脉阻塞是PDR的危险因素，脉络膜视网膜瘢痕是眼部保护因素。不管是微血管阻塞，还是视网膜瘢痕，都会根据病变范围及部位的变化影响视觉功能。

5. 视神经受损　在糖尿病视神经受损的病例中，眼前部缺血性视神经病变（AION）居首位（占59.2%），其次为视神经萎缩和眼后部缺血性视神经病变（PION，占33.4%），再次为球后视神经炎（占7.4%）。糖尿病是诱发AION最危险的因素之一，该病在非动脉炎性AION中的患病率高达10%~35%。

6. 眼部手术　白内障手术中，后囊破裂并发玻璃体脱失是形成PDR的危险因素。术中伴玻璃体溢出的视网膜病变进展迅速，尽管血糖控制良好，术后虹膜红变发展较快，但对侧眼却保持静止。虹膜红变原因与新生血管因子由后向前移动有关，晶状体后囊和悬韧带可阻止此类因子向前扩散。糖尿病患者白内障应行手术治疗，以便早期施行视网膜光凝治疗。玻璃体切割术后，房水易于进入玻璃体腔，房水中的氧可改善视网膜缺氧状态，增加视网膜血管的通透性。糖尿病青光眼患者行单眼滤过性手术后DR进展迅速，相对低眼压是DR进展的可能原因。

【病理与发病机制】

DR的发病机制未明，一般认为与下列因素有关：①葡萄糖代谢异常-多元醇通路；②毛细血管壁细胞代谢紊乱；③非酶性糖基化作用；④自由基活性和抗氧化作用；⑤内皮细胞和凝血功能异常；⑥视网膜新生血管生长因子的表达。

（一）糖尿病视网膜病变特征　DR的发病机制尚不完全清楚，一般认为是由于视网膜微血管系统受损所致。研究表明，DR是多种因素相互作用和相互影响的结果。高血糖、蛋白质非酶糖基化、氧自由基形成、多元醇-肌醇代谢异常、血流动力学障碍、凝血机制异常和各种增生性细胞因子的产生等，都与DR的发生发展相关。病理表现为血管损害（如周细胞凋亡、基底膜增厚、微血管瘤、渗出、水肿、出血、新生血管、牵拉性视网膜脱离等）和神经组织变性（如神经细胞凋亡与神经生物电异常等）。首先是视网膜毛细血管发生病变，然后逐渐延伸至静脉、小动脉和动脉。

1. 周细胞丢失　视网膜毛细血管由内皮细胞、基底膜和周细胞三部分组成，其中周细胞（pericyte）是一种平滑肌样细胞，对内皮细胞起支持作用。此外，周细胞具有收缩功能，可调节局部血流量和血管通透性，还可抑制内皮细胞增殖。糖尿病的慢性并发症在很大程度上是一种血管病变，而后者又是血管内皮细胞和血管周细胞功能与结构异常的结果。对视网膜病变来说，可能周细胞的作用更为重要[17]。视网膜病变的基本病理改变包括：①周细胞选择性的丢失；②基底膜增厚；③微血管瘤的形成；④内皮细胞增生；⑤血管通透性增加，血浆渗出；⑥新生血管形成；⑦纤维增生。其中，周细胞选择性丢失是最早的病理改变。

2. 视神经视网膜异常　视网膜色素上皮（retinal pigment epithelium，RPE）是介于神经视网膜和脉络膜血管层之间的特殊细胞，RPE形成外层血-视网膜屏障（outer blood-retinal barrier，outer BRB），其主要功能是：①转运营养素、离子和水；②吸收光谱并对抗光的氧化作用（photooxidation）；③重构全反式视黄醛（all-transretinal），使其转变为11-顺视黄醛（11-cis-retinal），并形成视觉周期（visual cycle）；④食噬（phagocytosis）脱落的光感受器膜残片；⑤分泌细胞因子，维持视网膜的结构完整性。DR损害视神经视网膜（neuroretina）和血-视网膜屏障[18]，破坏了RPE的转运营养素、离子、水和视觉周期形成功能，导致视网膜病变。

3. 新生血管形成（neovascularisation）　是机体发育、伤口愈合、组织再生、毛发生长和月经周期等生理过程的前提；在病理情况下，新生血管形成又是肿瘤进展、视网膜病变和银屑病等病变的病因。新生血管形成由许多促血管与抗血管因素调节，其中降解血红素的血红素氧化酶-1（heme oxygenase-1）在DR的发生中起了重要作用。糖尿病、早产儿和老年性黄斑变性是引起视网膜病变的主要疾病。这些疾病引起的视网膜病变的共同特点是新生血管形成[18-20]。神经营养素（neurotrophin，NT）促进视网膜神经细胞分化与存活，NT信号通过相应的原肌球蛋白激酶相关受体（tropomyosin kinase related receptor）或p75神经营养素受体及其辅助受体sortilin介导。

（二）视网膜病变与糖尿病病程的关系　DR的发生发展与糖尿病病程直接相关，即病程越长，DR的患病率越高且病情越严重。T1DM（30岁以前发病）病程15年或更长的患者，视网膜病变的患病率为98%，其中1/3左右有黄斑水肿，1/3有增殖性病变。T2DM（30岁以后发病）病程15年或更长者的视网膜病变发生率达78%，其中1/3左右有黄斑水肿，1/6左右有增殖性病变。流行病学调查显示，T1DM病程3~4年的DR患病率为19%，T2DM的DR患病率为24%；病程20年者，几乎所有的T1DM及60%的T2DM患者发生DR；病程20年后约50%的T1DM患者为PDR，而T2DM患者发生PDR者不足10%。另有一组数据表明，糖尿病病程20年以上者几乎均伴有背景型DR（background diabetic retinopathy，BDR）；青年型糖尿病患病35年后大约2/3发展为PDR，1/3发生黄斑水肿；成年型糖尿病患病35年后1/3发展为PDR，2/3发生黄斑水肿。UKPDS对T2DM患者在刚确诊时的DR情况进行了调查，发现39%的男性和35%的女性至少单眼有微血管瘤，8%的男性和4%的女性出现棉絮斑或视网膜内微血管异常等病变。中国糖尿病患者中，DR的发生率为25.2%，且初诊的T2DM患者中，DR的发生率高达12.4%。

（三）慢性糖代谢紊乱　DCCT及UKPDS均已证实，严格的血糖控制可减少糖尿病慢性并发症的发生。UKPDS研究显示强化治疗组微血管病终点危险性减少25%，眼激光治疗减少1/4，早期肾病减少1/3。微血管并发症的发生与血糖水平呈连续性相关，HbA_{1c}降低1%（即使血糖控制未达到正常水平，HbA_{1c}由9%降至8%），微血管并发症的危险性降低35%。另外，只要血糖超过正常水平（HbA_{1c}>6.2%），各种并发症的发生并不存在血糖阈值，即高血糖的程度与并发症的危险性呈延缓性相关关系，只要血糖升高，即可发生微血管并发症，血糖的高低只是危险程度不同而已。因此，糖尿病患者的糖代谢紊乱是产生视网膜病变的根本原因。高血糖是糖尿病微血管并发症发生发展的重要危险因素。

1. 糖基化终产物增多　视网膜毛细血管周细胞和内皮细胞存在糖基化终产物（AGE）受体（RAGE），RAGE是将蛋白质的非酶糖化与视网膜病变及其有关组织细胞损害联系起来的重要媒介。AGE通过以下途径发挥作用：①在内皮细胞、周细胞及基底膜沉积；②产生氧化应激，引起核因子碱基对增加，促进诱导型一氧化氮合酶（induced nitric oxide synthase，iNOS）和TNF-α生成；③趋化白细胞，使之在视网膜毛细血管异常黏附和浸润，阻塞毛细血管，释放自由基及蛋白酶，损伤周细胞、视网膜色素上皮和内皮细胞；④诱导细胞因子如IGF-1等的生成；⑤使内皮源性一氧化氮合酶（endothelial nitric oxide synthase，eNOS）生成减少或灭活增加，增加内皮的促凝血活性，引起视网膜血流动力学异常；⑥作为活化蛋白激酶C（PKC）的底物，通过活化PKC引起视网膜病变的发生。糖尿病患者的肾脏及视网膜组织中，AGE水平在微血管病变的最早临床阶段即显著升高。AGE还可引起内皮细胞的通透性增加，内皮细胞下的单核细胞一旦被激活，即产生一系列炎症介质，吸引并激活其他细胞，引起血管壁的结构和功能改变。

2. DAG/PKC信号通路异常　甘油二酯（diacylglycerol，DAG）/PKC信号传导通路与高血糖及视网膜病变的关系密切。在高血糖状态下，DAG介导PKC活化。PKC激活后，磷酸化蛋白质底物的丝氨酸和苏氨酸残基，从而产生一系列生物学效应，对血管的渗透性和收缩性、细胞外基质、细胞生长、血管新生、细胞因子的功能及白细胞黏附产生不良影响。PKC促进多种细胞因子的表达，如VEGF和血小板衍生生长因子（PDGF）等，促进新生血管形成；iNOS生成增加，损伤内皮细胞和周细胞；PKC还抑制Na^+-K^+-ATP酶的活性，引起血管内皮功能紊乱。高血糖诱导PKC活性还表现出多种蛋白质表达调节以及影响微血管细胞的生化代谢异常。因此，PKC活化可导致视网膜血流量下降、血管通透性增加及新生血管的形成，从而引起视网膜病变。

3. 多元醇-肌醇代谢异常　血糖浓度正常时，葡萄糖主要经糖酵解途径代谢，醛糖还原酶是多元醛通路的限速酶，与葡萄糖亲和力较低。正常情况下，该通路代谢也极低。当血糖升高时，醛糖还原酶活性增强，多元醇通路活跃，致使大量葡萄糖经该途径代谢。在高糖条件下，周细胞内的过量葡萄糖在醛糖还原酶的作用下还原成山梨醇，生成活性氧（图4-4-2-11）。由于山梨醇在细胞内代谢率低，且极性强，不易透过细胞膜，大量的山梨醇在细胞内积聚，引起组织结构和功能异常，细胞内渗透压升高，影响血管通透性，使细胞肿胀和代谢紊乱，进而可发生微血管受损和微血管瘤形成等一系列病理变化。山梨醇通路的激活还可抑制磷酸己糖旁路，改变细胞膜功能，引起肌醇代谢异常。肌醇耗竭使单磷酸肌醇酯（PI）、二磷酸肌醇酯（PIP_2）和IP_3的浓度下降，周细胞DNA合成障碍致周细胞增殖下降，同时使Na^+-K^+-ATP酶活性下降，而后者可能与肌醇的摄取、血管内皮功能紊乱以及对血管活性物质的反应异常有关。因此，肌醇的耗竭可使周细胞的Na^+-K^+-ATP酶活性降低和DNA的活性下降，从而导致周细胞死亡。由于周细胞的损害和消失降低了毛细血管的收缩力和调节毛细血管内血流量的作用，从而引起视网膜微血管病变。

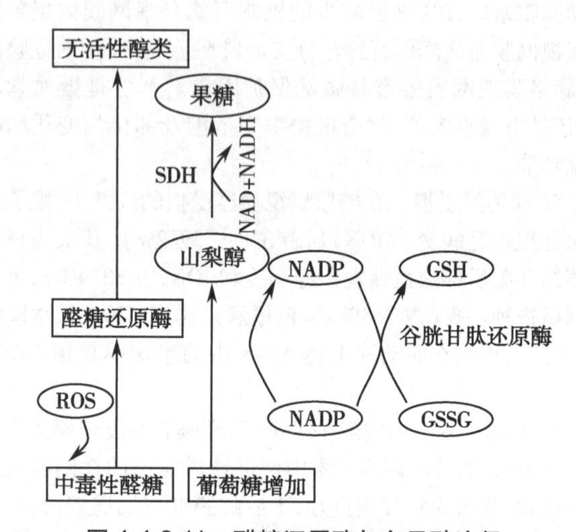

图4-4-2-11　醛糖还原酶与多元醇途径

醛糖还原酶将多元醇途径甘油醛和其他醛类物质还原，生成活性氧代谢醇类、葡萄糖和山梨醇物质；GSH：谷胱甘肽；GSSG：谷胱甘肽二硫键；SDH：山梨醇脱氢酶

（四）凝血机制和血流动力学异常　糖尿病患者存在一系列血流动力学异常和血液细胞功能障碍，如血浆黏度增加、血液凝固亢进、纤维蛋白原增加、纤维素溶解活性下降、红细胞和白细胞异常变形能力下降、凝集能力亢进、血小板异常凝集黏附功能亢进、白细胞黏着与活化亢进等。这些变化引起微血管内皮损害和微小血管闭塞，导致视网膜病变的发生发展。用彩色多普勒血流成像（CDFI）技术检测球后动脉血流动力学发现，糖尿病患者眼动脉和视网膜中央动脉的血流动力学特点为：①眼动脉的改变比视网膜中央动脉明显；②眼动脉呈低流速、低流量和高阻力型改变；③眼动脉呈缺血样改变。

（五）氧化应激　正常状态下，视网膜组织中存在完整的抗氧化酶系，如SOD、过氧化氢酶（CAT）和谷胱甘肽过氧化物酶（GSH-PX），它们在防御自由基的损伤中起着重要作用。高血糖，尤其是长期血糖波动可引起氧化应激[21]。

1. 高血糖和血糖波动　促进氧化应激的因素包括：①非酶促蛋白糖化使AGE产生增多；②糖化自身氧化；③山梨醇旁路激活与开放；④山梨醇炎症介质产生增多；⑤抗氧化体系功能损害和脂质过氧化。氧化应激中产生的氧自由基可以攻击其他不饱和脂肪酸，使视网膜的盘膜、线粒体膜和内层网膜内的脂类受到不可逆的破坏。自由基使膜脂质过氧化，膜通透性增高；通过攻击膜蛋白和胞内的酶系统和核酸，延长细胞增殖周期，诱导细胞凋亡。在蛋白非酶糖化的过程中，形成脱氧葡萄糖酮醛时，amadori产物和葡萄糖都经历了自身氧化过程，此间伴随着氧自由基和H_2O_2生成。

2. 蛋白的非酶糖化 可使自由基产生的速率增加50倍。自由基有一未配对电子极易引起邻近蛋白质和脂质氧化，造成组织损伤。自由基使膜发生脂质氧化，产生交联反应，并可诱导细胞凋亡。视网膜病变时，视网膜内自由基增加，脂质过氧化物(LPO)、丙二醛(MDA)增高，超氧化物歧化酶(SOD)减少。

3. 蛋白激酶C激活 蛋白激酶C包括10种酶类，其中的β1/2异构体与糖尿病视网膜病变相关[22]。高血糖时，糖酵解途径激活，DAG合成增多，激活PKC[23-24]，引起一系列级联反应：内皮细胞增殖、平滑肌细胞收缩、血管通透性增加、视网膜VEGF高表达、白细胞黏附增强[25-26]、细胞基质蛋白合成增多。

4. 氧化应激 氧化应激时，ROS和RNS引起组织损害和细胞死亡(图4-4-2-12)。

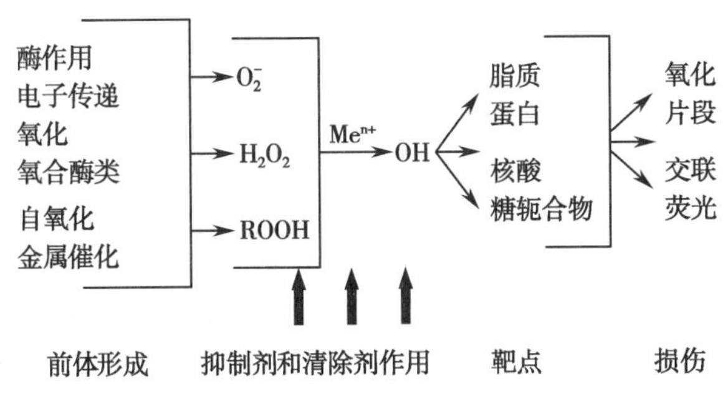

图4-4-2-12 高血糖氧化应激介导的糖尿病并发症

5. 生长因子 糖尿病视网膜病变在青春期加重，而严重GH缺乏症的糖尿病患者很少并发视网膜病变[27]，说明生长因子在DR的发病中起了重要作用[28,29]。参与DR病变过程的生长因子很多，主要包括bFGF、IGF-1、血管生成素-1、血管生成素-2、间质因子、EGF、TGF-β_2、PDGF和红细胞生成素，其中，VEGF可能与DR的关系最重要(见文末彩图4-4-2-13、图4-4-2-14)。

(六) 光受体与视网膜病变 光受体(光感受器，photoreceptor)是视网膜的主要成分，可通过缺氧、氧化应激等途径诱导糖尿病视网膜病变，其作用机制见图4-4-2-15。

(七) 促进视网膜病变发展的因素 糖尿病由于血管本身和血液的因素可导致毛细血管闭塞。小范围的闭塞可引起毛细血管扩张，微动脉瘤形成；大范围的毛细血管闭塞引起视网膜缺血和缺氧。在缺氧情况下，视网膜释放一些生长因子导致新生血管形成，最终发展为PDR。研究发现，VEGF、色素上皮细胞衍生因子(PEDF)、bFGF、IGF-1、EGF、TGF-β、TNF-α和ET-1等均参与PDR的发生[30]，其中，VEGF是目前所知的参与PDR形成的最强细胞因子，在PDR形成中起了关键作用。

1. VEGF和PEDF 视网膜血管内皮细胞存在VEGF高亲和力受体，而且受体数目较其他组织内皮细胞多。研究显示，血管内皮祖细胞与VEGF均参与了PDR新生血管的形成过程，二者可能具有协同作用[31]。视网膜缺血时，释放的新生血管生长因子或血管源性生长因子是导致视网膜细胞异常增殖和新生血管生成的主要原因。VEGF是各种新生血管

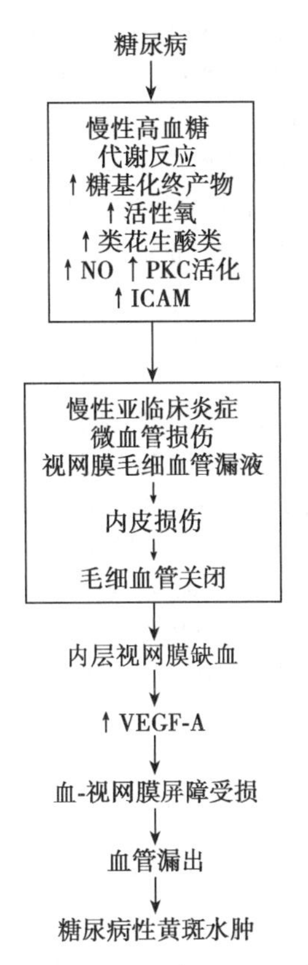

图4-4-2-14 血管内皮细胞生长因子的抑制途径

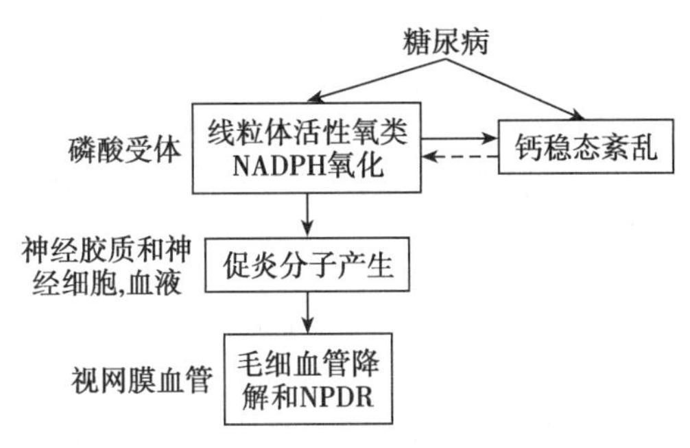

图4-4-2-15 视网膜光受体促进非增殖性视网膜病变的发病机制

糖尿病引起的氧化应激和光受体适应性反应，改变细胞的离子交换，引起中介细胞(如Müller细胞和粒细胞)介导的血管病变，血管通透性增高和血液灌注不足；NADPH：烟酰胺腺嘌呤二核苷酸磷酸

性视网膜病变的核心作用因子，各种致病因子通过VEGF促进新生血管形成，而VEGF又刺激各种细胞因子或生长因子表达。VEGF不仅是新生血管生长因子，还是血管渗漏因子，具有破坏血-视网膜屏障，加剧PDR渗出的作用。血浆渗漏积聚于视网膜的神经纤维层，形成早期视网膜病变的硬性渗出或黄斑水肿。PEDF在眼内组织分布广泛，在角膜上皮细胞、角膜内皮细胞、晶状体上皮细胞、睫状体上皮细胞、脉络膜、视网膜色素上皮细胞、感光细胞和神经节细胞均可检测到PEDF的表达[32-33]。在角膜，PEDF抑制血管侵入，是玻璃体内主要的血管生成抑制因子。Ueda等发现，PEDF可通过阻滞VEGF而抑制视网膜、肾脏和脑组织的高通透性[34]。特发性黄斑裂孔患者玻璃体中PEDF的含量显著高于视网膜

病变患者。低水平的PEDF和高水平的VEGF与视网膜病变的新生血管生成有关,导致活动性PDR。

2. bFGF　bFGF存在于视网膜血管内皮细胞、色素上皮细胞、Müller细胞及角膜内皮细胞基底膜,能引起视网膜血管充血扩张、扭曲和出血,降低新生血管的血-视网膜屏障功能。在视网膜病变中,视网膜组织因缺血和缺氧而释放bFGF,局部组织中的bFGF含量增多,一方面刺激内皮细胞增殖,使毛细血管狭窄和闭塞,加重视网膜微循环障碍;另一方面,通过自分泌和旁分泌诱导毛细血管内皮细胞产生和分泌纤溶酶原激活物和胶原酶,分解基底膜和细胞间质等大分子,使形成毛细血管的细胞能穿过这些结构,进行迁移和增殖,导致新生血管的形成和增生。检测活动期PDR患者的玻璃体标本发现,bFGF含量明显升高,而退行期或非PDR患者的bFGF含量很低或检测不到,PDR患者玻璃体中bFGF的含量与纤维血管膜增殖程度相关。

3. IGF-1　在视网膜病变状态下,眼内IGF-1升高与血-视网膜屏障损伤有关,一方面血清IGF-1可渗漏到眼内,另一方面单核细胞易侵入眼内,在局部释放IGF-1,使视网膜血管内皮细胞释放纤溶酶原激活物(PA),纤溶酶原激活,降解血管基底膜,诱发新生血管形成。

4. TNF-α/TGF-β/ET-1　AGE刺激单核细胞表达与释放TNF-α,且随AGE形成的增多而增加。TNF-α引起血-视网膜屏障损伤,增加视网膜血管的通透性,刺激血管外基质过量产生和血管内皮细胞的增殖,导致眼内新生血管形成,促进PDR的进展。TNF-α还提高靶细胞对其他细胞生长因子的反应性,间接刺激新生血管形成。TGF-β一方面抑制纤溶酶系统,促进毛细血管内血栓的形成,引起毛细血管闭塞;另一方面通过增加眼内纤维连接蛋白(FN)的合成,使增加的FN在新生血管周围与胶原纤维一起形成基底膜样结构,引起纤维组织增生,加速PDR进程。TNF-α和TGF-β在很多方面相似,两者在体内均能促血管形成。ET-1刺激周细胞收缩,内皮细胞和周细胞间的相互作用失调,导致视网膜局部血流动力学和血流量异常,局部微循环调节功能紊乱促进视网膜病变的发生发展。

5. 肾素-血管紧张素系统　眼组织的肾素-血管紧张素独立于血液循环系统之外。视网膜中的肾素产生于靠近血管旁的Müller细胞。糖尿病时,视网膜肾素-血管紧张素活性增强,血管紧张素-2(AT-2)产生增多,AT-2收缩血管,诱导PDGF、bFGF、IGF-1、TGF-β和VEGF生成,导致血管内皮功能紊乱、血管痉挛、血栓形成、视网膜组织缺血缺氧、新生血管形成和增殖性病变。

6. 生长激素分泌异常　生长激素可能在视网膜病变的进展中起重要作用。垂体切除可以逆转视网膜病变的进程。同样,糖尿病性侏儒患者因生长激素缺乏,体内IGF-1水平降低,此类患者如果患有糖尿病,则很少发生PDR。在开展视网膜光凝治疗前,切除垂体可有效控制PDR,使患者视网膜新生血管减少,渗漏停止,视力提高。研究表明,生长激素分泌增高可导致细胞内山梨醇积聚,增加血管壁中糖蛋白和黏多糖的沉积,加速血管硬化,促进视网膜血管微血栓形成。

【临床表现和特殊检查】

临床上根据是否发生新生血管这一标志,将DR分为单纯型糖尿病视网膜病变(NPDR,背景型或非增殖型)和增殖型糖尿病视网膜病变(PDR)两类。眼底检查的表现有:视网膜微血管瘤、视网膜出血斑、硬性渗出斑、棉絮状白斑、视网膜静脉改变、视网膜动脉改变、视网膜新生血管、视网膜及玻璃体积血、纤维增生和牵引性视网膜脱离。视网膜病变的临床症状无特异性,主要有视物模糊和视力下降,重者可失明,部分患者有颜色识别能力障碍及眼内压增高引起的疼痛。视网膜病变的筛选项目和间隔时间应具备卫生经济学观点,达到有效和经济的目的[35]。

(一)视网膜病变分期　NPDR系视网膜病变的早期阶段,在持续高糖及其所引起的各种异常代谢的作用下,周细胞的有丝分裂率和增殖活力下降,引起周细胞数目减少。同时,高糖状态下,周细胞收缩功能受抑制,毛细血管失去正常的张力,被动扩张形成短路血管,引起视网膜毛细血管通透性及血流量增加,使视网膜毛细血管的血流动力学发生异常。短路血管的形成引起邻近毛细血管血流减少,使毛细血管细胞成分减少或消失,形成无细胞性毛细血管。视网膜局部的血流动力学异常及局部凝血、纤溶系统的异常引起内皮损伤、血小板聚集和血栓形成,使视网膜毛细血管缺血,被动扩张,长期血管扩张导致周细胞变性、基底膜增厚和内皮细胞增生。这些改变为NPDR的特征性表现。视网膜毛细血管周细胞丧失是视网膜病变最早期的特征性组织学改变,在其他视网膜血管病变中未曾出现过。毛细血管内皮细胞增生,基底膜增厚,继而引起管腔狭窄和血流改变,促进视网膜病变后期发生视网膜缺血、缺氧和新生血管形成,一旦出现新生血管则进入PDR。视网膜新生血管和纤维化造成玻璃体内毛细血管因缺氧而产生增生,继而破裂。

1. 分型与分期　为了便于观察、记录及随访时对比,有必要按眼底表现做出分期。糖尿病视网膜分期标准见表4-4-2-9。视网膜病变概括地分为NPDR和PDR,每型又能分成若干期。

表4-4-2-9　糖尿病视网膜病变的分期标准

分型	分期	视网膜病变
单纯型		
	Ⅰ	微动脉瘤或有小出血点,(+)较少易数,(++)较多不易数
	Ⅱ	黄白色"硬性渗出"或有出血斑,(+)较少易数,(++)较多
	Ⅲ	白色"软性渗出"或有出血斑,(+)较少易数,(++)较多不易数
增殖型		
	Ⅰ	眼底新生血管或有玻璃体积血
	Ⅱ	眼底新生血管和纤维增殖
	Ⅲ	眼底新生血管和纤维增殖并视网膜剥脱

以上视网膜病变分型和分期只是形态分析，如加上视力性质分析，既可了解分型，又可了解黄斑功能。“中心视力眼”大致意味着NPDR；“偏心视力眼”意味着PDR。PDR的病变特点为：①新生血管形成，这些新生血管的增长速度不一，在视盘表面或在其周围1个视盘直径（PD）范围内生长（neovesseles on the disc，NVD），也可在其他部位的视网膜上生长（neovesseles elsewhere，NVE）；②视网膜前出血或玻璃体出血；③纤维组织增殖。

2. 改良Airlie House分级　ETDRS小组改良的Airlie House分级法（NPDR和PDR的分级）如下：A级即轻度NPDR：至少1个微血管瘤，而且无下述B级、C级、D级、E级和F级的情况；B级即中度NPDR：出血和/或微血管瘤，轻度软性渗出，静脉呈串珠状，视网膜内微血管异常者，无C级、D级、E级和F级的情况；C级即重度NPDR：在4个象限中有出血和/或微血管瘤，或者静脉串珠状占2个或2个以上象限，或者至少在1个象限中出现视网膜内微血管异常；D级即极重度NPDR：有C级中任何两者或两者以上的表现，而无E级和F级的状况；E级即早期PDR（即PDR，无高危PDR的特征）：新生血管，无F级情况；F级即高危PDR：NVD>1/3~1/2视盘区，或者NVD和玻璃体或视网膜前出血，或者NVE>1/2视盘区和视网膜前或玻璃体积血；G级即静止期PDR。

3. ETDRS分型　是目前公认的视网膜病变分型金标准，被广泛地应用于临床研究与流行病学调查。由于该分型法过于细致，不易掌握，故临床实际应用价值有限，而且不便于眼科医师与其他相关部门沟通。因此，在临床实际工作中，急需一种能简便应用的视网膜病变的分级标准。2002年悉尼国际眼科会议综合眼科医师、内分泌科医师及流行病学专家的意见制订了视网膜病变分型和糖尿病黄斑水肿分型的新标准（表4-4-2-10、表4-4-2-11）。新标准以2个重要的循证医学临床研究为基础，即“ETDRS”及“Wisconsin糖尿病性视网膜病变流行病学研究（WESDR）”，并为每一分型提供相应的治疗建议（表4-4-2-12）。

表4-4-2-10　糖尿病性视网膜病变国际临床分型

病　变	扩瞳眼底检查所见
无明显视网膜病变	无异常
轻度非增殖性糖尿病性视网膜病变	仅有微动脉瘤
中度非增殖性糖尿病性视网膜病变	微动脉瘤伴轻至重度非增殖性视网膜病变
重度非增殖性糖尿病性视网膜病变	出现以下任一改变，但无增殖性视网膜病变的体征： ①4个象限中每1象限出现>20处视网膜内出血；②在>2个象限出现静脉串珠样改变；③至少1个象限出现明显视网膜内微血管异常
增殖性糖尿病性视网膜病变	出现1种或1种以上改变：①新生血管；②玻璃体积血或视网膜出血

表4-4-2-11　糖尿病黄斑水肿国际临床分型

分　型	扩瞳眼底检查所见
无明显黄斑水肿	后极部无明显视网膜增厚或硬性渗出
存在明显黄斑水肿	后极部存在视网膜增厚或硬性渗出
轻度糖尿病性黄斑水肿	后极部存在部分视网膜增厚或硬性渗出/远离黄斑中心
中度糖尿病性黄斑水肿	视网膜增厚或硬性渗出接近但未累及黄斑中央凹

表4-4-2-12　糖尿病性视网膜病变的治疗建议

分　型	治疗建议
无明显视网膜病变	优化内科治疗，控制高血糖、高血压和高血脂
轻度非增殖性糖尿病性视网膜病变	优化内科治疗，控制高血糖、高血压和高血脂
中度非增殖性糖尿病性视网膜病变	通报眼科医师，优化内科治疗，控制高血糖、高血压和高血脂
重度非增殖性糖尿病性视网膜病变	散在或全视网膜光凝，优化内科治疗，控制高血糖、高血压和高血脂
增殖性糖尿病性视网膜病变	出现玻璃体积血和视盘新生血管出现前行播散或广泛视网膜光凝，优化内科治疗，控制高血糖、高血压和高血脂

（二）视网膜病变的性质与程度　NPDR以视网膜血管（主要是微血管）的结构异常为特征，表现为视网膜微血管瘤（毛细血管壁外膨）、视网膜水肿、脂质渗出和视网膜内出血（正常眼底及常见糖尿病视网膜病变可参见文末彩图4-4-2-16~彩图4-4-2-23）。PDR在上述表现的基础上，在虹膜和视网膜内出现新生血管。新生血管内含血管和纤维组织，新生的血管可引起视网膜前和玻璃体积血，纤维组织收缩可引起视网膜剥脱。PDR以新生血管形成为特征，这些新生血管的增长速度不一。半透明纤维组织在新生血管附近，而不透明的纤维组织黏附在玻璃体周围。眼科检查时需注意有无新生血管、新生血管存在的部位及其程度、有无视网膜前出血或玻璃体积血。

1. 微血管瘤　在检眼镜下，可见大小不等、边界清楚、红或暗红的斑点，一般长期不消退，也可逐渐变成粉红色或边缘发白，最后形成小圆白点。微血管瘤边界清楚、呈红或暗红的圆形斑点，大小不一，小如针尖或至视网膜小血管直径大小。微血管瘤渗漏是视网膜水肿的重要原因，其数目多少及变化可反映视网膜病变的轻重与进展状况。早期糖尿病性视网膜病变治疗研究(ETDRS)规定:视网膜内最大直径<125μm 的边界清楚的红色斑点为微血管瘤;而最大直径≥125μm、边界光滑、清晰、圆形、中心有反光者则为大微血管瘤;所有其他红色斑点最大直径≥125μm 或者看似微血管瘤而不符合上述条件者均为视网膜内出血。

2. 出血斑和渗出斑　硬性渗出斑是水肿后神经组织分解产生的脂质堆积所致,其特点是边界清楚的黄白色斑点,大小类似于微血管瘤,可呈环状排列,还可互相融合呈大斑块状。在激光检查是,可发现硬性渗出在神经上皮层间的小斑块状强反射,完全遮蔽下方光反射。出血斑和渗出斑可有三种主要表现:①出血斑:一般多为圆形,位于深层,边界不清。少数病重者,可有浅层条状或火焰状出血斑。出血斑可于几周内吸收。破裂的微血管瘤、毛细血管失代偿和视网膜内微血管异常都会导致视网膜内出血。出血的眼底表现反映了出血所在视网膜层的结构。在神经纤维层的出血为火焰状,而在深层的出血则表现为点状或圆形斑块状。②"硬性"渗出斑:为黄白色、边界清楚的小白斑点。数个或成堆出现。在黄斑处,可呈放射状排列。重者可互相融合成较大的脂样斑块,病情好转后经过长时间可逐渐吸收。③棉绒斑:一般为 1/4~1/3 NVD,偶有大于 1/2 NVD 者,颜色灰白,边缘可见出血斑和微血管瘤。偶见迂曲扩张的毛细血管,个别绕有硬性渗出斑。棉絮状白斑是由于视网膜神经纤维层的局限性、缺血性坏死,神经纤维肿胀,断裂成无结构的细胞小体,逐渐被胶质组织所代替而形成的,荧光血管造影表现为毛细血管无灌注的低荧光区;呈边界不清的灰白色斑块,通常消退较慢,可持续存在。软性渗出是视网膜神经上皮不规则增厚、囊样改变的结局。

视网膜静脉早期病变的特点是静脉充盈扩张,颜色暗红,以颞侧静脉明显;至病变晚期,静脉可发生管径不匀,呈梭形、串珠状或球状扩张或纽袢状及局限性管径狭窄伴有白鞘,甚至部分或全部闭塞等特殊改变。视网膜动脉改变是 DR 的较晚期表现,可见动脉小分支呈白线状,且白线很细,色淡,常被周围新生血管所掩盖。这种末梢小动脉的改变是糖尿病特异性的动脉病变。

3. 视网膜病变　主要有以下几种:①视网膜水肿:是血管通透性改变的后果。眼底荧光摄影(FFA)可见微血管瘤,有病变的毛细血管或小血管均可有渗漏。故视网膜呈现局限或广泛水肿。②视网膜血管改变:包括动脉粥样硬化和小动脉闭塞。早期静脉充盈曲张,常呈暗红色;晚期可出现梭形、串珠样或球形扩张,甚至呈扭曲圆绊状或局限性狭窄,伴有白鞘。最初表现为细的新生血管,有很少的纤维组织,以后新生血管与纤维组织均增加,最后新生血管退行性变,残留纤维组织与含较少血管的结缔组织膜片。③视网膜前出血或玻璃体积血:当新生血管破裂,或来自视网膜静脉的较大量的出血,位于内界膜下或视网膜前玻璃体膜之后,常靠近后极,遮蔽该处视网膜结构,可为一片或几片大小不等的出血。根据出血多少,眼底可十分模糊,或发暗而不能看到眼底红光。④视盘水肿:视盘水肿时,并不都并发视力丧失或糖尿病的全身并发症,相应的视网膜病变和水肿在短期内可能吸收。⑤视网膜脂血症:为少见的糖尿病并发症,多发生于糖尿病合并酸中毒的青年患者,是血内类脂质过高所引起。检眼镜下可见视网膜血管被乳化的脂质充盈呈橙色、黄色,甚至是乳白色,乳头颜色变淡,脉络膜血管颜色也变淡,一般无视力障碍,经过降脂治疗,视网膜脂血症可迅速消失。⑥黄斑病变:表现为相互关联,而又各有特点的四型,即病灶型黄斑病变、缺血型黄斑病变、混合性黄斑病变和视网膜增厚。

视网膜内微血管病变(IRMA)多显示为棉绒斑及其附近的视网膜毛细血管异常扩张、迂曲、粗细不均;FFA 检测显示为片状无灌注区周围的残余毛细血管床不规则节段性扩张,动静脉短路,其外围可见多量微血管瘤。视网膜无灌注区(NPA)的特点是毛细血管和前小动脉闭塞,附近周围有微血管瘤、短路血管等。新生血管单独或伴纤维组织增生时,常粘于玻璃体皮质层,如发生玻璃体后脱离,由于牵拉可使新生血管破裂出血。出血可位于内界膜下或视网膜与玻璃体后界膜之间,可有液平,也可呈圆形、椭圆形或片状。当出血进入玻璃体内,即形成玻璃体积血。

4. 纤维增生与牵拉性视网膜脱离　当视网膜出血和玻璃体出血量多或反复发生时,常不能全部吸收而逐渐形成;增生的纤维组织呈白色及灰色条索状或膜状,附着于视网膜表面或伸至玻璃体内。增殖膜及条带收缩对视网膜产生牵拉,可使视网膜表面扭曲,发生牵拉性视网膜脱离。

(三)增殖型病变的危险因素

1. 轻度 NPDR　在 1 年内发生 PDR 的危险性为 5%,而在 5 年内发生高危 PDR 的危险性为 15%;中度 NPDR 在 1 年内发生 PDR 的危险性为 12%~27%,而在 5 年内发生高危 PDR 的危险性为 38%。一般地说,轻度和中度 NPDR 患者不需要全视网膜光凝,可 6~12 个月随访 1 次。如果伴有黄斑水肿,随访间隔时间需缩短。如果出现临床意义的黄斑水肿(CSME),最好进行局部激光治疗。若有发生视网膜病变的危险性因素存在,随访间隔时间也需缩短。

2. 重度 NPDR　在 1 年内发生 PDR 的危险性为 52%,在 5 年内发生高危 PDR 的危险性为 60%,这些患者需每 2~4 个月随访 1 次。若伴有 CSME,必须行局部激光治疗,因为这些患者容易发展成 PDR。对于需进行全视网膜光凝者,即便无 CSME,而仅仅是黄斑水肿,也要局部激光治疗。

3. 极重度 NPDR　在 1 年内发生 PDR 的危险性为 75%,是全视网膜光凝的适应证。若有黄斑水肿,也需局部激光治疗,随访间隔时间为 2~3 个月。早期 PDR,有 75% 的危险性在今后 5 年内发展成高危 PDR,需行全视网膜光凝。

4. 视网膜病变伴黄斑水肿　对于有新生血管的重度或极重度 NPDR 或 NVD,若出现黄斑水肿,无论有无临床意义,为准备行全视网膜光凝,均需先行局部性激光治疗。早期治疗可使严重视力丧失的危险度及需行玻璃体切割的可能性下降 50%。

(四)糖尿病性黄斑病变　糖尿病黄斑病变与糖尿病视网膜病变的发病机制相似,但不完全平行[36]。糖尿病性黄斑病变分为黄斑水肿(局限性非囊样黄斑水肿和弥漫性囊样黄斑水肿)、黄斑缺血和增生性视网膜玻璃体病变对黄斑的侵犯三种情况。黄斑水肿是指黄斑区毛细血管内皮细胞屏障功能破坏,通透性增加及微血管瘤渗漏形成,可严重影响中心视力。ETDRS定义的糖尿病临床有意义的黄斑水肿特点是:①视网膜水肿增厚,范围在黄斑中心500μm区;②硬性渗出侵犯黄斑中心500μm区;③病变位于黄斑区任一象限,有部分侵犯黄斑中心凹。局限性水肿的特点是:①局部视网膜微循环异常、微血管瘤及扩张毛细血管渗漏;②检眼镜下,黄斑中心凹光反射消失;③前置镜下,可见视网膜厚度增加。OCT表现为黄斑中心多个囊样液性暗区。弥漫性水肿则表现为弥漫性扩张毛细血管渗漏,可能预示疾病的快速进展,亦可发生于全视网膜光凝后。

【诊断和鉴别诊断】

为了更好地防治视网膜病变,一般要求T1DM者发病5年时或者在青春期时需要首次检查,以后每1~2年检查1次;T2DM者在确诊时需首次检查,以后每1~2年检查1次;糖尿病妇女在妊娠前需作全面的眼科检查,受孕早期再行检查,以后每3个月随访检查1次,产后3~6个月内重复1次。上述情况如伴有视网膜病变的危险性因素,随访间隔时间需缩短。如果发现有视网膜病变,则按视网膜病变的要求进行眼科检查。

(一)一般眼科检查　视网膜病变的诊断主要靠临床症状结合眼科检查的结果。眼科的一般检查包括视力检查、扩瞳后裂隙灯下三面镜或前置镜检查、直接或间接检眼镜检查等。糖尿病做眼底检查扩瞳前,应注意询问患者有无青光眼病史及症状,必要时,先测眼压,再扩瞳查眼底,否则有诱发青光眼的危险。视网膜病变筛查对象:①成年和青少年T1DM发病后5年者;②T2DM初诊后;③糖尿病妇女准备妊娠前、妊娠期间和分娩后。

(二)特殊眼科检查　临床上应用眼底荧光血管造影,动态地观察视网膜微循环和血管病变,阳性体征发现率较检眼镜检查高。推荐将眼底照相术作为糖尿病眼病的筛查手段,诊断T2DM后应该尽快进行眼底检查。推荐每年进行眼科检查1次,或至少2~3年进行1次。高质量的眼底照相术可发现更多的临床DR患者。2010年版的ADA临床实践指南推荐将眼底照相作为糖尿病患者眼底的筛查工具,但是它不能代替综合性的眼科检查。

1. 眼底荧光造影　正常人眼底荧光造影见图4-4-2-24。早期病例可见荧光素不能灌注的毛细血管闭锁区(图4-4-2-25),该闭锁区多位于后板部。在中等程度的视网膜病变患者,毛细血管闭锁范围较广泛,在其边缘或附近,毛细血管呈普遍扩张,有的呈环形或发针样迂曲,有荧光素渗漏,常可见硬性渗出物、微血管瘤或新生血管(图4-4-2-26~图4-4-2-29)。造影所见视网膜毛细血管瘤远比检眼镜下所见的数目多。早期多在动脉侧,有的直接见于动脉上。进行荧光造影时,应注意:少数患者可对荧光素过敏,甚至发生过敏性休克。另外,对严重心、脑血管疾病,肾功能不全,屈光介质混浊者慎用。

2. 激光扫描检眼镜　无须扩瞳,虽在检测棉絮状斑和细小的视网膜内微血管异常时不够理想,但不会遗漏活动性新生血管形成和所有需要治疗的病变。

3. 彩色多普勒超声检查　应用彩色多普勒对糖尿病视网膜血流动力学进行检测,发现在临床视网膜病变出现前,视网膜血流动力学已有异常变化,主要表现为视网膜动脉系

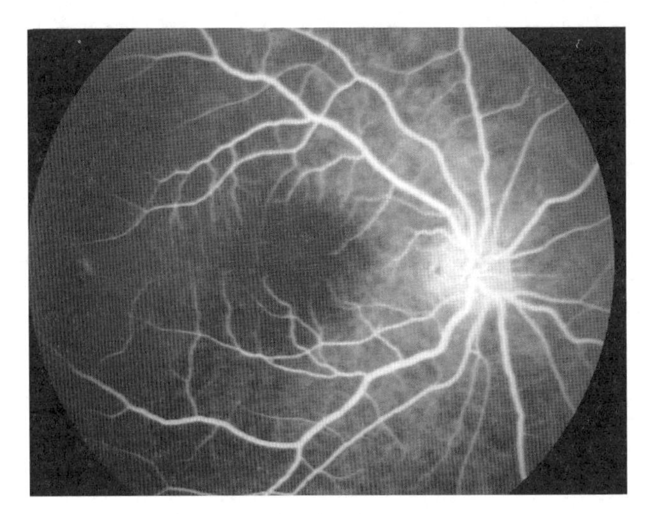

图4-4-2-24　正常眼底荧光造影图

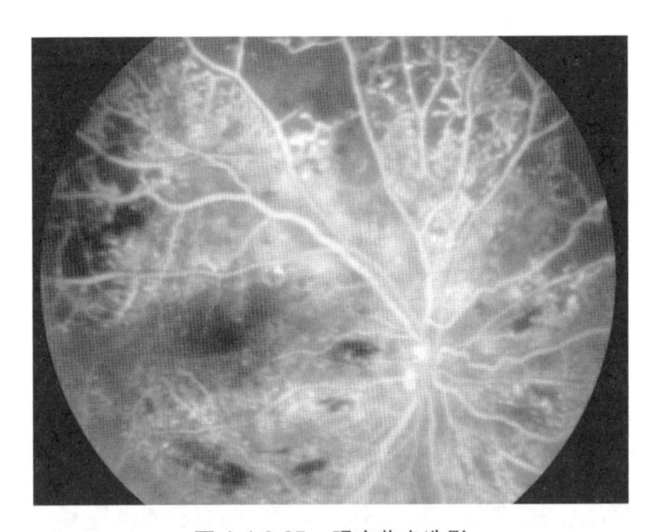

图4-4-2-25　眼底荧光造影
示无灌注区

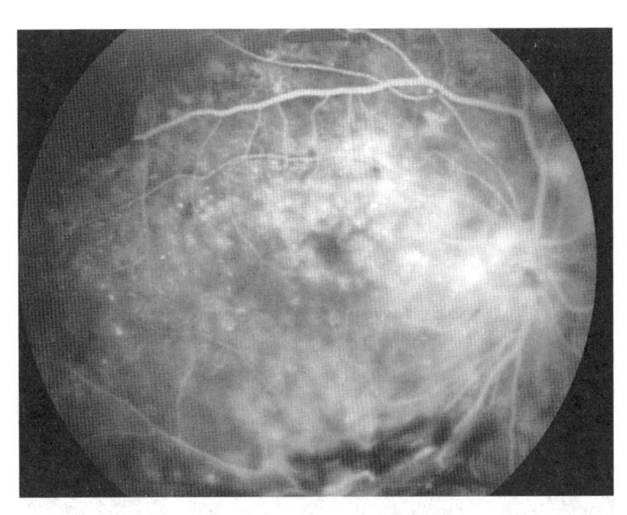

图4-4-2-26　眼底荧光造影
微血管瘤、出血、硬性渗出

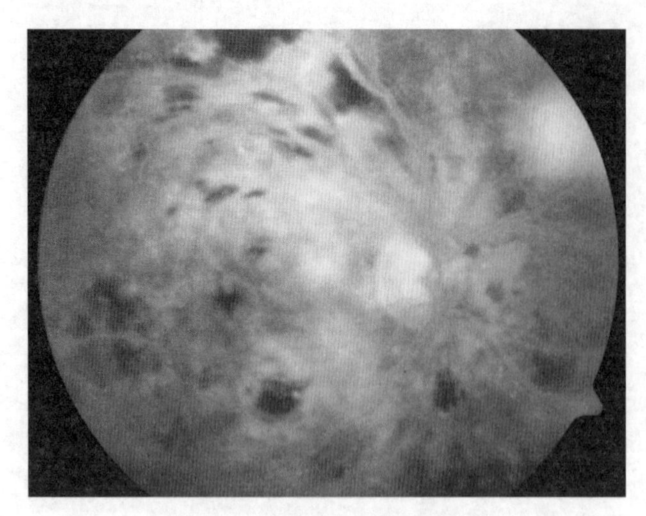

图 4-4-2-27 眼底荧光造影
荧光渗漏、部分区域荧光遮蔽及无灌注区

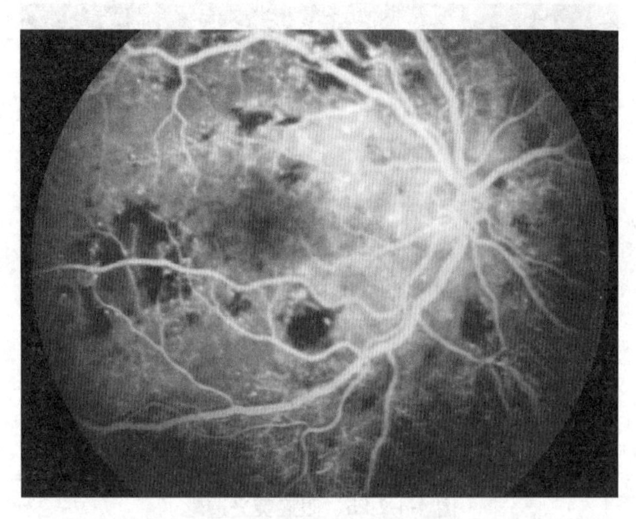

图 4-4-2-28 眼底荧光造影
微血管瘤、无灌注区及可疑新生血管芽

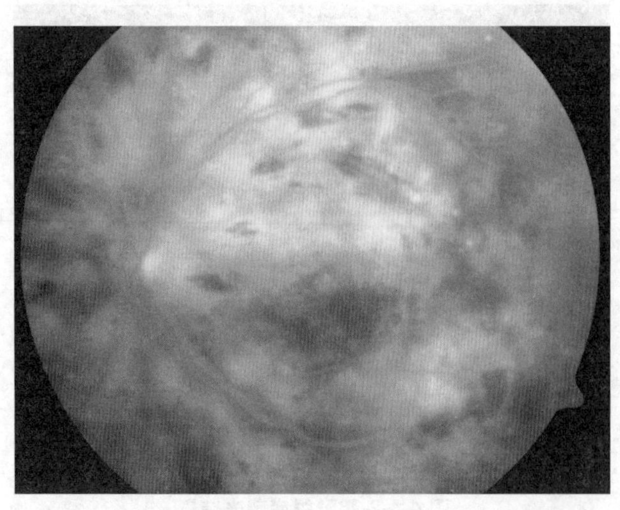

图 4-4-2-29 荧光造影图
微血管荧光素渗漏，部分无灌注区及荧光遮蔽

统灌注降低和静脉淤滞[37]。

4. 多焦视网膜电图 多焦视网膜电图(multifocal electroretinogram，MERG)能客观、准确、定位、定量、精确、敏感和快速地测定后部视网膜23°范围内的视功能，对于视网膜病变的早期诊断具有极其重要的价值。以P1波反应密度最敏感，而且能检测病程的进展，判断疗效和预后，异常检出率最高。视网膜病变时MERG的P1和N1波反应密度呈下降趋势，潜伏期呈延长趋势，并且与病程呈极显著相关，N1波反应密度到晚期才出现异常。

5. 视网膜电生理图 DR时，视网膜振荡电位(OP)总和振幅和各子振幅均逐渐降低。OP及其子振幅与视网膜病变早期的相关性，有助于了解视网膜病变患者临床前期和早期病变的功能学形态，对追踪病情、观察疗效及评价预后有一定的意义。

6. 光学相干断层成像技术 近年发展起来的光学相干断层成像技术(optical coherence tomography，OCT)用于糖尿病黄斑水肿(diabetic macular edema，DME)的诊断具有较多优越性，尤其可测量黄斑和视网膜神经纤维层的厚度[38-39]。

(三) 糖尿病视网膜病变与高血压视网膜病变的鉴别 视网膜病变并非糖尿病所特有，可见于许多疾病，但临床上的DR主要应与高血压性视网膜病变鉴别(表4-4-2-13)。

表 4-4-2-13 糖尿病视网膜病变与高血压性视网膜病变的鉴别

鉴别点	高血压性视网膜病变	糖尿病视网膜病变
水肿	视盘及视网膜水肿	轻或无
渗出物	白色棉絮状渗出斑/黄斑部呈星状排列	腊肠样棕黄色硬性渗出物/围绕黄斑呈环形排列
出血	浅层、火焰状或线状	深层，点状、圆形或不规则形
血管变化	最早为小动脉病变	最早为毛细血管及静脉病变
	可见痉挛和硬化	可见微血管病变和新生血管

【治疗】

治疗的原则是均衡饮食，适度运动，保持血糖正常；控制血压、血脂在正常范围；戒烟；保持良好的精神状态。定期眼科检查，在确诊糖尿病时就到眼科做全面检查，以后每年复查1次有视网膜病变者，每3个月复查1次，见表4-4-2-14。

表 4-4-2-14 糖尿病眼底病变的追踪观察

视网膜病变程度	随诊间隔(月)
无视网膜病变或只有微血管瘤	12
轻/中度NPDR不伴有黄斑水肿	6~12
轻/中度NPDR伴黄斑水肿，临床表现不明显	4~6
轻/中度NPDR伴黄斑水肿，临床表现明显	3~4
重度NPDR	3~4

(一) 控制代谢紊乱 DCCT和UKPDS已证实，控制血糖可延缓微血管并发症的发生。除了饮食治疗和运动疗法以外，胰岛素和口服降糖药是主要的治疗手段。糖尿病微血管并发症是经过相当长的时间逐渐形成的，而试图通过降

低血糖来控制视网膜病变也需要一个相当长的过程。由于“高血糖记忆”效应,血糖恢复正常后仍然存在高血糖导致的微血管改变的持续进展,即使将血糖恢复于正常血糖环境中,视网膜病变仍然进展,表明单纯控制好血糖并不能阻止晚期视网膜微血管病变的进展。DR 具有慢性低度炎症的许多特征,当早期糖代谢控制良好时,视网膜病变的进展可被长期抑制;相反,如糖代谢控制不好,视网膜病变的进展速度并不因为以后的良好控制而缓解,这种代谢记忆现象要求糖尿病的治疗理念必须有所改变,即通过早期良好的血糖控制而发挥有利的代谢记忆效应[40]。

在 DCCT 研究结束后,原常规治疗组与原强化治疗组对视网膜病变和肾病的发生与严重程度的影响的后续效应可达 4 年,尽管 4 年中,两组的 HbA_{1c} 值几乎相等,胰腺移植也未能有效阻止视网膜病变患者的病程。研究表明,病前的 HbA_{1c} 和第 1 次就诊时的血糖水平影响视网膜病变的发展,提示在糖尿病开始阶段达到最佳血糖水平是至关重要的,因为 HbA_{1c} 水平在糖尿病第 1 年就与以后 BDR 的发展密切相关了。因此,长期糖尿病控制并不应仅指高血糖控制,更重要的是如何通过全面措施降低微血管和大血管并发症的危险性。

(二) ACEI/ARB　ACEI 用于治疗视网膜病变可能有多个作用途径。尽管研究结果不完全一致,但总体评价是:有效控制血糖并联合 ACEI 是视网膜病变的最佳治疗策略,其临床依据有:①赖诺普利(lisinopril)和雷米普利(ramipril)降低糖尿病鼠 VEGF 和 2 型 VEGF 受体表达。②培哚普利(perindopril)降低糖尿病大鼠结缔组织生长因子的水平。③卡托普利(captopril)和赖诺普利分别能抑制葡萄糖在大鼠和猪视网膜中的积聚。卡托普利改善 BDR 患者血-视网膜屏障的功能,减少白蛋白渗漏;赖诺普利(lisinopril)抑制视网膜病变的发生和进展。④ACEI 治疗可以改善糖尿病高血压患者眼底血流动力学环境,抑制视网膜病变的进展,而 β 受体阻滞剂则起相反的作用。⑤欧洲赖诺普利治疗胰岛素依赖型糖尿病对照试验(EUCLID)发现,赖诺普利能减少正常血压 T1DM 患者发展为 PDR,但是心脏后果预防评估研究(HOPE)、糖尿病适度血压控制(ABCD)和 UKPDS 大型试验却未能发现 ACEI 对视网膜病变的治疗作用。⑥血管紧张素受体阻断剂坎地沙坦(candesartan)降低糖尿病大鼠 VEGF 的表达和改善视网膜血流异常,而氯沙坦(losartan)未能改善视力。

(三) 控制血压和调脂治疗

1. 控制血压　高血压增加视网膜病变的风险,并且加速视网膜病变及黄斑水肿的进展。Wisconsin DR 流行病学研究(WESDR)显示,视网膜病变的进展与基础舒张压增高相关,在 4 年的随访研究中,视网膜病变的进展与舒张压的持续增高相关。其中,老年起病的黄斑水肿高发病率与舒张压增加相关。1998 年,UKPDS 研究组报告了严格控制血压对视网膜病变的治疗意义。ABCD 研究显示,对血压<140/90mmHg 的糖尿病患者进行严格控制,可以延缓视网膜病变的进展。EUCLID 研究发现,赖诺普利可延缓血压及尿微量白蛋白正常的 T1DM 患者视网膜病变进展。

2. 调脂治疗　视网膜脂质渗出与血胆固醇和低密度脂蛋白胆固醇密切相关,降低血脂有助于改变视网膜状态。

3. 醛糖还原酶抑制剂治疗　目前已报道 100 余种有体外活性的醛糖还原酶抑制剂(aldose reductase inhibitor,ARI),按结构分主要有羧酸类和海因类。羧酸类 ARI 主要有托瑞司他和依帕司他;海因类主要有索比尼尔(sorbinil)和甲索比尼尔(methosorbinil)。ARI 通过抑制多元醇代谢途径中的醛糖还原酶改善多元醇代谢的紊乱,提高 Na^+-K^+-ATP 酶的活性,改善周细胞的功能并促进周细胞摄取多元醇,恢复神经传导速度,防止视网膜组织中蛋白异常渗漏。中药对这条通路的研究较多,密蒙花和蔓荆子中的木樨草素是有效的 ARI;黄芩苷、知母水提物、茵陈煎剂及茵陈中所含的 6,7-二甲氧基香豆素(6,7-escoparone)和槲皮黄素(quercetin)具有 ARI 作用;茵陈色原酮(capillarisin)也具 ARI 作用。另外,甘草、金银花和旋覆花等中药对醛糖还原酶均有一定的抑制作用。但是否能延缓视网膜病变的发展不明。

4. 上皮细胞增殖抑制剂　视网膜缺氧能产生血管内皮生长因子(VEGF),可刺激上皮细胞有丝分裂,VEGF 抗体能防止虹膜新生血管形成。在体外,已证实蛋白激酶 C(VEGF 发生作用途径中的酶)抑制剂阻止血管新生的形成,口服毒性小,可用于 DR。

(四) 抗 VEGF 治疗　自由基清除剂如维生素 E 和 SOD 可减少脂质过氧化的产生,保护内皮细胞及周细胞。

VEGF 家族成员包括 VEGF-A、VEGF-B、VEGF-C、VEGF-D 和胎盘生长因子(placental growth factor,PGF),其中 VEGF-A165 异构体与 DR 的关系最密切。VEGF 使用包括 VEGFR1 和 VEGFR2 两种,视网膜主要表达 VEGFR2,是血管生成的主要介导因子(图 4-4-2-30)。

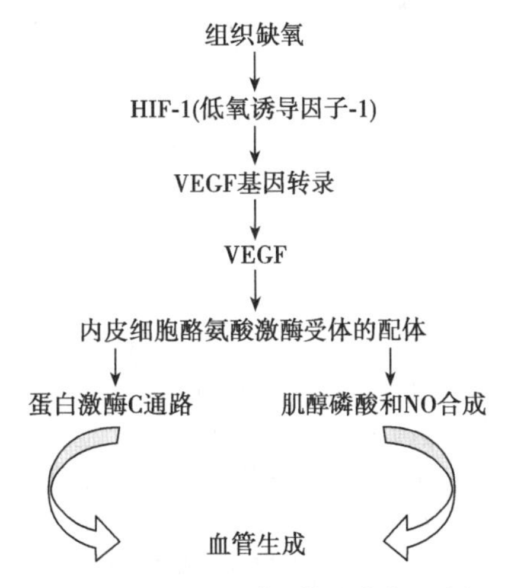

图 4-4-2-30　视网膜血管生成信号途径

VEGF 也通过 NO 导致血管扩张,加重黄斑水肿。因此,临床上可应用贝伐单抗阿瓦斯丁(avastin,bevasiranib)、哌加他尼钠(pegaptanib sodium)或雷珠单抗(ranibizumab)治疗视网膜病变和黄斑水肿。亦可应用 VEGF 受体拮抗剂(aflibercept)治疗[41],但疗效有待进一步证实。

(五) 其他药物治疗

1. 2,5-二羟基苯磺酸钙　羟苯磺酸钙于 20 世纪 70 年代投入临床用于糖尿病微血管病的防治,1997 年,羟苯磺酸钙被载入欧洲药典；1998年，羟苯磺酸钙被载入英国药典。2,5-二羟基苯磺酸钙（calcium dihydroxy 2,5-benzenesufonate，导升明，doxium）的研究表明：①通过减少组胺、5-羟色胺、缓激肽、前列腺素和血栓素等血管活性物质的合成，改善高血糖引起的视网膜微循环障碍；②降低大分子血浆蛋白如纤维蛋白原和α球蛋白水平，调节白蛋白/球蛋白比值，降低红细胞刚性和聚集性，增强纤维蛋白酶的活性，激活纤维蛋白溶解，降低血浆高黏滞性；③抑制醛糖还原酶，减少山梨醇形成，降低毛细血管的高通透性和血细胞的高聚性；④减少血小板聚集因子的合成和释放，抑制腺嘌呤核苷二磷酸（ADP）诱导的血栓形成。但目前仍缺少大的临床多中心随机对照研究结果的支持。

2. 胰激肽原酶　胰激肽原酶（pancreatic kininogenase，PK）是一种含有唾液酸的糖蛋白，是组成机体内血管缓激肽-激肽系统（kallikreirrkinin system，KKS）的重要成分，在PK的作用下，激肽原释放出激肽。激肽一方面具有松弛血管平滑肌、扩张血管、改善循环和一定的降血压作用；另一方面，激肽使微血管扩张，微血管内血流速度加快，器官组织的血流灌注增加。PK还激活纤溶酶，提高纤溶系统活性，抑制血小板聚集，降低血黏度，防止微血管基底膜增厚等作用。研究表明，视网膜病变患者每次口服PK 240U，每日3次，治疗2个月后总有效率为82%；还有作者观察了糖尿病单纯型视网膜病变口服PK 3个月的疗效，认为PK对消除视网膜微血管瘤和促使渗血吸收的总有效率为63.3%，优于双嘧达莫治疗组。PK可改善视网膜血流状态，纠正视网膜缺氧，减少微血管痉挛，阻止类脂质在视网膜上沉着而形成棉絮状白斑及边缘清楚的软性渗出斑，改善视网膜上出现的大片毛细血管闭塞区，有利于视网膜微血管和出血灶的吸收。但急性出血期禁用。

3. 递法明（difrarel）　改善微循环，具有抗炎、抗渗出和抗出血的作用。在欧洲，递法明用于临床治疗视网膜病变已多年。它的主要成分为欧洲越橘花青苷（myrtie whortleberry cyanin）和β-胡萝卜素（β-carotene），能抑制胶原酶对胶原的降解，稳定基底膜和胶原纤维网，使毛细血管通透性恢复正常，增强血管的抗性，清除自由基，对抗过氧化，对早期视网膜病变有一定疗效。用法为每日300mg，分3次口服，每月连用20天，疗程3个月。

4. 抗氧化剂　见表4-4-2-15。前列腺素E具有抵抗内皮素作用，能直接作用于血管平滑肌，扩张血管，提高血流量，抑制血小板聚集，增强红细胞变形能力，防止再灌注损伤及稳定溶酶体。研究表明，前列腺素E能降低血管内皮素、血脂、空腹血糖、餐后血糖、空腹胰岛素和餐后胰岛素的水平，改善高凝状态。

表4-4-2-15　糖尿病视网膜病变的抗氧化制剂

抗氧化剂	作用机制
维生素C和维生素E	清除自由基/促进谷胱甘肽还原酶/谷胱甘肽过氧化酶和SOD活性/降低视网膜氧化应激/降低蛋白激酶和一氧化氮活性/减少细胞凋亡
维生素E	自由基清除/避免脂质过氧化
β-胡萝卜素	降低视网膜氧化应激和蛋白激酶C活性/减少视网膜细胞凋亡
α-硫辛酸	抑制NF-κB和细胞凋亡/阻止GSH还原/降低丙二醛（MDA）和血管生成因子水平
N-乙酰半胱氨酸（NAC）	抑制NF-κB和细胞凋亡/降低ROS-VEGF与ICAM-1表达/抑制巨噬细胞和小胶质细胞
氨基胍	抑制氧化应激/抑制NO和PKC/抑制脂质过氧化和AGE生成
姜黄素	增加抗氧化物质水平/抑制糖尿病引起IL-1/VEGF/NF-κB升高
碧萝芷	抗氧化
牛磺酸	维持视网膜的正常结构/防止细胞凋亡/增强抗氧化/增加细胞内GSH
锌	其主要依赖于GSH水平

5. 小剂量阿司匹林　能抑制环氧化酶活性，阻止促凝血素生成，防止异常血小板凝集及血栓形成，有利于包括视网膜在内的全身微循环的改善。但大剂量时，也能抑制血管内皮PGI合成，而PGI恰恰又是阻止血小板凝集所必需的。因此常用小剂量肠溶剂，每晚1次，100mg睡前服用。

6. 抗黏附分子抗体　能够减少白细胞停滞及其所带来的血管危害性。DT-TX30是一种将血栓素合酶抑制剂和血栓素受体拮抗剂混合的制剂。动物实验表明能降低毛细血管内血小板的聚集和血栓素B_2合成，改善微循环血流量；但是否加重玻璃体积血尚未定论。

7. AGE抑制剂　已报道的药物有：①氨基胍（aminoguanidine）；②焦磷酸硫胺素（thiamine pyrophosphate）/吡多胺（pyridoxamine）；③OPB-9195（四氢噻唑衍生物）；④替尼西坦（tenilsetam）；⑤LR系列化合物；⑥AGE断裂剂N-phenacylthiazolium bromide和ALT-711（二甲基噻唑，4,5-dimethythiazolium）；⑦水飞蓟宾、槲皮素、五味子、山茱萸、山楂、复方连竹胶囊和止消通脉宁等。

8. 生长抑素　抑制IGF-1引起的VEGF和ICAM-1表达，抑制视网膜新生血管生长。奥曲肽肌内注射对PDR的作用的临床试验结果显示，生长抑素降低NPDR及早期PDR患者视网膜光凝术的发生率。

9. 曲安奈德　曲安奈德（triamcinolone acetonide，TA）是一种糖皮质激素混悬液，可以逆转上述病理机制而改变视网膜血管内皮细胞的紧密连接，下调VEGF的表达。糖皮质激素通过抑制花生四烯酸途径减少前列腺素的产生，数十年来，一直被用来抑制眼内炎症及减轻血管渗漏，最先用于球周注射治疗葡萄膜炎并发或内眼手术引起的黄斑水肿等。玻璃体内注射TA治疗糖尿病性黄斑水肿（DME）后，患者视力改善。TA注射对光凝治疗无效的弥漫性DME疗效肯定，并可预测其并发症。每支TA制剂为40mg/1ml，常规小剂量为4mg/0.1ml，中剂量为8mg/0.2ml，大剂量为20mg/0.5ml（大剂量治疗后必须立即测量眼压，眼压过高需行前房穿刺)。高眼压或有青光眼病史者应为禁忌证。玻璃体内注射糖皮质激素也可和玻璃体切割术联合使用。手术中使用TA可增加玻璃体的可视性,便于术中玻璃体切割完全,增加手术的安全性。

10. 中药治疗 以养阴为主或佐以清热。后期阴损及阳,证属阴阳两虚,治宜阴阳双补。可加用活血和明目的药物,如杞菊地黄丸、石斛夜光丸和六味地黄丸等,增强滋阴补肾和明目的作用。中药活血化瘀药物如葛根、丹参和川芎素可促进出血吸收,改善视网膜功能。

(六)激光光凝治疗 进展性视网膜病变或已经进展为增殖型DR者,单用药物治疗难以改善眼底情况,应考虑眼局部的手术治疗。光凝的作用原理是破坏缺氧的视网膜,使其耗氧量减少,避免产生新生血管,并使其消退,从而达到保护部分视网膜、挽救视力的作用。激光视网膜光凝是治疗视网膜病变增殖前期及增殖期的有效方法,治疗的同时封闭新生血管,阻止或延缓视网膜病变的发展。应用激光凝固治疗封闭视网膜新生血管、微血管瘤以及有病变的毛细血管和小血管,以制止玻璃体内出血及视网膜水肿的发生。

全视网膜光凝(PRP)的适应证是增殖前期DR和增殖期DR。PRP光凝机制是:①破坏高耗氧的视网膜色素上皮细胞,使其瘢痕化,以改善视网膜缺血状态,使新生血管生长因子产生减少;②光凝治疗后,较大面积的视网膜血管被破坏,耗氧高的视网膜被耗氧低的瘢痕组织所替代,光凝后视网膜变薄,有利于来自脉络膜血液循环的氧供应至视网膜内层,使视网膜内层得到更多营养,改善视网膜缺氧状态,以维持正常的氧张力;③视网膜周边的区域被光凝后,改变了血流分布,使有限的血流更多地供应黄斑区,阻止病变进展,以缓解严重的视力下降。标准PRP光凝范围包括视盘上下、鼻侧各1个PD、黄斑中心凹上下与颞侧各2个PD,保留视盘黄斑束及颞侧上下血管弓之间的后极部,向周边至赤道部或略超过赤道部。提早进行光凝的条件是:①患者对治疗和观察方案的依从性差或不愿密切随诊;②即将行白内障手术,应考虑行早期光凝治疗;③医疗条件差,很难定期复查,应尽早行光凝治疗;④对侧眼的状态也是需要考虑的重要因素。

1. 非增殖期 光凝主要被用于黄斑水肿和环形渗出病灶。采用局部光凝治疗,包括局灶性与格栅样光凝(focal or grid pat-tern photocoagulation)两种形式。适应证为:①黄斑中央凹或在离中央凹500μm以内的视网膜水肿增厚者;②黄斑中央凹或在离中央凹500μm以内有蜡样渗出斑或合并视网膜水肿增厚者;③视网膜水肿增厚区>1个PD,且距中央凹已不足1个PD者。

2. 增殖前期 此期视网膜已有广泛的毛细血管无灌注及大范围水肿增厚,局部或局限于某一象限的光凝无效,应及早分次进行大范围视网膜光凝治疗(全视网膜光凝)。

3. 增殖期 进展为增殖期视网膜病变的高危因素为:①视盘面或离视盘缘1PD之内有中度或严重新生血管者;②视盘面或离视盘缘1个PD之内有轻度新生血管和有新鲜出血者;③中度或严重视网膜新生血管并有新鲜出血者。如果患者出现上述高危因素之一,即使新生血管面积只有1个PD左右,也必须进行大范围的视网膜光凝治疗。大范围视网膜光凝的部位是:眼底后极部(包括离视盘鼻侧缘1个PD)以外至赤道部宽阔的环形区内。光凝使大面积视网膜组织破坏,形成瘢痕,从而减少耗氧量,以保障眼底后极部血供,维持其正常氧分压。但激光也是一种破坏性治疗方法,光凝疗法有一定的适应范围,也有引起或加重黄斑水肿和玻璃体积血或白内障进展之虑;视网膜病变的光凝治疗对防止视力进一步损害有益,然而不能逆转其已损害的视力。单纯型一般不行光凝治疗。全视网膜激光凝固治疗可能出现眼部不适和疼痛、暗适应延长、周围视野显著降低、色觉降低、黄斑部水肿所致的视力急剧下降和视网膜中央凹烧伤。术后口服达纳康(tanakan)能减轻不良反应[42]。

4. 黄斑水肿 黄斑水肿的治疗方法主要有激光光凝和手术及药物。口服碳酸酐酶抑制剂治疗黄斑囊样水肿,可轻度增加视力。光凝治疗和玻璃体切割治疗无效的病例采用玻璃体腔内注射糖皮质激素治疗,取得较好的疗效。在DME的发生发展中,VEGF升高起着至关重要的作用。VEGF可通过增加紧密连接蛋白(occludin)磷酸化,减少occludin与claudin含量使血管通透性增加。短期的抗VEGF药物治疗可减轻黄斑水肿,改善视力。

(七)冷凝治疗 由于光凝治疗不能达到视网膜前部,必要时,可在眼球前表面的结膜、巩膜或巩膜表面做冷凝治疗,可对周边部视网膜达到与光凝类似的治疗目的。对有屈光间质混浊,不能采用光凝治疗的患者,也可采用冷凝疗法。广泛冷凝可导致玻璃体收缩引起出血或视网膜剥脱,因此,对有重度玻璃体视网膜牵引的患者应慎用。

(八)玻璃体切除 玻璃体切除手术的目的在于解除黄斑及其他视网膜牵拉,恢复屈光间质的透明性,以利于视网膜光凝治疗。玻璃体切割术适应于:①严重玻璃体积血、不清楚的玻璃体积血;②增殖性玻璃体视网膜病变,牵拉视网膜血管导致反复出血;③牵拉性视网膜脱离累及或威胁黄斑部、孔源性视网膜剥脱;④纤维增殖膜已侵犯黄斑或发生视网膜裂孔;⑤致密黄斑前出血;⑥黄斑水肿合并黄斑异位;⑦前节新生血管合并后节屈光间质混浊;⑧白内障合并增殖性糖尿病性视网膜病变;⑨尽管行全视网膜光凝治疗仍出现进展性、严重纤维血管增殖性病变。新的指征包括糖尿病黄斑部水肿伴玻璃体黄斑部牵拉和黄斑部玻璃体下出血。术前可作眼部B超,以了解玻璃体内出血和机化的范围以及是否已经发生视网膜剥脱,并作视网膜电图以估计术后视力恢复情况。手术成功率为50%~70%。严重玻璃体积血的视网膜病变患者应尽早行玻璃体切割术(3个月内)。

(九)糖尿病黄斑水肿的治疗 糖尿病黄斑水肿治疗策略见图4-4-2-31。糖尿病黄斑弥漫性水肿和糖尿病黄斑局限性水肿的定义不明确,缺乏统一标准。局限性DME常见,黄斑增厚少见,视力影响较轻,但通常两种类型合并存在。OCT可测量黄斑厚度,中央视网膜厚度反映视力损害程度。

糖尿病黄斑水肿的治疗主要包括激光光凝、玻璃体腔注射药物(糖皮质激素或抗血管内皮生长因子)、静脉注射曲安奈德、VEGF拮抗剂(倍加尼布,pegaptanib;雷珠单抗,ranibizumab)、玻璃体切除、类固醇激素埋入剂等[43]。其中,玻璃体腔注射抗血管内皮生长因子正成为目前治疗的新技术。

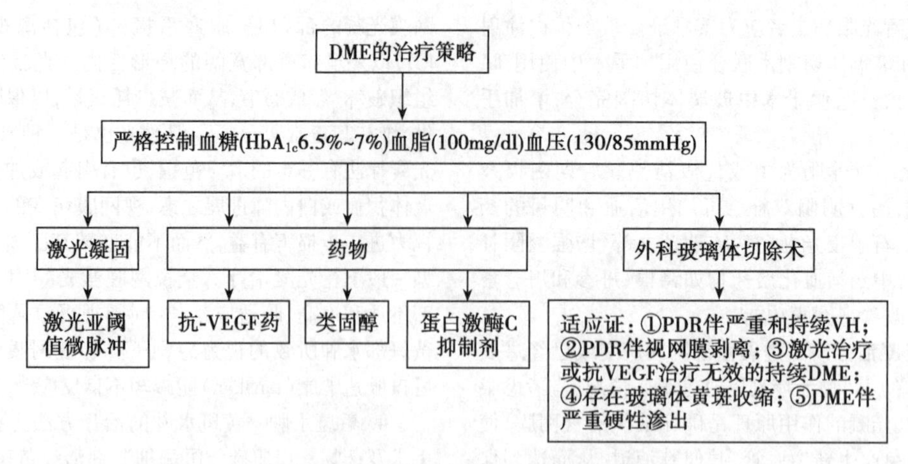

图 4-4-2-31 糖尿病黄斑水肿治疗策略

严格的血糖、血脂和血压控制是预防和治疗糖尿病黄斑水肿的关键，ADA 推荐 HbA_{1c} 目标值 6.5%~7%，血压目标值 130/85mmHg，血脂总值 100mg/dl；局部治疗措施包括激光光疗、晶体手术和晶体内注射药物(如糖皮质激素、抗 VEGF 制剂与 PKC 抑制剂)

尽管如此，激光光凝仍然是目前治疗的金标准和唯一经大样本、长期临床试验证明有效的治疗方法。黄斑水肿激光治疗的目的是：减少持续性黄斑水肿，减低视功能损害。其原理是清除陈旧的 RPE，刺激 RPE 活性，减轻黄斑水肿。黄斑水肿激光治疗的参考标准是：①视力>1.0，随访 3 个月，视力下降再作光凝；②视力降至 0.5、患者有主诉的弥漫性黄斑水肿应作光凝；③视力降至 0.3 的弥漫性黄斑水肿，即使无主诉也应作光凝；④局部黄斑水肿光凝治疗疗效佳。

黄斑水肿的光凝方法是局灶或焦点光凝，直接光凝单个或成簇的微血管瘤，局部光凝小段毛细血管引起的渗漏；格栅状光凝是在黄斑中心 500μm 以外的区域做 C 形或环形光凝。其中，改良的 ETDRS 格栅样光凝可降低激光强度，治疗范围仅为增厚的黄斑视网膜(包括视网膜无灌注区)和渗漏的微血管瘤。轻度黄斑格栅样光凝(MMG)采用阈下激光治疗，激光光斑均匀分散覆盖整个黄斑部，包括视网膜增厚区和非增厚区。玻璃体内注射雷珠单抗可使约 50% 的眼睛获得 20/20 视敏度，黄斑中心厚度降至 250μm 以下。局部使用的非甾体抗炎药、抗血管内皮细胞生长因子制剂的临床研究见表 4-4-2-16~表 4-4-2-19。

表 4-4-2-16 雷珠单抗治疗黄斑水肿的成功率

方法	注射次数			
	1	2	3	4
雷珠单抗+紧急激光治疗(n=180)				
<250CSF 厚度	24%	36%	45%	48%
≥84VA 计分	3%	4%	9%	12%
<250 或≥84	25%	37%	47%	51%
雷珠单抗+延迟激光治疗(n=181)				
<250CSF 厚度	25%	31%	44%	40%
≥84VA 计分	3%	8%	7%	7%
<250 或≥84	27%	34%	47%	43%

注：治疗成功是指视敏度计分达到 84(相当于 20/20)分以上或 OCT 的黄斑中心厚度小于 250μm；CSF：central subfield，中心子域厚度；VA：visual acuity，视敏度

表 4-4-2-17 局部使用的黄斑水肿非甾体抗炎药

药物	分类	临床应用	药物	分类	临床应用
吲哚美辛(0.5%)	吲哚乙酸衍生物	TID/QID	双氯芬酸(0.1%)	芳香乙酸衍生物	QID
酮洛酸氨丁三醇(0.5%)	芳香乙酸衍生物	TID/QID	氟比洛芬(0.03%)	芳香乙酸衍生物	QID
溴芬胺(0.09%)	芳香乙酸衍生物	BID	普拉洛芬(0.1%)	芳香乙酸衍生物	TID
奈帕芬胺(0.1%)	芳香乙酸衍生物	TID	吡罗昔康(0.5%)	烯醇酸衍生物	TID/QID

表 4-4-2-18 非甾体抗炎药与 VEGF 拮抗剂治疗研究

作者/年份	研究特点	NSAID 治疗	研究药物治疗	结果	结论
Russo/2013	前瞻性随机对照 眼睛 56 例/6 个月	酮咯酸 0.45%，3 次/天	酮咯酸+IVR/IVR 治疗新的渗出性 AMD	酮咯酸降低 CMT 厚度 37.1μm VA 无作用	局部使用酮咯酸抑制脉络膜血管新生
Gomi 等/2012	前瞻性随机对照 眼睛 30 例/6 个月	溴酚酸 0.1%，2 次/天	溴酚酸+IVR/IVR 治疗新的渗出性 AMD	降低 CMT	溴酚酸可能降低 IVR
Flaxel 等/2012	前瞻性随机对照 眼睛 30 例/12 个月	溴酚酸 0.09%，2 次/天	溴酚酸+IVR/IVR 治疗新的渗出性 AMD	降低 CMT 63.3μm	联合治疗渗出性病变有效

续表

作者/年份	研究特点	NSAID治疗	研究药物治疗	结果	结论
Chen 等/2010	回顾性非对照 眼睛25例/3个月	奈帕芬胺0.1%,3次/天	奈帕芬胺+IVR/IVB治疗顽固性AMD	对CMT无作用	解剖结构有改善
Zweifel 等/2009	回顾性非对照 眼睛22例/2个月	溴酚酸0.09%,2次/d	溴酚酸+IVR/IVB治疗顽固性AMD	VA无作用	无效

注:AMD:age-related macular degeneration,年龄相关性黄斑变性;VA:visual acuity,视敏度;CMT:central macular thickness,黄斑中心厚度;IVR:intravitreal ranibizumab,静脉注射雷珠单抗;IVB:intravitreal,bevacizumab,静脉注射贝伐珠单抗

表4-4-2-19 治疗视网膜病变的抗VEGF制剂

制剂	作用模式	分子量(kD)	批准时间
培加尼布	28碱基的核糖核酸适聚体	50	2004(FDA/增龄性黄斑变性)
雷珠单抗	贝伐珠单抗的单克隆抗体片段(Fab)	50	2006(FDA/增龄性黄斑变性) 2012(糖尿病黄斑水肿)
贝伐珠单抗	人抗VEGF mAb(抗VEGF165/结肠癌治疗)	149	2004(结肠直肠癌)
Aflibercept	重组VEGFR融合蛋白(与VEGFA/B和PGF结合)	115	2011(FDA/增龄性黄斑变性) 2012(欧洲药物局/增龄性黄斑变性)
KH902	融合蛋白(与所有VEGFA/VEGF受体1/2及IgG1的Fc结合)	143	2013(FDA增龄性黄斑变性)

注:核糖核酸适聚体:ribonucleic aptamer

【糖尿病其他眼病并发症】

除了上述的视网膜病变外,糖尿病可导致一系列眼部病变,如视盘病变(papillopathy)、白内障(cataract)、青光眼(glaucoma)和各种眼外病变。糖尿病患者应常规检查视野、瞳孔、眼底、前方角、眼内压等,以早期诊断这些眼部并发症。

(一)视盘病变 糖尿病视盘病变(diabetic papillopathy,DP)相对少见,发病率约占糖尿病患者的0.5%,与视网膜病变无直接联系,但非增殖性视网膜病变患者的发病率高于增殖性视网膜病变患者。可为单侧或双侧,主要表现为视盘水肿,可伴有视神经功能障碍。

1. 病理生理 与糖代谢状态有明确关系,被认为是小动脉缺血性视神经病变(non-arteritic anterior ischemic optic neuropathy,NAION)的一种特殊表现。但与NAION不同的是,DP属于无症状性视盘水肿,而NAION以急性视盘梗死为特征[44,45]。病变的发生主要与视盘周围血管网和表浅毛细血管内皮细胞受损有关。

2. 临床表现与诊断 血管荧光造影是诊断视盘病变的基本方法。多种原因可以引起视盘病变,因此,必须首先排除非糖尿病因素,如感染、炎症、肿瘤浸润、高血压、视盘水肿、假性视盘水肿等。糖尿病视盘病变主要见于糖尿病病情控制不良患者,患者无视力障碍、黄斑水肿症状。造影时,视盘荧光强度高。经治疗后,视力得到明显改善。必要时,通过测定血清维生素B_{12}、叶酸、血沉、C反应蛋白、眼眶MRI、血管紧张素转换酶抗体、抗核抗体、荧光密螺旋体抗体(fluorescent treponemal antibody)等进行鉴别。

(二)青光眼 糖尿病是引起新生血管性青光眼(neovascular glaucoma,NVG)的主要原因[46],但糖尿病与其他类型的青光眼关系未明。青光眼是一种视神经病变类型,而糖尿病单独可以发生视神经病变,所以两者的关系十分复杂。糖尿病患者的中心角膜厚度(central corneal thickness,CCT)增加是造成眼内压升高的重要原因[47]。开角型青光眼(OAG)是引起视力障碍的最常见原因。糖尿病眼内压升高、老龄和青光眼家族史是OAG的风险因素[48-50]。糖尿病视神经血管异常和氧化应激损害促进青光眼的发生。急性闭角型青光眼(ACG)与糖尿病患者的前房较浅,而晶体较厚有关[51,52]。新生血管性青光眼(NVG)是糖尿病的并发症[53],有时,在患者白内障手术或激光光凝治疗后发生,与手术炎症及血管屏障功能损伤有关。

(三)白内障 糖尿病性白内障(diabetic cataract)是糖尿病的典型慢性并发症[54]。白内障形成与高血糖有直接关系。雪花样白内障(snowflake like cataract)和混合型白内障(mixed cataract)常见于病情控制不佳的1型糖尿病患者[55,56]。多元醇途径激活引起的溶质性应激(osmotic stress)[57]、晶体蛋白非酶促性糖化和氧化应激是形成白内障的基本病因[58-62]。

(四)干眼综合征 干眼(dry eye)是眼泪膜和前表面病变的反映。糖尿病患者的泪液渗透压升高,眼表面炎症是引起干眼综合征的主要原因[63],有时也见于表面穿透性角膜炎(superficial punctuate keratitis)、神经营养性角膜病(neurotrophic keratopathy)和永存性上皮细胞缺陷(persistent epithelial defect)[64]。

(五)糖尿病角膜病 糖尿病可加速眼角膜表面异常-畸形的进展,临床上称为糖尿病角膜病(diabetic keratopathy)[65]。糖尿病患者的角膜容易发生角膜上皮细胞层糜烂[66],引起干眼综合征,并发表面穿透性角膜炎、神经营养性角膜病或永存性上皮细胞缺陷。目前认为,山梨醇浓度升高、糖化终产物增多和缺氧使基底膜增厚和破坏并存,上皮细胞脆性增加,愈合能力降低是糖尿病角膜病的病因。

【病例报告】

(一)病例资料 患者男性,60岁。因双眼视力下降6个月,左眼视力模糊加重3个月入院。患者既往有高血压、高胆固醇血症、2型糖尿病、慢性肾病和周围血管病。右侧视

敏度6/18,左侧6/12,瞳孔等大,对光反应正常,无传入性瞳孔反应缺陷,眼压正常。扩瞳后发现:双侧早期白内障,眼底特征见文末彩图4-4-2-32。

(二)病例讨论 本例眼底病变的诊断与处理应回答眼底病变的性质、使用何种扩瞳剂进行进一步眼底检查、引起眼底病变的全身性疾病和发病机制以及治疗措施。眼底照相发现因视网膜缺血引起VEGF分泌和异常血管增生,导致双侧严重增殖型糖尿病视网膜病变。增生血管见于视盘和视网膜。此外,可见多数视网膜内出血、血管功能紊乱、糖尿病黄斑水肿和血液渗出,右侧硬性渗出形成了视网膜黄色沉着物,但无棉絮状斑点。常用的扩瞳剂见表4-4-2-20。最合适的扩瞳剂是每个眼睛滴入1%的托吡卡胺1滴(作用时间20~30分钟),必要时可在20分钟重复1次,或与2.5%的去氧肾上腺素(phenylephrine)合用,但高血压患者应慎用去氧肾上腺素。

表4-4-2-20 常用扩瞳剂

制剂	最大起效时间(分钟)	作用维持时间
盐酸去氧肾上腺素(2.5%/10%)	20	3小时
托吡卡胺(0.5%/1%)	20~30	3~6小时
环喷托酯(0.5%/1%)	20~45	24小时
后马托品(2%)	20~90	2~3天
阿托品(0.5%/1%)	30~40	1~2周

扩瞳前,应先检查瞳孔的对光反应(swinging torch test),排除相对性传入性瞳孔反应缺陷症(relative afferent pupillary defect)。妊娠和哺乳慎用或减量使用,以免引起全身性反应。显然,仅有糖尿病可引起此种视网膜病变。糖尿病眼底病变的机制详见前述,视力下降是糖尿病视网膜病变的主要表现。治疗增殖型糖尿病视网膜病变的主要方法是全视网膜光凝(pan-retinal photocoagulation,PRP),玻璃体积血和收缩性视网膜剥离时可行玻璃体切割术(vitrectomy)。严重黄斑水肿宜采用贝伐珠单抗或雷珠单抗治疗。严格控制高血糖是防治糖尿病微血管病变的基本途径,同时治疗高胆固醇血症,非洛贝特也有一定疗效。

(夏令 廖二元)

第3节 糖尿病神经病变

糖尿病神经病(diabetic neuropathy)是糖尿病最常见的慢性并发症之一,病变可累及中枢神经及周围神经,以后者为常见。由于缺乏统一的诊断标准和检测方法,患病率10%~96%不等。在美国,病程在15~20年的糖尿病患者有临床症状的周围神经病变患病率估计在30%~50%。据统计,有糖尿病神经病变主诉的门诊糖尿病患者占25%,经音叉振动觉检查诊断者占50%,经复杂周围感觉神经与自主神经功能检查确诊者占90%。

【发病机制与病理】

周围神经纤维分为运动神经、感觉神经和自主神经三类(表4-4-3-1)。周围神经的解剖结构见图4-4-3-1。糖尿病性神经病变的发病机制尚不清楚,主要有代谢学说和血管学说,但均无法单独对其发病机制作出圆满解释。因此,多元论的发病观点正被大家接受。糖尿病性神经病变的发病机制可总结如图4-4-3-2。

表4-4-3-1 周围神经纤维的分类与功能

神经类型	运动神经	感觉神经			自主神经	
神经纤维	有髓纤维	有髓纤维	薄髓纤维	无髓纤维	薄髓纤维	无髓纤维
神经纤维的名称	Aα	Aα/β	Aδ	C	Aδ	C
神经纤维的直径	最大	较大	较小	小	很小	最小
功能	调节肌肉运动	触觉、振动觉、位置觉	温度觉、痛觉	心率、血压、泌汗、胃肠功能、泌尿生殖功能		

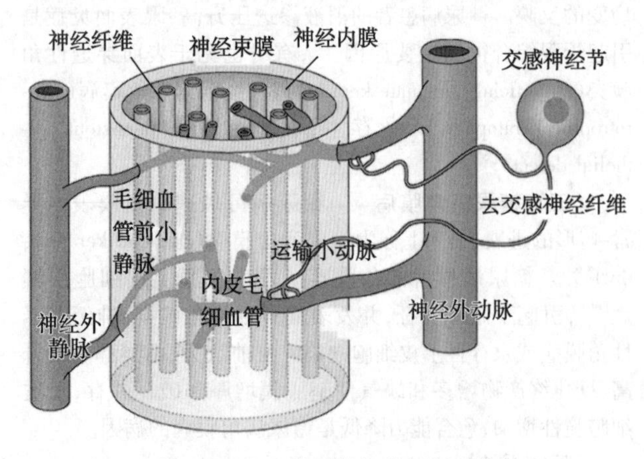

图4-4-3-1 外周神经的解剖结构

(一)糖尿病性神经病变的风险因素 目前认为,糖尿病神经病变的发病与高血糖、醛糖还原酶-多元醇-肌醇途径开放、蛋白糖基化异常、氧化应激、脂代谢异常和低血糖发作等因素相关。

1. 糖代谢异常 主要包括高糖毒性作用、醛糖还原酶-多元醇-肌醇途径开放和蛋白糖基化异常。

(1)高血糖毒性作用:糖尿病控制与并发症研究(DCCT)和英国前瞻性糖尿病研究(UKPDS)等研究均证实,慢性高血糖是糖尿病性神经病变发生的主要病因。高血糖在众多发病机制中起主导作用,高血糖及其后发的一系列代谢紊乱直接或间接作用于神经组织而引起神经病变[1,2]。在临床上,患者血清神经毒性的强度与神经的振动觉阈值、年龄、病程及HbA_{1c}有关。在体外,高血糖促进神经细胞凋亡,抑制细胞生长;由酸性鞘磷酯酶水解引起的细胞内神经酰胺增加参与了高糖诱导的内皮细胞凋亡[3];用糖尿病患者的血清做实验,可导致VSC4.1神经母细胞瘤细胞和NIE-115细胞(分别代表运动神经元和感觉/自主神经元)生长抑制或死亡;同样,T1DM患者血清对感觉/自主神经和VSC4.1细胞有明显

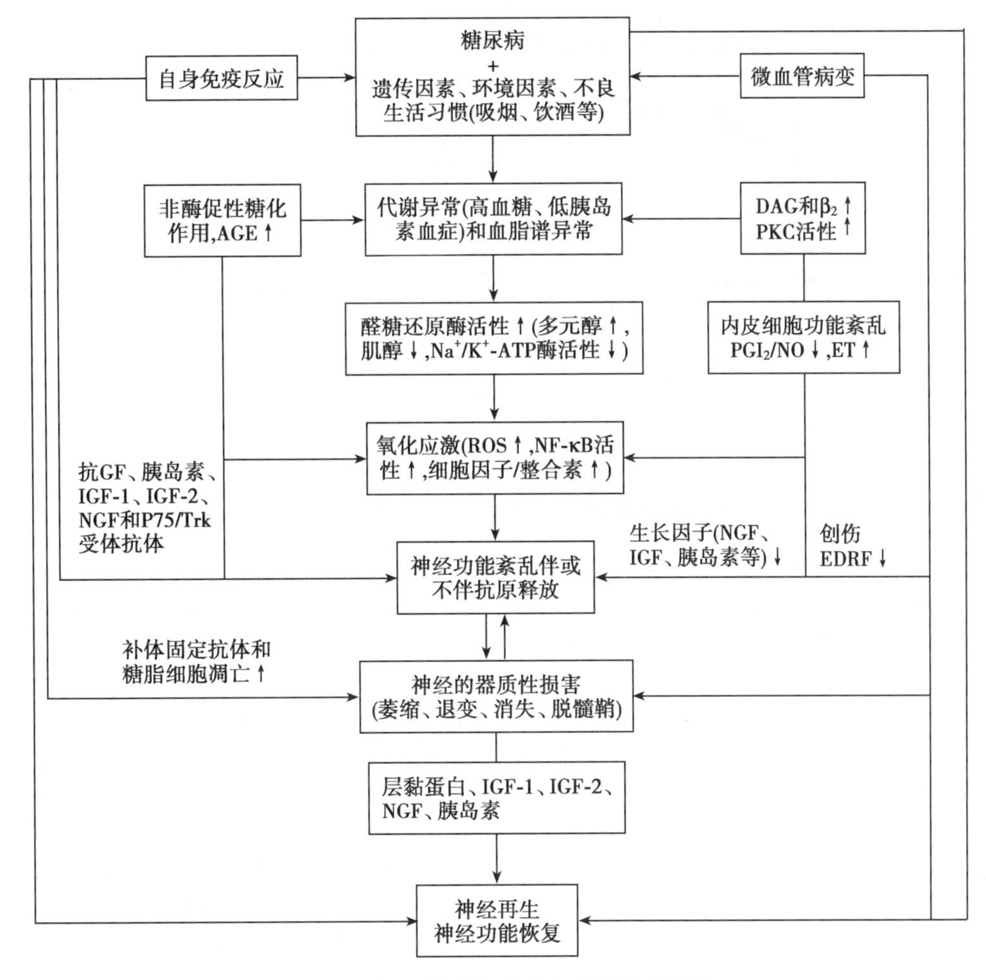

图 4-4-3-2　糖尿病神经病变的发病机制

AGE:终末糖化产物;DAG:二酰甘油;EDRF:内皮细胞衍化松弛素;NF-κB:核因子 κB;NGF:神经生长因子;NO:一氧化氮;ROS:活性氧;PKC:蛋白激酶 C;PGI_2:前列腺素 I_2;Trk:NGF 受体

毒性作用。

(2)醛糖还原酶-多元醇-肌醇途径开放:高血糖状态下,醛糖还原酶活性增强,山梨醇旁路活跃,山梨醇生成增加,通过山梨醇脱氢酶形成果糖。高血糖通过竞争性抑制作用及细胞内增高的山梨醇使细胞外肌醇进入细胞内减少。细胞合成磷脂酰肌醇下降,转化生成二酰甘油(DG)及三磷酸肌醇(IP_3)减少,其结果是 Na^+-K^+-ATP 酶活性下降,细胞内钙离子积聚,神经传导速度减慢,有髓神经郎飞结(Ranvier node)肿胀,进一步发展为不可逆的轴突神经胶质(axoglial)病变及结旁脱髓鞘。Na^+-K^+-ATP 酶活性下降还造成细胞摄取氨基酸和肌酸受阻,导致细胞功能及结构异常。

(3)蛋白糖基化异常:高血糖可致蛋白质与葡萄糖结合,形成 AGE,当其发生于血管壁时,导致血管壁增厚与管腔狭窄,并使神经发生缺血缺氧性损害。血红蛋白形成 HbA_{1c} 时,影响其与 2,3-二磷酸甘油酸(2,3-DPG)的结合,造成氧与血红蛋白的亲和力增加,组织缺氧。非酶促糖基化异常影响神经纤维的结构蛋白,通过阻止微管蛋白的多聚过程而影响神经功能。AGE 还可使有髓神经的髓鞘多层膜结构异常,使神经的再生修复受阻。此外,AGE 过多还使氧化应激增强,自由基生成增加,并激活核结合因子-κB(NF-κB)导致血管神经受损。但也有学者认为,这些结论多来自动物实验(鼠、兔和狗),并不能很好地反映人类糖尿病性神经病变的实际情况。Birrell 等用灵长类动物狒狒制成 T1DM 神经病变模型进行研究,用氨基胍治疗 3 年,对血糖控制无作用,神经传导速度和自主神经功能未见恢复,与大鼠的动物模型结果相反;故认为 AGE 积蓄不是神经病变的早期病因。因此,AGE 在人类糖尿病性神经病变进展中的作用还有待进一步证实。经典的 AGE 途径是葡萄糖或其他还原糖物质(果糖、半乳糖、甘露糖和核糖等)与游离氨基反应,形成 Schiff 碱的结果(图 4-4-3-3)。Schiff 碱不稳定,降解为 Amadori 产物或果糖胺。Amadori 产物 HbA_{1c} 是自发形成的血红蛋白 β 链 N 端结氨基结合物。糖化产物进一步重排、氧化,经果糖胺形成 AGE。

(4)乙二醛酶系的抗 AGE 作用:乙二醛酶系(glyoxalase system)含有两种生物酶,乙二醛酶Ⅰ(GLOⅠ)和乙二醛酶Ⅱ(GLOⅡ),见图 4-4-3-4。活性二羰基(reactive dicarbonyl)如甲基乙二醛(methylglyoxal)通过该途径解毒。乙二醛酶催化活性 α-氧醛类物质(α-oxoaldehyde)转化为 α-羟酸类(α-hydroxyacid),在 GLOⅠ的作用下,甲基乙二醛与谷胱甘肽反应,生成 S-D 乳酰谷胱甘肽(S-D-lactoylglutathione)。中间代

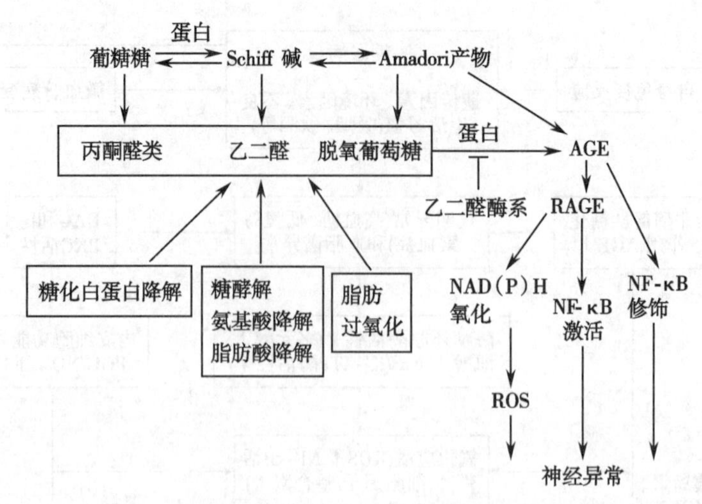

图 4-4-3-3 反应性二羰基化合物与 AGE 导致感觉神经元功能障碍的发病机制

谢产物在 GLO Ⅱ 的作用下，形成 D-乳酸，而还原型谷胱甘肽被再循环利用。GLO Ⅰ 是抗糖基化（抑制 AGE 生成）的关键限速酶，Glo1 基因表达广泛，但存在拷贝数差异（copy number variant，CNV）、单核苷酸多态性（SNP）和无效等位基因（null allele），这些是影响酶活性的主要因素。GLO1 的启动子活性降低是容易发生糖尿病肾病的重要原因，而另一些 CNV 或 SNP 则是神经病变的保护因素。

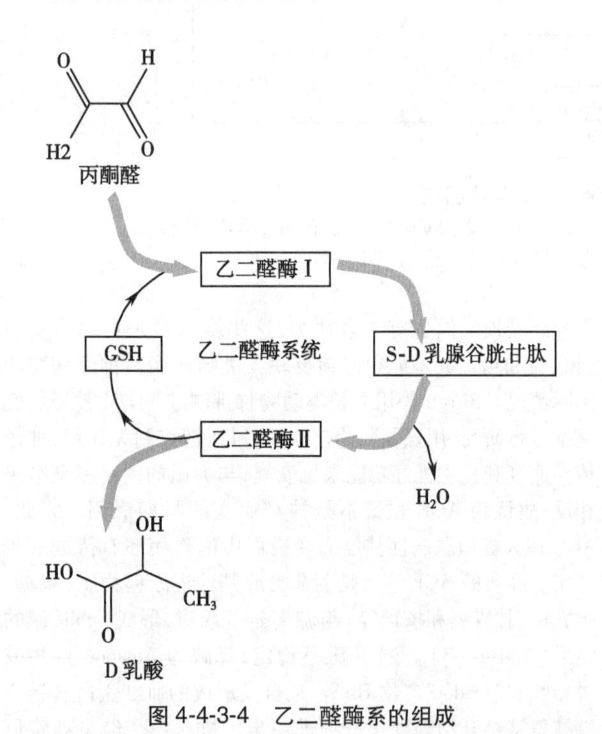

图 4-4-3-4 乙二醛酶系的组成

2. 脂代谢异常 糖尿病状态下，亚油酸-6 脱饱和缺陷而致体内 γ-亚麻酸减少，进而花生四烯酸减少，由后者生成的扩血管性前列腺素 E_1（PGE_1）、前列腺素 E_2（PGE_2）及前列环素（PGI_2）下降。其结果是出现缺血和缺氧性神经损害。多不饱和脂肪酸不足还造成生物膜的磷脂和与信号传导有关的磷脂酰肌醇合成减少，导致第二信使 IP_3 和 DG 下降，从而出现代谢性神经病变。另外，糖尿病时，神经内的乙酰肉毒碱减少，该物质在脂肪代谢中起促进细胞液中长链脂肪酸转运至线粒体的作用，其量减少导致细胞液中长链脂肪酸蓄积，干扰神经细胞膜的正常功能，减少 PGI_2 生成，神经血流减少。Wiggin 等研究发现，血甘油三酯升高使得腓肠肌有髓鞘神经纤维密度（MFD）降低，神经传导速度减慢，且与糖尿病病程、年龄、血糖控制情况和体质指数等无关[4,5]。

3. 高凝状态 凝血和血小板激活的程度、纤维蛋白原的水平增高导致的高凝状态均与微血管病变和神经病变相关[6-10]。von Willebrand（血管性血友病）因子和细胞黏附分子能预测神经病变的发生。微血管结构异常表现为动脉变细、静脉扩张、动-静脉分流和新生血管形成，毛细血管内皮细胞增生、肥大，基底膜增厚，管腔狭窄。多普勒或荧光血管造影证实，糖尿病神经病变患者神经内的血流量和氧张力降低；MRI 检查可发现神经水肿。现认为，血管的这些改变与内皮功能缺陷有关。血管活性因子如一氧化氮（NO）和 PGI_2 的生成与释放减少，或功能受损直接导致血管舒张障碍，局部血流灌注不足，造成神经组织的结构或功能损伤。有作者用乙酰胆碱离子灌注法证明，NO 介导的前臂内皮依赖性血流在糖尿病患者受损，并认为血流受损继发于氧化应激和自由基活性增加，后者导致受损的内皮 NO 合成与释放减少[2]。

4. 氧化应激 糖尿病状态下，活性氧（ROS）的产生及氧化应激水平升高，同时机体抗氧化防御能力下降，可直接引起生物膜脂质过氧化、细胞内蛋白及酶变性和 DNA 损害，最后导致细胞死亡或凋亡。研究提示，ROS 亦是重要的细胞内信使，可以活化几乎所有已知的信号传导通路。在高糖状态下，线粒体电子传递链产生过多的 ROS，通过抑制还原型辅酶Ⅱ（NADPH）活性，激活包括蛋白激酶（PKC）旁路、多元醇旁路、己糖胺旁路以及 AGE 形成等机制，进而促使糖尿病并发症的发生。ROS 还通过改变特异性细胞功能来影响内皮功能，对外周神经元和 Schwann 细胞也有影响，并导致轴突变性和脱髓鞘病变。

5. 其他生物因素

（1）神经生长因子与神经轴突转运异常：神经生长因子（NGF）包括 IGF-1、IGF-2 和神经营养素（neurotrophin）等。IGF-1 可通过影响细胞信号传导通路，高表达 $BCL-X_L$、IP_3 激酶及 caspases（凋亡蛋白酶）级联反应，从而阻断氧化应激而保护神经。这些生长因子来源于神经纤维支配的靶细胞或支持细胞，各种生长因子作用于特定的受体，调节核酸和蛋白质的代谢，促进神经结构蛋白质的合成，因而对神经生长发育及保护有重要意义。糖尿病时，胰岛素缺乏和高血糖山梨醇相关的 Schwann 细胞损害，均使 NGF 合成减少，使神经微丝和微管合成减少，最终导致神经轴索营养障碍及再生受损，严重者纤维萎缩和脱落[11-13]。

(2) 神经纤维营养及保护因素缺乏：用核素标记的方法测定轴突转运功能，发现糖尿病性神经病变患者神经轴突转运的正向慢转运的慢成分 a(Sca)、慢成分 b(Scb)及逆向轴突转运异常，促使神经病变的发生。Schwann 细胞与神经元轴突之间的联系异常在糖尿病性神经病变的发生中也起着重要作用。

(3) 低血糖发作：一般认为，高血糖(直接或间接)导致神经病变，但低血糖也同样引起神经损害[14]。在糖尿病的治疗过程中或在 T2DM 早期，可因各种原因发生低血糖症，如反复发作，将加重神经病变的病情或加速其发展。

(4) C 肽缺乏：神经病变与 C 肽是否有关未明。C 肽能激活 Na^+-K^+-ATP 酶和 NO 合酶(NOS)，通过改善神经营养、纠正代谢异常、促进神经纤维的再生和减轻神经细胞的凋亡等，延缓糖尿病性神经病变的病理生理改变。临床观察到，T1DM 患者应用 C 肽治疗 3 个月后，深呼吸过程中的心率变异性明显好转，温度觉阈值下降，神经功能改善，并且基础 C 肽缺陷越严重者，治疗效果越明显[3]。

(5) 青春期发育因素：青春期前发病的糖尿病患者在进入青春发育期后，发生心脏神经病变的危险性明显增加，原因未明。许多患者无临床表现，但经仔细检查可有异常(亚临床型糖尿病性神经病变)发现。Massin 等发现，在青春发育早期(年龄≥11 岁)，心率可变性(HRV)指数下降，HRV 与 HbA_{1c}(4 年均值)有相关关系；而更年轻的糖尿病患儿的 HRV 指数正常，HRV 与 4 年的 HbA_{1c} 均值无明确关系；病期和微量蛋白尿也与 HRV 指数相关，但短期的代谢控制状况(近期的 HbA_{1c})与 HRV 指数无关，这提示在青春期发育的早期存在某种(些)危险因素，可促进心脏自主神经病变的发生发展，故青春期发育时期患病的糖尿病患者要用 HRV 分析来筛查心脏神经病变。

(6) 自身免疫因素：通过间接免疫荧光法发现，伴有神经病变的糖尿病患者循环血中存在抗运动神经和感觉神经的自身抗体，抗体和补体在腓肠肌不同成分中沉积，相关的抗体包括谷氨酸脱羧酶 65(GAD65)抗体、神经节苷脂 GM3 抗体、抗胰岛素抗体和抗磷脂抗体(anti-PLA)等。

(7) 内皮素-内皮素受体系统：内皮素受体激动剂与拮抗剂的研究(表 4-4-3-2 和表 4-4-3-3)发现，痛性神经病变的发病可能与内皮素-内皮素受体功能异常有关。

表 4-4-3-2　内皮素受体激动剂与拮抗剂

受体	激动剂	拮抗剂
ETA 受体	ET-1	BQ-123/atrasentan/SB234551/ABT-627/A-127722. 5/YM598
ETB 受体	ET-1/ET-2/ET-3/IRL-1620/sarafotoxin S6c	BQ-788/A-192621
ETA/ETB 受体	ET-1/ET-2/ET-3	Bosentan

表 4-4-3-3　内皮素-1 的临床应用

应用途径	剂　量	症　状
动脉内注射	高(>60μg)	呕吐/出汗/肌肉疼痛
皮内注射	中等(1~59μg)	明显瘙痒/红斑/过敏/压痛
皮内注射	低(<0. 9μg)	自发性疼痛/过敏
皮下注射	低(<0. 9μg)	烧伤样疼痛/刺痛/瘙痒

6. 遗传因素　糖尿病神经病变的个体差异和种族差异明显，但遗传因素不如视网膜病变和肾病明显。全基因组相关研究(GWAS)发现的微血管病变风险因素很多，但均无强力证据，目前未发现特异性糖尿病神经病变的致病基因或基因群[15]。

(二) 糖尿病神经损害与微血管病变　早期表现为神经纤维脱髓鞘、轴突变性以及 Schwann 细胞增生。在髓鞘纤维变性的同时有再生神经丛，随着病变的进展，再生神经丛密度降低，提示为一种不恰当修复，此种现象在 T2DM 中尤其常见。有时，糖尿病神经病变的临床资料和电生理检查提示为慢性炎症性脱髓鞘性多神经病变(chronic inflammatory demyelinating polyneuropathy，CIDP)[16-18]，其主要改变是炎性浸润、脱髓鞘和轴突丧失，与特发性 CIDP 很难鉴别。自主神经受累时，主要表现为内脏自主神经及交感神经节细胞变性。脊髓病变以后索损害为主，主要为变性改变。

AMP 激酶(AMPK)-静息信息调节子 T1(SIRT1)-PPAR-γ 辅激活子-1α(PPAR-γ coactivator-1α，PGC-1α)轴能感受细胞的代谢需要，调节线粒体功能；也就是说，在营养物质不足情况下，该信号途径被激活，促进 ATP 生成。SIRT1 和 SIRT6 属于去乙酰化酶，能改变酶的活性和组蛋白功能，调节器靶基因表达；PGC-1α 是 AMPK 和 SIRT1 的靶分子，调节线粒体的生物合成、功能和再生。在神经元中，糖尿病营养过度和多元醇途径介导 NAD^+/NADH 比值下降，抑制 AMPK 和/或 SIRT，引起 PGC-1α 的表达与功能障碍，最终导致线粒体呼吸酶链活性不足(图 4-4-3-5~图 4-4-3-7)。糖尿病感觉神经病变的神经变性特征是运动神经核感觉神经的传导速度下降，其原因为有髓鞘和无髓鞘神经内膜微血管病变、Schwann 细胞病变、轴突变性、副神经节脱髓鞘；临床上可见表皮神经纤维减少。长的神经轴突变性，组织缺失神经支配，神经营养不良，轴突水肿。肌肉、心脏肾脏和神经细胞的线粒体结构和功能异常或线粒体融合蛋白-2(mitofusin-2)功能障碍引起神经病变。动物实验和临床研究的糖尿病神经病变线粒体变化见表 4-4-3-4。糖尿病性神经病变诊断分类见表 4-4-3-5。胰岛素是治疗糖尿病和糖尿病神经病变的主要药物，经过胰岛素治疗后，可部分恢复线粒体的正常结构与功能(表 4-4-3-6)。

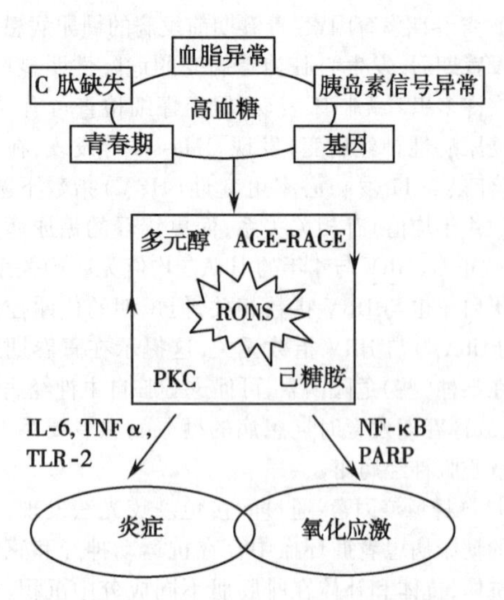

图 4-4-3-5 糖尿病神经病变的风险因素

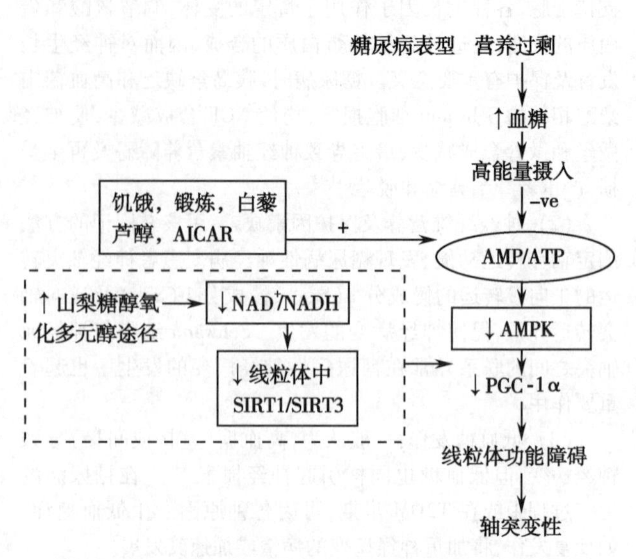

图 4-4-3-6 糖尿病感觉神经元线粒体功能紊乱的发病机制

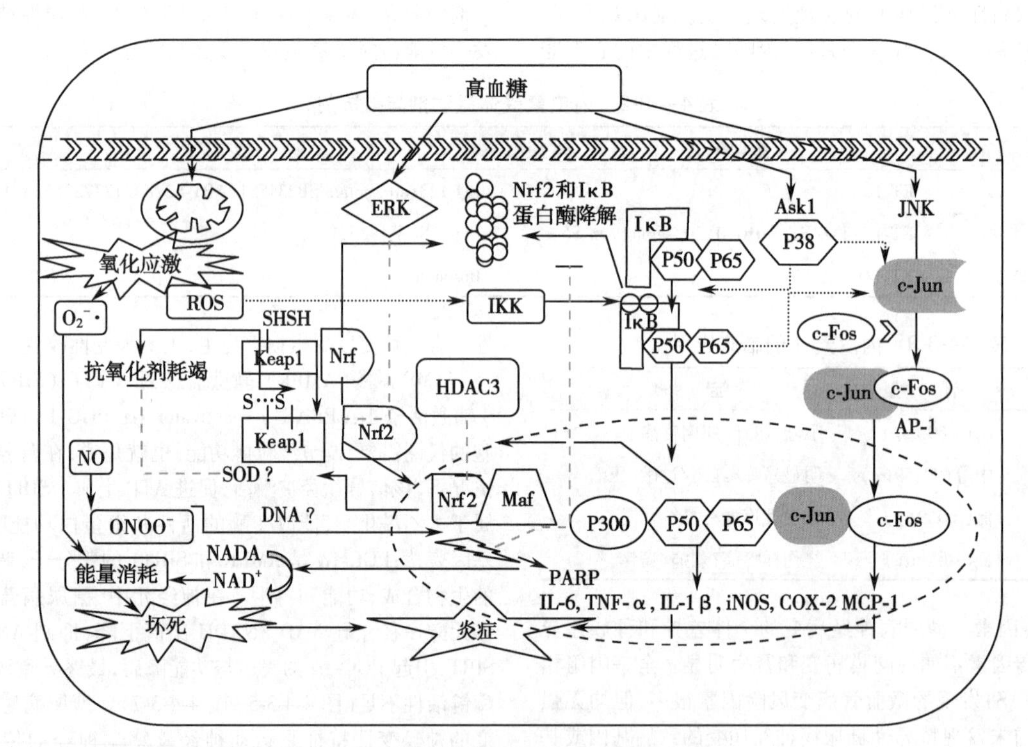

图 4-4-3-7 氧化应激与炎症对话机制

高血糖介导的氧化应激和炎症相互作用，ROS 激活核因子 erythroid-1 相关因子（Nrf2）；Nrf2 进入细胞核，激活染色体基因组抗氧化反应元件（ARE）；高血糖激活的 Nrf2 可被 ERK 抑制；ROS 激活抑制性κB 激酶（IKK），磷酸化抑制性 κB 蛋白（IκB），后者与细胞浆 NF-κB 复合物结合，阻止其转录；IκB 磷酸化为泛素化和蛋白酶体降解提供条件，释放的 NF-κB 复合物进入细胞核，促进炎症因子表达，氧化应激介导 c-JUN-N 末端激酶（JNK）和 c-JUN 活化，与 c-FOS 亚单位结合引起 AP-1 形成异二聚体，作用于基因组，增加血管炎症因子合成；氧化应激介导的 PARP 激活也引起炎症和细胞坏死，Nrf2 抑制 IκB 降解，使 NF-κB 介导的炎症反应持续存在

表 4-4-3-4 糖尿病的线粒体变化

研究者	糖尿病模型组织细胞培养	线粒体异常
1 型糖尿病		
Kamboj/Sandhir/2010	STZ 大鼠脑皮质	复合物Ⅰ-Ⅱ和Ⅳ酶活性↓/Mn-SOD 蛋白↓/细胞色素 c 释放↑/细胞线粒体肿胀/凋亡蛋白酶↑/线粒体巯基含量↓
Dabkowski 等 2009/Yang 等 2009	STZ 小鼠心肌	复合物Ⅰ-Ⅱ和Ⅳ呼吸功能↓、复合物Ⅱ和Ⅴ线粒体含量(mt-DNA)↓
Herlein 等 2009/Lashin 等 2006	STZ 大鼠心脏	呼吸功能↓/复合物Ⅰ和Ⅱ活性↓/UCP3↑、ANT1↓
Shen 等 2004	OVE26 糖尿病小鼠心脏	呼吸率↓
Bugger 等 2008/Bugger 等 2009	Akita 糖尿病小鼠心脏	呼吸功能↓/复合物Ⅴ活性↓/mRNA↓、氧化磷酸化和抗氧化物↓/UCP3↑
de Cavanagh 等 2008/Munusamy 等 2009	STZ 大鼠肾脏	复合物Ⅰ-Ⅲ和Ⅳ活性↓/膜电位和丙酮酸↑/复合物Ⅴ活性↑
2 型糖尿病		
Abdul-Ghani 等 2009/Boushel 等 2007/Kelley 等 2002/Mogensen 等 2007/Phielix 等 2008	患者骨骼肌活检	呼吸率↓/复合物Ⅰ和Ⅴ活性↓/CS 活性↓/骨骼肌线粒体体积↓
Rabol 等 2009/Rabol 等 2009	患者骨骼肌活检	复合物Ⅰ和Ⅱ底物↓
Shen 等 2008	Goto-Kakizaki 糖尿病鼠骨骼肌	复合物Ⅰ和Ⅱ活性与含量↓/mt-DNA↓
De Feyter 等 2008	Zucker 糖尿病大鼠骨骼肌	复合物Ⅳ和 CS 活性↓

表 4-4-3-5 糖尿病神经病变的诊断分类

诊断可靠性	诊 断 依 据
可疑神经病变	症状或体征
可能的神经病变	症状+体征
确认的神经病变	症状或体征+神经传导速度异常
亚临床神经病变	仅有神经传导速度异常

表 4-4-3-6 糖尿病和胰岛素治疗对线粒体蛋白表达的影响

名称	蛋 白	与正常比较的相对量	与胰岛素治疗比较的相对量	治疗与非治疗的变化(%)
复合物Ⅰ				
Ndufs3	NADH 脱氢酶 Fe-S 蛋白 3	0.64	0.84	131
Ndufv1	NADH 脱氢酶黄素蛋白 1	1.13	0.82	73
Ndufa10	NA1α 亚复合物亚基 10	0.73	0.79	108
Ndufv2	NADH 脱氢酶黄素蛋白 2	0.91	0.88	97
Ndufs2	NADH 脱氢酶 iron-sulfur 蛋白 2	0.48	0.54	113
Ndufs1	NADH-泛素氧化还原酶 75kD 亚基	0.78	0.91	117
Nd4	NADH 脱氢酶亚基 4	0.43	0.56	130
Ndufa9	Ndufa9 蛋白	0.87	1.19	137
Ndufs8	Ndufs8 蛋白	0.91	1.34	147
复合物Ⅱ				
Sdha	丁二酸脱氢酶黄素蛋白亚基	1.10	1.14	104
Sdhb	Succinate 脱氢酶 iron-sulfur 亚基	1.11	1.15	104
复合物Ⅲ				
Uqcrc1	细胞色素 b-c1 复合物亚基 1	0.87	1.26	145
Uqcrc2	细胞色素 b-c1 复合物亚基 2	0.90	1.18	131
Uqcrfs1	细胞色素 b-c1 复合物亚基 Rieske	0.87	1.10	126
复合物Ⅳ				
Cox4i1	细胞色素 c 氧化酶亚基 4 异构体 1	0.71	0.89	125
Cox5a	细胞色素 c 氧化酶亚基 5A	0.83	1.28	154
COX2	细胞色素 c 氧化酶亚基Ⅱ	0.82	1.06	129

续表

名称	蛋白	与正常比较的相对量	与胰岛素治疗比较的相对量	治疗与非治疗的变化(%)
复合物V				
Atp5c1	ATP 合酶γ链	0.90	1.29	143
Atp5a1	ATP 合酶亚基α	0.89	1.19	134
Atp5f1	ATP 合酶亚基b	0.92	1.31	142
Atp5b	ATP 合酶亚基β	0.90	1.10	122
Atp5jd	ATP 合酶亚基d	0.86	1.21	141
Atp5d	ATP 合酶亚基δ	0.69	0.92	133
Atp5i	ATP 合酶亚基e	0.75	0.81	108
Atp5o	ATP 合酶亚基O	0.88	1.13	128
Atp5l	ATP 合酶亚基 H^+转运线粒体 FO 复合物亚基G	0.92	0.85	92
TCA				
Cs	柠檬酸合酶	0.92	1.11	121
Aco2	乌头酸水合酶	0.98	1.11	113
Idh2	异柠檬酸脱氢酶[NADP]	0.96	1.25	130
Idh3a	异柠檬酸脱氢酶[NAD]亚基α	0.89	1.03	116
Idh3B	异柠檬酸脱氢酶[NAD]亚基β	0.87	1.49	171
Fh1	延胡索酸水解酶1	0.55	1.19	216
Mdh2	苹果酸脱氢酶	0.92	1.10	120
Ogdh	2-酮戊二酸脱氢酶E1	0.87	1.09	125
糖化应激分子				
Sod2	超氧化物酶歧化酶[Mn]	0.73	1.08	148
Aldh2	乙醛脱氢酶	0.98	1.19	121
Prdx3	过氧化物酶基因-3	0.87	1.26	146
Prdx5	过氧化物酶基因-5	0.74	0.86	116
热休克蛋白				
Hspe1	10kD 热休克蛋白	0.96	0.94	98
Hsp60	60kD 热休克蛋白	0.93	0.98	105
Hsp90aa1	热休克90-α	0.79	1.32	167
Hsp90ab1	热休克90-β	0.83	1.37	165
脂肪酸代谢酶				
Cpt1a	卡尼汀-O-棕榈酸转移酶1(肝异构体)	0.51	0.77	151
Acat1	乙酰辅酶A乙酰转移酶	0.74	1.01	136
Acaa1a	乙酰辅酶A乙酰转移酶1	0.81	1.3	160
Echs1	羟酰辅酶A水解酶	0.80	1.18	148
Hadh	羟酰辅酶A脱氢酶	0.93	1.14	123
Hsd17b10	17-β脱氢酶10	0.71	1.14	161
Acadl	长链特异性酰基辅酶A脱氢酶	1.00	0.99	99
Acadm	中链特异性酰基辅酶A脱氢酶	0.91	1.19	131
Acadvl	极长链特异性酰基辅酶A脱氢酶	0.82	1.04	127
Hadha	三功能酶亚基α	0.89	1.10	124
Hadhb	三功能酶亚基β	0.82	1.04	127
其他蛋白				
Cyb5b	B型细胞色素b5	0.71	0.97	137
Ant1	ADP/ATP 易位酶1	0.84	1.15	137
Ant2	ADP/ATP 易位酶2	0.87	1.22	140
Ckmt	肌酸激酶	1.52	0.80	53
Cycs	体细胞细胞色素c	0.56	0.90	161
Cyc1	细胞色素c-1	0.85	1.11	131

续表

名称	蛋白	与正常比较的相对量	与胰岛素治疗比较的相对量	治疗与非治疗的变化(%)
Glud1	谷氨酸脱氢酶 1	0.90	1.08	120
Gpd2	甘油-3-膦酸脱氢酶	0.83	1.16	140
Hk1	己糖激酶-1	0.74	0.93	126
Ldha	L-乳酸脱氢酶 A 链	1.13	1.86	165
Fis1	Fis1 蛋白	0.59	0.97	164
Tomm70a	线粒体受体亚基 TOM70	1.06	0.65	61

除了上述诊断指标外,必要时,可行皮肤神经活检,如发现小神经纤维病变则可确诊为神经病变(金标准)。如果存在血管病变亦有助于神经病变的诊断。患者在使用强化胰岛素治疗后 8 周内出现心血管、泌尿生殖系统、皮肤和胃肠自主神经病变症状,2/3 的患者伴有直立性低血压与副交感神经功能紊乱,视网膜病变加重;上皮内神经纤维密度(intraepidermal nerve fiber density,IENFD)降低。

急性胰岛素性神经病变(acute insulin neuropathy)亦称治疗引起的神经病变(treatment-induced neuropathy),是指在胰岛素治疗后发生的急性严重神经疼痛和外周神经退行性病变,临床以自主神经功能障碍为特点,病情与视网膜病变的恶化相平行[19,20]。诊断的主要依据是临床症状和皮肤活检显示的小有髓和无髓神经纤维病变。

(三) 糖尿病脑神经病变 需要与糖尿病痛性神经病变鉴别的疾病见表 4-4-3-7。糖尿病脑神经病变与外周神经病变无必然联系,发病机制未明。其发病可能更早、更广泛,表现多种多样。MRI 神经影像检查可发现脑结构与功能异常,是导致智力障碍和其他脑功能异常的重要原因。但是,目前的研究虽然较多,而结论性认识缺乏。

表 4-4-3-7 需与糖尿病痛性神经病变鉴别的疾病

疼痛来源	疼痛组织	举例
外周神经系统	神经纤维	糖尿病痛性神经病变
		神经瘤
		幻觉性肢体疼痛
		三叉神经痛
		腰骶部神经丛病
		带状疱疹后神经痛
	背侧神经根	臂丛神经撕裂伤
中枢神经系统	脊髓	脊髓损伤
		脊髓梗死
		多发性硬化症
	丘脑	丘脑梗死
		丘脑肿瘤
		Parkinson 病

【临床表现与辅助检查】

(一) 病变性质和部位分类 神经系统的许多疾病均与神经细胞的钙离子动态平衡紊乱有关,常见的神经病性疼痛(neuropathic pain)和糖尿病多神经病(diabetic polyneuropathy)是神经细胞的钙离子动态平衡紊乱的典型例子,而钙离子动态平衡紊乱的原因又与线粒体功能障碍有关[21]。临床上,不同类型的神经病变征象往往重叠,它们是否存在相同或不同的发病机制,以及这些不同的临床类型究竟是否为不同的疾病,或仅仅反映疾病连续过程的不同侧面,这些问题仍无明确解释。

1. 慢性隐匿性感觉神经病变 慢性隐匿性感觉神经病变(chronic insidious sensory neuropathy,CISN)常见(80%左右),起病隐匿,与血糖控制不良无明显关系。患者诉感觉异常、感觉减退或有麻痛、刺痛和烧灼等感觉,症状以夜间为重,四肢裸露可使症状减轻。此型神经病变一般呈进行性发展。检查时可发现四肢的位置觉和振动觉受损,肌肉萎缩(以四肢的远端肌肉为明显,尤以拇指虎口肌肉最先受累而最严重),男性伴有阳痿。

2. 急性近端运动神经病变 急性近端运动神经病变(acute proximal motor neuropathy)常突然发病,以一侧大腿严重疼痛为多见,糖代谢控制往往不良,一些患者双侧远端运动神经同时发病,伴迅速进展的肌无力与肌萎缩。此型对糖代谢控制治疗的反应良好。糖尿病周围神经病变(diabetic peripheral neuropathy)容易并发足病,而大神经纤维性周围神经病变(large-fiber peripheral neuropathy,LFPN)的发病率从23%急剧上升到 79%。较敏感的方法是用 128Hz 音叉振动觉(vibration perception)检查,用 5.07-Semmes-Weinstein 单丝检查压力感。周围感觉神经病变可能并发 Charcot 神经-骨关节病(Charcot neuro-osteoarthropathy),导致骨关节畸形,甚至截肢[22-25],体表感觉减退引起平衡障碍[26,27]。

3. 弥漫性运动神经病变 弥漫性运动神经病变(diffuse motor neuropathy)累及多处运动神经,肌萎缩明显,常急性发病。老年 T2DM 患者的表现常与 CISN 相似,起病隐袭,但不易恢复[28]。

4. 急性痛性神经病变 急性痛性神经病变少见,主要发生于病情控制不良的糖尿病患者,患者诉泛发性肢体或躯干疼痛。肌无力往往十分明显,有些患者呈神经病性恶病质(neuropathic cachexia)。此型对胰岛素治疗的效果较好,但恢复的时间较长。

5. 胰岛素性神经病变 胰岛素性神经病变(insulin neuropathy)常发生于胰岛素治疗后 6 周左右,起病突然,但无须因为神经炎发作而停用胰岛素。一般经对症处理,在继续胰岛素治疗过程中逐渐减轻。这些患者常伴有严重的微血管病变,血管床出现广泛的动-静脉短路和新生血管形成,类似于视网膜的微血管病变改变。

6. 局限性单神经病变 局限性单神经病变(focal mononeuropathies)的发病机制较为复杂,一般认为与下列因素有关：①神经受压迫（如糖尿病足、糖尿病性腕管综合征和僵硬性关节病等）；②神经血管闭塞，单神经病变几乎可累及所有的外周和中枢脑神经纤维，如第Ⅲ对脑神经受累时导致眼肌瘫痪、眼球疼痛和眼睑下垂，但瞳孔对光反射正常，又称糖尿病性痛性眼肌麻痹。

7. 糖尿病性腰骶神经丛神经根病变　糖尿病性腰骶神经丛神经根病变（diabetic lumbosacral radiculoplexus neuropathy，DLSRPN）是一种严重的神经病变。缺血性微血管炎导致神经缺血和缺血性病理变化，其中，多灶性和节段性脱髓鞘可能是神经轴突营养不良所致[29-32]。病理检查显示，主要为血管缺血性损害。神经病变的特点是多灶性和节段性脱髓鞘。临床上出现相应的神经肌肉功能障碍，可累及大腿、小腿和臀部等处。病变对称或不对称，严重者腰骶神经丛、神经根和周围神经均受累，累及的神经种类可为运动神经、感觉神经和自主神经纤维。另外，脑神经的微血管病变可导致神经性瘫痪，出现相应的表现，较多发生于中东地区的糖尿病患者。

8. 假性跛行　假性跛行（pseudoclaudication）表现为间歇性跛行，伴步行时的局部疼痛，但足背动脉搏动正常。发生机制未明，可能与动-静脉分流和短路有关。在活动时，因血液供应减少而发生缺血性疼痛和运动障碍。

9. 皮肤渐进性坏死　皮肤渐进性坏死（necrobiosis）多发生于下肢远端的前部，以女性多见。出现不规则圆或卵圆形硬皮病样斑块，边缘清楚，表面光滑呈釉状，中央凹陷呈硫磺色，构成硬的黄色斑块，外围呈紫红或淡红色。在黄色部位，有无数毛细血管扩张和小而深色的斑，常有鳞屑或结痂。约1/3病例可在红斑基础上，发生局限性逐渐加重的皮肤溃疡，可能是由于局部的神经病变而丧失功能，缺乏神经支配所致。类脂质渐进性坏死（necrobiosis lipoidica）是一种慢性肉芽肿性皮肤病，临床上不多见，多数患者合并有糖尿病，故又称糖尿病性类脂质渐进性坏死，但其病因与糖尿病无直接关系[33]。

10. 足麻木　足麻木（anesthetic foot）是外周神经和自主神经病变所致，也是引起神经病变性足部溃疡的重要原因[34]。

（二）自主神经病变的表现

1. 消化系统　最常见，表现为便秘、上腹饱胀和胃部不适等，严重者表现为顽固性便秘或腹泻，或便秘与腹泻交替，甚至大便失禁，较多的发生于糖尿病控制差的年轻男性T1DM患者，常伴有其他慢性并发症。胃电图有助于明确诊断，并为鉴别诊断提供依据。食管功能障碍表现为食管蠕动减少，食物通过时间延长，食管远端异常的蠕动压力波，并因此引起胸部不适、吞咽困难和呃逆等症状。食管测压可见压力波的振幅降低。胆囊功能障碍主要表现为脂肪餐后收缩减弱，一般仅在进行B超检查或胆囊造影时意外发现。肛门直肠功能紊乱的表现多种多样，常见的症状为局部不适、大便不净、异物感、痒痛、便秘或失控性“腹泻”等，严重者可伴下腹或骶部胀痛，最常发生于晚间睡眠中。检查可发现静息与加压后肛门内压下降，肛门与直肠的抑制性反射及肛周皮肤反射减退或消失，肛门括约肌松弛或舒缩功能障碍。直肠对充盈与扩张不敏感，并可发现局部末梢神经病变的电生理异常。

2. 泌尿生殖系统　膀胱感觉减退和收缩力减弱是糖尿病膀胱病变最主要的表现。膀胱感觉的丧失是最早出现的症状，膀胱内尿量可以积到1000ml或以上而毫无尿意，排尿次数减少；其次是出现逼尿肌功能减弱，排尿无力，残余尿量增多，超声检查常可发现残余尿量在150ml以上，晚期则出现大而无力的膀胱、排尿失禁、继发感染和膀胱输尿管反流。Mitsui等的观察结果显示，神经传导速度是确立糖尿病尿道-膀胱功能障碍的较好指标。生殖系统表现为男性性欲减退、阴茎勃起障碍（ED）和逆行射精等。有些患者甚至以ED为首发症状就诊。糖尿病性ED主要是神经病变所致，尤其是阴茎自主神经病变，血管性因素往往也起重要作用。有些因素可诱发或加重神经病变（表4-4-3-8）。

表4-4-3-8　恶化糖尿病患者性功能的药物

药物分类	药物举例
心血管药物	降压药/β受体阻滞剂
呼吸系统药物	甲基多巴/可乐定/利血平
泌尿系统药物	噻嗪类利尿剂/螺内酯
治疗前列腺肥大药物	吩噻嗪类/三环抗抑郁剂/选择性血清素再摄取抑制剂
治疗前列腺癌药物	雌激素/雄激素拮抗剂/LH拮抗剂
引起性腺功能减退药物	西咪替丁/甲氧氯普胺
甲状腺药物	β受体阻滞剂
肿瘤治疗	放疗/化疗

3. 心脏自主神经病变　心脏自主神经病变（cardiac autonomic neuropathy，CAN）：糖尿病引起心脏自主神经病变是从远端心尖向近端心底部发展，故患者较易出现左心功能障碍，发病隐匿，临床表现多样。目前无统一诊断标准。常见于病程长和并发症多的糖尿病患者，以往认为它是糖尿病的晚期并发症，现认为在糖尿病确诊时，就可能已经存在。典型的临床表现包括静息时心动过速、直立性低血压、对运动及某些药物耐受性差、无症状性心肌缺血或无痛性心肌梗死、心率变异小和QT间期延长等，其中以无痛性心肌梗死引起的后果最严重，可发生心律失常、心力衰竭，甚至猝死。如出现不能解释的疲乏、倦怠、水肿、恶心、呕吐、出汗、心律失常、咳嗽、咳血痰或呼吸困难，均提示糖尿病患者有无痛性心肌梗死可能。用24小时动态心电图记录进行频域分析和时域分析，高频（HF）反映副交感神经兴奋，低频（LF）反映交感神经兴奋，LF/HF则代表交感与副交感的平衡状态。有周围神经病变或自主神经病变的T2DM患者，LF和HF明显受抑，而且LF和HF的昼夜节律消失。在其他诊断指标中，24小时心率可变性（HRV）的意义较大，但必须考虑HRV的正常值、变化范围和评价的有效性问题。表示HRV的方法很多，其中，以几何参数的可重复性最好。用心率作判断时，因其特异性较差，需要排除非糖尿病性心脏神经病变以外的其他原因。

4. 呼吸系统　糖尿病神经病变很少累及呼吸功能。糖尿病患者对缺氧、二氧化碳过高、吸入寒冷空气以及吸入胆碱能药物的呼吸反应减弱，而对枸橼酸引起咳嗽反射的阈值却有所提高。这些呼吸功能障碍与全身麻醉意外、睡眠呼吸暂停及猝死之间的可能联系值得进一步探讨。

5. 体温调节和出汗异常　50%T1DM 患者有出汗障碍，而在患有周围神经病变的糖尿病患者中，83%～94%有出汗障碍，表现为少汗，甚至无汗，半身出汗而半身无汗等。可有发热，体温随外界温度波动，皮温过低或过高。出汗障碍可造成皮肤干燥瘙痒，最终发生溃疡。

6. 神经内分泌障碍　在病史较长的患者中，针对低血糖的胰高糖素与肾上腺素反应障碍，可发生严重的低血糖症而毫无症状。因此，在糖尿病治疗当中，应密切注意低血糖发生的危险性。

（三）Charcot 骨关节病

1. 病因与发病机制　糖尿病患者并发 Charcot 骨关节病（COA）是神经病变的一种特殊表现（Jean-Martin-Charcot 病），占所有 COA 的大多数。主要与神经血管及神经创伤性损伤有关。神经血管理论（neurovascular theory；法国理论，French theory）认为：自主神经病变导致动静脉短路，血流增加，骨吸收增强，骨强度降低，最终出现骨折与骨骼畸形；同时血流增加和静脉扩张也引起局部温度升高与红肿[35]。神经创伤理论（neurotraumatic theory；德国理论，German theory）由 Volkman 和 Virchow 提出，认为：周围神经病变使保护性感觉丧失，组织容易受到反复损伤；在持续性负重后，病变加重恶化，并发骨折和畸形等骨关节病变。除上述病因外，COA 的风险因素还有：①患者破骨细胞活性增高，下肢骨密度降低，骨折风险增加。②非典型性神经病变不一定发生 COA[36,37]，这些患者仍保存相对正常的热感觉，而冷感觉丢失；非酶促胶原糖化引起跟腱缩短，因关节应力异常而导致畸形和 COA[38,39]。③足底压力升高造成的前足过度机械应力传递至跗-跖骨关节而形成 COA。④创伤后形成局部炎症[40-43]，促炎症因子分泌过多，破骨细胞活性增高，通过骨重建导致畸形。

2. 分类与分期　Charcot 骨关节病主要累及足部和踝部，其他部位很少受累[35-36]。COA 的解剖分类见表 4-4-3-9[37]。另一种方法是将 COA 分为前足 COA、中足 COA 和后足 COA 三类；中足 COA（尤其是Ⅱ类）最常见（约 60%）。COA 的解剖分类能够预测预后，例如，前足 COA 的预后较佳，后足 COA 较差，而跟骨 COA 可严重影响行走功能。根据起病急缓，COA 可分为急性 COA 和慢性 COA。急性 COA 表现为局部发热、红肿和踝部水肿，但无疼痛或仅有轻度疼痛，多位于中足部位。慢性 COA 主要表现为足畸形、足弓变平或消失，中部隆凸，行走或站立过久引起压迫性溃疡，可因感染而导致骨关节炎。病情持续数月至数年，局部畸形的程度不一。COA 具有自限性，但可并发局限性骨质疏松、足畸形、溃疡和骨关节炎。临床上，可以分为三个时期（Eichenhotz 期），见表 4-4-3-10。

表 4-4-3-9　Charcot 骨关节病的解剖分类

分类	构成比	临床表现
Ⅰ	15%	跖骨-趾骨和趾间关节病变
Ⅱ	40%	跗-跖骨关节（Lisfranc 关节）病变
Ⅲ	30%	舟楔联合/距-腓骨/跟-骨关节病变
Ⅳ	10%	踝骨与距下关节病变
Ⅴ	5%	跟骨病变

表 4-4-3-10　Charcot 骨关节病的临床表现分期

分期	临床表现
0 期（COA 风险期）	糖尿病神经病变/急性扭伤/骨折
Ⅰ期（骨碎片期）	红斑/水肿/发热/无疼痛
Ⅱ期（碎片融合期）	红斑-水肿和发热减轻/关节活动度减弱
Ⅲ期（重建-固化期）	红斑-水肿和发热完全消退/足畸形/局部溃疡

注：COA：Charcot osteoarthropathy，charcot 骨关节病

（四）神经病变评价

Valk 等将神经功能检查与感觉主诉等结合起来进行反复试验。用皮肤热温差（TDTw）和皮肤冷温差（TDTc）判断神经纤维功能；用感觉、运动神经传导速度（SNCV 和 MNCV）和振动感觉阈值（VPT）来检查大神经纤维功能。发现神经病变性疼痛与小神经纤维无关，而感觉变化与大、小神经纤维的功能均有关。症状严重程度（标化后）、SNCV、MNCV 以及 VPT 均是观察多神经病变的有用指标。

1. 糖尿病性远端对称性多神经病　糖尿病性远端对称性多神经病（diabetic distal symmetric polyneuropathy）是最常见的临床类型，并根据大神经纤维的功能再分为若干种类别。评价大神经纤维功能的方法有周围触觉鉴别器（tactile circumferential discriminator）、钢珠滚动（steel ball-bearing）试验和神经传导速度测定等；评价小神经纤维的方法有 Neuro-Quick 和 Neuropad[44,45]。下肢对称性神经病变：起病隐匿，进展缓慢，表现为感觉障碍（对称性肢体麻木、疼痛、感觉异常、蚁走感和烧灼感等）或感觉过敏，或呈手套或袜套样感觉，后期可表现为感觉减退，甚至消失。少数患者的肢体疼痛剧烈难忍，严重影响工作和休息。这些患者的疼痛诉说具有明显的心理精神特征，机制未明。若为单一神经受累，则呈片状感觉障碍，但少见。也可表现为运动障碍、肌无力和肌萎缩，以近端肌受累多见。

2. 糖尿病痛性多神经病变　疼痛性质多为烧灼样、电击样、针刺样或钝性疼痛，多数在夜间疲劳或兴奋时加重，而且似乎有明显的遗传倾向和家族发病倾向。糖尿病痛性多神经病变的发病机制未明，但研究发现，可能与疼痛途径中的内皮素-1 与受体有关（见文末彩图 4-4-3-8）。

3. 糖尿病脑神经病变　最常见的是动眼神经麻痹，其典型表现是突然发病的眼肌瘫痪，眼球处于外展位置（如果展神经未受影响），眼球的垂直向与内收动作均发生障碍，而且还伴有眼睑下垂。大约 50%患者在眼肌瘫痪出现前 1～7 天，有剧烈的眶后疼痛。一般在 6～12 周内自发恢复，但可复发或进展为双侧病变。其他如面神经、展神经、三叉神经麻痹及听力障碍（表现为神经性耳聋或突聋）较少见。糖尿病患者发生缺血性脑卒中的危险性较非糖尿病者增加 2～4 倍。高血糖又可导致乳酸酸中毒，引起蛋白质结构改变和细胞功能障碍，从而加重缺血性脑卒中的严重程度。糖尿病还可引起认知障碍和大脑神经生理及结构的改变，称为糖尿病性脑病（diabetic encephalopathy）。临床表现以获得性认知和行为缺陷为特征，也可表现为精神障碍、情绪易波动、焦虑、烦躁不安、苦闷、视力障碍、记忆力减退、注意力不集中、腱反射活跃和病理反射阳性等。神经生理学和神经放射学特点提示，

糖尿病性脑病可能是大脑加速老化的表现。脊髓可表现为横贯性感觉障碍。在临床上,多数患者无中枢神经受损的症状和体征,但事实上不少患者经仔细检查有阳性发现(亚临床型糖尿病中枢神经病变)。

(五)神经功能测定

1. 尼龙丝皮肤触觉检查　取特制的10g尼龙丝(Semmes-Weinstein monofilament),一头接触于患者的大足趾、足跟和前足底内外侧,用手按尼龙丝另一头轻轻施压,正好使尼龙丝弯曲,患者能感到足底尼龙丝,则为正常,否则为不正常。这是评价神经病变最简单方法,发现率40%以上。128Hz音叉检查时,首先将音叉放在被检测者的踝关节处或大足趾、手部、肘部和前额等处,音叉应与皮肤表面垂直,并应持压力不变。此外,还可以用棉签、铁石或橡皮等检查温度觉。

2. 自主神经功能检查　主要有:①交感神经皮肤反应(SSR):是指人体在接受引起交感神经系统活动的刺激之后出现的皮肤反射性电位,是中枢神经系统参与下的皮肤催汗反射。通过记录这种反射性电位变化来反映自主神经系统的功能。SSR是一种由内源或外源性刺激诱发的多突触交感神经反射。内源性刺激如咳嗽、深呼吸等,外源性刺激如电刺激、磁刺激和听觉刺激等。这些刺激经由粗大的有髓感觉神经纤维或听神经传入,由催汗的交感神经纤维传出。SSR的中枢处理机制未明。SSR是汗腺分泌活动中汗腺膜对钾离子的通透性改变所致的表皮电压变化。故SSR是一种与汗腺活动有关,并主要反映交感神经节后纤维功能状态的表皮电位。糖尿病自主神经病变患者与健康人相比,振波少,潜伏时间延长。有报道认为SSR比心脏自主神经检查能更早、更敏感地反映糖尿病是否有自主神经受累。②瞳孔检查对光反射:瞳孔周期时间(PCT)是测定迷走神经功能的敏感方法。糖尿病自主神经病变者PCT明显延长。电子闪光人造偏光板摄影方法测量暗适应的暗孔直径为交感神经支配纤维的定量测量。如瞳孔对光反射结果用红外线瞳孔测量仪测量更能早期发现异常。另外,膀胱功能检测有助于糖尿病膀胱病变的诊断(膀胱超声测定显示残余尿量增加)。动力学测定包括膀胱内压、尿流和尿道压力测量等。膀胱内压测量显示一段长的感觉缺失曲线,直至达到逼尿肌低张力状况下的膀胱充盈量为止。根据症状,亦可对自主神经病变症状进行分度,判断其病变的程度(图4-4-3-9)。

3. 神经肌电图检查　神经肌电图检查为非侵入性检查方法,其有良好的客观性、量化性和可靠性。在糖尿病早期,甚至在临床症状出现之前,就已有明显的变化,故有早期诊断价值,同时也可用作临床疗效的评估。其中,感觉神经传导速度(SCV)较运动神经传导速度(MCV)减慢出现更早,且更为敏感。近端周围神经受累以应用M波及H波同时测定法较为方便,患者痛苦小,结果准确,且可及早发现病变。肌电图检测有助于区分神经源性和肌源性损害。糖尿病患者肢体远端肌肉中以神经源性损害为主,在肢体近端肌肉中则以肌源性损害为主。除SSR试验外,肌电图上的RR间期变化(RRIV)为评价自主神经功能的简便而较可靠的方法。也有人认为,测量神经电兴奋的不应期比传导速度更敏感。

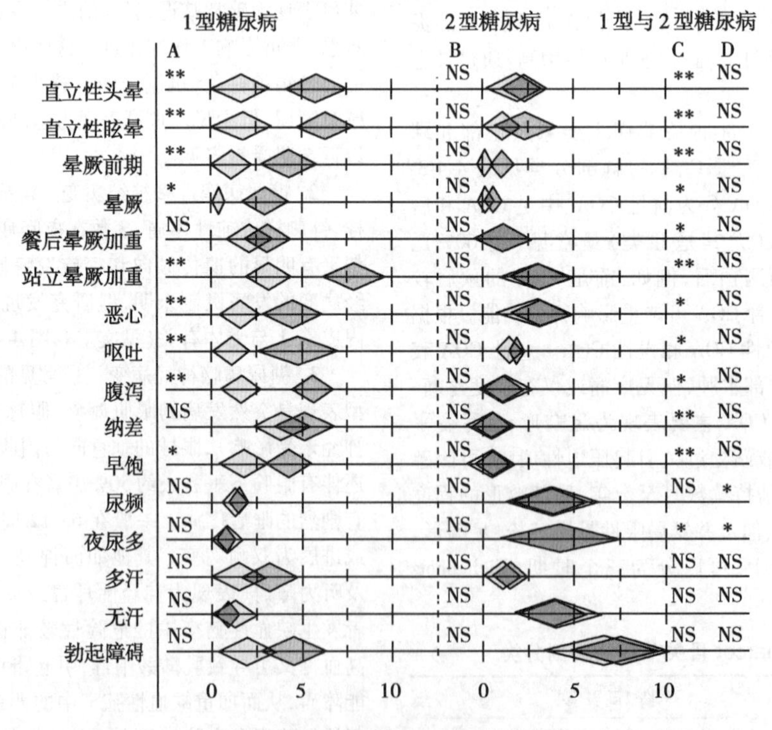

图4-4-3-9　自主神经病变症状分度

图中列出的是改良的Likert计分法;其中0=无症状,10=最差的症状;表示基础计分(深色菱形)与18个月后的复查计分(浅色菱形)的标准差;列出有意义的计分应>2;NS:not significant,无差异显著性;*:$P<0.005$;**:$P<0.001$;OS:orthostatic symptom,直立时症状;资料来源于9例T1DM和7例T2DM患者

（六）特殊检查

1. 诱发电位检查 诱发电位(EP)检查包括有视觉诱发电位(VEP)、脑干听觉诱发电位(BAEP)、躯体感觉诱发电位(SEP)和运动诱发电位(MEP)。VEP 记录视觉冲动经外侧膝状体投射到枕叶距状裂后部与枕后极的电活动。主要的视觉皮质电位有 N_1、P_1(P100)和 N_2 等 3 个主波，其中，最有诊断价值的是 P_1 波潜伏期延长。VEP 异常也可因屈光间质异常、侵及黄斑的视网膜病变、视神经通路及视区皮质损害引起。BAEP 记录听神经(Ⅰ波)、脑干耳蜗神经核至中脑下丘(Ⅱ~Ⅴ波)、丘脑内膝状体(Ⅵ波)和听放射(Ⅶ波)的电活动。其中，Ⅲ和Ⅴ波为最主要的波。凡Ⅰ波波峰潜伏期(PL)延长或波幅(AMP)降低，甚至分辨不清或不能显示波形者，表明有外周听力减退。波峰间期(IPL)延长常反映脑干病变导致其听觉通路传导受累。SEP 分别刺激左、右腕部正中神经及踝部胫后神经，由相应神经及脊髓后索传导至顶叶皮质，并在通路的不同部位直至颅顶部记录诱发电位。如潜伏期延长，常提示相应部位(从周围到中枢)的感觉传导功能受损，测定各波峰潜伏期可基本反映整个传导通路各部位的功能状态，明确病变部位，从而区分是中枢神经病变还是外周神经病变。此刺激无电刺激产生的疼痛不适，且操作方便，已逐渐应用于中枢运动传导功能检查；也可用激光来诱发电位[46]。糖尿病神经病变者常缺乏 EP，或 P_1 波潜伏期正常或延长，振幅下降，可能更有助于发现早期糖尿病神经病变。复合性神经动作电位(NAP)、复合性肌肉动作电位(CMAP)和多发性神经病变指数(PNI)之间存在一定关系，PNI 和 CMAP 有密切关系。神经传导速度(以 PNI 代表)下降与 CMAP 振幅或其振幅降低量呈正相关，以胫总神经为代表，可用 CMAP 振幅来判断糖尿病周围神经病变的严重程度。

2. 神经定量感觉检查 与上述检查不同，神经定量感觉检查主要是针对细神经纤维功能。该检查通过温度觉测试细神经纤维(Aδ 和 C 类)的功能，通过振动觉测试 Aβ 类神经纤维的功能，因此，能够准确判定感觉病变的特征和程度，通过对不同部位的检测可以发现解剖学上节段性的感觉神经损伤，具有定位价值。

3. 胃肠自主神经功能检查 包括闪烁图法——固体和/或液体餐、放射法——不透 X 线标记物(胃肠钡餐)、实时超声显像法、磁示踪法、电阻抗法、对乙酰氨基酚吸收率和插管法等。目前以胃排空的闪烁图法最敏感，且能用于临床。闪烁图扫描技术是胃排空测定的金标准，表现为对固体和液体食物排空延迟。钡餐可见胃扩张、钡剂存留时间延长和十二指肠部张力降低。对乙酰氨基酚吸收试验测定胃液体排空时间，方法简便，可靠实用，易于推广。实时超声显像法有容积法、胃窦面积法和胃窦体积法。容积法——沿胃长轴作一系列横切面，计算整个胃体积，用于测定胃液体排空，此法较烦琐，受气体干扰明显，较少应用。胃窦面积法——取平卧位或膝肘位，测得空腹胃窦面积，进餐后多时点测定胃窦面积直到胃窦面积恢复到空腹大小的时间距离，或进餐后至液餐图像完全消失的时间距离为胃全排空时间。胃窦体积法——测定 A、B 和 C 的 3 个径，算出胃窦体积，从胃窦体积变化观察排空时间。实时超声显像法较可信，且方便、简单和廉价，为临床及科研较常用的方法，其局限性为不能观察固体排空。胃窦面积测定不能完全代表胃窦真正的生理形态，因此，不如核素扫描精确。此外，以可用测压法、胃电图和胆囊收缩功能测定等检查胃肠自主神经功能。

【诊断与鉴别诊断】

糖尿病神经病变的筛查方法很多，主要包括：①下肢神经损害评分表(NIS-LL)；②密歇根神经病变筛选表(MNSI)；③密歇根糖尿病性周围神经病评分表(MDNS)；④神经残疾评分表(NDS)；⑤神经系统症状评分(NSS)；⑥多伦多临床评分系统(TCSS)等，而形态学检查(作神经活检与皮肤活检)主要用于特殊研究。多伦多临床评分系统(TCSS)分为症状评分、反射评分和感觉评分三个方面的内容。Perkins 分级标准是：0~5 分为不存在 DPN，6~8 分为轻度 DPN 病变，9~11 分为中度 DPN 病变，而>11 分为重度 DPN 病变。对于可疑为糖尿病神经病变的患者需要完成 DPN 筛查的踝反射、温度觉、针刺痛觉、压力觉和振动觉五项检查，有关内容见图 4-4-3-10 和图 4-4-3-11。

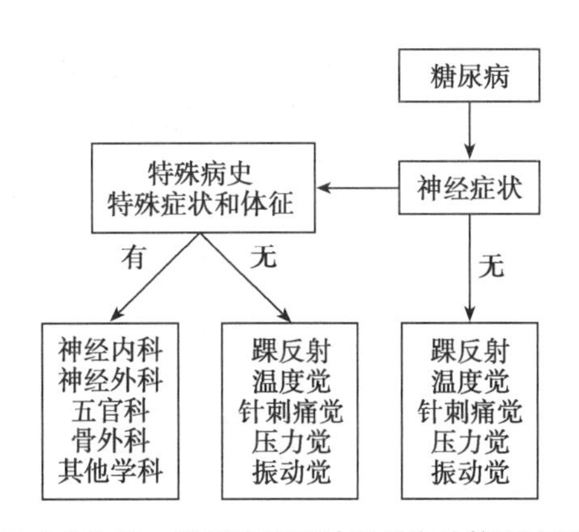

图 4-4-3-10 糖尿病周围神经病变的筛查流程

（一）糖尿病神经病变筛查 糖尿病神经病变的主要危险因素是糖尿病病期、血糖水平和已经存在的心血管风险因素。在临床上，下列表现有助于糖尿病神经病变的早期筛选：①感觉障碍或感觉异常；②肌肉萎缩；③糖尿病足、腕管综合征和僵硬性关节病；④眼肌瘫痪和眼睑下垂；⑤间歇性跛行；⑥皮肤溃疡；⑦足瘫痪；⑧消化、泌尿生殖和心血管系统功能障碍或体温调节和出汗异常；⑨脑缺血发作和认知障碍。ADA 推荐用针刺痛觉、温度觉、音叉振动觉、10g 单丝压力觉和踝反射筛查神经病变。首先根据感觉障碍的程度、肌力试验和反射检查结果对神经病变进行计分(密歇根糖尿病神经病变计分，MDNS)(表 4-4-3-11)，并根据 MDNS 和神经传导结果进行病变分级(表 4-4-3-12)。

糖尿病神经病变的诊断依据是：①糖尿病的病程超过 5 年或为老年糖尿病患者；②感觉、运动或自主神经病变的临床表现，其特点是通常在疾病的早期，下肢的周围神经最先受累，感觉纤维比运动纤维受累重，振动觉的障碍比触觉和温度觉更重；③神经电生理检查的异常改变，如运动或感觉神经传导速度延迟、波幅降低、肌电图出现纤颤电位或正相电位等失神经电位、体感诱发电位发现早期的潜伏期延长、微神经图技术发现肌肉传入活动消失以及交感神经活动低下或消失；④神经活检可帮助明确诊断、评估疗效及病因判

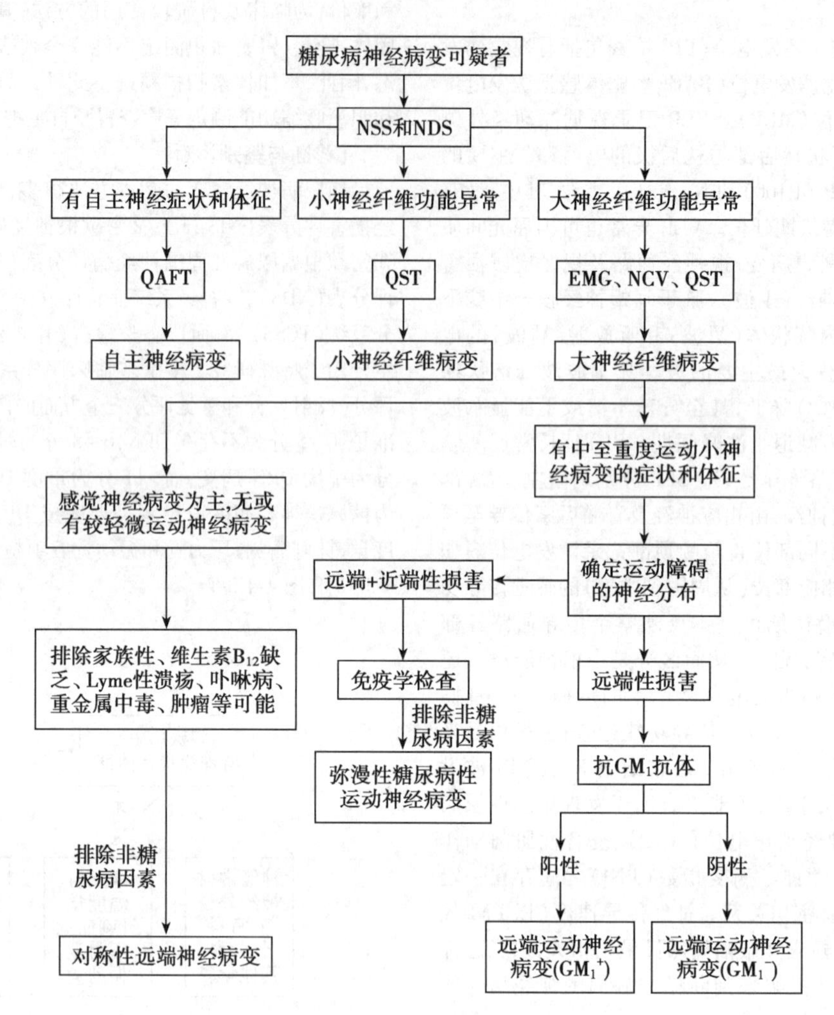

图 4-4-3-11 糖尿病神经病变的诊断程序

NSS：神经系统症状计分；NDS：神经功能障碍计分；EMG：肌电图；QAFT：自主神经功能定量试验；QST：感觉神经功能定量试验；NCV：神经传导速度；GM_1：gangliosid，神经节苷脂

表 4-4-3-11 密歇根糖尿病神经病变计分法

项目	0分	1分	2分	3分
感觉障碍				
大拇指振动觉	正常	减退	缺乏	
10g细丝触觉	正常	减退	缺乏	
大拇指针刺痛觉	正常	减退或缺乏		
肌力试验				
手指伸展活动	正常	轻度受限	严重受限	缺乏
大拇指伸展活动	正常	轻度受限	严重受限	缺乏
踝背屈曲	正常	轻度受限	严重受限	缺乏
反射检查				
肱二头肌反射	正常	减退	缺乏	
跟腱反射	正常	减退	缺乏	

表 4-4-3-12 糖尿病神经病变分级

分　级	异常神经传导数目	MDNS计分
0级（无神经病变）	0~1	0~6分
1级（轻度神经病变）	2	7~12分
2级（中度神经病变）	3~4	13~29分
3级（重度神经病变）	5	30~45分

断，多取外踝后方的腓肠神经活检。但由于是侵入性检查，故不作为糖尿病神经病变的常规手段。采用皮肤活检对神经轴性标志——蛋白基因产物9.5进行免疫组织化学定量来检查皮肤神经形态的方法已逐渐应用于临床。该方法创伤小，仅需直径3mm的活检皮肤，便能观察到小神经纤维改变，为糖尿病神经病变与自身免疫性小血管炎的鉴别提供依据。糖尿病神经病变的分类见表4-4-3-13。在临床工作中，考虑到方便性与实用性，诊断中可将前述的分类与分型结合起来进行。

表 4-4-3-13 糖尿病神经病变分类

1. 快速可逆性神经病变
2. 高血糖神经病变
3. 持续对称性多发性神经病变
4. 末梢躯体感觉运动病变
5. 自主神经病变
6. 小纤维神经病变
7. 病灶/多灶性神经病变
8. 头面部神经病变
9. 胸腹神经根病变
10. 局限性肢体神经病变
11. 肌萎缩
12. 压迫性或嵌入性神经病变
13. 混合性神经病变

（二）糖尿病神经病变与非糖尿病性神经受损的鉴别 糖尿病患者发生神经病变不一定都是糖尿病所致。调查发现，10%~50%的神经病变是其他原因所致，部分患者存在多种病因，如神经毒药物、酒精成瘾、维生素 B_{12} 缺乏、慢性肾病、慢性炎性脱髓鞘神经病变、遗传性神经病变和脉管炎等，因此必须注意鉴别[46,47]。

1. 对称性周围神经受损 应注意与中毒性末梢神经病变或感染性多发性神经根炎鉴别，前者常有药物中毒（如呋喃类药物）或农药接触史，疼痛症状较突出；后者常急性或亚急性起病，病前多有呼吸道或肠感染史，表现为四肢对称性弛缓性瘫痪，运动障碍重，感觉障碍轻，1~2周后有明显的肌萎缩。脑脊液蛋白定量增高，细胞数正常或轻度增高。

2. 非对称性周围神经损伤 应与脊髓肿瘤和脊椎骨质增生或转移癌鉴别，相应节段脊椎照片或CT和MRI有助于诊断。

3. 胃肠神经病变 需与吸收不良综合征、慢性感染、神经性厌食鉴别。糖尿病腹泻一般以“五更泻”明显，无黏液和脓血，腹泻前可有痉挛性腹痛伴肠鸣音增多，排便后症状可好转，腹泻可持续数小时至数天或数周，然后自发缓解，缓解时间数周或数月不定。大便常规及培养无炎性成分及细菌生长。必要时，肠镜等检查有助于鉴别。胃动力瘫痪严重的患者可表现出厌食与体重减轻。在年轻的女性糖尿病患者当中，需注意与神经性厌食相鉴别。心脏自主神经功能紊乱应与其他心脏器质性病变鉴别，后者无糖尿病史，血糖正常而常存相应疾病的病状及体征。

4. 甲亢性肌病 甲亢患者可出现多种肌病，可见于Graves病或其他类型的甲亢。主要表现有慢性甲亢性肌病、急性甲亢性肌病、特发性炎性肌病、甲亢性低钾性周期性瘫痪、突眼性眼肌麻痹和甲亢伴重症肌无力等，详见第2篇第4章第8节和9节。

（三）自主神经功能衰竭的病因鉴别

1. 病因 自主神经功能衰竭（autonomic failure）常以直立性低血压为突出表现，有的患者仅能站立数分钟。任何原因影响到周围自主神经功能时，均会发生自主神经功能衰竭，常见于糖尿病、淀粉样变性和神经变性性疾病。临床类型分为中枢性自主神经功能衰竭而外周节后神经元的去甲肾上腺素能纤维正常（多系统萎缩症），和外周去甲肾上腺素能神经功能衰竭而中枢性自主神经功能正常。

2. 病理生理 自主神经功能衰竭患者的临床表现相似，因直立性低血压而不能耐受直立的姿势，但必须鉴别其基本病因和病变部位，因为发病机制、预后和药物治疗可能完全不同。根据病因，可将自主神经功能衰竭分为原发性神经退化性疾病（primary neurodegenerative disease）和糖尿病、淀粉样变性、伴癌综合征、维生素 B_{12} 缺乏等引起的继发性自主神经功能衰竭两种类型。此外，自主神经功能衰竭可由于免疫介导性病变引起，如自身免疫性自主神经节病（autoimmune autonomic gangliopathy）和遗传性酶缺陷症（如多巴胺-β羟化酶缺陷症，dopamine-β-hydroxylase deficiency）。

所有原发性神经变性型自主神经功能衰竭均与富含突触核蛋白（alpha-synuclein）沉淀引起的细胞损害有关，因而，统称为α突触核蛋白病（α-synucleinopathy），这些疾病的临床表现存在重叠（图4-4-3-12）。一般分为四种主要类型（表4-4-3-14），多系统萎缩（MSA）的蛋白沉淀位于神经胶质细胞（神经胶质细胞质包涵体，glial cytoplasmic inclusions，GCI），而Parkinson病的沉淀蛋白位于基底神经节，故导致Parkinson样

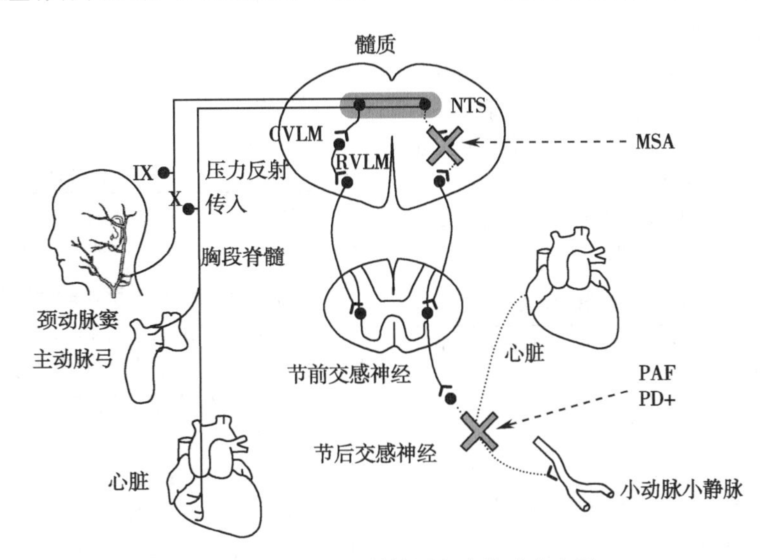

图 4-4-3-12 α-突触核蛋白病的病变水平

表现(MSA-P);有时主要波及小脑,出现躯干性共济失调(truncal ataxia,MSA-C)。当原发性自主神经功能衰竭患者的沉淀蛋白位于神经元时,产生特征性的Lewy体(Lewy body),Lewy体的分布广泛,既可位于脊索的突触前和突触后神经元,又可存在于自主神经节或外周去甲肾上腺素能神经纤维。

表4-4-3-14 α-突触核蛋白病类型

表现	DLB	PD	PAF	MSA
自主神经衰竭	+/-	+/-	+++	+++
运动障碍	+/-	++	-	++
神经元Lewy体	++	++	++	-
神经胶质胞质包涵体	-	-	-	+

注:DLB:dementia with Lewy bodies,痴呆伴Lewy体;MSA:multiple system atrophy,多系统萎缩;PAF:pure autonomic failure,单纯自主神经衰竭;PD:Parkinson's disease,Parkinson病

另一种伴有自主神经功能衰竭是痴呆伴Lewy体病,其突出特点是智力障碍和幻觉。亚急性或急性自主神经功能衰竭可能提示为伴癌综合征所致,而且可以是恶性肿瘤的首发症状。引起自主神经功能衰竭的肿瘤主要是小细胞肺癌、单克隆γ病(如轻链病)和淀粉样变性。糖尿病引起的自主神经功能衰竭常伴有视网膜病变和糖尿病肾病,一般病程较长,年龄较大。

3. 自主神经功能衰竭的临床表现　以直立性低血压为最主要特点。发作时,头晕目眩。重者有眩晕、跌倒和晕厥。因自主神经反射障碍,患者无交感兴奋性反应,站立位时,血液因重力作用淤积在下肢,上肢血液下降,但当躺下时,血压可以恢复正常。卧位高血压(supine hypertension)是原发性自主神经功能衰竭(如MSA与PAF)的另一个特点,其诊断标准是收缩压≥150mmHg或舒张压≥90mmHg;有些患者的血压达到200mmHg,是造成心血管和肾脏损害,甚至急性血管事件或高血压危象的重要原因。

(四)非对称神经病变的诊断与鉴别诊断　临床上,以对称性远端神经病变常见,也容易确立诊断。但有多种神经病变往往表现为非对称性,容易与其他神经疾病混淆,鉴别诊断较为困难。这些神经病变包括糖尿病近端神经病变(proximal diabetic neuropathy)、躯干神经病变(truncal neuropathy)、脑神经病变(cranial neuropathy)、正中神经病变(median neuropathy)和尺神经病变(ulnar neuropathy)等(表4-4-3-15)。临床上,有三个共同特点:①发病较迅速,有时病变进展较快;②病因不一定与糖尿病直接相关,在诊断上,需要特别排除非糖尿病因素的可能;③糖尿病性非对称神经病变的治疗效果明显好于对称性神经病变,有时可完全康复。

表4-4-3-15 非对称型糖尿病神经病变类型

糖尿病腰骶部神经根丛病变(diabetic lumbosacral radiculoplexopathy,DLSRP)
Bruns-Garland综合征
糖尿病近端肌萎缩
糖尿病近端神经病变
糖尿病躯干神经病变(胸段神经病变)(thoracic radiculopathy)
糖尿病颅神经病变(cranial neuropathy)
肢体单神经病变(limb mononeuropathy)

在非对称糖尿病神经病变中,糖尿病近端肌萎缩(proximal diabetic amyotrophy,DAM)的诊断较困难,值得特别注意。DAM一般分为两种临床类型,其鉴别见表4-4-3-16。

表4-4-3-16 两型糖尿病近端肌萎缩的鉴别

鉴别点	DAM-1	DAM-2
糖尿病类型	1型糖尿病患者中多见	2型糖尿病患者中多见
下肢病变与病情进展	双侧、隐匿起病	单侧、急性起病
神经病变分布	近端、对称性	近端和远端、非对称性
疼痛	无	有
感觉神经病变	无	有
糖尿病控制不良	有	有
体重下降	有	有
散发性缓解	有	有
发生频率	罕见	少见(1%)
病变累及上肢	有/较常见	有/约10%

糖尿病肌肉萎缩的另一种原因是糖尿病肌肉梗死(diabetic muscular infarction,DMI),本并发症和糖尿病腰骶部神经根丛病变均表现为急性起病和下肢疼痛,但治疗方法与预后截然不同,因此需要认真鉴别。一般鉴别的要点是特异性临床表现与神经肌肉活检,肌肉梗死无感觉障碍,肌肉为失神经电位变化,有变性、水肿和坏死。糖尿病腰骶部神经根丛病变(DLSRP)有典型神经结构和功能异常。此外,DMI还需要与感染、局限性肌炎、静脉血栓形成和肿瘤等鉴别。MRI有助于病因鉴别(表4-4-3-17)。

表4-4-3-17 糖尿病腰骶部神经根丛病变与肌肉梗死的鉴别

鉴别点	DLSRP	DMI
疼痛	+	+
局部压痛	-	+
肿胀或包块	-	+
病情进展	+	+
双侧性病变	+	+
肌萎缩	+	-
远端肌无力	+	+/-
感觉神经症状	+/-	-
肌肉MRI	正常	异常
肌电图	神经源性病变	肌源性病变

注:DLSRP:diabetic lumbosacral radiculoplexopathy,糖尿病腰骶部神经根丛病变;DMI:diabetic muscular infarction,糖尿病肌肉梗死

(五)Charcot骨关节病的诊断与鉴别诊断

1. 诊断　根据病史和临床表现可作出诊断,X线照片、骨显像和MRI有助于非典型病例的诊断。

(1)临床表现:患者可能有糖尿病、足部扭伤或骨折病史,足部发红、发热、肿胀而无疼痛。

(2)影像特点:起病数周内平片仅有软组织肿胀表现,骨质可无异常,如果平片正常而高度怀疑COA,应在数周后重复检查。萎缩期表现为骨质吸收和细小的骨碎片;肥厚期表现为骨质增生、关节破坏性骨碎片及新骨形成。骨刺、关

节软骨下骨硬化[44];前足COA患者表现为骨骼脱钙、骨质破坏和骨膜反应,应与骨髓炎鉴别;继而可能出现“铅笔-杯子(pencil and cup)”样畸形。中足COA的特点是Lisfranc骨折或脱位,伴有骨碎片,足弓扁平。后足COA存在跟骨脱位、骨折。

(3) 骨扫描:为骨骼病变的敏感检查,但因缺乏特异性而不能作为COA诊断的唯一依据。三个时期的三相^{99m}Tc-亚甲基二磷酸盐骨扫描均为阳性,提示骨转换率均升高,不能作为与骨髓炎鉴别的依据。^{111}In-标记的白细胞显像常用于炎症、感染的探查,尤其适用于骨髓炎患者,对患者是否存在感染有一定的特异性,因此建议将两种扫描方法结合应用可提高诊断敏感性(93%~100%)和特异性(80%)。

(4) MRI:诊断早期COA的准确性较高。急性COA的特点是T1信号减弱,而T2信号增强;慢性COA表现为弥漫性骨髓信号减弱与囊肿形成,对鉴别骨髓炎特别有帮助。

2. 鉴别诊断 急性COA需与引起骨痛和软组织肿胀的其他疾病鉴别,如蜂窝织炎、创伤性扭伤、急性痛风、深静脉血栓形成或骨髓炎等。局部红肿期需要鉴别急性COA与急性骨关节感染。抬高患肢,红肿减轻时,提示急性COA的可能性大,而伴有全身性发热、粒细胞、血沉或C反应蛋白增高为急性骨关节感染的表现,但两者有部分重叠。急性COA时,X线平片正常,而急性痛风或类风湿关节炎有相应的异常表现,必要时,可选择MRI进行鉴别。

【治疗】

临床上,应强调综合治疗,尤其是疼痛性糖尿病神经病变,其主要措施见图4-4-3-13。主要针对糖尿病神经病变的发病机制和危险因素进行治疗,并合理应用纠正代谢紊乱、增加神经血流和改善神经营养等药物[48]。

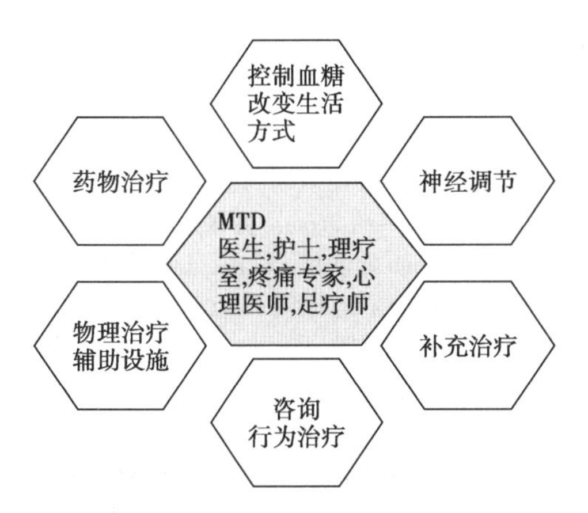

图4-4-3-13 疼痛性糖尿病神经病变的综合治疗方案

(一) 症状治疗 症状治疗主要包括:①传统抗惊厥药(如卡马西平);②新一代抗惊厥药(如加巴喷丁);③三环类药物(如阿米替林、SSRI等);④阿片类止痛药(如羟考酮,曲马多等);⑤局部止痛治疗。

1. 胃轻瘫 主要有:①多潘立酮(domperidone,吗丁啉):多巴胺受体阻滞剂,10mg,3次/天,餐前30分钟服用。可引起泌乳等不良反应。②西沙必利(cisapride):为全消化道促胃肠动力学药物,通过刺激肠肌层神经丛,增加乙酰胆碱释放而起作用。5~15mg,3~4次/天。③甲氧氯普胺(胃复安):5~10mg,3次/日,此药兼有胆碱能和抗多巴胺能作用,易透过血-脑脊液屏障而出现锥体外系反应,不宜长期用。④红霉素:通过刺激胃动素释放和直接兴奋胃动素受体,促进胃排空,剂量200~250mg,3~4次/日。

2. 腹泻 可用洛哌丁胺(loperamide,易蒙停),首剂4mg,以后每次2mg,同时加用维生素制剂或微生态调节剂,如培菲康(bifid triple viable capsule,双歧三联活菌胶囊)、米雅(Miya,酪酸梭菌活菌片)和丽珠肠乐(bifidobiogen-livzon)等。

3. 直立性低血压 注意缓慢起立,穿弹力袜,适当增加血容量,可用生脉散或补中益气汤。许多药物如降压药、利尿药、三环类抗抑郁药、吩噻嗪类药物、血管扩张剂和硝酸酯类药物等都有可能加重直立性低血压的症状。心脏与肾脏功能障碍引起的液体潴留也可能掩盖直立性低血压的症状。外源性的胰岛素注射或内源性的胰岛素分泌都能引起内脏血管扩张与自主性低血压的加重,均应引起注意。

4. 尿潴留 应尽量排空残余尿,可下腹热敷按摩,肌内或皮下注射新斯的明0.25~0.5mg,也可肌注甲氧氯普胺或口服西沙比利,重症者可采用间隙性导尿。目前有采用神经营养因子或其他因子与靶向基因相结合治疗。

5. 阴茎勃起障碍 随着西地那非(sildenafil,万艾可)投入临床使用,口服药治疗现已成为ED的一线疗法。西地那非为一强有力的环磷酸鸟苷(cGMP)特异性5型磷酸二酯酶(PDE_5)抑制剂,通过抑制海绵体平滑肌中cGMP的降解,从而升高cGMP水平,增强内源性一氧化氮(NO)的作用,松弛阴茎动脉平滑肌,使阴茎获得高血流量和血液充盈而达到充分勃起,总有效率>50%。同类产品伐地那非(vardenafil,艾力达)作用时间更短,强度更大,抑制PDE_5酶活性的作用是西地那非的10倍,而且不影响NO释放和cGMP活性,但在没有性刺激的情况下不发挥药理作用。该类药可使体循环血管舒张和血压一过性下降,而且性生活对已有严重心血管疾病的患者有一定的危险性,故使用前,应先作安全性评价。新近研发的多巴胺受体激动剂舌下剂型及选择性PDE_5抑制剂亦取得满意疗效[15-16]。其他如海绵体内注射血管活性药物、真空负压勃起系统、血管旁路手术治疗和阴茎假体植入等均可选用,而且应配合心理治疗。

6. 少汗症与剧汗症 糖尿病自主神经病变波及泌汗功能时,出现少汗症(hypohidrosis,anhidrosis),这些患者同时伴有自主神经功能紊乱的其他表现,尤其是心脏自主神经病变。自幼发病者应更多地考虑外胚层发育不良症(ectodermal dysplasia,ED)。遗传性外胚层发育不良症还应与先天性梅毒、软骨-外胚层发育不良症、色素失调症、Rothmund-Thomson综合征、早老症、特发性甲旁减-Addisom病-念珠菌病综合征等鉴别。糖尿病患者并发剧汗症罕见,一般均应考虑Fabry病、抗毒碱受体自身抗体或颈椎椎间盘膨出症(常导致单侧无汗症)、Horner综合征或肿瘤压迫交感链所致。

泌汗异常尚无特殊治疗。有报道,使用水电离子透入疗法和脉冲直流电水离子导入法治疗局部性多汗症。

(二) 针对神经病变发病机制的治疗 基于神经病变发病机制的治疗见表4-4-3-18。糖尿病神经病变的症状大致经历了从麻木到疼痛,直至演变为无知觉的发展过程。在神经修复过程中,有可能从无知觉恢复至疼痛症状出现和神经功能康复。从这一点上看,治疗糖尿病神经病变中,在神经修复过程中,有可能出现症状短期加重。在一个治疗周期得到缓解后,受损神经有可能得到修复。

表 4-4-3-18 针对发病机制的神经病变治疗

病理生理异常	化合物	治疗标靶	临床应用
肌醇增多	肌醇	神经肌醇	脂肪肝/肝炎/早期肝硬化/动脉硬化/高脂血症
γ-亚麻酸合成减少	γ-亚麻酸	必需脂肪酸代谢	撤市(有效性缺失)
氧化应激	α-硫辛酸	氧自由基	上市销售
	维生素 E	—	一个随机临床研究中有效
神经缺氧	血管扩张剂	增加神经血流量	—
	ACE 抑制剂	—	一线降压药物/未申请糖尿病肾病适应证
	前列腺素类似物	—	扩张血管/抑制血小板凝集/未申请糖尿病肾病适应证
	PhVEGF165 基因转移	促进血管生成	研究阶段
蛋白激酶 C 增加	蛋白激酶 Cβ 抑制剂	升高神经血流量	糖尿病视网膜病变
C 肽减少	C 肽	升高神经血流量	研究阶段
神经营养不足	神经生长因子	促进神经再生与生长	无上市产品/临床研究阶段
	脑源性神经营养因子	—	无效
长链脂肪酸代谢降低	乙酰-L-肉碱	减少长链脂肪酸的积累	无效
非酶糖基化增高	氨基胍	减少糖基化终末产物积累	撤市

针对异常代谢途径对多种化合物进行了临床试验,其中,包括一些醛糖还原酶抑制剂(ARI)、抗氧化剂 α-硫辛酸、PKC-β 抑制剂 ruboxistaurine 和两种 ACE 抑制剂。不幸的是,这些试验大部分都未能明确延缓进展性的 DPN 神经损伤。只有醛糖还原酶抑制剂依帕司他和抗氧化剂 α-硫辛酸在临床中得以使用。针对多元醇通路的药物研发一直是备受关注的,但是很多药物都因各种原因不能应用于临床,目前只有依帕司他在日本和中国等国家应用。研究发现,轻度症状者用依帕司他(唐林)20 天开始起效,以月为单位,40 天为一个疗程;症状重者需要先静脉住院治疗,出院后依帕司他、甲钴胺和羟苯磺酸钙联用效果最好。神经营养因子在国内用于神经损伤修复;国外以特殊形式批准注射用鼠神经生长因子预防和治疗癌症化疗和抗 AIDS 制剂引起的周围神经病变,以期不因毒副反应中断化疗。目前处于临床研究阶段,尚无上市产品。

晶体学研究表明,人的醛糖还原酶(AR)是一条由 316 个氨基酸组成的多肽,分子中带有一个折叠结构序列。由 8 个 α 螺旋平行围绕在 8 个 β 链周围,β 链的箭头方向是从 N 末端指向 C 末端。其活性部位位于 β 链的 C 末端,与 3 个环(白色和蓝色)有关,由 7 个芳香族氨基酸、4 个非极性氨基酸和 3 个极性氨基酸组成的一个大而深的椭圆形疏水口袋。目前已知 ARI 主要是利用与 AR 活性部位之间的极性与非极性作用来寻找与酶的最佳结合位点,产生 AR 抑制活性,抑制葡萄糖转化为山梨醇,降低神经功能损伤。研究显示,依帕司他可以明显缩短正中运动神经的 F 波最短潜伏期(MF-WL,$P<0.001$),明显提高下肢远端处内踝 VPT(振动感觉阈值,$P<0.05$),改善神经病变的主观症状,见表 4-4-3-19。

表 4-4-3-19 醛糖还原酶抑制剂

药物	英文名称	目前状态
索比尼尔	Sorbinil	撤出(不良反应)
托瑞司他	Tolrestat	撤出(不良反应)
泊那司他	Ponalrestat	无效
唑泊司他	Zopolrestat	撤出(疗效甚微)
折那司他	Zenarestat	撤出(不良反应)
利多司他	Lidoreatat	撤出(不良反应)
非达司他	Fidarestat	完成临床试验但未上市
雷尼司他	Ranirestat	Ⅲ期临床
依帕司他	Epalrestat	已临床应用

糖尿病胃肠功能紊乱表现为胃排空延迟、胃的电活动减弱、胃蠕动减少、胃电图波减弱或消失,影响口服降糖药的吸收和血糖控制。胃轻瘫患者无论是空腹,还是餐后 30 分钟胃节律均出现紊乱。正常人体的胃的基本胃节律来自胃大弯上部的起步点,呈整齐而规则的慢波经胃体、胃窦纵环肌向幽门方向传播,频率约 3cpm。糖尿病胃节律紊乱患者服用依帕司他之后 3cpm 处恢复了峰值,证明胃节律恢复正常,胃动力增强。依帕司他可使糖尿病患者的主频波、峰值波恢复,并有恒定频率促进胃肠运动,具有促胃动力和改善交感、迷走神经平衡失调的作用,是治疗 DGP 安全、有效的药物。Barr 等报道,在糖耐量受损或空腹血糖受损的人群中,与那些没有神经病变的人群相比,神经病变同时患有视网膜病变的比例高出近 4 倍,同时伴随蛋白尿的比例为 2 倍。Kärvestedt 等还发现,周围感觉神经病变的患病率随着视网膜病变的严重程度而增加。因此,微血管并发症如糖尿病神经病变、糖尿病视网膜病变和糖尿病肾病,可能相互密切相关,神经病变的存在可能引发其他并发症的发生或发展。事实上,Charles 等发现,在 1 型糖尿病患者中,低的周围神经传导速度和振幅与糖尿病微血管并发症密切相关。醛糖还原酶广泛存在于神经、微血管、肾脏以及视网膜中,多元醇通路异常导致山梨醇聚集进一步引发病变。依帕司他通过有效阻断多元醇通路,改善微循环障碍,有效治疗糖尿病周围神经病变,直接或间接对自主神经病变、肾病、视网膜病变等并

发症起到治疗作用。

（三）血糖控制 血糖快速从低血糖升到高血糖可能诱导和加重糖尿病神经病变的疼痛，因此，提出平稳的血糖控制比快速血糖控制对改善糖尿病神经病变的疼痛更重要。对中老年发病居多的T2DM患者，如饮食控制和口服降糖药能达到满意控制血糖，则不要用胰岛素治疗，以免发生低血糖而加重糖尿病神经病变。DCCT/EDIC（diabetes control and complication trial/epidemiology of diabetes interventions and complication）研究提供了T1DM神经病变的发生发展特征，并提示严格控制高血糖的重要性[49-51]。

（四）胰岛素治疗 胰岛素神经炎是一种糖尿病急性神经病变，常被忽视，其患病率及危险因素不十分清楚。胰岛素神经炎是长期血糖控制较差，血糖快速下降后并发的一种急性神经病变，随着血糖控制，神经病变症状可以逐渐改善或消失[52]。尽量使血糖控制在要求范围内，即使出现胰岛素神经炎也不必停用胰岛素。如口服降糖药不能满意控制血糖，应尽早应用胰岛素，尤其在出现急性近端运动神经病变、急性痛性神经病变和局限性单神经病变时，更要尽量使血糖控制在要求范围内。

（五）其他药物治疗

1. 神经生长因子、前列腺素 E_1、神经节苷脂1 国内使用较多的是鼠神经生长因子（金路捷），20μg/d，肌内注射，4周为1疗程，对促进损伤神经的修复有一定作用。PGE_1 可扩张血管，抑制血小板聚集，减轻血液黏滞度。常用剂量100~200μg/d静滴，14天为1疗程，该药在体内代谢快，产生的血管疼痛常使患者难以忍受。凯时为 PGE_1 脂微球载体注射液，对病变血管有特殊亲和力，具有分解慢、用量小、作用持续时间长和副作用少等特点。临床应用总有效率90%左右。常用剂量10μg/d静滴，1次/日，14天为1疗程，可重复使用。神经节苷脂1（ganglioside 1，GM_1）改善轴索形态，提高 Na^+-K^+-ATP酶活性，促进损伤后神经再生，改善神经功能，常用剂量10~40mg/d静滴或20mg/d肌注，14~28天为1疗程。凯洛欣为多种神经节苷脂的复方制剂，常用剂量2~4ml，肌注，2次/日。

2. 醛糖还原酶抑制剂、蛋白糖化抑制剂、蛋白激酶C（PKC）阻断剂和ACEI 新型制剂如菲达瑞司（fidarestat，1mg/d）具有促进神经再生的作用，对减轻疼痛和行走时皮肤的感觉异常以及改善电生理指标有效。在各种PKC异构体中，βⅡ异构体的活性增加起重要作用。有报告称PKCβ特异性阻断剂用于糖尿病大鼠时，神经传导速度和神经血流状况均有所改善。群多普利（trandolapril）治疗可使神经功能好转。

3. 抗氧化剂 普罗布考（probucol）、维生素E、N-乙酰-L-半胱氨酸（N-acetyl-L-custeine）在实验动物中有一定疗效，但临床效果却不尽如人意。硫辛酸（thioctic acid）作为一种强抗氧化剂，近年来研究较多，在德国被广泛用于治疗痛性糖尿病神经病变数十年，近期完成的多个评估也证实无论是静脉或口服给药都可改善神经病变的主要症状，而且具有良好的安全性。国内市场供应的产品有奥力宝（alpha Lipon 300 Stada），推荐剂量：静脉滴注600mg，1次/日；口服每次600mg，3次/日，可长期使用。α-硫辛酸（α-lipoic acid）具有抗氧化、抗炎、早期胰岛素效应和金属螯合作用，可用于脑病、肥胖、非酒精性脂肪性肝病、心血管病和糖尿病慢性并发症的治疗。

4. 其他药物 主要有γ-亚麻酸、钙拮抗剂、钴宾酰胺和丁咯地尔、肌醇、C肽和乙酰-L-肉毒碱。补充γ-亚麻酸能增加神经内血流，改善神经传导速度。钙拮抗剂尼莫地平（nimodipine）能增加神经内毛细血管密度，促进微血管生长，阻滞钙内流，增加神经血流量，提高神经传导速度。常用剂量30~60mg/d，分2~3次服用。钴宾酰胺（cobinamide，甲钴胺）为维生素 B_{12} 的衍生物和蛋氨酸合酶的辅酶。外源性给药可顺利地渗入神经细胞及胞体内，促进细胞内核酸、蛋白和脂质形成，促进髓鞘形成和轴突再生。钴宾酰胺（弥可保，methycobal），500~1000μg肌注/静注，每日1次或500μg口服，3次/天，2周为1疗程；对改善患者自发性肢体疼痛、肢体麻木和皮肤感觉减退等有效。同类产品有腺苷钴胺（cobamamide，福欣康林），每次0.5~1.5mg肌注，1次/天。丁咯地尔（buflomedil）为α-肾上腺素能受体抑制剂，通过抑制毛细血管前括约肌痉挛而改善大脑及四肢微循环血流，还具有抑制血小板聚集和改善红细胞变形性的功能。弗斯兰（fonzylane，活脑灵）常用剂量200mg加入250ml液体中静滴，2周为1疗程，以后可改为口服。肌醇的临床应用还需要进一步研究。应用C肽替代治疗可以改善T1DM患者周围神经病变的早期症状。但只对C肽缺乏的糖尿病患者有效。应用乙酰-L-肉毒碱（acetyl-L-carnitine）治疗如能使神经内膜的乙酰-L-肉毒碱恢复正常，则神经生理功能改善，并能增强抗氧化作用。

（六）痛性神经病变治疗 注重糖尿病本身的治疗，典型急性神经病性恶病质采用胰岛素治疗后症状减轻。控制高血糖和改善营养有助于痛性神经病变康复。体重恢复正常后，痛性神经病变会得到明显改善。

1. 止痛药物治疗 用于痛性神经病变治疗的药物很多，但疗效均有限。

（1）抗癫痫药物：加巴喷丁（gabapentin）原是一种抗癫痫药物，但后来发现抑制神经痛的作用强大。一般可单药治疗或与鸦片类药物合用[53]。经多中心、安慰剂和对照试验证明其疗效较佳，副作用发生较低，且在体内不代谢，无药物间交叉反应，有效剂量范围在900~3600mg/d，推荐最大有效剂量1800mg/d，但剂量应个体化[54]。

（2）三环类抗抑郁药：仍是治疗神经性疼痛的一线药物。机制可能是通过抑制神经轴突对5-羟色胺或去甲肾上腺素的再摄取，提高疼痛的阈值而起止痛作用，并能阻止受损神经发放神经冲动。常用的有丙米嗪（imipramine），12.5mg/次，2~3次/天，1周后增至25mg/次，2~3次/天，也可用多塞平（多虑平）、阿米替林（amitriptyline）或去甲替林（desitriptilina）等。主要副作用是嗜睡，因此，可于夜间给药，尤其适用于睡眠差和夜间疼痛的患者。抗抑郁剂对减轻纤维肌痛、慢性腰背痛、糖尿病神经痛和带状疱疹神经痛有效[55]。文拉法辛（venlafaxine）疗效较佳，且无抗胆碱及抗组胺的副作用[48]。

（3）5-羟色胺和去甲肾上腺素双重再摄取抑制剂：盐酸度洛西汀（duloxetine hydrochloride）属于5-羟色胺和去甲肾上腺素的再摄取抑制剂。在一项1696例病例研究中，1510例患者应用盐酸度洛西汀治疗（对照706例），所有患者出现中度以上疼痛，治疗12~13周后疼痛症状明显改善，盐酸度洛西汀对同性糖尿病神经病变和肌肉疼痛均有治疗效果，不良反应轻微（表4-4-3-20）。盐酸度洛西汀较以往抗癫痫或抗抑郁药（加巴喷丁、阿米替林和文拉法辛）效果、安全性和患者耐受性好。

表4-4-3-20 抗抑郁药物治疗痛性神经病变疗效荟萃分析

药物	结果	试验数	病例数	对照组有效率（%）	药物有效率（%）	相对获益（95% CI）	NNT（95% CI）
度洛西汀（60/120mg）	疼痛缓解至少50%	3	1024	27	47	1.7（1.4~2.1）	5.1（3.9~7.3）
阿米替林（所有剂量）	总体症状改善	10	588	32	64	2.0（1.6~2.4）	3.2（2.6~4.2）
其他抗抑郁药	总体症状改善	3	216	12	50	4.2（2.5~7.0）	2.6（2.0~3.7）
文拉法辛（所有剂量）	总体症状改善	3	200	25	57	2.3（1.6~3.4）	3.1（2.2~5.1）
地昔帕明（所有剂量）	总体症状改善	2	78	10	59	5.8（2.2~15）	2.1（1.5~3.3）
丙米嗪（所有剂量）	总体症状改善	2	58	5	97	19（3.9~89）	1.1（1.0~1.2）

注：NNT：number need to treat，需要治疗的病例数

（4）抗惊厥药：抗惊厥药物自20世纪60年代开始用于疼痛的治疗，但属于经验型药物使用，仍缺少有力的循证依据，尤其缺乏急性疼痛的治疗研究[56]。理论上认为，抗惊厥药通过阻断钠/钙离子通道而稳定神经细胞膜，缓解疼痛，但疗效欠佳。常用的有苯妥英钠及卡马西平。其他新药如拉莫三嗪（lamotrigine）和托吡酯（topiramate）也被逐渐应用于临床。抗精神病药物可治疗慢性头痛、纤维性肌痛和神经病变痛[57]。

（5）外用局部麻醉剂：5%的利多卡因药膏的止痛效果与阿米替林（amitriptyline）、辣椒素（capsaicin）、加巴喷丁和普瑞巴林（pregabalin）相当[58]。

（6）其他药物：托吡酯（topiramate）能提高糖尿病患者的表皮内神经纤维密度，延长树突长度，提高振幅，改善C纤维的功能[59]。蛋白激酶Cβ抑制剂ruboxistaurin的应用可增加神经外膜的血流量，有效地改善神经传导速度，正在进行Ⅲ期临床的多中心观察中，初步的结果显示，它对糖尿病神经病变患者的异常性疼痛和针刺痛均具有明显的改善作用。值得注意的是，局部用药如硝酸异山梨酯（isosorbide dinitrate）喷剂、利多卡因胶或贴皮剂、可乐定霜剂或贴皮剂，作为近年治疗中的一种创新，因其有直接对病处起作用、无全身副作用、无药物之间的交互作用及无须调整剂量等优点，今后有望成为糖尿病痛性神经病变的第一线药物。电势门控钠通道（voltage-gated sodium channel）调节细胞的兴奋性，而神经变性性疾病和神经病性疼痛存在电势门控钠通道异构体的异常表达。因此，钠通道阻滞剂可能成为开发止痛新药的靶点[60]。另外，植物萃取类药（botanical）可能有一定的止痛作用。

2. 心理治疗　临床观察到疼痛的患者常伴有广泛而复杂的心理因素，有近半数的患者在获知被医生接受作为特殊药物治疗对象，但实际尚未开始真正的药物（或安慰剂）治疗之前，症状已开始有所改善。另外，有不少患者因疼痛一时不见好转，丧失信心，产生抑郁情绪，甚至自杀。因此，配合心理治疗对缓解疼痛的症状也很有必要。

3. 电疗　到2009年，文献上报道了15个痛性糖尿病周围神经病变电疗（electrotherapy）结果，经皮神经电刺激（transcutaneous electrical nerve stimulation）脉冲式和持续式电磁场治疗（pulsed and static electromagnetic field）的使用较多，但方法有别，效果不一，其他如脉冲剂量式电刺激（pulsed-dose electrical stimulation）、高频式肌肉刺激（high-frequency muscle stimulation）或高张力肌肉刺激（high-tone external muscle stimulation）仅有小样本研究，因而，目前不能对电疗的价值作出评价[61,62]。

4. 自主神经功能衰竭的治疗　直立性低血压的治疗目标不能仅局限于血压调节，而应该特别注重消除症状，预防跌倒、晕厥和眩晕的发生。自主神经功能衰竭治疗的总体方案见表4-4-3-21，但具体方案因人而异。直立性低血压与卧位高血压相互联系，诊断和鉴别方法主要靠检测24小时血压变化。卧位高血压的治疗见表4-4-3-22，多数患者的卧位高血压在睡眠期间一直存在，但难以被发现；少数经安静休息后，血压可降至正常（沉降现象，dipping phenomenon），这些患者不适合使用降压药，以免夜间起床时诱发晕厥。餐后低血压（postprandial hypotension）加重直立性低血压症状，增加跌倒、眩晕和晕厥风险，应给予积极治疗。

表4-4-3-21 直立性低血压的治疗

治疗
非药物干预
去除诱因（α-阻滞剂、利尿剂）
增加水盐摄入
缓慢起床与站立
腹带或腰带-紧身袜
睡眠时，抬高床头（15~20cm）
热天避免长期站立
腿交叉站立（鸡尾酒姿势）
药物干预
增加血容量
氟氢可的松（0.1~0.3mg/d）
重组人红细胞生成素25~50U/kg（Hb低于120g/L者）
血管加压素类似物（DDAVP 2~4μg/d）
肾上腺素能神经激动剂和拟交感药物
米多君5~10mg
育享宾5.4mg
吡斯的明60mg
伪麻黄碱30mg
阿托莫昔汀18mg
其他加压措施
麦角胺、咖啡因（1mg/100mg）
奥曲肽（12.5~25μg）
急诊治疗
屈昔多巴（droxidopa）

表 4-4-3-22 卧位高血压的治疗

非药物干预
自测血压
禁用加压制剂
卧位时，禁用腹带或弹力袜
避免上床后饮食和饮水
避免睡前口服加压制剂
斜躺位休息(足下垂)
睡眠时，抬高床头(15~20cm)
避免睡前饮酒
药物干预
硝酸甘油皮贴剂(0.05~0.2mg/h，早晨去除)
肼屈嗪 50mg 口服
速效硝苯地平 30mg 口服
可乐定 0.1mg 口服
西地那非 25mg 口服
米诺地尔 2.5mg 口服

(七) Charcot 骨关节病的治疗 包括手术治疗和非手术治疗两种。减轻负重，穿着特制的鞋子和辅助装置应根据个体的病情进行设计制作。慢性期患者应接受手术矫形。

(唐海洋 张弛)

第 4 节 糖尿病心脏自主神经病变

心脏自主神经病变(cardiac autonomic neuropathy，CAN)是糖尿病的常见慢性微血管并发症，其病因与自身免疫因素、遗传因素及高血糖介导的多种代谢紊乱有关，基本病理变化是慢性神经元缺血和神经细胞死亡。临床上，以静息性心动过速(resting tachycardia)、不耐受运动、直立性低血压、心功能障碍与心肌病为特征，但在早期主要表现为心率变异大。心肌闪烁造影(scintigraphy)有助于 CAN 早期诊断。

【定义与流行病学】

糖尿病神经病变 Toronto 心脏自主神经病变共识专家组提出的糖尿病心脏自主神经病变的定义[1]是：排除其他神经病变病因后的因糖尿病引起的心血管自主神经调节紊乱。1 型糖尿病的 CAN 发病率 1%~90%，2 型糖尿病为 20%~73%(表 4-4-4-1)，CAN 发病率差别甚大的原因与诊断标准、调查对象和人群的风险因素(如年龄、性别、糖尿病病期等)不同有关。

表 4-4-4-1 心脏自主神经病变的发病率

报道者/年份	国家	病例数	糖尿病	人群特征	诊 断	发病率(%)
O'Brien 等/1991	英国	506	T1DM	平均年龄 45 岁/病期 15 年/女性 42%	HRV/睡眠呼吸/Valsalva 动作	17
Ziegler 等/1992	德国	130	新诊断 T1DM		HRV/MCR/Valsalva 动作	7.7
	奥地利	647	T1DM			25.3
	瑞士	524	非 T1DM			34.3
Kennedy 等/1995	美国	290	T1DM	胰腺移植者	HRV/Valsalva 动作	90.9
DCCT/1998	美国	1441	T1DM	平均年龄 27 岁/女性 47%/病期 1~5 年	HRV<15	1.6~6.2
					Valsalva 动作<1.5	5.5~6.3
					体位 BP>10mmHg	0
Kempler 等/2002	16 个欧洲国家	3250	T1DM	平均年龄 32 岁/病期 14 年/女性 49%	体位血压 R-R 反应<1.04 或下降>20mmHg	36
Gaede 等/2003	丹麦	160	T2DM	平均年龄 55 岁/女性 27%/HbA_{1c} 8.8%	R-R 反应<6 或下降>25mmHg/体位血压	27.5
Low 等/2004	美国	83	T1DM	平均年龄 59 岁/白种人 99%/女性 48%	Valsalva 动作/BP/HR	54
		148	T2DM			73
Pop-Busu 等/2009	美国	620	T1DMM	平均年龄 47 岁/病期 26 年/女性 49%	R-R 反应<15 或 R-R 15~19.9/Valsalva 动作<1.5 或下降>15mmHg/体位血压	29

注：IDDM：insulin dependent diabetes mellitus，胰岛素依赖性糖尿病；CV：coefficient of variation，变异系数；MCR：mean circular resultant，平均循环次数；HRV，heart rate variability，心率变异性；CAN：cardiac autonomic neuropathy，心脏自主神经病变；CASS：composite autonomic severity score，复合性自主神经病变严重性计分；DCCT：diabetes control and complications trial，糖尿病控制和并发症试验；T1DM：type 1 diabetes mellitus，1 型糖尿病

T1DM 或 T2DM 确诊时可能已经存在 CAN(约 7%)[2-6]，提示其与糖尿病类型的关系不密切，以后每年增加约 2%(T2DM)或 6%(T1DM)[7-9]。高血糖控制不佳是 CAN 进展的主要危险因素。DCCT 研究显示，6.5 年的强化治疗可使

CAN下降50%[9]，且能维持达14年之久。CAN还与其他心血管病危险因素(如高血压、吸烟、血脂谱异常和肥胖等)相关[10-12]；Steno-2研究发现，T2DM患者强化治疗后的CAN和心血管病都下降[13]。由于糖尿病微血管病变的发病机制相同，故糖尿病视网膜病变、糖尿病肾病和糖尿病多神经病变能预测CAN，但性别与CAN的关系未明。CAN与种族有关，南亚患者的发生率较低，而欧洲白种人较高[14]，印度人(32%)小神经纤维病变的发生率低于欧洲人(43%)，前者的神经平均传导速度明显快于后者，但两个种族的心率变异性无差异。

【发病机制与临床表现】

CAN的病因未明，但发病与以下多个危险因素有关。

(一) 自然病史 糖尿病引起的神经(包括自主神经)病变具有随着神经纤维长度增加而加重的显著特征。在体内，迷走神经的神经轴突纤维最长，介导了75%以上的副交感活动，是CAN发生早期的主要部位，因此，CAN早期表现的特点是支配心脏的副交感神经兴奋性减弱，而交感神经兴奋性相对增强。心脏失交感支配的过程自心尖向心底部蔓延，直至心脏完全失去交感支配。CAN分为亚临床期和临床期两个病变阶段。患者在亚临床期无症状体征，确定CAN的诊断需要应用光谱分析发现心率变异性(HRV)的频率和时域(time domain)异常；压力反射敏感性试验或心脏扫描显示左室扭转增加，或标准心脏自主神经反射试验(cardiac autonomic reflex testing，CART)异常[15-20]。随着CAN的病情进展，在去副交感神经支配的同时，出现交感神经兴奋性增强，CART异常，然后进入临床期表现。心脏去交感神经支配后，自主神经功能紊乱的主要表现是直立性低血压，其相关机制及检查等见图4-4-4-1～图4-4-4-3。

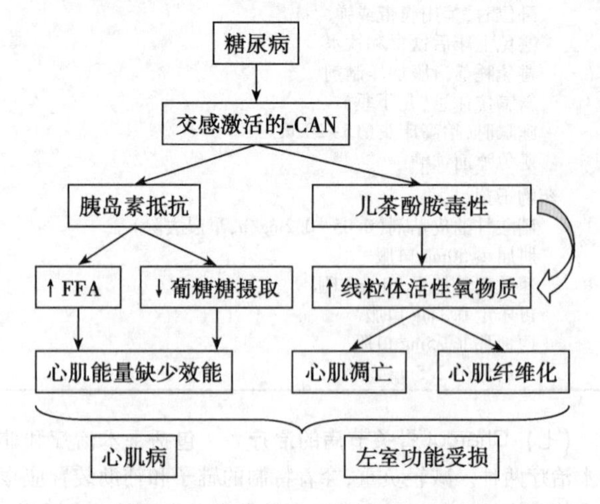

图4-4-4-1 心脏自主神经病变与心肌功能异常

(二) 临床表现 糖尿病患者自主神经病变是糖尿病最常见的并发症之一，临床表现具有病变对称、症状不受主观愿望控制和多种自主神经同时发病等特点(表4-4-4-2)，患者存在潜在心血管急性事件高风险，其症状和体征多变，但综合分析临床表现容易确定诊断；其中，心率变异性(heart rate variability，HRV)发生率高，心率变异性具有早期诊断和

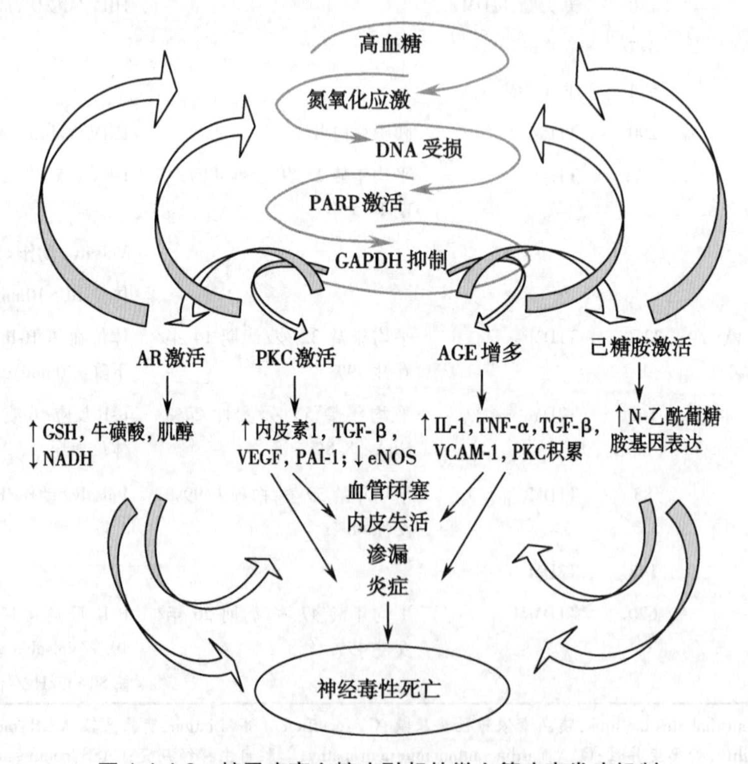

图4-4-4-2 糖尿病高血糖症引起的微血管病变发病机制

PKC：蛋白激酶C；AGE：糖化终末产物；PARP：聚ADP核糖聚合酶；GAPDH：甘油醛-3磷酸脱氢酶；GSH：谷胱甘肽；NADH：尼克酰胺腺嘌呤二核苷酸；TGF-β：转型生长因子；VEGF：血管内皮细胞生长因子；PAI-1：纤溶酶原激活物抑制因子；eNOS：内皮细胞一氧化氮合酶；VCAM-1：相关细胞黏附因子

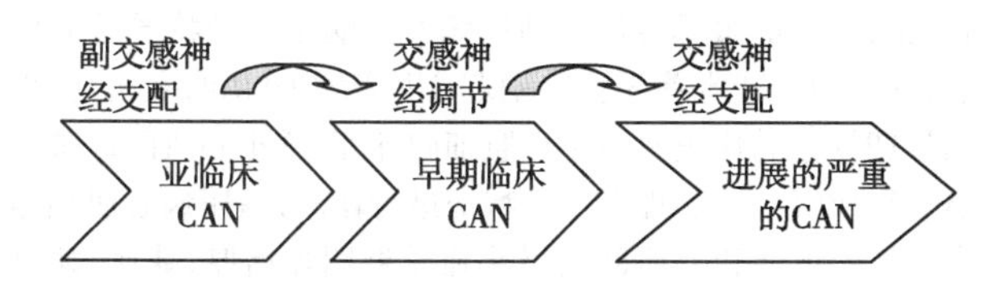

R-R受损 可变性 异常LV 弹性下降	静息心动过速 运动耐量减少	直立性低血压 交感神经支配

图 4-4-4-3 心脏自主神经病变的自然病程

CAN:心脏自主神经病变;LV:左室

表 4-4-4-2 糖尿病自主神经功能紊乱的症状与体征

器官功能	症状与体征
瞳孔辐射	瞳孔对光反射异常/暗适应减弱
心血管系统	围术期心功能不稳定/明显乏力/无症状性心肌缺血/直立性低血压/体位性心动过缓/不稳定心率
胃肠系统	恶心/呕吐/胃瘫/便秘/腹泻/胃窦电活动亢进-过缓
汗腺系统	味觉性出汗/剧汗/无汗/手足干燥/热不耐受
呼吸系统	睡眠障碍/支气管过敏/气短
泌尿生殖系统	阴茎勃起障碍/性欲减退/膀胱病变/尿潴留/尿道感染
内分泌系统	无知觉性低血糖

预测糖尿病患者是否伴有自主神经病变的价值[21]。

1. 高血糖 高血糖增加氧化应激和硝化应激,继而导致神经元损害和死亡,内皮细胞功能紊乱也引起神经缺血。神经元轴突的线粒体十分丰富,故特别容易受到氧化应激或硝化应激的攻击而出现病变。氧化应激引起聚 ADP-核糖聚合酶、AGE、蛋白激酶 C 和己糖胺导致葡萄糖毒性[22-25],这些物质加重氧化应激,干扰细胞功能,导致神经功能紊乱和死亡。临床上,如发现患者血清糖化白蛋白、HbA_{1c} 和血清高迁移率族 1 蛋白(high mobility group box 1 protein,HMGB1)明显升高,提示 2 型糖尿病患者伴有冠心病(表 4-4-4-3)。

2. 静息型心动过速 首先应排除其他原因所致的静息型心动过速。静息型心动过速是 CAN 早期的常见表现,心率每分钟 90~130 次,而且固定不变,应用肾上腺素、睡眠、运动、应激时的心率也较少变化[26-31]。这些患者发生心血管事件的风险明显增高[10]。心血管自主神经病变典型的临床表现包括静息时心动过速、直立性低血压、对运动及某些药物耐受性差、无症状性心肌缺血或无痛性心肌梗死、心率变异小和 QT 间期延长等。其中,以无痛性心肌梗死引起的后果最严重,可发生心律失常、心力衰竭,甚至猝死。如出现不能解释的疲乏、倦怠、水肿、恶心、呕吐、出汗、心律失常、咳嗽、咯血痰或呼吸困难,均提示糖尿病患者有无痛性心肌梗死的可能。

3. 运动不耐受 运动时,血压、心率和心搏量无相应改变,而缺乏冠心病的心脏结构或功能异常。但是因心率反应迟钝,故运动耐受试验常为阴性(假阴性)[32,33],因此,需要采用应激型心脏影像检查(如超声心动图)确定诊断。

表 4-4-4-3 冠心病患者伴和不伴 T2DM 的临床特点比较

类别	冠心病不伴 T2DM (n=82)	冠心病伴有 T2DM (n=86)
年龄(岁)	56.8±9.1	57.2±10.5
女性(%)	35(41.7)	36(42.8)
吸烟(%)	24(30.0)	28(33.3)
饮酒(%)	21(26.3)	25(29.8)
高血压(%)	34(42.5)	34(40.5)
阿司匹林应用(%)	40(48.8)	45(52.3)
β 受体阻滞剂(%)	30(36.6)	33(38.4)
钙通道阻滞剂(%)	26(32.5)	28(33.3)
ACEI/ARB(%)	19(23.8)	23(27.4)
他汀类(%)	15(18.8)	15(17.9)
BMI(kg/m^2)	23.9±3.8	24.7±4.2
TC(mmol/L)	4.87±1.07	5.19±1.11
TG(mmol/L)	1.59±0.57	1.69±0.61
HDL-C(mmol/L)	1.16±0.33	0.98±0.38
LDL-C(mmol/L)	3.38±0.87	3.41±0.92
空腹血糖(mmol/L)	4.83±1.07	7.98±1.15$^{\#}$
糖化白蛋白(%)	10.18±3.65	19.35±4.04$^{\#}$
HbA_{1c}(%)	5.08±0.78	8.94±1.04$^{\#}$
hs-CRP(mg/L)	3.18±0.98	5.82±1.15$^{\#}$
HMGB1(ng/ml)	5.09±0.91	8.91±1.36$^{\#}$

注:HMGB1,high mobility group box 1 protein,高迁移率族 1 蛋白;$^{\#}$表示 $P<0.05$,两组有显著性差异

4. 直立性低血压 是晚期 CAN 的抑制表现。其诊断标准是:当患者从卧位站立后,收缩压下降>20mmHg 或舒张压下降>10mmHg 持续 2 分钟以上。直立性低血压提示心脏对体位改变的交感反应性与压力感受器敏感性降低,心率对外周血管收缩的反应不足。必须注意,许多药物(如利尿剂、血管扩张剂、三环类抗抑郁药或胰岛素)可加重直立性低血压。和静息型心动过速一样,直立性低血压也是评价晚期 CAN 的指标[10],也是预测心血管事件的独立指标[32-35]。

5. 无症状性心肌缺血 发病机制与疼痛阈值升高和心肌自主神经损害有关。CAN 是评价持续性心绞痛阈值的主观指标。持续性心绞痛阈值(prolonged subjective angina threshold)是指心电图上 ST 段压低 1mm 至临床心绞痛发作的时间。CAN 患者常存在无症状性心肌缺血或心肌梗死[35],运动时容易导致急性心血管事件。

6. 心肌病与左室功能紊乱 去副交感神经支配和交感兴奋性增强诱发级联性代谢信号反应,可致儿茶酚胺释放增多与中毒[36,37]。交感神经兴奋性相对增高刺激肾素-血管紧张素-醛固酮系统,心率增快,心输出量增高,心肌缺血引起微血管病变,而外周血管收缩。线粒体氧化应激和胰岛素抵抗导致线粒体氧化磷酸化解偶联[38,39],能量生成不足,葡萄

糖转换成游离脂肪酸,氧需要量增加,做功增强,心肌重建、肥厚,最终引起心肌细胞凋亡和纤维化。糖尿病心肌病的特点是心肌的交感-副交感兴奋性失衡,左室肥厚和心肌重建异常。心肌收缩功能(次要)与舒张功能(主要)紊乱而缺乏心脏结构(瓣膜、冠状动脉、主动脉)改变,左室射血分数正常。舒张功能紊乱使舒张期延迟,左室僵硬度升高[40]。超声心动图显示,CAN患者的心室舒张期充盈不足而心房充盈过度。心肌MRI是诊断心肌病与心肌功能紊乱(扭曲、捻转、张力等)的敏感方法。糖尿病心肌病是一种特异性心肌病,其病理诊断应首先排除引起心肌病变的其他疾病,再根据长期糖尿病病史及微小心肌细胞坏死、微小心肌间纤维瘢痕灶形成等心肌病理形态学特征进行诊断;糖尿病心肌细胞微小坏死可能和心肌间的微小血管壁明显增厚、缺血、缺氧有关[41,42]。

7. 猝死　与无CAN者比较,CAN患者的5年死亡率增加50%[43-46],见表4-4-4-4。

表4-4-4-4　心脏自主神经病变死亡风险研究

研究者	国家及地区/病例数	糖尿病/追踪时间(年)	死亡风险	说明
Veglio等	意大利/316	T1DM/5	相对风险3.55	死亡率13%(无CAN者4%)
Gerritsen等(Hoorn研究)	荷兰/446	非DM/9	相对风险2.25	
Chen等	中国台湾/159/612	T2DM/7.7	全因死亡风险29%	8年存活率63.6%(男性)和76.4%(女性)
Wheeler等	美国/843	T1DM、T2DM	危害比1.49 相对风险4.9	CVD死亡率49.7%/CAN死亡率80.4%/无CAN者24.5%
Astrup等	丹麦/388	T1DM/10.1	—	—
Astrup等	丹麦/104	T2DM/9.2	—	—
Soedamah-Muthu等(EURODI-ABPCSyj)	16个欧洲国家/2787	T1DM/7	危害比3.61 死亡风险2.83	CAN和微白蛋白尿是死亡风险的独立风险因素
Lykke等	丹麦/391	T1DM/10	全因死亡危害比2.5	
Ziegler等(MONICA/KORA研究)	德国/糖尿病160/非糖尿病1560	非DM/9	全因死亡相对风险3.00	QT延长是预测死亡风险的独立风险因素
Beijers等(Hoorn研究)	荷兰/非糖尿病376/T2DM 114	非DM/13.6	相对风险2.54	CAN与CVD死亡风险相关
Pop-Busui等	美国-加拿大/8135	T2DM/3.5	危害比1.55	CAN与CVD死亡风险相关

除糖尿病自主神经病变外,机体的缺氧反应障碍[47]、无知觉性低血糖、长期低血糖和夜间性高血压(去副交感神经支配)也是引起左室肥厚和心血管事件的重要原因。

8. 手术并发症　CAN患者的围术期并发症(伤口愈合延迟、感染、心衰、药物不良反应等)增加2~3倍,死亡率升高;麻醉后容易发生低血压、低体温和心动过缓;发生休克时,升压药物的使用量增大[48,49]。

9 脑血管病　CAN与脑血管病的关系不像心血管病那么密切,但前者的风险仍明显高于正常人[50]。

10. 糖尿病肾病　一些研究结果显示,CAN是引起糖尿病肾病的原因之一。交感神经过度兴奋引起肾脏的间接(通过肾小管功能障碍和高血压)或直接(血管平滑肌增殖、血管收缩和足细胞损害等)损害导致肾病。因缺乏红细胞生成素对肾脏的保护作用而导致贫血,进而损害或加重糖尿病肾病。

11. 下肢并发症　CAN是下肢血管并发症的重要原因,自主神经病变造成微血管血流障碍,皮肤去神经支配引起皮肤结构和功能异常,皮肤炎症、水肿和充血的风险增加,甚至发生神经性溃疡,累及骨骼和关节时,可导致Charcot神经性关节病,因血管扩张而引起脉搏洪大[51]。

【诊断与鉴别诊断】

(一) 诊断方法　CAN容易被漏诊,一般建议:当糖尿病病程达到5年以上或已经存在其他部位神经病变或其他微血管并发症者均应进行心脏自主神经功能评价(图4-4-4-4,表4-4-4-5和表4-4-4-6)。

表4-4-4-5　心脏自主神经功能评价

心血管自主神经反射试验 　深呼吸R-R间期 　Valsalva操作 　站立位R-R反应(卧位-站立试验) 　站立位血压反应 　持续握力试验的血压反应
心率变异性 　发作时间测定 　所有正常R-R间期的标准差(SDNN) 　连续R-R间期的平方根差异(rMSSD) 　最长与最短R-R的间期差 　5min正常R-R间期标准差(SDANN)
频率测量 　高频组分测量(0.15~0.4Hz) 　低频组分测量(0.1Hz) 　极低频率组分测量(<0.04Hz)
静息心率 　用于心血管病风险分层
24小时动态血压 　压力反射敏感性 　心脏迷走神经和交感神经压力反射功能测定
闪烁影像检查 　^{123}I-MIBG-PET 　^{11}C-MHOP-PET
肌肉交感神经活动 　研究用 　头向上倾斜试验 　症状评估 　自主神经功能评估

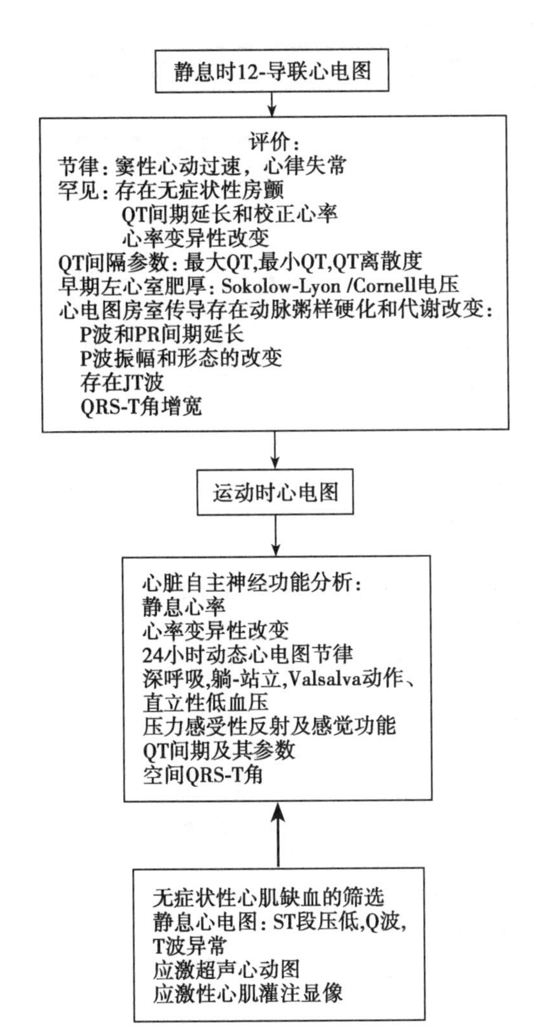

图 4-4-4-4 糖尿病心脏自主神经病变的心血管检查

表 4-4-4-6 心脏自主神经病变患者连续三次站-蹲-站试验的血流动力学变化

	站立	蹲位	站位
血流动力学变化	基线	血压↑/脉压↑/心率↓	血压↓(暂时性)、心率↑(暂时性)
CAN 表现	心率↑(固定性心动过速)	缓冲性心动过缓/SqTv/血压↑/脉压↑/脉冲性应激↑	缓冲性心动过速/SqTs↓/压力反射↓/直立性低血压

注:脉冲性应激(pulsatile stress)=脉压(PP)×心率(HR);SqTv:迷走神经指数(vagal index)或站立位基线 R-R 间期与蹲位 15 秒最长 R-R 间期之比;SqTs:交感神经指数(sympathetic index)或站立位基线 R-R 间期与蹲位后站立 10~20 秒最短 R-R 间期之比

1. 心脏自主神经反射试验(CART) 1970 年以前,主要使用五种简单方法诊断 CAN:①深呼吸心率差异(HR variation,R-R variation),以深吸气和深呼气时的心率比值(E∶I)表示;②站立位心率反应,以 30∶15 比值表示,即从卧位至直立位时第 20~40 次心搏的最长 R-R 间期与第 5~25 次心搏的最短 R-R 间期之比;③Valsalva 动作的心率反应;④体位改变时的血压反应;⑤持续握拳时的血压对肌肉收缩的反应。在上述试验中,深呼吸心率差异和站立位心率反应异常提示副交感神经功能障碍(心率减慢、R-R 间期延长);体位改变的血压反应与持续握拳血压反应反映交感神经功能[52,53];而 Valsalva 动作反映了交感与副交感神经的综合功能(一般以副交感神经功能为主)[54]。应用此五种试验评价 CAN 的效力相近[1],因深呼吸心率反应的重复性和敏感性均较高,且容易操作,故最常用。假阳性见于其他心脏病、糖尿病其他并发症、药物和应激状态(运动或吸烟等)。

2. 心率变异性 心率变异性(HRV)是指 R-R 间期的变异性,是评价心脏自主神经功能的鉴定方法(表 4-4-4-7)。心率变异性降低是 CAN 的早期表现之一。建议用 24 小时动态心电图确定 R-R 间期,时域分析副交感兴奋性和频域(frequency domain)特征。T1DM 自主神经病变研究结果见表 4-4-4-8,糖尿病心电图异常与结局见表 4-4-4-9。

3. 压力反射敏感性 压力反射敏感性(baro-reflex sensitivity,BRS)测定心脏迷走神经和交感神经的压力反射功能。BRS 是诊断亚临床 CAN 的常用方法。正常情况下,刺激心脏传出迷走神经后,血压升高引起血心动过缓,而 BP 下降得到相反结果。血压改变引起心率变化代表心脏迷走传出神经兴奋性,但应同时考虑心脏交感传出神经兴奋性的影响。刺激心脏传出迷走神经兴奋性的方法有静脉注射肾上腺素

表 4-4-4-7 心率变异性的定义与意义

项目	定 义	调节的自主神经
SDNN(ms)	一定时间内记录的所有正常 R-R 间期的标准差	交感和副交感神经
SDANN(ms)	一定时期内每 5min 正常 R-R 间期的标准差均值	交感和副交感神经
RMSSD(ms)	一定时期内正常与非正常 R-R 间期之差的均方根	副交感神经
PNN50	R-R 间期与>50ms 的 R-R 间期的百分率	副交感神经
ULF	超低频组分	交感和副交感神经
LF	低频组分	交感神经
HF	高频组分	副交感神经
LF/HF	低频/高频组分比值	交感和副交感神经

表 4-4-4-8 1 型糖尿病自主神经病变研究

研究者/年份	研究目的	心率变异性指标	结 论
Kardelen/2006	心率变异与循环变异的关系	SDNN/SDANN/RMSSD/pNN50/ULF/VLF/LF/HF/LF/HF/LF/HF	心率变异对循环功能的影响减少说明副交感张力降低,而交感张力增高
Chen/2007	血糖、病程和运动对自主神经的影响	LF/HF/TP	HbA_{1c} 预测静息心率变异,运动与静息时的心率变异
Chen/2008	体力活动对自主神经功能的影响	LF/HF/TP/LF/HF	体力活动增加副交感神经张力
Lucini/2009	心血管自主神经功能早期变化与病情进展的关系	LF/LF/HF/HF/LF/HF	患者存在压力感受器病变,病情进展促进收缩压的 LF 增加,HF 降低

表 4-4-4-9 糖尿病心电图异常与结局

人群对象	ECG 标志物	临床意义	结论
糖尿病心肌病左室肥厚动脉粥样化			
996/T2DM	↑1SD, P 波≥40ms/↑1SD, PR 间期≥12ms/↑1SD, P 波终末力	↑心包脂肪	校正后脂肪指数与 CVD 风险因素无关
110/T2DM(20~80岁)	↑电压/↑QRS	左室肥厚	等待结论
9193/T2DM+高血压	↑电压	左室肥厚	高尿酸血症是 CVD 的风险因素
276/T2DM+高血压	↑电压	左室肥厚	坎地沙坦降低左室肥厚
9000/高血压	↑电压	左室肥厚	新发糖尿病风险低 38%
886/T2DM	↑电压	左室肥厚	合并高血压
1123/T2DM	↑QTc/↑QRS/↑JT	冠脉钙化	男性>女性
静息性心肌缺血与心血管病风险			
3224/糖尿病(女 61.9%/平均 72 岁)	ST-T 异常	↑冠心病死亡风险、↑心律失常死亡风险	与非致命性心肌梗死事件无关
493/心肌梗死后 T2DM	↑T≥47μV	↑猝死风险	—
2.654/男性 T2DM	↓ST≥1mm×0.08s	16 年 CVD 与全因死亡风险增加	独立于其他 CVD 风险因素
994/T2DM	↓ST≥50μV/QTc>460ms、PCA≥30%	↑CVD 死亡/↑全因死亡	—
1.387/T2DM	Q 波	无症状心肌梗死	合并高血压+肾病
1.123/T2DM	腺苷诱导 ST 下移	静息性心肌缺血	5 年风险增加 4 倍
472/T2DM	↑QT	CVD 预后与死亡率	非 CVD 的预后判断意义下降
216/T2DM	↑QT	↑CVD	总体与脑血管事件风险增加
1 型糖尿病与糖尿病心肌病			
22/T1DM(平均 30 岁)	↓QRS<120ms/QT≥450ms/↑QT>70ms	↓副交感/交感神经张力/心动过速激活时间缩短	—
1415/T1DM	QTc>440ms	↑7 年 CVD 风险	女性风险增加
3250/T1DM	QTc>440ms	左室肥厚风险 3 倍↑	与女性肥胖高血压和体力活动相关
523/T1DM-T2DM	↑QTc/↑HR	23 年死亡率	风险增加
21/T1DM	↑QTc	自发性低血糖标志物	QTc 增加与低血糖相关
糖尿病心肌病空间向量心电图			
74/T2DM	↑QRS-T 三角	糖尿病心肌病	与高血糖和血脂谱异常控制相关
16/T1DM	↑QRS-T 三角	低血糖症心律失常标志物	独立于儿茶酚胺与心率变异性

注:QTc:心率校正的 QT 间期

或体位改变两种,前者更可靠,持续记录血压和心率 R-R 间期变化。

4. 心脏核素闪烁扫描 采用交感神经递质类似物^{123}I-MIBG-SPECT、^{11}C-HED-PET 或^{11}C-肾上腺素-PET 评价心脏去交感神经状态。心肌细胞和神经元均迅速摄取^{123}I-MIBG,故不是 CAN 的最精确评价技术。交感神经的去甲肾上腺素转运体特异性摄取代谢稳定的^{11}C-HED,故其特异性和敏感性均很高,但解释结果时,应考虑心肌血液灌注对核素的清除影响。CART 正常的 T1DM 和 T2DM 亦可发生^{123}I-MIBG 或^{11}C-HED 潴留。与去交感神经支配一致的^{11}C-HED 结果才能用于评价 CAN。^{11}C-epinephrine 的洗脱率与交感神经功能亢进相关。晚期 CAN 患者的心肌各部位^{11}C-HED 潴留不一致,但需要排除引起相同现象的其他心肌疾病。^{123}I-MIBG 不含 β 射线,半衰期 13.2 小时。^{11}C-HED-PET 的放射剂量较低,20mCi 的^{11}C-HED 约等于 0.186rad,低于 0.5mCi 的^{131}I-MIBG-IBG(0.45rad)或 10mCi 的^{123}I-MIBG(0.53rad)[55]。

5. 肌肉神经和交感神经功能 测量肌肉交感神经兴奋性(muscle sympathetic nerve activity, MSNA)主要用于研究。糖尿病心脏神经病变筛查方法很多,主要包括下肢神经损害评分表(NIS-LL)、密歇根神经病变筛选表(MNSI)、密歇根糖尿病性周围神经病变评分表(MDNS)、神经残疾评分表(NDS)、神经系统症状评分(NSS)、多伦多临床评分系统(TCSS)等。形态学检查(神经活检与皮肤活检)主要用于特殊研究。

糖尿病神经病变的主要危险因素是糖尿病病程、血糖水平和已经存在的心血管风险因素,如感觉障碍、肌肉萎缩、糖尿病足、腕管综合征、僵硬性关节病、眼肌瘫痪、眼睑下垂、间歇性跛行、皮肤溃疡等。神经活检可帮助明确诊断、评估疗效及病因判断。皮肤活检对神经轴突标志——蛋白基因产物 9.5(神经纤维中的特异性泛素羟基水解酶)进行免疫组织化学定量来检查皮肤神经形态的方法已逐渐应用于临床,其中糖尿病脂多糖异常与自主神经病变的临床意义见表 4-4-4-10。

表 4-4-4-10 糖尿病脂多糖异常与自主神经病变

研究对象	ECG	临床意义	结论
Zucker 糖尿病肥胖鼠	↑R 波幅/↑QT 间期/↓HRV	CAN 的早期诊断/糖尿病心肌病	有氧运动对 R 波波幅有益
682 例 T2DM 合并冠心病	↑QTc	↑心源性猝死的风险	特发性 QT 间期延长:心源性猝死的风险增加 5 倍
1226 例 T1DM 患者	↓QTc	↓糖尿病强化治疗者 CAN 的发生率	14 年随访终点
18 例健康个体,30~40 岁	↓PR/↑QTc/↓T 波幅/↓ST	CAN 的早期诊断/心律失常	无症状低血糖患者中的严重心律失常和睡眠中死亡综合征
1720 例 T2DM 患者+健康对照	QTc>440ms/↓HRV	↑死亡率	↑QT 离散度不是重要的预测因子
100 例 T1DM 和 T2DM 患者	↑QTc	CAN	与年龄-糖尿病病程和 CAN 的严重程度相关
192 例 T2DM 患者	↑QTc/↑QT 离散度	12 年心血管风险	优于 ABI/可作为心血管风险评估的 CAN 试验
80 例 T1DM 患者	↑QTc	CAN	QTc 心室晚电位缺失
8185 健康人	↓HRV/↑心率>73 次/分	60%↑T2DM 风险	独立于心血管疾病/年龄/性别/生活方式
105 例 T1DM 和 T2DM 患者	↑QTc>440ms	↑CAN 严重程度(Ewing score)	与年龄/肥胖/高血压/糖尿病病程/糖尿病控制和治疗相关
26 例糖尿病男性	↑QTc	↑CAN 患者 3 年 SCD 风险	独立于年龄/糖尿病病程
5781 例年龄≥55 岁,12.7%有糖尿病	空间 QRS-T 角≥75°	4 年 CVD 和 SCD 风险↑4 倍	致死性和非致死性 CVD 事件风险增加 3 倍
4173 例,14%有糖尿病	空间 QRS-T 角≥45°	7 年 CVD 事件发生风险增加 50%	7 年全因死亡率增加 50%
6134 例,10%有糖尿病	空间 QRS-T 角≥105°	CVD 死亡风险增加 5 倍	心源性猝死和全因死亡率增加 2 倍
142 女性,32%有糖尿病	空间 QRS-T 角≥49°	CVD 事件风险增加 1.5 倍	3 年前瞻性研究
232 例 T2DM 患者	↑空间 QRS-T 角	↑CAN 的发生率/↑糖尿病心肌病的发生率	与 HRV 有关(↓副交感神经系统/↑交感神经系统或自主神经系统不平衡)

注:CAN:cardiac autonomic neuropathy,心脏自主神经病变;T2DM:2 型糖尿病;T1DM,1 型糖尿病;HRV:心率变异性;QTc:QT interval corrected for heart rate,按心率校正的 QT 间期;SCD:sudden cardiac death,心源性猝死;CVD:cardiovascular disease,心血管疾病;ABI:ankle-brachial index,踝肱指数

6. 其他检查 动脉僵硬度测量可了解压力反射的敏感性,协助 CAN 诊断。肌肉血流(muscular blood flow,MBF)和激光多普勒(laser Doppler,LD)可用于评价内皮细胞功能[56-58]。免疫染色分析表皮内神经纤维密度(intra epidermal nerve fibre density,IENFD)可用于小纤维神经病变(small fibre neuropathy)的诊断,其敏感性和特异性分别达到 88%~98%和 88.8%~95%。

(二)诊断标准与分期 深呼吸心率反应、站立位 Valsalva 动作和站立位血压反应是临床检测自主神经病变的金标准。2010 年的糖尿病神经病变 Toronto 心脏自主神经病变共识专家组第 8 次国际会议[1]建议的 CAN 分期是:①单独 CART 异常可临床早期诊断 CAN;②确诊 CAN 需要存在以上 7 个试验指标(5 个 CARTS、时域心率变异试验和频域心率变异试验)中的 2 个或 3 个异常;③如果确诊的 CAN 患者存在直立性低血压,则属于严重或晚期 CAN。

【治疗】

除糖尿病本身的治疗外,主要针对糖尿病神经病变的发病机制和危险因素进行治疗,并合理应用药物,纠正代谢紊乱、增加神经血流和改善神经营养等药物[12]。针对神经病变发病机制的治疗药物如肌醇、γ-亚麻酸、α-硫辛酸、血管扩张剂、ACE 抑制剂、前列腺素类似物和神经生长因子等有一定疗效。

(唐海洋 张弛)

第5节 糖尿病心脑血管病

糖尿病心血管病属于糖尿病慢性大血管病变的范畴,主要涉及糖尿病性心脏病(diabetic cardiopathy,DCP)、脑血管病(cerebrovascular disorder,CVD)及外周血管病(peripheral vascular disorder,PVD)三个领域。糖尿病性心脏病是指由于糖尿病所引起的,在糖和脂肪等多代谢紊乱长期得不到纠正的基础上发生的心脏大血管病变、微血管病变以及自主神经病变。其中,大血管病变主要位于心脏表面的冠状动脉,即糖尿病性冠心病;微血管病变是指心肌内的微小血管病变导致心肌结构及心室舒张功能异常,即糖尿病性心肌病(diabetic cardiomyopathy);支配并调控心脏活动的自主神经形态与功能异常主要引起心律失常。糖尿病心脏病与非糖尿病患者相比,其起病更早。糖尿病患者伴冠心病常表现为无痛性心肌梗死,梗死面积比较大,穿壁梗死多,病情更严重,预后更差,病死率更高。男性糖尿病心脑血管病的发生率约为

非糖尿病患者的2.5倍,女性则高达3.5~4.5倍。如冠状动脉造影和临床排除冠状动脉病变,糖尿病患者出现严重的心律失常、心脏肥大、肺淤血和充血性心力衰竭,尤其是难治性心力衰竭,临床可考虑糖尿病心肌病变。流行病学资料表明,约50%的初诊2型糖尿病患者已有冠脉病变;70%以上的糖尿病患者死于心血管并发症或合并症,心肌梗死是2型糖尿病的首要致死病因。

糖尿病是脑血管病的独立危险因素,是冠心病的等危症。糖尿病患者脑血管病发生率较非糖尿病患者明显增高,女性尤甚。Framingham研究发现,45~74岁糖尿病患者脑梗死发生率较非糖尿病患者男性高2.5倍,女性高3.7倍。而且,糖尿病患者各年龄段缺血性脑卒中的发生率均高于非糖尿病患者。糖尿病脑血管病以脑动脉粥样硬化所致缺血性脑病最常见,如短暂性脑缺血发作(transient ischemic attack, TIA)、腔隙性脑梗死、多发性脑梗死和脑血栓形成等。脑血栓形成多发生于大脑中动脉,而腔隙性脑梗死则多见于脑内深穿支的供血区,如壳核、内囊、丘脑及脑桥基底等。由于糖尿病高血压发生率甚高(20%~60%),因而,出血性脑病亦很常见[1-3]。

血管壁的被膜结构见图4-4-5-1。糖尿病患者有易发血管闭塞性疾病的倾向,其外周血管病变(PVD)的发生率至少是非糖尿病患者的4倍,且随年龄增长和病程延长而增加。多中心流行病学调查显示,我国50岁以上的糖尿病人群中,近1/5患者有PVD。糖尿病患者的PVD具有发病年龄早、进展快和病情重等特点[1]。糖尿病患者是否容易患PVD与年龄、吸烟、糖尿病病程、血糖升高水平及收缩期血压有关,但与性别无关。据报道,糖尿病患者中,62%的足部难治性溃疡和46%的截肢与动脉缺血有关。

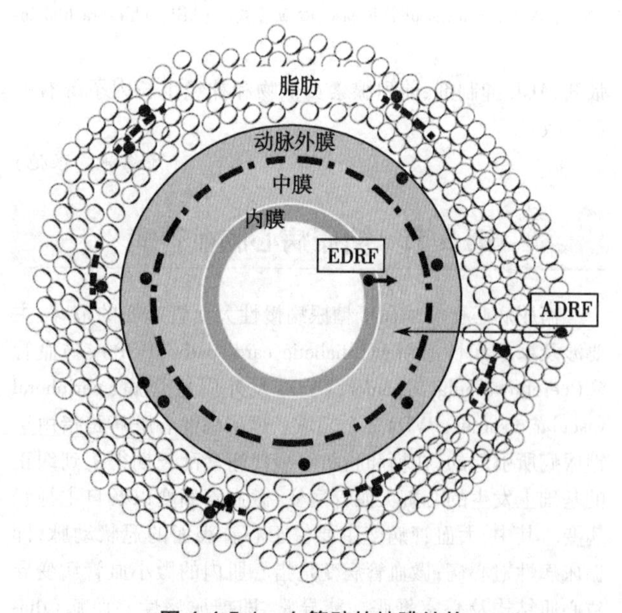

图4-4-5-1 血管壁的被膜结构

血管壁含有内膜、中膜、外膜和脂质层四层被膜;箭头所示为血管中膜为血管舒张因子的作用靶点,主要的血管舒张因子有血管内皮细胞舒张因子(EDRF)和脂肪细胞舒张因子(ADRF);血管中膜-外膜交界处与脂肪层含有神经纤维;黑圈表示免疫细胞

【病因与发病机制】

糖尿病患者发生动脉粥样硬化的机制不仅包括传统的危险因素如高龄、女性、遗传、高血糖、血脂紊乱、高血压、吸烟和肥胖等,还包括胰岛素抵抗(IR)、内皮细胞功能受损、纤溶系统异常、氧化应激反应增强、慢性炎症反应、细胞因子增高和白蛋白尿等非传统危险因素[4-7]。传统的和非传统的危险因子相互联系共同作用,导致动脉粥样硬化的发生与发展(图4-4-5-2和图4-4-5-3)。许多因素促进动脉粥样硬化的进展,最初是其中的一种危险因素参与,从改善内皮细胞功能或者是改变脂质氧化到巨噬细胞和血管平滑肌增生,其共同途径是内皮细胞损伤而形成动脉硬化斑块。

(一)传统危险因素

1. 遗传因素 2型糖尿病、高血压、高脂血症、冠心病和肥胖症均被发现有家族聚集现象,尤其与红细胞膜钠-锂逆转换(sodium lithium countertransport, SLC)、血管紧张素转换酶基因、瘦素基因和载脂蛋白E基因的多态性等有关。

2. 高血糖 高血糖时,血红蛋白与葡萄糖结合成糖化血红蛋白(HbA_{1c}),其输氧功能下降,尤其在葡萄糖酵解中,2,3-二磷酸甘油酸(2,3-DPG)下降,氧分离困难,组织缺氧;高血糖还通过醛糖还原酶生成更多的山梨醇,刺激动脉平滑肌细胞及成纤维细胞增生。高血糖对动脉粥样硬化过程的作用见表4-4-5-1,英国前瞻性糖尿病研究(UKPDS)表明,HbA_{1c}可以预测缺血性心肌病,HbA_{1c}每增加1%,冠心病的危险性增加10%。餐后高血糖与糖尿病大血管并发症的关系更密切。目前认为,即使是餐后血糖一过性波动也可通过以下的机制产生心血管损害:①葡萄糖毒性作用:过高的餐后血糖加速蛋白非酶促糖化[早期产物HbA_{1c},晚期产物蛋白糖化终产物(AGE)],并可通过众多机制影响血管,如红细胞膜糖化后,红细胞变形能力下降;糖化低密度脂蛋白(LDL)很难被LDL受体识别,吞噬细胞通过清除途径增加对LDL的摄取,并形成泡沫细胞;LDL更易氧化,并刺激血小板聚集;AGE通过细胞因子的增殖作用,促进血管基质增生。②餐后高血糖增强氧化应激反应,加剧血管病变发展。③餐后高血糖使D-二聚体和凝血酶原片段释放入血,凝血酶形成增加,继而导致纤溶增加和反复的凝血机制激活。④高血糖激活内皮细胞蛋白激酶C(PKC),刺激黏附因子表达(图4-4-5-4和图4-4-5-5)。血管生成有利于组织发育、内环境稳定、组织再塑伤口愈合[8],但是病理性血管生成常导致促血管生成和抗血管生成因子的失平衡(图4-4-5-5),导致血管缺陷或血管增生过度;血管内皮细胞生长因子(VEGF)介导的血管生成修复机制异常是糖尿病微血管并发症的主要原因。

3. 肥胖 详见第4篇扩展资源31。中心性肥胖和高胰岛素血症、胰岛素抵抗、脂代谢紊乱、前炎症/前血栓状态关联。脂肪组织合成和分泌许多生物活性物质(如脂联素、抵抗素、瘦素、纤溶酶原激活物抑制物、TNF-α和IL-6等)促进心血管损害。脂联素通过多种途径发挥其抗动脉粥样硬化作用:①抑制TNF-α诱导的单核细胞黏附和E-选择素(E-selectin)、VCAM-1及ICAM-1等在内皮细胞表达;②激活环一磷酸腺苷(cAMP)-蛋白激酶A,抑制核因子-κB(NF-κB)的信号传导,抑制内皮细胞黏附;③直接与血小板衍生生长因子(platelet-derived growth factor, PDGF)-BB结合并间接抑制

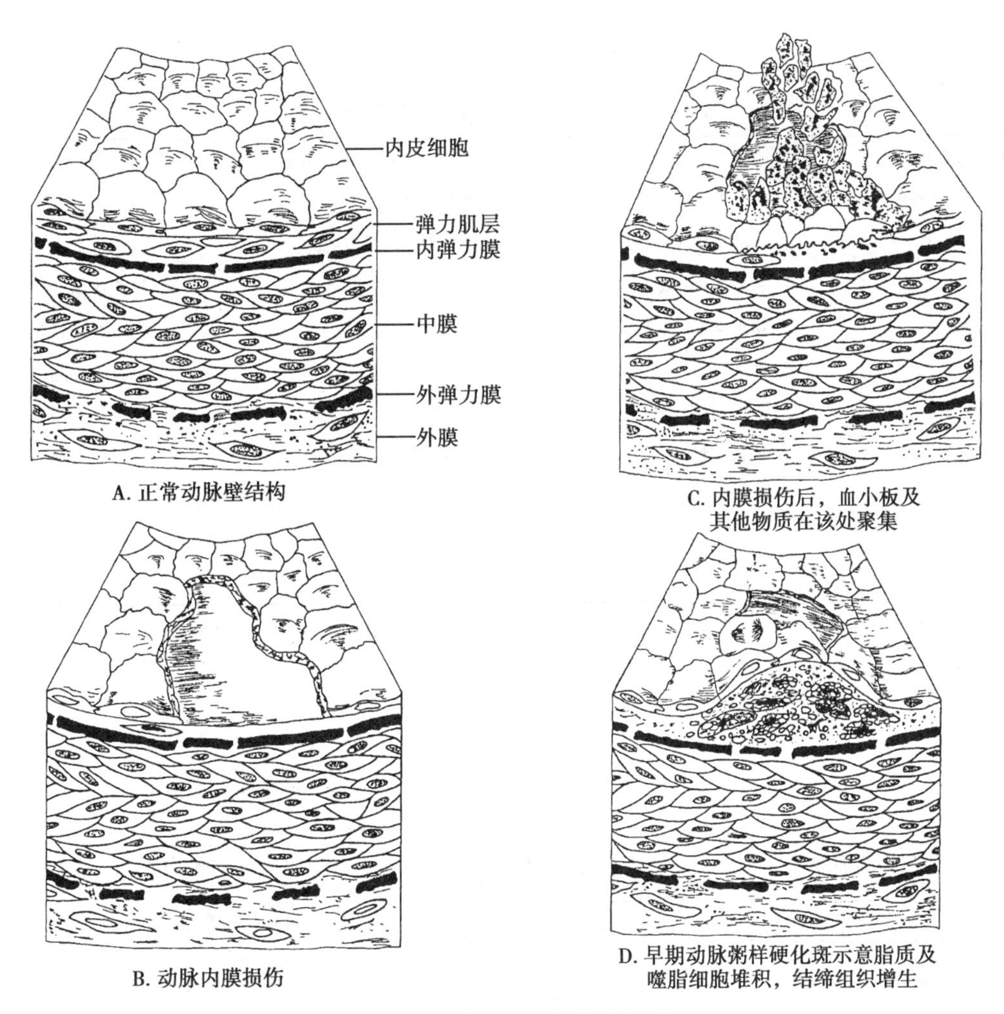

图 4-4-5-2　动脉粥样硬化斑的形成过程

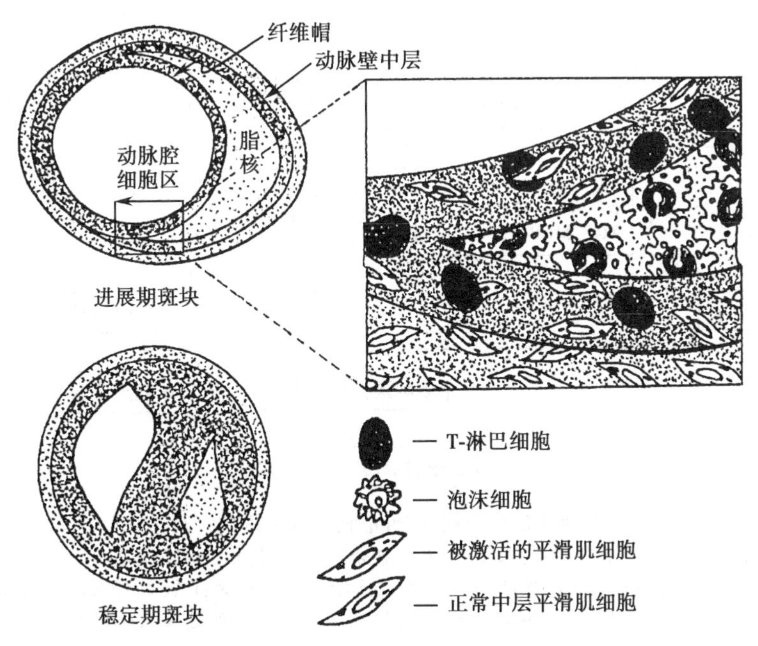

图 4-4-5-3　脆性斑块和动脉硬化性血栓的形成

脆性斑块破裂导致动脉血栓形成，后果由动脉壁损伤或缺血所诱发；在一般情况下，脆性斑块并非动脉狭窄的原因，当斑块的纤维帽破裂时，平滑肌细胞、巨噬细胞和淋巴细胞被激活，与纤维帽作用，合成的金属蛋白酶等降解基质蛋白（胶原纤维），使不稳定的斑块纤维帽破裂

表 4-4-5-1 高血糖对动脉粥样硬化的作用

高血糖介导物	后果	高血糖介导物	后果
蛋白质和脂质非酶促糖化产生 AGE		细胞基质	异常
apoB 糖化	apoB 功能障碍	AGE 受体与 AGE 结合	
LDL 受体	摄取 apoB 减少	血管多种细胞	氧化应激
内皮下巨噬细胞	摄取 apoB 增多	内皮细胞	脂质通透性增加
血浆 LDL	清除降低	单核细胞	与血管黏附
血管泡沫细胞	生成增多	平滑肌细胞	增殖
LDL-颗粒磷脂糖化	氧化应激	高血糖促进蛋白激酶 C 活性	
LDL 氧化过多	活性氧生成与氧化应激	巨噬细胞、内皮细胞、平滑肌细胞	生长因子分泌增多
AGE 非受体途径促进动脉粥样硬化		巨噬细胞、内皮细胞、平滑肌细胞	细胞因子分泌增多
补体途径系统	异常		

注：AGE：advanced glycosylation end product，糖化终末产物；apo B：apolipoprotein B，载脂蛋白 B；LDL：low-density lipoprotein，低密度脂蛋白

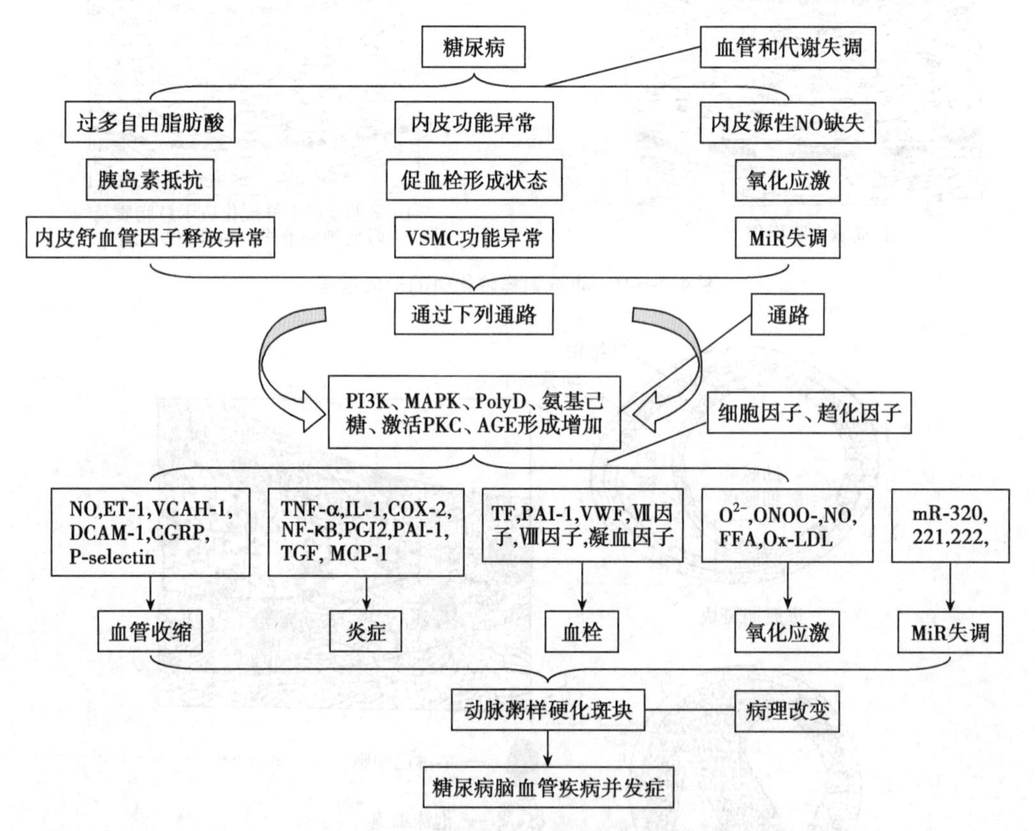

图 4-4-5-4 糖尿病性心血管病的发病机制

NO：一氧化氮；ET-1：内皮素-1；VCAM：血管细胞黏附分子；ICAM：细胞间质黏附分子；TNF：肿瘤坏死因子；IL：白介素；NF-κB：核因子-κB；COX-2：环氧化酶-2；PGI2：前列环素；PAI-1：纤溶酶原激活物抑制因子-1；TGF-β：转型生长因子 β；MCP-1：单核细胞化学趋化蛋白-1；TF：组织因子；Ox-LDL：氧化型低密度脂蛋白；FFA：游离脂肪酸

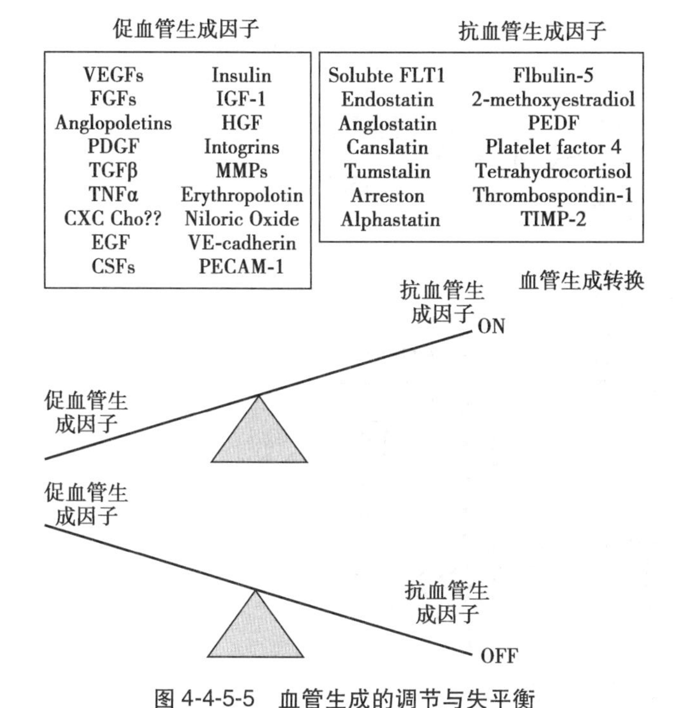

图 4-4-5-5 血管生成的调节与失平衡

CSF:克隆刺激因子;EGF:表皮生长因子;FGF:成纤维细胞生长因子;FLT1:fms 相关性酪氨酸激酶 1;HGF:肝细胞生长因子;PECAM-1:血小板-内皮细胞黏附分子;PEDF:色素上皮细胞衍化因子;TGFβ:转型生长因子-β;TIMP:组织金属蛋白酶抑制因子;VE:血管内皮;VEGF:血管内皮细胞生长因子

PDGF-BB 刺激的平滑肌细胞(P42/44)细胞外信号相关酶表达,从而抑制 PDGF-BB 诱导的血管平滑肌增殖与迁移;④通过磷脂酰-肌醇 3 激酶(PI_3K)途径间接刺激内皮细胞产生 NO,改善内皮细胞的舒张功能。研究发现,冠心病患者的血浆脂联素明显降低,糖尿病伴冠心病患者血浆脂联素水平更低,因而,特别容易发生动脉粥样硬化。在我国的 T2DM 人群中,脂联素基因单核苷酸多态性+45、+276 与冠心病的风险相关[9]。

心脏外脂肪覆盖了 80%的心脏表面,紧靠心脏的脂肪组织沿冠状动脉分布,几乎覆盖了全部右心室。从生理上看,心外脂肪垫起了保护和缓冲冠状动脉和心脏的作用,并为冠状动脉和心肌的微循环提供能量(脂肪酸)。但肥胖引起的心脏外脂肪堆积是冠状动脉粥样硬化的独立危险因素[2]。脂肪酸氧化增加 ROS,进而损伤心肌,导致脂毒性心肌病(图 4-4-5-6 和图 4-4-5-7)。脂肪酸也进入非氧化途径,生成脂毒性中间产物和促凋亡因子。脂肪酸过负荷通过抑制丙酮酸脱氢酶与 PPARα 调节机制,降低了葡萄糖的氧化,下调 GLUT4 表达,引起胰岛素抵抗[3-6]。胰岛素抵抗和氧化应激又进一步损害钙代谢和线粒体与内质网功能,引起心功能不全、心肌细胞凋亡和纤维化,最终导致心衰(图 4-4-5-8)。

4. 甘油三酯积聚与心功能 脂肪酸增多引起心肌甘油三酯积聚。当脂肪酸氧化达到饱和后,脂肪酸以甘油三酯形式储存。虽然防止了脂毒性的发生,但细胞内过多 TG 引起心室肥厚、心肌功能障碍、胰岛素抵抗和炎症反应。脂肪酸的 β 氧化降低甘油三酯生成,其本身是一种脂毒性保护途径和能量生成途径,但是脂肪酸过多氧化降低了心肌的葡萄糖利用,增加了心肌耗氧量(MVO_2)。而且长链饱和脂肪酸氧化时,诱导细胞凋亡信号生成过多 ROS[1,2],损害线粒体的结构和功能,进一步促进线粒体促凋亡蛋白(pro-apoptotic mitochondrial protein)、细胞色素 C 漏出,caspase 3 和 9 被激活[3,4]。ROS 也通过激活蛋白激酶途径,导致心肌肥厚;还通过 MAPK 途径和 MMP(尤其是 MMP-2)促进心肌生长,诱导心肌氧化应激损伤[5],引起兴奋-收缩解偶联。

5. 心脏脂肪沉着与心肌功能紊乱 肥胖者释放的过多游离脂肪酸是心脏脂肪沉着与心肌功能紊乱的根本原因。糖尿病和肥胖患者心肌和心脏上部脂肪贮存增加与心脏功能异常的关系研究见表 4-4-5-2。

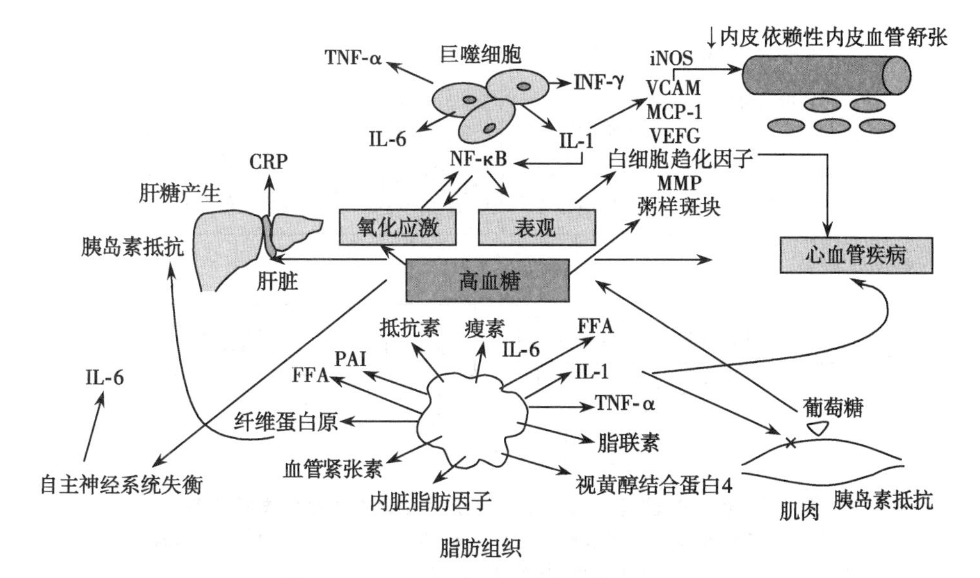

图 4-4-5-6 糖尿病性心血管病的发病机制

CRP:C 反应蛋白;FFA:游离脂肪酸;iNOS:可诱导性一氧化氮合酶;MCP-1:单核细胞化学趋化分子 1;MMP:基质金属蛋白酶;PAI-1:纤溶酶原活化物抑制因子 1;VCAM-1:血管细胞黏附因子 1

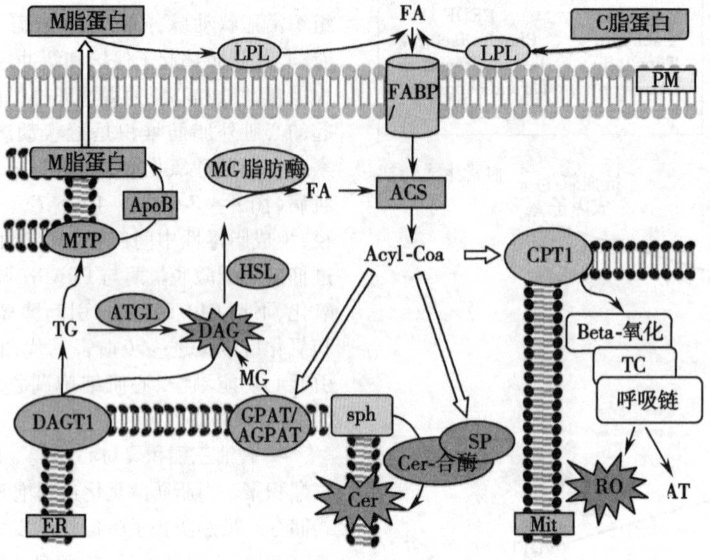

图 4-4-5-7 脂肪酸过负荷引起的脂毒性心脏病

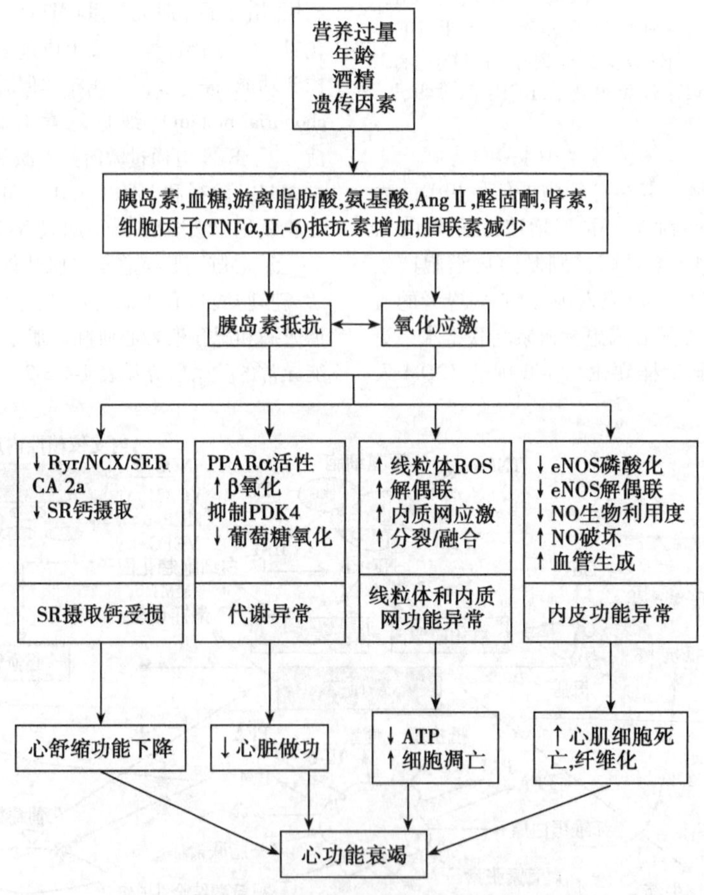

图 4-4-5-8 过度营养引起胰岛素抵抗和心功能紊乱的发病机制

胰岛素抵抗和氧化应激损害钙代谢和线粒体与内质网功能,引起心功能不全、心肌细胞凋亡和纤维化,最终导致心衰

表 4-4-5-2　糖尿病和肥胖者心肌和心周脂肪贮存与心功能异常的关系

研究者/年份	病例类型	研究方法	心脏代谢特点	心脏功能
心肌内 TG 含量测定				
Peterson/2004	肥胖(BMI>30kg/m^2)	队列对照	FA 摄取/氧化↑/TG 含量↑	未确定
Rijzewijk/2008	T2DM	队列对照	TG 含量↑	左室舒张功能↓
Hammer/2008	T2DM	短期热卡限制	血浆 FA↑/TG 含量↑	左室舒张功能↓↓
Hammer/2008	T2DM	短期热卡限制+阿昔莫司	血浆 FA 正常/TG 含量正常	左室舒张功能正常
Van der Meer/2008	T2DM	吡格列酮	TG 含量正常	左室舒张功能↑
Van der Meer/2008	T2DM	吡格列酮+二甲双胍	TG 含量正常	左室做功↓
Zib/2007	T2DM	吡格列酮+胰岛素	TG 含量↓	心脏功能正常、血压正常
Bucci/2011	肥胖	trimetazedine	FA 氧化↓/TG 含量正常、糖代谢↑	心脏功能正常/左室做功↑
心脏上部脂肪测定(含量与厚度)				
Kankaapaa/2006	肥胖	队列对比研究	FA↑/TG↑/心脏上部脂肪↑	心脏指数↓/左室质量↑/外周血管阻力↑
Gorter/2008	肥胖	队列对比研究	冠脉周围脂肪厚度↑/心脏上部脂肪↑	未确定
Gorter/2008	代谢综合征	队列对比研究	冠脉周围脂肪厚度↑/心脏上部脂肪↑	未确定
Gorter/2008	T2DM	队列对比研究	冠脉周围脂肪厚度↑/心脏上部脂肪↑	未确定
Kim/2009	肥胖	低碳水化合物饮食和运动	心脏上部脂肪↓↓	左室质量↓/左室舒张功能↑
Jonker/2010	T2DM	吡格列酮	心脏上部脂肪↑	左室舒张功能↑

肥胖者的心肌脂肪酸摄取、氧化和 TG 含量增加[6]。2 型糖尿病的心肌 TG 含量与左室舒张功能相关,而与年龄、BMI、心率、内脏脂肪等无关[7]。2 型糖尿病患者短期限制能量摄取可引起血浆 FFA 升高、心肌 TG 含量下降和左室功能恶化。但较长时间(6~16 周)后,心肌 TG 含量下降,左室功能改善[8],说明心肌 TG 含量的环境适应性变化迅速。

6. 心脏上部与大血管脂肪　心脏上部脂肪约占心脏总重量的 20%,其含量与心肌脂肪相关[10],肥厚型心肌病患者心脏上部脂肪明显增加。与一般的脂肪组织不同,这一部位的脂肪细胞体积小,脂肪酸成分不一,葡萄糖利用率低,而脂肪合成与代谢能力强[11],脂肪块与心脏紧密相连,无明确边界。通过旁分泌途径,心脏上部脂肪和心脏的能量代谢相关。心脏上部脂肪的意义是:①作为能源,为心脏提供能量支持,并缓冲过多脂肪酸的不良影响;②分泌许多心脏的保护细胞因子和脂肪因子(如脂联素和抗炎因子 IL-10);③减少和缓冲外力作用,防止大血管扭曲。但是在病理情况(如肥胖、代谢综合征和糖尿病)下,也为心脏的炎症细胞浸润提供了方便,分泌促炎症细胞因子,诱发和加重冠状动脉病变[11,12]。

心脏上部脂肪厚度和容量是预测代谢综合征和促炎症细胞因子水平的独立风险因素[13-26]。心脏上部脂肪增加脂毒性心脏病(lipotoxic heart disease)的发生。心脏上部脂肪容量与腹部脂肪和 BMI 相关,心脏上部脂肪容量的多少与体重变化(从消瘦到肥胖)、糖代谢状态(从糖代谢正常到糖耐量减退和糖尿病)或冠心病风险指标水平一致[15-16],并与脂联素水平呈负相关。低能量因素和运动可降低心脏上部脂肪含量,改善心脏功能[17-18]。治疗糖尿病药物(如吡格列酮和胰岛素)也能降低心脏上部脂肪含量[19],改善心脏功能。

7. 脂质代谢紊乱　美国国家胆固醇教育计划成人治疗方案第三次指南(NECP-ATPⅢ)把糖尿病从冠心病危险因素中删除,而将糖尿病视为冠心病的等危症,因为无冠心病史的糖尿病患者发生主要冠脉事件的危险与冠心病患者等同,其在 10 年内发生初次心肌梗死的危险>20%,等同于患过心肌梗死的非糖尿病患者 10 年内再发心肌梗死的危险度。UKPDS 研究发现,血脂谱异常是冠心病的独立危险因素,糖尿病合并血脂谱异常显著增加心血管事件的发生率。在糖尿病中,以 LDL-C 升高者冠心病风险最大,其次是 HDL-C 降低、HbA_{1c}、高血压和吸烟[27,28]。2 型糖尿病的血脂谱特点是:①LDL-C 升高或正常,但是即使 LDL-C 正常,也常伴有小而密 LDL 颗粒增加,而后者的致动脉粥样硬化作用更强;②HDL-C 降低;③TG 升高。

(1) HDL-C 下降:是糖尿病患者血脂紊乱的特点之一。在糖尿病患者中,血浆 HDL-C 低于正常,其降低程度与 TG 增高相关,提示在 T2DM 中血浆 HDL-C 可能与病情控制有关。TG 增高时,胆固醇酯酰基转运蛋白(CETP)将 HDL-C 中的胆固醇转到 VLDL 的交换增加,促进了 HDL-C 的分解。另外,VLDL 清除障碍和 LPL 活性降低也使 HDL3 向 HDL2 转换减少。所以,有冠心病的糖尿病患者更常出现血浆 TG 升高和 HDL-C 低下。血浆 HDL 浓度受下列三个因素的调节:①新生态 HDL 合成与进入血液循环的速度;②周围毛细血管壁脂蛋白脂酶的活力;③肝内脂肪酶活性。此三者均受胰岛素调节,故 HDL 浓度与血浆胰岛素浓度亦有关系,糖尿病经胰岛素控制后 HDL 可恢复正常。

(2) 小而密低密度脂蛋白(sLDL)增多:由于每个小而密低密度脂蛋白颗粒中的胆固醇含量较低,所以糖尿病患者血浆LDL-C正常或轻度升高，其重要特点是LDL的异常，即小而密低密度脂蛋白增多。sLDL容易在动脉壁沉积和被单核巨噬细胞吞噬。高TG和高VLDL刺激CETP活性，促进TG向LDL转移，从而形成sLDL。因此，sLDL较大而疏的LDL更具致动脉粥样硬化危险。许多横向研究提示，T2DM患者sLDL明显占优势，肝脂酶（HL）活性增高，HL使富含TG的LDL脂解，形成更多的sLDL，血浆TG、CETP和HL的改变可分别解释sLDL变异的10%、5%和3%。sLDL有以下特点：①较大而轻的LDL易被氧化修饰，容易被巨噬细胞氧化和促进细胞因子的级联反应，进一步引起血管内皮和平滑肌的损伤；②与糖蛋白亲和力增加，更易与糖蛋白结合并进一步沉积在血管内膜中；③sLDL与LDL受体（apoB/E受体）亲和力下降，使血浆LDL清除延迟，水平增加。

（3）高TG血症：IR是导致脂代谢紊乱的中心环节。IR时，血中非酯化脂肪酸（FFA）增多，进入肝脏的FFA使肝脏合成极低密度脂蛋白（VLDL）及胆固醇酯。胆固醇酯浓度调节VLDL的产生，其浓度高时，VLDL合成增加，富含TG的脂蛋白增多，脂蛋白脂酶（lipoprotein lipase，LPL）活性下降使VLDL和TG清除率降低。糖尿病患者高TG血症与冠心病的危险性增高相关。

（4）载脂蛋白异常：载脂蛋白A1（apoA1）的糖化与血糖直接相关。研究表明，apoA1糖化使HDL-C与HDL受体亲和力下降。由于新生态的HDL-C主要由肝脏产生，进入血液循环后的主要功能是清除胆固醇，使总胆固醇水平下降，故为动脉粥样硬化和冠心病的保护因子。研究显示，血浆HDL-C升高1mg/dl（0.026mmol/L）时会使冠心病的危险性下降2%~3%。apoB糖化可能对LDL代谢起重要作用。资料显示，2%~5%的LDL糖化可以减少5%~25%的LDL分解代谢，而且apoB糖化使巨噬细胞摄取糖化型LDL增多，刺激泡沫细胞形成和LDL氧化。另外，糖化型低密度脂蛋白（Gly-LDL）和氧化型低密度脂蛋白（ox-LDL）与糖尿病血管并发症的关系密切，其可能机制是：①ox-LDL被巨噬细胞识别并吞噬，使细胞内胆固醇酯聚集，形成泡沫细胞，促进早期动脉粥样硬化。Gly-LDL直接与血管基质蛋白结合，使基底膜增厚，血管壁弹性降低，两者均直接损伤血管内皮细胞，增加凝血酶原活性，刺激血小板聚集。②引发免疫反应，使吞噬细胞释放IL-1β和TNF-α等，进而导致血管病变。③T2DM患者体内自动氧化-糖基化过程增强，自由基增多，抗氧化防御作用降低。群体研究发现，HDL-C水平与冠心病的危险性呈负相关，说明HDL-C具有心脏保护作用[4]。

8. 性激素异常　行经期妇女较少发生动脉粥样硬化与冠心病，提示雌激素有保护作用。雌激素提高血HDL水平，故育龄期女性血HDL高于男性；但给男性患者用雌激素反使冠心病恶化。

9. 脂联素和网膜素-1　脂联素抗动脉硬化的机制见图4-4-5-9。脂联素（adiponectin）有三聚体、六聚体和更大的高分子量结构等多种同型异构体，其中三聚体主要介导其在心脏、骨骼肌和下丘脑的效应。脂联素具有抗糖尿病、抗炎和抗动脉粥样硬化作用。血浆脂联素水平往往先于肥胖和胰岛素抵抗而下降。脂联素表达增加可增强胰岛素的敏感性。血浆PAI-1增加和脂联素降低共同导致肥胖患者心血管病变的发生。网膜素-1是联系骨质疏松和动脉钙化的共同因子，网膜素-1（omentin-1）通过降低RANKL/OPG比值而抑制血管钙化，但对动脉粥样硬化是否有效仍需进一步研究。

10. 其他危险因子　其他的传统危险因子如高龄和吸烟等。小血管由内膜、中膜和外膜三层组织组成，而较大的血

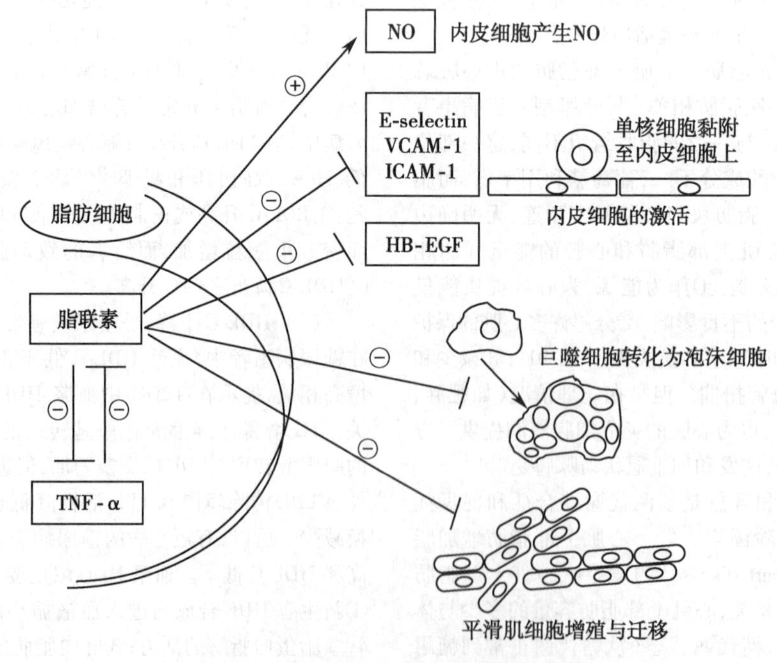

图4-4-5-9　脂联素的抗动脉硬化机制

⊕表示激活；⊖表示抑制；NO：一氧化氮；TNF-α：肿瘤坏死因子-α；E-selectin：E-选择素；VCAM-1：血管细胞黏附分子-1；ICAM-1：细胞间黏附分子-1；HB-EGF：肝素结合表皮生长因子样生长因子

管外膜外还覆盖有脂肪层，即外膜周围脂肪组织（periadventitial adipose tissue，PAAT）。免疫介导性炎症加上内皮细胞功能紊乱引起血管内膜增厚、中层萎缩和外膜脂肪堆积。高血压的特点是高神经支配性中层增厚，平滑肌细胞肥大增生，PAAT 增多引起免疫细胞浸润，脂肪细胞和免疫细胞分泌促炎症因子、抗炎症因子和大量脂肪因子，加速动脉粥样硬化进展（表 4-4-5-3～表 4-4-5-5）。

表 4-4-5-3　动脉粥样硬化相关神经营养因子的靶细胞

免疫细胞	非免疫细胞
肥大细胞	内皮细胞
T 淋巴细胞	血管平滑肌细胞
B 淋巴细胞	成纤维细胞、成肌细胞
巨噬细胞	血小板
树突细胞	脂肪细胞
嗜中性粒细胞	血管周围神经

表 4-4-5-4　引起心血管病的促炎因子与抗炎因子

促炎症因子	抗炎症因子
TNF-α	脂联素
IL-1β/IL-18/炎症因子	IL-10
缺氧诱导性因子 1α	神经生长因子
MIP-1（CCL2）	IL-1 受体拮抗剂
瘦素	脑衍化神经营养因子
RANTES（CCL5）	humanin（线粒体因子）
趋化因子（CX3CL1）	Irisin（肌肉因子）
IL-8（CXCL8）	apelin/otopetrin 1（脂肪因子）
抵抗素	omentin/chemerin（脂肪因子）
ROS	resolvin D1（脂质调节子）
酰化刺激蛋白	
神经生长因子-1	
抑制蛋白-1	

注：Humanin 是一种由线粒体分泌的肽类因子；MIP-1（CCL2）：monocyte chemoattractant protein，单核细胞化学趋化蛋白；CCL2：cysteine-cysteine modified chemokine ligand，半胱氨酸-半胱氨酸修饰的化学因子配体；RANTES：regulated on activated normal T cell expressed and secreted，调节活化性 T 细胞表达和分泌的因子；ROS：reactive oxygen species，活性氧；resolvin D1：消退素 D1

表 4-4-5-5　调节血管张力的脂肪因子

血管扩张因子	内脏脂肪素（visfatin）
NO	网膜素（omentin）
脂肪细胞炎症因子	血管收缩因子
硫化氢（H_2S）	超氧阴离子
脂联素	血管紧张素-2
心房利钠肽	内皮素-1
肾上腺髓质素	TNF-α

注：血管外膜脂肪组织分泌肾素、血管紧张素，是高血压和动脉粥样硬化的启动因子

（二）非传统危险因素　大动脉病变可能以动脉粥样硬化为主，因为血管的管腔大，除了引起血压升高、局部性血管狭窄和血栓栓塞事件外，一般不会导致血管完全闭塞。但在小动脉，高血糖、高血压和血脂紊乱可导致小动脉粥样硬化、血管壁钙化与高凝状态，这些病变可能是糖尿病冠脉病变的早期特征性表现，而代谢紊乱使内皮细胞介导的冠状小动脉扩张障碍可能是小动脉病变的启动步骤（图 4-4-5-10）。除了上述因素外，下列病理生理改变也是引起小动脉病变的重要因素。

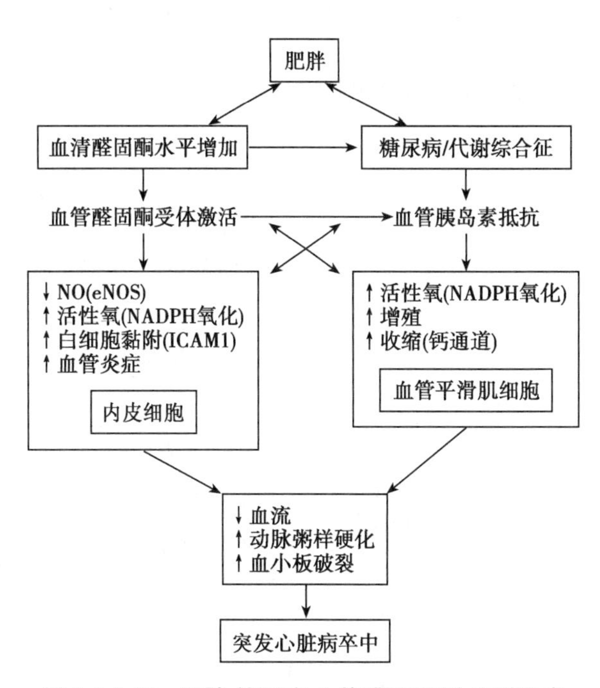

图 4-4-5-10　肥胖-糖尿病-血管醛固酮/盐皮质激素受体与胰岛素信号的相互作用

eNOS：内皮细胞 NO 合酶

1. 高胰岛素血症和胰岛素抵抗　高胰岛素血症使血压升高的作用机制是：①增加肾脏对钠及水的重吸收；②增加对食盐摄入的血压敏感性（盐敏感型高血压）；③加强 AT-2 的升压作用和对醛固酮的反应性；④降低 Na^+-K^+-ATP 酶的活性，增加 Na^+-H^+泵的活性；⑤增加细胞内 Ca^{2+}潴留；⑥刺激血管平滑肌移行，胰岛素及 IGF-1 促进血管病变的发展。体脂分布较体质指数（BMI）能更好地预测胰岛素抵抗（IR）及心血管危险性。研究发现，腰围是预测 IR 的独立指标，可解释 50%以上的 IR 变异。高胰岛素血症促进动脉壁脂质合成与摄取，阻止胆固醇清除，促进动脉壁平滑肌细胞增殖，形成高脂血症和高脂蛋白血症，诱发和加剧动脉粥样硬化。IR 及其伴随的高胰岛素血症是冠心病的独立危险因子，但胰岛素本身对心血管疾病的作用不明。一方面，胰岛素有舒张血管和抗炎作用，可延缓动脉粥样硬化的形成。另一方面，胰岛素能刺激血管细胞生长及合成细胞外基质。胰岛素信号通路在糖代谢失调时，可反应性地增加 NO 的生成，而当细胞外通路失调时，即丧失其抗动脉粥样硬化作用。

2. 醛固酮与激肽　心肌局部的醛固酮参与了动脉粥样硬化的发病过程，主要与心肌重构有关，而螺内酯具有某种保护作用[5]。糖尿病容易导致弥漫性、迅速进展性动脉粥样硬化，这种病变更易诱发血管重建。激肽释放酶-激肽系统

是一种血管活性肽系统，激肽通过其受体B1R和B2R参与心肌重构和血管重建。其中B2R有保护心肌的作用，而B1R有诱发和促进心肌病变的效应[6-7]。

3. 内皮细胞功能受损　血管内皮对动脉粥样硬化的发生起了"第一道防线"的防御作用。研究表明，血管内皮细胞（EC）功能异常在糖尿病前期就已存在，随着血糖升高，血管EC功能受损逐渐加重，高血糖、高FFA血症、IR、氧化应激及慢性炎症等多种因素相互影响与累加，使动脉粥样硬化的病理改变不断进展和恶化，最终导致心血管事件的发生。

4. 纤溶凝血机制异常　纤维蛋白溶解系统稳定代表着纤溶酶原激活物与其抑制物（PAI-1）间的动态平衡[8]。过度的抑制纤溶将导致凝血和血栓形成（心血管事件）。糖尿病患者存在着纤溶和凝血机制异常，其中，最重要的改变是组织型纤溶酶原激活物（tissue-type plasminogen activator，t-PA）与PAI-1间的平衡。胰岛素、胰岛素原、VLDL-C及各种细胞因子均可调节PAI-1的合成和释放。当存在高胰岛素血症、高血糖、IR及FFA升高时，肝脏合成PAI-1增加，导致纤溶抑制，促进糖尿病患者高凝、低纤溶活性和高血黏度的发生和发展，增加心血管事件的危险性[9]。糖尿病患者的凝血异常还包括血浆纤维蛋白原、Ⅴ因子、Ⅱ因子和Ⅶ因子的改变，以及升高的D-二聚体、血管性血友病因子抗原（vWF抗原）、抗血纤维蛋白溶素和降低的抗凝血酶Ⅲ[29-33]。

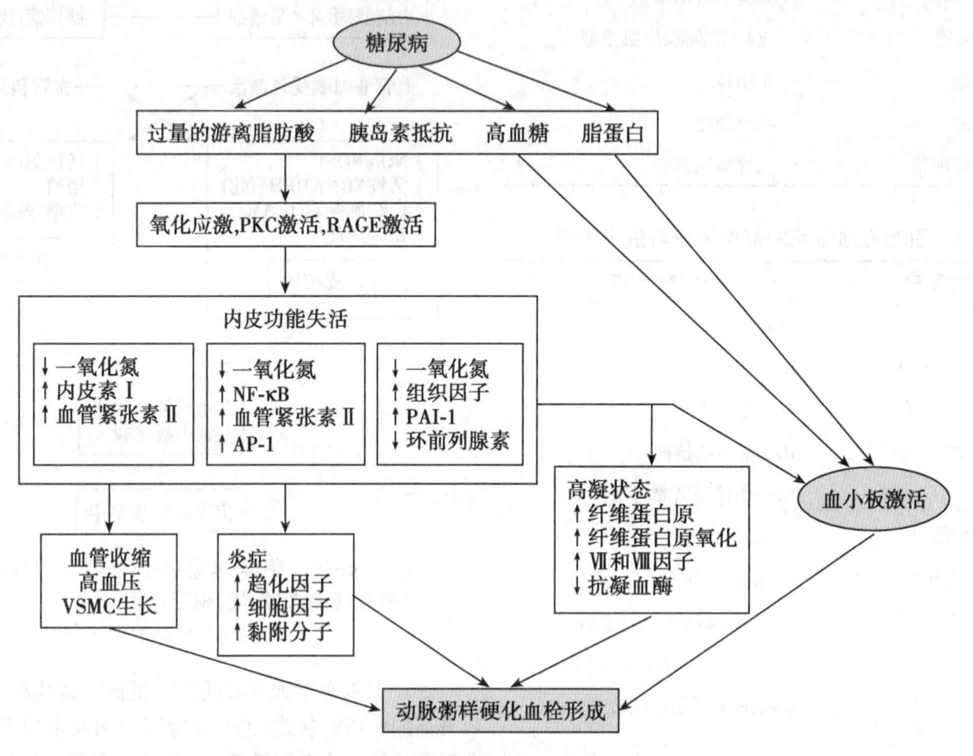

图4-4-5-11　糖尿病引起动脉粥样化的发病机制

PKC：蛋白激酶C；RAGE：糖化终末产物受体；PAI-1：纤溶酶原激活物抑制因子-1；VSMC：血管平滑肌细胞

5. 慢性炎症状态　许多炎症因子与糖尿病及其并发症关联。糖尿病动脉粥样硬化其实也是一种慢性炎症性病变。在糖尿病状态下，许多炎症因子（如C反应蛋白、TNF-α和IL-6等）增高。动脉粥样硬化的形成包括一系列病理性序贯过程，即内皮损伤及功能不良→黏附分子表达增加→趋化因子释放→单核细胞募集→白细胞黏附与迁移→巨噬细胞摄取ox-LDL→泡沫细胞形成→活化型单核细胞释放细胞因子→平滑肌细胞增殖与迁移→动脉粥样斑块形成→血管生成异常（图4-4-5-11和图4-4-5-12）。而在T2DM患者中，IR和慢性高血糖均参与并加速这一炎症过程。CRP与动脉粥样硬化的发生、发展及预后密切相关。血CRP水平在肥胖、IR、糖耐量减低及糖尿病患者中升高。作为独立于其他危险因素的炎症标志物，CRP与糖尿病的发生直接相关，并随病情进展而逐步升高。

6. 其他危险因子　其他危险因子还包括微量蛋白尿、高同型半胱氨酸血症和血管壁异常等。许多大型临床研究证明，2型糖尿病血糖控制能降低心血管病风险[23-26]，见表4-4-5-6。

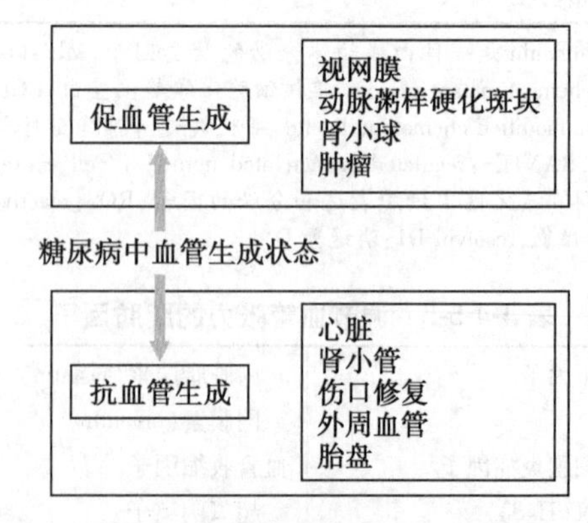

图4-4-5-12　糖尿病血管生成异常

糖尿病血管生成受器官-组织和细胞水平的特异性调节；在视网膜，动脉硬化斑块、VEGF、肾小球和肿瘤为促血管生成因素；在心脏，VEGF、肾小管、外周血管和胎盘因子抑制血管生成

表 4-4-5-6 2 型糖尿病血糖控制抗心血管病风险作用

项目	UKPDS-10 年研究	VADT	ADVANCE	ACCORD
样本量	5102*	1791	11 140	10 251
追踪时间(年)	10	5.6	5	3.4
基线特征				
年龄(岁)	54	60.4	58	62.2
糖尿病病程(年)	新诊断	11.5	8	10
心血管病	9%	40%	32%	35%
微血管病变	18%	62%	10%	白蛋白尿 14.0mg/g (6.9~45.8mg/g)#
HbA_{1c}	6.2%	8.3%	7.5%	8.3%
强化治疗				
强化-常规治疗(HbA_{1c})	7.0%/7.9%	6.9%/8.4%	6.5%/7.3%	6.4%/7.5%
大血管事件降低率	磺脲-胰岛素组心肌梗死下降 15%,死亡率下降 13%/二甲双胍组心肌梗死下降 33%,死亡率下降 27%	NS	NS	非致命性心肌梗死下降、死亡率升高
微血管病变降低率	24%	NS	神经病变下降	—

注:NS:nonstatistically significant,无统计学差异;* 试验后追踪 3277 例;# 无微血管病变并发症数据,尿白蛋白(mg)/肌酐(g)比值的中位数

【病理】

以冠状动脉、脑动脉、肾动脉和下肢动脉受累多见,基本病理变化为动脉粥样硬化、微血管基底膜增厚、糖原沉积、脂肪样变性和透明样变性。在动脉内膜损伤的最早期,血小板及其他物质在损伤处聚集,可见内膜下有 1~2mm 大小的黄色粒块状突起物,并逐渐融合和增大,形成粥样斑块。斑块内有含有大量脂质的巨噬细胞、胆固醇、TG、LDL-C、磷脂和钙盐的沉积。血管平滑肌细胞和成纤维细胞大量增殖,内膜

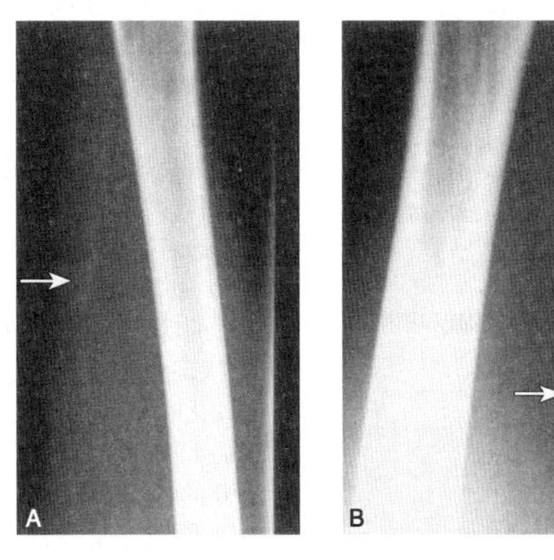

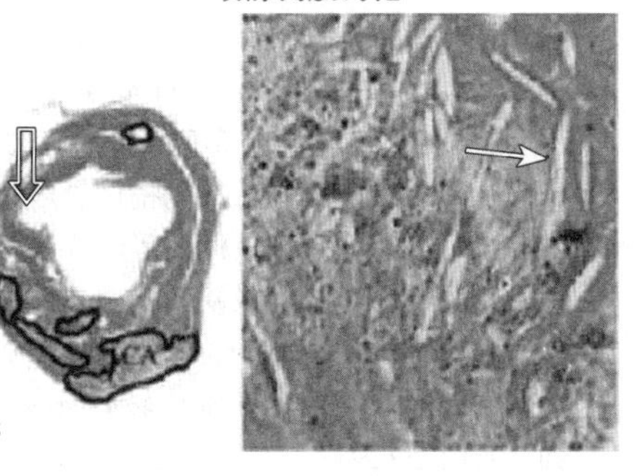

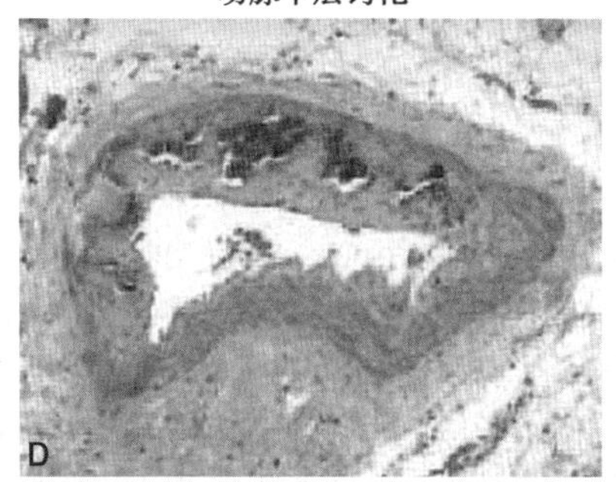

图 4-4-5-13 动脉粥样硬化和动脉中层钙化

股动脉内膜钙化呈斑块状(A,X 线照片箭头处,),显微镜下(C)见钙盐沉着和结缔组织增生;动脉中膜钙化呈条索状(B,X 线照片箭头处),显微镜下(D)见不规则的增厚。中层及外膜均有纤维化和钙化

向管腔面伸出，使管腔变窄。病变严重时，斑块上出现溃疡、出血和血栓形成。血栓呈不规则的半月形，并有程度不等的、层次分明的机化或钙化。管腔狭窄、闭塞。动脉中层不规则增厚，中层及外膜均有纤维化和钙化（图4-4-5-13）。

动脉硬化斑块进一步发展，表层形成纤维帽，纤维帽界面含有坏死核、细胞外脂质、矿物质结晶等物质以及巨噬细胞、T淋巴细胞和炎症细胞（图4-4-5-14）。在一定条件下，T细胞诱导斑块活化，引起纤维帽出血、破溃和急性血管事件。心肌细胞内含有大量糖原、脂滴和糖蛋白沉积，严重者可有局灶性坏死，心肌间质有灶性纤维化。心肌微血管内皮细胞增生，PAS染色阳性的糖蛋白类物质和玻璃样物质沉积在血管壁内，血管壁增厚。肌原纤维收缩蛋白明显减少，肌浆网横管系统扩张，心肌有收缩带形成、线粒体肿胀以及闰盘黏合膜处细胞间隙增宽等改变。冠状动脉受累病变范围广，多数累及多支血管，病变严重，Ⅲ~Ⅳ级病变多见。可伴发心肌梗死灶。

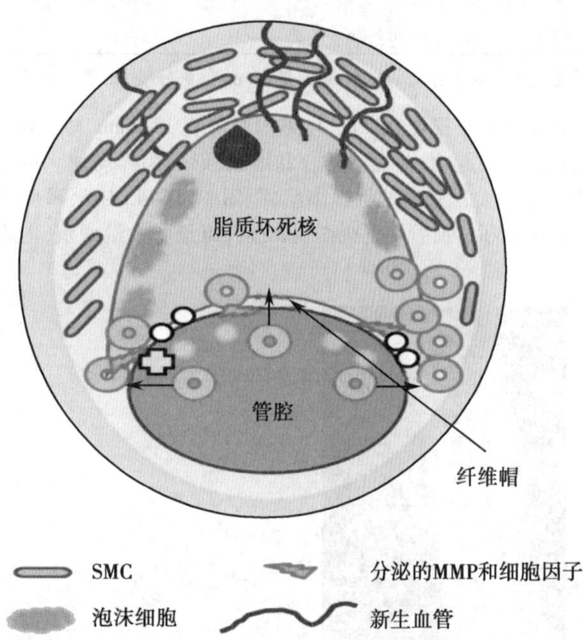

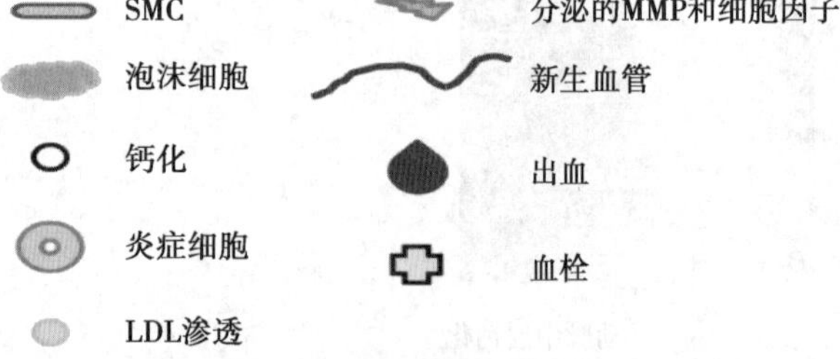

图4-4-5-14 动脉硬化斑块的薄层纤维帽

非稳定型脆弱动脉硬化斑块的细胞成分和特征；SMC：血管平滑肌细胞；LDL：低密度脂蛋白；MMP：基质金属蛋白酶

钙化性小动脉病（calcific arteriolopathy，CAP）是动脉钙化的严重并发症。早期表现为关节周围的髋部或大腿中部皮肤星状紫癜、网状青斑、皮肤钙盐沉着与下肢近端硬性溃疡，亦可见于大腿和下腹部，偶见于心、肺、肾、胃黏膜和乳腺。动脉钙化进展为全层血管钙化与闭塞时，出现组织缺血、局部淤血、血管扩张、钙化结节形成、局部溃疡和组织坏死。

【临床表现】

糖尿病心血管病的主要表现是高血压、气促、心绞痛、心脏扩大、心力衰竭、无痛性心肌梗死、心律失常和猝死等。

（一）大血管并发症 患者可有头昏和头痛。但有些患者无症状，仅体检时才被发现。

1. 代谢性高血压 在人群遗传背景无显著变化情况下，代谢紊乱在促进高血压快速增长方面起了重要作用。分析显示，单纯高血压患者仅占10%左右，绝大多数高血压均合并有多种不同形式的代谢紊乱，且合并代谢异常者的靶器官损害更为严重。高血压是一个与多重危险因素相关的临床综合征，血压升高只是其中的表现之一。鉴于代谢因素与高血压密切相关，下述几个问题值得特别关注。传统上，高血压按病因学分为原发性和继发性高血压两类，将肥胖和糖脂代谢紊乱视为原发性高血压的危险因素。虽然高血压与遗传因素的关系更密切，但在代谢紊乱人群中的高血压检出率极高；与肥胖、糖和脂肪代谢异常相关的高血压称为“代谢性高血压”[34]。其特点是：①肥胖和糖脂代谢紊乱先于高血压；②多种代谢紊乱是高血压的病因。为此提出了“肥胖性高血压”“家族性血脂异常性高血压综合征”和“高血压代谢综合征”等概念。

2. 心脏表现 可表现为胸闷、活动后气促、心绞痛、心脏扩大、心率增快或固定、心音低钝、颈静脉充盈、端坐呼吸、口唇和肢端发绀、肝脾肿大及下肢水肿等。严重者可表现为心力衰竭、无痛性心肌梗死、心律失常，甚至猝死[35]。

3. 下肢血管病表现 吸烟的支数与下肢血管病的危险因素成正比。曾经吸烟者患动脉硬化的危险因素为7倍，而仍然吸烟者为16倍。一氧化碳聚集在动脉壁激起血管内皮细胞改变，使胆固醇容易进入血管内皮细胞，形成沉积。吸烟导致血管收缩，影响血液成分，改变血脂成分，增加血小板聚集和血液黏度。大约5年，18%的与吸烟相关的间歇性跛行发展为静息痛。高血压使发生下肢血管疾病的风险增加2~3倍，高脂蛋白血症与腘动脉疾病密切相关。外周血管病变的患者在老年人中常见。在有些研究中发现，年龄每增加10岁，外周血管疾病的发生率增加1.5~2倍。发生在下肢血管的动脉硬化经常在动脉连接处，患者的预计寿命减少10年，大部分死于心脏或者脑血管疾病。当血管的一个位置出现硬化时，流向下肢的血液严重受阻，下肢缺血。因血管闭塞的水平、程度、部位和侧支循环建立情况而不同，糖尿病PVD的临床表现各异。足背动脉搏动消失是大血管病变的一个重要信息。下肢血管病变可出现患肢皮肤温度降低、皮肤颜色改变、动脉搏动减弱或消失、下肢溃疡与坏死。行走不能持久，行走感乏力加重，休息2~3分钟后即消失，以后可出现间歇性跛行（intermittent claudication），即在行走一段路程后，小腿腓肠肌与足部酸痛或痉挛性疼痛。如继续行走，疼痛加重，而被迫停步，或稍稍休息后，疼痛能缓解。随病变进展出现静息痛和肢体疼痛等。严重时，出现夜间和白昼持续性疼痛与感觉异常或缺失。

（二）心脑血管事件 心脑血管事件是糖尿病大血管病变的结局。高血压的临床转归与并发症与一般高血压相同，但往往更为严重，病情发展更加迅速。血压不达标或血压虽升高不明显，但波动过大，或者平均脉压过大，均是发生高血压性心脑血管事件的高危因素。糖尿病是冠心病的等危症，病情较重和病程较长的糖尿病患者易发生无痛性心肌梗死、心力衰竭或猝死性心律失常；心脏病变较一般冠心病更复杂、更严重[36]。慢性脑血管病变可表现出神经定位体征及神志改变，或有失语和肢体瘫痪等定位体征，伴脑萎缩可表现为智力下降、记忆力差和反应迟钝等。多发性腔隙性脑梗死后，常发生继发性脑萎缩与脑软化。脑卒中的主要危险因素有高血压、吸烟、经济生活差和房颤等。下肢血管闭塞是糖尿病足的重要发病因素。部分患者需接受截肢治疗。发生急性脑血管意外（脑卒中）时，出现昏迷、偏瘫、惊厥、颅内高压，甚至死亡。

（三）糖尿病心肌病　糖尿病患者存在心脏的结构和功能异常而缺乏缺血性心脏病、高血压或其他心脏病依据时称为糖尿病心肌病。最初表现为无症状性舒张期功能障碍，继而进展至症状性心衰、心肌顺应性下降和收缩功能受损。一般认为，在遗传因素背景下，由于氧化应激、炎症、内皮细胞功能紊乱、代谢失衡、离子内环境异常和间质纤维化等而形成心肌病（图 4-4-5-15）[36-41]。

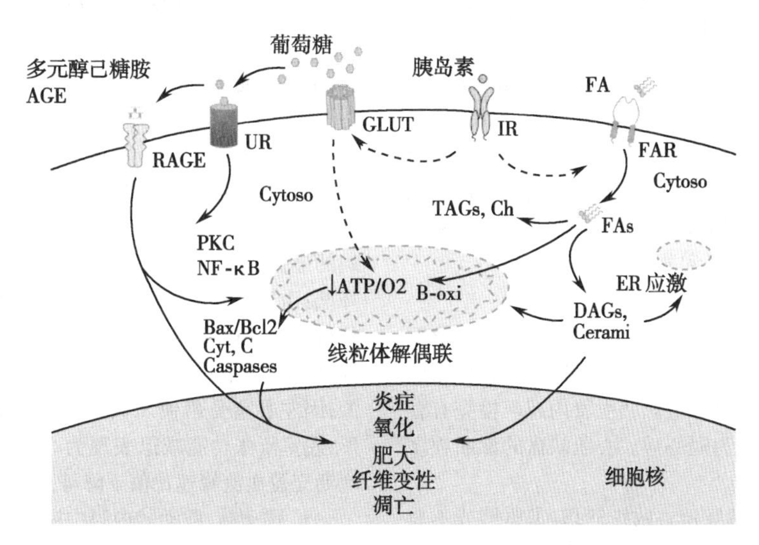

图 4-4-5-15　高血糖症引起心肌细胞凋亡与纤维化

胰岛素缺乏或敏感性降低引起糖利用和能量代谢障碍，细胞外葡萄糖堆积，主要依靠脂肪酸氧化供能，但因 β 氧化途径饱和，过多脂肪酸不能经 β-氧化完全代谢，使脂质积聚在细胞外，引起 DAG、神经酰胺和 ROS 介导的脂毒性，脂毒性产物与糖化终末产物一道损害线粒体和内质网，促炎症因子过表达，导致心肌肥厚、纤维化[42,43]（表 4-4-5-7）。

表 4-4-5-7　糖尿病性心肌病的心功能变化

	表达上调							表达下调					
	PPARα	PPARγ	LCACS1	LPL	FATP1	PKCβ	UCPDTA	CIRKO	GLUT4	ATGL	PDK1	PI3K	GCK
心衰标志物	↑ANP/BNP	↑ANP/BNP	↑ANP/BNP	↑ANP/BNP					↑ANP/BNP			↑ANP/BNP	
心功能异常													
舒张功能	↓	↓	↓	↓	↓	↓	↓	↓	↓/~	↓	↓	↓	↓
收缩功能	↓	↓	↓	↓	~	↓	~	↓	↓/~	↓	↓	~	
结构性异常													
心肌肥厚	↑	↑	↑	↑	↑	↑	↑	↓	↑	↑	↑	↑	↑
炎症						↑				~			
纤维化	↑		↑	↑	↑	↑	↑	~	↑/~	↑	↑	↑	↑
淤脂	↑	↑	↑	↑	↑			~	~	↑			
细胞凋亡		↑	↑	↑/~		↑				↑	~	↑	
代谢性异常													
糖氧化	↓	~		↓				↓	↓/~	↑	↓		↓
脂肪酸氧化	↑	↑	↑	↑	↑		↑	↓	↓	↓	↑		↑
线粒体功能	↑	↑	↑				↑	↑		↓		↑	↑
氧化应激	↑	↑	↑					↑	↑			↑	↑
Ca^{2+}动员				~	~				↓		~		

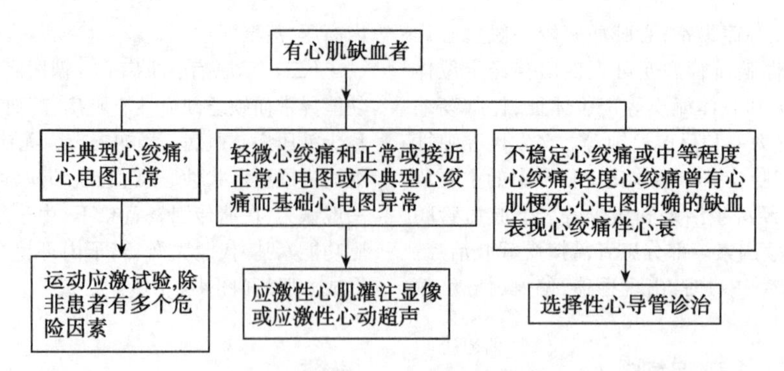

图 4-4-5-16 心肌缺血的诊断程序

上述病理生理过程是相互联系和相互作用的,例如,脂肪酸氧化过多和脂毒性促进线粒体功能紊乱,而线粒体功能紊乱和内质网应激又促进细胞凋亡;氧化应激、AGE 信号过表达和炎症也加重促炎症因子和凋亡基因表达。

【诊断与鉴别诊断】

如病史中曾出现过心绞痛、心肌梗死或心力衰竭(隐匿型冠心病可无症状),心电图、心脏彩超和 SPECT 等有相应的心肌缺血或梗死表现,或冠脉造影和血管内超声检查有管腔狭窄(≥50%)者,可诊断为冠心病。心肌缺血的诊断程序见图 4-4-5-16。

糖尿病患者进行冠状动脉检查的指征是:①典型或不典型心肌缺血症状;②休息时,ECG 提示心肌缺血或有心肌梗死,大 Q 波者常预示将出现心脏突发事件;③外周动脉或颈动脉阻塞性疾病;④糖尿病患者伴有以下两条或更多冠心病危险因素者,如总胆固醇≥240mg/dl(6.24mmol/L)、LDL-C≥160mg/dl(4.16mmol/L),或 HDL-C<35mg/dl(0.91mmol/L);或血压>140/90mmHg,或吸烟;家族中有中年发生的冠心病者;或尿白蛋白≥20μg/min。以上任意两项阳性者的心血管病死亡率由 30 人/1 万人年剧增至 90 人/1 万人年。脂蛋白 α 和同型半胱氨酸浓度升高也是冠心病的危险因素,至少需要每年评估 1 次。虽然无高血压或冠心病表现,但有糖尿病史并伴心脏增大(尤其女性左心室后壁和室间隔增厚)、左心房扩大、左心功能减低、心率变异性减低、MIBG 断层心肌显像异常或心脏自主神经病变检查异常者,应诊断为糖尿病心肌病。

(一)早期诊断 糖尿病和心血管病相互影响,互为因果。因此,凡遇有其中之一,即需对另一疾病进行检查。2004 年,法国 SFC/ALFEDIAM 建议对 T2DM 患者具有以下心血管高危因素、无症状的个体进行筛查:①>60 岁或已知病程超过 10 年和以下至少 2 个其他心血管危险因素:a.:总胆固醇>2.5g/L,低密度脂蛋白胆固醇>1.6g/L,或高密度脂蛋白胆固醇<0.35g/L,甘油三酯>2g/L 或调脂治疗;b.:血压>140/90mmHg 或降血压治疗;当前或近 3 年吸烟者;c.:在一级亲属中,有过早的 CAD 家族史(在 60 岁前)。②周围动脉疾病或颈动脉疾病。③蛋白尿。④微量白蛋白尿和除年龄以外的至少 2 个心血管危险因素。⑤久坐的生活方式,年龄≥45 岁者。

1. 心电图 无特异性。心衰出现全身性水肿时,体表心电图 QRS 波振幅下降,QRS 波振幅之和(∑QRS)与体重改变相关。Ⅰ、Ⅱ导联 QRS 波振幅与水肿程度相关($r=0.55, P=0.012$),与肢体导联也相关。

2. 超声心动图 超声心动图和 MRI 是诊断糖尿病心肌病的最佳方法[44],表现为局限性或广泛性心肌壁收缩幅度降低;由于心肌慢性缺血,心肌纤维组织增生,心内膜处于冠状血管的末梢部更易因缺血而形成纤维化。心肌和心内膜纤维组织增生在超声上表现为回声增强;还可有二尖瓣反流,因左心室受累使二尖瓣失去正常子弹头形态而呈葫芦形;左室舒张功能减退表现为心室早期充盈血流峰速/心室晚期充盈血流峰速比值下降等。

3. 颈动脉、股动脉内膜中层厚度 在动脉粥样硬化发生发展的过程中,动脉内膜是最早受累及的部位,血管壁内膜中层增厚是动脉粥样硬化的早期标志,而斑块形成是动脉粥样硬化的特征,可以反映动脉粥样硬化的程度。颈动脉粥样硬化程度与冠状动脉粥样硬化程度密切相关[45],以颈动脉/股动脉内膜中层厚度>0.85mm 和/或出现粥样斑块来预测冠心病,其特异性为 71.6%,敏感性为 85%,阳性预测率 89.8%。

4. 心脏自主神经功能 主要有:①静息心率:有糖尿病心脏自主神经病变者静息心率常大于 90 次/分;②深呼吸时心率变化:平均每分钟做深呼吸 6 次,同时描记心电图,计算深呼吸时最大与最小心率之差,正常应≥15 次/分,心脏自主神经病变时<10 次/分;③Valsalva 试验心电图 R-R 变异:深吸气后尽量屏气,然后以 15 秒内吹气达 40mmHg 压力的速度吹气,同时描记心电图,正常人最大与最小心率之比应>1.21,心脏自主神经病变者<1.1;④直立性低血压:先测量安静时卧位血压,然后嘱患者立即站立,于 3 分钟内快速测量血压,如收缩压下降≥30mmHg(正常人≤10mmHg)可以确诊有直立性低血压,下降>11~29mmHg 为早期病变;⑤握拳试验:持续用力握拳 5 分钟后立即测血压,正常人收缩压升高≥16mmHg,如收缩压升高≤10mmHg,可诊断有心血管自主神经病变。

5. 其他检查 主要包括:①指压试验:正常时,用手指压迫甲床,表现为局部苍白,松开后迅速恢复粉红色。如解除压迫后,局部充盈减慢或局部苍白,则提示局部动脉血供障碍。②肢体抬高试验:患者仰卧,显露双小腿,双下肢伸直,足跟部抬高使双下肢达到(80°)1 分钟,如肢体苍白,提示肢体缺血。苍白程度与动脉狭窄严重程度成正比。③皮肤温度测定:温度觉测定可分为定性测定和定量测定两种。定性测定简单，如将音叉或细的不锈钢小棍置于温热水杯中，取出后测定患者不同部位的皮肤感觉，同时与正常人(检查者)比较。利用红外线皮肤温度测定仪定量测定的准确度和重复性较好。

(二) 特殊检查

1. 血管内超声和彩色多普勒超声　血管内超声是利用安装在心导管尖端的微型超声探头由血管内探测管腔大小和管壁结构的介入性超声诊断技术，已成为冠心病诊断和治疗的重要影像手段，它可以判断粥样硬化斑块的稳定性，准确测定冠状动脉狭窄的程度，指导经皮冠脉介入治疗，评价介入治疗效果以及阐明再狭窄机制等[46,47]。彩色多普勒超声可检测颅内和下肢血管血流动力学情况。经颅超声波可诊断颅内血管痉挛、狭窄和闭塞。局部狭窄血流及异常增高的峰值流速(VS)，提示该血管供血区可能有梗死灶。下肢彩色多普勒可发现血管壁增厚、内膜回声不均、动脉管腔狭窄与扭曲，其频谱呈单相波，血管内径及血流量降低，血流峰值流速及加速度/减速度高于正常。

2. 多普勒踝动脉压、踝肱指数、经皮氧分压　踝肱指数即踝动脉-肱动脉血压比值(ankle/brachial index，ABI)，反映下肢血压与血管状态，正常值 1.0～1.4；<0.9 为轻度缺血，0.5～0.7 为中度缺血，<0.5 为重度缺血。重度缺血患者容易发生下肢(趾)坏疽。正常情况下，踝动脉收缩压稍高于或相等于肱动脉，但如果踝动脉收缩压高于 200mmHg，应高度怀疑下肢动脉粥样硬化性闭塞。此时，应测定足趾血压。足趾动脉较少发生钙化，测定踝动脉或足趾动脉需要多普勒超声听诊器或特殊仪器(仅能测定收缩压)。如果用多普勒超声仍不能测得足趾收缩压，则需采用激光测定。

经皮氧分压($TcPO_2$)通过测量皮肤组织中的氧含量以了解皮肤组织的血流灌注量，反映微循环状态和周围动脉的供血状况。正常人足背皮肤氧张力($TcPO_2$)大于 40mmHg，$TcPO_2$ 小于 30mmHg 提示周围血液供应不足，足部易发生溃疡或已有溃疡形成。$TcPO_2$ 小于 20mmHg，足溃疡愈合的可能性很小，需要进行血管手术。如吸入 100%氧气后，$TcPO_2$ 提高 10mmHg，提示溃疡预后较好。

3. CT/MRI 和 PET-CT　可确定病灶部位、大小和性质(出血或缺血)。脑梗死多在 24 小时后显示，3～7 天最佳，呈底向外的扇形或三角形低密度灶，边界清楚。MRI 可更早、更好显示病灶，T1 呈低信号，T2 呈高信号。螺旋 CT 血管造影对血管病变，尤对 Willis 环显影敏感，颅内有磁性物质者也可应用。磁共振血管显像可发现闭塞血管及侧支循环情况。PET 可计算脑代谢、血流和氧耗量并成像，用于早期诊断。

4. 放射性核素检查　可较早地提示亚临床期病变。核素显像和^{99m}Tc-门控单光子发射电脑断层扫描可早期诊断糖尿病心肌病。无创性去甲肾上腺素类似物标记的核素扫描可用于评价心交感神经功能，最常使用的是^{123}I-MIBG[48-51]。

5. 冠脉造影　可发现受累部位管腔狭窄或闭塞，常累及多处血管，同一血管常多处受累。冠状动脉造影是诊断冠心病的金标准，但有一定危险性，应合理选择。一般先应用非创伤性的冠心病诊断试验，如 24 小时心电图监测 ST 段偏移、冠状动脉钙化积分、平板运动心电图、应激性心肌灌注显像和应激性心动超声等。T1DM 的心血管病变进行分层有助于判断预后和选择治疗方案(表 4-4-5-8)。

表 4-4-5-8　T1DM 心血管病分层

项目	中风险	高风险	极高风险
动脉中层厚度	<1mm	≥1mm	≥1mm
动脉粥样硬化斑块	无	血管狭窄<50%	血管狭窄≥50%
医学处置	生活方式干预	生活方式干预	生活方式干预
血脂控制靶值	LDL-C 130mg/dl	LDL-C<100mg/dl	LDL-C<70mg/dl+其他指标

【鉴别诊断】

(一) 糖尿病大血管病变与一般脑血管意外或下肢血管病变的鉴别　糖尿病伴脑血管意外应注意与脑栓塞和颅内肿瘤等鉴别；病史、定位检查及脑脊液检查有助于鉴别。脑栓塞多为心源性，发病急，年龄轻，意识多清醒，有风湿性心脏病病史、房颤及心脏体征等。颅内肿瘤则起病缓慢，病程进行性发展，CT 和 MRI 有重要诊断意义。糖尿病并下肢疼痛应注意与血栓闭塞性脉管炎和腰骶神经性病变等鉴别。血栓闭塞性脉管炎无糖尿病病史，血糖正常，发病年龄较轻，多在 40 岁以下，常有吸烟史。临床表现为游走性浅静脉血栓形成和手指溃疡。常无体内其他部位的动脉粥样硬化，如脑动脉粥样硬化和冠心病等。腰椎异常可影响下肢动脉，出现供血不足。腰椎照片和 MRI 有助于诊断。糖尿病心血管病主要是糖尿病性大血管病变所致，但亦有微血管病变的参与。

(二) 糖尿病并冠心病与糖尿病心肌病的鉴别　糖尿病并冠心病与糖尿病心肌病较难鉴别，表 4-4-5-9 有助于两者的鉴别。

表 4-4-5-9　糖尿病心肌病与糖尿病并冠心病的鉴别

鉴别点	糖尿病心肌病	糖尿病并冠心病
性别	女性居多	男女均可
年龄	可小于 30 岁	多在 30 岁以上
糖尿病类型	T1DM 多见	T2DM 居多
糖尿病轻重	中重型	无关(或轻型)
遗传关系	与糖尿病有关	与动脉粥样硬化有关
肥胖	少见	常有
高血压	少见	常并存
糖尿病病程	5 年以上	无关
心前区疼痛	少	典型心绞痛
与糖尿病代谢关系	相当密切	有或无关
其他微血管病	常明显	无明确关系
心衰	右室型	左室型
脂蛋白血症类型	Ⅴ	Ⅱa/Ⅱb/Ⅳ
ECG 所见	低电压/T 波压低双向	心肌供血不足

（三）糖尿病心肌病与维生素 B_1 缺乏性心肌病的鉴别 糖尿病高血糖或糖尿病心衰后，患者的营养状况恶化，加上进食减少和代谢消耗增加，可能出现多种维生素，尤其是维生素 B_1 缺乏。此时，表现为周围血管扩张、外周阻力降低、血流加快、心动过速和心排血量增高，最后，导致高输出量型心衰竭。患者伴有全身水肿、浆膜腔积液和心脏扩大，心电图表现为窦性心动过速、P-R 间期缩短、QT 间期延长、T 波双向或倒置与低电压。当患者存在维生素 B_1 缺乏病史和上述表现，特别是浆膜腔积液时，应考虑维生素 B_1 缺乏性心肌病或糖尿病心肌病合并维生素 B_1 缺乏性心肌病可能。两者鉴别困难时，可进行维生素 B_1 试验性治疗。

【治疗】

由于糖尿病高血糖对于心血管系统的毒性作用与其对其他脏器的作用一样是一个缓慢而隐匿的过程，在出现症状前已有一定的功能损害，因而，一旦 T2DM 确诊，就应着手防治心血管病。糖尿病心肌病与冠心病的治疗重点应放在预防心血管事件的第一次发作上，因为，多数糖尿病伴急性冠脉综合征者均死于入院以前或医院内，而急性冠脉综合征发作后，多数在 1 年内死亡。

（一）合理饮食和运动 通过平衡膳食，配合运动和药物治疗，将血糖控制在理想范围，维持理想体重。饮食治疗应个体化，制订饮食计划时，除了要考虑到饮食治疗的一般原则外，还要考虑糖尿病心血管病变的类型、生活方式和是否伴有肥胖等情况。运动治疗的目的是与饮食治疗配合，维持标准体重，改善 IR 状态，改善心肺功能。高强度运动还可诱发酮症或酮症酸中毒；运动中，可有血压升高、尿蛋白增加、神经病变进展、退行性关节病加重以及低血糖等。高强度运动可加重心脏负担，使血容量减少，血管收缩，有诱发心绞痛、心肌梗死及心律失常等危险，可使有潜在的冠状动脉疾病者猝死。因此，心功能不全、严重心律失常、不稳定型心绞痛和近期发生心肌梗死者不宜过度运动。高强度运动还可使收缩压增高，增加脑血管意外的潜在危险，故当收缩压>180mmHg 时，应停止运动。

以 HbA_{1c} 达标为目标，积极而理性地控制糖尿病，血糖改善能降低心血管事件的发生率。血糖控制差将导致心血管死亡危险增加。STOP-NIDDM 的研究证实了阿卡波糖通过降低餐后高血糖从而降低了糖耐量低减（IGT）人群心血管疾病事件及新发高血压的危险。其中，阿卡波糖可使 IGT 人群心肌梗死的危险下降 91%，任何心血管事件的发病率降低 49%，新诊断高血压的发病率降低 34%。伴有严重心衰和其他心血管并发症的患者应该用胰岛素控制高血糖。糖尿病心血管病变者应尽量降低低血糖发生率，因为严重低血糖发作可诱发急性心脑血管事件。

（二）降压治疗 临床研究显示，2 型糖尿病患者有效降压可降低糖尿病相关终点事件、心血管死亡及全因死亡风险。我国部分地区糖尿病患者血压控制达标率仅为 1/3，伴大量蛋白尿患者血压达标率不足 1/5，且糖尿病患者血糖和血压控制同时达标率更低。依据 2010 年 ADA 糖尿病指南及我国糖尿病指南推荐，糖尿病患者血压控制<130/80mmHg，而合并肾损害且蛋白尿>1g/d 者血压应<125/75mmHg。同时降压目标需遵循个体化原则。强调糖尿病高血压的管理做到三级预防，早期诊断和早期达标，对初诊糖尿病患者以及有高血压危险性的患者每次就诊需常规进行血压测量。

高血压治疗包括非药物治疗和药物治疗，前者包括控制体重、合理饮食（尤其是限盐）、适当运动、心理治疗和戒烟、限酒。目前常用降压药包括 RAS 阻断剂（ACEI 和 ARB）、钙通道阻断剂（CCB）、利尿剂和 α 受体阻滞剂等。ACEI 及 ARB 推荐为糖尿病合并高血压的初始降压药或基础用药，但不推荐两者联合应用，利尿剂、CCB 和 α 受体阻断剂一般在 ACEI/ARB 应用基础上适当联合使用。对糖尿病合并高容量性高血压、水钠潴留及心功能不全者加用少量噻嗪类利尿剂；对糖尿病合并心衰和严重水肿者可适当选择袢利尿剂，如呋塞米等；CCB 为糖尿病高血压患者有效的降压药物。

脉压增宽是动脉硬化的简易、实用而敏感指标。在预测心血管疾病方面，优于收缩压与舒张压。大动脉与心脏收缩呈反向运动。心脏收缩时，大动脉扩张，缓冲心脏射血时的压力；心脏舒张时，大动脉回位，利于血液进入心脏。当大动脉硬化，弹性减退，造成收缩压升高，舒张压降低，脉压增宽。脉压增宽直接损害动脉内膜，牵拉、撕裂动脉壁弹力纤维，进一步加重动脉硬化。脉压增宽与动脉硬化之间存在恶性循环。研究表明，脉压大于 60mmHg，冠状动脉硬化的严重程度与病变范围明显加重；脑卒中的发生率是脉压小于 40mmHg 的 5.5 倍；肌酐清除率等肾脏功能明显减退。在单纯收缩期高血压患者中，收缩压水平相似的情况下，脉压每增宽 10mmHg，疾病总死亡率、心血管病死亡率与高血压靶器官受损相对风险分别升高 38%、48%和 64%。抗高血压治疗中，降低脉压是减少血管损害的策略之一。其具体措施与一般抗高血压治疗并无区别，钙拮抗剂、转换酶抑制剂、硝酸酯类药物均有一定效果。在营养治疗中，更强调限制饱和脂肪酸和低钠膳食。同时，应行调脂药物治疗。

1. ACEI 和 ARB 不但可降压，还可防止糖尿病肾病，减少尿白蛋白排泄。此外，ACEI 还能改善胰岛素的敏感性，但 ACEI 有干咳的副作用。ACEI 和 ARB 效果温和，单独应用一般要在用药 4 周后才可见到明显降压效果，因此，对血压较高者最好在钙拮抗剂或利尿剂应用的基础上选用[52-56]。

2. 钙拮抗剂 对糖尿病高血压有较好效果，尤其是一些不适宜选用 ACEI 的患者。伴有冠心病者应首选钙拮抗剂。服用短效钙拮抗剂的高血压患者心肌梗死的危险性比用利尿剂或 β 受体阻滞剂者高 60%（与血压的谷峰比值增大有关），因此，主张应用长效钙拮抗剂。

3. β 受体阻滞剂 通过降低心排血量和抑制 RAA 系统而起降压作用。其对年轻、心率较快、无其他并发症的糖尿病伴高血压的患者或伴有冠心病心绞痛而无充血性心力衰竭的患者适用。这类药物影响糖脂代谢和胰岛素分泌；但 UKPDS 对 ACEI 与 β 受体阻滞剂（阿替洛尔）的降压效果进行了比较，结果显示，β 受体阻滞剂略优。这两种降压药物对研究终点，如糖尿病相关死亡、心肌梗死和所有微血管并发症的影响无优劣之分。另外，两种药物对微蛋白尿和显性蛋白尿的影响亦无差别，ACEI 与 β 受体阻滞剂用于治疗 T2DM 伴高血压同样安全有效。

4. 利尿剂 糖尿病伴高血压因有钠潴留,应用利尿剂可减低钠和体液容量,同时降低血管紧张度,纠正血管对加压物质的高反应。但噻嗪类及袢利尿剂可加重糖脂代谢紊乱及电解质紊乱,因此,应慎用。合并心肾功能不全者,可短期选用呋塞米加保钾利尿剂。吲达帕胺(indapamide)是一种磺胺类利尿剂,通过抑制肾皮质稀释部分对钠的重吸收而发挥作用,通过改变离子交换,降低心血管平滑肌收缩力,刺激舒血管 PGE_2 和 PGI 合成,且不影响血脂及糖类的代谢。噻嗪类利尿剂是一类优秀的降压药物,适合于多数没有禁忌证的高血压患者的初始与维持治疗。可以单药治疗,也可以与 ACEI、ARB 或 CCB 联合使用。其中,噻嗪类利尿剂与 ARB 或 ACEI 所组成的联合治疗方案被视为联合用药的典范。噻嗪类利尿剂对三类高血压具有显著优势:①老年高血压患者或单纯收缩期高血压患者;②合并充血性心衰的高血压患者;③难治性高血压患者。其他种类降压药物治疗效果不佳的患者,应用利尿剂往往能够取得降压效果。不同指南关于利尿剂的推荐不尽相同。例如 2011 年英国高血压指南只推荐噻嗪样利尿剂氯噻酮和吲达帕胺;2013 年 AHA/ACC 科学建议仅推荐噻嗪型利尿剂氢氯噻嗪。其他多数国际指南并未区分不同亚型的噻嗪类利尿剂。我国现行的高血压指南也未对此予以区分,认为吲达帕胺与氢氯噻嗪均可选用。

5. α 受体阻滞剂 可扩张血管,降低外周阻力,使血压下降,对糖脂代谢无不利影响。但由于糖尿病患者常伴有心脏交感神经病变,肾素分泌不足,主动脉和颈动脉窦压力感受器不敏感,末梢血管敏感性降低,常发生直立性低血压。

6. 直接肾素抑制剂(direct renin inhibitor,DRI) 阿利吉仑(aliskiren)是一种经典的 DRI,47%~51%与血浆蛋白结合,肾素呈高亲和性结合,40~640mg/d 时呈剂量依赖性抑制 PRA、AT-1 和 AT-2。降低 PRA 的作用明显强于 ARB。300mg 降低 PRA 50%~80%,维持时间 48 小时,口服后的血浆浓度峰值在 1~3 小时,半衰期 23~70 小时,对 CYP450 酶系(CYP1A2、CYP2C8、CYP2C19、CYP2D6、CYP2E1 和 CYP3A)无抑制作用。主要通过粪便排泄,约 25%经过肾脏排泄。肝肾功能障碍时,排泄不受影响。

(三)调脂治疗

1. 调脂治疗原则与依据 糖尿病常合并血脂异常,HDL-C 降低、TG 升高、小而密 LDL 增多。调脂治疗包括非药物治疗和药物治疗。非药物治疗主要指生活方式干预,而药物治疗主要指调脂药物的使用,包括他汀类、贝特类、烟酸类、胆酸螯合剂(考来烯胺、考来替泊)、胆固醇吸收抑制剂(依折麦布)和其他(ω-3 脂肪酸、普罗布考)等。LDL-C 是糖尿病患者罹患冠心病的预测因子,多项研究证明他汀类药物通过降低总胆固醇和 LDL-C 水平进而显著降低糖尿病大血管病变和死亡的风险。《中国 2 型糖尿病防治指南(2017 年版)》中推荐[57]:在进行调脂药物治疗时,应将降低 LDL-C 作为首要目标。而 2013 年的 ACC/AHA 降低成人动脉粥样硬化性心血管风险胆固醇治疗指南未设定 LDL-C 和非 HDL-C 治疗靶目标[58],但确定了四类他汀获益人群:①临床存在 ASCVD 者;②原发性 LDL-C 升高≥4.9mmol/L 者;③临床无 ASCVD 的糖尿病,年龄 40~75 岁,LDL-C 1.8~4.9mmol/L 者;④临床无 ASCVD 或糖尿病,LDL-C 1.8~4.9mmol/L,且 10 年的 ASCVD 风险≥7.5%者。由此可见,T2DM 患者无论 LDL-C 水平如何,均应使用他汀类药物治疗。该指南公布后引起广泛争议。我国有关学术机构和专家也对此指南展开了讨论和质疑,其意见基本一致,现认为该指南不适合我国临床实践。受到 2013 年美国 ACC/AHA 指南血脂治疗理念的影响,2015 年 ADA[59]、2016 年 ADA 糖尿病指南[60]都取消了 LDL-C 目标值。根据 2015 年、2016 年 ADA 糖尿病指南,糖尿病患者除<40 岁且无 CVD 危险因素外,均推荐使用中/高强度他汀治疗,ADA 指南扩大了他汀使用人群,明确依据心血管危险启动他汀治疗,将 LDL-C≥2.6mmol/L(100mg/dl)视为 CVD 危险因素之一。不同他汀及剂量的治疗强度推荐见表 4-4-5-10。2017 年初,美国临床内分泌医师协会和美国内分泌学会(AACE/ACE)在 2012 年版指南基础上更新了血脂异常管理指南(简称 AACE/ACE 新指南),该指南提出了新的人群危险分层和相应的 LDL-C 目标值。将极高危人群细分出极端高危(extreme risk),并建议此类患者的 LDL-C 降至 55mg/dl 以下(<1.4mmol/L)。其极端高危的定义为除患者有明确的 ASCVD 外,还伴有以下任何一种临床情况:①LDL-C<70mg/dl 或<1.8mmol/L 时,仍存有包括不稳定型心绞痛在内的进展性疾病;②伴有 2 型糖尿病、慢性肾病(CKD)3 期或 4 期,或者杂合子家族性高胆固醇血症;③伴有早发心脑血管疾病(男性<55 岁,女性<65 岁)。该指南建议根据患者的风险水平,实现个体血脂异常治疗目标。

表 4-4-5-10 不同他汀及剂量的治疗强度推荐

高强度他汀治疗	中等强度他汀治疗	低强度他汀治疗
LDL-C 降幅≥50%的日剂量	LDL-C 降低 30%~50%的日剂量	LDL-C 降幅<30%的日剂量
阿托伐他汀 40~80mg	阿托伐他汀 10~20mg	辛伐他汀 10mg
瑞舒伐他汀 20~40mg*	瑞舒伐他汀 5~10mg	普伐他汀 10~20mg
	辛伐他汀 20~40mg	洛伐他汀 20mg
	普伐他汀 40~80mg	氟伐他汀 20~40mg
	氟伐他汀 80mg	匹伐他汀 1mg
	氟伐他汀 40mg bid	
	匹伐他汀 2~4mg	

注:* 瑞舒伐他汀 40mg 剂量在中国未获批准(Stone NJ,et al. JACC,2013)

2. 生活方式干预　几乎所有糖尿病指南[57-60]都建议：应对所有糖尿病患者改善生活方式。糖尿病患者保持健康的生活方式是维持健康的血脂水平和控制血脂紊乱的重要措施，主要包括减少饱和脂肪、反式脂肪和胆固醇的摄取；增加ω-3脂肪酸、黏性纤维、植物固醇/甾醇的摄入；减轻体重（如有指征）；增加体力活动。治疗的生活方式的改变包括合理饮食（全部采用低脂肪食物，在降低坏胆固醇上非常有效）、运动和保持合适体重。饮食要求总脂肪的摄入量不高于每日总热量的30%，其中，饱和脂肪的摄入量不超过总热量的10%。每日总胆固醇的摄入量应该小于200mg，减少饮酒和戒烟。临床研究显示坚持有氧运动锻炼（例如步行、游泳、慢跑或骑车）20~30分钟，每周4~5次，可显著提高HDL-C水平，降低TG。除生活方式改变的干预外，大多数糖尿病患者需要进行药物调脂治疗。

3. 调脂治疗药物　《中国2型糖尿病防治指南（2017年版）》血脂管理与国际糖尿病指南存在一致性，该指南强调调脂治疗应以血LDL-C为首要目标，非HDL-C作为次要目标[57]。在糖尿病患者心血管病危险等级为极高危时，LDL-C和非HDL-C达标值应为：LDL-C＜1.8mmol/L，非HDL-C＜2.6mmol/L；等级为高危时，达标值应为：LDL-C<2.6mmol/L，非HDL-C<3.4mmol/L。

临床首选他汀类调脂药物。起始宜用中等强度他汀，根据个体调脂疗效和耐受情况，适当调整剂量，若胆固醇水平不能达标，与其他调脂药物联合使用（如依折麦布），可获得安全有效的调脂效果。如果LDL-C基线值较高，现有调脂药物标准治疗3个月后，难以使LDL-C降至所需目标值，则可考虑将LDL-C至少降低50%作为替代目标。临床上也有部分极高危患者LDL-C基线值已在基本目标值以内，这时可将其LDL-C从基线值降低30%左右。LDL-C达标后，若TG水平仍较高（2.3~5.6mmol/L），可在他汀治疗的基础上加用降低TG药物如贝特类（以非诺贝特首选）或高纯度鱼油制剂，并使非HDL-C达到目标值。如果空腹TG≥5.7mmol/L，为了预防急性胰腺炎，首先使用降低TG的药物[57]。如果最大耐受剂量的他汀类药物未达到上述治疗目标或LDL-C水平稍高于2.6mmol/L而具有他汀类药物适应证的患者，采用他汀类药物将LDL-C从基线降低30%~40%也可带来明显的心血管保护作用。对于有心血管高风险的2型糖尿病人群，在他汀类药物治疗的基础上使用降低TG和升高HDL-C的调脂药物，不能进一步降低糖尿病患者发生心脑血管病变和死亡的风险。若TG超过11.0mmol/L，可先在生活方式干预的基础上使用降低TG的药物（贝特类、烟酸或鱼油），以减少发生急性胰腺炎的风险。T2DM患者TG和HDL-C的控制目标分别为：TG<1.7mmol/L、HDL-C≥1.0mmol/L，女性HDL-C>1.3mmol/L。对于无法达到降脂目标，或他汀类或贝特类药物无法耐受时，可考虑使用其他种类的调脂药物（如胆固醇吸收抑制剂、胆酸螯合剂、普罗布考等）。但2013美国心脏病学会（ACC）/美国心脏协会（AHA）降低成人动脉粥样硬化性心血管风险胆固醇治疗指南没有设定LDL-C和非HDL-C治疗靶目标。但确定了四类他汀获益人群（见上述）。但国外也有学者指出该指南可能导致合并血脂异常和心血管风险的糖尿病患者治疗不足，因为该指南不再推荐将LDL-C和非HDL-C降到特定的目标值，并建议当TG≥12.9mmol/L（500mg/dl）时再进行治疗。尽管该指南肯定根据风险计算公式结果可确保所有心血管疾病高风险人群能够接受他汀类药物治疗，并强调适当剂量的他汀类药物有助于预防心血管结局，但指南并没有将代谢综合征、糖耐量受损和1型或2型糖尿病这些高风险人群考虑其中。美国临床内分泌医师协会（AACE）拒绝支持该指南。但ADA指南与其有诸多相似之处，如均推荐40岁以上的高危人群启动他汀类药物治疗以预防心脏不良预后。

（1）他汀类药物：他汀类药物是目前降低LDL-C最有效的药物。虽然ACC/AHA降低成人动脉粥样硬化性心血管风险胆固醇治疗指南[58]致力于更大程度降低ASCVD事件风险，且未设定LDL-C和非HDL-C治疗靶目标，但是，LDL-C水平与动脉粥样斑块体积变化呈线性关系，只有LDL-C足够低，才能逆转斑块，降低ASCVD风险[61]。荟萃分析[62]显示，他汀类药物每使LDL-C降低1mmol/L，ASCVD风险降低21%。指南推荐，要将糖尿病伴冠心病的患者的LDL-C水平控制到较不伴冠心病的糖尿病患者更低的水平，如LDL-C<1.8mmol/L（70mg/dl）。TNT糖尿病亚组中，伴有冠心病的糖尿病患者LDL-C越低，ASCVD获益越多[63]。PROVE IT糖尿病亚组中，合并急性冠脉综合征的糖尿病患者LDL-C<1.8mmol/L，ASCVD获益更多[64]。有研究[65]显示，不出现动脉粥样硬化者的血LDL-C是1.3~1.8mmol/L，因而，认为正常LDL-C的水平和最佳LDL-C控制范围是1.3~1.8mmol/L。此外，在将LDL-C降至1.3~1.8mmol/L的研究中并没有出现他汀类药物主要的安全性问题。

唯一专门针对糖尿病合并高胆固醇血症的他汀临床终点研究（CARDS）[66]显示，阿托伐他汀10mg/d干预降低主要ASCVD风险，且不受基线时LDL-C水平的影响[基线LDL-C≥3.1mmol/L组主要终点事件（急性冠脉事件——心肌梗死包括无症状型心肌梗死、不稳定型心绞痛、急性冠心病死亡、心脏骤停复苏）、冠脉血管重建术和卒中（致死性或非致死性）风险下降38%，而基线LDL-C<3.1mmol/L组主要终点事件风险下降37%]。2008年，CCT荟萃分析[67]同样显示，他汀治疗的临床获益与糖尿病患者基线血脂状况无关。多项研究显示，以他汀为对照，尽管加用了其他调脂药，但未能更多降低ASCVD风险[68-70]。

2001年的WOSCOPS研究发现，普伐他汀可能有减少新发糖尿病作用；而2008年的JUPTTER研究提示，瑞舒伐他汀有增加新发糖尿病的风险。究竟他汀类药物对新发糖尿病风险如何？对有心血管病风险或已有心血管疾病的人群中使用他汀类药物的人群中使用他汀类药物的风险和获益如何评价？2010年发表的荟萃分析[71]基本回答了这一问题。该荟萃分析纳入了13项RCT研究，包括91 140例受试者，平均随访4年。期间他汀类药物治疗组和对照组新发糖尿病的风险分别为4.9%和4.5%，他汀类药物治疗使新发糖尿病风险增加9%。255例患者接受他汀类药物治疗4年将增加1例新发糖尿病。进一步分析发现，新增糖尿病风险主要存在于老年人群中，基线体质指数和他汀药物降脂幅度与新发糖尿病风险无关。各种他汀类药物、亲脂性或亲水性药物之间无差异，糖尿病风险的轻微增加为他汀类药物的“类效应”。他汀类药物增加新发糖尿病风险的机制目前尚无定论。Nakata等研究发现，他汀类药物可能通过阻碍脂肪细胞的成熟和抑制葡萄糖转运蛋白-4 的表达,使机体对胰岛素敏感性降低。另有研究显示,他汀类药物可能抑制葡萄糖诱导的细胞钙离子内流,从而改变细胞内钙浓度对胰岛 β 细胞功能的调控,抑制胰岛素分泌,影响葡萄糖代谢。另外,新发糖尿病风险的轻微增加不能排除其他混杂因素的影响,如他汀类药物治疗使患者的生存期延长,从而糖尿病发病人数增加。尽管他汀类药物有增加新发糖尿病的风险,但其绝对风险很小,与他汀类药物的心血管保护作用相比,新发糖尿病风险的意义更小。

临床研究提示,辛伐他汀(simvastatin)升高 HDL 和 ApoA1 的作用优于阿托伐他汀(atorvastatin)。LDL-C 达标后,应重点考虑的目标是升高血 HDL-C。T2DM 患者的血脂异常通常表现为血 HDL-C 降低,而且血 HDL-C 可作为冠心病风险的预测指标。尽管饮食、运动、减轻体重和戒烟等行为干预对升高血 HDL-C 有益,但若不同时进行药物治疗,效果并不理想。不管是否合并糖尿病,他汀是调脂治疗的基石,但是最近的证据显示长期的他汀治疗会增加新发糖尿病的风险。研究显示,瑞舒伐他汀增加新发糖尿病风险。研究发现,他汀降低胆固醇合成途径中的甲羟戊酸水平,抑制 Th1 淋巴细胞活化和炎症反应,降低葡萄糖转运蛋白 4 表达,减少葡萄糖摄取和辅酶 Q10 合成,减少 ATP 生成与胰岛素分泌。因此,糖尿病患者的血脂调节需要选择合适的他汀类药物(如匹伐他汀)。

2010 年荟萃分析结果显示,他汀类药物增加新发糖尿病风险 9%,2012 年 2 月美国 FDA 对他汀类药物的说明书做了统一更新。说明书更新是在 FDA 对他汀类药物系统性回顾分析后要求作出的,这些回顾包括了临床试验数据,不良事件的系统报告和发表相关文献,增加有关他汀类药物潜在非严重性和可逆性认知副作用,如记忆力减退、意识模糊、血糖和 HbA_{1c} 水平升高。但是,FDA 仍然认为,他汀类药物对心血管的益处大于这些小的风险增加,应用中,要注意监测肝酶、血糖和认知功能,重视本类药物与其他药物的相互作用。糖尿病患者的血脂管理要求极高风险 T1DM 和 T2DM 的 LDL-C 目标值为<1.8mmol/L 或至少降低 50%;高风险 T2DM 患者的 LDL-C 目标值应<2.5mmol/L。

新型 PCSK9 抑制剂 Alirocumab(Praluent)或 Evolocumab 的适应证为杂合子家族性高胆固醇血症的治疗或他汀治疗无效的心血管高危人群。该药安全性可接受,严重的治疗相关不良事件较少,但对心血管疾病发病率和死亡率的效果尚未确定。

(2) 贝特类:如血 HDL-C<1.04mmol/L(<40mg/dl),而 LDL-C 介于 2.6~3.3mmol/L,可选用贝特类调脂药物。高 TG 血症是 T2DM 患者最常见的脂代谢异常表现形式之一,治疗高 TG 血症应控制高血糖。良好的血糖控制会明显降低 TG,如果血糖控制满意而 TG 仍未达标,就要选用贝特类药物;对于同时伴有血 LDL-C 升高和 TG 升高的 T2DM 患者则应选用大剂量他汀类药物,但对于血 TG≥11.3mmol/L(≥1000mg/dl)的严重高 TG 血症患者,必须严格限制饮食中的脂肪含量(<总热量的 10%),并配合贝特类降脂药物治疗,以避免发生胰腺炎。

(四) 抗血小板药物治疗

1. 阿司匹林　阿司匹林对糖尿病患者的心脑血管并发症有多种有益作用:①抑制 COX、NF-κB 和免疫球蛋白重链结合蛋白(immunoglobulin heavy chain binding protein,BiP)等关键性炎症物质;②抗血栓形成作用;③抗氧化应激作用。

根据国际大型 RCT 研究结果(表 4-4-5-11),ADA 和美国心脏病学会(AHA)联合推荐 40 岁以上并具有心血管危险因素的糖尿病患者采用小剂量阿司匹林治疗。然而,该共识来自过去的研究资料,而且在该研究人群中糖尿病患者较少。研究显示,阿司匹林在既往有心肌梗死或卒中的患者中可有效减少高危患者的发病率和死亡率。Ogawa 和 Belch 等的两项随机对照研究显示,阿司匹林治疗并不能显著减少糖尿病心血管终点事件的发生,因此对糖尿病患者应用阿司匹林作为一级预防治疗的措施提出质疑。抗血小板临床试验(ATT)共入组了 95 000 例受试者,包括 4000 例糖尿病患者。结果显示,阿司匹林可使发生心血管事件危险性减少 12%,在非致死性心肌梗死患者中,其减少心血管事件发生的危险性最显著,对冠状动脉粥样硬化性心脏病所致的死亡和卒中的危险性作用较小。阿司匹林减少糖尿病患者心脑血管事件存在性别差异,如在男性患者中,阿司匹林主要减少心血管事件;然而,在女性患者中,阿司匹林主要减少脑血管事件。基于上述研究结果,2010 版的 ADA 临床实践指南仅推荐 10 年的心血管风险>10%的 T1DM 及 T2DM 患者使用阿司匹林进行一级预防,包括男性年龄>50 岁、女性>60 岁,且伴 1 项其他心血管危险因素者。常用剂量和联合用药可有三种选择:①单用阿司匹林:成人的一般常用剂量为每晚 100mg,亦可根据患者的情况将剂量调整至 50~325mg/d 范围内;②阿司匹林联合用药:阿司匹林 50mg/d 加延长释放型双嘧达莫(extended release dipyridamole)400mg/d;③氯吡格雷(clopidogrel):对血压控制良好的年龄≥65 岁者可改为阿司匹林隔日 80~100mg。有严重出血素质、出血性疾病和活动性消化性溃疡者宜慎用或禁用。已发生脑出血者、反复发生的脑出血者和房颤患者禁用。

表 4-4-5-11　阿司匹林预防糖尿病并发症的临床研究

研究(年份)	用量	追踪时间(年)	病例数	总死亡率		心肌梗死		卒中		重要血管事件	
				事件数	RR	事件数	RR	事件数	RR	事件数	RR
BDT(1988)	500/300mg/d	6	5139	421	0.9	NA		NA		NA	
			DM101	NA		NA		NA		NA	
PHS(1989)	325mg/d	5	22 071	444	0.96	378	0.56	217	1.22	677	0.82
			DM533	NA		37	0.39	NA		NA	
ETDRS(1992)	325mg/d	5	3711	706	0.91	524	0.83	170	1.17	729	0.91
HOT(1998)	75mg/d	3.8	18 790	589	0.93	209	0.64	294	0.98	683	0.85
			DM1501	NA		NA		NA		NA	

续表

研究(年份)	用量	追踪时间(年)	病例数	总死亡率		心肌梗死		卒中		重要血管事件	
				事件数	RR	事件数	RR	事件数	RR	事件数	RR
PPP(2001)	100mg/d	3.7	3753	103	0.70	37	0.69	30	0.59	240	0.69
			DM1031	45	1.23	15	0.49	19	0.89	112	0.89
WHS(2005)	100mg/d	6.7	1276	246	0.95	331	0.96	441	0.87	878	090
			DM1027	NA		60	1.48	46	0.46	120	090
POPADAD(2008)	100mg/d	10.1	38 825	246	0.95	111	0.98	70	0.71	233	0.98
JPAD(2008)	81/100mg/d	4.37	2539	11	0.10	21	1.34	60	0.84	154	0.80
JPPP(2014)	100mg/d	5.02	14 464	112	0.99	58	0.53	230	1.04	154	0.80
			DM4903	NA		NA		NA		NA	

注:RR:relative risk,相对风险;BDT:British Doctors Trial,英国意识研究;DM:diabetes mellitus,糖尿病;NA:not available,无资料;PHS:Physicians Health Study,医师健康研究;ETDRS:Early Treatment Diabetic Retinopathy Study,糖尿病视网膜病变早期治疗研究;HOT:Hypertension Optimal Treatment,高血压优选治疗;PPP:Primary Prevention Project,初级预防研究;WHS:Women's Health Study,妇女健康研究;POPADAD:Prevention of Progression of Arterial Disease and Diabetes,动脉病和糖尿病进展预防研究;JPAD:Japanese Primary Prevention of Atherosclerosis with Aspirin for Diabetes,日本阿司匹林一级预防糖尿病动脉粥样硬化;JPPP:Japanese Primary Prevention Project,日本糖尿病依据预防研究

在心血管病的二级预防中,阿司匹林的抗心血管事件效应明显大于其出血风险,但周围血管病变可能例外。氯吡格雷似乎优于阿司匹林,阿司匹林-氯吡格雷联合治疗对高血栓栓塞风险者的疗效满意,但对长期控制慢性稳定型心血管病不理想,而且当应用两种抗血小板药物时,新发的冠脉事件仍较高。新的腺苷二磷酸受体拮抗剂普拉格雷(prasugrel)、替格雷洛(ticagrelor)和坎格雷洛(cangrelor)可能具有更高的疗效和更小的不良反应。

2. 其他药物　尚有低分子肝素、噻氯匹定、低分子右旋糖酐、山莨菪碱、地诺前列酮、延长释放型双嘧达莫和氯吡格雷等药物,可根据病情选用。

糖尿病血小板活性增高,高凝状态对普通抗血小板药物治疗有抵抗,一般需要加用抗血栓栓塞药物(表4-4-5-12)。

表4-4-5-12　糖尿病并发急性冠脉综合征的抗血小板药物临床试验结果

研究	药物	一级终点	病例数	标准治疗(%)	积极治疗(%)	HR(95%CI)	P值
CURE	A+C/A	CV死亡/非致死性心肌梗死/卒中(1年)	非DM 9722	9.9	7.9	0.78(0.71~0.86)	0.31
			DM 2840	16.7	14.2	0.83(0.50~0.96)	
PCI-CURE	A+C/A	CV死亡/TVR(30天)	非DM 2154	6.4	4.5	0.70(0.50~0.98)	NA
			DM 504	16.5	12.9	0.77(0.48~1.22)	
CREDO	A+C/A	死亡/心肌梗死/卒中(1年)	非DM 2116	11.5	8.5	0.73(0.56~0.96)	NA
			DM 560	NA	NA	0.89(0.54~1.47)	
PCI-CLARITY	A+C/A	CV死亡/心肌梗死/卒中(30天)	非DM 1555	5.3	2.9	0.51(0.30~0.87)	0.93
			DM 282	10.1	6.0	0.61(0.24~1.53)	
CURRENT-OASIS7	A+C/A	CV死亡/心肌梗死/卒中(30天)	非DM 19 203	3.9	3.9	0.98(0.81~1.20)	0.32
			DM 5880	6.1	5.2	0.86(0.68~1.00)	
CURRENT-OASIS7(PCI亚组)	A标准计量/A加倍剂量	CV死亡/心肌梗死/卒中(30天)	非DM 13 218	4.2	3.5	0.84(0.6~1.18)	0.87
			DM 3844	5.6	4.9	0.89(0.58~10.85)	
TRITON-TIMI38	C/P	CV死亡/非致死性心肌梗死/卒中(15个月)	非DM 10 462	10.6	9.2	0.86(0.76~0.98)	0.09
			DM 3146	17.0	12.2	0.70(0.58~0.85)	
PLATO	C/T	CV死亡/心肌梗死/卒中(1年)	非DM 13 951	10.2	8.4	0.83(0.74~0.93)	0.49
			DM 4662	16.2	14.1	0.88(0.76~1.03)	

注:A:aspirin,阿司匹林;C:clopidogrel,氯吡格雷;P:prasugrel,普拉格雷;T:ticagrelor,替卡格雷尔;CURE:Clopidogrel in Unstable Angina to Prevent Recurrent Events Trial,氯吡格雷预防反复发作性不稳定型心绞痛研究;CV:cardiovascular,心血管;DM:diabetes mellitus,糖尿病;TVR:target vessel revascularization,血管重建;CREDO:Clopidogrel for the Reduction of Events During Observation,氯吡格雷降低心血管事件研究;CLARITY:Clopidogrel as Adjunctive Reperfusion Therapy,氯吡格雷作为再灌注辅助治疗研究;CURRENT-OASIS 7:Clopidogrel Optimal Loading Dose Usage to Reduce Recurrent EveNTs-Optimal Antiplatelet Strategy for Interventions,氯吡格雷负荷量抗血小板干预降低事件复发研究;TRITON-TIMI 38:Trial to Assess Improvement in Therapeutic Outcomes by Optimizing Platelet Inhibition With Prasugrel-Thrombolysis in Myocardial Infarction 38,血小板抑制剂普拉格雷降低心肌梗死血栓栓塞和改善预后研究;PLATO:PLATelet inhibition and patient Outcomes,血小板抑制和预后改善研究

(五)个体化治疗

1. 糖尿病合并心绞痛　在控制糖尿病的基础上,按照冠心病心绞痛的处理原则进行治疗,改善冠状动脉的供血和减轻心肌的耗氧。病程较长和年龄较大的糖尿病常伴有隐性心肌缺血,在评价手术的心血管风险时,需要进一步明确手术耐受性,如运动心电图、多巴酚丁胺负荷超声心动图和双

嘧达莫心肌灌注闪烁扫描，如果风险较高，应在手术前作相应处理，如预防性心脏血管重建术或药物治疗（β受体阻滞剂、他汀类和阿司匹林）。

2. 糖尿病并急性心肌梗死 糖尿病发生急性心肌梗死的治疗原则同非糖尿病急性心肌梗死。但糖尿病患者的预后较非糖尿病患者要差，其原因可能与糖尿病急性心肌梗死患者冠脉病变范围较广泛有关。

3. 糖尿病并心力衰竭 与一般心力衰竭的处理原则相同，包括扩血管、利尿和强心等。

4. 糖尿病并脑梗死 严格控制血糖，降低血液黏滞度，纠正脂代谢紊乱等。脑梗死的治疗与非糖尿病患者发生脑梗死的治疗原则相同，在脱水和降压的治疗过程中要注意观察电解质、血糖和血渗透压，以免诱发非酮症高渗性昏迷。

5. 糖尿病并外周血管病变 糖尿病外周血管病变的预后取决于血管病变的严重程度和患者恢复的潜能。轻到中度动脉闭塞的治疗包括控制危险因素（包括戒烟酒，减轻体重），抗血小板聚集，改善血凝，血管重建，改善血供以及在运动过程中保护足部和每日仔细检查足部。血管重建的适应证包括间歇性跛行（尤其是进行性加重者）、缺血性静息痛、夜间痛、溃疡、坏疽和外科手术不能治愈的缺血。根据血管病变的部位、程度和临床表现的不同，而采用不同的术式。糖尿病患者对血管重建术耐受性好，死亡率与非糖尿病患者相当。

6. 高龄糖尿病心血管病 应考虑以下的特殊之处：①糖尿病的慢性并发症和非糖尿病合并症多，多数合并有高血压、冠心病或脂代谢异常；②容易发生药物性低血糖症，且不容易感知；③多数使用多种其他治疗药物，药物之间的相互作用明显；④身体虚弱，需要更多的个体关照和护理。因此，在降糖治疗时应严密监测，防止发生低血糖症。药物性低血糖又可导致跌倒、心肌缺血和脑梗死，甚至昏迷死亡。治疗措施包括心理治疗、饮食治疗、运动治疗和药物治疗，同时应加强糖尿病知识的宣传教育。应强调的是，针对具体的老年糖尿病患者，治疗方案和措施应个体化。功能状态良好的老人糖尿病患者可将 HbA_{1c} 控制在<7.0%范围内，而体质虚弱或生命预期<5年者只要控制在8.0%水平即可。

（六）介入治疗和手术治疗

1. 介入治疗和血管重建术 是冠心病不可缺少的治疗手段，包括经皮冠脉内血管成形术、血管内支架术、斑块旋切术、斑块旋磨术和血管内超声干预等。研究表明，糖尿病患者接受经皮冠脉内血管成形术后较非糖尿病患者更易发生死亡和再梗死；胰岛素治疗的糖尿病患者经皮冠脉内血管成形术后心血管事件和血管重建危险性增加2倍；糖尿病患者外科血管重建术预后较差。BARI研究显示，糖尿病患者外科血管重建术后5年生存率（73.3%）较非糖尿病患者低（91.3%），需胰岛素治疗的糖尿病患者外科手术治疗的效果好于经皮冠脉内血管成形术。介入治疗的创伤小，恢复快，容易为患者接受。但是不能完全代替外科手术。如果患者是单支血管病变而且病变是局限的，比较适合支架处理。但多支血管病变，特别是关键部位的病变不适合支架治疗，但目前由于第二代、第三代冠脉支架的研发，对糖尿病多支病变及左主干病变的介入治疗日趋成熟，远期疗效同冠脉搭桥术相当。糖尿病患者合并冠心病时，冠状动脉病变往往是弥漫性的。对多发性冠状动脉狭窄患者，单纯介入治疗困难。相反，外科手术治疗的效果肯定，年死亡率1%～1.5%。如果用动脉做血管材料，血管桥的10年通畅率达到90%，但静脉桥的寿命只有5年。不足之处是创伤较大，难以反复开胸搭桥。搭桥和支架治疗可缓解狭窄远端心肌的缺血问题，不能阻止血管病情的进展。糖尿病是冠心病早发高发的重要因素，而糖尿病的发生与不良生活习惯、高血糖、肥胖和高血压等因素有关。改变不良的生活习惯，纠正或预防代谢紊乱，尤其要把血糖控制在理想范围内，控制血糖波动，避免低血糖发生，注意调脂，降低高血压，并使脉压维持在正常范围内。

2. 顽固性高血压的治疗 糖尿病顽固性高血压是指在经过三种降压药联合治疗后，血压仍>140/90mmHg的情况，其病因见表4-4-5-13。遇有此种情况时，应分析原因，调整治疗方案（图4-4-5-17）。如果确属于顽固性高血压，可考虑肾脏去神经支配治疗。据报道，该方法能有效降低血压，显著减少心脑血管并发症（表4-4-5-14），但禁用于肾动脉畸形、肾动脉狭窄、纤维肌肉发育不良症或严重肾衰者。

表4-4-5-13 抵抗性高血压的病因

危险因素	他克莫星
老龄	红细胞生成素
收缩期高血压	三环内酯抗抑郁药
肥胖	酒精
高盐饮食	甘草次酸
慢性肾病	继发性因素
糖尿病	常见因素
左室肥厚	阻塞性睡眠呼吸暂停
女性	慢性肾病
药物因素	原发性醛固酮增多症
非类固醇抗炎药	肾动脉狭窄
皮质类固醇激素	少见因素
拟交感类药物	嗜铬细胞瘤
苯丙胺类药物	Cushing综合征
口服避孕药	甲旁亢
环孢素	主动脉狭窄

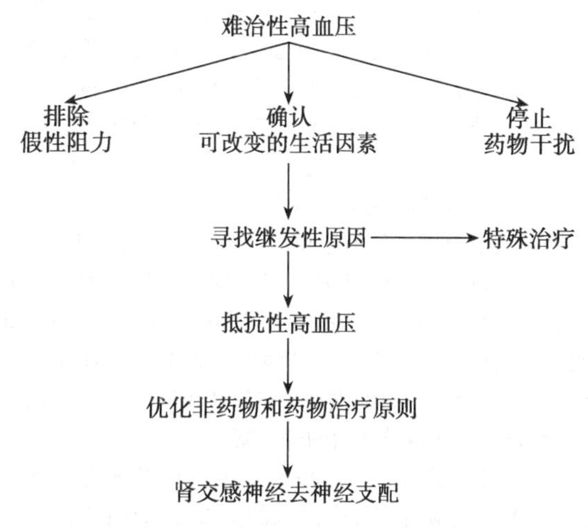

图4-4-5-17 难治性高血压的处置流程

表 4-4-5-14 肾脏去神经支配的长期降压作用

时间	收缩压变化(mmHg)(95%CI)	P值	舒张压变化(mmHg)(95%CI)	P值
1个月(n=141)	-19(-22.1,-15.9)	<0.01	-10(-12.0,-8.0)	<0.01
3个月(n=145)	-22(-25.4,-18.6)	<0.01	-11(-13.2,-8.8)	<0.01
6个月(n=139)	-21(-25.9,-16.1)	<0.01	-9(-12.1,-5.9)	<0.01
9个月(n=90)	-23(-27.8,-18.2)	<0.01	-12(-14.8,-9.2)	<0.01
12个月(n=132)	-27(-30.7,-23.3)	<0.01	-13(-15.4,-10.6)	<0.01
18个月(n=58)	-26(-31.2,-20.8)	<0.01	-13(-16.2,-9.8)	<0.01
24个月(n=44)	-31(-36.3,-25.7)	<0.01	-16(-20.4,-11.6)	<0.01

（钟惠菊　廖二元）

第6节 糖尿病足

糖尿病足(diabetic foot)是指发生于糖尿病患者,与局部神经异常和下肢远端血管病变相关的足部感染、溃疡和/或深层组织破坏,它是糖尿病下肢神经病变和血管病变的结果。病变累及从皮肤到骨与关节的各层组织,严重者可发生局部或全足坏疽,需要截肢[1]。国际糖尿病足工作组(IWGDF)将糖尿病足定义为糖尿病累及的踝以下全层皮肤创面,而与这种创面的病程无关。糖尿病患者因足病而造成截肢者比非糖尿病者高5~10倍,糖尿病足是引起糖尿病患者肢体残废的主要原因,严重地威胁着糖尿病患者的健康。

【发病率和危险因素】

(一)糖尿病足发病率　2004年,全国14所三甲医院协作,对糖尿病足患者进行了调查,634例糖尿病足与周围血管病变患者中,男性占57.7%,女性42.3%;平均年龄(65.65±10.99)岁,70~80岁的足病发生率最高,达37.60%。这些患者大多有糖尿病并发症或者心血管病的危险因素,如吸烟率37%、高血压57%、冠心病28%和血脂异常29%;脑血管病26%;下肢动脉病27%;肾病40%;眼底病42%;周围神经病变69%。386例合并足溃疡,47%为皮肤表面溃疡;35%的溃疡累及肌肉;18%的溃疡累及骨组织;70%合并感染。平均住院(25.70±19.67)天。我国北方地区的糖尿病足患者较南方地区更重,截肢率更高[2,3]。最近报告的17家三甲医院联合调查了2007年1月~2008年12月期间住院的慢性足溃疡患者,结果发现住院慢性溃疡患者中糖尿病患者占到33%,是2006年多家医院调查住院慢性溃疡患者中糖尿病(4.9%)的8倍多[4]。据国外调查,85%的糖尿病截肢起因于足溃疡。糖尿病患者截肢的预后较差,李翔等报告了截肢患者随访5年,其死亡率将近40%[5]。下肢血管病变、感染和营养不良是截肢的主要原因[6]。

糖尿病足及截肢的治疗和护理给个人、家庭和社会带来沉重的经济负担。美国2007年的糖尿病医疗费用高达1160亿美元,其中糖尿病足溃疡的治疗费用占33%[7]。国内2004年调查的糖尿病足与下肢血管病变患者的平均住院费用约1.5万元。未来20年中,发展中国家T2DM的发病率将急剧升高,糖尿病足和截肢防治的任务繁重。

(二)高危因素　病史和临床体检发现有下列情况(危险因素)时,应特别加强足病的筛查和随访:①既往足溃疡史;②周围神经病变和自主神经病变(足部麻木、触觉或痛觉减退或消失、足部发热、皮肤无汗、肌肉萎缩、腹泻、便秘和心动过速)和/或缺血性血管病(运动引起的腓肠肌疼痛或足部发凉);③周围血管病(足部发凉和足背动脉搏动消失);④足部畸形(如鹰爪足、压力点的皮肤增厚和Charcot关节病)和胼胝;⑤糖尿病的其他慢性并发症(严重肾脏病变,特别是肾衰竭及视力严重减退或失明);⑥鞋袜不合适;⑦个人因素(社会经济条件差、独居老年人、糖尿病知识缺乏者和不能进行有效足保护者)。其中,糖尿病足溃疡最重要的危险因素是神经病变、足部畸形和反复应力作用(创伤),糖尿病足部伤口不愈合的重要因素是伤口深度、感染和缺血[8]。

【发病机制】

发病机制未完全阐明,糖尿病足与下列因素有密切关系。

(一)感觉神经病变　60%~70%的糖尿病患者有神经病变,多呈袜套样分布的感觉异常、感觉减退或消失,不能对不合适因素进行调整,如袜子过紧、鞋子过小和水温过高等。自主神经病变使皮肤出汗和温度调节异常,造成足畸形、皮肤干燥、足跟烫伤、坏疽和皲裂(图4-4-6-1、文末彩图4-4-6-2及彩图4-4-6-3),皮肤裂口成为感染的入口,自主神经病变常与Charcot关节病相关。运动神经病变引起跖骨和足尖变形,增加足底压力,还可使肌肉萎缩。当足底脂肪垫因变形异位时,足底局部的缓冲力降低,压力增大,指间关节弯曲变形,使鞋内压力增加导致足溃疡。

(二)下肢动脉闭塞　糖尿病患者外周血管动脉粥样硬化的发生率增加,血管疾病发生年龄早,病变较弥漫。下肢中、小动脉粥样硬化闭塞,血栓形成,微血管基底膜增厚,管腔狭窄,微循环障碍引起皮肤-神经营养障碍,加重神经功能损伤。足病合并血管病变者较单纯神经病变所致的足病预后差。缺血使已有溃疡的足病难以恢复。

(三)免疫功能障碍　多核细胞的移动趋化功能降低,噬菌能力下降,感染使代谢紊乱加重,导致血糖增高,酮症又进一步损害免疫功能。80%以上的足病患者至少合并3种糖尿病慢性并发症或心血管危险因素。一旦发生足的感染,往往难以控制,用药时间长,花费大而疗效差。有时仅仅是皮肤水疱就可并发局部感染,严重者需要截肢(趾)。

(四)生长因子调节紊乱和慢性缺氧　糖尿病足溃疡患者一氧化氮合酶及精氨酸酶活性增加,而转化生长因子-β(TGF-β)浓度降低,一氧化氮合酶的代谢增强损伤组织,精氨酸酶活性增强使基质沉积。Blakytry等发现,IGF-2在正常人、糖尿病和糖尿病患者有并发症3组患者的上皮细胞中均

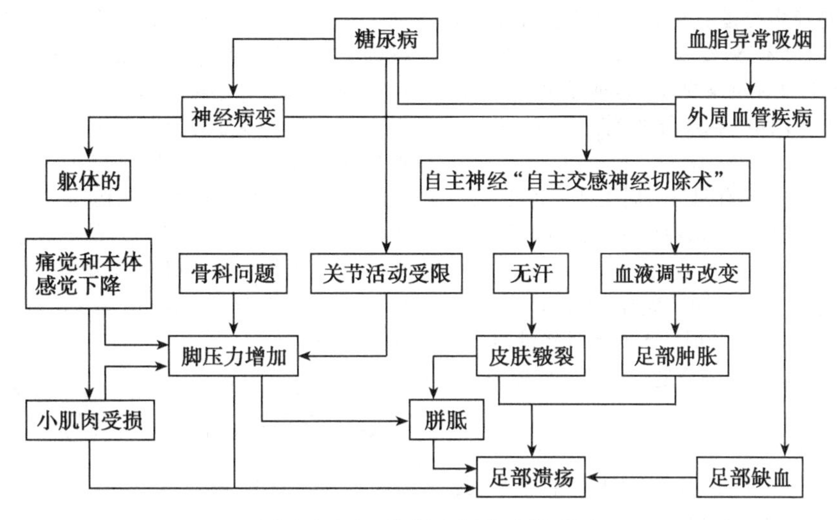

图 4-4-6-1　糖尿病足溃疡的病因

可见，在溃疡边缘最明显，而 IGF-1 在非糖尿病的上皮细胞可见，在糖尿病未损伤的皮肤颗粒层和棘层表达减少，而在溃疡的基底层缺乏，成纤维细胞缺乏 IGF-1。基底层和成纤维细胞缺乏 IGF-1 使溃疡延迟愈合。高血糖引起慢性缺氧，与大血管和微血管病变造成的慢性缺氧一起损害溃疡愈合，是糖尿病足溃疡经久不愈的原因之一。Catrina 等将皮肤细胞和从糖尿病足溃疡及非糖尿病溃疡的活检标本置入不同糖浓度和不同氧张力条件下培养，发现高糖阻止了细胞对缺氧的感知与反应。这种机制可能也是糖尿病足溃疡持久不愈的重要解释。糖尿病足的形成与转归见图 4-4-6-4。

【分级和临床表现】

神经病变、血管病变和感染导致糖尿病足溃疡和坏疽，根据病因或病变性质分为神经性、缺血性和混合性。根据病情的严重程度进行分级，使用标准方法分类以促进交流、随访和再次评估。

（一）病因分类　最常见足溃疡的部位是前足底，常为反复机械压力所致，由于周围神经病变引起的保护性感觉缺失，患者不能感觉到异常的压力变化，没有采取相应的预防措施，发生溃疡后极易并发感染，溃疡难以愈合，最后发生坏疽。因此，足溃疡和坏疽往往是神经病变、压力改变、血液循环障碍和感染等多种因素共同作用的结果。

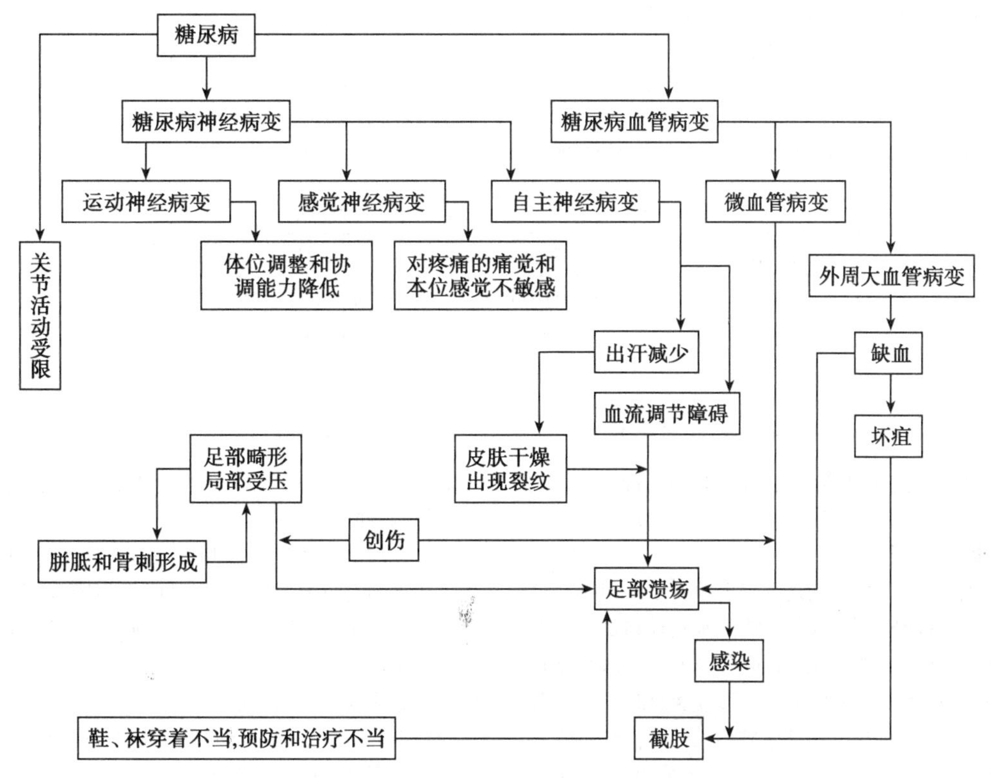

图 4-4-6-4　糖尿病足发病机制与转归

1. 神经性溃疡 神经病变起主要作用，血液循环良好。病足通常是温暖的，但有麻木感，皮肤干燥，痛觉不明显，足部动脉搏动良好。神经病变性足病的后果是神经性溃疡（主要发生于足底）（见文末彩图4-4-6-5）和神经性关节病（Charcot关节病）。

2. 神经-缺血性溃疡 常伴有明显的周围神经病变和周围血管病变，足背动脉搏动消失。足凉而有静息痛，足部边缘有溃疡或坏疽（见文末彩图4-4-6-6）。

3. 单纯缺血性溃疡 较少见，单纯缺血所致的足溃疡无神经病变。糖尿病足溃疡患者初诊时约50%为神经性溃疡，50%为神经-缺血性溃疡。国内糖尿病足溃疡主要是神经-缺血性溃疡。

（二）分级/分期标准

1. Wagner分级 主要是依据解剖学为基础的分级，也是最常用的经典分级方法。Wagner分级重点关注溃疡深度和是否存在骨髓炎或坏疽（见文末彩图4-4-6-7）[8]：①0级：存在足溃疡的危险因素。常见的危险因素为周围神经和自主神经病变、周围血管病变、以往足溃疡史、足畸形（如鹰爪足和夏科关节足）、胼胝、失明或视力严重减退、独立生活的老年人、糖尿病知识缺乏者、不能进行有效的足保护、合并肾脏病变（特别是肾衰竭者）。目前无足溃疡的患者应定期随访，加强足保护教育，必要时，请足病医生给予具体指导，以防止足溃疡的发生。②1级：足部皮肤表面溃疡而无感染。突出表现为神经性溃疡，好发于足的突出部位，即压力承受点（如足跟部、足或趾底部），溃疡多被胼胝包围。③2级：表现为较深的穿透性溃疡，常合并软组织感染，但无骨髓炎或深部脓肿，致病菌多为厌氧菌或产气菌。④3级：深部溃疡常波及骨组织，并有深部脓肿或骨髓炎。⑤4级：局限性坏疽（趾、足跟或前足背），其特征为缺血性溃疡伴坏疽，常合并神经病变（无严重疼痛的坏疽提示神经病变），坏死组织表面可有感染。⑥5级：全足坏疽，坏疽影响到整个足部，病变广泛而严重。

2. Texas分级与分期 强调组织血液灌注和感染因素[9]。德州大学（University of Texas）分类是在解剖学分类的基础上加入了分期，无感染无缺血的溃疡（A级）、感染溃疡（B级）、缺血性非感染溃疡（C级）、缺血性感染溃疡（D级）（表4-4-6-1）。该分类分期方法评估了溃疡深度、感染和缺血程度，考虑了病因与程度两方面的因素。截肢率随溃疡深度和分期严重程度而增加，随访期间的非感染非缺血性溃疡无一截肢。溃疡深及骨组织者的截肢率高11倍。感染与缺血并存，截肢增加近90倍。从更好反映临床病情程度上考虑，推荐采用该分类方法，但在实际应用中，多数仍然采用Wagner分类。

表4-4-6-1 TEXAS大学糖尿病足分级分期

分级	表现	分期	表现
1	足部溃疡病史	A	无感染和无缺血
2	表浅溃疡	B	合并感染
3	溃疡深达肌腱	C	合并缺血
4	溃疡累及骨和关节	D	有感染和缺血

3. Foster分类 Foster等提出一种简单易记的糖尿病足病分类方法。1级：正常足；2级：高危足；3级：溃疡足；4级：感染足；5级：坏死足。3~5级还可进一步分为神经性和缺血性。1~2级主要是预防，3~5级需要积极治疗。3级神经性溃疡足患者需要支具和特制鞋；4级患者需要静脉用抗生素，缺血患者需要血管重建；5级患者需要应用抗生素和外科处理，缺血患者需要血管重建。

我国习惯上将糖尿病足坏疽分为湿性坏疽和干性坏疽，国外则不如此分类。湿性坏疽指的是感染渗出较多的坏疽，其供血良好；干性坏疽是缺血性坏疽，由于动脉供血差，而静脉回流良好，因此坏疽呈干性。处理上，前者相对容易，以抗感染为主；后者必须在改善血液供应基础上采取局部措施。

4. PEDIS分类 国际糖尿病足工作组从2007年起推荐采用PEDIS分类（表4-4-6-2）。P指的是血液灌注，E是溃疡面积，D是溃疡深度，I是感染，S是感觉。

表4-4-6-2 IWGDF糖尿病足溃疡分类系统

项目	1级	2级	3级	4级
灌注	正常	非严重型PAD	严重的肢体缺血	—
深度/组织缺损	皮肤全层增厚	深度	骨和/或关节	—
感染	无	轻度	中毒/重度	全身炎性反应综合征
感觉	接触性	感觉确实	—	—

该分类清楚地描述了足溃疡的程度和性质，特别适合用于临床科研。

【辅助检查与诊断】

（一）辅助检查 糖尿病足的辅助检查主要包括足溃疡检查、影像检查、神经功能检查、动脉供血检查和足压力测定等。应建立一种能够实际操作的、适合当地卫生医疗条件的筛查程序，登记每例糖尿病足患者。筛查能及时发现有危险因素的患者，筛查项目既包括糖尿病相关的全身性检查如眼底、血压、尿蛋白、神经功能和心血管系统等，也包括足的重点局部检查等（表4-4-6-3）。筛查本身不需要复杂的技术，但应该由训练有素的人员完成，需要对患者下肢和足病做出精确诊断。

电生理测定和定量检测振动觉与温度觉阈值对于糖尿病足的诊断有重要价值，但难以用于临床常规筛查。简单的音叉检查可用于诊断神经病变，缺血性糖尿病足应接受多普勒超声和血管造影。认真查找所有足溃疡及其可能的病因，评价神经病变、缺血性病变和感染因素的相对重要性，因为不同类型的防治方法是不同的。需要强调的是，临床上常规的物理检查基本能够帮助做出正确诊断和判断预后。例如，如果患者的足背动脉和胫后动脉均搏动良好，皮肤温度正常,足的血供应无严重障碍。关键是要求患者脱鞋检查,而这点在繁忙的门诊往往难以做到。

表 4-4-6-3 糖尿病足检查

表现	临床征象	有关检查
皮肤	颜色/干燥/皲裂出汗/感染	望诊/触诊
形态和畸形	足趾的畸形	足部X线片
	跖骨头的突起	足部压力检查
	Charcot 畸形/胼胝	
感觉神经功能	针刺感觉减退	细针针刺
	音叉振动感觉减退	Biothesiometer
	温度感觉减退	温度阈值测试
	压力感觉减退	尼龙丝触觉/足压力测定
运动神经功能	肌萎缩/肌无力/踝反射减退	电生理检查
自主神经功能	出汗减少/胼胝	定量发汗试验
	足温度/足背静脉曲张	皮温图
血管	足背动脉搏动/足苍白	非创伤性多普勒检查
	足凉/水肿	$TcPO_2$/CTA/MRA/DSA

注:$TcPO_2$:跨皮氧分压测定;CTA:下肢动脉 CT 造影;MRA:下肢动脉磁共振造影;DSA:血管减数造影

合并感染时,需明确感染的程度、范围、窦道大小、深度以及有无骨髓炎。通常情况下,一般体格检查很难判定足溃疡是否合并感染以及感染的程度和范围。局部感染的征象包括红肿、疼痛和触痛。但这些体征可以不明显甚至缺乏;更可靠的感染表现是脓性分泌物渗出、捻发音(产气细菌所致)或深部窦道。应用探针探查感染性溃疡时,如发现窦道,探及骨组织,要考虑骨髓炎,并用探针取出溃疡深部的标本作细菌培养。新近的研究证实,探针触及骨组织基本上可以诊断为骨髓炎,具有很高的诊断敏感性和特异性[10]。针吸取样具有特异性,但缺乏敏感性。皮肤表面溃疡培养的细菌常是污染菌,缺乏特异性。特殊检查的目的是确定有无深部感染及骨髓炎。X线片发现局部组织内气体说明有深部感染,X线片上见到骨组织被侵蚀,提示存在骨髓炎。判断困难时应行 MRI 检查[11]。

(二) Charcot 关节病 Charcot 关节病患者常有长期的糖尿病病史,且伴有周围神经病变和自主神经病变,如直立性低血压和麻痹性胃扩张。Charcot 关节病的病因未明,其起病与神经病变有关,诱因是创伤。创伤可较轻微,但可能伴有小骨折。Charcot 关节病好发于骨质疏松者。创伤后成骨细胞活性增加,骨组织破坏成小碎片,在修复过程中导致畸形,进而引起慢性关节病。反复损伤导致关节面与骨组织破坏,足溃疡危险性增加。急性 Charcot 关节病可与局部感染或炎症性关节病混淆。Charcot 关节病造成的畸形和功能丧失是可预防的,因此需要及早发现和早期治疗。在X线片上,可见到 Charcot 关节病的特征性改变,但病变早期很难识别。由于局部血流增加,骨扫描常显示早期骨摄入^{99m}Tc 增加;MRI 能早期发现应力性骨损伤(stress bone injuries)[12,13]。

(三) 影像检查 一般表现为动脉内膜粗糙,不光滑,管壁增厚。管腔不规则、狭窄伴节段性扩张,管径小,管腔内有大小不等的斑块或附壁血栓。血管迂曲狭窄处的血流变细,频谱增宽;严重狭窄处可见湍流及彩色镶嵌血流,血流波形异常。收缩期峰值流速增快,狭窄远端的血流减慢;静脉血流障碍。X线检查和核素扫描显示局部骨质破坏、骨髓炎、骨关节病、软组织肿胀、脓肿和气性坏疽等病变。足骨骨髓炎可行^{99m}Tc-ciprofloxacin 闪烁扫描检查,以确定病变的程度与性质[14,15]。

(四) 神经系统检查 较为简便的方法是采用10g尼龙丝检查。取一根特制的10g尼龙丝,一头接触于患者的大足趾、足跟和前足底外侧,用手按住尼龙丝的另一头,并轻轻施压,正好使尼龙丝弯曲,患者足底或足趾此时能感到足底尼龙丝,则为正常,否则为异常(图 4-4-6-8)。异常者往往是糖尿病足溃疡的高危者,并有周围神经病变。准确使用10g尼龙丝测定的方法为:在正式测试前,在检查者手掌上试验2~3次,尼龙丝不可过于僵硬;测试时尼龙丝应垂直于测试处的皮肤,施压使尼龙丝弯曲约1cm,去除对尼龙丝的压力;测定下一点前应暂停2~3秒,测定时应避开胼胝,但应包括容易发生溃疡的部位;建议测试的部位是大足趾,跖骨头1、2、3、5处及足跟和足背。如测定10个点,患者仅感觉到8个点或不足8个点,则视为异常。另一种检查周围神经的方法是利用音叉或 Biothesiometer 测定振动觉。Biothesiometer 的功能类似于音叉,其探头接触于皮肤(通常为大足趾),然后调整电压,振动觉随电压增大而增强,由此可以定量测出振动觉(图 4-4-6-9)。

神经电生理检查可了解神经传导速度和肌肉功能。甲襞微循环测定简便、无创,出结果快,但特异性不高,微循环障碍表现为:①管袢减少,动脉端变细、异形管袢及袢顶淤血(>30%);②血流速度缓慢,呈颗粒样、流沙样或为串珠样断流;③管袢周边有出血和渗出。目前有多种糖尿病足分类和计分系统,多数已经得到临床验证,使用方便。简单的分类计分主要用于临床诊疗,而详细的分类和计分系统更适合于临床研究[16]。周围感觉定性测定很简单,如将音叉或一根细的不锈钢小棍置于温热水杯中,取出后测定患者不同部位的皮肤感觉,同时与正常人(检查者)的感觉进行比较。定量测定是利用皮肤温度测定仪如红外线皮肤温度测定仪,这种

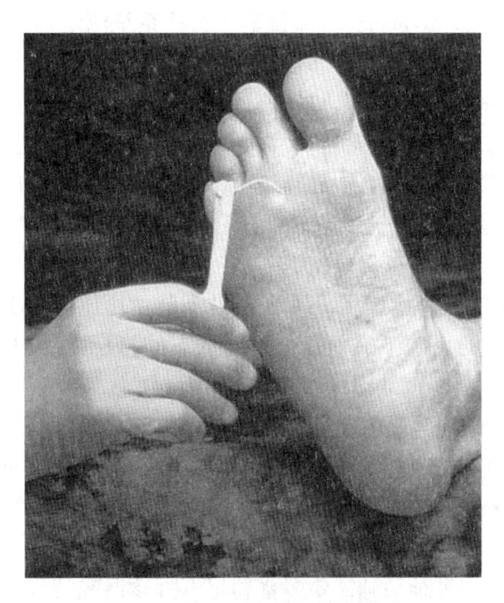

图 4-4-6-8 10g 尼龙丝检查

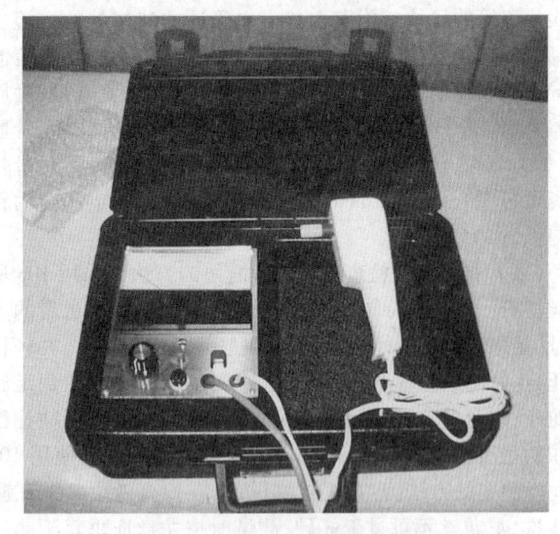

图 4-4-6-9 振动阈值检测仪

仪器体积小，测试快捷、方便，准确性和重复性均较好（图 4-4-6-10）。

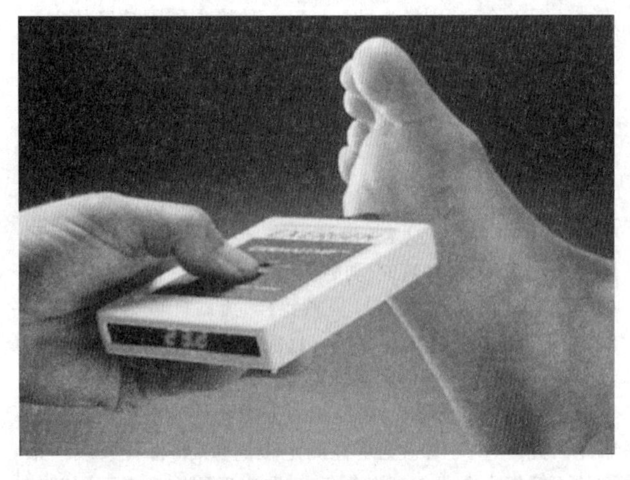

图 4-4-6-10 皮温测定

现已研制出多种测试系统测定足部不同部位的压力，如 MatScan 系统或 FootScan 系统等。这些系统测定足部压力的原理是让受试者站在有多点压力敏感器的平板上，或在平板上行走，通过扫描成像，传送给计算机，在屏幕上显示出颜色不同的脚印，如红色部分为主要受力区域，蓝色部分为非受力区域，以了解患者有无足部压力异常（见文末彩图 4-4-6-11）。此法还可用于步态分析，糖尿病足的步态分析可为足部压力异常的矫正提供依据。

（五）血管检查 踝动脉-肱动脉血压比值（ABI）是非常有价值的反映下肢血压与血管状态的指标，正常值 0.9~1.3，<0.9 为轻度缺血，0.5~0.7 为中度缺血，<0.5 为重度缺血。重度缺血容易发生下肢（趾）坏疽。正常情况下，踝动脉收缩压稍高于或相等于肱动脉，如果踝动脉收缩压过高（高于 200mmHg 或 ABI>1.3），应高度怀疑下肢动脉粥样硬化性闭塞。此时，应测定足趾血压。足趾动脉较少发生钙化，测定踝动脉或足趾动脉需要多普勒超声听诊器或特殊仪器（仅能测定收缩压）。如果用多普勒超声仍不能测得足趾收缩压，则可采用激光测定。多功能血管病变诊断仪检查包括趾压指数（TBI，即趾动脉压/踝动脉压比值）和踝压指数（ABI，即踝动脉压/肱动脉压比值）。评判标准是：以 ABI 或 TBI 值为标准，<0.9 为轻度供血不足；0.5~0.7 易出现间歇性跛行；0.3~0.5 可产生静息性足痛；<0.3 提示肢端坏疽的可能性大。如果有足溃疡，这种溃疡在周围血供未得到改善之前不能愈合。

血管超声和造影检查均可用于了解下肢血管闭塞程度、部位和有无斑块，既可为决定截肢平面提供依据，又可为血管旁路手术做准备。糖尿病患者下肢动脉血管造影的特点是下肢动脉病变的患病率高和病变范围广。如果严重足坏疽患者行踝以下截肢手术后，创面持久不愈，应该采用血管减数造影，明确踝动脉以下血管是否完全闭塞。踝动脉以下血管闭塞者应从膝以下截肢。有的患者长期夜间下肢剧痛，其最常见的病因是动脉闭塞。

踝部血管网（内踝血管网、外踝血管网和足底深支吻合）是否开通及其开通血管的数目影响足溃疡的预后。畅坚等发现，当3组踝部血管网均参与侧支形成时，足溃疡引起的截肢率明显降低；较少的踝部血管网参与侧支循环是与糖尿病足截肢率和大截肢率密切相关的危险因素[14]。跨皮氧分压（$TcPO_2$）的测定方法为采用热敏感探头置于足背皮肤。正常人足背皮肤氧张力>40mmHg。$TcPO_2$<30mmHg 提示周围血液供应不足，足部易发生溃疡或已有的溃疡难以愈合。$TcPO_2$<20mmHg 者的足溃疡无愈合可能，需要进行血管外科手术以改善周围血供。如吸入 100% 氧气后，$TcPO_2$ 提高 10mmHg，说明溃疡的预后较好。

【预防】

糖尿病足的处理涉及糖尿病专科、骨科、血管外科、普通外科、放射科和感染科等多个专科，需要医师和护士的密切配合，在国外，还有专门的足病师。糖尿病足患者的相关知识教育十分重要，可降低患病率，预防严重并发症，避免截肢。糖尿病足防治中需要多学科合作、专业化处理和预防为主。糖尿病足部溃疡和截肢的预防开始于糖尿病确诊时，且应坚持始终。患者每年应检查一次，如有并发症，则应每季度检查一次。如有足部溃疡，应立即治疗使溃疡愈合。

（一）足部护理和定期检查 具体的足部保健措施有：①避免赤脚行走。②每日以温水洗脚和按摩，局部按摩不要用力揉搓。洗脚时，先用手试试水温，以免水温高而引起足的烫伤。洗脚后用毛巾将趾间擦干。足部用热水袋保暖时，切记用毛巾包好热水袋，不能使热水袋与患者皮肤直接接触。③修剪指甲或厚茧、鸡眼时，避免剪切太深或涂擦腐蚀性强的膏药。④出现皮肤大疱和血疱时，不要用非无菌针头等随意刺破，应在无菌条件下处理。请专业人员修剪足底胼胝。⑤足部皮肤干燥时可涂搽少许油脂。⑥鞋跟不可过高，宜穿宽大（尤其是鞋头部）透气的软底鞋。有足病危险因素尤其是有足底压力异常者应着特制的糖尿病鞋，使足底压力分布科学合理，避免局部高压，降低足溃疡的发生。避免异物进入鞋内。

（二）矫正足压力异常和增加足底接触面积 尽量减少局部受压点的压力和局部的机械应力，避免发生局部压力性溃疡[8,9]。

【治疗】

糖尿病足溃疡不愈主要与神经血管病变和早期处理不当有关，患者的感染、截肢和死亡概率明显增加。糖尿病足的治疗包括基础治疗和局部治疗。基础治疗包括控制血糖和血压、纠正血脂异常和营养不良以及戒烟等。局部治疗包括抗感染、改善下肢供血、局部减压和促进创面愈合，严重足病需要进行外科手术治疗，甚至截肢[17]。

（一）控制代谢紊乱　糖尿病治疗的基本原则和方法与一般糖尿病相同，但是需要注意的是足部严重感染时，患者的能量消耗大，所以饮食治疗在一段时期内可以适当放宽。应用胰岛素使血糖控制在正常或接近正常范围内。由于患者往往合并有多种糖尿病慢性并发症，如自主神经病、肾病和心血管疾病，特别需要注意在血糖监测的基础上调整胰岛素剂量，注意教育和管理患者的饮食，避免低血糖症。营养不良如低蛋白血症、贫血和低脂血症常见于严重足病的患者，是足溃疡乃至截肢的重要因素[5]，因此，应加强支持治疗，必要时输注血浆、白蛋白或复方氨基酸液。营养不良和低蛋白血症所致水肿的治疗主要是纠正营养不良状态，必要时，采用利尿剂治疗。高血压和血脂异常的治疗原则与一般糖尿病相似。但是，严重足病患者往往因营养不良而合并有低脂血症。

（二）神经性溃疡处理　90%的神经性溃疡可以通过保守治疗而愈合。处理的关键是减轻局部压力，如特殊的矫形鞋或全接触石膏托（TCC）。处理胼胝可以减轻局部压力和改善血液循环，是促使神经性溃疡愈合的有效手段。糖尿病患者的胼胝处理需要专业化，如果胼胝中间有溃疡，应该将溃疡周围的胼胝予以剔除，因为局部隆起的过度角化组织不利于溃疡愈合[18,19]。

（三）改善下肢血液供应措施　一般用扩张血管、活血化瘀、抗血小板和抗凝等药物改善微循环功能：①口服PGE_1制剂的临床疗效确切。脂微球包裹的前列腺素E_1（PGE_1）制剂：具有作用时间长和靶向性好的优势，可扩张血管，改善循环功能[20,21]。一般以10～20μg加入生理盐水250～500ml中静滴，1次/日，2～4周1疗程。②西洛他唑和沙格雷酯：治疗轻中度的下肢动脉病变均有一定的疗效[22]。③低分子右旋糖酐：250～500ml静滴，1次/日。④山莨菪碱（654-2）：使小静脉舒张，减少毛细血管阻力，增强微血管自律运动，加快血流速度；减轻红细胞聚集，降低血液黏滞度，减少微小血栓的形成，同时还降低微血管的通透性，减少渗出。但该药可诱发尿潴留及青光眼，应用时应注意观察。由于新近已经有多种疗效较为确切和副作用小的抗血小板和扩血管药物，山莨菪碱制剂临床上已经很少应用。

介入治疗已经广泛地应用于治疗下肢动脉闭塞症[23]。膝以下的动脉闭塞一般可采用深部球囊扩张术。膝以上的局限性动脉狭窄可采用支架植入治疗。尽管部分患者在接受介入治疗后有发生再狭窄的可能，但不妨碍血管介入治疗糖尿病合并下肢动脉闭塞症，因为介入治疗后的血管开通和下肢循环的改善可促使足溃疡愈合和避免截肢。手术后患肢可形成侧支循环，从而避免下肢的再次截肢。但是，10%～15%的患者治疗效果不理想，仍然需要截肢。截肢手术后要给予康复治疗，帮助患者尽快利用假肢恢复行走。由于一侧截肢后，另一侧发生溃疡或坏疽的可能性增加，因而必须对患者加强有关足保护的教育和预防。

一些研究认为，自体骨髓或外周血干细胞移植能促进缺血下肢的新生血管生成，适用于内科疗效不佳、下肢远端动脉流出道差而无法进行下肢搭桥的患者及年老体弱或伴发其他疾病不能接受手术的患者，这种方法操作简单，无明显副作用，具有良好的应用前景[24]。根据中华医学会糖尿病学分会的声明，干细胞移植治疗糖尿病等下肢动脉缺血性病变的安全性和有效性需要更有力的循证医学证据来验证和支持，目前尚未将干细胞移植治疗作为糖尿病下肢血管病变的常规治疗[25]。

（四）糖尿病足溃疡处理　根据溃疡的深度、面积大小、渗出物多少以及是否合并感染来决定换药的次数和局部用药。如神经-缺血性溃疡通常没有大量渗出物，因此不能选用吸收性很强的敷料；如合并感染而渗出较多时，敷料选择错误可以使创面泡软（maceration），病情恶化，引起严重后果。一般可以应用负压吸引治疗（VAC）清除渗液。或者应用具有强吸收力的藻酸盐敷料。为了保持伤口湿润，可选择水凝胶敷料处理干燥的伤口，逐步清创。尽量不要选择棉纱敷料，否则会引起伤口干燥和换药时疼痛。合并感染的伤口应该选择银离子敷料。

1. 伤口床一般处理　在溃疡的治疗中起重要作用。治疗原则是将慢性伤口转变为急性伤口。利用刀和剪等手术器械清除坏死组织是正确治疗的第一步。缺血性溃疡和大面积溃疡需要逐步清除坏死组织。缺血性溃疡伤口干燥，需要用水凝胶湿润，蚕食清创。需要在充分的支持治疗下进行彻底清创。坏死的韧带和脂肪需要清除，骨髓炎时需要通过外科手术清除感染骨。无感染和肉芽组织生长良好的大面积溃疡可以进行皮瓣移植治疗。当发生严重软组织感染，尤其是危及生命的感染时，清创、引流和控制感染是第一位的。在清除感染组织后应解决局部供血问题。如果清创面积大，而解决局部缺血不及时有力，有可能造成大面积组织坏死甚至坏疽，此时必须根据下肢血管造影结果尽早决定截肢平面。经典的足溃疡感染征象是局部红肿热痛、大量渗出、皮肤色泽变化和溃疡持久不愈合。糖尿病患者由于存在血管神经并发症，感染的临床表现可以不明显。处理溃疡时，局部应用生理盐水清洁是正确的方法，避免用其他消毒药物，如雷氟诺尔等。厌氧菌感染可以局部使用过氧化氢溶液，然后用生理盐水清洗。局部庆大霉素等抗生素治疗和654-2治疗缺乏有效的循证医学根据。严重葡萄球菌感染时，可以局部短期用碘附直至出现肉芽组织生长。

2. 抗感染治疗　合并有严重感染、威胁肢体和生命的感染，即有骨髓炎和深部脓肿者，常需住院治疗。在血糖监测的基础上应用胰岛素强化治疗。可采用三联抗生素治疗，如静脉用第二和第三代头孢菌素、喹诺酮类抗菌药和克林霉素等。待细菌培养结果出来后，再根据药物敏感试验选用合适的抗生素。表浅的感染可采取口服广谱抗生素，如头孢霉素加克林达霉素。不应单独使用头孢霉素或喹诺酮类药物，因为这些药物的抗菌谱并不包括厌氧菌和一些其他革兰阳性细菌。深部感染治疗应首先静脉给药，以后再口服维持用药数周（最长达12周）。深部感染可能需要外科引流，包括切除感染的骨组织和截肢。在治疗效果不满意时，需要重新评估溃疡情况，包括感染的深度、微生物的种类、药物敏感和下肢血液供应情况，以及时调整治疗措施。

国际糖尿病足工作组推荐的静脉联合应用抗生素治疗的方案为：①氨苄西林/头孢哌酮（舒巴坦）；②替卡西林/克拉维酸；③阿莫西林/克拉维酸；④克林霉素加一种喹诺酮；⑤克林霉素和第二代或第三代头孢类抗生素；⑥甲硝唑加一种喹诺酮。多重耐药增加和耐甲氧西林的金黄色葡萄球菌（MRSA）的增加意味着需要选择新的抗生素[26]。

3. 辅助药物和其他措施　难以治愈的足溃疡可采用生物制剂或生长因子类物质治疗。Dermagraft 含有表皮生长因子、胰岛素样生长因子、角化细胞生长因子、血小板衍生生长因子、血管内皮生长因子、α-和 β-转运生长因子以及基质蛋白如胶原 1 和胶原 2、纤维连接素和其他皮肤成分[16]，是一种人皮肤替代品，可用于治疗神经性足溃疡，促进溃疡愈合，改善患者的生活质量。愈合困难的足溃疡宜采用自体血提取的富含血小板凝胶治疗。这种凝胶不仅具有加速止血和封闭创面的特点，而且含有丰富的生长因子，能加速创面愈合[27,28]。2011 年，国际糖尿病工作组公布新版糖尿病足溃疡感染诊治指南，专家小组复习了 7517 篇文献，其中 25 篇属于随机对照研究，4 篇为队列研究。专家组的结论是，已经报告的多种治疗方法如创面用抗生素、新型敷料、高压氧、负压吸引、创面用生物合成材料、包括血小板和干细胞在内的细胞材料以及激光、电磁和微波等措施，只有负压吸引技术有足够的循证医学证据证明其有效性，高压氧治疗也有统计学意义的治疗效果，其他措施均缺乏循证依据。

高压氧治疗有利于改善缺氧状况，当下肢血管闭塞时，氧合作用指数下降，血乳酸升高，且代偿性血管舒张等加重水肿。此时若在 3 个绝对大气压下吸入 100% 氧气可提高组织氧含量，降低血乳酸。高压氧适用于 Wagner 分级中 3、4 级或较严重、不易愈合的 2 级溃疡，但高压氧治疗的长期效果不明[17]。对于非厌氧菌的严重感染患者，尤其是合并肺部感染者不宜用高压氧治疗。用带有真空装置的创面负压治疗（negative pressure wound therapy）有较好疗效，并对创面负压治疗的适应证、方法和评估做出了详细规定。

（五）外科处理

1. 严重足趾-跖趾关节感染　一般需要进行半掌或其他方式截肢。截肢前需要进行下肢血管造影检查，以了解血管病变水平。年轻患者的截肢位置尽可能低，尽可能保留肢体功能。而老年患者的重点是保存生命，保证截肢创面的一期愈合。截肢手术后要给予康复治疗。老年糖尿病足患者合并多种疾病，发生急性下肢动脉栓塞的风险高，需要及时给予溶栓治疗。当糖尿病足感染或坏疽影响到足中部和后跟，必须在截肢或保守治疗中进行选择。Caravaggi 等报告，采取 Charcot 关节手术（跗中切断术），经过 1 次或 2 次手术后取得了良好效果。该种手术可以避免足病变患者大截肢。如果患者的病变严重，应该行重建手术，如血管置换、血管成形或血管旁路术[29,30]。但糖尿病患者下肢血管重建（特别是血管成形）术有争议。坏疽患者在休息时有疼痛及广泛的病变不能手术者要给予截肢。截肢前应行血管造影，以决定截肢水平。重建术包括受损关节的复位及融合术，但不能用于有坏疽或感染未控制者。术后约需 5 个月的时间达到固定，此期间患肢避免负重，术后加强一般治疗和支持治疗。全层皮肤缺损较大的溃疡可考虑皮肤移植，但要求伤口无坏死组织及感染，无暴露的肌腱、骨或关节，无不可清除的瘘或窦道。

2. 难治性溃疡　可以采用外科手术治疗。手术的目的是减少足部畸形，改善足的外观，减轻疼痛，改善血液循环，减少溃疡形成，避免或减少截肢范围，尽量保留功能[31,32]。手术方式和适应证为：趾伸肌腱延长术主要适用于跖趾关节过伸畸形或背侧脱位者。屈肌腱移位术主要适用于可屈性锤状趾畸形矫正。趾间关节成形术主要适用于固定性锤状趾畸形伴趾背或趾尖胼胝形成的治疗。跖骨头截骨短缩跖趾关节成形术主要适用于固定性锤状趾畸形伴跖趾关节脱位、跖底胼胝或溃疡的治疗。但是，这种治疗有严重的局部并发症。Holstein 等报告了 19 例 20 次下肢足溃疡的糖尿病患者，跖骨头处溃疡 18 例，第 1 足趾溃疡 2 例。溃疡的病程中位数为 10 个月（范围 3~84 个月）。Wanger 分级为 1 级 17 例，2 级 3 例。患者均无严重缺血。在局麻下实行跟腱延长手术，手术前后口服抗生素。手术后 6 周内跟腱保护处理。结果 2 例患者未能愈合，其他 18 例次溃疡平均的愈合时间为 1 个月（15~75 天），95% 在 3 个月内愈合，平均住院时间 3 天（2~7 天）。2 例溃疡发展至足跟，1 例在压力处，1 例有 Charcot 征象，但没有畸形。随访 5 个月（范围 2~19 个月），2 例因足跟溃疡继续治疗。作者认为，如果足跟溃疡能被避免，肌腱延长手术是治疗糖尿病前足和第 1 足趾处神经性溃疡的可选择方法。坏疽患者在休息时有疼痛及广泛的病变不能手术者，要给予有效的截肢。

3. 神经压迫　感觉运动性周围神经病变患者常合并有神经压迫，下肢神经手术减压可降低高危糖尿病足和深部窦道的发生率[33]。

4. Charcot 关节病　主要是长期制动。患者可以用矫形器具，鞋子内用特殊的垫子。如足底反复发生溃疡，可以给予多种适用于神经性糖尿病足溃疡和 Charcot 关节的关节石膏支具（casting），以减轻局部压力，同时又可在支具上开窗，使溃疡面暴露易于换药。支具不但可以使病变关节制动，还可以改变和纠正神经病变所致的足部压力异常[34,35]。外科手术治疗 Charcot 关节病是治疗的重要手段。手术方式包括切除踝骨和踝关节的残余物、松弛软组织、足的重排列和固定。6 周后除去手术处理的固定物，再用石膏支具 6 周。3 个月后，以矫正器替代石膏支具并让患者穿特制的鞋。

5. 血管严重缺血　主要有经皮腔气囊血管成形术（PTA）和分流术（BGP）两种。前者是用带扩张球的导管逆行插入病变的血管以成形血管。当管腔完全闭塞或狭窄长度大于 10cm，严重肝肾功能障碍时禁用该方法。BGP 是用血管重建的方法恢复肢体灌注指数，多采用逆向隐静脉分流术，流入动脉多为周围动脉，流出动脉为足背动脉，适用于丧失行走能力的患者及不愈合的溃疡或坏疽。禁忌证为严重末端肢体缺血、器质性脑病长期卧床和膝部严重屈曲挛缩等。对于不稳定型心绞痛或充血性心力衰竭和急性肾功能不全的患者，应待病情稳定后再进行手术。总体上，糖尿病患者的下肢动脉闭塞性病变往往是多节段的且远端病变更重，膝以下的动脉狭窄一般采取深部球囊扩张治疗。

6. 钙化性小动脉病　钙化性小动脉病（CAP）又称钙化性尿毒症性小动脉病（CUA），是动脉钙化的严重并发症。糖尿病是引起动脉钙化和 CAP 的常见原因，如果体格检查时发现局部组织缺血、淤血、血管扩张、小动脉钙化结节形成、四肢近端皮肤溃疡和组织坏死等，应想到 CAP 可能，并采用合适的影像检查予以证实。CAP 的治疗详见第 2 篇扩展资源 11。

7. 跟腱延长与腓肠肌退缩术　跟腱延长（achilles tendon lengthening）与腓肠肌退缩术（gastrocnemius recession）有助于糖尿病足溃疡复发。

【糖尿病足专业化处治】

专业化的处治指的是处治糖尿病足溃疡的医务人员要特别专业，要学会创面及其影响因素的评估和处治。首次接诊糖尿病足患者时，糖尿病专业人员必须对患者的全身状况如营养、血压、血糖、血脂及其是否吸烟等做出评估，并采取针对性的治疗措施；同时对足病的局部情况做出评估，尤其是足病的原因和分期，正确的分类分期对于指导进一步的处治和判断预后至关重要。

（一）多学科协作治疗　内分泌科的医师在严格控制血糖和血压上发挥主导作用，与心血管科医师的协作可以使血压保持在理想水平和减少心血管事件率；与整形外科和骨科合作可以降低截肢水平，保证手术成功；选择适当的时机进行血管介入或外科治疗可以促使足溃疡的愈合和降低截肢率（详见病例报告）。对于大的创面，有时还需与烧伤科合作进行植皮手术。对于合并感染的糖尿病足溃疡患者，尤其是溃疡合并耐甲氧西林金葡菌的感染，在抗生素的选用上需要感染科的指导和帮助。

（二）多学科合作分段处治　糖尿病足既是糖尿病全身并发症的局部表现，也是可以表现得十分严重和直接危害生存的一种急性并发症，临床处治中应该抓住最突出的问题，分阶段处理。从以下一个病例救治过程可以认识到多学科合作和分阶段重点处治的重要性。

【病例报告】

（一）病例资料　患者男性，59 岁。因多食、多饮、多尿和消瘦 16 年，右足红肿 10 天入院。患者有吸烟史 30 年，入院时体温 39.8℃，急性病容，贫血貌，心率 102 次/分。双下肢可见皮肤色素沉着斑，右足红肿，局部皮温高，右足第 2 和第 4 趾皮肤暗黑，第 3 趾坏疽（见文末彩图 4-4-6-12），双足背动脉搏动弱。血红蛋白 102g/L，白细胞 22.9×10^9/L，中性粒细胞 83%，血小板 324×10^9/L，血糖 24.6mmol/L，HbA_{1c} 11.2%，血浆白蛋白 32.8g/L，血肌酐 104μmol/L。心电图正常。踝肱指数（ABI）：左侧足背动脉 0.92，胫后动脉 1.08；右侧为 0.50 和 0.67。DAS 造影见右侧股浅动脉中段中-重度狭窄，胫前动脉多发狭窄，腓动脉和胫后动脉不显影，髂动脉闭塞（图 4-4-6-13）。视网膜病变 3 期。足部分泌物多次培养显示变形杆菌、表皮葡萄球菌和金黄色葡萄球菌生长。诊断为 2 型糖尿病、足溃疡并感染（Wagner 4 级）、糖尿病性下肢血管病变、周围神经病变、肾病和视网膜病变，合并轻度贫血。入院后使用胰岛素控制血糖，静脉滴注头孢哌酮舒巴坦和奥硝唑抗感染，留取足部分泌物培养，对症处理。患者全身情况差，高热，足部疼痛加重。糖尿病及其足病专业、血管外科和创面外科等多学科病例讨论后决定，先紧急切开引流，避免感染沿间隙向近端发展。入院后第 3 天行足部清创术，截除右足第 3、4 趾，切开足背及足底皮肤，清除暴露的坏死骨骼及组织，足部引流通畅（见文末彩图 4-4-6-14）。术后进一步行抗感染治疗。患者的体温逐渐正常，症状减轻。入院后第 13 天行右侧股动脉支架置入术和右胫后动脉及胫前动脉球囊扩张术。再次联合会诊，决定清创处理大面积感染和坏死组织，调整抗生素治疗；分次用“超声清创刀”清创，创面负压和“高压氧”治疗后，创面肉芽新鲜，肌腱外观色泽健康。入院第 63 天再行右足背动脉起始段、腓动脉、胫后动脉和胫前动脉的球囊扩张治疗。右下肢 ABI 提高至 0.96~1.10。局部换药治疗，创面全肉芽覆盖，“创面床”准备充分，入院第 82 天行溃疡清创植皮术。1 周后观察皮瓣成活，无感染。

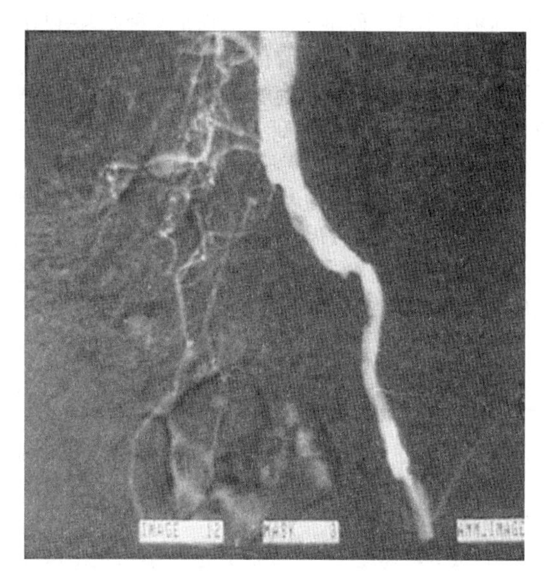

图 4-4-6-13　右侧髂动脉闭塞

（二）病例讨论　该患者合并多种糖尿病并发症，此次因糖尿病足坏疽，严重感染入院。入院时高热，白细胞超过 20×10^9/L，中性大于 80%；血糖 24.6mmol/L，HbA_{1c} 11.2%。危及生命的是严重感染。首先解决的是在控制严重高血糖和静脉用抗生素的基础上，将感染的足局部紧急清创引流，去除坏疽足趾和坏死感染组织。感染基本控制后，在下肢血管介入治疗及改善局部供血基础上，再加强局部清创，并采用了超声清创、高压氧和负压治疗等新技术处理创面。足感染完全控制后再行下肢血管球囊扩展手术和植皮（见文末彩图 4-4-6-15），最后使患者免于截肢，痊愈出院。该例治疗成功的经验在于多学科合作，从解决危及生命的感染和高血糖着手，分阶段处理危及生命的严重感染和严重高血糖症，改善供血后再清创和截趾，积极处理创面能进一步改善供血，并经过植皮而痊愈。

（许樟荣）

（本章主审　刘石平　刘耀辉）

第5章
低血糖症

第1节　低血糖症常用药物/ 1634
第2节　低血糖症/ 1636
第3节　胰岛素瘤/ 1658
第4节　胰岛细胞增生症/ 1670
第5节　先天性高胰岛素血症性低血糖症/ 1672
第6节　非胰岛细胞肿瘤性低血糖症/ 1680
第7节　糖尿病并发低血糖症/ 1684
第8节　系统疾病并发低血糖症/ 1694
第9节　自身免疫性低血糖症/ 1705
第10节　特发性酮症低血糖症/ 1707
第11节　反应性低血糖症与胃旁路术后低血糖症/ 1708

低血糖症不是一种独立的疾病,而是多种原因引起的血浆葡萄糖浓度过低的临床综合征。中枢神经系统不能合成葡萄糖,且贮存的糖原极少,故短暂的低血糖就能引起明显的脑功能紊乱,长期而严重的低血糖症往往导致中枢神经系统永久性损伤甚至死亡。除了最常见的糖尿病低血糖症外,胰岛素瘤、胰岛细胞增生、先天性高胰岛素血症、非胰岛细胞肿瘤、系统疾病、自身免疫因素、特发性酮症和胃旁路术是引起低血糖症的少见病因。由于严重低血糖症和夜间低血糖症的危害深重,本章就其病因和防治进行详细讨论。

第1节　低血糖症常用药物

治疗低血糖症的常用药物有葡萄糖注射液、胰高血糖素、链佐星和二氮嗪等。

【葡萄糖注射液】

(一)成分与药理　主要成分为葡萄糖,化学名称:D-(+)-吡喃葡萄糖一水合物。化学结构式(分子式):$C_6H_{12}O_6 \cdot H_2O$,分子量198.17;辅料为注射用水。本品为无色或几乎无色的澄明液体;味甜。葡萄糖是人体主要的热量来源之一,每1g葡萄糖可产生16.7kJ(4kcal)热能,故被用来补充热量。治疗低糖血症。当葡萄糖和胰岛素一起静脉滴注,糖原的合成需钾离子参与,当钾离子进入细胞内,血钾浓度下降,故也可被用来治疗高钾血症。高渗葡萄糖注射液快速静脉推注有组织脱水作用,可用作组织脱水剂。另外,葡萄糖是维持和调节腹膜透析液渗透压的主要物质。静脉注射葡萄糖直接进入血液循环。葡萄糖在体内完全氧化生成CO_2和水,经肺和肾排出体外,同时产生能量;也可转化成糖原和脂肪贮存。一般正常人体每分钟利用葡萄糖的能力为6mg/kg。

(二)适应证

1. 补充能量和体液　用于各种原因引起的进食不足或大量体液丢失(如呕吐、腹泻等),全静脉内营养,饥饿性酮症。

2. 其他作用　用于纠正低糖血症、高钾血症、高渗溶液用作组织脱水剂;配制腹膜透析液、药物稀释剂、静脉法葡萄糖耐量试验或供配GIK(极化液)。

(三)用法用量

1. 补充热能　患者因某些原因进食减少或不能进食时,一般可予25%葡萄糖注射液静脉注射,并同时补充体液。葡萄糖用量根据所需热能计算。

2. 全静脉营养疗法　葡萄糖是此疗法最重要的能量供给物质。在非蛋白质热能中,葡萄糖与脂肪供给热量之比为2:1。具体用量依据临床热量需要而定。根据补液量的需要,葡萄糖可配制为25%~50%的不同浓度,必要时加入胰岛素,每5~10g葡萄糖加入正规胰岛素1U。由于正常应用高渗葡萄糖溶液,对静脉刺激性较大,并需输注脂肪乳剂,故一般选用大静脉滴注。

3. 低糖血症　重者可先予用50%葡萄糖注射液20~40ml静脉推注。

4. 饥饿性酮症　严重者应用5%~25%葡萄糖注射液静脉滴注,每日100g葡萄糖可基本控制病情。

5. 失水　等渗性失水给予5%葡萄糖注射液静脉滴注。

6. 高钾血症　应用10%~25%注射液,每2~4g葡萄糖加1U正规胰岛素输注,可降低血清钾浓度。但此疗法仅使细胞外钾离子进入细胞内,体内总钾含量不变。如不采取排钾措施,仍有再次出现高钾血症的可能。

7. 组织脱水　高渗溶液(一般采用50%葡萄糖注射液)快速静脉注射20~50ml,但作用短暂。临床上应注意防止高血糖,目前少用。用于调节腹膜透析液渗透压时,50%葡萄糖注射液20ml即10g葡萄糖可使1L腹膜透析液渗透压提高55mOsm/kg H_2O。

(四)不良反应

1. 静脉炎　发生于高渗葡萄糖注射液滴注时。如用大静脉滴注,静脉炎发生率下降。高浓度葡萄糖注射液外渗可致局部肿痛。

2. 反应性低血糖　合并使用胰岛素过量,原有低血糖倾向及全静脉营养疗法突然停止时易发生。

3. 高血糖非酮症昏迷　多见于糖尿病、应激状态、使用大量的糖皮质激素、尿毒症腹膜透析患者腹腔内给予高渗葡萄糖溶液及全营养疗法时。

4. 电解质紊乱　长期单纯补给葡萄糖时易出现低钾、低钠及低磷血症。原有心功能不全者更容易发生。

5. 高钾血症 1型糖尿病患者应用高浓度葡萄糖时偶有发生。

(五) 注意事项 禁忌用于糖尿病酮症酸中毒未控制者和高血糖非酮症性高渗状态。分娩时注意过多葡萄糖可刺激胎儿胰岛素分泌,发生产后婴儿低血糖。下列情况慎用:①胃大部分切除患者做口服糖耐量试验时易出现倾倒综合征及低血糖反应,应改为静脉葡萄糖试验;②周期性瘫痪、低钾血症患者;③应激状态或应用糖皮质激素时容易诱发高血糖;④水肿及严重心、肾功能不全、肝硬化腹水者,易致水潴留,应控制输液量;心功能不全者尤应控制滴速。分娩时注射过多葡萄糖,可刺激胎儿胰岛素分泌,发生产后婴儿低血糖。儿童补液过快、过多,可致心悸、心律失常,甚至急性左心衰竭。老年补液过快、过多,可致心悸、心律失常,甚至急性左心衰竭。

【胰高血糖素】

胰高血糖素(glucagon)亦称胰升血糖素或抗胰岛素,是伴随胰岛素由脊椎动物胰脏的胰岛α细胞分泌的一种激素。与胰岛素相对抗,起着增加血糖的作用。针剂高血糖素每支1mg或10mg。主要用于低血糖症,在一时不能口服或静注葡萄糖时非常有用。不过,通常低血糖时仍应首选葡萄糖。近来亦用于心源性休克。

(一) 胰高血糖素分子 于1953年被分离沉淀而取得结晶。第一级结构是 NH_2-His-Ser-Gln-Gly-Thr-Phe-Thr-Ser-Asp-Tyr-Ser-Lys-Tyr-Leu-Asp-Ser-Arg-Arg-Ala-Gln-Asp-Phe-Val-Gln-Trp-Leu-Met-Asn-Thr-COOH。它是以N-末端组氨酸为起点,C末端苏氨酸为终点的29个氨基酸残基组成的一条单链肽(分子量3500),分子内不具有S-S键,在这一点上,完全不同于胰岛素。该化合物的结构已由最近的化学合成所肯定。胰高血糖素的作用初期过程是与存在于靶细胞细胞膜上的受体进行特异性结合,将腺苷酸环化酶活化,环式AMP成为第二信使活化磷酸化酶,促进糖原分解。人胰高血糖素血清浓度50~100ng/L,在血浆中的半衰期为5~10分钟,主要在肝灭活,肾也有降解作用。

(二) 分泌调节 影响胰高血糖素分泌的因素很多,血糖浓度是重要的因素。血糖降低时,胰高血糖素胰分泌增加;血糖升高时,则胰高血糖素分泌减少。氨基酸的作用与葡萄糖相反,能促进胰高血糖素的分泌。蛋白质或静脉注射各种氨基酸均可使胰高血糖素分泌增多。血中氨基酸增多一方面促进胰岛素释放,可使血糖降低,另一方面还能同时刺激胰高血糖素分泌,这对防止低血糖有一定的生理意义。胰岛素可通过降低血糖间接刺激胰高血糖素的分泌,但β细胞分泌的胰岛素和δ细胞分泌的生长抑素可直接作用于邻近的α细胞,抑制胰高血糖素的分泌。胰岛素与胰高血糖素是一对作用相反的激素,它们都与血糖水平之间构成负反馈调节环路。因此,当机体处于不同的功能状态时,血中胰岛素与胰高血糖素的摩尔比值(I/G)也是不同的。一般在隔夜空腹条件下,I/G比值为2.3,但当饥饿或长时间运动时,比例可降至0.5以下。比例变小是胰岛素分泌减少与胰高血糖素分泌增多所致,这有利于糖原分解和糖异生,维持血糖水平,适应心、脑对葡萄糖的需要,并有利于脂肪分解,增强脂肪酸氧化供能。相反,在摄食或糖负荷后,比值可升至10以上,这是由于胰岛素分泌增加而胰高血糖素分泌减少所致。人类胰岛α细胞能表达一种对于胰高血糖素的释放非常关键的促离子型谷氨酸受体(ionotropic glutamate receptor, iGluR)。

血糖稳态的一个重要特征是胰岛α细胞有效地释放胰高血糖素,谷氨酸盐的正反馈促进胰高血糖素分泌,而一旦血糖浓度上升,胰高血糖素的分泌就会受到胰岛素以及锌离子或是γ-氨基丁酸(GABA)的限制。血糖浓度的下降能促使胰岛α细胞释放谷氨酸盐。谷氨酸盐接着作用于AMPA和kainate型的促离子型谷氨酸受体,并使得细胞膜去极化,钙离子通道被打开,最终使得细胞质中的自由钙离子浓度增加,从而促进胰高血糖素的释放。在小鼠的活体实验中,阻碍促离子型谷氨酸受体将会降低胰高血糖素的释放,并加剧胰岛素导致的血糖过低症状。因此,谷氨酸盐的自分泌反馈环路使得胰岛α细胞具有了有效加强自身分泌活性的能力,这是在任何生理条件下保证充足的胰高血糖素释放不可或缺的先决条件。

(三) 主要用途 胰高血糖素是促进分解代谢的激素。它促进肝糖原分解和糖异生的作用很强,使血糖明显升高;促进脂肪分解和脂肪酸氧化;加速氨基酸进入肝细胞,为糖异生提供原料。血糖浓度亦是调节胰高血糖素分泌的主要因素。血糖降低,胰高血糖素分泌增多,反之则减少;胰岛素可通过降低血糖而间接促进胰高血糖素分泌,也可通过旁分泌方式,直接作用于邻近α细胞,抑制其分泌;交感神经促进胰高血糖素分泌,迷走神经则抑制其分泌。与胰岛素的作用相反,胰高血糖素是一种促进分解代谢的激素。胰高血糖素具有很强的促进糖原分解和糖异生作用,使血糖明显升高,1mol/L的激素可使 3×10^6mol/L的葡萄糖迅速从糖原分解出来。胰高血糖素通过cAMP-PK系统,激活肝细胞的磷酸化酶,加速糖原分解。糖异生增强是因为激素加速氨基酸进入肝细胞,并激活糖异生过程有关的酶系。胰高血糖素还可激活脂肪酶,促进脂肪分解,同时又能加强脂肪酸氧化,使酮体生成增多。胰高血糖素产生上述代谢效应的靶器官是肝,切除肝或阻断肝血流,这些作用便消失。另外,胰高血糖素可促进胰岛素和胰岛生长抑素的分泌。药理剂量的胰高血糖素可使心肌细胞内cAMP含量增加,心肌收缩增强。

PLGA-胰高血糖素纳米颗粒(glucagon-loaded PLGA nanosphere)是一种新型胰高血糖素制剂,其作用时间长,可用于严重低血糖症的治疗[1-5]。另一种吸入式胰高血糖素制剂正在研发中,可能更方便患者使用[6]。

【链佐星】

链佐星亦称链氮霉素、链脲霉素(streptozotocin, STZ),化学名N-d葡萄糖基(2)-N-亚硝基-早基脲;分子式 $C_8H_{15}N_3O_7$。本品为结晶性粉末,易溶于水,溶于较低度醇,不溶于极性的有机溶剂。粉针剂1g/支。注射剂0.2g/支。

(一) 药理作用 本品为Stre. achromogenes Uar128产生的亚硝脲类抗生素,它与脂溶性的亚硝脲不同,在氯乙基处是一个甲基,在分子的另一端是一个氨基糖。STZ可自行分解活泼的甲基正碳离子,与DNA呈链间交叉连结,从而使DNA烷化,但其烷化作用比其他亚硝脲类药物弱,而其代谢产物甲基亚硝脲的烷化作用较STZ强3~4倍。STZ在体内可形成异氰酸盐,从而与核酸蛋白结合,抑制DNA多聚酶活力,使受损的DNA难于修复。在进行抗肿瘤研究过程中发现,STZ可使鼠类的血糖升高,在犬及猴可致糖尿病,且呈永久性。STZ的糖尿病作用具有种属差异性,在豚鼠不引起,在人亦不引起。其致糖尿病机制主要是由于胰岛细胞中烟酰胺腺嘌呤(DNA)含量减少,STZ分子中的葡萄糖基可使STZ进入胰岛β细胞,引起β细胞核内形态变化,使其染色体凝集、伸长和浓缩[1]。

给患者静脉注射本品后,血浆中初时半衰期为5~15分钟,末期半衰期为35分钟;给药后3小时血浆中即找不到STZ之原形,然其代谢产物用药后24小时仍可在血浆中发现。STZ很少进入脑脊液,而其代谢产物则很易进入,给药后24小时脑脊液中浓度几乎与血浆浓度相等,给小鼠静脉注射后,肝肾中的药物浓度最高。用药后44小时内,经小便排泄60%~72%,其中10%~20%为原形,其余为代谢产物。

(二)临床应用 主要用于胰岛细胞癌(β细胞或非β细胞癌),可使50%~60%的胰岛细胞癌患者自行缓解,与5-FU合用可提高疗效。美国东部肿瘤组(ECOG)比较了单用STZ或STZ加5-FU的疗效,在82例可评价疗效患者中,42例单用STZ,有效率为36%(15/82);40例接受联合化疗,有效率为63%(25/40),中位生存期分别为16.5个月和26个月。STZ单药治疗类癌的有效率为30%,联合用药的疗效各学者报道不一。Norton等收集1979—1987年文献,有效率为22%~40%(STZ+5-FU、STZ+CTX、ADM+CTX+STZ、STZ+ADM)。ECOG比较了STZ+5-FU和STZ+CTX的疗效,总例数89例,结果两组的有效率(33%和26%)、缓解期(7个月和6个月)以及生存时间(11.2个月和12.5个月)均无差异。STZ用于转移性胰岛细胞肿瘤,对功能性和非功能性细胞癌变均有作用。每体表面积(m^2)0.5g,每日1次,连用5日,6周为1疗程;或者每体表面积1g,每周1次,连用2周。如无明显疗效和毒性,可逐步加量。静脉注射每日1次,每次500mg/m^2,连用5日,6周为1周期;或每周1次,初始2周每周1000mg/m^2。若疗效仍不满意,可在后几周内逐渐增加剂量,但每次不应超过1500mg/m^2,一般总量2000mg/m^2,最佳疗效的总量为4000mg/m^2。动脉灌注治疗肝转移病时可采用肝动脉插管经药。

静脉注射用于胰岛素瘤引起的严重低血糖症患者,每次0.5~1.0mg,5分钟左右即可见效。如20分钟仍不见效,则应尽快应用葡萄糖。

用于心源性休克时,连续静脉输注,每小时1~12mg。

(三)注重事项

1. 本品不可皮下或肌内注射,静脉注射亦应缓慢、谨慎,若漏出血管外应即刻冷敷,按局部反应处理。本品为无透明水溶液,若有结晶析出或白色混浊,提示药液变质,不能使用。用药过程中,应定期监测肝肾功能,一旦出现蛋白尿、肌酐清除率下降,则应停药,否则可能产生不可逆病变。本品不宜用生理盐水或注射用水稀释,以免影响疗效,5%葡萄糖液稀释后可有一定缓冲作用,并能保持疗效。

2. 如对危急病例仅怀疑低血糖症而尚未肯定时,不可代替葡萄糖静注。使用该品后,一旦恢复知觉,即应给予口服葡萄糖,以防再次昏迷。用该品时需警惕血糖过高,有时可发生低钾血症、氮血症、低磷酸盐血症、无尿、糖尿、肾小管性酸中毒及胃肠道反应。少数患者有肝毒性,罕见有严重血细胞和血小板数减少。给药前、给药期间和给药后4周应连续进行尿分析、血尿氮、血浆肌酐、血清电解质和肌酸酐清除率测定,以监测肝肾功能。

3. 本品毒性较低,无骨髓抑制作用。胃肠道反应(呕吐)发生率较高,于用药后1~4小时内出现,用氯丙嗪类药物难以控制。10%~30%的患者可有腹泻、肝中毒、转氨酶升高和低蛋白血症;可加重或引起十二指肠溃疡。肾毒性为剂量限制性,表现为肾小管、肾小球功能异常,严重损伤可见于5%~10%的患者,蛋白尿、糖尿、酮尿、血清尿素氮及血清肌酐升高。少数患者可出现轻度葡萄糖不耐受,血糖升高;对转移性胰岛瘤的治疗可引起瘤中胰岛素释放,治疗后24小时内可出现低血糖昏迷。某些患者可产生过敏反应及中枢神经症状。

【二氮嗪】

二氮嗪(diazoxide,$C_8H_7ClN_2O_2S$),也称降压嗪、氯甲苯噻嗪或HYPER-STAT。二氮嗪注射液为二氮嗪的无菌水溶液,含有适量的氢氧化钠。注射用二氮嗪每支300mg,附有专用溶剂20ml。

(一)药理作用 二氮嗪的化学结构和噻嗪类利尿药相似,但无利尿作用,反而可引起水钠潴留。能松弛血管平滑肌,降低周围血管阻力,使血压急剧下降。一次快速静注本品300mg,可在5分钟内出现降压高峰,使血压降至正常水平,并可维持2~18小时或更长时间。在降压的同时,并不降低心输出量,故脑、肾、冠脉的血流量不变;适用于高血压危象的急救。二氮嗪通过开放β细胞的ATP依赖钾离子通道抑制β细胞胰岛素分泌,可用作升血糖药;用于幼儿特发性低血糖症、胰岛细胞瘤引起的严重低血糖症的治疗和高血压危象的急救[7-10]。

(二)用法用量 临用时将本品溶于专用溶剂内,患者取卧位快速静注,一次快速静注200~400mg,在15~20秒钟内注完。症状缓解后再以口服降压药维持,50mg,2次/d。

(三)不良反应 本品可引起水钠潴留,多次重复使用可能引起水肿、充血性心力衰竭,过量可引起严重低血压,均应及时予以处理。本品抑制胰岛素分泌,可致血糖升高。对糖尿病患者或多次注射本品的患者,为防止血糖上升,可同时使用胰岛素或口服降血糖药以控制血糖。可出现一过性脑或心肌缺血、头痛、恶心、失眠、便秘、腹痛、听觉异常、静脉炎、皮疹、白细胞及血小板减少、白内障、神志丧失或抽搐等[11]。

(四)注意事项 应防止血糖上升过多。用药后可能出现一时性脑或心肌缺血、发热感、头痛、恶心、失眠、便秘、腹部不适感、听觉异常、静脉灼痛感等。充血性心力衰竭、糖尿病、肾功能不全的重型高血压患者及乳妇忌用。妊娠、子痫使用本品可松弛子宫平滑肌而致产程中止。

(方妮 廖二元)

第2节 低血糖症

血糖系指血浆葡萄糖,人体组织主要靠血糖供应能量。

中枢神经系统不能合成葡萄糖，且贮存的糖原极少，故极短暂的低血糖就能引起明显的脑功能紊乱。如长期严重的低血糖未及时纠正，会导致中枢神经系统永久性损伤甚至死亡。正常情况下，血糖的来源和去路保持动态平衡，维持在较窄的范围内，该平衡被破坏时可致高血糖症或低血糖症。临床上以前者更常见，后者除了在糖尿病的治疗过程中常见外，其他均属少见。低血糖症不是一种独立的疾病，而是多种原因引起的血浆葡萄糖浓度过低的临床综合征。

【糖代谢与血糖平衡】

人体的糖代谢状态可根据进餐与胃肠有无外源性碳水化合物吸收，分为空腹（禁食）状态（fasting state）和进食状态（feeding state）两种。空腹状态又称为吸收后状态（postabsorptive state），进食状态又称为餐后状态（postprandial state）。

（一）进食状态/空腹状态/运动状态的糖代谢　根据体内糖代谢的特点，每日可分为空腹（22:00~07:00）、黎明（07:00~09:00）和餐后（09:00~22:00）三个时段。

1. 进食状态　指开始进餐至进餐后糖类被消化吸收的一段时间，即通常所说的餐后状态，一般为5~6小时，但亦可短于1小时或长达6小时以上。进餐后，从胃肠吸收而来的碳水化合物及其他营养物进入血液循环，其中血浆葡萄糖吸收率是空腹状态下内生性葡萄糖生成率的2倍以上，餐后葡萄糖吸收量受进食量、食物中碳水化合物的比例、食物的可消化性和可吸收性以及肠道吸收能力等因素的影响。进餐后血糖浓度上升至正常峰值，此时糖原分解与葡萄糖异生（内生性葡萄糖）受抑制，肝脏、肌肉和脂肪等组织利用血葡萄糖增多。因此，经过一段时间后，血浆葡萄糖又恢复到空腹时水平。食物中碳水化合物含量很低时，糖异生受抑制的时间很短。如摄入的碳水化合物含量高或全部为碳水化合物食物时，在刺激胰岛素分泌（作用机制见图4-5-2-1）后，有相当一部分的碳水化合物转变成生糖氨基酸，促进蛋白质合成并抑制蛋白质分解（图4-5-2-2）；餐后的血糖主要来源于糖原分解和糖异生（图4-5-2-3和图4-5-2-4）。

研究发现，丙氨酸、天冬氨酸、甘氨酸、谷氨酸、苯丙氨酸和色氨酸具有促进胰岛素分泌作用，但氨基酸刺激的胰岛素分泌（amino acid-stimulated insulin secretion，AASIS）的机制未明。葡萄糖代谢需要AASIS，但在存在葡萄糖时，亮氨酸的促胰岛素分泌作用被阻滞，后来的研究发现，亮氨酸能通过谷氨酸脱氢酶刺激胰岛素分泌。与AASIS密切相关的先天性高胰岛素血症（HI）称为氨基酸敏感性低血糖症或蛋白敏感性低血糖症（protein-sensitive hypoglycemia），主要有三种临床类型：谷氨酸脱氢酶活化性突变引起的HI（GDH-HI）、ATP-依赖性钾通道失活性突变引起的HI（KATP-HI）以及线粒体β氧化酶缺陷症、短链3-羟酰辅酶A脱氢酶缺陷症引起的HI（SCHAD-HI）。

（1）GDH-HI：氨基酸氧化激发胰岛素释放，显性遗传性GDH突变导致GDH-HI。ATP和GTP通过变构效应抑制GDH，而ADP、GDP和亮氨酸激活GDH。GDH突变使GTP的变构抑制作用丧失，GDH被激活。这些患者在进食蛋白饮食后，出现高胰岛素血症型低血糖症，同样，在静脉注射亮氨酸（亮氨酸刺激试验）后，胰岛素的分泌反应过强，当给予高浓度葡萄糖后，胰岛素高分泌现象又被抑制。GDH-HI的发病机制可以这样解释：机体通过GDH增加谷氨酸代谢，氨基酸氧化增强，进入α-酮戊二酸的量和ATP生成增多，ATP关闭K-ATP通道，β细胞去极化，Ca^{2+}内流而激活胰岛素分泌途径，此过程与葡萄糖刺激的胰岛素分泌（glucose-stimulated insulin secretion，GSIS）极为相似[1-4]。

亮氨酸敏感性被高浓度葡萄糖阻滞的现象称为耗竭现象（Run-down现象，Run-down phenomenon）。为了验证GDH活化引起氨基酸氧化增加和ATP生成增多之说，首先进行亮氨酸刺激的胰岛素分泌（leucine-stimulated insulin secretion，LSIS）实验，胰岛用10mmol/L葡萄糖液培养3天后，对LSIS无反应的时间持续50分钟（耗竭现象）；相反，长期耗竭细胞内的能量（120分钟）后胰岛素对亮氨酸的敏感性又重新恢复。因此，增加通过GDH生成而导致的GDH-HI和活化性GDH突变体来抑制脂肪酸氧化具有治疗意义，例如，绿茶富含的极低浓度（nmol/L）的表没食子儿茶素（epigallocatechin gallate，EGCG），能强烈抑制GDH活性，是治疗GDH-HI的理想药物。

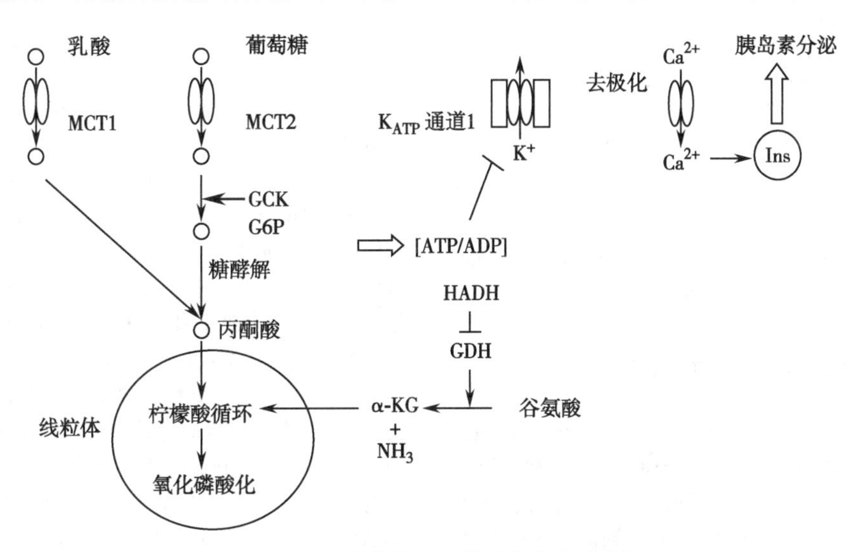

图4-5-2-1　葡萄糖诱导的胰岛素释放途径

GCK：葡萄糖激酶；G6P：葡萄糖6-磷酸；MCT1：单羧酸盐转运体1；GDH：谷氨酸脱氢酶；HADH：L-3-羟酰辅酶A脱氢酶；α-KG：α-酮戊二酸；Ins：胰岛素

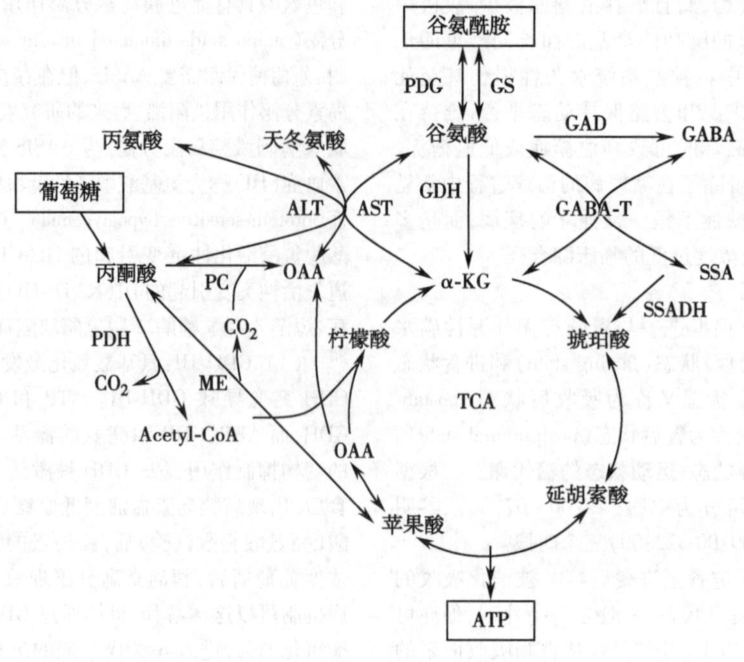

图 4-5-2-2 葡萄糖和氨基酸代谢网络

糖酵解生成的丙酮酸与丙氨酸氨基转移酶(ALT)生成的丙氨酸水平保持动态平衡,因此丙氨酸反映丙酮酸的负荷状态;丙酮酸通过丙酮酸羧化酶(PC)或通过丙酮酸脱氢酶(PDH)作用,以草酰乙酸(OAA)或乙酰辅酶A进入三羧酸循环;通过苹果酸酶(Mes),丙酮酸与苹果酸也维持平衡,葡萄糖通过胺化,生成谷氨酸和谷氨酰胺,谷氨酸脱羧酶(GAD)是调节GABA分流的关键酶;GABA-T:GABA转氨酶;SSA:琥珀酸半醛;SSADH:SSA脱氢酶;AST:天冬氨酸氨基转移酶;GDH:谷氨酸脱氢酶;PDH:磷酸盐依赖性谷氨酰胺酶;GS:谷氨酰胺合酶

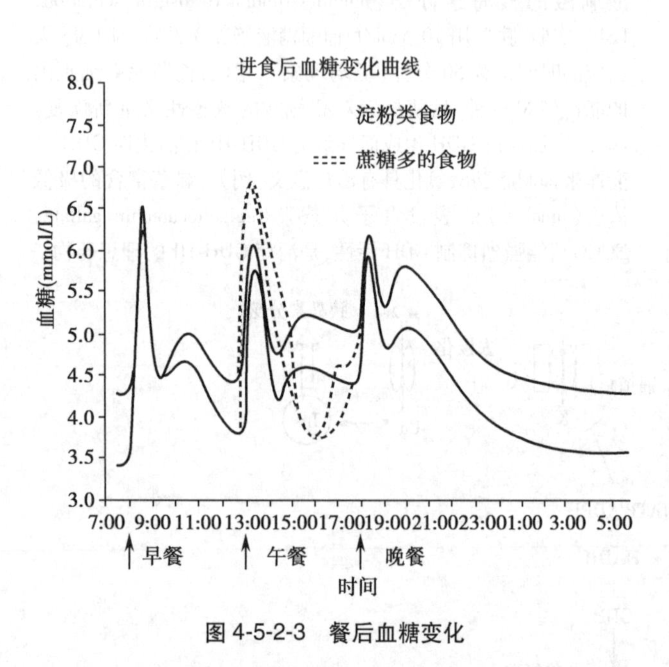

图 4-5-2-3 餐后血糖变化

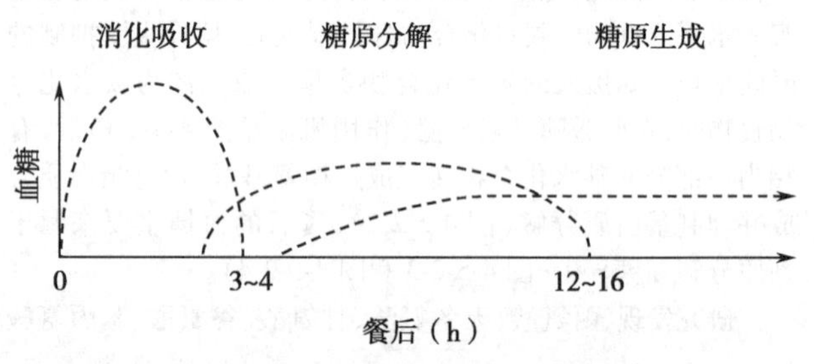

图 4-5-2-4 空腹和餐后血糖来源

(2) SCHAD-HI:SCHAD与GDH相互作用,SCHAD催化短链(C4-C10)3-羟酯酰辅酶β氧化。SCHAD缺陷症儿童血清脂肪酸氧化代谢产物堆积,伴有低血糖症。与酮症低血糖症不同的是,这种低血糖症起源于SCHAD缺陷所致的HI7。SCHAD基因敲除小鼠血糖降低,而酰基肉毒碱(acylcarnitine)升高,发病机制与蛋白质引起的低血糖症相似。

2. 空腹状态　是指无食物消化吸收的一段时间,即进餐后5~6小时至下次进食前的一段时间。空腹状态的长短依进餐频率而定,一般指晚餐的餐后状态至次日早餐前的一段时间(8~9小时)。空腹状态的内生性葡萄糖生成和利用相等,平均约每分钟12μmol/kg(2.2mg/kg),范围10~14μmol/kg(1.8~2.6mg/kg)。此时以脑利用葡萄糖为主(约60%),其余被糖酵解组织(如红细胞、肾髓质、肌肉和脂肪细胞)利用。血糖主要来源于食物、糖原分解和葡萄糖异生,后者主要在肝脏进行。禁食5~6小时以上的血糖水平主要靠肝糖原分解维持,生成的葡萄糖主要供给脑组织利用。肝脏每分钟为脑组织提供约125mg葡萄糖,为其他组织提供约25mg葡萄糖。肝脏贮存的糖原约占肝脏重量的5%(80~100g),肌肉贮存的糖原约占肌肉重量的1%~2%(约200~400g),人体内贮存的糖原总量约500g。糖原分解可维持正常血糖水平8~10小时,此后主要靠糖异生作用来维持血糖水平。正常人血浆葡萄糖维持在3.9~8.3mmol/L(70~150mg/dl)相对稳定的狭窄范围内。血糖稳定要求葡萄糖的利用和内生性葡萄糖产生

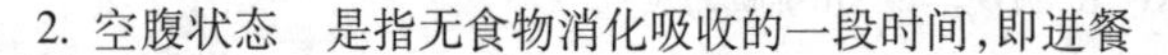

或肠道葡萄糖的吸收维持动态平衡(见图4-5-2-4)。任何使该平衡紊乱的因素均可导致高血糖症或低血糖症。

3. 运动状态 于空腹状态剧烈运动时,葡萄糖的生成量增加7~8倍(餐后状态也存在类似的葡萄糖生成反应)。运动时,肠道的葡萄糖吸收无增加,而静脉给予葡萄糖不能抑制葡萄糖生成。运动时,葡萄糖生成的主要调节激素是儿茶酚胺,此外也与肝脏的迷走神经活动和调节有关。长期运动后,因肌糖原耗竭可导致低血糖症。随着运动时间的延长,肌糖原利用逐渐减少,更多的能量来源于血糖和血脂。长期体育锻炼者和从事重体力劳动者的血糖稳定能力强,因为其利用血脂氧化的能力很强,可节约大量血糖,糖原的分解减慢,而后者又与肌细胞线粒体数目增加有关。训练有素的运动员肌糖原含量即使在剧烈运动后也仍然较多("肌糖原超代偿"现象)。体育锻炼和运动训练使肌肉葡萄糖转运蛋白4(GLUT4)明显增加可能是其代偿途径之一。

(二) 糖异生维持的正常空腹血糖 空腹状态的内生性葡萄糖生成量160~350g/24h,其中糖原分解约占75%,糖异生约占25%。糖异生的底物主要为乳酸(50%)和丙氨酸(15%~20%),其次是除丙氨酸外的成糖氨基酸(15%~20%)、乳酸、甘油(10%)和丙酮酸(4%)。肝糖原含量降至55mmol/kg时,糖异生成为葡萄糖的唯一来源。此时,脂肪和肌肉等组织基本停止利用血糖供能。脂肪分解,酮体生成加速,血酮体升高,大脑利用的葡萄糖减少约一半。禁食40天,大脑所需能量约80%~90%由酮体提供。糖异生主要在肝脏,其次是肾脏。空腹状态时,肾脏生成的葡萄糖占糖异生总生成量的5%~10%。禁食3天后,血糖全部来源于糖异生,但肾脏糖异生仍远远低于肝脏糖异生;禁食5~6周后或发生酸中毒时,肾脏糖异生明显增多,约占50%或更高。胰岛素抑制儿茶酚胺促进肾糖异生。

【降血糖调节与升血糖调节】

机体的降糖机制远弱于升糖机制。诱发糖调节激素分泌的血糖浓度称为糖调节激素分泌阈值。调节血糖的激素可分为两类:一类是降血糖激素(主要是胰岛素);另一类是升血糖激素(胰岛素拮抗激素),主要包括胰高血糖素、肾上腺素、生长激素(GH)和皮质醇等。血糖在正常范围内下降时,胰岛素的分泌即明显减少,当血糖进一步降至正常范围以下而未产生低血糖症和脑功能障碍时,血胰高血糖素和肾上腺素开始升高,其他糖调节激素分泌的血糖阈值和抑制胰岛素分泌和增加抗胰岛素激素分泌的血糖阈值见图4-5-2-5。

(一) 胰岛素的降血糖作用 胰岛素由胰岛β细胞分泌进入门静脉。胰岛素刺激肝脏和外周组织摄取、贮存和利用葡萄糖,增加糖原合成,抑制糖原分解,抑制或减少葡萄糖异生,减少内生性葡萄糖来源,防止血糖升高。空腹状态时,胰岛素抑制肝糖生成。进食后,外源性葡萄糖进入血液循环,血糖升高,刺激β细胞分泌胰岛素,后者促进组织对葡萄糖的利用。胰岛素分泌受许多因素的影响,其中重要的因素是血糖浓度。外源性胰岛素降低血糖的作用很强,而且其降糖效应与基础血糖水平无关。胰岛素的作用机制和对血糖的调节见第4篇扩展资源27.1。

(二) 降低高血糖的其他激素

1. GH GH的胰岛素样降血糖作用仅在急性使用外源性GH时出现,可能主要与GH促进IGF-1生成和糖利用有关。相反,长期应用GH制剂引起糖耐量低减,而分泌GH的垂体瘤可引起继发性糖尿病。

2. IGF-1和IGF-2 某些肿瘤(胰岛素瘤除外)可伴有低糖血症,主要与IGF-1分泌过多或肿瘤细胞表达过量IGF-1

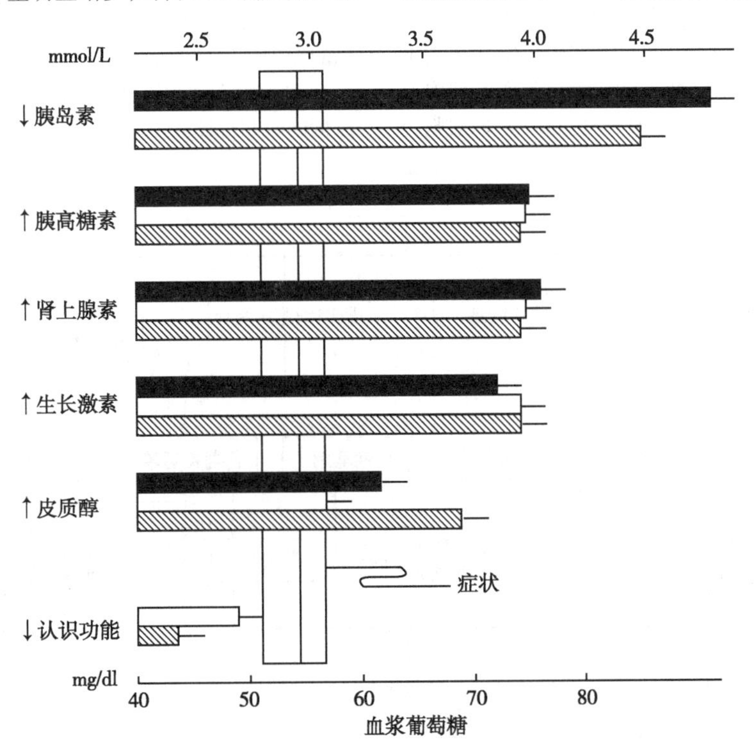

图4-5-2-5 抑制胰岛素分泌和增加抗胰岛素激素分泌的血糖阈值

□、■和▧分别代表不同的研究结果

受体有关。临床应用IGF-1治疗各种疾病时易发生低糖血症，低血糖程度与使用剂量有关。IGF-1增加糖利用的机制主要是IGF-1作用于IGF-1受体和胰岛素受体所致。另外，IGF-1可负反馈抑制GH的释放，降低血液中GH水平，改善胰岛素的敏感性。胰岛细胞肿瘤性低糖血症（NICTH）的病因与IGF-2基因过表达引起pro-IGF-2过多有关。正常人血清未经完全加工的pro-IGF-2（O-糖化）为10%～20%，而NICTH患者可达到60%以上，与成熟型IGF-2相比，巨IGF-2仍具有相当高的特殊的胰岛素样生物学活性。巨IGF-2可与所有的IGFBP形成二级复合物（binary complex，IGF-2-IGFBP），其与ALS的亲和力明显降低，因此巨-IGF-2抑制了三级复合物（IGF-2-IGFBP-3-ALS）的生成。IGFBP-3分子上的N-糖化碳水化合物重链可与巨-IGF-2中的E-结构域结合，引起构象改变，使其与ALS的亲和力低下，增多的二级复合物主要以游离形式存在于血清中，透过毛细血管后，进入组织间液，使IGF的生物活性增强，在胰岛素受体和IGF-1受体的介导下，发生低血糖症。

3. 胰淀粉样多肽　又称胰淀素（amylin），它是胰岛β细胞分泌的含37个氨基酸残基的多肽，其氨基酸序列与降钙素基因相关肽（CGRP）有44%同源，而与降钙素和肾上腺髓质素（adrenomedullin）20%同源，餐后释放入血的量与食物量呈比例，每日血浆浓度变化对应于胰岛素变化，空腹时约为4pmol/L，餐后约为25pmol/L，其受体在中枢神经系统高度表达，具有抑制胰高血糖素分泌、延缓胃排空、产生饱感及增加糖利用的作用。糖尿病患者缺乏胰淀素，用胰淀素类似物普兰林肽（pramlintide）辅助胰岛素治疗2型糖尿病（T2DM）或1型糖尿病（T1DM），可降低餐后高血糖，减轻体重，减少低血糖事件发生[5]。

4. 肠促胰素　肠促胰素主要包括葡萄糖依赖性胰岛素释放肽（GIP）和胰高血糖素样肽-1（GLP-1）[6]。GIP主要由十二指肠和空肠上段的K细胞分泌，GLP-1是由肠道L细胞分泌。肠促胰素可刺激胰岛β细胞增殖、分化和减少β细胞凋亡，增加β细胞数量，具有葡萄糖依赖性促胰岛素分泌作用。其中，GLP-1具有延缓胃排空、抑制胰高血糖素分泌和降低食欲的作用[7]。肠促胰素的这些生物学活性特征有利于T2DM治疗。但是，血液循环中的GIP和GLP-1很快被二肽基肽酶-4（dipeptidyl peptidase 4，DPP-4）降解，其半衰期在人体内仅数分钟。人们从两个角度解决了其半衰期短的问题：一是研制了不易被DPP-4降解的GLP-1类似物，如艾塞那肽和利拉鲁肽（liraglutide）；二是DPP-4抑制剂，如西格列汀和维格列汀。

（三）升高血糖的激素

1. 胰高血糖素　胰高血糖素与胰岛素在许多方面有相反的代谢作用。胰岛素/胰高血糖素分子比升高能促进糖原、脂类及蛋白质合成；分子比降低则促进分解代谢，如糖原分解、糖异生、脂肪分解及生酮作用等。正常情况下以胰岛素的作用占优势，而在胰岛素绝对或相对不足时，胰高血糖素的作用相对增强。胰高血糖素具有强大的升血糖作用，具体机制有：①抑制6-磷酸果糖激酶-2，激活果糖二磷酸酶-2，减少2，6-二磷酸果糖合成，糖酵解途径被抑制，糖异生加速；②促进磷酸烯醇式丙酮酸羧激酶合成，抑制肝细胞丙酮酸激酶活性，加速肝细胞摄取氨基酸，促进糖异生；③激活肝细胞膜受体依赖cAMP蛋白激酶，抑制糖原合酶，激活磷酸化酶，使肝糖原分解，血糖升高；④激活脂肪酶，加速脂肪酸动员，间接升高血糖。血糖降低时，胰岛α细胞分泌胰高血糖素增多，在几分钟内即可促进肝糖原和脂肪分解，糖异生增加，葡萄糖生成增多，血糖上升；其作用迅速，但作用时间短暂（约90分钟），因为升高了的血糖可刺激胰岛素分泌，胰岛素和高血糖反过来又抑制胰高血糖素分泌，血糖倾向于下降。

2. 肾上腺素　肾上腺素通过β_2-肾上腺素能受体促进糖原分解和肝糖异生，直接升高血糖；肾上腺素亦通过α-肾上腺能受体促进肝糖生成，但作用较弱。肾上腺素间接升高血糖的作用主要是通过α-肾上腺能受体抑制胰岛素分泌，其次是β-肾上腺素能受体刺激胰高血糖素释放。肾上腺素升高血糖的机制见图4-5-2-6。

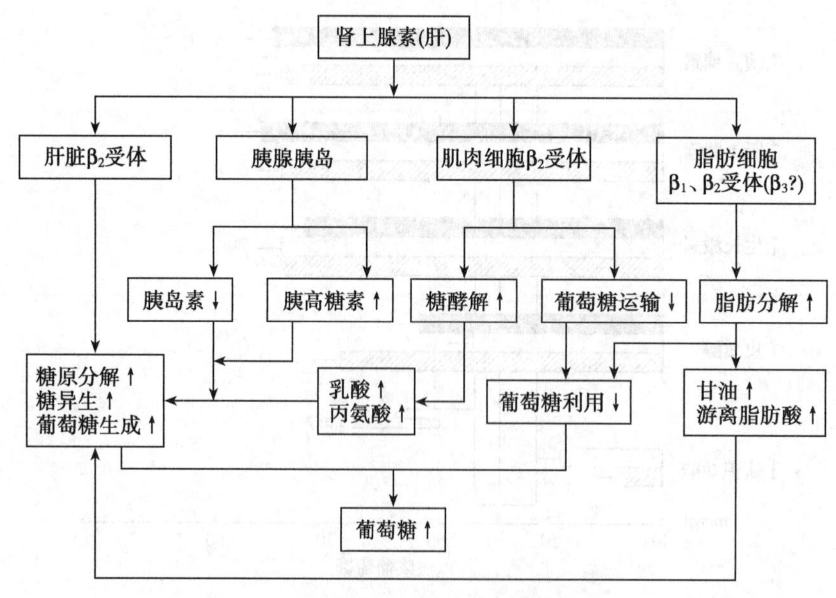

图4-5-2-6　肾上腺素升高血糖的机制

↑表示升高；↓表示下降

3. GH和皮质醇 GH具有升高和降低血糖的双向作用。最初,GH具有类胰岛素作用,降低血糖;几小时后才表现出升高血糖作用。皮质醇升高2~3小时后,血糖开始升高,是保证基础状态不发生低血糖症的重要因素。急性低血糖是一种化学性应激,可兴奋下丘脑-垂体-肾上腺皮质轴,促进皮质醇分泌。

4. 肾上腺髓质素 在胰腺中,肾上腺髓质素(AM)主要由胰岛周边的F细胞表达,F细胞同时也表达胰多肽[8]。离体实验表明AM呈剂量依赖性抑制大鼠胰岛β细胞分泌胰岛素,故可升高大鼠的血糖[9]。Katsuki等[10]对18名2型糖尿病患者和19名正常人行高胰岛素正糖钳夹实验,结果显示:急性高胰岛素血症可引起2型糖尿病患者血浆AM迅速分泌,胰岛素增加率与AM增加率呈显著正相关关系,正常人无此现象发生。短期输注大量外源性胰岛素可引起低血糖,此时体内交感神经系统激活可能促进肾上腺髓质和胰岛F细胞分泌AM。AM一方面抑制内源性胰岛素分泌从而升高血糖,另一方面对抗胰岛素收缩血管效应,减轻高胰岛素血症对血管内皮细胞损害。故AM参与了人体内的应激反应,在一定程度上对抗了胰岛素引起的低血糖和高血压。肾上腺髓质素前体N端20肽(proadrenomedullin N-terminal 20 peptide,PAMP)与AM来自同一个前体,具有升高血糖的作用,其机制有[11,12]:①以自分泌和旁分泌方式抑制胰岛β细胞分泌胰岛素;②激活β肾上腺能活性,增加胰高血糖素分泌;③与中枢神经细胞抑胃肽受体结合,竞争性抑制抑胃肽降血糖作用。

(四)血糖调节的其他因素

1. 交感/副交感神经调节 低血糖可刺激交感和副交感神经节后神经元释放去甲肾上腺素和乙酰胆碱。交感神经递质去甲肾上腺素有升血糖作用,其作用机制未明。电刺激人和动物肝脏交感神经,肝糖原分解,肝糖释放增多,血糖升高。副交感神经的作用与此相反。

2. 葡萄糖生成自身调节 高血糖抑制而低血糖刺激葡萄糖生成,其调节包括激素依赖性和非激素依赖性两种途径。当糖异生被急性刺激或抑制时,葡萄糖生成并无变化,这说明糖的生成有自身调节机制参与。葡萄糖激酶基因突变的实验表明,自身调节的关键因素是葡萄糖激酶活性的自动调节,T2DM及急性重症疾病时的高血糖状态是葡萄糖自身调节障碍的反映[13]。肾上腺髓质在无神经支配条件下,当局部血糖浓度下降时,可通过旁分泌和自分泌调节,释放较多的儿茶酚胺。骨骼肌细胞含一氧化氮合酶,其中内皮细胞源性的一氧化氮合酶(eNOS)在骨骼肌细胞局部血液供应、离子交换、信号传导以及葡萄糖氧化还原过程中,发挥了关键的调节作用[14]。

3. 细胞调节 细胞对血糖的利用是调节血糖浓度的重要环节。细胞对葡萄糖的摄取(利用)可分为胰岛素介导性葡萄糖摄取(insulin-mediated glucose uptake,IMGU)及非胰岛素介导性葡萄糖摄取(non-insulin-mediated glucose uptake,NIMGU)两种。IMGU和NIMGU在空腹状态和进食状态下的相对比例不同,因而空腹状态的高血糖和低血糖原因与吸收后状态的高血糖及低血糖发生机制亦不相同。空腹状态下,不管血糖浓度如何,血糖廓清均以NIMGU途径为主。如葡萄糖的生成少于清除,尽管IMGU不增加(胰岛素水平和作用正常),仍可发生低血糖症(如肝、肾衰竭和糖异生障碍等)[15-18]。餐后的葡萄糖利用主要发生于骨骼肌和肝脏,如胰岛素分泌过多或组织对糖的利用增加(如剧烈运动)亦可引起低血糖症。

【低血糖抗调节反应】

(一)低血糖抗调节反应特点 神经元感受葡萄糖的方式很独特,这些细胞可将细胞外液的糖浓度变化信号传递给另一些神经元,并以神经递质或神经激素的方式释放。介导这一反应的关键物质是葡萄糖激酶(glucokinase)、AMP活化的蛋白激酶(AMP-activated protein kinase)和ATP敏感性钾通道的SUR-1亚基;此外,低血糖也可直接诱发神经元反应[19]。

机体拮抗低血糖反应的主要"效应物(effector)"是胰岛α-细胞分泌的胰高血糖素。门静脉的胰岛素:胰高血糖素比值是决定肝糖输出的主要因素。低血糖发作时,胰岛素的分泌受抑制,而胰高血糖素的分泌增多,此时肝糖输出增多,而1型糖尿病和晚期2型糖尿病患者出现选择性胰高血糖素分泌障碍[20,21]。其次,机体拮抗低血糖症的"效应物"(effector)是自主神经和交感-肾上腺反应,低血糖症引起交感神经兴奋,继而导致肝糖输出,同时抑制外周组织的葡萄糖利用。但是,当第一次低血糖发作12~24小时后,再次出现的低血糖不能启动原有的抗调节反应,称为抗调节抑制反应(suppression of counterregulation)或低血糖相关性自主神经功能衰竭(hypoglycemia-associated autonomic failure)[22,23]。患者可能发生严重的无知觉低血糖症,但在细胞水平,低血糖症仍能诱发细胞的应激反应,如糖皮质类固醇激素、CRH、AMP活化的蛋白激酶(AMP-activated protein kinase)以及ATP敏感性钾通道等,以拮抗细胞的低糖供应状态,这种现象称为应激性适应(stress habituation)或应激性耐受,在神经内分泌网络调节下,维持血糖稳定(图4-5-2-7和图4-5-2-8)。

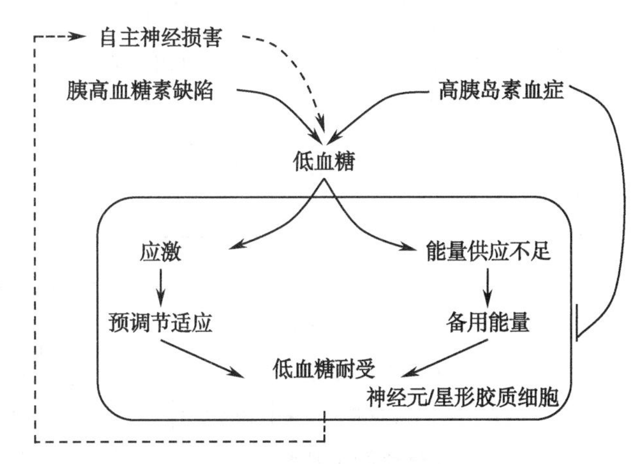

图4-5-2-7 反复低血糖症发作引起的低血糖耐受现象
开始因相对性高胰岛素血症和胰高血糖素缺乏而发生低血糖症;在细胞水平,低血糖症诱发两种反应,一是在能量缺乏(energy deprivation)环境中,细胞对备用能源利用增强,需能代谢(如离子通道维持与蛋白合成等)过程减慢;二是急性细胞应激,以增强低糖耐受能力,避免细胞死亡;但这种耐受损害了机体对再次低血糖症的自主性抗调节反应,高胰岛素血症能更强烈地抑制肝糖输出和脂解,从而进一步减少了能量底物的来源,诱发更为严重的低血糖症

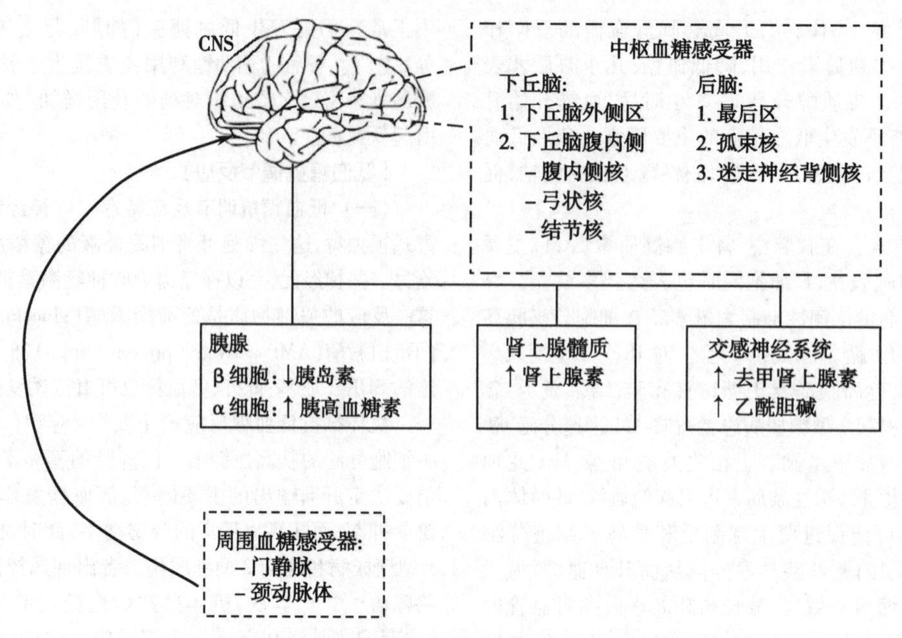

图 4-5-2-8 急性低血糖症的神经内分泌调节网络

虚线表示葡萄糖感受组织，实线表示低血糖的抗调节机制

脑组织的新陈代谢高度依赖于葡萄糖供应，因而机体的低血糖抗调节反应(counterregulatory response to hypoglycemia, CRR)能力很强。当发生绝对或相对性高胰岛素血症或血糖低于80mg/dl时，机体启动CRR，抑制内源性胰岛素分泌，增加胰高血糖素、肾上腺素、去甲肾上腺素、皮质醇和GH的分泌，刺激肝糖生成并限制外周组织的葡萄糖利用(图4-5-2-9)。下丘脑和脑干感受血糖降低，刺激自主神经的节后神经末梢释放去甲肾上腺素和乙酰胆碱，诱导低血糖症状(低血糖感知，hypoglycemia awareness)；主要的CRR是分泌胰高血糖素，这种反应不受α细胞的葡萄糖感受、去自主神经支配、肾上腺素刺激和胰岛内胰岛素分泌抑制等因素的影响；通过自主神经兴奋的介导，肾上腺分泌肾上腺素。CRH-ACTH系统兴奋，肾上腺皮质分泌皮质醇；交感神经兴奋和抗调节激素作用于肝脏，促进肝糖异生和糖原分解，而肌肉和

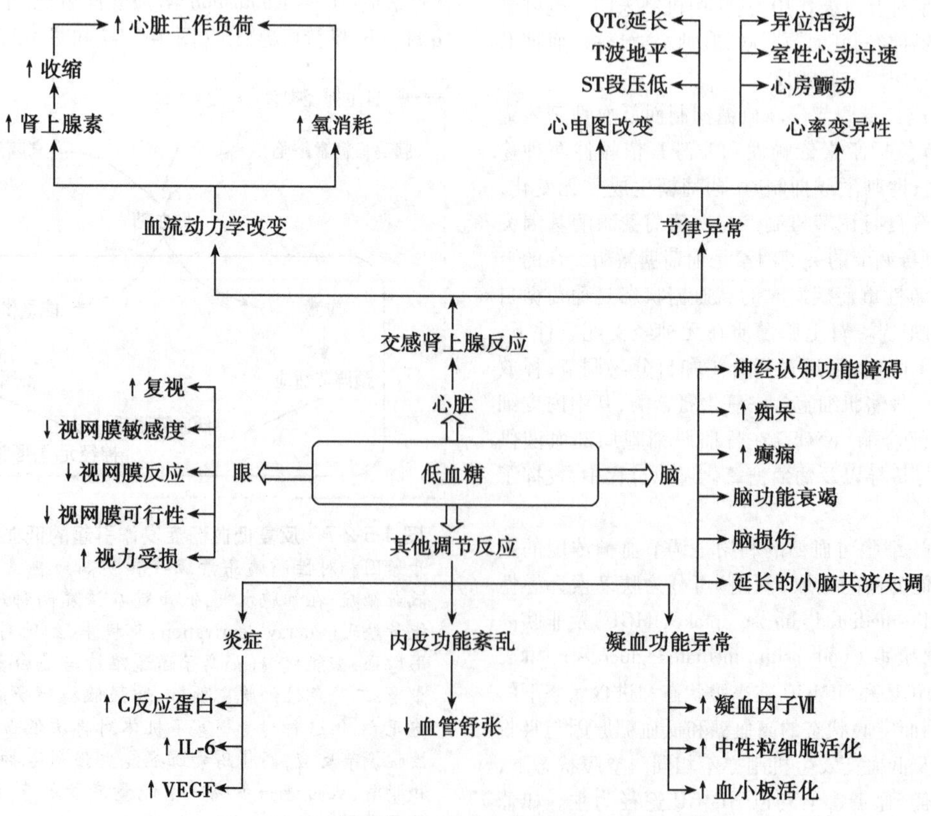

图 4-5-2-9 低血糖症引起不同组织的抗调节反应

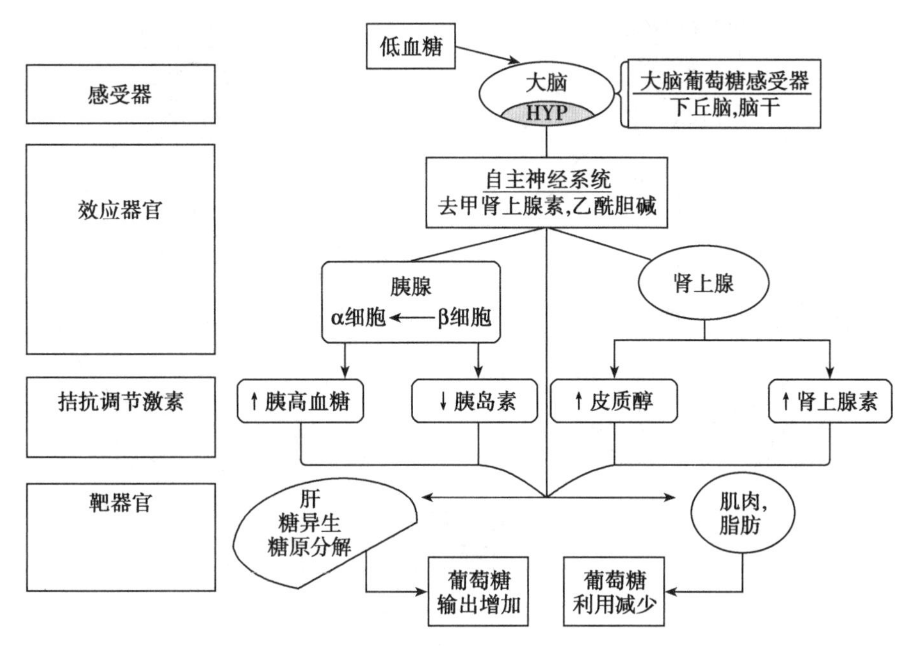

图 4-5-2-10 低血糖抗调节反应

脂肪组织的葡萄糖利用降低;以上作用的综合效果使血糖迅速恢复正常(图 4-5-2-10)。

(二)脑葡萄糖感知的解剖结构特点 虽然脑组织主要利用葡萄糖作为能量来源,但仅下丘脑腹内侧(ventromedial hypothalamus,VMH)的腹内侧核和弓状核(arcuate nucleus,ARC)含有能感知糖浓度并做出反应的特殊神经元。低血糖症发生时,下丘脑的血流急剧增加,激活交感-肾上腺系统。葡萄糖感知的传入神经纤维、中枢神经整合作用和自主神经传出纤维是介导低血糖抗调节反应的基本结构。低血糖症时,机体通过下丘脑的葡萄糖感知网络启动低血糖抗调节反应(图 4-5-2-11)。VMH 含有葡萄糖兴奋性(glucose excitatory,GE)神经元(葡萄糖刺激细胞活性)和葡萄糖抑制性(glucose inhibited,GI)神经元(葡萄抑制细胞活性),两种神经元的葡萄糖代谢与电生理特征不尽相同[24],血糖降低激活 GI 神经元和抑制 GE 神经元是抗调节反应的首发事件(图 4-5-2-12)。VMH 葡萄糖兴奋(glucose excited,GE)神经元在血糖升高时被兴奋,低血糖时进入 GE 神经元的葡萄糖减少,葡萄糖激酶(GK)磷酸化不足引起 AMP/ATP 比值上升,AMPK K^+-ATP 通道被激活,细胞膜去极化和动作电位频率降低,神经递质(如 GABA)释放减少而启动低血糖抗调节反应(图 4-5-2-12A);VMH 葡萄糖抑制(glucose inhibited,GI)神经元在血糖降低时被兴奋,低血糖时进入 GI 神经元的葡萄糖减少,葡萄糖激酶(GK)磷酸化不足引起 AMP/ATP 比值上升,K^+-ATP 通道被激活,生成的 NO 以神经递质方式升高 AMP/ATP 比值,抑制氯通道的囊性纤维化跨膜传导调节子(cystic fibrosis transmembrane conductance regulator,CFTR),促进细胞膜去极化,增加动作电位频率,神经递质(如谷氨酸)释放而启动低血糖抗调节反应。兴奋 GE 神经元和 GI 神经元时,均分泌 GABA 和谷氨酸,但 GABA 变化是启动低血糖抗调节反应的更关键因素(图 4-5-2-12B)。

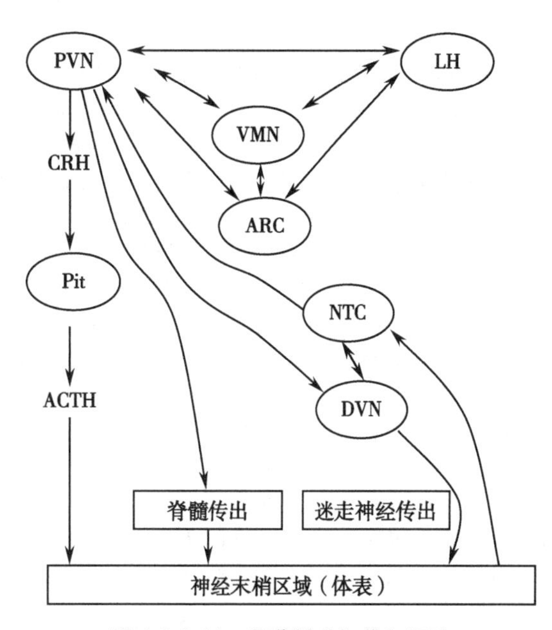

图 4-5-2-11 葡萄糖感知传入通路

低血糖时,机体通过下丘脑的葡萄糖感知网络启动低血糖抗调节反应;VMN:腹内侧核;ARC:弓状核;LH:侧部下丘脑;脑干的孤束核(NTS)和迷走神经背侧运动核(DVN)也感知葡萄糖信号;孤束核还接受外周组织葡萄糖变化的传入神经信号;下丘脑和脑干的神经网络突入下丘脑旁室核(PVN),产生自主神经和神经内分泌抗调节信号;PVN 的小神经元虽然不直接产生葡萄糖信号,但能启动交感神经反应;副交感神经(迷走神经)将信号从 PVN 传递到迷走神经背侧核级外周组织;启动下丘脑-垂体-肾上腺轴的 CRH-ACTH-皮质醇分泌机制

感受葡萄糖浓度的迷走和交感神经传入纤维起源于肝脏和胃肠,它们将葡萄糖浓度信号传递到孤束核(nucleus of the solitary tract,NTS);与其他起源于门静脉的交感低血糖抗调节神经纤维不同,迷走神经的葡萄糖感受末梢不参与抗调

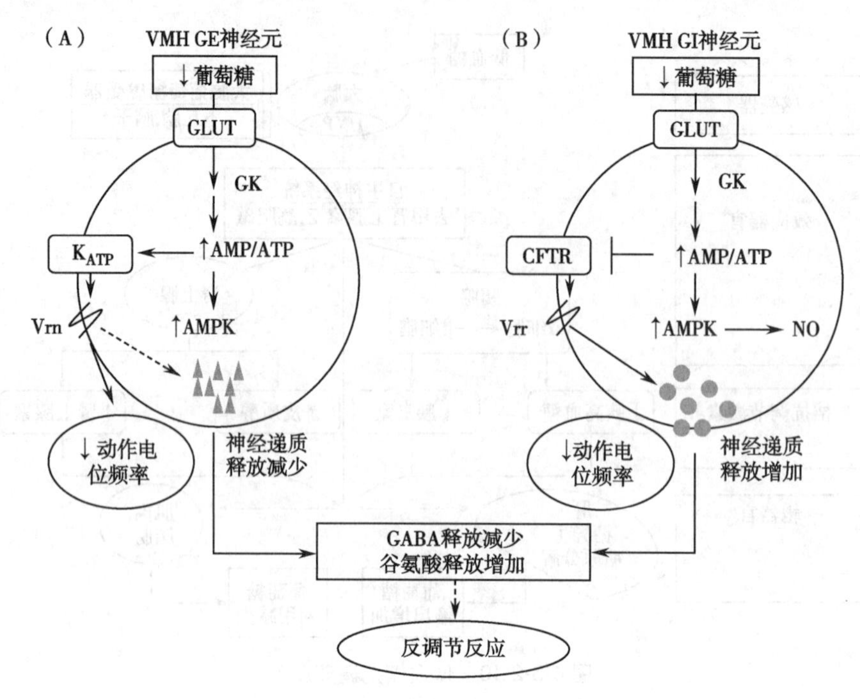

图 4-5-2-12 下丘脑腹内侧区葡萄糖感知神经元

节;颈动脉体的感受器也参与抗调节,再由NTS将信号传递至迷走神经的背侧运动核(dorsal motor nucleus of the vagus, DMV),继而通过副交感纤维臂旁核髓上纤维(parabrachial nucleus,PBN)将信号传至胰岛,通过C1肾上腺素能神经元和下丘脑弓状核(ARC)、侧区(LH)和腹内侧核(VMH)调节血糖水平(图4-5-2-13)。下丘脑旁室核(PVN)和穹隆旁区(PeH)运动前区和延髓头端腹外侧(RVLM)、迷走神经背侧核(DMV)、孤束核交感节前神经元(SPN)和中外侧细胞柱(IML)的交感与副交感神经元有广泛的相互联系,这些神经核均含有葡萄糖感受神经元,副交感神经传出纤维支配胰岛,调节胰岛素和胰高血糖素分泌,RVLM的C1神经元支配肾上腺交感节前神经元,调节肾上腺激素分泌(见文末彩图4-5-2-14)。下丘脑室旁核(PVN)调节CRH和ACTH分泌,影响肾上腺皮质醇释放,而弓状核(ARC)神经元调控GRF与GH分泌。迷走神经的背侧运动核(DMV)与副交感节前纤维整合来自ARC下丘脑侧区(LH)的信号,PVN和LH神经元将信号送达NTS和IML的交感节前神经元;LH与C1神经元直接调节肾上腺儿茶酚胺分泌(图4-5-2-15)。

(三)HAAF和无知觉低血糖症的介导因子 使用胰岛素治疗时,血清外源性胰岛素不降低,而过度分泌的胰高血糖素也难以进一步上升,故糖尿病患者的低血糖抗调节反应主要依赖于交感-肾上腺反应。但是糖尿病神经病变使患者对低血糖症的以上反应减弱或缺乏,因此极易发生无感知低血糖症。1型糖尿病患者发生无感知低血糖的风险增加6倍,而2型糖尿病的低血糖无感知风险增加17倍,是低血糖症时一种严重的代谢性应激。正常情况下,低血糖症时出现细胞适应性反应,利用乳酸作为能量来源的葡萄糖转运、磷酸化和代谢升高,但一般不会导致细胞凋亡。但反复发作后,适应性细胞的能量被耗尽,抗代谢应激能力下降,容易发生凋亡;而且低血糖的交感兴奋作用减弱,引起无知觉性低血糖症。

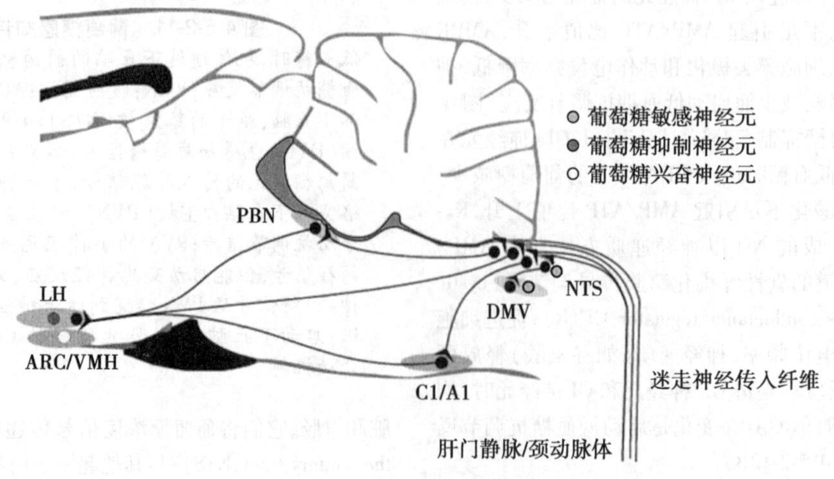

图 4-5-2-13 外周传入神经冲动的血糖稳定调节作用

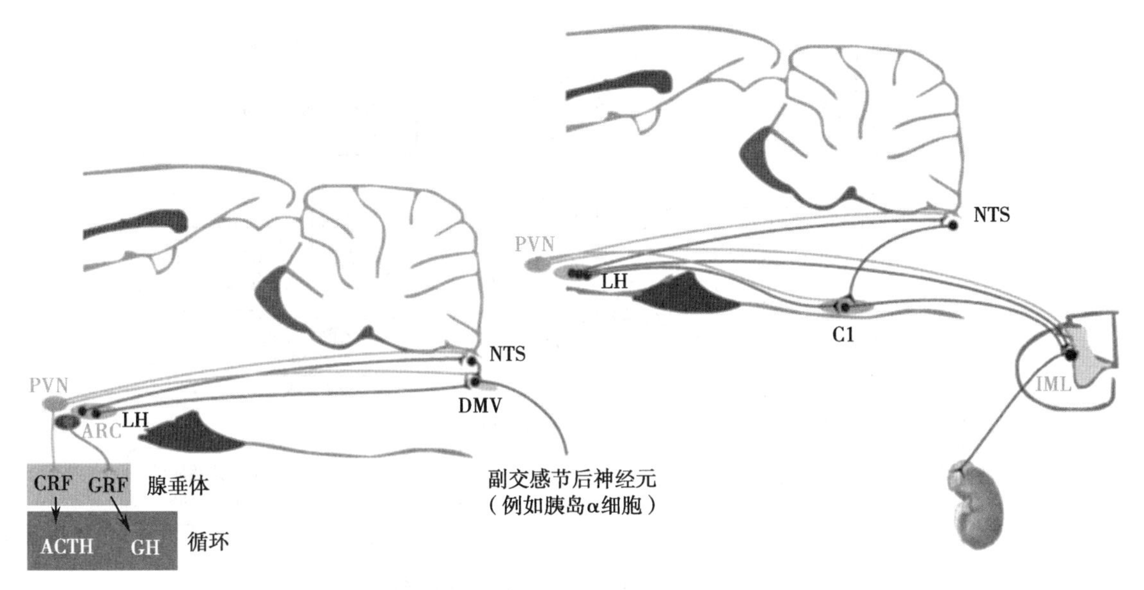

图 4-5-2-15　下丘脑-腺垂体-副交感运动神经元的血糖调节途径

在以后的低血糖发作时，交感-肾上腺反应性降低（HAAF）。

1. 皮质醇　研究发现，CRH 激动剂损害低血糖抗调节反应。低血糖应激激活下丘脑-垂体-肾上腺轴，增加皮质醇分泌。但是，增加的皮质醇可作用于下丘脑，抑制其低血糖应激反应，导致 HAAF。

2. 儿茶酚胺　以前发生过低血糖症者的低血糖抗调节反应减弱。在低血糖症的第一天，静脉灌注肾上腺素能阻滞剂（酚妥拉明或普萘洛尔）可防止以后发生 HAAF，但这些药物可加重已经存在的低血糖反应。

3. 阿片制剂　1 型糖尿病的 HAAF 与曾经使用阿片制剂有密切关系。纳洛酮（naloxone）阻滞阿片受体，增强低血糖时的交感-肾上腺反应和脑组织利用非葡萄糖能量的潜力。

4. 运动锻炼　运动时，血清胰岛素升高，增加了运动后低血糖发作的风险。经常运动者的交感-肾上腺反应减弱，但运动能增加低血糖的感知度。

5. 睡眠　1 型糖尿病的夜间低血糖发作风险高达 68%[25,26]，主要原因是深睡后肾上腺素对低血糖的反应明显减弱、自主神经功能衰竭和自动唤醒困难[27]。这种睡眠诱导的暂时性 HAAF 样综合征（sleep induced transient HAAF-like syndrome）属于典型的无感知低血糖症，称为床上死亡综合征（dead in bed syndrome）。

（四）低血糖症的能量代谢变化

1. 脑组织糖原过多　脑组织星形细胞的糖原贮存增多与低血糖无感知的发生有关，低血糖反复发作后，脑组织的糖原含量增加，低血糖发作时补充葡萄糖醛酸可损害患者的交感-肾上腺反应[28,29]，应用 2-脱氧葡萄糖可诱发神经组织缺糖[30]。但目前的研究结论不一致。

2. 葡萄糖代谢旺盛与衰竭　低血糖时，葡萄糖转运、代谢酶活性和葡萄糖磷酸化增强，短时间内形成脑组织糖供应正常的假象，继而减弱下丘脑-肾上腺应激反应而诱发无感知低血糖症。

3. 备选能量底物代谢　糖供应减少，脑组织利用酮体或乳酸作为能量来源[31]。低血糖反复发作后，脑组织已经习惯于通过酮体或乳酸代谢供能，神经元的糖代谢反而变得迟钝，感受低血糖的能力下降。

4. 神经元通信异常　GABA 是一种抑制性神经递质。低血糖时，下丘脑 GABA 水平降低，解除了其对 VMH 神经元的抑制作用而启动抗调节反应。低血糖反复发作后，下丘脑的 GABA 浓度升高，再次发作时也难以降至正常水平[32,33]，从而引起 HAAF。

（五）反复发作性低糖血症的适应性耐受　反复发作性低糖血症形成机体的低血糖耐受状态，此时需要诱发抗调节反应的葡萄糖阈值越来越低（表 4-5-2-1），神经元的传出纤维信号减弱，交感-肾上腺反应迟钝，以保存必要的认知功能（图 4-5-2-16）。但在更低血糖时极容易陷入昏迷状态。

表 4-5-2-1　启动低血糖抗调节反应的血糖阈值

抗调节反应	血糖阈值 mg/dl（mmol/L）
抑制内源性胰岛素分泌	83（4.6）
刺激胰高血糖素/肾上腺素分泌	68（3.8）
自主神经兴奋和脑缺糖症状	58～50（3.2～2.8）
神经功能紊乱	54～43（3.0～2.4）
广泛性脑电图异常	54（3.0）
认知功能障碍和精细动作异常	50（2.8）
神志异常惊厥与昏迷	27（<1.5）

【低血糖症的病因与发病机制】

低血糖是指血糖低于正常的一种状态。正常成人的空腹静脉血浆葡萄糖（简称血糖）浓度为 4～6mmol/L（72～108mg/dl），平均 5.0mmol/L（90mg/dl）。血糖降低并出现相应症状及体征时称为低血糖症（hypoglycemia）；低血糖昏迷（hypoglycemic coma）是指低血糖症导致的神经精神障碍。低血糖症不是一种独立的疾病，而是多种原因引起的血葡萄糖浓度过低临床综合征。空腹低血糖症（fasting hypoglycemia）发生于空腹状态，又称吸收后低血糖症（postabsorptive hypo-

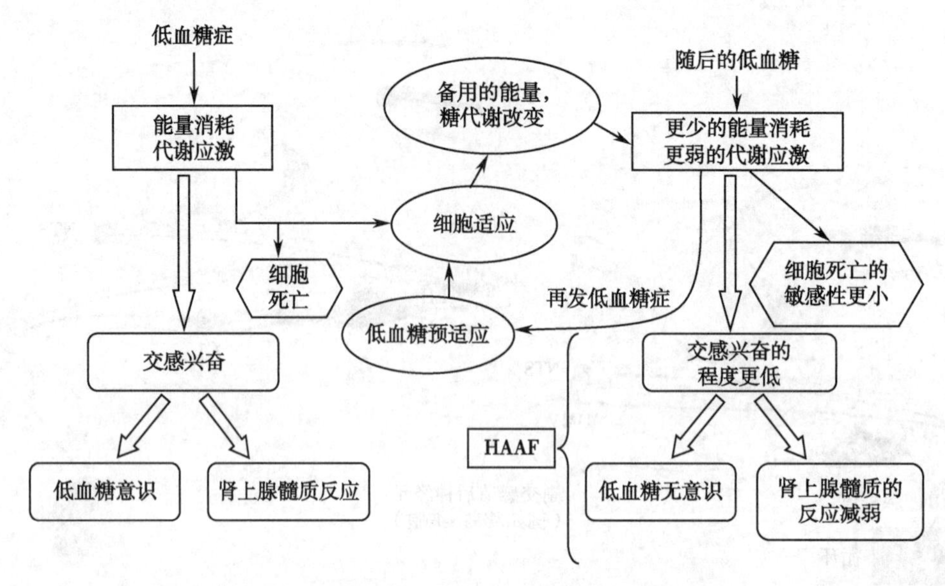

图 4-5-2-16 反复低血糖发作引起的细胞适应性变化

低血糖症是一种严重的急性代谢性应激；正常情况下，低血糖症出现细胞适应性反应，利用乳酸作为能量来源，葡萄糖转运、磷酸化和代谢率升高，但一般不会导致细胞凋亡；反复发作后，适应性细胞的能量被耗尽，抗代谢应激能力下降，容易发生细胞凋亡；而且低血糖的交感兴奋作用减弱，引起无知觉性低血糖症；在以后低血糖发作时，交感-肾上腺反应性降低，这种情况称为低血糖症相关性自主神经功能衰竭(hypoglycemia associated autonomic failure，HAAF)

glycemia)。肝、肾、内分泌疾病、药物和恶性肿瘤等都可引起低血糖症。但低血糖症的临床表现往往因原发病而被忽视。严重的低血糖症导致不可逆性脑损伤，甚至死亡。临床上，以药物(胰岛素和口服降糖药物等)所致的低血糖症最常见，其次为肿瘤(胰岛素瘤和非β细胞肿瘤等)相关性低血糖症，而其他原因引起的低血糖症少见(表 4-5-2-2)。

表 4-5-2-2 低血糖症的病因与发病机制

低血糖症类型	病因举例	发生机制
药物性低血糖症	胰岛素	外源性高胰岛素血症
	磺脲类	胰岛素分泌过多
	氯茴苯酸类	
	水杨酸类	糖异生障碍
	喷他脒类	β细胞中毒
	喹啉类	胰岛素分泌过多
	乙醇类	胰腺血流增加/刺激胰岛素分泌/糖异生障碍
危急重症性低血糖症	败血症	外周组织葡萄糖摄取增加
	肝衰竭	糖异生障碍/糖原生成障碍
	肾衰竭	糖异生障碍/胰岛素/磺脲类等排泄障碍
反应性(餐后)低血糖症	特发性	餐后不适当性高胰岛素血症
	Dumping 综合征	胃肠解剖异常引起肠激素分泌和功能障碍
	2型糖尿病早期	胰岛素抵抗/胰岛素分泌峰与血糖峰值分离导致相对性一过性高胰岛素血症
内源性高胰岛素血症性低血糖症	胰岛素瘤	自主分泌过多胰岛素
	NIPHS	胰岛细胞增生症(弥漫性或局限性胰岛细胞增生)
	NICTH	间质肿瘤(50%)/神经内分泌肿瘤(25%)/巨 IGF-2 分泌增多
先天性高胰岛素血症性低血糖症	胰岛素分泌调节基因突变	自主性持续性胰岛素分泌引起高胰岛素血症
自身免疫性低血糖症	胰岛素抗体	结合的胰岛素抗体离解引起高胰岛素血症
	胰岛素受体抗体	抗体刺激胰岛素受体并活化受体后信号通路
升糖激素缺乏性低血糖症	皮质醇缺乏	低血糖抗调节障碍
	GH 缺乏	低血糖抗调节障碍

注：NICTH：non-islet cell tumour hypoglycaemia，非胰岛细胞瘤性低血糖症，亦称胰岛细胞增生症(nesidioblastosis)；NIPHS：non-insulinoma pancreatogenous hypoglycaemia syndrome，非胰岛素瘤胰源性低血糖综合征。胰岛素分泌调节基因包括 ABCC8、KCNJ11、GLUD1、GCK/HAPH、HNFα4、SLC16A1、K-ATP、HADH 和 UCP2 等

(一)空腹低血糖症 引起空腹低血糖症的主要原因有:①外源性高胰岛素血症(降糖药物如胰岛素、磺脲类药及其他胰岛素促分泌剂和饮酒等);②内源性高胰岛素血症,如胰岛素瘤、胰岛素细胞癌、胰岛β细胞增生、婴幼儿持续性高胰岛素血症性低血糖症(persistent hyperinsulinemic hypoglycemia of infancy,PHHI)、胰源性非胰岛素瘤低血糖综合征(non-insulinoma pancreatogenous hypoglycemia syndrome,NIPHS)、胰岛素抗体和胰岛素受体抗体等;③升血糖激素缺乏或不足(如皮质醇、GH、肾上腺素和胰高血糖素缺乏);④某些重症疾病(肝衰竭、肾衰竭、脓毒血症和营养不良症)。临床上以饮酒和药物(尤其是胰岛素和磺脲类药物)所致者多见。

1. 高胰岛素血症 包括外源性高胰岛素血症和内源性高胰岛素血症两种。

(1) 外源性高胰岛素血症:是胰岛素应用过程中的最常见不良反应,接受胰岛素强化治疗患者的低血糖症发生率较高。引起低血糖症的原因是相对或绝对胰岛素过多,而诱因可能不止一个:①胰岛素使用不当或剂量过大;②混合胰岛素治疗时胰岛素比例不当;③注射胰岛素后饮食减少或未按时进餐或活动量增加;④肝、肾功能不全;⑤饮酒。有些患者发生低血糖症(尤其是夜间熟睡后)时,可无明显交感神经兴奋的症状,或仅表现为神经系统症状,应引起重视。低血糖发生后,由于交感神经兴奋,肾上腺素等胰岛素拮抗激素分泌增多,所以有些患者在夜间虽有低血糖发生,但是在清晨表现为高血糖(即Somogy现象),此时应减少胰岛素剂量,而不是盲目加大胰岛素剂量。磺脲类药物引起的低血糖常发生于老年患者或肝肾功能不全者,高龄、肝肾疾病、药物剂量过大、体力活动过度、进食不规则、酒精饮料以及多种药物相互作用等为常见诱因。严重低血糖反应可诱发冠心病患者的心绞痛、心肌梗死或脑血管意外;反复或持续的低血糖可导致神经系统不可逆损伤,甚至昏迷和死亡。

(2) 内源性高胰岛素血症:见于胰岛素瘤、胰岛素细胞癌、胰岛β细胞增生、PHHI、NIPHS、胰岛素抗体和胰岛素受体抗体等,详见第4篇第2章第3节和第3章第5节。

2. 升血糖激素缺乏

(1) GH缺乏:儿童主要表现为空腹低血糖症,成人主要临床表现为体脂含量增加和肥胖伴骨量降低;患者常伴有肌肉容量减少,体力下降,左心室收缩力下降、血纤维蛋白原水平增高及纤溶酶抑制物活性增加。严重患者可发生低血糖昏迷,进食过少或不进食,特别是在有感染时,易于发生自发性低血糖昏迷;有时因胰岛素(做胰岛素耐量试验或使用胰岛素治疗食欲不振等)或因高糖饮食或注射大量葡萄糖后,引起内源性胰岛素分泌过多。由于皮质醇不足,肝糖原贮存和GH分泌减少,对胰岛素的敏感性增加,加之甲状腺功能减低,肠道对葡萄糖的吸收减少,所以平时空腹血糖较低,一旦遇有上述情况,极易导致低血糖昏迷。

(2) ACTH/糖皮质激素缺乏:见于垂体功能减退症、肾上腺皮质功能减退症、先天性肾上腺皮质增生症、X-性连锁先天性肾上腺发育不良症(AHC)和糖皮质激素抵抗综合征等。原发性肾上腺皮质功能减退症的临床表现和病情严重性因年龄而异,婴儿期常出现失盐危象、消瘦、昏睡或休克,皮肤色素沉着逐渐加重和反复发作的低血糖症。慢性原发性肾上腺皮质功能减退症有糖皮质激素和盐皮质激素缺乏,而慢性继发性肾上腺皮质功能减退症(ACTH缺乏)仅有糖皮质激素缺乏表现。肾上腺脑白质营养不良症可有中枢神经系统症状。合并其他腺垂体功能减退时,可有甲状腺和性腺功能减退表现。ACTH缺乏症表现为虚弱、乏力、食欲减退、恶心呕吐、上腹痛、体重降低、心音微弱、心率缓慢、血压降低和不耐饥饿,易出现低血糖症,机体抵抗力差,常并发感染和感染性休克与昏迷。皮质醇缺乏时,排泄水负荷的能力减退,往往发生低钠血症。

3. 重症疾病 危重症患者伴有的低血糖症较少见。肝细胞大量破坏常导致低血糖症;肝脏完全切除可致严重低血糖症;肝脏大部分切除后,空腹血糖的维持主要依赖于肾脏糖异生。其他原因引起的肝源性低血糖症常见于中毒性肝炎、急性重型肝炎、脂肪肝(饥饿或饮酒后)、急性胆管炎和胆管阻塞等。常见的肝病如慢性肝炎和肝硬化发生低血糖者反而少见。原发性肝癌较易发生低血糖症,这是由于葡萄糖调节异常或癌细胞分泌过多IGF-2所致,而转移性肝癌则较少发生低血糖症。严重消瘦型和水肿型蛋白质-热能营养不良症(PEM)可引起低血糖昏迷,多见于因食物严重缺乏而导致慢性PEM患者长时间未进食时,患者常伴有低体温、心率减慢和血压偏低,如不进行及时抢救,常导致死亡。

(二)其他低血糖症 葡萄糖生成底物的可用性障碍主要见于儿童酮症性低血糖症、慢性肾衰和长期饥饿(如妊娠反应);糖生成障碍主要见于重症肝病、糖生成酶系异常、糖原分解酶缺乏或糖异生酶缺乏;糖利用过多主要见于内源性高胰岛素血症或外源性高胰岛素血症;胰岛素敏感性增加的主要原因是升高血糖的激素(如GH、糖皮质激素、儿茶酚胺和胰高血糖素等)缺乏(表4-5-2-3)。

表4-5-2-3 低血糖症病理生理分类

葡萄糖生成底物可用性障碍	亮氨酸过敏症
儿童酮症性低血糖症	T2DM(早期)
慢性肾衰	胎儿成红细胞增多症
饥饿(如妊娠反应)	糖尿病母亲分娩的婴儿
过度运动	反应性低血糖症
糖生成障碍	外源性高胰岛素血症
肝衰竭(重症肝病/肝坏死/肝炎)	糖尿病伴低血糖症
	胰岛素所致的低血糖症
糖生成酶系异常(缺乏为主)	促胰岛素分泌剂
糖原分解酶缺陷	非法降糖制剂
糖异生酶缺陷	非法壮阳制剂
糖利用过多	肿瘤性低血糖症(非胰岛素作用)
内源性高胰岛素血症	
胰岛素瘤	胰岛素敏感性增加
PHHI	垂体功能减退症
葡萄糖激酶活化性突变	肾上腺皮质功能减退症
谷氨酸脱氢酶活化性突变	剧烈运动
滋养性低血糖症	药物相互作用

注:PHHI:婴儿持续性高胰岛素血症性低血糖症(persistent hyperinsulinemic hypoglycemia of infancy),病理学上称为胰岛细胞增殖症(nesidioblastosis)或胰腺微腺瘤样增殖症(microadenomatosis);T2DM:2型糖尿病

葡萄糖激酶(glucokinase,GCK)是胰岛β细胞胰岛素分泌的关键性调节酶,由于突变方式不同,葡萄糖激酶突变可

分别引起高血糖症或低血糖症。GCK的杂合子活化性突变(heterozygous activating GCK mutation)引起低血糖症。目前,已经报道了1441个家族的620个GCK突变位点,其中多数的活化性突变位于所谓的变构激活物部位(allosteric activator site)。在肝脏、肾脏、脑组织和胰岛中,谷氨酸盐通过线粒体基质的谷氨酸脱氢酶(glutamate dehydrogenase,GDH)催化器脱氢氧化为α-酮戊二酸(alpha-ketoglutarate)。GDH的活性调节十分复杂,包括了负性(如GTP和乙酰辅酶)和正性(如ADP与亮氨酸)调节两个方面。GDH活化性突变(ABCC8、KCNJ11、GLUD1、CGK、HADH、SLC16A1和HNF4A)导致GTP对GDH的负性抑制作用丢失,引起儿童高胰岛素血症-高氨血症-低血糖综合征(hyperinsulinism-hyperammonemia-hypoglycemia syndrome)。偶尔,糖利用过多可以导致低血糖症,主要见于除胰岛素瘤以外的某些肿瘤性低血糖症。但是,在后一种情况中,IGF-2所起的降血糖作用似乎更为重要[34,35]。

(三)低血糖病情判断 Himwich曾按脑损害的程度对低血糖症进行分期(表4-5-2-4)。新生儿低血糖症和重症低血糖症对脑损害的表现与缺氧性脑病类似,但亦有所不同[1,2]。低血糖症按下列顺序对中枢神经系统造成损害,引起相应的临床表现:①第1期(大脑皮质功能障碍):表现为定向力与识别能力丧失,如意识蒙眬、嗜睡、多汗、肌张力低下、震颤和精神失常等;②第2期(皮质下中枢功能障碍):表现为躁动不安、痛觉过敏、阵挛性或舞蹈样动作或幼稚动作,如吮吸、紧抓物体、做鬼脸、瞳孔散大、锥体束征阳性和强直性惊厥等;③第3期(中脑损害):表现为阵发性及张力性痉挛、扭转性痉挛、阵发性惊厥、眼轴歪斜和Babinski征阳性等;④第4期(延髓损害):表现为昏迷、去大脑性强直、反射消失、瞳孔缩小、肌张力降低、呼吸减弱和血压下降;⑤第5期(下丘脑功能障碍):下丘脑侧区细胞的食欲素(orexin,hypocretin)分泌增多,促进摄食行为,产生强烈的饥饿和食欲感。下丘脑为糖代谢的调节"中枢",下丘脑的许多神经元含有"糖受体",可感受细胞外液中葡萄糖浓度的变化。当血糖降低时,糖感受器的信息迅速传递到相关神经元,促进促肾上腺皮质激素释放激素(CRH)、促甲状腺激素释放激素(TRH)和兴奋性氨基酸等的释放,兴奋垂体-肾上腺轴,糖皮质激素和肾上腺髓质的儿茶酚胺分泌增多。

表4-5-2-4 低血糖Himwich分期

分期	症状/体征	动-静脉氧压差	脑电图
Ⅰ期:大脑皮质损害	定向力下降/吐词不清/嗜睡	6.8	慢波活动增加,α节律(8~14cps)
Ⅱ期:脑皮质下-间脑损害	感觉分辨力丧失/无刺激反应/有自主运动/心率快/瞳孔扩大		θ带慢波活动
Ⅲ期:中脑损害	张力性肌强直/眼非同向偏斜/跖反射异常	2.6	δ节律(1~4cps)
Ⅳ期:神经元损害	转动头部诱发伸肌痉挛		
Ⅴ期:神经元损害及生命中枢损害	昏迷/呼吸弱/心动过缓/眼球固定/瞳孔缩小/无对光反射	1.8	节律极慢/无脑电波

脑细胞所需的能量几乎完全来自葡萄糖,约占体内葡萄糖消耗总量的60%。虽然在缺乏糖供应时脑组织也能利用酮体,但不是抵御急性低血糖的有效机制。低血糖时,中枢神经每小时仍需要葡萄糖6g左右,如持续得不到补充,即出现急性脑病样损害的病理生理过程。脑损伤的顺序与脑的发育进化过程有关,细胞越进化对低糖越敏感,受累一般从大脑皮质开始,顺次波及皮质下(包括基底节)、下丘脑及自主神经中枢和延髓;低血糖纠正后,按上述顺序逆向恢复。反复发作或持续较长的低血糖症使中枢神经变性、坏死和水肿,伴弥散性出血和节段性脱髓鞘,可导致永久性脑损伤或死亡。空腹低血糖发作时,下丘脑的"糖感受器"将信息迅速传递到相关神经元,引起下丘脑CRH和GHRH等细胞兴奋,促进兴奋性氨基酸神经递质、ACTH和GH等的释放,从而兴奋垂体-肾上腺轴,糖皮质激素和儿茶酚胺分泌增多,出现交感神经兴奋症状[36-38]。

(四)糖尿病相关性和非相关性低血糖症 临床上以药物性低血糖症多见,尤其以胰岛素、磺脲类药物和饮酒所致低血糖症最常见。据统计,在低血糖症急诊患者中有2/3的病例有糖尿病或饮酒史。使用降糖药物的患者同时饮酒,其低血糖症更为严重。约1/4的低血糖症患者合并脓毒血症,但这些患者也多为糖尿病或饮酒患者。药物性低血糖症多见于肝肾衰竭、脓毒血症和营养不良等疾病。抗胰岛素激素缺乏的患者应用激素替代治疗后,一般不发生低血糖症。在临床上,有时因为时间、地点和环境等因素的限制,可以采取下列方法来诊断低血糖症:一般根据Whipple三联症可诊断为低血糖症;如果只有两者,可拟定为低血糖症,如只有其中之一,则判定为可疑低血糖症(doubtful hypoglycaemia)。另一种方法是将低血糖症分为症状性低血糖症(symptomatic hypoglycaemia)和生化性低血糖症(biochemical hypoglycaemia)。前者是指患者有低血糖的相关症状,又可分为轻度低血糖症(mild hypoglycaemia,患者可自行处理并纠正)、严重低血糖症(severe hypoglycaemia,患者不能自行处理)和低血糖昏迷(hypoglycaemic coma)。

1. 非糖尿病相关性低血糖症分类 临床上多根据疾病进行分类,见表4-5-2-5。按临床症状的有无可分为有症状的低血糖症及无症状的低血糖症。各种器质性疾病引起的低血糖症又称器质性低血糖症,病理变化不明显的或仅因血糖调节失常所致者称为功能性低血糖症。按低血糖症的发生时间,尤其是与进食的关系可分为空腹低血糖症和餐后低血糖症。

空腹低血糖症多较严重,其病因主要是不适当的高胰岛素血症,多见于用药和血糖监测不当。药物、严重肝肾功能受损、升血糖激素缺乏、胰岛β细胞瘤和非胰岛β细胞肿瘤、全身性疾病和代谢性疾病等可致高胰岛素血症和低血糖症。餐后低血糖症多由于餐后释放胰岛素过多引起,故又称反应性低血糖症,主要见于功能性疾病,如自发性功能性低血糖症是由于某些刺激使迷走神经兴奋,或胃肠激素及营养底物等刺

表 4-5-2-5 低血糖症分类

空腹(吸收后)低血糖症	肿瘤(胰岛素瘤和胰岛素细胞癌)
药物	胰岛β细胞增生
胰岛素/磺脲类药及饮酒	PHHI
含胰岛素促分泌剂的其他药物	NIPHS
喷他脒和奎宁	其他疾病
水杨酸盐	自身免疫性低血糖症
其他药物	胰岛素抗体
重症疾病	胰岛素受体抗体
肝衰竭	β细胞抗体(?)
心衰竭	异位胰岛素分泌(?)
肾衰竭	婴儿和儿童低血糖症
脓毒血症	儿童酮症性低血糖症
营养不良症或 PEM	餐后(反应性)低血糖症
升血糖激素缺乏或不足	先天性糖代谢酶缺陷症
皮质醇缺乏	遗传性果糖不耐受
GH 缺乏	半乳糖血症
胰高血糖素缺乏	特发性餐后低血糖症
肾上腺素缺乏	早期 T2DM
多种激素缺乏	滋养性低血糖症(包括倾倒综合征)
非胰岛β细胞肿瘤	肠外营养支持
内源性不适当高胰岛素血症	
胰岛β细胞疾病	

注:GH:生长激素;PHHI,persistent hyperinsulinemic hypoglycemia of infancy,婴儿持续性高胰岛素血症性低血糖症;NIPHS:noninsulinoma pancreatogenous hypoglycemia syndrome,胰源性非胰岛素瘤低血糖综合征;PEM:protein-energy malnutrition,蛋白-热能营养不良症

激胰岛β细胞分泌胰岛素过多所致,但也见于器质性疾病,如垂体和肾上腺皮质功能减退等。先天性酶缺乏也可引起餐后低血糖症。

2. 糖尿病相关性低血糖症分类 由于糖尿病伴低血糖症的特殊性,ADA 提出如下的低血糖症临床分类方法:①严重低血糖症:是指发生低血糖症后,患者不能自救,需要他人协助才能恢复神志;②症状性低血糖症:是指低血糖的症状明显,血糖≤3.9mmol/L;③无症状性低血糖症:患者无低血糖症状,但血糖≤3.9mmol/L;④可疑的症状性低血糖症:有低血糖症状,但未检测血糖;⑤相对性低血糖症:低血糖的症状明显,但血糖≥3.9mmol/L。

【低血糖症的病理生理与临床表现】

正常人在血糖下降至 2.8~3.0mmol/L(50~55mg/dl)时,胰岛素分泌受抑制,升血糖激素的分泌被激活。当血糖继续降至 2.5~2.8mmol/L(45~50mg/dl)时,脑功能障碍已很明显。正常人对血糖下降的反应是:①胰岛素分泌减少或完全停止;②升血糖激素的分泌增加;③下丘脑-肾上腺素能神经兴奋;④较重的低血糖症可出现一过性认知障碍(图 4-5-2-17)。

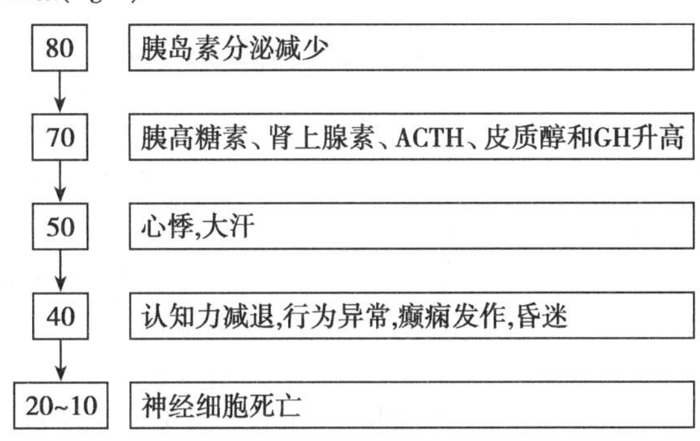

图 4-5-2-17 低血糖症抗调节反应的症状

(一) 诱发升血糖激素分泌

1. 诱发升血糖激素分泌的糖阈 该血糖阈值主要受以往血糖水平的影响;即使仅有 1 次低血糖症发作,也可使刺激升血糖激素分泌和引起症状的血糖阈值降低,使一些患者发生低血糖症时症状轻微甚至无症状。虽然认知障碍通常与低血糖症的程度有关,但一些患者可以较好地耐受低血糖症,可能与葡萄糖通过脑细胞膜的转运增加有关。糖尿病并发低血糖症有其特殊性。如果平时的血糖明显升高(如>15mmol/L),当血糖突然下降时,尽管血糖值正常或仍明显高于正常(如 4~6mmol/L),患者即可出现低血糖症状。因此,糖尿病并发低血糖症的血糖诊断标准要相应提高。一般认为,当血糖≤3.9mmol/L,并有低血糖症状时,即可按低血糖处理。

2. 低血糖症时的调节反应 低血糖时,下丘脑的神经内分泌和自主抗调节反应(CRR)是保护脑组织的重要机制(图 4-5-2-18)。CRR 包括胰高血糖素、肾上腺素和皮质酮分泌。但当低血糖反复发作后,CRR 功能障碍,引起低血糖相关性自主神经功能衰竭(HAAF);此时的血糖阈值降低,低血糖警觉信号(warning signal,如出汗、神志改变)受损,血糖进一步下降而无知觉(图 4-5-2-19,图 4-5-2-20)。门静脉、脑干和 VMH 均具有抵抗低血糖的 CRR 功能[39-41],在 CRR 中,中枢和外周的反应程度主要受血糖下降速度的影响,当血糖迅速降低时,以

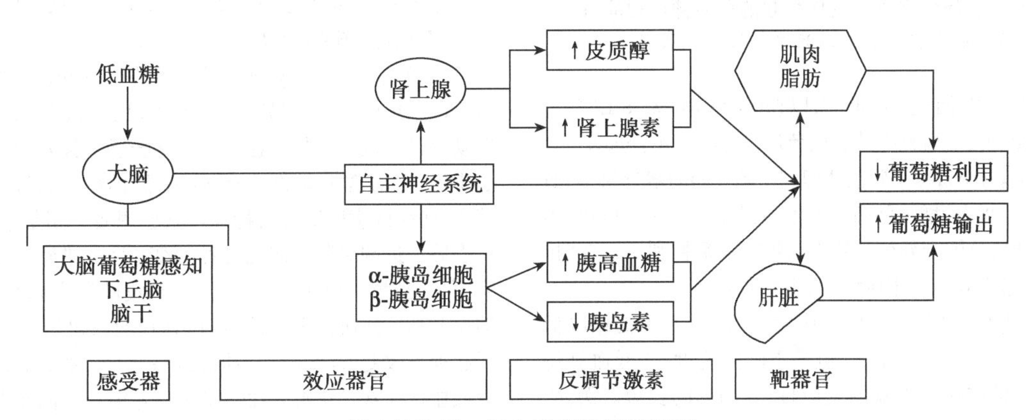

图 4-5-2-18 低血糖症抗调节机制

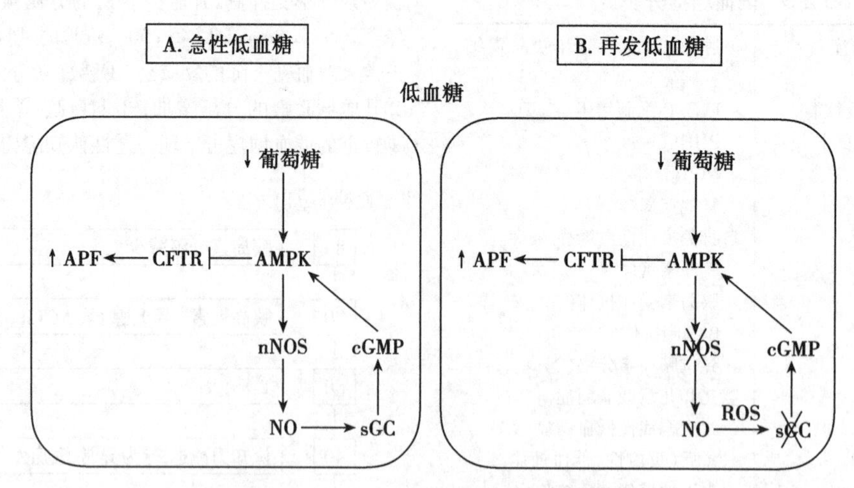

图 4-5-2-19 下丘脑腹内侧的低血糖代谢反应

A. 急性低血糖激活 AMPK 和 NO-sGC-cGMP 信号途径，cGMP 再激活 AMPK，关闭 CFTR，细胞去极化，动作电位升高，同时升高 ROS 水平，NO 和 ROS 引起 nNOS 与 sGC 的 S-亚硝基化，进一步降低 NO 信号；B. 反复发作性低血糖症使 GI 神经元对葡萄糖的敏感性降低；AMPK：AMP 激活的蛋白激酶；sGC：可溶性鸟苷酸环化酶；cGMP：环化 GMP；CFTR：囊性纤维化跨膜调节子；ROS：反应性氧族（活性氧）

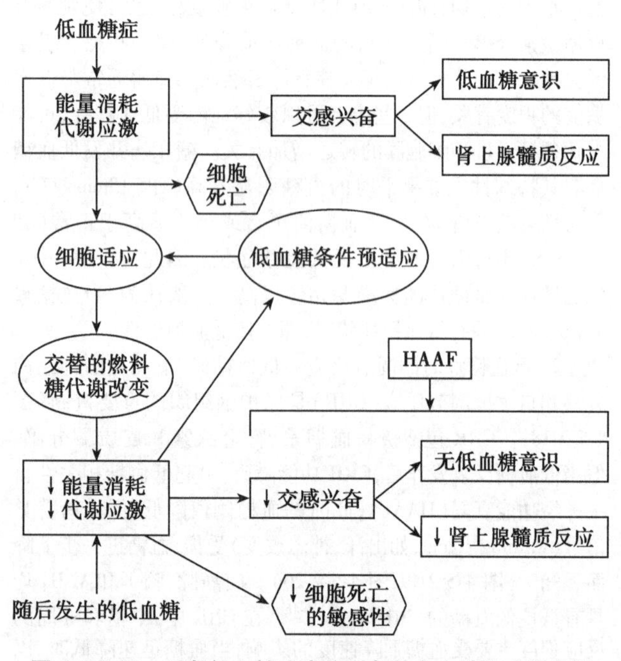

图 4-5-2-20 反复低血糖症发作引起的自主神经功能衰竭

HAAF：低血糖症相关性自主神经功能衰竭

中枢的 CRR 为主，而慢性降低时，以外周的 CRR 为突出[39]。

正常情况下，低血糖症的抗调节反应（counterregulatory response to hypoglycemia）主要包括抑制内源性胰岛素分泌，同时刺激交感神经兴奋，增强胰高血糖素、儿茶酚胺、皮质醇和 GH 分泌，刺激肝糖分解与异生及外周组织的葡萄糖利用，这些抗调节反应引起相应的临床症状（图 4-5-2-21）。

3. 决定低血糖症严重程度的因素　主要有：①血糖降低的绝对程度；②患者的年龄；③血糖下降的速度；④低血糖持续的时间；⑤机体对低血糖的反应性；⑥病程的长短。例如，在短时间内血糖由较高浓度很快下降到一个较低的水平，此时血糖水平即使还在正常范围内，也可能会出现低血糖症。相反，1 型糖尿病或老年人反复发作低血糖症亦可无症状，如患者新近有过低血糖症发作，出现这些症状的血糖阈值下降，导致无知觉性低血糖症（hypoglycemia unawareness，图 4-5-2-22）。当血糖降至 2.8mmol/L 以下而未察觉自主神经警告症状，或者在亚急性神经性低血糖症状出现前没有自主神经症状，称为无知觉性低血糖症或无症状性低血糖症。糖尿病者或非糖尿病者均可发生，患者可无前驱症状而迅速进入昏迷状态。

（二）低血糖导致的交感兴奋和脑功能紊乱　血糖下降较快时，往往先出现交感神经兴奋症群，然后出现脑功能障碍。一般来说，血糖越低症状越明显，但低血糖症状的严重程度还取决于：①血糖降低的速度：血糖下降越快，症状越重；如糖尿病患者的血糖下降速度过快（如在 2 小时内从 20mmol/L 降至 6.7mmol/L）也出现类似症状；②年龄：年龄越大，反应性越差，症状越不明显；③既往的低血糖发作经历：反复低血糖发作后，先是交感神经兴奋症状消失，继而昏迷前的神经精神症状消失；反复低血糖发作的糖尿病患者、老年人或慢性空腹低血糖患者，血糖虽已降至 2.5mmol/L 或更低，可仍无自觉不适，直至昏迷（图 4-5-2-23）。

1. 交感神经兴奋表现　主要有发作性和进行性的极度饥饿、大汗、焦虑、躁动、易怒、心悸、手足颤抖、面色苍白和情绪激动等；后者以软弱、倦怠、乏力、皮肤感觉异常、视物不清、步态不稳、幻觉、幼稚动作、怪异行为、肌肉颤动、肢体震颤、运动障碍、瘫痪或病理反射为特征。某些患者（如胰岛素瘤患者）可发展为远端对称性周围神经病变（运动神经元较感觉神经元更易受累）。查体可见面色苍白、皮肤湿润和心动过速，收缩压升高。如血糖下降严重且历时较长，可因脑组织缺糖而引起神志改变、认知障碍、抽搐或昏迷，持续 6 小时以上的严重低血糖症常导致永久性脑损伤。老年人的低血糖发作易诱发心绞痛、心肌梗死、一过性脑缺血发作和脑梗死。

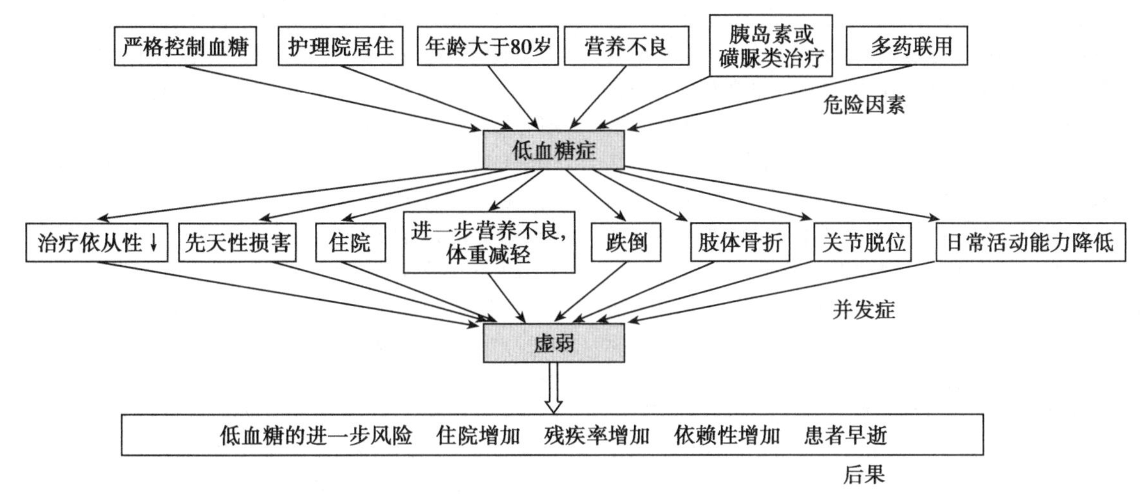

图 4-5-2-21 低血糖症引起虚弱综合征

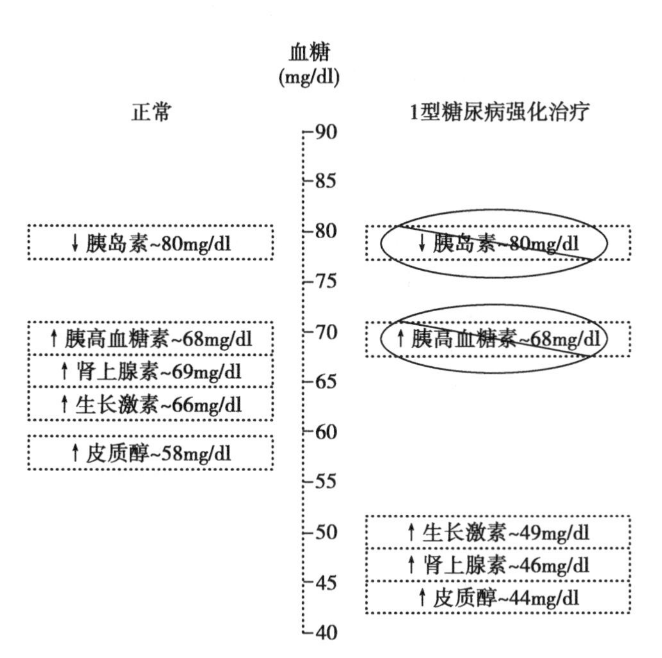

图 4-5-2-22 正常人和 1 型糖尿病患者的低血糖抗调节与胰岛素分泌的葡萄糖阈值

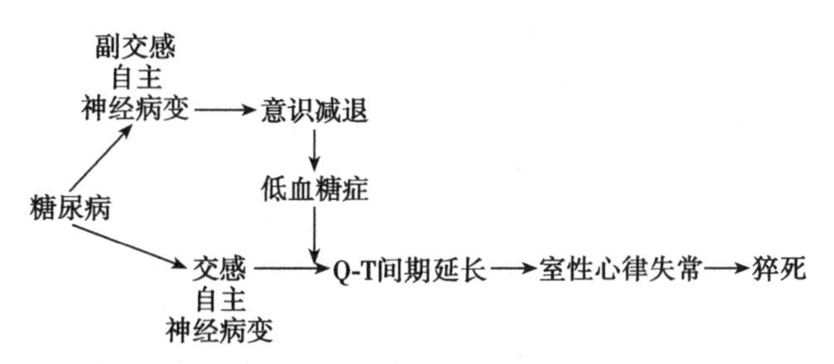

图 4-5-2-23 糖尿病和老年性低血糖症诱发床上死亡综合征

2. 缺糖性脑功能紊乱表现 低血糖症出现的中枢神经系统功能紊乱与氧化应激致神经损害有密切关系。低血糖发生后,脑组织的神经递质代谢、电解质转运和血-脑脊液屏障功能障碍。大脑、小脑和脑干等均出现自由基损害,谷胱甘肽、谷胱甘肽S转换酶、谷胱甘肽过氧化物酶、谷胱甘肽还原酶、γ-谷氨酰胺转肽酶、过氧化氢酶、超氧化物歧化酶以及线粒体电子转移链复合物(Ⅰ、Ⅱ、Ⅲ和Ⅳ)均有明显变化,符合急性应激性脑损害的病理变化过程[3]。低血糖症反复发作或持续时间较长时,中枢神经系统的神经元出现变性与坏死,可伴脑水肿、弥漫性出血或节段性脱髓鞘;肝脏和肌肉中的糖原耗竭。此外,某些患者(如胰岛素瘤患者)可发展为远端对称性周围神经病变(运动神经元较感觉神经元更易受累)。低血糖症纠正后,脑功能则按上述的逆顺序恢复。交感神经兴奋症状随血糖正常而很快消失,脑功能障碍症状则在数小时内逐渐消失。但如果低血糖症较重,则需要数天或更长时间才能恢复;严重持久低血糖症(>6 小时)可导致永久性脑功能障碍或死亡。

(三)血糖对抗调节障碍引起的无知觉低血糖症 正常人发生低血糖时,通过血糖对抗调节(glucose counterregulation)机制,使胰岛素分泌减少或完全停止,同时升血糖激素的分泌增加。诱发低血糖症状时的血糖称低血糖反应糖阈值(glycemic threshold for response of hypoglycemia,GTRH),正常人约在血糖 3.0mmol/L 时出现交感神经兴奋症状,当血糖降至 2.5mmol/L 时出现神经精神症状。GTRH 的个体差异大,即使同一个体在不同时期也是变化的。反复的低血糖发作(recurrent episodes of hypoglycemia,RH)损害脑细胞对低血糖的感知,不能做出适当的抗调节反应,从而对其后发生的低血糖失去调节作用。位于下丘脑腹内侧(VMH)的糖敏感神经元(glucose sensitive neuron,GSN)是执行抗调节反应的中枢,VMH 产生一氧化氮(nitric oxide,NO)是感知糖浓度的关键分子,而 NO 的下游分子也在 CRR 中起了重要作用。因为老年人的 CRR 特别脆弱,故老年 T2DM 患者在经历一次或数次低血糖发作后,再出现低血糖就变得完全“无知觉”了[4,5]。

无知觉低血糖症时,抗调节的糖阈值降至更低水平,肾上腺素、胰高血糖素和交感神经的兴奋反应亦均降低。无知觉低血糖症的发生机制未明,可能主要与医学因素有关:①脑组织的糖感受机制改变,如糖摄取减少,神经肽 Y 与 POMC 表达降低等;②转运至脑组织的葡萄糖增多;③备用能量底物(糖原、乳酸和酮体等)的利用增强;④下丘脑-垂体-肾上腺轴活化,ACTH 和皮质醇分泌增多;⑤鸦片样信号系统兴奋,β-内啡肽和纳洛酮(naloxone)分泌增多。

(四)临床表现不典型的低血糖症 儿童、老年人和患有其他系统性疾病的患者在发生低血糖症时,尤其是长期发作者的表现可极不典型,易被误诊或漏诊。非典型低血糖症状无特异性,随病情发展而变化,不同患者或同一患者各次发作的表现不尽相同。婴儿低血糖症可表现为多睡和多汗,甚至急性呼吸衰竭;老年人常以性格变态、失眠、多梦、噩梦或窦性心动过缓为主诉;患有脑部疾病的患者对低血糖症的应激反应异常。例如,老年性痴呆者发生低血糖症后可无不适,下丘脑-垂体-肾上腺轴的反应性差,应激机制障碍[6,7]。有时,慢性低血糖症的唯一表现是性格改变或"癫痫样发作"。一些躯体性疾病也可伴有下丘脑-垂体的低血糖调节反应障碍。例如,多发性纤维性肌痛综合征患者在发生低血糖症时,不能兴奋下丘脑-垂体-肾上腺轴,皮质醇和儿茶酚胺的分泌反应明显减弱[7]。急性类风湿关节炎患者也有类似异常,但程度较轻。如血糖下降缓慢,可以没有明显的交感神经兴奋症群。

(五)无知觉低血糖症的临床转归 低血糖只要及时诊断,正确处理,大多数预后良好。若不及时发现,并予以纠正,可很快进展为昏迷,低血糖昏迷持续6小时以上,可致不可逆性脑损害,甚至死亡。在新生儿,低血糖未及时被发现与处理,可造成广泛的脑损害,导致智力发育不全等后遗症。反复发作低血糖可使患者发生低血糖反应的血糖阈值下降,低血糖的临床表现变得越来越不典型。

1. 成年T1DM患者 主要表现为认知功能障碍和行为异常[42,43],血糖恢复正常的时间明显延长,患者的胰岛素治疗依从性降低,常拒绝继续使用胰岛素治疗[44]。

2. 青春期T1DM患者 儿童和青春期糖尿病患者因脑发育尚未成熟,故更容易发生无知觉低血糖症,发生无知觉低血糖症后,认知功能障碍的风险也高于成年患者[45]。无知觉低血糖症并发的脑损伤往往较明显[46,47],成为成年期智力低下的主要原因。

3. T2DM患者 发生无知觉低血糖症的风险低于T1DM[46,47],但后果往往更严重,老年患者常诱发急性心血管事件[48],采取反复发作患者出现行为异常和神经功能障碍。在此基础上可能因夜间低血糖症发作导致猝死[49]。

4. 老年患者 老年患者因抗调节机制减弱而成为无知觉低血糖症的高危人群。老年糖尿病患者常因合并多种老年综合征,在低血糖症发作时,特别容易诱发跌倒、虚弱、健忘、抑郁和营养不良[50,51]。

5. 妊娠妇女 糖尿病合并妊娠时,严重低血糖症风险增高,既往有无知觉低血糖症和低血糖症发作病史者常出现无知觉低血糖症[52-54],并因此诱发一系列妊娠并发症和胎儿死亡[55]。

【低血糖症的辅助检查与诊断】

(一)非糖尿病低血糖症诊断

1. 典型低血糖症诊断 Whipple三联症包括:①空腹和运动促使低血糖症发作并出现低血糖症状;②发作时,血浆葡萄糖低于2.8mmol/L;③服糖后,低血糖症状迅速缓解。对于一般人群来说,血糖低于3.3mmol/L(60mg/dl)时,出现低血糖症状;血糖低于2.8mmol/L(50mg/dl)时,出现中枢神经系统功能紊乱的表现;血糖低于2.2mmol/L(40mg/dl)时,出现神志改变或昏迷。但是,个体对低血糖的反应和适应能力相差悬殊,因此低血糖症的诊断不必过分强调发作时的血糖值,而应重点考虑血糖值的前后比较。在不可能比较发作前后的血糖值情况下,应综合病史和Whipple三联症做出诊断,并排除下列情况所伴有的Whipple三联症:①神经质患者;②重症尿糖(肾性糖尿);③肌萎缩、重症营养不良或肝病;④高血糖控制过程中的血糖下降速度过快。当长期高血糖患者从更高的血糖水平降至较轻的高血糖水平(如从25mmol/L降至15mmol/L)时亦常出现低血糖症状。另一方面,慢性低血糖症(如糖原贮积症)患者即使血糖很低亦可耐受,很少或从不出现Whipple三联症,而未经控制的糖尿病患者在血糖降至4.4mmol/L(80mg/dl)即出现严重的低血糖反应。所以,确定Whipple三联症的关键是症状发作时的血糖测定,症状发作过后,因升高血糖的激素分泌可掩盖低血糖真相。低血糖症的诊断程序和步骤见表4-5-2-6,图4-5-2-24。

表4-5-2-6 低血糖症的诊断程序

诊断步骤	诊断项目
第1步	确认Whipple三联症
第2步	连续测定空腹血糖2~5天
第3步	胰岛素释放指数(胰岛素/血糖比值;正常<0.3/胰岛素瘤>0.4/血糖正常时比值升高无意义)
第4步	胰岛素释放修正指数:血浆胰岛素×100/(血糖-30)[μU/(ml/mg)];正常<50/胰岛素瘤>85
第5步	禁食(加或不加运动试验)直至发作
第6步	术前肿瘤定位 高分辨B超/CT 核素扫描 腹腔选择性动脉造影+钙刺激试验 经皮肝门静脉插管分段取血
第7步	术中超声显像+核素探针定位
第8步	胰腺分段切除查血糖/切除85%胰腺无血糖上升时停止手术
第9步	分子病因检查 SUR1/Kir6.2突变(PHHI) β细胞增生(NIPHS)

注:PHHI,persistent hyperinsulinemic hypoglycemia of infancy,婴儿持续性高胰岛素血症性低血糖症;NIPHS,noninsulinoma pancreatogenous hypoglycemia syndrome,胰源性非胰岛素瘤性低血糖综合征

2. 新生儿低血糖症诊断 新生儿低血糖症很常见,长期低血糖症损害脑功能和脑发育。新生儿低血糖症主要在常规血糖检测时发现,但病因复杂(表4-5-2-7),诊断十分困难。

由于新生儿可以有生理性血糖下降,对于足月新生儿来讲,48小时内,血糖<1.7mmol/L,才可以诊断为低血糖症。由于升血糖激素约在血糖3.6mmol/L(65mg/dl)时被刺激而分泌增多,因此上述的低血糖诊断标准偏低。许多临床单位已建立血糖阈值,在这个水平,不仅出现升血糖激素的分泌,而且出现临床低血糖的症状和认知功能障碍。此外,在分析血糖测定结果时,要注意人为因素的干扰(假性低血糖),如白细胞增多症和红细胞增多症等。如果分离血浆延迟数小时,亦可发生假性血糖下降。加入糖分解抑制剂或及时分离血标本可以避免之。分析Whipple三联症时,应强调低血糖症状、血糖降低和服糖后低血糖症状迅速缓解等三个诊断要素的统一

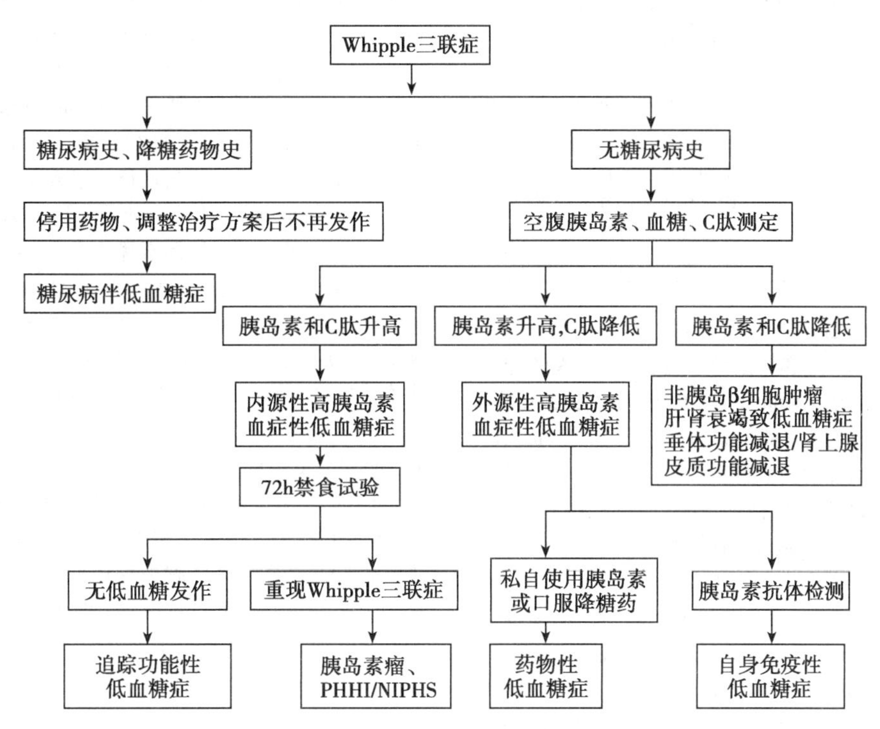

图 4-5-2-24　低血糖症的诊断步骤

表 4-5-2-7　新生儿和儿童低血糖症的病因

母亲因素	HADH
母亲糖尿病（妊娠前与妊娠糖尿病）	GLUD1
药物	HNF4A/HNF1A/UCP2/GCK/ALDH7A1
β 受体阻滞剂	获得性高胰岛素血症型低血糖症
口服降糖药	低孕龄儿
胰岛素	巨新生儿
其他药物	Beckwith Wiedemann 综合征
产时应用葡萄糖制剂	抗低血糖症激素缺乏症
新生儿因素	垂体功能减退症
早产儿	GH 缺乏症
宫内发育迟缓	GH 抵抗综合征
胰腺发育不良症	IGF-1 缺乏症
围生期缺氧-缺血	肾上腺欧洲激素缺乏症
低体温状态	脂肪酸氧化障碍
感染	中链脂肪酸氧化障碍
红细胞增多症	长链脂肪酸氧化障碍
婴幼儿肠外营养支持治疗	糖异生疾病
遗传综合征	果糖-1,6-二磷酸酶缺陷症
脑中线发育不良症	糖原贮积病
Beckwith Wiedemann 综合征	葡萄糖-6-磷酸酶缺陷症
代谢与内分泌疾病	糖原合酶缺陷症
先天性高胰岛素血症型低血糖症	半乳糖血症
ABCC8	枫糖尿病
HNF4A	丙酸血症

性，不应片面强调血糖值，其原因是：①低血糖症诊断的意义在于评价和预防其对机体的损害和危险性，因而漏诊和过度诊断都是不妥的。②分析血糖值要特别注意采血的时间；因升血糖反应，低血糖发作5分钟后的血糖往往不能代表真实的血糖水平。③部分患者的 Whipple 三联症是分离的；即血糖仍升高或正常者可能发生典型的低血糖症状，而慢性低血糖者可能缺乏低血糖症状。

3. 老年人低血糖症诊断　老年糖尿病和营养不良患者常因反复低血糖症发作导致残疾或死亡，轻度反复发作的低血糖症是引起老年性虚弱综合征的重要原因，而且虚弱综合征与低血糖症相互影响，互为因果（表 4-5-2-8），老年人低血糖症的临床表现也有很多特殊性，低血糖症状容易被卒中、急性心血管事件掩盖（表 4-5-2-9），因而并发症多而严重（表 4-5-2-10）。

表 4-5-2-8　老年人低血糖症的风险因素

体质因素	既往低血糖症发作病史
高龄	养护院居住
营养不良症	独居
多种躯体疾病与合并症	反复住院
无知觉低血糖症	慢性肝功能减退
低血糖症抗调节反应衰竭	慢性肾病
急性疾病	卒中与一过性脑缺血发作
疾病因素	老年性痴呆
糖尿病者胰岛素与磺脲类药物治疗	老年性抑郁症
因疾病多种药物治疗者	心衰

表 4-5-2-9　高龄人群低血糖症表现的特殊性

1. 低血糖症症状无特异性
2. 低血糖症症状容易被卒中、眩晕、晕厥掩盖
3. 神经精神兴奋症状容易被老年性痴呆表现掩盖
4. 低血糖症以精神失常或谵妄为突出表现
5. 自主神经的抗低血糖症反应性低下（缺乏饥饿、心动过速、出汗心悸等表现）
6. 痴呆患者不能真实报告低血糖症状

表 4-5-2-10 老龄低血糖症的不良结局与并发症

躯体功能下降	急性心血管事件风险增加
活动能力降低	认知功能降低
生活质量下降	诱发或加重老年性痴呆或焦虑症
生活自理能力降低	增加独居取向性
频发跌倒	诱发行为障碍和发作恐惧感
骨折风险增高	加重虚弱综合征
频繁住院	床上死亡综合征风险剧增
疾病风险增加	

（二）糖尿病并低血糖的诊断 欧洲医学会（European Medicines Agency，EMA）和美国糖尿病学会（ADA）的糖尿病并低血糖诊断标准为 3.9mmol/L（70mg/dl），加拿大糖尿病学会（Canadian Diabetes Association，CDA）为 4.0mmol/L（72mg/dl）。为了防治漏诊和减少低血糖的危害，ADA（2005年）将低血糖症分为严重低血糖症、症状性低血糖症（documented symptomatic hypoglycaemia，血浆葡萄糖≤3.9mmol/L；血浆葡萄糖 3.9mmol/L=全血葡萄糖 3.4mmol/L）、无症状性低血糖症（asymptomatic hypoglycaemia，血浆葡萄糖≤3.9mmol/L 和/或餐后≤5.0mmol/L）、可疑低血糖症（probable symptomatic hypoglycaemia，无血浆葡萄糖测定）和相对性低血糖症（relative hypoglycaemia，患者的空腹血浆葡萄糖>3.9mmol/L 而伴有低血糖症状）。

（三）低血糖症与伴有交感兴奋的其他疾病的鉴别 首先要防止慢性低血糖症的漏诊和误诊，以交感神经兴奋为突出表现者应注意与甲亢、嗜铬细胞瘤、自主神经功能紊乱、糖尿病自主神经病变以及更年期综合征相鉴别；以精神-神经-行为异常为突出表现者应注意与精神病或中枢神经疾病鉴别。糖尿病史、降糖药物史、72 小时禁食和运动试验以及空腹血糖、胰岛素和 C 肽测定是鉴别病因的关键。延长空腹时间不能激发者（特别是运动后），可以基本排除低血糖症。

交感神经兴奋的病因鉴别并无困难，凡有空腹、餐后数小时或体力活动后出现交感神经兴奋为主的低血糖症状和体征，应与具有交感神经兴奋表现的疾病，如甲状腺功能亢进症、嗜铬细胞瘤、自主神经功能紊乱、糖尿病自主神经病变以及更年期综合征等鉴别。有发作性（特别在空腹）精神-神经异常、惊厥、不明原因发生的行为异常、意识障碍或昏迷，特别是有用胰岛素或口服降糖药的糖尿病患者，应常规查血糖，避免发生床上死亡综合征。与其他引起中枢神经系统器质性病变的疾病相鉴别，如脑炎、多发性硬化、精神病、癫痫、脑血管意外、糖尿病酮症酸中毒昏迷、糖尿病非酮症高渗性昏迷和药物中毒等。

（四）低血糖症病因诊断 为了确定低血糖症的病因，一般都要进行数项实验室检查或特殊试验。空腹血浆胰岛素和血糖测定属于基础检查，根据胰岛素/血糖比值可以确定是否为高胰岛素血症。血浆胰岛素原和 C 肽测定以及延长禁食试验用于疑难病例，特别是胰岛素瘤的诊断，而影像检查仅作为诊断的参考，不作为诊断的依据。胰岛素抗体和胰岛素受体抗体测定仅在高度怀疑自身免疫性低血糖症时应用。胰岛素抑制试验与胰岛素分泌刺激试验可鉴别无症状性低血糖症或不稳定性或边缘性高胰岛素血症。

1. 空腹血浆胰岛素和血糖 非肥胖者空腹血浆胰岛素高于 24μU/ml 可认为是高胰岛素血症，然而有时血浆胰岛素值正常，但相对的血糖值已增高。当空腹血糖低于 2.8mmol/L，血浆胰岛素应降至 10μU/ml 以下；血浆葡萄糖低于 2.2mmol/L，胰岛素值应低于 5μU/ml；血糖低于 1.67mmol/L 时，胰岛素应停止分泌。随着血糖的下降，胰岛素（μU/ml）与血糖（mg/dl）比值（胰岛素释放指数，I∶G）也降低，

2. 胰岛素/血糖比值 随着血糖下降，胰岛素（μU/ml）与血糖（mg/dl）比值（胰岛素释放指数，I∶G）也降低。如 I∶G 值>0.3，应考虑为高胰岛素血症性低血糖症（hyperinsulinemic hypoglyce mia）；I∶G>0.4 提示胰岛素瘤可能。同时测定胰岛素、胰岛素原和 C 肽有助于鉴别内源性和外源性高胰岛素血症的病因（表 4-5-2-11）。根据 Mayo 医院的报道，如空腹血糖<2.5mmol/L，免疫发光法测得的（真）胰岛素>18pmol/L（3μU/ml），C 肽>200pmol/L（0.6ng/ml），胰岛素原>5pmol/L，一般即可确立为内源性高胰岛素血症（endogenous hyperinsulinemia），其常见原因为胰岛素瘤（或胰岛 β 细胞增生），但必须首先排除磺脲类和格列奈类药物等胰岛素促分泌剂引起的低血糖症。相反，如果胰岛素升高，而胰岛素原和 C 肽正常或降低，则提示为外源性胰岛素（或胰岛素类似物）所致，而自身免疫性低血糖症的确诊有赖于胰岛素抗体和胰岛素受体抗体的检测。

表 4-5-2-11 高胰岛素血症性低血糖症的病因鉴别

病因	胰岛素	胰岛素原	C 肽	促胰岛素分泌剂	胰岛素抗体
外源性胰岛素	↑	↓	↓	-	-
胰岛素促分泌剂	↑	↑	↑	+	-
胰岛素瘤/PHHI	↑	↑	↑	-	-
自身免疫性低血糖症					
胰岛素抗体所致	↑	↑※	↑※	-	+
胰岛素受体抗体所致	↑	↓	↓	-	-§

注：※游离 C 肽和游离胰岛素原降低；§胰岛素抗体阴性而胰岛素受体抗体阳性

3. 血浆胰岛素原和 C 肽 正常血浆含有少量的胰岛素原，而大部分胰岛素瘤患者血液循环中胰岛素原水平增高。正常情况下，胰岛素原不超过免疫反应性胰岛素总量的 22%，而 85%以上的胰岛素瘤患者的胰岛素原超过 25%[8]。低血糖症时，血胰岛素原升高，血胰岛素和 C 肽与血糖水平出现矛盾结果，提示胰岛素不适当分泌过多。用放射免疫法（RIA 法）测定的血浆胰岛素值称为免疫反应性胰岛素，这是因为胰岛素的多克隆抗体与胰岛素原等胰岛素类似物有交叉反应。由于通常测定的是免疫反应性胰岛素，再加上胰岛素的正常值较低，所以解释结果时要十分慎重。C 肽的测定可用于内源性和外源性高胰岛素血症的鉴别。C 肽和胰岛素是等摩尔浓度分泌的，外源性高胰岛素血症时的血 C 肽一般测不出来。血 C 肽高提示内源性高胰岛素血症。反之，低血 C 肽提示血浆胰岛素增高是外源性胰岛素所致。

4. 延长禁食试验 如过夜空腹后，血糖大于 2.8mmol/L，此时可延长禁食时间（最长可达 72 小时），每 4 小时测定血糖 1 次。如发现血糖开始下降，测定次数应增加（可用快

速血糖测定仪测定），但低血糖症的诊断应建立在静脉血浆葡萄糖测定的基础上。功能性低血糖症通常发生于空腹后的24小时内。空腹后增加运动可诱发低血糖症，而正常人即使运动，血糖水平仍保持恒定。低血糖症的临床诊断可分三步进行：第一步确定有无低血糖症；第二步明确其类型；第三步确定其病因。

5. 胰岛素抗体和胰岛素受体抗体　血浆中存在胰岛素抗体提示既往使用过胰岛素或自身免疫性胰岛素综合征。胰岛素的自身抗体依抗原的来源可分为内源性和外源性两种；依抗体的生物活性和作用效果有兴奋性与抑制性自身抗体之分。没有接受过胰岛素治疗的患者血液中出现胰岛素抗体阳性，提示患者可能私自注射过胰岛素，或者是自身免疫性低血糖症[9,10]。后者的特点是不发作时，游离胰岛素浓度很低而胰岛素总量明显升高。用双抗体放射免疫法测定胰岛素时，可出现血胰岛素假性增高。存在胰岛素抗体时，应测定游离胰岛素和C肽。长期接受胰岛素治疗的患者可产生抗胰岛素抗体，此与制剂中的胰岛素与人胰岛素的结构不同和制剂不纯有关。但使用单峰的人胰岛素或重组的人胰岛素仍可产生胰岛素抗体。此类抗体是产生胰岛素不敏感的重要原因之一。另一种少见的情况是机体自身产生的抗胰岛素抗体可兴奋胰岛素受体而引起严重的低血糖症。血液循环中存在的胰岛素受体抗体与胰岛素竞争结合胰岛素受体，长期效应是降低胰岛素受体的亲和力，减少胰岛素受体数目，是导致胰岛素抵抗的重要原因之一。但体外试验表明，胰岛素受体抗体的急性效应是模拟胰岛素的许多作用。可用RIA法测定。

6. 血浆磺脲类药物及其尿代谢产物　测定血浆磺脲类药物或其尿中代谢产物可协助确定磺脲类药物诱发的高胰岛素血症性低血糖症。

7. 其他检测　血、尿及脑脊液氨基酸组分分析有助于氨基酸代谢病的诊断。血酮、血糖、血尿素氮和肌酸激酶是各种低血糖症的基本检测项目。应尽量做病变组织的酶活性测定以及异常糖原颗粒和代谢底物等的测定。胰高血糖素试验和亮氨酸试验用于胰岛素瘤的诊断。铬粒素A（CgA）是神经内分泌肿瘤的标志物之一，约90%的氨前体摄取和脱羧系统（APUD）肿瘤患者血清CgA升高[11]。中肠来源的类癌患者，血中CgA可升高数十至数百倍；发生肝转移后，血CgA增高更明显（RIA法测定的CgA误差为30%～40%）。

8. 胰岛素分泌动态试验

（1）胰岛素抑制试验：胰岛素抑制试验可鉴别无症状性低血糖症或不稳定性或边缘性高胰岛素血症，但某些胰岛素瘤患者的C肽抑制试验可正常。Kim等发现，正常人在应用外源性胰岛素后，血浆C肽抑制约66%，但胰岛素瘤患者在血糖正常时，血浆胰岛素和C肽不被抑制，而在低血糖症时，可抑制内源性胰岛素和C肽的分泌，其程度不及正常人[10]。

（2）胰岛素分泌刺激试验：对于可疑低血糖症者，刺激试验的敏感性较I：G比值、C肽和胰岛素原测定等方法低。一般常用的刺激物有甲苯磺丁脲、精氨酸、胰高血糖素和钙剂。胰岛素瘤患者中，80%有甲苯磺丁脲试验异常，74%有精氨酸试验异常，58%有胰高血糖素试验异常。注射钙剂后能刺激胰岛素瘤患者的胰岛素分泌。

9. 影像检查　影像检查的目的是为胰岛素瘤和非β细胞肿瘤所致低血糖症提供诊断依据，常用的影像检查有超声显像、CT（或MRI）扫描、生长抑素受体闪烁扫描和选择性动脉造影等。

（五）特殊试验

1. 果糖耐量试验　口服200mg/kg果糖后，正常人的反应与OGTT相似，而遗传性果糖不耐受症患者由于果糖-1-磷酸醛缩酶缺陷而出现低血糖症、低磷血症及果糖尿症。

2. 胰高血糖素试验　胰高血糖素仅作用于肝磷酸化酶，对肌磷酸化酶无影响。正常人在空腹肌注1mg胰高血糖素后，血糖升高，高峰见于45分钟左右，血胰岛素与血糖值一致。胰岛素瘤者血糖高峰可提前出现，但下降迅速，并出现低血糖症，血胰岛素分泌高于正常人。糖原贮积症（GSD）Ⅰ型者无血糖高峰或仅有小的高峰，见于注射1小时后，血乳酸显著升高，血pH和HCO_3^-下降。此试验亦可用于其他低血糖症的鉴别诊断。

3. 肾上腺素试验　GSDⅠ型者于注射肾上腺素后血糖增值不超过30%。由于GSD亦可累及中性粒细胞的糖代谢，故使用肾上腺素后，血中性粒细胞升高不明显。但用于GSDⅠb诊断的简便方法是用佛波醇（phorbol-myristate-acetate）刺激还原型辅酶Ⅱ（NADPH）氧化酶的活性，协助GSDⅠb及中性粒细胞功能异常的诊断。

4. 缺血运动乳酸试验　将上臂缠以血压计袖带，加压至200mmHg，令患者作抓握活动，持续1分钟，测定试验前后的血乳酸值。正常人试验后血乳酸升高3倍以上，Ⅲ型和Ⅴ型GSD者不增加，但不能排除其他原因所致的乳酸生成障碍性疾病（如肌肉磷酸果糖激酶缺陷等）。

5. 可乐定治疗试验　如怀疑为GSD，常用可乐定（0.15mg/d或每天0.2mg/m^2体表面积）治疗数月，GSD者（如Ⅰ、Ⅲ和Ⅵ型）可增加身高，其作用机制未明。此药还对体质性矮小及其他原因所致生长迟滞有效，这可能与其作用于中枢，促进GH分泌等作用有关。

【低血糖症病因鉴别】

低血糖症的临床表现无特异性，引起个体低血糖症的血糖阈值差异较大，而且长期的慢性低血糖症可无自觉症状，甚至血糖可持续低于2.8mmol/L，故易漏诊和误诊。在临床上，任何存在交感神经兴奋或神经精神症状的患者应疑及有低血糖症可能。

（一）器质性低血糖症与功能性低血糖症的鉴别　确定属于低血糖症后，应首先鉴别其性质和临床意义。有空腹低血糖症的患者也可有餐后低血糖症。如患者的低血糖症很有规律地发生于餐后某一时期，应在空腹后再测定血糖。如果饥饿不能激发，可基本排除器质性低血糖症的可能。如果临床上高度怀疑低血糖症，应在常规的混合餐后多次测定血糖，要求患者记录所发生的症状及其发生时间。除非有典型的低血糖症状和血糖下降以及血糖升高后低血糖症状消失（Whipple三联症），否则不能诊断为低血糖症。快速血糖测定不能用于诊断低血糖症。OGTT不能用于诊断可疑的低血糖症，因为10%的正常人在口服葡萄糖耐量试验时，2小时或2小时以上的血糖可下降至2.8mmol/L以下。

（二）低血糖症类型的鉴别　在确定低血糖症后，应进一步明确其类型，即高胰岛素血症引起的低血糖症、升血糖激素缺乏引起的低血糖症或重症疾病和先天性疾病引起的低血糖症。但是，对于一个成年低血糖症患者来说，升血糖激素缺乏、重症疾病和先天性疾病引起的低血糖症很容易识别，所以临床鉴别的重点实际上仅仅是确定高胰岛素血症。

1. 病史资料　详细的病史资料有助于排除胰岛素或其他药物所致的低血糖症。对于私用降糖药的患者，可通过检查尿或血样来明确诊断。器官功能衰竭引起的低血糖症可通过临床体检和常规检查明确诊断。除了先天性酶缺乏外，儿童性低血糖症多是自限性的。先天性酶缺陷症患者可有特征性的临床表现。如排除了这些原因，低血糖症的病因以胰岛素分泌过多和升血糖激素缺乏的可能性最大。低血糖刺激皮质醇、GH、胰高血糖素和肾上腺素的分泌。自发性低血糖症患者血液中这些激素的升高即可排除这些激素的缺乏或不足。对空腹低血糖症患者应常规估计是否有足够的GH和皮质醇分泌。由于胰高血糖素和肾上腺素缺乏极其罕见，因此不必常规测定。

2. 空腹非高胰岛素血症性低血糖症　主要见于糖异生障碍性疾病（如肝肾衰竭和营养不良症）、升血糖激素缺乏性疾病（如慢性肾上腺皮质功能减退和GH缺乏）或非胰岛β细胞肿瘤。一般根据病史、临床表现和必要的辅助检查易于鉴别。非胰岛β细胞肿瘤以发源于上皮细胞和间质细胞肿瘤为常见，包括肝癌、肺癌、纤维瘤及纤维肉瘤等，其原因可能与肿瘤分泌IGF-2（尤其是巨IGF-2，big-IGF-2）有关。根据原发肿瘤的临床表现，胰岛素、胰岛素原和C肽降低，而IGF-2升高可资鉴别。

（1）营养不良：对营养不良者进行静脉营养支持治疗时，要注意监测血糖，警惕营养不良性反应性低血糖的发生，营养不良伴感染时，慎用甲基苄啶和磺胺甲基异噁唑等药物，因其可诱发严重低血糖。这类患者存在葡萄糖利用过度，即使静脉输注葡萄糖时，也可发生低血糖，应引起高度警惕。

（2）慢性肾衰和慢性肝病：慢性肾衰患者血液透析期间，抗低血糖激素反应迟钝，透析前血糖<4.5mmol/L，透析期间未进食者极易发生低血糖。有人主张透析液中葡萄糖含量不能低于5.5mmol/L，以防发生透析性低血糖。因为肾功能不全时，肾脏对胰岛素的降解作用减弱，故糖尿病合并肾功能不全者胰岛素用量需减少，血糖控制不应过严。此外，尿毒症患者有蔗糖不耐受现象，肾糖异生受损和肝糖异生不足，可致空腹低血糖。慢性肝病的治疗应着力恢复肝脏功能，避免使用对肝脏有损害的药物。

（3）非遗传性婴幼儿低血糖症：对于婴幼儿低血糖症患儿，要积极治疗原发病，避免不利饮食，消除引起低血糖症的诱因；少量多餐。对低体重儿、早产儿、围生期窒息儿、母亲有糖尿病和高血压等危险因素的新生儿应避免饥饿，空腹时间不超过3小时并定期监测，早产儿至少监测48小时。对于垂体危象和肾上腺危象患者，禁用镇静剂、口服降糖药物或胰岛素，以免发生严重的低血糖症。

（4）非β细胞肿瘤所致低血糖症：最常见的是纤维肉瘤、神经纤维瘤、脂肪肉瘤、横纹肌肉瘤、平滑肌肉瘤、间皮瘤和血管外皮瘤等。1/3位于胸腔内，1/3位于腹膜后，约11%位于腹腔内。患者血中IGF-2可升高或正常，IGF-1则明显受抑制。即使IGF-2正常，但由于其降解产物和生物利用度的改变也可能导致低血糖症；通常肿瘤中IGF-2mRNA升高[12]，且相当部分IGF-2以“巨IGF-2”形式存在，大部分肿瘤相关性低血糖症患者血清中的高分子量IGF-2升高[13]。脂肪分解受抑，非酯化脂肪酸水平低。患者尽管在葡萄糖利用、肝脏葡萄糖生成和脂肪分解方面存在胰岛素样作用，但其禁食状态的胰岛素水平受抑，由此推论可能存在胰岛素样物质作用引起低血糖症。Stuart等发现，直肠癌肝转移患者，肝脏和肌肉的胰岛素受体增加，外周组织对葡萄糖利用增加可能是肿瘤合并低血糖的原因。肝脏葡萄糖生成不足和升高血糖的激素不足也可能是低血糖原因。种种研究表明，肿瘤相关性低血糖原因是多因素的，不同肿瘤的低血糖原因可能不同。

间叶肿瘤的压迫症状能提示诊断。间叶肿瘤一般位于胸腔、腹膜后或腹腔内。多数的体积较大，通常有咳嗽、疼痛、呼吸困难、腹部不适和外周神经系统症状以及肿瘤本身的压迫症状和代谢异常等。在此基础上，还需积极寻找引起低血糖症的原发肿瘤，行胸、腹部影像学检查（X线片、B超、CT和MRI等），必要时行血管造影进行肿瘤定位。注意同时采血测胰岛素，如低血糖时血浆胰岛素（μU/ml）/血糖（mg/dl）比值>0.3，要考虑胰岛素瘤的诊断；当比值<0.3，则应排除其他伴低胰岛素血症的低血糖症，如暴发性肝坏死、慢性肾衰竭、严重营养不良、肾上腺皮质功能减退、酒精中毒和长期应用抑制肝糖原分解的药物等。

3. 空腹高胰岛素血症性低血糖症　实验室检查特点是：①血糖<2.8mmol/L，并伴可测出的血清胰岛素与C肽，而酮体阴性或极低，血游离脂肪酸和支链氨基酸降低；②血NH_3升高（高胰岛素血症-高氨综合征）；③血羟-丁酰肉碱（hydroxylcarnitine）和尿3-羟-戊二酸（3-hydroxyglutarate）升高，由于乙酰辅酶A脱氢酶（DADH）缺陷所致；④其他支持诊断的依据包括肌注或静注胰高血糖素后血糖有反应（升高1.5mmol/L以上），或皮下注射或静注奥曲肽后血糖有反应或血清IGFBP-1降低。测定血清C肽水平可鉴别内源性高胰岛素血症与外源性高胰岛素血症。如血糖低于2.2mmol/L，血C肽高于0.2nmol/L（0.6ng/ml），提示为内源性高胰岛素血症。由于磺脲类药物也可以引起胰岛素分泌，故应测定血、尿的磺脲类药物浓度。自身免疫性低血糖症除可发现胰岛素自身抗体的特殊情况外，游离胰岛素水平是降低的。

4. 药源性低血糖症　在终止服药（至少是暂时的）后可迅速缓解，但在药物作用未完全消除时需注意维持血糖水平。如果确定是正在服用的药物导致的低血糖症，应立即停用，待低血糖症恢复及药物作用清除后方可改用其他类型的降糖药。胰岛素、磺脲类和格列奈类促胰岛素分泌剂引起的低血糖症已经被人们所熟知，但下列药物所致的低血糖症容易被忽视，在鉴别诊断时值得特别注意。

（1）氟喹诺酮类抗生素导致低血糖症：糖尿病患者和正常人使用氟喹诺酮（fluoroquinolone）可引起严重的低血糖发作，糖尿病患者在降糖治疗中应用该类药物的低血糖风险更大。低血糖症的发生机制可能与膜离子通道衰竭、少突胶质细胞凋亡(oligodendrocyte apoptosis)及葡萄糖再灌注所致的氧化应激有关。严重低血糖症可进一步导致中心性脑桥髓鞘溶解症(central pontine myelinolysis,CPM)。左氧氟沙星(levofloxacin)可引起低血糖症,如果同时使用了口服降糖药,则可导致严重的血糖下降[56-59]。加替沙星(gatifloxacin)较左氧氟沙星(levofloxacin)更容易引起低血糖症和高血糖症,这种现象与药物的剂量无关。Aspinall等总结了2000—2005年7例喹诺酮类药物引发的低血糖症/高血糖症患者的临床特点,比较了加替沙星、左氧氟沙星、环丙沙星和阿奇霉素引起糖代谢紊乱的区别,发现加替沙星(已经退出市场)的风险最高,而环丙沙星几乎无风险(表4-5-2-12~表4-5-2-14)。

表4-5-2-12 喹诺酮类药物引发的低血糖症

项目	加替沙星(n=218 748)	左氧氟沙星(n=457 994)	环丙沙星(n=197 940)	阿奇霉素(n=402 566)
年龄(均值±标准差)	62.9±13.8	63.5±13.5	62.8±13.6	58.2±14.7
男性(%)	93.7	94.2	93.7	89.5
糖尿病(%)	25.1	26.7	26.3	21.5
糖尿病胰岛素治疗(%)	7.3	8.3	8.2	6.0
慢性肝病(%)	0.9	1.0	1.3	0.4
慢性肾病(%)	2.2	3.6	3.1	1.9
糖皮质激素治疗(%)	22.5	24.2	19.3	24.4
噻嗪类利尿剂(%)	33.1	33.0	30.6	27.1
恶性肿瘤(%)	7.9	12.6	10.0	6.1

表4-5-2-13 喹诺酮类药物引发的低血糖症与高血糖症

药物	低血糖症		高血糖症	
	发生率(95%可信限)	低血糖事件数	发生率(95%可信限)	高血糖事件数
加替沙星(n=218 748)	0.35(0.28~0.44)	76	0.45(0.37~0.55)	99
左氧氟沙星(n=457 994)	0.19(015~0.23)	86	0.18(0.15~0.23)	84
环丙沙星(n=197 940)	0.10(0.06~0.15)	19	0.12(0.08~0.18)	23
阿奇霉素(n=402 566)	0.07(0.05~0.11)	30	0.10(0.08~0.14)	42

注:发生率是指每1000例患者的事件数目

表4-5-2-14 喹诺酮类药物引发的低血糖症

药物	OR值(95%可信限)	
	低血糖症	高血糖症
糖尿病患者		
加替沙星	4.3(2.7~6.6)	4.5(3.0~6.9)
左氧氟沙星	2.1(1.4~3.3)	1.8(1.2~2.7)
环丙沙星	1.1(0.6~2.0)	1.0(0.6~1.8)
非糖尿病患者		
加替沙星	1.9(0.4~9.6)	2.1(1.0~4.6)
左氧氟沙星	1.6(0.4~6.6)	0.7(0.3~1.7)
环丙沙星	0.7(0.1~6.9)	0.9(0.3~2.6)

注:以阿奇霉素作为对照药物

(2)干扰素引起低血糖症:干扰素除了引起甲状腺损害外,还常常导致低血糖症,但仅见于糖尿病患者,其发生机制未明,可能与肝糖输出减少有关。据报道,干扰素可使糖尿病患者的血糖下降38.45%,HbA_{1c}下降1.08%,体重减轻3.15kg。丙型肝炎合并糖尿病时,应注意减少胰岛素的用量,避免发生低血糖症。此外,这类患者也不宜用HbA_{1c}来评价血糖的控制好坏。

(3)非法降糖复方制剂引起的低血糖症:这是近年来经常遇到的低血糖类型,虽然其病因和临床表现与前述的药源性低血糖症相同,但具有极大的隐蔽性和致死风险。这些非法复方制剂的名称诱人,很能欺骗缺乏糖尿病知识的患者。在一些制剂中加入了磺脲类药物,如格列本脲或格列齐特,而且药品说明书只有中药成分介绍,对非法掺入的磺脲类药物不做任何说明。如果服用的剂量稍大,即可导致严重低血糖反应甚至昏迷。

(4)非法壮阳制剂引起的低血糖症:与非法降糖复方制剂比较,非法壮阳制剂(sexual enhancement preparation)引起的低血糖症相对少见。在昔多芬(sildenafil,万艾可,伟哥,viagra)中加入磺脲类药物的目的据说是为了寻求精神恍惚与兴奋刺激,但只要超过一定量,必然引起严重后果。事实上,服药后的精神恍惚已经是低血糖的严重反应。当非糖尿病患者,尤其是原有性行为异常的男性发生类似现象时,即需考虑非法壮阳制剂引起的低血糖症可能。这种低血糖症在2007—2008年间常见,据披露,是因为制剂被磺脲类药物"污染"所致,但在后来的低血糖症男性患者中,仍然偶尔见到,需要引起足够的重视。此外,精神兴奋剂中毒可引起内源性高胰岛素血症和严重持续性低血糖症。

(5)普萘洛尔引起低血糖症:普萘洛尔广泛用于临床许多疾病的治疗,近年来发现,其对婴幼儿血管瘤(infantile hemangioma)有良好疗效。但是,血管瘤又是非β细胞肿瘤性低血糖症的主要原因,因而,必须特别警惕低血糖的发生。此外,使用普萘洛尔治疗其他疾病时,亦应注意发生轻度的低血糖症。

5. 胰岛素瘤　如果成年人存在空腹高胰岛素血症性低血糖症，在排除医源性因素后，应高度怀疑胰岛素瘤的可能。当血糖低于 2.2mmol/L、血胰岛素≥6μU/ml 和 C 肽≥200pmol/L 时，也应高度怀疑胰岛素瘤的可能，但必须先排除磺脲类药物所致低血糖症。胰岛素瘤是高胰岛素血症性低血糖症的常见病因，其中胰岛 β 细胞腺瘤约占 84%（约 90% 为单个，10% 为多个），其次为 β 细胞癌，再次为弥漫性胰岛 β 细胞增生[60-63]。临床表现与其他原因引起的空腹低血糖症相同，主要表现为反复发作的低血糖症群，多发生于清晨餐前，也可见于午餐或晚餐前，饥饿、劳累、精神刺激、月经来潮和发热等可诱发。病情由轻渐重，由 1 年数次发作逐渐发展到 1 日数次发作；发作时间长短不一，最短 3~5 分钟，长者可持续数日。长期反复发作的低血糖可致中枢神经的器质性损害，遗留性格异常、记忆力下降、精神失常和痴呆等，常误诊为精神病或其他功能性疾病。胰岛素瘤的诊断详见第 4 篇第 5 章第 3 节。

一般首先确定为空腹高胰岛素血症性低血糖症，然后经影像检查证实胰腺存在肿瘤，如果表现不典型，应通过必要的动态试验明确诊断。偶尔，β 细胞瘤仅分泌胰岛素原（proinsulin-secreting islet cell adenoma），因为血清胰岛素和 C 肽不高，此时应测定胰岛素原明确诊断。临床上，典型的 Whipple 三联症仍是胰岛素瘤最主要的诊断依据。胰腺占位病变与 Whipple 三联症是胰岛素瘤患者行开腹探查的确切指征；少数胰岛素瘤患者的血胰岛素水平可在正常范围内，故血胰岛素水平正常不要否定胰岛素瘤的诊断。低血糖症发作的治疗与一般原因引起者相同，手术切除肿瘤是本病的根治方法。

6. 自身免疫性低血糖症　自身免疫性低血糖症（autoimmune hypoglycemia，AIH）又称胰岛素自身免疫综合征（insulin autoimmune syndrome，IAS），由日本的 Hirata 于 1970 年首次报道，故又称 Hirata 病，其临床特征为反复空腹或餐后晚期的低血糖发作，血胰岛素水平升高，胰岛素自身抗体（IAA）或胰岛素受体抗体阳性[64-66]。患者尽管可能有胰岛细胞增生，目前不主张手术治疗。严重的反复低血糖昏迷病例则需应用糖皮质激素和免疫抑制剂；必要时行血浆置换治疗。Dozio 等用 ^{123}I 标记的胰岛素闪烁扫描观察到一例严重的反复低血糖昏迷患者经血浆置换后低血糖很快消失，^{123}I 胰岛素的生物分布改善，但 IAA 滴度仅轻度下降。泼尼松治疗 7 个月后，血糖和胰岛素耐量恢复正常。在临床上，多数自身免疫性低血糖症患者可自行缓解，如为外源性胰岛素或服用含巯基药物（如甲巯咪唑、谷胱甘肽和卡托普利等）引起者，停药后数月可恢复正常，但如再次使用又可诱发本症，故禁止再次使用此类药物。

（三）先天性高胰岛素血症病因的鉴别　对于儿童和青少年患者，如果排除了后天性高胰岛素血症性低血糖症可能，那么就要考虑先天性高胰岛素血症的诊断，并用过进一步的特殊检查，明确其分子病因（表 4-5-2-15）。

1. 先天性高胰岛素血症　是 β 细胞胰岛素分泌调节紊乱引起的一种临床综合征，主要见于新生儿和婴幼儿，称为婴幼儿持续性高胰岛素血症性低血糖症（PHHI）。目前已知，至少有 7 个基因突变可引起 PHHI，大约占全部 PHHI 病例的 50%。在组织学上，PHHI 分为弥漫性、局灶性和非典型性 β-细胞增生。弥漫性增生为常染色体隐性或显性遗传，而局灶性为散发性；前者需要行近全胰腺切除术，而后者仅需局部切除即可。目前已知，引起弥漫性病变的突变基因有 ABCC8、KCNJ11、GCK、GLUD1、HNF4A、HADH 和 SLC16A1；引起局灶性病变的突变基因有 ABCC8 和 KCNJ11 及父本单亲二倍体[67-69]。例如，ATP-敏感性钾通道（K-ATP）是维持血糖稳定的关键因素，调节葡萄糖刺激的胰岛素分泌和血糖降低时的胰高血糖素分泌，并抑制肌肉和肝脏摄取葡萄糖，同时刺激摄食行为。因而，K-ATP 通道的失活性突变可引起先天性高胰岛素血症。临床上，可将先天性高胰岛素血症分为二氮嗪反应性和二氮嗪无反应性两类。β 细胞糖代谢基因突变导致的先天性高胰岛素血症诊断确立后，首先给予二氮嗪口服，该药与 SUR1 结合，使 K-ATP 通道维持开放状态，防止 β-细胞膜去极化和胰岛素分泌。出生体重增加或正常，常伴有肝大，多数于 72 小时内发生低血糖症，血糖多低于 18mg/dl；症状重而持续，长期发作者伴有智力低下和神经功能缺陷。较年长者表现有出汗、意识障碍或行为异常。前额高大，鼻厚而短，人中沟浅，上唇薄。临床上可分为暂时性高胰岛素血症性低血糖症（transient HH）和先天性高胰岛素血症（congenital hyperinsulinism，CHI）两型。

表 4-5-2-15　高胰岛素血症性低血糖症的分子病因

先天性高胰岛素血症	酪氨酸酶病（1 型）
ABCC8 突变（AR/AD）	遗传综合征
KCNJ11 突变（AR/AD）	Beckwith-Wiedemann 综合征/Soto 综合征
GLUD1 突变（RD）	Kabuki 综合征/Usher 综合征/Timothy 综合征
GCK 突变（AD）	Costello 综合征
HAPH 突变（AR）	13-三体综合征
HNFα4 突变（AD）	Turner 综合征
SLC16A1 突变（AD）	其他疾病
K-ATP 突变	倾倒综合征
HADH 突变	胰岛素瘤
UCP2 突变	MEN-1 型
继发性母亲糖尿病（婴幼儿暂时低血糖症）	胰岛素受体突变
IUGR	非法降糖复方制剂
围生期窒息	非法壮阳制剂
同种免疫病	医源性低血糖症
代谢疾病和代谢失常	
先天性糖基化疾病（Ⅰ型 a/Ⅰ型 b/Ⅰ型 d）	

2. 暂时性高胰岛素血症性低血糖症　能在数日或数周内自动解除的高胰岛素血症性低血糖症称为暂时性高胰岛素血症性低血糖症，见于母亲糖尿病如妊娠糖尿病或宫内发育迟缓、围生期窒息、胎儿成红细胞增多症、妊娠其使用磺脲类药物或分娩期输注大量葡萄糖等，但部分病例无原因可查，极少数宫内发育迟缓或围生期窒息患儿的低血糖症需要应用二氮嗪治疗。

（梁秋华　廖二元）

第 3 节　胰岛素瘤

胰岛素瘤（insulinoma）发病率约为 40/10 万人年，但在胰腺神经内分泌肿瘤中约占 70%，女性∶男性约 1.5∶1，平均发病年龄 50 岁，而多发性内分泌腺瘤病 1 型（MEN-1）相关性胰岛素瘤的发病年龄较早。多数胰岛素瘤为实性腺瘤，少数存在多个肿瘤，约10%为恶性，容易早期转移。家族性胰岛素瘤（familial insulinoma）的进展较慢。

【葡萄糖刺激胰岛素分泌的分子事件】

（一）胰岛素-葡萄糖剂量反应曲线 血浆胰岛素浓度反映胰岛素来源与清除之间的平衡状态，胰岛素清除由其分布容量（volume of distribution）和降解量决定。一般情况下，虽然胰岛素的分布容量和降解率也影响血浆胰岛素浓度，但生理条件下不起主要作用。燃料物质和肠降血糖素（entero-incretin）/神经信号改变胰岛素的分泌率，这是影响血浆胰岛素浓度的主要因素。β细胞感受其环境的葡萄糖水平，调节胰岛素分泌速率，使血糖维持在生理范围内。胰岛素-葡萄糖剂量反应（insulin-glucose dose-response）曲线呈S形（图4-5-3-1）。生理葡萄糖浓度范围内，胰岛素的分泌率变化显著，而超出此范围后，胰岛素的浓度几乎没有改变，半数最大胰岛素分泌反应（half-maximal insulin secretory response）代表β细胞对葡萄糖的敏感性（8~10mmol/L）。

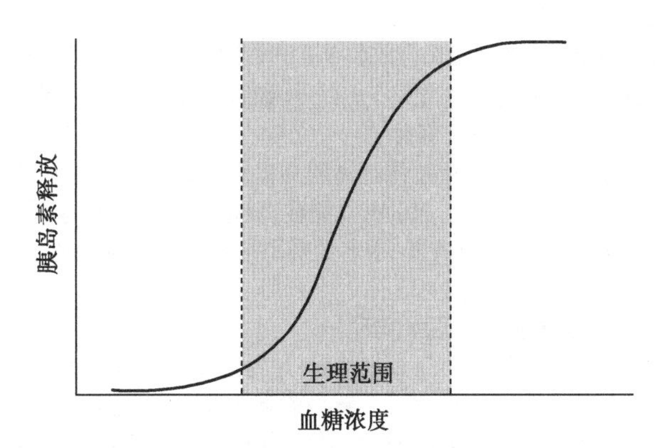

图4-5-3-1 胰岛素-葡萄糖剂量反应曲线

葡萄糖与胰岛素分泌率的关系呈"S"形曲线，血糖处于生理浓度范围时，胰岛素分泌率变化最大（阴影区）；Y轴标出的是胰岛素分泌的最大反应与半数最大反应，激发胰岛素分泌半数最大反应的葡萄糖浓度代表β细胞胰岛素对葡萄糖浓度的敏感性

（二）胰岛素分泌模式与分泌时相 β细胞具有电兴奋性和葡萄糖可调节电兴奋性，β细胞表达钾通道（K-ATP）异八聚体Kir6.2，生成的超极化电流（hyperpolarizing current）被细胞内ATP或葡萄糖抑制。Kir6.2受体是SUR1。葡萄糖浓度高于50~300mg/dl时，胰岛素的分泌表现为双相动力学模型（biphasic kinetic pattern），第一相的时间短（4~8分钟），其过程大致是：葡萄糖以低亲和力方式进入细胞，与GLUT2高亲和性结合，细胞质和线粒体葡萄糖被葡萄糖激酶代谢；ATP/ADP比值升高，ATP-敏感性K-ATP通道关闭，浆膜去极化，电势依赖性Ca^{2+}通道（L型）开放，钙通道附近的胰岛素颗粒释放。1个β细胞约含10 000个分泌颗粒，第一相约分泌其中的50个（5%）[1,2]。第二相（扩增途径，amplifying pathway）胰岛素颗粒的分泌为持续性（时间长达数分钟至数小时），其过程与第一相相似，包括了葡萄糖代谢和细胞内钙内流，但还有扩增信号参与，细胞内分泌颗粒出现募集、添补、启动，形成钙高度敏感的细胞内颗粒池（highly calcium-sensitive pool of intracellular granule）[3]（图4-5-3-2）。代谢途径包括丙酮酸循环、谷氨酸代谢、NADH穿梭（NADH shutt-

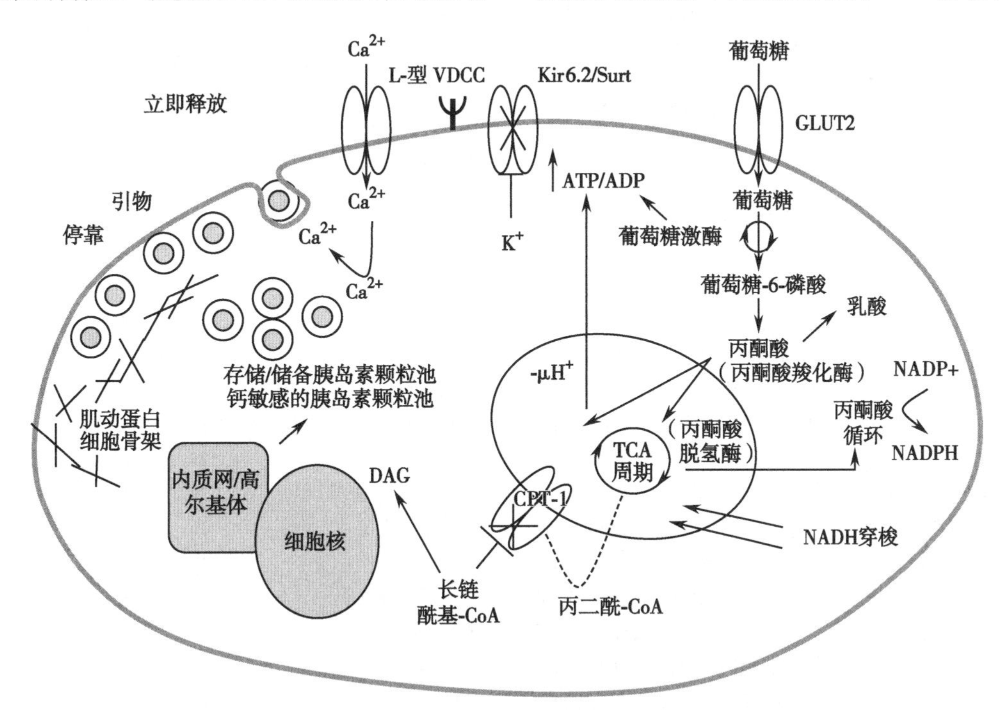

图4-5-3-2 葡萄糖刺激-胰岛素分泌偶联

β细胞有氧糖代谢与胰岛素分泌密切偶联，葡萄糖进入β细胞，与高亲和性葡萄糖转运体2（GLUT2）结合，后被低亲和性（Km 7~8mmol/L）的限速磷酸化酶——葡萄糖激酶（glucokinase）或己糖激酶（hexokinase）代谢，并进一步氧化为丙酮酸；糖酵解时生成的还原型NAD（NADH）转入线粒体，从而防止其对糖酵解酶的抑制作用；丙酮酸在丙酮酸脱氢酶的催化下，氧化为乙酰辅酶A，再进入三羧酸循环产生能量物质ATP；β细胞中的丙酮酸也能被羧化为草酰乙酸而进入三羧酸循环，促近氧化

ling)、长链乙酰辅酶A合成和NADPH生成[4-8]。β细胞使葡萄糖的有氧氧化最大化[9-11]。此外,细胞-细胞之间的通信也是胰岛素分泌的必要条件[12]。

胰岛素瘤和婴幼儿持续高胰岛素性低血糖症都是因内源性高胰岛素血症引起的低血糖症,只是前者的病因为胰岛素分泌瘤,多见于中青年;后者的病因是胰岛β细胞缺陷,多见于婴幼儿,偶见于成人。

【胰岛素瘤的病因和病理】

胰岛素瘤原名胰岛β细胞瘤,是内源性高胰岛素血症引起低血糖最常见原因之一。胰岛素瘤为胰岛细胞瘤中最多见的一种,占全部胰岛内分泌肿瘤中的70%~75%,患病率8~9/10万。多见于青、中年,好发年龄30~60岁,15岁以下儿童少见。女性稍多于男性,约占60%。少数(约10%)可为家族性多发性内分泌腺瘤病的表现之一。成人胰岛素瘤以单个胰岛素瘤常见,多发性腺瘤或微腺瘤少见。大多数儿童和个别成人无弥散的肿瘤,仅是细胞增生(胰岛β细胞增殖症)。胰岛素瘤90%以上为良性,恶性胰岛素瘤多是在转移后才被诊断,恶性胰岛素瘤能够分泌绒毛膜促性腺激素、促肾上腺皮质激素、5-羟色胺、促胃酸素和胰高血糖素等。在胰岛素瘤的发展过程中每个时段可能分泌不同的激素,如一段时期以胰岛素分泌占优势,另一段时期又可能以另一种激素分泌占优势。50%以上的胰岛素瘤细胞中及外周血浆中可同时测到增高的胃泌素、胰高血糖素或胰多肽等。胰岛素瘤的发病机制未明,可能与遗传缺陷及一些获得性因素有关。一般认为,成年人的胰岛β细胞缺乏再生能力,但在动物模型中,成年动物的胰岛β细胞仍有较强的再生能力,可能与再生基因(regenerating gene,Reg)表达有关。Reg基因编码一种含166个氨基酸残基的蛋白质。这种蛋白质由胰腺腺泡细胞合成和分泌,但也可在β细胞表达。Reg基因过度表达可引起β细胞增生,但是否为PHHI或胰岛素瘤的病因之一,尚无定论。

(一)胰岛素瘤分型

1. 遗传类型　可分为家族性胰岛素瘤和散发性胰岛素瘤两类。

(1)家族性胰岛素瘤:主要见于von Hippel-Lindau病、MEN-1和复合型结节性硬化症,但只有MEN-1并发的胰岛素瘤分泌过量胰岛素,并引起高胰岛素血症性低血糖症(占所有胰岛素瘤的5%~10%),其病因是MEN-1基因突变,肿瘤细胞丢失11q13(含有MEN-1基因),引起两个等位基因的种系突变。

(2)散发性胰岛素瘤:散发性胰岛素瘤的遗传基础未明,单克隆肿瘤的病因在于基因组不稳定,一般是由于染色体增多(如4pq、5q、7pq、9q、12q、14q、17pq、20q等)或丢失(如1p、3p、6q、10pq、11q、Y、X等)所致。一般认为,能保持良性生物学特征的肿瘤的染色体变异较小(如9q获得)[13],而恶性胰岛素瘤往往存在原癌基因突变,如KRAS(12p12.1)、MYC(8q24.21)、SRC(20q12-q13)、DCC(18q21.3)等,或者存在肿瘤抑制基因突变,如TP53(17p13.1)、CDKN2A4(9p21)、PTEN(10q23.3)或SMAD4(18q21.1)。

2. 病理类型　镜下,胰岛素瘤细胞和正常的胰岛细胞相似,排列成团状或腺泡状。恶性胰岛素瘤和良性腺瘤较难鉴别。电镜下,可见胰岛素瘤细胞颗粒有典型B颗粒和异型颗粒两种。根据细胞内所含颗粒的特征,可分为四种病理类型:①Ⅰ型:细胞内含典型B颗粒;②Ⅱ型:细胞内同时含有典型B颗粒和异型颗粒;③Ⅲ型:细胞内仅含异型分泌颗粒;④Ⅳ型:肿瘤细胞不含颗粒。Ⅰ型和Ⅱ型最常见,所含免疫反应性胰岛素(IRI)浓度最高,Ⅳ型含胰岛素最少,Ⅲ型也较低。肿瘤内无颗粒性细胞数越多,IRI浓度越低。异型颗粒为一种小的球状颗粒,电子密度高,大小不一,比胰岛β细胞分泌颗粒小,已知正常胰岛内Ⅳ(D1)细胞含有这种颗粒,其功能不明,但肯定不含胰岛素。在某些肿瘤内还可见到异常的多形性分泌颗粒,状如小棒或逗点,而正常胰岛不含这种颗粒。胰岛素瘤细胞内所含胰岛素较正常胰岛β细胞内少(正常胰岛β细胞内IRI浓度为49~485U/g)。另一方面,胰岛素瘤内胰岛素原在全部免疫反应胰岛素含量中所含比例较正常人高。由于由胰岛素原转化为胰岛素发生于高尔基体和分泌颗粒内,因此细胞内颗粒越少,所含胰岛素原就越多。目前认为,胰岛素瘤细胞能合成胰岛素,对已知的各种刺激有反应,但储存胰岛素的能力部分或完全丧失。正常的β细胞能按机体需要释放胰岛素,血糖高时,胰岛素释放增加;血糖低时,释放减少。而胰岛素瘤的这种反馈机制消失,以致胰岛素持续释放而引起低血糖症。

(二)胰岛素瘤病理　99%以上的胰岛素瘤发生于胰腺,且多位于胰腺尾部和体部,因该处胰岛细胞密度较头部高。全国24个省市70个单位的501例累计资料调查结果表明,绝大部分胰岛素瘤为单发性,胰头、体、尾分布大致相等,大小不一,平均直径1~2cm,但也可大至15cm(表4-5-3-1)。绝大多数为单个腺瘤,10%为多发性腺瘤,4%~10%为腺癌,胰腺以外区域,包括十二指肠壁、肝门和胰腺附近等也发现有“异位胰岛素瘤”,但十分罕见。

表4-5-3-1　胰岛素瘤的病理特点

特点	Stofanini(951例)		国内(501例)	
	例数	%	例数	%
肿瘤定位				
胰头	305	32.1	163	27.7
胰体	285	30.0	206	35.0
胰尾	323	33.9	212	36.0
钩突	29	3.1	-	-
异位	9	0.9	-	-
肿瘤数目				
孤立性	789	82.9	458	91.4
多发性	123	12.9	43	8.0
多发性内分泌腺瘤	39	4.1	-	-
甲状旁腺	16	1.7	-	-
脑下垂体	10	1.1	-	-
肾上腺皮质	10	1.1	-	-
肿瘤大小				
<0.5cm	47	4.9	193	32.3
0.5~1.0cm	323	33.9	-	-
1~5cm	504	53.0	377	64.1
>5cm	77	8.1	17	2.8
肿瘤性质				
良性	789	82.9	482	96.2
恶性	162	17.0	14	3.8
转移	47	4.9	-	-

（三）胰岛素瘤鉴定 正常β细胞能被特异性染色（如醛-品红，醛-硫堇染色），约3/4的胰岛素瘤呈阳性反应。含有可染性分泌颗粒的肿瘤细胞数以及每个细胞中的颗粒数，在不同病例有很大差异，有时仅在极少数细胞内显示稀少的胰岛素颗粒或无分泌颗粒。这提示肿瘤细胞储存的胰岛素少于正常β细胞，肿瘤组织内胰岛素浓度也低于正常胰岛组织。使用荧光素或过氧化物酶标记的胰岛素抗体进行免疫组织学检查，表明某些醛-硫堇染色阴性肿瘤对过氧化物酶标记抗体起阳性反应（表4-5-3-2）；胰岛素浓度低于1.0U/g的肿瘤，免疫组织学检查常为阴性。应用嗜银染色（Hell-Estrom-Hellman法或Grimelius法）发现，正常胰岛β细胞阴性，而约40%的胰岛素瘤Grimelius嗜银染色阳性。嗜银染色强度和嗜银染细胞数常与瘤内胰岛素浓度呈负相关。Ⅰ型胰岛素瘤对嗜银染色常阳性，而Ⅲ和Ⅳ型往往呈阴性反应。

表4-5-3-2 胰岛素瘤组织胰岛素浓度和染色特征

分型	例数	IRI浓度（U/g）	醛-硫堇染色	胰岛素免疫反应
Ⅰ型：典型B颗粒	18	28.2（3.8~88.9）	+	+
Ⅱ型：典型和异型B颗粒	11	27.9（2.8~111.2）	+	+
Ⅲ型：仅有异型颗粒	5	8.0（1.0~16.3）	-	+
Ⅳ型：无颗粒	4	0.5（0.01~1.1）	-	-

注：IRI：免疫反应性胰岛素；+：阳性；-：阴性

（四）胰腺β细胞增生 儿童和成人均可发生胰腺β细胞增生，并成为餐后低血糖症的重要原因。这些患者的空腹血糖可能正常，胰腺影像检查阴性，诊断特别困难。动脉内钙刺激试验能发现胰岛分泌胰岛素明显增多，此种现象称为胰源性非胰岛素瘤性低血糖综合征（NIPHS），其临床特征是：①发病年龄较轻（平均40岁左右）；②非肥胖（平均BMI为22kg/m^{2}左右，而胰岛素瘤患者多为肥胖）；③延长的OGTT显示，多数为餐后低血糖发作，少数为空腹低血糖症；④低血糖发作时的血清胰岛素仅轻度升高，个别可能正常或居于正常高值；⑤病理检查不能发现肿瘤而仅见胰岛β细胞增生[14]。

【胰岛素瘤的临床表现】

大多数胰岛素瘤分泌的胰岛素异常，空腹血糖降低时，胰岛素分泌并不相应减少，结果导致相对性高胰岛素血症。门脉及周围血液循环的高胰岛素血症使血糖生成减少，葡萄糖利用增多，空腹状态时血糖进一步降低。胰岛素细胞癌患者的低血糖常更严重，多伴有肝大、消瘦、腹泻、腹内肿块和腹痛等。

（一）空腹低血糖症 有些胰岛素瘤可引起餐后（反应性）血糖降低，而无明确的空腹低血糖症，然而大多数患者的餐后血糖较低伴有空腹低血糖症。发作时，交感-肾上腺能系统兴奋的临床症群和中枢神经障碍明显。但随着病情进展，老年患者的交感-肾上腺能系统兴奋症状越来越隐匿。本病的临床表现主要由低血糖所致。多数起病缓慢，主要诱因为饥饿、劳累和精神刺激，有时与饮酒、月经来潮和发热有关。低血糖多发生于清晨或黎明前或饭前饥饿时，由轻渐重，由偶发到频发，逐渐加重加频，从每年仅1~2次发作逐渐增加至每日数次发作。低血糖发作的频率有很大的个体差异，决定于肿瘤分泌胰岛素量、机体对低血糖的应激能力和自动加餐的次数，不少病例固定于凌晨由闹钟唤醒后进食以避免低血糖发作。发作时间长短不一，最短仅3~5分钟，长者可达数日，甚至1周以上。进食或注射葡萄糖后可中止发作[15]。胰岛素瘤的主要临床表现见表4-5-3-3。

表4-5-3-3 文献报道的胰岛素瘤大型系列病例特点

症状	Crain（%）	国内（%）	症状	Crain（%）	国内（%）
意识丧失	58	80	头痛	20	-
不稳状态	54	15.6	震颤	18	6.7
易疲劳感	41	37.8	饥饿感	14	22.2
昏睡	40	44.4	Babinski征阳性	13	2.2
出汗	36	37.8	感觉异常	13	4.4
朦胧状态	35	26.7	易激动	11	-
脑缺血发作	30	-	一过性偏瘫	10	2.2
视力障碍	30	2.2	腹痛	8	-
记忆力丧失	30	55.6	心悸	3	15.6
痉挛	24	33	大小便失禁	-	13.3
行为异常	20	35.6	低血压	-	2.2

注：Crain（%）报道的资料为193例；国内报道的资料为45例

由于中枢神经主要依赖糖提供能量，本病以神经精神症状为突出表现。低血糖时，一般大脑皮质先受累，如低血糖症持续存在，则中脑、脑桥和延髓相继受影响；中脑、脑桥和延髓受累时常发生昏迷。临床表现与血糖降低程度不一定成比例，初发者血糖未降至2.8mmol/L以下即可出现症状，久病者的血糖可降至0.95mmol/L仍清醒自如。症状出现常与血糖降低速度有关。久病者常有智力、记忆力和定向力障碍。有的患者发作时可只表现为精神失常、性格怪异，个别可呈现妄想狂与痴呆。严重时出现昏迷、瞳孔对光反射消失、癫痫样抽搐、偏瘫和各种病理反射。血糖迅速降低时，常伴有交感神经兴奋表现。发生心悸、乏力、饥饿、苍白、冷汗和手足震颤等；缓慢降低时，表现为思想不集中、思维和语言迟钝、不安、头晕、视力模糊和步态不稳,有时出现狂躁、感觉和行为异常。血糖长期降低时,神经精神症状和交感神经兴奋两类症状可同时出现。有些胰岛素瘤可引起餐后(反应性)血糖降低,而无明确的空腹低血糖症,然而大多数患者的餐后血糖较低伴有空腹低血糖症。发作时,交感-肾上腺能系统兴奋的临床症群和中枢神经障碍明显[16,17]。但随着病情进展,老年患者的交感-肾上腺能系统兴奋症状越来越隐匿,可能导致被长期误诊为精神疾病。

本病的临床表现主要由低血糖所致。多数起病缓慢,主要诱因为饥饿、劳累和精神刺激,有时与饮酒、月经来潮和发热等有关。低血糖多发生于清晨或黎明前或饭前饥饿时,由轻渐重,由偶发到频发,逐渐加重加频,从每年仅1~2次发作逐渐增加至每日数次发作。低血糖发作的频率有很大的个体差异,决定于肿瘤分泌胰岛素量、机体对低血糖的应激能力和自动加餐的次数,不少病例固定于凌晨由闹钟唤醒后进食得以避免低血糖发作。发作时间长短不一,最短仅3~5分钟,长者可达数日,甚至1周以上。进食或注射葡萄糖后可中止发作。

(二)临床转归 得到早期诊断和早期治疗的患者预后良好,一般不留后遗症。低血糖症未被及时诊治可导致患者死亡。长期和反复的低血糖发作常严重影响脑功能和认知功能,出现不可逆性脑损害,导致语言迟钝、视力模糊、步态不稳、行为异常、癫痫样抽搐或偏瘫等。另一方面,患者为了预防低血糖发作,常进食过多,引起肥胖,后者又可导致代谢综合征和高血压等并发症。恶性胰岛素瘤的病情重,常伴顽固性低血糖症,预后不良。

【胰岛素瘤的诊断与鉴别诊断】

胰岛素瘤的临床诊断要点见表4-5-3-4,胰岛素瘤的诊断流程见图4-5-3-3。

表4-5-3-4 胰岛素瘤的临床诊断要点

1. 典型的Wipple三联症(血浆葡萄糖<2.8mmol/L,神经缺糖表现,补充葡萄糖后症状立即消失)
2. 72小时禁食诱发低血糖发作
3. 低血糖发作时血清胰岛素≥5mU/L(36pmol/L),C肽≥0.6ng/ml(0.2nmol/L),胰岛素/C比值<1.0,胰岛素原≥20pmol/L
4. 排除磺脲类药物引起的低血糖症

(一)空腹高胰岛素血症性低血糖症的诊断 患者出现下述情况时,应考虑胰岛素瘤的可能:①原因不明的意识紊乱;②贪婪的食欲或不能解释的体重增加;③发作时抽搐或暂时性神经系统功能紊乱;④急性酒精中毒样发作,但又没有饮过酒;⑤频繁发作的癫痫,而且多数发作在清晨或空腹以及体力活动时。常用的胰岛素瘤临床诊断标准是:①低血糖症状,血糖低于2.8mmol/L;②进食或补充葡萄糖后低血糖组织缓解;③血浆C肽>200pmol/L;④未使用磺脲类药物或血浆测不到磺脲类物质;⑤血浆胰岛素升高(>5~10μU/ml);⑥血浆胰岛素原升高(≥25%或≥22pmol/L)。低血糖症的诊断依据是典型的Wipple三联症:①空腹和运动促使低血糖症发作;②发作时血浆葡萄糖低于2.8mmol/L;③供糖后低血糖症状迅速缓解。根据血糖及血浆胰岛素或C肽同步测定,计算胰岛素释放指数和修正的胰岛素释放指数,可

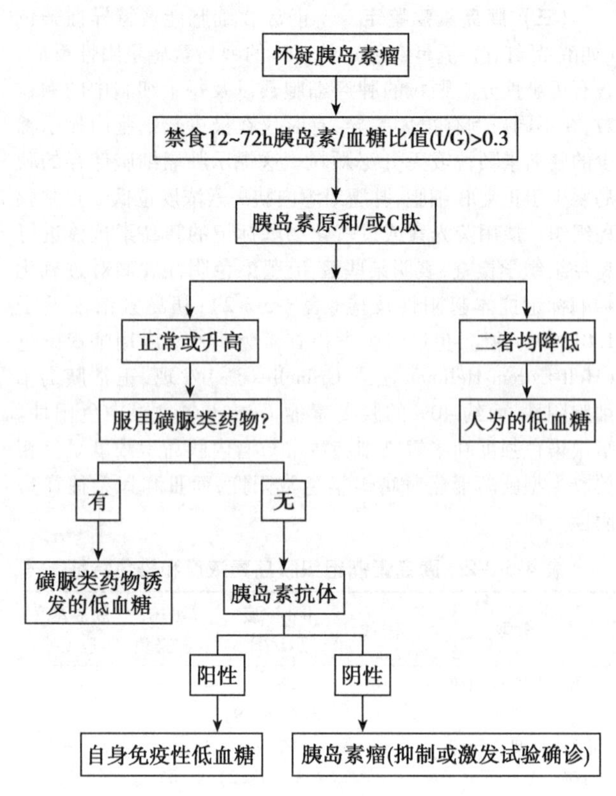

图4-5-3-3 胰岛素瘤的诊断流程

发现与血糖降低不相适应的高胰岛素血症,从而肯定胰岛素瘤的诊断,必要时辅以激发试验,影像检查可帮助胰岛素瘤定位。

1. 血糖测定 本病空腹或发作时血糖低于2.8mmol/L,不能排除本病者应连续5天以上测定空腹血糖,如多次血糖在2.8mmol/L以下,则本病可能性大。

2. 血胰岛素测定 正常人空腹血浆免疫反应胰岛素(IRI)浓度为5~10mU/L,很少超过30mU/L,胰岛素瘤时,血浆IRI升高。但由于胰岛素分泌常呈周期性与脉冲性,外周血中峰值和最低值可相差5倍,以致一次测定可不显示增高;另外,肥胖者、肢端肥大症、Cushing综合征、妊娠后期或口服避孕药者也可出现高胰岛素血症。因此,单纯根据血浆胰岛素测定不能诊断胰岛素瘤[18]。

3. 血胰岛素原/胰岛素比值 有些患者血浆胰岛素无明显升高,而胰岛素原升高。正常人胰岛素原/胰岛素比值<22%,85%~100%的胰岛素瘤病例高于此值,胰岛素细胞癌的比值更高(30%~80%)。但在慢性肾衰、肝硬化和甲亢时,此比值也轻度增高。胰岛素瘤患者由于肿瘤细胞合成胰岛素原增加,且胰岛素不能在细胞内贮存,因而肿瘤细胞中及血浆中胰岛素原、C肽及胰岛素原/胰岛素的比值均明显增加,如能排除慢性肾衰、肝硬化和甲亢,则空腹血浆中胰岛素原/胰岛素>22%可作为胰岛素瘤的诊断依据(表4-5-3-5)。但必须注意,RIA法测定胰岛素使用的是多克隆抗体,后者可与胰岛素原起部分交叉反应,测定血浆“真胰岛素”可避免交叉反应。免疫放射测定提高了特异性和敏感性,但仍要考虑体重和血糖水平对血浆胰岛素的影响。

表 4-5-3-5 胰岛素瘤诊断试验比较

项目	空腹过夜	禁食72小时
血葡萄糖(G)	<2.2mmol/L(50%~75%)	<2mmol/L(100%)
血浆胰岛素	>24μU/ml(50%)	>24μU/ml(100%)
IRI/G	>0.3μU/mg(95%)	≥0.3μU/mg(100%)
[IRI×100]/[G-30]	≥50μU/mg(100%)	≥50μU/mg(100%)
胰岛素原/胰岛素	≥22%(85%~100%)	-

注:IRI/G:胰岛素释放指数;[IRI×100]/[G-30]:修正的胰岛素释放指数;括号中%为胰岛素瘤患者中该项指标的阳性率

4. 血C肽测定 C肽和胰岛素同时分泌,且C肽具有抗原性,故利用免疫学方法测定C肽可反映胰岛细胞的分泌功能。正常人空腹血清C肽为(3.33±0.08)nmol/L,24小时尿C肽为(36±4)μg。胰岛素瘤或胰岛β细胞增生时,血清和尿C肽增加。由于外源性胰岛素不含C肽,不会干扰C肽测定,故正在使用胰岛素治疗的糖尿病患者如同时有胰岛素瘤,本试验有较大诊断价值。上述四种检查一般联合进行,以提高鉴别效率。

5. 胰岛素释放指数和胰岛素释放修正指数 在测定血糖同时,测定血浆IRI,并计算IRI与葡萄糖浓度的比值(IRI/G),即胰岛素释放指数。正常人的IRI/G<0.3;非胰岛素分泌增多性低血糖(如反应性功能性低血糖)时,血糖值低,血浆胰岛素值也低,比值变化不大;而在胰岛素瘤时,有95%的病例比值>0.3。胰岛素释放指数对确定内源性高胰岛素血症更有意义,但血糖正常时的比值升高无临床意义。血糖很低而胰岛素无明显升高时,可计算胰岛素释放修正指数,其计算公式为:胰岛素释放修正指数=血浆胰岛素×100/(血糖-30)(胰岛素单位为μU/ml,血糖单位为mg/dl),正常人多低于50,胰岛素瘤大于85。

(二)动态试验诊断

1. 饥饿-运动试验 患者晚餐后禁食,次晨8时测血糖。如无明显低血糖,则继续禁食并密切观察,每4小时或出现症状时测血糖、胰岛素和C肽。如仍不出现低血糖,则在禁食后12、24、36和48小时各加做2小时运动,以促使低血糖发作。一般禁食的最长时间为72小时,但如中途发生严重低血糖反应或诊断已经明确者不必再进行本试验。本病患者多在禁食12~36小时出现低血糖,几乎全部在24~36小时出现低血糖发作,并伴胰岛素不适当分泌,空腹血浆胰岛素升至100~220μU/ml(717~1434pmol/L),见表4-5-3-6。由于健康人当血葡萄糖浓度为1.665mmol/L(30mg/dl)时,胰岛素分泌降低至0~1mU/L。几乎所有胰岛素瘤病例的胰岛素释放指数和胰岛素释放修正指数均明显升高。正常人胰岛素原占总免疫活性胰岛素的15%以下,胰岛素瘤有较多的胰岛素原释放入血,其比值升高,可达50%以上。C肽亦明显增高。如果禁食72小时仍无发作,则本病的可能性很小。禁食过程中,机体为了适应能量的需要,血清游离脂肪酸和酮体升高,借此为内分泌代谢性疾病的诊断提高线索。例如,先天性高胰岛素血症和垂体禁食缺乏是儿童低血糖症的注意原因,除了测定血清胰岛素水平外,其他一些指标(如酮体、游离脂肪酸、皮质醇和GH等)对高胰岛素血症的诊断可能更为重要。

表 4-5-3-6 1996—2008年NIH胰岛素瘤病例禁食试验(49例)结果

平均禁食时间	16.5(0.5~47.5)h
终止禁食时血糖	35.7±6.7mg/dl
终止禁食时胰岛素	23.5(2.3~141.0)μU/ml
终止禁食时胰岛素原	227.6(27~810.0)pmol/L
终止禁食时C-肽	4.2(1.1~16.5)ng/ml
病理诊断	
散发性胰岛素瘤	39/45(87)
MEN-1伴胰岛素瘤	3/45(7)
转移性胰岛素瘤	3/45(7)
肿瘤体积	1.8(0.5~5.0)cm

2. 胰高血糖素试验 静脉注射胰高血糖素1mg,50%~75%的胰岛素瘤病例在注射后5分钟血清胰岛素升至160mU/L以上或者在30、40和60分钟时分别较注射前增加60mU/L、40mU/L和20mU/L以上,同时血糖升高不明显,试验完后往往低血糖持续较长时间。

3. 亮氨酸试验 在30分钟内静脉注射亮氨酸200mg/kg,如血葡萄糖降低1.39mmol/L(25mg/dl)以上,血浆胰岛素增加30mU/L以上,或在30、60和90分钟时,血浆胰岛素分别增加20mU/L、15mU/L和10mU/L,强烈提示胰岛素瘤的诊断。约80%的本病患者呈现亮氨酸过度反应。但在儿童病例,本试验不能鉴别胰岛细胞增生与胰岛素瘤。误服磺脲类药物的正常人也可以出现亮氨酸试验假阳性。本试验阴性不能排除胰岛素瘤的存在。

(三)影像诊断 胰岛素瘤术前定位有助于提高手术成功率,缩短手术时间,避免再次手术。尽管目前影像学及新的定位技术有所发展,但仍然很难发现直径小于1.0cm的肿瘤。例如,经腹B超的阳性率约30%,增强CT/MRI阳性率不足60%,胰腺动脉灌注CT扫描和选择性动脉内钙刺激肝静脉取血测定胰岛素(calcium arterial stimulation)定位胰岛素瘤阳性率70%~80%,胃镜下超声检查和增强超声检查定位准确率约90%。组合不同的术前定位检查可以提高胰岛细胞瘤定位的准确率[19]。术中定位主要是高分辨超声检查和胰腺静脉分段取血。GLP-1受体闪烁显像定位胰岛素瘤的有效性有待进一步证实。因此,胰岛素瘤的术前诊断不能过分强调并依赖于影像检查,尤其不能单纯依赖于某种定位诊断技术,而是强调多种方法的联合应用,这是因为:①胰岛素瘤可以凭生化检查和激素测定明确诊断;②胰岛素瘤几乎全部位于胰腺内,或者最多也只是"异位"至Vater壶腹部;③胰岛素瘤的体积很小,难以被现有的影像检查发现;④影像检查不能鉴别胰腺内"结节"或"肿块"的生物学性质和内分泌功能;⑤术中可用高分辨B超和分子探针定位,并可用实时血糖和胰岛素监测判断肿瘤是否被清除。胰岛素瘤定位诊断技术的比较见表4-5-3-7。

Peranteau等报道的胰岛素瘤术前定位情况见表4-5-3-8和表4-5-3-9。结果提示,通常的超声、CT、MRI、奥曲肽扫描并不理想,而经肝脏门静脉采样和^{18}F-DOPA PET-CT的成功率较高[20,21]。

表 4-5-3-7 胰岛素瘤定位诊断技术比较

项目	散发性胰岛素瘤	MEN-1 伴胰岛素瘤	转移性胰岛素瘤	总计(%)
钙刺激试验				
准确定位	33/39(84)	2/3(67)	3/3(100)	84
假阴性定位	4/39(11)	1/3(33)	0/3	11
假阳性定位	2/39(5)	0/3	0/3	4
超声定位				
准确定位	6/38(16)	0/3(0)	0/2(0)	14
假阴性定位	27/38(71)	2/3(67)	2/2(100)	72
CT 定位				
准确定位	13/38(35)	0/3(0)	1/3(33)	32
假阴性定位	19/38(49)	1/3(33)	2/3(67)	50
假阳性定位	6/38(16)	2/3(67)	0/3(0)	18
MRI 定位				
准确定位	11/38(30)	0/3(0)	0/3(0)	25
假阴性定位	22/38(57)	2/3(67)	3/3(100)	61
假阳性定位	5/38(13)	1/3(33)	0/3(0)	14

注:以 33/39(84)为例,33 为准确定位数,39 为总数,84 为 33 占 39 的百分比,即 84%,余同

表 4-5-3-8 胰岛素瘤术前定位技术的联合应用

病例	术前应用的定位技术	定位成功的技术
1	CT/奥曲肽扫描/ASVS	ASVS
2	奥曲肽扫描/内镜超声/腹部超声/^{18}F-DOPA/MRI PET-CT/CT	内镜超声/MRI/腹部超声/CT/^{18}F-DOPA PET-CT
3	奥曲肽扫描/MRI/CT/内镜超声	内镜超声
4	腹部超声/CT	CT
5	MRI/^{18}F-DOPA/PET-CT	^{18}F-DOPA/PET-CT
6	MRI/腹部超声/内镜超声/CT/^{18}F-DOPA/PET/CT	^{18}F-DOPA/PET-CT
7a	腹部超声/内镜超声/CT/奥曲肽扫描	无
7b	MRI/THPVS	MRI/THPVS
8	腹部超声/CT/内镜超声/MRI	MRI

注:ASVS:arterial stimulation with venous sampling,动脉刺激试验加静脉采样;THPVS:transhepatic portal venous sampling,经肝脏门静脉采样;7a 和 7b 是统一病例两次手术的定位诊断情况

表 4-5-3-9 胰岛素瘤影像检查的术前定位成功率

术前应用的定位技术	定位成功次数/定位检查次数(%)
CT	2/7(28.6%)
ASVS	1/1(100%)
奥曲肽扫描	0/4(0%)
内镜超声	2/5(40%)
MRI	3/6(50%)
^{18}F-DOPA PET-CT	3/3(100%)
腹部超声	1/5(20%)
THPVS	1/1(100%)

1. 高分辨率 B 超和 CT　可作为筛选检查,但阳性率低。由于肿瘤通常<2cm,CT 的阳性率约 50%。内镜超声发现 80%~90%的肿瘤,而术中 B 超的阳性率在 95%以上。

2. 腹腔选择性动脉造影　Olsson 首先应用腹腔选择性动脉造影(SAG)诊断胰岛素瘤,随后报道其阳性率达 90%以上[22-24]。阳性者于病变处可见肿瘤瞬间充盈、肿瘤染色、血管增多和胰内小动脉呈不规则扩张。同一患者在连续摄片上,同一部位可见到不同的征象。动脉内钙刺激试验是在术中造成选择性胰动脉内高钙血流并在肝静脉采样定位胰岛素瘤的合适方法。该法于 1989 年由 Doppman 等首先采用,其原理是:肿瘤细胞对钙的反应与正常 β 细胞有别,定位成功率 88%(MRI 43%;血管造影 36%,CT 17%,B 超 9%),详见下文。

3. 放射性核素扫描和核素探针　一般放射性核素扫描的检出率甚低。应用标记单克隆抗体(^{131}I-抗胰岛素抗体或^{131}I-抗人 C 肽抗体)进行扫描,可望提高阳性率。此外,因胰岛素瘤很小而不易被发现;隐性胰岛素瘤(occult insulinoma)占全部胰岛素瘤的 10%~20%,Ressetta 等用 γ-探针(C-Trak,以放射标记的奥曲肽作示踪物)可从形态上与周围组织毫无区别的部位发现胰岛素瘤(直径 7mm)。目前,敏感性最高的影像技术是^{18}F-L3,4-二羟苯丙氨酸-PET(fluorine-18,L-3,4-dihydroxyphenylalanine positron emission tomography,^{18}F-DOPA-PET)。

4. 经皮肝门静脉插管分段取血　经皮肝门静脉插管,分段取门脉血标本测定胰岛素有助于肿瘤定位。但需注意,胰静脉内胰岛素浓度可有很大波动,这是因为胰岛素往往呈脉冲(脉冲周期 7~15 分钟)式分泌。因此,应连续多次取样测定[25,26]。另外,胰岛素瘤主要分泌胰岛素原,后者半衰期较长,致使跨肿瘤的血浆免疫反应胰岛素梯度变得不明显。但如果在门静脉或脾静脉内发现胰岛素浓度呈阶梯上升,提示相应部位有肿瘤存在。术中作胰静脉插管,分段取血测定胰岛素浓度,也有助于肿瘤定位。动脉造影加选择性静脉采样测定胰岛素的敏感性约 80%。经皮肝门静脉插管分段取血(transhepatic portal venous sampling,THPVS)测定胰岛素和 C

肽诊断胰岛素瘤的成功取决于肿瘤具有突出的动脉血液供应，钙剂可激发出特征性胰岛素分泌反应，诊断率高达93%或89%。但是，这种定位只是胰腺定位或胰腺的肿瘤分区定位。静脉插管需要依次进入肠系膜上静脉、门静脉，再进入其分子脾静脉，如果胰岛素的浓度依次升高，说明胰岛素瘤位于胰腺内。THPVS需要特别技术，并存在一定风险，因此近年来已经很少采用。目前应用较多的是动脉内钙刺激试验，注入的钙剂为肿瘤胰岛素促分泌剂。动脉插管进入胃十二指肠动脉、肠系膜上动脉和脾动脉的近端与远端后，分别注射钙剂。首先取肝右静脉血，然后取肝左静脉血（用于对照和浓度校正）。动脉内钙刺激试验的敏感性为80%~94%，见图4-5-3-4~图4-5-3-6。脾动脉中段（midsplenic artery）位于胰动脉的起始点至远端，应用10%的葡萄糖酸钙（calcium gluconate）以5ml生理盐水稀释，注射量0.0125mmol Ca^{2+}/kg，肥胖患者的用量可减至0.005mmol Ca^{2+}/kg。于注射后20、40和60秒采血，血标本置于冰上保存，备用血浆置于-20C保存。胰岛素用RIA法或化学发光法测定。

肝右静脉的胰岛素浓度（20、40和60秒）较基础值升高2倍或更多可认为属于阳性反应，如果患者的动脉解剖无变异，胃十二指肠动脉或肠系膜上动脉注射钙剂后的阳性反应表示肿瘤在胰腺的头颈部；近端或中段脾动脉注射钙剂后的阳性反应表示肿瘤在胰腺的体尾部；肝固有动脉注射钙剂后的阳性反应表示肿瘤已经转移至肝脏。但是，有时可因动脉

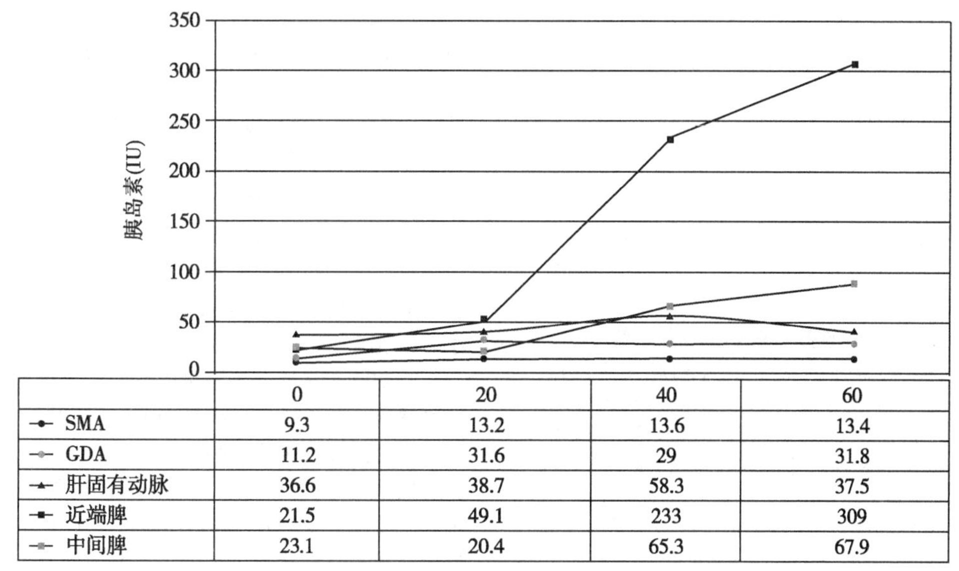

	0	20	40	60
SMA	9.3	13.2	13.6	13.4
GDA	11.2	31.6	29	31.8
肝固有动脉	36.6	38.7	58.3	37.5
近端脾	21.5	49.1	233	309
中间脾	23.1	20.4	65.3	67.9

图4-5-3-4　动脉内钙剂注射后肝左静脉胰岛素浓度

钙剂注入肠系膜上动脉（SMA）、胃十二指肠动脉（GDA）和肝固有动脉时，不能定位胰岛素瘤；但当钙剂注入近端或中段脾动脉时胰岛素浓度升高，并能将病灶定位于胰腺尾部；资料来源于National Institutes of Health，Bethesda，MD

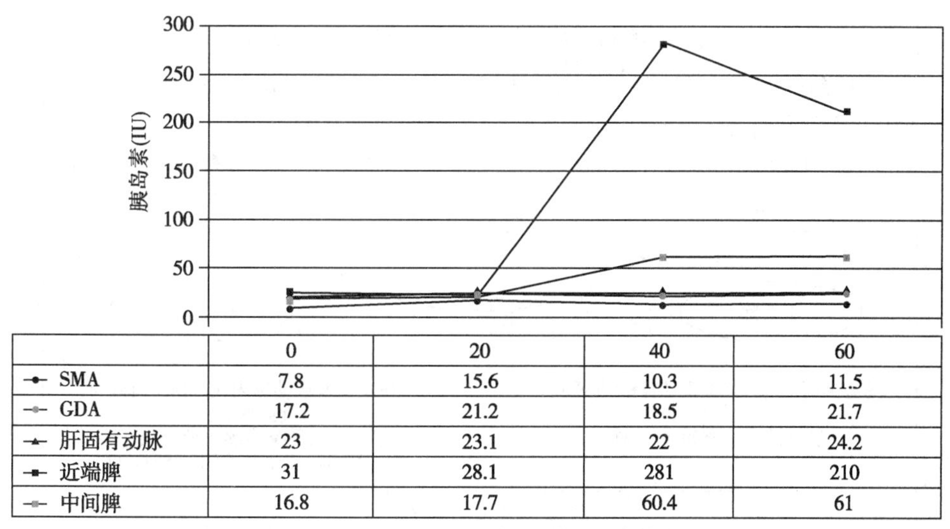

	0	20	40	60
SMA	7.8	15.6	10.3	11.5
GDA	17.2	21.2	18.5	21.7
肝固有动脉	23	23.1	22	24.2
近端脾	31	28.1	281	210
中间脾	16.8	17.7	60.4	61

图4-5-3-5　动脉内注射钙剂后的肝右静脉胰岛素浓度

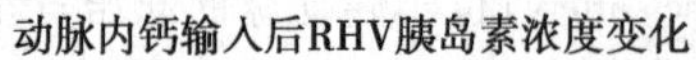

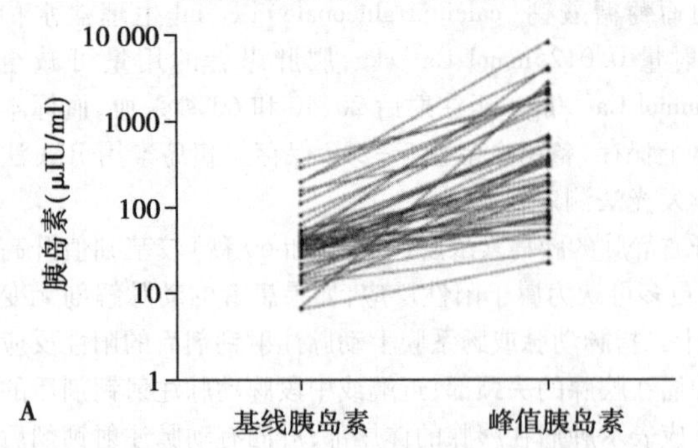

动脉内钙输入后RHV胰岛素浓度倍数变化

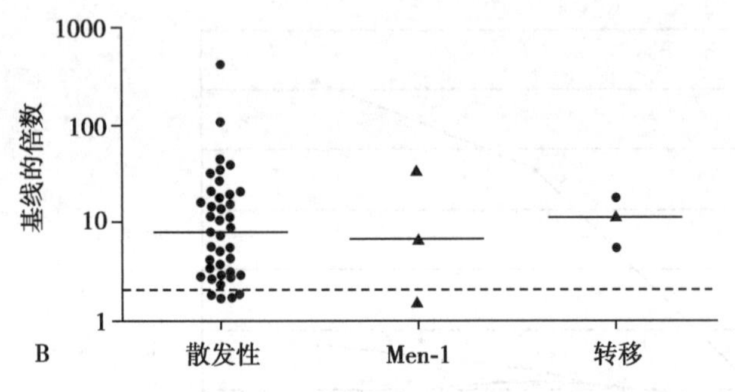

图 4-5-3-6　选择性胰动脉钙剂注射试验

A. 肝右静脉(RHV)胰岛素测定后,于动脉内注射钙剂试验;B. 肝右静脉胰岛素浓度的增加倍数;虚线表示增加2倍的水平,实线表示各组的增加平均值;资料来源于1996—2008年间美国NIH资料(共45例)

解剖变异而发生阳性反应,此时可根据反应最显著者来估计肿瘤的部位。

5. 不能定位的胰岛素瘤　胰岛素瘤的手术方案见图4-5-3-7。对于不能定位的胰岛素瘤只能用胰尾盲目切除术(blind distal pancreatectomy)治疗,但该法的治愈率低,并发症多,现已弃用。

(四) 病理诊断　胰岛素瘤免疫组化发现结果(n=28)见表4-5-3-10,说明胰岛素的标志物不尽一致。

表 4-5-3-10　胰岛素瘤免疫组化检查结果(n=28)

标志物	阳性	微弱阳性	阴性	未知
肌细胞胞核因子116(MNF116)	10	0	0	18
突触囊泡蛋白(synaptophysin)	11	0	0	17
CD56	12	1	1	14
嗜铬粒蛋白(chromogranin)	19	0	0	9
胰岛素	19	8	1	0

(五) 胰岛素瘤与引起低血糖症的其他疾病的鉴别

1. 功能性低血糖症　是低血糖症的常见类型,也称神经源性低血糖症,主要见于一些自主神经功能不稳定或焦虑状态的患者,高糖饮食更容易引起低血糖发作。进食大量葡萄糖(或蔗糖)后,每次发作历时15~20分钟或更久,随后能自行恢复。这类功能性低血糖症一般病史长、症状轻,很少发生知觉丧失,血糖不低于2.2mmol/L,此外,血糖值与症状往往不一致,有时血糖低而无症状;另一些时候,血糖正常但症状很重。胃大部切除术或胃空肠吻合术后,部分患者由于进食糖类迅速吸收,胰岛素反应性分泌过多,而于进食后1~2小时出现低血糖症。

2. 升血糖激素分泌不足引起的低血糖症　常见于以下三种情况:①甲状腺功能减退症:由于甲状腺素分泌减少,致糖在肠道内吸收缓慢,糖原分解减弱,且肾上腺皮质功能也相对低下,空腹血糖可低至2.8mmol/L,但低血糖状态不重。本病主要以全身乏力、怕冷、皮肤黄而干燥、水肿、毛发脱落、反应迟钝和便秘等为主要表现。②慢性肾上腺皮质功能减退症:约半数出现低血糖的症状,多发生于空腹或进食前,有时在餐后1~2小时也可发生,由于患者对胰岛素敏感,血糖易于下降,同时血糖值3.3mmol/L左右即可发生症状。但本

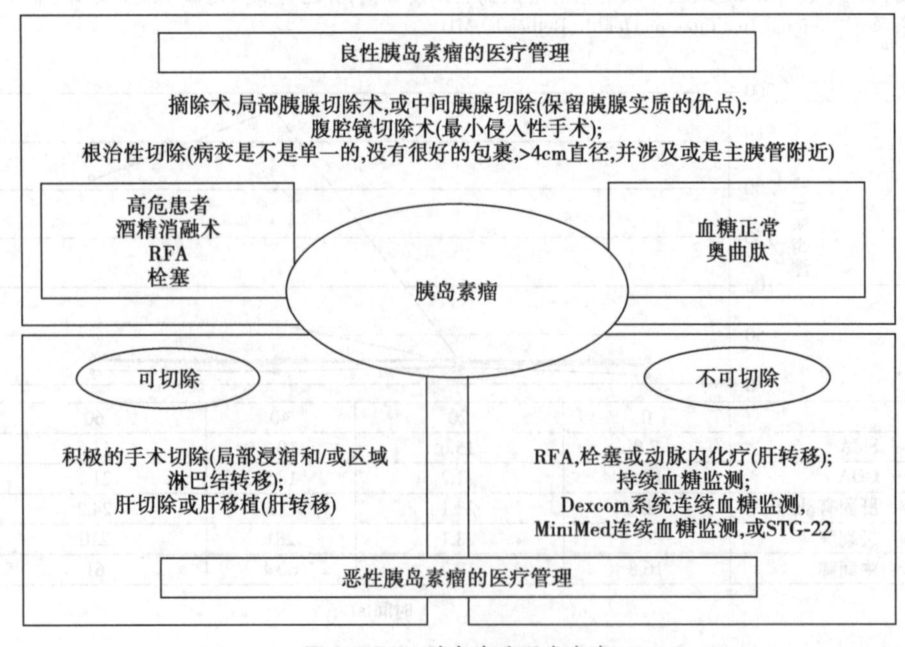

图 4-5-3-7　胰岛素瘤手术方案

病有特殊色素沉着，以及乏力、体重下降和低血压。③腺垂体功能减退症：部分病例有阵发性低血糖表现，一般是由于继发性肾上腺皮质功能减退、甲状腺功能减退和生长激素缺乏所致。临床特点为同时有肾上腺皮质功能减退及性腺功能减退的表现。

3. 高胰岛素血症性低血糖症 主要有以下几种情况：①糖尿病早期：部分糖尿病早期患者在进食后3~5小时常有轻度自发性低血糖表现，是由于β细胞对葡萄糖刺激的胰岛素分泌惰性延迟反应，可行糖耐量试验鉴别。②慢性肝病：肝脏调节血糖浓度功能不足，加之其对胰岛素灭活减少，而致空腹低血糖，血浆IRI正常或增高，但仅见于弥漫性肝细胞损害和严重肝功能不全者。此外，餐后高血糖与糖耐量降低也是肝硬化的基本代谢障碍，故鉴别并无困难。糖原贮积症时，也可因糖原分解酶缺陷而致低血糖症，多见于儿童，临床有肝脾显著肿大。③PHHI与胰岛细胞增殖症：有时，胰岛β细胞腺瘤样病和胰岛细胞增殖症（nesidioblastosis）并存（表4-5-3-11）；PHHI的病因见后述。④药物（如胰岛素、磺脲类、格列奈类、乙醇、奎宁、氯奎宁、青霉胺、利多卡因、左氧氟沙星、加替沙星和干扰素等）所致的高胰岛素血症性低血糖症。

表4-5-3-11 胰岛素瘤与其他空腹高胰岛素血症的鉴别

项目	胰岛素瘤	外源性胰岛素	磺脲类药物
血浆胰岛素	高	很高	高
胰岛素/血糖比值	高	很高	高
胰岛素原	↑	↓	-
C肽	↑	↓	↑
胰岛素抗体	-	↑	-
血浆或尿磺脲类	-	-	+

注：↑：升高；↓：下降；-：阴性；+：阳性；若使用胰岛素的时间不长，尤其是使用纯化的人胰岛素，胰岛素抗体可阴性

4. 非β细胞肿瘤所致的低血糖症 非β细胞肿瘤导致的空腹低血糖症多见于体积较大的间皮来源的纤维肉瘤、间皮瘤、横纹肌肉瘤、平滑肌肉瘤、脂肪肉瘤、血管外皮细胞瘤、神经纤维瘤、淋巴肉瘤、肝细胞瘤、肾上腺皮质肿瘤和类癌等。1/3以上发生于腹膜后，另1/3发生于腹腔内，其他在胸腔等处。部分患者在肿瘤被切除后还能引起轻度低血糖症，其原因未明。伴有低血糖症的类癌多来源于回肠、支气管或胰腺。常见的癌肿如胃癌、结肠癌、肺癌、乳腺癌、前列腺癌、肾癌和睾丸癌等极少发生低血糖症。白血病、淋巴瘤、多发性骨髓瘤、黑色素瘤和畸胎瘤偶尔发生低血糖症。成神经细胞瘤或副神经瘤，包括嗜铬细胞瘤也偶尔伴有低血糖症。来源于$CD34^+$的成纤维干细胞肿瘤（如单发性纤维瘤）亦可伴有低血糖症，其发病机制与血IGF-2升高有关。肿瘤细胞还可分泌大量的IGFBP-6，是导致低血糖症的另一个重要病因。为防止低血糖症反复发生，需要静脉输注大量的葡萄糖。因肝脏有很强的葡萄糖异生能力，因此只要肝糖原分解和肝糖异生能正常进行，血糖利用即使增多，一般也不会导致低血糖症。因此，在非β细胞瘤性低血糖症中，肝糖生成受抑制起了重要作用。多数非β细胞瘤性低血糖症患者的胰岛素分泌受抑制，血浆IGF-1正常，IGF-2升高，而胰岛素和C肽降低或正常。IGF-2有类胰岛素作用。另外，IGF-2抑制胰高血糖素和GH分泌，也间接降低血糖。

原发性肝癌伴低血糖症的发病机制和临床特征可能有某种特殊性，低血糖症是原发性肝细胞癌常见的异源激素分泌综合征。患者的血清胰岛素正常或升高，而IGF-1或巨IGF-2(15kD)升高。按组织学特征和与临床低血糖症的联系可分为两种类型。一种低血糖症见于生长快和分化不良的原发性肝癌晚期，血糖多在2.2~4.4mmol/L，低血糖症状可能明显，但很少发生严重的低血糖症或低血糖昏迷；另一种低血糖症见于生长较慢而分化较好的肝癌早期，一般无全身恶病质表现，但有频发性低血糖症发作，血糖很低，需用大剂量葡萄糖才可控制症状，给予胰高血糖素和糖皮质激素的效果不明显。原发性肝癌伴低血糖症的发生机制有以下3种可能：①IGF-2或巨IGF-2相关性低血糖症；②胰岛素分泌过多；③肝组织被大量破坏，肝糖生成不足。

5. 胰岛β细胞增生引起胰源性非胰岛素瘤性低血糖综合征 胰腺影像检查阴性或高胰岛素血症不明显时，应考虑此种可能。动脉内钙刺激试验能发现胰岛分泌胰岛素明显增多，而延长的OGTT显示血清胰岛素仅轻度升高，确诊有赖于病理检查。

6. 脑干功能紊乱导致的低血糖症 脑干性低血糖症可归入内源性高胰岛素血症性低血糖症中。脑干功能紊乱时（Chiari畸形、脑疝、肿瘤、外伤、感染和脊髓膜膨出症等），通过神经反射引起间歇性胰岛素分泌及发作性低血糖症。

【胰岛素瘤治疗】

（一）急性低血糖症处理 急性低血糖症的处理见图4-5-3-8。紧急情况下，应立即输注葡萄糖液，一般使用50%的葡萄糖液25~50ml（12.5~25g）。可以口服且无意识障碍者可给予进餐或葡萄糖液口服，葡萄糖的补充量应遵循“三个15原则”，即15g碳水化合物可在15分钟内升高血糖15mg/dl（0.8mmol/L）。如果患者存在营养不良或合并有慢性酒精中毒，应首先补充维生素B_1 1~2mg/kg，并立即给予葡萄糖液，以避免发生Wernicke脑病。

如果不能获得50%葡萄糖液，或注射失败，可立即注射胰高血糖素1mg，可使血糖在5~10分钟内升高；但维持的时间短，而且不能反复注射。存在肝糖原贮存或分解障碍的患者（如长期禁食、酒精性低血糖症、肝硬化、肾上腺皮质功能减退症），胰高血糖素无效，有时甚至因促进胰岛素分泌而加重低血糖症。一般注射50%葡萄糖液后，神志迅速恢复，但必须用高浓度的葡萄糖液维持一段时间，并进食混合餐，补充糖原的贮存量，防止血糖再次下降。老年患者、肝肾损害患者或磺脲类药物引起的低血糖症患者常需要维持数日的维持治疗，必要时可加用奥曲肽（50μg/次，6~8小时1次）治疗。高胰岛素血症性低血糖症患者应该采用少食多餐的方式减少低血糖发作，一般以混合性食物为主，手术不能治愈的胰源性非胰岛素瘤低血糖综合征患者应长期坚持药物治疗（如兰乐肽和二氮嗪）。

（二）慢性低血糖症治疗 非手术治疗应用于下列情况：①解除低血糖症状；②作为术前准备；③已有转移而不能切除恶性胰岛素瘤患者；④拒绝手术治疗或手术有禁忌证者；⑤手术未找到腺瘤或切除腺瘤不彻底，术后仍有症状者。恶性胰岛素瘤的药物治疗可减缓临床症状，即使已转移至肝

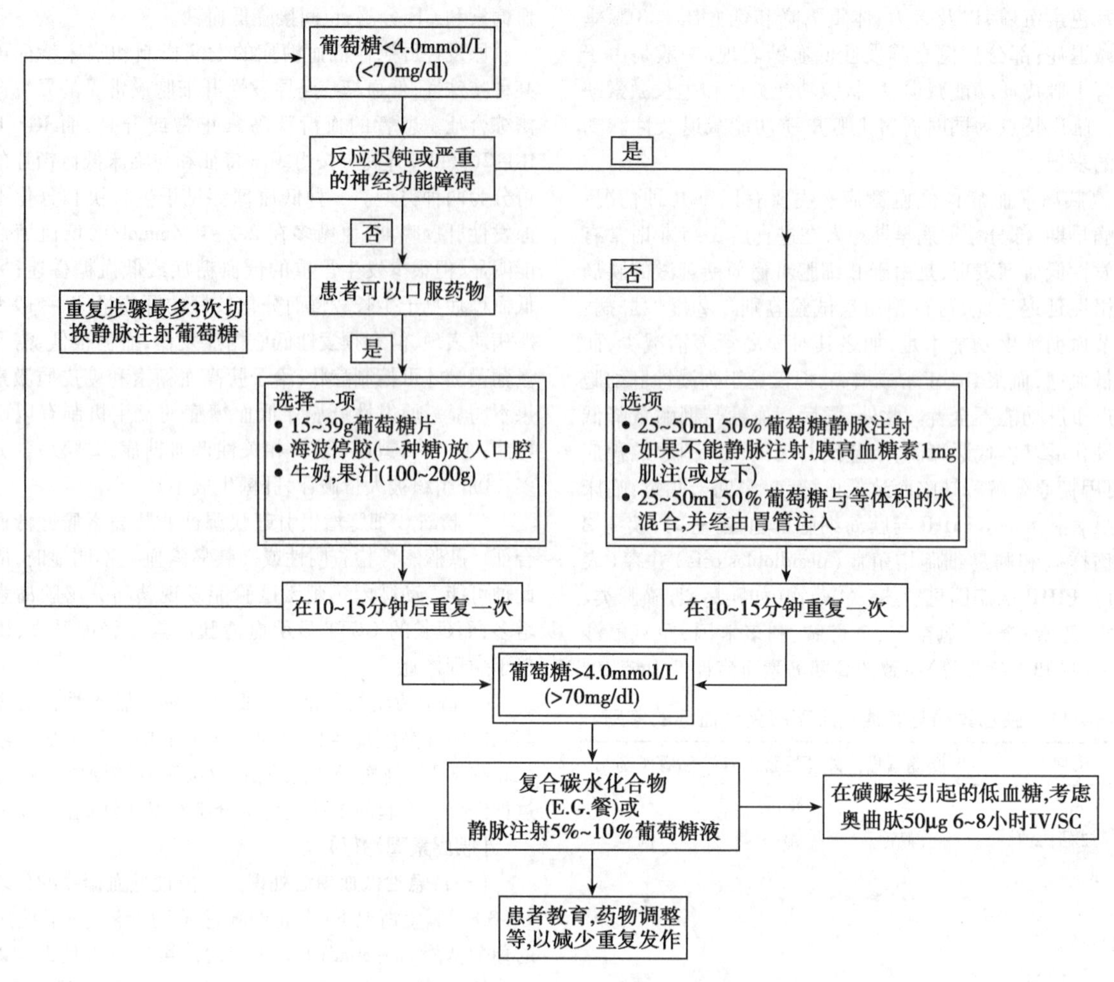

图 4-5-3-8 急性低血糖症的处理流程

口服碳水化合物 15~20g 或 20~30g 葡萄糖片,避免因使用过多葡萄糖而发生继发性(反跳性)高血糖症;一次口服仅能维持正常血糖约 2 小时,因此只要可能,即应尽早使用复合性碳水化合物(混合食物)。如果在 15 分钟内不能纠正低血糖症,应立即再次静脉注射葡萄糖液,个别患者可能需要进行第三次注射

和局部淋巴结的病例,其病程仍长达 5~6 年,故仍需积极治疗[27,28]。

1. 饮食疗法 少量多餐以避免低血糖发作,可应用吸收缓慢的糖类。在预期易发时间前口服或静脉注射葡萄糖。低血糖发作时,快速口服或静脉输入葡萄糖,以纠正低血糖症。

2. 糖皮质激素类药物 对减轻症状有一定的效果,但由于常带来显著的副作用,不宜常规使用。

3. 胰岛素分泌抑制剂 有多种药物可供选择(表 4-5-3-12)。

(1) 二氮嗪:二氮嗪(diazoxide)是一种钾通道活化剂,常用剂量为每天 5~15mg/kg,分 2~3 次/天给药(200~1200mg/d)。其不良反应有水肿、恶心、呕吐、低血压和心律失常,女性长期应用可引起多毛,全血细胞减少症,故常和利尿剂三氯噻嗪(trichlormethiazide)合用。噻嗪类利尿剂增强二氮嗪的升血糖作用,并能减少水潴留。该药由于开放 ATP 敏感性 K^+通道,能直接抑制 β 细胞分泌胰岛素,兴奋 β-肾上腺素能神经促进糖异生,减少外周葡萄糖的利用,升高血糖。二氮嗪的常用剂量为 300~400mg/d,有时需 1000mg/d,同时给予三氯噻嗪 2~8mg/d。

(2) 苯妥英钠:引起高血糖的机制不明,可能是由于抑制了胰岛分泌胰岛素,苯妥英钠中毒时常伴有高血糖甚至高渗性高血糖状态。剂量为 300~600mg/d,分 3 次服用。临床上胰岛素瘤低血糖发作易被误诊为癫痫发作,使用苯妥英钠治疗而使部分症状得以缓解,导致诊断更为延误,应引起注意。但一般仅 1/3 病例有效,且长期应用可致严重共济失调。

(3) 链佐星(streptozotocin):强力阻抑 DNA 及蛋白质合成,还有抑制糖异生和吡啶核苷酸合成的作用。曾用来治疗伴有肝脏转移的恶性胰岛素瘤,取得一定疗效。该药目前主要用于治疗胰岛 β 细胞癌,可单用,也可与氟尿嘧啶和氟化嘧啶(fluorinated pyrimidine)合用。一疗程剂量为每周 1~1.5g/m^2,或每日 500mg/m^2,连用 5 天,每 6 周 1 疗程。该药的副作用主要为胃肠道反应(恶心和呕吐)和肾损害。首先出现蛋白尿(1~2g/24 小时尿),继之发生肾小管酸中毒、肾性糖尿和氮质血症。但对骨髓无抑制作用。氯脲霉素(chlorozotocin)为链佐星的衍生物,作用与链佐星相似,但肾毒性很小。

表 4-5-3-12 治疗低血糖症的常用药物

药物	剂量	注意事项
轻度低血糖症		
葡萄糖片	15~30g	根据病情服用
葡萄糖凝胶	15~30g	根据病情服用
严重低血糖症		
50%右旋糖	25~50ml	静注/防止外溢
5%~10%右旋糖	500~1000ml	进食困难者持续输入
胰高血糖素	1mg	肌注/皮下注射/肝糖原不足时效果差
内源性高胰岛素血症		
奥曲肽	50μg/6~8 小时	静注/皮下注射/用于磺脲类药物引起的低血糖症
奥曲肽 LAR	20μg/4 周	肌注/3 个月后调整剂量/最大剂量 40mg/4 周
兰乐肽 LA	30mg/2 周	肌注/根据反应调整剂量/最大剂量 30mg/周
兰乐肽自溶胶	60mg/4 周	深部皮下注射/3 个月后调整剂量/最大剂量 120mg/4 周
二氮嗪	5mg/(kg·d),最大 15mg/(kg·d)	2~3 次/天,最大剂量 1200mg/d,可引起体液潴留和多毛

(4) 生长抑素:对二氮嗪无效病例可试用。不宜手术者或因其他原因暂不宜手术者亦可用奥曲肽控制症状。生长抑素类似物可用于所有慢性高胰岛素血症的治疗,其升高血糖的作用肯定,但有时可因升高血糖的抗调节机制(如胰高血糖素分泌)被抑制而引起血糖进一步降低。需要使用生长抑素类似物者,先用短效制剂治疗 10~30 天,待病情稳定后改用长效制剂,如善龙(sandostatin LAR)的起始剂量为每 4 周肌注 20mg,约 3 个月后改为 40mg/次;或每 2 周肌注兰乐肽(lanreotide LA)30mg,必要者 1 周后增至 30mg/次;或每 4 周深部皮下注射兰乐肽自溶胶(lanreotide Autogel)60mg,必要时 3 个月后增至 120mg/次。

(5) 依维莫司(everolimus):是西罗莫司(ramamycin)受体(mTOR)的一种抑制剂,可用于治疗神经内分泌肿瘤和恶性胰岛素瘤,其不良反应是引起高血糖症,据说是因该药抑制胰岛素受体功能所致,其能否拥有治疗良性胰岛素瘤引起的低血糖症,仍需进一步观察。其他药物如钙通道阻滞剂维拉帕米(verapamil)、糖皮质激素、α-糖苷酶抑制剂等的疗效亦有待证实。

(6) 其他药物:主要有:①门冬酰胺酶(左旋门冬酰胺酶):Schein 等使用该药治疗 1 例其他治疗措施无效的胰岛素癌,取得疗效。该药可用于胰岛素癌患者短程姑息治疗。由于其毒性甚大,不宜常规应用。但又因该药对骨髓无抑制作用,故可配合其他药物应用。②普萘洛尔(心得安)和氯丙嗪:偶可作为胰岛素癌的辅助治疗。③其他药物:如结核菌素、长效胰高血糖素、柔红霉素和普卡霉素,多应用于恶性胰岛素瘤病例。

(三) 手术切除肿瘤 延迟手术有可能由于长期低血糖而致中枢性神经系统严重损害,或因患者过多进食而致肥胖,导致日后手术难度增加。

1. 术式选择 手术常取上腹横切口或两肋下切口,以便充分暴露整个胰腺及周围脏器,仔细探查肝、肝门和胰腺组织,以了解有无转移灶。凡属可疑病灶和淋巴结均应作冷冻切片检查。如果发现在胰头、颈或体内有良性肿块,并位于胰腺表面,可作肿瘤剜出术;但如病变范围很大时,则作次全或全胰切除术,甚至 Whipple 手术,有根治可能。胰体和尾部恶性肿瘤可选用远端切除术治疗。如肿瘤已有肝内转移,无根治希望,则尽可能切除原发癌和转移灶,可使相当一部分患者术后症状缓解,减少术后化疗药物的剂量。机器人协助的显微手术可明显提高治愈率[29,30]。

2. 麻醉选择 由于大多数全麻药物对葡萄糖通过细胞膜具有抑制作用而影响血糖水平,因此一般不用全麻,而以硬膜外麻醉为宜。术中应防止发生低血糖症和肿瘤切除后的高血糖症。术前可应用糖皮质激素作准备,术中应用泵控匀速输入少量葡萄糖,可防止低血糖症发作对麻醉管理的影响。

3. 术中定位 如果术中全胰探查未发现肿瘤,胰周组织亦正常,或原已作过 1 次或 1 次以上手术探查均阴性,而临床上又有低血糖症状,可在 B 超引导下行胰腺针吸活检或应用术中高分辨 B 超进行定位,尽量寻找肿瘤或增生灶(表 4-5-3-13)。另一种办法是在术中用生长抑素受体 γ 探针闪烁扫描定位肿瘤灶,同时进行放疗。在各种定位诊断均告失败后可选用以下措施进行处理:①盲目胰体-尾切除术,即切除门静脉以左的胰体尾部。有人认为胰岛素瘤既然均匀分布于胰头、体、尾部或甚至更多在体尾部,故盲目切除胰体尾部可有 1/2~2/3 成功的机会。但实际上并非如此,因为体尾部肿瘤较易发现,隐匿的肿瘤更多地遗留在头钩部。如果不是肿瘤而是增生,仅切除体尾部并不能解决问题,因此许多学者不主张盲目作胰体尾部切除。②有人认为,肿瘤隐匿在胰头和钩部的机会多,主张行盲目胰头-十二指肠切除术。但此种手术创伤大,并发症多,死亡率高,对于胰岛增生的病例更不合适。除个别学者外,绝大多数不同意采用此法。③以血糖为监测指标,自左至右切除胰腺,根据血糖上升值来决定切除胰腺的范围,切下的标本同时做冷冻切片组织学检查。具体方法是:手术当日麻醉前 2 小时即停止给葡萄糖,麻醉诱导后测血糖,以后每 15~30 分钟测 1 次,切除胰腺后

表 4-5-3-13 胰岛素瘤手术治疗方法与成功率

手术切除	
剖腹切除	40/45(89%)
腹腔镜下切除	5/45(11%)
肿瘤切除方式	
肿瘤切除	35/45(78%)
胰腺远端切除	9/45(20%)
Whipple 切除	1/45(2%)
肿瘤定位	
头颈部	25/45(56%)
体尾部	18/45(40%)
肝脏	1/45(2%)
未定位	1/45(2%)

每5~15分钟测1次。血糖常在胰岛素瘤摘除后30分钟上升，如手术切除成功，血糖平均每小时上升1.33mmol/L。多数在切除80%左右时，即能见效。如切除至70%~80%时血糖仍不上升，为保留消化和胰腺的其他内分泌功能，一般不主张进一步切除，可在术后应用美克洛嗪(meclizine，meclozine)控制低血糖症。此种手术方法有假阳性和假阴性反应，即摘除肿瘤后血糖虽上升，但以后发现还有残留的肿瘤或功能亢进的增生胰岛组织，也有切除肿瘤后数小时才见血糖上升者。尽管如此，本法是目前比较可行的方法，尤其适用于手术探查阴性或已作过胰体尾部切除的病例。内镜超声定位加内镜下切除胰岛素瘤已应用于临床，其疗效可靠，无明显并发症。

Moore等对一例术后复发的胰岛素瘤患者行选择性胰动脉插管，注入微纤维胶原(microfibrillar-collagen)进行栓塞治疗，使患者空腹血糖和胰岛素水平迅速改善，随访11个月仍良好。但本法可致胰腺炎和十二指肠梗死，所以仅适用于不能手术切除的特殊病例。

4. 隐性胰岛素瘤的处理　结合双相薄层CT和高分辨超声使胰岛素瘤的手术前定位诊断接近了100%，但极少数的所谓隐性胰岛素瘤仍不能查出，此时只能在动态监测血糖的前提下，采用胰腺尾部盲目切除术、渐次胰腺切除术或胰腺次全切除术。如果不能发现肿瘤，不主张采用胰腺尾部盲目切除术，因为多数的隐性胰岛素瘤位于胰头而非胰尾[31-35]，胰岛素瘤的体积很小而胰头很厚，手术中很难人工定位，需要使用术中超声确定肿瘤的位置。

(四)恶性胰岛素瘤的术后治疗　肿瘤伴有局部组织或淋巴结浸润或肝转移表明为恶性胰岛素瘤，占全部胰岛素瘤的7%~10%[36-40]，10年存活率29%。广泛切除后，肝转移者同时给予动脉内化疗、选择性动脉栓塞。有条件时进行肝移植。

(汤恢焕　林潇)

第4节 胰岛细胞增生症

非胰岛素瘤性胰源性低血糖综合征(noninsulinoma pancreatogenous hypoglycemia syndrome，NIPHS)以前称为胰岛细胞增生症(nesidioblastosis)，是高胰岛素血症的常见原因之一。

内分泌胰腺含有α细胞、β细胞、δ细胞、ε细胞和PP细胞，分别分泌胰高血糖素、胰岛素、生长抑素、葛瑞林(ghrelin)和胰多肽[1-3]。胰岛细胞瘤包括胰岛素瘤(insulinoma)、胃泌素瘤(gastrinoma)、胰高血糖素瘤(glucagonoma)、VIP瘤(VIPoma)和无功能瘤[4-6]。20世纪60年代至今，已经报道了各种内分泌胰腺细胞增生症。增生(hyperplasia)是指某组织的某种类型的细胞数目增多的一种病理现象；增殖(proliferation)是指现存的细胞分裂；而凋亡(apoptosis)则指受控制与调节的细胞死亡(程序性死亡)；细胞新生(neogenesis)是指由外分泌细胞演变而来的新的内分泌细胞分化。以上的每种病变均可能导致内分泌细胞增生[7-9]。因此，胰腺内分泌细胞增生的诊断标准并不一致。Rindi等[10]将内分泌细胞占全部胰腺细胞数量2%(成人)或10%(婴幼儿)以上定义为胰腺内分泌细胞增生，但因临床的胰腺标本无法做到，因而这种定义仅是理论性的；更实际的定义是胰腺的胰岛数目增多和胰岛直径大于250μm[11-14]。胰岛内分泌细胞增生可能属于非特异性改变，可能是其中的某种细胞增生或所有类型的细胞增生。意外发现的非特异性局灶性胰岛内分泌细胞增生或微腺瘤较常见，可高达10%[15]，由于所有类型的细胞均增生，一般无重要临床意义；而弥漫性胰岛内分泌细胞增生和微腺瘤常见于MEN-1或von Hippel-Lindau(VHL)病[16-19]。在胰岛中，所有类型的细胞增多，但一般以β细胞和α细胞增生为主。

【β细胞增生症】

生理性胰岛β细胞增生常见于胰岛素抵抗和2型糖尿病[20-23]，但因其功能仍在胰岛素和胰高血糖素的严格调节下，所有临床意义不大。病理性胰岛β细胞增生亦称为胰岛细胞增生症，常见于非胰岛素瘤性高胰岛素血症性低血糖症，但其病理特征与致病作用未明，因为一些非胰岛素瘤性高胰岛素血症性低血糖症无此病变[24-28]。起初，胰岛细胞增生症是指胰岛新生(islet neogenesis)，即由胰腺导管上皮细胞衍化形成的新生胰岛，主要见于新生儿高胰岛素血症性低血糖症，多伴有β细胞增生和肥大[29-32]。20世纪70年代发现，正常新生儿亦存在此种现象，因而胰岛细胞增生症又用于描述所有类型的先天性婴幼儿持续性高胰岛素血症，而不介意其是否真正存在β细胞增生。近年来，胰岛细胞增生症("nesidioblastosis")还用于描述成人获得性高胰岛素血症伴β细胞增生。因此，建议"nesidioblastosis"仅用于描述来自胰腺导管的胰岛内分泌细胞增生(不限于β细胞)，而婴幼儿持续性高胰岛素血症性低血糖症(PHHI)仅特指新生儿和幼儿的各种类型的非胰岛素瘤性胰源性低血糖症(NIPH)[30-41]。

多数PHHI和NIPH患者伴有病理性β细胞增生。因此，PHHI不是一种具体的疾病，而是一种临床综合征，包括了多种相关疾病。在多数患者中，虽然不能找到胰岛素瘤，但的确存在局限性或弥漫性β细胞异常与遗传性β细胞的某种因子突变[42]。在大约1/3的病例中，可见局限性β细胞肥大和增生，细胞排列成岛样结构，部分细胞的核增大，细胞增殖率升高，岛样结构之间为腺泡细胞或结缔组织，β细胞比例(正常约50%)相对增加(70%~90%)，胰岛体积增大。局限性β细胞肥大和增生多由于父源性K^+-ATP突变伴杂合子母源性11p缺失所致(散发性)，可通过局部手术切除治愈；经典的K^+-ATP突变引起弥漫性β细胞肥大和增生，只能用药物或胰腺次全切除术治疗。

成年人NIPH的特点是餐后低血糖症，其与反应性低血糖症的鉴别要点是部分患者发生严重的神经缺糖表现；其与PHHI的鉴别是前者无KIR6.2(KCNJ11)或SUR1(ABCC8)突变，β细胞增生明显而一致，胰腺部分切除能缓解症状。胃肠减肥手术后低血糖症的原因是倾倒综合征[43-45]，其中少数患者伴有高胰岛素血症，且需要行胰腺部分切除术才能缓解[46]，但这些手术本身不引起β细胞增生。

嵌合型胰岛细胞增生症是β细胞增生症的特殊表现。分析217例PHHI患者的胰腺组织标本，发现其中16例既非局限性增生，又不是弥漫性增生(表4-5-4-1)。病灶中存在两类胰岛，含有大量β细胞，细胞质丰富，β颗粒多；少数β细胞的核大而胞质萎缩；胰岛大小不一，小的β细胞胰岛素含量高，胰岛素原少，而大的胰岛则相反。11p15、KATP、ABCC8、KCNJ11、GCK均正常，其确切病因未明。低血糖发作较晚，二氮嗪治疗有效，多数经局部胰腺切除治愈，少数术后复发。

表 4-5-4-1 嵌合型胰岛细胞增生病例的手术治疗效果

病例	性别	出生体重（百分位数）	发病月龄	术前二氮嗪[mg/(kg·d)]	定位（PVS/^{18}F-PET）	手术	追踪
1	女	46	3	6.5	无结论(PVS)	部分尾部切除	低剂量二氮嗪有效
2	女	78	6	10	局限性病变(PVS)	部分体尾部切除	治愈
3	男	94	8	10	局限性病变(PVS)	部分体尾部切除	治愈
4	女	4	5	12	弥漫性病变(PVS)	部分体尾部切除	治愈
5	女	64	6	15	尾部局限性病变(PVS)	部分尾部切除	治愈
6	女	69	3	敏感	局限性病变(PVS)	部分体尾部切除	治愈
7	男	79	4	暂时敏感	尾部病变(PVS)	尾部切除	治愈
8	男	48	5	15	头部局限性病变(PVS)	部分切除	低剂量二氮嗪有效
9	男	7	9	10	尾部局限性病变(PVS)	部分尾部切除	治愈
10	男	40	5.5	12	尾部局限性病变(PVS)	部分尾部切除	低剂量二氮嗪有效
11	女	51	6	6	尾部局限性病变(PVS)	部分体尾部切除	治愈
12	女	86	1	暂时敏感	体部局限性病变(PVS)	部分体尾部切除	治愈
13	男	48	4	18	体部局限性病变(PVS)	部分体尾部切除	治愈
14	女	90	1	15	无结论(PVS)	部分头-体-尾部切除	低剂量二氮嗪有效
15	女		6	敏感	无结论(18F-PET)	部分头部切除	低剂量二氮嗪有效
16	男	45	7	暂时敏感	无结论(PVS/18F-PET)	体尾部切除	低剂量二氮嗪有效

注：PVS：pancreatic venous sampling，胰腺静脉采样；^{18}F-PET：^{18}F-fluoro-L-DOPA PET，^{18}氟-左旋多巴-PET

【α细胞增生症】

自从40年前首次报道α细胞增生、高胰高血糖素血症和钙化性胰腺炎以来，一直认为α细胞增生与MEN-1有关，文献报道的9例α细胞增生见表4-5-4-2[47-54]。

表 4-5-4-2 文献报道的α细胞增生病例

项目	Toda 等	Brown 等	Martignoni 等	Chen 等	Yu 等	Henopp 等
国家或地区	日本	美国	德国	中国台湾	美国	德国
种族	日本人	未知	未知	汉人	波斯人	未知
年龄(岁)	74	48	54	45	60	25~44
性别	女	男	男	男	女	2女/2男
临床表现	糖尿病	糖尿病	轻度糖尿病	轻度糖尿病	非特异性症状	多种症状
影像检查	阴性	肿瘤	阴性	弥漫性肿大	肿瘤	未知
奥曲肽扫描	未知	未知	阴性	未知	阴性	未知
病理检查	多发性微腺瘤	胰高血糖素瘤 α细胞增生	胰高血糖素瘤 α细胞增生	α细胞增生	NF-PNET α细胞增生	α细胞增生

注：NF-PNET：non-functioning pancreatic neuroendocrine tumor，无功能性胰腺神经内分泌肿瘤

【PP细胞增生症】

细胞位于胰岛的外围，数量约占10%，其间混杂有α细胞和δ细胞，PP可抑制胆囊收缩和胰酶分泌，降低食欲，减少失误摄取[55]。文献报道了8例PP细胞增生症（表4-5-4-3）。临床上常见的表现是腹泻，部分伴有胃泌素瘤。

表 4-5-4-3 文献报道的PP细胞增生病例

项目	Tomita 等	Farley 等	Martella 等	Pasieka 等	Albazaz 等	Bunning 等
病例来源	美国	美国	意大利	加拿大	英国	美国
年龄(岁)	70	66	50~70	37	76	71
性别	女	男	女(3例)	女	男	男
临床表现	腹泻	腹泻	ZES	腹泻	肠梗阻	ZES
术前PP(pg/ml)	未知	显著升高	升高3倍	未知	未知	未知
术后PP(pg/ml)	未知	未知	未知	未知	未知	未知

续表

项目	Tomita 等	Farley 等	Martella 等	Pasieka 等	Albazaz 等	Bunning 等
影像检查	胰头肿块	胰头肿块	非特异性	正常	胰头肿块	正常
奥曲肽扫描	未知	未知	未知	未知	未知	胰头肿块摄取增强
病理检查	PP 细胞增生	PP 细胞增生	PP 细胞增生	PP 细胞增生	PP 细胞增生	PP 细胞增生

注：ZES：Zollinger-Ellison syndrome，Zollinger-Ellison 综合征；PP：pancreatic polypeptide，胰多肽

（汤恢焕　林潇）

第5节　先天性高胰岛素血症性低血糖症

先天性高胰岛素血症（congenital hyperinsulinism，CHI）是不同遗传病因引起的胰岛β细胞胰岛素不适当分泌和反复发作性高胰岛素血症性低血糖症的一组疾病群[1-5]，但不包括胰岛素抵抗相关性低血糖症或获得性高胰岛素血症性低血糖症。以前，先天性高胰岛素血症亦称为婴幼儿特发性低血糖症（idiopathic hypoglycemia of infancy）、胰岛细胞增殖症或婴幼儿持续性高胰岛素血症性低血糖症（PHHI），这些术语均存在缺陷，对HI的描述有误。例如，CHI属于遗传性疾病而非特发性病变，病理学所见的胰岛细胞增殖的确可引起高胰岛素血症性低血糖症，但也是婴儿期或胰腺病变状态下胰岛的一种正常现象或病理反应，而且CHI可能从婴儿持续到成年，因此称之为先天性高胰岛素血症更为贴切。目前已知，至少有7个基因（ABCC8、KCNJ11、GCK、GLUD1、HNF4A、HADH和SLC16A1）突变可引起PHHI，大约占全部PHHI病例的50%。组织学上分为弥漫性、局灶性和非典型性β细胞增生症。弥漫性增生为常染色体隐性或显性遗传，而局灶性为散发性发病；前者需要行胰腺近全切除术，而后者仅需局部切除即可。

【病因与分类】

CHI是胰岛β细胞原发性胰岛素分泌不适当所致。胰岛素的生理作用是通过抑制糖原分解和糖异生，以及促进肌肉和脂肪组织摄取葡萄糖而降低血糖水平。因此，为防止发生低血糖症，CHI患者的葡萄糖灌注率对外源性胰高血糖素的反应性增强，同时因糖原分解和糖异生被抑制而不发生酮症。

（一）病因学分类

1. β细胞 K^+-ATP 离子通道病　β细胞 K^+-ATP 通道的两个亚基突变导致 K^+-ATP 离子通道病，ABCC8基因编码SUR1蛋白，KCNJ11基因编码Kir6.2蛋白；K^+ 通道关闭后，细胞去极化，引起胰岛素分泌（图4-5-5-1）。二氮嗪（diazoxide）是 K^+-ATP 的激动剂，因此ABCC8或KCNJ11基因突变后，不论是局限性胰岛细胞增生（散发性CHI）或弥漫性胰岛细胞增生（弥漫性CHI），患者对二氮嗪均无反应[6,7]。K^+-ATP 通道是联系β细胞葡萄糖代谢与胰岛素分泌的关键物质，β细胞的 K^+-ATP 钾通道调节 K^+ 离子的跨膜运动，K^+-ATP 通道是一种异八聚体复合物（hetero-octameric complex），由4个Kir6.2亚基和4个高亲和性SUR1亚基组成。葡萄糖激酶磷酸化葡萄糖是一种限速过程，控制着葡萄糖调节的胰岛素分泌，葡萄糖-6磷酸生成ATP，使ATP/ADP比值升高，抑制并关闭ATP敏感的 K^+ 通道，细胞膜去极化引起电势依赖性钙通道开放，钙内流而激发胰岛素分泌[8-11]（图4-5-5-2）。目前，约50%先天性高胰岛素血症的病因已经阐明，见表4-5-5-1。

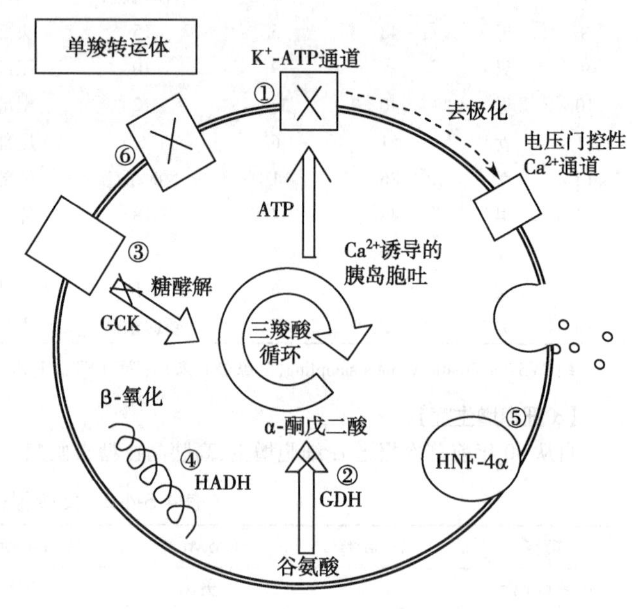

图4-5-5-1　β-细胞糖代谢基因突变导致的先天性高胰岛素血症

①ABCC8和KCNJ11编码的 K^+-ATP 通道；②GLUD1编码的谷氨酸脱氢酶；③葡萄糖激酶为糖酵解的起始酶；④3-羟酰辅酶A脱氢酶为β氧化的关键酶（HADH编码）；⑤HNF-4α活化性突变引起葡萄糖刺激的胰岛素分泌过多；⑥单羧酶转运体由SLC16A1编码

2. β细胞ATP/ADP比值异常　ATP/ADP比值决定β细胞 K^+-ATP 离子通道的关闭-开启状态。GLUD1基因编码谷氨酸脱氢酶（GDH），HADH基因编码短链L3-羟酰基辅酶A脱氢酶（short-chain L-3-hydroxyacyl-CoA dehydrogenase，SCHAD），SLC16A1基因编码单羧基盐转运体（monocarboxylate transporter，MCT1），而UCP2给予编码解偶联蛋白2（UCP2）。这些基因突变引起的CHI均导致β细胞的ATP/ADP比值异常。此类CHI可分为弥漫性和二氮嗪反应性两类，但个别GDH突变患者对二氮嗪亦无反应。肝细胞核因子α（HNF-4α）促进Kir6.2表达[12]，并与PPAR-α作用，调节细胞的脂代谢；因此HNF-4α基因突变亦可导致弥漫性胰岛细胞增生[13]，患者对二氮嗪有反应，家族成员伴有1型MODY。

（二）组织学分类　β细胞KATP缺陷存在弥漫性和

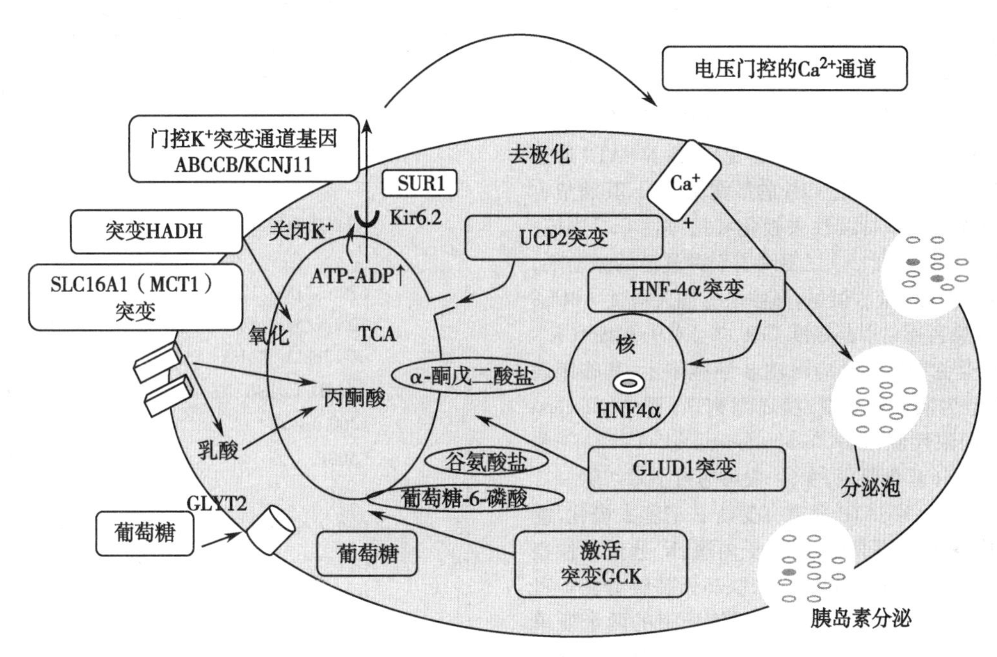

图 4-5-5-2　先天性高胰岛素血症性低血糖症的病因

表 4-5-5-1　先天性高胰岛素血症的遗传学分类

基因	位点	遗传类型	发病机制	遗传方式	临床特征	治疗
ABCC8	11p15. 1	KATP-HH	KATP 缺陷	AR(弥漫性)	严重	无反应
KCJN11			生物合成/转换/核苷酸调节障碍	父方突变/局限性/散发性	低血糖症	二氮嗪 S 食物和手术疗效不明
ABCC8	11p15. 1	显性遗传	KATP 缺陷			
KCJN11		KATP-HH	生物合成/转换/核苷酸调节障碍	AD	较轻低血糖症	二氮嗪
GLUD1	10q23. 3	HI/HA	GDH 升高 GTP 抑制 GDH 的作用缺乏	AD/DN	较轻低血糖症/PPHH/蛋白敏感性高氨血症	二氮嗪
GCK	7p15-13	GCK-HH	葡萄糖激酶与葡萄糖高亲和性	AD/DN	低血糖症/晚期表现为 MODY2	二氮嗪(有效或无效)/部分需要手术治疗
HADH	4p22-26	HADH-HH	未明	AR	轻至重度低血糖症	二氮嗪
SLC16A1	1p13/2p12	MCT1	β 细胞 MCT1 表达增加	AD	缺氧运动敏感性低血糖症	二氮嗪(有效或无效)
HNF4A	20q1213. 1	HNF4α	不明	AD/DN	新生儿为 HH/成人为 MODY1	二氮嗪
UCP2	11q13. 4	UCP2-HI	不明	AD	轻度 HH	二氮嗪

注：HH：hyperinsulinemic hypoglycemia，高胰岛素血症性低血糖症；HA：hyperammonia，高氨血症；HI：hyperinsulinism，高胰岛素血症；HADH：hydroxyacyl coenzyme A dehydrogenase，羟酰辅酶 A 脱氢酶；GDH：glutamate dehydrogenase，谷氨酸脱氢酶；MCT1：monocarboxylate transporter 1，单羧酸盐转运体 1；GCK：glucokinase，葡萄糖激酶；MODY：maturity-onset diabetes of the young，青少年发病的成人型糖尿病

局限性 β 细胞增生的两种组织学亚型。弥漫型胰岛细胞增生时整个胰腺的 β 细胞功能均存在异常，少数细胞核增大。局限性胰岛细胞增生的病变往往仅发生在胰腺的某个区域（直径 2. 5～7. 5mm），个别病灶可能较大，细胞体积明显增大，细胞质丰富，细胞核弥散而不规则，但无假包膜或浸润表现。病灶可呈多叶状，内含 β 细胞和生长抑素细胞[14-16]。

葡萄糖激酶型 HI 患者的胰岛形态正常或增生，有些病例见于 Beckwith-Wiedemann 综合征。

（三）遗传性分类

1. 局限性胰岛细胞增生　父源性杂合子 ABCC8 或 KCNJ11 突变（11p15. 1，缺失母源性等位基因）引起局限性胰岛细胞增生[17-19]。

2. 弥漫性胰岛细胞增生　弥漫性胰岛细胞增生的致病基因、遗传方式和组织学特征均不均一。

3. 单纯性与综合征性先天性高胰岛素血症　单纯性先天性高胰岛素血症即上述的单基因突变型先天性高胰岛素血症，而综合征性先天性高胰岛素血症是指许多遗传性疾病综合征所伴有的先天性高胰岛素血症，这些遗传综合征主要有 Beckwith-Wiedemann 综合征、小脑萎缩或发育不良症、脑中线发育不良症、先天性糖化障碍、遗传性皮肤松弛症、先天性QT延长综合征、先天性色素性视网膜炎、Simpson-Golabi-Behmel综合征等。

（四）临床类型

1. 持续性重症高胰岛素血症　β细胞K^+-ATP缺陷（ABCC8和KCNJ11基因隐性失活性突变）导致K^+-ATP通道合成、转位或转换缺陷，是引起CHI的最常见原因，其病情也最严重，由于β细胞膜被持续性去极化和持续性Ca^{2+}内流，引起持续性胰岛素分泌[20-23]。二氮嗪属于钾通道的激动剂，患者对二氮嗪通常无反应。但是，显性遗传性失活性ABCC8和KCNJ11突变患者通常引起轻度CHI[24]。对于β细胞K^+-ATP缺陷，不论是弥漫性还是局限性β细胞增生，其临床表现相同。局限型为散发性病变，胰岛细胞串（islet-cell cluster）增生，称为局限性腺瘤病（focal adenomatosis）[25]。一些患者可能是嵌合型（非典型）病变，一般可通过手术切除。

胰岛β细胞膜上K^+-ATP通道突变使β细胞去极化，继而电压敏感的钙离子通道开放，钙离子内流，K^+通道活性丧失，膜电位活性与糖代谢失偶联，导致胰岛素持续分泌。目前认为，PHHI与胰岛β细胞ATP敏感钾通道的两个亚单位，即磺脲类受体SUR1（ABCC8）及内向校正钾通道Kir6.2的基因突变有关。SUR1/Kir6.2基因位于11p，SUR1的突变热点在第4号外显子（V187D）。β细胞的K^+通道由SUR1和Kir6.2蛋白组成，Kir6.2组成K^+通道的孔样结构（四聚体），因此，正常的K^+通道分子式是$(SUR1/Kir6.2)_4$，K^+通道为维持β细胞静息膜电位所必需。腺苷单核苷酸调节K^+通道的活性，因此SUR1受体也是感受核苷酸变化的受体，SUR1可修饰Kir6.2与ATP的亲和力，ATP抑制K^+通道活性而ADP拮抗ATP的抑制作用，ADP减少（葡萄糖分解时）导致K^+通道关闭。SUR1和Kir6.2的突变类型很多（表4-5-5-2和表4-5-5-3），常见类型有H125Q、N118S、F591L、T1139M、R1215Q、G1382S、R1394H和F1388等，多呈常染色体显性遗传。这些突变类型的共同特点是SUR1对Mg^{2+}-ADP兴奋性反应下降。临床上低血糖表现最严重，内科治疗无效，患者需行胰腺次全切除。

2. 谷氨酸脱氢酶相关的PHHI　谷氨酸脱氢酶（GDH）突变是仅次于K^+通道突变的PHHI类型，常呈常染色体显性遗传。GDH催化谷氨酸的氧化脱氨过程，产生α-酮戊二酸和氨，而α-酮戊二酸作为三羧酸循环的底物与糖代谢密切相关[29-34]。GDH活化性突变后，该酶的活性明显增强，导致α-

表4-5-5-2　人SUR1基因变异

外显子	变异	内含子	变异
2	R74Q	7	Nt 4144 CG→GT del CA/C→G G1381S/S1387F/F1388/R1394H
3	A116P/H125Q	11	R1421c/G1400D (23X)
5	679ins/18nt/L/226ins/5aa/nt713delA/R248x	18	G1479R/R1494W/E1507K
8	N406D/C418R/Nt 1260 ins 31	22	-53del gtg
10	L508P	29	-20A→G
12	F591L	32	-20G→A
13	R620C/nt1885 del C	36	+3G→C
16	G716V	33	-3G→T
21	R836X	34	-9G→A
22	K890T	35	-13G→A
24	Q953X/S957F		
28	T1138M		
29	R1214Q		
L1544K	W1338X/R1352P/V1360M		

酮戊二酸及ATP/ADP比值升高而与高胰岛素血症性低血糖症及高氨血症相关。在胰腺β细胞，α-酮戊二酸进入三羧酸循环，ATP/ADP比值增高，K^+-ATP被抑制，激发胰岛素释放；在肝脏和肾脏，GDH活性升高，氨的生成增多，继而引起高氨血症。患儿出生时无低血糖发作，但在高蛋白餐后，表现为反复发作的餐后低血糖症和高氨血症，血氨升高2~5倍，个别患儿的血氨可正常，低血糖症可用二氮嗪控制发作[35]。GDH的活性调节十分复杂，包括了负性（如GTP和乙酰辅酶）和正性（如ADP与亮氨酸）两个方面。在一定条件下，GDH活化性突变（GLUD1）导致GTP对GDH的负性抑制作用丢失，故引起儿童高胰岛素血症-高氨血症-低血糖综合征（hyperinsulinism-hyperammonemia-hypoglycemia syndrome）。本综合征的低血糖发作自幼开始，短暂禁食或进食蛋白餐为常见诱因，发作时血糖明显降低而血氨升高3~5

表4-5-5-3　先天性高胰岛素血症的致病基因

基因/定位	OMIM	蛋白质	致病机制	遗传方式
ABCC8/11p15.1	600509	SUR1	KATP合成与转运和核苷酸调节缺陷	AR/AD
KCNJ11/11p15.1	600937	Kir6.2	KATP合成与转运和核苷酸调节缺陷	AR/AD
GLUD1/10q23.3	138130	GDH	GTP不抑制GDH，GDH活性升高	AD
GCK/7p15-13	138079	GCK	GCK与葡萄糖亲合性增加	AD
HADH/4q22-26	601609	3-羟酰辅酶A脱氢酶	不明	AR
SLC16A1/p13.2-p12	600682	MCT1	MCT1表达增加	AD
HNF4A/20q12-13.1	600281	HNF-4α	不明	AD

注：SUR1：sulfonylurea receptor 1，磺脲受体1；Kir6.2：inward rectifying potassium channel，内向调校性钾通道；GDH：glutamate dehydrogenase，谷氨酸脱氢酶；GCK：glucokinase，葡萄糖激酶；MCT1：monocarboxylate transporter 1，单羧-转运体1；HNF-4α：hepatocyte nuclear factor 4α，肝细胞核因子4α；AD：autosomal dominant，常染色体显性遗传；AR：autosomal recessive，常染色体隐性遗传

倍[26-28]。HADH基因编码线粒体L-3HADH(催化脂肪酸次末级β氧化),该基因突变导致遗传性高胰岛素性低血糖。胰腺β细胞高表达的HADH是相关功能维持的关键因子,一些转录因子(如Foxa2)调节HADH表达[36]。

除ABCC8和KCNJ11基于突变外,病理性β细胞胰岛素分泌过多的病因与线粒体ATP生成增多引起钾通道关闭,导致胰岛素过度分泌有关。谷氨酸脱氢酶活性增高引起血氨升高。1977年,Weinzimer和cols报道了高胰岛素血症-高氨血症综合征(HI-HA syndrome)病例[37],1998年鉴定了GLUD1基因,并阐明了其发病机制[38]。2002年,在一组175例高氨血症患者中,12例伴有高胰岛素血症性低血糖症[39]。目前报道的GLUD1突变位于外显子6、7、10、11和12。患者均伴有永久性脑损伤。因此,对所有的新生儿高胰岛素血症性低血糖症均应进行血氨测定,采样标本应置于EDTA预处理的真空管内,尽快分离血浆,冰上送检立即(30分钟内)测定。血氨正常并不能完全排除HI/HA综合征可能。禁食4小时以上,口服亮氨酸(0.15g/kg)-30、0、30、60、90和120分钟分别测定血糖和胰岛素水平(亮氨酸耐受试验)。HI/HA综合征发生低血糖症[40]。GLUD1基因突变分析可明确诊断。

3. 葡萄糖激酶相关的PHHI　葡萄糖激酶(GCK)不仅是β细胞内葡萄糖代谢的限速酶,而且是β细胞的"葡萄糖感受器",葡萄糖依赖曲线左移,胰岛素分泌的糖浓度阈值降低,介导葡萄糖刺激的胰岛素分泌。GCK活化性突变的结果是葡萄糖刺激的胰岛素分泌阈值"重设",多表现为轻中度的PHHI,同时表现为空腹和餐后低血糖,血胰岛素水平轻中度升高,一般对药物治疗反应良好。由于突变方式不同,葡萄糖激酶突变后可分别引起高血糖症或低血糖症。一般来说,GCK的杂合子失活性突变导致成年起病的青少年糖尿病(MODY),其特点是自幼发生的轻度空腹高血糖,但往往不能被早期诊断。纯合子失活性突变则引起自幼起病的永久性新生儿糖尿病(PNDM)。另一方面,许多GCK的杂合子活化性突变也引起低血糖症。目前,已经报道了1441个家族的620个GCK突变位点,其中多数的活化性突变位于所谓的变构激活物部位(allosteric activator site)[26]。多数患者对二氮嗪敏感,少数需要应用奥曲肽治疗或需要手术治疗[41]。

4. 体力锻炼引起的高胰岛素血症(exercise-induced hyperinsulinism,EIHI)　EIHI为线性遗传性疾病,病因为SLC16A1基因的启动子区突变,此种突变引起β细胞质膜单羧酸转运蛋白1(MCT1)表达增多。正常情况下,β细胞表达的MCT1很少,但在高表达时,丙酮酸和乳酸进入β细胞,线粒体氧化的底物增多,ATP/ADP比值升高,胰岛素分泌明显增强。

5. 暂时性或持续性高胰岛素血症　HNF-4α突变可出现暂时性或持续性高胰岛素血症,HNF-4α基因编码转录因子肝细胞核因子4α(hepatocyte nuclear factor 4 alpha,HNF-4α),该因子是胰岛素分泌途径中的重要条件因子,HNF-4α失活性突变引起1型青少年发病的成年糖尿病(MODY1)[42,43]。HNF-4α可与11%的胰岛基因的启动子结合,因而HNF-4α缺失的表型主要由靶基因的功能决定,如果K通道的Kir6.2的功能增强,则引起高胰岛素血症,但临床症状可轻可重。

6. 线粒体解偶联蛋白2突变　线粒体解偶联蛋白2(UCP2)调节跨线粒体内膜的质子转运,解除线粒体氧化与ATP合成的偶联状态,因而细胞内的ATP含量降低,胰岛素分泌减少;UCP2失活性突变后,其结果相反,出现高胰岛素血症。

7. 餐后高胰岛素血症　主要见于倾倒综合征[44],含碳水化合物的高渗性溶液迅速进入小肠,肠腔的高渗状态也吸引体液,引起低血容量;同时,葡萄糖迅速吸收引起高血糖症,促进胰岛素和GLP-1大量分泌,继发反应性低血糖症[45]。同样,执行OGTT时,常诱发晚期低血糖症。但是,这些患者不发生空腹低血糖症。

8. 其他原因所致的PHHI　有些学者把短链3-羟酰-辅酶A脱氢酶(SCHAD)基因(SCHAD-HI)和磷酸甘露糖异构酶缺陷症也归为PHHI的亚型之一。严格来说,SCHAD-HI属于线粒体呼吸链病(mitochondrial respiratory chain disease,MRCD)的范畴,是引起儿童肝衰竭的主要病因之一,患者可表现为低酮症性低血糖和乳酸性酸中毒。SCHAD是MRCD的一种临床亚型,呈常染色体隐性遗传。患者脂肪氧化障碍,故容易发生低血糖症,但不伴或仅伴有轻度酮症。磷酸甘露糖异构酶缺乏症属于蛋白糖化酶系突变引起的先天性代谢病(碳水化合物缺乏性糖蛋白综合征,糖蛋白碳水化合物缺陷综合征,CDGS)1b型,以血清多种糖蛋白(特别是血清转铁蛋白)异常糖化和糖化障碍为标志。由于磷酸甘露糖异构酶缺乏,导致6-磷酸果糖向6-磷酸甘露糖的转变发生障碍。患者表现为低血糖症、蛋白丢失性肠病和肝损害,心脏、肾脏、肌肉和神经系统亦可受累。一般可以用甘露糖治疗。

9. 原因未明的PHHI　约50%的患者经上述突变基因的筛查未发现异常;多数经二氮嗪治疗有效,提示患者存在K^+通道异常,但至今仍找不到确切的变异分子。有些患者的临床表现呈一过性,低血糖症在数月内可以自行缓解;有的呈丙酮酸可诱导性低血糖症。

【临床表现与诊断】

低血糖症状和严重性不一,少数患者无症状,部分患者的低血糖症发作频繁,反复低血糖性昏迷惊厥引起脑损害。临床主要依靠症状和实验室检查诊断高胰岛素血症性低血糖症(HI),怀疑HI时需要了解三个基本问题。即低血糖症发生的时间、低血糖对胰高血糖素的反应和维持正常血糖所需的葡萄糖剂量。

(一)临床症状与病史

1. 低血糖症发生的时间　肝葡萄糖生成和组织葡萄糖利用维持平衡,使血糖保持在正常水平。肝脏葡萄糖输出决定于食物吸收、糖原分解和糖异生三个因素。糖原分解障碍时,低血糖症发生于餐后4~5小时,糖异生障碍者过夜后发生低血糖症。高胰岛素血症患者的低血糖发作可在任何时间段,有时可能在餐后2小时内即出现低血糖症状。

2. 低血糖对胰高血糖素的反应　因为胰高血糖素促进糖原分解,因此糖原分解障碍引起的低血糖症在肌内注射胰高血糖素后无反应。同样,糖异生障碍者发生低血糖症时肝糖原已经耗竭,故对胰高血糖素亦无反应。只有高胰岛素血症患者在注射胰高血糖素后才出现肝糖原动员,升高血糖的程度在1.7~2.0mmol/L以上,故能纠正低血糖症状。

3. 维持正常血糖所需的葡萄糖剂量　非高胰岛素血症引起的所有低血糖症，均需要补充葡萄糖才能维持正常血糖。新生儿的肝肾葡萄糖输出为每分钟4~6mg/kg，儿童2~4mg/kg，成人为1~2mg/kg。如果给予相当于上述葡萄糖剂量后仍不能维持血糖正常，即应想到高胰岛素血症可能。

（二）高胰岛素血症的实验室检查

1. 低血糖症时的血清胰岛素测定　HI的诊断依据是低血糖（<2.5mmol/L，45mg/dl）发作时的胰岛素不适当分泌，但胰岛素不适当升高的定义含糊，确定此特点有时相当困难，有人干脆将任何可测出的胰岛素值均定义为胰岛素不适当升高。但是，任何可测出的胰岛素值只能作为怀疑HI的一个依据，而非诊断HI的确切证据。因此，另一些人给予了“不适当升高”的明确切割值，由于个体的胰岛素敏感性不同，切割值变化较大。亚洲的CHI患者低血糖发作是的胰岛素波动在8.75~1250pmol/L（1.26~180μU/ml）范围内，中值为73.3pmol/L（10.55μU/mL），无高胰岛素血症的低血糖症患者的血清胰岛素水平范围自检测不到至43.1pmol/L（6.2μU/ml）不等，而胰岛素的检测限>2.1pmol/L（0.3μU/ml），因此两者是重叠的。

2. 低血糖症时的血清游离脂肪酸和酮体测定　胰岛素抑制脂肪分解，因此较低的脂肪酸与酮体是诊断HI的依据。正常婴幼儿禁食20小时后，血清D-3-羟丁酸和脂肪酸分别为3.11mmol/L（1.29~4.34mmol/L）与2.15mmol/L（1.03~3.24mmol/L）。

（三）高胰岛素血症性低血糖症

1. 新生儿期低血糖症　出生时体重高于正常（巨大胎儿，平均体重3.7kg），约半数患儿发生严重低血糖性惊厥，空腹和餐后均有发作，维持正常血糖的静脉平均滴注葡萄糖率约为3mg/（kg·min），有时高达17mg/（kg·min）[46]。部分患者伴有肝大、血皮质醇和GH降低。除了新生儿期应激性高胰岛素血症、综合征性CHI、HNF4A或GLUD1所致的CHI外，低血糖症对二氮嗪有良好反应。

2. 婴儿-儿童期低血糖症　低血糖症首次发作的年龄不一，1岁前的低血糖症主要表现为惊厥、嗜睡和过度兴奋。1岁以后低血糖症状变得典型。反复出现苍白、乏力、心动过速、出汗或神经精神异常。维持正常血糖的静脉平均滴注葡萄糖率低于新生儿期（约为每分钟12~13mg/kg）。

3. 综合征性CHI　综合征性先天性高胰岛素血症（syndromic CHI）通常对二氮嗪有反应，起病时间早，常伴有躯体畸形，其他临床特点见表4-5-5-4。

表4-5-5-4　综合征性先天性高胰岛素血症的临床特征

项目	遗传/基因	DD	LGA	Sk-M	SYN	HH	HDM	IM	FAC	LQT	CL	TU	CCA	CA	DF	RP
BWS	AD/S 11p15.5		√			√						√				
Perlmann	AR		√				√	√				√	√			
SGB	XL/Glypican3	√	√	√			√	√				√	√	√	√	
CDG-Ⅰa	AR/PMM2	√					√							√		√
CDG-Ⅰb	AR/PMI															
Kabuki	AD/S MLL2	√		√			√	√								
Sotos	S/NSD1	√	√	√								√	√	√	√	
Timothy	AD/S/CACNA1C	√			√		√			√						
Costello	AD/S/HRAS	√					√				√	√				
Ondine	AD/AR/PHOX2B											√				
Usher Ic	AR/USH1C								√						√	√

注：√表示有或存在；AD：autosomal dominant，常染色体显性；AR：autosomal recessive，常染色体隐性；BWS：Beckwith-Wiedemann syndrome，Beckwith-Wiedemann综合征；CA：cerebellar atrophy or hypoplasia，小脑萎缩或发育不良；CCA：corpus callosum agenesia，胼胝体不发育；CDG：congenital disorder of glycosylation，先天性糖化障碍；CL：cutislaxa，皮肤松弛症；DD：developmental delay，发育迟缓；DF：deafness，聋哑；FAC：failure of autonomic control，自我控制不能；HD-M：heart defect or malformation，心脏缺陷或畸形；HH：hemi-hypertrophy，半身肥大症；IM：intestine malformation（volvulus，ileal atresia，Meckel's diverticulum，intestinal malrotation），肠畸形综合征；LGA：large for gestational age，巨大胎儿；LQT：long QT syndrome，QT延长综合征；RP：retinitis pigmentosa，色素性视网膜炎；SGB：Simpson-Golabi-Behmel syndrome，Simpson-Golabi-Behmel综合征；Sk-M：skeletal malformation，骨骼畸形；S：sporadic，散发性；Syn：syndactyly，并指畸形；TU：higher risk for tumor，肿瘤高危；XL：X-linked，性连锁遗传；11p15.5是指11p15.5区的印迹异常或父源性二倍体

（四）先天性高胰岛素血症的诊断　先天性高胰岛素血症的诊断主要依赖于低血糖症发作时的血清胰岛素测定，但有时血清胰岛素并不升高，此时需要根据高胰岛素血症的其他标志物进行判断，如注射胰高血糖素后的糖原分解、脂质（游离脂肪酸与β羟丁酸）和酮体生成的抑制性（表4-5-5-5和表4-5-5-6）。

选择性动脉插管加钙刺激试验是诊断和鉴别先天性高胰岛素血症的重要方法（图4-5-5-3）。如果供应胰腺头部和尾部的动脉显示出高钙刺激后的胰岛素梯度变化，提示为弥漫性β细胞增生，可诊断为NIPHS（表4-5-5-7和图4-5-5-4）。

KATP（ABCC8/KCNJ11）失活性突变引起局限性胰岛增生（图4-5-5-5），容易被^{18}F-DOPA发现，手术切除可治愈；而HNF4A、HNF1A、HADH和UCP2的失活性突变或GLUD1、GCK或SLC16A1的活化性突变导致弥漫性增生，手术切除不能根治，且可引起严重的糖尿病和胰腺外分泌功能不全。

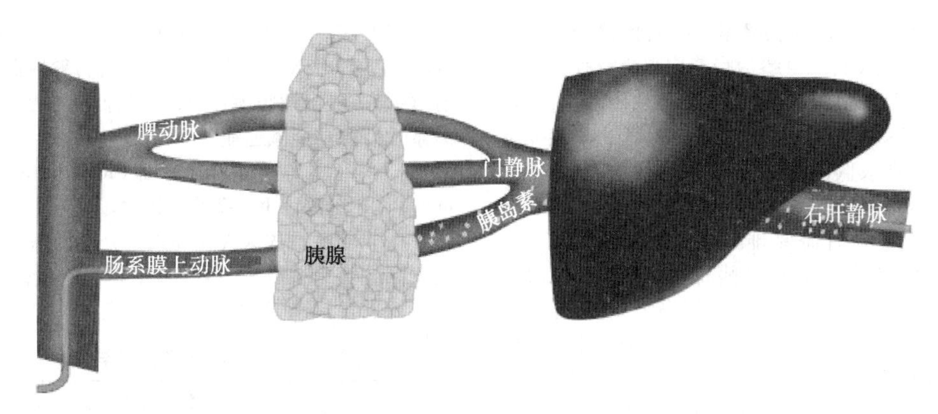

图 4-5-5-3 动脉内注射钙剂-肝静脉采样诊断节段性高胰岛素血症

表 4-5-5-5 高胰岛素血症性低血糖症的诊断标准

	低血糖发作时血清胰岛素（pmol/L 或 μU/ml）	维持血糖正常的葡萄糖输注率［mg/(kg·min)］	血糖对胰高血糖素的反应（mmol/L 或 mg/dl）	FFA/酮体
1		>8	>1.5	
2	任何可测出值	>10(新生儿)/>5(5 岁前)/>4(成人)	>1.7	FFA 和酮体不适当降低
3	>6.95		>2~3	血尿酮体阴性
4	任何可测出值	>8		
5	>20.84	>8(新生儿)/3(成人)/3~8(儿童)	>2	3-羟丁酸<1.3mmol/L FFA<1mmol/L

表 4-5-5-6 先天性高胰岛素血症的诊断标准

血浆指标	血浆葡萄糖<50mg/dl 时的切割值
血浆胰岛素	>2μU/ml(13.9pmol/L)
血浆 C-肽	>0.2mmol/L(0.07nmol/L)
血浆游离脂肪酸	<0.5mmol/L
β 羟丁酸	<0.6mmol/L
胰高血糖素注射后的血糖反应	≥30mg/dl(1.7mmol/L)

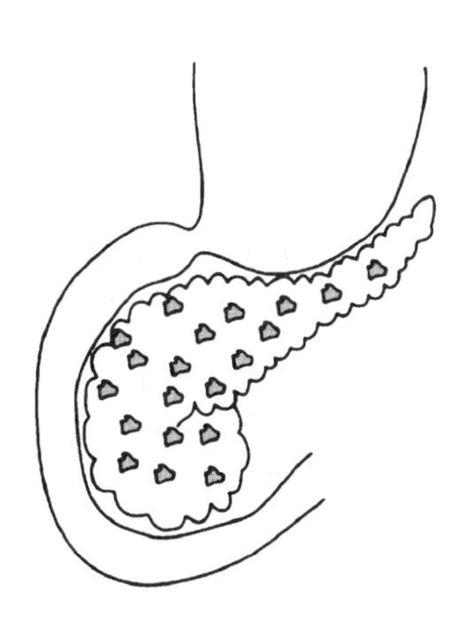

图 4-5-5-4 弥漫性胰岛增生

全胰腺的胰岛均增生，病因为 ABCC8/KCNJ11/GCK/GLUD1/HNF4A/HADH 和 SLC16A1 隐性或显性突变

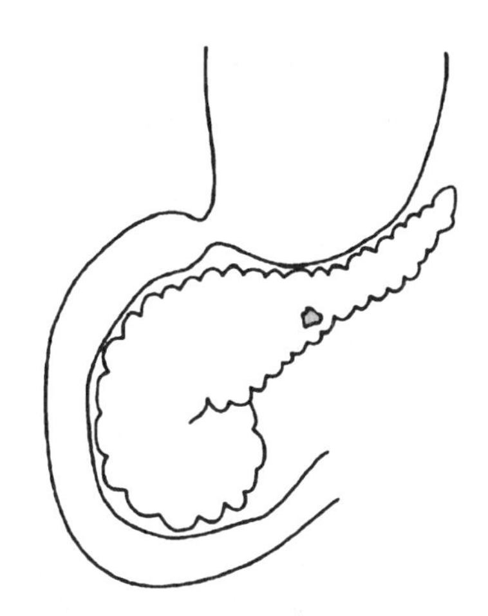

图 4-5-5-5 单发性胰岛增生

仅单个区域或单个胰岛增生，病因为 ABCC8 或 KCNJ11 突变或父源性 11p5.1-11p5.5 变异(二体性)

表 4-5-5-7 动脉内注射钙剂-肝静脉采样诊断高胰岛素血症

钙剂输注部位	输注钙剂前肝静脉胰岛素（mU/ml）	输注钙剂后肝静脉胰岛素峰值（mU/ml）	胰岛素升高
脾动脉	3.9	62	15 倍
胃十二指肠动脉	5.1	5.4	无升高
肠系膜上动脉	6.8	31	4 倍

病理检查可见广泛胰岛 β 细胞和胰管细胞增生，其增生的原因可能与促增生的胰高血糖素样肽-1(glucagon-like peptide 1, GLP1)和胰岛新生相关蛋白(islet neogenesis-associated protein, INGAP)有关。研究发现，食管次全切除(subtotal esophagectomy)、胃次全切除(subtotal gastrectomy)、Rroux-en-Y 胃旁路术、Billroth Ⅰ型或Ⅱ型部分胃切除均可并发 NIPHS，而胃缩窄可引起暂时性高胰岛素血症性低血糖症[47,48]。

（五）产前诊断与遗传咨询 产前绒毛膜活检(chorionic villies biopsy)或羊水细胞 ABCC8 或 KCNJ11 分析可能明

确单纯性严重弥漫性先天性高胰岛素血症者的诊断。胎儿出生后亦可立即明确诊断,二氮嗪治疗能取得满意疗效。遗传咨询时需要考虑四个问题:①新突变无再遗传可能,散发性局限胰岛细胞增生性先天性高胰岛素血症者的家族成员患同样疾病的可能性极低,基本上不考虑再发可能;②如果父母为近亲结婚,局限性胰岛细胞增生性先天性高胰岛素血症患儿的母亲再次妊娠时需要排除纯合子突变可能[49];③弥漫性胰岛细胞增生性先天性高胰岛素血症筛查取决于遗传方式,常染色体隐性遗传者的发病概率为25%,显性遗传者的发病概率接近50%;④如果分子生物学分析未能找到指标基因,家族成员发病的理论风险为25%(隐性遗传)或50%(显性遗传);出生后数日内必须进行低血糖症筛查。

1. 先天性高胰岛素血症的诊断　诊断标准是:①空腹或餐后低酮症性低血糖症(<2.5~3mmol/L);②血浆胰岛素和C肽相对性升高(绝对值可能正常,但相对于低血糖症来说是升高的);③肌注或静注1mg胰高血糖素30~40分钟后,血糖>1.7mmol/L(30mg/dl),从而排除糖原贮积病可能;④即使在低血糖发作时,血浆酮体和游离脂肪酸仍降低,维持正常血糖的每分钟葡萄糖输注率>3mmol/L(新生儿每分钟>10mg/kg,5岁儿童每分钟为7mg/kg,成人每分钟为4mg/kg)提示为胰岛素相关性低血糖症。确立先天性高胰岛素血症诊断后,应首先鉴别单纯性先天性高胰岛素血症(isolated CHI)和综合征性先天性高胰岛素血症,鉴别的具体疾病是:①高氨血症,如HI/HA综合征;②短链羟乙烯辅酶A脱氢酶缺陷症,即有机酸尿症(3-羟戊二酸升高)和血浆酰基肉毒碱(C4-羟肉毒碱)升高;③临床检查躯体畸形(半侧肥厚症、过度生长、脂肪垫、先心病等),确定是否存在综合征性先天性高胰岛素血症可能。引起综合征性先天性高胰岛素血症的主要疾病或综合征是Ⅰa和Ⅰb型先天性糖化障碍性疾病、Kabuki综合征、Costello综合征、Himoty综合征、Ⅰc型Usher综合征、Ondine综合征、过度生长综合征(如Beckwith-Wiedemann综合征、Perlman综合征Simpson-Golabi综合征、Sotos综合征等)。

2. 单纯性先天性高胰岛素血症的病因鉴别诊断　确立单纯性先天性高胰岛素血症诊断后,需要进行病因鉴别的疾病如下。

(1) 围生期应激性CHI:为新生儿高胰岛素血症性低血糖症的一种,本质属于目前糖尿病控制不良或胎儿窒息引起的胎儿获得性低血糖症,病因未明,但非遗传性疾病。低血糖症持续的时间为数小时至3个月,有效患者需要暂时性二氮嗪治疗。

(2) 药物引起的高胰岛素血症性低血糖症:引起高胰岛素血症性低血糖症的药物有口服降糖药、β受体阻滞剂、抗心律失常药物、LHRH类似物、ACEI、抗病毒药物、白血病生长因子、干扰素、Triptan等。

(3) 胰岛素注射引起的Munchhausen综合征:表现为血浆胰岛素升高而C肽降低;磺脲类药物则引起高胰岛素血症、高C肽血症。

(4) 胰岛素瘤:文献报道的胰岛素瘤病例最低年龄8岁,MEN-1伴有胰岛素瘤的最低年龄25岁。

(5) 胰岛素抵抗综合征:胰岛素抵抗综合征的特点是血清胰岛素升高和血糖升高,部分患者表现为高胰岛素血症性餐后或空腹低血糖症。一般分为遗传性胰岛素抵抗综合征和非遗传性胰岛素抵抗综合征两类。

(6) 胰岛素原性低血糖症(proinsulinemic hypoglycemia):见于PCSK1基因突变者,表现为餐后低血糖症,同时伴有食欲亢进、慢性腹泻、严重肥胖、低皮质醇血症和低促性腺激素性性腺功能减退症。

(7) 高胰岛素样低血糖症(hyperinsulin-like hypoglycemia):见于分泌巨IGF-2的实体瘤。

(8) 暂时性先天性胰岛素高分泌状态:暂时性先天性胰岛素高分泌7天以上,因神经缺糖(neuroglycopenia)引起神经系统发育异常(26%~44%),见表4-5-5-8。

表4-5-5-8　儿童神经发育异常的诊断与处理

项目	神经发育正常 (*n*=41)	神经发育异常 (*n*=26)	*P*值
症状<7天[*n*/(%)]	28(68)	23(89)	0.05
诊断时的胰岛素水平(mU/l)	13.4 (2.1/335.9)	15.1 (3.2/92)	0.52
诊断时的血糖水平(mmol/l)	1.6 (0.1/2.6)	1.5 (0.2/2.5)	0.61
引起CHI的致病基因[*n*/(%)]	13(32)	9(35)	0.80
碳水化合物需要量[mg/(kg·min)]	18(8/25)	15(10/25)	0.65
需要使用胰高血糖素的病例[*n*/(%)]	7(17%)	6(23)	0.54
二氮嗪最大用量[mg/(kg·d)]	6.6 (2.0/15.0)	10.0 (5.0/25.0)	0.05
局灶性CHI[*n*/(%)]	1(2)	3(11)	0.12
自动恢复时间(天)	119 (14/700)	163 (90/699)	0.09

注:CHI:congenital hyperinsulinemia,先天性高胰岛素血症

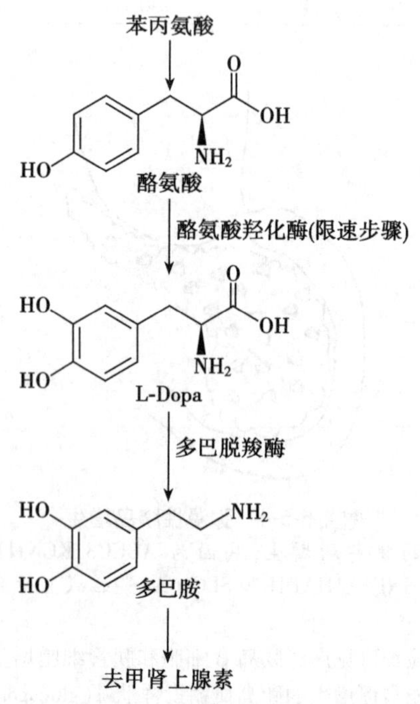

图4-5-5-6　多巴胺的生物合成

由苯丙氨酸转化而来的L-酪氨酸经酪氨酸羟化酶和多巴脱羧酶催化,生成L-多巴和多巴胺

（六）**影像检查与病理诊断** 先天性高胰岛素血症分为弥漫性和局限性胰岛增生两种类型。两型的鉴别主要依赖于^{18}F-DOPA-PET。多巴胺的生物合成见图4-5-5-6。

^{18}F-DOPA（^{18}F-L3，4-二羟苯丙氨酸，fluorine-^{18}L-3，4-dihydroxyphenylalanin）-PET有助于诊断。但确诊有赖于组织病理学检查和突变基因分析。PHHI的一般诊断依据是任何时间的高胰岛素血症（多数≥1000μU/ml）伴低血糖（<3.0或2.8mmol/L），或胰岛素/血糖比值>0.3，或胰高血糖素阳性。年龄多在2岁内，多数伴有高氨血症，并排除了其他原因引起的高胰岛素血症和低血糖症。先天性高胰岛素血症病因鉴别的要点是相关基因突变分析。对于儿童和青少年患者，如果排除了后天性高胰岛素血症性低血糖症的可能，那么就要考虑先天性高胰岛素血症的诊断，并通过进一步检查明确病因。PHHI主要见于婴幼儿和新生儿，当可疑对象有低血糖症家族史、持续性血胰岛素水平升高和反复发作性低血糖症，而胰腺影像检查阴性时，要注意PHHI可能。用甲醛溶液固定、石蜡包埋的胰腺组织切片，观察到两种PHHI类型（表4-5-5-9）。

表4-5-5-9 CHI病例特征

项目	病例1	病例2
妊娠周数	36周	38.4/7周
母亲病史	非糖尿病白人	非糖尿病非洲裔美国人
性别	男性	男性
体重	5014g	3660g
遗传变异	SUR1突变	-
家族史	祖父患糖尿病	1兄患PHHI
血糖	10~20mg/dl	<40mg/dl
神经症状	-	癫痫样发作
术前治疗	葡萄糖输入	葡萄糖输入和持续喂养
术中所见	胰腺弥漫性病变	胰腺弥漫性病变
手术方式	胰腺切除98%	胰腺切除95%
术后处理	胃造口置管/淀粉/奥曲肽/二氮嗪	胃造口置管/静脉滴注胰岛素2周/奥曲肽/胰酶
术后血糖	药物控制/血糖<50mg/dl	术后2周内升高
术后病情	5个月后撤除二氮嗪/30个月后撤除奥曲肽/3岁时撤除胃管/4岁时病情稳定	3个月后出院/6个月时增加奥曲肽用量/继续奥曲肽治疗和喂养/4.5个月后病情稳定

注：SUR1：sulfonylurea receptor-1，磺脲受体-1

弥漫性CHI患者不需要进一步的影像检查，而局限性CHI患者对药物治疗无效时，应选用^{18}F-PET/CT胰腺扫描检查，确定影像表现是否符合临床诊断并进行术前病灶定位。^{18}F-PET/CT胰腺扫描替代了以前的动脉刺激-静脉采样、经肝脏门静脉采样和其他影像检查，但偶尔因为缺乏明确"热点（hot spot）"而出现误诊、漏判和错判情况（表4-5-5-10），或者因为出现假的热点而将弥漫性CHI误诊为局限性CHI（4%，表4-5-5-11）。

表4-5-5-10 局限性CHI患者PET/CT报告为弥漫性CHI的病例

病例	病灶定位	^{18}F-PET/CT报告	手术结果
1	胰头部	全胰腺均一性放射摄取	2%胰腺切除
2	胰头部	全胰腺均一性微弱放射摄取	10%胰腺切除
3	胰头部	全胰腺均一性微弱放射摄取	70%胰腺切除
4	胰体部	全胰腺非均一性放射摄取	50%胰腺切除
5	胰体部	全胰腺非均一性放射摄取	2%胰腺切除
6	胰尾部	全胰腺非均一性放射摄取 尾部摄取轻度增高	10%胰腺切除
7	胰尾部	全胰腺非均一性放射摄取 尾部摄取轻度增高	2%胰腺切除
8	胰尾部	全胰腺非均一性放射摄取	2%胰腺切除

【治疗】

PHHI的治疗主要为对症性的，新生儿和婴幼儿要防止低血糖反复发作，以防发生不可逆性脑损害。PHHI引起的低血糖症死亡率高，治疗困难，药物治疗如二氮嗪（同胰岛素瘤）、奥曲肽及钙通道拮抗剂可能有助于控制低血糖症。手术被认为是一种有可能治愈本病的手段，但必须尽早实施。目前认为，PHHI有两种组织病理学类型：局灶性胰岛细胞腺瘤样增生和弥漫性β细胞功能亢进，对两者可分别施行胰腺部分切除术及胰腺次全切除术。Sempoux等报道，患有PHHI的新生儿中前者占40%，而且预后明显比后者好，及早诊断与手术治疗有助于改善预后。McAndrew等报道，手术的并发症有术中出血，损伤脾、胆道和小肠等，部分患儿因术后胆道漏及胆道狭窄需行胆总管十二指肠吻合术，另一些患儿术后需用胰岛素和胰酶替代治疗。如果低血糖仍反复发作，则用胰高血糖素加低剂量奥曲肽治疗（表4-5-5-12）。

（一）**药物治疗**

1. 胰高血糖素 能有效升高血糖，但仅可短期使用。严重低血糖症时，立即肌肉或皮下注射1mg的胰高血糖素，同时检测血糖变化；如果血糖不能立即上升到安全水平，应静脉滴注葡萄糖溶液。此时应计算维持正常血糖的葡萄糖输注率，确定和安排每日的葡萄糖用量（如果每分钟>10mg/kg，则CHI诊断成立），注意控制液体量，防止发生水潴留和低钠血症。如果葡萄糖用量太大，应先增加胰高血糖素用

表 4-5-5-11 PET/CT 诊断局限性 CHI 的准确度研究

报道者	年份	病理诊断（局限性 CHI）	^{18}F-PET/CT 表现（局限病灶范围%）	CHI 诊断敏感度	定位准确度
Ribeiro 等	2005	5	5	100%	100%
Otonkosk 等	2006	5	5	100%	80%
Hardy 等	2007	12	11	92%	100%
Ribeiro 等	2007	15	14	93%	92%
Hardy 等	2007	24	18	75%	100%
Barthlen 等	2008	9	9	100%	90%
Capito 等	2009	16	16	100%	81%
Masue 等	2011	9	3	33%	100%
Zani 等	2011	14	14	100%	64%
Our study	2012	53	45	85%	100%

表 4-5-5-12 先天性高胰岛素血症的治疗

治疗
营养治疗
高渗葡萄糖输注
淀粉饮食（与糖原贮积病相同）
胃管营养补充
药物治疗
二氮嗪（每天口服 5～20mg/kg）
尼福地平（每天口服 0.25～2.5mg/kg）
奥曲肽（每天皮下注射 5～25mg/kg）
胰高血糖素（每天肌注 1～20μg/kg）
手术治疗
胰岛病灶切除（局限性胰岛增生）
胰腺近全切（弥漫性胰岛增生）

量（1～2mg/d）而非葡萄糖剂量。

2. 二氮嗪 二氮嗪是苯并噻二嗪类抗高血压和抗利尿制剂，可开发β细胞的 K^+-ATP 通道，抑制胰岛素分泌。开始治疗时，每次口服剂量 5～15mg/kg（新生儿）或 10mg/kg（成人），每天 2～3 次；以后根据血糖水平调整用量。一般耐受性好，常见的不良反应有毛发增多，停药后可自动消除。少数伴发水钠潴留，加用利尿剂可预防之。个别新生儿可引起肺高压[35]。如果低血糖症在出生后数日内自发性或逐渐缓解，证实为新生儿暂时性低血糖症（常为妊娠糖尿病的并发症）。5 天二氮嗪试验可检测二氮嗪的反应性，正常饮食者在禁食 8～12 小时后，血糖>3～3.8mmol/L 称为二氮嗪反应。如果未达到此标准，则加用奥曲肽（每天 5～10μg/kg），并根据血糖情况将记录逐渐增至 15～50μg/kg。此时可使用基因诊断和 PET 进行局限性 CHI 的筛查。

3. 生长抑素类似物 二氮嗪治疗无效者可改用奥曲肽[36]。奥曲肽的半衰期短，一般需要每 6～8 小时皮下注射一次。部分患者在用药 1～2 天内因发生快速耐受（tachyphylaxis）现象而降低疗效，但增加剂量仍然有效，每日最大剂量 15～50μg/kg。主要不良反应为呕吐腹泻和腹部不适，一般在用药 7～10 天后消失。偶尔并发新生儿坏死性肠炎、胆囊淤积或结石。长效制剂的疗效未明。CHI 患者经过上述治疗后，多数先天性高胰岛素血症可能在数月或数年内自动恢复，部分患者仍然需要二氮嗪或奥曲肽长期治疗。

（二）二氮嗪无反应性或部分反应性 CHI 的治疗 由于婴幼儿患者可能自动恢复，出生 6 个月前不考虑手术治疗。部分反应性 CHI 患者继续二氮嗪治疗，同时加用奥曲肽或提高奥曲肽的剂量，其次才考虑增加碳水化合物或葡萄糖用量。仅有父源性 ABCC8 或 KCNJ11A 基因突变者才可能发生局灶性 CHI，但是单凭遗传学方法不能确诊，这是因为：①可能遗漏另一种突变；②严重弥漫性 CHI 可能携带杂合子突变，因此必须加做 PET 检查，以鉴别局限性与弥漫性 CHI。

（三）手术治疗 绝大多数 PHHI 不可能治愈（局灶性β细胞增生可手术治愈），只能用药物控制症状，而手术治疗仍无统一意见。有人主张切除胰腺 95%以上，但易于发生糖尿病。胰岛细胞增生症可能为局限性病变，因而可做局部切除术，增生型或混合增生型可做全胰切除术，胰腺次全切除可能更适合于弥漫性增生型患者。局限性 CHI 应考虑手术治疗。由于药物干扰病理组织学形态观察，故手术前 5 天停用二氮嗪，手术前 2 天停用奥曲肽。手术中分别从胰腺的头部、中部和尾部活检组织快速送检。

1. 局限性 CHI 切除可疑病灶送检，如果病灶边缘仍可疑，需要扩大切除范围，直至病灶边界清晰正常。如果术后仍发生持续性低血糖症，说明手术失败，需要再次手术。

2. 弥漫性 CHI 病理组织学发现所有部位的β细胞核异常，需要近胰腺全切（切除 95%～98%），仅留胰总管和胆总管-十二指肠周围的胰腺组织。该种手术的结局差，50%的患者仍存在 CHI（程度较轻，低血糖症容易控制），20%并发糖尿病（需要胰岛素治疗），100%并发胰腺外分泌功能不全（需要胰酶治疗）。

3. 特殊病例的手术治疗 HI/HA 综合征患者需要严格限制饮食中的亮氨酸含量，并长期用二氮嗪治疗。

（刘雪娇 廖二元）

第 6 节 非胰岛细胞肿瘤性低血糖症

非胰岛细胞肿瘤性低血糖症（non-islet cell tumor hypoglycemia，NICTH）属于非高胰岛素血症性低血糖症中的一种，主要发病机制是肿瘤分泌大量的巨 IGF-1（big-IGF-2）[1]。

【肿瘤类型与特征】

NICTH 的特点是肿瘤细胞的 IGF-2 的不适当分泌，几乎所有的肿瘤均可能具备这一病理特征，但临床上的 NICTH 主要见于低度恶性或良性的间质来源的肿瘤和上皮细胞来源的肿瘤[2]，见表4-5-6-1。

【发病机制】

引起NICTH的肿瘤能大量表达IGF-2mRNA，IGF-1基因过表达是许多恶性肿瘤的普遍现象，但程度有所差别。一般认为，IGF-2与原癌基因诱导的肿瘤形成有关，IGF-2过表达主要与肿瘤抑制基因印记或突变有关。除了IGF-2mRNA过表达外，有效肿瘤的IGFBP-4、IGFBP-5、IGFBP-6也呈过表达。血清IGFBP-2升高[3,4]。

（一）巨IGF-2分泌引起的NICTH 在胰腺疾病患

表4-5-6-1 非胰岛细胞瘤伴低血糖症的肿瘤类型与特征

肿瘤	发生率(%)	肿瘤	发生率(%)
间质来源的肿瘤	41	结肠癌	4
间皮瘤	8	胰腺非胰岛细胞瘤(癌)	3
血管外皮细胞瘤	7	前列腺癌	2
实性纤维瘤	7	肾上腺瘤(癌)	2
平滑肌肉瘤/胃肠间质瘤	6	未分化癌	2
纤维肉瘤	5	肾脏肿瘤(癌)	1
其他肿瘤	8	其他肿瘤	1
上皮细胞来源的肿瘤	43	神经内分泌肿瘤	1
肝细胞癌	16	造血组织肿瘤	1
胃癌	8	来源不明的肿瘤	14
肺癌	4		

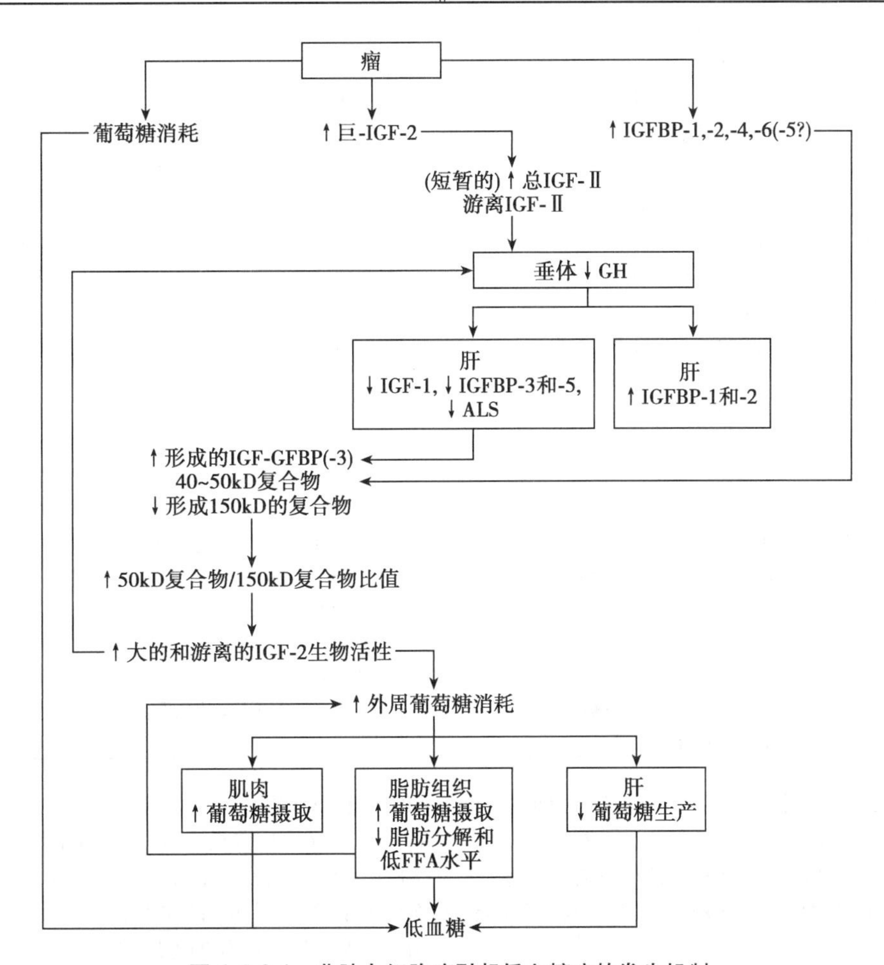

图4-5-6-1 非胰岛细胞瘤引起低血糖症的发生机制

由于肿瘤细胞不能处理加工过量的IGF-2原(pro-IGF-2)，巨IGF-2(big-IGF-2)进入血液循环；巨IGF-2和成熟的IGF-2及IGF-1竞争性地与IGF-结合蛋白(IGFBP)结合；但是巨IGF-2、IGFBP-3和酸敏感性亚基(acid-labile subunit,ALS)形成的三级复合物(ternary complex)受阻，因而主要生成40~50kD的二级复合物(binary complex)，而且游离的IGF-1与IGF-2总量也明显增多；与150kD的三级复合物相比，二级复合物和游离的IGF更容易透过毛细血管膜，组织中的IGF，尤其是巨IGF-2浓度明显升高，其与胰岛素受体结合后，可诱导胰岛素生物效应，导致低血糖症；另一方面，由于IGF对GH的负反馈抑制作用增强，垂体分泌的GH也显著减少，GH-依赖性肽(如IGF-1、IGFBP-3、IGFBP-5和ALS)生成不足，三级复合物的形成更少；FFA：游离脂肪酸者中，pro-IGF-2原（pro-IGF-2）的翻译后加工不完全，IGF-2基因过表达引起pro-IGF-2过多，正常人血清未经完全加工的pro-IGF-2（O-未糖化）量可达10%～20%，而NICTH患者可达到60%以上，这种pro-IGF-2的分子量更大，且主要为非糖化产物，含有21氨基酸的E-结构域扩展肽（pro-IGF-IIE）。由于糖化是裂解E-结构域扩展肽的靶点，患者血清的巨IGF-2分子量存在显著的不均一性。在多数肿瘤细胞中，pro-IGF-2原翻译后加工的酶系不能将这些变异型IGF-2处理，导致血清水平升高。但是，与成熟型IGF-2相比，巨IGF-2仍具有相当高的特殊的胰岛素样生物学活性。另一方面，巨IGF-2与IGFBP的结合力与成熟型IGF-2相同，因此可与所有的IGFBP形成二级复合物（binary complex，IGF-2-IGFBP），但此复合物与ALS的亲和力明显降低，因此巨-IGF-2抑制了三级复合物（IGF-2-IGFBP-3-ALS）的生成。IGFBP-3分子上的N-糖化碳水化合物重链可与巨-IGF-2中的E-结构域结合，引起复杂构象改变，使其与ALS的亲和力下降，但是，IGFBP-5缺乏N-糖化碳水化合物重链。故仍能与IGF-I和ALS形成150kD的三级复合物。有氧三级复合物形成障碍，肿瘤生成的巨-IGF-2主要与IGFBP生成小分子量的二级复合物，增多的二级复合物主要以游离形式存在于血清中，透过毛细血管后，进入组织间液，使IGF的生物活性增强，在胰岛素受体和IGF-1受体的介导下，发生低血糖症（图4-5-6-1）。

（二）巨-IGF-2的其他致病作用 文献报道的非胰岛细胞肿瘤性低血糖症病例（2008—2012）见表4-5-6-2[4,5]。乙型肝炎病毒感染患者的IGF-2翻译后加工异常，生成的巨IGF-2原增多，血清巨IGF-2原升高。丙型肝炎相关性骨质硬化症（hepatitis C-associated osteosclerosis，HCAO）患者的血清巨-IGF-2和IGFBP-2水平升高，但不发生低血糖症，而NICTH病例也未并发骨质硬化，因为HCAO患者的巨-IGF-2不同于NICTH（缺乏pro-IGF-2E）。

表4-5-6-2 文献报道的非胰岛细胞肿瘤性低血糖症病例（2008—2012）

病例	年龄/性别	肿瘤	升高的激素	治疗
1	28/男	腹膜后盆腔恶性纤维瘤	IGF-2	手术切除
2	68/男	肝纤维瘤	巨IGF-2	部分肝脏切除
3	59/男	肺/骨脑膜血管周皮细胞瘤	IGF-2/IGF-1	干扰素α
4	75/男	左侧胸腔胸膜纤维瘤	巨IGF-2	手术切除
5	65/男	腹膜后纤维瘤	IGF-2巨IGF-2	手术切除
6	66/女	右侧胸腔纤维瘤	IGF-2	手术切除
7	53/男	肝血管周皮细胞瘤	IGF-2/IGF-1比值升高	右侧肝叶切除
8	64/女	右侧胸腔纤维瘤	IGFBP升高	手术切除加放疗
9	83/男	腹膜后纤维瘤	巨IGF-2	手术切除
10	43/男	后颅窝脑膜血管周皮细胞瘤转移至肾/肌肉/胸腔/脊柱/肝	IGF-2/IGF-1比值升高	亚德利亚霉素
11	59/女	右侧胸腔纤维瘤	IGF-2/IGF-1比值升高	手术切除
12	67/男	盆腔纤维瘤	IGF-2/IGF-1比值	肿瘤栓塞和放疗
13	49/女	乳腺良性腺瘤	巨IGF-2	乳腺切除
14	49/女	乳腺高分化肉瘤	巨IGF-2	乳腺切除
15	80/女	子宫平滑肌瘤	IGF-2和IGF-2/IGF-1比值升高	探查性子宫瘤切除
16	69/男	肝细胞癌（脾/肺转移）	IGF-2mRNA表达	
17	61/男	胃低分化腺癌肝转移	巨IGF-2 IGF-2/IGF-1比值升高	胃切除
18	27/女	卵巢生殖细胞瘤伴肺/肝转移	巨IGF-2	地塞米松/GH
19	53/女	右侧肾上腺/肝肿瘤	IGF-2/IGF-升高	苯卞胺
20	45/男	盆腔/腹腔小圆细胞瘤	IGF-2和IGF-2/IGF-1比值升高	化疗
21	77/男	肝细胞癌伴肺转移	巨IGF-2	化疗

（三）其他病因 引起低血糖症的其他病因可能包括：①肿瘤浸润，肝组织破坏，肝糖输出减少；②成熟型IGF-2诱发或引起低血糖症；③IGF-I、胰岛素和其他具有胰岛素样生物活性的肽类物质的致低血糖作用；④营养不良、肾功能受损和肿瘤消耗大量葡萄糖[6,7]。

【临床表现与诊断】

先天性高胰岛素血症性低血糖症诊疗流程见图4-5-6-2。NICTH抑制胰岛素分泌、脂解和酮体生成，故血清C肽降低，GH和β-羟丁酸（β-hydroxybutyrate）亦呈不适当降低。因此，如果患者属于低胰岛素血症性低血糖症，巨-IGF-2或E-结构域升高，且IGFBP-2亦升高，强烈提示为NICTH[8-12]。相当耗时的颗粒排除-酸色谱法被认为是检测巨-IGF-2和诊断NICTH的金标准。由于GH分泌受IGF-1和IGFBP-3的抑制，因而血清GH降低有助于NICTH的诊断。同样，IGF-2/IGF-1比值升高也提示NICTH可能；在低血糖状态时，胰高血糖素正常（不能升高）亦提示存在大量巨IGF-2的抑制作用。因为引起NICTH的肿瘤均较大，CT/MRI等影像检查多能发现病灶，具有功能显像的PET因为肿瘤摄取氟脱氧葡萄糖增加而容易引起假阳性。

【治疗】

详见本章第3节。一般来说，静息状态下正常成人需消耗葡萄糖20～25g/h（600～700g/d），其中中枢神经需要消耗1/4总葡萄糖（约6g/h，150g/d），而其他组织消耗3/4葡萄糖（20g/小时，500g/d）[13-15]。但是，当肝糖原/肌糖原缺乏

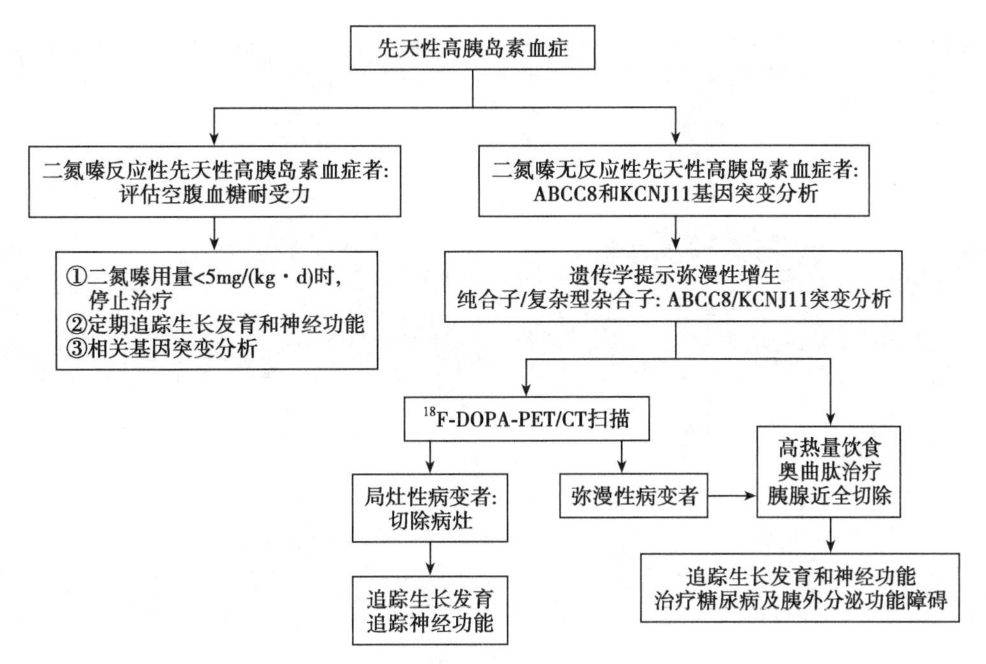

图 4-5-6-2 先天性高胰岛素血症性低血糖症的诊疗流程

时,如果采用50%的葡萄糖液60ml静脉推注,仅能维持2~3小时的正常血糖水平(详见病例报告)。

【病例报告】

(一)病史资料 患者男性,35岁,已婚,工人。因反复发作性嗜睡伴低血糖症2周于2013年12月18日入院。患者住院前2周突发清晨出汗、头晕,继而乏力、嗜睡;CT和脑电图监测未见异常。症状于进食后自行缓解,之后类似发作7次,伴有冷汗和心悸,测血糖1.6~2.3mmol/l,均在进食糖水后缓解(血糖7.0mmol/l)。起病以来无发热、咳嗽、头痛、腹泻等不适。既往体格检查发现皮下脂肪瘤。吸烟10年,每天约20支。患者足月平产,出生体重正常,儿童期生长发育正常。

体温36.3℃,心率71/分,呼吸20/分,血压140/87mmHg,身高168cm,体重60kg,BMI 21.26kg/m^2,腰围77cm,臀围85cm,腰臀比0.91。左侧下背皮下可扪及1.0cm×1.5cm软性圆形结节,无压痛,移动性佳。头部、颈部、胸腹部检查正常。入院后血常规检查正常,胸部X线片、心电图正常。空腹血糖2.20~3.5mmol/L,乳酸2.50mmol/L,血清电解质正常,血清胰岛素0.11~0.32mU/L。胰岛素抗体和胰岛素受体抗体阴性。肝肾功能正常。腹部超声见肝右叶散在钙化、胆囊息肉和左肾小囊肿,右肾肾盂小结石。脑CT正常,24小时尿总蛋白113.96mg,其中白蛋白12.04mg/d,血酮体0.05mmol/L,胰岛素0.5mU/L,胰岛素释放指数0.013;C肽释放试验阴性(从34.8增加至60.1pmol/L);生长激素1.27μg/L,胰高糖素试验显示,0、10、20和30分钟血糖分别为5.0、5.7、6.5和6.1mmol/L;血清IGF-1<25.0ng/ml(正常范围115~307ng/ml);尿沉渣显示15 000~32 500个红细胞/ml,其中变异型红细胞60%,均一型红细胞40%,白细胞和管型阴性。血清LH3.9U/L,FSH3.9U/L,PRL6.9ng/ml,$E_2$0.23μg/L,睾酮43.9nmol/L。8am、4pm和12pm血清皮质醇分别为382.0、304.9和32.6nmol/L;ACTH分别为28.9、26.9和8.9ng/L;ACTH兴奋试验显示血清皮质醇从基础值407.3nmol/L升至716.5nmol/L(20分钟)。

本例患者的低血糖症严重。治疗过程中应用50%葡萄糖液40ml静脉推注后,0、1、3、4、5、6、7小时的血糖水平分别为2.7、2.1、2.1、2.3、3.9、3.0、1.9mmol/L;10%葡萄糖液静脉滴注后的血清葡萄糖分别为6.7、3.2、3.2、4.7、4.3、4.3和4.6mmol/L;5%葡萄糖溶液静脉滴注后的血清糖水平能维持血糖在13.2~3.8mmol/L范围内。PET-CT扫描发现直肠-骶骨窝内可见4.3cm×6.3cm×7.1cm密度均匀的实质性包块,圆形,中线位于骶3的骶前间隙水平,CT值38,边缘清晰,糖代谢较周围组织明显升高,肿瘤将直肠与精囊腺分隔,膀胱壁光整,直肠隐窝消失(图4-5-6-3)。手术切除肿瘤的病理检查显示为纤维瘤(见文末彩图4-5-6-4)。

(二)病例讨论 根据病史、临床表现和辅助检查,本例诊断为NICTH。直肠-骶骨窝纤维瘤引起的NICTH十分罕见。引起NICTH的肿瘤细胞因不能处理加工过量IGF-2原,巨IGF-2(big-IGF-2)进入血液循环,和成熟IGF-2及IGF-1竞争性结合IGFBP,导致巨IGF-2、IGFBP-3和酸敏感性亚基(ALS)形成的复合物受阻,生成大量40~50kD复合物,使游离IGF-I与IGF-2明显增多。游离IGF容易透过毛细血管膜,巨IGF-2与胰岛素受体结合诱导胰岛素效应,导致低血糖症发作。此外,IGF对GH负反馈抑制增强,GH分泌减少,GH-依赖性IGF-1、IGFBP-3、IGFBP-5和ALS生成不足加重了低血糖症。研究还发现,NICTH引起的抑制低血糖症也与肝组织破坏、肝糖输出减少、IGF-2诱发的低血糖症、营养不良或肿瘤消耗大量葡萄糖有关。轻度发作时,肝糖原能自动补充血糖,患者不服糖亦可自动缓解,但严重而反复发作后,因肝糖原、肌糖原缺乏或糖供给不足,服糖后症状可能不被缓解。出现昏迷后则因脑功能障碍和交感神经抑制,即使服糖后症状亦不能缓解。

由胰岛素分泌抑制引起的肝糖原贮存不足是NICTH低血糖症频繁发作和难以纠正的根本原因。本例在低血糖发作期和非发作期的血清胰岛素水平均被明显抑制,机体动用乳酸提供能量来源(本例血清乳酸持续升高)。在NICTH低

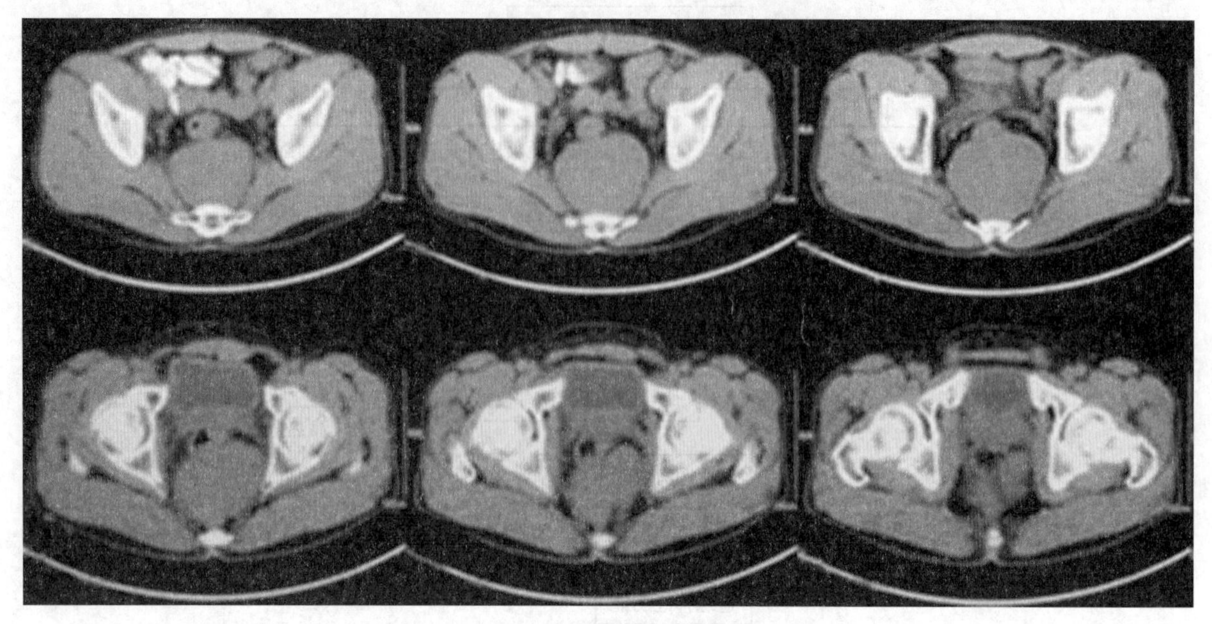

图 4-5-6-3 直肠-骶骨窝纤维瘤引起的 NICTH

血糖处理中,往往需要补充大量的葡萄糖。当肝糖原/肌糖原缺乏时,采用50%的葡萄糖液60ml静脉推注亦仅能维持2~3小时的正常血糖水平。如果采用10%的葡萄糖液静脉滴注,一般亦仅能维持正常血糖4.0小时左右,这种现象在本例的治疗过程中得到了证实。因此,纠正严重低血糖症的重要而有效途径是尽早进食碳水化合物饮食。本例在胰高血糖素兴奋试验后,因糖原贮存减少,血糖仅能维持在基本正常水平。类似的情况还可见于糖原贮积病、肝移植后、酒精性低血糖症、脂肪累积性肌病(lipid storage myopathy)、线粒体呼吸链病(mitochondrial respiratory chain disorder)等。

(刘雪娇 廖二元)

第7节 糖尿病并发低血糖症

低血糖症是糖尿病治疗中最常见的问题,也是糖尿病治疗不当的并发症之一,低血糖的潜在危害使得糖尿病的治疗变得较为困难,需尽量予以避免。T1DM因胰岛素绝对缺乏,必须用胰岛素替代治疗。但在长期的胰岛素治疗过程中,可以说低血糖症是T1DM患者的必有经历。2005年,ADA低血糖工作组报告指出,糖尿病患者低血糖的血糖诊断值应是≤3.9mmol/L,因为血糖在3.6~3.9mmol/L水平时将激发机体的升血糖机制。有时,一次严重的医源性低血糖或由此诱发的心血管事件可能会抵消一生维持血糖在正常范围所带来的益处。在糖尿病控制及其并发症试验(DCCT)报告中,胰岛素强化治疗组的严重低血糖症(低血糖昏迷或需要肌内注射胰高血糖素或静脉注射葡萄糖才能纠正的低血糖症)发作要较常规治疗组高3倍。

【病因和分类】

(一) 神经-内分泌反应衰竭

1. 交感神经反应性衰竭 血糖≤3.9mmol/L可降低交感神经的反应性(糖尿病低血糖相关的自主神经衰竭)。糖尿病低血糖相关的自主神经功能衰竭能减少神经内分泌对低血糖的拮抗作用,降低激发拮抗低血糖机制的血糖阈值。交感-肾上腺反应(sympatho-adrenal response,SAR)包括肾上腺髓质反应和交感神经反应两种(图4-5-7-1和图4-5-7-2)。

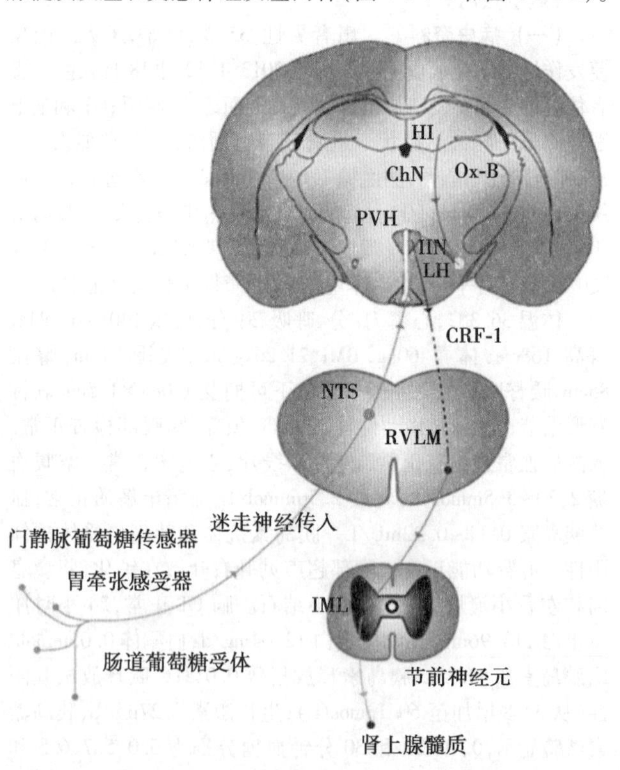

图 4-5-7-1 脑-肾上腺髓质反应通路

外周葡萄糖感受器首先接受低血糖信号,通过迷走传入神经将信号经孤束核(NTS)传至外侧下丘脑(LH)的食欲素(orexin)神经元;食欲素-B和其受体兴奋海马-外侧下丘脑的胆碱能神经轴,刺激下丘脑内部胆碱能神经元(IIN)和室旁核(PVH),释放血栓烷素-A2、前列腺素和CRF-1,继而兴奋延髓头端腹外侧(RVLM)的儿茶酚胺神经元和支配肾上腺髓质的节前神经元,最后引起肾上腺髓质分泌肾上腺素;---表示肽类神经递质

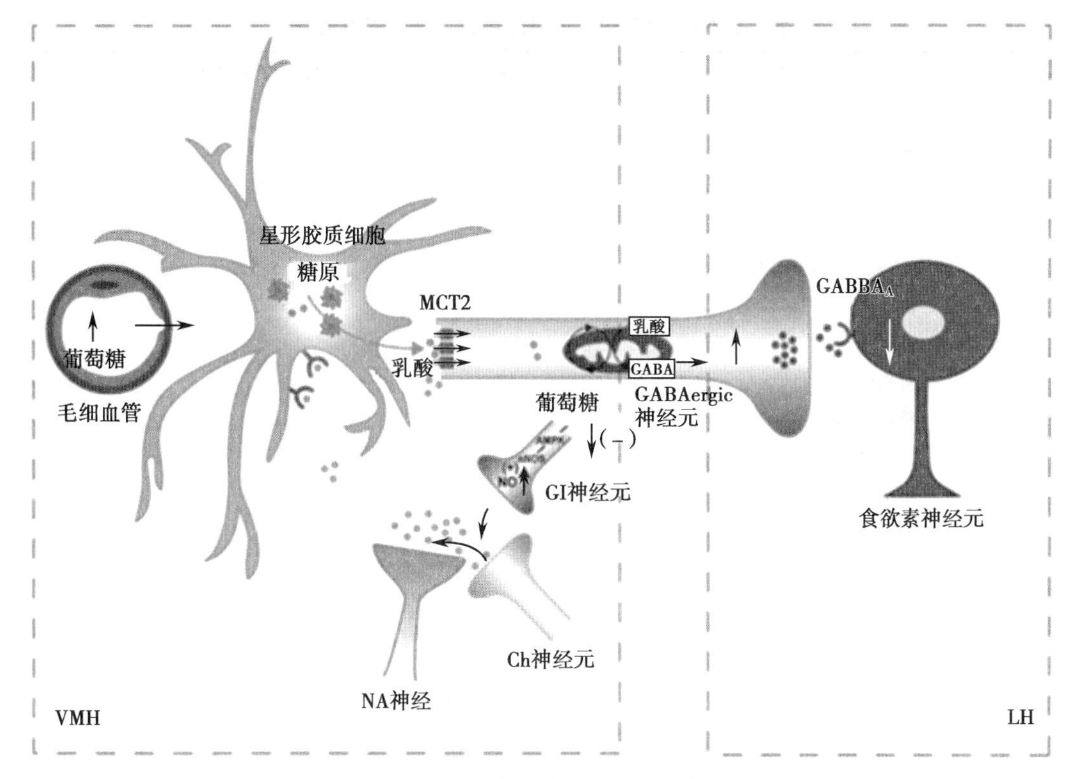

图 4-5-7-2 交感-肾上腺反应迟钝的发生原理

去甲肾上腺素神经元轴突末梢释放去甲肾上腺素,促进单羧酸盐转运体(monocarboxylate transporter)和MCT2表达,引起糖原分解、糖原再合成和葡萄糖进入星形细胞;低血糖发作时,胃肠神经元释放的NO通过胆碱能神经元刺激室旁核分泌去甲肾上腺素;再次发生低血糖症时,去甲肾上腺素促进更多的乳酸进入GABA能神经元,GABA合成和分泌增多,食欲素神经元超极化,导致GABAA受体反应和交感-肾上腺反应迟钝

SAR是糖尿病患者抵抗低血糖症的主要防御机制。解释SAR迟钝的发生机制有五种假说[1-5]:①系统介导物假说(systemic mediator hypothesis);②脑组织燃料物质转运增多假说(increase in brain fuel transport hypothesis);③脑组织糖原超量补偿假说(brain glycogen super-compensation hypothesis);④VMH葡萄糖感受神经元敏感性降低假说(reduction in sensitivity of the glucose sensing neurons);⑤皮质转运与丘脑结构异常假说。

2. 神经内分泌对低血糖的反应性 衰竭降低激发拮抗低血糖机制导致未察觉的低血糖和严重低血糖。胰岛移植后的胰腺(胰岛)无神经支配,β细胞的胰岛素分泌不受自主神经的调节,故可发生严重的低血糖症。Hirshberg等报道,T1DM患者在胰腺移植成功后数年仍可发生低血糖症。伴有显著的低血糖神经症状的严重低血糖者需要旁人积极协助恢复神志。但只要严重低血糖抢救及时,血糖正常后神经症状可明显改善或消失。在使用口服降糖药物时,糖尿病肾病或其他原因引起的肾功能不全是导致糖尿病并低血糖的另一个常见原因(表4-5-7-1)。内源性胰岛素分泌调节机制受损引起胰高血糖素分泌缺陷和神经内分泌功能受损。未察觉低血糖增加了严重低血糖的发生危险。T1DM患者接受胰岛素强化治疗时,极易发生夜间低血糖症。

(二)外源性因素 积极的血糖控制或因为其他原因过量或不当地应用胰岛素或胰岛素促分泌剂,或未按时进食,或进食过少,或激烈运动,均使胰岛素相对过多而导致低血糖。酒精摄入减少内生性葡萄糖生成,也是糖尿病患者发生低血糖的常见病因(表4-5-7-2)。其原因是:①低血糖时,胰高血糖素和儿茶酚胺的分泌反应与胰岛素分泌的抑制作用缺乏,导致无知觉低血糖症;②低血糖反复发作致低血糖相关性自主神经功能衰竭(HAAF),使GTRH进一步下降,更低的血糖水平仍不能激活交感-肾上腺系统释放儿茶酚胺,患者缺乏低血糖报警症状。以上的无知觉低血糖症与HAAF互为因果,形成恶性循环。个别患者在睡眠状态下,因为升高血糖素的激素缺乏而导致胰岛素敏感性增加也可能引起低血糖,常见于:①外源性胰岛素过量(如胰岛素强化治疗)、使用时间错误或制剂不当;②注射胰岛素后进食减少或未按时进餐或活动量增加;③胰岛素促分泌剂过量或使用不当;④肝肾功能不全;⑤饮酒。

表 4-5-7-1 糖尿病患者发生低血糖症的常见因素

1. 社会经济状态(糖尿病知识教育/种族)
2. 老龄
3. 糖尿病状态(病期/HbA_{1c}/BMI)
4. 认知功能与精神状态
5. 合并症与并发症
6. 影响胰岛素和药物清除,器官功能衰竭(心衰/肝衰竭/肾衰竭)
7. 低血糖症相关性自主神经功能衰竭

表4-5-7-2 文献报道的糖尿病低血糖症诱发因素

研究者	诱因	低血糖症(%)	无低血糖症(%)	*P*值
Yaffe等	黑种人(%)	72.1	44.9	<0.01
	教育(<高小教育)(%)	36.1	24.0	0.04
	HbA_{1c}(%)	8.0	7.2	<0.01
	糖尿病(%)	85.2	47.9	<0.01
	MMSE计分(均值/SD)	89.6/5.7	91.5/5.2	<0.01
Hsu等	高血压(%)	63.6	51.2	<0.0001
	肝硬化(%)	3.0	1.3	0.0074
	肾病(%)	17.4	5.2	<0.0001
	精神病(%)	21.4	12.5	<0.0001
	肿瘤(%)	8.0	2.4	<0.0001
	卒中(%)	15.0	4.0	<0.0001
	心脏病(%)	13.2	3.6	<0.0001
Leese等	平均年龄(岁)			
	T1DM胰岛素治疗	37.7	32.8	0.009
	T2DM胰岛素治疗	66.6	63.2	0.038
	糖尿病平均病期(年)			
	T1DM胰岛素治疗	20.7	16.7	0.013
	平均BMI(均值/SD)			
	T2DM胰岛素治疗	26.7	30.1	<0.001
Signorovitch等	精神病(%)	15.2	11.4	<0.001
	神经疾病(%)	17.2	10.7	<0.001
	心血管病(%)	60.4	59.0	0.05
	肾病(%)	16.5	12.3	<0.001
	癫痫(%)	1.2	0.7	<0.001
	卒中(%)	4.9	2.9	<0.001
	CCI(均值/SD)	1.42/1.70	1.3	<0.001
Punthakee等	平均年龄(均值岁/SD)	63.91/6.41	62.41/5.77	0.002
	女性(%)	55.6	46.1	0.019
	种族			<0.0001
	非西班牙白种人(%)	60.0	70.9	
	非洲裔美国人(%)	30.0	15.4	
	西班牙人(%)	6.3	7.1	
	其他人(%)	3.8	6.6	
	教育			
	高小以下教育(%)	16.3	12.8	
	高中毕业(%)	35.0	25.2	
	大学(%)	26.9	35.1	0.01
	大学毕业(%)	21.9	26.9	
	平均BMI(均值/SD)	32.08/5.64	33.03/5.33	0.029
	糖尿病平均病期(均值岁/SD)	14.13/8.74	10.18/7.22	<0.0001
	HbA_{1c}(%)	8.46/1.06	8.27/1.05	0.021
	卒中(%)	11.3	4.6	0.0002
	心血管病(%)	41.9	28.4	0.0003
	神经病计分(均值/SD)	0.53/0.50	0.45/0.50	0.049
	UACR(mg/mmol)			<0.0001
	<30(%)	58.8	72.4	

续表

研究者	诱因	低血糖症(%)	无低血糖症(%)	P值
	30~300(%)	27.5	21.9	
	>300(%)	13.8	5.7	
	DSST 计分(均值/SD)	46.45/17.01	52.89/15.76	<0.0001
	RAVLT 计分(均值/SD)	6.90/2.72	7.55/2.53	0.002
	Stroop 计分(均值/SD)	37.69/22.02	31.66/16.25	<0.0001
	MMSE 计分(均值/SD)	26.83/2.80	27.45/2.49	0.002

注:BMI:body mass index,体质指数,单位 kg/m^2;CCI:Charlson comorbidity index,Charlson 合并症指数;DSST:digit symbol substitution test,数字符号替换试验;MMSE:mini-mental status exam,微小精神状态检测;RAVLT:Reyauditory verbal learning test,听力-语言学习检测;UACR:urinary albumin creatinine ratio,尿白蛋白肌酐比值

(三)糖尿病低血糖症的程度与性质 糖尿病并发低血糖症有其特殊性,并发低血糖症的血糖诊断标准要相应提高。一般认为,当血糖≤3.9mmol/L,并有低血糖症状时,即可按低血糖处理。由于糖尿病低血糖症的特殊性,ADA 提出如下分类方法:①严重低血糖症:发生低血糖症后,患者不能自救,需要他人协助才能恢复神志;②症状性低血糖症:低血糖症状典型而明显,血糖≤3.9mmol/L;③无症状性低血糖症:无典型低血糖症状,但血糖≤3.9mmol/L;④可疑症状性低血糖症:有低血糖症状,但未检测血糖;⑤相对性低血糖症:有低血糖症状,但血糖≥3.9mmol/L。但是,临床上一般将糖尿病低血糖症分为症状性低血糖症和生化性低血糖症。前者是指患者有低血糖的相关症状,又可分为轻度低血糖症、严重低血糖症和低血糖昏迷。后者是指血糖低于<3mmol/L 的任何情况,患者伴或不伴低血糖症状。

【T1DM 合并低血糖症】

(一)无知觉低血糖症与脑损害 有研究指出,白天血糖值平均控制在 5mmol/L(90mg/dl),血糖低于 3mmol/L(54mg/dl)的时间占白昼时间的 10%。而仅极少数人能感觉到自己发生了低血糖症。夜间最容易发生低血糖症,如果睡前血糖低于 6mmol/L(108mg/dl),夜间低血糖的发生率高达 80%,而且大部分患者无症状。胰岛素治疗的糖尿病患者每周至少发作 1~2 次轻度或无症状性低血糖症。25%的胰岛素治疗患者可发生夜间无症状低血糖症。T1DM 患者的血糖波动大,临床发现,不少患者只要增加 1~2U/次的胰岛素用量即可诱发严重低血糖症,这在 T2DM 或其他糖尿病患者中难以见到,其原因是:①缺乏升高血糖的抗调节机制,尤其是缺乏交感-肾上腺激素分泌反应;②缺乏血清蛋白(如白蛋白)对胰岛素的结合反应,游离组分急剧增高;③长期注射胰岛素可能产生抗胰岛素抗体或抗胰岛素受体抗体,与受体结合的胰岛素离解后引起低血糖症。

1. 无知觉低血糖症 无知觉和抗低血糖激素分泌阈值变化是 T1DM 低血糖的主要特征。糖尿病患者发生的低血糖症大多数为无知觉性(约占 2/3),其中有以夜间无知觉性低血糖症最为严重和最危险,往往导致严重后果,是死亡的直接原因之一(其他的猝死原因有无症状性心肌缺血、自主神经功能障碍、心肌复极异常、高凝状态、心肌病、缺氧性呼吸反应障碍和过度通气)[1]。一般认为,无知觉性低血糖症的发生与下列因素有关:①急性低血糖反应有赖于健全的自主神经系统。病程较长(>10 年)的患者多有自主神经病变,对血糖的调节能力差或并用普萘洛尔等 β 受体阻断剂时,发生低血糖时常缺乏明显的交感神经兴奋症状,使低血糖症状不易被觉察。②抗低血糖激素调节障碍。所有的 T1DM 患者均存在程度不等的抗低血糖激素(胰高血糖素、肾上腺素、GH、皮质醇和去甲肾上腺素)调节障碍。抗低血糖激素对抗调节反应的受损与平时血糖控制水平有关。控制严格的 T1DM 患者更易出现对抗调节受损,引起抗低血糖激素分泌的血糖阈值下降,易发生无知觉性低血糖症。③脑血管病变和中枢神经系统缺陷。由于脑血管病变造成局部低灌注的脑组织对低血糖更为敏感,可不出现明显低血糖的全身症状,而主要表现为中枢神经系统的定位症状。有学者认为下丘脑葡萄糖感受器神经元的改变使患者不能识别血糖降低,这是无知觉性低血糖症的主要原因。④血糖下降的速度较慢。中、长效胰岛素使用不当时,肝糖产生减少,无外周组织葡萄糖利用过快、过多时,则低血糖发生缓慢,不能激活交感肾上腺素系统释放大量儿茶酚胺,患者表现出亚急性低血糖反应,而无急性低血糖反应。⑤反复发生低血糖本身就可减少低血糖的报警症状,而不能早期察觉,可能与中枢神经系统对低血糖的适应有关,致低血糖形成恶性循环。⑥有研究认为,血管紧张素转换酶基因的多态性是 T1DM 严重低血糖事件的重要的独立危险因子,而 GH 水平可能是 T1DM 患者无知觉性低血糖症的重要预测因子。

2. 应激性内生性葡萄糖生成障碍 T1DM 患者在基础状态下,应激性内生性葡萄糖生成减少约 1/2,而在发生低血糖症后,其内生性葡萄糖生成机制障碍,对肾上腺素的反应性下降 50%,故一旦发生,自身的抗低血糖能力很弱。一些资料提示女性患者的 GH 和内生性葡萄糖生成反应性减退要比男性患者更明显[2]。这些患者可用异丙肾上腺素试验(使心率增加 25 次/分的需要量,表示 β-肾上腺素能神经的敏感性)可明确诊断[3],同时也可用此药来治疗,以提高患者抗低血糖的能力和反应性。在接受严格血糖控制的患者中,认知阈值也有变化,易于发生严重低血糖症。

3. 低血糖性脑损害 正常时,脑组织的葡萄糖水平仅为血糖的 25%左右,发生低血糖后,脑组织的葡萄糖浓度进一

步下降(多数<10mg/dl),导致严重缺糖和缺氧。每例T1DM患者一生常要经历数百次有症状的低血糖症发作,常致心身伤害或心理障碍。主要表现为身体不适,严重者可引起一系列神经精神症状,如行为改变、认知功能障碍、癫痫样发作甚至昏迷,但局灶性神经损害和去大脑强直较少见。永久性神经损害取决于低血糖症的严重程度和持续时间的长短。有时,已发生较明显的低血糖症,仍无察觉或误认为其他情况而延误治疗,以致引起不可逆性的脑损害。T1DM患者在反复发作低血糖症后,其自我警觉性迅速减退,出现有症状的血糖阈值下降[4],脑电地形图显示β带的电压下降,β带和总带的频率减慢。反复发作低血糖症者常伴脑萎缩,用^{111}铟-二乙三胺五乙酸(^{111}In-DTPA)示踪发现,脑脊液存在反流,代谢减慢。出现正常脑脊液压力性脑积水现象。有时将低血糖症误认为酒精中毒或吸毒等不良行为。心理障碍包括害怕出现低血糖反应,对一些合理的担心和焦虑有负罪感,生活质量低下。胰岛素引起的低血糖症与神经损害见图4-5-7-3。

4. 其他并发症 如低血糖昏迷的持续时间过长(6小时以上),常引起死亡,反复发作的慢性低血糖症造成广泛的脑损害,导致肢体瘫痪和智力低下等后遗症,或诱发心绞痛、脑血管痉挛、心肌梗死和脑梗死。ADVANCE试验研究在11 140例2型糖尿病患者中检验了严重低血糖与大血管或微血管事件以及死亡之间的相关性,采用Cox比例风险模型,并校正基线和随机化后检测的协变量。结果表明,中位随访5年,231例患者(2.1%)经历至少1次严重低血糖发作;其中强化血糖控制组150例(2.7%),标准血糖控制组81例(1.5%)。从严重低血糖发作至首次主要大血管和微血管事件以及死亡的中位时长分别为1.56年、0.99年和1.05年。随访期间,严重低血糖与主要大血管事件(HR 2.88)、主要微血管事件(HR 1.81)、心血管死亡(HR 2.68)以及全因死亡(HR 2.69)的校正后风险显著升高相关。非血管结局(呼吸、消化和皮肤状况)也存在相关性。因此,该研究的结论是:严重低血糖与一系列不良临床结局风险升高相关。

(二)糖尿病相关性低血糖症的预防 在糖尿病教育和自我监测血糖的基础上,制订适宜的个体化血糖控制目标,实行富有弹性的个体化血糖控制方案,及时调整药物剂量,既严格控制血糖,又减少低血糖症(特别是夜间无知觉低血糖症)的发生。

1. 糖尿病教育和自我血糖监测 血糖自我监测是观察血糖变化和预防严重低血糖症的重要手段,预防的重点在严重低血糖发作和夜间无知觉低血糖症。如果血糖不稳定,建议采用持续性实时血糖监测系统详细了解24小时的血糖谱变化[5-7]。患者及其家属应通过糖尿病教育掌握早期识别和处理低血糖,观察最低血糖值,并评估低血糖发作时的知觉程度[6-8]。一旦发生低血糖症状,应立即进食,若发现患者神志改变或昏迷,应立即处理后送医院急救。

2. 预防Somogy现象 在T1DM患者,胰岛素剂量过多可导致过多的升血糖激素(主要为肾上腺素、GH和皮质醇)分泌,引起高血糖,这种低血糖症后的胰岛素抵抗(低血糖-高血糖反应)称为Somogy现象。尽管空腹血糖不是很高,但低血糖症后的胰岛素抵抗可以持续数小时,引起餐后高血糖。对于清晨空腹尿酮阳性的患者或空腹血糖正常的嗜睡患者也应考虑Somogy现象可能[9,10]。加餐是防治T1DM患者低血糖症的有效手段之一,但频繁进食可引起体重增加。

3. 合理应用胰岛素和胰岛素类似物 英国的Lispro研究组报道,快作用的胰岛素类似物——Lispro应用于糖尿病患者的强化治疗中(作为基础用药)可使血糖更为平稳,减少了低血糖症的发生。比较应用lispro胰岛素(2327例)和应用胰岛素(2339例)的低血糖症发生率,发现前一组的发生率低于后一组[11]。长效胰岛素类似物包括甘精胰岛素和地特胰岛素。甘精胰岛素的作用时间长达24小时而没有明显的峰值,每天只需注射1次,而且可以在任何固定的时间,极大地提高了患者长期治疗的依从性。在T1DM患者,甘精胰岛素比中效胰岛素(NPH)能更有效地降低空腹血糖和糖化血红蛋白,而且发生低血糖症的风险明显地低于NPH。地特胰岛素在T1DM患者的安全性研究也显示,应用本品治疗时,夜间低血糖症的发生率低于NPH[7,8]。快作用胰岛素类似物应用于糖尿病患者的强化治疗可使血糖更为平稳,甘精(或地特)胰岛素和胰岛素泵治疗降低低血糖症的发生率。无知觉低血糖症患者应及时放宽血糖控制的目标值,一般在

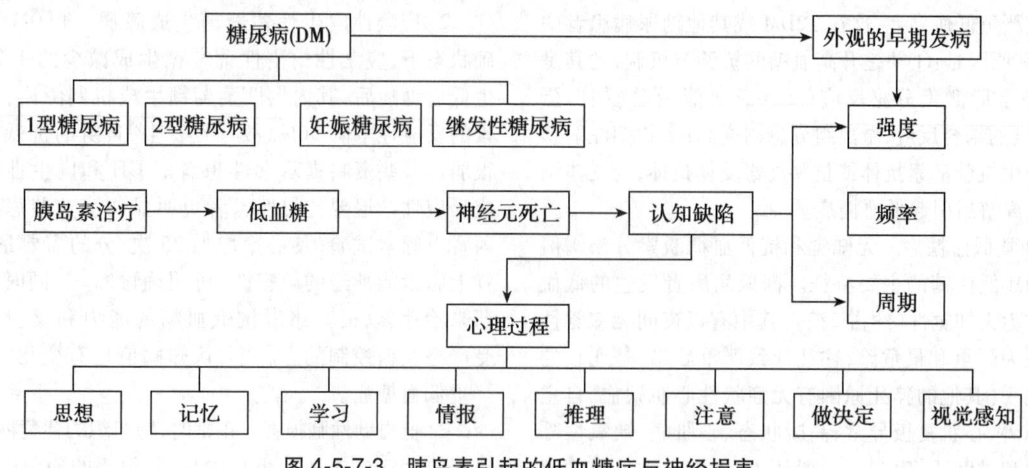

图4-5-7-3 胰岛素引起的低血糖症与神经损害

避免无知觉低血糖症发作数周后可使低血糖的报警症状恢复。

4. 辅助药物治疗 阿卡波糖不刺激内源性胰岛素分泌，单药治疗时不引起低血糖，阿卡波糖消峰去谷，在良好控制血糖的同时有助于减少低血糖的发生。Taira 等用 α-糖苷酶抑制剂伏格列波糖（晚餐前口服 0.3mg）后 5 天，T1DM 患者的 22:00、3:00 和 7:00 血糖变化较平稳，低血糖症的发生率由 52%降至 9.1%。因此推荐用本药来控制夜间高血糖，降低低血糖症的发生率。而且，α-糖苷酶抑制剂还可降低餐后高血糖，改善胰岛素的分泌反应，因此也有助于防止餐后（反应性）低血糖症（包括倾倒综合征）的发生。其机制是 α-糖苷酶抑制剂降低血糖，减轻或防止高血糖引起的继发性胰岛素分泌和反应性低血糖症。

【T2DM 并低血糖症】

T2DM 患者因注射胰岛素产生低血糖症时，胰高血糖素分泌仅是减少而不是缺乏。低血糖症早期因胰高血糖素分泌减少，导致血糖升高的反应程度不及正常人，且由于肾上腺素对低血糖的反应正常，临床上低血糖症的恢复迅速。但因 T2DM 合并严重低血糖症导致死亡（约 10%）和不可逆性神经损害（约 5%）的比例与 T1DM 合并低血糖症者无明显差别，故必须重视 T2DM 合并低血糖症的预防。

（一）胰岛素和磺脲类药物引起的低血糖症 服用磺脲类或注射胰岛素的 T2DM 患者常发生低血糖症，有时也可因为使用了其他致低血糖的药物而诱发低血糖症，值得注意（表 4-5-7-3 和表 4-5-7-4）。肯定或推测可致低血糖的非降糖药物见表 4-5-7-5。但是，二甲双胍、噻唑烷二酮类和阿卡波糖不易导致低血糖症。外源性胰岛素所致低血糖症的特点是血浆胰岛素/C 肽值>1.0。在磺脲类药物中，格列本脲（优降糖）和氯磺丙脲最易引起低血糖症发作。服用磺脲类药物致低血糖症的危险因素有老年人、药物用量过大、营养不良、其他药物与磺脲类药物的相互作用、肝肾功能损害、进食过少、进餐时间延迟、运动量过大或运动时间过长等。格列本脲与复方新诺明（SMZ-TMP）合用，亦可发生严重的低血糖症甚至死亡。

一项在接受基础和单次胰岛素治疗的 T2DM 患者中进行的研究和在接受口服降糖药物治疗的 T2DM 患者中进行的研究（1 次服药，1 次注射）提示，睡前加用甘精胰岛素发生夜间低血糖症的危险较睡前加用 NPH 胰岛素降低[9]。所以，在 T2DM 与口服降糖药联合治疗的方案中，甘精胰岛素是一种更好的基础胰岛素。

非法降糖复方制剂引起的低血糖症并非少见。我们曾抢救 1 例因口服非法降糖复方制剂而引起致命性低血糖的老年糖尿病患者，服药昏迷 14 小时后的血糖 0.3mmol/L，低血糖还诱发蛛网膜下腔出血、脑盐消耗综合征（血钠 120mmol/L，12 小时尿量 9500ml，尿钠明显增高）和乳酸性酸中毒（血乳酸 15.0mmol/L，CO_2CP 10ml/dl）；第 2 天，可能因严重高甘油三酯血症（12.8mmol/L）而并发急性胰腺炎（血淀粉酶 1550U/L），离子钙 0.66mmol/L，伴有腹腔渗血/胸腔积液和间质性肺炎。该患者在 ICU 抢救 8 天，住院 42 天才痊愈出院。

表 4-5-7-3 降糖药物的低血糖症风险

分类	制剂	作用机制	剂量	监测	低血糖风险
不引起低血糖的口服制剂					
双胍类	二甲双胍	减少肝糖生成增加组织糖摄取	1000~2550mg/d	肝肾功能	低
噻唑烷二酮类	吡格列酮	增加胰岛素介导的脂肪与肌肉糖摄取减少肝糖生成	15~45mg/d	肝功能	低
	罗格列酮	可能增加心脏病风险			
DPP-4 抑制剂	西格列汀/沙格列汀	增加肠促胰素/增加葡萄糖依赖性胰岛素分泌/抑制胰高血糖素分泌	25~100mg/d	肾功能	低
α 糖苷酶抑制剂	阿卡波糖/米格列醇	减少肠碳水化合物的消化与吸收	25~300mg/d	肝功能	低
钠-葡萄糖酮转运体 2 抑制剂	Canagliflozin	抑制葡萄糖重吸收/降低肾糖阈值增加尿糖排泄	100~300mg/d	肾功能	低
引起低血糖的口服制剂					
氯茴苯酸类	瑞格列奈/那格列奈	增加胰岛素分泌	1.5~16mg/d	体重	
磺脲类	格列本脲/格列吡嗪	促进胰岛素释放	2.5~20mg/d	肾功能	最高
	格列美脲	同格列本脲促进糖代谢			
不引起低血糖的注射制剂					
GLP-1 受体激动剂	依泽那肽/长效 GLP-1	增加糖依赖性胰岛素分泌/抑制胰高血糖素分泌/增加饱感抑制食欲	5~20μg/d	肾功能	低
引起低血糖的注射制剂					
淀粉样肽类似物	普兰林肽	与胰岛素同分泌	60~120μg/餐	体重	
胰岛素	各种制剂	替代生理胰岛素作用	个体化	血糖/体重	高

表 4-5-7-4 糖尿病患者药物引起的低血糖症研究报道

报道者	病例	年份	国家和地区	资料来源	OAD	胰岛素	联合用药
Kim 等	T2DM(n=298)	2004—2009	韩国	2个综合性医院的流行病学资料	格列美脲(24.2%)/格列齐特(5.4%)/优降糖(8.4%)	NPH/RI(38.3%)/预混胰岛素(11.1%)/甘精胰岛素/地特胰岛素(13.1%)	
Tsujimoto 等	T1DM(n=85)	2006—2012	日本	1个医学中心的回顾性研究		胰岛素(100%)	
	T2DM(n=305)				磺脲类(42.3%)/其他(6.6%)	胰岛素(51.1%)	
Signorovitch 等	T2DM (n=5582)	1998—2010	美国	美国雇员数据库	磺脲(38.2%)/双胍(56.3%)/a糖苷酶抑制剂(0.9%)/西格列汀(1.0%)/肠促胰素类似物(0.5%)/TZD(14.9%)		
Moisan 等	n=3575	2000—2008	加拿大	Quebec 医疗保险数据库队列研究 Quebec 住院注册库	磺脲(32.1%)/二甲双胍(45.0%)/磺脲+二甲双胍(12.3%)/其他(2.1%)	胰岛素(8.5%)	
Hsu 等	T2DM(n=500)	1998—2009	中国台湾	医疗保险数据库	磺脲(67.8%)/其他(61.4%)	胰岛素	
Holstein 等	T1DM(n=92)	1997—2000	德国	人口资料研究		常规治疗(27.2%)/强化治疗(69.6%)/CSII(3.3%)	
	T1DM(n=121)	2007—2010				常规治疗(6.6%)/强化治疗(79.3%)/CSII(13.2%)	
	T2DM(n=148)	1997—2000			磺脲(30.4%)	常规治疗(52.7%)/强化治疗(0%)CSII(0%)	磺脲+胰岛素(16.9%)
	T2DM(n=225)	2007—2010			磺脲(29.8%)/Metformin(0.9%)	常规治疗(40.8%)/强化治疗(21.8%)CSII(0%)	磺脲+胰岛素(6.7%)
Ha 等	n =320	2006—2009	韩国	Uijeongbu St. Mary 医院急诊室低血糖症患者回顾性分析	格列美脲(29.7%)/优降糖(4.7%)/格列齐特(4.7%)/格列喹酮(1.3%)/格列吡嗪(0.9%)/其他(24.7%)	胰岛素(29.1%)	磺脲+胰岛素(5.0%)
Geller 等	n =8100	2007—2011	美国	公共医疗保险胰岛素治疗急诊者监管资料		胰岛素(83.4%)	胰岛素+双胍(8.5%)/磺脲(6.6%)/TZD(3.6%)/DPP-4抑制剂(1.3%)/GLP-1类似物(0.2%)/其他(0.9%)
Ben-Ami 等	T1DM(n = 99)	1986—1992	以色列	Rambam 医学中心医疗记录资料回顾性分析	格列本脲(51.5%)/格列本脲+二甲双胍(10.2%)	胰岛素(23.2%)	胰岛素+格列本脲(13.1%)/胰岛素+二甲双胍(2.0%)
Quilliam 等	T2DM (n=536 581)	2004—2008	美国	MarketScan2 型糖尿病低血糖症就诊数据库回顾性分析	磺脲(42.3%)/二甲双胍(75.7%)/TZD(33.3%)/其他(4.4%)	胰岛素(6.0%)其他注射制剂(2.7%)	
Parsaik 等	T1DM(n=210)	2003—2009	美国	人口资料		胰岛素(10.0%)/MDI(67.0%)/CSII(18.0%)	OAD+胰岛素(1.0%)
	T2DM(n=503)				OAD(23.0%)	胰岛素(27.0%)/MDI(37.0%)/CSII(1.0%)	OAD+胰岛素(11.0%)

注:CSII:continuous subcutaneous insulin infusion,持续性皮下胰岛素输注;DPP-4,dipeptidyl peptidase-4,二肽基肽酶;GLP-1:glucagon-like peptide-1,胰高血糖素样肽-1;MDI:multiple daily insulin injection,每天多次胰岛素注射;NPH:neutral protamine Hagedorn,中性鱼精蛋白胰岛素;OAD:oral anti-diabetic drug,口服降糖药;RI,regular insulin,正规胰岛素;TZD:thiazolidinediones,噻唑烷二酮类

表 4-5-7-5 肯定或推测可致低血糖的非降糖药物

药物	低血糖机制	诱因
胰岛素	糖利用增加，抑制肝糖生成	用量过大/未进餐/剧烈运动/乙醇/肾衰和门腔分流术后/α-糖苷酶抑制剂
磺脲类药物	促进胰岛素分泌（高胰岛素血症）	同胰岛素
格列奈类	促进胰岛素分泌	肝肾功能不全
乙醇	抑制肝糖异生/抑制抗胰岛素激素作用/抑制肾上腺素分泌/长期大量饮酒还可引起脂肪肝和酒精性肝硬化	肝功能不全/磺脲类药物用量较大时碳水化合物摄入过少
ACEI 类	增加胰岛素敏感性/糖利用增多/提高缓激肽水平/降低肝内葡萄糖的生成/诱导产生胰岛素自身抗体	与磺脲类相同
喷他脒	6%~40%的用药患者可发生/对胰岛β细胞的溶细胞作用引起高胰岛素血症所致	—
喷他脒 pentamidine）	胰岛β细胞毒性作用/高胰岛素血症性低血糖	用量过大/药物积蓄/肾功能不全等
奎宁和氯奎宁	血糖被疟原虫寄生的红细胞大量摄取和过量消耗以及胰岛素的大量释放	肝肾功能不全/老年人
丙吡胺	具有奎宁样活性/促进胰岛素分泌	年老/肾功能障碍
氯喹	降低胰岛素清除率/减少肝糖输出	肝肾功能不全/老年人
β-肾上腺素能阻滞剂	抑制儿茶酚胺释放/抑制糖原分解/掩盖低血糖反应/减少脂肪分解/降低血浆非酯化脂肪酸浓度/提高肌肉葡萄糖的摄取/间接减少葡萄糖异生作用	极少发生/晚期 T1DM 患者用量过大/肾功能不全/老年人
阿司匹林（布洛芬和保泰松等）	不明。可将口服降糖药物如磺脲类药物从血浆蛋白中置换出来/同时还可使其代谢和排泄减慢，因而增强其药效/促使胰岛素分泌	与氯磺丙脲和格列本脲合用/肾功能障碍/母亲长期大量服用引起新生儿低血糖症
氯霉素	抑制肝药酶的活性/降低降糖药物的代谢	与磺脲类药合用/肾功能不全
青霉胺	巯基诱导胰岛素自身抗体/引起胰岛素自身免疫综合征/自身免疫性低血糖	伴自身免疫性疾病者（Graves 病和 SLE 等）
噻唑烷二酮类	使胰岛素敏感性增加	合用胰岛素或促胰岛素分泌剂（磺脲类药物和格列奈类）
单胺氧化酶抑制剂和三环类抗抑郁药	肼类单胺氧化酶抑制剂可刺激胰岛素的分泌/阿米替林可改善胰岛素敏感性	与磺脲类药物合用和剂量过大时
链脲菌素	对胰岛β细胞的破坏作用/暂时性胰岛素大量分泌/而造成严重的低血糖	—
纤维酸的衍生物	氯贝特能使胰岛素的敏感性增加/胰高血糖素的作用降低	—
甲苯哒唑	促进胰岛素分泌	与其他降糖药物合用
利多卡因	不明	过量
舍曲林	不明/可能抑制细胞色素 P450 酶系	与磺脲类药物合用
环丙沙星	抑制细胞色素 P450 酶系	与格列本脲合用
百日咳博代杆菌疫苗	动物实验表明可导致高胰岛素水平	—
对乙酰氨基酚	急性肝坏死	—
灭鼠优（Vacor）	烈性β细胞毒剂	—
利托君	促进胰岛素分泌	母亲孕期间服用引起婴儿低血糖
沙丁胺醇	可能刺激胰岛素分泌	过量
阿开木果实	未明	食用这种植物的未成熟果实
荔枝	α次甲基环丙基甘氨酸降血糖/高浓度果糖（荔枝肉汁中含果糖 81.2%）刺激胰岛β细胞释放胰岛素	连续大量服用
异烟肼	诱导胰岛素自身抗体/引起免疫性低血糖/肝损害	—
苯海拉明	不明	—
司来吉兰（selegiline）	抗帕金森病，引起高胰岛素血症，也可能是本药具有葡萄糖的分子结构/与糖受体结合后诱导胰岛素分泌	—
秋水仙碱（colchicine）	不明/干扰 ACTH 分泌/阻滞轴突神经递质输送，增加胰岛素作用/抑制抗胰岛素激素的作用	与红霉素合用毒性增加
人参	除促进肝糖原分解和抑制乳酸合成肝糖原外，还刺激琥珀酸脱氢酶和细胞色素氧化酶的活性，使糖的有氧化作用增强	空腹/β受体阻滞剂和α受体阻滞剂拮抗人参的降血糖作用
D-400（一种印度草药）	可能抑制肾上腺素升高血糖的反应，抑制肝糖原生成和贮存	磺脲类可诱发或加重低血糖症
苦瓜成分	增加胰岛素的敏感性	—
消渴丸	促进胰岛素分泌	用量较大时/与其他降糖药合用时
喹诺酮类抗生素	不明	低血糖发作与氧氟沙星和加替沙星的剂量无关

（二）胰岛素强化治疗引起的低血糖症 反复低血糖发展与夜间低血糖症之间常形成恶性循环（图4-5-7-4）。大量的研究证明，强化胰岛素治疗并不使儿童糖尿病、老年糖尿病、伴有严重并发症的糖尿病和危重患者的死亡率降低，而低血糖发生率却明显增高。因而，对治疗目标要个体化，进行降糖治疗时必须防止低血糖[11-13]。个体化治疗方案 HbA_{1c} 的目标值可由"ABCD"原则确定，即年龄（age）、体重（body weight）、并发症（complications）和病期（disease duration）[13-16]。应按时和定量进餐，保持生活起居规律，当不得已延迟进餐时，应预先进食适量的饼干和水果等。保持每天运动时间和运动量基本不变。尽量安排在餐后1~2小时运动。尽量戒酒，易发生低血糖症者应随身携带含糖食品如硬糖食品或方糖数颗和饼干数块等，记录低血糖症发生的时间、次数及与药物、进餐或运动的关系和症状体验等，以便及时联系医生，调整治疗方案。延误治疗将导致严重的后果。因此，糖尿病患者及其家属都应警惕低血糖症，并熟悉其症状及自救方法。低血糖症的入院前急救是抢救成功的关键环节，可静注葡萄糖液或肌注1mg胰高血糖素。前者可使低血糖症性昏迷者在1~3分钟内清醒，后者所需时间较长，约8~21分钟。由于磺脲类药物引起的低血糖症还可以用生长抑素类似物治疗，如皮下注射奥曲肽50μg，每8小时1次。其优点是避免了大量输液。口服胰岛素具有良好的应用前景，因为其使用方便和肝胰岛素化（insulinization）迅速，并可避免外周组织高胰岛素血症。选择性抑制近曲小管的钠-葡萄糖转运体（SGLT2）可减少糖的重吸收，降低血糖，但不增加胰岛素分泌，也不诱发低血糖或体重增加，有可能成为T2DM和肥胖的治疗途径之一。依靠技术进步解决治疗中的自动血糖稳定问题，例如人工胰腺可以做到闭环式感知血糖水平，自动调节胰岛素的泵出量，完全避免低血糖的发生。

（三）T2DM餐后反应性低血糖症 早期T2DM因为餐后代偿性胰岛素分泌过多和血清胰岛素峰值与血糖峰值分离，可以出现轻度的餐后反应性低血糖症。临床对这类患者应通过减轻体重、纠正不良生活习惯和运动锻炼降低高胰岛素血症，增加胰岛素的敏感性。如果仍有发作，可适当使用抗胆碱能药或α-糖苷酶抑制剂，延缓淀粉类食物的消化和吸收。

【糖尿病夜间低血糖症】

夜间低血糖症（nocturnal hypoglycemia）主要见于应用胰岛素治疗的1型糖尿病和重症2型糖尿病老年患者（表4-5-7-6）。由于夜间交感神经受抑制，低血糖症的抗调节反应低下，容易发生严重不良事件，甚至导致猝死。一些行为和生理因素也是夜间低血糖症发作的作用诱因[17-22]。糖尿病患者常因抗调节反应受损而诱发低血糖症，睡眠状态下，交感兴奋性低掩盖了低血糖症状；经过多次低血糖发作后，患者对低血糖症无知觉，进一步恶化低血糖反应。随机对照研究发现，长效胰岛素类似物具有减少糖尿病患者夜间低血糖症发作的优势[23-31]。

表4-5-7-6 夜间低血糖发作的风险因素

药物因素	行为因素	生理因素
餐后胰岛素清除减慢/OAD	误餐	胰腺抗胰岛素调节功能减退↓ 胰高血糖素和PP分泌↓
基础胰岛素的夜间峰值作用	食物成分与类型改变	交感神经抗调节功能↓ 肾上腺素↓ 去甲肾上腺素↓
胰岛素吸收与作用时间变异	漏测SMBG	肾上腺抗调节功能↓ 皮质醇↓
峰值时间变异 作用时间延长	非计划性运动 酒精摄入 病情判断失误 行为和生理因素：无知觉低血糖症 应激 睡眠（知觉减退）	老年 感染 合并症

注：OAD：oral antidiabetic drug，口服降糖药；SMBG：self-monitoring of blood glucose，自测血糖

【糖尿病低血糖症结局】

（一）低血糖症对心血管系统的影响 研究显示，糖尿病患者严重和反复发作型低血糖症可诱发各种急性心血管事件（表4-5-7-7），尤其是心脑血管意外。

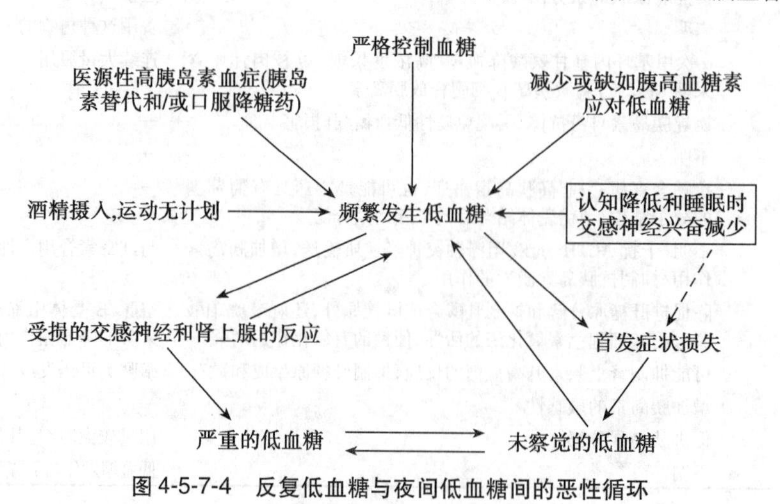

图4-5-7-4 反复低血糖与夜间低血糖间的恶性循环

表 4-5-7-7 低血糖症引起的心血管并发症

危险因素	低血糖症引起的危险因素
血栓形成倾向	血小板-单核细胞凝聚↑ 可溶性选择素↑ 纤溶酶原激活物抑制因子↑ 部分凝血活酶时间↓ 纤维蛋白原与Ⅷ因子↑
心肌复极异常	儿茶酚胺↑(低钾血症)
炎症	QT 间期与 QT 分散度↑ CD40 表达与单核细胞↑ 血清可溶性 CD40L↑ IL-6/IL-8/TNF-α/IL-1β↑ ICAM/VCAM/E-选择素/VEGF↑
动脉粥样硬化	炎症状态 内皮细胞功能紊乱 氧化应激 高醛固酮血症 ICAM/VCAM/E-选择素↑

低血糖症延长 QT 间期,增加 QT 分散度(QT dispersion, QTd),诱发心律失常[32-36],尤其是夜间低血糖症(图 4-5-7-5),深睡时这种风险更高,甚至发生死亡(床上死亡综合征)。

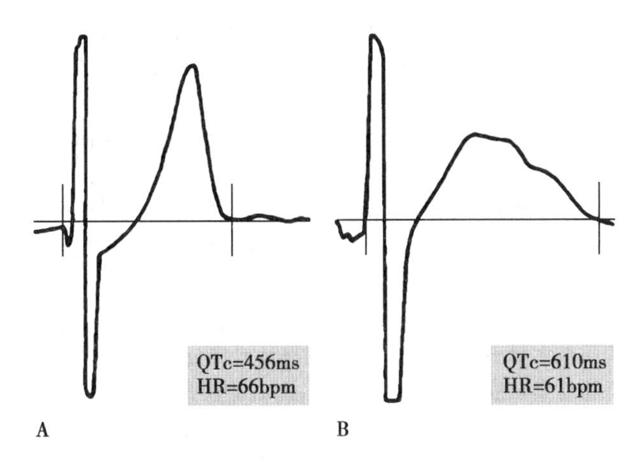

图 4-5-7-5 实验性低血糖症对 QT 间期的影响

A. 正常血糖时的典型 QT 图像;B. 低血糖症时 T 波低平并出现 U 波,提示心肌复极时间延长

(二)低血糖症对骨骼-肌肉的影响 老年糖尿病患者常因低血糖症发生跌倒而导致骨折,而引起跌倒的风险因素很多,除了低血糖症本身外,还主要包括糖尿病大血管并发症、微血管并发症(表 4-5-7-8),跌倒的预防作用是针对低血糖症的预防和其他相关风险因素的预防(图 4-5-7-6)。

(三)低血糖症对妊娠的影响 葡萄糖是母体和胎儿的最重要能量物质,但在分娩后,胎儿的葡萄糖供应突然中断,在开始母乳喂养前的一段时间内,早产儿、低体重儿和患有糖尿病母亲的新生儿最容易发生新生儿低血糖症。快作用的胰岛素类似物的药理作用特点是起效时间快,维持时间短,并能较好地与生理性胰岛素需要量相匹配。与胰岛素相比,在防止低血糖症发作方面具有更多优点[37]。因为担心口服降糖药物的致畸作用,人们一直避免使用于孕妇。应用单本叶胎盘模型(single-cotyledon placental model)的研究发

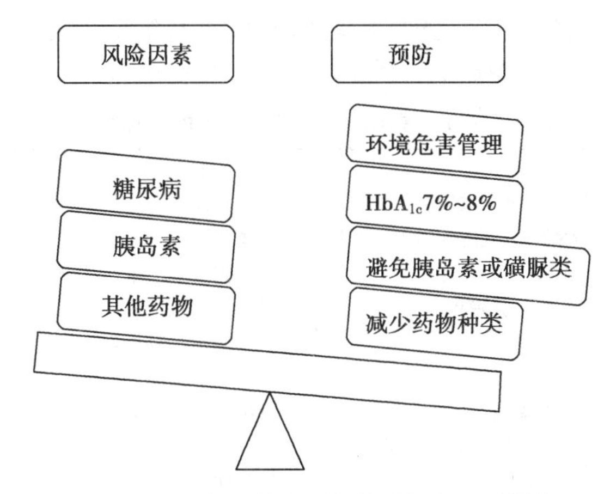

图 4-5-7-6 低血糖症引起的跌倒与预防措施

表 4-5-7-8 老年糖尿病低血糖症引起跌倒的风险因素

	风险值(95%CI)	*P* 值
糖尿病	HR1.63(1.06~2.52)	0.017
糖尿病控制不良	RR7.86(2.94~20.79)	<0.05
胰岛素	RR1.97(1.68~2.32)	<0.001
胰岛素	OR1.68(1.37~2.07)	<0.05
胰岛素与 HbA_{1c}<6%	OR 4.36(1.32~14.46)	<0.05
糖尿病肾病	OR 3.68(1.38~9.82)	0.009
药物	4~5 种的 HR1.22(1.04~1.43)	~
	6~7 种的 HR1.33(1.12~1.58)	<0.01
	>7 种的 HR1.79(1.34~1.89)	<0.01
糖尿病足病	OR1.87(1.1~3.2)	<0.01

注:CI:confidence interval,可信限;HR:hazard ratio,危害比;RR:relative risk,相对风险;OR:odds ratio,比值比

现,格列本脲(glyburide)通过胎盘的量极微,而治疗妊娠糖尿病的疗效与胰岛素相同,虽然目前尚缺乏充足的证据,但格列本脲、二甲双胍很有可能成为治疗妊娠糖尿病的一线药物。

在整个妊娠期中,虽然 3 月龄时胎儿已经表达糖代谢酶,但不生成葡萄糖,完全或基本由母体通过胎盘的易化扩散供应。因此,母亲低血糖症或胎盘功能不全可引起胎儿糖缺乏。胎儿也不能利用葡萄糖的替代物质(如酮体、脂肪酸),在长期缺糖情况下,胎儿通过糖异生补充其来源,但可因此而导致胎儿生长发育迟滞。宫内发育迟缓患儿存在慢性糖缺乏,β 细胞循环缓慢,细胞数目减少,胰岛素分泌功能降低。同时出现胰岛素抵抗,其代偿机制是肝细胞的胰岛素信号途径受阻,磷酸烯醇丙酮酸羧激酶活性升高,肝脏葡萄糖生成增多,引起继发性高血糖症。妊娠高血糖症引起胎儿胰岛素合成障碍和胰岛素抵抗血症升高的餐后血糖也造成胎儿肥胖,胎儿的胰岛素分泌上调,引起反跳性低血糖症。

(四)低血糖症对新生儿的影响 引起新生儿低血糖症的病因见表 4-5-7-9。出生后,母体的葡萄糖供应突然中断,血糖浓度降低,有利于刺激新生儿的葡萄糖生成功能,涉及的机制包括升高血糖的激素分泌和代谢适应,如胰高血糖素、儿茶酚胺和糖皮质激素分泌,肝糖生成增加,PEPCK 基因转录,激活糖异生。因此,正常新生儿能维持糖的水平和生成平衡(每千克体重 4~6mg/min)。喂养开始后,甘油和氨基

酸成为糖异生的主要原料，乳糖增加肝糖原合成。肠道饮食也刺激胃肠激素分泌，促进胰岛素合成与分泌。

表 4-5-7-9　提示新生儿低血糖症的临床情况

母亲情况	新生儿期缺氧
糖尿病/糖耐量减退	低血糖症
先兆子痫/妊娠高血压/原发性高血压	低体温
巨大胎儿分娩史	红细胞增多症-高黏状态
药物成瘾	胎儿红细胞增多症
β受体阻滞剂	使用外源性胰岛素
口服降糖药	先天性心脏病
围生期静脉注射葡萄糖	持续性高胰岛素血症
新生儿情况	内分泌疾病
早产儿	代谢性疾病
宫内发育迟缓	围生期静脉注射葡萄糖
	喂养不良

1. 新生儿低血糖症定义　1937 年提出的新生儿低血糖症是指血糖低于正常的临床情况，轻度 2.2～3.3mmol/L（40～60mg/dl），中度 1.1～2.2mmol/L（20～40mg/dl），重度<1.1mmol/L（<20mg/dl）。但是，新生儿血糖 0～0.5mmol/L（0～10mg/dl）也可能因为属于暂时性，无症状而被忽视。最近，有关新生儿低血糖症的定义有多种：①全血葡萄糖<2mmol/L（<36mg/dl）；②全血葡萄糖<2.2mmol/L（<40mg/dl）；③全血葡萄糖<2.0～3.3mmol/L（<36～40mg/dl）或血浆葡萄糖<2.2～2.5mmol/L（<40～45mg/dl）；④由于新生儿并不存在独特的血糖调节机制，因而其正常值应为 3.9～5.6mmol/L（70～100mg/dl）。

2. 严重低血糖症　严重低血糖发作时，应给予 200mg/kg 或静注 10%葡萄糖 20ml，继而以每分钟 6～8mg/kg 的速度持续滴注可维持正常血糖水平；过量葡萄糖输注可能引起反跳性低血糖症、高胰岛素血症、高碳酸血症，甚至发生代谢性酸中毒、高乳酸血症、组织脂肪浸润或肥胖。迅速的静脉注射高渗糖溶液还可导致渗透性组织损害。5%葡萄糖溶液的渗透压=278mOsm/L（等渗液）；10%葡萄糖溶液的渗透压=540mOsm/L（高渗液）；25%葡萄糖溶液的渗透压=2770mOsm/L（极高渗液）。

3. 持续性低血糖症　应静脉注射葡萄糖液，使血糖>2.0 而<4.5mmol/L（>45 而<80mg/dl）后，给予乳糖喂养，因为其中的半乳糖不引起胰岛素分泌，并促进肝糖合成。如果其病因为内源性高胰岛素血症，应在 24～48 小时后加用氢化可的松，连用 1～2 天；或使用二氮嗪或长效生长抑素。低血糖症是否引起永久性神经损害决定于许多因素，在血糖降低程度和低血糖持续时间两者中，后者更为重要（表 4-5-7-10）。

表 4-5-7-10　新生儿低血糖症与长期神经损害的关系

1. 很少引起永久性神经损害的低血糖症
2. 暂时性（数分钟）严重低血糖症（如低于 1mmol/L）不引起永久性神经损害
3. 低血糖症伴轻至中度神经系统体征，数分钟内血糖恢复至 2.5mmol/L 以上，体征消失
4. 引起永久性神经损害的低血糖症
5. 反复发作的轻度低血糖症
6. 持续性（2～3 小时以上）严重低血糖症引起永久性神经损害
7. 低血糖症伴长期重度神经系统体征（昏迷/惊厥/呼吸抑制/发绀/肌张力低下/低体温等）
8. 低血糖症反复发作伴持续性高胰岛素血症或其他器质性疾病

（刘雪娇　刘耀辉）

第8节　系统疾病并发低血糖症

在临床上，全身性疾病并发低血糖症的发生率仅次于糖尿病并发的低血糖症。

【非胰岛β细胞肿瘤引起低血糖症】

详见本章第 6 节。

【自身免疫性低血糖症】

详见本章第 9 节。

【肝源性低血糖症】

肝源性低血糖症系指由于肝脏病变所致的低血糖症，可分为三类：①肝实质细胞大量破坏，肝糖原贮存和糖异生能力显著下降，引起空腹性低血糖症；②肝糖原分解酶缺乏和/或糖异生障碍；③肝肿瘤性低血糖症。

（一）肝细胞大量破坏　维持空腹血糖需要正常的肝脏结构和功能。内生性葡萄糖的产生主要是通过肝糖原分解和肝糖异生来维持的。肝脏完全切除可致严重的低血糖症；肝脏大部分切除后，空腹血糖的维持主要依赖于肾脏的糖异生。肝源性低血糖症最常见于肝脏结构迅速而大量被破坏时，如中毒性肝炎、急性重型肝炎、脂肪肝（饥饿或饮酒后）、急性胆管炎和胆管阻塞等。常见的肝病如慢性肝炎和肝硬化发生低血糖者反而少见。原发性肝癌较易发生低血糖症，这是由于葡萄糖调节异常所致。转移性肝癌则较少发生低血糖症。肝脏实质疾病所致的低血糖症是由于肝实质被大量破坏，门静脉与周围循环出现分流，产生相对的高胰岛素血症。在正常情况下，此时的胰岛素分泌应相对减少，血 C 肽水平和胰岛素分泌指数会适当降低。然而，有人研究发现急性肝功能衰竭患者在血糖正常和高血糖情况下，血浆 C 肽和胰岛素仍明显增高，并存在着胰岛素抵抗现象。

（二）肝肿瘤　肝癌并发低血糖症患者的治疗研究见表 4-5-8-1。原发性肝癌伴低血糖症的发生率为 4.6%～30%，按组织学特征和与临床低血糖症的联系可分为两种类型。一种见于生长快、分化不良的原发性肝癌晚期，血糖多在 2.2～4.4mmol/L，很少发生严重的低血糖症或低血糖昏迷；另一种见于生长较慢、分化较好的肝癌早期，一般无全身恶病质表现，但有频发性低血糖症发作，血糖很低，需用大剂量葡萄糖才可控制症状，给予胰高血糖素和糖皮质激素等效果不明显。低血糖症是原发性肝癌常见的异源激素综合征。患者的血清胰岛素正常或升高，而 IGF-1 或巨 IGF-2（15kD）多升高[1,2]。

原发性肝癌伴低血糖症的发生机制有以下三种可能：①IGF-2 或巨 IGF-2 相关性低血糖症；②胰岛素分泌过多；③肝组织被大量破坏，肝糖生成不足。但绝大多数患者是由于分泌过多 IGF-2 所致。转移性肝癌伴低血糖症的病因复

表 4-5-8-1 肝癌并发低血糖症的治疗研究

报道者/年份	年龄/性别	特殊药物治疗	治疗反应
McFadzean 等/1956		皮质素 200mg/d	无效
Klein 等/1959	62 岁/女	皮质素 200mg/d	无效
Schonfeld 等/1961	27 岁/男	甲泼尼龙 60mg/d	无效
Wing 等/1991	30 岁/男	GH 8U/d(肌注)/泼尼松龙	无效(停药后血糖降至 1.2~2.8mmol/L)
Wing 等/1991	27 岁/男	泼尼松龙 1mg/kg/d×2 天	无效(停药后血糖降至 1.25~3.2mmol/L)
Yonei 等/1992	62 岁/男	胰高血糖素/泼尼松龙化疗	化疗无效或暂时有效
Hof 等/1998	34 岁/男	二氮嗪	无效
Saigal 等/1998	24 岁/女	每周经皮乙醇注射 1 次×3 次	低血糖症发作频率下降/葡萄糖输注量减少
Thipaporn 等/2005	36 岁/男	泼尼松龙 40mg/d/地塞米松 2mg/d	午夜进食后无低血糖症发作
Nikeghbalian 等/2006	77 岁/男	手术完全切除	无低血糖发作
Kampitak/2008	16 岁/男	多柔比星化疗	暂时有效
Matsuyama 等/2011	69 岁/男	地塞米松	无效

注:特殊药物治疗者均注射了葡萄糖或根据需要进食

杂。结肠癌、肠肉瘤、脑膜肉瘤、血管外皮细胞瘤、恶性胰岛素瘤和类癌等发生肝转移后均可伴有低血糖症。由于病因不同,处理也各异。Hoff 等用胰高血糖素试验来协助病因诊断,指导治疗。如静注 1mg 胰高血糖素后血糖升高值 >1.7mmol/L,可用胰高血糖素泵持续给药,在门诊治疗。胰岛素瘤者对胰高血糖素有反应(提示有足够的肝糖原贮存),无反应提示肝糖原的贮存极少(低血糖的原因之一)。

【肾源性低血糖症】

约 50%的糖尿病患者 eGFR<60ml/(min · 1.73m^2)或尿白蛋白排泄≥3mg/mmol(≥30mg/g)[3]。这些患者是并发肾性低血糖症(renal hypoglycemia)的高危对象,发生率以糖尿病合并 CKD 者最高,糖尿病不伴 CKD 者次之(图 4-5-8-1)。此外,多数患者还存在其他诱发低血糖症的诱因,因而糖尿病肾病或糖尿病合并慢性肾病患者容易发生严重的低血糖症。糖尿病肾病或糖尿病合并 CKD 患者的降糖药物使用需要慎重,必须使用时,需要减少用量,有效降糖药物不能用于肾功能不全患者的治疗(表 4-5-8-2)。

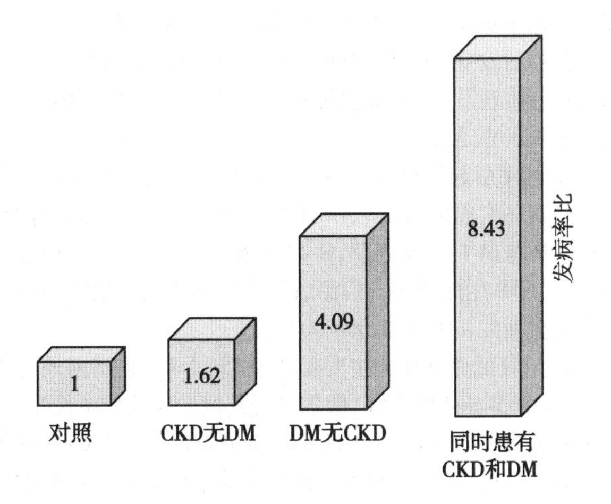

图 4-5-8-1 糖尿病与慢性肾病患者的低血糖症风险比较

肾衰患者低血糖症的发生率较高。确切机制不清楚。升高血糖的调节异常是肾衰的主要表现之一。肾衰发生低血糖症的患者多为恶病质,葡萄糖及丙氨酸转换均被阻滞,丙氨酸经葡萄糖异生产生葡萄糖的过程受抑制。患者空腹血糖降低,血乳酸不升高,丙氨酸降低。一些肾衰所致的低血糖症患者本身就合并糖尿病,因肾脏对胰岛素代谢降低,胰岛素治疗的糖尿病患者在肾衰晚期,胰岛素清除率下降,胰岛素需要量减少,这就增加了胰岛素诱发低血糖症的危险性。血液透析期间和血透后也可发生低血糖症。另一方面,核素技术及平衡技术研究发现,正常人在吸收后(空腹)状态,肾脏在糖异生中的作用不亚于肝脏,是拮抗低血糖症的主要器官之一。肾衰竭与肝衰竭一样,由于肾糖原分解和肾糖异生减少而易于发生低血糖症。接受血液透析的患者易于发生"隐性"低血糖症,多数患者无低血糖症状。肾衰患者在血液透析期间,抗低血糖激素的反应迟钝,如患者在透析前的血糖在 4.5mmol/L(81mg/dl)以下,透析期间未进食则极易发生低血糖症。Jackson 等主张透析液中的葡萄糖含量应不低于 5.5mmol/L(100mg/dl),以防透析性低血糖症的发生。

食用大量蔗糖的尿毒症患者可发生肝糖原耗竭,这可能是由于蔗糖摄入后使磷酸化酶升高,活性增强,而在空腹时,由于糖原分解和肝、肾的糖异生减少而引起低血糖症,并伴有肝源性胰岛素抵抗,所以肾衰竭患者存在蔗糖不耐受现象。磷酸化酶活化的原因是酶的抑制物[三磷酸腺苷(ATP)、α-磷酸甘油、果糖-1,6-二磷酸及葡萄糖]减少,无机磷增多。

【酒精性低血糖症】

慢性酒精中毒引起下丘脑-垂体-肾上腺轴功能紊乱,在一定条件下,可导致 GH 缺乏症、肾上腺皮质功能减退(约占 20%),而在另一些情况下又可出现肾上腺皮质功能亢进症。因 GH 和皮质醇分泌不足,低血糖发生后持续存在甚至危及生命。酒精中毒患者的中枢神经系统异常见表 4-5-8-3。

表 4-5-8-2 糖尿病合并慢性肾病的降糖药物剂量调整建议

药物	剂量调整
双胍类药物	
二甲双胍	减量[eGFR<45~60ml/(min·1.73m^2)者] 慎用[eGFR<30ml/(min·1.73m^2)者] 禁用[男性血清肌酐≥1.5mg/dl(133μmol/L)女性≥1.4mg/dl(124μmol/L)]
磺脲类药物	
格列本脲	不推荐[eGFR<60ml/(min·1.73m^2)]
格列齐特	减量[eGFR<30ml/(min·1.73m^2)] 不推荐[eGFR<15ml/(min·1.73m^2)]
格列美脲	减量[eGFR<30ml/(min·1.73m^2)]
格列吡嗪	推荐 CKD 使用必要时减量
氯茴苯酸类	
瑞格列奈/那格列奈	推荐 CKD 患者使用 减量[eGFR<30ml/(min·1.73m^2)]
DPP-4 抑制剂	
西格列汀	减量至 50mg/d[eGFR30~50ml/(min·1.73m^2)) 25mg/d[eGFR<30ml/(min·1.73m^2)]
沙格列汀	减量至 2.5mg/d[eGFR<50ml/(min·1.73m^2)] 透析后应用
利拉列汀	无限制
维格列汀	减量至 50mg/d[eGFR<50ml/(min·1.73m^2)]
噻唑烷二酮类	
罗格列酮/匹格列酮	无须调整剂量
α-糖苷酶抑制剂	
阿卡波糖/米格列醇	不推荐[eGFR<25ml/(min·1.73m^2)或肌酐>2mg/dl]
伏格列波糖	减量使用
GLP-1 类似物	
依泽那肽	不推荐[eGFR<30ml/(min·1.73m^2)]
利那鲁肽	不推荐[eGFR<50ml/(min·1.73m^2)]
阿必鲁泰(Albiglutide)	FDA 认为无须调整剂量
杜拉鲁肽(Dulaglutide)	欧洲药物局不推荐[GFR<30ml/(min·1.73m^2)]
SGLT2 抑制剂	
Dapagliflozin	不推荐[eGFR<60ml/(min·1.73m^2)]
Canagliflozin	减量至 100mg/d[eGFR 45~60ml/(min·1.73m^2)) 不推荐[eGFR<45ml/(min·1.73m^2)]
Empagliflozin	减量至 10mg/d[eGFR 45~60ml/(min·1.73m^2)) 不推荐[eGFR<45ml/(min·1.73m^2)]
胰岛素类	
各种胰岛素制剂	慎用 减量[eGFR<30ml/(min·1.73m^2)]

表 4-5-8-3 酒精中毒的中枢神经系统异常

脑萎缩的发病机制	白质病变
乙醇和脂多糖损害脑组织	脑皮质和皮质下萎缩
细胞因子(主要是 TNF-α)介导的神经炎症.	小脑变性
	脑血流减少
氧化应激性损害铁过多	临床表现
维生素缺乏	Wernicke-Korsakoff 脑病
蛋白质缺乏与营养不良症	Marchiafava-Bignami 病
兴奋性脑细胞中毒	中心性脑桥脱髓鞘
肝病与肝性脑病	糙皮病脑病
中枢神经系统病理变化	智力障碍
神经元凋亡	性格变异
亚临床脑卒中	行为异常
神经元再生障碍	

【遗传性代谢性疾病引起的低血糖症】

(一)病因与发病机制 遗传性代谢性疾病引起的低血糖症(表 4-5-8-4)可根据低血糖症的发作时间分为餐后低血糖症、运动性低血糖症和和空腹低血糖症三类。餐后低血糖症的病因可能是内源性高胰岛素血症(如非胰岛素瘤性胰源性低血糖综合征或果糖不耐受);运动性低血糖症的病因与性染色体显性遗传性单羧基转运蛋白 1 基因突变有关;空腹低血糖症的病因主要有肝糖原贮积症、脂肪酸氧化与酮体生成障碍或糖异生缺陷。

(二)分类与临床表现

1. 餐后低血糖症

(1)内源性高胰岛素血症:如 NIPHS、MODY 等。

(2)先天性糖基化障碍:先天性糖基化障碍(congenital disorders of glycosylation,CDG)综合征(ORPHA137),特别是Ⅰa 型(ORPHA79318)、Ⅰb 型(ORPHA79319)和Ⅰd 型(ORPHA79321)可因高胰岛素血症而引起严重低血糖症[3-7],文献中的 CDG-Id 型报道较多,患者有 Dandy-Walker 畸形、面部畸形和肌张力低下,β 细胞增生。病因为 ALG3(编码甘露糖基转移酶,mannosyltransferase)突变。

2. 遗传性果糖不耐受 果糖-1 磷酸醛缩酶突变引起遗传性果糖不耐受(ORPHA469),常染色体隐性遗传。摄入果糖或蔗糖后发病,表现为消化道症状与餐后低血糖症。长期未治疗者出现肝大、肝脏脂肪淤积、肾近曲小管功能障碍、肾衰和生长发育延迟。

3. 运动引起的低血糖症 常染色体显性遗传,低血糖发作与高胰岛素血症有关,SLC16A1 基因突变后,其编码的单羧基转运蛋白 1 不被沉默,β 细胞增生,过量的丙酮酸进入细胞内,ATP 生成增多。但患者仅在运动后或注射丙酮酸后发生低血糖症(<1~9/1 000 000)。

4. 空腹低血糖症 主要见于 0 型、Ⅰ型、Ⅲ型糖原贮积症,Fanconi-Bickel 综合征,偶尔见于其他先天性代谢性疾病。脂肪酸氧化缺陷症(defect of fatty acid oxidation,FAO):常染色体隐性遗传,可分为四类。诊断有赖于低血糖发作时的尿有机酸测定和血浆乙酰肉碱测定。FAO 分为以下四种:①肉碱循环异常(carnitine cycle anomaly):肉碱循环异常常见于儿童,其特点是非酮症性低血糖症、高氨血症、脑病、心肌病

表 4-5-8-4 伴有低血糖症的遗传性代谢病

酶缺陷(累及组织)		主要临床表现
碳水化合物代谢病		
Ⅰa(von Gierke 病)	葡萄糖-6-磷酸酶(肾和肠黏膜)	肝大伴肝肿瘤/发育障碍/高脂血症/乳酸性酸中毒和高尿酸血症/低血糖症/可乐定治疗有效/对胰高血糖素无反应/加重乳酸性酸中毒
Ⅰb	6-磷酸葡萄糖向肝微粒体转运障碍/葡萄糖-6-磷酸酶本身活力正常	肝大/发育障碍/高脂血症/乳酸性酸中毒/高尿酸血症/白细胞和血小板减少/低血糖严重/血糖对肌内注射胰高血糖素无反应/加重乳酸性酸中毒
Ⅱa 型(Pompe 病)	溶酶体 α-1,4-葡萄糖苷酶(心肌和骨骼肌)	肝大/肌无力/巨舌/心脏扩大和心衰/分为早发型和迟发型两种/低血糖不严重/肌酶如肌酸磷酸酶和醛缩酶增高/肌肉-皮肤-肝脏活检缺乏 α-1,4-葡萄糖苷酶/白细胞内有异常糖原颗粒/常染色体隐性遗传
Ⅱb 型	溶酶体 α-1,4-葡萄糖苷酶(骨骼肌)	肌病为主/可伴低血糖症
Ⅲa 型(Forbe 病/Cori 病)	淀粉 1,6-葡萄糖苷酶/淀粉-1,4-转糖苷酶	肝脾肿大/肝硬化和肌无力/低血糖症/可乐定治疗有效
Ⅲd 型	淀粉-1,6-葡萄糖苷酶(肌肉)	肝大/酮症伴低血糖症
Ⅳ型(Anderson 病)	淀粉-1,4-1,6-葡萄糖苷酶	肝脾肿大/肝硬化/肌无力和肝细胞中有支链异常的淀粉颗粒/血糖低
Ⅴ型(McArdle 病)	肌磷酸化酶(骨骼肌)	肌无力/肌痛和运动后抽搐/肌张力降低/呼吸减弱和黑色素尿/血肌球蛋白升高/肌肉肌磷酸化酶活性低/肌细胞有糖原堆积/无低血糖症/无肝大/迟发型可表现为多发性肌炎
Ⅵ型(Hers 病)	肝磷酸化酶(肝)	肝大/侏儒症/骨龄延迟/可乐定治疗有效/低血糖明显/红细胞和白细胞内此酶活性降低
Ⅶ型(Tarui 病)	磷酸果糖激酶(肌肉)	无肌萎缩/肌电图异常
Ⅷ型	磷酸化酶 b 激酶(脑)	肝大/肌肉僵硬/进行性脑退变/低血糖/白细胞和肝细胞酶活性下降
Ⅸa 型	肝磷酸化酶(肝)	肝大/血糖正常或伴低血糖症/肝细胞酶活性下降
Ⅸb 型	肌磷酸化酶(肌)	肝正常或轻度肿大/血糖多正常/肌细胞此酶活性下降
Ⅹ型	肝磷酸化酶(肝)	肝大/血糖正常
半乳糖血症	半乳糖-1-磷酸尿苷转移酶(肝/脑/肾和眼)	呕吐/黄疸/肝大和肝硬化/白内障/智力低下/半乳糖升高/一般无低血糖症
果糖不耐受	果糖-1-磷酸醛缩酶(肝和肌肉)	生长发育迟滞/肝大/蛋白尿和氨基酸尿/果糖负荷试验后出现低血糖及低磷血症/肝细胞酶活性下降
原发性乳酸血症	丙酮酸脱氢酶 E1 复合物成分	神经发育障碍/血乳酸升高,可伴低血糖症/线粒体呼吸链缺陷,主要累及肝和肌肉
糖蛋白碳水化合物缺陷综合征(CDGS)	蛋白糖化酶系	肝-心脏-肾脏-消化道-肌肉和神经系统受累/低血糖明显
氨基酸代谢病		
尿素循环障碍	尿素循环酶系	急起呕吐和意识障碍/高氨基酸血症伴呼吸性碱中毒/血糖正常
苯丙酮尿症和高苯丙氨酸血症	苯丙氨酸羟化酶(肝和神经系统)	智力低下/多动/抽搐伴湿疹/尿有鼠尿味/高苯丙氨酸血症/血糖正常
遗传性酪氨酸血症	延胡索酰乙酰乙酸酶(肝)	肝大/肝损害或伴肝癌/多种氨基酸尿/低磷血症伴佝偻病/高蛋氨酸血症/血糖正常
枫糖尿症(支链酮酸尿症)	氧化脱羧酶系(中枢神经)	嗜睡/拒食/昏迷和抽搐/身体发出特异性气味/支链氨基酸(尤其是异亮氨酸)明显升高/血糖正常
非酮症性高甘氨酸血症(甘氨酸脑病)	甘氨酸裂解酶	持续性抽搐/呃逆明显/血清和脑脊液中甘氨酸升高/血糖正常
脂肪酸氧化代谢病		
长链和中链脂酰辅酶 A 脱氢酶缺陷症	LCAD 酶 MCAD 酶	Reye 综合征样表现/低血酮性低血糖症/肝大伴脑病/肌张力低下/心肌病/成纤维细胞此酶活性下降
Ⅱ型戊二酸血症	复合性脂酰辅酶 A 脱氢酶	严重低血糖伴代谢性酸中毒/有"汗脚味"/部分患者有 Reye 综合征样表现/羊水中戊二酸升高
溶酶体代谢病	溶酶体酶系	黏多糖病/脂质贮积症/黏脂质贮积症/胱氨酸病/Salla 病/无低血糖表现(脂质累积性肌病除外)
过氧化物酶体病	过氧化物酶有关的氧化酶	脑-肝-肾(Zellweger)综合征/高六氢吡啶羧酶血症/X-连锁肾上腺白质营养不良症(Refsum 病)/组织活检可查出过氧化物酶体缺陷

和肌病。血清肉碱降低,成纤维细胞或淋巴细胞体外实验可明确诊断。肉碱将长链脂肪酸转入细胞线粒体,用于β氧化和酮体生成。相关酶缺陷时出现长链、中链和短链脂肪酸氧化障碍性疾病。②长链、中链和短链脂肪酸氧化障碍性疾病:各种脂肪酸氧化缺陷症的临床表现相似,发病时间从儿童至成人不等,由于常与合并的疾病有关,部分患者的无症状期很长,诊断困难。症状特征与发病年龄有关,新生儿期发病者表现为非酮症性低血糖症和高氨血症,伴有轻度代谢性酸中毒和有机酸酸性尿。发病伴有心肌病肝病或 Reye 综合征;成年患者主要表现为肌病和低血糖症。③电子转运障碍性疾病:如Ⅱ型戊二酸尿症或多发性乙酰 CoA 脱氢酶缺陷症。④酮体合成缺陷症。

(三)新生儿和儿童遗传性代谢性低血糖症 一些原因引起的低血糖症仅发生于婴幼儿。新生儿脱离母体的糖供应,出生后只有靠自身体内的糖生成和葡萄糖摄入。因为婴儿头部相对较大,糖利用率较高(每体重单位比成人高3倍),需要相对较高的葡萄糖生成来维持血糖水平。生后4~6小时的新生儿因糖原储备有限,葡萄糖摄入不够,主要依靠葡萄糖异生维持血糖。因此,适当的血糖调节信号,尤其是低胰岛素,高胰高血糖素、肾上腺素和其他升血糖激素水平,肝脏结构和肝酶的完整性以及糖异生前体物质的量等因素显得特别重要。相对性低血糖症、低胰岛素血症和升血糖激素共同作用,促进脂肪分解。非酯化脂肪酸和甘油代替葡萄糖提供大脑等组织能量,促进糖的产生,并限制肌肉和脂肪对糖的利用。上述血糖调节机制受损可导致短暂的严重性低血糖症,任何一个环节的持续受损将会导致低血糖症反复发生。婴幼儿的低血糖症主要原因为短暂禁食不耐受、高胰岛素血症或糖代谢的关键酶系缺乏。

1. 婴儿持续性高胰岛素血症 婴儿持续性高胰岛素血症性低血糖症(PHHI)是婴幼儿持续性低血糖症最常见病因之一。胰岛β细胞在严重低血糖时仍持续不适当分泌胰岛素是 PHHI 的病理生理基础。自从1981年首次报道以来,关于 PHHI 分子机制的研究取得了令人瞩目的成绩。PHHI 是一种罕见的代谢性疾病,多数为散发病例,在北欧的发病率约为1:37 000~1:50 000,而在近亲结婚常见的沙特阿拉伯和某些德裔犹太人中,PHHI 有家族聚集倾向,发病率可高达1:2500或1:3000,且特殊类型的突变更常见。PHHI 是一组遗传性离子通道病,目前已发现几种不同的致病基因,包括磺脲类药物受体(SUR1受体)基因、Kir6.2受体基因、谷氨酸脱氢酶(GDH)基因、葡萄糖激酶(GCK)基因、短链3-羟酰-辅酶A脱氢酶(SCHAD)基因和磷酸甘露糖异构酶基因等。已被确认的突变中,SUR1最常见,Kir6.2突变和谷氨酸脱氢酶突变次之,其余突变罕见。

2. 酮症低血糖症 在临床上,酮症低血糖症(ketotic hypoglycemia)急症处理前的病因鉴别困难,可首先根据有无肝大和酮症来作出初步判断。如存在肝大,低血糖症可能与糖原代谢障碍或糖异生异常有关,偶尔也可能是果糖不耐受症。低酮体性低血糖症提示为胰岛素过多或脂肪氧化障碍所致。如肝脏大小正常,血酮体不升高或伴酮血症,一般为支链氨基酸代谢障碍或酮症性低血糖症所致。

3. 糖原贮积症 糖原贮积症-Ⅰa型与磷酸甘露糖苷异构酶基因的失活性突变有关,主要有神经系统和皮肤损害(如肌张力降低、小脑发育不良、斜视、乳头翻转和体脂分布异常等),亦可伴多灶性内脏损害(肝脏、心脏、肾脏和消化道等)。但有些患者缺乏神经系统和皮肤损害,可仅表现为肝功能不全、心肌病、心包炎、肾小管病变、肾病综合征和色素性视网膜炎等。糖原贮积症-Ⅰb型主要为肝损害、肠道病变和低血糖症,但缺乏神经系统损害,有些患者用甘露糖治疗有效。糖原贮积症-Ⅰc型主要表现为神经运动障碍和搐搦。糖原贮积症Ⅱ型的表现同糖原贮积症-Ⅰc,但伴有严重的胃肠病变及心电图异常。糖原贮积症Ⅲ型和Ⅳ型罕见,主要表现为惊厥性脑病和肝损害。

4. 3-羟-3-甲基戊二酰辅酶A裂解酶缺陷症 其可引起反复发作性低血糖。3-羟-3-甲基戊二酰辅酶A裂解酶(3-hydroxy-3-methylglutaryl coenzyme A lyase,HMG-CoA)缺乏症为亮氨酸代谢障碍性代谢病,其特征是反复发作性代谢性酸中毒,血氨升高和低血糖症,但无酮血症。肝脏肿大,重症发作时可有惊厥。本病可用 MRI 和磁共振光谱仪确立诊断。在 MRI 上,可见脑室周围白质和弓形束有多发性损害,并以前部和室周部位的损害为最突出。MRS 中的 STEAM 和 PRASS 光谱带见 N-乙酰天门冬氨酸减少,肌醇和胆碱增多,于1.33ppm 处可见异常峰(乳酸盐),2.42ppm 处可见特异峰。

5. 禁食短暂不耐受 出生后72小时内发生低血糖症,与糖异生机制不健全有关。婴幼儿时期,因先天性垂体功能减退症、肾上腺发育不全或肾上腺增生(如21-羟化酶缺陷)引起低血糖症。儿童酮症低血糖综合征的患儿耐受禁食能力差,低血糖症常于进食中断后发生,多于2~5岁发病,10岁前一般可自然缓解。主要表现为肌肉向肝脏供应丙氨酸(一种主要的糖异生前体物质)量减少,血丙氨酸低,注射丙氨酸后血糖升高,糖原分解和糖异生机制正常。除肾上腺素稍低外,其他血糖调节激素正常。成人单一性肾上腺素缺乏不引起低血糖症。

6. 糖尿病母亲的新生儿 此类新生儿的血糖高(与母亲血糖成正相关),胰岛素也相应增高。在母体内,胎儿血糖高刺激胰岛素分泌,出生后胰岛素分泌未受到及时抑制,母体的血糖供应又中断,产生一过性低血糖症。Rh 阳性或 Beckwith-Wiedemann 综合征(舌肥大、脐突出和内脏肥大)患儿发生低血糖也是由于一过性高胰岛素血症所致。高胰岛素血症产生的机制可能与母亲服用直接刺激胎儿胰岛素分泌的药物(如磺脲类)和间接促使胰岛素分泌的药物有关。其他不明原因的内源性高胰岛素血症引起空腹低血糖可持续整个新生儿期,甚至更久,此类患者可能是由于非 PHHI 原因所致(见前述)。相反,1岁后出现的高胰岛素性低血糖症多由胰岛素瘤引起。

7. 遗传性果糖不耐受和半乳糖血症遗传性果糖不耐受(hereditary fructose intolerance) 为一常染色体隐性遗传的果糖代谢病,由于肝脏、小肠黏膜和肾小管细胞内果糖-1-磷酸醛缩酶的先天性缺陷所引起。病变主要累及肝脏和肾小管,临床特征为进食果糖后出现果糖血症、果糖尿、低磷酸盐血症和低葡萄糖血症,甚至伴发休克。饮食中摈除果糖后,即可十分有效地控制本病。半乳糖血症(galactosemia)为血中半乳糖增高的中毒性临床综合征。本病代谢异常,半乳糖、1-磷酸半乳糖和半乳糖醇等蓄积在肝、脑、肾和眼晶状体等脏器组织中,可引起不可逆性损害。本病是由于半乳糖代谢过程中3种酶的先天性缺陷引起。有三种临床类型:①经典的半乳糖血症,由于半乳糖-1-磷酸尿苷酰转移酶(Gal-1-PUT)缺陷所致,较常见。主要表现为白内障、精神发育障碍及肝硬化等。②半乳糖激酶缺乏所致半乳糖血症,较罕见,病情较轻,主要症状仅有白内障,可有肝脾肿大及智力发育障碍。③尿苷二磷酸半乳糖-4-表异构酶(UDP-Gal-4-E)缺乏所致半乳糖血症,罕见,可无临床症状。半乳糖血症的临床表现和病程波动大。严重者,可发生于出生后数天内,可因喂母乳或人工牛乳喂养中出现急性症状,患儿拒绝吃奶、呕吐、腹泻、淡漠、肝脏迅速肿大、黄疸和腹胀,出现低血糖症和蛋白尿等,后因凝血机制障碍,可出现皮肤和脑部出血,导致神志丧失。诊断主要根据临床症状和有关酶的活性测定。无病因治疗,主要的治疗就是早期开始,严格控制饮食中不含乳糖,不吃奶和奶制品。

8. 脂质沉积性肌病(lipid storage myopathy,LSM) 是由于肌纤维内脂肪代谢障碍所致肌细胞内脂质堆积而引起的一组少见肌病。先后确定了肌纤维内原发性肉毒碱缺乏、肉毒碱脂肪酰基转移酶、乙酰辅酶A脱氢酶和细胞色素C氧化酶等线粒体酶缺陷对脂肪代谢的影响。脂质沉积病十分复杂,但临床上有以下特点:①不能耐受运动和近端肌无力为主要表现;②病情呈发作或波动性,常可自行缓解;③多数患者糖皮质激素或肉毒碱[6]治疗有效,部分患者的症状和肌酶在短期内恢复;④肌电图为肌源性损害,肌活检可以确诊。临床上易误诊为多发性肌炎、重症肌无力、进行性肌营养不良、周围神经病和肝脏疾病等。可有反复发作性肌球蛋白尿和低血糖症,常于感染或禁食后诱发或加重,有时伴心肌病和心肌缺血(心肌内脂质贮存和肉毒碱缺乏)。肝肾功能不全患者也可发生肉碱缺乏症,从而影响脂肪代谢供能。

9. IGF-1缺乏引起的低血糖症 IGF-1缺乏综合征见于许多病理情况。例如,由于GH受体或受体后缺陷所致的Laron综合征主要表现为生长迟滞、侏儒和智力障碍等。有些人有进行性肥胖、胰岛素抵抗甚至糖尿病,有时可发生轻度低血糖症。外周性IGF-1缺乏可以是GH受体缺陷、GH受体后缺陷、IGF-1缺陷以及IGF-1受体缺陷的结果,也可以是营养不良、肝脏疾病或其他躯体疾病的一种表现。

10. 线粒体呼吸链病(MRCD) 是儿童肝衰竭的重要病因。当患者表现低血糖症和乳酸性酸中毒时,要想到MRCD的可能。MRCD的临床类型很多,主要有Alpers综合征(进行性神经元变性)和Pearson综合征等,主要原因是线粒体DNA(mtDNA)重排和缺失,氧化磷酸化缺陷导致低血糖症。

(1) 肉毒碱十六烷酰转移酶(CPT)缺陷症:CPT(carnitine palmitonyltransferase)缺乏为线粒体脂肪氧化障碍的常见疾病。CPT1有肝性(L)和肌性(M)两种亚型。L-CPT1缺乏者表现为空腹低血糖症。成年人CPT2缺乏者在剧烈活动后发生横纹肌溶解症(S113L突变)。婴幼儿CPT2缺乏者表现为严重的低血糖症,偶伴心肌病变、内脏器官发育异常、脑基底核损害及严重室性心律失常,内脏可有广泛的脂质浸润(现已发现近30种CPT2突变类型)。避免长期禁食和剧烈活动,以及低脂饮食可缓解病情。

(2) 肉毒碱-乙酰肉毒碱转位酶(carnitine-acylcarnitine translocase)缺陷症:此为常染色体隐性遗传性疾病。完全缺乏型者不能存活,部分缺乏者有骨骼肌肌瘤、心脏和肝脏异常、惊厥、低血糖、低血酮和高血氨等表现,血肉毒碱降低,而乙酰肉毒碱升高。

(3) 长链3-羟酰-辅酶A脱氢酶(LCHAD)缺陷症:LCHAD缺陷症为一种常染色体隐性遗传性疾病,表型不一,临床症状轻重不等。重症者伴严重低血糖症、智力低下、神经病变和视网膜病变。LCHAD位于肝中,多数在感染或失水后诱发本病。胎儿LCHAD缺乏症可导致母亲子痫、自发性溶血、弥散性血管内凝血(DIC)和肝损害等。胎儿出生后可发生新生儿低血酮性低血糖症和肝硬化等。常见的突变位点是LCHAD的α亚基链的E474Q。

(4) 中链乙酰辅酶A脱氢酶(MCAD)缺陷症:MCAD缺乏罕见,但死亡率极高。MCAD缺陷症为脂肪氧化障碍的遗传性疾病,可发生严重的低血糖症,但无或仅伴轻度酮症。血辛酰肉毒碱(octanoylcarnitine)增高和尿阴离子隙增加性酸中毒为本症的特征。MCAD是较常见的脂肪酸氧化紊乱疾病。患儿表现为餐后低血糖,但无酮症,静脉补充葡萄糖能使之迅速改善。有的表现为Reye综合征。这些患儿有心性猝死的危险。虽然低血糖症很常见,但昏迷也可由其他原因引起,如脂肪酸蓄积所致的毒性反应或其代谢作用,可导致昏迷。

(5) 戊二酸(glutaric acid)尿症/戊二酸辅酶A脱氢酶缺乏症:是一种神经代谢性疾病,累及6~18个月的婴幼儿,可导致急性脑病危象和脑皮质坏死。急性脑损伤的原因与其代谢物3-羟戊二酸及戊二酸的兴奋性神经毒作用有关。Ⅱ型戊二酸尿症可分为新生儿发作型,伴或不伴先天性畸形等3型。3型患儿均有严重低血糖症及代谢性酸中毒,多数夭折。进食富含脂肪和/或蛋白饮食后常诱发迟发型呕吐和低血糖症。父母多为近亲结婚。MRI或CT可发现脑萎缩和白质病变。^{18}F-2-氟-2-脱氧葡萄糖(^{18}F-FDG)正电子发射计算机断层(PET)亦有一定的诊断价值。

(四) 成人遗传性代谢性低血糖症 非糖尿病成人患者发生低血糖症时,首先考虑的病因是药物、急性重症疾病、慢性肝病、皮质醇-胰高血糖素缺乏症、非胰岛细胞肿瘤、胰岛素瘤。如果能排除这些刺激病因,则需要想到先天性代谢障碍性疾病可能,如果患者存在多系统病变(如矮小、肝大、性腺功能减退、肌肉萎缩等),则可能性较大。先天性代谢障碍引起的低血糖症特点是持续发生。成人遗传性代谢病所

表 4-5-8-5 引起成年低血糖症的先天性代谢病

疾病	持续性低血糖症	诊 断
空腹低血糖症		
糖原分解缺陷症		Ⅰ:餐前高乳酸血症/高甘油三酯血症/高尿酸血症
糖原贮积病		酮体降低
Ⅰ/Ⅳ/Ⅸ/0 型 Fanconi-Bickel 综合征	Ⅰ/Ⅲ/0 型 Fanconi-Bickel 综合征	Ⅲ:餐后高乳酸血症和高甘油三酯血症/酮体升高
Ⅲ/ⅣFanconi-Bickel 综合征		Ⅲ(脱支酶缺陷症/淀粉-1,6-糖苷酶缺陷症) GSD Ⅰ/Ⅲ:DNA(白细胞)
脂肪酸氧化缺陷症		低血糖时无/低酮体
肌肉毒碱循环障碍(CPT1/2)	CPT1	血浆游离肉毒碱升高(CPT1)
脂肪酸 β 氧化障碍	VLCAD/MCAD/SCHAD/LCHAD	MCAD:血浆酰基肉毒碱升高(C8 和 C8/C2 比值升高)
线粒体电子传递障碍		
酮体生成障碍	HMG-CoA 分解酶	MCAD:尿有机酸增多/淋巴细胞 β 氧化障碍/DNA(白细胞)
糖异生障碍	果糖-1,6-二磷酸酶	果糖-1,6-二磷酸酶/乳酸性酸中毒/高丙氨酸血症/酮症/高甘油血症/尿-磷酸甘油升高
餐后低血糖症		
NIPHS(偶尔为空腹低血糖症)	婴儿低血糖症(SUR.1/Kir6.2/SCHAD/GDH/葡萄糖激突变)	葡萄糖激酶突变/高胰岛素血症
	进展至糖尿病(SUR-1)	高氨血症(GDH)/基因测序
CDG(Ⅰa/Ⅰb/Ⅰd)	CDG Ⅰd	高胰岛素血症/转铁蛋白异等电点/磷酸甘露糖变位酶(Ⅰa)/磷酸甘露糖变位酶(Ⅰb)/1,3-甘露糖基转移酶(Ⅰd)
遗传性果糖不耐受	果糖耐受试验	果糖不耐受/果糖呼吸试验
运动引起的低血糖症		醛缩酶 B 基因测序

注:GSD:glycogen storage disease,糖原贮积病;CPT:carnitine palmitoyltransferase-1,肉毒碱;VLCAD:very long-chain acyl-CoA dehydrogenase,极长链乙酰辅酶 A 脱氢酶;MCAD:medium-chain acyl-CoA dehydrogenase,中链乙酰辅酶 A 脱氢酶;LCHAD:long-chain 3-hydroxyacyl-CoA dehydrogenase,长链乙酰辅酶 A 脱氢酶;SCHAD:short-chain L-3-hydroxyacyl-CoA dehydrogenase,短链乙酰辅酶 A 脱氢酶;lGDH:glutamate dehydrogenase,谷氨酸脱氢酶;MCT1:monocarboxylate transporter 1,单羧酸盐转运体 1;CDG:congenital disorders of glycosylation,先天性糖化障碍;NIPHS:non-insulinoma pancreatogenic hypoglycaemia syndrome,非胰岛素瘤胰源性低血糖症综合征

致低血糖症的诊断见表 4-5-8-5。

(五)诊断 遗传性代谢性低血糖症的病因诊断较困难,常需要借助必要的实验室检查才能确定。常用的检查项目有血和尿中的葡萄糖、胰岛素、C 肽、肌酐、肝功能、肝酶活性测定、阴离子隙、CRP、CPK、尿酸、血脂谱、皮质醇、GH、IGF-1、乳酸、FFA、酮体、酰基肉毒碱(acylcarnitine)、血浆氨基酸谱、血氨、卡尼汀(carnitine)、尿有机酸等。

伴有低血糖症的遗传性代谢性肝病很多,绝大多数的代谢病累及肝脏,但这类疾病不是原发性肝脏疾病,而是全身性代谢障碍综合征。这些代谢性疾病具有下列主要特征:①伴有低血糖症的糖原贮积症(GSD)主要是Ⅰa、Ⅰb、Ⅲa、Ⅲd、Ⅳ、Ⅵ和Ⅷ型。溶酶体代谢病和氨基酸代谢病不直接引起低血糖症,而脂肪酸氧化障碍恒定有低血糖症,后者的特点是进餐后发生低血糖症而无酮症。②GSD 的临床诊断有赖于血液细胞(红细胞和白细胞)及病变组织的酶活性与酶基因分析和/或异常糖原颗粒的鉴定。临床以Ⅰa、Ⅰb 和Ⅲ型为常见,占成人 GSD 的 95%以上。③脂肪酸氧化障碍所致的低血糖症的病因确诊有赖于酶基因突变分析。用分子生物学方法可鉴定酶基因突变的位点、类型和累及的部位。

确定低血糖症后,必须首先排除常见的病因(图 4-5-8-2)。考虑先天性遗传性疾病引起的低血糖症时,应进行下列检查或试验:①低血糖症家族史,低血糖症或横纹肌溶解症自儿童发病,或伴有无法解释的肌病(肌肉疼痛和 CPK 升高)、心肌病变或肝大;②禁食 72 小时后不出现异常,如果血糖>0.6g/L,应每 6 小时测定皮质醇、GH、胰岛素、C 肽、胰岛素原和 β-羟丁酸;继而,如果血糖降至 0.6g/L 以下,应每 1~2 小时测定 1 次上述指标;如果血糖降至 0.45g/L 以下且发生低血糖反应,或者降至 0.3g/L 以下而无症状,均应停止试验;③如果血糖<0.55g/L(3mmol/L),应测出胰岛素(>3mU/L,18pmol/L,IRMA)、C 肽(>0.6ng/ml,0.2nmol/L)、β-羟丁酸(<2.7mmol/L);④磺脲和格列奈类药物反应;⑤静脉注射胰高血糖素试验(1mg):30 分钟(0.5g/L,1.4mmol/L);⑥腹部超声;⑦EKG;⑧血清乙酰肉碱与卡尼汀和尿有机酸、CPK、乳酸、血脂谱、尿酸和肝酶活性;⑨持续葡萄糖监测(CGMS)。

先天性代谢障碍相关性低血糖症自幼发病,患者常伴有身材矮小、肝脾肿大、性腺功能减退、肌病。

非糖尿病成年人低血糖症的病因主要有胰岛素分泌紊乱、胰岛素敏感性增加、倾倒综合征、胃旁路术引起的内源性高胰岛素血症、非胰岛素瘤性胰源性低血糖症综合征,葡萄糖激酶或 SUR1/Kir6.2 活化性突变、SCHAD、GDH 突变则相当少见。其中,先天性代谢病引起的低血糖症的病因诊断较困难,需要经过多步试验才能勉强诊断(图

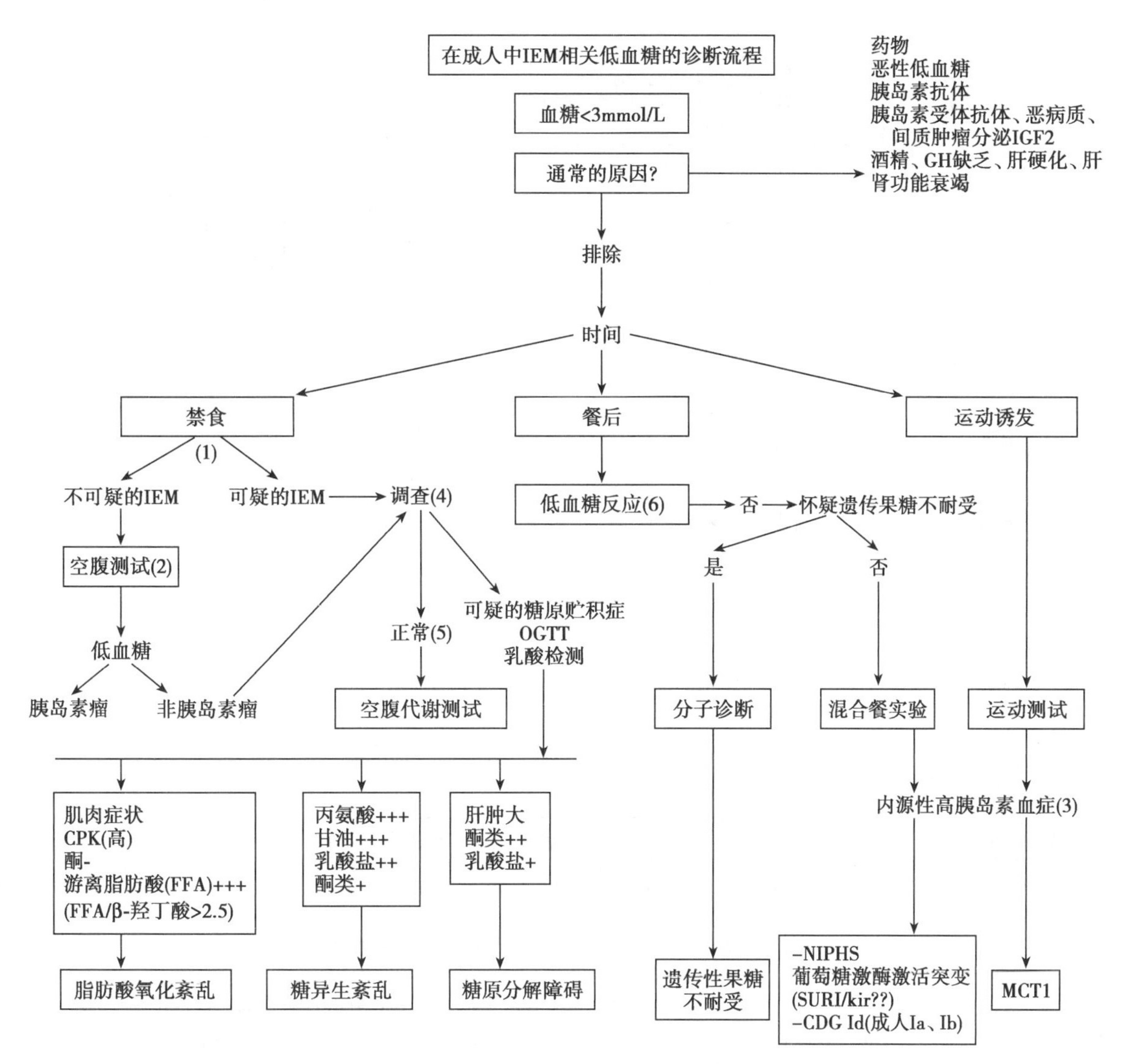

图 4-5-8-2 先天性代谢病相关性低血糖症的诊断流程

(1)先天性代谢病可疑者:有低血糖症家族史或横纹肌溶解病史,低血糖症发作自儿童起病,往往伴有无法解释的肌肉症状(肌肉疼痛和肌酸激酶升高等),部分患者伴有心脏病变或肝肿大;(2)禁食72小时血糖异常,此时需要每6小时测定皮质醇、GH、胰岛素、C肽、胰岛素原和β羟丁酸;如果血糖低于0.6g/L则改为每1~2小时测定血糖一次,如果血糖低于0.45g/L应严密观察,低于0.3g/L应停止禁食;(3)血糖<0.55g/L(3mmol/L)者:如果胰岛素可测出(>3mU/L,18pmol/L,IRMA法),C肽>0.6ng/ml(0.2nmol/L),β-羟丁酸<2.7mmol/L,而硫酰胺与瑞格列奈阴性,则进行胰高血糖素试验,即静注胰高血糖素1mg,并用胰高血糖素0.5g/L滴注30分钟(1.4mmol/L);(4)其他检查:腹部超声、EKG、超声心动图等,同时测定酰基肉毒碱(acylcarnitine)、卡尼汀(carnitin)、尿有机酸、CPK、乳酸、甘油三酯、尿酸和肝酶活性;(5)FAO正常或无FAO依据;(6)持续性血糖监测系统(continuous glucose monitoring system,CGMS)

4-5-8-3)。

【其他疾病或药物所致的低血糖症】

(一)促胰岛素分泌剂导致的低血糖症 β细胞刺激物主要有磺脲类药物和格列奈类促胰岛素分泌剂。磺脲类药物的最常见不良反应是低血糖,常发生于老年患者或肝肾功能不全者,高龄、肝肾疾病、药物剂量过大、体力活动过度、进食不规则、饮含酒精的饮料以及多种药物相互作用等为常见诱因。严重低血糖反应可诱发冠心病患者心绞痛或心肌梗死,也可诱发脑血管意外;反复或持续的低血糖可导致神经系统不可逆损伤。

瑞格列奈口服易耐受,不良反应较少。常见的有轻度低血糖(即使未进食或推迟进餐时间也极少发生低血糖症),胃肠功能失调如腹泻和呕吐及短暂性视觉障碍等。在对瑞格列奈、格列本脲、格列齐特和格列吡嗪进行的长期比较研究中,瑞格列奈发生严重低血糖的危险性较低。那格列奈的常见不良反应有低血糖、乏力、恶心、腹泻和腹痛等,少见的过敏反应如皮疹、瘙痒和荨麻疹也有报道,少数病例有肝酶升高,不过是轻微或暂时性的,很少导致停药。那格列奈可增加血尿酸水平,机制和意义未明。

(二)慢性心脏疾病导致的低血糖症 各种病因引起的严重心衰均可发生低血糖症。其机制不清楚,可能与心衰致肝脏充血、营养不良、糖异生底物减少和肝脏缺氧有关。

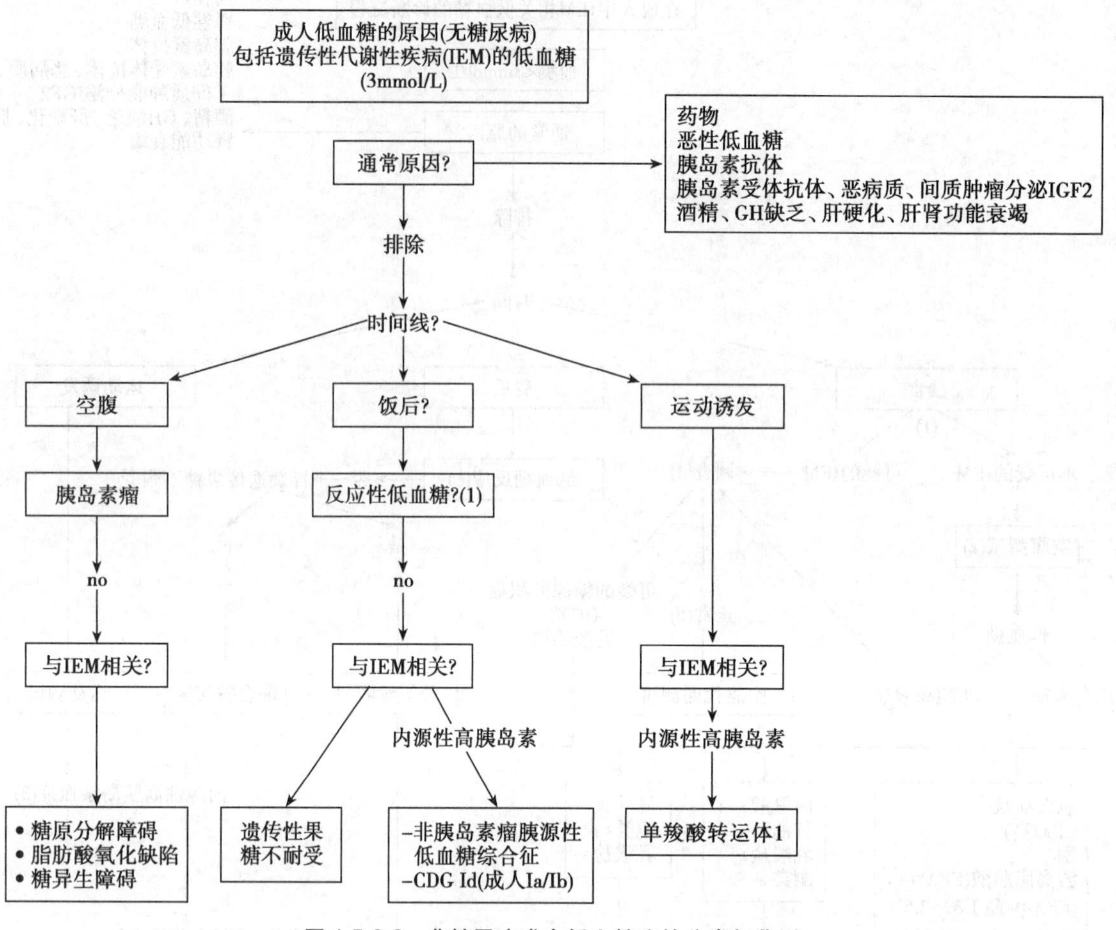

图 4-5-8-3 非糖尿病成人低血糖症的分类与鉴别

患有充血性心衰的儿童常伴有低血糖症。主动脉-肺动脉分流者可发生术后低血糖症。Lange-Nielsen 综合征(常染色体隐性遗传)的特征为耳聋和心电图异常(QT 延长,T 波倒置等),用普萘洛尔治疗后可发生低血糖症。由于心脏病变本身引起的低血糖症罕见。有许多病例事实上是糖代谢或脂代谢酶异常在心脏的表现,这些患者的低血糖症是全身性代谢病的表现而非心脏病变所致。

(三)脓毒血症引起的低血糖症 脓毒血症也可致低血糖症。脓毒血症时,糖的利用和产生均增加。当血糖来源减少时,可发生低血糖症。骨骼肌对葡萄糖的利用占所增加的全部葡萄糖利用的 25%左右,富含巨噬细胞的组织(如肝和脾)葡萄糖利用也增加。脓毒血症患者葡萄糖转换增加和血糖生成降低如何与葡萄糖利用增加维持平衡的机制尚不完全清楚。细胞因子如 TNF-α 和 IL-6 可增加葡萄糖的利用。至少部分是由于细胞因子触发胰高血糖素和儿茶酚胺分泌而使血糖生成增多,但继而出现葡萄糖生成降低,导致低血糖症。在这一过程中,胰岛素也起着一定作用。脓毒血症所致的低血糖症是由于肝脏对升高血糖激素的调节障碍所致,而升高血糖激素本身无异常。脓毒血症患者发生低血糖症一般合并肝功能不全和进食过少等诱因,患者发生低血糖症则表示病情危重,其预后不良。长期的脓毒败血症导致恶病质和营养不良,此时的低血糖症主要与营养不良有关。儿童患严重疟疾时常表现为严重的乳酸性酸中毒和低血糖症。乳酸生成增多导致乳酸性酸中毒,发生机制未明。

(四)营养不良导致的低血糖症 在发达国家,因长期饥饿所致的低血糖症少见。另外,即使静脉输注了葡萄糖,也可发生低血糖症。这些患者肯定存在葡萄糖利用过多。当体内脂肪被大量消耗,葡萄糖成为唯一的能源物质。严重肌肉萎缩的患者可发生空腹低血糖症,伴丙氨酸降低。这或许是由于肌肉不能产生足够的氨基酸来供应肝糖异生,以致较难维持正常血糖浓度。神经性厌食患者当病情发展,出现严重肝功能损害时,可出现自发性低血糖症,甚至伴发中枢脑桥髓鞘溶解症。对营养不良者进行静脉营养支持时,要注意监测血糖,警惕营养不良性反应性低血糖症的发生。一些本来不引起低血糖症的药物(如甲氧苄啶)在应用于感染伴营养不良或肾衰竭时可诱发严重低血糖症。

低血糖是蛋白-能量营养不良(PEM)的常见并发症,消瘦型 PEM 患者常有低血糖的临床症状。一经确定,应迅速给予葡萄糖纠正,但因血浆蛋白降低,输入大量液体易发生脑水肿而危及生命。为防止反复发生,需要静脉输注大量的葡萄糖。因肝脏有很强的葡萄糖生成能力,因此只要肝糖原分解和肝糖异生能正常进行,血糖利用即使增多,一般也不会导致低血糖症。因此,在非 β 细胞瘤性低血糖症中,肝糖生成受抑制起了重要作用。纤维肉瘤、宫颈癌和类癌患者均存在相对的高胰岛素血症,这些病变是否存在异源胰岛素分泌还很难证实。大多数非 β 细胞瘤性低血糖症患者的胰岛素分泌受抑制，血浆 IGF-1 正常，IGF-2 升高。IGF-2 有类胰岛素作用，可降低血糖。另外，它还可抑制胰高血糖素和 GH 的分泌，间接降低血糖。

神经性厌食是引起营养不良的重要原因，严重病例可出现空腹和餐后低血糖症，一般均不严重，不会发生低血糖昏迷。偶尔，患者的空腹血糖可降至 2.2mmol/L 以下，这些患者往往同时伴有感染、肝损害等影响糖异生或肝糖原生成的疾病，文献报道的神经性厌食伴低血糖症病例见表 4-5-8-6。

表 4-5-8-6 神经性厌食(严重营养不良)并发低血糖症病例报道

年份	报道者	性别	年龄	BMI(kg/m^2)		感染	结局	肝损害	体温(℃)
				低血糖发作	低血糖恢复期				
1982	Steinberg	女	23	ND	ND	-	死亡	ND	ND
1982	Pavlova	女	60	ND	ND	++	死亡	ND	ND
1982	Gaudiani	女	32	ND	ND	++	死亡	ND	ND
1984	Nasraway	女	57	ND	ND	++	死亡	ND	ND
1984	Bulik	女	27	9.9	15.3	++	存活	ND	ND
1985	Copeland	女	18	ND	ND	++	存活	+	35.0
1985	Mascolo	M	27	ND	ND	++	死亡	+	ND
1987	Smith	女	36	10.2	ND	++	存活	+	29.4
1987	Fonseca	女	28	8.5	16.1	++	存活	ND	42.0
1987	Severien	女	26	16.6	ND	++	死亡	ND	31.4
1988	Yamada	女	41	11.1	15.4	-	存活	+	34.0
1990	Saito	女	44	13.8	ND	-	死亡	+	32.0
1991	Furuta	女	41	8.8	11.1	-	存活	+	ND
1996	Yasuhara	女	22	11.5	14.9	++	存活	+	ND
1999	Ohwada	女	14	13	13.7	-	存活	+	ND
1999	Bando	女	20	11	ND	++	存活	+	ND
2003	Shimoni nabe	女	22	11.4	14.5	-	存活	ND	ND
2005	Bali	女	17	11.7	ND	-	存活	+	36.2
2005	Morioka	女	25	9.1	ND	-	存活	+	ND
2005		女	33	9.6	ND	-	存活	+	ND
2005	Yanai	女	27	8.5	13	-	存活	ND	ND
2006	Ono	女	29	ND	ND	++	死亡	ND	36.0
2008	Ramli	女	35	11.1	ND	-	存活	+	ND
2009	Sakurai-Chin	女	33	8.9	ND	-	存活	+	ND
2009	de Jager	M	25	14.5	ND	-	存活	ND	ND
2010	Hoekstra	女	33	12.2	ND	-	存活	+	34.8
2011	Kobayashi	女	48	14.5	ND	++	存活	ND	29.2
2013	Hirose	女	26	8.6	11.6	-	存活	+	37.2

注：AN：anorexia nervosa，神经性厌食；BMI：body mass index，体质指数；ND：not described，无资料

（五）脑干功能紊乱导致的低血糖症 脑干性低血糖症亦可归入内源性高胰岛素血症性低血糖症中。脑干功能紊乱(Chiari 畸形、脑疝、肿瘤、外伤、感染和脊髓膜膨出症等)常伴有间歇性高胰岛素血症及低血糖症。正常人的脑干及运动神经核对颅内压的变化十分敏感，在受到脑脊液分流减压、脑病、腹内压升高和血二氧化碳潴留等情况的刺激时，神经核的兴奋性可通过神经和神经体液途径，迅速调节血糖变化。当脑干功能紊乱时，通过神经反射引起间歇性胰岛素分泌及发作性低血糖症。因此，凡存在脑干功能紊乱者均需监测血糖和血胰岛素变化。

（六）垂体功能减退导致的低血糖症 垂体功能减退症儿童如过夜空腹不发生低血糖症，但继续禁食 24~30 小时，可有低血糖发作。患儿对禁食的耐受性减退经糖皮质激素替代治疗后，大部分可恢复正常(皮质醇有促进糖异生的作用)，而 GH 替代治疗的作用不明显，这主要是由于肝糖原储备耗尽和糖异生缺乏所致。皮质醇可直接激活有关肝糖异生酶的活性，动员糖异生的前体物质生成增多。皮质醇和 GH 缺乏患者出现空腹低血糖症时，糖异生前体物质减少。但口服丙氨酸后低血糖并不能完全纠正，因肾上腺髓质苯乙醇胺-N-甲基转移酶受皮质醇调控，皮质醇缺乏可致肾上腺素分泌减少，胰高血糖素分泌不受影响，故缺乏皮质醇或/和 GH 分泌的儿童发生低血糖症时，可很快得到纠正。垂体功能减退导致的低血糖可能是自发性的，即由于进食过少或不进食，特别是在有感染时易于发生；或是胰岛素所诱发的(做胰岛耐量试验或使用胰岛素治疗食欲不振等)；或因高糖饮食或注射大量葡萄糖后，引起内源性胰岛素分泌所致。患者由于皮质醇不足，肝糖原贮存和 GH 分泌减少，对胰岛素的敏感性增加，加之甲状腺功能减低，肠道对葡萄糖的吸收减

少，所以平时的空腹血糖较低，一旦遇有上述情况，极易导致低血糖昏迷。

（七）ACTH抵抗导致的低血糖症 ACTH抵抗所致的家族性单一性糖皮质激素缺乏症是原发性肾上腺皮质功能减退的一种特殊类型，可伴有反复发作的致命性低血糖症，血皮质醇和雄性类固醇激素缺乏，ACTH显著升高，肾素-血管紧张素-醛固酮系统正常。

（八）荔枝病 荔枝病是一种低血糖症。荔枝中含大量果糖，经胃肠道黏膜毛细血管很快吸收入血后，由肝脏转化酶将果糖转化为葡萄糖，被人体所利用。过量食入荔枝，就有过多的果糖进入血液，果糖转化酶不能及时将果糖转换为葡萄糖。在这种情况下，大量的果糖充斥在血管内。同时进食荔枝过量影响了食欲，使人体得不到必需的营养补充，致使人体血液葡萄糖不足。荔枝中含有α-次甲基环丙基甘氨酸，能降低血糖。荔枝含高浓度果糖，能刺激胰岛细胞释放大量胰岛素。上述因素使葡萄糖逐渐降低，以致出现一系列低血糖表现，如头晕、心悸、疲乏无力、面色苍白、皮肤湿冷，有些患者还可出现口渴和饥饿感，或发生腹痛、腹泻症状，个别严重患者可突然昏迷、阵发性抽搐、脉搏细速、瞳孔缩小、呈间歇性或叹息样呼吸、皮肤发绀、心律失常、血压下降等。一旦发生荔枝病，应该积极治疗。如仅有头晕、乏力、出虚汗等轻度症状者，应立即平卧，可服葡萄糖水或白糖水，以纠正低血糖，必要时补充葡萄糖。

【病例报告】

（一）病例资料 患者男性，69岁，BMI 25.2kg/m^2，因进餐后低血糖发作3个月住院。初次低血糖症状起于14年前，但72小时禁食试验未能诱发低血糖发作，2个月前因修补食管旁食管裂孔疝行Nissan胃底折叠术，术后低血糖症状逐渐加重，尤其在饮酒和餐后1~2小时出现激动、出汗、心率增快、颤抖、头痛、意识模糊和认知障碍。其中一次发作因神志失常而引发交通事故。无夜间发作或体重下降、腹痛、腹泻或降糖药物服用史；每次发作后口服葡萄糖可缓解。血糖0.8mmol/L，酮体阴性，胰岛素445.6pmol/L，C肽3.54nmol/L。腹部CT、MRI、内镜超声和全身^{111}In-奥曲肽扫描未发现胰腺及其周围组织异常。选择性动脉插管钙刺激试验结构见表4-5-8-7，钙刺激后显示胰腺自头部到尾部出现胰岛素浓度梯度，提示胰腺β细胞弥漫性增生，符合非胰岛素瘤胰源性低血糖综合征（NIPHS）诊断。施行胰腺次全切除术和餐前皮下注射奥曲肽（sandostatin）50μg后，未再发生低血糖发作。因此，本例的诊断应为胃底折叠术所致的非胰岛素瘤胰源性低血糖综合征。

表4-5-8-7 序贯选择性动脉插管钙灌注前后的右肝静脉胰岛素变化

插管位置	灌注前肝静脉胰岛素（mIU/ml）	灌注后肝静脉峰值胰岛素（mIU/ml）	钙刺激的胰岛素升高幅度
脾动脉	3.9	62	15倍
胃十二指肠动脉	5.1	5.4	无变化
肠系膜上动脉	6.8	31	4倍

（二）病例讨论 NIPHS的病因与Kir6.2或SUR1突变无关，诊断要点是餐后发生的Whipple三联症，但72小时禁食试验和胰腺影像检查阴性，而动脉钙刺激试验或病理检查证实为胰岛肥大与胰岛细胞增殖症。动脉钙刺激试验发现多个节段的静脉血呈高胰岛素血症是NIPHS与胰岛素瘤的关键鉴别点。本例接受过胃底折叠术，应考虑反应性低血糖症或倾倒综合征可能，但根据本例的低血糖发作特征，显然可以排除。不过，胰岛细胞增殖症的发病机制与上消化道手术后诱发胰腺营养因子和调节因子GLP-1或胰岛新生相关蛋白（islet neogenesis-associated protein，INGAP）的作用异常有关[8-13]。目前证实，食管次全切除术、胃次全切除术、Roux-en-Y胃旁路术、Billroth Ⅰ型胃部分切除术、Billroth Ⅱ型胃旁路术均可继发NIPHS，而胃囊带术可诱发暂时性无症状性高胰岛素血症性低血糖症[14-16]。但在这些患者中，也存在另一种可能，即胃肠解剖结构改变可通过术后的体重下降和胰岛素抵抗消除，使原来隐伏的NIPHS表现出来。本例的低血糖发作开始于胃底折叠术后14年。胰腺次全切除术是治疗NIPHS的唯一途径[17]，不能通过手术治愈者可口服二氮嗪或餐前注射奥曲肽缓解症状[18-31]。

【病例报告】

（一）病例资料 患者52岁，女性。因左侧乳腺肿瘤和腋下淋巴结肿大就诊。肿瘤中心穿刺活检证实为中分化型小叶导管癌，雌激素受体阳性。X线照片、腹部超声和骨核素扫描发现骨转移灶。应用芳香化酶抑制剂阿那曲唑（anastrozole）和二膦酸盐（氯膦酸盐）治疗。2002年3月发现胸膜和肺转移灶后用紫杉酚（paclitaxel）和米托蒽琨（mitoxantrone）化疗获得部分缓解，9月行乳腺切除和淋巴结清扫，术后改用来曲唑和氯膦酸盐治疗至2006年7月，但转移灶病变进展，用氟维司群（fulvestrant）治疗，2007年7月又改为卡培他滨（capecitabine）、依西美坦（exemestane）、多柔比星脂质体（liposomal doxorubicin）和多西紫杉醇（docetaxel）治疗，病情仅获得部分缓解，放疗肺部转移灶至2009年7月。然后用阿那曲唑或来曲唑治疗。出现皮肤转移灶后再次以氟维司群治疗。2009年10月因浅昏迷入院，血糖9mg/dl，经葡萄糖输注后恢复神志，头颅CT未见病变。血清IGF-I、IGFBP-3、胰岛素、C肽降低，而IGF-2正常，但IGF-2/IGF-I比值>14（正常<0）（表4-5-8-8），血清CA153>3000kU/L（正常值<25kU/L），提示本例为伴癌性低血糖症，持续滴注20%葡萄糖液（100ml/h），加用地塞米松（4mg/d）和生成抑素（100μg/d）后11天死亡。

表4-5-8-8 入院时的实验室指标测定结果

指标	测得值	正常参考值
血糖（mg/dl）	9	55~115
CA153（kU/L）	>3000	<25
胰岛素（mU/L）	5.41	6~29.1
C肽（μg/L）	<0.1	0.9~7.1
HbA1c（%）	4.91	4.8~6.0
IGF-1（μg/L）	<25.0	81~225
IGFBP-3（mg/L）	<0.5	3.4~6.9
IGF-2（ng/ml）	372	370~900

（二）病例讨论 据报道，引起NICTH的妇女疾病

包括乳腺良性或恶性肿瘤、转移性乳腺癌、子宫瘤和卵巢癌等。但是，乳腺癌很少引起伴癌性低血糖症综合征。一般认为，肿瘤引起的低血糖症主要与转移肿瘤破坏肝脏和肾上腺功能或肿瘤消耗大量糖有关。NICTH的主要原因是胰岛素、IGF或IGFBP分泌紊乱。异位分泌的IGF-2分子组装不成熟（巨IGF-2），但生物活性高，与IGF受体或胰岛素受体结合后可导致严重度血糖症。NICTH患者的胰岛素分泌被抑制，血清胰岛素和C肽水平降低，通过负反馈机制，IGF抑制GH分泌，使肝脏生成IGF-I和IGFBP-3减少，造成低血糖症发作。

（方妮　廖二元）

第9节　自身免疫性低血糖症

胰岛素自身免疫综合征（insulin autoimmune syndrome，IAS）的特点是指在未使用外源性胰岛素的情况下，胰岛素自身抗体引起的自发性低血糖症，血清胰岛素和胰岛素自身抗体显著升高。IAS最早由Hirata等于1970年报道[1]。病因未明，胰岛素抗体的形成与Graves病、类风湿关节炎等自身免疫性疾病或某些含巯基药物（如α-硫辛酸、甲巯咪唑等）关联。本综合征多见于东亚地区。

【胰岛素自身抗体】

餐后血糖升高时，胰岛素抗体与胰岛素结合，以抑制胰岛素分泌，但事实上促进了胰岛素的进一步分泌。当血糖下降时，与自身抗体结合的过量胰岛素离解而引起低血糖症[1-4]。日本已经报道了200多例IAS相关性低血糖症患者。多数患者在低血糖发作前4周存在口服含巯基药物病史。流行病学资料显示，IAS与Ⅱ类HLA的特殊等位基因有关，97%的患者HLA-DR4-阳性，43%为DRB1 * 0406阳性，此外，DQA1 * 0301和DQB1 * 0302等位基因型也较多见[5]。DRB1 * 0406分子与胰岛素的α链Ile-Leu-Gln基序呈羟亲和性结合，α链的第8~17号（TSICSLYQLE）氨基酸残基序列除与DRB1 * 0406也呈强亲和性结合外，还能刺激DRB1 * 0406阳性患者的T细胞活性。含巯基药物促进胰岛素分子的S-S键离解，使肽链向抗原呈递细胞暴露，刺激DRB1 * 0406阳性患者的T细胞生长胰岛素自身抗体[5]。

（一）α-硫辛酸诱导的自身免疫性低血糖症　α-硫辛酸（α-thioctic acid，ALA）是治疗糖尿病神经病变的常用药物，ALA含有2个硫原子，以辅酶方式氧化脱羧丙酮酸[6,7]，而ALA形成含有巯基的二氢硫辛酸，可降低氧化应激反应。但是也可破坏胰岛素分子的二硫键而形成胰岛素自身抗体。目前，因ALA引起的IAS约20多例[8-10]，见表4-5-9-1。

（二）甲巯咪唑诱导的自身免疫性低血糖症　Graves病患者口服甲巯咪唑偶尔引起IAS，其发病机制与ALA相似。1例患者发生IAS时的75g OGTT的血糖和胰岛素测定结果见表4-5-9-2。血清胰岛素C肽和胰岛素自身抗体见表4-5-9-3。IAS的发病机制与自身抗体与胰岛素结合，引起相对性胰岛素缺乏，继而发生胰岛素分泌与清除延迟有关[11]。

表4-5-9-1　文献报道的α-硫辛酸诱导性低血糖症

病例号	年龄	性别	IRI	结合%	HLA-DRB1	国家	报道者	年份
1	55	女	8149	95	0406	日本	Hashinaga等	2003
2	44	女	538	96	0406/0901	日本	Takeda等	2006
3	67	女	787	96		日本	Kameya等	2006
4	66	男	660	88	0406	日本	Nishikawa等	2006
5	32	女	5860	82	0406	日本	Sekimoto等	2006
6	49	女	240	66.9	0406	日本	Takanashi等	2006
7	34	女	400	93	0406	日本	Yoshioka等	2006
8	64	女	126	93	DR4	日本	Kurashiki等	2006
9	34	女	518	95	0406	日本	Nakajima等	2007
10	55	男	2531	93.3	0406	日本	Takeuchi等	2007
11	36	女	64.8	91		日本	Yoshida等	2007
12	35	男	1949	阳性	0406	日本	Sasaki等	2007
13	36	女	995	82		日本	Ogou等	2007
14	40	女	4320	86	0406	日本	Kudo等	2007
15	48	女	119.2	92	0406	日本	Matsui等	2007
16	45	女	13 240	81.2	0406	日本	Yamada等	2007
17	41	女	285.3	90		日本	Suzuki等	2007
18	32	女	2390	81.8	0406	日本	Yoshihiko等	2009
19	71	女	37 300	90.9	0406	韩国	Chang等	2003
20	70	女	57	阳性	0406	意大利	Enrico等	2011
21	67	女	>1000	53	0406	韩国	Jeong等	2013

注：IRI：immunoreactive insulin，免疫反应性胰岛素；HLA：human leukocyte antigen，人类白细胞抗原

表 4-5-9-2 OGTT 的血糖和胰岛素测定结果

项目	正常值	时间(min)						
		0	30	60	90	120	180	240
病例 1								
血糖(mg/dl)	70~110	85	176	239	250	218		61
血清胰岛素(μU/ml)	2~25	20.7	49.9	94.6	130	1323		1268
病例 2								
血糖(mg/dl)	70~110	112	132	220	238	231	180	42
血清胰岛素(μU/ml)	2~25	>3000	2985	>3000	>3000	>3000	>3000	>3000

表 4-5-9-3 血清胰岛素 C 肽和胰岛素自身抗体测定结果

项目	正常值	日期				
		诊断时	1周	2个月	5个月	9个月
病例 1						
血清胰岛素(μU/ml)	2~25	119		11.4	13.3	
血清 C 肽(ng/ml)	0.8~4.0	14.7		1.2	1.4	
胰岛素自身抗体(%)	0~7	84.7		22.6	8.4	
病例 2						
血清胰岛素(μU/ml)	2~25	600	3000	48.9	15.7	13.5
血清 C 肽(ng/ml)	0.8~4.0	15.3	25.9	4.7	3.4	2.8
胰岛素自身抗体(%)	0~7	84.8		37.8	8.3	7.4

(三)泮托拉唑诱导的自身免疫性低血糖症 泮托拉唑(pantoprazole)为质子泵抑制剂。在酸性环境中激活,可与胰岛素分子结合,激活胰岛素抗原性(图 4-5-9-1)[12-16]。

(四)TNF-α 抑制剂诱导的自身免疫性低血糖症 TNF-α 影响糖代谢,引起胰岛素抵抗[17]或血糖降低。TNF-α 抑制剂亦可通过阻滞脂肪组织的 TNF-α 作用而增加胰岛素敏感性,引起血糖降低[18-21]。TNF-α 抑制剂引起血糖降低的病例资料见表 4-5-9-4。

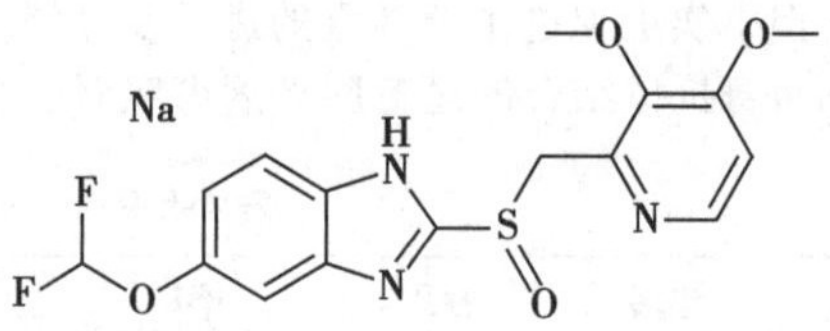

图 4-5-9-1 泮托拉唑的分子结构

表 4-5-9-4 TNF-α 抑制剂引起血糖降低的病例资料

病例	诊断	TNF-α 抑制剂	DMARD	年龄/BMI	低血糖发作次数	血糖值(mg/dl)	TNF-α 抑制剂使用时间	潜伏期时间
1	RA	I/E	羟氯喹	68/22.0	2	67/68	13个月(I) 10个月(A)	6个月/10个月
2	RA/SLE/CREST 综合征	I	羟氯喹 MTX	54/32.4	1	66	13个月(I)	8个月
3	RA	I	来氟米特	62/22.1	1	60	24个月(I)	4个月
4	RA/SpA	A	羟氯喹	29/18.3	1	67	3个月(A)	3个月
5	RA/FMS	C/I	来氟米特	35/19.3	2	69/63	11个月(A) 14个月(I)	2个月/3个月
6	RA/SLE/CREST 综合征	A/C/I	来氟米特	55/24.5	4	63/62/62/68	17个月(A) 17个月(C)	4个月/14个月/15个月/6个月
7	RA/vWD	A/G	MTX	30/19.6	3	68/58	11个月(A) 3个月(G)	6个月/1个月
8	RA/SpA/FMS	A		47/21.4	1	54	11个月(A)	2个月
9	RA/FMS	I	羟氯喹	65/19.8	1	64	24个月(I)	5个月

注:9例患者均为女性,均无糖尿病病史或糖尿病家族史(包括妊娠糖尿病);I:infliximab,英夫利希单抗;E:etanercept,依那西普;C:certolizumab,塞托利单抗;A:adalimumab,阿达木单抗;G:golimumab,戈利木单抗;L:leflunomide,来氟米特;BMI:body mass index,体质指数单位 kg/m^2;CREST:calcinosis,Raynaud syndrome,esophageal dysmotility,sclerodactyly,and telangiectasia,钙盐沉着-Raynaud 综合征-食管蠕动异常-指端硬皮病-毛细血管扩张症;DMARD:disease-modifying anti-rheumatoid drug,改变疾病病情的抗类风湿药物;FMS:fibromyalgia syndrome,肌痛综合征;MTX:methotrexate,甲氨蝶呤;RA:rheumatoid arthritis,类风湿关节炎;SLE:systemic lupus erythematosus,系统性红斑狼疮;SpA:spondyloarthropathy,脊椎关节病;vWD:von Willebrand disease,von Willebrand 病

（五）抗胰岛素受体自身抗体引起的自身免疫性低血糖症 胰岛素受体自身抗原引起的低血糖症亦称B型胰岛素抵抗综合征，可伴有低血糖症，患者有SLE、Graves病、类风湿关节炎等自身免疫性疾病[22,23]或多发性骨髓瘤[24-30]。

【诊断】

Trabucchi等研究了2例胰岛素自身免疫综合征患者的胰岛素自身抗体（IAA）浓度（concentration，q）、亲和性（affinity，Ka）和细胞质表面共振测量的免疫球蛋白位点（Ig isotypes by surface plasmon resonance，SPR）的变化[31]（表4-5-9-5）。1型糖尿病患者GADA阳性占71.8%，ZnT8A阳性占69.0%，IA-2A阳性占66.2%，IAA/PAA阳性占36.6%。

表4-5-9-5 胰岛素抗体/胰岛素自身抗体比较

		比较点	自身免疫性低血糖症病例1	自身免疫性低血糖症病例2	1型糖尿病（n=28）
A	RBA	信号（B%）	48.2	61.2	11.69±9.02
		精确度（SD）	26.72	46.75	12.48±1.748
B	RIA/Scatchard作图	BC（U/L）	76	195	无数据
C	SPR	k1（$\times10^5M^{-1}s^{-1}$）	36.8	5.70	无数据
		k^{-1}（s^{-1}）	0.36	0.17	无数据
		q（$\times10^{-9}M$）	250.55	352.25	85.52±9.980
		Ka（$\times10^6M^{-1}$）	10.30	3.37	105.40±31.70

注：A，常规参数由RBA信号获得B%和SD计分（SDs）；B，通过RIA和Scatchard作图获得结合力（binding capacity，BC）；C，SPR衍生参数，应用BIA评价软件（BIAcore）获得动力学常数k1和k-1、浓度（q）和亲和力（Ka）

有些糖尿病患者在接受胰岛素治疗后，产生胰岛素自身抗体和胰岛素抵抗，此时采用常规的放射免疫方法测定胰岛素和胰岛素自身抗体，胰岛素与自身抗体的结合力高达216nmol（血清胰岛素测得值30 000μU/ml）[32]。此时需要更换胰岛素制剂。此外，另一些患者在接触含巯基药物后，出现极高的胰岛素自身抗体浓度[33]。因此需要应用RIA、Scatchard分析和抗原位点SPR分析技术确定病因。

【治疗】

如果低血糖症不严重，可停用相关药物，给予对症治疗，纠正低血糖症。一般数日或数周后可自动消失。如果低血糖发作频繁且严重，应持续静脉滴注葡萄糖，同时加用抗自身免疫抑制剂治疗。α糖苷酶抑制剂减慢肠道葡萄糖的吸收，防治胰岛素过多分泌。如果低血糖症仍不能控制，则可加用糖皮质激素和硫唑嘌呤治疗[34,35]。利妥昔单抗（rituximab）可抑制淋巴细胞的自身抗体生成（图4-5-9-2）[36]。

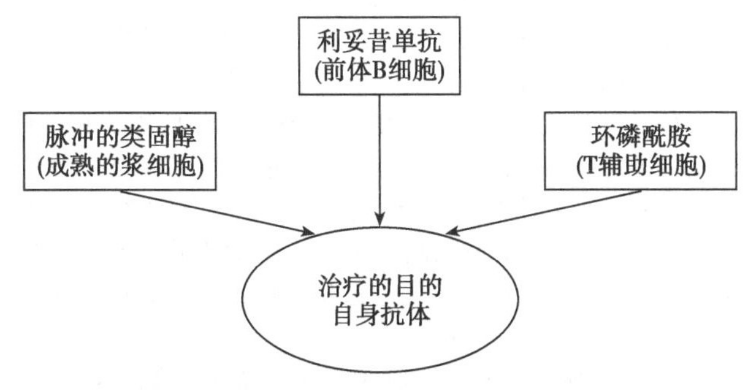

图4-5-9-2 B型胰岛素抵抗综合征的治疗途径

清除抗胰岛素受体抗体是治疗的中心环节，其治疗途径包括利妥昔单抗（抗CD-20抗体），抑制生成自身抗体的B淋巴细胞和浆细胞；免疫抑制剂可非特异性抑制B淋巴细胞与T淋巴细胞功能

（方妮 廖二元）

第10节 特发性酮症低血糖症

特发性酮症低血糖症（idiopathic ketotic hypoglycaemia，KH）最早报道于1924年，是发生于较长时间饥饿、儿童或妊娠妇女的一种良性疾病[1]。特发性酮症低血糖症是由于肝脏葡萄糖生成障碍所致，酮体生成不是葡萄糖氧化升高引起的，其确切病因未明。本病常见于1.5~7岁儿童，随着增龄，症状可自然减轻或消退，至青春期后已经很少低血糖发作[2-4]。但是，如果患者伴有糖尿病、GH缺乏症、糖皮质激素缺乏症、慢性酒精中毒或水杨酸中毒，病程延长，难以自动缓解。

研究发现，与特发性非酮症低血糖症患者比较，特发性酮症性低血糖症患者的血浆胰岛素水平明显降低，基础代谢率和酮体升高[每天（45.48±7.41）kcal/kg vs（31.81±6.72）kcal/kg]，但呼吸商无明确改变[（0.84±0.05）vs（0.8±0.04）]，亮氨酸氧化率（leucine oxidation rate）[每小时（12.25±6.25）μmol/kg vs（31.96±8.59）μmol/kg]和每分钟肝糖生成率[（3.84±0.46）mg/kg vs（6.6±0.59）mg/kg]降低。因此，可以认为，特发性酮症性低血糖症是一种功能性肝糖生成障碍性疾病（缺乏糖异生底物，如丙氨酸），其病因是由于肝糖生成不足引起的，而非葡萄糖氧化增加所致[5,6]。该研究患儿的一般情况见表4-5-10-1。酮体生成是机体对低血糖发作的一种生理性反应而非本病的病因。但是，机体利用酮体的功能异常，故发生低血糖症[7-14]。儿童酮症性低血糖症的原因可以是饥饿或生酮饮食所致。酮症性低血糖症患儿发病年龄18个月~7岁，低血糖发作时尿酮体阳性，血清丙氨酸降低，偶尔伴有惊厥，但预后良好。酮症性低血糖症患者禁食后葡萄糖、代谢物和激素变化见表4-5-10-2。

表 4-5-10-1 特发性酮症低血糖症的一般特点

分组	平均年龄(范围)	性别	体重(kg)(均值标准差)	身高(m)(均值标准差)	BMI(kg/m^2)
KH(n=9)	4.239(0.9~9.8)岁	7男/2女	17.8±5.5	0.99±0.13	16.42±1.42
对照(n=11)	4.57(0.16~12.3)岁	4男/7女	18.9±12.1	1.1±0.28	17.1±1.76

表 4-5-10-2 酮症性低血糖症患者禁食后葡萄糖-代谢物-激素变化

类别	酮症性低血糖症	对照
葡萄糖(mmol/L)	3.08±0.40	3.60±0.69
胰岛素(mU/L)	0.875±0.25*	3.55±3.04*
乳酸(mmol/L)	0.85±0.18	0.87±0.55
丙酮酸(mmol/L)	0.05±0.004	0.047±0.023
乙酰乙酸(mmol/L)	0.60±0.14**	0.20±0.15**
3羟丁酸(mmol/L)	2.14±1.01*	0.82±0.49*
非酯化脂肪酸(mmol/L)	1.40±0.40	1.50±0.95
皮质醇(nmol/L)	542.25±208.9	410.50±421.2
GH(mU/L)	11.83±4.72	16.33±9.98

注:* $P<0.05$,** $P<0.006$

(方妮 廖二元)

第11节 反应性低血糖症与胃旁路术后低血糖症

反应性低血糖症(reactive hypoglycemia)又称为特发性餐后低血糖症(idiopathic postprandial hypoglycemia,IPH)、功能性餐后低血糖症(functional postprandial hypoglycemia)或刺激性低血糖症(stimulating hypoglycemia)。餐后低血糖症多由于餐后释放胰岛素过多引起,空腹血糖正常,低血糖症多发生于进餐后2~4小时,发作与进食有关,尤其是进食高碳水化合物后易发生,不发生于空腹。单纯的餐后低血糖症主要见于早期T2DM、滋养性低血糖症(包括倾倒综合征)和肠外营养支持,偶见于先天性糖代谢酶缺陷症(如遗传性果糖不耐受和半乳糖血症)。反应性低血糖症是餐后低血糖症中的最常见类型(约占70%)。

随着肥胖、T2DM和代谢综合征手术治疗的广泛应用,胃旁路术(gastric bypass)后引起的低血糖症(postgastric bypass hypoglycaemia)越来越常见。胃旁路术后低血糖症属于一种特殊的反应性低血糖症。

【反应性低血糖症】

(一) 病因与临床表现 反应性早期低血糖症多发生于餐后3小时以内,见于绝大多数反应性低血糖症。反应性晚期低血糖症,发生于餐后3~5小时,主要见于糖尿病性反应性低血糖症。

1. 反应性低血糖症病因

(1) 一般性反应性低血糖症:所有能引起空腹低血糖的疾病都是反应性低血糖症的病因,但因有空腹低血糖,不能归入反应性低血糖症中。反应性低血糖症的病因复杂,主要见于功能性疾病,但也见于器质性疾病,如垂体和肾上腺皮质功能减退等。由于患者在低血糖症发作时儿茶酚胺呈代偿性升高,人们质疑是否真的存在IPH。但是,IPH很可能存在病因与发病机制的不均一性。有些可能与神经-内分泌调节功能障碍、胰岛素敏感性增加和胰高血糖素受体降调节及受体敏感性降低有关;另一部分患者可能是迷走神经紧张性增高,使胃排空加速及胰岛素分泌稍多所致;而症状较重伴餐后血糖降低者,应深入探讨其发病是否与胰源性非胰岛素瘤低血糖综合征(NIPHS)有某种联系。

(2) 酒精中毒相关性反应性低血糖症:摄入过量精制单糖或寡糖类食物和饮酒是反应性低血糖症的常见诱因。进食较多糖类(如蔗糖)可引起明显的餐后低血糖症,这主要是酒精抑制了肾上腺素和GH的反应性所致。肠外营养(静脉营养)可引起反应性低血糖症,可能主要与营养素及其比例并非生理性,诱发胰岛素的过度分泌有关。

(3) 糖尿病性反应性低血糖症:主要是由于糖尿病早期胰岛素分泌延迟,多见于T2DM早期或糖耐量减低(IGT)。

(4) 营养性反应性低血糖症:又称倾倒综合征,见于胃切除术、胃空肠吻合术、胃幽门成形术后、消化性溃疡、胃肠功能紊乱综合征和无症状胃肠疾病等。上述情况下,胃排空加速,葡萄糖吸收加速,出现高血糖,然后刺激胰岛素分泌,使血糖快速下降。近年来,用于病态肥胖治疗的胃旁路手术后也可发生反应性低血糖症,研究认为也与胃倾倒和不适当的胰岛素分泌有关[1]。

(5) 激素性反应性低血糖症:见于甲状腺功能亢进症及皮质醇、肾上腺素、胰高血糖素、甲状腺激素和生长激素严重缺乏综合征。

(6) 特发性反应性低血糖症:以前人们常将特发性反应性低血糖症(IRH)归入功能性(非器质性)低血糖症范围,又称特发性功能性低血糖症,其病因尚不清楚,可能与神经体液调节功能障碍、胰岛素敏感性增加、胰高血糖素受体降调节及受体敏感性降低有关,或因迷走神经紧张性增高使胃排空加速及胰岛素分泌增多所致。

(7) 代谢酶先天缺乏性反应性低血糖症:包括遗传性果糖不耐受症、半乳糖症和中链乙酰辅酶A脱氢酶缺陷。其他原因所致的反应性低血糖症(如亮氨酸过敏)少见。

(8) 嗜铬细胞瘤伴反应性低血糖症:嗜铬细胞瘤常伴有糖耐量减退或儿茶酚胺性糖尿病。当患者的儿茶酚胺水平突然下降时可发生反应性低血糖症,一般见于手术后数日内,偶尔见于药物治疗或肿瘤出血时。β_2肾上腺素能受体受刺激引起的胰岛素分泌可能远远超过胰高血糖素的作用而导致低血糖症(表4-5-11-1)。

2. 低血糖症状特征 具有典型低血糖的症状和体征,发作时血糖可低于2.8mmol/L,低血糖的发作与进食有关,典型者发生于餐后2小时,每次15~30分钟,以交感神经兴奋为主,无惊厥和昏迷,可自行恢复或稍进食即可恢复。对于难以觉察的反应性低血糖症患者,采用OGTT可以确诊,必要时延长至服糖后5小时,服糖后任何1次血糖<2.8mmol/L,可诊断反应性低血糖症,但单凭OGTT服糖后3~4小时的

表 4-5-11-1 文献报道的嗜铬细胞瘤并发低血糖症病例

报道者	年份	病例特点
Hagiwara M	1981	正常血压性嗜铬细胞瘤伴低血糖症
Innerman SC	1982	恶性嗜铬细胞瘤转移至肝脏后并发低血糖症
Oki S	1985	嗜铬细胞瘤症状阵发性发作 10 年/OGTT 显示低血糖症矛盾性反应
Hiramatsu K	1987	57 岁男性/嗜铬细胞瘤表现/暂时性高胰岛素血症和反应性低血糖症
Frankton S	2009	呕吐/大汗/高血压与低血糖症 4 天/低血糖恢复后发生急性肺水肿/再次出现低血糖症(嗜铬细胞瘤危象)/病情进一步恶化死亡/尸体解剖发现左肾上腺嗜铬细胞瘤和胰头出血/无胰腺肿瘤
Habra MA	2010	恶性嗜铬细胞瘤转移/大量葡萄糖-胰高血糖素-糖皮质激素输注不能纠正严重低血糖症/^{18}F-2-脱氧葡萄糖-PET 扫描显示肿瘤摄取大量葡萄糖/低血糖症的病因并非 IGF-2 介导所致
Thonangi RP	2014	51 岁女性/嗜铬细胞瘤/消瘦/血压正常/无低血糖症状/OGTT 显示为餐后延迟性低血糖症

血糖值(<3.0 或<2.5mmol/L,无低血糖症状)不能诊断为 IPH。

在诊断反应性低血糖症前,须排除器质性疾病所致低血糖,以免贻误病情。T2DM 早期和 IGT 所致的低血糖多发生于餐后 1.5~3 小时,应注意与倾倒综合征鉴别,后者因胃肠吻合术后大量渗透性负荷通过胃肠,引起体液迅速移动所致,多在餐后 15~25 分钟发生,主要表现为腹胀、反胃、虚弱、出汗和低血压。

3. 交感兴奋症候群明显而不发生昏迷 IRH 是反应性低血糖症的常见类型(约占 70%),多见于 20~40 岁女性,尤其是情绪不稳定和神经质者,常伴胃肠道运动及分泌功能亢进的表现。低血糖的症状多,无体征。即使发作,轻度的低血糖症也多在早餐后 1.5~3 小时发作,晨间空腹时不发作,午餐及晚餐后很少发作,每次发作约 15~30 分钟,但均能自行缓解,病程虽长,但无进行性发展。发作时临床表现以交感神经兴奋症状为主,包括心悸、出汗、面色苍白、饥饿、软弱无力、手足震颤和血压偏高等,一般无昏迷或抽搐,偶有昏厥。患者空腹血糖正常,发作时血糖可比正常低值稍低或偶尔低于 2.5mmol/L;血浆胰岛素水平和胰岛素释放指数均在正常范围;OGTT 第 1 小时血糖水平正常,在服糖 2~4 小时后,血糖可下降至低值(2.5mmol/L 以下),然后恢复到空腹时的水平;患者能耐受 72 小时的禁食;常无糖尿病家族史。

一般认为,IRH 是由于自主神经功能紊乱或失平衡,迷走神经过度兴奋,餐后血糖升高时反应性胰岛素分泌过多所致[2]。低血糖发作时,胰岛素分泌增多,或伴有胰岛素敏感性增加,IRH 患者的基础胰岛素升高,血糖正常,提示胰高血糖素受体相对不敏感。OGTT 时,胰高血糖素的抑制不完全,而当发生低血糖症后又不能迅速被兴奋,因此,IRH 的发病与胰高血糖素受体的降调节和受体的敏感性下降及分泌障碍有关[3]。IRH 患者在低血糖症时,胰岛素介导的葡萄糖代谢增加,非氧化性糖代谢增多,同时伴胰高血糖素分泌减少(相对不足),导致胰岛素的敏感性升高[4]。

4. 精神心理异常 近年来,躯体化(somatization,即精神经验及状态变为躯体症状或表现的一种精神心理异常)已经进入诊断支持程序模块(DSM)Ⅲ,称为躯体形态疾病(somatoform disorder)。这些"时髦"病的特点是[5]:①诉说的症状含糊不清,涉及多个躯体系统;②缺乏客观实验室检查的支持;③诉说中赋予准科学性(quasi-scientific)解释;④需要用多种疾病才能解释临床表现的全部;⑤症状与抑郁和/或焦虑密切关联;⑥患者否认有社会心理的应激或否认患病。IRH 在很大程度上受社会环境、职业和心理作用的影响。因此,亦应属于躯体形态疾病的范畴。由于反应性低血糖症可自动恢复,生活和劳动能力正常,不造成器质性损害。

5. 特发性胃排空速度加快 特发性胃排空速度加快(idiopathic accelerated gastric emptying,IAGE)似乎是一种未被认识的新的临床综合征,患者具有典型低血糖症表现,个别患者甚至伴有神志改变。餐后 2 小时的血糖≤3.9mmol/L 或 1~2 小时血糖低于空腹血糖[6,7],餐后 15~50 分钟出现腹胀,餐后 1~3 小时腹泻。胃排空速度加快的原因不在胃肠病变,而是胰腺 B 功能紊乱所致[8],患者对胰高血糖素反应不足,对胰岛素敏感性最高[9-15]。

(二)诊断与治疗 餐后反应性低血糖症的诊断应相当慎重,必须先排除器质性疾病可能。反应性低血糖症可给予安慰解释,说明疾病的本质,鼓励体育锻炼。必要时可试用小剂量抗焦虑药(如地西泮,diazepam)稳定情绪。调节饮食结构,碳水化合物宜低,避免单糖类食物,适当提高蛋白质和脂肪含量;少量多餐进食较干食物,避免饥饿。以进食消化慢的低糖类、高脂肪和高蛋白质食物为宜,减慢进餐速度或高纤维饮食有一定预防效果[16]。

抗胆碱能药(如丙胺太林,propantheline)可延缓食物吸收,减少胰岛素分泌。钙通道拮抗剂(地尔硫䓬 90mg/d,或硝苯地平 30mg/d)可抑制胰岛素分泌,预防低血糖发作,减轻低血糖症状。α-葡萄糖苷酶抑制剂(如阿卡波糖,25~50mg 餐中嚼服)可延缓淀粉类食物的消化和吸收,降低餐后血糖高峰,使餐后血糖缓慢上升,随着上升程度的减缓,胰岛素分泌逐渐减少,可预防反应性低血糖症的发生,尤其是倾倒综合征,对本病有一定防治作用。丁基双胍能明显改善特发性低血糖症发作,但少数患者症状有加重。

【胃旁路术后低血糖症】

(一)定义 血浆葡萄糖水平低于≤50mg/dl(2.8mmol/L),且伴有交感神经兴奋和脑组织缺糖症状者称为低血糖症(表 4-5-11-2)。胃旁路术后,Whipple 三联症的诊断应该与普通低血糖症有所不同,因为患者原先患有糖尿病或存在明显的胰岛素抵抗,有人建议血糖切割值为 3.3mmol/L 或正常参考值的低值(4.3mmol/L)。此外,对糖尿病患者来说,严重低血糖症是指不能自己处理救治的低血糖症,或伴有昏迷惊厥等情况的低血糖症。

表 4-5-11-2 胃旁路术后低血糖症的临床特点

神经系统糖缺乏症
严重型
昏迷/惊厥/精神异常/交通事故
轻型
视物模糊/情绪异常/眩晕/语言困难/感觉异常
倾倒综合征(dumping syndrome)
早发型
消化道症状(腹痛/腹泻/腹鸣/胀气/恶心)
血管症状(面部潮热/心悸/出汗/心动过速/低血压/晕厥)
晚发型
低血糖症(出汗/心悸/饥饿/乏力/震颤)
晕厥/心动过速

（二）病理变化

Roux-en-Y 维持此旁路术后患者可见胰岛 β 细胞增生、β 细胞功能亢进或胰岛细胞增殖症，偶尔可见胰岛素瘤。研究一致发现，β 细胞核增大提示功能亢进，但这是肥胖、胰岛素抵抗和 GLP-1 增多所致还是与胃旁路术有关未明。GLP-1 即可促进 β 细胞增生肥大，亦能引起高胰岛素血症型低血糖症。

研究发现，术后胰岛 β 细胞增生，加上胰岛素敏感性增加，餐后的血浆 GLP-1 增高[16]，GIP 正常或分泌增多，故容易发生低血糖症。因此，胃旁路术后低血糖症的主要病因是 β 细胞增生或功能亢进引起胰岛高胰岛素血症。此外胰岛素分泌延迟，抗低血糖调节机制衰竭，血糖峰值与胰岛素峰值分离也是导致低血糖症的重要原因。

（三）临床特点

1. 术后早期高血糖症　术后早期可有血糖升高反应[17]，下降胰岛素未能相应增高，GLP-1 对葡萄糖负荷的反应增强。

2. 轻度低血糖症　轻度低血糖症多见，无低血糖症状或症状轻微。约半数患者 50% 可以出现间发血糖降低（<3.3mmol/L），有的患者伴有轻度倾倒综合征样表现，血清 GLP-1 升高无神经系统缺糖症状。胃旁路术后低血糖症的临床表现包括神经系统糖缺乏表现和倾倒综合征（dumping syndrome）两个方面。严重神经系统糖缺乏表现为昏迷、惊厥，有时是交通事故的直接原因。轻度神经系统糖缺乏表现为视力模糊、情绪异常、眩晕、语言困难或感觉异常。胃旁路术后，15%～70% 的患者因未消化的食物进入胃肠过快，出现倾倒综合征。倾倒综合征分为早发型与晚发型两种。早发型消化道症状如腹痛、腹泻、腹鸣、胀气、恶心为特征，常伴有血管扩张症状如面部潮热、心悸、出汗、心动过速、晕厥与低血压等。晚发型症状发生于进餐后 1～3 小时，患者以低血糖症突出，出汗、心悸、饥饿、乏力、震颤，有时诱发晕厥，但无神经系统缺糖症状（典型的反应性低血糖症）。

3. 重症胃旁路术后低血糖症　发病率低（0.36%）。见于术后体重下降较多的患者，是由于胰岛细胞增殖症所致，临床表现与其他原因引起的胰岛细胞增殖症相似，低血糖症严重，神经系统缺糖症状明显，但影像检查阴性（表 4-5-11-3）。

表 4-5-11-3 文献报道的胃旁路术后低血糖症病例

报道者	年龄(岁)	性别	术前 BMI (kg/m^2)	术前糖尿病	体重降低 (kg)	体重增加 (kg)	症状时间 (月)	血糖 (mmol/L)	神经缺糖
Bantle 等	56.3±7.8	2女1男	49.3±10.2	无	69±26.5	7.2±3.4	25±11	1.6	全部有
Alvarez 等	34	女	无资料	全部有	无资料	无资料	12	2.6	未明
Kim 等	41.1	7女1男	54.7±3.0	3/8	62	无资料	6～60	1.9	全部有
Mathavan 等	38.4±10.8	8女1男	无资料	6/9	无资料	无资料	21±19	2.4±0.2	部分有
Kellogg 等	42.9±10.4	8女1男	47.7±9.3	无	49±14.7	无资料	12～120	无资料	全部有
Hanaire 等	41	女	无资料	全部有	32	10	12	2.5	无
Moreira 等	26	女	41.9	无	43.6	无资料	16	2.8	无
Patti 等	46.0±19.5	2女1男	43.0±4.6	无	45	无资料	15±7.9	1.6±0.7	未明
McLaughlin 等	35	女	38.9	无资料	45	无资料	12	1.8	未明
Z' Graggen 等	45.5±10.0	10女2男	44	无资料	无资料	8.7	35±25	1.8±0.1	7/12有
Clancy 等	42.5±10.6	2女	无资料	无	71.6±27.3	无资料	30±8	1.9±0.5	全部有
Goldfine 等	48	10女2男	51.1	无	54.8	无资料	37	无资料	全部有
Rumilla 等	45	25女2男	47	无资料	58.4	无资料	17～264	2.8	未明
	总计	均值	均值	均值	均值	均值	均值	均值	均值
	89	44	女88%	48	23%	56.5	8.5	28.6	2.3

术后发病的平均时间为 29 个月（1～264 个月），个别在术后 12 个月内发生。这些患者需要想到胰岛素瘤可能。发生严重低血糖症患者在术后早期即有高胰岛素血症，继而因减肥后胰岛素敏感性增加而出现低血糖症。碳水化合物激发试验的代谢指标变化见表 4-5-11-4，血糖防治正常或降低，胰岛素水平相似，胰岛素/葡萄糖比值升高。

（四）治疗　饮食调节是处理胃旁路术后低血糖症的疾病方法，建议进食低碳水化合物低血糖指数食物。少食多餐（5～6 次/日）。症状严重者可给予阿卡波糖、二氮嗪、维拉帕米或奥曲肽治疗。药物治疗无效时考虑胰腺切除，术中根据钙剂激发试验确定胰岛素高分泌的病变部位，指导手术进程。

【病例报告】

（一）病例资料　患者女性，47 岁。患偏头痛、抑郁

表 4-5-11-4　碳水化合物激发试验的代谢指标变化

研究者	病例数	糖负荷	葡萄糖(mmol/L)		胰岛素(μU/L)		与葡萄糖分子量比值	GLP-1	GIP	胰高血糖素
			峰值	谷值	峰值	120分钟				
Kim 等	9	75g	升高(11.6/10.2)	相似(3.1/3.3)	相似(221/191)	相似	相似(95)	NA	NA	NA
Goldfine 等	12	40g	降低(7.1/8.4)	NA	相似	相似	升高(250)	升高	相似	相似
Kellogg 等	12	80g	9.4	2.4	207	NA	126	NA	NA	NA

注:GLP-1:glucagon-like peptide-1,胰高血糖素样肽-1;GIP:gastric inhibitory polypeptide,葡萄糖依赖性促胰岛素分泌肽;NA:not available,无资料

症、高胆固醇血症、缺铁性贫血和消化性溃疡。因频发目眩、焦虑4个月入院。症状多在餐后1~2小时发作,进食后缓解。自测血糖47~64mg/dl,BMI 28kg/m^2。禁食过夜的清晨血糖77mg/dl,皮质醇9.6μg/dl(正常值5~25μg/dl)。HbA_{1c}、IGF-1、甲状腺功能和肝肾功能正常。血糖监测发现,患者在进餐后3小时发生典型低血糖症状和肾上腺素能神经兴奋表现,血糖44mg/dl,C肽2.9ng/ml(正常值0.8~3.1ng/ml),胰岛素32μU/L(正常值0~17μU/L),胰岛素抗体阴性。口服15g葡萄糖后所有症状消失,试用阿卡波糖未能奏效。腹部和盆腔CT发现胰腺肿瘤,部分胰腺-脾脏-淋巴结切除后症状解除。组织学检查证实为胰岛素瘤。

(二)病例讨论　本例的胰岛素瘤表现轻而不典型,表现为餐后低血糖症。本例患者的诊疗结果表明,餐后低血糖症发作时,如果血清胰岛素水平较高仍需要考虑非典型胰岛素瘤可能。

(霍胜军　汤恢焕)

(本章主审　廖二元)

第 6 章

非糖尿病性碳水化合物代谢性疾病

第 1 节　糖原贮积症／1712
第 2 节　黏多糖贮积症／1726

除糖尿病外，碳水化合物代谢还有数十种，本章仅选取较典型而常见的非糖尿病性碳水化合物代谢性疾病（如糖原贮积症、黏多糖贮积症等）予以介绍。

第 1 节　糖原贮积症

糖原贮积症（glycogen storage disease，GSD；glycogenosis）是由于糖原合成和分解所需的酶有遗传性缺陷引起的一类临床上比较少见的遗传性疾病，大多数为常染色体隐性遗传，个别类型为 X-性连锁遗传。因为糖原合成和分解涉及许多酶，所以不同酶缺陷引起不同类型疾病。不同类型的 GSD 虽各有其临床特征，但低血糖症和/或肌无力是所有类型共有的临床表现。本症多发生于婴儿、幼儿和青少年儿童，但也有老年发病者。各种类型的发病率不同。

【糖原的合成与分解】

（一）碳水化合物以糖原和脂肪形式贮存　肝脏和肌肉是人体贮存糖原的组织，两个组织的糖原合成过程相同，可用下列化学反应式表示：

葡萄糖$\xrightarrow{①}$6-磷酸葡萄糖$\xrightarrow{②}$1-磷酸葡萄糖$\xrightarrow{③}$1-磷酸葡萄糖+三磷酸尿苷（UTP）$\longrightarrow$尿苷二磷酸葡萄糖+糖原（G_n）$\xrightarrow{④}$二磷酸尿苷+糖原（G_n+1）

在上式中，参与糖原合成的酶分别为：①肝己糖激酶（hexokinase）；②磷酸葡萄糖变位酶（glucophosphomutase）；③糖原合酶（glycogen synthase）；④分支酶（branching enzyme）。整个过程是耗能反应。上述反应不断进行，由于分支酶的作用，使糖原分子形成许多分支，形状如"树"，其中含有许多葡萄糖分子。葡萄糖分子与分子之间通过 1，4 链（93%）和 1，6 链（7%）相连。在分支外周末端的葡萄糖残基没有还原性，糖原分解都是从糖原分子的最外层开始。由于分支多，肝脏在促糖原分解激素（胰高糖素和肾上腺素等）作用下，短期内释放葡萄糖到血循环中去。禁食状态下，血糖能保持于正常范围，全靠肝脏中糖原分解释放出葡萄糖；在进食后则有肝糖原合成，故肝糖原和肌糖原每天均处于动态平衡状态。如果长期禁食，已贮备的肝糖原被耗尽，此时肝脏释放葡萄糖的来源主要依靠糖异生。无论是糖原合成、糖原分解或是糖异生，最后产物都是 6-磷酸葡萄糖。因此，作为产生 6-磷酸葡萄糖的己糖激酶是这三种代谢过程的关键酶（图 4-6-1-1）。果糖和半乳糖通过代谢转变为 1-磷酸葡萄糖，再通过磷酸变位酶转变为 6-磷酸葡萄糖而合成糖原。

（二）糖原合成/分解酶或相关因子缺陷导致 GSD　糖原合成和分解过程需要许多酶的参与，其中某种酶有缺陷可引起糖原不能合成或分解而导致 GSD。经典葡萄糖-6 磷酸酶（classical glucose-6-phosphatase enzyme，G6PC）主要在葡萄糖生成器官（肝脏和肾脏）表达；G6PC 有 3 种异构体，发病由不同的基因编码（表 4-6-1-1），其结构、功能和病理生理意义均不相同。

G6PC 主要在内质网膜表达[1-4]，酶的催化结构域位于内质网的腔面，这种方向性有赖于酶的作用底物的膜通透性与催化产物——无机磷酸（Pi）和葡萄糖的水溶性[5,6]。因此，G6PC 需要 G6P 转运体（G6PT，SLC37A4）的介导才能发挥作用[7,8]，G6PC 是一种与 Pi 抗转运（counter transport）或易化单向转运体（facilitative uniporter）的酶类（脂质体，也包括 G6PT 蛋白）。Pi 的转运至少部分地取决于 G6PC。

【GSD 分型】

（一）分类　GSD 因为糖原合成和分解过程中所需的酶基因突变，其表达的相应酶活性完全丧失或明显减低，引起糖原贮备减少或糖原在细胞中堆积而致病。酶基因突变包括点突变、缺失、插入和剪接突变，其中以点突变最常见。

1. 糖原合酶突变（0 型）　小鼠缺乏转录因子 CCAAT 增强子结合 α（C/EBPα）基因则不能像正常小鼠一样贮积糖原。但用多态性微卫星侧面标志分析，排除了 C/EBPα 基因与 GSD 0 型连锁。将患者肝脏匀浆与健康人肝脏匀浆混合不能使糖原合酶激活，提示 0 型 GSD 缺陷在糖原合酶。糖原合酶基因命名为 GYS2。定位于染色体 12p12.2，共有 16 个外显子。

2. 葡萄糖-6-磷酸酶突变　葡萄糖-6-膦酸酶缺陷症（glucose-6-phosphatase deficiency，G6P deficiency）亦称 Von Gierke 病或肝肾糖原贮积症（hepatorenal glycogenosis），分为 GSD Ⅰa 和 GSD Ⅰb 两型。

（1）GSD Ⅰa：葡萄糖-6-磷酸酶（glucose-6-phosphatase，G6Pase，G6P 酶）系统含有几种亚基。G6P 酶的作用是使葡萄糖变为 6-磷酸葡萄糖，由其中的催化亚基完成。G6P 酶位于内质网中，由高度糖基化的催化亚基和 46kD 的 G6P 转移酶组成，均为高度亲水性蛋白，分别有 9 次和 10 次穿膜伸展区，两者相互作用而发挥生理作用，活性位点面向内质网腔。除 G6P 转运蛋白外，还有两个转运蛋白移位酶（translocase）T2 和 T3。T1 的作用是将 G6P 转运入内质网腔中；T2 将 G6P 酶或焦磷酸水解所产生的磷酸运出内质网；T3 是微粒体葡萄

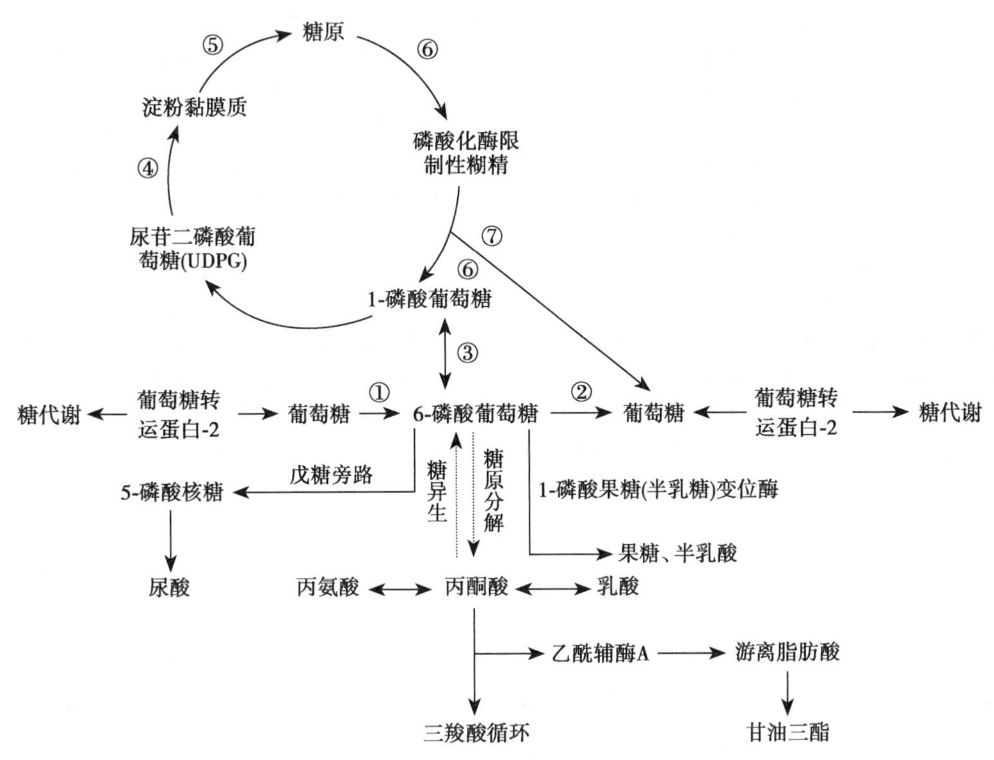

图 4-6-1-1 糖原分解和糖异生途径

①:己糖激酶;②:6-磷酸葡萄糖酶;③:磷酸葡萄糖变位酶;④:糖原合成酶;⑤:分支酶;⑥:糖原磷酸化酶;⑦:脱支酶

表 4-6-1-1 经典葡萄糖-6 磷酸酶异构体

异构体	G6PC1	G6PC2	G6PC3
同名	G6PC1/G6P 酶 α	胰岛特异性 G6PC 相关蛋白(IG-RP)	G6P 酶 β/广泛表达的 G6PC 相关蛋白(UGRP)
人染色体定位	17q21	2q31	17q21
蛋白分子量(kD)	35	40.7	38.7
与 G6PC 序列同源性(%)	100	50	36
结构特点	9 个内质网跨膜结构域/囊泡内结构域为催化单位(Arg83/His119/His176)	9 个内质网跨膜结构域/催化结构域与 G6PC 相似	9 个内质网跨膜结构域/催化结构域与 G6PC 相似
组织分布	肝/肾/胰岛 β 细胞/肠黏膜细胞	胰岛 β 细胞	分布广泛
G6P 酶活性	经典作用	重组蛋白无活性或活性低于 G6PC	重组蛋白无活性或活性低于 G6PC/Km 高而 Vmax 低于 G6PC/骨骼肌 G6PC3 活性低于肝脏 G6PC40 倍
病理生理意义	遗传性缺陷引起 1a 型糖原累积病(GSD1a)/2 型糖尿病过度表达	1 型糖尿病自身抗原/调节空腹血糖水平	遗传性缺陷导致先天性嗜中性粒细胞减少症/发育异常

糖转运蛋白,其作用是把 G6P 酶水解所产生的葡萄糖运出内质网。G6P 酶基因定位于染色体长臂 17q21,长 12.5kb,有 5 个外显子。酶蛋白在内质网膜中有 6 个伸展节段。G6P 酶的特性为:①亲水性。②在微粒体中酶活性呈潜伏性,只在微粒体裂解后 G6P 酶活性才表达。③将微粒体制备物与肝 G6P 酶在 pH 5.0、37℃下温育 10min,G6P 酶的磷酸水解酶(phosphohydrolase)活性即完全被灭活。④将人 G6P 酶 cDNA 转染给 COS-1 细胞所表达的 G6P 酶与人肝细胞微粒体中的 G6P 酶无任何区别。G6P 移位酶(G6PT)T2 的结构尚不清楚,G6PT 基因定位于 11q23,该基因长约 5.3kb,含 9 个外显子,在脑组织和肝脏中存在两种不同的转录本,该基因突变导致Ⅰb 型 GSD 和Ⅰc 型 GSD,已知导致Ⅰb GSD 的突变类型有 R28H、W118AR、G339C、G339AD、E355t、R415t、(4-bpdel/2-bpINS/NT1094)、(170-bpdel/NT148)、(2-bpdel/1211CT)、(12-bpINS/NT1103)、V235delT、(IVS7/G-T+1)、(IVS1/G-A+1)和 794G-A,其中(170-bpdel/NT148)、(2-bpdel/1211CT)和(12-bpINS/NT1103)3 种在Ⅰc 患者中也存在;已知导致Ⅰc 型 GSD 的突变类型有(IVS8/4-bpdel)和 W96ter 两种。

(2) GSD Ⅰ b:与 G6PT 基因(SLC37A4)突变相关,多为成年发病,患者表现为中性粒细胞减少,中性粒细胞和单核细胞功能异常[9-14]，患者发热、腹痛、脾脏肿大、反复感染、口腔和肠黏膜溃疡、炎症性肠病和肠道出血，与 Crohn 病的表现相似[15-18]，部分患者的抗菌鞭毛蛋白抗体（anti-bacterial flagellin antibodies，anti-CBir1）阳性。

经典葡萄糖6磷酸酶（G6PC3）基因编码葡萄糖6磷酸酶（glucose-6-phosphatase，G-6-Pase β，G-6-Pase 3，G6PC3）；G6PC3 双等位基因突变引起多系统常染色体隐性 G6PC3 缺乏症，即4型重症先天性中性粒细胞缺乏症（severe congenital neutropenia type 4，MIM 612541；图 4-6-1-2）；目前约有 60 例病例报道。本病的特点是中性粒细胞缺乏、反复感染、间歇性血小板减少，浅表静脉曲张、心脏与泌尿生殖系统畸形，部分患者伴有淋巴细胞减少、胸腺发育不良、炎症性肠病、骨骼畸形或 Dursun 综合征。G6PC3 缺乏导致细胞质葡萄糖-6-磷酸酶水平降低和内质网应激（图 4-6-1-3），进一步降低粒细胞功能，葡萄糖不足引起 GSK-3β 激活和 Mcl-1 磷酸化，造成细胞凋亡。

3. 糖原脱支酶基因突变　糖原脱支酶（glycogen debranching enzyme，GDE）是糖原溶解时先从最外周的分支通过脱支酶作用而释放出葡萄糖。在糖原中葡萄糖的相互连接有两种形式：一种是1,4连接，即葡萄糖分子中的第1位碳原子与另一葡萄糖分子中的第4位碳原子在α位连接在一起；另一种形式是1,6连接，在第1位碳原子和第6位碳原子之间连接。这两种连接分别由糖原合成酶和分支酶（branching enzyme）催化。GDE 是在1个多肽链上有两个独立的催化活性，这两个催化活性分别由寡-1,4→1,4 葡聚糖（glucan）转移酶（transferase）和淀粉-1,6 葡萄糖苷酶（α-glu-

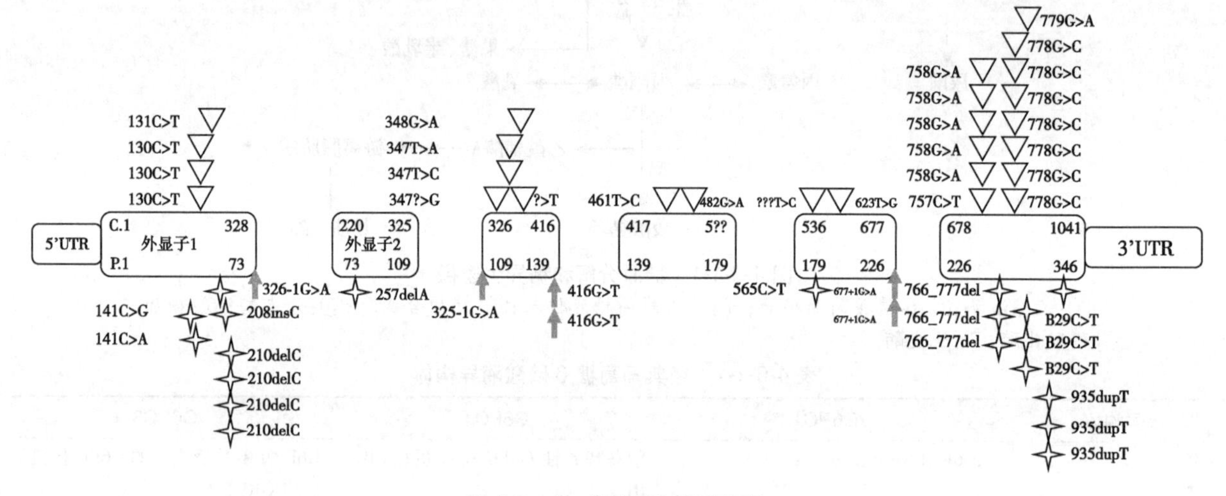

图 4-6-1-2　G6PC3 基因突变

图中列出 G6PC3 基因所有外显子的 cDNA 与相应氨基酸残基编号；倒三角形表示错义突变，箭头表示剪接位点突变，星号表示移框突变；UTR 为非翻译区

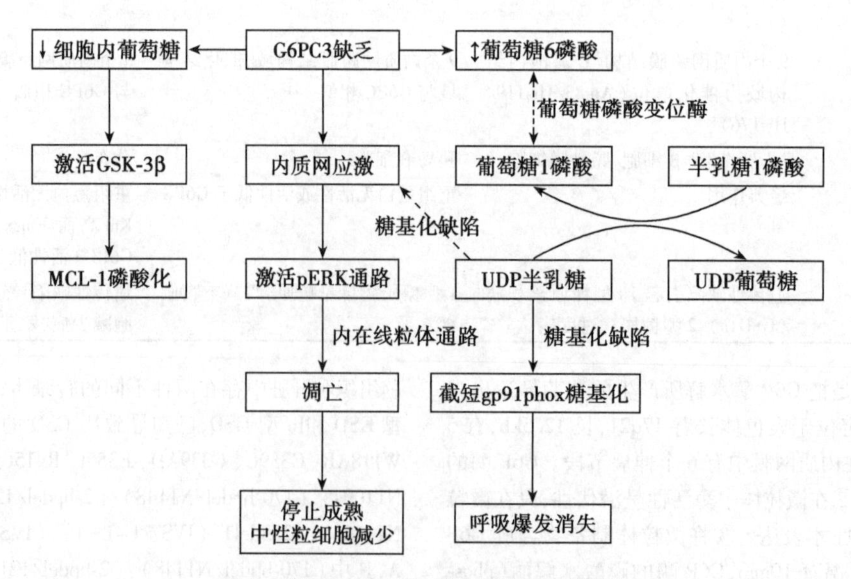

图 4-6-1-3　G6PC3 缺陷症的发病机制

G6PC3 功能缺陷导致细胞质葡萄糖6磷酸酶水平降低和内质网应激，蛋白样内质网激酶（PERK）被激活；葡萄糖不足引起 GSK-3β 激活和 Mcl-1 磷酸化，造成细胞凋亡；G6PC3 缺乏也引起 NADPH 氧化酶亚基和 gp91phox 糖化异常，半乳糖 Leloir 代谢途径失常可能是主要原因，最终结果是中性粒细胞成熟障碍，细胞数目减少和功能不足

cosidase)来完成。它们之间互不依赖,独立发挥催化作用。糖原经磷酸化酶作用后,在糖原的外周支链磷酸化酶耗竭时,在支点的远端保留着4个葡萄糖基(glucosyl)残基,转移酶活性把3个葡萄糖残基从1个短的外支转移到另1个葡萄糖残基的终端,由此而使1,6连接暴露出来,然后葡萄糖苷酶使遗留的支点(α1,6连接)水解,让磷酸化酶接近α1,4连接。整个的GDE活性需要转移酶和葡萄糖苷酶两者活性均保持正常。GDE基因称GAL基因,定位于染色体1p21。GDE的RNA由596bp的编码区和2371bp的3′非翻译区组成。GDE基因有35个外显子,DNA至少有85kb。在肌肉和肝脏中的GDE酶由1个基因编码,其在肝和肌肉中的表达则由不同的遗传物质控制。在肝和肌肉中GDE mRNA通过单个脱支酶基因的RNA不同转录而产生,除了在5′端非翻译区序列不同外,其余均相同。用猪肌肉中纯化的分支酶制备的多克隆抗体作免疫印迹分析,猪和人各种组织中的脱支酶常都是160kD,但也有报道为174kD者。

4. 磷酸化酶激酶β亚基和α亚基突变 糖原溶解需要糖原磷酸化酶(phosphorylase),而磷酸化酶则需要糖原磷酸化酶激酶(PHK)激活。编码糖原磷酸化酶激酶的基因为PHK,PHK有3种同工酶,分别由3个不同的基因编码,它们的基因座定位为PHKA2在Xp22.1p22.2、PHKB在16q12-q13和PHKG2在16p11.2-p21.1。肝和肌肉中的糖原磷酸化酶均由α、β、γ和δ 4个亚基组成。此酶活性受α和β亚基中的特异性残基的磷酸化的调节,钙则通过δ亚基来调节酶的活性,γ亚基则具有催化活性。

5. 其他类型 酸性α-糖苷酶缺陷导致Ⅱ型GSD(pompe病),糖原分支酶缺陷导致GSDⅣ型(Anderson病),肌肉磷酸化酶缺陷导致Ⅴ型GSD(McArdle病),肝脏磷酸化酶缺陷导致Ⅵ型,GSD磷酸果糖激酶缺陷导致Ⅶ型GSD(Tarui病),磷酸甘油转换酶缺陷导致Ⅷ型GSD。

(二) GSD分为十型和若干亚型 由于不同的酶先天性缺陷,故根据酶的缺陷可将本病分为许多类型,见表4-6-1-2。其中以Ⅰ型GSD最常见。有些类型的GSD由于缺陷酶由多种亚基或异构酶组成,因此可有多种亚型,Ⅺ型病例最少。

表4-6-1-2 糖原贮积症分型

分型	缺陷酶的名称	基因名称	基因定位
0型	糖原合酶	Gys2	12p12.2
Ⅰ型A	葡萄糖6磷酸酶	G6PC	17q21
Ⅰ型B	葡萄糖6磷酸移位酶(T1)	G6PT1	11q23
ⅠC	磷酸/焦磷酸移位酶(T2)	G6PT2	11q23.3-24.2
ⅠD	葡萄糖转运蛋白		
Ⅱ型(pompe病)	酸性α-糖苷酶	GAA	17q25.2-25.3
ⅢA	糖原脱支酶	AGL	1p21
ⅢB(cori病)	糖原脱支酶	AGL	1p21
Ⅳ型(Anderson)病	糖原分支酶	PYGL	3p14
Ⅴ型(McArdle病)	肌肉磷酸化酶	PYGM	11
Ⅵ型	肝脏磷酸化酶	PYGL	14q21-11q22
Ⅶ型(Tarui病)	磷酸果糖激酶	PFK-M	1cent-1q32
Ⅷ型	磷酸甘油转换酶	PGAM-2	7
Ⅸ型	心脏磷酸化酶激酶β亚基	PHK B2	
	肝脏磷酸化酶激酶α亚基	PHK A2	Xp22.1-Xp22.2
	睾丸/肝磷酸化酶激酶γ亚基	PHK G2	16p11.2-16p12.1
Ⅺ型	葡萄糖转运蛋白	SLC2A2	3q

【发病机制与临床表现】

各型GSD的发病机制不完全相同,肝脏中糖原不能合成或不能分解导致空腹、夜间和白天延迟进食时发生低血糖,并出现低血糖症状。如果在肝脏中长期大量糖原累积,则会使肝细胞功能发生障碍,肝纤维化,最后发生肝硬化;如果肾脏细胞中有大量糖原累积,也将影响肾功能;肌肉中糖原累积,一方面在肌肉活动中,因肌糖原分解障碍而不能供给肌肉活动时所需能量,故有肌肉软弱无力。反复发作低血糖可导致神经系统的损害。心脏中糖原累积易发生心功能不全。本病的临床表现因发病年龄、类型和受累器官不同而极不均一。本病为遗传性疾病,故多在新生儿和婴幼儿发病,少数患者成年早期发病。

(一) 0型 此型常见。临床表现具有特征性,患者因GYS2基因突变引起空腹低血糖症、餐后高血糖症和高乳酸血症(图4-6-1-4~图4-6-1-6)。乳酸性酸中毒是引起患儿死亡的原因之一。此外,血中糖异生原料丙氨酸也增高,早期无肝大。此型是由于糖原合成酶缺陷,故肝细胞中贮备肝糖原不足,餐后4~6小时肝糖原含量只有正常人的0.5%。多在出生后几小时即发病,如果未及时发现,则婴儿可死于低血糖和酮症。进食后,低血糖和酮症迅速被纠正,但由于葡萄糖不能迅速被肝细胞利用以合成糖原,葡萄糖在血中堆积而引起高血糖。故本病患儿的临床特点之一为低血糖、高血糖交替出现,即白天高血糖,夜间低血糖。由于肝脏释放葡萄糖量大大减少,因此糖异生作用通路代偿性加强,故有高乳酸血症和酮症,表现为代谢性酸中毒(乳酸性酸中毒),这也是引起患儿死亡的原因之一[19]。此外,血中糖异生原料——丙氨酸也增高,早期无肝大。出生后几小时的婴儿如果出现低血糖,同时又有酮血症即可作出本病的临床诊断,可通过肝组织活检确诊。其肝脏病理检查特点是肝细胞胞质中糖原颗粒稀少,偶可见糖原体排列。肝脏有中度脂肪增多。

本病罕见,因残余糖原合成酶活性程度不同,各患者疾病的严重程度和临床表现不尽相同。少数患者症状很少或无症状,出生几年之后才确诊。

(二) GSD-Ⅰa和GSD-Ⅰb Ⅰ型以低血糖昏迷、高乳酸血症、神经系统损害、肾功能不全、低钾血症、氨基酸尿、蛋白尿、高脂血症和肝腺瘤为特征(详见病例报告)。此型患者有Ⅰa、Ⅰb、Ⅰc和Ⅰd等4个亚型,但临床上最常见者为Ⅰa和Ⅰb。微粒体G6P酶-α突变引起GSD-Ⅰa,而G6PT突变导致GSD-Ⅰb[20-24]。由于G6P酶缺陷,葡萄糖不能磷酸化,即不能合成肝和肌糖原,糖异生通路也被阻断,是

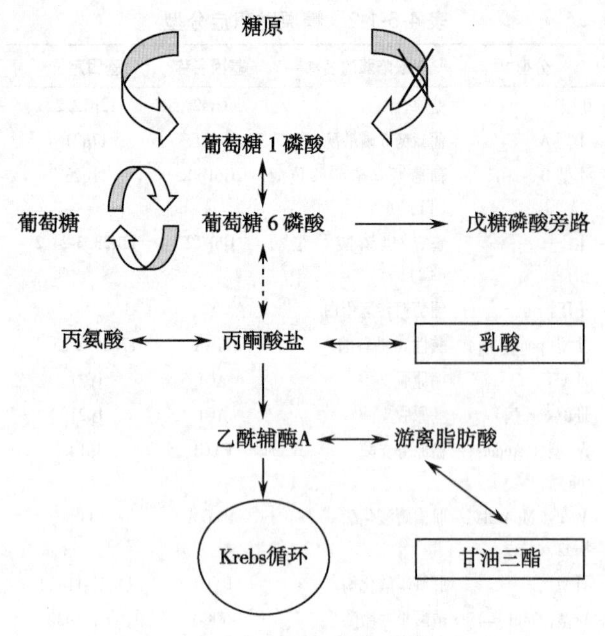

图4-6-1-4 GSD0对糖原代谢的影响

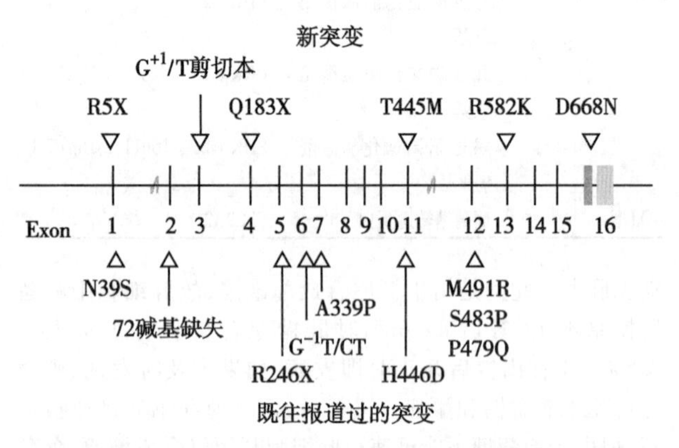

图4-6-1-5 引起GSD0的GYS2基因突变

GSD中最严重的一型。估计发病率为1/20万。

1. Ⅰa型临床表现 此型患儿在出生后即出现低血糖，严重者有抽搐、昏迷，如不喂食，即可死于低血糖。在出现低血糖时，如果进食后3~4小时未再喂食，则出现高乳酸血症、酮中毒和代谢性酸中毒，表现为呼吸深快。低热也常见，但不一定是由于感染。

(1) 低血糖症：频繁发作低血糖和长期大量糖原累积可导致神经系统损害，如运动、识别能力发育延迟。肾小球和肾小管细胞能量缺乏，肾血流量增加和肾小球滤过率增加以代偿能量供给不足，长期则引起肾功能不全，加上肾脏中有大量糖原堆积，最终导致肾小球萎缩、肾小管扩张、间质纤维化。近端肾小管损伤表现有糖尿、低钾血症和普遍性氨基酸尿；远曲小管损伤则有高钙尿，尿不能酸化和低钾血症等。在幼少年患者，可出现蛋白尿。晚期患者可出现高血压，最后可发展为肾功能不全。

(2) 高脂血症：患者有严重的高脂血症，血甘油三酯最高可达11.3mmol/L(1000mg/dl)[3]以上。在上肢伸侧和臀部可发生皮疹性黄色瘤，易患急性胰腺炎。尽管有明显的高脂血症，但发生动脉粥样硬化的危险性却不增加，可能与apoE升高具有抗粥样硬化发生作用有关；加之apoE3和apoE4具有明显的多态性，结合甘油三酯容量大，可增加甘油三酯的清除。

(3) 骨质疏松：在疾病较后期可发生骨质疏松，与甲状旁腺激素、降钙素和维生素D代谢无关。骨矿含量减少，可能与乳酸酸中毒、血皮质醇升高，对生长激素抵抗和青春期发育延迟等有关。

(4) 肝腺瘤：肝细胞癌的环境危险因素包括肝炎病毒感染、饮酒、吸烟等，而反基因α1-抗胰蛋白酶(α1-antitrypsin)缺乏、1型糖原累积病、血色病、急性间歇性迟发型(acute intermittent and cutanea tarda porphyria)和1型遗传性高酪氨酸血症(hereditary tyrosinemia)容易并发肝细胞癌[24]。长期存活的ⅠA型GSD患者(大多数在成年期20~30岁)可发生肝腺瘤(单个或多个)，其中有些患者肝腺瘤可发生出血和癌变。即使从婴儿时期起持续葡萄糖治疗也不能防止肝脏病变的发生。

(5) 其他临床表现：有肺动脉高压、多囊卵巢、进行性心力衰竭等。患儿不能健康成长，身材比同龄儿童矮，如果能得到及时有效治疗，智力可不受影响。少数患者除肝大外无其他症状。

2. Ⅰb型临床表现 此型临床表现与ⅠA型GSD基本相同，有一点不同的是，Ⅰa型患者有中性粒细胞减少和糖代

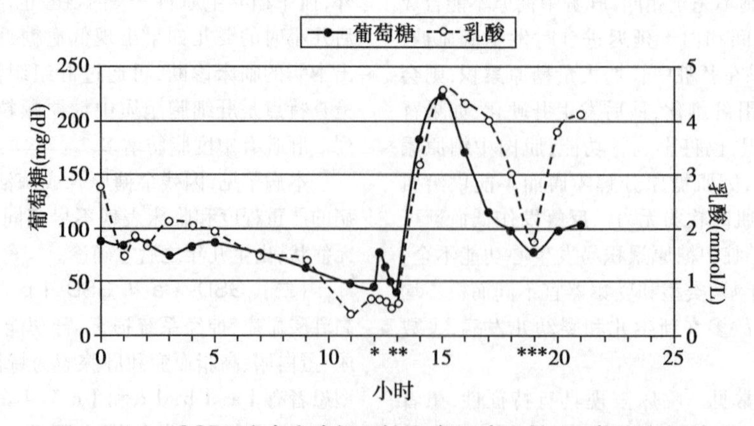

图4-6-1-6 GSD0患者空腹低血糖症-餐后高血糖症+高乳酸血症

混合餐后注射胰高血糖素0.3mg/kg后的血糖变化

谢异常，易反复发生感染，如炎症性肠病，临床表现与克罗恩病相似。所有的组织均表达葡萄糖-6-磷酸转运体（G6PT），G6PT将葡萄糖-6-磷酸从细胞的胞质转运至内质网，并在此处被组织特异的葡萄糖-6-磷酸酶α或非组织特异的葡萄糖-6-磷酸酶β水解为葡萄糖。葡萄糖-6-磷酸酶α复合体突变导致两餐之间的血糖不稳定。缺乏G6PT活性引起内质网应激、氧化应激和细胞凋亡，并最终导致中性粒细胞减少和功能障碍[25]。Ⅰb型GSD患者常伴有炎性肠病，有时与克罗恩病的表现相似，血清抗鞭毛蛋白（CBir1）抗体升高[26]，GSD-Ⅰb的临床特点和炎症性肠病诊断，见表4-6-1-3，GSD-Ⅰb伴和不伴炎症性肠病病例的临床特点与血清抗体水平，见表4-6-1-4及表4-6-1-5。

表4-6-1-3　GSD-Ⅰb的临床特点和炎症性肠病诊断

病例	性别/年龄（岁）	临床特点	症状	治疗药物	肠镜发现	组织学特点	影像特点
1	女/27	GSD-Ⅰb/胰腺炎/IBD	腹痛/腹泻/胃炎	G-CSF/美沙拉嗪/布地奈德	结肠溃疡/回肠溃疡	慢性活动性回肠炎与结肠炎	回肠UGI/SBFT异常/CT A/P见回肠增厚
2	女/29	GSD-Ⅰb/IBD	腹痛/腹泻/胃炎	G-CSF/美沙拉嗪	结肠红斑/EGD ND	慢性活动性结肠炎	UGI/SBFT正常/WBC扫描见肠摄取增加
3	男/16	GSD-Ⅰb/肝腺瘤/IBD	腹痛/腹泻/胃炎	G-CSF/美沙拉嗪	结肠红斑/胃溃疡	慢性活动性胃炎	CT A/P正常/UGI/SBFT正常
4	女/21	GSD-Ⅰb/胰腺炎/IBD	腹痛/腹泻/胃炎	G-CSF/美沙拉嗪/布地奈德	空肠溃疡/EGD ND	正常	CT A/P见回肠增厚
5	女/24	GSD-Ⅰb/IBD	腹痛/腹泻/胃炎	G-CSF/美沙拉嗪	结肠红斑/EGD ND	慢性活动性结肠炎	CT正常/UGI/SBFT正常
6	女/36	GSD-Ⅰb/IBD	腹痛/腹泻/胃炎/直肠窝脓肿	G-CSF/美沙拉嗪/阿达木单抗	结肠红斑与溃疡	慢性活动性结肠炎/局限性活动性回肠炎	CT正常
7	男/19	GSD-Ⅰb/阑尾炎/IBD	腹痛/腹泻/胃炎	G-CSF/美沙拉嗪	结肠红斑	慢性活动性结肠炎	UGI/SBFT见回肠和结肠异常

注：CT A/P：CT abdomen and pelvis，腹部-盆腔CT；EGD：esophagogastroduodenoscopy，食管-胃-十二指肠镜

表4-6-1-4　GSD-Ⅰb伴炎症性肠病的血清抗体水平

病例	病变部位	ASCA IgA（EU/ml）	ASCA IgG（EU/ml）	抗OmpC IgA（EU/ml）	抗CBir1（EU/ml）	ANCA（EU/ml）
1	回肠-结肠	<12	<12	7.8	87.7	<12.1
2	回肠-结肠	<12	<12	78	115.7	24.9
3	胃	30.5	23.6	56.5	113.8	<12.1
4	回肠	30.8	13.6	24.7	122.2	<12.1
5	结肠	25.4	30.7	37.5	110.2	22.2
6	回肠-结肠	93.8	25.3	>111	105.9	<12.1
7	结肠	<12	<12	6.2	19.9	<12.1

注：正常参考值：ASCA IgA<20EU/ml，ASCA IgG<40EU/ml，抗OmpC IgA<16.5EU/ml，抗CBir1<21EU/ml，pANCA<12.1EU/ml

表4-6-1-5　GSD-Ⅰb不伴炎症性肠病的临床特点与血清抗体

病例	性别/年龄（岁）	IBD研究	ASCA IgA（EU/ml）	ASCA IgG（EU/ml）	抗OmpC IgA（EU/ml）	抗cBir1（EU/ml）	ANCA（EU/ml）
8	女/20	ND	65.8	<12	17.3	39.9	<12.1
9	男/15	ND	34.2	<12	64.8	100	<12.1
10	女/6	ND	39.9	65.3	8.6	46.1	<12.1
11	女/20	结肠镜正常	<12	19.9	27.6	130.8	<12.1
12	女/15	ND	13.5	29	93.1	49.4	<12.1
13	男/13	结肠镜和CT正常	<12	<12	20.6	103.5	<12.1
14	男/14	CT正常	36.4	14.8	17.7	83.4	<12.1
15	女/1	上消化道和小肠正常	104.8	70	22.6	125.4	23.1
16	女/2	ND	<12	<12	37.3	27.9	<12.1
17	女/0.8	ND	28.9	33.4	8.3	93.9	<12.1
18	男/2	ND	12.4	<12	1.1	52.8	<12.1
19	女/32	ND	50.2	22	10.5	15.5	<12.1

注：CT：CT+对比剂增强；UGI/SBFT：upper gastrointestinal series with small bowel follow through，上消化道系列+小肠检查；ND：not done，未检测。正常值：ASCA IgA<20EU/ml；ASCA IgG<40EU/ml；anti-OmpC IgA<16.5EU/m；抗CBir1<21EU/ml，pANCA IgA<12.1EU/ml

3. Ⅰc型和Ⅰd型临床表现 这两型病例报道极少，对它们的临床表现还没有全面的描述。

（三）Ⅱ型GSD Ⅱ型GSD又称为Pompe病（Pompe disease），是一种特殊类型的肌肉疾病。酸性α-糖苷酶（又称酸性麦芽糖酶）具有降解溶酶体中糖原的作用，编码这种酶的基因为GAA。Ⅱ型GSD是由于溶酶体中这种酶缺陷，导致其中糖原堆积所致[27,28]。在我国台湾，Ⅱ型GSD的婴儿型最常见。此外，还有幼少年和成人型。基因敲除的小鼠模型，除骨骼肌、心脏、呼吸道和血管平滑肌外，肝、肾、脾、唾液腺、周围神经的施万细胞和中枢神经系统的神经元的亚细胞（subset）中细胞的溶酶体中均有糖原堆积，此种病理改变与婴儿型相似。Fernandez等[29]报道在成年发病的Ⅱ型GSD人的肌肉中，除了Ⅱ型GSD的病理特征外，发现线粒体中包涵体有非全结晶和某些肌肉纤维胞质中有Hirano小体。患者常伴有眼病如上睑下垂和斜视[30]。疲乏无力是神经肌肉疾病的共同表现，相互之间的鉴别常很困难。Pompe病必须与急性多神经炎（吉兰-巴雷综合征，Guillain-Barré syndrome）等神经源性疾病鉴别[31]。本型患者病变范围广泛，除骨骼肌受累外，呼吸道、消化道、泌尿生殖道、心肌和血管平滑肌均可受累[32,33]。严重型的幼儿有骨骼肌运动发育延迟，四肢、肩胛带和骨盆带肌张力减退，小腿尤为突出。随着年龄的增大，肌张力进行性减退，可出现呼吸衰竭[34,35]。血清肌酸磷酸激酶升高，肌肉中酸性1,4-α糖苷酶活性严重缺陷，小于0.03mU/mg蛋白。肌电图显示为混合性肌张力性/肌瘤性图像[36,37]。个别婴儿颅脑影像（CT或MRI）显示有脑积水，但无脑室系统梗阻，其发病机制尚未肯定。

（四）Ⅲ型GSD 从糖原中把葡萄糖释放出来需要两种酶的作用：糖原磷酸化酶和糖原脱支酶（GDE）。后者在一个单一的肽链上有两种互不依赖的催化活性：即寡1,4→1,4葡聚糖（glucan）转移酶和淀粉-1,6-糖苷酶。GDE要有完全的活性需要这两种酶具有正常的活性。当GDE活性缺乏时，糖原颗粒最外层的分支点被分解后，糖原则不再分解，由此导致磷酸化酶限制性糊精的堆积（异常型糖原）。肝脏和肌肉中的GDE酶是由1个脱支酶基因通过不同的mRNA转录而表达，除了在5′非翻译区不同序列外，肝脏和肌肉中GDE酶是相同的。根据GDE酶活性缺失的组织不同，GSD Ⅲ型可分为ⅢA、ⅢB、ⅢC和ⅢD[38,39]。ⅢA型是肝和肌肉中GDE活性均缺失；ⅢB型只有肝脏中GBE缺失；ⅢC型是指GDE两个组成的酶活性中只缺失糖苷酶活性；ⅢD型则只有转移酶活性缺失。在美国本型GSD ⅢA型占80%~85%；在以色列则ⅢB型占75%，主要是非洲血统的非Ashkenazi犹太人。ⅢC和ⅢD型患者极少见。

本型临床表现与Ⅰ型GSD大致相同，在婴儿期和儿童期两者很难鉴别。本型临床表现包括禁食时发生伴有酮中毒的低血糖，肝大，生长迟缓和高脂血症。与Ⅰ型GSD不同的临床特点有：①因为葡萄糖可从最外层分支点1,4截断，产生糖异生作用，故能耐受较长时间的禁食，低血糖较轻，只有在感染或其他应激和禁食时间较长时才引发低血糖。②只有在饥饿状态才发生酮中毒。③因为糖异生作用通路是畅通的，故无血乳酸和尿酸升高，肝糖原溶解不增加。④高脂血症较轻。⑤肾脏不增大，也不发生肾功能不全。⑥肌肉乏力在儿童期不突出，但到30~40岁时则变得明显，主要表现为肩胛带和骨盆带近端肌肉无力。⑦可在青春期发生肥厚型心肌病，少数病例可因心功能不全而死亡。超声检查常见心室肌肥厚。⑧25%的患者发生肝细胞癌。⑨肝大可逐渐缩小，到成年期可缩小到正常，但也有少数患者发生肝硬化、脾大，并发食管胃底静脉曲张破裂出血。Ⅲ型患者偶尔伴有继发性糖尿病，需要用胰岛素治疗[40]。

（五）Ⅳ型GSD 糖原分支酶缺陷（deficiency of glycogen branching enzyme，GBE1突变）引起GSD-Ⅳ，为常染色体隐性遗传，其特点是支链淀粉样多糖（accumulation of amylopectin-like polysaccharide；即葡聚糖，polyglucosan）在组织的积蓄，可累及任何组织，但在肝脏和神经肌肉系统更突出[41,42]。糖原分支酶（GBE）活性缺乏引起糖原在肝脏、心脏和其他器官堆积，使受累器官发生病变和功能障碍。本型多发生于婴儿期及儿童期，少数在青少年期发病，临床表现不均一，从新生儿表现为致命的神经肌肉疾病，进展性肝硬化到轻度非进展性肝脏病。肝脏受累者有腹胀，婴儿不能健康成长，肝大和肝硬化腹水；有肌肉受累者则有肌张力减低；心脏受累者可发生心肌病，反复发生心力衰竭。有的患者也可发生肝细胞癌。Cox等报道在三个同胞胎儿，分别于妊娠10、12和13周时即出现水肿、肢体挛缩和不运动。尸体解剖证明皮下有液体潴留和肌肉严重的退行性变。在肌肉和上皮角质细胞中有大量淀粉酶抵抗的酸性Schiff阳性物质堆积。第三个胎儿用成纤维细胞作酶学研究证实为GBE活性缺乏的严重型。

（六）Ⅴ型GSD 本型患者于1951年由McArdle首先报道，故又称McArdle病。由于肌肉糖原磷酸化酶（myophosphorylase，M-Gp）缺陷引起肌肉中糖原堆积。Ⅴ型GSD以常染色体隐性方式遗传，后代染病的可能性为25%，致病基因携带的概率为50%。因而应在产前诊断。

1. M-Gp缺陷 大多数突变均使M-Gp被截短，但也有其他突变类型。在美国、英国、日本、意大利和西班牙的患者中最常见的突变为R49终止编码。在M-Gp两个等位基因中只要1个有突变即有临床表现。有些患者未检出有糖原磷酸化酶突变，目前尚无满意解释。除肌肉中有M-Gp缺陷外，肝和脑中也缺乏，但三种器官中的M-Gp由不同的基因编码，故在肌肉、肝和脑中有三种Gp同工酶[43,44]。

2. 病理特征 腺嘌呤核苷酸代谢，见图4-6-1-7。在病理上骨骼肌纤维有退行性变。Martinuzzi等对25个不相关的患者作了27例次肌肉活检，19%的患者有阳性M-Gp纤维。M-Gp两个等位基因有突变者则无M-Gp的转录和翻译，换言之，即肌肉中没有M-Gp表达。1/2的患者有广泛性骨骼肌坏死，也有空泡性肌病的病理表现（图4-6-1-8）。

3. 临床表现 McArdle患者的GLUT4、MCT和MtCK蛋白水平增加。本型患者可分为3型：迅速致命的新生儿型、先天性肌病症状的较轻型和具有肌痛、易疲劳、痉挛和肌球蛋白尿的经典型，本型患者临床表现不均一。约一半的患者有家族史。临床表现从可无任何症状到具有典型的运动不耐受、肌痛、肌痉挛和运动后肌球蛋白尿，有的患者可仅表现为顽固性肌痛[45]。Wolfe等报道1例患者在73岁才出现非对称性上臂近端肌肉无力，过去从无肌痛、肌痉挛和肌球蛋

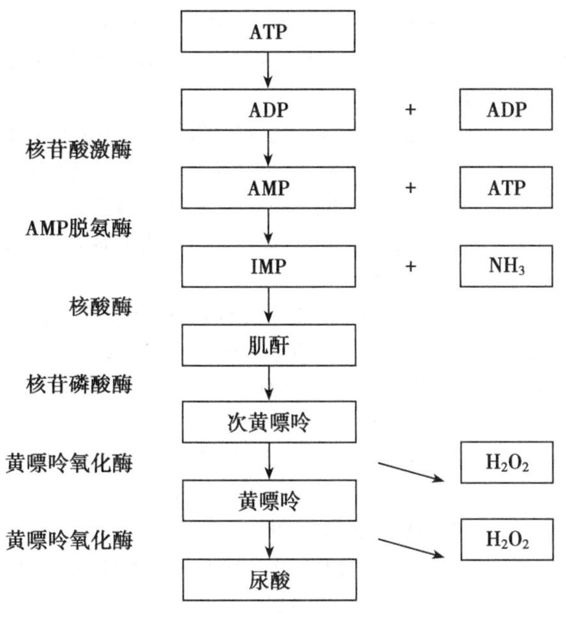

图 4-6-1-7　腺嘌呤核苷酸降解

ATP：三磷酸腺苷；ADP：二磷酸腺苷；IMP：一磷酸肌苷；NH_3：氨

白尿，但肌酸激酶水平升高，肌肉活检有空泡性肌病和 M-Gp 活性缺如。肌肉病变的临床特点是运动不耐受，患者于活动后迅速出现乏力、肌肉疼痛和肌肉痉挛。但是休息片刻后，又可恢复肌力，此种现象称为"肌力重现(second wind)"。幼年发作型的病情重，进展较快，约半数合并有肾病和肾衰竭；成年发病型的症状较轻，常以长期的肌无力为主要表现。

4. 诊断与鉴别诊断　除上述临床表现外，下列辅助检查和试验有助于诊断：①静息状态时血清肌酸激酶升高；②血清乳酸在前臂缺血性试验的前后无明显变化；③肌力重现时的心率反应；④肌磷酸化酶(myophosphorylase)活性降低或 PYGM 基因(编码肌型磷酸化酶)突变(常见的突变位点是 p. Arg50X 和 p. Gly205Ser)。有氧运动训练可增加糖分解，口服单磷酸肌酸(creatine monohydrate)和蔗糖可改善症状，提高等长运动的耐力，避免发生运动所致的横纹肌溶解。应尽量避免全身麻醉、过度运动和药物引起的急性肌肉损害。McArdle 病需与 Danon 病(Danon disease)鉴别，后者为一种 X-性连锁的显性遗传性多系统受损疾病，主要表现是肥大性心肌病骨骼肌肌病，病因为溶酶体相关蛋白-2(lysosome-associated membrane protein-2，LAMP-2)突变[46]。

(七) Ⅵ型 GSD　Ⅵ型 GSD 又称 Hers 病。由于肝脏糖原磷酸化酶活性减低，使肝糖原分解受阻而引起肝脏中糖原堆积，临床上极为少见。编码肝脏中糖原磷酸化酶的基因为 PYGL，定位于 14q21～22，基因结构尚未完全弄清。与 M-Gp 为同工酶，除 5′非翻译区序列不同外，其余部分相同。肝糖原分解需要肝糖原磷酸化酶(H-Gp)参与，H-Gp 缺陷，同样引起肝脏中糖原堆积。对 Mennonite 家系用 PYGl 基因侧面遗传标志进行连锁分析证实此家系的Ⅵ型 GSD 与 PYGL 基因连锁，多点优势积分(LOD score)为 4.7。对反转录-聚合酶链反应(RT-PCR)产物进行测序发现患者 PYGL mRNA 的外显子 13 全部或部分缺失。

本型患者临床表现虽然也有肝大和低血糖，但症状较轻，因为患者 M-Gp 活性正常，故活动时不引起低血糖。

(八) Ⅶ型 GSD　由于磷酸果糖激酶(PFK)基因突变而致 PFK 活性缺乏或减低所引起，1965 年首次报道，到 1996 年已报道 30 例。PFK 有三种同工酶，即 PFKM、PFKP 及 PFKL，分别由不同基因编码，称之为肌肉、血小板和肝型 PFK，基因分别定位于 1、10p 和 21 号染色体。Ⅶ型 GSD 由 PFKM 基因发生突变所致。本型患者的临床表现极不均一，从典型的临床表现到无任何症状。典型临床表现为劳动时

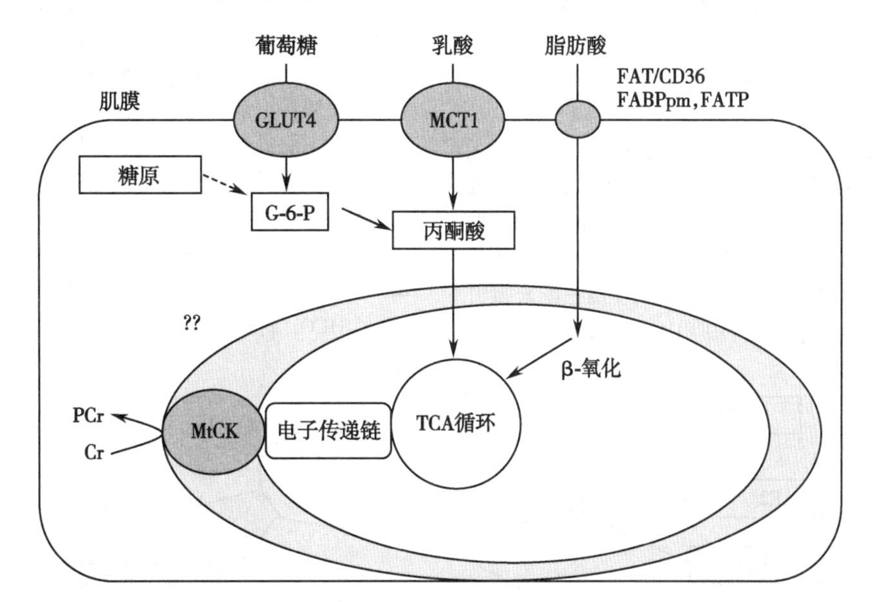

图 4-6-1-8　McArdle 病患者的骨骼肌代谢途径

虚线表示糖原分解障碍，McArdle 患者 GLUT4、MCT 和 MtCK 蛋白水平增加；FABPm：浆膜相关性脂肪酸结合蛋白；FATP：脂肪酸转运蛋白；G-6-P：葡萄糖-6 磷酸；MCT：单羧酸盐转运体；mtCK：线粒体肌酸激酶

肌肉乏力，肌痛反复发生的溶血综合征，表现为肌球蛋白尿，纯合子和杂合子均可发病。有些患者从儿童期即发病，有少数患者到80岁才被诊断出来，患者只表现为进行性下肢软弱无力。有的家族中两代人均有病，先证者有病，其父亲和1个弟弟有PFK缺陷，但无症状。有的有溶血综合征，另外的患者可无。研究表明，基因型与表型无相关性。PFK酶为糖尿溶解的重要酶，由于肌糖原溶解发生障碍，故最常见症状为肌肉无力。实验室检查，红细胞中己糖-1-磷酸水平升高，2,3-二磷酸甘油酸(2,3-DPG)水平降低，血尿酸可以升高，可能是由于己糖-1-磷酸旁路过分活跃所致。

（九）Ⅷ型GSD 本型在文献中明确标明糖尿累积病Ⅷ型，但在一些大型儿科参考书中却未见此分型。由何种酶发生突变，文献中也未统一。有些作者认为是肌肉磷酸化酶6激酶有缺陷，也有作者认为是由于磷酸化酶激酶α亚单位基因有突变(α亚单位基因位于Xq12～q13上)。如为后者则本型可归入Ⅸ型GSD。在所报道的Ⅷ型病例中，临床表现也不均一，如Kornfeed等文献复习中有1例为美籍印第安人患Ⅷ型GSD患者，死后尸解示：大体解剖有严重脑萎缩，但脑皮质外表厚度保留。纹状体糖原量增加5倍，脑皮质增加50倍，超微结构糖原贮积点主要在远端轴突，同时有大量脂褐质堆积，这可能与患者死前存活时间较长有关。Shiomi等报道1例日本女患者患Ⅷ型GSD，临床表现为肝硬化和肝细胞瘤。剖腹探查瘤直径，活检病理诊断为腺瘤样增生。而Buhre等报道1例胎儿发病的严重肌肉糖原累积与磷酸化酶6激酶缺陷有关。据此，Ⅷ型GSD是否为独立类型，目前尚未得到公认。

（十）Ⅸ型GSD 本型是由于磷酸化酶激酶(PHK)活性减低所致，包括一组不均一的GSD，磷酸化酶由腺苷环化酶，依赖于cAMP的蛋白激酶和磷酸化酶激酶的级联反应而激活，磷酸化酶激酶由α、β、γ、δ亚单位组成，且多由不同的基因编码。在不同组织中，前述亚单位表达不同，这些亚单位的基因发生突变，则可使磷酸化酶活性缺乏而引起不同组织中的糖原堆积。根据受累器官的不同可分为4种表型[47,48]。

1. 伴性X-遗传性肝PHK缺陷 这是本型中最常见的一种表型，由定位于Xp22.1～p22.2染色体上的PHK组成成分的α亚单位基因发生突变而致，患者肝和红细胞、白细胞中的PHR活性减低，而肌肉中的PHK正常。临床特征：5岁以前生长迟缓，肝大，肝转氨酶、血胆固醇、甘油三酯轻度升高，禁食状态偶出现酮症，因肌肉中PHK正常，故血清乳酸和尿酸常正常。随着年龄增长，前述临床表现可逐渐恢复正常，酶学检查PHK证明红细胞、白细胞中PHK活性减低，肝活检表现为肝细胞因糖原堆积而增大，可有纤维化，堆积的糖原呈玫瑰表型。

2. 肌肉-特异性磷酸化酶激酶缺陷 这一表型是由于肌肉中PHK中的α亚单位突变，基因定位于Xp12，患者肌肉中PHK活性低，而肝和血中红细胞、白细胞中PHK活性正常，临床特征主要表现为肌肉痉挛，运动可出现肌球蛋白尿，亦可表现为进行性肌无力和肌萎缩。

3. 肝和肌肉中PHK缺陷 此种表型为常染色体隐性遗传，主要是组织PHK的β和γ亚单位基因突变所致。临床表现既有肝PHK活性缺乏，又有肌肉中PHK缺陷的特征，肌活检测定PHK活性减低。

4. 心肌PHK缺陷 PHK缺陷只限于心肌中，患者在婴儿期至出生后即有心肌病，并迅速进展到心力衰竭，常因此而夭折。心电图检查有高的QRS波，PR间期缩短。PHK活性只限于心肌中减低，肝和肌肉中则正常。此种表型临床上极为少见，文献中只有几例报道。

（十一）Ⅺ型GSD 此型又称Fanconi-Bickel综合征(FBS)，文献中称之为Ⅺ型GSD。严格来讲，此型无糖原代谢障碍，应不属于GSD，但事实上体内一些组织中确有糖原堆积，从病理学上看属于GSD范畴。FBS的病因为葡萄糖转运蛋白2(GLUT2)基因即SLC2A2基因发生突变，该基因定位于3q26.1～q26.3。GLUT2基因在肝、胰岛、红细胞和小肠均有表达。Santer等总结了本型患者自1949年首次报道以来到2002年止，88个家庭，109个FBS患者，其中50%的患者作了分子遗传学分析，有33种突变包括错义、无义、移码和拼接突变，如IVS2-2A→G、Q287X、L389P、V423E和密码子5赖氨酸即停止编码等。本型病例较为罕见，其临床特点：①肝大。②对葡萄糖和半乳糖不耐受。③禁食时发生低血糖。④生长迟缓。⑤特发性肾病，表现为近端肾小管功能不全，有糖尿、氨基酸尿、磷酸盐尿和碳酸盐丢失。实验室检查有低磷血症、低血糖(轻度)，转氨酶、碱性磷酸酶升高，但血清乳酸和尿酸正常。由于GLUT2在肝、小肠、胰岛和肾小管上皮细胞不能进行跨膜转运，导致糖原在肝和肾脏内堆积。X线检查可见肝肾增大、骨骼佝偻病(由于低磷血症)。有些病例还可表现为小肠吸收不良，无肝大。

SLC4转运体家族成员的结构与功能相似(图4-6-1-9)，AE1-3为非Na^+依赖性Cl^--HCO_3^-转运体，NBCe1和NBCe2为Na^+-HCO_3^-转运体；NDCBE为Na^+介导的Cl^--HCO_3^-交换

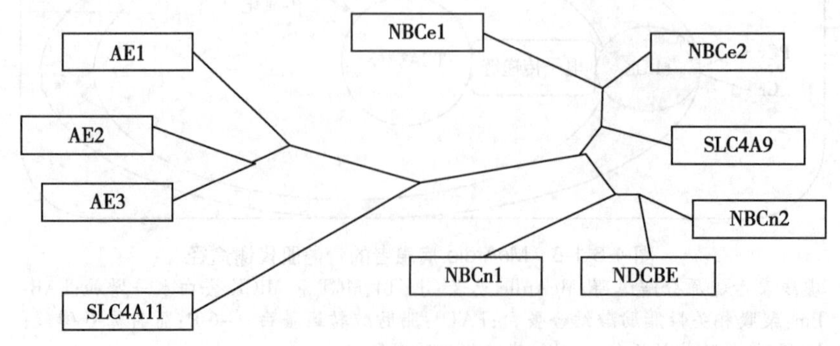

图4-6-1-9 SLC4转运体家族

子;NBCn1 和 NBCn2 为电中性 Na^+-HCO_3^- 转运体;NBCn2c 也可介导 Na^+ 依赖性 Cl^--HCO_3^- 交换。NBCe1 转运体(图 4-6-1-10)含有胞外 N 端、跨膜区和胞质 C 末端,异构体分别称为 NBCe1-B/C/D/E;错义突变引起近曲肾小管性酸中毒(图 4-6-1-11);细胞质的主动激活结构域(autostimulatory domain, ASD)与碳酸酐酶Ⅱ相互作用,PIP2 刺激 NBCe1-A 活性,Mg^{2+} 调节 NBCe1-A 功能(通过 Mg^{2+}-依赖性磷酸酶,使 PIP2 去磷酸化);NBCe1-B 的功能受 IRBIT、PIP2 和 Mg^{2+} 调控(表 4-6-1-6)。

【实验室检查与特殊检查】

有肝脏受累的类型者则有不同程度的空腹低血糖症;单独只有骨骼肌或心肌受累者则无。实验室检查除血糖外,与

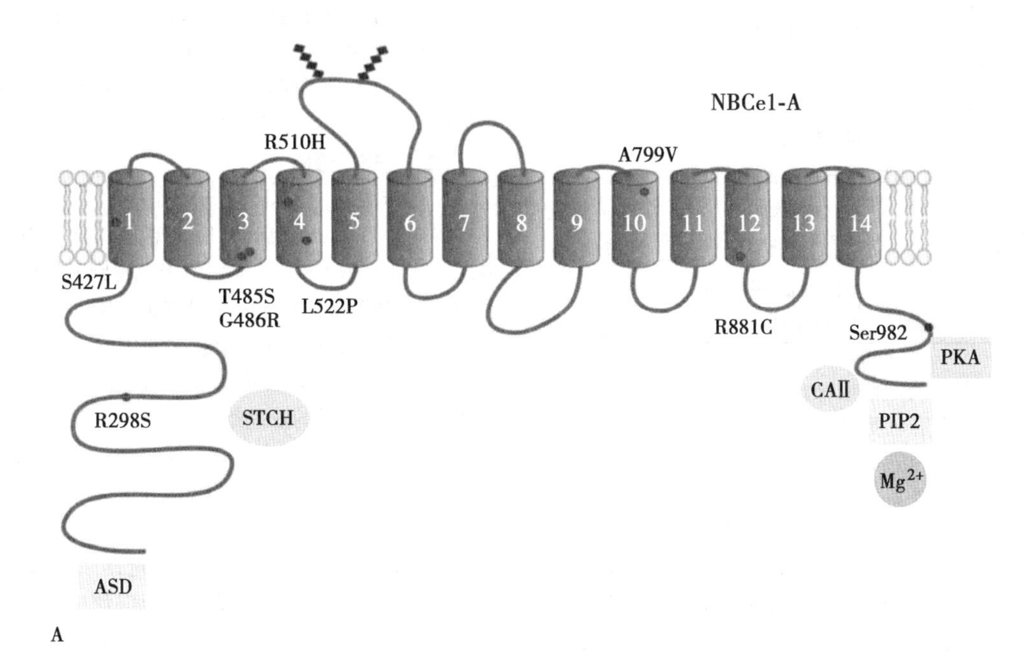

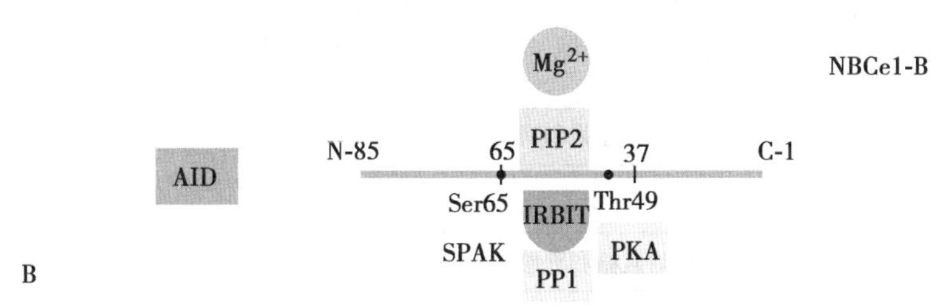

图 4-6-1-10　NBCe1 结构

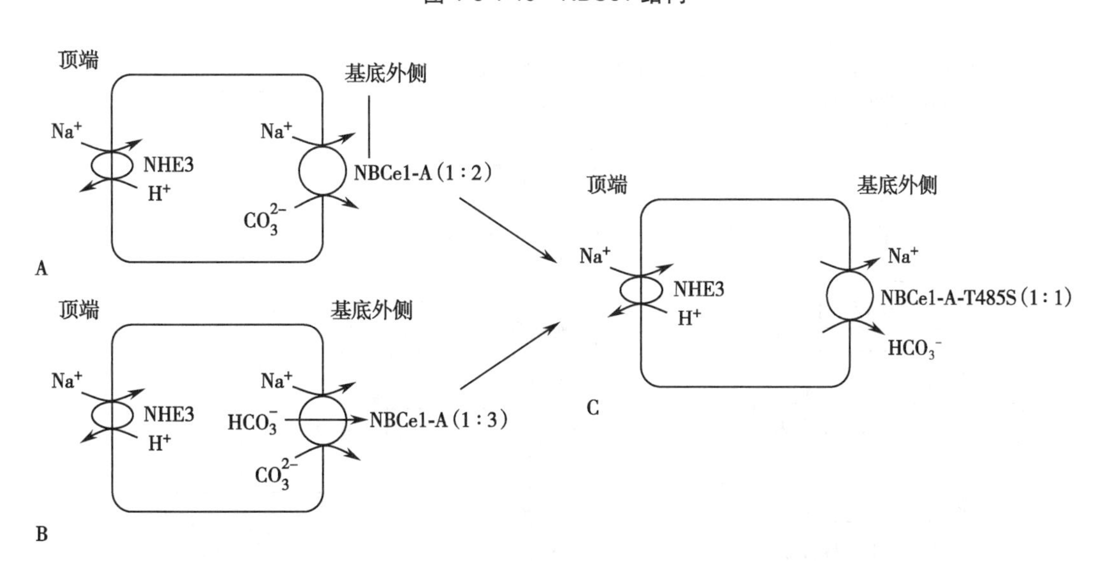

图 4-6-1-11　近曲小管 NBCe1-A 突变(T485S)

电中性 NBCe1-A-T485S 优先转运 Na^+-HCO_3^- 进入近曲小管细胞,引起近曲小管性酸中毒

表 4-6-1-6 NBCe1 突变的发病机制

突变方式	部位	发病机制
Q29X	细胞质 N-末端	蛋白被截短
R298S	细胞质 N-末端	蛋白折叠异常/蛋白在细胞内潴留
S427L	TM1	螺旋结构异常/$GHCO_3$ 降低/$IHCO_3$ 逆转异常
T485S	TM3	相互作用部位改变/电荷丢失
G486R	TM3	离子作用点变化
R510H	TM4	蛋白在细胞内潴留
W516X	TM4	蛋白被截短
L522P	TM4	蛋白在细胞内潴留
2311delA	IL4	蛋白被截短
A799V	TM10	蛋白在细胞内潴留/$GHCO_3$ 降低
R881C	TM12	蛋白在细胞内潴留
65bp-del	细胞质 C-末端	蛋白在细胞内潴留

糖原合成和降解有关的一些血液成分也随之发生变化。在糖原合成和降解中有肝脏受累的类型，血中酮体和阴离子间隙升高，乳酸、尿酸和丙氨酸水平则升高；进食后，上述异常则完全纠正。有肌肉受累的类型则有磷酸肌酸激酶水平升高，严重者出现肌球蛋白尿（色素尿）。血脂谱异常具有不均一性特点，VLDL1、VLDL2 和 IDL 升高，但动脉硬化的危险性增高不明显，可能与同时伴血清脂联素增高有关。肝脏 B 超和 CT 可检出肝腺瘤，心脏受累者心电图上有心肌肥厚图像。肌肉受累者肌电图上显示肌张力性/肌痛性改变。肥大性和浸润性心肌病的临床表现常常是重叠的，诊断困难。此时，可选择专用的心血管磁共振进行鉴别[49]。GSD 是遗传性疾病，且呈家族性发病。诊断包括临床诊断、分型诊断和病因诊断。选择皮肤肌肉活检，测定成纤维细胞与肌肉细胞的 GAA 活性。此外，现在可以测定血清 GAA 活性，血清标本应事先酸化 pH 3.8~4.0[18]。

【诊断】

（一）频发低血糖症和神志异常 特别在出现低血糖的同时有呼吸深快的酸中毒症状，是诊断 GSD 的重要临床线索。肝大使右上腹隆起是肝脏受累类型中常见的体征，有些类型肝大呈进行性（如Ⅰ型）[50]。

（二）GSD 诊断

1. 临床表现 如Ⅺ型 GSD，临床上除 GSD 的肝大外，还伴有特征性 Fanconi 肾病，其他类型的 GSD 则均无此种临床表现。其他类型 GSD，只根据临床表现则不能作出肯定的分型，如Ⅵ型和Ⅸ型在临床上不可能进行鉴别。

2. 酶活性测定 分型诊断必须依赖于受累组织细胞中酶活性的测定。但是，GSD 有 11 型之多，有的类型其缺陷酶由两种或两种以上的亚基组成，或者是由几种作用互不依赖的酶组成。因此，酶测定前应该有个假定的、有缺陷的酶检测的方向。Dunger 等提出对 GSD 分型的筛选方案有一定的实用价值[51]（图 4-6-1-12）。

根据上述筛选方案作酶活性测定，可缩小酶活性测定的范围。酶活性测定步骤复杂，难于广泛应用于临床分型。Ding 等用免疫印迹分析法测定了Ⅲ型 GSD 的酶活性（包括转移酶和 α-糖苷酶）。原理是患者活检组织制成匀浆作为抗原，与从猪肌肉中纯化的脱支酶所制备的多克隆抗体作

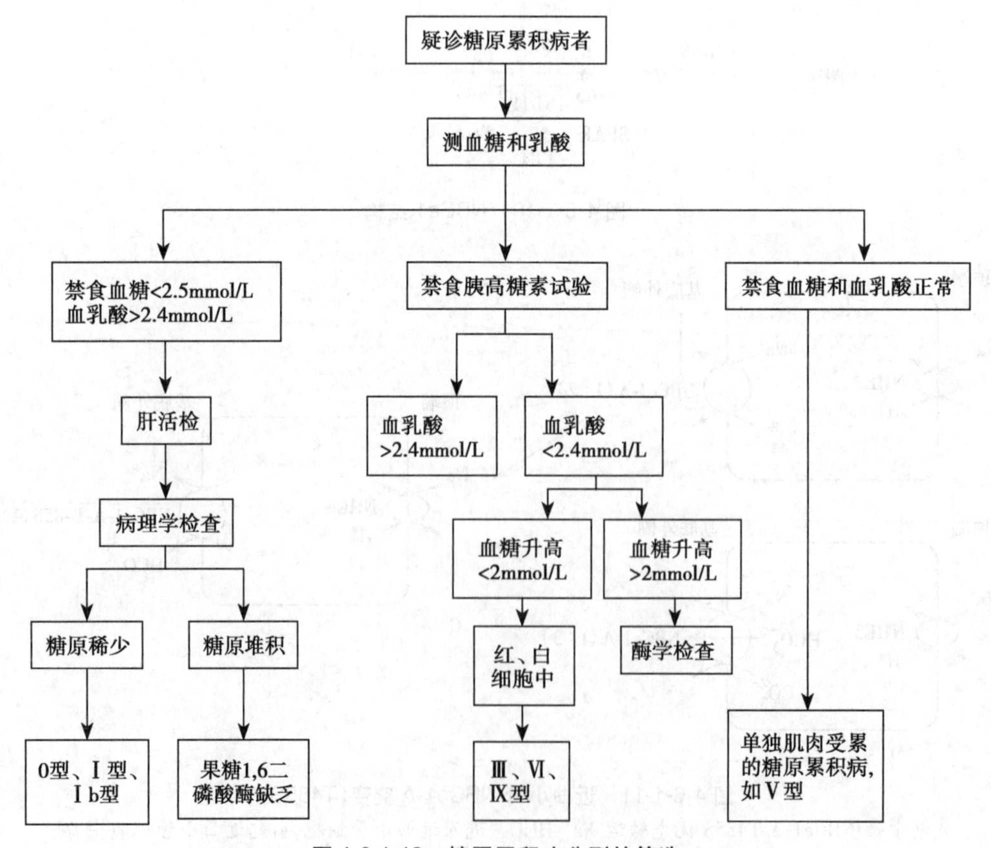

图 4-6-1-12 糖原累积症分型的筛选

Western 印迹分析，可以将ⅢA、ⅢB 和ⅢD 型患者鉴定出来；取羊水细胞作体外培养测定酶活性可对胎儿作出产前诊断。G6P 酶活性测定原理是测定每克蛋白、每分钟释放出来的磷离子，1U 的 G6P 酶活性是每分钟释放 1μmol 的磷离子。测定前要分离出活检组织匀浆中的微粒体。因为 G6P 酶在微粒体内，而微粒体膜具有选择性通透性。微粒体膜破裂后才有 G6P 酶活性表达，因此需测定完整和膜破裂后的微粒体释出的磷含量，分别以 IM（intact microsome）和 DM（disruptive microsome）表示，同时测定微粒体破裂后活性表达的甘露糖-6-磷酸和焦磷酸酶和蛋白质浓度。测定 IM 和 DM 状态下 G6P 酶的比例，然后再通过公式计算出完整微粒体中 G6P 酶的活性。Stamm 等测定 1 例成年部分性 G6P 酶缺陷的患者，结果为每克蛋白含 2.4μmol Pi/min 和 1.98μmol Pi/min，磷酸酶 31.2μmol Pi/min[正常对照者分别(4.7±1.9)μmol Pi/min 和(25.1±6.5)μmol Pi/min]。各种类型的 GSD 中的酶活性均可测定，其方法各异。总之，酶活性测定可确定 GSD 的类型。正是由于酶活性测定进行分型步骤繁杂、费力、费时，因此有些作者提出可以 DNA 为基础的方法对怀疑患有 GSD ⅠA 型来进行突变基因筛查，可免除肝活检和酶学诊断。具有周围中性粒细胞和单核细胞减少或功能异常的Ⅰ型 GSD 中的ⅠB 和ⅠC 型可用周围中性粒细胞做试验以检出ⅠB 型患者酶的功能，并可与ⅠA 型鉴别。ⅠB 型患者的中性粒细胞在加入葡萄糖时，NADPH 氧化酶几乎无增加，而ⅠA 型患者则明显增加。这是因为ⅠB 型患者的中性粒细胞缺乏对细胞外葡萄糖反应与加入葡萄糖不能提高细胞内 G6P 酶水平有关，由此限制了在己糖-1-磷酸旁路中 NADPH 的产生。此试验对确定ⅠB 型患者的中性粒细胞是否有功能异常是有力证据。

3. 实验室检查和刺激试验　一般应包括血糖/血酮体/乳酸/血脂/尿酸的动态变化。存在低血糖发作的患者，应每小时抽血测指标，直至血糖降到 2.2mmol/L(40mg/dl)时再作口服葡萄糖负荷试验（葡萄糖量按 1.75g/kg 给），同样每小时取血测相同的指标。胰高糖素刺激试验对 GSD 的临床诊断有帮助，特别是肝型 GSD。试验方法是静脉推注（或肌内注射）胰高糖素，剂量为 30μg/kg，最大剂量不大于 1mg。注射前、注射后 30、60、90 和 120 分钟取血测定血糖和乳酸。0 型患者在进食 2 小时后有血糖升高，血乳酸下降；但禁食 8 小时做此试验，则血糖和血乳酸均无升高反应。Ⅰ型患者无血糖升高，只有血乳酸升高，Ⅲ、Ⅵ和Ⅸ型患者血糖稍升高或不升高，血乳酸也不升高。Dunger 等观察了 13 例Ⅰ型、15 例Ⅰb 型、12 例Ⅲ和 10 例Ⅸ型患者血糖和血乳酸对胰高糖素的反应。结果：①所有Ⅰb 型和Ⅲ型患者注射胰高糖素后血糖上升小于 1mmol/L；Ⅰ型和Ⅸ型则反应变化较大，有血糖稍有升高、不升高或反应正常者。②所有Ⅰ型和Ⅰb 型患者在注射胰高糖素后 120 分钟血乳酸水平均大于 2.4mmol/L；Ⅲ型和Ⅸ型则低于 2.4mmol/L。只有肌肉受累的 GSD，胰高糖素试验反应正常。

4. 基因突变检测　采用分子生物学方法进行基因突变检测。基因突变筛查标本可用活检所得的肝或骨骼肌标本，也可用周围血白细胞、培养的皮肤成纤维细胞或羊水细胞。

【治疗】

不同类型的 GSD 治疗的方法有所不同。有的患者无症状，同一类型的 GSD，其疾病的严重程度也不相同。一般来说，新生儿和婴儿患者疾病较严重，治疗也较困难。年龄较大的儿童，由于依从性较好，治疗也较容易。本病为遗传性疾病，故难以根治，但近年发展起来的基因治疗为根治 GSD 带来了希望，但辅助治疗十分重要，例如Ⅴ型 GSD 患者进行中等程度的有氧运动能明显改善病情[52]，而Ⅱ型 GSD 对物理治疗有良好反应[53,54]。

（一）补充葡萄糖　原则是根据 GSD 类型和患者情况，按时给患儿补充葡萄糖的来源，以满足餐后状态所需葡萄糖。0 型、Ⅰ型、Ⅲ型、Ⅵ型、Ⅸ型、Ⅺ型都需要饮食治疗，但提供葡萄糖来源的间隔时间有所不同。0 型和Ⅰ型白天需每隔 2~4 小时补充 1 次，夜间每 3~4 小时补充 1 次；Ⅲ型可隔 4~6 小时补充 1 次，而Ⅵ和Ⅸ则只需在睡前加餐 1 次即可，还需根据所监测的血糖和乳酸水平的变化来调整间隔时间。如 0 型 GSD 可引起高血糖和高乳酸血症，因为维持时间短，给予葡萄糖的间隔时间太短而使患者得不到休息。公认能提供葡萄糖来源的食品为未煮过的大米淀粉（cornstarch），优点为在肠道消化吸收较慢，可使喂食间隔时间延长到 4 小时，且不会出现高血糖，剂量为每次 2g/kg。也可用乳类食品，其中含有等于白天所计算出来的葡萄糖产生速率的葡萄糖量。所需的最小的葡萄糖量可用下列公式来计算基础状态下葡萄糖产生率：$Y=0.004X_3-0.214X_2+10.411X-9.084$。式中 Y 为每分钟产生的葡萄糖的量（mg），X 为体重（kg）。Wolfsdorf 等从(0.8±0.4)岁开始用大米淀粉作为提供葡萄糖来源的食品，总治疗时间为(13.9±5.0)年，17 例患者都是Ⅰ型 GSD 患者。在治疗 24 小时过程中监测血生化改变，结果：①17 例患者平均每小时血浆糖浓度为(4.2±0.9)mmol/L，其中 4 例有血糖低(2.8mmol/L)的短暂时间；血乳酸水平在(2.1±1.2)mmol/L 至(3.8±2.8)mmol/L 之间。②身高低于目标值(-0.1±1.1)cm 标准差。③6 例有贫血，血红蛋白为 106~116g/L。④5 例有 1 个或 1 个以上的肝腺瘤。⑤16 例有肾小球滤过增加，2 例的尿白蛋白增高。故要使生化得到满意控制，患者饮食治疗方案必须个体化，同时要定时地进行代谢评估和血糖监测。肾小球功能不全和肝脏腺瘤的形成是严重的较长时间内的并发症，饮食治疗也不能防止其发生。

饮食以经口或经胃喂食为首选，经口可用于年龄较大的婴儿；经胃则用于新生儿或年龄小的婴儿。可用鼻胃管和胃切开插管，在不能经口或经胃喂食时可用全胃肠外营养支持治疗。特别应注意的是，除提供葡萄糖来源的食品外，应注意营养平衡，包括蛋白质、脂肪、维生素、矿物质等，以保证营养平衡，促进婴儿正常生长发育。最好有专业的营养师调配患儿饮食，否则可引起维生素缺乏、贫血等，但服用支链氨基酸不能使Ⅴ型糖尿累积病患者运动能力改善。

（二）酶替代治疗　Bijvost 等用基因敲除方法构建的Ⅱ型 GSD 小鼠模型做实验，注射从转基因兔的乳汁中制备的人酸性 α-糖苷酶后，除脑组织外，其余所有组织中的酸性 α-糖苷酶在注射 1 次后即得到完全纠正；连续用 6 个月，心脏、骨骼肌和平滑肌中溶酶体中累积的糖原均被降解，组织形态学也有进步。Kikuchi 等用缺乏酸性麦芽糖酶的鹌鹑做实验，分为治疗组与对照组。治疗组每2~3天注射1次重组人酸性麦芽糖酶，剂量为每次14mg/kg或42mg/kg，共18天（注射7次），对照组只注射缓冲液。注射治疗组上抛试验阳性和可扑翅，大剂量有的可飞100cm距离。组织中酶活性增高，糖原减少，组织学正常。除有糖原颗粒增加外，小剂量组的生化和组织病理学改善小。此种酶替代治疗是否可用于人，还需进一步临床试验。2005年，Klinge 等报道了用基因重组人酸性α-糖苷酶（rhGAA）治疗32例患 Pompe 病小孩的结果，已随访了10个月，患儿心脏状态即左室重量指数和骨骼肌运动功能都获得明显的进步，患儿耐受良好，其中骨骼肌运动功能用 Alberta infant motor scale 评定，但长期疗效有待进一步观察。

（三）手术切除肝腺瘤 Yoshidome 等报道，41%（13/32）有肿瘤内出血，其中4例有腹腔内出血，12例做了肝切除，6例做了肝移植，手术无死亡，14例未做手术，2例有癌变。作者认为较大的、位于肝脏表面易发生出血的患者，应手术治疗，在术中疑有腺瘤的小结节应做冷冻切片活检以确定诊断。Corbea 等报道2例ⅠB型GSD患者，分别在12岁和10岁，因身高分别为-3.1SD和-1.7SD而做肝1/4切除和门静脉分流术，并进行长期随访。术后5年内身高快速增长了35cm，血糖和胰岛素水平升高；术后2年青春期发育开始。术后继续用生谷淀粉饮食治疗，同时用重组G-CSF，但此种手术不能预防肝腺瘤的发生。

（四）肝移植和心脏移植 肝移植指征：①多发性肝脏腺瘤；②肝腺瘤疑有癌变者；③严重的肝肾功能不全。心脏移植的指征为顽固性心力衰竭，用常规抗心力衰竭治疗仍不能控制者。不论何种器官移植，并发症均多，病死率也高，但也有获得成功者。Fairre 等[55]报道了3例ⅠA型GSD做肝移植的长期结果。3例患者年龄分别为15、17和23岁，均因有多发性肝腺瘤害怕发生癌变而做肝移植手术，术后6~8年，生活质量大有进步，不需控制饮食，身高增长，代谢平衡得到控制。此3例术后并发症有：1例并发慢性丙型肝炎，1例并发痛风，1例有肾小球硬化并进行性肾衰竭，手术不能防止节段性肾小球硬化的发生。Ⅰ、Ⅲ、Ⅳ型病情严重者均可考虑做全肝移植或肝细胞移植手术[56,57]。转基因治疗是研究的重点方向[58]。

【病例报告】

（一）病例资料 患儿男性，14岁。因身材矮小14年，食欲减退、气促10余天入院。患儿出生后生长较同龄人迟缓，个子矮小，至今无第二性征发育，无勃起及遗精。生后不久外院发现肝大，无黄疸，无脾大。2岁时面部出现毛细血管扩张。2013年7月10日患儿无明显诱因下出现全身乏力，食欲明显下降，阵发性咳嗽，无痰，活动后感气促，且症状逐渐加重，5天前出现恶心，呕吐胃内容物，非喷射性，伴有头痛，气促明显，夜间不能平卧，入睡困难，无发热、无腹痛、腹胀，诊断"慢性肾功能不全急性期、心功能衰竭、生长发育迟缓"，经治疗，气促稍好转。起病以来智力正常，学习成绩中等。平素有口干症状，饮水稍多，无晕倒，2岁以后偶有流鼻血现象，每年约5~6次，均自行止血。近10余天精神、进食、睡眠皆差，既往每日尿量2000~3000ml，近1周尿量800~1000ml。患儿为第3胎足月平产，母孕期平顺，出生体重约3kg，出生时情况良好，无窒息、产伤、抢救史。生长发育比正常同龄儿童迟缓。

体温36.5℃，心率68次/分，呼吸20次/分，血压127/62mmHg，体重24kg，身高126cm，头围50.8cm，上部量62cm，下部量64cm。发育迟缓，身材矮瘦，营养欠佳，贫血貌，颜面部可见大量毛细血管扩张，全身浅表血管显露，胸壁静脉显露，可见肋骨串珠。心率68次/分，律齐。腹稍隆起，可见大量腹壁静脉充盈，无胃肠型及蠕动波。肝上界位于右锁骨中线第5肋间，肝肋下5cm和剑突下6cm扪及。移动性浊音阴性。外生殖器细小，左侧睾丸1cm×2cm，右侧未扪及。生理反射存在，双侧对称，肌张力正常，肌力5级。无肢体瘫痪，巴宾斯基征、凯尔尼格征、布鲁津斯基征阴性。血常规正常，肌红蛋白159μg/L，BNP 542pg/ml。动脉血pH 7.058，$PaCO_2$ 11.6mmHg，PaO_2 89mmHg；BE -24.9mmol/L，BB 23.1mmol/L；凝血常规、输血常规、免疫球蛋白、乙肝两对半正常。胸部X线片显示两肺纹理增强。骨密度显示骨质疏松。腹部彩超见肝大，肝实质回声增高，双肾增大，实质回声增强。心脏彩超未见异常。

2013年7月21日—2013年7月23日本院急诊：WBC 4.9×10^9/L，RBC 2.0×10^9/L，Hb 67g/L，血细胞比容18%。尿酮体+，pH 5.0，比重1.010，血糖5.24mmol/L，BUN 34mmol/L，Cr 514.3μmol/L，UA 1043.0μmol/L，血钾2.52~2.87mmol/L，氯化物90.6~94.6mmol/L，血钙1.59~2.13mmol/L，血磷2.22~2.66mmol/L，二氧化碳7.6~9.0mmol/L；血TG 16.64mmol/L，TC 8.9mmol/L，HDL 1.8mmol/L，FT_3 2.05pmol/L，FT_4 12.58pmol/L，TSH 1.89mU/L，BNP 2230.49pg/ml，肌红蛋白193.3μg/L；A型血，RH（阳性），纤维蛋白原4.82mg/L。免疫全套、风湿全套、ENA测定、狼疮全套、肝功能正常、凝血常规、肌钙蛋白等检查均正常。胸部X线片显示左下肺感染，B超显示双肾肾实质病变（B级）肝大。心电图显示窦性心动过缓，房性期前收缩连发，心室肥大。心脏彩超见二三尖瓣及肺动脉瓣轻度反流，心律不齐。初步诊断为生长发育迟缓、先天性肝大考虑糖原贮积病、IGF-1缺乏症或GH抵抗综合征、慢性肾功能不全（CKD 5期）、肾性贫血、佝偻病、代谢性酸中毒、心功能衰竭（心功能Ⅲ级）和肺部感染。

入院后查酮体和蛋白质阴性，糖化血清蛋白3.80mmol/L，HbA_{1c} 4.70%；白蛋白43.6g/L，球蛋白32.7g/L，白球比值1.3，谷丙转氨酶53.3U/L，谷草转氨酶69.3U/L。甘油三酯9.69mmol/L，胆固醇11.70mmol/L，低密度脂蛋白4.63mmol/L，高密度脂蛋白1.55mmol/L，HDL/TC 0.13。血氨55.8μmol/L；尿钾15.72mmol/24h，尿钠86.0mmol/24h，氯75.3mmol/24h，尿钙0.53mmol/24h。尿蛋白定量0.16g/24h，NAG酶9.70U/L，RBP 5.9mg/L，α1微量球蛋白51.90mg/L，尿肌酐2268.0μmol/L，尿蛋白/尿肌酐0.62，尿mALB/尿肌酐5.73，蛋白定性微量。血沉50.0mm/h，降钙素原0.50ng/ml；铜蓝蛋白351.0mg/L；肝功能、结核抗体、凝血功能正常，铁蛋白280.100ng/ml，铁代谢组合正常，尿轻链kap 2.07mg/dl，轻链1am 5.0mg/dl。碱性磷酸酶121U/L，血清乳酸5.4mmol/L，血清皮质醇（8am）24.26μg/dl，ACTH 1.64pg/ml；GH 2.8ng/ml，IGF-1 17.87ng/ml（参考值76~499ng/ml），25-(OH)D<3ng/ml，PTH 159.40pg/ml；FSH 0.16U/L，LH

0.32U/L，E_2<18.35ng/L，PRL 15.95ng/ml，孕酮<0.03ng/ml，睾酮<0.025ng/ml。胰高血糖素试验（生理盐水10ml+胰高血糖素1mg空腹静脉注射）结果，见表4-6-1-7、表4-6-1-8和表4-6-1-9。

表4-6-1-7　电解质变化

时间	钾 (mmol/L)	氯 (mmol/L)	钠 (mmol/L)	钙 (mmol/L)	镁 (mmol/L)	磷 (mmol/L)	CO_2 (mmol/L)	AG (mmol/L)
2013年7月20日				1.97↓		2.77		
2013年7月21日	2.8	91.9	136.3	1.59↓	0.79	2.66	9.0	35.4
2013年7月22日(9:00)	2.72	91.2	137.1	1.75↓	0.83	2.22	7.6	38.3
2013年7月22日(15:00)	4.13	94.6	134.6	1.58↓				
2013年7月22日(23:00)	2.52	90.6	136.4	2.13				
2013年7月23日	3.89	95.6	正常	1.82	0.66	0.43	17.0	23.9
2013年7月23日	5.23	99.6	正常	1.99	0.62	0.59	12.4	25.8
2013年7月25日	3.68	99.8	正常	1.87	0.50	1.12	11.0	28.1
2013年7月26日	3.32↓	100.8	正常	1.63	0.52	1.64	10.0	25.9
2013年7月28日	4.27	101.2	正常	1.78	0.53	0.93	8.0	25.9
2013年7月31日	5.4	106.3	135.3	1.79	0.55	1.32	5.7	23.3

表4-6-1-8　肾功能变化

时间	BUN (mmol/L)	Cr (μmol/L)	UA (μmol/L)
2013年7月19日	32.11	440.6	819.0
2013年7月20日	34.44	492.7	825.0
2013年7月21日	34.0	514.3	1043.0
2013年7月23日（血透后）	17.3	268.6	480.0
2013年7月25日	18.2	228.0	571.0
2013年7月28日	13.52	181.0	532.8

表4-6-1-9　胰高血糖素试验结果

时间(min)	0	30	60	90	120	180
血糖(mmol/L)	3.63	4.98	4.68	3.98	3.73	3.21
血乳酸(mmol/L)	9.0	11.6	8.2	6.7	6.4	
GH(ng/ml)	3.35	3.99	8.45	8.57	5.49	2.32

心电图显示窦性心律，多形性室性期前收缩，左心房、右心室、右心房肥大。左髋骨密度T值-3.9，腰椎骨密度T值-5.0。骨骼X线片见图4-6-1-13，腹部CT显示肝大、肝顶部钙化灶、双肾密度普遍较低、双侧少量胸腔积液。诊断为Ⅰ型糖原贮积病、慢性肾功能不全（CKD5期）、肾性贫血、佝偻病。经尿毒清颗粒、金水宝胶囊、依折麦布、碳酸钙维生素D_3咀嚼片、阿法骨化醇、碳酸氢钠、氯化钾治疗，病情改善。

（二）病例讨论　本例的病史特点是自幼起病，生后不久发现肝大伴生长发育迟缓，但GH不降低，IGF-1明显降低，高乳酸血症和酸中毒明显，且伴有低钾血症、蛋白尿、肾功能损害、心功能损害、高脂血症、贫血和维生素D缺乏。肝穿刺活检病理检查符合Ⅰ型糖原累积病（见文末彩图4-6-1-14），肝细胞明显肿胀、变性，肝窦消失，间质纤维组织增生；免疫组化显示PAS++。糖原染色阳性。肝穿刺电镜检查发现肝细胞广泛脂肪变性，内质网扩张，内容物潴留。G6P酶基因突变（图4-6-1-15、图4-6-1-16）导致葡萄糖不能磷酸化，既不能合成肝和肌糖原，糖异生通路也被阻断，是GSD中最

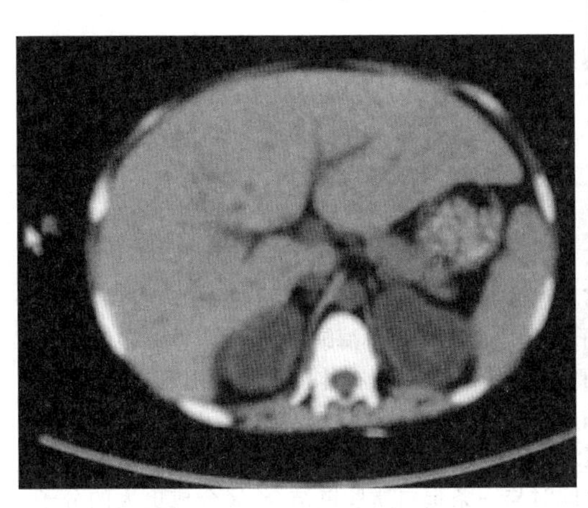
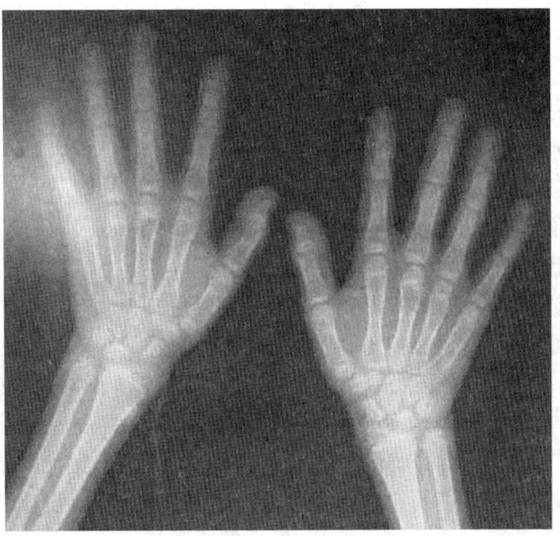
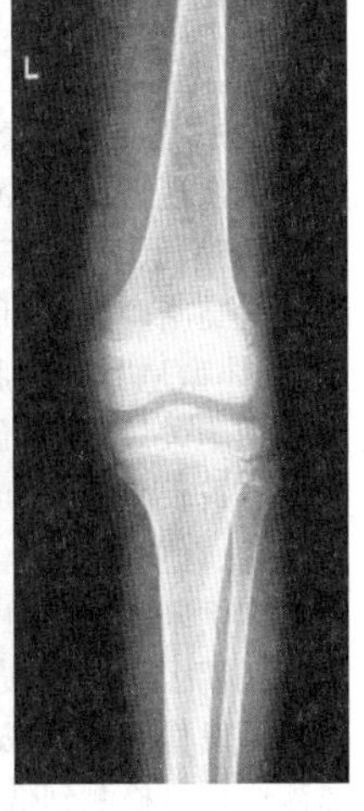

图4-6-1-13　病例的双腕与左膝关节X线片及肾上腺CT片

双侧腕部见7个骨化中心，各骨干骺端与骨骺未见闭合

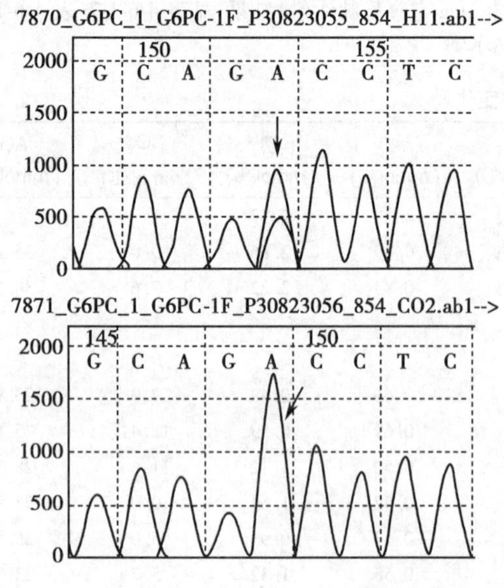

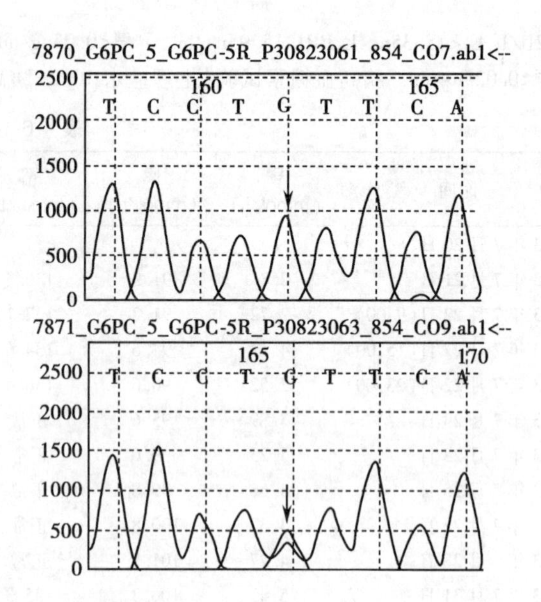

图 4-6-1-15 病例的 G6P 酶基因突变分析

患者显示 c113A>T 和 c.648G>T 突变

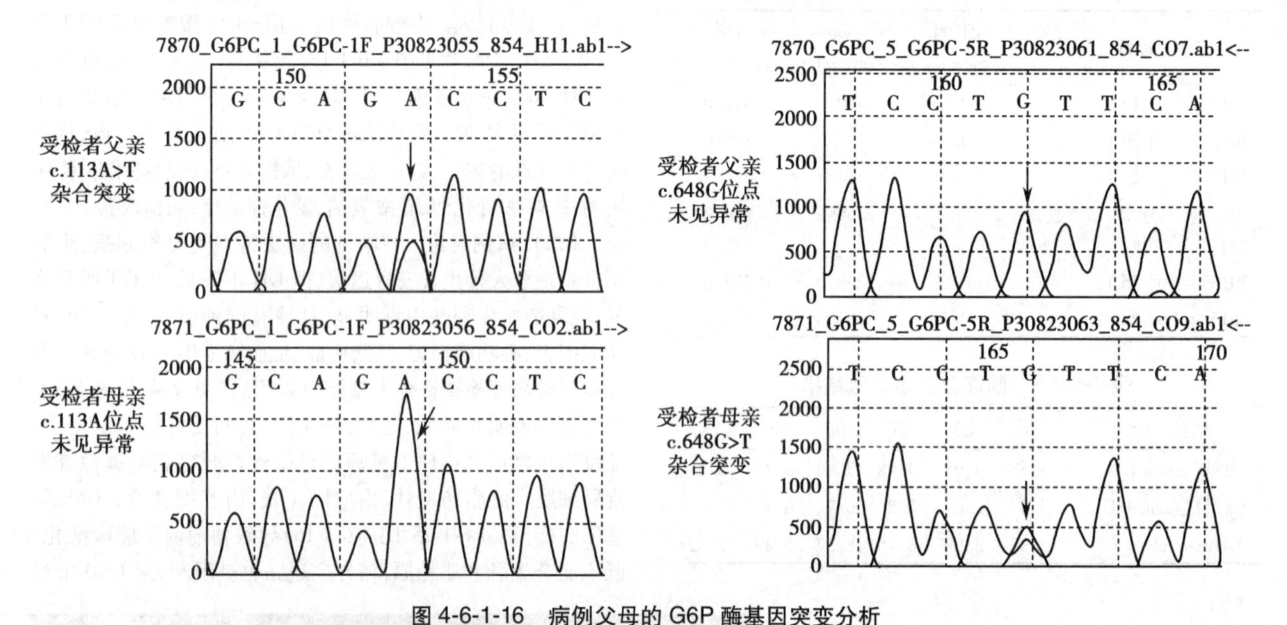

图 4-6-1-16 病例父母的 G6P 酶基因突变分析

患者的父母各携带 1 个杂合子致病性突变。患者符合糖原贮积病Ⅰa 型诊断

严重的一型。主要表现为：①空腹诱发严重低血糖，患者出生后即出现低血糖、惊厥以致昏迷。长期低血糖影响脑细胞发育，智力低下，多于 2 岁内死亡。②伴酮症和乳酸性酸中毒。③高脂血症，臀和四肢伸面有黄色瘤，向心性肥胖，腹部膨隆，体型呈“娃娃”状。④高尿酸血症。⑤肝细胞和肾小管上皮细胞大量糖原沉积，新生儿期即出现肝脏肿大、肾脏增大。当成长为成人，可出现单发或多发肝腺瘤、进行性肾小球硬化、肾功能衰竭。⑥生长迟缓形成侏儒状态。

本例未发现低血糖症的原因是多方面的，轻症病例常在婴幼儿期因生长迟缓、腹部膨胀等就诊。随着年龄的增长，低血糖发作次数可减少。如果进行饥饿试验或 24 小时血糖监测应该可检测到低血糖症。经过前述治疗，患者的肾功能改善，但血乳酸及酸中毒仍未纠正。说明需要进行间断性血液透析，降低血清乳酸水平。本例伴有低促性腺激素性性腺功能减退症，于青春期发育时给予 GnRH 治疗可望恢复生育功能。

（郭丽娟 林潇）

第 2 节 黏多糖贮积症

黏多糖贮积症（mucopolysaccharidosis，MPS）是一组溶酶体累积病，是由于溶酶体水解酶缺陷，造成酸性黏多糖（葡萄氨基聚糖）降解受阻，黏多糖在体内积聚而引起一系列临床症状。黏多糖是结缔组织间的主要成分，包括透明质酸、硫酸软骨素、硫酸皮肤素、硫酸类肝素和硫酸角质素，这些直链杂多糖可同时与一条蛋白质肽链结合，聚合成更大的分子。正常溶酶体中含有许多种糖苷酸，其中有 10 种参与葡糖氨基聚糖链的降解过程，它们中任何一种糖苷酸的缺陷都会造成葡糖氨基聚糖链分解障碍而在溶酶体内积聚，分解不完全的黏多糖可贮积于全身各脏器和组织中，包括骨骼、神经、肝、脾、血管、心脏瓣膜、淋巴结、骨髓、皮肤、角膜等，引起体格发育畸形、智力障碍和脏器功能损害等。

【病因与病理】

MPS中只有MRS-Ⅱ型为X-性连锁隐性遗传，男性患病，女性均为基因携带者。其他各型MPS均为常染色体隐性遗传（表4-6-2-1），只有纯合子基因型才发病。各型MPS发病的基础都是因为编码黏多糖代谢的酶基因变异（包括点突变、缺失、插入、重复等），导致黏多糖降解所需的各种酶功能缺失，引起黏多糖在角膜、软骨、骨骼、皮肤、筋膜、心瓣膜、血管和其他结缔组织内大量堆积。

表4-6-2-1　黏多糖病的致病基因/缺陷酶及增多的黏多糖

类型	致病基因位点	缺陷酶	黏多糖成分
MPS-Ⅰ(H/S/HS)	4p16.3	α-L-艾杜糖醛酸苷酶	DS+HS
MPS-Ⅱ(A/B)	Xq27.3-q28	L-艾杜糖醛酸硫酸酯酶	
MPS-ⅢA	17q25.3	硫酸类肝素硫酸酯酶	HS
MPS-ⅢB	17q21	α-N-乙酰氨基-D-葡萄糖苷酶	
MPS-ⅢC	12q14	α-氨基葡萄糖苷-N-乙酰基转移酶	
MPS-ⅢD		N-乙酰氨基葡萄糖-6-硫酸酯酶	
MPS-ⅣA	3p21.33	N-乙酰半乳糖苷-6-硫酸酯酶	KS+DS
MPS-ⅣB	16q24.3	β-半乳糖苷酶	KS
MPS-Ⅵ	5q11-q14	N-乙酰基葡萄糖-6-40-硫酸酯酶	KS
MPS-Ⅶ(A/B)	7q21.11	β-葡萄糖醛酸酶	DS+HS

注：DS：硫酸皮肤素（硫酸软骨素）；HS：硫酸类肝素；KS：硫酸角质素

（一）代谢障碍　各型黏多糖贮积症均是由于编码各种黏多糖代谢酶的基因发生点突变、无义突变、错义突变、缺失、插入、重复等变异，导致体内黏多糖降解所需的各种酶缺陷（表4-6-2-2），使黏多糖的降解代谢发生障碍，引起体内黏多糖大量堆积。过多的黏多糖沉积在全身各种组织，导致脏器结构与功能的损害，过多的黏多糖可不断从尿液中排出。在临床上表现为各型黏多糖贮积症。在父母均为杂合子的子女中，其基因突变与正常的概率均为25%，其余50%均为杂合子基因携带者。由于MPS-Ⅱ型的缺陷基因位于性染色体X上，因此只有男性才患病，女性均为基因携带者，子代中男性患病以及女性成为携带者的概率各为50%。目前已证实的基因突变种类繁多，且不同人群之间的差异较大。

黏多糖包括4-硫酸软骨素、6-硫酸软骨素、硫酸软骨素、硫酸类肝素、硫酸角质素、肝素及透明质酸等成分，为角膜、软骨、骨骼、皮肤、筋膜、心瓣膜和血管结缔组织的结构成分。MPS-Ⅰ型的α-艾杜糖醛酸酶缺陷、MPS-Ⅱ型的艾杜糖醛酸硫酸酯酶缺陷以及MPS-Ⅶ型的β-葡萄糖醛酸酶缺陷，均导致硫酸软骨素和硫酸类肝素的降解受阻。MPS-Ⅲ型的各种酶缺陷均可引起硫酸类肝素的降解障碍。MPS-Ⅳ型的β-半乳糖苷酶缺陷主要影响硫酸角质素的降解。MPS-Ⅵ型的酰基硫酸酯酶B缺陷主要使硫酸软骨素的降解受阻。

表4-6-2-2　黏多糖贮积症增多的黏多糖成分

类型	酶缺陷	增多的黏多糖成分
MPS Ⅰ(H/S/HS)	α-L-艾杜糖醛酸苷酶	硫酸软骨素、硫酸类肝素
MPS Ⅱ(A/B)	艾杜糖醛酸硫酸酯酶	同上
MPS ⅢA	硫酸类肝素硫酸酯酶	硫酸类肝素
MPS ⅢB	α-N-乙酰氨基葡萄糖苷酶	同上
MPS ⅢC	α-氨基葡萄糖苷N-乙酰基转移酶	同上
MPS ⅢD	N-乙酰氨基葡萄糖-6-硫酸酯酶	同上
MPS ⅣA	N-乙酰半乳糖苷-6-硫酸酯酶	硫酸角质素、6-硫酸软骨素
MPS ⅣB	β-半乳糖苷酶	硫酸角质素
MPS Ⅵ	酰基硫酸酯酶B	硫酸软骨素
MPS Ⅶ	β-葡萄糖醛酸酶	硫酸软骨素、硫酸类肝素
MPS Ⅷ	待定	硫酸角质素、硫酸类肝素
MPS Ⅸ	透明质酸酶	透明质酶(hyaluronen, HA)

（二）分型　相关酶缺陷和活性低下的种类以临床表现和影像学表现的不同，将黏多糖贮积症分为7个类型，每一型又分为2~4个亚型。其中，黏多糖贮积症Ⅰ、Ⅳ型最为常见且较具特征性，而尤以Ⅰ型最典型，为黏多糖贮积症的原型（表4-6-2-3）。20世纪50年代以前，由于当时对本病的认识较少，因此有关疾病的名称相当混乱，如脂肪软骨营养不良、软骨—骨营养不良、多发性骨发育障碍等。直到1952年才首次提出并使用黏多糖贮积症一词。目前，临床上将黏多糖贮积症分为9种类型，其中MPS-Ⅰ型包含3个亚型。现已证实，MPS-Ⅴ型为MPS-ⅠS型。在所有各型黏多糖贮积症中以Ⅰ、Ⅳ型最常见，Ⅷ、Ⅸ型只有个例报道。由于黏多糖贮积症是一类非常罕见的疾病，目前尚缺乏有关本症患病率或发病率方面的确切资料。据估计，北美和欧洲各型黏多糖贮积症的总发病率约为1∶25 000。

（三）黏多糖沉积　结缔组织细胞、血管内皮细胞、平滑肌细胞、单核吞噬细胞及神经细胞等均有黏多糖沉积，镜下见细胞肿胀、胞质透明，PAS呈阳性。神经系统的肉眼改变主要为大脑实质呈不同程度的弥散性萎缩，脑膜增厚、不透明，并可有脑积水，侧脑室增大。镜下见脑膜及血管周围间隙有成堆的组织细胞，大脑皮质、丘脑基底核等处的神经元肿胀如气球，尼氏小体偏移。随着病情的进展，可有神经元细胞减少和星形胶质细胞增生。病灶中的黏多糖可通过冷冻切片作PAS、黏液卡红、阿辛蓝等染色进行检查。电子显微镜检查可见胞质中有单层膜包绕的横行板层，有明暗带

表 4-6-2-3 黏多糖贮积症分型

类型	其他名称	估计的发病率
MPS Ⅰ-H[黏多糖贮积症 IH 型(mucopolysaccharidosis type IH)]	Hurler 综合征	1:100 000
MPS Ⅰ-S[黏多糖贮积症 IS 型(mucopolysaccharidosis type IS)]	Scheie 综合征	1:500 000
MPS Ⅰ-HS	Hurler-Scheie 综合征	1:115 000
MPS Ⅱ(A/B)	Hunter 综合征(A、B)	1:100 000~1:150 000
MPS Ⅲ(A/B/C/D)[黏多糖贮积症Ⅲ型(mucopolysaccharidosis type Ⅲ)]	Sanfilippo 综合征(A/B/C/D)	1:24 000
MPS Ⅳ[莫基奥综合征(Morquio syndrome)]	Morquio 综合征	1:40 000~1:200 000
MPS Ⅵ[黏多糖贮积症Ⅵ型(mucopolysaccharidosis type Ⅵ)]	Maroteaux-Lamy 综合征	–
MPS Ⅶ	Sly 综合征	–
MPS Ⅷ	硫酸角质素和硫酸肝素尿症	–
MPS Ⅸ	–	–

相间的“斑马小体(zebra body)”。心瓣膜和动脉壁假粥样硬化斑形成,心内膜和瓣膜增厚。心内膜与血管壁中的成纤维细胞普遍存在胞质的空泡形成。骨骼发育障碍和畸形,关节强直等。

【临床表现】

大多数患儿出生时正常,1岁以内的生长与发育亦基本正常。发病年龄因黏多糖贮积症的类型不同而各有差异(表4-6-2-4)。初发症状多为耳部感染、流涕和感冒等。虽然各型黏多糖贮积症的病程进展与病情严重程度差异较大,但患儿在临床表现方面具有某些共同的特征,如多器官受累、身材矮小、特殊面容及骨骼系统异常等。多数患儿有关节改变和活动受限。部分患儿有角膜混浊,并可因此而导致视力障碍甚至失明。肝、脾大以及心血管受累较为常见。部分患儿可有智力发育进行性迟缓,脐疝和腹股沟疝,生长缓慢,脑积水,皮肤增厚,毛发增多,慢性流涕,耳部反复感染,并可致听力损害等。

(一) MPS Ⅰ 黏多糖贮积症Ⅰ型(黏多糖贮积症IH型):为常染色体隐性遗传或X-性连锁遗传。是由于α-L-艾杜糖酶(α-L-iduronidase)缺陷所致,可分为3个亚型:①黏多糖贮积症 IH 型即 MPS-IH 型;②黏多糖贮积症 IS 型即 MPS-IS 型,亦即7类中的原Ⅴ型(MPS Ⅴ);③Hurler-Scheie综合征,其改变介于前两型之间。虽然 MPS Ⅰ有三种亚型,但均为同一种酶缺陷,只是酶缺陷的程度不同而已。其中以黏多糖贮积症 IH 型较常见,临床表现最为严重,黏多糖贮积症 IS 型的症状出现时间较晚,病情最轻,而 Hurler-Scheie 综合征则介于两者之间。一般出生时表现正常,6个月至1岁患儿逐渐出现生长缓慢,表情淡漠,反应迟钝,智力低下,语言幼稚甚至白痴;毛发浓密、粗黑;大头,前额突出,呈舟状,眼距增宽,鼻梁塌陷或扁平,鼻孔增大,唇厚且外翻,张口,舌大且常伸于口外,牙齿小且无光泽,齿列稀疏、不齐;角膜混浊常见,严重者可致失明;常发生中耳炎,并导致听力下降甚至耳聋;短颈,耸肩;心瓣膜及腱索受累,可引起心脏增大与心功能不全;支气管软骨病变可致呼吸道狭窄,容易并发感染;腹部膨隆,肝、脾大,多有腹股沟疝或脐疝,可有腹泻或便秘;四肢及躯干短小,脊柱后凸,呈弓形驼背;多数关节呈屈曲状强直,活动受限,常有膝、踝外翻和扁平足等畸形;掌、指粗短,可出现腕管综合征。黏多糖贮积症 IH 型患者常于儿童期死亡,黏多糖贮积症 IS 型及 Hurler-Scheie 综合征患者可存活至成年。

MPS Ⅰ患儿的生长速度明显减慢,其与正常人的生长差异随增龄而明显,拉罗尼酶(laronidase)替代治疗似乎不能促进患儿的生长[1-4]。

(二) MPS Ⅱ 根据病情的轻重分为A、B两个亚型,其中A型病情较重。患者全部为男性,多于2~6岁起病。临床表现与黏多糖贮积症 IH 型相似,但出现时间较晚,进展较缓慢。智力低下与身材矮小不如黏多糖贮积症 IH 型严重。病情严重者从幼儿期开始即有色素性视网膜炎和视盘水肿,但无角膜混浊。听力呈进行性损害,最终发展为耳聋。骨骼畸形较轻微。心脏受累较常见,主要表现为心瓣膜病变、冠心病和充血性心力衰竭。多数有阻塞性呼吸暂停综合征[3],肝、脾大,腹泻或便秘。患者常于15岁前死亡。B型患者病情较轻,有的听力和角膜均正常,亦无骨骼畸形。MPS Ⅱ是艾杜糖醛酸-2-硫酸酯酶(iduronate-2-sulphatase)突变所致,该酶负责分解两种不同的葡糖氨基聚糖(glycosaminoglycan,GAG)硫酸皮肤素(dermatan sulfate)和硫酸肝素(heparan sulfate)溶酶体积聚 GAG 分子后,引起细胞、组织和器官功能障碍。因为 GAG 积聚于关节和结缔组织,引起骨骼—肌肉系统病变,一般将 MPS Ⅱ分为严重型和轻微型两种临床类型[5-7]。

(三) MPS Ⅲ 虽然本型可有4种不同的酶缺陷,但其临床表现非常相似,主要为进行性智力减退,其中以 MPS ⅢA 型临床进展较快。一般4~5岁以前智力正常,其后逐渐出现反应迟钝,智力低下,呈进行性加重。严重者2~3岁即可有智力低下,多有毛发增多,其他方面的改变如特殊面容、身材矮小及骨骼畸形等均不严重,甚至可以基本正常。通常有听力损害,但无角膜混浊。一般不累及心脏。无腹外疝,肝、脾可有轻度肿大。身材稍矮或基本正常,极少数可表现为身材矮小。可有关节活动受限,甚至有关节强直,手及其他关节可有屈曲畸形。1999年我国台湾学者报道1例,被认为可能为本型的变异型[8-12]:患儿为14个月男婴,出生后即有角膜混浊、牛眼和眼内压增高,诊断为先天性青光眼。用裂隙灯检查混浊角膜有新生血管,此外还有肌张力减低,头部控制不好。无面部变形、多毛及肝脾大。色层层析可检出硫酸肝素(heparan sulfate),于6个月时做了角膜移植,组织病理学检查发现在角膜底部 Bowman 膜和细胞质内有淡红色物质存在,于角膜基质内,阿辛蓝染色为阳性,提示角膜有黏

表 4-6-2-4 黏多糖贮积症的临床特点

类别	I-H	I-H/S	I-S	Ⅱ	Ⅲ	Ⅳ	Ⅵ	Ⅶ
身材矮小	+	+	−	+	+(轻)	−	−	−
多毛	+	−	−	+	+	−	−	−
头颅	舟状/大头	正常	正常	舟状	颅骨致密	正常	正常	正常
智力低下	+	−	−	+	+	−	−	−
特殊面容	+	+(轻)	+(轻)	+	+(轻)	−	+	+
角膜混浊	+	+	+	−	−	+	+	+
色素性视网膜炎	−	−	−	+	−	−	−	−
视盘水肿	−	−	−	+	−	−	−	−
听力损害	+	+	+	+	+	+	+	+
舌肥大	+	−	−	+	−	−	−	−
短颈	+	+	+	+	−	−	−	−
呼吸功能不全	+	+	−	+	−	−	−	−
心脏	心瓣膜病/冠心病	心瓣膜病	心瓣膜病/主动脉瓣病	心瓣膜病/冠心病	正常	正常	心瓣膜病	正常
肝脾大	+	+	−	+	+(轻)	+(轻)	+	+
腹泻/便秘	+	−	−	+	−	−	−	−
腹外疝	腹股沟疝/脐疝	同左	同左	同左	−	−	腹股沟疝	−
腕管综合征	+	+	+	−	−	−	−	−
脊柱	后凸/驼背	正常	正常	后凸/驼背	双凸畸形	扁椎骨/颈椎半脱位	后凸	正常
臀部	臀屈曲痉挛/髋外翻	同左	−	髋关节屈曲	正常	髋部发育不良	髋部发育不良	正常
骨骼畸形	关节强直/爪形手/短指/趾/骨干增宽	同左	关节强直/爪形手/膝外翻	关节强直/爪形手/高弓足	关节强直(轻)	关节松弛/膝外翻/鸡胸	关节强直/膝外翻/鸡胸	鸡胸/膝外翻
平均寿命	青少年早期夭折	20~30岁	存活至成年	多于20岁前死亡	青少年期	30~40岁	早期夭折	轻者存活至成年
酶缺陷检查	成纤维细胞/白细胞/羊水细胞	同左	同左	同左	成纤维细胞/羊水细胞	同左	成纤维细胞/白细胞	−
尿黏多糖	硫酸软骨素/硫酸类肝素	同左	同左	同左	硫酸肝素	角质素	硫酸软骨素	软骨素/硫酸肝素
Reilly 小体	+	+	+	+	+	+	+	+
产前诊断	羊膜穿刺	同左	同左	同左	同左	同左	−	−

注：+：有；−：无

多糖增多。但未做酶学检查,作者认为此例可能为MSP-Ⅲ型的变异型。

MPSⅢC(C型,黏多糖贮积症Ⅲ型)是由于溶酶体膜型酶(lysosomal membrane enzyme)硫酸肝素乙酰辅酶A(heparan sulfate acetyl-CoA,AcCoA):α-氨基葡萄糖苷N-乙酰转移酶(glucosaminide N-acetyltransferase,HGSNAT,EC2.3.1.78)缺陷(约50个突变类型)所致,该酶催化硫酸肝素末端葡糖胺残基的跨膜乙酰化溶酶体内的硫酸肝素不能被降解而积聚,引起神经细胞死亡、神经变性和生长发育,出现轻度身材矮小,面容粗陋畸形和关节僵直[13]。

(四)MPS Ⅳ 一般成年后身高不超过160cm。面容及智力正常。学步较晚,行走时步态蹒跚不稳。出牙时间较晚,牙列不整齐,牙齿缺乏光泽。角膜混浊可早在儿童期开始出现。听力呈进行性损害。短颈、耸肩。常无心脏受累。肝、脾轻度肿大,无腹外疝。骨骼畸形包括鸡胸、驼背、膝外翻、扁平足及关节屈曲挛缩等(详见病例报告),并有明显关节松弛,但无关节强直。可发生颈椎半脱位,引起脊髓压迫症状。多数患者可存活至20~30岁。

(五)MPS Ⅵ 黏多糖贮积症Ⅵ型(mucopolysaccharidosis type Ⅵ)极为罕见。临床表现与MPSⅠ型相似,但患者的智力正常。一般从2~3岁开始出现生长迟缓。颅骨缝闭合较早,可出现脑积水,并引起颅高压症状和痉挛性偏瘫。角膜混浊出现较早,有进行性听力损害,严重者有失明和耳聋。心脏瓣膜病变、肝脾大及腹股沟疝等均较为常见。骨骼畸形亦类似于MPSⅠ型,但相对较轻,通常上肢长骨受累较下肢严重。关节活动明显受限,可有轻度关节强直。多数患者寿命不超过10岁。MPSⅥ是一种溶酶体储积病,亦称Maroteaux-Lamy综合征。目前已经有130种以上的ARSB突变类型报道[14]。

(六)MPS Ⅸ 仅个例报道。1999年,Triggs-Raine等报道1例由于透明质酸酶(hyaluronidase)基因发生突变所引起的溶酶体黏多糖贮积症,分类为MPSⅨ型[15,16]。透明质酶(hyaluronan,HA)为细胞外基质中很丰富的大分子葡胺聚糖,在胚胎发育过程中对细胞移动、增殖和分化很重要。HA转换由细胞中溶酶体中的透明质酸酶裂解,透明质酸酶基因共有6种,HyAL1~3及HyAL4、PH20/转子基因和1个表达HyAL1的假基因分别丛集在3p21.3和7q31.3。不同的透明质酸酶具有基质特异性。此例MPS-Ⅸ黏多糖贮积症是由于HyAL1基因复合型突变,即1412G→A和Glu268Lys取代,从而导致提前终止编码使透明质酸酶被截短。此型患者临床表现很轻,只有轻度的身材矮小和关节周围有软组织肿块,无神经及内脏受累。病变组织超微结构检查证明是溶酶体内有HA堆积。

【辅助检查与诊断】

(一)酶活性测定

1. 尿黏多糖定性试验 将晨尿滴在滤纸上,每次滴尿后即用吹风机吹干,直至形成6cm左右的尿斑。将吹干的尿斑滤纸浸于0.2%甲苯胺蓝染液(甲苯胺蓝1g加蒸馏水100ml,取5ml甲苯胺蓝溶液加入20ml丙酮即成为0.2%甲苯胺蓝染液)中,染色45秒后取出干燥。然后再置于10%醋酸(冰醋酸10ml加蒸馏水90ml)中浸泡4分钟脱色,取出后自然干燥。必要时可重复脱色1次。同时用正常人的尿液进行对照。尿斑处呈紫蓝色环状或点状者为阳性,正常人的尿斑无颜色改变。

2. 24小时尿黏多糖测定 正常人尿中排出的黏多糖约为3~25mg/d。黏多糖贮积症患者尿中的黏多糖常超过100mg/24h。由于各类型黏多糖贮积症所缺陷的酶不同,其尿中排出的黏多糖成分及数量均有所差异。MPSⅠ、MPSⅡ及MPSⅦ型尿中的黏多糖为硫酸软骨素和硫酸类肝素,其中以黏多糖贮积症IH型最为显著。MPSⅢ型患者尿中只有硫酸类肝素。MPSⅣ型为硫酸角质素,随年龄增大有逐渐减少的趋势。MPSⅥ型主要为硫酸软骨素[17]。

3. 酶活性测定 可以测定尿中各种酶的活性,各型黏多糖贮积症均有相应的酶活性降低。对于生有甘露糖苷增多症患儿的女性,再次怀孕时可行羊水黏多糖浓度及羊水细胞的酶活性测定。如果羊水黏多糖浓度明显增高、羊水细胞酶活性显著降低,则产前诊断可以确定。

(二)骨骼影像

1. MPSⅠ型 在MPSⅠ型的各亚型中,骨骼改变的X线表现亦是以黏多糖贮积症IH型最为严重。

(1)头颅:出生后6个月以内基本正常,其后逐渐出现颅缝早闭,前囟门闭合延迟。头颅前后径增大呈舟状。脑脊膜增厚可引起阻塞性脑积水,可使头颅进一步增大。蝶鞍前后径增大,呈仰卧的"J"形或鞋形;有蛛网膜下囊肿者,可出现蝶鞍增大。颅骨板致密,板障增厚,颅底及眶顶亦有硬化。蝶窦、乳突与鼻旁窦发育及气化不良。下颌骨粗短,钩状突发育不良,呈扁平或凹陷,踝状窝变浅、不规则。牙齿小,排列稀疏、不齐,磨牙常位于下颌支内[18]。

(2)脊柱:椎体上下缘呈双凸或椭圆形,齿状突短小,可有寰枢关节半脱位。胸椎下段和腰椎上段(T_{12}、L_1或L_1、L_2)椎体短小,呈卵圆形,其前下缘变尖,呈"鸟嘴"样突起,并向后移位形成后凸畸形[19]。

(3)胸廓:肋骨脊柱端细小,中段至胸骨端逐渐增宽,呈"船桨"样改变。锁骨内侧段明显增粗,外侧段较细并上翘。肩胛骨位置升高,略呈等边三角形,下角变尖,肩胛盂浅而小,甚至消失。肱骨头扁小,颈-干角变小,甚至可呈直角,可有内翻畸形。

(4)骨盆:髂骨翼外展,髂骨基底部内下方变窄,坐骨闭孔呈椭圆形,耻骨联合增宽。髋臼外上缘呈斜坡状,髋臼变浅,髋臼角增大。股骨头扁小致密,股骨头骺核扁小或不规则,且出现时间较晚,股骨颈细长,颈-干角增大,且外翻。

(5)长管骨:上肢改变较下肢明显。由于骨干的塑形障碍,致使骨干粗而短,两端逐渐变细,骨皮质变薄,骨髓腔增大。干骺端可见横条形发育障碍线,骨骺小、不规则,或出现延迟。

(6)短管骨及腕部:掌(跖)、指(趾)近端增粗,远端变尖,呈弹头样。末节指骨(尤其是拇指)远端变尖细,屈曲畸形。腕骨不规则，骨化延迟，骨化中心小，且数目少于同龄儿童。尺、桡骨远侧端发育障碍，腕关节呈V形改变。

2. MPSⅡ型　骨骼系统改变类似于黏多糖贮积症IH型，但出现时间相对较晚，进展较慢，改变常较轻。主要改变包括：长骨骨干增宽，多发性骨发育障碍，蝶鞍呈"J"形扩大，"船桨"样肋骨改变，腰椎呈鸟嘴样突出[20,21]。MPS患者显示特征性脑的影像学异常，用造血干细胞移植和/或静脉酶替代治疗可以改善脑脊液的流体动力学，通过血脑屏障排出GAG，减少中枢神经系统的GAG蓄积和炎症反应，稳定或缓解脑的影像学异常，治疗的时间越早，效果越好[7]。

3. MPSⅢ型　本型的骨骼异常较轻微，可有颅顶、颞后部及枕骨增厚，乳突气化不良；椎体上下缘稍隆起，或呈椭圆形；锁骨内侧端增宽，前肋呈"船桨"样增宽；髂骨翼外展，髂骨体短而窄，髋臼上缘较平直；管状骨粗短，干骺端稍增宽，可伴有骨的塑形障碍。骨髓腔窄小、不规则。

4. MPSⅣ型　头颅、蝶鞍正常。早期椎体略呈圆形，其后逐渐变为扁平，前缘正中有舌样突出，椎间隙增宽；齿状突细小或缺如，易引起寰枢关节不稳。胸廓前后径增大，胸骨短缩，并有前突弯曲，呈鸡胸状；肋骨前端凹陷，并有增宽、外展，后肋端变细。锁骨内侧端增宽，呈蝶翼状伸向外上方。肩胛骨较小，位置升高，肩胛盂变浅或消失。髂骨翼外展，髂骨基底部缩窄，髋臼变浅，由外上向内下呈斜坡状改变，坐骨及耻骨粗短。股骨头干骺端膨大、凹陷、不规则，股骨颈-干角增大，可有髋关节脱位。股骨下端和胫骨上端骨骺扁小，干骺端增宽，呈双重或波浪状致密带，骺线变窄。尺、桡骨远端骨骺小而不规则，甚至消失，关节面呈斜坡状；腕骨细小、不规则。长骨普遍粗短，干骺端呈不规则增宽，并有尖角状突起；骨皮质变薄，骨小梁稀疏且不规则，骨髓可有缺血性坏死样改变。掌、指骨粗短，非骺端变窄[22]。如果关节功能完全丧失，可考虑关节置换治疗[23]。

5. MPSⅥ型　MPSⅥ型（Maroteaux-Lamy综合征）由N-乙酰半乳糖胺-4-硫酸酯酶（acetylgalactosamine-4-sulfatase；即芳基硫酸酯酶B，arylsulfatase B）缺陷引起，其特点是骨骼发育不良（skeletal dysplasia）和关节挛缩（joint contracture）。临床可用该酶的重组酶（galsulfase）替代治疗[24]。MPSⅥ主要见于意大利，平均发病年龄1.9岁，全部患儿有面容粗陋、短肢、矮小、心瓣膜病、眼病、肌肉骨骼畸形、肝脾大和神经系统异常等表现。部分患者可有骨骺缺血性坏死样改变，以股骨头骨骺多见。人重组的酶替代治疗有一定效果[25]。

6. MPSⅦ型　MPSⅦ（Sly综合征）的病因为β-葡糖醛酸糖苷酶（glucuronidase，GUS，EC 3.2.1.31；GUSB）突变所致。GAG如硫酸肝素、硫酸皮肤素、软骨素-4,6-硫酸（chondroitin-4,6-sulfate，CS）等GAG的降解依赖于β-葡糖醛酸糖苷酶。GUS基因突变存在显著的不均一性，目前已经鉴定了100多个突变位点。主要为多发性骨发育不良，X线表现与黏多糖贮积症IH型相似[26]。

（三）Reilly小体/白细胞酶活性/活检　各型黏多糖贮积症均可在末梢血或骨髓的淋巴细胞和中性粒细胞内见有大小不等、形态各异的深紫色黏多糖颗粒，即Reilly小体。MPSⅥ型除白细胞以外，尚可在血小板内见到Reilly小体。测定末梢血白细胞中的酶活性是诊断和鉴别各型黏多糖贮积症的主要依据。活体组织检查可显示肝细胞、皮肤或结缔组织中的成纤维细胞所含的黏多糖代谢酶活性均显著降低。

（四）MPS与代谢性疾病的鉴别　婴幼儿生长发育迟缓、智力障碍、特殊面容、肝脾大、角膜白斑等应考虑黏多糖贮积症可能，但确诊有赖于细胞酶学检查及尿液生化检查。有时各型之间需要进行鉴别诊断，主要依据患儿的临床特征与有关的酶学检查（表4-6-2-5）。

此外，黏多糖贮积症尚需与以下疾病进行鉴别。

表4-6-2-5　黏多糖贮积症的鉴别诊断

疾病	诊断年龄	寿命	遗传方式	临床表现	行为与智力	尿GAG排泄
MPSⅠ	IH（婴儿） IS（10～20岁） IH-IS（3～8岁）	IH儿童期死亡 IS正常 IH/IS（儿童早期）	AR	显著矮小/面部畸形	IH严重智力障碍 IS智力正常 IH/IS治疗正常	硫酸肝素 硫酸皮肤素<70%
MPSⅡ	严重型1～2岁	严重型15岁前 其他成年期	X-性连锁隐性	中度矮小/骨骼畸形	严重型智力障碍 其他智力正常	硫酸肝素硫酸皮肤素<50%
MPSⅢ	4～6岁	常于青春期死亡	AR	身材正常/轻度畸形/面部畸形	智力障碍 多动症	硫酸肝素
MPSⅣ	1～3岁	儿童～中年	AR	极低矮小/骨骼畸形/牙发育不良/颌骨突出/角膜混浊	正常	A（硫酸角质素与硫酸软骨素）/B（硫酸角质素）
MPSⅦ	新生儿～儿童	婴儿～成年	AR	骨骼畸形/肝脾肿大/胎儿水肿	智力缺陷	硫酸皮肤素软骨素4-,6-硫酸
MPSⅨ	成人	未明	AR	矮小/关节周围软组织肿块	正常	透明质酸
多种Multiple硫酸酯酶缺陷症（Austin综合征）	严重型约2岁	10岁前	AR	骨骼畸形/肝脾肿大/无视网膜色素/视神经萎缩/神经变性		

1. 多发性硫酸酯酶缺陷症 本病的临床表现与黏多糖贮积症有相似之处,但智力低下和神经系统症状较黏多糖贮积症出现更快,常类似于异染性白质萎缩症。患者常有肝大和固定的皮肤鳞癣。实验室检查无黏多糖尿及细胞酶缺陷。

2. 全身性神经节苷脂沉积症 兼有脂肪贮积和黏多糖贮积症的临床特点,患儿在婴儿期即有严重的全身神经节苷脂沉积,智能发育迟缓,肌张力低下,肝脾大,半数以上的患者有皮肤黄斑和樱红点。

3. 甘露糖苷增多症 有精神、运动发育迟缓,听觉丧失,丑陋面容,肝脾大,肌张力低下,轻度的多发性骨发育不良等。尿中有大量的甘露糖低聚糖,无黏多糖尿。

4. 岩藻糖病 患者面容丑陋,肝脾大,严重的精神、运动发育迟缓,多发性骨发育不良。尿中排泄岩藻糖,无黏多糖尿。

5. 天冬氨酰葡萄糖胺尿症 容易与黏多糖贮积症IH型及Hunter综合征相混淆。患儿出生时正常,逐渐出现宽鼻、塌鼻梁、鼻孔前屈、厚唇等丑陋面容,并有短颈,头颅不对称,脊柱侧凸,肝脾大,尿中含有大量的天冬氨酰葡萄糖。

6. 黏脂病 黏脂病Ⅰ型的临床表现和X线改变与黏多糖贮积症IH型有许多共同之处。但黏脂病多数有肌阵挛性抽搐,肌肉萎缩、舞蹈病样手足徐动,眼球震颤以及皮肤黄斑和樱红点。尿中涎酸结合的低聚糖排泄量增加,黏多糖水平正常。黏脂病Ⅱ型的精神、运动发育迟缓发生较早,且发展较快。早期有牙龈增生,胸廓狭小,心瓣膜病多见,无角膜混浊,半岁左右即可见长骨骨膜形成,患儿常早年夭折。尿中无黏多糖增多。黏脂病Ⅳ型亦可有智力发育迟缓、角膜混浊等,但无黏多糖尿。

7. Kniest综合征 临床表现与Morquio综合征相似,包括大头、鼻梁塌陷、腭裂、短颈、钟状胸、视网膜剥离、听力损害、腹外疝、肢体和躯干短小、弓形胫骨、脊柱后凸、关节强直等。患儿亦可有硫酸角质素尿,但无N-乙酰半乳糖苷-6-硫酸脂酶或β-半乳糖苷酶缺陷。

8. POEMS综合征 详见第2篇扩展资源19.3。POEMS综合征是一种少见的浆细胞克隆增生性疾病,因其5个主要临床特征而命名:多发性神经病、器官肿大、内分泌病、M蛋白和皮肤改变。内分泌功能障碍常见性腺功能不全。男性表现为阳痿、女性化乳房;女性表现为闭经、乳房增大、溢乳。50%患者糖耐量减低。肾上腺皮质功能不全和甲状腺功能减退也较常见。但由于普通人群糖尿病和甲状腺功能减退发病率高,考虑其与本病关系时需谨慎。诊断本病需符合下列3项:①存在单克隆浆细胞病;②存在周围神经病变;③至少存在下列7个特征中之一:骨硬化性骨病、Castleman病、器官肿大、内分泌病(糖尿病或甲状腺功能减退症除外)、水肿、典型皮肤改变和视盘水肿。但并非符合上述标准的每位患者均能诊断POEMS综合征。本病主要需与其他浆细胞疾病和慢性炎症性脱髓鞘神经病相鉴别[27]。

【治疗】

特异性酶替代治疗有一定效果,虽然目前治疗领域已取得了某些进展,但大多处于研究阶段,尚未在临床治疗中广泛采用。最有希望的治疗方法是特异性酶替代治疗及基因治疗,两者可改善患者的临床表现以及生存情况[28-30]。一种是直接给体内输入经过微包裹的酶,此为直接法;另一种则为间接法,即利用反转录病毒进行转基因处理,使患者自体的周围血淋巴细胞或骨髓造血祖细胞逆向转化为含有正常酶基因的细胞,或通过骨髓移植给患者体内植入含有正常酶基因的骨髓细胞,或在体外对胚胎干细胞进行遗传修饰使其表达高水平有活性的酶后再移植入体内[31],从而使患者体内可以自身合成所缺陷的黏多糖代谢酶。目前,上述两种类型的治疗方法均处于临床研究阶段。目前已有特异性酶替代治疗Ⅱ型黏多糖贮积症的Ⅱ、Ⅲ期临床研究结果报道:每周注射1次idursulfase安全有效[32]。外科手术主要用于治疗某些躯体和器官的缺陷,如心脏瓣膜的置换、角膜移植、严重的脊椎压缩矫形等。

木黄酮(genistein)是天然异黄酮中的一种,可用于囊性纤维化与MPS的辅助治疗[14]。

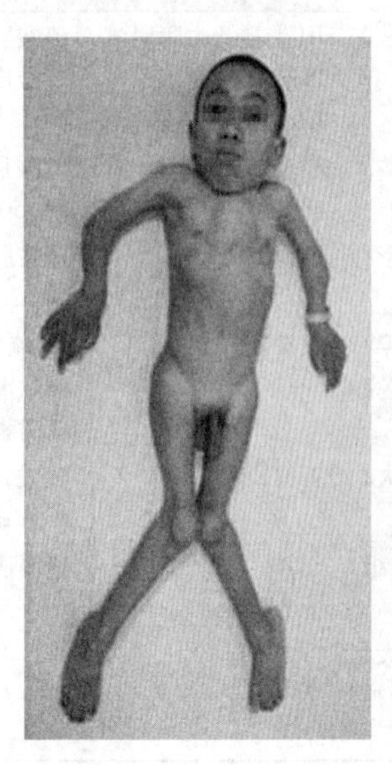

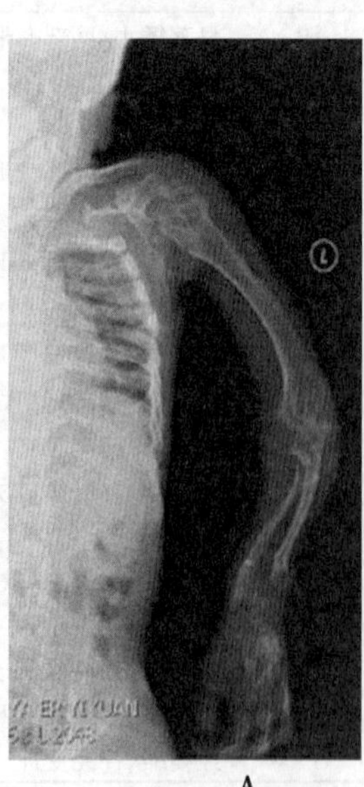

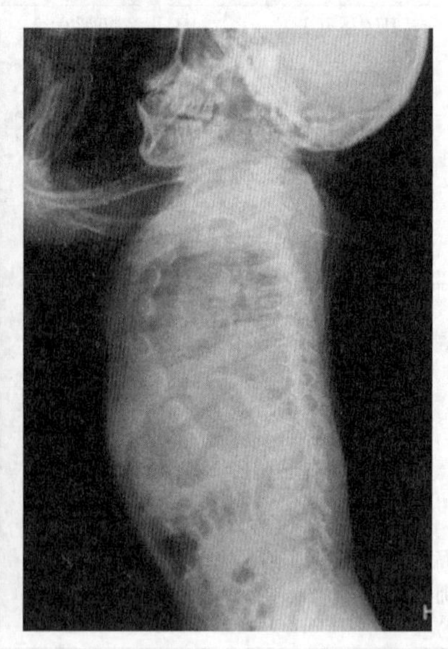

A

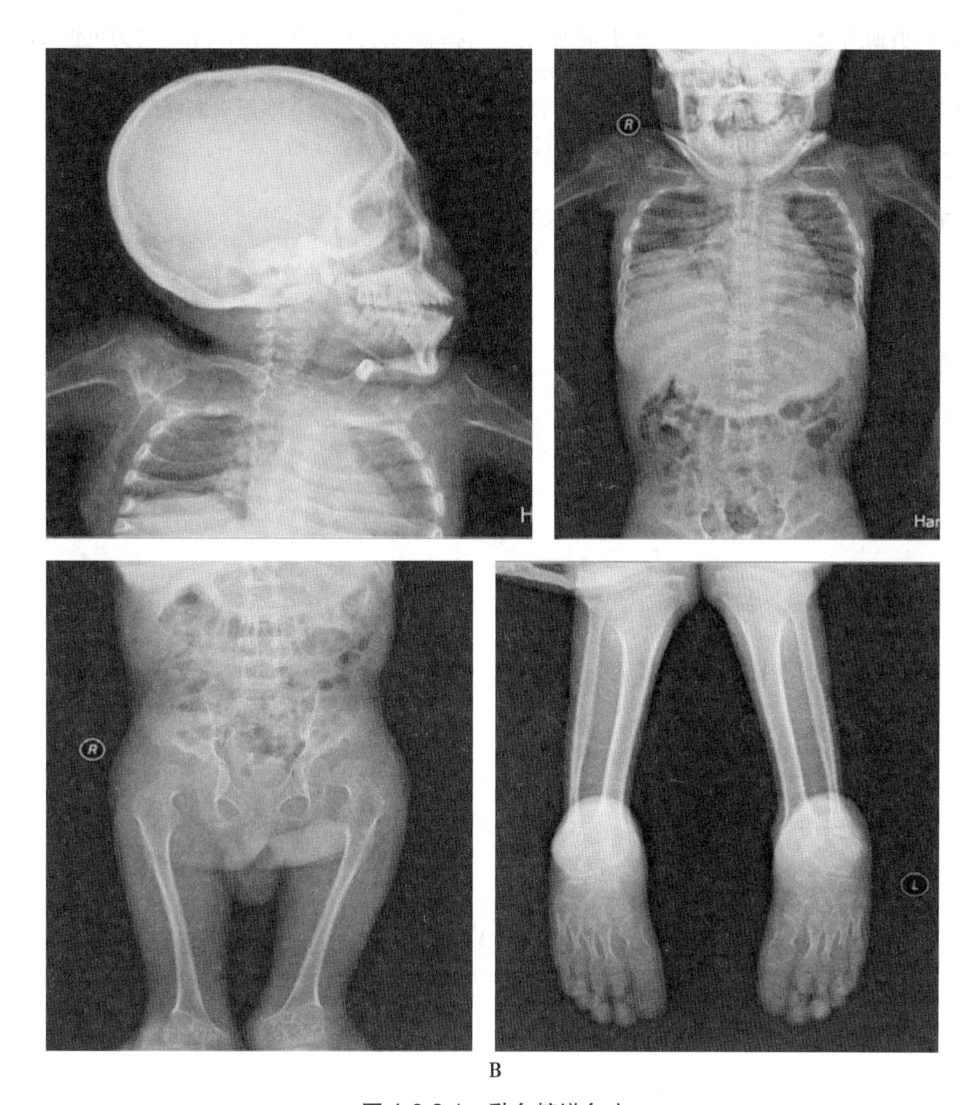

B

图 4-6-2-1　黏多糖增多症

A. 黏多糖增多症Ⅰ-S 型(正面),患儿身材矮小,头颅稍大,形态基本正常;眼距增宽,鼻梁塌陷,鼻孔增大,腹部膨隆;四肢短小,右膝外翻;B. 黏多糖增多症Ⅰ-S 型(背面),患儿身材矮小,脊柱轻度侧弯,四肢短小,右膝外翻,呈轻度"O"形腿

动物实验发现,反复向脑脊液注入重组的溶酶体酶蛋白,可以使酶蛋白广泛分布于脑组织,起到良好的酶替代作用,但在应用于临床前仍有许多问题(免疫反应、剂量问题和不良反应问题等)需要解决[33,34]。

【病例报告】

(一)病例资料　患者男性,17 岁。因骨骼发育畸形 17 年,肌无力 2 年,于 2014 年 3 月 21 日入院。患儿出生后即发现鼻梁扁平,出生后 2 个月左右发现胸廓异常,肋骨、肋软骨交界处钝圆形隆起,胸骨前突呈鸡胸畸形。出生 8~9 个月发现双侧顶骨对称性隆起,伴夜间哭闹、多汗。患儿 1 岁 1 个月学会站立行走,2 岁发现双侧膝关节外翻畸形,行走时步态蹒跚不稳,肘、腕、膝、踝部出现钝圆形隆起,伴腹部膨隆(图 4-6-2-1),至学龄期可步行约 1km,但活动耐量渐减低,下肢外翻畸形日益加重,15 岁起无明显诱因出现四肢明显乏力,不能站立、行走,约半年后需家人搀扶坐起。患者起病以来,2 年前无明显诱因感视力下降,视近物、远物均感视物模糊,无重影、视野缺损。1 年前感冒后右耳听力下降,无外耳道溢脓、耳痛、高热。患者智力发育至 10 岁前正常,小学 3 年级以前学习成绩中等,小学四、五年级学习成绩下降,小学六年级辍学。足月产,自然分娩,无产伤、缺氧,母乳喂养至生后 9 个月,未规律添加辅食。7 个月可叫"爸爸、妈妈",10 个月左右出牙,2 岁半出齐,6 岁换牙,1 岁 1 个月可站立行走。

体温 36.7℃,脉搏 80 次/分,呼吸 20 次/分,血压 106/76mmHg,身高 104cm,上部量 49cm,体重 16.7kg,BMI 15.4kg/m^2。发育不良,营养差,被动体位,可回答简单问题。方颅畸形,头围 54cm,眼距增宽,鼻梁塌陷,鼻通气良好。唇厚、外翻,唇无发绀,口腔黏膜无出血点,上颚弓高。下颌外突,齿列稀疏,不齐,咬合平行。可见鸡胸、肋骨外翻。心率 80 次/分,律齐。腹部膨隆,未见腹壁静脉曲张,肝、脾肋缘下未触及。四肢肌张力减低,肌力 2 级。24 小时尿量 700ml,24 小时尿钾 10.99mmol/d,24 小时尿钙 0.30mmol/d,24 小时尿磷 3.23mmol/d，24 小时尿氯 47.6mmol/d，24 小时尿钠 41.30mmol/d。白蛋白 39.8g/L。25-(OH)D 35nmol/L。OGTT 0 分钟血糖 4.29mmol/L，120 分钟 6.32mmol/L。性激素、甲状腺激素、生长激素未见异常。尿黏多糖定性试验阳性。全身多处骨骼改变符合黏多糖病Ⅳ型影像学改变。

（二）病例讨论 MPSⅣ患者的突出表现是生长发育障碍和听力损害明显，而面容及智力可正常。由于骨骼病变出现短颈、鸡胸、驼背、膝外翻、扁平足及关节屈曲挛缩等，并有明显关节松弛。本例根据典型骨骼畸形和尿黏多糖定性试验阳性确立诊断。

（王敏 林潇）

（本章主审 谢忠建）

第 7 章

脂质代谢性疾病

第 1 节　成年肥胖症 / 1735
第 2 节　绝经后肥胖症 / 1759
第 3 节　儿童肥胖症 / 1763
第 4 节　代谢综合征 / 1776
第 5 节　血脂谱异常症 / 1798
第 6 节　脂肪营养不良症 / 1823

脂质代谢性疾病是脂肪酸及其衍生物代谢障碍所致的一类代谢性疾病，主要包括人们熟知的血脂谱异常症和少见的脂肪营养不良症等。

全身性肥胖是长期能量代谢正平衡的后果，主要包括单纯性肥胖（原发性肥胖、普通性肥胖、营养性肥胖）和继发性肥胖两类。不良生活习惯等导致病理性肥胖和非酒精性脂肪肝病。糖脂代谢密切联系，相互影响，故糖尿病伴有脂肪代谢紊乱；同样，脂质代谢异常累及碳水化合物代谢，并进一步引起一系列能量代谢异常、2 型糖尿病、代谢综合征等，其流行已经造成社会公共卫生问题。糖脂代谢密切联系的另一个典型例子是继发性肝糖原累积症，原发性肝糖原累积症是先天性碳水化合物代谢障碍性疾病，而继发性肝糖原累积常见于 Mauriac 综合征（糖原生成性肝病、糖尿病相关性糖原累积性肝肿大）和代谢综合征等，代谢综合征中的各组分有协同作用，同时合并多种异常时，发生心血管疾病的危险性更大。

第 1 节　成年肥胖症

肥胖是指体质指数（body mass index，BMI）超过正常的一种临床综合征。病因未明的肥胖称为单纯性肥胖（simple obesity）或原发性肥胖（primary obesity）；病因明确者称为继发性肥胖（secondary obesity）。WHO 将 BMI 在 25～29.9kg/m^2 者定为 1 度肥胖或超重（overweight）；30～39.9kg/m^2 者定为 2 度肥胖；BMI≥40kg/m^2 者定为重度肥胖或 3 度肥胖。2004 年中华医学会糖尿病学分会建议，肥胖的诊断暂按中国肥胖问题工作组的中国人超重及肥胖建议的诊断分割点。以 BMI 为标准，我国正常人的 BMI 在 24kg/m^2 以下，>24kg/m^2 为超重，>26kg/m^2 为轻度肥胖，>28kg/m^2 为中度肥胖，>30kg/m^2 为重度肥胖。国外对肥胖的分级标准为：轻度 30.0～34.9kg/m^2，中度 35.0～39.9kg/m^2，重度≥40kg/m^2，BMI<18.5kg/m^2 为低体重。为方便起见，临床常以体重（body weight，BW）作为肥胖的粗略估计方法，当体内贮积的脂肪量≥标准体重的 20%（不是指实际体重≥标准体重的 20%）时称为肥胖。但是，肥胖与“健壮（muscularity）”是两个完全不同的体质概念，前者系指体内的皮下和内脏脂肪组织增多，伴体重增加；后者是指机体的骨骼肌发达，呈“超力型（sthenic type）”体型。如按标准体重衡量，肥胖的定义对于某些特殊个体（如健美和举重运动员）是不适用的[1]。

【肥胖与肥胖分类】

（一）肥胖流行状况　近十几年来，无论在发达国家或发展中国家的成年人或儿童中，超重和肥胖的患病率都以惊人的速度增长，肥胖已经成为重要的公众健康问题。美国成人总体肥胖发病率从 1960 年的 13% 上升至 2004 年的 32%。2007 年，多达 66% 的成人超重或者肥胖，16% 的儿童及青少年超重且 34% 有超重危险。葡萄牙成人总体超重及肥胖率为 53.6%，其中超重率为 39.4%，肥胖率为 14.2%。韩国成人总体超重及肥胖率为 30.6%，其中男性发生率为 32.4%，女性发生率为 29.4%。2002 年调查结果表明，我国有近 3 亿人超重和肥胖，18 岁以上成年人超重率为 22.8%、肥胖率为 7.1%；其中城市超重和肥胖率分别为 28.1% 和 9.8%，农村超重及肥胖率为 20.6% 和 6%。从 1992 年至 2002 年 10 年间，我国居民超重和肥胖患者数增加了 1 亿人，18 岁以上成年人超重和肥胖率分别上升 40.7% 和 97.2%。超重、肥胖同样成为城市儿童青少年突出的健康问题。2000 年，我国 7～18 岁儿童及青少年肥胖检出率，男性高于女性，分别在 4.94%～8.41% 和 2.25%～4.85%。与 1985 年相比，男女学生的超重和肥胖检出率均成倍上升，男性上升幅度大于女性。首都儿科研究所生理室对北京市城市儿童青少年（7～18 岁）4503 人进行了单纯性肥胖症的流行病学调查，男性的肥胖检出率为 3.92%；女性为 2.67%。孟昭恒等对 2420 名中小学生以身高为基准，用皮脂厚度和体重两项指标评判肥胖，结果发现总的肥胖检出率为 2.81%，其中男性为 1.56%，女性为 4.09%。

超重及肥胖给各国带来了巨大的卫生经济负担。据估计，1999 年美国直接用于肥胖的卫生支出为 700 亿美元，占卫生保健总支出的 7%。2004 年，加拿大用于肥胖的卫生支出占卫生保健总支出的 2.4%。2003 年，我国由超重和肥胖造成的高血压、糖尿病、冠心病和脑卒中等四种疾病的直接经济负担合计高达 211.1 亿元，占四种疾病直接经济负担的 25.5%，占国家卫生总费用的 3.2%，占国家医疗总费用的 3.7%。

（二）肥胖的分类与分度　肥胖的分类对某些疾病的诊断和肥胖的预后判断有一定帮助。如 Cushing 综合征为向心性肥胖；腹型肥胖者比均匀性肥胖者的预后差，常引发许多疾病，特别是心脑血管病。肥胖的类型、分度与疾病（糖尿病、高血压、血脂谱异常、冠心病等）风险的密切程度，见

表4-7-1-1和表4-7-1-2。此外，成年人在18~20岁期间如体重增加5kg以上，糖尿病、高血压、血脂谱异常、冠心病等的发病风险明显提高；体重增加越多，风险越高。

表4-7-1-1 欧美国家的肥胖分度与风险评价

体重类型	BMI(kg/m²)	疾病风险
低体重	<18.5	增加
正常	18.5~24.9	正常
超重	25.0~29.9	增加
肥胖		
1度	30.0~34.9	增高
2度	35.0~39.9	较高
3度	>40	最高

从病理生理角度观察，有增殖性肥胖(proliferating obesity)、肥大性肥胖(hypertrophic obesity)和健康性肥胖(healthy obesity；也称良性肥胖，benign obesity)之分；肥大性肥胖是只有脂肪细胞贮积脂肪量增多，但脂肪细胞数目增加不明显，其特点为肥胖常从中年时期开始，脂肪堆积在身体中央(躯干)部位，故又称中心性肥胖(central obesity)，其所带来的不良后果比增殖性肥胖更为严重。增殖性肥胖是指脂肪细胞数目增加，其特点是肥胖从儿童期开始，青春发育期进一步加重肥胖。脂肪主要堆积在身体的外周，故又称周围性肥胖(peripheral obesity)，到成年可同时伴有肥大性肥胖。健康性肥胖约占30%，是指个体有超重或"肥胖样"表型，但心血管指标正常，心血管疾病的危险性似乎并未增加，减轻体重的意义未明。

表4-7-1-2 BMI分层与代谢异常发病率

并发症	人群发病率(%)	BMI(kg/m²/%)					
		18.5~24.9	25.0~26.9	27.0~29.9	30.0~34.9	35.9~39.9	≥40
糖尿病	8.9	4.2	5.7	10.1	12.1	16.4	27.2
高血压	28.9	17.6	25.3	30.8	39.3	44	51.3
血脂谱异常	52.9	38.2	53.1	62.2	68	67.5	62.5

(三) 良性肥胖与代谢健康肥胖(图4-7-1-1)

1. 良性肥胖　主要指皮下脂肪组织沉积，脂肪细胞的代谢活性较低，肥胖并发症轻，称为脂肪组织病变(fat mass disease)。一项最新研究发现，代谢健康的超重和肥胖患者，其糖尿病发病风险和患病率并没有因为代谢指标正常而降低。Twig等发现，在33 939名无代谢危险因素、年龄≥25岁的男性中评估糖尿病的发病率，随访6年。基线时，49%的男性体重正常(BMI<25kg/m²)，38%超重(BMI 25~30kg/m²)，13%肥胖(BMI 30kg/m²)。结果显示，随访期间共出现734例(2.2%)新诊断的2型糖尿病患者。在校正年龄、糖尿病家族史、国籍、体育锻炼、空腹血糖、甘油三酯和白细胞计数后，BMI每上升1个单位，糖尿病患病风险升高10.6%($P<0.001$)。在代谢健康的男性中，相比体重正常者，肥胖和超重者的糖尿病患病风险比分别为3.88和1.89($P<0.001$)。在体重正常组中，代谢健康者和肥胖者的糖尿病患病率分别为4.24例/1000人年和1.16例/1000人年($P<0.001$)。每

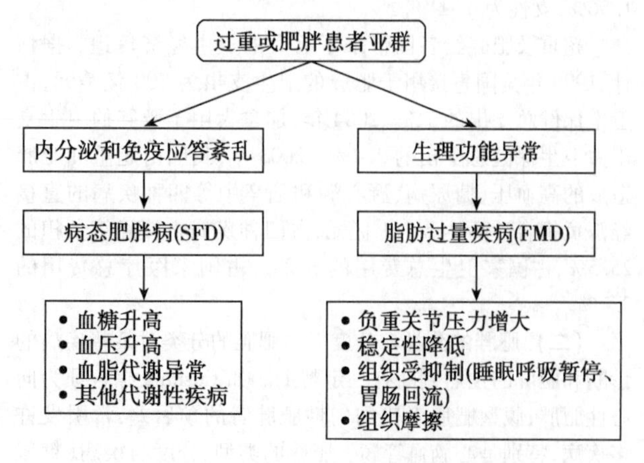

图4-7-1-1 两种不同肥胖症亚型

增加1个代谢危险因素，肥胖组的糖尿病风险比体重正常组升高得更多。在合并至少3个危险因素的患者中，体重正常者的糖尿病发病率为3.17例/1000人年，而肥胖者高达19.17例/1000人年。

2. 脂肪病　由于内脏脂肪堆积的后果严重，是2型糖尿病、血脂谱异常、代谢综合征和心血管病的直接致病因素，故称之为脂肪病(adiposopathy，表4-7-1-3)。当采用连续变量分析危险因素时，肥胖组中的代谢健康肥胖者和合并三个代谢性危险因素的肥胖者糖尿病风险均升高超过3倍。该研究与其他研究的不同之处在于将代谢健康肥胖定义为无其他危险因素，而其他研究将合并1~2个危险因素的人群也归为代谢健康。此外，该研究调查人群的基线年龄比较年轻，因此未来更有可能合并更多的危险因素。既往研究并未采用连续变量分析法来严格校正各种危险因素，这种校正对年轻成人的研究十分重要。因此，无论BMI如何，超重和肥胖均导致糖尿病风险升高，在健康代谢正常的年轻肥胖成人患者也是如此，从而否掉了所谓良性肥胖或代谢健康肥胖之说[2-5]。

内脏肥胖的致病性来源于内脏脂肪细胞分泌的脂毒性细胞因子，目前发现，除了脂联素外，其他大多数脂肪因子可致病，引起心脏血管病变、组织炎症和一系列并发症(表4-7-1-4)。内脏肥胖的另一个重要特点是相关病变。与皮下脂肪组织相比，内脏脂肪组织的血管内皮细胞依赖性扩张受损，导致缺血、炎性和致病性脂肪因子分泌[6-9]。

白色脂肪从激素原(pro-H)或微营养素生成类固醇激素，肥胖与饮食、循环激素水平和细胞因子有关，外周和腹部脂肪沉积表达前激素转换酶，生成的活性激素调节核受体和转录因子作用，因此，激素依赖性调节控制了特异性脂肪沉积基因的表达，造成外周组织与腹部组织的脂肪沉积差异。

表 4-7-1-3 脂肪病的病因、发病机制与临床表现

脂肪病病因	致病性脂肪细胞与非脂肪细胞对话
能量正平衡	与肝脏对话(非酒精性脂肪肝病)
静坐生活方式	与肌肉对话(肌肉胰岛素抵抗)
遗传易感性	与胰腺对话(胰岛功能紊乱)
环境因素	与心肌对话(心脏代谢病)
药物	与中枢神经对话(神经变性胰岛素抵抗)
病毒感染	临床表现
致病性肠道微生物群	高血糖症/糖耐量减退
组织学特征	胰岛素抵抗
脂肪细胞肥大	系统性胰岛素抵抗
非脂肪组织脂肪浸润	组织特异性胰岛素抵抗
内脏器官(肝/肾/肌肉/胰腺)	高血压
心包	血脂谱异常
血管壁	高甘油三酯血症
网膜	高脂蛋白残粒血症
其他组织	低高密度脂蛋白血症
血管生成落后于脂肪形成	高胆固醇血症
脂肪组织缺血	高载脂蛋白 B 血症
血管细胞凋亡	高小而密低密度脂蛋白血症
血管炎症	代谢综合征
脂肪组织免疫细胞增多	2 型糖尿病
病理生理变化	动脉粥样硬化
脂肪生成异常	高尿酸血症/痛风
脂肪细胞器应激与功能紊乱	非酒精性脂肪肝病
内质网应激	男性低雄激素血症
线粒体应激	女性高雄激素血症
氧化应激	多囊卵巢综合征
蛋白羰化应激	月经紊乱闭经不孕
脂毒性	胆石症
高游离脂肪酸血症	肾小球病
高消瘦素血症	血栓栓塞前状态
高 TNF-1 血症	恶性肿瘤
低脂联素血症	其他炎症性病变
高矿物质调节类固醇激素血症	抑郁症
致病性脂肪组织免疫细胞反应	哮喘
促炎反应增强	骨关节病
抗炎反应减弱	

【病因与发病机制】

单纯性肥胖的病因和发病机制尚不完全清楚,其主要原因是摄入的能量大于消耗的能量,但遗传因素不可忽视。脂肪细胞来源于成纤维细胞的分化。正常成人约含有 350 亿个脂肪细胞,每个脂肪细胞含 0.4~0.6μg 甘油三酯。重度肥胖者的脂肪细胞数目可增加至正常的 4 倍,而每个脂肪细胞的含脂量也相应加倍,这样一来,重度肥胖者的体脂含量可达到正常人的 10 倍。肥胖者体内过多的脂肪具有浸润作用,导致脂肪肝、血脂谱异常、糖尿病和动脉粥样硬化等。一般认为,人类的种族易患性、肥胖基因和肥胖相关基因变异(突变与多态性)以及个体的代谢类型(食欲、消化吸收功能、睡眠质量和代谢效能)是单纯性肥胖的发病基础,而不良生活方式(体力活动过少和能量摄入过多)为发病的必要条件。流行病学调查表明,多数单纯性肥胖者有家庭发病倾向,肥胖父母所生子女中,患单纯性肥胖者比父母双方体重正常者所生子女高 5~8 倍,但多数单纯性肥胖并非肥胖基因或肥胖相关基因变异所致。从大样本肥胖人群的调查中发现,约有 250 个基因或表达序列标志(EST)的功能与肥胖有关,其中有些基因的生物学行为可能在肥胖的发病中起了关键作用(主效基因),而另一些基因所起的作用相对较弱。

表 4-7-1-4 肥胖并发症

心血管并发症	妊娠期并发症
高血压	皮肤并发症
充血性心衰	膨胀纹
肺心病	下肢色素斑
静脉曲张	淋巴水肿
外周血管性水肿	蜂窝织炎
肺栓塞	皮肤感染
冠心病	黑棘皮病
内分泌并发症	肌肉-骨骼系统并发症
代谢综合征	高尿酸血症/痛风
2 型糖尿病	制动与失用性骨质疏松
血脂谱异常	骨关节病(膝关节髋关节)
多尿卵巢综合征高雄激素血症	慢性下背痛
	神经系统并发症
月经紊乱不孕	卒中
高瘦素血症/低脂联素血症	特发性良性颅高压
消化系统并发症	偏头痛
胃-食管反流病(GERD)	精神心理并发症
非酒精性脂肪肝病(NAFLD)	抑郁症
胆石症	体像自我评价障碍
疝	社会隔离
结肠癌	呼吸系统并发症
泌尿生殖系统并发症	呼吸困难
压力性尿失禁	阻塞性睡眠呼吸暂停
肥胖相关性肾小球病	低通气综合征
男性性腺功能减退症	Pickwickian 综合征
乳腺癌、子宫内膜癌	哮喘

(一)基因变异导致的肥胖 单基因突变所致肥胖的特点是具有明确的遗传性,肥胖发生年龄早、进展快、肥胖程度重和并发症多。

1. 肥胖基因突变 肥胖(ob)基因位于第 6 号染色体上,与 Pax4 非常接近,同时紧靠限制性片段长度多态性标志 D6RCK13。肥胖基因由 3 个外显子和 2 个内含子组成,编码 4.5kb 的 mRNA,由外显子 2 和 3 编码的蛋白产物为瘦素。瘦素 mRNA 含 167 个氨基酸残基组成的开放性阅读框架。瘦素由白色脂肪组织分泌,其分泌呈脉冲式,并具有昼夜节律。瘦素通过与其受体(有 4 种异构受体)结合而发挥生理作用。将体内脂肪贮存的信息传送到下丘脑和弓状核饱食中枢,减少神经肽 Y 的分泌,摄食减少。ob/ob 小鼠有多食、肥胖、高血糖、高胰岛素血症、糖尿病、低体温和不育;而 db/db 小鼠的表型虽与 ob/ob 相同,但血瘦素水平升高。将 db/db 小鼠与野生型小鼠联体共生,则可使野生型小鼠的摄食减少而致死。由此可见,瘦素与调节摄食及肥胖发生有关。人的瘦素基因突变可引起极度肥胖。此外,瘦素基因突变还与低促性腺激素性腺功能减退症、免疫功能异常、高胰岛素血症相关,并与儿童生长发育迟缓、继发性甲状腺功能减退亦有一定关系。

瘦素是肥胖的中心信号因子，瘦素与下丘脑弓状核(ARC)瘦素受体结合，促进POMC合成，裂解出α-MSH；后者与神经元细胞膜上的黑皮素受体4(MC4R)作用，降低食欲和摄食量；瘦素亦抑制Agouti相关肽(AgRP，MC4R拮抗剂)的合成与分泌(图4-7-1-2)。

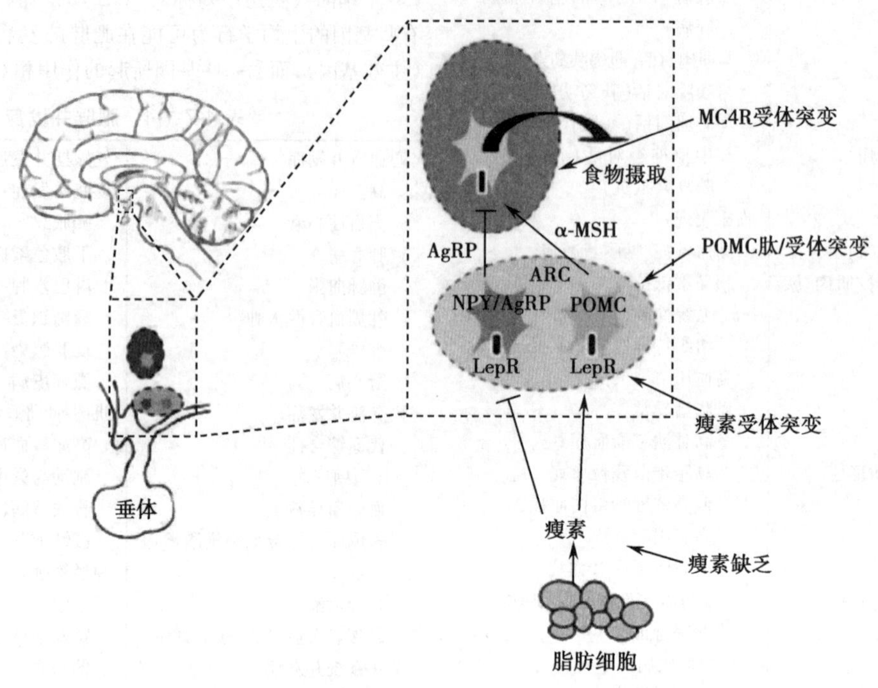

图4-7-1-2　影响中枢神经食欲调节的单基因肥胖

2. 其他基因突变　POMC基因突变可能与肥胖和肾上腺皮质功能减退有关。激素原转换酶1(prohormone convertase 1)基因、MC4R基因和SIM1基因突变可引起肥胖。先天性肥胖的病因很多，较常见于纤毛病(ciliopathy)、巴尔得-别德尔综合征(Bardet-Biedl syndrome)和Alström综合征，由于这些肥胖综合征的临床表现多有重叠，诊断困难，确诊有赖于相关基因突变分析(详见病例报告)。近来发现，吻肽具有多种生理作用，主要调节生殖和性激素分泌，吻肽是联系营养和生殖功能的物质基础，可能与肥胖有重要联系。单基因突变的表型及其与人类肥胖的关系，见表4-7-1-5。

(二)精神心理因素引起的肥胖　刺激下丘脑的腹内侧核可使动物拒食，而完全破坏这一神经核则引起多食。周围神经系统对摄食也有调节作用。神经肽的食欲兴奋性(orexigenic)和食欲抑制性(anorexigenic)信号分别通过各自的受体途径影响和调节食欲与食量；进食足量后，通过周围神经将"饱感"信号传送到中枢神经，因而停止继续进食。神经精神方面的任何异常均可通过心理应激、精神感觉和运动功能的改变而促进食欲，导致肥胖。在悲伤或过于兴奋的情况下进食减少，说明精神因素对摄食也有调节作用。临床上，下丘脑病变易引起肥胖或消瘦。神经性贪食患者具有极度饥饿感和贪婪的食欲，患者要满足饥饿感就不停地进食，通常暴饮暴食，暴食后又引吐，这种现象与精神压抑和强迫观念有一定关系，但具体的发病机制未明。Facchinetti等在13名肥胖儿童中发现，血浆β-内啡肽升高，且不能被地塞米松抑制，推论肥胖儿童的β-内啡肽不受CRH控制，而阿片类拮抗剂纳洛酮可使多食现象消失。肥胖者有胰岛素抵抗和

表4-7-1-5　单基因突变表型及其与肥胖的关系

基因突变	临床表型	肥胖连锁	病因关系
瘦素	HH	有	有
	免疫功能紊乱		
	HPT功能紊乱		
	高胰岛素血症		
	血管作用		
	增加糖皮质激素生成		
瘦素受体	瘦素缺乏表现	有	未定
	生长障碍		
	继发性甲状腺功能减退		
POMC	ACTH缺乏	有	未定
	皮肤色素沉着		
MC4受体	高胰岛素血症	有	未定
前激素转换酶1	糖代谢异常	无	无
	HH		
	血皮质醇降低		
	前胰岛素/ACTH升高		
	胰岛素升高		
SIM1	肥胖	无	无
	下丘脑室旁核发育异常		

注：HH：hypogonadotropic hypogonadism，低促性腺激素性性腺功能减退症；HPT：hypothalamus-pituitary-thyroid axis，下丘脑-垂体-甲状腺轴；POMC：pro-opiomelanocortin，促阿黑皮素原；MC4：melanocortin-4，黑皮素-4

高胰岛素血症,后者引起胰岛素受体降调节,又进一步增加胰岛素抵抗,形成恶性循环。胰岛素分泌增多,刺激摄食,同时抑制脂肪分解,因此引起体内脂肪堆积和肥胖。脂肪组织酶活性升高是发生胰岛素抵抗的重要原因。

(三)激素引起的肥胖 调节摄食行为的激素很多,其中较肯定而明显的激素是皮质醇、雌激素、瘦素、CCK、GLP-1、葛瑞林(ghrelin)和GIP(表4-7-1-6)。

表4-7-1-6 激素的食欲调节作用

激素	产生部位	对食欲的调节作用
CCK	十二指肠	抑制食欲
GLP-1	肠L细胞	抑制食欲
葛瑞林	胃	刺激食欲
GIP	十二指肠K细胞	抑制食欲/促进胰岛素释放
瘦素	脂肪细胞	抑制食欲
尿鸟苷蛋白	肠上皮细胞	抑制食欲

注:CCK:cholecystokinin,胆囊收缩素;GLP-1:glucagon-like peptide 1,胰高血糖素养肽-1;GIP:glucose-dependent insulinotropic peptide,葡萄糖依赖性促胰岛素分泌肽;尿鸟苷蛋白:Uroguanylin

1. 皮质醇 单纯性肥胖者的皮质醇生成量增多,但因组织对皮质醇的清除增加,故血清皮质醇不一定升高。脂肪细胞在11β-羟类固醇脱氢酶的作用下生成皮质醇,而且皮质醇的生成量与脂肪细胞的数量成正比,因此可出现Cushing综合征样体脂分布和中心性肥胖。

2. 雌激素 青春期开始时,体脂约占体重的20%。男性在青春期末的体脂减少到15%,而女性则增加到25%,成年肥胖以女性居多(特别是经产妇和口服避孕药者),提示性激素在单纯性肥胖的发病中起了一定作用。女性的体脂比例高于男性,而且其体脂的分布特殊(女性体型),绝经后体脂重新分布,多余的体脂同样积聚于内脏,故绝经后肥胖女性的心血管病和T2DM的危险性较绝经前明显增加,说明雌激素起了重要作用。体外试验发现,雌激素对11β-羟类固醇脱氢酶的影响具有组织特异性,雌激素降低该酶在肝、肾和睾丸的活性,但升高内脏组织前脂肪细胞的活性。因此,雌激素可增加皮下脂肪细胞的体积,抑制脂解;而绝经后因雌激素缺乏使脂解增加,PAI-1减低,心血管病风险增加。

3. 食欲素与瘦素 食欲素可增强食欲,饥饿状态可上调前食欲素原表达。食欲素A受体(OX1R)属于G蛋白偶联受体家族成员的一种,食欲素B受体(OX2R)与OX1R有64%的序列同源,两种受体存在交叉结合现象。OX1R和OX2R仅存在于脑组织中,主要分布于下丘脑的“摄食中枢”,而瘦素受体主要分布于“饱食中枢”。瘦素是重要的能量调节激素。肥胖和代谢综合征患者的高胰岛素血症、胰岛素抵抗、免疫功能异常等均与瘦素抵抗有关。中枢性瘦素缺乏综合征是指下丘脑和其他脑细胞缺乏瘦素活性,导致能量代谢调节障碍;瘦素抵抗综合征通过刺激脑组织的瘦素受体和抑制食欲而降低体重,但单独用外源性瘦素并不能减低肥胖者的体重,因为肥胖者并不缺乏瘦素,相反存在瘦素抵抗。肥胖者脂肪细胞分泌的瘦素增多,后者作用于下丘脑的瘦素受体,抑制神经肽Y(NPY)的分泌并促进α-MSH的释放,α-MSH作用于MC4-R(摄食抑制性),抑制食欲。瘦素也抑制agouti相关肽(AGRP,α-MSH拮抗剂)的分泌,使摄食减少,体重下降。中枢神经系统存在促进食欲和抑制食欲与摄食行为的两套调节系统。神经肽Y、黑色素浓集素(melanin concentrating hormone,MCH)、食欲素A和B、甘丙素及agouti相关蛋白均为促进食欲的调节因子,而α-MSH、CRH、胆囊收缩素(CCK)、可卡因和苯丙胺调节性转录物(cocaine and amphetamine regulated transcript,CAR)、神经降压素、GLP-1和铃蟾肽(蛙皮素)均为抑制食欲的调节因子。

瘦素的中枢作用是调节食物摄取、能量消耗和脂肪分布,其外周作用是引起胰岛素抵抗和调节脂肪酸氧化。老龄化引起脂肪因子所致的炎症,伴有脂肪分布异常,内脏脂肪增多而皮下脂肪减少。一般在30~50岁期间体重增加,而增加的体重主要是脂肪组织,非脂肪组织(瘦组织、骨骼肌和骨骼)有所减少,棕色脂肪细胞活性下降。老年人的内脏、肌肉、肝脏和骨髓的脂肪组织增多(表4-7-1-7)。

表4-7-1-7 增龄过程中的脂肪沉积

项目	皮下白色脂肪	内脏白色脂肪	棕色脂肪
脂肪细胞体积	年轻人:-	年轻人:-	年轻人:+
	中年人:++	中年人:++	中年人:+/-
	老年人:+	老年人:+	老年人:-
脂肪沉积比例	年轻人:+	年轻人:-	年轻人:++
	中年人:++	中年人:+	中年人:+
	老年人:-	老年人:++	老年人:-
瘦素分泌	年轻人:+	年轻人:+/-	年轻人:-
	中年人:+~++	中年人:+	中年人:+/-
	老年人:++	老年人:++	老年人:+
对血清瘦素的贡献	年轻人:++	年轻人:-	年轻人:-
	中年人:+	中年人:+	中年人:-
	老年人:-	老年人:++	老年人:+/-

在增龄过程中,各部位脂肪分布的变化速度不同。首先是皮下和眼眶脂肪减少,同时分泌的瘦素减少,FFA氧化降低,血清FFA升高,进而促进内脏脂肪增加,脂肪细胞和其内的脂肪滴体积变小,为了满足脂肪沉积的需要,内脏前脂肪细胞大量增生。

4. “肥味”与脂肪食物摄取 目前公认舌头有苦、咸、甜、酸和鲜等5种味觉。用文字难以描述“肥味”,可能是进食多汁牛排的那种感受。目前已经找到这种基础味觉的许多证据。“肥味”(即脂肪酸受体)符合基础味觉受体的基本生理生化特征,与其他已知5种味觉没有重叠。

口腔和胃肠黏膜细胞表达脂肪酸化学感受器(fatty acid chemoreceptor,脂肪酸受体)。食物中的脂肪以甘油三酯形式存在,口腔脂肪酶分解脂肪时生成游离脂肪酸。脂肪酸与受体CD36、GPCR40/41/43/120等结合,激活味觉细胞的延缓型调校钾(delayed rectify potassium,DRK)通道,产生“肥觉”。与肥胖者比较,瘦体型个体表达的脂肪酸化学感受器多,这些受体诱发细胞内Ca^{2+}释放,激活神经递质和相关激素分泌。摄入脂肪食物后,胃和胰腺脂肪酶分解脂肪,生成的脂肪酸再与肠神经内分泌细胞脂肪酸受体结合,刺激饱感激素释放，致敏的葛瑞林(ghrelin)抑制食欲，而饱感诱导瘦素、CCK、PYY、GLP-1等分泌。由于瘦体型者表达的脂肪酸受体明显多于肥胖者，容易产生饱感，脂肪食物摄取较少，而肥胖者因脂肪酸受体低表达，饱感反应迟钝，摄入较多脂肪食物才出现饱感，最终引起肥胖。所以，第六味觉——"肥觉"的根本调节机制在于脂肪酸受体的密度与活性，这似乎找到了治疗肥胖与相关性疾病的新靶点[10-13]。

(四) 能量摄入过多引起的肥胖 不爱活动的人能量消耗减少，易发生肥胖。运动员在停止运动后、经常摄入高热量饮食、睡前进食或吸烟者在戒烟后都与单纯性肥胖的发生有关。能量摄入和能量消耗之间的平衡反映在体重上。

1. 节俭基因型 近几十年来，人类生存环境发生了巨变，这种变化远远超越了人类进化的速度和对环境的适应能力，人类的体重基本上缺乏有力的调节机制，人类生存环境的巨变必然影响到基因的表达和功能。环境因素通过"节俭基因型"和"共同土壤"导致肥胖。另一方面，现代文明显著减轻了体力活动的负担和能量消耗。人类进化过程中所选择的"节俭"基因有利于食物充足时促进脂肪堆积和能量储存，以供天灾饥荒时食物短缺时耗用。因此，具有在进食后能较多地将食物能量以脂肪形式储存起来的个体，就较易耐受长期饥饿而生存下来。这种有"节俭"基因型的个体在人类进化中有利于在逆境中生存而被保留下来。但是到了食品供应充足的现代社会，有"节俭"基因表达的个体就易出现肥胖、胰岛素抵抗和糖尿病；也就是说，在体力活动减少、热量供应充足的情况下，"节俭"基因转变成了肥胖和T2DM的易感基因。流行病学调查表明，糖尿病、高血压、血脂紊乱、肥胖在家族中有聚集现象(代谢综合征)。"共同土壤"假设认为，这些疾病有各自不同的遗传和环境因素参与发病，但还可能有共同的遗传及环境因素基础，家族孪生子、同胞及亲属患者之间上述并发症发生的一致率高[14,15]。

2. 能量摄入过多 能量消耗的去路有静息性能量消耗(resting energy expenditure)、热量生成(themogenesis)和体力活动(physical activity)。静息性能量消耗由个体的大小和机体成分等因素确定，一般占能量消耗总量的50%～80%；热量生成用于食物的消化、吸收和体温的调节，约占10%；静息性能量消耗和热量生成是基本固定的，而体力活动所需的能量差异很大。但是，人类能量摄入和能量消耗之间的平衡主要靠个体的主观感受和行为自我控制。摄食行为容易受许多特殊食物、环境因素和心理因素的刺激，引起摄食过多。因此，个体每天的能量摄入量差异平均波动在20%～40%，而体力活动的波动更大。20世纪30年代，有人把一群小鼠随机分成两组，一组为限量组，喂食量为正常量的60%；另一组可以自由进食。1000天后，限量组小鼠的骨骼还在缓慢发育生长，平均存活1300天；而对照组小鼠6个月后骨骼全部停止生长，平均寿命仅900天，而且肥胖与肿瘤的发生率也比限量进食组高得多。这就是所谓的"麦卡效应"。以后的动物实验也得出相近的结论。有人曾做过另一项动物实验：两群猴子，一群吃饱为止，一群的进食量仅七八分饱。10年后，每餐吃饱的猴子腹部膨大，患血脂紊乱、脂肪肝、冠心病多，100只猴子只有50只存活。另一群猴子健康，精力充沛，100只中存活了88只。15年时，每顿饱餐的猴子全部死亡，高寿的猴子都在进食较少的群落中。

3. 能量密度过高 能量密度是指食物中脂肪的含量和比例，食物中的脂肪含量和比例越高，其能量密度(energy density)也越大。能量密度在人类食欲和能量摄入行为的调节中起了重要作用。现代食品工业尽力提供高甜度、高能量食品，以适应人们口感需要。现代饮食的另一个问题是高脂肪。人们被脂肪的香味所诱惑，食物的能量密度相当高。

4. 代谢效能过强 机体将体外能量物质转化为自身贮存能量的效率差异很大，这种差异可理解为代谢效能。胖者和瘦者的Na^+-K^+-ATP酶活性和对各种激素及环境刺激的代谢效能是不一样的，β_3-肾上腺能受体在肥胖的病因中有重要影响，可认为它是一种肥胖候选基因。静息代谢率的个体差异主要由机体中的瘦体质和遗传因素决定，此外也受甲状腺激素水平、交感神经活动性等的影响。RMR似乎是肥胖"易感因素"中最重要者。老年人往往因胰岛素抵抗和体力活动减少而导致肥胖，其中肌肉组织的胰岛素抵抗还伴有细胞线粒体功能紊乱，心肌GLUT4和解偶联蛋白-3表达降低，代谢效能明显降低，因此更易引起肥胖。糖皮质激素过多引起Cushing综合征，包括了代谢综合征的所有成分，如肥胖、T2DM、高血压、血脂紊乱、心血管病变等。在代谢综合征和肥胖中，虽然血清糖皮质激素水平不高或稍微升高，但更突出的表现在脂肪组织低度炎症与1型11β-羟类固醇脱氢酶(11β-HSD1，基因HSD11B1)活性升高。11β-HSD1反映了糖皮质激素在细胞内的作用强度，其活性越高，引起的炎症反应和能量-物质代谢的效应也越大。

5. 慢性炎症 慢性炎症与肥胖(如进食行为异常)的关系密切，炎症还是许多肥胖并发症(如血管病变)的主要原因。但是目前对两者的联系机制了解甚少。

6. 不安全食物 肥胖与不安全食物(food insecurity)亦有一定关系。不安全食物引起肥胖的原因是多方面的，可能主要与人为地增加食物的美感、色泽、含糖量、调味剂、食欲促进剂等有关，而要达到此目的，就很可能需要添加一些不安全的物质。

(五) 疾病和药物促发的肥胖

1. 疾病导致的肥胖 疾病和药物促发的脂肪堆积属于继发性肥胖的范畴，但对理解肥胖的发病机制很有帮助。神经精神疾病、下丘脑疾病、Cushing综合征、慢性酒精中毒是继发性肥胖的常见原因，这类疾病的共同特点是下丘脑功能紊乱，可能通过摄食、食欲和其他一些未知因素促进了肥胖的发生与发展。此外，进行腹膜透析患者易发生肥胖，而肥胖又促进肾功能恶化。流行病学资料显示，患过先兆子痫的妇女以后易发生心血管病，因先兆子痫常与糖尿病、高血压、血脂紊乱、肥胖和代谢综合征相联系。研究表明，母乳喂养可在一定程度上预防肥胖的发生，此可能与母乳含有一些特殊的营养成分有关。

2. 药物导致的肥胖 许多药物可引起肥胖，各种药物导致肥胖的发生机制不同(表4-7-1-8和表4-7-1-9)。

(六) 妊娠期肥胖与血脂谱异常症 妊娠期高甘油三酯血症(hypertriglyceridemia)是诱发急性胰腺炎的重要原因，发病率高达10%～50%。胰酶水解甘油三酯所形成的游离脂肪酸可诱导炎症过程，发生胰腺炎后的病情和并发症往往比一般胰腺炎更严重。因为担心调脂药物的不良反应和对胎儿的不利影响，许多家族性高胆固醇血症妇女计划妊娠时，停用调脂药物。目前关于他汀类药物的致畸研究很少，而高胆固醇血症对孕妇和胎儿（致动脉硬化）的影响是肯定的，而调脂药物有一定的预防作用。因而应进一步研究，以确定两者的利弊关系，指导治疗。最近认为，当一些不良因素（如尼古丁）作用于胎儿时，许多疾病（如代谢综合征）被程序化。因而，吸烟孕妇分娩的胎儿容易在成年后发生某些代谢性疾病。

表 4-7-1-8 致肥胖药物的作用机制

药物类型	常用药物	作用机制
抗惊厥药	丙戊酸钠/酚妥因/加巴喷丁	不明
抗抑郁药	西酞普兰/Mirtazepine	血清素
抗精神病药	氯丙嗪/利哌酮	多巴胺激动剂
β受体阻滞剂	阿替洛尔	抑制热量生成?
糖皮质激素	泼尼松/地塞米松	促进脂肪沉积/增加食欲
胰岛素	胰岛素/胰岛素类似物	增加食欲
性激素	甲羟孕酮/黄体酮/避孕药	增加食欲
促胰岛素分泌剂	磺脲类药/格列奈类药	降低代谢率/增加食欲?
噻唑烷二酮类药物	吡格列酮	降低代谢率/增加食欲?
治疗偏头痛药物	苯噻啶	血清素拮抗剂
蛋白抑制剂	茚地那韦/利托那韦	促进特殊部位的脂肪沉积
β-肾上腺素能阻滞剂		降低脂肪分解

表 4-7-1-9 第二代抗精神病药物所致的代谢异常

药物	体重增加	糖尿病风险	血脂谱异常
氯氮平	+++	+	+
奥氮平	+++	+	+
利培酮	++	不定	不定
喹硫平	++	不定	不定
阿立哌酮	+/-	-	-
齐拉西酮	+/-	-	-

注：+：作用增加；-：无作用

妊娠期的血脂呈生理性升高，但甘油三酯和胆固醇的水平不应分别超过332mg/dl和337mg/dl，妊娠期的血脂谱异常主要有两种情况：①超生理性高脂蛋白血症：甘油三酯在1000mg/dl以内，而且受饮食的影响较明显，但分娩后有可能进展为持续性血脂谱异常症；②重症高脂蛋白血症：甘油三酯超过1000mg/dl，主要包括异常β脂蛋白血症、部分脂蛋白脂酶缺陷症。正常妊娠使胰岛素的敏感性下降60%，妊娠期肥胖产生的胰岛素抵抗显然更为严重，因而妊娠期肥胖是代谢综合征的危险因素。加拿大国家健康预防部专家建议：①妊娠前接受正规健康检查，并对肥胖者进行减肥教育和干预，使BMI控制在30kg/m^2，争取达到25kg/m^2；②BMI的计算应以妊娠前的身高和体重为标准，>30kg/m^{2}者定为肥胖；③肥胖者接受医学咨询，并进行体重和营养指导（Ⅱ-2B）；④告知肥胖风险，如心血管疾病、肺部疾病、妊娠高血压、妊娠糖尿病和阻塞性呼吸困难等，而坚持运动可减少风险；⑤告知胎儿先天性畸形的风险增加，并接受适当的医学筛选检查；⑥于第2个三月期（20~22周）考虑肥胖相关产科问题与对策；⑦由于剖宫产的概率大，自然分娩的可能性下降；⑧产前与麻醉师商议手术方案与麻醉问题（Ⅲ-B）；⑨评估静脉血栓栓塞风险，必要时进行干预性预防。

通常情况下，皮下脂肪组织（SAT）被认为是一种保护性脂肪，而内脏脂肪（VAT）被认为是一种致病性脂肪。但事实上，不论是SAT或VAT均具有保护和致病作用及独立的生理意义。过多能量主要以SAT方式贮存，但SAT的生成有限，当超过其能量贮存能力时，脂肪细胞变得肥大而导致缺氧、细胞免疫和激素/细胞因子分泌紊乱。能量代谢过度旺盛（能量溢流）表现为血清游离脂肪酸水平升高，心包、血管和心肌脂肪沉积，引起动脉粥样化和心血管病（CVD），因此VAT增多只是SAT代谢异常的一种表现。脂毒性游离脂肪酸进入非脂肪组织（肝脏、骨骼肌、心肌、胰腺），引起糖尿病、高血压、血脂谱紊乱，间接导致CVD。SAT的能量溢流加剧VAT积蓄，进一步恶化脂肪代谢紊乱与CVD。脂肪细胞与脂肪组织的病理变化，见表4-7-1-10。

【病理】

体重增加和体重降低的脂肪细胞形态变化，见图4-7-1-3。

肥胖相关性肾病（obesity related glomerulopathy，ORG）的病理改变主要表现为肾小球体积增大，伴或不伴局灶节段性肾小球硬化。肾小球肥大伴肾小球血管密度降低可能是ORG的组织学特征性表现。电镜下主要改变为足细胞肿胀、微绒毛化和足突融合。根据病理改变特点，可将ORG分为肥胖相关性肾小球肥大症（OB-GM）和肥胖相关性局灶节段性肾小球硬化症（OB-FSGS）。

OB-GM仅见肾小球体积增大，而无球性或节段性肾小球硬化，肾小管及肾间质病变轻，小动脉正常或呈轻-中度玻璃样变，免疫荧光检查常阴性。OB-FSGS除肾小球体积增大外，还有局灶节段性肾小球硬化、FSGS，OB-FSGS表现与特发性FSGS相似，在肾小球病变节段上可有IgM和C3沉积。电镜下，ORG患者上皮细胞足突融合和微绒毛化不明显，脏层上皮细胞胞质内可见较多脂质及蛋白吸收滴。与特发性FSGS相比，ORG患者局灶节段硬化的出现较肾功能损伤更早，肾小球硬化程度较轻，足细胞消失较少，肾小球肥大更多。ORG早期起病隐匿，患者多无临床症状，可仅表现为微量蛋白尿，随病情进展，微量蛋白尿逐渐发展为肾性蛋白尿，极少数表现为肾病综合征，约1/4的患者可出现镜下血尿。

【临床表现】

（一）体重增加

1. 症状与体征 喜欢吃肥肉、甜食、油腻食物或啤酒者易于发胖。睡前进食和多吃少动为单纯性肥胖的常见原因。单纯性肥胖者的体重增加缓慢（女性分娩后肥胖除外），短

表 4-7-1-10 脂肪细胞与脂肪组织的病理变化

- 解剖变化
  - 脂肪细胞肥大伴脂肪细胞数目增多
    - 固醇调节元件结合蛋白1(SREBP1)分泌增多
    - PPARγ 分泌增多
    - CCAAT 增强子结合蛋白分泌增多
  - 能量生成超过皮下脂肪生成(脂肪细胞分化与增殖)增强
    - 脂肪细胞肥大
    - 脂肪细胞增多
    - 血清游离脂肪酸升高(能量储存代谢亢进)导致的脂肪沉积
      - 内脏脂肪细胞肥大
      - 内脏脂肪增多
      - 腹部皮下脂肪增多
      - 心包脂肪增多
      - 血管周围脂肪增多
    - 血清游离脂肪酸升高(能量储存代谢亢进)导致的脂肪浸润与脂毒性
      - 非酒精性脂肪肝病
      - 非酒精性脂肪肝炎
      - 非酒精性脂肪肝硬化与纤维化
      - 肝脏胰岛素抵抗
      - 肌肉脂肪浸润与肌肉胰岛素抵抗
      - 胰腺脂肪浸润
        - β 细胞糖脂毒性炎症
        - 巨噬细胞浸润性胰岛炎
        - β 细胞功能衰竭
      - 心肌脂肪浸润
        - 心肌脂肪堆积与心肌炎
        - 心肌细胞线粒体功能紊乱
        - 心功能异常
      - 肾脏脂肪浸润
        - 肾脏脂肪堆积
        - 肾脏免疫细胞浸润性炎症
        - 足细胞应激与蛋白尿
        - 节段性/局限性肾小球硬化
        - 肾小球滤过率下降与肾功能减退
- 组织学变化与功能异常
  - 脂肪细胞与脂肪组织缺氧
  - 无血管性脂肪组织增生
  - 血管生成不足
  - 血液供应不足
  - 脂肪细胞凋亡增加
  - 脂肪细胞活性氧增多与氧化应激
  - 细胞外基质代谢异常
  - 细胞器功能障碍(线粒体应激与内质网应激)
- 脂肪组织的神经支配与调节异常
  - 脂肪病(adiposopathy)引起的内分泌代谢异常
    - 脂质生成异常
    - 糖代谢异常
    - 生长因子分泌异常
    - 脂肪因子分泌异常
    - 类固醇类激素分泌异常
    - 肾素-血管紧张素-醛固酮系统异常
    - 代谢酶活性异常
    - 内分泌腺血流动力学异常
  - 免疫反应异常
    - 脂肪细胞激素(肽类激素类固醇类激素)受体功能异常
    - 脂肪病(adiposopathy)引起的免疫功能异常
  - 促炎症因子
    - 脂肪细胞炎症因子
    - 花生四烯酸与前列腺素异常
    - 急性相反应蛋白异常
    - 补体系统异常
    - 免疫细胞化学制动因子与趋化因子异常
  - 抗炎症因子

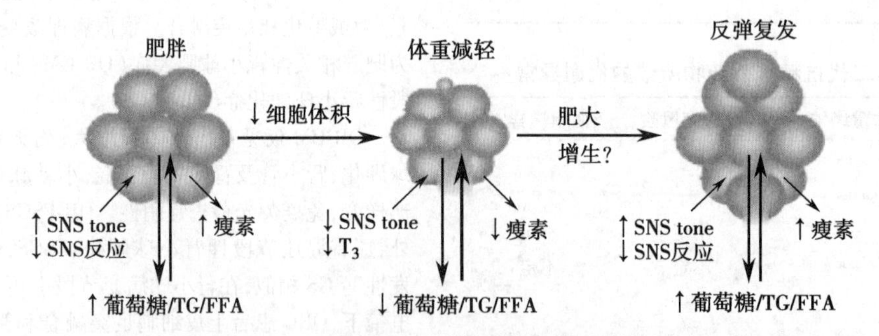

图 4-7-1-3 体重减轻和增加时的脂肪细胞形态变化

肥胖者的脂肪细胞体积扩张，这种脂肪细胞分泌大量的游离脂肪酸、瘦素和其他致病性脂肪因子；体重减轻后，脂肪细胞体积可恢复至正常水平，脂毒性减轻，但如果在此基础上再次发生肥胖，除了原来的脂肪细胞重新膨大外，还伴有大量脂肪细胞增生

时间内快速发胖应多考虑为继发性肥胖。一般轻中度单纯性肥胖无自觉症状，重度肥胖者则有不耐热、活动能力减低甚至活动时有气促，睡眠时打鼾。有的可并发原发性高血压、糖尿病、痛风等。约1/2的成年肥胖者有幼年肥胖史。吸烟者在戒烟后往往有体重增加趋势。能量代谢正平衡的结果是剩余的能量以白色脂肪的形式蓄积在体内。在T2DM中，肥胖被认为是重要的环境因素，也是发展中国家糖尿病患病率急剧攀升的主要原因。头向后仰时，枕部皮褶明显增厚。胸部圆，乳腺因皮下脂肪厚而增大。站立时腹部前凸出于胸部平面，脐孔深凹。短时间明显肥胖者，在下腹部两侧、双大腿、上臂内侧上部和臀部外侧可见紫纹或白纹。儿童肥胖者的外生殖器埋于会阴皮下脂肪中，阴茎变小变短。手指和足趾粗短，手背因脂肪增厚而使掌指关节骨突处皮肤凹陷，骨突不明显。

2. 肥胖类型 肥胖有3种类型:①中心性肥胖:多见于男性,故亦称为男性肥胖或腹部肥胖,多余的白色脂肪主要分布于腹内,尤其是腹部皮下、网膜和内脏器官;②周围性肥胖:多见于女性,故亦称为身体下部肥胖或女性肥胖,多余的白色脂肪主要分布于髋部、大腿和下部躯干的皮下;③混合性肥胖:兼有中心性肥胖和周围性肥胖的特征。中心性肥胖者发生代谢综合征、糖尿病、高血压、血脂谱异常、冠心病和脑血管病的风险明显高于周围性肥胖者和混合性肥胖者。

(二)高胰岛素血症和胰岛素抵抗 严重而长期的肥胖引起肥胖相关并发症,如臀部、腋部和大腿内侧皮肤变得粗厚而多皱褶,形如黑棘皮病。长期肥胖可合并高血压、代谢综合征、血脂谱异常、糖耐量异常与糖尿病、高胰岛素血症、冠心病、脑血管病、特发性颅高压、白内障、睡眠呼吸暂停综合征、脂肪肝、胆石症、胰腺炎、骨关节病、高尿酸血症与痛风等。当并发这些疾病时,可有相应的临床表现。肥胖少动者易进展为高血压,这类休息方式所花的时间越长,高血压的进展越快,反过来又加重肥胖。肾移植患者在术后易发生肥胖(移植后肥胖)。C型肝炎因氧化应激等原因易发生肥胖和代谢综合征。精神性疾病易发生肥胖和代谢综合征。如青少年时期为低体重或消瘦,成年后肥胖者发生代谢综合征和心血管不良事件的风险更大。代谢综合征是肥胖的发展结果,其中肥胖后的异位脂肪沉积是导致胰岛素抵抗和T2DM的重要原因(图4-7-1-4)。

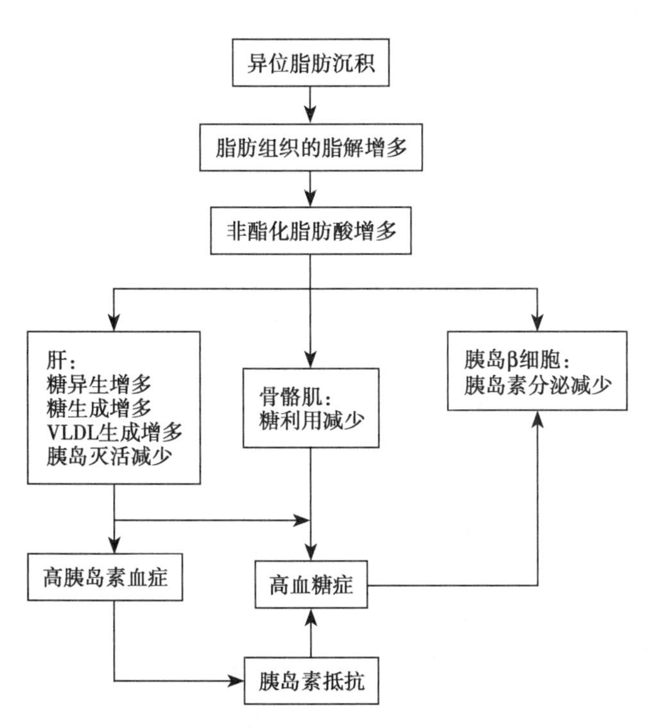

图4-7-1-4 异位脂肪沉积致胰岛素抵抗和2型糖尿病

肥胖患者存在高胰岛素血症和胰岛素抵抗,胰岛素调节外周组织对葡萄糖的利用率明显降低,周围组织对葡萄糖的氧化、利用障碍,胰岛素对肝糖生成的抑制作用降低,FFA升高,刺激β细胞分泌胰岛素增多而产生高胰岛素血症,并损害胰岛β细胞功能;FFA可明显抑制β细胞对葡萄糖刺激的胰岛素分泌;FFA升高可能使胰岛β细胞中脂酰辅酶A升高,后者为甘油三酯(TG)合成的原料,胰岛β细胞中脂质增加影响胰岛素分泌功能。高胰岛素血症降低胰岛素与受体的亲和力,胰岛素作用受阻,引发胰岛素抵抗,需要β细胞分泌和释放更多的胰岛素,又引发高胰岛素血症,如此形成糖代谢紊乱与β细胞功能不足之间的恶性循环,最终导致β细胞功能严重缺陷。

肥胖引起胰岛素抵抗的机制与炎症、线粒体功能紊乱、高胰岛素血症和脂肪毒性有关。肥胖也通过RAAS、交感神经系统和代谢紊乱导致高血压。

(三)异位脂肪储积 肥胖者的过多脂肪可发生脂肪异位储积,异位脂肪储积于肝脏、肌肉、脾脏、胰腺和其他内脏器官,大量皮下脂肪和异位储积的脂肪在脂肪细胞因子和内分泌激素的作用下,脂解增加,血甘油三酯升高,肝游离脂肪酸释放增多,最终引起胰岛素抵抗、T2DM和代谢综合征(见图4-7-1-4)。内脏脂肪蓄积引发胰岛素介导的葡萄糖清除率明显降低,促进胰岛素抵抗,导致脂代谢紊乱和高血压,这些代谢异常紧密联系,互为因果,在一定时期出现糖耐量减低或糖尿病。严重肥胖患者的骨骼肌积聚有大量的甘油三酯(肌细胞内脂质,intramyocellular lipid,IMCL),发生心血管病的风险急剧增加[15]。发生肥胖后,肥胖脂肪组织的单核细胞转化为1型巨噬细胞,产生炎性细胞因子,脂肪滴中的蛋白含量降低,脂肪酸沉积减少而游离脂肪酸增高(图4-7-1-5)和脂肪炎症防御体系激活;ULK1为细胞自噬的调节因子,激活脂肪炎症(图4-7-1-6);脂质氧化诱导线粒体功能亢进,这种现象在肌肉、肝脏和棕色脂肪组织最明显,生成的大量ATP抑制线粒体功能,灭活AMPK,降低胰岛素介导的葡萄糖摄取,以减少ATP生成(图4-7-1-7)。此外,高胰岛素血症也引起胰岛素抵抗(图4-7-1-8)和高血压(图4-7-1-9)。肥胖引起胰岛素抵抗、抑郁症、睡眠呼吸暂停、低睾酮血症、骨关节病等,这些并发症均与肥胖形成恶性循环(图4-7-1-10),进一步加重肥胖和并发症,这是临床上肥胖治疗特别困难的重要原因之一。

(四)T2DM 详见第4篇第2章第6节。肥胖是T2DM的重要环境因素。流行病学研究显示,肥胖、体力活动不足是T2DM的危险因素,肥胖和超重是发展中国家糖尿病患病率急剧攀升的主要原因。胰岛素抑制肝糖生成作用降低,FFA升高,进而引起高胰岛素血症,损害胰岛β细胞功能。胰岛素作用受阻,引发胰岛素抵抗,糖代谢紊乱与β细胞功能不足的恶性循环导致β细胞功能严重缺陷和T2DM。

(五)代谢综合征 详见本章第4节。许多代谢综合征患者存在肥胖、营养过剩、脂肪过度堆积。脂肪在胰岛细胞堆积导致β细胞分泌功能受损;脂肪在骨骼肌和肝脏堆积引起胰岛素抵抗。肝脏脂肪过多可导致血脂谱异常,血脂升高又可导致血栓形成和炎症状态。肥胖还可致高血压。营养过剩可迅速诱导氧化应激和炎症反应,产生过多的过氧化物,后者与核内转录激活因子NF-κB结合,减少NF-κB抑制分子(IκB)表达,激活激活蛋白-1(AP-1)和早期生长反应基因-1(Egr-1)的表达。

(六)血脂谱异常 肥胖是血浆胆固醇升高的重要因素。体重增加一方面促进肝脏合成载脂蛋白B,LDL增加;

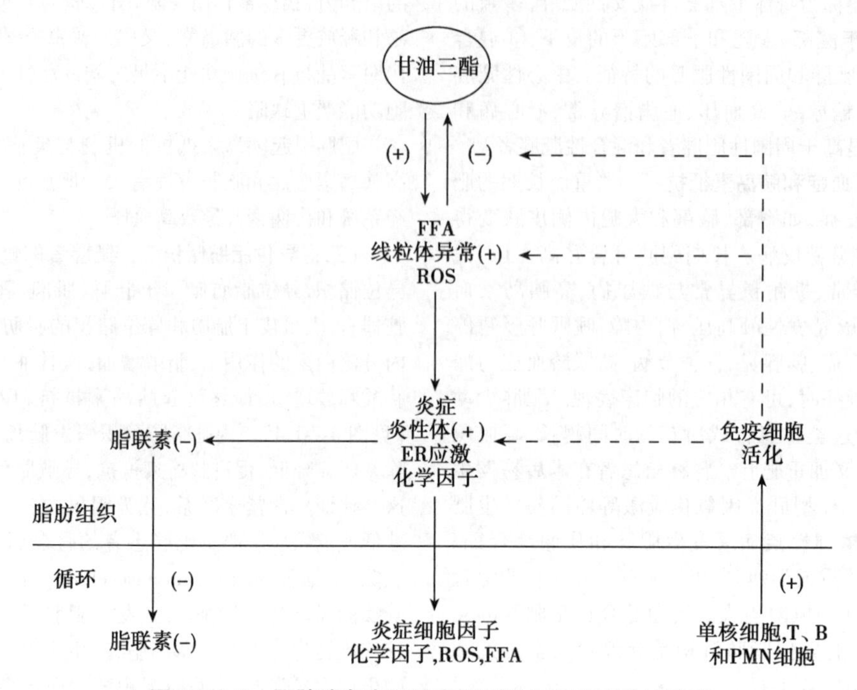

图 4-7-1-5 肥胖胰岛素抵抗者的脂肪组织病理生理改变

单核细胞转化为1型巨噬细胞,产生炎性细胞因子 AMPK 与 SIRT1 活性,早期病变为脂肪滴中的蛋白含量降低,脂肪酸沉积减少而游离脂肪酸增高

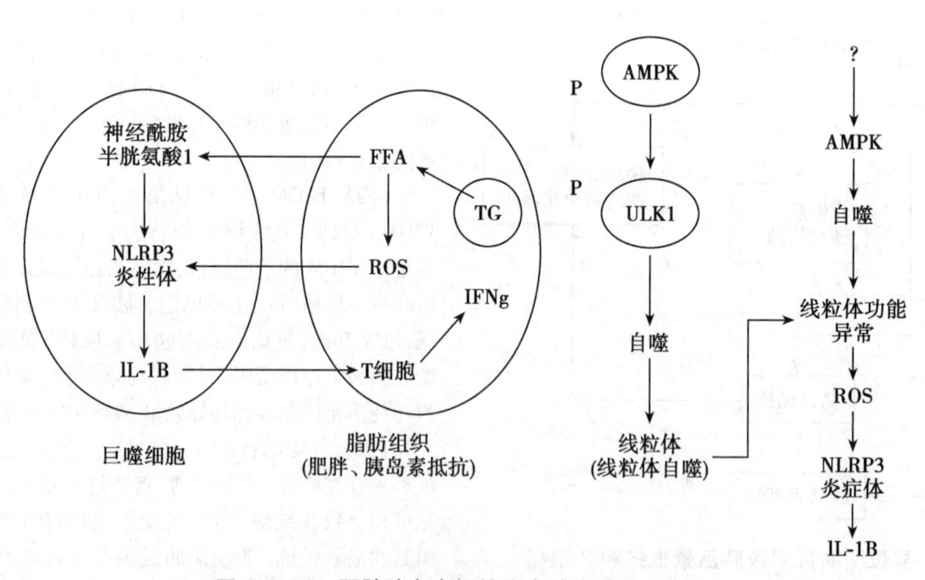

图 4-7-1-6 肥胖胰岛素抵抗患者的脂肪组织炎症

肥胖胰岛素抵抗患者的脂肪组织炎症防御体系激活;ULK1 为细胞自噬调节因子,被 AMPK 激活

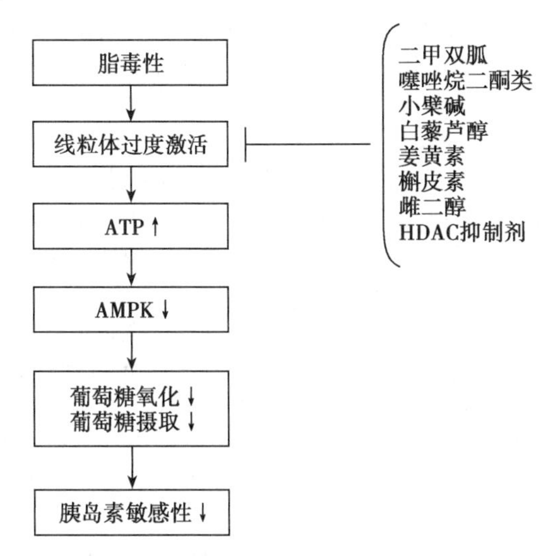

图 4-7-1-7 线粒体功能亢进引起的胰岛素抵抗

肥胖后，脂质氧化诱导线粒体功能亢进，这种现象在肌肉、肝脏和棕色脂肪组织最明显，生成大量ATP抑制线粒体功能，灭活AMPK，降低胰岛素介导的葡萄糖摄取，减少ATP生成；胰岛素增敏剂通过降低线粒体β氧化而缓解胰岛素抵抗

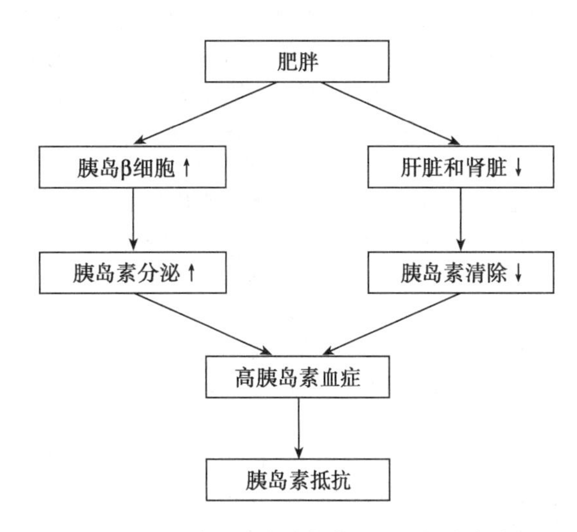

图 4-7-1-8 肥胖通过高胰岛素血症引起胰岛素抵抗

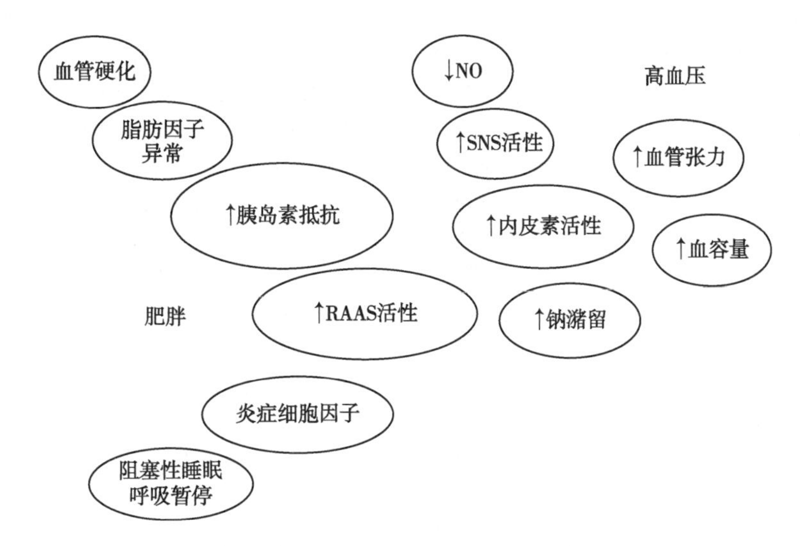

图 4-7-1-9 肥胖引起高血压的发病机制

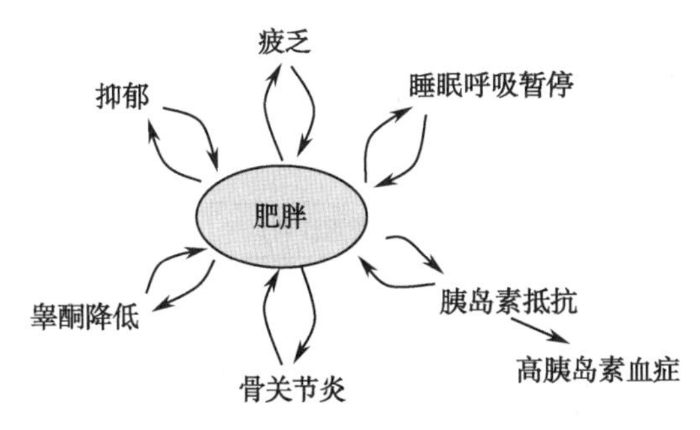

图 4-7-1-10 肥胖与肥胖并发症间的恶性循环

肥胖肾脏的并发症与脂肪异位沉积间形成多个恶性循环

肥胖亦增加胆固醇合成，抑制LDL受体合成。肥胖患者容易发生异位脂肪储积，在脂肪细胞因子和内分泌激素的作用下，脂解增加，血甘油三酯升高，肝游离脂肪酸释放增多。

（七）肥胖相关性肾小球病 Kramer等在高血压检测及随访研究（HDFP）中对5897名成人高血压患者随访5年，发现肥胖的高血压患者慢性肾病（CKD）发生率高达34%，排除糖尿病影响因素后，超重和肥胖仍与CKD发病率明显相关。美国CKD发病原因的荟萃分析表明，大约24.2%的男性和33.9%的女性CKD患者发病与肥胖相关。许多研究发现，超重或肥胖者更易于出现蛋白尿、高血压肾病、糖尿病肾病、局灶节段硬化性肾病、尿酸盐或草酸盐结石、肾细胞癌等。随着病情进展，超重或肥胖患者更快进入终末期肾功能不全。反之，减肥后上述病情可获得缓解。由此可见，肥胖不仅仅是CKD发生的危险因素之一，同时也加速了CKD病情进展，故将肥胖引起的一系列肾脏改变命名为肥胖相关性肾病（ORG）。ORG多见于成年肥胖患者，男性多于女性，老年及儿童肥胖者也可发病。近年来，中国人ORG的发病率呈现快速上升趋势。肥胖对肾脏的影响包括功能性和器质性两个方面，功能性影响主要是肾小球高灌注和肾小球高滤过。器质性影响主要表现为局灶节段性硬化、肾小球体积增大、系膜增生和足细胞功能改变与足突融合。二者相互联系，共同促进ORG的发生发展。研究显示，内脏脂肪堆积，尿蛋白排泄增加同时伴随肾小球率过滤升高，提示血流动力学异常在肥胖导致的肾脏损伤中起着关键作用。

1. 发病机制与病理　肥胖患者血流动力学改变，压力过高导致肾小球体积增大、肾小球毛细血管袢扩张、肾小球滤过膜及相关分子结构发生相应变化，引起肾小球肥大、超滤，最终导致蛋白尿。ORG的发病机制迄今仍不甚明了，ORG可能与下列因素有关。

(1) 胰岛素抵抗及高胰岛素血症：肥胖患者机体脂肪贮存过量，脂肪降解加剧，释放大量游离脂肪酸进入门静脉系统，阻碍肝脏摄取和灭活胰岛素，导致肝脏糖利用和糖原异生障碍，最终循环胰岛素的浓度增加。

另外，脂肪组织还可以释放包括TNF-α和IL-6在内的细胞因子，共同作用导致胰岛素受体表达下调而产生胰岛素抵抗，肥胖加重而致肾损伤。

(2) 脂肪细胞因子异常：体重增加时，脂肪堆积，脂代谢异常，脂肪组织合成和释放多种脂肪细胞因子，引起高瘦素血症、低脂联素血症、游离脂肪酸增加等，从而导致胰岛素抵抗，肾脏足细胞消失融和，或因脂质代谢异常触发炎症反应，这些均直接或间接造成肾脏结构和功能损害。

(3) 肾脏血流动力学变化：体重增加致使每个肾单位的工作量增加，肾小球高灌注及毛细血管内压力上升，导致肾小球超滤。同时肾素-血管紧张素-醛固酮系统(RAAS)激活及交感神经兴奋也造成血流动力学异常，引起肾脏高灌注、高滤过和肾脏损伤。

(4) RAAS激活与高血压：其可能原因是：①高瘦素血症、高胰岛素血症和胰岛素抵抗；②内脏脂肪使肾门和/或肾实质受挤压而出现肾前性缺血；③内脏脂肪合成血管紧张素1型受体增加；④脂肪细胞分泌血管紧张素原、肾素、血管紧张素转换酶在内的RAAS系统的其他物质，刺激醛固酮分泌。脂肪组织还分泌AT-4受体，局部分泌AT-2和其他血管紧张素多肽，RAAS系统激活，最终均可直接或间接导致肾损害(图4-7-1-11)。

(5) 炎症反应：肥胖与系统性炎症有关，但其分子机制尚不明了。可能与脂肪组织分泌C反应蛋白(CRP)、TNF-α、IL-6、巨噬细胞移动抑制因子增多和脂联素减少有关。脾切除术加剧了高脂饮食患者肾脏和高血压所致的炎症反应。肥胖导致的慢性轻度全身性炎症和氧化应激促进全身代谢紊乱，炎症标志物和细胞因子(瘦素、C反应蛋白、TNF-α、IL-6和MIF)升高，而抗炎的脂联素降低。同时，肾内交感神经系统和肾素-血管紧张素-醛固酮系统激活，加上血流动力学改变，出现肾小球高压力、高灌注、高滤过现象。肾小球肥大，可伴有局灶节段性肾小球硬化，单纯肾小球肥大者病理表现肾小球体积普遍增大，系膜区增宽不显著，但可见肾小球血管袢内皮细胞肿胀甚至泡沫样变性、节段性基底膜增厚、小灶性小管萎缩和纤维化或肾间质炎症细胞浸润。肾小球节段型硬化区IgM和C3沉积，足细胞肥大，足细胞密度减少，足突融合和足细胞间隙增宽。此外，ORG患者存在肾间质肥大细胞数量增多，其主要分布在肾小管周围间质纤维化处及肾小球球囊周围，其数量与体质指数(BMI)、血压、肾小管损伤及肾功能恶化之间存在显著相关性，表明肥大细胞参与了ORG的发生和发展过程。严重肥胖患者出现大量蛋白尿，BMI≥28.0kg/m²；肾小球体积增大，伴或不伴局灶节段性肾小球硬化(FSGS)。病变初期仅见微量白蛋白尿，肾小球滤过率GFR正常或增高，继而呈现中至大量蛋白尿，GFR逐渐下降，血清肌酐增高，并缓慢进展到终末期肾衰竭。

2. 临床表现　ORG多见于成年肥胖患者，老年及儿童肥胖者也可发生，男性多于女性。起病隐匿，突出表现为蛋白尿，少数患者出现大量蛋白尿，但无典型肾病综合征的表现，很少发生水肿与低蛋白血症，一般无肉眼血尿。约半数患者存在肾小管功能异常。部分患者伴肾功能不全。大多数患者合并胰岛素抵抗、糖耐量受损、高甘油三酯血症、高密

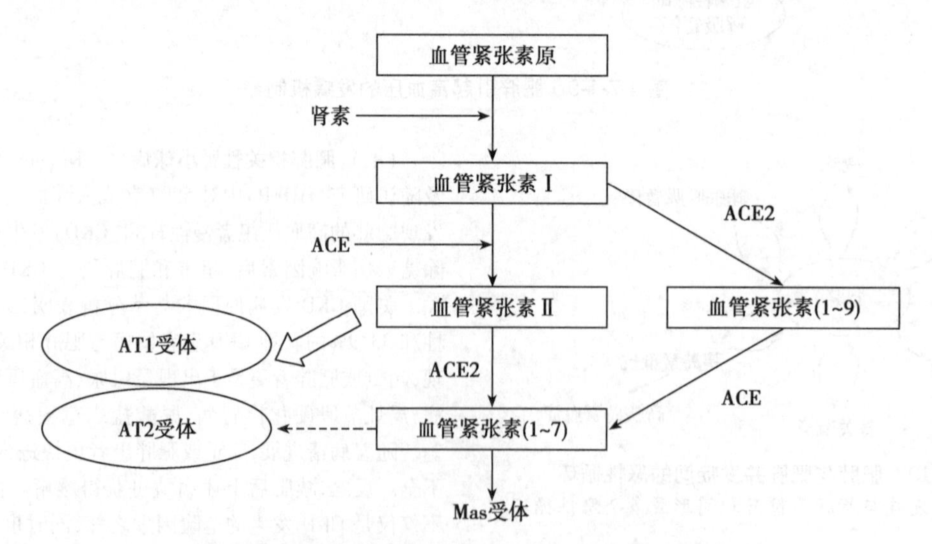

图4-7-1-11　脂肪组织的肾素-血管紧张素-醛固酮系统

除肾素、血管紧张素、醛固酮外，脂肪组织表达肾素原、血管紧张素转换酶、肾素受体AT-1受体AT-2受体和Mas受体

度脂蛋白水平减低和高血压。

3. 诊断 目前尚无统一的诊断标准,诊断需结合临床表现和实验室检查,并除外其他肾脏疾病。高度怀疑者应早期行肾活检。主要诊断依据是:①超重或肥胖 BMI>28kg/m^2,男性腰围>85cm,女性腰围>80cm;②微量蛋白尿或大量蛋白尿,无低蛋白血症和水肿,肾功能正常或轻度异常;③肾活检显示肾小球体积明显增大,伴或不伴节段基底膜增厚、小灶性小管萎缩和纤维化或肾间质炎症细胞浸润;电镜检查可见上皮细胞足突融合且范围局限;④脂代谢异常(包括高脂血症、脂肪肝及动脉硬化等)、糖代谢异常(糖耐量减低、糖尿病)、内分泌异常(高 GH 血症、高胰岛素血症、RAAS 激活)、高尿酸血症等;⑤除外其他肾脏疾病。

(八) 肥胖相关性高血压与冠心病 营养过度导致交感神经兴奋和脂肪细胞肥大,脂肪细胞分泌的瘦素、抵抗素、脂联素、内脏脂肪素(visfatin)、TNF-α、IL-6、MCP-1、IL-1 增多,激活脂肪细胞 RAA 系统,引起脂肪细胞功能紊乱和炎症,血管周围的脂肪沉积分泌更多的脂肪细胞炎症与炎症因子,作用于脂肪组织的微血管内皮细胞,微血管收缩而导致高血压和冠心病(表 4-7-1-11)。事实上,肥胖和 2 型糖尿病的基础治疗是基本相似的,强调肥胖的基础治疗的根本原因是因为肥胖是胰岛素抵抗 2 型糖尿病、血脂谱异常、代谢综合征、冠心病与高血压的共同病因(表 4-7-1-12)。

精神病患者必须服用抗精神病药物,此类药物均有明显的致肥胖作用和肾损伤风险,治疗中应定期追踪体重和肾功能变化,采取措施减少不良反应。

表 4-7-1-11 心血管病相关脂肪因子

脂联素
血管生成素样肽-2(ANGPTL-2)
血管生成素样肽-4(ANGPTL-4)
血管紧张素原
Apelin
C 反应蛋白(CRP)
趋化因子(C-C 基序)配体-5(CCL-5)
游离脂肪酸(FFA)
细胞间质黏附分子-1(ICAM-1)
IL-18
IL-6
瘦素
基质金属蛋白酶
单核细胞化学趋化蛋白-1(MCP-1)
核因子-κB(NF-κB)
网膜素(Omentin)
纤溶酶原激活物抑制因子-1(PAI-1)
前列腺素
P-选择素
视黄醇结合蛋白-4(RBP-4)
抵抗素
血清淀粉样肽 A(SAA)
Toll 样受体-4(TLR-4)
TNF-α
相关细胞黏附分子-1(VCAM-1)
相关内皮细胞生长因子-A165b(VEGF-A165b)
Visfatin
Wnt5a

表 4-7-1-12 肥胖与糖尿病的处理原则比较

类别	2 型糖尿病	肥胖症
风险评估	高血压/血脂谱异常/糖尿病	高血压/血脂谱异常/糖尿病/代谢综合征
起始治疗	饮食治疗/运动治疗	饮食治疗/运动治疗
防治教育	患者与家属	患者与家属
自我监测	血糖/体重	体重/腰围
病情追踪	HbA_{1C}/BMI/BP	BMI/BP/腰围
并发症筛选	慢性血管并发症/冠心病	糖尿病/代谢综合征

(九) 肥胖与肾上腺激素 肥胖伴有肾上腺功能改变如儿茶酚胺分泌增加,下丘脑-垂体-肾上腺皮质轴(HPA)活性和醛固酮水平升高,脂肪组织糖皮质激素代谢异常与盐皮质激素受体活性增加。肾上腺激素与内分泌脂肪细胞相互作用,关系密切,并提出了脂肪-肾上腺轴的概念[16]。

1. 盐皮质激素-脂肪组织相互作用 醛固酮通过盐皮质激素受体(MR)发挥作用,而包括脂肪细胞在内的许多细胞均表达 MR[17]。MR 活化促进前脂肪细胞分化为脂肪细胞,促进白色脂肪细胞的 TNF-α、MCP-1、IL-6 分泌,降低棕色脂肪细胞解偶联蛋白 1(UCP1)表达,诱导脂肪细胞的炎症反应;MR 表达与 BMI 增加相关。MR 的上述作用主要通过糖皮质激素调节。因为糖皮质激素(GC,人类为皮质醇,其他动物为皮质酮)和盐皮质激素(醛固酮)均能与 MR 呈高亲和性结合,在上皮细胞中,MR 非醛固酮的结合特异性依靠细胞内的 2 型 11β-羟类固醇脱氢酶(11HSD2)将皮质醇灭活为皮质素,而脂肪细胞的 11HSD2 活性很低,故使较盐皮质激素浓度高 10~100 倍的 GC 与 MR 结合。此外,脂肪细胞的 11HSD1 活性增强,由皮质素转化而来的皮质醇也最多。因此,糖皮质激素对脂肪组织的调节功能是由 MR 而非 GR 介导的。

盐皮质激素-脂肪组织相互作用有三种假说。第一,肥胖相关性高血压和代谢综合征患者的血清醛固酮增加,RAAS 活性上调。第二,醛固酮增加也与肾上腺-脂肪组织对话(cross talk,即脂肪细胞因子直接刺激肾上腺醛固酮分泌)有关,醛固酮升高引起高血压和血管内皮细胞功能紊乱。而 MR 活性增强又促进脂肪细胞分化与脂肪细胞炎症,形成恶性循环,其介导因子很可能是亚油酸的氧化产物。第三,脂肪细胞的醛固酮通过自分泌或旁分泌方式调节脂肪细胞功能。盐皮质激素-脂肪组织相互作用的临床意义是盐皮质激素受体阻滞剂有益于肥胖性高血压、糖尿病和代谢综合征的治疗。醛固酮增多症可能存在脂肪细胞功能紊乱,给大鼠灌注醛固酮 12 日导致体重增加,但临床研究的结果不一致。

2. 糖皮质激素-脂肪组织相互作用 糖皮质激素调节脂肪细胞的分化、发育、代谢和分泌功能[18],GC 抑制棕色脂肪细胞 UCP1 表达,增加脂肪贮存,促进棕色脂肪向白色脂肪转换;能量供应充足时,皮质醇增加脂肪含量;而能量提供缺乏时,增强脂肪分解。肥胖患者的血清皮质醇不一定升高,提供 GR 和 MR 的激活,中心性肥胖主要与脂肪细胞的皮质醇增加和代谢作用增强有关,内脏脂肪堆积形成网膜 Cushing 综合征(Cushing syndrome of the omentum)[19,20]。肥胖和代谢综合征伴有 HPA 轴功能异常,表现为肾上腺皮质醇增多,外周组织皮质醇代谢异常,24小时尿游离皮质醇升高,对AVP和CRH的反应增强。

3. 肾上腺雄激素与脂肪组织 脂肪组织的DHEA浓度是血液的10倍以上,血液DHEA-S与肥胖、心血管病和胰岛素抵抗相关,DHEA拮抗脂肪生成,改善胰岛素抵抗,但也有反对意见,其原因可能是DHEA只是一种激素前体,必须通过转换成雄激素或雌激素后才能发挥生理作用,而雄激素与雌激素对脂肪组织的作用是不同的。

4. 脂肪组织与肾上腺髓质激素 脂肪细胞因子与儿茶酚胺存在对话现象,瘦素刺激儿茶酚胺分泌,而抵抗素的作用相反;儿茶酚胺促进脂肪细胞炎症因子表达,同时抑制消瘦素和抵抗素分泌。因此在肾上腺髓质和脂肪组织之间形成负反馈调节网络[21,22]。肥胖者的交感神经兴奋性增强,是肥胖器官损害的重要原因。

【辅助检查】

虽然BMI较欧美人低,中国人内脏型肥胖依然严重。美国的肥胖是指BMI≥30kg/m², 内脏型肥胖是指腰围男≥102cm,女≥88cm[25]。如果以中国标准BMI≥28kg/m²为肥胖,以腰围男≥90cm,女≥85cm为内脏型肥胖(表4-7-1-13)的话,那么中国肥胖发病率(12.2%)大约是美国肥胖(33.6%)的1/3,但中国内脏型肥胖发病率(27.1%)超过美国内脏型肥胖发病率(52.9%)的1/2。肥胖的辅助检查主要用于确定肥胖的类型、程度与并发症。

表4-7-1-13 中国成人超重/肥胖的诊断标准

分类	诊断标准
超重	BMI 24.0~27.9kg/m²
肥胖	BMI≥28kg/m²
中心型肥胖 内脏型肥胖	男性WC≥90cm 女性WC≥85cm

(一)体脂测量 目前,测量能量消耗技术的优缺点,见表4-7-1-14。

表4-7-1-14 测量能量消耗技术的优缺点

测量技术	优点	缺点
直接热量测定	测量动物模型能量消耗(EE)的金标准	复杂/限制受试者24h
间接热量测定	测量人体静息能量消耗(REE)金标准/无创/精确度高	较复杂/受试者需要先经过训练
生物电阻分析	无创/简单/测量体成分较准确	测定EE受限(需要肥胖特异性预测方程)
多感应器测定	实用性强	测定EE受限(需要肥胖特异性预测方程)

注:EE:energy expenditure,能量消耗;REE:resting energy expenditure,静息能量消耗

临床上,诊断肥胖的主要是依据BMI,但精确了解肥胖的特点还需要测量体成分(body component),如非脂肪体质、肌肉体质和脂肪体质。在许多测量技术中,生物电阻分析(bioelectrical impedance analysis)简单、便利、无创且发现率高,最适合临床应用,但需要应用肥胖特异性预测方程计算静息能量消耗(表4-7-1-15)。BMI与全因死亡率或心血管病病死率间呈"U"形或"J"相关,BMI 25~27kg/m²时病死率最低,低于或高于此范围的BMI者病死率均上升。进一步研究发现,应用内脏脂肪(visceral adiposity)评价心血管风险的准确性优于BMI。腰围能较好地反映内脏脂肪含量。

(二)体成分测量

1. 人体测量(anthropometry) 包括皮褶厚度、流体静力体重(hydrostatic weighing)、体内中子活化分析、人体γ射线测量、总体⁴⁰钾测量、MRI、双能X线吸收测量、CT和生物电阻分析。

表4-7-1-15 测量静息能量消耗所需的预测方程

项目	年龄(岁)	性别	方程
Harris-Benedict(kcal/d)	15~74	男	66.4730+13.7516(W)+5.0033(H)-6.7550(A)
	15~74	女	655.0955+9.5634(W)+1.8496(H)-4.6756(A)
Schofield(MJ/die)	10~17	男	0.074(W)+2.754
	10~17	女	0.056(W)+2.88
	18~2	男	0.063(W)+2.896
	18~29	女	0.062(W)+2.036
	30~59	男	0.048(W)+3.653
	30~59	女	0.034(W)+3.538
	≥60	男	0.049(W)+2.459
	≥60	女	0.038(W)+2.755
FAO/WHO/UNU(MJ/d)	10~17	男	0.0732(W)+2.72
	10~17	女	0.0510(W)+3.12
	18~29	男	0.0640(W)+2.84
	18~29	女	0.0615(W)+0.8
	30~60	男	0.0485(W)+3.67
	30~60	女	0.0364(W)+3.47
	>60	男	0.0565(W)+2.04
	>60	女	0.0439(W)+2.49
Mifflin-St Jeor(kcal/d)	19~78	男	10×W+6.25×H-5×A+5
	19~78	女	10×W+6.25×H-5×A-161
Owen(kcal/d)	18~65	男	879+10.2×W
	18~65	女	795+7.18×W

注:将MJ转换为kcal时,结果×239。W:体重(kg);H:身高(cm);A:年龄(岁)

2. 身高-体重推算 方法简单,但只是粗略估计。男性标准体重(kg)=身高(cm)-105;女性标准体重(kg)=身高(cm)-100。如果被检者的实际体重超过标准体重的20%,则为肥胖。标准体重百分率是将被检者实际体重与同龄同性别者的标准体重进行比较,计算公式为:标准体重百分率=被检人实际体重/标准体重×100%。标准体重百分率≥120%而<125%为轻度肥胖,≥126%而<150%为中度肥胖,≥150%为重度肥胖;标准体重百分率可能较单纯的身高-体重推算准确,但两者均不能确定全身肥胖和局部脂肪贮积的程度。

3. 体质指数(BMI) 我国正常人的体质指数在24kg/m²以下,大于24kg/m²为超重,大于26kg/m²为轻度肥胖,大于28kg/m²为中度肥胖,大于30kg/m²为重度肥胖。中国肥

胖问题工作组建议的超重和肥胖诊断分割点是：BMI（kg/m^2）<18.5为体重过低，18.5～23.9为正常，24.0～27.9为超重，≥28.0为肥胖。但也同时建议，为了与国际数据对比，在进行BMI数据统计时，应计算并将BMI≥25kg/m^2及≥30kg/m^2的数据纳入。为更好地反映肥胖情况，曾提出过许多公式，如W/H（m）、W^3/H（ponderale index）、W/H^2［W为体重（kg），H为身高（m）］等，实践证明后者虽然更为可靠，但计算过于复杂，使用欠方便。BMI与总体脂明显相关。

根据BMI可计算体脂百分率，其计算公式为：男性体脂百分率=1.218（W/H^2）-10.13；女性体脂百分率=1.48（W/H^2）-7.0。如果体重和身高以磅和英寸为单位，则BMI的计算公式为：BMI=体重（1bs）/身高^2（英寸）-703。Poskill等指出，判定儿童肥胖应以相对BMI来衡量。相对BMI是指同龄的第50百分位点的身高和第50百分位点的体重所得到相关BMI指数。BMI与体脂含量的关系为曲线；也就是说，BMI并不能直接代表体脂的多少，但因简单易行，故使用广泛。

4. 腰围和腰臀比　腰围（waist circumference，WC）主要反映腹部的脂肪含量，而成年后的体重增加一般只反映体脂增多，因此腰臀比（waist/hip ratio，WHR）能更好地反映中心性肥胖的程度。腰臀比是指以脐为标志的腰腹围长度（cm）与以髂前上棘为标志的臀部围长（cm）之比值。Despre等对年龄在18～42岁、BMI在16～38kg/m^2之间的110例男性的测量结果为：腰腹周长（91.7±13.7）cm（范围63.5～120.0cm），臀周长（98.8±9.5）cm（范围75.9～125.2cm），腰臀比值0.93±0.06（0.78～1.04）。此结果没有将BMI正常者与异常者分开，因此不能作为正常参考值。Lemieux等对213名男性和190名女性［年龄（37.3±12.1岁）］进行了腰围和腰臀比值测量，男性WHR 0.94；女性0.88；腰围与腹部内脏脂肪堆积的相关性比WHR好。因此认为，用腰围来评估内脏脂肪堆积比WHR好，且不受性别的影响。BMI与总脂肪量相同，但内脏脂肪含量可不同。例如，脂肪量相同的患者，内脏肥胖者的内脏脂肪可能比周围肥胖者高50%。一般在相同腰围情况下，黄种人较白种人内脏脂肪含量更高[25,26]。内脏脂肪（VAT）与皮下脂肪（SAT）脂肪细胞的主要特点比较，见表4-7-1-16。

5. 中心性肥胖指数　中心性肥胖指数（index of central obesity，ICO）定义为WC与身高之比。因为身高与腰围（WC）存在正相关关系，对于身高特别长和身高特别短的个体来说，WC并不能真实反映体脂含量。因此在肥胖的诊断中，应该考虑身高对WC的影响。据报道，ICO的敏感性优于WC。

表4-7-1-16　内脏脂肪细胞与皮下脂肪细胞的比较

生化因素	分布差异	生理学作用
儿茶酚胺的脂解反应	VAT>SAT	FFA↑/TG转化↑
胰岛素的抑制脂解作用	SAT>VAT	—
酰化刺激蛋白	VAT>SAT	—
糖皮质激素受体	VAT>SAT	LPL和↑/TG储存↑
11β-羟基类固醇脱氢酶	VAT>SAT	局部E→F
血管紧张素原	VAT>SAT	前脂肪细胞分化/BP↑
IL-6	VAT>SAT	炎症/心血管风险
纤溶酶原激活物抑制剂-1	VAT>SAT	心血管风险
瘦素分泌	SAT>VAT	中枢神经VAT调节降低/胰岛素敏感性↓
脂联素分泌	SAT>VAT	胰岛素敏感性↑

6. 内脏脂肪指数（visceral adiposity index，VAI）　主要用于早期评价体内脂肪分布、功能和心血管病风险。BMI不能反映体内的脂肪占比，BMI与体脂属于曲线相关而非直线相关；而且性别、年龄、种族、肌肉含量和水分含量均影响BMI结果。老年人身高和肌肉萎缩及水分含量改变使BMI更难以反映体内脂肪含量。大量的临床研究说明，BMI不能继续作为评价心血管风险的指标。腰围与内脏脂肪含量有良好相关，但腰围不能将测量部位的皮下脂肪和内脏脂肪分开。VAI是由经验型数学模型得来的，性别分类和年龄分层的特点，而且整合了BMI和腰围的优点，具有功能参数（甘油三酯、HDL）和功能特征。原始数据来源于人体学测量和血脂测量。在建立的脂肪分布模型基础上，用甘油三酯和HDL-C校正，得到的VAI如下：女性VAI=［WC 36.58+（1.89×BMI）］×（TG 0.81）×（1.52 HDL）；男性VAI=［WC 39.68+（1.88×BMI）］×（TG 1.03）×（1.31 HDL）。式中，WC+腰围=cm，BMI=kg/m^2，TG=mmol/L，HDL=mmol/L[27-29]。

VAI的公式来源于白种人资料，但研究发现有普遍价值，VAI的正常切割值，见表4-7-1-17。

表4-7-1-17　内脏脂肪指数的正常切割值

脂肪组织功能紊乱分度	无功能紊乱	轻度功能紊乱	中度功能紊乱	重度功能紊乱
<30岁	≤2.52	2.53～2.58	2.59～2.73	>2.73
30～42岁	≤2.23	2.24～2.53	2.54～3.12	>3.12
42～52岁	≤1.92	1.93～2.16	2.17～2.77	>2.77
52～66岁	≤1.93	1.94～2.32	2.32～3.25	>3.25
≥66岁	≤2	2.01～2.41	2.42～3.17	>3.17

决定VAI的变量包括腰围、甘油三酯和HDL，故亦可用于评价PCOS、Cushing综合征、泌乳素瘤、肢端肥大症、非酒精性脂肪肝、2型糖尿病肥胖与代谢综合征的风险。VAI可早期预测肥胖对心血管病的不良影响，这种肥胖称为脂肪功能紊乱（adipose tissue dysfunction，ATD），AVI则为脂肪功能紊乱的敏感指标。但是，VAI可能不适合用于16岁以下的儿童患者和营养不良者[41-43]，且各地需要建立自己的VAI正常切割值。

7. 皮褶厚度　皮褶厚度（skin fold thickness，SFT）是用特制的卡钳（caliper）测量不同部位的皮褶厚度。一般测量4个部位(肱三头肌、肱二头肌、肩胛下和髂嵴);有的测量7个部位(胸、腋、肱三头肌、肩胛下、腹、股和髂前上棘);也有人只测定肱三头肌、腹和髋上3处的皮褶厚度。测定时,用拇指和示指捏起皮肤及皮下脂肪,然后将卡钳放在抓起皮褶的两侧,校正卡钳上的附属压力计,使卡钳施以皮肤的压力为$10g/cm^2$(压力影响测量结果)。3秒后,从卡钳上可读出皮褶厚度。每处连测3次,取其平均值。皮下脂肪厚度等于皮褶厚度的1/2。此方法简单,但测量结果受测量者熟练程度和皮肤坚实度的影响,松软的皮肤组织易于受压,结果偏低。由于个体的体脂分布和皮下脂肪深度(0.1~0.7mm)不同,皮褶厚度不能精确地反映全身实际的脂肪堆积量。此外,皮褶厚度还受年龄和性别的影响。根据皮褶厚度评定肥胖,应该建立不同年龄、不同性别和各部位皮褶厚度正常值的上限。孟昭恒等提出:在儿童中,身高增长10cm,皮褶厚度增加4mm为轻度肥胖,增加4~10mm为中度肥胖,增加10mm以上为重度肥胖。

8. 臂围 一般选择上臂肩峰突到尺骨鹰嘴连线的中点处作为测量臂围(arm circumference)的部位,测量臂周长和肱三头肌处的皮褶厚度可以计算该部位的皮下脂肪面积:脂肪面积(cm^2)= SCa/2+πS2/4。式中Ca为臂中部的周长,S为肱三肌皮褶厚度。从臂周长和肱三头肌皮褶厚度还可计算出全身肌肉重量,其公式为:全身肌肉重量(kg)= 身高(cm)×(0.0284+0.029)×cAMA。式中,cAMA为校正后的臂中部肌肉面积。因为计算臂中部脂肪面积的前提是假定臂中部是圆形的,肱三头肌皮褶厚度是脂肪缘平均直径的2倍,臂中部肌肉部分是圆的,骨骼被包括在人体测量臂肌肉面积之中,纠正假定所带来的误差后,称之为校正后的臂中部肌肉面积。男女的cAMA计算公式不同。男性cAMA=(MAC−πS)2/4π−10;女性cAMA=(MAC−πS)2/4π−6.5。式中,MAC为臂中部周长,误差5%~9%。

9. 体形修长指数和体形圆钝指数 在体质指数(BMI)、腰围(WC)和腰围(WC)/腰围-身高比值(WHtR)的基础上,Krakauer和Krakauer于2012年提出体形修长指数(body shape index, BSI)和体形圆钝指数(body roundness index, BRI)两个肥胖评价指标。身体形态指标(ABSI)正常1~16,正常男性平均4.64±1.88,女性5.16±2.24。ABSI的变化不依赖于身高、体重和BMI,可预测心血管死亡风险。BRI主要用于内脏脂肪沉积与心血管风险评价,但意义有待进一步明确。

$$ABSI=\frac{WC}{BMI^{2/3}Height^{1/2}}$$

(三)肥胖及其风险评价

1. 脂肪细胞计数及脂肪细胞脂质测定 有助于增殖性与肥大性肥胖的鉴别,脂肪细胞计数及平均脂肪细胞的脂质含量测定的常用方法是四氧化锇(osmium teroxide)法。取1份脂肪细胞悬液作脂肪提取,测定脂质含量即可得到已知湿重的脂肪细胞每单位容积中所含脂质总量;另1份先通过尼龙筛以去除细胞碎屑,然后做脂肪细胞计数。过筛前,在脂肪细胞悬液中加入2%四氧化锇(放于Collidine缓冲液中),于37℃下放置48小时。

$$\text{脂肪细胞所含脂质量}=\frac{\text{脂肪湿重×每单位容积中所含脂质量}}{\text{脂肪细胞总数}}$$

每个脂肪细胞平均脂质含量为0.5~0.6μg。肥胖者脂肪细胞数增加20~25倍,脂肪细胞体积增大50%~100%。脂肪细胞计数及平均脂肪细胞的脂质含量可鉴别增殖性和肥大性肥胖,但其缺点是不含脂质的细胞未被计入。

2. 双能X线吸收法体脂测量 用双能X线吸收法(DXA)测量全身体脂成分具有准确、快速等优点。一般借助机器自带的软件将全身分为上肢、躯干及下肢等部分。躯干定义为腭以下、髋关节水平线以上及双侧肋外缘垂直线之间的区域;下肢则定义为髋关节水平线以下的组织。体成分测量对于评价中心性肥胖、高脂血症等多种代谢内分泌疾病以及骨质疏松的发生发展有重要意义。X射线球管发生的X射线经K边缘滤波后,形成70keV和38keV两个能量不同的峰,它们经过密度不同的组织则有不同的衰减率。软组织的衰减率(Rst)可在测量时获得,纯脂肪和瘦组织的衰减(Rf和Rl)可从理论计算和人体实验中获知。中南大学湘雅二医院代谢内分泌研究所和Mazzess等对6名男女所测得各部位脂肪重量和脂肪百分率,如表4-7-1-18。此方法无创(使受检者接触放射量仅为<0.1μGy)、准确、测定时间快(每例10min),并可测出全身或局部的脂肪含量。

表4-7-1-18 DXA测量体脂及瘦重含量

部位	绝经前(n=413女性)		绝经后(n=229女性)		部位	※绝经后(n=784女性)	
	体脂(g)	瘦重(g)	体脂(g)	瘦重(g)		体脂(g)	瘦重(g)
左上肢	1267±680	1253±237	1352±539	1245±244	上肢	1922±634	3347±1013
右上肢	1363±819	1548±276	1470±680	1509±282	躯干	10 639±4862	16 807±1839
躯干	6812±4135	18 158±1999	8655±3582	16 966±2299	下肢	5547±1741	10 793±1415
左下肢	3613±1118	5289±1384	3282±1000	4895±799	全身	18 763±5247	33 973±3376
右下肢	3509±1010	5346±890	3275±1034	5006±781	体脂(%)	33.4±6.1	—
全身	17 773±6963	34 615±4305	18 610±5889	32 833±974		—	—
体脂(%)	31.1±7.3	—	34.6±7.1	—		—	—

注:※数据来源于中南大学湘雅二医院代谢内分泌研究所

3. 磁共振成像 Rolland-Cachera等用磁共振上臂成像测得儿童的上臂中部臂周长为(1.2±0.4)cm,可根据公式:[臂周长(C)-(肱三头肌皮褶厚度(TS)×π)2]/4π计算出臂中部的肌肉面积(UMA)和上臂总面积(TUA)= C2/4π,将

TUA 减去 UMA 即得上臂的脂肪面积（UFA）。正常儿童为（13.8±4.6）cm^2，而用传统的臂周长和肱三头肌皮褶厚度两指标，按公式计算所得的上臂中部脂肪面积为（11.2±4.4）cm^2，比磁共振的测得值低。因为上臂中部皮下脂肪缘并非对称性分布，而是呈矩形，所以计算上臂中部脂肪面积的公式为上臂脂肪面积评估（upper arm fat area estimation，UFE）。UFE=C（臂周长）×（肱三头肌皮褶厚度/2）。此公式计算出的 UFE 为 12.4±5.0，与磁共振所测结果更为接近（上臂脂肪百分率=UFE/TUA，正常儿童为 35.9%±9.5%）。故可认为，UFE 为判断身体组成的可靠指标。此外，磁共振光谱测定能精确定量肝脏的脂肪含量。

4. 心脏功能评价　肥胖的主要风险是心血管并发症，因而早期发现这些病变有积极意义。人们发现[30-35]，在肥胖的较早期，即有心肌舒张功能降低，左室收缩与舒张功能异常，右室收缩与舒张功能异常，心房肌变形等。严重肥胖或已伴有高血压、血脂谱异常或 T2DM 者，显然可发现多种心血管病变（详见第4篇第4章第5节）。

5. 组织活检　非酒精性脂肪肝病（NAFLD）常伴有代谢综合征、肥胖和胰岛素抵抗。一般认为，肝脏超声和 CT 仅能提供定性信息，而肝活检是诊断 NAFLD 的金标准。

【诊断】

（一）诊断依据　ORG 目前尚无统一的诊断标准，诊断需结合临床表现、BMI、实验室检查和肾脏病理检查，并排除其他肾脏疾病方能确诊。其主要诊断依据是：①超重或肥胖：BMI≥28kg/m^2，男性腰围≥85cm，女性腰围≥80cm；②尿常规检查：有微量蛋白尿或蛋白尿，可出现大量蛋白尿；③肾活检，光镜下示肾小球体积明显增大，电镜下示上皮细胞足突融合且范围局限；④代谢异常：脂代谢异常、糖代谢异常、内分泌代谢异常、高尿酸血症等；⑤排除艾滋病毒感染、滥用海洛因、孤立肾、先天性心脏病、镰刀形红细胞疾病、肾发育异常等疾病引起的继发性局灶节段性肾小球硬化。另外，糖尿病肾脏疾病、高血压性肾脏硬化等疾病也应排除。

（二）胰岛素抵抗评价　肥胖可分为胰岛素敏感性与非胰岛素抵抗型肥胖两类，胰岛素抵抗性肥胖伴有明显的氧化应激，AMPK 活性降低；SIRT1、炎性细胞因子线粒体生物合成与功能也有明显改变。大多数肥胖者的胰岛素抵抗、2型糖尿病、冠心病、高血压、肿瘤、神经变性疾病和非酒精性脂肪肝风险高，但是部分同样肥胖者的胰岛素敏感，并发症风险低，称为胰岛素敏感性肥胖。肥胖胰岛素敏感者与肥胖胰岛素抵抗者的基因与蛋白表达差异，见表 4-7-1-19。

75%的严重肥胖者伴有胰岛素抵抗、炎症反应和氧化应激，甘油三酯贮存减少，脂肪分解旺盛，线粒体功能紊乱，内质网应激明显。

（三）肥胖相关性疾病诊断　肥胖亦与许多躯体疾病相关，其中最常见的是胆石症、胰腺炎、非酒精性脂肪肝、阻塞性睡眠性呼吸困难、高尿酸血症和骨关节病。

1. 胆石症　胆石症的发生率随 BMI 升高而呈直线升高，奇怪的是，当肥胖者减肥时，胆石症的发生率也呈增加趋势，此可能与胆汁中的胆固醇过饱和可促进胆固醇结晶的成核作用（nucleation effect）有关。同时，减肥期间的胆囊收缩功能下降也促进了胆石形成。当肥胖者的减肥速度超过每周 1.5kg 时，胆石症的发生率迅速升高。如果患者接受的是极低热量饮食（<2512kJ/d）、低脂饮食（1~3g/d）或胃肠手术治疗，其胆石症的发生率可达 25%~35%。低脂饮食使胆囊的收缩功能明显降低，低于 10g/d 的脂肪摄入可引起胆囊无收缩。因此，此时应同时给予熊去氧胆酸（ursodeoxycholic acid）600mg/d 以预防其发生。

表 4-7-1-19　肥胖-胰岛素敏感与肥胖-胰岛素抵抗的相关基因与蛋白表达差异

项目	肥胖胰岛素敏感者		肥胖胰岛素抵抗者	
	皮下脂肪	网膜脂肪	皮下脂肪	网膜脂肪
蛋白表达				
p-AMPK/AMPK	–	–	–	–
Nampt	0	–	0	–
蛋白羰化	+	+	+	+
基因表达				
CD4	+	+	+	+
CD68	0	+	0	+
MPO	0	+	0	+
CCL5	0	+	0	+
p-选择素	0	+	0	+
SIRT1	0	0	0	0
Nampt	0	–	0	–
PGC1α	0	–	0	–
血管紧张素原	+	+	+	+
AMPKα1	–	0	–	0
AMPKα2	+	0	+	0
SIRT1	–	–	–	–
IL-6	+	+	+	+
IL-8	0	+	0	+
Nampt	0	+	0	+
CCL2/3/4/8	0	+	0	+
IL-8	0	+	0	+
PGC1α	–		–	
SIRT1	–		–	

2. 胰腺炎　主要是增加胆石症相关性胰腺炎和高甘油三酯血症相关性胰腺炎的发生率。胰腺炎的病情较非肥胖者重，男性肥胖特别容易诱发重型胰腺炎。胰周和腹膜后的大量脂肪堆积是引起胰腺炎后脂肪坏死（adiponecrosis）和局部并发症的重要原因。

3. 非酒精性脂肪肝　线粒体功能紊乱可见于缺少运动、摄食过多和胰岛素抵抗所致的 T2DM 以及非酒精性脂肪肝的全过程中。由于线粒体功能紊乱，能量生成的底物氧化障碍。非酒精性脂肪肝（NAFLD）的发生主要与脂质淤积（steatosis）即脂肪的异位储积有关。脂肪组织脂解增加，血甘油三酯升高，肝游离脂肪酸释放增多。另一方面，脂质生成亦增多，同时伴肝脏的脂肪酸氧化增多。肝脏脂质过氧化和相关的细胞因子可直接损伤肝细胞，引起肝炎和肝纤维化。体重减轻后不一定能逆转 NAFLD。NAFLD 类似于一种特殊化的棕色脂肪与白色脂肪组织的混合体，可发生微管性脂质淤积（microvesicular steatosis，通常见于棕色脂肪）、大血管性脂质淤积(macrovesicular steatosis,通常见于白色脂肪)和脂质小滴(fatty droplet),肝脏的解偶联蛋白表达减少。这些病理改变引起脂肪细胞因子的大量生成,导致脂肪堆积和细胞氧化应激反应,进一步发展则引起T2DM和肝纤维化及肝功能障碍。与肥胖和肝脂肪浸润有关的NAFLD表现为肝大、肝功能异常、脂肪变性、脂性肝炎、肝硬化,酶学指标升高[36-38]。

4. 阻塞性呼吸睡眠暂停综合征　阻塞性呼吸睡眠暂停综合征患者在睡眠期间出现发作性呼吸暂停、呼吸困难和通气不足。检查时可发现心肺功能障碍和低氧血症。肥胖并发阻塞性呼吸睡眠暂停综合征和自发性脑脊液漏。

5. 肥胖低通气综合征　肥胖低通气综合征是常见表现。肥胖是指BMI≥30kg/m^2,低通气是指肥胖者日间出现高碳酸血症和低氧血症和睡眠呼吸障碍,且不能用神经肌肉、机械或代谢等原因解释的低氧血症状态。患者表现为通气障碍、睡眠性呼吸困难。坐位时的PaO_2<45mmHg,$PaCO_2$>70mmHg。肥胖低通气综合征(obesity hypoventilation syndrome,OHS)易发生肺动脉高压和心血管病。$PaCO_2$≤50mmHg,伴低氧血压,肺泡通气因呼吸表浅、膈肌抬高与潮气量下降而降低,OHS的重型表现是肥胖肺换气不足综合征(Pickwickian综合征),其表现为重度肥胖、呼吸不规则、呼吸暂停、嗜睡、发绀、继发性红细胞增多症和右心肥大等[23,24]。

6. 高尿酸血症与痛风　详见第5篇第1章第2节。高尿酸血症与肥胖的关系密切,肥胖引起或合并高尿酸血症的机制包括饮食在内的生活习惯及酒精摄入等环境因素外,内脏脂肪蓄积、尿酸生成过多和胰岛素抵抗引发肾脏尿酸排泄功能下降等因素。当劳累、饥饿时,脂肪分解动员产生热量供机体活动需要,脂肪分解伴随产生酸性代谢产物则抑制尿酸排泄,间接使血尿酸水平增高。高尿酸血症与肥胖之间可能存在某些遗传共同缺陷,瘦素可能是联系肥胖和高尿酸血症的中间环节。

7. 性腺功能减退　肥胖对男性和女性的性腺功能都有较大影响,女性更甚。女性肥胖是发生多囊卵巢综合征、不育不孕、产科意外、产后无乳汁分泌、胎儿畸形的主要原因[16,17]。肥胖女性不易受孕,发生妊娠并发症的概率增加,尤其是死胎和前置胎盘的发生率明显增高。多囊卵巢综合征(PCOS)的发病率随着肥胖的流行而增高,脂肪组织膨胀(adipose tissue expandability)假说认为,皮下脂肪组织的膨胀是有限的,当超过某个代谢临界线后,更多的脂肪将沉积于非脂肪组织中,并导致胰岛素抵抗和脂毒性(lipotoxicity)。在PCOS患者中,肥胖引起的高胰岛素血症又进一步导致高雄激素血症、月经稀少和卵巢多囊。男性内脏肥胖者的炎症反应增强,内皮细胞功能紊乱,并伴血睾酮降低(表4-7-1-20);内皮细胞功能紊乱和雄激素缺乏引起勃起功能障碍。一氧化氮合酶活性不足亦引起血管扩张功能减退和阴茎勃起障碍,男性肥胖和性腺功能似乎形成恶性循环,肥胖引起性腺功能减退,而后者又加重肥胖,并成为心血管病的重要风险因素[23,24]。

表4-7-1-20　脂肪因子对生殖功能的影响

脂肪因子	肥胖者血清水平	肥胖对生殖功能的作用
瘦素	↑	抑制胰岛素分泌/诱导卵巢类固醇激素生成 抑制LH介导的粒层细胞雌二醇合成
脂联素	↓	升高血清胰岛素水平
抵抗素	↑	引起胰岛素抵抗
内脏脂肪素	↑	增加胰岛素敏感性
网膜素	↓	增加胰岛素敏感性
Chemerin	↑	抑制FSH诱导的卵泡类固醇激素生成

8. 骨关节病　负重关节因体重负荷明显增加而受损,主要累及双膝关节。

9. 肥胖相关性肿瘤　脂肪组织与肿瘤关系密切,肥胖和T2DM患者的肿瘤发病率高于健康人群。过多的脂肪组织可通过性激素、胰岛素、生长因子和前炎症性细胞因子等引起肿瘤(肠癌、前列腺癌、乳腺癌、胰腺癌、肾癌等)或促进肿瘤生长。肥胖时,因亲脂性和脂溶性致瘤物在体内蓄积,后者通过目前仍不清楚的机制引起肿瘤,同时又进一步促进肥胖。虽然肥胖与肿瘤的确切关系仍未明了,但充当联系肥胖和肿瘤的慢性化学中毒因子至少包括了有机氯化物、杀虫剂和某些内分泌分裂剂。

【鉴别诊断】

必须注意,排除继发性肥胖后,才能诊断单纯性肥胖。按照发病年龄,继发性肥胖可进一步分为成人继发性肥胖和儿童继发性肥胖两类,两者的病因和鉴别诊断重点有较大差别。

(一)成人单纯性肥胖与继发性肥胖的鉴别　许多疾病可伴随或并发继发性肥胖。无论是单纯性肥胖还是继发性肥胖,在早期均缺乏典型表现,见表4-7-1-21。继发性肥胖都有原发性疾病的临床特征。

表4-7-1-21　继发性肥胖的临床和实验室特点

原发性疾病	临床特点	实验室检查及其他检查
Cushing综合征	向心性肥胖/皮肤紫纹/高血压/月经紊乱或闭经/多血质/骨质疏松	血浆皮质醇增高/不被小剂量地塞米松抑制/糖耐量异常/CT/肾上腺静脉采血测定有助于诊断
多囊卵巢综合征	闭经或月经周期延长/不育/多毛/肥胖/痤疮/男性化/女性发病	血浆睾酮/去氢异雄酮及其硫酸盐升高/雌二醇降低/B超/CT见卵巢增大/注射HCG雄激素增高
胰岛素瘤	空腹低血糖/因进食过多而有肥胖	血胰岛素升高/胰岛素释放指数>0.3/CT和动脉造影有助于诊断
下丘脑性肥胖	均匀性肥胖伴下丘脑功能紊乱/月经失调或闭经/男性性功能减退	GnRH兴奋试验/CT/磁共振脑电图 明确下丘脑病变

续表

原发性疾病	临床特点	实验室检查及其他检查
肥胖性生殖无能症	下丘脑-垂体感染/肿瘤或外伤;少年发病/肥胖/外生殖器发育不全	CT/MRI/男女性激素减低/FSH/LH 减低/GnRH 兴奋试验示 FSH/LH 升高/但低于正常或呈延迟反应
Prader-Willi 综合征	肥胖/身材矮/性腺功能低下/发育延迟/婴儿期肌张力低下/促性腺激素缺乏性性腺功能减退	5q11-13 微缺失
Laurence-Moon-Biedl (Brader-Biedl)综合征	常染色体隐性遗传;肥胖/精神发育不全/多指(趾)畸形/性功能减退/色素性视网膜炎/糖尿病	血 FSH/LH 和性激素降低/少数有糖尿病和肾小球功能受损/胰岛素抵抗
Alström 综合征	肥胖/色素性视网膜炎而致失明/神经性耳聋/T2DM/胰岛素抵抗和尿崩症/心肌病/性腺功能低下/黑棘皮病	听力减退或消失;血糖增高/胰岛素抵抗/血甘油三酯和尿酸增高/组织对血管加压素和促性腺激素抵抗
假性甲状旁腺功能减退症	低钙血症并高磷血症/典型者有独特的骨骼缺陷和发育缺陷	PTH 增高/GNAS1 突变/PTH 受体突变/腺苷环化酶或 G 蛋白缺陷
瘦素/瘦素受体基因突变	食欲亢进/早发性 T2DM 并极度肥胖	POMC 基因/激素原转换酶 1 基因/黑皮素 4 受体基因和 SIMI 基因突变
原发性甲状腺功能减退症	肥胖/怕冷/水肿/脱发/贫血外貌/跟腱反射恢复期延长/月经过多	血甲状腺激素降低/TSH 升高/TRH 兴奋试验
痛性肥胖	绝经后发病/肥胖见于躯干/颈部/腋部/脂肪沉积处有触痛及小结节/肌力低下;抑郁/痴呆/癫痫	—
性腺功能减退伴肥胖	肥胖多为中度/第二性征消退/阴茎小/声音尖;阴道萎缩/阴道分泌物减少	睾酮和雌/孕激素降低/垂体 FSH/LH 升高/GnRH 过度反应
药物引起的肥胖	服药史/食量增加/停药后消失	氯丙嗪和胰岛素
泌乳素瘤[39-40]	闭经溢乳/不育/性功能减退/肥胖/阳痿/肿瘤压迫视神经和视交叉症状	血泌乳素明显增高/FSH/LH 正常/雌二醇降低/垂体瘤
糖原贮积症	儿童多见/空腹低血糖/肥胖/肝大/心脏增大/黄色瘤/巨舌/肌无力	低血糖/甘油三酯/尿酸/乳酸升高/肾上腺素或胰高糖素刺激无血糖升高反应/肝或肌肉活检
颅骨内板增生症	绝经后发病/肥胖/剧烈头痛/肥胖以躯干和四肢近端为主	X 线片见颅骨内板增生
GH 缺乏症和 GH 抵抗综合征	GH 缺乏症:矮小/体重等于或大于同龄儿童/轻度向心性肥胖/生长缓慢 GH 不敏感综合征:生长异常/出生时体重正常/身长稍短/出生后发育障碍/骨龄延迟/青春期发育延迟/性腺功能正常/髋部发育不良	GH 缺乏症:中枢神经系统病变;GH 激发试验示血 GH 峰值<10μg/L/伴或不伴血 IGF-1 及 IGFBP-3 降低 GH 不敏感综合征:血 IGF-1/IGF-2 和 IGFBP-3 降低/血 GH 升高
尖头多趾并趾[畸形]	肥胖/智力迟滞/尖脑/眼距过大/斜视/眼球突出/视盘水肿/视力下降/斜视/多指并指畸形/髋外翻/膝/足内翻/脐疝/性腺功能减退	颅骨 X 线片有颅骨变薄/有显著的"指压痕"/骨缝的纹痕消失/骨盆呈漏斗状/氨基酸尿
Cohen 综合征	先天性愚型眼型/严重者智力迟钝/斜视/近视/小颌/腭弓狭窄高耸/呈猿样皮纹/并指/关节过伸/膝内翻/脊柱侧弯/肌张力减低	脑电图示弥漫高波峰/常染色体隐性遗传
Blount 病	婴儿型:1~2 岁起病/弓形腿;青少年型:6~12 岁发病/多累及一侧肢体/患肢缩短跛行;内踝球状肿大/胫内翻/膝活动异常/轻度肥胖	胫骨近端内翻成角畸形/并向外后半脱位;胫骨和踝关节明显内旋/胫骨近端干骺端后内侧有特有的不规则硬化和半透亮改变/常有破碎和下沉感/鸟嘴样突起

1. Cushing 综合征　详见第 2 篇第 6 章第 4 节。早期的 Cushing 综合征往往只有肥胖或肥胖伴多毛,容易被误诊为单纯性肥胖。鉴别的主要指标是 24 小时尿游离皮质醇。典型 Cushing 综合征有向心性肥胖、皮肤紫纹、高血压、月经失调或闭经、满月脸、水牛背、多毛、多血质面容、骨质疏松等表现;血浆皮质醇、小剂量地塞米松抑制试验、肾上腺 CT、肾上腺静脉采血测定血浆皮质醇及动脉造影有助于诊断。

2. 多囊卵巢综合征　女性初潮后多年月经仍不规则、月经稀少和/或闭经,同时伴或不伴有肥胖者应疑及 PCOS。典型 PCOS 有闭经或月经周期延长、不育、多毛、肥胖、痤疮、男性化等表现;血浆睾酮、去氢异雄酮及其硫酸盐升高,盆腔 B 超、CT 可见卵巢增大。其中,高雄激素血症、月经稀少或闭经、多囊卵巢是诊断 PCOS 的主要指标。

3. 下丘脑性肥胖　一般为均匀性肥胖,常伴有下丘脑其他功能紊乱的临床表现。自主神经功能检查、GnRH 兴奋试验、头颅 CT 或垂体 CT 或磁共振脑电图等检查有助于明确下丘脑病变的性质。

4. 原发性甲状腺功能减退　详见第2篇第4章第13节。伴肥胖时，有怕冷、全身水肿、脱发、贫血外貌、肌肉晨僵感、上睑下垂，跟腱反射恢复期延长，月经过多等表现；血甲状腺激素降低，TSH升高。

5. 良性对称性脂肪增多症　良性对称性脂肪增多症(benign symmetric lipomatosis，BSL)是一种病因不明的脂质代谢障碍引起的脂肪异常蓄积性疾病，可能与酒精性肝损害有关。患者多为男性，有长期烟酒嗜好史。临床表现为双侧上肢近端、肩背部、颈部、双侧乳腺、腹部(脐以上)皮下脂肪局部增多，近端肌肉萎缩等。患者合并有血脂谱异常、高尿酸血症、慢性肝损害、糖耐量异常及胰岛素抵抗。

(二) 与其他肾病的鉴别

1. 糖尿病肾病　患者有糖尿病史，常伴有糖尿病其他并发症(如眼底、心脏等病变)，主要病理改变为肾小球肥大、肾小球基底膜增厚、系膜区增宽、基质增多、K-W结节、球囊滴、纤维蛋白帽、毛细血管袢微血管瘤、肾小管肥大、入球小动脉透明变性及动脉硬化等。肥胖相关性肾病易与结节性糖尿病肾病鉴别，但需与表现为单纯系膜病变的糖尿病肾病鉴别。与糖尿病肾脏疾病患者相比，O-GM患者系膜区增宽的程度轻，呈较均一的轻度增宽，无节段加重趋势，更少见节段系膜区中、重度增宽。尽管O-GM患者肾小管上皮细胞肥大，但糖尿病肾脏疾病患者未萎缩的肾小管肥大更明显，肾小管基膜增厚，有时扭曲呈带状；肾间质小动脉，尤其入球小动脉呈均匀一致性全层透明变性。肥胖患者肾脏病理检查免疫荧光发现IgG沿肾小球毛细血管袢线样沉积，尤其是毛细血管袢节段性基底膜增厚者，应检查糖代谢，注意排除早期糖尿病肾脏疾病的可能。

2. 特发性小灶性小管萎缩和纤维化　与特发性小灶性小管萎缩和纤维化患者相比，ORG发病年龄较大、动脉硬化更严重，虽然部分患者可出现大量蛋白尿，但水肿、低蛋白血症不明显，血胆固醇水平、蛋白尿严重程度相对低于特发性小灶性小管萎缩和纤维化患者。两者间最重要的病理鉴别点是小灶性小管萎缩和纤维化患者非硬化肾小球直径显著大于小灶性小管萎缩和纤维化。下列特点有助于肥胖相关性肾病的诊断：①未硬化的肾小球体积普遍增大；②球性废弃的肾小球数目较多；③非节段硬化的肾小球重度系膜区增宽少见；④早期足细胞病变不显著，如足细胞足突融合等；⑤细胞性病变及塌陷性病变发生率低，肾小球脐部病变较多见；⑥间质小动脉及入球小动脉透明变性较特发性小灶性小管萎缩和纤维化更明显。

3. 高血压肾硬化　此病亦好发于中老年，临床可表现为持续性蛋白尿，肾活检可出现继发性小灶性小管萎缩和纤维化改变。但常有高血压家族史，肾小管功能损害先于肾小球功能损害，出现蛋白尿前一般已有5年以上的持续性高血压，蛋白尿多为轻中度，尿蛋白定量一般不超过1.5~2.0g，尿沉渣镜检有形成分少，有心、脑、眼底等其他靶器官损害表现。其特征性组织学改变为内膜增厚(常出现于弓形动脉和小叶间动脉)、玻璃样变(以入球小动脉最明显)及管腔狭窄，而ORG为肾小球弥漫性肥大或局灶节段性硬化。

【饮食治疗】

肥胖症的治疗应特别注意三点。第一，饮食控制、合理的膳食结构、运动及良好的生活习惯是预防超重的重要环节与基础。肥胖者，尤其是重度肥胖者不能指望依靠药物减肥。第二，饮食控制、运动和药物治疗的基本目的是形成能量负平衡，达到这一目的即可获益(表4-7-1-22)。但是，能量负平衡后会出现两种减肥效果(图4-7-1-12)：①肌肉与脂肪均减少，但以脂肪丢失为主，这种现象称为健康减肥；②肌肉与脂肪均减少，脂肪丢失轻，而肌肉消瘦突出，这种现象称为非健康减肥，严重者甚至导致肌少症性肥胖(sarcopenic obesity)[44-47]。

(一) 高蛋白饮食的减肥意义　有助于减肥的机制未明，蛋白饮食(表4-7-1-23和表4-7-1-24)能增加饱感激素GIP，GLP-1分泌，降低促进食欲激素(ghrelin)分泌，增加食物的产能效应，改善糖代谢。减肥时，高蛋白饮食有利于保存肌肉。摄取葡萄糖或高碳水化合物食物常引起餐后胰岛素分泌，后者抑制脂肪分解氧化，不利于减少脂肪含量。荟萃分析18个随机对照临床研究结果发现，50岁以上者高蛋白饮食减肥更容易，肌肉含量保存更有效。但是，高蛋白饮食也提供了大量支链氨基酸，可能恶化某些代谢性疾病，增加酸性物质生成和肾脏负担。如果个体的能量需要较低，高蛋白饮食则转化为葡萄糖(糖异生)与酮体，加速能量正平衡，引起肥胖[48-51]。

在一般的成人营养指南中，可接受的宏量营养素分布范围(acceptable macronutrient distribution range，AMDR)是含碳水化合物45%~65%，脂肪20%~35%，蛋白质10%~35%，推荐的膳食供给量(dietary allowance，RDA)是蛋白质46g/d(女性)和56g/d(男性)，即0.8g/kg。高蛋白质饮食是指每天的蛋白质供给量超过0.8g/kg，或超过总能量的15%~16%[52]。

(二) 减肥药物治疗　因为减肥有助于改善由肥胖引起的肾小球高灌注和高滤过，降低血浆肾素和醛固酮水平，改善基底膜功能，减少尿蛋白丢失。肥胖相关性肾小球病(ORG)目前尚无特效药。主要针对调节血脂、控制血糖、通过使用胰岛素增敏剂、血管紧张素转换酶抑制剂、血管紧张素

表4-7-1-22　抗肥胖药物的治疗疗效

	内脏脂肪	FFA	瘦素	脂联素	TTNF-α	RAAS	雄激素	雌激素
饮食治疗与运动	↓	↓	↓	↑	↓	↓	女性↓/男性↑	男性↓/-
PPAR-γ激动剂	↓/-	↓	↓/-	↑	↓	-	↓	男性↓/-
奥利司他(orlistat)	↓	↓	↓	↑	↓	?	女性↓	?
西布曲明	↓	↓	↓	↑/-	?	?	女性↓	?
大麻素受体拮抗剂	↓	↓	↓	↑	↓	?	?	?

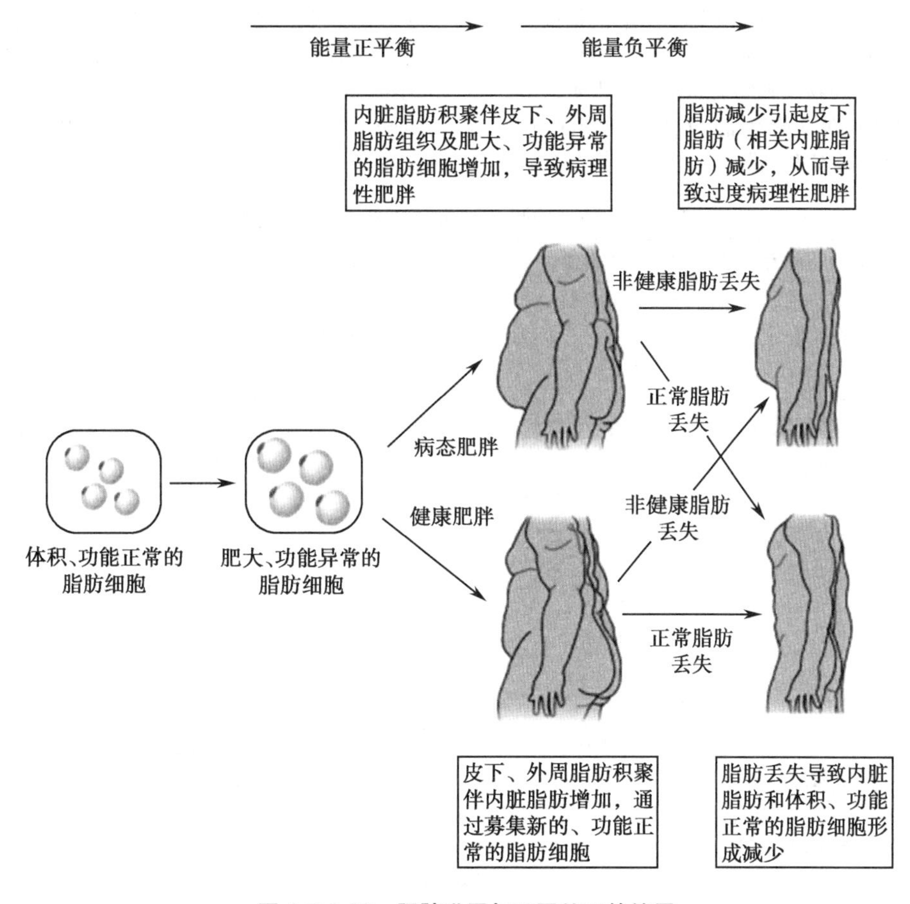

图 4-7-1-12 肥胖进展与不同处理的结局

表 4-7-1-23 高蛋白饮食与营养组分

食物	碳水化合物比例	脂肪比例	蛋白质比例	蛋白质总量(g/kg)*
USDA 推荐	45%~65%	20%~35%	10%~35%	0.8
Atkins 饮食	6%	59%	35%	2.3
South Beach 饮食	28%	33%	39%	2.6
Stillman 饮食	3%	33%	64%	4.3
Zone 饮食	36%	29%	34%	2.3
高蛋白正常碳水化合物饮食	50%	30%	20%	1.3

* 以 75kg 每天 2000kcal 热量计算

表 4-7-1-24 高蛋白食物的产能物质含量

食物	蛋白质(g/100g)	脂肪(g/100g)	碳水化合物(g/100g)
小麦	13	1.8	14
植物蛋白质	48	0	28
脱脂奶粉/乳酪	11	4.3	3.4
酸奶酪	10	0.4	3.6
鸡蛋	13	11	1.1
扁豆	9	0.4	20
蚕豆	11	5	10
豌豆	25	1.2	60

受体拮抗剂等药物联合治疗缓解肾小球内压力及高滤过状态，降低蛋白尿，改善肾功能。抗氧化物（亚铁血红素、NOX4 抑制剂）抗 IL-6 受体抗体可以缓解蛋白尿，减少肾脂质沉积及系膜细胞增生，但目前缺乏多中心大样本的临床资料证实。肥胖通过炎症反应、氧化应激、高胰岛素血症、RAAS 激活等损伤肾脏，形成 ORG。针对上述 ORG 可能的发病机制，采取综合性治疗措施，早期发现，积极治疗，争取逆转肾小球病变，防止肾衰竭发生。减轻体重是 ORG 最有效的治疗方法：因减肥药物副反应较多（表 4-7-1-25），故建议低热量、低脂饮食，增加运动。一项通过对 63 例肾活检确诊为 ORG 的患者进行饮食控制和体育锻炼等方法进行减肥干预的研究表明，减肥干预可缓解 ORG 患者的蛋白尿情况，且传统药物治疗不能达到其效果。血管紧张素转化酶抑制剂（ACEI）和血管紧张素 1 受体拮抗剂（ARB）均可控制高血压，纠正肾脏局部血流动力学异常，降低肾小球内高压力和高滤过状态，减轻炎症反应，修复肾小球内皮细胞及足细胞损伤，改善肾脏肥大，减少蛋白尿，保护肾功能。有研究显示，ACEI 与 ARB 两者联合治疗优于单药治疗。抗瘦素受体抗体能拮抗

瘦素诱导的肾小球内皮细胞增生。胰岛素增敏剂提高胰岛素敏感性是治疗肥胖性肾病的有效措施之一。可用二甲双胍及噻唑烷二酮类降糖药物改善胰岛素抵抗。大黄酸具有逆转胰岛素抵抗，改善机体代谢紊乱的作用。针对肥胖、高血压、高脂血症、高尿酸血症和高凝状态治疗。他汀类药物除调节血脂外，还能抑制内皮细胞炎症反应，抑制系膜细胞增生和细胞外基质的分泌，改善血管内皮功能。目前仅有奥利司特、洛卡司(lorcaserin)、芬特明(phentermine)和吡酯(topiramate)被FDA批准作为长期减肥药物，其他药物可短期试用。

表 4-7-1-25 美国FDA批准的肥胖治疗药物

专利名	作用机制	剂量	相互作用	反指征	副作用
芬特明(phentermine/adipex-P/fastin/Oby-Cap/lonamin	去甲肾上腺素能食欲抑制	15~37.5mg/d	胍乙啶/中枢神经兴奋剂/乙醇/三环内酯抗抑郁剂	妊娠/晚期冠心病/高血压/甲亢/青光眼/心绞痛/单胺氧化酶抑制剂	失眠/心动过速/口干/口味改变/眩晕/头痛/腹泻/便秘/呕吐
二乙胺苯丙酮/diethylpropion/tenuate/tenuate/dospan/tepanil	去甲肾上腺素能食欲抑制	每日3次 75mg/d	同上	同上	同上
苯甲曲嗪/phendimetrazine/Bontril	去甲肾上腺素能食欲抑制	17.5~70mg 每日2~3次 105mg/d 缓释剂	同上	同上	同上
苄非他明/benzphetamine/Didrex	去甲肾上腺素能食欲抑制	25~50mg 每日1~3次	同上	同上	同上
奥利司特/Orlistat Xenical/Alli	抑制酯酶 脂肪排泄	60~120mg 每日3次	环孢霉素/L-T_4	妊娠/慢性吸收不良/淤胆综合征	脂肪泻
洛卡司/Lorcaseri Belviq	高选择性血清素受体激动剂	每次10mg 每日2次	单胺氧化酶抑制剂/利奈唑胺/血清素再摄取抑制剂/右旋吗喃甲醚/安非他酮/锂盐/曲马多/色氨酸	妊娠	头痛/眩晕/乏力/恶心/口干/咳嗽/便秘/低血糖症
芬特明/托吡酯/Qsymia	去甲肾上腺素能食欲抑制 +GABA受体激活	3.75~23mg/d ×2周 7.5~46mg/d	口服避孕药/乙醇/中枢抑制剂/非保钾利尿剂	妊娠/青光眼/甲亢/单胺氧化酶抑制剂	感觉异常/口味变化/失眠/便秘/口干/心动过速

在减肥过程中，大约下降体重的1/4是非脂肪体质(fat-free mass，FFM)，此即所谓的"1/4非脂肪体质法则(quarter FFM rule)"减肥丢失的非脂肪体成分FFM/体重=0.25。另外的3/4才是脂肪组织。减肥时，FFM、脂肪体质和体重之间的关系呈动态变化，超重和肥胖的FFM与蛋白丢失遵循Forbes法则(Forbes rule，图4-7-1-13)。非脂肪体质的比例随着年龄、运动量和食物组分而变化(表4-7-1-26)。

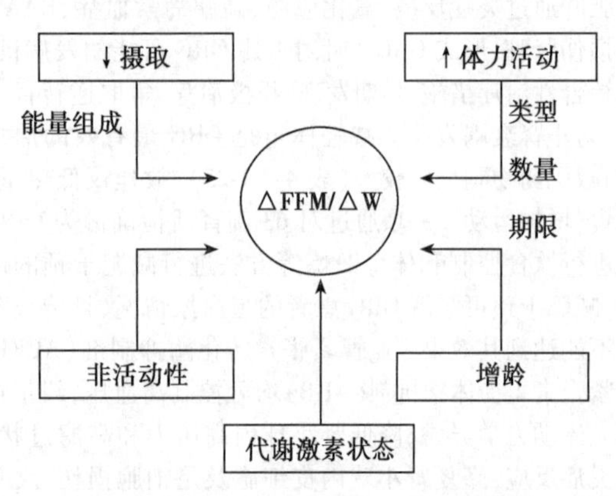

图 4-7-1-13 节食对非脂肪体质消耗的影响FFM(ΔFFM/ΔW)

表 4-7-1-26 Forbes双组分体重与蛋白丢失方程

方程	说明
W(t)=W0(f1e-λ1t+f2e-λ2t)	体重丢失分为2个时相，每个时相均有特异性的动力学参数；W(t)表示t天的体重，系数满足公式要求
N(t)=N0(f1e-λ1t+f2e-λ2t)	减肥时的氮(N，代表蛋白质)丢失也分为2个时相，每个时相均有特异性的动力学参数；N(t)表示t天的总N，系数满足公式要求

注：f：fraction of body weight or nitrogen，体重或N分数；λ：decay constant，衰变常数；N：nitrogen，氮；W：weight，体重

【成人肥胖手术治疗】

2009—2010年美国成人肥胖(BMI≥30kg/m^2)占35.5%，BMI≥35kg/m^2者占15.5%，重度肥胖(BMI≥40kg/m^2)占6.3%。2012年全英有1.7%男性和3.1%女性BMI≥40kg/m^2；2005年瑞典有1.3%男性的BMI≥35kg/m^2；2006年澳大利亚有8.1%成人BMI≥35kg/m^2。重度肥胖的治疗包括生活方式干预、药物治疗和减肥手术。数十年来，有关减肥研究的证据显示，在改善长期健康和生活质量方面，生活方式干预和药物治疗对重度肥胖患者经常无效。而减肥手术可持续

减轻体重，降低伴随疾病发病率，延长生存期。估计2011年全球有340 768台减肥手术，最常见的手术方式为Roux-en-Y胃旁路手术(46.6%)、垂直袖状胃切除术(27.8%)、可调式胃束带手术(17.8%)和胆胰十二指肠转流术(2.2%)。

第一例减肥手术开展于1954年，但在过去的20年间，由于重度肥胖患者数量明显增加以及手术有效性和安全性的提高，减肥手术数量每年增加20倍。近期减肥手术安全性的提高得益于手术量的增加、腹腔镜技术的转变和低风险可调节胃束带手术的增加。指南推荐BMI≥40kg/m²、内科治疗效果不佳、BMI≥35kg/m² 伴肥胖相关的严重疾病者可以考虑减肥手术。

（一）减肥手术分类与作用机制 空肠回肠旁路术是使用小肠旁路连接近端空肠和末端回肠，通过肠吸收障碍使体重下降。然而，由于患者出现严重蛋白质-能量不足，该手术已经弃用。20世纪90年代以来，标准的外科手术方式几乎全部从开放切口转为微创或腹腔镜下操作。

1. 减肥手术类型 水平胃成形术是水平缝合胃上部，间隔含许多小孔允许食物通过。在垂直加带胃隔间手术中，垂直缝合于胃小弯平行处，出口或小孔用网领加固以防扩。由于新型腹腔镜技术的引进及胃缝合带常出现分离或小孔趋于扩大，导致体重反弹或严重胃食管反流，现已抛弃以上两种手术方式。胃旁路手术改良为Roux-en-Y胃旁路手术已演变为近期的腹腔镜形式[53-55]，这包括一个15～20ml的近端胃袋，一个更小的胃-肠通道，一条完全横断封闭的钉合线（防止分离或封闭失败）。另一个手术方式为可调节胃束带手术，腹腔镜下放置，在胃上部形成一个可调节出口的小袋。胃束带使用含有充气气球的硅胶带，扣紧形成封闭的环形，固定于胃上部，另一部分放置于皮下，调节出口大小。两种更极端的小肠旁路（适度减少胃容积）为胆-胰转流术和胆-胰-十二指肠转流术，通常用于BMI≥50kg/m² 的患者。近期的主要术式为垂直袖状胃切除术，该术包括70%的胃垂直切除，形成一窄长的管状胃通道，无小肠旁路。

2. 作用机制 手术减肥的机制未明，可能与胃饥饿素、瘦素、胰高血糖素样肽-1、胆囊收缩素、多肽YY、肠道菌群及胆汁酸改变有关。减肥手术和非手术治疗对肥胖的结果比较，见表4-7-1-27。

表4-7-1-27 减肥手术和非手术治疗对肥胖的影响比较

研究	研究要点	体重改变	T2DM缓解	T2DM患病	病死率及生存影响
Meta分析	纳入11项RCTs（n=796），对RYGB/AGB/BPD/VSG和非手术治疗进行了比较	与非手术相比，减肥手术治疗1～2年体重改变的平均差为-26kg/95% CI -31～-21/P<0.001	与非手术治疗相比，减肥手术完整病例分析相对风险（RR）为22.1/95%CI 3.2～154.3/P=0.002；保守分析RR=5.3/95%CI 1.8～15.8；P=0.003	未报告	减肥手术后或对照人群未报告心血管事件死亡
瑞典肥胖受试者研究	匹配对照的前瞻性观察研究（n=2010/68% VBG/19%束带手术/13% RYGB）/匹配对照组2037例	减肥手术组：治疗2年/10年、15年、20年后平均体重改变分别为-23%/-17%、-16%/-18%；匹配组治疗2年/10年/15年/20年后平均体重改变分别为0%/1%/-1%和-1%	减肥手术治疗：2年缓解达72%（OR=8.4/5.7/-12.5/P<0.001）/10年持续缓解达36%（3.5/1.6/-7.3；P<0.001）	对基线期无T2DM的患者，减肥手术后2年、10年、15年糖尿病风险分别减少96%、84%、78%	与一般治疗相比，减肥手术16年后，全因死亡风险减少29%（HR=0.71/P=0.01）
犹他州病死率研究	回顾性观察及匹配对照（7925例RYGB和7925例匹配对照）	未报告	未报告	未报告	手术后平均7.1年全因死亡率、心血管死亡率、2型糖尿病死亡率分别降低40%、49%、92%
犹他州肥胖研究	前瞻观察性及匹配对照研究/纳入418例RYGB/417例未手术者（对照组1）/321例重度肥胖匹配对照（对照组2）	手术组、对照组1、对照组2患者6年后体重改变分别为-27.7%、+0.2%、0%	手术组、对照组1、对照组2患者6年缓解率分别为62%、8%和6%	手术组、对照组1、对照组2患者6年糖尿病发病分别为2%/17%/15%	手术组、对照组1、对照组2患者6年死亡数分别为2.8%、3.3%、0.93%

注：AGB：可调节胃束带手术；RYGB：Roux-en-Y胃旁路手术；VSG：垂直袖状胃切除术

（二）不同减肥手术的有效性对比

1. Roux-en-Y胃旁路术与可调节胃束带手术比较 Roux-en-Y胃旁路术和可调节胃束带术是两个最常见的手术方式，Roux-en-Y胃旁路术在减轻体重方面优于可调节胃束带手术。在伴随疾病改善方面，Roux-en-Y胃旁路术后2型糖尿病、高血压、血脂异常和睡眠呼吸暂停的缓解率更高。系统综述显示，Roux-en-Y胃旁路术和可调节胃束带手术的平均体重减轻过量(excess weight loss，EWL)分别为54.2%和54%。可调节胃束带手术在体重减轻方面不差于Roux-en-Y胃旁路术，而可调节胃束带手术的最优需求仍须进一步的研究。

2. 垂直袖状胃切除术与其他手术方式比较 近期有两项系统综述比较了垂直袖状胃切除术与其他手术方式的区别。其中一项纳入了15项随机对照试验共1191例患者，随访时间从6个月到3年不等，分析发现，垂直袖状胃切除术、

Roux-en-Y 胃旁路术与可调节胃束带术 EWL 的范围分别为49%~81%、62%~94%、29%~48%；垂直袖状胃切除术和Roux-en-Y 胃旁路术 2 型糖尿病缓解率范围分别为 27%~75%和 42%~93%。随机对照试验和非随机对照研究发现，与垂直袖状胃切除术相比，Roux-en-Y 胃旁路术可明显降低BMI（BMI 平均差为 1.8kg/m^2；0.5~3.2kg/m^2）；同时总胆固醇、高密度脂蛋白胆固醇及胰岛素抵抗也得到了明显改善。显然，有关垂直袖状胃切除术长期有效性的数据还须进一步研究，垂直袖状胃切除术对体重减轻和伴随疾病改善的效果在 Roux-en-Y 胃旁路术和可调节胃束带术之间。

（三）减肥手术并发症 减肥手术后 30~180 天相关并发症的发生率从 4%到 25%不等，主要取决于并发症的定义、手术方式、随访时间和患者的不同，减肥术后处理要点，见表 4-7-1-28。

表 4-7-1-28 减肥术后的处理要点

推荐项目	AGB	VSG	RYGB	BPD-DS
第 2 年监测骨密度	是	是	是	是
第 12 个月和第 6 个月检测尿钙	是	是	是	是
每年监测维生素 B_{12}，补充治疗后每 3~6 个月监测	是	是	是	是
监测叶酸、铁代谢指标、维生素 D 和 PTH	否	否	是	是
术前术后每 6~12 个月监测维生素 A	否	否	选择性	是
评估铜、锌和硒营养状态	否	否	是	是
评估维生素 B 营养状态	是	是	是	是

1. 主要研究发现 在比较手术与非手术区别的 11 项（796 例患者）随机对照研究中，手术组不良事件的发生率更高，术后最常见的不良事件为缺铁性贫血（小肠旁路占 15%）和再次手术（8%）。LBSA-1 研究前瞻性地评估了 4776 例于2005—2007 年首次接受减肥手术的重度肥胖患者术后 30 天的并发症，手术方式包括可调节胃束带手术（25%）、腹腔镜下 Roux-en-Y 胃旁路手术（62%）、开腹 Roux-en-Y 胃旁路手术（9%）和其他类型的手术（4%）。所有手术的 30 天病死率为 0.3%，主要不良结局（主要复合终点包括死亡、静脉血栓栓塞症、再次干预，经皮、内镜下或手术或住院时间超过 30天）的发生率为 4.1%；并发症风险升高的主要预测因子为既往静脉血栓栓塞症、阻塞性睡眠呼吸暂停、功能损害状态（步行距离<61m）、BMI 极高（≥60kg/m^2）以及使用开腹 Roux-en-Y 胃旁路术式。

一项对 361 项研究（97.7%为非随机的观察性）共85 048 例患者的 Meta 分析发现，不同腹腔镜手术的 30 天病死率明显不同。可调节胃束带手术、垂直袖状胃切除术、Roux-en-Y 胃旁路手术和胆胰十二指肠转流术的病死率分别为 0.06%（0.01%~0.11%）、0.21%（0~0.48%）、0.16%（0.09%~0.23%）和 1.11%（0~2.70%）；开腹手术的病死率明显高于腹腔镜下的手术。此外，对 9382 名患者的研究发现，在临床中使用 5 项临床指标（BMI≥50kg/m^2，男性，高血压，肺栓塞的已知危险因素，年龄≥45 岁）组成的预后风险评分可有效预测 Roux-en-Y 胃旁路手术后 90 天病死率。与没有或只有一项临床指标的患者（0.26%）相比，有 5 项临床指标患者的死亡风险更高（4.3%）。

2. 再次手术 在对 3227 例接受这类手术的前瞻性队列研究中，1116 名患者（35%）接受了再次调整手术，这主要是由于近端扩大（26%）、出口或管道问题（21%）及腐蚀（3.4%），无急性的束带滑脱报告。17 年来，随着手术技术的改良，由于胃袋明显近端扩大导致的校正手术已明显减少，从 40%降到 6.4%，也未发现急性的束带滑脱，但最终有5.6%患者的胃束带被移除。而其他长期队列则显示可调节胃束带的移除率有可能高达 50%。在 LABS-2 队列研究 3 年的随访中，可调节胃束带手术的校正手术率或再手术率高于Roux-en-Y 胃旁路手术。但一项对长期研究的系统综述发现，可调节胃束带手术（26%/8%~60%）的校正手术率与Roux-en-Y 胃旁路手术（22%/8%~38%）相当。

3. 社会心理风险 观察性研究发现，部分减肥手术后药物滥用、自杀及营养不良的长期风险增加。Roux-en-Y 胃旁路手术和垂直袖状胃切除术后酒精的吸收加快、相同酒精量后血液酒精浓度明显增加，增加了生理性狂饮的频率和随后的酒精滥用。减肥手术后自杀风险有可能增加，尽管相关原因不明。在犹他州病死率研究中，与匹配对照患者相比，Roux-en-Y 胃旁路手术所有非疾病原因死亡增加了 58%，其中自杀、意外死亡和中毒死亡明显增加（占小部分），该发现与第二项犹他州肥胖研究的发现相似。

4. 营养不良 减肥手术后维生素 D、钙、铁、锌和铜等维生素和矿物质的缺乏常见。建议手术前筛查患者的铁、维生素 B_{12}、叶酸和维生素 D 营养状态；术后应常规给予营养补充。此外，每年应接受维生素和矿物质缺乏筛查。注重术后饮食和营养治疗，应及时处理术后并发症：恶心呕吐、低血糖症、吻合口溃疡-狭窄以及减肥失败等。

母亲减肥术后营养不良可引起胎儿神经管发育缺陷（详见病例报告），妊娠前和妊娠期应给予适当补充铁剂、叶酸、钙剂、维生素 A、维生素 B_{12} 和维生素 D，直至分娩，防止后代发生先天性神经管缺陷症。1991 年，NIH 减肥手术共识会议支持以下决策：①所有患者均应该要有机会与医生探讨任何既往被忽略的手术选择及每一项手术的优点和缺点；②医生必须与患者充分讨论术后可能结果、手术能解决的问题、术后治疗依从性、短期和长期并发症和终生医疗监视项目等。

5. 高草酸尿症 Roux-en-Y 胃旁路术（RYGB）后容易并发高草酸尿症，发病率增加约 2 倍（既往无肾结石病史者）或4 倍（既往有肾结石病史者）。Roux-en-Y 胃旁路术通过肠转运异常、肠道缓解变化和营养不良三种途径引起高草酸尿症。草酸的生成、转运、吸收均增加，而草酸排泄减少（图 4-

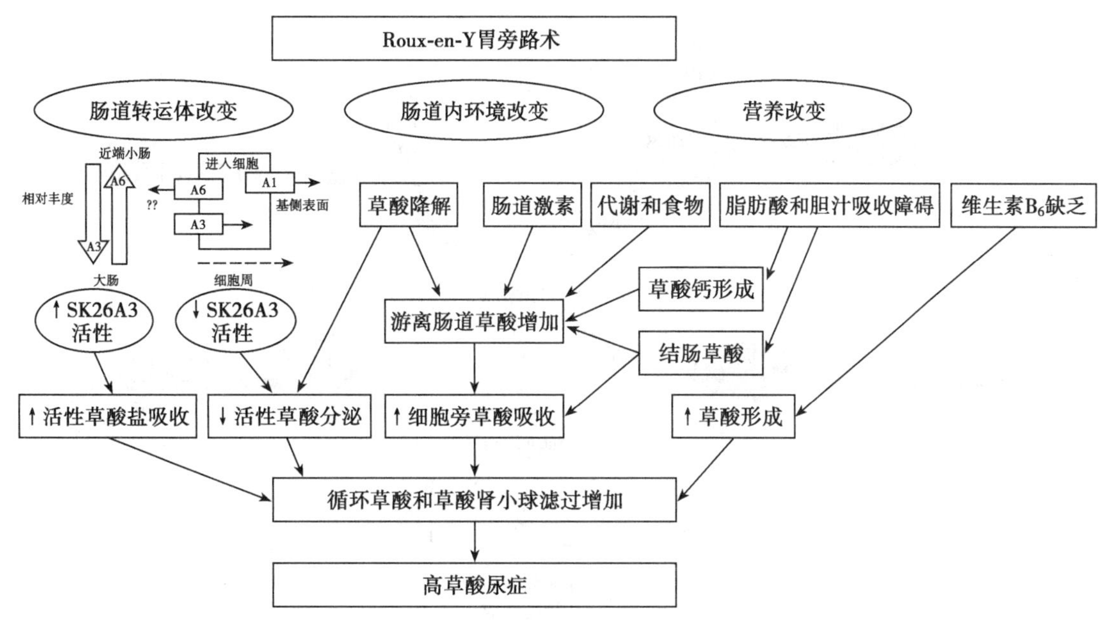

图 4-7-1-14　Roux-en-Y 胃旁路术后高草酸尿症的发病机制

7-1-14)。RYGB 后高草酸尿症的防治方法主要包括:①多饮水(尿量>2L/d),水中加入柠檬汁更有效;②低脂饮食(<25%热量);③低草酸饮食(<80~100mg/d);④低盐(<2300mg/d)、高动物蛋白(0.8~1.0g/kg)饮食;⑤柠檬酸钾或柠檬酸钙口服;⑥有益菌种;⑦维生素 B_6。

【病例报告】

患者女性,38 岁,患糖尿病、高血压和重度肥胖 5 年,无妊娠糖尿病病史,出生体重 3600g。患者母亲患 2 型糖尿病。体重 170kg,BMI 69.9kg/m^2,体温 36.6℃,脉率 101 次/分,呼吸 20 次/分,血压 146/89mmHg。颈部和腋窝明显色素沉着,空腹血糖 132mg/dl,HbA_{1c} 7.4%。FT_4、TSH 5.81μU/ml、GH、皮质醇、尿游离皮质醇、ACTH、FSH、LH、PRL、雌二醇、孕酮、睾酮、DHEAS 正常。经高纤维糖尿病饮食(热量 1800kcal/d)、二甲双胍(1g/d)和 GLP-1 受体激动剂依泽那肽(皮下注射 20mg/d)后,体重明显下降。后因难以耐受每天 2 次的药物注射,改为利拉鲁肽(1.2mg/d)治疗,食欲轻度下降,无胃肠不适,14 个月后 HbA_{1c} 降至 5.5%,体重降低 21.2kg 后,安排减肥手术。

减肥手术适合于 BMI≥35kg/m^2 和药物与饮食治疗无效的 2 型糖尿病患者,降低手术前体重可缩短手术时间、减少手术并发症,提高手术效果。

(梁秋华　廖二元)

第 2 节　绝经后肥胖症

绝经后肥胖(menopausal obesity)的发病机制未明。雌激素明显影响体脂分布和脂肪细胞分化。在正常情况下,雌激素和雄激素通过不同的作用机制影响脂肪代谢,维持能量代谢和脂肪正常分布,但在女性绝经后,雌激素缺乏引起脂肪代谢紊乱,是女性代谢综合征和心血管病的作用风险因素。引起肥胖的风险因素可以分为以下几类:①来源于中枢神经食欲调节激素和脂肪细胞的食欲调节因子;②葡萄糖代谢调节因素;③基础代谢率调节因素;④脂肪细胞数目、代谢和分布调节因素;⑤脂肪前身细胞转型、分化和增殖调节因素。雌激素缺乏是糖尿病、代谢综合征和心血管病的风险因素[1-8]。

【雌激素与脂肪代谢】

性腺类固醇激素调节脂肪细胞代谢,影响性别脂肪沉积分布,形成男性和女性的不同体型,男性的体脂总量低于女性,但体脂更多地沉积在腹内;女性的体脂主要分布在髋部和皮下。女性进入绝经期前后,主要诱因雌激素缺乏,体脂分布发生变化,趋向于男性的体脂分布特征,皮下脂肪相对减少,而腹部脂肪相对增多。

雌激素通过雌激素受体(ER)的基因组作用较慢(约需数小时),而膜受体作用迅速。膜受体途径激活蛋白激酶、磷酸化酶和磷脂酶,通过 Ca^{2+} 依赖信号途径调节靶细胞的细胞周期活动与能量代谢,皮下脂肪和内脏脂肪均表达 ERα 和 ERβ,但棕色脂肪仅表达 ERα。ERα 是脂肪细胞活性与脂肪分布性别差异的主要调节因子。雄性和雌性小鼠缺失 ERα 后发生中心性肥胖,特点是胰岛素抵抗和糖尿病。脂肪分解主要受 β-肾上腺素能神经支配,α2A 肾上腺素能受体抗脂肪分解。雌激素促进和维持女性体脂分布特征,增加皮下脂肪细胞 α2A 肾上腺素能受体表达。内脏脂肪组织受肾上腺素调节,其 α2A/β 比值较高,而雌激素对内脏脂肪细胞 α2A 肾上腺素能受体无作用,E_2 有利于以消耗脂肪作为能量来源,通过 PPAR-γ 促进肌肉脂肪氧化,减少内脏脂肪沉积。E_2 促进乙酰辅酶 A 氧化酶(acyl-CoA oxidase)活性和解偶联蛋白(UCP2-UCP3)表达,增加脂肪酸摄取而不引起脂肪沉积[5,6]。因此,E2 通过肌肉 AMP 激酶(AMPK)磷酸化和灭活丙二烯酰辅酶 A,增强肉碱软脂酰转移酶活性而增强促进脂肪分解[7]。

女性绝经后由于雌激素缺乏,肥胖和代谢综合征的发病率显著增加。雌激素通过中枢神经系统、脂肪组织、胰腺 β 细胞、骨骼肌和肝脏的 ERα、ERβ 与 G 蛋白偶联受体(GPER)促进葡萄糖和脂质代谢;雌激素缺乏引起上述组织的能量代谢紊乱(图 4-7-2-1~图 4-7-2-6)[8,9]。

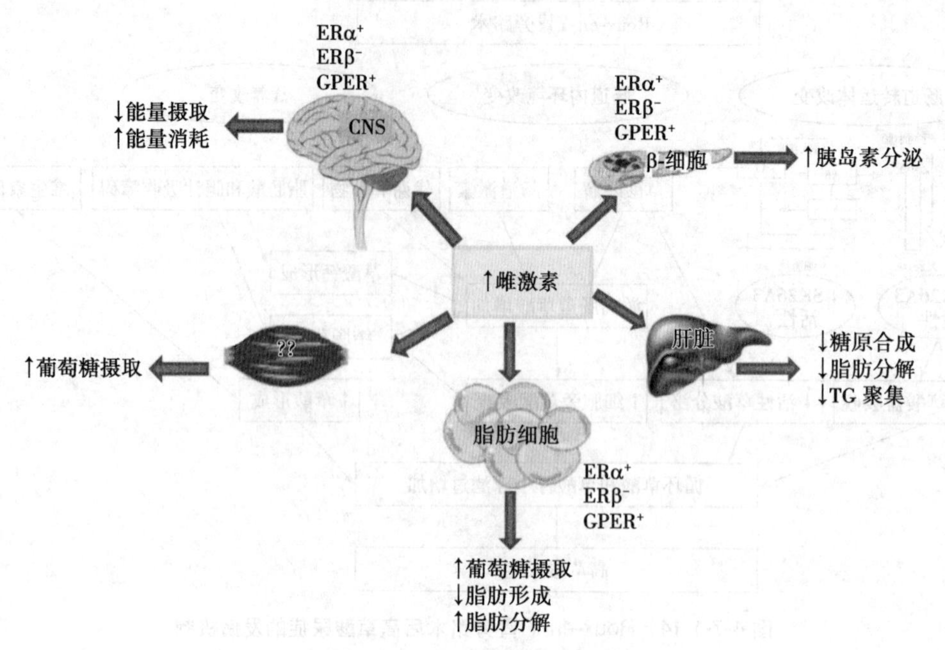

图 4-7-2-1 雌激素调节能量代谢

雌激素通过中枢神经系统、脂肪组织、胰腺 β 细胞、骨骼肌和肝脏的 ERα、ERβ 与 G 蛋白偶联受体(GPER)促进葡萄糖和脂质代谢;雌激素缺乏引起上述组织的能量代谢紊乱

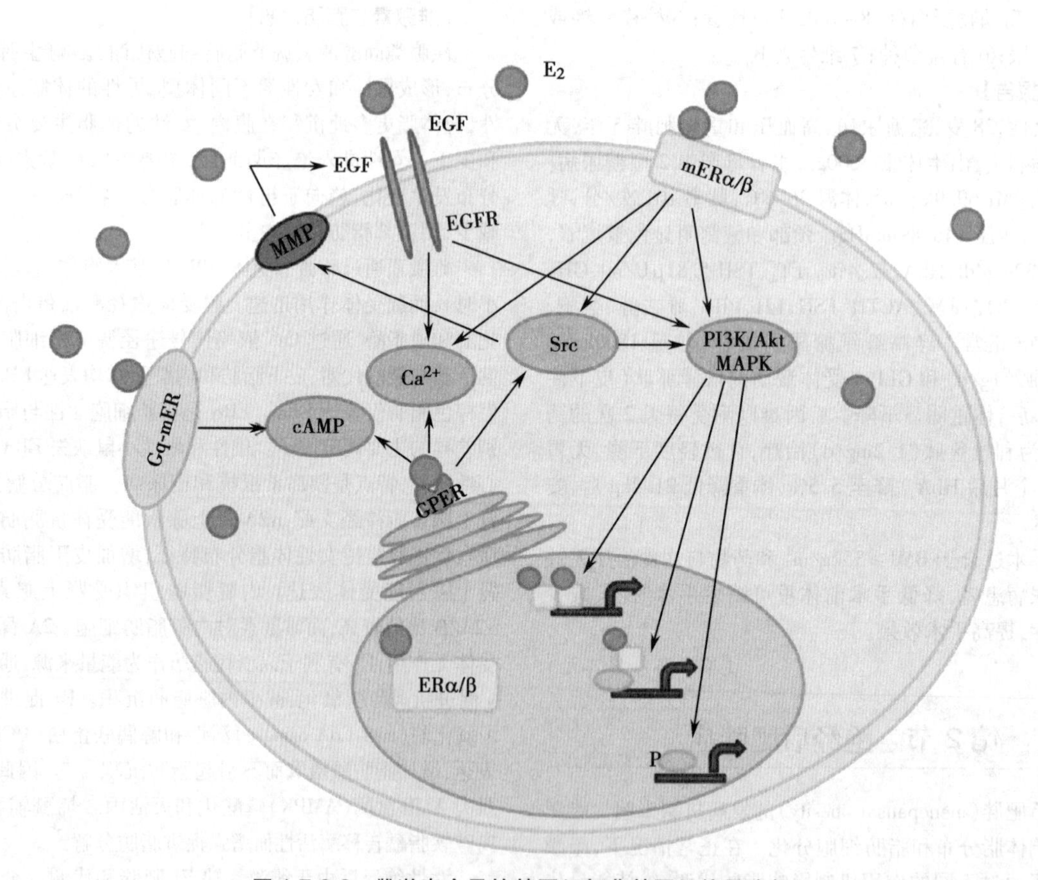

图 4-7-2-2 雌激素介导的基因组与非基因组信号途径

雌激素介导的基因组信号分子是 ERα/β,而非基因组信号途径是 GPER、Gq-mER 和膜性 ERα/β (mERα/β)

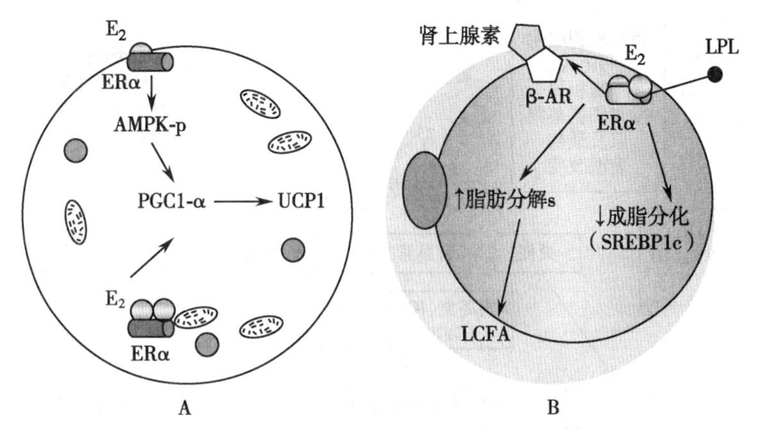

图 4-7-2-3 脂肪细胞的雌激素代谢

A. 棕色脂肪细胞 ERα 通过 AMPk 途径增加解偶联蛋白 1(UCP1)α 辅激活子和受体辅激活子表达;B. 白色脂肪细胞的雌激素与 ERα 结合而激活,降低脂蛋白酯酶活性,增加 β 肾上腺素能受体活性;UCP1:解偶联蛋白 1;PGC1α:过氧化物酶体增殖活化受体 γ 辅激活子 1α;ER:雌激素受体;AMPK:AMP 激活的蛋白激酶;LPL:脂蛋白酯酶;β-AR:肾上腺素能受体 β

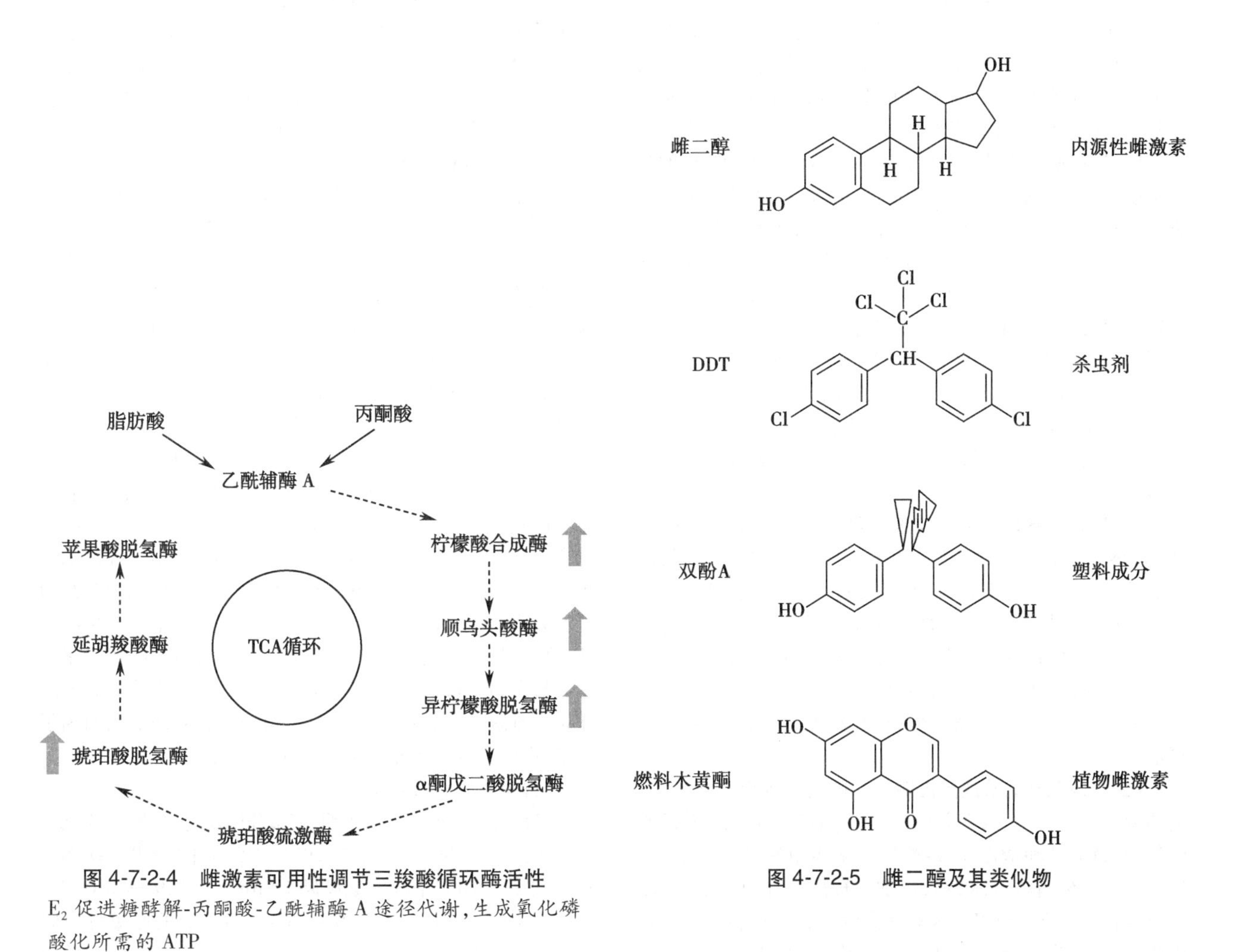

图 4-7-2-4 雌激素可用性调节三羧酸循环酶活性

E_2 促进糖酵解-丙酮酸-乙酰辅酶 A 途径代谢,生成氧化磷酸化所需的 ATP

图 4-7-2-5 雌二醇及其类似物

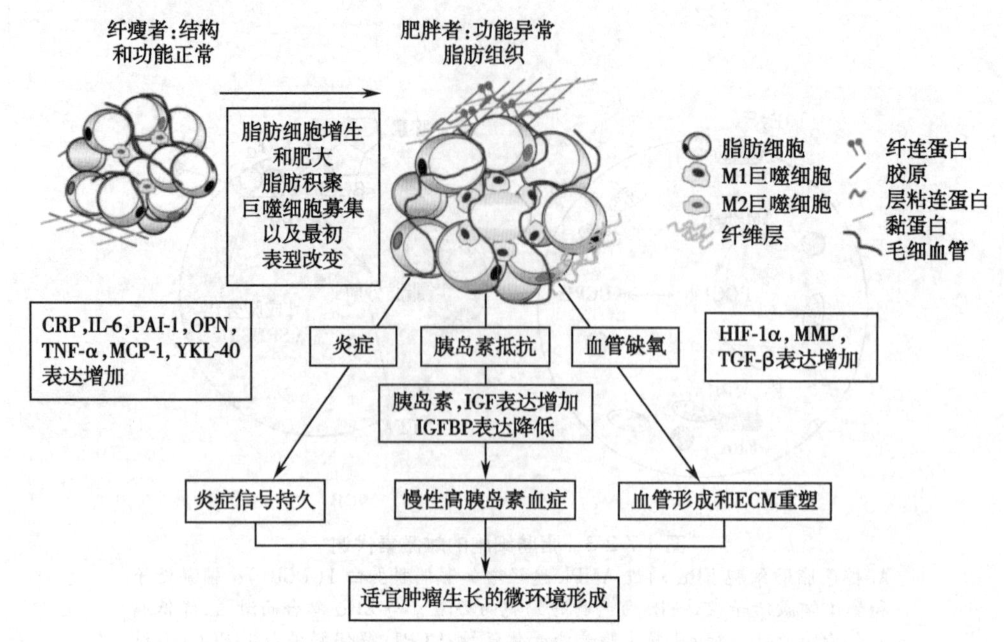

图 4-7-2-6 肥胖与肿瘤的病因联系

【雌激素缺乏与脂肪代谢】

性腺类固醇激素影响体内脂肪细胞的分化。雌激素和雄激素对脂肪细胞的作用有所不同,女性绝经后,雌激素缺乏引起雌激素的脂肪和糖代谢调节紊乱,导致肥胖、血脂谱异常、代谢综合征和心血管病。

(一)脂肪细胞的雌激素代谢 雌激素通过ER的基因组途径激活靶基因,而非基因组作用途径由细胞质或细胞膜受体介导,激活蛋白激酶、磷酸化酶和磷脂酶,通过Ca^{2+}依赖性信号调节细胞周期、细胞代谢和能量代谢。皮下和内脏脂肪均表达ERα,促进和维持女性特有的体型,皮下脂肪沉积较多而腹内脂肪较少。雌二醇激活肾上腺素能受体β和脂蛋白脂酶活性,通过PPAR和AMPK增加能量消耗。棕色脂肪细胞ERα通过AMPK途径增加解偶联蛋白1(UCP1)α辅激活子和受体辅激活子表达;白色脂肪细胞的雌激素与ERα结合而激活,降低脂蛋白脂酶活性,增加β肾上腺素能受体活性(见图4-7-2-3)。

(二)雌激素调节中枢神经食欲 下丘脑的腹内侧核(VMN)、弓状核(ARC)和室旁核(PVN)是调节食欲与体重的神经元,高表达ERα,雌激素促进食欲,脑组织的ERα调节男性和女性的体重;女性的SF1神经元ERα调节能量消耗和脂肪分布,POMC神经元的ERα调节食物摄取,脑组织的ERα调节男性和女性的体重;女性的SF1神经元ERα调节能量消耗和脂肪分布,POMC神经元的ERα调节食物摄取。

(三)雌激素调节能量代谢 雌激素激活己糖激酶、葡萄糖磷酸异构酶、磷酸果糖激酶、醛缩酶、甘油醛3-磷酸脱氢酶、磷酸甘油酸激酶、6-磷酸果糖2-激酶、果糖2,6-二磷酸酶和葡萄糖转运体3/4,增加三羧酸循环酶系活性,促进能量代谢。女性绝经后因雌激素缺乏,能量代谢减弱,腹内脂肪增加[9-11]。雌激素促进棕色脂肪(BAT)UCP1表达和能量代谢,棕色脂肪明显减少,也是引起肥胖的作用原因之一。

(四)雌激素调节食欲与饱感 雌激素促进食欲。下丘脑的ERα表达明显高于ERβ,POMC神经元的ERα表达量在月经周期中波动较大,血清E_2升高。另一方面,雌激素也作用于POMC神经元抑制食欲,降低神经肽Y的促食欲作用[10-13]。葛瑞林拮抗瘦素作用,刺激NPY表达。

【雌激素与能量代谢】

雌激素通过ERα降低高脂因素所致的肥胖和糖尿病风险[14-16]。绝经后,内脏脂肪沉积增加。雌激素调节己糖激酶(HK)、葡萄糖磷酸异构酶(phosphoglucoisomerase,PGI)、果糖磷酸激酶(PFK)、醛缩酶(aldolase,AD)、甘油醛3-磷酸脱氢酶(GAPD)、磷酸甘油酸酯激酶(PK)、6-磷酸果糖2-激酶(6-phosphofructo 2-kinase)、果糖2,6-二磷酸酶(fructose 2,6-bisphosphatase)和葡萄糖转运体3/4活性[17-19],促进三羧酸循环,促进糖酵解-丙酮酸-乙酰辅酶A代谢[20]。

脂蛋白脂酶(LPL)刺激甘油三酯分解,LPL基因启动子含有雌激素反应元件,雌激素调节LPL活性和能量代谢,对线粒体氧化应激具有保护作用[21]。新生儿的棕色脂肪组织主要位于颈部、胸腔和大血管处,至成年期,下颌下部位的棕色脂肪组织多数被白色脂肪组织替代。但是,棕色脂肪组织是雌激素的作用靶点,增加ERα和解偶联蛋白1(UCP1)表达,可增强棕色脂肪组织的能量代谢率[22],组织的雌激素磺基转移酶(estrogen sulfotransferase,EST)抑制雌激素的上述作用。雌激素调节瘦素、脂联素、抵抗素活性,调节脂肪因子分泌,进而影响体脂分布与肥胖的发生风险。

【雌激素缺乏性肥胖】

BMI与卵巢癌的关系未明,荟萃分析发现,在3776个相关RCT研究中,分析19个研究(2923 7219人年)96 965病例资料,结果提示超重增加卵巢癌风险(RR=0.08,95%CI 0.97~1.19;OR=1.26,95%CI 0.97~1.63),而肥胖的卵巢癌风险明显增高(RR=1.27,95%CI 1.16~1.38;OR=1.26,95%CI 1.06~1.50)。

(一)雌激素缺乏与骨质疏松 绝经后雌激素缺乏是

引起绝经后骨质疏松的基本病因，但其发病机制未明。绝经后肥胖在骨质疏松的发病中起了一定作用[23-25]。

（二）雌激素样物质与内分泌干扰剂 来源于食物和环境中的雌激素样物质与内分泌干扰剂具有致肥胖作用。替勃龙（tibolona）具有雌激素活性，可降低体重和腰围[26]，但替勃龙与雌激素联合替代治疗增加BMI、非脂肪体质（FFM）、游离雌激素指数（FEI）和游离睾酮指数（FTI）。木黄酮（genistein）的作用与E_2相似，低剂量时诱导肥胖，而高剂量时促进脂肪酸氧化，减少肝脏脂肪沉积[27]。内分泌干扰剂影响糖代谢和脂肪代谢[28]，是引起肥胖的作用原因。

（三）绝经后肥胖与其他疾病 绝经后肥胖与胰岛素抵抗、代谢综合征、2型糖尿病、血脂谱异常、动脉粥样硬化、冠心病、神经变性性疾病均密切相关；这些慢性疾病群相互作用，由肥胖、低度炎性、氧化应激逐渐进展至神经功能紊乱甚至严重神经变性性疾病[29-34]（图4-7-2-7）。

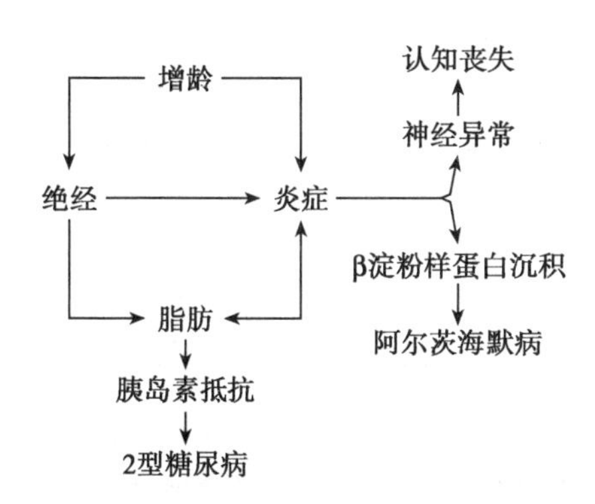

图4-7-2-7 绝经后肥胖进展为慢性神经变性性疾病

胰岛素在中枢神经系统的学习与记忆功能中起关键性信息转导作用，而阿尔茨海默病（Alzheimer disease）患者的中枢神经胰岛素信号系统异常，当患者并发肥胖、胰岛素抵抗和代谢综合征后，认知功能下降的速度加快，病因主要与神经毒性β淀粉样肽沉积有关。由于胰岛素抵抗，胰岛素的抗淀粉样肽前体蛋白功能减弱，APP表达增强，并形成老年斑，而胰岛素降解酶和α分泌酶刺激Aβ清除。另一方面，Aβ阻滞胰岛素的作用，加重中枢神经胰岛素抵抗，恶化阿尔茨海默病病情（图4-7-2-8）。

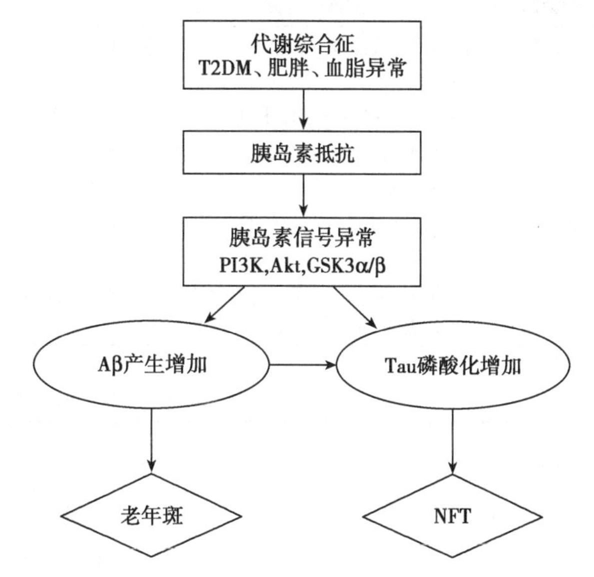

图4-7-2-8 代谢综合征胰岛素抵抗加速阿尔茨海默病进展

（梁秋华 廖二元）

第3节 儿童肥胖症

儿童肥胖已经成为一种社会公共卫生和大众健康问题，2007—2008年的美国国家卫生和营养调查（National Health and Nutrition Examination Survey，NHANES）发现17%的儿童和青少年（2~19岁）肥胖，加上超重者，比例达到30%。这些人群心血管病、糖尿病、代谢病和精神心理疾病风险明显增高。胰岛素抵抗是肥胖的主要病理生理变化，与2型糖尿病、高血压和冠心病密切相关[1-5]。青春期可发生暂时性胰岛素抵抗[3-7]，但是肥胖起到更重要作用，而腹部内脏脂肪增加是胰岛素抵抗的主要表现[8,9]。

体成分分析是一种定量的分析方法，主要用于营养不良症与慢性代谢性疾病的代谢风险评估（表4-7-3-1~表4-7-3-3）。

表4-7-3-1 不同研究水平的体脂成分

研究水平	特点	测定方法
原子水平	元素O/C/H/N/Ca/P/S/K/Na/Cl	中子活化分析总体钾含量测定（^{40}K）
分子水平	水分/蛋白质/脂质/骨骼矿物质/非骨骼矿物质/糖原	总体水分测定/中子活化分析/核磁共振光谱
细胞水平	脂肪/体细胞体积/细胞外液/细胞外有形成分	总体水分测定/溴化钠核素稀释法测定/总体钾含量测定（^{40}K）
组织水平	脂肪组织/骨骼组织/肌肉组织	水密度测量/DXA测定/生物电测量/CT/MRI
整体水平	身高/体重/腰围/躯体比例/皮肤皱褶厚度	人体测量学指标

表4-7-3-2 体成分的多区隔模型

区隔模型	测量的组分	测量方法	假设条件
2区隔	脂肪组织+无脂肪组织	人体测量学指标/水下体重/总体水分核素稀释/生物电	脂肪和非脂肪组织的密度均匀
3区隔	脂肪组织+瘦组织+骨骼	DXA	脂肪和非脂肪组织密度均匀
	脂肪组织+总体水分+非水分有形成分	水下体重/总体水分核素稀释	蛋白质与矿物质比率固定不变

续表

区隔模型	测量的组分	测量方法	假设条件
4区隔	脂肪组织+瘦组织+细胞内水分+细胞外水分	DXA/总体水分核素稀释/溴化钠核素稀释/细胞内或细胞外生物电	
	脂肪组织+瘦组织+肢体水分+蛋白质	DXA/水下体重/总体水分核素稀释	K比率固定/细胞内组分存在2H20或2H180
	脂肪组织+体细胞+细胞外水分+细胞外有形成分	DXA/总体水分核素稀释/总体钾测量(^{40}K)	
5区隔	脂肪组织+瘦组织+总体蛋白质+总体氮+糖原	中子活化分析	总体蛋白或MRI光谱测量糖原
	脂肪组织+肢体蛋白质+总体矿物质+细胞外水分+细胞内水分	中子活化分析	

表 4-7-3-3 儿童和青少年体成分组成参考值

测量方法	意义
体脂%	DXA测量年龄8~19岁(NHANES)
FFMI	LBMI表示,DXA测量,年龄8岁=成年人(NHANES)
腰围	年龄2~19岁
骨矿含量/骨密度	总体骨密度/腰椎骨密度/全髋骨密度/股骨颈骨密度/前臂/5~20岁 8~25岁
总体水分与其他成分	总体水分/总体钾/总体骨矿物质含量/5~18岁 脂肪含量/非脂肪含量/脂肪百分比/非脂肪组织密度/出生至24个月龄
瘦组织水合与密度	4~23岁

【病因与发病机制】

(一)儿童肥胖的遗传学与并发症 男性和女性的体成分存在明显差异(图4-7-3-1)。儿童肥胖的主要并发症包括:①大血管并发症:如高血压、动脉粥样硬化等;②微血管并发症:如糖尿病肾病、糖尿病视网膜病变、糖尿病神经病变等;③社会心理并发症:抑郁症、自闭症、神经性厌食等;④肺部并发症:肺炎、肺结核、睡眠呼吸暂停综合征、哮喘等;⑤消化系统并发症:胆石症、脂肪肝病、胰腺外分泌功能不全、消化不良症、胃轻瘫等;⑥骨骼-肌肉并发症:如骨质疏松症、肌少症、肌营养不良症、股骨头滑脱症等;⑦内分泌并发症:如2型糖尿病、代谢综合征、PCOS(女性)、性腺功能减退症(男性)、性早熟、青春期发育延迟等。肥胖的遗传易感性与环境因素相互作用,增加脂肪组织和体重,其中遗传易感性对BMI的贡献率为40%~70%。"共同疾病,共同类型"之说是指共同疾病的异常风险来自于高频等位基因的相似性,但具体到某个基因变异的作用时,其贡献率很低。这些低频等位基因可能不能被GWAS检出。体重的遗传性及其与环境因素的相互作用机制并非遗传性,表观遗传学适应才是其本质,表观遗传学异常引起能量平衡机制失常。也就是说,胎儿期或出生后早期的饮食改变可引起表观遗传学变异,导致儿童期和成年肥胖,称为表观遗传因素-环境因素相互作用[10,11]。

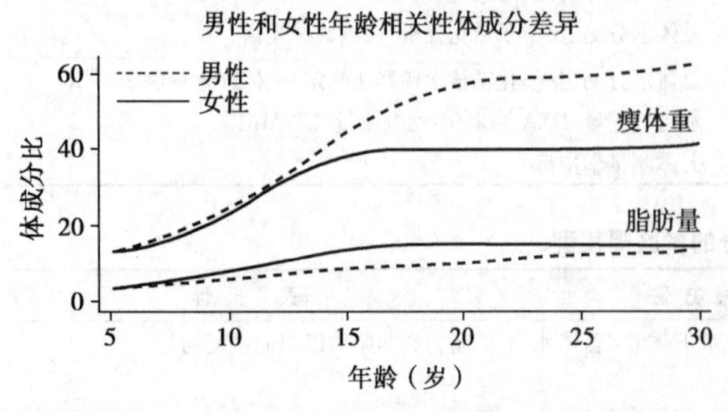

图 4-7-3-1 男性和女性的体成分差异(最大差异在青春期)

(二)节俭基因型假说 节俭基因型假说认为,人类进化过程中所选择的"节俭基因型",有利于食物充足时促进脂肪堆积和能量储存,以供经常发生的天灾饥荒时食物短缺时耗用。人类中具有在进食后能较多地将食物能量以脂肪形式储存起来的个体,就较易耐受长期饥饿而生存下来。通过自然选择,这种"节俭基因型"个体在人类进化中,有利于在逆境中生存而被保留下来。但是到了食品供应充足的现代社会,"节俭基因型"个体就易出现肥胖、胰岛素抵抗和糖尿病,也就是说在体力活动减少和热量供应充足的情况下,节俭基因成了肥胖和T2DM的易感基因,其表达和功能是促进体重增加。典型的例子是Pima印第安人,这个人群的肥胖和2型糖尿病发病率相当高。但是在现代社会里,非节俭基因型个体也同样容易发生肥胖及其相关并发症,而且发生的速度非常快,这些都难以用节俭基因型来解释。应用GWAS分析也没有确定所谓的节俭基因。近年来的研究表明,节俭基因型更可能是随机基因突变或与环境因素作用的一种基因漂移现象(drifty phenomenon),见图4-7-3-2。

在环境因素中,高脂肪饮食是导致肥胖的作用原因。而综合征性肥胖、非综合征性肥胖以及普通肥胖的易感基因均不完全相同,见表4-7-3-4。

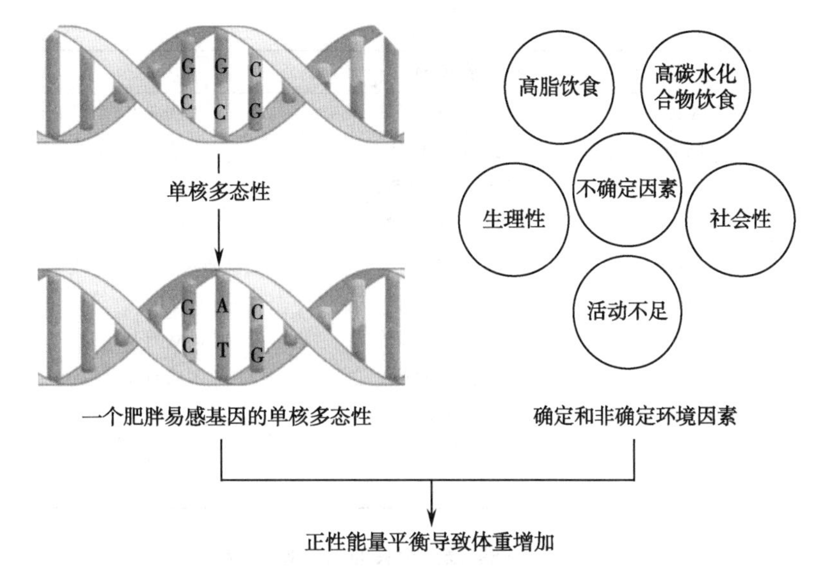

图 4-7-3-2 肥胖易感基因与环境因素相互作用引起体重增加

表 4-7-3-4 不同肥胖类型的特点比较

	综合征性肥胖	非综合征性肥胖	普通肥胖
遗传性	单基因遗传 约与30个基因相关	单基因遗传 约与9个基因相关	多基因遗传 约与35个基因相关
遗传方式	常染色体隐性遗传	常染色体共显性遗传	常染色体共显性遗传
基因作用	大	大	小~中等
	Prader-Willi 综合征/Bardet-Biedl 综合征/Alström 综合征/Carpenter 综合征/Rubinstein-Taybi 综合征/Cohen 综合征	BDNF/瘦素/瘦素受体/MC4R/NTRK2P/CSK1/POMC/SIM1	

（三）胰岛素抵抗与心血管病及慢性肾病 心血管病进展的一个重要原因是胰岛素抵抗，在没有发生心衰和高血压前，肥胖患者的心脏舒张期功能紊乱特点是与抵抗直接相关[12-16]；另一方面，大量胰岛素也与微量白蛋白尿、早期冠心病和慢性肾病相关[17-21]。

（四）综合征性儿童肥胖 全基因组扫描与荟萃分析（表 4-7-3-5 和表 4-7-3-6）发现大约 30 个易感基因与儿童综合征性肥胖相关，常见于 Prader-Willi 综合征、Bardet-Biedl 综合征、Alström 综合征、Carpenter 综合征、Rubinstein-Taybi 综合征和 Cohen 综合征等，少见的单基因综合征性肥胖见于 MC4R 突变、瘦素缺乏症、瘦素受体突变、POMC 缺乏症或 PCSK1 缺乏症。其特点是食欲明显亢进，肥胖严重伴有发育障碍或神经内分泌异常（表 4-7-3-7）。

表 4-7-3-5 单基因遗传性儿童肥胖的病因与临床表现

病因	临床表现
MC4R 突变	早发性重度肥胖/明显多食/多饮/高身材/骨龄提前
Leptin 缺乏症	早发性重度肥胖/血清瘦素降低/促性腺激素性性腺功能减退/人重组瘦素治疗有效
Leptin 受体突变	早发性重度肥胖/低促性腺激素性性腺功能减退/血清 TRH 和 GnRH 降低
POMC 缺乏症	早发性重度肥胖/低皮质醇血症/毛发稀少/皮肤色素变浅
PCSK1 缺乏症	早发性重度肥胖/POMC 升高/高胰岛素原血症/低胰岛素血症/低皮质醇血症/性腺功能减退症

注：MC4R：melanocortin receptor number 4，黑皮素受体-4；PCSK1：proprotein convertase type subtilisin/kexin 1，前蛋白转换酶样枯草杆菌蛋白酶（subtilisin）；POMC：proopiomelanocortin，促黑皮素原

表 4-7-3-6 肥胖表型的全基因组扫描与荟萃分析

研究者	研究名称	病例数	祖先	表型
Frayling 等	WTCCC	1924	欧洲人	BMI
Scuteri 等	Sardinia	4741	欧洲人	BMIWC
Chambers 等	LOLIPOP	2684	印度人	胰岛素抵抗
Loos 等	—	16 876	北欧人	BMI

续表

研究者	研究名称	病例数	祖先	表型
Heard-Costa 等	CHARGE	31 373	欧洲人	WC
Lindgren 等	GIANT	38 580	欧洲人	WCWHR
Cotsapas 等		775(3197 对照)	欧洲人	BMI
Meyre 等		1380(1416 对照)	欧洲人	早发性肥胖
Thorleifsson 等	DeCODE	37 347	欧洲人+美籍非洲人	BMI
Willer 等	GIANT	32 387	欧洲人	BMI
Hinney 等		487(442 对照)	欧洲人	极度肥胖/BMI
Scherag 等		453(435 对照)	欧洲人	极度肥胖/BMI
Cho 等	KARE	8842	亚洲人	BMI/WHR
Heid 等	MAGIC	77 167	欧洲人	WHR
Speliotes 等		123 865	欧洲人	BMI

表 4-7-3-7 与肥胖表型相关的相关 SNP 及功能

基因	基因定位	表型鉴定	相关 SNP	功能	特殊表现
TBX15-WARS2	1p12	WHR	rs984222	脂肪细胞转录因子	表兄妹相关
PTBP2	1p21.3	BMI	rs1555543	—	
NEGR1	1p31	BMI	rs2815752/rs3101336/rs2568958	神经生长	
TNNI3K	1p31.1	BMI	rs1514175	—	
DNM3-PIGC	1q24.3	WHR	rs1011731	促进 GLUT6/GLUT8 转运	
SEC16B,RASAL2	1q25	BMI	rs10913469	—	
LYPLAL1;ZC3H11B	1q41	WHR	rs2605100	编码的蛋白与酯酶相互作用/促进肥胖	
SDCCAG8	1q43~q44	BMI	rs12145833	—	
FANCL	2p16.1	BMI	rs887912	—	
RBJ-ADCY3-POMC	2p23.3	BMI	rs713586	—	肥胖
TMEM18	2p25	BMI	rs6548238/rs2867125/rs4854344/rs7561317/rs11127485	神经发育	与 T2DM 相关
ZNRF3-KREMEN1	2q12.1	WHR	rs4823006	—	Kremen1 与 LDL 受体相关蛋白 6 形成复合物
LRP1B	2q22.2	BMI	rs2890652	—	与肿瘤相关
GRB14	2q24.3	WHR	rs10195252	—	肥胖与甘油三酯和胰岛素水平相关
ADAMTS9	3p14.1	WHR	rs6795735	胚胎细胞空间分布	与 T2DM 相关
NISCH-STAB1	3p21.1	WHR	rs6784615	胰岛素受体底物相互作用因子	
CADM2	3p21.1	BMI	rs13078807	—	
ETV5	3q27	BMI	rs7647305	—	
GNPDA2	4p13	BMI	rs10938397	—	与 T2DM 相关
SLC39A8	4q24	BMI	rs13107325	—	
FLJ35779	5q13.3	BMI	rs2112347	—	
ZNF608	5q23.2	BMI	rs4836133	—	
CPEB4	5q35.2	WHR	rs6861681	调节多聚腺苷酸延长	
TFAP2B	6p12	WC,BMI	rs987237	—	
NCR3/AIF1/BAT2	6p21	BMI	rs2844479/rs2260000/rs1077393	—	与体重相关
VEGFA	6p21.1	WHR	rs6905288	脂肪血管发育因子	T2DM

续表

基因	基因定位	表型鉴定	相关 SNP	功 能	特殊表现
NUDT3-HMGA1	6p21.31	BMI	rs206936	—	
PRL	6p22.2~p21.3	BMI	rs4712652	—	
LY86	6p25.1	WHR	rs1294421	脂多糖识别因子	哮喘
RSPOS	6q22.33	WHR	rs9491696	血管生成与发育的调节因子	乳腺上皮细胞原癌基因
NFE2L3	7p15.2	WHR	rs1055144	—	
MSRA	8p23.1	WC,BMI	rs7826222/rs17150703	—	
LRRN6C	9p21.3	BMI	rs10968576	—	
PTER	10p12	BMI	rs10508503	—	
MTCH2	11p11.2	BMI	rs10838738	细胞凋亡	
BDNF	11p14	BMI	rs4074134/rs4923461/rs925946/rs10501087/rs6265	表达受营养素和 MC4R 信号的调节	肥胖/T2DM/WAGR 综合征
RPL27A	11p15.4	BMI	rs4929949	—	
ITPR2-SSPN	12p21.1	WHR	rs718314	—	低血糖症体重下降
HOXC13	12q13.13	WHR	rs1443512	胚胎细胞空间分布转录因子	
FAIM2	12q13	BMI	rs7138803	脂肪细胞凋亡	
C12orf51	12q24	WHR	rs2074356	—	
MTIF3-GTF3A	13q12.2	BMI	rs4771122	—	
PRKD1	14q12	BMI	rs11847697	—	
NRXN3	14q31	WC,BMI	rs10146997	—	
MAP2K5	15q23	BMI	rs2241423	—	
SH2B1	16p11.2	BMI	rs7498665/rs8049439/rs4788102/rs7498665	能量平衡的神经因子	肥胖与糖尿病
GPRC5B	16p12.3	BMI	rs12444979	—	
MAF	16q22~q23	BMI	rs1424233	脂肪生成与胰岛素-胰高血糖素分泌调节的转录因子	
FTO	16q22.2	BMI	rs9939609/rs6499640/rs8050136/rs3751812/rs7190492/rs8044769	控制食欲的神经元功能	T2DM 相关
NPC1	18q11.2	BMI	rs1805081	细胞内脂质转运	进食减少与体重下降
MC4R	18q22	BMI	rs17782313/rs12970134/rs17700144	下丘脑信号	发胖与摄食增加
KCTD15	19q13.11	BMI	rs11084753/rs29941	—	
QPTCL-GIPR	19q13.32	BMI	rs2287019	编码肠降血糖素受体	与空腹和餐后血糖相关
TMEM160	19q13.32	BMI	rs3810291	—	

（五）非综合征性儿童肥胖 可能与9个易感基因相关。这些基因编码的蛋白质有脑神经营养因子（BDNF）、瘦素、消瘦素受体、MC_4-R、2型神经营养因子酪氨酸激酶受体（neurotrophic tyrosine kinase receptor type 2，NTRK2）。激素原转换酶1（PCSK1）、POMC 和单向同源序列1（single-minded homolog 1，SIM1）。这些蛋白质均参与外周和中枢神经信号的整合功能，是维持能量平衡的作用调节因子。基因突变导致食欲亢进和体征增加。例如，瘦素基因突变引起的瘦素缺乏症（leptin deficiency）伴有严重肥胖和胰岛素抵抗。

急性肥胖伴下丘脑功能紊乱-低通气与自主神经功能紊乱综合征（syndrome of rapid-onset obesity with hypothalamic dysfunction，hypoventilation and autonomic dysregulation，ROHHAD）主要见于2~20岁，发病急骤，进食明显增多，伴有发作性睡病（narcolepsy）、嗜睡、惊厥、肺泡通气功能下降，有时伴有行为障碍、中枢性甲状腺功能减退症、SIADH、GH 缺乏、性早熟、青春期发育延迟和下丘脑功能紊乱的其他表现（如体温异常、出汗异常、腹泻、便秘、呼吸与心率异常等）。引起 ROHHAD 的病因未明，有时是中枢神经系统原发性疾病的表现，原发性疾病包括神经节瘤、神经母细胞瘤等。部分患者的发病与自身免疫功能紊乱有关。散发性发作性睡病（sporadic narcolepsy)的病因与分泌下丘脑神经肽(hypocretin)的神经元凋亡有关。根据临床表现和特征性下丘脑功能紊乱、低通气、自主神经功能紊乱等可作出诊断;多导睡眠记录图有助于发作性睡病的诊断。

【诊断与鉴别诊断】

(一)普通儿童肥胖诊断 易感基因未定,但应用人群研究或病例对照的GWAS研究证明与普通儿童肥胖密切相关(表4-7-3-8),其中有些基因与综合征性儿童肥胖的易感基因(如MC4R和BNDF)重叠,但均属于基因多态性改变,而非突变。提示易感基因与环境因素相互作用,在一定条件下促进肥胖。儿童肥胖的诊断与病因鉴别,见图4-7-3-3。

表4-7-3-8 GWAS筛选的肥胖易感基因

染色体	最密切基因	参考SNP	对象	表型
1	NEGR1	rs2815752	成人	体重/肥胖/BMI
1	TNN13K	rs1514175	成人/儿童	BMI
1	PTBP2	rs1555543	成人	BMI
1	SEC16B	rs543874	成人/儿童	BMI
2	TMEM18	rs2867125	成人/儿童	体重/肥胖/BMI
2	RBJ	rs713586	成人/儿童	BMI
2	FANCL	rs887912	成人	BMI
2	LRP1B	rs2890652	成人	BMI
3	CADM2	rs13078807	成人	BMI
3	ETV5	rs9816226	成人	体重/肥胖/BMI
4	GNPDA2	rs10938397	成人/儿童	体重/肥胖/BMI
4	SLC39A8	rs13107325	成人	BMI
5	FLJ35779	rs2112347	成人/儿童	BMI
5	ZNF608	rs4836133	成人	BMI
6	NUDT3	rs206936	成人	BMI
6	TFAP2B	rs987237	成人	BMI
9	LRRN6C	rs10968576	成人/儿童	BMI
10	PTER	rs10508503	成人/儿童	BMI
11	RPL27A	rs4929949	成人	BMI
11	BDNF	rs10767664	成人/儿童	体重/肥胖/BMI
11	MTCH2	rs3817334	成人	BMI
12	FAIM2	rs7138803	成人/儿童	体重/肥胖/BMI
13	MTIF3	rs4771122	成人	BMI
14	PRKD1	rs11847697	成人	BMI
14	NRXN3	rs10150332	成人/儿童	BMI
15	MAP2K5	rs2241423	成人	BMI
16	GPRC5B	rs12444979	成人	BMI
16	SH2B1	rs7359397	成人	体重/肥胖/BMI
16	MAF	rs1424233	成人/儿童	BMI
16	FTO	rs1558902	成人/儿童	体重/肥胖/BMI
18	MC4R	rs571312	成人/儿童	体重/肥胖/BMI
18	NPC1	rs1805081	成人/儿童	BMI
19	KCTD15	rs299941	成人	BMI
19	QPCTL	rs2287019	成人/儿童	BMI
19	TMEM160	rs3810291	成人	BMI

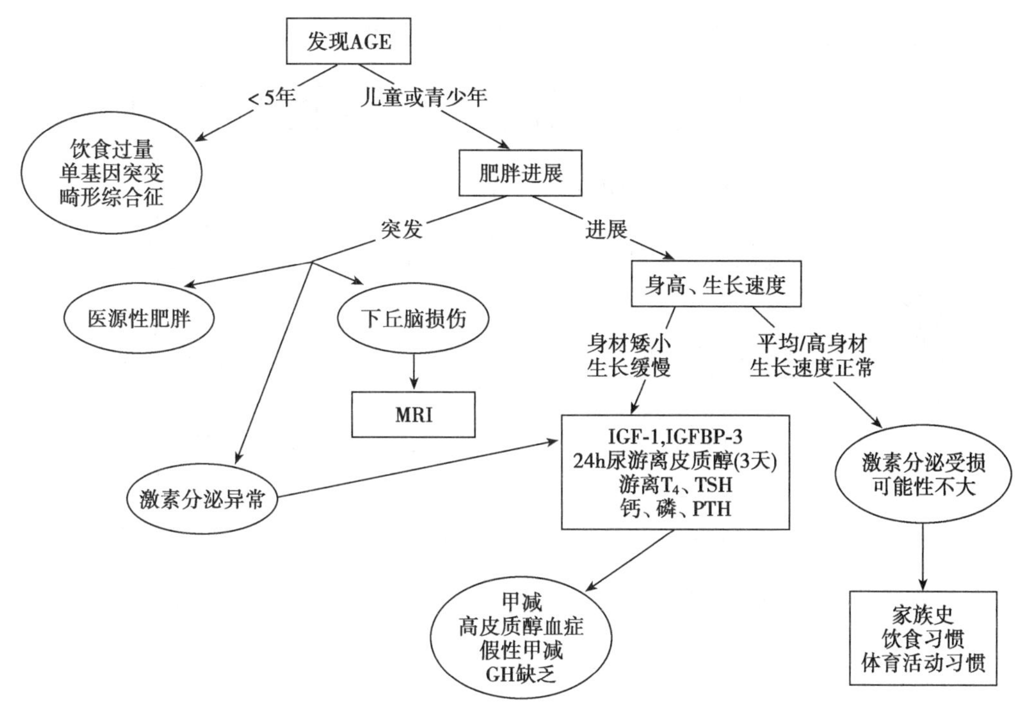

图 4-7-3-3 儿童肥胖的病因鉴别与诊断

自从20世纪30年代应用人工合成的维生素以来，维生素的使用量剧增。过量摄取B族维生素与肥胖密切相关。几十年来，食品强化和人为补充多种维生素摄入量明显增加（表4-7-3-9和表4-7-3-10），远远超过推荐的膳食供给量，其中原因之一是B族维生素可增加食欲，大量长期摄取，促进脂肪沉着而引起肥胖。

表 4-7-3-9 强化食品的维生素含量

维生素	U. S-RDA (mg/dl)	1974—1992年强化量(毫克/磅)	1974—2000年强化量(毫克/磅)
维生素 B_1	1.5	6	5.7
烟酸	20	80	76
核黄素	1.7	6.8	6.4
维生素C	60	240	227
维生素 B_6	2	8	7.6

RDA：recommended dietary allowance，推荐的膳食供给量

表 4-7-3-10 不同国家食品强化与肥胖的关系

国家	维生素添加标准(mg/kg面粉)			儿童肥胖发生率(%)
	烟酸	维生素 B_1	维生素 B_2	
加拿大强制性政策	52.9	6.4	4	9~10.4
美国强制性政策	52.9	6.4	4	6.85
科威特强制性政策	52.9	6.4	4	14.66
沙特阿拉伯强制性政策	52.9	6.4	4	6~6.77
英国强制性政策	16	2.4	0	5.15
芬兰禁止性政策	0	0	0	2.55
挪威禁止性政策	0	0	0	2.25
法国禁止性政策	0	0	0	1.65

许多维生素是脂肪合成或神经递质的辅酶或辅因子，过量维生素影响神经递质或一碳单位的代谢，通过促进脂肪合成、胰岛素抵抗表观遗传异常或神经信号而诱发肥胖[22-27]（图4-7-3-4）。

（二）儿童单纯性肥胖与遗传性肥胖综合征的鉴别 儿童继发性肥胖主要见于下丘脑性肥胖糖原贮积症、肥胖性生殖无能症、GH缺乏症和GH抵抗综合征、Prader-Willi综合征等。

【治疗】

（一）基础治疗 肥胖的一般治疗主要包括生活方式与摄食行为干预及增加体力活动等。减轻脂肪堆积后，可使胰岛素抵抗和血脂谱异常得到改善，并减少心血管事件发生率。良好的生活习惯可以预防肥胖及其相关疾病的发生。全球长寿的地区、村落、部族很多，例如地中海居民和日本冲绳的居民长寿，其主要原因是生活方式健康。传统的冲绳饮食热量低而营养密度（nutritional dense）和植物营养素含量（尤其是抗氧化剂和黄酮类化合物）高，饮食结构中的蔬菜水果多而肉类、精制谷物、饱和脂肪酸、糖和盐少，符合功能食物（functional foods）的要求[28]。中华民族更有悠久而良好的生活习惯，各地的健康生活习惯有所不同，但饮食和生活方式的本质与国际上的长寿居民基本一致。这些人群的另一个显著特点是很少发生肥胖。

发生肥胖后，减肥的获益主要有：①减轻胰岛素抵抗，改善血糖控制状况，肥胖伴T2DM者用具有减肥作用的口服降糖药可降低空腹血糖和HbA_{1c}值。体重下降15%以上者可以停用口服降糖药，但伴有严重T2DM者的糖尿病不能消除。②明显降低血清甘油三酯、总胆固醇和LDL-胆固醇水平，升高HDL-胆固醇浓度。③减肥后收缩压和舒张压均有所下降，但只要体重回升，血压亦恢复至原来的高水平，胃肠

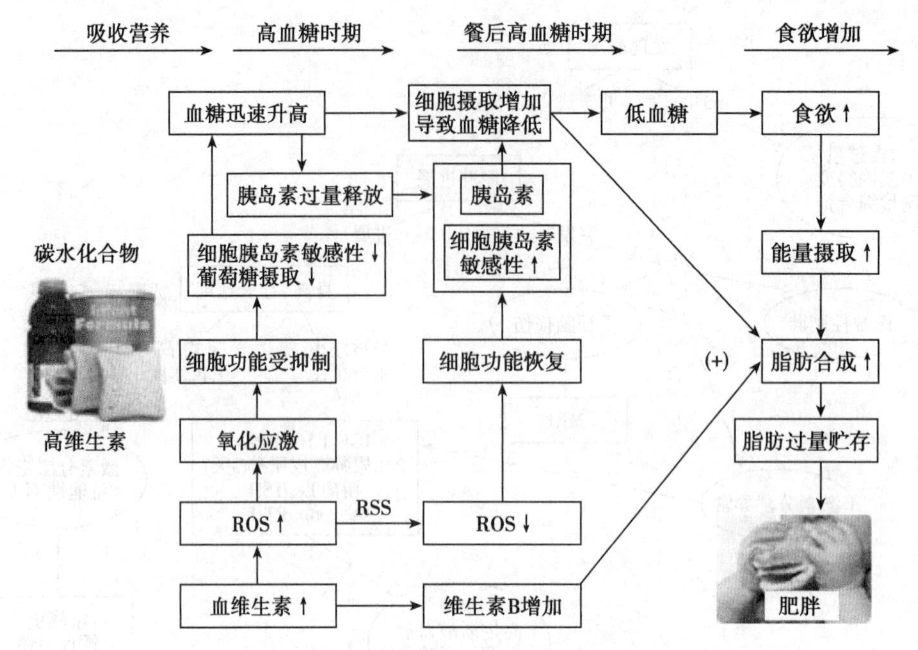

图 4-7-3-4 过量维生素引起肥胖的发病机制

糖吸收引起胰岛素释放，过量维生素生成 ROS，降低胰岛素敏感性，分泌过多胰岛素以代偿胰岛素抵抗状态；当 ROS 被清除后，外周组织的胰岛素敏感性迅速恢复正常，相对性高胰岛素血症引起组织利用葡萄糖增加，在过量维生素的作用下，葡萄糖在脂肪组织转化为脂肪，血糖刺激食欲，能量摄取过多，形成肥胖；ROS：活性氧；RSS：ROS 清除系统

手术的降压效果优于饮食治疗和药物治疗，可使 2/3 的重度肥胖者的血压恢复正常，但多数患者在术后 2~3 年后血压有明显反弹。体重下降后，因血容量减少、血流动力学负荷减轻，可明显减轻心血管疾病的症状，减少心血管事件发生率，但难以逆转已有的心血管损害。④减肥可增强肺功能甚至治愈肥胖低通气综合征和阻塞性睡眠性呼吸困难。

社会支持对减肥很重要。教育和行为治疗还包括自我训练、情绪治疗、改变不正确的认识和饮食行为。患者应充分认识减轻体重后，血脂、血压、血糖有较明显的下降，呼吸睡眠暂停综合征有明显的改善。因而不必强调将肥胖者的体重迅速降至正常范围，这不仅极难做到，而且弊大于利，可能会引起新的代谢紊乱。如果这一目标能够达到并能保持一段时间，再考虑进一步减重。减重的饮食治疗应该坚持个体化处理、多种措施结合和长期坚持三个基本原则[29]。

减肥的速度至关重要。减得太快，主要是减少水分，反弹也快，同时也增加了胆石症及电解质紊乱的风险。合理的减肥速度是 6 个月减少体重 10%，如 BMI 在 27~35kg/m^2，每天减少 1256~2093.4kJ(300~500kcal)的热量摄入，或适当增加消耗，可达到每周体重减少 0.5kg，6 个月减少体重 10% 的目标。达到 6 个月减少体重 10% 的目标后，患者可出现体重反弹。这一阶段的目标是体重在 2 年内增加不得超过 3kg，同时腰围至少减少 4cm。在维持体重阶段，应积极随访，鼓励患者持久坚持，在维持阶段体重保持不变的时间越长，长期减肥成功的可能性越大。有些肥胖患者在治疗前体重增加迅速，在治疗后相当长一段时间内体重可能未见明显下降。这些患者的治疗目标是防止体重进一步增加，保持体重就是治疗有效的标志，为下一步的治疗提供保证。

多种不良饮食习惯会导致心血管疾病的发生。加入一些辅助方法可提高减肥效果，例如：①调节心理因素：针对多食导致的肥胖，首先要从情绪因素上调节。通过心理医师深入浅出的讲解，认识到肥胖的发生、发展与情绪有关。再接触那些减肥见效者，消除疑虑，增强信心，受到启发。②音乐疗法：音乐疗法不失为一条有效调节情绪的途径。感觉饥饿或想进食时，常常会有焦虑不安等情绪反应。音乐疗法通过对情绪的调节，可降低食欲。③自我控制疗法：不很胖的人可在家采用自我控制疗法减肥，避免处于进食的暗示情境中，或通过改变就餐时间、地点等办法来达到这一目的。④增加体力活动：在以上基础上，轻度肥胖者不一定要严格限制进食，但应增加体力活动。中度和重度肥胖者则应严格控制热量的摄入，并增加运动量，加大热量消耗。

(二) 生酮饮食治疗

1. 极低碳水化合物(生酮)饮食治疗　极低碳水化合物饮食(VLCKD)属于一种生酮饮食(ketogenic diet)。VLCKD(Atkins 饮食，Atkins Diet)是指碳水化合物摄入量低于 50g/d，而相应增加脂肪和蛋白质含量的一种治疗饮食。20 世纪 20 年代曾应用于临床治疗癫痫，获得良好效果；20 世纪 60 年代以来开始治疗肥胖，近年也用于治疗糖尿病、多囊卵巢综合征、痤疮、神经系统疾病、肿瘤。生酮饮食造成的血清酮体升高称为生理性酮体(图 4-7-3-5)，因为中枢神经可有效利用酮体作为能量来源，血酮水平的最高值不超过 7~8mmol/L，血浆 pH 正常。正常饮食生酮饮食和糖尿病酮症酸中毒的碳水化合物指标变化见，见表 4-7-3-11。

尽管仍有争论。但研究发现，生酮饮食对肥胖的治疗意义是：①高蛋白饮食通过食欲调节激素和酮体降低食欲[30-32]；②降低脂肪生成，增强脂肪分解；③降低静息呼吸商(resting respiratory quotient)，促进代谢效能与脂肪消耗[33]；

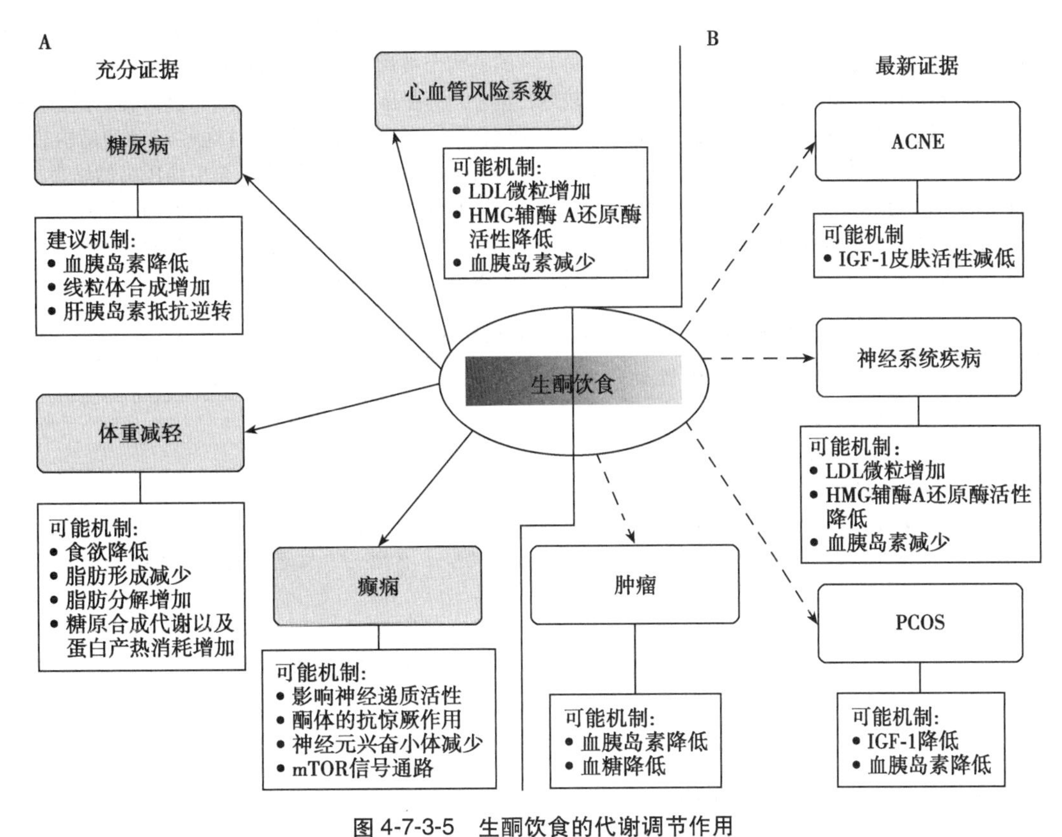

图 4-7-3-5 生酮饮食的代谢调节作用

④增加糖异生的代谢成本(metabolic costs of gluconeogenesis)和蛋白质的产热效应。

表 4-7-3-11 生酮饮食和糖尿病酮症酸中毒的碳水化合物代谢指标变化

代谢指标	正常饮食	生酮饮食	糖尿病酮症酸中毒
血糖(mg/dl)	80~120	65~80	>300
血胰岛素(μU/L)	6~23	6.6~9.4	0
酮体(mmol/L)	0.1	7/8	>25
pH	7.4	7.4	<7.3

2. 对糖尿病的治疗意义 将碳水化合物的摄入量控制在不转换为脂肪的范围内,可显著改善胰岛素抵抗,减少肝脏葡萄糖输出,降低体重与血糖,有些患者可停用胰岛素治疗。一些研究认为 VLCKD 的长期安全性不足,特别是可升高血清甘油三酯和胆固醇水平[34,35],但多数研究发现,生理性酮体事实上可以降低血脂和胰岛素水平,增加 LDL-胆固醇颗粒的体积,有利于降低心血管病风险[36-41]。

3. 对癫痫的治疗意义 抗癫痫药物应用后,VLCKD 治疗癫痫的方法被废止,但 1990 年后,人们又重新重视了 VLCKD 在癫痫治疗中的特殊意义:①酮体具有特殊的抗癫痫作用;②酮体可降低神经元的兴奋性[42,43];③酮体提供 mTOR 途径增强抗惊厥药物的疗效,减少药物用量。同时还可降低心血管病和糖尿病风险。

4. 对痤疮的治疗意义 痤疮与食物中的许多组分和能量总量有关,特别是与高碳水化合物及乳汁制品有关[44-47]。高碳水化合物刺激胰岛素、IGF-1 和雄激素的合成与分泌,而 VLCKD 能改善皮肤代谢和质量,抑制基底层角质细胞增殖,减少脱屑和皮肤油脂生成。

5. 对肿瘤的治疗意义 高胰岛素血症、高血糖症和慢性炎症通过胰岛素/IGF-1 途径促进肿瘤形成和发展[48,49],而 VLCKD 可通过"葡萄糖饥饿(glucose starvation)"与抑制胰岛素/IGF-1 机制抑制胃肠和脑肿瘤生长[50-53]。

6. 对多囊卵巢综合征的治疗意义 PCOS 患者伴有高雄激素血症、临床功能紊乱、肥胖、胰岛素抵抗,与代谢综合征的表现相似,因此 VLCKD 的降低体重与消除肥胖效应有利于 PCOS 的康复[54]。

7. 对神经系统疾病的治疗意义 VLCKD 在许多神经系统疾病的治疗中具有特别意义,当阿尔茨海默病、帕金森病、睡眠障碍、脑肿瘤、孤独症、多发性硬化患者伴有肥胖时,VLCKD 是必不可少的主张治疗措施之一[55,56]。

8. VLCKD 的风险与不良反应 为保证能量供应的基本需要,VLCKD 增加了蛋白质的摄入量,增加了肾损害风险。因此,慢性肾病、肾移植、糖尿病肾病不宜采用 VLCKD 疗法。

(三)体力活动 骨骼肌是胰岛素介导的糖代谢的作用部位(约 85%),而运动具有"胰岛素样作用",运动可通过 GLUT4 加速葡萄糖转运[57-60],但停止运动后,肌肉 GLUT4 浓度和胰岛素敏感性迅速下降[61]。

1. 低脂饮食 可促进体重内能量消耗、降低饮食的能量密度。低碳水化合物饮食可促进减肥,该种饮食因脂肪分解而具有利尿作用,患者的食欲低落,摄食量随之下降。但可引起水电解质平衡紊乱、高尿酸血症、肌无力(糖原贮存减少)、尿钙增多和血脂谱异常。

2. 运动

（1）等张运动与等长运动：等张运动（isotonic exercise）又称为动力性运动（dynamic exercise），其肌肉长度变化较大，能使耗氧量、每搏量、心排血量与收缩压增高和外周阻力下降，是一种可人为控制的运动方式，而等长（静力性）运动（isometric/static exercise）则是突然爆发的较大强度的运动。在减肥的运动治疗中，建议多采用等张运动，并在此基础上，逐渐增大运动量，以达到较好的减肥效果。等张运动与等长运动的区别见表4-7-3-12，但是纯粹的等长或等张运动代表的是两个极端，大多数体育活动是两种运动形式不同程度的组合。等张运动导致心脏容量超负荷，而等长运动引起压力超负荷。心室质量与结构对这些运动的适应性反应不同。等长运动时，收缩压、舒张压与平均压突然增高，但耗氧量与心排血量的增加相对较小。等张运动处于稳态时，可以受到人为控制（尽管这种控制并不一定训练有素）；而等长运动不受控制，因为躯体应力是突然施加的。

表4-7-3-12 等张运动与等长运动的区别及适应人群

项目	等张运动	等长运动
肌肉长度变化	大/能达到稳态	小/不能达到稳态
运动类型举例	慢跑/游泳等	举重/短跑等
心脏容量/压力变化	容量超负荷	压力超负荷
能量消耗	能量消耗较小而耗氧量较大/耗氧量-每搏输出量-心排血量与收缩压增高/外周阻力下降/舒张压与平均压相对稳定/可人为控制	能量消耗较大而耗氧量较低/收缩压-舒张压-平均压突然增高/耗氧量与心排血量增加较小/难以人为控制
减肥效果	较大	较小
适应人群	儿童/老年人/妊娠妇女	体力相对健壮者
不适应人群	糖尿病足/急性代谢紊乱期/视网膜出血/严重高血压/严重心力衰竭	同左/不适应于儿童-老年人-妊娠妇女和体弱者

（2）有氧运动和无氧运动：有氧运动（aerobic exercise）和无氧运动（anaerobic exercise）指的是运动时所诱发的肌肉代谢种类，取决于运动的类型、强度与持续时间。运动只持续数分钟，一般是有氧性的；而长期高强度动力性运动则是无氧性的。一般来说，患者可以进行时间有限的低至中等的等张运动；而长时间进行高强度的等张运动需要得到医师的认可。体能训练可以改善心血管功能，提高运动耐量，以相对较少的耗能来完成一定强度的运动。监督体能条件是心脏康复程序的主要环节之一，我国古代的身心放松锻炼（如太极拳）对心血管系统功能大有裨益，包括降低体循环血压，改善血脂，提升微循环功能及内皮依赖性血管舒张等。运动与饮食治疗相结合，体重减轻更明显；但如果用极低热量饮食再加上活动，则难以被肥胖者接受和坚持。活动不仅使体重减轻，而且能使减轻的体重得以保持。

（3）运动量和运动方式：应因人而异，原则上应采取循序渐进的方式。活动或运动方式应以简单易行为主，结合个人爱好。各级活动每消耗335kJ（80kcal）所需的时间见表4-7-3-13。

表4-7-3-13 每消耗335kJ热量所需时间及运动方式

等级	消耗335kJ（80kcal）所需的活动时间	活动或运动项目
Ⅰ级（最轻度）	持续20min	散步/坐着乘车/做家务清扫/做饭/家务/购物/拔草
Ⅱ级（轻度）	持续20min	步行/洗澡/下楼梯/广播体操/平地骑自行车
Ⅲ级（中度）	持续10min	缓跑/上楼梯/坡路骑自行车/滑雪/打排球/登山
Ⅳ级（强度）	持续5min	长跑/跳绳/打篮球/静水游泳/橄榄球（前卫）/击剑

肥胖者以平均每周消耗4184kJ（1000kcal），每周体重减轻0.5~1kg为宜。每减轻1kg体重约需消耗热量29 288kJ（7000kcal）。对肥胖者来说，宜选择中等强度的活动或运动，但应根据个体情况循序渐进。

3. 节食　根据NIH的诊疗指南，伴1~2种心血管病危险因素的超重和1度肥胖患者，每天的热量摄入量减少约2093kJ（500kcal），可使每周的体重下降0.45kg（1磅），坚持6个月可使体重下降约10%。更严重的肥胖者可每天减少2093~4186kJ（500~1000kcal）。一般用Harris-Benedict方程或WHO方程计算每天的热量需要量。低热量饮食16~26周后可使体重降低约8%，而极低热量饮食可降低体重15%左右。常量营养素的摄入原则和比例是：脂肪20%~30%；其中饱和脂肪酸8%~10%，单不饱和脂肪酸15%，多不饱和脂肪酸10%，胆固醇<300mg/d；蛋白质15%~20%；碳水化合物55%~65%。

（1）极低热量饮食：供应热量为3329kJ/d（800kcal/d）。此种饮食可完全用流汁饮料，但含有供人体需要的最低能量。用此种饮食治疗平均每周减轻体重1.5~2.5kg，12~16周的体重可减轻约20kg。随着体重下降，极低密度脂蛋白水平降低，血脂谱改善。此种饮食治疗方案虽然体重减轻快，但其缺点是：①患者的顺应性差，难于坚持，只能短期应用；②不适于伴有严重器质性疾病患者；③需要医学监护；④停止这种饮食治疗12个月后，75%患者的体重又增加，2年后85%~95%增加到治疗前的体重水平；⑤约10%的人发生胆石症。由于肥胖者难于坚持此种饮食治疗，因此有人采用极低热量饮食与低热量饮食交替，治疗20周，体重可平均减轻9.5kg，较易被接受和坚持。

（2）低热量饮食：供给热量约5024kJ/d（1200kcal/d），或者在根据年龄、性别及体重计算每日所需热量的基础上，减少2093kJ/d（500kcal/d）。治疗12周可使体重减轻5kg，如果配合运动和教育则可使体重减轻更多。该方法的优点为：①易被接受；②体重减轻虽比极低热量减轻体重慢，但能使体重得到保持。饮食治疗使体重减轻后，仍然需要坚持饮食治疗，否则体重很快恢复到治疗前水平。

（四）药物治疗 理想的减肥药（anti-obesity agent）的基本要求是安全、有效、经济和依从性高，一般应该达到如下要求：①能持久而选择性地减少体内脂肪，特别是减少腹部脂肪；②对体内蛋白质的分解影响小；③达到标准体重后能防止体重增加，停药后无反弹；④患者的服药顺应性良好，最好是每日1次；⑤安全性高，无明显不良反应，无成瘾；⑥能纠正体内代谢紊乱，如使血浆甘油三酯、游离脂肪酸、总胆固醇、高胰岛素血症和高血糖水平下降；⑦能减少致代谢紊乱的脂肪细胞因子（如TNF-α、胰岛素抵抗因子、PAI-1等），增加有益于代谢和心血管保护的因子（如脂联素等）。因为肥胖的发病机制复杂而食量和体重的控制主要受制于个体的心理行为，迄今为止尚无疗效满意的减肥药。儿童和青少年肥胖是防治的重点对象，干预治疗的相关大型临床研究结果，见表4-7-3-14。

表4-7-3-14 儿童和青少年肥胖的干预治疗效果（2007—2010）

研究者/年份	方法	结果与结论
Rogovik/2010	综述	奥利司他有减肥效果/生活方式干预是基本方案
Whitlock/2010	综述系统	中等至高强度行为干预儿童和青少年肥胖取得短期益处
Czernichow/2009	系统综述	8个研究/病例1391/干预6个月后体重下降5.25kg/未见心血管不良反应
Kanekar/2009	系统分析	5个研究/学龄儿童/肥胖干预不能降低肥胖学龄儿童体重
Rogovik/2009	综述	12岁以上考虑药物治疗/大多数药物不适用于儿童肥胖
Woo/2009	综述	生活方式干预是所有年龄段肥胖的重要措施/特殊青少年肥胖考虑药物减肥
Viner/2009	综述	抗肥胖药物的有效性和安全性需要进一步研究
Uli/2008	综述	推荐肥胖分期处理/卫生政策干预可预防肥胖
Whitlock/2008	综述	系统综述2个研究/药物治疗行为和卫生政策是处理的关键
Moya/2008	综述	全国性追踪观察能获得合理结果
McGovern/2008	系统综述	短期生活方式干预和药物治疗的效果有限
Baumer/2007	综述	肥胖预防措施需要进一步研究
Spear/2007	综述	建议应用4期减肥法/办公室式的行为需要改革

注：西布曲明已经退市，故有关西布曲明的研究和综述未列入

1. 二甲双胍 是治疗儿童肥胖的有效药物[62,63]，可增加肝葡萄糖生成，增加外周组织的胰岛素敏感性（图4-7-3-6）。临床研究发现，儿童肥胖者口服二甲双胍能抑制食欲，降低空腹血清胰岛素，提高胰岛素敏感性，降低体重。

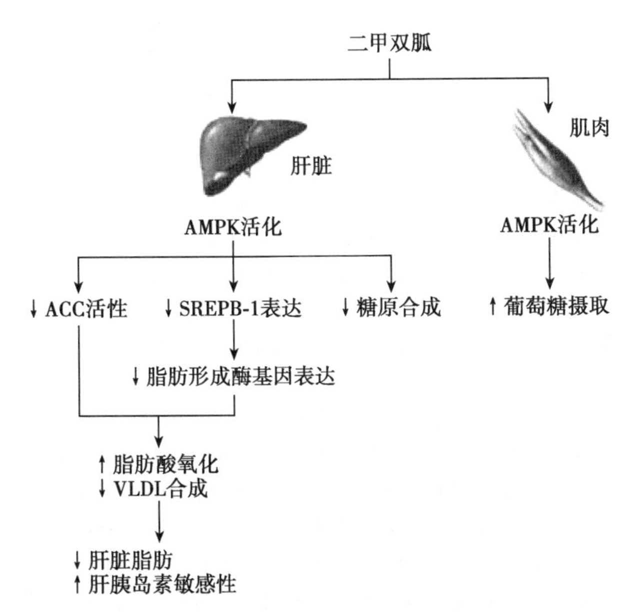

图4-7-3-6 二甲双胍对肌肉和肝脏葡萄糖代谢的作用
AMPK：一磷酸腺苷激活的蛋白激酶；ACC：乙酰辅酶A羧化酶；SREPB-1：固醇调节元件结合蛋白-1

二甲双胍能抑制食欲，减轻体重，可能特别适应于T2DM或女性PCOS患者，对原发性肥胖亦有效。

2. 抑制食欲并增加产热的药物 普兰林肽（pramlintide）为胰淀素（amylin）的类似物，已被批准用于糖尿病胰岛素治疗的辅助药物，具有糖调节作用，因增强饱感（satiety）而减少摄食。120～240μg/d的减重效果中等[64]。托吡酯（topiramate，抗癫痫药）、芬特明（phentermine，抑制食欲药）、安非他酮（bupropion，抗抑郁剂）、纳曲酮（naltrexone）和选择性5-羟色胺（5-HT）2C拮抗剂lorcaserin正在等待上市[65]。利莫那班（rimonabant）为大麻受体（cannabinoid receptor）抑制剂，初步的临床观察证明其减轻体重的作用明确，并能同时降低HbA_{1c}和甘油三酯，但可引起精神异常（抑郁或焦虑）、恶心、呕吐等。如果能开发高选择性的周围组织大麻受体抑制剂，可望减轻不良反应。

短期的临床试验发现，肥胖者经西布曲明（sibutramine）治疗后，体重/BMI/腰围、腰臀比、左室厚度、血TG/LDL-C/HbA_{1c}、尿酸和hsCRP下降，而HDL-C、抗炎因子IL-10与脂联素升高，表明西布曲明能降低体重，而且具有较全面的降低肥胖及其并发症风险的作用。但是，长期的临床试验结果表明，西布曲明的不良反应多，特别是增加心血管事件风险，

如心率增快、血压升高、QT间期延长、心律失常、心力衰竭、心肌梗死等。SCOUT研究发现，高心血管风险者使用10~15mg/d后的心血管事件发生率明显增高。因而，美国FDA建议对西布曲明的说明书提出黑框警告，我国亦于2010年宣布西布曲明退市。

3. 抑制脂肪吸收的药物　奥利司他（orlistat）为四氢脂酶（tetrahydrolipstatin）抑制素，服药12周（30mg/d）减轻体重3.61kg；服180mg/d者减轻体重3.69kg；服360mg/d者减轻体重4.7kg。与低脂饮食配合，体重减轻更多。不良反应由于脂肪吸收不良引起，主要有稀便、便急和脂溶性维生素吸收障碍等。

4. 其他药物　二硝基酚（dinitrophenol）、甲状腺粉、麻黄碱和黄嘌呤等能增加能量消耗，因为它们的不良反应多而弃之。1983年，发现非典型β-肾上腺素能受体协同剂可使代谢率和产热增加，但同时引起肌肉震颤，故未应用于临床。格列酮类增加胰岛素敏感性，用于肥胖伴胰岛素抵抗的治疗，但可导致体重的进一步增加，其中罗格列酮已经因为心血管风险而在一些国家和地区退市。其他用于减轻体重的药物有一定效果，但均存在较多的不良反应。有些药物正在研究开发中，其具体疗效尚不明确。富含半胱氨酸的酸性分泌蛋白（SPARC）首先是一种抗肿瘤（乳腺癌、子宫内膜癌、食管癌）药物，后来发现有较强的抗肥胖作用，其作用机制大约与抑制白色脂肪的生成和干扰脂肪细胞的细胞周期、增殖、黏附、移行、凋亡等有关。脂肪酶抑制剂（lipase inhibitor）主要以表面活化剂方式作用于脂质颗粒的表面，通过与脂肪酶竞争而抑制脂肪酶的活性。但目前尚无具体的药物供应。一磷酸腺苷激酶可消耗能量，减少脂肪生成，但是否能成为肥胖的干预靶点并开发出药物未明。recQ介导的基因组不稳定因子-1（RMI1）是调节能量代谢的重要因子，RMI1缺乏小鼠能明显抵抗高脂肪饮食，有可能成为肥胖治疗的新靶点[66]。

（五）特殊肥胖的药物治疗

1. 儿童肥胖　儿童肥胖的预防比治疗重要，儿童肥胖已成为现代社会的严重健康问题；同样，先有消瘦，继而发生肥胖者也明显增加了肥胖相关性疾病的发生率，其发生T2DM的危险性更大。此外，妊娠期肥胖不但给母亲增加了产科意外的风险，同时还对胎儿的发育、分娩、出生后生长和成年后的健康不利。肥胖也给许多疾病的预防、诊断、治疗和康复增添困难，最明显的例子是糖尿病、高血压、痛风、血脂谱异常症、肾病、冠心病、胰腺炎和胆石症等。儿童期的BMI越高，发生心血管病的风险也越大。单纯性肥胖治疗的重点应放在饮食控制和增加体力活动上，而不应依赖药物治疗。由于儿童肥胖的病因主要与能量摄入过多、活动过少和胰岛素抵抗（约50%）有关，所以其治疗的根本目的是减轻体重和提高胰岛素的敏感性。饮食治疗的原则是减少热量摄入（禁用极低热量饮食治疗），但必须保证必需营养物质的正常供给。儿童肥胖者应尽量增加体力活动的强度和时间，原则上应采取循序渐进的方式，并特别注意心理引导，提高运动与饮食治疗相结合治疗的依从性。

2. 抗精神病药物引起的肥胖　文献报道，第二代抗精神病药物引起的肥胖可用二甲双胍和托吡酯治疗，由于托吡酯的不良反应多，且可能干扰抗精神病药物的疗效，故首选二甲双胍。

3. 长期卧床者肥胖　瘫痪后因为运动受限，容易发生肥胖。每天进食总热量4187~6280kJ（1000~1500kcal）即可。身体条件允许的患者在活动时应达到出汗及心率提高30%~50%的强度，具体做法因人而异。活动方式可选择锻炼肢体的交替抬举、拉伸、拍打及负重。通过反复收腹或按揉来加强腹肌运动。被动运动由旁人帮助对不能自己活动的部位进行锻炼，可帮助按揉腹部及四肢。这不仅有益于减肥，也对患肢康复及防止肌肉萎缩有重要意义。

4. 肥胖伴T2DM　双胍类不引起高胰岛素血症和体重增加，双胍类的抗动脉粥样硬化、抗血栓、改善血脂谱异常、抗氧化作用也适合于肥胖T2DM的治疗，但70岁以上的T2DM和严重肾衰竭患者禁用。噻唑烷二酮类衍生物（TZD）选择性激活PPAR-γ而解除胰岛素抵抗，在胰岛β细胞具有一定分泌功能的情况下，具有降糖效应和保护胰岛β细胞功能的作用，对肥胖T2DM和胰岛素抵抗的效果较好，但禁用于肝病、过敏、酮症酸中毒、心功能不全、妊娠、哺乳妇女及儿童患者。肠降血糖素的降糖药物利拉鲁肽（liraglutide）可促进胰岛素原合成和胰岛素基因表达，葡萄糖浓度依赖性促进胰岛素释放、诱导β细胞形成、抑制β细胞凋亡，而不增加体重。

5. 肥胖-低通气综合征　目前没有肥胖-低通气综合征的治疗共识或指南，治疗方案和具体措施应根据患者的临床表现和特点进行。在解除肥胖后，如果仍有明显的通气功能障碍，则针对病因实施必要的手术治疗和对症处理（氧疗、静脉放血、气管开口等）。药物治疗效果未明，必要时使用呼吸刺激剂（respiratory stimulant）、甲羟孕酮、乙酰唑胺等。甲羟孕酮作用于下丘脑，刺激呼吸中枢，有人用甲羟孕酮（60mg/d）明显降低$PaCO_2$。乙酰唑胺可引起代谢性酸中毒，通过抑制碳酸酐酶而增加通气量[27]。

（六）手术治疗　近年，对糖尿病伴严重肥胖的患者进行手术治疗获得了良好疗效。2009年11月在罗马举行的“糖尿病手术峰会”（Diabetes Surgery Summit）上，发布了有关“胃肠道手术治疗T2DM的临床建议”声明共识，提出了具体的手术适应证，对规范这类患者的治疗提供了依据。然而是否适用于中国人群尚存在疑问。胃肠道手术治疗肥胖和肥胖2型糖尿病的机制未明，一般认为与下列因素相关：肠降血糖素（incretin）如GIP和GLP-1以及胆酸分泌增多，促进胰岛素分泌，同时DPP-4活性下降，而能量吸收减少，糖代谢改善。术后患者的体重可下降40%以上，维持数年。

1. 手术治疗适应证　手术治疗肥胖的建议指征为：①BMI超过$40kg/m^2$；②BMI $36 \sim 40kg/m^2$且伴有严重并发症，或亚洲患者IBM≥$30kg/m^2$，经过严格的饮食、运动和药物治疗，体重不减或有增加趋势，并存在一种以上肥胖并发症者；③严重肥胖至少存在5年以上，非手术治疗不能使体重减轻；④无酒精中毒和重大精神病史。“糖尿病手术峰会”文件指出：对于BMI≥$35kg/m^2$、生活方式干预及药物治疗无效且适合手术的患者，可以考虑采用胃肠转流术（RYGB）、腹腔镜调节式胃束带手术、胆胰管分流术治疗（A级证据）；对于 BMI 30~35kg/m^2 且适合手术者,手术可作为血糖控制不佳患者的非首选治疗方案(B 级证据),RYGB 可作为此类患者的治疗选择(C 级证据)。

2. 长期医学干预 随着麻醉技术、手术器械的发展,手术疗法已成为重度肥胖症的主要选择。手术治疗只适用于严重肥胖者,可使患者体重很快减轻。手术方式有胃成形术(gastroplasty)和胃搭桥术。前者有垂直性胃成形术和水平性胃成形术两种术式。食物仍从缝合的小胃进入留下来的大胃中。腹腔镜垂直束带胃成形术的减重效果确实,并发症较少,是目前最常用的减肥手术。据统计,手术后平均减重 30~40kg,肥胖并发症(如糖尿病、高血压、左心室功能异常、高脂血症和呼吸睡眠暂停综合征)明显缓解甚至消失。术后伤口感染率 23%,部分发生术后顽固性呕吐、食管反流和小胃出口狭窄。胃搭桥术后可发生吻合口瘘和营养不良。因此,手术治疗的选择对象应严格控制。

手术后患者可出现维生素、叶酸和微量元素缺乏,而非处方的多种维生素制剂不能提供足够的维生素 B_{12}、铁、脂溶性维生素和钙剂,孕妇可能导致贫血、胎儿先天性畸形、低体重儿和发育障碍。补充维生素和矿物质有助于控制体重和体脂,并能降低全身氧化应激。血清钙浓度却与 BMI 呈显著负相关,人群钙摄入量与肥胖率呈负相关,故需补充钙、维生素 D 和其他营养素(表 4-7-3-15)。

表 4-7-3-15 肥胖手术后的代谢与营养并发症及其处理

并发症	发生率/风险	①病因/②后果/③处理
呕吐	AGB++/VBG++/SG/GBP±	①食物刺激(AGB++)/吻合口狭窄(GBP);②引起低钾血症/失水或肾衰竭;③防止呕吐/补充液体和电解质/静脉营养支持
铁缺乏	AGB+/GBP++/SG+	①月经期妇女/食物(肉类)摄取过少;②小细胞性贫血/虚弱/脆指甲;③口服多种维生素/铁剂 40~60mg/d/加维生素 C(BPG 和行经妇女)
维生素 B_{12} 缺乏	GB+/GBP++/SG+/?	①肉类和奶制品摄取过少吸收不良(GBP)/体重下降过度;②巨细胞性贫血和神经病变;③口服补充(GBP)每周 1000μg 或≥250~350μg/d 或每月 1000μg 肌注或 6 个月 3000μg 肌注
钙/维生素 D 缺乏	AGB-/±/GBP++/SG/?	①钙摄入减少/钙和维生素 D 吸收不良;②骨质软化/骨质疏松/骨折;③钙元素 1200mg/d,维生素 D_2 400~800U/d 或维生素 D_3 10 万 U/3~6 个月口服
叶酸缺乏	AGB±/GBP±/SG±	①摄入减少;②巨细胞性贫血/神经病变/胎儿神经管缺陷;③口服多种维生素/妊娠妇女口服叶酸 400μg/d
蛋白质缺乏	AGB-/RYGBP±/SG/?	①蛋白质摄入过低/并发症/体重降低过度;②营养不良和水肿;③摄入蛋白质 60~120g/d 或口服蛋白质补充剂
维生素 B_1 缺乏	AGB±/GBP±/SG±/?	①反复呕吐(AGB)者静脉输入葡萄糖而未补充维生素 B_1;②神经病变/Wernicke 脑病;③口服多种维生素/呕吐者肌肉注射维生素 B_1 100mg/d(共 7~14d)
锌/硒缺乏	AGB+/GBP++/SG/?	①摄入过低/体重降低过度;②毛发脱落/硒缺乏无症状;③口服多种维生素
维生素 A/维生素 E/维生素 K 缺乏	AGB-/GBP-/±SG-	①吸收不良(GBP)/体重降低过度;②夜盲/氧化应激出血;③口服多种维生素

注:-:极少见;±:少见;+:常见;++:很常见;(?):不明。AGB:adjustable gastric bands,可调性胃缩窄术;GBP:gastric bypass,胃旁路术;SG:sleeve gastrectomy,套塞式胃切除术;VBG:vertical banded gastroplasty,垂直带式胃成形术

肥胖患者通常通过增加运动量和减少饮食来减肥。运动量较大时,能量消耗增加,维生素和矿物质消耗也增加;膳食摄入量减少时,虽然减少了能量摄入,但同时减少了维生素和矿物质的摄入,加重维生素和矿物质缺乏程度。营养素缺乏的程度主要取决于体重降低的幅度和手术方式,常见的营养素紊乱是吸收不良综合征、铁缺乏、蛋白质-能量营养不良症。因此,术后应长期追踪,并做到:①补充矿物质和多种维生素;②术后 6 个月内使用熊去氧胆酸,预防胆结石;③长期的追踪观察和患者教育;④治疗术后残存的 T2DM、血脂谱异常、高血压和新发并发症,见表 4-7-3-16。

表 4-7-3-16 肥胖术后的追踪观察

追踪项目	1个月	3个月	6个月	12个月	18个月	24个月	每年
CBC	AGB	AGB	AGB	AGB	AGB	AGB	AGB
	GBP	GBP	GBP	GBP	GBP	GBP	GBP
	SG	SG	SG	SG	SG	SG	SG
%转铁蛋白/铁蛋白	—	AGB	AGB	AGB	AGB	AGB	AGB
	—	GBP	GBP	GBP	GBP	GBP	GBP
	—	SG	SG	SG	SG	SG	SG
维生素 B_{12}(±MMA)	—	AGB	AGB	—	—	AGB	AGB
红细胞叶酸	—	GBP	GBP	—	—	GBP	GBP
	—	—	—	SGa	—	SGa	SGa

续表

追踪项目	1个月	3个月	6个月	12个月	18个月	24个月	每年
血钙/25-(OH)D	—	GBP	GBP	GBP	GBP	AGB	AGB
	—	—	—	—	—	GBPa	GBPa
	—	—	—	—	—	SGa	SGa
PTH_{1-84}	—	—	GBP	GBP	GBPa	GBP	GBP
DXA/BMD	—	—	—	GBP	—	AGB	2~5年/次
	—	—	—	—	—	GBP	—
	—	—	—	—	—	SG	—
白蛋白(前白蛋白)	—	—	—	—	AGB	AGB	AGB
	—	—	—	—	GBP	GBP	GBP
	—	—	—	—	SG	SG	SG

注:CBC:complete blood cell count,全血细胞计数;DXA:dual-energy X-ray absorptiometry,双能X-线吸收测定仪;BMD:bone mineral density,骨密度;MMA:methylmalonic acid,甲基丙二酸;PTH:parathyroid hormone,甲状旁腺素;RBC:red blood cells,红细胞;AGB:adjustable gastric bands,可调性胃缩窄术;GBP:gastric bypass,胃旁路术;SG:sleeve gastrectomy,套塞式胃切除术;VBG:vertical banded gastroplasty,垂直带式胃成形术

(熊晏 廖二元)

第4节 代谢综合征

代谢综合征(metabolic syndrome,MS)是多种代谢异常发生在同一个体的临床状态。这些代谢异常包括糖耐量减低或糖尿病、中心性肥胖(腹型肥胖)、脂代谢紊乱[甘油三酯(TG)升高、小而密的低密度脂蛋白胆固醇(LDL-C)升高、高密度脂蛋白胆固醇(HDL-C)降低]、高血压等。代谢综合征中的每一项都增加心血管疾病的危险性,糖尿病10年内新发心血管事件的危险与冠心病者相似[1]。MS的各组分有协同作用,同时合并多种异常时发生心血管疾病的危险性更大。这些代谢异常紧密联系,恶性循环,互为因果,严重影响人们的健康和生活质量。

很长一段时间MS没有统一的定义。1988年,Reaven首次将上述多种代谢异常表现联系在一起,称之为“X综合征”,也有人称之为“Reaven综合征”。1989年,Kaplan将以高胰岛素血症为基础的内脏性肥胖、糖耐量异常、高TG血症和高血压作为冠心病的危险因素,概括为“死亡四重奏”。1991年,De Fronzo将这组代谢异常命名为“胰岛素抵抗综合征”。1995年,Stern提出共同土壤学说,认为胰岛素抵抗是滋生上述疾病的共同危险因素[2]。鉴于此综合征与多种代谢性疾病联系密切,1998年,世界卫生组织(WHO)对该综合征推荐使用“代谢综合征”来命名。MS已编入“国际疾病分类-9”(ICD-9)的临床修正版中,编码为277.7。这说明MS不仅仅是一个学术研讨的问题,而是作为一个正式疾病诊断名称,可以法定地用于医学文献[3,4]。近年来,由于代谢综合征的主要危害是心脏和血管事件风险明显增高,故亦称之为心脏代谢综合征。心脏代谢综合征(cardiometabolic syndrome,CMS)是指损害心血管的结构和功能的一组代谢异常群的总称,代谢异常主要包括中心性肥胖(腹型肥胖)、糖耐量减低或糖尿病、脂代谢紊乱、高血压、高尿酸血症等,显然这些疾病群称为代谢综合征,代谢综合征中的每一组分紧密联系,恶性循环,互为因果,最终增加心血管疾病(冠心病、心肌梗死和卒中等)的危险性。在各类文献中,CMS亦称心脏代谢病(cardiometabolic disease)、心脏代谢风险(cardiometabolic risk)或胰岛素抵抗综合征(insulin resistance syndrome)。

【流行病学】

MS的流行病学调查显示,MS人群的发病率正以惊人的速度上升。患病率为2.4%~35.3%。美国以ATP-Ⅲ标准对8814名20岁以上的美国人进行了MS患病率的调查发现,年龄未校正和校正后MS的患病率分别为21.8%和23.7%。以2000年的美国人口计算,约4700万美国人有MS。美国印第安人MS的患病率明显高于黑种人、白种人和墨西哥裔美国人。芬兰MS的患病率远较美国的调查结果低;而印度人似乎较西方人更容易发生MS。中国人群尽管肥胖程度不及西方,但MS的患病率超过14%,且中国人中腹型肥胖及脂肪分布异常更明显。MS的患病率与地区、种族、性别、年龄、生活方式、经济状况相关,国内北方、城市人群、肥胖和超重者、老龄、男性MS的患病率较高[5,6]。男性MS的患病率高,除了性激素的因素外,可能与男性超重、腹型肥胖及高TG血症有关。MS的组分和其对心血管疾病的预测能力随种族不同而有所差异,同时它们也受遗传和环境因素的影响。血管事件在西方以冠心病多见,而在中国则以脑血管病更为常见。

【病因与病理生理】

MS是一组复杂的代谢紊乱群,其病因与发病机制尚不完全清楚,一般认为主要有3种可能:①肥胖和脂肪组织功能异常;②胰岛素抵抗;③一些独立危险因素的共聚遗传和环境因素的共同作用。代谢综合征发病机制未明,但与本综合征的发病中心环节——多器官胰岛素抵抗有密切关系。胰岛素抵抗除导致2型糖尿病外,还引起血管收缩和肾脏钠重吸收增加和高血压。其中,脂肪酸和脂肪细胞因子代谢紊乱是引起胰岛素抵抗的重要原因。过多脂肪酸释放入血,刺激肌肉摄取葡萄糖,抑制肝糖生成。系统炎症和炎性细胞因子则进一步加重胰岛素抵抗。此外,肝脏摄取过多游离脂肪酸后,促进极低密度脂蛋白和甘油三酯生成,引起血脂谱异常。

(一)MS的家族聚集现象 婴儿出生时低体重是成年后产生腹型肥胖及胰岛素抵抗的危险因素,是遗传和环境

因素共同作用的结果,可用“节俭基因型”假说和“胎儿胰岛素”假说来解释。

1. 节俭基因型　“节俭基因型”假说提出,在机体中存在着一类节俭基因,这种基因在恶劣的生存条件下(如食物不足)有助于机体渡过难关,生存下去。一旦食物充足或过剩,这种基因有利于能量贮存和肥胖,对健康构成威胁,使机体易发生糖耐量异常、糖尿病、脂代谢紊乱等。如胎儿在母体内营养不良,必有“节俭”表现,使体重保持低水平以适应能量短缺的内环境,此时可伴有胰岛 β 细胞发育不良及胰岛素抵抗,以免发生低血糖,出生后一旦热量摄入过多,引起青春期发育提前(女性)、腹型肥胖、T2DM 和 MS[7]。

2. 胎儿胰岛素　“胎儿胰岛素假说(fetal insulin hypothesis)”认为:多基因遗传背景决定的胰岛素抵抗使得胰岛素调节的子宫内胎儿的生长缓慢,并且使个体在儿童和成人期出现胰岛素抵抗。低出生体重、胰岛素抵抗以及后来的糖耐量异常、糖尿病和高血压等疾病都是同一胰岛素抵抗基因型的表型(图 4-7-4-1)。

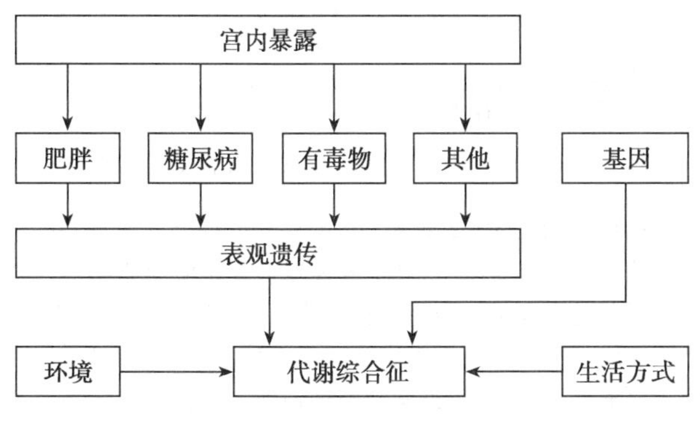

图 4-7-4-1　代谢综合征的发病机制

(二)肠降血糖素系统与心脏代谢综合征　肠降血糖素包括 GLP-1 和葡萄糖依赖性胰岛素分泌肽;2 型糖尿病患者餐后的 GLP-1 释放减少和胰高血糖素分泌增加,心血管组织表达 GLP-1 受体(GLP-1R),研究发现 GLP-1 对心血管系统具有一定的保护作用。GLP-1 促进心肌葡萄糖代谢,增加胰岛素敏感性,改善心脏和血管内皮细胞功能和血管阻力。

1. GIP　最初从猪的肠组织中提取而来的一种微弱抑制胃酸分泌的多肽,因而称为胃抑肽(GIP),继而发现 GIP 具有葡萄糖依赖性胰岛素分泌作用,从而更名为葡萄糖依赖性胰岛素分泌肽[8,9]。GIP 含 42 个氨基酸残基,由十二指肠和空肠的 K 细胞合成,进食脂肪或葡萄糖促进 GIP 分泌,GIP 与胰腺、脂肪、血管内皮细胞、脑组织和胃肠细胞的 GIP 受体(GIPR)结合而发挥作用。GIPR 属于 7 次跨膜的异四聚体 G 蛋白偶联胰高血糖素超家族成员,GIPR 激活后,细胞内钙离子和 cAMP 升高,激活 PI3K、蛋白激酶 A(PKA)、PKB 和 MAPK 信号通路[10-12]。正常健康者的 GIP 半衰期约 7 分钟,2 型糖尿病患者约 5 分钟,GIP 被 DPP-4 灭活,并经肾脏排泄。GIP 直接作用于胰岛 β 细胞,引起葡萄糖依赖性胰岛素分泌和 β 细胞增殖,延长 β 细胞的存活寿命[13-16],是生理状态和肝硬化、高胰高血糖素血症和非糖尿病患者促进胰岛素分泌的主要因素,但在 2 型糖尿病患者中,GIP 的作用明显减弱[17-20]。但因为 GIP 抑制胰高血糖素作用微弱,故难以成为治疗 2 型糖尿病的理想药物靶点。脂肪摄入促进 GIP 分泌,而 GIP 刺激脂肪合成,上调脂蛋白脂酶表达,增加胰岛素敏感性。

2. GLP-1　GLP-1 为小肠上段细胞分泌的另一种多肽,与特异性 G 蛋白偶联受体结合后,活化 β 细胞的碳酸酐酶,促进胰岛素分泌。因此,GLP-1 类似物可用于糖尿病的治疗。GLP-$1_{7\text{-}36}$ 酰胺由小肠下段内分泌细胞分泌,是胰高血糖素原另一种加工处理后的产物。糖类、蛋白质和脂肪消化产物的吸收可以刺激它释放入血液循环。在循环中,GLP-$1_{7\text{-}36}$ 酰胺的浓度相对较低,但是,它是胰岛素分泌有效的刺激物。给健康者输注 GLP-$1_{7\text{-}36}$ 酰胺,使其剂量与餐后血液循环中葡萄糖升高的水平相称,可以引起依赖葡萄糖的胰岛素分泌。GLP-$1_{7\text{-}36}$ 酰胺通过作用于 β 细胞上的特异性受体,激活腺苷环化酶,使细胞内 cAMP 浓度增加,也可能对细胞膜上的离子通道有作用。

3. DPP-4　DPP-4 由 766 个氨基酸残基组成,含丝氨酸蛋白酶活性,可裂解含有丙氨酸和脯氨酸残基的细胞因子和结构相似的多肽。DPP-4 的膜结合型与可溶性组分均具有生物活性,可迅速降解 GLP-1 和 GIP,生成的 $GIP_{3\text{-}42}$ 无活性,而衍生的 GLP-$1_{9\text{-}36}$ 仍然有葡萄糖依赖性胰岛素分泌作用核心血管作用[21]。慢性高血糖和糖尿病患者的 DPP-4 活性增高,是 GLP-1 和 GIP 缺乏的作用原因之一[22,23]。因此可用 DPP-4 抑制剂或 GLP-1 类似物治疗 2 型糖尿病[24-30]。

(三)脂肪因子分泌异常和低度炎症　许多 MS 患者都存在肥胖、营养过剩、脂肪过度堆积等。脂肪在胰岛细胞堆积可导致 β 细胞分泌功能受损;脂肪在骨骼肌和肝脏中堆积可致胰岛素抵抗;肝脏脂肪过多可导致血脂异常;血脂升高可致血栓形成和炎症状态,肥胖还可致高血压。这些病理生理学改变均可能与脂肪组织功能异常有关[31]。肥胖本身就是一种炎症前状态,肥胖者体内有大量的炎症因子如 TNF-α、IL-6 和 CRP 等,这些炎性因子可直接干扰胰岛素的信号通路导致胰岛素抵抗和 MS 的各种表现,由此提出 MS 发病的炎症假说。关于炎症的起源,Dandona 等复习文献并结合自己的研究认为,营养过剩(饮食中含大量糖、奶油等快餐食品)可诱导氧化应激和炎症反应,从而导致胰岛素抵抗和 MS。研究证实,摄入大量快餐食品,可迅速诱导氧化应激和炎症反应,产生过多的过氧化物,后者与核内转录激活因子 NF-κB 结合,减少 NF-κB 抑制分子(IκB)表达以及激活激活蛋白-1(AP-1)和早期生长反应基因-1(early growth response gene-1,Egr-1)两种炎症前转录因子的表达。AP-1 可以调节基质金属蛋白酶的转录,Egr-1 可以诱导组织因子和 PAI-1 的表达,从而全面激活炎症反应。肥胖者如果控制饮食,进食 4187kJ/d(1000kcal/d),增加水果和纤维并增加运动,4 周后可显著减少氧化应激反应和炎症因子。

MS 还涉及持续低度炎症反应,许多炎症标志物如超敏 C 反应蛋白(sCRP)、炎症因子(如 TNF-α、IL-6)增加,血浆脂联素(adiponectin)下降。与皮下脂肪比较,肥大的内脏脂肪细胞能表达更多的生物活性物质,如细胞因子、生长因子和补体,而脂联素明显降低。脂联素是一种具有抗糖尿病、抗高血压和抗动脉硬化作用的脂肪细胞因子,因此低脂联素血症是 MS 和心血管病的重要危险因素[32,33]。

（四）胰岛素抵抗 详见第4篇第2章第3节。胰岛素抵抗是一个慢性亚临床炎症过程，来自脂肪组织的脂肪因子对胰岛素抵抗的发生有重要作用（见前述）。另外，胰岛素抵抗时，脂肪组织、骨骼肌细胞、肝脏和动脉血管组织等不同程度地增加一些细胞因子的表达，这些细胞因子通过自分泌和旁分泌机制，进一步减低组织细胞对胰岛素的敏感性。此外，短期升高氨基酸水平，可引起人肝脏及骨骼肌胰岛素抵抗。改善胰岛素抵抗能否改善除糖耐量以外的MS组分以及降低心血管病的危险性，尚待目前开展的一些大型临床前瞻性研究取得有力的证据。MS表现多样，每个组分还受到独立于胰岛素抵抗的因素调控，如血脂异常受遗传和饮食调节等。肥胖者并不都有胰岛素抵抗，胰岛素抵抗者也并不都超重或发展成T2DM。临床上，有人称MS为胰岛素抵抗-MS，不完全准确，因为胰岛素抵抗不是MS的唯一病理机制。MS中的高皮质醇血症和中心性肥胖提示，其病因与患者长期暴露于过量的糖皮质激素有关。患者的下丘脑-垂体-肾上腺轴处于兴奋状态（功能性皮质醇增多症），其原因多为慢性应激或出生时低体重，血皮质醇升高导致内脏脂肪积聚。另一方面，皮质醇代谢也有异常，其中最突出的改变是脂肪组织和肝脏的11β-羟类固醇脱氢酶-1活性增高。因此认为，MS具有Cushing综合征的许多特点，而中枢和周围皮质醇分泌与代谢异常起着关键作用[33]。

内源性大麻酯（endocannabinoid，EC）系统与上述心血管疾病多重危险因素有关。EC系统是体内存在的生理系统，它作用于中枢神经和外周组织，起调节体重、影响糖脂代谢和吸烟成瘾的作用。EC是其受体内源性的激动剂，在细胞膜按照需求产生，代谢作用迅速改变，一般仅在EC产生的局部起作用。肥胖和尼古丁的刺激引起EC系统过度激活，在脑部伏隔核（nucleus accumben）引起食欲兴奋和吸烟依赖，促进食物摄取增加，造成吸烟成瘾。在外周脂肪组织导致脂肪积聚，进而引发胰岛素抵抗，糖耐量受损，脂联素和HDL-C均下降，TG升高。总之，MS包括多种相互有关的危险因子，后者可直接促进动脉粥样硬化性心血管病（ASCVD）的发生和发展（MS增加ASCVD事件相对危险近2倍，与无MS者比较，它使无确诊T2DM者发生T2DM的危险增高近5倍）。这些危险因子包括致动脉粥样硬化性脂质异常（高TG和apoB、小LDL-C颗粒、低HDL-C浓度）、高血压、高血糖、血栓状态及炎症状态。这种代谢危险因子的群集伴有T2DM危险。MS是否有独立而唯一的病因目前尚不清楚，与多种内在的危险因子密切相关，其中最主要的是腹型肥胖和胰岛素抵抗，其他常见的有体力活动少、年龄老化、内分泌失衡、遗传或人种的易患性等。

（五）交感神经过度活跃 血压、心率、心排血量、外周血管阻力和生热作用受肾上腺素能神经支配，交感神经功能异常参与了代谢综合征的发病；肾小管钠处理异常促进高血压[34,35]，见图4-7-4-2、图4-7-4-3。当中枢性肥胖伴有高血压时，交感神经的兴奋性明显高于其他代谢综合征患者[36,37]，见表4-7-4-1。

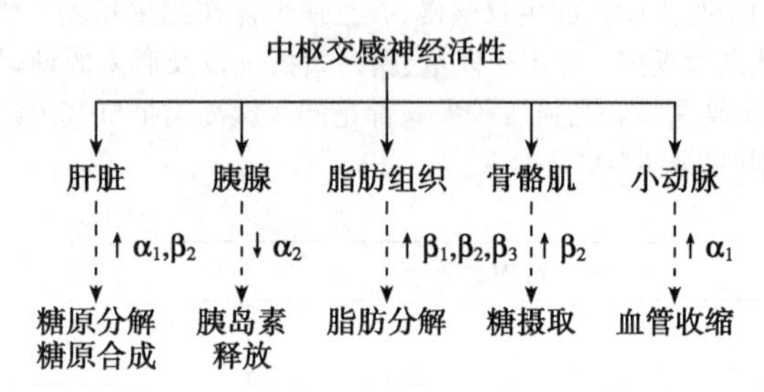

图4-7-4-2 中枢交感神经系统调节能量代谢

（六）脂肪酸代谢紊乱 心脏代谢综合征的特别病理生理改变是胰岛素抵抗，其主要表现形式是游离脂肪酸代谢紊乱引起的高血糖症与血脂谱异常（图4-7-4-4、图4-7-4-5）。脂肪组织释放过多的游离脂肪酸损害胰岛素作用，刺激肌肉组织摄取葡萄糖，同时抑制肝脏葡萄糖生成，此外，过多游离脂肪酸进入肝脏，升高甘油三酯生成和血清甘油三酯浓度[38-40]，后者使极低密度脂蛋白中的甘油三酯转入高密度脂蛋白，高密度脂蛋白清除加速，其血清浓度降低。

胰岛素抑制脂肪分解[41,42]，甘油三酯的被脂解是血浆FFA的主要来源。因此，脂肪组织胰岛素抵抗刺激脂肪分解，FFA释放并进入血流，血浆胰岛素增高并不能完全代偿胰岛素抵抗，故肥胖者的基础脂肪分解率升高，血浆FFA升高。在骨骼肌，FFA引起的胰岛素抵抗改变了细胞内的胰岛

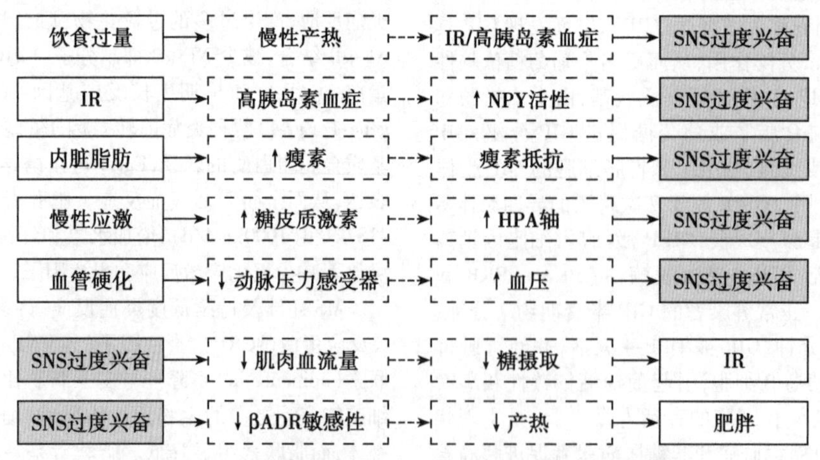

图4-7-4-3 中枢交感神经系统过多兴奋引起代谢紊乱

IR：胰岛素抵抗；SNS：交感神经系统

表 4-7-4-1 代谢综合征的发病因素与发病机制

项目	全身作用	对交感神经的作用
胰岛素抵抗	直接抗钠利尿作用	增加交感神经张力/诱导交感神经兴奋/刺激交感神经/增加心排血量
瘦素	其水平与脂肪含量相关/产生饱感/减少失误摄取/通过下丘脑受体调节进食行为	兴奋交感神经促进血管收缩
非酯化脂肪酸	肥胖者升高/水平与胰岛素敏感性呈负相关	激活低体重者的 MNSA
脂联素	与肥胖糖尿病和胰岛素抵抗呈负相关/抵御肥胖相关性血压升高	
葛瑞林	降低血压和心率/改善内皮细胞功能/提高食欲促进增重	增加交感神经兴奋性

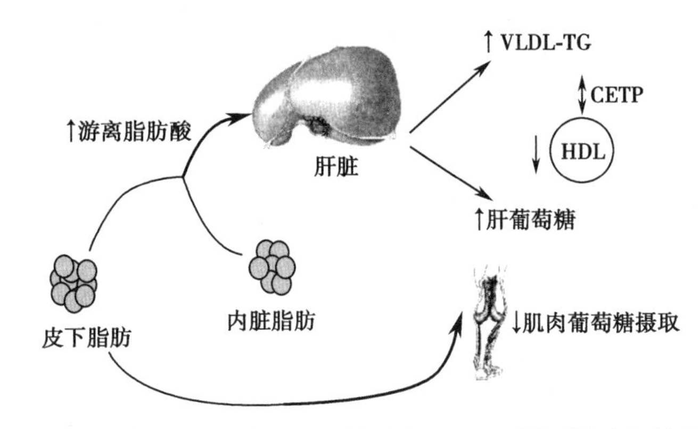

图 4-7-4-4 脂肪酸代谢紊乱与胰岛素抵抗和心脏代谢综合征的关系

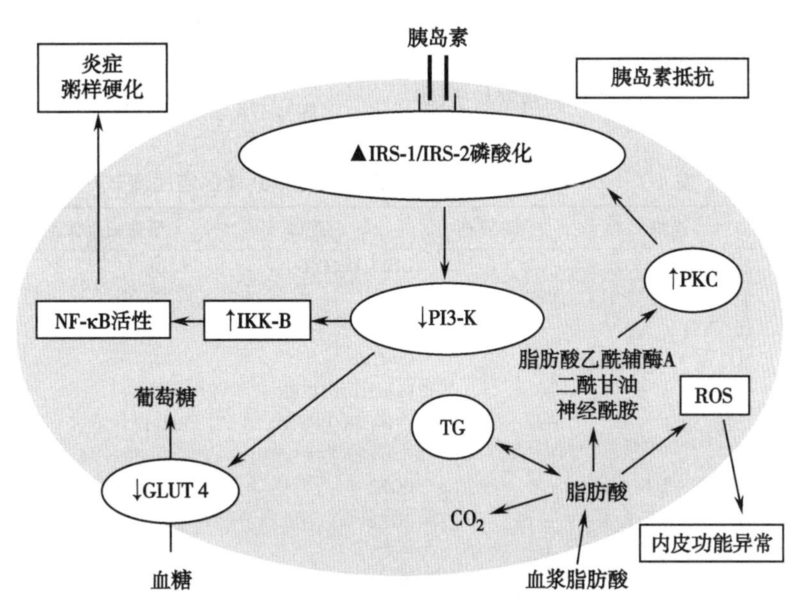

图 4-7-4-5 脂肪酸引起胰岛素抵抗的细胞机制

IRS:胰岛素受体底物;PI3:磷酸肌醇 3-激酶;PKC:蛋白酶 C;TG:甘油三酯;ROS:活性氧;IKKβ:I-κB 激酶 β;NF-κB:核因子-κB

素信号转导和胰岛素介导的葡萄糖摄取(见图 4-7-4-5),血浆 FFA 从正常基础浓度(约 400μmol/L)升至 800μmol/L,肌肉中的脂肪酸(包括长链脂肪酸乙酰辅酶 A 和二酰甘油)代谢旺盛[43-48],这些脂肪酸的代谢产物刺激蛋白激酶 C(丝氨酸/苏氨酸激酶)磷酸化胰岛素受体底物-1 的丝氨酸/苏氨酸残基,抑制了胰岛素对膦酸肌醇 3-激酶的激活作用,其下游的葡萄糖转运体-4 的生成与转运功能减弱[49-51]。

细胞内脂肪酸代谢的其他因素也与胰岛素抵抗有关,骨骼肌和肝脏线粒体功能缺陷引起脂肪酸氧化障碍和胰岛素抵抗,过多的细胞内脂肪酸使反应性氧族生成增加,激活核因子-κB 前炎症因子途径,家族胰岛素抵抗。正常人的腹部脂肪组织约占脂肪总量的 10%,腹部脂肪组织过多(15%)伴有胰岛素抵抗[52,53],分解的腹部脂肪以 FFA 形式进入门脉系统和肝脏,引起肝脏胰岛素抵抗,但不会导致肌肉胰岛素抵抗。肝脏和肌肉异位脂肪沉积伴有明显的胰岛素抵抗,胰岛素抑制肝糖输出的作用减弱,而肌肉异位脂肪沉积也产生类似现象[54]。脂肪组织分泌的多种炎症因子引起胰岛素抵抗，其中的脂联素可增强胰岛素的敏感性。TNF-α 抑制胰岛素信号，IL-6 刺激肝脏 C 反应蛋白生成，巨噬细胞化学趋化蛋白 1 和 IL-834 激活中性粒细胞，制动免疫细胞迁移[55]。

胰岛素抵抗引起高血压，高胰岛素血症增加肾脏钠的重吸收，而脂肪酸本身可收缩血管[56-59]。

脂肪酸转运体的功能与亚细胞定位，见图 4-7-4-6。细胞外液的脂肪酸(FA)浓度在 0.3~2mmol/L 内波动，它们主要与白蛋白结合(300~600μmol/L，每个白蛋白分子可结合 5~10 个脂肪酸分子；细胞通过 3 种途径摄取长链脂肪酸(LCFA)、极长链脂肪酸(VLCFA)、单不饱和脂肪酸(MUFA)和多不饱和脂肪酸(PUFA)；FABPpm(FABPAST)将脂肪酸锚定在细胞质膜 CD36 脂肪酸转位子与 FABPc(l-FABP)结合，促进其透过脂质双层；脂肪酸通过单纯的被动扩散或翻转(flip-fop)机制通过膜结构，脂肪酸可与 10 个不同的 FABP 或乙酰辅酶 A 合酶合成的 FA-CoA(ACSL)形成乙酰辅酶 A 酯；VLCFA 主要由 5 个 FATP 中某个组分转运，这些合成酶使 VLCFA 转换成极长链乙酰辅酶 A 酯(VLC-acyl-CoA ester)。在细胞质中 FA 与 FA-CoA 酯组成 FABP 与 ACBP 的各种细胞器通道，ACBP 与不同长度及不同饱和的 FA 结合选择性不同，任何进行氧化或合成更为复杂的脂质复合物；质膜 FABPpm 与线粒体膜的天冬氨酸氨基转移酶(AST)成分相同，称为 ABPAST。因此，FABPpm 的功能取决于细胞的部位，细胞质 FABPc(L-FABP)具有多个 FA 结合位点，而其他 FABP 仅存在一个结合位点。G 蛋白偶联受体和激素核受体功能的活性脂质调节，见表 4-7-4-2。

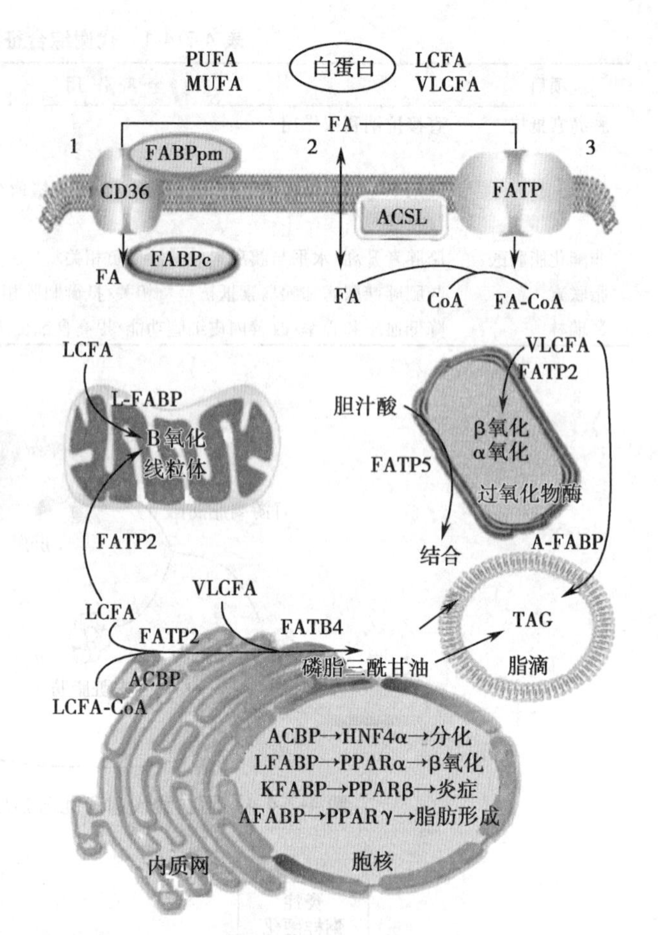

图 4-7-4-6 脂肪酸转运体的功能与亚细胞定位

表 4-7-4-2 G 蛋白偶联受体和激素核受体功能的脂质调节

基因	蛋白	组织	调节	配体	蛋白相互作用	功能
FFAR1	GPR40	胰腺	—	C10-C18/TZD	Gq	GSIS 分泌
FFAR2	GPR43	脂肪	PPARγ	C2-C5	Gq/Gi	抑制脂解
FFAR3	GPR41	肠/脂肪	—	C2-C4	Gi	GLP/瘦素分泌
	GPR84	MT	—	C9-C12	Gi	IL12-p40
	GPR119	胰腺/肠	—	LysoPC/5-HEPE	Gs	GLP-2/PYY 分泌
	GPR120	结肠/脂肪	—	C10-C18/PUFA	Gq	GLP-1 分泌
EP1			—			
EP2	PGE2 受体	MT/CNS/T-B	—	PGE2	Gq	Ca^{2+}↑/CVS/免疫
EP3	PGE2 受体	MT/CNS/DC/E/F	—	PGE2	Gs	cAMP↑/免疫
EP4	PGE2 受体	MT/CNS/K/IM	—	PGE2	GI/G12/13	cAMP↓/发热
DP1	PGE2 受体	MT/DC/T/CAN	—	PGE2	Gs/Gi	cAMP↑/炎症
DP2	PGD2 受体	VSMC/BSMC/P	—	PGD2/PGJ2	Gs	cAMP↑/肠
IP	PGD2 受体	Th2/MT/IM	—	PGD2/PGJ2	Gi	cAMP↓/化学趋化
FP	PGI2 受体	VSC/MT/IM	—	PGI2	Gs/Gq	cAMP↑
TP	PGF2 受体	MT/K/L/IM	—	PGF2α	Gq	Ca^{2+}T
BLT1	血栓烷素	MT/IM/P/CNS	Sp1/AML1	TXA2/异前列腺素	Gq	Ca^{2+}T
BLT2	LTB4 受体	骨髓/脾	Sp1	LTB4/20-LTB4/12-HETE	Gi	化学趋化
cysLT1	LTB4 受体	肝/脾	AP-1/GATA	LTB4/12-HETE/20-LTB4	Gi	化学趋化
	LTD4 受体	骨髓	STAT6	LTD4>LTC4>LTE4	Gq	SRS-A/炎症
cysLT2	LTC4 受体	白细胞 S/L/I	STAT1/Jak	LTC4=LTC4>LTE4	Gq	SRS-A/炎症
ALX/FPR2	LXA4 受体	白细胞/S/B/心	—	LXA4/15epiLXA4	Gs/i/q	抗炎
LPA1-5	LPA 受体	MT/骨髓/MT	—	溶血磷脂酸	Gi/Gq/G12/13	CVS 增殖
NR1C1	PPARα	肝/肾	FXRα	LTB4/8-HETE/EET/EPA	Gi/Gq/G12/13	B 氧化
NR1C2	PPARβ	肌肉	—	DHA/CLA/PL/贝特类		抗炎

续表

基因	蛋白	组织	调节	配体	蛋白相互作用	功能
NR1C2	PPARγ		C/EBP	15-酮 PGE2		B 氧化抗炎
NR2A1	HNF4α	肌肉/脂肪	—	PGI2/15-HETE/EPA/RA		脂肪生成
NR1H3	LXRα	巨噬细胞	—	15dPGJ2/15-HETE/EPA		抗炎
NR1H4	FXRα	肝/MT	—	13-HODE/PGF2α/TZD		B 氧化
NR5A2	LRH-1	肝	—	对氨水杨酸		抗炎
NR2B1	RXRα	肝	—	饱和脂肪酸		感受胆固醇水平
NR1B1	RARα	肝	LXRα	氧化固醇		感受胆酸水平
NRA4	NAR4	MT	GPCR	胆酸		抗炎
NROB2	SHP	MT	TLR/FXRα	磷脂		糖皮质激素
		MT		顺式维 A 酸		HNR 配体
				DHA		
		MT		全反式视黄酸		β 肾上腺素能信号 β 氧化

注:AML:acute myeloid leukemia,急性粒细胞白血病;B:basophils,嗜碱性粒细胞;CVS:cardiovascular system,心血管系统;Th2-CRTH2:chemoattractant receptor homologous receptor,化学趋化受体同源受体;CNS:central nervous system,中枢神经系统;BSM:bronchial smooth muscle,支气管平滑肌;CLA:conjugated linoleic acid,亚油酸;DC:dendritic cell,树突细胞;E:endothelia,内皮细胞;F:fibroblast,成纤维细胞;GSIS:glucose-stimulated insulin secretion,葡萄糖刺激的胰岛素分泌;GLP:glucagon like peptide 1,胰高血糖素样肽-1;K:kidney,肾脏;L:lung,肺;I:intestine,肠;IM:immune cells,免疫细胞;MT:multiple tissue,多种组织;PYY:pancreatic YY peptide,胰腺 YY 肽;SRSA:slow-reacting substance of anaphylaxis,过敏反应的慢反应物质;S:spleen,脾脏;STAT:signal transducer activator transcription,信号转导活化素转录;TZD:thiazolidinedione,噻唑烷二酮;TLR:Toll-like receptors,Toll 样受体

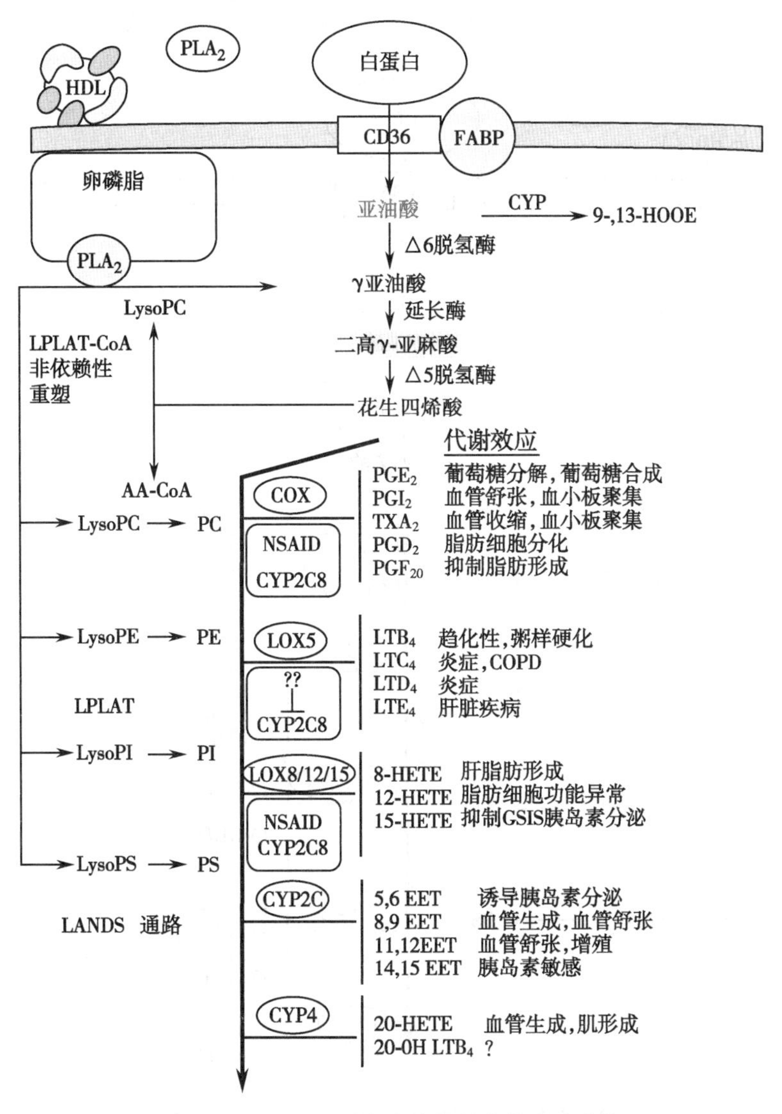

图 4-7-4-7 亚油酸与促炎症性类花生酸功能

花生四烯酸(arachidonic acid,AA)可从食物中直接获得,或通过亚油酸转换而来,血清中的脂蛋白PLA2和膜结合磷脂可提供花生四烯酸与类花生酸,这些物质是抗炎和维持免疫细胞功能所必需的(图4-7-4-7和图4-7-4-8);亚油酸在脂肪酸去饱和酶(fatty acid desaturase,FADS)和延长酶(EL-VOL)的作用下,转换为花生四烯酸;人体内大约含有100g花生四烯酸,分布于组织和膜结构中,其代谢转换率所致组织的代谢需要而不同。磷脂掺入需要AA-CoA,亚油酸与促炎症性类花生酸功能、抗炎症性类花生酸功能,以及CYP4A与CYP2C-P450对肝脏类花生酸和脂肪酸代谢中的功能,见图4-7-4-9,脂肪酸转运体的生物学特点,见表4-7-4-3。

(七)内皮细胞调节障碍 代谢综合征伴有冠脉系统的微血管功能紊乱,如冠状静脉 pO_2 下降,血管内皮素依赖性血管扩张缺陷和NO缺乏和血管收缩因子(如前列环素和EDHF)增多等[60-66]。内皮细胞的病理机制,见图4-7-4-10。

肥胖和胰岛素抵抗的遗传因素见相关章节。代谢综合征的风险因素即心脏代谢综合征的风险因素(图4-7-4-11),肥胖和高血压是导致心血管病的主要风险因素,发病机制与RAAS系统被激活,心肌重建及心衰的关系密切,而醛固酮是引起心室肥厚与心肌纤维化的主要原因(图4-7-4-12)。在脂肪细胞衍生的醛固酮刺激因子、血管紧张素、K^+和ACH的作用下,醛固酮生成增多,通过醛固酮基因组与非基因组作用影响心脏功能,导致心肌重建。脂联素与心肌细胞脂联素受体结合,心肌细胞合成的醛固酮与脂联素相互作用,影响心肌功能(图4-7-4-13)。

【MS组分与诊断】

(一)腹型肥胖与MS BMI、腰围是肥胖和腹型肥胖的预测因子。肥胖和腹部肥胖不但是MS的组成之一,而且是该综合征中其他疾病的危险因子,肥胖构成了MS的主要部分。人类不同种群体脂含量差异很大,各种群的体脂含量对健康的影响也有差别。因此,不同种群的超重/肥胖诊断标准也有不同,通常以体质指数(BMI)估测全身肥胖,而以腰围或腰臀比(WHR)估测腹部或中心性肥胖。

(二)胰岛素抵抗和高胰岛素血症 可包括基础空腹高胰岛素血症(贯穿病程)、β细胞对葡萄糖反应性增强[口服糖耐量试验(OGTT)和静脉葡萄糖耐量试验(IVGTT)]、低胰岛素血症(晚期)、胰岛素介导的葡萄糖清除率降低、β细胞对葡萄糖的敏感性降低(晚期)、胰岛素受体数目减少(肌肉和脂肪组织)、胰岛素受体酪氨酸激酶活性降低、一些蛋白激酶C亚基过度表达、葡萄糖转运蛋白4(GLUT4)表达改变、糖原合成酶活性降低(肌肉/脂肪组织)(图4-7-4-14)。

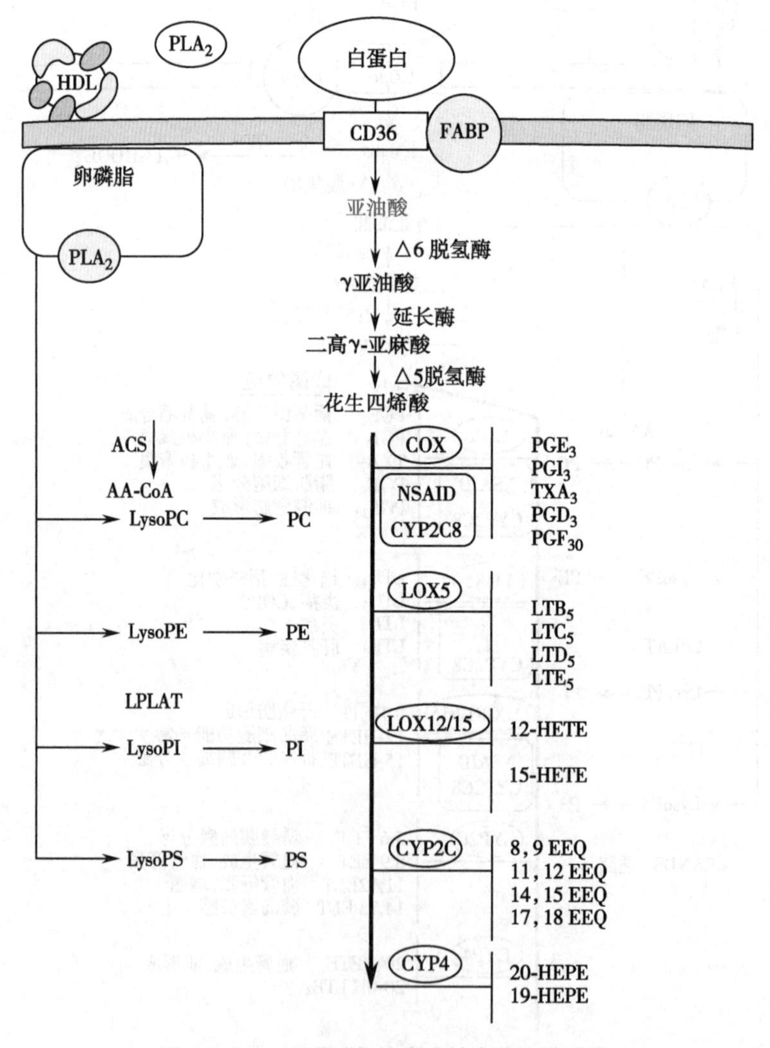

图4-7-4-8 亚麻酸与抗炎症性类花生酸功能

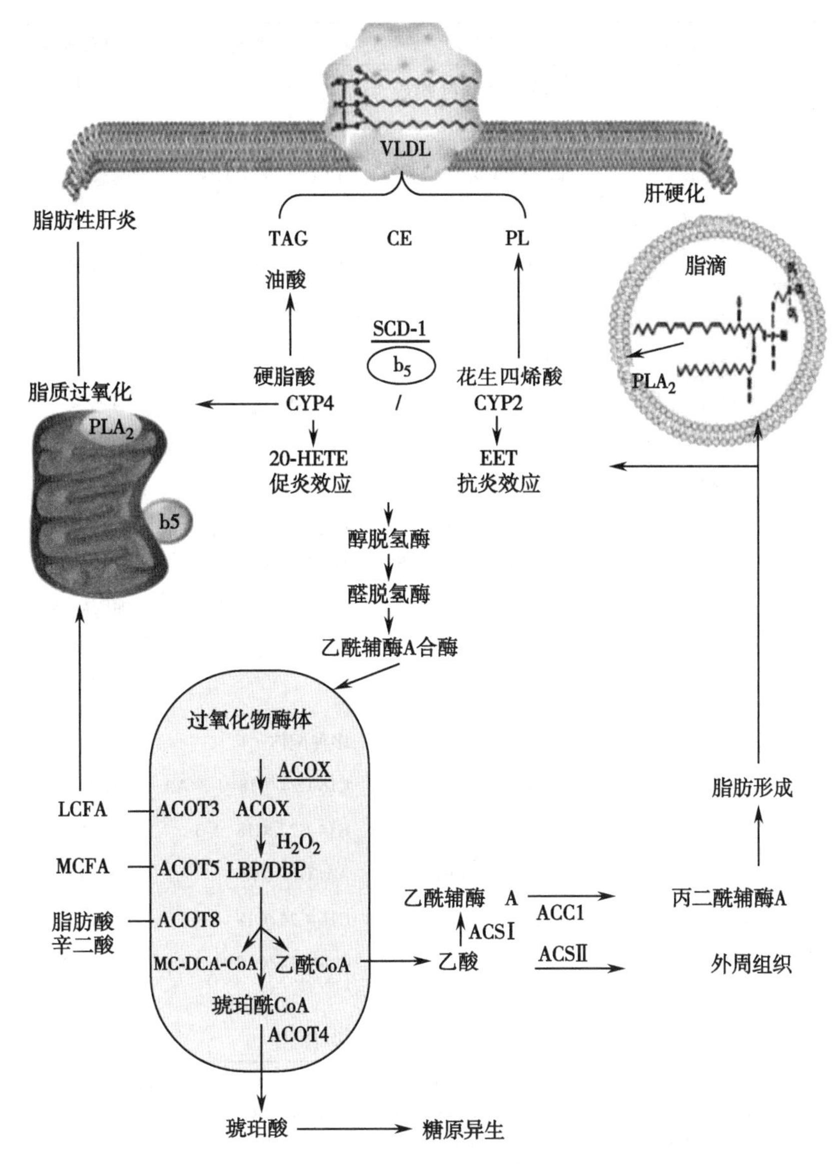

图 4-7-4-9 CYP4A 与 CYP2C P450 对肝脏类花生酸和脂肪酸代谢的作用

表 4-7-4-3 脂肪酸转运体的生物学特点

基因	蛋白	组织	调节	配体/结合蛋白	亚细胞定位	功能
SLC27A1	FATP1-ACSVL4	心/脂肪/肌肉/脑	PPARγ	C16:0/C18:1/C24:0	M/PM/ER	β 氧化/TAG 合成
SLC27A2	FATP2-ACSVL1	肝/肾	PPARα/PPARγ	C16:0/C24:0	ER/P	TAG 合成/β-氧化
SLC27A3	FATP3-ACSVL3	肾/卵巢/肺/脑肾上腺/睾丸		C16:0/C18:1/C24:0	细胞质	不明
SLC27A4	FATP4-ACSVL5	肝/肾/心/脂肪/皮肤/肌肉/小肠	PPARγ/SREBP1	C16:0/C24:0	ER/P	TAG 合成/β-氧化
SCL27A5	FATP5-ACSVL6	肝		胆酸/THCA/鹅去氧胆酸/石胆酸/C24:0/脱氧胆酸	ER/P	胆酸结合/胆酸合成
SCL27A6	FATP6-ACSVL2	心/胎盘		C18:1/C20:4/C24:0	PM	不明
FABP1	L-FABP	肝/小肠	PPARα/HNF4α	Acyl-CoA/PPARα/γ	细胞质/N	
FABP2	I-FABP	肠		Acyl-CoA	细胞质	TAG 合成

续表

基因	蛋白	组织	调节	配体/结合蛋白	亚细胞定位	功能
FABP3	H-FABP	心/肾/肌肉/胸腺	c/EBPα/SREBP1 AP-1	Acyl-CoA/PPARα	细胞质	β-氧化
FABP4	A-FABP	心/脂肪 附睾/神经	cJun/PPARγ	Acyl-CoA/PPARγ	细胞质	乳糜微粒
FABP5	E-FABP	眼/脂肪	PPARδ	Acyl-CoA/PPARβ	细胞质	脂质生长
FABP6	Il-FABP	回肠		Acyl-CoA/FXRα	细胞质	
FABP7	B-FABP	肝/脑	POU	Acyl-CoA		
FABP8	N-FABP	髓磷脂		Acyl-CoA	细胞质	血管生成
FABP9	T-FABP	睾丸	—	Acyl-CoA	细胞质	
FABP12	R-FABP	视网膜/睾丸	—	Acyl-CoA	细胞质	
ACBP	L-ACBP	肝/多种组织	PPARα/c/EBPα/ SREBP1c/Sp1/PPARγ	C14：0-C22：0/CoA 酯/HNF4α	细胞质	甘油酯合成/胆固醇合成
ACBP	T-ACBP	睾丸/肾上腺	—	C14-C22 CoA 酯	细胞质/ER	
ACBP	B-ACBP	脑	—	C14-C22 CoA	细胞质	
ABCP	aACBP	脂肪	PPARγ	—	—	FA 转运
FAT/CD36		多种组织	—	多种配体	PM/M	FA 转运
ACSL1	ACS1	脂肪	PPARγ/PPARγ	C16-C24/C18：1-3/AA	PM/N	β-氧化
ACSL3	ACS3	脂肪	LXRα/PPARβ	C14-C22. C18：1-3	M/LD	TAG 合成
ACSL4	ACS4	肝	PPARα/SREBP1	AA/C14-C18	LD/脂质	
ACSL5	ACS5	肝	SREBP1	C16-C24/C18：1-3	ER/P/LD	TAG 合成
ACSL6	ACS2	红细胞	—	C14-C24/C18：1-3	M/PM/ER/LD 脂质	PL 合成
FABPpm	AST	多种组织	—	多种配体	PM/M	FA 转运

注：PM：plasma membrane，质膜；ER：endoplasmic reticulum，内质网；M：mitochondria，线粒体；LD：lipid droplets，脂质滴；N：nucleus，细胞核；P：peroxisome，过氧化物酶体；AA：arachidonic acid，花生四烯酸；FATP-ACSVL：fatty acid transport protein，脂肪酸转运蛋白；FABP：fatty acid binding protein，脂肪酸结合蛋白；ACBP：acyl-CoA binding protein，乙酰辅酶A结合蛋白

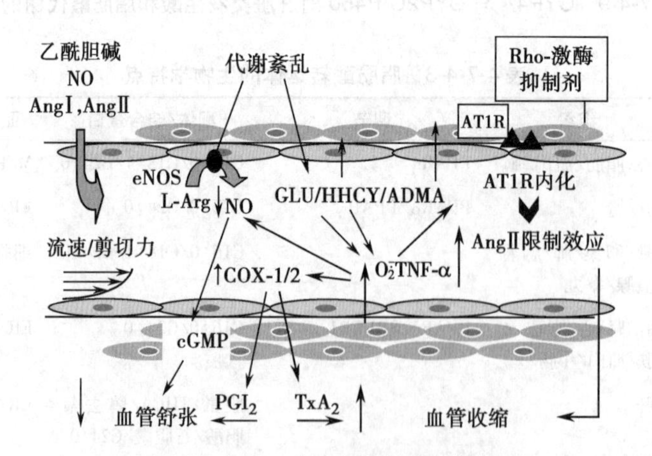

图 4-7-4-10 内皮细胞的病理机制

eNOS：内皮细胞 NO 合酶；L-Arg：L-精氨酸；NO：一氧化氮；GLU：葡萄糖；HHCY：高同型半胱氨酸血症；ADMA：非对称性二甲基精氨酸；O_2^-：超氧阴离子；COX：环氧化酶；PGI_2：前列腺素 I_2；TxA_2：血栓烷素 A_2；Ang：血管紧张素；AT1R：1型血管紧张素-2受体；TNF-α：肿瘤坏死因子-α

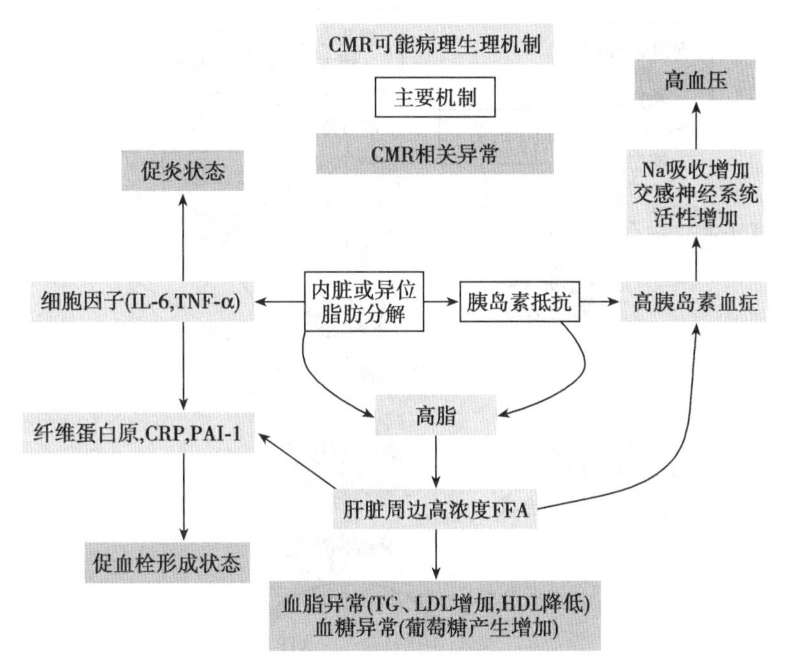

图 4-7-4-11 心脏代谢综合征风险

CMR:心脏代谢风险;CRP:C 反应蛋白;FFA:流离脂肪酸;HDL:高密度脂蛋白;IL-6:白细胞介素 6;LDL:低密度脂蛋白;Na:钠;PAI-1:纤维蛋白溶酶原活化抑制因子;TG:甘油三酯;TNF:肿瘤坏死因子

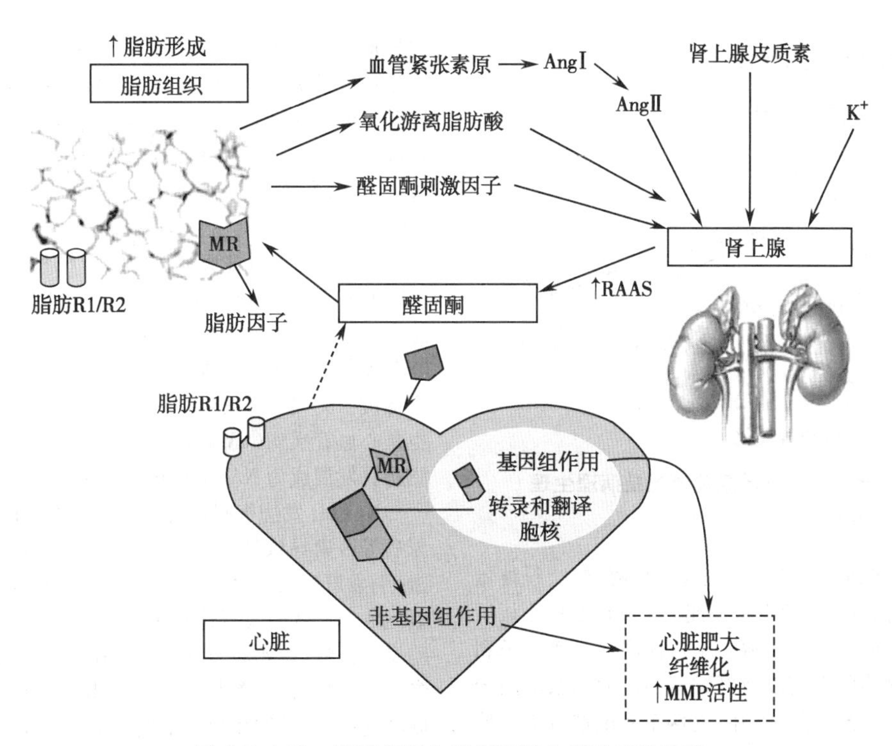

图 4-7-4-12 脂肪组织与醛固酮及心肌重建的关系

在脂肪细胞衍生的醛固酮刺激因子、血管紧张素、K^+和 ACH 的作用下,醛固酮生成增多,后者通过醛固酮基因组与非基因组作用影响心脏功能,导致心肌重建;醛固酮也通过脂肪细胞特异性受体(盐皮质激素受体,MR)促进脂肪生成和脂肪因子分泌,脂联素与心肌细胞脂联素受体(AdipoR1 和 AdipoR2)结合,心肌细胞合成的醛固酮与脂联素相互作用,影响心肌功能

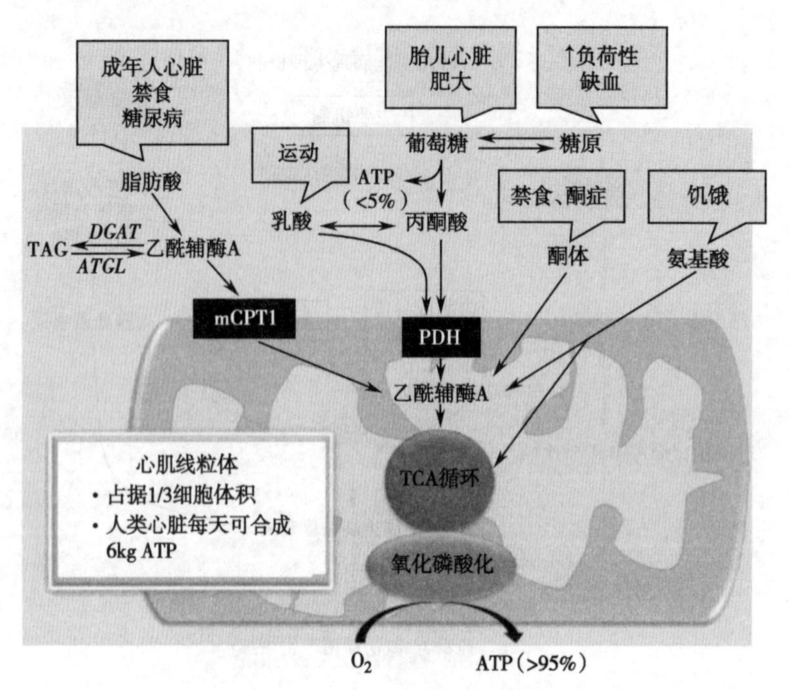

图 4-7-4-13 心肌的能量代谢网络

来自多条分解途径的产能物质(脂肪酸、葡萄糖、酮体和氨基酸)汇集到乙酰辅酶A分子后,进入三羧酸循环;通过氧化磷酸化,为心脏提供95%以上的ATP;TAG:甘油三酯;DGAT:二酰甘油酰基转移酶;ATGL:脂肪甘油三酯脂酶;mCPT1:肌肉型肉毒碱棕榈酰基转移酶;PDH:丙酮酸脱氢酶;TCA:三羧酸

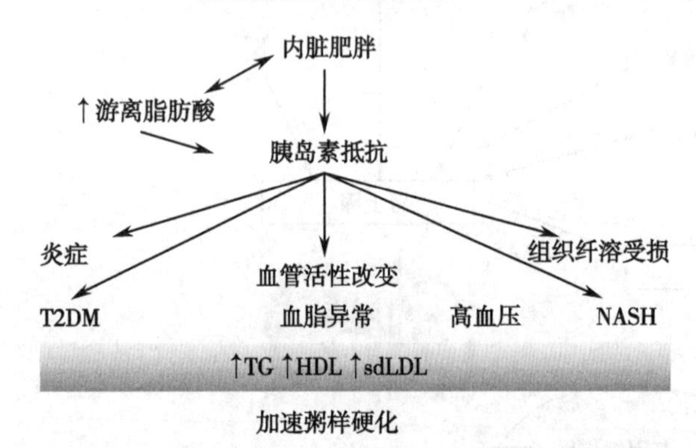

图 4-7-4-14 代谢综合征的胰岛素抵抗病理生理

NASH:非酒精性脂肪肝

(三)促凝和抗血栓因子 表现为血凝增加、纤维蛋白溶解功能减退、内皮抗血栓形成的能力下降以及血小板反应性增强等。血栓的形成主要取决于机体内促凝血因子和抗血栓形成因子之间的平衡以及纤维蛋白溶酶原激活因子和抑制因子之间的平衡。在MS中,这两个系统都有向血栓形成前期状态的位移,表现为血凝增加、纤维蛋白溶解功能减退、内皮抗血栓形成的能力下降以及血小板反应性增强等。实验室检查可发现MS患者血清中纤溶酶原激活物抑制因子-1(PAI-1)的浓度以及血浆纤维蛋白原均明显升高,从而导致易栓症(thrombophilia)。血管壁(内皮)损伤、血液流动形式(血流动力学)变化和血液成分的改变(血小板、凝血因子、抗凝血因子、纤维蛋白溶解和抗纤维蛋白溶解因子)是血栓形成的基本因素。血管内皮损伤和血小板活化与动脉血栓形成的关系更为密切。血栓形成后综合征(post-thrombotic syndrome,PTS)是一种深部静脉血栓形成(deep vein thrombosis,DVT)后的重要并发症之一。约1/3的DVT患者发生PTS,严重时表现为久治不愈的静脉性溃疡(venous ulcers)[67]。

(四)非酒精性脂肪肝 非酒精性脂肪肝(non-alcoholic fatty liver,NAFLD)是指非长期饮酒所致的弥漫性肝细胞大泡性脂肪变性及其并发的非酒精性脂肪性肝炎(NASH)与肝硬化。NAFLD与肥胖、糖尿病、血脂异常、高血压和胰岛素抵抗(IR)等因素密切相关,是代谢综合征在肝脏的表现,也是心血管疾病(CVD)的独立危险因素,而T2DM是单纯性脂肪肝发展成为NASH和肝硬化的危险因素。

NAFLD发病机制未明,"二次打击假说"认为,肥胖或糖尿病等因素导致体内胰岛素过多引发胰岛素抵抗(首次打击)引发肝脂肪变性。脂肪变性的肝细胞活力下降,增多的氧化代谢产物引发氧化应激(二次打击),使脂肪变性的肝细胞发生炎症、坏死甚至纤维化。在这一过程中,IR可能不仅参与首次打击,还参与了二次打击。高血糖、高胰岛素加速脂肪变性、肝纤维化这一病理过程是NAFLD发展为终末期肝病的高危因素。

空腹状态下,肝糖原分解为葡萄糖释放入血,供周围非胰岛素依赖组织的应用。正常状态下,胰岛素限制血糖的过度生成。T2DM患者普遍存在肝脏胰岛素抵抗,表现为血糖生成的抑制作用受损,肝糖生成增加,空腹血糖升高,刺激胰岛分泌胰岛素并引起空腹高胰岛素血症。胰岛素抵抗时,脂肪组织分解并释放游离脂肪酸增多而氧化受抑制,增多的脂肪酸可直接经门静脉排至肝脏，在肝细胞内堆积，通过抑制胰岛素受体后信号传导通路和减少胰岛素清除，加重胰岛素抵抗。正常状态下的胰岛素通过抑制脂肪组织的脂质分解，抑制低密度脂蛋白（LDL）的生成，并且可以直接抑制肝脏VLDL-APOB生成，引起高甘油三酯血症、高VLDL血症和小而密LDL增加[68]。肝脏的氧化应激增强，反应性氧产物随NAFLD加重而增多，脂质过氧化，库普弗细胞被激活并释放炎性细胞因子，肝细胞发生气球样变和点状坏死，同时吸引中性粒细胞和淋巴细胞趋化至肝小叶，形成脂肪性肝炎[69]。氧化应激可通过形成活性氧，引起肝细胞内蛋白质、DNA和脂质变性并积聚，进而形成Mallory小体并激发自身免疫反应。库普弗细胞是肝脏特有的巨噬细胞，可分泌多种细胞因子、前列腺素、一氧化氮和活性氧等。TNF-α促进胰岛素抵抗及肝脏炎性反应，加重肝脏损害。脂肪细胞分泌大量的炎症因子，如瘦素、TNF-α和IL-6，降低保护性因子脂联素的分泌[70,71]。

肝脏是调节糖代谢和胰岛素敏感性的重要组织。在糖尿病前期的一段较长时间内，代谢异常逐渐进展加重，并最终形成代谢综合征、临床糖尿病和心血管病，即心脏代谢综合征。2003年，凡具备下列1~5项和第6或第7项中任何一项者即可诊断为NAFLD：①无饮酒史或饮酒（乙醇）量每周小于140g（男性）或70g（女性）；②除外病毒性肝炎、药物性肝病、全胃肠外营养和肝豆状核变性等可导致脂肪肝的特定疾病；③除原发疾病表现外，可有乏力、消化不良、肝区隐痛、肝脾大等非特异症状及体征；④体重超标和/或内脏性肥胖、空腹血糖增高、血脂紊乱、高血压等代谢综合征表现；⑤血清转氨酶和γ-谷氨酰转肽酶（γ-GT）轻至中度增高（小于5倍正常值上限）；⑥影像检查符合弥漫性脂肪肝的影像学诊断标准；⑦肝活体组织改变符合脂肪性肝病的病理学诊断标准。临床分型包括非酒精性单纯性脂肪肝、非酒精性脂肪性肝炎和非酒精性脂肪肝炎相关肝硬化。肝活检是非酒精性脂肪肝诊断的金指标，适合于有进展为肝硬化和肝癌的高危人群。

（五）高尿酸血症与痛风 血清尿酸是生活方式相关性疾病（如代谢综合征和肥胖、心血管病）预后的独立风险因素（表4-7-4-4~表4-7-4-6）。尿酸结石的发生机制与高尿酸血症、胰岛素抵抗、血脂谱异常等因素有关。当尿尿酸结晶与损伤的肾乳头接触并附着在表面时，成为小结石核，进一步发展为Randall斑，严重时导致整个肾乳头钙化。

表 4-7-4-4 生活方式相关性疾病与尿酸代谢的关系

疾病	血清尿酸	尿酸生成	主要病变	尿酸排泄	次要病变
葡萄糖尿	↓			↑	肾小球
T2DM	↓↑				
胰岛素抵抗	↑			↓	近曲小管
SGLT2 抑制剂	↓			↑	
视网膜病变		↑	晶体		
代谢综合征	↑	↑	脂肪细胞/肝脏	↓	近曲小管
慢性肾病	↑	↑	血管内皮细胞 炎症细胞	↓↑	肾脏小肠
高血压	↑	↑			
动脉粥样硬化		↑	血管内皮细胞 炎症细胞		
再灌注损伤		↑	血管内皮细胞		
心衰		↑	炎症细胞		
果糖不耐受	↑	↑	肝脏	↓	
食盐摄入量	↑			↓	
噻嗪类利尿剂	↑			↓	近曲小管

表 4-7-4-5 代谢综合征组分

代谢综合征组分	性别	IDF（2006）	AHA（2004）	NCEP ATP Ⅲ（2001）	WHO（1999）	EGIR（1999）
中心性肥胖	男	BMI>30kg/m^2 WC 增加	WC>102cm	WC>102cm	WHR>0.9 BMI>30kg/m^2	WC>94cm
	女	BMI>30kg/m^2 WC 增加	WC>88cm	WC>88cm	WHR>0.85 BMI>30kg/m^2	WC>80cm
高 TG 血症	男女	>150mg/dl （1.7mmol/L）	>150mg/dl （1.7mmol/L）	>150mg/dl （1.7mmol/L）	>1.695mmol/L	>2.0mmol/L

续表

代谢综合征组分	性别	IDF(2006)	AHA(2004)	NCEP ATP Ⅲ (2001)	WHO(1999)	EGIR(1999)
低HDL-C血症	男	<40mg/dl (1.03mmol/L)	<40mg/dl (1.03mmol/L)	<40mg/dl	<0.9mmol/L	<1.0mmol/L
	女	<50mg/dl (1.29mmol/L)	<50mg/dl (1.29mmol/L)	<50mg/dl	<1.0mmol/L	<1.0mmol/L
高血压	男女	>130/85mmHg 高血压治疗中	>130/85mmHg 高血压治疗中	>130/85mmHg 高血压治疗中	>140/90mmHg	>140/90mmHg 高血压治疗中
空腹血糖升高	男女	>100mg/dl (5.6mmol/L)	>100mg/dl (5.6mmol/L)	>110mg/dl (6.1mmol/L)	—	>6.1mmol/dl
其他	男女	—	—	—	微量蛋白尿(UAER>20μg/min ACR>30mg/g)	—

注:UAER:urinary albumin excretion rate,尿白蛋白排泄率;ACR:albumin to creatinine ratio,白蛋白清除率

表 4-7-4-6 腰围的种族差异

地区/种族	性别	腰围(cm)
欧洲人	男	>94
	女	>80
美国人	男	102
	女	88
马来西来/印度人	男	>90
	女	>80
中国人	男	>90
	女	>80
日本人	男	>85
	女	>90
中-南美洲人(借用南亚标准)	男	90
	女	80
次撒哈拉非洲人(借用欧洲标准)	男	94
	女	80
地中海-中东人、阿拉伯人(借用欧洲标准)	男	94
	女	80

(六)MS与PCOS 多囊卵巢综合征(PCOS)主要表现为生殖系统和物质代谢功能紊乱,骨骼肌是平衡和调节外周葡萄糖摄取利用的主要器官,PCOS存在胰岛β细胞胰岛素分泌紊乱和胰岛素抵抗。正常血糖高胰岛素钳夹试验中肌肉活检显示骨骼肌的葡萄糖摄取明显减少,胰岛素介导的IRS-2明显增加,因此,PCOS患者的胰岛素抵抗的成因复杂,但PCOS与代谢综合征的许多组分是相同的和重叠的(图4-7-4-15)。

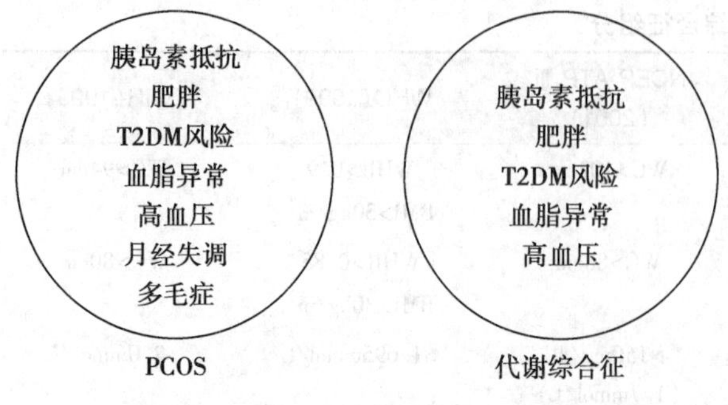

图 4-7-4-15 PCOS与代谢综合征的共同特征

(七)MS与睡眠障碍 现代生活方式显著改变了人们的睡眠习惯,在过去的几十年里,人们的平均睡眠时间由以前的8小时减少到了6.5小时,形成慢性睡眠不足状态。此外,因为倒班、旅行等原因使睡眠缺少规律,干扰了生物钟的调节功能。阻塞性睡眠呼吸暂停(OSA)综合征发病率高达4%~15%,不但干扰睡眠中枢,而且损害血红蛋白功能,是心血管病的独立风险因素。OSA干扰糖代谢,引起高血压,也是2型糖尿病、代谢综合征的风险因素(图4-7-4-16和图4-7-4-17)。

(八)MS的其他组分 MS的其他组分包括高血压、T2DM、微量蛋白尿、血脂谱异常、心脑血管病和睡眠呼吸暂停综合征等。微量白蛋白尿的出现表示机体的肾小球通透性增加,这与动脉血压升高、内皮功能紊乱和激素的作用有关,其中,高血压是微量白蛋白尿的最重要的危险因素。微量白蛋白尿与胰岛素抵抗可能存在某种联系。无论是糖尿病或非糖尿病者微量白蛋白尿均为心血管疾病独立的高危因素。MS的系统作用见表4-7-4-7。

血脂谱异常表现为HDL-C降低,TG、LDL-C、小而密LDL、LDL/HDL比值与非酯化脂肪酸(FFA)升高。apoAⅠ是HDL中的主要载脂蛋白;apoB100是LDL中唯一的载脂蛋白,也是VLDL重要的载脂蛋白。在MS中,可出现apoB100明显增加,apoAⅠ降低,因此,apoAⅠ/apoB100的比值较小。另外,apoAⅡ也是HDL中的主要成分,其浓度也有所下降。研究发现,个体空腹TG的浓度越高,其餐后脂血症的程度越严重。而餐后高脂血症在冠心病的发病机制中可能具有重

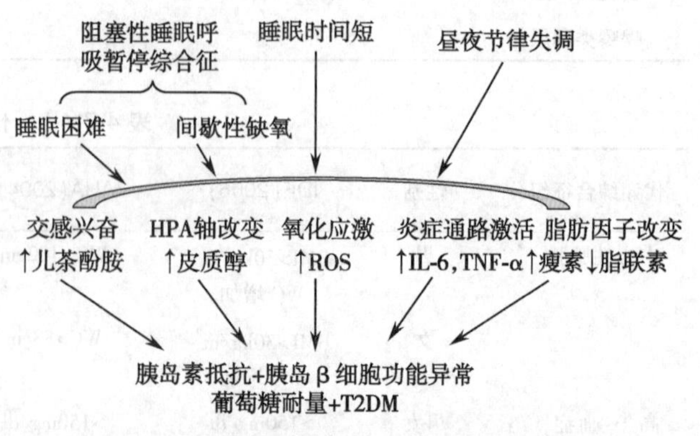

图 4-7-4-16 睡眠障碍联系2型糖尿病的代谢途径

HPA:下丘脑-垂体-肾上腺轴;ROS:活性氧

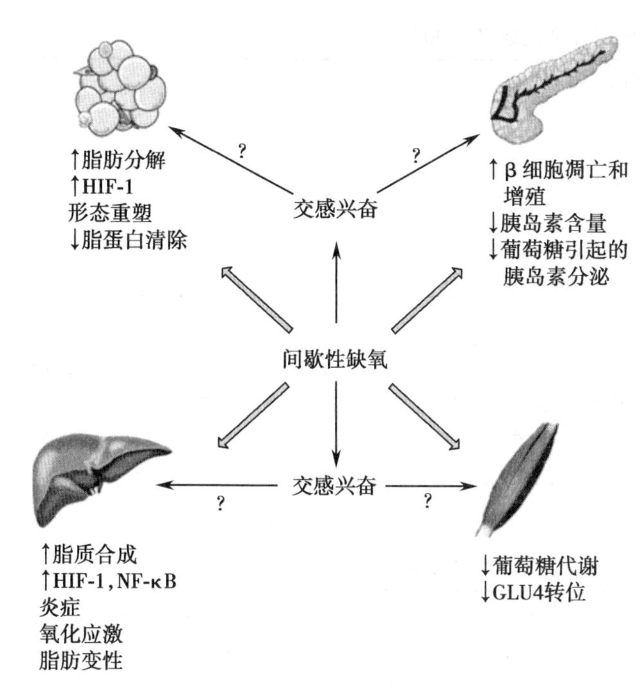

图 4-7-4-17 间歇性缺氧引起葡萄糖代谢障碍的发生机制

间歇性缺氧影响胰岛素生成和胰岛素靶组织(脂肪、肝脏和肌肉)的作用,导致葡萄糖耐量下降、胰岛素抵抗和血症异常;间歇性缺氧也直接或间接介导交感神经兴奋;HIF-1:缺氧诱导因子1

要的作用。

表 4-7-4-7 代谢综合征的系统作用

肾脏	微量白蛋白尿/肾小球低滤过-高滤过/肾小球肥大/局限性节段性肾小球硬化/慢性肾病
肝脏	肝酶活性升高/非酒精性脂质性肝炎/非酒精性脂肪肝病/肝纤维化/骨硬化
皮肤	黑棘皮病/扁平苔藓/先天性红斑狼疮/烧伤所致的胰岛素抵抗/银屑病/雄激素性秃顶/皮赘/皮肤癌/痤疮
眼睛	非糖尿病性视网膜病
呼吸系统	阻塞性睡眠呼吸困难(暂停)
性腺生殖系统	性腺功能减退症/PCOS/勃起功能减退
心血管系统	冠心病/心肌梗死/卒中
内分泌代谢系统	肥胖/胰岛素抵抗/糖尿病/血脂谱异常/高尿酸血症与痛风
肿瘤	乳腺癌/胰腺癌/前列腺癌

SAS与MS的关系密切,互为因果;长期的SAS诱发或加重MS,而后者是SAS的最重要危险因素。多数(约70%)SAS患者伴有肥胖,肥胖使上呼吸道组织增厚,导致气道阻塞。此外,SAS亦与血脂谱异常、胰岛素抵抗、血糖和血压升高有因果关系。

(九)诊断标准和工作定义 MS目前尚无一致认同的诊断标准。这是各家研究MS的结果间尤其是患病率、发病率等难以进行比较的原因[72]。目前,较受注目的诊断标准或工作定义如下。

1. WHO(1999年)代谢综合征工作定义 世界卫生组织(WHO)在"糖尿病定义、诊断及分型"的咨询报告中提出了MS的工作定义(1999年,表4-7-4-8)。

表 4-7-4-8 WHO(1999年)代谢综合征工作定义

1. 糖调节受损(IGT或IFG)或糖尿病
2. 胰岛素抵抗(高胰岛素葡萄糖钳夹技术测定葡萄糖利用率低于下4分位数)
3. 下列2个或更多成分:
   A) 动脉血压:≥140/90mmHg
   B) 血浆甘油三酯增高>150mg/dl(1.7mmol/L)
   C) 低HDL-C:男性<0.9mmol/L(35mg/dl)/女性<1.0mmol/L(39mg/dl)
   D) 中心性肥胖:WHR男性>0.9/女性>0.85/BMI>30kg/m^2
   E) 微量白蛋白尿/尿白蛋白排泄率:≥20μg/min或白蛋白/肌酐比值≥30mg/g

注:HDL-C:高密度脂蛋白胆固醇;WHR:腰臀比

2. NCEP-ATPⅢ代谢综合征工作定义 2001年,美国"国家胆固醇教育计划成人治疗组(National Cholesterol Education Program-Adult Treatment Panel)"第三次报告(NCEP-ATPⅢ)提出代谢综合征的另一个诊断标准(表4-7-4-9)。

表 4-7-4-9 NCEP-ATP Ⅲ代谢综合征诊断标准

1. 腹型肥胖:男性腰围>102cm/女性腰围>88cm
2. 血浆甘油三酯增高≥150mg/dl(1.7mmol/L)
3. 低HDL-C:男性<40mg/dl(1.04mmol/L)/女性<50mg/dl(1.30mmol/L)
4. 动脉血压增高≥130/80mmHg
5. 空腹血糖≥110~126mg/dl(≥6.1~7.0mmol/L)

注:HDL-C:高密度脂蛋白胆固醇

这两个标准/工作定义一致的方面是MS应包括糖耐量异常、高血压、血脂紊乱及肥胖;不一致的方面是对各项代谢异常的诊断分割点并不完全一致。两个标准中的肥胖诊断分割点均不适用于中国人。2004年,中华医学会糖尿病学分会建议采用WHO(1999年)的MS的工作定义,但有两点修正:①肥胖的诊断暂按中国肥胖问题工作组的中国人超重及肥胖建议的诊断分割点;②胰岛素抵抗可采用中国人背景人群中稳态模式评估公式——HOMA-胰岛素抵抗的下4分位数分割点来定义有无胰岛素抵抗,但是不作为基本判定指标,仅用于资料积累以进一步确定此标准的应用价值(表4-7-4-10)。

表 4-7-4-10 中华医学会糖尿病学会建议的代谢综合征诊断标准

具备以下4项组成成分中的3项或全部者

1. 超重和或肥胖BMI≥25.0kg/m^2
2. 高血糖:FPG≥6.1mmol/L(110mg/dl)和/或2h PG≥7.8mmol/L(140mg/dl)和/或确认糖尿病并治疗者
3. 高血压:SBP/DBP≥140/90mmHg和/或已确认为高血压并治疗者
4. 血脂紊乱:空腹血TG≥1.7mmol/L(150mg/dl),及/或空腹血HDL-C<0.9mmol/L(35mg/dl)[男或<1.0mmol/L(39mg/dl)]

注:BMI:体质指数;FPG:空腹血糖;2小时PG:餐后2小时血糖;SBP:收缩压;DBP:舒张压;TG:甘油三酯;HDL-C:高密度脂蛋白胆固醇

3. 国际糖尿病联盟代谢综合征工作定义 2005年,IDF公布了MS的国际通用定义,根据IDF的新定义,有下列情况者可诊断为MS(表4-7-4-11)。

表 4-7-4-11 国际糖尿病联盟代谢综合征定义(2005 年)

腹型肥胖(欧洲男子腰围≥94cm/欧洲妇女≥80cm/不同人种各有具体腰围值)
加上4项中的2项
血浆TG增高:>150mg/dl(1.7mmol/L)或已服针对脂质异常的药物
血浆HDL-C水平低:男性<40mg/dl(0.9mmol/L)/女性<43mg/dl(1.1mmol/dl)
或已服针对脂质异常的药物
高血压:收缩压≥130mmHg或舒张压≥85mmHg或已诊断为高血压并接受治疗
空腹血糖(FPG)水平高≥100mg/dl(5.6mmol/L)或以前诊断为T2DM;若>100mg/dl,建议检查OGTT,但要明确有无代谢综合征则无此必要

注:TG:甘油三酯;HDL-C:高密度脂蛋白胆固醇;OGTT:口服糖耐量试验

以上标准或工作定义均纳入了MS组成的几个主要方面。所不同的是,对各项代谢异常的诊断分割点并不完全一致,或采用的测量值不同,只有WHO把微量白蛋白尿列入诊断中,这可能与各个国家所处的地域、生活方式、种族、特征、体重以及MS的易患性等不同有关(表4-7-4-12和表4-7-4-13)。因而,用以上任何一个标准对世界不同地域、不同人种群体的检测,都是不合适的,这给学术交流带来了很大的难度。迫切需要建立一个国际一致的诊断标准,而且有分别制订成人和儿童标准的必要性。

表 4-7-4-12 代谢综合征的不同临床诊断标准比较

项目	WHO(1998)	EGIR(1999)	ATP Ⅲ(2001)	AACE(2003)	IDF(2005)
胰岛素抵抗	IGT/IFG/T2DM/胰岛素敏感性降低+下列2个指标异常	血清胰岛素>第75百分位数+下列2个指标异常	不包括,但下列5个指标中有2个指标异常	IGT或IFG+下列任何指标异常	不包括
体重	腰臀围比>0.90(女性>0.85)和/或BMI>30kg/m^2	腰围≥94cm(男)腰围≥80cm(女)	腰围≥102(男) 腰围≥88cm(女)	BMI≥25	腰围增加+下列任何2个指标异常
血脂	TG≥150mg/dl和/或HDL-C<35mg/dl(男)或<39mg/dl(女)	TG≥150mg/dl和/或HDL-C<39mg/dl	TG≥150mg/dl HDL-C<40mg/dl(男)或<50mg/dl(女)	TG≥150mg/dl HDL-C<40mg/dl(男)或<50mg/dl(女)	TG≥150mg/dl,HDL-C<40mg/dl(男)或<50mg/dl(女)或血脂谱异常治疗者
血压(mmHg)	≥140/90	≥140/90或降压治疗者	≥130/85	≥130/85	收缩压≥130或舒张压≥85或降压治疗者
血糖	IGT/IFG/T2DM	IGT或IFG(非糖尿病)	>110mg/dl(包括糖尿病)	IGT或IFG(非糖尿病)	≥100mg/dl(包括糖尿病)
其他	尿白蛋白排泄率>20mg/min或白蛋白/肌酐排泄率>30mg/g			胰岛素抵抗的其他表现	

注:IFG:impaired fasting glucose,空腹血糖受损;IGT:impaired glucose tolerance,葡萄糖耐量减退

表 4-7-4-13 性别与年龄特异性腰围切割值

国家与地区/种族	男性(cm)	女性(cm)
欧洲和美国	≥94 (美国ATPⅢ标准102cm)	≥80 (美国ATPⅢ标准88cm)
南亚	≥90	≥80
中国	≥90	≥80
日本	≥90	≥80
南美和中美洲	应用南亚标准	—
次撒哈拉非洲	应用欧洲标准	—
中东与东地中海	应用欧洲标准	—

4. 儿童代谢综合征 随着社会经济水平的提高,儿童肥胖和代谢综合征的发病率逐渐增高[73]。美国12~19岁儿童青少年MS发病率为4.2%。国际糖尿病联盟2007年7月提出"代谢综合征"的定义;腹型肥胖(腰围≥同年龄同性别第90百分点),加上2种或2种以上的下列临床特征:①甘油三酯≥1.7mmol/L;②高密度脂蛋白胆固醇<1.03mmol/L;③收缩压≥130mmHg或舒张压≥85mmHg;④血糖值≥5.6mmol/L;⑤T2DM。各年龄段腰围P90值,见表4-7-4-14。我国济南市对9~12岁3354名儿童进行的流行病学调查显示,超重检出率为14.9%,肥胖率为12.3%,肥胖儿童MS的患病率为22.9%,整体儿童MS的患病率为2.3%,而市区肥胖和MS的患病率高于周边农村,而市区内无明显差异[74]。

表 4-7-4-14 各年龄段腰围 P90 值(cm)

年龄段(岁)	男性 P90	女性 P90
9	78.9	74.7
10	80.0	76.4
11	82.5	77.6
12	83.2	77.8

5. 心脏代谢综合征的诊断与评估 心脏代谢综合征亦可见于单基因突变性酶缺陷性疾病，其心脏代谢紊乱的发病机制研究得较清楚，发病的中心环节似乎在于诱导型多潜能干细胞（induced pluripotent stem cell，iPS）的构塑功能紊乱（表 4-7-4-15）。

一般根据 WHO 和美国国家胆固醇教育计划成人治疗组第 3 次报告确立诊断，其中最主要的指标是胰岛素抵抗性糖代谢紊乱、中心性肥胖、高血压和血脂谱紊乱（表 4-7-4-16）。

表 4-7-4-15 诱导型多潜能干细胞构塑功能紊乱引起的心脏代谢病

疾病	基因突变	临床表型	病理生理/iPS 分化细胞类型
Fabry 病	X-性连锁溶酶体水解酶 A-半乳糖苷酶 A（GLA）突变	肥厚型心肌病/肾衰/皮疹/神经病变/心理异常	溶酶体糖原积蓄/细胞质囊泡增多/心肌肥厚/细胞质与细胞核比值增高/电生理异常
Danon 病	X-性连锁 LAMP2 突变	肥厚型心肌病/心律失常/预激综合征/肌无力	
心脏肥厚-传导系统病	AMP-激活性蛋白激酶	肥厚型心肌病/心律失常/预激综合征	细胞质囊泡糖原增加/心肌细胞肥大/细胞质与细胞核比值增高/核异形/电生理异常
中性脂肪贮存病	ATGL	肥厚型心肌病/心脏血管病变	甘油三酯积蓄/心肌细胞肥大/脂肪酸氧化和糖原分解被抑制
1 型糖尿病	不明/多因素致病	胰岛素抵抗/旁分泌信号异常	分泌胰岛素的 β 样细胞/胰岛素抵抗/旁分泌信号改变
la 型糖原累积病（von Gierke 病）	G6PC	肥厚型心肌病/高脂血症	肝细胞样细胞/细胞内糖原增多/乳酸生成增多/旁分泌信号改变
Ⅱ型糖原累积病（Pompe 病）	GAA	肥厚型心肌病/心律失常/预激综合征/肌张力减退/肌无力/呼吸窘迫综合征	骨骼肌细胞溶酶体糖原积蓄
家族性高胆固醇血症	LDLR	高脂血症/早发性动脉粥样化	肝细胞样细胞/脂质和糖原积蓄/异常折叠的 α1-抗胰蛋白酶积蓄

注：iPS：induced pluripotent stem cell，诱导型多潜能干细胞；心脏肥厚-传导系统病：cardiac hypertrophy，conduction systemdisease；中性脂肪贮存病：neutral lipid storage disease；LAMP2：lysosome-associated membraneprotein，溶酶体相关性膜蛋白；ATGLA：dipose triglyceride lipase，脂肪甘油三酯脂酶；G6PC：glucose-6-phosphataseC，葡萄糖-6 磷酸酶 C；GAA：lysosomal acid a-1，4-glucosidase，溶酶体酸性 A-1. 4-糖苷酶；LDLR：low density lipodprotein receptor，低密度脂蛋白受体

表 4-7-4-16 心脏代谢综合征的临床诊断标准

项目	NCEP-ATP Ⅲ *	WHO **
1. 空腹血糖	≥100mg/dl	IFG/IGT/T2DM
2. 腹部肥胖		
男性	腰围>102cm	腰臀比>0. 90（或 BMI≥30kg/m²）
女性	腰围>88cm	腰臀比>0. 85（或 BMI≥30kg/m²）
3. 甘油三酯	≥150mg/dl	≥1. 7mmol/L
4. HDL-胆固醇		
男性	<40mg/dl	<0. 9mmol/L
女性	<50mg/dl	<1. 0mmol/L
5. 血压	≥130/85mmHg	≥140/90mmHg
6. 微白蛋白尿	—	是

注：IFG：impaired fasting glucose，空腹血糖受损；IGT：impaired glucose tolerance，糖耐量减退；T2DM：type 2 diabetes mellitus，2 型糖尿病；WC：waist circumference，腰围；WHR：waist-to-hip circumference ratio，腰臀比；NCEP-ATP Ⅲ：National Cholesterol Education Program-Adult Treatment Panel，美国国家胆固醇教育计划成人治疗组第 3 次报告。* 符合 3 条或 3 条以上；** IFG/IGT/T2DM 加 2 条或 2 条以上

心肌的能量代谢网络的显著特点是代谢弹性（metabolic flexibility），即心肌的能量代谢在各种刺激因素与病理生理状态下，具有高度可调节性及可塑性特点。来自多条分解途径的产能物质（脂肪酸、葡萄糖、酮体和氨基酸）汇集到乙酰辅酶 A 分子后，进入三羧酸循环；通过氧化磷酸化为心脏提供 95%以上的 ATP；心脏能量代谢受许多转录因子、蛋白质调节因子的调控，底物代谢的调节因子，见表 4-7-4-17。

表 4-7-4-17 底物代谢的调节因子

调节途径	刺激抑制	抑制因子
糖酵解	HIF1α/PPARγ/AMPK/胰岛素/肾上腺素/AMP/ADP/Pi/NAD⁺/F1/6BP	ATP/NADH/G6P/柠檬酸
葡萄糖氧化	胰岛素/肾上腺素/NAD⁺/Ca²⁺	PPARα/FOXO1/PDK/脂肪酸/乙酰辅酶 A/NADH/ATP
脂肪酸氧化	PPAR/PGC-1α/ERR/FOXO1/AMPK/MCD/脂联素/脂肪酸	ACC/丙二酰辅酶 A/葡萄糖/乳酸/酮体
BCAA 分解代谢	PP2Cm/胰高血糖素	BCKDK/NADH 辅酶 A 酯
酮体氧化	乙酰乙酸	—

注：HIF1α：hypoxia-inducible factor 1-alpha，缺氧诱导抑制 1α；PPARγ：peroxisome proliferator-activated receptor gamma，过氧化物酶体增殖活化受体 γ；AMPK：AMP-activated protein kinase，AMP 激活的蛋白激酶；F1，6BP：fructose 1，6-biphosphate，果糖 1，6 二磷酸；Pi：inorganic phosphate，无机磷；NAD⁺：nicotinamide adenine dinucleotide，二磷酸吡啶核苷酸；NADH：nicotinamide adenine dinucleotide reduced，还原型二磷酸吡啶核苷酸；G6P：glucose 6-phosphate，葡萄糖 6-磷酸；FOXO1：forkhead box protein O1，叉头盒 O1；PDK4：pyruvate dehydrogenase kinase 4，丙酮酸脱氢酶激酶 4；PCG-1α：peroxisome proliferator-activated receptor gamma coactivator 1-alpha，过氧化物酶体增殖活化受体 γ 辅激活子 1α；ERRα：estrogen-related receptor alpha，雌激素相关受体 α；MCD：malonyl CoA decarboxylase，并二酰辅酶 A 脱羧酶；ACC2：acetyl CoA carboxylase 2，乙酰辅酶 A 羧化酶；PP2Cm：protein phosphatase 2Cm，蛋白磷酸化酶 2Cm；BCKDK：branched chain ketoacid dehydrogenase kinase，支链酮酸脱氢酶激酶

葡萄糖代谢辅助途径生成的代谢产物不直接参与能量供应，但具有许多重要的生理功能；肥大性缺血性或糖尿病性心脏病的三条葡萄糖代谢辅助途径均出现异常，是引起心脏代谢综合征的作用原因（图 4-7-4-18）。机械负荷增加引起心肌细胞肥厚、高血压或瓣膜病变；代谢性重建的特点是脂肪酸氧化（FAO）减弱而糖酵解增强，出现胎儿样代谢状态，ATP 合成减少，能量供应不足；与此相反，肥胖或糖尿病患者的心脏 FAO 升高，而葡萄糖氧化减弱。来源于心脏、肾脏、动脉和循环血液的异常相互作用于内皮细胞，引起氧化应激、炎症、高凝状态，而年龄、肥胖、体力运动和吸烟等加速上述病变的发展（图 4-7-4-19）。心脏代谢综合征发病机制见图 4-7-4-20[75-78]。

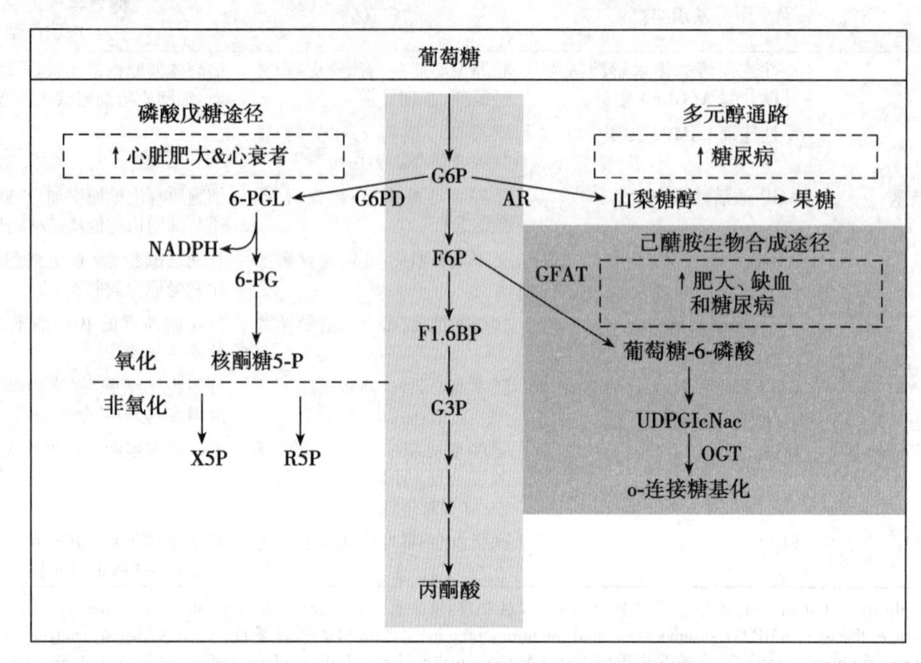

图 4-7-4-18 葡萄糖代谢的辅助途径

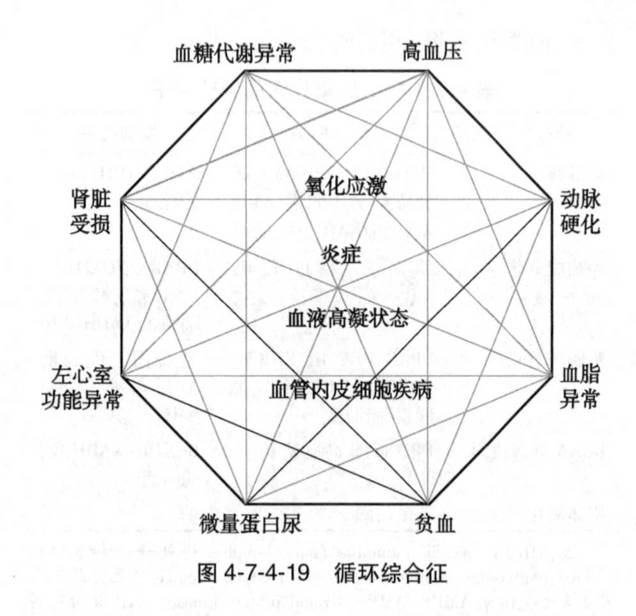

图 4-7-4-19 循环综合征

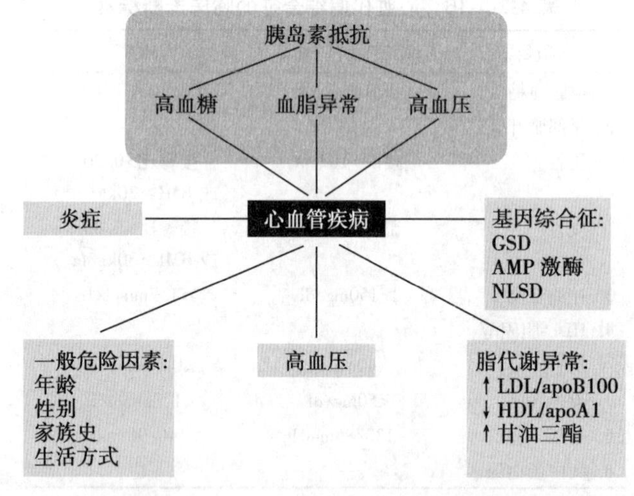

图 4-7-4-20 心脏代谢综合征发病机制

比较 512 809 例参与者的 BMI 和腰围-身高比值（waist-to-height ratio，WHtR）的研究发现，糖尿病（RR = 0.71，95%CI 0.59～0.84）和代谢综合征（RR = 0.92，95%CI 0.89～0.96）的 WHtR 与 BMI 密切相关，WHtR 预测心脏代谢综合征的风险优于 BMI。

残差风险（residual risk）代表将要发生重要心血管事件（major cardiovascular event，MCVE）的风险。有关他汀类药物治疗的临床研究发现，他汀类药物降低 LDL-胆固醇水平约 28%，降低血管改变相对风险约 31%；而 69%的残余风险（residual risk）是引起动脉粥样硬化进展与相关并发症的主要因素，这些非脂质因素包括 HDL-胆固醇降低、组织重建、内皮细胞功能紊乱、吸烟、高血压、糖尿病、有创损伤和炎症状态等。

TOPCAT 试验旨在评估醛固酮拮抗剂螺内酯对慢性射血分数保留心衰（HFPEF）的疗效，研究结果显示未达到主要终点，但该研究的最终结果显示，部分患者心衰住院药物治疗的结局得到改善。通过平均 3.3 年的治疗，螺内酯组和安慰剂组心血管死亡、心脏骤停死亡或心衰住院的比率分别为18.6%和20.4%,结果无统计学差异(HR=0.89,95%CI 0.77~1.04);其中螺内酯组和安慰剂组心衰住院率分别为12%和14.2%(HR=0.83,95%CI 0.69~0.99)。Pfeffer和同事指出,在主要结果为中性的前提下,所有其他二次分析结果都应该被认为是暂时的。过去几十年,射血分数减低心衰的治疗取得重大进展,患者生存率明显改善,但射血分数正常心衰研究收效甚微。尽管盐皮质激素受体拮抗剂螺内酯已被证明可以改善心衰患者的结局、改善射血分数、降低病死率和心衰住院率,但尚无证据显示哪种治疗对射血分数保留的心衰患者有效。TOPCAT[79]是第一项评估螺内酯对HFPEF临床效果的随机双盲试验,纳入6个国家(阿根廷、巴西、加拿大、格鲁吉亚、俄罗斯和美国)233个中心的3445例症状性患者,随机分为螺内酯组(15~45mg/d)及对照组。左室射血分数至少为45%,中位数为56%。患者在过去1年有住院史或过去60天内利钠肽(BNP)水平升高。在研究过程中,定期监测血肌酐和血钾水平变化(在任何剂量变化和每次随访时测量)。研究结果显示,两组主要复合终点无显著差异,两组全因死亡、脑卒中、心肌梗死和总体住院率亦无显著差异。两组总体严重不良事件率相似,螺内酯组高钾血症发生率增加1倍(18.7%vs9.1%),血肌酐水平超过上限的发生率增加了近1倍(10.2%vs7%),螺内酯组低钾血症的发生率低于安慰剂组(16.2%vs22.9%)。这些发现强调了射血分数保留患者使用螺内酯治疗时监测的重要性。TOPCAT试验凸显了利钠肽水平监测作为不良结局预测因子的重要性和作为临床试验的纳入和质控标准的价值。

【综合干预治疗】

随着对MS发病机制和危险因素认识的逐步深入,如何科学地干预和治疗MS,更有效地防止由其导致的心脑血管事件已刻不容缓。虽然人们已认识到对MS的处理必须综合干预结合个体化治疗,但由于缺乏针对MS处理的指南,目前对MS的每一组分的干预借用单病治疗模式。因此,有必要对目前有关高血压、糖尿病、肥胖症和血脂紊乱控制指南进行整合,达到更好地控制MS的目的。MS防治的主要目标是改变MS的自然病程,阻止或延缓其向临床动脉粥样硬化性疾病的进展。与此关系密切的一个目标是减少临床前T2DM患者变为临床T2DM的危险。目前国内外尚缺乏对MS患者的个体化治疗或综合干预其靶器官损害及心血管事件的前瞻性、横断面或回顾性的多中心临床试验。MS的处理应在心血管病预防的总框架内进行,以生活方式的干预为前提和基础,以降低心、脑血管病的各种危险因素为手段,强调治疗必须个体化,应针对每个个体的MS组成成分进行联合治疗[80]。干预措施包括生活方式和环境因素的改变和必要的药物治疗,以全面控制各项代谢危险因素。

代谢综合征需要综合性干预,ABCDE措施体现了综合、早期的特点,为人们所提倡[81](表4-7-4-18)。

表4-7-4-18 代谢综合征的ABCDE措施

aspirin(阿司匹林)	所有10年风险>6%的患者(无反指征)
blood pressure control(高血压控制)	目标血压<130/80mmHg(10年风险>6%者)
	一线药物:ACEI或ARB
	备选药物:β-受体阻滞剂(利尿剂增加糖尿病风险)
cholesterol management(高胆固醇血症治疗) LDL-C	目标值<130mg/dl(中等风险者)或<100mg/dl(高风险者) 一线药物:他汀类
Non-HDL-C	目标值<160mg/dl(中等风险者)或<130mg/dl(高风险者)
	一线药物:他汀类和贝特类
	备选药物:Omega-3脂肪酸
HDL-C	长效烟酸制剂增加糖尿病风险
diabetes prevention(糖尿病预防)	一线治疗:生活方式干预
	二线药物:二甲双胍、匹格列酮
diet(饮食)	减肥,控制碳水化合物摄入量
exercise(运动)	依目标而定

(一)非药物治疗

1. 一般治疗　控制饮食总热量摄入,调整饮食结构,减少脂肪摄入,并控制饮食总热量摄入。提倡坚持持续时间较长的有氧运动。通常认为在6~12个月内通过饮食运动减轻体重的7%~10%,可以改善胰岛素抵抗。合理膳食可以使NAFLD患者受益。《美国膳食指南》强调了热量控制和身体活动,在保证总热量的控制下,建议选择低糖、低饱和脂肪酸、高不饱和脂肪酸的食物,少吃油炸食物,多吃蔬菜,适当补充各种维生素,使膳食结构合理,达到营养平衡,同时每天应参加30~45分钟的中等强度的体育活动[82]。在饮食和运动治疗减肥不理想的情况下,可加用减肥药物治疗。

2. 低盐饮食　可降低血压,减轻心脏负荷,预防和治疗心衰。

(二)药物治疗

1. 奥利司他　奥利司他(orlistat)是非中枢性肠道脂肪酶抑制剂,能抑制摄入的脂肪,使吸收减少30%。用药1年后可有效降低体重,第2年体重可维持不变,并减轻胰岛素抵抗,降低高血脂和高血糖等肥胖相关危险因素。常用剂量为120mg,每日3次,餐中服用。长期服用,要注意脂溶性维生素的补充。西布曲明是中枢食欲抑制剂,对食欲亢进的肥胖者有减肥作用。但2010年10月30日,西布曲明制剂和原料药已被国家药监局停止在中国生产、销售和使用。

2. 利莫那班　利莫那班(rimonabant)为选择性大麻Ⅰ型受体拮抗剂,可使大麻Ⅰ型受体处于“安静”状态,因此它在减少腰围、减轻体重和改善代谢方面有明显的作用,有望成为一种新的降低心血管疾病高危人群心脏代谢危险因素的方法。欧盟批准利莫那班在25个欧盟成员国上市,这是世界上第一个改善超重或肥胖者心血管病代谢危险因素的选择性大麻素受体Ⅰ型拮抗剂新药被批准正式用于临床,它将为降低肥胖人群的心血管病发病率提供一种新方法。全世界6600多例患者显示,服用利莫那班片剂20mg/d,可以显著减轻体重、缩小腰围、降低糖化血红蛋白(HbA_{1c})和甘油三酯、升高高密度脂蛋白胆固醇(HDL-C)水平。但接受利莫那班治疗的患者有15.7%因不良反应而停药,最常见的不良反应为恶心、伴随抑郁症状的情绪改变、焦虑和眩晕。但大多轻微而短暂。开发选择性大麻Ⅰ型受体拮抗剂成为未来MS的治疗方向。

对极度肥胖者还可考虑腹部抽脂或手术治疗,手术治疗主要有3种:可调胃束带胃减容术、袖状胃切除术和胃肠转流手术(bypass,GBP),其中GBP是近年出现的一种术式,独特之处在于改变了食物的正常生理流向,按照食物是否通过分为两部分消化道区域:①食物转流区,即大部分胃、十二指肠及近段空肠,为一盲段消化道,此部分消化道无食物通过;②食物流经区,即远段空肠及回肠,此部分消化道提前接纳食物。GBP可体重减轻,降低身体脂肪负荷;纠正高血脂,改善胰岛β细胞的功能;改变肠-胰轴、肠-脑轴神经内分泌调节功能,而胃转流手术后葡萄糖依赖性胰岛生长肽(GIP)、胰岛素、促胰酶素以及YY肽升高,胆囊收缩素(CCK)下降,消除胰岛素抵抗,提高胰岛素敏感性。但该术式患者的选择应该谨慎,应该为BMI>35kg/m^2的患者。随着一些新的脂肪因子(瘦素、脂联素、GLP-1等)的发现和功能确认,可能为肥胖等药物干预带来曙光。

3. 噻唑烷二酮类药物　除减轻胰岛素抵抗外,并有降糖以外的β细胞功能保护作用,同时还有调节脂代谢、抗感染和抗动脉硬化的作用。噻唑烷二酮类和二甲双胍合用为理想的治疗方案,但罗格列酮因心血管不良反应已经停用。

4. 调脂药物　调脂药可以纠正脂代谢紊乱,改善肝脏脂肪变性。目前关于他汀类药物用于活动性肝病或不能解释的持续ALT异常的患者存在争议,但应用正常剂量的他汀类药物治疗肝酶升高的患者,不增加肝脏的毒性[83]。心血管疾病的一级和二级预防研究表明,在ALT小于正常值3倍的情况下,应用他汀类是安全的。常用的调脂类药物有:①贝特类:是一类过氧化物酶增殖体受体激动剂α(PPAR-α),不仅能调整脂代谢紊乱,而且还有增强抗动脉粥样硬化的作用。对饮食控制不能达标的高TG血症和高胆固醇血症,尤其适用于高TG血症伴HDL-C降低和LDL-C轻度升高的患者。常用吉非罗齐(乐衡,每次600mg,2次/日)和非诺贝特(微粒化的非诺贝特为"力平之",每次200mg,1次/日)。②他汀类:是治疗高LDL-C血症的首选药物,常用的他汀类药物有辛伐他汀(每次20~80mg,1次/日)、阿托伐他汀(每次10~80mg,1次/日)等。贝特类与他汀类合用要慎重,以免发生横纹肌溶解和肾衰竭等副作用(详见病例报告)。高血压伴有多种心血管危险因素(3个或3个以上)而无血脂谱异常的代谢综合征患者亦建议使用他汀类药物,其适用对象是:①年龄大于55岁者(尤其是男性);②左室肥厚,尤其伴有心电图异常者,如左支传导阻滞、左室劳损、心肌缺血所致的Q波与ST-T异常等;③外周动脉病变;④以前有过一过性脑缺血发作或卒中;⑤微量白蛋白尿或临床白蛋白尿;⑥糖尿病;⑦吸烟;⑧早发心血管病家族史;⑨总胆固醇/高密度脂蛋白胆固醇比值≥6.0。

新型PCSK9抑制剂Alirocumab(Praluent)或Evolocumab的适应证为杂合子家族性高胆固醇血症的治疗或他汀不能有效降低LDL-C的心血管高危者。预留的适应证为杂合子家族性高胆固醇血症和非家族性高胆固醇血症或混合型血脂异常饮食控制的辅助治疗。目前,Alirocumab的心血管预后试验尚在进行中。ODYSSEY-Outcomes试验的主要终点包括冠心病死亡、任何非致死性心梗、致死和非致死性缺血性卒中和不稳定型心绞痛需住院治疗;次要终点包括任何冠心病事件的初次发作、主要冠心病事件、任何心血管事件和全因死亡率。该药安全性可接受,严重的治疗相关不良事件较少,但对心血管疾病发病率和病死率的效果尚未确定。

5. 降血压药物　虽然代谢综合征患者高血压属于原发性高血压的范畴,但因为患者可能存在多种并发症,尤其当合并有糖尿病和糖尿病肾病时,降压药物的选择需要根据具体病情而定,应强调降压治疗的个体化[84]。个体化降压治疗方案,见表4-7-4-19。但是,临床上,患者能达到治疗的目标血压者不足40%,因而必须具体分析个体的降压治疗失败原因(表4-7-4-20),并予以纠正,尽快实现高血压的联合控制。

表4-7-4-19　个体化降压治疗方案

对象	一线药物	二线药物	注意点
不伴强制性指征的高血压			
收缩期/舒张期高血压(目标血压140/90mmHg)	噻嗪类/β受体阻滞剂/ACEI/ARB/CCB/必要时联合用药	一线药物联合用药	β受体阻滞剂不作为60岁以上者的起始治疗药物;防止低钾血症;孕妇禁用ACEI、ARB和肾素抑制剂
单纯收缩期高血压(目标值130/80mmHg)	噻嗪类/β受体阻滞剂/ARB/二氢吡啶类/CCB	一线药物联合用药	同上
糖尿病伴蛋白尿	ACEI或ARB	加用噻嗪类/β受体阻滞剂和长效CCB	血肌酐≥150μmol/L/改用髓袢利尿剂控制血容量
糖尿病不伴蛋白尿	ACEI或ARB/二氢吡啶类CCB或噻嗪类	一线药物联合用药/不能耐受者β受体阻滞剂/ARB或二氢吡啶类CCB	轻度肾损害不用ACEI/ARB联合治疗

续表

对象	一线药物	二线药物	注意点
心血管病(目标血压 140/90mmHg)			
冠脉疾病	ACEI 或 ARB/稳定型心绞痛加用β受体阻滞剂	长效 CCB/高危者使用 ACEI 和二氢吡啶类 CCB 联合治疗	不用短效的硝苯地平/不联合使用 ACEI 和 ARB
以前发生心肌梗死者	β受体阻滞剂/ACEI 或 ARB	长效 CCB	不联合使用 ACEI 和 ARB
心力衰竭者	Ⅲ~Ⅳ级者 ACEI(或 ARB)加β受体阻滞剂	肼屈嗪/异山梨醇/噻嗪类或髓袢利尿剂/ARB	不用二氢吡啶类 CCB/联合应用 ACEI/ARB 检测血钾和肾功能
左室肥厚	不影响起始治疗	联合治疗	肼屈嗪/米诺地尔可能加重左室肥厚
既往脑缺血或脑卒中	ACEI/利尿剂联合治疗	与其他药物联合治疗	不适合于急性卒中的治疗/不联合使用 ACEI 和 ARB
非糖尿病性慢性肾病(目标值 130/80mmHg)			
非糖尿病性慢性肾病伴蛋白尿	ACEI/ARB/利尿剂	一线药物联合用药	双肾动脉狭窄或单侧窄伴肾固缩者避免使用 ACEI 或 ARB/不联合 ACEI 或 ARB
肾血管疾病	不影响起始治疗	一线药物联合用药	同上
周围血管病(目标值 140/90mmHg)	不影响起始治疗	一线药物联合用药	严重者避免使用β受体阻滞剂
血脂谱紊乱	不影响起始治疗	一线药物联合用药	—
一般性血管保护	3个以上的心血管危险因素者使用他汀类	—	重点控制高血压
预防性血管保护	血压控制良好者使用小剂量 ASA	—	—

表 4-7-4-20　降压治疗失败的原因

患者的依从性差	甘草制剂
饮食	麻黄
药物	枳实(壳)
伴随情况	单胺氧化酶抑制剂
肥胖	血清素再摄取抑制剂
吸烟	血清素-去甲肾上腺素再摄取抑制剂
饮酒过度	治疗方案缺陷
睡眠性呼吸困难	药物剂量过低
慢性疼痛	降压药联合应用不合理
药物相互作用	血容量负荷过重
非甾体类抗炎药	摄入食盐过多
口服避孕药	肾脏潴钠(假耐受性)
糖皮质激素和促合成类激素(雄激素)	继发性高血压
拟交感类药	慢性肾功能不全
可卡因	肾血管疾病
苯异丙胺	原发性醛固酮增多症
促红细胞生成素	甲状腺疾病
环孢霉素/他克莫司	嗜铬细胞瘤

钙通道阻滞剂中毒(calcium channel blocker poisoning)威胁生命。一般建议采用大剂量胰岛素和生命支持抢救。大剂量胰岛素(1U/kg)静注后,以每小时 0.5~2.0U/kg 的剂量维持,改善血流动力学指标,降低病死率。但是发生低血糖症和低钾血症的风险极高。严重休克患者需要采用生命支持方法,但容易引起肢体缺陷、血栓形成和出血并发症。钙剂、多巴胺和去甲肾上腺素在改善血流动力学指标的同时,也带来了组织缺氧的副作用。胰高血糖素、阿托品、4-氨基吡啶(4-aminopyridine)、左西孟旦(levosimendan)、血浆置换和乳化剂和维拉帕米有一定效果。

6. 降糖药物　美国 ADA 指南和中国糖尿病指南均强调血糖控制,使血糖达标,在选择降糖药物时应以改善胰岛素抵抗的药物为主,二甲双胍及噻唑烷二酮是两类常用的胰岛素增敏剂。二甲双胍降低肝脏的糖异生、抑制胃肠道糖的吸收,增加组织对糖的摄取和利用,改善胰岛素的敏感性有关。二甲双胍可抑制肝脏肿瘤坏死因子的表达,增加磷酸蛋白激酶(AMPK)酶的活性[85]。荟萃分析显示,二甲双胍与单纯饮食治疗比较可以使更多的患者肝酶正常化、改善肝脏组织学变化[86]。同样对于没有糖尿病的 NAFLD 患者,应用二甲双胍可以改善肝脏的脂肪病变。噻唑烷二酮类(TZD)改善脂肪组织的分布,使肝脏和骨骼肌组织的脂肪向脂肪组织转移,改善周围组织和肝组织的胰岛素的敏感性,增加血浆脂联素的水平,降低血糖和肝脏脂肪组织的沉积。

口服降糖药物中,双胍类、α-葡萄糖苷酶抑制剂和噻唑烷二酮类有改善胰岛素敏感性的作用,较为适用;磺脲类及胰岛素有增加体重的不良反应,选用时应予以考虑。有 MS 或伴有其他心血管疾病危险因素者,应优先选用双胍类及噻唑烷二酮类;α-葡萄糖苷酶抑制剂适合于同时有餐后血糖高者,针对脂联素靶点的治疗见表 4-7-4-21。

表 4-7-4-21 针对脂联素靶点的治疗

措施与药物	药物类型	作用特点
节食	能量限制	升高血清脂联素/降低 TNFα/脂联素比值
运动	体育运动	升高脂联素
节食和运动	能量限制+体育运动	升高血清脂联素/增加脂肪组织脂联素受体表达
姜黄素辣椒素姜辣素	脂联素诱导剂	促进内源性脂联素生成
花青苷黄腐醇	脂联素诱导剂	升高血清脂联素
二甲双胍	脂联素诱导剂	升高血清脂联素/降低 BMI/减轻胰岛素抵抗
他汀	脂联素诱导剂	升高血清脂联素
噻唑烷二酮类	脂联素诱导剂	促进脂肪细胞与巨噬细胞脂联素受体表达/升高血清脂联素
脂联素	重组脂联素	纠正氨基酸代谢紊乱
脂联素	重组脂联素	降低血清游离脂肪酸水平/减肥/抑制动脉粥样化
脂联素-Fc 片段融合蛋白	重组脂联素	改善糖代谢
ADP355	脂联素 Rs 激动剂	抑制肿瘤细胞生长
天然化合物	脂联素 Rs 激动剂	加强脂联素作用
脂联素 Ron	脂联素 Rs 激动剂	减轻糖尿病病情

7. 心脏代谢综合征的特殊治疗　心脏代谢综合征风险(cardiometabolic risk，CMR)是指增加心脏血管事件和发生糖尿病的风险因素，包括传统的风险因素(高血压、血脂谱紊乱、吸烟等)和新发因素(如腹部肥胖、炎症状态等)。所有40岁以上者均需要进行心脏代谢综合征风险评估，18～39岁者当存在一些情况时亦需要进行评估：①高危人群(如南亚土著人、黑种人)；②早发性心血管疾病者；③存在1个传统风险因素或新发风险因素者，如糖尿病、高血压、肥胖等。心脏代谢综合征风险增加患者的首要治疗是改变不健康生活方式，控制热量摄入，增加体力运动和能量消耗、戒烟等。体力运动每周3～5天，每天30～60分钟，同时每天节食约500kcal，使每周的体重下降在0.5kg左右，药物治疗主要包括调脂药物、降压药物和降血糖药物，直至体重、血脂谱、血糖、血压基本达到正常，见图4-7-4-21。心衰的代谢性干预治疗见表4-7-4-22，伴有瘦素缺乏与抵抗的临床情况见表4-7-4-23。

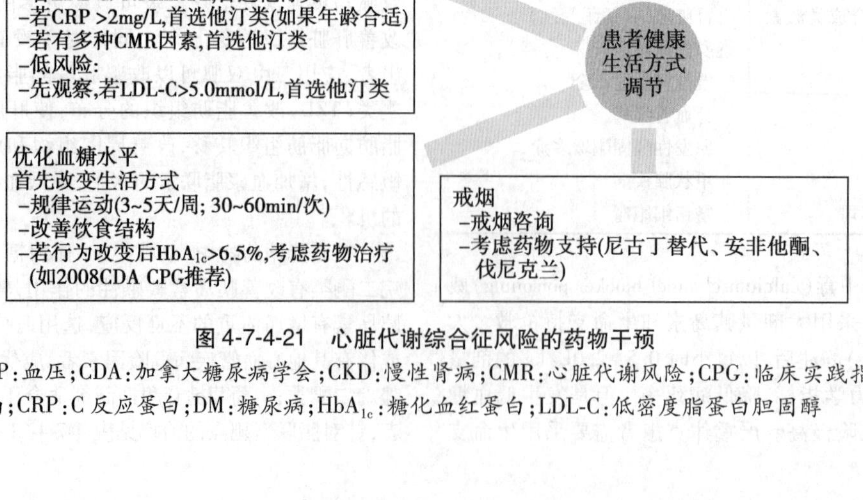

减少心脏代谢风险(CMR)的药物干预

优化血脂水平
首先进行生活方式干预
-规律运动(3~5天/周; 30~60min/次)
-改善饮食结构
药物治疗
-高风险:
-首选他汀类药物治疗
-中等风险:
-若LDL-C>3.5mmol/L,首选他汀类
-若CRP >2mg/L,首选他汀类(如果年龄合适)
-若有多种CMR因素,首选他汀类
-低风险:
-先观察,若LDL-C>5.0mmol/L,首选他汀类

优化血压水平
首先进行生方式干预
-规律运动(3~5天/周; 30~60min/次)
-改善饮食结构
若行为改变后BP>140/90mmHg(DM或CKD患者>130/80mmHg),考虑药物治疗

患者健康生活方式调节

优化血糖水平
首先改变生活方式
-规律运动(3~5天/周; 30~60min/次)
-改善饮食结构
-若行为改变后HbA_{1c}>6.5%,考虑药物治疗(如2008CDA CPG推荐)

戒烟
-戒烟咨询
-考虑药物支持(尼古丁替代、安非他酮、伐尼克兰)

图 4-7-4-21 心脏代谢综合征风险的药物干预

BP：血压；CDA：加拿大糖尿病学会；CKD：慢性肾病；CMR：心脏代谢风险；CPG：临床实践指南；CRP：C反应蛋白；DM：糖尿病；HbA_{1c}：糖化血红蛋白；LDL-C：低密度脂蛋白胆固醇

表 4-7-4-22 心衰的代谢性干预治疗

代谢底物选择	胰岛素敏感性	线粒体功能调节剂	饮食调节剂
mCPT1 抑制剂	GLP-1 类似物	PDE 抑制剂	PUFAs
B 氧化部分抑制剂	二甲双胍	AMPK 激动剂	维生素 D
PDK 抑制剂	噻唑烷二酮类	MitoQ	维生素 E
MCD 抑制剂		MitoTEMPO	
烟酸衍生物		EUK-8	
PPAR 激动剂		SS 肽	

注:mCPT1:muscle form of carnitine palmitoyl transferase 1,肌肉型肉毒碱棕榈酰转移酶;PDK:pyruvate dehydrogenase kinase,丙酮酸脱氢酶激酶;MCD:malonyl CoA decarboxylase,丙二酰辅酶 A 脱羧酶;PPAR:peroxisome proliferator-activated receptor,过氧化物酶体增殖活化受体;PDE:phosphodiesterase,磷酸二酯酶;MPK:AMP-activated protein kinase,AMP-激活的蛋白激酶;MitoQ:mitochondrial-targeted antioxidant,线粒体抗氧化剂;MitoTEMPO:具有超氧化物和烷基自由基清除作用的线粒体抗氧化剂;EUK-8:超氧化物歧化酶-过氧化氢酶类似物;PUFA:多非饱和脂肪酸

表 4-7-4-23 伴有瘦素缺乏与抵抗的临床情况

疾 病	发 病 率	临床特征
脂肪丢失伴瘦素缺乏		
先天性全身性脂肪营养不良症	少见	全身性脂肪消耗/糖耐量异常/胰岛素抵抗/2 型糖尿病/血脂谱异常/肝脏脂肪淤积/黑棘皮病
HAART 所致的脂肪营养不良症	HIV 感染者(15%~36%)	面部-手臂-腿部-臀部脂肪丢失/糖耐量异常/胰岛素抵抗/2 型糖尿病/高甘油三酯血症/肝脏脂肪淤积
HA(功能性)	13~44 岁女性(3%~8.5%) 女性运动员(69%)	剧烈运动/精神应激/能量缺乏/骨质疏松/神经内分泌功能紊乱/GnRH 脉冲减少/雌激素降低/甲状腺激素减少/IGF-I 降低/GH 升高
神经性厌食	1%~3%(女性)	人体印象错误/严格控制进食/体重下降/神经内分泌功能紊乱
肥胖性瘦素缺乏		
先天性完全型瘦素缺乏症	少见	摄食过多/早发性肥胖/低促性腺激素性性腺功能减退/骨龄提前/高胰岛素血症/2 型糖尿病/免疫功能紊乱
杂合子瘦素缺乏症	≤5%~6%(肥胖者)	肥胖/低瘦素血症/神经内分泌功能正常
肥胖伴瘦素抵抗(瘦素受体下游信号异常)		
瘦素受体基因突变	少见	临床表现与先天性瘦素缺乏症相似/进食过多/高胰岛素血症相对较轻/轻度低促性腺激素性性腺功能减退/轻度发育延迟/下丘脑性甲减/GH 分泌异常
POMC 基因突变	少见	进食过多/早发性肥胖/ACTH 缺乏/肾上腺皮质功能减退—危象/MSH 功能(MC_1-R 水平)缺乏引起皮肤苍白-红色毛发
激素原转换酶缺陷症	少见	进食过多/早发性肥胖/低促性腺激素性性腺功能减退/糖代谢异常/低胰岛素血症/低皮质醇血症
MC4-R 基因突变	5%~8%(儿童肥胖者)	进食过多/早发性肥胖/脂肪增加/躯体线性生长加速/骨密度相对增高/严重高胰岛素血症
黑色素浓集素受体-1 突变	少见	儿童期能量代谢紊乱
神经营养素受体相关激酶 B 突变	少见	BDNF 缺乏引起严重肥胖/进食过多/生长发育延迟/认知功能障碍
瘦素受体下游其他分子突变	少见	儿童期肥胖
其他基因突变	>90%(肥胖者)	各种类型的肥胖

【病例报告】

(一)病例资料 患者 43 岁,男性,仓库体力劳动者,劳动强度大。重度吸烟 25 年,少量饮酒(每周 20ml)。因肥胖伴高血压 10 年,于 2011 年 10 月就诊。BMI 31.7kg/m^2,腰围 104cm。血清总胆固醇 277.7mg/dl,甘油三酯 448.2mg/dl,HDL-C 36.7mg/dl,空腹血糖 5.68mmol/L,肌酸激酶、AST、ALT、GGT 正常,尿素氮 7.6mmol/L,肌酐 97μmol/L,GFR>60ml/min。30 岁接受过腹腔镜胆囊切除术,父母双方家族均有高血压、高胆固醇血症和肥胖患者,诊断为代谢综合征。由于工作性质,患者不可能也无必要接受饮食与运动干预,应用非诺贝特(160mg/d)、伐尼克兰(varenicline)、阿司匹林、奈必洛尔(2.5mg/d)和烟酸等治疗 1 个月(其中伐尼克兰仅口服 1 周)无任何不良反应,血清甘油三酯降至 349mg/dl,而胆固醇反而升高至 310mg/dl,肌酸激酶正常(121U/L)。加用阿托伐他汀(20mg/d)后,血脂谱明显改善,甘油三酯 154.1mg/dl,胆固醇 249.8mg/dl,但肌酸激酶升至 18 979U/L。询问患者得知,患者 1 周前开始应用健美器进行锻炼,运动后感觉肌肉疼痛和全身僵硬,并排出黑色尿液。住院 3 天后症状消失,停用伐尼克兰 2 周后,同时服用上述 3 种调脂药物。ALT 131.5U/L, AST 247.7U/L, GGT 38U/L。LDH 463U/L。停用他汀和贝特类药物,滴注 Salsol 液体 2L,第 2 天肌酸激酶从 5134U/L 降至 1823U/L,AST 131.3U/L,ALT

95.5U/L，LDH 386U/L，胆固醇257.2mg/dl，甘油三酯151.5mg/dl，肾功能和甲状腺功能正常，2天后出院。治疗方案更改为严格禁酒、低脂低盐低碳水化合物（摄入量180g/d），口服鱼油和omega-3脂肪酸，禁用他汀-贝特类药物。转氨酶、肌酸激酶和LDH进一步下降（AST 58.8U/L，ALT 72.1U/L，CK 526U/L，LDH 417U/L）。1个月后CK和转氨酶正常，总胆固醇238.3mg/dl，甘油三酯216.1mg/dl，所有症状消退。

（二）病例讨论 本例诊断为贝特类-他汀类药物引起的肌炎（横纹肌溶解症）。体力活动是处理代谢综合征和预防心血管并发症的最有效基础方法。药物治疗虽然有效，但不良反应较多。本例先用贝特类药物治疗，继而因不能坚持体育运动而改用他汀-贝特类药物合用，因剧烈体力活动而导致严重肌炎与横纹肌溶解。

（刘石平 廖二元）

第5节 血脂谱异常症

血脂（blood fat，serum lipid）是血浆中所有脂质的总称。血脂谱异常症（血脂紊乱，血脂异常，dyslipidemia）是指血脂水平异常（过高或过低）的代谢紊乱综合征，可直接或间接导致动脉粥样硬化、冠心病、胰腺炎、肾脏病变等。血脂谱异常症（dyslipidemia）又称为高脂血症（hyperlipidemia），是指血浆中的脂蛋白谱异常，一般特指甘油三酯和LDL-C升高伴或不伴HDL-C降低。人群中的血脂水平呈钟形正态分布，正常与异常之间并不存在明确的界限。血脂谱异常症、高血压、肥胖和代谢综合征的关系密切，重型肥胖与血脂谱异常症已经成为许多国家的严重社会问题。长期以来，一直是将人群血脂分布中最高的5%～10%部分，即第90～95百分位数以上的水平定义为血脂谱异常症。

【脂质生化与代谢】

脂质是体内的一种重要组成成分，广泛存在于各种生物膜（如细胞质膜和细胞器膜）的结构中。脂质为疏水性分子，不溶或微溶于水，在维持细胞完整性方面具有非常重要的作用，并可使血浆中物质通过直接弥散或经载体转运进入细胞。同时，脂质是体内能量贮存的主要形式，也是肾上腺和性腺类固醇激素以及胆酸合成的前体物质。此外，脂质还是血液中许多复合物运输的载体。

（一）血脂谱异常分类 脂质分为脂肪酸（fatty acid，FA）、甘油三酯（triacylglycerol，TG）、胆固醇（cholesterol，Ch）和磷脂（phospholipide，PL）等类型。其中，TG和PL为复合脂质。血浆中的胆固醇又分游离胆固醇（free cholesterol，FC）和胆固醇酯（cholesterol ester，CE）两种，两者统称为血浆总胆固醇（total cholesterol，TC）。根据分子长度及双键数目和位置的不同，脂肪酸（fatty acid）可进一步分为不含双键的饱和脂肪酸（saturated fatty acid）与含有双键的不饱和脂肪酸（unsaturated fatty acid），后者包括单不饱和脂肪酸（monounsaturated fatty acid）和多不饱和脂肪酸（（polyunsaturated fatty acid）。脂肪酸是机体能量的主要来源，在组织中通过酯化作用（esterification）转变为复合脂质，并可与蛋白质结合形成脂蛋白复合物（protein-lipid complex，PLC），或以非酯化脂肪酸与白蛋白结合后在血液中转运。

1. 胆固醇 胆固醇具有4个碳氢环结构和1个8碳的侧链，它是细胞膜结构中的主要组成成分，也是类固醇激素和胆酸合成的前体物质。血液中的胆固醇约有2/3以酯化形式存在。

（1）胆固醇的生物合成：由乙酸开始，首先由3分子乙酸缩合成3-羟-3-甲基戊二酰辅酶A（HMG-CoA），后者在HMG-CoA还原酶的作用下转变为甲羟戊酸。经过一系列步骤，甲羟戊酸最后转变成胆固醇。HMG-CoA还原酶是胆固醇生物合成过程中的限速环节。除了HMG-CoA还原酶的竞争性抑制剂可以减少胆固醇合成外，细胞内胆固醇升高亦可反馈抑制HMG-CoA还原酶的活性。反之，胆固醇降低可增加HMG-CoA还原酶活性。

（2）胆固醇的分解：胆固醇不能被分解为CO_2和H_2O，只能以游离胆固醇的方式分泌进入胆汁，或转变为胆酸（cholic acid）后排入肠道。进入肠道的胆固醇约50%通过重吸收再回到肝脏，其余部分则从粪便排出。小肠中的胆酸有97%通过重吸收重新回到肝脏。两者共同构成肠肝循环。通过重吸收胆固醇和胆酸可抑制肝内胆固醇和胆酸的合成。在胆酸合成过程中，胆固醇的7α-羟化酶是调节游离胆固醇转变为7α-羟胆固醇的限速酶，由503个氨基酸残基构成，分子量57kD，并受再循环胆酸的调节。7α-羟化酶与HMG-CoA还原酶的活性变化往往是平行的，以维持细胞内胆酸合成所需胆固醇浓度的相对恒定。

（3）胆固醇合成的调节：血液中的胆固醇的水平主要受低密度脂蛋白（low density lipoprotein，LDL）受体的调节。此受体分布于全身所有细胞表面，并调节细胞从血液中摄取富含胆固醇的脂蛋白（如LDL）。一些脂蛋白（如载脂蛋白B100和载脂蛋白E）表面的特异性蛋白可与LDL受体相互作用，促进脂质利用。LDL主要在肝脏进行分解代谢，肝细胞通过LDL受体摄取LDL和清除血清胆固醇。细胞内的胆固醇水平对细胞表面的LDL受体数目有直接影响。当细胞内胆固醇升高时，LDL受体的表达随即减少；反之，LDL受体数目增加。细胞内胆固醇在酰基辅酶A胆固醇酰基转移酶（acyl coenzyme A acyltransferase，ACAT）的作用下进行酯化。ACAT通过酯化细胞内的游离胆固醇而促进肠道内游离胆固醇的摄取，并由此产生和维持游离胆固醇的跨膜浓度梯度[1,2]。ACAT抑制剂是临床上治疗高胆固醇血症的最重要药物[2]。

2. 甘油三酯 甘油三酯（TG）由3个脂肪酸分子和1个甘油分子通过酯化作用形成，在脂肪组织中以脂肪滴（fat drop）的形式贮存，也可作为某些脂蛋白的组成成分在血液中转运。脂肪细胞或脂蛋白颗粒中的TG水解后，释放非酯化脂肪酸，以提供能量。甘油中的3个羟基与2分子脂肪酸和1分子磷酸盐（磷脂酸）进行酯化后形成的复合物称为磷脂。通常，磷脂酸与一种亲水性胆碱、丝氨酸或胆胺等酯化，形成磷脂酰胆碱（phosphatidylcholine；卵磷脂，lecithin）、磷脂酰丝氨酸（phosphatidylserine）或磷脂酰胆胺（phosphatidylcholamine）等。磷脂中的疏水部分与亲水部分结合后，可以融合于水与脂质之间的界面，因此是各种膜和脂蛋白表面结构的重要组分。

（1）脂蛋白脂酶（lipoprotein lipase，LPL）的调节：通过LPL作用，可使乳糜微粒（chylomicrons，CM）和极低密度脂蛋白（VLDL）中的TG释放出非酯化脂肪酸。在邻近脂肪、肌肉和乳腺组织的毛细血管内皮细胞内，LPL将脂肪酸从脂蛋白的TG中游离出来。满足组织对非酯化脂肪酸的各种需要，但不同组织的LPL功能有所不同。例如，空腹时脂肪组织中LPL水平较低，而心肌LPL水平较高，分娩前乳腺组织中LPL水平一直很低，但哺乳期的LPL水平较非哺乳期升高10倍以上。脂蛋白脂酶活性降低可导致严重的高甘油三酯血症[2-4]。

（2）葡萄糖和胰岛素的调节：高水平的葡萄糖和胰岛素促进脂肪组织中的非酯化脂肪酸转变为TG，以贮存能量。当以糖类取代饮食中的脂肪时，胰岛素和葡萄糖还可刺激肝内的非酯化脂肪酸合成，使其转化为TG并包裹在VLDL中。胰岛素通过增加磷酸甘油（phosphoglycerol）的生成而增加LPL的活性，刺激脂肪酸酯化，并通过对胰岛素敏感性酯酶的抑制作用减少非酯化脂肪酸的生成。在缺乏胰岛素的情况下，LPL活性降低。

（3）其他因素的调节：在许多情况下，如应激、运动、禁食以及未控制的糖尿病等，脂肪中的TG释放出非酯化脂肪酸和甘油（glycerine）。此过程取决于调节激素作用。与许多激素的作用相反，胰岛素对脂肪组织中的酯酶具有抑制作用。生长激素则通过增加酯酶的生物合成而使脂肪酸从TG中游离出来。脂肪酸进入血液循环与血清蛋白结合形成复合物。在剧烈运动和内脏血管床的血流减少时，非酯化脂肪酸主要集中于肌肉组织。在不同代谢状态下，非酯化脂肪酸被肝脏再摄取后用于TG或磷脂合成、氧化为CO_2或转化成酮体，而释放出来的甘油则被肝脏和肾脏摄取，用于TG合成和糖原生成。

3. 脂肪细胞脂肪代谢　脂肪细胞中脂肪的代谢以循环方式进行（图4-7-5-1），脂肪合成与脂肪分解维持动态平衡。如合成大于分解，脂肪贮存增加，脂肪细胞肥大，形成肥胖；反之，脂质消耗增加，贮存的脂质减少，体重下降。除极长链脂肪酸的氧化是在过氧化物酶体内进行外，其他脂肪酸的氧化及酮体生成均在线粒体内进行。由于非酯化脂肪酸及其CoA衍生物只能通过线粒体膜的外层，因而只能在线粒体膜内转化成肉碱衍生物后才可穿膜转运。进入线粒体内再转变为CoA衍生物，并经过β氧化产生乙酰CoA和还原型烟酰胺腺嘌呤二核苷酸（NADH）及黄素腺嘌呤二核苷酸（FADH）。NADH和FADH随非酯化脂肪酸进入电子传递系统，形成ATP和水。乙酰CoA与草酰乙酸缩合成枸橼酸盐进入三羧酸循环，然后被氧化成CO_2，或被转运至线粒体外，或再次转化为非酯化脂肪酸。在长时间禁食和糖尿病未得到控制等情况下，胰岛素不足使非酯化脂肪酸大量进入肝脏，导致VLDL-TG生成减少，线粒体内NADH、FADH和乙酰CoA大量堆积，并使乙酰乙酸、β-羟丁酸和丙酮生成增多。

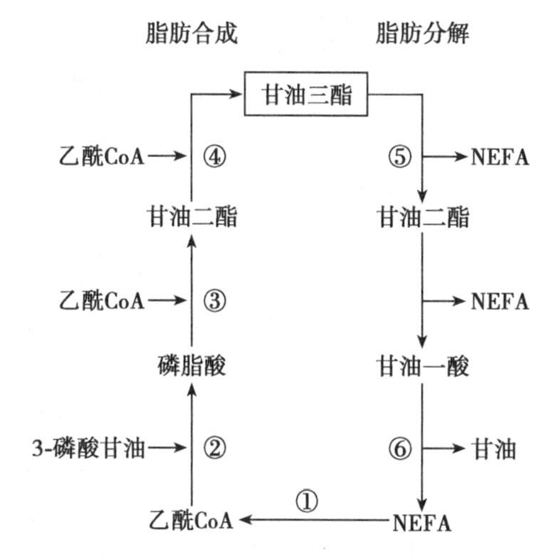

图4-7-5-1　脂肪细胞脂代谢循环

①：乙酰CoA合成酶；②：3-磷酸甘油酰基转移酶；③：磷脂酸磷酸水解酶；④：甘油二酯酰基转移酶；⑤：甘油三酯脂肪酶；⑥：甘油一酯脂肪酶；NEFA：非酯化脂肪酸

酮体的生成包括以下几个步骤。首先，乙酰CoA经缩合转变成乙酸乙酰CoA和HMG-CoA；HMG-CoA再与乙酰乙酸和乙酰CoA结合，释放出CoA，并进行非酯化脂肪酸的β-氧化。通过NADH形成β-羟丁酸后可降低乙酰乙酸的水平，而所产生的NAD可继续用于脂肪酸的β-氧化。此外，乙酰乙酸亦可分解为丙酮。酮体积累过多引起酮症酸中毒。

（二）脂蛋白分类　从肠道消化吸收的和在肝脏合成的脂质必须以脂蛋白形式才能在血液中转运，进而为机体各组织所利用或贮存。脂蛋白中的脂质包括甘油三酯、胆固醇酯、游离胆固醇和磷脂。此外，脂蛋白还可转运脂溶性维生素、某些药物、病毒和抗氧化酶。脂蛋白呈球形颗粒状结构，其核心为疏水性脂质（甘油三酯和胆固醇酯），表层由亲水的蛋白质、游离胆固醇和磷脂等成分构成。通常，脂蛋白可分为乳糜微粒（chylomicron，CM）、乳糜微粒残粒（CM cruel）、极低密度脂蛋白（VLDL）、低密度脂蛋白（LDL）、中密度脂蛋白（IDL）和高密度脂蛋白（HDL）等6种不同的类型，其在脂质转运中的作用各不相同，见表4-7-5-1、图4-7-5-2。

表4-7-5-1　血浆脂蛋白分类

类型	密度（g/ml）	电泳	来源	主要脂质	功能
CM	<0.95	原位	肠	85%TG	转运TG及胆固醇
CM残粒	<1.006	原位	肠	60%TG/20%胆固醇	—
VLDL	<1.006	前β	肝	55%TG/20%胆固醇	转运内源性TG
IDL	1.006~1.019	β	由VLDL衍生	25%TG/35%胆固醇	
LDL	1.019~1.063	β	由IDL衍生	5%TG/60%胆固醇	转运内源性胆固醇
HDL	1.063~1.21	α	肝/肠/血浆	5%TG/20%/胆固醇/25%磷脂/50%蛋白质	逆向转运胆固醇

注：IDL：中密度脂蛋白胆固醇；VLDL：极低密度脂蛋白；LDL：低密度脂蛋白；HDL：高密度脂蛋白；TG：甘油三酯；Ch：胆固醇

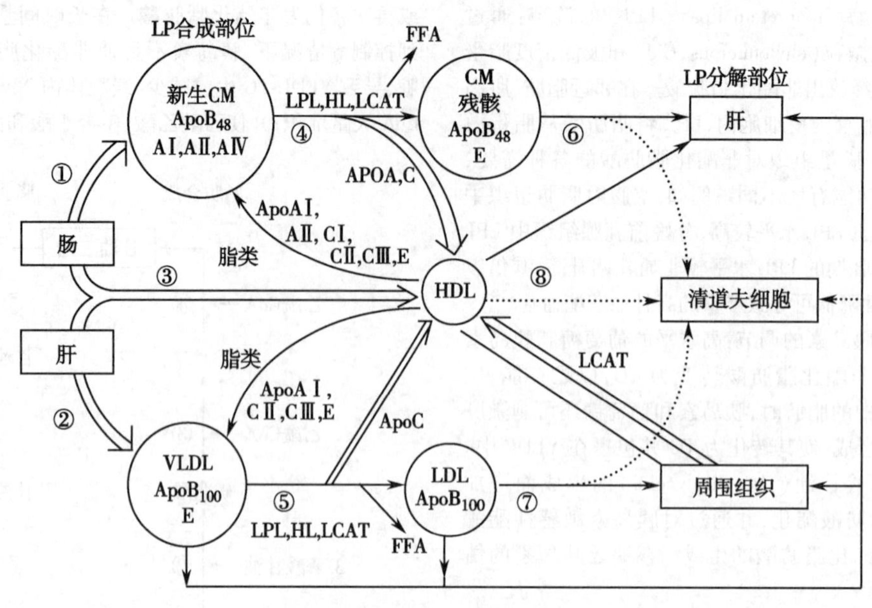

图 4-7-5-2 脂蛋白代谢

LP:脂蛋白;CM:乳糜微粒;LPL:脂蛋白脂酶;VLDL:极低密度脂蛋白;HDL:高密度脂蛋白;LDL:低密度脂蛋白;LCAT:卵磷脂胆固醇酰基转移酶;HL:肝脂酶;FFA:游离脂肪酸;虚线示合成代谢,实线示分解代谢

1. 乳糜微粒(CM) 乳糜微粒是血浆中颗粒最大的脂蛋白。其脂质含量高达98%~99%(其中85%~90%为TG),蛋白质占1%~2%,在未离心的血浆中处于漂浮状态。乳糜微粒含有ApoB48、ApoAⅠ、ApoAⅣ、ApoE及ApoC等多种载脂蛋白,其特异性载脂蛋白为ApoB48。其主要存在于餐后血浆中,正常人的过夜空腹血浆中看不见乳糜微粒。乳糜微粒是在十二指肠和空肠上段上皮细胞的高尔基体中由TG、磷脂和胆固醇共同形成的。新合成的乳糜微粒中有ApoB48、ApoAⅠ和ApoAⅣ等载脂蛋白。在血液中,经过脂蛋白脂酶的作用,乳糜微粒中的TG释放出非酯化脂肪酸,其后转化成为少TG和富胆固醇的乳糜微粒残粒。在肝脂酶的作用下,乳糜微粒残粒被肝细胞摄取,从血浆中被迅速清除(图4-7-5-3)。

2. 极低密度脂蛋白(VLDL) VLDL由85%~90%的脂质(其中55%为TG、20%为胆固醇和15%为磷脂)和10%~15%的蛋白质构成,位于离心血浆的表层。其特异性载脂蛋白为ApoB100。此外,还有ApoE和ApoC。VLDL通过在肝脏利用TG和磷脂合成而来。来自饮食脂肪或由空腹和未控制的糖尿病脂肪组织中的脂肪酸动员而产生的非酯化脂肪酸,可增加VLDL合成。在脂蛋白脂酶和肝脂酶的作用下,

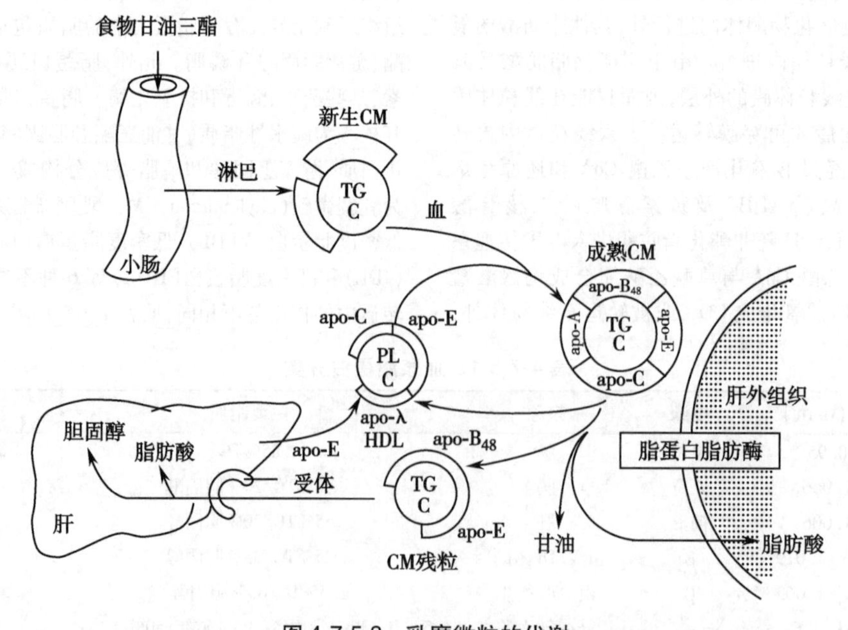

图 4-7-5-3 乳糜微粒的代谢

CM:乳糜微粒;TG:甘油三酯;C:胆固醇;PL:磷脂

VLDL-TG 被水解为颗粒较小而胆固醇含量更多的中密度脂蛋白(IDL)。IDL 丢失了多数的 ApoC,而保留了 ApoB100 和 ApoE。通过肝脂酶的继续作用,IDL 被降解为 LDL。约有一半的 VLDL 最终转化为 LDL,其余的一半是以 VLDL 残粒和 IDL 的形式直接被肝脏清除。肝细胞摄取 VLDL 残粒和 IDL 受 ApoE 调节。

3. 低密度脂蛋白(LDL) LDL 是血浆中胆固醇含量最高的脂蛋白,约 70%的血浆总胆固醇存在于 LDL 中。在 LDL 中,脂质占 75%(胆固醇酯约占 35%,游离胆固醇占 10%,TG 占 10%和磷脂占 20%),其余 25%为蛋白质(主要为 ApoB100 和少量的 ApoE)。如前所述,LDL 是 VLDL 水解后的最终产物,肝脏摄取 75%左右,其余部分为其他组织所摄取。近 2/3 的 LDL 摄取受 LDL 受体的调控,但其具体过程尚不清楚。LDL 具有较强的致动脉粥样硬化作用。

4. 高密度脂蛋白(HDL) HDL 主要来源于肝、肠和乳糜微粒与 VLDL 的分解。HDL 是一种很小的颗粒,由 50%的脂质(其中磷脂 25%,胆固醇酯 15%,游离胆固醇和 TG 各占 5%)和 50% 的蛋白质构成。其主要蛋白质为 ApoAⅠ(65%)、ApoAⅡ(25%)和少量的 ApoC 与 ApoE。

HDL 可分为 3 个亚类,以 HDL_2 和 HDL_3 为主。由于两者都缺乏 ApoE,所以均不能与 LDL 受体结合。HDL_1 是体内的 ApoE 库,血浆中的 ApoE 中有 50%存在于 HDL_1 中(图 4-7-5-4)。HDL 有 3 种主要来源:①肝脏分泌的新生 HDL;②由肠道直接合成的 HDL 颗粒和来自于乳糜微粒的 HDL;③VLDL 脂解过程中脱落的表面物质。血浆 HDL-胆固醇(HDL-C)水平主要由遗传因素决定(40%~60%),其浓度与冠心病的发病风险呈负相关。因此认为,提高 HDL 可提供冠心病的保护因素,但 HDL 是一种混合体,包括了许多成分,而且它们的密度、大小、电荷与蛋白成分以及功能各不相同[5-7]。HDL 具有冠心病保护作用的机制未明,可能涉及多个方面,其中最主要的原因是 HDL 可以逆转胆固醇的转运方向,使较多的胆固醇进入肝脏,再经胆道排泄;HDL 还可能有抗感染、阻滞 LDL 氧化、内皮细胞凋亡和抗血栓形成作用;新生的 HDL 颗粒代谢迅速,具有更好的保护意义(表 4-7-5-2);但也有不同意见。HDL 功能异常的蛋白组学特点见表 4-7-5-3,升高 HDL-C 的措施与疗效见表 4-7-5-4。

(三)脂蛋白(a) 脂蛋白(a)[lipoprotein(a),LP(a)]是一种独立的脂蛋白成分,颗粒大小为 25.0nm,平均密度为 1.065,由 36%胆固醇酯、9%游离胆固醇、3%TG、18%磷脂、34%蛋白质及 5%蛋白结合糖构成。它具有类似于 LDL 的脂质核心,载脂蛋白为 Apo(a)和 ApoB100,其中 Apo(a)是 LP(a)的抗原性蛋白,仅存在于 LP(a)中。LP(a)主要在肝脏合成。脂蛋白(a)并不是由 VLDL 转化而来,也不能转化成其他的脂蛋白。目前对调控 LP(a)产生和清除的因素尚了解不多。LP(a)能和 LDL 竞争 LDL 受体,因此 LDL 受体缺陷可影响 LP(a)的水平。不同种族人群之间 LP(a)的差异

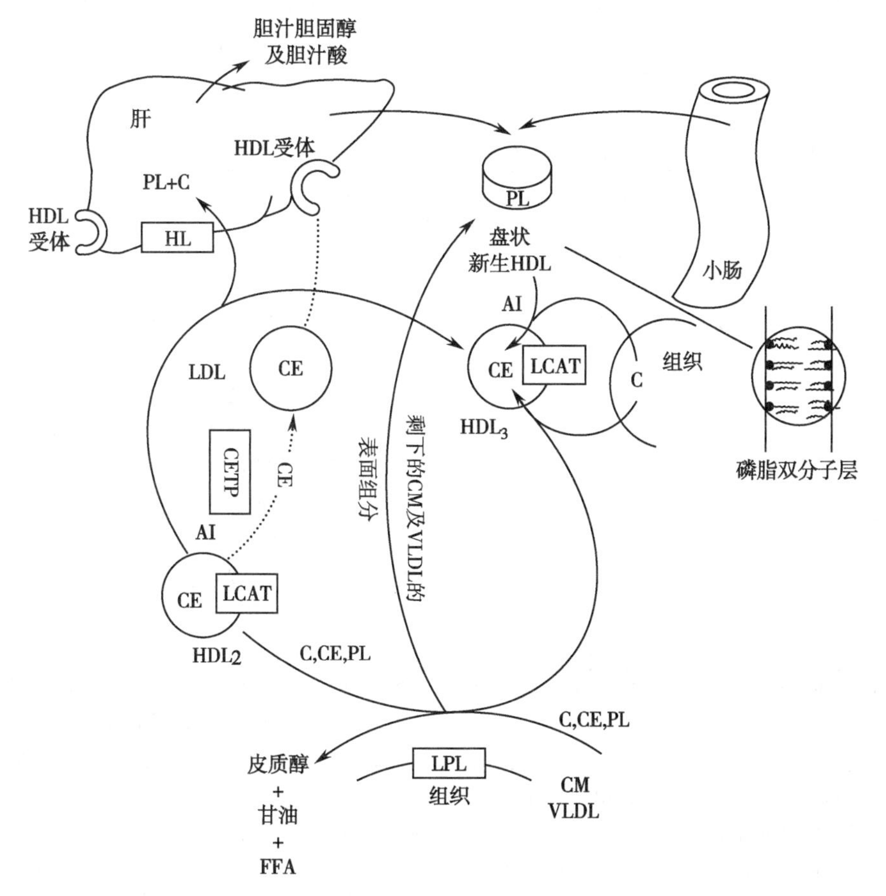

图 4-7-5-4 高密度脂蛋白代谢

LPL:脂蛋白脂肪酶;HL:肝脂酶;LCAT:卵磷脂胆固醇脂酰转移酶;CETP:胆固醇酯转移蛋白;C:胆固醇;CE:胆固醇酯;PL:磷脂

表 4-7-5-2 HDL 的功能

逆转胆固醇转运	促进外周组织(通过血浆)胆固醇转运至肝脏
抗炎作用	抑制内皮细胞黏附分子生成/抑制炎症因子表达/抑制白细胞浸润/抑制动脉壁自由基生成/以急性相反应物方式表现促炎作用
抗氧化作用	抑制氧化型 LDL 生成
抗血栓栓塞作用	抑制血小板活化与聚集/抑制血管内皮细胞凝血酶介导的组织炎症生成/抑制 X 因子活性/增强蛋白 S 和蛋白 C 活性
抗细胞凋亡作用	抑制氧化型 LDL 介导的细胞凋亡/促进 TNFα 介导的细胞凋亡
血管扩张作用	促进 NO 生成

注:HDL:high-density lipoprotein,骨密度脂蛋白;LDL:low-density lipoprotein,低密度脂蛋白;TNF:tumor necrosis factor,肿瘤坏死因子

表 4-7-5-3 HDL 功能异常的蛋白组特点

分类	功 能	变 化
ApoA-Ⅰ	HDL 的主要组分/脂质结合与转移/LCAT 辅因子/抗氧化	终末期肾病↓/银屑病↓/类风湿关节炎↓
ApoA-Ⅱ	HDL 的组分/抑制肝酯酶活性	终末期肾病↓/糖尿病↓/银屑病↑
SAA1/SAA2	主要的急性相蛋白/促炎反应	终末期肾病/HD↑/急性冠脉综合征↑/银屑病↑/类风湿关节炎↑
补体 C3	裂解为 C3a 与 C3b/C3a 介导局部炎症反应/C3b 调节因子	冠心病↑/银屑病↑/类风湿关节炎↑/冠心病↑
血红蛋白/触珠蛋白	氧转运/血红蛋白结合	终末期肾病↑银屑病↑类风湿关节炎↑/冠心病↑
ApoA-Ⅳ	调控 LPL 活性与水平/LCAT 的激活子	终末期肾病↑/冠心病↑
ApoC-Ⅱ	激活 LPL/抑制 LCAT	终末期肾病↓
ApoC-Ⅲ	抑制 LPL 与 HL/延缓 TGRL 分解/TLR2 配体	终末期肾病↑/冠心病↑
ApoM	脂质转运/结合 S1P 与脂肪酸	终末期肾病↓/糖尿病↓/银屑病↓
丛生蛋白(clusterin)	非 ATP 依赖性侣伴分子/抑制细胞凋亡	冠心病↓/糖尿病↓
PON1 活性	水解内酯/水解芳香化羧酸酯与有机磷酸盐	终末期肾病↓/糖尿病↓/冠心病↓/急性冠脉综合征↓/类风湿关节炎↓/银屑病/心脏病↓
Lp-PLA2 活性	水解 PAF/非 Ca^{2+} 依赖性 PLA2/磷脂结合	银屑病↑/终末期肾病↑

注:HL:hepatic lipase,肝脂酶;LCAT:lecithin-cholesterol acyltransferase,卵磷脂胆固醇乙酰转移酶;LPL:lipoprotein lipase;脂蛋白脂酶;Lp-PLA2:lipoprotein associated phospholipase A2,脂蛋白相关性磷脂酶 A2;PAF:platelet activating factor,血小板活化因子;PON1:paraoxonase 1,对氧磷酶;SAA:serum amyloid A,血清淀粉样物 A;S1P:sphingosine-1-phosphate,鞘胺醇 1-膦酸;GRL:triglyceride rich lipoprotein,富含甘油三酯的脂蛋白;TLR:Toll-like receptor,Toll 样受体

表 4-7-5-4 升高 HDL-C 的措施与疗效

措施	疗效(%)
戒烟	5%
降低体重	5%~20%
体力锻炼	5%~30%
他汀类药物	5%~10%
贝特类药物	5%~15%
烟酸	15%~30%
CETP 抑制剂	30%~138%
ApoA 制剂	60%~70%

注:Apo:载脂蛋白;CETP:胆固醇酯转运蛋白;HDL-C:高密度脂蛋白胆固醇

较大,其在血浆中的水平主要受遗传因素的影响。LP(a)水平升高可竞争性地与纤溶酶原受体结合而影响纤维蛋白原的溶解,因而被认为具有致动脉粥样硬化作用[8]。LP(a)升高是家族性高胆固醇血症患者发生冠心病的危险因素,但只有在同时有 LDL 水平升高的情况下才如此。

降低 LDL-C 已经成为血脂谱紊乱治疗的目标,但是从化学结构上看,LDL-C 的量并不能反映其携带胆固醇的能力。研究发现,载脂蛋白 B-100(apolipoprotein B-100)或磁共振 LDL 颗粒数目(NMR LDL-P)能更好地预期冠心病的危险度,因此有人提议,除 LDL-C 和非 HDL-C 外,也应将 ApoB(或 NMR LDL-P)作为降脂治疗的评价指标[9-11]。

【脂质代谢的调节】

(一)载脂蛋白 载脂蛋白是脂蛋白中蛋白质成分的总称,在脂蛋白的结构、功能与代谢等方面具有非常重要的作用。目前已发现的载脂蛋白有 20 余种,其中包括了 ApoAⅠ、AⅡ、AⅣ、B48、B100、CⅠ、CⅡ、CⅢ0-2、D、E、F、G、H(又称 β2 糖蛋白)、富含脯氨酸蛋白和甘氨酸-丝氨酸蛋白等(表 4-7-5-5)。大部分载脂蛋白由肝脏合成,有 11 种载脂蛋白[如 AⅠ、AⅡ、B48、B100、CⅠ、CⅡ、CⅢ、E、apo(a)等]的一级结构已阐明。载脂蛋白的功能有:①维持脂蛋白的结构;②作为酶的辅因子,如 ApoCⅡ和 ApoAⅠ是脂蛋白脂酶和卵磷脂胆固醇酰基转移酶(LCAT)的辅因子;③作为脂质的转运蛋白,如 HDL 中的 ApoD 使 TG 和 CE 在 HDL、VLDL 和 LDL 之间的转运;④作为脂蛋白受体的配体而与受体特异性识别和结合,介导脂蛋白受体代谢途径,如 ApoB100 和 ApoE 是 LDL 受体的配体,ApoAⅠ是 HDL 受体的配体等。

表 4-7-5-5 体内主要的载脂蛋白

种类	血浓度(mg/dl)	基因染色体定位	碱基对(bp)	分子量(×1000)	合成部位	主要功能
AⅠ	130	11	1863	29	肝/肠	HDL蛋白/LCAT辅酶/HDL受体的配体
AⅡ	40	1	1130	17	肝	抑制ApoE与受体结合
AⅣ	40	11	2600	45	肠	胆固醇向细胞外流/激活LCAT/甘油三酯代谢
B100	85	2	43 000	513	肝	VLDL/LDL蛋白/LDL受体配体
B48	可变	—	—	241	肠	乳糜微粒蛋白
CⅠ	6	19	4653	6.6	肝	调节残粒与受体结合/激活LCAT
CⅡ	3	19	3320	8.9	肝	LPL辅因子
CⅢ	12	11	3133	8.8	肝	调节残粒与受体的结合
E	5	19	3597	34	肝/脑/脾/睾丸	LDL和残粒受体配体/脂质分布/胆固醇逆转运
Apo(a)	可变	6	可变	400~800	肝	调节血栓形成与纤维蛋白溶解
D	10	3	12 000	20	肠	激活LCAT(?)

注:LCAT:卵磷脂胆固醇酰基转移酶;HDL:高密度脂蛋白;LDL:低密度脂蛋白;VLDL:极低密度脂蛋白;LPL:脂蛋白脂酶

脂蛋白的转化主要取决于其表层中的特异性载脂蛋白。研究显示,不少血脂谱异常症由载脂蛋白与受体结合功能异常所致,了解载脂蛋白在脂质代谢中的作用有助于理解脂蛋白代谢过程和脂质异常相关性疾病的发病机制。

(二)脂蛋白受体 脂蛋白受体包括LDL受体、LDL受体相关蛋白(LDL receptor-related protein,LRP)、gp330受体和VLDL受体,其基本结构相似而功能各异。

1. 低密度脂蛋白受体 低密度脂蛋白受体(LDL受体)是一种分子量为160kD的糖蛋白。多种细胞表面都有LDL受体表达,尤以肝细胞明显。LDL受体在LDL、乳糜微粒残粒、VLDL、VLDL残粒、IDL和HDL1的摄取过程中发挥重要作用。细胞通过LDL受体摄取上述脂蛋白而获得胆固醇。LDL受体变异可导致脂代谢紊乱(遗传性家族性高胆固醇血症)。

2. 低密度脂蛋白受体相关蛋白 低密度脂蛋白受体相关蛋白(LRP)是一种膜受体,由1个515kD的氨基端细胞外区和1个85kD的跨膜区构成。LRP与富含ApoE的乳糜微粒残粒和VLDL残粒呈高亲和力结合,通过与LPL和肝脂酶之间的相互作用调节肝细胞对脂蛋白残粒的结合与摄取。低密度脂蛋白受体相关蛋白-1(LRP1)主要转运细胞内的胆固醇,通过内吞作用转运(胞转作用)40多种不同结构的配体,因此LRP1是脂质通过血脑屏障、细胞质与核膜的最重要转运体。研究发现,LRP1还是清除淀粉样β肽(amyloid β-peptide,Aβ,可致阿尔茨海默病)的重要转运体;LRP1功能障碍是引起阿尔茨海默病的关键因素[12]。

3. gp330受体 gp330受体是一种分子量为600kD的蛋白质,又称为Heymann肾炎抗原。该受体在肾脏的近曲小管和脑室管膜细胞均有表达。尽管gp330受体可与含ApoE的脂蛋白和LDL结合,但其在脂代谢中的具体作用尚不清楚。

4. VLDL受体 VLDL受体与LDL受体非常相似,但具有一个第8配体结合重复序列,分子量130kD,主要存在于肌肉、脂肪和大脑组织中。该受体可与含ApoE的脂蛋白结合,其在脂代谢中的作用有待进一步探讨。

5. ApoE受体2 为LDL受体家族的新成员,主要在脑组织中表达,是中枢神经脂代谢的关键受体。

6. 清道夫受体 又称乙酰化LDL受体(acetyl-LDL receptor),目前已经发现5种类型(A~E),而所有的清道夫(scavenger)受体都具有与氧化型LDL和修饰型LDL结合的功能。可与结构修饰了的LDL(如乙酰化LDL或乙酰乙酸化LDL)相互作用,但不与天然LDL结合。清道夫受体还可清除体内的微生物、衰老细胞、变性的LDL和其他脂蛋白[13-15]。血小板表达B类清道夫受体——CD36和SR-BI,它们主要参与血小板的血栓栓塞病理反应,与高胆固醇血症患者的急性心血管事件密切相关。血小板CD36是内源性氧化型磷脂酰胆碱家族中的成员,可激活血小板功能,促进血栓形成,并同时降低HDL-C。血脂异常时,血清CD36增高。血小板SR-BI也有类似作用,但氧化型高密度脂蛋白是SR-BI的配体,可抑制血小板的上述功能[16-18]。

(三)脂酶

1. 脂蛋白脂酶 脂蛋白脂酶(LPL)由448个氨基酸残基组成,分子量50kD。脂肪细胞、骨骼肌细胞、心肌细胞和巨噬细胞均可合成LPL。LPL从上述细胞分泌后,即被转运到毛细血管的内皮细胞表面,在此参与血浆中乳糜微粒和VLDL的分解代谢,调节TG的水解,释放非酯化脂肪酸供组织利用。LPL具有肝素、脂质、ApoCⅡ和LRP等四种物质的结合位点及1个催化位点。LPL是一种酯化酶,具有TG水解酶的活性及少部分磷脂酶活性。ApoCⅡ刺激LPL活性。LPL变异和ApoCⅡ缺陷导致高TG血症。

2. 肝脂酶 肝脂酶是一种磷脂酶,具有TG水解酶的活性。分子量为53kD,由477个氨基酸残基组成。肝脂酶由肝细胞合成并存在于肝脏内皮细胞中。从肝脏分泌后,肝脂酶被转运至肾上腺、卵巢和睾丸的毛细血管内皮细胞。雄激素可增强肝脂酶的活性,雌激素则对此酶的活性有抑制作用。肝脂酶在脂蛋白代谢中的作用是多方面的。首先,它参与乳糜微粒残粒最终处理过程中的TG水解,还可能参与乳糜微粒表面过多磷脂的水解。其次,将IDL转化为LDL。此外,肝脂酶还可去除HDL2中的TG和磷脂,使HDL2转化成HDL3。ApoE是肝脂酶的辅因子,可促进其对TG和磷脂的水解。肝脂酶缺陷引起脂蛋白残粒、IDL和HDL水平的改变。

3. 卵磷脂胆固醇酰基转移酶 卵磷脂胆固醇酰基转移酶(LCAT)由416个氨基酸残基组成,分子量为46.1kD,共有4个糖化位点。主要作用于小颗粒HDL和少数LDL,将其中的卵磷脂2位上的长链脂肪酸转移至胆固醇,生成溶血磷脂酰胆碱和胆固醇酯。体内大多数脂蛋白中的胆固醇酯都是在LCAT的作用下形成的。LCAT缺陷导致血浆游离胆固醇升高和胆固醇酯降低。

4. 磷脂和磷脂酶

(1) 磷脂酶A1(PLA1):包括9种,其中6种为细胞外酶,3种为细胞内酶,见表4-7-5-6。

表4-7-5-6 磷脂酶A1家族成员

PLA1来源	PLA1成员
细胞外PLA1	PS-PLA1
	mPLA1α
	mPLA1β
	肝磷脂酶
	内皮细胞磷脂酶
	胰腺磷脂酶相关蛋白2
细胞内PLA1	iPLA1α
	iPLA1β
	iPLA1γ

(2) 磷脂酶A2(PLA2):超过30种(表4-7-5-7),分为6种不同类型:①小分子量细胞外磷脂酶A2(sPLA2)[16-22];②大分子量细胞质依赖性磷脂酶A2(cPLA2);③非钙依赖性磷脂酶A2(iPLA2);④血小板激活因子乙酰水解酶(PAF-AH);⑤溶酶体PLA2(LPLA2);⑥脂肪组织PLA2(AdPLA2)。PLA2调节成骨细胞、破骨细胞和软骨细胞功能,PLA2表达异常可导致关节软骨型疾病(如类风湿关节炎、骨关节病、胶原诱导的关节炎等)[23-28],见表4-7-5-8。

(3) 溶血磷脂酸(LPA):血清中的一半LPA由溶血磷脂素类化合物(lysophospholipid,LPL)生成,溶血磷脂素类化合物包括lyso-PC(LPC)、lyso-PE(LPE)和LPS,这些物质分泌PLA2、sPLA2-IIA或PS-PLA1,在自分泌运动因子(autotaxin,ATX)的作用下,将LPL转化为LPA;另一条合成途径由卵磷脂的序列作用调节胆固醇酰基转移酶(LCAT)、PLA1和ATX。通过ATX生长的LPA作用于LPA受体发挥多种生理作用;PLD或DAG激酶将脂质转换为PA,后者又被PLA1或PLA2水解(图4-7-5-5)。生长板LPL增加释放的MMP-3进入细胞外基质ECM,加上MV内的钙和磷酸盐,促进矿化。

(4) 磷脂酶C:PLC家族包括非特异性磷脂酶C、PI特异性、磷脂酶C样PLC、锌依赖性原核生物PLC、PI-DAG裂解酶和SM酶等数种(表4-7-5-9)。在细胞外液钙离子的作用下,钙受体(CaR)激活PLC,以IP3依赖方式引起NF-κB从破骨细胞质转位至细胞核;在细胞外液锶离子的作用下,CaR也激活PLC,诱导DAG-PKCβⅡ信号途径,然后引起NF-κB向核内转位,但不依赖于IP3。

(5) 磷脂酶D:主要分为含HKD基序的PLD和不含HKD基序的PLD两类(表4-7-5-10)。主要功能是调节软骨细胞功能,在维生素D的协同下,维持骨骼矿化。同时对成骨细胞、破骨细胞和基质囊泡也有调节作用。

表4-7-5-7 磷脂酶A2家族成员

类型	组别	亚组	来源
sPLA2	Ⅰ	A	毒蛇
	Ⅰ	B	人类猪/胰腺
	Ⅱ	A	响尾蛇/人类滑膜
	Ⅱ	B	蝰蛇
	Ⅱ	C	大鼠和人类睾丸
	Ⅱ	D	人类和鼠类胰腺/脾脏
	Ⅱ	E	人类和鼠类脑/心脏/子宫
	Ⅱ	F	人类和鼠类睾丸/胚胎
	Ⅲ		蜥蜴/蜂
	Ⅴ		人类鼠类/心脏/肺/巨噬细胞
	Ⅸ		蜗牛
	Ⅹ		人类脾脏/胸腺/白细胞
	Ⅺ	A	绿色谷芽(PLA2-I)
	Ⅺ	B	绿色谷芽(PLA2-Ⅱ)
	Ⅻ	A	人类/鼠类
	Ⅻ	B	人类/鼠类
	ⅩⅢ		细小病毒
	ⅩⅣ		共生真菌/细菌
cPLA2	Ⅳ	A(α)	巨噬细胞样U937细胞/血小板/Raw264.7细胞/肾脏
	Ⅳ	B(β)	人胰腺/肝脏/心脏/脑)
	Ⅳ	C(γ)	人心脏/骨骼肌
	Ⅳ	D(δ)	鼠类胎盘
	Ⅳ	E(ε)	鼠类心脏/骨骼肌/睾丸/甲状腺
	Ⅳ	F(η)	鼠类甲状腺/胃
iPLA2	Ⅵ	A(β)	人类/鼠类
	Ⅵ	B(γ)	人类/鼠类
	Ⅵ	C(δ)	人类/鼠类
	Ⅵ	D(ε)	人类
	Ⅵ	E(ζ)	人类
	Ⅵ	F(η)	人类
PAF-AH	Ⅶ	A(脂蛋白相关PLA2)	人类/鼠类/猪/牛
	Ⅶ	PAF-AH Ⅱ	人类/牛
	Ⅷ	A(α1)	人类
	Ⅷ	B(α2)	人类
溶酶体PLA2	ⅩⅤ		人类/鼠类/牛

表4-7-5-8 磷脂酶A2表达异常引起的疾病

PLA2类型	表达水平	疾病
sPLA2-ⅡA	滑膜液高表达	类风湿关节炎
sPLA2-ⅡA	软骨细胞高表达	类风湿关节炎
sPLA2-ⅡD	滑膜液高表达	类风湿关节炎
sPLA2-ⅡE	滑膜液高表达	类风湿关节炎
sPLA2-Ⅴ	滑膜液高表达	类风湿关节炎
sPLA2-Ⅹ	滑膜液高表达或低表达	类风湿关节炎(活动期或非活动期)
sPLA2-ⅡA	滑膜液高表达	骨关节病
sPLA2-ⅡA	血管平滑肌高表达	心肌梗死
sPLA2-Ⅴ	血管平滑肌高表达	心肌梗死
cPLA2-α	cPLA2-$\alpha^{-/-}$小鼠无表达	预防胶原诱导的关节炎
iPLA2β	iPLA2-$\beta^{-/-}$小鼠无表达	低骨量

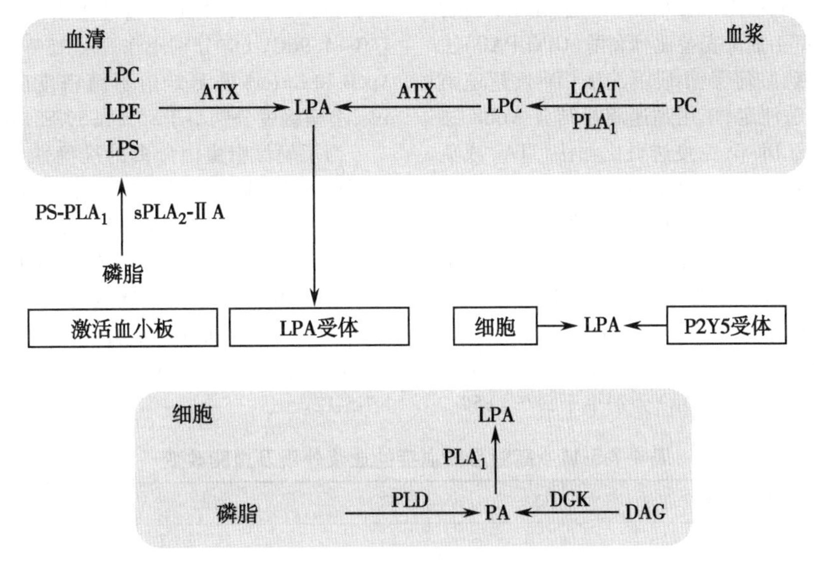

图 4-7-5-5 溶血磷脂酸(LPA)生成途径

表 4-7-5-9 磷脂酶C家族成员

类型	组 别	来源
非特异性 PLC		哺乳动物
PI 特异性	PLC-βPLCB1/PLCB2/PLCB3/PLCB4	哺乳动物
	PLC-γ/PLCG1/PLCG2	哺乳动物
	PLC-δ/PLCD1/PLCD3/PLCD4	哺乳动物
	PLC-ε/PLCE1	哺乳动物
	PLC-η/PLCH1/PLCH2	哺乳动物
	PLC-ζ/PLCZ1	哺乳动物
磷脂酶C样 PLC	PLCL/PLCL2	哺乳动物
锌依赖性原核生物 PLC		细菌
PI-DAG 裂解酶		锥虫类
SM 酶	中性 SM 酶 1	哺乳动物
	中性 SM 酶 2(SMPD3)	哺乳动物
	中性 SM 酶 3	哺乳动物
	溶酶体酸性 SM 酶	哺乳动物
	分泌型锌依赖性酸性 SM 酶	哺乳动物
	碱性 SM 酶	哺乳动物

表 4-7-5-10 磷脂酶D家族成员

类型	种类	来源
含 HKD 基序的 PLD		
PLD1	PLD1a/PLD1b/PLD1c/PLD1d	哺乳动物
PLD2	PLD2a/PLD2b/PLD2c	哺乳动物
PLD3		哺乳动物
核酸内切酶样线粒体 PLD		哺乳动物
不含 HKD 基序的 PLD		
GPI-PLD		哺乳动物
N-酰基 PE-PLD		哺乳动物
细胞色素 P4501A2		哺乳动物
细胞色素 P4502E1		哺乳动物
ATX		哺乳动物

(四)食物摄取 饮食中的脂肪可提供足够的脂肪酸,但当饮食中糖类与脂肪的比例升高时,则刺激肝脏和脂肪组织中的脂肪酸合成。由于乙酰CoA是在线粒体内产生的,因此必须先与乙酰草酸缩合成枸橼酸盐才能进入细胞质,然后再转变成乙酰CoA和乙酰草酸。经过一系列反应,由8个乙酰CoA缩合成棕榈酸。较长的脂肪酸(如硬脂酸和油酸)通过增加棕榈酸链的长度而合成。体内不能合成人体的必需多不饱和脂肪酸(如亚麻油酸和亚麻酸),必须从食物中补充。这些脂肪酸是机体许多特殊功能(如合成前列腺素)所必需的。胃和近端小肠吸收食物脂肪。TG被水解为非酯化脂肪酸和少量甘油单酯及甘油二酯,胆固醇酯水解成游离胆固醇,磷脂则转变成溶血磷脂酰胆碱。胆酸盐分子团扩散后,可溶解部分非水溶性脂质,有利于脂质转运至肠上皮细胞,并由此摄入细胞内。胆酸还可激活参与胆固醇水解的胰脂酶。长链脂肪酸主要由十二指肠和空肠上段的上皮细胞摄取,再次酯化为TG及脂蛋白,随后经肠系膜淋巴管和胸淋巴导管进入体循环。10碳以内的中链脂肪酸无需经过酯化即可被吸收进入门脉系统,并在肝内廓清。胆酸在回肠经重吸收后进入门脉系统,被肝脏摄取。

【血脂检查】

血脂谱异常症的诊断主要依靠实验室检查,其中最主要的是测定血浆(清)总胆固醇和TG浓度。由于影响血脂水平的因素较多,为了保证检测结果的真实性,在采血前应注意:①保持平时饮食,禁酒1周以上,维持体重相对恒定;②急性疾病对结果有影响,应尽量避免;③注意有否服过降低血脂或对血脂有影响的药物,如避孕药、雌激素、肾上腺皮质激素等;④应空腹12~16小时后采取血标本,尽量使用血清测定血脂,如果使用血浆可将测定结果乘以1.03。血清标本应及时测定,尽量避免储存,如果在短期内测定(<3天)可储存于4℃,长时间后检测需储存在-70℃以下。

(一)血脂测定 国际上通常采用化学抽提法(AL-BK)或高效液相色谱(HPLC)法、胆固醇氧化酶-过氧化酶-4-氨基安替比林和酚法(CHOD-PAP)测定血脂。血清TG可用二氯甲烷-硅酸-变色酸(van Handel-Caslson)法、HPLC 或甘油磷酸氧化酶-过氧化酶-4-氨基安替比林和酚(GPO-PAP)法测定,血清 HDL-C 采用硫酸葡聚糖-镁沉淀法(DS)、超速离心结合 ALBK 法或匀相法测定;采用超速离心结合 ALBK 法或匀相测定法测定血清 LDL-C;免疫透射比浊法(ITA)或免疫散射比浊法(INA)测定血清 ApoA Ⅰ、ApoB 和 Lp(a)。一般要求选用符合国际标准(WHO-IFCC)的多种浓度(至少5个水平)校准血清。血脂测定的法定计量单位是 mmol/L;用 mg/dl 表示的 LDL-C 换算系数分别为 mg/dl×0.0259=mmol/L,TG 的换算系数为 mg/dl×0.0113=mmol/L。TC、TG、HDL-C 和 LDL-C 的测定不精密度(用 CV 表示)应分别小于3%、5%、4%和4%,不精确度(用偏差表示)分别小于±3%、±5%、±5%和±4%;总误差(与参考血清的靶值比较,总误差=偏差%+1.96CV)应分别小于9%、15%、13%和12%;ApoA Ⅰ、ApoB 和 Lp(a)的测定值不精密度应分别小于3%、3%和4%,不精确度分别小于±5%、±5%和±10%。

为了确保脂蛋白分离的准确性,常需对血浆标本进行如下预处理:①加入终末浓度为0.4%的EDTA,并储存于氮气中,以防脂蛋白被氧化修饰;②加入10mmol/L的5,5-二巯基-2-硝基苯并酸,抑制 LCAT 活性,以防脂蛋白变性;③加入0.015%苯甲基氟磺酰(PMSF)防止蛋白降解;④加入0.05%叠氮钠抑菌。各型血脂谱异常症的血脂检查特点,详见表4-7-5-11。部分载脂蛋白的定量分离方法,见表4-7-5-12。

表 4-7-5-11 高脂蛋白血症的血浆外观及血脂改变

	血浆4℃过夜外观	TC	TG	CM	VLDL	LDL
Ⅰ	奶油上层/下层清	↑/→	↑↑	↑↑	↑↑	↑/→
Ⅱa	透明	↑↑	→	→	→	↑↑
Ⅱb	透明	↑↑	↑↑	→	↑	↑
Ⅲ	奶油上层/下层混浊	↑↑	↑↑	↑	↑	↓
Ⅳ	混浊	↑/→	↑↑	→	↑↑	→
Ⅴ	奶油上层/下层混浊	↑↑	↑↑	↑↑	↑	↓/→

注:↑:升高,随"↑"个数的增加,程度增加;→:正常;↓:降低

表 4-7-5-12 载脂蛋白定量分离方法

组分	定量分析方法
ApoA Ⅰ	羟磷灰石层析法/亲和层析法/层析聚焦法/反相层析法/离子交换层析法
ApoA Ⅱ	同上
ApoA Ⅳ	甘油三酯-磷脂乳胶吸收法/阴离子交换层析法/快速蛋白液相层析法
ApoE	SDS-PAGE 法/SDS 凝胶滤过层析法
ApoC	凝胶滤过层析及阴离子交换层析法
ApoB100	阴离子交换层析
ApoB48	SDS-PAGE 法
Lp(a)	凝胶滤过层析法/SDS-PAGE 法

注:SDS:十二烷基磺酸钠

在临床实际工作中了解血浆 LDL-C 和 HDL-C 较血浆总胆固醇意义更大。直接测定血浆 LDL-C 浓度的过程较为复杂,一般是通过 Friedewald 公式进行计算而得出,即 LDL-C(mg/dl)=总胆固醇-(HDL-C+TG/5);或 LDL-C(mmol/L)=总胆固醇-(HDL-C+TG/2.2)[7]。当血浆 TG 在4.0mmol/L(350mg/dl)以内时,采用这一公式进行计算所获 LDL-C 浓度结果比较可靠;当超过4.0mmol/L 时,因所计算的 LDL-C 明显低于实际值,故不能用该公式计算。脂蛋白的代谢测试大多采用外源性标记方法,即将脂蛋白或载脂蛋白分离后用碘进行标记,然后注入受试者体内,定时抽取血样以了解其分解代谢的情况。此外,还可进行基因 DNA 突变分析、脂蛋白-受体相互作用以及脂蛋白脂酶和肝脂酶、胆固醇酯化酶与合成酶等方面的测定。

(二)血浆外观判断 通常将血浆放置于4℃冰箱中过夜,然后观察血浆的外观。如果见到有"奶油样"顶层,表明血浆中乳糜微粒含量较高。血浆置于4℃过夜后,各型血脂谱异常症的外观如下:Ⅰ型可见"奶油样"顶层,下层澄清;Ⅱa 型和Ⅱb 型的血浆外观澄清或轻度混浊;Ⅲ型血浆外观混浊,可见模糊的"奶油样"顶层;Ⅳ型血浆外观随血浆 TG 水平的情况而变化,可为澄清或混浊,一般无"奶油样"顶层;Ⅴ型血浆可见"奶油样"顶层,下层混浊。家族性脂蛋白脂酶缺陷症和家族性载脂蛋白 CⅡ缺陷症患者的新鲜血浆外观呈乳白色,于4℃放置12小时后,可见血浆表面有一层白色的漂浮物。

(三)沉淀法测定 利用载脂蛋白 B 可与某些物质相互作用而产生沉淀的特性,将含有载脂蛋白 B 的脂蛋白与不含载脂蛋白 B 的脂蛋白进行分离。因此,通过沉淀法能将 VLDL 和 LDL 与 HDL 区分开来。常用的沉淀法有肝素/锰法和镁/磷戊酸法。用沉淀法进行脂蛋白分离时应注意:①采用血清标本;如果使用血浆标本,则金属锰的需要量较大,会导致上清液中锰含量过高,影响胆固醇的酶法测定。②对于血浆 TG 浓度高于5.4mmol/L(400mg/dl)的标本,应防止沉淀不完全,保证 HDL-C 测定准确性。采用超滤法对标本进行预处理,以清除其中的 VLDL 和乳糜微粒。③测定经肝

素/锰沉淀后所获的上清液中的胆固醇含量时应加入依地酸二钠,以防止棕色沉淀造成 HDL-C 升高。

(四) 脂蛋白电泳　电泳时乳糜微粒滞留在原位,而α、β、前β带分别相当于 HDL、LDL 和 VLDL。家族性脂蛋白脂酶缺陷症表现为乳糜微粒增多;家族性高胆固醇血症为β带增多;由于血浆琼脂糖电泳时发现有宽β带存在,因而Ⅲ型高脂蛋白血症又称为异常β脂蛋白血症。但是,β带亦可见于Ⅱb 或Ⅴ型高脂蛋白血症。若将血浆进行高速离心后,用分离出的 VLDL 进行琼脂糖电泳,如出现β带则对诊断Ⅲ型高脂蛋白血症的诊断价值更大。早期多采用血浆纸上电泳法进行血脂谱异常症分类,后来逐渐发展到琼脂糖凝胶电泳。但两者都只是半定量方法,对血浆脂蛋白的分离不够精确。聚丙烯酰胺梯度凝胶电泳法(PAGE)可通过不同浓度的凝胶梯度,有效地分离出血浆中的各种脂蛋白成分,现已广泛应用于各种载脂蛋白的分离与多态性研究。此外,琼脂糖或聚丙烯酰胺凝胶均可结合等电聚焦的方法,用于鉴别载脂蛋白 E 的异构体,有助于Ⅲ型高脂蛋白血症的诊断。

(五) 超速离心　由于各种脂蛋白的密度不同,通过漂浮超速离心的方法可将各种脂蛋白成分从血浆中分离出来。在脂蛋白分析方面,常用的超速离心法有固定角度序贯漂浮超速离心、密度梯度超速离心和单旋垂直头密度梯度超速离心等。经超速离心后,血浆中的脂蛋白可分为乳糜微粒、VLDL、IDL、LDL 及 HDL。此外,固定角头超速离心还可进行 VLDL-C 的定量分析。

【血脂谱分类】

(一) 血浆脂蛋白分类　Fredrickson 等根据各种血浆脂蛋白升高的程度,将血脂谱异常症分为 5 型(Ⅰ、Ⅱ、Ⅲ、Ⅳ和Ⅴ型,表 4-7-5-13)。这种分型法不但促进了人们对血脂谱异常症的认识和了解,而且有利于临床诊断和治疗,被广泛采用。1970 年,世界卫生组织(WHO)对 Fredrickson 等提出的高脂蛋白血症分型法进行了部分修改,将其中的Ⅱ型分为两个亚型,即Ⅱa 型和Ⅱb 型。

表 4-7-5-13　血脂谱异常症的 Fredrickson 分型

	升高的脂蛋白成分	血脂改变		人群发病情况
		胆固醇	TG	
Ⅰ	乳糜微粒	-/+	+++	遗传/少见
Ⅱa	β-脂蛋白(LDL)	+++	-	遗传/青年及成人
Ⅱb	β-脂蛋白(LDL) 前β-脂蛋白(VLDL)	+++	++	获得性/暴食习惯者
Ⅲ	悬浮β-脂蛋白	++	++	遗传/较少见
Ⅳ	前β-脂蛋白(VLDL)	-/+	+++	常见于中年人
Ⅴ	前β-脂蛋白(VLDL)	-/+	+++	继发性/较少见

注:+:升高,随"+"的增加,程度增加;-:正常

1. Ⅰ型　主要是血浆中乳糜微粒浓度增高所致。血脂测定主要为 TG 升高,而胆固醇可正常或轻度升高。此型较罕见。

2. Ⅱa 型　单纯性血浆 LDL 升高。血脂测定只有胆固醇升高,TG 正常。此型较常见。

3. Ⅱb 型　血浆 VLDL 和 LDL 均升高。血脂测定发现胆固醇和 TG 均升高。此型最多见。

4. Ⅲ型　主要是血浆中的乳糜微粒残粒和 VLDL 残粒增加。血脂测定显示胆固醇和 TG 浓度明显升高,且两者升高的程度基本平行。此型少见。

5. Ⅳ型　血浆 VLDL 增加,血脂测定显示血浆 TG 明显升高,而胆固醇则正常或偏高。

6. Ⅴ型　血浆中乳糜微粒和 VLDL 升高。血脂测定 TG 和胆固醇升高,但以 TG 升高为主。

虽然 Fredrickson 等和 WHO 的分型方法对指导临床上诊断和治疗血脂谱异常症有较大帮助,但过于复杂。因而提出了血脂谱异常症的简易分型方法(表 4-7-5-14),即将血脂谱异常症分为高胆固醇血症、高 TG 血症和混合型血脂谱异常症 3 类。

(二) 血脂谱异常的基因变异分类　以上分类法只注重血浆中脂蛋白的异常,忽略了引起血脂谱异常症的病因,仍存在着较大的局限性。随着分子生物学技术的迅速发展,人们对血脂谱异常症的认识已逐步深入到基因水平。目前发现,原发性血脂谱异常症都是由于基因缺陷所致。基因缺陷所致的血脂谱异常症多具有家族聚集性,有明显的遗传倾向,称为家族性血脂谱异常症,其中以家族性混合型血脂谱异常症最为多见。此外,还有一些较为少见的家族性血脂谱异常症,包括家族性多基因性高胆固醇血症、家族性高 TG 血症、家族性胆固醇酯转运蛋白缺陷症、家族性磷脂酰胆碱胆固醇酰基转移酶缺陷症、家族性高α脂蛋白血症、家族性高脂蛋白(a)血症等。

表 4-7-5-14　血脂谱异常症简易分型

项目	TC	TG	相当于 WHO 分型
单纯性血脂谱异常症			
高胆固醇血症	↑↑	—	Ⅱa
高 TG 血症	—	↑↑	Ⅳ(Ⅰ)
混合型血脂谱异常症			
A. 均衡型	↑↑	↑↑	Ⅱb(Ⅲ)
B. 胆固醇升高为主型	↑↑	↑	—
C. TG 升高为主型	↑	↑↑	Ⅳ,Ⅴ

注:↑:升高,随"↑"的增加,程度增加;-:正常;"()"内为少见类型;TC:总胆固醇;TG:甘油三酯

【血脂谱异常症的病因】

临床上,通常根据引起血脂谱异常症的原因将其分为原发性和继发性两类(表 4-7-5-15)。原发性血脂谱异常症是由于遗传基因缺陷所致。原因不明的血脂谱异常症称为散

发性或多基因性血脂谱异常症。因全身系统性疾病所致者称为继发性血脂谱异常症。引起血脂升高的系统性疾病主要有糖尿病、甲状腺功能减退症、肝肾疾病、糖原贮积症、系统性红斑狼疮、骨髓瘤、脂肪萎缩症、急性卟啉病等[29-35]。此外,某些药物如利尿剂、β受体阻滞剂、糖皮质激素等也引起继发性血脂升高。临床所见的血脂谱异常症,多数同时存在两种以上情况[36,37]。

(一)脂代谢相关基因缺陷 与脂代谢有关的基因发生突变可导致脂蛋白降解酶活性降低,脂蛋白结构或受体缺陷使脂蛋白在体内的清除减少或分解代谢减慢;或增加脂蛋白的合成、影响饮食中脂肪的吸收等,引起各种类型的原发性血脂谱异常症,如家族性脂蛋白脂酶缺陷症、家族性载脂蛋白CⅡ缺陷症、家族性高胆固醇血症、家族性载脂蛋白B100缺陷症、家族性异常β脂蛋白血症、家族性混合型血脂谱异常症、家族性高TG血症等。其中,家族性高胆固醇血症又可分为家族性单基因高胆固醇血症(familial monogenic hypercholesterolemia)和家族性多基因高胆固醇血症(familial polygenic hypercholesterolemia)两种。家族性单基因高胆固醇血症还可分为杂合子型和纯合子型两个亚类。各型原发性血脂谱异常症的基因突变情况,见表4-7-5-16。

表4-7-5-15 血脂谱异常症的病因分类

家族性血脂谱异常症	Werner综合征
家族性脂蛋白脂酶缺陷症	急性间歇性卟啉病
家族性载脂蛋白CⅡ缺陷症	糖原贮积症
家族性载脂蛋白B100缺陷症	非内分泌疾病
家族性高胆固醇血症	肾病综合征
家族性异常β脂蛋白血症(Ⅲ型高脂蛋白血症)	尿毒症
家族性混合型血脂谱异常症	胆道阻塞
家族性高甘油三酯血症	肝炎
继发性血脂谱异常症	系统性红斑狼疮
内分泌疾病与代谢紊乱	多发性骨髓瘤
肥胖	免疫球蛋白病(异常丙种球蛋白血症)
糖尿病	阻塞性黄疸
代谢综合征	药物和其他
甲状腺功能减退症	慢性酒精中毒
垂体性矮小症	利尿剂
肢端肥大症	β受体阻滞剂
神经性厌食	雌激素抑制剂
Cushing综合征	糖皮质激素
脂肪营养不良	

表4-7-5-16 原发性血脂谱异常症的遗传特点

疾病	突变基因	遗传方式	患病率	脂蛋白类型
家族性脂蛋白脂酶缺陷症	脂蛋白脂酶	常染色体隐性	1/106	Ⅰ/Ⅴ
家族性载脂蛋白CⅡ缺陷症	ApoCⅡ	常染色体隐性	1/106	Ⅰ/Ⅴ
家族性高胆固醇血症	LDL受体	常染色体显性	1/500(杂合子) 1/106(纯合子)	Ⅰia(少数为Ⅰib)
家族性载脂蛋白B100缺陷症	ApoB	常染色体显性	1/1000	Ⅱa
家族性异常β脂蛋白血症(又称Ⅲ型高脂蛋白血症)	ApoE	常染色体隐性(少数为显性)	1/105	Ⅲ
家族性混合型血脂谱异常症	待定	常染色体显性	1/100	Ⅱa/Ⅱb/Ⅳ(少数为Ⅴ)
家族性高甘油三酯血症	待定	常染色体显性	不详	Ⅳ(少数为Ⅴ)

(二)获得性因素 引起血浆脂蛋白水平升高的获得性因素很多,无论是脂蛋白的产生或由组织排泌入血浆过多,还是清除或从血浆中移去减少,均可导致一种或多种脂蛋白在血浆中过度堆积。获得性因素主要包括高脂肪饮食与高热量饮食、肥胖、增龄和不良生活习惯和某些疾病等。

1. 饮食脂肪过多 是常见的引起血脂谱异常症的非病理性因素。每日饮食中的胆固醇从200mg增至400mg时,可使血浆胆固醇上升0.13mmol/L(5mg/dl)。如果饱和脂肪酸的热量达到饮食总热量的14%,血浆胆固醇亦因此而升高0.52mmol/L(20mg/dl)左右。大量摄入单糖引起血糖升高,进而导致胰岛素分泌增多,后者促进肝脏合成TG和VLDL,引起血浆TG浓度升高;单糖还可改变VLDL的结构,使其清除速度减慢。此外,高糖膳食可诱导脂蛋白脂酶抑制因子ApoC Ⅲ基因表达增加,血浆ApoC Ⅲ浓度升高又可抑制脂蛋白脂酶活性,从而减慢乳糜微粒和VLDL中TG的水解,引起高甘油三酯血症。

2. 肥胖 肥胖是血浆胆固醇升高的另一个重要因素。体重增加一方面促进肝脏合成载脂蛋白B,使LDL产生增加;另一方面可增加体内胆固醇合成,使肝内胆固醇池扩大,并抑制LDL受体合成。肥胖患者容易发生异位脂肪储积(ectopic fat storage),异位脂肪可储积于肝脏、肌肉、脾脏、胰腺和其他内脏器官,大量的皮下脂肪和异位储积的脂肪在脂肪细胞因子和内分泌激素的作用下,脂解增加,血甘油三酯升高,肝游离脂肪酸释放增多,引起胰岛素抵抗、T2DM、代谢综合征、脂代谢紊乱和高血压。

3. 增龄 血浆胆固醇水平随年龄的增长而轻度升高。这是因为老年人的LDL受体活性降低,导致其分解代谢减慢。由于体内的胆酸合成随年龄增加而减少,使肝内胆固醇含量增加,进一步抑制LDL受体活性。此外,体重也随着增龄而有所增加,但排除体重因素以后,增龄本身亦使血浆胆固醇水平上升。

4. 长期大量饮酒 可抑制肝内脂肪酸氧化,脂肪酸合成增多,导致TG与VLDL产生增多,血浆TG升高。吸烟也使血浆中TG升高,可能主要与脂肪组织中脂蛋白脂酶活性降低有关。

5. 药物 雌激素增加VLDL的生成而引起血浆TG升高,常与用药剂量有关。糖皮质激素增加VLDL的合成,可使VLDL转化为LDL增多,最终使血浆胆固醇和TG均升高。此外，噻嗪类利尿剂和β受体阻滞剂亦可引起血脂谱异常症。

6. 疾病状态 引起血脂谱异常症的疾病很多，常见于糖尿病、肝胆疾病、肾脏疾病、雌激素缺乏症、甲状腺功能减退症、神经性厌食、急性间歇性卟啉病、系统性红斑狼疮、异常丙种球蛋白血症、多发性骨髓瘤、糖原贮积症和脂肪营养不良等。

（1）糖尿病：胰岛素缺乏可抑制脂蛋白脂酶的活性，使乳糜微粒在血浆中聚积。血脂谱异常是糖尿病的重要生化表现和心血管不良事件危险因素之一，但T1DM和T2DM的血脂谱异常有所不同。血糖控制欠佳的T1DM患者血TG和VLDL明显升高，但血胆固醇和LDL可正常或降低，而HDL多为正常或升高；经用胰岛素控制血糖后，血脂谱一般可转为正常，少数患者的血脂谱异常仍持续存在。因而，T1DM所伴的血脂谱异常多属于继发性血脂谱异常。

（2）肝胆疾病：胆道结石、肝脏肿瘤、胆汁性肝硬化、胆道闭锁等所致的胆道阻塞，使胆酸、胆固醇排入胆道发生障碍，引起游离胆固醇和TG升高。

（3）肾脏疾病：可引起VLDL和LDL合成增加，同时可伴有脂蛋白分解代谢减慢，临床上最明显的例子是肾病综合征，患者的TG、血清胆固醇均显著升高，并与低蛋白血症密切相关；透析治疗的尿毒症患者以TG升高为主，接受肾移植的患者主要为胆固醇升高。

（4）雌激素缺乏：由于雌激素可通过增加LDL受体的表达而增强LDL的分解代谢，故45~50岁女性的血浆胆固醇常低于同龄男性。绝经后，女性的胆固醇逐渐升高，最终达到并可超过男性水平。

（5）甲状腺功能减退：肝脏的TG脂酶减少，导致VLDL清除减慢，同时可合并IDL生成过多。

（6）其他系统性疾病：许多全身系统性疾病可通过各种途径引起血浆胆固醇和/或TG水平升高。多发性骨髓瘤的异型蛋白可抑制血浆中乳糜微粒和VLDL的清除。脂肪营养不良的脂肪组织中脂蛋白脂酶减少，可伴有肝脏合成VLDL增多等。银屑病（psoriasis）患者的心血管病、脑血管病和外周血管病发病率增高，其原因未明，一般认为与银屑病的慢性炎症和血脂谱异常有关，因此可用他汀类药物治疗[1-3]。

【病理生理与临床表现】

血脂谱异常症的病理生理复杂，而血脂谱异常症本身没有特殊的临床表现。肥胖、皮肤黄色瘤、动脉粥样硬化和非酒精性脂肪肝是血脂谱异常症的间接表现。

（一）动脉粥样硬化和心脑血管事件 血脂谱异常症对心血管病的三个主要决定因素是LDL颗粒的数目、大小以及HDL水平。肥胖、高血压和代谢综合征是血脂谱异常症的主要危险因素。此外，血脂谱异常患者的后代（即使无肥胖和高血压）也易发生血脂谱异常症[4]。脂质在血管内皮沉积是血脂谱异常症的最主要后果，动脉粥样硬化的发生和发展又是一种缓慢渐进的过程，如能抑制和延缓动脉硬化的发生，就可达到本症的预防和治疗目的[5]。

1. LDL-C升高 LDL质的异常主要体现在小而密低密度脂蛋白（sLDL）增多上。这种LDL容易在动脉壁沉积和被单核巨噬细胞吞噬。sLDL主要与高TG血症有关，高TG和高VLDL刺激CETP活性，促进TG向LDL转移，形成小而密的LDL。sLDL与LDL受体亲和力下降，分解代谢减少伴巨噬细胞摄取增多。对氧化反应敏感性增强，因此更具有致动脉粥样硬化作用。家族性高胆固醇血症的血浆胆固醇常高于7.8mmol/L（300mg/dl），LDL-C高于6.5mmol/L（250mg/dl），家族性载脂蛋白B100缺陷症的血浆LDL-C升高。同一家族性混合血脂谱异常症家族中的不同患者，其血脂变化多端，可以是胆固醇、TG或两者均中度升高，并常伴有HDL-C降低。甚至同一个患者的不同时期其血脂情况亦可发生变化。

2. 高TG血症 血中非酯化脂肪酸（FFA）升高，进入肝脏的FFA增多，肝脏合成和释放极低密度脂蛋白（VLDL）及胆固醇酯（FFA与胆固醇分子联合形成胆固醇酯），胆固醇酯浓度调节VLDL的产生，其浓度升高时VLDL合成增加，同时富含TG的脂蛋白产生增多。高TG血症与冠心病的危险性增高独立相关。Ⅲ型高脂蛋白血症的血浆胆固醇和TG中度升高，HDL-C正常，而LDL-C降低。家族性脂蛋白脂酶缺陷症和家族性载脂蛋白CⅡ缺陷症均可导致严重的高甘油三酯血症，血浆TG高达11.3~22.6mmol/L（1000~2000mg/dl）或更高。家族性高甘油三酯血症的血浆TG一般为2.3~5.6mmol/L（200~500mg/dl），当合并甲状腺功能减退、雌激素治疗或大量饮酒等情况时，可使TG升至11.3mmol/L（1000mg/dl）或更高。高TG血症（10mmol/L以上时）是胰腺炎的重要发病病因（约7%），称为高TG血症所致的胰腺炎，病死率在20%以上。发病机制可能是：①乳糜微粒（chylomicron）堵塞胰腺的毛细血管床，局部缺血；②胰腺腺泡中的脂肪酶与乳糜微粒直接接触，诱发前炎症因子释放，胰腺坏死、炎症和水肿。

3. HDL-C下降 TG增高时，胆固醇酯酰基转运蛋白（CETP）将HDL-C中的胆固醇转到VLDL的交换增加，促进HDL-C分解。另外，VLDL清除障碍和LPL活性降低也使HDL3向HDL2转换减少。

4. 载脂蛋白异常 ApoAⅠ糖化使HDL-C与HDL受体亲和力下降而影响细胞内胆固醇流动。由于新生态的HDL-C主要由肝脏产生，进入血液循环后主要功能为清除胆固醇，与之结合后转运入肝脏而代谢，部分经胆汁排出，故可使总胆固醇下降，为动脉粥样硬化和冠心病的保护因子。糖基化低密度脂蛋白（Gly-LDL）和氧化型低密度脂蛋白（ox-LDL）促进早期动脉粥样硬化形成，引发免疫反应，使吞噬细胞释放白细胞介素-1β（IL-1β）、肿瘤坏死因子-α（TNF-α）等，导致血管病变。

（二）黄色瘤 血脂谱异常症患者可因过多的脂质沉积在局部组织而形成黄色瘤（xanthoma）。通常表现为局限性皮肤隆凸，颜色可为黄色、橘黄色或棕红色，多呈结节、斑块或丘疹等形状，质地柔软。根据黄色瘤的形态与发生部位不同，可分为扁平黄色瘤、掌皱纹黄色瘤、结节性黄色瘤、疹性黄色瘤、结节疹性黄色瘤及肌腱黄色瘤等。各种黄色瘤的病理改变基本相似。真皮内有大量吞噬脂质的巨噬细胞（称为泡沫细胞），又称为黄色瘤细胞。早期常伴有炎性细胞，晚期可发生成纤维细胞增生。有时可见核呈环状排列的多核巨细胞。用猩红或苏丹红进行冷冻切片染色，可显示泡沫细胞内含有胆固醇和胆固醇酯。一种黄色瘤可见于不同类型的血脂谱异常症，同一类型的血脂谱异常症又可出现多种形态的黄色瘤,经有效降脂治疗后多数黄色瘤可逐渐消退。

1. 扁平黄色瘤　主要见于眼睑周围,故又称为眼睑黄色瘤,较为常见。一般表现为上睑内眦处的扁平丘疹,呈橘黄色,米粒至黄豆大小,椭圆形,边界清楚,质地柔软。通常发展缓慢,数目可逐渐增多。少数可累及面、颈、躯干和肢体。主要见于家族性高胆固醇血症、家族性载脂蛋白B100缺陷症和Ⅲ型高脂蛋白血症;亦可见于血脂正常者,可能是由于组织中的巨噬细胞过多摄取被氧化或修饰的脂蛋白所致。

2. 掌皱纹黄色瘤　分布于手掌及手指的皱纹处,呈橘黄色的线条状扁平轻度凸起。此乃Ⅲ型高脂蛋白血症的特征性表现,约有50%的患者可出现掌皱纹黄色瘤。

3. 结节性黄色瘤　好发于肘、膝、指节的伸侧以及踝、髋、臀部,早期散在分布,为黄豆至鸡蛋大小的圆形结节,呈黄色、橘黄色或棕红色,边界清楚,质地柔软。一般进展缓慢。后期结节增多,并融合成大小不等的分叶状斑块,由于有纤维化形成,质地逐渐变硬,不易消退。如损伤或合并感染,可形成溃疡。此种黄色瘤具有诊断特异性,主要见于Ⅲ型高脂蛋白血症。

4. 疹性黄色瘤　表现为橘黄或棕黄色的小丘疹,其中心发白,伴有炎性基底,类似于痤疮,好发于腹壁、背部、臀部及其他容易受压的部位,有时口腔黏膜也可受累。主要见于家族性脂蛋白脂酶缺陷症和家族性载脂蛋白CⅡ缺陷症所致的严重高TG血症。

5. 结节疹性黄色瘤　多见于四肢伸侧,如肘部和臀部,呈橘黄色结节状,可在短期内成批出现,有融合趋势,周围有疹状黄色瘤包绕,常伴有炎性基底。主要见于Ⅲ型高脂蛋白血症。

6. 肌腱黄色瘤　这是一种特殊类型的结节状黄色瘤,发生在肌腱部位,常见于跟腱、手或足背伸肌腱、膝部股直肌和肩三角肌腱等处。为圆或卵圆形、质硬的皮下结节,与皮肤粘连,边界清楚。约有58%的家族性高胆固醇血症患者可出现肌腱黄色瘤,家族性载脂蛋白B100患者有38%发生肌腱黄色瘤,亦见于部分Ⅲ型高脂蛋白血症患者。如果不仔细检查,一些小的肌腱黄色瘤很容易被遗漏。X线片可显示跟腱黄色瘤的情况。

(三)器官脂质沉积与浸润　异常增多的脂质沉积在肝脏和脾脏,导致其体积增大,镜下可见大量的泡沫细胞[6,7]。此外,骨髓中可见类泡沫细胞。家族性脂蛋白脂酶缺陷症患者可因乳糜微粒栓子阻塞胰腺的毛细血管,引起局限性胰腺细胞坏死而导致复发性胰腺炎。约有1/3至1/2的患者可发生急性胰腺炎,常于进食高脂饮食或饱餐后发生,腹痛程度与血浆TG水平呈正相关。家族性载脂蛋白CⅡ缺陷症患者亦可发生胰腺炎,但其血浆VLDL-C水平相对较高,而乳糜微粒浓度较低,所以病情相对较轻,发生于20岁以前者的症状多不明显。氧化型脂质启动并调节细胞的炎症过程,氧化型LDL(ox-LDL)被肾动脉壁和肾小球间质摄取,CXCL16是足细胞(podocyte)摄取ox-LDL的主要受体,而在肾小管发挥同样作用的主要是CD36,Ox-LDL和FFA的脂毒性损害细胞功能,刺激其他细胞因子(如TGF-β)表达,诱发肾损害和肾小管间质纤维化。出现不同程度的肾小球肥大、基底膜增厚和细胞外基质积聚。

非酒精性脂肪肝病(NAFLD)是内脏器官脂质沉积与浸润的特殊形式,类似于特殊化的棕色脂肪与白色脂肪组织的混合体,可发生微管性脂质淤积、大血管性脂质淤积和脂质小滴。这些病理改变引起脂肪细胞因子的大量生成,导致脂肪堆积和细胞氧化应激反应。患者表现为肝大、肝功能异常、脂肪变性、脂性肝炎和肝硬化。同时,脂肪组织脂解增加,血甘油三酯升高,肝游离脂肪酸释放增多,详见第4篇扩展资源31.7。

(四)其他组织损害　血脂谱异常是一种全身性代谢紊乱,除上述病理变化外,还可以引起下列病变:①早发性老年环:40岁以下出现老年环者多伴有血脂谱异常,早发性老年环多见于家族性高胆固醇血症,但特异性不强;②早发性角膜弓:约有28%的家族性载脂蛋白B100缺陷症患者可有角膜弓;③角膜混浊:可见于家族性高TG血症和家族性LCAT缺陷症;④脂血症眼底:严重的高TG血症(>22.6mmol/L或2000mg/dl)使富含TG的大颗粒脂蛋白沉积于眼底小动脉而产生脂血症眼底;⑤其他病变:脂肪颗粒沉积于网状内皮细胞还可引起实质性器官(如肝、脾、心、肾、脑、网膜等)肿大和慢性炎症反应;乳糜微粒血症尚可导致呼吸困难和神经系统症状;纯合子家族性高胆固醇血症可出现游走性多关节炎,但具有自限性;家族性混合型血脂谱异常和家族性高甘油三酯血症的患者多有肥胖。Ⅲ型高脂蛋白血症常伴有肥胖、糖尿病和甲状腺功能减退等其他代谢紊乱,又可使患者的血脂进一步升高。

烟酸(niacin)升高HDL-胆固醇(15%~35%),降低甘油三酯(15%~50%)、VLDL和LDL(表4-7-5-17)[38-40]。其作用途径是:①通过降低肝脏ApoA-Ⅰ分解和增加ApoA-Ⅰ生成量与颗粒数目;②抑制肝脏二酰甘油乙酰转移酶-2(hepatic diacylglycerol acyltransferase-2)活性,因而抑制脂肪组织的甘油三酯分解,减少游离脂肪酸来源,而减少甘油三酯合成;③促进肝脏的脂肪酸β氧化;④促进肝细胞ApoB降解。但是,长期治疗后可引起反跳性脂肪分解增强。

表4-7-5-17　升高HDL-胆固醇的措施

措　施	HDL-胆固醇升高(%)
治疗药物	
烟酸	15~35
他汀类药物	5~10(罗舒伐他汀6%~12%)
贝特类药物	5~15
CETP抑制剂	25~138
anacetrapib	最高138[LDL-C↓40%/Lp(a)↓36%]
evacetrapib	最高129(LDL-C↓36%)
dalcetrapib	停用
torcetrapib	停用
胆酸螯合剂s/离子交换树脂	5~10
口服雌激素	10~15
生活方式干预	
吸烟	降低7%~20%
减重	每减重3kg升高HDL-C1mg/dl
有氧运动	每周每英里升高HDL-C 0.308mg/dl
乙醇	0~40g/d乙醇升高HDL-C

注:CETP:cholesteryl ester transfer protein,胆固醇酯转运蛋白;Lp(a):lipoprotein(a)载脂蛋白(a)

PPAR-α 在贝特类药物的引导下,使二异聚体与视黄醇 X 受体结合,复合物作用于靶基因,促进肝脏摄取和氧化脂肪酸,降低 ApoC-Ⅲ和甘油三酯合成;同时也促进脂蛋白脂酶表达,增加甘油三酯清除。贝特类药物可降低甘油三酯 15%~50%,降低 LDL-胆固醇 8%,升高 HDL-胆固醇 9%(表 4-7-5-18),因而减少心血管病 34%[41-44]。

表 4-7-5-18 贝特类药物的 RCT 研究

研究类别	病例	治疗	RRR	*P* 值	亚组特点	亚组 RRR
Helsinki 心脏研究(1988/5年)	4081 男性/非 HDL-C ≥ 204mg/dl/一级预防	吉非贝齐 gemfibrozil	-34% CHD	0.02	TG>200mg/dl/LDL-C/HDL-C>5.0	-71%
VA-HIT(1999/5.1年)	2531 男性/二级预防	吉非贝齐 gemfibrozil	-22% CVD	0.006	糖尿病	-34%
BIP(2000/6.2年)	3090 男性和女性/二级预防	苯扎贝特 bezafibrate	-9.4% CHD	0.24	TG > 200mg/dl/HDL-C < 35mg/dl	-42%
FIELD(2005/5年)	9795 男性和女性/糖尿病/22%诊断前合并冠心病	非诺贝特 fenofibrate monotherapy	-11% CVD	0.16	TG ≥ 200mg/dl/HDL-C < 40mg/dl/HDL-C<50mg/dl	-27%
ACCORD(2010/4.7年)	5518 男性和女性/糖尿病/37%诊断前合并心血管事件	非诺贝特+辛伐他汀	-8% CVD	0.26	TG ≥ 204mg/dl/HDL-C ≤ 34mg/dl	-31%

注:ACCORD:action to control cardiovascular risk in diabetes,糖尿病心血管病控制研究;BIP:bezafibrate infarction prevention,苯扎贝特心肌梗死预防研究;CV:cardiovascular,心血管事件;RRR:relative risk reduction,相对风险降低;CHD:coronary heart disease,冠心病;FIELD:fenofibrate intervention and event lowering in diabetes,非诺贝特干预和糖尿病心血管事件降低研究;VA-HIT:veterans affairs high-density lipoprotein cholesterol intervention trial,退伍军人 HDL-胆固醇干预研究

【诊断与鉴别诊断】

(一)心血管病风险评估

1. 确立血脂谱异常症 多数学者认为,血浆总胆固醇浓度大于 5.2mmol/L(200mg/dl)可确定为高胆固醇血症;血浆 TG 浓度大于 2.3mmol/L(200mg/dl)为高 TG 血症;HDL-C 低于 0.91mmol/L(35mg/dl),可定为低 HDL-C 血症。由于所测的人群以及所采用的检测方法不同,各地所制定的血脂谱异常症诊断标准略有差异[45]。表 4-7-5-19 所列分别为北京和上海地区提出的血脂谱异常症诊断标准。一般根据患者血脂水平,结合其病史、有关的体征和实验室检查以及家族史进行血脂谱异常症的诊断并不困难。Ⅲ型高脂蛋白血症患者如果没有掌皱纹黄色瘤或结节性黄色瘤,有时难以作出诊断。此时可计算 LDL-C/TG 比值,若大于 0.3 则对诊断有帮助(正常 0.2 左右)。

表 4-7-5-19 正常人空腹血脂水平

项目	平均值 mmol/L (mg/dl)	5%~95%位数范围
甘油三酯(TG)	1.30(115.0)	0.64~2.58(57.0~228.0)
总胆固醇(TC)	4.01(155.0)	2.93~5.23(113.0~202.0)
低密度脂蛋白胆固醇	2.46(95.0)	1.58~3.52(61.0~136.0)
极低密度脂蛋白胆固醇	0.28(11.0)	0.08~0.67(3.0~26.0)
高密度脂蛋白胆固醇	1.41(54.5)	0.83~1.84(32.0~71.0)
磷脂	2.64±0.02	—
游离脂酸	605±190μmol/L	—

血脂水平是与遗传和饮食习惯密切相关的,因此不同种族人群和饮食情况下的血脂水平存在一定差异。血脂水平随着年龄增长逐渐升高。儿童的血脂水平低于成人,其血脂谱异常症的标准为:胆固醇>5.2mmol/L(200mg/dl),TG>1.6mmol/L(140mg/dl)。此外,血脂亦受性别和生理状态的影响。女性从青春期起直至绝经期,其 TG 和胆固醇均低于男性,而 HDL 高于同龄男性。表 4-7-5-20 所列为美国胆固醇教育计划委员会制定的血脂谱异常症诊断标准[46]。由于血浆胆固醇水平的增高是冠心病的重要危险因素,而冠心病危险性的增加需要进行治疗。因此,将人群血浆胆固醇水平的第 75~90 百分位数水平定为中度胆固醇增高或中度危险,而将第 90 百分位数以上水平定为重度胆固醇增高或高度危险。

表 4-7-5-20 美国 NCEP 血脂谱异常症的诊断标准

项目	血浆总胆固醇水平		血浆 TG 水平	
	mmol/L	mg/dl	mmol/L	mg/dl
理想水平	<5.2	<200	<2.3	<200
临界升高	5.2~6.2	200~240	2.3~4.5	200~400
血脂谱异常症	>6.2	>240	>4.5	>400
低 HDL-C 血症	<0.9	<35	—	—

2. 确立原发性血脂谱异常症病因 原发性血脂谱异常症要进行病因诊断,必要时应进行有关基因、LDL 受体分析、酶活性或其他特殊检查确诊。如对家族性载脂蛋白 B100 缺陷症的确诊可通过 PCR 和直接测序进行突变分析;通过对 ApoE 基因型的分析以确诊Ⅲ型高脂蛋白血症;确诊家族性脂蛋白脂酶缺陷症需进行注射肝素后的脂蛋白脂酶活性测定等。

3. 评估心血管风险度 确立血脂谱异常症的诊断后,应首先对患者的心血管病综合危险度进行评估和危险度分层,以决定治疗方案。在进行冠心病危险因素评估时,应着重了解患者一级亲属有关胆固醇代谢紊乱和早发性冠心病的详细病史。表 4-7-5-21 所列为 NCEP 确定的冠心病主要危险因素。

表 4-7-5-21 冠心病的主要危险因素

危险因素
高龄(男性≥45岁/女性≥55岁)
女性绝经过早,且未用雌激素替代治疗
早发性冠心病家族史(父亲或兄弟<55岁/母亲或姐妹<65岁)
持续吸烟史
高血压(多次测量>140/90mmHg)
糖尿病
肥胖(BMI>27kg/m^2)
HDL-C降低(<0.9mmol/L或35mg/dl)
LDL-C升高
保护因素
HDL-C升高(≥1.6mmol/L或60mg/dl)

美国的全国胆固醇教育计划成人治疗组第3次指南中(NCEP ATP Ⅲ)提出,理想的胆固醇水平为<5.2mmol/L(200mg/dl),如果超过6.2mmol/L(240mg/dl)即为血脂谱异常症,介于5.2~6.2mmol/L(200~240mg/dl)者为临界性升高。尽管这是一种人为的界定,但是它与临床上观察到的情况非常吻合,当血浆胆固醇≥6.2mmol/L(240mg/dl)时,患冠心病的危险性明显增加。

血脂管理指南需要加入CVD总体危险评估内容,因为诊断和治疗血脂异常的主要目的是预防动脉粥样硬化性心血管病(ASCVD),降低其风险。血脂水平相同人群的心血管病风险可能因其他因素不同而风险差异巨大,因此不能单纯根据胆固醇水平制定治疗策略,例如A和B两位女性患者的血清LDL-C均为160mg/dl,均无吸烟病史;A患者的收缩压为130mmHg,未来10年的ASCVD风险低,采用生活方式干预即可;而B患者的血压为160mmHg,则未来10年的ASCVD风险高,必须在生活方式干预的基础上加用调脂药物治疗。

心血管病发病风险预测需要了解危险因素和关键环节。血脂指南中CVD总体危险评估需要CVD总体危险的分层标准和评估工具,但各个国家的危险评估方案各不相同,各国指南推荐的危险评估因素数量、危险分层标准存在很大差异。中国血症管理指南见表4-7-5-22。

表 4-7-5-22 中国血症管理指南(2007年)

风险分层	TC5.18~6.19mmol/(200~239mg/dl) 或 LDL-L3.27~4.12mmol/L(130~159mg/dl)	TC≥6.22mmol/L(240mg/dl) 或 LDL-L≥4.14mmol/L(160mg/dl)
无高血压+其他风险因素<3个	低危	低危
高血压或其他风险因素≥3个	低危	中危
高血压+其他风险因素≥1个	中危	高危
冠心病及其等危症	高危	高危

高血压对中国人群未来10年缺血性心血管病绝对风险有非常重要的权重价值,美国指南推荐血压≥140mmHg患者无须进行风险评估而直接进行药物降脂治疗。韩国研究虽然采用了自己的风险评估方式,但临床实际用药时却仍根据2004年ATP Ⅲ推荐的吸烟、高血压、HDL<40mg/dl、年龄及早发冠心病家族史等风险因素进行判断。日本动脉粥样硬化预防指南根据9000余例患者的10年冠心病死亡风险将患者分为低、中、高3个层次,低HDL、冠心病家族史或IGT均可使患者危险升级,而且CKD患者均属于高危群体,推荐药物治疗。

中国血脂指南对60岁以下人群采用终生风险评估,60岁以上采用10年风险(中危群体评估终生风险)。2013年,ACC/AHA血脂指南大幅度调整了高危患者定义范围,推荐10年风险>7.5%(原为>20%)者需强化他汀治疗,风险5%~7.5%者考虑采用中度或高强度治疗;LDL>190mg/dl者无须评估其他风险因素,直接开始他汀治疗;合并糖尿病且LDL 70~189mg/dl者需要立即启动药物治疗,10年风险>7.5%而无其他疾病者LDL 70~189mg/dl时需强化他汀治疗。

(二)原发性血脂谱异常症与继发性血脂谱异常症的鉴别 在进行血脂谱异常症的诊断时,应该弄清楚患者的脂代谢异常是属于何种类型(表4-7-5-23)。因为不同原因所致的血脂谱异常症其治疗方法亦不相同,因此必须将原发性血脂谱异常症与继发性血脂谱异常症区分开来,并确定其具体病因。表4-7-5-24有助于各种血脂谱异常症的鉴别诊断。

表 4-7-5-23 血脂谱异常症的鉴别诊断

表现	原发性血脂谱异常症	继发性血脂谱异常症
胆固醇升高	家族性高胆固醇血症	甲状腺功能减退
	家族性载脂蛋白B100缺陷症	肾病综合征
甘油三酯升高	家族性高甘油三酯血症	糖尿病
	脂蛋白脂酶缺陷症	酒精性高脂血症
	家族性载脂蛋白CⅡ缺陷症 特发性高甘油三酯血症	雌激素治疗
胆固醇及甘油三酯均升高	家族性混合型血脂谱异常症Ⅲ型高脂蛋白血症	甲状腺功能减退/肾病综合征/糖尿病

表 4-7-5-24　原发性血脂谱异常症的常见并发症

项目	家族性高胆固醇血症	家族性高甘油三酯血症	家族性混合型血脂谱异常症	Ⅲ型高脂蛋白血症
早发性冠心病	++	+-	++	++
跟腱黄色瘤	+	-	-	+-
掌纹黄色瘤	-	-	-	+
结节性黄色瘤	+	-	-	+
载脂蛋白 B 过多产生	-	-	+	-
LDL 受体功能障碍	+	-	-	-
载脂蛋白 E 变异	-	-	-	+
20 岁前高脂蛋白血症	+	+	-	-

注:+:存在;+-:可能存在;-:不存在;LDL:低密度脂蛋白

有时,Ⅱb 型高脂蛋白血症可与Ⅳ型高脂蛋白血症混淆,此时可测定血浆 LDL-C,若 LDL-C>3.65mmol/L(130mg/dl),则为Ⅱb 型;反之为Ⅳ型。

(三)继发性血脂谱异常的病因鉴别　继发性血脂谱异常症可见于多种疾病(表 4-7-5-25),如糖尿病、甲状腺功能减退、垂体性矮小症、肢端肥大症、神经性厌食、脂肪营养不良、肾病综合征、尿毒症、胆道阻塞、系统性红斑狼疮和免疫球蛋白病等。由于这些疾病的临床表现明显,故其鉴别一般无困难。妊娠期高甘油三酯血症是诱发急性胰腺炎的重要原因,胰腺酶水解甘油三酯所形成的游离脂肪酸诱导炎症过程,发生胰腺炎后的病情和并发症往往比一般胰腺炎更严重。妊娠期血脂谱异常症包括超生理性高脂蛋白血症(supraphysiologic hyperlipoproteinemia)和重症高脂蛋白血症(extreme hyperlipoproteinemia)两种情况。因为担心调脂药物的不良反应和对胎儿的不利影响,血脂谱异常症妇女在计划妊娠时应停用调脂药物,但在权衡血脂谱异常症与调脂药物对母子的风险方面,似乎前者更重要。

表 4-7-5-25　继发性血脂谱异常症的病因及发病机制

病因	血脂谱异常症类型	脂蛋白升高情况	发病机制
内分泌与代谢紊乱			
糖尿病	Ⅳ/Ⅴ	VLDL、乳糜微粒	VLDL 产生过多/分解减少
甲状腺功能减退	少数为Ⅲ	LDL(少数为 β-VLDL)	LDL 清除减少/VLDL 产生过多
垂体性矮小症	Ⅱb	VLDL/LDL	VLDL 产生及转化为 LDL 增多
肢端肥大症	Ⅳ	VLDL	VLDL 产生过多
神经性厌食	Ⅱa	LDL	胆汁中胆酸和胆固醇分泌减少
脂肪营养不良	Ⅳ	VLDL	VLDL 产生过多
Werner 综合征	Ⅱa	LDL	不明
急性间歇性卟啉病	Ⅱa	LDL	不明
糖原贮积症	Ⅳ(少数为Ⅴ)	VLDL	VLDL 产生过多/分解减少
非内分泌疾病			
肾病综合征	Ⅱa 或Ⅱb	VLDL/LDL	VLDL 产生过多
尿毒症	Ⅳ	VLDL	VLDL 清除减少
胆道阻塞	—	LP-X	胆管内胆固醇和磷脂进入循环
肝炎	Ⅳ	VLDL	抗体与肝素结合抑制 LCAT 活性
系统性红斑狼疮	Ⅰ	CM	抗体与肝素结合 LPL 活性降低
免疫球蛋白病	Ⅱa/Ⅲ/Ⅳ	VLDL/IDL/LDL	抗体与脂蛋白结合影响其分解

注:LP:脂蛋白;CM:乳糜微粒;LPL:脂蛋白脂酶;VLDL:极低密度脂蛋白;LDL:低密度脂蛋白;IDL:中密度脂蛋白;LCAT:磷脂酰胆碱胆固醇酰基转移酶

【治疗】

(一)治疗方案　降脂治疗过程中一般应遵循以下原则:①原发性血脂谱异常症是一种终身性的代谢紊乱,因此所有采取的降脂措施都必须持之以恒。②根据不同的病因选择合适的治疗方案,经济有效地控制血脂水平。③健康生活方式和合理饮食是最基础、最经济、最安全和疗效可靠的降脂方法。④使用降脂药物时,应坚持健康的生活方式和合理的饮食控制,并定期检查肝、肾功能。⑤采取降脂措施后,要定期监测血脂水平,并根据血脂水平适当调整降脂药物的剂量和种类。⑥经生活方式调整、饮食控制和降脂药物治疗后,血脂水平仍控制不理想者可进一步考虑采用血液净化治疗或外科手术治疗。

1. 原发性血脂谱异常症　通过调节血脂水平,以进一步降低冠心病的患病率以及心血管事件的发生率。脂代谢紊乱,特别是血浆总胆固醇、TG、LDL、VLDL 升高和/或 HDL 降低与冠心病及其他动脉硬化性血管病变的患病率和病死率之间有密切关系。NCEP 的建议包括:①所有 20 岁以上的成年人每 5 年检查 1 次血浆总胆固醇;②所有胰腺炎患者均应测定血浆 TG;③降脂治疗的目标取决于患者的冠心病危险因素,一般危险因素越多,对降脂的要求就越高(目标血脂水平越低)。原发性血脂谱异常症的治疗方案与控制目标,见表 4-7-5-26;治疗途径是调整生活方式与饮食结构、降脂药物治疗、血浆净化治疗、外科治疗和基因治疗;治疗方案应根据患者的血浆 LDL-C 水平和冠心病的危险因素情况而决定。降脂治疗在降低冠心病患者血浆胆固醇水平的同时,还可降低其 5 年主要心脏事件发生率、冠状动脉重建率及脑卒中的发生率,并可减少由此所致的病死率,因此已有冠心病的血脂谱异常症者应采取积极措施使其血脂调整到较为安全的水平。

表 4-7-5-26 原发性血脂谱异常症的治疗方案与控制目标

治疗前 LDL-C 水平 [mmol/L(mg/dl)]	冠心病危险因素(个)	治疗方案	LDL-C 控制目标 [mmol/L(mg/dl)]
无冠心病			
<3.4~4.1(159)	有/无	饮食控制/生活方式	<3.4(130)
4.1~4.9(160~189)	0~1	饮食控制/生活方式	<3.4(130)
	≥2	饮食控制/生活方式/降脂药	<3.4(130)
>4.9(190)	0~1	饮食控制/生活方式	<3.4(130)
	≥2	饮食控制/生活方式/降脂药	<3.4(130)
有冠心病			
一般对象	—	饮食控制/生活方式	<2.6(100)
<3.4(130)	—	可用降脂药物	
≥3.4(130)	—	饮食控制/生活方式/降脂药	<2.6(100)

目前对无冠心病的血脂谱异常症的降脂治疗尚存争议。有人观察到,虽然此类患者经过降脂治疗可使其心脏事件和冠心病的发生率和病死率减少,但其总的病死率并没有因此而降低。不过研究显示,中年男性高胆固醇血症患者在接受为期 5 年的降脂治疗以后,其冠心病病死率和总病死率均有降低。

2. 继发性血脂谱异常症 继发性血脂谱异常症的治疗主要是积极治疗原发病,并可适当地结合饮食控制和降脂药物治疗。

(二)生活方式和饮食干预 生活方式干预包括降低饮食中的饱和脂肪酸、反式脂肪(trans fat)和胆固醇含量,增加 ω3 脂肪酸、黏稠纤维(viscous fiber)和植物类固醇的摄入量。不管血脂谱如何,糖尿病(以及伴心血管病或伴 1 个以上的心血管病风险因素的 40 岁以上)患者均需用他汀类药物治疗[47,48]。如果 40 岁以下者的 LDL-C>100mg/dl,或有多个危险因素亦应加用他汀类调脂药物治疗[LDL-C 目标值<100mg/dl(2.6mmol/L)],伴有明显心血管病者的 LDL-C 目标值<70mg/dl(1.8mmol/L)。男性的甘油三酯<150mg/dl(1.7mmol/L),HDL-C>40mg/dl(1.0mmol/L);女性>50mg/dl(1.3mmol/L)。

1. 生活方式干预 流行病学及临床实验研究表明,生活方式可通过多种环节影响血脂水平。通过改变生活方式(低脂饮食、运动锻炼、戒烟、行为矫正等),可使血清总胆固醇和 LDL-C 分别降低 24.3%和 37.4%;低脂低热量与高纤维素饮食还具有抗感染和抗代谢综合征作用。保持理想体重的措施主要是控制热量的摄入和增加体力活动,但应持之以恒才能获得长久收益[50-53]。

(1) 控制理想体重:流行病学资料显示,肥胖人群的平均血浆胆固醇和 TG 显著高于同龄的非肥胖者。除了体质指数(BMI)与血脂水平呈正相关外,身体脂肪的分布也与血浆脂蛋白水平关系密切。一般来说,中心性肥胖者更容易发生血脂谱异常症。肥胖者的体重减轻后,血脂紊乱亦可恢复正常。

(2) 运动锻炼:长期静坐者的血浆 TG 通常高于坚持体育锻炼者。体育运动不但可以增强心肺功能、改善胰岛素抵抗和葡萄糖耐量,而且还可减轻体重、降低血浆 TG 和胆固醇,升高 HDL-C。运动可增加脂蛋白脂酶活性,升高 HDL 水平,特别是 HDL-2 水平。长期锻炼还可增加血浆 TG 的清除。进行运动锻炼时应注意以下事项:①运动强度:运动量如果不适当,则可能达不到预期效果,或容易发生意外情况。通常以运动后的心率水平来衡量运动量的大小,适宜的运动强度一般是运动后的心率控制在个人最大心率的 80%左右。运动形式以中速步行、慢跑、游泳、跳绳、做健身操、骑自行车等有氧活动为宜。②运动持续时间:每次运动开始前应先进行 5~10 分钟的预备活动,使心率逐渐达到上述水平,然后维持 20~30 分钟。运动后再进行 5~10 分钟的放松活动。每周至少活动 3~4 次。③运动时应注意安全保护,避免发生各种意外情况。

(3) 戒烟:吸烟可升高血浆胆固醇和 TG 水平,降低 HDL-C。停止吸烟 1 年,血浆 HDL-C 可上升至不吸烟者的水平,冠心病的危险程度可降低 50%,甚至接近于不吸烟者。

2. 饮食治疗对血脂谱异常的总体作用 血浆脂质主要来源于食物,通过控制饮食,可使血浆胆固醇降低 5%~10%,同时有助于减肥,增强降脂药物的疗效[49]。多数Ⅲ型高脂蛋白血症患者通过饮食治疗,同时纠正其他共存的代谢紊乱,常可使血脂降至正常。

(1) 时机和对象:开始饮食治疗的时间取决于患者的冠心病危险程度和血浆 LDL-C 水平。冠心病的危险程度越高,则血浆 LDL-C 越低时就需要进行饮食治疗(表 4-7-5-27)。

表 4-7-5-27 饮食治疗 LDL-C 目标值

冠心病危险程度	LDL-C 现有水平 [mmol/L(mg/dl)]	治疗目标 [mmol/L(mg/dl)]
无冠心病/危险因素<2个	≥4.1(160)	<4.1(160)
无冠心病/危险因素≥2个	≥3.4(130)	<3.4(130)
有冠心病	>2.6(100)	<2.6(100)

(2) 饮食结构:饮食结构可直接影响血脂水平的高低,因此必须强调饮食结构的合理性:①血浆胆固醇水平易受饮食中胆固醇摄入量的影响,进食大量的饱和脂肪酸也可增加胆固醇的合成。尽管单不饱和脂肪酸和多不饱和脂肪酸具有降低血浆胆固醇、LDL-C 水平和升高 HDL-C 水平的作用,但是两者所含热量都较高,如果摄入过多同样可引起超重或肥胖。因此,饮食中不饱和脂肪酸也不宜过多。通常,肉食、蛋及乳制品等食物(特别是蛋黄和动物内脏)中的胆固醇和饱和脂肪酸含量较多,应限量进食。食用油应以植物油为主,每人每日用量以 25~30g 为宜。家族性高胆固醇血症患者应严格限制食物中的胆固醇和脂肪酸摄入。②进食大量高糖(即富含蔗糖、葡萄糖及果糖)类食物,可使脂肪酸的合成增加,导致血浆 VLDL-C、LDL-C 和 TG 升高,HDL-C 下降。所以,饮食中的糖类应以谷类为主,并适当控制纯糖类食品的摄入。③高纤维饮食可增加肠道中胆固醇排泄,减少胆固醇吸收,并增加 LDL-C 清除,减少脂蛋白合成,因而可以降低血浆胆固醇,尤其是 LDL-C 的水平。蔬菜、水果、豆类、燕麦麸、玉米皮、海藻类等含有较丰富的植物纤维,可在主食中适量增加玉米、燕麦、小麦、荞麦等成分,每人每日应摄入 400g 以上蔬菜及新鲜水果。有研究表明,增加豆类食物的摄入有利于改善血中胆固醇水平。一般豆类食品摄入量可增加至每日 30g 干豆或 50g 豆腐干或 75~150g 水豆腐。④酒精可升高血浆 HDL-C 水平,但同时也可增加 TG 的合成。一般认为,酒精摄入量低于 30g/d(或白酒不超过 50g/d)的少量饮酒可能对身体无害,但并不提倡通过饮酒以提高血浆 HDL-C 水平来进行冠心病的预防。

(3) 高胆固醇血症饮食方案:血脂谱异常症的饮食治疗是通过控制饮食的方法,在保持理想体重的同时,降低血浆中的 LDL-C 水平。饮食治疗通常可分两步进行。如果在为期 3 个月的第一步饮食治疗中,血浆 LDL-C 水平未能达到控制目标(表 4-7-5-28),则需按照第二步方案进行更为严格的饮食控制。对于冠心病患者,应采用第二步饮食治疗方案。

表 4-7-5-28 高胆固醇血症饮食治疗方案

类别	第一步	推荐摄取量	第二步
脂肪总量	—	≤总热量的 30%	—
胆固醇	<300mg/d	—	<200mg/d
饱和脂肪酸	总热量的 8%~10%	—	≤总热量的 7%
单不饱和脂肪酸	—	≤总热量的 15%	—
多不饱和脂肪酸	—	≤总热量的 10%	—
糖类	—	≥总热量的 55%	—
蛋白质	—	总热量的 15%左右	—
总热量	—	以保持理想体重为目标	—

3. 特殊饮食对低 HDL 血症的治疗作用　HDL 是一种抗动脉粥样硬化血脂成分,其作用主要包括:①扩张血管,有利于降低高血压;②保护细胞,减轻氧化应激反应;③降低血清胆固醇水平;④抗炎与抗感染;⑤增强葡萄糖利用,有利于降低高血糖;⑥抑制血小板活性;⑦促进某些 miRNA 表达,增强血脂代谢与清除;⑧促进脑组织胆固醇利用。流行病学资料显示,血清 HDL-C 低于 40mg/dl 是心血管病的高危因素,因而升高 HDL 水平成为治疗的作用环节,但一般饮食治疗或药物对 HDL 的作用不明确,荟萃分析发现,单不饱和脂肪酸、植物固醇对 HDL-C 无作用,而反式脂肪酸降低 HDL-C,鱼油(fish oil)有助于升高 HDL,甘蔗脂肪醇(policosanol)降低 LDL/HDL 比值(表 4-7-5-29~表 4-7-5-32)。

表 4-7-5-29 脂肪酸摄入对 HDL 代谢作用的荟萃分析

报道者	研究设计	病　例	结果与结论
Mensink	碳水化合物和脂肪摄入对血脂的影响	27 个对照研究	用碳水化合物替换脂肪酸的饮食能升高 HDL-C
Huth	奶制品与相关病的关系	发表的观察性和干预性研究与综述	高非饱和脂肪酸或碳水化合物饮食增加 HDL-C
Mensink	不同脂肪类型对血脂的作用	60 个对照研究	高非饱和脂肪酸或碳水化合物饮食不改变 TC/HDL-C
Salas-Salvado	CLA 对代谢的作用	超重-肥胖-代谢综合征与糖尿病患者	CLA 异构体降低 HDL-C
Wendland	ALA 补充对心血管病风险的影响	14 个短期(4 周)治疗研究	ALA 轻微降低 HDL(0.39mg/dl,95%CI -0.77~0.00)

注:ALA:α-linolenic acid,α-亚麻酸;CI:confidence interval,可信限;CLA:conjugated linoleic acid,结合型亚麻酸;TC:total cholesterol,总胆固醇

表 4-7-5-30 MUFA 和 TFA 对 HDL 代谢作用的荟萃分析

报道者	研究设计	病例	结果与结论
Schwingshackl	MUFA 的心血管病风险	12 个研究	对 HDL-C 无作用
Mozaffarian	TFA 对 CHD 的作用	Medline 发表的文献	TFA 增加心血管病风险
Mozaffarian	脂肪对 CHD 的作用	TFA 对血脂和心血管病的荟萃分析	MUFA 和 PUFA 降低血脂和心血管病风险

注:MUFA:monounsaturated fatty acids,单不饱和脂肪酸;PUFA:polyunsaturated fatty acids,多不饱和脂肪酸;TFA:trans fatty acids,反式脂肪酸

表 4-7-5-31 鱼油摄入对 HDL 代谢作用的荟萃分析

报道者	研究设计	病例	结果与结论
Lewis	长链 ω-3 脂肪酸二级预防高甘油三酯血症	10 个研究	平均升高 HDL 10%
Eslick	鱼油对高脂血脂的血脂作用	47 个研究	轻度增加 HDL(0.39mg/dl,95% CI 0.00~0.77)
Pei	n-3 PUFA 对血脂的作用	557 个研究(终末其肾病患者)	n-3 PUFA 升高 HDL-C 9.67mg/dl(P>0.05)
Bernstein	海藻(含 DHA)油对心血管病风险因素的作用	11 个 RCT	升高 HDL-C 2.71mg/dl(95%CI 1.93~3.87)
Wei	EPA 和 DHA 对血脂的作用	23 个研究	DHA 升高 HDL(4.49mg/dl,95%CI 3.50~5.48)而 EPA 无作用

注:DHA:docosahexaenoic acid;EPA:eicosapentaenoic acid

表 4-7-5-32 植物固醇摄入对 HDL 代谢作用的荟萃分析

报道者	研究设计	病例	结果与结论
Talati	植物固醇和植物甾烷醇对 HDL 的作用	14 个研究(n=531)	两者无差异
Seppo	富含植物甾烷醇的低脂牛奶制品摄入 5 周对血脂的作用	199 例高胆固醇血症患者	无升高 HDL-C 作用
Moruisi	植物甾烷醇摄入 4 周对血脂的作用	杂合子高胆固醇血症患者(2~69 岁)	对 HDL-C 无影响
Chen	植物甾烷醇与甘蔗脂肪醇对血脂的作用	4596 例患者	甘蔗脂肪醇(policosanol)升高 HDL-C 的作用强于植物甾烷醇

(三)降脂药物治疗原则 降脂药物对血脂谱异常症具有十分重要的防治意义。无冠心病者经过 3~6 个月的生活方式调整及饮食控制,或有冠心病者再进行 1~2 个月的非药物性基础治疗后,其血脂水平仍未达到控制标准,均应合理地选用降脂药物治疗。根据调脂治疗的首要目标和不同危险度患者的 LDL-C 目标值,确立药物治疗方案。降脂药物治疗的一般原则是:①以他汀类降脂药作为原发性和继发性血脂谱异常症的一级和二级预防时,可使患者的心脑血管事件发生率降低约 1/3。②贝特类药物亦可降低患者心脑血管事件发生率,但疗效不及他汀类降脂药。③治疗的目标血脂水平应依患者的心脑血管事件风险因素多少和严重性而定,一般的原则是风险因素越多,程度越重,治疗的目标血脂水平越严。④用 ApoB 和 ApoB/ApoA Ⅰ 比值作为降脂的疗效观察指标较 LDL 为优。冠心病者应将血浆总胆固醇水平控制在 4.1mmol/L(160mg/dl)以下,血浆 TG 水平应低于 1.8mmol/L(160mg/dl)。目前,临床应用较多的是 HMG-CoA 还原酶抑制剂(他汀类降脂药)和纤维酸衍生物类(苯氧芳酸类或贝特类,fibrates)药物。非他汀类降脂药物可分为 4 类,即降低胆固醇吸收类、抑制致病性脂蛋白释放类、提升 HDL 和加快胆固醇从胆道清除类。

(四)HMG-CoA 还原酶抑制剂

1. HMG-CoA 还原酶抑制剂种类 大部分血浆脂蛋白中的胆固醇是在体内合成的。在体内胆固醇的生物合成过程中,HMG-CoA 转变成甲基二羟戊酸需要 HMG-CoA 还原酶进行催化。HMG-CoA 还原酶是体内胆固醇合成的重要限速酶,细胞内的胆固醇排空时,可激活此酶的活性,使胆固醇的合成增加;当细胞内胆固醇增多时,此酶活性下降,胆固醇的合成因此而减少。辛伐他汀是洛伐他汀的甲基化衍化物。美伐他汀(mevastatin,又称康百汀,compactin)药效弱而不良反应多,未用于临床。目前主要用于制备它的羟基化衍化物普伐他汀(pravastatin)。洛伐他汀和辛伐他汀口服后要在肝脏内将结构中的其内酯环打开才能转化成活性物质。相对于洛伐他汀和辛伐他汀,普伐他汀本身为开环羟酸结构,在人体内无须转化即可直接发挥药理作用,且该结构具有亲水性,不易弥散至其他组织细胞,极少影响其他外周细胞内的胆固醇合成。除氟伐他汀外,本类药物吸收不完全。除普伐他汀外,大多与血浆蛋白结合率较高。此类药物通过竞争性抑制内源性胆固醇合成限速酶(HMG-CoA)还原酶,阻断细胞内羟甲戊酸代谢途径,使细胞内胆固醇合成减少,从而反馈性刺激细胞膜表面(主要为肝细胞)低密度脂蛋白(LDL)

受体数量和活性增加，使血清胆固醇清除增加，水平降低。他汀类药物还可抑制肝脏合成载脂蛋白 B-100，从而减少甘油三酯、脂蛋白的合成和分泌。

他汀类药物分为天然化合物（如洛伐他汀、辛伐他汀、普伐他汀、美伐他汀）和完全人工合成化合物（如氟伐他汀、阿托伐他汀、西立伐他汀、罗伐他汀、匹伐他汀），是最为经典和有效的降脂药物，广泛应用于高脂血症的治疗。他汀类药物除具有调节血脂作用外，在急性冠状动脉综合征患者中早期应用能够抑制血管内皮的炎症反应，稳定粥样斑块，改善血管内皮功能。具有延缓动脉粥样硬化（AS）程度、抗炎、保护神经和抗血栓等作用。

2. 疗效与用量　HMG-CoA 还原酶抑制剂（他汀类降脂药）均为人工合成的化学制剂，其结构中的开放部分与 HMG-CoA 极为相似，因而可与 HMG-CoA 竞争性地与 HMG-CoA 还原酶进行结合，抑制体内胆固醇的生物合成。首先，细胞内胆固醇水平降低可刺激细胞膜 LDL 受体的数目增多、活性增强，血浆中 VLDL 残粒及 LDL 的清除增加；其次，胆固醇的合成受到抑制后，可进一步使脂蛋白的产生减少。HMG-CoA 还原酶抑制剂的降脂效果与药物剂量有关。一般常规剂量的药物可使血浆总胆固醇下降 30%～40%，LDL-C 下降 25%～50%，TG 中等度下降，HDL-C 轻度上升。此类药物是治疗家族性高胆固醇血症的首选药物，与其他降脂药物如胆酸螯合剂合用可使 70%杂合子患者的血浆 LDL-C 降至正常，但对纯合子患者无效。亦可用于其他以胆固醇升高为主的血脂谱异常症。他汀类降脂药很多，如普伐他汀、氟伐他汀、伊伐他汀、阿托伐他汀、辛伐他汀、瑞舒伐他汀等。匹伐他汀分子具有独特的环丙基（cyclopropyl group），其抑制 HMG-CoA 还原酶活性的作用增强 5 倍以上，同时也使 LDL 受体的转录与活性增加，而其肝脏的代谢途径细胞色素 P4503A4 酶避免了与许多药物的相互作用，升高 HDL-C 作用较强，同时能降低 LDL-C[53,54]。

通常，将此类药物每日的总量分作 2 次口服，其降脂效果比一次顿服更好。若日服 1 次，则以每日睡前服用为好，因为绝大多数的胆固醇合成都是在夜间进行的。2%～3%的患者服药后可出现恶心、腹胀、腹泻或便秘、头痛、失眠、乏力、皮疹、肌病及肝功能异常等不良反应。儿童、孕妇及哺乳期妇女不宜使用此类药物。HMG-CoA 还原酶抑制剂与胆酸螯合剂合用，可使 LDL-C 降低 50%～60%，其用药剂量亦可因此而减少。如与烟酸、吉非贝齐、环孢素、环磷酰胺及雷公藤等联合使用，则可引起严重的肌病和肝肾损害[55]。他汀类的肝毒性虽然少见，但一旦发生，其后果严重。绝大多数表现为急性肝细胞损害，偶尔伴有胆汁淤积、非特异性自身抗体阳性和自身免疫样肝炎[56]。肌病的程度不一，轻者无肌肉疼痛，仅有血清肌酸激酶升高，严重者出现横纹肌肉溶解症[57]。

3. 他汀类药物与骨代谢　HMG-COA 还原酶抑制剂——他汀类不但能降脂，减少心血管疾病的危险性，同时还能增加 BMP-2 的合成，增加骨量，提高 BMD，从而减少骨质疏松症的发生，降低骨折的危险性。通过他汀类药物对老年人骨密度影响的调查研究显示，在排除了年龄干扰后，他汀类药物的作用仍然对骨密度 T 值的改善有显著影响，并表明他汀类药物可能会增加骨密度[58]。他汀类有望在防治骨质疏松症中发挥重要作用。除少数反对意见外，动物实验和初步的临床观察结果提示，他汀类调脂药对骨代谢有良好作用，表现为：①促进成骨细胞 BMP-2 表达，促进骨形成，提高 BMD 降低骨质疏松性骨折发生率（最高可降低 60%）；②抗破骨细胞性骨吸收，降低骨的代谢转换率；③通过刺激 Akt 依赖途径，动员骨髓内皮细胞前身细胞分化，并增强其活性；使病变的血管再内皮化（reendothelialization），逆转血管病变；④调节骨细胞 NOS 的活性和 NO 生成，具有抗氧化和清除自由基作用；⑤改善骨的生物力学特性，提高抗压强度；⑥促进成骨细胞分化、骨矿化和骨生成；⑦抑制成骨细胞的 Rho-激酶促进 BMP-2 和骨钙素的表达。但目前的实验研究和临床试验结果尚有不一致之处，有些结论还需进一步证实。

1994 年，Mundy 等在观察几千种药物促进 BMP-2、促进成骨细胞增殖、成熟、形成新骨的研究中，发现了他汀类的促骨形成作用。将小鼠 BMP-2 启动子荧光素酶的报告基因质粒转入小鼠成骨细胞，他汀类可增强报告基因的活性。给小鼠骨皮下注射洛伐他汀或辛伐他汀 5 天，能促进新骨皮质的形成。他汀类在体内和体外都能促进新骨形成及 BMP-2 基因的表达。体外培养也发现，他汀类对成骨细胞有刺激作用，可促进 BMP-2 合成，增强 ALP 活性及骨质的矿化。正常小鼠及去卵巢小鼠口服他汀类后，都能增加骨小梁骨量达 90%，降低啮齿动物破骨细胞数约 25%。Meier 等发现给予啮齿动物他汀类 5 周，可促进骨形成，抑制破骨细胞的活性，降低骨折发生率。

一些横断面的临床调查发现，口服他汀类者较不服他汀类者骨折发生率减少。Meier 等发现，只需服他汀类（不论研究对象有无高脂血症）数周至数月就能使骨折率明显下降（OR＝0.55，95%CI 0.44%～0.69%）。而贝特等降脂药物对骨折无影响。如肥胖常与高 LDL 水平及低股关节骨折相关，而成为一个独特而又重要的混杂因素，调节体质指数后并不改变他汀类与骨折降低之间的关系。是否服降脂药就能减少骨折的危险性？然而服非他汀类药物并不能降低骨折发生率，只有服用他汀类的妇女而不是其他降脂药者，其骨折的危险性减少。关于糖尿病的回顾性调查也发现，他汀类使用者较不使用者具有较高的骨量。他汀类能使骨膜面增加，增加其宽度，而宽骨承受力更强，他汀类更能增加骨的承受力，但有随机调查发现，他汀类更能增加人的骨量，进一步降低骨折的危险性。他汀类与含氮二膦酸盐（如阿仑膦酸钠、利塞膦酸钠）都抑制乙酰辅酶 A 合成胆固醇，只是部位不同，含氮二膦酸盐如阿仑膦酸钠及利塞膦酸钠能降低骨的吸收，在有骨质疏松症的妇女能明显减少骨折的危险性。他汀类通过抑制 HMG-COA 还原酶而在胆固醇合成途径的早期发挥作用。他汀类在 HMG-COA 转换成甲羟戊酸中起抑制作用，添加甲羟戊酸这一最初的下游代谢物能抑制他汀类对骨的影响，提示可能与 HMG-COA 还原酶的活性有关。含氮二膦酸盐（阿仑膦酸钠、利塞膦酸钠）能抑制甲羟戊酸途径中焦磷酸法尼酯，从而抑制小分子谷氨酰转肽酶，促使骨吸收的蛋白分解酶及酶性物质囊泡释放。通过这一途径，含氮二膦酸盐能促发破骨细胞的凋亡。雌激素降低 LDL-胆固醇及骨吸收，是否它对甲羟戊酸途径产生影响还不清楚。尽管他汀类与二膦酸盐都作用于甲羟戊酸途径，但它们对骨有不同的作用。二膦酸盐能降低骨的吸收，但并不能显著促进骨形成。相反，他汀类能显著促进骨的形成，而且 Mundy 等发现，辛伐他汀能降低啮齿动物破骨细胞数约 25%。但郑杰等通过辛伐他汀体内给药后，对大鼠骨髓基质细胞在体外培养过程中成骨分化和增殖的研究，发现辛伐他汀体内给药能够促进去卵巢大鼠骨髓基质细胞向成骨细胞分化，但是不能促进细胞增殖。

由于骨骼和骨骼肌均属于运动系统的一部分，相互的影响明显，故体重的变化往往伴有骨骼容量和功能的相应变化，体重和脂代谢与骨代谢的相互关系。

4. 用药注意事项 大多数患者可能需要终身服用他汀类药物。关于长期使用该类药物的安全性及有效性的临床研究已经超过 10 年。他汀类药物的副作用并不多，主要是肝酶增高，其中部分为一过性，并不引起持续肝损伤和肿瘤。定期检查肝功能是必要的，尤其是在使用的前 3 个月，如果病例的肝脏酶学检查值高出正常上限的 3 倍以上，应该综合分析病例的情况，排除其他可能引起肝功能变化的可能，如果确实是他汀类药物引起的，有必要考虑是否停药；如果出现肌痛，除了体格检查外，应该做血浆肌酸酶的检测，但是横纹肌溶解的副作用罕见。另外，还可能引起消化道的不适，绝大多数病例可以忍受而能够继续用药。

危险因素包括高龄（尤其大于 80 岁）患者（女性多见）、体型瘦小、虚弱、多系统疾病（如慢性肾功能不全，尤其由糖尿病引起的慢性肾功能不全）、合用多种药物、围术期等。合用下列特殊的药物或饮食：贝特类（尤其是吉非贝齐）、烟酸类（罕见）、环孢霉素、吡咯抗真菌药、红霉素和克拉霉素、HIV 蛋白酶抑制剂、维拉帕米、胺碘酮、大量西柚汁及酗酒等。因而，不宜轻易加大他汀类药剂量；对于老年患者，尤其是体型瘦小、虚弱的老年女性，他汀类药治疗应慎重；合并慢性肾功能不全的糖尿病患者发生肌病的危险较高，应严密监测；在使用他汀类药治疗时，应高度重视药物的相互作用。如他汀类加贝特类这种联合用药可增加肌病的危险，而他汀类加烟酸似乎比他汀类加贝特类发生肌病的危险要低；医生还应想到上述他汀类药与其他药物相互作用的危险。

（五）纤维酸衍生物类（苯氧芳酸类或贝特类） 主要是增强脂蛋白脂酶的活性，使 TG 的水解增加，对高甘油三酯血症有显著疗效。

（1）氯贝丁酯：氯贝丁酯（clofibrate，又称安妥明、冠心平）是最早应用于临床的贝特类药物，主要通过增强脂蛋白脂酶活性，增加 VLDL 和 TG 的分解，可抑制腺苷酸环化酶而抑制脂肪组织分解，进而减少肝脏 VLDL 的合成与分泌。此外，尚可抑制肝内胆固醇的合成和增加肠道胆固醇的排泄，使血浆总胆固醇降低。氯贝丁酯可降低血浆 TG 22%～50%，降低胆固醇 6%～20%，并可升高 HDL-C 水平。主要用于治疗高 TG 血症及以 TG 升高为主的混合型血脂谱异常症。常用剂量为每次 0.25～0.5g，每日 3 次。主要不良反应有恶心、腹胀和腹泻等胃肠道反应和肝功能异常，偶见头痛、乏力、皮疹、脱发、阳痿、性功能减退等，长期使用可增加胆结石发病率及肿瘤和各种病因的病死率。

该药可通过胎盘和乳汁排出，故孕妇和哺乳期妇女禁用。肾功能不全时容易引起肌病。氯贝丁酯能增强抗凝剂的作用，增加尿酸排泄。由于不良反应较多，并可使病死率增加，因此被淘汰。氯贝丁酯的衍生物，如非诺贝特、苯扎贝特、吉非贝齐和益多酯等，同样具有降脂作用，但不良反应减少。

（2）非诺贝特：非诺贝特（fenofibrate，力平之）可增加载脂蛋白 AⅠ、载脂蛋白 AⅡ 及脂蛋白脂酶的基因表达，减少载脂蛋白 AⅢ 的基因表达，使乳糜微粒和 VLDL 降解加速，从而降低血浆中 TG 和 LDL-C 水平。其降脂作用具体表现为血浆 TG 降低 40%～60%，总胆固醇降低 5%～20%，LDL-C 降低 5%～25%，VLDL-C 降低 63%，并可升高 HDL-C 水平。降脂适应证同氯贝丁酯。常用剂量为每次 0.1g，每日 3 次。微粒化的非诺贝特胶囊只需每晚服 1 次，每次 0.2g，其降脂效果与常规剂型相似。不良反应主要有口干、食欲减退、大便次数增多、湿疹等。偶见血清转氨酶、尿素氮或肌酐升高，但停药后即可恢复正常。长期服用者应定期进行肝、肾功能检查。严重肝、肾功能不全者及儿童禁用此药，孕妇、哺乳期妇女应慎用。非诺贝特可降低血尿酸和纤维蛋白原水平，增强抗凝剂的作用。故联合用药者需注意抗凝药剂量的调整。

（3）苯扎贝特：苯扎贝特（bezafibrate，又称必降脂）可增强脂蛋白脂酶和肝脂酶的活性，促进 VLDL 的分解代谢，并对 HMG-CoA 还原酶和乙酰辅酶 A 胆固醇酰基移换酶（ACAT）有抑制作用，增加 LDL 受体活性，升高载脂蛋白 AⅠ 和载脂蛋白 AⅡ 水平，因此可有效降低血浆 TG 和胆固醇水平，升高 HDL-C 水平。通常，苯扎贝特可使血浆 TG 降低 20%～60%，总胆固醇下降 10%～30%，HDL-C 升高 10%～30%。临床适应证与氯贝丁酯相同。一般治疗剂量为每次 0.2g，每日 3 次。有一种苯扎贝特的缓释片，只需每晚服 0.4g。常见不良反应有食欲缺乏、恶心和上腹部不适等胃肠道症状，亦可见皮肤瘙痒、荨麻疹、皮疹、脱发、头痛、头晕、失眠、性欲减退等。以上反应大多较轻微，一般可自行消失。偶可发生肌炎样肌痛和抽搐，引起血清肌酸磷酸激酶增高。

由于 94% 的药物经肾脏排泄，故肾功能不全时容易引起药物在体内积蓄，并加重肾功能损害。因此肾功能不全者应慎用此药，且剂量宜小。有肝脏及胆囊疾患者禁用此药，孕妇、哺乳期妇女及儿童均不宜服用。长期应用者需定期检查肝、肾功能及血清肌酸磷酸激酶水平。苯扎贝特抑制血小板凝集，降低纤维蛋白水平及血液黏度，增强双香豆类、磺脲类及胰岛素等药物的作用，但不会引起低血糖。

（4）吉非贝齐：吉非贝齐（gemfibrozil，又称诺衡、康利脂、洁脂）主要是通过增加脂蛋白脂酶的活性，促进 TG 和 VLDL 的降解，并能抑制脂肪组织的脂肪分解，从而减少 TG 和 VLDL 的生成。吉非贝齐可使血 TG 下降 40%～60%，总胆固醇降低 10%～20%，HDL-C 升高 10%～20%。适应证与氯贝丁酯相同。常用剂量为每次 0.9g，每日 1 次或每日上午服 0.6g，下午服 0.3g；亦可每次 0.6g，每日 2 次。一般起效较快，用药后 4 周即可达到稳定疗效。约 5% 的患者用药后可出现恶心、呕吐、上腹不适、食欲缺乏、腹痛和腹泻等胃肠道症状，部分患者可有一过性血清转氨酶及肌酸磷酸激酶增高。偶见嗜酸性细胞减少、皮肤红斑、皮疹、肌肉疼痛、视力模糊及轻度贫血。胆结石的发生率约为 1%～1.5%。严重肝肾功能不全及胆结石患者、孕妇、哺乳期妇女和儿童禁用此药。吉非贝齐有增强抗凝剂药效及升高血糖的作用，服药时应注意调整抗凝药物及降血糖药物的剂量。

(六)胆酸螯合剂 此类药物主要是通过在肠道内与胆酸结合后形成不易吸收的螯合物,干扰胆酸的肝肠循环。粪便中胆酸排出增多,可减少肠道内的胆固醇吸收,并增加肝细胞对胆固醇的利用,进而使血浆中的胆固醇降低。通常,治疗剂量的胆酸螯合剂可使血浆总胆固醇降低10%~20%,LDL-C下降15%~25%,TG水平变化不大或稍有升高,HDL-C可有中度升高。此类药物适用于除纯合子家族性高胆固醇血症以外任何类型的高胆固醇血症,亦可与其他的降脂药物联合,用于混合型血脂谱异常症的治疗。临床上用于血脂谱异常症治疗的胆酸螯合剂包括树脂类、新霉素类、β-谷固醇、活性炭等。其中,新霉素类、β-谷固醇及活性炭因不良反应较大或疗效不理想而被淘汰。目前临床上应用较多的为碱性阴离子树脂类制剂。考来烯胺(cholestyramine,又称消胆胺)可降低血浆总胆固醇水平,升高HDL-C水平。常规剂量为每次4~5g,每日1~3次。服药时宜从小剂量开始,可根据血脂水平逐渐加大剂量,一般每日总量不超过24g。考来替泊(colestipol,降胆宁)的降脂效果及不良反应与考来烯胺大致相似,但便秘发生较少,价格相对较为便宜。常用剂量为每日12~15g,分3~4次口服。地维烯胺(divistyramine)降脂效果及不良反应均与考来烯胺相似,常用剂量为每日6~12g,分2次饭前服。

(七)普罗布考 普罗布考(probucol,又称丙丁酚)促进LDL的分解和胆酸的排泄,抑制胆固醇和载脂蛋白AⅠ的合成,使血浆总胆固醇降低9%~29%,LDL-C降低5%~15%,但对TG作用不大。由于其可改变脂蛋白的结构,使之不依赖于LDL受体而直接被细胞摄取,因此适用于包括纯合子家族性高胆固醇血症在内的所有高胆固醇血症。此外,普罗布考具有抗氧化的作用,可抑制动脉粥样硬化的形成与发展。常用剂量为每次0.5g,每日2次。不良反应以恶心、腹痛、腹泻等较为常见,少见的不良反应可有多汗、头痛、头晕、感觉异常、血管神经性水肿和嗜伊红细胞增多。偶见血清转氨酶、碱性磷酸酶、肌酸磷酸激酶及胆红素、尿酸、尿素氮、血糖等一过性升高,长期使用可引起QT间期延长。因此,室性心律失常、QT间期延长、孕妇、哺乳期妇女和儿童禁用此药。服药女性需停药6个月以上才能怀孕。

此类药物有异味感,约有2%的患者可出现恶心、腹胀、腹痛、便秘等胃肠道反应,通常与用药剂量大小有关。长期用药者可引起脂肪吸收不良,应适当补充维生素A、维生素D、维生素K等脂溶性维生素及钙盐。

(八)胆固醇酯转运蛋白激活剂 胆固醇酯转运蛋白(CETP)抑制剂anacetrapib和dalcetrapib可用于血脂谱异常症的治疗[59](表4-7-5-33)。尤其可升高HDL-C,但其心血管不良反应仍需进一步观察。

表4-7-5-33 胆固醇酯转运蛋白抑制剂

药物	临床研究	结果
torcetrapib	ILLUMINATE(2007)	增加病死率(血液和电解质不良反应)
	RADIANCE(2007)	升高HDL-C/降低LDL-C/升高收缩压/CIMT无变化
	ILLUSTRATE(2007)	降低LDL-C/升高HDL-C/升高血压/对冠脉血管硬化斑块无作用
dalcetrapib	dal-OUTCOMES(2012)	增加HDL-C40%/LDL-C无变化/对心血管病结局无影响
	Dal-PLAQUEIIb(2011)	升高HDL-C31%/降低CETP/动脉硬化斑块无变化/炎症反应无变化
anacetrapib	DEFINE(2010)	升高HDL-C138%/降低LDL-C40%/降低Lp(a)36% 对血液无影响
	REVEAL	观察anacetrapib100mg/d+阿托伐他汀是否能降低心血管病事件/2017年完成
evacetrapib	随机研究(2011)	evacetrapib或与他汀联合治疗降低LDL-C/升高HDL-C/对血压-皮质醇-醛固酮生成无作用
	ACCELERATE	观察ASCVD事件发生率

注:ASCVD:atherosclerotic cardiovascular disease,动脉粥样硬化性心血管病;CETP:cholesteryl ester transfer protein,胆固醇酯转运蛋白;CHD:coronary heart disease,冠心病;CIMT:carotid artery intima-media thickness,颈动脉中层厚度;CVD:cardiovascular disease,心血管病

(九)烟酸及其衍生物

1. 烟酸 烟酸抑制cAMP形成,使TG脂肪酶活性降低;并可减慢脂肪组织中的脂肪分解,使血浆中非酯化脂肪酸(NEFA)减少,进而减少VLDL在肝脏的合成(表4-7-5-34)。此外,烟酸在辅酶A的作用下与甘氨酸合成烟尿酸,可影响肝细胞利用辅酶A合成胆固醇。烟酸还可升高血浆HDL-C水平,其作用机制尚不清楚。一般服药后1~4天血浆TG水平即出现下降,LDL-C的下降于服药后5~7天才开始。常用剂量可使总胆固醇和LDL-C均降低15%~30%,TG降低20%~80%,Lp(a)下降40%,HDL-C升高15%~25%。除家族性高胆固醇血症的纯合子及Ⅰ型高脂蛋白血症以外,烟酸可用于其他任何类型血脂谱异常症的治疗。常用剂量为每次1~2g,每日3次。宜从小剂量开始,每次100mg,每日3~4次,以后每隔3~7天增加1次剂量。

表4-7-5-34 烟酸的临床研究与结论

药物	临床研究(年份)	结果
单纯烟酸	CDP(1975)	降低心肌梗死发病率
烟酸+考来替帕/安慰剂	CLAS(1987)	延缓动脉硬化进展
烟酸+他汀	HATS(2001)	辛伐他汀明显改善冠心病病情/降低HDL-C
烟酸+他汀	ARBITER2(2004)	明显改善冠心病病情/降低HDL-C

续表

药物	临床研究(年份)	结果
烟酸+他汀	ARBITER3(2006)	升高 HDL-C CIMT 退化
烟酸+他汀	HALTS(2010)	在他汀治疗的基础上烟酸退化 CIMT 的疗效优于依泽替米贝(ezetimibe)
烟酸+他汀	AIM-HIGH(2011)	因未见动脉硬化性心脏病疗效而提前终止(尽管 HDL-C 升高 10%)
烟酸+他汀/烟酸/laropiprant	HPS2-THRIVE(2013)	追踪 3 年的疗效未见优于单独他汀治疗

注:CDP:coronary drug prevention project,冠心病药物预防研究;ASCVD:atherosclerotic cardiovascular disease,动脉硬化性心血管病;CAD:coronary artery disease,冠状动脉病;CIMT:carotid artery intima-media thickness,颈动脉中层厚度;CVD:cardiovascular disease,心血管病;HDL-C:high-density lipoprotein cholesterol,高密度脂蛋白胆固醇;MI:myocardial infarction,心肌梗死

服药后的第 1~2 周内,可出现面部潮红、皮肤灼热或瘙痒等不良反应,并可有食欲缺乏、恶心、呕吐、胃肠胀气、腹痛、腹泻等消化道反应。大多随继续服药而逐渐减轻,以至消失。饭后服药以及服药时减少饮水,可减轻服药后的不良反应。服药前 1 小时服用小剂量阿司匹林可减轻面部潮红。此外,大剂量烟酸可引起消化性溃疡、糖耐量减低、血尿酸升高及肝功能损害,甚至黄疸。因此,有溃疡病、糖尿病、肝功能不全的患者应慎用本药,并应注意定期复查肝功能、血糖及尿酸等。由于烟酸可增强降压药的扩血管作用,引起直立性低血压,故高血压患者使用该药时应予以适当注意。孕妇及哺乳期妇女均不宜服用此药。烟酸与树脂类降脂药合用可增强 LDL-C 降低的效果,并可减轻胃肠道的不良反应。

2. 阿昔莫司 阿昔莫司(acipimox,又称氧甲吡嗪、乐脂平)是一种人工合成的烟酸衍生物。主要抑制脂肪组织释放非酯化脂肪酸,使 TG、VLDL 及 LDL 的生成减少;同时可激活脂蛋白脂酶,加速 VLDL 降解;并可抑制肝脂酶而升高 HDL-C 水平。阿昔莫司可使血浆 TG 下降 50%,总胆固醇降低 25%,HDL-C 升高 20%。其降脂适应证与烟酸相似,并可用于治疗糖尿病所致的继发性血脂谱异常症。常用剂量为每晚睡前服用 0.25~0.5g,病情需要时可于早餐后加服 0.25g。患者服药后可有面部潮红、皮肤瘙痒、胃部灼热感或上腹部不适、轻微头痛等不良反应,但多数可在服药后数日内逐渐减轻或消失。此外,该药的肝、肾功能损害极少见,亦不会引起糖耐量减低和高尿酸血症。

(十) 其他药物

1. 阿司匹林 1 型和 2 型糖尿病存在心血管风险(10 年风险>10%)或有该病史的患者需要用阿司匹林(75~162mg/d)作为一级预防干预,对其过敏时改用氯吡格雷(clopidogrel,75mg/d);急性冠状动脉事件 1 年后,应采用阿司匹林(75~162mg/d)加氯吡格雷(75mg/d)治疗。但不建议用于低危者(10 年风险<5%)。已经诊断为冠心病者用 ACEI、阿司匹林治疗,以前发生过心肌梗死者应加以 β 受体阻滞剂治疗至少 2 年。症状性心力衰竭者不用噻唑烷二酮类药物,但充血性心力衰竭而肾功能正常者可服用二甲双胍。

2. 甲状腺激素类似物 甲状腺激素可延缓心血管并发症的病情,经过结构改造的甲状腺激素类似物,如 KB2115(3-[3,5-dibromo-4-[4-hydroxy-3-(1-methylethyl)-phenoxy]-phenyl]-amino]-3-oxopropanoic acid)为一种选择性促产热剂(selective thyromimetic),具有产热作用,降低体重和血胆固醇水平,有可能成为新的降脂药物。另一种制剂属于选择性肝脏甲状腺素受体的类似物(GC1),据报道,该药可以诱导肝脏的 LDL 受体生成,逆转胆固醇的转运,促进胆汁形成和胆汁固醇的分泌与排泄。

3. 泛硫乙胺 泛硫乙胺(pantethine,又称潘特生)能促进血脂正常代谢,改善脂肪肝及酒精中毒性肝损害,能抑制过氧化脂质的形成及血小板聚集,还能防止胆固醇在血管壁沉积。该药可使血浆总胆固醇降低 5.2%~15.2%,TG 下降 23.6%~31.7%,HDL-C 升高 10%~20.5%。常用剂量为每次 0.2g,每日 3 次。泛硫乙胺的最大特点是不良反应少而轻,对肝、肾功能基本无损害。此外,药物作用时间较长,停药后 1 个月仍能保持明显的调节血脂的效果。

4. omega-3 脂肪酸 包括 20 碳五烯酸(EPA)和 22 碳六烯酸(DHA),以海鱼油中含量最为丰富。能抑制肝内脂质及脂蛋白合成,促进胆固醇从粪便中排出,使血浆总胆固醇降低 12%,TG 降低 40%,HDL-C 升高 5%。此外,鱼油制剂还有抑制血小板聚集及减少血栓形成的作用,可延缓动脉粥样硬化的进程,减低冠心病的发病率。目前的鱼油制剂品种较多,可分为天然鱼油型、酯型及非酯化脂肪酸型三种剂型。不同鱼油制剂中的 ω-3 脂肪酸含量各不相同,酯型约为 28%,天然鱼油为 57%,非酯化脂肪酸制剂为 98%。国内可正式用于临床的浓缩鱼油制剂主要有以下 3 种:①多烯康:属于酯型制剂,其中加有少量的维生素 E,以防氧化。常用剂量为每次 1.8g,每日 3 次。②脉乐康:为天然鱼油制剂,含 EPA 和 DHA>65%,常用剂量为每次 0.45~0.9g,每日 3 次。③鱼油烯康:为天然鱼油制剂,每粒 0.25g,含 EPA 和 DHA>67.5mg。常用剂量为每次 1g,每日 3 次。鱼腥味所致的恶心是鱼油制剂的常见不良反应。此外,长期服用非酯化脂肪酸型鱼油制剂可诱发胃肠道出血,酯型鱼油制剂可引起视力下降。天然海鱼油制剂的不良反应较少。有出血倾向的患者禁用鱼油制剂。

5. 前蛋白转换酶抑制剂和甘油三酯转运蛋白抑制剂 前蛋白转换酶——枯草杆菌蛋白酶(PCSK9)发现于 2003 年,主要用于常染色体显性遗传性高胆固醇血症(autosomal dog),每日 3 次。鱼腥味所致的恶心是鱼油制剂的常见不良反应。此外,长期服用非酯化脂肪酸型鱼油制剂可诱发胃肠道出血,酯型鱼油制剂可引起视力下降。天然海鱼油制剂的不良反应较少。有出血倾向的患者禁用鱼油制剂。初步的研究表明,kexin 9 降解 LDL 受体的作用不依赖于酶的催化活性(catalytic activity),因而通过反义 RNA 或 DNA 抗体可降低或抑制 kexin9 活性,达到降低 LDL 的目的。微粒体甘油三酯转运蛋白抑制剂可降低血清 LDL-C,但因胃肠和不良反应和肝脏损害重而禁用。

(十一) 中药治疗 一些中药方剂有一定的调脂作

用,但临床研究的证据仍缺乏。由于中药的调脂机制复杂,目前主要集中于中药成分的动物实验与人体试验研究(表4-7-5-35)。结果发现,其对血脂的作用可以分为4种类型:①清热解毒作用,如大黄、麻黄、黄连、黄芩等;②通血化淤作用,如山楂、红曲米、葛根等;③燥湿化痰作用,如泽泻、车前子等;④补气壮肾作用,如人参、黄芪等。

表4-7-5-35 中药治疗血脂异常症研究报道

药物	剂量与用法	作用	主要成分
人体试验			
大黄	患者5g/d(Po)	TG↓/TC↓/LDL-C↓	蒽醌
山楂	患者3.6g/kg(Po)	TG↓/TC↓/LDL-C↓	黄酮/三萜酸
黄连	患者200~500mg(tid/Po)	TC↓/LDL-C↓/TG↓/HDL-c↑	小檗碱
车前子	患者14g/d(Po)	TC↓/LDL-C↓/TG↓	多糖
泽泻	患者10g/d(Po)	TC↓/LDL-C↓/TG↓	三萜酸
红曲米	患者600mg/d(Po)	TC↓/LDL-C↓/TG↓	洛伐他汀/固醇/异黄酮
动物实验			
川芎	大鼠20mg/80mg/kg(Po)	TG↓/TC↓/LDL-C↓	内酯/生物碱
丹参	大鼠50~150mg/(kg·d)(Po)	TC↓/LDL-C↓/TG↓/HDL-c↑	丹参酮ⅡA
姜黄	SD大鼠40~160mg/kg(Po)	TC↓/LDL-C↓/TG↓/FFA↓/HDL-c↑	姜黄素
葛根	Wistar大鼠50mg/(kg·d)(ip)	TC↓/LDL-C↓/TG↓/HDL-c↑	葛根素
黄芩	SD大鼠75~150mg/kg(Po)	TC↓/LDL-C↓/TG↓/HDL-c↑	黄酮
荷叶	SD大鼠400mg/(kg·d)(Po)	TC↓/LDL-C↓/TG↓	总黄酮/生物碱
黄芪	大鼠0.4%~0.8%(Po)	TC↓/LDL-C↓/TG↓/HDL-c↑	聚糖黄酮/皂苷
人参	小鼠2mg/(kg·d)(Po)	TC↓/LDL-C↓/TG↓/HDL-c↑	人参皂苷/多糖
何首乌	大鼠12~24mg/(kg·d)(Po)	TC↓/LDL-C↓/TG↓/HDL-c↑	蒽醌/多糖
麻黄	SD大鼠8~25mg/kg(Po)	TG↓/TC↓/LDL-C↓	蒽醌/植物蛋白
绞股蓝	小鼠250mg/kg(Po) SD大鼠200mg/(kg·d)(Po)	TG↓/TC↓/LDL-C↓	绞股蓝总苷

(十二)基因治疗 基因治疗是通过多种方法利用特定的重组DNA,影响靶细胞中的基因表达、替换突变基因、抑制突变基因的表达或在靶细胞中增加可以对抗突变基因作用的特殊基因,以达到治疗血脂谱异常症的目的。原发性血脂谱异常症通过基因疗法有望获得根本解决。目前开展较多的主要是家族性高胆固醇血症的基因治疗。基因治疗的方法主要有以下4种:①基因表达:将正常基因导入靶细胞并使之表达,以治疗内源性基因所致的异常;②基因置换:通过同源重组方法,用外源性正常基因代替突变的基因或序列;③基因添加:在特定靶细胞中加入该细胞不具有的能产生特殊功能的基因,用以对抗异常基因的病理影响;④基因抑制:利用反义核酸技术和/或RNA干扰技术降低变异基因的表达。动物实验研究表明,将降脂基因转入肝脏可使血脂紊乱的情况得以恢复正常。基因治疗的关键步骤在于基因的转移,即将外源性基因准确地导入靶细胞中,并能正确地进行表达。根据具体实施的方法不同,基因治疗又可分为离体法和体内法。

1. 离体基因治疗 亦称间接法,是取出患者的某种组织或细胞(如成纤维细胞、骨髓、肝细胞、外周血干细胞,甚至肿瘤细胞),在体外培养时转入目的基因,或在体外筛选和富集含有外源性基因的细胞,然后再回输到患者体内。

具体的方法:通过手术切除患者的一小部分肝叶(约为肝脏的10%~15%),并留置下腔静脉导管。用胶原酶灌注切下的肝组织以分离肝细胞,将肝细胞置于平皿中培养2天,并与重组LDL受体基因的反转录病毒共同孵育12~16小时。经洗脱病毒后,肝细胞用胰蛋白酶进行分离,并由下腔静脉导管输入患者体内。此方法可使肝细胞的LDL受体获得部分重建,且无明显并发症。离体基因治疗的缺点是需要进行外科手术,而且获得转基因的细胞数目较少,使治疗效果受到很大影响。由于反转录病毒载体只能转染增殖细胞,不能转染非增殖的细胞,而腺病毒载体可转染非生长期的肝细胞,因此近年来人们发现腺病毒可能是更理想的载体,这样可避免进行肝切除术或静脉注射四氯化碳损伤肝细胞。已报道在兔身上静脉注射含有LDL受体cDNA的重组腺病毒6天后,血浆胆固醇下降75%,HDL-C和Apo AⅠ升高3~4倍。

2. 体内基因治疗 又称直接法,是采用一种可溶性DNA携带系统,在体内将LDL受体基因定向转移至患者的肝细胞,使肝脏能表达出LDL受体。这是一种非常有前途的基因治疗方法。动物实验显示,直接输入DNA蛋白质复合物后12~72小时,重组基因即可在肝细胞上表达,血清胆固醇下降达20%~30%。目前存在的问题主要是转基因持续表达时间较短和基因表达的效率不够高。通过方法的改进,预计在不久的将来,体内基因治疗法即可应用于临床。

(十三)特殊病例治疗 原发性血脂谱异常症需终身治疗。为了确保药物降脂治疗的有效性和安全性,应每隔1~3个月复查血脂,并根据血脂水平适当调整降脂药物的使用;定期复查肝肾功能、肌酸磷酸激酶、血糖及血尿酸以及心电图等。

1. 血脂谱异常症并代谢综合征治疗 代谢综合征并血

脂谱异常症主要表现为TG升高或高TG血症、HDL-C降低、LDL-C升高、小而密LDL升高、LDL/HDL比值升高、非酯化脂肪酸(FFA)和Apo-B100升高,Apo-AⅠ/Apo-B100的比值较小。一般空腹TG浓度越高者的餐后脂血症的程度越严重。其治疗原则是综合性的,主要包括控制饮食总热量摄入、调整饮食结构、减少脂肪摄入,并控制饮食总热量摄入。同时要增加运动(持续的有氧运动)。在饮食和运动治疗减肥不理想的情况下,可考虑加用奥利司他、利莫那班或西布曲明等。除减肥和运动外,首选噻唑烷二酮类药物。在降脂治疗方面,贝特类能调整脂代谢紊乱,增强抗动脉粥样硬化的作用。但贝特类与他汀类合用要慎重,以免发生横纹肌溶解和肾衰竭等副作用。

2. 血脂谱异常症并冠心病治疗　从某种意义上讲,降脂治疗是多数冠心病患者的病因治疗。因此,降脂治疗既有预防意义,又有治疗意义。但首先要预防心肌梗死和猝死,并控制心肌缺血性发作。应用抗心绞痛和抗心肌缺血药物(如硝酸酯类、β肾上腺素受体阻滞剂、钙离子拮抗剂),一般同时加用抗血小板和降脂治疗。亦可试用ACEI(肾衰竭、肾动脉狭窄慎用)。降脂治疗的原则与一般血脂谱异常症相同,他汀类药物有改善内皮细胞功能、抑制血管炎症、稳定斑块、减少不良心血管事件等作用。建议的治疗目标是LDL-C降到<2.6mmol/L(100mg/dl)。

3. 血脂谱异常症并糖尿病治疗　血脂谱异常症并糖尿病存在两种情况,一是糖尿病糖代谢紊乱引起血脂谱异常症,这些患者在适当的饮食干预和糖尿病治疗后,血脂谱异常症随着血糖控制,一般可恢复正常。另一种情况是糖尿病合并有遗传性血脂谱异常症,其血脂紊乱较严重,控制较困难。即使血糖和HbA_{1c}已经正常,但血脂仍不能达标。在糖尿病的综合治疗中,糖尿病的治疗的目标不能仅以血糖控制为目标。临床研究表明,良好血糖控制并不能防止大血管并发症的发生和发展。

糖尿病患者的降脂治疗要特别强调饮食治疗。伴血脂谱异常症者要严格控制油脂的摄入量。以谷类为主食者要尽可能选择粗制品,不宜直接食用单糖和双糖。T2DM患者长期饮酒常是血脂谱异常症的重要原因,饮酒还易发生低血糖,加重高血糖,因而应禁酒。继发于糖尿病的混合型血脂谱异常症患者多表现为TG升高,可选择有利于空腹血糖控制的阿昔莫司和苯扎贝特,亦可选用非诺贝特。不同种类的降脂药联合使用,不但可以增强降脂的效果,而且还可减少所用药物的剂量。当血浆胆固醇>7.8mmol/L(300mg/dl)时,常常需要采用联合用药的方式进行治疗。联合用药可有多种方式,如胆酸螯合剂与烟酸类或苯氧芳酸类合用,可有效降低LDL-C和TG,升高HDL-C;HMG-CoA还原酶抑制剂与胆酸螯合剂或烟酸合用可使血浆胆固醇下降50%以上等。在联合用药过程中,应注意药物之间的相互作用,尤其是可能出现的不良反应,如HMG-CoA还原酶抑制剂与烟酸合用易致转氨酶升高,HMG-CoA还原酶抑制剂与纤维酸衍生物类或环孢素等合用,或他汀-贝特类联合治疗可能增加肌病的发病风险。

4. 血脂谱异常症并多囊卵巢综合征治疗　多囊卵巢综合征(PCOS)患者常伴有轻至中度的血脂谱异常症,但在使用口服避孕药物(一般为PCOS的一线治疗药物)后,有的患者血脂紊乱加剧,表现为甘油三酯和HDL明显升高,而血糖、胰岛素与胰岛素抵抗的变化主要由BMI、年龄、病情等决定。因此,不管治疗前的血脂是否异常,多囊卵巢综合征用口服避孕药物治疗时,均需要检测血脂变化,必要时可加用调脂药物。

5. 极重型血脂谱异常症的治疗

(1)多种降脂药物联合治疗:应在生活方式干预、运动和饮食治疗的基础上,联合应用多种降脂药物治疗。由于降脂药的种类较多,在临床应用中主要是根据血脂谱异常症的病因和血脂特点以及降脂药的作用机制,选择适当的药物进行治疗。通常,轻、中度高胆固醇血症,可选用小剂量的HMG-CoA还原酶抑制剂,也可试用弹性酶、泛硫乙胺、烟酸类及苯氧芳酸类药物;较严重的高胆固醇血症,如杂合子家族性高胆固醇血症及继发于肾病综合征的高胆固醇血症,可选用树脂类胆酸螯合剂或HMG-CoA还原酶抑制剂,或两者联合使用;纯合子家族性高胆固醇血症应首选普罗布考。一般的高TG血症可根据不同的血浆TG水平,分别选用非诺贝特、吉非贝齐、益多酯、阿昔莫司、苯扎贝特、烟酸、鱼油制剂等;伴有高凝血状态、不稳定心绞痛以及曾行冠心病手术的高TG血症患者,选择非诺贝特或苯扎贝特,既可有效降低血浆的TG水平,又能减低血液黏度,改善冠状动脉的供血情况。在美国,他汀类药物由于其具有降脂效果确切、不良反应小、易于服用等优点而应用最广;贝特类降低TG的作用最显著,但由于作用较为单一,使其应用受到一定的限制。

对于混合型血脂谱异常症,如以胆固醇水平升高为主,可根据血浆总胆固醇水平的高低,分别选用烟酸类或HMG-CoA还原酶抑制剂;如以TG升高为主,可选择非诺贝特、吉非贝齐、益多酯、苯扎贝特、烟酸及阿昔莫司等;依泽替米贝(ezetimibe)与辛伐他汀联合应用的作用可能更强。

(2)血浆净化治疗:血浆净化主要用于极端严重病例的临时性处理,能显著降低胰腺炎的复发率。目前的血浆净化技术仍存在许多缺点,不良反应亦较多,临床较少应用。血浆净化疗法又称血浆分离法、血浆清除法或血浆置换法,是通过各种物理方法去除血浆中过多的脂蛋白。临床上可用于治疗血脂谱异常症的血浆净化疗法包括单纯血浆分离法、膜滤过法、灌流法、吸附法、沉淀法等,以上方法主要用以去除血浆中的LDL。

滤过法主要有两种方法。常规双重滤过法是利用两个不同孔径的过滤器,孔径较大的膜是分离血浆与血细胞的血浆分离器,主要是滤除血浆中的抗体、免疫复合物、LDL等病原性大分子物质。经过净化后的血浆再与血细胞混合,重新回输入体内。一般每次分离血浆3~4L,其中滤除血浆500~600ml,同时补入等量的置换液。此法可使LDL降低48%,最大的优点是无须补充血浆。加热双重滤过法则是在上述双重滤过中,将经第一次膜滤过的血浆加温至39℃再通过第二个滤过器,可减少血浆中清蛋白、抗凝血酶Ⅲ和HDL的丢失,并可提高血浆滤过的速度。热滤过后的血浆LDL/HDL-C比值明显降低,降脂效果可维持2周以上。

灌流法亦有两种方法。活性炭灌注法是通过装有活性炭的吸附柱,去除血浆中的LDL-C、VLDL-C和TG,其中以TG

降低最为显著，HDL-C 的降低较少。少数患者应用此法无效。珠形琼脂糖灌注法是用表氯醇与琼脂糖进行交联，再加入肝素和/或乙醇胺而制备出珠形琼脂糖。以珠形琼脂糖作为吸附剂可选择性地去除 LDL。由于血细胞直接与吸附剂接触而被破坏，灌注法可导致溶血，是灌注法的主要缺陷。

血浆吸附法以每分钟 50ml 的速度从肘静脉抽取血液，通过离心的方法将血细胞分离出来，并立即回输到患者体内，而血浆通过装有吸附剂的柱子后再输入患者体内。其突出的优点是血细胞不与吸附剂接触，可使血细胞免遭破坏。

肝素沉淀法利用过滤器分离出患者静脉血中的血细胞成分，并回输入患者体内。在血浆中加入等量的肝素（10 万 U/L）-醋酸缓冲液，使 LDL 产生沉淀，再经聚碳酸膜过滤器将其去除。无 LDL 的血浆经去除肝素与过多的盐和水，并恢复生理 pH 值后再给患者回输。严重高胆固醇血症特别是纯合子家族性高胆固醇血症，应用药物治疗降脂的效果常常不理想。只有采用血浆净化治疗才能有效地降低其血浆中的胆固醇水平。

（3）手术治疗：大多数的血脂谱异常症通过调整生活方式、饮食控制和药物治疗均可将其血脂水平控制在较为理想的范围之内。仅有少数严重的血脂谱异常症如纯合子型家族性高胆固醇血症，用药物治疗降脂效果不理想。此外，还有少数患者对药物过敏，或用药后出现严重的不良反应，或合并有 2 型糖尿病与显著肥胖，对此类患者可考虑采用手术治疗，但手术适应证应严格控制，术后仍需要终生接受医学观察与综合治疗。虽然通过手术的方法可以有效地降低血脂水平，但是外科治疗并不是血脂谱异常症的首选治疗方案。临床上用于治疗血脂谱异常症的外科治疗包括回肠末端部分切除术、门-腔静脉分流吻合术和肝脏移植术。

部分回肠切除术主要是切除回肠末端约 2m 长的部分。切除部分回肠后即干扰了胆酸的肠肝循环，其降脂原理类似于胆汁酸螯合剂，主要降低血浆胆固醇。术后肠道胆固醇吸收可减少 60%，使体内胆固醇的分解代谢增加，胆固醇减少 35%。由此可使血浆胆固醇降低 20%~25%，并可减少软组织、器官以及动脉壁内的非游离胆固醇，有助于黄色瘤和动脉粥样斑块的消退。但对纯合子家族性高胆固醇血症的疗效欠佳。该手术操作简单，但术后可引起一些并发症，如腹泻、肾结石、胆结石、肠梗阻等。

门-腔静脉分流术可减少体内总胆固醇、胆酸及 LDL 的合成，并可降低 HMG-CoA 还原酶的活性，使血浆总胆固醇下降 20%~35%。这是一种姑息性手术，因为术后患者血脂谱异常症可能依然存在。在这种情况下，应适当给予降脂药物治疗。门-腔静脉分流术可引起肝萎缩，从而导致某些激素代谢发生障碍。例如，可使女性雄性激素升高，出现男性化表现。并发症还有分流通道血栓性闭塞引起脾大，诱发肝性脑病等。

肝脏移植术可增加患者体内的 LDL 受体数量，使 LDL 的分解代谢增加，合成代谢减少。血浆总胆固醇可因此而下降 72%，LDL-C 下降 81%。但术后高胆固醇血症可能继续存在。此时给予洛伐他汀治疗，可使血浆总胆固醇进一步降低 43%，LDL-C 降低 42%。但需注意该药与环孢素或其他免疫抑制剂合用可引起横纹肌溶解。由于肝脏移植术的病死率、致残率以及相关的医疗费用均较高，术后需终生使用免疫抑制剂，因此该手术仅限用于治疗家族性高胆固醇血症，而且应当特别慎重。只有在各种保守治疗均无效的情况下，才考虑肝脏移植术。

（林乐韦华　袁凌青）

第6节　脂肪营养不良症

营养不良症（dystrophy）的本意是指组织或器官因营养缺陷而发生的进行性形态改变．一般来说，这种改变指的是生长减少或丢失过多，有时亦包含组织堆积或增生。因此，通常的脂肪营养不良症（lipodystrophy）仅指脂肪生长减少或丢失过多；而广义的脂肪营养不良症存在两种相反的表现形式，一是脂肪组织生成减少/缺乏或丢失，亦称为脂肪萎缩症（lipoatrophy）或脂肪萎缩性糖尿病（lipoatrophic diabetes），但不包括一般意义上的“消瘦”（脂肪和肌肉组织均丢失）；另一种是局限性脂肪组织增生，容积增大，称为脂肪肥大症（lipohypertrophy），但不包括一般意义上的“肥胖”（体质指数增高）。因为两种类型的脂肪营养不良症可以单独存在或合并发生（脂肪重新分布），文献中，常将脂肪营养不良与脂肪萎缩症混合使用。临床上以脂肪萎缩症多见，其病因亦较复杂，而脂肪肥大症仅见于局部。

125 年前，首次报道了获得性局限性脂肪营养不良症（acquired partial lipodystrophy，APL）[1,2]，以后又陆续报道了一些获得性全身性脂肪营养不良症（acquired generalized lipodystrophy，AGL）[3,4]。脂肪营养不良症是一种遗传性或获得性因素引起的临床综合征，以选择性体脂丢失和胰岛素抵抗为特征。一般来说，脂肪丢失的程度决定了糖尿病、高甘油三酯血症和脂肪肝的代谢紊乱严重性。脂肪营养不良症分为遗传性和获得性两类，遗传性脂肪营养不良症以常染色体隐性全身性脂肪营养不良症（autosomal recessive congenital generalized lipodystrophy）和常染色体显性家族局限性脂肪营养不良症（autosomal dominant familial partial lipodystrophy）较常见。目前发现 11 个基因位点突变与脂肪营养不良症相关，包括 AGPAT2、BSCL2、CAV1、PTRF、LMNA、PPARG、AKT2、PLIN1 和 CIDEC 等。获得性全身性脂肪营养不良症常见于长期使用含蛋白酶抑制剂的抗反转录病毒药物，但发病与自身免疫反应密切相关，属于新的脂肪营养不良症类型；而获得性局限性脂肪营养不良症多是药物注射、压迫、脂膜炎的后果[1]。

【脂肪细胞甘油三酯和甘油磷脂合成】

脂肪组织需要利用甘油-3-膦酸（glycerol-3-phosphate）合成甘油三酯和甘油磷脂。起初，甘油-3-膦酸在脂肪酸乙酰辅酶 A 的催化下，在 sn-1 位酰化为脂肪酸乙酰辅酶 A（fatty acyl coenzyme A，FA-CoA），形成 1-酰基甘油-3-膦酸（1-acylglycerol-3-phosphate）或溶血磷脂酸（lysophosphatidic acid，LPA）。LPA 被进一步酰化成磷脂酸（phosphatidic acid，PA）。磷脂酸磷酸酶移除 PA 上的膦酸根，生成二酰甘油（DAG）和甘油三酯（TG）。

合成的中性脂质储存在特殊细胞内，TG 的合成在内质网中进行并逐渐增大其体积，中性脂质疏水，外层包被了亲水的蛋白质，如脂滴包被蛋白（perilipin），脂肪细胞分化相关蛋白（adipocyte differentiation related protein）和尾相互作用蛋白（tail interacting protein）。此外，脂滴的外层还含有甘油膦酸酯（如磷脂酰胆碱 phosphatidylcholine，PC）、磷脂酰乙醇胺（phosphatidylethanolamine，PE）和磷脂酰丝氨酸（phosphatidylserine，PS）。在多种细胞因子和激素的作用下，多潜能干细胞分化为前脂肪细胞、肌肉细胞或成骨细胞。脂肪细胞以甘油-3-膦酸为底物，在甘油-3-膦酸酰基转移酶（glycerol-3-phosphate acyltransferases，GPAT）的作用下，形成1-酰甘油-3-膦酸（1-acylglycerol-3-phosphate）或溶血磷脂酸（lysophosphatidic acid，LPA）。LPA 的 sn-2 乙酰化形成磷脂酸（phosphatidic acid，PA），磷脂酸磷酸酶（phosphatidic acid phosphatase）清除膦酸根后生成二酰甘油（diacylglycerol，DAG），进一步酰基化生成甘油三酯（triacylglycerol，TG）。脂肪细胞利用中间产物 PA 与 DAG 合成甘油磷脂，而 DAG 可进一步合成磷脂酰胆碱（phosphatidylcholine）、磷脂酰乙醇胺（hosphatidylethanolamine）和磷脂酰丝氨酸（phosphatidylserine）。脂肪组织需要以甘油-3-膦酸作为合成甘油三酯和甘油磷脂的底物，在甘油-3-膦酸酰基转移酶（glycerol-3-phosphate acyltransferase，GPAT）作用下，甘油-3-膦酸的 sn-1 位脂肪酸乙酰辅酶A（fatty acyl coenzyme A，FA-CoA）酰化，形成1-酰甘油-3-膦酸（1-acylglycerol-3-phosphate）或溶血磷脂酸（lysophosphatidic acid，LPA）。LPA 的 sn-2-乙酰化形成磷脂酸（phosphatidic acid，PA），然后，磷脂酸磷酸酶（phosphatidic acid phosphatases）清除 PA 的临时根，生成二酰甘油（diacylglycerol，DAG）。DAG 进一步被二酰甘油酰基转移酶（diacylglycerol acyltransferase，DGAT）酰基化（sn-3 位），生成甘油三酯即三酰甘油（triacylglycerol，TG）。甘油磷脂的合成利用中间产物 PA 与 DAG，而 DAG 可进一步合成磷脂酰胆碱（phosphatidylcholine）、磷脂酰乙醇胺（hosphatidylethanolamine）和磷脂酰丝氨酸（phosphatidylserine）。

细胞表面的脂肪分子，如胆固醇、糖苷神经鞘脂（glycosphingolipid）和小窝蛋白1（caveolin-1）形成细胞质膜微囊（caveolae）；细胞内饮时生成的小窝蛋白囊泡将脂肪酸转运至脂质小滴中；PTRF 调节小窝蛋白 1/3 表达。甘油三酯合成需要甘油-3-膦酸为起始底物，甘油-3-膦酸的 sn-1 位被酰化，形成1-酰基甘油-3-膦酸（1-acylglycerol-3-phosphate）或溶血磷脂酸（LPA）。LPA 的 sn-2 为酰基化生成磷脂酸（phosphatidic acid，PA），去除膦酸根则形成二酰甘油（DAG）。DAG 进一步酰基化成为三酰甘油。

【分类与临床表现】

在分子生物学时代以前，人们仅能根据特殊的临床表现对脂肪营养不良症进行分类，因各种类型存在较大重叠和表型的不均一性，分类存在许多不确定性。目前，虽然临床特征仍然是脂肪营养不良症分类的基础，但精确分类的基本依据是致病基因的分子遗传学变异，见表 4-7-6-1。脂肪营养不良症患者常伴糖尿病、高甘油三酯血症、脂肪肝、多囊卵巢综合征或黑棘皮病，见表 4-7-6-2～表 4-7-6-4。但是，脂肪萎缩的程度与范围差异极大，部分患者呈全身性脂肪萎缩，另一些患者的病变很轻，散在分布或仅表现为肢体脂肪萎缩。

表 4-7-6-1 脂肪营养不良症分类

遗传性脂肪营养不良症
先天性全身脂肪营养不良症（CGL）
1型
2型
局部性脂肪营养不良症
Dunnigan 型脂肪营养不良症
PPARγ 突变型脂肪营养不良症
下颌骨发育不良型脂肪营养不良症
A型
B型
获得性脂肪营养不良症
获得性全身性脂肪营养不良症（AGL）
获得性局部性脂肪营养不良症（APL）
HIV 伴脂肪营养不良症
皮肌炎伴脂肪营养不良症

表 4-7-6-2 遗传性脂肪营养不良症的类型与病因

类型	基因型	主要表现	病因与发病机制
常染色体隐性型			
先天性全身脂肪营养不良症（congenital generalized lipodystrophy，CGL）	CGL1（AGPAT2）	出生后脂肪组织/缺乏代谢活性	AGPAT 是甘油三酯和磷脂合成的关键酶/AGPAT 促进磷脂酸形成/脂肪组织高表达 AGPAT2
	CGL2（BSCL2）	出生后脂肪组织/缺乏代谢活性/轻度智力障碍/心肌病	BSCL2 编码的 seipin 促进脂滴融合与脂肪细胞分化
	CGL3（CAV1）	严重体脂缺乏/矮身材/维生素D抵抗	小窝蛋白1（caveolin 1）是细胞质膜微囊的抑制组分/脂肪细胞膜呈高表达/小窝蛋白1与脂肪酸结合转运后形成脂滴
	CGL4（PTRF）	严重体脂缺乏/先天性肌病/幽门狭窄/心肌病	PTRF（cavin）参与细胞质膜微囊的生成/调节小窝蛋白1和3表达
下颌末端发育不良症（mandibuloacral dysplasia，MAD）	Type A（LMNA）	骨骼畸形/四肢和躯干皮下脂肪缺乏	核纤层蛋白A（lamins A）和C属于核结构蛋白/LMNA 突变引起细胞核功能障碍和细胞凋亡
	Type B（ZMPST E24）	骨骼畸形/全身性脂肪缺乏/早发性肾衰/类衰老特征	核纤层蛋白A原（prelamin A）翻译后修饰需要 ZMPSTE24 参与形成核纤层蛋白A/核纤层蛋白A原积聚引起多种组织细胞的核功能障碍

续表

类型	基因型	主要表现	病因与发病机制
自身炎症综合征(autoinflammatory syndromes)	JMP(PSMB8)	关节挛缩/肌肉萎缩/小细胞性贫血/脂膜炎性脂肪营养不良	PSMB8编码β5i/免疫蛋白体(immunoproteasome)亚基β5i介导蛋白水解/生成Ⅰ类MHC的免疫原表位
	CANDLE	慢性非典型中性粒细胞性皮肤病/脂肪营养不良/体温升高	新的临床综合征 目前6例报道
家族性部分脂肪营养不良症(familial partial lipodystrophy,FPL)	CIDEC	肢体多部位皮下脂肪萎缩/脂肪细胞小/脂滴细小	CIDEC属于脂滴相关蛋白/抑制脂肪分解,促进脂滴形成
SHORT综合征(SHORT syndrome)	未明	矮身材/关节伸展过度/腹股沟疝/眼球凹陷/Rieger畸形/萌芽过晚	皮下脂肪丢失程度不一
MDP综合征(MDP syndrome)	未明	下颌骨发育不良/耳聋/早老特征/隐睾/男性性腺功能低下	全身性皮下脂肪缺乏
新生儿类衰老综合征(neonatal progeroid syndrome)	未明	全身性皮下脂肪和肌肉缺乏/类早老特征(出生时)	未明
常染色体显性遗传型			
家族性部分性脂肪营养不良症(familial partial lipodystrophy,FPL)	FPLD1 Kobberling	肢体皮下脂肪缺乏	表型未定
	FPLD2 Dunnigan(LMNA)	肢体和躯干皮下脂肪缺乏/面部和颈部脂肪萎缩不明显	核纤层蛋白A(lamins A)和C属于核结构蛋白/LMNA突变引起细胞核功能障碍和细胞凋亡
	FPLD3(PPARG)	肢体皮下脂肪缺乏(远端更明显)	PPARγ促进脂肪生成/PPARγ优势负性突变抑制脂肪细胞分化
	FPLD4(AKT2)	肢体皮下脂肪缺乏	AKT2(蛋白激酶B)参与脂肪细胞分化和其下游的胰岛素受体信号传递
	FPLD5(PLIN1)	肢体皮下脂肪缺乏/脂肪细胞小/脂肪组织纤维化	脂滴包被蛋白1(perilipin 1)是脂滴膜的整合组分/参与脂肪储存和激素调节的脂肪分解
非典型类衰老综合征(atypical progeroid syndrome)	LMNA	皮下脂肪减少或缺乏/类早老特征	杂合性LMNA新突变引起细胞核功能紊乱
Hutchinson-Gilford早老症(Hutchinson-Gilford progeria)	LMNA	全身性皮下脂肪缺乏/类早老特征	LMNA新突变导致核纤层蛋白A短截和功能障碍
SHORT综合征(SHORT syndrome)	未明	见上述	皮下脂肪萎缩程度不一

表4-7-6-3 脂肪营养不良症的临床特点

项目	先天性全身性脂肪营养不良症		家族性部分性脂肪营养不良症			获得性全身性脂肪营养不良症	获得性部分性脂肪营养不良症	HIV相关性脂肪营养不良症
	CGL1(AGPAT2)	CGL2(BSCL2)	FPLD2(LMNA)		FPLD3(PPARG)			
			糖尿病	非糖尿病				
一般指标和脂肪分布								
发病年龄	出生后	出生后	青春期	青春期	青春期~成年	<20岁	<20岁	任何年龄
脂肪分布								
BMI	正常或降低	正常~低体重	正常	正常	正常~肥胖	正常~低体重	正常	正常
面部脂肪丢失	++++	++++	0	0	0~++	+++	0~+++	++~++++
机械性脂肪丢失(眼球后/手掌/足底)	0	++++	0	0	0	眼球后脂肪无丢失	眼球后脂肪无丢失	0
肢体脂肪丢失	++++	++++	++++	++++	++++(远端)	++++	++~+++	0~++++
躯干脂肪	↓↓↓↓	↓↓↓↓	↑↑↑↑	↑↑↑↑	↑↑↑↑	0~↓↓↓↓	↓↓~↓↓↓	↑↑↑↑~↓↓
臀部脂肪	↓↓↓↓	↓↓↓↓	↓↓↓↓	↓↓↓↓	0~↓↓	↓↓~↓↓↓↓	0~↑↑	0~↓↓↓↓

续表

项目	先天性全身性脂肪营养不良症		家族性部分性脂肪营养不良症			获得性全身性脂肪营养不良症	获得性部分性脂肪营养不良症	HIV 相关性脂肪营养不良症
	CGL1 (AGPAT2)	CGL2 (BSCL2)	FPLD2(LMNA)		FPLD3 (PPARG)			
			糖尿病	非糖尿病				
骨髓脂肪	↓↓↓↓	↓↓↓↓				0	0	
脂肪肝	+++	+++	0~++	0~++	++~+++	++++	少见	0~+++
临床特征								
糖尿病	很常见	很常见	有	无	有	常见	少见	常见
糖尿病发病年龄	青春期	<10岁	35~45岁		青春期~成年	儿童~成年	成人(<45岁)	成年
高血压	少见	少见	有	有	有	可有	可有	可有
黑棘皮病	有	有	有	有	有	常见	少见	少见
多毛	可有	可有	少见	少见	常见	常见	少见	少见
性发育与性功能	无改变	外生殖器假性肥大	外生殖器假性肥大/PCOS少见	PCOS少见	异常/常有PCOS	闭经或PCOS	PCOS少见	男性雄激素缺乏/女性PCOS少见
早发性冠心病	不明	不明	50%	少见	少见	可有	少见	可有
代谢参数								
空腹胰岛素升高	++++	+++	++	+	++++	+++	0~++	++~++++
甘油三酯升高	++++	+++	+++	++	++~++++	++~+++	0~++	++~++++
HDL降低	0~++	0~++	0~+	0~+	0~++	0~+	0	+~++++
FFA升高	不明	不明	0~+	0~+	0~+	不明	不明	+++~++++
瘦素	↓↓↓	↓↓↓↓	↓↓	↓↓	0~↓↓↓↓	↓↓	↓	0~↑↑
脂联素	↓↓↓↓	↓↓↓↓	↓↓↓	↓↓↓	↓↓↓↓	↓↓↓	↓↓	↓↓↓
C反应蛋白升高	不明	不明	+	++	0~+	不明	不明	0~++
其他特点	心肌病或骨囊肿	智力异常/心肌病/骨囊肿				自身免疫性疾病/特发性胰腺炎	C3降低/自身免疫病/膜型肾病	

注:0:absent,缺乏;+~++++:表示增加的程度;↓~↓↓↓↓:表示降低的程度;CGL:congenital generalized lipodystrophy,先天性全身性脂肪营养不良症;FPLD:familial partial lipodystrophy,家族性部分性脂肪营养不良症;PCOS:polycystic ovarian syndrome,多囊卵巢综合征

表 4-7-6-4 不同脂肪营养不良症类型的临床表现差异

项目	CGL		FPL			AGL	APL	LD-HIV
	CGL1 (AGPAT2)	CGL2 (BSCL2)	糖尿病	非糖尿病		FPLD2 (LMNA)		FPLD3 (PPARG)
一般特征								
发病年龄	出生后不久	出生后不久	青春期	青春期	青春期~成年	<20岁	<20岁	任何年龄
脂肪分布								
BMI	正常~低体重	正常~低体重	正常	正常	正常~肥胖	正常~低体重	正常	正常
面部脂肪丢失	++++	++++	0	0	0~++	+++	0~+++	++~++++
结构脂肪丢失	0	++++	0	0	0	不定/球后脂肪不丢失	不定/球后脂肪不丢失	0
肢体脂肪丢失	++++	++++	++++	++++	++++(远端明显)	++++	++~+++下肢脂肪正常或增加	0~++++
躯干脂肪	↓↓↓↓	↓↓↓↓	↑↑↑↑	↑↑↑↑	↑↑↑↑	0~↓↓↓↓	↓↓~↓↓↓	↑↑↑↑~↓↓
臀部脂肪	↓↓↓↓	↓↓↓↓	↓↓↓↓	↓↓↓↓	0~↓↓	↓↓~↓↓↓↓	0~↑↑	0~↓↓↓↓
骨髓脂肪	↓↓↓↓	↓↓↓↓				0	0	
脂肪肝	+++	+++	0~++	0~++	++~+++	++++	少见	0~+++

续表

项目	CGL		FPL			AGL	APL	LD-HIV
	CGL1 (AGPAT2)	CGL2 (BSCL2)	糖尿病	非糖尿病		FPLD2 (LMNA)		FPLD3 (PPARG)
临床特征								
糖尿病	很常见	很常见	存在	无	存在	常伴自身免疫病	少见	常见
糖尿病年龄	青春期	<10岁	35~45岁		青春期~成年	儿童~成年	成年(<45岁)	成年
高血压	少见	少见	存在	存在	存在	可存在	可存在	可存在
黑棘皮病	存在	存在	存在	存在	存在	很常见	少见	少见
多毛	可存在	可存在	少见	少见	常见	常见	不常见	少见
性发育与性功能	正常	外生殖器肥大	外生殖器肥大/PCOS少见	PCOS少见	月经紊乱/PCOS	闭经PCOS	PCOS少见	男性雄激素缺乏/PCOS少见
早期冠心病	不明	不明	~50%	少见	少见	可能	少见	可能
代谢指标								
血胰岛素升高	++++	+++	++	+	++++	+++	0~++	++~++++
高甘油三酯血症	++++	+++	+++	++	++~++++	++~+++	0~++	++~++++
HDL降低	0~++	0~++	0~+	0~+	0~++	0~+	0	+~++++
游离脂肪酸升高	不明	不明	0~+	0~+	0~+	不明	不明	+++~++++
瘦素	↓↓↓	↓↓↓↓	↓↓	↓↓	0~↓↓↓↓	↓↓	↓	0~↑↑
脂联素	↓↓↓↓	↓↓↓↓	↓↓↓	↓↓↓	↓↓↓↓	↓↓↓	↓↓	↓↓↓
CRP	不明	不明	+	++	0~+	不明	不明	0~++
其他	智力正常/心肌病/骨囊肿	可有智力障碍/骨囊肿常见				自身免疫病	补体C3降低/自身免疫病/肾小球肾炎	

注:CGL:congenital generalized lipodystrophy,先天性全身性脂肪营养不良症;LD-HIV:HIV-related lipodystrophy,HIV相关性脂肪营养不良症;0:缺乏;+~++++:存在或有不同程度增加;↓~↓↓↓↓:不同程度降低;FPLD:familial partial lipodystrophy,家族性部分性脂肪营养不良症;PCOS:polycystic ovarian syndrome,多囊卵巢综合征

目前报道的遗传性脂肪营养不良症病例已经超过1000例,发病率低于1/100万,男女发病率可能相当,但因女性病例的诊断较容易,使其发病率似乎高于男性。

【遗传性脂肪营养不良症】

(一)先天性全身性脂肪营养不良症　先天性全身脂肪营养不良症(CGL)最先由Berardinelli和Seip报道,故亦称Berardinelli-Seip综合征,目前大约有300例报道,患者主要来自中东和巴西的近亲结婚家族。出生后因全身性脂肪组织严重缺乏而肌肉显露明显被诊断,患者可伴有肝、脾大和脐疝,婴幼儿期或青年期出现糖尿病,继而发生黑棘皮病。患儿贪食,生长加速,男性性腺功能和表型正常,但女性出现多毛、阴蒂肥大、月经不规则或稀少、卵巢多囊,受孕困难,偶尔伴有青春期发育提前。其他少见的表现有肥厚型心肌病、智力发育障碍和青春期局限性骨溶解[5,6]。糖尿病伴高甘油三酯血症、脂肪肝,容易并发糖尿病肾病或视网膜病变,反复发作性胰腺炎,部分进展为肝硬化。全基因组分析发现4个CGL致病基因和4种亚型:①位于9q34的AGPAT2(1-acylglycerol-3-phosphate O-acyltransferase 2)[7,8];②位于11q13的Berardinelli-Seip型先天性脂肪营养不良基因(Berardinelli-Seip congenital lipodystrophy 2,BSCL2);③caveolin 1(CAV1);④多聚酶Ⅰ和转录物释放因子1(polymerase I and transcript release factor,PTRF)[9-11]。临床上,以AGPAT2(CGL1)和BSCL2(CGL2)突变引起的CGL多见,CAV1突变(CGL3)仅见于巴西,而PTRF突变导致的CGL4已有20多例报道[11-13]。1型CGL(CGL1,MIM 608594)的致病基因为AGPAT2,该基因编码1-酰基甘油-3-膦酸O-酰基转移酶(1-acylglycerol-3-phosphate O-acyltransferase 2,亦称溶血磷脂酸酰基转移酶-β(lysophosphatidic acid acyltransferase-β)或1-酰基-sn-甘油-3-膦酸酰基转移酶(1-acyl-sn-glycerol-3-phosphate)。AGPAT2是代谢溶血磷脂酸的关键酶,该酶活性与IL-6及TNF-α合成相关,AGPAT2突变是引起脂肪营养不良症的常见病因。多数AGPAT2突变导致酶活性完全缺乏。

1. 先天性全身性脂肪营养不良症(CGL)　首先由Berardinelli和Seip报道,为常染色体隐性遗传。患者出生后即呈全身性脂肪完全或严重缺乏,肌肉显露,呈肢端肥大样外观,手足和下巴增大,皮肤黑棘皮病突出。食欲旺盛,生长加速,骨龄提前。部分伴有脐疝、肝脏肿大(肝脏脂质沉着)、肝硬化、脾肿大、淋巴腺病。有时伴有心肌病或智力障碍。多数伴有典型并发症如空腹高血糖、糖尿病、胰岛素抵抗显著,高甘油三酯血症(可伴有胰腺炎而HDL-胆固醇、瘦素和脂联素降低)[14-16]。女性患者伴有多毛、多囊卵巢综合征或月经紊乱,而男性的性功能一般正常。脂肪营养不良症患者的超声心动图异常表现,见表4-7-6-5。

表 4-7-6-5 脂肪营养不良症患者的超声心动图异常

突变	例数	年龄(岁)	左室质量(g/m^2)	左房容量指数(LAV/BSA)(ml/m^2)	左室射血分数(%)	心脏发现
AGPAT2	19	23±12	104±20	26±6	66±13	左室质量增加/左室功能不全/动脉导管未闭
seipin	10	17±7	126±16	31±6	65±7	左室质量增加
LMNA	1	9	110	29	35	左室功能不全/左室扩张/左室无质量
不明	1	17	71	16	68	向心性组织重建
AGL	13	28±20	103±20	32±9	68±9	左室质量增加/左室功能不全

注:AGL:acquired generalized lipodystrophy,获得性全身性脂肪营养不良症;LAV/BSA:left atrial volume indexed to body surface area,左房容量/体表面积指数;PDA:patent ductus arteriosus,动脉导管未闭

CGL1 位于 9q34(MIM 608594),其中的 AGPAT2 基因编码脂质合成酶 1-酰基甘油-3-膦酸 O-酰基转移酶 2(lipid biosynthetic enzyme 1-acylglycerol-3-phosphate O-acyltransferase 2),亦称溶血磷脂酸酰基转移酶-β(lysophosphatidic acid acyltransferase-β)或 1-酰基-sn-甘油-3-膦酸酰基转移酶(1-acyl-sn-glycerol-3-phosphate acetyltransferase)。AGPAT2 是调节脂肪代谢、溶血磷脂酸、IL-6 和 TNF-α 合成的重要因子[17-19]。多数无义突变导致该酶活性完全缺乏,但基因型与表现型之间无明确联系。人类 seipin 突变见表 4-7-6-6,seipin 表达异常的表型见表 4-7-6-7。

表 4-7-6-6 人类内质网膜整合蛋白(seipin)突变

	异构体 1	异构体 2	OMIM	首次报道/年份
截断蛋白				
a	S128fs	S64fs	606158.0001	Magré 等/2001
b	M165fs	M101fs	606158.0002	
c	Y170fs	Y106fs	606158.0003	
d	Y170fs	Y106fs	606158.0005	
e	T173fs	T109fs	606158.0006	
f	R202X	R138X	606158.0007	
g	L278fs	L214fs	606158.0010	
h	Y289fs	Y225fs	606158.0011	
i	ΔY289-Q335fs	ΔY255-Q271fs	606158.0012	
j	R339X	R275X	606158.0015	Ebihara 等/2004
kb	E228X	E189X	606158.0016	Jin 等/2007
lb	I326fs	I262fs	—	Wu 等/2008
m	A282fs	A218fs	—	Shirwallar 等/2008
n	Q455X	Q391X	—	Miranda 等/2009
大段缺失				
o	del/insexons 5-6		606158.0004	Magré 等/2001
p	del exon 4		606158.0008	
q	del exons 4-6		—	
r	del exon 5		—	Miranda 等/2009
错义突变				
s	A276P	A212P	606158.0009	Magré 等/2001
ta	N152S	N88S	606158.0013	Windpassinger 等/2004
ua	S154L	S90L	606158.0014	
v	T142A	T78A	—	Miranda 等/2009
w	L155P	L91P	—	
x	Y251C	Y187C	—	Nishiyama 等/2009

表 4-7-6-7 内质网膜整合蛋白(seipin)表达异常的表现

研究方法	表现	研究者/年份
酿酒酵母菌 FLD1 破坏	磷脂的饱和酰基链多而短	Fei 等/2008
	微粒体/TAG 和 SE 增多	Fei 等 2008/Fei 等 2011
	油酸掺入 TAG 和 SE 无增加/脂质利用减少	Fei 等/2008
	INO1 和 OPI3 表达上调	Fei 等/2011
	内质网 LD 呈小串包裹	Szymanski 等/2007
	LD 融合增多/脂质滴变大	Fei 等 2008/Fei 等 2011
	Tgl3p 靶点错误	Wolinski 等/2011
	LD 乏力缺陷	Wolinski 等/2011
黑腹果蝇 seipin 敲除	中性脂质体减少变细/脂质生长减少	Tian 等/2011
	LD/PA 和 DGAT 增大增多	
	不耐受饥饿和葡萄糖负荷	
小鼠 seipin 敲除	白色脂肪和棕色脂肪减少	Cui 等/2011
	肝大/脂质堆积	
	出生低体重/体温升高/糖尿病/脂肪因子减少/胰岛素信号传递障碍	
HeLaseipin 无表达	TAG 增多/LD 增殖	Fei 等/2011
HaLaseipin 过表达	TAG 减少/FA 摄取和脂解无变化	
小鼠 3T3-L1seipin 无表达	终末分化延迟	Chen 等/2009
	TAG 增加	Fei 等/2011
小鼠 C3H 10T1/2 seipin 无表达	终末分化延迟	Payne 等/2008
BSCL2 患者细胞	成纤维细胞的 LD 变小	Szymanski 等/2007
	LD 减少/饱和 FA 增多	Boutet 等/2009

CGL 的另一个致病基因位于 11q13(CGL2, MIM 269700)。应用微卫星标记物发现其与小鼠的 γ-3 关联基因(Gng3lg)存在 87%的同源性,该基因的阅读框架称为 BSCL2(MIM 606158),编码含 398 个氨基酸残基的内质网膜整合蛋白——seipin,该种蛋白主要在脑组织和睾丸表达,至少含有两个疏水氨基酸柄。目前已经发现 12 种以上的突变类型,多数为无义突变,导致酶活性缺乏。奇怪的是,CGL2 杂合子突变也引起 5 型远端脊髓肌萎缩症(Silver 综合征,MIM 600794),约 50%不存在 CGL2、AGPAT2 或 BSCL2 突变。全身性脂肪营养不良症患者的心脏异常较少见,但后果严重[20-23](表 4-7-6-8)。

2. 2 型先天性全身性脂肪营养不良症 2 型先天性全身性脂肪营养不良症(CGL2,MIM 269700)的致病基因为 CGL2(图 4-7-6-1)编码的内质网膜整合蛋白(seipin),蛋白主要在脑组织和睾丸表达,目前发现 12 种突变类型,多数为无义突变或剪接位点变异,使内质网膜整合蛋白完全失去活性,临床表现为全身脂肪营养不良症,但奇怪的是,BSCL2 的杂合子突变亦引起 5 型远端脊髓肌萎缩(Silver 综合征);此外,约 50%的 CGL2 患者没有 AGPAT2 或 BSCL2 突变,提示 CGL 还存在其他未知的致病基因。

在内质网,形成富含甘油三酯(TG)的脂滴,小的脂滴融合成更大的脂肪球。脂滴膜由许多蛋白(如 CIDEC、seipin、perilipin 1 等)组成,CIDEC 和内质网膜整合蛋白的功能与脂滴融合有关,而 perilipin1 的功能与脂肪分解有关。细胞表面脂肪分子,如胆固醇、糖苷神经鞘脂(glycosphingolipid)和小窝蛋白 1(caveolin-1)形成细胞质膜微囊(caveolae);细胞内

表 4-7-6-8 全身性脂肪营养不良症患者的心脏异常

研究者	病例表现
Lawrence 等	1 例 AGL 心肌病
Seip 等	4 例 CGL 肥厚型心肌病
	2 例 CGL 肥厚型心肌病与充血性心衰
Bhayana 等	1 例 CGL(seipin 突变)发生肥厚型心肌病
Caux 等	1 例 CGL(R133L LMNA 突变)肥厚型心肌病与心瓣膜病变
Khalife 等	1 例 CGL 发生扩张心肌病、充血性心衰/严重二尖瓣关闭不全和心肌梗死
Van Maldergem 等	4 例 CGL(AGPAT2 突变)肥厚型心肌病
	11 例 CGL(seipin 突变)肥厚型心肌病
	2 例 CGL(seipin 突变)充血性心衰
	1 例 CGL 肥厚型心肌病与充血性心衰
Rajab 等	6 例 CGL 心脏肥大
Rheuban 等	3 例 CGL(AGPAT2 突变)肥厚型心肌病
	1 例 CGL 肥厚型心肌病
Bjornstad 等	6 例 CGL 肥厚型心肌病
	1 例 AGL 肥厚型心肌病
Klar 等	1 例 CGL 心脏中隔肥厚
Viegas 等	1 例 CGL 充血性心衰
Ishii 等	1 例 AGL 非对称性中隔肥厚与心衰

注:AGL:acquired generalized lipodystrophy,获得性全身性脂肪营养不良症;CGL:congenital generalized lipodystrophy,先天性全身性脂肪营养不良症

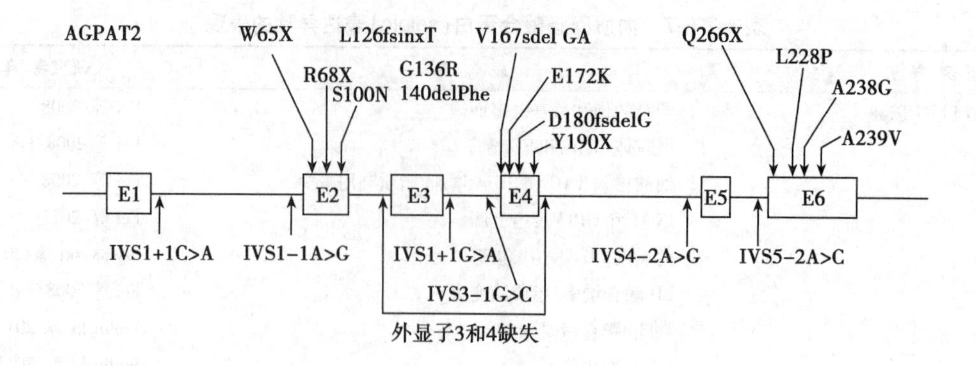

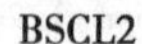

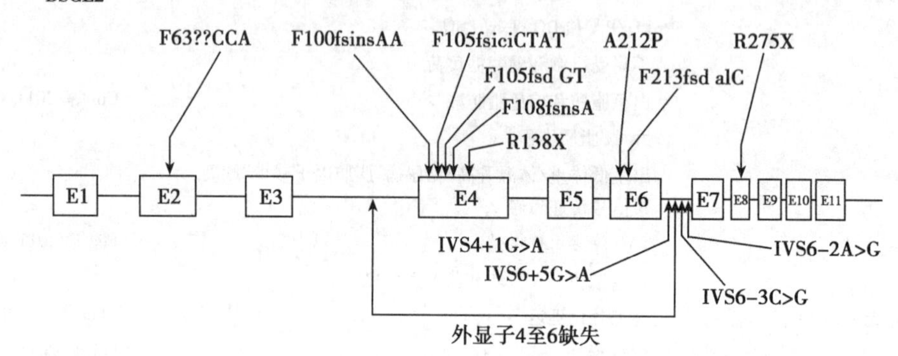

图 4-7-6-1 引起 CGL1 和 CGL2A 的 AGPAT2 与 BSCL2 基因突变

框中数字表示外显子序号;IVS:内含子;AGPAT 是甘油三酯和磷脂合成的关键酶,该酶催化脂肪酸 sn-2 位甘油链转化,AGPAT 的 11 个异构体分别由不同的基因编码,表达的组织和生化特性也各不相同,其中 AGPAT2 主要在脂肪细胞表达,缺乏该酶则引起脂肪营养不良症

饮时,生成的小窝蛋白囊泡将脂肪酸转运至脂质小滴;PTRF 调节小窝蛋白 1 和 3 表达。甘油三酯合成需要甘油-3-膦酸作为起始底物,甘油-3-膦酸 sn-1 位酰化形成 1-酰基甘油-3-膦酸(1-acylglycerol-3-phosphate)或溶血磷脂酸(lysophosphatidic acid,LPA)。LPA 的 sn-2 酰基化生成磷脂酸(phosphatidic acid,PA),去除膦酸根形成二酰甘油(diacylglycerol,DAG)。DAG 进一步酰化为甘油三酯。BSCL2 突变引起的 CGL 病情严重,患者体内缺乏结构脂肪组织和代谢活性脂肪组织。眼眶后、手掌、足底和关节周围的结构脂肪组织缺乏,皮下、腹内、胸腔、骨髓和其他软组织中的脂肪均丢失。相反,AGPAT2、CAV1 和 PTRF 突变引起者结构脂肪组织和骨髓脂肪正常。

(二)家族性部分性脂肪营养不良症 Dunnigan-Kobberling 综合征(FPLD)首次报道于 20 世纪 70 年代,为常染色体显性遗传。典型病例在儿童期无异常,起病于青春期,临床特点为进行性四肢皮下脂肪丢失,均伴有躯干和胸部脂肪减少,而肌肉和肝脏的脂肪含量增加[24-32]。FPLD 可发生的代谢异常包括高甘油三酯血症、HDL-胆固醇降低、血糖升高、糖尿病和黑棘皮病。女性患者伴有多毛、PCOS 和月经紊乱。

FPLD 分为 FPLD1(Kobberling 型,MIM 608600)、FPLD2(Dunnigan 型,MIM 151660)和 FPLD3(MIM 603637)3 种亚型[33,34]。FPLD1 的病因未明,FPLD2 与 LMNA 基因(编码核纤层蛋白 A/C,MIM 150330)杂合子突变有关(图 4-7-6-2)。疾病家系调查发现了 100 种以上的核纤层蛋白 A/C 突变类型(统称为核纤层蛋白病,laminopathies)。除了 FPLD2 外,LMNA 突变亦可引起 Hutchinson Gilford 早老综合征(Hutchinson Gilford progeria syndrome,HGPS)、下颌端发育不良症(mandibuloacral dysplasia,MAD)、Emery-Dreifuss 肌营养不良症(Emery-Dreifuss muscular dystrophy)、肢带肌营养不良症(limb-girdle muscular dystrophy)、扩张型心肌病、心传导障碍、Charcot-Marie-Tooth 病、非典型性 Werner 综合征和各种重叠综合征[35]。FPLD3(MIM 604367)的病因为 PPARG 基因(编码 PPARγ,MIM 601487)突变,发病机制与优势负性或单倍剂量不足有关[36-39]。根据优势负性假说,突变型等位基因干扰野生型基因功能;突变型 PPAR-γ 与野生型受体竞争性结合 DNA。相反,单倍剂量不足认为,由于存在非功能基因,功能基因的表达量减少 50%。PPARγ 的某些突变类型(C114R、C131Y、C162W、FS315X、R357X、P467L 和 V290M)主要通过优势负性机制发挥作用,而另一些 PPARγ 突变类型(-14A>G、F388L、E138fsΔAATG、Y355X、R194W 和 R425C)主要以单倍剂量不足方式对照病变[40-45]。

PPAR-γ 是脂肪代谢的关键性调节因子,FPLD3 的临床表现有其特殊性。但是约 50% 的 FPLD 患者缺乏 LMNA 或 PPARG 突变,其病因有待进一步研究。

1. APL(Barraquer-Simons 综合征) APL(MIM 608709)病例报道于 1918 年。病因与 LMNB2(MIM 150341)突变相关。患者缺乏家族史,但常存在继发性致病因素,如自身免疫性疾病(SLE、皮肌炎、低补体血症、膜型增殖型肾小球肾炎),主要发生于女性,脂肪营养不良症起病于儿童期或青春

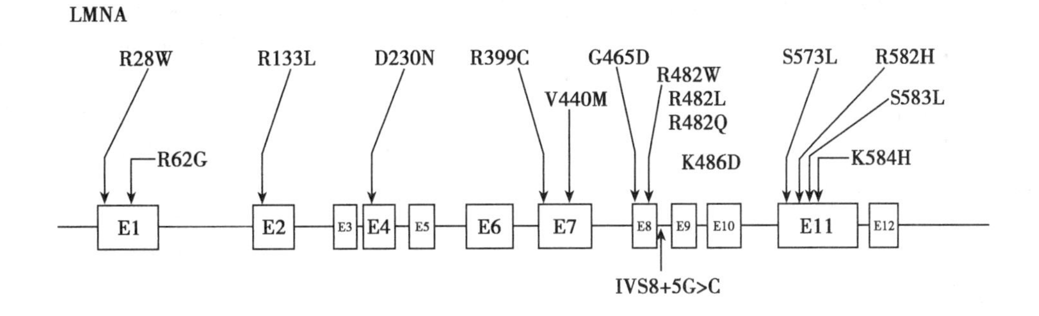

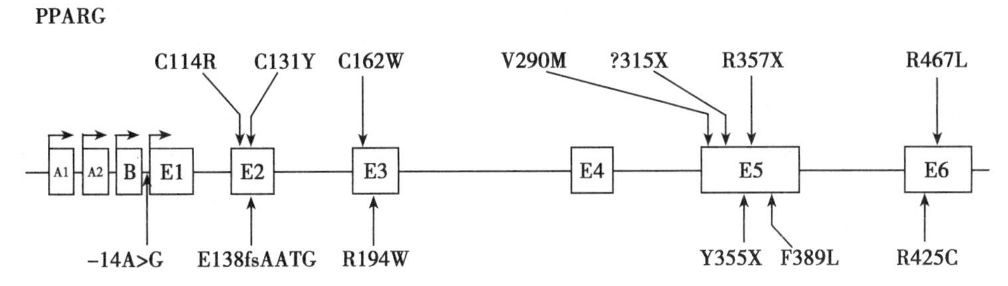

图4-7-6-2　引起家族性部分性脂肪营养不良症的LMNA和PPARG基因突变

期，主要见于面部、颈部、胸部和上腹部，从头到脚向下发展，臀部和下肢的皮下脂肪无变化，甚或增加。手掌脂肪可减少，而骨髓和眼眶后脂肪正常。少数并发糖尿病（10%）。

2. AGL　AGL的遗传方式不遵循孟德尔规律，亦未发现易感基因。主要见于女性，多数AGL于儿童期或青春期起病，面部、四肢和腹部皮下脂肪减少，手掌和足底脂肪可减少，而眼眶后和骨髓脂肪不受影响。发病时患者食欲亢进，逐渐出现黑棘皮病、脂肪肝、糖尿病和胰岛素抵抗。血清瘦素和脂联素降低，胰岛素和甘油三酯升高，HDL-胆固醇降低。女性AGL患者性腺功能减退，伴有月经紊乱或PCOS。一般可分为AGL伴自身免疫性疾病、AGL伴有脂膜炎和特发性AGL3种亚型。

3. HIVPL　HIV感染者容易发生脂肪重新分布，发病率约50%，而HIV相关性脂肪营养不良症（HIV-related lipodystrophy）主要与强力的抗反转录病毒治疗有关，男女均可发病，常误诊为库欣综合征，但研究发现其体型主要与外周性脂肪营养不良症有关。面部和四肢呈现脂肪萎缩（lipoatrophy）而颈背部出现脂肪肥厚（lipohypertrophy），同时伴有高甘油三酯血症、HDL-胆固醇降低、胰岛素抵抗、糖尿病、雄激素缺乏和脂肪肝。女性患者的胰岛素抵抗虽然严重，但并不合并PCOS，黑棘皮病亦罕见。另一个特殊之处是血清瘦素正常或升高（脂联素降低）。

4. 伴有脂肪营养不良症的其他综合征

（1）MAD（MIM 248370）：为罕见的常染色体隐性遗传性疾病，其特点是多发性骨骼-肌肉病变、早老体型、脂肪营养不良症、胰岛素抵抗、糖尿病、高甘油三酯血症和低HDL血症。A型MADA（MIM 248370）的病因为LMNA基因纯合子错义突变，而B型MADB（MIM 608612）的发病与ZMPSTE24基因（编码降解核纤层蛋白原的锌金属蛋白酶，MIM 606480）的复杂杂合子突变有关。A型MAD患者以四肢皮下脂肪萎缩而颈部、背部和躯干脂肪分布正常为特点；B型MAD患者常出现全身性脂肪萎缩。

（2）SHORT综合征：SHORT综合征（MIM 269880）表现为身材矮小、关节过度伸展、腹股沟疝、眼球下陷、Rieger畸形（角膜和虹膜缺陷）、萌芽延迟。面部上肢和躯干脂肪减少。

（3）早老综合征：LMNA突变引起早老综合征（progeria syndrome），表现为双侧延迟、矮身材、脱发、骨溶解、老年面容。脂肪营养不良症起病于早年，脂肪萎缩主要见于四肢、面部和躯干，腹内脂肪正常，但动脉粥样硬化常见而严重。

Wiedemann-Rautenstrauch新生儿早老综合征（Wiedemann-Rautenstrauch neonatal progeroid syndrome，MIM 264090）亦称新生儿早老综合征（neonatal progeroid syndrome），为常染色体隐性遗传。患者出生时呈现早老面容，伴有皮肤畸形和全身性脂肪营养不良症。病因未明。

（4）Werner综合征（MIM 277700）：是由于RECQL2（编码DNA解链酶，MIM 604611）突变所致。临床表现有矮身材、迟发性早老面容、躯干、面部和四肢皮下脂肪减少。明显胰岛素抵抗、糖尿病、骨质疏松、白内障、性腺功能减退和多种皮肤病变。血管钙化和肿瘤风险高。

（三）下颌末端发育不良症相关性脂肪营养不良症

下颌末端发育不良症（mandibuloacral dysplasia，MAD）的病因与核纤层蛋白（lamin）A/C（LMNA）或锌金属蛋白酶（zinc metalloproteinase，ZMPSTE）突变有关。ZMPSTE24的功能与核纤层蛋白原A（prelamin A）翻译后修饰有关，突变后不能生成成熟型核纤层蛋白A。因此，ZMPSTE24缺乏引起前体积聚。目前约有30多个病例报道，多数为意大利人。典型表现是下颌骨畸形、锁骨发育不良与肢端溶骨（acroosteolysis），患者伴有类早老表现（皮肤萎缩、血管显露、杂色沉着斑、脱发等），部分伴有萌牙迟缓、颅缝闭合延迟或关节僵硬。下颌末端发育不良症相关性脂肪营养不良症分为A型（部分型）和B型（全身型）两类，常见的并发症有糖尿病、胰岛素抵抗、高甘油三酯血症和高低密度脂蛋白血症，但较轻。多数有早产病史，容易发生节段性肾小球硬化和皮肤结节。

（四）自身炎症综合征 自身炎症综合征（autoinflammatory syndrome）亦称关节挛缩-肌萎缩-小细胞性贫血-脂膜炎脂肪营养不良综合征（joint contractures-muscle atrophy-microcytic anemia-panniculitis-induced-lipodystrophy syndrome），病因为B型蛋白酶体亚基8（proteasome subunit，β-type 8；PSMB8）基因突变。PSMB8编码免疫蛋白酶体（immunoproteasome）β5i，突变引起蛋白水解障碍和主要组织相容性复合物Ⅰ类分子功能异常，促发自身免疫性炎症反应，脂肪侵入淋巴细胞和其他免疫细胞，使脂肪细胞显著减少。Garg等报道，患者呈常染色体隐性遗传，儿童期表现为关节挛缩、肌萎缩、小细胞性贫血和脂膜炎，个别患者伴有间歇性发热、高γ球蛋白血症、血沉加快、肝脾肿大与脑基底节钙化。

（五）慢性非典型中性粒细胞性皮肤病伴脂肪营养不良与体温升高综合征 慢性非典型中性粒细胞性皮肤病伴脂肪营养不良与体温升高（chronic atypical neutrophilic dermatosis with lipodystrophy and elevated temperaturesyndrome，CANDLE）综合征少见，病因未明。目前仅有5例报道。患者以反复发作性发热起病、皮肤或眼睑有环状紫色斑块、面部和上肢皮下脂肪萎缩、肝脾肿大、关节痛、低色素性贫血、血沉升高与基底节钙化为特征。

（六）家族性部分性脂肪营养不良症 家族性部分性脂肪营养不良症（familial partial lipodystrophy，FPL）的病因包括：①LMNA突变（1q21～22，Dunnigan型）；②PPARG突变（脂肪细胞分化障碍）；③v-AKT鼠胸腺瘤原癌基因同源序列2（AKT2）突变（下游胰岛素信号异常）；④细胞死亡诱导的DNA脆裂因子a样效应子c（CIDEC）突变；⑤脂滴包被蛋白1（PLIN1）突变（脂滴形成障碍）。临床上以LMNA突变引起的Dunnigan型FPL多见，目前约有300多例报道。婴幼儿期和儿童期的脂肪分布正常，青春期或其后出现肢体、面部、颈部和腹内脂肪萎缩或明显减少，而其他部位的脂肪组织增多，肌肉正常。男性患者的诊断较困难，患者常在儿童期发生糖尿病和相关并发症，女性患者病情较重，多伴有黑棘皮病、卵巢多囊、多毛、心肌病或心脏传导系统异常；但生殖功能正常，诊断相对容易。

（七）其他遗传性脂肪营养不良症 主要包括SHORT综合征（SHORT syndrome）、MDP综合征（MDP syndrome）、新生儿类衰老综合征、家族性部分性脂肪营养不良症、非典型类衰老综合征、Hutchinson-Gilford早老症等。这些类型的遗传性脂肪营养不良病情不一，脂肪萎缩程度较轻。

【获得性脂肪营养不良症】

获得性脂肪营养不良症的病因明确，主要包括HIV感染伴脂肪营养不良症、获得性部分脂肪营养不良症、获得性全身脂肪营养不良症和局限性脂肪营养不良症等类型（表4-7-6-9）[46]。

表4-7-6-9 获得性脂肪营养不良症的分类特征与病因

类型	亚型	临床特征	病因与发病机制
HIV感染伴脂肪营养不良症	PI相关/NRTI相关	面部与四肢皮下脂肪萎缩/颈部和腹部脂肪沉积过多	PI抑制ZMPSTE24/PI引起脂肪生成转录因子调节障碍 NRTI抑制线粒体多聚酶-γ/线粒体中毒
获得性部分脂肪营养不良症	自身免疫性/MPGN相关性/特发性	面颈部上肢和躯干皮下脂肪丢失/下肢和腹部脂肪增多	血清补体3降低/自身抗体/肾炎因子介导的脂肪组织丢失
获得性全身脂肪营养不良症	自身免疫性/脂膜炎相关性/特发性	全身性脂肪丢失/皮下脂肪结节/自身免疫病/其他疾病	脂膜炎引起皮下脂肪丢失/自身免疫引起皮下脂肪丢失
局限性脂肪营养不良症	药物性/脂膜炎性/压迫性/离心性/特发性	局部皮下脂肪萎缩	局部药物作用/免疫介导/机械压迫/其他原因

注：MPGN：membranoproliferative glomerulonephritis，膜增殖型肾小球肾炎

目前报道了250多例APL（男女比例1∶4），AGL100多例（男女比例1∶3）；LD-HIV大约波及10万例以上的患者。

（一）AGL-Lawrence综合征 AGL常于儿童期起病，多数患者为全身性皮下脂肪萎缩，少数表现为局部缺乏脂肪组织，而腹内与骨髓脂肪并不减少。AGL患者常并发脂肪肝、肝纤维化、糖尿病与高甘油三酯血症。AGL的病因较明确，但发病机制未明。约1/4患者在发生脂肪萎缩前存在脂膜炎，主要表现为皮下脂肪结节和局限性皮下脂肪萎缩，随着病情进展，结节增多，脂肪萎缩区域扩大，最后演变成全身性脂肪萎缩。另外，1/4的患者伴有自身免疫性疾病（如青少年型皮肌炎）；其他患者无明确原发疾病可查，称为特发性脂肪营养不良症，其发病机制可能涉及多种因素（如慢性肝炎）。脂膜炎相关性脂肪营养不良症的代谢并发症较轻。

（二）APL-Barraquer-Simons综合征 多数APL患者于15岁前发病，脂肪萎缩为渐进性，病变对称；一般首先累及面部脂肪，继而波及面部以下的颈部、上肢和躯干，但极少发生腹部和下肢脂肪丢失。事实上，腰部和腿部脂肪沉积反而相对较多。大多数患者无代谢并发症，20%并发膜增殖型肾小球肾炎，血清补体3水平明显降低，补体3-肾炎因子阳性；自身抗体阻滞C3转换酶（C3 convertase）的降解，诱导脂肪分解，损坏脂肪细胞的脂质合成，但确切机制未明。

（三）HAART引起的脂肪营养不良症 HIV-1蛋白酶抑制剂（HIV-1 protease inhibitor，PI）和高活性抗反转录病毒治疗（highly active antiretroviral therapy，HAART）是近10多年来发现的脂肪营养不良症新类型，称为HAART引起的脂肪营养不良症。HIV-1蛋白酶抑制剂可抑制ZMPSTE24活性，引起细胞核纤层蛋白原A中毒与脂肪萎缩（表4-7-6-10）。此外，与该药影响脂肪生成、脂肪细胞分化有关，HIV-1蛋白酶抑制剂阻滞葡萄糖转运体4表达，诱导胰岛素抵抗。LD-HIV主要见于使用HAART 2年以上HIV感染者。脂肪丢失从手臂、腿部和面部开始，面部脂肪组织丢失可能相当

表 4-7-6-10 人类免疫缺损病毒相关性脂肪营养不良症的诊断与治疗

诊 断	治 疗
脂肪萎缩	
眼球下陷/颊部颧弓突出/静脉或肌束	停用司他夫定(stavudine)或齐多夫定(zidovudine)
显露/皮肤松弛无弹性	改用阿巴卡韦(abacavir)或替诺福韦(tenofovir)
	手术重建
脂肪肥厚	
腹围增大/腹隆/颈后和锁骨上窝脂肪垫	饮食控制/运动
相关变化	
高甘油三酯血症/低 HDL-C 血症/高胆固醇血症/胰岛素抵抗/高血糖症/糖耐量减退	他汀类/贝特类/二甲双胍/阿卡波糖/磺脲类/格列奈类/瘦素

显著,出现极度消瘦的恶病质面容,脂肪丢失呈进行性发展,停止药物治疗后并不逆转;同时,后颈部脂肪堆积,出现水牛背、双下巴和腰围增大,部分患者伴有高甘油三酯血症,但一般不并发糖尿病。

(四)局限性脂肪营养不良症 局限性脂肪营养不良症(localized lipodystrophy)仅波及局部脂肪组织,引起不同部位皮肤"酒窝样"病变。有时,局限性脂肪营养不良症与脂肪肥大症(lipohypertrophy,图 4-7-6-3)并存,病因与局部注射药物(抗 HIV 药物、胰岛素、IGF-1、GH 受体抑制剂等)、压迫、脂膜炎等因素有关。抗 HIV 药物或蛋白酶抑制剂(PI)引起的脂肪营养不良症特点是外周皮下脂肪丢失,其中最常累及的是面部脂肪萎缩,其次为腹部脂肪增多(脂肪肥大、中心性肥胖),2/3 的患者表现为混合型营养不良症(脂肪萎缩+脂肪肥大),主要累及腹部、面部、上肢和下肢,并伴有血脂谱异常、胰岛素抵抗和糖耐量异常。Tsuda 等总结了 60 例抗 HIV 药物或蛋白酶抑制剂治疗患者伴或不伴脂肪营养不良症的脂肪代谢资料,见表 4-7-6-11 和表 4-7-6-12。其中 38.3%表现为脂肪萎缩,15%表现为脂肪肥大症,46.7%表现为混合型脂肪营养不良症。

(五)获得性面部脂肪营养不良症 获得性面部脂肪营养不良症(acquired facial lipoatrophy)是指面部皮下脂肪萎

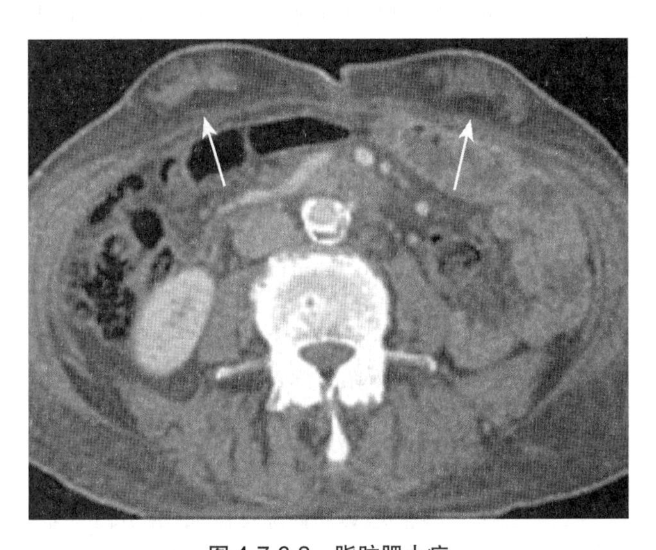

图 4-7-6-3 脂肪肥大症

男性,70 岁,2 型糖尿病,反复注射胰岛素;CT 扫描显示前腹壁脂肪肥大

表 4-7-6-11 抗 HIV 药物或蛋白酶抑制剂治疗者的血脂谱变化

类别	HIV 感染伴脂肪营养不良症	HIV 感染不伴脂肪营养不良症
胆固醇(mg/dl)	199.61±57.66	160.05±25.63
HDL-C(mg/dl)	38.3±12.54	41.21±11.01
LDL-C(mg/dl)	113.47±49.54	96.54±22.52
TG(mg/dl)	303.1±256.57	100.76±34.87

表 4-7-6-12 HIV 相关性脂肪营养不良症分类

脂肪营养不良症类型	病例数	%
脂肪萎缩		
面部	15	25
面部+上肢	1	1.6
面部+下肢	1	1.6
面部+上肢+下肢	5	8.3
上肢+下肢	1	1.6
脂肪肥大		
腹部	5	8.3
腹部+乳腺	2	3.3
腹部+后颈部	1	1.6
腹部+胸部	1	1.6
混合型营养不良症(脂肪萎缩+脂肪肥大)		
面部+乳腺	1	1.6
面部+后颈部	1	1.6
腹部+上肢+下肢	3	5.0
腹部+上肢+臀部+乳腺	1	1.6
腹部+臀部+静脉显露	1	1.6
腹部+面部	4	6.6
腹部+面部+后颈部	1	1.6
腹部+面部+上肢	2	3.3
腹部+面部+上肢+下肢	6	10.0
腹部+面部+上肢+下肢+静脉显露	1	1.6
腹部+面部+上肢+下肢+后颈部	1	1.6
腹部+面部+臀部	1	1.6
腹部+面部+臀部+静脉显露	1	1.6
腹部+面部+臀部+上肢+下肢	2	3.3
腹部+面部+臀部+上肢+下肢+后颈部	1	1.6
腹部+面部+臀部+上肢+下肢+静脉显露	1	1.6

缩,大部分是老龄的一种表现,但亦可见于慢性消耗性疾病、HIV 感染者应用抗反转录病毒治疗后、红斑狼疮、硬斑症(morphea)等。HIV 感染者停用司他夫定(stavudine)或齐多夫定(zidovudine),改用阿巴卡韦(abacavir)或替诺福韦(tenofovir)治疗。必要时考虑手术重建。

(六)脂肪肥大症 脂肪肥大症(lipohypertrophy)常见于胰岛素或其他药物,如培维索孟(pegvisomant)rhIGF-1等的注射部位,停止药物注射后可能消失,但重新注射又可再发。局限性脂肪萎缩+脂肪肥大常发生于1型或2型糖尿病使用胰岛素时,因为发生脂肪肥大后,注射疼痛的感觉减轻,患者喜欢在同一部位反复注射,胰岛素吸收不良,导致病变加重。这些患者的糖尿病症状往往较重,病程较长或伴有明显肥胖。体格检查时,可见局部皮下脂肪组织堆积,形成包块状隆起,B 超或 CT 检查可发现注射部位的脂肪呈圆形肿胀,因存在长期胰岛素注射史,容易与脂肪瘤鉴别[47,48]。

【脂肪营养不良症的诊断】

CGL 的临床表现典型,出生后即可做出诊断,但 APL、非典型性早老样综合征的诊断并非容易。当患者存在近亲结婚、早发性糖尿病、严重高甘油三酯血症、脂肪肝、肝脾大、黑棘皮病、多囊卵巢综合征时,应想到脂肪营养不良症可能。检查瘦小患儿时,需要仔细查找“脂肪萎缩”证据,其中四肢和皮肤的体格检查尤为重要,一些部位的脂肪堆积在排除早期 Cushing 综合征后,应考虑脂肪营养不良症可能。可疑为本病时,应同时检查患者的家族成员。脂肪营养不良症诊断的主要依据是临床表现和特殊的皮下脂肪萎缩体征,实验室检查可提供参考证据,主要指标包括糖耐量、血脂谱、肝功能和血清尿酸。测定血清瘦素对诊断无助,但能预测美曲普汀(metreleptin)替代治疗的反应。血清补体3和补体4测定有一定诊断意义。骨骼照片应重点观察骨骼附件的溶骨性病变,皮肤活检有助于脂膜炎或脂膜炎性皮肤病的诊断;高度怀疑全身脂肪营养不良症时应进行心电图、心脏超声检查。

皮肤厚度、DXA 骨密度、体成分测量和 MRI 能提供脂肪萎缩的范围与程度。应用 MRI 可对全身的脂肪分布与含量进行半定量分析。因不同脂肪营养不良症的脂肪萎缩部位不同,故能协助脂肪营养不良症亚型的鉴别。临床诊断确立后,应根据需要对高度可疑的候选基因进行突变分析。鉴别诊断中,需要与神经性厌食、肿瘤恶病质、长期饥饿、间脑综合征、Cushing 综合征、躯干性肥胖、多发性对称性脂肪瘤病或其他影响脂肪代谢的生长发育疾病鉴别。全身脂肪营养不良症容易并发急性胰腺炎、肝硬化、糖尿病肾病和糖尿病视网膜病变,应注意早期做出病情与预后评价;FPL 患者可因冠心病、心肌病或心律失常而猝死,应特别注意预防。一些 MAD 患儿发生早死,其原因未明。

【脂肪营养不良症治疗】

饮食调节和脂肪控制是脂肪营养不良症治疗的核心环节,血脂越高,越要注重饮食治疗的重要性。避免根据血脂水平盲目加大调脂药物用量,这样不但达不到治疗目的,反而加重药物的不良反应。

建议高碳水化合物低脂饮食,降低血清甘油三酯水平。有氧体力锻炼有助于减轻胰岛素抵抗。全身性脂肪营养不良症适应于胰岛素治疗,高甘油三酯血症的治疗首选贝特类药物,必要时加用他汀类药物;糖尿病首选二甲双胍,噻唑烷二酮能否改善胰岛素抵抗的证据缺乏,但不宜用于部分脂肪营养不良症患者,以避免新发部位的脂肪沉积。皮下注射美曲普汀可明显改善糖尿病症状、肝脏脂肪沉积和高甘油三酯血症,对家族性脂肪营养不良症也有较佳效果,但该药尚未被 FDA 批准。虽然 GHRH 类似物不能改善脂肪丢失,但用于降低 LD-HIV 病例的腹部脂肪已经得到批准[49]。

面部脂肪萎缩可整容处理。

【脂肪营养不良症与脂肪萎缩性糖尿病】

脂肪萎缩性糖尿病系糖尿病中罕见类型,国内由陈氏等在1963年首先报道。本症与一般糖尿病有显著区别,其临床特点如下:①全身脂肪完全性萎缩,包括皮下脂肪及其他部位贮存的脂肪组织;②糖尿病有抗胰岛素性,但不采用胰岛素亦不易发生酮症;③显著的高脂血症伴有黄色瘤;④肝脏或脾脏肿大;⑤基础代谢率升高,但甲状腺功能正常。

(一)病因及发病机制 尚未完全阐明,部分患者与遗传缺陷有关,父母近亲结婚的子女易患此症,有时可发现阳性家族史。过去认为本病原发性缺陷是脂肪贮存过程中所需要的某种酶或激素称之为脂肪固定因素(lipopexic factor)缺乏,近年发现某些患者血中有一种多肽类激素,它具有动员脂肪及致糖尿病作用,并可拮抗胰岛素。将此肽类物质注入健康的狗体内可使其葡萄糖耐量降低。患者胰腺检查正常,放射免疫法测定血浆胰岛素浓度非但不降低反而高于正常,生长激素浓度亦正常,脂蛋白脂酶活性正常。由于脂肪缺乏故不出现酮症,由于高脂血症及胰岛素分泌增高,使脂肪向肝脏、淋巴结或其他脏器以及血管壁沉积而不贮存于皮下,从而加速了肝脏损害与动脉硬化的发生。

(二)临床表现 从临床角度看,脂肪营养不良症可分为家族性(遗传性)和获得性两类,前者再分为先天性全身性脂肪营养不良症(CGL)和家族性部分性脂肪营养不良症(FPLD);后者分为获得性部分性脂肪营养不良症(APL)和获得性全身性脂肪营养不良症两种。此外,脂肪营养不良症还可以使某些遗传性多系统综合征或感染、局部压迫、脂膜炎或药物不良反应的一种表现;有时则完全无病因可查。常自幼起病,女性多见,有的可询及阳性家族史,主要临床表现如下。

1. 脂肪萎缩 系全身性及完全性,患者面容消瘦,两颊内陷,颧骨高突,眼眶深凹,外貌甚为特殊。四肢、躯干皮下脂肪亦消失,故骨骼肌、肌腱及皮下静脉显而易见。腹腔及内脏周围脂肪组织亦消失。皮肤活检显示皮下脂肪缺如。

2. 肝脾肿大 较多见,肝活检显示肝细胞脂肪浸润或肝硬化改变,但糖原含量正常。脾呈弥漫性纤维化,有脂肪滴浸润。肝硬化常为死亡原因之一。

3. 糖尿病 可为显性或隐性,大多在脂肪萎缩后数月或数年发生。对胰岛素不敏感,常须大剂量方可控制高血糖,但患者即使长期不应用胰岛素也不易发生酮症,即使在感染、应激等情况下亦偶有轻微酮症,尚未发现有酮症酸中毒昏迷的例子。

4. 高脂血症 较常见,以胆固醇及甘油三酯升高为著。患者乙酸盐(acetate)转化为甘油三酯及胆固醇的过程加强。限制脂肪摄入量不能使高脂血症减轻(此点与原发性高脂血症不同),但血糖下降后血脂亦可降低。继发性黄色瘤亦不少见。

5. 其他表现 患儿可有生长加快现象，包括躯体生长及骨龄发育均加速，有的可出现下颌突出、肢体粗大等类似肢端肥大症的状态，偶有毛发增多。长骨X线检查示骨密度增加。生长加速的原因可能为高血糖刺激胰岛素持续分泌，而非生长激素分泌过多，因为患者血浆生长激素浓度正常。基础代谢升高亦较多见，最高者可达177%，但血清甲状腺素浓度，血浆蛋白结合碘，甲状腺^{131}I摄取率均正常，临床亦无甲状腺功能亢进症表现。基础代谢增高的原因是脂肪及碳水化合物中间代谢物质氧化加速，产热增加。皮下脂肪消失，机体丧失一种保温机制，为维持体温恒定，机体势必增加产热过程。除上述常见表现外，尚可有食欲亢进、情绪异常、月经紊乱等，偶有智力损害。

（三）诊断 根据全身性脂肪萎缩的特殊表现、抗胰岛素性糖尿病及明显的高脂血症等特点即可作出诊断。本症尚无可靠的治疗方法能使脂肪在正常部位贮存起来。对于糖尿病可采用饮食调节或口服磺脲类药物，必要时使用胰岛素，但剂量须大，有报道胰岛素每日用量竟达2000U者。大剂量胰岛素治疗时一般无低血糖发生。有人用大剂量胰岛素加泼尼松长期治疗本症可使高血压控制，但降低血脂作用不明显，亦不能增加体重及缩小肝、脾。

本症病程长短不一，短者1年余，长则可达20年以上，死亡原因多为继发感染、全身衰竭、肝硬化引起的消化道出血或肝功能衰竭等。脂肪营养不良症（lipodystrophy）以某些部位的脂肪组织丢失，而非萎缩部位的脂肪堆积与异位（肝脏与肌肉）脂肪沉着为特征。从病理上看，一般可分为Dunnigan型家族性部分性脂肪营养不良症（Dunnigan-type familial partial lipodystrophy，FPLD）、部分性脂肪营养不良伴下颌端发育不良症（partial lipodystrophy with mandibuloacral dysplasia，MAD）、Berardinelli-Seip先天性全身性脂肪营养不良症（Berardinelli-Seip congenital generalized lipodystrophy，CGL）和Barraquer-Simons获得性部分性脂肪营养不良症（Barraquer-Simons acquired partial lipodystrophy，APL）。从分子生物学病因上看，脂肪营养不良症的病因包括：①核纤层蛋白A（nuclear lamin A，引起2型FPLD和A型MAD）；②核纤层蛋白（nuclear lamin B2，引起APL）；③核激素受体过氧化物酶体增殖活化受体γ（nuclear hormone receptor peroxisome proliferator-activated receptor γ，引起3型FPLD）；④脂质合成酶1-酰基甘油-3-膦酸O-酰基转移酶2（lipid biosynthetic enzyme 1-acylglycerol-3-phosphate O-acyltransferase 2，引起1型CGL）；⑤整合的内质网膜蛋白（integral endoplasmic reticulum membrane protein，seipin，引起2型CGL）；⑥金属蛋白酶ZMPSTE24（metalloproteinase ZMPSTE24，引起B型MAD）。脂肪营养不良症常伴有代谢综合征的常见代谢异常（如内脏脂肪增加、血脂谱异常、高血压、糖尿病、胰岛素抵抗、动脉粥样硬化等）。但是，目前并不清楚脂肪重新分布导致了代谢异常，还是基因突变制剂引起了脂肪重新分布，人们正在应用临床、生化、免疫病理和影像等表型学（phenomics）来揭示其真正病因。

（四）瘦素治疗 先天性脂肪营养不良症、下丘脑性闭经、神经性厌食患者的血清瘦素水平明显降低，先天性瘦素缺乏症（CLD）是由于瘦素基因突变所致，这些患者可以应用重组人瘦素（recombinant leptin analog）治疗[50-53]，此外，重组人瘦素还特别适合于胰岛素受体基因突变所致严重胰岛素抵抗的治疗[54]。美国FDA批准使用的重组人瘦素（metreleptin，Myalept®）含有146个氨基酸残基，仅在N-末端添加了一个甲硫氨酸酰基，非糖化，Cys-97-Cys-147有一个二硫键，分子量16.15kD。重组人瘦素仅用于先天性或获得性全身性脂肪营养不良症的治疗，不适合于HIV相关性脂肪营养不良症或部分性脂肪营养不良症（尚无研究证据）。每天的最大剂量0.13mg/kg（体重≤40kg者）或110mg/d（体重>40kg者），每天皮下注射一次或分次注射（表4-7-6-13～表4-7-6-15）。

表4-7-6-13 重组人瘦素（美曲普汀）的基本特性与使用方法

结构	146个氨基酸残基+N-末端甲硫氨酸
试验途径与频率	1次/天，皮下注射
起始剂量	每天0.06mg/kg（≤40kg体重者）
	2.5mg/d（男性>40kg者）
	5mg/d（女性>40kg者）
最大剂量	0.13mg/kg（体重≤40kg者）
	10mg/d（体重>40kg者）
C_{max}	4.0～4.3h
T_{max}	4h（2～8h）
分别容量	相当于血容量的4～5倍
清除途径	肾脏
半衰期	3.8～4.7h
常见不良反应（≥10%）	头痛/低血糖症/体重下降/腹痛
禁忌证	非先天性瘦素缺乏症/重组人瘦素过敏者
妊娠哺乳期安全性	不明，妊娠哺乳期禁用重组人瘦素或停用
>65岁老年患者应用	不明，应做剂量调整
药物相互作用	可能干扰CYP450酶系活性

表4-7-6-14 瘦素替代治疗先天性瘦素缺乏症的疗效观察

治疗作用	指标变化
行为与一般指标	↓体重/↓体脂/↓食物摄入量/↓饥饿感觉/↑饱胀感觉/↑体力活动
代谢作用	↓甘油三酯/↑HDL-C/↓血浆胰岛素/↓胰岛素分泌/↑肝脏胰岛素摄取/↓血糖/↑胰岛素敏感性/↓肝脏脂肪含量和血清肝酶活性
内分泌作用	可逆性低促性腺激素性性腺功能减退症/↑24h血清皮质醇水平/皮质醇昼夜节律变化/↑IGFBP-1和IGFBP-2/亚临床甲状腺功能减退症恢复正常
免疫作用	↑粒细胞计数/CD4细胞数由降低转为正常/CD8和B细胞数由增高降至正常/T细胞反应性增强/Th2细胞因子释放转向Th1细胞因子分泌
神经影像变化	↑顶叶-中脑-前扣带回灰质密度/↑丘脑后部灰质密度/↓饥饿中枢活性/↑饱感中枢活性/↑小脑后叶活性

表 4-7-6-15 重组人瘦素(美曲普汀)治疗疾病的文献报道

瘦素缺乏症	全身性脂肪营养不良症 部分性脂肪营养不良症 先天性瘦素缺乏症(瘦素基因突变) 下丘脑性闭经
瘦素正常或升高性疾病	普通肥胖症(相对性消瘦素不足) 普通肥胖(预防体重增加) 1型糖尿病 2型糖尿病 Rabson-Mendenhall 综合征 非酒精性脂肪肝病 神经变性性疾病 抑郁症

(皮银珍 林乐韦华)

(本章主审 盛志峰 袁凌青)

第 8 章

蛋白质与氨基酸代谢性疾病

第 1 节　蛋白质-能量营养不良症 / 1837
第 2 节　系统性淀粉样蛋白变性 / 1861
第 3 节　高同型半胱氨酸血症 / 1870

蛋白质-能量营养不良症是一种以机体组织消耗、免疫功能低下、器官萎缩、生长发育停滞为特征的多种营养素缺乏症。蛋白质-能量营养不良与营养不良症均为常见病，两者相互联系而含义不同。

系统性淀粉样蛋白变性的病因与致病性蛋白聚合物不适当沉积有关。系统性淀粉样蛋白变性是由于淀粉样蛋白在全身细胞外组织间隙、细胞质甚至细胞核中沉积导致的临床现象，由于沉积的淀粉样蛋白和受累器官有所不同，临床表现不均一。高胱氨酸尿症是指尿液中胱氨酸水平升高的一种病理现象而非具体疾病，患者容易发生血栓栓塞事件。

第 1 节　蛋白质-能量营养不良症

蛋白质-能量营养不良症(protein-energy malnutrition, PEM)是一种以机体组织不断消耗、免疫功能低下、器官萎缩、生长发育停滞为特征的多种营养素缺乏症，而蛋白质-能量消耗(protein-energy wasting, PEW)综合征是 PEM 的一种特殊类型，患者出现因多种营养素缺乏、慢性炎症、酸中毒、肌肉和脂肪高分解状态而导致体重明显下降与消瘦。本病多见于生长发育阶段的儿童及青少年，但各年龄阶段均可发病。临床表现为体重明显减轻、皮下脂肪减少、皮下水肿，常伴有各种器官功能损害。PEM 分为以能量-蛋白质供应不足为主的水肿型营养不良症(oedematous malnutrition, Kwashiorkor)、以肌肉消耗的消瘦型营养不良症(marasmus malnutrition)和介于两者之间的混合型。但是，国际上没有一个有关 PEM 的统一工作定义和诊断标准，PEM 应该定义为临床疾病或疾病谱(disease spectrum)而非单纯的营养状态评估结果[1,2]。

PEM 与营养不良症(malnutrition)有联系而不同义。营养不良症是一种含糊而笼统的营养学概念，临床上一般根据患者的实际体重与理想体重之差进行判断。但是，体重只能反映营养状态的某些方面，而非全面。生活上的温饱是指不发生蛋白质-能量缺乏症的最低界线，但当人们解决温饱后，由于缺乏必需的营养知识及偏食、挑食等不良饮食生活习惯，或因患有某些慢性消耗性疾病等原因，同样可以导致 PEM 的发生。因此，PEM 不仅是发展中国家而且也是发达国家的一种常见疾病状态。

【肌肉蛋白合成与分解】

蛋白质合成与降解是一种动态的调节过程，调控着肌肉含量(肌量)的获得与丢失。蛋白质合成功能障碍见于脓毒败血症、恶病质、慢性肾病、肌少症和失用性肌萎缩等临床情况。其基本病因是多因素的，主要包括胰岛素/IGF-1 抵抗、促炎因子表达、营养不良、糖皮质激素使用和/或缺乏体力活动等。

(一) mRNA 翻译与调节　mRNA 翻译过程包括一系列反应，可以从功能上大致分为启动(initiation)、延长(elongation)和终止(termination)三个时相；调节 mRNA 翻译的因素大多数作用于启动相，重点包括 met-tRNAi 结合和 mRNA 结合两个环节。mRNA 翻译的调节机制相当复杂，一般涉及 eIF2 和 eIF2B 的调节、eIF4F 与 eIF4B 调节和 mTORC1 调节等。

(二) 肌肉消耗的 mRNA 翻译调节

1. 脓毒败血症　脓毒败血症因蛋白质合成受损，通过激活 eIF2B-GEF 和抑制 mTORC1 信号途径引起迅速的机体蛋白质丢失与消耗(图 4-8-1-1)。骨骼肌消耗性基本伴有炎症、营养不良、肌抑素(myostatin)表达和胰岛素抵抗。胰岛素与 IGF-1 通过 Akt/mTORC1 途径激活 eIF2B 刺激蛋白质合成，而氨基酸通过 Rag 激活 mTORC1。

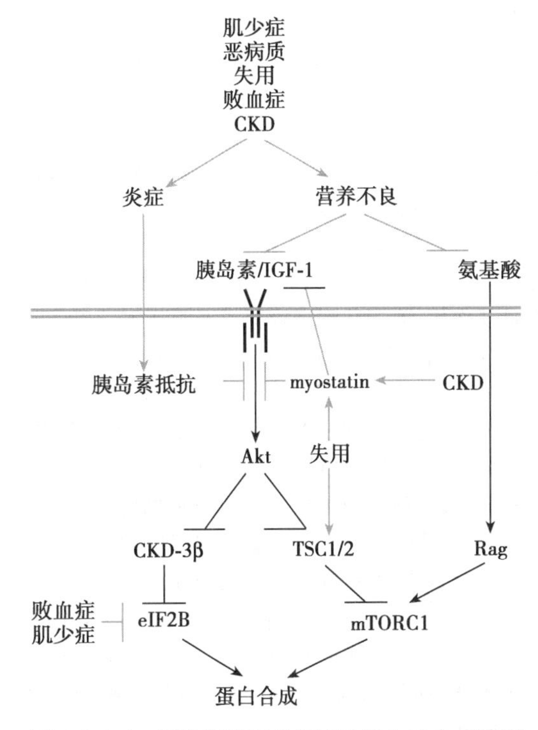

图 4-8-1-1　骨骼肌消耗性疾病的蛋白质合成障碍

葡萄糖在细胞内以糖酵解方式代谢，生成丙酮酸肌肉三羧酸循环后形成ATP；ATP/ADP比值增加通过ATP敏感性K^+通道使细胞膜去极化，Ca^{2+}开放，细胞内Ca^{2+}（[Ca^{2+}]i）增高，胰岛素颗粒出胞；蛋白质分解生成的氨基酸也增加细胞内ATP/ADP比值，关闭ATP敏感性K^+通道，引起浆膜去极化。亮氨酸通过氧化脱羧和异构激活谷氨酸脱羧酶，增加ATP/ADP比值，诱导和增强胰腺β细胞的胰岛素分泌；亮氨酸也通过转氨基生成α-酮异己酸（α-ketoisocaproate，KIC）和乙酰辅酶A，而精氨酸可直接使β细胞浆膜去极化，激活Ca^{2+}通道。葡萄糖刺激胰岛β细胞分泌胰岛素主要通过葡萄糖转运体和K^+-ATP通道，亮氨酸、谷氨酸也通过谷氨酸脱氢酶，促进能量分解代谢途径和胰岛素分泌。

2. 肌少症　老年性肌少症的发生原因未明，但与机体对蛋白质合成刺激因素不敏感有关。例如，肌肉对运动、氨基酸刺激表现为年龄相关性抵抗，运动增强肌肉力量的作用明显减弱，而老年人摄入的蛋白质减少，当受到氨基酸的刺激后，蛋白质合成能力不足，两种情况均可导致营养不良症，加重肌肉消耗。蛋白质合成性抵抗还表现在胰岛素抵抗方面。餐后，PI3K/Akt/mTORC1途径对胰岛素不敏感，老年人需要超生理浓度的胰岛素才能达到促进蛋白质合成的目的。肌少症主要与IGF-1的减少有关。老年人血浆IGF-1水平与IGF-1可用性明显降低。此外，肌少症还与炎症、氧化应激有关。

3. 恶性肿瘤性恶病质　恶性肿瘤患者的肌肉蛋白质合成率降低，对合成代谢的刺激因素产生抵抗，mTORC1被抑制，4E-BP1与p70S6K1磷酸化极低。但因线粒体功能紊乱，AMPK磷酸化与活性却升高，故肌肉分解加速。胰岛素/IGF-1信号通路抵抗引起肌纤维蛋白合成下降是恶性肿瘤性恶病质患者的特有表现。

4. 失用性肌萎缩　肢体制动后，骨骼肌丢失加速，其主要原因与蛋白质合成缺乏有关。mTORC1信号介导有丝分裂、运动和营养素引起的蛋白质合成过程，mTORC1刺激p70S6K1的作用和胰岛素/IGF-1作用被抑制，炎症因子表达增多，导致蛋白质合成受阻。

5. 慢性肾病引起的肌少症　患者的肌肉蛋白质合成不足而分解代谢增强。其中代谢性酸中毒和有毒物质堆积起重要作用，有毒代谢产物促进炎症因子表达，抑制胰岛素/IGF-1信号和mTORC1功能。葡萄糖在细胞内以糖酵解方式代谢，生成丙酮酸肌肉三羧酸循环后形成ATP，ATP/ADP比值增加通过ATP敏感性K^+通道使细胞膜去极化，Ca^{2+}开放，细胞内Ca^{2+}（[Ca^{2+}]i）增高，胰岛素颗粒出胞；蛋白质分解生成的氨基酸也增加细胞内ATP/ADP比值，关闭ATP敏感性K^+通道，引起浆膜去极化。亮氨酸通过氧化脱羧和异构激活谷氨酸脱羧酶，升高ATP/ADP比值，诱导和增强胰腺β细胞的胰岛素分泌；亮氨酸也通过转氨基生成α-酮异己酸（α-ketoisocaproate）和乙酰辅酶A，而精氨酸可直接使β细胞浆膜去极化，激活Ca^{2+}通道。

【餐后胰岛素敏感性与能量生成】

羟自由基负责移除多不饱和脂肪酸的二烯丙氢（bisallylic hydrogen），加氧后形成自由基。多不饱和脂肪酸氧化或降解（Hock裂解）形成可扩散性活性亲脂物质，如脂质过氧化物为α，β-非饱和醛（α，β-unsaturated aldehyde）、4-羟基反式2，3丙烯醛（4-hydroxy trans-2，3-nonenal，4-HNE）和4-氧反式2，3丙烯醛（4-oxotrans-2，3-nonenal，4-ONE）。4-HNE和4-ONE修饰DNA与RNA。活性脂醛类物质引起的蛋白质修饰由Ⅰ相和Ⅱ相代谢机制拮抗（图4-8-1-2）。氧化应激生成的脂醛类化合物（lipid aldehyde）以非酶促方式烷化半胱氨酸、组氨酸或赖氨酸残基，这种化学反应称为蛋白羰化（protein carbonylation，图4-8-1-3）。活性脂醛类化合物（reactive lipid aldehyde）及其衍生物通过Ⅰ相和Ⅱ相系统进行解毒；当抗氧化物质减少或氧化物增加时，蛋白的羰化作用同步增强。蛋白羰化修饰作用导致蛋白质功能障碍，导致许多病理过程和疾病（如神经变性、肌肉消耗、胰岛素抵抗及衰老等）。

Ⅰ相代谢通过氧化还原反应降低活性脂醛类物质的反应性，防止蛋白质、DNA和脂质过多修饰。醛脱氢酶（aldehyde dehydrogenase）氧化4-HNE的醛基，形成反式-4-羟丙烯酸（trans-4-hydroxy-2-nonenoic acid），后者被进一步氧化。醛-酮还原酶（aldo-keto reductase）还原4-HNE，生成1，4-二羟丙烯（1，4-dihydroxynonene）。此外，4-HNE也可以由烷基/一氧化还原酶还原。活性脂醛类物质的Ⅱ相代谢主要由谷胱甘肽化（glutathionylation）完成，生成的谷胱甘肽化合物（GS-HNE）被醛-酮还原酶和ALDH进一步代谢。4-HNE的谷胱甘肽代谢物为细胞外结构域或多药抵抗转运体（multidrug resistance transporter）的底物，最后从尿液清除。

【蛋白质羰化与疾病】

细胞质KEAP1与NRF2结合，启动蛋白酶体降解。KEAP1（Cys273/Cys288）巯基被羰化后，释放的NRF2转运至细胞核，与许多核因子（如MAF和NRF1等）形成二聚体，再与抗氧化反应元件（antioxidant response element）结合，激活相关基因表达。羰化的KEAP1被蛋白酶体降解（图4-8-1-4）。用HNE处理的COS-7细胞表达活性ARE信号，而RNAi介导的信号被沉默，说明脂质过氧化物引起的蛋白质羰化与抗氧化机制存在负反馈调节途径。

（一）羰基化与肌肉老化　肌肉蛋白质羰化增加见于脓毒败血症、缺血再灌注、糖尿病和慢性阻塞性肺疾病，被羰化的蛋白质有肌动蛋白、肌凝蛋白轻链与重链、结蛋白、促肌蛋白等。老化肌肉线粒体的蛋白羰化和蛋白糖化均增加。一般来说，快收缩纤维的过氧化物清除能力下降，线粒体蛋白羰化最严重，而慢收缩纤维抗氧化能力减退相对较轻，进而导致肌肉代谢功能降低，能量生成不足[3,4]。肌肉的肌酸激酶是氧化修饰的首要靶点，肌酸激酶被羰化后，其酶促功能降低，结构不稳定，导致肌肉萎缩和肌无力。

（二）蛋白羰化与肝脂肪淤积　肝脏的年龄相关性ROS和蛋白羰化生成增多[5]。蛋白质羰化主要发生在内质网，干扰蛋白质的折叠过程，引起非酒精性脂肪肝病。

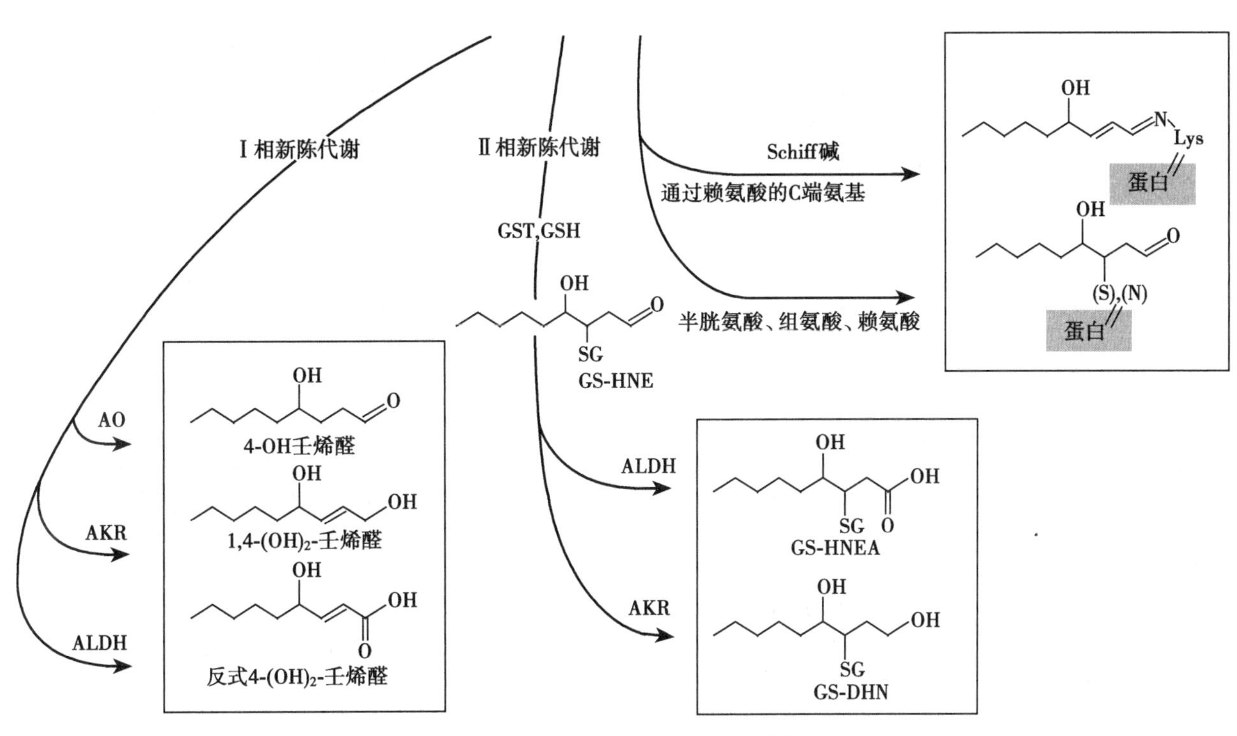

图 4-8-1-2　活性脂醛类物质的解毒机制

AO:烷基/一氧化还原酶;AKR:醛-酮还原酶;ALDH:醛脱氢酶;MDA:丙二醛;4-HHE:4-羟基 2,3 丙烯醛

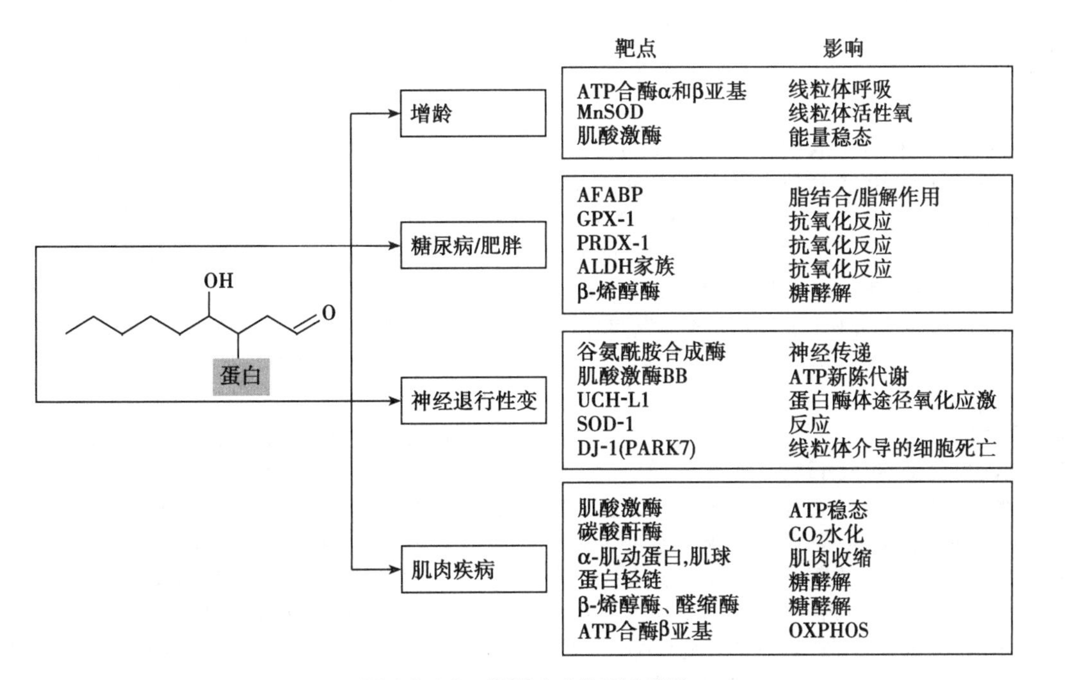

图 4-8-1-3　代谢疾病的蛋白羰化

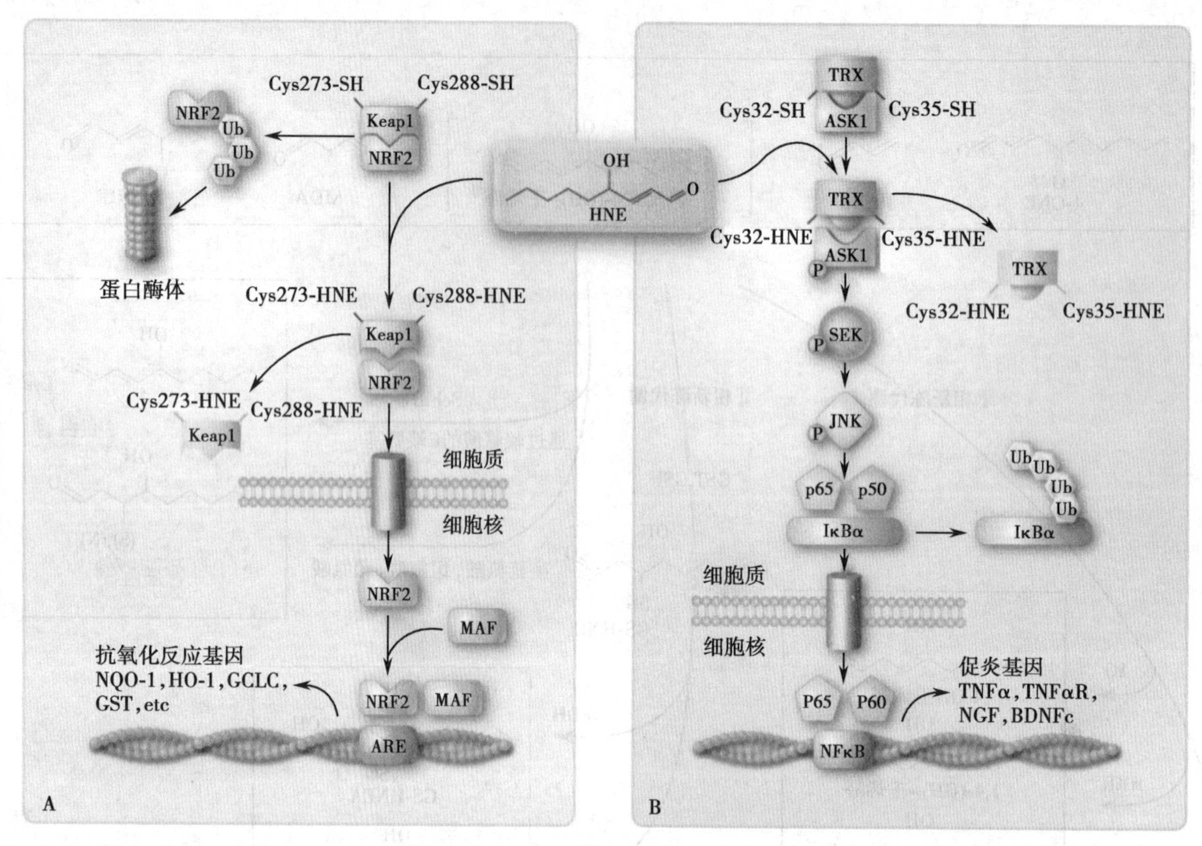

图 4-8-1-4 蛋白羰化激活细胞信号系统

蛋白羰化激活细胞信号系统,引起酶失活和信号传导障碍;A. Keap1 的关键位点被 4-HNE 修饰羰化后释放的 NRF2 转至细胞核,激活 NRF2 异二聚体和促炎因子基因;B. 蛋白被 4-HNE 修饰后释放的 ASK1 激酶磷酸化,启动 SEK-JNK 信号途径,激活或磷酸化 JNK 引起 IκBα 磷酸化,激活细胞核 P50/P65,促进炎症因子基因表达;ARE:抗氧化反应元件;ASK1:凋亡信号调节激酶 1;4-HNE:4-羟基 2,3 丙烯醛;JNK:c-Jun N 末端激酶;Keap1:kelch 样 ECH 相关蛋白 1;NRF2:核因子样-2;TRX:硫氧还有蛋白

（三）脂肪组织的蛋白质羰化与肥胖 肥胖时,脂肪组织呈低度炎症反应,巨噬细胞、T 细胞、树突细胞和其他炎症细胞增多,释放许多细胞因子(如 TNF-α),促进 ROS 生成,脂质过氧化和蛋白羰化共同导致线粒体功能紊乱[6-9]。

（四）蛋白羰化与神经变性性疾病 脑组织蛋白羰化的原因与蛋白酶体功能衰竭有关[10],阿尔茨海默病的脑组织蛋白羰化增加,尤其是乳酸脱氢酶 B、磷酸甘油酸酯激酶、丙酮酸激酶、α-烯醇酶和 ATP 合酶被羰化后,因活性降低而引起代谢紊乱。脑组织的烯醇式脂质加合物(lipid adduct)损害蛋白质功能,引起神经元死亡。除阿尔茨海默病外,帕金森病、肌萎缩侧索硬化症和多发性硬化症也存在类似的病理变化。

【PEM 病因】

PEM 可分为原发性与继发性两类。

（一）食物缺乏与不良饮食习惯 在一些经济落后的贫穷国家或地区,原发性 PEM 成为影响健康与威胁生命的重要因素。Goetghebure 报道,在刚果 Kivu 地区,地方性 PEM 流行导致该地区每年有 5%的儿童死亡。原发性 PEM 在某些地区的中、小学生中的发病率较高,对生长发育极为不利。如马来西亚雪兰莪州的轻度和中-重度消瘦发生率分别为 32.1%和 56.5%;轻度和中-重度发育不良的发生率分别为 25.6%和 61.3%[11-13]。西班牙加利西亚省的一项研究横断面研究随机调查了 376 例住院患者(其中包括女性 189 例、年龄大于 65 岁的老年人 210 例),营养不良的发生率为 47%,而且营养不良与年龄和代谢应激的程度相关。

1. 食物缺乏 自然灾害如严重的水灾、旱灾、虫灾导致粮食歉收,战争带来的耕地荒芜或交通阻碍造成的食物短缺或生产力水平低下、经济不发达等因素均可引发 PEM 流行。

2. 食物摄取不足 因医疗诊断或其他需要而频繁禁食、精神心理异常的神经性厌食、低体重儿、禁食或其他原因所致的绝食,不良饮食行为中的挑食、偏食及宗教信仰或其他不合理素食如植物饮食均可造成食物摄取不足或不合理而引起 PEM。

3. 蛋白质-能量需要量增加 在妊娠、哺乳、儿童生长发育等特殊时期,需要消耗大量营养物质,特别是蛋白质。如此时饮食营养补充不足,则造成 PEM。

4. 消化吸收障碍或吸收能力低下 主要见于慢性胃肠疾病、药物或手术后,例如肥胖糖尿病经消化道旁路手术后,往往发生不被认识的营养素缺乏或 PEM[14]。

（二）躯体疾病 继发性 PEM 是其他原发疾病的并发症。继发性 PEM 的患病率可能很高,据报道约 50%的住院患者伴有 PEM。由于味蕾萎缩(萎缩性舌炎)、食欲减退及代谢减缓等原因,5%~13.2%的老年人患有 PEM,而因各种疾病住院的老年人 PEM 患病率为 30%~61%,敬老院中的 PEM 患病率高达 40%~85%。在我国,边远地区学龄前儿童的原发性 PEM 患病率为 18.9%,其中伴生长发育迟缓者 51%,致残者 1.4%;在综合性医院住院的老年患者中,营养不良患病率为 36.1%,潜在营养不良为 46.5%。2005 年,中国疾病预防控制中心营养与食品安全所利用“1992 年全国营养调查”和“2002 年中国居民营养与健康调查”中的体格测量资料,分析了我国 5 岁以下儿童营养不良状况及 1992—2002 年 10 年间的变化趋势,发现城市 5 岁以下儿童生长迟缓率由 1992 年的 19.1%降为 2002 年的 4.9%,农村由 35.0%降为 14.3%;城市低体重率由 18.0%降为 7.8%,农村低体重率由 10.1%降为 3.8%[15],说明我国的儿童营养状况已经有了根本改善,PEM 的发病率大幅下降。继发性 PEM 通常并非上述某种单一原因所致,有时可能是多种原因共同作用的结果,故继发性 PEM 的病因极为复杂。绝大多数慢性病患者多伴有不同程度的 PEM。对我国百岁老人住院病因和转归情况的分析显示,76%患者存在低蛋白血症[16]。社区医院的卒中恢复期患者低蛋白血症的检出率为 38%,营养不良的检出率达 41%[17]。

1. 食欲下降和厌食　人的食欲受许多因素的影响,发热、疼痛、器官功能及物质代谢紊乱、药物不良反应等均使患者食欲减退而不能摄取足够的食物[18]。

2. 分解代谢亢进　消耗增加而合成代谢障碍常见于甲状腺功能亢进症、糖尿病、脓毒血症、结核病及癌症等患者。HIV 感染者特别容易发生 PEM,其主要原因是分解代谢亢进和厌食[18-20]。长期透析和髋部骨折的老年人常因分解代谢亢进而发生严重的 PEM[21,22]。

3. 吸收不良　一些消化器官疾病不仅影响食物的消化,同时还伴有吸收不良。这些疾病包括慢性胃肠炎、短肠综合征、胃肠瘘、慢性肝胆与胰腺疾病等。由于消化液和消化酶分泌减少、酶活力降低,肠蠕动减弱,菌群失调,易致消化功能低下和 PEM。

4. 丢失过多　大出血、手术创伤或肾病综合征患者可因急性或慢性营养物质丢失而诱发 PEM。此种 PEM 又称为蛋白质-能量消耗(PEW)综合征[22]。

5. 慢性肾衰竭　常伴有继发性 PEM,通常认为与下列因素有关:①蛋白质-能量摄入减少。患者食欲差且常伴有恶心、呕吐。非透析患者主要由于代谢废物对消化道直接作用所致。Aguilera 等认为,腹透患者厌食、恶心、呕吐与 TNF-α 和神经肽 Y 有关。②透析促进分解代谢。③透析丢失营养素(氨基酸、多肽、蛋白质、葡萄糖、水溶性维生素等)。④禁食、糖皮质激素导致蛋白质摄入减少而分解增强。⑤慢性失血。⑥胰岛素、IGF-1 和生长激素抵抗。⑦有害代谢产物积蓄。此外,医疗处置不当也是住院患者继发 PEM 的原因之一。

6. 其他系统疾病　包括慢性肝病、慢性肺病、慢性心脏病、慢性消化系统疾病、血液系统疾病等。

7. 恶性肿瘤　见于恶性肿瘤广泛转移、大手术后或放疗、化疗后等。

8. 医源性因素　根据 Butterworth 等对多所医院住院患者的调查,医疗处置不当可引起营养缺乏状态或 PEM,通常有 3 种主要原因。

(1) 住院医疗处置不当:可引起营养缺乏状态或 PEM 的医疗行为主要包括:①长期使用 5%葡萄糖与生理盐水静脉滴注;②没有常规记录患者身高、体重或记录结果不可靠;③频繁的诊断性禁食或禁食时间过长;④创伤、感染或发热引起的代谢亢进而处理不当;⑤手术前未对患者营养情况进行评价处理或手术后未及时补充营养素;⑥营养素补充不合理;⑦过度使用抗生素或对营养与免疫系统功能的重要性认识不足;⑧不了解临床营养评价方法。

(2) 药物滥用:引起医源性 PEM 的另一个重要因素是药物。个体对药物的耐受性与反应性由许多因素决定,但个体的营养状态(肥胖和 PEM)可能是最主要和最常见的原因。例如,许多药物的剂量按体重或 BMI 给予,但是在肥胖和 PEM 患者中,仍然会因为药物的组织亲和性、体质成分或药物清除差异而导致明显的药物不耐受或药物失效。如果为了追求疗效而一味增大剂量(尤其是消化道反应较重的药物,如双胍类、抗生素类、生长抑素类),则常引起药物相关性 PEM[23]。

(3) 减肥手术不当或术后处置不当:减肥手术可使重度肥胖者体重很快减轻,代谢状况明显改善。但术后可出现维生素、叶酸和微量元素缺乏,如果处理不当可导致 PEM。同样,大型胃肠、胰腺或肝脏手术、肿瘤化疗或放疗后亦可出现营养不良症或 PEM。

(三) GH 抵抗　GH 抵抗是 PEM 和其他营养不良症的普遍现象,其发生机制未明。研究发现,禁食、PEM 和维生素缺乏症均导致 GH 抵抗,血清 GH 正常或升高,但 IGF-1 明显降低;一般认为,营养不良通过 FGF-21 和烟酰胺腺嘌呤二核苷酸辅酶(NAD^+)依赖性去乙酰化酶 Sirtuin1(SIRT1)的介导,引起信号转导因子 STAT5 磷酸化障碍产生 GH 抵抗(图 4-8-1-5)。GH 抵抗导致 IGF-1 的作用减弱,机体处于持续性高分解状态,进一步加重 PEM。

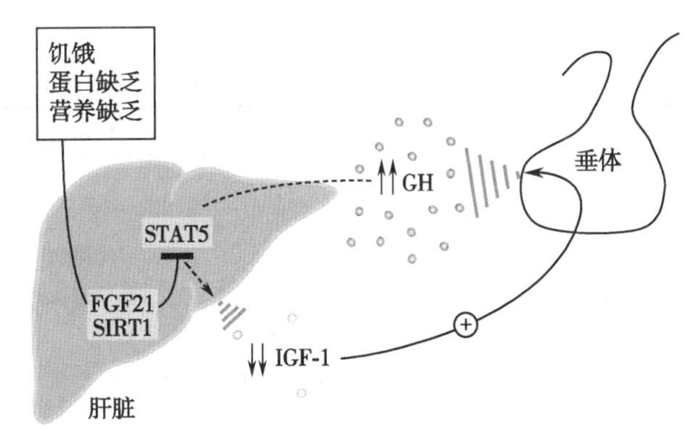

图 4-8-1-5　GH 抵抗与营养不良症

(四) 肠炎综合征　近年来,有关食物蛋白质引起的小肠结肠炎综合征病例报道增多[24]。因症状无特异性,常被误诊(表 4-8-1-1 和表 4-8-1-2),临床上应特别注意与消化道感染性急性胃肠炎、急腹症、食物过敏、非 IgE 食物过敏症、吸收不良综合征、遗传性代谢性疾病、原发性免疫缺陷症或凝血障碍等鉴别(表 4-8-1-3)。

表 4-8-1-1 急性小肠结肠炎综合征的误诊情况

年份	胃肠疾病	外科疾病	感染疾病	变态反应	其他疾病
1963		肠扭转			
1992	胃肠炎		败血症		食物中毒
1996	胃肠炎		败血症	过敏反应	
1998	变应性直肠结肠炎		败血症		
2000	胃肠炎		败血症		缺血反应/Munchausen 综合征
2003			败血症		神经性休克
2003	胃肠炎	插管反应	败血症		
2005	胃肠炎/变应性直肠结肠炎	插管反应/Hirschsprung 病	败血症		
2005	胃肠炎		败血症		
2006	胃肠炎		败血症		
2006			败血症		癫痫
2007			败血症		
2007	胃肠炎/变应性直肠结肠炎	插管反应	败血症		
2008			败血症		
2009	胃肠炎	插管反应	败血症		
2010		幽门狭窄		过敏反应	
2010			败血症		
2011	变应性直肠结肠炎				
2011			败血症		
2011	胃肠炎	插管反应	败血症		
2011				过敏反应	
2012	胃肠炎	急腹症	败血症		
2012	胃肠炎			过敏反应	
2012	胃肠炎			过敏反应	
2012	胃肠炎	插管反应	败血症		
2013	胃肠炎				
2013	胃肠炎				
2013			败血症		

注：AA：acute abdomen，急腹症；Ana：anaphylaxis，过敏反应；APC：allergic proctocolitis，变应性直肠结肠炎；Ep：epilepsy，癫痫；FPois：food poisoning，食物中毒；GE：gastroenteritis，胃肠炎；HD：Hirschsprung disease，Hirschsprung 病；Munch：Munchausen syndrome，Munchausen 综合征；NeS：neurologic etiologies of recurrent shock，神经疾病所致的反复性休克；PS：pyloric stenosis，幽门狭窄；Se：Sepsis，脓毒症；Volv：volvulus，肠扭转

表 4-8-1-2 慢性小肠结肠炎综合征的误诊情况

年份	胃肠疾病	代谢性疾病	免疫疾病	变态反应	其他疾病
1963	过敏性肠病			食物过敏	
1982	过敏性肠病				
1992		代谢病		食物过敏	α_1 抗胰蛋白酶缺乏症
1996				食物过敏	
1998	过敏性肠病/嗜酸性肠炎/嗜酸性胃炎				
2000	过敏性肠病/炎症性肠病/胃-食管反流/嗜酸性胃炎				
2003		代谢病			NeS
2003		高氨血症/过敏性肠病	原发性免疫缺损		
2004	过敏性肠病/食管炎/嗜酸性胃炎/			食物过敏	
2005	嗜酸性肠炎/嗜酸性胃炎	代谢病			
2006		代谢病			
2006		代谢病			
2007	嗜酸性胃炎				凝血障碍
2008		遗传性果糖不耐受			

续表

年份	胃肠疾病	代谢性疾病	免疫疾病	变态反应	其他疾病
2009				食物过敏	
2010	嗜酸性胃炎/嗜酸性肠炎				
2011	食管炎/嗜酸性胃炎/嗜酸性肠炎				
2011		代谢病		食物过敏	低血压
2011				食物过敏	
2012		代谢病			
2012				食物过敏	
2012				食物过敏	
2013					食物过敏
2014		遗传性果糖不耐受			
2014		三甲基胺尿症			

表 4-8-1-3 小肠结肠炎综合征与先天性代谢障碍的鉴别

检测指标	FPIES	UCD	PA/MMA	HM	KT	MSUD	β-OX	HI-HA	PDH	MITO
血氨		↑	↑	↑			↑	↑		±↑
酸中毒	↑		↑	↑	↑				↑	↑
葡萄糖	±↑			↓		±↓	↓	↓		±↓
乳酸			↑	↑	↑				↑	↑
SGOT/SGPT		↑					↑			±↑
肌酸激酶							↑			±↑
尿酸			↑	↑	↑	↑	↑		±↑	↑
WBC	↑		↓							
尿酮			↑		↑	↑				↑

注：β-OX：beta oxidation defect，β-氧化障碍；CK：creatine kinase，肌酸激酶；FPIES：food protein-induced enterocolitis syndrome，食物蛋白质引起的小肠结肠炎；HI-HA：hyperinsulinism hyperammonemia syndrome，高胰岛素-高氨血症综合征；HM：hydroxymethylglutaric aciduria，羟甲基戊二酸尿症；KT：ketothiolase deficiency，酮硫解酶缺陷症；MITO：mitochondrial disorder，线粒体病；MSUD：maple syrup urine disease，枫糖尿病；PA/MMA：propionic/methylmalonic aciduria，丙酸/甲基丙二酸尿症；PDH：pyruvate dehydrogenase deficiency，丙酮酸脱氢酶缺陷症；SGOT：serum glutamic oxaloacetic transaminase，血清谷氨草酰乙酸转氨酶；SGPT：serum glutamic pyruvic transaminase，血清谷丙转氨酶；UCD：urea cycle defect，尿酸循环缺陷症；WBC：white blood cell，白细胞计数

【肌肉消耗与营养不良症】

（一）肌肉消耗 肌肉消耗性疾病包括肌肉消耗（muscle wasting）和恶病质（cachexia）两种类型。肌肉消耗亦称肌肉萎缩，是一种缓慢发生的增龄性肌少症，常见于老年人，以恶病质、肌肉萎缩、肌量减少和肌细胞死亡为特征[25,26]。恶病质是迅速出现的肌肉消耗，主要见于恶性肿瘤、AIDS或败血症，是严重消耗性疾病的并发症。肌肉消耗和恶病质的病理变化基本相同，一些恶病质患者可并发肌肉萎缩，称为恶病质相关性肌少症，恶病质和肌肉消耗属于两种不同的临床情况。虽然肌肉消耗性疾病均以肌肉萎缩为特点，但肌肉消耗和恶病质的发病机制有所不同。肌少症的病因包括蛋白质（氨基酸）摄入减少、体力活动不足[2]、运动神经元病变或促合成代谢减少缺乏等[27]（图 4-8-1-6）。相反，恶病质发生于慢性炎症性疾病的进展期（图 4-8-1-7）。恶性肿瘤患者的静息性能量消耗（REE）增加，能量负平衡，糖皮质激素和血管紧张素-2促进分解代谢，抑制合成代谢；肿瘤分泌蛋白溶解诱导因子（proteolysis inducing factor，PIF）和炎症因子也是引起恶病质的重要因素，代谢感受对免疫反应的影响，见表 4-8-1-4。

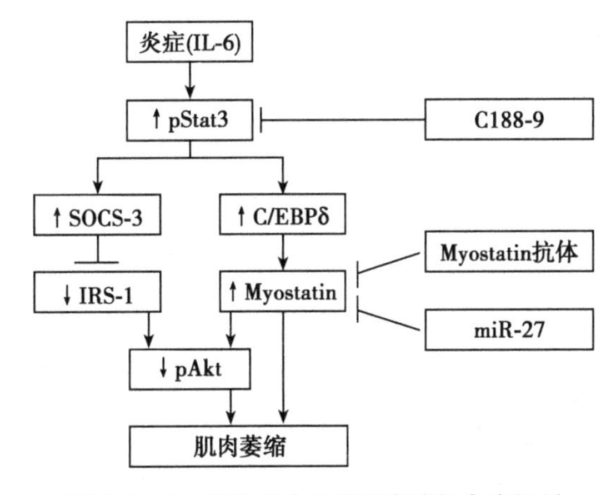

图 4-8-1-6 肌抑素介导的肌肉消耗发病机制

炎症因子（如IL-6）刺激的Stat3磷酸化和SOCS-3表达抑制胰岛素/IGF-1信号，肌肉蛋白质合成减少，肌蛋白分解增多；IL-6诱导的pStat3和C/EBPδ也激活肌抑素信号，增强肌肉消耗；IRS-1：胰岛素受体底物1；SOCS-3：细胞因子信号3抑制子

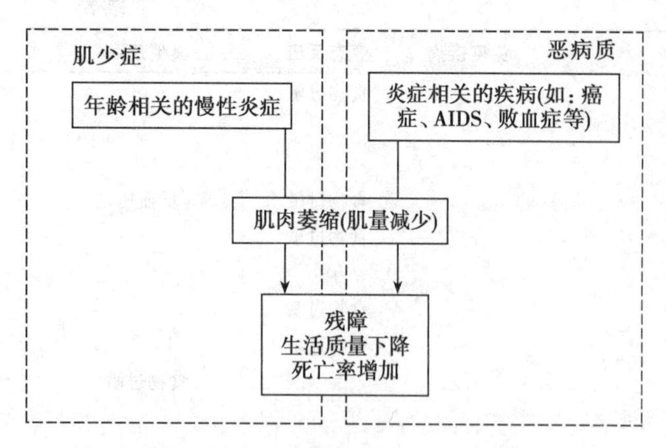

图 4-8-1-7 炎症引起的肌少症与恶病质

表 4-8-1-4 代谢感受对免疫反应的影响

代谢感受器	激动剂	免疫反应
mTOR	鞘胺醇-1-膦酸(S1P)	抑制 T_{reg} 细胞分化
	瘦素	促进 Th1 细胞分化
	瘦素	抑制 T_{reg} 细胞增殖和功能
AhR	6,12-二甲酰基吲哚 3,2-b-卡唑	Th17 细胞分化和 IL-22 的合成
	2,3,7,8-四氯-二苯吡茈-p-二噁英	促进 T_{reg} 细胞诱导
PKR	游离脂肪酸/棕榈酸	抑制 IRS-1 磷酸化增加胰岛素抵抗
RAR-RXR	视黄酸	促进肠 T 细胞聚集/促进 T_{reg} 细胞生成/促进 T 细胞增殖/促进 Th2 细胞功能
VDR-RXR	$1,25(OH)_2D$	抑制淋巴细胞功能/抑制淋巴细胞增殖/抑制 IFN-γ-IL-17-IL-2 表达/促进 T_{reg} 细胞生成/促进抗微生物多肽表达/促进T细胞表达
GPR120	ω-3-脂肪酸	抑制巨噬细胞炎症性细胞因子生成
GPR43	醋酸盐	促进肠道炎症吸收

注：Aryl：hydrocarbon receptor(AhR)，碳氢化合物受体；PKR：double stranded RNA-dependent protein kinase，双链 RNA 依赖性蛋白激酶

肌少症是指年龄相关性骨骼肌量和功能下降。据报道，64岁以上老年人群有25%患肌少症，80岁以上者达到50%。正常人30岁以后，肌肉含量开始下降，每年减少1%～2%。当达到一定程度后，出现乏力、虚弱等症状，病死率明显增加。常见于老年人，由于体力活动减少，蛋白质(氨基酸)摄入不足和慢性炎症反应，患者的肌肉萎缩、肌量减少[28-30]。患者同时可伴有肥胖和胰岛素抵抗。能量敏感性途径(energy-sensing pathway)活性过强是引起肌少症的重要原因，mTOR 途径负反馈作用于肌肉，引起继发性生长障碍，这似乎可解释为什么能量限制不导致营养不良而能预防肌少症。此外，生活方式因素和一些生物学因素也参与发病。随着增龄，运动神经功能进行性下降使肌纤维去神经支配，肌肉减少。在内分泌激素调节方面，GH、IGF-1、睾酮和维生素 D 缺乏被认为是肌少症的重要原因(图 4-8-1-8)。IL-6 和 TNF-α 升高与肌肉含量和肌力相关，炎症通过 NF-κB 诱导肌肉消耗，其中肠微生物-免疫系统-饮食相互作用引起营养不良症和炎症是最关键因素(图 4-8-1-9)。

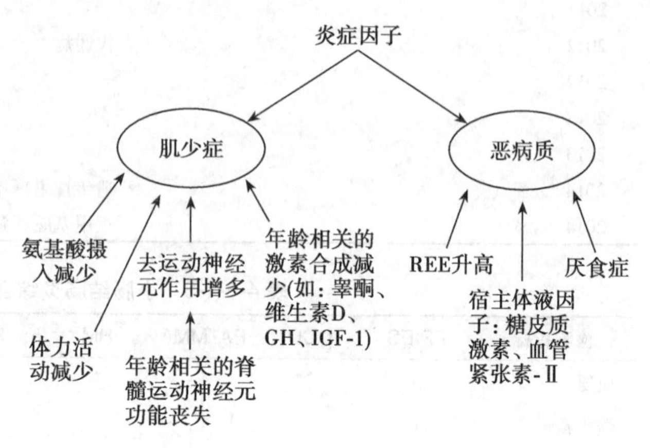

图 4-8-1-8 肌肉消耗性疾病的发病机制

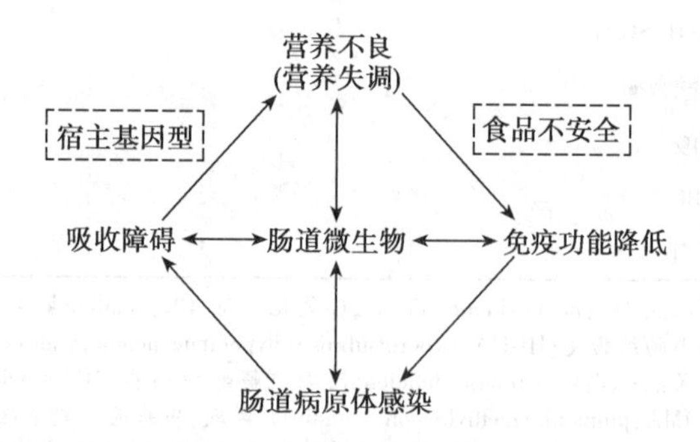

图 4-8-1-9 肠微生物-免疫系统-饮食相互作用引起营养不良症

(二) 营养不良症

1. 心血管病、脂肪肝和炎性肠病 母亲营养不良可引起胎儿生长发育障碍和神经发育性疾病，这些儿童又是2型糖尿病、高血压、血脂谱异常、心血管病和肥胖的高风险人群。研究发现，肠微生物群失调与免疫系统功能紊乱在饮食因素的相互作用下，又可引起营养不良症炎性细胞因子增多，这也是引起恶病质的共同通路，细胞因子刺激下丘脑黑皮素系统，促进食欲。IL1-RI 增加 POMC 和 α-MSH 分泌，激活 MC4-R，降低 agouti 相关肽(agouti-related peptide，AgRP)表达，抑制食欲。葛瑞林(ghrelin)与 GHSR-1a 作用，上调 AgRP 和神经肽 Y 表达；葛瑞林抑制系统性炎症(图 4-8-1-10)。

2. 营养不足与环境性肠病 营养不足(undernutrition)的范围很广，包括无症状的微营养素缺乏和严重的致命性蛋白质-能量营养不良症。研究发现，无论是微营养素缺乏或严重的致命性蛋白质-能量营养不良症患者均伴有环境性肠病(environmental enteropathy)表现[31]。环境性肠病(如热带性口炎性腹泻或热带性肠病)是小肠的一种慢性炎症性病变，病因与水源和食品被粪便污染有关[32,33]。

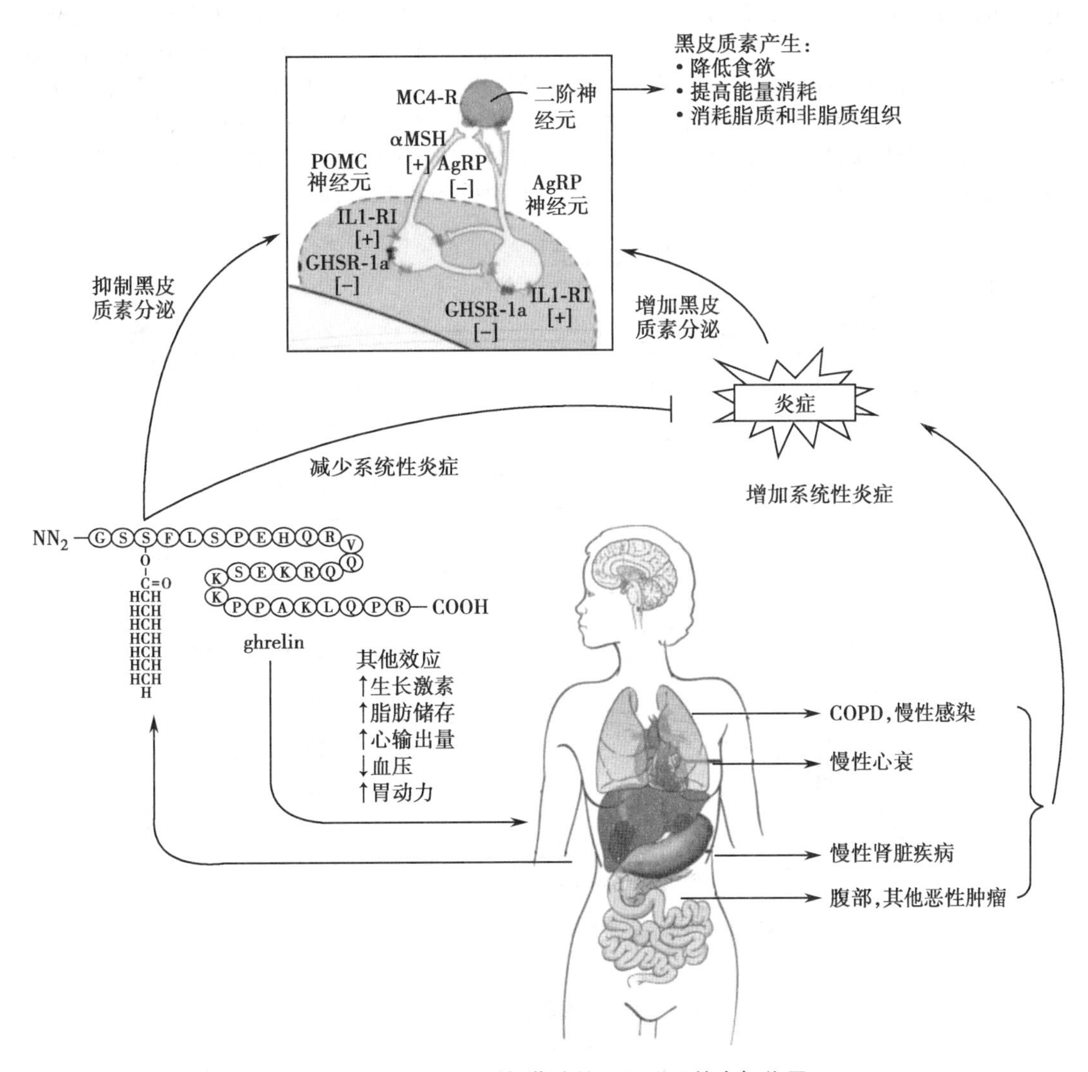

图 4-8-1-10　恶病质与葛瑞林(ghrelin)的中枢作用

炎性细胞因子增多是引起恶病质的共同通路,细胞因子刺激下丘脑黑皮素系统,促进食欲;IL1-RI 增加 POMC 和 αMSH 分泌,激活 MC4-R,降低 agouti 相关肽(AgRP)表达,抑制食欲;葛瑞林与 GHSR-1a 作用,上调 AgRP 和神经肽 Y 表达,黑皮素系统由表达 POMC 或 AgRP 的细胞组成,这些细胞亦表达 IL-1β;恶病质时细胞释放细胞因子;IL-1β 作用于 IL1-RI,增加 a-MSH 分泌,抑制 AgRP 释放,MC4-R 活性增高;黑皮素拮抗剂促进 AgRP 分泌,抑制黑皮素分泌,葛瑞林抑制系统性炎症;COPD:慢性阻塞性肺病

3. 葛瑞林与恶病质　葛瑞林通过中枢性黑皮素系统刺激食欲,增加体重和心排血量,同时抑制炎症,葛瑞林与下丘脑 GHSR-1a 结合,刺激 GH 释放。葛瑞林分泌前,在葛瑞林-O-酰基转移酶(ghrelin-O-acyltransferase)作用下,丝氨酸残基被特异性 n-辛烷基化(酰化葛瑞林)。其生理作用是:①抗炎作用:淋巴细胞表达 GHS-R,葛瑞林抑制免疫细胞的炎症因子释放,故有利于恶病质的康复;②心血管作用:葛瑞林提高心排血量,降低血压;③促进脂肪合成;④促进胃排空;⑤维持恶病质患者血糖稳定。恶病质的葛瑞林作用机制,见图 4-8-1-10。炎性细胞因子增多是引起恶病质的共同通路,细胞因子刺激下丘脑黑皮素系统,促进食欲。IL1-RI 增加 POMC 和 α-MSH 分泌,激活 MC4-R,降低 agouti 相关肽(AgRP)表达,抑制食欲[34]。葛瑞林与 GHSR-1a 作用,上调 AgRP 和神经肽 Y 表达。此外,不与 GHSR-1a 结合的去唾液酸葛瑞林可以增加胰岛素敏感性和脂肪酸摄取,减少脂肪沉积,具有心肌保护作用和增加食欲作用。多数恶病质患者的血清基础去唾液酸葛瑞林水平升高,其生理意义释放是否与此有关未明。

(三) 恶病质

1. 黑皮素与恶病质　中枢性黑皮素系统主要位于下丘脑和弓状核,这些结构的血-脑屏障功能相对较弱,炎症因子可直接作用于中枢性黑皮素系统,恶化恶病质症状和病情(见图 4-8-1-10)[35]。恶病质的肌肉减少,因不能提供营养补充而逆转,肌肉分解代谢旺盛,炎症因子、REE、PIF、糖皮质激素和血管紧张素-2 升高。组织蛋白酶与泛素可分别激活溶酶体与蛋白酶体的蛋白分解作用,而 IL-6 可能通过促进组织蛋白酶与泛素的表达和活性而间接引起肌肉消耗。IL-1 上调 IL-6 表达。TNF-α 是引起肌肉消耗的主要细胞因子。在 IFN-γ 的协助下,TNF-α 通过 NF-κB 途径激活许多靶基因表达,上调泛素-蛋白酶体途径的活性,增强肌肉特异性泛素连接酶(ubiquitin-ligase)MuRF1 和 iNOS 的作用,引起氧化应激和肌肉消耗。

2. iNOS/NO 与肌肉消耗和恶病质 TNF-α 激活 NF-κB,上调 MuRF1 和 iNOS 表达,激活蛋白酶体,引起氧化应激与肌肉消耗(图 4-8-1-11)。iNOS 促进 L-精氨酸转化为瓜氨酸,并释放 NO,后者与 NO 超氧阴离子 O_2^- 作用,形成有毒分子过氧化亚硝酸盐(peroxynitrite,$ONOO^-$),抑制 MyoD,诱发氧化应激和肌肉分解。此外,TNF-α 与受体结合,激活 NF-κB,NF-κB 与 HuR 结合,上调 iNOS 表达,促进 L-精氨酸转化为瓜氨酸,并释放 NO,后者与 NO 超氧阴离子 O_2^- 作用,形成有毒分子过氧化亚硝酸盐,诱发氧化应激和肌肉分解诱导的肌肉消耗,抑制蛋白合成[36-40]。

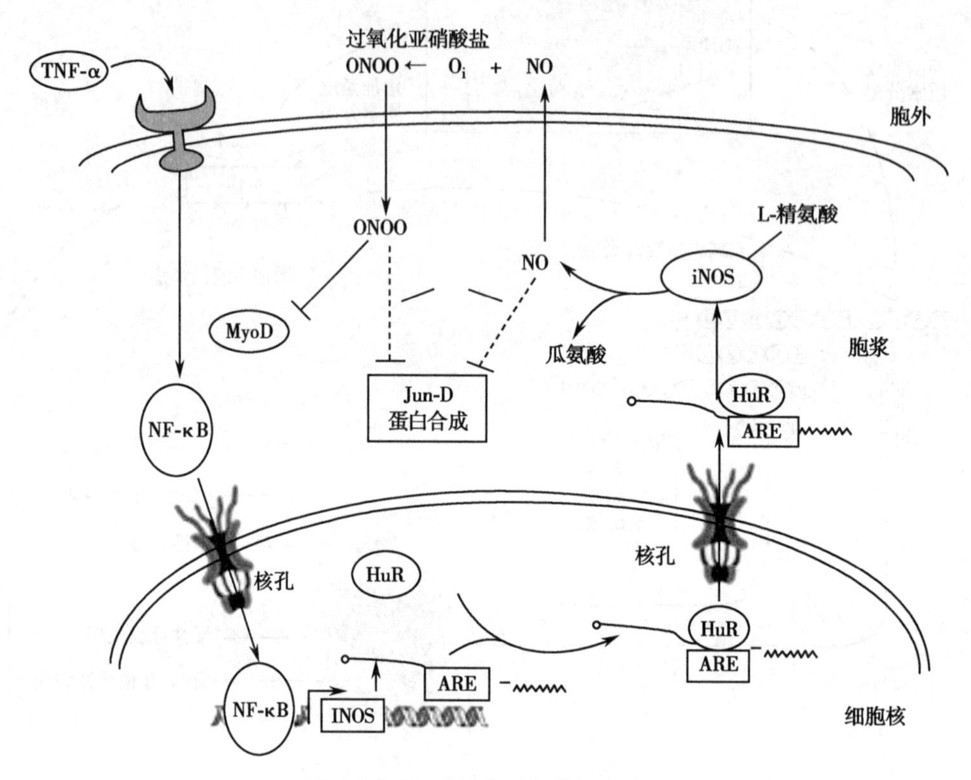

图 4-8-1-11 iNOS 引起的肌肉消耗

TNF-α 与受体结合,激活 NF-κB,NF-κB 与 HuR 结合,上调 iNOS 表达,iNOS 促进 L-精氨酸转化为瓜氨酸,并释放 NO,后者与 NO 超氧阴离子 O_2^- 作用,形成有毒分子过氧化亚硝酸盐($ONOO^-$),抑制 MyoD 和 MyHC 表达,肌纤维形态缺陷,诱发氧化应激和肌肉分解诱导肌肉消耗;NO 还通过 mTOR 信号途径使 eIF2α 和 eEF2 磷酸化,抑制蛋白合成

3. 蛋白硝化作用 随着年龄增长,肌肉蛋白的硝化作用(protein nitration)增强,NO 和过氧化亚硝酸盐生成增多[41,42],慢性肺部疾病、恶性肿瘤和 AIDS 患者的肌肉消瘦也与肌肉蛋白硝化作用增强有关[43-45]。iNOS/NO 引起的肌肉消耗的原因和转运途径是:①Jun-D 表达抑制肌肉肌酸激酶活性;②过氧化亚硝酸盐引起 MyoD 丢失;③iNOS/NO 通过转录后途径诱导肌肉蛋白分解;④肌肉蛋白合成减少。

脂肪组织需要以甘油-3-膦酸作为合成甘油三酯和甘油磷脂的底物,在甘油-3-膦酸酰基转移酶(glycerol-3-phosphate acyltransferase)作用下,甘油-3-膦酸的 sn-1 位脂肪酸乙酰辅酶 A(fatty acyl coenzyme A)酰化,形成 1-酰甘油-3-膦酸(1-acylglycerol-3-phosphate)或溶血磷脂酸(lysophosphatidic acid)。LPA 的 sn-2 乙酰化形成磷脂酸(phosphatidic acid,PA)。然后,磷脂酸磷酸酶(phosphatidic acid phosphatase)清除 PA 的磷酸根,生成二酰甘油(diacylglycerol,DAG)。DAG 进一步被二酰甘油酰基转移酶(diacylglycerol acyltransferase,DGAT)酰基化(sn-3 位),生成甘油三酯。甘油磷脂合成时利用中间产物 PA 与 DAG,而 DAG 可进一步合成磷脂酰胆碱(phosphatidylcholine)、p 磷脂酰乙醇胺(hosphatidylethanolamine)和磷脂酰丝氨酸(phosphatidylserine)。

4. 肿瘤性恶病质 恶病质是恶性肿瘤的主要表现之一,肿瘤细胞分泌促炎症因子 IL-1β、IL-6 和 TNF-α,约 85%的胃肠肿瘤患者伴有恶病质,严重者的肌肉消耗量可达 75%以上。患者的血清酰化 ghrelin 和去唾液酸 ghrelin 均明显升高(25%~50%)。

5. 肾性恶病质 慢性肾病和血液透析患者常伴有恶病质,血清白蛋白降低,分解代谢亢进,炎症细胞因子增多、尿毒症毒素和慢性代谢性酸中毒是引起肌肉消耗的主要原因,其次也与线粒体功能紊乱有关。患者的去唾液酸 ghrelin 升高 2.2~2.8 倍,而酰化 ghrelin 正常或稍微升高。长期使用酰化 ghrelin 引起继发性去唾液酸增加,从而降低其疗效。因而应改用其他 GHSR-1a 激动剂治疗。

6. 心性恶病质 慢性心衰并发恶病质者约占 15%。血清 TNF-α 和 IL-6 升高 2 倍以上。GHSR-1a 激动剂可以拮抗心房利钠肽抗炎作用,并可降低血压,具有心肌保护作用。

7. 肺性恶病质 慢性阻塞性肺疾病患者 ghrelin 升高,

其发病机制与其他慢性消耗性疾病基本相同。ghrelin治疗(2μg/kg,每天静脉滴注2次,共3周)能增进食欲,增加体重。

8. 老年性恶病质　引起老年性恶病质的原因很多,除了慢性重大消耗性疾病外,任何生理性、生物性、精神社会性或环境与经济性因素引起的食物获取、消化吸收障碍均可诱发或加重营养不良(表4-8-1-5),但一般不会导致恶病质。

表4-8-1-5　引起严重营养不良的常见因素

生理生物因素	孤独症
虚弱综合征	社会隔离
肥胖	社会支持缺乏
慢性疾病	酗酒
老年厌食症	独居
口腔疾病	单独进食
胃炎与胃酸缺乏症	环境与经济因素
药物不良反应	经济拮据
吸收不良症	获得食物困难
精神-社会因素	饮食制备粗糙
精神卫生疾病	外出旅行
认知障碍	邻居干扰

【病理生理与临床表现】

不良营养状态影响躯体的生长发育,一般认为主要与mTOR信号系统与自噬功能被激活有关(图4-8-1-12)。通过抑制胰岛素、GH、生长因子分泌,导致生长发育障碍。营养状态对激素和生长因子的作用复杂,限制进食和营养不良抑制促生长发育因子的分泌与作用,同时增强糖皮质激素的生长因子作用(表4-8-1-6)。因而,严重而长期的PEM将导致一系列并发症(详见病例报告)。

恶病质患者口服药物后,经过吸收、分布、代谢和排泄等步骤,显然与正常人有很大差异(图4-8-1-13)。因此治疗药物必须考虑这些因素的影响,合理调整剂量,避免药物不良反应。

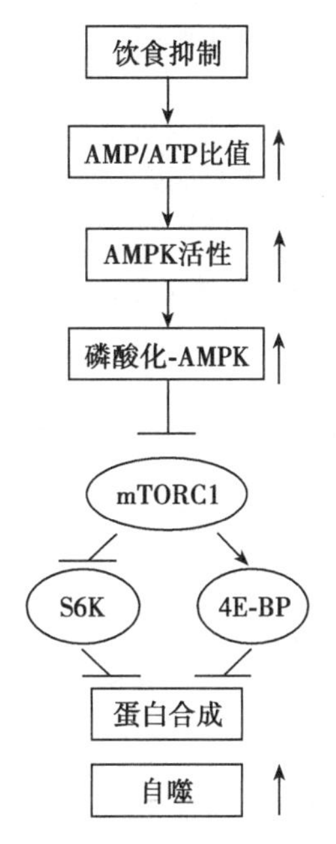

图4-8-1-12　mTOR与自噬激活抑制生长的发病机制

表4-8-1-6　营养状态对激素和生长因子的影响

激素/生长因子	食物限制后果	对生长的效应
胰岛素	↓	刺激生长
GH	↓(大鼠、小鼠) ↑(人、兔、羊、牛、猪)	刺激生长
IGF-1	↓	刺激生长
IGFBP-1	↑	抑制生长
瘦素	↓	刺激生长
糖皮质激素	↑	抑制生长
甲状腺激素	↓	刺激生长
FGF-21	↓/↑	抑制生长
维生素D	↓	生长发育的必需激素 (高浓度抑制软骨细胞增殖)
性腺类固醇激素	↓	刺激生长(睾酮) 促进骨骺闭合(雌激素)

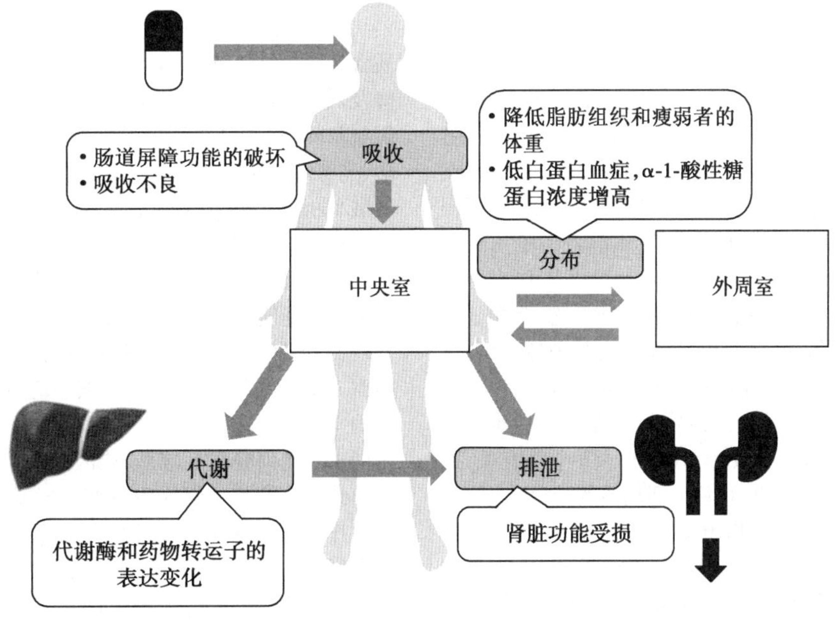

图4-8-1-13　恶病质患者的药物吸收-分布-代谢-排泄特点

（一）消瘦和营养不良性水肿表现 临床上常将以蛋白质缺乏为主的PEM称为水肿型PEM，而将能量缺乏为主者列为消瘦型PEM，两者兼有者则为混合型PEM。但事实上，消瘦型和水肿型PEM的病因、发病机制和临床表现均是重叠的，消瘦型和水肿型PEM的临床体征，见表4-8-1-7。

表4-8-1-7 蛋白质-能量营养不良症的临床体征

部位	体 征
面部	圆脸（蛋白质营养不良）/猴脸（消瘦）
眼睛	干眼/结膜苍白/Bitot斑（维生素A缺乏）/眶周水肿
口腔	口角炎/唇炎/舌炎/牙龈出血（维生素C缺乏）/腮腺肿大/牙齿色斑/出牙延迟
毛发	色浅而暗/稀疏而脆弱/“旗”征（正常发束与浅色发束交替排列）/“帚柄”样睫毛/脱发（锌缺乏）
指甲	反甲/凹甲/甲床薄而软/甲面凹凸不平
皮肤	毛囊角化过度（维生素A缺乏）/片状白色皮炎（必需氨基酸缺乏）/阳光暴露部位皮炎（烟酸缺乏）/伤口愈合不良（蛋白质/维生素C/维生素A缺乏）
体重	明显下降（热量和/或蛋白质缺乏）/皮下脂肪菲薄（热量缺乏）/全身肌肉消耗（尤以臀部与大腿为甚为早）/Chvostek或Trousseau征阳性（低钙血症）/肌痛（硒缺乏）
骨骼	畸形（钙/维生素D或维生素C缺乏）/骨痛（维生素D缺乏）
腹部	肝大/脂肪肝/腹水/腹部膨隆
心血管	心动过缓/低血压/心排血量降低/小血管病
神经	智力发育延迟/浅反射消失/位置觉和振动觉丧失（维生素B_{12}缺乏）/眼球震动（维生素B_1缺乏）/夜盲（维生素A缺乏）/周围神经病变甚至视神经病
血液	面色苍白/皮肤瘀点和出血倾向
行为	嗜睡/表情淡漠/性格异常

1. 消瘦型PEM 常有全身性肌肉消瘦，皮下脂肪减少，大多数体重降至标准体重的60%或更低，即恶性营养不良症（marasmic kwashiorkor）。儿童伴生长发育迟缓，头发稀少、无光泽、易脱落，皮肤干燥、无弹性、多皱纹，患者表情淡漠，易激惹，儿童出现“猴样面型”，有明显饥饿感但又同时厌食，一次不能耐受较多食物，否则引起呕吐甚至出现腹泻。体质虚弱，易感冒，易疲倦。心率、体温及血压均有不同程度下降。严重PEM常伴有多种维生素（尤其是维生素A和维生素D）缺乏症，并有相应的临床体征。并发感染、失水、酸中毒及电解质紊乱为死亡的重要原因。病情较轻的老年患者主要表现为虚弱和营养不良。引起虚弱和准虚弱（pre-frailty）的因素很多，但以营养不良最常见，严重PEM的根本原因可能在食物的“质”而非“量”上[46]。PEM的发生是一个复杂的病理生理过程。恶病质是指肌肉丢失伴或不伴脂肪丢失与厌食以及炎症和胰岛素抵抗的一种临床状态，常见于恶性肿瘤患者。脂肪分解使体内的贮存脂肪大量消耗，而骨骼肌的蛋白激酶磷酸化和真核启动因子2（eukaryotic initiation factor 2）表达增强，蛋白合成减少；癌症所致的恶病质可能与各种细胞因子特别是TNF-α、IL-6、IL-1和IFN-γ等有关，而ghrelin可促进食欲，增加摄食，可用于恶病质的治疗[47]。

2. 水肿型PEM 为严重PEM的少见类型，全身水肿，常伴有感染，病死率高，发病机制未明，以前认为PEM主要与蛋白质严重缺乏有关，但研究发现水肿型PEM和消瘦型PEM动物的蛋白质供应量并无显著差别，前者的抗利尿激素（或其他抗利尿物质）分泌增多，当给予低热量低蛋白饮食后，发生水潴留；此外，自由基和抗氧化剂消耗也与水肿的形成有关。死亡病例的尸检发现周身水肿，内脏及肌肉萎缩，并伴有严重的脂肪肝及骨髓衰竭（marrow failure）。水肿最先出现在下肢，呈凹陷性。随着病情的加重，水肿向上延至腹部、上肢及面部，儿童患者身高不受影响，皮下仍有一定量的脂肪，但肌肉松弛、脸圆、眼睑肿胀、皮肤薄而发亮。周身软弱无力，表情淡漠。严重病例呆板无表情，无食欲或厌食。常有腹泻或大量水样便及A族和B族维生素缺乏，或伴有肝大、心动过速等；低体温和低血糖亦较常见。其他并发症与消瘦型相同。恶性营养不良患者发生水肿的原因是低白蛋白血症，但经过治疗后，水肿先消退，继而血清白蛋白上升。

3. 儿童急性重症营养不良症 急性重症营养不良症（severe acute malnutrition）儿童主要表现为水肿型恶性营养不良症和非水肿型消瘦型营养不良症。两种类型的蛋白质和脂肪代谢方式不同，治疗模式与预后也不同。一般来说，在代谢类型上，消瘦型营养不良症属于基因节俭型，而水肿型恶性营养不良者属于能量非节俭型，体力活动能力下降，经治疗后精神状态和食欲相对正常，蛋白质和脂肪代谢转换率也低于消瘦型营养不良症。另一方面，为了适应热量和蛋白质供应缺乏，恶性水肿型营养不良出现手足水肿、脂肪性肝病、容易激动、焦虑、剥脱性皮疹和毛发脱色等病变。

（二）能量代谢和器官功能低下表现 PEM患者的能量代谢低下，这是机体对低蛋白质、低热量环境的一种适应性反应。有人比较了PEM儿童与正常儿童的基础代谢率（BMR），正常儿童每平方米体表面积的代谢率为（1180±23）kcal，而PEM儿童则为（837±16）kcal，后者较前者降低29%。但在成人继发性PEM病例中，因原发病不同，能量消耗与BMR的关系更为复杂。例如，癌症患者继发PEM时，能量消耗可降低、正常或增高。循环系统表现为心脏收缩力减弱，心搏出量减少，血压偏低，脉细弱。肾小管重吸收功能降低，尿量增多而比重下降。神经系统症状包括精神抑制、表情淡漠、反应迟钝、记忆力减退等，头颅磁共振显像表现为脑萎缩和脑室扩张。

（三）蛋白质分解状态表现 最初为肌肉组织的蛋白质含量减少，以后同时有内脏蛋白质消耗，随着体重明显下降及低蛋白血症，血浆总氨基酸显著下降。水肿型患者的必需氨基酸（特别是支链氨基酸和苏氨酸）下降更明显，缬氨酸、亮氨酸、异亮氨酸、蛋氨酸的亦降低。正常儿童血液中缬氨酸浓度为250μmol/L，而水肿型PEM患儿可降低至30μmol/L。典型消瘦和水肿患儿血清谷氨酸显著增高，谷氨酸盐/丙氨酸比值增加。胰腺萎缩影响胰腺外分泌功能，患者不能耐受脂肪和高蛋白饮食。

（四）血糖降低伴脂代谢异常和维生素缺乏表现 PEM患者的血糖常降低，但其波动范围较大。严重消瘦型患者的空腹血糖常比水肿型更低。由于胰岛素水平下降，患者可能出现葡萄糖耐量减低，或因糖原贮存减少、糖异生障碍而导致低血糖症。但这些改变一般是可逆的。大约经过6周治疗，血糖及胰岛素基本恢复正常，糖耐量明显改善，但胰岛素抵抗的恢复可能需要更长时间。营养不良时，钾与铬缺乏对胰腺功能及糖代谢障碍亦有一定影响，如在营养不良的治疗过程中，补钾后随着体内钾总量的增加，胰岛素及胰岛素/葡萄糖比值亦明显增加。补充铬能改善葡萄糖耐量和增加空腹血糖水平。低血糖昏迷是严重消瘦型和水肿型PEM的一种表现,多见于因食物严重缺乏而导致慢性PEM患者长时间未进食时,患者常伴有低体温、心率减慢、血压偏低,如不进行及时抢救,常导致死亡。

PEM患者常有脂质代谢异常,其主要变化为必需脂肪酸缺乏和血脂成分改变。Franco等发现,Ⅲ度PEM儿童血浆必需脂肪酸降低,其中水肿型儿童血浆20碳四烯酸($C_{20}:4$)较对照组儿童低,而消瘦患儿血浆18碳二烯酸($C_{18}:2$)较水肿型儿童更低。Houssaini报道严重PEM患儿血浆apoAⅠ、总胆固醇、LDL-胆固醇降低,而血甘油三酯增高。这些儿童多存在不饱和脂肪酸和必需脂肪酸缺乏。尸检发现,水肿型PEM患者常有严重的肝脏脂肪浸润,肝脏脂肪可占体脂的20%~40%,肝内脂肪约占肝重的40%。脂肪肝是由于甘油三酯的积累所致。在治疗过程中,肝脏的甘油三酯转移至血液中可使血浆含量明显增高。肝大和脂肪肝在消瘦型患者中较少见,但血浆甘油三酯、胆固醇含量可增高。水肿型患者血浆甘油三酯、胆固醇、磷脂常降低。PEM常伴有一种或多种脂溶性和/或水溶维生素缺乏,一般以脂溶性维生素缺乏多见,其主要原因是脂溶性维生素缺乏导致器官功能异常,且伴有典型的临床症状或体征,易引起医师的注意。如维生素A缺乏常有夜盲、干眼症;儿童患者伴有维生素D缺乏时常出现佝偻病体征。事实上,PEM患者更易发生水溶性维生素缺乏,但水溶性维生素缺乏临床上常没有特异性症状和体征。严重患者有脚气病、舌炎、阴囊炎、周围神经病变或视神经病变等表现[48]。

(五)免疫功能紊乱与内分泌功能异常表现 PEM对免疫系统各环节均有显著影响(表4-8-1-8和图4-8-1-14),其非特异性(如皮肤黏膜屏障功能、白细胞吞噬功能、补体功能)和特异性免疫功能明显降低,T细胞的数目与功能异常(图4-8-1-15),其中Kwashiorkor患者免疫功能受损尤为明显。

表4-8-1-8 蛋白质-能量营养不良症的免疫系统异常

免疫系统组分	免疫系统异常表现
胸腺	萎缩/细胞减少/皮质-髓质分界不清/Hassal小体增大-坏死-钙化/胸腺激素分泌减少
脾脏	小血管周围细胞减少
淋巴结	胸腺依赖区细胞减少
单核吞噬细胞	趋化-游走功能受损/吞噬功能基本正常/消化作用减弱
细胞免疫	外周血液T淋巴细胞减少/辅助性T淋巴细胞减少尤为明显/脱氧核苷酸转移酶活性升高/T淋巴细胞转化反应减弱/NK细胞功能下降/皮试反应减弱或阴性
体液免疫	抗体水平正常或略有升高/抗体亲和力下降/对胸腺依赖性抗原的抗体应答反应减弱/黏膜分泌型抗体(SIgA)减少
其他	IL-1、IL-2、IL-6、TNF和γ-干扰素分泌减少/补体水平下降(尤其是C3、C5、B因子)/溶菌酶减少

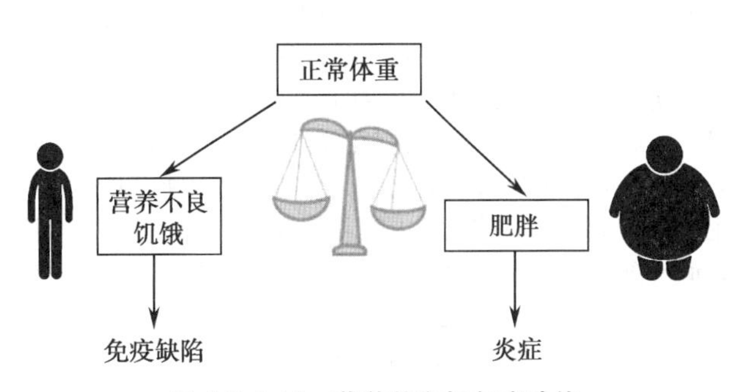

图4-8-1-14 营养状态与免疫功能

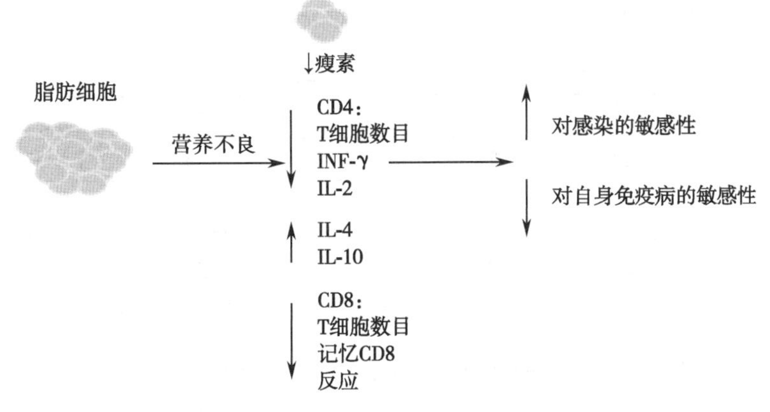

图4-8-1-15 营养不良导致的T细胞数目与功能改变

营养不良症患者的脂肪减少,脂肪细胞分泌的瘦素不足,血清瘦素降低;同时$CD4^+$与$CD8^+$T细胞数目与功能异常,感染和自身免疫性疾病风险增高

PEM患者血浆皮质醇增加,水肿型患者血浆皮质醇和尿17-羟皮质类固醇增高较消瘦型更为明显,并伴有昼夜分泌节律改变和外源性皮质醇清除障碍,可能是由于蛋白质-能量缺乏激活下丘脑-垂体-肾上腺轴,或是对感染和低血糖的一种慢性应激反应。此外,血浆皮质醇增高可引起胸腺萎缩,并进而引起免疫功能障碍。血甲状腺激素降低,并可进一步影响其他营养素在体内的代谢。儿童患有PEM时,血T_3降低,核黄素增高,FAD减少,这是因为甲状腺激素降低

后,肝内黄素激酶和FAD合酶活性降低,体内核黄素转化为FMN和FAD代谢速率减缓所致。中、重度营养不良者常伴有甲状腺摄碘能力下降,蛋白结合碘减少,血清T_4下降,但患者甲状腺本身无病变;随着PEM改善,甲状腺功能亦逐渐恢复正常。机体对营养不良这一应激应视为适应性调整;临床上将此种现象称为非甲状腺病态综合征,详见第2篇第4章第21节。PEM对男、女性性腺激素的分泌均有影响。64.9%的PEM男性血清睾酮低于正常,36.6%游离睾酮低于正常。低BMI男性患者血LH升高;女性则相反,低BMI者血FSH降低。营养指标与这些性腺激素水平有相关关系。慢性营养不良患儿成年后易发生月经紊乱、骨质疏松和代谢综合征[49,50]。

(六)水与电解质平衡紊乱表现 无论是水肿型还是消瘦型PEM患者,体内水分按体重百分率计算均有增加。水肿型和混合型患者的水肿与低蛋白血症有关,但醛固酮分泌增加及肝脏灭活抗利尿激素能力减弱亦是重要因素。此外,失水亦是PEM患者常见的并发症。PEM患者总体钾含量降低,其中主要是肌肉组织中钾丢失所致。但血浆钾浓度不能反映组织缺钾情况。总体钠含量增加,肌肉、脑、红细胞中钠均比正常人高。此外,肌肉中的镁含量减少20%~30%,而脑、心、肝、肾组织中的镁/氮比值正常,红细胞内镁明显降低,甚至在临床症状消失后仍不能恢复至正常水平。血镁浓度对镁缺乏的诊断意义不大,镁负荷试验可反映镁缺乏情况。镁缺乏常与钾缺乏同时存在,故治疗时同时补给这两种元素制剂可降低PEM的病死率。约12%的水肿患儿伴有严重的低磷血症,这些患儿在入院48小时内病死率为63%,较无低磷血症者高出近2倍。故PEM伴有低磷血症时应引起高度重视。皮肤病变、失水与严重低磷血症有关,但这些临床改变并非导致低磷血症患儿死亡的最根本原因。

(七)低骨量与骨质疏松症表现 除钙和维生素D外,蛋白质是维持骨骼正常生长发育、力学性能和骨折愈合的重要营养素。蛋白质的供应量与BMD呈正相关;而低蛋白饮食(<0.8g/kg)的髋部骨折率显著升高,骨折后的骨量丢失更快、更多。哺乳期蛋白质摄入不足还对婴幼儿的骨发育不利。骨折后供应足够的蛋白质摄入可增加肌力,降低失用性骨丢失。但如果蛋白质摄入过多(>2.0g/kg),特别是同时存在钙摄入不足,则对骨健康有害[51-53]。成骨细胞分泌的非羧化骨钙素(uncarboxylated osteocalcin)通过骨重建而影响能量代谢,通过中枢神经系统影响骨量和交感神经的兴奋性,并通过β受体、胰岛素和胰岛素的敏感性影响能量代谢。骨钙素还与护骨素(OPG)一道调节破骨细胞骨吸收功能。成骨细胞转录因子调节其自身功能,成骨细胞转录因子Osx和Runx2诱导间质细胞分化为成骨细胞,交感神经调节活化转录因子4(activating transcription factor 4,ATF4)的活性,并调节成骨细胞的骨形成、骨基质矿化与RANKL功能[54];转录因子FoxO1上调糖异生酶活性[55,56]。蛋白质缺乏者导致骨质疏松症,如果患者伴有酒精性肝硬化,可合并继发性甲状旁腺功能亢进症、镁缺乏和性腺功能减退,加重骨骼病变[57]。

(八)原发病表现 依原发病不同而有不同表现,如慢性肝病、慢性肾病、神经性厌食、慢性腹泻、慢性感染、恶性肿瘤等。

【诊断与鉴别诊断】

目前尚无诊断PEM的统一标准。由于病程和临床类型不同,有时诊断比较困难。临床上应避免PEM诊断不足和诊断过度的两种倾向。PEM诊断不足可能仍然是一种普遍现象,特别是慢性轻度PEM病例的临床症状多不明显,常需采用综合方法进行诊断。其主要原因是PEM的临床表现缺乏特异性,轻度PEM与正常营养状态的分界也不明显,导致不少患者漏诊。有关人体测量和实验检查指标的敏感性较差,临床上发现这些指标异常的患者,PEM常已达一定程度,故公认统一的诊断标准难以制订。我国儿科学会制订的儿童营养不良诊断标准可供诊断参考(表4-8-1-9)。PEM诊断过度的现象亦不可忽视,PEM是一种因蛋白质和热量缺乏所致的特殊类型的营养不良症,因此尤其要克服将一般的营养不良症或维生素缺乏症诊断为PEM。

表4-8-1-9 儿童营养不良的诊断标准

观察指标	出生~3岁			3~7岁		7~14岁	
	Ⅰ度	Ⅱ度	Ⅲ度	轻度	重度	轻度	重度
主要指标							
低体重	15%~25%	25%~40%	40%以上	15%~30%	30%以上	20%~30%	30%以上
身长	正常	稍减低	明显减低	正常	低于正常	正常	低于正常
腹部皮脂	<0.8cm	0.5cm左右	消失	减少	明显减少或消失	减少	明显减少或消失
颜面皮脂	无明显改变	稍瘦	明显消瘦	减少	明显减少或消失	减少	明显减少或消失
参考指标							
肌肉	轻微松弛	明显松弛	松弛或紧张	轻微松弛	明显松弛	轻微松弛	明显松弛
皮色/弹性	正常/稍苍白	苍白/弹性差	弹性消失	苍白/弹性稍差	苍白/弹性差	苍白/弹性稍差	苍白/弹性差
毛发	不明显	稍明显	明显稀疏/易脱	不明显	明显稀疏/易脱	不明显	稀疏/易脱
精神状况	无变化	睡眠不安	表情淡漠	无变化	反应差	无变化	反应差

（一）诊断依据　询问患者的病史时，应注意询问下列问题：①近期（6个月内）体重有无显著变化；②胃肠道功能是否正常；③有无影响食欲，食物消化、吸收与利用的药物服用史；④有无偏食习惯和食物过敏史。如有上述任何一种情况存在，应进一步了解其与PEM的关系和演变过程。根据所测数值可以判断个体或群体的蛋白质和能量的营养情况。但体格测量的标准常因地域、民族和饮食习惯等而有所不同，故应以本地区、本民族的正常值作为参考标准对结果进行判断。

1. 身高和体重　身高、体重是判断PEM的基础指标。在实际应用中具有简便易行、不需要复杂仪器等优点，结果较可靠，适应于个体和群体的营养状态评价。身高、体重的测量常同时进行，一般以空腹、排便后的裸体身高、体重较准确。但在住院患者则难以正确判断营养状态。例如大量输液或肝、肾疾病使体内潴留大量水分时，体重反而增加。烧伤患者身上大量的绷带也会影响体重的准确性。身高单独作为判断PEM的指标并不可靠，因为急性PEM缺乏时的儿童，其身高正常；相反，一些矮小儿童并非营养缺乏所致。身高常用来作为判断儿童生长发育指标之一，有时能反映慢性营养缺乏。成年人由于身高变化甚小，因而在营养评价中的意义不大。故身高常与体重结合来判断营养状况。标准体重又称理想体重，是通过正常人群调查统计所得的一个地区或民族同一身高者的平均体重。在实际工作中，计算标准体重的公式有许多，其中最简便的为Broca改良公式：标准体重(kg)=[身高(cm)-100]×0.9；标准体重百分数(%)=患者体重(kg)/标准体重(kg)×100%。

标准体重百分数90%~110%为正常，89%~80%为轻度营养不良，79%~60%为中度营养不良，<60%为重度营养不良。体重变化(%)是与平时体重比较计算体重变化情况，平时体重是指患病前体重。体重变化(%)=[平时体重(kg)-实际体重(kg)]/平时体重(kg)×100%。体重在过去6个月内减轻5%以内为轻度体重丢失，>5%则为显著减轻，均提示患者存在不同程度的PEM。体质指数(BMI)=体重(kg)/身高^2(m^2)，正常范围为18.5~25kg/m^2，低于18.5kg/m^2为消瘦。

2. 皮褶厚度　皮褶厚度可以反映体内脂肪组织的储备情况。测定部位有三头肌部、肩胛下部、腹部等，最常用的部位为三头肌部。一般选择左手肩胛肩峰与尺骨鹰嘴连线的中点处，测量时用左手拇指和其余四指将皮肤连同皮下组织捏起呈皱褶，用皮褶计测量距拇指1cm处的皮褶根部的宽度。皮褶厚度正常值：在三头肌部（左侧）Jelliffe标准男性12.5mm，女性16.5mm；中国男性正常参考值：18~24岁4.9~14.7mm，25~34岁4.3~16.4mm。实测皮褶厚度达到正常值的90%~110%为正常，80%~90%为轻度体脂消耗，60%~80%为中度，<60%为重度体脂消耗。

3. 上臂围与上臂肌围　上臂围指上臂中点围长，反映皮下脂肪及肌肉的储备情况。由皮褶厚度、上臂围可推算出上臂肌围，反映体内肌肉组织的储备情况。计算公式：上臂肌围(cm)=上臂围(cm)-3.14×三头肌皮褶厚度(cm)；Jelliffe标准（右侧）：男性25.3cm，女性23.2cm；我国男性参考正常值（左侧）：18~24岁≥23.5cm，25~34岁≥24.3cm。上臂肌围的评价方法与皮褶厚度相同。肯尼亚的一项研究评价了上臂围及身高体重评分对住院儿童病死率的预测价值：共有8190例1~5岁的住院儿童纳入了该研究，ROC曲线分析显示身高体重评分和上臂围对住院死亡均有预测价值，且两者的预测价值无显著性差异。因此，上臂围和身高体重评分均可以作为评价营养状态的指标，能够预测住院儿童的病死率。

4. 其他检查　中至重度的慢性PEM常有消瘦，皮下脂肪减少，贫血，头发稀疏、无光泽，部分患者可有水肿，尤以下肢明显。体温、血压偏低，心率减慢。伴维生素A缺乏者可有干眼症、毕脱斑、角膜软化或夜盲症等。

（二）实验室检查　实验室检查是诊断PEM较为可靠和敏感的指标，它不受主观因素或检查者经验的影响。用来评价PEM的实验室检查已有数十种，但有的检查临床应用价值不大，有的则实验要求条件太高，不便于临床应用。目前的实验室检查主要用于治疗疗效评价。

1. 血清白蛋白　PEM特别是恶性营养不良时血清白蛋白偏低。白蛋白在体内的半衰期为18~20天，故对PEM特别是轻度PEM的反应相对迟缓。血浆白蛋白正常值为35~55g/L。30~35g/L为轻度营养不良，20~30g/L为中度营养不良，<20g/L为重度营养不良。住院患者若不能进食，分解代谢高，每日仅用5%葡萄糖维持，一般在10天或更短时间内会使血清白蛋白降低。这是因为应激反应与葡萄糖使胰岛素分泌受抑制，肌肉释放的氨基酸不能合成血清白蛋白的缘故。

2. 前白蛋白　前白蛋白在体内的半衰期仅2天，故能较敏感地反映患者蛋白质营养代谢状况，是评价PEM较好的指标。利用前白蛋白作为筛选PEM的指标，发现至少有24%的住院患者伴有PEM（前白蛋白<160mg/L），经筛选出患有PEM的患者平均住院日显著延长，住院期有PEM者病死率为17%，而无PEM者为4%，因此前白蛋白是有用的评价患者营养状况的生化指标。我国男性参考正常值为(370.2±48.2)mg/L，女性为(309.1±4.8)mg/L。值得注意的是，采用不同的测定方法，结果有一定的差异。

3. 血清转铁蛋白　血清转铁蛋白的半衰期为8~10天，较血清白蛋白短，因而用于评价PEM时较血清白蛋白敏感，但受铁代谢的影响。血浆转铁蛋白与纤维连接蛋白(fibronectin)均是反映儿童PEM较敏感的指标，但PEM儿童常伴有缺铁性贫血，影响血浆转铁蛋白的结合。血清转铁蛋白正常值为1.8~2.6g/L。1.0~1.5g/L为中度营养不良、<1.0g/L为重度营养不良。此外，视黄醇结合蛋白、纤维结合蛋白、IGF-1在营养状态评定中亦有一定价值。

4. 血浆氨基酸　PEM儿童血浆总氨基酸及游离必需氨基酸浓度显著下降，血浆游离非必需氨基酸浓度明显升高。特别是水肿型患者，血浆氨基酸改变更为明显，其中缬氨酸、亮氨酸、异亮氨酸、苏氨酸、蛋氨酸等必需氨基酸含量下降，故（甘+精+谷+牛磺酸）/（缬+亮+异亮+蛋氨酸）的比值升高，而消瘦型的改变不明显。血浆游离氨基酸受许多因素的影响，因此，解释结果时应谨慎。

5. 肌酐身高指数　肌酐由肌肉组织中肌酸转变而来。当肾功能正常时，肌酐排出量与体内肌肉组织容量相关。因此，只要准确收集一定时间内（连续3天）的尿量测定其肌酐排出量，就可以代表体内肌肉组织的容量。生理状态下，肌酐的排出量较恒定，不受体力活动和膳食的影响。但在营养缺乏（如肌肉蛋白大量消耗）时则降低；肾功能不全的患者排出量也降低。健康男性24小时尿肌酐排出量为23mg/kg，女性18mg/kg。PEM时，尿肌酐的排出量降低，与肌肉组织减少有关。肌肉组织或无脂肪组织的减少与体重降低是平行的，但成人的身高却不受影响。因此若将正常成人肌酐的排出量（男23mg/kg，女18mg/kg）乘以标准体重即得到标准尿肌酐排出量。肌酐身高指数=实际尿肌酐排出量（mg）/标准尿肌酐排出量（mg）×100%。正常值为90%～110%。75%～89%为轻度，60%～74%为中度，<60%为重度蛋白质-能量营养不良。尿肌酐身高指数结果不受输液与体液潴留的影响，故较血清白蛋白、身高体重比等指标灵敏，方法简单实用，关键是收集尿液必须准确。

6. 尿液氨基酸衍化物测定　3-甲基组氨酸来源于肌肉组织的分解代谢，为组氨酸的甲基化产物，在体内形成后不被重新利用而由尿排出。因此测定3-甲基组氨酸的排出量可以间接了解肌肉组织分解代谢情况。体重下降的儿童，肌肉减少，尿中3-甲基组氨酸排出量亦减少。成人饥饿20天后，尿中3-甲基组氨酸排出量可减少40%，比尿肌酐的改变更明显。羟脯氨酸的排出量与生长速率有关，PEM儿童尿中排出量减少。测定任意一次尿羟脯氨酸与尿肌酐的含量，求出羟脯氨酸指数，可反映出学龄前儿童体内蛋白质营养状况。羟脯氨酸指数=[羟脯氨酸（μmol/ml）]/[肌酐（μmol/ml）]。此指数在3岁以内较恒定，年龄大者和体重减轻者不太适合。正常学龄前儿童为2.0～5.0，生长缓慢者<2.0。

7. 免疫功能评价　营养不良分解代谢增高、输注葡萄糖液刺激胰岛素的产生，均可抑制肌肉组织释放氨基酸使淋巴细胞的增殖速率减慢，淋巴细胞计数降低。此外，尚可测定淋巴细胞转化反应及T淋巴细胞亚群，反映细胞免疫功能状态。由于免疫功能受多方面因素的影响，特异性不高，因此，解释结果时应考虑多方面因素的影响。

（三）营养评价　PEM在临床住院患者中患病率极高，但至今尚无精确评价患者营养状况的更好方法。应用人体测量、化学性和功能性指标等方法来评价营养状况，有些指标需由专职营养师才能熟练获得，且受许多非营养因素的干扰。因此，有人提出一些营养状况的综合评价方法。这些方法主要有身体组成评价法（BCA法）、主观综合评价法（SGA法）、微营养评价法（mini-nutritional assessment，MNA）及营养预后指数（PNI）等。

1. 身体成分评价　身体成分评价（body composition analysis，BCA）是一种综合评价营养状况的方法，其评价指标及标准，见表4-8-1-10。身体组织测定方法用于评价患者蛋白质-能量营养状况始于1997年，近年来不断得以完善。例如用测定身体电阻的方法来测定身体中所含的水分；用稳定放射性核素法测定身体内的各种无机元素；用CT和MRI来测定身体的脂肪、皮肤、骨骼、细胞外体液与瘦体重等各种组织成分等。目前较先进的方法是人体中子活化分析法，此法可测定人体内氮、氢、氧、碳、氯、钙、铁、磷、钠等元素的含量，并从这些元素含量分析出所测定对象体内脂肪、蛋白质、矿物质、水分、糖原的比例，其结果准确。

表4-8-1-10　身体成分营养评价（BCA）

评价指标	A（正常营养）	B（中度营养不良）	C（重度营养不良）
人体测量			
体重下降（%）	无变化或增加	<5%	>5%
肱三头肌皮褶厚度（mm）	>8	<8	<6.5
上臂肌围（cm）	>26	<26	<22.5
生化数据			
尿肌酐（mg/kg标准体重）	>20	<20	<15
血清白蛋白（g/L）	>40	<40	<30
血清前白蛋白（g/L）	>0.25	<0.25	<0.2
淋巴细胞总数（个/ml）	>2600	<2600	<1800

2. 主观综合评价　主观综合评价（subjective global assessment，SGA）是综合评价营养状况的又一方法，此法最大的优点是简便，无需任何生化分析。其评价指标及方法见表4-8-1-11。具体评价步骤是：①了解患者过去6个月及最近2周的体重变化，如果6个月内体重减轻10%以上，则为显著体重减轻，减轻5%～10%则为显著体重下降，5%以内为轻度体重下降。但如果在过去5个月内体重丢失10%以上，而最近1个月体重没有丢失甚至增加或在最近2周经治疗后体重稳定或增加，则体重一项不予考虑。②膳食变化要了解有无禁食，长期（1周以上）进食流质或其他低热量膳食。③胃肠道症状指食欲缺乏、恶心、呕吐、腹泻等，但这些症状必须持续2周，偶尔发生者不予考虑。④活动能力指下床活动的程度、范围。⑤应激反应包括重度应激反应（大面积烧伤、高热、大量出血等）；中度应激反应（如长期发热、慢性腹泻等）；低度应激反应（如长期低热、恶性肿瘤等）。⑥肌肉消耗程度可根据上臂肌围、最大握力及整体肌肉功能等进行判断。与BCA评价方法比较，SGA法不能评价表面上营养良好甚至肥胖但存在着内脏蛋白质缺乏患者的营养问题。尽管如此，SGA的三种营养状况与疾病手术并发症的发生率有密切关系。在重度营养不良患者中，手术并发症的发生率要比正常营养者高7倍。因此，SGA的营养评价方法日益受到重视，近年来应用较多，但SGA在很大程度上依赖评价者对有关指标的主观判断，因而有其局限性。Kalantar-Zadeh等将此法进行了改进，将7项指标（除去踝水肿）中的每项指标均从正常

表4-8-1-11　营养状况的主观综合评价（SGA）

评价指标	正常营养	中度营养不良	重度营养不良
主观症状的变化			
体重下降（%）	无变化或增加	<5%	>5%
膳食变化	无变化或增加	轻微变化	显著变化
胃肠道症状	无	较轻	较重
应激反应	无	轻度	重度
活动能力	减退	能起床走动	卧床休息
人体测量			
肌肉消耗	无	轻度	重度
皮褶厚度（mm）	>8	<8	<6.5
踝水肿	无	轻度	重度

到严重营养不良分为1~5个等级并赋予等同分值。最后根据累计加分来评价患者营养正常(7分)或严重营养不良(35分)。他们认为这种改良了的SGA法评价透析患者营养状况明显优于SGA法,且许多客观营养评价指标与其改良SGA评价结果一致。

3. 营养不良筛选与评估　临床上常见的蛋白质-能量营养不良通过相关的营养评价指标如血浆白蛋白、三头肌皮褶厚度、运铁蛋白以及结核菌素皮试的变化,计算营养预后指数(prognostic nutritional index,PNI),可以判断营养不良对预后的影响。

PNI(%)=158-1.66×白蛋白(g/L)-0.78×三头肌皮褶厚度(mm)-20×运铁蛋白(g/L)-5.8×结核菌素皮试反应结果。式中结核菌素皮试如无反应为0,硬结直径小于5mm为1,大于5mm为2。如PNI小于30%,病死率较低,表明预期危险性较小;如介于30%~50%,则病死率较高,即危险性为中等;大于或等于60%则危险性极高,预后不良。

目前应用的营养不良风险评估方法各有优缺点,其临床应用研究结果,见表4-8-1-12。临床上应用血清白蛋白、前白蛋白和转铁蛋白也可估计营养不良的严重程度(表4-8-1-13),但这些指标受基础疾病和环境因素的影响。

表4-8-1-12　营养不良筛选方法的应用研究

风险评估方法	病例	年龄	病例数	高危人群
NRS	非手术者	0~17岁	26	-
PNRS	手术者+非手术者	>1个月~18岁	296	体重下降>2%者风险增高
SGNA	手术者	>1个月~18岁	175	长期住院者风险降低/感染与BMI下降者增高
STAMP	手术者+非手术者	2~17岁	89	-
PYMS	手术者+非手术者	1~16岁	247	体重身高下降者风险增高
STRONGkids	手术者+非手术者	>1个月~18岁	424	长期住院者风险降低/体重身高下降者风险增高
PNST	手术者+非手术者	0~16岁	295	2个阳性反应者风险增高

注:NRS:nutritional risk score,营养不良风险计分;PNRS:pediatric nutritional risk score,儿童营养不良风险计分;SGNA:subjective global nutritional assessment,主观总体营养不良评价;STAMP:screening tool for the assessment of malnutrition in paediatrics,儿童营养不良评估筛选工具;PYMS:pediatric Yorkhill malnutrition score,Yorkhill儿童营养不良计分;STRONGkids:screening tool for risk of impaired nutritinal status and growth,营养状况受损风险筛选工具;PNST:peditaric nutrition screening tool,儿童营养不良筛选工具

表4-8-1-13　营养不良程度评价

评价指标	营养不良程度		
	轻度	中度	重度
血清白蛋白(g/dl)	3.5~3.0	2.9~2.5	<2.5
转铁蛋白(mg/dl)	200~150	149~100	<100
前白蛋白(mg/dl)	22~28	17~10	<10
视黄醇结合蛋白(mg/dl)	2.9~2.5	2.4~2.1	<2.1
淋巴细胞(个/mm^3)	1500~1200	1199~800	<800

(四)原发病因鉴别　PEM特别是严重水肿患者可出现明显水肿、腹水甚至胸腔积液,这主要是由于蛋白质严重缺乏所致,此时须注意与心、肝、肾疾病所致的水肿或浆膜腔积液进行鉴别。营养不良所致的水肿常有群体患病、年龄偏小、体重减轻、血清白蛋白降低等表现及心、肝、肾等器官无实质性病变等特点。PEM患者伴有贫血时需与其他原因所致的贫血进行鉴别。营养性贫血主要由于蛋白质、叶酸缺乏所致,多为正常色素性或大细胞性贫血。随营养不良的逐步纠正,贫血亦明显改善。严重PEM时患者可出现类甲状腺功能低下样改变,除有甲状腺功能低下的临床症状外,血清T_3、T_4亦降低,TSH多数正常,但甲状腺本身并无病变,即低T_3综合征(非甲状腺性病态综合征),这是机体对应激的一种适应性调整。此时应与原发性甲状腺功能减退症鉴别。

【治疗】

在多数情况下,PEM患者病情较危重,故应尽早采取处理措施,其主要目的是:①立即改善威胁生命的PEM指标;②有步骤地恢复和补充营养物质;③确保机体在营养复原中预防并发症;④除了在医学处置中注意药物的不良反应外,还需要根据个体的具体情况,避免药物引起或加重PEM。一般根据病情可分为急救期和恢复期两个治疗阶段。

(一)处理严重并发症

1. 低血糖症　低血糖是PEM常见的并发症,消瘦型PEM患者血糖常低于2mmol/L,且伴有低血糖的临床症状。一经确定,应迅速给予50%葡萄糖60~100ml静脉注射,缺糖症状可迅速得以纠正。患者清醒后,不宜用5%~10%葡萄糖液静脉滴注来维持血糖,因患者血浆蛋白低,呈低渗状态,输入大量液体易发生脑水肿而危及生命。正确的方法应给予米汤、稀薄的米或面糊经口摄入,每次用量不宜过多,宜少食多餐,但1天可给6~8次或更多,此时切勿给予普通饮食或摄食过量,因患者肠壁已很薄,无法消化及吸收普通食物、粗糙食物或过量的食物,稍一过量即可导致消化道功能紊乱甚至引起肠穿孔。正确的方法应从流质、半流质饮食逐渐过渡至软食、普通饮食。

2. 低体温状态　严重消瘦型患者伴有低体温时,病死率较高。低体温主要由于能量不足、甲状腺激素降低、体温调节功能障碍、环境温度低以及合并败血症等原因所致。有时肛温可低于35℃。治疗要保持环境温度恒定在30~33℃。以电热毯、暖水袋等方法防止体温散失。每2小时摄取含糖饮食1次,促进患者主动产热。

3. 水与电解质平衡紊乱　失水是PEM患者常见的危重表现之一。与正常人的失水不同,PEM患者的水与电解质平衡紊乱为低渗性且伴中度的低钠症及轻至中等度的酸中毒,如给患者适当的能量和电解质,酸中毒即可纠正。水分的补充要保证患者有足够的尿量排出。补液速度不宜太快,多数情况下可采用口服。WHO推荐的口服补盐液处方即氯化钠

3.5g、氯化钾1.5g、葡萄糖40g加水溶解配成1L。中等度失水的儿童,12小时内可补充70~100ml/kg。电解质的补充着重注意钾、钙和镁平衡紊乱的纠正。当排出尿量正常时,每天可补钾6~8mmol/kg。钠的补充量宜适中,以3~5mmol/(kg·d)为宜。补钠过量可使血容量骤增,易引起心力衰竭。一般每次静脉滴注葡萄糖酸钙0.5~1g。若患者有手足搐搦、震颤、神经异常等,必须重视镁的补充,可给予50%硫酸镁注射液肌内注射。

4. 心力衰竭 简称心衰,多见于水肿型患者,主要是心脏功能障碍和水肿消退时血容量增加,加重心脏负荷所致。心衰发生前,患者常有体循环系统淤血的表现如肝脏大、颈静脉充盈等。治疗时可采用利尿剂、吸氧及其他支持疗法。洋地黄类强心药物只能作为纠正心衰的辅助手段。儿童患者对洋地黄类药物较敏感,要慎用。

5. 血液透析并发症 每周3次的血液透析疗法不能维持原有自身功能,并可能引起新的并发症。腹膜透析患者的生活质量比血透者好,但丢失的蛋白可能更多,白天和夜间慢速血透具有一定的优越性,但仍需防治应用不良等并发症,主要的措施有营养补充、合成类固醇激素、GH、雄激素受体调节剂、食欲促进剂、蛋白酶体抑制剂等。

6. 感染 PEM患者抵抗力下降,易并发各种感染。肺部感染和败血症较为常见,根据致病菌的药敏试验选用合理的抗生素控制感染是减少PEM死亡的重要措施。

(二)营养治疗方案 营养治疗是PEM的根本治疗,但此时患者各器官功能障碍、代谢水平低下,营养治疗特别是饮食的摄入应从小量开始,随着生理功能的适应和恢复,有计划、有步骤地增加。

1. 能量和蛋白质 可按以下方案进行治疗:①儿童患者:开始时蛋白质的供给量为每天每公斤体重1g,能量为80~100kcal,以后逐渐增加至3~4g,能量为120~160kcal,为减少食物的容积,由植物油脂所提供的热量的比例可占全日总热量的30%~40%。②成人患者:开始时蛋白质的摄取量为每天每公斤体重0.6g/kg,能量为50kcal,以后可逐渐增至2~3g,能量达80~100kcal。蛋白质食物来源以牛奶、酪蛋白、蛋类和鱼类等优质蛋白质为宜,较大儿童和成人可适当加入豆类蛋白质。一般每日给予氨基酸0.8~1.5g/kg,碳水化合物占非蛋白能量的60%,脂肪40%及足够的电解质和微量元素[20]。初始阶段饮食给予易消化、无刺激的食物,根据病情也可采用流质、半流质或软食等。值得注意的是,继发性PEM的住院患者因为受原发性疾病等因素的影响,患者的热量、蛋白质等营养素的代谢及需要量应视具体情况而定。测算患者的能量消耗有许多方法,例如间接能量测定仪、代谢计算法等,然而这些方法应用时却难度较大。常用的能量需要量计算方法多沿用Harris-Benedict公式。男性:BEE(kcal)=66.5+13.8W+5H-6.8A;女性:BEE(kcal)=655+9.6W+1.8H-4.7A;婴儿:BEE(kcal)=22.1+31W+1.16A。上式所得结果为患者24小时基础热量消耗(basal energy expenditure,BEE),公式中W=体重(kg),H=身高(cm),A=年龄。BEE并不能代表患者的实际热量消耗,实际热量消耗还受活动因素(activity factor,AF)、损伤因素(injury factor,IF)和体温因素(temperature factor,TF)的影响。有人研究了这些因素对热量需要的影响,并将不同程度的因素赋予不同系数(表4-8-1-14)。

表4-8-1-14 影响热量消耗的因素

活动因素	系数	损伤因素	系数	体温因素	系数
卧床	1.2	无并发症患者	1.0	37℃	1.0
卧床+活动	1.25	术后或肿瘤	1.1	38℃	1.1
活动	1.3	骨折	1.2	39℃	1.2
		脓毒症	1.3	40℃	1.3
		腹膜炎	1.4	41℃	1.4
		多发性创伤恢复期	1.5		
		多发性创伤+脓毒症	1.6		
		烧伤30%~50%	1.7		
		烧伤50%~70%	1.8		
		烧伤70%~90%	2.0		

患者实际热量消耗(AEE)可以下列公式表示:AEE=BEE×AF×IF×TF。除BEE外,临床上更多地使用静息能量消耗(resting energy expenditure,REE)。REE系指进餐后2小时以上,在合适温度下,安静平卧或静坐30分钟以上所测得的人体能量消耗。与BEE相比,REE约增高10%,但测定较BEE简单。复旦大学附属中山医院根据我国人体测量结果,提出计算住院患者REE的公式为:男性:REE(kcal/24h)=5.48H(cm)+11.51W(kg)-3.47A(岁)-189;女性:REE(kcal/24h)=2.95H(cm)+8.73W(kg)-1.94A(岁)+252。

2. 胃肠外营养 严重的PEM病情常较为复杂,有时可能影响进食或根本不能进食,或即使进食也很难达到营养治疗的要求,此时可考虑给予肠外营养治疗。德国营养学会特别指出,除不能进食者,ICU的危重患者不应该随便使用胃肠外营养。通常可将葡萄糖液、脂肪乳剂、氨基酸液、矿物质和维生素制剂混合配制由外周静脉或中心静脉输入(表4-8-1-15)。用量由少量开始,逐渐增加。严重PEM患者常有代谢低下或紊乱,如糖耐量减低、蛋白质合成能力不足等,超负荷的营养治疗往往导致严重的代谢并发症,如高渗性脱水昏迷、高血糖症或加重原有的水、电解质平衡紊乱。

表4-8-1-15 中心静脉营养支持处方

成分	含量
总体积(L/d)	1~2
右旋糖酐(%)	10~25
氨基酸(%)	3~8
脂肪(%)	2.5~5.0
电解质(mmol/L)	
钠	40~150
钾	30~50
磷	10~30
镁	5~10
钙	1.5~2.5
微量元素	适量
维生素	适量

有时也可根据病情由外周静脉输入单一的某种营养制剂,如复方氨基酸液、脂肪乳剂等,作为营养治疗的辅助治

疗。肠外营养通常不作为PEM的常规治疗,只有当病情严重而又有肠道吸收功能障碍时才考虑使用。静脉注射用脂肪乳剂的使用应格外小心。脂肪乳剂中的脂肪颗粒利用需要脂蛋白脂酶(lipoprotein lipase),如果使用的时间或速度超过脂蛋白脂酶对其的清除能力,即可能发生不良事件。如果使用10%的脂肪乳剂过多,因其所含的游离磷脂高于20%的脂肪乳剂,而游离磷脂可干扰脂蛋白脂酶活性。如果剂量在2.5g/(kg·d)内,速度不高于每小时0.1g/kg,不良事件的发生率很低。此外,在10%脂肪乳剂中加入的麻醉剂异丙酚(propofol)可能增加升高血清甘油三酯和胰腺炎风险;而在20%的脂肪乳剂中加入氯维地平(clevidipine)使不良事件率降低。中心静脉营养支持主要适用于危重病例和严重营养不良患者的急性期治疗,一般使用5~7天。

(1) 碳水化合物选择:在所供给的碳水化合物中,一般使用葡萄糖,不再应用果糖和山梨醇,因为一旦出现遗传性不相容反应,其后果将相当严重。小样本研究发现,木糖醇(xylit)可降低高血糖,减轻肝糖输出和肝糖异生,但这一结果未被以后的大样本研究证实,不推荐应用,尤其是草酸盐沉着症患者不宜使用木糖醇。此外,果糖和山梨醇还是诱发D-乳酸性酸中毒(D-lactic acidosis)和骨质疏松及骨质软化的重要原因。

(2) 中心静脉营养支持引起的高血糖症:如果患者在营养支持治疗前的血糖正常,中心静脉营养支持治疗后血糖>6.1mmol/L,应减少碳水化合物的用量,并加用胰岛素。如果应用的胰岛素量≥20U/h而不能使血糖降至8.1mmol/L(最好<6.1mmol/L)以下,应进一步减少碳水化合物的供给量,直到血糖正常。相反,如果血糖已经降至4.4mmol/L以下,则在增加碳水化合物的量同时,适当减少胰岛素的用量。如果患者在营养支持治疗前的血糖>6.1mmol/L,那么静脉营养支持必然使血糖进一步升高,因此必须及时使用胰岛素持续静脉滴注,尽量在以≤4U/h可以维持目标血糖的前提下,开始供给葡萄糖。

(3) 再进食综合征:迅速进食时发生显著的代谢变化与激素分泌异常。进食后,葡萄糖吸收,血糖升高,胰岛素分泌减少而胰高血糖素降低,糖原、脂肪和蛋白质合成增多。物质合成消耗大量的矿物质(钾、磷、镁、钙等)和辅因子(如维生素B_1、烟酸等),营养不良是发生再进食综合征的重要原因,主要表现为低磷血症、低钾血症、低镁血症、电解质平衡紊乱、营养素(糖、蛋白质、脂肪、维生素B_1、矿物质等)缺乏、神经功能障碍,详见第2篇扩展资源9.6。

(4) 代谢性酸中毒:TPN引起代谢性酸中毒的主要原因与下列因素有关:①阳离子氨基酸代谢生成H^+,而阴离子氨基酸代谢时消耗H^+,如果透析液中的阳性氨基酸多于阴离子氨基酸,导致酸中毒。机体代谢阳离子氨基酸时产生H^+(高氯性酸中毒),其反应式为$R\text{-}NH_3+O_2 \leftrightarrow$尿素$+CO_2+H_2O+H^+$;②D-果糖过多具有细胞毒性,果糖转换为乳酸过多时,引起乳酸性酸中毒,同时消耗大量的核苷酸;③患者伴有再进食综合征时可出现严重的低磷血症,通过磷酸盐缓冲系统抑制肾小管H^+排泄,严重时因细胞缺乏2,3-DPG和ATP而出现肢体麻木、发声困难、神志异常、高通气综合征甚至昏迷;④加入的外源性含硫L-氨基酸、可滴定酸、盐酸或乙酸;⑤维生素B_1缺乏;⑥与糖脂代谢紊乱有关。

3. 支链氨基酸的临床应用 支链氨基酸(branched chain amino acid,BCAA)调节基因表达、蛋白合成、细胞凋亡、胰岛素敏感性和肝细胞再生。支链氨基酸还抑制肝癌细胞生长与增殖,调节淋巴细胞增殖与树突细胞成熟。慢性肝病患者及肝性脑病患者的支链氨基酸合成减少,血清水平降低,而芳香化氨基酸(如苯丙氨酸与酪氨酸)升高。因此,可用支链氨基酸制剂治疗这些疾病(表4-8-1-16和图4-8-1-16)。

表4-8-1-16 支链氨基酸治疗晚期肝病的临床研究

	疾病	时间	病例数	结 果
研究1	肝硬化	2年	646	病情改善/生活质量提高/血清白蛋白升高
研究2	肝硬化(晚期)	1年	174	病情改善/住院时减少/儿童生长发育加速
研究3	肝硬化(失代偿期)	24周	281	血清白蛋白升高
研究4	肝硬化	2年	65	维持血清白蛋白水平
研究5	肝硬化(早期)	2年	65	维持血清白蛋白水平
研究6	肝硬化	3个月	48	血清白蛋白升高/能量代谢改善
研究7	肝硬化(HCV感染)	168周	39	肝癌风险降低
研究8	肝硬化(HCV感染伴肥胖)	2年	622	肝癌风险降低
研究9	肝硬化(肝移植前)	3.3年	50	保存骨折功能/并发症减少
研究10	肝硬化(脑病发作后)	56周	116	肝性脑病发作无降低/肌肉容量改善
研究11	肝硬化(肝切除后)	1年	43	改善肝脏代谢/肝病进展抑制
研究12	肝癌(肝切除后)	6.5个月	56	复发率降低
研究13	肝癌(肝切除后)	12周	44	缩短住院时间/肝功能迅速改善
研究14	肝切除后	12个月	76	改善术后生活质量
研究15	肝癌(介入治疗后)	12个月	35	改善营养状态和生活质量
研究16	肝癌(介入治疗后)	12周	30	改善肝功能

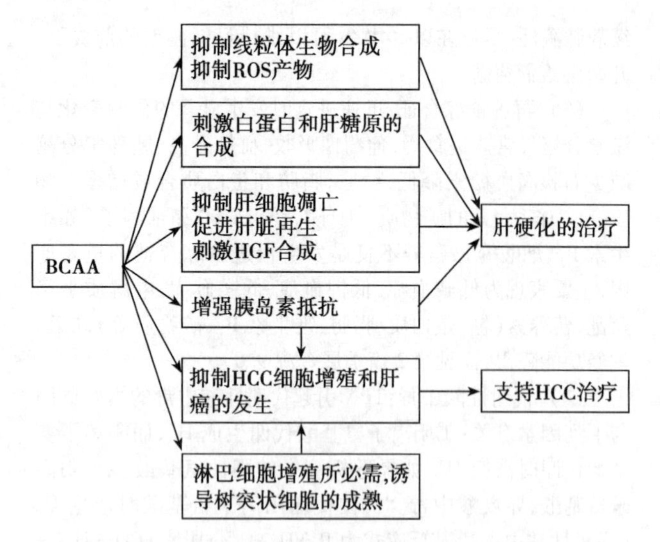

图 4-8-1-16 支链氨基酸治疗肝病的原理

BCAA:支链氨基酸;ROS:活性氧;HGF:肝细胞生长因子;HCC:肝细胞癌

4. 要素膳 要素膳(elemental diet)是一种营养素种类较齐、比例恰当,且不需消化或经轻微水解即可在小肠上端吸收的经肠营养配方膳。该膳分营养支持及特殊治疗两类。PEM患者可选用营养支持型要素膳,根据病情不同时期,可选用低脂型或高蛋白型。严重PEM患者、治疗早期消化与吸收功能较差、食欲不强、食量较少时,可辅以要素膳。开始时可将要素膳配制成10%~15%的浓度,少量试喂(管饲或经口饮用),每次100~200ml,每3~4小时1次,观察一两天如无腹泻、腹痛等反应,可逐渐将浓度增加至20%~25%(不宜超过25%),每次用量200ml左右,每2~3小时1次。要素膳用于营养支持常能收到较好的治疗效果。要素膳是一种粉末状配方膳,国内有多个生产要素膳的厂家,产品均大同小异。如果危重症患者不能口服,可给予肠道营养。

5. 维生素 PEM常伴有维生素缺乏,开始时应补给维生素A、维生素D、维生素B族及维生素C等制剂。如有典型缺乏表现,一般应给予较大剂量治疗。

6. 无机盐 钾的补给量可根据血钾监测结果随时调整。钠的补给宜少,以防心衰,3~5mmol/(kg·d)即可。补钙0.5~1g/d;铁16~32mg/d;镁2~3mmol/(kg·d)。

(三) ghrelin治疗 ghrelin是GH的内源性刺激因子,总结121篇有关人类疾病治疗(1850例,表4-8-1-17)的文献报道资料(用于肥胖、胃切除、肿瘤、垂体疾病、糖尿病、进食性疾病等的治疗)。结果发现ghrelin能刺激食欲,升高血液葡萄糖、GH、ACTH、皮质醇和PRL,对LH、FSH、TSH、胰岛素、脂肪分解、体成分、心功能、肺功能和睡眠也有明显影响。总的不良反应率约20%,主要包括面部潮红、胃肠不适等(表4-8-1-18)。

表 4-8-1-17 ghrelin治疗对象的基本特征

治疗对象	静脉滴注	静脉推注	总数
健康者	19	42	61
肥胖者	5	7	12
胃切除术后	7	2	9
肿瘤	4	2	6
垂体功能减退症	1	5	6
代谢综合征/糖尿病	3	1	4
神经性厌食/贪食	2	2	4
肺病	3	0	3
胃轻瘫	2	1	3
甲亢	0	3	3
肾病	0	2	2
心衰	2	0	2
Cushing综合征	0	2	2
PCOS	0	2	2
功能性消化不良	1	0	1
肢端肥大症	0	1	1
甲旁亢	0	1	1
骨关节病	0	1	1
抑郁症	0	1	1
总计	49	75	124

表 4-8-1-18 66个ghrelin治疗报道的不良反应

不良反应	静脉推注		静脉滴注		不良反应	
	例数	%	例数	%	例数	%
面部潮红	65/619	10.5	33/320	10.3	98/939	10.4
胃肠反应						
胃部不适	4/619	0.6	18/320	5.6	22/939	2.3
恶性呕吐	8/619	1.3	0	0	8/939	0.9
腹痛腹部不适	2/619	0.3	5/320	1.6	7/939	0.7
大便次数增加	4/619	0.6	1/320	0.3	5/939	0.5
神经系统反应						
嗜睡乏力	15/619	2.4	2/320	0.6	17/939	1.8
眩晕	5/619	0.8	0	0	5/939	0.5
情绪改变	3/619	0.5	0	0	3/939	0.3

续表

不良反应	静脉推注		静脉滴注		不良反应	
	例数	%	例数	%	例数	%
抑郁	0	0	1/320	0.3	1/939	0.1
其他反应						
口干	0	0	8/320	2.5	8/939	0.9
糖尿	1/619	0.2	0	0	1/939	0.1
神经疾病加重	0	0	1/320	0.3	1/939	0.1
呼吸短促	0	0	1/320	0.3	1/939	0.1
血压下降	0	0	1/320	0.3	1/939	0.1
肝酶升高	0	0	1/320	0.3	1/939	0.1
胆固醇升高	0	0	1/320	0.3	1/939	0.1
低蛋白血症	0	0	1/320	0.3	1/939	0.1
肺炎	0	0	1/320	0.3	1/939	0.1
感染性肠炎	0	0	1/320	0.3	1/939	0.1
肺癌	0	0	1/320	0.3	1/939	0.1
总计	107/619	17.3	77/320	24.1	184/939	19.6

（四）恢复体质与病因治疗　此时以经胃肠营养治疗为主。患者靠摄取食物获得各种营养素以满足身体恢复期的需要。蛋白质和能量的摄入维持急救后期时的较高水平。患者全身状况好转，食欲改善，体重逐渐增加，水肿消退，6~8周后血浆白蛋白可达30g/L以上。大约经过12周的持续营养治疗，并辅以体力锻炼，体内蛋白质和能量可恢复正常。

1. IGF-1　是近年来辅助治疗PEM，特别是继发性PEM的有效方法。IGF-1的分子结构与前胰岛素相似，有类似胰岛素促使葡萄糖运转，增加肌肉糖的分解与糖原合成的作用，同样也可促进体内脂肪的合成。并促进DNA和RNA合成，使成纤维细胞、软骨细胞中蛋白质增多，还有促细胞分裂增殖作用。研究证实，PEM儿童血清IGF-1是降低的，其降低程度与PEM程度平行。Hatton等认为，在保证能量与蛋白质供给充足的条件下，给予中、重度脑损伤患者IGF-1有预防蛋白质-能量营养不良发生及促进患者蛋白质-能量营养不良恢复的作用，能改善患者的预后及氮的利用率。Fouque给予能活动、持续腹膜透析并有营养不良的肾衰竭患者重组IGF-1(rhIGF-1)，剂量为每12小时100μg/kg，20天后血IGF-1增高100%，氮平衡为2g/d，血尿素氮减低，合成代谢增强。Pichard等报道用重组GH(rhGH)成功地治疗1例肺功能不全伴严重营养不良（恶病质）的患者。这位38岁的女性患者，因阻塞性毛细支气管炎10年，需要持续性机械通气，患者曾接受了泼尼松口服，BMI为15.2kg/m^2。经用rhGH 16U（35天为1个疗程，间断35天后开始第2个疗程），在为期3.5个月的治疗期间，患者体重增加14.7%，氮的排出由治疗前每天的23.7g降至8g，至第2个疗程后出院时肺功能明显改善。2个月后，患者成功地接受了肺移植手术，6个月后体重增至48.8kg。作者认为，rhGH可能成为治疗等待肺移植患者营养不良的重要手段，rhGH能改善营养状况和呼吸肌功能，有预防呼吸道感染和减少术后并发症的作用。从以上临床研究结果可以看到，IGF-1（或rhIGF-1）和rhGH是治疗蛋白质-能量营养不良特别是继发性蛋白质-能量营养不良的主要措施之一。但IGF-1治疗PEM只有在保证营养供给充分的条件下才能发挥其作用。

2. GH和葛瑞林　GH替代治疗可使PEM患者的肌肉含量增加5%~10%，但部分是由于体液潴留所致，而且GH可导致胰岛素抵抗和糖耐量减退。因此，使用者在禁食状态时，可能因糖异生而减少蛋白质分解，但在餐后则引起糖代谢障碍[25]。葛瑞林(ghrelin)可促进食欲，增加体重，与GH合用于急性与亚急性疾病伴营养不良者[26]。Dong等[27]对合并PEM的透析患者使用促合成治疗方案的效果进行了综述，发现生长激素、雄激素、葛瑞林对于改善这部分患者的营养状态有较大益处。

（五）并发症治疗　PEM患者可能存在多种并发症，如心衰、感染、性腺功能减退等，其处理原则和方法与其他疾病所致者相同，参见各有关章节。在处理这些临床情况时，有两点值得特别提出，即药物的剂量与药物效应。

1. 药物剂量与药物效应　机体内总的水量随着营养不良的程度而增加，而脂肪和体重随着营养不良的程度而降低；脂溶性药物的体内表观分布容量明显减少，使靶组织的药物浓度升高，药物作用时间延长。例如，氨基糖苷类抗生素的靶组织的药物浓度升高足以引起肾脏毒性和耳毒性，而青霉素、妥布霉素、氨基糖苷类中的链霉素和头孢西丁(cefoxitin)似乎较安全。酸性药物进入体内后，常与白蛋白结合，而碱性药物多与α1-酸性糖蛋白(α1-acid glycoprotein)结合，PEM时结合的药物降低，流离的药物浓度升高，毒性增大。所以建议适当减少药物的用量或延长药物的给药时间。恶病质引起器官的结构和功能异常，进而导致药代动力学改变。肠道昏迷减退和皮肤萎缩影响口服药物和经皮制剂的吸收，恶病质伴或不伴腹泻患者的药代动力学差异，见表4-8-1-19。而药物的分布受身体成分和血浆蛋白的影响，代谢酶的表达与功能异常导致药物的体内代谢减慢；肾功能减退时药物排泄延迟。

2. 小分子黑皮素抑制剂　其对恶病质动物的作用研究，见表4-8-1-20。

表 4-8-1-19 恶病质伴或不伴腹泻的药代动力学差异

	恶病质不伴腹泻者					恶病质伴腹泻者			
报道者/年份	Naito/2012	Pollock/2009	Gatti/1999 Gatti/1998	Heiskanen/2009	Herrington/2006	Mouly/2000-2001	Trout/2004	Brantley/2003	Brantley/2003
给药途径	口服	口服	口服	经皮	静脉推注	口服	口服	口服	口服
化学特点									
logP	0.3(亲水)	2.5(亲脂)	4.1(亲脂)	3.9(亲脂)	3.2(亲脂)	-1.7(亲水)	3.8(亲脂)	-0.8(亲水)	-0.2(亲水)
正常人									
食物可用性	60%~87%	93%	20%	92%	/	5%	4%	86.4%	30~40%
Vd(L或L/kg)	2.6L/kg	1.21L/kg	9.32L/kg	4~6L/kg	16L	0.74L/kg	700L	46L	1.08L/kg
血浆蛋白结合	45%	60%	85%	80%~85%	极低	1%~2%	98%	微量	<5%
肝清除酶系	CYP3A4 CYP2D6(次要) 糖酯化	CYP3A4 CYP2B6(次要) CYP2D6(次要)糖酯化	CYP3A4 CYP1A2(次要)	CYP3A4	/	/	CYP3A4 CYP2D6(次要) PGP	Phosphorylation	未明
尿排泄分数	~19%	<3%	53%	7%~10%	70%	80%~99%	1%~3%	70%	55%
其他排泄途径	/	~10%(粪)	30%(粪)	~9%(粪)	/	/	81%~88%(粪)	3%(粪)	/
清除率(min)	800ml	27.5ml	11.5ml/kg	450~1250ml	73.3ml	3.64±1.86ml/kg	19ml/kg	406ml	800ml
半衰期(h)	4~5	45	45	17	2.6~5.9	1.7~5.8	7	0.8~1.5	1.5
恶病质患者									
血浆药物浓度	↑	=	↑	↓	=	↑	↑	↓	↓
代谢物浓度	=								
Vd或Vd/F			↓		=	↓	↓		
Cl或CL/F			=		=	↓	↓		
半衰期			↓			=	↓		
AUC		=	=			↑	↑		

注:AUC:area under plasma concentration time curve,血浆浓度曲线下面积;Vc:volume of central compartment,中心区隔容量;Vp:volume of peripheral compartment,周围区隔容量;Vd:volume of distribution,分布容量;Vd/F:volume of distribution divided by bioavailability,分布容量/生物可用性;Cl:clearance,清除;CL/F:clearance divided by bioavailability,清除/生物可用性;CYP:cytochrome,细胞色素;logP:logarithm of partition coefficient,分布系数对数值

表 4-8-1-20 黑皮素拮抗剂对恶病质动物的作用

研究者/年份	恶病质模型	黑皮素拮抗剂	使用方法	疗效
		恶性肿瘤性恶病质		
口服药物				
Weyermann/2009	C26 腺癌(直肠-结肠)	SNT207707	qd×15	体重增加 1%vs-1.1%脂肪+0.6gvs-0.6g
		SNT209858	qd×15	体重增加 1%vs-3% 脂肪+0.02gvs-1.15g
Chen/2008	Lewis 肺癌	哌嗪	bid×4	体重+1.9%vs-2.8%
注射制剂				
Chen/2008	Lewis 肺癌	哌嗪	IP bid×4	食物摄取增加 2 倍
Tran/2007	Lewis 肺癌	苯哌嗪	IP bid×4	食物摄取增加 86% 瘦体重增加 7 倍
Jiang/2007	Lewis 肺癌	吡咯二酮(Pyrrolidinone)	SC bid×4	食物摄取增加 82% 瘦体重-0.5%vs-9.5%
Vos/2004	C26 腺癌(直肠-结肠)	ML00253764	SC bid×11	体重+8.3%vs-7.2%
Markinson/2005	Lewis 肺癌	NBI-12i	IP bid×4	食物摄取增加 90% 瘦体重增加 4 倍
Nicholson/2006	Lewis 肺癌	ML00253764	SC bid×13	瘦体重 0%vs-4.8%
		尿毒症性恶病质		
Cheung/2007	5/6 肾切除	NBI-12i	IP bid×14	体重增加 2.7 倍 瘦体重增加 2%vs-0.5%

恶病质的肌肉减少不能提供营养补充而逆转。肌肉分解代谢旺盛，炎症因子、REE、PIF、糖皮质激素和血管紧张素-2升高。组织蛋白酶与泛素可分别激活溶酶体与蛋白酶体的蛋白分解作用，而IL-6可能通过促进组织蛋白酶与泛素的表达和活性而间接途径引起肌肉消耗。IL-1上调IL-6表达。TNF-α是引起肌肉消耗的主要细胞因子。在IFN-γ的协助下，TNF-α通过NF-κB途径调控许多靶基因表达，上调泛素-蛋白酶体途径的活性，增强肌肉特异性泛素连接酶MuRF1和iNOS的作用，引起氧化应激和肌肉消耗。

3. GHSR-1a激动剂　TNF-α与受体结合，激活NF-κB，NF-κB与HuR结合，上调iNOS表达，iNOS促进L-精氨酸转化为瓜氨酸，并释放NO，诱发氧化应激和肌肉分解诱导的肌肉消耗（表4-8-1-21）；NO还通过mTOR信号途径使eIF2α和eEF2磷酸化，抑制蛋白合成。肝硬化营养不良的治疗推荐，见表4-8-1-22。

表4-8-1-21　GHSR-1a激动剂治疗恶病质的疗效

研究者/年份	基础疾病	GHS-1a制剂	使用方法	治疗时间	疗效
肿瘤					
Neary等/2004	黑色素瘤/乳腺癌结肠癌	葛瑞林	450pmol/kg静滴	单次	进食量增加30%
Garcia等/2007	多种恶性肿瘤	GHSR-1a RC-1291	50mg/d口服	12周	体重无变化
Strasser等/2008	多种恶性肿瘤	葛瑞林	2μg/kg和8μg/kg（静脉推注）	2次	进食量增加56%
Lundholm等/2010	胃肠恶性肿瘤	葛瑞林	0.7μg/(kg·d)(0.24nmol/kg)或13μg/(kg·d)(4.4nmol/kg)皮下注射	8周	无变化
Adachi等/2010	胃癌	葛瑞林	3μg/kg静注	10d	体重增加 肌肉含量无变化
慢性肾病					
Wynne等/2005	肾病腹膜透析	葛瑞林	3.6nmol/kg 皮下注射	单次	进食量增加57%
Ashby等/2009		葛瑞林	12μg/(kg·d)[4nmol/(kg·d)] 皮下注射	8d	进食量增加19%
慢性心肺疾病					
Nagaya等/2004	充血性心衰	葛瑞林	4μg/(kg·d)(1.35nmol/kg) 每天2次注射	3周	体重无变化
Nagaya等/2005	慢性阻塞性肺疾病	葛瑞林	4μg/kg(1.35nmol/kg) 每天2次注射	3周	体重增加2% 进食量增加9%
Kodama等	肺部反复感染	葛瑞林	4μg/(kg·d)(1.35nmol/kg) 每天2次注射	3周	体重增加6%进食量增加25%
Gertner等/2009	慢性阻塞性肺疾病	GHSR-1a SUN11031	10~20μg/kg 每天2次注射	3周	体重增加3%

表4-8-1-22　肝硬化营养不良的治疗推荐

营养素	治疗推荐要点
一般肝硬化患者	
热量	30~50kcal/kg
蛋白质	1.0~1.8g/kg（慢性肾病患者减量）
碳水化合物	占总热量的45%~75%
脂肪	占总热量的20%~30%（脂肪泻患者减量）
维生素	多种足量
矿物质	钙、锌、镁、硒等其他矿物质元素
肝硬化伴肝性脑病患者	
热量	30~40kcal/kg
蛋白质	1.2~1.5g/kg 必要时补充支链氨基酸
纤维素	25~45g/d
维生素与矿物质	多种足量

4. 肌抑素抑制剂治疗　肌抑素抑制剂治疗是肌肉消耗性疾病的治疗途径之一，目前的初步意见结果较满意。

【病例报告】

（一）病例资料　患者女性，35岁，农民。因体重减轻24年，心悸、气促于2014年4月11日入院。24年前（11岁）患者无明显诱因出现食欲减退，摄食量减少，每餐由2两（1两=50g）减至1两左右。并出现明显体重减轻。患者较同龄女性明显消瘦。2001年出现双上中切牙脱落。2002年怀第一胎时，因营养不良于怀孕7个月时早产（无难产及产后出血）。随后出现突眼，腕关节、膝关节及踝关节疼痛，晨起时明显，但无晨僵，间断服用中药。2004年患者自行于关节疼痛时服用布洛芬0.6g/d及泼尼松10~20mg/d治疗。服用泼尼松后突眼症状加重，患者易感冒，咳嗽咳痰。2007年第三胎顺产后（无难产及产后出血）牙齿变得细小、粗糙、疏松并开始脱落，近牙龈处出现进行性加重的色素沉着，2年后仅剩下下牙槽前5齿。2013年12月查甲状腺功能正常，血压偏高。2014年1月再次受凉出现咳嗽伴咯血及活动后气促，伴有头晕及乏力，血压 190/100mmHg。血钾 2.33mmol/L，血钠 145.8mmol/L，血氯 110.2mmol/L，血糖 6.62mmol/L，皮质醇 62μg/dl；醛固酮 610.69pg/ml。胸部 CT 显示双肺水肿及双侧胸膜渗出。经对症及支持治疗后症状缓解，但 3 周内体重急剧下降 10kg。患者不喜油腻食物，每餐食用约 50g 米饭及少量蔬菜。近 20 天来，每餐进食约 30g 米饭，大便混有食物残渣。2002 年起感腕关节、膝关节和踝关节疼痛，长期服用布洛芬（0.6g/d）及泼尼松（10~20mg/d）。月经正常，孕 3 产 2。个人史、家族史无特殊。体温 36.0℃，脉搏 86 次/分，呼吸 20 次/分，左上肢血压 141/93mmHg，右上肢血压 136/99mmHg，左下肢血压 165/88mmHg，右下肢血压 151/87mmHg；身高 155cm，体重 37.4kg，BMI 15.57kg/m^2，指尖距 155cm，腰围 75cm，臀围 79cm，腰臀比 0.95，上臂围 16.5cm。重度营养不良，慢性病容，精神差。全身皮肤菲薄，面部消瘦，颧骨突出，颊部凹陷，皮下脂肪和咀嚼肌萎缩（图 4-8-1-17）。双眼突出，左侧突眼度 19mm；右侧突眼度 19mm。左右眼压分别为 13mmHg 和 10mmHg，Mobius 征阳性。上牙脱落，安装义齿；下牙剩 5 颗，细小、稀疏，牙龈色素沉着。甲状腺未扪及，肺部闻及湿啰音。心界不大，心律齐。腹部膨隆，无紫纹。四肢皮下脂肪及肌肉萎缩，双手及腕关节变形，双手皮肤脱屑。X 线片与 CT 显示双侧尺桡骨下段、腕骨内可见囊状透亮影，腕骨广泛破坏，关节间隙消失，双侧下桡尺关节间隙变宽，双侧尺骨下段稍向内侧移位（双侧尺骨半脱位），双侧多发近端指间关节间隙稍窄，周围软组织肿胀明显，双侧尺骨半脱位（考虑类风湿关节炎）及双侧多发肾结石（图 4-8-1-18）。

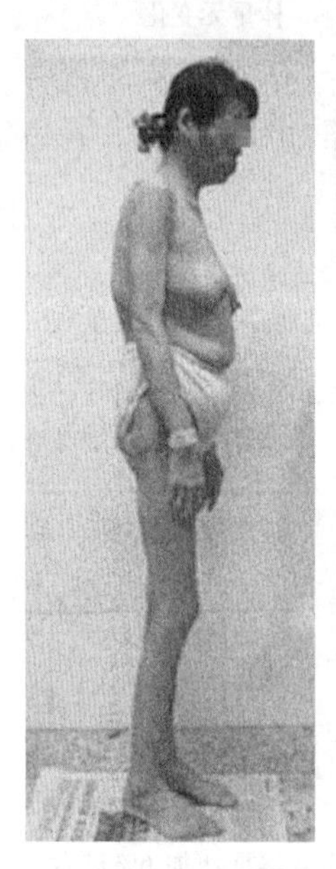
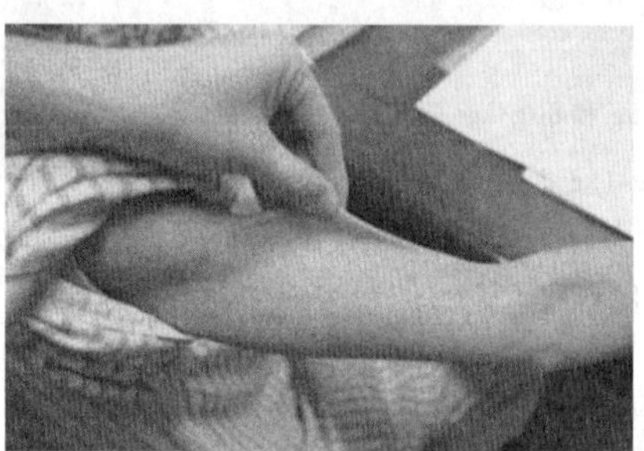
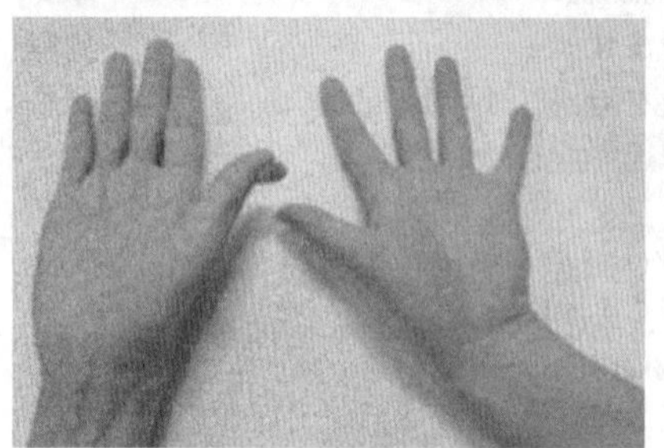
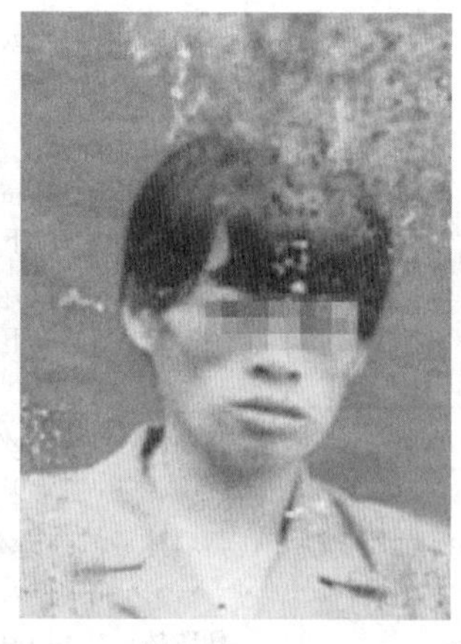
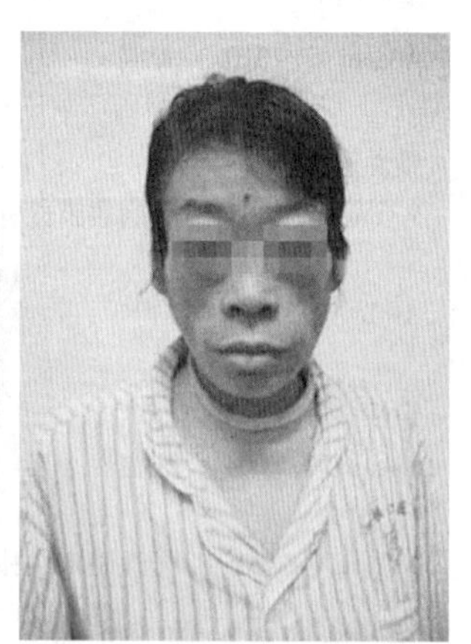

图 4-8-1-17 恶病质体型与面容

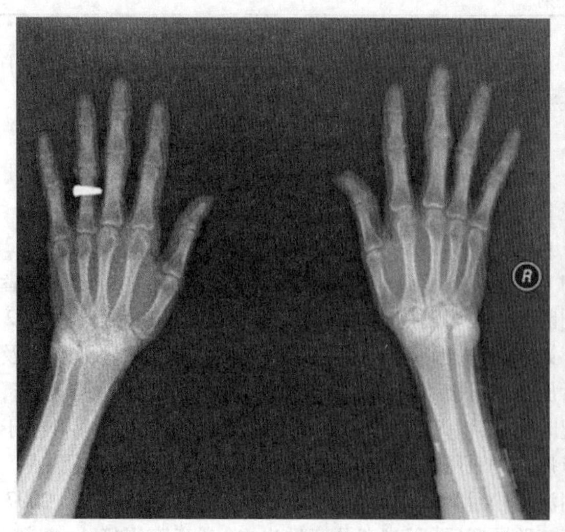
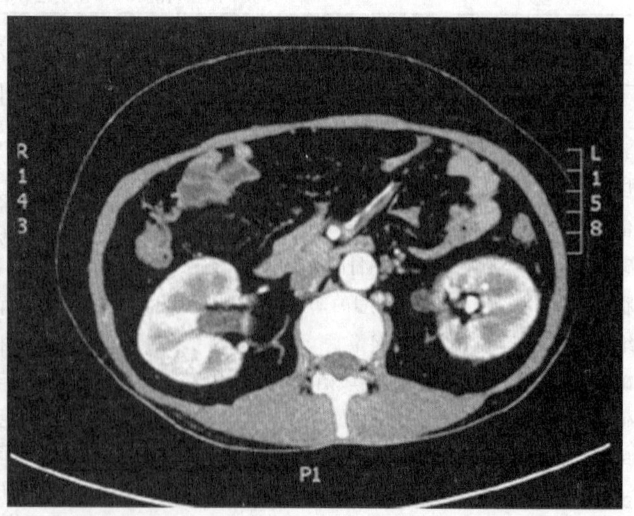

图 4-8-1-18 骨质疏松与双侧肾结石

WBC 4.79×10^9/L,N 69.10%,HGB 98g/L,PLT 287×10^9/L。尿WBC+,蛋白0.3g/L,尿酮体0.5mmol/L。尿沉渣PRO+,白细胞+++,红细胞+++;ALB 24.7g/L,TP 58.0g/L。BUN 7.8mmol/L,肌酐105.1μmol/L。PTH<0.3pmol/L;肌球蛋白7.2μg/ml,BNP 1430pg/ml;血钠130.0mmol/L,氯化物98.0mmol/L,血钾3.50mmol/L。TG 1.98mmol/L,总胆固醇5.12mmol/L,HDL 0.62mmol/L,LDL 3.62mmol/L;空腹血糖4.15mmol/L,餐后120分钟血糖10.15mmol/L。降钙素原0.06ng/ml,CRP 23.70mg/L,ESR 104mm/h。24小时尿量1000ml,尿钠17.60mmol/d,尿钾11.22mmol/d,尿钙0.57mmol/d,尿氯化物16.50mmol/d,尿磷3.50mol/d。血清LH 0.630U/L,FSH 2.790U/L,PRL 12.6μg/L,E_2 0.110nmol/L,睾酮<0.35nmol/L,孕酮<0.21μg/L(月经后10天)。TGAb 410U/ml,TPOAb 46.5U/ml,T_3、T_4和TSH正常。PPD-IgG阳性。RF-IgG<20RU/ml,RF-IgA 126RU/ml,RF-IgM>200RU/ml。PPD、ANA、ENA、ds-DNA、HIV(Ag/Ab)、HBV、HCV均正常,但RAS系统被明显激活(表4-8-1-23)而下丘脑-垂体-肾上腺皮质轴被抑制(表4-8-1-24)。

表4-8-1-23 卧立位醛固酮实验结果

4月14日	体位	AI(ng/L)	PRA[ng/(L·h)]	AII(ng/L)	ALD(ng/L)
4月17日	卧位	15 346	5772	76	245
4月17日	卧位	6441	4912	12	182
4月14日	立位	13 741	8083	122	679

表4-8-1-24 皮质醇和ACTH节律测定结果

项目	上午8时	下午4时	午夜
ACTH(ng/L)	20.0	20.3	16.5
皮质醇(ng/L)	55.1	38.4	28.7

心电图表现为窦性心动过速,V_1和V_2异常Q波伴多导联异常ST-T改变及左室高电压;骨密度T值-4.2~-3.0。X线片显示左肺感染,左上肺纤维化,右侧第5、7肋骨陈旧性骨折、双侧尺骨半脱位、双掌骨风湿性关节炎病变。双侧多发肾结石。心脏彩超显示左心及右房扩大,室间隔增厚,肺动脉增宽,心包积液。眼科B超显示双侧眼外肌增厚(重度)。

(二)病例讨论 本例诊断为神经性厌食、蛋白质-能量营养不良症(恶病质)并营养不良性高脂血症、营养不良性低血糖症、营养不良性低钠血症、营养不良性低蛋白血症、营养不良性维生素D缺乏症、营养不良性心肌病(维生素B_1缺乏性心肌病)、巨幼红细胞性贫血、营养不良性骨质疏松症。本例还因为长期口服糖皮质激素而导致药物性Cushing综合征、糖皮质激素性肌萎缩、糖皮质激素性突眼、糖皮质激素性骨质疏松症、糖皮质激素性肾结石、糖皮质激素性精神失常(厌食症)、糖皮质激素所致IGT、糖皮质激素所致高血压、继发性肾上腺皮质功能减退、继发性醛固酮增多症、风湿性关节炎、甲状腺相关眼病和肺部感染。

患者经高蛋白饮食、补充钙剂、维生素D,糖皮质激素逐渐减量,并给予螺内酯及心理治疗,经过上述治疗后,患者体重3个月后增加10kg。该患者的诊断与治疗,见表4-8-1-25。

表4-8-1-25 诊断与治疗措施

诊断	治疗措施
1. 神经性厌食	解除心理压力/刺激食欲
2. 围产期心肌病(?)	营养/心肌保护/溴隐亭?
3. 蛋白质-能量营养不良症(恶病质)	
营养不良性高脂血症	不需治疗
营养不良性低血糖症	不需治疗
营养不良性低钠血症	高钠饮食
营养不良性低蛋白血症	高蛋白饮食
营养不良性维生素D缺乏症	普通维生素D/钙剂
营养不良性心肌病(维生素B_1缺乏性心肌病?)	维生素B_1肌注/口服
巨幼红细胞性贫血	维生素B_{12}+叶酸
营养不良性骨质疏松症	运动/营养
4. 药物性Cushing综合征	停用GC
糖皮质激素性肌萎缩	运动/营养支持
糖皮质激素性突眼	不需治疗
糖皮质激素骨质疏松症(GIOP)	普通维生素D/活性维生素D
糖皮质激素性肾结石	碱性食物/多饮水
糖皮质激素性精神失常(厌食症)	停用GC
糖皮质激素所致IGT	停用GC
糖皮质激素所致高血压	停用GC,降压治疗
继发性肾上腺皮质功能减退	停用GC
5. 继发性醛固酮增多症	螺内酯
6. 风湿性关节炎	抗风湿治疗
7. 甲状腺相关眼病(TAO)	综合治疗
8. 肺部感染	抗感染治疗
9. 泌尿系感染	抗感染治疗

(盛志峰 朱婷)

第2节 系统性淀粉样蛋白变性

系统性淀粉样蛋白变性(systemic amyloidosis)和阿尔茨海默病以及其他一些疾病的病因与致病性蛋白聚合物(pathogenic protein aggregation)不适当沉积有关。系统性淀粉样蛋白变性是由于淀粉样蛋白(amyloid)在全身细胞外组织间隙、细胞质甚至细胞核中沉积,从而导致细胞和器官功能受损的一种临床现象[1]。Picken等给出的本病最新定义是:淀粉样蛋白变性是一组由遗传、变性和感染等不同因素引起的蛋白质分子折叠异常所致的淀粉样物质的沉积症,因此系统性淀粉样蛋白变性是一种蛋白质代谢障碍性综合征。由于沉积的淀粉样蛋白和受累器官有所不同,因此临床表现不均一。常见受累器官有肝、肾、神经、心脏、胃肠道等,受累组织则以皮肤、舌、淋巴结等较常见。全身所有组织和器官均可受累,但不一定有临床表现。

【分型和病理】

系统性淀粉样变有遗传性和后天性(或称继发性),也可分为原发性和继发性。原发性者是由于蛋白的代谢障碍,形成不溶解的淀粉样复合物所致;继发性淀粉样变只是许多疾病的一种并发症。现已经查明,至少有20多种蛋白质可以成为淀粉样物质的前体[2]。根据淀粉样蛋白沉积的部位可分为系统性与局限性。临床上，多根据沉积的淀粉样蛋白变性的种类而把系统性淀粉样变分为5型。淀粉样蛋白形成反向平行的折叠构象和无分支的线性丝状物，其长度不一，直径7.5~10nm[3]。淀粉样蛋白长期覆盖在组成组织和器官的细胞表面、组织间隙和细胞内，加之血管壁也有淀粉样蛋白沉积使血管狭窄而影响细胞的血液供应，从而使细胞功能逐渐衰竭而死亡，导致器官功能衰竭。AL淀粉样蛋白变性可能是由巨噬细胞使免疫球蛋白降解而产生；AA蛋白则可能是由内毒素刺激肝细胞产生血清淀粉样蛋白(SAP)；后者再由白细胞和单核细胞表面蛋白分解酶降解而来。

系统性淀粉样蛋白变性包括轻链型伴血清淀粉样蛋白A、遗传性/家族性、透析相关性和器官特异性等亚型[4]，见表4-8-2-1和表4-8-2-2，其中TTR变异体对肾脏的损害最明显(表4-8-2-3)。

表 4-8-2-1 系统性淀粉样变性的类型与受累组织

疾病	蛋白	病因	受损组织
AL-轻链淀粉样变性	免疫球蛋白轻链	获得性突变或生成过多	心/肾/肝
AH-重链淀粉样变性	免疫球蛋白重链	骨髓瘤相关	肾/肝
ATTR老年性系统性淀粉样变性	甲状腺素转运蛋白	TTR积聚	心/血管/软组织
ATTR家族性淀粉样变性多神经病变	甲状腺素转运蛋白	遗传性突变TTR	心/肾/中枢神经系统
AA-继发性淀粉样变性	血清淀粉样蛋白A	慢性炎症引起的生成过度	肾/肝/脾
Aβ2M-透析相关性淀粉样变性	β_2微球蛋白	长期透析Cu^{2+}诱导的寡聚化	关节/心/胃肠/肺
ALys-溶酶体淀粉样变性	溶酶体	遗传性突变	肾/肝/脾
ApoAⅠ淀粉样变性	载脂蛋白AⅠ片段	遗传性突变	肾/心/肝
ApoAⅡ淀粉样变性	载脂蛋白AⅡ片段	遗传性突变	肾
ApoAⅣ淀粉样变性	载脂蛋白AⅣ片段	遗传性突变	肾
Afib-纤维蛋白原淀粉样变性	突变型纤维蛋白原α-链	遗传性突变	肾
遗传性淀粉样变性(芬兰)	突变型gesolin蛋白	遗传性突变	角膜/面部/神经/皮肤
半胱氨酸蛋白酶抑制物淀粉样变性	半胱氨酸蛋白酶抑制物C	遗传性突变	脑血管
BriPP淀粉样变性	BriPP	遗传性突变	脑微血管

表 4-8-2-2 常见的系统性淀粉样变性类型

类型	缩写	蛋白前体	合成部位	综合征和受累组织
免疫球蛋白轻链淀粉样变性	AL	单克隆轻链	骨髓浆细胞	原发性/见于10%~15%的多发性骨髓瘤/心/肾/肝/胃肠/周围神经/自主神经/软组织
反应性淀粉样变性	AA	血清淀粉样物A	肝	继发性/慢性炎症/感染/肿瘤/肾/胃/肠/脾/肝/自主神经
老年系统性淀粉样变性	SSA	野生型甲状腺素转运蛋白	肝>90%	增龄性/男性多见(>65岁)/心
甲状腺素转运蛋白淀粉样变性	ATTR	变异型甲状腺素转运蛋白	肝>90%	遗传性/周围神经/自主神经/心/眼/肾(少见)
纤维蛋白原淀粉样变性	AFib	变异型纤维蛋白原α链	肝	遗传性/肾
载脂蛋白A-1淀粉样变性	AApoA1	变异型载脂蛋白A1	肝肠	遗传性/心/肝/肾/皮肤/睾丸

表 4-8-2-3 TTR变异体的肾脏损害

TTR变异体	DNA改变	表型	肾脏受损	高发地区
Val30Met(p. Val50Met)	c. 148G>A	PN/AN/眼/肾	蛋白尿/CRF/淀粉沉着物/^{123}I-SAP	葡萄牙/日本/瑞典/美国/塞浦路斯
Val30Ala(p. Val50Ala)	c. 149T>C	心/AN/PN/肾	淀粉沉着物	美国/德国/中国
Phe33Cys(p. Phe53Cys)	c. 158T>G	CTS/心/眼/肾	淀粉沉着物	美国
Phe33Ile(p. Phe53Ile)	c. 157T>A	PN/AN/眼/肾	淀粉沉着物	波兰
Gly47Glu(p. Gly67Glu)	c. 200G>A	心/PN/AN,/肾	CRF/淀粉沉着物/^{123}I-SAP	土耳其/美国/德国
Ser52Pro(p. Ser72Pro)	c. 214T>C	PN/AN/心/肾	CRF/淀粉沉着物	英国/葡萄牙
Gly53Glu(p. Gly73Glu)	c. 218G>A	心/肾	CRF	瑞典
Ile73Val(p. Ile93Val)	c. 277A>G	PN/AN/肾	CRF	孟加拉国
Ser77Tyr(p. Ser97Tyr)	c. 290C>A	心/肾/PN	CRF	美国/法国/德国
Tyr78Phe(p. Tyr98Phe)	c. 293A>T	PN/CTS/皮肤/心	CRF	法国/意大利
His88Ar(p. His108Arg)	c. 323A>G	PN/心/肾	CRF	瑞典
Glu92Ly(p. Gln112Lys)	c. 334G>A	心/肾	淀粉沉着物	日本
Val94Ala(p. Val114Ala)	c. 341T>C	心/PN/AN/肾	淀粉沉着物	德国/美国
Ser112Ile(p. Ser132Ile)	c. 395G>T	PN/心/肾	CRF	意大利
Asn124Ser(p. Asn154Ser)	c. 371A>G	肾/心	蛋白尿/淀粉沉着物	意大利

注：PN：peripheral neuropathy，周围神经病变；AN：autonomic neuropathy，自主神经病变；^{123}I-SAP：deposits in scintigraphy with ^{123}I-labeled serum amyloid P component，肾脏^{123}I标记的血清淀粉样P沉着物；CTS：carpal tunnel syndrome，腕管综合征；CRF：chronic renal failure，慢性肾衰

(一) 淀粉样物沉积

1. 浆细胞恶病质(AL型) 是由恶变前或恶性浆细胞分泌的单克隆免疫球蛋白所致。与骨髓瘤相关的淀粉样蛋白变性为多种免疫球蛋白的N-末端的轻链,可以是完整的免疫球蛋白,以IgG多见,也可以是免疫球蛋白的κ和λ轻链,统称为本周蛋白(Bence-Jones protein)。此型又可称为系统性轻链淀粉样蛋白变性(AL型)。慢性Gaucher病合并AL系统性淀粉样蛋白变性为极少见的病例。AL型淀粉样蛋白变性是由于蛋白错误折叠引起的病变,从1例由骨髓瘤引起的淀粉样蛋白变性患者所得到的K-1型本周蛋白原一级结构,发现有8个氨基酸被取代,这是此患者所特有,也是已知的κ轻链中很少见的一种突变类型。这些被取代的氨基酸都是骨架之内的氨基酸,结果使结构变得不稳定而促进淀粉样蛋白外形的改变[5]。用质量分光计检查患者沉积在组织间隙中的淀粉样蛋白小纤维均有恒定区域被截短,相差的氨基酸恒定为1~125、1~444和1~210,这些小片段是特异性碱性氨基酸酶作用于κ轻链的N-末端而被截短的。由此正常κ轻链中高度保守的氨基酸被取代而转变为致淀粉样蛋白的免疫球蛋白轻链。

2. 继发性淀粉样变(AA型) 是由于肝脏对炎症反应产生的淀粉样蛋白A沉积所致,沉积蛋白从血清淀粉样蛋白(SAP)转变而来,又可称为淀粉蛋白A(AA)系统性淀粉样变[6]。因为它可继发于多种疾病,故又称继发性淀粉样变。常见的原发性疾病有慢性类风湿关节炎、风湿性多肌痛、炎症性肠病、由MEF基因突变引起的家族性地中海热(呈家族性发病)、慢性结核病、化脓性骨髓炎、脓胸和“湿性”支气管扩张症等。如果身体中长期存在慢性炎症,在炎症急性期肝脏有血清淀粉样蛋白(SAP)产生增多反应。其沉积的蛋白就是从SAP转变而来,在全身广泛沉积而导致系统性淀粉样变。常见的慢性炎症性疾病有类风湿关节炎、炎症性肠病(包括克罗恩病和溃疡性结肠炎)、慢性骨髓炎、慢性脓胸、支气管扩张症、家族性地中海热和结核病等。

3. 家族性淀粉样变(AF型) 呈家族性发病,为常染色体显性遗传;FA淀粉样由多种突变蛋白而来,所表达的突变蛋白有致淀粉样变作用。沉积的淀粉样蛋白是由于一些蛋白质基因突变产生的突变蛋白质,形成淀粉样蛋白小纤维沉积于组织间隙中而致淀粉样变。如由肝和脉络膜丛产生的甲状腺素运载蛋白基因突变而表达突变的TTR蛋白,后者是与甲状腺激素转运有关和视网膜醇(retinol)结合的蛋白。载脂蛋白-1基因突变、肌动蛋白基因突变、纤维蛋白Aα和溶酶基因突变等都可发病。

(1) TTR:此种蛋白是正常的甲状腺素转运蛋白和与视网膜醇结合的蛋白质,其基因可发生突变。文献中已报道的TTR基因有50多种突变[7,8],但常见的只有两种:一种为Val30Met,另一种为Leu55Phe变异性蛋白。多见于家族性淀粉样蛋白变性的多发性神经病中,亦可见于老年性系统性淀粉样变中。在正常情况下,由野生型TTR基因所表达的TTR蛋白以四聚体形式存在,不能形成小纤维状蛋白沉积。在pH 5~3.9时,则形成折叠的第三种结构。在正常浓度下可自身同化为第四种结构的网格状中间产物,分子量进一步增加。这种中间产物可以形成淀粉样蛋白小纤维。变异性TTR有与正常的TTR蛋白的酸变通路。因此,无论是正常的或变异性的TTR蛋白经酸化变构和同化后所产生的中间产物是致淀粉样变的关键步骤。也有人认为野生型和变异性TTR的磺酸化有高度致淀粉样变作用。用质量分析计分析野生型和变异性TTR制备物中发现有游离的、与硫结合的和几种小的TTR蛋白。TTR122位被异亮氨酸取代也可引起心脏淀粉样蛋白变性。在巴西报道TTR Val30Met变异引起家族性淀粉样蛋白变性的多发性神经病。

(2) 肌动蛋白:肌动蛋白是一种正常的肌动朊调节蛋白,其基因有两种突变。因此,产生两种突变的肌动蛋白,即Gly654Ala和Gly654Thr。突变所引起的系统性淀粉样变呈家族性。与肌动蛋白相关的淀粉样蛋白主要沉积于中枢神经系统中,包括大脑,脊髓,软、硬脑膜,脊神经根和感觉神经节的血管中,从而引起神经功能不全,肌动蛋白Asp187Asn也可引起淀粉样变,同时可有血小板形状变化。

(3) 载脂蛋白A-1(ApoA1)变异:ApoA1是正常血液中存在的一种脂质转运蛋白。这种蛋白基因发生突变所表达的Leu174Ser的ApoA1可引起家族性系统性淀粉样变。主要表现为遗传性心脏淀粉样变,用氨基酸测序和光谱计分析,其沉积于心脏中的淀粉样蛋白为正常ApoA1氨基末端第93位的多肽,即在第93位的缬氨酸被蛋白酶裂解。这种裂解出来的片段聚集而引起淀粉样变。

(4) 变异性溶酶:英国一大家族中因溶酶有Asp67His点突变而引起遗传性系统性淀粉样变。以前还报道过的突变有Ile56Thr。有相同溶酶突变的家族其表型可不相同。Gillonore等报道的家族中几代人中均有肾脏受累,而另一家族则表现为自发性肝破裂。Ile56Thr突变者开始只有皮肤瘀斑,以后则进展为致命的内脏淀粉样变。

(5) 与Gaucher病相关性AL淀粉样变:Gaucher病与系统性AL淀粉样变合并在一起极为少见。Katolerakis等报道一例46岁的希腊男性成纤维细胞中葡萄糖脑苷脂酶(glucocerebrosidase)活性低,证实为慢性Gaucher病,这种酶基因有Asp370Ser/Ile444Phe突变。骨髓中有弥漫性浆细胞增多,血清中有单克隆IgGλ,肝脏、脾、肾和骨髓中均有淀粉样蛋白沉积。

4. 透析相关性系统性淀粉样变(AH型) 见于终末期肾病透析治疗者,与透析相关沉积的淀粉样蛋白为β2微球蛋白。一般透析时间在10~15年以上才可发生系统性淀粉样变。在组织间隙中沉积的淀粉样蛋白为β2微球蛋白,此种蛋白95%从肾脏排泄。此种蛋白是人白细胞抗原(HLA)一类复合物的轻链,不能通过透析膜,因此在体内堆积而引起系统性淀粉样变。导致β2微球蛋白沉积的其他全身和局部的因素:①转变为进展性糖基化终产物和进展性氧化蛋白产物;②抗蛋白酶和蛋白酶;③血清蛋白成分;④钙结晶;⑤激肽;⑥免疫球蛋白轻链;⑦修饰过的葡胺聚糖;⑧泛素。

5. 老年性系统性淀粉样变(AS型) 沉积的淀粉样蛋白有多种来源。独特的老年性心脏淀粉样变沉积的蛋白为TTR蛋白。老年性淀粉样变是指发生于老年人的系统性淀粉样变,其淀粉样蛋白来源有多种[9]。独特的老年心脏淀粉样蛋白变性是由于TTR的磺酰化使TTR变性,但目前仍不清楚为什么患者的TTR会发生磺酰化。

6. 局灶性免疫球蛋白轻链淀粉样变性　局灶性免疫球蛋白轻链淀粉样变性罕见。分析英国淀粉样中心1980年1月—2011年12月的606例(全部病例5050例)局灶性淀粉样变性的数据发现,这些患者没有心脏、肾、肝或自主神经损伤,局灶性淀粉样变性(轻链型占98%)患者的中位年龄为59.5(50.2~74.5)岁,最常见的病变位于膀胱(16%)、咽喉或扁桃体(15%)、皮肤(14%)和肺(8%)。其中20%的患者存在单克隆免疫球蛋白或血清游离轻链。局灶型免疫球蛋白轻链淀粉样变性的预后良好,对预期寿命无显著影响,进展至全身免疫球蛋白轻链淀粉样变性的情况罕见。

(二) 淀粉样蛋白　系统性淀粉样变的病理改变有:无论是哪种类型的淀粉样蛋白均沉积于细胞外,身体所有部位均可有淀粉样蛋白沉积。淀粉样蛋白为无定形、嗜伊红的透明蛋白。受累器官以肝、脾、肾、心最为突出。受累器官肿大,触之有坚实感,表面呈蜡样淡红色或灰色外观。用苏木精-伊红染色呈红色,可表现为异染性而呈结晶紫或甲基紫色。用刚果红染色后,在极光灯下用显微镜观察则呈独特的苹果绿色的双折射(birefringence)外观。这些变异的蛋白统称淀粉样蛋白,其特性是:①具侧面聚集性;②不被蛋白酶分解;③不溶解。

电镜下大多数淀粉样蛋白结构单位为三角形,外经约90Å,内经约40Å。整个淀粉样蛋白呈不分支的小纤维丝,大约为70Å,有侧面聚集倾向。不同类型的淀粉样变在组织中所沉积的淀粉样蛋白分子量不同,如AL型淀粉样蛋白的分子量约5000~25 000Da,AA型淀粉样蛋白约为8500Da。前者氨基酸序列含有与各种轻链相同的氨基酸残基;后者则由血清中淀粉样蛋白(SAP)的氨基末端经蛋白酶分解而来。SAP是由肝细胞产生,白细胞介素-1(IL-1)可刺激SAP释放。

系统性淀粉样变的级联分子事件与治疗靶点,见图4-8-2-1。由于致淀粉样变的前体物质结构异常(突变),分子折叠错误或不能折叠,此外,有些蛋白质存在内源性致淀粉样变趋向,也可发生淀粉样变,如甲状腺激素转运蛋白引起的老年性系统性淀粉样变性。蛋白溶解性裂解产物与细胞外基质相互作用后产生葡糖氨基聚糖(GAG),胶原蛋白促进蛋白质淀粉样变;细胞外蛋白伴侣分子清除容易聚集的细胞外液基质蛋白,而导致免疫球蛋白轻链淀粉样变(immunoglobulin light chain amyloidosis,AL)和甲状腺激素转运蛋白性系统性淀粉样变性(ATTR)。寡聚体为细胞毒性物质,血清淀粉样蛋白P与淀粉样纤维结合,避免被重吸收。淀粉样蛋白与刚果红呈特异性结合,在偏振光下染成亮绿色,宽10~12nm,纤维无分支。

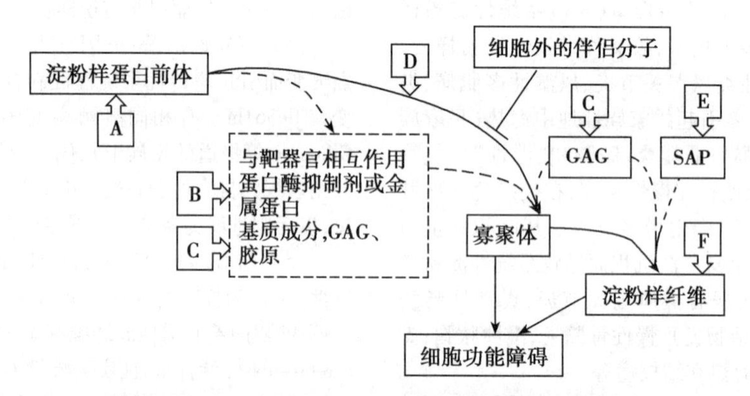

图4-8-2-1　系统性淀粉样变的信号分子事件与治疗靶点

A:化疗、肝移植或RNA干扰可清除淀粉样蛋白前体;B:蛋白酶抑制剂或金属蛋白衰减化合物清除淀粉样蛋白;C:干扰GAG与淀粉样蛋白结合的化合物可成功治疗继发性淀粉样变性;D:稳定淀粉样蛋白前体的小分子物质可防止淀粉样蛋白的错误折叠与凝聚,用于ATTR淀粉样变性的治疗;E:药物清除SAP;F:特异性抗体清除淀粉样蛋白或加速其分解

【临床表现与诊断】

系统性淀粉样变是指在全身各种组织中和器官中均有淀粉样蛋白沉积,但有些患者只在局部沉积,其中有些患者可能是系统性淀粉样变的早期阶段,以后再发展到其他组织或脏器的淀粉样蛋白沉积。此病多发生于40岁以上的中老年人,临床表现极不均一,与类型、淀粉样蛋白沉积的部位、淀粉样蛋白特性和受累器官功能受损的程度有关。常见受累器官和组织为肝、肾、心、血管、皮肤和骨髓。

(一) 器官损害　一般以体重减轻最为明显,但原因不清楚。比较特殊的体征为眼周紫癜。

1. 循环系统　心脏淀粉样蛋白沉积引起浸润性/限制性心肌病,心肌细胞功能不全,由于心肌细胞间隙有淀粉样蛋白沉积,心肌营养血管基底膜淀粉样蛋白沉积使基底膜增厚,血管管腔变窄。临床表现为心律失常、心绞痛、充血性心力衰竭、胸腔积液和猝死[10-13]。原发性、系统性、老年性和TTR第122位异亮氨酸突变者常有心脏受累。有些患者尽管冠状动脉造影正常也可发生心绞痛,其原因可能是冠状动脉血液供应下降。心电图上可出现假性心肌梗死图像。超声心动图可见左室壁增厚、左右心房扩大、回声增强,结合心电图上的低电压,强烈提示心肌淀粉样蛋白变性可能[8,10]。用放射性核素铊(^{201}TI)静脉注入体内测定其洗脱率可了解有活性心肌细胞存活情况。洗脱率越高,存活的心肌细胞越少,心功能越差(用心脏超声判断患者心脏功能)。系统性淀粉样变患者其病死率可高达57%~61%,常在不到1年内即死亡。AA型淀粉样变可引起巨细胞性动脉炎。

2. 消化系统　消化系统从口到肛门,包括肝脏和胰腺在内均可有淀粉样蛋白沉积。肝脏100%累及,因此消化系统的临床表现根据受累的消化器官不同而异。巨舌是系统性淀粉样变的临床特点之一,常为正确诊断的线索。舌由于大量淀粉样蛋白的沉积而增大,因而舌常伸于上下牙齿之间,并有言语不清。睡觉时舌往后掉,堵塞气道而发鼾声和致呼吸困难,唇和牙龈增厚。由于食管平滑肌中有淀粉样蛋白沉着而使食管蠕动功能障碍,常引起非特异性症状,如餐后反流、吞咽不畅和吞咽困难等,恶心、呕吐和上腹部痛[14-19]。胃蠕动功能有严重障碍,加之胃张力减低,甚至发生胃瘫(自主神经受累),从而胃排空延迟,食物潴留而使患者常感上腹饱胀和食欲减退。有些患者有胃溃疡、呕血和幽门梗阻。大、小肠肠壁肌肉中均有淀粉样蛋白沉着,加之神经和血管壁受累而引起便秘、腹泻、严重吸收不良,甚至导致脂肪下痢;由于小肠缺血可引起肠坏死和缺血性肠炎。肠黏膜常有溃疡而有慢性渗血。极少数患者可发生肠穿孔,横结肠淀粉样蛋白沉积而形成的假性肿瘤可引起肠梗阻。肝脏因大量淀粉样蛋白沉积而肿大,但除血清碱性磷酸酶增高外,其他肝功能指标很少改变。慢性肝病的其他表现,如蜘蛛痣、脾大、食管静脉曲张和门脉高压均不常见。约有5%的患者有肝内胆汁潴留,其发生机制不明,预后不良。胰腺腺泡由于大量淀粉样蛋白沉积而被破坏,导致胰腺功能不全而影响食物消化,引起脂肪下痢。各种类型的系统性淀粉样变引起的消化道临床表现不尽相同,见表4-8-2-4和表4-8-2-5。

表4-8-2-4 系统性淀粉样变的消化系统表现

临床表现	AL	AA	AF	AH	AS
巨舌	+	-	-	-	-
胃瘫	+	-	+	-	-
假性肠梗阻	+	+	+	+	-
腹泻	-	+	+	-	-
大便隐血	-	+	-	-	-
穿孔	-	-	-	+	-

注:AL:浆细胞恶病质型;AA:继发性淀粉样变性;AF:家族性淀粉样变型;AH:透析相关的系统性淀粉样变型;AS:老年性系统性淀粉样变性;+:有;-:无

表4-8-2-5 系统性淀粉样变的非消化系统表现

类型	心脏	肾脏	肝和胃肠	PNS	ST
AL	√	√	√	√	√
ATTRm	√	(√)	-	√	-
ATTRwt	√	-	(√)	(√)	(√)
AFIb	√	√	√	-	-
AAPoA1	√	√	√	-	-
ALys	-	√	√	-	(√)
AGel	-	(√)	-	√	√

注:√:有;(√):可能有;-:无

3. 泌尿系统 肾脏是淀粉样蛋白最易沉积的器官,目前已经发现约10种类型(表4-8-2-6)。临床表现主要是蛋白尿和水肿,最后发展为肾衰竭,称为淀粉样蛋白性肾病。淀粉样蛋白性肾病的分型对治疗方案的选择至关重要,肾活检组织淀粉样蛋白激光显微切割/质谱-光谱分析明显提高了淀粉样蛋白分型诊断的精确性,一般在普通免疫染色无法分类时应用(表4-8-2-7)。例如患者原有肾衰竭,如果再发生AH型淀粉样变,则病情更加恶化,预后不良,需要及时给予血透治疗。

4. 神经系统 常见于FA型患者。神经系统临床表现主要是脑、脊髓和周围神经营养血管壁有淀粉样蛋白沉积而导致缺血和缺氧,引起神经细胞和神经纤维的破坏;也可由于血-脑脊液屏障破坏而使脑组织中也有淀粉样蛋白沉着。根据受累神经不同而有不同的临床表现,如智力下降、神经功能异常、精神症状、前脑综合征(frontal lobe syndrome)、急性脑出血等[20]。Rajani等根据坐骨神经活检证明为周围神经淀粉样变的13例患者,其中有感觉障碍者6例,运动障碍2例,混合性障碍5例[21]。AL和AF各有2例,后者第60位丙氨酸有点突变,可能为家族性淀粉样变多发性神经病。神经病变除有淀粉样蛋白沉积外,神经本身有轴突蜕变、丧失和脱髓鞘。由于交感神经节和交感神经链有淀粉样蛋白沉积,故临床上有自主神经功能障碍,常见者为瞳孔异常:①小瞳孔,光反应减弱,黑暗中无瞳孔扩大。②霍纳(Horner)综合征。③张力性瞳孔,无光反应。遗传性脑淀粉样变血管病可发生幕上微出血。④多发性神经病变。

表4-8-2-6 文献报道的肾脏淀粉样蛋白前体类型

淀粉样蛋白类型	肾脏分布	肾外分布
Ig相关性AL/AH/AHL	所有部位(肾小球最常见)	除中枢神经以外的所有器官
AA	所有部位(肾小球最常见)	除中枢神经以外的所有器官
ALect2	所有部位(间质常见)	肺/肝/肾上腺/脾脏/结肠
AFib	肾小球(肾小球外少见)	肾上腺/脾脏/外周神经系统
ALys	所有部位(肾小球和小动脉最常见)	肝/胃肠道/脾脏/淋巴结/皮肤/唾液腺
AApo AⅠ	所有部位(肾髓质间质最常见)	肝/心脏/皮肤/咽喉/腭弓/外周神经系统/睾丸
AApo AⅡ	所有部位(肾小球和小血管最常见)	肾上腺/小血管
AApo AⅣ	肾髓质间间质	心脏
ATTR	所有部位(肾小球和小动脉最常见)	外周自主神经系统/心脏/胃肠道/眼
AGel	肾小球为主	角质层/外周神经系统/皮肤

注:Ig:immunoglobulin,免疫球蛋白;AL:light chain amyloid,轻链淀粉样蛋白;AH:heavy chain amyloid,重链淀粉样蛋白;AHL:heavy and light chain amyloid,重链和轻链淀粉样蛋白;AA:amyloid A,淀粉样蛋白;ALECT2:leukocyte chemotactic factor-2 amyloid,白细胞趋化因子-2淀粉样蛋白;Afib:fibrinogen Aα chain amyloid,纤维蛋白原Aα链淀粉样蛋白;ALys:lysozyme amyloid,溶菌酶淀粉样蛋白;AApo AⅠ:apolipoprotein AⅠ amyloid,载脂蛋白AⅠ淀粉样蛋白;AApo AⅡ:apolipoprotein AⅡ amyloid,载脂蛋白AⅡ淀粉样蛋白;AApo AⅣ:apolipoprotein AⅣ amyloid 载脂蛋白AⅣ淀粉样蛋白;ATTR:transthyretin amyloid,甲状腺素转运体淀粉样蛋白;Agel:gelsolin amyloid,钙结合微丝蛋白淀粉样蛋白

表 4-8-2-7 肾活检淀粉样蛋白激光显微切割/质谱-光谱分类指征

1. 缺乏免疫荧光显微镜检查设备
2. kappa 和 lambda 轻链免疫荧光染色阴性,且血清淀粉样蛋白 A 免疫组化染色阴性
3. kappa 和 lambda 轻链的免疫免疫荧光染色强度相似
4. 免疫球蛋白重链的免疫荧光染色明显伴或不伴轻链染色阳性
5. kappa 和/或 lambda 轻链染色和血清淀粉样蛋白 A 免疫组化染色均为阳性

5. 呼吸系统　淀粉样蛋白在肺部广泛沉积而引起气体弥散障碍,活动时呼吸困难。胸膜淀粉样变可引起胸腔积液,甚至呈顽固性,也是引起呼吸困难的因素。除了淀粉样蛋白在肺部弥漫性浸润外,也可呈结节样病变。在 X 线片上呈现肺纹理增多增粗,散在性肺部结节状阴影,肺门淋巴结肿大。有的患者只有肺部淀粉样蛋白沉积而无系统性淀粉样变。极少数可发生肺梗死[22]。

6. 血液系统　淀粉样蛋白所产生的单克隆蛋白存在于血循环中可保持安静状态,也可引起临床综合征:如血液高黏滞性、肢端发绀、冷凝集、溶血和出血性表现。由于淀粉样蛋白对某些凝血因子具有亲和力,加上血液中存有干扰纤维蛋白形成的成分,故可引起凝血改变。Gamba 等分析了 36 例单克隆 γ 球蛋白病患者凝血因子,结果发现:①纤维蛋白原转变为纤维蛋白障碍[23]。②凝血酶时间延长。③Russell 蝰蛇毒时间(RVTT)延长。④凝血酶原时间和部分凝血活酶时间延长,少数患者有 X 因子缺乏。在由 gelsolin 基因突变引起的 AF 淀粉样变中,血小板形态可发生改变。AL 型患者多有贫血,晚期有全血细胞减少。

7. 运动系统　AA 型淀粉样变可引起多发性风湿性肌痛、慢性关节痛、破坏性关节痛和腕管综合征[24,25]。Danesh 等报道 1 例 AH 患者发生致命性破坏性颈椎脊椎关节病,原因为颈枕接合区有 β2 微球蛋白沉积。广泛的关节肌肉淀粉样变物质沉着,特别在合并肾脏受累时,患者还可表现为反复发作性发热综合征[26]。

8. 皮肤和淋巴结　与骨髓瘤相关的淀粉样变常见皮肤病变有瘀斑、紫癜、苍白、透亮的或紫癜性丘疹、结节等,少见病变有皮肤囊性变,苔藓状色素沉着性丘疹,大疱性、出血性皮肤病和粟米样丘疹,有些患者还可发生全秃。淀粉样蛋白主要沉积于表皮内和真皮乳头处。Ahmed 等报道 1 例 AL 型患者有慢性甲沟炎,掌指皮肤有红斑性肿和手有硬结形成。遗传性肌动蛋白淀粉样变可引起皮肤松弛症(cutis laxa)[27]。全身淋巴结均可有淀粉样蛋白沉积,根据淀粉样蛋白沉积的量及受累的淋巴结所在部位不同,可引起不同的临床表现[28]。有的呈局限性淀粉样蛋白沉积,有的颈部淋巴结肿大而被疑为肿瘤,纵隔淋巴结肿大明显时可压迫纵隔血管而引起上腔静脉阻塞综合征。原发性皮肤结节性淀粉样蛋白沉积症是皮肤淀粉样变的一种特殊类型,结节呈蜡样黄红色,多见于下肢、面部、头部和外生殖器。PCNA 虽然筛检,但有重要的诊断价值,一旦确认,即可诊断为系统性淀粉样变[29]。

9. 五官与甲状腺　结合膜可有局灶性淀粉样蛋白沉积,导致反复发生结合膜下出血。在英国报道的家族性系统性淀粉样变的患者中,有晚发性窗格样角膜营养不良。声带淀粉样蛋白沉积可引起声嘶,咽部淀粉样蛋白沉积可引起吞咽不畅,气道阻塞。这些病变部位组织脆,轻度损伤即可导致出血[30]。淀粉样蛋白甲状腺肿罕见,从 1951—2008 年共有 127 篇报道,分析其中的 30 例资料发现,淀粉样蛋白性甲状腺肿为全身淀粉样蛋白沉积的表现之一,甲状腺进行性快速肿大,有炎症反应特征[31]。

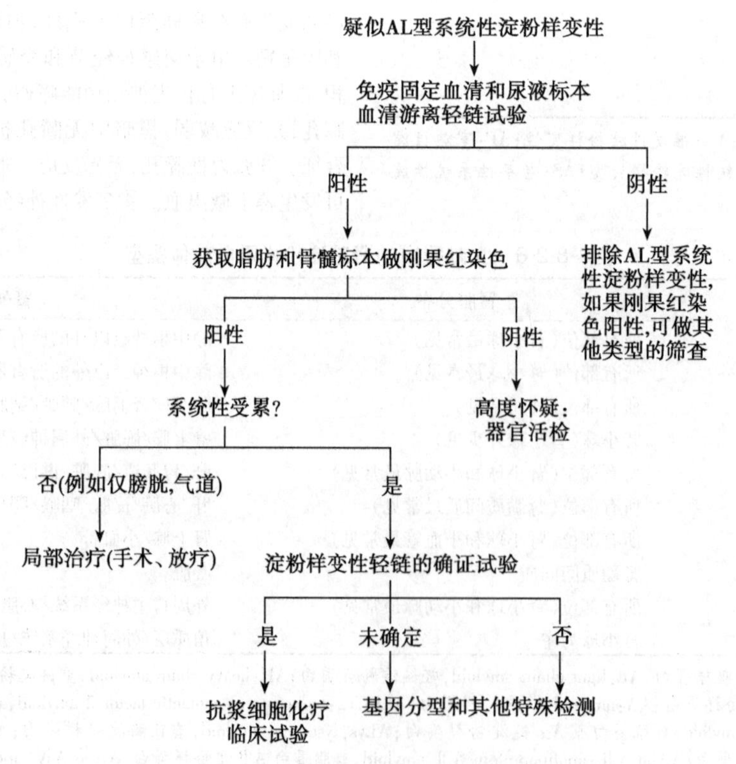

图 4-8-2-2　AL 型系统性淀粉样变性的诊断流程

（二）病例筛查 下列表现有助于早期发现本病病例：①40岁以上的男性，有巨舌和眼眶周围皮肤紫癜。②不明原因的心脏扩大和心功能衰竭。③肝脏肿大伴蛋白尿和顽固性胸腔积液。④全身淋巴结肿大伴全血细胞减少。⑤皮肤结节性淀粉样蛋白沉积症。系统性淀粉样变性病例常因免疫球蛋白轻链病或单克隆γ病就诊于肿瘤科或血液科；如果患者的病情较轻或脂肪抽吸无特殊发现，唇下唾液腺活检可明确50%系统性淀粉样变性患者的诊断；如果仍为阴性，应做受累组织（肾脏、心肌、胃肠等）的病理活检；发现系统性淀粉样变性纤维而缺乏克隆性轻链时，需要进行免疫组化、生化检查，必要时还需要应用分子生物学方法确定其他类型的系统性淀粉样变性（图4-8-2-2）。

（三）诊断和分型 对可疑对象应做相应的进一步检查，明确诊断。对诊断有帮助的实验室检查有：①尿中本周蛋白检查。②骨髓穿刺涂片检查，AL型骨髓中未成熟及成熟浆细胞所占比例超过15%，同时可看到骨髓瘤细胞。③AF型测定血浆中相关的变异性蛋白，证实在组织间隙中有淀粉样蛋白的沉积即可确诊（表4-8-2-8和图4-8-2-2）。器官反应的判断标准，见表4-8-2-9。ATTR的免疫组化结果并非可靠的诊断标准，诊断难以确定时，需要采用质谱法分析蛋白组成分，鉴别淀粉样变性的亚型[32-34]，见图4-8-2-3。

表4-8-2-8 AL系统性淀粉样变性累及组织的诊断标准

组织器官	诊断标准
肾脏	24h尿蛋白>0.5g/d（以白蛋白为主）
心脏	NT-proBNP>332ng/L（无肾衰或房颤）或血管壁厚度>12mm（无其他心脏病变）
肝脏	肝脏>15cm而无心衰或ALP>1.5倍
神经	外周神经对称性下肢感觉神经病变 自主神经病变包括胃轻瘫、假性肠梗阻
胃肠	活检证实
肺	活检证实 间质病变
软组织	舌肥大/关节病变/间歇性跛行/皮肤病变/肌肉病变 淋巴结肿大/腕管综合征

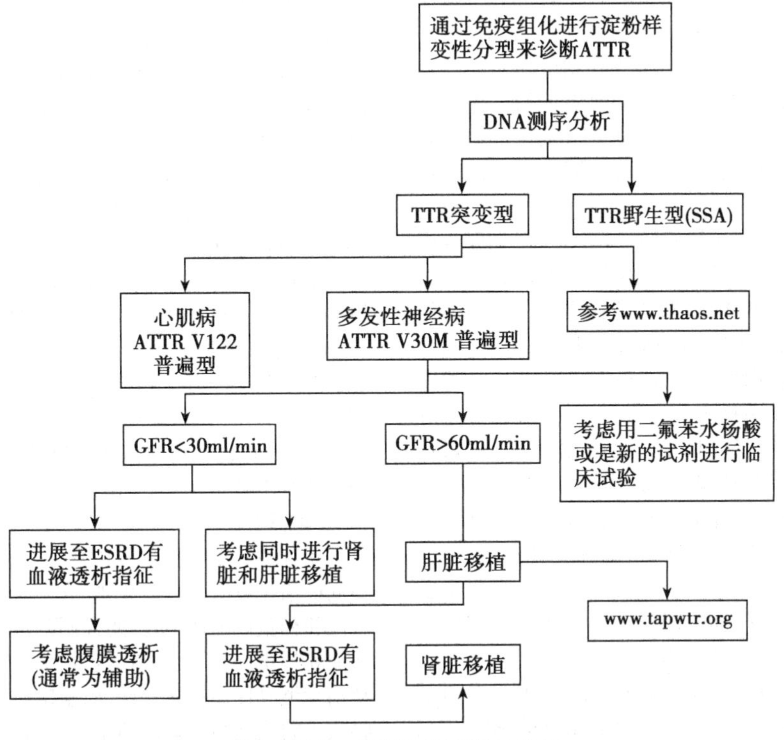

图4-8-2-3 ATTR的诊断与治疗

SSA：老年性系统性淀粉样变性；TTR：甲状腺激素转运蛋白

表4-8-2-9 器官反应的判断标准

器官	器官反应的判断标准
心	室间隔平均厚度下降2mm/射血分数改善20%以上/NYHA分类改善（未使用利尿剂，血管厚度未增加）/NT-proBNP降低≥30%（≥300ng/L）
肾	24h尿蛋白下降50%（至少0.5g/d，治疗前必须>0.5g/d）且eGFR≥25%或血清肌酐≥0.5mg/dl
肝	ALP和肝酶下降50%以上，肝脏缩小2cm以上

注：NYHA：纽约心脏病学会；NT-pro BNP：N-terminal pro-brain natriuretic peptide，N-末端脑钠肽原；eGFR：estimated glomerular filtration rate，估算的肾小球过滤率

1. 凝溶蛋白试验 当把尿加温到45～60℃时出现凝固蛋白，继续加温至沸则消失，冷却到60℃时又可出现凝固蛋白即称凝溶蛋白（凝溶蛋白试验）。约1/2患者可检出凝溶蛋白，排出量约1g/d，称本周蛋白，为单克隆轻链κ和/或λ的同型体，也可检出完整的免疫球蛋白，在血中无此种蛋白。做尿蛋白电泳时，此种蛋白介于β和α球蛋白之间。AH型淀粉样变尿中可检出β2微球蛋白，但无诊断意义。

2. 血浆蛋白电泳 AL型淀粉样变患者血浆蛋白电泳可检出M峰，即单克隆免疫球蛋白及其轻链，以IgG最为常见，也可只单独出现轻链。AA型和AS型淀粉样变，前者淀粉样蛋白A是从SAP转变而来，其浓度尽管有大量淀粉样蛋白A

沉积也不变;后者除心脏淀粉样变为TTR沉积外,淀粉样蛋白来源为多渠道,故测定血浆中淀粉样蛋白无意义。AF型淀粉样变在血中可检出致淀粉样变的相关的变异性蛋白。与多发性骨髓瘤相关的淀粉样变伴有高钙血症,其发生可能与M蛋白能与钙结合或与甲状旁腺激素相关肽(PTHrP)有关。肝功能检查有碱性磷酸酶升高,肾衰竭时有血尿素氮和肌酐升高。

3. 骨髓穿刺涂片　与骨髓瘤相关的淀粉样变作骨髓穿刺涂片检查可找到骨髓瘤细胞,同时有浆细胞增多(约占有核细胞的15%)。骨髓瘤细胞的特点:大小不一,成堆出现。胞质疏松,呈灰蓝色或深蓝色,其中有多个小空泡和少数嗜苯胺蓝颗粒。核偏心,有1~4个核仁,核染色质浓聚,排列呈车轮状。这种细胞除在骨髓中可找到外,在有压痛的浅表骨骼处(如肋骨)穿刺涂片染色也可找到。

4. X线片　在AL型淀粉样变中最典型的表现为大小不等多发性溶骨性病变,常见于颅骨、盆骨、脊柱、肱骨,形状呈圆形,边缘清楚。其他尚可有骨质疏松和病理性骨折。食管钡餐检查可见食管反流、蠕动缓慢。胃肠钡餐和钡灌肠检查可见胃、肠蠕动缓慢,胃扩张,褶皱减少和胃壁僵硬,十二指肠黏膜呈颗粒状外观,颗粒呈白色,直径1~3mm,少数患者在小肠和大肠内有多发性息肉突起,呈黄色。肺部可见肺纹理增粗或多结节性病变,肺门和纵隔淋巴结可肿大。

5. 心电图检查　无特异性发现。心脏有淀粉样蛋白沉积而影响心肌功能,在心电图上与其他心肌病心电图改变相似,无特异性。应当注意的是,有时在心电图上可出现假性心肌梗死图像。

6. 内镜检查　食管、胃、十二指肠、结肠和直肠黏膜表面呈细颗粒状外观,有时也可见腐蚀、息肉样隆起和溃疡形成。溃疡边缘突起,其中可见食物残留,有淀粉样蛋白沉积的组织脆而易出血,改变均非系统性淀粉样变所特有。

7. 组织切片　不论哪种类型的淀粉样变,组织切片用刚果红染色均呈红色,如被单样大片分布于细胞外,用极光灯在显微镜下观察有苹果绿双折射,极少数有假阳性。也可从新鲜或用甲醛固定的组织中提取淀粉样蛋白,再用免疫化学方法进行淀粉样蛋白类型的鉴别。染色特征和蛋白纤维的超微结构各不相同。刚果红染色仍然是诊断的金标准,但淀粉样蛋白的分类必须依靠蛋白分子特性和免疫组织化学鉴定,而不能仅根据基因突变分析结果确定。检测的组织标本应新鲜,并尽量来源于腹部脂肪活检[32]。

8. 淀粉样蛋白微量分析　Kaplan等用微量分析法分析了从腹壁用细针抽吸的脂肪组织中淀粉样蛋白的含量,用刚果红染色,用免疫化学方法分析。4例中有3例为κ轻链;6例中有5例为λ轻链和1例为淀粉样蛋白A。淀粉样蛋白免疫组织学与用Western印迹分析所得结果相符。组织中沉积的淀粉样蛋白还可进行定量分析。Hazenberg等认为从腹壁抽吸到30mg的脂肪即可用单克隆抗体为基础的夹心酶联免疫法作出淀粉样蛋白定量。24例有关节炎的AA型淀粉样变的患者,组织中淀粉样蛋白含量的中位值为236ng/mg组织(1.1~8530ng/mg组织)。即使沉积的淀粉样蛋白量很少,也可用此方法检出。用细针抽吸脐孔以下腹壁皮下脂肪作切片检查,方法最简单,患者痛苦少、阳性率高。其余部位如舌、牙龈、淋巴结穿刺或活检,内镜采取食管、胃、十二指肠黏膜,用乙状结肠镜采取直肠或乙状结肠黏膜活检,肝、肾也可做活检,但易导致出血。临床医生应选择浅表、安全和可靠的部位进行活检。

9. SAP全身扫描　活检只能了解淀粉样蛋白局部沉积情况,不能了解全身分布情况,也不能用以评估淀粉样变的进展和疗效判断。放射性核素标记血清的SAP作全身扫描,可测出全身组织中淀粉样蛋白沉积量。SAP只由肝细胞合成,保护淀粉样蛋白小纤维不被蛋白酶降解,在血中的浓度稳定在28mg/L,即使有大量的SAP沉积到组织中也能保持此水平。因此,在静脉注射定量的用^{131}I或^{99m}Tc标记的SAP,检查注射后一定时间内保留在血循环中的SAP总量和放射性核素标记的SAP量,即可了解分流到组织中去的放射性核素标记的SAP的量。SAP在所有类型的淀粉样蛋白中均存在,因此放射性核素标记的SAP全身扫描可用以检查各种类型的系统性淀粉样病变。本方法诊断的敏感性在AA型中为100%,在AL型中为84%,在AF中超过95%。少量新鲜的或用甲醛固定的组织用微量方法进行提取、纯化,然后用高敏的微量测序法对纯化的淀粉样蛋白氨基酸顺序进行测定,质谱法可对各种淀粉样蛋白作出精确鉴定。

(四) 鉴别诊断　淀粉样蛋白变性属于浸润性疾病中的一种,具有多器官多组织受累的显著特点,因此,应与其他浸润性疾病比如结节病、硬皮病和血色病等鉴别。其次,原发性和继发性淀粉样蛋白变性的鉴别主要是寻找引起淀粉样蛋白变性的原发性疾病和临床情况。如慢性肾病、肾病综合征、慢性肝病、多发性骨髓瘤、血液透析、腹膜透析、系统性红斑狼疮、克罗恩病、巨球蛋白血症、儿童结核病、干燥综合征、风湿性关节炎、类风湿关节炎、家族性地中海热、强直性脊柱炎、支气管扩张症、高半胱氨酸血症、多系统炎症综合征、白塞病、Whipple病、脉管炎、多发性硬化症、神经变性性疾病等。

IgG4相关性系统性疾病(IgG4-RSD)是一种累及多个组织器官的自身免疫性病综合征,病变以多灶性致密性纤维硬化、淋巴浆细胞增殖、瘤样包块和易于恶变为特征,侵犯的组织常并发肿瘤(肺癌、胰腺癌、肾癌、前列腺癌、肠癌、淋巴瘤等),引起相应组织的功能紊乱和病变。血清IgG4明显升高(>135mg/dl),CT、PET和病变组织活检(IgG4-表达的浆细胞增生伴纤维硬化)有助于诊断。

【治疗】

系统性淀粉样变目前无根治方法,可根据不同类型采取不同的治疗方法[37-38]。例如,化疗、肝移植或RNA干扰可清除淀粉样蛋白前体,蛋白酶抑制剂或金属蛋白衰减化合物清除淀粉样蛋白,干扰GAG与淀粉样蛋白结合的化合物可成功治疗继发性淀粉样变性,而稳定淀粉样蛋白前体的小分子物质可防止淀粉样蛋白的错误折叠与凝聚,用于ATTR淀粉样变性的治疗。血液学(免疫化学)治疗反应标准,见表4-8-2-10。免疫球蛋白轻链淀粉样变性的治疗流程,见图4-8-2-4。HDM/SCT治疗AL淀粉样变性的研究结果,见表4-8-2-11,常规治疗AL淀粉样变性的研究结果,见表4-8-2-12。

表4-8-2-10　血液免疫化学治疗反应标准

血液学反应	反应的判断标准
完全反应(CR)	血清和尿液IFE阴性k/l比值正常
良好的部分反应(VGPR)	dFLC<40mg/L
部分反应(PR)	dFLC下降≥50%
无反应(NR)	无变化

注:IFE:immunofixation electrophoresis,免疫固定电泳;dFLC:difference in concentration between involved and uninvolved free light chains,相关性和非相关性游离轻链差异

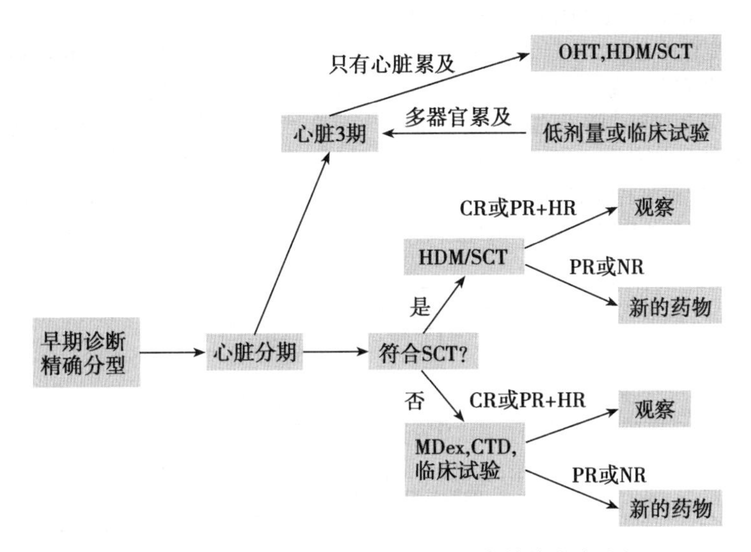

图 4-8-2-4　免疫球蛋白轻链淀粉样变性的治疗流程

表 4-8-2-11　HDM/SCT 治疗 AL 淀粉样变性的研究结果

研究者	年份/病例数	克隆反应%(PR+CR)	CR%	TRM%	平均存活时间(年)
单中心研究					
Skinner 等	2004/312	NA	40**	13	4,6**
Sanchorawala 等	2007/80	NA	37**	18	4,75**
Schonland 等	2010/58	74*	46*	17	>8*
Cibeira 等	2011/421	NA	34**	11,4	6,3**
Madan 等	2012/187	66**	30**	15	4,5**
多中心研究					
Vesole 等	2003/107	32**	16**	27	3,9**
Goodman 等	2006/92	66**	35**	23	5,3**
Jaccard 等	2007/50	36*	22*	26	1,8*

* $P \leqslant 0.05$；** $P \leqslant 0.01$

免疫球蛋白轻链淀粉样变性患者伴有晚期心脏病不能耐受大剂量糖皮质激素治疗或多种药物联合治疗，如果患者仅患有心脏病应先进行心脏移植，继而采用大剂量美法仑(melphalan)加干细胞移植，以防止被移植的心脏淀粉样物质沉着，否则应用低剂量美法仑加地塞米松治疗，或美法仑-泼尼松-沙利度胺(thalidomide)治疗；年龄小于 65 岁且器官功能较正常者宜采用干细胞移植，另一种选择是美法仑-地塞米松或沙利度胺-环磷酰胺-地塞米松方案；获得完全缓解者可停药观察，部分缓解者和不能缓解者应改用其他药物治疗(见图 4-8-2-4)。

(一) 药物治疗　AL 型淀粉样变经典的治疗方法为联合应用美法仑(左旋苯丙酸氮芥)和泼尼松。前者剂量为 10mg/(m^2·d)；后者剂量为 2mg/(kg·d)，连服 4 天，每 4~6 周重复 1 次，持续 1 年。也可用多种抗癌药物联合化疗。Gertz 等随机用美法仑、泼尼松联合和多种烷化制剂和泼尼松联合治疗[包括长春新碱、卡莫司汀(carmustine)、美法仑、环磷酰胺和泼尼松]进行了前瞻性治疗观察，结果表明：后种方法在反应率和存活时间方面并不优于前种方法。该学者同时试用大剂量的地塞米松治疗了 25 例未曾治疗过的 AL 型淀粉样变患者，也未能延长患者的生存期[39]。

表 4-8-2-12　常规治疗 AL 淀粉样变性的研究结果

研究者	治疗方案	年份/病例数	克隆反应%(PR+CR)	CR%	TRM%	存活时间(年)
Palladini 等	M-Dex	2004/46	67	33	4	5/1
Jaccard 等	M-Dex	2007/50	68	31	2	4/6
Wechalekar 等	CTD	2007/75	74	21	4	3/4
Moreau 等	M-Dex-来那度胺(Lenalidomide)	2010/26	58	23	0	2(80%)
Kastridis 等	硼替佐米(Bortezomib)-地塞米松	2010/94	71	25	0	1(76%)
Reece 等	硼替佐米	2011/33	66	24	6	1(80%)
Mickael 等	CyBorD	2012/17	94	71	0	21 个月(70%)
Venner 等	CVD	2012/43	81	41	0	2(97%)

注：M-Dex：melphalan+dexamethasone，美法仑+地塞米松；CTD：cyclophosphamide+thalidomide+dexamethasone，环磷酰胺+沙利度胺+地塞米松；CyborD+CVD：cyclophosphamide+bortezomib+dexamethasone，环磷酰胺+硼替佐米+地塞米松

其他常用的药物有：①亚硫酸：可使TTR四聚体与二聚体的比值减少，对延迟TTR淀粉样变发生或延缓病情进展有效，必须长期服用，其副作用和安全性尚未确定。②3价铬离子：体外试验证明，可增加正常和突变TTR蛋白的稳定性，抑制四聚体形成，从而抑制TTR淀粉样变，但只有在pH低的情况下才起作用。体内难以达到这种条件，故难以用于临床。③非甾体类消炎药：具有很强的特异性抑制TTR蛋白纤维形成的作用，尚需进行长期疗效及安全性观察。④刚果红衍生物：体外试验可抑制TTR淀粉样蛋白沉着，还需临床试验证实。⑤纯化人的正常TTR：将正常TTR注射给患家族性淀粉样蛋白变性的多发性神经病患者，可使变异性TTR明显减少，但维持时间短，注射1周后变异性TTR产量又恢复到注射前水平。⑥thalidomide、bortezomib和lenalidomide对系统性免疫球蛋白轻链型淀粉样蛋白变性有效(图4-8-2-5)。

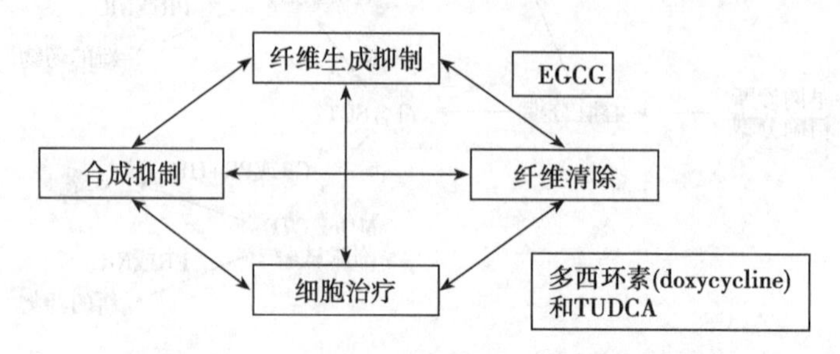

图4-8-2-5 TTR淀粉样蛋白变性的联合治疗

应用选择性复合物多西环素(doxycycline)和TUDCA及EGCG，降低TTR的稳定性，抑制其聚集及形成TTR淀粉样蛋白，拮抗TTR淀粉样蛋白的毒性

(二)透析治疗 与透析相关的淀粉样蛋白变性可通过改进透析膜和改用高纯度的透析液而使病情得到改善，高流出血透机比低流出血透机清除β2微球蛋白及高分子量毒物的效果好。

(三)肝肾移植和骨髓移植 骨髓移植可与大剂量化疗联合应用(即用大剂量化疗消除患者骨髓成分，再作干细胞移植)。目前只试用于少数患者，尚未见成功的经验。这些治疗病死率很高，患者常死于胃肠道出血和穿孔、心脏停搏和肾衰竭。选择作移植的患者最好是只有单个重要器官受累，年龄小于55岁且无肾功能不全。Fush等对1例68岁由TTR衍生而来的老年性淀粉样变患者作了心脏移植，术后随访第1年，心脏无淀粉样蛋白沉着；随访第2年，患者身体和智力均健康良好。Herlenins等认为肝移植可消除变异性TTR的来源。1995年起开始对TTR淀粉样变患者进行原位肝移植观察(FAPWTR)，共16个国家54个中心，在近10年有539例患者作了原位肝移植，患者术后5年存活率为77%，与因其他慢性病做肝移植的结果相似，死亡主要原因与心脏相关，占39%，从这一结果来看，肝移植对TTR淀粉样变是一种最有效的治疗方法。自体造血干细胞移植可能有效，但尚未得到充分验证[40]。

(盛志峰 张翼)

第3节 高同型半胱氨酸血症

高胱氨酸尿症(homocystinuria)是指尿液中胱氨酸水平升高的一种病理现象而非具体疾病。凡是将甲硫氨酸上的硫原子转移至半胱氨酸的过程异常均可引起高胱氨酸尿症，临床上常见的甲硫氨酸代谢缺陷是胱硫酶β合酶(cystathionine β-synthase，CBS)缺陷症(OMIM236200)，患者血清甲硫氨酸明显升高。CBS分为两型，一型对维生素B_6有反应[1]。另一型称为四氢叶酸酯还原酶(tetrahydrofolatereductase)缺陷症(OMIM236250)，导致维生素B_{12}摄取障碍。高胱氨酸尿症发病率1/300 000，但突变基因的携带者高达1/135，这些致病基因携带者容易发生血栓栓塞事件。

【胱氨酸代谢与高半胱氨酸的存在形式】

(一)高半胱氨酸结构 高半胱氨酸分子中含有1个高活性硫原子。高半胱氨酸能自动氧化，生成多种超氧化物，是造成细胞结构和功能损害的重要促氧化物(表4-8-3-1和图4-8-3-1)。

表4-8-3-1 高半胱氨酸的自动氧化

反应式1：$Hcy+Mn^{+}\rightarrow M(n-1)+Hcy^{\cdot}$
反应式2：$M(n-1)^{2+}O_2\rightarrow Mn+O_2^{\cdot -}$
反应式3：$Hcy^{\cdot}+Hcy\rightarrow Hcy\text{-}SS\text{-}Hcy^{\cdot -}$
反应式4：$Hcy\text{-}SS\text{-}Hcy^{\cdot -}+O_2\rightarrow Hcy\text{-}SS\text{-}Hcy+O_2^{\cdot -}$

$$
{}^{+}H_3N-\underset{\displaystyle CH_2-CH_2-SH}{\overset{\displaystyle H}{\underset{|}{\overset{|}{C}}}}-COO^{-}
$$

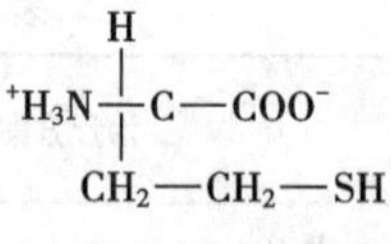

图4-8-3-1 高半胱氨酸结构

(二)胱氨酸代谢 S-腺苷甲硫氨酸(S-adenosylmethionine，SAM)、依赖性甲基转移酶包括甘氨酸N-甲基转移酶(glycine N-methyltransferase，GNMT)、乙酸胍基N-甲基转移酶(guanidinoacetate N-methyltransferase，GAMT)和磷脂酰乙醇胺N-甲基转移酶(phosphatidylethanolamine N-methyltransferase，PEMT)分别催化甘氨酸转化为肌氨酸(sarcosine)，乙酸胍转化为肌酸(creatine)，磷脂酰乙醇胺转化为磷脂酰胆碱(phosphatidylcholine)，见表4-8-3-2。这些生化反应需要叶酸、维生素B_2、维生素B_6和维生素B_{12}参与(图4-8-3-2和图4-8-3-3)。

表 4-8-3-2 高半胱氨酸组分及其衍生物

	存在形式	构成比	Hcy 衍生物	正常血浆浓度
总 Hcy	流离 Hcy	25%	高半胱氨酸(homocysteine, Hcy)	100nmol/L
			高胱氨酸(homocystine)	2μmol/L
	蛋白结合 Hcy	70%	Hcy-白蛋白(Hcy-albumin)	2.8μmol/L
			Hcy-血红蛋白(Hcy-hemoglobin)	12.7μmol/L
	混合-二硫化 Hcy	5%	Hcy-半胱氨酸(Hcy-cysteine)	1~2mol/L
			烷硫 Hcy(Hcy-RSH)	1~2mol/L
			硫代内酯 Hcy(Hcy-thiolactone)	0~25nmol/L

注:Hcy:homocysteine,高半胱氨酸;homocystine:高胱氨酸;RSH:alkyl thiol,烷硫化

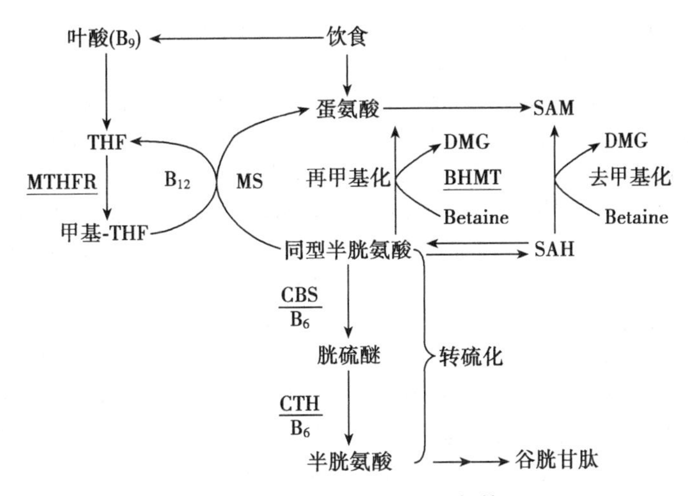

图 4-8-3-2 高半胱氨酸代谢

THF:四氢叶酸;MTHFR:亚甲烯四氢叶酸还原酶;MS:蛋氨酸合酶;SAM:S-腺苷甲硫氨酸;SAH:S-腺苷高半胱氨酸;CBS:胱硫醚 β-合酶;CTH:胱硫醚 γ-裂解酶;肝脏和肾脏甜菜碱再甲基化的另一条通路是甜菜碱-高半胱氨酸 S-甲基转移酶(betaine-BHMT)

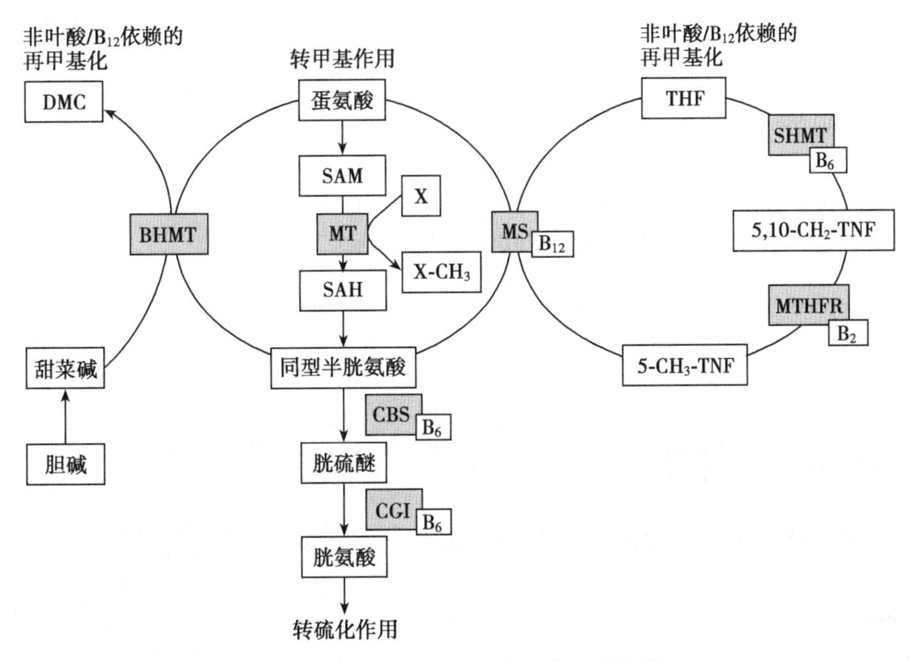

图 4-8-3-3 叶酸-甲基高半胱氨酸代谢

BHMT:甜菜碱-高半胱氨酸 S-甲基转移酶;CBS:胱硫醚 β-合酶;CGL:胱硫醚 γ-裂解酶;DMG:二基甘氨酸;MS:甲硫氨酸合酶;MT:甲基转移酶;MTHFR:5,10-亚甲基-THF 还原酶;SAH:S-腺苷高半胱氨酸;SAM:S-腺苷甲硫氨酸;SHMT:丝氨酸羟甲基转移酶;THF:四氢叶酸;X:甲基接受体

（三）高半胱氨酸测定 临床测定的是血浆总高半胱氨酸（Hcy）浓度，其中包括游离高半胱氨酸（约25%）及其衍生物混合-二硫化Hcy（mixed disulfide Hcy）如烷硫Hcy（Hcy-RSH）、硫代内酯Hcy（Hcy-thiolactone）、白蛋白结合Hcy（Hcy-albumin）、血红蛋白结合Hcy（Hcy-hemoglobin）等（约75%）[1]。高半胱氨酸与蛋白质中的半胱氨酸以二硫键结合，其中约25%的高半胱氨酸单体以二硫键结合成二聚体，约5%高半胱氨酸与巯基化合物结合形成还原型或氧化型高半胱氨酸-半胱氨酸二硫化合物混合体。

【病因与发病机制】

（一）病因

1. 高同型半胱氨酸血症与血管病变 高半胱氨酸是细胞代谢（如甲基化、抗氧化反应、G蛋白偶联反应等）的中间产物。高同型半胱氨酸血症（hyperhomocysteinemia，HHcy）损害迷走神经核颈上神经节，影响GPCR功能。因此，干扰骨骼肌的神经功能。HHcy是含硫氨基酸如甲硫氨酸和半胱氨酸代谢障碍引起的一种系统性代谢病，其特点是这些氨基酸的中间代谢产物高半胱氨酸（homocysteine，Hcy；正常人血清Hcy为10～12μmol/L）升高（严重者可达100μmol/L以上），并出现高胱氨酸尿症，导致脑、肾、心血管和肌肉等多器官功能损害[2]。HHcy导致血管炎症、外周动脉病、血栓形成、血栓栓塞、骨骼肌功能障碍、肌肉萎缩性侧索硬化或多发性硬化[3-7]。HHcy导致上述病变的途径是：①活性氧增多，抗氧化能力下降；②表观遗传学因素引起相关基因异常甲基化；③炎症和炎症相关性病变；④NO信号途径异常；⑤内质网应激；⑥甲硫氨酸代谢信号途径异常。

2. HHcy与抗氧化能力下降 肌肉组织含有较丰富的胱硫醚β合酶（cystathionine β-synthase，CBS），酶基因突变引起HHcy和半胱氨酸缺乏，肌肉合成谷胱甘肽（GSH）不足，甲硫氨酸的转硫功能障碍，抗氧化能力下降。高半胱氨酸与半胱氨酸竞争氨基酸转运体[8]，半胱氨酸进入细胞内的量减少，加重过氧化反应和氧化应激。高半胱氨酸促进细胞内超氧化物自由基生成，诱导内皮细胞超氧化物歧化酶（SOD）。Hcy使NADPH氧化酶（NOX-4）转位进入线粒体内，促进还原型硫氧还原蛋白（thioredoxin）表达，ROS增加，强化PPARγ作用和炎症反应[9,10]。

3. HHcy与低甲基化 虽然DNA低甲基化事件是可逆的，但可能影响姊妹细胞的基因表达调节。SAM是DNA和SAH甲基化的甲基提供者，CBS突变者的SAH与SAH/SAM比值水平升高，抑制甲基化反应[11,12]。Ras甲基化和细胞周期蛋白A转录功能下降，抑制内皮细胞功能，Hcy诱导血管平滑肌细胞周期蛋白A表达[13]，Hcy损害骨骼肌重建、再生和修复功能，NF-κB激活TNF-α，抑制Notch-1的肌肉再生功能。HHcy引起骨骼肌特异性miR-1、miR-29、miR-133a和miR-499c功能异常和肌肉功能障碍。肝脏功能与Hcy和肌酸代谢关系密切[14]，骨骼肌合成肌酸需要消耗大量的甲基（由SAM提供）。CBS突变导致SAH积聚，肝脏DNA甲基化反应减弱。

4. HHcy与炎症肌炎 HHcy引起肌肉变性和纤维化[14]。IL-1β可激发NF-κB信号通路，引起内质网应激、蛋白聚集和免疫细胞浸润。HHcy诱导肌肉炎症反应和肾脏足细胞凋亡。HHcy激活IL-1β介导的炎症反应[15-17]。HHcy也加重AT-2介导的动脉炎性细胞浸润，增加IL-6和单核细胞化学趋化蛋白-1（monocyte chemoattractant protein-1，MCP-1）分泌[18]。

5. HHcy与NO 肌肉耐力与适应性反应依赖于NO调节的血液供应和血管舒张功能，Hcy降低NO的生物可用性，促进ROS生成，减少血液供应，引起肌肉缺血。老年人Hcy升高造成肌肉耐力降低[18,19]。

6. HHcy与内质网应激 内质网是翻译后蛋白质加工与折叠的场所，HHcy导致内质网应激的原因与内质网应激标志物Bip升高、ROS生成增加、抗氧化剂减少及内质网伴侣蛋白Bip高半胱氨酸化有关。内质网应激引起非折叠蛋白质反应（unfolded protein response，UPR），激活内质网相关性降解，生成的毒性蛋白质产物积聚，导致细胞功能障碍和细胞自噬。骨骼肌内质网应激引起各种肌肉病变，尤其与老年性散发性包涵体肌炎有密切病因关系。

7. HHcy与细胞循环途径 异常HHcy通过不同途径引起TGF-β、G蛋白偶联受体、AT-1等分子的信号途径异常（图4-8-3-4）。

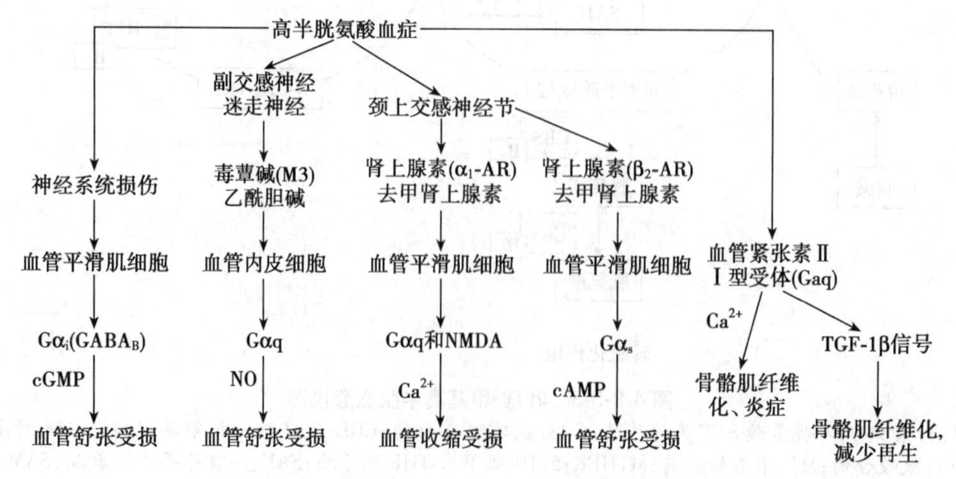

图4-8-3-4 高同型半胱氨酸血症干扰交感神经-副交感神经和G蛋白偶联受体作用途径

（二）发病机制　HHcy 干扰交感神经、副交感神经核 G 蛋白偶联受体作用途径的后果是引起血管功能和血流动力学紊乱。在生理情况下，交感和副交感神经通过 α_1-AR 或 β_2-AR 以及 Gαq/Gαs 调节血管平滑肌的收缩与舒张，去甲肾上腺素与 α_1-AR 结合激活 Gαq 和磷脂酶 C，促进肌醇三磷酸（IP_3）和二酰甘油（DAG）合成。IP3 释放 Ca^{2+}，诱导肌球蛋白轻链激酶（myosin light chain kinase，MLCK）和肌肉收缩。NMDA 受体激活的 PKC、Src-酪氨酸激酶也增加 Ca^{2+} 内流。去甲肾上腺素与 β_2-AR 结合后，激活腺苷酸环化酶，增多的 cAMP 通过 PKA 抑制 MLCK，引起血管扩张。迷走神经兴奋刺激血管内皮细胞乙酰胆碱受体，增加 Ca^{2+} 内流，生成 NO。NO 弥散时激活血管平滑肌鸟苷酸环化酶，通过 cGMP 扩展血管。GABAB 受体被激活后也出现血管扩张（第二信使未明）。激活Ⅰ型 AT-2 受体可增加细胞内 Ca^{2+}，促进 TGF-1β 信号传递，从而抑制肌肉再生，促进肌肉纤维化和血管病变[20,21]（图 4-8-3-5）。

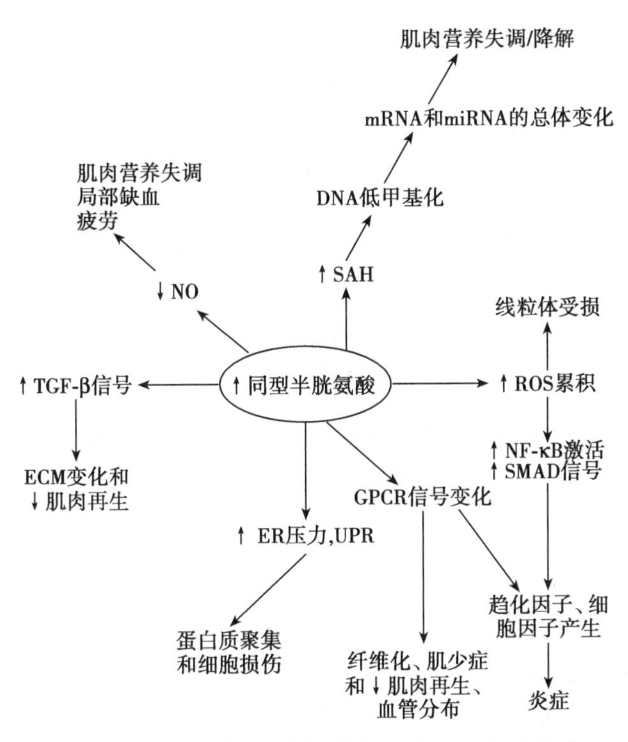

图 4-8-3-5　高同型半胱氨酸血症-肌肉病变的发病机制

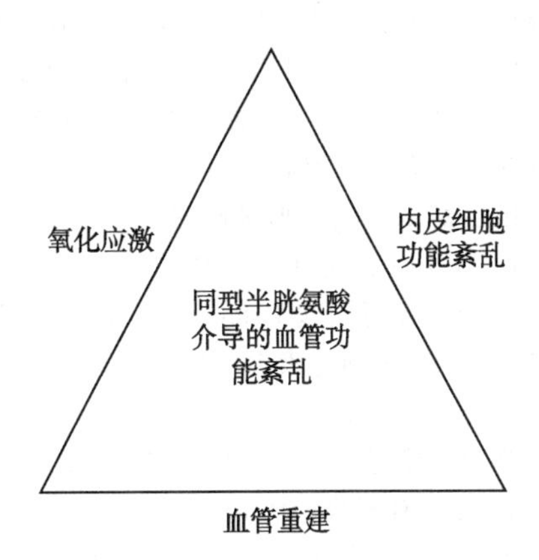

图 4-8-3-6　同型半胱氨酸毒性三联征

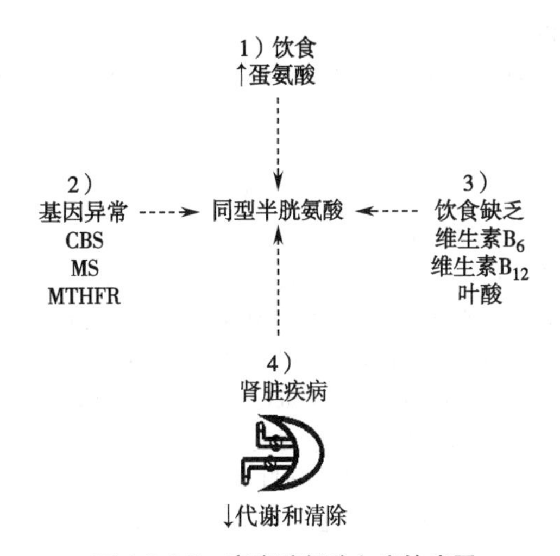

图 4-8-3-7　高半胱氨酸血症的病因

【病理生理】

高胱氨酸尿症呈常染色体隐性遗传，典型临床表现是血小板黏滞引起的高凝状态和高胱氨酸对代谢的直接毒性作用（内皮细胞损害）。CBS 基因突变以 G307S 和 I278T 最常见，但临床表现差异很大，一般使酶活性降至 10% 以下才出现明显毒性三联征症状（图 4-8-3-6）。遗传因素、代谢因素和环境因素异常引起高半胱氨酸血症（图 4-8-3-7），临床上主要分为 5 种类型：①富含甲硫氨酸食物；②维生素 B_{12}、B_6 和叶酸缺乏；③CBS、MS 或 MTHFR 基因遗传突变；④肾功能障碍；⑤系统疾病（如肥胖、糖尿病、高血压、代谢综合征和素食等）。

（一）富含甲硫氨酸的食物　饮食中的甲硫氨酸含量是调节血清高半胱氨酸水平的作用因素。甲硫氨酸提供机体代谢所需的硫化物、一碳单位和其他重要营养素，肉类鱼类和乳制品含有丰富的甲硫氨酸。成人每天摄入甲硫氨酸 1.6～2.3g（10.7～15.4mmol/d）。甲硫氨酸摄入量较低时有利于高半胱氨酸代谢循环和分解代谢，其中约 50% 的甲硫氨酸转化为高半胱氨酸。当摄入的甲硫氨酸（肉类食物）过多时，血液中的高半胱氨酸急剧增高，当超过肝脏的处理能力时。Hcy 进入细胞内，使 SAM 升高。SAM 通过抑制 MTHFR，降低 Hcy 再甲基化功能，同时激活 CBS，通过转硫作用促进 Hcy 分解。过度积聚的 SAM 与 MT 结合，抑制细胞内的其他物质甲基化。因此甲硫氨酸负荷试验可敏感地发现高半胱氨酸代谢途径的转硫作用障碍。

（二）CBS、MS 或 MTHFR 突变　CBS、MS 或 MTHFR 基因遗传突变引起严重的高同型半胱氨酸血症。MTHFR 是一种细胞质生物酶，转化 5,10-MTHF 为 5-MTHF，为高半胱氨酸的再甲基化提供甲基。MTHFR 纯合子突变导致细胞内 Hcy 和 HHcy 升高，临床上以早发性心血管病为特征，患者常同时伴有叶酸缺乏[22,23]。MS 的功能是将 Hcy 转化为甲硫氨酸，MS 活性降低使 Hcy 再甲基化活性减弱，细胞内 Hcy 升高，SAM降低。CBS缺陷是较常见的HHcy病因，常染色体隐性遗传，纯合子突变的病情严重，而杂合子突变者一般呈轻度HHcy（20～40μmol/L），患者常伴有骨质疏松、骨骼畸形、智力障碍和再发心血管病。

（三）维生素 B_{12}/B_6 和叶酸缺乏 维生素辅因子促进Hcy代谢。叶酸（维生素 B_9）是细胞快速分裂（如妊娠）时的必需原料。叶酸缺乏引起HHcy，导致胎儿畸形和发育障碍。缺乏维生素 B_{12} 和维生素 B_6 时，血清Hcy呈中度升高，补充这些维生素后，病情缓解。

（四）肾功能障碍 高同型半胱氨酸的致病机制见表4-8-3-3，肾衰伴有轻度HHcy。Hcy产生的自由基氧化BH4，使NOS二聚体解偶联，还原酶结构域转向氧化酶结构域，分子氧消耗，产生大量的过氧化物（O_2^-），见图4-8-3-8和图4-8-3-9。L-精氨酸消耗和NOS解偶联也生成 O_2^-；NADPH还原型烟酰胺腺嘌呤二核苷酸膦酸。同型半胱氨酸介导的细胞损伤和血管病变机制，见图4-8-3-10和图4-8-3-11。

【病例筛选与诊断】

1999年，Selhub将高同型半胱氨酸血症分为重度、中度和轻度高同型半胱氨酸血症三类（表4-8-3-4）。高半胱氨酸来源于甲硫氨酸的去甲基化作用，生成S-腺苷甲硫氨酸（SAM）和S-腺苷高半胱氨酸（SAH）中间产物。清除高半胱氨酸的步骤是：①甲硫氨酸利用N-5-甲基四氢叶酸（N-5-methyltetrahydrofolate）或甜菜碱（betaine）提供的甲基通过甲硫氨酸循环合成Hcy；②Hcy通过不可逆性转硫作用生成胱硫醚和半胱氨酸。亚甲基四氢叶酸还原酶（MTHFR）基因突变、胱硫醚β合酶（CBS）基因突变或维生素（叶酸、维生素 B_{12} 和维生素 B_6）辅因子缺乏是引起HHcy和高胱氨酸尿症的主要原因。

表4-8-3-3 高同型半胱氨酸的致病机制

高同型半胱氨酸的分子作用	高同型半胱氨酸的细胞作用
减少NO生成	内皮细胞损伤
降低NO的生物可用性	阻滞内皮细胞血管扩张功能
氧化应激	线粒体损伤
脂质过氧化	血管平滑肌增殖
促进血凝过程	细胞外基质降解
凝血	DNA/RNA损伤
炎症	细胞凋亡

注：HHcy：hyperhomocysteinemia，高同型半胱氨酸血症；NO：nitric oxide，一氧化氮；ECM：extracellular matrix，细胞外基质

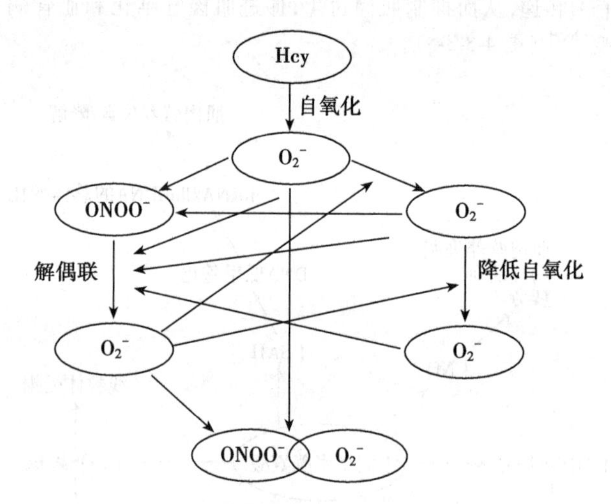

图4-8-3-8 同型半胱氨酸介导的氧化应激扩增

$ONOO^-$：过氧化亚硝酸盐

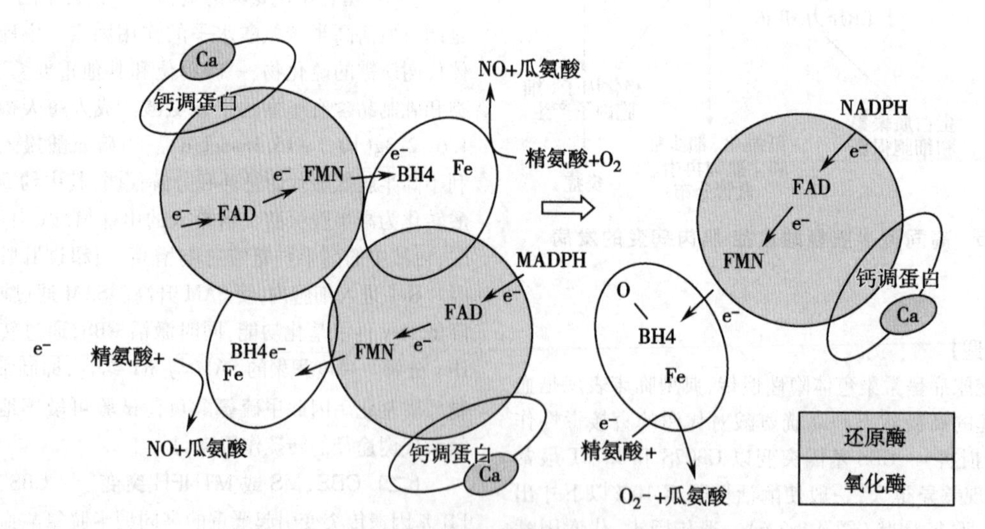

图4-8-3-9 同型半胱氨酸介导的一氧化氮合酶解偶联

Hcy产生的自由基氧化BH4，使NOS二聚体解偶联，还原酶结构域转向氧化酶结构域，分子氧消耗，产生大量的过氧化物（O_2^-）；L-精氨酸消耗和NOS解偶联也生成 O_2^-；NADPH：还原型烟酰胺腺嘌呤二核苷酸膦酸；BH4：四氢生物蝶呤

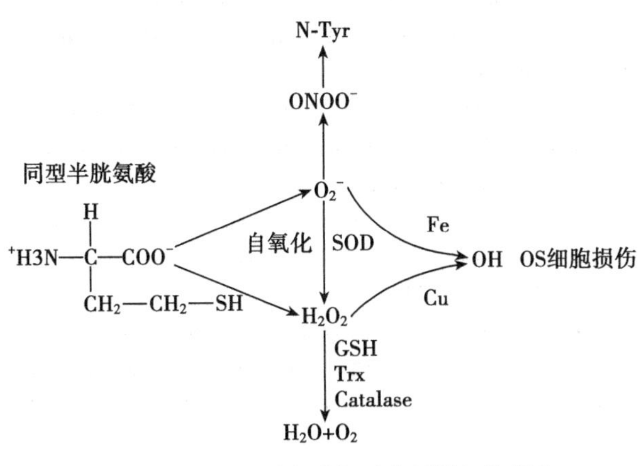

图 4-8-3-10 同型半胱氨酸介导的细胞损伤

表 4-8-3-4 高同型半胱氨酸血症分类(Selhub,1999)

分类
重度高同型半胱氨酸血症(tHcy31~>100mmol/L)
CBS 突变
MTHFR 突变
维生素 B_{12} 代谢酶缺陷
中度高同型半胱氨酸血症(tHcy15~30mmol/L)
高半胱氨酸甲基化障碍
叶酸缺乏
维生素 B_{12} 缺乏
维生素 B_{12} 代谢酶缺陷(不耐热 MTHFR)
甲硫氨酸负荷后高同型半胱氨酸血症(tHcy>15mmol/L)
高半胱氨酸转硫作用缺陷
CBS 杂合子突变
维生素 B_6 缺乏
轻度高同型半胱氨酸血症

注:甲硫氨酸负荷量为 100mg/kg;tHcy:total homocysteine,高半胱氨酸总量

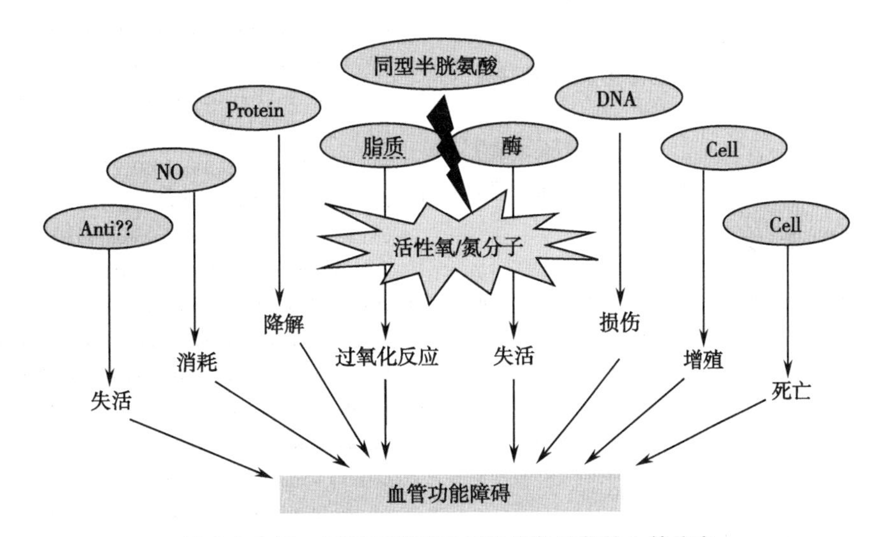

图 4-8-3-11 同型半胱氨酸氧化应激引起的血管病变

(一)心血管病 荟萃分析 80 多个临床研究结果表明,高同型半胱氨酸血症是引起心血管病的重要致病因素[24-27],其引起的病变包括 CpG 岛低甲基化、动脉粥样硬化、内皮细胞损害与氧化应激、血栓形成、血栓栓塞等。而维生素 B 补充治疗的效果仍不如人意[28-31]。

(二)自身免疫性疾病 许多自身免疫性疾病的病因与高半胱氨酸和甲基化异常有关[32],糖尿病肾病患者常伴有高同型半胱氨酸血症[33],早期可能由于高半胱氨酸的再甲基化或高半胱氨酸分解代谢而表现出低同型半胱氨酸血症[34-36]。但是随着病情发展和特异性甲基转移酶的诱导,高半胱氨酸生成增多而形成高同型半胱氨酸血症。

(三)胃肠疾病 高同型半胱氨酸血症引起消化道炎症性组织重建,基质金属蛋白酶-1(MMP-9)、ROS 和超氧化物增高[37,38]。C677T-MTHFR 多态性与内脏静脉血栓形成相关[39]。高同型半胱氨酸血症也与便秘、炎性肠病、克罗恩病和结肠直肠癌相关[40-43]。用于治疗严重痤疮的异维 A 酸(13-顺式维生素 A 酸),13-顺式维 A 酸可引起明显的消化道反应,此与该药导致高半胱氨酸增加有关[44,45]。

(四)骨骼疾病 高半胱氨酸通过氧化应激刺激破骨细胞活性,损害骨骼,诱导 RANK-L 生成和破骨细胞分化,骨吸收增强,骨折风险增加[46,47]。高半胱氨酸也诱导 caspase 依赖性骨修复功能,通过表观遗传学方式下调 Lox 和赖氨酰氧化酶活性,损害胶原交联的稳定性,减少血流,增加骨脆性[48-51]。

(五)神经变性性疾病 高半胱氨酸与抑郁症、帕金森病、阿尔茨海默病发病相关的原因是高半胱氨酸干扰神经递质(血清素、多巴胺、去甲肾上腺素)的生成、转化和甲基化;高同型半胱氨酸血症患者发生抑郁症状的风险增加 26%[52],增加饮食叶酸、维生素 B_{12} 和 SAM 摄入量能有效降低血清半胱氨酸水平和抑郁症状发生率。10%~30%的帕金森病患者伴有高同型半胱氨酸血症[53,54]。适当减少蛋白质摄入量,增加运动量和补充维生素 B 有利于控制症状[55,56]。

特征性晶体移位(lens displacement)提示诊断,凡是存在血栓栓塞表现者均应想到本病可能。典型患者还伴有发育障碍、智力落后和骨骼异常。细菌抑制分析可间接反映血清高胱氨酸水平[57,58]。正常人的血清甲硫氨酸低于2mg/dl，应用MS/MS可直接测定血清甲硫氨酸浓度；维生素B_6反应型可轻度升高，而早产儿患者可呈假阴性反应。大约1/5000的新生儿血清甲硫氨酸水平高于2mg/dl。血清和尿液氨基酸分析可协助诊断，典型患者的血清甲硫氨酸和高胱氨酸升高，而胱氨酸降低，胱硫醚缺乏；尿甲基丙二酸阳性。

【治疗】

首先确定是否属于维生素B_6反应型，应用大剂量维生素B_6治疗有一定反应。非维生素B_6反应型需要限制甲硫氨酸摄入，同时补充胱氨酸、叶酸和甜菜碱（betaine）。伴有维生素B_{12}代谢和转运障碍（尿中出现甲基丙二酸和高胱氨酸）者可用羟钴胺素（hydroxycobalamin，即维生素B_{12}）治疗，而羟钴胺（cyanocobalamin）无效。阿司匹林和双嘧达莫（dipyridamole）亦可降低血栓栓塞风险。维生素B_6的反应性与酶活性有关，酶活性轻度缺乏者有反应，例如G307S突变导致酶活性严重缺乏，通常表现为非维生素B_6反应型，而纯合子I278T突变引起酶活性部分不足，其对维生素B_6往往有反应。

（张翼　袁凌青）

（本章主审　汤怀世　谢忠建）

参考文献

1. Maron BA, Loscalzo J. The treatment of hyperhomocysteinemia. Annu Rev Med, 2009, 60: 39-54.
2. Schalinske KL, Smazal AL. Homocysteine imbalance: A pathological metabolic marker. AdvNutr 2012, 3: 755-762.
3. Kanwar YS, Manaligod JR, Wong PW. Morphologic studies in a patient with homocystinuria due to 5, 10-methylenetetrahydrofolate reductase deficiency. Pediatr. Res, 1976, 10: 598-609.
4. Valentino F, Bivona G, Butera D, et al. Elevated cerebrospinal fluid and plasma homocysteine levels in ALS. Eur J Neurol, 2010, 17: 84-89.
5. Zoccolella S, Simone IL, Lamberti P, et al. Elevated plasma homocysteine levels in patients with amyotrophic lateral sclerosis. Neurology, 2008, 70: 222-225.
6. Zoccolella S, Tortorella C, Iaffaldano P, et al. Elevated plasma homocysteine levels in patients with multiple sclerosis are associated with male gender. J Neurol, 2012, 259: 2105-2110.
7. McDermott MM, Ferrucci L, Guralnik JM, et al. Elevated levels of inflammation, d-dimer, and homocysteine are associated with adverse calf muscle characteristics and reduced calf strength in peripheral arterial disease. J AmColl Cardiol, 2007, 50: 897-905.
8. Glushchenko AV, Jacobsen DW. Molecular targeting of proteins by l-homocysteine: Mechanistic implications for vascular disease. Antioxid Redox Signal, 2007, 9: 1883-1898.
9. Majors AK, Pyeritz RE. A deficiency of cysteine impairs fibrillin-1 deposition: Implications for the pathogenesis of cystathionine beta-synthase deficiency. Mol Genet Metab, 2000, 70: 252-260.
10. Liu Z, Luo H, Zhang L, et al. Hyperhomocysteinemia exaggerates adventitial inflammation and angiotensin II-induced abdominal aortic aneurysm in mice. Circ Res, 2012, 111: 1261-1273.
11. Jamaluddin MS, Yang X, Wang H. Hyperhomocysteinemia, DNA methylation and vascular disease. Clin Chem Lab Med, 2007, 45: 1660-1666.
12. Caudill MA, Wang JC, Melnyk S, et al. Intracellular S-adenosylhomocysteine concentrations predict global DNA hypomethylation in tissues of methyl-deficient cystathionine beta-synthase heterozygous mice. J Nutr, 2001, 131: 2811-2818.
13. Tsai JC, Wang H, Perrella MA, et al. Induction of cyclin A gene expression by homocysteine in vascular smooth muscle cells. J Clin Invest, 1996, 97: 146-153.
14. Acharyya S, Sharma SM, Cheng AS, et al. TNF inhibits Notch-1 in skeletal muscle cells by Ezh2 and DNA methylation mediated repression: Implications in duchenne muscular dystrophy. PLoS One, 2010, 5: e12479.
15. Zhang C, Boini KM, Xia M, et al. Activation of Nod-like receptor protein 3 inflammasomes turns on podocyte injury and glomerular sclerosis in hyperhomocysteinemia. Hypertension, 2012, 60: 154-162.
16. Da Cunha AA, Ferreira AG, Loureiro SO, et al. Chronic hyperhomocysteinemia increases inflammatory markers in hippocampus and serum of rats. Neurochem Res, 2012, 37: 1660-1669
17. Da Cunha AA, Ferreira AG, Wyse AT. Increased inflammatory markers in brain and blood of rats subjected to acute homocysteine administration. Metab Brain Dis, 2010, 25: 199-206.
18. Zeng X, Dai J, Remick DG, et al. Homocysteine mediated expression and secretion of monocyte chemoattractant protein-1 and interleukin-8 in human monocytes. Circ Res, 2003, 93: 311-320.
19. Dankner R, Chetrit A, Dror GK, et al. Physical activity is inversely associated with total homocysteine levels, independent of C677T MTHFR genotype and plasma B vitamins. Age, 2007, 29: 219-227.
20. Morales MG, Cabrera D, Cespedes C, et al. Inhibition of the angiotensin-converting enzyme decreases skeletal muscle fibrosis in dystrophic mice by a diminution in the expression and activity of connective tissue growth factor (CTGF/CCN-2). Cell Tissue Res, 2013, 353: 173-187.
21. Sen U, Herrmann M, Herrmann W, et al. Synergism between AT1 receptor and hyperhomocysteinemia during vascular remodeling. Clin Chem Lab Med, 2007, 45: 1771-1776.
22. Clarke R, Halsey J, Lewington S, et al. Effects of lowering homocysteine levels with B vitamins on cardiovascular disease, cancer, and cause-specific mortality: meta-analysis of 8 randomized trials involving 37 485 individuals. Arch Intern Med, 2010, 170: 1622-1631.
23. den Heijer M, Willems HP, Blom HJ, et al. Homocysteine lowering by B vitamins and the secondary prevention of deep vein thrombosis and pulmonary embolism: a randomized, placebo-controlled, double-blind trial. Blood, 2007, 109: 139-144.
24. Castro R, Rivera I, Blom HJ, et al. Travares de Almeida I. Homocysteine metabolism, hyperhomocysteinaemia and vascular disease: an overview. J Inherit Metab Dis, 2006, 29: 3-20.
25. Clarke R, Daly L, Robinson K, et al. Hyperhomocysteinemia: an independent risk factor for vascular disease. N Engl J Med, 1991, 324: 1149-1155.
26. Zaina S, Lindholm MW, Lund G. Nutrition and aberrant DNA methylation patterns in atherosclerosis: more than just hyperhomocysteinemia? J Nutr, 2005, 135: 5-8.

27. 崔琳琳,胡桃红,谢晓春. 血浆高半胱氨酸对冠心病、脑卒中临床预后的影响. 中华老年多器官疾病杂志,2011,6:501-503.
28. Bønaa KH,Njølstad I,Ueland PM,et al. NORVIT Trial InvestigatorsHomocysteine lowering and cardiovascular events after acute myocardial infarction. N Engl J Med,2006,354:1578-1588.
29. Jamison RL,Hartigan P,Kaufman JS,et al. Veterans Affairs Site InvestigatorsEffect of homocysteine lowering on mortality and vascular disease in advanced chronic kidney disease and end-stage renal disease:a randomized controlled trial. JAMA,2007,298:1163-1170.
30. Lonn E,Yusuf S,Arnold MJ,et al. Heart Outcomes Prevention Evaluation (HOPE) 2 Investigators. Homocysteine lowering with folic acid and B vitamins in vascular disease. N Engl J Med,2006,354:1567-1577.
31. Kim BJ,Seo M,Huh J,et al. Associations of plasma homocysteine levels with arterial stiffness inprehypertensive individuals. Clin Exp Hypertens,2011,33:411-417.
32. 高兰,郝燕捷,张卓莉. 高半胱氨酸蛋白61与自身免疫性疾病. 中华临床免疫和变态反应杂志,2014,03:259-262.
33. 邵耀明,吴国荣,倪芳颖. 血清高半胱氨酸水平、尿微量白蛋白联合检测在糖尿病肾病中的临床意义. 中国血液流变学杂志,2008,2:277.
34. Hofmann MA,Kohl K,Zumbach MS,et al. Hyperhomocyst(e)inemia and endothelial dysfunction in IDDM. Diabetes Care,1997,20:1880-1886.
35. Poirier LA,Brown AT,Fink LM,et al. Blood S-adenosylmethionine concentrations and lymphocyte methylenetetrahydrofolatereductase activity in diabetes mellitus and diabetic nephropathy. Metabolism,2001,50:1014-1018.
36. Robillon JF,Canivet B,Candito M,et al. Type 1 diabetes mellitus and homocyst(e)ine. Diabete Metab,1994,20:494-496.
37. Karimzadeh P,Jafari N,Alai M,et al. Homocystinuria:diagnosis and neuroimaging findings of Iranian pediatric patients. Iran J Child Neurol,2015,9(1):94-98.
38. Danese S,Sgambato A,Papa A,et al. Homocysteine triggers mucosal microvascular activation in inflammatory bowel disease. Am J Gastroenterol,2005,100:886-895.
39. Munjal C,Givvimani S,Qipshidze N,et al. Mesenteric vascular remodeling in hyperhomocysteinemia. Mol Cell Biochem,2011,348:99-108.
40. Givvimani S,Munjal C,Narayanan N,et al. Hyperhomocysteinemia decreases intestinal motility leading to constipation. Am J PhysiolGastrointest Liver Physiol,2012,303:G281-290.
41. Wiernicki I,Millo B,Safranow K,et al. MMP-9,homocysteine and CRP circulating levels are associated with intraluminal thrombus thickness of abdominal aortic aneurysms:new implication of the old biomarkers. Dis Markers,2011,31:67-74.
42. Chowers Y,Sela BA,Holland R,et al. Increased levels of homocysteine in patients with Crohn's disease are related to folate levels. Am J Gastroenterol,2000,95:3498-3502.
43. Oussalah A,Guéant JL,Peyrin-BirouletL. Meta-analysis:hyperhomocysteinaemia in inflammatory bowel diseases. Aliment Pharmacol Ther,2011,34:1173-1184.
44. Schulpis KH,Karikas GA,Georgala S,et al. Elevated plasma homocysteine levels in patients on isotretinoin therapy for cystic acne. Int J Dermatol,2001,40:33-36.
45. Thakrar BT,Robinson NJ. Isotretinoin use and the risk of inflammatory bowel disease. Am J Gastroenterol,2011,106:1000-1002,author reply 1002-1003.
46. Elshorbagy AK,Gjesdal CG,Nurk E,et al. Cysteine,homocysteine and bone mineral density:a role for body composition? Bone,2009,44:954-958.
47. van Meurs JB,Dhonukshe-Rutten RA,Pluijm SM,et al. Homocysteine levels and the risk of osteoporotic fracture. N Engl J Med,2004,350:2033-2041.
48. Kim DJ,Koh JM,Lee O,et al. Homocysteine enhances apoptosis in human bone marrow stromal cells. Bone,2006,39:582-590.
49. Herrmann M,Tami A,Wildemann B,et al. Hyperhomocysteinemia induces a tissue specific accumulation of homocysteine in bone by collagen binding and adversely affects bone. Bone,2009,44:467-475.
50. Thaler R,Spitzer S,Rumpler M,et al. Differential effects of homocysteine and beta aminopropionitrile on preosteoblastic MC3T3-E1 cells. Bone,2010,46:703-709.
51. Tyagi N,Vacek T,Fleming J,et al. Hyperhomocysteinemia reduces bone blood flow. Vasc Health Risk Manag,2011,7:31-35.
52. Gu P,Defina LF,Leonard D,et al. Relationship between serum homocysteine levels and depressive symptoms:the Cooper Center Longitudinal Study. J Clin Psychiatry,2012,73:691-695.
53. Colafrancesco G,Di Marzio GM,Abbracciavento G,et al. Acute psychosis in an adolescent with undiagnosed homocystinuria. Eur J Pediatr,2015,174(9):1263-1266.
54. Gariballa S. Testing homocysteine-induced neurotransmitter deficiency,and depression of mood hypothesis in clinical practice. Age Ageing,2011,40:702-705.
55. Lee SH,Kim MJ,Kim BJ,et al. Homocysteine-lowering therapy or antioxidant therapy for bone loss in Parkinson's disease. Mov Disord,2010,25:332-340.
56. Evatt ML. Nutritional therapies in Parkinson's disease. Curr Treat Options Neurol,2007,9:198-204.
57. Gilbert AL. Bilateral lens dislocation in a patient with homocystinuria. JAMA Ophthalmol,2015,133(3):e143538.
58. Hafidi Z,Berradi S,Handor H,et al. Atypical presentation of ectopialentis in homocystinuria. J Pediatr,2015,166(4):1091.

第4篇各章节参考文献请扫二维码

第4篇 扩展资源

扩展资源名称及二维码	内容
扩展资源26 物质代谢酶与代谢性疾病 	26.1 细胞色素P450与代谢性疾病 26.2 线粒体氧化应激与线粒体代谢病 26.3 代谢性疾病与智力障碍
扩展资源27 糖调节激素与糖尿病 	27.1 内分泌胰腺与胰岛素 27.2 糖代谢调节激素 27.3 内质网应激与糖尿病 27.4 血管内皮细胞与疾病 27.5 药用糖代谢调节激素及其类似物 27.6 糖脂毒性 27.7 老年糖尿病 27.8 胰源性糖尿病 27.9 内分泌代谢疾病与糖代谢紊乱 27.10 线粒体细胞病与线粒体糖尿病
扩展资源28 糖尿病相关疾病 	28.1 糖尿病骨-关节病 28.2 糖尿病皮肤病 28.3 糖尿病与肿瘤
扩展资源29 其他低血糖症 	29.1 蛋白引起的高胰岛素血症性低血糖症 29.2 非胰岛素性医源性低血糖症
扩展资源30 其他碳水化合物代谢性疾病 	30.1 半乳糖血症 30.2 食物不耐受综合征 30.3 碳水化合物中间代谢缺陷综合征

扩展资源 31　其他脂质代谢性疾病

31.1　脂肪组织与能量代谢
31.2　高甘油三酯血症
31.3　家族性脂蛋白异常症
31.4　家族性高胆固醇血症
31.5　原发性高密度脂蛋白代谢异常
31.6　继发性血脂谱异常症
31.7　非酒精性脂肪肝病与肝糖原沉积症
31.8　Gaucher 病
31.9　先天性固醇代谢障碍综合征
31.10　脂肪酸氧化酶缺陷综合征
31.11　溶酶体脂质贮积病
31.12　过氧化物酶体病
31.13　C 型 Niemann-Pick 病与囊性纤维化

扩展资源 32　其他蛋白质与氨基酸代谢性疾病

32.1　儿童蛋白质营养
32.2　尿素循环障碍性疾病
32.3　枫糖尿症
32.4　苯丙酮尿症
32.5　有机酸疾病
32.6　甲硫氨酸代谢紊乱综合征
32.7　Hartnup 病
32.8　酪氨酸血症
32.9　戊二酸血症
32.10　遗传性高氨血症
32.11　其他氨基酸代谢性疾病
32.12　遗传性结缔组织病

第 5 篇

非产能物质代谢性疾病

第 1 章　核酸代谢性疾病／ 1882
第 2 章　维生素代谢性疾病／ 1917
第 3 章　重金属与微量元素代谢性疾病／ 1989
第 4 章　卟啉代谢性疾病／ 2024
第 5 章　水与电解质代谢性疾病／ 2033
第 6 章　酸碱平衡紊乱综合征／ 2117
扩展资源 33　其他核酸代谢性疾病／ 2140
扩展资源 34　其他维生素代谢性疾病／ 2140
扩展资源 35　重金属代谢性疾病／ 2140
扩展资源 36　特殊类型卟啉病／ 2141
扩展资源 37　其他水盐代谢性疾病／ 2141
扩展资源 38　食物及药物对酸碱代谢的影响／ 2141

第 1 章

核酸代谢性疾病

第 1 节　核酸与尿酸代谢 / 1882
第 2 节　高尿酸血症与痛风 / 1893
第 3 节　痛风危象与秋水仙碱中毒 / 1912
第 4 节　肿瘤溶解综合征 / 1914

核酸代谢性疾病比较单一，临床上以营养性高尿酸血症/痛风常见，偶尔亦见于肿瘤溶解综合征。本章重点讨论核酸代谢、尿酸代谢、高尿酸血症与痛风。

第 1 节　核酸与尿酸代谢

在人体，尿酸（uric acid，化学名 2,6,8-三羟基嘌呤，2,6,8-trihydroxypurine，$C_5H_4N_4O_3$，分子量 168Da）作为核素代谢废物参与多种代谢过程，高尿酸血症除了引起肾石病和痛风外，还与许多代谢性疾病相关。肾脏调节血清尿酸水平，肾小球滤过的 90% 尿酸被重吸收，在多种转运蛋白的协调下，60%~70% 从肾脏排泄，尿酸生成过多或肾脏处理尿酸障碍引起高尿酸血症和痛风。

【尿酸的结构与特性】

尿酸是人类嘌呤代谢的终末产物，但在其他哺乳动物中，尿酸只是一种中间代谢产物（图 5-1-1-1）。黄嘌呤氧化酶（xanthine oxidase）是一种含钼的金属酶，饮食中含有微量尿酸，血清尿酸以游离方式经肾小球滤过后，90% 被重吸收，

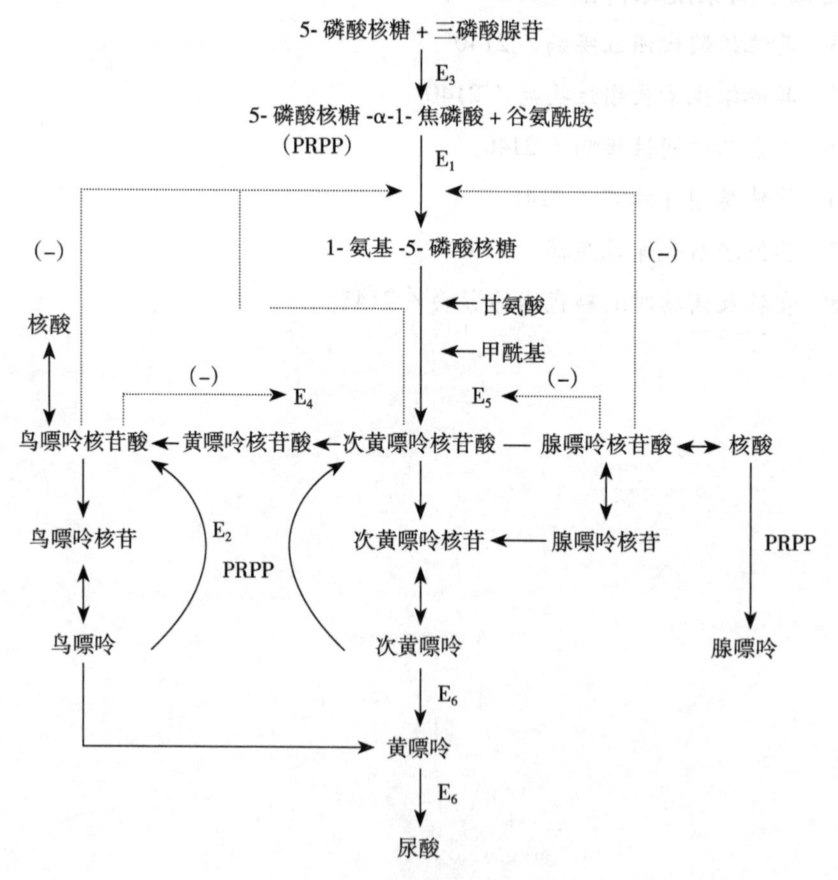

图 5-1-1-1　嘌呤代谢及其调节机制

E_1：5-磷酸核糖-α-1-焦磷酸酰基转移酶；E_2：次黄嘌呤-鸟嘌呤磷酸核糖转移酶；E_3：PRPP 合酶；E_4：次黄嘌呤核苷-5'-磷酸脱氢酶；E_5：腺苷酸代琥珀酸合酶；E_6：黄嘌呤氧化酶；(-)：负反馈调节；→：促进（兴奋）；┈┈►：抑制

70%从肾脏排泄，肠道分泌的少量尿酸在细菌的作用下进一步代谢（肠尿酸分解，intestinal uricolysis）[1]。尿酸的生物合成与核酸的代谢见图5-1-1-2和图5-1-1-3。尿酸是一种弱二元酸，含2个可离解质子，$pKa_1 \approx 5.4$，$pKa_2 \approx 10.3$。在pH 7.4的生理环境中，约99%的质子被离解，因而尿酸主要以单价尿酸盐阴离子（monovalent urate anion）存在于细胞外液中；由于pKa_2值高[2]，人体内不存在二价尿酸盐阴离子。文献中提及的所谓尿酸盐（urate）实际上就是单价尿酸盐。循环血液中的尿酸盐与尿酸比例稳定，尿酸盐或尿酸系指可离解和非离解的尿酸总量；在尿液中，尿酸盐与尿酸的比例随着pH而变化，尿pH降低时，非离解型尿酸的比例明显增高，因其水溶性低，容易引起内生结晶和肾结石。

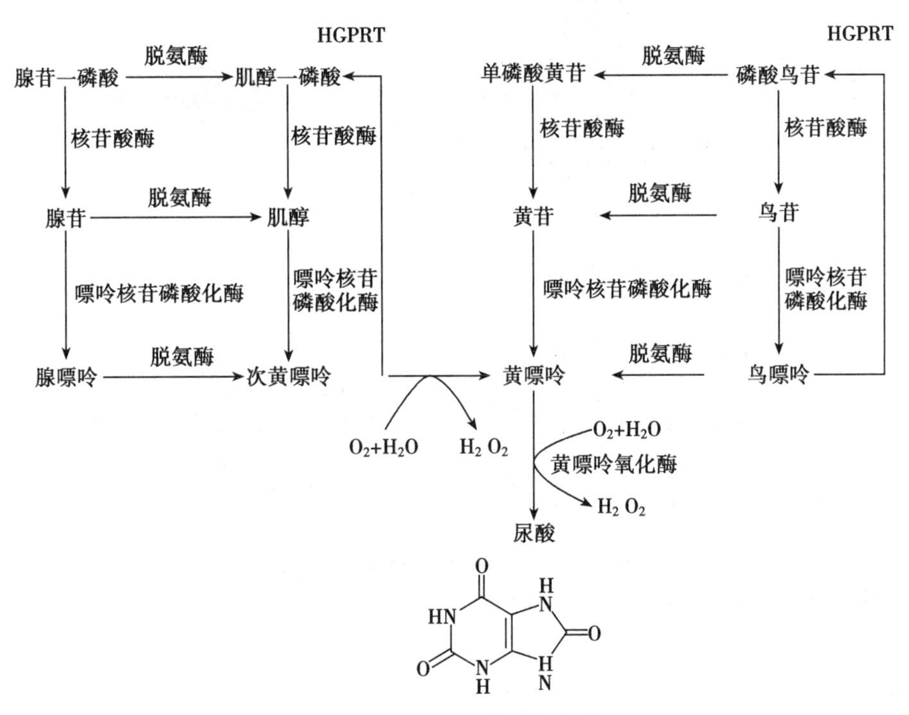

图5-1-1-2　尿酸的生物合成

HGPRT：次黄嘌呤-鸟嘌呤膦酸核糖转移酶

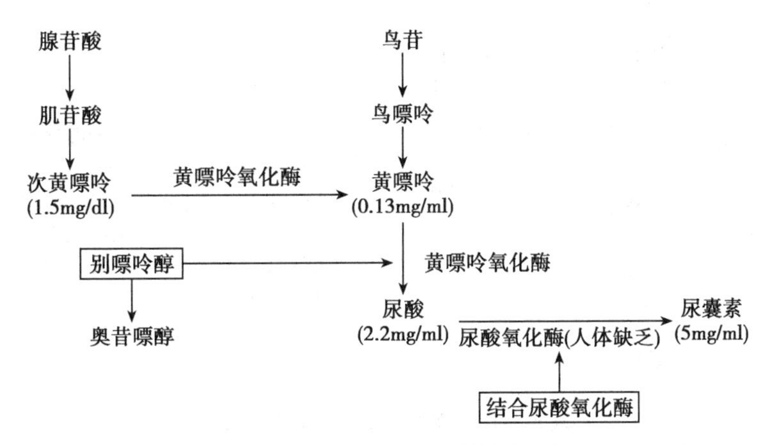

图5-1-1-3　核酸代谢

绝大多数生物体内的尿酸被尿酸氧化酶（urate oxidase，尿酸酶，uricase）分解为尿囊素（allantoin）。在2000～3000万年的生物进化过程中，灵长类动物的尿酸酶基因启动子区和编码区发生了数次突变，最终完全丢失了尿酸酶活性。现代人类和高等灵长类动物的尿酸酶基因已经演化为无功能性假基因，而个别猴类的尿酸酶基因保存着部分活性。人类的血清尿酸水平较高具有重要生理意义（维持血压、抗氧化、抗感染、抗利尿、免疫强化），灭活小鼠的尿酸酶基因引起肾脏尿酸结晶沉着、阻塞性肾病与死亡[2]。肾近曲小管尿酸转运体见图5-1-1-4，肾脏表达的尿酸转运体见表5-1-1-1。人类的嘌呤分解代谢途径见图5-1-1-5。尿酸盐的肾滤过负荷=可超滤尿酸盐×肾小球滤过率；尿酸盐排泄率=尿酸盐滤过负荷×尿酸盐滤过分数（fractional excretion of urate，FEUA）。FEUA可根据尿酸盐清除（urate clearance，CUA）与肌酐清除（creatinine clearance，CCr）的比值来确定，因而 FEUA = CUA/CCr × 100% = [（UUA × 尿量）/PUA]/[（UCr× 量）/PCr] × 100% =（UUA × PCr）/（PUA × UCr）×100%。

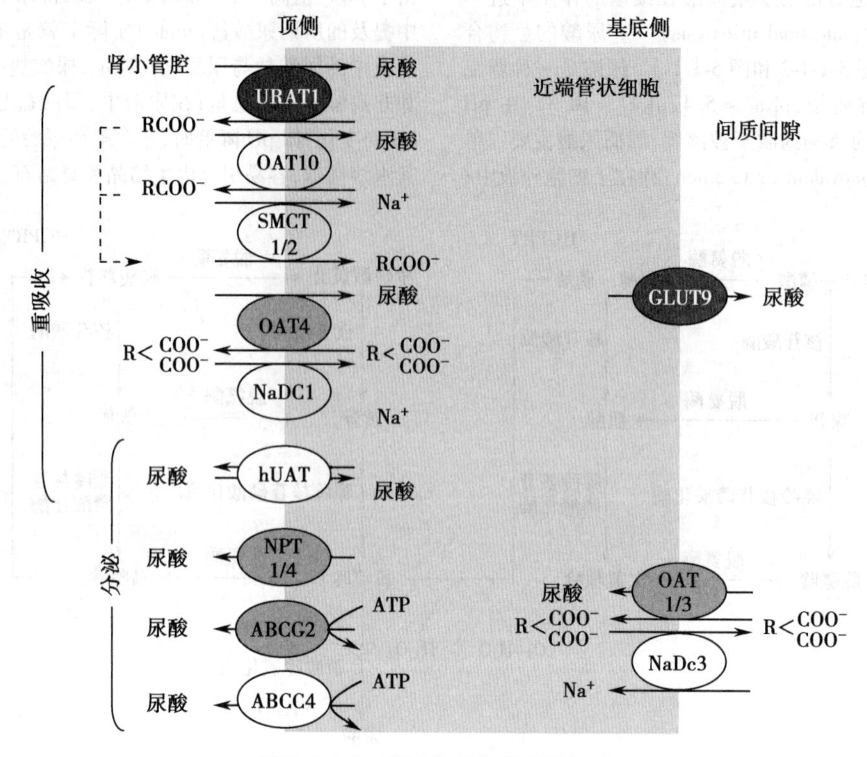

图 5-1-1-4 肾近曲小管尿酸转运体

圆圈表示具体的尿酸转运体，黑色、灰色和白色分别代表有力证据、中等证据和微弱证据

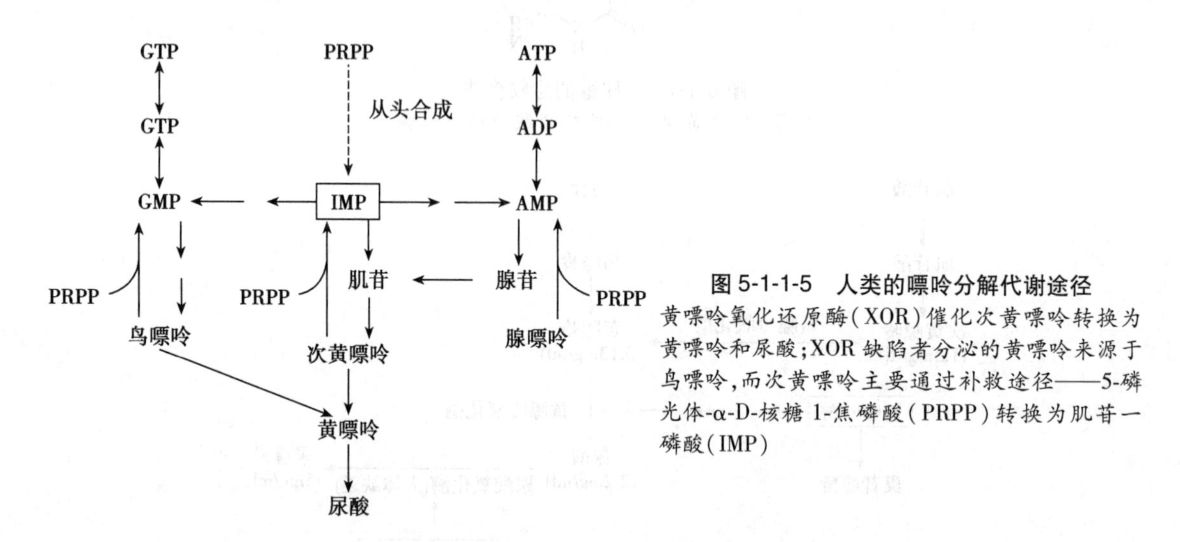

图 5-1-1-5 人类的嘌呤分解代谢途径

黄嘌呤氧化还原酶（XOR）催化次黄嘌呤转换为黄嘌呤和尿酸；XOR 缺陷者分泌的黄嘌呤来源于鸟嘌呤，而次黄嘌呤主要通过补救途径——5-磷光体-α-D-核糖 1-焦磷酸（PRPP）转换为肌苷一磷酸（IMP）

表 5-1-1-1 肾脏表达的尿酸转运体

基因	蛋白质	蛋白质功能	证据水平	基因敲除表型	人类基因突变或变异
SLC22A12（11q13.1）	URAT1（RST/OAT4L）	尿酸盐-单羧基盐交换子/顶膜重吸收	A	FEUA 升高尿酸盐重吸收正常	FEUA 升高（30%～90%）/高尿酸尿症/低尿酸血症（30～60μmol/L）（0.5～1.0mg/dl）
SLC22A13（3p21.3）	OAT10	与 URAT1 相似/亲和性低	C	N/A	N/A
SLC5A8（12q23.1）and SLC5A12（11p14.2）	SMCT1/SMCT2	Na⁺偶联单羧基盐酮转运体协同 URAT1（OAT10）转运尿酸盐	C	SMCT1 KO 鼠乳酸尿尿酸盐转运正常	N/A

续表

基因	蛋白质	蛋白质功能	证据水平	基因敲除表型	人类基因突变或变异
SLC2A9 (4p16.1)	GLUT9(GLUTX/URATv1)	尿酸盐单转运体基侧膜重吸收尿酸盐	A	中度高尿酸血症和高尿酸尿症	高尿酸尿症/低尿酸血症(90~160μmol/L)(1.5~2.7mg/dl) FEUA >100%
SLC22A11 (11q13.1)	OAT4	尿酸盐-二羧酸盐交换子腔面重吸收尿酸盐亲和性低于URAT1	B	N/A	N/A
SLC13A2 (17p13.2)	NaDC1	顶膜 Na^+-偶联二羧酸盐交换子协同 OAT4 重吸收尿酸盐	C	尿酸盐转运正常	N/A
LGALS9 (17q11.2)	hUAT(Galectin 9)	尿酸盐通道介导顶膜的尿酸盐双向转运	C	尿酸盐转运正常	N/A
SLC17A1 (6p22.2) and SLC17A3 (6p22.2)	NPT1(NaPi-1, OATv1)/NPT4	顶膜尿酸盐转出子(Na^+-磷酸盐转运体)	B	N/A	高尿酸血症痛风
ABCG2(4q22)	ABCG2 (BCRP/MRX)	顶膜 ATP-结合盒转运体 G2 (尿酸盐排出泵)	B	肠尿酸排泄减少,肾浓缩排泄增加	高尿酸血症痛风
ABCC4 (13q32.1)	ABCC4(MRP4/MOAT-B)	功能与 ABCG2 相似	C	尿酸盐转运正常	N/A
SLC22A6 (11q12.3) and SLC22A8 (11q12.3)	OAT1/OAT3	有机阴离子-二羧酸盐交换子介导基侧膜尿酸盐转运	B	尿酸排泄减少,无高尿酸血症	N/A
SLC13A3 (20q13.12)	NaDC3	Na^+-偶联二羧酸盐转运体协同 OAT1/3 完成基侧膜尿酸盐转运	C	N/A	N/A

正常情况下,FEUA 约为 10%(7%~12%),女性弱高于男性,儿童弱高于成人;新生儿为 35%,1 岁幼儿 13%~26%,随着增龄,肾脏的尿酸转运系统成熟,逐渐降至成人水平[3-5]。参与肾脏尿酸处理的转运体很多,其作用机制未完全阐明,在表中,尿酸处理的转运体可分为强转运体(A 证据:体外实验、动物实验、人体研究、GWAS 研究和小鼠基因敲除实验证实)、中等转运体(B 证据:体外实验依据被 GWAS 研究或小鼠基因敲除实验证实)、弱转运体(C 证据:体外实验依据,间接动物实验,无人体研究证据)。

【尿酸代谢与尿酸功能】

痛风和高尿酸血症具有较强的遗传背景,近年应用 GWA 研究发现了许多相关基因(尿酸相关基因),其中对高尿酸血症和痛风贡献较大的有尿酸盐转运体基因 SLC2A9、ABCG2 和 SLC22A12;通过影响肾小管的表示排泄与重吸收决定血清尿酸水平(表 5-1-1-2~表 5-1-1-5);SLC2A9 和 SLC22A12 失活性突变引起遗传性低尿酸血症(hereditary hypouricaemia),而 HLA-B * 5801 位点与别嘌醇过敏反应关联。

表 5-1-1-2 伴有高尿酸血症和痛风的孟德尔遗传综合征

综合征	基因	染色体定位	遗传方式	表型
先天性嘌呤代谢障碍				
次黄嘌呤-鸟嘌呤膦酸核糖苷转移酶相关疾病	HPRT1	Xq26.2-q26.3	XD	神经病变/高尿酸血症/痛风
膦酸核糖-焦磷酸酶合酶相关疾病	PRPS1	Xq22.3	XD	高尿酸血症/痛风/神经病变
细胞过多死亡和尿酸生成性疾病				
Ⅰa 型糖原累积病	G6PC	17q21.31	AR	生长迟缓/乳酸性酸中毒/低血糖症/肝大/高尿酸血症/痛风
Ⅰb 型糖原累积病	SLC37A4	11q23.3	AR	生长障碍/乳酸性酸中毒/低血糖症/肝大/高尿酸血症/痛风
Ⅲ型糖原累积病	AGL	1q21.2	AR	早发性高尿酸血症/痛风
Ⅴ型糖原累积病	PYGM	11q13.1	AR	早发性高尿酸血症/痛风
Ⅶ型糖原累积病	PFKM	2q13.11	AR	早发性高尿酸血症/痛风

续表

综合征	基因	染色体定位	遗传方式	表型
迟发型Ⅱ型肉碱棕榈基转移酶缺陷症	CPT2	1p32.3	AR	横纹肌溶解症/肌红蛋白尿症/高尿酸血症/痛风
肌腺苷脱氨酶缺陷症	AMPD1	1p13.2	AR/AD	肌病高尿酸血症痛风
短链乙酰辅酶A脱氢酶缺陷症	ACADS	12q24.31	AR	代谢性酸中毒/神经病变/肌病/高尿酸血症/痛风
果糖-1-磷酸醛缩酶缺陷症	ALDOB	9q31.1	AR/AD	果糖不耐受/肝损害/肾小管病/生长迟缓/高尿酸血症/痛风
尿尿酸排泄减少性疾病				
1型髓质囊性肾病	不明	1q21	AD	肾损害/高血压/痛风
2型髓质囊性肾病	UMOD	16p12.3	AD/AR	进行性肾衰/高尿酸血症/早发性痛风
家族性青少年高尿酸血症性肾病	UMOD	16p12.3	AD	进行性肾衰/高尿酸血症/早发性痛风

表5-1-1-3 SLC2A9/ABCG2/SLC22A12变异的血尿酸/尿酸排泄分数与痛风

变异类型	定位	表型	受累人群
SLC2A9			
rs1014290	内含子3	SUA/FeUA/GT	欧洲祖先
rs6449213	内含子4	SUA/FeUA/GT	美籍非洲人
rs16890979	外显子6	SUA/GT	美籍非洲人/阿米什人
rs734553	内含子6	SUA/GT	冰岛人/美籍非洲人
rs7442295	内含子6	SUA/GT	
rs737267	内含子7	SUA/FeUA/GT	欧洲祖先
rs6855911	内含子7	SUA/GT	美籍非洲人
rs13129697	内含子7	SUA/GT	美籍非洲人
rs2241480	内含子8	SUA/GT	欧洲祖先
rs7663032	内含子9	SUA/GT	美籍非洲人/克罗埃西亚人
rs3775948	内含子9	SUA	克罗埃西亚人/美籍非洲人
rs16890979	基因间区	SUA/GT	白种人/阿米什人/克罗埃西亚人/太平洋岛人/新西兰人
rs717615	基因间区	SUA	克罗埃西亚人
rs6856396	基因间区	SUA	美籍非洲人
rs10489070	I基因间区	GT	阿米什人
ABCG2			
rs2231137	外显子2	SUA	日本人
rs72552713 (Q126X)	外显子4	SUA/GT	日本人
rs2231142 (Q141K)	外显子5	FeUA/SUA/GT	非洲人/中国人/冰岛人/日本人/太平洋岛人/新西兰人
rs2199936	基因间区	SUA	
SLC22A12			
rs11231825	外显子1	FeUA/SUA	中国人/美籍非洲人
rs3825016	外显子2	FeUA	日耳曼人
rs12800450	外显子2	SUA	美籍非洲人
rs161109885	内含子3	SUA	中国人
rs893006	内含子4	SUA	日本人/中国人
rs1529909	内含子4	FeUA/SUA	朝鲜人
rs475688	内含子4	GT	中国人/索罗门人
rs17300741	内含子4	SUA	欧洲人
rs7932775	外显子8	SUA/FeUA/GT	日耳曼人/中国人/索罗门人
rs505802	基因间区	SUA	欧洲人/美籍非洲人
rs11602903	基因间区	FeUA/SUA	日耳曼人/中国人

注：FeUA：尿酸盐排泄分数；SUA：血清尿酸；GT：痛风

表 5-1-1-4 其他影响血尿酸和痛风的遗传变异

变异类型	基因定位	表型	受累人群
SLC16A9			
rs12356193	内含子1	SUA	欧洲人/冰岛人
SLC17A1			
rs1165196	外显子7	SUA/痛风	冰岛人/日本人
rs1183201	内含子10	SUA	欧洲人
rs1179086	内含子12	痛风	日本人
rs3757131	内含子12	痛风	日本人
rs11751616	基因间区	SUA	美籍非洲人
rs2051541	基因间区	SUA/痛风	欧洲祖先
SLC17A3			
rs1165205	内含子1	SUA	
SLC22A11			
rs17300741	内含子4	SUA	欧洲人
rs10792443	内含子4	SUA/痛风	欧洲祖先
rs2078267	内含子6	SUA/痛风	冰岛人
GCKR			
rs780094	内含子16	SUA	欧洲人
rs780093	内含子17	SUA/痛风	冰岛人
rs814295	内含子17	SUA/痛风	美籍非洲人
LRRC16A			
rs9467527	内含子12	SUA	美籍非洲人
rs742132	内含子30	SUA	欧洲人
PDZK1			
rs882211	内含子1	SUA/痛风	美籍非洲人
rs12129861	基因间区	SUA	欧洲人/冰岛人
rs1967017	基因间区	SUA/痛风	
R3HDM2-INHBC			
rs1106766	基因间区	SUA	冰岛人
RREB1			
rs675209	基因间区	SUA	冰岛人/克罗埃西亚人

表 5-1-1-5 可能影响血尿酸和痛风的遗传变异

变异类型	表型	致病机制	受累人群
ADRB3			
Trp64Arg	SUA	增加脂肪/胰岛素抵抗	朝鲜人/西班牙人/意大利人/日本人/中国人
rs4994	痛风	未明	中国人
MTHFR			
Cys677Thr	SUA	增加嘌呤合成	日本人/朝鲜人/伊朗人/巴西人
PRKG2			
rs10033237	痛风	升高肾素活性	中国台湾人
rs7688672	痛风	升高肾素活性	中国台湾人
rs6837293	痛风	升高肾素活性	中国台湾人
SGK1-SLC2A12			
rs9321453	SUA	未明	欧洲祖先/美籍非洲人
ALDH16A1			
Cg1580C>G	SUA/痛风	嘌呤代谢异常	冰岛人
Chr 1 着丝点			
Chr5-1-142697422	SUA/痛风	未明	冰岛人
TGFB1			
869T/C	痛风石	局部炎症反应	中国台湾人

注:SUA,血清尿酸

(一) 尿酸的生理作用

1. 炎症与免疫功能 尿酸和凋亡细胞的损害相关性分子(damage-associated molecular pattern, DAMP)触发免疫反应,但亦可引起各种病变,如巨噬细胞介导的炎症反应[6,7]。除一水尿酸钠(monosodium urate monohydrate, MSU)结晶进入细胞外液外,还有多种炎症刺激性颗粒,共同引起反跳性痛风性炎症(表 5-1-1-6)。

表 5-1-1-6 引起 IL-1 依赖性炎症的刺激性颗粒与效应疾病

刺激性颗粒	疾病
尿酸盐结晶	痛风
焦磷酸钙	假痛风
二氧化硅	硅沉着病
石棉	石棉沉着病
胆固醇结晶	动脉粥样硬化
白矾	无(佐剂)
B 淀粉样蛋白聚集体	Alzheimer 病
磷酸钙羟磷灰石	骨关节病

炎症防卫体系(inflammasome)调节半胱氨酸-天冬氨酸酶 1(caspase-1)活性。一水尿酸钠介导的炎症发生机制见图 5-1-1-6。当患者合并肾病、高血压、脂代谢紊乱、糖尿病、代谢综合征、心血管病时,这些因素可在血清尿酸正常情况下,激活炎症反应,诱发痛风。

血尿酸浓度超过正常上限值,即男性和绝经后女性血尿酸浓度>420μmol/L(7.0mg/dl),绝经前女性血尿酸>348μmol/L(5.8mg/dl),称为高尿酸血症(hyperuricemia)。痛风(gout)是由于嘌呤代谢紊乱和/或尿酸排泄障碍所致的一组临床综合征,主要表现为反复发作性关节炎、痛风石形成和关节畸形,严重者可导致骨关节病变、关节活动障碍与畸形,累及肾脏可引起慢性间质性肾炎和尿酸性肾石病。大多数严重高尿酸血症是由于尿酸代谢酶缺陷所致,发病率低,属于单基因代谢病范畴。但是,轻至中度高尿酸血症患者常伴有肥胖、2型糖尿病、高脂血症、高血压、动脉硬化和冠心病等,这些代谢紊乱以肥胖和胰岛素抵抗为发病基础,临床上称为代谢综合征,高尿酸血症和痛风为其中的表现之一。人类和其他高等脊椎动物缺乏尿酸酶(uricase),故尿酸是嘌呤代谢的终产物。在人类的进化过程中,进化优势使尿酸代谢的许多相关酶类发生突变或功能丢失,而肾小管重吸收尿酸的能力要明显高于(2倍)所有其他动物,故人类的尿酸水平较高。在发达国家,平均血清尿酸约 6.0mg/dl(357μmol/L),而多数哺乳动物为 0.5~1mg/dl(30~60μmol/L)[1,2]。从进化和生理学角度看,尿酸并非完全是一种有害的废物(图 5-1-1-7),可能具有以下三种有益作用:①较高的尿酸水平尤其与人类智能有关[3];②尿酸酶缺乏和较高水平的血清尿酸也是人类能在低盐饮食时维持血压和站立体位的重要因素[4];③抗氧化作用、神经保护作用和免疫/炎症作用。

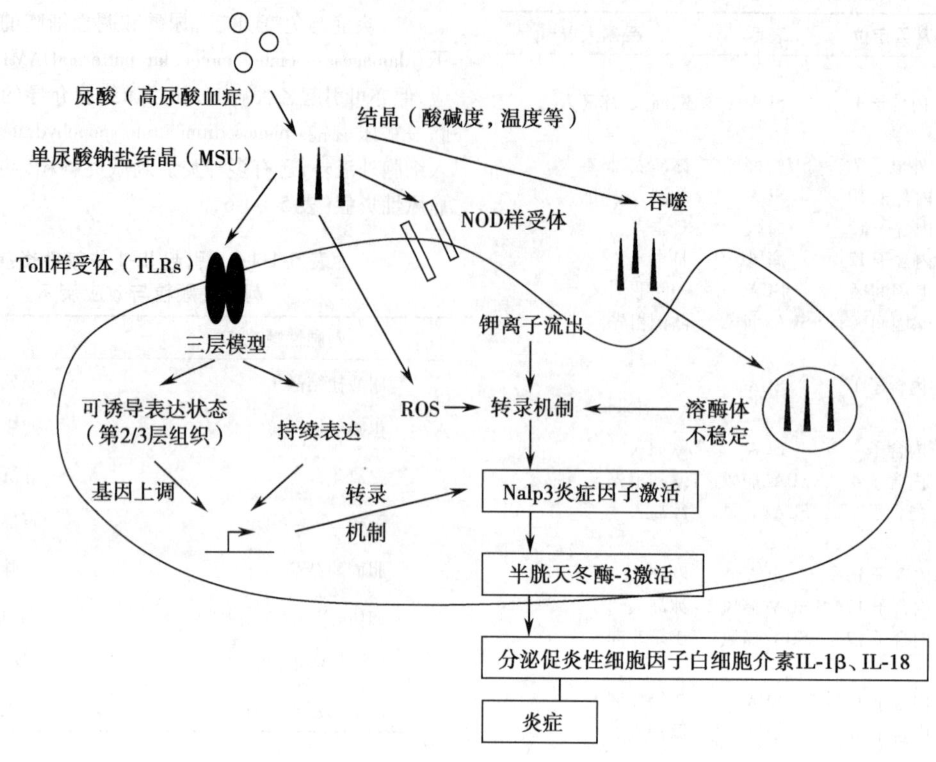

图 5-1-1-6 一水尿酸钠介导的炎症反应

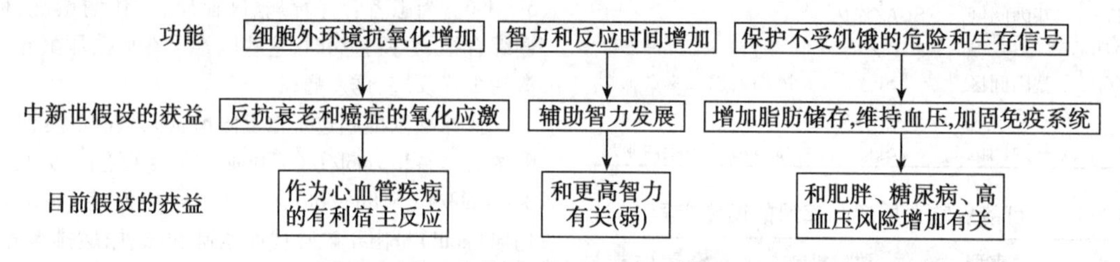

图 5-1-1-7 人类尿酸酶的突变进化获益假说

2. 尿酸与氧化应激 尿酸是一种抗氧化剂,能中和组织液中50%以上的自由基。但尿酸的抗氧化强度低于氧化应激作用,尤其当尿酸浓度超过生理范围后,因氧化应激而引起一系列病变,最终导致心血管病、神经疾病、衰老和肿瘤[6]。

3. 尿酸与神经保护 脑组织的代谢活跃,特别容易受到氧化应激损害的攻击。例如多发性硬化症患者的血清尿酸明显降低,发作期可能更低,痛风和多发性硬化症相互排斥。多发性硬化症患者应用肌苷(尿酸前体)治疗增加血清尿酸可取得较佳疗效。同样,帕金森病的血清尿酸亦较低,而高尿酸血症的男性患者帕金森病发病率低,进展缓慢,智力损害轻,Alzheimer 病也伴有低尿酸血症,维生素 C 和次黄嘌呤升高血清尿酸,可使其进展减慢。这些研究提示尿酸具有神经保护作用。但另一方面,高尿酸血症与糖尿病、高血压和缺血性脑损害相关。尿酸可以直接参与许多疾病的发病过程,一方面,尿酸可损伤神经细胞功能和抗氧化能力,引起炎症反应和痛风;另一方面,尿酸也具有神经保护作用(图 5-1-1-8)。

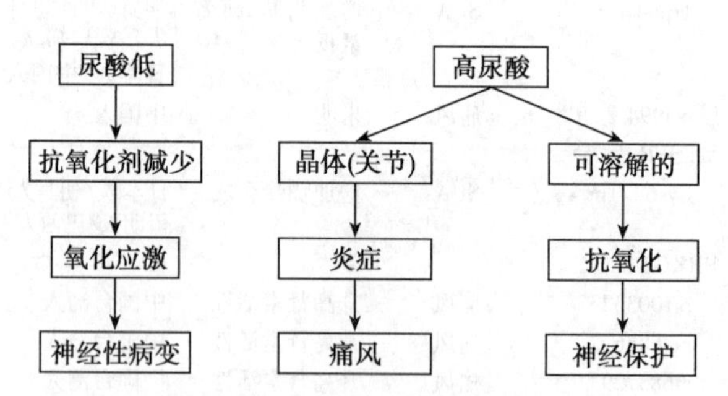

图 5-1-1-8 尿酸对组织的作用

尿酸对组织的作用具有组织特异性、血浆水平依赖性和可溶性/晶体状态依赖性特点

4. 尿酸与免疫活化和炎症反应 尿酸是一种内源性免疫佐剂,广泛应用于接种免疫中。尿酸与自然免疫密切相关。单核细胞和其他免疫细胞摄取尿酸晶体后,生成自由基,钾离子外流,释放组织蛋白酶 B85,启动免疫炎症反应。当尿酸形成结晶后,可以诱发肾石病和痛风性关节炎。继而认识到,尿酸是一种强氧化剂和 NOS 辅酶,可以清除单线态

氧、氧自由基、过氧化亚硝酸盐，螯合金属物，降低铁离子介导的抗坏血酸氧化，防止脂质和蛋白质过氧化，灭活四氢生物蝶呤。尿酸盐约占血浆总抗氧化能力的50%，在抗心血管病、衰老和肿瘤中起了重要作用。在特定的化学微环境中，尿酸既是促氧化剂，也是抗氧化剂[7-10]。体外环境和离体细胞研究发现，尿酸增加LDL氧化和氧化型LDL颗粒再氧化。当尿酸被氧化时，产生的尿酸酸根可扩增促氧化效应，但这一作用可被抗坏血酸中和。NO降低诱发高血压和胰岛素抵抗，在抗坏血酸作用下，尿酸盐可与NO直接反应而生成不稳定的亚硝基尿酸，最后生成稳定的6-氨基尿嘧啶（6-aminouracil）。因此，高尿酸血症可降低NO的生物可用性，引起尿酸微结晶和组织炎症，破坏关节软骨、肾组织和血管内皮，导致一系列病变。

（二）动物进化与尿酸酶突变　生物进化和物种选择中，为了适应细胞外液抗炎、抗饥饿和抗氧化应激的需要，尿酸酶发生平行突变，但当生存环境优化后，尿酸酶失活成了肥胖、糖尿病和心血管病的高风险因素。

（三）尿酸代谢　体内尿酸的来源主要有两条途径：一是富含核蛋白食物的核苷酸分解（外源性）；二是由体内的氨基酸、磷酸核糖及其他小分子化合物合成和核酸分解（内源性）。人体尿酸代谢稳定的关键因素见图5-1-1-9。

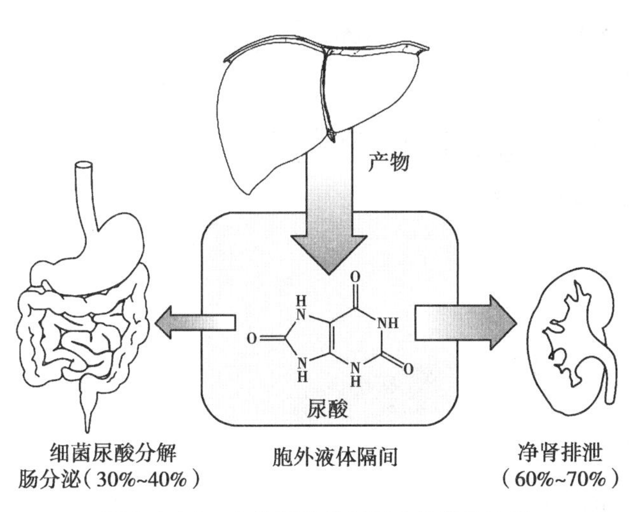

图5-1-1-9　人体尿酸代谢稳定的关键因素

1. 尿酸代谢关键酶　嘌呤的合成代谢是从5-磷酸核糖-α-1-焦磷酸（5-phosphoribosyl-alpha-1-pyrophosphate，PRPP）与谷氨酰胺生成1-氨基-5-磷酸核糖和谷氨酸开始的，此反应的催化酶为磷酸核糖焦磷酸酰基转移酶（PRPP aminotransferase，PRPPAT）。鸟嘌呤核苷酸、腺嘌呤核苷酸和次黄嘌呤核苷酸均对其有负反馈抑制作用。此外，嘌呤的代谢速度还受PRPP和谷氨酰胺调节。体内尿酸生成的速度主要取决于细胞内PRPP水平，后者又受PRPP合酶、PRPPAT、次黄嘌呤-鸟嘌呤核糖转移酶（hypoxanthine-guanine phosphoribosyltransferase，HPRT）和黄嘌呤氧化酶的调控。

2. 尿酸排泄　正常人平均每天生成尿酸约700mg，其中2/3随尿液排出，1/3通过肠道排泄或在肠道内被细菌分解。不同年龄与性别人群的血尿酸水平稍有差异。儿童期血尿酸平均为214μmol/L（3.6mg/dl）。随着年龄增长，血尿酸浓度略有升高，青春期后较为恒定。绝经前女性的血尿酸为100~309μmol/L（1.6~5.2mg/dl），男性较女性稍高，为143~380μmol/L（2.4~6.4mg/dl）。绝经期后女性血尿酸有所升高，达到与男性相近的水平。

正常人每日约1/3的尿酸在肠道细菌降解处理，2/3以原型经肾排泄。体液中的尿酸（98%）以钠盐形成存在，成人尿酸池约1200mg。为维持尿酸平衡，每日经肾脏排泄的尿酸500mg，肠道排泄200mg；当此平衡被打破时出现高尿酸血症。体内尿酸浓度升高时，肠道尿酸分解增加。血浆尿酸盐浓度决定于以下两个因素：一是嘌呤的吸收和生成，二是尿酸的分解和排泄。尿酸盐在体液中的溶解度明显受pH和温度的影响。正常状况下，约23.8μmol/L（0.4mg/dl）的尿酸盐与蛋白（α_1与α_2球蛋白）结合。因此，正常体温时，血浆尿酸盐溶解的最大极限为416.5μmol/L（7.0mg/dl），并以此作为理化指标来判断高尿酸血症。在核酸和核苷酸转换过程中，部分被降解成游离嘌呤基，主要是次黄嘌呤核鸟嘌呤。合成核苷酸所需要的核酸过剩时，会迅速降解为次黄嘌呤。鸟嘌呤在鸟嘌呤酶作用下脱氨成为黄嘌呤。次黄嘌呤和黄嘌呤经黄嘌呤氧化酶作用被氧化成尿酸与过氧化氢。嘌呤核苷酸、腺嘌呤核苷酸、次黄嘌呤核苷酸和鸟嘌呤核苷酸经两条途径中的一条合成。可直接从嘌呤碱合成，如鸟嘌呤转化成鸟嘌呤核苷酸；次黄嘌呤转化成次黄嘌呤核苷酸；腺嘌呤转化成腺嘌呤核苷酸；或者它们可重新合成。

部分痛风患者高尿酸血症的病理机制是肾小管对尿酸盐的清除率下降，但滤过的尿酸盐几乎完全被近曲小管吸收（分泌前重吸收），肾小管分泌的尿酸盐部分在近曲小管远端被重吸收，少量在肾单位袢和集合管重吸收（分泌后重吸收），从肾脏排泄的尿酸大约是肾小球滤过量的6%~12%。当肾小球尿酸盐滤过减少、肾小管对尿酸盐重吸收增加或肾小管分泌尿酸盐减少时，可引起肾排泄尿酸盐降低，导致高尿酸血症。当血尿酸增高超过饱和浓度，尿酸盐在组织内沉积。

3. 血尿酸和尿酸无效排泄　决定尿酸沉淀主要因素是血尿酸水平、肾脏的尿酸无效排泄（inefficient renal urate excretion）和肾脏表达的尿酸转运体（URAT1）；局部因素主要影响尿酸沉淀方式、部位和程度；饮食危险因素主要是富含红色肌肉（red meat）饮食、果糖和啤酒。近年发现，葡萄糖转运体9（GLUT9，由基因SLC2A9编码）突变或多态性与高尿酸血症有关。许多影响尿酸排泄的药物均是通过干扰SLC2A9的表达完成的[7,8]；代谢综合征、肥胖、T2DM和肾病是导致高尿酸血的主要疾病。由于这些疾病的迅速增加，故高尿酸血症和痛风发病率呈全球增加趋势。

痛风发作时，关节和软组织内有MSU结晶体形成，提示钠和尿酸的离子积已经到达或超过了MSU的溶解饱和度水平（图5-1-1-10）。尿酸是一种弱酸，pKa 5.75，在生理pH 7.40情况下，主要以尿酸盐离子形式存在，此时MSU的饱和浓度是6.8mg/dl（408μmol/L），超过该浓度即可出现结晶体沉积。此外，结晶体形成还受组织组织因子因子、成核因子、结晶生长促进因子等的影响，故一些人主张药物降低尿酸的靶值应为6.0mg/dl（360μmol/L），但骨关节病患者因为存在焦磷酸钙和碱性磷酸钙等促晶体生成因素，其内环境有利于尿酸盐结晶形成，血清尿酸的治疗靶点应更低一些。

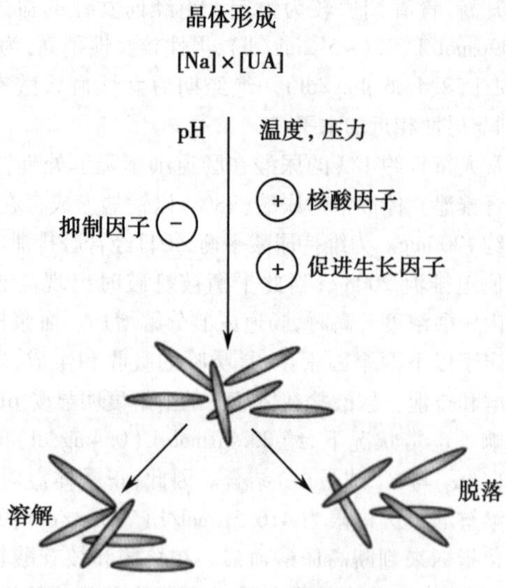

晶体形成
[Na]×[UA]
pH
温度，压力
抑制因子
核酸因子
促进生长因子
溶解
脱落

图 5-1-1-10 痛风发作的尿酸盐结晶形成

【高尿酸血症相关性疾病】

高尿酸血症与肥胖、糖尿病、代谢综合征、心血管病密切相关。大量研究证明，高尿酸血症本身是一种代谢性炎症性疾病综合征，在此基础上，可进一步导致组织细胞氧化应激和肿瘤，见图 5-1-1-11～图 5-1-1-15、表 5-1-1-7 和表 5-1-1-8。血清尿酸升高是恶性肿瘤的促发因素[6-8]，确定血清尿酸与肿瘤特殊关系的研究见表 5-1-1-9。

当多量的尿酸进入细胞内。细胞内 XOR 活性降低促进肿瘤细胞增殖，在细胞外液中，尿酸具有 ROS 清除作用，但同时也刺激了治疗细胞生长，延长肿瘤细胞寿命，抑制肿瘤细胞凋亡。肿瘤细胞不表达 XOR，或失去以前的 XOR 表达功能进一步加剧肿瘤发展[11-19]，COX-2、MMP 功能增强。XOR 底物增加为肿瘤的 DNA 合成提供了足够的核苷酸原料；代谢综合征患者瘦素升高也诱导高尿酸血症，一般提高了细胞内的尿酸水平，XOR 活性被强烈抑制。

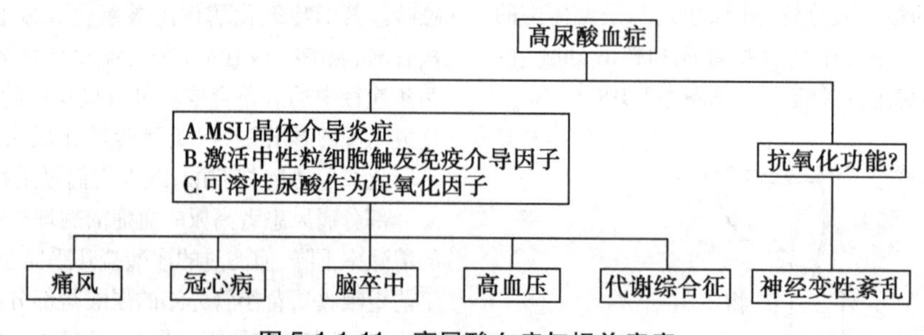

图 5-1-1-11 高尿酸血症与相关疾病

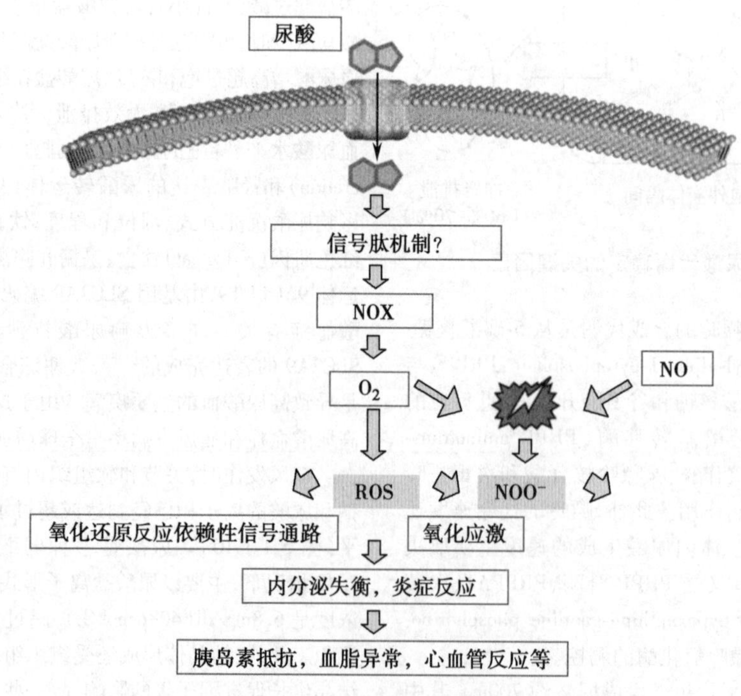

图 5-1-1-12 尿酸引起的脂肪细胞氧化应激

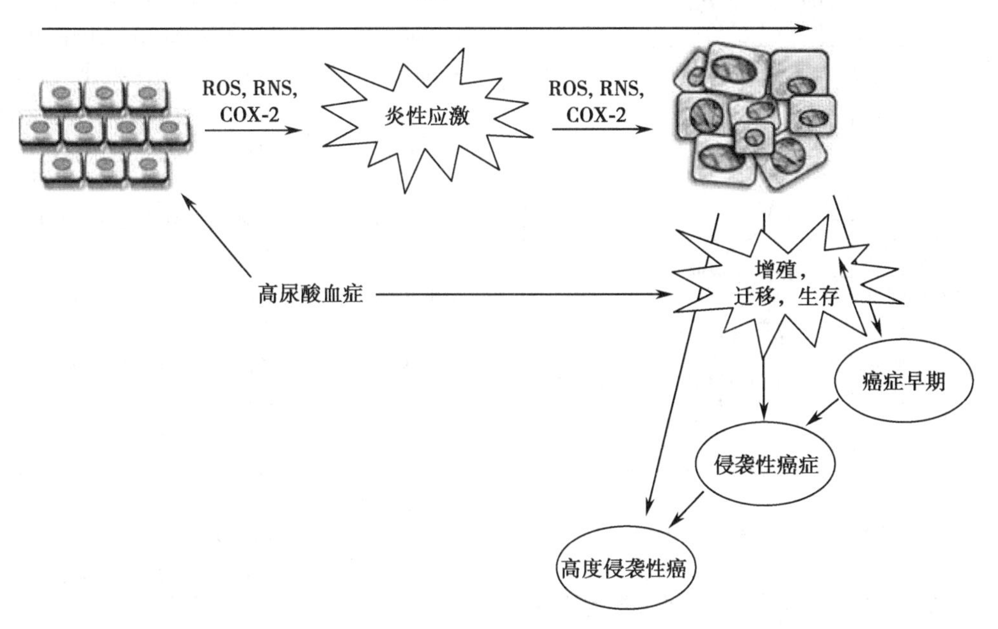

图 5-1-1-13　高尿酸血症导致肿瘤的发生机制

高尿酸血症促进肿瘤细胞转型和增殖，延迟细胞寿命；尿酸进入细胞内，其促炎症作用有利于肿瘤形成，尿酸也促进肿瘤细胞增殖、移行

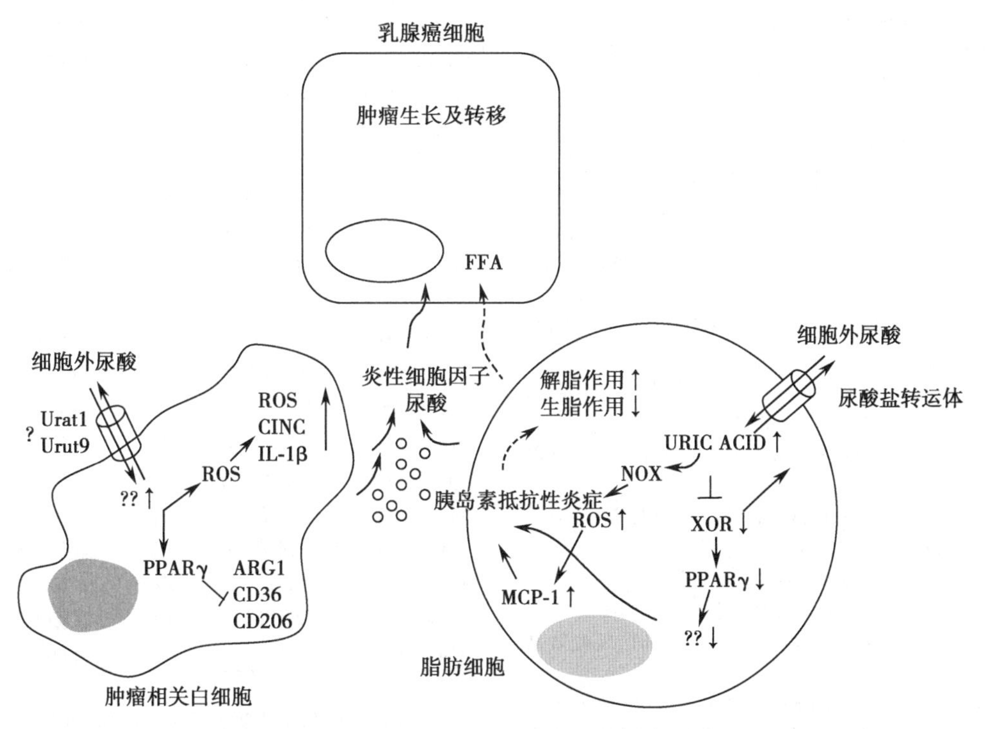

图 5-1-1-14　高尿酸血症引起乳腺癌的发生机制

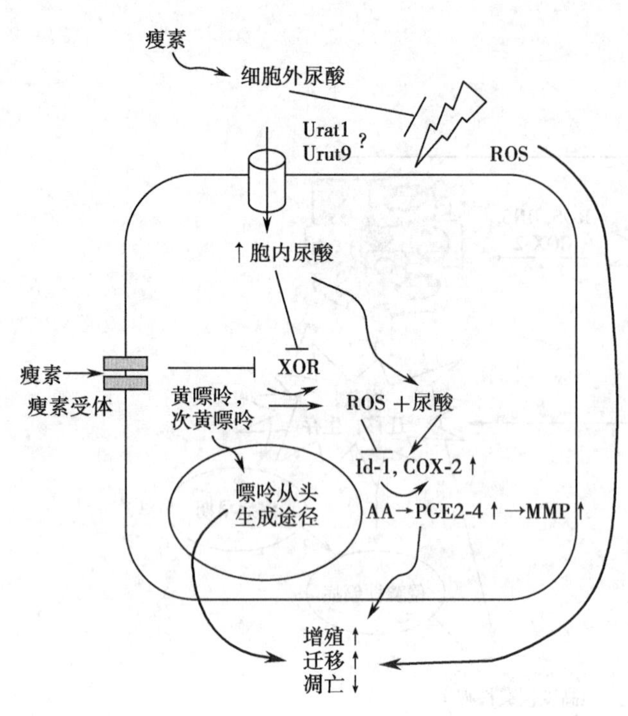

图 5-1-1-15 细胞内尿酸升高和 XOR 降低引起肿瘤细胞增殖-移行-转移

细胞外液尿酸具有清除 ROS 作用，通过细胞凋亡而减轻氧化应激，故有一定的抗肿瘤意义；肿瘤细胞的黄嘌呤氧化还原酶活性降低或缺乏表达有利于肿瘤增殖和转移，而 XOR 高表达可通过调节 COX-2 与 MMP 功能，抑制肿瘤生长；尿酸能促进黄嘌呤氧化还原酶表达，黄嘌呤氧化还原酶缺乏时，XOR 底物进入嘌呤代谢的补救途径，为肿瘤细胞核苷酸合成与增殖提供更多原料

表 5-1-1-7 尿酸相关性慢性肾病的流行病学特点

研究者	主要发现
Madero 等	CKD3-4 和尿酸与死亡相关/与 ESRD 无关
Domronggkitchaiporn 等	高尿酸血症(>6.29mg/dl)与肾功能减退相关
Iseki 等	尿酸>8mg/dl 增加 CKD 风险 3 倍(男性)和 10 倍(女性)
Obermayr 等	尿酸>7mg/dl 增加 CKD 风险 1.74 倍(男性)和 3.12 倍(女性)
Hsu 等	尿酸升高增加 ESRD 风险 2.14 倍(25 年)
Borges 等	尿酸升高增加高血压女性患者 ESRD 风险 2.63 倍
Chen 等	尿酸与老年人 CKD 相关
Sturm 等	尿酸预测 CKD 风险
Weiner 等	尿酸每增加 1mg/dl 使 CKD 风险增高 7%~11%
Chonchol 等	尿酸与 CKD 相关
Bellomo 等	尿酸每增加 1mg 降低 e-GFR 的风险升高 28%(5 年)
Ben-Dov 等	尿酸>6.5mg/dl(男性)和>5.3mg/dl(女性)增加全因死亡率 1.36 倍和 CKD2.14 倍

注：CKD：慢性肾病；ESRD：终末期肾病；e-GFR：肾小球滤过率

表 5-1-1-8 血清尿酸与肾移植患者的肾功能变化

研究者	主要发现
Gerhardt 等	高尿酸血症(男性>8.0mg/dl/女性>6.2mg/dl)降低移植存活率
Armstrong 等	尿酸是预测 e-GFR 的风险因素
Akgul 等	血清尿酸与慢性移植性肾病无相关
Saglam 等	血清尿酸与环孢素 A 引起的肾病相关
Akalin 等	肾移植后 6 个月的尿酸水平与新发心血管事件相关
Bandukwala 等	高尿酸血症与心血管事件相关/血清尿酸水平与 e-GFR 呈负相关
Karbowska 等	高尿酸血症与内皮细胞功能标志物和炎症相关
Meier-Kriesche 等	肾移植后 1 个月的血清尿酸水平与 e-GFR 相关
Haririan 等	肾移植后的 6 个月血清尿酸水平预估移植物存活
Boratyńska 等	肾移植后 30 个月的血清尿酸水平不能预估移植物存活
Wang 等	高尿酸血症降低移植存活率

表 5-1-1-9 血清尿酸与肿瘤的特殊关系

研究者/年份	风险类型	性别	肿瘤类型	血清尿酸测定
Petersson/1983	非选择性	男	所有肿瘤	适时测定
Petersson/1984	非选择性	男	所有肿瘤	适时测定
Levine/1989	非选择性	女	所有肿瘤	前瞻性测定
Kolonel/1994	非选择性	男	前列腺肿瘤	前瞻性测定
Korenga/2005	ABCG2	男/女	肾脏肿瘤	前瞻性测定
Tsimberidou/2005	代谢综合征/肥胖	男/女	所有肿瘤	前瞻性测定
Shin/2006	非选择性	男/女	所有肿瘤	适时测定
Giovannucc/2007	代谢综合征	男/女	大肠肿瘤	前瞻性测定
Hu/2007	ABCG2	男/女	B 细胞淋巴瘤	前瞻性测定
Rose/2007	代谢综合征	女	乳腺肿瘤	适时测定
Strasak/2007	非选择性	女	所有肿瘤	前瞻性测定
Strasak/2007	非选择性	男	所有肿瘤	前瞻性测定
Boffetta/2009	痛风	男/女	所有肿瘤	前瞻性测定
Becker/2009	肥胖	男/女	所有肿瘤	适时测定
Strasak/2009	非选择性	男/女	所有肿瘤	前瞻性测定
Bjorge/2011	代谢综合征	女	乳腺肿瘤	适时测定
Hammarsten/2011	代谢综合征	男	前列腺肿瘤	前瞻性测定
Panero/2011	T2DM	男/女	所有肿瘤	前瞻性测定
Siddiqui/2011	代谢综合征	男/女	大肠肿瘤	前瞻性测定
Wang/2011	ABCG2	男/女	白血病	前瞻性测定

尿酸进入乳腺癌细胞内，激活 NADPH 氧化酶(NOX)，生成 ROS，促进白细胞 MCP-1mRNA 表达，抑制抗炎因子(如脂联素、arginase-1、CD36、CD206)表达。尿酸进入脂肪细胞内，XOR 表达下调；肿瘤细胞微环境变化有利于肿瘤的生长和转移。

(戴如春 詹俊鲲)

第2节　高尿酸血症与痛风

血尿酸浓度超过正常上限值，即男性和绝经后女性血尿酸浓度>420μmol/L(7.0mg/dl)，绝经前女性血尿酸>348μmol/L(5.8mg/dl)，称为高尿酸血症(hyperuricemia)。痛风(gout)是由于嘌呤代谢紊乱和/或尿酸排泄障碍所致的一组临床综合征，主要表现为反复发作性关节炎、痛风石形成和关节畸形，严重者可导致骨关节病变、关节活动障碍与畸形，累及肾脏可引起慢性间质性肾炎和尿酸性肾石病。大多数严重高尿酸血症是由于尿酸代谢酶缺陷所致，发病率低，属于单基因代谢病范畴。但是，轻至中度高尿酸血症患者常伴有肥胖、2型糖尿病、高脂血症、高血压、动脉硬化和冠心病等，这些代谢紊乱以肥胖和胰岛素抵抗为发病基础，临床上称为代谢综合征。高尿酸血症和痛风为其中的表现之一[1-3]。

【病因与发病机制】

核酸和核苷酸代谢转换调节失控和嘌呤合成增加的可能机制是底物PRPP、谷氨酰胺浓度、酶活性增加，或酶对嘌呤核苷的反馈抑制敏感性降低。HPRT缺乏和PRPP合酶过度活跃时，细胞内PRPP浓度明显增高，嘌呤合成增多。尿酸生成增多时，PRPP转换加速。此外，部分高尿酸血症的原因是由次黄嘌呤-鸟嘌呤磷酸核糖转换酶(HGPRT)缺乏所致，当该酶异常时，PRPP增多，嘌呤合成增加，尿酸生成增多。任何导致细胞内腺苷酸分解加速的因素均会因嘌呤降解加快而增加尿酸生成，引起高尿酸血症。一方面，尿酸代谢与糖代谢和脂代谢相关；另一方面，尿酸代谢还与许多代谢途径相联系。因此，机体的一些代谢紊乱或疾病可引起血尿酸升高，主要包括高嘌呤饮食、ATP降解增加、尿酸生成增多、细胞破坏所致的DNA分解增多、尿尿酸排泄减少等。高尿酸血症分为原发性和继发性两类，两类高尿酸血症的病因各不相同(表5-1-2-1)。高尿酸血症常引起尿酸盐在软组织中沉积，形成尿酸结石(痛风结石)和结石性炎症，直接或间接累及关节和骨骼，导致痛风性骨关节病(图5-1-2-1)。

表5-1-2-1　高尿酸血症的病因和分类

原发性高尿酸血症	红细胞增多症/溶血性贫血
PRPP活性增高	肿瘤广泛转移和溶解
PRPPAT活性增高	肿瘤放疗或化疗后
HPRT缺陷	慢性肾脏病变
黄嘌呤氧化酶活性增高	铅中毒
特发性高尿酸血症	酮症酸中毒和乳酸性酸中毒
家族性肾病伴高尿酸血症	慢性酒精中毒/肝肾移植后
Uromodulin相关性肾病	生理性高尿酸血症
SLC22CA12基因多态性	摄入过多富含嘌呤类食物
NADH脱氢酶亚基多态性	长期禁食与饥饿
继发性高尿酸血症	药物所致的高尿酸血症
先天性代谢性疾病	噻嗪类利尿药/呋塞米
Lesch-Nyhan综合征	乙胺丁醇/吡嗪酰胺
糖原贮积症	阿司匹林/烟酸
系统性疾病	乙醇
白血病/多发性骨髓瘤/淋巴瘤	免疫抑制剂

注：PRPP：磷酸核糖焦磷酸；PRPPAT：磷酸核糖焦磷酸酰基转移酶；HPRT：次黄嘌呤-鸟嘌呤磷酸核糖转移酶；uromodulin：尿调节素

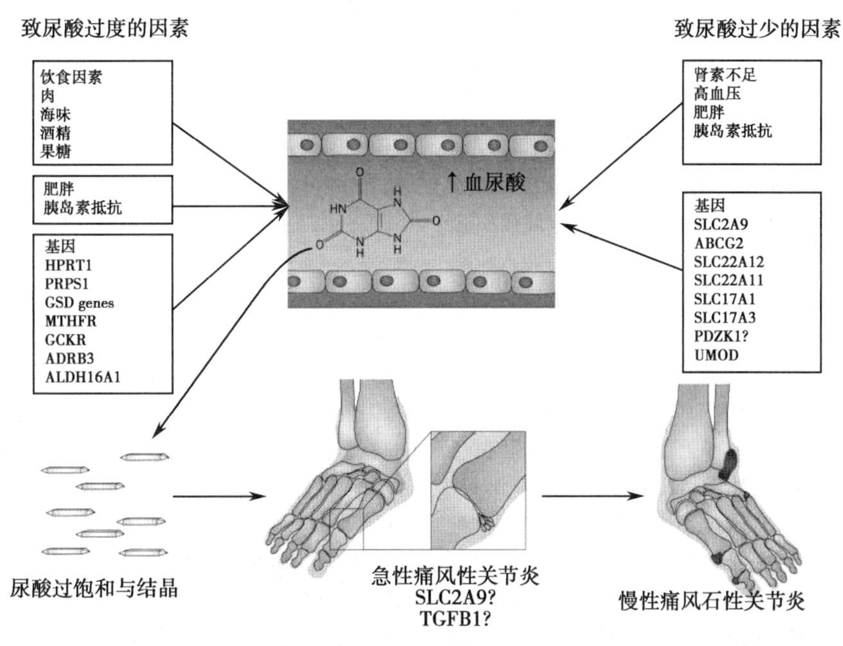

图5-1-2-1　高尿酸血症和痛风的发病机制

遗传和环境因素最终均通过增加尿酸生成和/或降低尿酸排泄而引起高尿酸血症和痛风，尿酸明显升高，在过饱和的组织形成尿酸-钠结晶，当尿酸浓度>404.5μmol/L后，释放形成尿酸结晶的关键因素是pH、温度等局部环境；尿酸结晶刺激NALP3相关性炎症和急性痛风性关节炎，组织液尿酸结晶慢性刺激引起关节滑膜、软骨、肌腱和软组织结晶沉着，导致痛风石形成和痛风石性关节炎；多数相关的遗传因素作用于肾脏的尿酸转运系统，部分因素影响血清尿酸水平的调节

(一)高尿酸血症与痛风相关基因 遗传性高尿酸血症与痛风的遗传因素主要与肾脏尿酸转运系统相关,血清尿酸水平由尿酸生成与排泄决定,但影响血清尿酸水平的因素与心血管-代谢病风险的关系并不密切,提示尿酸直接引起心血管损害的观点受到质疑。大多数原发性高尿酸血症的病因未明,少数由于酶缺陷引起,发病与尿酸生成过多或肾尿酸排泄减少有关。在有痛风史的家庭中,无症状高尿酸血症者占25%~27%。Hange 和 Harvald 研究了32例痛风患者的261个亲属,6.1%有痛风。另两项关于痛风家族的研究显示,25%有高尿酸血症,而正常人群仅4.6%。高尿酸血症的分布方式与多基因遗传有关,O'Brian 等对 Blackfeet 和 Pima Indians 的研究显示,血尿酸水平由多基因决定。

人尿酸转运子-1(URAT1)是尿酸-阴离子的交换子,可对血尿酸水平进行调节,编码基因为 SLC22A12(定位于11q13),其失活性突变导致特发性低尿酸血症[4-10]。遗传性低尿酸血症(hereditary hypouricemia)的一个重要原因是 URAT1 突变,使尿酸重吸收障碍,尿液中尿酸升高而血尿酸降低,常伴有尿酸结石、肾损伤甚至肾衰竭。2000年以前认为,与其他许多家族性遗传病一样,家族性痛风是一种单基因遗传病。但是 GWAS 研究发现,家族性痛风的病因并非单基因突变,尿酸血症和尿酸排泄分数均属于多基因遗传模式,其遗传性分别为87%和40%,多种基因之间相互作用(即共同遗传变型)与环境因素一起决定了家族成员的表型特征与病情严重性,2002年确定家族性痛风的致病基因有3个,到2011年已经增加到16个(图5-1-2-2)。

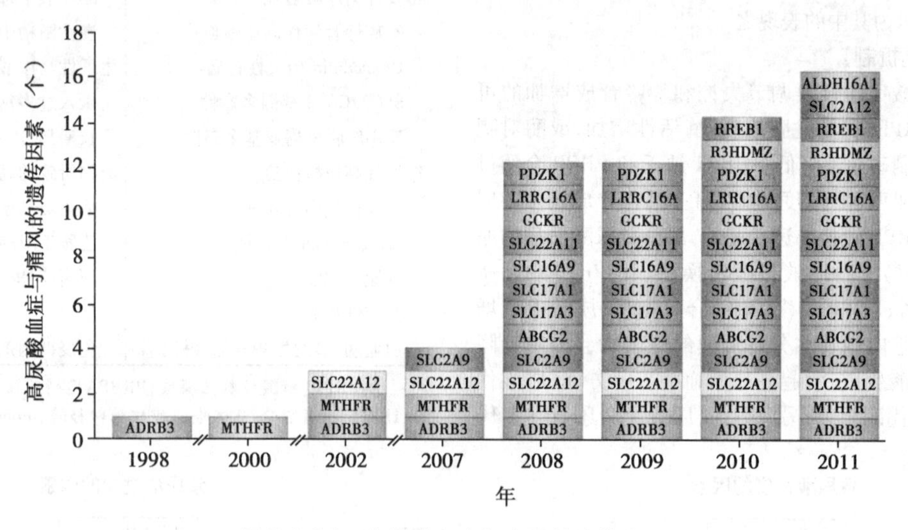

图5-1-2-2 高尿酸血症与痛风的遗传变异

1. 遗传连锁高尿酸血症与痛风相关基因 2002年以来发现的高尿酸血症与痛风相关新基因均参与了肾脏的尿酸转运系统,这与90%以上的高尿酸血症由尿酸排泄障碍引起的临床事实是一致的,参与近曲小管上皮细胞顶部转入尿酸的转运体统称"转运体组(transportasome)",此组转运蛋白包括葡萄糖转运体9(GLUT-9, SLC2A9)、尿酸阴离子转运体1(URAT1或SLC22A12)、溶质载体家族22的有机阴离子转运体6、8、11和13(SLC22A6/OAT1、SLC22A8/OAT3、SLC22A11/OAT4、SLC22A13/ORCTL-3)、多种药物抵抗相关蛋白4(MRP4)、钠偶联单羧酸盐转运体1和2(sodium-coupled monocarboxylate transporter 1/2, SLC5A8/SLC5A12)、ATP结合盒亚家族G成员2(ABCG2,乳腺癌抵抗蛋白)。肾近曲小管的尿酸转运体调节尿酸的分泌与重吸收,分泌与重吸收之间的净平衡决定了肾近曲小管尿酸的排泄量;SLC22A6和SLC22A8将尿酸转入上皮细胞,URAT1、SLC22A13、SLC17A1、SLC17A3、MRP4和ABCG2将尿酸转出;尿酸-阴离子交换子(URAT1)和SLC22A13促进顶膜的尿酸重吸收,并与单羧酸盐(由SCL5A8和SCL5A12转运)和SLC22A119(尿酸与二羧酸盐交换,由SLC13A3转运)促进尿酸排泄;药物能抑制URAT1活性,促进URAT1交换,提高尿酸转运能力。葡萄糖转运体-9(GLUT-9)也促进尿酸 转出上皮细胞,支架蛋白PDZK1调节顶部尿酸转运体的生成[11-14](图5-1-2-3)。

SLC2A9编码GLUT-9蛋白,故与血清尿酸水平相关,贡献率3.4%~8.8%(女性)或0.5%~2.0%(男性)。SLC2A9失活性突变引起肾性低尿酸血症(renal hypouricaemia),而SLC2A9的其他变异与高尿酸血症相关,见表5-1-2-2。

2. 其他相关或可能相关的遗传变型 除了上述的相关基因变异外,两个大型(>56 000个研究对象)全基因组变型的荟萃分析发现了一组决定尿酸水平和痛风的其他基因变异(表5-1-2-3),如SLC2A9、ABCG2、SLC22A11、SLC22A12、SLC17A1、SLC22A11、SLC16A9、GCKR、LRRC16A、PDZK1、CGKR、和PDZK1。遗传和环境因素最终均通过增加尿酸生成和/或降低尿酸排泄而引起高尿酸血症和痛风,尿酸明显升高在过饱和的组织形成尿酸一钠结晶,当尿酸浓度>404.5μmol/L后,释放形成尿酸结晶的关键因素是pH、温度等局部环境。尿酸结晶刺激NALP3相关性炎症和急性痛风性关节炎,组织液尿酸结晶慢性刺激引起关键滑膜、软骨、肌腱和软组织结晶沉着,导致痛风石形成和痛风石关节炎;多数相关的遗传因素作用于肾脏的尿酸转运系统,调节血清尿酸水平[15-18]。

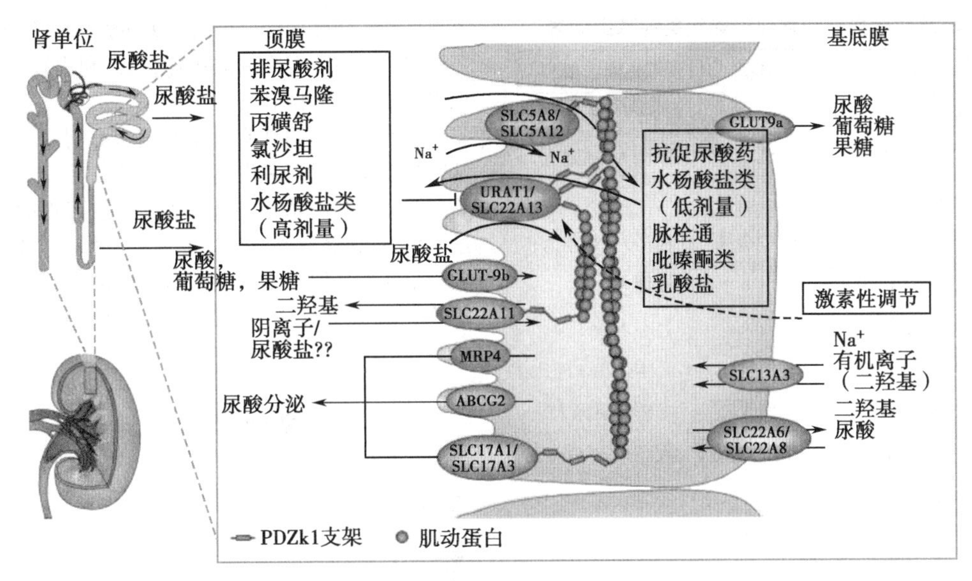

图 5-1-2-3 尿酸转运体组调节肾小管尿酸代谢

表 5-1-2-2 与尿酸代谢和痛风显著相关的基因变异

基因	定位	表型	患病人群
SLC2A9(4号染色体)			
rs1014290	内含子3	SUA/FeUA/痛风	欧洲祖先
rs6449213	内含子4	SUA/FeUA/痛风	非洲人/美洲人
rs16890979	外显子6	SUA/痛风	非洲人/美洲人/阿米什人
rs734553	内含子6	SUA/痛风	非洲人/美洲人/冰岛人
rs7442295	内含子6	SUA/痛风	
rs737267	内含子7	SUA/FeUA/痛风	欧洲祖先
rs6855911	内含子7	SUA/痛风	非洲人/美洲人
rs13129697	内含子7	SUA/痛风	非洲人/美洲人
rs2241480	内含子8	SUA/痛风	欧洲祖先
rs7663032	内含子9	SUA/痛风	非洲人/美洲人/克罗埃西亚人
rs3775948	内含子9	SUA	克罗埃西亚人/非洲人/美洲人
rs16890979	基因间区	SUA/痛风	克罗埃西亚人/非洲人/美洲人/太平洋岛民/新西兰人
rs717615	基因间区	SUA	克罗埃西亚人
rs6856396	基因间区	SUA	非洲裔美洲人
rs10489070	基因间区	痛风	克罗埃西亚人
ABCG2(4号染色体)			
rs2231137	外显子2	SUA	日本人
rs72552713（Q126X）	外显子	SUA/痛风	日本人
rs2231142（Q141K）	外显子5	FeUA/SUA/痛风	非洲人/美洲人/中国人/日本人/太平洋岛民/新西兰人
rs2199936	基因间区	SUA	
SLC22A12(11号染色体)			
rs11231825	外显子1	FeUA/SUA	非洲人/中国人
rs3825016	外显子2	FeUA	德国人
rs12800450	外显子2	SUA	非洲裔美洲人
rs161109885	内含子3	SUA	中国人
rs893006	内含子4	SUA	日本人/中国人
rs1529909	内含子4	FeUA/SUA	韩国人
rs475688	内含子4	痛风	中国人/索罗门岛民
rs17300741	内含子4	SUA	欧洲人
rs7932775	外显子8	SUA/FeUA/痛风	德国人/中国人/索罗门岛民
rs505802	基因间区	SUA	欧洲人/非洲人/美洲人
rs11602903	基因间区	FeUA/SUA	德国人/中国人

注：FeUA：尿酸排泄分数；SUA：血尿酸

表 5-1-2-3 与高尿酸血症和痛风可能相关的基因变异

变异类型	定位	表型	患病人群
SLC16A9(10 号染色体)			
rs12356193	内含子 1	SUA	欧洲人/冰岛人
SLC17A1(6 号染色体)			
rs1165196	外显子 7	SUA/痛风	冰岛人/日本人
rs1183201	内含子 10	SUA	欧洲人
rs1179086	内含子 12	痛风	日本人
rs3757131	内含子 12	痛风	日本人
rs11751616	基因间区	SUA	非洲裔美国人
rs2051541	基因间区	SUA/痛风	欧洲祖先
SLC17A3(6 号染色体)			
rs1165205	内含子 1	SUA	
SLC22A11(11 号染色体)			
rs17300741	内含子 4	SUA	欧洲人
rs10792443	内含子 4	SUA/痛风	欧洲祖先
rs2078267	内含子 6	SUA/痛风	冰岛人
GCKR(2 号染色体)			
rs780094	内含子 16	SUA	欧洲人
rs780093	内含子 17	SUA/痛风	冰岛人
rs814295	内含子 17	SUA/痛风	非洲裔美国人
LRRC16A(6 号染色体)			
rs9467527	内含子 12	SUA	非洲裔美国人
rs742132	内含子 30	SUA	欧洲人
PDZK1(1 号染色体)			
rs882211	内含子 1	SUA/痛风	非洲裔美国人
rs12129861	基因间区	SUA	欧洲人/冰岛人
rs1967017	基因间区	SUA/痛风	
R3HDM2-INHBC(12 号染色体)			
rs1106766	基因间区	SUA	冰岛人
RREB1(6 号染色体)			
rs675209	基因间区	SUA	冰岛人/克罗埃西亚人

注:其他基因是指除 SLC2A9、ABCG2 和 SLC22A12 以外的基因;SUA:血尿酸

(二)家族聚集和地域流行特征 太平洋地区,尤其是我国台湾的土著居民的发病率较高。高尿酸血症和痛风是常染色体多基因显性遗传病,可能存在导致疾病发生的易感基因或者致病基因。在 4 号染色体 4q25 区存在高尿酸血症或痛风的易感基因。家族性肾病伴高尿酸血症(familial nephropathy associated with hyperuricemia)为常染色体显性遗传性疾病,其病因与 UMOD 基因突变有关,多见于西班牙,主要表现是高尿酸血症、痛风、肾功能不全和高血压,但表现很不均一。肾损害以间质性肾病为特点。尿调节素(uromodulin)相关性肾病(uromodulin-associated kidney disease)表现为家族性青少年高尿酸血症性肾病和囊性髓质肾病,常染色体显性遗传。患者有高尿酸血症、痛风和进行性肾功能不全,尿中尿调节素的排泄减少[19,20]。

新西兰的不同种族脱发发病率有明显差异,说明环境-基因相互作用对痛风发病的重要性。毛里人特别容易发生高尿酸血症和痛风,但在 18 世纪以前,当地的毛里人没有见过痛风,在饮食习惯发生巨变后,毛里人的痛风发病率已经成为全球最高(1/8 男性发病,1992 年)的人群,从 1958 年到 1992 年的 30 多年中,发病率升高了 1 倍(图 5-1-2-4)。

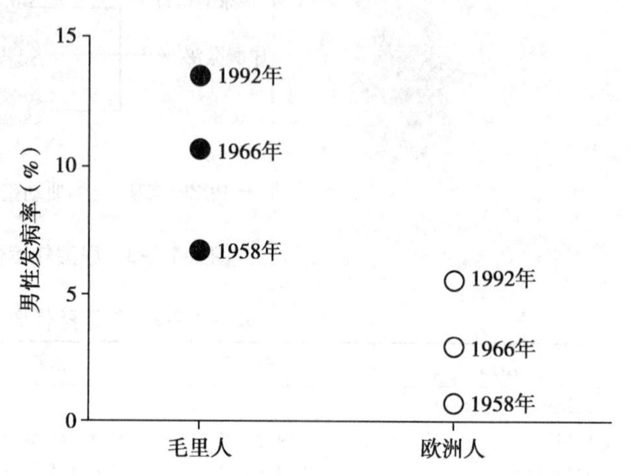

图 5-1-2-4 新西兰毛里人男性与欧洲人男性后裔脱发发病率比较

全球的高尿酸血症和痛风发病率呈增加趋势。1 项 2046 例健康男性 15 年的调查发现,血清尿酸水平在 536.5μmol/L(9mg/dl)以上者,年痛风发病率为 4.9%;而尿酸值在 420~530μmol/L 之间者发病率降至 0.5%,血尿酸在 420μmol/L 以下者发病率 0.1%。Framingham 研究中,血尿酸 420~470μmol/L 者仅 12%发展为痛风;而大于 535μmol/L 者,痛风发病率增加 6 倍,但这些患者仅代表痛风人群的 20%。不同种族人群之间患高尿酸血症与痛风的易患性差异较大。随着饮食结构改变及人均寿命延长,高尿酸血症和痛风的患病率逐渐升高。1996—1997 年我国上海黄浦地区流行病学调查显示,该地区高尿酸血症患病率为 10.1%,男性 14.2%;痛风患病率 0.34%,男性 0.77%,与 1980 年调查的结果比较大幅度上升。

(三)尿酸生成增多 限制嘌呤饮食 5 天后,如尿酸排泄量>600mg/d,可认为是尿酸生成过多。尿酸生成增多的主要原因是嘌呤代谢酶缺陷。

1. 次黄嘌呤-鸟嘌呤磷酸核糖转移酶活性降低 次黄嘌呤鸟嘌呤磷酸核糖转移酶(HGPRT)由 HPRT 基因编码,HPRT 基因位于 X 染色体 q26-27,长 57bp。HGPRT 是嘌呤补救合成途径的关键酶,HPRT 突变导致 HGPRT 活性降低,使鸟嘌呤转变为鸟嘌呤核苷酸和次黄嘌呤核苷酸减少,两种嘌呤不能合成核苷酸或被清除而使血尿酸升高。目前已发现外显子 1~9 存在 2000 余种突变位点,外显子 3 和 8 是突变的“热点区”。根据突变致酶活性降低的程度可分为 HGPRT 严重缺陷(Lesch-Nyhan 综合征,详见本篇扩展资源 33)和轻度缺陷两种表型,但 HPRT 基因型和表现型的关系

不明。

2. 5-磷酸-1-焦磷酸合酶活性过高 5-磷酸-1-焦磷酸(PRPP)合酶(PRS)活性过高导致PRPP和嘌呤核苷酸生成过多,过多的次黄嘌呤核苷酸间接引起血尿酸升高。PRS的相对分子量34kD,由催化亚基PRS1、PRS2和结合亚基-PRS结合蛋白(PAP39、PAP41)组成,是嘌呤合成途径的关键酶,其活性升高使PRPP和嘌呤核苷酸生成过多。不同组织的PRS的结构和功能有明显差异。

3. N5,N10-亚甲基四氢叶酸还原酶活性异常 N5-,N10-亚甲基四氢叶酸还原酶(MTHFR)是重要的一碳单位代谢酶,催化体内N5,N10-亚甲基四氢叶酸生成N5-甲基四氢叶酸。人MTHFR基因位于1p36.3,长17kb,含11个外显子。C677T突变后MTHFR活性降低,血浆同型半胱氨酸和尿酸升高。

4. 尿酸与心血管事件 高尿酸血症与心血管事件存在密切关系,但目前不能确定是否高尿酸血症本身即是其病因。一些研究认为高尿酸血症与心血管事件相关[21],而孟德尔CHARGE随机化分析发现,遗传因素与血压、血糖、肾功能、慢性肾病或冠心病无相关[22-27]。

5. 别嘌醇的遗传药理学研究 抗痛风药物别嘌醇(allopurinol)可偶尔(发生率约0.2%)引起严重过敏反应(25%为致命性反应)。遗传药理学研究发现,此种不良事件与患者携带HLA-B*5801(风险高80~97倍)、别嘌醇所致的Steven-Johnson综合征(SJS)和中毒性表皮坏死溶解症相关。此外,也可能与其他一些基因(BAT1、HCP5、MICC、PSORS1C1)的多态性有关(风险增高60倍以上)[28-32]。

(四)尿酸转运失常 肾脏是尿酸盐排泄的主要器官,因肾脏尿酸排泄减少所致的原发性高尿酸血症约占90%,其发病机制未明,可能为多基因遗传性疾病。肾脏对尿酸盐的处理包括肾小球滤过、分泌前重吸收、肾小管主动分泌和分泌后重吸收四个过程(四部件模式)。尿酸盐为极性分子,不能自由通过细胞膜,其在近曲肾小管的重吸收和分泌有赖于离子通道。目前已发现4种尿酸盐转运蛋白(离子通道),即生电型尿酸盐转运子(hUAT)、电中性尿酸盐-阴离子交换子(hURAT1)、有机阴离子转运子1(hOAT1)和hOAT3。任何一个转运蛋白功能障碍都会引起尿酸排泄障碍。

1. hUAT hUAT基因含11个外显子,至少有三个同分异构体;而另一个与hUAT相似的基因hUAT-2与hUAT高度同源(90%)。hUAT与半乳凝素(galectin)的同源性高达96%。hUAT广泛表达于各种组织,其中上皮细胞和肾脏的表达量最高,在人体发生的不同阶段存在特异因子调节hUAT表达。半乳凝素是一类分泌蛋白,参与细胞黏附、迁移、增殖、凋亡与免疫调节。hUAT至少有2个跨膜区,并形成两个细胞外区,各含1个β-半乳糖苷结合位点。第1、2跨膜螺旋间有2个β片层,第2、3跨膜α-螺旋则形成发夹样结构,为尿酸盐的结合位点。hUAT蛋白存在多个特殊功能区域,不同物质与不同位点结合后都可影响hUAT功能。hUAT的两个β-半乳糖苷结合位点位于胞外侧,与特异性底物结合后能改变hUAT蛋白功能。D(+)-葡萄糖是人体内的生理性葡萄糖,虽然对β-半乳糖苷结合位点的亲和性比α-乳糖低,但所起的作用与α-乳糖相同,提示D(+)-葡萄糖调节hUAT通道活性。尿酸酶的特异阻断剂oxonate、抗结核药物吡嗪酰胺(pyrazinamide)或腺苷可阻断hUAT通道活性。研究表明,hUAT可能是与尿酸盐分泌密切相关的转运蛋白,其基因突变和/或多态导致hUAT功能障碍,引起高尿酸血症和痛风。

2. hURAT1 hURAT1含10个内含子和9个外显子,cDNA全长2642bp,编码区1659bp,编码含555个氨基酸残基的蛋白质。hURAT1是有机阴离子转运子家族(OAT)的类似物,其氨基酸序列与OAT4同源。hURAT1蛋白主要位于肾皮质近曲小管的上皮细胞,具有转运尿酸盐功能。许多有机阴离子,如乙酰乙酸、琥珀酸盐、吡嗪酰胺(PZA)等都可影响尿酸盐经hURAT1的转运过程。G774A突变者血尿酸显著降低,Cua/Ccr显著升高。在正常人,促尿酸排泄药物PZA、苯溴马隆、丙磺舒均反式促进尿酸盐经hURAT1的摄取,说明hURAT1是促尿酸排泄药物的作用靶点,与大多数遗传性肾性低尿酸血症的发生有关。

3. 有机阴离转运子1 有机阴离转运子1(OAT1)编码含551个氨基酸残基的蛋白质,有12个跨膜区,主要表达于肾脏。OAT1为对氨基马尿酸(para-aminohippuric acid)、α-酮戊二酸、促尿酸和抗尿酸排泄药物(如丙磺舒、苯溴马隆)等的作用靶点。OAT1基因突变与家族性青年性痛风性肾病有关。

4. hOAT3 hOAT3与OAT有相同结构,属于OAT家族成员,表达于肝脏、肾脏、脑及眼组织,有12个跨膜区,4个N-糖基化位点,8个依赖蛋白激酶C的磷酸化位点。OAT3具有跨膜转运功能,是有机阴离子/二羧酸盐交换子,参与肾脏尿酸盐转运。

(五)尿酸转运与肿瘤 在尿酸转运体组中,ABCG2编码的ATP结合盒转运蛋白亦称乳腺癌抵抗蛋白(breast cancer resistance protein,BCRP),该基因表达使乳腺癌对化疗产生强烈的抗药性,GWAS研究发现,ABCG2的生理功能是将尿酸排出肾小管细胞,突变后引起高尿酸血症,同时也明显增加了肾癌、急性白血病和B细胞淋巴瘤的风险。细胞外液尿酸和细胞内尿酸增高引起炎症应激,促进细胞转型为高度恶性肿瘤(见图5-1-1-13)。细胞外液的尿酸抑制细胞转型;另一方面,高尿酸血症促进细胞转型、移行,延迟肿瘤细胞生存期,高尿酸血症的局部致炎症作用有利于肿瘤形成。高尿酸血症患者的肿瘤风险与肥胖、糖尿病和代谢综合征有关,XOR活性降低导致肿瘤发生,恶化肿瘤病情;一般高度恶性的肿瘤缺乏黄嘌呤氧化还原酶(XOR)表达,而其活性增高能抑制肿瘤生长。肥胖、糖尿病和代谢综合征瘦素增多下调XOR表达,增强尿酸的致肿瘤作用。

细胞外液尿酸具有清除ROS作用,通过细胞凋亡而减轻氧化应激,故具有一定的抗肿瘤意义。肿瘤细胞的黄嘌呤氧化还原酶活性降低或缺乏表达有利于肿瘤增殖和转移,而XOR高表达可通过调节COX-2与MMP功能,抑制肿瘤生长。尿酸能促进黄嘌呤氧化还原酶表达,黄嘌呤氧化还原酶缺乏时,XOR底物进入嘌呤代谢的补救途径,为肿瘤细胞的核苷酸合成与增殖提供了更多的原料。尿酸转运体将其转让肿瘤细胞内,激活NADPH氧化酶(NOX),生成ROS;尿酸刺激白细胞因子MCP-1mRNA表达,降低抗炎蛋白脂联素表达;尿酸进入脂肪细胞后,下调 XOR。尿酸进入巨噬细胞后,降低抗炎因子精氨酸酶-1、CD36 和 CD206 表达。以上多种因素引起乳腺癌炎症状态,促进癌细胞组织与转移。

（六）继发性高尿酸血症

1. 分解亢进/合成-摄入过多　由于血液系统疾病(如溶血性贫血、恶性淋巴瘤),免疫性疾病(如系统性红斑狼疮)、化疗、放疗以及灼伤、挫伤等破坏细胞过多,释放大量 DNA 与 RNA,尿酸合成原料增加,引起肌肉果糖激酶缺乏,ADP 分解增加,尿酸合成增多。此外,进食高嘌呤饮食及饮酒也使尿酸生成增多。各种肾脏疾病所致的肾功能不全或某些药物(如吡嗪酰胺、水杨酸制剂、呋塞米等)抑制尿酸排泄。糖尿病患者常伴有混合型高尿酸血症,主要是由于 PRPP 产生过多而致尿酸生成增加,或乳酸生成增多致尿酸排泄减少。白血病和肿瘤溶解综合征是继发性高尿酸血症的常见原因。因细胞溶解,大量嘌呤释放可伴有严重的高尿酸血症。应用人工合成的尿酸酶、别嘌醇或非布司他(febuxostat)抑制黄嘌呤氧化还原酶(XOR)可同时起到肿瘤治疗作用。尿酸是一种肿瘤抑制信号分子,尿酸降低引起乳腺癌细胞浸润;尿酸亦可作为细胞内的氧化应激信号分子,肿瘤细胞摄取尿酸后,ROS 积聚。慢性低度炎症性疾病和代谢综合征可通过纠正不良生活方式有效防治目的。

2. 尿酸排泄被抑制　噻嗪类利尿剂、呋塞米、乙胺丁醇、吡嗪酰胺、阿司匹林、烟酸、乙醇等竞争性抑制肾小管排泌尿酸,引起高尿酸血症。30%～84%的肾移植患者发生高尿酸血症,可能与长期使用免疫抑制剂,且与肾小管尿酸排泄功能受抑制有关。酒精和铁对尿酸合成与排泄以及关节炎的发生有明显影响。

许多药物通过 URAT1 和 GLUT9 干扰尿酸代谢。吡嗪酰胺(pyrazinamide)增加血清尿酸水平而苯溴马隆(benzbromarone)、磺吡酮(sulphinpyrazone)和维生素 C 降低血尿酸浓度。袢环利尿剂和噻嗪类利尿剂甚至诱发继发性痛风。低剂量阿司匹林抑制尿酸排泄,升高血清尿酸水平,而大剂量(>3000mg/d)能促进尿酸排泄,当老年人长期口服小剂量阿司匹林(75mg/d)时,血清尿酸有小幅升高。环孢素与 hOAT10 转运体相互作用,干扰肾小管尿酸盐/谷胱甘肽交换,器官移植患者使用环孢素后常诱发痛风发作,并使高尿酸血症的病情进展加速。

3. 系统性疾病伴高尿酸血症　引起高尿酸血症的系统性疾病有:①肿瘤:白血病、多发性骨髓瘤、淋巴瘤等可导致体内细胞增殖和凋亡加速,肿瘤化疗和放疗后引起大量细胞破坏(肿瘤溶解综合征),尿酸生成增多。②血液系统疾病:主要见于红细胞增多症、溶血性贫血等。③肾脏疾病:主要有慢性肾小球肾炎、肾盂肾炎、多囊肾、铅中毒、高血压晚期等。由于肾小球滤过功能减退,尿中尿酸排泄减少,引起血尿酸浓度升高。慢性铅中毒可造成肾小管损害而使尿酸排泌减少。痛风患者常伴有慢性肾病和肾结石,两者之间成为对方的风险因素,肾间质和肾小管内可见尿酸盐微结晶,是加速肾病进展的重要原因,发生高尿酸血症后,原来的结石性质可能发生变化(磷酸钙结石加尿酸结石)。④代谢性疾病:糖尿病酮症酸中毒、乳酸性酸中毒及酒精性酮症产生过多的 β-羟丁酸、非酯化脂肪酸、乳酸等有机酸,从而抑制肾小管尿酸排泄,出现一过性高尿酸血症,但一般不会引起急性关节炎发作。有时,糖原累积病以肌肉关节症状为突出表现,同时伴高尿酸血症。

【高尿酸血症与肥胖及代谢综合征】

高尿酸血症常与代谢综合征合并存在,一些资料表明,患者发生心血管事件的概率增加,高尿酸血症是判断冠心病急性心力衰竭再发或死亡的重要指标。

（一）肥胖引起的高尿酸血症　高尿酸血症与肥胖的关系密切。胰岛素抵抗及内脏脂肪型肥胖等多危险因子综合征与高尿酸血症有关,同时与动脉硬化性疾病的发生、发展有一定关系。BMI 小于 25.0kg/m^2 的人群高尿酸血症的患病率为 17.8%,而在 BMI>25.0kg/m^2 的人群中,高尿酸血症达 37.1%。肥胖引起或合并高尿酸血症的机制包括多个方面,除包括饮食在内的生活习惯及酒精摄入等环境因素外,内脏脂肪蓄积伴随尿酸生成过多,胰岛素抵抗是引发肾脏尿酸排泄功能下降的重要原因(图 5-1-2-5)。导致肥胖的根本因素是摄入的热量>消耗,因摄入能量增加,嘌呤合成亢进,尿酸生成增加;进食过多,消耗少,过多脂肪沉积于皮下、腹部或内脏器官,当劳累、饥饿时,脂肪分解动员产生热量供机体活动需要,脂肪分解的酸性代谢产物抑制尿酸排泄,间接使血尿酸水平增高。肝脏脂肪酸合成亢进时,由 NADP-NADPH 介导的 5-磷酸核糖向磷酸核糖焦磷酸(PRPP)合成途径活跃,导致甘油三酯合成及尿酸产生增多。高胰岛素血症则导致肾小管对 Na^+重吸收增多,使尿酸重吸收相应增多而出现高尿酸血症。高尿酸血症与肥胖之间可能存在某些遗传共同缺陷,瘦素可能是联系肥胖和高尿酸血症的一个中介因子,瘦素受体突变导致瘦素抵抗,引起肥胖和高尿酸血症,而血尿酸增高刺激肥胖基因表达。

（二）高尿酸血症与冠心病　血尿酸浓度与许多传统心血管危险因素(老年、男性、高血压、糖尿病、高甘油三酯血症、肥胖、胰岛素抵抗等)关联,高尿酸血症是动脉粥样硬化的危险因素之一,而动脉粥样硬化是导致冠心病的主要原因。冠心病合并高尿酸血症的患病率较正常人明显升高,血尿酸变化对心肌梗死发生率的影响明显高于血压和甘油三酯。高尿酸血症通过下列机制引起动脉粥样硬化[33]:①高尿酸血症促进低密度脂蛋白氧化和脂质过氧化;②尿酸生成增多时,增多的氧自由基参与血管炎症反应;③尿酸盐作为炎性物质,通过经典和旁路激活补体,刺激中性粒细胞释放蛋白酶和氧化剂,刺激肥大细胞,激活血小板,促进血小板聚集和血栓形成,血管平滑肌增生;④高尿酸血症时,尿酸微结晶析出并沉积于血管壁,引起局部炎症,直接损伤血管内膜;⑤高尿酸血症是胰岛素抵抗综合征的标志,常合并高胰岛素血症和脂代谢紊乱,尿酸可能通过这些因素的综合作用引起动脉粥样硬化。心力衰竭时,由于缺氧和氧化应激,心血管的反应性氧族(ROS)表达上调,进一步引起心肌肥厚、纤维化和心肌重建。心力衰竭患者的血尿酸升高,并与心肌收缩功能相关[34]。

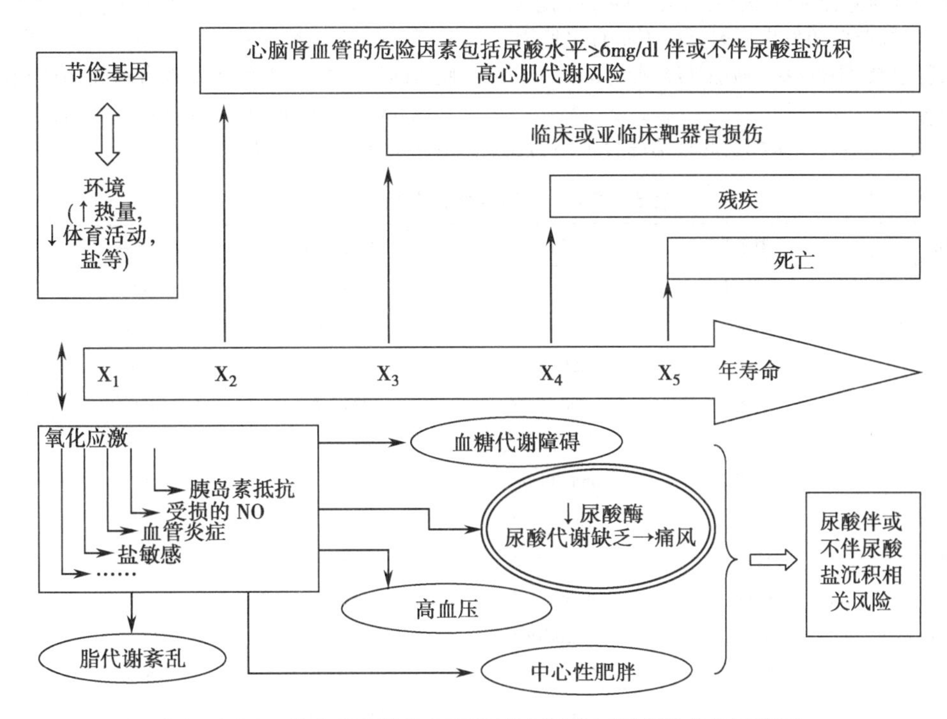

图 5-1-2-5　胰岛素抵抗和环境因素相互作用引起的危险因素群

（三）高尿酸血症与代谢综合征　原发性高尿酸血症与糖尿病有许多共同之处，如老龄、肥胖、胰岛素抵抗等。人类尿酸水平也和血糖一样随年龄增加而升高。糖尿病患者伴发高尿酸血症的比率明显高于非糖尿病者，高尿酸血症患者比尿酸正常者更易发展为糖尿病。血尿酸水平与该人群进展为T2DM的相对危险度呈剂量依赖性升高。

尿酸盐结晶可以沉积在胰岛β细胞中，导致β细胞功能受损而诱发糖尿病，糖尿病又影响尿酸排泄。高糖、高胰岛素抑制尿酸排泄，高血糖损害肾脏功能，导致糖尿病肾病，肾小球滤过率下降，尿酸排泄减少，血尿酸升高。T2DM伴发高尿酸血症的冠心病与脑卒中患病率明显增高。T2DM伴有低尿酸血症和高尿酸血症两种情况。在肾脏近曲小管，葡萄糖与尿酸经相同的载体重吸收，二者之间存在竞争。如果尿糖显著增高，肾小管对葡萄糖的重吸收增加，竞争性抑制尿酸重吸收，造成肾脏排泄尿酸增加，血尿酸下降。因此，如果血糖、尿糖明显增高，T2DM患者主要表现为低尿酸血症。发生高尿酸血症的T2DM患者主要属于以下两种情况。一是T2DM早期阶段，胰岛素抵抗和高胰岛素血症显著而血糖尚未明显升高；二是严重糖尿病肾病、肾功能不全引起继发性高尿酸血症。

1. 高血压　引起高血压和高尿酸血症的危险因素相似，高尿酸血症与高血压、心脑血管疾病相关，并且与高血压的发生、进展和预后关系密切[35]。高尿酸血症和高血压的发病有许多共同危险因素，如肥胖、脂代谢紊乱、糖调节异常等，因此二者容易相伴或先后出现。尿酸还可能是高血压发病的中介体。高血压合并高尿酸血症患者发生心脑血管疾病是不伴高尿酸血症者的3～5倍。原发性高血压伴高尿酸血症的发病机制可能与以下几个因素有关：①利尿剂（氢氯噻嗪和呋塞米）增加肾小管对尿酸盐的重吸收，血乳酸抑制尿酸盐在肾小管的分泌；②高血压微血管损害导致组织缺氧，抑制离子交换与转运，使肾小管分泌尿酸被抑制，而导致高尿酸血症；③高血压性肾动脉硬化、肾血管阻力增加、有效血流量减少及肾小管受损可引起高尿酸血症，而尿酸结晶损害小动脉内膜，加重高血压。血尿酸也是影响卒中发病率和死亡率的重要因素[36]。

2. 血脂谱异常　60%～80%的血脂谱异常伴有高尿酸血症，同样，约2/3的高尿酸血症伴有高甘油三酯血症。血尿酸增高与血脂增高的主要机制为肥胖和脂质代谢异常，与饮食密切相关，尤其是进食富含甘油三酯食物，摄入能量增加，嘌呤合成亢进，尿酸生成增加，脂肪代谢相关产物抑制尿酸排泄。高尿酸水平促进低密度脂蛋白胆固醇的氧化和脂质过氧化，导致血脂增高，伴随氧自由基生成增加并参与炎症反应，后者在动脉粥样硬化形成过程中起关键作用；同时血尿酸增加还促进血小板聚集和冠状动脉内血栓形成。

3. 胰岛素抵抗　是代谢综合征的特征，高尿酸血症与血清空腹胰岛素水平相关。高尿酸血症患者存在高胰岛素血症[37]。

（四）高糖饮食-高尿酸血症与冠心病　近几十年来，人类的饮食习惯发生了很大变化，其中摄入过量糖类（果糖、高果糖含量的糖浆等）的不良生活方式与肥胖、代谢综合征和糖尿病关系密切。果糖是一种与其他糖类不同的化合物，因为果糖可以引起细胞内ATP耗竭，提高了核苷酸的代谢转换率，使尿酸生成增多。

1. 果糖引起的肥胖与代谢综合征　20世纪50年代发现，果糖可诱发实验性大鼠胰岛素抵抗。近年发现，摄入大量果糖可导致动物代谢综合征样表型，伴有氧化应激、内皮细胞功能紊乱、脂肪肝、微量白蛋白尿和肾病，而使用淀粉或葡萄糖的动物无明显的上述病理变化[38-40]。一般认为，果糖提高食欲而增加肥胖风险，但摄入的果糖并无刺激胰岛素或瘦素分泌的作用，所以肥胖的发生原因至少不是直接原因。果糖通过刺激大脑边缘系统的多巴胺能神经，而肝脏 ATP 耗竭也兴奋食欲中枢[41]。

2. 果糖引起代谢综合征　果糖引起代谢综合征不需要增加能量摄取。果糖和蔗糖(含有果糖)刺激食物摄取，同时降低代谢率，更容易发生肥胖和内脏脂肪堆积，而且还改变脂肪的贮存方式，即使体重没有增加，但仍出现典型症状的其他表现。例如脂肪肝、高甘油三酯血症、胰岛素抵抗和 2 型糖尿病(表 5-1-2-4)。

表 5-1-2-4　血清尿酸预期糖尿病风险

研究者/年份	国家	对象	观察终点	追踪	独立风险因素
Madalie/1975	以色列	10 000/男性	糖尿病	5 年	是
Brand/1985	美国	5209/成人	糖尿病	26 年	男性是
Baukau/1985	瑙鲁	266/成人	糖尿病	6 年	女性是
Ohlson/1988	瑞典	766/男性	糖尿病	13.5 年	是
Perry/1995	英国	7735/男性	糖尿病	12.8 年	是
Chou/1998	中国	654/高危者	糖尿病	3 年	是
Boyko/2000	毛里求斯	2605/成人	IGT 糖尿病	5 年	是
Taniguchi/2001	日本	6356/男性	糖尿病	9 年	是
Meisinger/2002	德国	6166/成人	糖尿病	3~14 年	女性是
Camethon/2003	美国	9020/成人	胰岛素升高	11 年	是
Nakanishi/2003	日本	2310/男性	IFG 糖尿病	6 年	是
Lin/2004	中国	641/成人	IFG 糖尿病	7 年	女性是
Nakagawa/2005	美国	60/成人心梗	糖尿病	6 个月	是
Niskanen/2006	芬兰	522/高危者	糖尿病	4.1 年	是
Dehghan/2008	荷兰	4536/成人	糖尿病	10 年	是
Nan/2008	毛里求斯	4259/成人	糖尿病	5 年	是
Chien/2008	中国	2609/成人	糖尿病	9 年	是
Sui/2008	美国	9689/成人	代谢综合征	5.7 年	是
Kramer/2009	美国	566/高危者	糖尿病	13 年	是
Bhole/2010	美国	9175/成人	糖尿病	26~28 年	是
Ryu/2011	韩国	4779/男性	代谢综合征	3 年	是
Yamada/2011	日本	12 643/成人	糖尿病	5 年	是
Wang/2011	中国	924/成人	IFG 糖尿病	3.5 年	女性是
Viazzi/2011	意大利	758/成人	糖尿病	3 年	是

注：IFG：impaired glucose tolenrance，葡萄糖耐量受损

3. 果糖引起的高尿酸血症　在不增加热卡总量的情况下，果糖摄入仍然引起脂肪肝和代谢综合征，说明果糖的代谢与其他糖类不同。代谢果糖的第一个酶是果糖激酶(fructokinase，即己酮糖激酶)，其催化生成果糖-1-磷酸的反应主要在肝脏，因其反应速度快，缺乏负反馈抑制性调节机制，故迅速导致细胞内磷酸盐与 ATP 消耗。当人类摄入相对低量的果糖(单次 60g 或 39g 果糖加 39g 葡萄糖)时即可发生上述情况。细胞内磷酸盐降低刺激 AMP 脱氨酶(AMPD)，催化 AMP 降解为肌苷一磷酸与尿酸(图 5-1-2-6)。细胞内和血液尿酸水平增加；此外，果糖还促进甘氨酸等氨基酸合成尿酸。

上述的果糖代谢的“旁路事件”是形成代谢综合征的关键因素。首先，存在两种 KHK 异构体，激活该通路的活性不同，KHK-C 磷酸化果糖的作用迅速，消耗 ATP 而生成尿酸；相反，KHK-A 磷酸化果糖的作用较慢，消耗的 ATP 不多[42]。当小鼠两者酶均缺乏时，不发生果糖所致的代谢综合征与脂肪肝，但当选择性缺乏 KHK-A 时，KHK-C 的果糖的可用性明显增加，迅速造成脂肪肝与代谢综合征。动物肝脏存在尿酸酶，其血清尿酸水平低于人类，摄入果糖后，尿酸升高程度和发生肝脏脂肪淤积、高血压的风险也低于人类[43-46]。

经典的果糖脂质生成途径中，果糖经醛糖酶 B(Aldo B)和脂肪酸合酶(FAS)生成甘油三酯(TG)；果糖磷酸化为 F-1-P 和线粒体氧化应激(mtROS)时，由核苷酸转换形成尿酸，三羧酸循环的乌头酸酶(aconitase，ACO_2)活性下降，该酶的底物柠檬酸堆积并进入细胞质，激活 ATP 柠檬酸裂合酶和脂肪酸合酶，使柠檬酸成为合成 TG 的底物(图 5-1-2-7)。

4. 果糖引起的胰岛素抵抗与糖尿病　果糖引起胰岛素抵抗与糖尿病的发病机制见图 5-1-2-8。

(1) 肝脏作用：尿酸诱导线粒体氧化应激和脂肪肝，进一步导致胰岛素抵抗。

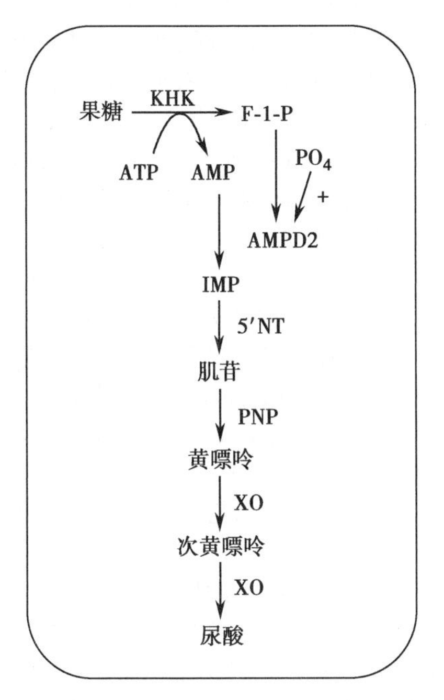

图 5-1-2-6 果糖诱导的核苷酸-尿酸转换

在KHK的催化下，果糖在肝脏迅速被磷酸化为果糖-1-磷酸(F-1-P)，其中的磷酸盐来源于ATP，因此细胞内的PO_4水平降低，刺激AMP脱氨酶2(AMPD2)将AMP转换为肌苷一磷酸(IMP)；IMP再被5'核苷酸酶(5'NT)代谢为肌苷，后者进一步在黄嘌呤氧化酶的作用下降解为黄嘌呤与次黄嘌呤，最终生成尿酸

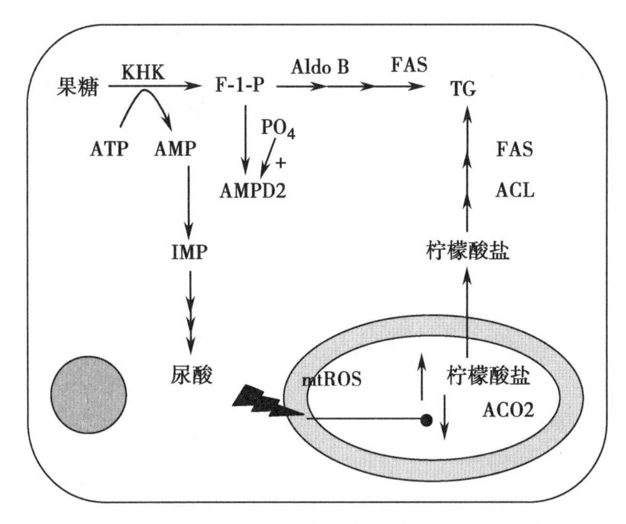

图 5-1-2-7 果糖的经典与非经典脂质生成途径

AMPD2：AMP脱氨酶；IMP：肌酐一磷酸；PO_4：磷酸盐

（2）白色脂肪作用：白色脂肪细胞通过有机酸转运体摄取尿酸，并通过NADPH氧化酶引起氧化应激，生成氧化型脂质与炎症介导物——单核细胞化学趋化因子-1（MCP-1），炎症脂联素合成引起胰岛素抵抗。

（3）血管作用：胰岛素促进血管内皮细胞释放NO，血管扩张有助于葡萄糖进入骨骼肌。尿酸降低血管NO生成，引起血管内皮细胞功能紊乱和胰岛素抵抗。

（4）胰岛细胞作用：果糖导致胰岛透明变性和巨噬细胞浸润。由于胰岛细胞不表达转运果糖的GLUT5，导致胰岛素抵抗（图5-1-2-8）。

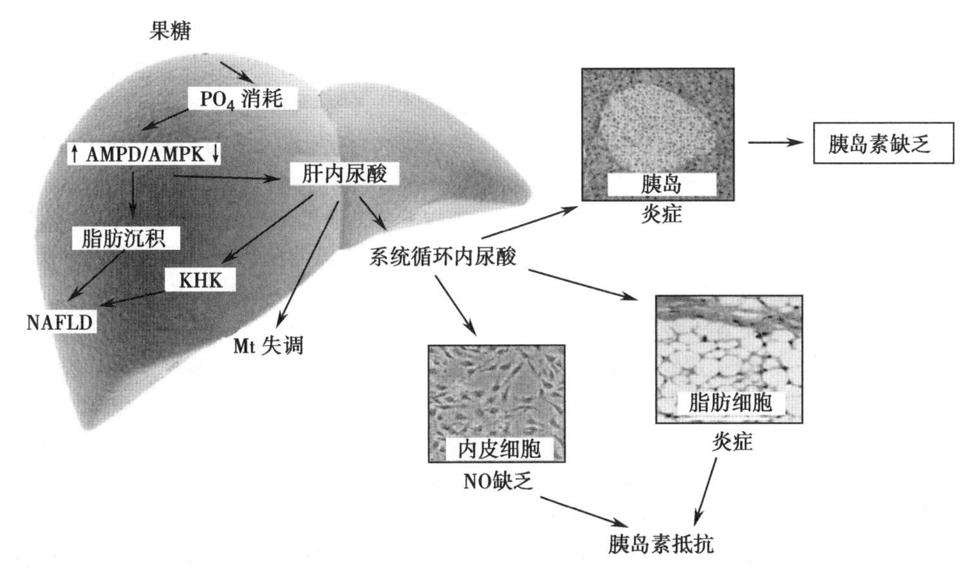

图 5-1-2-8 尿酸引起胰岛素抵抗与糖尿病的发生机制

【临床表现】

本症可发生于任何年龄，但发病高峰年龄为40岁左右，患病率随年龄增长有逐渐增高趋势。临床上以男性多见，女性约占5%，且多为绝经后妇女，常有家族遗传史。此外，肥胖及体力活动较少者易患本病。

（一）痛风性关节炎 血浆白蛋白及α_1和α_2球蛋白减少、局部组织pH值和温度降低等可使尿酸盐的溶解度下降，尿酸盐容易以无定形或微小结晶形式析出，并沉积于组织中。关节组织中的血液供应相对较少，温度较低；而且关节周围基质含有较多酸性黏多糖，导致pH值降低，故较其他组织更容易发生尿酸盐沉积。

应用偏振光显微镜鉴定关节液MSU结晶体是诊断痛风的金标准。MSU结晶长10~20μm，如针尖样。如果患者伴有关节炎表现，其诊断准确度最高。如果患者没有关节炎症状，此时可获取肌筋膜触痛点或膝关节腔液体检查(图5-1-2-9)。

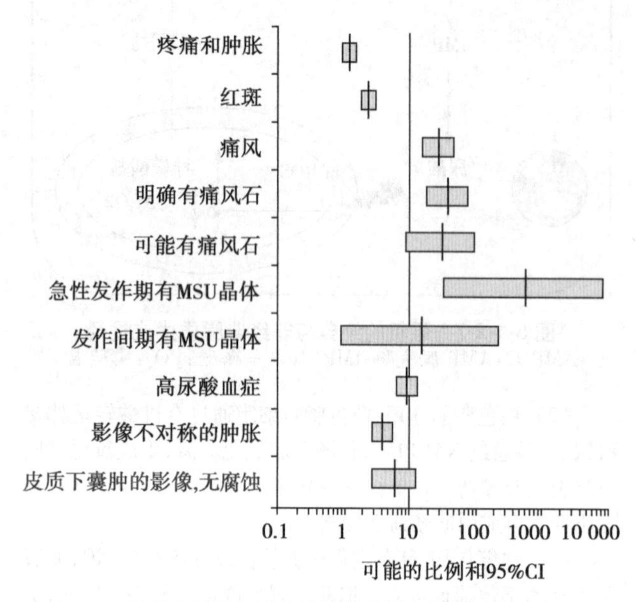

图5-1-2-9 关节滑膜液MSU结晶分析

1. 急性关节炎 典型发作者起病急骤，多数患者发病前无先兆症状，或仅有疲乏、全身不适、关节刺痛等。常于夜间突然发病，并可因疼痛而惊醒。症状一般在数小时内发展至高峰，受累关节及周围软组织呈暗红色，明显肿胀，局部发热，疼痛剧烈，常有关节活动受限。可伴有体温升高、头痛等症状。少数患者因关节炎症状轻微而未引起重视，以致发生关节畸形后才发现患有痛风。绝大多数患者在初次发病时仅侵犯单个关节，其中以足趾关节和第一跖趾关节最先累及，可同时发生多关节炎。根据发作频率，其他易受累的关节依次为足、踝、跟、膝、腕和肘关节。大关节受累时可伴有关节腔积液。症状反复发作可累及多个关节。通常，急性关节炎症状以春季多见。关节局部损伤如扭伤、穿鞋过紧、长途步行及手术、饥饿、饱餐、饮酒、食物过敏、高嘌呤食物、疲劳、寒冷、感染等均可诱发痛风性关节炎急性发作。高尿酸血症引起急性关节炎发作、痛风石形成及关节和肾脏改变时，称为痛风。但是并非所有的高尿酸血症都发展为痛风，部分患者的高尿酸血症可终生无痛风性关节炎发作。通常，高尿酸血症的程度越重，持续时间越长，引起痛风发作的概率越高。当血尿酸浓度超过饱和浓度时，容易形成针状结晶而析出，引起痛风性关节炎和骨关节损害。痛风性关节炎和痛风性骨关节病的发作与关节内铁蛋白和转铁蛋白饱和水平升高、铜锌-过氧化物歧化酶活性降低所致的尿酸钠-铁结晶沉积及酪氨酸-尿酸钠-铁结晶引起的炎症有关。

关节滑囊中的多形核白细胞吞噬尿酸盐后，迅速释放出白三烯B4(leukotriene B4，LTB4)、补体C5α、糖蛋白等趋化因子，大量白细胞聚集至关节周围组织及关节囊内。与此同时，被吞噬的尿酸盐可在细胞内引起一系列反应，导致多形核白细胞损伤，使尿酸盐和溶酶体酶溢出，进入滑囊液中，并释放缓激肽等多种炎症因子而引起炎症反应。此外，尿酸盐尚可刺激巨噬细胞、单核细胞和滑膜成纤维细胞产生PGE_2、IL-1和胶原酶等，对关节的炎症反应具有促进作用。下肢关节(尤其是跖趾关节)承受的压力最大，容易损伤，局部温度较低，常为痛风性关节炎的好发部位。最容易发生尿酸盐沉积的组织为关节软骨，可引起软骨退行性改变，导致滑囊增厚、软骨下骨质破坏及周围组织纤维化，晚期可发展为关节僵硬和关节畸形。由于滑囊液尿酸盐结晶表面覆盖有免疫球蛋白、纤维蛋白原等，其中IgG可增强局部炎症反应，而此作用又可被某些蛋白抑制，因此不同患者对由尿酸盐引起的急性关节炎反应存在一定差异。

急性关节炎发作多具自限性。轻微发作一般经过数小时至数日缓解，症状严重者可持续1~2周或更久。通常，痛风性急性关节炎发作缓解后症状消失，关节活动恢复正常，此阶段称为间歇期，可持续数月至数年。少数患者的局部皮肤遗留不同程度的色素沉着。受累关节局部皮肤出现瘙痒和脱屑为本病的特征性表现。多数患者于1年内症状复发，其后每年发作数次或数年发作1次。少数患者可终生仅有一次单关节炎发作。个别患者发病后可无明显间歇期，关节炎症状长期存在，直至形成慢性痛风性关节炎。

2. 慢性关节炎 本期仅有血尿酸升高。由无症状的高尿酸血症发展至临床痛风，一般需历时数年至数十年，有的甚至可以终生不发生急性关节炎或痛风石。导致高尿酸血症进展为临床痛风的确切机制尚不清楚。通常，高尿酸血症的程度及持续时间与痛风症状相关。多数情况下，长期无症状的高尿酸血症不引起痛风性肾病或肾石病。由于慢性无症状性高尿酸血症与心血管疾病关系密切，因而可用以预测与胰岛素抵抗有关的心血管疾病。此外，无症状的高尿酸血症还可反映胰岛素诱导的肾小管对尿酸重吸收情况，故可作为监测胰岛素抵抗和肾血管疾病的观察指标。未经治疗或治疗不规范者，其急性关节炎反复发作逐渐进展为慢性关节炎期。此期关节炎发作越来越频繁，间歇期缩短，疼痛逐渐加剧，甚至在发作之后不能完全缓解。受累关节逐渐增多，严重者可累及肩、髋、脊柱、骶髂、胸锁、下颌等关节及肋软骨，患者有肩背痛、胸痛、肋间神经痛、坐骨神经痛等表现，少数可发生腕管综合征。晚期可出现关节畸形。

(二) 痛风石 尿酸析出并沉积在软骨、关节滑膜、肌腱及多种软组织等处，形成痛风石(图5-1-2-10)。痛风石一般位于皮下结缔组织，为无痛性的黄白色赘生物，以耳廓及跖趾、指间、掌指、肘等关节较常见，亦可见于鼻软骨、舌、会厌、声带、杓状软骨、主动脉、心瓣膜、心肌等处。浅表的痛风石表面皮肤受损发生破溃而排出白色粉末状尿酸盐结晶。溃疡难以愈合，但由于尿酸盐具有抑菌作用，一般很少发生继发性感染。此外，痛风石可浸润肌腱和脊柱，导致肌腱断裂、脊椎压缩和脊髓神经压迫症状。颈椎脊髓病变较少由颈椎间盘痛风石所致，但一旦累及可出现剧烈疼痛和神经压迫症状，严重者甚至需要手术治疗。HPRT缺陷所致的高尿酸血症主要表现为神经系统症状（Lesch-Nyhan综合征和Kelley-Seegmiller综合征）。主要表现为背痛和四肢麻木，严重者伴发热，有时还可出现畸形、椎管狭窄和脊髓压迫症状，易误诊为硬脊膜外感染、脓肿或肿瘤。MRI检查有助于鉴别。痛风性髌骨结石是髌骨骨折不愈合的原因之一。痛风累及膝关节时，痛风石可位于膝关节、关节软骨或软组织内。关节镜、关节液检查和MRI可进一步明确病变性质和范围。特别在痛风石密度很低时，易与其他病变混淆，而MRI（T1相为主）可提供有价值的鉴别依据。

当血尿酸浓度超过535μmol/L（9mg/dl）时，约50%的患者出现痛风石；而血尿酸低于475μmol/L（8mg/dl）时，约90%不发生痛风石。病程越长者，痛风石越多。此外，发生时间较短的痛风石，经饮食控制和药物治疗后，可逐渐缩小甚至消失。随着关节中尿酸盐不断增多，关节结构及其周围软组织受破坏，引起纤维组织及骨质增生，从而导致关节畸形与活动障碍。慢性炎症反应使周围有大量单核细胞、巨核细胞包绕，可见分叶核白细胞浸润，形成上皮肉芽肿。大小为芝麻至鸡蛋大小或更大。早期质地较软，后期由于痛风石内纤维组织增多，质地变硬。

继发性痛风病因很多，常见者为血液病（尤其是急慢性白血病）、肿瘤溶解综合征和慢性肾衰竭与肾移植术后高尿酸血症。此外，还应排除药物、铅中毒等所致高尿酸血症。痛风与胰岛素抵抗有关，不少患者可同时伴有肥胖、T2DM、高血压、高血脂、动脉硬化及冠心病等（代谢综合征）。

（三）痛风性肾损害 由于患者肾小管功能障碍，导致尿液pH降低；而血尿酸增高使原尿中的尿酸增多，尿酸易在远曲小管和集合管结晶而析出，引起肾小管与肾间质炎症。痛风主要引起三种类型的肾脏损害（图5-1-2-11）。

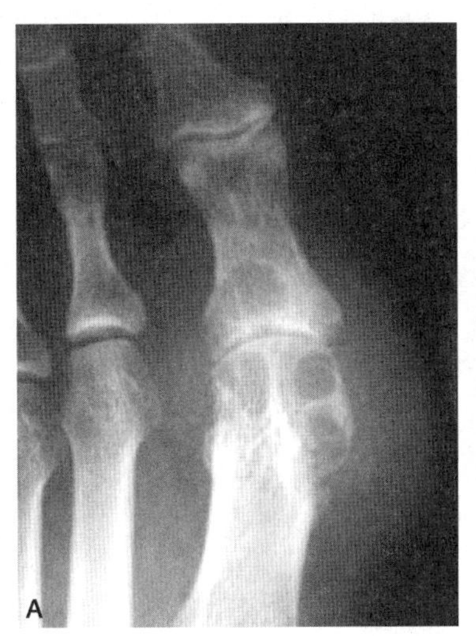

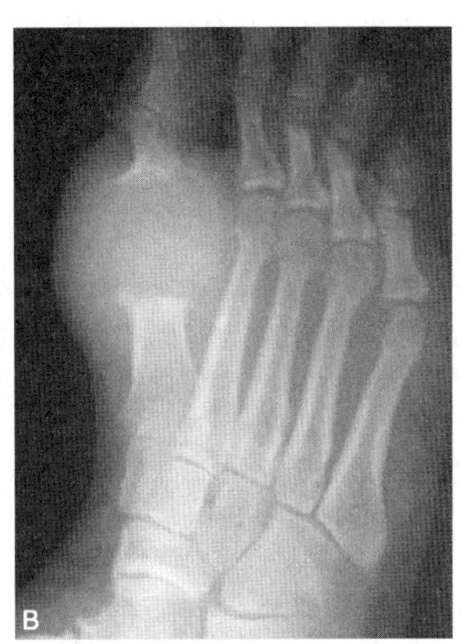

图5-1-2-10 痛风性关节炎

A. 男，45岁，痛风性关节炎足部平片，右侧第1跖趾关节邻关节面边缘骨内有多发穿凿样骨质破坏（穿凿样病变）；B. 男，21岁，痛风性关节炎足部平片，左侧第1跖趾关节相邻骨质有较大囊样骨质破坏，边缘呈穿凿样，病变内有较淡的钙化斑（晚期表现）

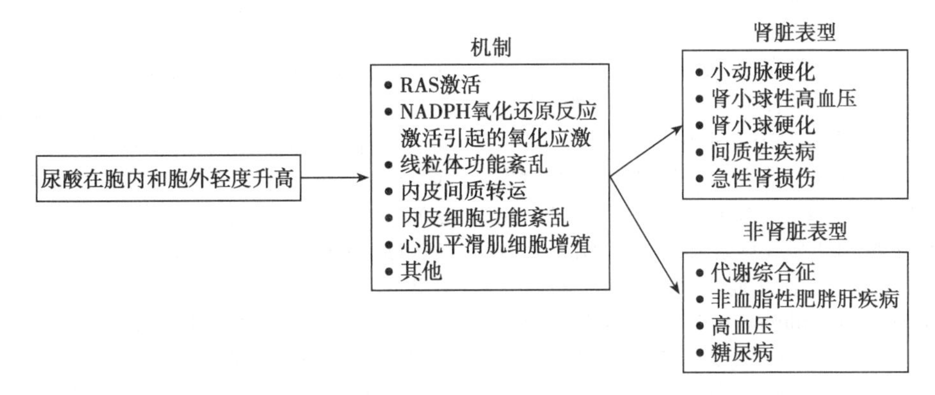

图5-1-2-11 高尿酸血症引起肾脏和其他器官病变

1. 痛风性肾病　痛风性肾病又称尿酸性肾病。由于尿酸盐沉积在肾脏髓质,周围有白细胞和巨噬细胞浸润。一般病情进展较缓慢,晚期可因肾小管变性、萎缩及肾小球硬化而导致肾衰竭。由于患者常伴有高血压、肾动脉硬化、尿路结石和尿路感染等因素,可加速肾损害进程[38-50]。

2. 梗阻性肾病　短期内大量尿酸结晶沉积于肾脏的集合管、肾盂、肾盏及输尿管内,引起尿路阻塞而发生急性肾衰竭。主要见于骨髓增生性疾病或肿瘤化疗或放疗后,尿酸生成大量增加,血尿酸急剧升高。大量尿酸盐结晶堵塞在肾小管、肾盂及输尿管内,引起尿路梗阻,患者突然出现少尿甚至无尿,如不及时处理可迅速发展为急性肾衰竭而死亡。

3. 尿酸性肾石病　约84%尿酸性结石由单纯的尿酸构成,4%为尿酸与草酸钙的混合性结石,其余为草酸或磷酸钙结石。尿酸性结石形成与血尿酸浓度、尿酸排泄量及尿液pH有关。血尿酸浓度越高,尿酸排泄量越多,结石形成亦越多。当血尿酸>770μmol/L(13mg/dl)或24小时尿尿酸>6.54mmol(1100mg)时,约半数患者发生肾石病。尿pH为7.4时,99%以上尿酸呈离子状态;尿pH为7.0时,尿酸在尿液中的溶解度降低90%;pH为5.0时,85%的尿酸为非离子状态。因此,尿酸盐在酸性环境下更容易形成结晶。

（四）非典型高尿酸血症　近年来,典型的痛风性关节炎已越来越少,代之以各种不典型的痛风病变。有的患者很少或从不发生关节肿痛,但是以髌骨受损、髌骨破裂为突出表现,或以脊椎(腰椎、颈椎或胸椎)病变为首发症状,而且其表现可类同于椎间盘感染、椎间盘突出、局部肿瘤或骨关节病。

1. 临床类型　高尿酸尿症是指24小时的尿尿酸高于11mg/kg(2岁前儿童)或(520±147)mg/1.73m²(2岁后)。高钙尿症是指24小时的尿钙高于4mg/kg,高草酸尿症是指24小时尿草酸高于0.5mg/kg(3岁前)或36.9mg/1.73m²(3岁后)。临床表现决定于尿酸升高的程度、速度和是否伴随高钙尿症或高草酸尿症。临床上分为高尿酸尿症、高尿酸尿症+高钙尿症、高尿酸尿症+高草酸尿症和高尿酸尿症+高钙尿症+高草酸尿症等类型。症状包括腹痛、尿急、尿频(每日的排尿或更换尿片超过8次)、尿中断、夜尿、少尿[每小时尿量<1ml/kg(婴儿)或<0.5ml/kg(儿童)]、遗尿(6岁以上儿童尿床)、排尿困难、血尿、外阴瘙痒、阴茎疼痛、尿路感染、泌尿系统结石等。

2. 痛风性骨病变　痛风结石导致局部骨损害,与尿酸盐或磷酸二氢盐密切接触的成骨细胞互相黏附,改变成骨细胞功能。成骨细胞在体外试验中还可吞噬结晶微粒,产生PGE_2,与细胞外液中的IL-1共同激活环氧化酶-2(COX-2),成骨细胞表达IL-6和IL-8上调,而1,25-$(OH)_2D$介导的ALP和骨钙素表达下调,结果骨形成减少,骨吸收功能增强。轴性痛风(axial gout)和轴性痛风性关节病(axial gouty arthropathy)引起慢性背痛和脊柱活动障碍[47-51]。多发生于腰椎、骶骨或颈椎的棘突处,其表现类似于脊柱转移性肿瘤、椎管狭窄,伴有感染,患者诉背痛、颈痛、神经根痛、严重者导致瘫痪,并可引起椎体半脱位(表5-1-2-5)。

表5-1-2-5　文献报道的颈椎痛风石病例资料

报道者	病变部位	临床特点
Fraser 等	C_2	颈部疼痛/秋水仙碱和别嘌醇治疗后解除
Wazir 等	$C_{1\sim2}$	颈部疼痛/进行性四肢瘫痪/手术减压-融合后症状缓解
Cabot 等	$C_{4\sim7}$	跌倒后颈部疼痛/上肢乏力/感觉异常/秋水仙碱和别嘌醇治疗/追踪6个月症状缓解
Diaz 等	$C_{4\sim5}$	四肢瘫痪1周/手术减压-融合/术后可行走
Yen 等	$C_{3\sim6}$	进行性四肢瘫痪2周/前椎间盘微切除-融合术后扶拐杖行走
Duprez 等	$C_{3\sim5}$	进行性四肢瘫痪1年/服药不规律/前路切除/椎间孔切开融合后部分缓解
Sabharwal-Gibson	$C_{5\sim7}$	严重颈部疼痛/别嘌醇-萘普生-秋水仙碱治愈
Van de Laar 等	C_3	痉挛性疼痛/振动感受损/前路切除痛风石/秋水仙碱和别嘌醇治愈
Alarcon-Reveille	$C_{6\sim7}$	颈部疼痛/秋水仙碱和别嘌醇治疗有效
Jacobs 等	$C_{1\sim2}$/$C_{5\sim6}$/$C_{6\sim7}$	痉挛性四肢瘫痪/颈部套环/秋水仙碱和别嘌醇治疗后恢复肌力
Miller and Percy 等	$C_{5\sim6}$/$C_{6\sim7}$	颈部疼痛/别嘌醇治愈
Sequeira 等	$C_{3\sim4}$	痉挛性四肢瘫痪5周/活检加椎板切除术后症状立即改善
Magid 等	$C_{1\sim2}$/T_2/$T_{8\sim9}$	T_6以下感觉与运动障碍/瘫痪3周/减压和药物(别嘌醇与秋水仙碱)治疗有效
Vinstein-Cockerill	$C_{3\sim4}$	颈部疼痛/别嘌醇治愈
Kersley 等	$C_{1\sim2}$	严重颈部和胸部疼痛/颈椎套环和药物治疗/3年后因痛风复燃死亡

3. 痛风性腱鞘炎与痛风性神经病　较常见,多伴有多关节炎、内分泌疾病、感染及机械性或压迫性病变,但易被误诊为结核性腱鞘炎、腕管综合征(carpal tunnel syndrome)或跗管综合征(tarsal tunnel syndrome)。痛风结石压迫正中神经引起压迫性神经病变、压迫腕骨或舟月韧带引起局部病变。软组织的痛风石和炎症形成结节可酷似软组织肿瘤。

4. 痛风性皮肤病变　形成皮下结节,局部皮肤溃烂后,可见浅白色结石外观。此外,亦可表现为脓疮、溃疡或脂膜炎。但镜下检查总可以找到双折射结晶物(birefringent crystal)。痛风性脂膜炎(gouty panniculitis)主要依靠组织病理检查诊断,抑制尿酸生成和促进尿酸排泄的药物可减轻脂膜炎症状[52]。

5. 内脏痛风　痛风结石可发生于任何器官的任何部位。如果发生于内脏,很容易误诊为肿瘤或感染。胰腺是较为常见的发病部位,形成的结节很难与肿瘤鉴别,CT引导下的胰腺活检可能揭示病因,找到双折射结晶状体。心脏瓣膜也易受累,引起心瓣膜病变或酷似心内膜炎样病变,痛风石亦可能位于乳腺、肾脏、胃肠、关节假体、肺和支气管。

6. 肿瘤溶解综合征伴高尿酸血症　肿瘤溶解综合征常见于肿瘤化疗、放疗时，亦可见于肿瘤晚期，是肿瘤细胞大量而迅速死亡的一种病理现象，患者常伴有高尿酸血症、高钾血症、高磷血症和低钙血症，并进一步引起急性肾损伤和心脏骤停[53,54]。治疗的关键是大量补液、碱化尿液和纠正电解质紊乱。在处理高尿酸血症方面，主要是合理使用别嘌醇和拉布立酶，并慎重应用利尿剂。

7. 铅中毒性痛风　铅中毒性痛风(saturnine gout)患者在痛风性关节炎发作前有铅中毒表现，如腹痛、神经麻痹及肾衰竭等[55]。铅中毒与高尿酸血症合并存在时，肾损害更为严重，其发展更迅速。

（五）尿酸结石　尿酸盐主要有两种成分，即尿酸铵和尿酸钠。尿酸铵往往混存于感染性结石内。尿酸及尿酸盐结石在双凹玻片上置微量结石粉末，加入 1.9mol/L 碳酸钠 1 滴和尿酸试剂 2 滴后，呈深蓝色者为强阳性，淡蓝色为少量，无色者为阴性。尿酸结石硬度不一，在单个结石内相同化学成分区也可能有不同的结构和硬度。在 pH 7.4 时，尿酸对 X 线透明，仅用造影剂摄片才能发现。但直径>2cm 的尿酸结石由于含不纯物质常呈不透明淡阴影，可在肾脏集合系统形成充盈缺损阴影。结石可为痛风或高尿酸血症的第一线索，也可出现于痛风诊断已经明确的患者。较大的尿酸结石，如米粒至黄豆大小，亦可随尿排出。结石分析为尿酸成分，大都引起肾绞痛和肉眼血尿。较大结石梗阻尿路致使尿液引流不畅，引起继发性尿路感染，有肾盂肾炎的临床表现。巨大结石停留于肾盂肾盏内，使肾盂肾盏变形甚至积水，压迫肾实质使肾功能恶化。尿在显微镜下可见多数呈双折光针状尿酸结晶。

（六）尿酸与先兆子痫　高血压与高尿酸血症是先兆子痫的重要特点(75%)。在妊娠初期，因雌激素增多(促进尿酸排泄)、血容量扩充和肾小球滤过率升高，血清尿酸水平降低 25%~35%[51]，但继而缓慢增高至 4~6mg/dl。但是在伴有先兆子痫的妊娠妇女中，由于母亲和胎儿的分解代谢旺盛和黄嘌呤氧化酶活性增强，妊娠 10 周即可发现血清尿酸升高，明显早于正常妊娠，损害血管内皮细胞和胎盘功能，导致氧化还原反应障碍和炎症[52-56](图 5-1-2-12)。

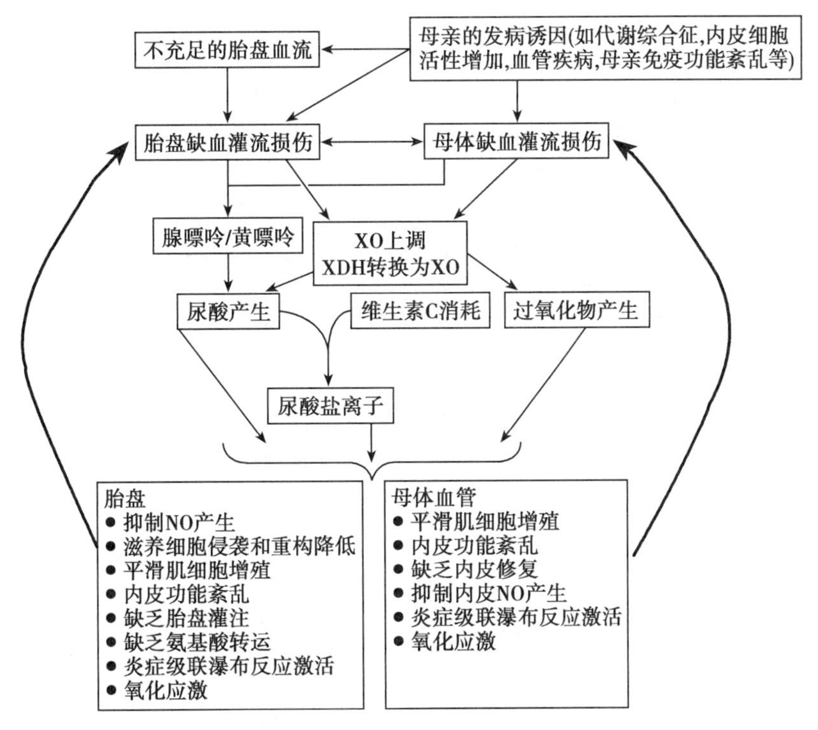

图 5-1-2-12　尿酸促进先兆子痫发作的机制

【诊断与鉴别诊断】

健康人随着饮食结构和生活习惯改变，血尿酸有上升倾向。摄入高嘌呤食物以及饮酒、运动可有一过性上升。因此在通常饮食下，1~2 周内重复测定 2~3 次，若持续超过 416.5μmol/L(7.0mg/dl)方可诊断为高尿酸血症。有原发性痛风危险因素的男性，高尿酸血症开始于青春期，而在女性往往延迟到绝经后。

（一）病例筛查　对于中年以上的男性，有或无诱因而突然出现第一跖趾等单个关节的红、肿、痛、热、活动障碍，尤其是伴有泌尿系统结石病史或痛风石者，均应考虑痛风可能。结合血尿酸增高及骨关节摄片，滑囊液检查发现有尿酸盐结晶，受累关节软骨下骨质穿凿样缺损等，一般诊断并不困难。部分急性关节炎诊断有困难者，可给予秋水仙碱进行诊断性治疗。秋水仙碱可使痛风的急性关节炎症状迅速缓解，故可用于痛风的鉴别诊断。高尿酸血症和痛风的高危风险因素主要有：①痛风家族史；②老年男性代谢综合征或肥胖、高血压、糖尿病、高甘油三酯血症、胰岛素抵抗；③血液系统疾病如白血病、多发性骨髓瘤、淋巴瘤；④免疫性疾病(如系统性红斑狼疮)；⑤慢性肾病或肾移植后；⑥肿瘤广泛转移或肿瘤放疗或化疗后；⑦噻嗪类利尿药、呋塞米、乙胺丁醇、吡嗪酰胺免疫抑制剂。部分患者表现为慢性关节疼痛，发作极不典型，当血尿酸正常时，多被误诊为退行性关节病。关节局部找到痛风结节有助于诊断，但痛风结节少见，此时应反复检测血尿酸水平，必要时行影像检查明确诊断。

（二）辅助检查

1. 血液检查　血尿酸升高是痛风患者重要的临床生化特点。通常采用尿酸酶法进行测定，男性正常值上限为7mg/dl，绝经期前的女性较男性约低59.4μmol/L（1mg/dl）。影响血尿酸水平的因素较多，患者血尿酸水平与临床表现严重程度并不一定完全平行，甚至有少数处于关节炎急性发作期的患者其血尿酸浓度仍可正常。关节炎发作期间可有外周血白细胞增多，血沉加快。尿酸性肾病影响肾小球滤过功能时，可出现血尿素氮和肌酐升高。

2. 滑囊液检查　通过关节腔穿刺术抽取滑囊液，在偏振光显微镜下可发现白细胞中有双折光的针形尿酸钠结晶。关节炎急性发作期检出率一般在95%以上。用普通光学显微镜检查的阳性率仅为偏振光显微镜检查的一半。此外，滑囊液的白细胞计数一般在1×10^9～7×10^9/L，主要为分叶核粒细胞。无论接受治疗与否，绝大多数间歇期的患者进行关节滑囊液检查，仍可见尿酸钠晶状体。

3. 痛风石活检　对表皮下的痛风结节可行组织活检，通过偏振光显微镜可发现其中有大量的尿酸盐结晶。亦可通过紫尿酸铵（murexide）试验、尿酸氧化酶分解及紫外线分光光度计测定等方法分析活检组织中的化学成分。

4. 尿液检查　正常人经过5天嘌呤饮食限制后，24小时尿尿酸排泄量一般不超过3.57mmol（600mg）。由于急性发作期尿酸盐与炎症的利尿作用，使患者尿尿酸排泄增多，因而此项检查对诊断痛风意义不大。但24小时尿尿酸排泄增多有助于痛风性肾病与慢性肾小球肾炎所致肾衰竭的鉴别。有尿酸性结石形成时，尿中可出现红细胞和尿酸盐结晶。尿酸盐结晶阻塞尿路引起急性肾衰竭时，24小时尿尿酸与肌酐的比值常>1.0。

5. 酶活性测定和相关基因突变分析　有条件者可测定患者红细胞中PRPP合酶、PRPPAT、HPRT及黄嘌呤氧化酶活性，但确诊有赖于相关基因突变分析。

6. 饮食治疗试验　用于原发性痛风与继发性痛风的鉴别。急性关节炎期限制嘌呤饮食5天后，同时测定血和24小时尿尿酸水平，如果两者均升高，提示有尿酸产生增多。

7. 特殊检查　早期急性关节炎仅表现为软组织肿胀，关节显影正常。随着病情进展，与痛风石邻近的骨质可出现不规则或分叶状的缺损，边缘呈翘状突起；关节软骨缘破坏，关节面不规则。进入慢性关节炎期后可见关节间隙变窄，软骨下骨质有不规则或半圆形穿凿样缺损，边缘锐利，缺损边缘骨质可有增生反应。至晚期，关节附近的骨质被破坏，可形成囊性病灶，边缘呈穿凿样改变。此外，利用双能X线骨密度测量仪可早期发现受累部位的骨密度改变，并可作为痛风性关节炎诊断与病情观察的评价指标。也可用关节镜和^{99m}Tc-MDP协助诊断痛风性关节炎，单纯尿酸性结石可透过X线，诊断有赖于静脉肾盂造影。混有钙盐者行腹部平片检查可被发现。沉积在关节内的痛风石，根据其灰化程度的不同在CT扫描中表现为灰度不等的斑点状影像。痛风石在MRI检查的T_1和T_2影像中均呈低到中等密度的块状阴影，静脉注射钆可增强痛风石阴影的密度。两项检查联合进行可对多数关节内痛风石作出准确诊断。此外，亦可用高分辨B超来鉴别指（趾）的痛风病变以协助诊断。

（三）诊断标准　国际上曾推出过多种诊断标准，各有优缺点。常用的五个标准见表5-1-2-6，其敏感性与特异性见表5-1-2-7。

（四）痛风与其他关节病的鉴别　高尿酸血症/痛风应与磷酸钙沉积病、碱性磷酸钙沉积病及痛风的鉴别（表5-1-2-8）。

表5-1-2-6　痛风分类标准

A. 罗马（1963）标准（2项以上确诊）
1. 血清尿酸>7mg/dl（男性）>6mg/dl（女性）
2. 痛风石
3. 关节滑膜液或组织MS结晶
4. 突发的疼痛性关节肿胀（2周内消除）

B. 纽约（1966）标准（2项以上或发现MSU结晶体）
1. 至少2次疼痛性关节肿胀（2周内消除）
2. 痛风病史或观察到足痛风
3. 痛风石
4. 秋水仙碱有速效（48小时内炎症和症状缓解）

C. ARA（1977）急性痛风标准（6～12项为诊断所需或存在MSU结晶体或痛风石）
1. 1次以上的急性关节炎发作
2. 1天内症状严重性发展到高峰
3. 少数关节炎发作
4. 关节表面红肿
5. 首次MTP疼痛或红肿
6. 首次单侧MTP疼痛发作
7. 单侧跗关节疼痛发作
8. 痛风石
9. 高尿酸血症（超过正常均值2SD）
10. X线片非对称性关节肿胀
11. 皮层下囊肿而无关节侵犯（X线片）
12. 发作后关节症状完全消失

D. 墨西哥（2010）标准（4项以上或MSU结晶体）
1. 1个以上的关节炎反复发作病史
2. 关节疼痛和肿胀发展迅速（24小时内）
3. 单关节或烧伤关节受累
4. 足痛风
5. 关节红斑
6. 单侧跗关节炎发作
7. 痛风石
8. 高尿酸血症（超过正常均值2SD）

E. 荷兰（2010）诊断标准（小于4分排除痛风，8分以上提示痛风并需要做关节滑膜液分析）
1. 男性（2分）
2. 关节炎发作既往史（2分）
3. 1天内发作（0.5分）
4. 关节红肿（1分）
5. 1个MTP发作（2.5分）
6. 高血压或1个以上心血管病（1.5分）
7. 血清尿酸>5.88mg/dl（3.5分）
8. 痛风石（13分）

表5-1-2-7　不同痛风诊断标准的特异性与敏感性比较

标准名称	敏感性（%）	特异性（%）
罗马标准（1963）	0.64～0.82	0.99
纽约标准（1966）	0.64～0.80	0.99
ARA标准（1977）	0.70～0.85	0.64～0.97
墨西哥标准（2010）	0.88～0.97	0.96

表 5-1-2-8 磷酸钙沉积病、碱性磷酸钙沉积病与痛风的鉴别与治疗

疾病	尿酸性痛风	CPPD 沉积病	BCP 沉积病
指南	ACR(2012)/EULAR(2006)/BSR(2007)	EULAR(2011)	无
关节病局部治疗	关节腔内糖皮质激素注射	关节腔内糖皮质激素注射	关节周围糖皮质激素注射
秋水仙碱	是	是	资料有限
秋水仙碱负荷量	是	否	-
NSAID	是	是	是
糖皮质激素	是	是	资料有限
一线预防药物	黄嘌呤氧化酶抑制剂	无	无
二线预防药物	尿酸酶	秋水仙碱	-
三线预防药物	尿酸酶	甲氨蝶呤/羟氯喹	-
IL-1 抗体治疗	有效	可能有效	可能有效

注:CPPD:焦磷酸钙沉积病;BCP:碱性磷酸钙;ACR:美国风湿病学会;EULAR:欧洲抗风湿病联盟;BSR:英国风湿病学会

1. 磷酸二氢钙沉着症　痛风应与磷酸二氢钙沉着症(calcium pyrophosphate dihydrate crystal deposition disease,CPPDCD)鉴别。后者主要累及掌指关节,但亦可累及头颈部和腰椎。

2. 类风湿关节炎　一般以青、中年女性多见,好发于四肢的小关节及腕、膝、踝、骶髂和脊柱等关节,表现为游走性、对称性多关节炎,受累关节呈梭形肿胀,常伴有晨僵现象,反复发作可引起关节畸形。类风湿因子多为阳性,血尿酸不高。X线片可见关节面粗糙,关节间隙狭窄,晚期可有关节面融合,但骨质穿凿样缺损不如痛风明显。

3. 化脓性关节炎与创伤性关节炎　创伤性关节炎一般都有关节外伤史,化脓性关节炎的关节滑囊液可培养出致病菌,两者的血尿酸均不高,关节滑囊液检查无尿酸盐结晶。

4. 关节周围蜂窝织炎　关节周围软组织明显红肿,畏寒、发热等全身症状较为突出,但关节疼痛往往不如痛风显著,周围血白细胞明显增高,血尿酸正常。

5. 假性痛风　系关节软骨矿化所致,多见于用甲状腺激素进行替代治疗的老年人,一般女性发病较男性多见,最常受累的关节为膝关节。关节炎症状发作常无明显季节性,血尿酸正常。关节滑囊液检查可发现有焦磷酸钙结晶或磷灰石,X线片可见软骨呈线状钙化,尚可有关节旁钙化。部分患者可同时合并痛风,则有血尿酸浓度升高,关节滑囊液检查可见尿酸盐和焦磷酸钙两种结晶。

6. 银屑病关节炎　常累及远端指(趾)间关节、掌指关节、跖趾关节,少数可累及脊柱和骶髂关节,表现为非对称性关节炎,可有晨僵现象。约20%伴有血尿酸增高,有时难以与痛风相区别。X线片可见关节间隙增宽,骨质增生与破坏可同时存在,末节指(趾)远端呈铅笔尖或帽状。

7. 妊娠期高尿酸血症　妊娠妇女在发生先兆子痫前往往伴有高尿酸血症,高尿酸血症引起炎症反应、血管内皮损害和氧化应激。因此,应对显著升高的高尿酸血症孕妇进行相关检查。在正常和病理妊娠妇女中,血尿酸可作为肾功能的评价指标,如果血尿酸明显升高,应特别警惕先兆子痫、妊娠高血压和胎儿发育障碍可能。

8. 肿瘤溶解综合征　主要见于体积较大的高增殖型肿瘤和对化疗敏感的恶性肿瘤,化疗后,蛋白核酸分解产物、阳离子和阴离子进入血液循环,骨血磷、血钾、血尿素和血尿酸升高。临床表现为消化道不适心血管事件和急性肾衰。

9. 其他关节炎　急性关节炎期尚需与系统性红斑狼疮、Charcot 关节炎、复发性关节炎及 Reiter 综合征相鉴别,慢性关节炎期还应与肥大性骨关节病、结核性关节炎、创伤性关节炎及化脓性关节炎的后遗症等进行鉴别。通常,血尿酸测定和关节影像检查有助于磷酸钙沉积病、碱性磷酸钙沉积病、血色病、黄褐病、草酸盐沉积病和 Wilson 病的鉴别诊断。

【治疗】

处理传统的治疗理念和方法外,近年有关患者处理的新理念和观点是:①IL-1 拮抗剂可迅速控制急性痛风的炎症状态,其不良反应极少,且疗效明显优于秋水仙碱、NSAID 或糖皮质激素;②IL-1 拮抗剂可用于心血管病、肾病患者;在控制急性痛风炎症方面,低剂量与高剂量的秋水仙碱疗效相当,而不良反应血症降低;③糖皮质激素的疗效与 NSAID 相当,是肾病患者的可选择药物;④局部冰敷可明显减轻急性痛风的关节炎症状,借此可与其他原因所致的炎性关节炎鉴别。少见的沉积物引起的关节病治疗见表 5-1-2-9。

表 5-1-2-9 少见沉积物引起的关节病治疗

关节病	特殊治疗	秋水仙碱	NSAID	口服糖皮质激素	关节腔内注射糖皮质激素	IL-1 抗体	其他
血色病	无	无资料	是	无资料	无资料	是	静脉放血
草酸盐沉积病	无	无资料	疗效差	无资料	无资料	可能	维生素 B_6/肝肾移植
黄褐病	无	无资料	是	无资料	无资料	无资料	减少蛋白摄入/烟酸
Wilson 病	无	无资料	无资料	无资料	无资料	无资料	铜螯合剂

尿酸生成与清除的药物干预靶点见图 5-1-2-13,有关的治疗进展包括:①不能受别嘌醇治疗的患者药物选择有黄嘌呤氧化酶抑制剂非布司他和基因重组的尿酸酶(pegloticase);②轻至中度肾病肾衰(肌酐清除率>30ml/min)患者可应用非布司他;③pegloticase 可作为短期使用药物治疗痛风石切除后,或长期用于不能耐受别嘌醇与非布司他的患者;④pegloticase 注射的反应常见于治疗后血清尿酸升高(>357μmol/L)者;⑤补充维生素 C(500~1000mg/d)可预防痛风发作;⑥饮酒、高蛋白餐、高果糖和高海产品饮食增加痛风发作风险。

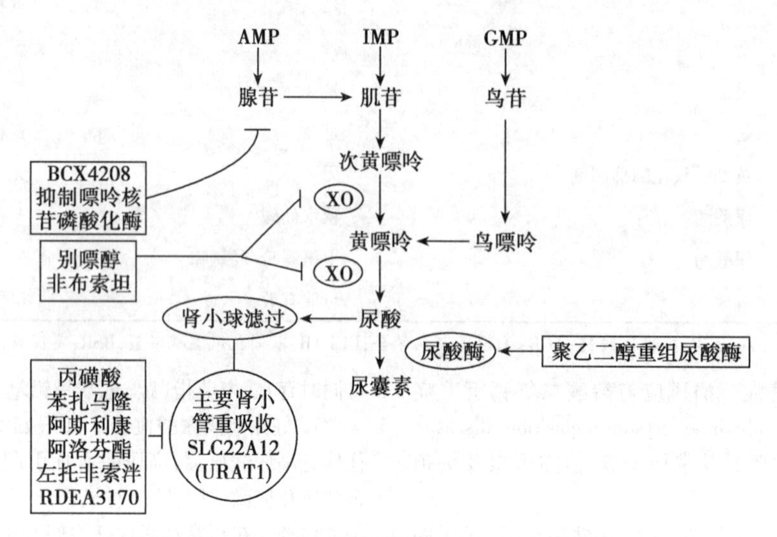

图 5-1-2-13 抗尿酸药物的干预靶点

(一)生活干预 大部分高尿酸血症是可以预防的。通过节制饮食,避免大量进食高嘌呤食物(鱼肉、海鲜、动物内脏、蟹黄、火腿、香肠、花生、蘑菇、豆类、豆制品等),严格戒酒,防止过胖等可明显降低血尿酸水平,减少痛风发作[56-61]。避免过度劳累、紧张、受寒、关节损伤等诱发因素也相当重要。不宜使用抑制尿酸排出的药物。

饮食中蛋白质的摄入量应限制在 1g/(kg·d)左右。由于果糖摄入过多导致体内腺嘌呤核苷酸产生增多,进而促进尿酸生成,故应少食富含果糖的食物(尤其是代谢综合征和肥胖患者)。动物内脏(心、肝、肾、脑)、蛤蜊、蟹、蚝、沙丁鱼、酵母等均为高嘌呤食物,应限制食用。肉类、鱼虾类、豌豆、菠菜等亦含一定量嘌呤,可适量选用。蔬菜、水果、牛奶、鸡蛋不含嘌呤,可任意选用。饮酒是诱发关节炎急性发作的重要因素之一,因此除禁酒外,对于任何酒精性饮料均应严格节制。患者还应戒烟,避免劳累、受凉。此外,鼓励多饮水,以利于尿酸排泄,预防尿路结石形成。数十年来,人类的血清平均尿酸水平在不断升高,痛风的发病率已经加倍,流行病学研究发现,这主要与糖尿病、高血压、肥胖和代谢综合征发病率升高有关,其中不良生活习惯和大量药物使用也有明显的负面影响(表 5-1-2-10)。

早期诊断和早期治疗能使大多数患者正常生活。30 岁以前出现初发症状的痛风患者的病情更为严重。对晚期患者进行积极治疗,痛风石可溶解,关节功能和肾功能障碍可得到一定改善。20%的痛风患者发生尿酸或草酸钙结石,有尿路梗阻和感染等并发症,并可伴有继发性肾小管间质病变。未经治疗的进行性肾功能障碍常并发高血压、痛风性关节病、肾病、肾石病、糖尿病等。本病的治疗目标为:①迅速终止急性关节炎发作;②控制尿酸性肾病与肾石病,保护肾功能;③慢性高尿酸血症者的治疗目标是使血尿酸维持在 360μmol/L(6.0mg/dl)以下;④伴肥胖或代谢综合征者要同时控制其他指标(包括体重),减少并发症的发生。

表 5-1-2-10 饮食和体重对高尿酸血症与痛风的影响

风险因素	高尿酸血症风险	痛风风险
体重		
BMI	↑	↑
腰臀比	↑	↑
增加体重	↓	↓
减轻体重	↓	↓
富含嘌呤食物		
肉类	↑	↑
海产品	↑	↑
富含嘌呤的水果与蔬菜		
酒精	↑	↑
果糖	↑	↑
含糖饮料	↑	↑
甜果与果汁	↑	↑
咖啡	↓	↓
乳制品		
低脂乳制品	↓	↓
高脂乳制品		↔
补充维生素 C	↓	↓

（二）关节炎急性发作治疗 首先应绝对卧床休息，抬高患肢，避免受累关节负重，持续至关节疼痛缓解后72小时方可逐渐恢复活动。同时，应尽早予以药物治疗使症状缓解。延迟用药会导致药物疗效降低。

高尿酸血症长期防治的建议方案是：①每年有2次以上痛风发作或关节受损者，首先用偏光镜证实痛风石诊断；②首选别嘌醇100~300mg/d；不能耐受者改用非布司他治疗；③治疗4~8周后监测血尿酸，<0.30mmol/L者继续别嘌醇口服；尿酸>0.30~0.36mmol/L而无痛风发作者撤除秋水仙碱、NSAID和糖皮质激素，用别嘌醇单药继续治疗；尿酸>0.30mmol/L且伴痛风发作者增加别嘌醇用量（100mg/d）或将原来剂量加倍；④血尿酸>0.30mmol/L伴痛风发作和痛风石，且尿尿酸<1.5mmol/24小时者改用非布司他治疗，并加用苯溴马隆（100mg/d）或丙磺舒（500mg，2次/天）；⑤希望清除结石者必须使血尿酸控制在0.30mmol/L以内，不能达到该目标值时考虑用pegloticase治疗。高尿酸血症的药物及其用法见表5-1-2-11。

表5-1-2-11 控制高尿酸血症的常用药物

药物	应用指征	日剂量范围/标准用量	药理特征
控制慢性高尿酸血症药物			
别嘌醇（口服）	XOI（高尿酸血症）	300mg/次（3次/天）	根据肾功能调整剂量
苯溴马隆※（口服）	别嘌醇过敏或无效者尿酸排泄减少者	50~100mg/次（3次/天）	严重肾衰竭时效果差
非布司他（口服）	XOI（尤其是别嘌醇过敏或无效者）	80~120mg/d（1次/天）	肾损害时无须调整剂量
丙磺舒（口服）	尿酸排泄减少者	1000mg/d	中重度肾衰竭时疗效差
拉布立酶（滴注）	UrO（溶解痛风石）	1小时内0.2mg/kg滴注（每周1次）（必要时加甲泼尼龙琥珀酸100mg滴注）	
非诺贝特	高甘油三酯血症伴高尿酸血症	素片300mg/d 微粒片0.2g/d	降解乳糜微粒和VLDL（降低TG）
氯沙坦	高尿酸血症伴高血压	50mg/d	血容量不足/老年/肾损害者减量
控制急性痛风药物			
冰敷（icepacks）	急性痛风性关节炎	局部使用	减轻充血和炎症反应
NSAID	急性痛风性关节炎	自小剂量开始（逐渐加量）	首选依托考昔/氯米考昔
秋水仙碱	急性关节炎治疗	0.5mg/次（1次/小时）或1mg/次（1次/2小时）	48小时内剂量不超过7mg（心肾功能与血象监测）
	急性关节炎预防	0.5mg/次（3次/天×6个月） 0.6mg/次（2次/天×6个月）	心肾功能监测
糖皮质激素	急性痛风性关节炎	泼尼松10mg（3次/天） 己曲安奈德5~20mg关节内注射	不长期应用
尿酸酶	UrO（顽固性痛风）	8mg/2~4周	生物制剂

注：XOI：黄嘌呤氧化酶抑制剂；UrO：尿酸氧化酶；NSAID：非类固醇类消炎药；※：苯溴马隆曾因严重不良反应而于2003年停用

1. 秋水仙碱 对控制痛风急性发作具有显著疗效，为痛风急性关节炎期的首选用药之一。秋水仙碱可与微管蛋白结合而阻断其构成，同时可抑制LTB4和C5α产生，进而抑制受累关节局部组织中多形核白细胞的趋化运动，使关节炎症状迅速缓解。常规剂量每次0.5mg，1次/小时；或1mg/次，每2小时1次，直至关节疼痛缓解或出现恶心、呕吐、腹泻等胃肠道不良反应时停药。一般48小时内剂量不超过7mg。通常用药后6~12小时内可使症状减轻，约90%的患者在24~48小时内完全缓解。对口服秋水仙碱后消化道反应剧烈者，可将1~2mg秋水仙碱溶于10~20ml生理盐水中，于5~10分钟内缓慢静脉注射。其后可根据需要，每隔6~8小时注射1mg，24小时内总量不超过4mg；肾功能减退者控制在3mg内。静脉注射时药物外漏可引起组织坏死。对于尚不能确诊的关节炎，可选用秋水仙碱进行诊断性治疗。除胃肠道不良反应外，部分患者发生骨髓抑制、肝功能损害、脱发、精神抑郁、上行性麻痹、呼吸抑制等。因此，有骨髓抑制及肝肾功能损害者使用该药时，剂量应减半，并密切观察不良反应。不良反应与药物剂量有关，口服较静脉注射安全性高。极少数患者使用秋水仙碱后发生急性心功能衰竭和严重室性心律失常而导致死亡。反复应用秋水仙碱控制痛风或家族性地中海热症状后，可抑制成骨细胞矿化功能，导致骨矿化不良和骨折不愈合，有时还引起异位骨化。如发生秋水仙碱中毒，患者出现全血细胞减少（缺乏），应用粒细胞-集落刺激因子（G-CSF）。秋水仙碱治疗效果不满意者可改用非布司他（黄嘌呤氧化酶抑制剂）治疗。

2. 非甾体类消炎剂 无并发症的急性痛风性关节炎发作首选非甾体类消炎药物，特别是不能耐受秋水仙碱的患者尤为适用。非甾体类消炎剂与秋水仙碱合用可增强止痛效果。餐后服用可减轻药物对胃肠道的刺激。吲哚美辛（消炎痛）促进尿酸排出。开始剂量50mg，每6小时1次。症状减轻后逐渐减为25mg，2~3次/天；或布洛芬0.2~0.4g，2~3次/天，通常2~3天内使症状得到控制。保泰松或羟基保泰松的作用与吲哚美辛相似。初始剂量0.2~0.4g,以后每4~6小时0.1g。症状好转后减为0.1g/次(3次/天)。吡罗昔康的作用时间长,20mg/d,1次顿服,偶有胃肠道反应。长期用药应注意周围血白细胞和肝肾功能。萘普生的抗感染作用较强,为保泰松的11倍,镇痛作用为阿司匹林的7倍,胃肠道反应较小。口服0.25g,2~3次/天。选择性环氧化酶-2抑制剂塞来考昔、罗非考昔、依托考昔和氯米考昔的抗炎作用较强,常规剂量效果不佳时可短期加用糖皮质激素,但消化道反应常见,严重者可导致消化性溃疡或急性消化道大出血。

3. 糖皮质激素 其对急性关节炎发作具有迅速缓解作用,但停药后容易复发,且长期服用易致糖尿病、高血压等,故不宜长期应用。仅对秋水仙碱、非甾体类消炎药治疗无效或有禁忌证者短期使用。一般用泼尼松10mg,每日3次。症状缓解后逐渐减量,以免症状复发。亦可将ACTH 40U加入葡萄糖溶液中静脉滴注,每日1次;或肌内注射40~80U/d。单一关节受累者给予己曲安奈德5~20mg关节内注射,常可使症状得到缓解。

4. 其他药物 少数关节疼痛剧烈者可口服可待因30~60mg,或肌内注射哌替啶50~100mg。另外,临床上广泛应用乐尔膏穴位贴敷加车前子茶治疗痛风性关节疼痛,起效时间快,镇痛作用强。

(三)慢性高尿酸血症治疗 慢性痛风的处理流程见图5-1-2-14。应适当进行生活方式调整,以降低血尿酸水平。此期患者尚需定期进行血尿酸监测,确保血尿酸水平经常控制在目标范围之内。对经饮食控制等非药物治疗后血尿酸浓度仍超过475μmol/L(8mg/dl)、24小时尿尿酸排泄量>6.54mmol,或有明显家族史者,即使未出现关节炎、痛风石、肾石病等临床表现,也应使用降低尿酸药物,同时注意避免各种诱发急性关节炎的因素。经上述治疗,关节炎不易控制、症状反复发作者,可用小剂量秋水仙碱(0.5~1.0mg/d)进行维持治疗。用药过程中,应密切注意骨髓抑制作用,并定期复查肝肾功能。

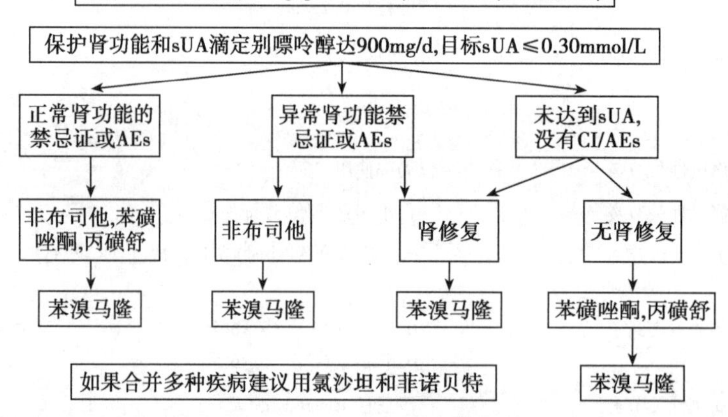

图5-1-2-14 慢性痛风的处理流程
qd:每日1次

降低血尿酸药物为本期治疗的主要用药,治疗目标为血尿酸在360μmol/L(6mg/dl)以下。应用降低血尿酸药物的适应证包括:①经饮食控制后血尿酸仍超过416μmol/L(7mg/dl)者。②每年急性发作2次以上者。③有痛风石或尿酸盐沉积的X线证据者。④有肾石病或肾功能损害者。降低血尿酸药物主要包括抑制尿酸合成与促进尿酸排泄两类,两者均无抗炎止痛作用。通常,根据肾功能及24小时尿酸排泄量选择药物。对肾功能正常、24小时尿尿酸排泄量<3.75mmol者,选用促进尿酸排泄药物;如果肾功能减退、24小时尿尿酸排泄量>3.75mmol,则应用抑制尿酸合成药物。

学者发现,痛风石体积缩小与血尿酸水平相关,血尿酸浓度越低,痛风石溶解的速度越快。维持血尿酸水平在亚饱和状态(<6mg/dl,360μmol/L)可缩小痛风石,如果<4mg/dl,部分结石消失。在使用所有降低血尿酸药物(尤其是pegloticase)的开始数个月内,可能诱发新的急性关节炎症状(移动性痛风发作,mobilization flare),可能与血尿酸急剧下降或剂量改变使血尿酸增高有关;引起痛风发作的直接原因是血尿酸过饱和所致的MSU结晶沉淀,没有MSU结晶就不会引起再次痛风发作。故在痛风急性期不宜使用。欧洲风湿病防治联合会建议开始使用较低剂量,以后缓慢而多次增加用量,直至达到尿酸目标控制值。第1个月使用低剂量秋水仙碱或非类固醇类抗炎药亦可预防痛风再次发作。例如,用丙磺舒或别嘌醇,加用秋水仙碱1.5mg/d(0.5mg,3次/天),共6个月;或0.6mg/次,2次/天,共6个月。

1. 抑制尿酸合成药物 主要有别嘌醇和非布司他。别嘌醇为黄嘌呤氧化酶抑制剂,主要通过抑制黄嘌呤氧化酶,使次黄嘌呤和黄嘌呤不能转化为尿酸。

(1)别嘌醇:进入体内后被逐渐氧化,生成易溶于水的异黄嘌呤,随尿液排出。另一方面在有PRPP存在情况下,可转变成相应的核苷酸,使PRPP消耗增加,并抑制PRPPAT,使尿酸合成进一步减少。因而可迅速降低血尿酸浓度,抑制痛风石及尿酸结石形成[22]。别嘌醇与促进尿酸排泄药物合用可加快血尿酸降低的速度,并促进沉积在组织中的尿酸盐溶解。该药适用于体内嘌呤产生过多,而肾功能正常及痛风石较明显患者。常用剂量100mg，2～4次/天。病情需要时可增至200mg，3次/天。由于别嘌醇的生物半衰期为18～30小时，亦可每日单次用药。血尿酸浓度降至360μmol/L(6mg/dl)后，根据血尿酸水平逐渐减少用量。用药初期可能因为血尿酸转移性增多而诱发急性关节炎发作，此时可加用小剂量秋水仙碱治疗。黄嘌呤氧化酶被别嘌醇等药物抑制后，尿酸下降，氧自由基生成减少，故可用黄嘌呤氧化酶抑制剂治疗急性心肌梗死与心力衰竭[62,63]。Langone等的研究发现，别嘌醇具有与盐皮质激素拮抗剂螺内酯类似的治疗心力衰竭和高血压效果。别嘌醇被广泛用作黄嘌呤氧化酶抑制剂。几项关于肥胖青少年和青少年高血压患者的小型研究显示该药可使血压降低。分析英国临床实践研究数据，对65岁以上人群进行观察，服用别嘌醇血压降低者对于高尿酸血症伴有高血压者可能特别适合，但大剂量可引起Stevens-Johnson综合征和其他不良反应。

少数患者服用别嘌醇后发生药物过敏综合征，表现为发热、过敏性皮疹、腹痛、腹泻、白细胞和血小板减少等。停药和对症治疗一般可恢复，亦可进行脱敏治疗。个别患者发生严重上皮组织中毒性坏死溶解、急性脉管炎、严重肝肾损害等，甚至大面积肝坏死，病情危重，应积极抢救治疗。通常，不良反应多见于已有肾功能不全者，因此伴肾功能损害者，剂量应酌情减少。由于别嘌醇是目前治疗高尿酸血症和慢性痛风的一线用药，如果患者仅对别嘌醇有一般过敏反应，应在脱敏后尽量考虑继续应用。

尽管别嘌醇排泄并不随年龄增长而减少，但其活性代谢产物氧嘌醇排泄量与年龄呈负相关，因而老年患者用药后更容易发生不良反应。此外，老年患者使用别嘌醇的累计剂量超过400g或连续用药超过3年，可增加患者白内障摘除并发症的风险。对别嘌醇治疗无效者可改用氯沙坦、阿托伐沙坦和非诺贝特等药物治疗。不能耐受别嘌醇者应考虑用pegloticase控制高尿酸血症。

(2) 非布司他(febuxostat)：是一种新的黄嘌呤氧化酶抑制剂，其降血尿酸作用可能优于别嘌醇，但预防痛风发作的作用与别嘌醇相似。1次/天，常用量10～100mg/d，最大量240mg/d[64,65]。主要不良反应为肝损害、腹泻、头痛、恶心和呕吐。慎用于肾功能不全者。使用非布司他治疗期间，建议做如下监测：①用药4周后测定血清肌酐、尿酸、ALAT、ASAT以及24小时尿酸与肌酐清除率；用药12周后应每8周测定1次。②用药6个月后，每半年加测血清TSH 1次。③英国风湿病/关节炎学会建议的尿酸目标值<0.30mmol/L，如果实在困难，则按EULAR标准(<0.36mmol/L)，或者使患者不发生急性痛风发作的血清尿酸目标值。④非布司他单药不能达到目标值时，加用促尿酸排泄药物；肯定非布司他无效时应予停用。

2. 聚乙二醇化尿酸酶(pegloticase) 主要适应于一般药物治疗失败的痛风(顽固性痛风)患者。剂量为8mg(尿素酶蛋白效价)静脉滴注，每2～4周1次。制剂中的尿素酶属于基因工程重组产物，尿素酶(猪尿素酶样蛋白酶，porcine-like uricase protein)与聚乙二醇(PEG)结合，明显延长了作用时间，降低了免疫原性。本药能使尿酸分解为可溶性尿囊素(soluble allantoin)、过氧化氢和二氧化碳，前者自肾脏排出。初步研究发现，该药能迅速降低血尿酸，并能溶解尿酸结石[66-68]。部分患者产生抗体，静脉滴注时有轻微不良反应。

3. 促进尿酸排泄药物 促进尿酸排泄药物适用于肾功能正常的高尿酸血症，而每日尿尿酸排泄不多的患者。此类药物主要抑制肾小管对尿酸的重吸收，增加尿尿酸排泄而降低血尿酸。对于24小时尿尿酸排泄>3.57mmol(60mg)或已有尿酸性结石形成者，有可能造成尿路阻塞或促进尿酸结石形成，故不宜使用。为避免用药后因尿尿酸排泄急剧增多而引起肾脏损害及肾石病，用药时应从小剂量开始。使用中应每日口服枸橼酸钠或碳酸氢钠(3～6g)，碱化尿液；并多饮水，保持每日尿量在2000ml以上，以利于尿酸排出。

(1) 丙磺舒：丙磺舒(probenecid，羧苯磺丙胺)的初始剂量为0.25g，2次/天。2周后逐渐增至0.5g，3次/天。最大剂量不应超过2g/d。

(2) 磺吡酮：磺吡酮(sulfinpyrazone，苯磺唑酮)为保泰松衍生物，其促进尿酸排泄的作用较丙磺舒强，不良反应相对较少。与丙磺舒合用具有协同作用。一般初始剂量50mg，2次/天。渐增至100mg，3次/天，最大剂量600mg/d。

(3) 苯溴马隆：苯溴马隆(benzbromarone)促进尿酸排泄，因为发生过严重肝毒性反应而于2003年停止使用，但有些国家和地区仍在应用[69]。常用量25～100mg，1次/天(立加利仙，每次50mg，1次/天)。

(4) 拉布立酶：拉布立酶(rasburicase)属于人重组的尿酸氧化酶制剂，可用于高尿酸血症的治疗[70]。

(5) 阿司匹林对尿酸的排泄具有双向调节作用，小剂量(<2mg/kg)可减少尿酸排泄，而大剂量(>3mg/kg)则对尿酸排泄有促进作用。

4. 噻嗪类利尿剂 对高尿酸血症的作用有争议。一些研究发现，该类药物可能引起血尿酸进一步升高和肾功能下降[71]。某些药物如呋塞米、乙胺丁醇、吡嗪酰胺、烟酸等，可抑制尿酸排泄而拮抗促进尿酸排泄类药物的作用，应注意避免同时使用。

5. 生物治疗 生物药物(biological drug)包括IL-1β抑制剂阿那白滞素(anakinra)、canakinumab和rilonacept，TNF-α和IL-6抑制剂等，这类药物已成为近年来治疗的新趋势。

(四) 特殊高尿酸血症治疗

1. 并发急性肾衰竭 由尿酸性肾病所致的急性肾衰竭者应立即给予乙酰唑胺500mg，其后250mg，3次/天。同时静脉补充足够水分，适量滴注1.25%碳酸氢钠。为增加尿量，可静脉注射呋塞米40～100mg。此外，应尽早使用别嘌醇，开始剂量为8mg/(kg·d)，3～4天后减为100～300mg/d。老年患者和伴肾功能减退者一般将血清尿酸控制在5.0～6.0mg/dl(0.30～0.36mmol/L)即可。血尿素氮和肌酐升高显著者可行血液透析或腹膜透析。肾盂或输尿管尿酸性结石造成尿路梗阻而引起的急性肾衰竭，除使用别嘌醇和碱化尿液外，可先行经皮肾造口术，缓解尿路梗阻。待病情稳定后，再进一步解决尿路结石问题。慢性肾病患者的降尿酸治疗见表5-1-2-12。

表 5-1-2-12 慢性肾病患者的降尿酸治疗

研究者/年份	研究对象	干预方法	主要发现
Neal 等/2001	18 例肝移植患者伴痛风($n=8$)或高尿酸血症($n=10$)	别嘌醇(3 个月)	血清肌酐从 2.0mg/dl 降至 1.8mg/dl
Fairbanks 等/2002	27 例 FJHN	别嘌醇	早期治疗延缓肾功能减退
Siu 等/2006	54 例 CKD 伴蛋白尿>0.5g/d(血清肌酐>1.4mg/dl/尿酸>7.6mg/dl)	别嘌醇 100~200mg/d(12 个月)	对蛋白尿无影响
Shelmadine 等/2009	12 例血液透析者	别嘌醇 600mg/d(3 个月)	降低 LDL-胆固醇 0.36μmol/L(14mg/dl)
Goicoechea 等/2010	113 例 CKD 患者伴 eGFR<60ml/min	别嘌醇 100mg/d(24 个月)	降低 eGFR(1.3±1.3)ml/min
Kao 等/2011	53 例 CKD3 患者伴 LVH	别嘌醇 300mg/d(9 个月)	降低 LVMI 和 FMD
Momeni 等/2010	40 例 2 型糖尿病肾病(蛋白尿>500mg/24h(血清肌酐<3.0mg/dl)	别嘌醇 100mg/d	降低蛋白尿
Kanbay 等/2011	30 例高尿酸血症与对照患者	别嘌醇 300mg/d(4 个月)	增加 e-GFR

注:FJHN:家族性青少年高尿酸血症性肾病;CKD:慢性肾病;e-GFR:确定的肾小球滤过率;LDL:低密度脂蛋白-胆固醇;LVH:左室肥厚;FMD:血流介导的血管扩张;LVMI:左室质量指数

2. 糖尿病和代谢综合征并高尿酸血症　原则是综合治疗,关键是减轻体重,降低血脂、血糖和血压。降低血尿酸的治疗与原发性痛风相同。如果一般药物控制血尿酸的效果不理想,尤其伴有血脂谱异常和高血压时,可试用血管紧张素-2受体拮抗剂(如 losartan)、非诺贝特或阿托伐他汀治疗,这些药物降低血尿酸的机制不明。伴有肥胖、高血压、冠心病、尿路感染、肾衰竭的患者需进行相应治疗。关节活动有障碍者可适当锻炼和理疗。痛风石较大或已溃破形成瘘管者应行手术治疗。关节畸形者可手术矫形。

3. 继发性痛风　主要是针对原发病治疗。急性痛风发作的处理原则同原发性痛风,降低血尿酸药物首选别嘌醇。促进尿酸排泄的药物因可能加重肾脏负担,一般较少使用。

4. 顽固性痛风　顽固性痛风发生率约1%。患者经过正规饮食和药物治疗后,临床表现与生化指标无改善,并反复出现急性痛风性关节炎发作,痛风石、关节畸形加重,肾损害明显。首先应去除治疗失败原因,如饮食因素(进食过量含嘌呤的食物、饮水不足等),其次应更换降低血尿酸的药物,并尽可能联合用药。据报道,pegloticase 可使部分患者的血尿酸明显下降,痛风石溶解率40%。输液反应时给予糖皮质激素,减少不良反应和抗体生成,增强疗效。

(戴如春　詹俊鲲)

第3节　痛风危象与秋水仙碱中毒

痛风是由于嘌呤代谢紊乱和/或尿酸排泄障碍所致的一组临床综合征,主要表现为反复发作性关节炎、痛风石形成和关节畸形,严重者可导致骨关节病变、关节活动障碍与畸形,累及肾脏可引起慢性间质性肾炎和尿酸性肾石病。

【痛风危象】

(一)痛风危象的表现与诊断　因为急性痛风性关节炎发作具有自限性,所以高尿酸血症引起的痛风危象罕见。本症主要见于高尿酸血症未予控制的肾衰和急性肿瘤溶解综合征患者。

1. 急性关节炎　典型发作者起病急骤,多数患者发病前无先兆症状,或仅有疲乏、全身不适、关节刺痛等。常于夜间突然发病,并可因疼痛而惊醒。症状一般在数小时内发展至高峰,受累关节及周围软组织呈暗红色,明显肿胀,局部发热,疼痛剧烈,常有关节活动受限。可伴有体温升高、头痛等症状[1]。少数患者因关节炎症状轻微而未引起重视,以致发生关节畸形后才发现患有痛风。绝大多数患者在初次发病时仅侵犯单个关节,其中以足趾关节和第一跖趾关节最先累及,可同时发生多关节炎。根据发作频率,其他易受累的关节依次为足、踝、跟、膝、腕和肘关节。大关节受累时可伴有关节腔积液。症状反复发作可累及多个关节。通常,急性关节炎症状以春季多见。关节局部损伤如扭伤、穿鞋过紧、长途步行及手术、饥饿、饱餐、饮酒、食物过敏、高嘌呤食物、疲劳、寒冷、感染等均可诱发痛风性关节炎急性发作。高尿酸血症的程度越重,持续时间越长,引起痛风发作的概率越高。当血尿酸浓度超过饱和浓度时,容易形成针状结晶而析出,引起痛风性关节炎和骨关节损害。

2. 痛风性肾病　痛风性肾病又称尿酸性肾病。由于尿酸盐沉积在肾脏髓质,周围有白细胞和巨噬细胞浸润。一般病情进展较缓慢,晚期可因肾小管变性、萎缩及肾小球硬化而导致肾衰竭。由于患者常伴有高血压、肾动脉硬化、尿路结石和尿路感染等因素,可加速肾损害进程[2-4]。短期内大量尿酸结晶沉积于肾脏的集合管、肾盂、肾盏及输尿管内,引起尿路阻塞而发生急性肾衰竭。主要见于骨髓增生性疾病或肿瘤化疗或放疗后,尿酸生成大量增加,血尿酸急剧升高。大量尿酸盐结晶堵塞在肾小管、肾盂及输尿管内,引起尿路梗阻,患者突然出现少尿甚至无尿,如不及时处理可迅速发展为急性肾衰竭而死亡。

3. 轴性痛风和轴性痛风性关节病 引起慢性背痛和脊柱活动障碍。多发生于腰椎、骶骨或颈椎的棘突处，其表现类似于脊柱转移性肿瘤、椎管狭窄，伴有感染，患者诉背痛、颈痛、神经根痛、严重者导致瘫痪，并可引起椎体半脱位。痛风性腱鞘炎与痛风性神经病较常见，多伴有多关节炎、内分泌疾病、感染及机械性或压迫性病变，但易被误诊为结核性腱鞘炎、腕管综合征或跗管综合征。痛风结石压迫正中神经引起压迫性神经病变、压迫腕骨或舟月韧带引起局部病变。软组织的痛风石和炎症形成结节可酷似软组织肿瘤。

4. 肿瘤溶解综合征伴高尿酸血症 肿瘤溶解综合征常见于肿瘤化疗、放疗时，亦可见于肿瘤晚期，是肿瘤细胞大量而迅速死亡的一种病理现象，患者常伴有高尿酸血症、高钾血症、高磷血症和低钙血症，并进一步引起急性肾损伤和心脏骤停[5-7]。治疗的关键是大量补液、碱化尿液和纠正电解质紊乱。在处理高尿酸血症方面，主要是合理使用别嘌醇和拉布立酶(rasburicase)，并慎重应用利尿剂。

5. 先兆子痫 高血压与高尿酸血症是先兆子痫的重要特点(75%)。在妊娠初期，因雌激素增多(促进尿酸排泄)、血容量扩充和肾小球滤过率升高，血清尿酸水平降低 25%~35%[8,9]，但继而缓慢增高至 4~6mg/dl。但是在伴有先兆子痫的妊娠妇女中，由于母亲和胎儿的分解代谢旺盛和黄嘌呤氧化酶活性增强，妊娠 10 周即可发现血清尿酸升高，明显早于正常妊娠，损害血管内皮细胞和胎盘功能，导致氧化还原反应障碍和炎症[10,11]。妊娠妇女在发生先兆子痫前往往伴有高尿酸血症，高尿酸血症引起炎症反应、血管内皮损害和氧化应激。因此，应对显著升高的高尿酸血症孕妇进行相关检查。在正常和病理妊娠妇女中，血尿酸可作为肾功能的评价指标，如果血尿酸明显升高，应特别警惕先兆子痫、妊娠高血压和胎儿发育障碍可能。

(二) 痛风危象的治疗

1. 一般治疗 鼓励多饮水，以利于尿酸排泄，预防尿路结石形成。首先应绝对卧床休息，抬高患肢，避免受累关节负重，持续至关节疼痛缓解后 72 小时方可逐渐恢复活动。同时，应尽早予以药物治疗使症状缓解。IL-1 拮抗剂可迅速控制急性痛风的炎症状态，其不良反应极少，且疗效明显优于秋水仙碱、NSAID 或糖皮质激素；IL-1 拮抗剂可用于心血管病、肾病患者；在控制急性痛风炎症方面，低剂量与高剂量的秋水仙碱疗效相当，而不良反应血症降低；糖皮质激素的疗效与 NSAID 相当，是肾病患者的可选择药物；局部冰敷可明显减轻急性痛风的关节炎症状，借此可与其他原因所致的炎性关节炎鉴别。

2. 秋水仙碱 对控制痛风急性发作具有显著疗效，为痛风急性关节炎期的首选用药之一。秋水仙碱可与微管蛋白结合而阻断其构成，同时可抑制 LTB4 和 C5α 产生，进而抑制受累关节局部组织中多形核白细胞的趋化运动，使关节炎症状迅速缓解。常规剂量每次 0.5mg，1 次/小时；或每次 1mg，每 2 小时 1 次，直至关节疼痛缓解或出现恶心、呕吐、腹泻等胃肠道不良反应时停药。一般 48 小时内剂量不超过 7mg。通常用药后 6~12 小时内可使症状减轻，约 90% 的患者在 24~48 小时内完全缓解。对口服秋水仙碱后消化道反应剧烈者，可将 1~2mg 秋水仙碱溶于 10~20ml 生理盐水中，于 5~10 分钟内缓慢静脉注射。其后可根据需要，每隔 6~8 小时注射 1mg，24 小时内总量不超过 4mg；肾功能减退者控制在 3mg 内。静脉注射时药物外漏可引起组织坏死。对于尚不能确诊的关节炎，可选用秋水仙碱进行诊断性治疗。

3. 糖皮质激素 对急性关节炎发作具有迅速缓解作用，但停药后容易复发，且长期服用易致糖尿病、高血压等，故不宜长期应用。仅对秋水仙碱、非甾体类消炎药治疗无效或有禁忌证者短期使用。一般用泼尼松 10mg，每日 3 次。症状缓解后逐渐减量，以免症状复发。亦可将 ACTH 40U 加入葡萄糖溶液中静脉滴注，每日 1 次；或肌内注射 40~80U/d。单一关节受累者给予己曲安奈德(triamcinolone hexacetonide) 5~20mg 关节内注射，常可使症状得到缓解。

【秋水仙碱中毒】

秋水仙碱为一种脂溶性生物碱，能抑制尿酸沉积，同时还有抗炎作用，抑制中性粒细胞的移行和活性，抑制细胞的有丝分裂[12,13]。秋水仙碱中毒的首发症状往往是恶心、呕吐、腹泻、腹痛，继而出现多器官功能衰竭，如心力衰竭、心律失常、肝肾衰竭、呼吸抑制和中枢神经系统症状，部分患者并发横纹肌溶解综合征(详见病例报告)。中毒症状的轻重与使用剂量相关，一般口服剂量 0.5mg/kg 后仅出现严重的消化道症状，0.5~0.8mg/kg 则引起多器官功能衰竭；>0.8mg/kg 可致命[12-19]。同时口服大环内酯类抗生素、吲哚美辛、非甾体类抗炎药或抗免疫排斥反应的环孢素使秋水仙碱的毒性增强。环孢素增加秋水仙碱毒性的机制与其抑制 P-糖蛋白有关，可引起肝脏药物代谢障碍，加重肾衰。

【病例报告】

(一) 病例资料 患者女性，23 岁，体重 50kg。既往有地中海热病史。因口服秋水仙碱 100 片(总量 50mg，1mg/kg，0.5mg/片)后 4 小时在地区医院经洗胃和口服活性炭后转上级医院抢救(转院时离口服中毒 10 小时)。患者神志清醒，腹痛与腹泻明显，皮肤苍白，湿冷；血压 94/58mmHg，体温 36.8℃，呼吸 16 次/分，心率 77 次/分。上腹有压痛。WBC 19.33×10^9/L；血红蛋白 15.4g/dl；血细胞比容 45%；血小板 250×10^9/L；AST 87U/L，ALT 19U/L；血钠 143mmol/L，血钾 3.8mmol/L，血钙 8.3mmol/L，肌酸激酶 116U/L，CK-MB 45U/L，LDH 1568U/L，肌钙蛋白 I 0.39ng/ml；D-二聚体 6795ng/L，APTT 27.7 秒，BUN 15mg/dl，肌酐 1.0mg/dl；乙型和丙型肝炎抗体阴性；动脉血 pH 7.372，pCO_2 41.6mmHg，HCO_3^- 23mmol/L，BE -1.2mmol/L。再次洗胃后，每小时给予活性炭 0.25g/kg；$NaHCO_3$ 80mmol，血气分析结果见表 5-1-3-1。12 小时后血清乳酸 10.4mmol/L，HCO_3^- <15mmol/L。阴离子间隙(AG)仍升高(乳酸性酸中毒)，尿量减少，中心静脉压降低，故行血液透析，静脉补液和强心药物，但 AST、ALT、CK、CK-MB、肌钙蛋白 I、LDH 呈进行性升高，窦性心动过速，而血小板下降(表 5-1-3-2)，超声心动图显示左室收缩功能正常，射血分数 50%~55%；D-二聚体、APTT 和凝血酶原时间延长，纤维蛋白原降低，最后进展为弥散性血管内凝血病(DIC)。给予干冻血浆和血小板输注，纠正低钾血症和低钙血症。42 小时后出现弥漫性腹痛，病情进一步恶化，心率 132 次/分，呼吸 33 次/分，氧饱和度 94%，Glasgow 昏迷指数 12，血压 82/

51mmHg。动脉 pH 7.225;pCO_2 42.2mmHg,SaO_2 96%,HCO_3^- 15mmol/L,BE -10.4mmol/L;WBC 18.220×10^9/L,血小板压积44.1%,血小板73×10^9/L;ALT 93U/L;AST 561U/L,BUN 11mg/dl,Cr 1.3mg/dl,CK 1415U/L;CK-MB 135U/L;LDH 6.105U/L;肌钙蛋白 I 34.04ng/ml,APTT 157.3秒。结果显示患者已经并发了乳酸性酸中毒、DIC、多器官功能衰竭和横纹肌溶解症;支持治疗和透析无效,54小时后心搏暂停,50分钟复苏成功,血 pH 6.66;pCO_2 76mmHg,HCO_3^- 5.2mmol/L,BE -26mmol/L。继续血液透析,58小时后第二次心搏骤停,复苏失败而死亡。

表 5-1-3-1 血气监测结果

时间(小时)	pH	PCO_2 (mmHg)	PO_2 (mmHg)	HCO_3^- mmol/L	BE mmol/L	AG mmol/L
入院时	7.372	41.6	49.2	23	-1.2	12
12	7.391	23.0	65.3	13.7	-9.1	21
24	7.464	23.6	53.4	16.7	-6.4	16
36	7.341	42.0	36.4	20.5	-3.1	15
42	7.225	42.2	30.6	15.0	-10.4	20
48	7.415	31.0	46.9	20.8	-3.7	21
55	6.665	76.0	43.1	5.2	-26.0	30

表 5-1-3-2 血液指标变化情况

时间(小时)	PT(秒)	INR	APTT(秒)	AST(U/L)	ALT(U/L)	LDH(U/L)	Total-CK(U/L)	CK-MB(U/L)	PLT(×10^9/L)	Trop I(ng/ml)
入院时	27.7	2.27	27.7	87	19	1,568	116	45	250	0.39
12	36.3	3.09	45.2	174	24	2,905	602	117	209	5.47
24	34.4	2.91	43.2	233	30	3,650	704	125	138	7.70
36	40.2	3.47	67.9	297	36	4,940	1,874	195	113	16.32
42	66.7	6.18	157.3	561	93	6,105	1,415	135	73	34.04

注:ALT:丙氨酸氨基转移酶;APTT:部分凝血活酶激活时间;AST:天冬氨酸氨基转移酶;CK-MB:肌酸激酶心肌带;INR:国际正常比值;LDH:乳酸脱氢酶;PLT:血小板;PT:凝血酶原时间;Total-CK:总肌酸激酶;Trop I:肌钙蛋白 I

(二)病例讨论 秋水仙碱是治疗家族性地中海热和淀粉样蛋白变性发作的常规药物,药物及其代谢产物主要从肾脏和胆汁排泄。肠-肝循环使得胆道和肾脏的药物浓度升高。肝功能不全时,药物主要自肾脏排泄,患者容易发生中毒反应,严重时可能导致死亡。秋水仙碱固化细胞内微管蛋白(tubulin),抑制细胞的有丝分裂和转运系统。此外,胃肠和骨髓代谢率高,也是引起严重消化道反应和骨髓抑制的重要原因。中毒症状可分为三个阶段。第一阶段主要表现为胃肠道症状、呕吐、腹泻和血容量消耗与低血压,往往伴有外周白细胞增高;第二阶段(24~72小时)出现神经精神症状和少尿型肾衰,电解质紊乱和骨髓抑制明显,继而休克;第三阶段表现为反跳性粒细胞增高和严重脱发,电解质平衡紊乱进一步加重,低钠血症、低钙血症、低磷血症和低镁血症,伴有代谢性酸中毒。乳酸性酸中毒常见,血清乳酸明显升高,AG>12mmol/L,顽固性低血容量性休克原因血透亦难以纠正。

治疗剂量的秋水仙碱也有相当毒性作用,口服0.5mg/kg时主要表现为骨髓抑制,一般不导致死亡,而摄入0.5~0.8mg/kg者死亡率达到10%以上;剂量超过0.8mg/kg者几乎全部死亡。

(戴如春 詹俊鲲)

第4节 肿瘤溶解综合征

肿瘤溶解综合征(tumor lysis syndrome,TLS)是由于死亡的肿瘤细胞迅速释放细胞内钾、磷和核酸等物质所致的临床综合征。特征性表现为高钾血症、高磷血症、高尿酸血症和继发性低钙血症,主要见于血液系统肿瘤的化疗或地塞米松治疗过程中,原发病因多与淋巴细胞性或髓性白血病相关,偶尔见于巨大实体瘤放疗时[1-5]。

【病理生理与临床表现】

TLS的发病率和风险因素见表5-1-4-1,体积大、代谢率高的急性B淋巴细胞性白血病、Burkitt淋巴瘤发生TLS的风险最高,其次为髓性白血病和多发性骨髓瘤。

表 5-1-4-1 肿瘤溶解综合征的发病率

恶性肿瘤	发病率(%)	风险
血液系统肿瘤		
Burkitt 淋巴瘤	14.9	高
B 细胞急性淋巴瘤	26.4	高
弥漫性大 B 细胞淋巴瘤	6	中等
急性淋巴细胞性白血病	5.2~23	依原始细胞数量而定
急性髓性白血病(WBC>75 000/mm^3)	18	高
急性髓性白血病(WBC 25 000~75 000/mm^3)	6	中等
急性髓性白血病(WBC<25 000/mm^3)	1	低
慢性淋巴细胞性白血病	0.33	低
慢性髓性白血病	个别病例报道	低
多发性骨髓瘤	1	低
非血液系统肿瘤		
实体瘤	未明	低

（一）尿酸代谢与高尿酸血症　从下在半年释放出来的核酸、腺嘌呤和鸟嘌呤转化为黄嘌呤，后者在黄嘌呤氧化酶的作用下，生成尿酸。在大多数动物中尿酸在尿酸酶的催化下，进一步代谢为高度可溶的尿囊素，但是人类和其他灵长类动物缺乏尿酸酶，尿酸是嘌呤代谢的终产物。尿酸损害肾功能途径是：①在酸性环境中，尿酸形成更难溶解的尿酸盐，沉积后形成尿酸性肾病；②肾小管阻塞管内压和周围毛细血管压升高2~3倍，即使无结晶形成，肾实质也因这些病变而缺血；③尿酸清除NO，导致血管收缩，血管平滑肌细胞释放单核细胞化学趋化蛋白-1、TNF-α等炎症因子，损伤血管内皮细胞；④尿酸抑制近曲小管细胞增殖[6-12]。

（二）钾代谢与高钾血症　细胞内的钾浓度比细胞外液高20~25倍(120mmol/L。当2.6kg的骨髓被肿瘤细胞替代时，即使是少数恶性肿瘤细胞溶解也会导致显著的高钾血症[13]。

（三）钙磷代谢与高磷血症-低钙血症　肿瘤细胞溶解综合征的Cairo-Bishop诊断标准见表5-1-4-2。自发性TLS伴有的血磷增高程度较轻；恶性肿瘤细胞可迅速摄取细胞外磷，如果患者伴有肾损害，高磷血症将更加严重。磷酸阴离子螯合大量的钙离子，加速已经存在的维生素D缺乏，引起继发性低钙血症，出现心律失常、惊厥和死亡。磷酸钙盐结晶沉积在肾脏引起肾钙盐沉着症[14,15]，加重肾损害。

表5-1-4-2　肿瘤细胞溶解综合征的Cairo-Bishop诊断标准

代谢异常	实验室标准	临床标准
高尿酸血症	成人尿酸>8.0mg/dl (475.8μmol/L) 儿童根据正常值确定	-
高磷血症	成人血磷>4.5mg/dl (1.5mmol/L) 儿童和老人>6.5mg/dl (2.1mmol/L)	-
高钾血症	Potassium >6.0mmol/L	心律失常，猝死
低钙血症	校正的血钙 <7.0mg/dl (1.75mmol/L) 离子钙<1.12 (0.3mmol/L)	心律失常，猝死，惊厥，神经肌肉兴奋症状（手足搐搦，肌肉乏力、麻木，Trousseau征，Chvostek征，喉痉挛，低血压，心衰）
急性肾损伤	无应用	血清肌酐>0.3mg/dl(26.5μmol/L)或>正常上限1.5倍 少尿(6小时尿量<0.5ml/kg)

【预防与治疗】

（一）TLS分型与风险评估　临床上常用Cairo-Bishop法分为实验性和临床型两类[16]，见表5-1-4-3，但临床型TLS需要有实验室依据的支持。TLS常发生于化疗的7天后，并应用生化指标与治疗前3天的指标进行比较。因此不能用于自发性TLS的诊断。急性肾功能不全(AKI)定义为血清肌酐超过同年龄和同性别正常人上限的1.5倍，但难以与慢性肾病鉴别。如果血清肌酐绝对值增加0.3mg/dl或相对值升高25%~50%更方便可行[17]。如果上述四个指标中达到两个可诊断为TLS，但需要排除引起急性肾损伤的其他病因（如急性肾中毒或急性尿路阻塞等）。对所有恶性肿瘤患者均需要进行TLS风险评估再行诊治（图5-1-4-1）。

表5-1-4-3　肿瘤溶解综合征风险评估

指标	风险因素
肿瘤大小	巨大淋巴细胞性疾病(体积>10cm)
肿瘤酶活性	乳酸脱氢酶升高(2×正常上限)
白细胞计数	明显升高(>25×10⁹/L)
肾功能	基础肌酐>1.4mg/dl
基础尿酸	>7.5mg/dl
化疗敏感性	不定

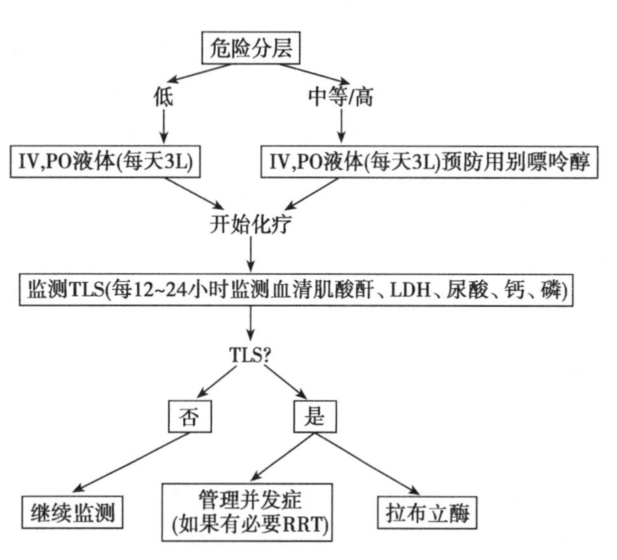

图5-1-4-1　肿瘤溶解综合征的诊断与治疗流程

IV：静脉注射；LDH：乳酸脱氢酶；PO：口服；RRT：肾替代治疗

（二）预防　肿瘤溶解综合征的预防方案见表5-1-4-4。应根据级别的性质确定预防方案，禁用影像造影检查和肾毒性药物（如卢索替尼，ruxolitinib)，停用ACEI和ARB。

表5-1-4-4　肿瘤溶解综合征的预防

TLS风险	病情监测	血容量扩张	别嘌醇	拉布立酶
低风险	√	√		
中风险	√	√	√	
高风险	√	√	√	√

（三）治疗

1. 血容量维持利尿剂使用　扩充血容量最重要而有效，通过增加肾血流量，加速钾、磷和尿素排泄和肾远曲小管钾与钠的分泌，减少结晶沉积。一般要求每天补充液体3L。据说利尿剂可减少结晶沉积，降低肾毒性，但一般不作为常规预防方法[16]。

2. 碱化尿液　尿pH 7时的尿酸盐溶解度为2.2mg/ml，而pH 5时的溶解度仅为0.15mg/ml。因此碱化尿液可促进尿酸形成尿酸盐，提高其可溶性。但是临床研究和动物实验未能证明其疗效。此外，外源性碱性制剂降低了磷酸钙的可溶性，增加了软组织和肾脏钙盐沉积风险；在碱性环境中钙离子与白蛋白结合，降低了离子钙水平，可能诱发严重的低钙血症；尿酸盐氧化酶治疗可获得碱化尿液效果。

3. 高尿酸血症治疗 别嘌醇在正常人体内代谢后以奥昔嘌醇（oxypurinol）形式从肾脏排泄，奥昔嘌醇的半衰期长达24小时以上。所以肾功能不全患者的别嘌醇及其代谢物排泄可显著延长。预防TLS的剂量应特别强调个体化，注意观察Stevens-Johnson综合征、中毒性表皮坏死、中毒性肝炎、骨髓抑制和过敏反应。别嘌醇治疗还增加尿酸前体物质次黄嘌呤和黄嘌呤浓度，抑制排卵合成。黄嘌呤的可溶性极低，增加了肾脏排泄负担，进而引起黄嘌呤结石[17,18]。此外别嘌醇只能减少尿酸生成而不能直接降低尿酸水平。因此对已经出现的高尿酸血症和TLS的直接疗效不明显，此时应采用拉布立酶治疗。非布司他极少发生过敏反应，剂量亦不需要根据肾功能调整，是预防TLS的首选药物。

4. 人重组尿酸氧化酶 拉布立酶可将尿酸分解为可溶性的尿囊素、NO和过氧化氢。过氧化氢能诱发或加重葡萄糖-6-磷酸脱氢酶缺陷症的病情，引起高铁血红蛋白血症和溶血性贫血[19]。此外，应用拉布立酶患者的血清标本含有的拉布立酶在体外仍能分解尿酸，导致血清尿酸假性降低。因而采血后应立即置于冰水中，并尽快送检。对已经出现的高尿酸血症和TLS应采用拉布立酶治疗，拉布立酶临床研究结构见表5-1-4-5。

表5-1-4-5 肿瘤溶解综合征拉布立酶治疗研究报道

研究者/年份	病例数/研究目的	A方案	B方案	研究终点	结果
Cortes 等/2010	183/成人TLS风险	拉布立酶0.20mg/kg×5天	别嘌醇 300mg/d×5天	3~7天时尿酸<7.5mg/dl	A优于B
Malaguarnera 等/2009	38/老年人高尿酸血症	拉布立酶4.5mg×1次	安慰剂	1周有效	A优于B
Kikuchi 等/2009	30/儿童TLS风险	拉布立酶0.20mg/kg×5天	拉布立酶 0.15mg/kg×5天	尿酸<6.5mg/dl（<13岁）或<7.5mg/dl（≥13岁）	A优于B
Ishizawa 等/2009	50/成人TLS风险	拉布立酶0.20mg/kg×5天	拉布立酶 0.15mg/kg×5天	尿酸<7.5mg/dl	A B相等
Goldman 等/2001	52/儿童TLS风险	拉布立酶0.20mg/kg×5~7天	别嘌醇 300mg/8h×5~7天	5天有效	A优于B

部分患者可产生抗拉布立酶抗体（10%~20%），降低其疗效。必要时可改用pegloticase治疗[20]。

5. 钙剂应用 TLS患者发生低钙血症的风险高，应常规补充钙剂，但过多钙盐促进磷酸钙沉积。严重高磷血症时可应用盐酸司维拉姆（sevelamer hydrochloride）治疗[21]。

6. 透析治疗 是清除高磷血症、高尿酸血症的理想方法。

（戴如春 詹俊鲲）

（本章主审 戴如春 王敏）

第 2 章

维生素代谢性疾病

第 1 节　维生素与维生素营养/ 1917
第 2 节　维生素 D 相关性疾病/ 1926
第 3 节　维生素 D 缺乏性佝偻病/骨质软化症/ 1948
第 4 节　维生素 D 不足与低骨量/骨质疏松症/ 1967
第 5 节　维生素 D 不足与非骨骼疾病/ 1970
第 6 节　Ⅰ型维生素 D 依赖性佝偻病/ 1980
第 7 节　Ⅱ型维生素 D 抵抗性佝偻病/ 1983

维生素是人体必需的一类低分子有机化合物,各种维生素的化学性质和结构不同,之所以归为一类是基于其生理功能和营养意义的相似性。人体只需少量维生素即能满足其生理需要,但因不能在人体内自身合成或合成的数量不足,容易引起缺乏症状。

人体主要靠食物供给维生素,食物不足或食物品种单调,常导致原发性维生素缺乏症,该现象在经济欠发达国家中较为突出。大多数维生素是以辅酶的形式或与辅酶结合的形式参与体内糖、蛋白质和脂肪等物质的代谢,也有部分维生素参与维持机体器官生理功能。由于维生素的吸收和储留发生障碍,或体内破坏加速以及机体对维生素的需要量增加,可导致继发性维生素缺乏症。因此,研究维生素的代谢和调节途径,制订合理的膳食维生素供给量,成为增进人类健康水平至关重要的问题。

在人类进化和社会进步的历史长河中,一般维生素缺乏症已经明显减少,但维生素 D 是个例外。人类高度进化和社会进步还来不及改变人体对维生素 D 缺乏的适应功能,但环境污染和不良生活习惯等因素却明显加剧了维生素 D 缺乏的程度,造成维生素 D 缺乏/不足的全球流行。本章介绍各种维生素相关性疾病,重点讨论维生素 D 相关性疾病,如:维生素 D 缺乏性佝偻病/骨质软化症、维生素 D 不足与低骨量/骨质疏松症、维生素 D 不足与非骨骼疾病的关系、Ⅰ型维生素 D 依赖性佝偻病、Ⅱ型维生素 D 抵抗性佝偻病等。

第 1 节　维生素与维生素营养

【维生素种类与维生素营养】

维生素的种类繁多,公认的维生素有维生素 A、维生素 B_1、维生素 B_2、泛酸、烟酸、维生素 B_6、叶酸、维生素 B_{12}、维生素 C、维生素 D、维生素 E、维生素 K 和生物素。维生素的计量单位与表示方法见表 5-2-1-1。

(一)维生素表示法与供给量　维生素分为脂溶性和水溶性两类,脂溶性维生素包括 A、D、E、K,不溶于水,大部分贮存在脂肪组织及脂性溶剂中,在食物中与脂类共同存在。通过胆汁缓慢排出体外,故大量摄入易致中毒。水溶性维生素包括 B 族维生素和维生素 C,可溶于水,在体内仅有少量贮存,且易排出体外,因此必须每天由食物供给,当供给不足或手术及慢性疾病时,易出现维生素缺乏症[1,2]。B 族维生素大多以辅酶或辅酶的前体形式参与酶的作用,其中泛酸及生物素在食物中广泛存在,肠道细菌亦可合成。水溶性维生素不在体内蓄积,一般不易产生中毒反应。

表 5-2-1-1　维生素及其表示方法

维生素	表示单位	说明
脂溶维生素		
维生素 A(RAE)	μg(RAE)	校正维生素 A 与类胡萝卜素生物活性和生物可用性
视黄醇(Retinol)	μg	计算 RAE
β-胡萝卜素(β-carotene)	μg	计算 RAE
α-胡萝卜素(α-carotene)	μg	计算 RAE
β-玉米黄质(β-cryptoxanthin)	μg	计算 RAE
维生素 A(U)	IU	维生素 A 活性用国际单位表示
番茄红素(lycopene)	μg	类胡萝卜素 A 表示
叶黄素+玉米黄素(lutein+zeaxanthin)	μg	类胡萝卜素 A 表示
维生素 E(alpha-生育酚 l)	mg	主要维生素 E(活性生育酚)
添加的维生素 E	mg	以 α-维生素 E 表示
β 生育酚(β-tocopherol)	mg	抗氧化活性
γ-生育酚(γ-tocopherol)	mg	抗氧化活性
δ-生育酚(δ-tocopherol)	mg	抗氧化活性
维生素 D(D_2+D_3)	μg	维生素 D 总量(假定 D_2 与 D_3 活性相等)
维生素 D	IU	维生素 D 活性用国际单位表示
维生素 K(phylloquinone)	μg	天然维生素 K 类似物
维生素 C(total ascorbic acid)	mg	抗坏血酸+脱氢抗坏血酸
硫胺(thiamin)	mg	总硫胺和膦酸硫胺
核黄素(riboflavin)	mg	游离核黄素/FAD/FMN 的总量
尼克酸(niacin)	mg	尼克酸/总烟酰胺/NAD/NADP 的总量
泛酸(pantothenic acid)	mg	微生物测定的泛酸量
维生素 B_6	mg	所有维生素 B_6 的总量
总叶酸	μg	微生物测定的叶酸量
添加的叶酸	μg	叶酸总量(假定比天然叶酸的活性高 70%)
叶酸(食物)	μg	叶酸总量
叶酸(DFE)	μg DFE	饮食叶酸总量(假定分子量高者生物可用性大)
总胆碱(total Choline)	mg	胆碱/磷酰胆碱和磷脂酰胆碱的总量
甜菜碱(betaine)	mg	胆碱的分解代谢产物
维生素 B_{12}	μg	维生素 B_{12} 总量
添加的维生素 B_{12}	μg	假定氰钴胺的生物可用性高

维生素的营养状况分为维生素缺乏、边缘性维生素缺乏(不足)、维生素充足(正常)、维生素过多(潜在中毒)和维生素中毒五类;其中维生素缺乏或边缘性维生素缺乏是全球存在的主要公共卫生问题。维生素的需要量受许多因素影响,年龄、性别、劳动强度及生理、病理状态均可影响其代谢与需要量。表5-2-1-2所列是中国营养学会推荐的不同人群每日膳食中维生素的供给量标准。

表5-2-1-2　膳食维生素推荐供给量

人群	视黄醇(μg)	维生素D(μg)	维生素E(mg)	硫胺素(mg)	核黄素(mg)	烟酸(mg)	维生素C(mg)
婴儿							
男(初生)	200	10	3	0.40	0.40	4	30
女(初生)	200	10	3	0.40	0.40	4	30
男/7个月	200	10	4	0.40	0.40	4	30
女/7个月	200	10	4	0.40	0.40	4	30
儿童							
男/1岁	300	10	4	0.60	0.60	6	30
女/1岁	300	10	4	0.60	0.60	6	30
男/2岁	400	10	4	0.70	0.70	7	35
女/2岁	400	10	4	0.70	0.70	7	35
男/3岁	500	10	4	0.80	0.80	8	40
女/3岁	500	10	4	0.80	0.80	8	40
男/4岁	500	10	6	0.80	0.80	8	40
女/4岁	500	10	6	0.80	0.80	8	40
男/5岁	750	10	6	0.90	0.90	9	45
女/5岁	750	10	6	0.90	0.90	9	45
男/6岁	750	10	6	1.00	1.00	10	45
女/6岁	750	10	6	1.00	1.00	10	45
男/7岁	750	10	7	1.00	1.00	10	45
女/7岁	750	10	7	1.00	1.00	10	45
男/8岁	750	10	7	1.10	1.10	11	45
女/8岁	750	10	7	1.10	1.10	11	45
男/9岁	750	10	7	1.10	1.10	11	45
女/9岁	750	10	7	1.10	1.10	11	45
男/10岁	750	10	7	1.20	1.20	12	50
女/10岁	750	10	7	1.20	1.20	12	50
男/11岁	750	10	8	1.30	1.30	13	50
女/11岁	750	10	8	1.30	1.30	13	50
男/12岁	750	10	8	1.30	1.30	13	50
女/12岁	750	10	8	1.30	1.30	13	50
青少年							
男/13岁	800	10	10	1.60	1.60	16	60
女/13岁	800	10	10	1.50	1.50	15	60
男/16岁	800	5	10	1.80	1.80	18	60
女/16岁	800	5	10	1.60	1.60	16	60
成年							
男/18岁极轻劳动	800	5	10	1.20	1.20	12	60
女/18岁极轻劳动	800	5	10	1.10	1.10	11	60
男/18岁轻劳动	800	5	10	1.30	1.30	13	60
女/18岁轻劳动	800	5	10	1.20	1.20	12	60
男/18岁中等劳动	800	5	10	1.50	1.50	15	60
女/18岁中等劳动	800	5	10	1.40	1.40	14	60
男/18岁重劳动	800	5	10	1.70	1.70	17	60
女/18岁重劳动	800	5	10	1.60	1.60	16	60
男/18岁极重劳动	800	5	10	2.00	2.00	20	60
女/18岁孕妇(孕4~6个月)	1000	10	12	1.80	1.80	18	80
女/18岁孕妇(孕7~9个月)	1000	10	12	1.80	1.80	18	80
乳母/18岁	1200	10	12	2.10	2.10	21	100

续表

人群	视黄醇(μg)	维生素D(μg)	维生素E(mg)	硫胺素(mg)	核黄素(mg)	烟酸(mg)	维生素C(mg)
老年前期							
男/45岁极轻劳动	800	10	12	1.20	1.20	12	60
女/45岁极轻劳动	800	10	12	1.20	1.20	12	60
男/45岁轻劳动	800	10	12	1.20	1.20	12	60
女/45岁轻劳动	800	5	12	1.30	1.20	12	60
男/45岁中等劳动	800	5	12	1.30	1.30	13	60
女/45岁中等劳动	800	5	12	1.30	1.30	13	60
男/45岁重劳动	800	5	12	1.50	1.50	15	60
老年期							
男/60岁极轻劳动	800	10	12	1.20	1.20	12	60
女/60岁极轻劳动	800	10	12	1.20	1.20	12	60
男/60岁轻劳动	800	10	12	1.20	1.20	12	60
女/60岁轻劳动	800	10	12	1.20	1.20	12	60
男/60岁中等劳动	800	10	12	1.30	1.30	13	60
女/60岁中等劳动	800	10	12	1.30	1.30	13	60
男/70岁极轻劳动	800	10	12	1.00	1.00	10	60
女/70岁极轻劳动	800	10	12	1.00	1.00	10	60
男/70岁轻劳动	800	10	12	1.20	1.20	12	60
女/70岁轻劳动	800	10	12	1.20	1.20	12	60
男/80岁	800	10	12	1.00	1.00	10	60
女/80岁	800	10	12	1.00	1.00	10	60

（二）维生素的生物活性与生物可用性

1. 生物活性(bioactivity) 维生素的生物活性指的是其维生素活性，由于使用的模型(细菌、大鼠、鸡或人体等)不同，研究或测定的维生素的生物活性变异较大，其中以脂溶性维生素最明显。因此，提出了拟定的饮食供应量(recommended dietary allowance，RDA)概念。

2. 生物可用性 是指在摄入的营养素生理条件下，适合的维生素生物利用和储存的比例。但是，生物可用性的评价方法仍不完善，亦存在较大误差。维生素及其类似物的生物活性和生物可用性见表5-2-1-3。

【维生素不足与维生素缺乏症】

一旦发生维生素缺乏，最初表现为贮备量降低，继而出现一系列生化代谢异常、生理功能改变、组织病理变化及临床症状和体征。轻度不足常不出现明显症状，一般仅有劳动效率下降和疾病抵抗力降低等表现，但此时体内维生素水平低下，与维生素有关的特异性酶活性异常，这种情况称为亚临床维生素缺乏症。当缺乏达到一定程度时，则出现相应的独特生理功能改变、症状和体征。如维生素A营养水平正常(血浆维生素A>1.05μmol/L)的儿童，生长发育及免疫功能正常；当处于亚临床缺乏或不足状态(血浆维生素A为0.35~1.05μmol/L)时，生长发育虽不受明显影响，但易患各种感染性疾病；当缺乏到严重程度(血浆维生素A<0.35μmol/L)时，出现夜盲或干眼症等表现，生长发育亦受到明显影响。

维生素缺乏对器官功能和物质代谢的影响视该维生素缺乏的程度及个体的耐受性而异。随着研究的不断进展，发现许多疾病的发生与体内维生素有直接或间接关系。例如，儿童肾石病、AIDS、呼吸窘迫综合征及肿瘤的发生均与维生素A缺乏有关。

表5-2-1-3 维生素类似物的生物活性和生物可用性

化学结构	生物活性和生物可用性
维生素A	
视黄醇	完全生物可用性
视黄醇酯	视黄醇乙酸酯和软脂酸酯的生物可用性完全
视黄醛	
β-胡萝卜素	
α-胡萝卜素	与视黄醇相当
β-玉米黄质	
维生素D	
D_3(胆骨化醇)	D_3的活性高于D_2
D_2(麦角高钙化醇)	
25-羟维生素D	与非羟化的维生素D相比，25-羟维生素D含量低而生物活性高
维生素E	
α-生育酚	α-生育酚在体内有生物活性 天然的RRR构型活性最高
α-醋酸生育酚	α-醋酸或其他酯化衍生物具有完全的生物可用性
β-生育酚	主要是抗氧化活性
δ-生育酚	主要是抗氧化活性
γ-生育酚	主要是抗氧化活性
生育三烯酚类似物	主要是抗氧化活性
维生素K	
叶绿琨(K_1)	植物合成/来源于食物
甲基萘琨(K_2/MK-n)	细菌合成
MK_4	人工合成或由K_2衍生而来
二氢叶绿琨	植物油氢化而得/活性较低
甲萘琨(K_3)	人工合成/生物可用性高

续表

化学结构	生物活性和生物可用性
维生素 B_1	
硫胺	类似物的生物活性和可用性相当
磷酸硫胺	
维生素 B_2	
核黄素	核黄素-FAD-FMN 的生物活性和可用性相当
黄素单核苷酸(FMN)	
黄素腺嘌呤二核苷酸(FAD)	
其他类似物	有一定的生物活性
尼克酸	
烟酸	烟酸的活性完全
烟酰胺	烟酸的活性完全
NAD 和 NADP	生物可用性高
NADH 和 NADPH	在胃中的活性不稳定
烟酰胺核苷	牛奶的烟酸活性
结合型尼克酸	本身无生物可用性/碱化后具有可用性
维生素 B_6	
吡哆辛	完全生物可用性
吡哆醛和比多胺	与吡哆辛相当或稍低
维生素 B_6-5'-膦酸类似物	与非磷酸化类似物的可用性相当
吡哆辛-5'-β-D-糖苷	约 50%生物可用性
4-吡哆酸	代谢产物无活性
ε-吡哆赖氨酸	食物加工现场的维生素 B_6 的蛋白结合物/约 50%可用性
泛酸	
泛酸	完全生物可用性
辅酶 A	完全生物可用性
泛醇	完全生物可用性
4'-膦酸泛酰巯基乙胺	完全生物可用性
生物素	
生物素	生物可用性高
生物胞素(ε-生物素赖氨酸)	蛋白结合形式的生物素或来自肿瘤的合成吸收缓慢
无活性生物素分解产物	
叶酸	
叶酸	生物可用性高 大剂量容易超过机体处理能力
天然叶酸	食物混合或加工引起生物可用性不完全
二氢叶酸	不稳定
四氢叶酸(THF)	天然形式的叶酸在消化道被降解
5-甲基四氢叶酸	天然形式的叶酸
10-甲酰四氢叶酸	天然形式的叶酸
5,10-次甲酰四氢叶酸酯	天然形式的叶酸用四氢叶酸进行酸平衡时可少量形成
5,10-次甲酰四氢叶酸	加热产生四氢叶酸时游离出来
10-甲酰基而氢叶酸	四氢叶酸的氧化产物
10-甲酰叶酸	10-甲酰基而氢叶酸的氧化产物
维生素 B_{12}	
氰钴胺	主要的人工合成维生素 B_{12} 类似物
甲基氰钴胺	维生素 B_{12} 辅酶形式
腺苷酰钴胺素	维生素 B_{12} 辅酶形式
水钴胺	体内生成

(一)维生素缺乏症病因

1. 摄入不足　人体所需的维生素基本上由食物提供，当食物供给不足或因不良的饮食习惯如挑食、偏食等可导致一种或多种维生素缺乏，常伴有蛋白质-热能营养不良(表 5-2-1-4)[1-3]。在墨西哥，成人中有 25%~30%为维生素 A、维生素 E、维生素 B_2、维生素 B_{12} 缺乏或亚临床型缺乏。过去，我国居民膳食构成以植物性食物为主，动物性肉类及奶类的消耗较少，故普遍存在维生素 A 及维生素 B_2 摄入不足。1982 年的全国膳食调查资料表明，我国居民维生素 A 及维生素 B_2 的摄入量均未达到供给量标准；在维生素缺乏症中，维生素 A 缺乏症的患病率为 0.9%，维生素 B_1 为 1.1%，维生素 B_2 为 5%，维生素 C 为 4.6%。近年来，这种状况得到了极大改善，但在经济欠发达地区依然存在。2002 年的第 4 次全国营养与健康调查显示，维生素缺乏率表现仍很突出，维生素 A(视黄醇当量)、维生素 B_1、维生素 B_2 的摄取量分别是 RDA 的 59.8%、76.9%、61.5%，缺乏程度严重。3~12 岁儿童维生素 A 缺乏率为 9.3%、城市为 3.0%、农村为 11.2%。10 年来，全国居民维生素 A 摄入量几乎没有改善，1992 年标准每日为 476.0μg，2002 年仍只有 478.8μg，其中城市不升反降，农村略有增加。维生素 B_1、维生素 B_2 的情况也不理想[2]。现在，在一些生活水平较高的城镇或农村居民中，由于长期食用加工过于精细的大米、面粉及不适当的食物烹调方法，食物维生素 B 大量丢失和破坏而导致维生素的摄取不足。此外，临床上常可见到长时间禁食或实施完全性胃肠外营养的患者，因未及时补给维生素制剂而诱发维生素缺乏症。贫困、营养不良和缺少饮食多样化是营养素缺乏和维生素缺乏症的主要原因(图 5-2-1-1)。

2. 需要量增加　处在生长发育阶段的儿童对维生素的需求特别敏感，若按体质指数与维生素需要量的比值计算，较正常成人的需要量要高得多。妊娠妇女、哺乳期妇女及老年人对维生素的需要量亦较正常成年人高[3]。膳食食物的成分亦影响维生素的需要量，如进食高糖高淀粉膳食时，维生素 B_1 和维生素 B_2 的需要量明显增多。此外，发热及高温环境或重体力劳动时，机体对水溶性维生素的需要增多。

3. 吸收不良　几乎所有维生素都要经过胃肠吸收，故胃肠道疾病或食物中存在影响营养素吸收的因素可导致维生素吸收不良。脂溶性维生素的吸收过程与脂肪基本相似，需要胆酸盐的参与。长期腹泻，肝、胆、胰腺等疾病可导致脂溶性维生素吸收障碍。胃、肠道的一些疾病也导致某些水溶性维生素吸收不良，如胃酸缺乏和小肠远端病变的患者，其维生素 B_{12} 的吸收不足。

4. 代谢异常　许多疾病如甲状腺疾病[4]、肾上腺疾病、糖尿病[5]等可导致维生素代谢加快或紊乱而发生缺乏。许多药物对维生素有拮抗，或干扰维生素的吸收与代谢。如治疗儿童哮喘的茶碱类药物使血维生素 B_1 和维生素 B_6 下降，维生素 B_6 水平与茶碱浓度呈负相关[6]。口服抗肿瘤药可引起血清维生素 A、维生素 C、维生素 B_{12}、叶酸水平下降。影响维生素作用的药物及可能的作用机制见表 5-2-1-5。

表 5-2-1-4 五种主要维生素的研究历程

特点	维生素 A	维生素 C	维生素 D	维生素 B_1	烟酰胺
相应维生素缺乏引起的疾病	维生素 A 缺乏症	坏血病	佝偻病	脚气病	糙皮病
临床特点	夜盲	牙龈出血	骨骼畸形	神经病变	皮肤病变
	角膜溃疡	牙齿松动	下肢畸形	周围神经病变	腹泻
	致盲	出血斑	青枝骨折	麻痹	痴呆
	免疫抑制	死亡	-	心衰	死亡
	严重感染/死亡	-	-	死亡	-
食物来源	肝/奶油/蛋黄	水果/蔬菜	鱼油/肝	豆类/糙米/燕麦	肝/红肉鱼/蛋
经验性治疗	鱼肝油/肝	柠檬	鱼肝油	肉类/奶类	乳制品
动物模型	大鼠/小鼠	荷兰猪	狗	鸽/鸡	狗
发病机制研究年份	1880—1920 年	1907—1920 年	1918—1920 年	1897—1920 年	1920—1930 年
分离与结晶化年份	1937 年	1932 年	1931 年	1926 年	1911 年
明确化学结构年份	1931 年	1937 年	1936 年	1936 年	1870 年
人工合成年份	1947 年	1937 年	1924 年	1936 年	1870 年

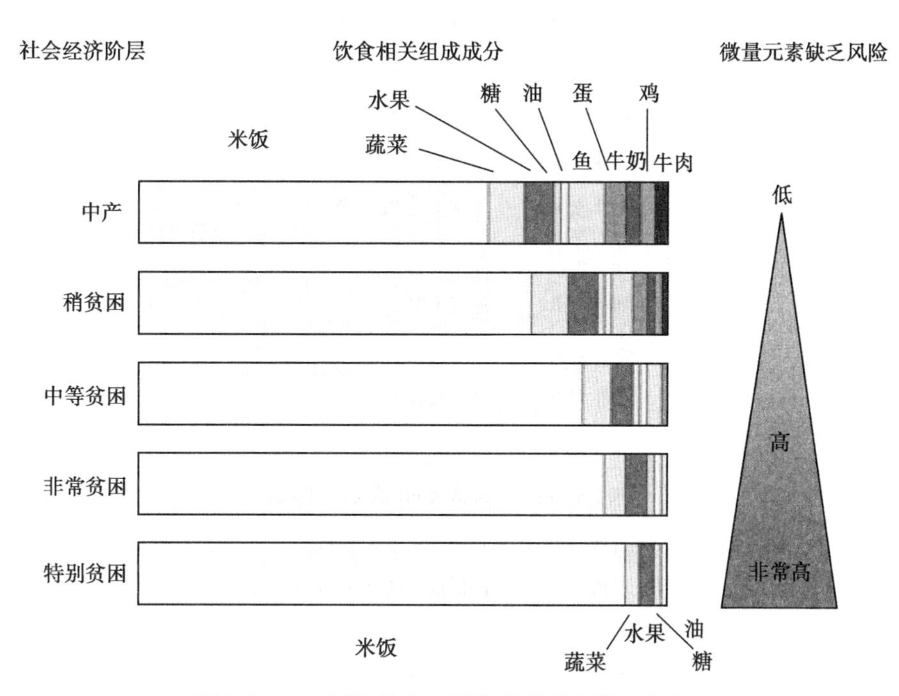

图 5-2-1-1 贫困-饮食多样性-微营养素缺乏的关系

表 5-2-1-5 影响维生素作用的药物及其机制

药物	相互作用的维生素	可能机制	可能疾病
抗惊厥药(苯巴比妥/苯妥英钠/去氧巴比妥)	叶酸	降低吸收/相互竞争作用/酶的诱导	巨幼红细胞性贫血
	维生素 D	酶的诱导	佝偻病/软骨病
	维生素 K	酶的诱导	新生儿出血症
双胍类	维生素 B_{12}	降低吸收	
考来烯胺(消胆胺)	叶酸	与叶酸形成络合物	
	维生素 B_{12}	抑制内因子功能	
	维生素 A	抑制吸收	
	维生素 D	与胆酸络合减少维生素 D 吸收	骨质软化症
	维生素 K	形成络合物	

续表

药物	相互作用的维生素	可能机制	可能疾病
秋水仙碱	维生素 B_{12}	损伤肠壁	
双香豆素类抗凝血药	维生素 K		出血倾向
肼屈嗪	维生素 B_6	增加维生素 B_6 络合物的排泄	末梢神经病变
刺激性泻药	维生素 D	增加蠕动/损伤肠壁	软骨病
异烟肼	维生素 B_6	增加维生素 B_6 络合物排泄	神经病变/惊厥/贫血
	烟酸	竞争性抑制维生素辅酶	糙皮病
左旋多巴	维生素 B_6	增加维生素 B_6 络合物的排泄	末梢神经病变
氨甲蝶呤	叶酸	抑制二氢叶酸还原酶	巨幼红细胞性贫血
液状石蜡	维生素 A	溶解后随大便排出	
	维生素 D	溶解后随大便排出	佝偻病
	维生素 K	溶解后随大便排出	出血倾向
新霉素	维生素 B_{12}	抑制内因子/损伤肠壁	
	维生素 A	抑制胰脂肪酶	
含雌激素的口服避孕药	叶酸	抑制促进吸收酶系的诱导	巨幼细胞性贫血
	维生素 B_{12}	改变组织分布	
	维生素 B_6	与维生素 B_6 竞争	
	维生素 B_1	原因不明	
	维生素 B_2	原因不明	
	维生素 C	增加铜蓝蛋白/还原化合物浓度/改变组织分布	
对氨基水杨酸	维生素 B_{12}	减少吸收	巨幼红细胞性贫血
青霉胺	维生素 B_6	与维生素 B_6 形成络合物	末梢神经病变
氯化钾	维生素 B_{12}	降低肠 pH 值而影响吸收	
乙胺嘧啶	叶酸	抑制二氢叶酸还原酶	巨幼红细胞性贫血
阿司匹林	叶酸	降低蛋白结合/贮存下降	
	维生素 C	降低血小板和白细胞的摄取协同作用	出血倾向
水杨酸偶氮磺胺吡啶	叶酸	减少吸收	
四环素	维生素 C	增加消耗	
氨苯蝶啶	叶酸	抑制二氢叶酸还原酶	巨幼红细胞性贫血
甲氧苄啶(TMP)	叶酸	抑制二氢叶酸还原酶	巨幼红细胞性贫血
环丝氨酸	维生素 B_6	竞争酶蛋白	末梢神经病变

5. 破坏或丢失过多　许多维生素在光照及热能作用下，易于氧化破坏，故光疗可导致体内某些对光和热不稳定的维生素如维生素 E、维生素 C、维生素 B_1、维生素 B_2 等氧化增加而发生缺乏症。汗液是水溶性维生素的排泄途径之一，通常情况下，维生素经汗液丢失的量有限；但在高温环境下作业或重体力劳动者，从汗液中丢失的维生素总量远远大于其他途径所丢失的总量，如不及时补充，极易发生缺乏症。慢性酒精中毒患者从尿液中所丢失的水溶性维生素亦高于正常人，故容易发生 B 族维生素缺乏症[7]。

（二）多种维生素缺乏症　下列临床情况容易发生多种维生素缺乏综合征[8,9]：①危急重症患者；②生长发育期儿童容易发生铁和维生素 D 缺乏，尤其是早产儿和患有慢性疾病的患儿；③多次妊娠、哺乳的妇女；④老年人。

慢性肾衰竭患者可有多种维生素水平低下，其主要原因有：①饮食限制：因病情需要常给予患者低蛋白饮食，导致某些维生素如维生素A和维生素E的摄入不足。②尿毒血症的毒性作用：血液中的尿素氮、尿酸等有害代谢产物影响维生素的吸收与储存及代谢活性。③药物-营养相互作用：影响维生素吸收、代谢的药物有许多，慢性肾衰竭患者在治疗过程中因药物治疗而干扰维生素的代谢。④透析过程中丢失：腹膜或血液透析的患者在透析过程中所丢失的维生素远远大于由尿中所排出的量。

长期以来，卒中的治疗困难，疗效不佳。一些研究发现，给予维生素 B_1、维生素 B_{12}、维生素 B_6、维生素C、维生素E、叶酸后，神经功能改善，因为上述的物质均与同型半胱氨酸代谢有关，而后者又是卒中的高危因素，提示维生素营养可以降低卒中的发生率[10]。

（三）慢性肾病和血透者的水溶性维生素缺乏症　肾小球过滤率降低和血液透析患者因食欲下降、进食减少、限制蛋白质摄入或肠吸收功能障碍等原因，难以达到推荐的膳食维生素供应量（表5-2-1-6），容易发生维生素缺乏症，水溶性维生素可透过透析液，加重维生素丢失，与正常人或非肾病患者比较，这些病例的血清维生素水平降低（表5-2-1-7）。体内的维生素贮存时间各不相同，有些维生素（如维生素 B_1、维生素 B_6 和维生素C）的代谢迅速（表5-2-1-8），体内贮存时间短，特别容易导致缺乏。

表5-2-1-6　推荐的膳食维生素供应量与蛋白质摄入量

维生素	单位	推荐的膳食供应量	蛋白质摄入量(g/d)	
			40	60
维生素 B_1	mg	1.2~1.6	0.6	1.0
维生素 B_2	mg	1.2~1.8	0.8	1.2
维生素 B_6	mg	1.6~2.2	1.0	1.2
维生素 B_7(生物素)	mcg	100~200	13.4	17.8
维生素 B_9(叶酸)	mcg	400	260	290
维生素 B_{12}	μg	3	2.3	3.2
维生素C	mg	40~60	86	87

表5-2-1-7　健康人群和慢性肾病患者的血浆维生素水平

维生素	健康者	CKD患者	血透患者	腹膜透析患者	维生素透析性
维生素 B_1	60~112nmol/L	(64.2±24.4)nmol/L	补充前(78.3±60.4)nmol/L 补充后(84.6±15.7)nmol/L	-	-4%~9%(透析无变化)
维生素 B_2	α-ETK<1.18μg/L		补充后(1.02±0.02)μg/L	补充前(1.08±0.08)μg/L	
	α-EGR<1.2μg/L		补充后(1.00±0.07)μg/L	补充前(1.28±0.30)μg/L	-7%
	核黄素>40μg/L		163μg/L(93~324μg/L)		
尼克酸(维生素 B_3)	14.3~19.0μg/ml		16.0~19.9μg/ml		无变化
维生素 B_6	5~24ng/ml 20~97nmol/L	56.9nmol/L	神经病变补充前5.9ng/ml(补充后29.7ng/ml)	补充后(150.1±42.2)nmol/L	可透析
5-磷酸吡哆醛(活性维生素 B_6)	>7ng/ml(>7μg/L) >30nmol/L		补充前1.6μg/L	补充前16nmol/L 补充后65nmol/L	可透析
维生素(维生素 B_7)	>342ng/L(>0.3ng/ml) 418ng/L		0.5~3.0ng/ml		可透析
叶酸	2.7~17ng/ml (6.1~38.5nmol/L)	27.2nmol/L	补充前(12.4±6.1)nmol/L	补充前(5.8±3.6)ng/ml	可透析
维生素 B_{12}	335~345pmol/L	316.6pmol/L	154~932pmol/L 220~530pmol/L	(453±26)pmol/L	不可透析
维生素C	60~90μmol/L	非糖尿病6.2μg/ml 糖尿病4.5μg/ml	补充前(22±6)μmol/L 补充后(34±10)μmol/L	补充前(85.2±16.6)μmol/L	可透析

表 5-2-1-8 体内的维生素贮存时间

维生素	贮存时间
维生素 B_1	4~10天
维生素 B_2	3~4个月
维生素 B_6	3~4个月
维生素 B_9(叶酸)	1~1.15年
维生素 B_{12}	3~5年
维生素 C	3~4个月

【临床表现与诊断】

维生素缺乏症的诊断依赖于膳食史、体检、生化检查和治疗试验。

(一) 膳食摄入和生活方式 首先要了解膳食摄入情况,最精确的方法是称重法膳食调查,即对每餐食物烹调前后和剩余量都进行称重,然后折合每天实际摄取的各种食物重量,查食物成分表,算出每天热能和维生素等营养素的摄取量。这种方法多用于集体调查,对于个体患者,通常由有经验的营养师及临床医师通过询问病史可大致获得每天食物摄取量及计算各种营养素的摄取情况,将其所获数据与膳食营养素供给量标准进行比较,即可初步判断该患者某维生素的摄入水平。但膳食维生素摄入水平有时不能完全反映体内维生素营养状态,因为体内维生素营养状态不仅受膳食维生素摄入量的影响,而且受食物烹调方法、胃肠道对维生素的吸收能力、维生素在体内的代谢、丢失等因素的影响,故膳食维生素水平只能作为判断维生素是否缺乏的参考(表 5-2-1-9)[11]。

表 5-2-1-9 维生素缺乏症的常用生化检查指标

维生素	生化检查项目	正常范围	"缺乏"的标准
维生素 A	血浆维生素 A	1.7~3.4μmol/L	<0.7μmol/L
	血浆类胡萝卜素	3.4~6.8μmol/L	<1.0μmol/L
维生素 D	血清 25-(OH)D	35~200nmol/L	<32.05nmol/L
	血清钙	2.25~3mmol/L	<1.75mmol/L
	血清磷	0.3~0.5mmol/L	<0.29mmol/L
	(成人)血清 ALP	5~13 K-AU	>15U
	(儿童)血清 ALP	10~20 K-AU	>20U
维生素 E	血浆维生素 E	12~48μmol/L	<9.6μmol/L
维生素 C	全血维生素 C	22.7~56.8μmol/L	<10.4μmol/L
	全血细胞维生素 C	1460~2271μmol/L	<568μmol/L
维生素 B_1	血乳酸	1~1.67mmol/L	>1.67mmol/L
	血浆丙酮酸	91~27μmol/L	>227μmol/L
	红细胞转酮酶 TPP 效应	<15%	>20%
	24 小时尿硫胺素	40~100μg	<20μg
	尿肌酐硫胺素	>60μg/g 肌酐	<20μg/g 肌酐
	负荷量 4 小时尿硫胺素	>200μg	<27μg
维生素 B_2	24 小时尿核黄素	>200μg	<100μg
	尿肌酐核黄素	>80μg/g 肌酐	<27μg/g 肌酐
	负荷 4 小时尿核黄素	>800μg	<400μg
	红细胞核黄素	>200μg/L	<140μg/L
	ECR-AC	<1.2μg/L	>1.4μg/L
烟酸	尿 N-甲基烟酰胺	1.6~4.3mg/g 肌酐	<0.5mg/g 肌酐
维生素 B_6	尿吡哆醇	>20μg/g 肌酐	<20μg/g 肌酐
	服 10g 色氨酸后尿中黄尿酸	微量	>50mg/24h
维生素 B_{12}	血浆维生素 B_{12}	200~900ng/ml	<100ng/ml
泛酸	血清泛酸	100ng/ml	<50ng/ml
叶酸	血清叶酸	5~20ng/ml	<5ng/ml

注:ALP:碱性磷酸酶;TPP:焦磷酸硫胺素;ECR-AC:红细胞谷胱甘肽还原酶活性系数

诊断营养性疾病时,如同一群体在同一时期内发现相同的病例提示可能有相当数量临床前期患者。代谢性疾病常与种族、遗传、体质等因素有关,诊断一个病例可进而发现另一些病例。

(二) 维生素治疗试验 对临床症状难以确定而又无条件做生化检查的可疑病例,可采用维生素治疗试验。给患者补充某种治疗剂量的维生素,观察其临床症状有无好转。若经治疗后,症状缓解并消失,可诊断某维生素缺乏症。随着临床生化检查技术的不断发展,治疗试验将不再作为诊断手段而被逐渐淘汰。

【预防与治疗】

(一) 预防 有些维生素缺乏症是由于膳食食物构成不合理所致。如以前我国居民由于奶类及动物性食物消耗量较少,导致居民中普遍存在维生素 A、维生素 B_2(核黄素)摄入不足。若每人平均每天能消耗一杯(250ml)鲜牛奶,可提供 0.3~0.4mg 维生素 B_2,使维生素 B_2 的供给量提高 30%左右,对预防维生素 B_2 缺乏症有显著效果。同样,正常人如能每个月吃 2~3 次动物肝,每次 100g 左右,则不会发生维生素 A 缺乏。可见,合理的膳食结构是预防维生素缺乏病的有效措施。实现食物预防维生素缺乏症的关键是普及营养知识,普及摄取合理营养和科学烹调方法。维生素需要量较高的特殊人群(如孕妇、哺乳期妇女、婴幼儿、生长发育期青少年、重体力劳动者、高温环境作业者)应特别注意提供各种含维生素丰富的食物,必要时可提供维生素强化食物。临床上,许多疾病可继发维生素缺乏,或因各种治疗而影响维生素的代谢,接受营养知识的普及教育也是预防许多患者继发性维生素缺乏症的有效举措。

用维生素制剂来预防维生素缺乏是有效措施之一。但选择对象要严格,使用剂量应适当,切勿滥用。有报道,妊娠后期一次性服用维生素 A、维生素 D 能显著提高新生儿的储备能力,实际上是利用维生素制剂预防新生儿维生素 A、维生素 D 缺乏症。

(二) 治疗 只要诊断可靠,一般使用相应的维生素治疗即可获得满意的疗效。例如,在亚洲的印度尼西亚及孟加拉国的小于 5 岁的儿童及围生期妇女中推广分发维生素

A胶囊取得较好的疗效[7]。但治疗过程中必须注意以下几点。

1. 病因治疗　如维生素 B_2 缺乏症,经补充维生素 B_2 后,如果不调整饮食结构,增加膳食中维生素 B_2 的摄入,即使症状改善或恢复正常,停药一段时间后又会复发。

2. 治疗剂量　许多维生素,尤其是维生素A、维生素D过量使用可发生中毒,且个体对维生素A、维生素D的耐受性差异较大。治疗前,必须对所使用的维生素生理代谢特点、毒性不良反应等尽量了解,切勿盲目乱用,一般可参考我国或2005年美国的饮食指南进行补充[8]。有时维生素的缺乏不是单一的,可能有同族多种维生素缺乏,如维生素 B_2 缺乏患者有时可能伴有烟酸的缺乏,此时单用维生素 B_2 治疗很难收到满意效果。

3. 治疗疗程　必须坚持一段时间,切勿因短时期未见显著疗效而怀疑诊断或放弃原有治疗措施。维生素缺乏在体内有一个渐进过程,同样恢复正常也需要按照这个过程逆转。此外,不同症状、不同个体对治疗的反应也有较大的差异,如维生素 B_2 缺乏所致的阴囊皮炎,一般经过1~2周的治疗症状基本消失;而所致的口腔炎症状则需要3~4周的治疗才基本消退,有的可能需要更长时间。

(三)维生素补充　1969年以来,人们认识到同型半胱氨酸与动脉粥样硬化的密切联系,研究提示,高同型半胱氨酸血症(hyperhomocysteinaemia)是独立的心血管危险因素,而B族维生素可以降低同型半胱氨酸水平,从而提出了同型半胱氨酸假说,但临床研究的结果并不一致[9-10]。

从理论上看,凡是怀疑患有先天性代谢疾病,特别是原发性肉碱缺乏症(primary carnitine deficiency)或继发性肉碱缺乏症,如有机酸酸血症(organic acidemia)或脂肪酸氧化障碍(fatty acid oxidation defect)的婴幼儿均应补充一定量的肉碱(carnitine)[11],但是目前缺乏可供参考的治疗指南或专家共识。

(四)维生素预防心血管事件　在过去的几十年中,观察下临床研究报道,多进食富含维生素和抗氧化剂的蔬菜和水果能降低心血管疾病风险[12-14]。荟萃分析严格的随机对照临床试验,50个RCT(294 478参与者,干预者156 663例,对照者137 815例)的相对风险分别为1.00和0.98(95% CI,I2=42%),说明人为补充维生素和抗氧化剂没有心血管疾病预防作用(表5-2-1-10~表5-2-1-13)。78个随机临床试验包括了296 707参与者,其中56个试验(244 056参与者)存在低危偏倚(low risk of bias),22个试验存在高危偏倚[14-19]。选取伴有低危偏倚的53个RCT进行分析发现,β-胡萝卜素、维生素A和维生素E单用或与任何其他维生素、抗氧化剂或微量元素合用亦未显示预防作用。单变量和多变量的荟萃回归分析仅发现维生素A补充与心血管风险相关(单变量RR 1.000 02,95% CI 1.000 004~1.000 04,P=0.017;多变量RR 1.000 02,95% CI 1.000 001~1.000 04,P=0.039)。

表5-2-1-10　维生素和抗氧化剂预防心血管事件的荟萃分析

维生素/抗氧化剂	临床试验数目	相对风险(95% CI)	异质性(I2/%)	模型
全部	50	1.00(0.98~1.02)	42	固定效应
维生素A				
单用	–	–	–	–
与其他药物合用	2	0.98(0.45~2.16)	87	随机效应
维生素 B_6				
单用	–	–	–	–
与其他药物合用	16	0.96(0.92~1.01)	33	固定效应
低质量试验	5	0.94(0.73~1.21)	66	随机效应
高质量试验	11	0.96(0.91~1.01)	1	固定效应
维生素 B_{12}				
单用	–	–	–	–
与其他药物合用	17	0.99(0.95~1.02)	37	固定效应
低质量试验	5	0.94(0.73~1.21)	66	随机效应
高质量试验	12	0.98(0.95~1.02)	18	固定效应
叶酸				
单用	4	1.02(0.84~1.23)	47	固定效应
与其他药物合用	17	0.99(0.95~1.02)	37	固定效应
单用或合用	21	0.99(0.95~1.02)	35	固定效应
低质量试验	8	0.99(0.90~1.08)	49	固定效应
高质量试验	12	0.98(0.95~1.02)	18	固定效应
维生素C				
单用	–	–	–	–
与其他药物合用	7	0.99(0.94~1.06)	16	固定效应
低质量试验	4	0.99(0.94~1.04)	44	固定效应
高质量试验	3	0.99(0.88~1.11)	0	固定效应
维生素D				
单用	2	0.95(0.86~1.05)	11	固定效应
与其他药物合用	5	1.04(0.99~1.10)	0	固定效应
单用或合用	7	1.02(0.98~1.07)	23	固定效应
低质量试验	5	1.02(0.98~1.08)	47	固定效应
高质量试验	2	1.01(0.45~2.27)	0	固定效应
维生素E				
单用	10	0.93(0.85~1.01)	57	随机效应
与其他药物合用	7	0.99(0.94~1.04)	15	固定效应
单用或合用	17	0.97(0.94~1.01)	44	固定效应
低质量试验	9	0.99(0.95~1.03)	43	固定效应
高质量试验	8	0.95(0.90~1.00)†	45	固定效应
β胡萝卜素				
单用	5	1.02(0.96~1.08)	31	固定效应
与其他药物合用	6	1.00(0.81~1.23)	70	随机效应
单用或合用	11	1.04(0.96~1.12)	55	随机效应
低质量试验	6	0.99(0.95~1.03)	30	固定效应
高质量试验	5	1.13(0.98~1.29)	64	随机效应
硒盐				
单用	3	0.34(0.06~2.05)	70	随机效应
与其他药物合用	4	0.88(0.72~1.08)	26	固定效应
单用或合用	7	0.91(0.77~1.06)	47	固定效应
低质量试验	4	0.91(0.73~1.12)	43	固定效应
高质量试验	1	0.98(0.77~1.24)	无资料	无资料

表 5-2-1-11 抗氧化维生素的饮食供应量与可耐受摄入量

抗氧化维生素	RDA		TUIL	实验剂量	平均剂量
	男性	女性			
β胡萝卜素(26个RCT)(mg/d)	9.6	36	1.2~50	19.5	
维生素A(12个RCT)(μg/d)	900	700	3000	400~60 000	800
维生素E(46个RCT)(mg/d)	15	15	1000	10~5000	350

注:RDA:recommended dietary allowance,拟定的饮食供应量;TUIL:tolerable upper intake level,可耐受的摄入量

表 5-2-1-12 维生素供应的荟萃回归分析偏倚风险

维生素	试验数(N)	单变量分析				多变量分析			
		RR	95%CI		P值	RR	95% CI		P值
B-胡萝卜素	26	1.005	0.999	1.01	0.12	1.005	0.998	1.012	0.15
预防形式		1.032	0.933	1.142	0.54	1.021	0.923	1.130	0.68
单用或合用		1.003	0.907	1.109	0.95	0.990	0.900	1.089	0.83
维生素A	12	1.00002	1.000004	1.00004	0.017	1.00002	1.000001	1.00004	0.039
预防形式		1.111	0.880	1.403	0.38	1.156	0.910	1.470	0.24
单用或合用		1.105	0.733	1.665	0.63	1.161	0.748	1.803	0.51
维生素E	46	1.00002	0.999	1.0001	0.68	1.00002	0.999	1.0001	0.70
预防形式		0.989	0.924	1.059	0.76	0.982	0.905	1.067	0.67
单用或合用		1.028	0.960	1.100	0.44	1.039	0.964	1.120	0.31

注:预防形式包括一级预防或二级预防

表 5-2-1-13 抗氧化维生素应用方法的研究分析

抗氧化剂	RDA	试验数(N)	全因死亡(RR 95%CI)	AIS	DARIS
β-胡萝卜素单用	25~50mg	7	1.06(1.02~1.10)	43 019	110 505
B-胡萝卜素单用或合用	1.2~50mg	26	1.05(1.01~1.09)	173 006	261 708
	≤9.6mg	6	0.90(0.69~1.17)	14 285	267 631
	>9.6mg	20	1.06(1.02~1.09)	158 721	190 906
维生素A单用	667~7500μg	2	1.18(0.83~1.68)	1323	110 505
维生素A单用或合用	400~60 000μg	12	1.07(0.97~1.18)	41 144	394 010
	≤800μg	8	1.05(0.65~1.69)	1415	456 748
	>800μg	4	1.08(0.98~1.19)	38 570	415 996
维生素E单用	50~5000mg	20	1.02(0.98~1.05)	58 904	110 505
维生素E单用或合用	10~5000mg	46	1.03(1.00~1.05)	70 836	110 505
	≤15mg	2	1.32(0.51~3.46)	563	119 364
	>15mg	44	1.03(1.00~1.05)	170 219	110 505

注:AIS:accrued information size,应具备的样本量;DARIS:diversity-adjusted required information size,多样性校正所需的样本量;N:number of trials,试验数目;RDA:recommended dietary allowance,拟定的饮食供应量

【维生素过量与中毒】

包括维生素在内的微营养素缺乏是全球存在的营养问题之一。在一些经济较发达的国家,约有40%的人长期服用维生素制剂来弥补膳食中维生素的摄取不足。我国虽然缺乏这方面的调查资料,但也有相当一部分人为了健康和养颜等目的,长期服用维生素制剂。虽然维生素对器官功能和体内物质代谢至关重要。滥用、乱用维生素特别是超大剂量和长期使用维生素所致的不良作用或毒性反应应引起医务工作者的足够重视。

维生素对人体的毒性作用视维生素的理化特性、使用剂量、个体对维生素的反应不同而存在较大差异。相对而言,水溶性维生素对人体的毒副作用、不良反应较脂溶性维生素特别是维生素A、维生素D要小得多。这主要是因为水溶性维生素在体内很少储存与积蓄,多余的维生素通常以原形经肾脏直接排出。而脂溶性维生素则在肝、脂肪组织中储存、积蓄而易发生中毒。与其他物质中毒一样,个体对维生素中毒剂量有很大差异。有人即使接受2mg烟酸也可引起颜面潮红、皮肤发热等症状。中毒剂量的个体差异主要与遗传易患性有关。当用量超过日生理需要量的数百或数千倍时,几乎任何一种维生素都会出现程度不同的不良作用或毒性作用。

(谢忠建 王翼)

第2节 维生素D相关性疾病

维生素D是一组具有不同生物活性甾体分子的总称,维生素D(vitamin D)又名钙化醇,主要包括维生素D_2(麦角钙化醇,ergocalciferol)和维生素D_3(胆钙化醇,cholecalciferol)两种结构形式的甾体衍生分子,其中麦角钙化醇是由酵母菌或麦角固醇(ergosterol)经紫外线辐照后的产物。维生素D是一种必需营养素,其功能与其他维生素相似,维生素D的中

间代谢产物1,25-$(OH)_2D$又是典型的内分泌激素（主要由肾脏合成，经血液运送至靶组织，调节骨骼、肾脏和肠黏膜等组织的矿物质代谢）和旁分泌激素（由许多组织生成并在局部调节组织重建与细胞代谢）。此外，维生素D及其衍生物（derivatives）还作为药物用于临床许多疾病的预防和治疗；骨化三醇，即1,25-$(OH)_2D$是发挥生理作用的活性分子，因此又称为活性维生素D，α-骨化醇，即α-D_3，有时亦称为维生素D类似物（analogue），但实际上是维生素D的一种衍生物，只有在体内羟化后，才成为1,25-$(OH)_2D$，所以并不是真正的活性维生素D。

大量的健康和营养调查资料显示，全球多数居民的血清25-(OH)D低于正常，并随着年龄增长而进一步下降，与此相关的健康问题（骨质疏松症、脆性骨折、肌力降低、器官功能低下、衰老、炎症、肿瘤等）已经引起极大关注。看来，科技进步并没有解决这个全球性的医疗卫生问题，或许还是现代人类文明方式的一种并发症。

本章主要讨论维生素D缺乏/不足性佝偻病/骨质软化症、维生素D不足引起的低骨量/骨质疏松症和其他疾病状态，同时也简要介绍Ⅰ型维生素D依赖性佝偻病和Ⅱ型维生素D抵抗性佝偻病的病因、发病机制、诊断与治疗。

【维生素D】

在阳光或紫外线照射下，存在于大多数高等动物的表皮组织的7-脱氢胆固醇（7-dehydrocholesterol）经光化学反应转化而成维生素D_3（又称胆钙化醇，cholecalciferol）。因此，麦角固醇（ergosterol）和7-脱氢胆固醇又被称为维生素D原（provitamin D）。维生素D原结构上的先决条件是类固醇B环的5/7位为双键，这个特定分子的共轭双键能吸收紫外线270~300nm波长的光量子。大多数地域的自然阳光可提供这种波长的紫外线，光照启动了维生素D的一系列复杂转化过程，最终形成活性维生素D。只要动物或一般成年人经常接受日照，维生素D就能内源性生成。维生素D原、维生素D及其衍生物的结构及主要转化途径见图5-2-2-1。图中所列的碳原子数目序列为理论化学与应用化学国际联盟于1960年制订的。

维生素D为白色晶体，容易溶于脂肪、脂溶剂及有机溶媒中，在中性及碱性媒质中能耐高温和氧化；在130℃下加热90分钟，其生理活性仍能保存。光与酸促进其异构化，脂肪酸可引起维生素D破坏，在维生素D油溶液中加入抗氧化剂后，能强化其化学稳定性。过量辐射可形成少量的有毒化合物。水溶液由于有溶解氧存在而使维生素D不稳定，双键还原也使其生物效用降低。因此，维生素D一般应置于无光、无酸或氮气低温环境中储存。

以前用国际单位（U）表达维生素D的量，现多用μg表示；两者的换算关系为：1.0U维生素D=0.025μg纯维生素D；1.0U维生素D=65.0pmol维生素D。

（一）维生素D结构 维生素D不但是调节体内钙、磷代谢的重要激素，而且还是各组织细胞中的重要旁分泌/自分泌因子，广泛参与细胞代谢与组织功能的调节。维生素D_3的活性形式1,25-$(OH)_2D$是调节钙磷代谢的内分泌激素，但维生素D_3的作用远不止这些。目前认为，它也是调节细胞生长、发育、增殖、中枢神经系统功能和免疫功能的最主要旁分泌激素之一。

维生素D的结构及作用方式与经典的类固醇激素（如醛固酮、雌激素、皮质醇等）相类似：①在皮肤中，7-脱氢胆固醇经光化学作用转化成维生素D或由膳食摄入维生素D；②维生素D在肝脏代谢后生成25-(OH)D，后者为血液循环中维生素D的主要分子形式；③肾脏将25-(OH)D转变为1,25-$(OH)_2D$；④转运系统将1,25-$(OH)_2D$运送至靶器官，维生素D结合蛋白（DBP）是携带维生素D及所有维生素D代谢产物到达靶器官的转运蛋白；⑤1,25-$(OH)_2D$与靶器官的核受体或膜受体结合，发挥相应的生物学效应。Yamada等用构象限制性合成维生素D类似物法分析维生素D的三维空间结构，提出维生素D含有活性空间区（active space region，ASR）的概念。人们将维生素D的侧链分为A、G、EA和EG四个区，其中的A区和EA区被认为是维生素D的功能区，而高活性类似物还含有F区。维生素D的ASR与维生素D受体（VDR）的亲和性关系是：EA>A>F>G>EG；而ASR与维生素D结合蛋白（DBP）的亲和性关系是：A>G>EA>EG；对靶基因转录活性的影响强度依次为：EA>F>A>EG≥G。对细胞分化的作用强度依次为：EA>F>A>EG≥G；动员骨钙的能力依次为：EA>A>F≥EG；肠钙吸收的能力依次为：EA=A≥G≥EG。1,25-$(OH)_2D$是一种高活性的天然激素，它能镶入VDR的配体结合袋（ligand-binding pocket），侧链在H11处形成较宽的“空洞”，A环朝向狭窄的β-折叠位。CD环的β-面朝向H3，VDR中的氨基酸残基与1α区和25位的OH基形成氢键。配体结合阴性型的VDR基因突变则使VDR不能与1,25-$(OH)_2D$结合，无法形成上述的正常空间构象，而高活性维生素D类似物可通过相当于或比1,25-$(OH)_2D$更具活性的空间构象来激活VDR。

（二）维生素D代谢与调节

1. 体内维生素D的来源 人类可从两个途径获得维生素D，即从食物中摄入与皮肤由维生素D原形成并吸收。人体表皮及皮肤组织的7-脱氢胆固醇经阳光或紫外线（UVR）照射时，发生光化学反应，大约经3天时间可转化成维生素D。高强度紫外线照射15分钟后，每克皮肤可形成12.8U（0.32μg）维生素D。所形成的维生素D与血浆DBP结合，从皮肤输送至肝脏为机体利用。DBP在电泳中处于α-球蛋白带内，尚有部分维生素D由β-脂蛋白携带。

光照不会引起维生素D中毒，因为7-脱氢胆固醇在紫外线的作用下先形成维生素D原，然后在体温作用下，维生素D原逐渐转变为维生素D，同时过多的维生素D原在紫外线的作用下被转化为光甾醇和速甾醇。血浆的维生素D结合蛋白与维生素D原结合的能力只相当于与维生素D结合能力的千分之一。在24小时内只有50%的维生素D原转变为维生素D，因此不会有大量的维生素D转运至肝脏形成25-(OH)D。而且25-(OH)D在肾脏进一步转变为1,25-$(OH)_2D$又受PTH的调节。以上机制使日晒不可能成为维生素D中毒的原因。

2. 影响皮肤维生素D合成的因素 在人类的进化过程中，皮肤颜色随着环境而缓慢变化。阳光紫外线的强弱是改变肤色的最关键因素，以适应性方式预防了汗腺破坏、阳光损伤、皮肤癌、维生素D缺乏/不足以及微生物感染等[1]。

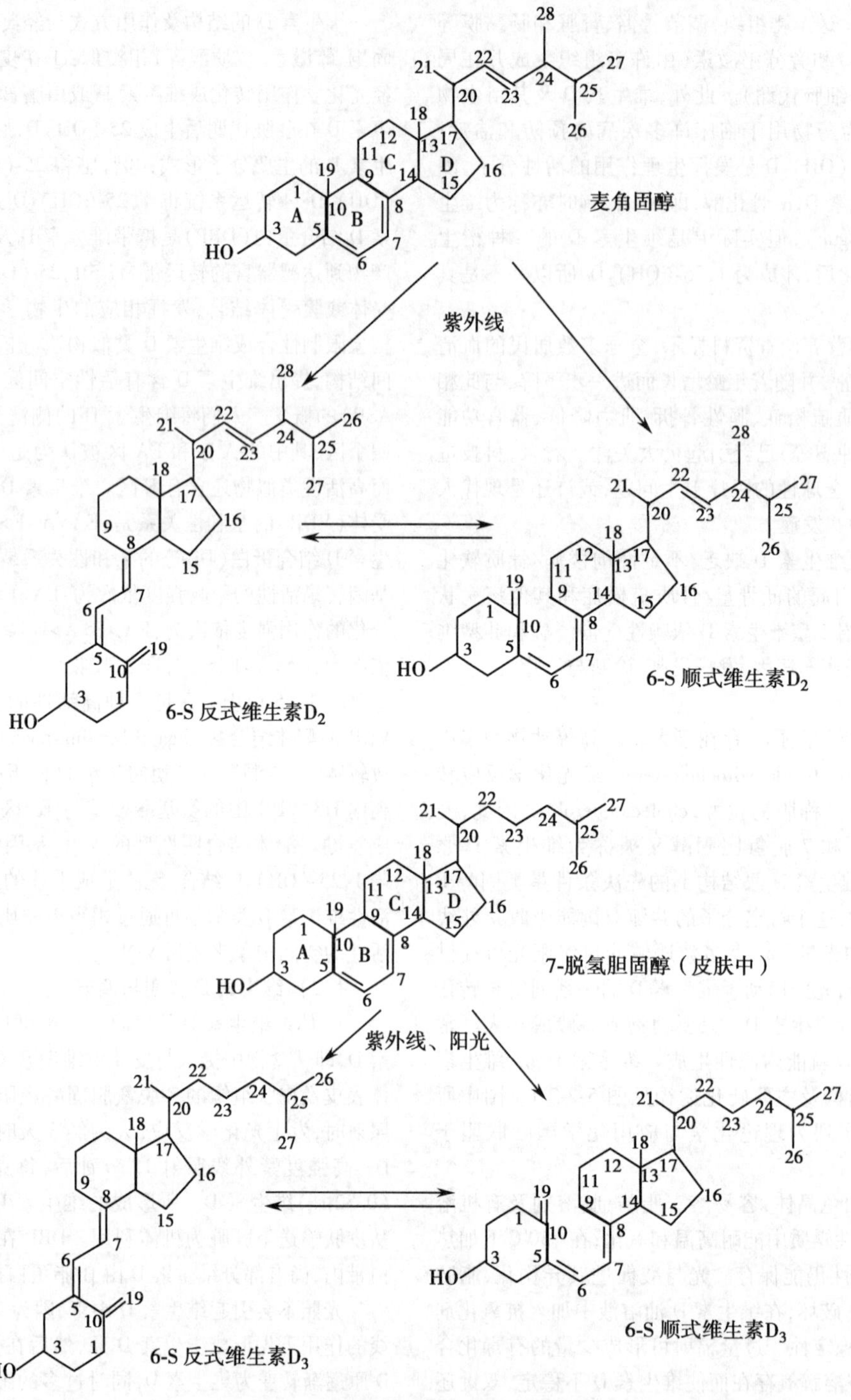

图 5-2-2-1 维生素 D 结构及其转化途径

(1) 环境因素：辐射至地球表面的太阳光由95%的紫外线A极少被大气臭氧层吸收）和5%的UVB（大部分被大气臭氧层吸收）组成[2]，而可见光基本不被大气臭氧层吸收。因为地球大气臭氧层厚度（两极的臭氧层较厚）不均，臭氧层消耗使UVB辐射至地球表面的量增加[3]。移居至高紫外线的地区后，肤色加深，而移居至低紫外线的地区后，肤色变浅。此外，气温也是肤色的决定因素，机体与环境的热交换（heat exchange）取决于外部环境的温度；长期摄入富含维生素D食物的居民即使居住在高纬度地区，其肤色亦保持得较深（如伊努人，Inuits）。此外，汗腺、皮肤血管也对肤色有一定影响。

UVR穿透大气平流层（海拔10~50km）时，被氧和氮等物质散射后再进入大气对流层（海拔0~10km），在此进一步被大气污染物、烟雾、尘埃和云层等散射衰减。例如，云层衰减UVR的强度不如红外线，因而在人体不感觉炎热的情况下而接触过多的UVR[4]。紫外线强度主要与所处地区的纬度有关，例如在北欧和北极区域，夏季的光照可能满足皮肤合成维生素D的需要，但其他季节就容易发生维生素D缺乏/不足。UVB 的辐射强度可变,夏季强而冬季弱,中午强而早晚弱,赤道强而两极弱,高海拔地区强而低海拔地区弱;沙土、雪地、水泥和水反射大量的阳光(最高达 85%),使 UVB 的辐射量增多。因为 UVR 可穿透 60cm 的水层,故其光保护作用不强。相反,UVA 的辐射较稳定,随时间、地区和季节的变化不大。紫外线指数(UV index)预报是预测的 UV 强度指标:0~2 为微弱,3~4 为低度,5~6 为中度,7~9 为高度,10 以上属于极高度。

影响阳光照射和皮肤维生素 D 合成的因素很多,其中以皮肤阳光暴露的面积和时间对其影响最大。研究发现,儿童每周需要 2 小时的阳光照射,以维持血清 25-(OH)D 的水平在 27.5nmol/L 以上,而对于光身的婴儿来说,每周只需 30 分钟阳光照射即可满足需要。有人发现,为了使 UVB 辐射达到合成足够维生素 D 的目的,需要至少暴露 20%的身体皮肤。黑皮肤者的阳光照射时间需要增加 5~10 倍,才能达到浅色皮肤者的维生素 D 合成量。位于北纬 35°(如美国的孟菲斯、日本的京都、塞浦路斯)和南纬 35°(如南澳大利亚或乌拉圭)的居民,因冬季的 UVB 不能穿透大气层,皮肤的维生素 D 合成极微。此外,因为 UVB 容易散射,即使在春季、夏季和秋季,在上午 10 点至下午 3 点以外时间段内,阳光照射引起的皮肤维生素 D 合成亦相当有限;而正午太阳当头时间段内的短期阳光照射可获得最有效的维生素 D 合成。传统窗户玻璃的能吸收波长在 320nm 以下的 UVB,而 UVA、可见光和红外线可穿透窗户玻璃,为了住宅和减重需要而设计的现代窗户玻璃能吸收大量热能,减少 UVR 辐射,但同时也明显降低了紫外线辐射的程度,不利于皮肤合成维生素 D。

(2) 年龄因素:老年人户外活动和日照机会少,日照时皮肤合成活性维生素 D 的能力也较低,故老年人易有维生素 D 缺乏/不足。脑瘫患者由于四肢瘫痪,日照甚少,其长骨骨折发生率高,这与年龄大、日照少及应用抗癫痫药物有关[5]。

(3) 皮肤因素:皮肤色素沉着是皮肤的一种保护性反应,但也提示皮肤细胞的 DNA 可能有损伤。阳光照射数分钟后发生皮肤色素沉着是由于皮肤细胞在可见光和 UVA 氧化作用下,合成黑色素的结果,但可在数小时后消退。迟发性皮肤色素沉着是皮肤细胞在 UVB 的作用下,生成新的黑色素所致,其特点是阳光暴露 2~3 天后,皮肤色素沉着更明显,7~10 天时达到高峰,并持续数周至数月(表 5-2-2-1)。

表 5-2-2-1 皮肤类型与阳光暴露及色素沉着的关系

皮肤类型	晒伤或皮肤色素沉着
Ⅰ	极易晒伤而不发生皮肤色素沉着
Ⅱ	极易晒伤且伴轻度皮肤色素沉着
Ⅲ	较易晒伤并逐渐发生浅褐色皮肤色素沉着
Ⅳ	轻度晒伤但容易发生褐色皮肤色素沉着
Ⅴ	极少晒伤但皮肤色素沉着明显
Ⅵ	从不晒伤但皮肤色素沉着显著

(4) 人工 UVR:灯光(如太阳灯)和焊接亦散发 UVR,但其强度较弱[6,7]。非自然的 UVR 一般来源于太阳灯、焊接和人工晒黑,太阳灯可用于治疗银屑病[8],但近年的人工晒黑主要用于皮肤美容,其发展相当迅速[9-13]。人工晒黑床(tanning bed)主要发射 UVA 和少量(<5%)的 UVB,UVA 的生物学作用较中午的强阳光高 10~15 倍,经常接受人工晒黑者的 UVA 照射量相当于自然阳光照射的 1.2~4.7 倍,这显然是一种非生理性照射,更容易引起皮肤红斑、皮肤衰老、晒伤、皮肤干燥、瘙痒甚至肿瘤,应予取缔[14,15]。

儿童和青少年过度的阳光或人工紫外线照射(UVR)可诱发皮肤癌及其他健康问题。阳光发射的电磁辐射包括短波高能量的 X 线和长波低能量的无线电波,紫外线波长 200~400nm,较 X 线长但短于可见光(400~700nm)和红外线(>700nm),UVR 可分为紫外线 C(UVC,200~290nm)、UVB(290~320nm)和 UVA(320~400nm);UVA 可再分为 UVA2(320~340nm)和 UVA1(340~400nm)两种。虽然 UVC 的能量最高,但不能穿透大气层,因此中等波长的 UVB 和更长波长的 UVA、UVR、可见光和红外线的生物学意义更大。有人推荐,儿童和健康成人进行所谓的感觉性阳光照射(sensible sun exposure),即在上午 10 点至下午 3 点时间段内,将手臂和腿部照射 5~30 分钟,每周 2 次;具体时间由照射时的时间点、季节、纬度、肤色等决定。如果 5~30 分钟后仍计划在户外活动,即可使用防晒霜。但是,美国皮肤学会认为,居住在纽约、波士顿一带的浅肤色者,正午时段阳光照射 2~5 分钟即可达到目的。由于 UVR 是一种致癌原,过多过强的阳光照射反而有害。正常的维生素 D 水平不能仅靠阳光照射,而应该注重饮食中维生素 D 补充。

3. 消化道维生素 D 吸收 食物中的维生素 D 与脂肪一起吸收,吸收部位主要在空肠与回肠。因维生素 D 与油脂并存,故胆汁的存在是达到吸收最佳状态所必需的。当脂肪吸收受到干扰(如慢性胰腺炎、脂肪痢及囊性纤维化等疾病)时,影响维生素 D 吸收。肠道吸收的维生素 D 主要与乳糜微粒结合,由淋巴系统运输,但也可与血浆中的 DBP 或 β-脂蛋白结合。与乳糜微粒结合的维生素 D 相比,DBP 与皮肤而来的维生素 D 相结合后更难于分解。

4. 维生素 D 的体内转化与代谢 进入体内的维生素 D_2 和维生素 D_3 在体内分别进行代谢,它们的代谢中间产物很多,目前已分离出 37 种;但两者之间不发生转换,即维生素 D_2 不会转换成维生素 D_3;同样,维生素 D_3 也不会转换成维生素 D_2。

(1) 维生素 D 转化:常见的维生素 D 类似物结构及名称见图 5-2-2-2。皮肤中合成及膳食中摄取的维生素 D 被转运至肝脏中,在肝细胞的内质网上经维生素 D-25-羟化酶作用,将 25 碳羟化成 25-(OH)D。维生素 D-25-羟化酶是一种由细胞色素 P450 专一催化的混合功能氧化酶,这一酶系的作用依靠 NADPH 的递氢过程以及 Mg^{2+} 和分子氧的参与。维生素 D 主要贮存在脂肪组织与骨骼肌中,其次为肝脏,大脑、肺、脾、骨和皮肤亦有少量存在。因此,维生素 D 及 25-(OH)D 在组织中的含量及其总量均高于血浆。总的来说,人体维生素 D 的储存量比维生素 A 要少。当机体靶组织需要时,贮存的维生素 D 及 25-(OH)D 可被释放出来。正常人血清 25-(OH)D 的浓度为(69±23)nmol/L[(27.6±9.2)ng/ml]。脂肪中的 25-(OH)D 释放速度较慢;体重减轻,脂肪减少时,维生素 D 亦可释放出来。

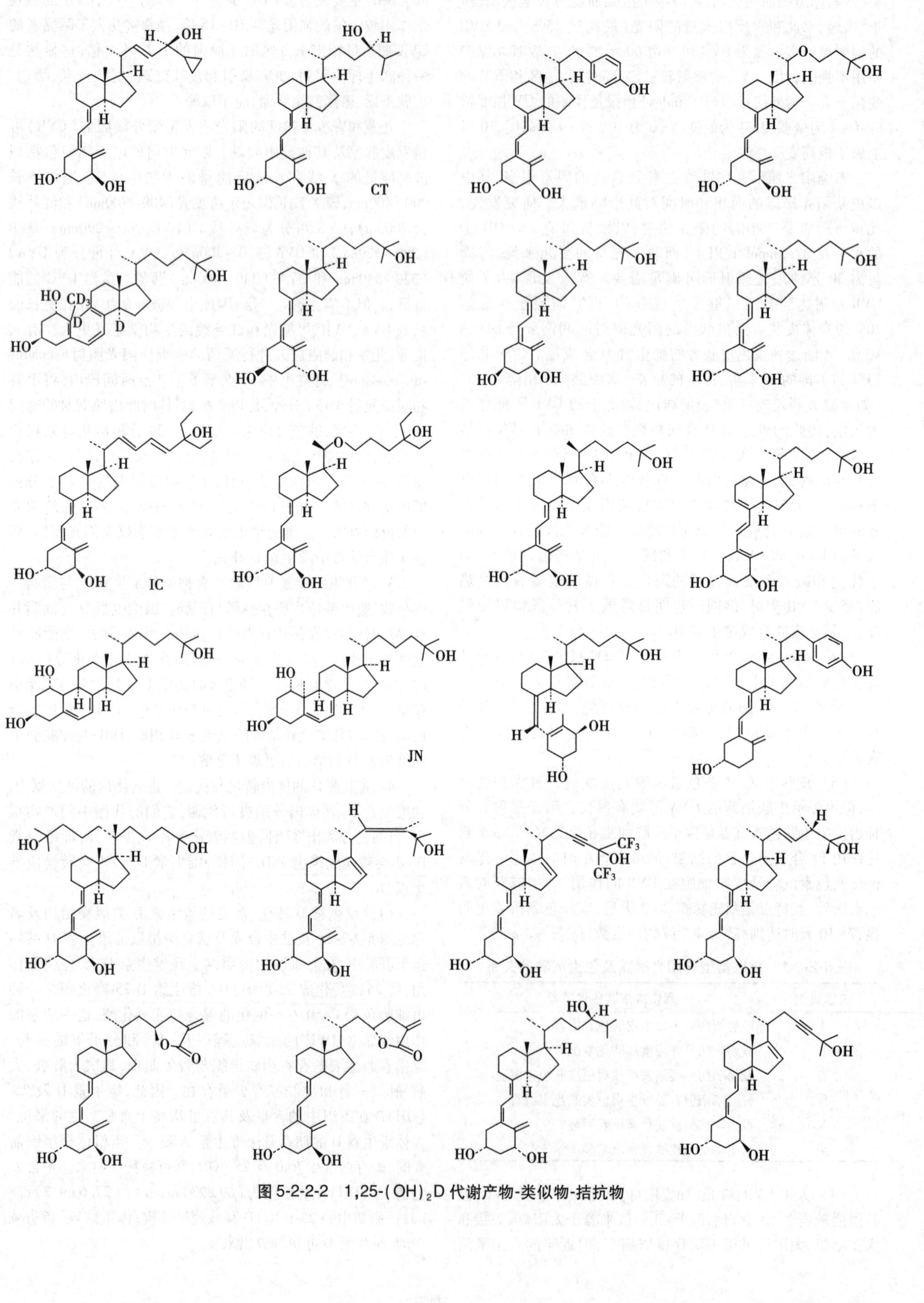

图 5-2-2-2 1,25-$(OH)_2D$ 代谢产物-类似物-拮抗物

(2) 血浆转运:血浆中的 25-(OH)D 与 DBP 结合并运载至肾脏。在肾近曲小管细胞线粒体 25-(OH)D-1 羟化酶和 25-(OH)D-24 羟化酶的作用下,可将第 1 碳或第 24 碳第二次羟化成 1,25-$(OH)_2D$ 或 24R,25-$(OH)_2D$。这两种二羟基维生素 D 是主要的代谢产物,其中 1,25-$(OH)_2D$ 是维生素 D 在机体中最主要的生物活性形式。肾脏近曲小管的线粒体中还存在 25-(OH)D-24-1 羟化酶,可将 24R,25-$(OH)_2D$ 第三次羟化为 1,24,25-$(OH)_3D$。这种三羟基维生素 D 的生物作用与 1,25-$(OH)_2D$ 类似,但活性仅为后者的 60%,甚至更低。肾近曲小管细胞线粒体中的 25-(OH)D-1-羟化酶与 25-$(OH)_2D$-24-羟化酶与肝脏中的维生素 D_3-25-羟化酶一样,为细胞色素 P450 专一催化的混合功能单氧化酶,其中 25-(OH)D-1-羟化酶的活性受血钙水平的调节,当血钙水平下降时,PTH 的分泌增加,从而使 1α-羟基化酶活性升高,1α-羟基化过程增强。机体正是通过严格控制 1α-羟化酶的活性来调控维生素 D 的代谢与活性的。

(3) 分解与灭活:维生素 D 的分解代谢场所主要在肝脏。1,25-$(OH)_2D$ 与 24R,25-$(OH)_2D$ 的分解代谢途径相类似,先转化为活性较强的代谢产物并结合形成葡萄糖苷酸形式后,随胆汁排入肠道。口服维生素 D 比从皮肤中形成的维生素 D 易于分解。25-(OH)D 及 1,25-$(OH)_2D$ 也以葡萄糖苷酸的形式经胆汁形成肝肠循环或从粪便中排出。口服生理剂量 48 小时后,30%从粪便中排出,2%~4%从尿中排出。血清维生素 D 及主要代谢产物浓度见表 5-2-2-2。

表 5-2-2-2　血清维生素 D 及其代谢物浓度与半衰期

维生素 D 及其代谢物	血液浓度	血中半衰期	活性(倍)
维生素 D_3	(2.3±1.6)ng/ml	36 天	1
维生素 D_2	(1.2±1.4)ng/ml	-	1
25-$(OH)D_3$	(27.6±9.2)ng/ml	28 天	2~5
25-$(OH)D_2$	-	-	2~5
1,25-$(OH)_2D_3$	(31.0±9.0)ng/ml	2~4 小时	10
1α,25-$(OH)_2D_2$	-	-	10
24R,25-$(OH)_2D_3$	(3.5±1.4)ng/ml	-	-
1α,24,25-$(OH)_3D_3$	-	-	1~6

维生素 D 结合蛋白(DBP)是维持 25-(OH)D 浓度稳定的主要因素,DBP 多态性可改变本身和维生素 D 的亲和性和生物活性,因此 25-(OH)D 的血清水平相似,但维生素 D 的功能却有明显差别,故与骨密度有关。DBP 有 120 多个变异体,在电泳图上,GC2 的迁移最慢,其次是 GC1S,而 GC1F 的迁移较快。研究发现,DBP 多态性与维生素 D 的生物可用性、骨健康有关。目前研究得最多的 3 个 DBP 变异体(GC1F、GC1S 和 GC2)的共同表型与相关特征见表 5-2-2-3。

表 5-2-2-3　DBP 变异的共同表型与相关特征

表型	rs7041 (D432E)	rs4588 (T436K)	纯合子患者 DBP 水平	25-(OH) D 亲和性
GC1F	t(D:asp)	c(T:thr)	最低	最高
GC1S	g(E:glu)	c(T:thr)	最高	中等
GC2	t(D:asp)	a(K:lys)	中等	最低

(三) 维生素 D 受体

1. 维生素 D 核受体　维生素 D 受体属于核受体超家族成员,这个超家族包括了维生素 D 受体、糖皮质激素受体、盐皮质激素受体、孕激素受体、雄激素受体、蜕皮素(ecdysone)受体、麝油素(farnesoids)受体、肝 X 受体。根据维生素 D 受体 cDNA 中核苷酸序列的同源性,推导的核受体超家族成员及其进化关系见图 5-2-2-3。VDR 含 427 或 424 个氨基酸残基(差异来源于转录起始位点的不同)。VDR 基因剔除小鼠有低钙血症性佝偻病和毛发缺失表现,类似于人类遗传性维生素 D 抵抗性佝偻病(hereditary vitamin D resistance rickets, HVDRR)表现。维生素 D 核受体蛋白可分为 A~F 六个区段,A/B 段包括 N 端至 DNA 结合区(DBD)的全部序列(24~90),其内含 9 个半胱氨酸残基和 2 个"锌指"结构。D 区约 50 个氨基酸残基,较其他核受体长;E 区含配体结合段,为维生素 D 受体的多功能区,含有受体二聚化和反式激活活性;F 区小,其功能不明,VDR 基因、VDR mRNA 及 VDR 蛋白的结构及多态性见图 5-2-2-4,1,25-$(OH)_2D$ 核受体(VDR)作用途径见图 5-2-2-5。

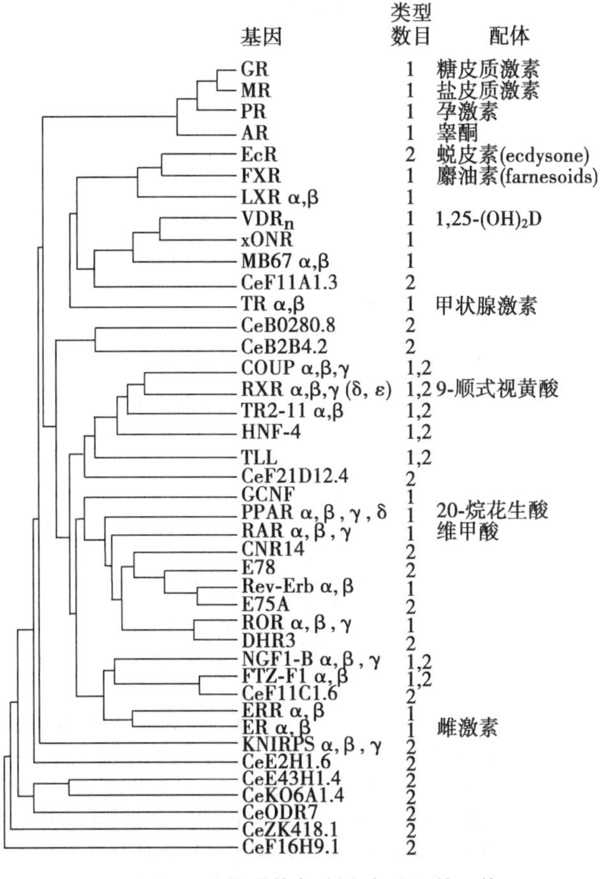

图 5-2-2-3　核受体超家族成员及其配体

图中所示是根据 cDNA 中核苷酸序列的同源性推导的核受体超家族成员进化关系;GR:糖皮质激素受体;MR:盐皮质激素受体;PR:孕激素受体;AR:雄激素受体;EcR:蜕皮素受体;FXR:麝油素受体;LXR:肝 X 受体;VDR:维生素 D 受体

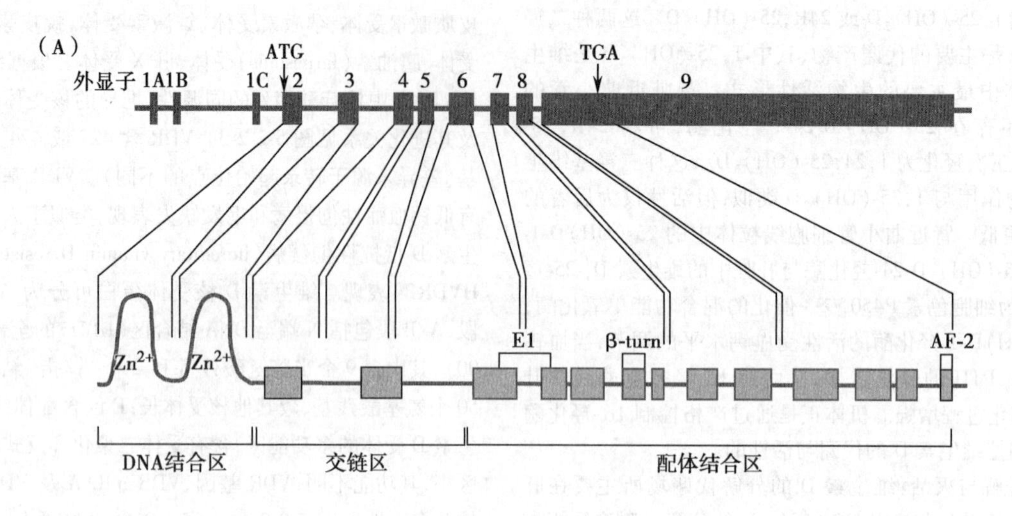

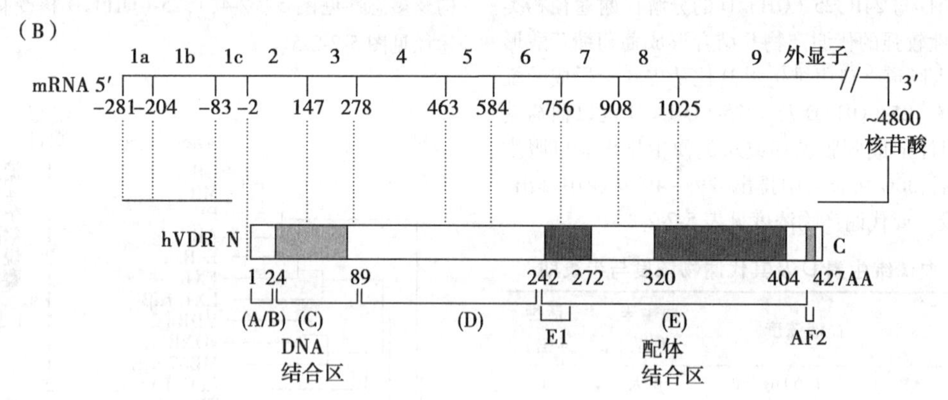

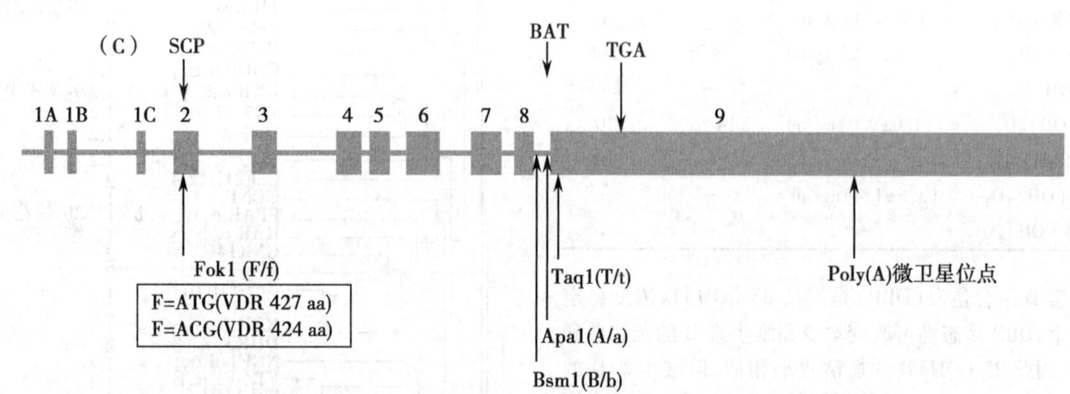

图 5-2-2-4 VDR 基因-VDRmRNA-VDR 结构及多态性

(A)VDR 基因和 VDR 蛋白结构，VDR 蛋白的两个锌指结构由外显子 2 和 3 编码；H1 至 H12 分别代表 VDR 蛋白中的 α-螺旋(α-helices)结构域，β-turn 代表其 β 折叠区，1~9 代表 VDR 基因外显子；(B)VDRmRNA 和 VDR 蛋白的关系，mRNA 上方数字为外显子编号，下方数字为核苷酸序号(VDRmRNA 约含 4800 个核苷酸)；人 VDR 蛋白分为 A/B、C、D、E 4 个结构域，A/B 和 C 为 DNA 结合区，E(除 E1 外)为配体结合区；人 VDR 含 427 个氨基酸(AA)残基；(C)人 VDR 基因多态性；VDR 基因 5′-区的 3 个非编码外显子和 8 个编码的外显子，编码起始位点多态性和 Fork1 位点多态性(SCP)位于第 2 号外显子，BAT 多态性位点位于内含子 J 和外显子 9 之间，其间存在 Taq1、Apa1 和 Bsm1 的酶切位点；外显子 9 存在 Poly(A)长度微卫星多态性；SCP：转录起始密码子(ATG)多态性(start codon polymorphism)；TGA：转录终止密码子；ATG：转录起始密码子；BAT：棕色脂肪组织

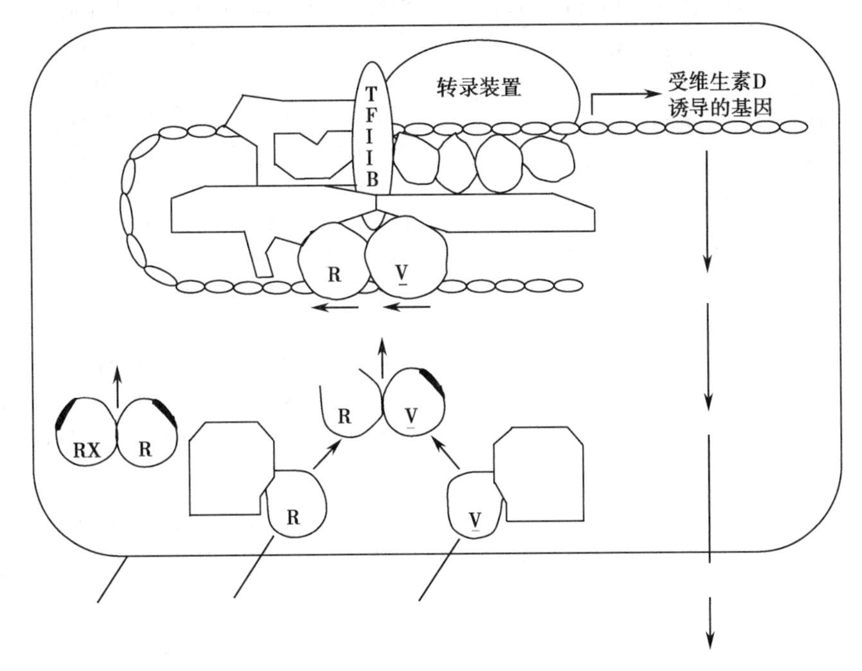

图 5-2-2-5　1,25-(OH)$_2$D 核受体作用途径

1,25-(OH)$_2$D 与受体(VDR)结合后,VDR 与 RXR 形成异二聚体,异二聚体再与靶基因上的维生素 D 反应元件(VDRE)相互作用,上调或下调靶基因的表达;异二聚体-DNA 复合物再募集必需的辅激活子(coactivators)、TATA、TBP 等,最后对受调节的基因转录物(mRNA)的生成量进行调控

1,25-(OH)$_2$D 与 VDR 结合,通过调节 RNA 转录而表达生物学作用。VDR 在转导维生素 D 的核信号前必须先形成同(异)二聚体,与 VDR 结合的二聚体伙伴分子除 VDR 外,还有 RXR、RAR、T_3R 等(图 5-2-2-6)。VDR 的结构与类视黄醇 X(retinoid-X)、类视黄酸(retinoic acid)和三碘甲腺原氨酸(T_3)受体属于同一家族,与 1,25-(OH)$_2$D 的亲和性为其他维生素 D 代谢物的 1000 倍以上。由于 25-(OH)D 的血浓度比 1,25-(OH)$_2$D 高 1000 倍左右,而游离 25-(OH)D 又比 1,25-(OH)$_2$D 高 100 倍以上,故在维生素 D 中毒时,25-(OH)D 可直接引起高钙血症。此外,维生素 D 受体(VDR,主要指核受体)可与多种激素或效应物基因的反应元件相互作用,调节基因表达,如骨钙素、骨桥素、整合素、24R-羟化酶等。VDR 和类视黄醇-X 受体形成异二聚体,与 DNA 特异序列中的靶基因 5' 端调节区结合,调控 1,25-(OH)$_2$D 受体基因 mRNA 转录。在许多组织中,1,25-(OH)$_2$D 促进 VDR 表达,而糖皮质激素抑制其表达。在肾近曲小管上皮细胞中,1,25-(OH)$_2$D 的作用是抑制 VDR 表达。

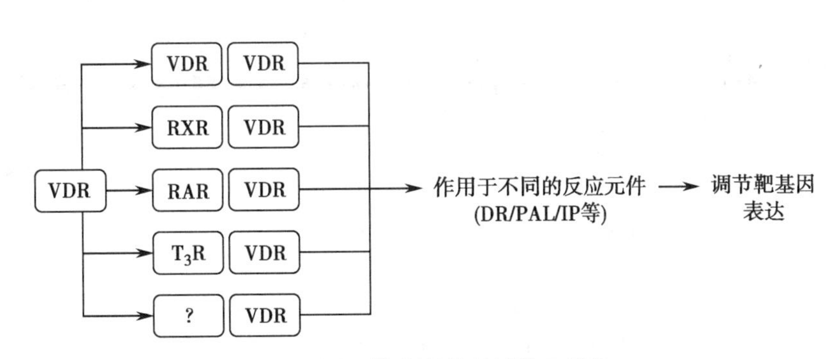

图 5-2-2-6　维生素 D 核受体二聚体

VDR:维生素 D 核受体;RXR:视黄醇 X 受体;RAR:视黄醇 A 受体;T_3R:T_3 受体

现已证明,在下列组织中,存在 1,25-(OH)$_2$D 的核受体:脂肪细胞、肾上腺、骨、大脑、乳腺、癌细胞、软骨、结肠、附睾、毛囊、小肠、肾脏、肝脏、肺、骨骼肌、心肌、平滑肌、成骨细胞、卵巢、胰岛 β 细胞、甲状旁腺、主动脉、垂体、前列腺、视网膜、皮肤、胃、睾丸、胸腺、甲状腺、子宫等。靶细胞也表达维生素 D 的膜受体,其性质未明,维生素 D 的膜受体、核受体和结合蛋白(DBP)的化学特性和生物学功能有较大差异。

1,25-(OH)$_2$D 的非基因组作用(快反应,表 5-2-2-4)是调节多种组织代谢功能的重要因子,一般以旁分泌和自分泌方式调控代谢酶活性或第二信使 Ca^{2+} 的浓度,改变局部细胞的功能。

表 5-2-2-4 1,25-$(OH)_2D$ 的非基因组作用(快反应)

器官/组织/细胞	快反应特点
小肠	迅速进行肠 Ca^{2+} 转运/作用途径为 PKC/G 蛋白/MAPK 和 PLC
结肠	结合位点分布于细胞器/PKC 样作用/调节 24,25-$(OH)_2D$ 羟化酶活性
成骨细胞	在 ROS17/28 细胞株中开放 Ca^{2+} 通道和 Cl^- 通道
软骨细胞	可激活 PKC 和 PLA2
肝脏	调节脂代谢激活 PKC 和 MAPK
肌肉	具有 PKC 和 Ca^{2+} 样作用
粒细胞性白血病细胞	促进细胞分化/PKC 样作用/激活 MAPK
皮肤角质细胞	改变 PKC 在细胞器分布/激活 src 和 Raf/促进神经鞘磷脂水解
胰岛 β 细胞	调节细胞内 Ca^{2+} 浓度/促进胰岛素分泌
甲状旁腺	调节磷脂代谢/调节细胞质 Ca^{2+} 浓度
细胞膜双脂质层	激活 PKC

VDR 基因突变可导致遗传性维生素 D 抵抗性佝偻病(骨软化症)。突变位点可发生于受体的 DNA 结合区、交链区和配体结合区。VDR 基因敲除小鼠的典型表现为佝偻病，但如给予高钙磷饮食可逆转骨骼病变，促进动物生长，而且限磷/正常钙饮食也有同样作用，提示骨代谢有依赖和非依赖于维生素 D 的两条途径。在非维生素 D 依赖性作用途径中，饮食中摄入的钙磷比例和摄入量对钙磷代谢有重要影响。VDR 是决定个体 BMD 的关键因素之一。一些实验和临床研究资料显示，VDR 的多态性与骨质疏松和糖尿病的发病有关，VDR 基因多态性在人群中的分布虽有种族差异(广州地区汉族人群中“B、A、t”等位基因的出现频率较低)，原发性骨质疏松组及 2 型糖尿病并骨质疏松组中 A 等位基因者的股骨骨密度高，但 VDR 基因型尚不能作为预测骨质疏松发生的危险性指标。缪应新等报道，对 VDR 基因进行多态性分析，其中 bb 型占 81.9%，Bb 型占 18.1%，未见到 BB 型，b 等位基因在研究的人群中分布高达 90.0%，男女性 VDR 基因分布频率无明显区别。比较这两组各部分的骨密度值，只有女性在 Ward 三角区显示出 Bb 型比 bb 型有较高的 BMD，在其余部位(不管男性还是女性)无差别。此外，VDR 基因多态性还与散发性原发性甲旁亢、继发性甲旁亢、前列腺癌、乳腺癌、1 型糖尿病、2 型糖尿病和骨关节炎有关[16,17]。

VDR 表达存在组织特异性(表 5-2-2-5)。在组织水平，VDR 表达受 PTH、降钙素、1,25-$(OH)_2D$ 及许多旁分泌/自分泌因子的调节；但在分子水平，其表达调节机制尚未完全阐明，目前认为至少 pit-1、CRE、NF-κB、GATA、SP-1 及 AP-1 等对 VDR 有调节作用(图 5-2-2-7)。

表 5-2-2-5 VDR 与其他转录因子的相互作用

转录因子	生物学作用
Sp1/NF-Y	促进
AP-1/NFAT1	抑制
AP-1	激活
CREB	抑制
FOXO3a，FOXO4	激活
p53	双向表达
PPAR-α/δ	激活
PPAR-γ	不定
RAR	不定
ER	降调节
AR	对话调节
PIT-1	降调节

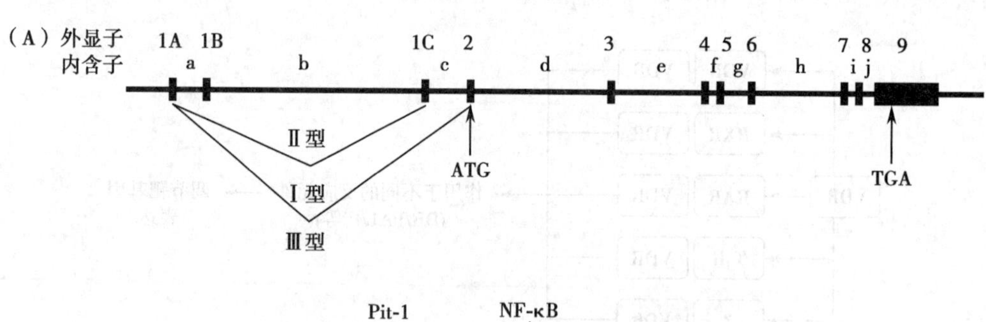

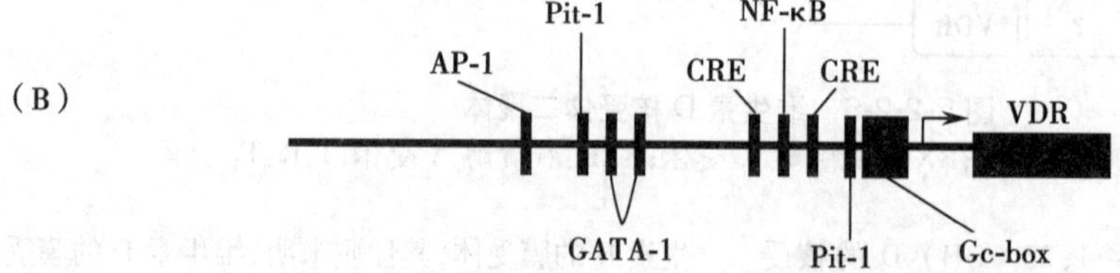

图 5-2-2-7 人 VDR 基因表达与调节

(A)a~j 表示内含子；---表示外显子；Ⅰ、Ⅱ、Ⅲ表示三种不同的转录方式；ATG 为转录起始密码子；TGA 为转录终止密码子；(B)VDR 启动子及 AP-1、Pit-1、GATA-1、CRE、NF-κB 及 SP-1 等调节 VDR 转录的顺式/反式调节元件

2. 维生素D膜受体 靶细胞膜上的维生素D膜受体作用机制与肽类激素相似（以软骨细胞最明显），在鸡的小肠、肾和脑组织中发现，膜受体的密度以肠细胞最高，肾脏次之，脑组织最低。膜受体后的信号途径为PKC和PKA。1,25-$(OH)_2D$与膜受体结合后，其非基因组作用主要有：①增加细胞内Ca^{2+}浓度；②活化PLC和PKC；③开放钙通道（图5-2-2-8和图5-2-2-9）。这些作用不依赖于核受体基因表达和活性蛋白质生成（非基因组作用途径），故其作用的发生和消失都十分迅速。1,25-$(OH)_2D$膜受体与Wnt蛋白、TGF-β、EGF等生长因子存在多水平多途径的交互作用和对话调节（图5-2-2-10）。而且，在基因水平，1,25-$(OH)_2D$膜受体又与Wnt-Hedgehog-Notch信号途径的多水平对话，见图5-2-2-11。

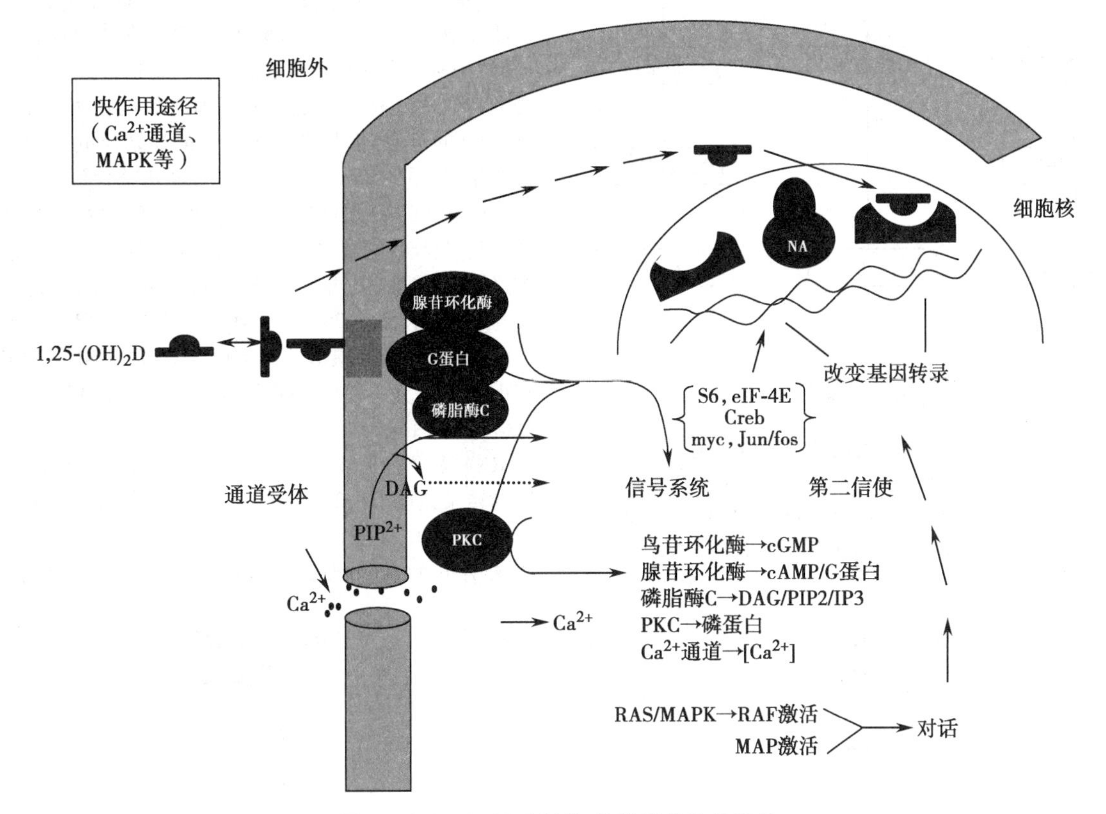

图5-2-2-8 1,25-$(OH)_2D$膜受体信号转导

左上为细胞膜上的1,25-$(OH)_2D$快速作用途径；快速作用途径通过第二信号又与核内的信号途径对话，相互作用与影响

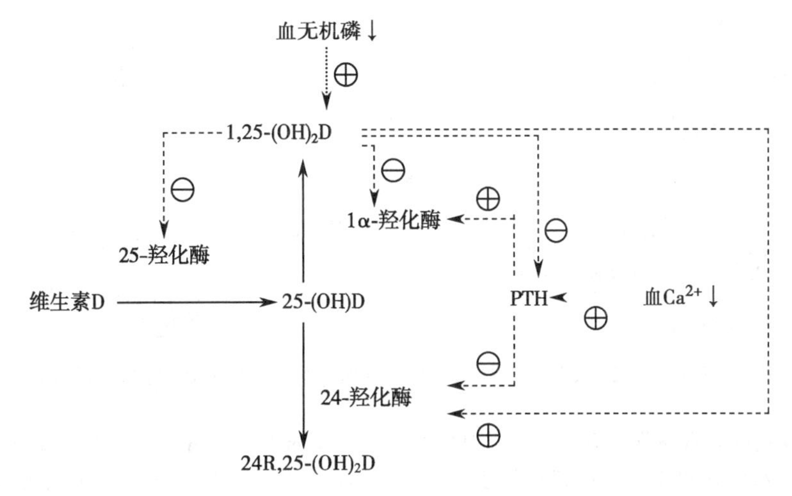

图5-2-2-9 维生素D代谢及调节作用

图中实线箭头表示代谢途径；虚线箭头表示调节作用；⊕表示激活或促进作用；⊖表示抑制作用；↓表示下降

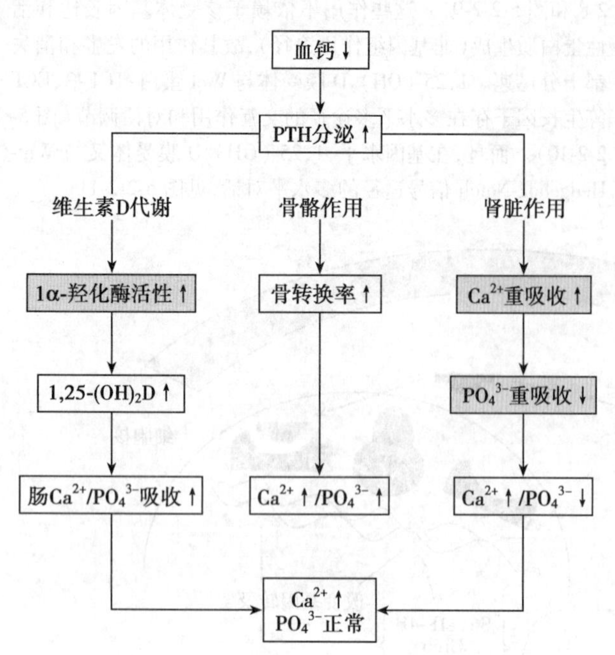

图 5-2-2-10 低钙血症的正常调节反应

低钙血症时,PTH 分泌增加,提高肾脏 1α-羟化酶活性,促进肠钙和磷的吸收;1α-羟化酶和 PTH 增高骨转换水平,骨骼释放钙和磷;PTH 促进肾小管的钙重吸收和磷排泄

3. 维生素 D 结合蛋白 血清维生素 D 结合蛋白(VD-BP;GC-球蛋白,GC-globulin)含量丰富,是一组转运维生素 D 及其代谢产物的多功能蛋白质,在维持游离血清 25-(OH)D 水平中起了关键作用,DBP 也能与脂肪酸和肌动蛋白单体结合,避免了这些分子发生多聚化。

(四) 维生素 D 的代谢调节 由于维生素 D 的结构及活性型维生素 D 的作用方式与经典的类固醇激素相类似,并且活性型维生素 D——1,25-$(OH)_2D$ 可在体内合成,故 1,25-$(OH)_2D$ 是一种类固醇类激素。它的生物合成与代谢过程均受到其作用底物及其他内分泌因素的调控和影响。在 25-(OH)D 的 1α-羟化中,细胞内维生素 D 结合蛋白(IDBP-3)有重要作用,循环 25-(OH)D 与维生素 D 结合蛋白(vitaimin D binding protein,DBP)结合后,经肾小球滤过后,在近曲小管被重吸收,重吸收的方式是以 megalin 为介导的内饮。此后,DBP 被降解,25-(OH)D 再被 IDBP-3 进行 1α-羟化或再进入血液循环与 DBP 结合。1,25-$(OH)_2D$ 在血液中与 DBP 结合。1,25-$(OH)_2D$ 被靶细胞摄取或与 IDBPs、24-羟化酶或 VDR 结合。VDR 复合物为一种与 RXR 结合的异二聚体,VDR/RXR 与靶基因启动子的特殊序列作用,与 DNA-结合的异二聚体能吸引 RNA 多聚酶Ⅱ(PolⅡ),激活核转录调节子,从而改变基因的转录速度。1,25-$(OH)_2D$-VDR 复合物与 SUG1 靶点相互作用,VDR 被蛋白酶降解。钙网织蛋白(calreticulin)与 DNA-VDR 的 DNA 结合结构域结合,防止其反式激活。

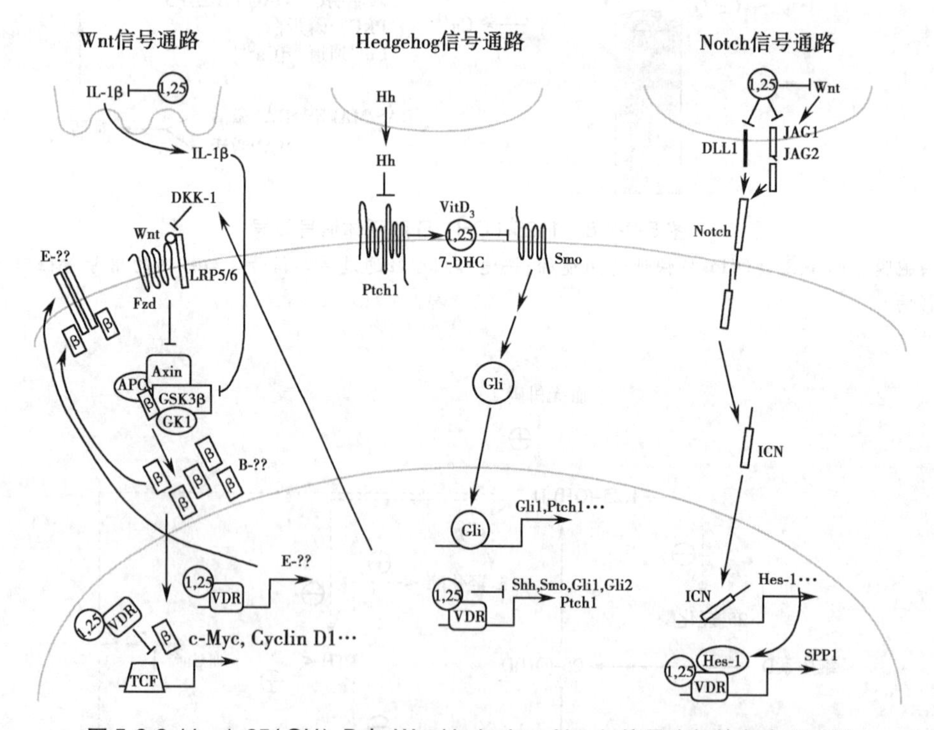

图 5-2-2-11 1,25$(OH)_2D$ 与 Wnt-Hedgehog-Notch 信号途径的多水平对话

1. 1,25-$(OH)_2D$ 生成的自身调节作用 1,25-$(OH)_2D$ 对其本身的合成是否有反馈抑制作用还不能完全肯定,以往的细胞培养研究表明,外源性的 1,25-$(OH)_2D$ 能降低内源性 1,25-$(OH)_2D$ 的水平,由此推测 1,25-$(OH)_2D$ 对 25-(OH)D-1-羟化酶有抑制作用,但 1,25-$(OH)_2D$ 这种自身调节作用在我们利用表皮细胞模型进行的研究中被否定[18]。尽管 Kim 等利用人工转染的乳腺癌细胞株模型观察到了 1,25-$(OH)_2D$ 对 25-(OH)D-1-羟化酶的抑制作用[19],但并无证据表明 1,25-$(OH)_2D$ 在肾近曲小管细胞内对自身的合成有抑制作用。不过,1,25-$(OH)_2D$ 对自身降解的诱导作用是肯定的,通过这种调节机制,1,25-$(OH)_2D$ 可以控制自身在血液循环中的水平,我们以往的研究表明,外源性的 1,25-

$(OH)_2D$降低表皮细胞内源性$1,25-(OH)_2D$的水平实际上是通过诱导$1,25-(OH)_2D$的降解来完成的，即通过刺激24-羟化酶的活性来完成。至于$1,25-(OH)_2D$是否对肾小管细胞内自身的生成有调节作用，有待进一步研究。

2. PTH与维生素D的相互调节　PTH是肾合成$1,25-(OH)_2D$的主要调节者。PTH分泌增加可使肾1α-羟化酶活性增加，从而促进$1,25-(OH)_2D$合成，反之亦然。体内及体外试验均已证明，给予PTH后可使血浆中$1,25-(OH)_2D$的水平升高。生理状态下，PTH对动物的$1,25-(OH)_2D$水平起精细调节作用，即使服用维生素D制剂后，人和动物血中$1,25-(OH)_2D$的水平波动范围也很小。PTH还可抑制肾内$24R,25-(OH)_2D$的合成。$1,25-(OH)_2D$通过血清钙离子对PTH的分泌起反馈调控作用。$1,25-(OH)_2D$水平升高时，促进肠黏膜对钙的吸收增加而升高血钙，血清钙离子增加可抑制PTH分泌，从而抑制肾脏$1,25-(OH)_2D$合成。此外，$1,25-(OH)_2D$还能直接抑制甲状旁腺细胞内PTH的合成和甲状旁腺细胞的增生。总之，PTH通过其自身对1α-羟化酶的调节作用来完成对$1,25-(OH)_2D$的精细调节。

3. FGF-23与维生素D的相互调节　FGF-23是调节磷转运和骨矿化的关键激素，许多肾磷转运障碍性疾病都与其有关。在高血磷和$1,25-(OH)_2D$升高情况下，骨细胞和成骨细胞分泌FGF-23增多。骨细胞分泌FGF-23与肾小管受体（FGFR1）结合，抑制Na-Pi同转运体和1α-羟化酶活性。高FGF-23血症引起佝偻病/骨质软化症的特点是肾脏磷消耗和$1,25-(OH)_2D$不适当降低，而FGF-23升高的原因是骨细胞生成FGF-23过多、肿瘤或骨纤维样发育不良分泌过多或FGF-23降解缺陷；$1,25-(OH)_2D$升高负反馈抑制PHEX转录活性。XLH患者由于PHEX失活性突变，故Fa下降，FGF-23升高、$1,25-(OH)_2D$降低和肾磷消耗。此外，在成骨细胞内，25-(OH)D被1α-羟化酶羟化而生成$1,25-(OH)_2D$，后者作用于核受体，启动FGF-23基因表达，合成FGF-23。饮食和血清钙、磷及$1,25-(OH)_2D$刺激FGF-23生成，而FGF-23可直接抑制$1,25-(OH)_2D$分泌，同时通过抑制PTH而阻滞$1,25-(OH)_2D$合成；FGF-23抑制肾小管磷重吸收，降低血磷水平，而后者又刺激$1,25-(OH)_2D$分泌。因此，$1,25-(OH)_2D$水平依赖于FGF-23和血磷的综合作用。

4. 钙与无机磷对维生素D代谢的影响　膳食钙增加可通过增加血钙浓度使PTH的分泌受到抑制，从而抑制$1,25-(OH)_2D$的合成。Guillemant等发现，基础PTH随年龄而升高，而血清Ca^{2+}的升高和PTH的反应随着年龄而减弱，老年人血清25-(OH)D水平（降低）与PTH呈负相关。纠正维生素D缺乏/不足状态后，口服钙剂可显著抑制PTH的分泌。由于PTH对血清钙浓度起监控作用，血清Ca^{2+}浓度是调节PTH分泌的主要信号，血清钙离子水平下降可刺激PTH分泌，因此认为低钙血症对$1,25-(OH)_2D$的合成起信号传递作用，即血清钙浓度对$1,25-(OH)_2D$合成的影响是通过调节PTH的分泌而间接起作用的。低磷血症亦刺激$1,25-(OH)_2D$的合成，但只有在去除甲状旁腺或在其他无PTH分泌的条件下，血清无机磷浓度才与$1,25-(OH)_2D$的合成量相关。事实上，低磷膳食引起的低磷血症均可导致甲状旁腺细胞中PTH的mRNA水平下降，PTH的分泌减少。与低钙血症刺激PTH分泌增加不同，血磷水平对$1,25-(OH)_2D$合成的影响可能是因其自身作用或其他途径而并非通过调节PTH分泌起作用的，因为低磷血症可以抑制FGF-23的分泌，使FGF-23对25-(OH)D-1-羟化酶抑制作用得到解除，从而使$1,25-(OH)_2D$的合成增加。

5. 维生素D类似物的作用　一般认为，$1,25-(OH)_2D$的活性最高，但经过人工改造后的维生素D类似物与DBP和VDR的结合亲和性以及其他生化特性发生明显改变，$1,25-(OH)_2D$类似物的信号转导通路见图5-2-2-12。另一方面，一些维生素D的类似物，如Ro-26-9228和维生素D一样，具有明显的骨保护作用，但不引起高钙血症。Ro-26-9228可直接抑制骨吸收，增加分化型成骨细胞数目。$1,25-(OH)_2D$可诱导十二指肠24羟化酶和calbindin D及钙泵mRNA表达，而Ro-26-9228无此作用。在骨组织，$1,25-(OH)_2D$和Ro-26-9228均可诱导成骨细胞特异性基因（如骨钙素、骨桥素和TGF-β）的表达。因此，可望成为一种新的治疗代谢性骨病的特异性维生素D制剂。又如，22-氧化钙三醇（22-oxacalcitriol）和19-去甲-D_2（19-nor-1,25 dihydroxyvitamin D_2）或19-去甲-D_3刺激骨吸收的作用和促进肠钙磷吸收的作用均很弱，故可用于肾衰伴继发性甲旁亢的治疗。

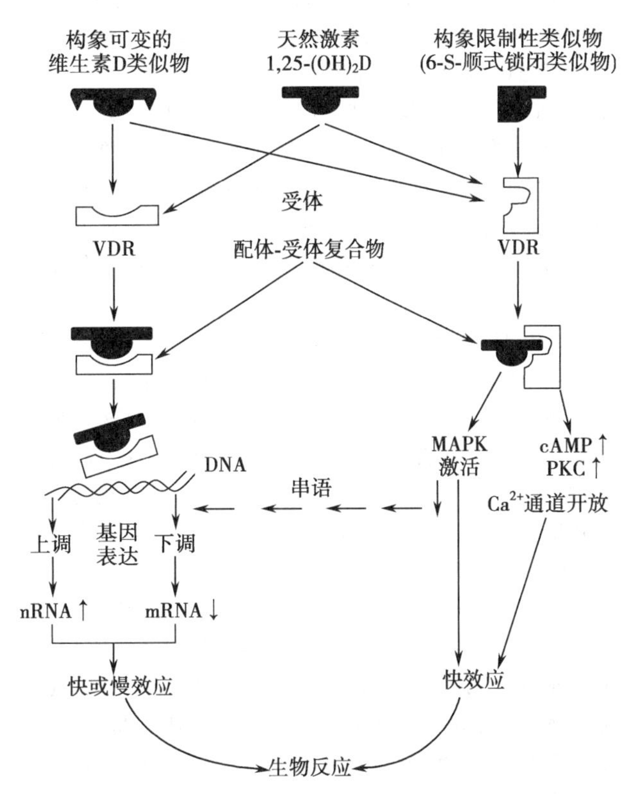

图5-2-2-12　$1,25-(OH)_2D$类似物信号转导通路

$1,25-(OH)_2D$在血液中与DBP结合，$1,25-(OH)_2D$被靶细胞摄取或与IDBP、24-羟化酶或VDR结合；$1,25-(OH)_2D$-VDR复合物为与RXR结合的异二聚体，VDR/RXR与靶基因启动子的特殊序列作用，与DNA-结合的异二聚体能吸引RNA多聚酶Ⅱ（PolⅡ），激活核转录调节子（TF），改变基因转录速度；$1,25-(OH)_2D$-VDR复合物与SUG1靶点相互作用，VDR被蛋白酶降解；钙网蛋白（calreticulin）与DNA-VDR的DNA结合结构域结合可防止其反式激活；$1,25-(OH)_2D$及其构象可变类似物（conformationally flexible analogs）通过核途径和膜途径转导配体信号，但构象限制性类似物（conformationally restricted analog，如6-S-顺式锁闭类似物）只能通过膜途经发挥作用

对20正位(20-normal)和20表位(20-epi)的维生素D类似物(主要有MC1288、KH1060、EB1089、GS1558和CB1093)进行系统研究比较发现:①VDR的第3、4、5螺旋结构(His229、Asp232、Ser237和Arg274)是其与配体结合的关键位点,但20表位类似物不与Ser237结合;②20表位较20正位类似物保护VDR免受降解的作用要强得多;③蛋白体抑制剂可与RXRβ-VDR-VDRE形成复合物,20-表位类似物可阻止复合物的形成,诱导VDR变构,使介导VDR降解的因子不能与VDR结合;④维生素D类似物均可调节MG-63成骨样细胞的分化和细胞周期,使细胞停止于G0/G1期的作用较1,25-$(OH)_2D$出现早,所需浓度低。现已人工合成300多种维生素D的类似物。它们作为维生素D受体和维生素D结合蛋白的配体,具有不同的结构特性和生物学特性。1,25-$(OH)_2D$的作用与VDR中的配体结合结构域(LBD)的第一、二、三级结构特征有关。维生素D结合蛋白和VDR的配体可分为四类:①P450酶,包括25-羟化酶、1α-羟化酶和24-羟化酶等,分别来源于肝、肾和其他组织;②血浆维生素D结合蛋白(DBP);③维生素D核受体存在于30多种细胞中;④维生素D膜受体。DBP、维生素D膜受体和维生素D核受体都可选择各不相同或各自特异的配体。但1,25-$(OH)_2D$是它们共同的配体。24R,25-$(OH)_2D$对血钙的调节作用很弱,而只保留了对甲状旁腺细胞内PTH合成的抑制作用,已用于肾衰继发性甲旁亢的治疗。

24R,25-$(OH)_2D$对成骨细胞的ALP活性无影响。1,25-$(OH)_2D$对人胎成骨细胞生长有抑制作用,可维持骨的整体性,促进骨折愈合。软骨生长板中的软骨细胞还存在维生素D膜受体,与24R,25-$(OH)_2D$结合后,也通过PKC和磷脂酶A2/MAPK途径促进软骨分化与增殖和新生成的骨基质小泡(matrix vesicle)合成,后者由于含有PKCα和PKCδ,故又反馈性上调PKC活性。此外,软骨细胞还可生成24R,25-$(OH)_2D$,而1,25-$(OH)_2D$对软骨细胞的作用虽然与前者相同,但其作用途径并不相同。Nakamura等用24R,25-$(OH)_2D$处理大鼠,可使骨量增加,BMD上升50%。维生素D类似物CARD-024(1α-羟维生素D_5,1-alpha-hydroxyvitamin D_5)能抑制结肠成肌细胞纤维化[20]。

6. 其他影响维生素D代谢的因素 降钙素是由甲状腺C细胞分泌的一种多肽,其分泌亦受血清Ca^{2+}调节,血清Ca^{2+}水平升高可促进其分泌。降钙素可抑制1α-羟化酶,减少肾脏1,25-$(OH)_2D$的合成。降钙素可对抗PTH的作用,但前者的作用较弱,作用时间亦短,对维生素D代谢的调节作用可因继发引起PTH分泌而抵消。性腺类固醇类激素对维生素D的代谢亦起调节作用。成熟的鸟类注射雌二醇后,6小时内即出现1α-羟化酶被激活而24-羟化酶活性受抑制。这种作用在睾酮和/或黄体酮同时存在时才起作用并表现出对雌激素的专一性。使用口服避孕药的育龄妇女血浆25-(OH)D的水平比对照组高约40%,停止使用口服避孕药后则显著下降。妊娠期1,25-$(OH)_2D$血浆浓度上升。哺乳期继续上升,至断乳后母体才逐渐恢复至正常水平。24R,25-$(OH)_2D$水平波动则恰与其相反,说明孕激素及泌乳素均可促进1,25-$(OH)_2D$的合成。

(五)维生素D的生理作用 维生素D促进小肠黏膜上皮对钙、磷的吸收,促进肾近曲小管对钙、磷的重吸收。维生素D对骨有两种作用:骨是人体的钙库,当血钙降低时,1,25-$(OH)_2D$与PTH产生协同作用,通过破骨细胞作用,使骨盐溶解,维持血浆钙、磷的正常浓度。1,25-$(OH)_2D$可促进骺板软骨和类骨组织钙化,维持钙、磷在血浆中的饱和状态,有利于骨盐的沉积。因此,如果维生素D缺乏/不足,处于快速生长期的骨骼所受影响最明显。但是,应用大剂量活性维生素D冲击治疗肾衰或MDS时,其药理作用主要表现为骨吸收增强。1,25-$(OH)_2D$的主要生理作用是升高血钙和血磷,有利于类骨质矿化和骨形成[21]。维生素D代谢物的这些作用是通过特异的受体来调节肠、肾和骨组织的矿物质代谢的(图5-2-2-13)。但近年发现,维生素D是一种作用广泛的内分泌激素和旁分泌激素,尤其在细胞的分化增殖中起着十分重要的调节作用,维生素D还与其他一些细胞因子和生长因子共同组成细胞的局部生物学行为的调节网络,其相关内容见表5-2-2-6和表5-2-2-7。

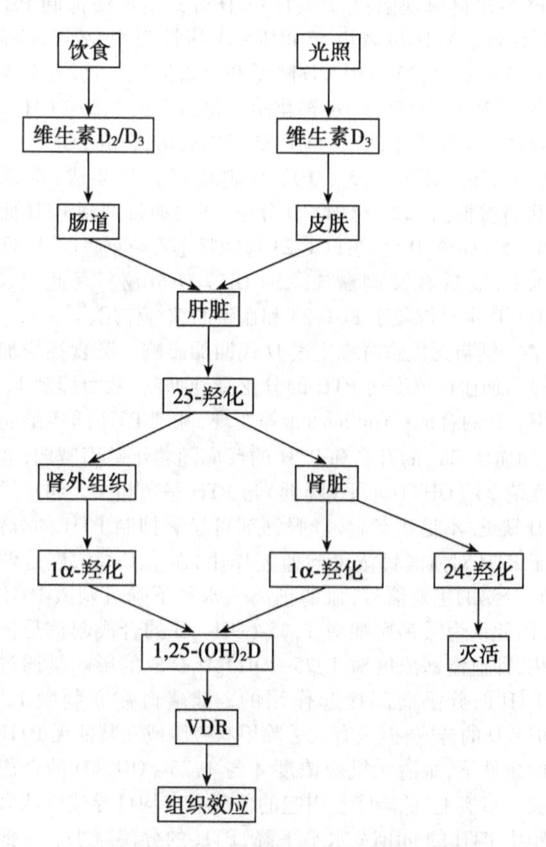

图5-2-2-13 维生素D的作用靶组织

表 5-2-2-6　维生素 D 类似物的生物学和生化学特点

类型	代号	英文名称	中文名称	主要特点	RC1	
					DBP	VDR
天然产物	C	1,25-$(OH)_2D$	1,25-双羟 D_3	①天然激素 ②肾性骨病和 OP 治疗	100	100
	BO	25-(OH)D_3	25-双羟 D_3	①肝脏合成 ②与 DBP 结合紧密	66 800	0.15
	BS	(23S,25R)-1,25-$(OH)_2D$-26,23-lactone	(23S,25R)-1,25-双羟 D_3-26,23 内酯	①天然代谢产物/有一定生物活性 ②结构与 MK 类似	未测	0.47
构象可变性类似物	V	1,25-$(OH)_2$-16-ene-23-yne-D_3	1,25-双羟-16-烯-23-炔-D_3	治疗急性粒细胞性白血病候选药物	5.4	68
	BT	1α,24-$(OH)_2$-22-ene-24-cyclopropyl-D_3	1,24-$(OH)_2$-22-烯-24-环丙-D_3	①治疗牛皮癣 ②又名 Dovonex	55	11
	CT	1α,24-$(OH)_2D_3$	1,24-双羟 D_3	①治疗牛皮癣 ②又名 Bonalfa	未测	94
	EU	1α,25-$(OH)_2$-22-oxa-D_3	1,25-双羟-22-氧 D_3	治疗牛皮癣和乳腺癌	22	15
	IC	22a,26a,27a-tri-homo-22,24-diene-1,25-$(OH)_2D_3$	22,26,27-三同型-22,24-二烯-1,25 羟 D_3	治疗乳腺癌	未测	17
	ID	20-epi-22-oxa-24a-24a,25a,26a,27a-tri-homo-1,25-$(OH)_2D_3$	22-表-22-氧-24,25,26,27-三同型-1,25-双羟 D_3	①抗增殖活性为 1,25-(OH)2D3500 倍 ②治疗器官排斥反应和牛皮癣	未测	25
	IE	20-ei-1,25-$(OH)_2D_3$	20-烷-1,25-双羟 D_3	促靶基因反式激活作用为 1,25-$(OH)_2D_3$ 的 1000 倍以上	2.6	147
	KH	21-(3-hydroxy-3′-methylbuty 1)1,25-$(OH)_2D_3$	21-(3-羟-3′-丁甲基)-1-25-双羟 D_3	促靶基因的反式激活效应	2.6	38
	LA	(22r)-1α,25-$(OH)_2$-16,22,23-trans-D_3	22 右旋-1,25-双羟-16,22,23-反式 D_3	侧链僵直性增加	9.1	154
	LH	1α,25-$(OH)_2$-16-ene-23-yne-26,26-F6-19-nor-D_3	1,25-双羟-16-烯-23-炔-26,26-F6-19-去甲-D_3	治疗前列腺癌、粒细胞性白血病和结肠癌	1	14
	MA	19-nor-1,25-$(OH)_2D_3$	19-去甲-1,25-双羟 D_3	治疗继发性甲旁亢	163	56
	ZHA	1α,25-$(OH)_2$-19-nor-14-epi-24-yne-D_3	1,25-双羟-19-去甲-14-表-24-炔-D_3	乳腺癌治疗候选药物	20	0.1
构象限制性类似物	HF	1α,25-$(OH)_2$-d5-pre-D_3	1,25-双羟-d5-D_3 原	①6-S-顺式类似物 ②拮抗维生素 D 快速途径 ③与 VDR 结合力低	8.6	10.6
	JB	1α,25-(OH)-dihydrotachysterol D_3	1,25-羟-二氢速固醇	①6-S-反式类似物 ②对膜受体和核受体有强拮抗作用	−0.34	0.12
	JM	1α,25-$(OH)_2$-7-dehydrocholesterol-D_3	1,25-双羟-7-脱氢胆固醇	①6-S-顺式类似物 ②拮抗维生素 D 快速途径 ③与 VDR 结合力低	−0.68	1.8
	JN	1α,25-$(OH)_2$-lumisterol	1,25-双羟光固醇	①6-S-顺式锁闭类似物 ②拮抗维生素 D 快速途径 ③与 VDR 结合力低	6.6	0.005
受体拮抗剂	HL	1β,25-$(OH)_2D_3$	1β,25-双羟 D_3	拮抗维生素 D 快速途径	450	1.0
	MK	(23S)-25-dehydro-1α-(OH)-D_3-26,23-lactone	23S-25-脱氢-1-羟-D_3-26,23-内酯	拮抗维生素 D 的核受体途径	未测	0.57
	ML	(23R)-25-dehydro-1α-(OH)-D_3-26,23-lactone	23R-25-脱氢-1-羟-D_3-26,23-内酯	拮抗维生素 D 核受体途径	未测	0.3
	MU	1β,24-$(OH)_2D_3$	1β,24-双羟 D_3	拮抗维生素 D 的核受体途径	未测	0.5

续表

类型	代号	英文名称	中文名称	主要特点	RC1	
					DBP	VDR
DBP类似物	DF	22-(p-hydroxyphenyl)-1,25-$(OH)_2D_3$	22-(对-羟苯丙基)-1α,25-双羟D_3	侧链僵直化,与DBP结合力增强	1990	4.6
	HH	1β,25-$(OH)_2$-3-epi-D_3	1β,25-双羟-3-表-D_3	A环的羟基反向,与DBP结合力增强	6570	0.22
	HJ	1α,25-$(OH)_2$-3-epi-D_3	1,25-双羟-3-表-D_3	与DBP结合力增强	800	24
	JW	(1S,3R,6R)-7,19-Retro-1α,25-$(OH)_2D_3$	(1S,3R,6R)-7,19-反式-1,25-双羟D3	与DBP结合力增强	700	2.6
	JX	22-(hydroxyphenyl)-23,24,25,26,27-pentanor-D_3	22-(羟苯丙基)-23,24,25,26,27-五去甲-D_3	与DBP结合力极强	211 000	0.002

表5-2-2-7 生成1,25-$(OH)_2D$和表达VDR的组织与细胞

组织/细胞	VDR	1,25-$(OH)_2D$	组织/细胞	VDR	1,25-$(OH)_2D$
内分泌系统	+	+	生殖系统		
胰腺	+	+	乳腺	+	+
甲状旁腺	+	+	胎盘	+	+
颈动脉体	+	−	前列腺	+	+
甲状腺C细胞	+	−	睾丸	+	+
垂体	+	+	卵巢	+	+
肾上腺			子宫	+	+
肌肉骨骼系统			皮肤		
关节软骨	+	+	皮肤角质细胞	+	+
成骨细胞	+	+	皮肤毛囊细胞	+	+
骨骼肌纤维	+	+	免疫系统		
心血管系统			巨噬细胞/单核细胞	+	+
心肌细胞	+	+	树突细胞	+	+
血管平滑肌	+	+	淋巴细胞	+	+
血钙内皮细胞	+	+	胸腺	+	
胃肠系统			脑神经元/神经节		+
结肠黏膜免疫细胞	+	+	肾小管细胞	+	+
食管	+	−	肺泡细胞	+	+
胃	+	−	视网膜细胞	+	−
小肠	+	+	脂肪细胞	+	+
肝实质细胞	+	+	肿瘤细胞	+	+

注:+表示有VDR表达或1,25-$(OH)_2D$生成;−表示无1,25-$(OH)_2D$生成

1. 维生素D对肠钙吸收的作用

(1)肠钙吸收途径:肠钙吸收主要由1,25-$(OH)_2D$调节。除肠钙吸收的旁细胞途径外,其他两条吸收途径(经细胞途径和囊胞转运途径)都依赖于1,25-$(OH)_2D$。经细胞途径包括三个主要步骤:①肠钙进入肠黏膜细胞;②Ca^{2+}从肠黏膜细胞腔膜侧转运至基底膜侧;③肠黏膜细胞内Ca^{2+}被运出细胞,进入细胞间液和循环血液。以上每一步都为维生素D依赖性主动转运过程。在1,25-$(OH)_2D$的作用下,一些参与肠钙吸收的酶类或蛋白质合成增多,钙结合蛋白(calbindin^{2+})、碱性磷酸酶、Ca^{2+}-ATP酶和Mg^{2+}-ATP酶生成增多(1分子calbindin可结合2个Ca^{2+}),ATP酶依赖性Ca^{2+}泵将肠细胞内钙转出肠细胞,进入血循环。此外,维生素D还可增加钙在肠道的被动吸收过程[22-28]。在迅速生长发育的幼年大鼠中,肠细胞对维生素D不敏感,肠钙吸收仅由非能量

依赖性的被动转运途径完成。在妊娠和哺乳妇女中，也存在类似的情况，肠钙大部分在回肠中吸收，此段小肠主动吸收钙的能力差，对维生素D相对不敏感。而肠液中的胆盐和乳糖可增加非维生素D依赖性肠钙吸收量。钙释放-激活性钙通道(calcium release-activated calcium channel，CRAC)是一种对Ca^{2+}高度特异的离子通道，CRAC在细胞内Ca^{2+}贮存(IP_3敏感性)耗竭时被激活，CaT1(即ECaC2)为CRAC中的一种，但ECaC2与CRAC不同的是它有下列特点：①对贮存Ca^{2+}的耗竭剂敏感；②在缺乏2价阳离子时，出现内向整流(inward rectification)；③对Ca^{2+}和Cs^+有相对通透性；④对2-氨乙氧二苯-硼酸盐(2-aminoethoxydiphenyl borate)有反应；⑤Ca^{2+}通道的门控具有电势依赖性；⑥与Mg^{2+}的结合与离解(发生于通道孔的内侧)具有电势依赖性特点；⑦CaT1为一种Ca^{2+}和Mg^{2+}的共同通道蛋白。

近年发现，在钙的主动吸收中，肠和肾上皮细胞中的上皮钙通道(epithelial calcium channels，ECaC)起着重要作用。ECaC分为两种，分别称为ECaC1和ECaC2。人的ECaC1启动子序列中存在维生素D的反应元件(VDRE)，ECaC2中存在雌激素反应元件(ERE)，因而提出了1,25-$(OH)_2D$调节ECaC的机制学说。ECaC2可在1,25-$(OH)_2D$的许多靶组织(如皮肤、成骨细胞等)中表达，而ECaC1仅在肾脏表达，但目前仅发现肾脏中的ECaC1和十二指肠中的ECaC2钙浓度变化的调节不受1,25-$(OH)_2D$的调节。肠钙吸收的机制和过程大致是：易化扩散→囊泡运输→钙转运体跨上皮细胞运动→旁细胞转运。易化扩散、囊泡运输和钙转运体跨上皮细胞运动均为旁细胞转运途径；claudin2和claudin12为细胞紧密连接复合体的钙吸收提供选择性，并受维生素D的调节。1,25-$(OH)_2D$诱导细胞膜钙转运体跨上皮细胞快速运动，瞬时受体电位阳离子通道亚族V成员6(TRPV6)钙转运体为膜蛋白，也可能是维生素D的膜相关性快反应性类固醇结合蛋白(MARRS)或维生素D膜受体[29]。TRPV6为顶部细胞膜的钙通道，维生素D诱导特异的基底外侧膜维生素D结合蛋白(VDBP)和MARRS合成[30,31]。

(2) 影响肠钙吸收的因素：Arden等用稳定核素Sr测定了322例绝经后女性的肠吸收率，用来反映肠钙的吸收率，发现锶的肠吸收率与血清1,25-$(OH)_2D$呈正相关。出生时的体重与血清1,25-$(OH)_2D$和锶(Sr)吸收率呈负相关，而与年龄、季节、钙摄入量及血清25-(OH)D无相关，但当加入1,25-$(OH)_2D$后，两者并无相关，这说明出生时的体重(反映宫内胎儿发育状况)对血清1,25-$(OH)_2D$水平有明显影响。低钙饮食时，25-(OH)D促进肠钙吸收的作用大于1,25-$(OH)_2D$，1,25-$(OH)_2D$促进肠细胞24-羟化酶活性，肾脏1,25-$(OH)_2D$的合成量受摄入钙和PTH水平的影响，PTH的作用是上调1α-羟化酶的表达，抑制24-羟化酶的活性。但在低钙血症时，虽然肠细胞存在VDR而肾脏缺乏VDR，仍可阻滞1,25-$(OH)_2D$对1α-羟化酶的抑制作用和对24-羟化酶的表达的上调作用，而使血清1,25-$(OH)_2D$增加。缺乏1,25-$(OH)_2D$的大鼠，血钙明显下降，同时伴肾皮质ECaC mRNA表达下降，提示1,25-$(OH)_2D$可通过ECaC的表达来促进肾小管上皮细胞重吸收钙，肾脏表达ECaC的部位仅限于远曲小管和集合管，与噻嗪类敏感性NaCl同转运体和钙结合蛋白(calbindin-D)的表达部位相同。随着年龄的增长，肠钙吸收率和适应低钙饮食的能力均下降。下降的原因主要是十二指肠维生素D依赖性主动吸收钙的能力和空肠对磷的吸收能力减弱。使用外源性维生素D可增加肠钙磷吸收，但增加程度不如年轻人。低钙饮食刺激1,25-$(OH)_2D$合成，但仅能使年幼者的肠钙吸收增加。老年人的肠钙吸收减少和对维生素D相对不敏感的原因可能和PTH受体、β-肾上腺素能受体以及受体后缺陷相似。

2. 维生素D对肾小管钙重吸收的作用

(1) 促进钙重吸收：现已确定，在肾小管的1,25-$(OH)_2D$敏感细胞中，同时表达ECaC、calbindin-D(28kD)，Na^+/Ca^{2+}交换蛋白及Ca^{2+}-ATP酶，其中ECaC是钙重吸收的限速步骤。ECaC为一种6次穿膜蛋白，其第5和第6结构域之间含有孔状的疏水伸展段。N端和C端还含有数个保守性调节位点(可能由其他一些调节蛋白调节ECaC的活性)。ECaC基因可被1,25-$(OH)_2D$激活，而1,25-$(OH)_2D$对肾小球细胞增生和TGF-β的合成有抑制作用，可防止肾小管硬化，并通过免疫调节作用，抑制细胞因子介导的细胞间黏附分子-1(ICAM-1)合成。此外，1,25-$(OH)_2D$可促进肾脏调钙素结合蛋白(CaMBP)的合成，而PTH、降钙素、雌二醇、睾酮、孕酮、皮质醇或地塞米松等均无此作用。研究发现，IDBP-3在25-(OH)D的1α-羟化中有重要作用，循环25-(OH)D与DBP结合，经肾小球滤过后，在近曲小管被重吸收，重吸收以megalin为介导(内饮)；此后，DBP被降解，25-(OH)D再被IDBP-3进行1α-羟化或再进入血液循环与DBP结合(图5-2-2-14)。但目前尚不清楚这是维持钙体内稳定的一种机制还是高维生素D血症或高钙血症的一种结果。另一方面，肾小管细胞中的钙结合蛋白主要由1,25-$(OH)_2D$和PTH调节，两者都可上调CaBP的表达。在肾脏，1,25-$(OH)_2D$可改变TGF-β的信号途径，抑制移植后的慢性排斥反应，有利于移植肾脏的长期存活[23]。限制饮食中的磷摄入量可使肾脏P450C1α(1α-羟化酶)基因转录活性升高2倍，1,25-$(OH)_2D$的合成亦随之增加。

(2) 影响因素和调节因素：肾病综合征患者，即使在肾功能和血清PTH正常时，也常常伴有单纯性骨质软化症，骨质软化的严重程度与蛋白尿的严重性和病期相关，其原因可能主要与肾脏生成1,25-$(OH)_2D$不足有关。CaR基因的活化性突变引起常染色体显性遗传和/或散发性高钙尿症性低钙血症，这些患者可用维生素D和钙剂治疗，但往往引起尿钙排泄的进一步增多，甚至可发生肾石病或肾功能损害。噻嗪类药物与维生素D不同，用于高钙血症和甲旁低的治疗可能具有更多优点。用氢氯噻嗪和维生素D治疗后，患者的尿钙排出减少，血钙恢复正常。Wilm肿瘤转录因子(WT1)调节肾的发育。此外，WT1可调节VDR的转录活性，故可进一步调节肾胚细胞对1,25-$(OH)_2D$的反应性，而1,25-$(OH)_2D$本身也可调节肾细胞的生长、分化和凋亡。肾细胞癌患者的血清1,25-$(OH)_2D$水平下降，而维生素D缺乏/不足是肾细胞癌的危险因素之一，补充维生素D可有利于保持肾细胞间通讯联系结构的完整性，可能有预防癌变作用。

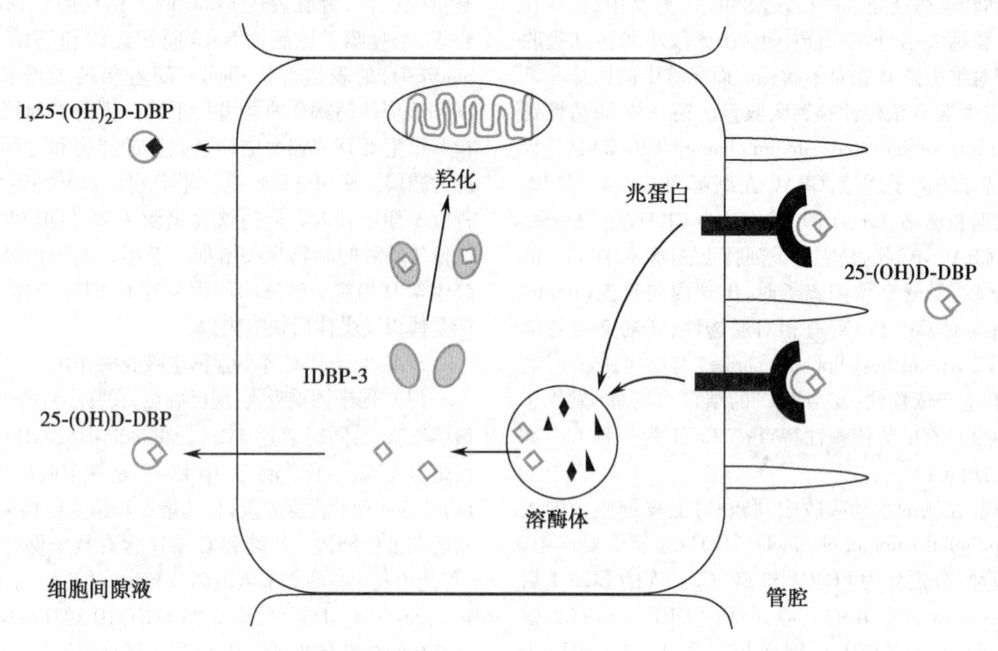

图 5-2-2-14 兆蛋白(megalin)和细胞内维生素 D 结合蛋白-3 的功能

1) 甲状旁腺素与维生素 D 相互调节：PTH 是肾内合成 $1,25\text{-(OH)}_2D$ 的主要调节激素，PTH 分泌增加可使肾内 1α-羟化酶的活性增加，从而促进肾脏合成 $1,25\text{-(OH)}_2D$，反之亦然。体内及体外试验均已证明，给予 PTH 后血浆 $1,25\text{-(OH)}_2D$ 升高。但生理状态下，PTH 对动物的 $1,25\text{-(OH)}_2D$ 水平起精细调节作用，即使服用维生素 D 制剂后，人和动物血中 $1,25\text{-(OH)}_2D$ 的水平波动范围也很小。PTH 还抑制肾内 $24,25\text{-(OH)}_2D$ 的合成。$1,25\text{-(OH)}_2D$ 可通过血清钙离子对 PTH 的分泌起反馈调控作用。$1,25\text{-(OH)}_2D$ 升高时，可通过促进肠黏膜对钙的吸收增加而升高血钙，血清钙离子增加可抑制 PTH 分泌，从而抑制肾脏中 $1,25\text{-(OH)}_2D$ 的合成。PTH 正是通过其对 1α-羟化酶的作用和与活性维生素 D 的相互调节作用来完成其对 $1,25\text{-(OH)}_2D$ 水平的精细调节作用的[25-28]。

2) 钙与无机磷对维生素 D 的影响：膳食钙增加可抑制 $1,25\text{-(OH)}_2D$ 的合成从而抑制 $24,25\text{-(OH)}_2D$ 的生成。如前所述，人或动物体内 $1,25\text{-(OH)}_2D$ 的合成与其血浆内钙浓度相关。体内试验表明，低钙血症时 1α-羟化酶活性升高。而在体外肾细胞培养试验中发现，高钙水平使 24-羟化酶活性升高。由于 PTH 对血清钙浓度起监控作用，血清 Ca^{2+} 浓度是调节 PTH 分泌的主要信号，血清钙离子水平下降可刺激 PTH 分泌，因此认为低钙血症对 $1,25\text{-(OH)}_2D$ 的合成起信息传递作用，即血清钙浓度对 $1,25\text{-(OH)}_2D$ 合成的影响是通过调节 PTH 的分泌而间接起作用的。低磷血症时亦可刺激 $1,25\text{-(OH)}_2D$ 的合成量增加，但只有在去除甲状旁腺后或其他无 PTH 分泌的条件下，血清无机磷浓度才与 $1,25\text{-(OH)}_2D$ 的合成量相关。事实上，低磷膳食引起的低磷血症均可导致甲状旁腺细胞中 PTHmRNA 下降，而使 PTH 的分泌减少。与低钙血症刺激 PTH 分泌增加不同，血磷水平对 $1,25\text{-(OH)}_2D$ 合成的影响是通过抑制 FGF-23 的分泌起作用的。

3) FGF-23：详见第 2 篇第 10 章第 4 节。klotho 与 FGF-23 组成钙磷代谢的调节轴，维持血磷正常，并与 PTH 和维生素 D 一道调节钠/磷同转运体的功能。因此，klotho 是保持 FGF-23 的作用和可用性的重要因子。在高血磷和 $1,25\text{-(OH)}_2D$ 升高情况下，骨细胞和成骨细胞分泌的 FGF-23 增多。FGF-23 基因突变、GALNT3 基因突变（影响 FGF-23 翻译后修饰）或 klotho（FGF 受体 1 转换为 FGF-23 受体的辅助因子）突变引起低磷血症和肿瘤样钙盐沉着症。

4) $1,25\text{-(OH)}_2D$ 自身调节：维生素 D 的活性形式 $1,25\text{-(OH)}_2D$ 作为第 1 碳处第 2 次羟基化反应的终产物，对其本身的降解起促进作用：$1,25\text{-(OH)}_2D$ 可激活维生素 D-24-羟化酶，使 $1,25\text{-(OH)}_2D$ 和 25-(OH)D 分别转化为 $1,24,25\text{-(OH)}_3D$ 和 $24,25\text{-(OH)}_2D$，从而使体内的 $1,25\text{-(OH)}_2D$ 和 25-(OH)D 水平下降。

5) 影响维生素 D 代谢的其他因素：降钙素是由甲状腺 C 细胞和甲状旁腺分泌的一种多肽，其分泌亦受血清 Ca^{2+} 调节，血清 Ca^{2+} 水平升高可促进其分泌，降钙素可抑制 1α-羟化酶，减少肾脏中 $1,25\text{-(OH)}_2D$ 的合成，降钙素可对抗 PTH 的作用，但前者的作用较弱，作用时间亦短，对维生素 D 代谢的调节作用可因继发引起 PTH 的分泌而抵消。

性激素对维生素 D 的代谢亦起调节作用。鸟类注射雌二醇后，6 小时内即出现 1α-羟化酶被激活而 24-羟化酶活性受抑制。这种作用在睾酮和/或黄体酮同时存在时才起作用并表现出对雌激素的专一性。人群研究中亦发现，使用口服避孕药的育龄妇女其血浆 25-(OH)D 的水平比对照组高约 40%，停止使用口服避孕药后则 25-(OH)D 显著下降。妊娠期 $1,25\text{-(OH)}_2D$ 血浆浓度上升。哺乳期继续上升，至断乳后母体才逐渐恢复至正常水平。$24,25\text{-(OH)}_2D$ 水平则相反,说明孕激素及泌乳素均可促进 1,25-$(OH)_2D$ 的合成。

3. 维生素 D 对甲状旁腺和 PTH 的调节　除肾脏外,胎盘、脑等肾外组织在一定条件下可表达 1α-羟化酶,但这些部位的 1,25-$(OH)_2D$ 合成不受 PTH 的调节,完全是以一种自分泌或旁分泌的方式进行的。LRP-2/megalin 是一种胞饮受体,相应的配体很多,在肾脏为 25-(OH)D。在甲状旁腺中,LRP-2/megalin 和 1α-羟化酶的表达以腺瘤和增生时最明显,说明甲状旁腺局部的 1α-羟化酶活性可能主要是调节细胞的生长和分化。1,25-$(OH)_2D$ 抑制 PTH 基因转录,抑制主细胞的分化和增殖。甲状旁腺的主细胞、甲状腺的 C 细胞和肾小管细胞均可表达钙受体(CaR),在 CaR 基因中存在维生素 D 反应元件(VDRE)。1,25-$(OH)_2D$ 通过此途径上调甲状旁腺、甲状腺 C 细胞和肾脏 CaR 的表达。

在体外培养,甲状旁腺细胞在加入血清后,^3H-胸嘧啶掺入细胞中的量增加,细胞增殖分化,细胞数目增多,并伴有 c-myc 和 c-fos 等原癌基因表达。改变培养液中的 Ca^{2+} 浓度却不发生上述变化,而 1,25-$(OH)_2D$ 可直接调节甲状旁腺细胞增殖。在体内,静脉使用 1,25-$(OH)_2D$ 可直接抑制正常人或慢性肾衰患者的 PTH 分泌。随着增龄,血清钙、磷、25-(OH)D 和 1,25-$(OH)_2D$ 逐渐下降,血清 ALP、osteocalcin 和 PTH 逐渐升高(以 C 端 PTH 升高更明显)。多元线性回归分析发现,血清 PTH 升高与 1,25-$(OH)_2D$ 和 IGF-1 下降有关,提示 GH-IGF-1 轴的功能减退是老年人的代偿性甲状旁腺功能亢进的主要原因,老年人常伴有维生素 D 缺乏/不足症,每天用 400IU 的维生素 D 补充治疗可明显改善症状,增加血 1,25-$(OH)_2D$ 水平,抑制 PTH 分泌和骨代谢转换。此外,也可使甲状旁腺对 Ca^{2+} 的敏感性增加,抑制 PTH 分泌。1,25-$(OH)_2D$ 能显著抑制 PTH 基因转录活性,减少 PTH 的合成和分泌,同时也抑制 PTH 细胞增生,有些 1,25-$(OH)_2D$ 类似物对血钙、磷无作用,而保留其对甲状旁腺的作用,如 22-氧化钙三醇(22-oxacalcitriol)可抑制 PTH 分泌和主细胞增生。甲状旁腺大小并不一定与腺体中的 VDR 数目平行,因为 VDR 数目主要与腺体的增长速度有关。慢性肾衰患者由于继发性甲旁亢和甲状旁腺增生,高磷饮食可使甲状旁腺增生更为明显,而限制磷的摄入可抑制甲状旁腺增生。p21(WAF1)具有抗增生作用,而 TGF-α 具有促增生作用。低磷饮食可诱导 p21 的表达,而高磷饮食诱导 TGF-α 表达,促进甲状旁腺组织增生。此外,获得性免疫缺损综合征(AIDS)患者的血清基础 PTH 和血钙降低,血镁、25-(OH)D 和 1,25-$(OH)_2D$ 正常。使用 EDTA 后,血 PTH 仍无升高,说明甲状旁腺对血 Ca^{2+} 变化的反应迟钝。

4. 维生素 D 对骨组织的作用　1,25-$(OH)_2D$ 对骨组织的生长因子、细胞因子均有一定作用,且对不同细胞的作用亦不同[24](表 5-2-2-8)。1,25-$(OH)_2D$ 对 RANKL 和 OPG 具有交互调节作用。1,25-$(OH)_2D$-VDR 复合物增加成骨细胞的 RANKL 表达,而 RANKL 与其受体 RANK 作用可促进破骨细胞成熟(图 5-2-2-15)。

表 5-2-2-8　1,25-$(OH)_2D$ 对骨生长因子和细胞因子的作用

对生长因子/细胞因子的作用	生物效应
成骨细胞	
TGF-β2↑	促进增殖
TGF-β 受体↑	抑制增殖
IGF-1↑/IGF-1 受体↑	胶原合成↑/细胞复制↑
IGFBP-2/-3/-4/-5↑	不明
NGF↑	不明
VEGF↑	ALP↑/促进增殖
EGF 受体↑	细胞生长
破骨细胞	
RANKL↑/OPG↓	破骨细胞生成↑
IL-1 受体↑	破骨细胞生成↑
IL-4↑	破骨细胞生成↓
IL-6 受体 gp130 亚基↑	破骨细胞活性↑
IL-8↓	炎症相关性破骨细胞活性↓
IL-11 受体 gp130 亚基↑	破骨细胞生成↑
M-CSF↑/M-CSF 受体↑	破骨细胞生成↑
annexin-Ⅱ↑	破骨细胞生成↑
软骨细胞	
TGF-β↑	软骨内成骨↑

注:TGF:转化生长因子;NGF:神经生长因子;EGF:表皮生长因子;ALP:碱性磷酸酶;M-CSF:巨噬细胞集落刺激因子;annexin-Ⅱ:钙依赖性磷脂结合蛋白;↑表示增加;↓表示降低

(1) 对成骨性谱系细胞的作用:1,25-$(OH)_2D$ 对去卵巢大鼠的骨组织有直接作用,可增加松质骨骨密度,升高血钙,抑制 PTH 分泌。免疫组化分析发现,成人骨组织有 36.9%的成骨细胞、23%的破骨细胞和部分衬里细胞与骨髓基质细胞表达 VDR。薛延等用荧光免疫法研究了 1,25-$(OH)_2D$ 对大鼠成骨样细胞(ROS17/2.8)细胞骨架的影响,并用斑点杂交技术研究了 1,25-$(OH)_2D$ 对人成骨样细胞(OS-732)基因表达的影响。结果表明,在 10^{-7}mol/L 的 1,25-$(OH)_2D$ 连续作用 4 天后,大鼠 ROS17/2.8 细胞的微管蛋白和波形纤维蛋白明显改善,纤粘蛋白荧光明显增强,而在 1,25-$(OH)_2D$ 作用前后,OS-732 细胞 c-myc 和 metD 基因高表达。隋文等使用人胎成骨细胞为体外模型,观察 1,25-$(OH)_2D$、24R,25-$(OH)_2D$ 对成骨细胞生长和代谢的影响。发现 1,25-$(OH)_2D$ 的浓度为 10^{-8}mol/L 时,提高 ALP 活性,但抑制成骨细胞的生长;24R,25-$(OH)_2D$ 在 10^{-8}mol/L 时无上述作用,认为 1,25-$(OH)_2D$ 对成骨细胞的 ALP 有直接的激活作用,其作用与时间相关,而 24R,25-$(OH)_2D$ 无上述作用。以 1,25-$(OH)_2D$ 为中心的骨形成作用等见图 5-2-2-15 和图 5-2-2-16。

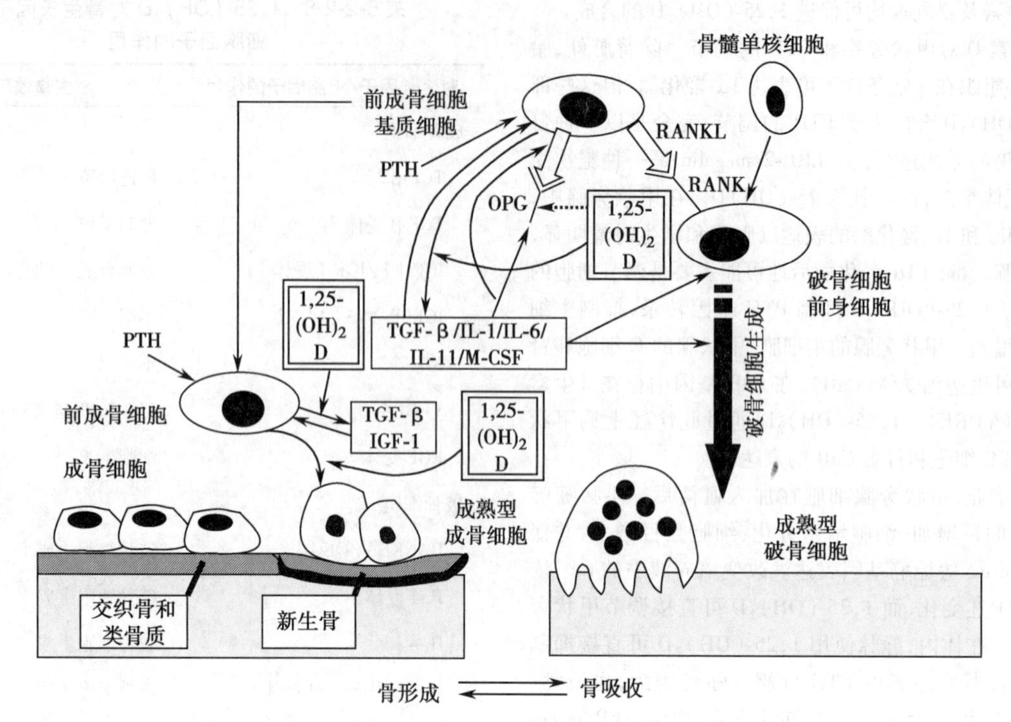

图 5-2-2-15 以 1,25-(OH)$_2$D 为中心的骨形成与骨吸收偶联

1,25-(OH)$_2$D 直接诱导成骨性谱系细胞的分化,促进骨形成;另一方面又通过细胞因子(IL-1/IL-6/IL-11/M-CSF 等)、生长因子(IGF-1/TGF-β 等)及 OPG/RANKL/RANK 系统,促进破骨细胞生成;在骨形成和骨吸收偶联过程中,1,25-(OH)$_2$D 和 OPG/RANKL/RANK 系统起了关键作用

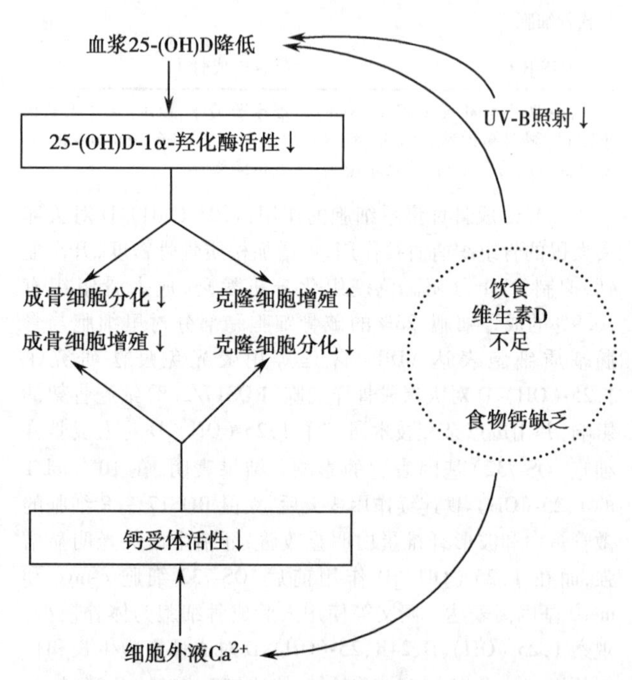

图 5-2-2-16 维生素 D 对成骨细胞和克隆细胞的促分化增殖作用

成骨细胞增殖分化低下引起骨形成减少,骨量不足,导致佝偻病/骨质软化(儿童)或骨质疏松症(成人);另一方面,克隆细胞增殖亢进,克隆细胞分化障碍,促进肿瘤形成,引发免疫功能紊乱和慢性应激以及代谢异常,并可进一步诱发心血管疾病、代谢疾病和炎性疾病

1）作用机制:VDRE 是一种由 6 个单核苷酸重复序列和一个由 3 个核苷酸形成的“臂”组成。VDRE 结构存在于骨钙素、骨桥素、TGF-β、β3-整合素和 24 羟化酶基因中。1,25-(OH)$_2$D 促进 VDR-RXR 异二聚体的形成,后者与 VDRE 呈高亲和性结合。但当与 RXR9-顺式维甲酸结合时,可抑制 1,25-(OH)$_2$D 所介导的基因转录。VDR 也与转录因子 IIB(TFIIB)结合;当 1,25-(OH)$_2$D 存在时,还可进一步形成 RXR-VDR-TFIIB 复合物。1,25-(OH)$_2$D 激活转录活性还必须有 AF-2(位于 C 端)的作用,但 AF-2 既不参与 VDR-RXR 的异二聚化,也与 TFIIB 无关,AF-2 与辅激活子作用。因此 VDR 介导的转录激活作用表现在:①与 RXR 形成异二聚体,促进其与 VDRE 的结合;②影响 RXR 配体结合结构域与其他配体的结合活性;③VDR 分子的 AF-2 为辅激活子作用所必需。

2）各因子间的相互影响:VDR 的 DNA 结合结构域(DBD)以不同的蛋白构象与 VDRE 作用,介导 1,25-(OH)$_2$D 诱导的骨钙素和骨桥素基因转录,最后调节成骨细胞的分化。VDR 必须与 RXRα、RXRβ 或 RXRγ 中的一种形成异二聚体才能发挥生理作用,而且 RXR 作为 VDR 的配体,还可反式激活 VDR-RXR 的活性。软骨细胞表达 VDR,这种反式激活是软骨生长板中的软骨细胞发育的条件之一。此外,在靶细胞中,1,25-(OH)$_2$D 与 PTH 的作用必须是相互适应和相互协调的,才可以产生最大的生物学作用。在成骨细胞中,PTH 与 1,25-(OH)$_2$D 以相互协调的方式发挥作用,PTH 强化 1,25-(OH)$_2$D 对成骨细胞的作用,而 1,25-(OH)$_2$D 抑制 PTH 介导的 cAMP 活性,两者之间存在负反馈调节关系。

cAMP 途径的激活引起 1,25-(OH)$_2$D 作用的扩增而 PKC 途径则抑制 1,25-(OH)$_2$D 作用。Takeda 等用基因打靶技术制备了 VDR 缺乏小鼠。实验发现,1,25-(OH)$_2$D 促进成骨细胞分化必须有 VDR 的存在,在不存在 1,25-(OH)$_2$D 的情况下,破骨细胞的功能不受影响,但 1,25-(OH)$_2$D 刺激破骨细胞形成则必须有核内结构正常的 VDR 的成骨细胞存在。1,25-(OH)$_2$D 作用于靶细胞后,可迅速增加细胞内 Ca^{2+} 浓度和 IP_3 的生成,其作用途径是激活磷脂酶 Cβ(PLC-β)。1,25-(OH)$_2$D 还可激活成骨细胞上的 Ca^{2+} 通道和 Na^+/H^+ 抗转运体(antiport),这种作用在无 VDR 的成骨细胞中也可见到,故有人认为在成骨细胞膜上存在维生素 D 膜受体或维生素 D 的接受体(或结合位点)[25]。在大鼠的成骨细胞样细胞中,1,25-(OH)$_2$D 可与细胞膜上的一种特异性蛋白质(36kD)结合,初步鉴定为 annexin Ⅱ。1,25-(OH)$_2$D 的类似物 KH1060 具有很强的促细胞分化增殖作用,KH1060 与 VDR 结合,但并不改变 VDR 的亲和性,而是增加了 VDR 分子与 KH1060 结合的稳定性,故亦使其活性明显增强。此外,KH1060 和 MC1288 还可诱导 VDR 变构,使 VDR 的降解减少。相反,1,25-(OH)$_2$D 的拮抗剂(如 TE1-9647)可有效拮抗 1,25-(OH)$_2$D 的作用[26]。噻嗪类利尿剂抑制骨钙素 mRNA 表达,这种作用依赖于 VDR 或 Ca^{2+} 而与 c-fos 的表达水平有关,通过抑制骨钙素的骨形成/骨矿化作用而防止骨的丢失。

PTH_{1-34} 和 PTH_{1-31} 可抑制 RIOS17/2.8 成骨细胞 VDR 基因表达,而 PTH_{3-34} 和 PTH_{13-34} 无此功能,说明 PTH 的不同片断具有不同功能。成骨细胞对 1,25-(OH)$_2$D 的反应性与 VDR 水平有关,在 VDR 水平和配体降解之间存在偶联。也就是说,当配体水平升高时,VDR 水平下降;反之,当 VDR 上升时,配体的降解也增加。降解的途径为 C24 氧化。1,25-(OH)$_2$D 和 PTH 一起可诱导成骨细胞 24-羟化酶的表达(与基础值比较,上升约 5 倍),这种现象是成骨细胞所独有的。而在肾脏,PTH 和 1,25-(OH)$_2$D 对 24-羟化酶基因表达的作用是相反的。单独以 0.5~5nmol/L 的 1,25-(OH)$_2$D 处理 TE85 细胞 96 小时,^3H 胸腺嘧啶掺入被抑制,作用呈剂量依赖性,5nmol/L 的 1,25-(OH)$_2$D 可使细胞 ALP 活性增加 29.7%。雌二醇可抵消 1,25-(OH)$_2$D 对细胞增殖的抑制作用。两药合用时能促进细胞胶原、骨钙素及 ALP 的合成,表明 25-(OH)D 有促进成骨细胞骨形成的作用,而 1,25-(OH)$_2$D 与雌二醇联合应用时,其促进成骨的作用增强。Smad3 是细胞间质 TGF-β 的效应体,同时也与 VDR 介导的信号途径有关。因而 Smad3 是维持正常骨代谢的重要因子,缺乏 Smad3 的小鼠表现为低骨量,骨生成率下降,骨细胞数目相对增多。TGF-β 在缺乏 Smad3 时不再具有抑制成骨细胞分化的作用,成骨细胞寿命缩短,最终导致骨量减少或骨质疏松。RunX2/Cbfa2 是成骨细胞骨生成的主要转录因子,1,25-(OH)$_2$D 可下调 RunX2 的表达。VDR 基因多态性影响成骨细胞对 1,25-(OH)$_2$D 的反应性(如骨钙素合成的量)。例如在成骨样细胞中,存在 GH 受体和 VDR,但必须先用 1,25-(OH)$_2$D 预处理,GH 才能激活 JAK/STAT 信号途径。而在另一些条件下,1,25-(OH)$_2$D 又可诱导细胞表达此途径的负调节蛋白 SOCS-3 和 CIS。

3)对骨基质的作用:中性蛋白酶(neutral protease)在生理 pH 条件下,参与骨的形成和吸收过程。在软骨生长板矿化、骨折愈合、骨赘形成等过程中,中性蛋白酶通过对蛋白质和蛋白糖苷等的修饰为骨矿化提供条件。中性蛋白酶的分子量均在 30kD 以下,具有金属离子依赖性,而且只有从软骨细胞释放出来进入基质中才具有生物活性。在骨重建时,成骨细胞也分泌中性蛋白酶(中性胶原酶),包括基质金属蛋白酶(MMP)和它们的抑制因子(TIMP)。成骨细胞分泌的 MMP 的作用是移除骨表面未被矿化的类骨质,有利于破骨细胞对类骨质进行降解,而这些过程均是在 PTH、1,25-(OH)$_2$D 及降钙素等的调节下进行的。

(2)对破骨细胞的作用:维生素 D 结合蛋白(DBP)在去除分子上的唾液或半乳糖残基后,表现出对巨噬细胞活化因子(DBP-MAF)的活性。所有的 DBP-MAF 均可显著抑制钙受体活性,调节破骨细胞功能,其活性以天然 DBP 最高,去唾液酸 DBP 次之,而去 β-半乳糖 DBP 最弱。调节破骨细胞分化的因子很多,各因子之间又相互作用,共同调节破骨细胞的分化与成熟。1,25-(OH)$_2$D 可诱导破骨细胞分化,其作用依赖于 IL-6,而干细胞因子(stem cell factor)、破骨细胞分化因子(ODF)、T_3、IL-6、TGF-β、NO 等都可与 1,25-(OH)$_2$D 作用,协调后者的作用。动态观察 1,25-(OH)$_2$D 对 NH 小鼠骨髓细胞培养在体外形成破骨细胞及其骨吸收的剂量效应和作用时发现,高于 10^{-9}mol/L 的 1,25-(OH)$_2$D 单一刺激可于培养第 6 天诱导破骨细胞生成。LCL 破骨细胞分化成 OLC 并使其具有破骨活性,诱导作用的强弱与 1,25-(OH)$_2$D 的浓度相关。破骨细胞诱导分化和功能维持需要 RANKL 存在,RANKL 是一种膜结合信号转导物。1,25-(OH)$_2$D 增加破骨细胞数目是通过诱导 RANKL 基因表达所致,而 RANKL 基因的启动子中含有 VDRE,故 RANKL 基因为 1,25-(OH)$_2$D 的靶基因[27]。此外,破骨细胞溶骨时必须有碳酸酐酶-Ⅱ(carbonic anhydrase Ⅱ)的参与,此酶先天性缺陷时出现骨质硬化,其原因是破骨细胞无骨吸收功能。碳酸酐酶Ⅱ基因启动子中含有 AP-1 结合序列,c-fos/AP-1 作为转录因子上调该酶的表达。许多代谢性骨病都是由于破骨细胞功能异常引起的。Paget 骨病的特点是骨组织中的破骨细胞增多,有人认为是循环血液中的单核细胞过多转化为破骨细胞所致。但 Neale 等发现,破骨细胞前身细胞转化为破骨细胞并无增加,而是循环血中的前身细胞对 1,25-(OH)$_2$D 和 RANKL 等过度敏感所致[28]。而且,1,25-(OH)$_2$D 和 PGE_2 可直接作用于循环血中的破骨细胞前身细胞而促进其分化。骨质硬化-无牙的突变大鼠的表现是无牙、全身性骨质硬化外,其特点是移植生血干细胞治疗无效。骨组织中无骨髓腔,破骨细胞极少、破骨细胞活性降低,成骨细胞也有异常,不能分泌偶联破骨细胞分化与成熟的细胞因子。使用外源性集落刺激因子-1(CSF-1)或 PTH 可改善破骨细胞功能。在正常的破骨细胞体外实验中,加入 1,25-(OH)$_2$D 后也使破骨细胞活性增加。

维生素 D 代谢物对骨组织的作用可归纳为如下几点:①作为骨基质蛋白基因转录的调节因子,调控Ⅰ型胶原和骨钙素等的合成。②促进破骨细胞前身细胞分化为破骨细胞,促进破骨细胞的骨吸收作用。动物实验表明,维生素 D 对卵巢切除大鼠有逆转骨质疏松作用,抑制骨转换,改善骨小梁微结构，增加骨盐沉积，在骨量增加的同时还可改善骨的力学指标。适量的维生素D既刺激成骨（皮质骨为主），也抑制破骨（以松骨质为主），可防止骨丢失。③以升调节方式促进破骨细胞整合素αvβ3基因的表达；维生素D代谢物对骨组织的作用可能主要是为骨的矿化提供合适的微环境。④1,25-$(OH)_2D$通过活化和抑制相关的转录因子，调节成骨过程。⑤防止成骨细胞衰老，同时对老化的成骨细胞活性有增强作用[29]。另一方面，破骨细胞的功能维持与分化也需要维生素D的调节，这是通过破骨细胞上的膜结构信号转导物RANKL来实现的，而RANKL基因为1,25-$(OH)_2D$的靶基因。⑥基因-环境相互作用（如携带特殊VDR基因类型绝经后妇女进行体力活动）对BMD有明显影响。但是，维生素D对骨的作用具有两相性。一方面可促进骨形成，另一方面又促进骨吸收。在体内，骨形成和骨吸收依靠1,25-$(OH)_2D$和OPG/RANKL/RANK系统偶联，并在其他生长因子和细胞因子的协同作用下，调节骨重建过程。维生素D不足时，出现一系列代偿调节反应（图5-2-2-17），成骨细胞增殖分化低下引起骨形成减少，骨量不足；导致佝偻病/骨质软化或骨质疏松症。另一方面，维生素D对克隆细胞的作用尤为值得关注，克隆细胞增殖亢进，克隆细胞分化障碍，可促进肿瘤形成，引发免疫功能紊乱和慢性应激以及代谢异常；并可进一步诱发心血管疾病、代谢疾病和炎性疾病[30]，见图5-2-2-18。

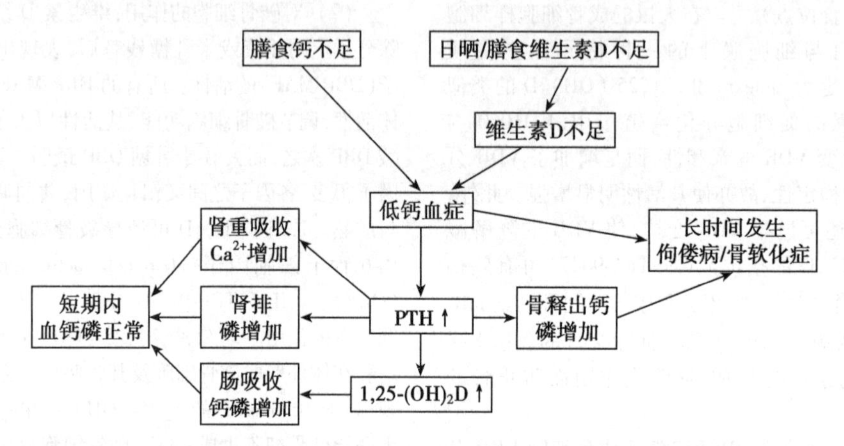

图5-2-2-17 维生素D与钙不足的代偿作用与后果

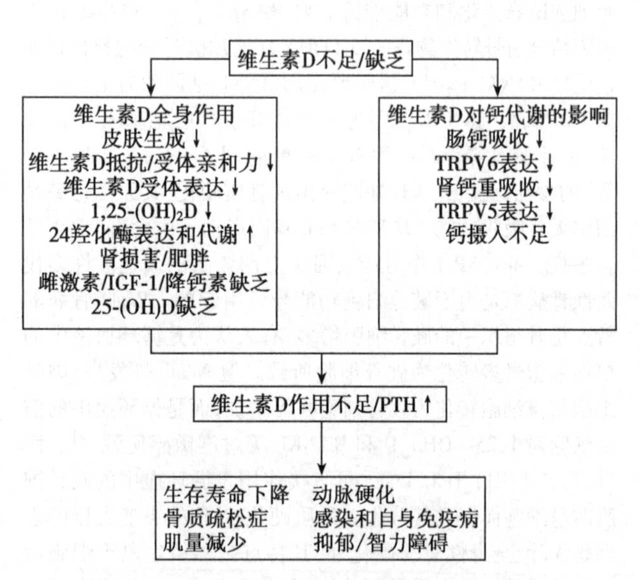

图5-2-2-18 维生素D缺乏与躯体疾病的关系

（六）维生素D的非骨骼作用

1. 非骨骼组织的维生素D受体表达　除骨、肾、肠和甲状旁腺等经典的靶器官外，大脑、胰腺、垂体、皮肤、肌肉、胎盘和免疫组织表达VDR，说明维生素D的作用十分广泛。另一方面，维生素D的作用也通过非基因组途径，对DNA有保护作用，可阻滞DNA的氧化应激性损伤及其他有害变化。在细胞代谢中，维生素D通过调节周期蛋白C（cyclin C）基因表达，调节细胞周期；同时又是保护细胞免受氧化应激损伤和清除细胞内过氧化物的抗氧化剂，诱导肿瘤细胞的凋亡，稳定染色体结构，防止DNA链的断裂和解聚，因而可能有抗肿瘤作用[32-36]（图5-2-2-19）。

2. 维生素D的非骨骼作用　维生素D的非骨骼作用部位包括皮肤组织、骨骼肌、免疫系统、神经组织、心血管、生殖器官等。

（1）皮肤：皮肤既能合成1,25-$(OH)_2D$，又是1,25-$(OH)_2D$作用的靶组织。皮肤上皮层中的角质形成细胞含有1α-羟化酶和VDR。1,25-$(OH)_2D$可迅速上调24-羟化酶活性，从而诱导自身转化为无活性的1,24,25-$(OH)_3D$。1,25-$(OH)_2D$促进角质细胞的分化，同时又抑制角质细胞的增生，我们发现，1,25-$(OH)_2D$的促分化作用是通过磷脂酶C-γ1（PLC-γ1）来完成的1,25-$(OH)_2D$还增加2型17β-羟类固醇脱氢酶活性，使雌二醇转化为雌酮，1,25-$(OH)_2D$的这种灭活雌二醇的作用具有剂量依赖性。此外，皮肤角质细胞还可生成一定量的PTHrP，这是对1,25-$(OH)_2D$进行局部调节的主要因素。

（2）骨骼肌：骨骼肌细胞含有VDR，1,25-$(OH)_2D$与VDR结合后，诱导肌细胞合成许多蛋白质。1,25-$(OH)_2D$能瞬间增强肌肉收缩功能[37,38]，其作用机制可能与能促进肌细胞的钙离子内流有关，补充维生素D或使用维生素D的衍生物能提高肌力，减少跌倒，从而降低骨折发生率。

（3）免疫系统：维生素D具有免疫调节作用，T淋巴细胞和巨噬细胞均含有VDR。维生素D可促进TGF-β1和IL-4的合成，这些细胞因子可抑制免疫反应，维生素D缺乏/不足与自身免疫性脑脊髓炎、类风湿关节炎、系统性红斑狼疮、1型糖尿病和炎性肠病的发病有关[39-43]。

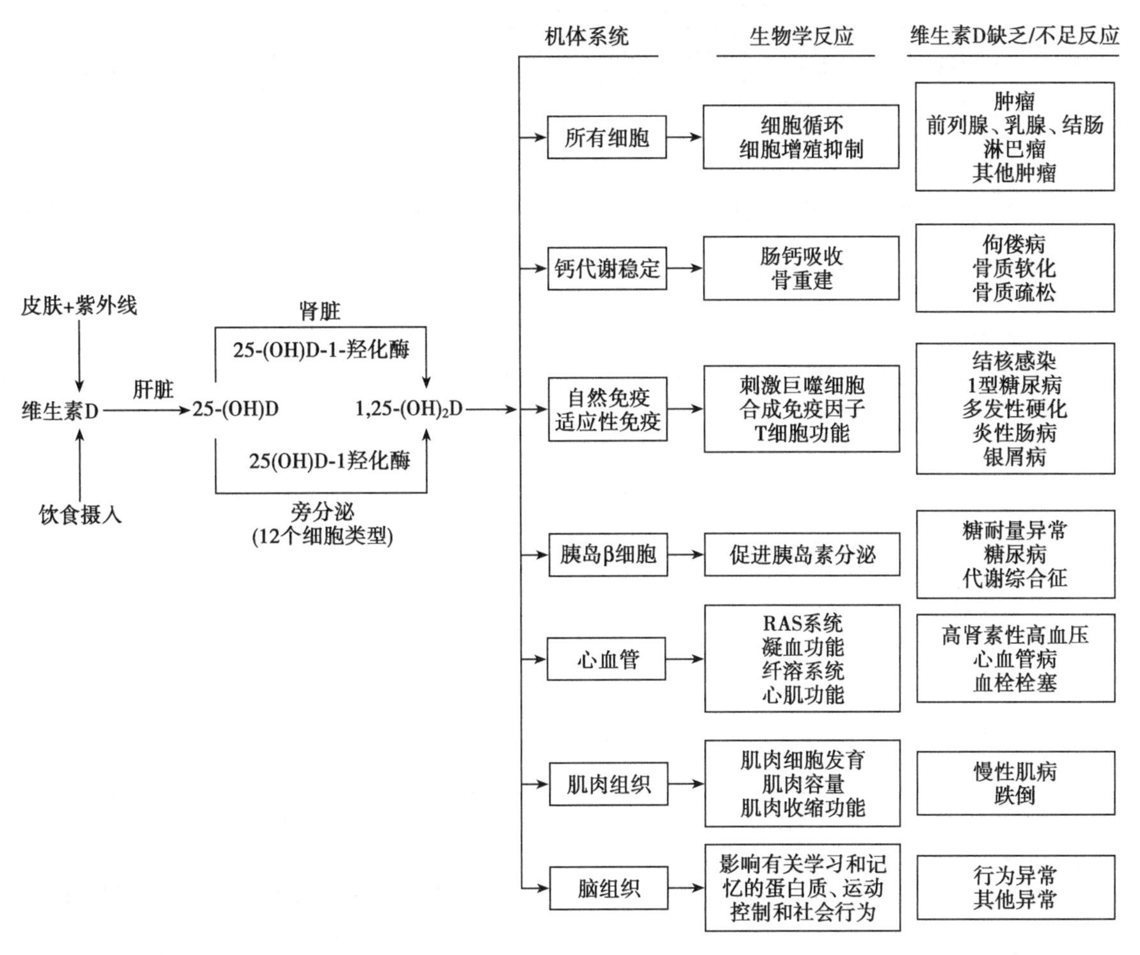

图 5-2-2-19 维生素 D 的健康意义

(4) 神经系统:多发性硬化的发病率与纬度相关,临床发现多发性硬化患者的血清 25-(OH)D 水平降低。老年人常并发维生素 D 缺乏/不足,引起神经精神障碍,出现抑郁症、多发性硬化、纤维性肌痛、精神障碍或帕金森病。

(5) 心血管系统:血清 25-(OH)D 水平与心血管死亡率相关,补充维生素 D 可降低死亡率[44,45]。

(6) 其他疾病:维生素 D 营养状态与肥胖、糖尿病、代谢综合征、多囊卵巢综合征、不育、不孕、骨质疏松症、骨关节病、老年综合征、跌倒、痴呆、慢性感染等均相关,维生素 D 不足是其中有些疾病的重要病因,而有些可能是维生素 D 慢性缺乏的后果[44-59]。

【维生素 D 测定】

美国内分泌学会的诊疗指南提出的血 25-(OH)D 测定的对象见表 5-2-2-9(根据我国国情,有改动和补充)。

维生素 D 的测定方法较多,敏感性和特异性不一,分析结果时应特别注意其测定误差和与临床表现的吻合程度。一般来说,单次测定值轻度升高、降低或明显波动的意义不大,而多次测定值相似,且显著异常时有重要临床意义。血清 25-(OH)D 的测定分析盒的特征见表 5-2-2-10。

表 5-2-2-9 建议的血 25-(OH)D 和/或 1,25-(OH)$_2$D 测定对象

维生素 D 缺乏/不足相关性疾病	反复跌倒者
佝偻病	老年性非创伤性骨折者
骨质软化症	肥胖者(BMI>30kg/m^2)
骨质疏松症	**其他维生素 D 缺乏/不足高危人群**
慢性肾病	维生素 D 代谢异常性疾病※
肝衰竭	肌肉芽肿性疾病
吸收不良综合征	结节病
囊性纤维化	结核病
炎性肠病	组织胞浆菌病
Crohn 病	慢性真菌感染
放射性肠炎	铍中毒
维生素 D 缺乏/不足高危者	淋巴瘤(部分)
减肥手术后	**干扰维生素 D 代谢的药物**
甲旁亢(原发性继发性三发性)	**考来烯胺(cholestyramine)**
长期药物治疗者	**抗癫痫药物**
老年人	**糖皮质激素**
妊娠	**抗 AIDS 药物**
哺乳	**抗真菌药物(如酮康唑)**
快速生长发育期	**其他干扰维生素 D 代谢的药物**

表 5-2-2-10 血清 25-(OH)D 测定分析盒特征

检测方法	标本	提取	测定范围(nmol/L)	敏感性(nmol/L)	批内 CV(%)	批间 CV(%)	测定时间(分钟)	特征
RIA 法								
DiaSorin	血浆 50μl	乙腈	0~100	≤6	<8	<12	120	需要校正/控制血清基质
IDS 公司	血清/血浆 50μl	两步提取	4~400	≤3	6.8	8.9	180	需要校正/控制血清基质/与 25-(OH)D_2 交叉反应 75%
ELISA 法								
IDS 公司	血清/血浆 25μl	无	6~360	≤5	<6	<9	180	与 25-(OH)D_2 交叉反应 75%
免疫诊断公司	血清/血浆 30μl	试剂提取	6.3~250	2	10	8	过夜	单克隆抗体/与 25-(OH)D_2 交叉反应 23%
CPB 法								
免疫诊断公司	血清/血浆 50μl	乙腈	6.4~250	5.6	11	13	270	EIA 法使用 DBP/与 25-(OH)D_2 交叉反应 100%
HPLC								
免疫诊断公司	血清 500μl	乙腈提取	1250	4	5.2	8.4	20	应用硅碳柱并分别测定/25-(OH)D_2 和 25-(OH)D_3
化学发光法								
DiaSorin Liaison	血清/血浆 25μl	自动提取	7.5~375	≤10	4	6	40	全自动/100% 与 25-(OH)D_2 交叉反应

注:RIA:放射免疫分析;25-(OH)D_2:25-羟维生素 D_2;ELISA:酶联免疫分析法;CPB:蛋白竞争法;DBP:维生素 D 结合蛋白

【维生素 D 相关性骨病】

根据病因,维生素 D 相关性骨病可分为以下几类,见表 5-2-2-11。

表 5-2-2-11 维生素 D 相关性骨病分类

分类
营养性(原发性)维生素 D 缺乏/不足
单纯性营养性维生素 D 缺乏/不足(缺乏阳光照射/特殊衣着/职业等)
符合性维生素 D 与钙缺乏/不足(蛋白质-热能营养不良症/过敏性肠病/慢性营养消耗等)
慢性疾病并发症(慢性系统性疾病/慢性感染/广泛胃肠切除后)
代谢性(继发性)维生素 D 缺乏/不足
慢性肾病-矿物质骨病(CKD-MBD)
原发性骨质疏松症
继发性骨质疏松症
其他代谢性骨病
遗传性维生素 D 缺乏/不足
Ⅰ型维生素 D 依赖性佝偻病(维生素 D-1α-羟化酶基因突变)
Ⅱ型维生素 D 抵抗性佝偻病[1,25-$(OH)_2D$ 受体基因突变]
维生素 D-24-羟化酶缺陷症(维生素 D-24-羟化酶基因突变)
维生素 D-25-羟化酶缺陷症(肝脏维生素 D-25-羟化酶基因突变)
维生素 D 过量与中毒
维生素 D 补充剂量过大
常规维生素 D 补充剂量(特殊 24-羟化酶基因型人群)
误服大量维生素 D 制剂

(谢忠建 胡林)

第 3 节 维生素 D 缺乏性佝偻病/骨质软化症

维生素 D 缺乏与不足尚无明确定义,原因是国际上对其评价方法和界定值(尤其是正常维生素 D 营养状态的切点)仍有争论[1,2]。如果以评估维生素 D 营养供应的公认指标——血清 25-(OH)D(半衰期约 3 周)为标准,可将维生素 D 的营养状态分为典型维生素 D 缺乏、轻度维生素 D 缺乏、维生素 D 不足和维生素 D 正常四种。全美第三次健康和营养调查资料显示,多数居民的血清 25-(OH)D 低于正常,并随着年龄增长而下降,黑种人降低更明显;65 岁时髋部 BMD 降至峰值骨量的 50%,85 岁时相当于 10 岁儿童水平。看来,维生素 D 的饮食推荐量(DRI)应该重新制订。20 世纪是科技、信息、交通和移民空前发展的一个时代,环境污染日益严重,阳光照射越来越少,维生素 D 缺乏/不足在全球流行;甚至在阳光充足的巴西 Sao Paulo,血清 25-(OH)D < 50nmol/L 或 < 20ng/ml 的人群亦分布高达 71.2%及 55.8%;继发性甲旁亢的发病率达到 61.7%和 54.0%。近年有关佝偻病/骨质软化症研究的主要重点在于维生素 D 的流行病学调查和单基因突变所致的慢性低磷血症性综合征。

【病因与发病机制】

调查显示,在一般人群中,维生素 D 不足的发生率为 30%~50%,全球有近 10 亿人的维生素 D 缺乏或不足。据报道,42%的 15~49 岁美国女性黑人、40%以上的美国和欧洲老人、36%的成人患有维生素D缺乏/不足，另有50%正在进行骨质疏松治疗的绝经后妇女维生素D低于30ng/ml。在亚洲，东亚和东南亚地区，绝经后妇女维生素D不足的患病率>45%。随年龄增加，血浆25-(OH)D水平下降。导致与年龄有关的血浆25-(OH)D水平降低的原因有：①进食含维生素D食物量不足；②小肠维生素D吸收障碍；③接受日光照射较少，老龄亦影响7-脱氢胆固醇转化为维生素D的光化作用；④25-(OH)D代谢清除率增加。人类由脊椎动物进化而来，在漫长的进化过程中，人类的生活生产习惯有力巨大改变，如衣着、住房、室内生活和工作等，但相对于基因组，特别是调节维生素D代谢和功能的基因群对环境的适应性来说，这种进化仍然是迅速的，因此，人体内的抗维生素D缺乏机制是不完善的，特别容易发生维生素D缺乏或不足。我国大部分地区人群从食物中摄取的维生素D均难以满足需要，日光照射量也直接影响体内维生素D水平。阳光照射受户外活动时间、房屋光照、衣着、季节气候和大气污染等因素影响。长期在阴暗、烟雾过多、阳光照射不足的环境中工作生活者，常需额外补充维生素D制剂。

典型维生素D缺乏者出现佝偻病或骨质软化症，血清25-(OH)D水平≤10ng/ml(25nmol/L，由ng/ml换算成nmol/L时，乘以系数2.5)；血清25-(OH)D在11~20ng/ml(27.5~50nmol/L)范围时，表现为轻度维生素D缺乏/不足，可以导致骨质疏松症，但一般以骨骼外病变为主；维生素D不足时的血清25-(OH)D水平为20~30ng/ml(50~75nmol/L)。维生素D缺乏和维生素D不足统称低维生素D状态(hypovitaminosis D)。维生素D充足是指能维持骨骼和骨骼外组织健康的血清25-(OH)D水平(一般定为≥30ng/ml，有的地区或单位定为≥20ng/ml)。血清25-(OH)D≥150ng/ml(375nmol/L)称为高维生素D状态(hypervitaminosis D)，见于维生素D过量和维生素D中毒两种临床情况。建议将正常血清25-(OH)D)的切点定为30ng/ml的理由是，该水平维生素D能防止发生继发性甲旁亢以及确保肠钙吸收和骨骼对二膦酸盐有正常反应[3]。此外，也有人将血清25-(OH)D≥30ng/ml定为正常，20~30ng/ml定为不足，可以导致骨质疏松症，但一般以骨骼外病变为主。维生素D缺乏引起的佝偻病/骨质软化症是以骨基质钙盐沉着与骨矿化障碍为主的慢性代谢性骨病，主要表现为骨组织的类骨质(未钙化的骨基质)聚积过多。病变如发生在生长中的骨骼，则成佝偻病，多见于婴幼儿，称为婴幼儿佝偻病(infant rickets)。发生在年龄较大的儿童者称为晚发性佝偻病(delayed rickets)，较为少见。病变发生在骨生长发育已停止的成年人称为骨质软化症。佝偻病和骨质软化症的病因及病变特征基本相同。由于室外活动及日照减少以及城市空气污染等原因，维生素D营养性佝偻病与骨质软化症有所增多。事实上，除经典的佝偻病和骨质软化症外，骨质疏松、肌病、肥胖、高血压、免疫功能障碍和某些肿瘤亦与低维生素D状态相关[4,5]。引起维生素D缺乏/不足的原因很多，常见者见表5-2-3-1。

表5-2-3-1 维生素D缺乏/不足的常见病因

维生素D皮肤合成减少	糖皮质激素
防晒霜	抗反转录病毒制剂
紫外线照射受阻	免疫抑制剂
皮肤色素沉着	利福平
冬季	异烟肼
空气污染云层过厚	其他药物
高海拔高纬度(>40°)地区	**25-(OH)D合成不足**
老年人	肝衰竭
皮肤大面积瘢痕	胆囊疾病
衣着过严与面罩	25-(OH)D自尿中丢失过多
长期井下/潜水作业	肾病综合征
维生素D吸收不良/供应不足	糖尿病肾病
囊性纤维化	1,25-$(OH)_2$D合成不足
肠吸收不良综合征	慢性肾衰
慢性腹泻	长期透析
Whipple病	**遗传性疾病**
Crohn病	维生素D依赖性佝偻病
胰腺功能不全	维生素D抵抗性佝偻病
胆道狭窄	**获得性疾病**
胃肠大手术后	肿瘤性低磷血症
减肥手术后	原发性甲旁亢(正常血钙性)
长期母乳喂养	甲亢
妊娠/哺乳母亲维生素D储存不足	结节病
长期肠外营养治疗	结核病
干扰维生素D吸收的药物	淋巴瘤
维生素D分解增加	生长发育延迟
抗惊厥药物	慢性系统性疾病

(一) 维生素D与钙和磷缺乏/不足 引起维生素D、钙、磷缺乏/不足的原因很多，主要见于日光照射不足、饮食供给不足和肠道吸收障碍。

1. 日光照射不足 日光的紫外线照射皮肤可形成维生素D_3。由于玻璃也能吸收大部分日光中的紫外线，故室内工作者血维生素D和25-(OH)D低于室外工作者。不经常在室外活动的儿童其佝偻病的患病率要比经常在室外活动的儿童高7~8倍。热带和亚热带阳光充足，佝偻病的发生较温带和寒带少。地理位置与日照量关系密切，东北地区幼儿佝偻病的发病率明显高于华北和西北地区。长江流域佝偻病发病率高于华南。哈尔滨寒冷且日照较少，2~4月由于寒冷，儿童到室外活动少，佝偻病活动期在幼童高达43.5%，随着天气暖和情况好转，9~10月最轻，11月以后又渐加重。老年人户外活动较少且日照机会少，日照时皮肤合成活性维生素D的能力较低，易有维生素D缺乏/不足。脑瘫患者由于四肢瘫痪，日照甚少，长骨骨折发生率高，以上肢骨折常见。这与日照少及用抗癫痫药有关，服用维生素D 5000U/d，3个月治疗使临床情况显著好转。在此治疗期间血清钙与磷的平均值升高，ALP下降，因此认为维生素D不足是主要原因。

2. 维生素D/钙/磷/镁供给不足　如果日照不足，就要靠食物中补充维生素D。钙、磷和镁是重要的骨矿物质。其中钙和磷尤为重要，若钙和/或磷缺乏则骨矿化不足，发生佝偻病或骨质软化症。维生素D缺乏/不足则肠道对于钙和磷吸收减少，发生钙与磷不足。发生营养不良性佝偻病/骨质软化症的主要原因是维生素D缺乏/不足，其次是缺钙，再其次是缺磷。镁是骨矿物质的重要成分，镁缺乏则甲状旁腺分泌PTH不足，且PTH在周围组织作用欠佳，间接影响骨代谢。

3. 肠道吸收障碍　血液25-(OH)D从肝脏排出后有85%被重吸收。这一肠-肝循环在肝、胆或肠有疾病时会导致维生素D缺乏/不足。胃切除或肠吸收不良综合征引起维生素D、钙、磷和镁的不足。消化系统疾病既可引起骨矿化障碍而发生佝偻病/骨质软化症，又可导致骨质疏松症。

4. 其他因素　孕妇和哺乳期的维生素D需要量增加，维生素D不足引致胚胎维生素D及钙、磷等不足。婴儿于出生后所获得的母乳营养成分欠佳，故易发生婴儿佝偻病[6-8]。Klein等报道一小孩经肝活检确诊为慢性胆汁阻塞性肝病，引致肝性骨病。用维生素D治疗效果欠佳。予以紫外线照射治疗仍然不能使25-(OH)D升高。其骨钙素低，提示成骨不足。胆汁阻塞性肝病所引起的肝性骨病病因和发病机制复杂，其中包括皮肤合成维生素D减少、血液25-(OH)D下降和骨形成下降。某些药物可能引起佝偻病/骨质软化症。环孢素或tacrolimus可引起骨丢失。大剂量时引起生长板体积增大而密度降低，呈佝偻病/骨质软化症病理表现。

（二）单纯维生素D缺乏/不足　人类是一种杂食高等动物。与一般的杂食动物或草食动物比较，在长期的进化过程中，因为以下原因，人类获得维生素D的两条途径均受到限制，容易发生维生素D缺乏/不足[9]：①正常的衣着加上特殊的宗教风俗减少了皮肤与阳光的接触机会，告别猎食和农耕时代后，人类接触阳光的机会进一步减少；室外/野外活动减少和室内工作减少了阳光紫外线照射；②人类的寿命明显长于其他动物，随着增龄，阳光暴露和富含维生素D的食物摄取减少，肾脏1α-羟化酶活性降低；③高纬度老年居民、皮肤色素较深、肥胖或独居者；④冬季；⑤长年佩戴面纱或涂抹防晒霜；⑥空气污染；⑦吸烟；⑧肠吸收不良综合征；⑨慢性肝肾疾病；⑩长期使用抗惊厥药、糖皮质激素或免疫抑制剂。

Holick等对维生素D缺乏/不足的定义如下：①血清25-(OH)D浓度<20ng/ml(50nmol/L)定为维生素D缺乏；②20~30ng/ml(50~75nmol/L)维生素D不足；③30~60ng/ml(75~150nmol/L)定为正常；④>375nmol/L(150ng/ml)定为维生素D中毒。由于25-(OH)D检测方法的准确性存在争议，加上25-(OH)D水平受多种因素的影响。因此，对维生素D缺乏/不足的定义尚不统一。从最近的50个研究结果看，全球维生素D和钙缺乏/不足的发生率高达30%~80%，老年人、较贫困地区的发病率可能更高。如果以血清25-(OH)D 30nmol/L作为维生素D缺乏/不足的切点，50nmol/L作为维生素D充足的切点，那么全球的维生素D缺乏/不足/不足流行情况见表5-2-3-2~表5-2-3-7。

表5-2-3-2　成人维生素D缺乏/不足流行状况(%)

国家	人群年龄(岁)	男女对象	血清维生素D(25~30nmol/L)	血清维生素D(50nmol/L)
奥地利	19~79	M+F	26	60
丹麦	45~58	F	7	40
芬兰	31~43	M+F	27	
法国	35~65	M+F	14	
德国	18~79	M+F		58
英国	45	M+F	16	47
加拿大	27~89	M+F		61
美国	20~49	M+F	5	32
孟加拉国	16~40	F	12~17	
日本	30~66	F	10	
澳大利亚(Queensland)	17~65	M+F	8	23
澳大利亚(Queensland)	<60	M+F		40
澳大利亚(Victoria)	20~92	F	11	43
澳大利亚(Geelong)	<60	F		37
澳大利亚(Tasmania)	<60	M+F		67
新西兰	15~65	M+F		48

注：M：男性；F：女性；后同

表5-2-3-3　儿童和青少年维生素D缺乏/不足流行状况(%)

国家	人群年龄(岁)	男女对象	血清维生素D(25~30nmol/L)	血清维生素D(50nmol/L)
德国	3~17	M	18	62
德国	3~17	F	18	65
法国	13~16	M	78	
丹麦	12~13	F	51	93
芬兰	12~13	F	37	97
爱尔兰	12~13	F	26	89
波兰	12~13	F	33	87
美国	12~19	M	10	24
美国	12~19	F	16	31
加拿大	18~35	F		>15
印度(Delhi)	6~18	F		91
中国	20~35	F	18~40	>90
中国	15	F	31	89
印度尼西亚	18~40	F		63
马来西亚	18~40	F		60
日本	19~30	F	42	
新西兰	15~18	M		55
新西兰	19~24	F		52

表 5-2-3-4 老年人维生素 D 缺乏/不足流行状况(%)

国家	人群年龄(岁)	男女对象	血清维生素 D(25~30nmol/L)	血清维生素 D(50nmol/L)
比利时	76.5±7.5	F	16	43
丹麦	70~75	F	17	55
芬兰	70~75	F	10	57
爱尔兰	70~75	F	14	60
意大利	75~80	F	92	
荷兰	65 以上	M+F	13	52
波兰	70~75	F	25	92
瑞士	75~80	M	12	
美国	55 以上	F	4	14
美国	50~70	M	10	27
日本	46~82	F	5	28
澳大利亚	75 以上	F	22	
新西兰	65 以上	M		41

表 5-2-3-5 成人营养性钙缺乏/不足流行状况

国家	年龄(岁)	DRI(mg/d)	男性(mg)	女性(mg)
奥地利	19~79	>1000	561(±290)	576(±309)
	<40	1000	604(±345)	560(±299)
	40~60	>1000	590(±318)	561(±287)
德国	18~79	>1000	1181(902~1535)	1082(849~1379)
	成人	1000	619(213~1025)	705(313~1094)
	40~64	>1000	774(334~1330)	707(287~1225)
英国	45~55	1000	1133(950~1316)	1063(931~1195)
美国	19~50	1000	812(788~837)	626(596~659)
孟加拉国	16~40	1000		180
印度尼西亚	18~40	1000		270(239~302)
马来西亚	18~40	1000		386(353~420)
澳大利亚	20~94	>1000		643(±340)
新西兰	40~64	>1000	794(8~1580)	

注:DRI:dietary reference intake,FAO/WHO 建议的饮食参考摄入量;中值为 90%CI 或 95%CI

表 5-2-3-6 老年人营养性钙缺乏/不足流行状况

国家	年龄(岁)	DRI(mg/d)	男性(mg)	女性(mg)
奥地利	>6	1300	503(±221)	569(±287)
比利时	75~80	1300	748(324~1166)	676(287~1101)
丹麦	70~75	1300		544(127~1812)
芬兰	70~75	1300		975(404~2313)
法国	75~80	1300	620(402~1010)	635(428~944)
爱尔兰	70~75	1300		824(339~1669)
荷兰	75~80	1300	1036(725~1447)	1010(612~1616)
波兰	70~75	1300		325(86~851)
美国	>55	1300		611(381~892)
日本	65~75	1300		527(±195)

注:DRI:dietary reference intake,FAO/WHO 建议的饮食参考摄入量;中值为 97.5%CI

表 5-2-3-7 儿童与青少年营养性钙缺乏/不足流行状况

国家	年龄(岁)	DRI(mg/d)	男性(mg)	女性(mg)
丹麦	12.6	1300		831(260~2475)
芬兰	12.6	1300		1092(546~2452)
爱尔兰	12.6	1300		728(54~2259)
波兰	12.6	1300		524(117~1580)
美国	12.7	1300	906(417~1616)	
加拿大	18~35	1000		562(0~2630)
印度(Delhi)	6~18	700~1300		575(±219)

注:DRI:dietary reference intake,FAO/WHO 建议的饮食参考摄入量;中值为 97.5%CI

(三)焦磷酸盐与骨关节矿化 骨矿化模型显示,焦磷酸盐(PPi)抑制羟磷灰石的形成与矿化,这一过程主要涉及三种调节蛋白。胞外液 PPi 是羟磷灰石成核和生长的强抑制剂,通过来源于细胞内液的 ANKH(腺苷环化酶)转运和细胞外液的外核苷酸焦磷酸酶-膦酸二酯酶-1(ENPP1,由 enpp1 基因编码)水解 ATP 而补充细胞外液 PPi 池;另一方面,焦磷酸被组织非特异性碱性磷酸酶(TNAP)水解(图 5-2-3-1)。对于肾脏来说,近曲小管的 PPi 来源于肾小球的滤过和肾集合管的焦磷酸盐细胞外液的外核苷酸焦磷酸酶-膦酸二酯酶-3(NPP3,由 enpp3 基因编码)水解;远曲小管分泌 ATP,通过底部外侧膜的 NPP1 和顶部胞膜的三磷酸-二膦酸水解酶(tNTPD-2、NTPD-3)补充细胞外液的 PPi 池;集合管的皮质段水孔蛋白-2(AQP-2)表达 ANKH,将 PPi 由细胞质转运至肾小管管腔及细胞间质;细胞外 PPi 和蛋白晶体抑制剂(如骨桥素)阻滞腔内和间质的矿盐沉着与结石形成(图 5-2-3-2)。

(四)青春期的维生素 D-PTH 代谢特点 循环血液 25-(OH)D 反映个体的维生素 D 营养状态,应用此指标评价青少年的维生素 D 缺乏率 0%~32%,差异与季节和居住纬度有关,如果将维生素 D 不足也算在内的化,某些地区的发病率增加到 75%,见表 5-2-3-8。

维生素 D 是维持正常青春期发育的必需营养素和激素,维生素 D 缺乏必然影响钙吸收、骨骼健康和青春期发育。

(五)老年人维生素 D 缺乏/不足 在美国,50%以上的老年人血清 25-(OH)D 低于 75nmol/L,30%低于 50nmol/L。老年人维生素 D 缺乏/不足的原因是:①暴露于阳光下,皮肤合成 7-脱氢胆甾醇的能力下降(只有年轻人的 25%);②阳光接触机会减少;③肥胖和体脂增加 25-(OH)D 分布容量,生物可用性降低;④25-(OH)D 减少导致活性维生素 D 生成不足;⑤肾功能下降时,1α-羟化酶活性不足,1,25-$(OH)_2D$ 合成减少;⑥IGF-1、降钙素、雌激素下降使 1α-羟化酶活性减弱;⑦1,25-$(OH)_2D$ 的分解随年龄而增加。从 30 岁到 80 岁,肾小球滤过率(GFR)下降 50%~63%,但由于同时期的肌肉容量亦降低,故血清肌酐仍正常;如果老年人出现血清肌酐升高,提示其 GFR 减低已经相当明显,仅在轻度急性应激(如手术或创伤)时即可发生尿毒症,年龄与血清肌酐、肌酐清除率的关系见图 5-2-3-3。

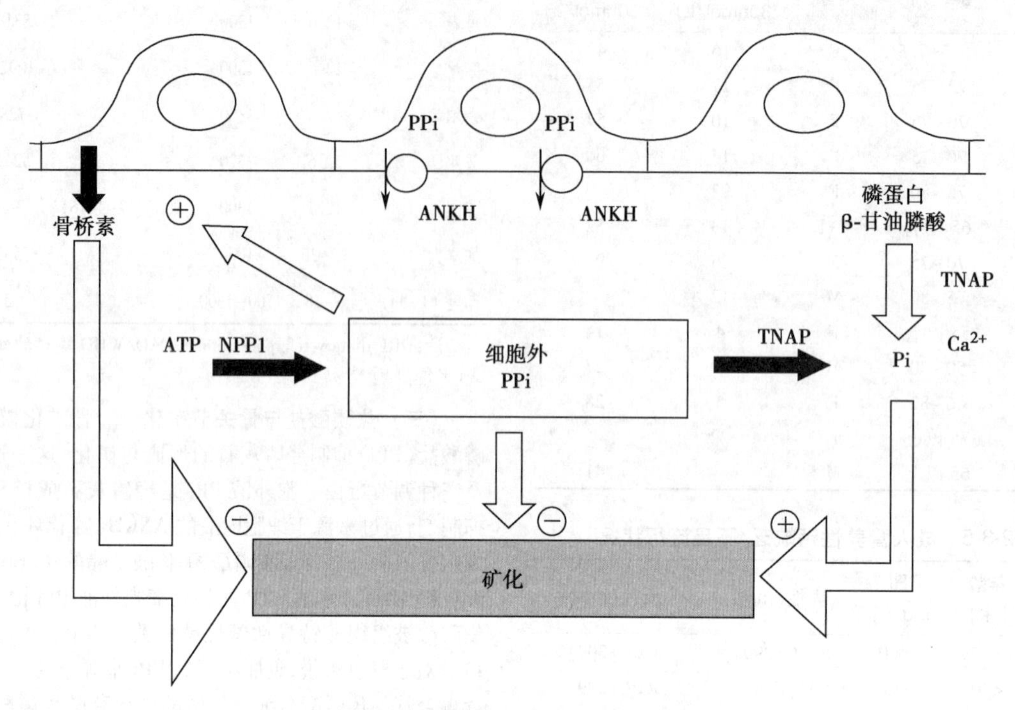

图 5-2-3-1 成骨细胞和软骨细胞的焦磷酸盐与骨矿化

㊀代表抑制作用；㊉代表兴奋作用，即诱导骨桥素（osteopontin）表达并降低矿化，而无机磷（Pi）促进矿化

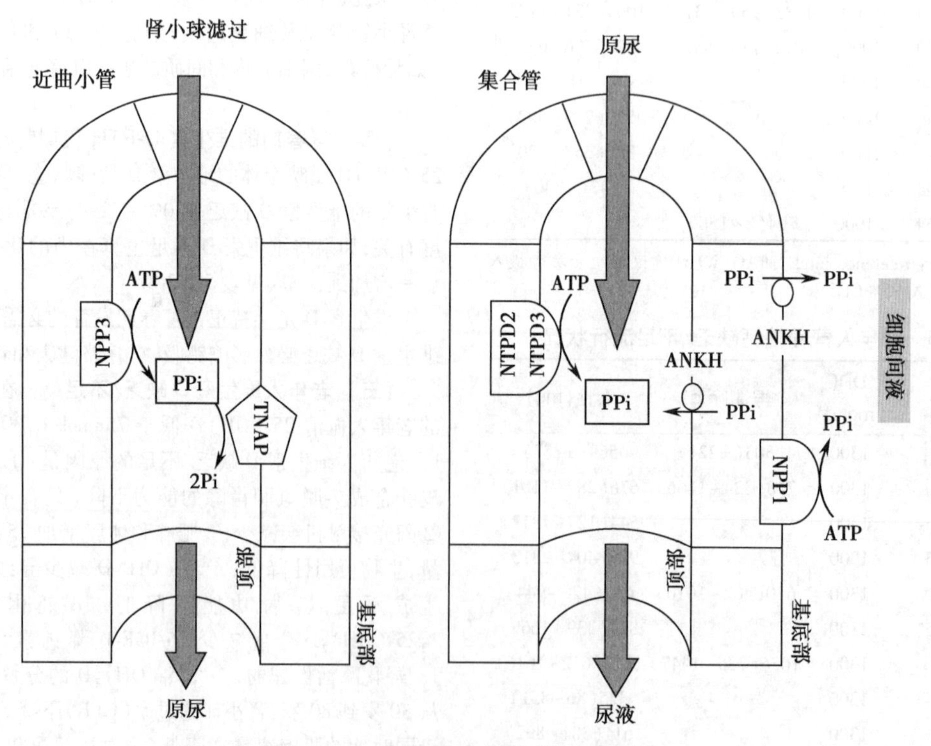

图 5-2-3-2 肾集合管焦磷酸盐与骨矿化

表 5-2-3-8 青春期维生素 D 不足/缺乏症

研究者	研究人群	年龄（岁）	纬度	维生素 D 缺乏切点（nmol/L）	总发病率	季节影响	性别影响	种族影响
NHANES III	随机样本	12~19	25~45°	25	1% W/1%S	是	是	是
	男/女			37.5	5%~12%W/2%~6%S			
	白种人/黑种人			50	13%~29%W/8%~13%S			
	墨西哥/美国人			62.5	25%~47%W/21%~28%S			
Outila 等	178 例女性	16~14	45°	25	13.5%W			
	白种人			40	61.8%W			
Du 等	随机样本	12~14	40°	12.5	45.2%W	是		
	1248 例女性				6.7%S			
Lehtonen-Veromaa 等	171 例女性	9~15	60°	20	14%W/0%S	是		
	白种人			20~37.5	75%W/0%S			
Guillemant 等	54 例男性	13~16	49°	25	72%W/2%S	是		
	白种人			50				
Gordon 等	200 例女性	11~18	42°	20	4.6%	是	否	是
	107 例男性			37.5	24.1%			
	白种人/黑种人			50	42%			
El-Hajj Fuleihan 等	164 例男性	10~16	34°	25	21%W/4%S	是	是	
	182 例女性			26~50	44%W/35%S		否	
Cheng 等	193 例女性	10~12	62°	25	32%W			
				26~40	46%W			

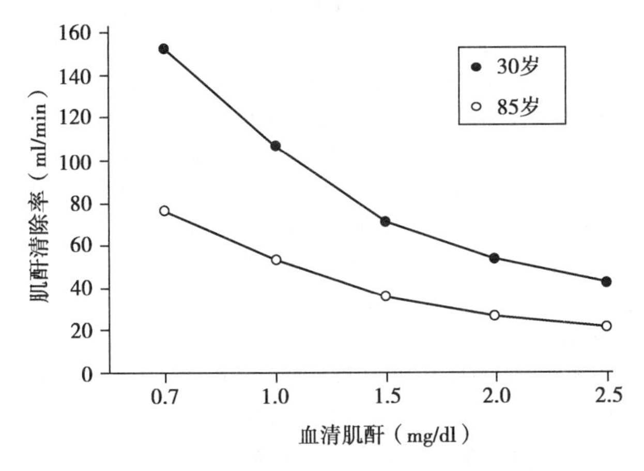

图 5-2-3-3 年龄与血清肌酐和肌酐清除率的关系

用 70kg 体重标化（Cockroft-Gault 公式），血清肌酐以 μmol/L 表示时，×88.4

1. 肾脏 1α-羟化酶活性不足 1α-羟化酶的活性受许多因素的调节，除 PTH 外，上调肾脏 1α-羟化酶表达的因素还有 IGF-1、降钙素和雌激素，而下调其表达的因素有血钙和血磷。上调因子水平降低或下调因子水平升高都可导致 1α-羟化酶活性不足，从而引起 1,25-$(OH)_2D$ 的合成减少。

2. 肾外组织 1α-羟化酶减少 维生素 D 受体除与维生素 D 反应元件结合外，还可以与 β-连环蛋白（β-catenin）结合，而后者是 Wnt 信号通路中的关键转录因子。因此，维生素 D 受体与 β-连环蛋白结合后，维生素 D 受体可能对 Wnt 通路有阻滞作用，从而起到抗增殖作用。此外，1,25-$(OH)_2D$ 的非基因组途径对 Wnt 信号途径也有作用。肾外许多组织表达 1α-羟化酶。肾外 1α-羟化酶的表达受多种因素调节，但对 1,25-$(OH)_2D$ 不敏感。例如，成骨细胞 1α-羟化酶表达不受 1,25-$(OH)_2D$ 的影响，而 IL-1β（NF-κB 激动剂）兴奋其表达。在巨噬细胞中，TNF-α 和 IFN-γ 调节 1α-羟化酶活性；而在血管内皮细胞中，1α-羟化酶在 PTH 和雌激素的作用下，表达增加。肾外 1α-羟化酶还受年龄的影响，随年龄增长而表达下降。肾外 1α-羟化酶的表达情况见表 5-2-3-9。近年发现，FGF-23 和 klotho 调节钙磷和维生素 D 代谢。FGF-23 抑制肾 Na-Pi 转运体，增加磷排泄，同时降低肾 1α-羟化酶表达，上调 24-羟化酶表达；在甲状旁腺，FGF-23 下调 PTH 表达，抑制其分泌，因此 FGF-23 导致 1,25-$(OH)_2D$ 水平下降，klotho 是 FGF-23 的辅助蛋白，与 FGF 受体结合后增强了 FGF-23 的信号途径。总之，肾外组织表达一定量的 1α-羟化酶，并且具有产生 1,25-$(OH)_2D$ 的能力，肾外组织产生的 1,25-$(OH)_2D$ 也可能有少量进入血液循环参与钙磷代谢的调节，其中甲状旁腺组织产生的 1,25-$(OH)_2D$ 还对局部 PTH 的合成有抑制作用，因此，老年人肾外组织 1,25-$(OH)_2D$ 的合成减少也可能在老年性骨质疏松的发病过程中起一定作用。肾脏和肾外 1,25-(OH)2D 的功能见图 5-2-3-4。

表 5-2-3-9 肾外 1α-羟化酶及其调节因子

表达部位	调节因素
胎盘	$1,25\text{-}(OH)_2D$(↓)
皮肤角质细胞	TGF-β1(↑)/IFN-γ(↑)/$1,25\text{-}(OH)_2D$(-)/TNF-α(-)/Ca^{2+}(-)/PTH(↑)
胰岛细胞	?
单核细胞/巨噬细胞	$1,25\text{-}(OH)_2D$(↓)/PTH(-)/TNF-α(↑)/IFN-γ(↑)
前列腺细胞	$1,25\text{-}(OH)_2D$(↓)/Ca^{2+}(-)/PTH(-)/EGF(↑)/雌激素(↓)
成骨细胞	$1,25\text{-}(OH)_2D$(-)/PTH(-)/Ca(-)/IL-1β(↑)/二氢睾酮(↑)/雌激素
结肠上皮细胞	$1,25\text{-}(OH)_2D$(↓)/TGF-β1(↑)/饮食钙(-)
中枢神经系统	$1,25\text{-}(OH)_2D$(↑)
血管内皮细胞	TNF-α(↑)/IFN-γ(↑)
血管平滑肌细胞	雌激素(↑)/PTH(↑)
乳腺细胞	$1,25\text{-}(OH)_2D$(↓)/25-(OH)D(↑)/雌激素(↑)

注:↓:下降;↑:升高;N:正常;+:阳性;-:阴性;?:不明

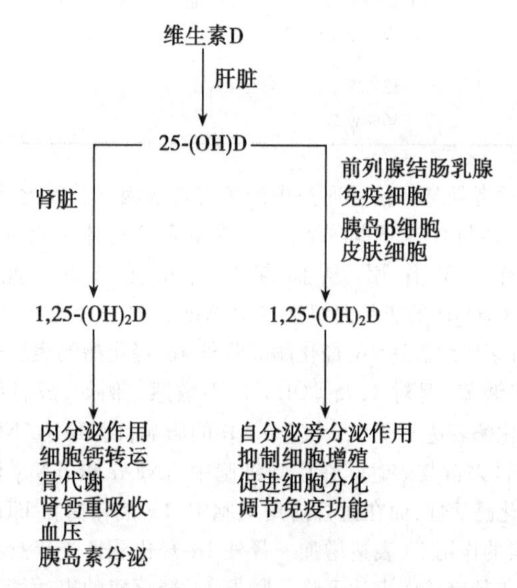

图 5-2-3-4 肾脏和肾外 $1,25\text{-}(OH)_2D$ 的功能

$1,25\text{-}(OH)_2D$ 是皮肤、肌肉、骨骼、甲状旁腺和免疫系统细胞分化与增殖的调节因子,因而能影响机体组织的细胞行为,与皮肤角质细胞分化、胰岛素分泌、血压调节和免疫反应有密切关系,也与上皮细胞癌、多发性硬化、肌肉无力、骨骼疾病相关[10,11]。有些健康老年人单纯维生素 D 缺乏/不足时,由于骨组织对 PTH 的反应差,不发生甲旁亢,仅表现为功能性甲旁减,使这些老年人的死亡率升高。

3. 钙吸收减少 钙的吸收机制涉及跨细胞途径和旁细胞途经两个方面。跨细胞途径位于细胞顶端,通过细胞间的紧密连接(tight junction),由 Ca^{2+} 通道将细胞外液 Ca^{2+} 扩散进入细胞内;而在细胞的基底部,Ca^{2+} 泵(Na^+/Ca^{2+} 交换体,Na^+/Ca^{2+} exchanger)将 Ca^{2+} 主动吸收。Ca^{2+} 通道为瞬时电势受体(transient receptor potential,TRP)超家族成员,属于香草精(vanilloid subfamily,TRPV)样受体。肾脏 Ca^{2+} 通道以 TRPV5 为主,而肠道的 Ca^{2+} 通道以 TRPV6 为主。肠钙吸收随年龄而下降,主要是因为肠道 TRPV6 表达下降所致。而 TRPV6 的表达受 $1,25\text{-}(OH)_2D$、雌激素、PTH 和饮食钙摄入等因素的调节。其中,雌激素缺乏/不足和维生素 D 抵抗可能是老年女性肠钙吸收下降更多的原因。肾脏的 TRPV5 表达随年龄而下降,TRPV5 主要受 $1,25\text{-}(OH)_2D$、PTH 和 klotho 的调节,其中 klotho 的表达下降可能是引起 TRPV5 表达减少的直接原因。肠钙吸收(TRPV6 表达)和肾钙重吸收(TRPV5 表达)通过血清 Ca^{2+} 偶联。在特发性高钙尿症患者中,钙的重吸收减少引起高钙尿症,并进一步导致 $1,25\text{-}(OH)_2D$ 代偿性升高,使肠钙吸收增多。钙结合蛋白(calbindin)是细胞质中的钙结合因子,分为 9K 和 25K 两种亚型。9K 的钙结合蛋白主要与 TRPV6 共存于小肠黏膜上皮细胞中,而 28K 的钙结合蛋白主要与 TRPV5 共存于肾小管上皮中。老年人或维生素 D 缺乏/不足时,肾和肠的钙结合蛋白表达减少,导致肠钙的主动吸收和肾的重吸收钙减少。长期应用他汀类药物的患者亦可发生维生素 D 缺乏/不足,而补充适量维生素 D 可增强他汀类药物的疗效,降低肌病发生率[12]。

(六)营养性佝偻病 营养性佝偻病(nutritional rickets,NR)仍然是发展中国家和地区生长发育期的常见健康问题。NR 的病因可能是单纯维生素 D 缺乏症(isolated vitamin D deficiency,IVDD)、单纯钙缺乏症(isolated calcium deficiency,ICD)或两种并存,临床上以 IVDD 常见。除了对骨骼产生急性和慢性损害外,婴幼儿期的维生素 D 缺乏症(vitamin D deficiency,VDD)还可诱发 1 型糖尿病、肿瘤和多发性硬化症(multiple sclerosis)。VDD 是 NR 的主要病因,其次为骨骺融合前的饮食钙缺乏/不足,据报道,土耳其的 NR 病因以 VDD 为主,而埃及和尼日利亚的 NR 是钙与维生素 D 同时缺乏/不足所致。维生素 D 充足或血清 25-(OH)D 在 20ng/ml(50nmol/L)以上者,迅速生长期的肠钙吸收可高达 80%,但在维生素 D 缺乏/不足时,吸收率可降至 10%~15%,肾脏最大磷的重吸收率亦降低,PTH 分泌增多,加重磷和钙的丢失,骨矿化不良。低磷血症使肥厚性软骨细胞凋亡障碍,细胞空泡化(ballooning),生长板结构紊乱。在胎儿发育期,前软骨细胞诱导骨组织发育,生长板软骨内骨化的间质细胞积聚,继而生成成软骨细胞、软骨细胞和软骨基质。

生长板软骨细胞进行序列分化,静止带、增殖带、肥厚带和骨化带的区带分明。肥厚软骨细胞的基质骨化并在凋亡前形成初级骨化中心,血管、破骨细胞和成骨细胞侵入钙化组织,并进行组织构塑,形成次级骨化中心,骨骼生长伸长,直至骨骺融合。佝偻病时,由于低磷血症等原因,肥厚性软骨细胞的凋亡减少,使生长板软骨组织扩张,畸形且边缘不规则,在 X 线片上,骺端出现杯口刷状外观;严重维生素 D 缺乏/不足导致佝偻病骨骼病变和畸形。

胎儿期和围产期的维生素 D 来源是胎盘供应、母乳喂养和光照;2 月龄内,其维生素 D 水平与母亲的血清维生素 D 相关,在以后的数年内主要与喂养和光照相关。因而,母亲的维生素 D 储存不足和喂养方式不当成为婴幼儿维生素 D 缺乏/不足的主要病因(表 5-2-3-10)。

表 5-2-3-10 维生素D营养状态与临床表现的关系

维生素D营养状态	25-(OH)D(ng/ml)	血钙	血磷	ALP	PTH	临床特点
严重维生素D缺乏	<5	↓↓	↓↓	↑↑↑	↑↑↑	严重佝偻病
维生素D缺乏	<15	↓→	↓	↑↑	↑↑	佝偻病
维生素D不足	15~20	→	→	↑	↑	BMD降低
维生素D充足	20~100	→	→	→	→	BMD正常
维生素D中毒	>150	↑	↑	↓	↓	骨肥大

由于营养素异常所致的骨代谢紊乱称为营养性骨病,营养性骨病是骨质疏松的危险因素之一,其中维生素D缺乏/不足引起骨质软化/佝偻病和钙与维生素D不足所致的骨质疏松最常见。

(七)内源性维生素D受体缺乏 内源性维生素D受体缺乏症的病因为维生素D受体缺乏(受体表达不足,数目减少),患者表现为严重的低钙血症和高PTH血症。血清$1,25\text{-}(OH)_2D$正常(据此可排除1b型假性甲旁减),普通维生素D治疗无效而补充低剂量$1,25\text{-}(OH)_2D$(0.5μg/d)有效。引起血钙降低和PTH升高的病因主要有维生素D缺乏症、维生素D抵抗综合征和假性甲旁亢,因此,必须在排除这些疾病后,才能诊断内源性维生素D受体缺乏症。

【临床表现与诊断】

(一)临床表现 20世纪60年代以前,维生素D缺乏性佝偻病在全世界流行,随着经济发展和人类生活水平的提高,在发达国家儿童佝偻病已经少见,但在经济不发达地区和大部分发展中国家,营养不良性佝偻病仍相当常见。佝偻病与骨质软化症多见于冬、春季。佝偻病发生于生长发育的儿童,骨质软化症发生于成年人[5],见表5-2-3-11。

表 5-2-3-11 佝偻病的临床表现

神经精神症状
不活泼
食欲减退
容易激动/脾气不好/睡眠不安/夜间常惊醒吵闹
多汗/头部出汗尤为显著
神情呆滞/条件反射建立较慢
直立行走较晚
骨骼变化
颅骨质软化:3~9月龄婴儿囟门闭合迟/颞枕部软化/头颅变形
牙生长发育迟
肋骨骺端肥大:钝圆隆起/串珠状/赫氏沟/鸡胸畸形
长骨干骺端肥大:腕似手镯/上肢弯曲/下肢O/X形腿
脊柱弯曲
骨盆前后径短/耻骨狭窄
骨折
营养-发育异常
智能发育迟缓/行走较晚
手足搐搦
营养不良
毛发稀疏/枕秃/肌肉无力/贫血/苍白/腹胀膨大/肝脾肿大
抵抗力弱易感染

1. 佝偻病 可分为急性期、早期、活动期和愈合期四个时期。

(1)急性佝偻病:常见于6个月以下婴儿,发展迅速,骨质软化明显,血钙磷明显降低,血ALP显著升高。亚急性佝偻病发生于年龄较大儿童,骨骼以增生性病变为主,症状出现较缓慢。经恰当治疗后,佝偻病进入恢复期,症状、体征与X线所见有恢复。晚发性佝偻病者的骨量减少,影响日后峰值骨量获得,并与成人期骨质疏松有密切关系。复发性佝偻病由于气候与生活环境不利、喂养治疗不当,常呈反复发作。

(2)早期佝偻病:主要表现为干骺端"边角"突出和干骺端先期钙化带内小梁结构紊乱。早期佝偻病有2个定性诊断征象。一是干骺端"边角"突出征(图5-2-3-5),表现为干骺端两侧边缘在先期钙化带外缘有类似"角"状结构自先期钙化带向外侧及骺侧端呈弯角状突出,其密度与先期钙化带密度一致。这是由于骺板软骨肥大细胞基质不能钙化,而新生软骨细胞又继续生长堆积,将干骺端的骨皮质推向外方所致。另一征象是干骺端先期钙化带内出现骨小梁结构。这是由于钙盐不能在先期钙化带平面正常沉积,其下方骨小梁塑形又在继续进行,导致先期钙化带亦出现骨小梁。

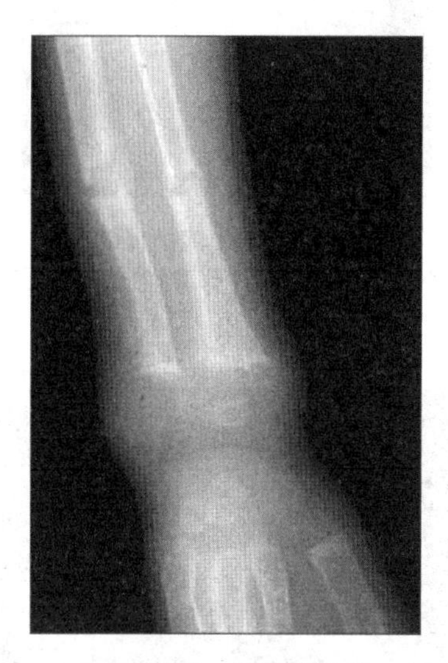

图 5-2-3-5 早期佝偻病
明显佝偻病征象伴桡骨、尺骨骨折

(3)活动期佝偻病:可见骨小梁稀疏/粗糙/骨化中心延迟/先期钙化带密度减低/边缘模糊(图5-2-3-6~图5-2-3-8)。活动期佝偻病的X线诊断依据有:①全身骨骼普遍骨质脱钙、密度减低,骨小梁紊乱、稀疏、粗糙,骨皮质变薄、骨干边缘轮廓模糊。②骨骺骨化中心出现延迟,形态小,密度低且边缘模糊。③骺板软骨增厚,并向两侧伸展、膨出。这是由于骺板软骨肥大细胞不能钙化成骨,而在此处堆积所致。④先期钙化带密度减低,边缘模糊或呈不规则毛刷状。干骺端向两侧增宽、中央凹陷呈杯口状,其下方骨小梁稀疏、粗糙,以桡、尺骨远端出现较早。⑤承重长骨因强度减弱、韧性增加而弯曲变形。典型的有膝内翻或膝外翻畸形。弯曲段长骨凹侧面骨皮质可有增厚,可并有新鲜或陈旧性骨折。⑥肋骨与肋软骨交界处呈骺板软骨样膨大如串珠状,可见鸡胸畸形。⑦颅骨普遍骨质密度减低，有方头畸形、囟门闭合延迟、牙发育不全。

（4）愈合期佝偻病（图 5-2-3-9）：随后先期钙化带逐渐增厚，其下方的骨干侧骨小梁增多、密度增高，干骺端杯口逐渐变平，但仍略增宽。骨骺内的骨化中心出现，边缘密度增高，其内骨小梁边缘渐趋清晰。长骨骨膜下骨样组织钙化并骨化，骨皮质增厚且密度增高。佝偻病愈合后，骨的某些改变可长期存在。如骨化中心骨小梁稀疏，干骺端增宽、骨小梁不整齐，骨干凹面的骨皮质增厚可保留数月或更长时间。膝内、外翻等骨骼变形可长期存在或形成后遗症改变。

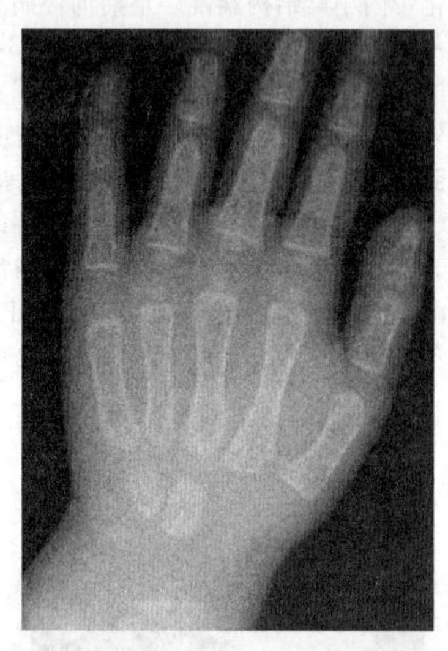

图 5-2-3-6 佝偻病的骨骺表现

男，4 岁，腕部及掌、指骨骨化中心出现稍延迟，掌、指骨骨化中心小、密度低、边缘模糊

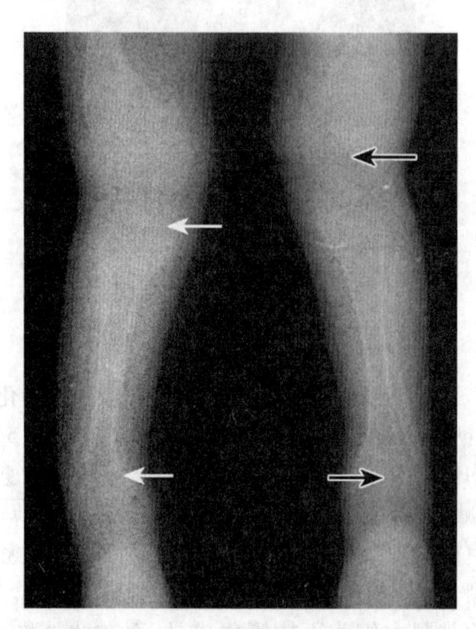

图 5-2-3-7 佝偻病的干骺端表现

女，3 岁，佝偻病活动期双下肢平片；双膝内翻畸形，骨骼密度普遍减低，边缘模糊，双股骨远端胫骨两端先期钙化带密度低、边缘模糊，呈不规则毛刷状，以左侧明显（黑色箭头）；干骺端向两侧增宽，中央凹陷呈杯口状，以右侧胫骨近端及远端较明显（白色箭头），初期钙化带下方骨小梁稀疏

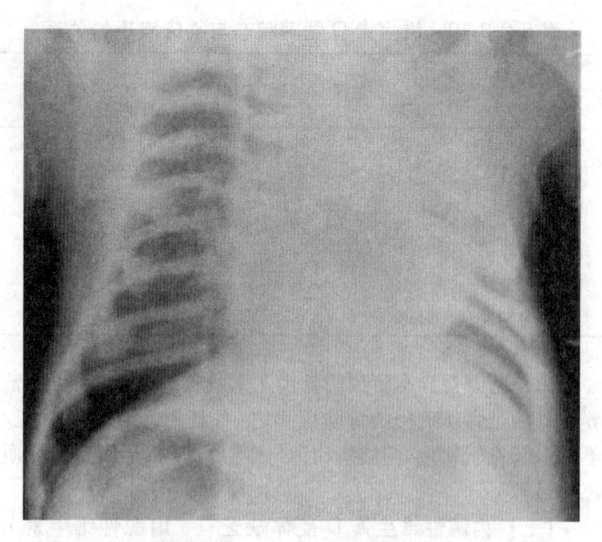

图 5-2-3-8 佝偻病串珠状肋骨

男，1 岁 8 个月，佝偻病活动期平片；正位胸片显示肋骨密度减低，其前端与肋软骨交界处膨大如串珠状

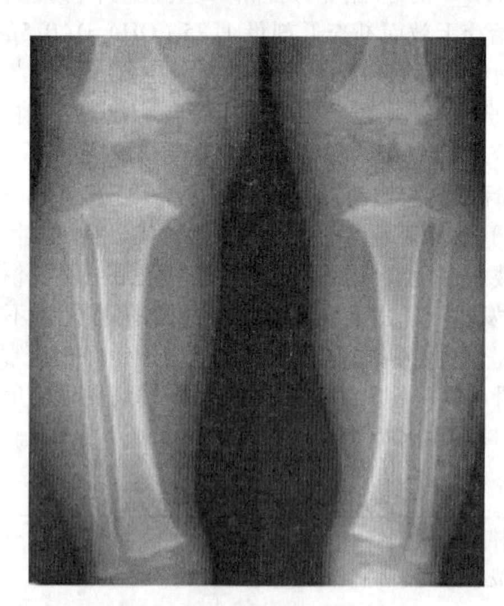

图 5-2-3-9 佝偻病愈合期

男，2 岁 3 个月，佝偻病恢复期双下肢平片；全部骨骼、骨化中心及临时钙化带密度增高，边缘变清晰，但尚遗留干骺端展开、双膝关节轻微外翻畸形

2. 骨质软化与骨折 1,25-$(OH)_2D$ 血浓度与维生素 D 及 25-(OH)D 水平有关，当血浆 25-(OH)D 低于 30nmol/L 时，即可见到骨钙化不足。活性维生素 D 促进肠钙吸收，提高血钙浓度，对骨形成起了间接的作用。活性维生素 D 还可直接作用于成骨细胞，增加成骨细胞转化生长因子 β（TGF-β）的合成及 IGF-1 受体数量；1,25-$(OH)_2D$ 是青春期骨加速生长的一个重要刺激因子和骨量峰值形成的关键因子。血清 1,25-$(OH)_2D$ 浓度降低削弱了其对甲状旁腺分泌 PTH 的抑制作用，导致继发性甲状旁腺功能亢进，增加骨的吸收。活性维生素 D 的抗骨吸收作用表现在抑制骨小梁骨表面和皮质骨骨内膜面的骨吸收。维生素 D 缺乏/不足时，骨吸收增加。骨骼肌是活性维生素 D 代谢产物的靶器官，近端肌无力是维生素 D 缺乏/不足的特征性表现。维生素 D 促进蛋白质合成和肌细胞生长。另一方面，维生素 D 通过影响肌细胞膜的钙离子通道调节、

蛋白酶A及C的信息转录等的非基因途径，影响肌肉的钙代谢。血清25-(OH)D水平和与老年人的肌力和下肢功能正相关；维生素D缺乏/不足时，肌力下降，骨折风险增加。

骨质软化症主要见于妊娠、多产妇或体弱多病的老年人。表现为骨痛，其特点是部位不固定，活动后加重，可有骨压痛，但无红肿。坐位起立吃力、上楼困难，重者不能行走，或走路呈"鸭步""企鹅步"，蹒跚而两边摆动。伴肌无力，肌萎缩、骨折及假性骨折(图5-2-3-10、图5-2-3-11)。妊娠、多产妇、体弱多病老人如果有日照少、营养不良的因素，并且发生骨痛、骨压痛及行动困难都应考虑骨质软化症，应作进一步的检查确诊。

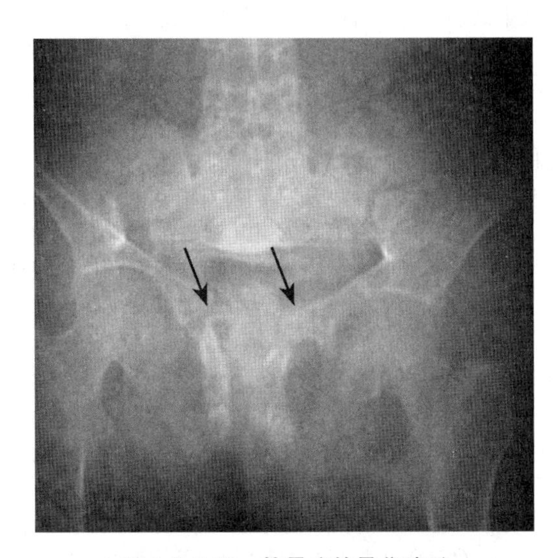

图5-2-3-10 软骨病的骨盆畸形

女，49岁，肾性骨病患者有骨质软化症；X线平片示骨盆诸骨骨密度减低，耻骨联合上下缘有假骨折线(↑)，骨骼及骨小梁边缘欠清晰，骨盆入口呈三角形，双侧髋臼、坐骨和耻骨内凹致髋内翻，耻骨联合前突，全骨盆形成"鼎炉"状的骨质软化症畸形

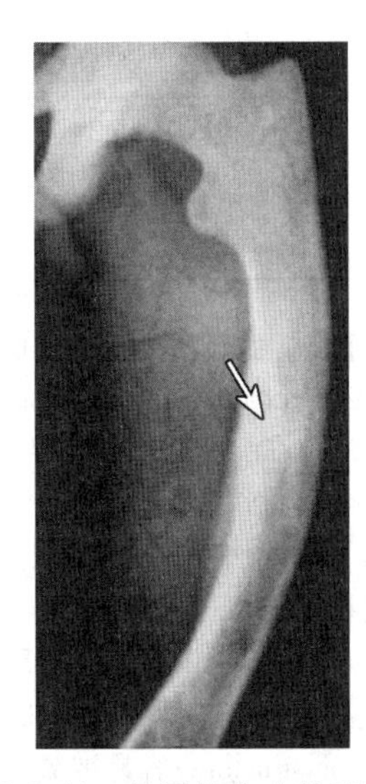

图5-2-3-11 骨质软化症的假骨折线

男，58岁，慢性肾衰股骨正位平片；左侧股骨向外弯曲变形，股骨骨干近中段交界处有与骨干垂直的假骨折线(↑)

骨质软化症伴妊娠者对胎儿发育不利。老年人患骨质软化症者易伴发感染。经恰当治疗后，维生素D缺乏/不足性佝偻病/骨质软化症可完全恢复，个别遗留骨骼畸形后遗症或成年后骨质疏松症。确定人类维生素D缺乏/不足的甄别值(cut-off value)需要考虑PTH对骨转换的影响。血清25-(OH)D水平与PTH呈反变关系。仅在拐点时，血清PTH才脱离与25-(OH)D的反变关系。因此，一般设定PTH在25~122nmol/L区间的25-(OH)D值为甄别值，但因个体的肠吸收和维生素D反应性差异大，老年人的甄别值明显高于年轻人。在多数情况下，25-(OH)D>50nmol/L可认为维生素D营养充足，但考虑到维生素D的广泛性生理作用，一般>75nmol/L才更适当。如果血25-(OH)D<50nmol/L，每周给予D_2或D_3 5000U，共8周，然后用以下三种方法之一进行维持治疗：①每2周给予D_2 5000U；②每天给予D_3 1000~2000U；③阳光照射。3~6个月后再行复查，视情况停止或继续治疗。骨形成与骨矿化因素见表5-2-3-12，高维生素D血症和和维生素D缺乏/不足状态的病理生理变化见表5-2-3-13，维生素D缺乏/不足状态的骨组织病理变化见表5-2-3-14。

表5-2-3-12 骨形成与骨矿化因素

因素/激素	功能
碱性磷酸酶	促进骨形成/提高骨代谢转换率
降钙素	抑制骨吸收 抑制肠钙磷吸收 增加肾脏钙排泄 抑制骨化三醇生成
骨化三醇	间接促进骨合成(通过增加肠钙吸收) 提高肠钙磷镁吸收率 调节肾脏骨化三醇生成 抑制PTH分泌
PTH	动员骨钙磷入血 间接增加肠钙磷吸收 (通过促进骨化三醇合成) 增加肾骨化三醇合成 促进钙重吸收 抑制磷重吸收

表5-2-3-13 高维生素D血症和和维生素D缺乏/不足状态的病理生理变化

指标	HVD	维生素D不足(Ⅰ)	维生素D缺乏(Ⅱ)	维生素D严重缺乏(Ⅲ)
血钙	N	↓	↓↓	↓↓↓
血磷	N	N	↓	↓↓↓
血ALP	N	↑	↑↑	↑↑↑
血Ca×Pi	N	LN	↓	↓↓
血25-(OH)D	HN	↓	↓	↓↓↓
血1,25-$(OH)_2D$	N	N	↓	↓↓↓
血PTH	N	↑	↑↑	↑↑↑
尿钙	N	LN	↓	↓↓
尿磷	N	N	↑↑	↑↑↑
氨基酸尿	N	+	++	+++
继发甲旁亢发生率	0%	15%	25%~75%	>80%/三发甲旁亢(1%)

注：HVD：高维生素D血症状态；Ⅰ、Ⅱ、Ⅲ分别代表维生素D缺乏的程度；N指正常；LN指正常低值；HN指正常高值

表 5-2-3-14 维生素D缺乏/不足状态的骨组织病理变化

指标	Ⅰ期	Ⅱ	Ⅲ期
类骨质表面(OS/B/%)	↑	↑↑	↑↑↑
类骨质层厚度(mm/N)	↑	↑↑	↑↑↑
类骨质容量(OV/BV/%)	N	↑	↑↑
矿物质沉积率(mm/d)	↓	↓↓	↓↓↓
矿化延迟时间(Mlt/d)	↑	↑↑	↑↑↑
标记表面(MS/OS/%)	↓	↓↓	↓↓↓

3. 其他表现 依病因和发病年龄不同而有较大差异。例如,儿童缺乏/不足维生素D可伴有生长发育障碍、抵抗力低下和慢性感染[16-18];老年人维生素D缺乏/不足主要表现为肌力降低和骨质疏松[19,20]。患者常发生病理性骨折,因饮食含钙低、消化道钙吸收不良、妊娠或骨折愈合期的钙质需要量增多,偶伴有手足搐搦或严重的近端肌病[21,22]。

(二)诊断 膳食和皮肤阳光光照是人类获得维生素D的两条主要途径。某种营养素在膳食中的分布与含量通常用膳食参考值(DRV)或膳食参考摄入量(DRI)表示,维生素D的DRI表示的方法很多,如估计的平均需要量(EAR)、推荐的膳食供给量(RDA)、适当的摄入量和最高可耐受量等。评价人群的维生素D摄入状态时,一般用EAR表示,并作为计算RDA的基础[23]。近20年来,英国和欧盟用DRV评价维生素D营养。但是,这些营养评价指标的差别会给比较带来差异。

虽然维生素D是一种营养素,但活性维生素D更是一种多功能激素,其含量明显低于25-(OH)D,而且在体内的代谢转化过程复杂。因此,应用血清25-(OH)D水平作为评价维生素D营养状态的指标。

1. 血25-(OH)D测定 由肝脏产生的25羟化酶将维生素D转化为25-(OH)D,而肝脏的储备功能大,25羟化酶几乎不受肝功能状况的影响。25-(OH)D是血清维生素D代谢产物中含量最多且最稳定的一种,其血清浓度可代表机体维生素D的营养状况。然后由肾脏产生的1α-羟化酶将25-(OH)D转化为1,25-$(OH)_2D$,而α-骨化醇不通过肾脏代谢,只需在肝脏中25-羟化后就能活化为1,25-$(OH)_2D$。多种因素影响维生素D的合成,这些因素包括光照、年龄、性别、种族、肤色、服装、文化习俗、膳食营养和生活条件等。例如,北纬35度以上冬季的太阳光入射角太小,大多数紫外线被臭氧层吸收,皮肤合成维生素D的功能明显降低。又如,深色皮肤或使用防晒霜者的维生素D合成较少。

25-(OH)D是体内维生素D的主要储存形式,而1,25-$(OH)_2D$是体内维生素D的主要活性形式。1997年,美国食品与营养委员会决定以血清25-(OH)D作为评价维生素D的应用标准,其理由是血清25-(OH)D反映了食物维生素D的摄入量和阳光照射量,同时也反映了肝脏对维生素D的处理能力。血清1,25-$(OH)_2D$水平不能反映维生素D的营养状况,这是因为:尽管人体维生素D缺乏/不足,但血清1,25-$(OH)_2D$可能完全正常;②维生素D缺乏/不足患者的血清1,25-$(OH)_2D$即使降低,也是由于肾脏功能障碍和1α-羟化酶活性降低所致而非维生素D缺乏/不足的结果,而肝功能对维生素D的25-羟化无明确影响。另一方面,即使在维生素D中毒的患者中,血清1,25-$(OH)_2D$水平可能仍然是正常或降低的。虽然已经有大量的流行病学调查报道,一般认为,维生素D缺乏/不足是一个全球性的健康问题,但目前仍未就血清25-(OH)D的正常范围达成共识。25-(OH)D的检测方法有竞争性蛋白结合分析法(CP-BA)、放射免疫法(RIA)、酶标法(EIA,ELISA)、化学发光法(RAAA)、高效液相色谱法(HPLC)、液相色谱-质谱法(LC-MS),但这些方法的准确性尚存在争议。维生素D缺乏/不足的分级见表5-2-3-15。

表 5-2-3-15 维生素D缺乏/不足的分级

分级	血25-(OH)D (mmol/L)	血25-(OH)D (ng/ml)	血PTH增值	骨组织变化	骨折风险
充足	>50	>30	0%	正常	
轻度不足	25~50	10~20	5%~10%	转换率正常/轻度升高	增加
中度缺乏	12.5~25	5~10	15%~30%	转换率升高	增加
重度缺乏	<12.5	<5	>30%	骨质软化	明显增加

测定血清25-(OH)D水平是评估维生素D营养状态的最好方法,它反映皮肤合成的与口服维生素D总量水平;而1,25-$(OH)_2D$不用于评价维生素D营养状态,因为即使维生素D严重缺乏,其浓度可能仍然正常甚至升高。因此除病情外,维生素D营养状态评价要考虑年龄、性别、BMI、皮肤色素深浅、饮食状态等因素。临床上不能单凭一次的血清25-(OH)D水平确定维生素D缺乏/不足的诊断,因为血清25-(OH)D水平的波动范围大,而且受钙磷摄入量和光照的明显影响[24]。

维生素D相关性佝偻病/骨质软化症的诊断标准是:①营养不良的因素和病史,特别是缺少日光照射、进食不足或慢性消化系统疾病的存在。②佝偻病或骨质软化症的症状和体征。③排除引起低血钙与低血磷的其他疾病。在上述的诊断依据中,病史、症状和体征均缺乏特异性,因此,诊断维生素D缺乏/不足症的最重要标准是血清25-(OH)D水平;但是目前仍未就其诊断切点值达成共识。国外提出血清25-(OH)D水平为30ng/ml,即>30ng/ml为正常,20~30ng/ml为维生素D不足,<10~20ng/ml为维生素D缺乏,<10ng/ml为严重缺乏;>100ng/ml为维生素D中毒。血清25-(OH)D水平似乎不存在种族差异,也没有明显的年龄及性别区别[25]。25-(OH)D和1,25-$(OH)_2D$分别是了解维生素D营养状态与代谢活性的两种指标。维生素D及其代谢产物的顺三烯结构(cis-triene structure)容易被氧化,紫外线、高温和自由基可诱导其构象改变[26]。放射免疫分析和免疫发光自动分析各有优缺点,敏感性与特异性均不很高[27];比较和分析结果时必须考虑到这一点,因而不能仅根据一次的测定结果做出诊断。

2. X线检查 佝偻病表现为密度减低/骨小梁稀疏/骨骺骨化中心延迟/O形-X形下肢畸形，活动期佝偻病的X线表现有：①全身骨骼普遍性脱钙、密度减低，骨小梁紊乱、稀疏、粗糙，骨皮质变薄、骨干边缘轮廓模糊。②骨骺骨化中心小，出现延迟，密度低且边缘模糊。③骺板软骨增厚，并向两侧伸展、膨出。这是由于骺板软骨肥大细胞不能钙化成骨而堆积所致。④先期钙化带密度低，边缘模糊或呈不规则毛刷状。干骺端向两侧增宽、中央凹陷呈杯口状，其下方骨小梁稀疏、粗糙，以桡、尺骨远端出现较早。⑤承重长骨因强度减弱、韧性增加而弯曲变形。典型的有膝内翻或膝外翻（O形或X形）畸形。弯曲段长骨凹侧面骨皮质增厚，伴新鲜或陈旧性骨折。双髋内陷，呈三叶骨盆，脊椎体呈双凹椎等。⑥肋骨与肋软骨交界处骺板软骨膨大如串珠状，可见鸡胸畸形。⑦颅骨普遍性骨质密度减低，有方头畸形、囟门闭合延迟、牙发育不全。治疗恢复期的表现为预备钙化带重新出现并逐渐增宽；干骺端与骨骺间距逐渐变窄，干骺的杯口状、毛刷状改变消失；骨密度增高，骨小梁变清晰，骨皮质变厚。但已造成的骨畸形如O形或X形腿等不易恢复，严重者需手术矫形。维生素D缺乏/不足性佝偻病的X线表现应与肾性骨营养不良症及同型胱氨酸尿症相鉴别。尺骨远端X线照片可作为早期诊断的重要依据[28]。

3. 成骨细胞活性 成骨细胞活性增高是佝偻病/骨质软化症的特征之一。骨源性ALP（BALP）升高和治疗后下降还代表疾病发展和好转，故在预后估计上有意义。小儿血浆骨源性ALP含量测定对于诊断小儿佝偻病的灵敏度和特异度均高于临床诊断或X线诊断，且可作为佝偻病治疗疗效的依据。因此检测小儿血BALP有利于早期发现、早期预防和早期治疗佝偻病。

（三）鉴别诊断

1. 钙缺乏性佝偻病、磷缺乏性佝偻病与维生素D缺乏性佝偻病的鉴别 钙缺乏、磷缺乏或维生素D缺乏均可引起佝偻病，钙缺乏性佝偻病、磷缺乏性佝偻病与维生素D缺乏性佝偻病的鉴别见表5-2-3-16。但是，临床上单纯的钙缺乏、磷缺乏很少见，一般均伴有钙和维生素D的同时缺乏，在特定（如长期禁食、慢性腹泻、胃肠引流、肠外营养支持等）情况下，可伴有三种营养素缺乏。当患者以某种营养素缺乏为主时，该表中所列的指标也有助于鉴别。此外，儿童患者应排除遗传性低磷血症性佝偻病可能，而成人患者需要排除肾脏病变和肿瘤引起的骨质软化症可能（图5-2-3-12）。

表5-2-3-16 钙缺乏性与磷缺乏性及维生素D缺乏性佝偻病的鉴别

鉴别点	钙缺乏性佝偻病	磷缺乏性佝偻病	维生素D缺乏性佝偻病
肌无力	+	-	+
骨痛	常见	少见	+
四肢病变	所有肢体的病变相似	下肢较重	下肢较重
手足搐搦	+/-	-	+
牙本质发育不良	+/-	-	-/+
牙槽脓肿	-	+/-	-
血钙	↓/N	N	↓/N
血磷	↓	↓	↓/N
血ALP	↑↑	↑	↑↑
血PTH	↑↑	N/↑	↑↑
血25-(OH)D	N	N	↓
尿钙	↓	N	↓
尿磷	N	↓	N
低骨量/纤维性骨炎	+	-	++

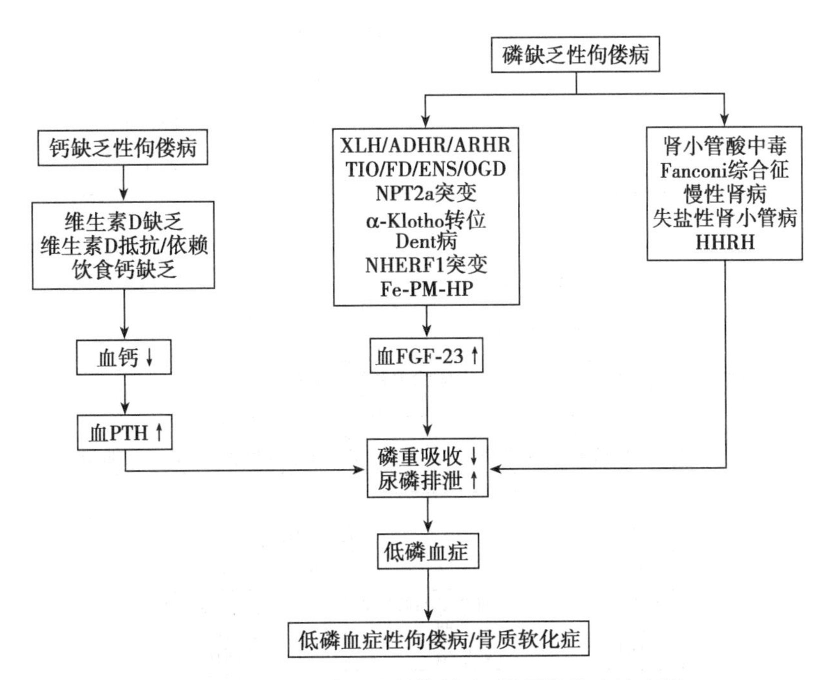

图5-2-3-12 低磷血症性佝偻病/骨质软化症的病因

Fe-PM-HP：Fe^{2+}-多聚麦芽糖诱导的低磷血症；ADHR：常染色体显性遗传性低磷血症性佝偻病；ARHR：常染色体显性遗传性低磷血症性佝偻病；ENS：上皮痣综合征；FGF-23：成纤维细胞生长因子-23；HHRH：低磷血症性佝偻病伴高钙尿症；NPT2a：Na-Pi同转运体2a；NHERF1：Na^+/H^+交换调节因子1；OGD：骨-颅骨发育不良症；PTH：甲状旁腺素；TIO：肿瘤引起的骨质软化症；XLH：X-性连锁低磷血症性佝偻病

2. 慢性肾病矿物质-骨病 慢性肾病-矿物质骨病(CKD-MBD)特指因慢性肾病引起的骨矿物质代谢紊乱和骨外钙化的临床综合征,即在CKD基础上尚有低钙血症、高磷血症、继发性甲旁亢、骨骼病变、异位钙化和心功能不全等异常。按骨矿物质与基质的含量比例之差,肾性骨营养不良症分为纤维囊性骨炎、低转换性骨质软化、骨质硬化症、骨质疏松症、软组织钙化。混合性骨病(高转换率、矿化缺陷、骨量正常)和骨质软化症(低转换率、矿化异常、骨量下降)的骨矿化缺陷较骨形成严重,因而导致类骨质积聚,需要与维生素D缺乏/不足性骨病鉴别,详见第3篇第3章第6节。

3. 肾小管性酸中毒所致的低磷血症性佝偻病 是由于各种原因导致肾小管酸化功能障碍而引起的临床综合征;分为经典远曲小管性RTA(Ⅰ型)、近曲小管性RTA(Ⅱ型)、远曲小管/近曲小管性(混合型)RTA(Ⅲ型)和高血钾性RTA(Ⅳ型)四种类型,详见第3篇第3章第4节。凡能使肾小管泌H^+和/或重碳酸盐重吸收障碍的情况和疾病均可引起RTA,由于肾脏的泌酸功能障碍引起代谢性酸中毒伴高氯血症而阴离子隙(anion gap)和肾小球滤过率正常,尿呈碱性,pH>5.5。除钾代谢异常外,还常伴有钙、磷、镁等电解质的代谢紊乱。有时,RTA可伴有低钾血症、肾髓性肾钙盐沉着症、肾石病、生长发育障碍与佝偻病/骨质软化症、短肢畸形等[1]。一般根据家族史/低钾性瘫痪/酸中毒/佝偻病/辅助检查确立分型。临床上以Ⅰ型RTA最为常见。临床诊断可根据如下几点:①发病年龄:婴幼儿和儿童患者多为遗传性;发生于成年者多为继发性。②家族史:遗传性者可有家族史,无家族史不能否定遗传性RTA。③过去史和其他疾病史:如肾脏病史、低血钾或继发性RTA病史等。④临床表现:包括反复发作的低钾性瘫痪、肌肉软弱无力、佝偻病体征,如步态不稳、头大、肋骨串珠、下肢骨骼畸形,或成人骨质软化症。⑤实验室检查:血液酸中毒,阴离子间隙正常,而尿pH多次测定均增高呈碱性;代谢性酸中毒和低钾血症。儿童尿检查有持久性尿糖、尿pH偏高而血糖不高者。尿液检查是鉴别各亚型的重要依据。尽管血液明显酸中毒,Ⅰ型患者尿pH经常在5.5以上,常增到7.0,不完全性肾小管酸中毒患者在氯化铵负荷试验后才出现此种情况。Ⅱ型患者只有在严重酸中毒时尿pH可<5.5,酸中毒不严重时尿pH>5.5,Ⅲ、Ⅳ型患者尿pH均<5.5。除Ⅰ型外,其余类型尿中可滴定酸均降低。除Ⅰ型外,其余各型尿铵均降低。除Ⅲ型尿钾排泄不增加外,其余各型的尿钠、钾、钙、磷均增高。除Ⅱ型患者有尿糖和氨基酸增加外,其余各型的尿糖和尿氨基酸均不增加。Ⅰ、Ⅱ型的肾小球滤过率正常,Ⅲ、Ⅳ型减低。

血液生化显示所有各型的血pH降低,但不完全性Ⅰ型的血pH可在正常范围内。血二氧化碳结合力同血pH值。Ⅰ、Ⅱ型血钾降低,Ⅲ型正常,Ⅳ型增高;严重远端肾小管性酸中毒时可有继发性血氨增高[29]。根据临床表现和实验室检查一般可作出分型诊断(表5-2-3-17和图5-2-3-13)。

表5-2-3-17 佝偻病/骨质软化症的实验诊断指标变化

疾病	血钙	血磷	ALP	血PTH	血清维生素D	尿磷	血HCO_3^-
营养性佝偻病	↓	↓	↑	↑	↓	↓	N
肾小管酸中毒	↓	↓	↑	↑	↓	↑	尿pH↓
Ⅰ型VDDR	↓	↓	↑	↑	25-(OH)D↑/1,25-$(OH)_2$D↓	↓	N
Ⅱ型VDDR	↓	↓	↑	↑	25-(OH)D和1,25-$(OH)_2$D↑	↑	N
低磷血症性	N	↓	↑	N	25-(OH)D正常/1,25-$(OH)_2$D↓	↑	N
肾衰竭	↓	↑	↑	↑	25-(OH)D和1,25-$(OH)_2$D↓	↑	↓

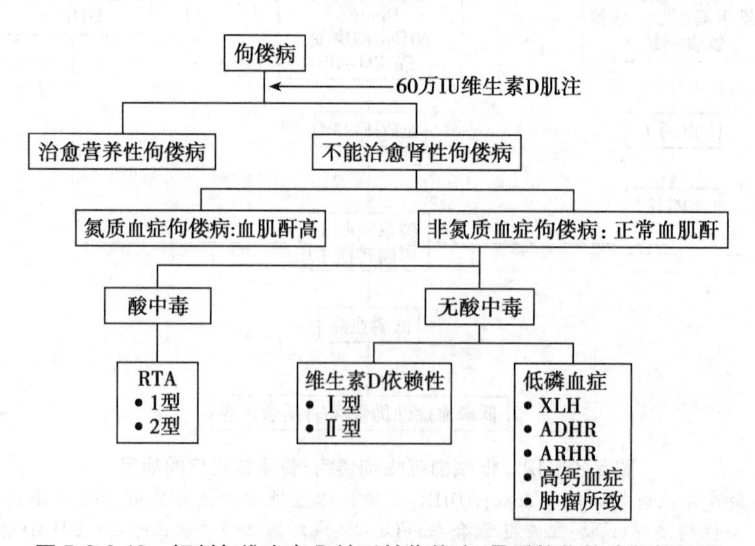

图5-2-3-13 钙剂与维生素D缺乏性佝偻病/骨质软化的诊断与处理

4. Fanconi综合征 有10多种类型,详见第3篇第3章第5节。与佝偻病/骨软化症有关的Fanconi综合征是近曲肾小管多发性重吸收障碍所致。此处论述的Fanconi综合征是指近曲肾小管多发性重吸收障碍所致的佝偻病/骨软化症。原发性Fanconi综合征的病因未明,多与调节肾小管重吸收功能的相关基因突变有关。临床特点是近曲小管的多项功能障碍,排出高氨基酸尿、葡萄糖尿和蛋白尿,并伴有近曲小管的钠、钾、钙、磷、HCO_3^-的重吸收异常。近年发现,轻链肾小管病、药物和干燥综合征是导致Fanconi综合征的常见病因。近曲肾小管对磷酸根重吸收障碍,肾丢失磷,就发生低磷血症,从而引起佝偻病/骨软化症。近曲肾小管对于碳酸氢根重吸收欠佳,肾丢失碳酸氢根,从而发生慢性代谢性酸中毒。慢性酸中毒会引起钙磷从骨骼中释出,增加血中磷酸盐缓冲对,这是代偿性作用,用以调整酸中毒。以上的过程逐渐形成佝偻病/骨软化症。Fanconi综合征有广泛的代谢异常,包括近曲肾小管酸中毒,尿糖增多而血糖正常,低磷血症、低尿酸血症、低钾血症、广泛性的氨基酸尿症、低分子量的蛋白尿。上述实验室检验异常可有不同种类的组合。失水、失盐,失钾在某些患者可能很严重。佝偻病/骨软化症是常见表现。失磷、酸中毒和维生素D代谢异常均与之有关。引起Fanconi综合征的原发性疾病有其各自的临床表现,有助于诊断,但也使病情更为复杂。肾脏有许多种疾病均可引起佝偻病/骨软化症。

5. 遗传性低磷血症性佝偻病 遗传性低磷血症性佝偻病是磷代谢调节因子突变引起的先天性低磷血症性佝偻病,本组疾病以肾脏磷消耗为特征,患者的血清磷降低,1,25-$(OH)_2$D降低或正常,并伴有生长发育障碍、佝偻病/骨质软化。发病呈家族性,多在幼儿学步时被发现,但成人发病和散发性病例也有报告。男女均可患病,一般男性病情比女性严重。有些女性无临床表现,只有肾小管重吸收磷减少(突变基因携带者)。本病临床表现主要为骨骼与牙齿矿化不足和骨外钙化,部分伴有神经性耳聋。Ⅰ型维生素D依赖性佝偻病(1α-羟化酶缺陷症,低磷血症性抗维生素D佝偻病/骨质软化症)和Ⅱ型维生素D抵抗性佝偻病(维生素D受体缺陷症)亦属于遗传性低磷血症性佝偻病范围。本节主要介绍非维生素D介导的遗传性低磷血症性佝偻病。根据遗传方式与突变基因,分为X性连锁显性低磷血症性佝偻病、遗传性低磷性佝偻病伴高钙尿症、常染色体显性遗传性低磷血症性佝偻病、1型常染色体隐性遗传性低磷血症性佝偻病、2型常染色体隐性遗传性低磷血症性佝偻病、常染色体隐性遗传性低磷血症性佝偻病等类型。根据佝偻病(或骨质软化症)活动情况,血清ALP可正常或升高,尿羟脯氨酸排泄量与ALP活性相关,但与骨质软化程度无相关。血PTH正常或稍升高,血钙25-(OH)D和1,25-$(OH)_2$D多正常,与低磷血症不相称。其他的肾功能检查均正常。突出的X线表现为典型佝偻病或骨质软化症,可见各种骨骼畸形和假性骨折。

6. 药物引起的低磷血症 常见于磷结合抗酸剂、噻嗪类利尿剂、二膦酸盐、异环磷酰胺、链脲菌素、阿扎胞苷和舒拉明等[30-34];抗生素(四环素、氨基糖苷类抗生素等)、抗病毒制剂、抗惊厥药物、延胡索酸也是引起低磷血症的常见原因[35-37]。其他药物如雌激素、甲磺酸依马替龙、阿昔洛韦、阿德福韦酯等亦可导致低磷血症。

7. 骨纤维结构不良症(FD) 是一种非遗传性合子后GNAS1(编码Gsα)突变引起选择性抑制GTP酶活性并导致AMP-蛋白激酶A-细胞内信号通路持续激活的疾病[38-40],即体细胞嵌合体疾病(somatic mosaic disorder)。FD病变多位于骨干,病变呈毛玻璃状,病损不规则,但边界清晰。病因与局部组织的成骨细胞功能异常有关,病损呈扩张型发展时,皮质变薄,易于引起骨弯曲(shepherd畸形)或骨折,详见第6篇扩展资源42。GNAS的活化性错义突变引起骨组织FD(OMIM 174800),如果GNAS活化性突变累及到内分泌腺体和皮肤、色素细胞系统、肝脏、肾脏等组织,则称McCune-Albright综合征或Mazabraud综合征。在Mazabraud综合征患者中,除了FD,还有肌肉黏液瘤表现。由于突变细胞仍能合成FGF-23,引起磷消耗综合征。FD的症状和体征包括骨痛、骨折和骨畸形,血清ALP可升高,但血钙、PTH、25-(OH)D正常,多骨性FD可伴有低磷血症-高磷尿症-骨质软化症。当患者仅有颅面骨病变时,称为颅面骨FD。约10%的单骨性FD和50%~100%的多骨性FD伴有颅面骨病变[41,42],表现为面部疼痛、头痛、面部畸形、牙齿错位或听力障碍等。多骨性FD可累及中胚层或神经嵴来源的骨组织,并伴有原肠形成前期突变,如果伴有多器官Gsα突变表现,则称为McCune-Albright综合征。突变的多潜能细胞发育成为突变克隆,如果仅累及骨骼称为FD;因为多骨性FD几乎均伴有颅面骨病变。

FD的诊断主要依据是:①无症状或有局部骨痛、骨肿胀或长骨骨折病史;②颅面骨或长骨局限性低密度病灶,脂肪减影T2显示不均一性增强,脂肪减影加对比剂T1显示不均一性增强和T2显著增强的囊性病灶,或骨骼核素(全身^{99m}Tc-MDP)扫描显示放射性摄取增强;③排除骨肿瘤、骨骼炎症等病变;④病理检查显示骨小梁不成熟和类骨质堆积;⑤FD病灶细胞GNAS突变(R201H或R201C为主,阳性率约70%)[43]。

8. 慢性酸中毒性骨病 酸中毒降低细胞外基质的某些基因表达,抑制成骨细胞功能和骨矿化。当pH达到6.9时,碱性磷酸酶的活性被抑制90%以上,而抑制骨矿化的基质Gla蛋白(matrix Gla protein)表达上调,羟磷灰石中的Ca^{2+}与PO_4可溶性分别升高2倍和4倍。慢性肾病患者即使钙平衡没有改变,但仍有少量的钙从骨骼流向软组织,因此防止异位钙化成为慢性肾病性骨病治疗的重要环节[44-47]。详见第6篇扩展资源41。儿童慢性代谢性酸中毒性骨病的病因包括PTH分泌异常、维生素D缺乏/不足和某些代谢毒素中毒。研究发现,慢性酸中毒直接刺激破骨细胞生成和骨吸收,抑制骨形成,降低维生素D水平,并同时促进PTH分泌。此外,慢性酸中毒还引起PTH和钙受体抵抗,并最终导致骨质疏松、纤维性骨炎和骨质软化。因酸中毒抑制GH分泌和GH抵抗,IGF-1生成减少和作用障碍,故生长发育延迟。代谢性酸中毒常见于慢性肾病,尤其当GFR降至25ml/(min·1.73m^2)以下,血清HCO_3^-在12~23mmol/L时,不可避免地存在酸中毒性骨病、肌肉消耗、胰岛素抵抗和低蛋白血症,儿童患者还伴有生长发育障碍。

9. 肿瘤所致骨质软化症 有三类病变可以引起肿瘤性骨质软化症[1-6]：①良性肿瘤：引起TIO的多数肿瘤来源于骨和软组织的间充质良性肿瘤，如血管瘤、皮肤纤维瘤、血管外皮细胞瘤、骨巨细胞瘤、软组织巨细胞瘤、非骨化性纤维瘤、骨化性纤维瘤、软骨黏液样纤维瘤、纤维血管瘤、混合性结缔组织病变异型等。②恶性肿瘤：部分恶性肿瘤也可导致TIO，如前列腺癌、乳腺癌、肺燕麦细胞癌（小细胞型肺癌）、多发性骨髓瘤、骨肉瘤、肉瘤、血管肉瘤、恶性纤维性组织细胞瘤、软骨肉瘤、恶性神经细胞瘤和恶性Schwann细胞瘤等。③非肿瘤性疾病：能引起TIO的非肿瘤性疾病主要是上表痣（表皮痣，epidermal nevi）、神经纤维瘤病、骨纤维结构不良症、McCune-Albright综合征和Paget骨病等。如患者诉有骨痛、肌无力，血清磷降低即应考虑TIO可能。首先要确定低磷血症的原因是否与肾小管重吸收率下降有关，$TmPO_4$/GFR测定可鉴别低磷血症的病因。如$TmPO_4$/GFR降低，则进一步排除两种先天性低磷血症性佝偻病（X-性连锁低磷血症性佝偻病/骨软化症和常染色体显性遗传性低磷血症性佝偻病/软骨化症）可能。如患者的低磷血症自幼存在，则要对其家族成员进行筛查。如果患者的血清PTH升高，则需排除原发性和继发性甲旁亢可能，如血清PTHrP升高，一般可以肯定是肿瘤所致，而且可排除TIO。由于引起TIO的肿瘤多数为良性，且体积可能很小，不易被一般的影像学检查发现。敏感的肿瘤定位方式是MRI（因为大多数肿瘤均来源于软组织）[18]。当临床表现不典型，又不能排除TIO时，可用^{111}In-奥曲肽扫描寻找肿瘤病灶[19~22]。

10. 低磷酸酶症 低磷酸酶症的特征是骨骼牙齿矿化缺陷和血清与骨骼的碱性磷酸酶（OMIM 146300/241500/241510）活性低下。临床表现的变异度极大，严重者出生前死亡，骨骼完全缺乏矿化，轻型患者仅有牙齿脱落而缺乏骨骼病变。临床常分为六种类型，即产前致命型（perinatal lethal type）、产前良性型、幼儿型、儿童型、成年型和牙型低磷酸酶症。本病的病因为编码组织非特异性碱性磷酸酶（TNAP）的碱性磷酸酶基因（ALPL，OMIM 171760）突变，诊断的主要依据是ALPL的DNA序列突变和血清碱性磷酸酶活性显著降低。

本症的确诊依据是：成人患者如无明显佝偻病后遗症状者，而易反复发生应力性骨折，且骨折难以愈合，X线表现有骨质软化（如骨小梁和骨皮质模糊不清）和骨畸形，血清ALP降低，PTH正常，血磷降低，尿磷酸氨基乙醇（phosphoethanolamine，PEA）和吡哆醛-5′-膦酸（pyridoxal-5′-phosphate，PLP）升高亦有助于诊断。病因诊断有赖于TNAP基因的DNA分析和TNAP基因突变的鉴定。Mumm等用变性梯度凝胶电泳（DGGE）对TNAP基因进行综合性突变分析，使用的引物和PCR扩增条件包括TNAP基因中的2~12个外显子和邻近的剪接位点，扩增子可掺入GC夹的一端，操作简便而迅速。本法探查点突变的有效率达100%，缺点是可能遗漏大片段缺失性突变。血清总的ALP活性降低，其降低程度与临床表现一致。但是必须排除引起ALP活性降低的其他情况，如妊娠（早期）、药物、甲减、贫血、过敏性肠病等。尿PEA升高支持本病的诊断，但不能作为诊断的主要依据，因为许多代谢性骨病亦可升高，而一些低磷酸酶症类型的PEA水平可正常，而PLP可升高。当患者的临床表现与成骨不全、佝偻病、软骨发育不全相似时，确诊低磷酸酶症有赖于ALPL基因突变分析。产前诊断的关键是获取绒毛膜绒毛中的DNA进行突变分析。

儿童型常有高钙尿症而无高钙血症。尿PEA受年龄和饮食的影响，其正常值范围：<15岁为83~222μmol/g肌酐；15~30岁为42~146μmol/g肌酐；31~41岁为38~155μmol/g肌酐；>45岁为48~93μmol/g肌酐。血清TNS-ALP辅酶PLP（吡哆醛-5′-磷酸）常增高。此为较特异而敏感的指标（包括假性低磷酸酶症）。但测定前一周应停服维生素B_6。血1,25-$(OH)_2D$和PTH一般正常，个别患者可见血PTH增高，可能与肾功能不全有关。全身骨骼BMD或脊椎BMD正常或稍低，桡骨和股骨BMD可增加，由于软骨的矿化障碍，可出现骨松质的代偿性矿化过度或骨质硬化。用连锁DNA标记法进行TNAP分析，可发现突变基因。从15周起，可行脐穿刺采样或羊水检查，测定ALP活力和ALP基因突变检查，如获得确诊，应终止妊娠。相反，如果虽然父母双方为突变的TNAP基因携带者，但绒毛膜采样未查出异常，且胎儿的骨骼发育与超声检查正常，可判断为健康者，从而避免了错误决策。超声检查主要用于父母为本病携带者的胎儿产前检查。围产型低磷酸酶症为本病的致命型，呈常染色体隐性遗传，主要累及骨组织，使骨的矿化障碍。发病率为1/10万，为TNAP同工酶基因突变所致。本病可被早期诊断，约于妊娠12~14周时，超声可见透光带增厚，颅骨和脊椎骨矿化不良，胸腔狭窄和肢体短小等改变。骨的非肿瘤性浸润性疾病和发育不良性疾病很多，当从X线照片中发现存在骨的这些病变后，一般要用MRI进一步了解骨病变的微细特征，尤其要特别注意局部骨髓的浸润情况，有助于早期发现此类代谢性骨病。

11. 干骺端骨发育不良症 干骺端骨发育障碍与佝偻病的鉴别要点是前者骨骺骨化中心及骨干正常。Ⅰ型维生素D缺乏性佝偻病与Ⅱ型维生素D抵抗性佝偻病的鉴别要点是血钙、血磷、ALP、25-(OH)D和维生素D的治疗疗效，见表5-2-3-18。维生素D缺乏性佝偻病/骨质软化与其他疾病的鉴别见表5-2-3-19。

表5-2-3-18 维生素D缺乏性佝偻病与Ⅰ/Ⅱ型VDDR的鉴别

佝偻病	血钙血磷	ALP	25-(OH)D	1,25-$(OH)_2D$	维生素D疗效
维生素D缺乏性佝偻病	↓	↑	↓	↓	通常剂量有效
Ⅰ型维生素D依赖性佝偻病	↓	↑	N/↓	↓↓	1000~3000μg/d有效
Ⅱ型维生素D抵抗性佝偻病	↓	↑	N/↓	N/↑	更大剂量有部分疗效

注：↓表示下降；↑表示增加；N表示正常；VDDR：维生素D依赖性佝偻病；ALP：碱性磷酸酶

表 5-2-3-19　维生素 D 缺乏性佝偻病/骨质软化与其他疾病的鉴别

疾病名称	25-(OH)D (ng/ml)	1,25-$(OH)_2D$	Ca	HPO_4^-	ALP	PTH	FGF-23	骨骼
维生素 D 缺乏	<20	↑	↓/N	↓	↑	↑	N	骨软化
维生素 D 不足	21~29	↑N	N	N	↑/N	↑/N	N	BMD↓
维生素 D 充足	>30	N	N	N	N	N	N	N
XLH	N	↓	N	↓↓	↑	↑/N	↑/N	佝偻病
ADHR	N	↓	N	↓↓	↑	↑↑	↑↑	佝偻病
TIO	N	↓	N	↓↓	↑	↑↑	↑↑	佝偻病

注:XLH:X-性连锁低磷血症;ADHR:常染色体隐性遗传性低磷血症性佝偻病;TIO:肿瘤引起的骨质软化症

12. 骨钙沉积不足和骨畸形　骨钙沉积不足有如下 X 线表现:①全身骨骼密度普遍减低:皮质变薄,骨小梁减少,骨纹理粗细不匀、不规则。椎体骨纹理呈颗粒状,骨小梁及骨皮质边缘均模糊不清。②骨骼畸形变:在脊椎表现为椎体上下缘凹陷,呈鱼嘴状,椎间盘增宽,呈卵圆形。这种变化可累及全脊柱,尤以腰椎为著,这与骨质疏松中个别椎体压缩变形不同。骨盆因受压而致入口呈三角形或心形,两侧髋臼、坐骨和耻骨向内凹陷形成髋内翻畸形,如并有耻骨联合向前凸出,则呈典型的骨质软化症骨盆畸形。在四肢常有膝外翻畸形,亦可合并其他肢体弯曲。③假骨折线:表现为两侧对称存在、部分或完全贯穿骨骼的宽约 0.5mm 透光线,常累及骨皮质并与皮质垂直,一般无骨痂形成。一般 Looser 带仅见于重症骨质软化症患者,与大量的交织骨有关。佝偻病起病初期临床表现并不明显,在体弱多病的老人发生的骨痛有时很易误诊为风湿病。

13. 假性维生素 D 缺乏症　可分为两型。经典的假性维生素 D 缺乏是由于肾脏的 1α-羟化酶缺陷所致,因 25-(OH)D 不能转化为 1,25-$(OH)_2D$ 而导致佝偻病与骨质软化症,其临床发病年龄早,对常规剂量 1,25-$(OH)_2D$ 有良好反应,因此又称为Ⅰ型维生素 D 依赖性佝偻病或Ⅰ型假性维生素 D 缺乏症。而另一种假性维生素 D 缺乏的临床表现与经典的假性维生素 D 缺乏症相同,但血清 1,25-$(OH)_2D$ 明显升高,部分患者伴有秃顶(alopecia),其病因在于维生素 D 受体(VDR)突变;因此又称为Ⅱ型维生素 D 依赖性佝偻病、Ⅱ型假性维生素 D 缺乏症、1,25-$(OH)_2D$ 抵抗性佝偻病、低钙性维生素 D 依赖性佝偻病或遗传性维生素 D 抵抗性佝偻病(HDDRR)。

纠正骨畸形的维生素 D_2 用量可能要高达 2.5mg(100 000U/d),一般维持量约 1.0mg(40 000U/d),其他维生素 D 制剂的用量见表 5-2-3-20。维生素 D_2 有效的原因是因为大剂量的维生素 D_2 或 25-(OH)D 可与 VDR 结合。但大剂量维生素 D_2 和 25-(OH)D 治疗量与中毒量十分接近,极易引起肾石病和肾衰。因此,最好首选 1,25-$(OH)_2D$,如果使用 1α-(OH)D,剂量较常规量高,并同时口服钙剂。监测维生素 D 用量的指标首选血钙和尿钙排量,但考虑到肾功能的变化,最好用肌酐校正;正常的尿钙/肌酐比值<0.35(mg/mg)或<1.1(mmol/mmol)。一般在用药 9 周后可见明显效果,治疗过程中定期检测肾功能。

非平衡饮食亦可引起维生素 D 缺乏(营养性维生素 D 缺乏症),其特点是有明确的营养不良病史,血钙降低,血磷降低或正常,PTH 明显升高,而 25-(OH)D 水平明显下降。患者对维生素 D 补充治疗有良好反应。由于营养性维生素 D 缺乏/不足时,肾脏对 PTH 的敏感性降低,可能误诊为假性甲旁减。必要时,可用 Ellsworth-Howard 试验排除假性甲旁减可能,营养性维生素 D 缺乏/不足患者的尿磷不增多,但尿 cAMP 对外源性 PTH 的反应可异常(反应迟钝)[48]。正常妊娠时,血 1,25-$(OH)_2D$ 的需要量明显增加(可达 1 倍),因而假性维生素 D 缺乏症的妊娠患者在妊娠 20 周后宜将维持用量增加 50%~100%。

表 5-2-3-20　假性维生素 D 缺乏症的维生素 D 治疗量(μg/d)

药物种类	治疗骨畸形的用量	维持量
维生素 D	1000~2500	500~1250
25-(OH)D	250~1000	100~500
1α-(OH)D	2~5	1~2
1,25-$(OH)_2D$	1~3	0.25~1.0

1,25-$(OH)_2D$ 与 Wnt-Hedgehog-Notch 信号途径的多水平对话。果糖引起骨发育障碍在动物试验中,给予大量果糖可引起严重骨发育障碍,人类的这种情况少见,但长期偏食果糖或存在肾功能障碍时,输入大量果糖不利于骨矿化[12]。

【维生素 D 缺乏本身的治疗】

增加日照、谷类和富含维生素 D 与钙剂食物摄入是防治维生素 D 缺乏/不足的经济有效方法。如果缺少阳光,则按生理维持量补充,与或不与钙剂同时服用,1 周的总剂量可以一次给予。如果维生素 D 不足或缺乏明显,应先给予维生素 D 负荷量,1 个月后血 25-(OH)D 浓度可达到高峰;但是孕妇只给予维持剂量。如果患者合并有骨质疏松症,维生素 D 与钙剂合用作为基础治疗。必须注意,活性维生素 D 或其衍生物的安全范围窄,1,25-$(OH)_2D$ 与钙同时服可迅速升高血钙,因而只在 1α-羟化酶缺陷症或 1,25-$(OH)_2D$ 生成不足时使用(如 CKD-MBD,VDDR-I,TIO,GIOP,老年人等),活性维生素 D 或其衍生物不能纠正维生素 D 缺乏症。

(一) 日照

1. 日光紫外线照射　日光紫外线照射虽安全,但其疗效有限,一般仅用于轻度和可疑患者的预防。一般认为,非保护性头部和双侧上臂阳光暴露每次 10 分钟,每周 3 次可达到预防维生素 D 缺乏/不足的目的。户外活动/钙/维生素 D 是预防营养不良性佝偻病的主要措施。一定的日照可改善营养状态,适当活动增进健康。孕妇与乳母有足够的营养及维生素 D 和钙磷,对于预防母子佝偻病和骨质软化症是重要的。日光紫外线照射能使皮下生成维生素 D。一般情况下,人体 10%的皮肤直接接触阳光 10 分钟,皮肤可合成维生素 D_3 1000U,因而,多晒太阳是补充维生素 D 的最经济有效措施。年龄和防晒霜是阳光照射后,皮肤合成维生素 D 的主要影响因素,不同季节的阳光照射的维生素 D 合成效果也有一定差别;皮肤色素深和老年人的效果要差一些,需要适当延长日照时间[49];涂抹防晒霜会阻挡紫外线对皮肤的照射,使皮肤不能有效地合成维生素 D(图 5-2-3-14~图 5-2-3-16)。

已经有维生素D缺乏/不足者单纯日照不能纠正缺乏/不足状态，必须口服补充。另一方面，过度接触强烈日照可引起皮肤损伤甚至诱发皮肤癌或红斑狼疮，应予避免[50]。

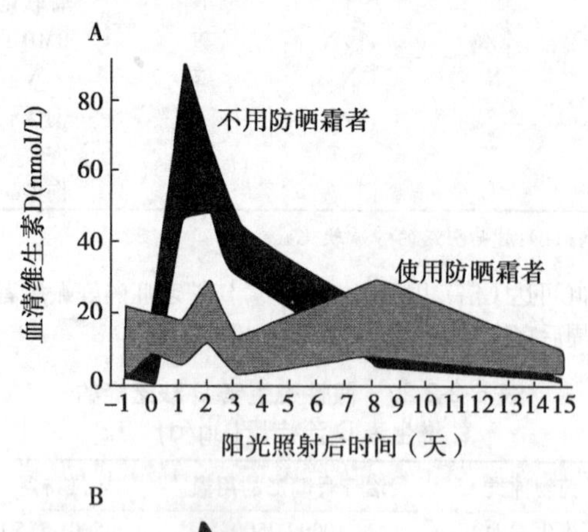

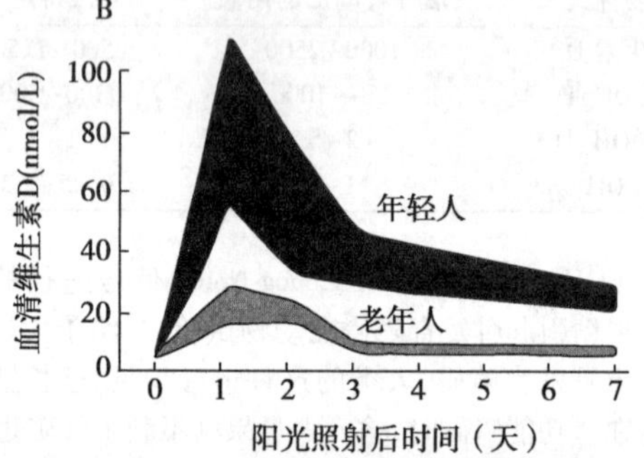

图5-2-3-14 单次阳光照射对血清维生素D的影响
A.单次阳光照射后，使用和不使用防晒霜对血清维生素D的影响；B.年轻人和老年人全身阳光照射对循环血维生素D浓度的影响

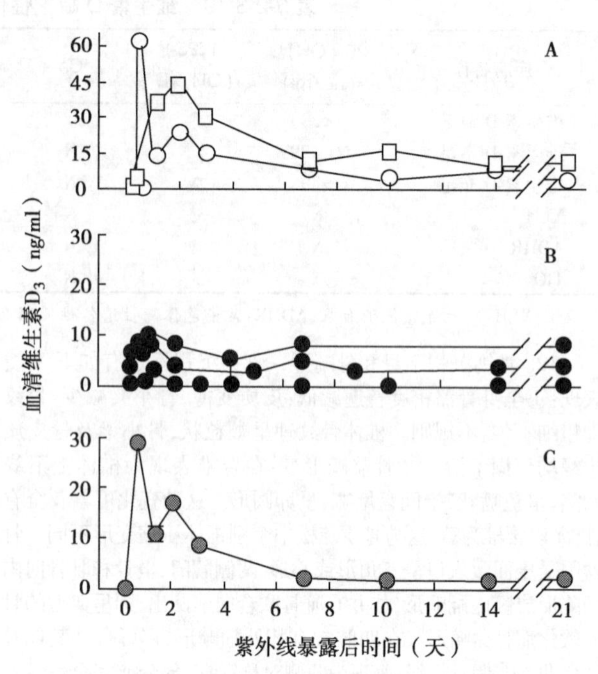

图5-2-3-15 皮肤色素对血清25(OH)D的影响
A、B.皮肤轻度色素沉着白种人(A,2例)与重度色素沉着黑种人(B,3例)在全身暴露紫外线照射(54mJ/cm²)后，血清25-(OH)D浓度的差异；C.1例黑种人再次紫外线照射320mJ/cm²后的血清25-(OH)D浓度变化，均有明显差异；资料来源于The Lancet,1982,1:74-76.

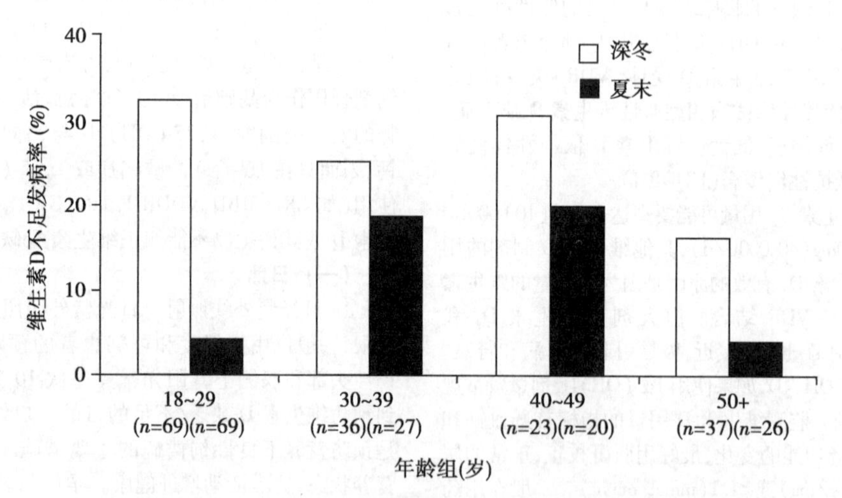

图5-2-3-16 年龄和季节与维生素D缺乏发生率的关系
不同年龄的人群在冬末和夏末血清25-(OH)D浓度的变化有明显差异

2. 人工紫外线照射 人工紫外线照射曾用于治疗维生素D严重缺乏之患者，对于行动不便或无法接触阳光照射的患者来说，人工紫外线照射预防维生素D缺乏有效。但人工紫外线照射可损伤细胞的DNA，是一种致癌原，尤其与黑色素瘤、基底细胞癌、鳞状上皮癌和其他非黑色素瘤皮肤肿瘤有密切关联。此外，紫外线照射也容易引起皮肤红斑，诱发红斑狼疮，故不主张使用[51]。

（二）食物补充预防维生素D缺乏/不足 通过食物补充维生素D是预防维生素D缺乏/不足与成人骨质软化及骨质疏松的主要方法，应特别注意进食富含维生素D的食物

（如鱼类、蘑菇及维生素D强化食品等），饮食维生素D、替代和药物制剂的含量见表5-2-3-21。

表5-2-3-21　饮食和药物制剂的维生素D含量

来源	含量
天然来源	
野生三文鱼	(3.5 oz)600～1000U 维生素 D_3
养殖鱼类	(3.5 oz)100～250U 维生素 D_3
罐装鱼类	(3.5 oz)300～600U 维生素 D_3
罐装沙丁鱼	(3.5 oz)300U 维生素 D_3
罐装青鱼	(3.5 oz)250U 维生素 D_3
罐装鱼类	(3.6 oz)230U 维生素 D_3
鳕鱼肝油	(1 tsp)400～1000U 维生素 D_3
蘑菇	
新鲜蘑菇	(3.5 oz)100U 维生素 D_2
晒干蘑菇	(3.5 oz)1600U 维生素 D_2
蛋黄	20U 维生素 D_3 或维生素 D_2
强化食品	
强化牛奶	100U/8 oz 维生素 D_3
强化橘子汁	100U/8 oz 维生素 D_3
婴儿配方	100U/8 oz 维生素 D_3
强化酵母乳	100U/8 oz 维生素 D_3
强化黄油	50U/3.5 oz 维生素 D_3
强化人造黄油	430U/3.5 oz 维生素 D_3
强化乳酪	100U/3 oz 维生素 D_3
强化早餐乳酪	100U 维生素 D_3
补充制剂	
维生素 D_2	50 000U/胶囊
维生素 D_2 液	8000U/ml
多种维生素	400U(D_2/D_3)
维生素 D_3	400/800/1000/2000U

（三）维生素D治疗对象　维生素D的补充剂量与方法主要根据病因决定。预防和治疗维生素D不足/缺乏/不足症的常见情况如下：

1. 维生素D不足/缺乏症　中国营养学会制定的《中国居民膳食营养素摄入量》推荐维生素D的推荐摄入量（RNI）和可耐受最高摄入量（UL）应由20μg/d提高到50μg/d，其理由：①美国食品营养委员会（FNB，1997）和欧共体食品科学委员会（SCF，2002年）的UL均为50μg/d；②美国营养责任委员会（CRN，2006）的UL为25μg/d。一般补充维生素 D_2 400～800U/d，必要时可达到2000U/d，但不能超过4000U/d；同时增加钙的摄入量或补充适量钙剂。如果患者存在维生素D吸收不良（如慢性腹泻、严重炎症性肠病、慢性胰腺炎等），应增加维生素D的补充量，如维生素 D_2 1250～5000U/d或12 500～25 000U/月；必要时亦可肌肉注射给药。

2. 维生素D抵抗性佝偻病　使用普通维生素D难以达到治疗目的，一般需要使用较大剂量的活性维生素D，如1型维生素D抵抗性佝偻病（1α-羟化酶缺陷症）患者需要1,25-$(OH)_2D$ 0.5～1.0μg/d，或维生素 D_2 2万～10万U/d。同时增加钙和磷的摄入量。以前，Ⅱ型维生素D抵抗性佝偻病（维生素D受体突变）用大剂量维生素 D_2 治疗，用量为4万～20万U/d；目前主要用1,25-$(OH)_2D$ 治疗，剂量依个体的具体情况而定。

3. 骨质疏松　对于老年性骨质疏松，在维持正常的血清25-(OH)D的基础上，适当给予1,25-$(OH)_2D$ 或1α-维生素D能起一定的治疗作用。

4. 其他治疗　如果临床治疗的目的主要是调节免疫功能，宜首选普通维生素D制剂。当血清25-(OH)D降低时，亦宜首选普通维生素D制剂，使其水平迅速升至正常。而在血清25-(OH)D正常时，尤其是肾脏功能严重受损时，宜首选1,25-$(OH)_2D$。

（四）维生素D制剂选择

1. 维生素D制剂的选择　一般根据病因选择维生素D制剂，佝偻病的临床类型与维生素D制剂的选择见表5-2-3-22[52]。

表5-2-3-22　佝偻病的临床类型与处理

分类/病因	遗传方式	临床特征	治疗
营养性/维生素D缺乏性佝偻病			
维生素D/钙/磷缺乏/光照不足/囊性纤维化	-	低钙血症/生长发育延迟	补充营养素/口服维生素D钙剂/肌注维生素D
维生素D依赖性佝偻病			
Ⅰ型（1α-羟化酶缺陷）	AR	儿童骨病/手足搐搦	骨化三醇
Ⅱ型（VDR缺陷）	AR	儿童骨病/手足搐搦	骨化三醇/钙剂
维生素D抵抗性佝偻病			
家族性低磷性佝偻病/XLH（肾磷重吸收障碍）	X-d	身材矮小/畸形/牙异常	口服磷/骨化三醇
遗传性低磷性佝偻病伴高钙尿症（肾磷重吸收障碍/骨化三醇增加）	AD	骨痛/肌无力	口服磷
其他佝偻病			
肾性佝偻病/肾性骨营养不良（肾功能障碍/骨化三醇不足/骨矿化异常）	-	骨关节痛/肌无力/骨折	维生素D/磷结合剂
性早熟性佝偻病（多因素）	-	低骨量/骨折	补充钙剂和维生素D
肿瘤引起的佝偻病（肾1α-羟化酶被抑制/肿瘤分泌FGF-23）	-	骨折/骨痛/肌无力	治疗肿瘤

注：AD：常染色体显性遗传；AR：常染色体隐性遗传；X-d：性连锁显性

目前临床上主要有三种维生素D制剂，即普通维生素D、1α-维生素D和1,25-$(OH)_2D$(表5-2-3-23)。临床上应根据病情需要和各种维生素D制剂的优缺点进行合理选择。

表5-2-3-23 三种维生素D制剂的主要区别

维生素D类型	优点	缺点
普通维生素D	①升高血清25-(OH)D水平的作用迅速；②能较长期贮存于脂肪组织中；③迅速增加组织的1,25-$(OH)_2D$；④价廉；⑤引起高钙血症风险低	①治疗严重维生素D缺乏时的作用较缓慢；②需要由肝脏和肾脏转换为活性形式的1,25-$(OH)_2D$才发挥作用；③对PTH无直接抑制作用
1α-维生素D	①增加血清25-(OH)D水平的作用迅速；②不需要经过肾脏的1α-羟化酶转换即可发挥作用	①非生理性制剂；②不能长期贮存于脂肪组织中；③增加组织中1,25-$(OH)_2D$水平的作用不明；④肝脏的25-羟化酶将摄入的转换为1,25-$(OH)_2D$，摄入过量时，容易引起高钙血症；⑤约10%患者对治疗无应答，治疗无效；⑥生物利用度低于1,25-$(OH)_2D$
1,25-$(OH)_2D$	①作用迅速；②不需要经过肾脏的1α-羟化酶转换即可发挥作用	①可能促进25-(OH)D降解而影响维生素D的非经典效应；②不能或难以纠正维生素D缺乏状态

2. 维生素D_2和维生素D_3的效应差别 以前认为，维生素D_2和维生素D_3的效价相等，并且可以互相换算。但是，近年的资料表明，维生素D_2和维生素D_3的作用强度、作用时间和使用途径均有差异，应该引起足够重视。事实上，当以血清25-(OH)D水平作为维生素D营养状态评价指标时，维生素D_2维持血清25-(OH)D正常水平的时间与维生素D受体结合亲和力均明显低于维生素D_3，一般前者为后者的1/2左右。荟萃分析有关的RCT研究发现，补充D_3后升高血清25-(OH)D的幅度明显高于同等剂量的D_2[53]。

3. 口服与肌注的效应差别 一般口服维生素D较肌注维生素D的达峰时间明显增快，口服达峰时间约数天，而肌注的达峰时间需要1个月以上。其次，口服维生素D较肌注更接近生理状况；因而一般仅在存在肠吸收不良时，考虑由注射途径补充维生素D。第三，肌注补充的维生素D难以进入外周组织，而口服维生素D可以通过正常途径，在外周组织1α-羟化酶作用下生成1,25-$(OH)_2D$；也就是说，口服途径同时纠正了外周组织的维生素D缺乏/不足状态，这对于维持组织中1,25-$(OH)_2D$的正常水平十分重要。研究发现，给健康志愿者单次肌注600 000U的胆钙化醇(cholecalciferol，维生素D_3)仅使35%的对象达到理想(充足)血清25-(OH)D水平，25%仍降低，而PTH的变化不明显。所以，单次高剂量注射不能完全纠正维生素D缺乏/不足状态[54]。

4. 维生素D和活性维生素D的效应差别 一般来讲，对于肾功能正常者来说，没有必要应用活性维生素D，而补充足够量的维生素D即可达到治疗目的。而且补充维生素D可能还较活性维生素D有更多优点，例如作用时间长，费用低廉等。但是，对于肾功能减退的患者来说，加用活性维生素D可能具有更好的效果。

5. 维生素D个体差别 维生素D是决定血钙水平的最重要因素，因而血清的维生素D与血钙水平存在相关关系。一般来说，每补充100U维生素D_3大约升高血25-(OH)D 1ng/ml；如果患者的血清25-(OH)D为20ng/ml，欲将其水平升高至30ng/ml的维生素D_3补充量大约是：100×(30-20)=1000U。但是，因为血钙和体内的维生素D代谢与活性还受年龄、肾功能、肝功能、基础疾病与钙摄入量等因素的影响，因而，个体的差异性大，补充维生素D期间必须定期监测血钙、尿钙和血清25-(OH)D。

6. 年龄差别 儿童(尤其是新生儿)患者应使用专门的维生素D制剂，这些制剂包括：①维生素D滴剂(400U/ml)；②维生素D胶囊(400U/ml)；③多种维生素D胶囊(含维生素D 400U/ml和其他维生素)。老年患者因肾功能降低及平衡能力下降，应主要考虑补充活性维生素D。在大多数情况下，如果血25-(OH)D<20ng/ml，每周可给予D_2或D_3 5000U，共8周，然后用以下三种方法之一进行维持治疗：①每2周给予D_2 5000U；②每天给予维生素D 1000~2000U；③阳光照射。3~6个月后再行复查，视情况停止或继续治疗。老年人是发生维生素D不足或缺乏的高危人群，而且维生素D不足或缺乏与2型糖尿病、心血管病、高血压、血脂谱异常、哮喘、感染、骨质疏松等有关。每天给予维生素D_3 2500U，共治疗28天，可使50%以上的儿童维生素D缺乏症[血清25-(OH)D低于30ng/ml]患者得到纠正，但其中半数的血清25-(OH)D会逐渐下降；如果需要，可继续使用6~18个月，但必须定期监测血清25-(OH)D水平[22]。多发性硬化的发病主要与紫外线照射、维生素D和维生素D受体的多态性有关，大量的资料表明，多发性硬化主要发生于高纬度的地区，而经常接触阳光紫外线或补充维生素D可以降低多发性硬化的发病率。

理想的维生素D水平是骨骼健康和骨质疏松症防治的基本要求，维生素D被列为骨质疏松症防治的基础药物和重要营养素。理想的25-(OH)D水平应满足以下要求：①能最大限度地抑制血PTH浓度；②能达到最大的钙吸收；③能达到最高的骨密度；④能最大限度地降低骨丢失率。⑤能最大限度地降低骨折率。多数学者认为，能预防骨折的血清25-(OH)D水平估计为75~80nmol/L(30~32ng/ml)。根据IOF的建议，补充维生素D的剂量取决于个体用药前的25-(OH)D水平、BMI和有效日照。降低跌倒风险20%的剂量为17.5~25μg/d，降低非椎体和髋部骨折风险20%的剂量为10~20μg/d。需补充的剂量可根据测量值估算，补充每1μg的维生素D，可增加血清25-(OH)D 1ng/ml。NOF推荐，50岁以上者的剂量为800~1000U/d(20~25μg/d)。服用维生素D应定期监测血钙、钙磷乘积及PTH水平，并根据监测结果调整剂量[55-57]。

(五)钙剂和维生素D治疗方案 一般来说，白种人、集体居住老年人每天的维生素D需要量为10~20μg

(400~800U),使血25-(OH)D达到20~30ng/ml(50~75nmol/L),体弱多病或住院患者每天可能需要50μg(2000U),补充的方法以每日口服为佳。但必须监测25-(OH)D水平,防止发生维生素D中毒。除高钙血症外,维生素D过量同样引起骨质疏松症。大剂量维生素D用于佝偻病治疗,严重患者可肌注维生素D_3(胆钙化醇)每次30万U,必要时2~4周重复1次。三种营养素的补充见表5-2-3-24。在维生素D的补充治疗中,应注意这些问题。

表5-2-3-24　营养性佝偻病与骨质软化症的原因与防治

营养素缺乏	原因	治疗
维生素D缺乏	日晒不足	紫外线灯照射/日晒
	摄入不足	预防400U/d(治疗1500~5000U/d)
	肠外营养	应用预防量
钙缺乏	膳食缺钙	婴儿每天30mg/kg(成人800~1000mg/d钙)
磷缺乏	膳食缺磷	婴儿每天25mg/kg(成人700mg/d磷)

注:维生素D对于佝偻病用治疗量,治愈后用预防量

(谢忠建)

第4节　维生素D不足与低骨量/骨质疏松症

人类从皮肤经紫外线合成与食物中获得维生素D,维生素D来源长期充足是维持骨骼健康的必要条件,如果以血清25-(OH)D 30ng/ml作为充足的标准的话,低维生素D状态与骨质疏松的关系十分密切[1]。血清25-(OH)D降低可引起肌肉虚弱乏力,并增加跌倒和骨折风险[2,3]。血清25-(OH)D降低,肠钙吸收减少,PTH分泌呈代偿性增多,骨骼矿化不良,骨丢失加速[4,5]。因此,维生素D对骨骼健康很重要已经成为人们的共识,但达到最佳骨骼健康的最佳血清25-(OH)D水平存在许多争议。此外,目前没有足够的研究证据建议通过补充维生素D来预防癌症、心血管病或自身免疫性疾病。

【维生素D与骨骼代谢】

(一)维生素D对骨骼和矿物质的作用　维生素D对骨骼和矿物质的作用是:①机体通过皮肤、肝脏、肾脏和肠道合成和吸收维生素D;②1,25-$(OH)_2D$作用于小肠,增加上皮细胞钙通道和钙结合蛋白的表达;③1,25-$(OH)_2D$调节成骨细胞RANKL表达,诱导破骨细胞成熟;④维生素D增加血清钙和磷水平,促进骨矿化。

(二)保持骨骼健康的维生素D水平　长期维生素D不足是低骨量/骨质疏松症的主要病因之一[6]。美国医学研究所建议,保持骨骼健康的25-(OH)D应维持在20ng/ml的水平;一些专家建议,基于多种考虑(如继发性甲状旁腺功能亢进、肠道钙吸收减少、跌倒和骨折的RCT研究结果和对二膦酸盐治疗的反应等),保持骨骼健康的25-(OH)D应维持在30ng/ml的水平。血清25-(OH)D是评估维生素D营养状态的公认指标,血清25-(OH)D的水平降低或升高(>50ng/ml)与人群的全因死亡率相关。所以,研究的重点均集中在确定保持骨骼健康的适当血清25-(OH)D水平上。确定保持骨骼健康的适当血清25-(OH)D水平的方法如下。

1. 抑制PTH分泌　确定引起继发甲状旁腺功能亢进的25-(OH)D的阈值水平是采用PTH检测最佳血清25-(OH)D水平的理由是:①血清PTH与25-(OH)D呈负相关($r=0.40$,$P<0.001$;图5-2-4-1),PTH增加引起钙吸收减少,钙负平衡;通过骨吸收钙从骨骼释放;②老年人常合并继发性甲状旁腺功能亢进,骨折风险高;③高PTH血症导致骨转换增强,加重骨丢失。通过检测血清PTH来确定维生素D是否充足的局限性在于:①血清PTH水平受多种因素(肾功能不全、肥胖、钙磷摄入量等)的影响;②虽然血清25-(OH)D是维生素D营养状态的标志物,但25-(OH)D本身并不直接影响PTH分泌;③血清PTH水平与骨转换指标无相关性。

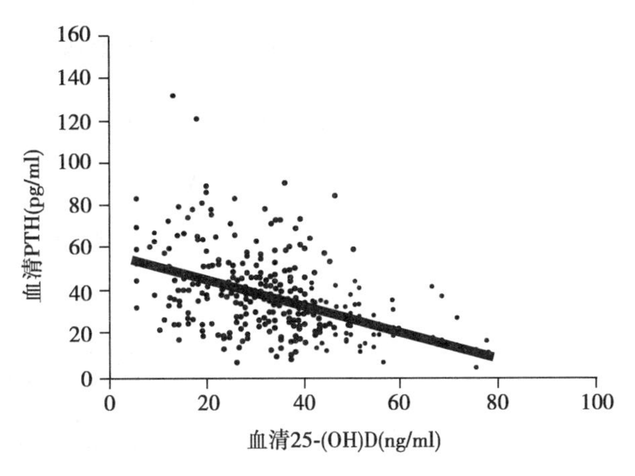

图5-2-4-1　血清25-(OH)D和PTH的关系

2. 促进钙吸收　活性维生素D促进肠钙吸收,但以钙吸收作为最佳维生素D水平标准存在较大的局限性:①钙吸收与血清25-(OH)D不相关,而与1,25-$(OH)_2D$相关;②研究发现,当血清25-(OH)D为8ng/ml时,肠钙吸收已经达到了最高值;③采用维生素D治疗后,升高的血清25-(OH)D水平仅增加钙吸收22~64ng/ml(<3%)。

3. 防止跌倒和骨折　以跌倒和骨折的RCT结果为依据,确定能保持骨骼健康的最适当血清25-(OH)D水平。几项RCT研究结果表明,25-(OH)D水平≥65nmol/L时,可使跌倒风险平均降低20%,但也有研究认为,维生素D预防跌倒的效果未定。因此需要进行更多有关维生素D剂量-跌倒反应方面的RCT,以确定高危人群每天应补充的最佳维生素D剂量。对于一般人群,25-(OH)D 20ng/ml可保护骨骼,低于该水平可以视为维生素D缺乏或不足。在一般人群和高危人群中,25-(OH)D平均水平≥65nmol/L可降低非椎体骨折风险,≥75nmol/L时可降低髋部骨折风险。RECORD研究(骨质疏松患者)、WHI研究(健康女性)或男性中,如果维持血清25-(OH)D水平在50~65nmol/L范围内,不能降低骨折的风险。

4. 保持骨骼健康　根据维生素D水平对二膦酸盐治疗的反应的影响,需要确定能保持骨骼健康的最适当血清25-(OH)D水平。维生素D缺乏或不足时,二膦酸盐类药物的抗骨吸收作用减弱,因此可以用维生素D水平对二膦酸盐治疗的反应评估维生素D的营养状态[7-9]。FIT试验发现,

基线25-(OH)D水平不能预测阿仑膦酸钠治疗的骨密度(BMD)变化,而且影响二膦酸盐治疗反应的因素很多,难以甄别。

(三)维生素D不足引起的骨质疏松症 引起维生素D不足的主要原因[10]在于环境因素(如香烟、空气微粒、吸入性氧化剂、臭氧、醛类化合物等),环境因素干扰VDR活性,影响其下游分子或细胞事件,引起维生素D介导的调节异常,导致抗微生物物质的基因活化、组织重建、免疫反应、增生抗体生成、肌肉功能异常、类固醇物质效应及表观遗传性状改变(图5-2-4-2)。

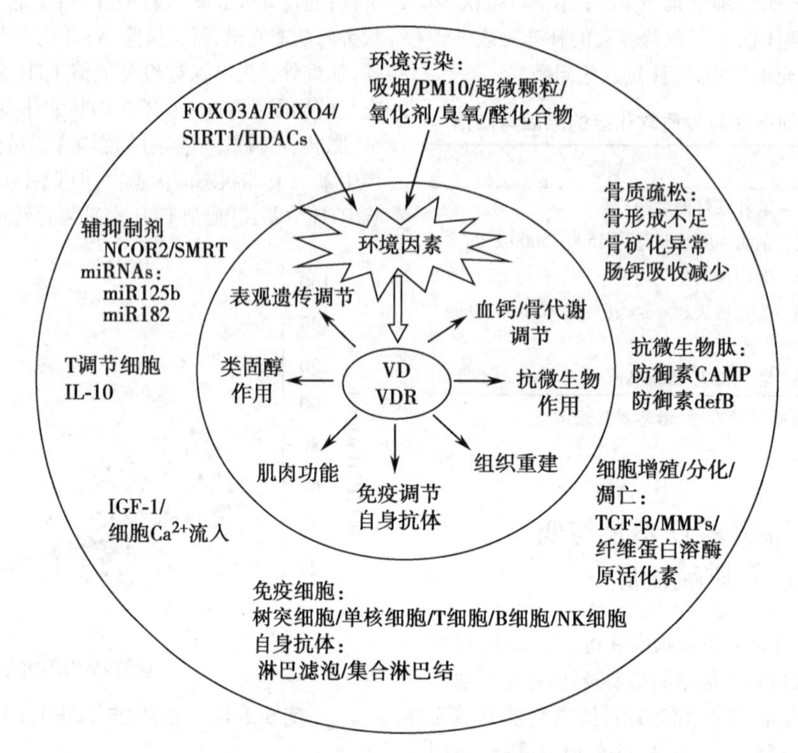

图5-2-4-2 环境因素对维生素D代谢的影响

$1,25\text{-}(OH)_2D$可加速小肠绒毛细胞成熟,促进钙结合蛋白(CaBP)生成,增加肠钙吸收。维生素D对骨组织具有两重性,生理量的$1,25\text{-}(OH)_2D$刺激成骨细胞活性,促进骨形成;但大剂量可激活破骨细胞,增强破骨细胞的骨吸收作用。维生素D缺乏/不足导致继发性甲旁亢,典型患者出现佝偻病或骨质软化症,轻度缺乏时则表现为骨质疏松症。成骨细胞表达维生素D受体(VDR),而维生素D可调节成骨细胞中许多靶基因表达。维生素D是经典的内分泌-旁分泌激素,钙代谢和其对机体的影响与维生素D密切相关。钙和维生素D缺乏/不足对细胞增殖-分化的影响途径主要在成骨细胞。成骨细胞增殖分化低下使骨形成减少,骨量不足,儿童或青少年引起佝偻病/骨质软化,成人则导致骨质疏松症。全美第三次健康和营养调查的资料显示,老年人血清25-(OH)D明显低于正常,并随年龄增长而下降;与此同时,65岁时髋部BMD降至峰值骨量的50%,85岁时仅相当于10岁前儿童水平。许多组织(骨骼、肌肉等)均表达维生素D受体[11],但老年人的表达量明显减少,这种生理改变与血清25-(OH)D水平无关[12]。研究显示,缺乏维生素D的老年人表现为肌肉容量减少和肌无力(尤其是近端肌群),活动能力下降,跌倒风险增加[13,14];血清25-(OH)D低于20ng/ml者出现躯体摇摆,12ng/ml肌力明显降[15],而补充维生素D能增加肌力和平衡能力[16,17],缺乏越严重,补充维生素D的效果亦越明显。

(四)骨结构特征

1. 基质矿化微不均一性 维生素D不足引起的骨质疏松症骨密度下降,骨量减少,但单位骨组织中的矿物质含量下降更明显,同时伴有碳酸盐和钙/磷(Ca/Pi)比值下降,而钠(Na)与镁(Mg)相对增加,因此可出现骨基质矿化微不均一性。

2. 矿化骨构象不均一性 骨构象特征反映了骨微结构的一个方面。骨质疏松时,骨矿化以Haversian管为中心,距离中心越远,骨的矿化越差,骨折也往往从远离Haversian管的部位开始;这种现象称为矿化骨构象不均一性。

【血清25-(OH)D与PTH的关系】

血钙降低时,PTH分泌增加,以动员骨钙,维持血钙水平正常。维生素D缺乏/不足者发生继发性甲旁亢,骨转换升高,骨丢失加速,骨折风险升高,血清25-(OH)D与血清PTH在50~75nmol/L范围内时,两者呈负相关[18-21]。在同样的25-(OH)D水平上,老年人的PTH要比一般成人高1.5~2.0倍[22],其升高程度是预测预后的独立危险因素[23,24]。相反,老年人补充维生素D_3 600U/d,4个月后血清PTH降低23%,而单独补充钙剂对PTH无影响[25],在骨质疏松患者中,每天补充3000U者的血清25-(OH)D升高与PTH降低更明显。当25-(OH)D≥75nmol/L时,血清

PTH转为正常[26,27]。相反,当健康人的血清25-(OH)D平均为67nmol/L时,摄入600mg碳酸钙能降低PTH,但再加服4000U/d的维生素D_3却不能降低PTH或骨代谢指标。这说明,补充维生素D使血清25-(OH)D达到50nmol/L,能降低PTH,同时补充钙剂可进一步降低PTH。但是,约有30%的维生素D缺乏者不发生继发性甲旁亢,预报认为与血镁、血磷或血钙降低有关。

【血清25-(OH)D水平与跌倒的关系】

荟萃分析发现,补充维生素D可降低跌倒风险14%~20%[28](表5-2-4-1),其中维生素D_3的效果优于维生素D_2[29-31],普通维生素D的补充剂量低于700U/d不能预防跌倒,Cochrane综述没有显示维生素D降低总的跌倒率[32],未能降低髋部骨折率[33]。另一方面,长期补充大剂量的维生素D可能有害,在2256例老年女性中,每年补充500 000U的胆化醇后,跌倒和骨折风险反而增加[34],每年肌肉注射300 000U的麦角固醇不能预防非椎体骨折,反而使髋部骨折风险增加[35]。一般来说,补充维生素D能降低跌倒和骨折风险,维生素D缺乏/不足明显者的获益较多,降低风险的程度亦与使用剂量有关,除非肾功能障碍,一般不推荐长期使用活性维生素D,以防发生高钙血症[36-37]。

表5-2-4-1 维生素D与钙剂预防髋部骨折的系统综述

作者	系统综述特点	单纯补充维生素D	补充维生素D与钙剂	结论
Avenell等	45个RCT	无效	有效	推荐老年人补充维生素D和钙剂/社区人群效果不明
Izaks等	11个RCT	无效(低剂量)	有效	高剂量维生素D和钙剂降低特定人群骨折率/单纯高剂量维生素D降低骨折率证据不足/低剂量维生素D无效
MacLean等	7个RCT	有效	有效	维生素D加钙剂降低非椎体骨折风险/1个单纯补钙研究无效
Sawka等	7个RCT	有效	有效	高剂量维生素D加或不加钙剂降低髋部骨折风险
Tang等	29个RCT荟萃分析	未分析	有效	单纯补钙或加维生素D预防骨折/高剂量维生素D和钙剂效果更佳
Bischoff-Ferrari等	7个RCT	无结论	有效	高剂量维生素D加钙剂降低髋部和非椎体骨折风险
Jackson等	9个RCT荟萃分析	无效	无效	有降低骨折趋势
Bergmana等	8个RCT荟萃分析	未分析	有效	维生素D和钙剂降低髋部骨折率

维生素D不足和低钙摄入是骨质疏松及其骨折的重要危险因素,而适当补充维生素D(700U/d)使血清25-(OH)D达到50~75nmol/L,可改善病情,增强肌力,预防跌倒引起的骨折[38-41]。当饮食钙不足时,适当补充至每天摄入量1000~1200mg可增加疗效。

【全国维生素D营养状况调查】

2013—2014年,横断面抽样调查了全国7个地区1688名女性[平均年龄65.4岁,55~93岁城市($n=848$)和农村($n=840$)]的夏季($n=963$)与冬季($n=717$)的血清25-(OH)D水平。血清25-(OH)D用液相色谱-串联质谱法测定,应用亚洲骨质疏松自测工具(OSTA)评价骨折风险,DXA测定BMD。同时测定了冬季血清PTH、β-CTx和PⅠNP($n=360$)。根据研究的常用维生素D缺乏/不足定义25-(OH)D<15ng/ml为缺乏,20~30ng/ml为不足,结果显示61.4%的女性25-(OH)D<20ng/ml,<30ng/ml者占91.2%,<15ng/ml者占37.6%。应用<20ng/ml判断标准的话,城市和农村的患病率夏季分别为64.6%与57.3%,冬季分别为84.2%与43.6%。患病率有一定的地区差异,但与海拔高度无关;中南部的患病率较低(约50%),北部和西南部较高(约70%),见表5-2-4-2和表5-2-4-3。血清25-(OH)D降低者的PTH升高,但维生素D水平与骨折风险、BMD、β-CTx或PⅠNP无相关。因此,绝经后女性的维生素D缺乏与不足相对常见。

表5-2-4-2 血清25-(OH)D降低的切割值分布($n=1684$)

切割值(ng/ml)	发病数(%)	95%CI
<30	1539(91.2%)	89.7~92.5
<20	1037(61.4%)	59.1~63.8
<15	634(37.6%)	35.2~39.9
<10	260(15.4%)	13.7~17.2
<8	158(9.4%)	8.0~10.9

表5-2-4-3 血清25-(OH)D<20ng/ml的受试者分布

组别	例数	发病数(%)	95%CI	P值
年龄分组				
<70岁	1170	712(60.9%)	58.0~63.7	0.8943
≥70岁	518	317(61.2%)	56.8~65.4	
55~59	460	275(59.8%)	55.1~64.3	0.4097
60~64	429	276(64.3%)	59.6~68.9	
65~69	281	161(57.3%)	51.3~63.2	
70~74	257	156(60.7%)	54.4~66.7	
≥75	261	161(61.7%)	55.5~67.6	
海拔分组				
45.75 N(东北)	240	133(55.4%)	48.9~61.8	<0.0001
43.77 N(西北)	245	160(65.3%)	59.0~71.3	
39.92 N(北部)	240	169(70.4%)	64.2~76.1	
34.50 N(东部)	240	151(62.9%)	56.5~69.0	

续表

组别	例数	发病数(%)	95%CI	P值
30.67 N(西南)	240	171(71.3%)	65.1~76.9	
28.22 N(中部)	242	121(50.0%)	43.5~56.5	
23.17 N(南部)	241	124(51.5%)	45.0~57.9	
居住地分组				
城市	848	548(64.6%)	61.3~67.8	0.0019
农村	840	481(57.3%)	53.8~60.6	
季节分组				
夏季	967	422(43.6%)	40.5~46.8	<0.0001
冬季	721	607(84.2%)	81.3~86.8	
OSTA 风险分组				
低风险(>-1)	761	475(62.4%)	58.9~65.9	0.5168
中风险(-1~-4)	651	391(60.1%)	56.2~63.8	
高风险(<-4)	276	163(59.1%)	53.0~64.9	
股骨颈 BMD 的 T 值分组				
正常(≥-1)	474	296(62.4%)	57.9~66.8	0.2917
低骨量(-2.5~-1)	889	543(61.1%)	57.8~64.3	
骨质疏松(≤-2.5)	263	149(56.7%)	50.4~62.7	

(谢忠建)

第5节 维生素D不足与非骨骼疾病

从食物或经皮肤合成的维生素 D 被肝脏的细胞色素 P450 的 25-羟化酶(CYP27A1/CYP2R1)羟化,然后被肾脏或其他组织的 1α-羟化酶(CYP27B1)羟化为生物活性形式的 1,25-$(OH)_2D$。1,25-$(OH)_2D$ 除了作用于骨骼和肾脏,调节钙磷代谢外,其他组织(如肺上皮细胞、单核细胞、巨噬细胞等)生成的 1,25-$(OH)_2D$ 具有广泛作用。

【肾外组织 1,25-$(OH)_2D$ 合成】

目前发现,除了红细胞、成熟的横纹肌细胞和一些分化的脑神经(如 Purkinje 细胞)缺乏维生素 D 受体(VDR)表达外,机体的其他组织细胞均有 VDR 表达,说明维生素 D 在体内具有十分广泛而重要的生理作用,涉及了免疫、心血管、骨骼肌、脑组织、皮肤毛发、生殖和细胞增殖与肿瘤预防等许多方面(图 5-2-5-1)。研究维生素 D 生理作用的重要手段是建立 VDR 缺乏和 1α-羟化酶缺乏的动物模型,应用 VDR 缺失鼠研究所得到 1,25-$(OH)_2D$ 非经典作用见表 5-2-5-1。

维生素 D 缺乏/不足与许多慢性疾病或疾病状态相关[1,2],研究发现,1,25-$(OH)_2D$ 对多种组织(如前列腺、乳腺、卵巢、结肠、直肠、鳞状上皮和白血病)细胞具有较强的抗细胞增殖和抗分化作用,1,25-$(OH)_2D$ 是细胞周期进程、凋亡、黏附、氧化应激免疫功能和类固醇物质代谢的调节因子[3]。

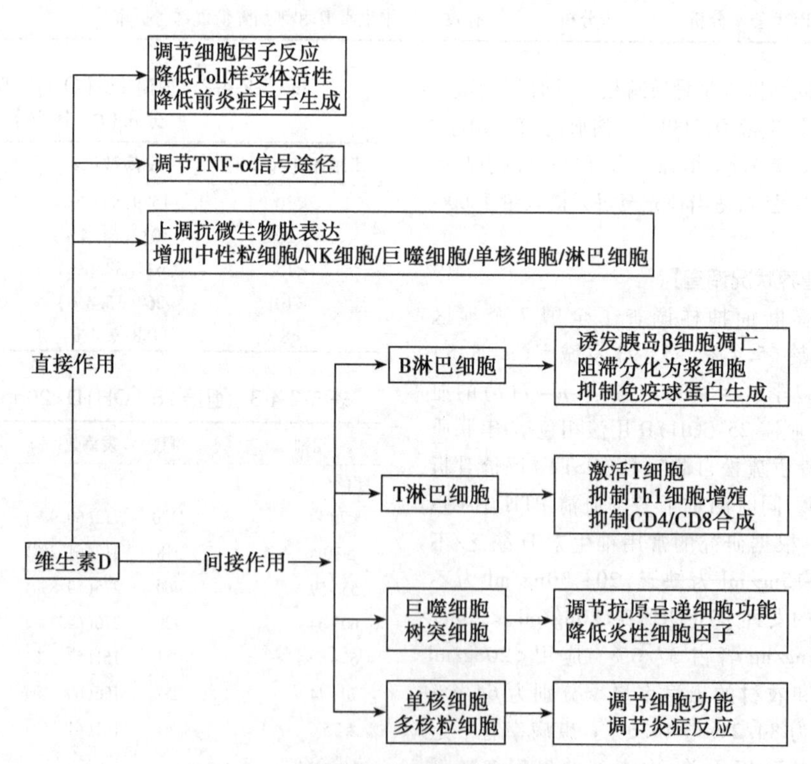

图 5-2-5-1 维生素 D 的抗炎与免疫调节作用

表 5-2-5-1 1,25-(OH)$_2$D 的非经典作用（VDR 缺失鼠所见）

靶组织	VDR 缺失表型
皮肤	秃顶
	毛发生长循环异常
	抗角质细胞增殖与分化作用减弱
骨骼肌	肌肉纤维细小
	肌细胞生成与分化的标志物持续表达
心血管系统	高肾素性高血压
	心肌肥厚
免疫系统	巨噬细胞功能障碍
	Th1 诱导的巨噬细胞生成异常
	非成熟的树突细胞增多
	诱发自身免疫性疾病（如 1 型糖尿病）
	单核细胞生成不足，抗感染作用减弱
胰腺 β 细胞	糖耐量减退
	维生素 D 与 VDR 作用分离
脑组织	行为（主要是运动行为）异常
	克隆细胞过多增殖
细胞增殖与肿瘤	乳腺导管和腺泡细胞生长异常
	对致白血病化学物质过度敏感
生殖系统	子宫发育不良
	卵巢卵泡发育障碍
	雄性不育

肾外的 1α-羟化酶活性升高亦可导致高钙血症（骨化三醇所致的高钙血症）。Kallas 等报道 1 例播散性肉芽肿病患者表现为显著的乏力和体重下降。因为血清 25-(OH)D 水平降低，血钙处于正常低值而诊断为维生素 D 缺乏/不足性肌病。每天给予维生素 D 治疗 1 个月后，血清钙升高，尿钙增多，血清 25-(OH)D 水平恢复正常，1,25-(OH)$_2$D 水平为正常高值，PTH 降低，PTHrP 测定不出，而且肾功能正常。使用二膦酸盐与糖皮质激素 2 周后，虽然血钙能恢复正常，但因急性心衰死亡。尸体解剖诊断为播散性巨细胞性肌炎（disseminated giant cell myositis，骨骼肌、心肌和胃肠平滑肌），免疫组化证实上述的炎性肌肉均表达 1α-羟化酶。据文献报道，骨化三醇所致的高钙血症可发生于 30 多种临床病变（如炎症、异物、肿瘤），多数属于肉芽肿病性质。本例说明，维生素 D 缺乏/不足掩盖了高活性的 1α-羟化酶作用，而在补充维生素 D 后，即出现高钙血症。另一方面，维生素 D 的作用也通过非基因组途径，对 DNA 有保护作用，可阻滞 DNA 的氧化应激性损伤及其他有害变化。这些作用可能与维生素 D 增加胰岛素受体基因和骨涎蛋白（BSP）表达有关。维生素 D 是维持上皮细胞和胎盘（尤其是调节胎盘泌乳素基因表达）功能的必需调节因子。在细胞代谢中，维生素 D 通过调节周期蛋白 C（cyclin C）基因表达，调节细胞周期；同时，又是保护细胞免受氧化应激损伤和清除细胞内过氧化物的抗氧化剂。生理浓度的维生素 D 即可诱导肿瘤细胞的凋亡，稳定染色体结构，防止 DNA 链的断裂和解聚。此外，1,25-(OH)$_2$D 加重钙培养的血管平滑肌细胞的钙盐沉积，其作用可能与增加细胞 ALP 活性及促进平滑肌细胞向成骨细胞转化有关。维生素 D 缺乏/不足与钙缺乏/不足往往相伴而行，并与许多其他慢性疾病甚至某些肿瘤的发生有密切关系（表 5-2-5-2）[4]。

表 5-2-5-2 维生素 D 和钙缺乏/不足相关性疾病

维生素 D 缺乏/不足	钙缺乏/不足
A 级证据	
骨质疏松	骨质疏松
直肠-结肠癌乳腺癌	直肠-结肠癌乳腺癌
B 级证据	
肿瘤（肾/前列腺/子宫/卵巢/食管-胃/胰腺/膀胱/淋巴瘤）	肾癌
心血管病	心血管病/高血压
神经肌肉疾病	神经肌肉疾病
T1DM/结核病/牙龈炎	-
牙周病	牙周病
C 级证据	
高血压/代谢综合征	代谢综合征
T2DM	2 型糖尿病
D 级证据	
炎性肠病	炎性肠病
多发性硬化	多发性硬化

注：A 级证据（有力证据）来源于多个大型流行病学/RCT 干预/试验研究；B 级证据（充分证据）来源于 3 个以上的良好观察或干预研究；C 级证据（一般证据）来源于观察性研究；D 级证据（间接证据）来源于相关疾病的动物模型研究

人类基因组含有 25 000 个以上的结构基因，人类在进化过程中，应用单结构基因产物调节各种功能。例如，CYP27B1 就是一个由进化而来的生成 1,25-(OH)$_2$D 单结构基因。1,25-(OH)$_2$D 是由肾近曲小管上皮细胞合成的矿物质代谢的内分泌调节激素，其合成与分泌受 PTH 和 FGF-23 调控[5-14]。而各种组织中，人体仍保留了 1,25-(OH)$_2$D 的原始局部旁分泌调节机制，两种途径的比较见表 5-2-5-3。

表 5-2-5-3 1,25-(OH)$_2$D 在动物进化中的功能

功能本质	激素功能	细胞因子功能
功能水平	高级功能	初级功能
主要调节意义	骨骼内环境稳定	宿主保护
来源	肾近曲小管上皮细胞	巨噬细胞
靶细胞调节方式	内分泌激素远距离调节	旁分泌因子近距离调节
反馈调节途径	PTH 和 FGF-23	IFN 和 IL15
25-(OH)D 升高时的调节反应	1,25-(OH)$_2$D 合成率下降	25-(OH)D 升高时 1,25-(OH)$_2$D 合成率增高

1,25-(OH)$_2$D 对 T 淋巴细胞的作用见图 5-2-5-2。局部组织生成的 1,25-(OH)$_2$D 属于原始的先天性炎症介导因子，主要对微生物入侵的免疫反应做出应答。在无脊柱动物

和无骨骼系统的低等动物中，细胞内已经存在1,25-$(OH)_2D$及其受体(VDR)表达[15]，形成VDR与1,25-$(OH)_2D$之间的调节环，而1,25-$(OH)_2D$是一种炎症反应性细胞因子，由巨噬细胞和树突细胞合成和分泌[16]，并受炎症细胞分泌的其他因子(IFN-γ和IL15)调节CYP27B1基因表达[1]。由于编码蛋白的氨基端缺失和CYP24A1(24-羟化酶)失活[17]，合成1,25-$(OH)_2D$受维生素D底物浓度的调节，也就是说，游离25-(OH)D的浓度决定了细胞1,25-$(OH)_2D$的生成量。当血清25-(OH)D降低(维生素D缺乏)时，炎症细胞1,25-$(OH)_2D$的合成率也随之降低[13]。

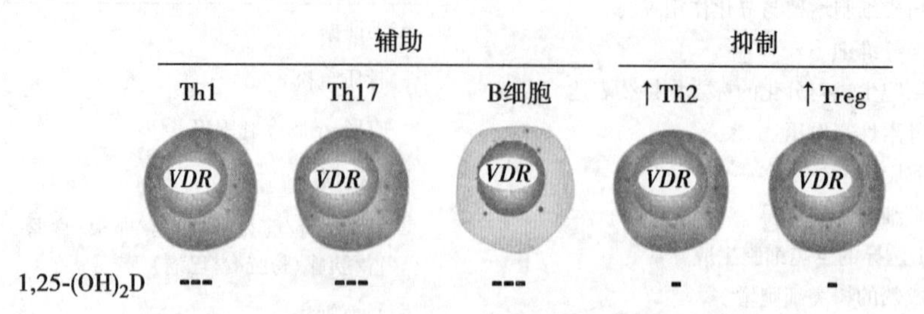

图5-2-5-2　1,25-$(OH)_2D$对T淋巴细胞的作用

辅助淋巴细胞是指Th1淋巴细胞、Th17淋巴细胞和免疫球蛋白生成B淋巴细胞；抑制性淋巴细胞是指Th2淋巴细胞和调节性(T_{reg})淋巴细胞；人类免疫反应的特点是在免疫激活状态下，所有类型的淋巴细胞均表达维生素D受体(VDR)，并在1,25-$(OH)_2D$的刺激下，细胞增殖被抑制，其中辅助淋巴细胞最明显，从而引起适应性免疫反应被抑制，而抑制性淋巴细胞的活性相对增强；箭头表示活性增强；皮肤角质细胞是肾外1,25$(OH)_2D$的重要来源

正常人肾外组织表达1,25-$(OH)_2D$和1-羟化酶；皮肤角质细胞是肾外1,25-$(OH)_2D$的重要来源。

【胎儿-胎盘单位1,25-$(OH)_2D$合成】

母体动脉释放氧合血液、营养物质[包括25-(OH)D]至胎盘；而母体静脉回收母体和胎儿静脉血液。胎盘间质组织表达1α-羟化酶，且能合成1,25-$(OH)_2D$，妊娠期表达CYP27B1基因的细胞有母体近曲肾小管上皮细胞、脱膜细胞、胎盘母体侧间质细胞、胎盘胎儿侧滋养层细胞、胎儿近曲肾小管上皮细胞和胎盘巨噬细胞。所以胎盘间质内的25-(OH)D和1,25-$(OH)_2D$来源于母体和胎儿。正常妊娠时的胎盘1,25-$(OH)_2D$的代谢特点是：①25-(OH)D能通过胎盘进入胎儿体内，而1,25-$(OH)_2D$不能透过胎盘，因此胎儿体内的1,25-$(OH)_2D$不依赖于母体供应，胎盘胎儿侧的1,25-$(OH)_2D$总是低于母体血液；②妊娠期因肾脏合成活性维生素D功能增强，母体的1,25-$(OH)_2D$水平升高。而胎盘合成的1,25-$(OH)_2D$的目的不是调节钙磷代谢，而是在局部作为一种免疫调节细胞因子而发挥作用：①防止发生胎儿组织排斥反应；②防止胎儿-母体间的异体免疫反应；③调节先天性和获得性适应性免疫反应，防止微生物侵入胎儿-胎盘单位。胎盘组织表达VDR，介导1,25-$(OH)_2D$在局部的胞内分泌、自分泌、旁分泌调节功能，因此，母亲维生素D缺乏可引起生殖道感染型疾病(包括HIV)。

在病理情况下，各种肉芽肿性病变过表达1,25-$(OH)_2D$，可引起高钙血症和相关性矿物质代谢性疾病。常见的肉芽肿性病变可分为非感染性(如结节病、Crohn病、聚硅酮类肉芽肿、石蜡肉芽肿、Wegener肉芽肿、婴幼儿脂肪坏死、皮肤松弛症等)、感染性(如结核病、麻风病、念珠菌病、组织胞浆菌病、真菌病、猫抓热、巨细胞病毒感染等)和肿瘤性(如β细胞淋巴瘤、Hodgkin淋巴瘤、淋巴瘤样肉芽肿、无形细胞瘤、精原细胞瘤、间皮瘤等)三类。

妊娠期补充维生素D可提升母亲和胎儿血清25-(OH)D水平，防治维生素D不足/缺乏症，大剂量肌注与每日口服补充的疗效无差异(表5-2-5-4)。

表5-2-5-4　妊娠期维生素D补充研究

研究者/年份	病例数	国家/地区	干预方法	结果
Cockburn等/1980	1139	苏格兰	400U/d 安慰剂对照	母亲血25-(OH)D↑ 脐带血25-(OH)D↑ 婴儿血25-(OH)D↑
Brooke等/1980	126	英国、亚洲	1000U/d 安慰剂对照	母亲血钙↑ 脐带血钙正常 新生儿血钙↑ 母亲体重↑
Marya等/1981	120	亚洲印度	600 000U×2 1200U/d 安慰剂对照	母亲血钙↑ 脐带血钙↑ 母亲ALP↓ 脐带血ALP↓
Marya等/1988	200	亚洲印度	600 000U×2 安慰剂对照	母亲血Ca/P↑ 脐带血Ca/P↑ 母亲血ALP↓ 脐带血ALP↓
Delvin等/1986	34	法国	1000U/d 无维生素D	脐带血25-(OH)D↑ 新生儿25-(OH)D↑
Mallet等/1986	68	法国	200 000U×1 1000U/d 无维生素D	母亲25-(OH)D↑

【维生素D缺乏/不足与糖尿病】

维生素D缺乏/不足主要通过诱发自身免疫反应而增加1型糖尿病的发病风险(详见后述)。此外,1,25-(OH)$_2$D是胰岛素分泌与生物效应的重要条件因子,出生时维生素D缺乏/不足和维生素D受体的某些多态性是1型糖尿病的危险因素[5,6],纠正维生素D缺乏后,病情改善[7]。维生素D可提高机体免疫力,纠正Th1/Th2失衡,减少胰岛β细胞的炎症损伤,可以抑制NOD鼠1型糖尿病的发生,对使用口服降糖药或使用胰岛素的LADA患者的胰岛β细胞功能均有保护作用。1,25-(OH)$_2$D与胰腺β细胞的功能密切相关[8-15],并可提高靶细胞的胰岛素敏感性;血清25-(OH)D与2型糖尿病发病率及胰岛素抵抗呈负相关[16-18]。维生素D缺乏/不足还是肥胖和心血管病的风险因素,因而2型糖尿病伴有维生素D缺乏/不足可能更容易发生心血管事件[19]。减肥手术后,亦可能因维生素D吸收不良而引起骨质疏松和骨折[20]。

【维生素D与肝病】

慢性肝病常伴有维生素D缺乏[21],以丙型肝炎和非酒精性脂肪肝病为例,维生素D缺乏的现象相当普遍,并且维生素D缺乏成为非酒精性脂肪肝病和慢性丙型肝炎进展的重要原因,此可能与维生素D的适应性自然免疫反应与抗增殖作用减弱有关。维生素D缺乏引起肝脏纤维化、门脉高压,降低干扰素等抗病毒治疗的反应性。因此,慢性肝病患者应常规接受维生素D营养评价,补充维生素D可逆转这些异常,提高慢性肝病的药物疗效(表5-2-5-5和表5-2-5-6)。

表5-2-5-5 丙型肝炎与维生素D的关系研究

研究者	年份	涉及	病例	HCV基因型	维生素D缺乏	结果	*P*值
Bitetto等	2011	队列研究	42	1	-	SVR:VD ≤10ng/ml为10%,10~20ng/ml者30%,>20ng/ml者50%	< 0.05
Bitetto等	2011	队列研究	211	1~5	46.4%	SVR: VD ≤ 10ng/ml者50%, 10~20ng/ml者60.9%,>20ng/ml者69%	0.038
Lange等	2011	队列研究	468	1~3	66%	SVR(2/3型):VD<10ng/ml者50%/无缺乏者81% SVR(1型):VD严重缺乏者60%/无缺乏者54%	<0.0001 0.45
Abu-Mouch等	2011	前瞻性	72	1	59%补充VD	SVR:VD组86%/对照组42%	<0.001
Nimer等	2012	前瞻性	50	2~3	60%补充VD	SVR:VD组95%/对照组77%	<0.001
Lange等	2012	队列研究	269	1~4	74%	SVR与25-(OH)D无关	0.13
Esmat等	2014	前瞻性	101	4	95%	SVR:VD组44%/对照组68.6%	0.22
Yokoyama等	2014	前瞻性	84	1b	-	SVR:VD组64.3%/对照组50%	0.19

注:血清25-(OH)D水平单位ng/ml;HCV:hepatitis C virus,丙型肝炎;SVR:sustained viral response,持续病毒反应

表5-2-5-6 维生素D与非酒精性脂肪肝病前瞻性队列研究

研究者	年份	病例	NAFLD	维生素D水平(ng/ml)	*P*值
Targher等	2007	120	肝活检	对照29.8±6 肝病者23.72±8 NASH者14.8±9.2	0.001
Mancor等	2010	64	肝超声	无坏死性炎症者26.1±10 坏死性炎症者19.9±9.8 无纤维化者27.7±10.3 纤维化者17.1±7.4	<0.001
Barchetrar等	2011	262	肝超声	无NAFLD者20.5±9.7 NAFLD者14.8±9.2	<0.001
Jablonskir等	2013	1214	肝超声	对照34±8 NAFLD者30±7	<0.001
Kasapoglur等	2013	613	肝超声	对照26.4±9.8 1期NAFL者20±9.2 2期NAFLD者13.3±6.7 3期NAFLD者8.8±7.4	<0.05
Blackr等	2014	994	肝超声	无NAFLD者30.8±9.6 NAFLD者26.8±8.8	<0.001

续表

研究者	年份	病例	NAFLD	维生素D水平(ng/ml)	*P*值
Yildizr 等	2014	101	肝超声	无 NAFLD 者 16.4 1 期 NAFLD 者 14.2 2 期 NAFLD 者 11.5	0.005
Dasarathyr 等	2014	148	肝活检	对照 35.7±6 脂肪淤积者 25±11.3 NASH 者 18.1±8.4	<0.01
Nobilir 等	2014	73	肝活检	NASH 者维生素 D 水平降低(9.0pg/ml)	<0.001
Küçükazman 等	2014	211	肝超声	无 NAFLD 者 20±13.6 NAFLD 者 12.3±8.9	<0.001

注:NAFLD:非酒精性脂肪肝病;NASH:非酒精性脂肪肝炎

【维生素D与皮肤病】

皮肤既能合成维生素D,又是维生素D作用的靶组织。皮肤上皮层中的角质细胞(keratinocyte)含有VDR。皮肤组织能使25-(OH)D转化为1,25-$(OH)_2$D(通过1α-羟化酶作用),在皮肤上皮的代谢过程中起着重要的稳定和调节作用。皮肤上皮中的角质细胞还可将D_3转化为25-$(OH)D_3$和1,25-$(OH)_2$D。在紫外线(300nm)照射下,可使7-脱氢胆固醇生成1,25-$(OH)_2$D。此外,皮肤角质细胞亦可将D_3降解,降解的途径为细胞色素P450的27位羟化。因此,皮肤组织完全具备独立的维生素D_3的生成、活化和灭活的代谢系统。皮肤上的维生素D代谢调节的机制尚未完全阐明,1,25-$(OH)_2$D可迅速上调24-羟化酶活性。促进角质细胞中的上皮生长因子受体配体的促生长作用。同时,还增加2型17β-羟类固醇脱氢酶活性,使雌二醇转化为雌酮,1,25-$(OH)_2$D的这种灭活雌二醇的作用具有剂量依赖性。此外,皮肤角质细胞还可生成一定量的PTHrP,这是对1,25-$(OH)_2$D进行局部降解调节的主要因素。1,25-$(OH)_2$D对皮肤有抗增生和抗炎作用(可能是TGF-β为介导)。

维生素D及其类似物促进皮肤性病的分化和增殖,调节细胞凋亡与免疫功能[22-23],是治疗银屑病和炎症性皮肤病的较有效的药物。1,25-$(OH)_2$D及其类似物对皮肤和免疫细胞的作用见表5-2-5-7。1,25-$(OH)_2$D及其类似物治疗银屑病的临床试验见表5-2-5-8。

表5-2-5-7 1,25-$(OH)_2$D及其类似物对皮肤和免疫细胞的作用

作用	研究类型
低浓度($<10^{-8}$mol/L)时促进角质细胞增生 高浓度($\geq10^{-8}$mol/L)时角质细胞的增殖被抑制	体外实验
局部使用对银屑病角质细胞有抗增殖作用和促分化作用	免疫组织化学/原位杂交
抑制MHCII分子和共刺激分子CD40/CD80/CD86/IL-10分泌增多/IL-12分泌被抑制/T细胞被激活	体外实验
抑制IgE合成和IgE介导的皮肤反应	体外实验
诱导T细胞表面CCR-10受体表达/使其向表达CCL-27的表皮角质细胞移行	体外实验
生理浓度时抵抗神经酰胺/紫外线照射或TNF-α引起的角质细胞凋亡/药理剂量时诱导角质细胞凋亡	体外实验

表5-2-5-8 1,25-$(OH)_2$D及其类似物治疗银屑病的临床试验

研究结果	临床试验类型
钙三醇软膏治疗6~8周/分别降低PASI 55%~72%和49%~50%	临床试验
钙三醇软膏2次/天较1次/天分别降低PASI 48.3%和40.6%	随机双盲临床对照试验
两种钙三醇软膏(钙三醇3μg/g软膏或钙三醇50μg/g软膏)2次/天治疗12周的效果相当/卡帕三醇(calcipotriol)软膏的安全性更高	随机多中心临床试验
马沙骨化醇(maxacalcitol)软膏(25μg/g)的效果优于卡帕三醇软膏(50μg/g)/可能发生皮肤烧灼感	临床试验
口服钙三醇有效	长期追踪临床试验
卡帕三醇溶液局部治疗斑块型银屑病有效	随机双盲多中心临床试验

注:PASI:psoriasis area and severity index,银屑病面积与严重性指数

1985年,MacLaughlin等报道,银屑病成纤维细胞对1,25-$(OH)_2$D的抗增殖作用存在部分抵抗性;同时,临床观察发现,应用维生素D治疗骨质疏松时,合并存在的银屑病得到缓解。此后,许多临床研究均证实了维生素D治疗银屑病的疗效[24-29]。活性维生素D具有较强的免疫调节作用,其对T淋巴细胞的作用尤其突出,而维生素D缺乏/不足与许多自身免疫性疾病的发病相关,如1型糖尿病、多发性硬化症、炎症性肠病、系统性红斑狼疮、类风湿关节炎等。维生素D的肾外羟化属于组织的一种旁分泌与自分泌现象,其生理意义是抑制细胞的过度增殖,促进细胞分化,调节局部组织的免疫功能。肾脏1α-羟化酶主要受PTH、血清钙磷和血清1,25-$(OH)_2$D代谢物水平的调节,而肾外的1α-羟化酶主要受局部25-(OH)D、细胞因子和生长因子的调节,因而当维生素D缺乏/不足,血清25-(OH)D降低时,肾外的1α-羟化酶活性显著降低,组织的1,25-$(OH)_2$D生成明显减少,从而产生一系列病理生理反应[30-35]。

【维生素D与肌肉疾病】

肌肉容量随着增龄而逐年下降,导致肌肉减少,其原因很多,包括遗传因素和应用因素等多个方面。因维生素D缺乏/不足引起的肌肉消瘦或肌肉容量不足称为维生素D缺乏/不足性肌病,而肌力的个体差异很可能与VDR基因的多

态性有关，1,25-$(OH)_2D$能促进与矿物质和肌肉代谢相关的许多基因表达。因此，维生素D缺乏/不足者的肌力显著下降（图5-2-5-3），Bischoff-Ferrari等报道，给予维生素D 700~1000U/d可降低跌倒19%，但目前研究的结果并不一致。1,25-$(OH)_2D$通过以下途径影响肌肉功能：①通过非基因组途径影响相关基因转录[36]；②通过VDR影响肌肉收缩功能[37]；③补充维生素D能改善肌细胞的钙代谢；④提高平衡能力，减少跌倒[38-40]。

运动能力主要与肌肉的结构和肌力有关，维生素D可在一定程度上改善其功能[41-46]。维生素D是维持骨骼肌功能的重要激素之一，骨骼肌细胞含有VDR，1,25-$(OH)_2D$与VDR结合后，诱导肌细胞合成许多蛋白质，这些蛋白质均是执行骨骼肌功能的重要组分（表5-2-5-9）。老年人容易跌倒与维生素D不足有关。

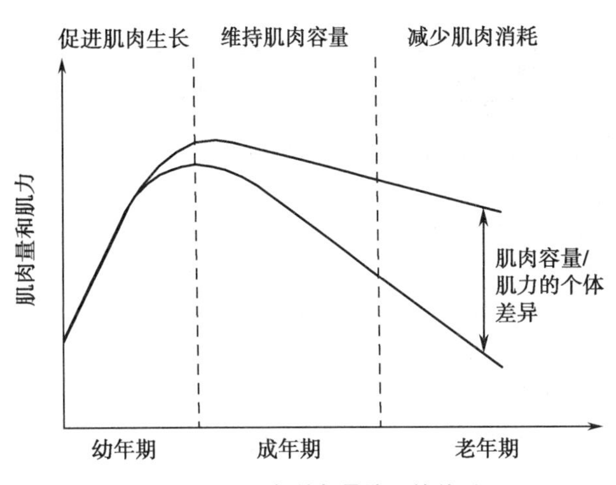

图5-2-5-3　年龄与骨骼肌的关系

表5-2-5-9　维生素D对肌力和跌倒的作用

研究者/年份 研究方法	病例	研究终点	结果
Visser等/2003前瞻性观察	1008例握力评价/331例肌量评价/55~85岁	握力 骨骼肌容量	与25-(OH)D>50nmol/L比较，低于<25nmol/L者肌少症风险增加2.57~2.14倍/PTH>4.0pmol/L者肌少症风险增高
Latham等/2003多中心RCT	243例住院患者/65岁	跌倒 体力活动	维生素D(骨化醇30万U)对健康跌倒、体力无疗效
Kenny等/2003RCT	65例健康男性/65~87岁	上下肢肌力	基础25-(OH)D与单腿站立和体力活动相关/基础PTH与8英尺(约2.4m)步行时间和体力活动计分相关/维生素D 1000U/d与对照组的肌力无差异
Broe等/2007RCT资料分析	124例家庭护士/照料者68~104岁	跌倒	补充维生素D 800U/d降低跌倒率72%/补充维生素D 200U、400U、600U/d无差异
Bischoff-Ferrari等/2004人群调查	4100例活动自由者/60~90岁	下肢功能/定8英尺步行试验/坐-站试验	血清25-(OH)D较高者的8英尺步行时间缩短0.27秒/坐-站试验的时间缩短0.67秒
Gerdhem等/2005前瞻性观察	986例老年女性/75.0~75.9岁	步态平衡/大腿肌力	25-(OH)D水平与步速平衡能力和大腿肌力相关
Houston等/2007前瞻性研究资料分析	976例活动自由者/65岁	短途运动/SPPB握力试验	维生素D水平与SPPB计分及握力相关/血清25-(OH)D降低者的SPPB计分低/PTH与握力相关
Pfeifer等/2009双盲对照研究	242例社区人群/70岁	跌倒/身体摆动/站立-步行试验/最大等长腿伸力试验	钙+维生素D治疗明显降低躯体摇摆和跌倒率/提高肌力
Moreira-Pfrimer等/2009前瞻性双盲对照研究	46例长期住院老年人群/62~94岁	最大等长肌力髋部伸展试验/膝关节伸展试验	钙和维生素D提高肌力
Kukuljan等/2009RCT	180例健康男性/50~79岁	股骨中段瘦体重与脂肪横截面积(CtDXA)	强化牛奶(每天1000mg钙+800U维生素D)不能提高运动能力和肌量或功能
Bischoff-Ferrari等/2009 RCT荟萃分析	2426例患者/8个RCT	跌倒	大剂量维生素D降低跌倒风险19%/血清25-(OH)D达到60nmol/L以上者跌倒风险降低23%
Lips等/2010双盲对照研究	126例患者/维生素D不足	躯体摇摆度(SPPB)	维生素D补充减少躯体摇摆

续表

研究者/年份 研究方法	病例	研究终点	结果
Gupta 等/2010 双盲对照研究	40 例健康志愿者/20~40 岁	握力/动力测定/步行试验/肌肉能量代谢	补充维生素增加握力
Murad 等/2011 荟萃分析	45 782 例患者/26 个研究	跌倒	维生素 D 降低跌倒风险
Goswami 等/2012RCT	173 例健康女性/(21.7+4.4)岁	握力步行	无差异
Cipriani 等/2013 前瞻性干预研究	18 例女性/维生素 D 缺乏/25~39 岁	握力/肌肉收缩速度	维生素 D 不能改善肌力
Knutsen 等/2014RCT	251 例健康成人/维生素 D 缺乏/18~50 岁	跳高/握力	维生素 D 对跳高和握力无影响

1,25-$(OH)_2D$ 也可与肌细胞膜上的"受体"结合,通过非基因组作用途径调节细胞的各种功能。除 VDR 突变外,近年发现 VDR 基因多态性也与骨骼肌的功能有关。老年人常合并有维生素 D 缺乏/不足,可引起各种肌肉病变。一般认为血清 1,25-$(OH)_2D$<50mmol/L 即可出现肌肉病变,<30mmol/L 可出现严重的顽固性肌痛、肌力显著下降,机体平衡能力差,有的患者甚至不能生活自理。骨骼肌功能异常又可导致或加重老年性骨质疏松病情,称为骨质软化性肌病。一般每天补充 800U 的维生素 D 及适量钙剂可改善症状或逆转肌病。长期补充钙和维生素 D 还可降低骨折发生率。

此外,维生素 D 具有诱导细胞分化,抑制细胞增殖,拮抗胶原合成,调节癌基因表达及免疫调节等功能。因此,维生素 D 可预防感染、自身免疫性疾病(多发性硬化、类风湿关节炎、系统性红斑狼疮等)及某些肿瘤和 2 型糖尿病。婴儿期和儿童早期补充维生素 D,可降低 1 型糖尿病的发病率。

【维生素 D 与免疫性疾病】

维生素 D 具有免疫调节作用,是一种良好选择性免疫调节剂。T 淋巴细胞和巨噬细胞均含有 VDR。在防治自身免疫性脑脊髓炎、类风湿关节炎、系统性红斑狼疮、多发性硬化症、1 型糖尿病和炎性肠病中有一定疗效。维生素 D 可促进 TGF-β1 和 IL-4 的合成,这些细胞因子可抑制免疫反应。维生素 D 对免疫系统的作用见表 5-2-5-10。

1,25-$(OH)_2D$ 是胰岛素分泌与生物效应的重要条件因子,出生时维生素 D 缺乏/不足和维生素 D 受体的某些多态性是 1 型糖尿病的危险因素。1,25-$(OH)_2D$ 与胰腺 β 细胞的功能密切相关,可提高靶细胞的胰岛素敏感性;血清 25-(OH)D 与 2 型糖尿病发病率及胰岛素抵抗呈负相关。先天性免疫是抵抗微生物感染的基础[47],被激活的炎症细胞表达 VDR,说明维生素 D 是调节免疫功能的基本因素[48-52],维生素 D 缺乏/不足时,抗炎细胞的化学制动和炎症清除功能减弱,容易发生肺部感染和哮喘,维生素 D 缺乏/不足也是炎性肠病和皮肤感染的风险因素,但是维生素 D 对结核感染的作用仍未确定。

【维生素 D 与神经精神疾病】

多发性硬化的发病率与纬度相关,纬度越高,发病率也越高。临床观察到,多发性硬化患者的血清 25-(OH)D 水平降低[53]。老年人常并发维生素 D 缺乏/不足,引起神经精神障碍,出现抑郁症、多发性硬化、纤维性肌痛、精神障碍或 Parkinson 病[54]。

表 5-2-5-10 维生素 D 对免疫系统的作用

免疫系统靶细胞	1,25-$(OH)_2D$ 介导的效应
APC 细胞	抑制Ⅱ型 MHC 分子表达 抑制刺激分子 CD40/CD80/CD86 和其他细胞成熟蛋白(CD1a/CD83)表达 增强化学制动和单核细胞的吞噬作用 增加对肿瘤细胞和微生物的细胞毒作用 抑制树突细胞成熟 诱导 Treg 细胞生成 抑制 IL-12/p70 释放 抑制单核细胞和巨噬细胞释放前炎症因子 IL-1 与 TNF
T 淋巴细胞	抑制 T 淋巴细胞增殖和细胞因子分泌,促进细胞周期由 G1a 进入 G1b 期 促进 IL-4/IL-5/IL-10 分泌 抑制 IL-2/IL-12 和 INF-γ 分泌 抑制抗原特异性 T 淋巴细胞的活化 抑制活化的 T 淋巴细胞表达 fasL
B 淋巴细胞	表达 VDR 抑制 IgE 分泌
NK 细胞	抑制 INF-γ 分泌

注:APC:抗原呈递细胞,主要包括单核细胞、巨噬细胞、树突细胞;MHC:主要组织相容性复合物;IL:interleukin,白细胞介素;TNF:肿瘤坏死因子;FasL:fas 配体;INF-γ:干扰素-γ;NK:自然杀伤细胞

【维生素 D 与心血管疾病】

血清 25-(OH)D 水平与心血管全因死亡率相关,补充维生素 D 可降低死亡率。1,25-$(OH)_2D$ 对心血管的作用表现在:①抑制肾素-血管紧张素系统的活性;②抑制心肌肥厚和慢性低度炎症反应,保护心血管[55,56]。外周血管病变与维生素 D 缺乏/不足有关,维生素 D 缺乏越严重,血管病变越明显。但另一方面,高维生素 D 血症亦同样是心血管事件的危险因素[57]。维生素 D 对血清胆固醇水平的影响不大,但能有较强的降低甘油三酯作用,对血管钙化和心血管病可能具有双向作用(图 5-2-5-4),适当的维生素 D 营养有助于降低心血管事件的发生率,但过低或过高的血清维生素 D 反而增加心血管(尤其是血管钙化)高血压和左室肥厚的风险[58-62]。

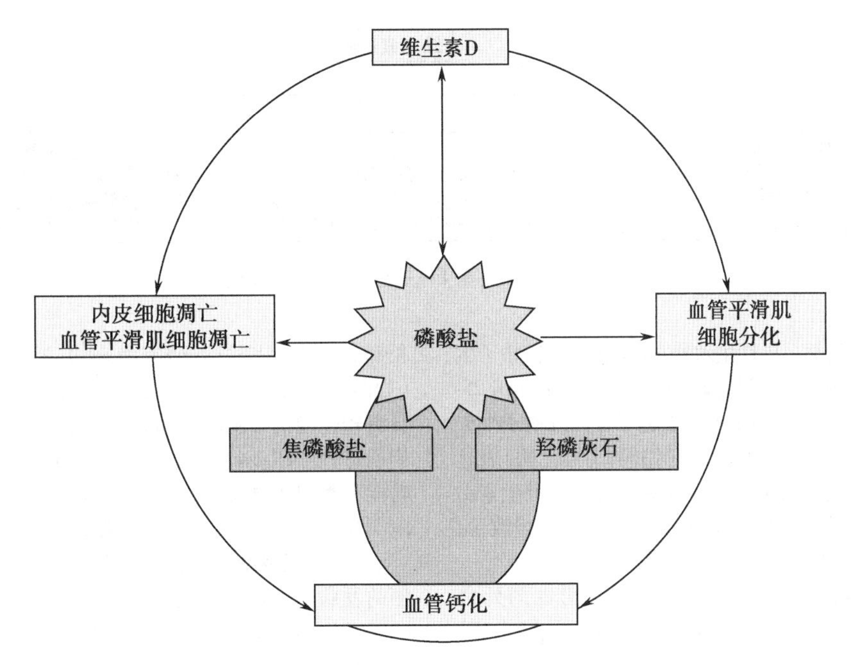

图 5-2-5-4　维生素 D 与血管钙化

【维生素 D 与生殖功能】

研究发现，除了性激素，维生素 D 也调节人类的生殖功能。男性和女性的生殖系统表达 VDR 和维生素 D 代谢酶，VDR 敲除小鼠表现有性腺功能障碍，精子生成和活动度减少，卵巢、子宫或睾丸的组织结构紊乱。维生素 D 缺乏/不足与不育、子痫、多囊卵巢综合征（PCOS）的关系密切[63]。如果 PCOS 者的血清 25-(OH)D 降低，则容易发生肥胖和代谢异常，而补充维生素 D 有助于 PCOS 的治疗。在男性，维生素 D 缺乏/不足可引起精子生成不足、不育或骨质疏松症。

（一）女性生殖功能

1. 试管内受精　研究发现，维生素 D 营养充足和卵泡液 25-(OH)D>30ng/ml 是体外受精（in vitro fertilization，IVF）成功的必要条件[64,65]，而维生素 D 缺乏女性受孕的难度增加，受精卵的质量也可能存在缺陷[66]。

2. 多囊卵巢综合征　PCOS 的胰岛素抵抗/代谢综合征与维生素 D 缺乏有关（图 5-2-5-5），有些患者的血清 25-(OH)D[67-69]水平与肥胖、睾酮、游离睾酮指数、脱氢异雄酮（DHEAS）和 LH/FSH 比值、多毛计分或性激素结合球蛋白（SHBG）相关[70,71]。肥胖脂肪组织获取更多维生素 D，可能引起循环血中的水平降低，肥胖与低维生素 D 状态互为因果。首先，胰岛素基因中存在维生素 D 反应元件，维生素 D 刺激胰岛素基因转录，因而维生素 D 有利于胰岛素发挥生理作用，促进胰岛素受体表达和葡萄糖转运。其次，维生素 D 调节细胞内和细胞外的钙浓度，维生素 D 缺乏可能影响胰岛素在骨骼肌和脂肪组织的生理作用。再次，低维生素 D 状态诱导炎症反应和胰岛素抵抗。

PCOS 患者使用他汀类药物后可改善血脂谱，抑制高雄激素血症。维生素 D 调节人类基因组的 3%以上的基因表达，其中包括调节糖代谢、脂肪代谢和性腺功能调节基因等。维生素 D 受体多态性（Cdx2、Bsm1、Fok1、Apa1、Taq1）也与 PCOS 的易感性有关[72-75]。维生素 D 补充治疗有助于改善患者的慢性无排卵和高雄激素血症，有人用麦角固醇（ergocalciferol）50 000U/1～2 周结合钙剂 1500mg/d 治疗，恢复了月经周期，提高了受孕率，减少了痤疮。

3. 子宫内膜异位症　子宫内膜异位症的病因与免疫紊乱和炎症刺激有关。子宫内膜表达维生素 D 受体和 1α-羟化酶，是维生素 D 的合成和作用部位，维生素 D 调节免疫功能[76,77]。

（二）男性生殖功能　维生素 D 营养状态与精子生成、精子质量和曲细精管病（testiculopathies）及男性性腺功能减退症有关（图 5-2-5-6）。

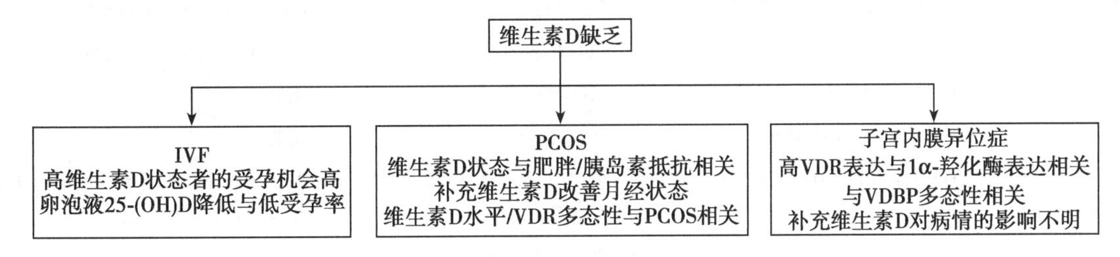

图 5-2-5-5　维生素 D 缺乏与女性生殖功能

PCOS：多囊卵巢综合征；VDBP：维生素 D 结合蛋白；VDR：维生素 D 受体

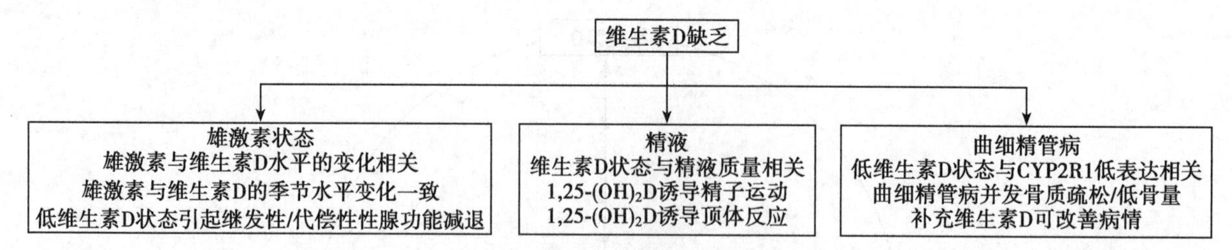

图 5-2-5-6 维生素 D 缺乏与男性生殖功能

1. 精液与曲细精管病 男性生殖器官的功能(包括精子生成、精子运动和精子顶体反应)维持依赖于 Ca^{2+} 的作用,血清 25-(OH)D 与精子运动相关[78]。纯 Sertoli 细胞综合征或精子生成低下症患者伴有维生素 D 缺乏,CYP2R1(编码 25-羟化酶)表达减少,这些患者还同时伴有低骨量或骨质疏松症。经维生素 D 治疗 3 个月后,精液中的 IL-8 明显下降,精液和精子质量改善,但长期应用可并发前列腺增生和尿道易激综合征。

2. 睾酮 维生素 D 与雄激素缺乏均增加男性的死亡率[79,80],原因可能在于肥胖[81],雄激素增加 1α-羟化酶表达;当雄激素缺乏时,维生素 D 不足的不良影响被扩增[82]。

2011 年的 IOM 和美国内分泌学会指南推荐,不育和性腺功能减退症患者的 25-(OH)D 水平应至少维持在 50nmol/L(20ng/ml)以上,70 岁以上者宜补充维生素 D 800U/d;如果成人血清水平已经降低,则需要给予 1500~2000U/d。一般每天给予 1000U/d 可增加血清 25-(OH)D 10ng/ml,严重缺乏者需要再增加负荷量(50 000U/周,共 6~8 周)。

【维生素 D 与肿瘤】

大量的体内和体外实验表明,1,25-$(OH)_2D$ 是一种肿瘤细胞生长的强力抑制剂。但使用天然的维生素 D 制剂引起高钙血症,而抑制肿瘤细胞生长的剂量均在生理剂量以上,所以必须使用维生素 D 的类似物。

VDR 多态性可能与前列腺癌、前列腺增生、甲状旁腺肿瘤、乳腺癌有一定的病因关系。许多肿瘤细胞均可表达 VDR,因而维生素 D 对肿瘤细胞的生物学行为有影响。

1,25-$(OH)_2D$ 具有抑制肿瘤细胞增生作用,这一作用主要与维生素 D 抑制细胞生长刺激性信号,增强生长抑制性信号,改变 P21、P27、R6 和细胞周期蛋白(cyclins)的作用,诱导细胞凋亡等有关。维生素 D 类似物 1α-$(OH)D_3$ 也和 1,25-$(OH)_2D$ 一样,可抑制致癌物引起的乳腺病变,抑制血管生长和癌细胞生长[83]。研究发现,1,25-$(OH)_2D$ 对多种组织(如前列腺、乳腺、卵巢、结肠、直肠、鳞状上皮和白血病)细胞具有较强的抗细胞增殖和促分化作用,1,25-$(OH)_2D$ 是细胞周期进程(cell-cycle progression)、凋亡、黏附、氧化应激免疫功能和类固醇物质代谢的调节因子[84]。肥胖患者的肿瘤风险明显增高,这与肥胖低维生素 D 状态有关。

(一) 乳腺癌 流行病学研究发现,阳光照射与乳腺癌的发病率呈负相关,荟萃分析表明,血清 25-(OH)D 达到 60nmol/L 者的乳腺癌发生率较低水平 25-(OH)D 者降低 45%[85]。

乳腺组织和乳腺癌细胞表达丰富的 VDR,除了通常的抗细胞增殖和促分化作用外,维生素 D 也对乳腺癌细胞的有丝分裂、浸润与转移有明显抑制作用,但作用机制未明。染色体 20q13 含有 24-羟化酶基因,乳腺癌细胞可扩增该基因的表达[90-92]。由于 24-羟化酶是 1,25-$(OH)_2D$ 的降解酶,因而导致内源性维生素 D 缺乏/不足。

(二) 结肠癌 关于维生素 D 缺乏/不足与结肠癌的关系研究结果不一。补充钙剂(1000mg/d)和维生素 D(400U/d)可降低结肠癌发生率但大型的 RCT 研究却没有证实维生素 D 的这一作用[91,92]。

(三) 前列腺癌 动物实验研究发现,1,25-$(OH)_2D$ 抑制前列腺癌细胞增殖,一些流行病学资料显示,增加阳光照射能降低前列腺癌的发病率,荟萃分析[93]发现,有 36 个研究结果支持 Taq1、Apa1、Bsm1、Fok1 和 CDx2 的单核苷酸多态性与前列腺癌相关[68],Taq1t 与 Bsm1B 为保护性因素而 Fok1f 为风险因素。一般认为,25-(OH)D、VDR 和 1α-羟化酶均影响着前列腺癌细胞的生物学行为[94]。维生素 D 信号相关基因多态性与前列腺癌的关系研究结果见表 5-2-5-11。

表 5-2-5-11 维生素 D 信号相关基因多态性与前列腺癌的关系研究

基因	多态性	病例/对照	结果
VDR	Taq1	108 例/170 例	tt 基因型的前列腺癌发病率低
VDR/AR	AR CAG 重复序列与 VDR PolyA	57 例/169 例	CAG 短或 PolyA 延长增加病情进展风险
VDR	Bsm1/Apa1/Taq1	222 例/128 例日本人	Bsm1BB 或 Bb 与 1/3 前列腺癌相关
VDR	Bsm1/Apa1/Taq1	81 个族成员/105 例	无关
VDR	Fok1/Bsm1/Taq1/PolyA	14 个研究的荟萃分析	无关
VDR	Fok1/Bsm1/Apa1/Taq1/PolyA	113 例/121 例非洲后裔美国人,232 例/171 例白种人	无关/Fok1FF 基因型与年轻的非洲后裔美国人肿瘤风险相关
VDR	Apal/Taql	165 例/200 例巴西人	无关
VDR	Bsm1/Fok1/PolyA	559 例/523 例	无关/Bsm1bb 基因型的风险增加

续表

基因	多态性	病例/对照	结果
VDR	Bsm1/Apa1/Taq1	160例/205例中国台湾居民	无关/Bsm1BB和Bb的风险低
VDR	Bsm1/aq1	428例白种人男性/310例非洲后裔美国人	无关/Bsm1B与风险呈负相关
VDR	Cdx2/Fok1/Taq1	368例前列腺癌患者/243例良性前列腺增生患者	CDX-2GA/AA/Fok1ff风险增加 GGTT/FFTT风险降低
VDR	Cdx2/Fox1/Taq1/Bgl1I	450例/455例	Fok1FF或Ff/Taq1tt及Bgl1BB为保护因素
VDR	Fok1	128例/147例印度人	FF基因型的风险增加
VDR	Fok1/Bsm1	812例/713例澳大利亚人	风险与2个SNP无关
VDR/VDBP	启动子新序列	165例/324例非洲后裔美国人	VDR-5132T/C SNP的风险增加
VDR	Taq1/Bsm/Apa1/Fok1/Poly(A)	26个荟萃分析	无关
VDR/CYP27A1/CYP24A1	38SNPs	630例/565例	VDR SNP(rs2107301/rs2238135)伴TT和CC者的风险增加2~2.5倍
VDR	Fok1	1066例/1618例	维生素D缺乏时Fok1ff基因型风险增加
VDR	SNPs	英国前列腺癌患者430例/良性前列腺增生患者430例	阳光照射不足时G(3436)-A(3944)-C(20965)-C(30056)(G or C)-A-C-C和G-A-(C/T)-C风险增加
VDR	Apa1/Bsm1/Taq1	133例/157例土耳其人	Aa或aa基因型风险增加
VDR/SRD5A2	Fox1/Cdx2/SRD5A2V89L	444例/488例非西班牙男性,141例/273例西班牙男性	非西班牙男性VDR SRD5A2V89LVV Fok1TT/CT风险增加 西班牙男性SRD5A2V89LVV伴VDR CDX2 GG风险增加
CYP27A1//CYP27B1/CYP24A1/VDR后信号	212SNPs	749例/781例	无关/但维生素D缺乏/不足时Bsm1和rs11574143风险增加
VDR	Fok1/Cdx2/Bsm1/Apa1/Taq1	1604病例+13个研究荟萃分析	Bsm1(bb/BB+Bb)/Apa1(aa/AA+Aa)/Taq1(Tt+tt/TT)SNPs风险增加
VDR		7个研究荟萃分析	白种人Bsm1Bb的风险降低/Fok1ff风险增加
VDR	Taql/Apal/Bsml/Fok1/CDX2	36个研究的荟萃分析	亚洲人Taqlt和BsmlB风险低 白种人Foklf风险高
VDR/CYP27B1/CYP24A1	48SNPs	827例/787例	无关
VDR	Fok1/Bsm1/Tru9I/Apa1//Taq1	122例/130例汉族男性	Bsm1B风险低
VDR/CYP19A1/CYP17A1/AR	VDR/SNPs/CYP17A1/CYP19A1 AR CAG重复序列	95例意大利家族性前列腺癌/378例散发性前列腺癌	rs10735810(VDR1)T/T/rs731236(VDR2)T/T风险高

(四)皮肤癌 根据目前的研究[95-102],皮肤癌与维生素D的关系未明,维生素D内分泌系统在恶性黑色素瘤和其他皮肤癌的病因与病情进展中起了重要作用,维生素D受体多态性与皮肤癌可能存在某种病因联系,Taq1、Bsm1和Fok1多态性与恶性黑色素瘤有较密切关联。维生素D营养状态与某些皮肤癌也有一定相关性[103-108]。VDR-SNP与皮肤癌的关系研究结果见表5-2-5-12。

表5-2-5-12 VDR SNP与皮肤癌的关系研究

研究者(年份)	VDR-SNP	肿瘤类型	研究类型	病例数	对照例数	国家
Randerson-Moor等(2009)	Taq1/Bsm1/Fok1/Apa1/Cdx2/GATA	MM	CCS	1343	980	英国
Gapska等(2009)	Taq1/Bsm1/Fok1/A-1012G	MM	PCCS	763	1540	波兰
Halsall等(2009)	A-1012G	MM	CCS	176	80	英国
Barroso等(2008)	Taq1/Fok1/Bgl1	MM	CCS	283	245	西班牙
综述						
Gandini等(2009)	Bsm1/Fok1	MM,NMSC	综述	1437(MM) 563(NMS)	1889 854	英国/美国/意大利
Köstner等(2009)	Taq1/Bsm1/Fok1/A-1012G	MM,NMSC	综述	2039(MM) 563(NMSC)	2492 854	英国/美国/意大利
Mocellin等(2008)	Taq1/Bsm1/Fok1/A-1012G/Cdx2	MM	综述	2152	2410	英国/美国/意大利

注:MM:恶性黑色素瘤;NMSC:非黑色素瘤性皮肤癌;CCS:病例对照研究;PCCS:人群病例对照研究

（五）白血病 主要与1,25-$(OH)_2D$的免疫作用降低有关，1,25-$(OH)_2D$促进单核细胞前身细胞分化为单核/巨噬细胞，增强其抗原呈递功能，调节淋巴细胞因子的作用，具有抗白血病效应，但临床研究未发现1,25-$(OH)_2D$对其治疗作用[109]。

（谢忠建）

第6节 Ⅰ型维生素D依赖性佝偻病

Ⅰ型维生素D依赖性佝偻病（vitamin D dependent rickets type Ⅰ，VDRR Ⅰ，OMIM264700）是由于25-羟维生素D-1α-羟化酶缺陷（vitamin D 1α-hydroxylase deficiency）引起的骨骼矿化障碍性疾病，以前称为假性维生素D缺乏/不足性佝偻病（pseudovitamin D deficiency rickets，PDDR）。从维生素D的作用机制缺陷方面看，VDRR Ⅰ是一种少见的常染色体隐性遗传性疾病。据丹麦的研究报道，遗传性佝偻病的总体发病率为5.2/10万，低磷血症性佝偻病为4.8/10万，而VDDR Ⅰ为0.4/10万（表5-2-6-1）[1,2]。

表5-2-6-1 丹麦南部遗传性佝偻病发病率（15岁以下）

佝偻病类型	儿童人群	患者数	患病率（/10万）
遗传性佝偻病	251 234	13	5.2
低磷血症性佝偻病	251 234	12	4.8
VDRR-1	251 234	1	0.4

【病因】

人的25-羟维生素D-1α-羟化酶基因（细胞色素P27B1基因，cytochrome P27B1，CYP27B1）位于12q13.1-q13.3，长约5kb，含有9个外显子。该基因编码细胞色素P450超家族酶类，细胞色素P450蛋白为单氧化酶系，催化许多与药物、胆固醇、类固醇和脂质代谢，酶蛋白多位于线粒体膜的内层面[3-12]。CYP27B1定位于12q13.1-q13.3，长约5kb，由9个外显子组成，该基因突变引起Ⅰ型维生素D依赖性佝偻病[13-17]。目前已报道了36种突变类型（图5-2-6-1）[18-20]，其中958（958delG）和8号外显子插入7个核苷酸突变较为常见，突变方式与临床表型有密切关系[21,22]。例如，G102E或G102D突变使1α-羟化酶的活性降低80%以上，而G102S突变的病情较轻[23]。已知的CYP27B1基因突变见表5-2-6-2。错义突变引起的1α-羟化酶缺陷症见图5-2-6-1。目前已经报道了50多个突变位点，患者的1α-羟化酶活性缺乏，其中958delG和第8号外显子插入7个核苷酸的发生率相对较高。临床表现以肌张力低下、肌肉无力、生长发育障碍、低钙血症、低磷血症、高PTH血症、高ALP血症为特征，血清25-(OH)D可正常、升高或降低，1,25-$(OH)_2D$显著降低。影像检查可见骨骼呈佝偻病改变（图5-2-6-2）。1973年，Fraser等[15]提出VDDR Ⅰ是由于25-(OH)D不能转换成1,25-$(OH)_2D$而引起的遗传性疾病；1997年，克隆了编码1α-羟化酶CYP27B1基因[16]，并证明25-羟维生素D-1α-羟化酶缺乏症是因为该基因突变所致[17]。机体表达25-羟维生素D-1α-羟化酶的主要部位在肾脏，但患者的乳腺、前列腺、结肠、胎盘和巨噬细胞亦缺乏25-羟维生素D-1α-羟化酶活性，因而发生肿瘤、感染和其他相关性病变的风险增加。在胎儿期，由于母亲能提供足够的矿物质，其生长发育基本正常，但出生后，迅速发病，并在数年内进展为佝偻病，多数伴有发育障碍和骨关节畸形，牙齿发育不良，较重患儿并发低钙血症、低磷血症和继发性甲旁亢，血清ALP明显升高。

表5-2-6-2 25-羟基维生素D-1α-羟化酶基因（CYP27B1）突变

核苷酸序列变异	氨基酸序列变异	外显子/内含子
错义突变		
246G→T	Q65H	外显子1
1016G→A	R107H	外显子2
1031C→T	P112 L	外显子2
1070G→A	G125E	外显子2
1634C→T	P143 L	外显子3
1696G→A	D164N	外显子3
1772A→G	E189G	外显子3
1771G→A	E189K	外显子3
2337C→G	T321R	外显子5
2546C→A	S323Y	外显子6
2582G→C	R335P	外显子6
2605C→T	L343F	外显子6
2925C→T	P382S	外显子7
2946C→T	R389C	外显子7
2946C→G	R389G	外显子7
2947G→A	R389H	外显子7
3299C→T	T409I	外显子8
3359G→C	R429P	外显子8
3430C→T	R453C	外显子8
3680T→G	V478G	外显子9
3917C→G	P497R	外显子9
无义突变		
2014G→A	W241X	外显子4
2561G→A	W328X	外显子6
3372G→A	W433X	外显子8
缺失突变		
212delG	55K框架移动	外显子1
958delG	87Y框架移动	外显子2
	G102E	外显子2
1921delG	209C后框架移动	外显子4
1984delC	230V后框架移动	外显子4
	E213X	外显子4
3922delA	498E后框架移动	外显子9
插入突变		
3398-3406insCCCACCC	441H后框架移动	外显子8
3398-3408insCCCACACCC	441H后框架移动	外显子8
缺失-插入突变		
897-901delGGGCG	66V后框架移动	外显子2
897-902insCTTCGG		
剪接突变		
IVS2+1G/A（1083G→A）	129A后框架移动	内含子2
IVS3+1G/A（1796G→A）	196E后框架移动	内含子3
IVS6+1G/A（2715G→T）	379R后框架移动	内含子6
IVS7+1G/A（G2997G→A）	405N后框架移动	内含子7

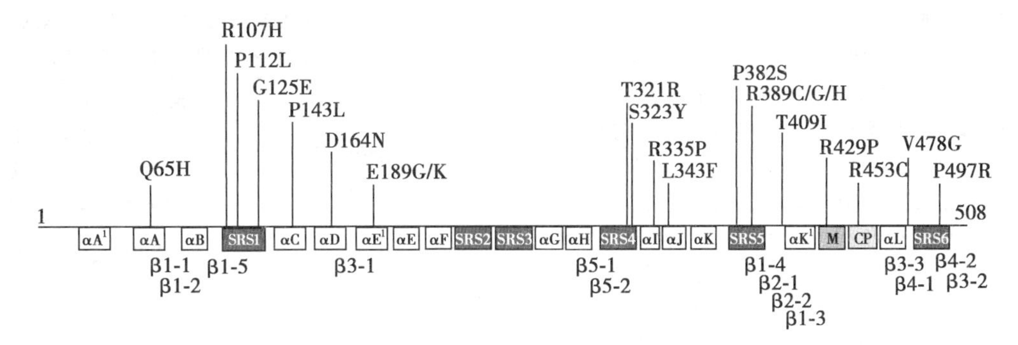

图 5-2-6-1　错义突变引起的 1α-羟化酶缺陷症

人类 1α-羟化酶由 508 个氨基酸残基组成，错义突变部位下的数字代表 α 螺旋的折叠序列（M）、半胱氨酸袋 D（CP）和底物辨认位点（SRS）与 β 圈（β turn）

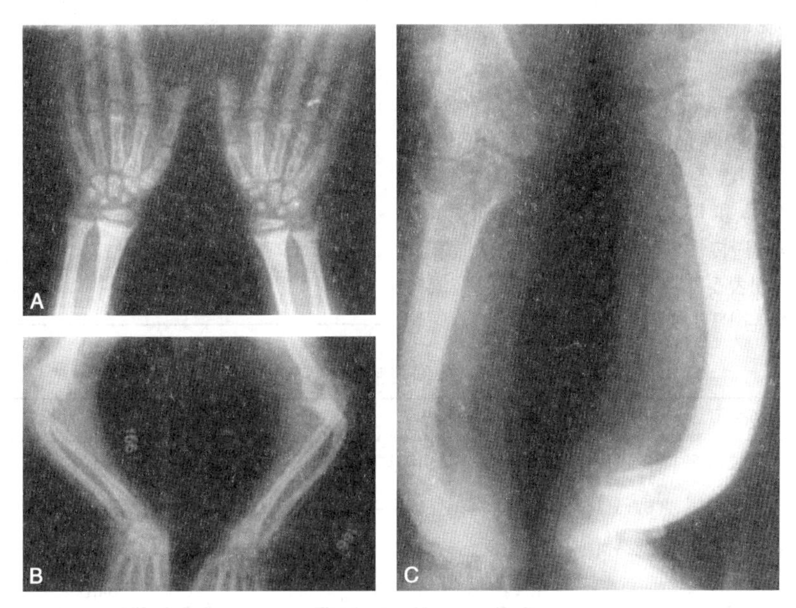

图 5-2-6-2　1α-羟化酶缺乏引起的佝偻病

A. 7 岁，女，1α-羟化酶缺陷症，双侧手掌典型佝偻病改变；B、C. 20 岁，女，1α-羟化酶缺陷症，双前臂内弯伴双侧下肢内弯

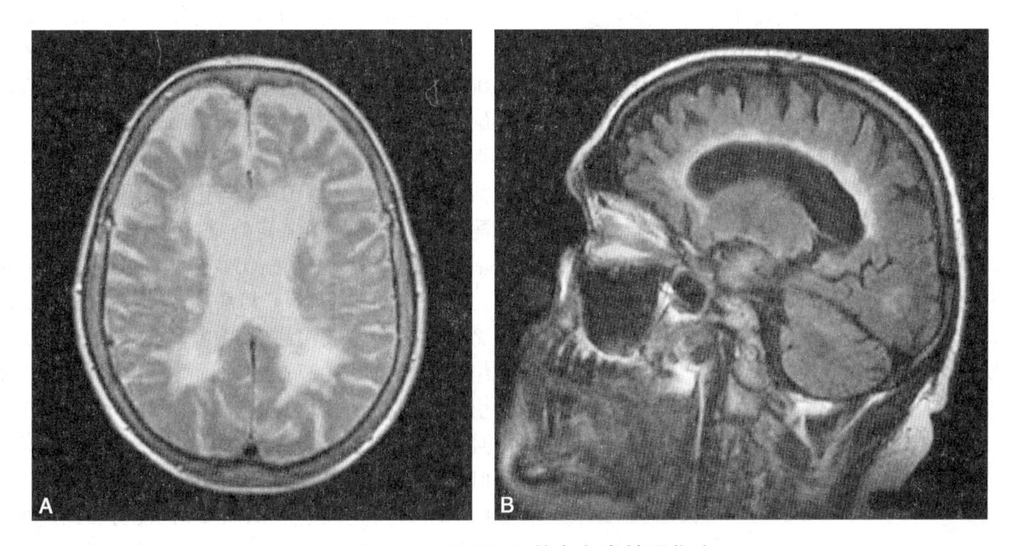

图 5-2-6-3　VDDR Ⅰ并发多发性硬化症

A. 57 岁，女，CYP27B1 突变（p. R389H）引起 VDDR Ⅰ；临床有多发性硬化症样表现，MRI 的 T_2 显示脑白质损害（高信号）及脑皮质萎缩；B. 54 岁，女，CYP27B1 复合性突变（c. 1166 G>A，p. R389H）加 c. 1320-1321ins CCCACCC）；MRI 显示白质高信号伴胼胝体萎缩

【临床表现与诊断】

VDDRⅠ的临床表现与维生素D缺乏性佝偻病相同，但起病更早（一般在2岁前发病），症状更重，进展更快，佝偻病的生化改变和影像表现更突出[24]。儿童期发病的佝偻病应重点询问遗传家族史，如果血清钙磷均降低，血清25-(OH)D正常或升高，而血清1,25-$(OH)_2D$显著下降，基本可以确立VDDRⅠ诊断。VDDR1患者容易并发多发性硬化症(multiple sclerosis, MS)，其原因未明。流行病学研究发现，多发性硬化症的发病与维生素D缺乏/不足相关，动物实验证实，1,25-$(OH)_2D$具有免疫调节作用。Torkildsen等报道了3例VDDRⅠ患者均合并有多发性硬化症，表现为脑皮质萎缩，MRI显示T2高信号及胼胝体萎缩（图5-2-6-3）[25]。此外，VDDRⅠ偶尔合并苯丙酮尿症[26]，因为PAH和CYP27B1基因均位于12号染色体的长臂，缺失或插入突变可引起两种基因同时失活。

【鉴别诊断】

（一）Ⅰ型维生素D依赖性佝偻病和Ⅱ型维生素D抵抗性佝偻病的鉴别 Ⅰ型维生素D依赖性佝偻病（25-羟维生素D-1α-羟化酶缺陷症）和Ⅱ型维生素D抵抗性佝偻病（维生素D受体缺陷症）均为遗传性佝偻病，两者的临床表现相似，应注意鉴别（表5-2-6-3和表5-2-6-4）。此外，Ⅰ型和Ⅱ型维生素D依赖性佝偻病还需与PTH缺乏鉴别（表5-2-6-5）。

表5-2-6-3 Ⅰ型维生素D依赖性佝偻病与Ⅱ型维生素D抵抗性佝偻病的鉴别

鉴别要点	Ⅰ型维生素D依赖性佝偻病（25-羟基维生素D-1α-羟化酶缺陷症）	Ⅱ型维生素D抵抗性佝偻病（维生素D受体缺陷症）
突变基因	CYP27B1	VDR
遗传方式	常染色体隐性	常染色体隐性
发病年龄	新生儿/婴幼儿	新生儿/婴幼儿
佝偻病病变	存在	存在
血清25-(OH)D	正常	正常或升高
血清1,25-$(OH)_2D$	↓↓	↑
PTH	↑	↑
血钙	↓	↓
血磷	↓	↓
脱发/全秃	无	可有
对生理量1,25-$(OH)_2D$反应	有良好反应	无反应

表5-2-6-4 佝偻病的鉴别诊断

疾病	基因	一般表现						骨骼表现		
VDR小鼠	VDR	生长迟缓	低钙血症	低磷血症	甲旁亢	VD_3↑	脱发	BMD↓	骨软化	
VDDRⅠ	CYP27B1	生长迟缓	低钙血症		甲旁减	VD_3↓		BMD↓	骨软化	
VDDRⅡ	VDR	生长迟缓	低钙血症	低磷血症	甲旁亢	VD_3↑	脱发	BMD↓	骨软化	
XLH	PHEX	生长迟缓		低磷血症	甲旁亢	-		BMD↓	骨软化	颅缝早闭

表5-2-6-5 PTH缺乏和1α-羟化酶缺乏对骨代谢的影响

骨代谢特点	PTH缺乏	1α-羟化酶缺乏	PTH缺乏+1α-羟化酶缺乏
骨矿盐变化			
血清钙	↓	↓	↓↓
血清磷	↑	↓	↑
肾脏钙转运	↓	↓↓	↓↓↓
骨骺变化			
骨骺大小	↓/→	↓	↓↓
软骨细胞增殖	→	→	↓
软骨细胞分化	→	→	↓
生长板矿化	↓	↓	↓↓
长骨长度	↓/→	↓	↓↓
骨骼变化			
成骨细胞生成	↓↓	↓	↓↓↓
破骨细胞生成	↓	↓	↓
骨小梁容量	↓↓	↓	↓↓↓
骨骼矿化	→	↓/→	↓

注：↓：降低；↑：升高；↓→：轻度下降或无明细改变；→：无变化；箭头多少代表变化程度

（二）25-羟维生素D-1α-羟化酶缺陷症与维生素D-25-羟化酶缺陷症的鉴别 维生素D-25-羟化酶主要在肝脏表达，该酶属于维生素D活化过程中的非限速酶，故即使存在部分缺陷，也难以引起临床表型。但是近年发现，如果编码维生素D-25-羟化酶的CYP2R1/CYP27A1基因（图5-2-6-4）缺失或完全失去活性，则可导致佝偻病，此种情况称为选择性25-羟维生素D缺乏症。理论上讲，维生素D-25-羟化酶的活性测定对维生素D-1α-羟化酶缺陷症与维生素D-25-羟化酶缺陷症的鉴别有一定意义，但测定维生素D-25-羟化酶的活性很困难，其原因是：①线粒体和微粒体存在维生素D-25-羟化酶的同工酶[27]。其底物亲和性和特异性难以鉴别；②在胆酸的合成代谢中，线粒体的CYP2R1/CYP27A1基因编码的产物可在27位羟化固醇的中间代谢产物；该酶突变引起胆固醇累积病——脑腱性黄瘤病；③至少有四种酶具有羟化25-羟维生素D作用，其中CYP2R1/CYP27A1主要在肝脏表达，种族特异性极强而无性别差异；④CYP2R1/CYP27A1羟化维生素D_2和D_3的能力相同。维生素D缺乏性佝偻病与维生素D-25-羟化酶缺陷症的鉴别亦很困难，因为两者的血清25-(OH)D和1,25-$(OH)_2D$均明显降低。鉴别困难时，可进行维生素D治疗试验，如仍不能鉴别，可考虑CYP2R1/CYP27A1基因突变检测。

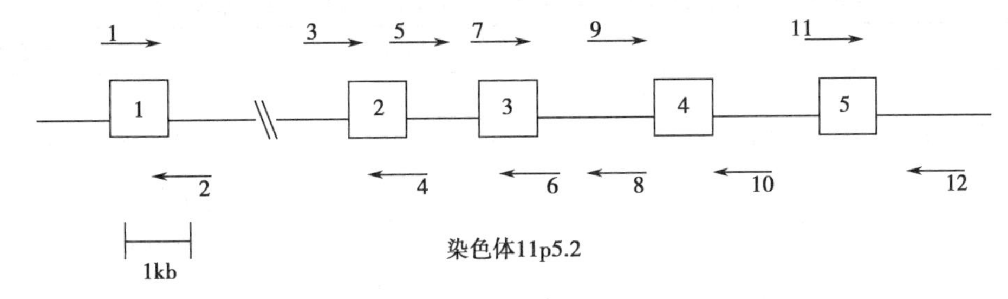

图 5-2-6-4 人类 CYP2R1 基因的结构与突变检测

CYP2R1 编码维生素 D-25-羟化酶，图中显示的人类 CYP2R1 基因（定位于 11p15.2）主要在靶细胞的微粒体表达；突变引起选择性维生素 D-25-羟化酶缺陷症；外显子-内含子结构和 6 对寡核苷酸；外显子 3 可采用第 5/8 引物扩增，基因序列可用引物 5/6/7/8 扩增

【治疗】

天然维生素 D 治疗无效，大剂量给予可能获得症状改善。但用生理剂量的 1,25-$(OH)_2D$ 或 1α-(OH)D 治疗有很好疗效，症状改善迅速，但剂量个体差异大，需要根据临床症状和血清钙、磷以及 ALP 水平定时调整。西那卡塞特（cinacalcet）对血清 PTH 和骨骼代谢的作用与活性维生素 D 不同，西那卡塞特虽然可降低 PTH，但不能纠正低钙血症和生长板异常，故不用于本病的治疗[28,29]。

（谢忠建）

第7节 Ⅱ型维生素 D 抵抗性佝偻病

Ⅱ型维生素 D 抵抗性佝偻病（vitamin D resistant rickets typeⅡ）的缺陷在维生素 D 受体（VDR）对 1,25-$(OH)_2D$ 作用有抵抗，又称遗传性 1,25-$(OH)_2D$ 抵抗性佝偻病（HDDRR）、Ⅱ型假性维生素 D 缺乏性佝偻病（pseudovitamin D deficiency ricketsⅡ，PDDRⅡ）、钙三醇抵抗性佝偻病（calcitriol-resistant rickets）、维生素 D 抵抗性佝偻病（vitamin D-resistant rickets）、遗传性低血钙性维生素 D 抵抗性佝偻病（hereditary hypocalcemic vitamin D-resistant rickets，HHDRR）等。因该综合征是由于对维生素 D 遗传性抵抗所致，故亦称为遗传性维生素 D 抵抗性佝偻病（hereditary vitamin D-resistant rickets，HDDRR）。

【病因与临床表现】

HDDRR 于 1978 年由 Brooks 等首先报道，其特点为：①有佝偻病或骨质软化的临床表现，常于出生后不久发病；患者有骨痛、肌无力、肌张力下降或低血钙性手足搐搦；患儿生长发育延迟，牙齿发育停滞等。可因并发肺炎等疾病而死亡。②血清 1,25-$(OH)_2D$ 升高。③低钙-低磷血症，伴血清碱性磷酸和 PTH 升高，血清 25-(OH)D 正常，但 1,25-$(OH)_2D$ 明显升高，24,25-$(OH)_2D$ 正常或下降，这些指标在使用大剂量维生素 D 后不能得到改善。④继发性甲旁亢。⑤有些患儿头发稀少或全秃（包括眉毛缺如）。⑥常染色体隐性遗传。本病罕见，迄今世界文献中已报告的病例约数十例。遗传方式为常染色体隐性遗传，发病呈家族性，男女发病几率相等，且常一个家庭有几个患儿。患者父母近亲结婚者多，无临床症状且骨骼发育正常，多为表型正常的杂合子，患者则为纯合子。其病因为 VDR 基因突变，导致 VDR 功能异常[1,2]。

（一）维生素 D 核受体

1. 维生素 D 核受体的激素基因反应元件 VDR 可与多种激素或效应物基因的反应元件相互作用，调节骨钙素、骨桥素、整合素、24R-羟化酶等（表 5-2-7-1）。VDR 和类视黄醇-X 受体形成异二聚体，与 DNA 特异序列中的靶基因 5′端调节区结合，调控 1,25-$(OH)_2D$ 受体基因 mRNA 的转录。在许多组织中，1,25-$(OH)_2D$ 促进 VDR 的表达，而糖皮质激素抑制其表达。在肾近曲小管上皮细胞中，1,25-$(OH)_2D$ 的作用是抑制 VDR 的表达。

表 5-2-7-1 维生素 D 核受体基因反应元件

基因	激素反应元件
人骨钙素	GGGTGAacgGGGGCA
大鼠骨钙素	GGGTGAatgAGGACA
小鼠骨钙素	GGTTCAcgaGGGTCA
大鼠 calbindin D(9kD)	GGGTGAcggAAGCCC
小鼠 calbindinD(28kD)	GGGGGAtgtGAGGAG
24R-羟化酶	AGGTGAgtgAGGGGG
DR+3	AGGTCAaggAGGTCA
共有基因	GGGTGAnnnGGGNCNAA
小鼠骨桥素	GGTTCAcgaGGTTCA
禽整合素 $β_3$	GAGGCAgaaGGGAGA
人 p21	AGGGAGattGGTTCA

2. VDR 基因突变 VDR 基因突变可导致遗传性维生素 D 抵抗性佝偻病（骨软化症）。突变位点可发生于受体的 DNA 结合区、交链区和配体结合区。VDR 基因敲除小鼠的典型表现为佝偻病，但如给予高钙磷饮食可逆转骨骼病变，促进动物生长，而且限磷/正常钙饮食也有同样作用，提示骨中钙与磷的代谢有依赖和非依赖于维生素 D 的两条途径。在非维生素 D 依赖性作用途径中，饮食中摄入的钙磷比例和摄入量对钙磷代谢有重要影响。现已证明，在下列组织中，存在 1,25-$(OH)_2D$ 的核受体：脂肪细胞、肾上腺、骨、大脑、乳腺、癌细胞、软骨、结肠、附睾、毛囊、小肠、肾脏、肝脏、肺、骨骼肌、心肌、平滑肌、成骨细胞、卵巢、胰岛 β 细胞、甲状旁腺、主动脉、垂体、前列腺、视网膜、皮肤、胃、睾丸、胸腺、甲状腺、子宫等。维生素 D 的膜受体、核受体和结合蛋白（DBP）化学特性有较大差异，见表 5-2-7-2。

表 5-2-7-2 维生素 D 核受体与膜受体和结合蛋白的化学特性比较

特点	DBP	核受体	膜受体
基本特性			
与 1,25-$(OH)_2D$ 结合力	5×10^{-7}mol/L	$(1\sim4)\times10^{-10}$mol/L	$(2\sim7)\times10^{-10}$mol/L
氨基酸残基数(人)	458	427	不明
分子量(蛋白质)	58kD	51kD	约 60kD
B 环特性			
B 环定向激动剂	与 6-S-顺式或反式“片”形类似物均不能高亲和性结合	6-S-反式“碗”形类似物	6-S-顺式类似物和活性 6-S-反式类似物有或无此功能
A 环羟化			
C-1/C-3	可结合		
αβ	1,25-$(OH)_2D$=100%	1,25-$(OH)_2D$=100%	1,25-$(OH)_2D$=100%
αα	800%	10%	75%
βα	6570%	1%	25%
ββ	450%	1%	0%(拮抗剂)
侧链特征			
僵直化	僵直/与芳香环结合力增加	半僵直	不明
C-20 侧链方向	不明	20S 比 20R 的活性高	20S 与 20R 的活性相等
拮抗剂	无相关物	MK 类似物	HL 类似物
拮抗剂的功能态	无相关物	侧链环状内酯形式/VDR 构象变化	可能为 6-S-顺式片状物

注:表中的功能均以 1,25-$(OH)_2D$ 的活性为 100%比较,MK:23S-25-脱氢-1α-羟-D_3-26,23-内脂;HL:1β,25-双羟 D_3

3. VDR 基因多态性　VDR 是决定个体 BMD 的关键因素之一。一些实验和临床研究资料显示,VDR 的多态性与骨质疏松和糖尿病的发病有关,VDR 基因多态性在人群中的分布虽有种族差异(广州地区汉族人群中“B、A、t”等位基因的出现频率较低),原发性骨质疏松组及 2 型糖尿病并骨质疏松组中 A 等位基因者的股骨骨密度高,但 VDR 基因型尚不能作为预测骨质疏松发生的危险性指标。缪应新等报道,对 VDR 基因进行多态性分析,其中 bb 型占 81.9%,Bb 型占 18.1%,未见到 BB 型,b 等位基因在研究的人群中分布高达 90.0%,男女性 VDR 基因分布频率无明显区别。比较这两组各部分的骨密度值,只有女性在 Ward 三角区显示出 Bb 型比 bb 型有较高的 BMD,在其余部位(不管男性还是女性)无差别。此外,VDR 基因多态性还与散发性原发性甲旁亢、继发性甲旁亢、前列腺癌、乳腺癌、1 型糖尿病、2 型糖尿病和骨关节炎有关。

(二) VDR 功能障碍　维生素 D 是一种无活性的激素原,在环化呈活性分子时需要进行两次羟化,分别在肝脏和肾脏转换成中间产物 25-羟维生素 D 和活性产物 1,25-双羟维生素 D,后者再与 VDR 结合,在靶组织发挥生理作用。钙三醇 VDR 复合物(calcitriol/VDR complex)可调节多个靶基因的表达。缺乏钙三醇或其功能性受体时,发生肠钙吸收与骨骼矿化障碍,儿童患者导致佝偻病,成人则引起骨质软化症。除了营养性原因外,遗传缺陷所致的钙三醇缺乏或其功能性受体突变少见。1α-羟化酶缺陷引起的钙三醇合成障碍称为 1 型维生素 D 依赖性佝偻病(VDDR1)或假性维生素 D 缺乏性佝偻病(PDDR),而由于 VDR 缺陷所致的维生素 D 作用障碍称为遗传性维生素 D 抵抗性佝偻病(HVDRR)或Ⅱ型维生素 D 依赖性佝偻病(VDDRⅡ)。此两种疾病的共同特点是均属于常染色体隐性遗传性疾病,且均以低钙血症、继发性甲旁亢和早发性佝偻病为特征。但是,Ⅰ型维生素 D 依赖性佝偻病(VDDRⅠ)患者的血清 1,25-$(OH)_2D$ 水平极低而遗传性维生素 D 抵抗性佝偻病(HVDRR)明显升高。

Ritchie 等报告无亲缘关系的 4 例患者,在 C 末端外显子 7 的第 970 位胞嘧啶突变为腺嘌呤(TAC→TAA),编码的 VDR 氨基酸密码子(TAC)变为终止密码子,VDR 基因提前终止转录,使 VDR 蛋白被截去 292 个氨基酸,其中包括 VDR 的配体结合区(ligand-binding domain,LBD)在内,使 VDR 分子量减小(正常为 50kD),也有被截去 291 个和 362 个氨基酸者,结果 VDR 不与 1,25-$(OH)_2D$ 结合,称之为 VDR 结合阴性型。VDR 的 LBD 区的常见突变类型见图 5-2-7-1 和图 5-2-7-2。患者为纯合子,其父母为杂合子,如 R30stop 突变型 VDR 缺失 398 个氨基酸残基(包括锌指结构的大部分及全部激素结合结构域),这种病例的病情往往更为严重。Malloy 报道一亚洲患者,临床表现典型,于第 6 外显子发现错义突变(T→G),编码的蛋白 251 位氨基酸苯丙氨酸变为半胱氨酸,使得 VDR 数量及亲和力均下降,干扰 RXRα 异二聚体形成而导致发病。另一例 HDDRR 患者亦具备该病各临床特点,且严重体秃,基因测序示第 8 外显子点突变(C→T),使得蛋白产物 317 位氨基酸密码子变为终止密码子,导致 VDR 的 LBD 缺失 110 个氨基酸,VDR 不能与 1,25-$(OH)_2D$ 结合而发病。

A

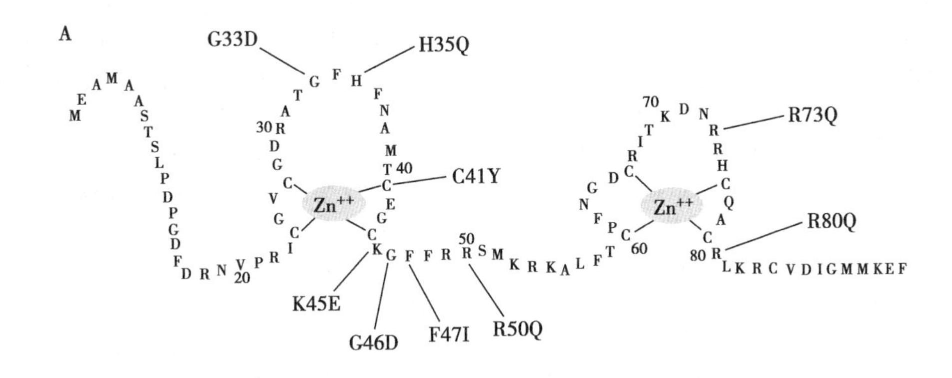

B

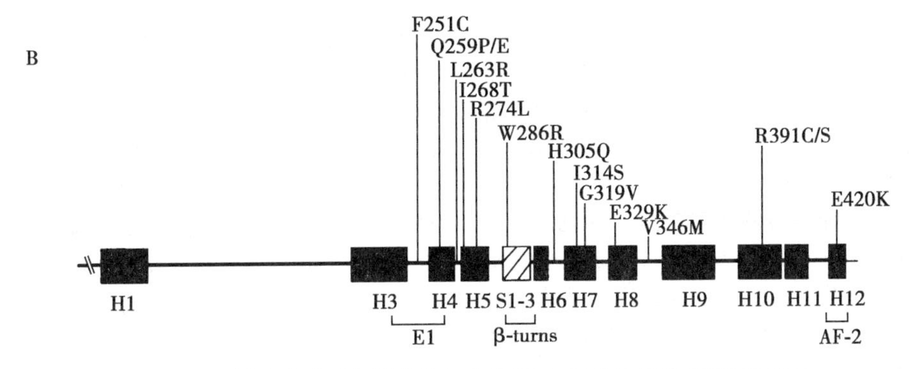

图 5-2-7-1　错义突变引起的遗传性维生素 D 抵抗性佝偻病(HDDRR)

A. VDR 的 DNA 结合结构域(双锌指结构)错义突变位点;B. 上部为 VDR 配体结合结构域错义突变,H1~H12 为 α 螺旋,阴影部分代表片层结构

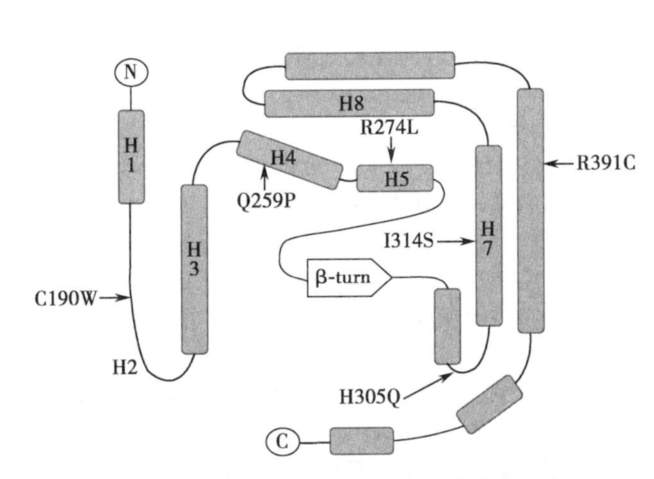

图 5-2-7-2　VDR 的配体结合区及其突变位点

图中箭头所示为点突变位点,H1~H12 代表 α-螺旋区,β-turn 为 β 折叠处;图中标出的突变均导致遗传性低钙性维生素 D 抵抗性佝偻病(HVDRR)

DNA 的反应元件含有两个锌指,锌指中如有突变,则引起锌指功能异常。故此类突变多见于外显子 2 和 3。文献报告的锌指区点突变类型有:①VDR 基因第一锌指顶端突变(如 GGC→GAC 突变导致在 VDR 中的甘氨酸被门冬氨酸取代);②两锌指间的内含子突变(如 CGG→CAG 突变使 VDR 中的精氨酸被谷氨酸取代);③第二锌指顶端突变(如 CGA→CAA 突变导致 VDR 中的一个精氨酸被谷氨酸取代);④第二锌指的底部突变(如 CAC→CGG 或点突变导致与上述相似的氨基酸突变);⑤VDR 基因在第 3 外显子突变(如第 146 位鸟嘌呤突变为腺嘌呤,使 VDR 的第 47 位的精氨酸被谷氨酰胺取代)。前述 VDR 基因的突变也使 VDR 电荷发生变化,使 VDR 复合物不能进入细胞核与 DNA 结合,1,25-$(OH)_2D$ 与 DNA 结合减少。Malloy 报道 1 例 HDDRR 患者,临床表现典型,但无秃头,行序列分析后发现 VDR 基因第 7 外显子上点突变(T→C),相应蛋白产物的 268 位氨基酸异亮氨酸由苏氨酸占据,导致与 1,25-$(OH)_2D$ 亲和力较野生基因型下降 80%~90%。其报道的另一 HDDRR 患者亦无秃头表现,于第 4 外显子发现 5bp 缺失/8bp 插入,则 LBD 缺失 2 个氨基酸(H141/T142)/插入 3 个氨基酸(L141、W142 和 A143),使突变型 VDR 的活性较野生型减低 1000 倍。

VDR 核定位缺陷的患者的成纤维细胞可溶性提取物与 1,25-$(OH)_2D$ 有正常的或近乎正常的结合,但在完整细胞中未能检出 1,25-$(OH)_2D$ 定位于细胞核,如:①ATC→AGC(I314S)突变;②CGC→TGC(R391C)突变。推测这些患者存在有对核定位有重要作用的二聚体化有缺陷。1,25-$(OH)_2D$ 的转录调节是由于维生素 D 的反应元件(VDRE)与 VDRE 结合蛋白(VDRE-BP)或 VDR 作用的结果。DNA 阵列分析表明,1,25-$(OH)_2D$ 对 114 个基因有调节作用;当 VDRE-BP 升高时,几乎均因转录调节异常而引起 HVDRR,其中 DNA-损伤诱导转录子 4(DDIT4)是哺乳动物钠巴霉素信号靶点(mTOR)的一种抑制剂,VDR 和 VDRE-BP 与 DDIT4-基因启动子竞争性结合,因此,表达 DDIT4mRNA 的细胞需要高于正常 1.6~6 倍的 1,25-(OH)2D(10~

100nmol/L)诱导,并对1,25-(OH)$_2$D靶细胞产生优势-负性效应(dominant-negative effect)[3]。

(三)VDR生成减少 正常人皮肤成纤维细胞与1,25-(OH)$_2$D同时温育8小时,使加入的25-(OH)D转化为24,25-(OH)$_2$D的量比未加1,25-(OH)$_2$D的对照细胞的量增加20倍,有此缺陷的患者则明显减少[0.11~0.27pmol/(min·mg蛋白)*vs*.0.02pmol/(min·mg蛋白)]。BAG-1 P50、-P46、-P33、-P29为人体中的四种抗细胞凋亡蛋白的异构体。BAG-1P46与类固醇类激素受体结合并调节其活性,BAG-1 P50可与VDR相互作用,或促进VDR与DNA反应元件结合,继而抑制靶基因的转录,细胞生长加速,且阻滞1,25-(OH)$_2$D诱导的细胞增殖作用,使1,25-(OH)$_2$D不能诱导VDR活性,因此BAG-1 P50是一种维生素D信号转导途径调节因子,表达过度导致靶细胞对1,25-(OH)$_2$D治疗抵抗。经典的点突变为VDR的LBD第420位谷氨酸由赖氨酸替代(E420K),与甾体激素受体共激活剂-1(SRC-1)及DRIP205结合功能受损从而导致本病的发生。

(四)肠钙磷吸收障碍与继发性甲旁亢 多见于1~2岁婴幼儿,亦有至年长或成年发病者。发病呈家族性或散发性。患者父母为病态基因携带者,近亲结婚者多,临床上可无任何异常(杂合子)。由于遗传缺陷的不均一性,临床表现除取决于VDR功能受损的严重程度外,与治疗早晚也有关。在正常情况下,约50%的肠吸收钙依赖于1,25-(OH)$_2$D的促进作用,另50%以被动性吸收方式进入循环血液中。由于VDR突变,肠钙磷吸收困难,血钙降低,导致继发性甲旁亢,加重低磷血症。由于低血钙和低血磷,骨骼不能正常矿化,儿童则发生佝偻病,故早期常有骨痛。低血钙症严重者甚至可有癫痫大发作样抽搐。体检时,叩面征(Chvostek)和束臂征(Trousseau)阳性,易发生骨骼畸形(成人易发生骨折)。常见的骨骼畸形在下肢,如膝外翻、胫腓骨弯曲,其次为上肢和脊柱。患儿骨骼生长延迟,某些有严重龋齿或牙发育不全。身材矮小,常低于同龄正常儿童身高的两个标准差。随着年龄增大,部分患儿骨痛缓解,骨折自发性愈合,癫痫大发作和骨骼畸形停止,这可能是由于肾脏1α-羟化酶趋于成熟所致。此外尚伴有继发性甲状旁腺功能亢进症[4,5]。从出生至青春期发育完成,肠钙吸收高度依赖于维生素D的营养状态,而成年后依赖的程度降低。因此Ⅱ型维生素D抵抗性佝偻病患者的肠钙吸收呈负平衡,缺钙相当明显[6,7]。

(五)毛囊毛发异常 维生素D是毛囊生长发育的必需调节因子[8,9],但是VDR配体结合区突变的Ⅱ型维生素D抵抗性佝偻病或1α-羟化酶缺陷引起的1型维生素D依赖性佝偻病并不发生秃顶,说明毛囊的生长发育调节属于VDR配体非依赖性[10-12]。

无毛基因(hairless gene)突变引起的秃顶在病理和临床表现上没有本质区别[13,14]。无毛基因产物作为一种辅因子参与VDR作用,抑制1,25-(OH)$_2$D-介导的转录活化[15],并使VDR游离而DNA上的结合位点结合;VDR突变干扰了这一过程,引起毛囊再生异常和脱发。患者在用大剂量1,25-(OH)$_2$D治疗后,低钙血症及骨骼病变好转,但全秃无缓解。一般认为,毛发缺失越严重,其对维生素D的抵抗也越明显,如新生儿有毛发缺失,尤其是全秃或体秃者要首先想到本病可能[16]。根据近年来的散发病例报道,患者具备典型表现,而无全秃,毛囊发育不全,毛囊数目减少,毛囊体积降低,伴有轻度纤维化和淋巴细胞浸润。

全身性毛发缺失(generalized atrichia)伴皮肤小疹是由于无毛基因突变所致的遗传性疾病,但有些患者无毛基因并无异常,而是VDR突变引起的[15]。由于VDR基因突变引起的毛发缺失者,皮肤毛囊发育障碍,常伴毛囊囊肿,囊肿上皮含有角质素(keratin)-15和-17阳性细胞(来源于毛囊上皮干细胞)。VDR和无毛基因表达产物均含锌指结构,是调控出生后毛囊生长和代谢的重要因子。因此,HDDRR所伴有的毛发缺失和毛发发育障碍可能与无毛基因的结构或功能异常有关[17-23]。

紫外线照射是皮肤组织生成维生素D的必需条件,而1,25-(OH)$_2$D又可防止紫外线引起的DNA(尤其是胸腺嘧啶二聚体)损伤。研究发现,紫外线通过1,25-(OH)$_2$D的非基因组途径表达光保护作用。维生素D受体与内质网应激蛋白57(endoplasmic reticulum stress protein 57,ERp57)相互作用而抵抗DNA损伤[24],全身性毛发缺失是否与之有关未明。

(六)其他表现 1,25-(OH)$_2$D作用障碍引起牙发育不良[25-28]。Fanconi综合征可伴有许多原发性或继发性疾病,当存在低钙血症、低磷血症、继发性甲旁亢和佝偻病表现时,需与Ⅱ型维生素D抵抗性佝偻病鉴别[29]。Ⅱ型维生素D抵抗性佝偻病患者的肾素-血管紧张素-醛固酮系统基本正常[30]。

【辅助检查】

血钙低、ALP升高,骨源性ALP增高,血磷大多正常,也可有PTH升高,低磷血症(继发性甲旁亢)。尿钙排泄减少,cAMP增高(与PTH升高有关)。少数患者伴氨基酸尿。尿磷排泄正常或增高,尿羟脯氨酸增高。血清25-(OH)D多正常,1,25-(OH)$_2$D明显升高,24,25-(OH)$_2$D正常或稍低[31]。X线骨骼检查可见全身骨骼普遍性脱钙,呈典型的佝偻病骨骼X线表现,即在干骺处有增宽的透明区,干骺中心凹陷呈杯口状,其外缘向外伸展,犹如骨刺。骨皮质变薄,骨小梁粗糙,儿童患者骨化中心出现延迟,骨密度减低,骨小梁稀疏、皮质变薄,临时钙化带增宽而模糊(图5-2-7-3)。长骨骨干因矿化不全而变得边缘模糊;长骨和脊柱畸形。成人患者除有骨骼普遍脱钙和骨骼畸形外,尚有骨小梁影像模糊和假性骨折(Loose带)或病理性骨折,但并非所有患者均有典型表现。c.1601C>T、c.1699C>T、c.1363G>T和c.466_467insAC突变患者似乎容易并发脊柱旁韧带钙化[32]。

【诊断与鉴别诊断】

毛发缺失和秃顶是HDDRR的特征性表现,当佝偻病患儿伴有毛发缺失和秃顶时,应高度怀疑Ⅱ型维生素D抵抗性佝偻病可能[33],非典型患者的诊断主要依靠血清1,25-(OH)$_2$D明显升高而伴有佝偻病及VDR数目/功能与基因突变检测。

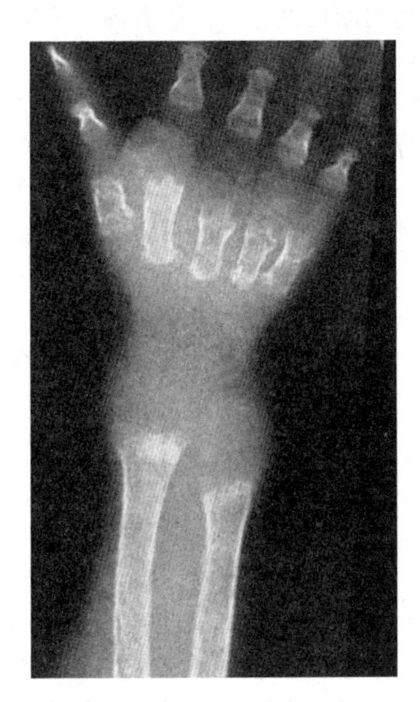

图5-2-7-3 遗传性维生素D抵抗性佝偻病Ⅱ型腕部X线照片

男,2岁8个月,抗维生素D性佝偻病左腕关节平片;腕部骨化中心出现延迟,诸掌指骨发育亦延迟,骨密度减低,骨小梁稀疏、皮质变薄,临时钙化带增宽而模糊

(一)病因诊断 临床诊断HDDRR的主要依据是:①有家族史;②血钙降低,血磷正常或降低,ALP和PTH升高;③佝偻病(或骨质软化)症状和体征,X线骨骼照片有典型佝偻病(或骨质软化)的表现;④对用于治疗维生素D缺乏的佝偻病的维生素D或其代谢产物剂量无反应,甚至一般药理剂量也无反应。

1. 家系调查 本病为遗传性疾病,调查家庭中父母及同胞兄弟姊妹是否有同样异常对本病的诊断也有帮助,患者父母VDR基因缺陷常为杂合子。

2. VDR数目及其功能检测 取患者周围血分离的淋巴细胞,并用植物血凝素或病毒(杆状病毒或EB病毒)激活,然后与不同浓度的^{3}H-1,25-$(OH)_2$D[浓度范围为5×(10^{-11}~10^{-8})M]在4℃下,共同温育16小时,用吸附和离心方法,移去未结合的^{3}H-1,25-$(OH)_2$D,测定上清液中的放射活性,即可测出每个细胞中VDR含量(位点/每个细胞),受体对配体的亲和力取决于达到平衡时的解离常数。除淋巴细胞外,也可用皮肤成纤维细胞在体外培养,用完整细胞,也可用细胞质或细胞核提取物,其结果以每毫克胞质蛋白或每微克DNA中VDR飞摩尔数表示(fmol/mg蛋白或fmol/μg DNA)。

3. 1,25-$(OH)_2$D诱导24,25-$(OH)_2$D生成试验 在体外培养的成纤维细胞的媒液中加入一定量的25-(OH)D和1,25-$(OH)_2$D,温育后测24,25-$(OH)_2$D含量。因为1,25-$(OH)_2$D诱导25-(OH)D转变为24,25-$(OH)_2$D以VDR为介导,故测定24,25-$(OH)_2$D产量可间接测定VDR功能。VDR缺陷时,24,25-$(OH)_2$D产量少于正常人相同细胞(正常人24-羟化酶活性明显增高20倍)。检测VDR结合的方法是将正常人与患者的皮肤成纤维细胞制备的可溶性提取物与^{3}H-1,25-$(OH)_2$D共同温育,在DNA赛璐珞上作色层析,然后用不同浓度的氯化钾溶液洗脱。正常人VDR复合物与DNA赛璐珞结合后,在氯化钾浓度0.20~0.26mol/L时被洗脱出来;患者则在0.09~0.13mol/L时即被洗脱,由此证明VDR复合物与DNA结合有缺陷。体外试验不能检出1,25-$(OH)_2$D是否定位到细胞核,只提示VDR的DNA结合区有突变。这种方法虽不能确定突变的确切位点与类型,但可检出在妊娠中期羊水中的来自胎儿皮肤表皮类成纤维细胞,用体外培养方法进行此项检查可对胎儿作出诊断。成纤维细胞^{3}H-1,25-$(OH)_2$D结合试验可鉴别结合阴性型和结合阳性型患者。前者的成纤维细胞结合^{3}H-1,25-$(OH)_2$D很少,且不能诱导24-羟化酶活性。1982年以后,人们用抗VDR单克隆抗体进行此项试验,明显提高了结合试验的敏感性。Pike等发现,即使在结合阴性患者中,其成纤维细胞提取液中仍存在一种免疫反应性蛋白质,认为VDR蛋白并不减少,其缺陷不是合成障碍而是VDR的结构异常,即受体蛋白缺乏与1,25-$(OH)_2$D结合能力。结合试验阳性型的特点是培养的成纤维细胞有结合^{3}H-1,25-$(OH)_2$D的能力,但无生物学反应,果糖梯度离心得到的VDR分子量正常,但在低渗盐液中不能形成聚合物,其与DNA结合的亲和力明显下降(VDR的DNA结合区突变所致)。

4. 骨组织形态计量检查 骨质软化的程度与血清钙磷乘积降低有关,而引起血清钙磷乘积降低的病因很多,骨组织形态计量具有一定的鉴别意义,其特征性改变是类骨质积聚(类骨质厚度、表面积和容量增加),松质骨容量正常,成骨细胞合成和分泌类骨质正常,但不能被及时矿化,动态参数可反映骨质软化的程度,严重时双标记线模糊细小或缺乏,矿化延迟时间明显延长(常>100天);继发性甲旁亢使骨重建率升高。

5. VDR基因缺陷检测 利用分子生物学技术聚合酶链反应(PCR)得到VDR受体基因片段,再对每个片段测序,以检出基因的突变。将此种突变基因转染给某种细胞,其所复制的VDR与患者的VDR有相同性质,证明此种基因突变就是被检患者的病因。为了缩小检测的分子病因范围,可根据配体结合阴性和阳性结果先分为两类。配体结合阳性,表示其突变最可能存在于VDR的DNA结合区(DBD区)。相反,如果配体结合为阴性反应,表示其突变最可能存在于VDR的配体结合区(LBD区),但VDR基因的突变也可发生于交链区(如Q152stop,配体结合阴性反应)或剪接部位(如E92fs和L233fs,配体结合阴性反应)及7~9号外显子(碱基缺失)等。所以最好是对全VDR基因作突变检测。

HDDRR属常染色体隐性遗传性疾病,部分靶组织对1,25-$(OH)_2$D抵抗。除典型临床表现外,患者的皮肤成纤维细胞也存在维生素D抵抗,而且细胞的VDR数目减少。在24℃时,VDR与^{3}H-1,25-$(OH)_2$D的亲和力仅为正常VDR的1/50,VDR基因序列分析可明确其分子病因,可伴或不伴VDR的信号转导活性下降,但当用RXRα处理后,可恢复正常。如果根据有无毛发缺失将HDDRR分为两类,那么文献报道的VDR基因突变的类型分别是:①伴有毛发缺失的HDDRR突变有:R30stop、G33D、H35Q、K45E、G46D、F47I、R50Q、R73Q、R73stop、R80Q、E92fs(读码框架移动)、Q152stop、C190W、L233fs、Q259P、Y295stop、R391C、F251C、

Q317stop及7~9号外显子缺失等。②不伴有毛发缺失的HDDRR突变有：R274L、H305Q和I314S、I268T、E420K、H141、T142缺失/L141、W142和A143插入。

（二）鉴别诊断 HDDRR与佝偻病/骨质软化症及肾小管性酸中毒的鉴别。

1. 维生素D缺乏/不足症 原发病有助于其他抗维生素D佝偻病/骨质软化症与HDDRR的鉴别，引起维生素D缺乏/不足性佝偻病的疾病很多，但均为继发性，VDR无异常，随着原发性疾病的治愈或好转，其抗维生素D佝偻病也随之消失或进步，血25-(OH)D不升高，因而可与本病鉴别。HDDRR与维生素D缺乏/不足性佝偻病/骨质软化的鉴别要点是后者可被维生素D治愈。在幼儿中，维生素D缺乏/不足引起的佝偻病较为常见，临床上有佝偻病表现，故应与本病鉴别。维生素D缺乏/不足性佝偻病有下列特点：①血钙和血磷降低；②血清24,25-$(OH)_2D$和/或25-(OH)D降低；③无VDR缺陷；④无家族史，而有营养缺乏或饮食维生素D缺乏史；⑤用抗佝偻病所用的一般维生素D剂量可以治愈。

2. 假性佝偻病Ⅰ型 与HDDRR的鉴别依赖于血25-(OH)D测定及活性维生素D治疗试验。假性佝偻病Ⅰ型是由于肾脏1α-羟化酶缺陷所致，根据血清25-(OH)D降低、无继发性甲状旁腺功能亢进及对生理剂量维生素D治疗有反应等可鉴别。如患儿无毛发缺失，最好的临床鉴别方法是测定血清25-(OH)D及维生素D治疗试验。

3. 遗传性低磷血症性佝偻病伴高钙尿症 遗传性低磷血症性佝偻病伴高钙尿症(HHRH)是由于肾近曲小管细胞刷状缘膜(BBM)表达Na/Pi酮转运体Na/Pi-IIa或Na/Pi-IIc突变引起。其特征临床和生化改变与维生素D缺乏/不足性佝偻病相似，但尿钙明显升高。

【治疗】

HVDRR患者对维生素D抵抗，但大剂量的普通维生素D(5000~40 000U/d)仍有一定的低钙血症治疗作用，25-(OH)D的用量为20~200μg/d，1,25-$(OH)_2D$的用量为17~20μg/d，有些患者对1α-$(OH)D_3$也有反应；H305Q突变使受体与1,25-$(OH)_2D$的25-羟基结合障碍，其1,25-$(OH)_2D$的用量需达到12.5μg/d[34]，而R274L突变使受体与1,25-$(OH)_2D$的1α-羟基结合障碍，即使将普通维生素D用量增至600 000U亦无反应，而1,25-$(OH)_2D$的用量可能需达到24μg/d或1α-$(OH)D_3$ 12μg/d[35]。当患者对普通维生素D或1,25-$(OH)_2D$无反应时，需要增加钙剂的用量，因为肠道可通过非维生素D依赖途径吸收部分钙，必要时可静脉补充钙盐，或以静脉与口服相结合的方式补充，青春期后，随着骨骼生长发育的完成，钙需要量降低，可逐渐减少静脉给钙，增加口服钙剂的比例。有些患者随着增龄，仅口服钙剂即可维持正常血钙水平，个别甚至自愈[36-39]。

只要长期维持血钙正常，HVDRR的其他症状，如低磷血症、继发性甲旁亢、佝偻病、血清ALP升高均得到控制，但秃顶无改善。故一般不需要补磷。本病为遗传性疾病，缺陷在VDR基因，故尚难以治愈。但是VDR缺陷的主要后果是1,25-$(OH)_2D$不能发挥作用而导致佝偻病。VDR缺陷多为部分性，因此仍然可用1,25-$(OH)_2D$治疗，但所用药物的剂量及反应则因人而异。轻型患者或对1,25-$(OH)_2D$敏感的患者疗效较好，有的患者用常规剂量的1,25-$(OH)_2D$和钙剂即可取得满意疗效，有的甚至对脱发也有一定效果[40]。但是多数需要较大或特大剂量的1,25-$(OH)_2D$才能维持正常血钙磷水平。

不同的维生素D制剂效力不同，一般情况下，维生素D∶24,25-$(OH)_2D$∶1,25-$(OH)_2D$的效力比约为1∶10∶1000，不同维生素D剂量可按此比例计算。有作者报告，每日用4000U的维生素D_2(相当于1mg)有良好反应；有的患者每天用6μg/kg的1α-(OH)D和补钙29g，血清1,25-$(OH)_2D$达5561.5pg/ml(正常值20~50pg/ml)，血钙1.96mmol/L，且仍有骨痛；有的患者对1,25-$(OH)_2D$治疗反应差，而用人工合成的24,25-$(OH)_2D$可使低钙血症得到纠正，而且在停止治疗后，血钙保持正常的时间更长，这一结果颇令人费解。虽然也能与靶细胞核中的特异性DNA结合，而1,25-$(OH)_2D$类似物的生物效应与VDR的占据量成比例，因此很难解释24,25-$(OH)_2D$对本病的疗效反而优于1,25-$(OH)_2D$。Soni等报道，开始用6万U/周的维生素D肌注，1个月后改为每2周肌注1次，同时补充钙剂，也取得较佳疗效[41]。

因为患者1,25-$(OH)_2D$受体缺陷严重程度不均一，故1,25-$(OH)_2D$所用剂量不一。一般以选用1,25-$(OH)_2D$或1α-(OH)D为好，如选用其他1,25-$(OH)_2D$类似物或维生素D制剂，则所需剂量更大。有的患者随年龄增大，骨骼病变自行缓解或愈合。如果停止治疗后，临床无症状，骨骼病变不发展，则可停止治疗。但任何年龄，只要有活动性佝偻病(或骨质软化)继续存在，治疗就应继续。维生素D类似物[1,25-$(OH)_2D$]可部分或完全纠正突变型VDR对配体的反应性，维生素D类似物主要用于影响配体结合型VDR突变(如R274L和H305E等)病例，而对干扰二聚体化过程的或辅激活子转录活性的突变类型效果较差。用1,25-$(OH)_2D$治疗同时，应同时补充较大剂量的钙，因为小肠对1,25-$(OH)_2D$作用有抵抗(尤其是老年患者)，故有钙吸收不良，一般每天需补充元素钙1000mg。

（谢忠建）

（本章主审 袁凌青 谢忠建）

第 3 章

重金属与微量元素代谢性疾病

第 1 节　血色病／1989
第 2 节　铜累积病／2003
第 3 节　慢性氟中毒／2013

微量重金属元素是人体的必需营养素，但过多或缺乏则会引起重金属与微量元素代谢病。本章介绍血色病、铜累积病和慢性氟中毒。

第 1 节　血　色　病

血色病（hemochromatosis）是一组因铁代谢异常而引起体内实质性器官中铁的堆积而损伤器官功能的疾病，有遗传性与后天性两大类，以后天性（或称继发性）较常见。临床以皮肤色素沉着、肝大和肝硬化、糖尿病三联征为特征。遗传性血色病以欧洲人，特别是北欧人较多见，平均患病率高达 1∶300，致病基因携带者达 1/10[1]。大多数为常染色体隐性遗传，少数为常染色体显性遗传；继发性者继发于后天疾病。

【病因与发病机制】

（一）铁代谢　正常成人平均需铁约为 20～25mg/d，其中只有 1～2mg 从饮食中摄取，近端小肠（十二指肠和空肠）是铁吸收的主要部位；其余所需的铁则来自体内铁的重新利用。人体中，红细胞的寿命正常时间为 120 天，衰老的红细胞被单核-吞噬细胞系统中的巨噬细胞吞噬，血红蛋白被降解，经血红蛋白氧化酶作用，将血红蛋白中的铁释放出来。这些铁可被骨髓重新利用制造红细胞中的血红蛋白（图 5-3-1-1）。妇女一次月经约丢失铁<2.4mg/d，怀孕过程中，胎儿通过胎盘从母亲摄取铁。孕妇铁需要量在 5mg/d 以上。生理状态下机体缺乏调节铁排泄的机制，主要通过控制铁的吸收和衰老红细胞中铁的再循环来维持铁稳态。以上代谢需要多种因子参与，其中最重要的是二价金属转运蛋白-1（divalent metal transporter-1，DMT-1）、十二指肠的细胞色素 b（Dcytb）、膜转铁蛋白（ferroportin，FPN）、膜铁转运辅助蛋白（hephaestin，Hp）、转铁蛋白（transferrion，TF）、转铁蛋白受体（transferring receptor，TfR）、HFE 蛋白、铁调素（hepcidin）和血幼素（hemojuvelin），其中 hepcidin 在铁代谢的调节中起着核心作用。

二价金属转运蛋白-1：二价金属转运蛋白-1 首次发现于 1995 年，被称为具天然抗性的巨噬细胞蛋白 2（nramp2），当时并不清楚其功能。1997 年，哈佛大学和耶鲁大学的两个研

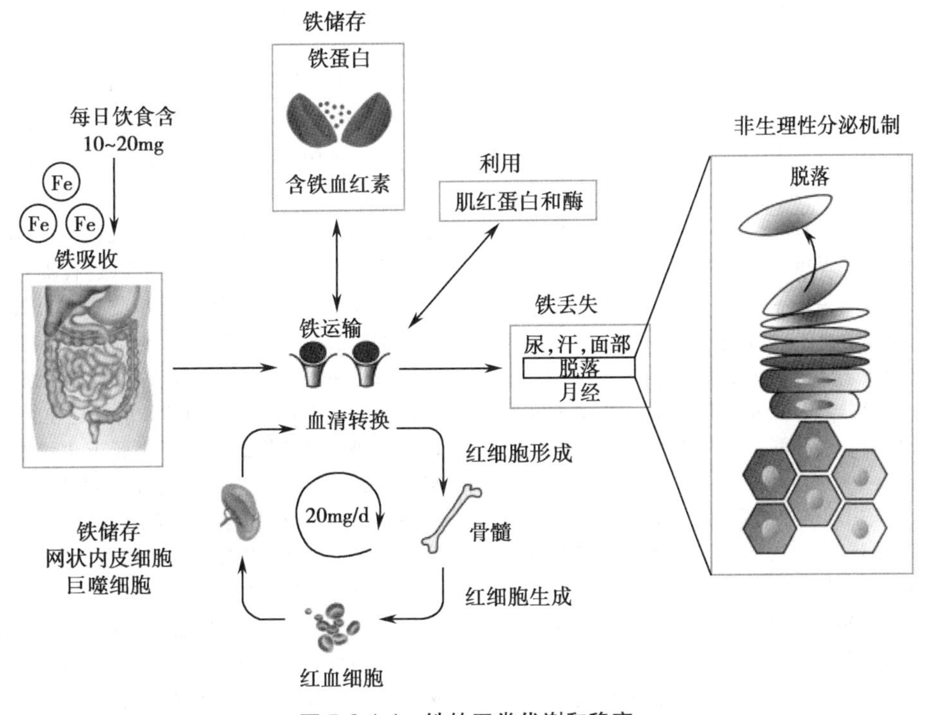

图 5-3-1-1　铁的正常代谢和稳定

究组分别独立地报告 nramp2 是哺乳类第一个跨膜铁转运蛋白。由于 nramp2 具有转运二价铁及其他二价阳离子的功能，最初曾将此蛋白质称为 DCT1（divalent cation transporter 1），后改称为 DMT1。DMT1 在近端小肠表达最高，在肾脏、脑中度表达而在其他组织（如肝脏、心脏、脾脏等）含量较低。从出生到青春期，体内铁含量随年龄增长而增加，于成年期达到稳定水平；女性因月经而有小的波动。正常成人体内铁含量约为 4g，2/3 存在于血红蛋白、肌红蛋白和线粒体中，其余的铁则以铁蛋白或含铁血黄素（hemosiderin）形式贮存于肠上皮细胞和实质性脏器细胞中。男性平均贮存铁量约为 1g；育龄妇女贮存铁较少，约为 300mg，绝经后开始缓慢上升，最终达到与男性相同水平[2]。

肝细胞合成的铁调素原（prohepcidin）由 60 个氨基酸残基组成，经弗林蛋白酶（furin）裂解为 25 个氨基酸残基的（hepcidin）。铁调素（hepcidin）抑制肠上皮细胞 Fe^{2+} 的吸收，同时也抑制巨噬细胞膜转铁蛋白（ferroportin）输出 Fe^{2+}；肠上皮细胞吸收的 Fe^{2+} 经转铁蛋白（transferrin）将 Fe^{2+} 转运至铁蛋白（ferritin）。

（二）铁转运 铁的转运机制见图 5-3-1-2，铁的代谢调节见图 5-3-1-3。一般最先出现的是 TS 升高（>45%）和血清铁蛋白增高（高铁蛋白血症，hyperferritinemia）。血清铁蛋白属于一种急性期反应物（acute phase reactant），因而许多急性应激反应均可伴有血清铁蛋白升高，应在进一步检查前予以排除[3-8]。

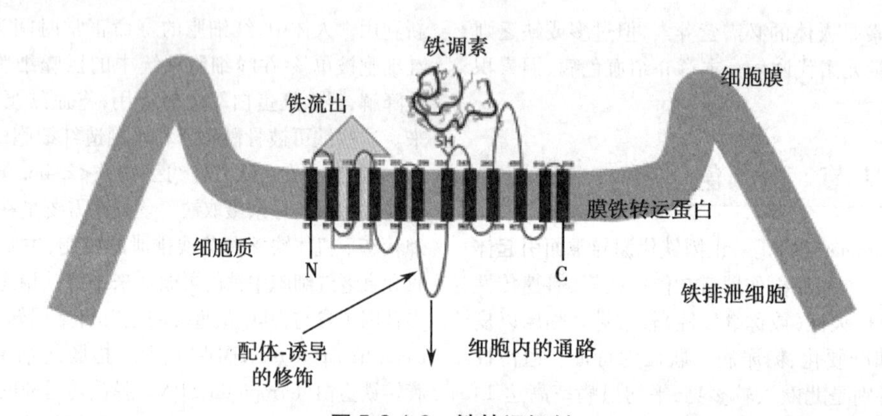

图 5-3-1-2 铁转运机制

膜铁转运蛋白与铁调素结合后，发生共价键修饰，内陷并降解，从而减少了铁转运

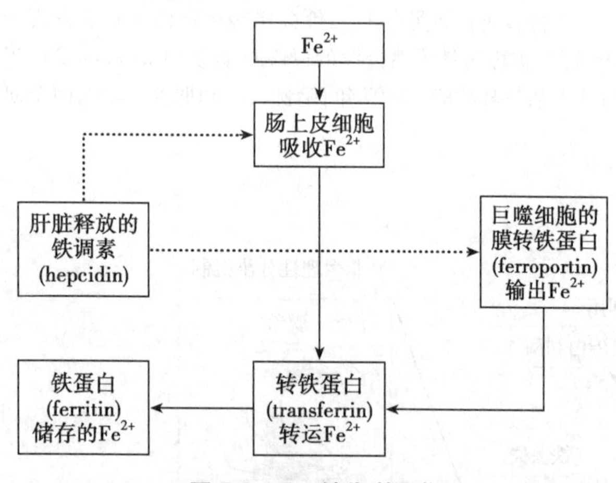

图 5-3-1-3 铁代谢调节

肝脏合成和分泌的铁调素抑制肠上皮细胞 Fe^{2+} 的吸收，同时也抑制巨噬细胞膜转铁蛋白输出 Fe^{2+}；肠上皮细胞吸收的 Fe^{2+} 经转铁蛋白将 Fe^{2+} 转运至铁蛋白，储存备用

1. 急性应激反应引起的血清铁蛋白升高

（1）获得性高铁蛋白血症：如炎症综合征、细胞坏死、慢性酒精中毒、代谢综合征等。

（2）铁负荷过度（iron overload，IOL）：首先测定 TS 2～3 次，如果 TS 反复升高，多提示存在 IOL。

（3）获得性铁负荷过度：一般需要排除慢性贫血和铁供应过多两种情况，遗传性贫血主要见于血红蛋白病、地中海贫血、镰状红细胞性贫血、Diamond-Blackfan 贫血、先天性红系造血异常性贫血、铁粒幼细胞贫血等，而获得性贫血主要见于骨髓增生异常综合征、再生障碍性贫血、白血病、骨髓增殖型疾病、干细胞移植或慢性肾病。引起铁供应过多的临床情况主要有口服铁剂、非口服铁剂、反复输血、迟发型皮肤卟啉病、慢性肝病等。

（4）肝脏铁储存量增多：因为引起血清铁蛋白升高的原因很多，单凭血清铁蛋白增高不能确定 IOL，而肝脏铁储存量评价是一种较直接方法。目前主要选择 MRI 检查，其次是肝活检。铁在小肠中吸收进入血液的过程要穿过三个屏障：①穿过小肠微绒毛细胞顶端；②在绒毛细胞内转移；③穿过基底膜进入血液。其中黏膜吸收过程被认为是机体维持铁平衡的关键一步，DMT1 在此步骤中起重要作用。铁在许多组织细胞被摄取都是通过经典的转铁蛋白（TF）和转铁蛋白受体（TfR）的途径。但小肠吸收上皮细胞不存在 TfR 表达，因此铁穿过小肠通过非 Tf-TfR 的转运途径。现在知道，肠腔内铁主要是以二价的形式经小肠上皮细胞膜上的 DMT1 介导，由肠腔进入上皮细胞，这是一种 H^+ 依赖的主动转运过程。在患有严重缺铁性贫血的小鼠和 Begrade 大鼠都存在相同的 DMT1 基因 G185R 位点的突变，从而导致铁吸收障碍。

2. 十二指肠的细胞色素 b 十二指肠的细胞色素 b（Dcytb）存在于十二指肠黏膜刷状缘表面，并具有高铁还原酶活性的蛋白。2001 年，Mckie 等鉴定并克隆了这个类似细胞色素 b 的分子。饮食中的铁大多以三价铁（Fe^{3+}）化合物存在，Dcytb 蛋白的主要功能是将肠腔内的三价铁还原成二价铁，与DMT1共同完成铁由肠腔向肠细胞内转运的过程。

3. 膜转铁蛋白 膜转铁蛋白(ferroportin，FPN)又称MTP1或基底膜转运体(IREG1)，其基因定位于2q32。2000年由Abboud等从人细胞中鉴定并克隆。FPN是DMT1金属转运体家族中的一员，是一个与细胞内铁代谢有关的铁调节跨膜蛋白。FPN在人体组织广泛表达，在单核-吞噬细胞系统、十二指肠及孕期子宫高度表达，在胎盘、肌肉和脾中也有较丰富的表达。在十二指肠，MTP1只在其绒毛成熟的有吸收能力的上皮细胞基底膜上表达，其主要功能是将铁从细胞中释放出来进入血液循环。FPN的作用受hepcidin调节。机体缺铁时，FPN在十二指肠的表达上调，反之，当体内储铁增加时，其表达下调，这种调节与DMT1在十二指肠的表达是平行的。遗传性血红蛋白沉着症患者体内FPNmRNA和蛋白质表达量均比正常人高2~3倍，提示遗传性血红蛋白沉着症的发生与MTP1基因的改变有关。

4. 膜转铁辅助蛋白 膜转铁辅助蛋白(Hp)是铜氧化酶家族成员之一，这个家族还包括铜蓝蛋白、第Ⅴ因子和第Ⅷ因子等。Vulpe等在1999年发现并克隆了一个能将二价铁氧化为三价铁的新基因，并根据希腊锻铁神的名字将其命名为Hephaestin。Hp蛋白定位在细胞膜上，从小肠到结肠都有很高的Hp蛋白表达。免疫组化结果显示Hp蛋白主要在成熟的十二指肠绒毛细胞表达，而隐窝细胞几乎不表达。小肠吸收铁的过程主要发生在肠绒毛细胞，Hp在该细胞的定位与铁的摄取位置是一致的。小肠黏膜细胞中的铁以二价铁离子的形式存在，必须氧化成为三价铁离子才能与运铁蛋白相结合并完成铁的转运。Hp能将小肠细胞内的二价铁转化为三价铁，并辅助FPN将铁从小肠上皮细胞转运至血液循环中。

5. 转铁蛋白 血浆转铁蛋白(transferrin，TF)是由肝细胞合成的β_1球蛋白。进入血浆中的铁，与转铁蛋白结合后被带到骨髓及其他组织中去。转铁蛋白在氨基酸及碳酸盐的协同作用下，当pH>7时才能与铁结合。每个转铁蛋白有两个结合铁的位点，可结合1个或2个铁离子(Fe^{3+})。带高铁的转铁蛋白在幼红细胞表面与转铁蛋白受体(TfR)结合，通过胞饮作用形成内吞小体进入细胞内。之后，内吞小体酸化使三价铁从TF上释放并变为二价铁，内吞小体膜上的DMT1负责将TF释放的铁转移出内吞小体进入胞质。铁穿越内吞小体膜这一步骤称为移位(translocation)。Fe^{2+}在线粒体上与原卟啉、珠蛋白合成血红蛋白，多余的铁以铁蛋白形式存于细胞内，可用亚铁氰化钾染成蓝色，这类幼红细胞称为铁粒幼细胞。与铁分离后的转铁蛋白及转铁蛋白受体接着被排出细胞外。转铁蛋白回到血浆后可再度行使转运铁的功能。血浆中所有转铁蛋白结合点构成血浆总铁结合力(TIBC)。正常情况下，仅1/3转铁蛋白的铁结合点被占据。转铁蛋白于24小时内在体内至少转运约8~10次，其功能是将铁输送到全身各组织，将暂不用的铁送到贮存处[9]。

6. 转铁蛋白受体 转铁蛋白受体(TfR)是由两个亚基组成的跨膜蛋白，包括胞内、跨膜和胞外三部分。膜外部分每个亚基以N-门冬酰胺连接两个糖链，C-端含有与转铁蛋白(TF)高亲和性的结合位点。在蛋白水解酶作用下，TfR在Arg100-Leu101处与细胞脱落，失去膜内和跨膜部分，以单体形式游离于血中，形成可溶性转铁蛋白受体(sTfR)，其在血清中大部分与TF形成复合物，通过胞饮作用将铁运输至细胞内[10]。sTfR含量与细胞的TfR总量成比例。大多数的sTfR来自红系骨髓前体，其水平反映红系造血前体细胞表面TfR水平，并受红细胞生成速度和铁含量的调节。所有哺乳动物细胞除成熟红细胞外都表达该受体，但不同组织细胞表达TfR的含量不同，对铁要求越多的细胞(如网织红细胞等)所表达的TfR越多。TfR有2种存在形式，即TfR1和TfR2。这两种受体是同系物，在细胞外功能区有66%相似。不同的是：①TfR2主要在肝脏中表达，而TfRl在肝脏中表达量很低。②TfRl mRNA的表达存在铁应答成分，而TfR2 mRNA缺乏铁应答成分。③全TF与TfR2的亲和力比与TfR1的亲和力强。

7. HFE蛋白 1996年，Feder等发现了遗传性血色病(hereditary hemochromatosis，HH)病的第一个候选基因，即HFE，定位于6p21.3。它属于主要组织相容性复合物1类蛋白(MHC-1)。Northern blotting结果显示，HFE mRNA广泛分布于除脑以外的机体各组织，在肝和小肠表达水平较高，在十二指肠隐窝细胞中表达最高。免疫组化显示，HFE蛋白在十二指肠细胞的胞内及核周表达丰富，而在细胞顶膜及基底膜表达很少。HFE本身并不是转运蛋白或铁结合蛋白，它通过转铁蛋白受体(TfR)间接调节体内铁水平[11]。HFE与TfR结合将降低TfR与转铁蛋白(TF)的亲和力，实验证明，HFE与TfR的结合能力是TF与TfR结合能力的10倍，因此，HFE可减少机体通过TF介导的铁摄取，但并不影响非转铁蛋白介导的铁吸收。HFE分子缺陷可增加铁摄入，导致HH症状。而HFE蛋白过度表达则可降低TF对铁的摄取能力，并最终导致细胞内缺铁。此外，当体内储铁增加时，HFE可适当下调小肠对铁的吸收，这对维持机体铁稳态具有重要意义。

8. 铁调素 2000年，Krause等首先从人血浆超滤液中发现铁调素(hepcidin)。2001年，Park等在尿液中发现，并证明其在体外对某些细菌及真菌有抑制作用。人类hepcidin由HAMP基因编码，基因位于19号染色体q13.1上。hepcidin主要在肝内合成，脂肪细胞、心肌细胞及髓细胞也能合成hepcidin。hepcidin是铁从肠道吸收及从巨噬细胞释放的负调节因子，在人体内铁代谢中起着重要的核心作用。当任何原因引起循环铁增加时，肝细胞增加合成和分泌hepcidin进入血液，hepcidin经血流运输到铁的吸收部位十二指肠及铁储存的主要部位巨噬细胞，与细胞膜上的膜铁转运蛋白(FPN)结合，使FPN内化降解，将铁积存在细胞内，从而抑制铁从肠腔进入血液，而充满铁的细胞在2天内就会脱落到肠腔中，排出体外。同时减少巨噬细胞分泌铁进入血液，使血液铁水平降低。当循环铁较低时，肝脏合成与分泌的hepcidin减少，FPN再次表达到细胞表面上，肠铁吸收量增加，巨噬细胞储存铁释放入血，使铁水平恢复到正常。这种负反馈机制使机体血清铁的水平保持在适当的范围，既能满足机体需要，又可避免过高的铁浓度对机体造成的氧化损伤。hepcidin缺乏可造成机体内铁过载，而hepcidin过多则可造成缺铁性贫血[2-4]。

9. 铁调素调节蛋白 铁调素调节蛋白(hemojuvelin，

HJV)又称血幼素,通过参与调节和控制铁调素的表达在铁代谢中发挥重要作用。2004 年,Papanikolaou 等[5]首次在1号染色体短臂分离鉴定出 HJV 基因,即 LOC148738 基因,最初被命名为 HFE2(HLA-linked hemochromatosis gene)。此后,因为 HJV 并不属于 HFE 蛋白家族,这一基因被改称为 HJV。人类 HJV 基因位于染色体 lq21 区。BMP 可上调肝细胞中 hepcidin 的表达,HJV 是 BMP 的共用受体,可促进此过程。因此,HJV 功能障碍可负性影响 BMP 的信号通路,从而降低 hepcidin 的表达[12,13]。

(三)血色病分类 血色病的病因与分类见表 5-3-1-1 和表 5-3-1-2,一般可分为遗传性(先天性)与后天性(继发性)两类。

1. 遗传性血色病 目前根据临床、生化和分子遗传学特点将遗传性血色病(hereditary hemochromatosis,HH)分为 1~4 等四种类型,其中 2 型又分为 2A 和 2B 两种亚型(表 5-3-1-3)。

表 5-3-1-1 铁负荷过多的病因

原发性铁负荷过多	铁粒幼细胞贫血(sideroblastic anemia)
遗传性血色病	获得性贫血
Ⅰ型:HFE 相关性血色病	骨髓增生异常综合征(myelodysplastic syndromes)
Ⅱ型:青少年血色病	骨髓纤维化(myelofibrosis)
A 型:HJV 相关性血色病	再生障碍性贫血(aplastic anemia)
B 型:HAMP 相关性血色病	白血病
Ⅲ型:TfR2 相关性血色病	骨髓增殖型疾病(myeloproliferative disorders)
Ⅳ型:Ferroportin 相关性血色病	干细胞移植
继发性铁负荷过多	慢性肾病
遗传性贫血	其他情况
血红蛋白病	慢性肝病
地中海贫血	Friedreich 共济失调
镰状红细胞性贫血	先天性无转铁蛋白血症(congenital atransferrinemia)
Diamond-Blackfan 贫血	铁摄入增多
先天性红系造血异常性贫血(congenital dyserythropoiesis anemia)	

表 5-3-1-2 遗传性血色病的类型

分型	遗传方式	致病基因	编码蛋白	表型/病情
1 型	AR	HFE	HFE	成人/中度
2A 型	AR	HJV	血幼素	儿童/严重
2B 型	AR	HAMP	铁调素 Hepcidin	儿童/严重
3 型	AR	TFR2	转铁蛋白受体	青年人/中度
4 型	AD	SLC40A1	膜转铁蛋白	成人/中度
无铜蓝蛋白血症(aceruloplasminemia)	AR	铜蓝蛋白基因	铜蓝蛋白	胰腺/脑组织和视网膜铁沉着/血清铁蛋白升高/转铁蛋白饱和度降低伴轻度贫血

注:AR:常染色体隐性遗传;AD:常染色体显性遗传;HFE:遗传性血色病;HJV:血幼素;HAMP:铁调素;TFR2:转铁蛋白受体 2;SLC40A1:膜转铁蛋白

表 5-3-1-3 遗传性血色病的临床特征

分型	表型 MIM	基因 MIM	定位	遗传方式	蛋白功能	临床表现
1 型	235200	HFE 613609	6p21.3	AR	由 BMP6 合成铁调素与 TFR1 相互作用	关节病/皮肤色素沉着/肝损害/糖尿病/内分泌功能减退/心肌病
2A 型	602390	HJV 608374	1p21	AR	铁调素合成 BMP 辅因子	早年(<30 岁)发病/性腺功能减退/心肌病
2B 型	613313	HAMP 606464	19q13	AR	下调肠细胞的铁分泌	
3 型	604250	TFR2 604720	7q22	AR	合成铁调素与转铁蛋白相互作用	与 1 型相似
4 型	606069	SLC40A1 1604653	2q32	AD	十二指肠铁排泄	静脉放血耐受性差/贫血

注:MIM:人类孟德尔遗传;TFR1:转铁蛋白受体;HFE:编码 HFE 蛋白的基因;HJV:编码铁调素调节蛋白的基因;HAMP:编码铁调素的基因;TFR2:编码转铁蛋白受体的基因;SLC40A1:膜转铁蛋白;BMP6:骨形态生成蛋白 6;AR:常染色体隐性遗传;AD:常染色体显性遗传

遗传性血色病为常染色体遗传性铁代谢性疾病，经典型血色病的病因主要与HFE突变（约占80%）相关。1996年以来，发现另外20%的遗传性血色病的病因与HFE无关，统称为非HFE相关性血色病（non-HFE hemochromatosis），目前已经发现四种指标基因。血幼素（hemojuvelin，HJV）突变引起者称为2A型青少年型血色病（type 2A juvenile HH），铁调素（hepcidin）基因（HAMP）突变引起者称为2B型青少年型血色病（type 2B juvenile HH），转铁蛋白受体2（transferrin receptor 2，TFR2）突变引起者称为3型血色病（HH3），而膜转铁蛋白（ferroportin）基因（SLC40A1）突变引起者称为4型血色病（HH4）或膜转铁蛋白病（ferroportin disease）[14]。

（1）1型血色病：因血色病基因（HFE）突变所致，常见的突变类型有纯合子p. Cys282Tyr或p. Cys282Tyr/p. His63Asp杂合子HH。突变的HFE引起肠道铁的吸收过多，过滤铁离子沉积于多个器官，造成肝硬化、心肌病、糖尿病、性腺功能减退症和皮肤色素沉着。

（2）青少年型血色病：青少年型血色病（Juvenile Hemochromatosis，JH）亦称2型血色病。病情较1型严重，男女性发病率相当，常在30岁前出现明显症状，如肝损害、心肌病或低促性腺激素性性腺功能减退症，后者最常见，是就诊的主要原因，而死亡的主要原因是心肌病。本型血色病可再分为2A（HJV突变，OMIM 602390）和2B（HAMP突变，OMIM 613313）两个亚型。但是两种青少年型血色病的病理生理基本相同，即均与铁调素的调节障碍相关[13]。HJV基因含有4个外显子，编码的蛋白质称为血幼素（hemojuvelin），突变后，铁的吸收和在组织中的储存明显增多。

（3）3型血色病：3型血色病（OMIM 604250）少见，是由于TFR2基因（OMIM 604720）突变所致。研究发现，2000年前诊断的2例西西里岛血色病家族并非HFE突变而证明属于最早确定的3型血色病患者[15]。3型血色病的临床表现与1型相似，成年期发病，病情进展较慢。由于血清铁调素水平降低，抑制肠道铁吸收的作用减弱，铁吸收增加，逐渐出现肝损害、心肌病、低促性腺激素性性腺功能减退症和皮肤色素沉着。TFR2基因由18个外显子组成，编码的TFR2与TFR1不同的是，仅在肝脏中表达[16]。

（4）4型血色病：SLC40A1基因突变引起4型血色病（OMIM 606069）。SLC40A1基因（OMIM 604353）含有8个外显子，编码的膜转铁蛋白属于一种跨膜的铁转运蛋白，主要在巨噬细胞、肠黏膜细胞、肝细胞和合胞体滋养层细胞（syncytiotrophoblast）中表达。本型患者的显著特点是转铁蛋白饱和度（transferrin saturation，TS）降低或正常，过量的铁主要贮存在肝脏、脾脏和骨髓的巨噬细胞中，起病初期可伴有轻度贫血。但是，另一部分患者的转铁蛋白饱和度升高（仅肝脏铁贮存过量），两种表现型的原因未明，可能与SLC40A1突变的基因型或膜转铁蛋白的功能状态有关。

2. 后天性血色病　由后天性疾病或治疗措施所导致体内铁过度沉积引起，其病因有反复长期输血、长期口服大剂量铁剂、地中海贫血、溶血性贫血、酗酒、迟发性皮肤卟啉病和慢性肝病等[17]。

【临床表现及诊断】

除青少年型血色病外，其他不论是遗传性或是后天性血色病，病程进展均缓慢，大多在40~70岁发病，青少年型血色病发病年龄在20岁左右，说明此型体内铁堆积发展较快。过多的铁可以在体内许多器官中堆积，特别是实质性器官如肝、肾、胰腺、内分泌腺、唾液腺、皮肤（图5-3-1-4）、关节、血管壁和结缔组织中。肝脏中铁堆积可达正常人铁贮存的50~100倍，其他组织中可达5~15倍[18,19]。

（一）遗传性血色病的临床表现　患者男多于女，早期临床表现为非特异性。患者仅感易倦乏力，体重下降，腹痛，关节痛和皮肤色素沉着，体检有肝脏肿大。此时实质性器官中虽有铁堆积，但器官功能未受损害。随着铁在实质性器官中沉积越来越多，致使受累器官失代偿而出现血色病三联征：肝硬化、糖尿病和皮肤色素沉着。

1. 门脉性肝硬化　早期肝大、肝细胞及Kupffer细胞，胆小管上皮及间质中均有铁沉着；晚期出现肝小叶灶性坏死并有纤维化，有假小叶形成和再生结节。肝表面呈颗粒状，巨

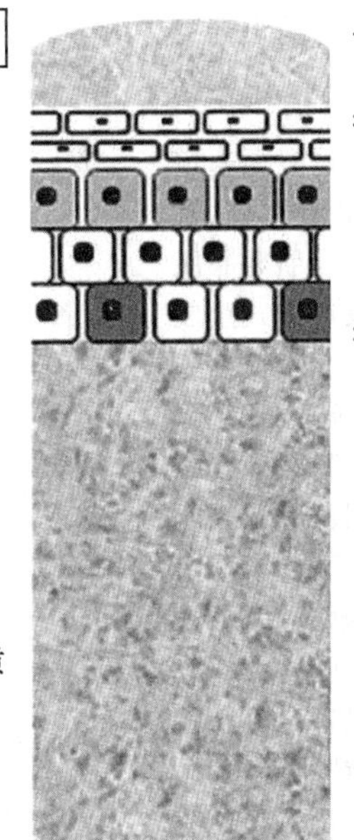

图5-3-1-4　铁代谢紊乱对皮肤的作用

噬细胞铁沉积病则库普弗细胞铁堆积比肝细胞明显,直到晚期肝细胞中才有轻度铁沉着,一般不发展到肝硬化。与其他原因引起的门脉性肝硬化一样,早期有腹胀、乏力、食欲不振;晚期肝细胞破坏和纤维化明显则发展为肝硬化,表现为门脉压升高、脾大、水肿和腹水、蜘蛛痣、肝掌和男子乳房发育,但黄疸少见。严重者可发生肝性脑病。有些患者在肝硬化基础上发生肝细胞癌,但也有少数患者在无肝硬化时也发生肝细胞癌,其原因不明。

2. 皮肤色素沉着 由于皮肤铁代谢紊乱,90%以上患者有皮肤色素沉着,25%~42%患者以此为首发症状(图 5-3-1-4)。以面部、颈、四肢远端伸侧、手背、外生殖器及皮肤瘢痕组织明显,皮肤呈棕铜色或灰黑色。30%左右患者有眼结合膜色素沉着,10%~15%的患者有口腔黏膜色素沉着。如果肾上腺皮质功能降低,则皮肤色素沉着更明显,特别是正常皮肤色素沉着部位如掌纹、乳晕、外生殖器及肛门周围等处。

3. 糖尿病 又称青铜色糖尿病(bronzed diabetes)。胰腺因铁质沉积而肿大,表面呈黄褐色结节状,质地较硬,胰腺腺泡呈退行性变和纤维化。胰岛中也有大量铁质沉积,胰岛中细胞减少。由于胰腺中铁的堆积,可破坏胰岛,使胰岛数目减少,胰岛素分泌不足,故 60%~80%患者有糖耐量异常或显性糖尿病(图 5-3-1-5),后者可出现"三多一少"症状。多数需胰岛素治疗,少数患者可伴胰岛素抵抗。

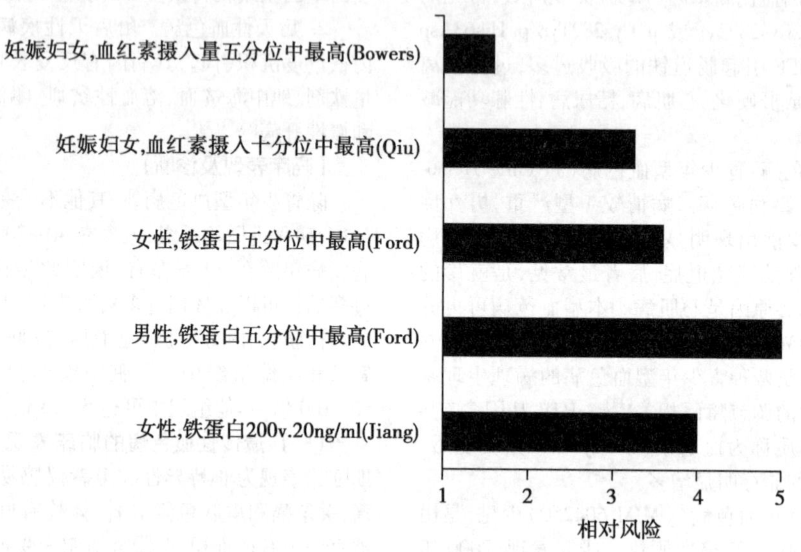

图 5-3-1-5 铁代谢紊乱与糖尿病风险

资料来源于4个有关铁代谢与糖代谢的研究

4. 铁过度负荷性心肌病 当几天的铁负荷长期过度时,转铁蛋白的铁饱和度(正常约 30%)升高,血清中出现有毒的转铁蛋白非结合的铁(toxic non-transferrin-bound iron species),有毒的转铁蛋白非结合的铁被肝细胞、心肌细胞和内分泌腺体细胞摄取的过程缺乏负反馈抑制机制和分泌机制,最终引起细胞内铁积聚[20],见图 5-3-1-6。

过度负荷的铁以二价铁(Fe^{2+})电势依赖性 L 型钙通道方式进入心肌细胞。起初主要在心室肌细胞中以铁蛋白、含铁血黄素或游离铁离子的形式积聚,继而波及心房肌和心肌传导系统。游离铁离子的毒性最大,以 Fenton 反应方式生成活性氧,使二价铁变成三价铁离子和羟自由基。继而,细胞的抗氧化作用引起膜脂质、蛋白和核酸过氧化。同时,L 型钙通道的二价铁转运增强,干扰了心肌的钙依赖性兴奋-收缩偶联和心肌功能紊乱。随着病情进展,导致心肌肥厚和心肌病(图 5-3-1-7)。

5. 其他表现 铁堆积于心肌中可引起心肌病,心肌中铁质沉积导致心肌纤维变性、坏死或断裂,引起心脏增大。表现为心脏增大、心律失常和心力衰竭。约 1/3 患者死于心脏并发症。垂体、睾丸、肾上腺和甲状腺中均可有铁质沉着,而导致各种腺体功能降低。关节滑膜内铁质沉着,可引起关节囊内纤维化。其他如唾液腺黏膜细胞、肾小管上皮细胞等组织内均可有铁质沉积。皮肤基底层黑色素增多,真皮层则有

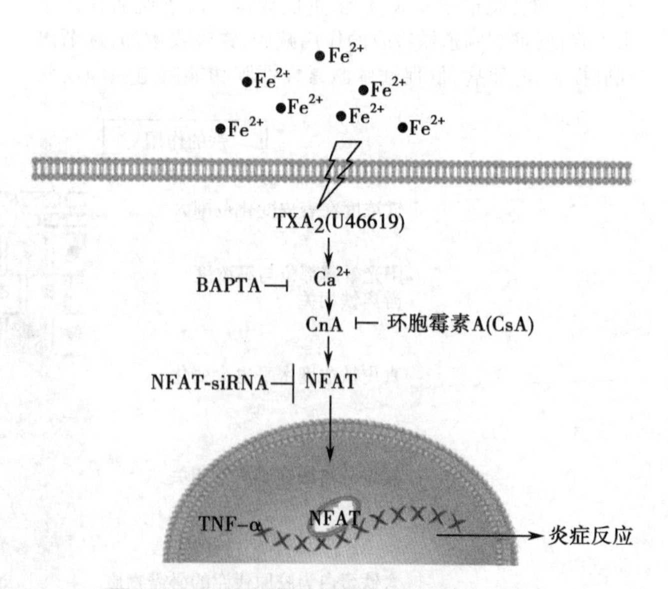

图 5-3-1-6 TXA2 介导的铁过负荷性心肌病

铁过度负荷通过 TNF-α 相关的钙神经素-NFAT 途径,铁过度负荷激活 TXA2,诱导 TNF-α 生成,而 NFAT-SiRNA、钙神经素抑制剂(如 CsA)或钙螯合剂(如 BAPTA)抑制其生成。TXA2 激动剂 U46619 促进 NFAT 的核转位和 TNF-α 表达,引起慢性炎症

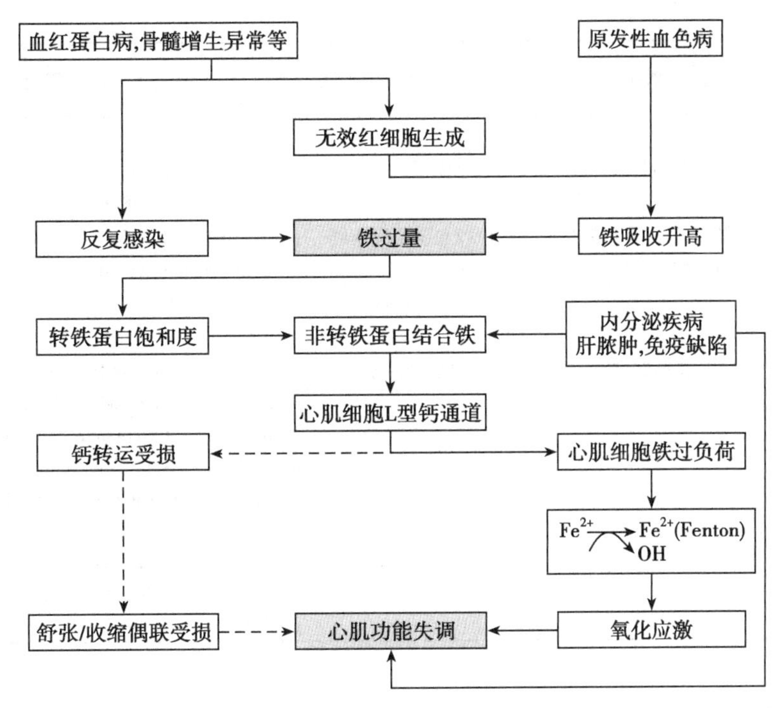

图 5-3-1-7　铁过负荷性心肌病的发病机制与病理生理

大量铁质沉积。内分泌受累腺体以性腺最多见,其次为垂体和肾上腺。临床常见症状为性腺功能降低,睾丸铁堆积而致睾丸萎缩则引起高促性腺激素性性腺功能降低;如果继发于垂体,则为低促性腺激素性性腺功能降低。两者临床表现相同,男性性欲减退、阳痿、阴毛腋毛脱落;女性患者有闭经、性欲减低、第二性征萎退和不育。骨关节疼痛或畸形,因关节及附近软组织铁质沉着或软骨钙化引起,但不常见。少数(8%~10%)的遗传性血色病患者并发肝细胞癌,病因与 HFE 基因突变(如 C282Y)导致 hepcidin 分泌减少及肝硬化有关。

(二) 其他类型血色病的临床表现

1. 青少年型遗传性血色病　发病年龄较轻,约 20 岁发病。病情发展较快,临床表现与经典型 HFE1 型遗传性血色病相同。心脏和内分泌受累临床表现可发生于肝硬化临床表现之前,特别是性腺功能减退,患者常在 40 岁之前死于心脏病。推测此型患者心脏和性腺对铁的毒性比肝脏更易感。1 例男性患者发生骨质疏松,并有性腺功能减退。经放血治疗,血清铁蛋白恢复正常后,BMD 证实其骨质疏松也完全恢复,可能是继发于类固醇性激素缺乏或铁的毒性。

2. 转铁蛋白受体相关性遗传性血色病　因报告的病例很少,难于总结其特点。在少数已报告的病例中,有的表现为严重性腺功能降低,发生于青年男性;有 2 例女性患者随着时间推移,肝中铁贮存反而减少,无肝脏纤维化;有到 50 岁时才发生肝硬化的患者。在病理上,肝脏细胞铁堆积优先在肝小叶周围细胞。

3. 巨噬细胞铁沉积病　此型特征为铁只在单核-吞噬细胞系统细胞中堆积,其他实质性器官细胞中较少,因此本型临床表现较轻,有轻度缺铁性贫血。有的患者只有生化异常,到年龄大时肝脏也只有轻度肝硬化。肝小叶中心与周围铁沉着无差别,与经典的遗传性血色病不同,后者肝小叶周围较中央严重。

4. 后天性血色病　可找到原发性疾病或病因(表 5-3-1-4)。但因原发病被血色病的严重表现掩盖而难以查找,有时可导致长期误诊(详见病例报告)。

表 5-3-1-4　非 HFE 突变所致的血色病病因

基因(MIM)	遗传方式	功能	表现	主要突变
2A 型				
		铁调素合成 BMP 受体	2 型早发<30 岁	p. Arg54del/p. Cys80Arg/p. Ser85Pro/p. Gly99Arg/ p. Gly99Val/p. Leu101Pro/p. Gly116del/p. Cys119Phe/ p. Ile222Asn/p. Arg131fs/p. Asp149fs/p. Leu165del/ p. Ala168Asp, p. Phe170Ser
HJV(608374)	AR		性腺功能减退 心肌病	p. Asp172Glu/p. Arg176Cys/p. Trp191Cys/p. Asn196Lys/ p. Ser205Arg/p. Ile222Asn/p. Lys234del/p. Asp249His/ p. Gly250Val/p. Asn269fs/p. Ile281Thr/p. Arg288Trp/ p. Cys321Trp/p. Cys321del/p. Arg326del/p. Ser328fs/ p. Cys361fs/p. Arg385del

续表

基因(MIM)	遗传方式	功能	表现	主要突变
2B 型				
HAMP(606464)	AR	下调肠细胞铁转运	性腺功能减退 心肌病	p. Met31fs/p. Met50fs/p. Arg56del/p. Arg59Gly/p. Cys70Arg/p. Gly71Asp/p. Cys78Thr
TFR2(604720)	AR	铁调素合成与转铁蛋白相互作用	关节病/色素沉着/肝损害/糖尿病/内分泌腺功能减退/心肌病	p. His33Asn/. Glu60del/p. Arg105del/p. Met172Lys/p. Tyr250del/p. Gln317del
3 型				
SLC40A1(604653)	AD	十二指肠铁排泄	静脉放血耐受性差	p. Arg396del/p. Ala444Thr,/p. Arg455Gln/. Arg481His/p. Leu490Arg/Val561del/p. Gln690Pro/p. Gly792Arg/p. His32Arg/p. Tyr64Asn/p. Val72Asp/p. Ala77Asp/p. Gly80Val/p. Arg88Thr,/p. Asn144His/p. Asp157Gly/p. Asp157Asn/p. Val162del/p. Asn174Ile/p. Arg178Gly/p. Ile180Thr/p. Asp181Val/p. Gln182His/p. Asn185Asp/p. Gln248His/. Gly267Asp/p. Gly323Val/p. Cys326Ser,/p. Cys326Tyr/p. Gly330del/p. Ser338Arg/p. Arg489Ser/p. Gly490Asp/p. Gly490Val

注:MIM:人类孟德尔遗传

(三)辅助检查与诊断

1. 诊断依据与流程

(1)成年血色病的诊断:其诊断与分型等见图 5-3-1-8~图 5-3-1-11。除青少年型血色病外,其余各型因病情进展缓慢,早期诊断极为不易,对遗传性血色病来说,家族史是获得早期诊断的重要线索。青少年期即出现肝纤维化和性功能降低而无其他病因者是青少年遗传性血色病的重要线索,对这些患者应作进一步检查[21-24]。临床上已出现血色病三联征,病已进入晚期,临床上应高度疑及本病,但必须进一步作包括证实铁贮存增加的实验室检查,以测定转铁蛋白饱和度和血清铁蛋白水平最有价值。大多数遗传性血色病和继发性血色病两者均升高,只有巨噬细胞铁沉积者除外。巨噬细胞铁沉积患者早期有血清铁蛋白升高,转铁蛋白饱和度多正常。

(2)新生儿血色病的诊断:见图 5-3-1-12,肝外组织铁沉着症(siderosis)明显,出生时即有严重肝病的原因除了血色病本身的损害外,还与妊娠同种免疫性肝病(gestational alloimmune liver disease,GALD)有关,母体产生针对胎儿肝细胞的自身抗体,损伤胎儿肝脏。因此,新生儿血色病的诊断主要是早期发现 GALD。

2. 肝功能检查 肝功能检查常与肝脏病变严重程度不一致,常常是病变严重,但肝功能异常较轻。血色病的病程进展缓慢,多在 40 岁以后发病(青少年型血色病例外)。肝功能检查和肝活检的病理表现还可提供判断预后的依据(图 5-3-1-11)[25,26]。肝硬化时则血清总蛋白、白蛋白降低,球蛋白升高和 A/G 倒置,凝血酶原时间延长。血浆Ⅳ型胶原蛋白水平升高的程度可作为肝纤维化和肝硬化存在的一项敏感指标(图 5-3-1-11)[27]。

3. 心功能评价 包括体格检查、心电图、胸部 X 线片等,心肌病的诊断见图 5-3-1-10,主要目的是排除心肌淀粉样物沉着症、心肌结节病、Fabry 病、Danon 病或 Friedreich 型共济失调(表 5-3-1-5)。

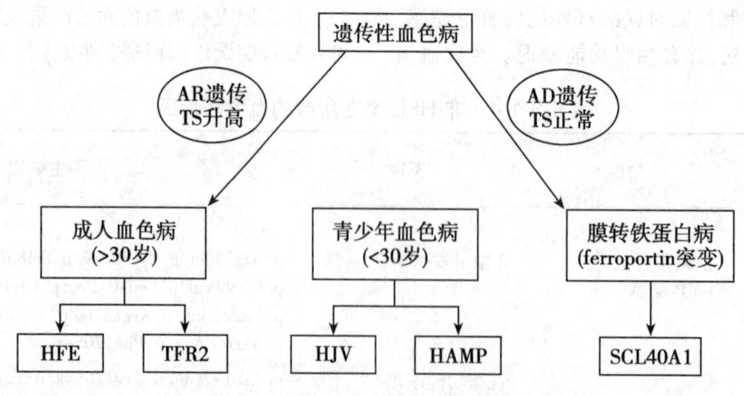

图 5-3-1-8 遗传性血色病分型

膜铁运转蛋白:ferroportin,TS:转铁蛋白饱和度;HFE:遗传性血色病基因;HJV:铁幼素;HAMP,铁调素 TFR2:转铁蛋白受体 2;SLC40A1:膜铁运转蛋白基因

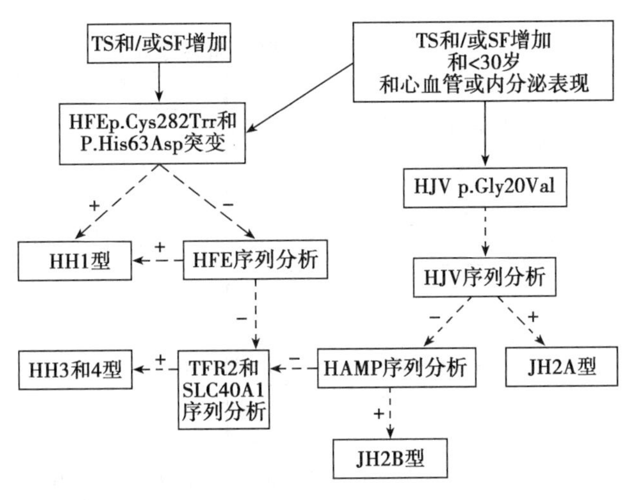

图 5-3-1-9　血色病病因诊断程序

+：阳性；−：阴性

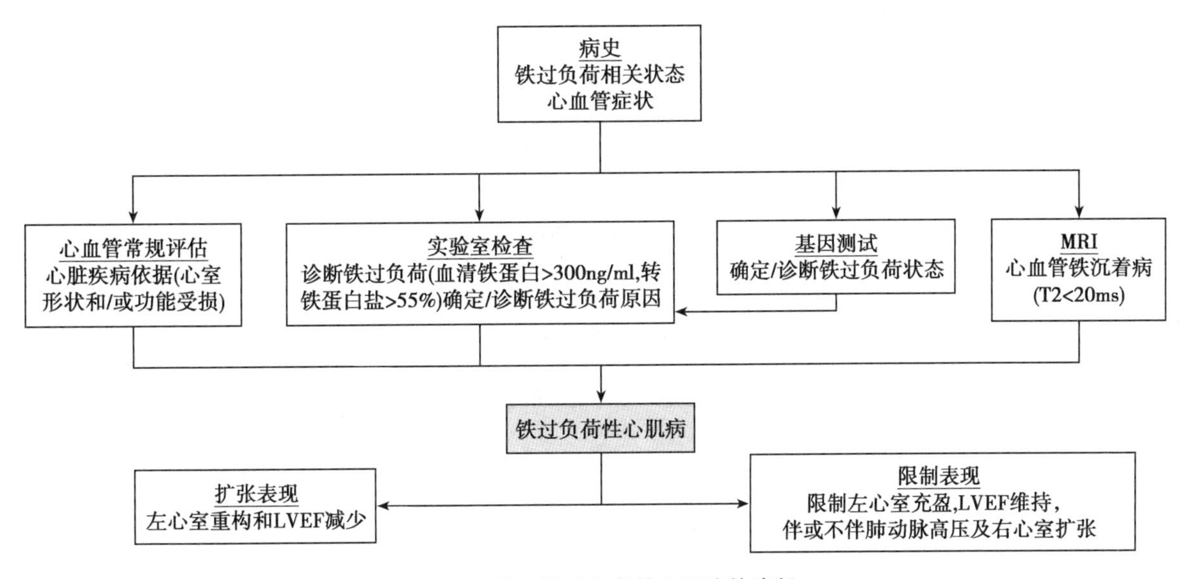

图 5-3-1-10　铁过负荷性心肌病的诊断

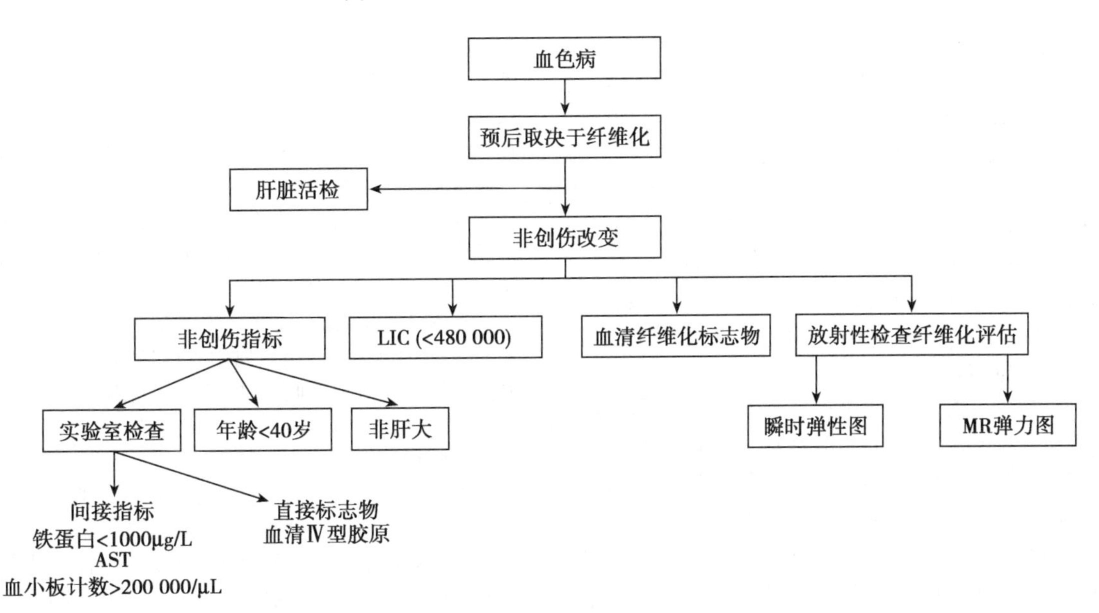

图 5-3-1-11　遗传性血色病肝纤维化非创伤性评价

LIC：肝脏铁浓度；AST：天冬氨酸转氨酶

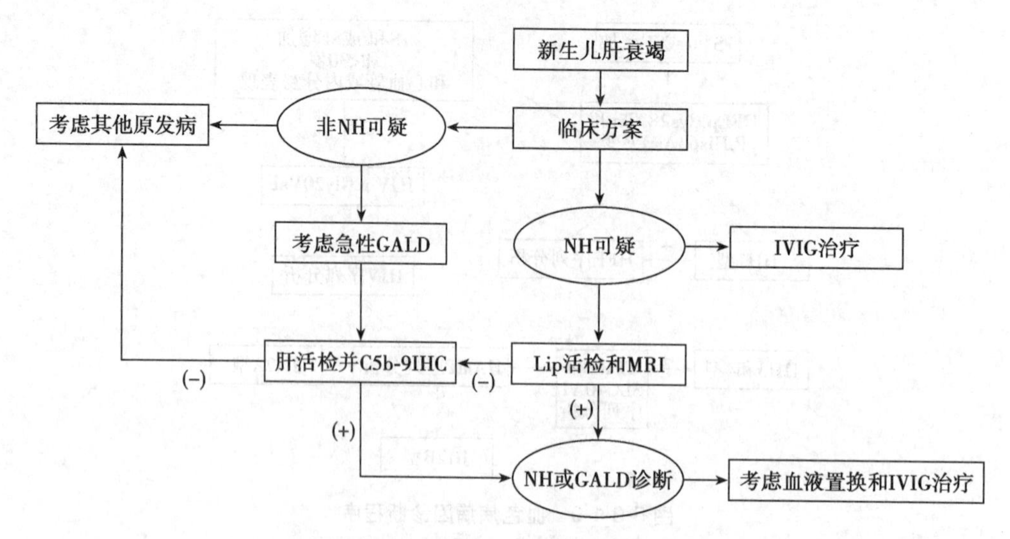

图 5-3-1-12 新生儿血色病的诊断流程

NH:新生儿血色病;Lip 活检:唇活检;IVIG:静注人免疫球蛋白;+:阳性;-:阴性

表 5-3-1-5 血色病心肌病与其他浸润性心肌病的鉴别

疾病	发病年龄	病理	心电图	超声	心脏 MR	治疗
铁过负荷性心肌病	40~50 岁发病	细胞内铁沉积	非特异性复极异常	收缩期与舒张期影像异常	T2* 缩短	静脉放血 螯合剂
心肌淀粉样物沉着症	老年(获得性 AL/SSA 或遗传性 ATTR)	细胞外淀粉样物沉着	QRS 低电压 假性心肌梗死 房室传导阻滞	左、右心室肥大	LGE	化疗 心-肝联合移植
心肌结节病	30~40 岁 女性>男性	非干酪化肉芽肿结节纤维化	房室传导阻滞	间隔变薄-增厚 运动异常	LGE FDG-PET	糖皮质激素 PPM/ICD±心脏移植
Fabry 病	20~50 岁	核周空泡变性心肌纤维化	QRS 电压升高	左心室向心性肥大	LGE	酶替代治疗
Danon 病		心肌细胞肥大空泡变性	QRS 电压升高 PR 间期缩短	左心室肥大 流出道阻塞	心内膜下 LGE	支持治疗
Friedreich 型共济失调	20~30 岁 frataxin 突变	非特异性心肌细胞肥大纤维化	非特异性复极异常	心隔增宽	-	支持治疗

注:LGE:late gadolinium enhancement,延迟相金钆增强

4. 血清铁沉积的间接指标 主要包括:①空腹转铁蛋白饱和度:正常人小于 50%(范围 22%~26%),男性>60%,女性>50%则提示体内铁贮存增加。血色病患者可高达 100%。②血清铁蛋白:血清铁蛋白是非特异性指标,在炎症、慢性病毒性肝炎、酒精性肝病、肿瘤性疾病时均可升高。血清铁蛋白与 TS 合用,对 HH 的阴性预测值可达 97%,超过任何一项指标单独应用的准确性[28]。在确诊的 HH 患者中,血清铁蛋白≥1000ng/ml 是准确预测肝纤维化的指标。③血清铁:单独应用缺乏特异性,用于诊断 HH 的阳性预测值和阴性预测值分别为 61%和 87%。

5. 肝活检 以往认为肝活检是诊断 HH 的金指标,随着基因检测的出现,肝活检的作用由诊断疾病转向对已确诊患者进行预后评价。肝活检可进行组织学检查,进行肝纤维化分期;并可进行铁的定量检测,肝铁浓度(hepatic iron concentration,HIC)是评价肝铁沉积的首选指标,肝铁指数(hepatic iron index,HII = HIC/年龄)可反映铁沉积的速度。正常人 HIC<1800μg/g(肝脏干重)(相当于 32μmol/g)。HIC 和年龄的相关性决定了纤维化发生的年龄。

6. 影像检查 腹部 CT 和 MRI 检查可发现中至重度的铁过量。CT 检查示肝密度普遍增高,CT 值可高达 80~120Hu。胰腺、脾及淋巴结有类似改变。MRI 示肝组织 T1 和 T2 时相均缩短,信号减弱。有研究认为 MRIT2 相缩短与肝铁含量相关,可用以评估肝内铁含量。多维连续 CT 可诊断新旧各种浸润性病变、铁负荷过多引起的心肌病,而 MRI 快速成像和增强对比技术具有无放射性、非创伤和三维成像等特点。T2 加权可发现铁沉着。

7. 相关基因突变检测 主要是筛查 HFE、HAMP、FPN 和 HJV 基因突变。一级亲属中有确证 HH 患者,不论 TS 或血清转铁蛋白水平高低,均推荐进行基因变异分析[29,30](见图 5-3-1-8 和图 5-3-1-9)。

【治疗】

铁过度负荷性心肌病的预防与治疗原则等见图 5-3-1-13 和图 5-3-1-14。总的治疗原则是限制铁的摄入,移除体内过多的铁及对症治疗。基础治疗主要是不吃含铁过多的食品。戒酒或少饮。每天维生素 C 摄入量控制在 500mg,因为维生素 C 可帮助肠铁吸收。除非有特殊微量元素缺乏,否则不补充其他金属微量元素。

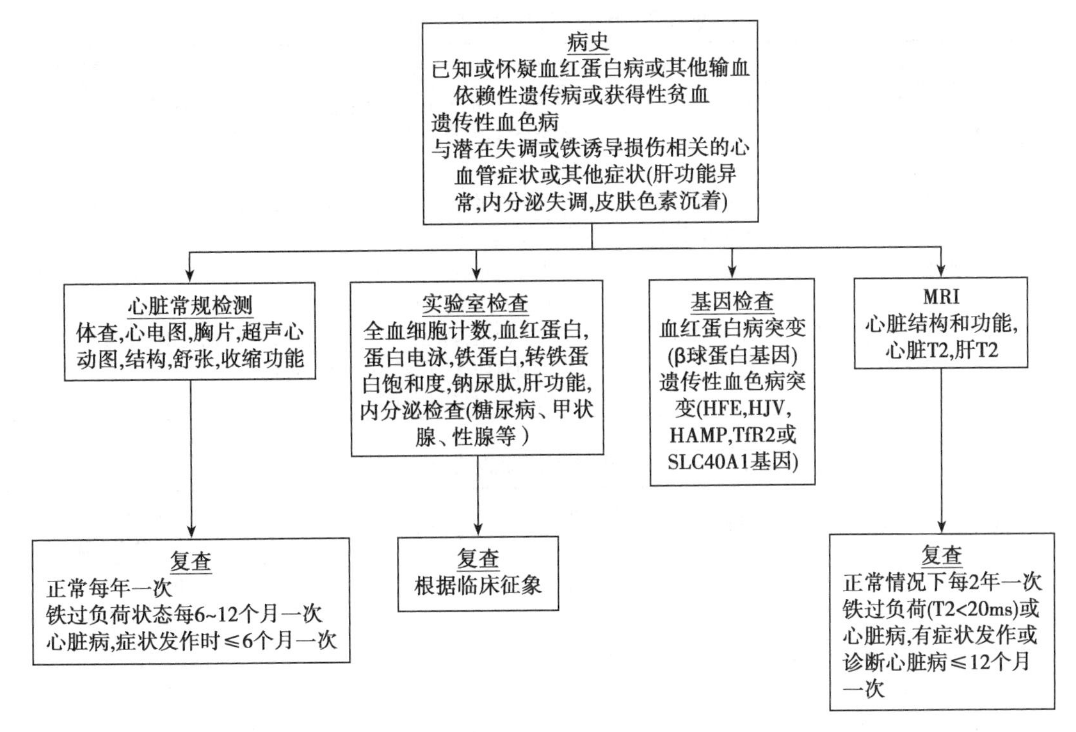

图 5-3-1-13 铁过负荷性心肌病的病情追踪

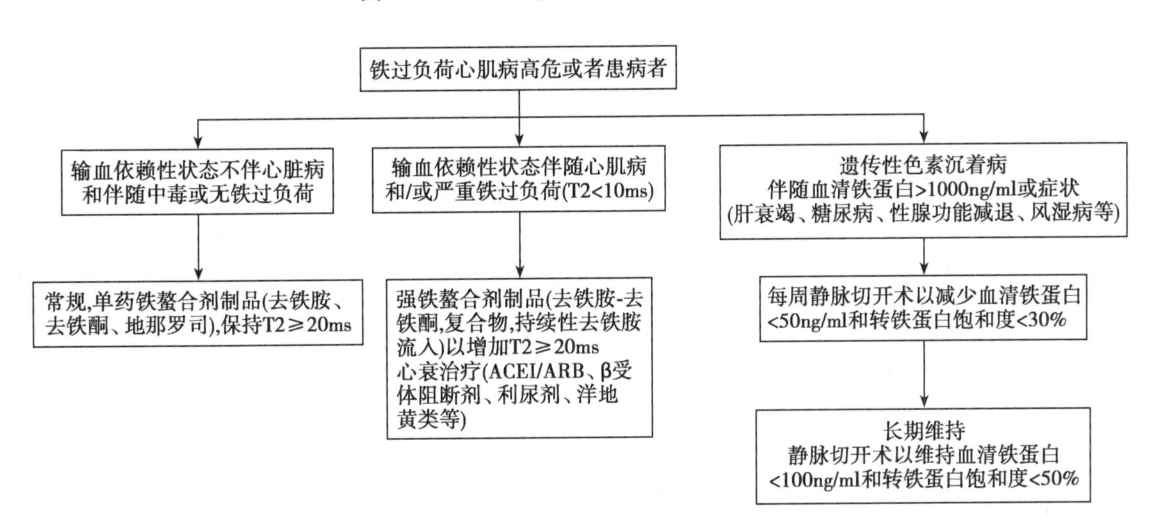

图 5-3-1-14 铁过度负荷性心肌病的预防与治疗

（一）移除体内过多铁

1. 放血疗法　定期静脉放血是简单而最有效的方法。在初始治疗阶段,只要能耐受,每周放血 1~2 次,每次 1 个单位(根据血细胞比容,大约相当于 250mg 铁)。放血后血细胞比容应下降 10 个百分点或低于初始值的 20%。TS 起初可能波动,随着铁的移除而持续下降[31]。每进行 10~12 次放血治疗后检测血清铁蛋白水平,血清铁蛋白<50ng/ml,则停止常规放血,改为维持放血,放血量及放血频率宜个体化,使血清铁蛋白水平保持在 25~50ng/ml,终身维持治疗,<25ng/ml 表明铁缺乏,应暂停放血治疗,避免出现缺铁性贫血。放血疗法的注意事项:①心律失常和心肌病是铁过量状态最常见的猝死原因,在快速放血过程中这些并发症可能增加,需要有其他的预防和治疗措施;②维生素 C 可加速铁的移动从而使循环中的铁蛋白达到饱和,导致氧化和自由基活性增强,因此,放血治疗的患者应避免补充维生素 C。正在接受铁螯合剂治疗的患者摄入维生素 C 量不应超过 200mg/d。

2. 螯合疗法　用于无效造血相关的继发性铁过量(表 5-3-1-6)。去铁胺是唯一批准的铁螯合剂,但其价格昂贵,具有神经毒性,长期应用有发生机会性细菌感染的报道,因而其应用受到限制。

（二）肝细胞癌预防　血色病、酒精性肝病、非酒精性脂肪淤积性肝炎、慢性丙型肝炎、药物性肝损伤和 Wilson 病是原发性肝细胞癌的高危因素,这些病变均因慢性氧化应激促进肝细胞恶变。确诊血色病后,应积极预防肝癌的发生,除了治疗血色病,清除过多铁沉积外,静脉放血、甘草皂苷、熊去氧胆酸、维生素 E 和柴胡制剂均有一定效果(表 5-3-1-7)。虽然研究的对象主要是慢性丙型肝炎,但对血色病的肝癌预防应该有借鉴意义[32-54]。

表 5-3-1-6 铁螯合剂的临床应用

铁螯合剂	结构	衍生物	作用机制	临床应用
去铁胺	6价螯合剂含多个羰基提供 Fe^{3+} 电子	放射菌铁载体	羟肟酸基团与游离铁或蛋白结合铁结合,以六齿螯合的方式构成配比为1:1的螯合物	治疗各种血色病应用广泛
曲酸	二价螯合剂	厌氧环境中曲霉菌和青霉菌产物	与细胞铁的作用可变螯合血清铁的机制未明	局部应用抗氧化皮肤脱色
去铁酮	二价螯合剂	抗生素	电中性、亲脂性、小分子量,以3:1形式螯合细胞内铁	治疗β-地中海贫血可引起粒细胞缺乏症和肝衰竭
环吡酮胺	亲脂性二价螯合剂	抗霉菌和抗炎	改变真菌细胞膜的完整性,引起细胞内物质外流,阻断蛋白质前体物质的摄取,致真菌细胞死亡	局部应用抗癣药

表 5-3-1-7 肝细胞癌的化学预防研究

措施	研究者	年份	研究设计	病例数/对照数	疾病	肝癌发生率(对照组发生率)
静脉放血	Kato	2007	开放试验	35/40	慢性丙型肝炎	铁清除组5年发生率5.7%(17.5%) 10年发生率8.6%(39%,P=0.018)
甘草皂苷	Ikeda	2007	病例对照	244/102	慢性丙型肝炎	5年发生率13.3%(26.0%) 10年发生率21.5%(35.5%,P=0.021)
甘草皂苷	Arase	1997	病例对照	84/109	慢性丙型肝炎	10年发生率7%(12%) 15年发生率12%(25%,P=0.032)
熊去氧胆酸	Tarao	2005	病例对照	56/46	慢性丙型肝炎 肝硬化	5年发生率17.9%(39.1%,P=0.025)
维生素E	Kakizaki	2001	随机对照	44/39	慢性丙型肝炎	有降低趋势
柴胡制剂	Oka	1995	随机开放对照	130/130	肝硬化	有降低趋势

(三)对症治疗

1. 对受累器官并发症进行相应的对症治疗。如肝功能异常进行相应的护肝治疗,失代偿期肝病可考虑肝移植,但血色病患者肝移植的效果远差于其他原因肝病行肝移植的患者。骨髓移植适用于重型地中海贫血患者,由于移植前的铁负荷可在移植后持续存在,推荐进行放血治疗以使骨髓能够加强造血。

2. 长期跟踪研究显示目前临床上常用的放血疗法或螯合疗法并不能从根本上治疗铁过载性疾病,且副作用大。因此,寻找和开发治疗铁过载性疾病的有效新药成为一项刻不容缓的任务。hepcidin在铁代谢的调节中起着核心作用,因此人工合成hepcidin或生产hepcidin的激动剂将成为铁过载疾病新的治疗手段[34-55]。

3. 铁过度负荷性心肌病的预防与治疗 当血清铁蛋白>1000ng/ml时,一般可采用放血治疗,其安全有效,使血清铁蛋白降至<50ng/ml以下,转铁蛋白饱和度<30%,维持性放血治疗的目的是维持血清铁蛋白在100ng/ml以下和转铁蛋白饱和度<50%。去铁胺(deferoxamine)是一种铁螯合剂,分为非肠道使用去铁胺、口服去铁胺和deferasirox三种,可根据病情选用。

【病例报告】

(一)病例资料 患者女性,51岁。因反复头痛、四肢乏力40天,再发伴头晕11天于2015年1月18日入院。患者因入院前2天感冒后出现头痛,头晕,伴胸闷恶心呕吐数次,呈非喷射性呕吐,无发热,反复发作多次,伴乏力,无肢体活动障碍。3天后诊断为桥本氏脑炎、甲状腺功能亢进症、高血压病和2型糖尿病,给予护脑、抗炎、抗病毒、甲泼尼龙(1g/d)冲击治疗(共静注8g)后改用口服(每次48mg,一日2次),头痛好转后出院继续服用"甲泼尼龙"(48mg/次,一日2次),2月15日起改为44mg/次,每天2次。2月16日四肢乏力加重,反复出现站立以及行走时头晕。体重下降2kg。起病以来无晕厥以及意识障碍,无口干多饮,无关节疼痛,大便2~3次/天。既往患有高血压病5年,服用氨氯地平,血压控制在130/80mmHg左右;患甲亢半年,不规律服用"丙硫氧嘧啶";糖尿病病史半年,近1个月给予"二甲双胍,门冬胰岛素30注射液"治疗。血压135/97mmHg,心率79次/分,律齐。颈软,伸舌居中,口角不斜,甲状腺不大。心肺正常,四肢肌力4级,肌张力正常。四肢浅深感觉正常,Kernig征阳性,Bruzinski征阴性,左侧Babinski可疑阳性,右侧病理征阴性,骨骼无压痛。外周血白细胞 9.0×10^9/L,血红蛋白97g/L,血小板 110×10^9/L,尿κ-轻链42.46mg/L,λ轻链正常,血清κ-轻链1.87g/L,λ轻链正常。TP 63.6g/L, ALB 37.7g/L, GLB 17.9g/L, ALT 11U/L, AST 12U/L, DBIL 1.7μmol/L, TBA 10.5μmol/L, BUN 6.37mmol/L,肌酐45μmol/L,UA 125μmol/L,LDL 4.52mmol/L,HDL 2.41mmol/L,CHO 7.84mmol/L,TG 1.77mmol/L。空腹血糖7.45mmol/L,餐后2小时血糖10mmol/L。血清电解质测定结果见表5-3-1-8。

表 5-3-1-8 血清电解质测定结果(mmol/L)

日期	血钾	血钠	血氯化物	血钙	血镁	血磷
01-20	3.0	143	109	2.13		
02-02	3.7	135	95	2.07		
02-05	3.6	132	97	2.16		
02-07	4.2	135	100	2.12		
02-28	3.8	133	99	2.15	1.11	0.78
03-02	4.1	135	98	2.21	1.11	0.79

血清 PTH 114.7pg/ml(15~65pg/ml),ALP 754U/L,25-羟维生素 D 9.65ng/ml。脑脊液总蛋白 646mg/L(150~450mg/L),氯化物 123mmol/L(120~132mmol/L),糖 4.62mmol/L(120~132mmol/L)。ESR、CRP、降钙素原、结核斑点试验正常。脑脊液常规正常、脑脊液细菌、真菌培养阴性。病毒全套、梅毒全套、结核抗体阴性,结缔组织抗体、

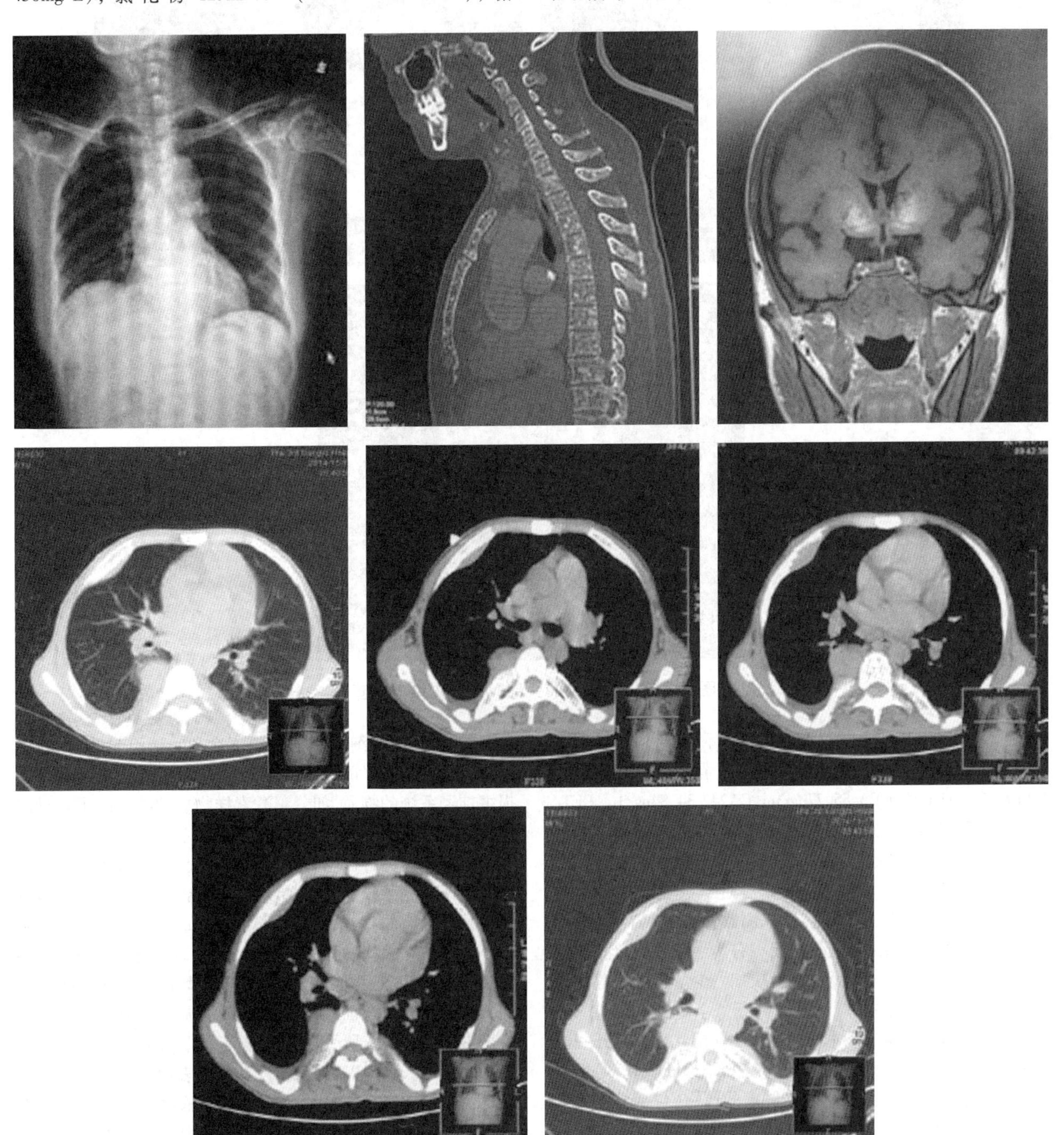

图 5-3-1-15 病例的胸片和 CT 所见

MPO、PR3正常。颈动脉B超示右侧椎动脉狭窄。动态脑电图示头部轻度异常脑电图。

胸部X线片和上半身CT显示多发骨质异常改变,右膈面上抬,膈下病变待查。颈椎退行性变,双肺炎症、双侧颞骨、蝶窦、枕骨,双侧锁骨、双侧肩胛骨、双侧肱骨头、双侧诸肋骨、胸骨、经胸椎体及附件弥漫性骨质密度增高(图5-3-1-15)。头部MRI+MRA+DWI显示脑内多发异常信号,部分可强化,考虑脱髓鞘病变;左额部小脑膜瘤,颅脑MRA未见异常;头部MRV+磁敏感检查见脑内多发异常信号,脱髓鞘病变;左额部小脑膜瘤(图5-3-1-16)。颅脑MRV未见明显异常。纵隔及右侧前胸壁下多发病灶、胸廓诸骨骨质异常、肝脏体积增大,右侧胸腔少量积液及腹腔少量积液。

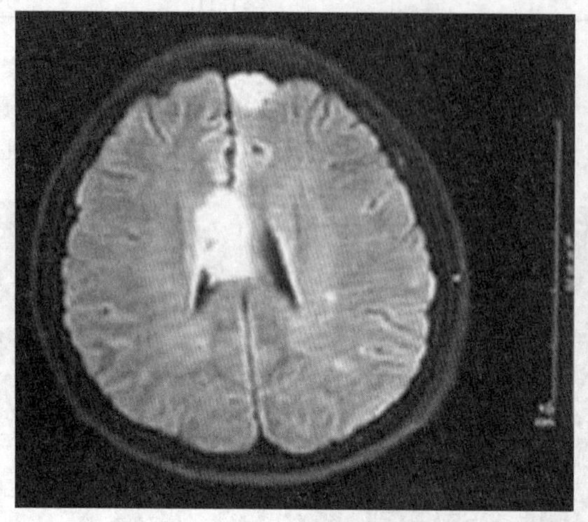

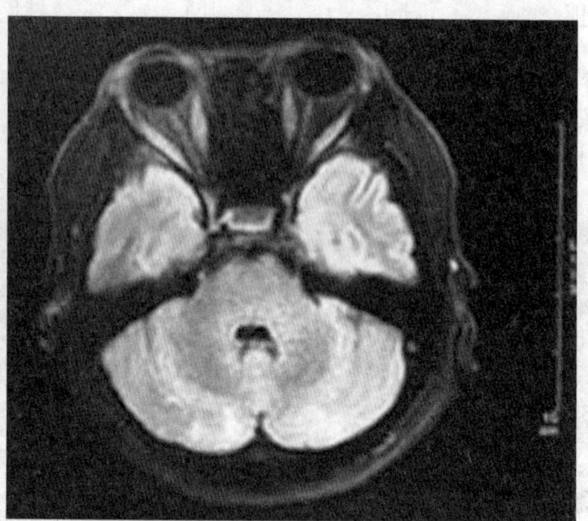

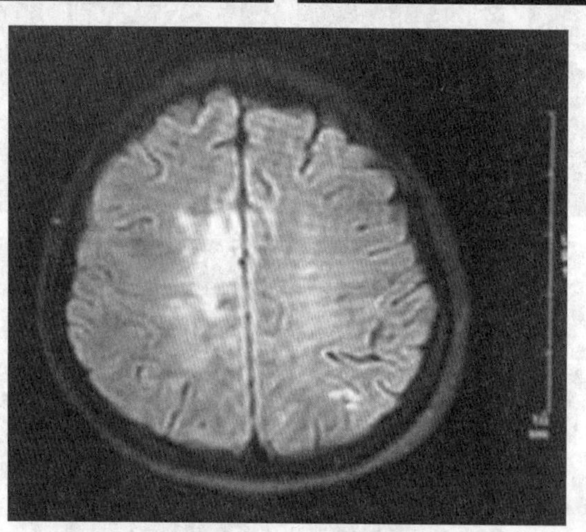

图5-3-1-16 病例的头部MRV+磁敏感检查

胆囊切除术后。子宫双附件彩超显示老年性子宫变化,子宫低回声结节(子宫肌瘤),宫颈多发囊肿。肿瘤标志物CA199 53.61KU/L,CEA 55.77ng/ml,CA242 34.84ng/L。PET/CT显示子宫体右前缘囊实性团块影,PET于相应部位见异常放射性浓聚影,考虑卵巢癌和腹膜网膜转移性病变;颅底、多个颈椎、双侧锁骨、胸骨、双侧肩胛骨、双侧肱骨、多个肋骨、多个胸椎、多个腰椎、骨盆骨、双侧肱骨上端多个骨转移。右下肺纤维化,左侧少量胸腔积液。右侧半卵圆中心腔隙性梗死。肝左叶胆管多发结石,胆囊缺如。少量腹水。考虑卵巢癌并发多处转移。

(二)病例讨论 本例的甲状腺功能亢进症、糖尿病、高血压病(3级高危)和小脑膜瘤(左额部)诊断成立,但不能解释神经损害和神经症状。由于肿瘤的产物(包括异位激素的产生)异常的免疫反应或其他不明原因,可引起内分泌、神经、消化、造血、骨关节、肾脏及皮肤等系统病变,出现相应临床表现。这些表现不是由原发肿瘤或转移灶所在部位直接引起的,而是通过细胞因子和免疫途径间接引起的,称为伴癌神经综合征。以前普遍认为,可能由于癌肿分泌某些直接损害神经系统的物质,如分泌激素样物质和细胞因子。目前认为,免疫因素是十分重要的发病因素之一。

伴癌神经综合征患者血清和脑脊液中可发现某些抗体,这些抗体与癌肿损害神经有关。实验室检查到这种抗体可提示某种肿瘤的存在。如抗Yo抗体(anti-Yo-antibody)与癌性小脑变性和某些妇科癌肿有关。抗Hu抗体(anti-Hu-antibody)与癌性感觉性神经元病、脑脊髓炎和小细胞性肺癌有关。伴癌神经综合征的中枢神经系统损害临床表现主要取决于中枢神经系统所受累的部位。受累的部位有大脑半球、边缘叶、小脑、脑干以及脊髓等,其临床表现各不相同。既可以累及中枢神经系统产生弥漫性灰质脑病、小脑变性、癌性脊髓病及边缘系统脑炎;亦可累及周围神经系统产生多发性神经病、复合性单神经炎以及神经肌肉接头病变(重症肌无力、Lambert-Eaton肌无力综合征、神经性肌强直及皮肌炎/多发性肌炎)等。伴癌神经综合征主要依据患者的临床表现及相关的抗体检查,未发现原发性肿瘤前易误诊,临床遇到持续神经系统症状的患者难以解释时应考虑其可能。该患者病变涉及肾脏、肝脏、血液、皮肤和胰岛;存在丙肝病毒感染;血清 IgG 20.1g/L、IgM 2.17g/L、血清补体 C3 0.34g/L、血清补体 C4 0.05g/L,应考虑自身免疫性疾病可能。但是,结缔组织病标志物阴性,胰岛功能明显受损、糖尿病抗体阴性,血沉和 CRP 正常,血清肝酶、胆红素水平与肝脏病变不一致均不支持自身免疫性疾病的诊断。

该患者近期有发热和咳嗽咳痰,咯黄色黏液痰,伴有腹泻,白细胞水平升高提示存在感染性疾病,但不能解释患者的全部临床表现,血清降钙素原、血沉和 CRP 正常,卵泡生成素 0.92mIU/ml,促黄体生成素 5.84mIU/ml,睾酮 6.05ng/dl,雌二醇 33.39pmol/L,孕酮 0.03ng/ml。无明显肺部、泌尿道和皮肤感染的临床体征及感染中毒症状。而且特殊病原菌如结核引起的感染很少同时累及肾脏、肝脏、血液、皮肤和胰岛 β 细胞等多个器官,故除轻度肺部感染外,本例还应考虑血液系统疾病可能,因为患者幼年起病,有贫血、脾大和血液系统多种异常(表 5-3-1-9)。进一步检查发现,铁蛋白>2000ng/ml,血清铁、总铁结合力和铁蛋白明显升高(表 5-3-1-10)。B 超及 CT 提示肝脏增大;门静脉高压和腹水。

表 5-3-1-9　血液学检查结果

日期	血红蛋白(g/L)	MCV(fl)	MCH(pg)	网织红百分比(%)
11-16	74	61.3	16.6	
11-18	60	59.2	16.2	
11-21	57	60.4	16	10.85
11-30	64	62.6	16.7	14.67
12-04	58	68	18.1	14.86

表 5-3-1-10　铁代谢指标测定结果

铁代谢指标	测定结果	参考范围
血清铁	45μmol/L(↑)	11~30μmol/L
不饱和铁结合力	35.5μmol/L(N)	31~51μmol/L
铁	45μmol/L(↑)	9~32μmol/L
总铁结合力	81μmol/L(↑)	45~75μmol/L
转铁蛋白	5.45g/L(N)	0.9~9g/L
铁蛋白	2130μg/L(↑)	30~300μg/L

卵泡生成素 0.92mIU/ml,促黄体生成素 5.84mIU/ml,睾酮 6.05ng/dl,雌二醇 33.39pmol/L,孕酮 0.03ng/ml。骨髓细胞学检查铁染色显示内铁 77%,外铁(+++),增生性贫血象,外周血可见大量有核红细胞分布,提示为铁代谢障碍性疾病。本例患者无反复长期输血、长期口服大剂量铁剂、酗酒、溶血性贫血、迟发性皮肤卟啉病等病史。故考虑因遗传原因引起过多的铁在体内许多器官中堆积,特别是在实质性器官,如肝、肾、胰腺、内分泌腺、皮肤、关节、血管壁和结缔组织中。早期临床表现为非特异性,后期出现器官失代偿表现。临床以皮肤色素沉着,肝大和肝硬化,糖尿病三联征为特征。红细胞渗透脆性试验结果:开始溶血 3.6g/L,完全溶血 2.0g/L(参考值:开始溶血 NaCl 浓度 3.8~4.6g/L,完全溶血 NaCl 浓度 2.8~3.2g/L);直接抗人球蛋白试验(Coombs 试验)(抗 IgG)弱阳性;间接抗人球蛋白试验阴性。α-地中海贫血基因正常,α-地中海贫血基因正常,血红蛋白电泳发现异常区带,β-地中海贫血基因分析显示 41/42E 和 β 双重杂合突变(地中海贫血)。

本例的最后诊断是:①β 地中海贫血引起的继发性血色病;②继发性糖尿病并发糖尿病酮症酸中毒;③继发性肝功能损害(失代偿期)并发门脉高压与腹水;④继发性血色病肾脏的皮肤色素沉着、低促性腺激素性性腺功能减退症和中枢性甲状腺功能减退症;⑤髓外造血导致的全身骨骼广泛性损害与增生;⑥病毒性肝炎(慢性丙型);⑦胆囊多发结石并胆囊炎和肝血管瘤;⑧双肾多发囊肿;⑨脾脏切除术后。

(莫朝晖)

第2节　铜累积病

铜是人体必需的微量元素。铜在人体内作为辅因子与多种酶和蛋白结合,维护正常造血功能和铁的代谢;维护中枢神经系统的健康;维护骨骼、血管、皮肤的正常;保护机体细胞免受超氧离子的毒害。当铜稳态遭到破坏导致铜过量或缺乏时均可致病,Wilson 病(WD)和 Menkes 病(MD)分别是其中最具代表性的两种疾病,本章着重描述 Wilson 病。Wilson 病又名肝豆状核变性(hepatolenticular degeneration, HLD),Wilson 于 1912 年最早对该病进行详细而确切的报道,并将此病命名为 Wilson 病(WD)。此病是常染色体隐性遗传病,由于先天性铜转运蛋白酶缺陷而导致铜在一些器官中堆积引起铜中毒,使器官功能受损。临床上以肝、神经系统损伤最为突出,还有角膜色素环。WD 在世界范围内流行,其患病率为 3/10 万,基因携带者占 1/90。好发于青少年,是至今少数几种可治的神经系统遗传性疾病之一。

【病因与发病机制】

Frerichs 于 1861 年首次报道了 WD 患者,患者 9 岁时表现为运动障碍、意向性震颤(intention tremor)、语言困难,尸检证实为肝硬化。1883 年,Westphall 报道 2 例神经震颤等症状患者,因为脑白质没有病变而称为假性硬化症(pseudosclerosis)。1898 和 1899 年,Strümpell 等报道的 2 例患者亦以运动神经症状为突出,并称之为手足搐搦样舞蹈症(tetanoid chorea)。1906 年,Gowers 则称为肝硬化性骨性手足搐搦样舞蹈症。1902 和 1903 年 Kayser 与 Fleischer 分别报道了眼角膜的绿棕色环(greenish-brown ring),但患者均存在多发性硬化症。1911 年,Wilson 详细描述了 WD,并强调了家族遗传史。1920 年,Spielmeyer 认为假性硬化症与 WD 属于同一疾病。1913 首次发现患者肝脏的铜含量增多,1948 年 Mandelbrote 等详细研究了铜的代谢,1954 年发现血浆铜蓝蛋白(ceruloplasmin)降低,而血清铜升高。1956 年开始使用青霉胺(penicillamine)治疗 WD。

铜是人体必需的微量元素。正常人体内铜的总量约为 100~150g,以肝和大脑中含量最多。每日从饮食中摄入的铜和从粪便中排出的铜大致相等,为 2~5mg。正常人体内铜保持平衡状态。血浆中的铜以铜蓝蛋白(ceruloplasmin, CPN)形式存在。铜主要由胆汁排入肠道,再经粪便排出,不足

10%的铜从小便排泄。铜(Cu)属于一种必需微量元素,其主要功能是作为生物酶的辅因子,参与物质代谢、能量代谢、自由基去氧化、色素沉着、神经肽加工、胶原和弹性酶交联与离子转运等。生物信息学分型发现,约1%的真核细胞蛋白组含有Cu结合蛋白(铜蛋白,cuproproteins)。但是过量的铜积聚对细胞来说具有毒性作用,蛋白间的网络是维持正常铜浓度的关键调节因子,其中包括CTR1等。铜代谢异常性疾病主要包括因Cu转运P型ATP酶7A和7B(Cu-transporting P-type ATPase,ATP7A/ATP7B)突变引起的Menkes病和WD。铜代谢见图5-3-2-1和图5-3-2-2,遗传性铜转运疾病见表5-3-2-1。人类每天摄取铜2~5mg,吸收铜的部位主要在十二指肠和小肠,大部分铜经胆道排泄,小部分从尿排出。影响铜吸收的主要因素有饮食铜的含量、年龄、性别和口服避孕药,影响的程度可以达到12%~71%。铜的最低生理需要量为0.8mg/d。高亲和性铜转运体(high-affinity copper transporter,CTR1)位于细胞质膜,CTR2与二价金属离子转运体(divalent metal transporter 1,DMT1)也参与肠道的铜吸收,但介导的吸收量较低[1,2]。

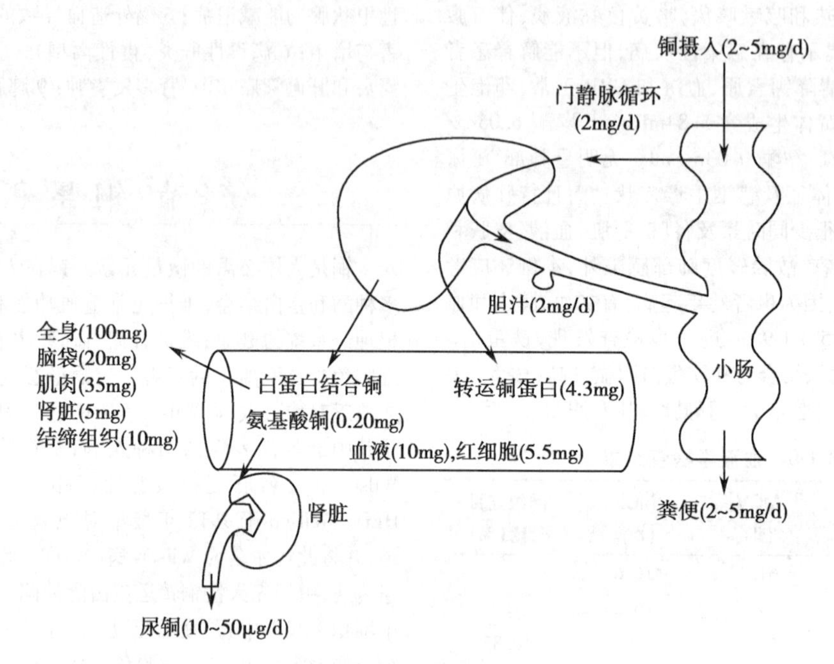

图5-3-2-1 铜的正常代谢

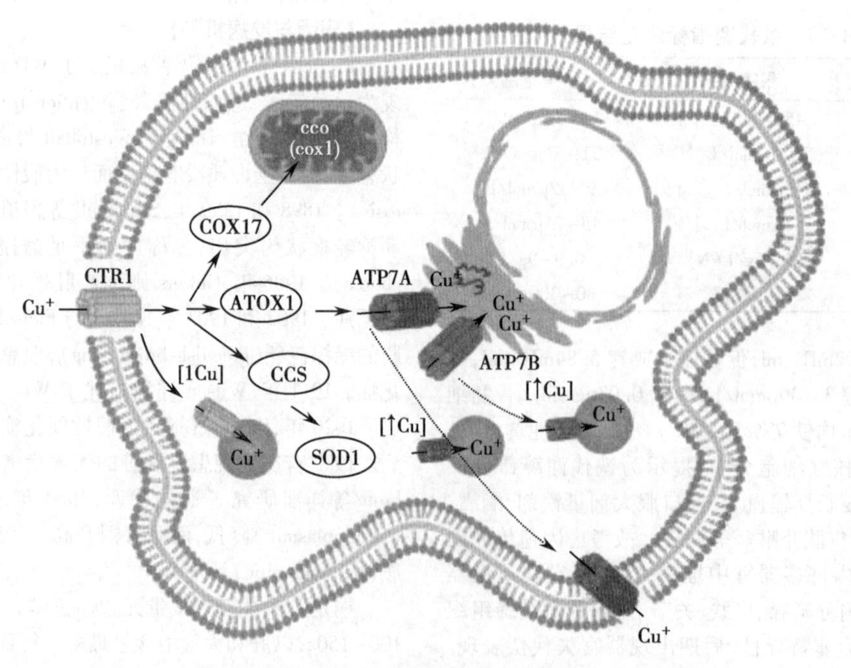

图5-3-2-2 细胞铜代谢稳定机制

铜蛋白伴侣分子COX17和CCS将铜转运至CCO与SOD1,铜浓度升高促进CTR1内饮和降解,而ATP7A与ATP7B出胞

表 5-3-2-1　遗传性铜转运疾病

疾病特点	Menkes 病	Occipital Horn 综合征	Wilson 病
遗传方式	X 性连锁隐性遗传		常染色体隐性遗传
发病率	1/140 000	少见	1/35 000~1/30 000
致病基因	ATP7A		ATP7B
基因定位	Xq13.3		13q14.3
基因产物	铜转运 P 型 ATP 酶 A(ATP7A)		铜转运 P 型 ATP 酶 B(ATP7A)
表达部位	所有组织(肝脏例外)		肝/肾/肺/脑/心/肌肉/胰腺/肠
突变特征	无共同突变	剪接突变/错义突变	R778L(亚洲)/H1069Q(欧洲)
发病机制	肠铜吸收缺陷 Cu 依赖性酶活性降低	肠铜吸收部分缺陷 Cu 依赖性酶活性降低	铜中毒/胆道铜排泄障碍/Cu 掺入肝脏铜蓝蛋白/铜在各种组织中积聚
临床特点	严重神经变性/毛发异常/低体温/结缔组织病	结缔组织病/步态异常/肌张力低下	肝病/神经系统病变/精神异常/Kayser-Fleischer 环/血尿/关节病变/心肌病/胰腺炎
实验室检查	血清铜降低/铜蓝蛋白降低/培养的成纤维细胞铜浓度升高	血清铜和铜蓝蛋白轻度降低/培养的成纤维细胞铜浓度升高/枕骨外生骨疣	血清铜和铜蓝蛋白轻度降低/尿铜浓度升高/肝脏铜浓度升高
治疗	Cu-组氨酸		螯合剂(青霉胺/曲恩汀)/锌制剂/肝移植
动物模型	棕色斑纹小鼠	大斑点小鼠	Long-Evans Cinnamon(LEC)大鼠

细胞质中的铜在铜蛋白陪伴分子(copper chaperones)CCS2、ATOX1、HAH1 或 COX17 的作用下,经 Cu/Zn 超氧化物歧化酶(Cu/Zn superoxide dismutase)催化后释放。肝脏是维持铜代谢稳定的主要器官,肝细胞中的铜通过胆汁和血液排泄。约 90%的血清铜与铜蓝蛋白结合,另 10%与白蛋白或氨基酸结合[非铜蓝蛋白结合的铜(non-ceruloplasmin-bound copper,NCC)],后者(而非铜蓝蛋白结合的铜)是铜进入各种组织的主要来源。肝脏铜进入胆道需要 ATP7B、COMM(domain-containing protein 1,COMMD1;亦称 MURR1)的介导。铜的代谢障碍可表现为铜缺乏和铜过多两个方面。铜依赖性生物酶的功能与相关疾病见表 5-3-2-2。

表 5-3-2-2　铜依赖性生物酶的功能与相关疾病

铜依赖性生物酶	功能	临床疾病
铜蓝蛋白	铁和铜转运	血液铜降低,铁缺乏
细胞色素 C 氧化酶	线粒体呼吸链生物氧化	体温过低,肌肉无力
多巴胺 β-羟化酶	儿茶酚胺生成	体温过低,神经功能缺陷
赖胺酰氧化酶	结缔组织生成	皮肤-关节松弛
肽基甘氨酸 α-酰胺化单加氧酶	肽类物质酰胺化	神经内分泌功能缺陷
超氧化物歧化酶	抗氧化	抗氧化应激保护功能降低
酪氨酸酶	色素形成	皮肤和毛发色素变浅

(一) P 型 ATP 酶突变　Bull、Tanzi 和 Yamaguchi 等 3 个研究小组于 1993 年同时鉴定出 WD 的致病基因为 ATP7B,编码 ATP7B 蛋白(P-型 ATP 酶),该基因突变使铜不能从胆汁排泄而堆积于细胞中。ATP7B 属于体内重金属转运蛋白家族中的成员,基因定位于 13q14.3-q21.1,又称 WCI 基因。ATP7B 与 Menkes 病致病基因 ATP7A(又称 MCI)约有 76%的同源性。

ATP7B 基因含有 21 个外显子,肝肾中的 ATP7B 基因约 300kb,编码约 1500 个氨基酸残基,与细菌中的铜转运 ATP 酶相似。ATP7B 蛋白 N 末端有 6 个重金属结合的基序 GMT/HCXXC。外显子 21 编码 ATP7B 蛋白的羧基端和 poly(A)尾。ATP7B 蛋白在许多器官中均有表达,但以肝和脑组织的表达量最高。肝细胞的 ATP7B 蛋白将细胞铜运至细胞外,然后一部分以与肝脏合成的 α 球蛋白结合,形成铜蓝蛋白而转运入血液循环中,大部分则经肝中毛细胆管从胆汁中排入肠道,从粪便排出,后者是体内铜排泄的主要途径。ATP7B 基因突变致 ATP7B 酶丧失活性,不能将细胞中铜转出细胞外从而引起铜中毒和器官功能受损。Wilson 病的发病机制(图 5-3-2-3)可能为:①铜积蓄毒性;②铜离子反应产生氧类物质过多和脂质过氧化,引起细胞破坏和坏死[3,4]。

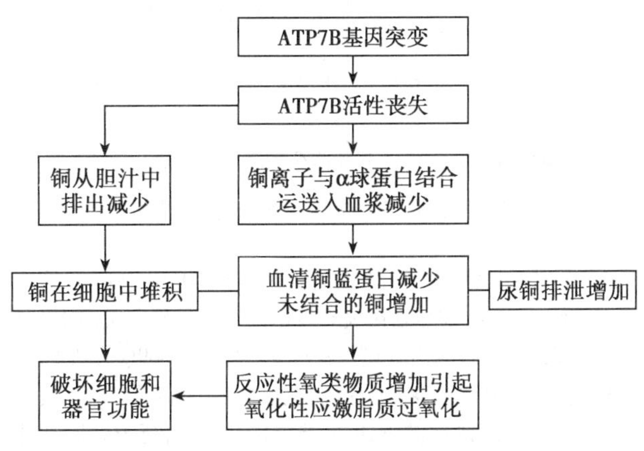

图 5-3-2-3　Wilson 病的发病机制

ATP7A 蛋白的三维结构与功能结构域结构见图 5-3-2-4,而 ATP7B 基因突变有 300 多种,包括插入、缺失、无义、错义、点突变和剪接异常,基因型可以是纯合子、杂合子或复合性杂合子(图 5-3-2-5)。在不同地区的人群中,最常见的突变位点各不相同,如欧洲、北美洲最常见的突变为 H1069Q,亚洲为 R778,西班牙为 M45A,我国台湾地区以 8 号外显子

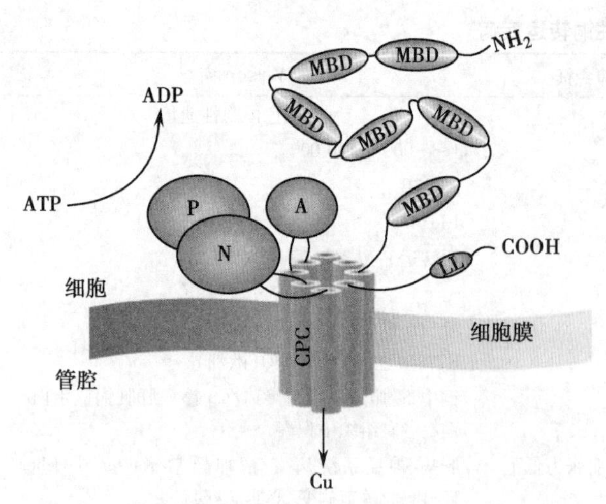

图 5-3-2-4 ATP7A 蛋白的三维结构与功能结构域

ATP7A 蛋白锚定在细胞膜上，其 N-末端含有 6 个结合结构域，其间含有与铜结合的基序 CXXC，跨膜段含有转运铜离子 CPC 基序；活性结构域（A）、核苷酸结合结构域（N）和临时结构域（P）为 ATP7A 的活性催化单位

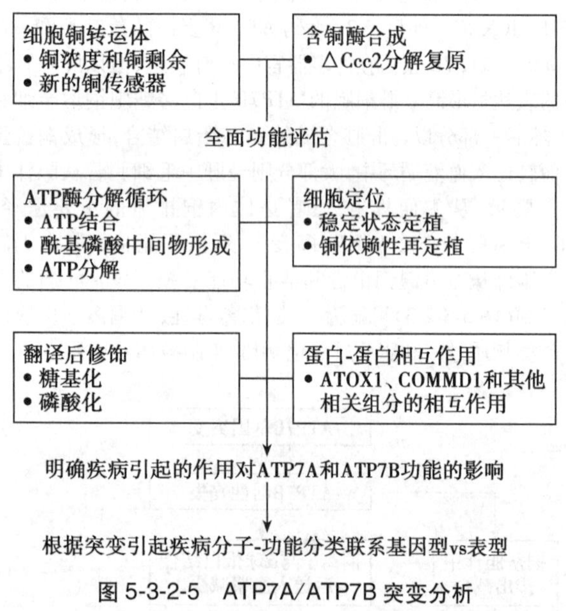

图 5-3-2-5 ATP7A/ATP7B 突变分析

T2273A 突变最常见。一些研究认为，如 ATP7B 基因有纯合子 H1069Q 突变，则与临床表现较迟或病情较轻有关；如果是复合性杂合子，临床表现则取决于同时与 H1069Q 存在的另一种突变；而 R778L 突变与肝病表型相关；Palsson 等[5]报告 1 例 16 岁女孩，既往健康，突发严重性肝衰竭，死于顽固性休克的 Wilson 病者，ATP7B 有 2007del7 突变，而其他患者均为迟发性神经病。因此认为，此患者与 ATP7B 特殊突变有关。另外一些作者则认为，突变并不能预测表型。如 Prella 等[6]报告 1 例 19 岁女性 WD 患者，首发症状为溶血性贫血和血小板减少，ATP7B 在 Arg1319 处被截短，故作者认为不能根据突变来预测表型。Shah 等[7]对 109 例 WD 患者进行突变与表型关系分析，未发现 H1069Q 突变与患者年龄、临床表现、血清铜蓝蛋白水平、肝脏铜的含量和 K-F 环相关。除 ATP7B 基因突变与表型有关外，还有其他因素在决定表型中起作用，如环境和突变基因外显率不同等[6,7]。

（二）器官损害 患者体内有铜的堆积，但堆积的量在不同组织和器官中各不相同，堆积最多的为肝脏和中枢神经系统。肾、肺、关节、角膜、心脏等都有铜的堆积。患者出生后大多数无临床表现，待铜堆积到一定量时，会导致较明显的病理改变，从而引起临床表现。

1. 肝脏损害 肝脏是铜代谢器官，故 WD 最先累及肝脏。早期只有肝细胞脂肪变性，核内糖原堆积，细胞内线粒体扩大，内膜与外膜分离，线粒体嵴扩张，其内有脂肪颗粒及空泡出现。肝细胞质和溶酶体内有铜沉积。由于铜离子产生氧化应激，氧类物质产生增多以及脂质过氧化反应，引起肝脏急性或慢性炎症，肝细胞溶解、坏死并伴有纤维化，最后形成结节；少数患者出现大结节性坏死后肝硬化[8]。肝细胞质中可形成 mallory 小体[9]，其形成机制尚不清楚，与酒精性和非酒精性肝病中所见相似。肝硬化引起继发性门脉高压、脾大和脾功能亢进症。

2. 中枢神经系统病变 主要是退行性变。神经系统对铜离子引起的氧化性应激最敏感。常见受累部位为豆状核、基底神经节、丘脑、苍白球、红核、尾核齿状核，大脑灰质与白质均有病变。表现为神经元丧失、毛细血管扩张和巨噬细胞浸润。星状细胞有 AlzheimerⅡ型细胞的胶样变性（Oplski 细胞）。其特征为细胞体积较大，胞质呈泡沫状，核偏心，有大的核仁。其他病变包括脑软化、脑萎缩、脱髓鞘性病变等。脑组织受累部位可见大量未结合的铜沉积。大体脑标本可见脑软化，由于铜的沉积而呈棕红色。

3. 其他组织病变 由于铜沉着较少，对器官功能影响较轻，但患者如果铜沉积较多也可引起器官病理改变，如肾小管退变，角膜铜沉积形成 K-F（Kayser-Fleischer）环和心肌变性。关节可发生炎症、骨软化、骨质增生、脊椎骨软化炎和异位钙化等[10]。

【临床表现与诊断】

WD 患者的临床表现多样，以肝病和神经精神症状为主（表 5-3-2-3）。然而，近一半的 WD 患者临床表现不典型，需依据系统分析并借助病理和基因诊断等实验室检查来确诊。

（一）分型 2008 年，美国肝脏疾病研究学会（AASLD）制定的“肝豆状核变性”最新诊疗指南较详细阐述了 WD 的临床表现和处理原则[11-13]。

1. 发病年龄 绝大多数 WD 患者在 5~35 岁发病。随着诊断水平的不断提高，<5 岁的 WD 患儿越来越多，甚至少数在 2 岁时就出现非典型 WD 的临床表现，亦有 3 岁患儿肝硬化及 5 岁患儿急性肝功能衰竭或 70 多岁才被诊断的报道。一般认为，WD 病的最大发病年龄<40 岁，然而对于年龄>40 岁同时出现神经精神症状和 WD 生化及组织病理改变的患者，也应进一步行 WD 的筛查。

2. 肝病表现 WD 患者的肝脏表现多种多样。可表现为无症状的肝功能异常，也可表现为急性肝功能衰竭。儿童可无任何临床症状，偶尔出现丙氨酸氨基转移酶（ALT）升高或肝大；临床表现可与急性病毒性肝炎相似，也可出现自身免疫性肝炎样表现；有些患者只有生化检查异常，或肝活检时仅有脂肪肝改变。许多 WD 患者合并有慢性肝炎、肝功能

表 5-3-2-3　铜酶活性降低患者的临床表现

酶特征	酶功能	酶缺乏时的表现
细胞色素 C 氧化酶(线粒体)	线粒体呼吸链电子转运/生成能量	脑出血/低体温/肌张力减退
赖氨酰氧化酶(分泌型酶)	胶原与弹性蛋白交联	动脉硬化/硬膜下出血/膀胱息肉/皮肤关节松弛/骨质疏松/骨折/疝
多巴胺 β-羟化酶(分泌型酶)	生成去甲肾上腺素	低血压/低体温/腹泻
酪氨酸酶(细胞质)	生成黑色素	皮肤色素减退
巯基氧化酶(细胞质)	角蛋白交联	毛发异常
Cu/Zn 超氧化物歧化酶(细胞质)	氧化防御(超氧化物解毒)	中枢神经变性
肽基 α-酰胺化单氧化酶(分泌型酶)	神经肽生物激活	脑出血
铜蓝蛋白(分泌型酶)	亚铁氧化酶/Cu 转运	贫血
Hephaestin 结合酶	肠细胞亚铁氧化酶(铁吸收)	贫血
血管紧张素(分泌型酶)	诱导血管生成/抗微生物	动脉硬化/肠道感染
胺氧化酶	伯胺氧化/抑制肿瘤生长与进展	肿瘤
凝血因子Ⅴ/Ⅷ	血凝系统	血凝障碍

代偿或失代偿肝硬化的表现，可出现脾大而肝硬化并不明显；少数患者在肝硬化基础上发生肝细胞癌[14]。WD 患者也可出现急性肝功能衰竭，并可合并有急性溶血性贫血和急性肾衰竭。因 WD 可出现血清免疫球蛋白升高及非特异性的自身抗体，对于儿童自身免疫性肝炎或对治疗不敏感的成人自身免疫性肝炎，要考虑 WD 可能。由于 WD 患者的肝脏表现无明显特征性，临床上常易出现漏诊、误诊。

3. 神经精神表现　WD 患者的神经精神症状一般出现在肝病之后，发病年龄多在 30~40 岁，也可在儿童时期出现精神症状。常见症状有行为改变、学习成绩下降、不能做手眼协调要求较高的动作，写字笔迹潦草甚至发展成帕金森样小写症。WD 患者的其他常见临床表现有震颤、运动不协调、流涎、发音困难、肌张力异常、肌强直等；由于假性球麻痹也可出现转移性吞咽困难，甚至出现误吸，患者可出现自主神经功能异常；偶尔有边缘性头疼和失眠的报道，但癫痫罕见。WD 患者心理精神症状主要表现为个性改变，如部分患者幼稚自私，冲动明显，心境情绪异常，以上统称为“肝豆性格”。认知异常较常见，50%患者在发病过程中出现不同程度的智能障碍。早期肝型 WD 患者的一般智力和记忆水平与正常人群可能大致相当。30% WD 患者出现抑郁，自杀发生率 4%~16%，也可发生躁狂。大部分神经精神症状患者伴有肝硬化表现。

4. 肝外表现　WD 患者除肝病和神经精神表现外，还有其他系统的表现，甚至以其他系统症状为首发表现而就诊。叶春风等[15]报道 21 例以肾脏损害为首发表现的 WD 患者，分别被误诊为急性肾炎、肾病综合征、IgA 肾病、紫癜性肾炎，误诊率 100%。有的 WD 患者可出现溶血性贫血，甚至以此为首发表现[16,17]。骨关节病可在神经系统症状出现之前出现，以儿童患者多见。表现为四肢关节炎，关节痛，严重者发生运动障碍和关节畸形。其他还可发生骨质疏松、病理性骨折、骨软化和异位钙化等。骨关节病变发生机制可能与铜在关节内沉积及钙和氨基酸丢失有关。此外，还可出现心肌病变、胰腺炎、糖尿病，成年男女患者出现性功能减退、不育及习惯性流产。男性患者可伴有乳腺发育症（与肝功能受损有关）。

5. 角膜 K-F 环　角膜 K-F 环是铜沉积在角膜的周围缘所致。较明显的 K-F 环肉眼即可见。为靠近角膜周围缘的金黄色或褐色的色素环，裂隙灯下更为清楚。大部分 WD 患者用裂隙灯检查可发现角膜 K-F 环。然而角膜 K-F 环并非 WD 所特有，慢性胆汁淤积性肝病及新生儿胆汁淤积也可出现角膜 K-F 环。但这些疾病很容易从临床表现上与 WD 相鉴别。年龄为 K-F 环的独立相关因素，年龄<7 岁的 WD 患儿很少出现。脑型患者 K-F 环阳性检出率高于肝型。有神经精神症状的 WD 患者绝大多数可检测到角膜 K-F 环。其他眼科表现如色素沉积在晶状体囊壁时可出现向日葵样白内障。角膜 K-F 环和向日葵样白内障可在药物治疗或肝移植后逐渐消失。

以前根据临床表现，WD 分为肝型、脑型和肝脑混合型，其中脑型又分为假性硬化型和帕金森综合征。现已认识到，这种分型不够细致，尤其是对治疗的针对性不强。中华医学会神经病学分会的《2008 年肝豆状核变性的诊断与治疗指南》[18]将 Wilson 病分为以下几种类型：

（1）肝型：其特点是：①持续性血清转氨酶升高。②急性或慢性肝炎。③肝硬化（代偿或失代偿）。④暴发性肝功能衰竭（伴或不伴溶血性贫血）。

（2）脑型：其特点是[19,20]：①帕金森综合征；②运动障碍，表现为扭转痉挛、手足徐动、舞蹈症状、步态异常、共济失调等；③口-下颌肌张力障碍，表现为流涎、构音困难、声音低沉、吞咽障碍等；④精神症状。

（3）混合型：以上各型的组合。

（4）其他类型：以肾脏、骨骼和关节及肌肉损害或溶血性贫血为主。

这种分型突出了主要受损器官，并有助于选择恰当的治疗措施。例如，肝型中的①②③亚型若能早期诊断并尽早给予青霉胺或锌制剂治疗，大多数患者的预后良好；但脑型中的几种亚型对青霉胺的疗效则有很大差异：帕金森综合征亚型患者若以震颤为主，则青霉胺疗效良好，若肌强直明显则疗效欠佳；运动障碍亚型患者若肢体痉挛明显，尤其是肢体畸形，应用青霉胺后症状加重；口-下颌肌张力障碍亚型患者应慎用或不用青霉胺治疗，因青霉胺可能使其症状加重，甚至完全不能发声。

（二）辅助检查

1. 肝功能　可能异常，一般WD患者都有血清转氨酶异常，但并不能反映其肝脏病变的严重程度。

2. 铜代谢生化检查　主要包括：①血清CPN：血清CPN正常范围为200～500mg/L，AASLD推荐血清CPN<50mg/L是诊断WD的有力证据，但正常不能排除WD。免疫学分析方法检测得的血CPN值一般偏高，因其不能区分荷铜和无铜的CPN。急性炎症和高雌激素水平如妊娠、服用雌激素、口服避孕药等均可引起血CPN的升高。典型的WD患者血CPN水平降低，但血CPN降低亦见于肾病、肠道疾病、蛋白营养不良、终末期肝病、神经系统疾病、Menkes病及CPN缺乏症。②血清铜：WD患者体内铜负荷过多，然而其血清铜水平通常反而降低。但WD伴严重肝损者血清铜可正常，在急性肝衰竭的患者甚至血清铜可出现明显升高伴血CPN降低。因此，有学者提出将非CPN结合铜作为诊断WD的指标。非CPN结合铜一般是根据血清铜和血CPN计算得出，受血清铜和CPN检测值的影响。如血清铜的检测不精确或血CPN水平偏高（特别是免疫分析法）时，非CPN结合铜的诊断价值非常有限。因此，非CPN结合铜一般仅作为WD患者药物治疗的监测指标。非CPN结合铜<5μg/dl可能提示机体铜耗竭，该现象可出现在一些长期接受治疗的患者中。③尿铜：24小时尿铜对WD的诊断和治疗监测非常重要，可间接反映血清非CPN结合铜的水平。正常<100μg，一般有临床症状的WD患者>100μg。某些慢性肝病如自身免疫性肝病尿铜也可出现尿铜增高，一般在100～200μg/d。24小时尿铜>40μg提示WD可能，需进一步检查确诊。青霉胺（Dpenicillamine）试验对WD的诊断具有辅助意义，口服500mg青霉胺，12小时后开始收集24小时尿液，24小时尿铜>1600μg则支持WD的诊断。该试验主要用于患儿的诊断，在成年人其意义还不明确。④肝铜含量：正常肝铜量很少超过50μg/g肝干重，肝铜含量≥250μg/g肝干重是WD的最佳诊断指标，但该指标灵敏度不高。ATP7B基因杂合突变者也可出现肝铜含量增高，但不超过250μg/g肝干重；慢性胆汁淤积性肝硬化也可出现肝铜含量增高。另外，特发性铜中毒综合征如印度幼年性肝硬化患者，其肝铜含量也可明显增高。WD晚期，铜在患者肝内的分布常不均匀，少数患者可因肝穿刺的部位铜较少而出现肝铜含量正常的情况。因此要注意肝穿刺标本对结果的影响。⑤放射铜研究发现，在血CPN值正常的WD患者中，可发现放射铜掺入血清CPN中的能力减低。由于放射性核素不易获取，该项检查很少用于临床检测。⑥肝活检：WD的早期组织学表现包括轻度脂肪肝、肝细胞淀粉样颗粒沉积和肝细胞点状坏死，或表现为典型的自身免疫性肝炎改变。随着肝脏损伤的加重，逐步出现肝纤维化和肝硬化。20岁以上的WD患者几乎均有肝硬化改变。

3. 裂隙灯检查K-F环　裂隙灯下检查患者角膜是否存在K-F环，但神经症状明显而角膜K-F环阴性者不能排除WD。

4. 头颅影像检查　MRI比CT的特异性高。约85%脑型患者、50%肝型患者的MRI表现为豆状核（尤其壳核）、尾状核、中脑和脑桥、丘脑、小脑及额叶皮质T1加权像低信号和T_2加权像高信号；或壳核和尾状核在T_2加权像显示高低混杂信号；还可出现不同程度的脑沟增宽、脑室扩大等。

5. 基因检测　ATP7B全基因测序突变分析可查明直系亲属的突变患者，WD的筛查可应用单倍型分析或特定突变分析。

6. 其他检查　血常规检查可见血小板、白细胞和/或红细胞减少，尿常规可出现血尿、蛋白尿。骨骼X线片可检出骨质疏松、骨软化、病理性骨折和异位钙化等。心电图检查可发现室性心动过速或过缓，双相P波，ST段升高或下移，T波倒置，室性期前收缩和U波明显等改变，但均不具特异性。腹部B超或CT检查可发现肝、脾和/或肾脏增大。

（三）诊断与鉴别诊断　主要从新生儿和儿童骨硬化、情绪与心理障碍患者中筛选病例。

1. 儿童肝硬化的诊断与鉴别　病史是诊断儿童和青少年肝硬化的作用依据（表5-3-2-4）。Wilson病患者早年发病，常出现肝硬化、肝功能衰竭与门脉高压。但是引起儿童与青少年肝硬化的疾病很多，需要仔细鉴别。如果经过上述检查认为Wilson病的可能性很大时，应进一步查明肝硬化的基本原因，并排除一般肝病、肝炎、药物可能，其中应特别注意与家族性进行性肝内胆汁淤积症鉴别（表5-3-2-5～表5-3-2-7）。

表5-3-2-4　儿童和青少年肝硬化的临床评价

临床病史
年龄、细胞、种族
妊娠并发症（生育体重、新生儿黄疸、静脉营养）
系统疾病（厌食、乏力、生长障碍）
恶心、呕吐、腹痛、腹泻、消化不良
黄疸，瘙痒，粪便、尿液颜色
腹胀
外周水肿
出血病史（鼻腔口腔皮肤上消化道）
骨痛骨折
青春期发育、月经史
既往病史（黄疸、肝炎、药物使用、输血、炎性肠病）
社会心理行为、酒精摄入、吸烟
家族史（父母近亲结婚、肝病、自身免疫性疾病）
体格检查
一般检查
皮肤与四肢（黄疸、蜘蛛痣、血管扩张、肝掌、指甲、黄色瘤）
腹部（肝脏脾脏腹水）
神经系统（精神神志、扑翼样震颤、Babinski征）
其他（青春期发育延迟、男性乳腺发育、睾丸萎缩）

表 5-3-2-5　引起儿童与青少年肝硬化的疾病

胆管阻塞	迟发型皮肤卟啉病
胆管闭锁	囊性纤维化
胆总管囊肿	血色病
胆石症	Wolman 病
胆管狭窄	药物与毒素
家族性进行性肝内胆汁淤积症	非经肠营养支持
Alagille 综合征	异烟肼
FIC 缺陷症(ATP8B1)	甲氨蝶呤
BSEP 缺陷症(ABCB11)	其他肝毒性药物
MDR3 缺陷症(ABCB4)	维生素 A 中毒
胆酸合成障碍	自身免疫性疾病
病毒感染(病毒性肝炎)	自身免疫性肝炎
乙型/丁型肝炎	原发性硬化性胆管炎
丙型肝炎	血管病变
戊型肝炎	Budd-Chiari 综合征
先天性遗传性代谢病	静脉闭塞性病变
α1-抗胰蛋白酶缺乏症	先天性心脏病
糖原病Ⅲ型、Ⅳ型	充血性心力衰竭
半乳糖血症	限制性心包炎
果糖血症	其他疾病
1 型酪氨酸血症	脂肪酸代谢疾病
Wilson 病	新生儿肝炎
线粒体肝病	Zellweger 病

表 5-3-2-6　儿童与青少年慢性肝病与肝硬化的实验室检查

血液系统	尿钠
血红蛋白	免疫学检查
白细胞血小板	抗平滑肌抗体
凝血酶原时间	抗线粒体抗体
Coombs 试验	抗核 LKM-1 抗体
血型 Rh 因子	乙型肝炎抗原
血清生化	乙型肝炎抗体
胆红素	抗 HCV 抗体
转氨酶类	AFP
ALP	免疫球蛋白
γ-谷氨酰胺转移酶	HIV 血清学检查
白蛋白/球蛋白	遗传性代谢病检查
25-(OH)D/PTH/血钙/血磷/血镁	血尿氨基酸
尿酸/肌酐	尿有机酸
乳酸/尿酸	怀疑α1-抗胰蛋白酶缺乏/Alagille 综合征时检查
空腹血糖	汗液电解质
转铁蛋白饱和度	血清与尿液胆酸及其前体测定(怀疑 PFIC)
铜蓝蛋白/血铜 24 小时尿铜(>3 岁)	骨髓检查
α1-抗胰蛋白酶	皮肤成纤维细胞培养(怀疑糖原贮积病时)
存在腹水时检查	其他疾病
腹腔穿刺液检查	内镜检查
细胞计数、白蛋白、总蛋白	腹部超声 CT MRI
淀粉酶细胞形态	肝活检
分枝杆菌培养	EEG
血钠/钾/碳酸氢盐/氯化物/尿素/肌酐	

注:LKM-1:肝肾微粒体;PFIC:家族性进行性肝内胆汁淤积症;HIV:人类免疫缺损病毒

表 5-3-2-7　家族性进行性肝内胆汁淤积症(PFIC)的临床特点

分型	临床特点	实验室发现	染色体异常
PFIC1	早发性黄疸/皮肤明显瘙痒/腹泻/胰腺炎/聋哑/肝硬化	谷氨酰转肽酶(GGT)正常/ALP 升高/血清胆固醇升高↑	18q21-q22
PFIC2	早发性黄疸/皮肤明显瘙痒/腹泻胰腺炎/肝硬化/胆管发育不良伴胆石症或肝癌-胆管癌	GGT 正常/ALP 不定/血清胆固醇升高	2q24
PFIC3	症状轻重不一/胆石症/肝硬化/黄疸	GGT 升高/ALP 可变/血清胆固醇正常	7q21

2. 情绪与心理障碍的诊断与鉴别　情绪与心理障碍是 Wilson 病的突出表现,临床上遇儿童有无法解释的情绪与心理障碍时,应想到本病可能。如果能排除神经心理疾病和内分泌代谢异常,应做进一步检查,确定是否为 Wilson 病(表 5-3-2-8)。

表 5-3-2-8　引起情绪与心理障碍的躯体疾病

内分泌疾病	肺癌
Cushing 综合征	肝癌
甲减	肠癌
甲亢	乳腺癌
原发性甲旁亢	胃癌
神经系统疾病	血液肿瘤
多发性硬化症	其他疾病
脑膜瘤	心肌梗死
Parkinson 病	Wilson 病
Alzheimer 病	AIDS
恶性肿瘤	偏头痛
胰腺癌	

3. 诊断流程与方法　Wilson 病的诊断流程见图 5-3-2-6,以神经精神症状为主要表现或不伴有肝病的 Wilson 病诊断流程见图 5-3-2-7。若能早期诊断并尽早给予恰当治疗,多数预后良好。但因其临床少见,症状复杂多样,经常发生误诊和漏诊。为了早期诊断该病,首先要识别其临床特点,主要为肝脏症状和脑部症状,多数肝脏症状与一般急性或慢性肝炎相似,程度不一,不一定先轻后重,症状无特异性。其次,还须认识其他较为常见的症状,例如贫血、血尿、关节痛、骨折、肌无力、肌肉萎缩等,这是由于铜离子沉积于红细胞、肾脏、关节及肌肉,导致这些器官或组织功能损害所致。"Wilson 病提示诊断"[21-24],是指凡 3~55 岁出现下列情况者均高度怀疑 Wilson 病:①其他原因不能解释的肝脏疾病,如持续性血清转氨酶升高,但无肝脏症状;不明原因的肝脾大、肝硬化、短暂性黄疸、食管静脉曲张破裂出血及暴发性肝功能衰竭伴或不伴溶血性贫血等。②其他原因不能解释的神经精神疾病,如不明原因的锥体外系症状,尤其是肢体震颤、发音含糊不清或声音低沉、流涎、吞咽困难等,但无第Ⅸ、Ⅹ和Ⅻ对脑神经损害,也无肌无力症状。③不明原因的步态不

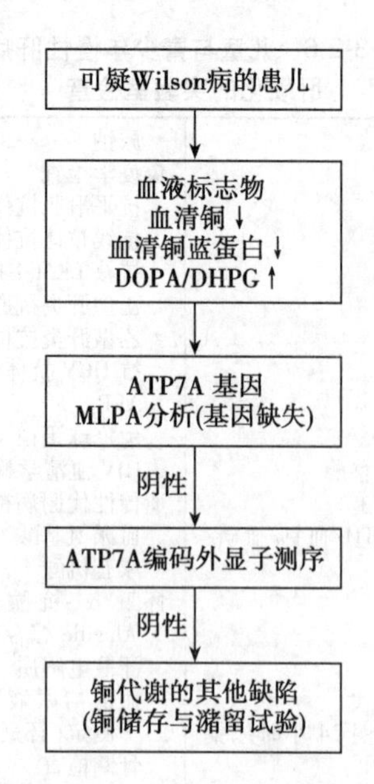

图 5-3-2-6 Wilson 病的诊断流程

二羟苯丙氨酸(DOPA)/二羟苯乙二醇(DHPG)比值可反映铜依赖性酶——多巴胺β-羟化酶的活性,以前用于基因缺失检测的Southern杂交已经被多重连结依赖式探针扩增技术(MLPA)替代

稳和/或动作不协调。④精神症状伴肝脏病史和/或肝脏症状。⑤不明原因的肾小管病变或骨骼病变。⑥不明原因反复出现的溶血性贫血。⑦家族中有相同或类似患者,特别是先证者的近亲,如同胞、堂或表兄弟姊妹等。但同一家族中若≥2例罹患 Wilson 病,其临床表现不一定相似,有时可有很大差异。

AASLD 制定的 WD 最新诊疗指南中提出了 WD 的诊断流程(图 5-3-2-7)。在确立 WD 诊断前,以神经精神症状为主要临床表现者应排除后天性肝脑退行性变、脑中线-视神经发育不良症及帕金森病等可能。以肝病为主要临床表现者应与其他原因引起的急慢性肝炎,肝硬化和肝功能衰竭鉴别。有些情况下,还应与肾脏疾病、骨关节疾病,血液系统疾病鉴别。

【治疗】

本病为遗传性疾病,尚无根治之法,主要为驱铜治疗(用药物与体内积蓄的铜络合后再排出体外),且需维持终生[25]。注意个体化用药,应根据患者年龄、临床分型、病程及用药后尿排铜量等确定其服药种类、服用剂量及服用时间。应当强调的是本病应早期诊断,早期治疗,可获得较好结果。

(一)饮食治疗 主要是限制铜的摄入,故应避免食用含铜量高的食物,含铜量高的食物见表 5-3-2-9。

表 5-3-2-9 含铜量较高的食品

食品种类	含铜量高的食品名称
豆类	豌豆/蚕豆/黑豆
坚果类	芝麻/花生/核桃
水产品	墨鱼/鱿鱼/蛤蜊/牡蛎/淡菜/河蚌/虾/蟹等
动物类	动物肝/肾等内脏
其他	玉米/蘑菇/巧克力/咖啡等

(二)对症治疗 针对锥体外神经系统症状如震颤可选用苯海索(安坦)、氯硝西泮,肌张力障碍可选择苯海索、美多巴、吡贝地尔、氯硝西泮等。有精神症状者,可选用相应的抗精神病药物。保护肝功能可选用适当的护肝药物。急性肝功能衰竭,应待急性症状控制后再进行驱铜治疗。

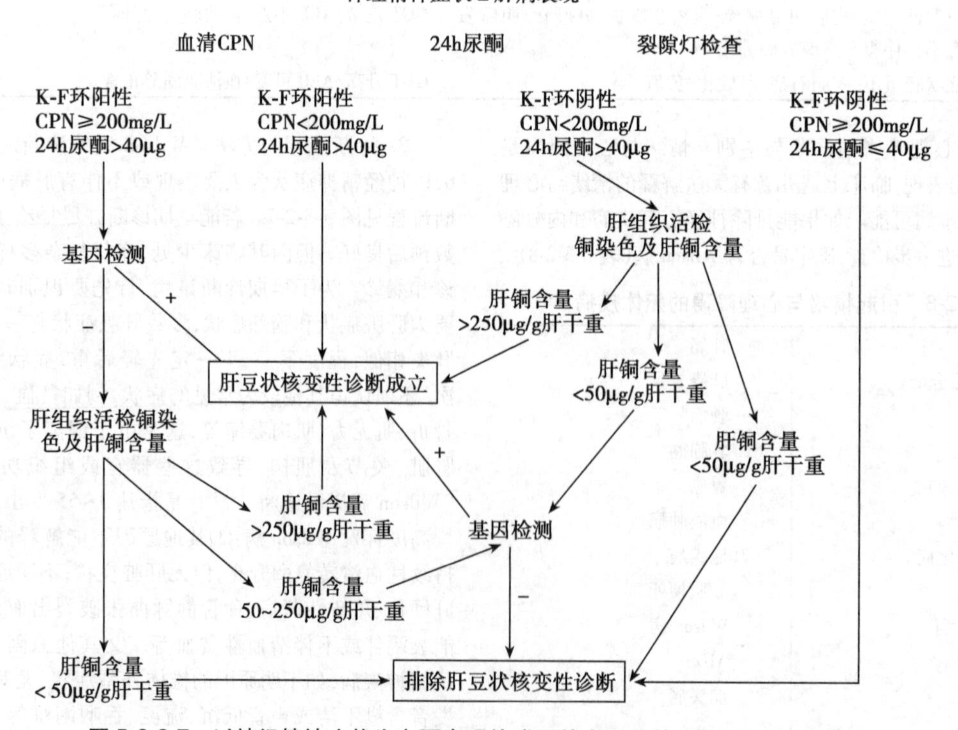

图 5-3-2-7 以神经精神症状为主要表现伴或不伴有肝病的 Wilson 病诊断流程

（三）药物治疗 铜累积病的治疗药物如表5-3-2-10所示。驱铜及阻止铜吸收的药物包括：D-青霉胺、二巯基丙磺酸钠、二巯丁二酸钠、曲恩汀等。锌剂、四硫钼酸盐可以阻止肠道对外源性铜的吸收。铜络合剂主要包括青霉胺和曲恩汀（三亚乙基四胺，trientine），空腹或餐后2小时口服[26]。

表5-3-2-10 铜累积病的治疗药物

药物	作用原理	维持量	不良反应
曲恩汀	增加尿铜排泄	750~1000mg/d（3次/天） 儿童20~25mg/（kg·d）	胃炎/个别发生再生障碍性贫血或铁粒幼细胞贫血/治疗初期可见神经症状恶化（26%）
D-青霉胺	增加尿铜排泄	750~1000mg/d（3次/天） 儿童20mg/（kg·d）	发热/皮疹/蛋白尿/狼疮样反应/再生障碍性贫血/粒细胞减少/血小板减少/肾病综合征/皮肤退行变/穿孔性弹性组织变性/浆液性视网膜炎/肝损害/治疗初期可见神经症状恶化（50%）
锌剂	诱导肠道细胞金属硫蛋白合成，阻滞铜吸收	150mg/d（3次/天） 儿童50~75mg/（kg·d）	胃炎/胰腺炎/锌过量
四硫钼酸胺	阻滞铜吸收	每次20mg（3次/天）	贫血/粒细胞减少/肝毒性/治疗初期可见神经症状恶化（4%）

1. D-青霉胺 D-青霉胺（D penicillamine）盐酸盐系青霉素的代谢产物，是含有硫氧基的氨基酸，具有络合铜的作用，性质稳定，其与铜络合产物从尿中排出。大量研究证实，青霉胺对WD的疗效显著。一般用药2~6个月后，患者的肝病临床症状如黄疸及腹水好转，但如要获得进一步缓解可能需1年左右的治疗。如果患者治疗依从性差，则将会导致肝病进行性加重，且常可在停药1~12个月后发生肝衰竭，最终需肝移植治疗或死亡。

青霉胺的不良反应较多，约30%的患者因严重不良反应而最终停药。服用前应作青霉素过敏皮试，阴性者方可服用。早期有消化道症状、皮疹、发热等；长期可引起多种自身免疫疾病和血液病等。过敏反应（高热、皮疹）多在用药后几天发生，应立即停药。过敏轻者经抗过敏治疗、症状消失后再从小剂量开始，逐渐加量，同时口服小剂量泼尼松。有研究报道，10%~50%的WD患者用青霉胺治疗后可出现神经系统症状加重。从小剂量逐步加量给药法可提高患者对青霉胺的耐受性，一般起始用药量为250~500mg/d，分2~4次给药，然后每4~7天加量250mg，直到最大剂量（1000~1500mg/d）。维持治疗用量为750~1000mg/d，分2次给药。小儿给药一般按20mg/（kg·d）计算，总量不超过250mg，分2~3给药。因食物会抑制青霉胺的吸收，一般饭前1小时或饭后2小时服药。服药过程中应定期监测血清铜、铜蓝蛋白和尿铜排泄。注意个体化用药，严重肢体痉挛、畸形和严重构音障碍的脑型患者慎用或不用。

2. 曲恩汀 曲恩汀（三亚乙基四胺，TETA）促进铜从肾脏排泄，是治疗WD的有效药物（表5-3-2-11和表5-3-2-12），特别适用于不能耐受青霉胺者。出现神经系统症状加重的病例也有报道，但明显少于青霉胺治疗的患者。曲恩汀用做初始治疗已被证明同样有效，甚至对开始治疗时已经合并失代偿性肝脏疾病的患者也有疗效。曲恩汀的副作用很少，尚无关于该药引起过敏反应的报道，罕有报道出现全血细胞减少。曲恩汀同样络合铁，应当避免和铁剂同时服用。可逆性的铁粒幼细胞贫血见于过度治疗及其所致的铜缺乏。曲恩汀导致的铜缺乏可以导致WD患者肝脏铁超负荷。一般用量为500~750mg/d，分2~3次服用，维持量750~1000mg/d。儿童尚无固定标准，但是通常给予20mg/（kg·d），即大约250mg/d，分2~3次给药。餐前1小时或者餐后2小时给药，可以在更接近用餐时给药。需要监测尿排铜量以及血浆非铜蓝蛋白水平来判断疗效及调整用量。TETA是一种多胺类似物，其结构与精胺（spermine）和精脒（spermidine）相似（图5-3-2-8），1861年在德国合成，1896年以卡匹帕明（dihydrochloride）应用于临床[15]，多用于抗肿瘤治疗中，1925年发现其具有金属离子螯合作用[27]。

表5-3-2-11 曲恩汀的临床药理学参数

疾病	例数	剂量（mg/d）	尿回收率		AUC（mg×h/L）	$T_{1/2}$（h）	T_{max}（h）	C_{max}（mg/L）
			原形药	代谢物				
WD	8	600	–		–	2.0~4.0	2.0~30	0.5~10.0
HV	2	2000	2.3	–	–	–	–	–
HV	1	1250	4.1	11.8	–	–	–	–
WD	10	500~1800	–	–	–	1.3~3.5	1.6~3.5	0.8~14.0
	12	750~2500	2.4	23.3	–	–	–	–
WD	8	1750	1.6	10.4	6.4	2.0~4.0	1.0~3.0	1.2~4.2
HV	3	1000	1.0	10.0	–	–	–	–
HV	1	1500	–	–	–	4.0	2.0	3.8
		1500	–	–	–	8.0	4.0	1.5
HV	6	300~2400	0.7	3.2	–	–	–	–

续表

疾病	例数	剂量(mg/d)	尿回收率		AUC(mg×h/L)	$T_{1/2}$(h)	T_{max}(h)	C_{max}(mg/L)
			原形药	代谢物				
DM	7	300~2400	0.6	9.2	-	-	-	-
HV	8	200	-	-	1.23	5.1	0.8	0.4
	8	600	-	-	2.9	5.4	1.1	0.7
	8	1200	-	-	10.0	10.4	0.8	1.6
	8	3600	-	-	20.0	14.2	0.9	5.6
HV	24	600	-	-	3.0	2.5	1.8	0.8
		600	-	-	4.2	3.3	2.0	1.0

注:WD:Wilson病;HV:健康志愿者;DM:糖尿病

表 5-3-2-12 曲恩汀治疗铜累积病的不良反应

研究者	病例数	剂量(mg/d)	治疗时间	不良反应	说明
Walshe	20	1200~2400	>1年	铁缺乏	补充铁剂
Dubois等	7	500~2000	6周~16年	偶见血小板减少	减量后减轻或消失
Saito等	4	1000~3000	2个月	口唇麻木	-
Condamine等	1	1000~2250	1.5年	小细胞型铁幼粒红细胞性贫血	减量后减轻或消失
Dahlman等	19	1000~1800	8.5年	铁缺乏症血铜和锌降低肠炎	补充铁和锌药物减量或停药
Perry等	1	2400	>4年	小细胞型铁幼粒红细胞性贫血	
Brewer等	23	1000	3年	贫血	减量或停药
Arnon等	10	500~1000	5年	轻度肝损害	补充锌
Taylor等	13	600~2400	>6年	过敏性皮疹	停药

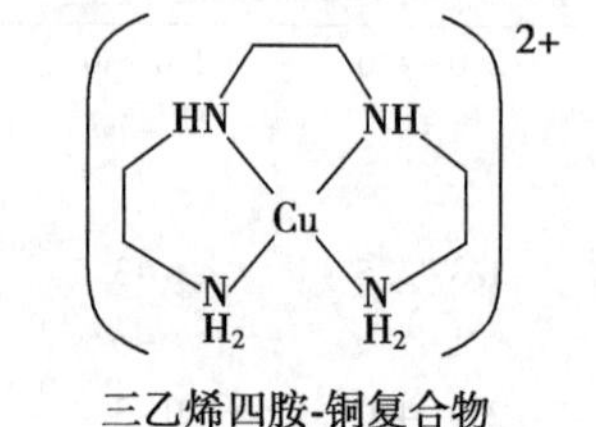

三乙烯四胺-铜复合物

图 5-3-2-8 多胺和 TETA 结构

3. 二巯基丙磺酸钠 推荐用于有轻、中、重度肝损害和神经精神症状的患者。主要不良反应为消化道症状。5%患者于治疗早期发生短暂神经精神症状加重。

4. 二巯丁二酸钠 推荐用于有轻、中度肝损害和神经精神症状的患者。可作为长期的维持治疗。主要不良反应为消化道症状和过敏等。约55%患者于治疗早期发生短暂神经精神症状加重。

5. 锌制剂 锌是人体内必需的微量元素,具有许多生理功能。锌剂用于治疗WD始于1961年,其作用机制为:①锌离子诱导产生金属巯蛋白,金属巯蛋白与铜、锌等重金属离子具有极强的结合能力,锌离子诱导产生金属巯蛋白的能力强于铜离子,而与金属巯蛋白结合的能力则弱于铜离子。因此,锌剂能诱导肠黏膜细胞内金属巯蛋白的大量合成,铜离子与之结合后不能进入血液循环,滞留在肠黏膜细胞内,之后随细胞脱落而经肠管排出体外。此外,锌剂可能诱导肝细胞内金属巯蛋白合成,清除一部分已经沉积于组织内的铜。②金属巯蛋白亦是一种羟自由基清除剂,对肝细胞有保护作用。③锌剂可逆转WD患者体内氧化型和还原型谷胱甘肽的失衡。锌缺乏症的免疫功能改变有:①胸腺素(thymulin)活性降低;②$CD4^+/CD8^+$细胞比例降低;③Th1细胞因子(IL-2、IFN-γ)减少而Th2细胞因子(IL-4、IL-6、IL-10)无变化;④NK细胞溶解活性降低[28]。

锌剂治疗WD疗效确切,副作用少。目前成为治疗下列类型WD的首选药物之一:症状前患者,儿童肝型(只有持续转氨酶增高)患者,妊娠患者,不能耐受青霉胺治疗者以及WD各型的维持治疗。用药过程中主要有消化道反应,如食欲减退、恶心、呕吐及腹泻。锌剂治疗的缺点是起效慢(4~6个月),严重病例不宜首选。锌制剂有多种,其中葡萄糖酸锌副作用较少。应于餐后1小时服药,避免食物影响其吸收,尽量少食粗纤维以及含多量植物酸的食物。锌剂不应与青霉胺同时服用。

6. 四硫钼酸胺　四硫钼酸胺(tetrathiomolybdate)是一种强效驱铜剂,其作用机制有两点:干扰铜在肠道的吸收(餐中服用时)或者结合血浆中的铜(餐前服用时)。四硫钼酸铵在低剂量时可结合金属硫蛋白中的铜,但在高剂量时形成一种不溶解的含铜复合物,并沉积在肝脏。在美国,四硫钼酸铵仍然作为一种实验室内使用的治疗方法。有研究提示该药有实用性,因为它本身不引起神经系统功能恶化[29]。潜在的副作用包括骨髓抑制、肝毒性以及过度驱铜造成的神经系统功能障碍。

7. 中药治疗　大黄、黄连、姜黄、金钱草、泽泻、三七等有利尿及排铜的作用。杨任民等[30]研制的"肝豆汤"经证实对 WD 治疗有效。但建议中西医结合治疗效果会更好。推荐用于症状前患者、早期或轻症患者、儿童患者以及患者的长期维持治疗。

(四) 心理治疗　对 WD 患者应注意进行心理治疗。WD 患者尽早采用排铜治疗,并持续终身治疗,大多数 WD 的神经和精神症状可改善。临床改善效果可能迟至治疗后的 6 个月才出现,某种程度的认知缺陷和个性改变可能也并不因治疗而改变,有的患者甚至在驱铜治疗有效、病情平稳的状况下亦可能出现一些极端行为。但的确也有一些 WD 患者经治疗后,即使在中老年时期人格智力仍完好,其事业家庭均发展顺利。

(五) 合并妊娠患者的治疗　指南建议:①Wilson 病妊娠患者在整个妊娠期应继续服药,最好应用锌制剂治疗,若必须用青霉胺或曲恩汀应减量。②需行剖宫产者,妊娠后 6 周至伤口完全愈合期间,青霉胺的治疗剂量须<250mg/d。③应用青霉胺的妇女不宜哺乳。④青霉胺有否致畸作用仍存争议,美国食品药品监督管理局(FDA)对妊娠妇女应用青霉胺的评定为 D 级,即有证据表明存在风险。对醋酸锌(以 Galzin 为代表)的致畸作用则评定为 A 级,即已证实无风险。

(六) 干细胞治疗　关键是寻找合适的供体。如果条件允许,可进行来源于多潜能干细胞、成人肝脏或肝外组织的干细胞治疗(表 5-3-2-13)。

表 5-3-2-13　Wilson 病细胞治疗研究

来源于多潜能干细胞的干细胞	来源于成人肝脏的干细胞	来源于肝外组织的干细胞
胚胎干细胞	肝细胞亚群	骨髓外周血脐血干细胞
胎肝干细胞	卵圆细胞群	间质干细胞
诱导的多潜能干细胞	其他细胞	羊膜/胎盘干细胞

(七) 手术治疗　1969 年 DuBois 等首次为 WD 患者成功实施肝移植手术,肝移植为 WD 的治疗带来了新的希望。但是综合考虑肝移植的风险、长期疗效尚无定论、手术所需的经济负担、术后免疫抑制剂的应用,并且可能发生严重的神经系统并发症等因素,WD 患者应在经过正规的祛铜药物治疗无效后才考虑进行肝移植[31-33]。肝移植的适应证包括暴发性肝衰竭,对络合剂无效的严重肝病者(肝硬化失代偿期)。对已有严重神经或精神症状的 WD 患者因其损害已不可逆,不宜进行肝移植治疗。临床医生在判断 WD 患者是否需要进行肝移植时应谨慎。

(戴如春)

第 3 节　慢性氟中毒

氟(fluorine)是一种化学性质很活泼的化学元素,是人体所必需的微量元素,也是人体组成成分之一。氟对骨骼的正常发育和矿化有着促进作用。氟有强烈的亲骨性,对维持骨和牙齿的正常结构有重要的作用。氟与羟磷灰石结晶中的羟基发生置换,形成体积较大的氟磷灰石结晶,导致骨与细胞外液可交换面积缩小,阻碍骨钙的动员和移出。骨的溶解度降低,使骨对 PTH 的作用产生抵抗,破骨细胞活动减弱。同时,氟又是一个很强的骨形成促进剂,对成骨细胞有明显的刺激作用。这已被在体内和体外研究所证实。氟骨症(skeletal fluorosis)是指长期摄入过量氟化物引起氟中毒并累及骨组织的一种慢性侵袭性全身性骨病。氟骨症预防有效,治疗比较困难,给人民造成痛苦并可致残,近年来在氟骨症的认识治疗方面取得不少进展。

【氟摄入量与允许供应量】

印度提出的饮水氟允许供应量与美国建议的饮食氟允许供应量见表 5-3-3-1 和表 5-3-3-2。

表 5-3-3-1　饮水氟允许供应量
(印度食物营养学会,1994)

年龄	饮用水中的氟离子含量(ppm)		
	<0.3	0.3~0.6	>0.6
出生~6 月龄	无	无	无
6 月龄~3 岁	0.25mg/d	无	无
3~6 岁	0.50mg/d	0.25mg/d	无
6~16 岁	1.0mg.d	0.50mg/d	无

注:1.0ppm=1mg/L;2.2mg 氟化钠含 1mg 氟离子

表 5-3-3-2　食物氟允许供应量(美国营养学会)

年龄	体重(kg)	适当摄入量(mg/d)	可耐受量(mg/d)
婴儿~6 月龄	7	0.01	0.7
6 月龄~1 岁	9	0.5	0.9
1~3 岁	13	0.7	1.3
4~8 岁	22	1.0	2.0
9~13 岁	40	2.0	10
14~18 岁(男性)	64	3.0	10
14~18 岁(女性)	57	3.0	10
19 岁以上(男性)	76	4.0	10
19 岁以上(女性)	61	3.0	10

注:资料来源于美国第三次全国健康与营养调查(NHANES Ⅲ 1988—1994)

【流行病学】

水中的氟化物在 1~1.5mg/L 时,有利于保护牙釉质,1.5~4mg/L 引起氟斑牙,长时间饮用水中浓度达 4~10mg/L 引起氟骨症,超过 10mg/L 会致残,丧失活动能力[1]。1886

年,Henri-Moissan 因分离出此种元素而获诺贝尔奖。它直接与大多数元素形成氟化物,存在于岩石、土壤、水、植物、食物甚至空气中。氟虽是人类生命活动所必需的微量元素之一,但人体每日只需氟元素约 1.0~1.5mg,长期食用含氟量高的食品[如沙丁鱼含氟高(1~6ppm)]或饮用含氟量高的水是氟中毒和氟骨症常见的原因。工业方面氟化物的用途日益广泛,工业氟中毒的患者也逐渐增多。氟在人体内分布有以下特点:①人体氟主要通过饮水及食物获得。氟在体内主要分布在骨骼、牙齿、指甲及毛发中,骨骼和牙齿的含氟量约占身体含氟总量的90%以上,并以每年增加 0.02%的量蓄积。②一般成人每日从饮食中获 2.4mg 的氟,其中来自水 1.4mg,占总摄入量的 60%,食物 1.0mg,占 40%。空气氟在一般情况下可忽视不计,但空气污染应予重视。进入体内的氟化物如以 85%的吸收率计,每日吸收约 2mg。低氟地区低至 0.3mg,高氟地区可达 10 倍或更高。此外,工业及各种空气污染氟还可经呼吸道或皮肤吸收。每日由尿排出摄氟量的 50%~92%,故尿氟可作为估计一个地区居民近期摄氟水平的指标。粪排出摄氟量的 12%~20%,高温炎热时汗排氟可占排氟量的 50%。乳汗含氟量虽低(<0.10~0.25ppm),但对乳牙氟斑牙发生率有一定意义。我国正常人尿氟值 2~4ppm,慢性氟中毒者尿氟可达 13.5ppm。有人认为尿氟量大于 0.8ppm,且持续不低时,可引起氟中毒病变——骨质变硬及骨密度增高。故尿氟也具有一定的临床意义。

(一)地方性氟中毒 主要分布于热带和亚热带。在国外,Eaqer(1901 年)最早报告氟斑牙。1925 年,Cristiani 和 Gautier 提出了氟中毒(fluorosis)一词。1931 年,Lanty 等和 Smith 给鼠饮用加氟水,证明了氟斑牙的发生与饮用高氟水有关。1932 年,丹麦的 Motler 和 Gudjonsson 首先报道了冰晶石矿工人发生氟骨症,并认为本病伴有骨硬化症。此后,世界各国关于氟中毒、氟骨症的调查报告日渐增多,遍布世界各地。地方性氟中毒通常分布于热带、亚热带,常与钙缺乏和营养不良有关。印度,及亚洲、非洲、欧洲、南北美洲的许多地区均有氟骨症的流行。在中东、北非、埃塞俄比亚裂谷及非洲的其他地区也普遍存在。印度是氟骨症和氟斑牙高发区。Choubisa 等报道了印度氟矿附近 10 个村庄氟骨症与氟斑牙的发病情况,发现不同年龄、不同性别均有不同程度的氟斑牙和氟骨症的发生。男性和年长者氟骨症发生率高,儿童以氟斑牙多见。

氟骨症的地区分布特点可总结如下:①在气候干燥或相对干燥,降雨量低于蒸发量的地区,地层中的氟经蒸腾并富集于地表中形成氟水病区。②我国北方病区往往有来自邻近的地势高的高氟补给来源,在降水条件下经地表或地下径流自高向低处淋溶土壤流动,或岩石中的氟、水中的氟随地热径流流动并沿途蒸发浓缩,地势低洼,氟愈高,形成高氟区。③火山、温泉地区多为高氟区。火山爆发时从地球深处把大量氟携带到地表。火山灰含氟量约在 160~2900ppm。温泉水具有较高的温度,或溶解地表氟,致使温泉水几乎都是高氟。④富氟矿区的含氟岩石及矿物风化后可增高土壤含氟量,或溶于流经的水中形成高氟水病区。⑤由于收获季节多雨,居民用含氟高的煤烘烤粮食及食品。在我国(如贵州、云南、湖北、陕南地区),受烘烤的食品、粮食及室内空气受高氟污染形成煤烟型氟污染病区。

(二)氟骨症流行 在我国,于 1930 年首先在北京和太原地区发现氟骨症。1932 年 Anderson 描述廊坊地区 54 例氟斑牙。同年启真道(kilborn G)在贵州省西部年波寨进行调查,发现该区居民有非常广泛的氟斑牙和许多"脊柱炎"患者。1960 年以后,山东、山西、河北、内蒙古、东北三省、宁夏、陕西、天津、北京等地区做了大量有关氟骨症的流行病学调查,确认我国高氟地区分布相当广泛。9 个土壤类型的全氟及水浸氟含量研究表明,棕壤、粗骨土和自然土壤的全氟含量较高,但可给态氟的输出能力较弱。土壤氟含量分别为碱性土>微碱性土>中性土>酸性土。我国北方地区如东北、华东和西北地区的发病情况与饮水氟含量密切相关。燃煤型流行区主要分布在西部和湖南、湖北等省份。1979 年,地方性氟中毒涉及 29 个省,威胁大约 3 亿居民。1984 年,四川省首次报道阿坝藏族自治州壤塘县发生"砖茶型"氟中毒。此后又陆续在新疆、内蒙古、青海、甘肃、西藏等省区发现了砖茶型氟中毒患者。2009 年有研究报道中国西南部贵州农村室内烧炭后引起了儿童和青少年的氟骨症[2]。有资料报道,我国氟斑牙患者有 4000 万,氟骨症患者 300 万。氟骨症的病因分为饮用水污染/空气氟含量过高/食物氟含量过高/医源性氟中毒四种。

1. 饮用水污染 氟化物广泛地存在于自然界。地壳含量 0.08%左右,土壤含量约 200ppm 以上。地下水流经高氟地层,氟化物被溶解而进入水溶液中,使水氟含量增高。氟化物不易在酸性条件下溶解,所以土壤碱性越大,水中的氟化物浓度越高。高氟地区水氟为 1.6~10ppm,少数地区深层地下水或泥沼水的氟含量甚至高达 30ppm。泉水,特别是温泉水的含氟量相当高。居民为节省燃料,常用温泉水煮饮、冲茶造成污染。火山持续活动地区的水氟含量也高于 WHO 所推荐的水氟含量。国外关于不同饮用水氟含量对氟骨症病情的影响的研究较少,我国研究资料较丰富。总的来看,氟含量在 2mg/L 以上,3mg/L 以下的地区可有散发性氟骨症;≥3mg/L 可引起氟骨症流行,5mg/L 以上时重症氟骨症患者患病率可达 2%,7mg/L 以上时患病率则大幅度增加[3-6]。

2. 空气氟含量过高 空气中的氟主要来源于火山爆发的粉尘和工业废气,吸入的氟刺激呼吸道黏膜,引起一系列呼吸道症状和体征。长时间接触引起氟骨症。长期在高氟空气污染(燃煤污染)的环境生活可引起氟中毒,年久发生氟骨症。有文献报道,长期接触冰晶石(Na3AlF6)尘埃可导致骨质疏松。

3. 食物氟含量过高 摄入高氟含量粮食或其制品可引起氟中毒和氟骨症[7,8]。因煤含氟,烧煤烘干粮食使食物污染。少数地区居民由于粮食储存保管中造成严重氟污染,产生严重的地方性氟中毒、氟骨症。动物体内含氟量高于植物,海生动物含氟量高于淡水和陆地动物。同一地区不同动物种类的含氟量也各不相同。食用含氟杀虫剂的蔬菜及含氟量高的粮食、茶叶是氟中毒、氟骨症的常见原因,特别是茶叶含氟量高。从世界已知的动植物氟含量来看,茶叶是最高的。国内外各家结果不一致,但中国 1359 种茶样品统计,总的含氟量 2.1~36.4mg/kg,均值 125.4mg/kg。与国外相比,中国茶叶含氟量较高。而砖茶含氟量显著高于一般的茶叶。

砖茶又称紧压茶，或边销茶，各地砖茶总氟含量为52.5~1175.0mg/kg。绝大多数砖茶样品检测结果，其含量大于300mg/kg，主要集中在500~800mg/kg内。饮茶所致的氟斑牙集中在我国的少数民族地区，国外少见。

4. 医源性氟中毒　氟化物能减低牙釉质的溶解度，提高牙齿的矿化能力，抑制生龋菌，从而能减少和预防龋齿的发生。氟化物能增加骨量，1964年，氟化物（氟化钠）用于治疗骨质疏松。氟化物对成骨细胞有两方面的作用：①作用于成骨细胞的前身细胞，使成骨细胞数目增多；②使骨矿化受损，类似骨质软化症。氟化物一般只适应于中轴骨（脊柱）骨质疏松的治疗。氟化物虽然在龋齿和骨质疏松的治疗上取得较显著疗效，但长期或不适当使用氟化物治疗上述疾病也可发生氟斑牙或氟骨症[9]。氟化钠（NaF）最为常用。氟化物有片剂、肠衣片剂及缓释肠衣片。近来，磷酸氟二钠（Na_2PO_3F）已在欧洲推广。200mg磷酸氟二钠相当于16.4mg氟离子或36mg氟化钠。氟化钠吸收迅速，服药后半小时血氟浓度达最高水平，血氟清除以对数形式进行，最初的半衰期为3小时左右。氟化钠通过纯弥散的方式由胃肠壁吸收，其吸收完全。在小肠pH较高的环境中，氟形成不易溶解的阴离子盐形式。因此氟化钠缓释剂或肠衣片均不如氟化钠片剂的生物利用度高。与磷酸氟二钠不同，在有钙或抗酸剂存在下，氟化钠的生物利用度也下降，在氟化钠与钙剂同服的条件下，氟的吸收率下降（20%~50%）。吸收入血后的氟，当循环至骨组织时便沉积于新形成的骨组织，取代羟磷灰石（hydroxyapatite）而形成氟磷灰石（fluoroapatite）。氟磷灰石的颗粒较羟磷灰石大，不易被破骨细胞溶解吸收。成熟矿化骨组织几乎没有氟的沉积，沉积于骨组织中的氟含量取决于骨形成率、血氟浓度及服用氟化物的时间。几个因素之间互相影响，其中包括血氟浓度决定于口服量，骨细胞对氟的反应性取决于血氟浓度。氟吸收后或沉积于骨，或由肾脏排出体外。肾的排氟量取决于肾的滤过量（肾小球滤过率×血氟浓度）及自由水（free water）清除率。自由水的清除率越高，氟的排泄越多。在正常肾功能条件下，骨质疏松症患者的肾氟排泄与骨密度增加直接相关。肾氟排出量间接反映了血氟浓度，因此提出用肾的排氟量作为临床指标来预测骨密度。

目前尚有一种建议用氟的肾清除率来判断氟骨症治疗的有效性。祛氟治疗有效的患者均有相对低的肾氟清除率（尿氟排出少）及相对高的肾外清除率。肾脏是氟排出体外的主要途径，虽然肾功能不全并不是氟化物治疗的禁忌证，但对这种患者应慎重给药，并根据血氟浓度调整氟的剂量。

【发病机制与病理生理】

（一）发病机制　正常人群日尿氟排出量波动情况见图5-3-3-1；氟中毒对骨代谢的影响见图5-3-3-2。

1. 营养缺乏　氟骨症在我国广泛存在，饮食习惯与经济状况不同的地区，氟骨症的发病情况也不相同。营养缺乏是氟骨症骨骼畸形的重要因素，增加钙和蛋白质等营养成分的摄入是预防氟骨症骨骼畸形的有效措施。对孕妇和哺乳期妇女更为重要。这可能也解释了美国饮水氟8mg/L以上的地区才有致残的氟骨症患者，而印度在3mg/L的地区即有残疾性氟骨症患者的报道。印度南部某地区居民，除营养不良外，维生素D和钙缺乏也相当普遍。Golly等发现，营养状况良好和钙充足的印度北方的氟骨症患者中未发现骨质软化型患者。在氟中毒重病区，大剂量的氟离子使ALP和肾1α-羟化酶的活性被抑制，从而造成1,25-$(OH)_2D$缺乏，小肠对钙、磷吸收降低，引起骨细胞中钙磷减少，骨矿化降低。同时，由于成骨细胞中ALP活性减弱，成骨细胞增殖缓慢。氟在消化道与钙结合，阻止肠钙吸收。当钙摄入不足时，引起骨组织过度吸收，释放过多的钙，引起骨矿化不良[10]。在氟中毒的发生过程中，避免偏食或增加某些营养素可降低氟的毒性。

2. 骨细胞凋亡　NaF（5~15mg/L）的摄入抑制正常和OVX大鼠破骨样细胞（OLC）的形成，促进OLC凋亡，这种作用既具有时间性，也具有剂量依赖性[11]。张颖等运用流式细胞术（flow cytometry，FCM）研究了不同剂量的氟化物对大鼠乳鼠成骨细胞的细胞周期和细胞凋亡的影响，过量氟化物

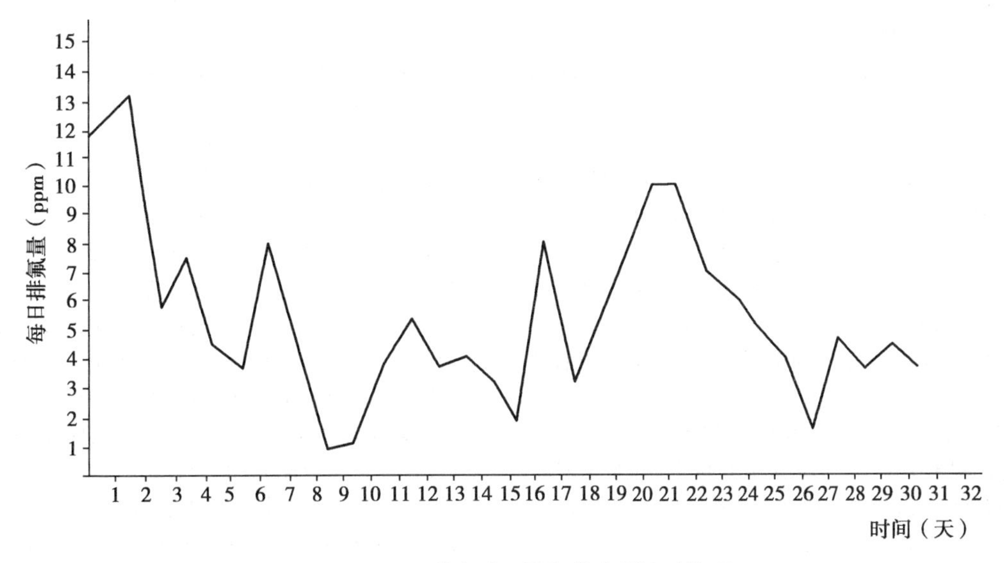

图5-3-3-1　正常人群日尿氟排出量波动情况

观察正常人群30天尿氟波动情况，每天尿氟最小波动在0.5~4.48ppm，最大波动于1.5~13.0ppm

1ppm=1000μg/L

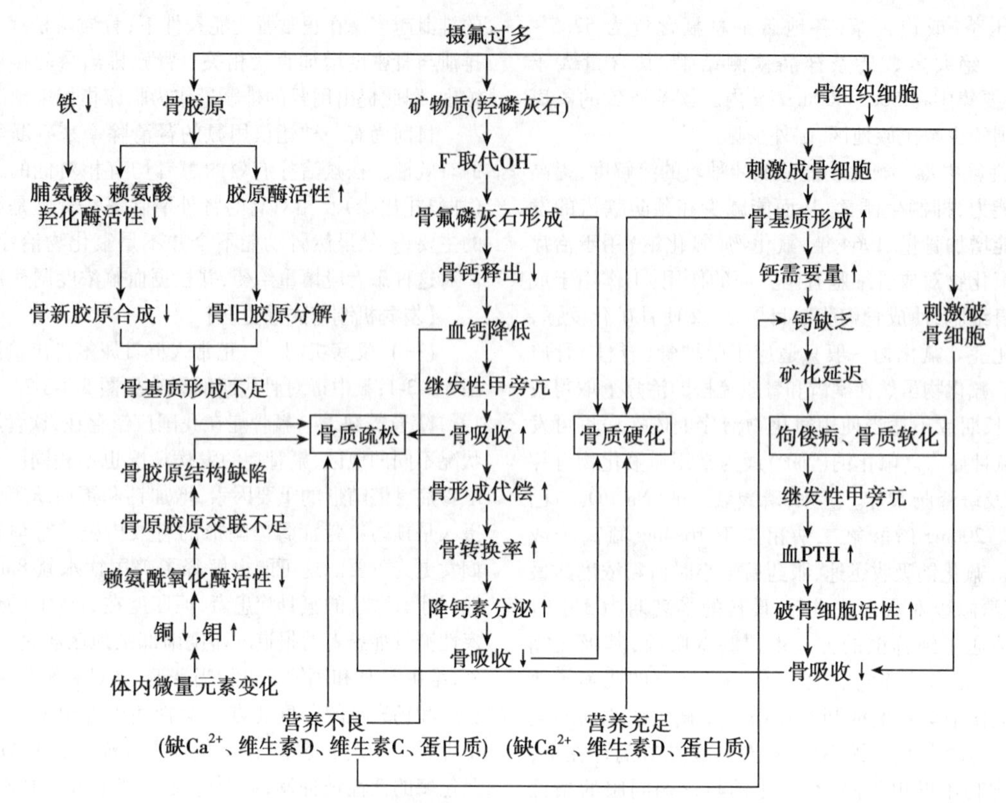

图 5-3-3-2 氟中毒对骨代谢的影响

↑代表增加;↓代表减少

可影响大鼠颅骨成骨细胞活性及细胞周期的分布,使细胞停滞于S期,并可诱导细胞凋亡。

3. 活性氧自由基和 O_2 消耗 在第20届国际氟研究会议中王志成等首先提出这一学说。微粒体产生氧自由基的主要来源是P450系统,氧自由基主要来自 O^{2-}。在有氧或氧化剂存在的条件下,氟刺激人多形核白细胞(PMN)产生活性氧自由基(O^{2-})和(OH),同时消耗 O_2。另外,用DMPO自旋捕集技术表明,高浓度氟刺激PMN产生(O^{2-}),中等浓度刺激PMN后产生 O^{2-},随浓度降低变为OH。低浓度的氟刺激产生(OH)。氟活化与细胞膜结合的酶类,在有剩余还原型辅酶Ⅰ时,使 O_2 还原产生(O^{2-});氟(F)进入体内进行代谢,形成有机氟(如三氟甲烷),当失去一个氢键时,形成氟自由基;氟进入体内呈离子态,与金属离子结合,产生金属氟,影响超氧化物酶(SOD)和GSH-PX等酶的活性。所以过量氟可引起机体内自由基和脂质过氧化物增加,抗氧化物减少[12]。

4. 镁缺乏 尿与粪中氟的排泄增加而减少氟在骨中的潴留,过量氟可抑制体内某些酶的活性,如细胞色素氧化酶和 Mg^{2+}-ATP酶、琥珀酰脱氢酶(SDH)等,而镁是某些酶的激活剂,如镁缺乏,氟骨症的进展加快。

5. Ⅰ型胶原合成被抑制 20世纪70年代末,Susheela提出"氟中毒的靶子学说",之后研究者开始关注过量氟对骨组织中胶原的影响。过量氟可抑制Ⅰ型胶原蛋白的合成,胶原蛋白减少是致氟骨症的原因之一[13,14]。

6. 钙调蛋白和PURA基因表达异常 CAM和PURA基因均是氟中毒时表达异常基因,跟氟中毒发生发展关系密切。许多研究显示,PURA基因在参与基因调控时,是通过一种热稳定激活剂,这种激活剂经过纯化后显示为钙调蛋白,钙调蛋白的激活作用是PURA通过与钙调蛋白中异常基因作用,跟氟中毒发生发展关系密切。

(二)氟对骨骼的影响 人类及动物模型的研究显示,氟化物刺激骨形成,其机制是可增加骨细胞的数量,增加骨表面积、厚度及骨基质。但有研究提示,氟化物对于男女不同类型的骨质疏松患者可能存在不同的作用机制。氟对骨细胞促分裂效应的特性如下:①氟对成骨细胞的促合成影响为特异性的;②氟对成骨细胞的影响依赖于成骨细胞生长因子的存在,如IGF-1、TGF-β;因此,氟很可能是刺激骨细胞生长的加强因子,而非直接促细胞分裂原(cell mitogen);③氟的促分裂效应对培养液中的磷浓度敏感;④氟作用于成骨细胞的前身细胞,促进其合成生长因子。氟化物对骨的作用机制有如下数个模型:①氟化物激活GTP结合蛋白,激活蛋白激酶C的活性,导致细胞增生。②氟可调节骨细胞对TGFB的敏感性,促进细胞生长。③成骨细胞在氟的影响下,细胞内的钙水平快速增加,而钙浓度升高可促进细胞增生。④氟化物可以直接增加特异性酪氨酸激酶活性或间接抑制成骨细胞磷酰化酪氨酸蛋白磷酸酶(PTPP)活性,最终增加磷酰化导致细胞增生。氟化物对骨组织的影响取决于氟的剂量,低剂量(如<30mg/d)可能有一定的促进骨形成的作用,但较高剂量会导致骨的矿化迟缓,甚至骨软化症。根据剂量及药物剂型不同,骨密度年增加量不等(4%~30%)。随着使用时间的延长,BMD可逐渐升高。此外,也有报道氟化物可以增加糖皮质激素所致骨质疏松的患者的脊椎骨密度。组织学检查(髂前上棘骨活检)显示经氟化物治疗后,骨细胞

数量增多。氟化物对皮质骨有促进分裂作用，但与中轴骨相比，外周骨对氟化物的反应小得多。外周骨对氟化物反应小于脊椎骨（中轴骨）的原因可能是：①皮质骨与小梁骨的比例不同，脊椎骨中小梁骨的成分较多。②外周骨及脊椎小梁骨部分很可能来源不同，因此对氟化物反应不同。形成30μm深的新骨在髂前上棘小梁骨，可增加面积50%，而在皮质骨只增加5%。③机械承受力及骨髓类型也影响骨对氟化物的反应性。下肢骨对氟化物的反应性较上肢骨为好，是由于下肢承受较大的机械力。机械力可以刺激骨细胞产生更多的骨生长因子，从而增加骨细胞对氟的反应性。氟促进成骨细胞活性，骨能增加骨量，但骨的结构可能与正常有较大不同，使骨的微结构破坏，骨脆性反而增加[15-17]（图5-3-3-3）。

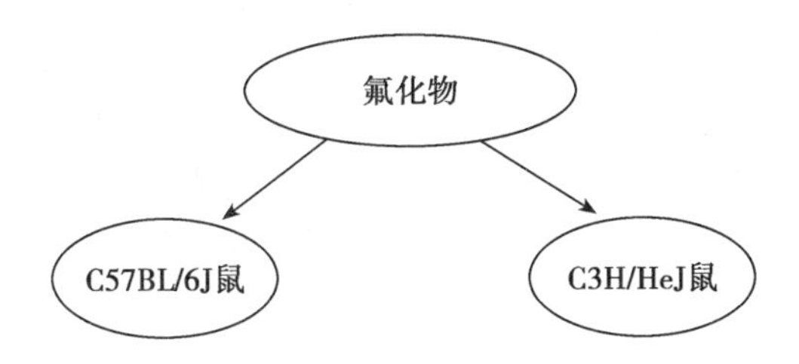

图5-3-3-3 高骨量C3H/HeJ和低骨量C57BL/6J鼠对氟化物的不同反应

C57BL/6J鼠的氟化物合成明显增高而C3H/HeJ鼠的破骨细胞生成明显增多

【病理生理】

氟过量引起基质蛋白降解与清除延迟的机制有：①氟过量对细胞内事件的影响；②细胞增殖分化与代谢；③基质蛋白的特性与表观遗传调节；④细胞质转运与基质蛋白及蛋白酶作用异常；⑤成釉质细胞功能；⑥氟过量对细胞外事件的影响；⑦基质蛋白的构象与凝聚；⑧氟离子与基质蛋白/蛋白酶结合；⑨蛋白晶体相互作用；⑩蛋白酶寿命；⑪Ca^{2+}敏感性蛋白溶解酶活性。中、长期慢性氟中毒大鼠的骨氟含量明显增加，干骺端和骺板软骨下方骨小梁明显增多，排列紊乱。平均骨小梁宽度与骨小梁占骨髓腔的比例增加，破骨细胞活动增强，但血浆游离钙、血清总钙、ALP、PTH和BGP均无明显变化。这是由于骨转换加快，氟化物促进新骨形成并发的钙吸收障碍，导致继发性甲旁亢，其结果导致皮质骨被吸收，骨量增加。氟具有刺激甲状旁腺作用，可使PTH分泌增多，PTH细胞增生。慢性氟中毒骨骼病理与形态计量学研究发现，成骨细胞功能活跃在氟骨症病变中是一个发生较早，并起主导作用的环节，而骨转换速度则是形成病变多样性的病理基础。成骨细胞及破骨细胞均明显活跃，骨质硬化并非单纯的骨量增加而是与骨转换加速相伴随的，皮质骨疏松是氟骨症骨质疏松的重要表现。在骨膜下骨赘生成和骨小梁粗密等骨硬化改变发生的同时，就伴随着不同程度的皮质骨质软化。

氟中毒影响牙釉质成熟和发育的机制是多因素的，主要包括：①牙釉蛋白与含氟的羟磷灰石相互作用，使蛋白酶水解牙釉蛋白的时间延长；②在牙釉质的晶体生成的转型期，氟离子迅速沉积在牙釉基质细胞连接部的小孔中，含氟磷灰石（fluoride-containing apatite）增多，蛋白水解延迟，改变了矿物质-基质的相互作用方式；③在牙釉质的晶体生成的分泌期，因为氟含量增高而结合了更多的牙釉蛋白（amelogenin）；④上述综合作用的后果是牙釉蛋白潴留至牙釉质晶体成熟期，使该时期的局部pH升高，牙釉蛋白缓冲多余的质子，引起成釉质细胞生成矿物质；⑤基质酸化不足使成釉质细胞进一步分化障碍；⑥在牙釉质的晶体成熟晚期，牙釉蛋白被降解或仍然潴留在氟斑牙质中，牙釉质矿化过度，局部酸化进一步使成釉质细胞功能紊乱，出现高矿化与低矿化的牙釉质层交替现象。

牙釉质的离子转运与晶格形成同时进行，局部的离子超饱和状态诱发离子沉积，刺激牙釉质形成。牙齿病变是氟骨症的早期特异表现，氟和钙对牙齿发育与牙釉质矿化的作用机制尚未完全阐明，成釉质细胞调节离子和一些有机物质的转运，在基质蛋白、蛋白酶和离子的共同作用下，通过晶体形成而引起牙釉质矿化。氟中毒时，形成特异的氟斑牙。

【临床表现】

（一）氟斑牙 牙表面呈棕黄色，伴有不规则斑点和斑块，有时可见连续性或间断性深黄色纹孔。病情较重者可见牙釉质矿化不足、骨质增生等表现。氟斑牙具有早期诊断意义。1942年，Dean提出牙釉质氟中毒的诊断标准和分型，将氟斑牙的表现分为六个等级指数（表5-3-3-3），至今仍在应用。

表5-3-3-3 Dean提出的氟骨症指数（1942年）

指数（计分）	判断标准
正常（0）	牙釉质为半透明玻璃状乳白色，表面平滑，有光泽
可疑（0.5）	牙釉质轻度变色，可伴有白色斑点
极轻度（1）	牙釉质表面有纸白色不规则小点，分散分布于磨牙和尖牙的顶部，面积低于25%
轻度（2）	纸白色小点面积增大至25%~50%
中度（3）	病变波及所有牙齿，表面磨损伴有棕色色斑
重度（4）	病变波及所有牙齿，遍布棕色色斑且伴有牙发育不良和牙腐蚀

（二）骨骼表现 临床表现以关节疼痛/僵直/骨畸形/脊髓受压为特征，患者常诉脊柱和四肢关节持续性疼痛，静止时加重，活动后可缓解，关节无红肿热等炎症表现。神经根受压者疼痛加剧，如刀割或闪电样剧痛，拒触碰或扶持。病情严重时，关节、脊柱固定，脊柱侧弯，佝偻驼背或四肢僵直，以致生活难以自理。脊髓或神经根受压者四肢或双下肢感觉麻木，躯干有被束缚感，疼痛，可伴肢体截瘫，以致蜷曲在床，咳嗽和翻身引起剧烈疼痛。患者多死于慢性营养障碍或其他严重合并症。因食欲减退、呕吐、腹胀、腹泻和肌肉萎缩，患者的一般情况极差，营养不良明显。神经根疼痛剧烈时，患者因无法忍受可致自杀；肢体截瘫者蜷曲在床，多死于严重合并症。

（三）非骨骼表现 病变累及各个系统而无特异性，常有全身肌肉疼痛、头晕、心悸、无力、困倦、食欲减退、恶心、呕吐、腹胀、腹泻或便秘等症状，并有肌肉萎缩、肌电图改变。累及甲状腺、肾上腺、性腺及晶状体和中枢神经系统时，可引起相应症状和体征[18]。氟中毒降低甲状腺功能，并与血氟含量有关。

一般女性氟骨症患者的症状较男性重。饮水氟含量在10mg/L以上的地区，脊柱僵直的女性患者可达50%，男性仅7%，脊柱侧弯、驼背或瘫痪的女性为22.2%，男性为7%。这种性别差别可能与妊娠、生育、哺乳等有关，而且女性接触燃煤污染的空气较多。氟骨症的病程可长达数十年。水含氟量与其毒性的关系见表5-3-3-4。

表5-3-3-4 水含氟量与其毒性关系

水氟含量(ppm)	作用及毒性表现
1	预防龋齿
2	氟斑牙
5	引起骨硬化症
8	10%骨硬化症
20~50	氟骨症(伴有残疾)
80	甲状腺病变
100	生长发育迟缓
125	肾脏病变或异常
2.5~5.0(g/L)	死亡

注：1ppm=1000μg/L

（四）生存质量 综合评价氟骨症患者生存质量的指标为生存质量指数(index of quality of life，IQL)。通常规定IQL=1表示完全健康，IQL=0表示死亡，那么IQL的取值范围在0至1的区间内，IQL值越大，表示健康状况越好，反之越差。IQL的计算方法如下。

1. 权重向量 权重向量为(0.4、0.2、0.3、0.1)氟中毒表现和心理适应状态为0.4(包括全身肌肉、关节有无疼痛和活动障碍；有无相关疾病，如神经系统损害、截瘫等；个人对氟骨症的心理感受；氟骨症对功能活动和社会角色的影响)；日常生活能力和功能状态为0.3(包括日常活动能力和独立生活能力)；一般健康状态0.2(包括有无其他慢性疾病及一般健康问题；患者感觉对自己健康影响最大的问题)；社会支持状况为0.1(包括邻里、朋友之间的关系和交往活动)。

2. 列向量 所调查生存质量的每一方面都包含若干问题，每一个问题有几个可供选择的答案，这些答案包括了该问题有几个可供选择的答案，这些答案包括了该问题反映的健康状况的所有可能情况，且按好坏程度排列，给最好状态规定得分值为1，最差得分值为0，中间状况视健康好坏程度赋以0与1之间适当的得分值。计算患者每一方面平均得分，4个方面的得分值组成一个四维列向量。

3. 生存质量指数和神经功能评估 用权重向量乘以列向量，即得该患者生存质量指数。另外，患者的基本情况包括性别、年龄、婚姻状况、文化程度和经济收入等，也应属于调查内容。调查资料表明，患者的IQL与经济收入有关，人均收入越多，IQL越大。经济收入越高，患者氟中毒表现和心理适应状况、日常生活能力及功能状态、社会支持状况3方面平均得分越高。下肢运动功能评分的标准见表5-3-3-5。

表5-3-3-5 日本骨科矫形学会提出的下肢运动功能评分

计分	神经功能
0	不能行走
1	他人协助下行走
2	手杖协助下独立上下楼梯
3	有限的独立行走
4	正常行走

氟骨症患者生存质量的调查基于生物-生理-社会医学模式，考察患者氟骨症临床表现和心理适应状况、一般健康状态、日常生活能力和功能状态以及社会支持状况各方面的表现，用加权法计算每一氟骨症患者的生存质量(IQL)，以此作为综合评价患者生存质量的量化指标，有助于人们从定量的角度了解氟骨症患者的生存质量。还可将结果直接用于地方性氟中毒病区改水降氟措施、燃煤型氟中毒预防等的成本效用分析，用此评价不同地区及不同类型改水降氟措施的效率。也为氟骨症的治疗提供了新的思维模式。

【辅助检查】

（一）尿氟测定 尿氟主要反映近期摄氟情况，但受气候变化、饮食等因素影响。一般尿氟正常值范围是<1mg/24小时尿。群体尿氟能在一定程度上反映人群排氟情况，也间接反映氟的摄入量。进入血液的氟约有85%由尿液排出，应根据个体氟摄入量、年龄、营养状况、饮食成分、肾脏功能状态等综合分析尿氟值的临床意义。24小时尿比随机尿及晨尿更能反映体内氟的含量。正常人群尿氟波动范围比较大(约0.1~2.0ppm)，当饮水氟含量为0.3ppm时，平均尿氟为0.4ppm。尿氟含量随氟的摄入量改变而波动，氟骨症患者每天尿氟最小波动于0.50~4.48ppm，最大波动于1.5~13.0ppm(1ppm=1000μg/L)。

氟离子与多种元素有相互拮抗或协同作用，能拮抗氟的元素主要有钙、镁、硼、硒、铝、锌、铜。故除血氟测定外，还需测定硒、钙、镁、磷酸盐等阳离子浓度。硒能降低细胞内氟含量，降低细胞膜对氟的通透性。另外，硒是谷胱甘肽过氧化物酶(GSH-PX)的重要成分。硒可促进氟的排出，减轻氟引起的脂质过氧化损害，可使机体内某些抗氧化酶类活性增强，可改善某些生化指标。在一定剂量范围内，硒可拮抗氟的毒性。钙、镁、硼、铝能在胃肠道内与氟形成难溶性的化合物或吸收后在血液中形成络合物，由尿或粪便排出，减少体内氟蓄积，SOD属于锌依赖性酶，故锌有抗脂质过氧化作用，对氟致细胞毒性有保护作用。铜能增加SOD的活性。温泉水除氟高于自来水外，其他元素均低于自来水。

（二）其他实验室检查

1. 粪氟测定 有重要诊断价值。人体从水中或食物中摄入的氟有80%~90%从胃肠道吸收，不能吸收的部分将从人粪便中排出。因此，测定人粪便中氟含量对于了解人体对氟的吸收、排泄及代谢等有极其重要的意义。

2. 毛发氟测定 测定毛发和/或指甲氟含量可反映机体储存氟量，可用于地方性氟骨症的诊断。另外，还需强调饮水氟浓度的测定，因为饮水氟浓度与体液生化指标和骨X线变化有平行关系。

3. 血清酶活性测定　Walbbott 等认为氟对金属离子有特殊亲和力，使酶活性降低。而 Kaus 等[19]认为酶代谢紊乱是由于氟对氧代谢抑制所致。如 LDH 和 ALP 都是含有锌离子的酶，由于氟对于某些酶活性有抑制作用，可能是地方性氟中毒的原因之一[20]。但在氟骨症流行区某些酶活性增高（如 GOT、ACP、GPT、铜氧化酶及胆碱酯酶）。

4. 血清蛋白　Makarov 等认为，氟中毒患者血清中的转铁蛋白、蛋白酶抑制因子降低，而结合珠蛋白增高。

5. 骨代谢生化指标测定　氟骨症患者血清骨钙素（BGP）、ALP、尿钙、尿磷、羟脯氨酸（HOP）明显高于正常，而血清降钙素、钙、磷明显低于正常。通常用放免法测定 BGP，用生化法测定 ALP、尿钙、尿磷，被认为和骨密度联合测定，对氟骨症患者的早期诊断有较高的临床价值[20]。

6. 肾功能　大量氟对肾有毒性作用，肾功能不良可以影响氟的排泄。不少氟骨症、氟中毒患者的血中尿素氮、磷增高，尿氨基酸升高，尿蛋白阳性，但均为非特异性指标。

7. 骨活检　Teotia 等用不脱钙骨作组织学检查，发现氟骨症者的骨小梁增粗，脱钙后切片显示骨板排列紊乱，骨氟、钙和镁含量均增高，骨磷和血清磷正常。超微结构也有特异性变化。

（三）混杂性骨病　骨质疏松型者的骨纹理粗而稀疏，可为氟骨症的最早或唯一表现。骨质软化型表现为脊柱和骨盆明显表现为骨密度减低，骨纹理模糊，椎体双凹变形，骨盆缩窄畸形和假骨折线形成。骨质软化可与软组织钙化和骨硬化并存。

骨质硬化型可见骨纹理呈沙砾状或粗麻袋布样改变，严重者骨纹理融合，结构模糊，透光度低，类似象牙样。骨质硬化通常发生于脊柱、骨盆、肋骨和颅骨，四肢骨较少见。在钙摄入不足的氟骨症患者中，骨质硬化常伴有四肢骨端骨质疏松的表现，四肢骨的骨端纹理粗疏或模糊。如果伴有继发性甲旁亢，纤维囊性骨炎也可见于四肢骨，常并有中轴骨的骨质硬化。骨周围增生，局限性新生骨呈梭形或多边形，多见于四肢骨肌腱附着处。以胫骨上端常见。软组织钙化或骨化见于骨间膜韧带和肌腱或肋骨下缘骨间。骨间膜钙化的密度低，肋骨增宽，骨间膜钙化多见于尺桡骨或胫腓骨间，早期呈幼芽破土状凸起，继而呈玫瑰刺状，最后相互融合呈花边状。椎旁韧带钙化可使脊柱呈竹节状。关节退行性变在氟骨症患者中的发生率较非氟中毒病者高，表现为脊柱四肢关节的骨刺形成，关节腔变窄，关节面或关节囊钙化。脊柱横突增大。骨间膜钙化常见于胸椎、肋骨、前臂和下肢骨间膜（图 5-3-3-4）。

（四）CT/MRI　主要用于特殊病变的鉴别。CT 定位像可见脊柱呈竹节样，以胸、上腰段明显。椎体的附件密度增高，边缘骨增生硬化，骨皮质增厚，骨小梁增粗且相互交错连接呈大网眼状，小关节增生。本病患者均有不同程度的后纵韧带骨化，以颈椎为主，少数合并胸椎后纵韧带骨化，范围为 $C_3 \sim C_8$，骨化呈连续性，位于椎管前部中央或略偏位。后纵韧带骨化造成椎管矢状径狭窄，以 C_6 矢状径狭窄为显著。后纵韧带骨化可造成椎间孔狭窄。后纵韧带骨化呈高密度，横断面呈小圆块形、横条形、半圆形或三角形。部分病例骨化与椎体后缘之间有线样低密度间隙。后纵韧带骨化最大厚度可达 9mm。少数患者有黄韧带骨化，其形态为半圆形，向前内侧突起，亦可引起椎管矢状径的狭窄。重者增生硬化之小关节与肥厚骨化黄韧带融合为一体，导致骨性椎管狭窄。

椎体形态及信号改变较重时可出现异常 MRI 表现。所有椎体在 T1 和 T2 加权像上均为均匀或不均匀的低或极低信号强度，不均匀的低信号强度的椎体内主要有斑块状或针状、与正常骨髓相同的信号区。椎体边缘部分低信号带增厚，周围增生之骨质与椎体相连处骨皮质，中央有骨髓信号。旁中央矢状位层面可见小关节增生及肥厚骨化之黄韧带呈阶梯状，部分可以上下融合相连，椎管狭窄，硬膜囊受压变形，若脊髓受压水肿，T2 加权像上呈高信号。若脊髓长期受压变形，则长 T1 低信号，长 T2 高信号。损伤后退变时临近增生较重部位的椎体可见局限性与脂肪类似的短 T1 高信号灶。但此征象少见。

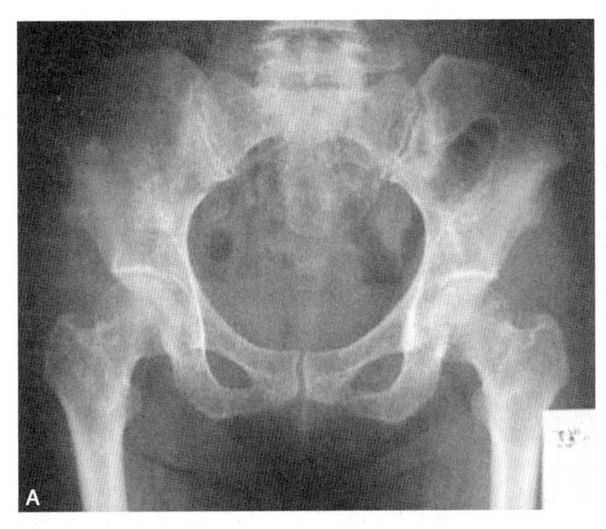

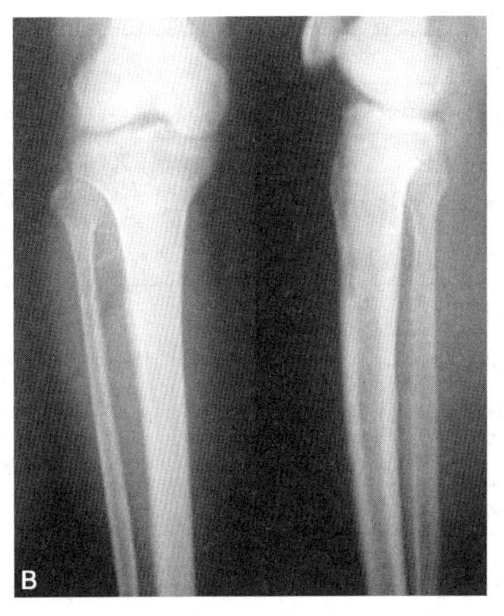

图 5-3-3-4　氟骨症

A. 女，57 岁，骨盆正位片显示骨盆诸骨，双股骨近端骨内有斑片状、条索状及粗纱布样骨质增生、硬化；B. 胫、腓骨正侧位片显示胫、腓骨上中段骨密度增高，胫、腓骨骨间膜骨化

【诊断与鉴别诊断】

（一）流行病学和临床资料

1. 早期诊断线索　下列表现为氟骨症的早期诊断重要线索：①较长期生活于地方性氟骨症的流行区；②不明原因的腰腿关节疼痛，关节僵直或骨骼畸形；③不明原因的神经根受压和疼痛；④不明原因的食欲减退、恶心、呕吐、腹胀、腹泻或便秘等症状；⑤不明原因的甲减或牙病。

2. 早期X线诊断线索　氟骨症的X线早期改变是：①长骨骨端、骨盆骨仅见明显成片的点状纹理或有增粗紊乱的骨纹。②四肢长骨皮质边缘可出现两处以上幼芽破土状骨疣，桡骨脊处多呈波浪状增生。③骨密度降低伴骨硬化和骨质软化。

3. 诊断依据　氟骨症的诊断依据有：①生活于地方性氟骨症流行地区2年以上或患有氟斑牙者。②临床表现符合典型氟骨症的症状体征。③有放射学上骨骼特异性表现者。④有诊断意义的实验室检验结果支持，必要时可测定血、尿氟含量。骨活检可提供微观资料，有助于本病的早期诊断和鉴别。

4. 否定氟骨症诊断的依据　在氟骨症的流行区或非流行区，单纯的骨质软化症和反复的尿氟测定正常可否定氟骨症诊断。如无高氟摄入史、血尿氟不增多则可排除慢性氟中毒（表5-3-3-6）。

表5-3-3-6　氟骨症临床表现与骨灰氟浓度

骨硬化阶段	氟浓度（mg F/kg）
正常	500～1000
临床前期	1500～5500
无症状	
轻微的放射学改变	
骨量增加	
临床Ⅰ期	6000～7000
全身疼痛/关节僵硬	
骨盆/脊柱硬化	
临床Ⅱ期	7000～9000
慢性关节痛/关节炎	
轻微的韧带钙化	
骨硬化增加/松质骨增加	
伴/不伴长骨骨质疏松	
临床Ⅲ期	>8400
关节活动受限	
韧带/颈椎/脊柱钙化	
脊柱/大关节的畸形	
肌肉萎缩	
脊髓受压/神经功能障碍	

（二）临床分度与X线分型

1. 临床分度　一般可按下列标准进行临床分度：①Ⅰ度：只有临床症状而无明显体征。②Ⅱ度：有骨关节疼痛、功能障碍等典型临床表现，但能参加一定的体力劳动。③Ⅲ度：丧失劳动能力者。

2. X线分度　X线照片要求骨纹显示清晰，至少包括骨盆及侧前臂、小腿正位。按骨密度和结构的主要改变可分三型。

（1）硬化型：主要有两种：①骨密度增高，骨小梁增粗，融合骨皮质增厚，髓腔变窄或消失。②骨间膜及周围韧带骨化。

（2）疏松型：亦可分为两种情况：①骨密度减低，骨小梁稀疏，骨质有不同程度的吸收脱钙或造成骨骼变形。②骨间膜或骨周韧带骨化。

（3）混合型：兼有以上两者特点（同时存在不同程度的骨质增生及骨吸收）或松质骨呈网状或囊状结构，皮质骨结构松散、单位面积内骨小梁数目明显减少。

3. X线分度　以上三型中都有不同程度的变化，可分为早期改变及轻、中、重三度：①早期改变：长骨骨端、骨盆骨仅见明显成片的点状纹理或有增粗紊乱的骨纹。四肢长骨皮质出现两处以上幼芽破土状骨疣，桡骨脊处多呈波浪状增生。②轻度：骨密度较正常略高，骨小梁粗密，出现骨斑，骨小梁变细，密度减低。肌肉韧带附着处出现尖状骨化，骨间膜明显增生。③中度：骨密度明显增高，皮质增厚，骨小梁增粗，部分融合；或有皮质变薄，骨小梁细而稀，密度降低，或骨小梁稀疏，但纹理粗大，密度增高。骨间膜及骨周韧带有较大范围之骨化。④重度：骨小梁增粗，大部分融合成片，髓腔、皮质界限不清；或骨质稀疏呈斑片状吸收，皮质骨部分中断消失。骨变形较明显。骨间膜及周围韧带骨化更明显，可成桥形，并可出现其他软组织（如血管）的钙化影。

（三）鉴别诊断　类风湿关节炎亦有关节僵硬，晨起为主。有腕、掌指、近端指关节肿胀且为对称性，与氟骨症不同。X线改变有骨质稀疏和关节间隙狭窄；有皮下结节；有类风湿因子阳性（滴度>1∶20），血、尿、指甲或头发的氟含量不增高，通过无过量氟摄入史可与氟骨症相鉴别。骨质硬化症为少见先天性全身骨硬化症，全身骨骼均匀致密似大理石，无高氟摄入史，血、尿氟不增多。肾性骨病可有继发性骨质疏松，继发性甲旁亢，亦可有骨硬化与骨质疏松区混存，或有软组织钙化和骨周围组织增生。氟中毒损伤肾脏也可以合并肾功能不全。因此，在氟中毒流行区两者不易鉴别。非流行区的患者可借助病史和血氟含量进行鉴别。成骨性骨转移瘤可见于一个椎体或多处骨骼，呈边缘模糊的棉团状致密硬化灶，氟骨症则为分布均匀的骨质硬化。

在氟骨症的流行地区或氟污染严重的工业区，对已经存在骨骼病变者本病的诊断较容易，但因本病早期无特异性表现，其诊断困难。骨质硬化明显者还需要与维生素D缺乏症、维生素A中毒、骨硬化性骨发育不全等鉴别。当脊柱骨质硬化不明显时，前臂骨间膜钙化一般强烈提示氟骨症可能。

【治疗】

氟骨症需进行综合性治疗。临床研究资料表明，氟骨症早期诊断，并予低氟水（小于1mg/L），控制氟的摄入，加强营养，予维生素D、维生素C和维生素E等抗氧化治疗能有效逆转氟中毒[11]。黄长青等根据多年的防治经验，认为对于氟骨症患者进行治疗所要求达到的目标应是:①缓解或消除疼痛、晨僵症状。②消除关节功能障碍体征。③减少或消除关节病残。④提高劳动生产能力。⑤提高健康水平和生活质量。

(一)一般治疗 改变高氟流行区居民饮食习惯,严格执行职业劳动保健措施,避免机体长期摄入过量氟。有资料表明,氟骨症患者停止长期大量摄入氟以后,在持续的骨组织重构过程中尿氟排出增多,骨小梁硬化能逐渐缓解。首先要加强营养,补足蛋白质,每日给予维生素D,补充多种维生素(特别是维生素C),并鼓励患者进行户外活动,采用肌肉按摩等措施,以助患者早日康复。非类固醇类镇痛剂具有止痛和抗炎作用,可缓解部分症状。有疼痛者给予适量非类固醇类镇痛剂,如阿司匹林每次0.3~0.6g,1~2次/天,也可给予吲哚美辛,25mg/次,2~3次/天。布洛芬为一种非甾体抗炎药,能抑制前列腺素(PG)的合成,而PG参与了炎症、疼痛等各种生理病理过程的调节,它能增强痛觉感受器对致痛物质的敏感性,使疼痛加重。布洛芬300mg,口服,2次/天,患者疼痛症状明显减轻或消失的同时,关节功能障碍的体征也明显缓解或消失,有效率100%,副作用发生率20%。

有骨骼畸形者应予局部固定或行矫形手术,防止畸形加剧。一旦出现椎管梗阻或截瘫,应及早手术,解除神经压迫。

(二)抗氧化剂 过量氟造成机体氧化和抗氧化能力减低,氟中毒能使机体产生大量的氧自由基和过氧化物,因此,抗氧化物质和提高机体抗氧化能力能明显改善慢性氟中毒的一般症状,减少氟斑牙形成,促进尿氟排泄,降低血清和骨中氟化物的含量。维生素C在体内和脱氧抗坏血酸形成可逆的氧化还原系统,在生物氧化及还原过程和呼吸中起重要的作用,维生素C和维生素E都是重要的抗氧化剂,能有效清除体内的氧自由基,改善由于自由基过多产生的组织细胞的损害。硒是谷胱甘肽过氧化物酶的重要组成成分,将4个月人胚胎腓肠肌和大脑进行组织培养,观察氟及氟加硒对其超微结构的影响,结果氟可使腓肠肌组织纤维萎缩,细胞线粒体减少,脑组织细胞线粒体、内质网损伤,逐渐累及细胞核和核膜,导致整个细胞崩解、坏死。加硒后上述改变减轻[21,22]。肾脏作为氟的主要排泄器官,是过量氟负荷时重要的非骨相靶器官。根据氟诱导自由基导致脂质过氧化发生的机制,有人曾研究硒对氟致肾损害的拮抗作用,发现其拮抗机制之一是硒可促进尿氟的排泄。氟中毒动物模型证明,加硒能提高GSH-PX的活性,减少脂质过氧化产物,稳定细胞膜,即可拮抗氟引起的脂质过氧化[23,24]。目前地方性氟中毒(地氟病)的抗氧化治疗正逐渐引起研究者的重视。

(三)氟对抗性药物 氟是一种亲骨组织元素,在地方性氟中毒患者体内约有96%的氟化物沉积于骨组织,从而影响骨的形成矿化和吸收,导致氟骨症。所以选择既有微量元素特性,又能对抗体内氟的药物治疗氟骨症也是研究的热点。

1. 钙剂 地方性氟骨症者常伴有低营养、低血钙状况,氟与钙有较强的亲和作用。平衡试验表明氟骨症患者为负钙平衡,钙剂加维生素D治疗1个月后患者血钙恢复正常,血氟下降,而安慰剂治疗1个月后无上述作用。钙在消化道内可以与氟离子结合,形成难溶性氟化钙,随粪便排出体外,以减少氟的吸收。因此,补充钙可调节体内钙磷代谢平衡失调,促进正常骨组织恢复,治疗或预防氟骨症的骨质疏松和骨质软化。氟骨症患者的骨组织中的枸橼酸含量明显减少,一般在补充钙的基础上,加用枸橼酸2g,3次/天,则效果更为明显。国外,1963—1997年的印度流行病学资料表明,有45 725名小孩从出生起就饮用高氟水,其中与补钙较充足的小孩(>800mg/d)相比,缺钙的小孩(<300mg/d)氟中毒发生更为严重,骨病有更为复杂的趋势,佝偻病、骨质疏松等骨病及骨畸形(膝内翻、膝外翻等)也更为严重。前者发病率<25%,后者发病率>90%。用放射、骨扫描、骨组织形态测量法及相关的代谢内分泌实验研究方法表明过量的氟、低钙、高PTH及1,25-$(OH)_2D$之间的相互作用使骨结构和代谢发生改变。缺钙的小孩,氟的摄入量稍高于正常(>2.5mg/d)时就有氟中毒的表现。氟缺乏能加重钙缺乏所致骨病[25]。

2. 镁盐 镁是一些酶的激活剂,能改善氟所致的许多酶抑制,Mg^{2+}和F^-有较强亲和力,使之成为不易溶性盐,可减少氟的吸收。Mg^{2+}还可激发多种酶活性。我们曾给41例常年食用温泉高氟(8~11ppm)水所致地方性氟中毒患者口服碳酸钙2400mg/d、氧化镁300mg/d,患者3天后粪氟排泄明显增加,1个月后,血氟水平下降。同时抽搐、骨痛等症状改善,说明钙镁制剂能阻止肠道对氟的吸收,具有治疗和预防氟中毒的作用。用代谢平衡方法研究60例饮用温泉高氟水导致氟骨症患者氟代谢的情况及钙、镁、维生素D治疗对氟代谢的影响,发现氟骨症患者氟摄入量、尿氟、血氟均较正常人高数倍,肠氟吸收率为正常人的1.5倍,氟摄取量与肠氟吸收率呈正相关。钙镁剂与氟结合,降低了肠的氟吸收率和增加粪氟排出量,从而起到防治氟中毒的作用。卤碱是含有镁、钙、钠、氯等多种成分的复合盐,具有多方面的作用,主要利用镁离子对横纹肌和平滑肌产生箭毒样作用,使肌肉弛缓。一般将卤碱制成片剂口服,每次4~6g,3次/天,餐后服,或以5%卤碱溶液混于5%~10%葡萄糖溶液中,穴位注射。

3. 硼化物 目前硼抗氧化的机制比较清楚,硼能在体内与氟元素形成牢固的络合物(BF4),易于从尿中排出,减少体内氟负荷,从而达到解毒的目的。硼还可以对抗氟对一些酶的作用,对肾组织有明显的保护作用。2001年,曹静祥等开展了硼硒的抗氟剂的研究,氟中毒的大鼠经亚酸钠和四硼酸钠单独或联合治疗后,各治疗组氟斑牙发生的级别和例数多趋于正常。治疗后,氟中毒各组骨密度比阳性对照组高,比阴性对照组稍高。上述结果表明硼酸为较理想的抗氟剂,但还处于研究中,未能应用于临床。氟骨症患者用硼砂制剂治疗后骨代谢异常有所好转。

4. 铝盐 铝可以抑制或减少氟在肠道中的吸收,减低骨氟含量、增加粪氟排泄。常用的铝制剂为氢氧化铝,它能与消化道中氟结合,形成不易溶解的铝化合物而减少氟的吸收,一般采用氢氧化铝凝胶,每次10~20ml,3次/天。

5. 姜石 赵建梦等[26]发现,姜石可使氟中毒小鼠股骨远端关节软骨和骺板软骨细胞的ALP、ACP、cAMP酶活性提高,能促进软骨基质硫酸软骨素和胶原纤维合成,硫酸软骨素使患者的临床症状减轻,肢体功能障碍明显改善。姜石使氟中毒兔骨膜增生、骨间膜骨化和沙砾样骨结构等X线改变减轻,尿氟排泄量增加,再次证实姜石具有抗氟作用。应用姜石治疗34例氟骨症患者3个月，有效率82.5%，治愈率14.2%。姜石治疗病区氟骨症，有效率100%，并能明显地修复受损的神经系统。另外，可试用熟地2g、生姜1.5g、肉苁蓉1g、海桐皮1g、川芎1g、鹿衔草1g、莱菔子0.5g和鸡血藤1.5g，研成粉，以蜜为丸，每丸10g，每天3次，每次1丸，连服3~6个月。以达补肾、强筋骨、活血、止痛之目的。

（四）其他治疗

1. 氟康宁胶囊　氟康宁是目前治疗中、重度氟骨症的有效药物之一，氟康宁胶囊的主要成分为马钱子，每粒含0.1g。其治疗氟中毒的机制是马钱子对脊髓神经有选择性兴奋作用，提高骨骼肌的紧张度（特别是伸肌群），使挛缩僵直的关节得到改善，从而改善氟骨症引起的弯腰、驼背和肢体畸形。另外，可能通过大脑皮质反射作用，促使运动神经、自主神经和内分泌功能改善全身血液循环和营养状态，进一步促进病变组织的修复，一些酶活性增高，通过体液循环的调节，机体内环境达到新的平衡。一般用量为每次2粒，3次/天，用药总量为40~200g。辅以中药红花、牛膝等组成的汤剂及钙剂、维生素D等。治疗时间38~210天，一般为3个月左右。

临床验证除氟骨症外，对强直性脊柱炎、类风湿关节炎、椎间盘突出、骨质增生等骨关节病亦有疗效。常规应用的毒性反应及副作用极低，作用持久稳定，部分患者出现轻度抽搐或轻微出汗，为正常药物反应，但严重的心脑血管病患者应慎用。

2. 氟痛康胶囊或片剂　两种剂型在疗效上无显著性差异。但胶囊在服用时吞咽比较困难，患者不易坚持全疗程服药，因而影响了药物疗效；将胶囊改成片剂后患者携带服用方便，从而使更多患者能够坚持按疗程服药，两种剂型成分相同，主要由蛇纹石、硼砂、维生素C、牡蛎药物组成。蛇纹石是天然矿石混合物，属水合硅酸镁盐，其主要成分是氧化镁（21%~80%）、氧化铝（0.6%~8%）、氧化铁（7%~9%）和氧化硅（40%左右），蛇纹石的驱氟作用在于它所含的镁离子。蛇纹石水解时生成碱性溶液，在碱性介质中，氟化物在骨骼中沉积量减少。蛇纹石能增加尿磷、尿氟排出，血钙略有升高，粪氟增多，韧带内氟减少，改善韧带弹性，脊柱等关节活动性增加，神经根等受压迫症状得以缓和[27,28]。另外，硼能在骨骼和胃肠道内与氟结合形成BF4，降低氟的毒性。BF4经消化道吸收，储存于内脏和骨骼中，然后由肾脏排出体外，降低血氟浓度。氟痛康片每次3片口服，每日2次。胶囊制剂每次3粒口服，2次/天，疗程3个月。用氟痛康片剂治疗350例（1994~1998年），痊愈13例（3.71%），临床治愈97例（27.71%），有效218例（62.29%），总有效率93.71%，无效22例（6.29%）。疗效与患者的临床分度、性别、年龄、病年限等差异均不明显。

3. 骨痹丸　用骨痹丸治疗氟骨症山羊，每天6.25g治疗后，骨氟下降至1.5~2.5g/kg，如果用于人体也有如此效果，那么氟骨症经治疗后，骨骼中的蓄积氟会降至5g/kg以下。一般认为，骨骼氟只有蓄积到5g/kg以上时，X线上才出现病变。

【预防】

我国地方性氟骨症的预防，从1991到2000年，历经10年涉及全国饮水型病区15个省、自治区、直辖市中的17个检测县、32个监测村和燃煤型病区8个省、市的8个监测县，12个监测村，近期研制的质控样品氟含量参考值及不确定度分别为，水：高氟（2.90±0.17）mg/L，低氟（1.03±0.09）mg/L；尿：高氟（5.77±1.05）mg/L，低氟（1.97±0.26）mg/L；玉米：高氟（59.64±1.92）mg/L，低氟（6.24±0.85）mg/L。加强氟中毒、氟骨症等疾病的宣传教育，使群众自发的卫生意识发生转变，养成良好习惯是预防氟中毒的关键。

（一）降氟节能炉　燃煤型氟中毒的流行与环境因素和社会因素（如经济收入、文化素质、食品卫生习惯及住房条件）有关。

1. 卫生意识转变　是降低氟中毒流行的重要因素。现今经济状况逐渐好转，但室内常年仍受煤烟氟的熏污，从改灶后几年的动态观察可以看出，裸露存放于室内的粮食如玉米、辣椒的氟含量不仅未下降到标准以下，且仍有回升趋势。原因是在用灶过程中，村民受习俗的影响，卫生习惯淡漠，防尘意识差，煤烟长期外泄，室内气态与气溶胶态颗粒物中氟含量增加，逐渐富集在外露食物表面，渗透并参与化合反应，造成玉米、辣椒等食物在改灶户中氟含量较高。所以贮粮、贮菜的不良习惯，食前各种存放食物的清洗和主食结构的改变是燃煤型氟中毒待以解决和根治的关键。

2. 降氟节能炉　有良好的预防氟中毒效果，该节能炉灶属于密闭型烟囱式炉灶。其科学实用性灶头改变了过去传统的单一后置式排烟口（为相隔一定距离的多个倒三角形排烟口）。该炉灶排烟口由于设置在灶头的前方和两个侧面，从而使火苗居中，热量不被后置式排烟口直接抽走，达到防病目的，具有增温、燃烧充分、节能、节时、安全、卫生等优点。河南洛阳的新安县江庄村使用降氟节能炉8年来，该村室内空气、粮食、蔬菜中氧含量，8~12岁儿童尿氟和氟斑牙患病率均明显下降。通过对16~65岁人群进行追踪调查，患者的腰腿疼痛症状已经逐渐减轻和部分消失。

（二）饮水降氟　饮水型地方性氟中毒病区在我国流行广泛，对饮水降氟工程加强管理和维护，保证常年正常向居民供给低氟饮水是防止饮水型氟中毒的关键。

1. 饮水降氟措施　由于慢性氟中毒在中国南方多因饮用高氟水所致，从我们对63例慢性氟中毒氟骨症的研究结果认为：食用井水而不用温泉水，改进不良的烹饪习惯。付松波等采用了黑龙江省东部山区开采的蛇纹石行饮水降氟。蛇纹石是一种天然生成的镁的硅磷酸盐。目前初步认为蛇纹石除氟的原理是明矾水解成氢氧化铝胶状聚合物，吸附于蛇纹石的表面，氟离子置换附着于蛇纹石表面的明矾中的硫酸根离子，使水中氟离子浓度降低。蛇纹石降氟效果影响较大的因素是石料与高氟水的接触时间和石料粒度，其次是再生剂的浓度。石料浓度60~80目、再生明矾浓度0.0739mmol/L、接触时间30分钟条件下，蛇纹石具有相对最佳的降氟能力，最大降氟能力达168mg/kg。三氯化铁处理温泉水，服用钙镁剂及硫酸亚铁，均可减少氟的吸收。近年来饮用水除氟技术的研究有很大的进展，如混凝沉淀、吸附过滤、电凝聚、电渗析和反渗透等，而吸附过滤和混凝沉淀法的研究与应用较多[17]。铝盐混凝法是饮用水除氟的常用方法之一，影响混凝沉淀除氟效果的因素比较复杂，pH值对除氟效果影响显著，这主要与除氟药剂在不同pH值条件下产生不同的水解产物有关,因此,选择适宜的 pH 值是非常重要的。水温也是影响除氟效果的一个重要因素。如水温过高,氢氧化铝的水合作用增加,沉淀下沉慢,甚至漂于水面,影响除氟效果;如水温过低,尽管投加大量混凝剂也难获得良好的混凝效果,通常絮凝体形成缓慢,絮凝颗粒细小、松散。水温在 10~30℃,除氟效果较好。混凝沉淀除氟的主要缺点是处理后产生大量的沉淀污泥以及除氟后水中的氯离子和硫酸根有增加趋势。此外,以铝盐为混凝剂,处理后水中含有大量溶解铝引起人们对健康的担心。该方法适用于需同时去除浊度的低氟水处理,其应用越来越少。我国饮用水除氟方法中,目前研究应用最多的是吸附过滤法,其除氟机制主要有吸附、离子交换、络合作用等。常用的吸附滤料有活性氧化铝、骨炭、UR-3700 螯合树脂,还有某些天然岩石材料如沸石等作为滤料。此外,对新型滤料如氧化铁涂层砂改性滤料、镧氧化膜硅胶、负载镧纤维吸附剂、活性炭纤维及活性氧化铈/介孔筛除氟剂等的研究也取得了进展。吸附过滤除氟在我国研究应用最多,同时也是目前国内外饮用水除氟研究的热点之一。但仍存在滤料的再生及再生废液的处理比较麻烦,吸附容量低,吸附性能衰减较快等缺点,因此开发新型高效滤料也是饮用水除氟研究的方向之一。

2. 开采低氟水 这是防治地氟病的一种新的方法。其简便、经济,适于群众自己掘井,管理方便。世界上广布的地方性氟中毒的饮水型病区主要致病介质是含高氟的泉水。目前,应用最多的是深井取水。我国吉林省病区浅井水水氟含量调查结果表明,≤1.0mg/L 的浅井屯占总屯数的 48.9%,低氟井占总抽检井数的 32.2%。浅井水氟含量范围为 0.19~12.2mg/L。病区内低氟水水质分析显示,感官性状和一般化学指标除个别村落稍高外,均合乎生活饮用水标准。铁超标村落较多,锌超标数倍,个别的铜含量也稍高。除硝酸盐超标外,其余均合乎饮用水要求。硝酸盐氮是含氮有机物分解氧化的最终产物,也可能是地表水流经含硝酸盐较多的矿层时溶解而来,但一般不会对人体造成危害。地方性氟中毒流行病区内低氟水质基本良好,可以作为生活饮用水。低氟水中钙含量是高氟水含量的 2~10 倍,这与该地深层压水与高氟潜水钙离子的比值相似。

(三)劳动保健 职工劳动保健标准是保护产业工人免受氟氢酸致氟中毒的有效措施,必须严格执行。但是,仍难免一些工人发生慢性轻型氟中毒,因此,对一切接触氟化物的产业职工,定期监测环境污染程度和测定工人尿氟量是预防氟中毒的必要而有效措施。

(四)日常用品氟污染 有的大城市人大代表和政协委员提出水源氟化(在饮水中加氟)、在牙膏中加氟的建议,目的是防治龋齿,因为当地水氟含量低于 0.6mg/kg,另外,美国的经验表明水源氟化措施可减低龋齿的发病率。但是上述措施应根据当地的情况和中国的国情来定,饮水加氟应慎重。我国是一个高氟国家,地方性氟中毒非常严重。过量的氟对人体的危害是众所周知的事实。主要表现为氟斑牙、氟骨症、关节钙化、骨硬化、骨质疏松和骨质软化,严重者致残。除此,许多学者证明高氟对肌肉的新陈代谢有不良的影响,甚至可引起不孕症;高氟还可促动脉硬化的发生;高氟对慢性肾功能不全的患者很不利;可以影响儿童的生长发育;可以产生脂质过氧化作用。日本学者基于 WHO 的资料,对美国 9 个社区癌症发病率与饮用水氟含量进行统计分析,结果发现机体大约 2/3 部位的癌症发病率与水氟含量呈正相关,主要包括口腔、咽、结肠、直肠、肝胆管、泌尿器官的癌症及男性骨癌,而唇癌、黑色素瘤、前列腺癌和甲状腺癌却与水氟含量呈负相关。龋齿的发病是细菌、宿主与牙齿、底物和时间共同作用的结果,龋齿发病的主要原因是糖,虽然绝大多数研究证实氟化物对儿童防龋齿作用是显著的,但对成人有无防龋齿的作用不是很清楚。目前加氟水的应用及加氟品滥用导致了许多地区氟中毒的流行,上述方法尤其不适于儿童。Riordan 曾经调查了 582 名 10 岁的澳大利亚儿童,发现使用低氟药膏、减少氟添加物的摄入能有效地减低氟中毒的流行及氟斑牙的发病率,并建议 6 岁以前使用低氟的牙膏和减少氟添加物的摄入。通过一些临床实验研究和统计,德国的学者认为,对于初学走路的孩子,过多地使用加氟牙膏,使氟中毒的危险性增加了 1 倍,而补充氟(片集,滴剂)能使氟中毒的危险性增加 20 倍。所以对于儿童及青少年而言,合理把握加氟剂量变得尤为重要,表 5-3-3-7 所列是美国牙科学会(American Dental Association, ADA)1994 年提出的加氟修订计划。

表 5-3-3-7 ADA 加氟修订计划

年龄	每天氟补充量(mg)		
	饮水中氟离子浓度(ppm)		
	<0.3	0.3~0.6	>0.6
0~6 个月	0	0	0
6 个月~3 岁	0.25(mg)	0	0
3~6 岁	0.5(mg)	0.25(mg)	0
6~16 岁	1.00(mg)	0.5(mg)	0

注:以 3~6 岁儿童为例,饮水氟离子浓度<0.3ppm,每天氟补充量为 0.5mg;浓度为 0.3~0.6ppm 时,可补充 0.25mg;氟>0.6ppm 不补充氟 1ppm=1000μg/L

(五)制茶氟污染 饮茶型地方性氟中毒虽然病因明确,摄氟途径清楚,但涉及的因素较多,不同类型的茶叶含氟量也不同[30],其中砖茶含量最高。茶氟污染的防治工作并不容易,停止或减少饮用砖茶是简单的办法,但目前难以做到。增加蛋白质、钙、镁、维生素 C 等营养成分的摄入,亦可减轻病情。但生活水平的提高是一个长期的、复杂的、艰苦的过程,短期内难以解决,所以根本的方法是减低砖茶中氟的含量,结合我国人群总摄氟量的卫生标准,目前有人提出了砖茶含氟量≤300mg/kg 的建议。

(杨雅 廖勇锋)

(本章主审 谢忠建 袁凌青)

第 4 章

卟啉代谢性疾病

第 1 节　血红素代谢／ 2024
第 2 节　卟啉病／ 2026
第 3 节　急性肝性卟啉病／ 2031

血红素是血红蛋白、肌球蛋白、线粒体呼吸链细胞色素和细胞色素 P450 酶系的组成成分，血红素合成需要 8 种生物酶参与甘氨酸的转换反应和琥珀酰辅酶 A 至血红素的生化反应，这些酶功能异常可导致卟啉前体/卟啉积聚和卟啉病。卟啉代谢性疾病患者主要在血液病学科就诊，对于偶尔见到此类患者的内分泌医师来说，掌握卟啉病知识的主要目的是能及时从急性腹痛、慢性肝病、结缔组织病、溶血性贫血、再生障碍性贫血、红细胞增多症和神经精神异常等病例中筛选出卟啉病患者。

第 1 节　血红素代谢

血红素（heme）生物合成的先天性缺陷导致的卟啉病（porphyria）存在八种类型，临床上根据其表现分为急性肝性卟啉病（acute hepatic porphyria）、肝脏皮肤型卟啉病（hepatic cutaneous porphyria）和红细胞生成性皮肤型卟啉病（erythropoietic cutaneous porphyria）三组。血红素代谢酶先天性缺陷呈常染色体显著遗传、常染色体隐性遗传或 X-性连锁遗传，仅迟发性皮肤卟啉病（porphyria cutanea tarda，PCT）可散发性发病，但其发病机制仍是环境因素和遗传缺陷共同作用的结果。

【血红素代谢途径与生物合成酶】

人血红素生物合成酶及其基因见表 5-4-1-1，血红素的合成途径见图 5-4-1-1。

近年有关卟啉病的研究进展主要集中在这些方面：①血红素（heme）生物合成的 ALA 合酶由看家（housekeeping）酶型基因和 1 型与 2 型红细胞系统特异性 5-氨基乙酰内酸合酶（erythroid-specific 5-aminolevulinate synthase）基因（ALAS1 和 ALAS2）编码。②迟发性皮肤卟啉病的发病机制与尿卟啉原脱羧酶（uroporphyrinogen decarboxylase，UROD）活性降低有关，而该酶的活性被抑制又与许多因素相关；③ALAS2 基因的活化性突变导致 X-性连锁原卟啉病（X-linked protoporphyria，XLP）。

表 5-4-1-1　血红素生物合成酶及其基因特性

血红素生物合成酶	基因代码	染色体定位	cDN（bp）	基因长度	基因外显子	蛋白（氨基酸）	亚细胞定位	突变
ALA 合酶								
看家酶型	ALAS1	3p21.1	2199	17	11	640	M	0
红细胞系特异性酶型	ALAS2	Xp11.2	1937	22	11	587	M	62
ALA 脱水酶								
看家酶型	ALAD	9q32	1149	15.9	12	330	C	12
红细胞系特异性酶型	ALAD	9q32	1154	15.9	12	330	C	0
HMB 合酶								
看家酶型	HMBS	11q23,3	1086	11	15	361	C	374
红细胞系特异性酶型	HMBS	11q23.3	1035	11	25	344	C	2
URO 合酶								
看家酶型	UROS	10q26.2	1296	34	10	265	C	35
红细胞系特异性酶型	UROS	10q26.2	1216	34	10	265	C	4
URO 脱羧酶	UROD	1p34.1	1104	3	10	367	C	109
COPRO 氧化酶	CPOX	3q12.1	1062	14	7	354	M	64
PROTO 氧化酶	CPOX	1q23.3	1431	5.5	13	477	M	166
亚铁螯合酶	FECH	18q21.31	1269	45	11	423	M	138

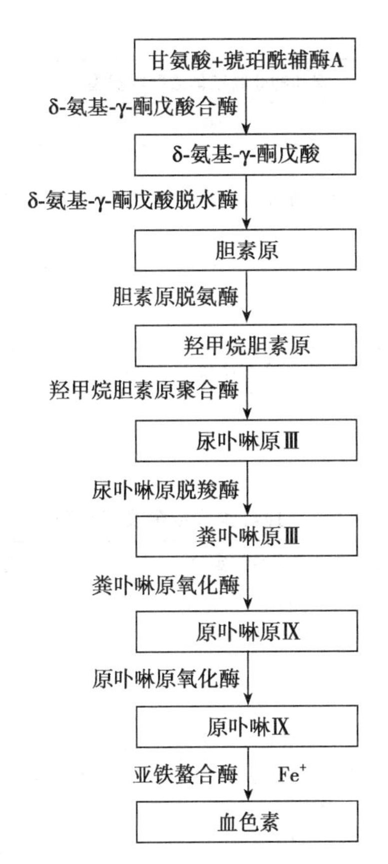

图 5-4-1-1 血红素生物合成途径

血红素生物合成途径需要至少8种生物酶的参与，先天性红细胞生成性卟啉病的缺陷在于亚铁螯合酶(ferrochelatase)的活性明显下降，因二价铁离子插入原卟啉Ⅸ环障碍而不能形成血红素

【血红素生物合成及其调节】

血红素是血红蛋白(hemoglobin)、肌球蛋白(myoglobin)、线粒体呼吸链细胞色素(respiratory cytochrome)和细胞色素P450酶系的组成成分。其中红细胞的血红蛋白合成约占血红素合成量的85%，另外15%的血红素在肝脏合成，主要用于构建细胞色素P450酶系，该酶系主要集中在肝细胞的内质网内，其代谢转换明显快于其他血红素蛋白(hemoprotein)如线粒体呼吸链细胞色素。血红素合成时有8种生物酶参与甘氨酸的转换反应和琥珀酰辅酶A(succinyl-coenzymeA)至血红素的生化反应[1,2]。该反应的第一个酶及最后3个酶位于线粒体内，而另外四种酶位于细胞质中。八种代谢酶由9个不同的基因编码，其中有2个基因编码ALA-合成酶的看家型与1型和2型红细胞系统特异性异构酶(erythroid-specific isozyme)ALAS1及ALAS2。红细胞系统特异性、非特异性和看家型转录物分别编码第2、第3和第4种酶——ALA脱水酶、HMB合酶和URO合酶。该血红素合成途径的中间产物为卟啉前体、ALA、胆色素原(porphobilinogen，PBG)和主要为还原型产物卟啉类物质(porphyrinogen)。正常情况下，这些代谢产物的量极微，且无明确生理功能。

血红素合成途径的调节精细，其中肝脏的ALAS1是调节铁途径的限速酶，铁的生物可用性是调节ALAS2最重要因素，也是诱导铁掺入原卟啉的关键底物。肝脏的“游离”血红素调节线粒体看家型ALA合酶的转位。血红素抑制ALAS1 mRNA表达，阻滞酶从细胞质进入线粒体。类固醇激素、营养素、应激刺激和某些药物诱导ALAS1，引起急性肝性卟啉病发作。相反，在红细胞谱系细胞中，调节机制为血红蛋白合成大量的血红素，红细胞特异性ALAS2基因表达量比肝脏高30倍以上，并促进铁进入红细胞。铁调节蛋白(iron regulatory protein)与铁结合是控制ALAS2 mRNA翻译的关键因素，铁缺乏时，翻译减慢；反之翻译加速，ALAS2失活性突变引起X-性连锁遗传性铁粒幼细胞性贫血[1,3,4]，而活化性突变导致X-性连锁红细胞生成性原卟啉病(erythropoietic protoporphyria，EPP)。

【卟啉病分类】

根据过度生成或积聚卟啉前体/卟啉的原发部位不同，人们传统地将卟啉病分为肝性或红细胞生成性两类，但两类卟啉病的发病机制和临床表现有较多重叠(表5-4-1-2)。肝性卟啉病的特点是过度生成或积聚卟啉前体/卟啉(ALA、PBG和/或卟啉)的原发部位在肝脏，而红细胞生成性卟啉病是过度生成或积聚卟啉前体/卟啉的原发部位在骨髓成红细胞谱系。根据临床表现，另一种分类方法将卟啉病分为以下三类：①肝性卟啉病(4个亚型)；②单纯肝-皮卟啉病(PCT)；③红细胞生成性皮肤卟啉病(三个亚型)。如此分类的优点是有助于不同类型的鉴别，但是各类型卟啉病之间的重叠问题仍未解决；例如，急性肝性卟啉病、遗传性粪卟啉病(hereditary coproporphyria，HCP)和多样性卟啉病(variegate porphyria，VP)可伴有皮肤损害，而纯合子显性遗传型急性间歇性卟啉病(acute intermittent porphyria，AIP)、HCP、VP、纯合子隐性遗传性PCT、肝-红细胞生成性卟啉病(hepatoerythropoietic porphyria)具有红细胞生成性卟啉病的表现[5-10]。

表 5-4-1-2 卟啉病的临床与实验室特点

卟啉病	酶缺陷	遗传方式	NV或CP	酶活性(%)	增加的卟啉前体或卟啉类型		
					红细胞	尿	粪
急性肝性卟啉病							
ADP	ALA脱水酶	AR	NV	~5	Zn-原卟啉	ALA/Ⅲ型粪卟啉	-
AIP	HMB合酶	AD	NV	~50	-	ALA/PBG/尿卟啉	-
HCP	COPRO氧化酶	AD	NV+CP	~50	-	ALAPBG/Ⅲ型粪卟啉	Ⅲ型粪卟啉
VP	PROTO氧化酶	AD	NV+CP	~50	-	ALA/PBG/Ⅲ型粪卟啉	Ⅲ型粪卟啉/原卟啉
肝-皮肤型卟啉病							
PCT	URO脱羧酶	AD/散发	CP	<20	-	尿卟啉/7-羟卟啉	异粪卟啉

续表

卟啉病	酶缺陷	遗传方式	NV或CP	酶活性(%)	增加的卟啉前体或卟啉类型		
					红细胞	尿	粪
红细胞生成性皮肤型卟啉病							
CEP	URO合酶	AR	CP	~1.5	Ⅰ型尿卟啉/Ⅰ型粪卟啉	Ⅰ型尿卟啉/Ⅰ型粪卟啉	Ⅰ型粪卟啉
EPP	亚铁螯合酶	AR	CP	20~30	游离原卟啉	-	原卟啉
XLP	2型ALA合酶	XL	CP	>100*	游离原卟啉/Zn-原卟啉	-	游离原卟啉

注:AR:常染色体隐性遗传;AD:常染色体显性遗传;XL:X-性连锁遗传;NV:神经内脏;CP:皮肤光过敏;*:ALAS2基因外显子11的功能获得性突变引起酶活性增加

(方 妮)

第2节 卟 啉 病

卟啉病(血紫质病,porphyria)系由血红素生物合成的特异酶缺陷所致的卟啉代谢异常综合征。卟啉或其前体[如δ-氨基-γ-酮戊酸(aminolevulinic acid synthase 2,ALAS2/ALAS,EC2.3.1.27)和胆色素原(PBG)]生成过多,浓度异常升高,并在组织中蓄积,由尿和粪中排出,主要累及神经系统和皮肤而出现相应的临床表现,有光感性皮肤损害、腹痛及神经精神系统表现等[1]。

【发病机制与分类】

血红素是一种含铁的色素,参与血红蛋白的组成,存在于机体内所有组织中。血红素生物合成步骤分8步,分别由8种不同的酶参与,即ALAS合酶、ALAS脱水酶、PBG脱氨酶、尿卟啉原Ⅲ聚合酶、尿卟啉原脱羧酶、粪卟啉原氧化酶、原卟啉原氧化酶和亚铁螯合酶。第1个酶和后3个酶存在于线粒体中,而中间步骤的4个酶存在于胞液中,见图5-4-1-1。

(一)血红素合酶缺陷导致卟啉代谢异常 在肝脏和骨髓中,血红素生物合成的调控机制不同。肝脏中血红素合成速度受到ALAS合酶的控制。正常肝细胞中酶活性十分缓慢,在肝脏为应答各种化学疗法而需要制造更多的血红素时,酶浓度显著上升。酶的合成也受细胞内血红素量的反馈控制,当游离的血红素浓度高时,合成就降低。某些药物和激素可诱导肝细胞制造更多的ALAS合酶、血红素及细胞色素P450。

在骨髓,血红素则由成红细胞和仍保留有线粒体的网织红细胞制造;而循环中的红细胞没有线粒体则不能形成血红素。红细胞系内血红蛋白合成至少部分受到细胞摄取铁过程的调节。骨髓细胞表达某些途径中酶的红细胞系的特异形式、红细胞系的特异ALAS合酶受到mRNA中铁应答元素的调节,也部分受到形成血红蛋白而合成血红素的组织的特异性调节[2]。目前上述这8个酶已全部被克隆,名称和染色体定位详见表5-4-2-1。已发现某些X连锁铁粒幼红细胞性贫血有红细胞系特异形式的ALAS合酶突变。卟啉病及相关疾病与其他7个酶缺陷有关,这些酶的基因突变位点均已确定。虽然各种类型的遗传性卟啉病和特异性酶缺陷有关,但有一定量酶缺陷的患者来源于同一家庭,似乎酶有不同的突变基因。因此,这些疾病在分子水平上存在不均一性。

表5-4-2-1 血红素合成酶及酶缺陷性疾病

酶及其缺陷病	染色体定位	疾病
ALAS合酶	Xp11.21(红系)、3p21(非红系)	X连锁铁粒幼细胞性贫血
ALAS脱水酶	9q34	ALAS脱水酶缺陷卟啉病*(ADP)
PBG脱氨酶+	11q24.1~q24.2	急性间歇性卟啉病(AIP)
尿卟啉原Ⅲ聚合酶	10q25.2~26.3	先天性红细胞生成性卟啉病(CEP)
尿卟啉原脱羧酶	1p4	迟发性皮肤卟啉病(PCT)≠ 肝红细胞生成性卟啉病(HEP)
粪卟啉原氧化酶	9	遗传性粪卟啉病(HCP)
原卟啉原氧化酶	1q23	肝卟啉病(VP)
亚铁螯合酶	18q21.3或22	红细胞生成性原卟啉病(EPP)

注:*:某些化学物质(铅、苯乙烯)和遗传性高酪氨酸血症(被琥珀酰丙酮抑制)时,该酶可继发性减少;+:该酶正式命名为尿卟啉原Ⅰ合酶,也叫hydrorymethylbilanesynthase;≠:迟发性皮肤卟啉病主要由于肝脏尿卟啉原脱羧酶缺陷造成,可能是获得性,肝脏和其他组织中该酶的遗传性缺陷部分与家族性(Ⅱ型)PCT有关。ALAS:δ-氨基-γ-酮戊酸;PBG:胆色素原;AD:常染色体显性遗传;AR:常染色体隐性遗传;XR:X连锁隐性遗传

当血红素生物合成途径的酶缺陷时,其底物和血红素前体可积聚在骨髓或肝脏。血液中这些血红素前体增多,并被转运至其他组织,随尿和粪排出体外。卟啉是人体唯一内源性光致敏剂。在有氧条件下,当这些卟啉在波长405nm光线照射下可产生带电不稳定氧,称为单线态氧(singlet oxygen),可引起组织损伤。皮肤是暴露在光线下最多的组织,故皮肤特别敏感。引起组织和血浆中卟啉(如尿卟啉、粪卟啉、原卟啉)升高的卟啉病均可有光敏感性。

某些卟啉病,尤其是早期卟啉前体ALAS、PBG升高的卟啉病,可损害神经出现多种症状,如腹痛、肌无力,后者可发展为肌麻痹。但并未证明ALAS和其他血红素代谢产物有神经毒性,也未发现患者神经组织中有血红素缺乏。确切发病机制尚不清楚。

(二)卟啉病分型 卟啉病可根据特异酶缺陷的种类分为红细胞生成性卟啉病和肝卟啉病两类。红细胞生成性

卟啉病是由于骨髓内卟啉代谢异常所致，骨髓内幼红细胞和红细胞中有过量而不正常的卟啉生成。其中，常染色体隐性遗传家系(A)约占3%的患者，常染色体显性伴不全外显遗传家系(B)约占97%的患者。可分三种亚型：①先天性红细胞性卟啉病。②红细胞生成性原卟啉病(图5-4-2-1)。③X染色体连锁的铁失利用性贫血。肝卟啉病是肝内卟啉代谢紊乱所致，肝内有过量而不正常的卟啉生成，主要为卟啉前体ALAS和PBG生成过多，常伴肝功能损害。根据不同临床表现可分为以下7种(表5-4-2-2)。

表5-4-2-2 卟啉病分型及其主要临床特征

分型	肝损害	遗传方式
ALAS脱水酶缺陷性血卟啉病(ALA dehydratase porphyria)	无	常染色体隐性
急性间歇性血卟啉病(acute intermittent porphyria)	无	常染色体显性
先天性红细胞生成性卟啉病(congenital erythropoietic porphyria)	无	常染色体隐性
迟发性皮肤卟啉病(porphyria cutanea tarda)	有	复合性遗传
遗传性粪卟啉病(hereditary coproporphyria)	无	常染色体显性
变异型血卟啉病(variegate porphyria)	无	常染色体显性不完全外显
红细胞生成性原卟啉病(erythropoietic protoporphyria)	有	常染色体隐性(少见)常染色体显性(不完全外显)

1\. ALAS脱水酶缺陷性血卟啉病　罕见，由ALAS脱水酶基因突变所致，基因位于染色体9q34，为常染色体隐性遗传，生化特点为尿ALAS和粪卟啉Ⅲ增多。

2\. 急性间歇性血卟啉病　急性间歇性血卟啉病(acute intermittent porphyria)较常见，为常染色体显性遗传，是胆色素原脱氨酶基因突变所致，基因位于染色体11q24-q24.2，常有神经症状，往往呈间歇性发作[3]。

3\. 先天性红细胞生成性卟啉病　先天性红细胞生成性卟啉病(congenital erythropoietic porphyria，CEP)罕见，属于常染色体隐性遗传，为尿卟啉原Ⅲ聚合酶基因突变所致，基因位于染色体10q25.3-q26.3。目前已成功构建了基因敲除及转基因小鼠动物模型用于该疾病的病理生理学、药理学和治疗方面的研究。先天性红细胞生成性卟啉病的缺陷在于亚铁螯合酶(ferrochelatase)的活性明显下降，因二价铁离子插入原卟啉Ⅸ环(protoporphyrin Ⅸ ring)障碍而不能形成血红素。

4\. 迟发性皮肤卟啉病　迟发性皮肤卟啉病(porphyria cutanea tarda，PCT)最常见，绝大多数为获得性，少数系由肝内尿卟啉原脱羧酶基因突变所致，该基因定位于染色体1p34；又可分数种亚型，如散发型(Ⅰ型)、家族型(Ⅱ型)、肝型(Ⅲ型)、毒性型、难治型等。在哥德堡、瑞典的患病率估计为1/10 000，其中约23%为遗传性。PCT亦称症状性卟啉病(symptomatic porphyria)、特应性卟啉病(idiosyncratic porphyria)、化学性卟啉病(chemical porphyria)或获得性肝性卟啉病

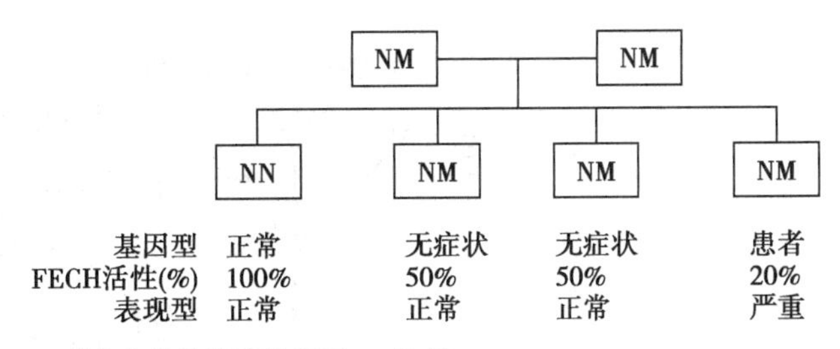

A. 常染色体隐性遗传家系(3%患者)

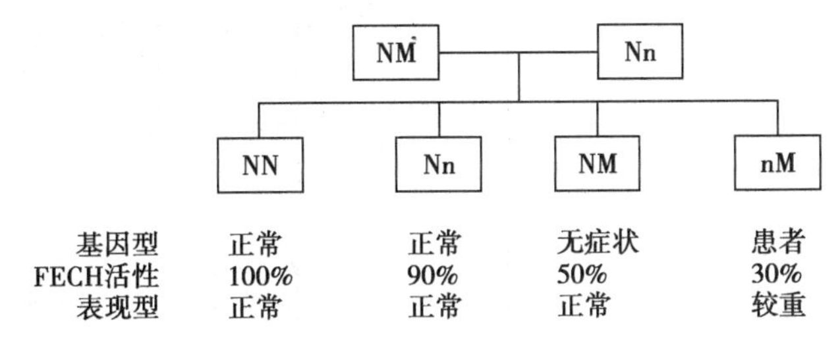

B. 常染色体显性伴不全外显遗传家系(97%患者)

图5-4-2-1 红细胞生成性原卟啉病的遗传型与表现型特征

FECH：亚铁螯合酶；N：亚铁螯合酶基因正常；M：亚铁螯合酶等位基因突变；n：亚铁螯合酶基因低表达

(acquired hepatic porphyria)，分为三种亚型(表5-4-2-3)，其发病机制见图5-4-2-2。

表5-4-2-3 迟发型皮肤卟啉病的分类

类型	发病构成比率	发病机制与特征
Ⅰ	75%~80%	获得性缺陷引起肝脏尿卟啉原脱羧酶活性下降(约<25%正常活性)
Ⅱ	20%~25%	遗传性尿卟啉原脱羧酶部分缺陷引起所有组织的酶活性下降(约50%正常活性)，但发病需要其他因素的参与
Ⅲ	<1%	罕见，性质未明的基因突变性表观遗传性缺陷导致继发性肝脏尿卟啉原脱羧酶活性下降

5\. 遗传性粪卟啉病　遗传性粪卟啉病(hereditary coproporphyria)和变异型血卟啉病(variegate porphyria)为常染色体显性遗传，为粪卟啉原氧化酶基因突变所致或原卟啉原氧化酶基因突变所致。其中粪卟啉原氧化酶基因位于染色体3q12，而原卟啉原氧化酶基因位于染色体1q22-q23。

6\. 变异型血卟啉病　变异型血卟啉病(variegate porphyria)为常染色体显性遗传，但外显不完全，无肝脏损害表现。

7\. 红细胞生成性原卟啉病　红细胞生成性原卟啉病(erythropoietic protoporphyria)为常染色体显性遗传，系由亚铁螯合酶基因突变所致(见图5-4-2-1)，编码基因位于染色体18q21.3或q22，现已发现其大量的突变类型。急性卟啉病引起神经症状往往是间歇性的；皮肤卟啉病引起皮肤光敏感。急性间歇性卟啉病、ALAS脱水酶缺陷卟啉病、遗传性粪卟啉病和肝卟啉病组成急性卟啉病。迟发性皮肤卟啉病、遗传性粪卟啉病、肝卟啉病、红细胞生成性原卟啉病、先天性红细胞生成性卟啉病和肝红细胞生成性卟啉病组成皮肤卟啉病。肝性卟啉病中过多的血红素前体主要来自肝脏；红细胞

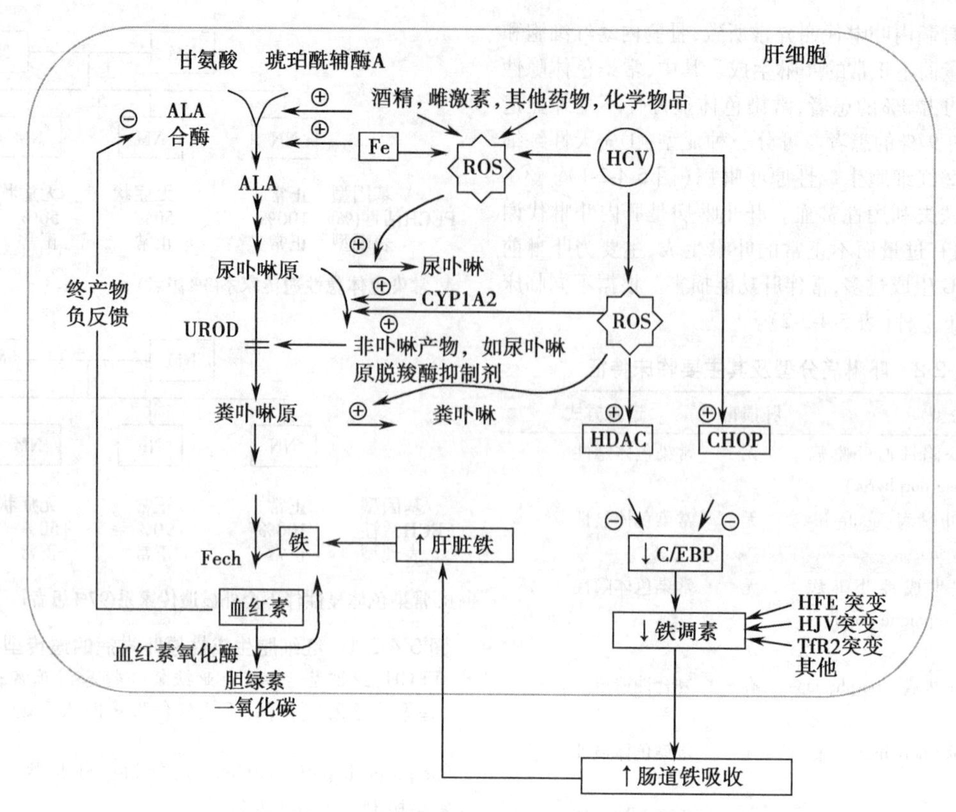

图 5-4-2-2 迟发型皮肤卟啉病的发病机制

图中显示尿卟啉原脱羧酶(UROD)的作用与尿卟啉原的氧化产物抑制生成的反应途径，生成尿卟啉原的氧化产物还需要 CYP1A2 的参与；1 型 ALA 合酶反应需要铁离子的协同作用；UROD 缺陷时氧化应激增加，诱导血红素氧化酶 1(heme oxygenase 1)；乙醇和雌激素也诱导 ROS 生成和 1 型 ALA 合酶活性；HCV 感染增加 ROS，降低铁调素(hepcidin)表达；组蛋白脱乙酰酶(HDAC)和 C/CBP 同源蛋白(CHOP)合成不足，C/EBP 与铁调素基因启动子区结合障碍使其生成降低；HFE 基因、HJV 和/或 TfR2 基因突变也导致铁调素生成不足，从而引起小肠铁吸收增多，肝脏铁积聚，加重代谢紊乱

生成性卟啉病其过多的血红素前体则主要来自骨髓。

【临床表现与诊断】

(一) 一般临床表现 急性间歇性卟啉病(AIP)、迟发性皮肤卟啉病(PCT)及红细胞生成性原卟啉病(EPP)是 3 种最常见的卟啉病，它们分别由血红素生物合成途径中第 3、5、8 酶缺陷所致。这些疾病的症状、诊断方法和治疗明显不同。这三种疾病的主要特征见表 5-4-2-4，急性间歇性卟啉病、迟发性皮肤卟啉病与某些少见类型卟啉病有相同特点。

表 5-4-2-4 三种常见卟啉病的主要特征比较

卟啉病	表现症状	加重病情因素(促发因素)	最重要的实验室检查	治疗
急性间歇性卟啉病(AIP)	脑脊髓交感神经系统(急性)	孕酮	尿胆色素原	血红素/葡萄糖
迟发性皮肤卟啉病(PCT)	起疱皮肤损害(慢性)	铁/酒精/雌激素/丙型肝炎病毒/卤化烃	血浆(或尿)卟啉	放血/小剂量氯喹
红细胞生成性原卟啉病(EPP)	皮肤疼痛和肿胀(急性)	无	血浆(或红细胞)卟啉	β-胡萝卜素

1. 皮肤表现 多在婴儿期出现，多在波长 405nm 光线照射下发生。表现为光感性皮损，在皮肤暴露部位如面部、额、鼻、耳、手等处出现红斑，继而出现疱，日光暴晒后易破，受累皮肤愈合很慢，结痂后皮肤常增厚留有瘢痕，引起畸形和色素沉着。严重者可因鼻、耳、手等皮肤损害结疤而变形。皮疹可为湿疹、荨麻疹、夏令痒疹或多形红斑等。患者可有特殊紫色面容。红细胞生成性卟啉病和迟发性皮肤血卟啉病患者都有多毛。

2. 腹部表现 其特征为急腹症，表现为异常剧烈腹痛，呈绞痛性或痉挛性痛，也可表现为仅觉腹部重压感，伴恶心、呕吐，呕吐物呈咖啡样。可能因自主神经功能紊乱及卟啉前体的作用导致肠痉挛所致。腹痛部位不定，可在上腹部、脐周、腹左或右侧;可放射至背部、膀胱区或生殖器。腹痛时限可长可短,数小时至数天甚至数周。腹痛可发作一次或多次,发作间歇时间可长可短。常伴便秘,可伴腹胀气,腹泻相对少见。腹部X线检查可见:两侧膈肌痉挛或出现逆向运动,胃、小肠和结肠痉挛和肠胀气,易误诊为急腹症。但卟啉病患者几乎无腹肌强直、压痛和腹式呼吸消失等表现。

3. 神经精神系统　症状变化多端。周围神经病变表现为下肢疼痛,感觉异常或减低,松弛型瘫痪,手、足下垂症。脊髓神经病变可有截瘫或四肢瘫痪。上运动神经元受累现象很少见。延髓麻痹时,可有呼吸肌及声带麻痹、吞咽困难、呃逆、声音嘶哑、心动过速等表现。下丘脑受损时,抗利尿激素分泌过多,发生SIADH,出现低钠血症和水中毒,尿钠排出仍多,表现为高尿渗低血渗,导致脑水肿、颅高压。某些脑神经如视神经(Ⅱ)或眼肌神经(Ⅲ、Ⅳ)也可受累;还可出现癫痫样惊厥、神志模糊甚至昏迷。此外,部分患者有神经衰弱,癔症样改变,精神失常例如狂躁、激动、定向障碍、抑郁、傻笑、呼喊、错乱、妄想、幻觉等表现。

(二)特殊临床表现

1. 急性间歇性血卟啉病　多于20~40岁起病,男女比例约2∶3;典型发作可持续几天或更长时间;表现为间歇性腹痛,呈周期性稳定发作,疼痛性质为痉挛性,常伴恶心、呕吐;可有顽固性便秘、肠梗阻伴肠扩张和肠鸣音减少,排尿困难和膀胱功能紊乱等自主神经功能紊乱表现;有神经过敏、精神失常;此型无光感性皮损;有低热、出汗、心动过速、血压升高或直立性低血压,少数可以表现为急进性高血压;发作期尿呈红色。本病发作的诱因有:服用巴比妥类、磺胺类药物、饮酒、饥饿或低糖饮食、感染、创伤、精神刺激等;女性患者的发作与月经、妊娠等有关。发作时可有低钠血症;尿呈红色或经阳光暴晒、酸化煮沸30分钟后转为红色;PBG排泄量显著增加达50~200mg/d(正常为0~4mg/d),ALAS排泄量增加达20~100mg/d(正常为0~7mg/d)。胆色素原脱氨酶活性缺乏、胆色素原脱氨酶基因突变检测可以明确诊断。

2. 迟发性皮肤血卟啉病　多数为获得性,仅少数为遗传性尿卟啉原脱羧酶缺陷所致。中年发病,男性多见,多数有饮酒史。迟发性皮肤血卟啉病特征性的损害为光暴露部位迟发的光毒性反应:双手和双足皮肤大疱(bullae)伴皮肤色素沉着、瘙痒和光敏感性红斑、糜烂(见文末彩图5-4-2-3),皮肤脆性增加、疱、溃疡、愈后瘢痕、粟丘疹、多毛、瘢痕性脱发、色素沉着及硬皮病样损害等,这些临床表现严重程度不一。极少数可并发结膜鳞状上皮细胞癌。无腹痛及神经精神症状。年长者常可发现肝硬化和肝细胞肿瘤;约80%患者有慢性丙型肝炎病毒感染,其迟发性皮肤血卟啉病几乎均为获得性[4];可伴有SLE和AIDS。此病可发生于晚期肾病患者,其皮肤损害更重,血浆卟啉水平更高,透析效果差。饮酒、雌激素、避孕药、铁剂、巴比妥和磺胺类药物可诱发本病。

基本实验室检查包括尿液和血浆筛查,筛查阳性后进行卟啉定量分析(24小时血、尿、粪卟啉定量),全血细胞计数、肾及肝脏功能检查,筛查甲、乙、丙型肝炎病毒及自身免疫性疾病,血清铁蛋白、血清铁及总铁结合力测定、血糖测定,必要时做肝脏活检及HIV筛查。特征性的生化指标为尿卟啉和7-羟化卟啉排出水平显著增高(UROⅢ>UROⅠ),粪中异粪卟啉增加,尿ALAS轻度升高,PBG正常。

3. 红细胞生成性原卟啉病　临床常见,儿童发病,平均发病年龄2.6岁,偶有成人发病的报道,病情较轻;主要限于光感性皮损,少量的日光暴晒就可出现皮肤烧伤、痒、红、肿,尤以手背、指关节伸面、眼睑、鼻、颊、唇等处明显;有轻度溶血性贫血;胆石症常见,占6%~12%。特殊者表现为:原卟啉沉积偶可发生胆汁淤积性肝病伴门脉炎症,可发展成肝硬化,甚至出现肝功能衰竭、门脉高压引起食管静脉曲张破裂出血而死亡。基本实验室检查与迟发性皮肤血卟啉病大致相同,但不包括各型肝炎病毒及HIV筛查。特征性表现为红细胞内游离原卟啉升高。骨髓、血液循环中红细胞、血浆、胆汁及粪中原卟啉均增高;尿中的卟啉和卟啉前体水平正常;肝功能可有异常。与粪原卟啉不相称的高红细胞原卟啉提示胆管阻塞,是肝脏衰竭的先兆。

4. δ-氨基酮戊酸脱水酶缺陷性血卟啉病　临床罕见,表现与急性间歇性血卟啉病相似,儿童期即开始发病;ALAS脱水酶显著缺乏。实验室检查可有溶血性贫血;尿中ALAS、粪卟啉Ⅲ和红细胞中锌粪卟啉增加。

5. 先天性红细胞生成性卟啉病　常于儿童发病,极少数在成年期时出现症状。多在婴儿早期就发现尿呈浅红色,有严重的光感性皮损,日光暴露后出现疱,易破裂感染;可出现皮肤色素减退或沉着和多毛;严重者可损害趾、指和面部皮肤及出现角膜溃烂,以后形成严重瘢痕。大部分有溶血和脾大;卟啉沉着于牙齿和骨骼中,使骨骼脱矿物质严重而并发骨质疏松。尿卟啉排泄增加,主要为尿卟啉Ⅰ和粪卟啉,区分卟啉异构体类型对其诊断至为重要[5],尿及粪中不含异粪卟啉及尿卟啉原脱羧酶活性正常均可区别于迟发性皮肤血卟啉病。孕16周时经羊膜穿刺术观察羊水颜色并测定尿卟啉Ⅰ含量可成功进行产前诊断[6]。红细胞和血浆中卟啉浓度显著升高;ALAS和PBG正常。

6. 遗传性粪卟啉病和变异型血卟啉病　属急性肝卟啉病;发病诱因同急性间歇性血卟啉病;临床表现与急性间歇性血卟啉病相似,但相对少见;有光感性皮损和神经精神症状。急性发作期的尿ALAS、PBG和尿卟啉增加;遗传性粪卟啉病的粪中粪卟啉水平增加;变异性血卟啉病的粪中粪卟啉和原卟啉水平均增加。变异性血卟啉病血浆中卟啉有荧光特性,是快速区别变异性血卟啉病与其他卟啉病有用而敏感的方法。

【诊断】

本病的临床表现变化多端,诊断主要依靠医师的警惕性及对本症临床症群和各型特征的认识,结合实验室检查加以确定,对于疑诊患者可以进行卟啉病的筛查试验(表5-4-2-5)。临床上遇到不明原因的腹痛、神经精神症状及光敏感性皮肤损害的患者,即应考虑血卟啉病的可能,注意观察小便的颜色,并行PBG定性、定量测定,行尿卟啉和粪卟啉检查。必要时可行红细胞中某些特殊酶活力检测,随着各型卟啉病的分子遗传学研究进展,对于诊断分型有争议的可行酶基因突变检测以明确诊断。

表 5-4-2-5 卟啉病筛查试验

	提示卟啉病症状	
	急性脑脊髓交感神经症状	光敏感性
第一线	尿 ALAS/PBG(随机或 24 小时尿定量)	总血卟啉*
第二线	尿 ALAS/PBG/总卟啉+(24 小时尿定量)	红细胞卟啉
	粪总卟啉+	尿 ALAS/PBG/总卟啉
	红细胞 PBG 脱氨酶/血浆总卟啉*	粪总卟啉

注:*:较受欢迎的方法是直接荧光分光光度计测定;+:当总卟啉升高时需将尿、粪卟啉分别测定;ALAS:δ-氨基-r-酮戊酸;PBG:胆色素原

本病临床表现复杂,应注意与以下疾病进行鉴别:①急腹症:急性间歇性血卟啉病腹痛发作时,常被误诊为急性阑尾炎、胆囊炎、肠梗阻、肾绞痛等,有时甚至进行剖腹探查。但急腹症有各自的临床特征,腹部有固定的压痛、反跳痛和腹肌强直等体征。急腹症患者尿液经暴晒、酸化加热后不变红色,PBG 试验阴性。②铅中毒:铅中毒可引起卟啉代谢障碍且发生腹绞痛,与急性间歇性血卟啉病的发作相似。铅中毒患者尿中排出 ALAS 和粪卟啉增多,但 PBG 水平正常,且铅中毒患者有明确的铅接触史,血铅浓度升高,尿铅排出量增加,驱铅治疗效果较明显。③后天性卟啉病:也称症状性卟啉尿,常通过实验室检查发现,见于肝脏疾病、结缔组织疾病、血液系统疾病如恶性贫血、溶血性贫血、再生障碍性贫血、白血病、霍奇金病、红细胞增多等;重金属如铅、砷、金等中毒;其他物质如四氯化碳、酒精、磷、硒、苯等中毒;药物如巴比妥类、催眠剂、磺胺类、氯磺丙脲、甲苯磺丁脲、麦角制剂、氯霉素等所致。后天性卟啉病以粪卟啉为主,尿卟啉升高不显著,卟啉前体不增多,尿 PBG 试验阴性。④其他:肝卟啉病表现为神经精神症状时需与脑炎、脊髓灰质炎、SLE、硬皮病、骨关节病及精神分裂症相鉴别[7,8]。

活检的皮肤组织直接或间接免疫荧光法测定有助于自身免疫性皮肤病的诊断,但特异性较低。血卟啉病的皮肤病变血管壁可显示均一性 IgG、IgM、C3 或 IgA 沉积,急性发作期的阳性检出率接近 100%,正常皮肤的检出率也高达到 50%[9,10]。红细胞生成性卟啉病的诊断流程见图 5-4-2-4。采用非染色的血液抹片,红细胞在此光波的荧光最强,可基本确立红细胞生成性卟啉病的诊断。

【治疗】

由于卟啉病分类较多,且各自病因及特点不一,因此针对不同类型的卟啉病治疗方法也不完全相同。

(一)一般处理和对症治疗 避免阳光直接照射或放射治疗造成皮肤损害,外用 3%二羟丙酮(dihydroxyacetone)和 0.13%散沫花素(lawsone)霜剂,穿防护衣。严重和长期的溶血是脾切除的明确指征;减少皮肤光敏感可以预防溶血。考来烯胺(消胆胺)4g,3 次/天,餐前服用,同时加用抗氧化剂维生素 E,对防止肝病的进展有效。可用一些药物如:阿的平,隔日口服 50mg 或 β-胡萝卜素 60~180mg/d、核黄素 20~40mg/d、维生素 E 60~180mg/d、考来烯胺 12g/d,分 3 次餐前口服,阻断原卟啉的肠肝循环,促进其排出,以减轻光感

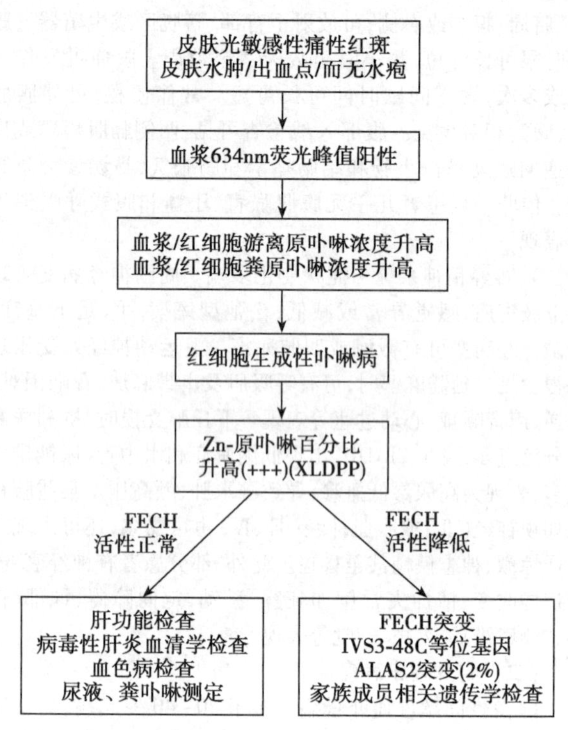

图 5-4-2-4 红细胞生成性卟啉病的诊断流程

血浆 634(630~635)nm 荧光峰值采用非染色的血液抹片,红细胞在此光波的荧光最强,可基本确立红细胞生成性卟啉病的诊断;FECH:亚铁螯合酶(MIM 177000);ALAS:δ-氨基-γ-酮戊酸;XLDPP:X-性连锁显性原卟啉病

与皮损。

腹痛的对症处理包括:①氯丙嗪,12.5~25.0mg,3 次/天。丙氯拉嗪疗效更好,5~10mg,3~4 次/天,病情重时可肌注。严重腹痛及四肢腰背疼痛者可用阿司匹林和丙氧基苯。可用冬眠疗法。伴烦躁不安、抽搐者可用聚乙醛或水合氯醛,伴精神症状者可用利血平。②氯化四乙胺从小剂量开始,每次肌注 500~1000mg;静注每次 200~250mg,注意过敏反应低血压。③一磷酸腺苷,每 12 小时肌注 125mg。④普鲁卡因 0.1% 400ml 静脉滴注。⑤依地酸二钠钙($CaNa_2$-EDTA)1.0g,静脉滴注每天 1 次,或 0.25~0.50g 肌注,每天 2 次,疗程 3~5 天;停药 2~4 天后可以重复下一个疗程,一般用 3~4 个疗程。

(二)不同类型卟啉病的治疗

1. 红细胞生成性原卟啉病 可应用大剂量 β-胡萝卜素、N-乙酰半胱氨酸、半胱氨酸等自由基清除剂。

Matthews-Roth 等对 47 例患者进行为期 3 年的双盲交替半胱氨酸与安慰剂对红细胞生成性原卟啉光保护作用的调查显示,半胱氨酸可使患者光耐受时间明显延长,并较 β-胡萝卜素价格低廉且无皮肤黄染,可作为 β-胡萝卜素的替代治疗。考来烯胺可增加原卟啉排泄,但因其严重影响脂溶性维生素吸收,因而仅限于原卟啉极度升高或并发肝脏损害时使用。目前较具创新意义的治疗方法为 TL-01 光线疗法,它利用窄谱中波紫外线[波长(312±2)nm]诱导红细胞生成性原卟啉病患者光耐受时间延长,长波紫外线及可见光最小红斑量明显增加。

此型患者进行手术时，手术医师必须考虑到内部器官长时间暴露于可见光后的潜在危险，有可能发生内脏的严重晒伤及伤口裂开。尤其是在卟啉水平非常高，因肝衰竭进行肝脏移植时，手术灯要通过遮挡减少380～420nm的光照。少数情况下，会发生术后神经系统综合征，出现外周神经病变及精神症状。通常肝移植后患者仍会持续存在症状，移植后的肝脏有可能再发衰竭。

2. 先天性红细胞生成性卟啉病　应绝对避光。口服超活性炭及脾切除可能使病情暂时缓解（表5-4-2-6）。骨髓移植是目前先天性红细胞生成性卟啉病治疗中最有效的方法。现已有3例报道，移植后病情均能得到明显的改善，但其中1例于移植后11个月死于巨细胞病毒感染[11]。

表5-4-2-6　先天性红细胞生成性卟啉病的治疗途径和方法

治疗途径	治疗措施
诱导胆汁分泌	熊去氧胆酸
减少原卟啉生成	补充非口服铁剂/输入红细胞/高铁血红素浸剂
降低原卟啉浓度	血浆置换/体外白蛋白透析
阻断肠-肝循环	考来烯胺/活性炭
保护肝细胞的毒性损害	N-乙酰半胱氨酸
去除原卟啉的主要来源	骨髓移植
红细胞生成性原卟啉相关性肝衰竭	肝移植

3. 急性卟啉病　首要问题为避免各种已知的促发因素。急性发作期对症处理无效时，可静脉给予高铁血红素4～8mg/kg，可反馈抑制ALAS合酶，减少卟啉及其前体的生成达到治疗目的，而且每周或隔周注射1次可以有效预防急性发作。血红素精氨酸因具较高的稳定性更优于高铁血红素。锌原卟啉与血红素精氨酸同时使用可延长缓解时间[10-12]。

4. 肝卟啉病　避免诱因，如过劳、精神刺激和饥饿、感染等。饮食宜高糖饮食、禁酒，急性发作时，静脉滴注10%葡萄糖液100～150ml/h，或25%葡萄糖液40～60ml/h，连续24小时，配合高糖饮食能使症状迅速缓解。糖耐量减低者可并用胰岛素治疗。少数急性发作与月经周期有明显关系病例，应用雄激素、雌激素或口服女性避孕药有良好效果，但可出现持续性高血压，其机制不明。直立性低血压时，用泼尼松10～20mg，3次/天获良好效果。氯丙嗪可减轻腹痛、缓解神经精神症状，12.5～25mg，3次/天。丙氯拉嗪疗效更好，5～10mg，3～4次/天。严重腹痛及四肢腰背疼痛者可用阿司匹林和丙氧基苯。血红素是抢救危重急性血卟啉病的有效手段。剂量为每次3～6mg/kg，24小时内不超过6mg/kg。用生理盐水稀释后静脉注射，速度不超过40mg/min，6～10分钟注射完毕；也可加入500ml生理盐水中静脉滴注1次，第2次注射至少间隔12小时。也可每天注射一次，疗程3～5天。副作用：可有短暂低热和血栓性浅表静脉炎，大剂量注射时可发生短暂的肾损伤。迟发性皮肤型血卟啉病静脉放血有疗效。每2～3周放血1次，每次300～500ml，总量常需2000～4000ml。尿卟啉排出显著减少或血红蛋白降至110g/L时停止放血。可使症状消失6～9个月，生化改善12～24个月。个体差异较大。氯喹每次口服125mg，每周2次，尿卟啉排出降至低于100μg/d时停用。疗程可达数月至数年。对迟发性皮肤型患者可获完全缓解，治疗中应密切观察肝功能（SGPT）情况。

对抗利尿激素释放过多者，应限制水分摄入，并加用去甲基金霉素，每次200～400mg，3次/天，5～10天为一疗程。如因出汗和胃肠道损失过量的钠和进水量不足者，则需补充盐类和水分。急性发作时偶见低镁血症性抽搐，应予补充镁盐。血红蛋白不应低于100g/L。α-干扰素用于伴进行性丙型肝炎的迟发性皮肤型血卟啉病患者也可减轻症状并降低尿卟啉水平。对合并贫血者，促红细胞素通过加速铁的利用也可发挥较好的疗效，有文献报道这种治疗还可以减少卟啉病神经精神症状发作次数并降低严重程度，用法为1000～2000U皮下注射，每周3次，持续3个月。

（方　妮）

第3节　急性肝性卟啉病

急性肝性卟啉病（acute hepatic porphyria）是肝内卟啉代谢紊乱所致，包括常染色体显性遗传性卟啉病AIP、HCP和VP，以及常染色体隐性遗传性ALA-脱水酶缺陷性卟啉病porphyria（ADP）。临床上以AIP最常见，而ADP十分罕见，目前仅10余例病例报道。急性肝性卟啉病由于肝内过量卟啉前体ALAS和PBG积聚，常在青春期诱发腹痛、呕吐、恶心、心动过速、高血压、肌无力、出汗、排尿异常等非特异性症状，伴肝功能损害和急性神经损害。由于病变为非炎症性，患者缺乏腹部压痛、发热和白细胞升高等表现。

【临床表现】

诱发急性发作的诱因有药物、饮食和类固醇激素，这些因素诱导ALAS1，过度表达ALA和PBG。一些AIP和VP患者以慢性发作方式起病，经肝移植得到治愈[1,2]；而另一些患者则在肝移植后出现多米诺效应（Domino effect），即肝功能高渗，但肝性卟啉病变未急性发作，其原因是肝脏生成的神经毒性ALA（γ-氨基丁酸的类似物）和/或PBG与γ-氨基丁酸竞争其受体或谷氨酸受体。

【诊断】

急性发作时，尿PBG明显升高。微量PBG测试盒是确定尿PBG升高的简便方法，阳性提示急性肝性卟啉病的诊断，但确诊有赖于尿和粪ALA和PBG定量测定，并相关突变基因进行测序分析，突变分析的一般顺序是AIP（HMBS基因突变，已经发现375种突变类型）、HCP（CPOX基因突变，已经发现60种突变类型）、VP（PPOX基因突变，已经发现165种突变类型）和ADP（ALAD基因突变，已经发现12种突变类型）[3]。分子病因确定后应对家族成员进行突变基因筛选和风险评估。

【治疗】

急性发作期，腹痛需要使用止痛药解除症状；吩噻嗪类药物可解除恶心、呕吐、焦虑症状。失眠与躁动者应给予水合氯醛或小剂量速效苯二氮䓬类药物治疗。由于PPAR-γ辅因子1α调节ALAS1表达，故葡萄糖可抑制ALA和PBG合成[4]，静脉注射葡萄糖(300g/d)对解除症状有效，如果治疗1~2天后无效，应立即静脉注射氯化血红素(hemin)，用量3~4mg冻干氯化血红素，或血红素白蛋白(heme albumin，含白蛋白的正铁血红素)或精氨酸血红素治疗4天。反复急性发作或长期慢性发作的AIP或VP患者药物治疗无效时可考虑肝移植或肝基因治疗[5-10]。

(方妮 廖勇锋)

(本章主审 谢忠建 郭丽娟)

第 5 章

水与电解质代谢性疾病

第 1 节　低钠血症 / 2033
第 2 节　脑性盐消耗综合征 / 2045
第 3 节　高钠血症 / 2049
第 4 节　钾缺乏症与低钾血症 / 2057
第 5 节　遗传性低钾血症 / 2062
第 6 节　周期性瘫痪 / 2066
第 7 节　高钾血症 / 2071
第 8 节　低钙血症 / 2077
第 9 节　高钙血症 / 2087
第 10 节　低磷血症 / 2097
第 11 节　高磷血症 / 2106

人体细胞内外的生命物质溶于水溶液(体液),以维持细胞的新陈代谢和重要生理功能。当机体的内外环境变化(如炎热、高温作业和剧烈运动、创伤、感染和疾病等)在机体所能调控的范围内时,细胞的内环境仍能保持稳定,这是机体能进行自身调节的结果。但当机体赖以生存的内外环境变化超过代偿程度时,便会引起体液代谢紊乱,造成水电解质和酸碱平衡失调,严重时威胁生命。近年来,随着生理、生化等基础科学和临床学科的发展以及检测技术的进步,对细胞膜和细胞内外的体液调节有了较深认识。本章重点介绍水钠代谢的生理调节、脑性盐消耗综合征和钠、钾、钙、磷代谢病等。

第 1 节　低 钠 血 症

水钠代谢失常可表现为低钠血症、高钠血症等。钠的代谢失常往往伴有水和其他电解质的代谢紊乱,在某些情况下,还可出现酸碱平衡失调。低钠血症(hyponatremia)是临床上常见的电解质紊乱综合征。水与钠的正常代谢及平衡是维持人体内环境稳定的一个重要方面,水与钠两者相互依赖,彼此影响。血浆钠浓度是血浆渗透压的主要决定因素,所以低钠血症通常就是低渗透压的反映,故又称低渗状态或低钠性低渗综合征。血浆渗透压降低将导致水向细胞内转移,使细胞内水量过多,这是低钠血症产生症状和威胁患者生命的主要原因。血钠正常值为 142mmol/L(135~145mmol/L),低于 135mmol/L 为低钠血症。如果血钠低于 120mmol/L,而且发展快,则是危险信号。一般来说,血浆钠浓度并不能说明钠在体内的总量和钠在体内的分布情况。因此,低钠血症可见于机体缺钠、水钠潴留等不同情况。细胞内液容量取决于细胞外渗透压,细胞内、外液渗透压的主要组分分别是钾和钠。根据 Edelman 公式,细胞外渗透压=细胞内渗透压。细胞外渗透压(mOsm)=(细胞内溶质+细胞外溶质)/总体水(TBW)。

【病因】

临床上可以监测细胞外渗透压浓度的改变。细胞内、外的溶剂是总体水量,而不是细胞内的水或细胞外的水。溶质是指可交换的(exchangeable,e)阴性或阳性颗粒。即细胞外渗透压[mOsm/(kg · H_2O)] = 2.0×{[K^+e+Na^+e]/TBW} − 56.7±10.2。粗略地推测,则细胞外渗透压[mOsm/(kg · H_2O)] = {[2×K^+e]+[2×Na^+e]}/TBW。由此可以推出:血钠[mmol/(kg · H_2O)] = 1.11×[K^+e+Na^+e]/TBW − 25.6±5.6 或钠[mmol/(kg · H_2O)] = [K^+e+Na^+e]/TBW。上述 Edelman 公式有助于分析血钠改变的原因,血钠可以反映细胞外液的有效渗透压,并影响细胞内容量。

(一) 失钠性低钠血症　钠丢失后血浆容量减缩,这时机体对钠丢失的反应是刺激渴感和 AVP 分泌,使水潴留和血浆容量再扩张,因而发生低钠血症。机体往往牺牲体液的渗量,以保持血容量而防止循环衰竭,所以属于低渗性低钠血症。钠丢失可由以下原因引起。

1. 胃肠道消化液丧失　这是钠丢失最常见的原因。消化液的 Na^+浓度,除胃液略低外,其他各消化液均与血浆钠含量接近(表 5-5-1-1),故腹泻、呕吐,胃肠、胆道、胰腺造瘘以及胃肠减压都可丢失大量消化液而发生缺钠。

2. 皮肤水盐的丢失　皮肤水盐丢失的途径是:①大量出汗:汗液中氯化钠含量约为 10~40mmol/L。在显性出汗时,汗液中含钠量可以增高到接近细胞外液的浓度。因此,高热患者或高温作业大量出汗时,可以丢失大量氯化钠。②大面积Ⅲ度烧伤:可丢失大量水分和电解质及蛋白质类物质。③胰腺纤维囊肿:除有家族史、胰酶缺乏及阻塞性肺气肿、双侧支气管肺炎外,多伴有汗液中氯化钠浓度增加。

3. 体腔转移丢失　见于:①小肠梗阻:大量小肠液积蓄在小肠腔内。②腹膜炎、弥漫性蜂窝织炎、急性静脉阻塞(如门静脉血栓形成)等。③严重烧伤:烧伤后 48~72 小时,可从烧伤皮肤丢失水和钠盐,烧伤皮肤下层亦积蓄大量水和钠盐。

4. 肾性失钠　主要见于:①慢性肾脏疾病:一般说来,尿毒症患者尿丢失钠并不多,但有些患者尿钠可以排出增多,可能是由于慢性肾衰竭患者肾小管对 ALD 反应不敏感所致。②失盐性肾病:可以是先天性或获得性,后者多见于慢性肾盂肾炎,主要是肾小球-肾小管对钠的滤过与重吸收的失平衡。肾小管对 ALD 不敏感和钠重吸收功能的缺陷,造成尿中钠盐的丢失。尿钠一般在 80~120mmol/L,患者需补

表 5-5-1-1 消化液与汗液丢失的水与电解质量

消化液/体液	平均丢失量(ml/24h)	Na^+(mmol/L)	K^+(mmol/L)	Cl^-(mmol/L)	HCO_3^-(mmol/L)
血浆	-	135~145	3.5~5.5	98~106	23~28
胃液量	2500	8~120	1~30	100	20
胃 HCl	-	10~110	1~32	8~55	0
胆汁	700~1000	134~156	3.9~6.3	83~110	38
胰液	>1000	113~153	2.6~7.4	54~95	100
小肠减压液	3000	72~120	3.5~6.8	69~127	30
粪便	100	<10	<10	<15	<15
汗液	500~4000	30~70	0~5	30~70	0

钠 150~300mmol/d 才能维持平衡。此外,其他肾小管病变,如 Fanconi 综合征、远端肾小管性酸中毒也可导致尿钠排泄过多。尿路阻塞缓解后,肾移植后亦可致尿钠排出增多。③肾上腺皮质功能减退:如 Addison 病和 Sheehan 病引起的肾上腺皮质功能减退时,尿钠排出增多。引起低血钠的其他原因很多,如纹肌溶解症即可导致肾上腺皮质功能减退和严重的低钠血症[1]。除了尿丢失钠外,还有 AVP 等因素参与。但轻型或早期 Addison 病患者血钠、钾变化不显著。④AVP 分泌异常综合征:指在非高渗状态或无血容量减少情况下的 AVP 分泌增加。在某些病理情况下,AVP 不适当释放引起的水潴留和低血钠,可继发 ALD 分泌减少或停止,继而引起血容量增加,尿钠排出增加。低血钠部分是由于血液稀释,部分是由于尿钠丢失所致。⑤糖尿病酮症酸中毒:随着大量葡萄糖、酮体高渗性利尿,伴尿钠大量丢失。⑥利尿剂:碳酸酐酶抑制剂、噻嗪类、依他尼酸(利尿酸)、呋塞米(速尿)都能使大量 Na^+ 从尿中排出。利尿剂可引起水和电解质平衡紊乱、低钠血症、低钾血症、高钾血症、低镁血症和糖代谢异常。⑦治疗精神病的药物可引起低钠血症,其主要原因是这些药物可诱发或直接引起 SIAVP。1966—2009 年,共有 91 篇专题报道,平均年龄 46 岁,男性占 57%。其中精神分裂症占 70%[2]。

5. 噻嗪类利尿药引起的低钠血症 噻嗪类利尿药引起的低钠血症很常见。噻嗪类利尿药因抑制肾脏远曲小管的 Na^+、Cl^- 重吸收,阻滞噻嗪敏感性 Na^+/Cl^- 同转运体(thiazide-sensitive Na^+/Cl^- cotransporter)的作用,抑制远曲小管稀释段的电解质转运,同时对尿的稀释功能也有影响。参与 TIH 发病的可能机制包括三个方面:①AVP 分泌增多;②自由水清除减少;③水的摄入增多。尤其在老年人、妇女、低体重和长期使用肾损害药物的患者中,容易引起 TIH。例如,服用噻嗪类利尿药的老年人水负荷后的水排泄功能降低,诱发低钠血症。通常在服药 2 周后发生,但也可于服药后的任何时段出现。诱因主要包括肾功能降低、服用影响水排泄的其他药物。有些患者发病后表现为血容量消耗,但多为正常容量性低钠血症。如果血清尿酸、肌酐、尿素氮和尿酸正常或降低,提示为 TIH。TIH 的临床表现与一般原因所致的低钠血症相同,轻者(血钠 125~132mmol/L)无症状,重者(血钠低于 110mmol/L)感觉虚弱、乏力、恶心、呕吐、腹痛或神志改变。

6. 腹水引流 腹水所含钠的浓度一般与血浆相近,甚至高于血浆,原有低血钠状态、肝肾功能障碍的患者,反复进行腹腔穿刺容易发生急性低钠血症,重者可导致昏迷、死亡。

7. 心衰引起的低钠血症 心衰引起的低钠血症发病机制见图 5-5-1-1。低钠血症是慢性心衰患者的主要表现之一,患者的精神症状往往与低钠血症性脑水肿相关,但迅速纠正慢性脑水肿则可进一步恶化病情。

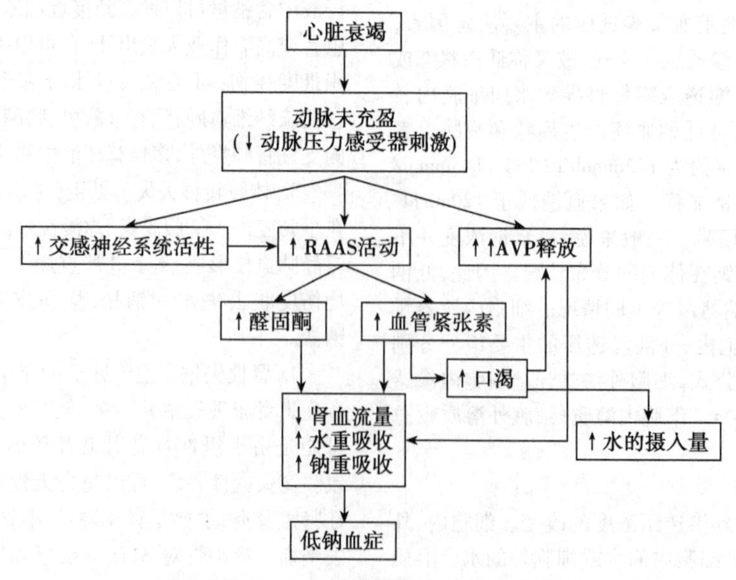

图 5-5-1-1 心衰患者低钠血症的发病机制

8. 住院低钠血症 输入大量低渗溶液是引起低钠血症的重要原因，严重时可导致患者死亡。低钠血症是指血清钠低于135mmol/L时出现的一系列临床症状。它是临床最常见的电解质紊乱之一。文献报道，在住院患者中15%～22%可出现低钠血症，1%～7%患者血钠曾低于130mmol/L。在急诊患者中，也有3%患者存在低钠血症。低钠血症也是内分泌会诊的常见疾病，北京协和医院的资料提示，低钠血症占所有内分泌会诊的约6.7%，占据内分泌会诊疾病的前5位。但在内分泌急诊会诊中，低钠血症的比例就可升至全部急诊会诊量的23%，占急诊内分泌会诊的第一位。低钠血症常合并其他疾病出现，北京协和医院的观察提示，来诊即合并低钠血症的肺癌患者占所有肺癌患者的5.5%。所以，低钠血症并不少见。

9. 其他原因 先兆子痫偶尔并发低钠血症，尤其多见于双胞胎和肾病综合征患者[3]。新生儿低钠血症可能主要与肾源性不适当抗利尿有关[4]。运动所致的低钠血症：主要见于长跑运动员，发生率2%～7%，起病原因可能与过度饮入纯净水和急性应激所致的高AVP血症有关，此外也与过度出汗所致的钠丢失、机体可交换钠减少、代谢水生产过多，以及肾脏血流与肾小球滤过率降低有关。严重者可能发生脑水肿和肺水肿[5]。医院内获得性低钠血症更多见于儿童患者，主要原因是使用大量的低渗性液体和高AVP血症。低钠血症性脑病(hyponatremic encephalopathy)可能早期不被认识，但后果严重，并常常是致死的主要原因。一般用0.9%氯化钠溶液可以预防低钠血症的发生，严重患者应间歇性应用3%氯化钠液(2ml/kg，最高剂量为100ml)[6]。烷化剂(如环磷酰胺、异环磷酰胺)常常引起急性低钠血症[7]。

(二) 稀释性低钠血症 总体水增多是由于肾脏排水能力障碍，细胞外液容量正常或增加，血液稀释。因血容量可略增加，尿钠不降低，常>20mmol/L，所以促进了低钠血症的形成。偶尔，肾稀释功能虽正常，但由于摄入水量过多，来不及排出，导致总体液量增加而发生低钠血症。如精神性多饮、AVP不适当分泌综合征，有时饮水量可达20L/d，血浆渗透压可由正常的285mOsm/L降至240mOsm/L，血清钠常在130～140mmol/L或更低。其他如应激反应、手术后、黏液性水肿等都可使肾脏排水功能减退。肝硬化腹水所致低钠血症亦可为稀释性。但是，用血浆水溶液中的钠浓度(plasma water sodium concentration，Na^+_{pw})来解释Edelman公式(Na^+_{pw} = 1.11Na^+e+K^+e/TBW-25.6)时发现，虽然Edelman公式显示Na^+_{pw}与总体可交换Na^+e、可交换K^+e及总体水(TBW)相关，但没有考虑斜率的非零值和方程Y截距的影响，因为该两种因素也决定了Na^+_{pw}[8]。

(三) 钠潴留 钠潴留是指Edelman公式中的Na^+e/TBW部均膨胀，故又称膨胀性低钠血症。因其为渐进性，常可在一种较低渗状态下维持新的平衡。细胞外液的水过多合并细胞内水过量，往往伴有低钾血症、低蛋白血症及血细胞比容降低，尿量不多，尿钠常<20mmol/L，尿钾高，尿比重增高，U_u/U_{mOsm}(尿尿素/尿渗透压)>1。这种类型的低钠血症常见于以下几种情况。

1. 充血性心力衰竭 本症发生水钠潴留及血容量增加的原因还未完全阐明。心排血量下降，肾血流量下降，肾脏潴留液体，RAA系统及AVP被激活，肾小管腔和组织间隙之间渗透梯度增加，血容量扩大使静脉血回流增加等均可能引起水钠潴留。

2. 肝功能衰竭 失代偿期肝硬化患者常伴水钠潴留，通常是由于门脉高压、淋巴液漏出、低蛋白血症而致腹水及水肿，继发ALD和AVP、血管活性物质和皮质酮增加，肾血流量与GFR降低，亦促进水钠潴留(图5-5-1-2)。

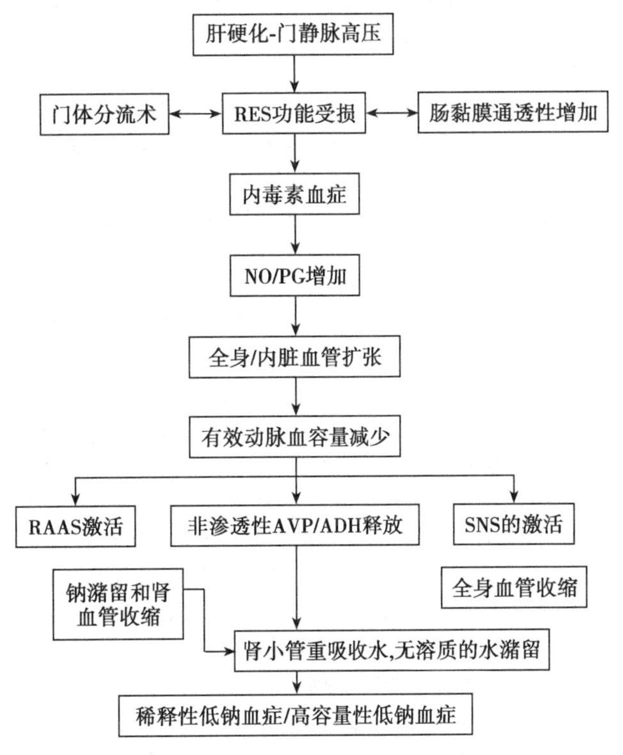

图5-5-1-2 肝硬化导致低钠血症的发病机制

3. 慢性肾衰竭 肾脏正常每日钠排出量变动范围很大(0～500mmol/d)。中度肾功能不全时，即使在摄盐减少或失钠的情况下，肾小管不能发挥重吸收功能，尿中每日排钠25～30mmol。肾功能不全末期，肾脏对尿钠的这种调节能力进一步减退，每日的尿钠固定在30～70mmol。此时，肾脏不能针对血钠变化迅速调整钠的排出量，易引起水肿、低血钠、高血压和充血性心力衰竭。

4. 肾病综合征 本征水肿形成的机制十分复杂。现认为，低蛋白血症为始动因素，随后，涉及多种体液因子及肾内水盐代谢调节机制，其中肾排钠障碍是造成肾病性水肿的关键原因。

5. 甲减引起的低钠血症 大约10%的甲减患者伴有低钠血症，当两种合并存在时，应确定低钠血症是属于甲减的并发症或是甲减合并其他原因导致的低钠血症。如果属于后者，应进一步查找原因，并给予相应处理。一般来说，不论血钠水平如何，甲减患者均伴有总体钠和水增多，肾小球滤过率和自由水清除减少，原因与ADH作用减弱(相对性SIADH)有关。

6. 抗利尿激素不适当分泌综合征(SIADH) 可见于许多疾病状态或药物的不良反应，详见第2篇第2章第11节。其中丙戊酸类药物中毒值得特别重视。丙戊酸(valproic acid，

VPA)类药物过量或中毒可导致严重的低钠血症(低于100mmol/L,SIADH),而长期常规用量亦可有SIADH表现[9-20]。

(四)无症状性低钠血症 严重慢性肺部疾病、恶病质、营养不良等血钠均偏低,可能由于细胞内外渗透压的平衡失调,细胞内水向外移动,引起体液稀释。细胞脱水使AVP分泌及饮水增加,肾小管水重吸收增加,使细胞外液在较低渗状态下维持新的平衡。本症命名亦欠明确,因为很多低钠血症的早期或进展缓慢的病例亦多缺乏症状表现。近年又有"病态"细胞综合征的报道,亦见于各种慢性消耗性疾病及严重疾患。

肝硬化引起细胞外液扩张和水肿,但导致水钠潴留的机制未明,肝硬化后,因为肝脏的血液循环而引起容量感受器(volume sensor)兴奋[21],营养状态极差的患者多表现为无症状性低钠血症,但是肝功能极差者可因RAAS系统的过度活跃而引起钠潴留性低钠血症并伴有总体钠增高。多数低钠血症是AVP升高所致,引起AVP升高的原因有SIAVP、容量消耗、手术状态、心力衰竭、肝硬化神经内分泌疾病、颅脑创伤、慢性疾病和药物。SIADH患者出现急性神经症状,可用高渗盐水治疗,但慢性患者主要依赖于限制水分摄入来减轻病情,无效时才考虑应用选择性AVP受体拮抗剂治疗。

(五)脑性盐耗损综合征 由于下丘脑或脑干损伤引起下丘脑与肾脏神经联系中断,致使远曲小管出现渗透性利尿,高平面的脊髓损伤也常导致严重的盐耗损性低钠血症。神经系统疾病引起脑钠肽(BNP)和其他钠利尿因子大量分泌,加上交感神经兴奋性不足,因肾脏钠消耗和血容量衰减而导致CSW综合征(详见本章第2节)。

(六)肿瘤引起的低钠血症 低钠血症见于许多恶性肿瘤,其中以小细胞肺癌引起的SIADH最多见,其原因有:①水摄入过多;②肿瘤自主分泌AVP和其他神经激素,引起SIADH;③某些药物(如长春新碱、环磷酰胺、顺铂等)诱导AVP分泌。

(七)药物引起的低钠血症 引起低钠血症的药物主要有V2受体激动剂、利尿剂、抗抑郁剂、抗精神病制剂、抗惊厥制剂和抗肿瘤药物等(表5-5-1-2~表5-5-1-5)。

表 5-5-1-2 药物相关性低钠血症

药物种类	导致SIADH/低钠血症的药物
利尿剂	噻嗪类药物/吲达帕胺
抗抑郁药物	选择性血清素再摄取抑制剂(SSRI)/血清素-去甲肾上腺素再摄取抑制剂(SNRI)/三环内酯抗抑郁剂(TCA)(米氮平)/SNRI(文拉法辛)
抗精神病药物	芬塞嗪(phenothiazine)/苯丁酮类(butyrophenone)
抗惊厥药物	卡帕马嗪(carbamazapine)/奥卡西平(oxcarbazepine)/丙戊酸盐(valproate)/尼古丁(nicotine/氯贝丁酯(clofibrate)
抗肿瘤药物	环磷酰胺(cyclophosphamide)/长春新碱(vincristine)/异环磷酰胺(ifosfamide)/顺铂
V2受体拮抗剂	去氨加压素(desmopressin)/加压素(vasopressin)/催产素(oxytocin)
其他药物	NSAID/伏立康唑(voriconazole)/低渗液体/苯丙胺

表 5-5-1-3 噻嗪类利尿剂

噻嗪类利尿剂(含苯唑二氮苯结构)
氯噻嗪(chlorothiazide)
氢氯噻嗪(hydrochlorothiazine)
甲基氯噻嗪(methylchlothiazine)
帕利噻嗪(polythiazide)
氟甲噻嗪(bendroflumethiazide)
噻嗪祥利尿剂(不含苯唑二氮苯结构,但作用机制相似)
美托拉宗(metolazone)
氯噻酮(chlorthalidone)
吲达帕胺(indapamide)

表 5-5-1-4 氢氯噻嗪引起的低钠血症(14例)

类别	数值
性别(男/女)	0/14
年龄(岁)	78±(62~87)
血钠(mmol/L)	118±6(106~128)
血渗透压(mOsm/kg)	241±11(221~256)
血钾(mmol/L)	3.5±0.6(2.2~4.1)
血氯化物(mmol/L)	82±8(70~96)
血 CO_2 总量(mmol/L)	23.4±2.8(20.1~28.4)
尿渗透压(mOsm/kg)	391±119(215~584)
尿钠(mmol/L)	91±51(15~194)
BUN(mg/dl)	12±4(7~18)
血清肌酐(mg/dl)	0.7±0.2(0.4~1.1)
血清尿酸(mg/dl)	3.1±1.0(1.5~4.9)

表 5-5-1-5 噻嗪类利尿剂引起的低钠血症诱因

自由水过量
水摄入量过多
低盐饮食
自由水清除不足
肾脏清除自由水功能降低(主要与高龄有关)
AVP释放增加
其他药物干扰自由水排泄
肾小管钠和钾丢失
失钾性肾病
肾小管性酸中毒
Fanconi综合征

噻嗪类利尿剂引起的低钠血症(TIH)常见。噻嗪类药物抑制远曲小管噻嗪敏感性 Na^+/Cl^- 同转运体活性,阻滞 Na^+ 和 Cl^- 的重吸收,抑制稀释段电解质转运可能导致尿稀释功能障碍。TIH常见于老年人、女性、低体重和同时使用了其他损害水排泄药物的患者。低钠血症通常发生于服药后2周内,但任何时间点都有可能出现。除少数伴有低血容量外,大部分患者为等容量性低钠血症,血清尿酸、肌酐和BUN正常或降低,提示存在一定程度的SIADH,因此期病理生理特点是AVP分泌相对增多,自由水清除降低而水的摄入量相对增多。

(八)假性低钠血症 实际上只有当血清脂质和蛋白质浓度很高时,例如血清总脂达6g%或血清总蛋白140g/L时,才使血钠浓度下降约5%。自从废止火焰分光测定以后,临床上已经不再发生此种现象。

【病理生理与临床表现】

由于低钠血症的病因、发生和发展过程变化复杂，且相互作用，有的重叠发生，因而目前尚缺乏统一分类标准。Edelman 根据 Na^+e、K^+e 及 TBW 变化关系，分为失钠型、稀释型、膨胀型。乐以照等将低钠血症分为失钠性低渗综合征、稀释性低渗综合征、无症状性低渗综合征。Kraytman 根据钠的增减分为：①总体钠增多性低钠血症，如心、肾及肝功能衰竭；②总体钠减少性低钠血症，如胃肠、皮肤、肾脏丢失等；③总体钠正常性低钠血症，如 AVP 不适当分泌综合征、内分泌疾病、精神性烦渴等。

（一）补液不当导致的低钠血症 从 Edelman 公式可以看出，无论溶质 Na^+或 K^+丢失或水潴留都能够引起低钠血症。溶质丢失如呕吐或腹泻，通常是以等渗的形式丢失。虽然丢失等渗液体不会直接产生低渗状态，但是如果以饮水或输注水分来补充丢失液体的话，就会产生严重的低钠血症。水潴留则直接导致水分过剩，引起低渗状态。失钠后细胞外液钠浓度减低，变为低渗性。一般血浆渗透压下降至 275～280mOsm/（kg·H_2O）以下，或血浆钠<135mmol/L 时，位于视上核等处的渗透压感受器兴奋性减低，引起神经垂体 AVP 的释放减少或完全停止。在此阶段，AVP 缺乏，肾脏产生稀释尿，尿渗透压（Uosm）可以降至 40～100mOsm/（kg·H_2O），比重 1.001～1.003。此时，肾脏排泄水的能力最大，每天可排出 10L 以上无或少溶质的水，于是细胞外液渗量随之恢复，此时血清钠测定可以正常。

（二）细胞外容量减缩引起的循环衰竭 细胞外液容量由于钠与水的丧失而减缩，如减缩程度达到有效血浆容量不足以维持生理需要时，临床上即出现一系列的循环衰竭症状。由此可见，缺钠早期的体液变化主要是细胞外液减少，对细胞内液影响甚少；由于血浆胶体渗透压比组织间液为高，同时失钠后静脉静水压减低，一部分组织间液进入血液循环，故组织间液的缩减比血浆更为明显。除肾性失钠外，一般自胃肠、皮肤、胸腔积液、腹水等丢失钠盐，肾脏均可代偿地减少尿钠排出（常≤25mmol/L），所以肾脏对水、钠的调节至关重要。缺钠后期，机体为了保持细胞外液容量而保留较多的水，这时血钠的浓度始渐减低，由于细胞内外渗透压的梯差，细胞外液的水进入细胞内，细胞体积胀大。低渗或低钠引起脑细胞肿胀是重症低钠血症的严重后果之一，其发展变化与机体器官、细胞功能、发病快慢及严重程度有关。

如果血浆容量继续减缩而得不到补偿，则见血压下降，血液循环量不足，机体为了维持生命中枢脑部血流的供应，内脏血管反射性收缩，肾血流量减少，肾小球滤过率降低，体内氮质滞留而出现氮质血症。肾小球滤过率降低的另一后果是，进入肾小管的 Na^+减少，因而钠几乎全部被重吸收，尿中氯化物亦很少或完全缺如。由于尿浓缩不佳，故比重甚低。但在肾性失钠，特别是肾小管病变对 ALD 不发生反应的疾病中，尿钠排出量仍可以超过 10～20mmol/L。

低钠血症的症状常常是非特异性的，并易为原发病所掩盖，其症状取决于血钠下降的程度及速度。缺钠时细胞内、外液均呈低渗状态，故无口渴症状。一般患者易疲乏、表情淡漠、纳差、头痛、视力模糊，并有肌肉痛性痉挛、肌阵挛、运动失调、腱反射减退或亢进。严重时发展为谵妄、惊厥、昏迷以至于死亡。这类患者往往并发明显的血容量不足，容易发生循环系统症状，表现为脉细速，静脉充盈时间延长，常发生直立性低血压。当血浆渗透压（Posm）下降至形成跨血-脑脊液屏障的渗透梯度时，即导致水分进入脑细胞及其他细胞。低钠血症的神经症状与其他代谢性脑病症状相似，一般说来，当血浆钠降至 125mmol/L 以下时，患者开始感到恶心和不适；至 115～120mmol/L 时，出现头痛、嗜睡和反应迟钝；至<115mmol/L 时，常出现抽搐及昏迷。定位性神经症状不常见，低钠血症性脑病可以完全恢复，但如时间过长或血浆钠浓度急剧降低，可导致永久性神经系统损伤及死亡。

（三）低钠血症导致的神经损伤 儿童妇女和低氧血症是发生脑水肿的高危因素（表 5-5-1-6）。由于细胞外液容量缩减的主要是水和钠，血液的有形成分并未丢失损耗，因此血液浓缩常明显，红细胞计数、血红蛋白、血浆蛋白及血细胞比容均可增高。患者体重迅速减轻，数日内可骤降 3～10kg 之多。按缺钠程度可分为以下三度。

表 5-5-1-6 脑水肿的危险因素

危险因素	病理生理机制
儿童	脑组织与颅内容量之比较高
女性（绝经后）	雌激素抑制脑组织的适应能力/血管加压素升高/脑血管收缩和脑组织低灌注
低氧血症	脑组织适应能力下降
应用 Ecstasy	引起 SIADH

1. 轻至中度缺钠 缺钠 0.5g/kg，尿钠、尿氯含量减少，但肾性失钠者除外。患者表现为倦怠、淡漠、无神、直立性低血压或起立时昏倒等。

2. 中至重度缺钠 缺钠 0.5～0.75g/kg，尿中无氯化物。患者除上述症状外，尚有恶心、呕吐，收缩压降至 12.0kPa（90mmHg）以下。

3. 重度缺钠 缺钠 0.75～1.25g/kg。除以上症状外，患者可以呈木僵状态、抽搐，最后昏迷。这类情况多见于胃肠道严重失水、失钠病例。在 12 小时内快速出现者均有意识障碍或癫痫样发作，血清钠为 115mmol/L 左右，Posm 在 240mOsm/（kg·H_2O）左右，死亡率高达 50%。有症状的慢性低钠血症者，血钠可低至 115mmol/L，Posm 220mOsm/（kg·H_2O）左右，死亡率 12%。慢性低钠血症是倦怠、无力、淡漠、直立性低血压的常见病因。手术、感染等所致的钠丧失常诱发失钠性昏迷，周围循环衰竭特别显著。患者在应用糖皮质激素的最初数日内，钠排泄增多，导致钠负平衡，见表 5-5-1-7。

（四）低钠血症性脑病 低钠血症主要表现为神志障碍、脑水肿、颅内压升高和脑疝（表 5-5-1-8）。脑细胞代偿性排出电解质和有机渗透压分子，其中一些分子为兴奋性氨基酸(谷氨酸、天冬氨酸等),引起神经兴奋症状,低钠血症性脑病的表现缺乏特异性,容易漏诊。

表 5-5-1-7 肾小管水排泄障碍性疾病

有效循环血量不足	急性水排泄障碍(急性肾衰)
胃肠道体液消耗(呕吐/腹泻)	慢性水排泄障碍肾衰
皮肤体液消耗(大汗/囊性纤维化)	ADH 过多引起的非低血容量状态
肾脏体液消耗(耗盐性肾病/脑盐消耗综合征/利尿剂/醛固酮缺乏症)	不适当抗利尿肾性综合征(SIADH)
	恶心/呕吐/疼痛/应激
水肿状态(心力衰竭/肝硬化/肾病/低蛋白血症)	手术后
	皮质醇缺乏症
外周血管阻力下降(败血症/中毒性休克/甲减)	不适当抗利尿肾性综合征
噻嗪类利尿剂	
肾衰	

表 5-5-1-8 低钠血症性脑病的临床表现

早期表现	晚期表现
头痛	痉挛与惊厥
恶心呕吐	昏迷
嗜睡	呼吸困难
虚弱	肺水肿
神志异常	去大脑皮质体位
知觉障碍	瞳孔扩大不对称
躁动	视盘水肿
步态异常	心肌缺血与心律失常
食欲减退	中枢性尿崩症

低钠血症性脑病的风险因素见表 5-5-1-9,低钠血症并发脑脱髓鞘症状的风险因素见表 5-5-1-10。当患者的神经症状突然恶化或出现肺水肿(低钠血症性脑病后肺水肿,非心源性肺水肿,Ayus-Arieff 综合征)时必须想到低钠血症性脑病可能,尽管 CT 扫描对诊断有一定意义,但 CT 正常并不能排除脑水肿可能,此时需要用弥散加权 MRI(diffusion-weighted MRI)确立诊断[22-25]。

表 5-5-1-9 低钠血症性脑病的风险因素

脑容量调节障碍与脑灌注不足	颅内感染
AVP 分泌增多	脑膜炎/脑炎
雌激素应用	脑病
缺氧	代谢性疾病
脑容量不足	糖尿病酮症酸中毒
16 岁以下儿童	高氨血症
颅内占位性病变	高胆红素血症
颅内肿瘤	肝性脑病
颅内出血	缺血性脑病
脑水肿	中毒性脑病
Chiari 畸形	大脑炎
Dandy-Walker 综合征	脑创伤与神经外科手术
中枢神经系统疾病(脑水肿)	癫痫

脑水肿导致肺水肿的发生机制是:①中枢性神经递质介导的肺血管通透性增加,蛋白质漏出,肺泡和非间质液体潴留[26];②交感神经兴奋性增高,儿茶酚胺释放引起非血管收缩,毛细血管受损,静水压升高[27,28](图 5-5-1-3)。非心源性肺水肿主要见于手术后,称为手术后低钠血症性脑病和剧烈运动相关性低钠血症[29,30]。及时使用高渗盐水能迅速逆转病情,而延误治疗常导致死亡。

表 5-5-1-10 低钠血症并发脑脱髓鞘的风险因素

1. 严重低钠血症(血钠 ≤ 115mmol/L)	7. 酒精摄入
2. 继发性高钠血症	8. 肿瘤
3. 48 小时内血钠上升 25mmol/L 以上	9. 严重烧伤
4. 低氧血症	10. 营养不良
5. 严重肝病	11. 低钾血症
6. 噻嗪类利尿剂	12. 糖尿病
	13. 肾衰

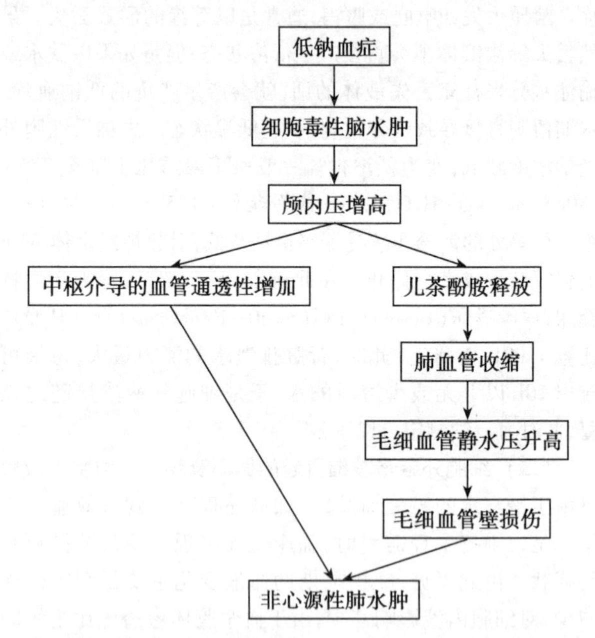

图 5-5-1-3 低钠血症性脑病非心源性肺水肿发病机制

【诊断和鉴别诊断】

血渗透浓度调控主要涉及四个感受器、五种激素和六种器官。四个感受器分别是主动脉体(颈动脉窦)、肾小球旁器、下丘脑细胞、心房。五种激素分别是抗利尿激素、肾素-血管紧张素-醛固酮系统、心(脑)钠素、糖皮质激素(GC)、甲状腺激素。六种器官分别是心脏、肝脏、肾脏、下丘脑、肾上腺、甲状腺。所以,若为低渗性低钠血症(真性低钠血症),则通常为上述器官或者感受器病变导致。首先应除外明显的心、肝、肾功能障碍和腹泻、钠丢失到第三间隙等情况。行心脏查体,除外明显的心功能不全,行肝肾功能检查除外肝肾功能障碍。甲状腺功能减退症(甲减)引起的低钠血症往往为严重甲减常合并明显的黏液水肿,也有典型临床表现。若不是以上疾病,则应考虑抗利尿激素不适当分泌综合征(SI-ADH)、脑性盐消耗综合征(CSW)或原发性(继发性)肾上腺皮质功能减退症的可能。原发性肾上腺皮质功能减退症患者常有皮肤色素沉着,且有明显消化道表现和血压变化,在出现低钠血症时,常合并高钾血症。继发性肾上腺皮质功能减退症常合并低血糖。北京协和医院的观察提示：肾上腺皮质功能减退组血钠水平和SIADH组相仿，但年龄明显小于SIADH组患者[(46±21)岁 *vs.* (63±15)岁，$P<0.01$]，神经系统表现却多于SIADH者(61.5% *vs.* 19%，$P<0.01$)。

（一）病因诊断 首先确定血浆渗透压。血浆渗透压正常或升高提示体内存在溶质活性物质，如葡萄糖；血浆渗透压降低时应评估尿渗透压，确定肾小球的稀释机制释放正常。正常情况下，低钠血症发生时，肾小球的最大稀释功能使尿渗透压<100mOsm/L，说明水摄入过多是术后导致低钠血症的病因；如果水排泄功能受损，尿渗透压>100mOsm/L。如果尿浓缩功能障碍，则需要确定细胞外液状态，直立性低血压、口干、皮肤黏膜干燥和心动过速提示血容量不足，而皮下水肿与腹水表示血容量过多；如果无上述症状与体征，提示为正常血容量状态[28]，见图5-5-1-4。尿钠、血尿酸氮、尿酸、血钾、甲状腺激素、AVP和copeptin测定有助于低钠血症的病因鉴别。

缺水与缺钠性脱水的比较见表5-5-1-11。根据失钠病史(呕吐、腹泻、利尿剂治疗、AVP不适当分泌综合征等)和体征(如血容量不足或水肿)可以提供诊断的重要线索。实验室检查应包括Posm，血Na^+、K^+、Cl^-、HCO_3^-、尿素氮(BUN)及葡萄糖等。早期血清钠接近正常，而至后期则下降显著。以缺水为主或缺钠为主的失水临床表现、生化检验及治疗各有不同特点和侧重点。多数情况下，可根据细胞外容量和尿钠的变化，判断低钠血症的病因(图5-5-1-5)。

1. 细胞外容量下降 尿钠降低见于：①非肾性体液消耗；②胃肠疾病；③皮肤性体液消耗。尿钠增高见于：①非肾性体液消耗(失盐性肾病例外)；②利尿剂；③盐皮质激素缺乏皮肤性体液消耗。

2. 细胞外容量正常 尿钠降低见于：①非肾性体液消耗；②补充大量低渗性液体；③甲状腺功能减退；④有效血容量不足的早期；⑤SIADH限制液体时。尿钠增高见于：①SIADH；②糖皮质激素不足；③甲状腺功能减退；④补充大量低渗性液体。

表5-5-1-11 缺水与缺钠性脱水的比较

鉴别点	缺钠脱水	缺水
口渴	不明显	明显
皮肤充实度	减退	正常
脉率	增快	正常
血压	降低	正常
痛性肌痉挛	有或严重	无
尿量	无明显变化	<500ml/d
尿浓度	无明显变化	高度浓缩
血清蛋白	增加	正常
血细胞比容	增加	正常
血尿素氮	正常或高值	正常或高值
血Na^+/Cl^-	降低	升高
死亡原因	循环衰竭	高渗状态
治疗	补充盐与水	补充水

3. 细胞外容量增加 尿钠降低见于有效血容量不足。尿钠增高见于利尿剂或疾病的恢复期。

（二）尿钠测定的鉴别意义 有效Posm减低，尿钠<15mmol/L，多见于胃肠丢失、利尿后期、烧伤、水肿状态和皮质醇缺乏等。尿钠>22mmol/L，多见于服用利尿剂早期、肾上腺皮质功能不全、失盐性肾炎和渗透性利尿。

有效Posm正常或增加，尿钠>20mmol/L，多见于AVP不适当分泌综合征、精神性烦渴、慢性肾衰竭和重建渗透稳态。

低钾性代谢性碱中毒多因呕吐或利尿剂引起，可伴低钠血症。高钾性代谢性酸中毒伴低钠血症，而肾功能正常患者多提示肾上腺皮质功能不全。

如果有效血浆渗透浓度(Posm=Posm-BUN/2.8)正常或升高，应考虑假性低钠血症。如果有效Posm为低渗状态，测定尿渗透压(Uosm)有助于诊断。Uosm<100mOsm/(kg·H_2O)，比重<1.003表明AVP几乎完全受抑制，多见于精神

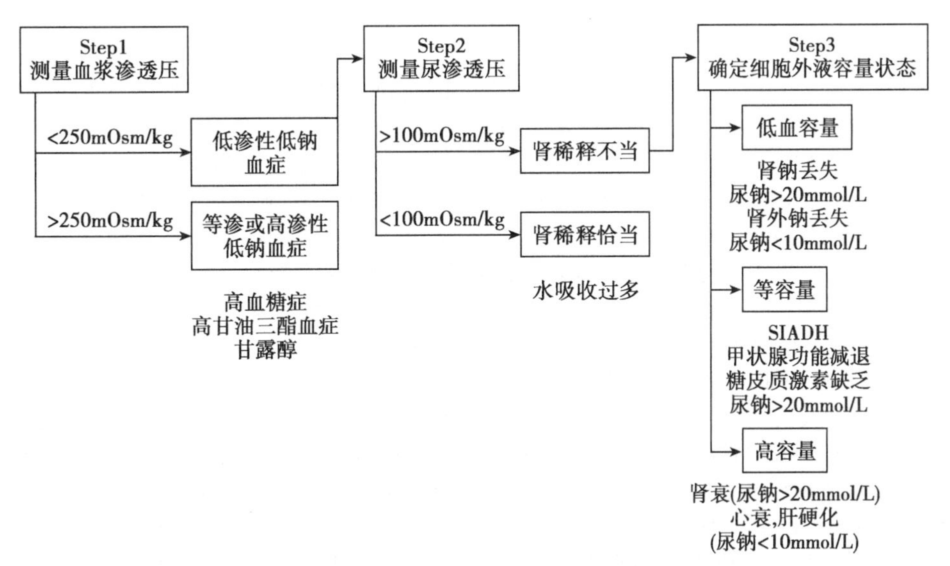

图5-5-1-4 以血浆渗透压为中心的低钠血症鉴别诊断

SIADH：抗利尿激素不适当分泌综合征

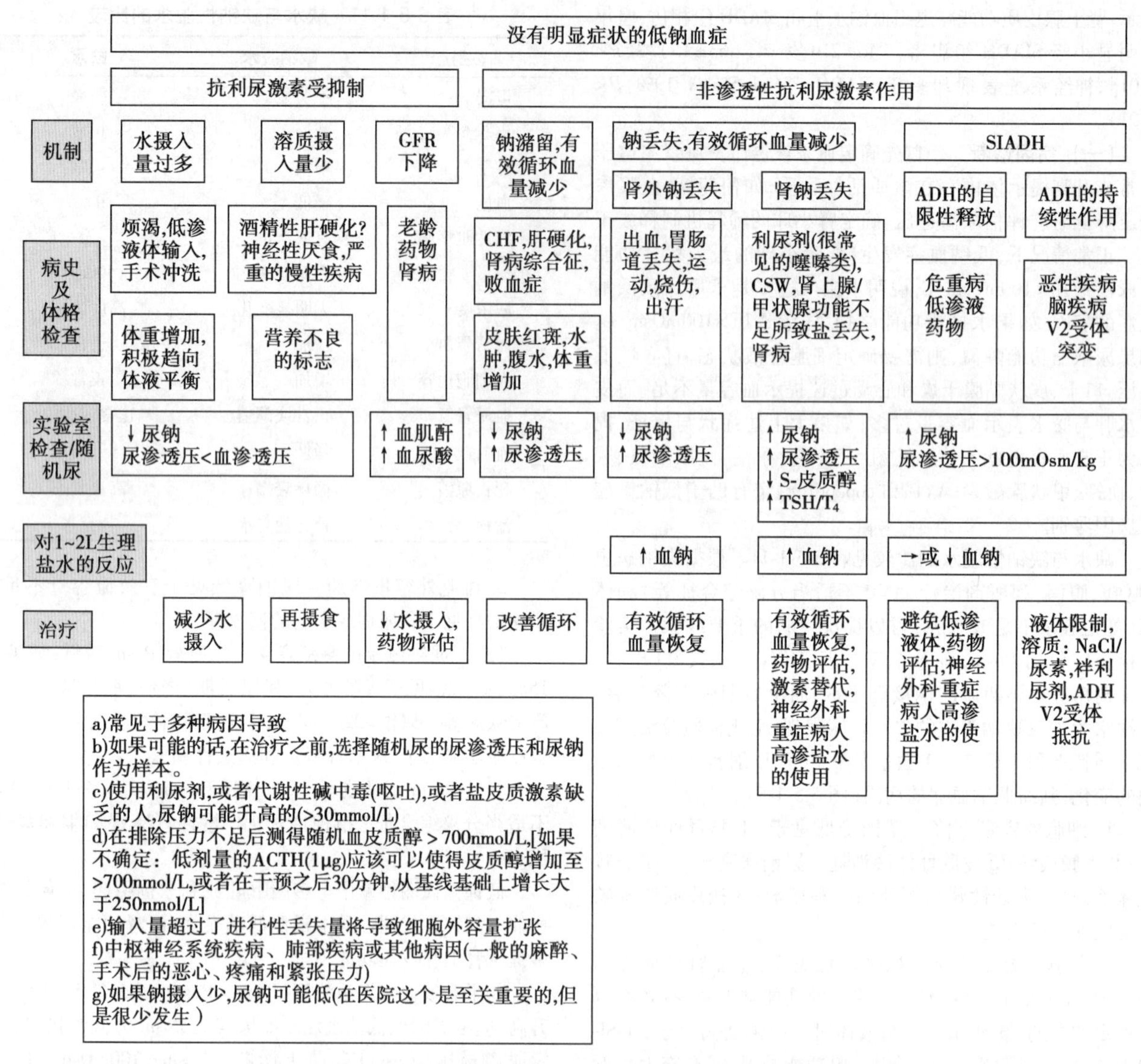

图 5-5-1-5 以临床表现为中心的低钠血症病因鉴别与处理

CHF:充血性心衰;CSW:脑性盐消耗综合征;ECV:细胞外容量;GFR:肾小球滤过率;SIADH:ADH 不适当分泌综合征;U-[Na^+]:尿钠浓度;U-Osm:尿渗透压

性烦渴和重建渗透稳态[31]。

根据高渗盐水输注后 ADH 的反应,可将 SIADH 分为四种类型:①A 型:约占 30%,ADH 自主释放且完全与血浆渗透压无关/肺部肿瘤等异位分泌 ADH 所致;②B 型:约占 30%,血渗透压低于渗透压阈值时抑制 ADH 分泌/低渗透压时 ADH 不适当升高/正常生理时 ADH 分泌与血渗透压关系正常/持久低水平基础 ADH 分泌;③C 型:约占 30%,渗透压阈值重置/更多的水分潴留才能抑制 ADH 分泌;④D 型:约占 10%,血浆 ADH 浓度较低甚至测不到/肾源性 SIADH/ADH 受体 2 或水通道蛋白 2 基因突变。

主要诊断标准:①有效血浆渗透压降低(<275mOsm/L);②尿渗透压增加(低渗时>100mOsm/L);③尿钠增加(正常钠水摄入时>40mmol/L);④根据临床表现判断血容量正常;⑤正常甲状腺和肾上腺功能;⑥近期无利尿剂使用。

次要诊断指标:①血尿酸降低(<4mg/dl),BUN 降低(<10mg/dl);②钠排泄分数>1%;尿素排泄分数>55%;③0.9%生理盐水 2L 输注后低钠状态无法纠正;④水负荷试验结果异常或尿液不能完全稀释[<100mOsm/(kg·H_2O)];⑤血浆 ADH 升高(低渗、血容量正常临床表现),但是需要注意的是,由于 ADH 在不同类型的 SIADH 中分泌状态不同,并不是该病诊断的主要特点。

(三)鉴别诊断 低钠血症是临床常见的电解质紊乱,但正因为其临床表现隐匿,故常常不为人重视。

低钠血症的诊断首先要除外假性低钠血症的可能。假性低钠血症往往是血液中存在其他渗透性物质,如糖、尿素氮或其他小分子物质及球蛋白等大分子物质。行肝肾功能全项和电解质检查就可初步除外。

1. SIADH 和 CSW 的鉴别 引起 SIADH 的原因较复杂,主要包括中枢神经系统疾病、肺部疾病、恶性肿瘤、强体力劳动或者药物作用。而 CSW 常在神经外科手术后,心肺复苏后出现。SIADH 和 CSW 均可由中枢神经系统病变引起,表现为低钠血症。但CSW患者尿量常较大，体液容量不足，SIADH患者体液容量常无明显不足。

2. 急诊与平诊低钠血症的区别　北京协和医院的总结提示，急诊来诊组血钠明显低于平诊会诊组（118.4±8.9）mmol/L vs（127.2±6.4）mmol/L，症状也较严重。急诊组肾上腺皮质功能减退患者较多。

【治疗】

（一）诊疗目标与要点　低钠血症的治疗需使患者防止出现临床症状并应注意血钠升高速度。北京协和医院的资料提示，观察到若同时存在神经系统、运动系统和消化系统症状的患者平均血钠浓度为（116.6±7.0）mmol/L。有任一种临床表现的患者其平均血钠浓度在（119.0±9.1）mmol/L，无临床表现的低钠血症患者，其平均血钠浓度为（129.0±3.3）mmol/L。所以，将血钠纠正至130mmol/L左右即可。至于血钠升高，可按照2007年指南要求，24小时血钠升高不要超过10～12mmol/L。0.9% NaCl预防院内低钠血症的指征有：①中枢神经系统疾病；②围术期；③急性耳鼻喉疾病；④血容量消耗；⑤低血压；⑥急性肺-支气管疾病；⑦化疗前液体补充（水化）。症状性低钠血症的治疗方案见表5-5-1-12，高渗盐水或等渗盐水治疗噻嗪类利尿药引起的低钠血症效果不同，一般前者没有特殊优点（表5-5-1-13）。血钠纠正过快容易引起渗透性脱髓鞘病变（osmotic demyelination syndrome），这是因为血钠纠正过快后，细胞内渗透浓度不能迅速纠正所致。渗透性脱髓鞘病变常在过快纠正血钠一至数日出现，表现为功能障碍、癫痫、意识障碍甚至死亡。在营养不良、酒精中毒、肝病时更易发生，最为人所知的是发生在脑桥中央，同时也可影响其他白质区，可导致基底节区、胼胝体、大脑白质脱髓鞘，其预后不一，约2/3的患者可遗留神经后遗症、1/3患者可完全康复。

表5-5-1-12　症状性低钠血症的治疗

1. 3% NaCl（2ml/kg）10分钟内注入（最大量100ml）
2. 必要时重复1～2次，使血清钠在1～2小时内增加5～6mmol/L
3. 第二次注射前或每2小时测定血清钠
4. 血清钠增加（5～6mmol/L）和临床症状改善能排除低钠血症性脑病可能
5. 出现下列情况时停止3% NaCl注射
   无症状且神志清晰
   5小时内血清钠升高10mmol/L
6. 48小时内治疗
   血清钠增量<15～20mmol/L
   避免血清钠正常或高钠血症

低钠血症的治疗取决于起病的缓急（48小时内为急性低钠血症）、低钠血症的程度和同时的血容量状态。但是各国的治疗指南要求并不完全一致[32-37]。

原发性或继发性肾上腺皮质功能减退症患者可行糖皮质激素（GC）治疗。北京协和医院观察到21例有治疗记录的肾上腺皮质功能减退症患者，这些患者的首日GC用量为琥珀酸氢化可的松（152.4±81.4）mg。患者用药前血钠为（123.3±8.3）mmol/L，用GC首日血钠升至（126.5±9.6）mmol/L，用GC次日血钠可升至（132.3±8.2）mmol/L。患者血钠升至正常（≥135mmol/L）需用时（2.9±1.3）天。若在紧急状态下，不能区分肾上腺皮质功能减退症或SIADH时，则可试用GC。可予琥珀酸氢化可的松100mg，若用药2天，血钠不能升高。

表5-5-1-13　不同浓度盐水治疗噻嗪类利尿药引起的低钠血症指标比较

指标	高渗盐水	等渗盐水	*P*值
血钠（mmol/L）	112±4	121±5	0.009
血钾（mmol/L）	3.5±0.4	3.5±0.7	NS
血总CO_2（mmol/L）	21.9±1.6	24.2±3.1	NS
BUN（mg/dl）	12±4	12±4	NS
尿酸（mg/dl）	3.4±1.0	2.9±1.0	NS
尿渗透压（mOsm/kg）	478±117	343±94	0.053
尿钠（mmol/L）	96±63	88±47	NS

注：NS：无差异显著性

妇女、儿童、缺氧者对脑缺血缺氧特别敏感，容易发生脑水肿，但脑水肿的表现往往很隐匿。当低渗性低钠血症患者出现脑水肿的表现（嗜睡、呼吸抑制、惊厥等）时，应迅速提高血清钠水平。另一方面，部分患者（酒精中毒、营养不良、低钾血症和老年人）容易发生渗透性脱髓鞘综合征，因此补充3%的高渗盐水的速度应适中，开始数小时内，一般为每小时1ml/kg，使血钠上升的速度维持在每小时升高1mmol/L的水平。已经出现脑疝者，高渗盐水的输注速度可以加快到每小时2～3ml/kg（第1～2小时内），但第一个24小时的血钠升高幅度不能超过10～12mmol/L，48小时内不超过18mmol/L；伴有心衰和肺功能障碍者应同时给予髓袢利尿剂，减轻水负荷。如果发现补钠已经过量，可以考虑使用DDAVP或血管加压素受体拮抗剂（如vaptans）纠正。等容量性和高容量性低钠血症可用conivaptan（Vaprisol）或Lixivaptan（VPA-985）处理。相反，如果出现噻嗪类利尿药引起的低钠血症，则用NaCl溶液补充。不要误认为高渗盐水提升血钠的作用强于生理盐水，应根据患者的病情综合选择NaCl的浓度。

（二）失钠性低钠血症的治疗　根据低钠血症的病因、产生低渗状态的病理生理变化，选择适当的治疗。通常根据上述失钠病史、有无血容量不足、水肿体征及Posm、Uosm和尿钠量分成以下三种类型的治疗。

1. 补钠计算公式　通常的计算公式是：缺钠（mmol）=（140－实测血钠）×0.6×体重（kg）。例如：男性年轻腹泻患者，体重55kg，血清Na^+125mmol/L，根据病史符合失钠性低钠血症的诊断。补钠总量应为（140－125）×55×0.6＝495mmol。1g NaCl＝17mmol Na^+＝29g NaCl。折合0.9%、3%、5% NaCl溶液分别为3200ml、905ml及580ml。一般按公式补钠，系按体重60%（女性50%）的体液计算，包括细胞内、外液来补钠。在第一个24小时内，可先用计算量1/3～1/2补给较为安全，然后根据效果，如血压、皮肤弹性、神志、Posm、Uosm、血尿钠浓度来判断，再补给剩余量及继续补给量，特别是对有心肺疾病及老年患者应密切观察病情变化。

2. 液体选择 对于重症失钠患者，用高渗盐水比用生理盐水为好，其优点是能迅速提高细胞外液渗透压，减少输入液体，并使细胞内水转移至细胞外，于是细胞内、外渗透压可同时提高。但对于年轻腹泻患者，可能同时并发失水，故补给0.9% NaCl液3200ml。

3. 注意事项 治疗过程中，应注意：①公式只是一种估算方法，为了判断疗效，须作动态观察。②方程式不包括可能存在的等渗液丢失。例如，腹泻患者可以丢失5L等渗液，后因饮水及生理上保留3L水而成为低钠血症。用公式估算的Na^+量只有3L游离水，仍欠缺2L等渗的Na^+和水。③血清钠测定值在轻度或中度缺钠的患者或在较早期时，可以正常或低于正常，所以血清钠不一定能反映出当时体内钠缺少的总量。McCane观察到一例60kg患者失钠350~500mmol时，血清钠仍无明显下降，而失钠1000mmol时，血钠方下降到123mmol/L，因此估计缺钠程度时，不能单纯依靠血清钠值，还需结合有无循环衰竭、神经系统症状及失钠的病史等综合分析。④如果有缺钾，须同时补钾。K^+进入细胞内，Na^+从细胞内外移，有利于补充细胞外液Na^+及提高Posm。⑤在烧伤及其他患者，在给予糖及胰岛素时，血清钠可有所提高。⑥为避免过多氯的输入，部分等渗盐水可加1/6mol/L乳酸钠或碳酸氢钠，也有利于纠正同时存在的代谢性酸中毒。⑦如果患者已发生循环衰竭，表示缺钠严重，除补给盐水外，应及时补给胶体溶液（如血浆），积极扩容。此时不宜单独给升压药或血管扩张药，因为在细胞外液已明显减少情况下，无论是何种血管活性药均无效，反而加重组织缺氧，使病情加重。但在补充钠盐及血浆后，则升压药又可起辅助作用。

（三）稀释性低钠血症的治疗

1. 限制水摄入量 如果患者无症状，适当限制水摄入量即可。但是，心力衰竭、肝硬化腹水及肾病综合征产生低钠血症或低渗状态的原因往往是多方面的。这类患者体内并不缺钠，有时甚至是钠和水分过多，且往往是水潴留多于钠潴留，而致细胞外液的增加超过钠的增加，尿钠<20mmol/L。这种低钠血症往往不易纠正，给予钠盐反而致口渴，增加饮水，以致补充的钠重吸收而加重水肿；过分限制水摄入又使患者不能耐受。强效利尿剂可起到暂时缓解的作用。部分病例可进行腹膜透析，排出过多水分。患者每日摄水量原则上应少于尿量与不显性失水量，形成一定程度的水负平衡。具体根据患者体重、血清钠、渗透压的变动调整治疗措施。但是，对出现中枢神经系统症状的重症患者，可选用高渗盐水滴注，并根据有无周围水肿加用利尿剂，以帮助过多水分排出。呋塞米（速尿）的作用为抑制髓袢升支厚壁段氯化钠的主动转运（吸收），降低肾髓质的高渗状态，使肾皮质至髓质逐渐增高的溶质渗透梯度消失，肾组织各段均接近Posm，尿液不能浓缩，从而排出水分，纠正低钠血症。

2. 排水量计算 一般根据以下公式，即需排出的水量=总体水量（TBW）-[（TBW×测得Posm）÷270]。式中的TBW=体重（kg）×0.6，（女性×0.5）；270为使Posm升至270mOsm/（kg·H_2O）的标准。例如：一水肿并低钠血症患者，70kg，血清钠120mmol/L，血糖108mg/dl，要求排出的水量是：70×0.6-70×0.6×246/270=42-38.3=3.7kg。Posm（间接推算）=2×血清钠（120）+血糖浓度（mmol/l，108/18）=246mOsm/（kg·H_2O）。血浆渗透压计算方法亦可采用其他计算公式，或直接测得。以上所测得的3.7kg值即患者体内总溶质和TBW的比例要维持在所期望的渗透压270mOm/kg时，需要排出的多余水分量。此值为大概估算参考值。

急性低钠血症需立即治疗，主要通过提高细胞外液钠与水的比例来纠正体液溶质低浓度。细胞外液溶质浓度增加则吸取细胞内水分，从而减轻细胞水肿。开始可给予3%~5%钠溶液，在短时间内将血钠提高至125mmol/L，渗透压提高至250mOsm/（kg·H_2O）左右。所需补给钠盐量可由下式估算：（125-测得血钠）×0.6×体重（kg）=钠量（mmol）。因为脑溶质的削减是在稀释状态下维持脑细胞容量的一种代偿机制，故过度提高血钠浓度则很危险，迅速提高血钠水平超过125mmol/L，可能会诱发急性脑细胞萎陷而使中枢神经系统受损。

（四）特殊类型低钠血症的治疗

1. 不伴水肿的低血容量性低钠血症 严重低钠血症的起始处理与抢救措施见图5-5-1-6。应限制水分并促使排水，严重者静脉滴注高渗盐水。如精神性烦渴、AVP不适当分泌综合征，应限制水分并促使排水，症状严重者可采用呋塞米利尿并静脉滴注高渗盐水。长期限制饮水无效者，可用地美环素、碳酸锂、苯妥英钠等治疗。

2. 无症状性低钠血症 治疗的重点在原发病而无需补钠，患者虽有摄入量减少，但并无明显失钠病史，细胞内、外液均呈低渗状态，血清钠可以降至125mmol/L以下，而无低血钠症状。一般无需补钠治疗。低钠性低渗状态有时尚合并其他电解质紊乱，须作相应处理。

3. 噻嗪类利尿药引起的低钠血症 长期服用噻嗪类利尿药的老年人水负荷后的水排泄功能降低，诱发低钠血症（表5-5-1-14和表5-5-1-15）。通常在服药2周后发生。除了停用药物外，严重者应根据病情给予高渗盐水或等渗盐水治疗。高渗盐水或等渗盐水对血钠和尿渗透压的影响有明显区别，选择时需权衡利弊。

4. 抗利尿激素不适当分泌综合征 应去除病因和限制水摄入，严重者输注高渗盐水并使用呋塞米。抗利尿激素不适当分泌综合征的水潴留发展较慢，血清钠>125mmol/L时，很少有症状和体征。血清钠降低至115mmol/L以下，可出现严重神经系统症状，包括中枢神经功能受抑制、抽搐甚至昏迷。血钠、血氯降低，血浆渗透压降低，BUN正常，血浆AVP水平升高。虽然血钠降低，尿钠继续排出，尿钠量等于或超过摄入钠量，常大于20mmol/L。由于血浆被稀释，尿渗透压常大于血浆渗透压，尿AVP升高，尿肾上腺皮质激素量排出正常。治疗上，首先要积极治疗原发病，如中枢神经系统或肺部疾病、停用有关药物等。其次限制水摄入至800ml/d以下，常可改善体内水过多所致低渗状态。当出现严重低渗状态及神经症状时，输注高渗盐水并使用呋塞米（速尿），增加水的排泄，可有暂时疗效。地美环素、碳酸锂具有抑制腺苷环化酶及其与cAMP有关的蛋白酶的作用，从而干扰AVP对肾小管的作用，产生类似尿崩症样作用，可考虑选用。有人

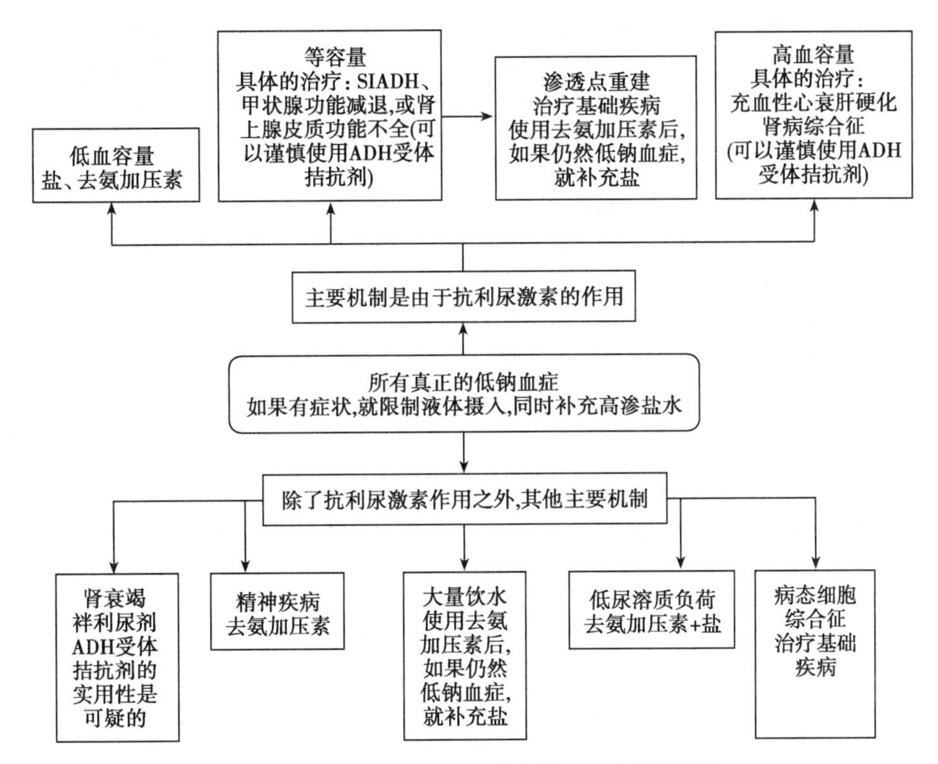

图 5-5-1-6　严重低钠血症的起始处理与抢救措施

表 5-5-1-14　低钠血症患者药物使用病史的荟萃分析

药物	比率	95%CI	I2(%)	荟萃分析	病例研究资料	
				研究个数/病例数	数目	%
噻嗪类						
阿米洛利-氢氯噻嗪类	0.73	0.57/0.87	92	19/633	8	16
氢氯噻嗪	0.68	0.52/0.82	97	19/2583	14	29
卞氟噻嗪类	0.52	0.15/0.88	97	8/429	4	8
吲达帕胺	0.47	0.23/0.72	99	8/1313	2	4
Dyazide	0.18	0.08/0.32	36	3/59	4	8
氯噻酮	0.07	0.02/0.14	85	6/2174	2	2
氢氯噻嗪-氯沙坦	0	-	-	-	2	4
其他药物						
ARB	0.59	0.00/0.96	99	3/1844	3	6
非噻嗪类利尿剂	0.58	0.19/0.91	86	5/1815	3	6
ACEI	0.51	0.27/0.75	96	5/2000	6	12
NSAID	0.33	0.18/0.49	89	6/2036	2	4
抗抑郁剂	0.32	0.19/0.47	68	6/1882	4	8
钾补充剂	0.16	0.15/0.18		2/1805	2	2

表 5-5-1-15　噻嗪类利尿剂引起低钠血症的实验室检查荟萃分析

检查项目	均值	95%CI	I2(%)	荟萃分析	病例研究资料	
				研究个数/病例数	病例数	均值(SD)
血清钠(mmol/L)	116.4	113.4/119.5	99	37/1042	48	111.2(8.2)
血清钾(mmol/L	3.3	3.0/3.5	97	28/902	41	3.3(1.0)
血清肌酐(μmol/L)	76.8	64.1/89.4	99	17/504	28	75.2(30.2)
血渗透压(mosm/kg)	240.4	235.9/244.8	80	11/229	28	221.3(65.3)
尿钠(mmol/L)	64.0	47.0/81.0	94	13/98	22	55.2(39.5)
尿渗透压(mOsm/kg)	401.5	370.3/432.6	81	14/322	27	438.3(200.7)

用尿素90g溶于300ml水内，从胃管滴入，可收到一定的治疗效果。AVP受体拮抗剂可对抗AVP的V_2受体，促进AQP的作用，排出更多的自由水，可用于严重低渗状态的治疗。当发生低钠血症纠正过度而引起高钠血症时，可临时应用DDAVP治疗[38,39]。

多数低渗性低钠血症是由于腹泻、呕吐和发热感染等原因引起动脉有效血容量降低所致（低血容量性低钠血症），少见的低钠血症病因是持续性高AVP血症或肾脏对AVP过多反应引起抗利尿激素不适当分泌综合征（SIADH）。另一种情况是原发性肾脏盐消耗导致继发性血容量缩减和AVP分泌增多（图5-5-1-7）。AVP和人工合成的长效AVP类似物特利加压素（terlipressin，TP）具有强烈的血管收缩作，适合于治疗败血症患者伴儿茶酚胺抵抗性血管扩张性休克。非肽类AVP受体拮抗剂（vaptans）治疗心衰、肾衰、肝硬化等引起的顽固性低钠血症，而不激活RAAS或改变血压与肾功能。

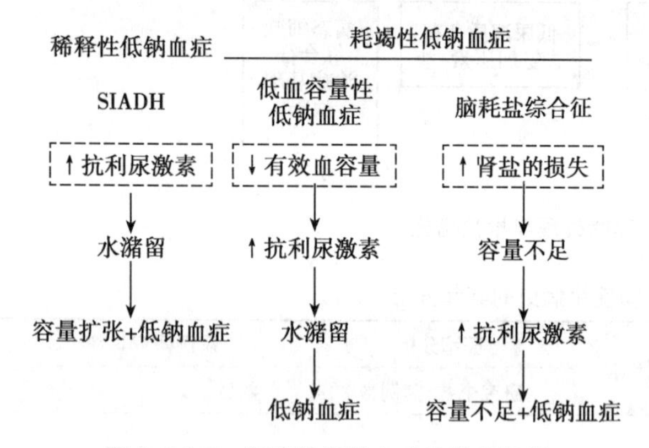

图5-5-1-7 低渗性低钠血症的发病机制

多数患者（中间）的低渗性低钠血症是由于腹泻、呕吐和发热感染等原因引起动脉有效血容量降低所致（低血容量性低钠血症），主要采用抗利尿的措施诊疗；少见的低钠血症病因是持续性高AVP血症或肾脏对AVP过多反应（左侧）引起抗利尿激素不适当分泌综合征（SIADH）；另一种情况是原发性肾脏盐消耗导致继发性血容量缩减和AVP分泌增多（右侧）

伐普坦类药物抑制血管加压素V2受体，引起尿液稀释，而输入去氨加压素能浓缩尿液。因此，伐普坦类药物适合于伴有尿液浓缩性低钠血症，但低血容量性低钠血症例外。去氨加压素对尿液稀释性低钠血症特别有效，有助于防止低钠血症被过度纠正（表5-5-1-16）。低血容量、无尿、使用CYP3A4抑制剂、多囊肾、肝功能障碍和妊娠期患者禁用[40-44]。

5. 精神性烦渴所致的严重低钠血症　主要通过提高细胞外液钠与水的比例来纠正，但过度提高血钠浓度可能诱发急性脑损害。本症系由于心理障碍造成的自我强迫性体液消耗综合征，其特征有行为和心理障碍，在短时间内饮用大量液体。但如短时间内饮水量远远超出机体的清除能力，则导致急性稀释性低钠血症引起细胞肿胀，水分如过多转入脑细胞即产生脑水肿，而出现中枢神经系统症状。

6. 先天性氯化物腹泻引起的低钠血症　先天性氯化物腹泻（congenital chloride diarrhoea）是一种常染色体隐性遗传

表5-5-1-16 伐普坦类药物和去氨加压素治疗严重低钠血症

低钠血症	伐普坦类药物	去氨加压素
低钠血症伴高尿渗		
低血容量性	有效	有效
	高风险	低风险
	反适应证	最适应证
等血容量性	有效	无效
	高风险	低风险
	慎重使用	非适应证
渗透压阈值重调	部分患者有效	部分患者有效
	高风险	低风险
	有用性不明	合并低血容量时有用
高血容量性	有效	无效
	高风险	低风险
	慎重使用	非应用指征
低钠血症伴低尿渗		
慢性肾衰	疗效有限	疗效有限
	低风险	低风险
	有用性可疑	有用性可疑
精神性多饮	疗效有限	有效
	高风险	低风险
	非应用指征	应用指征
狂躁症	疗效有限	有效
	高风险	低风险
	非应用指征	应用指征
低尿溶质负荷	无效	有效
	高风险	低风险
	非应用指征	应用指征
病态细胞综合征	疗效未明	疗效未明
	风险未明	风险未明
	有用性未明	有用性未明

注：表中的风险高低主要是指是否加重低钠血症，能恶化低钠血症时称为高风险，无明显不利影响时称为低风险。病态细胞综合征以细胞的Na^+/K^+泵功能降低或衰竭为病理生理特征，临床表现为血钾升高，而血钠降低。引起病态细胞综合征的原发疾病主要有临终状态、缺氧、败血症、脓毒败血症、血容量不足/衰减和严重营养不良症等

性氯代谢性疾病，目前已经有300多例报道，家族性发病主要见于芬兰、波兰和阿拉伯国家，但散发性病例见于世界各地。患者可并发慢性炎症性肠病、肾病和不育症。治疗包括长期用氯化钠替代治疗，合并胃肠疾病时纠正脱水和低钾血症，同时抗感染[45]。住院患者常因其本身的疾病和处理过程中的失误而引起水盐代谢紊乱。常见的类型有失水、酸中毒、碱中毒、高钠血症、低钠血症、低钾血症、高钾血症等[46]。

7. CSW的治疗　发病机制见图5-5-1-7。应针对病因。首先补充等渗或高渗钠盐溶液（SIADH应首先限制液体摄入）。SIADH和CSW都需要补充钠盐，但是多数低钠血症不需要用高渗盐水治疗，当患者可以进食时，盐片（salt tablet）可采用两种方法：首先应将血钠提升到安全水平，其次是应将钠池（Na^+ pool）和血容量补足。补液的速度要慢，一防止发生脑桥脱髓鞘（pontine myelinolysis）等并发症，一般要求补

钠的速度低于 0.7mmol/h，血钠水平不超过 20mmol/(L·h)。CSW 常使血管痉挛性脑缺血(vasospastic cerebral ischemia)的 3A 治疗(triple-A therapy)发生困难，血容量降低又常引起脑血流和心排出量进一步下降，血黏度升高。因此，在处理蛛网膜下腔出血等疾病时，必须按照 3A 治疗的要求(如晶状体和胶体溶液相结合)，持续静脉输注液体。对因为颅内疾病引起的 CSW，一种简单的办法是补充晶状体电解质和水即可。必要时亦可应用 AVP 拮抗剂处理低钠血症，皮质醇(fludrocortisone)每次给药 0.05~0.10mg，2 次/天的效果较佳，因该药可直接促进肾小管的钠重吸收，但长期应用可引起低钾血症和高血压，偶尔导致肺水肿。

研究发现，高渗液体并不能改善脑创伤、颅内高压或脑水肿的长期预后。在高渗负荷下，虽然液体的吸水能力提高，但可能引起高钠血症或导致渗透性血脑屏障开放和高渗溶液外渗而进入脑组织。用高渗盐水(即在通常的补充液体中加入高渗盐溶液)可以作为甘露醇的另一种补充，治疗顽固性颅高压并不能降低脑创伤患者的死亡率。患者在高渗负荷下，减轻脑水肿，降低颅内压，但必须注意防止发生严重的高钠血症或溶质性血脑屏障开放(osmotic blood-brain barrier opening)而使大量的水与钠进入脑组织[7]。

低钠血症治疗药物有考尼伐坦(conivaptin)莫扎伐普坦(mozavaptan)、托伐普坦(tolvaptan)和萨特普坦(satavaptan)。

8. 液体和电解质过负荷并发症　在抢救休克和其他原因所致的低血容量状态时因液体过负荷导致一系列并发症，常见者为高钠血症、低钠血症、高氯化物血症、水中毒，导致心血管功能障碍和急性肾损伤(表 5-5-1-17)。

表 5-5-1-17　液体和电解质过负荷并发症

疾病分类	并发症	风险因素	发病机制
中枢神经系统	谵妄	高钠血症	肾脏不能排泄过多的水盐负荷
肾脏代谢性疾病	肾功能恢复延迟	中心静脉压升高 CVP	肾脏水肿灌注压降低
	加重急性肾损伤	水电解质平衡紊乱	氯化物引起的肾血管收缩
	加重酸中毒	水电解质平衡紊乱	溶液羟离子差/肾脏不能排泄过多的氯化物
		水电解质平衡紊乱	
呼吸系统疾病	肺和胸部呼吸功能减退	中心静脉压升高	
	呼吸做功减弱/气体交换障碍	血管外肺水肿	肺水肿
消化系统疾病	回肠	水电解质平衡紊乱	肠水肿
	肝充血	中心静脉压升高	肝充血
	升高腹内压	水电解质平衡紊乱	内脏水肿、腹水
血液系统疾病	加重出血	水电解质平衡紊乱	氯化物过负荷引起的酸中毒
伤口愈合	伤口愈合延迟	水电解质平衡紊乱	局部水肿
血流动力学	微循环血流减少	中心静脉压升高	灌注压降低

（龚学军　汤恢焕）

第2节　脑性盐消耗综合征

脑性盐消耗综合征(cerebral salt wasting syndrome，CSW)是指在颅内疾病情况下，因肾脏丢失大量的钠盐而导致的低钠血症并伴有细胞外液降低。其发病机制仍未明了，但病因与交感神经过度兴奋及某些利尿因子的作用有关。临床上鉴别 SIADH 和 CSW 较困难，鉴别的关键点是血容量状态，并排除其他中介病因(intermediate causes)。治疗的要点是补充血容量，必要时补充盐皮质激素。脑性盐消耗综合征(CSW)首先由 Peters 等于 1950 年报道，7 年后报道了另一个与中枢神经疾病相关的综合征——SIADH，有些学者一度对是否存在 CSW 提出质疑，但因为随后报道越来越多，使 CSW 逐渐成为一个独立的临床状态(现象)[1]。

本征由于下丘脑或脑干损伤引起，其机制主要是下丘脑与肾脏神经联系中断，致使远曲小管出现渗透性利尿，患者血钠、氯、钾均降低，而尿中则含量增高；高平面的脊髓损伤也常导致严重的盐耗损性低钠血症。AVP 是 AVP 受体 V1aR、V1bR 和 V2R 的激动剂，其中的 AVP 抗利尿作用是由 V2R 介导；AVP 与 V2R 结合，激活相似环化酶，升高细胞内 cAMP，激活 PKA；继而磷酸化 AQP2 转位至细胞膜顶部，促进水的重吸收。

神经系统疾病(如 SAH)引起脑钠肽(BNP)和其他钠利尿因子大量分泌，加上交感神经兴奋性不足，因肾脏钠消耗和血容量衰减而导致 CSW 综合征[2-4]。肾脏的交感神经张力是调节肾近曲小管钠和水重吸收和促进肾小球旁器上皮细胞释放肾素的关键因素[5]，肾脏的交感神经张力不足引起肾近曲钠小管和水重吸收减少，肾素分泌降低。脑钠肽扩张入球小动脉，收缩出球小动脉，肾小球滤过率增高[6]；其次，脑钠肽作用于肾小管，抑制 AT-2 介导的钠和水重吸收，拮抗 AVP 的作用[7]。一旦肾钠消耗发生，机体的压力感受器即被激活，AVP 释放增多，以减少水的丢失。

【钠利尿激素】

钠利尿激素包括三类化合物：利钠肽有 ANP、BNP、CNP、胃肠肽有尿苷蛋白(guanylin)、尿鸟苷(uroguanylin)和内源性心甾醇如乌巴因(ouabain)、地高辛(digoxin)和南美蟾毒精(marinobufagenin)。这些物质的共同作用是以内分泌或旁分泌方式促进肾脏排泄钠，调节水钠代谢、血容量与血压。此外，钠利尿激素也是脑组织的神经递质和神经调质。

(一) 心钠肽　ANP 由 28 个氨基酸残基组成，来源于含126个氨基酸残基的前体物质——利钠多肽(C-type natriuretic peptide, CNP)裂解N末端后产生的C端片段($ANP_{99\text{-}126}$)。ANP主要是心脏细胞合成与分泌的一种循环激素,主要有γ-hANP、β-hANP和α-hANP三种分子形式。

ANP的分泌受物理因素、体液因素、血流动力学变化和神经因素的调节。心房容量负荷增加或直接牵拉心房,都可促进ANP的释放,引起钠利尿、抑制肾素-血管紧张素-醛固酮、扩张血管和抑制血管平滑肌增殖等作用。

(二)脑钠肽 除ANP外,脑钠素(BNP)亦有利钠、利尿、舒张血管和降低血压作用。容量负荷刺激BNP和ANP分泌,促进心脏耗氧量或氧扩散,BNP和ANP引起钠利尿、水利尿和血管扩张氧张力;钠利尿、水利尿(diuresis)和血浆容量转移引起血容量缩减。

(三)尿苷蛋白和尿鸟苷 饮食钠负荷引起钠利尿的作用不依赖于醛固酮,摄入钠盐后,肠黏膜释放的尿苷蛋白和尿鸟苷激活GC受体,生成的cGMP进入肠腔,刺激氯化物和碳酸氢盐分泌,抑制钠吸收[8]。在肾脏,这些肽类刺激钠和钾排泄,同时排出较多水分。此外,尿苷蛋白和尿鸟苷在中枢神经系统也调节下丘脑功能,影响食欲和行为。

(四)心甾醇 能抑制Na^+-K^+-ATP酶活性。某些能治疗心衰的植物药可能含有心甾醇(钠利尿第3因子)[9,10]。这类网站可分为强心内戊酯(cardenolide)如乌巴因、地高辛和蟾蜍二烯羟酸内酯(bufadienolide),它们的共同结构特点是含有甾核和内酯环,其受体可能是Na^+-K^+-ATP酶的α催化亚基,可抑制Na^+-K^+-ATP酶泵功能[11,12]。Na^+-K^+-ATP酶广泛存在于体内,因而心甾醇对心肌细胞、平滑肌细胞、上皮细胞和神经元均有作用。

(五)利钠肽与脑耗盐综合征 在外周和中枢神经组织,心甾醇与其他利钠肽相互作用。例如,地高辛可促进ANP分泌[11-19],心衰患者应用地高辛后血浆ANP和BNP升高,而ANP也调节脑组织的心甾醇分泌。CSW患者表现为钠利尿(尿Na^+ 131~250mmol/L)和多尿[每小时(5.5±1.5)ml/kg]特征,Na^+的代谢转换与丢失加速,每小时约1.50mmol Na^+/kg,而K^+的排泄也明显高于正常(约每小时0.18mmol K^+/kg),血浆BNP升高,ANP升高或正常,而血浆肾素活性与醛固酮均被抑制或在正常低值范围,说明CSW的钠和钾代谢处于明显的负平衡状态,此与SIADH刚好相反[20-22]。

【发病机制与临床表现】

(一)中枢神经系统疾病 低钠血症是住院患者中最常见的电解质紊乱之一,主要见于蛛网膜下腔出血(subarachnoid haemorrhage, SAH;占56.6%)、中枢神经系统感染(结核性脑膜炎、病毒性脑炎、单纯疱疹性脑炎等)、癌性脑病、经蝶窦手术、颅底或颈椎损伤、不合理的电解质补充和适用利尿剂等(详见病例报告1)。重度低钠血症(血钠≤130mmol/L)的病因有SIADH(62.9%)、CSW(6.5%),低血容量性低钠血症(21%)和混合型CSW/SIADH(21%)。在102例存活的中度以上脑创伤病例中,12.9%发展为SIADH,(1%)发展为CSW。但有报道,CSW的发生率高于SIADH[23,24]。

(二)利钠因子及交感神经功能紊乱 CSW的发病机制未明。CSW常见于适用利尿剂后,后者引起低血容量和钠消耗,但排除大量的钠盐的启动机制不明,可能与利钠因子有关,其中可能以BNP最重要。血容量增加,引起心房肌扩张,通过交感神经或增加血管紧张素-2或endoteline使利钠因子大量释放,同时使RAAS抑制,最终导致肾远曲小管钠利尿(natriuresis)。近来发现,在一组神经外科31例蛛网膜下腔出血伴低钠血症的患者中,其原因是血ANP升高而非AVP过多。另一组(9例)颅缝早闭(craniosynostosis)患者在进行颅骨术后1天,ANP和BNP增加3~6倍,并于术后第5天恢复正常,而ADH一直正常,所有患者的尿钠增多而血尿渗透压均正常。交感神经兴奋时,下丘脑或肾上腺髓质是可表达大量BNP,从而引起钠利尿。另一方面,交感神经的反应性异常则加重钠利尿,导致CSW。中枢神经的利钠因子调节水钠代谢和脑脊液生成ANP/BNP与颅内压直接相关,颅内压升高时的钠利尿现象是一种保护性反应,以降低颅内压和交感兴奋所致的血管收缩。BNP还可以显著增加充血性心衰和急性缺血性卒中的风险,而心衰和卒中后,交感兴奋又进一步加剧,BNP分泌更多。此外,CSW还与以下两个因素有关:①严重的细胞外液扩张可降调节肾脏的Na^+转运体;②肾上腺素能神经冲动引起压力性钠利尿(pressure natriuresis)。但因为脑组织病变,交感神经的调节功能紊乱,肾脏的交感冲动最终因此而减低,并进一步导致肾血流和肾小球滤过率增加,钠的重吸收降低。

脑水肿引起脑组织容量扩张和颅高压。一般存在两种类型的脑水肿,即血管性脑水肿(vasogenic brain edema)和细胞毒性/细胞性脑水肿(cytotoxic/cellular brain edema)。但是,目前对于创伤性脑水肿(traumatic brain edema)的了解有限,治疗困难。水孔蛋白-4(aquaporin-4, AQP4)主要由脑组织的星形胶质细胞表达的主要水通道蛋白,而高表达AQP4的星形胶质细胞主要位于脑实质与脑脊液腔或血管的交界处,这提示,AQP4是调节脑组织水代谢的最重要因子。细胞毒性脑水肿时,AQP4缺乏使水进入脑组织的速度减慢,而血管性脑水肿时,AQP4缺乏的作用相反,即水从脑组织泵出的量与速度下降,因此,调节脑组织的AQP4表达是治疗创伤性脑水肿的可能途径[3]。

(三)SIADH与CSW的临床表现异同点 临床上必须鉴别SIADH与CSW,因为治疗方法与预后完全不同,如果诊断与处理错误,将导致严重后果。由于SIADH与CSW的绝大部分表现相同,而实验室检查结果往往是重叠的,故两者的鉴别相当困难。SIADH和CSW均常见于颅内急性病变患者,此时的共同表现包括:①颅内病变;②低钠血症,而尿高渗透压较高,一般尿液尿钠均>20mmol/L;③均无水肿表现;④低尿酸血症;⑤尿酸盐排泄分数增加。但是,两者理论上的唯一不同之处是血容量,SIADH患者的血容量正常或升高,而CSW病例的血容量降低(表5-5-2-1和表5-5-2-2)[25-30]。

表5-5-2-1 SIADH与CSW的异同点

SIADH和CSW的共同表现	低尿酸血症
颅内病变	尿酸盐排泄分数增加
低钠血症	SIADH和CSW的不同表现
高渗透压尿液	SIADH血容量正常或升高
尿钠>20mmol/L	CSW血容量降低
无水肿表现	

表 5-5-2-2　CSW 和 SIADH 患者纠正低钠血症后的血容量比较

研究者	病例数	低血容量（CSW）	高血容量（SIADH）	尿钠（mmol/L）
Nelson	12	10(83%)	2	41~203
Wijdicks	9	8(89%)	1	-
Sivakumar	18	17(94%)	-	43~210

注：血容量采用放射性核素稀释法测定

临床上测定中心静脉压（CVP）是判断血容量的最佳指标。如果患者的尿钠排泄>30mmol/L 或钠或氯化物的排泄分数>0.5%，一般可确诊为 SIADH，但是 SIADH 患者因水潴留、高血压或应激性儿茶酚胺增多而诱发利钠肽分泌，干扰尿电解质测定，尤其是当尿钠稍微升高时，很难做出正确的鉴别诊断。血细胞比容、BUN、白蛋白升高提示血容量不足和 CSW 可能，而血清尿酸降低与尿酸盐排泄分数增高可见于 SIADH 和 CSW，其鉴别意义有限[31,32]。正常血容量者 FEurate 约为 10%，低血容量时降至 5%以下，而 SIADH 和 CSW 患者一般高于 10%。Maesaka 等发现，SIADH 患者的低尿酸血症在纠正血容量后有所改善，而 CSW 患者因钠-尿酸转运体功能障碍而无变化。

尿酸排泄分数反映尿酸的转运状态正常人为 4%~11%，SIADH 和 CSW 增加至 11%以上，纠正低钠血症后 SIADH 患者恢复至正常（4%~11%），而 CSW 仍持续性升高（>11%）。因此，可应用 FEurate 和血清钠的关系鉴别 SIADH 与 CSW（图 5-5-2-1 和图 5-5-2-2）。

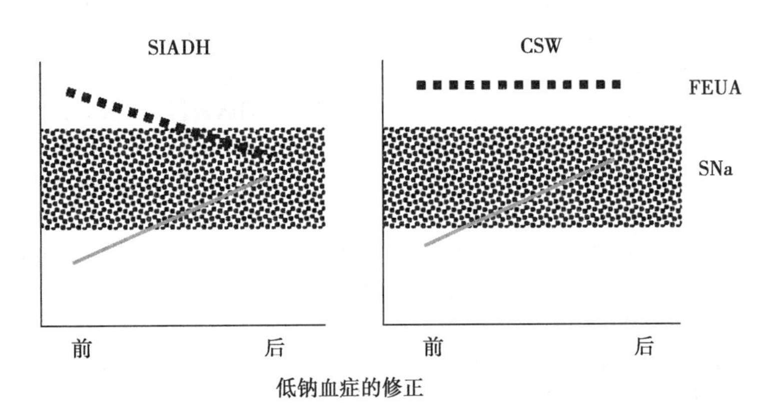

图 5-5-2-1　SIADH 和 CSW 的尿酸盐排泄分数比较

阴影区为正常范围

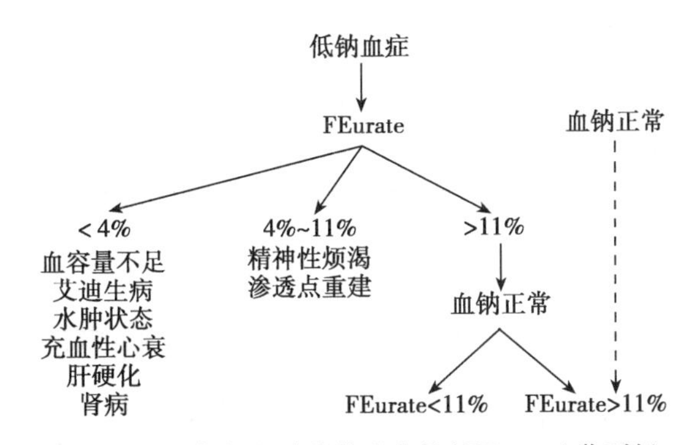

图 5-5-2-2　根据尿酸盐排泄分数（FEurate）鉴别低钠血症的病因

【临床表现与诊断】

任何存在神经系统受损的患者，在发生低钠血症时均须鉴别 SIADH 和 CSW。虽然两者的观察指标都是血 Na^+、尿量和细胞外液量，但其主要差别在于血容量和尿钠与尿氯；CSW 的特点是血容量降低，伴有失水症状，血浆渗透压降低，尿 Na^+ 和 Cl^-，显著升高；而 SIADH 患者血容量增多，渗透压和中心静脉压降低。因而确认容量消耗是诊断 CSW 的要点，而血 AVP 升高可用于评价血容量减少的程度。血红蛋白浓度、碳酸氢盐有一定鉴别意义，但 SIADH 和 CSW 的尿酸均下降。在引入 AVP 分泌不适当综合征之前的 1957 年，已经有脑盐消耗的病例报道。20 多年后，人们发现，CSW 与 SIAVP 并非同一疾病。CSW 的诊断要点是尿钠不适当（过多）丢失及有效血容量下降[33,34]。脑盐消耗综合征的病理生理变化见图 5-5-2-3。

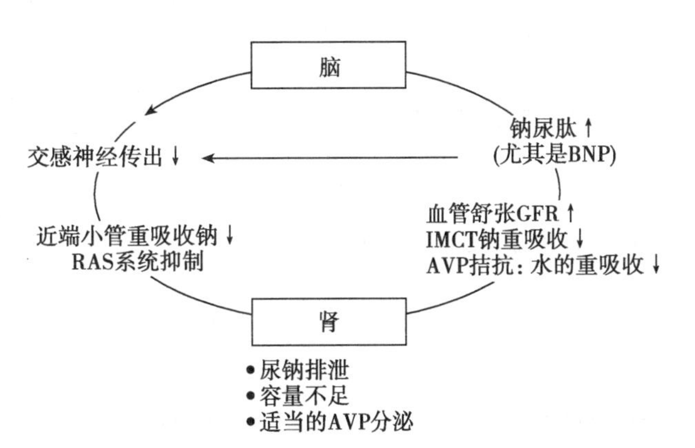

图 5-5-2-3　脑性盐消耗综合征的病理生理变化

确定血容量状态是诊断的前提，因为 SIADH 患者的血容量正常或升高，而 CSW 时为低血容量；但是单凭临床表现常很困难，根据血电解质测定结果，一般可作出初步诊断。CSW 通常见于神经事件的 10 天内。其他需要鉴别的疾病包括利尿剂、Bartter 综合征、肾小管疾病、肾上腺功能减退症、甲状腺功能减退等。一般血容量消耗的定义是细胞外液 Na^+ 丢失≥2mmol/kg。呋塞米试验可用于两者的鉴别，注射呋塞米 20mg 可使 SIADH 患者的血 Na^+ 恢复正常，但对仍处于低钠血症状态的 CSW 病情无影响。同样，输注 0.9% NaCl 100ml 后，病情加重者提示为SIADH,但该试验有一定的危险性,且重复性较差。

主要诊断标准:①有效血浆渗透压降低(<275mOsm/L);②尿渗透压增加(低渗时>100mOsm/L);③血浆脑钠肽升高,肾素活性和醛固酮被抑制,尿钠和尿钾增加(正常钠水摄入时>40mmol/L);④根据临床表现判断血容量正常;⑤正常甲状腺和肾上腺功能;⑥近期无利尿剂使用。

次要诊断指标:①血尿酸降低(<4mg/dl),BUN降低(<10mg/dl);②钠排泄分数>1%;尿素排泄分数>55%;③0.9%生理盐水2L输注后低钠状态无法纠正;④水负荷试验结果异常或尿液不能完全稀释[<100mOsm/(kg · H_2O];⑤血浆ADH升高(低渗、血容量正常临床表现),但是需要注意的是,由于ADH在不同类型的SIADH中分泌状态不同,并不是该病诊断的主要特点。因此诊断仍有困难时,推荐同时测定尿酸和钠的肾脏排泄分数进行鉴别(详见病例报告2)。

【治疗】

CSW的治疗应针对病因。首先补充等渗或高渗钠盐溶液(SIADH应首先限制液体摄入)。SIADH和CSW都需要补充钠盐,但是多数低钠血症不需要使用高渗盐水,当患者可以进食时,盐片(salt tablet)可采用两种方法:首先应将血钠提升到安全水平,其次是应将钠池(Na^+ pool)和血容量补足。补液的速度要慢,以防止发生脑桥脱髓鞘(pontine myelinolysis)等并发症,一般要求补钠的速度低于0.7mmol/h,血钠水平不超过20mmol/(L · h)。CSW常使血管痉挛性脑缺血的治疗发生困难,血容量降低又常引起脑血流和心排出量进一步下降,血黏度升高。因此,在处理蛛网膜下腔出血等疾病时,必须按照3A治疗的要求(如晶状体和胶体溶液相结合),持续静脉输注液体。对因为颅内疾病引起的CSW,一种简单的办法是补充晶状体电解质和水即可。必要时亦可应用AVP拮抗剂处理低钠血症,皮质醇0.05~0.10mg/次,2次/天的效果较佳,因该药可直接促进肾小管的钠重吸收,但长期应用可引起低钾血症和高血压,偶尔导致肺水肿[33-35]。

研究发现,高渗液体并不能改善脑创伤、颅内高压或脑水肿的长期预后。在高渗负荷下,虽然液体的吸水能力提高,但可能引起高钠血症或导致渗透性血脑屏障开放和高渗溶液外渗而进入脑组织。用高渗盐水(即在通常的补充液体中加入高渗盐溶液)可以作为甘露醇的另一种补充,治疗顽固性颅高压并不能降低脑创伤患者的死亡率。患者在高渗负荷下,减轻脑水肿,降低颅内压,但必须注意防止发生严重的高钠血症或溶质性血脑屏障开放而使大量的水与钠进入脑组织[36]。低钠血症治疗药物有考尼伐坦(conivaptin)、莫扎伐普(mozavaptan)、托伐普坦(tolvaptan)和萨特普坦(satavaptan),其差别见表5-5-2-3。

【病例报告1】

(一)病例资料 患者男性,46岁。因外伤后颈痛并四肢活动障碍10小时于2013年10月26日入院。患者2013年10月26日10:30左右不慎被门板压住颈部,当即出现颈痛,下肢无法活动,感觉消失,上肢乏力,呼吸困难,旁人移开门板后无呼吸困难,于11:00在外院行CT等检查后考虑颈椎骨折脱位并截瘫,予以颈部制动、甲泼尼龙冲击等治疗。起病后尿量不多。

体温37℃,脉搏104次/分,呼吸20次/分,血压107/58mmHg,急性面容,被动体位、口腔黏膜、牙龈及舌系带无色素沉着。心、肺、腹部无异常发现。阴毛、腋毛无脱落,双下肢不肿。颈椎及椎旁有压痛和叩击痛,颈椎各向活动明显受限。脊柱CT显示C_5向前脱位,C_7爆裂性骨折。入院诊断为C_5脱位并截瘫和C_7爆裂性骨折。入院后行颈椎减压固定术后1周,患者出现尿量增多,伴口渴、乏力,血钠121mmol/L,血氯化物93mmol/L。其后的血清电解质与水分变化见表5-5-2-4。

表5-5-2-3 低钠血症治疗药物比较

药品名称	剂型	剂量	作用受体	开发状态	适应证
考尼伐坦(conivaptin)	注射液	40~80mg	V1a/V2	日本公司开发,2006年首次在美国上市	住院患者的正常血容量性或高容量性低钠血症的治疗
莫扎伐普坦(mozavaptan)	片剂		V2	日本公司开发,2006年首次在日本上市	肿瘤相关性SIADH引起的低钠血症
托伐普坦(tolvaptan)	片剂	15~60mg Qd	V2	日本公司开发,用于SIADH低钠血症的治疗	用于心衰、肝硬化和SIADH引起的正常血容量性或高血容量性低钠血症的治疗
利希普坦(uxivaptan)	片剂	50~100mg Bid	V2	美国公司开发,3期临床阶段	
萨特普坦(satavaptan)	片剂	5~25mg/d	V2	法国公司开发,终止开发	

表5-5-2-4 血清电解质与水分变化

指标	10月28日	11月9日	11月10日	11月11日	11月12日	11月13日	11月14日
血钠(mmol/L)	139.0	121.0	129.0	129.0	129.0	136.0	137.0
血氯(mmol/L)	104.0	93.0	100.0	101.0	94.0	103.0	103.0
血钾(mmol/L)	3.90	4.00	3.80	3.90	4.50	4.30	4.20
CO_2CP(mmol/L)	22.8	23.6	21.5				
入量(ml)	-	3917	4719	5804	4819	4902	3209
出量(ml)	-	3500	5300	4600	4310	4150	2980
补钠(g)	-	21	24	18	12	12	6

清晨8时血清皮质醇255.9nmol/L,16时89.1nmol/L,24时32.9nmol/L;8时ACTH 28.6ng/L,16时7.324ng/L,24时6.1ng/L。卧位PRA 816ng/(L·h),AT-1 2209ng/L,AT-2 46ng/L,ALD 85ng/L,ARR = 10.42,FT_3 4.64pmol/L,FT_4 22.76pmol/L,TSH 2.51mU/L;LH 3.24U/L,FSH 1.57U/L,垂体泌乳素9.95nmol/L,雌二醇0.14nmol/L,睾酮9.39nmol/L,孕酮<0.21μg/L。尿比重1.005~1.015,pH 5.0,尿钠349mmol/d。尿钾45.88mmol/d。尿氯336.4mmol/d。尿钙5.98mmol/d。尿磷26.93mmol/d,尿镁2.97mmol/d,尿肌酐正常。颈椎MRI显示C_5椎体前滑脱;C_6/C_7压缩性骨折,并脊髓损伤;C_6~T_{12}椎体骨髓水肿,周围软组织及局部附件信号不均。

(二)病例讨论 患者颈椎受伤后出现血钠低的同时,尿钠排泄增多;尿量多而肾上腺、甲状腺功能正常。经积极补液、补钠后好转,故诊断为继发于颈椎损伤后的脑耗盐综合征。血清钠离子是维持人体血浆渗透压重要的溶质成分,钠离子和水维持正常代谢及平衡,而钠离子与水两者之间又相互依赖。临床上,最需要与脑性盐耗综合征鉴别的是后者常见于头颅外伤或手术后,由于尿排钠和排氯首先增加,ADH继发性升高,且伴有循环血容量下降,需积极补充血容量及补钠治疗。合并低钠血症的患者(包括轻度低钠血症)死亡率是正常人群的3~60倍。CSW治疗的基本原则是补液、补钠(包括高浓度钠)和原发病治疗。权衡低钠血症相关神经系统并发症和快速纠正低钠血症并发急性脱髓鞘疾病之间的利弊,制订个体化的治疗方案,严密监测、定期评估。

抗利尿激素受体拮抗剂可用于等容量和高容量性低钠血症患者的治疗,过快纠正低血钠容易出现渗透性脱髓鞘,表现为T2高信号,髓磷脂,常见于脑桥中央,同时也可影响其他白质区,致基底节区/胼胝区/大脑白质脱髓鞘。因此,24小时内增加小于10~12mmol/L,48小时内增加小于18mmol/L。体液限制通常是一线治疗,如果患者不能或是不愿意限制体液摄入以避免发生严重的低渗血症,药物干预治疗的方案可以用于对限制体液治疗不耐受或效果不明显的患者。这类患者中,四环素衍生物地美环素是较好的选择。它可引起肾源性尿崩症,所以尽管AVP浓度很高,但会减少尿浓度。最佳治疗剂量是每天分次口服600~1200mg地美环素。

【病例报告2】

(一)病例资料 患者女性,40岁。因虚弱、恶心呕吐,2个月体重下降8kg入院。身高154cm,体重57kg,血压100/60mmHg,脉搏110次/分。无使用利尿剂或其他药物史,无腹泻。双侧肢体无力,腱反射正常,Babinski征和踝阵挛试验阴性。血钠142.8mmol/L,钾2.3mmol/L,氯化物125.5mmol/L,血钙7.7mg/dl,血磷1.1mg/dl,血镁2.6mg/dl,BUN 17.7mg/dl,肌酐1.0mg/dl,白蛋白4.2g/dl,尿钾16.9mmol/L,肾小管钾梯度(transtubular potassium gradient,TTKG)7%(提示肾脏失钾)。动脉血pH 7.194,PCO_2 19.5mmHg,PO_2 67.8mmHg,HCO_3^- 7.6mmol/L,SpO_2 90.2%,血清阴离子间隙(AG)9.7(提示为阴离子间隙正常性代谢性酸中毒),尿pH 6.5(AG 6.1时)。因患者为低血压伴呼吸衰竭(PCO_2 45.3mmHg)、智力异常和嗜睡而入住ICU,机械通气给氧,静脉补钾,胃管给予氯化钾和碳酸氢钠纠正代谢性酸中毒。

以目标碳酸氢钠24mmol计算,患者需要补充碳酸氢钠365mmol,即缺失的碳酸氢盐=(0.5×瘦体重)×(24-血清碳酸氢钠),瘦体重[44.5kg=9270×体重(kg)/6680+216×BMI(kg/m^2)]。因为代谢性酸中毒未能及时纠正,给予碳酸氢钠480mmol静滴(溶于5%葡萄糖液中)。第二天血钾正常(4.2mmol/L),但出现急性高钠血症,血钠从142.8mmol/L增高至172.8mmol/L,故应用0.45%氯化钠和5%葡萄糖液滴注。在以后的6天中,血钠逐渐下降至148.0mmol/L,精神状态明显好转,肌肉无力显著改善。

发生高钠血症的第6天出现发音困难、吞咽困难、垂涎和四肢瘫痪。怀疑为急性高钠血症四肢的渗透性托髓鞘综合征(osmotic demyelination syndrome),MRI显示脑桥对称性高强度信号和周围弱信号,提示为中心性桥脑髓质溶解症(central pontine myelinolysis)。连续2天给予2次治疗性血浆交换治疗,血浆交换量达4394ml,其中含5%白蛋白、晶体液和新鲜干冻血浆。血浆交换后的第2天恢复语言功能和定向功能,除轻度复视外,其他神经功能也有显著改善。

本例的基本诊断为肾远曲小管性酸中毒(RTA),其正常阴离子间隙行代谢性酸中毒的特点是左肾盂结石,血清HCO_3^-<10mmol/L,血钾降低而尿pH 6.5(>5.5)。病情稳定后进一步检查其病因,$NaHCO_3$负荷试验证实为肾小管远端性RTA。滴注8.4% $NaHCO_3$液[速度57mmol/h,1mmol/(kg·h)],当尿pH升高到7.6时,尿PCO_2、血PCO_2、尿HCO_3^-、血HCO_3^-、尿肌酐、血肌酐分别为44.5mmHg、34.8mmHg、40.1mmol/L、25.8mmol/L、64.5mg/dl和0.7mg/dl。HCO_3^-排泄分数1.68%,尿/血CO_2张力梯度(U-B PCO_2)9.7,证实为远曲小管RTA。此外,Schirmer试验和抗Lo与抗Ra抗体阳性,唾液腺扫描与活检发现存在干燥综合征。患者长期口服碳酸氢钠和氯化钾。

(二)病例讨论 本例的基本诊断是干燥综合征并发肾远曲小管性酸中毒,急性高钠血症是由于静脉注射碳酸氢钠治疗代谢性酸中毒的并发症。溶质性脱髓鞘综合征(ODS)和中心性脑桥脱髓鞘(CPM)主要发生于迅速纠正低钠血症时,ODS无特殊治疗方法。本例应用血浆交换处理高钠血症所致的CPM取得成功。

(*颜湘 汤恢焕*)

第3节 高钠血症

高钠血症(hypernatremia)代表高钠性高渗状态。高渗状态还可由高血糖、高尿素及其他外源性因素(如甘露醇、甘油等)引起[1]。ICU常用的尿素利尿是引起高钠血症的重要原因。无电解质的自由水清除(electrolyte free water clearance,EFWC)是鉴别高钠血症的较好方法,而自由水清除(free water clearance,FWC)可能导致诊断错误。ICU获得性高钠血症患者的特点见表5-5-3-1,高钠血症进展期与稳定期的液体与电解质平衡见表5-5-3-2。鉴别诊断的第一步是根据每天的尿素排泄量计算蛋白当量(protein equivalent),转换尿中的尿素(mmol)至血清尿素氮(BUN,mg/dl)的公式是BUN=尿液尿素×2.8×0.467;其乘积乘以尿量即为每天的氮排出量,再乘以 6.25 即为蛋白当量。最后，从肠营养和蛋白当量蛋白计算蛋白摄入量，评价蛋白平衡状态，即 FMC＝尿量×[1－(尿渗透压/血浆渗透压)]；EFWC＝尿量×[1－(尿 Na^+＋尿 K^+)/血浆 Na^+]。

表 5-5-3-1 ICU 获得性高钠血症的特点

临床特点	病例数(发生率)
一般特点	
性别(男/女)	4(57%)/3(43%)
年龄(岁)	61(SD 12)
入院时 SAPSII 计分	50(SD 18)
入院时血肌酐(mg/dl)	1.42(SD 0.6)
住院时间(天)	19(SD 9)
ICU 死亡率	29%
收住 ICU 的主要原因	
呼吸衰竭	3(43%)
循环衰竭	3(43%)
消化系统危象	1(14%)

表 5-5-3-2 高钠血症进展期与稳定期的液体与电解质平衡

指标	血钠升高期(Q1～Q3)	血钠稳定期(Q1～Q3)	*P* 值
液体入量(ml)	3948 (2753～4918)	3342 (2597～5128)	0.9
液体出量(ml)	2595 (1890～3000)	2480 (1510～3510)	0.4
24 小时尿量(ml)	2075 (1653～2763)	2475 (1420～3088)	0.2
容量平衡(ml)	1415 (107～2427)	1091 (－300～2096)	0.06
(Na^+K^+)入量(mmol)	220 (97～469)	197 (109～339)	0.8
(Na^+K^+)出量(mmol)	146 (89～180)	236 (133～424)	<0.01
(Na^+K^+)平衡(mmol)	50 (－55～363)	－65 (－204～134)	0.02
FWC(ml)	－904 (－1574～572)	－987 (－1466～522)	0.9
EFWC(ml)	1419 (1052～1923)	805 (527～1200)	<0.01
尿尿素(mmol)	369 (295～415)	241 (152～331)	<0.01
尿(Na^+K^+)(mmol)	97 (68～156)	188 (130～258)	<0.01
尿渗透压(%)	71 (60～77)	53 (39～66)	<0.01
(Na^+K^+)渗透压(%)	19 (14～27)	43 (25～57)	<0.01

【病因】

高钠血症较为少见。本症的发生主要是治疗失误造成的(表 5-5-3-3)。

表 5-5-3-3 高钠血症的病因

低血容量性高钠血症	正常血容量性高钠血症
摄入不足	饮水过少(原发性高钠血症)
母乳喂养性高钠血症	通气过度
饮水过少	发热
渴感异常(昏迷或精神失常)	高血容量性高钠血症
肠道丢失	高渗盐水输入过多
肾脏丢失	$NaHCO_3$ 输入过多
阻塞后多尿	食盐中毒
利尿	原发性醛固酮增多症
尿崩症	低肾素性高血压
肾髓质损害	

(一) 水摄入不足 在完全断水情况下，一天内即可出现明显的脱水症。根据 Marriott 的观察，停止摄入水分 24 小时，体液丢失约为体重的 2%。如丢失体液达体重的 15% 可致死，这种情况通常发生于断水后的第 7～10 天。高渗性高血糖状态(HHS)是糖尿病的严重急性并发症之一，以严重高血糖、高血浆渗透压、严重失水、中枢神经系统症状，而无酮症酸中毒为特征[2]。以老年 2 型糖尿病(T2DM)患者多见，偶见于儿童 T2DM，无性别差异。约 1/3 的患者病前无糖尿病病史，或只有糖耐量异常。少数人可与糖尿病酮症酸中毒(DKA)合并存在。有人认为，HHS 和 DKA 属于同一疾病谱的两极，两极之间有许多中间型。约 2/3 的患者于发病前无糖尿病病史或仅有轻度高血糖既往史。值得注意的是，虽然 1985—2002 年，美国的成年急性高血糖危象(DKA 和 HHS)死亡率有所下降(每年下降 4.4%)，但全球范围内的儿童糖尿病(最小年龄为 11 岁)并发 HHS 较以前明显增多。

(二) 水丢失过多

1. 尿崩症 本症部分病例与遗传因素有关，部分病例是由于创伤、肿瘤、感染及不明原因使下丘脑的神经束受损所致[3]。这种患者如强迫禁饮或因渴感丧失而未适当补充水分，则容易发生高钠血症(详见第 2 篇第 2 章第 10 节)。有的在新生儿期即出现症状，有的则症状轻微。严重患儿除表现为多尿外，往往有脱水、体重不增加、生长受阻、发热、便秘，常伴有智力缺陷(可能由于脱水、高血钠所致脑损害)或同时伴先天性脑畸形。肾性尿崩症可显示不同程度的尿浓缩功能缺陷，尿渗透压远较血浆渗透压低，血管加压素治疗无效。

2. 渗透性利尿 水和溶质被大量排出，水丢失又多于钠丢失，可以发生高钠血症。

3. 溶质摄入过多 溶质摄入过多引起的高钠血症主要见于以下四种情况：①高蛋白含盐饮食能引起渗透性利尿。牛乳含钠、钾和蛋白质为人乳的 3 倍，若未经适当稀释而喂养 2 个月以内的婴儿，易发生高钠血症。母乳喂养不当亦可引起高钠血症性失水(母乳喂养相关性高钠血症性失水，breastfeeding-associated hypernatremic dehydration)，常见于农村和偏远地区低体重儿，血钠＞150mmol/L[3]。②吞饮大量海水亦可致渗透性利尿，因为海水含钠约为 450～500mmol/L，氯 500～550mmol/L、镁 50mmol/L 和硫 25mmol/L。③心脏骤停或乳酸酸中毒时使用大量碳酸氢钠或某些抗生素治疗者亦可引起医源性高钠血症(表 5-5-3-4)。④再进食综合征(refeeding syndrome)的显著特点是低磷血症，偶尔合并有低钾血症与低镁血症，严重患者出现心肺衰竭与死亡[4]。

表 5-5-3-4 某些抗生素的钠含量

抗生素	钠含量(mg/d)
青霉素类	
氨苄西林	71~142
美洛西林(mezlocillin)	774~1320
奈夫西林(nafcillin)	67~402
替卡西林(ti1carcillin)	480~2160
β-内酰胺酶抑制剂类	
氨苄西林	115~230
替卡西林(ti1carcillin)	1324~1992
头孢菌素类	
头部吡啶(Ceftazidine)	14.5~208
头孢曲松(ceftriaxone)	83~166
头孢呋辛(cefuroxine)	666
先锋霉素(cephalothin)	128~384
碳青霉烯类	
亚胺培南(Imipenem)	74~148

4. 尿浓缩功能障碍　原因很多，其共同特点是肾脏排水多于排钠。肿瘤患者常伴有高钠血症，伴有失水，可分别表现为高容量性高钠血症、低容量性高钠血症或等容量性高钠血症，但以低容量性高钠血症最多见，病因与呕吐、腹泻、液体摄入不足有关。低钠血症患者对高钠液体很敏感，低钠血症的纠正也十分迅速；而同样的高钠溶液对高钠血症患者来说是危险的，而且补液过快或过多都是致命性的[5]。

（三）钠排泄障碍

1. 尿崩症伴渴感减退综合征　患者一方面缺乏 AVP，肾脏不能适当地调节水的排泄；另一方面口渴感觉减退或消失，不能随时增减饮水量以满足机体需要。在禁饮时尿渗透压不升高或上升甚微，常有严重脱水、高血钠、体液高渗，出现高渗综合征的表现。这种患者的治疗比较困难，如用加压素治疗，由于患者缺乏灵敏的口渴感觉，容易因饮水过量引起水潴留、低渗状态，甚至水中毒。渴感中枢的功能和 β-肾上腺素能受体有关，而 β 受体兴奋是通过 cAMP 而发挥效能的。氯磺丙脲有促进腺苷环化酶的作用，使 cAMP 增加，故可用于改善渴感中枢的功能，一般可用 250mg/d 治疗。

2. 特发性高钠血症综合征　又称为渴感减退伴 AVP 释放"阈值升高"综合征。本征分泌 AVP 的能力并未丧失，但是 AVP 释放的"渗透压阈值"提高，只有当体液达到明显高渗状态时才释放 AVP，因而体液一直处于高渗状态。发病机制还不完全明了。有人认为，可能是由于渴感减退合并部分性尿崩症所致。有时下丘脑功能紊乱（如严重精神刺激后）也可发生本症。高血钠并非单纯由于渴感减退所致，因为单纯渴感减退者给予适量饮水可使血钠维持正常。而本症患者在饮水利尿后，高血钠依然存在，说明高血钠在未达到严重程度时，不能有效地促进 AVP 的释放。禁饮时尿液可呈高渗，说明仍有 AVP 释放，但渗透压感受器的阈值升高。本症患者有慢性高钠血症，渴感减退，无多饮多尿，脱水不明显，有时可出现周期性瘫痪，血清钾正常，但总体钾量减少，可能因高钠导致细胞内钾移至细胞外液中，而后被排出体外。患者可因高渗导致神经精神症状，智力、记忆力减退，或伴有发作性精神错乱。诊断可参考以下几点：①持续高钠血症；②无明显脱水体征；③机体仍有 AVP 分泌能力；④肾小管对 AVP 仍有反应性。

3. 肾上腺皮质功能亢进　可能包括所有能导致钠潴留的肾上腺皮质疾病，如 Cushing 综合征、非 CRH/ACTH 依赖性肾上腺皮质大结节增生、某些先天性肾上腺皮质增生症、原发性醛固酮增多症、继发性醛固酮增多症、表观盐皮质激素过多综合征等。皮质醇有潴钠排钾作用，高水平的血皮质醇是高血压、低血钾的主要原因，加上去氧皮质酮及皮质酮等弱盐皮质激素的分泌增多，机体总钠量明显增加，血容量扩张，血压上升并伴有轻度水肿。患者常有血钠浓度增高。大量醛固酮有潴钠作用，钠潴留使细胞外液扩张，血容量增多；血液和血管壁细胞内钠离子浓度增加，管壁对去甲肾上腺素等加压物质反应增强。然而，血钠浓度增高和血容量扩张到一定程度时，心房内压力感受器受刺激，心房肌分泌心钠素（心房利钠素，以前称为"利钠因子"）能抑制肾近曲小管钠重吸收，使远曲小管的钠离子浓度增加，超过醛固酮作用下的重吸收钠能力，尿钠排泄增加（"脱逸现象"），故原发性醛固酮增多症患者较少出现水肿，血清钠亦多维持在轻度升高水平。

4. 可逆性脑损害综合征　可逆性脑损害综合征（reversible splenial lesion syndrome，RESLES）常见于脑炎、脑病、低血糖症、抗癫痫药物撤退、感染、高原型脑水肿（high-altitude cerebral edema，HACE）或代谢性疾病（低血糖症、高钠血症）等。临床表现无特异性，但预后良好，亦无胼胝体分离综合征（callosal disconnection syndrome）征象，神经影像检查时，病变不被增强。SCC 中心区可见圆形病变，本质为细胞毒性脑水肿[6]。

【病理生理】

钠和水的平衡紊乱常同时发生，血清钠异常（高钠血症和低钠血症）只反映了血钠和水分的相对含量，而且在血钠、细胞外液容量和体内钠总量制剂不存在相互关系[7]。

（一）严重失水和脑细胞脱水　高钠血症时的细胞体积变化见图 5-5-3-1。急性高钠血症时，机体的所有细胞脱水，体积变小；当患者在 3~4 天或更长时间内形成高钠血症（亚急性高钠血症）时，机体的多数细胞体积缩小，但脑组织细胞和红细胞的体积趋于正常；在纠正高钠血症的过程中，迅速使血钠降至正常水平时，脑细胞因水分的进入而体积增

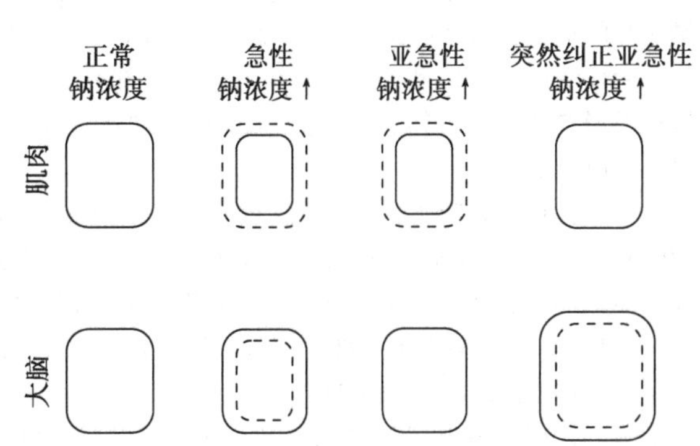

图 5-5-3-1 高钠血症时的细胞体积变化

大，脑细胞肿胀则引起脑水肿和继发性神经脱髓鞘（渗透性脱髓鞘综合征）。

胰岛β细胞残留一定的功能，患者只有血糖明显升高，而无DKA。常见诱因有各种应激、水摄入不足或失水、糖负荷过多、或使用抑制胰岛素分泌或拮抗胰岛素作用的药物（如二氮嗪、奥曲肽、利尿剂、苯妥英钠、糖皮质激素、氯丙嗪、甲氰米胍和普萘洛尔等）。因口渴中枢不敏感，饮水欲望降低，失水相当严重，致血钠明显增高。在感染、外伤、脑血管意外、手术等应激状态下，儿茶酚胺和糖皮质激素分泌增加，进一步抑制胰岛素的分泌，加重胰岛素抵抗，使血糖显著和血渗透压升高。严重高血糖致渗透性利尿，失水多于失盐，低血容量又引起继发性醛固酮增多，使尿钠排出进一步减少，导致高血糖、高血钠、高血浆渗透压，以及低血容量和细胞内脱水。脑细胞脱水和脑供血不足使HHS的神经精神症状远比DKA明显。

1. AVP分泌增加　使尿量减少，以保存更多体液。AVP的分泌主要受血浆渗透压感受性调节。当禁水或失水时，血浆渗透压升高，血浆AVP升高，肾小管重吸收水增多，尿量减少，体液平衡得以维持或恢复。当血浆渗透压在280~800mOsm/(kg·H_2O)范围波动时，血浆AVP含量与渗透压呈直线关系，即：血浆AVP含量(ng/L)=0.38×(血浆渗透压-280)。当血容量发生剧烈变化时，AVP的释放还受容量感受性调节。如失血量达体重的10%以上时，AVP释放明显增加。

2. 渴感中枢兴奋　驱使患者喝水，细胞外液容量增加，渗透压下降，恢复到正常状态。下丘脑渴感中枢与产生AVP的中枢接近，在功能上有密切联系。以高渗盐水注入或电兴奋下丘脑的前部，可引起烦渴多饮，停止刺激后，烦渴多饮即消失。当体内水分过多时，体液容量增多，渗透压降低，AVP的释放和口渴中枢受到抑制，于是尿量增多，饮水停止，体液容量减少，渗透压上升，恢复到正常状态。这种双重调节，使体液渗透压、血钠浓度维持在正常范围内。

（二）中枢神经损伤　口渴的感觉减退，或由于产生AVP的中枢病变或肾小管对AVP失去反应性，不能使AVP充分发挥作用，细胞外液的高渗状态持续进展，促使细胞内液的水分移至细胞外液，补充细胞外液的容量。如果缺水状态不能及时纠正，继续进展形成细胞内严重脱水，则影响各脏器细胞内的代谢活动及生理功能，特别是脑细胞的正常功能受到干扰，产生昏迷、谵妄等严重后果。肾脏在缺水初期往往能代偿性增加肾小管钠及水分重吸收，以减轻细胞外液容量缩减的程度，但肾脏仍必须至少排出500ml/d的尿液以清除体内代谢废物。因此，尿量虽少，尿液比重却高。在脱水持续发展的情况下，肾脏不能排出最低限量的尿量时，即可出现氮质血症。

钠中毒所致的高钠血症及高渗状态，见于钠摄入过多和排钠障碍，大多是意外发生，表现为细胞外液扩张，可以引起急性肺水肿，而细胞内液大量丢失。尿钠浓度很高，甚至>300mmol/L。急性高钠血症导致机体的所有细胞均脱水，细胞体积变小；亚急性高钠血症（病程3~4天或更长时间）时，多数细胞的体积仍缩小，但机体的代偿机制使脑组织细胞和红细胞的体积趋于正常。因此，在纠正高钠血症的过程中，迅速使血钠降至正常水平会导致脑细胞因水分进入而体积增大，引起脑水肿和继发性神经脱髓鞘（渗透性脱髓鞘综合征）。

中枢性尿崩症时，AVP缺乏，肾脏对水的重吸收减少，排泄大量低渗尿液。大量水的丢失使体液变为高渗。此时，口渴中枢强烈兴奋，依靠大量饮水来代偿水的丢失，避免发生高渗状态，或减低高渗的程度。如果患者由于某种原因不能饮水，或得不到水，或是患者神志不清，或是渴感中枢因下丘脑病变而发生功能障碍，渴感减弱或消失，则体液高渗状态不能因饮水得到缓解，出现高渗综合征，细胞内水分移出引起细胞内失水。脑组织失水使脑细胞功能障碍，甚而可发展为脑细胞裂解，颅内出血。以上钠中毒和尿崩症是高钠血症高渗状态病理生理发展过程的典型例子，也是其临床上常见的原因。

高渗状态对脑的影响体现了水盐代谢平衡的重要性，若治疗不及时常造成患者死亡。动物实验发现，输入高渗盐溶液使血钠增高速率为每小时35mOsm/(kg·H_2O)，当血浆渗透压(Posm)>350mOsm/(kg·H_2O)，即可出现严重症状，表现为不安、易激惹；375~409mOsm/(kg·H_2O)时，有眼球震颤、共济失调、肢体颤抖；>400mOsm/(kg·H_2O)时，有惊厥、强直性肢体痉挛；>435mOsm/(kg·H_2O)时，无一生存。死于急性高渗状态的动物可见硬膜下出血、血肿、脑皱缩、脑组织的静脉和毛细血管内血液淤滞。镜下显示小胶质细胞和皮质神经元固缩。在高钠性高渗状态，脑的水和电解质含量有明显变化，在急性期的最初1~4小时内，脑组织中的水分丢失9%，电解质浓度增高约24%，其中65%为Na^+、K^+、Cl^-，35%为脑细胞新产生的溶质。高渗状态持续至第7天后，脑内水含量则逐渐恢复正常，Na^+、K^+、Cl^-含量下降，脑细胞内新生溶质、氨基酸明显增加（比正常高出1倍），以减轻因细胞外液高渗状态所引起的失衡。高钠血症还影响神经肌肉接头功能。

【临床表现与诊断】

口渴是机体缺水和细胞内失水的标志性症状。尿量明显减少，脉率及血压变化小。重者眼球凹陷、恶心、呕吐、体温升高，婴儿可出现高热、肌无力、肌电图异常，晚期可出现周围循环衰竭。文献报道的最高血钠为208mmol/L[8]。

（一）高钠性高渗状态　高钠性高渗状态导致细胞失水和神经损害。早期表现为嗜睡、软弱无力及烦躁，渐渐发生易激动、震颤、动作笨拙、腱反射亢进、肌张力增高，进一步发展可出现抽搐、惊厥、昏迷及死亡。血钠超过158mmol/L时，惊厥发生率高达71%，严重者可引起不可逆性神经损害。

（二）诊断　口腔干燥是诊断缺水的最重要体征，口腔干燥的病因与分类见表5-5-3-5。病史结合口渴、口腔黏膜干燥、尿量减少、尿渗透压/尿比重增高作出高钠性高渗状态的诊断，但对意识不清或已昏迷的患者，如果不能获得确切病史，有时会造成诊断上的困难（特别是昏迷患者，由于长期灌注高蛋白高浓度的流质饮食而发生溶质性利尿所造成的高渗综合征）。因此，须考虑到各种原因引起的高渗综合征的鉴别及其相互关系。

血清钠升高的幅度对判断高渗状态和程度是一个重要

表 5-5-3-5　口腔干燥的病因与分类

神经病变性口腔干燥	血色病
糖尿病	淀粉样变性口腔干燥
Parkinson 病	失水性口腔干燥
免疫与炎症性口腔干燥	失水性高钠血症（尿崩症、失水等）
普通病毒感染	张口呼吸
HIV	终末期肾病
EB 病毒感染	糖尿病
巨细胞病毒感染	糖尿病酮症酸中毒
1 型人类促 T 淋巴细胞病毒感染（HTLV-1）	高渗性高血糖状态
移植物抗宿主病（GVHD）	唾液腺性口腔干燥
干燥综合征	硬皮病
类风湿关节炎	血色病
原发性胆汁性肝硬化	淀粉样变性
SLE	放射菌病
硬皮病	移植物抗宿主病
自身免疫性甲状腺病	巨细胞病毒感染
肉芽肿反应性口腔干燥	遗传性口腔干燥
结核病	外胚层发育不良症
结节病	IgG4 相关性硬化性疾病
异常物质沉积性口腔干燥	

指标。血清 Na^+>150mmol/L 时应有所警惕。血红蛋白的明显升高往往反映血液浓缩的存在，但在早期由于细胞内液外溢补充了细胞外液，往往无血液浓缩现象。高钠血症患者（Na^+>150mmol/L），Posm>295mOsm/（kg·H_2O）时，应测定 Uosm，如果 Uosm<800mOsm/（kg·H_2O），则表示可能 AVP 的释放或其效应有部分缺陷。这类患者给予 AVP 5U 皮下注射，可见 Uosm 提高。如果是钠负荷增多，或不显性失水增多患者，其尿浓缩能力正常，Uosm 应>800mOsm/（kg·H_2O），并且不受 AVP 的影响。如果 Uosm 浓度比 Posm 低［Uosm<300mOsm/（kg·H_2O）］，比重≤1.001，就必然存在中枢性或肾性尿崩症。这两种疾患可借助患者对 AVP 的反应进行鉴别。中枢性尿崩症注射 AVP 后，至少可使 Uosm 增加 50%，并使尿量显著减少，而肾性尿崩症则少有反应。

老年患者因渴感减退，反应迟钝，不能补足不显性失水，可造成或加重高钠血症。因老年人 GFR 下降、尿浓缩能力减退，Uosm 亦下降。Uosm 虽然与高血钠无直接关系，但低的 Uosm 通过减低肾脏保留水的能力而间接促进高钠血症的发展[9]。

【治疗】

液体治疗（fluid therapy）是急诊患者抢救的作用措施，但如果使用不当，也会造成一系列不良反应甚至严重并发症。避免液体过负荷（量毒性，quantitative toxicity）的主要方法是监测血流动力学指标；尤其在应用人工合成类胶体溶液或等渗盐水时，错误液体输入（质毒性，qualitative toxicity）常导致医源性急性肾损伤或代谢性酸中毒。所谓的生理平衡胶体溶液事实上并非生理，即使基本上接近“生理”，但输入某些重症患者体内后，可能导致严重后果。因此，液体处方应与药物处方一样，液体处方与口服降糖药的比较见表 5-5-3-6。

表 5-5-3-6　液体输入与口服降糖药的比较

特点	口服降糖药	液体输入
临床问题	糖尿病	低血容量/体液代谢紊乱
特殊治疗目的	降低高血糖	恢复绝对或相对性液体缺乏症
药物合理性	降糖药种类	晶体溶液/胶体溶液/血液制品
处方	医师处方/药师与护士执行	医师处方/血库核准/药师与护士执行
监测治疗反应	血糖监测/毒副作用监测	血流动力学监测/毒副作用监测
停药	医师处方/药师与护士执行	医师处方/血库核准/药师与护士执行

（一）高钠性高渗状态的治疗液体用量　输液是复苏抢救的起始措施，估计液体输入量的关键因素是已经缺失的和将要缺失的液体总量。提供维持量或补充未能测量的液体缺乏量（如第三间隙丢失量，third space loss）常导致过多液体潴留。同样，根据静态测量的中心静脉压（CVP）病不能准确反映液体缺失状态[9]，一般推荐应用标准化的中心静脉样饱和度（>65%~70%）与快速血清乳酸盐清除率（>20%/2h）估计补液量[9-11]。功能性血流动力学指标，如每搏血容量变异、脉压差、床旁心输出量超声或呼吸期下腔静脉直径变异与潮气末期 CO_2 变异、呼气末期气管内插管阻塞能更好地反映补液后的血流动力学反应，其敏感性与特异性优于血压、CVP 或尿量。事实上，根据血压和尿量进行补液往往导致液体过负荷和羟乙基淀粉（HES）等胶体溶液引起的中毒反应[7]，更不主张采用盲目静脉注射大量溶液的方法来抢救。

高钠性高渗状态的治疗根据病因为失水、低渗液体丢失或钠中毒而有所不同。失水的治疗原则是早期应补充足量的水分以纠正高渗状态，然后再酌量补充电解质（表 5-5-3-7）；钠中毒则需要补水利钠；低渗液体丢失则需要及时纠正循环衰竭，再酌情给予低渗盐水[10]。另一个重要原则是纠正高钠血症不能操之过急，补液过速、降低高渗状态过快，可能引起脑水肿、惊厥、神经损害，甚至死亡。有人报道当 Posm 变化幅度为 30~35mOsm/（kg·H_2O），约相当于血浆 Na^+ 15mmol/L 时，可引起有临床症状的脑容积改变，为了减少发生脑水肿的危险，血浆钠浓度每 8 小时内降低应少于 15mmol/L，即每小时降低少于 2mmol/L 为宜。

表 5-5-3-7　维持禁食患者水与电解质平衡的每日静脉输液量

输液量及方法	既往推荐	目前推荐
液体量（ml/m^2）	1700~1800	1400~1500
具体方法	体重 10kg 以下儿童 100ml/kg	体重 10kg 以下儿童 80ml/kg
	50ml/kg（10~20kg 体重）	40ml/kg（10~20kg 体重）
	20ml/kg（20kg 体重以上至成人）	15ml/kg（20kg 体重以上至成人）
	KCl 2mmol/kg	KCl 2mmol/kg

失水量可按下列公式估算，总体水（TBW）分别以男、女体重60%和50%计算，即实际TBW=正常TBW×[正常Na^+(mmol/L)/测得血Na^+(mmol/L)]；水缺乏=0.6×体重(kg)×{1-[140mmol/L/测得血Na^+(mmol/L)]}。

高钠血症的诊治方法见图5-5-3-2。估算的水的正平衡是使血浆Na^+浓度恢复至140mmol/L所需的量，不包括另外的等渗液的欠缺。这些推算公式都不是精确的计算，而且血清钠正常值所取的数值也不同，因此计算数值可能有些出入，但能大致反映机体缺水的量，对治疗补液量有参考价值。另外，计算补液时还应包括每日生理必须补充的液体，约为1500ml，以及目前继续额外丢失的液量。如果不知道原有体重，可按另一个计算公式推算，男性所需水量=4×体重(kg)×欲降的钠量(mmnol/L)；女性所需水量=3×体重(kg)×欲降的钠量(mmol/L)。所补的液体经口服或静脉滴注，以等渗葡萄糖为首选，或用等渗盐水与5%葡萄糖液，按1∶3或1∶1的比例混合配方静脉点滴。口服或鼻饲管灌注的优点是水分一般能较快吸收，比较安全。但在重度脱水或急需补液扩容时，或患者有明显呕吐、梗阻、腹泻时，则必须静脉补液。中度（失水占体重的5%，4000~5000ml）、重度（10%，8000~10 000ml）失水时，应在开始的4~8小时内补充所计算液量的1/2~1/3，剩余的液量可以在24~48小时内继续补给。同时应密切观察临床变化，根据补液后的反应，包括尿量是否增多，血清钠是否下降，Uosm、尿比重是否降低等，综合判断补液量是否充足，不能机械地按计算方案补液。补液不宜过量、过速，否则会引起脑水肿。脑细胞新溶质的消除需要一定时间，快速补液适用于有严重症状者。使用0.18%~0.45%的盐水并不能预防高钠血症的发生，而且仅仅根据血钠水平不能判断失水和失钠的多少，也不能决定所给予液体的钠浓度。因此必须参考尿钠、尿量和肌酐水平等综合因素决定。

（二）低渗液丧失型高钠血症的治疗 低渗液丧失是指水丢失多于钠丢失。细胞外液容量减缩远远超过细胞内液，丢失液约2/3是水，1/3液是等渗液。丢失的水来自细胞内、外液，对血容量影响小，而占1/3的等渗液则来自细胞外液，较同容量的纯水丧失而言，对血容量的影响更为严重。由于同时有Na^+丢失，所以体液渗量增加与容量丧失不成比例。故计算纯水丢失的公式不适用于此类型，需从临床体征，如直立性低血压、休克、少尿或无尿等作出判断。如果有低血压，又有钠轻度升高（≤160~170mmol/L），提示除脱水外，合并低渗液丧失。血容量减缩使GFR降低，AVP分泌增加，结果尿钠减少，一般在10mmol/L左右。对于这种类型失钠引起的细胞外液容量减缩远较高渗状态本身的威胁为大。如果患者血压过低，则开始治疗时应使用等渗盐水，当有严重循环衰竭时，可给予血浆和其他扩容剂。在这种情况下，最迫切的需要是恢复组织灌注，输给等渗生理盐水能获得最满意的效果。一旦组织灌注充足，循环衰竭纠正后，可考虑给予低渗盐水液（1∶1的5%葡萄糖液和0.9%盐水液），其中葡萄糖的作用可以省略不计，因为它在非糖尿病患者体内迅速代谢为

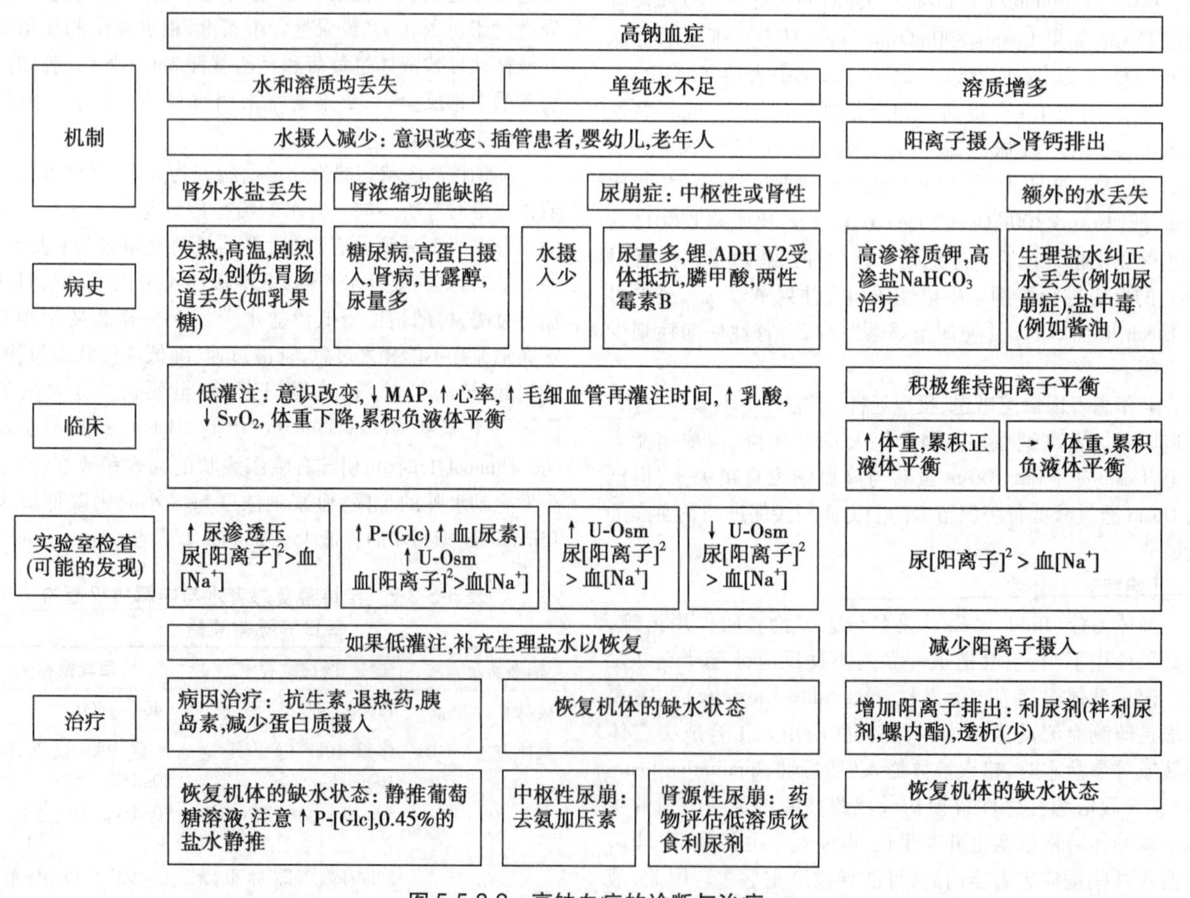
高钠血症
机制
水和溶质均丢失
单纯水不足
溶质增多
水摄入减少：意识改变、插管患者，婴幼儿，老年人
阳离子摄入>肾钙排出
肾外水盐丢失
肾浓缩功能缺陷
尿崩症：中枢性或肾性
额外的水丢失
病史
发热，高温，剧烈运动，创伤，胃肠道丢失(如乳果糖)
糖尿病，高蛋白摄入，肾病，甘露醇，尿量多
水摄入少
尿量多，锂，ADH V2受体抵抗，膦甲酸，两性霉素B
高渗溶质钾，高渗盐NaHCO₃治疗
生理盐水纠正水丢失(例如尿崩症)，盐中毒(例如酱油)
临床
低灌注：意识改变，↓MAP，↑心率，↑毛细血管再灌注时间，↑乳酸，↓SvO₂，体重下降，累积负液体平衡
积极维持阳离子平衡
↑体重，累积正液体平衡
→↓体重，累积负液体平衡
实验室检查(可能的发现)
↑尿渗透压 尿[阳离子]²>血[Na⁺]
↑P-(Glc)↑血[尿素] ↑U-Osm 血[阳离子]²>血[Na⁺]
↑U-Osm 尿[阳离子]² >血[Na⁺]
↓U-Osm 尿[阳离子]² >血[Na⁺]
尿[阳离子]² >血[Na⁺]
如果低灌注，补充生理盐水以恢复
减少阳离子摄入
治疗
病因治疗：抗生素，退热药，胰岛素，减少蛋白质摄入
恢复机体的缺水状态
增加阳离子排出：利尿剂(袢利尿剂，螺内酯)，透析(少)
恢复机体的缺水状态：静推葡萄糖溶液，注意↑P-[Glc]，0.45%的盐水静推
中枢性尿崩：去氨加压素
肾源性尿崩：药物评估低溶质饮食利尿剂
恢复机体的缺水状态

图5-5-3-2 高钠血症的诊断与治疗

MAP：平均动脉压；P-[Glc]：血糖浓度；SvO_2：中心静脉氧饱和度；U-Osm：尿渗透压

二氧化碳和水。因此，5%葡萄糖溶液虽有278mOsm/(kg·H_2O)的渗透浓度，但在体内与游离水是等值的。

补液量可参照下列公式估算：过剩盐量=0.6×体重(kg)×[测得血钠(mmol/L)-140]；缺水量=过剩盐量/140={0.6×体重(kg)×[测得血钠(mmol/L)-140mmol/L]}/140=0.6×体重(kg)×{[测得血Na^+(mmol/L)/140mmol/L]-1}。

钠中毒使细胞外液容量扩张，导致肺水肿。这种血容量扩张的钠中毒患者，如果单纯用水降低血浆钠浓度，将会促使心力衰竭的发生，因此，治疗以消除过多的钠为宜。肾功能正常时，Na^+可以迅速随尿液排出。肾衰竭或不全的患者，可以采用血液或腹膜透析治疗，借助高渗葡萄糖透析液透析，来校正高钠性脱水状态。透析速度应进行监察调整，以防止血浆Na^+浓度降低过快而发生脑水肿。

醋酸曲氨加压素(desmopressin acetate)可预防低钠血症治疗过度所引起的高钠血症。

(三)补液种类 在相同用量情况下，液体的毒性取决于液体类型和患者的易感性。人工合成的胶体溶液羟乙基淀粉(HES)与明胶(gelatin)可能比白蛋白更优越，其血源性感染风险低，血液流变性优，微血管流动性高。1998年，一篇关于晶体/胶体液争论的综述指出，每17位人白蛋白治疗者有1例发生死亡[12]，并引起一连串争论与风波。之后，涉及5个国家391例ICU病例的观察下研究发现，以胶体液作为复苏首选抢救方法者占48%，晶体液和血液制品风波占33%和28%。但是，选择何种液体在国家之间相差6倍；因此，单位制度与商业市场在药物的选择中起了重要作用。与晶体液比较，HES可减轻急性炎症反应[13-15]和血管内皮细胞功能紊乱及血管渗漏[16]，保存间质屏障和微循环功能，稳定血流动力学参数，逆转休克，恢复细胞外液容量的输液量也更低[17,18]。

SAFE(4%白蛋白加入0.9%生理盐水与0.9%盐水比较(表5-5-3-8)，CHEST(6%HES加入0.9%盐水与0.9%盐水比较)和6S(6%HES加入Ringer乙酸盐液与Ringer乙酸盐液比较)研究结果表明，胶体液扩张容量(增加血容量)的作用优于晶体液(1.2∶1~1.4∶1，20%~40%)，这明显弱于以前的Starling实验模型结果[19]。目前仍缺乏理想的复苏溶液，即溶液与血浆组分相似(尤其是氯化物)，离子差应>0(0.9%盐水)而低于血浆[20]。比较平衡晶体液与等渗盐水的氯化物负荷(chloride load)效果时发现，限制氯化物更有益于康复，可惜在输入大量平衡晶体液后，仍可因血液中弱酸被稀释和强离子差异而发生轻度的代谢性酸中毒，此外许多平衡晶体溶液中含有钙和其他电解质，增加了沉淀和凝血风险。0.9%盐水亦为非生理性溶液，含氯化物高于血液，而强离子差低于血浆(0.9%盐水的强离子差为0mmol/L，血浆为40mmol/L)。因而容易导致医源性高氯化物性代谢性酸中毒(iatrogenic hyperchloremic metabolic acidosis)。此外，高氯化物溶液还引起肾血管收缩，降肾小球滤过率和间质液体潴留[21-25]。在糖尿病酮症酸中毒患者中，平衡晶体溶液(含K^+ 5.0mmol/L)纠正碱缺乏的效应优于0.9%盐水[26]。

表5-5-3-8 等渗盐水与平衡晶体溶液的比较

研究者	研究设计	研究对象	液体	结果
McFarlane等	RCT	肝胆胰择期手术	0.9%盐水/血浆-148	0.9%盐水引起代谢性酸中毒
Wilkes等	RCT	腹部手术	0.9%盐水/Hartmann液	0.9%盐水引起代谢性酸中毒
O'Malley等	RCT	肾移植术	0.9%盐水/林格乳酸盐	0.9%盐水引起代谢性酸中毒和高钾血症
Yunos等	前瞻性比较	危重症	富氯溶液/贫氯溶液	富氯溶液引起酸中毒 贫氯溶液引起代谢性碱中毒
Chowdbury等	RCT(横断面)	健康自愿者	0.9%盐水/血浆-148(2L)	氯↑/强离子差↑/肾血流↓/体重↑/细胞外液↑/排尿↑
Chua等	回顾性	糖尿病酮症酸中毒	0.9%盐水/血浆-148	血浆-148纠正酸中毒更快
Shaw等	回顾性	腹部手术	0.9%盐水血浆-148	0.9%盐水的感染↑/并发症↑/输血量↑/肾替代治疗↑
Yunos等	前瞻性比较	危重症	富氯溶液/贫氯溶液	富氯溶液的急性肾损害↑/肾替代治疗↑

复苏的液体治疗分为三个不同的时期(图5-5-3-3)，复苏期的治疗目标是恢复细胞内容量、器官灌注和组织氧合作用，此期的液体为正平衡；维持期的目标是维持血管内容量稳定，防止过多液体积聚，避免输入过量液体；恢复期需要主动或被动清除多余的液体，促进器官功能康复。口服水化液(oral rehydration solution，ORS)的渗透压270~310mOsm/L。一般认为，治疗腹泻时，渗透压≤270mOsm/L(ORS270)的安全性和可靠性高于ORS310。

(四)液体过负荷(量毒性) 急性复苏成功和血流动力学指标稳定后，即出现过多液体积聚现象，如果处理不及时，病情(尤其是急性肾损伤)可能迅速恶化AKI[27-33]。危重症患者的液体过负荷的不良后果见表5-5-3-9[34-47]。急性复苏后液体过负荷(fluid overload，%FO)的后果是造成体液漂移(fluid creep)，增加器官损伤，升高病死率。每增高1%，死亡率升高3%。其中，%FO=(液体入量-液体出量)/治疗前体重(kg)×100%。

(五)液体质毒性 羟乙基淀粉复苏研究结果见表5-5-3-10。盐水与白蛋白溶液评价(SAFE)比较了4%白蛋白与生理盐水的复苏效果，包括了7000例危重症患者，结果未发现死亡率、ICU住院时间、机械通气时间差异，但亚组分析发现头部创伤者死亡率增高，而败血症者降低，长期追踪证实头部创伤者死亡率增高的原因与使用白蛋白有关(OR=1.88，$P<0.001$)。HES与明胶(gelatin)可能比白蛋白更优越，其血源性感染风险低，血液流变性优，微血管流动性高，早期复苏的效果较佳，但是严重败血症患者发生急性肾损伤的风险高，不宜过量应用。

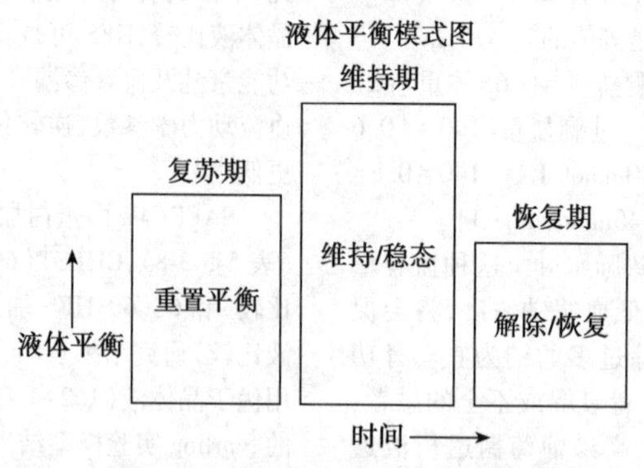

图 5-5-3-3 不同时期液体平衡的变化

液体治疗分为三个不同的时期，复苏期的治疗目标是恢复细胞内容量、器官灌注和组织氧合作用，此期的液体为正平衡；维持期的目标是维持血管内容量稳定，防止过多液体积聚，避免输入过量液体；恢复期需要主动或被动清除多余的液体，促进器官功能康复

表 5-5-3-9 危重症患者的液体过负荷

研究者	研究设计	研究对象	表达方法	结果
儿童患者				
Goldstein 等	回顾性	危重症(CRRT)	%FO	%FO↑者死亡率增加
Foland 等	回顾性	危重症(CRRT)	%FO	%FO↑者器官功能障碍和死亡率增加
Sutherland 等	回顾性	危重症(CRRT)	%FO	%FO↑者死亡率升高
Arikan 等	回顾性	危重症(CRRT)	%FO	%FO↑者肺功能下降
成年患者				
Payen 等	前瞻性	危重败血症	FB	FB↑者死亡率增加
Murphy 等	回顾性	危重症	AIFR+CLFM	AIFR 和 CLFM↑者存活率高
Bouchard 等	前瞻性	危重症(AKI)	%FO>10%	FB↑者伴有死亡率增加
Wiedemann 等	RCT	危重症(ALI)	保守 *vs.* 积极输液	保守输液降低死亡率
Fulop 等	回顾性	危重症(CRRT)	VRWG	VRWG↑者伴死亡率增加
Boyd 等	VASST 研究	危重败血症	四分位 FB+CVP	↑FB 伴↑死亡率 CVP<8 死亡率下降
Grams 等	FACCT 研究	危重症(ALI+AKI)	FB+利尿剂	FB↑者死亡率增高
Heung 等	回顾性	危重症(CRRT)	%FO	%FO↑者肾功能恢复缓慢
Bellomo 等	RENAL 研究	危重症(AKI)	FB	FB↑者伴死亡率增加

注：CRRT：连续肾脏替代疗法；ALI：急性肺损伤；AIFR：适当的起始液体复苏；CLFM：后期保守输液；VRWG：容量相关性体重增加；AKI：急性肾损伤；CVP：中心静脉压；%FO：液体过负荷；FB：液体平衡

表 5-5-3-10 羟乙基淀粉复苏研究结果

研究者	RCT 类型	病例数(HES/CON)	疾病	HES	对照	指标	RRT(OR)
Schortgen 等	多中心	129(65/64)	重症败血症/败血症休克	6%(200/0.62)	3%明胶	AKI↑? 少尿症 SCr↑	1.20(0.5~2.9)
Molnár 等	单中心	30(15/15)	败血症休克	6%(200/0.60)	3%明胶	–	–
McIntyre 等	多中心	40(21/19)	败血症休克	6%(200/0.50)	0.9% NS	无差异	3.00(0.3~31.6)
Brunkhorst 等	多中心	537(262/275)	重症败血症/败血症休克	10%(200/0.5)	RL	AKI↑	1.95(1.3~2.9)
Guidet 等	多中心	196(100/96)	重症败血症/败血症休克	6%(130/0.4)	0.9% NS	无差异	–
Perner 等	多中心	798(398/400)	重症败血症/败血症休克	6%(130/0.42)	Ringer 乙酸盐	AKI↑	1.35(1.01~1.8)
Myburgh 等	多中心	7000(3315/3336)	败血症(27.4%)(1921/7000)	6%(130/0.4)	0.9% NS	RRT↑	1.21(1.00~1.45)

注：HES：羟乙基淀粉；CON：对照；NS：生理盐水；RL：Ringer 乳酸盐；AKI：急性肾损伤；RRT：肾替代治疗；SCr：血肌酐

（龚学军　汤恢焕）

第4节 钾缺乏症与低钾血症

低钾血症(hypokalemia)是指血清钾低于正常的一种临床状态,而钾缺乏症(potassium deficiency)是指体内钾消耗,钾含量低于正常的一种临床现象。因此,钾缺乏症不一定引起低钾血症,而低钾血症也不一定伴有钾缺乏症。

血清钾测定不能反映全身总体钾和细胞内和细胞外的钾分布情况。在某些情况下,高血钾可见于总体钾缺乏;相反,低钾血症可存在于总体钾正常。故了解细胞内和细胞外钾相互转移因素甚为重要。根据临床研究和经验,除家族性周期性瘫痪等少数情况外,低钾血症患者大多有总体钾减少。通常当血清 K^+<3.5mmol/L 称低钾血症,严重低钾血症可降至2.0mmol/L以下。低钾血症的临床表现和血钾降低程度与速度有关,但存在个体差异。尿钾测定有助于了解肾脏对钾调节与排泌情况。在某些情况下,钾缺乏伴失水或酸中毒时,细胞内缺钾,但血钾正常甚至增高。借助核素测定及肌活检研究,表明糖尿病酮症、慢性呼吸性酸中毒、慢性充血性心力衰竭及尿毒症患者,细胞内钾多数减少,而血清钾正常。因此,临床上需要结合病史综合判断。通常根据血钾降低程度估计钾的丢失量,血钾下降1mmol/L时,约失钾100~200mmol,也有人认为当血清钾降至3mmol/L以下时,体内约丢失钾200~400mmol。

钾代谢紊乱在水盐代谢失衡中较常见,多继发于急、慢性疾病,其临床表现可与原发疾病混淆;钾和钙、镁具有相似作用,可增强或抑制神经、肌肉(包括心肌)的生理功能;钾代谢严重紊乱可危及患者生命。近年来,随着检测钾技术的进步以及快速、自动、微量测定和微穿刺等技术的相继问世,人们对钾代谢,特别是对钾缺乏症的发病机制、临床监测和处理等问题有了新的认识。

【钾代谢】

摄入钾50~75mmol/d足够维持生理需要。肉类、水果、蔬菜等均富含钾,普通膳食可供钾50~100mmol/d(2~4g/d),饮食中钾的90%由小肠吸收。Ferbes等用尸体化学分析方法测定全身钾总量为54.4~54.8mmol/kg。近年用放射性核素法测定,70kg的男性,体钾总量约3500mmol(50mmol/kg);女性由于脂肪较多,体钾总量相对减低,平均2300mmol。其中约98%分布在细胞内,细胞外液仅70mmol左右,与钠主要为细胞外液阳离子的情况恰好相反。钠和钾在体液中的这种分布,是由细胞膜 Na^+-K^+-ATP 酶来维持的,它以3:2的比例将 Na^+ 转运出细胞并使 K^+ 进入细胞内,其净效应是维持细胞内 K^+ 浓度为140~150mmol/L。

(一)钾储积 全身钾储积于肌肉较多,占总量的70%,皮肤或皮下组织占10%,其余大部在脑脊液和内脏中(表5-5-4-1)。

表5-5-4-1 人体器官的钠钾含量(mmol)

器官和组织	重量(kg)	K^+	Na^+
全身总量	70	3800	5100
躯干肌肉	30	2700	810
皮肤	18	366	1600
骨	12	218	1600
大脑	1.9	150	133
红细胞	2.4	252	36
肝	1.8	135	74
心	0.3	24	11
肾	0.3	18	22
血浆	2.6	12	363

钾和 Na^+ 都能通过细胞膜,以维持其动态平衡。当静脉注射核素钠和钾时,钠大多在1小时内与细胞外液达到平衡,24小时内与全身体钠平衡,约10%的患者于1周左右平衡;钾需要15小时方能与细胞内钾平衡。病理情况下,达到平衡的时间延长,例如在尿毒症时,24小时内仅交换总钾量的40%;在心脏病时,则需45小时才能达到平衡。临床钾缺乏的治疗常难以在短期内达到平衡。处于高钠低钾环境中的细胞有潴钾排钠功能。细胞外钾或细胞内钠增加时,可激活细胞膜上的 Na^+-K^+-ATP 酶,将细胞内钠排出,细胞外钾转移入细胞内,以保持细胞内、外正常的电位差。实验证明,在主动转运过程中需消耗能量,消耗1个分子ATP可使3个 Na^+ 排出,2个 K^+ 进入细胞内。故凡能影响ATP生成的因素如缺氧、CO中毒及氧化磷酸化障碍等均可影响钾进入细胞内;缺氧时细胞内钾又可转移至细胞外。

(二)肾脏钾排泄 低钾血症和钾缺乏症的病因可归纳为摄入过少和排出增加两类,有的可多个原因同时存在(表5-5-4-2)。

表5-5-4-2 低钾血症和钾缺乏症的原因

摄入不足	盐皮质激素作用增强
禁食(昏迷/消化道梗阻/吞咽困难)	原发性醛固酮增多症
偏食	继发性醛固酮增多症(恶性高血压/Bartter综合征/肾小球旁器细胞瘤)
厌食	食用甘草、甘珀酸钠(生胃酮)
排出过多	糖皮质激素增多(Cushing综合征/类Cushing综合征)
胃肠道丢失过多	肾小管疾病
呕吐频繁(幽门梗阻)	肾小管酸中毒
胃肠-胆道引流	白血病伴溶菌酶尿
腹泻(霍乱/血管活性肠肽瘤/滥用泻药)	Liddle综合征
皮肤	钾分布变化(钾向细胞内转移/总体钾不缺乏)
长期高温作业随大量汗液排出未补充	低钾性周期性瘫痪
肾脏	胰岛素
利尿剂(噻嗪类/呋塞米等)	
渗透性利尿(糖尿/甘露醇等)	

肾脏随着钾摄入量而相应改变钾的分泌量。当摄入量少,体内缺钾时,尿钾可减至5mmol/d以下;而当钾摄入过多,尿钾排量可达100mmol/d以上。血浆中钾绝大部分是游离的,可从肾小球滤出。假设血浆钾浓度为4mmol/L,GFR为150L/d,则滤出钾量为600mmol/d。在没有利尿作用的影响下,肾小球滤出钾的85%~90%在近曲小管和髓袢被重吸收,10%~15%在更远端的部位被重吸收,尿中排泄的钾主要由远曲小管远端和集合管主动分泌。调节尿钾排泄量的主要部位为远曲小管的远端,尿钾排量主要取决于该部分肾小

管细胞钾的分泌量及其细胞内钾的浓度[1,2]。

1. 肾小管主动排钾 钾摄入量多时,远曲小管细胞内钾浓度高,钾按浓度梯度由细胞内移入肾小管腔中,尿钾排量增加。钾从肾小管上皮细胞内释放进肾小管腔,主要通过肾小管腔侧膜化学电位差的变化来调节,属于被动转运机制,受被动转运有关因素影响。另一部分是通过钠泵的作用,受小管细胞膜离子泵作用而排出钠,重吸收钾,以维持细胞内的高钾浓度,为钾分泌到肾小管腔内的主要来源。肾小管上皮细胞管腔膜和管周膜对离子的通透性不同。管周膜的 Na^+-K^+-ATP 酶将 Na^+泵出细胞,而 K^+从管周膜进入细胞内。有些因素可调节管周膜的钾重吸收量,从而改变细胞内钾浓度,影响尿钾分泌量。另一方面,在另一侧管腔膜处,Na^+进细胞内,K^+移至管腔中,但也有 K^+的重吸收。钾的最终分泌量取决于 K^+的分泌和重吸收的相对量。在多数情况下,钾的分泌量超过重吸收量,因而总有一定量的钾随尿排出体外。影响肾小管排钾因素还有以下几方面的调节途径。

2. 盐皮质激素促进排钾 醛固酮(ALD)有潴钠排钾作用,其作用部位主要在远曲小管段和髓质集合管。ALD 作用于管周膜,兴奋 Na^+-K^+-ATP 酶,促进 K^+向细胞内转运,并可增加管腔膜对 K^+的通透性,而重吸收管腔中的 Na^+,使管腔中阳离子减少,从而在细胞两侧形成电势差,有利于钾分泌。ALD 作用并非简单的 Na^+/K^+交换,其排 K^+和重吸收 Na^+的作用是分离的。例如放线菌素 D 可抑制 ALD 对 Na^+重吸收,而并不抑制其排 K^+作用;在原发性 ALD 增多症患者或长时间接受盐皮质激素的动物,ALD 的潴钠作用可出现"脱逸"现象,即使有大量 ALD 而无明显潴钠,但其排钾作用无"脱逸"。小剂量盐皮质激素只兴奋 Na^+的重吸收而不改变 K^+排出量。另一方面,在普通膳食(钾 60~100mmol/d)情况下,ALD 分泌量为 50~150μg/d,当食物中减少钠盐或增加钾盐时,ALD 分泌量可达 1500μg/d;当给予高钠或低钾饮食时,分泌量可降至 50μg/d,提示 ALD 具有良好的调节体内钾、钠平衡的作用[3]。

3. Na^+/K^+交换促进排钾 低氯性碱中毒时,补充 Cl^-可减少尿钾排出。有机阴离子如 SO_4^{2-}、有机酸(酮体、乳酸)增加时,因这些阴离子不能随钠重吸收,从而增加小管腔内负电荷,促进远曲小管上皮细胞排泌钾[4]。糖尿病酮症酸中毒患者尿钾排量增加可能与此有关。

4. 酸碱平衡排钾 酸碱平衡失常时,影响细胞内、外钾的转移,细胞内与管腔内之间的 K^+浓度梯度发生变化,从而影响肾脏的排钾量。在急性酸中毒时,远曲小管细胞内 K^+浓度降低,细胞内与管腔间浓度梯度下降,于是 K^+的分泌减少。急性碱中毒时情况相反,K^+的分泌增加[5,6]。动物实验及临床上注射碳酸氢钠或用碳酸酐酶抑制剂使尿液碱化后,远曲小管碳酸酐酶活性增加,使 H^+生成减少,尿钾排量增加。碱中毒时,由于远曲小管 HCO_3^-增多,加强与小管细胞内 K^+交换,而使钾排泄。在慢性酸碱平衡失调时,情况不完全相同,例如长期给予动物酸负荷时,其尿钾排量增加。

(三) 非肾脏钾排泄 经肠道和汗液排钾也在钾的代谢调节中起到一定的作用。在普通饮食下,正常人摄钾量的 10%~15%由粪便排泄,约为 10mmol,但当肾排钾功能受损时,肠道排钾增加[7]。在严重肾衰竭者,摄入钾量的 35%可由粪便排出。腹泻时也可有大量的钾排出。汗液钾排量通常很少,但在严重出汗情况下,如高温作业、炎热气候行军、执勤等可经汗液丢失大量的钾,达 150mmol 以上,故强调在防治高热中暑时,须增加钾的补充量。钾从汗液排泄也受肾上腺皮质激素(促进钾和抑制钠从尿和汗液中排泄)的调节。

(四) 细胞外钾消耗 合成 1g 糖原约需 0.15mmol 钾,合成 1g 蛋白质约需 0.45mmol 钾。由于这种代谢过程进行缓慢,因此不引起细胞外钾的明显变化。但在严重创伤、烧伤、感染或饥饿引起细胞和/或蛋白质分解旺盛时,都可导致大量 K^+进入细胞外液。另一方面,在巨幼红细胞性贫血患者经叶酸、维生素 B_{12} 治疗后,红细胞和血小板生成迅速增加,可使 K^+进入细胞内而导致低钾血症。在病理情况下,输注葡萄糖胰岛素,血钾进入细胞内,血钾降低而诱发周期性瘫痪。钾与细胞新陈代谢、蛋白质、糖代谢及酶的活动密切相关。细胞内多种酶的活动必须有钾参与,如三羧酸循环中羟化酶与含巯基酶等。生成 1g 糖原需要 0.15mmol 钾,合成 1g 蛋白质需要 0.45mmol 钾(氮 1g:2.7~3.0mmol 钾),因此创伤、感染、应激时,钾释出增加,而组织修复时需要的钾增多。

细胞内钾(150mmol/L)是维持细胞内渗透压的基础。当输给高渗溶液,细胞外产生高渗状态,细胞内钾及水分即转移至细胞外,以使细胞内、外渗透压达到平衡。K^+还能通过细胞膜与细胞外 H^+、Na^+进行交换以调节酸碱平衡,钾代谢紊乱常导致水及酸碱平衡紊乱。当代谢性碱中毒时,虽然 H^+转移到细胞外,细胞外液的钾进入细胞内,但由此而引起的血浆钾浓度降低的幅度不大。由于代谢性碱中毒时细胞内缓冲作用和 H^+的穿膜转运比代谢性酸中毒小,约占 33%。但严重呕吐如幽门梗阻时所致的代谢性碱中毒,常伴有较重低钾血症。

【病因与发病机制】

(一) 长期禁食/厌食/偏食

1. 禁食或厌食 肾脏保钾的功能较差,约需 2 周才能达到平衡,而在此期间已丢失数百毫摩尔钾。长期摄钾过少可导致总体钾减少和低钾血症。在饥饿、厌食、酗酒者进食过少、老年人、吞咽困难、消化道梗阻或昏迷患者长期禁食、肠外补给无钾溶液,而肾脏却仍然不断排钾,此种情况若超过 1 周,可发生低钾血症。慢性消耗性疾病晚期以及手术后长期禁食者,如用利尿剂或伴有其他失钾因素,则更易出现低钾血症。

2. 偏食 Elkinton 等曾报道 1 例精神病患者因在 4 周内每天只饮汽水度日,因而发生钾缺乏症,经补充 778mmol 钾达到平衡。2 名低钾饮食者,6~7 日血清钾从 4.1mmol/L 降至 3.1mmol/L,分别失钾 268mmol 及 289mmol。嗜土癖者,食入的泥土和 K^+结合致肠道 K^+吸收减少,而其他原因所致的偏食引起缺钾者并非少见。

(二) 钾排出增加

1. 消化道失钾 正常情况下,分泌到胃肠道的消化液约 6000ml/d,其中含钾 5~10mmol/L。呕吐、胃肠引流均可引起低钾血症,主要原因为肾脏排钾、未进食、呕吐或胃肠引流物直接丢钾。呕吐时盐酸和钠丢失可导致代谢性碱中毒,可使肾脏排钾增加,并使钾进入细胞,从而造成低钾血症。呕吐和尿中失钠，血容量减低，继发 ALD 增多亦促进肾脏排钾。正常情况下粪便含钾不多（8~15mmol/L），一般不影响钾的平衡。重度腹泻时，粪液中含钾量可高达 100mmol/L 以上，大量钾丢失引起总体钾减少和低钾血症，钠随粪丢失，使血容量减少，继发 ALD 增多，促进低钾血症的发生。典型霍乱患者，每天可以随大便失水达 8L 以上，失 Na^+ 1000mmol，失 K^+ 130mmol。

Verner-Morrison 综合征（血管活性肠肽瘤，WDHA 综合征）的肿瘤细胞可分泌过多血管活性肠肽（VIP），临床特点为水泻、低钾、低氯血症（胃酸缺乏）。肿瘤细胞主要分泌过多血管活性肠肽（VIP），故在该症中低钾血症特别严重，这是由于大量水泻失钾以及失钠引起继发性 ALD 增多，高 ALD 血症使肾脏和结肠排钾增加。急性期大量水泻可达 5L/d，含 K^+ 300mmol 以上，胃酸少或经促胃液素兴奋也不能增加胃酸分泌；代谢性酸中毒则因粪中排出大量重碳酸盐所致。最近，有人报道 1 例 84 岁女性以严重分泌性腹泻、酸中毒、低钾血症为首发症状的嗜铬细胞瘤患者，经手术切除肿瘤后症状缓解，肿瘤免疫组织化学检测发现 VIP 阳性细胞呈小岛状分散在肿瘤组织中的 VIP 瘤。另外有一种肠道疾病，急性起病，表现为严重腹泻，很快发展至危及生命的低钾血症和酸中毒，也称为腹病危象（celiac crisis），主要为 2 岁以下幼儿发病，但成人也偶可发生，病因尚不清楚，当患者出现上述症状时应注意与其他疾病如霍乱鉴别。结肠、直肠绒毛腺瘤常伴有明显的总体钾减少和低钾血症。发生低钾的原因为患者有慢性腹泻，粪液量可达 1.5~3.5L/d，失钾量达 50mmol/d；因结肠黏液排泄过多，而该黏液含钾量高达 100~140mmol/L；腹泻引起继发性 ALD 增多，使结肠黏膜细胞分泌钾增加。

长期滥用泻剂可引起低钾血症与代谢性碱中毒，因粪液中钾含量可达 30~50mmol/d，可被误诊为原发性 ALD 增多症或 Bartter 综合征（假性 Bartter 综合征）。Schwatz 报告 2 例长期用泻剂后血清钾分别降至 2.1~1.6mmol/L。甲状腺髓样癌分泌前列腺素刺激肠黏膜而发生腹泻。腹泻常伴失水、失钠及代谢性酸中毒，而掩盖低钾血症的表现。中毒性巨结肠，是炎症性肠道疾病、感染性或缺血性结肠炎的潜在性致命的并发症，成人相对少见，临床特征有体温升高、低血压、意识障碍和电解质失衡，尤其是由于肠液丢失过多所致的低钾血症，可能引起严重的心律失常，危及患者生命。长期饮用过量软饮料（尤其是碳酸饮料）可能引起严重的低钾血症[8]。

2. 肾脏失钾过多　观察比较同一日的血、尿钾量，是鉴别肾性或肾外性失钾的重要依据。当血钾<3.0mmol/L，而尿钾排量>20mmol/d 时，应考虑为肾性；反之，由于摄入过少或胃肠道、皮肤丢失引起者，则尿 K^+ 排量常<20mmol/d。过度换气致呼吸性碱中毒，继发性 ALD 增多，大量的 K^+ 自尿排泄可达 80~200mmol/d。从肾脏丢失可以分为两大类，一类为低钾血症血压正常，另一类为低钾血症伴高血压。后者又可分为肾素活性升高、降低与正常三种。

（1）应用利尿剂：渗透性利尿可引起总体钾减少和低钾血症。机制为近曲小管和髓袢升支对钾、钠和水分重吸收减少，到达远曲小管的液体增多，尿排钾量增加。水分和钠排泄增多，引起继发性 ALD 增多，亦使远曲小管的钾分泌量增加。糖尿病、静脉滴注甘露醇，大量输等渗氯化钠液、碳酸氢钠液，急性肾小管坏死恢复期和泌尿道梗阻缓解后由尿素或钠引起的利尿、进食大量蛋白质后生成尿素增加等均为渗透性利尿的常见原因。此外，利尿剂中噻嗪类、乙酰唑胺、呋塞米和依他尼酸可使尿钾排泄增多，常引起低钾血症。因为这些利尿剂可抑制水、钠重吸收，使远曲小管水钠增多，Na^+/K^+ 交换增加，钾绝对分泌量增多；除乙酰唑胺外，这些利尿剂还可引起代谢性碱中毒，因而增加远曲小管中 K^+ 的分泌；排钠后继发 ALD 增加亦使远曲小管分泌 K^+ 增加；利尿剂本身还可能直接影响钾的排泄。利尿后容易出现低钾血症者往往是原来已有原发性或继发性 ALD 增多症、钾摄入过少和伴有其他钾丢失的疾病。利尿剂增加尿钾排泄，但对血钾和总体钾的影响则因不同疾病而异。对总体钾减少的水肿患者，补钾不易纠正，但血钾不低，用髓袢利尿剂时失钾较多。对用洋地黄、继发性 ALD 增多及肝性脑病患者，即使血钾无明显降低，亦需补钾，以防并发低钾血症。无水肿的高血压患者用利尿剂后血钾较易下降，可达 0.3~1.2mmol/L，但总体钾不减或减少甚微，血钾在 3mmol/L 以上时，饮食中含钾充足时一般不需补充钾盐。有人总结 1000 例用排钾利尿剂的患者，血钾下降者占 4.9%。而随访 20 例长期服用利尿剂而未补钾的患者，15 例发生低钾血症，故主张对长期用利尿剂者宜适量补钾[9,10]。

肾毒性药物，尤其是肾毒性抗生素，如甲氧苄啶（trimethoprim）、两性霉素 B（amphotericin B）、青霉素（penicillin）、环丙沙星（ciprofloxacin）、地美环素（demeclocycline）和各种抗结核药物。通常引起肾小球滤过率下降、酸碱平衡紊乱、肾小管酸中毒、Fanconi 综合征、Bartter 综合征、低钠血症、高钠血症低钾血症、高钾血症和肾性尿崩症等[11]。药物所致的低钾血症（drug-induced hypokalaemia）主要见于老年人和原有心血管病、肾脏病或肝脏病患者[12-15]。

（2）肾小管性酸中毒：详见第 3 篇第 3 章第 4 节。可据病变部位分为Ⅰ型或远端型（DRTA）与Ⅱ型或近端型（PRTA）。Ⅰ型（DRTA）的特点是远曲小管分泌 H^+ 减少，为保持尿液中一定阳离子量和维持 Na^+ 平衡，Na^+ 重吸收与细胞内 K^+ 交换增加，从而发生严重失钾，血清 K^+ 常低于 2.0mmol/L，还可能有 Ca^{2+} 的排泄增多。水钠丢失可引起继发性 ALD 增多，进一步增加钾的排泄。在治疗中，补碱可使尿钾排泄减少，可能由于血容量不足和继发性 ALD 增多纠正及尿液碱化后，K^+ 分泌减少。不过用碱剂治疗酸中毒还不能完全阻止尿钾的丢失，必须补充钾盐。

Ⅱ型（PRTA）的特点为近曲小管对碳酸氢盐的重吸收障碍，大量 HCO_3^- 从尿中丢失，引起酸中毒，且常伴有近曲小管较广泛的重吸收功能障碍，引起低钾血症、碳酸氢盐尿、磷酸盐尿，产生高尿磷性骨质软化症。低钾血症产生机制与Ⅰ型不同，因为近曲小管对 HCO_3^- 重吸收减少后，使流入远曲小管的水钠增多，K^+/Na^+ 交换加强，致使远端肾小管 K^+ 分泌增加；近曲小管中 K^+ 重吸收减少，同时在大量 $NaHCO_3$ 丢失后，细胞外液容量缩减，继发 ALD 增多，使尿钾排出更多。在治疗中，用 $NaHCO_3$ 纠正酸中毒，可使尿钾排量进一步增多，因补碱使到达远曲小管的 $NaHCO_3$ 负荷更多，K^+ 分泌也更多，故常需补充大量钾盐以预防低钾血症的发生[16,17]。此外，尚有Ⅲ型及Ⅳ型 RTA,后者不产生低钾血症。失钾性肾炎往往是因慢性肾盂肾炎及尿路感染等发展而来,肾间质损害严重,髓质的肾小管周围纤维组织增生,肾小管功能减退,常伴有失水、失钠和失钾,故亦称失盐性肾炎。

(3) Bartter 综合征:详见第 3 篇第 3 章第 2 节。由于肾小球旁细胞增生,分泌大量肾素,AT-2 增加而血管对 AT-2 反应下降,继发 ALD 增多导致严重低钾血症,往往低于 2.5mmol/L,代谢性碱中毒,多尿、脱水、血压正常,无水肿,对外源性 AT-2 反应低下。典型 Bartter 综合征的特点为婴幼儿发病、生长发育迟缓、多尿、低钾血症、高肾素血症、高尿钙、尿中前列腺素(PG)高排出率。胎儿发病的 Bartter 综合征的特点为宫内多尿导致羊水过多。Mourani 报道一例女婴,孕 33 周早产,出生后第 3 天严重脱水,高尿钙导致肾钙质沉着,实验室检查示低钾、低钠、血浆肾素和 ALD 水平升高,予吲哚美辛治疗后尿量明显减少,异常生化指标恢复,且治疗 4 年后其生长发育基本正常,但肾脏钙化无明显改善。一般 ALD 增多症患者经限制钠盐摄入,给予螺内酯及肾上腺切除术通常可有效地减少尿钾排量,而对本综合征无效,因此其低钾血症并非仅由 ALD 增多引起。有作者发现本综合征患者尿中 PGE_2 增多,并进而发现肾髓质中分泌 PGE_2 的间质细胞增生,PGE_2 有排 Na^+ 作用,故应考虑与 Na^+、Cl^- 的转运异常有关。由于部分病例经扩张血容量后可恢复对 AT-2 的正常加压反应,故有人认为是肾脏失钠与长期低血容量对肾小球旁器细胞刺激的反常结果[18]。目前用前列腺素合成酶抑制剂吲哚美辛、布洛芬(芬必得)治疗,同时补充钾、使用 ALD 拮抗剂、高钾饮食治疗有效。

(4) Fanconi 综合征:由于多种原因引起的近曲肾小管转运功能障碍,一些正常应由肾小管重吸收的物质如葡萄糖、氨基酸、磷酸盐及重碳酸盐(钠、钾及钙盐)大量经尿液排出。临床表现为生长缓慢、食欲不振,常伴有呕吐及多尿、先天畸形如矮小和骨骼畸形。多数患者由于营养不良、发热、脱水及酸中毒入院。化验示血清 CO_2CP 低,可低于 10mmol/L;血清钾及磷低,碱性磷酸酶高;尿氨基酸量显著升高,包括 10 多种氨基酸。患者虽然有酸中毒,但尿 pH 相对高,尿内氨含量和可滴定酸度均低。成人型发病较迟,常在 10~20 岁以后发病。患者往往死于低钾血症、感染或肾功能不全。

(5) 引起肾脏失钾过多的其他原因:①低钾血症伴镁缺乏:在原发性镁缺乏时,尿钾排泄增多,血钾降低,其原因不明。临床表现和低血钙相似,有时缺镁和缺钙同时存在。所谓"顽固性"低钾血症常伴有镁缺乏,低镁常使肾保留钾的功能减退,缺镁性肾病常伴有钾的丢失。如无其他原因,低钾和低钙同时发生常提示镁缺乏。对此类患者需同时补钾补镁才能纠正低钾血症。②高钙血症伴低钾血症:常见于恶性肿瘤及甲状旁腺功能亢进的高钙血症患者,特别是伴有厌食或化疗患者更易发生。这种病例容易出现心律失常,如能找到病因进行治疗,可得到及时控制。③急性白血病伴低钾血症:可能为溶菌酶尿(lysozymuria)使肾排钾增多。有人认为可能与 K^+ 转入细胞内,或红细胞膜 Na^+ 与 K^+ 转运失衡及快速增殖的白细胞对钾的利用有关。少数病例可能是由于白血病细胞浸润肾脏而引起肾源性失钾。而 Milionis 等认为急性白血症伴低钾血症的主要原因是尿钾排泄不适当增加,且他们经过观察发现急性非淋巴细胞性白血病患者更易伴发低钾血症及其他水、电解质、酸碱失衡[8]。④糖尿病酮症酸中毒伴低钾血症:由于酮症引起的渗透性利尿促使肾丢失钾,但在酮症酸中毒时,细胞内钾向外移,机体缺钾可以被掩盖,血钾测定不能显示出低钾血症。当胰岛素治疗及酸中毒纠正后,如未及时补钾,可继发低钾血症。⑤棉酚中毒:在我国许多棉产区农村发生一种类似低钾血症周期性瘫痪的地方性、流行性疾病,因食用棉籽油引起,可能因粗制生棉油中的棉酚类物质使肾小管受损,产生肾小管酸中毒和经肾失钾而致。⑥应用大剂量青霉素或羧苄西林钠盐:随着不易被重吸收的阴离子(青霉素、羧苄西林)的排泄,到达肾远曲小管的液体量增加而使肾排钾增多。两性霉素改变细胞膜的渗透性,引起进入肾小管腔内的钾增加。庆大霉素引起低钾血症机制尚不明了。

糖皮质激素常用于严重败血症和脓毒败血症性休克的治疗,但其意义仍有争论。在文献报道的 17 个随机对照和半随机对照临床研究中,分别包括了 2138 例和 246 例患者,荟萃分析这些资料发现,虽然临床使用的糖皮质激素剂量各不相同,但未见获得明显益处。1998 年以后,临床多主张较长期的低剂量治疗方案[19]。

3. 皮肤失钾过多　汗液中含钾量约为 9mmol/L,在炎热天气下运动或中暑患者可丢失汗液 10L/d 或更多,从而由汗液中丢失大量的钾。大量出汗一方面可直接丢失钾,另一方面通过儿茶酚胺引起肾素分泌,水钠丢失、血容量不足引起继发性 ALD 增多,使尿排钾增加。大面积深度烧伤后,开始的血钾正常,36~48 小时后出现低钾血症,是由于 K^+ 从创面直接丢失所致。

4. 钾向细胞内转移　在临床上,这种情况主要见于碱中毒、周期性瘫痪等[20,21],见表 5-5-4-3。

表 5-5-4-3　钾向细胞内转移引起的低钾血症

原因	机制	临床情况
胰岛素过多	细胞内 Na^+ 亲和力增加 Na^+-K^+-ATP 酶活性增加	胰岛素剂量过大
碱中毒	缓冲时 K^+ 跨细胞膜内移	作用较小
β_2 受体激动剂	刺激 cAMP 合成 Na^+-K^+-ATP 酶活性增加	哮喘/早产儿/应激状态
家族性低钾血症型周期性瘫痪	肌细胞对 Na^+ 的渗透性增加 K^+ 向细胞内移	高糖摄入/饮食过饱/运动 应用胰岛素
甲状腺性周期性瘫痪	Na^+-K^+-ATP 酶量增加 肌细胞 Na^+ 渗透性增加	高糖摄入/饮食过饱/运动 应用胰岛素
钡剂	竞争性阻滞细胞膜 K^+ 通道	可溶性钡中毒
合成代谢剂	细胞内 K^+ 不平衡	静脉营养支持 巨幼红细胞性贫血治疗

（三）钾代谢紊乱 钾的主要生理功能是维持神经肌肉应激性。神经冲动传导至神经-肌肉接头处使神经末梢释放乙酰胆碱产生电生理活动，骨骼肌和心肌细胞的应激性和细胞的静息电位与这种电生理活动有关。细胞内、外钾浓度的比例是产生静息膜电位的重要决定因素。静息膜电位是细胞内的钾顺浓度梯度扩散到细胞外而产生的。静息膜电位是产生动作电位的基础，而神经与肌肉活动又必须有动作电位发生，故细胞内、外钾浓度改变可影响神经、肌肉的兴奋性（应激性）。这种膜兴奋性以静息电位与阈电位间电位差来表示。因此，任何能改变其中一种电位的因素都能影响其兴奋性。如存在严重低钾血症时，可能发生弛缓性瘫痪；高钾血症时，则降低膜电位的幅度，初期使细胞兴奋，严重时静息电位低于阈电位，因而不再被兴奋，出现肌肉麻痹。若累及心肌、呼吸肌则可能发生心脏停搏及呼吸肌麻痹而致命。除骨骼肌改变外，心脏传导纤维也可受累，引起心电图改变和致命性心律失常。钙、钠、镁、氢离子影响 K^+ 对神经肌肉细胞的作用，通常神经肌肉兴奋性与细胞外 K^+ 成正比，与钙、镁、氢离子浓度成反比，但也有复杂的动态变化。

血钾减少时，心肌细胞膜静息电位增大，动作电位时间延长，反映在心电图上为进行性 ST 段压低、T 波振幅下降，出现 U 波与 U 波增大，T 波可降低或平坦，最后转成双相、倒置，U 波超过同导联 T 波高度，TU 可融合成驼峰样。低钾血症时心肌细胞对 K^+ 的通透性降低，Na^+ 流入超过 K^+ 流出，使细胞内电位的负性减少，起搏细胞的自律性增加，并可抑制心肌传导及产生反激动，导致各种心律失常，以房性、房室交接处或室性期前收缩常见，大多发生在前一心动周期的 U 波上，呈多形性、多源性，并可转为室颤前的室性心动过速，以至出现心脏停搏，也可出现房室传导阻滞。

（四）酶活性异常 反复给狗注射去氧皮质酮可产生钾缺乏症，若尿中失钾量超过食物摄入量，动物即产生钾缺乏症，表现为食欲不振、发育停止、毛发稀疏以至肌肉麻痹，时间延长则可造成死亡。K^+ 和 Na^+ 对许多酶活性有明显影响，如肝组织切片以每 100g 中含糖 33mg 量置于高钠葡萄糖培养基时，不见糖原生成，说明细胞内电解质平衡对维持细胞正常功能和酶活性具有重要意义。

（五）间质性肾炎伴肾小管损害及间质纤维化 电镜下见间质纤维组织增生，肾小管基底膜增厚、排列不规则及线粒体肿胀。盐皮质激素在调节远曲小管细胞侧面增大起主要作用，心肌及骨骼肌亦可发生变性、断裂、崩解，形成“瘢痕网”。

【临床表现】

临床表现和细胞内、外的钾缺乏严重程度相关，更主要的是取决于低钾血症发生的速度、时限以及病因。血清 K^+ < 2.5mmol/L 时，症状较严重。应用利尿剂、糖皮质激素所致低钾一般为逐渐形成，故临床表现一般不严重。若短时期内发生缺钾，则症状出现迅速，甚至引起猝死。由于失水和其他电解质紊乱、pH 改变与缺氧等，常影响钾缺乏症的临床表现，故同时了解体液容量，血、尿电解质、酸碱度及渗透压状况对判断病情具有重要意义。

（一）一般表现 周期性瘫痪患者坐下或蹲下可突然站不起来，卧床后不能翻身，发作前偶尔有麻木感。当骨骼肌及呼吸肌受累时，则出现呼吸困难和吞咽困难，膝反射减弱或消失[22]。脑神经罕见受累，也可发生痛性痉挛及手足抽搐。中枢神经系统症状有精神抑郁、嗜睡、软弱、表情淡漠。有时可出现急性脑病综合征，伴记忆力、定向力丧失或精神错乱，详见本章第 6 节。肌无力可能是通过细胞内、外的钾比例改变，而使细胞超极化而发生。由于静息电位与阈电位远离，而致兴奋性减低，对乙酰胆碱的兴奋反应性减低。虽有肌无力，但深腱反射、腹壁及提睾反射较少受影响，脑电图亦正常[23,24]。缺钾可使肠蠕动减弱，轻度缺钾仅有食欲不振，轻度腹胀、恶心、便秘；严重低钾血症通过自主神经引起肠麻痹而发生腹胀或麻痹性肠梗阻；可有肠管黏膜水肿。

（二）室上性或室性心动过速及室颤 低钾血症可加重洋地黄中毒，故更易出现心律失常。钠潴留伴低钾血症可发生心力衰竭。缺钾严重时，通过自主神经可引起末梢血管扩张，血压降低。由于心肌受累而致心脏扩大，重者可发生心力衰竭。由于钾缺乏大多伴有其他电解质如镁、钙等代谢紊乱，致临床和心电图表现混淆不清。早期缺钾的症状不明显并常为原发病所掩盖。

心电图检查通常能较敏感地反映出低钾血症情况[25]。心电图主要表现依次为：①最早表现为 T 波变得低而宽、QT 间期稍延长。这种图形可出现在血清 K^+ 3.5mmol/L 左右时。②T 波变低而宽，伴有 U 波而呈双峰。QT 间期可能显著延长，TU 融合，所以测量的常为 QU 间期。③T 波进而倒置，U 波显得突出，这些图形在 $V_1 \sim V_4$ 导联最为明显。④S-T 段下垂，QT 间期稍延长，但 ST 段可能稍降低，或显示较微小波形，继而 ST 段比较显著的改变。⑤在上述图形中亦可出现一至二度房室传导阻滞，严重者可出现三度房室传导阻滞及各种心律失常，包括窦性心动过缓、房性期前收缩等。但以上这些进行性改变并非经常出现，所以临床上不能仅凭心电图形来判断缺钾的严重程度。

（三）缺钾性肾病和肾浓缩功能减退 尿渗透压降低，正常最大尿渗压 900～1400mOsm/L，随低钾血症发展而下降，但一般不低于 300mOsm/L，此与尿崩症患者 < 150mOsm/L 有别。急性低钾血症不影响尿浓缩功能。低钾血症可导致肾小管细胞氨生成增加，伴发代谢性碱中毒，在肝病患者可诱发肝性脑病。可能低钾血症时，K^+ 向细胞外移，H^+ 进入细胞内，细胞内酸中毒时可刺激氨生成和 H^+ 分泌而诱发肝性脑病。低钾时还可促进 HCO_3^- 重吸收增加，加重代谢性碱中毒并持续存在。对钠的排泄和保留能力减退，所以在钾缺乏症患者，输注盐水和使血钠增高因素可导致钠潴留和水肿。肾单位远端对 Cl^- 重吸收减少，故如果只重吸收 Na^+，而不能重吸收 Cl^-，则 H^+ 的分泌仍然增加。患者常合并肾盂肾炎。

血清钾降低往往反映细胞内缺钾情况。低钾血症时尿钾排泌是低的，常常<30mmol/24 小时，但由于利尿、肾小管酸中毒（RTA）或急性肾衰竭多尿期所致低钾血症，则尿钾排泄增高，常常>40mmol/24 小时。血清钾的浓度与临床低钾血症表现不一定相平行，慢性失钾情况下，患者对低钾血症水平已有耐受性而使临床症状不显著。症状的轻重还和细胞内钾浓度及其他电解质变化有关。血钾每下降 1mmol/L，体内的钾丢失 100～200mmol，当血钾在 3.0mmol/L 以下时，每下降1.0mmol/L,体内丢钾200~400mmol;当心电图出现U波时,往往提示体内失钾至少500mmol。

严重的肌无力和软瘫则出现呼吸困难、吞咽困难、嗜睡、精神错乱、麻痹性肠梗阻。重度低钾血症可致室性心动过速或心力衰竭。短期内发生的严重缺钾可引起猝死。长期低钾可引起缺钾性肾浓缩功能减退和代谢性碱中毒。

(四)鉴别诊断

1. 甲亢性低钾性周期性瘫痪　甲亢性低钾性周期性瘫痪[又称为甲状腺毒性周期性瘫痪(thyrotoxic periodic paralysis)],主要见于Graves病,亦见于其他类型的甲亢患者,如碘甲亢、垂体TSH瘤、甲状腺毒性腺瘤、甲状腺炎伴甲亢等。甲亢性低钾性周期性瘫痪多见于亚洲地区的患者,尤其是亚洲的成年男性Graves病患者[11]。无家族史,在发作前无前驱症状。起病急,发作时血钾降低。常见的诱因为饱餐、疲劳、精神紧张、寒冷、饮酒、运动,以及应用胰岛素、利尿剂、糖皮质激素等。补钾的疗效迅速,β受体阻滞剂可预防其发作。遗传因素在本症的发病中起了一定作用,与钙通道α亚基基因的多态性有密切关系。发病机制主要与肌细胞的钠-钾-ATP酶活性升高和对胰岛素的反应增强,血清钾向细胞内急性转移,但机体的总钾量并不缺乏。另一种可能是患者合并有家族性低钾性周期性瘫痪,甲亢作为诱因使周期性瘫痪发作。其特点是周期性瘫痪在甲亢治愈后,仍反复发作。

2. 低钾型周期性瘫痪　是L型Ca^{2+}通道突变或功能障碍所致的钾代谢异常,病因包括CACNA1S基因突变、SCN4A突变、MiRP2突变和其他基因异常。

3. 骨骼肌麻痹　典型的表现为饱餐后睡眠时或清晨突然发生对称性的肌肉麻痹。症状发作常在数小时之内达到高峰,持续数小时至数天,通常在1周内完全恢复。发作间歇期自数天至1年不等,发作间期患者各方面情况完全正常。少数发作频繁者可出现持续性肌无力,甚至发生肌肉萎缩或重症肌无力。多数患者中年以后发作逐渐减少甚至停止。

4. 其他肌肉麻痹　严重者可累及躯干肌肉,甚至可因膈肌和呼吸肌麻痹而出现呼吸困难。部分伴有肢体酸胀或肢体麻木、精神不振、反应迟钝、嗜睡,并可出现心悸、口渴、多饮、夜尿增多、恶心、呕吐、厌食、腹胀等症状。

5. 选择性低肾素低醛固酮血症　长期低钾血症抑制RAA系统,可引起选择性低肾素低醛固酮血症。

【治疗】

首先应除去可能致病的因素及积极抢救重症患者。在治疗中,应注意其他电解质、酸碱失衡及心、肾功能。在血容量减少、周围循环衰竭、休克致肾功能障碍时,除非有严重心律失常或呼吸麻痹等紧急情况,应待补充血容量、排尿达到30~40ml/h后,继续观察6小时,给予补钾。一般尿量达500ml/d以上可予以补钾。

(一)补钾治疗　缺钾较重与不能口服或出现严重心律失常、神经肌肉症状者,可静脉补钾。绝对禁止氯化钾静脉推注,应溶于等渗盐水或5%葡萄糖液内静脉滴注,且补液速度一般每小时不超过1g氯化钾,稀释至30~40mmol/L。严重者每小时可补2g,快速补钾应在心电图监护下进行。钾盐对血管有刺激性,可引起疼痛,一般每500ml液体中可加氯化钾1.0~1.5g。补钾量视缺钾严重程度而定,较重时可每天补氯化钾6~8g(约80~100mmol)。严重缺钾总量可达800~1000mmol或更多,在肾功能良好的情况下,用量多者补钾达240mmol/d或更多。但补钾不能操之过急,在控制症状后,可逐步补给,常需1周或更长时间才能得到纠正。因为缺钾主要是细胞内缺乏,正常人细胞外液总钾量仅50~70mmol(3.5~5.5mmol/L),而细胞内钾含量为3000mmol,故有时需连续补钾数日,血钾才能升到正常范围。还有研究发现经雾化吸入补钾也可达到静脉补钾的效果,且能及时缓解呼吸肌麻痹[26]。

在正常情况下,需15小时后才能使钾达到细胞内、外平衡,而在细胞功能不全如缺氧、酸中毒、Na^+-K^+-ATP酶缺陷、细胞酶失活时,钾的平衡时间显著延长,约需1周或更长时间。若此时此种患者过多过快补钾,导致血钾迅速上升,引起高血钾或高钾性心律失常,甚至造成死亡,特别是心力衰竭、重症肝病等患者。因此,除非在严重缺钾时,如严重心律失常、肠麻痹、呼吸肌麻痹,通常补钾都采取缓慢静脉滴注的方法。快速补钾,即使是对严重钾不足的患者,也有一定危险性。通常输入超过80mmol/h即可引起高钾血症的心电图变化或发生完全性传导阻滞。另外,也有当甲亢周期性瘫痪时血清钾过低致呼吸肌麻痹,在静脉补钾的同时,胃肠外给予大剂量普萘洛尔促进细胞内钾离子外移帮助患者度过危险期的成功治疗经验报道。因此,在这种情况下,须作连续动态心电图监护。低钾血症患者如静脉滴注葡萄糖加胰岛素或碳酸氢钠,可加重低钾血症,因而非必要时不宜采用,必须应用时,应同时补钾。长期用利尿剂如噻嗪类治疗高血压者,需注意低钾血症的发生,必要时适当补钾,但长期补钾也有发生高血钾的可能,需定期观察。因小肠经常处于高钾状态可引起小肠狭窄、出血、梗阻等并发症,氯化钾肠溶片不宜长期使用。

Graves病合并低钾血症麻痹应治疗甲状腺功能亢进症,同时补充钾剂。甲亢好转后,低钾血症麻痹亦常缓解至发作停止。

(二)精氨酸治疗　对"顽固性"不易纠正的低钾血症者,应考虑合并低血镁,应同时测定血镁或进行试验性治疗,同时补充镁剂。有研究发现,噻嗪类利尿剂所致的低钾血症,经较低剂量的钾镁合剂治疗即可纠正其低钾血症并维持血镁浓度正常。有报告7例消化系疾病并发低镁、低钾血症出现抽搐,单纯补钾和钙不能纠正,补镁后则得到纠正。高血钙伴低钾血症者应除去高血钙原因及排钙,但应用排钙利尿剂及糖皮质激素时,应注意此类药物会加重失钾。对有潴钠、水肿或肾源性失钾者,可用保钾、利钠利尿剂如螺内酯、氨苯蝶啶。周期性瘫痪患者多无全身总体钾丢失,补钾有明确疗效。在纠正酸中毒及脱水后,由于细胞外的钾移入细胞内,也能加重缺钾,应作好相应防治。

(龚学军　汤恢焕)

第5节　遗传性低钾血症

编码离子通道、转运体、交换子和两种泵的基因突变可引起遗传性低钾血症(genetic hypokalemia)。病史、血压监测、K^+排泄率和酸碱平衡状态是鉴别遗传性与获得性低钾血症的主要方法。家族性周期性瘫痪(familial periodic paralysis)、Andersen综合征、先天性失氯性腹泻(congenital chloride-losing diarrhea)和囊性纤维化是引起遗传性低尿钾排泄性低钾血症(hypokalemia with low urine K^+ excretion)的主要病因。高钾排泄性低钾血症见于钠排泄性疾病(盐皮质激素过多状态)、糖皮质激素可治疗性醛固酮增多症、11β-羟化酶或17α-羟化酶缺陷症引起的先天性肾上腺皮质增生症、Liddle综合征和表观盐皮质激素过多症。在慢性氯离子电芯障碍性疾病(血压正常,细胞外液容量降低)中,Bartter综合征、Gitelman综合征、Na^+/HCO_3^-同转运体(NBC1)突变、H^+-ATP酶突变、Cl^-/HCO_3^-交换子(阴离子交换子1,anion exchanger 1,AE1)突变或碳酸酐酶Ⅱ引起的肾小管酸中毒表现为高氯血症性代谢性碱中毒[1-3]。细胞内液K^+浓度约50mmol/kg,占体内钾含量的98%,为细胞外液钾的35倍。其中骨骼肌占3000mmol,红细胞占300mmol,肝脏200mmol。细胞外液(extracellular fluid,ECF)K^+含量(<1mmol/kg)约占体内钾总量的2%,相当于每天饮食钾的摄入量和肾脏钾的排泄量。

正常血清K^+浓度是K^+在细胞内液与细胞外液间平衡(K^+的内平衡、K^+交换、K^+ shift)、K^+的肠吸收与排泄((K^+的肠平衡)和肾重吸收与排泄(K^+的肾平衡)共同作用的结果。

【细胞内液和细胞外液K^+的调节】

遗传性低钾血症的致病基因主要包括CACNA1S、SCN4A、KCNJ2和DRA等(表5-5-5-1),分别导致糖皮质激素可治疗性醛固酮增多症、甲状腺周期性瘫痪、先天性失氯性腹泻、囊性纤维化、先天性肾上腺皮质增生症、Bartter综合征、表观盐皮质激素过多、低钾血症性肾小管性酸中毒、盐皮质激素过多状态或惊厥-感觉神经性耳聋-共济失调-智力障碍-电解质平衡紊乱等。

表5-5-5-1 遗传性低钾血症的致病基因

低钾原因	疾病	遗传方式	细胞/组织	OMIM	突变基因	离子通道/蛋白
K^+转移增多	Ⅳ型甲状腺周期性瘫痪	AD	骨骼肌	170400	CACNA1S/SCN4A	
	Andersen综合征	AD	骨骼肌心脏	600861	KCNJ2	Kir2.1
胃肠K^+丢失	先天性失氯性腹泻	AR	结肠空肠	214700	DRA	Cl/OH交换子
汗腺K^+丢失	囊性纤维化	AR	汗腺	602421		
肾K^+丢失伴MES	GFR	AD		103900		
	先天性肾上腺皮质增生症	AR		202010		
				202110		
	Liddle综合征	AD		177200		
	表观盐皮质激素过多	AR		207765		
		AD		601678		
		AD		241200		
		AD		607364		

注:AD:常染色体显性遗传;AR:常染色体隐性遗传;GFR:肾小球滤过率

(一)钾交换 细胞内负电荷增加时,K^+通过Na^+-K^+-ATP酶的作用进入细胞内,而Na^+排出细胞外。钾离子交换和肾皮质集合管钾分泌的机制见图5-5-5-1。

(二)K^+通道 K^+通道的睾酮特点是形成水通道孔,并选择性允许K^+透过细胞膜利尿剂引起的低钾血症提示同时存在盐皮质激素过多状态,24小时尿钾可反映肾K^+排泄率,一般可应用K^+排泄分数(fractional excretion of K^+)、TTKG、尿K^+/肌酐比值和尿渗透压/肌酐比值来评价K^+通道功能和需要补充的K^+缺乏量。如果同时考虑低钾血症的病因鉴别,一般需要同时测定血气指标(酸碱平衡指标),将低钾血症分为钾排泄率降低(low K^+ excretion rate)和钾排泄率升高(high K^+ excretion rate)两类[4-8]。

【低尿钾排泄性低钾血症】

低尿钾排泄性疾病包括胃肠疾病、过度出汗和引起细胞外液K^+进入细胞内的疾病,病情急骤,急性应激明显,儿茶酚胺或胰岛素分泌增加,这些因素激活Na^+-K^+-ATP酶或NHE,引起细胞外液钾转移至细胞内,血清钾降低。钡中毒或氯喹中毒可直接关闭细胞膜的钾通道,导致血清钾来源减少和低钾血症。周期性瘫痪分为低钾血症型和非低钾血症型两种。低钾血症型周期性瘫痪(HPP)是由于K^+大量进入细胞内所致,体内K^+正常,常见于甲亢性周期性瘫痪和家族性周期性瘫痪;而非低钾血症型周期性瘫痪的体内K^+减少[9,10]。

(一)K^+交换增加

1. 家族性低钾血症型周期性瘫痪 家族性低钾血症型周期性瘫痪(familial hypokalemia periodic paralysis)为常染色体显性遗传性疾病,多见于男性,肌无力明显,女性患者的外显度低,呈散发性迟发型发病。病因与CACNA1S和SCN4A突变有关。Na^+通道α亚基(Na^+ channel α-subunit)与Ca^{2+}通道α亚基的一级和二级结构相似,跨膜段S4均含有大量正电荷的氨基酸,赖氨酸和精氨酸的比例占1/3,可感知电势敏感性离子通道活性。CACNA1S分子S4结构域Ⅱ、Ⅲ和Ⅳ精氨酸残基替代性突变(R528G/H、R900S、R1239G/H)或SCN4A分子S4的点突变(R222W、R669H、R672G、/H/C/S、R675G/Q/W、R1132QR1135H)。运动后休息、输注葡萄糖或胰岛素、进食大量碳水化合物、寒冷、使用糖皮质激素等为促进的诱因。碳酸酐酶抑制剂乙酰唑胺(acetazolamide)可减少发作,解除症状[11-16]。

2. Andersen-Tawil综合征 常染色体显性遗传性疾病,病因为编码K^+通道内向性调校子Kir2.1的KCNJ2基因突

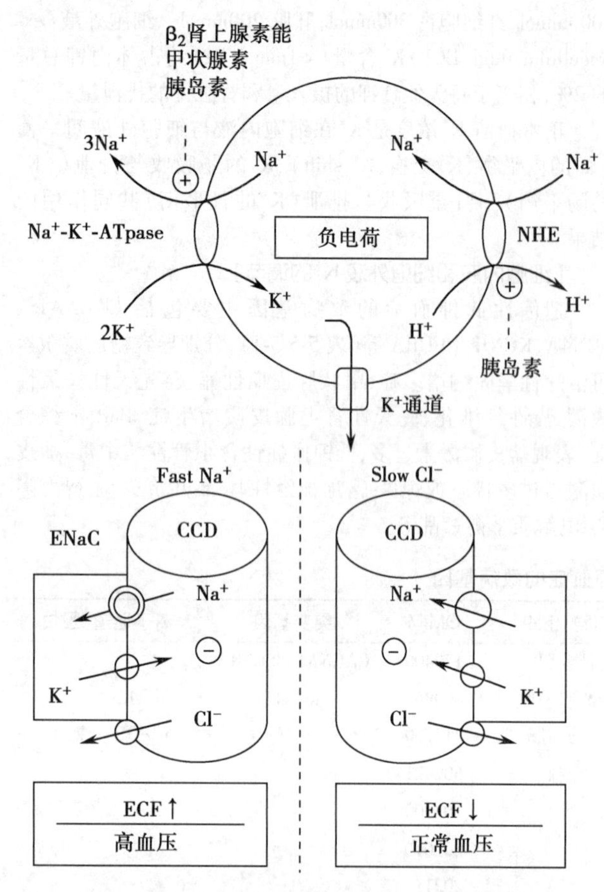

图 5-5-5-1 钾离子交换和肾皮质集合管钾分泌

图示细胞内 K^+ 的分布调节与肾皮质集合管(CCD)排泄;圆圈表示细胞膜(upper panel)Na^+-K^+-ATP 酶、Na^+/H^+ 交换子(NHE)和 K^+ 通道是调节 K^+ 转移的主要 3 个因子;β_2 肾上腺能刺激、胰岛素和甲状腺激素激活 Na^+-K^+-ATP 酶,NHE 促进电中性 Na^+ 进入细胞内,胰岛素激活这一过程;K^+ 通道应许 K^+ 产生静息膜电位,钠离子抑制此过程;在肾皮质集合管,Na^+ 的重吸收快于 Cl^-,因此产生在管腔中形成负电荷,以促进 K^+ 排泄;快作用的 Na^+ 相关性病变(fast Na^+ disorder)引起细胞外液(ECF)容量扩张和高血压,而慢作用的 Cl^- 相关性病变(slow Cl^- disorder)导致 ECF 缩减(血压正常);ENaC:上皮细胞 Na^+ 通道

变。患者呈发作型肌无力,发作期血钾降低、正常或升高,室性心律紊乱和 QT 延长。

(二) 肠道 K^+ 吸收缺陷 空肠和结肠腺瘤细胞编码 $Cl^-/OH^-(HCO_3^-)$ 交换子的降调节(downregulated in adenoma,DRA)基因失活性突变引起先天性失氯性腹泻(congenital chloride-losing diarrhea,CLD)呈常染色体隐性遗传。患者主要表现为水样粪便、低钾血症和低氯性代谢性碱中毒,而粪便的氯化物明显增高(>90mmol/L)。质子泵抑制剂可减少肠道的 Cl^- 分泌,减轻症状。

(三) 外分泌腺疾病 囊性纤维化(cystic fibrosis,CF)是一种影响多个外分泌腺功能的遗传性疾病,病因与囊性纤维化跨膜调节子(fibrosis transmembrane regulator,CFTR;编码 Cl^- 通道)突变有关。低钾血症的产生,尤其是热带和亚热带地区的患者更容易并发严重的低钾血症,汗腺缺失 Cl^- 通道活性,汗腺中 Cl^- 和 Na^+ 的重吸收障碍。因细胞外液减少,继发醛固酮分泌增多代偿 Na^+ 丢失,但排泄的 K^+ 增多而引起低钾血症[17-22]。

【高尿钾排泄性低钾血症】

肾脏 K^+ 消耗的原因与尿流速增加或 K^+ 浓度增加有关;K^+ 浓度增加又可分为快作用 Na^+ 相关性疾病(fast Na^+ disorder)和慢作用 Cl^- 相关性疾病(slow Cl^- disorder)两种临床情况[23,24]。高尿钾性低钾血症的诊断流程见图 5-5-5-2。

(一) 尿流速增加 当渗量排泄率(osmole excretion rate)增加时,尿液流向肾远曲小管和集合管的流速增快;而引起渗量排泄率增加的原因主要是电解质排泄增加(如利尿剂或肾小管病变)或非电解质排泄增加(如甘露醇、葡萄糖、尿素等)。

(二) K^+ 浓度增加

1. 快作用 Na^+ 相关性疾病(fast Na^+ disorder) 典型的例子是盐皮质激素增多症,患者的肾集合管 Na^+ 重吸收增加,细胞外液扩张,血压升高。测量血浆肾素活性、醛固酮和皮质醇有助于快作用 Na^+ 相关性疾病的病因鉴别。肾素分泌瘤、肾血管狭窄、恶性高血压和嗜铬细胞瘤患者的血浆肾素活性与醛固酮升高,而原发性醛固酮增多症患者的醛固酮增高,但肾素活性被抑制。相反,假性醛固酮增多症患者的血浆肾素和醛固酮降低。此外,根据血浆皮质醇水平,可将快作用 Na^+ 相关性低钾血症分为以下三类:①低钾血症伴高皮质醇血症:见于异位 CRH/ACTH 综合征、Cushing 综合征和外源性氢化可的松应用;②低钾血症伴低皮质醇血症:见于 11β-羟化酶缺陷症或 17α-羟化酶缺陷症;③低钾血症伴正常皮质醇血症:见于 11-脱氧皮质酮(DOC)分泌瘤、Liddle 综合征、表观盐皮质激素过多或长期口服甘草[25-29](图 5-5-5-2)。

盐皮质激素受体(MR)调节 ENaC 活性,醛固酮通过 MR 激活 ENaC。ENaC 突变反馈引起醛固酮高分泌,导致高血压和低钾血症。遗传性低钾血症伴盐皮质激素过量主要有四种临床情况:①糖皮质激素可治疗性醛固酮增多症(GRA):常染色体显性遗传,CYP11B1 与 CYP11B2 基因嵌合,醛固酮合成受 ACTH 调节,糖皮质激素可控制病情发展,改善症状和预后);②11β-羟化酶缺陷症(CYP11B1 基因突变)和 17α-羟化酶缺陷症(CYP17 突变):此两型先天性肾上腺皮质增生症均伴有高血压、低钾血症和雄激素高分泌;③ENaC 突变所致的 Liddle 综合征:常染色体显性遗传,早发性高血压、低钾血症和代谢性碱中毒,血浆肾素活性降低,血浆醛固酮显著低下,阿米洛利(amilorid)和氨苯蝶啶(triamterene)治疗有效;④表观盐皮质激素过多(AME):常染色体显性遗传,编码 2 型 11β-羟类固醇脱氢酶(11β-HSD2)的 HSD11B2 基因突变导致早发性高血压伴低钾血症和代谢性碱中毒,肾素活性和醛固酮被强烈抑制,尿四氢皮质醇/四氢皮质素(THF:THE)比值明显升高[30-34]。

2. 慢作用 Cl^- 相关性疾病(slow Cl^- disorder) 肾集合管 Cl^- 的重吸收减少,细胞外液量减少,血压降低或正常,细胞外液 K^+ 丢失常伴有 HCO_3^- 或 Cl^- 丢失,故慢作用 Cl^- 相关性疾病既可表现为高氯性代谢性酸中毒,也可表现为低氯性代谢性碱中毒。

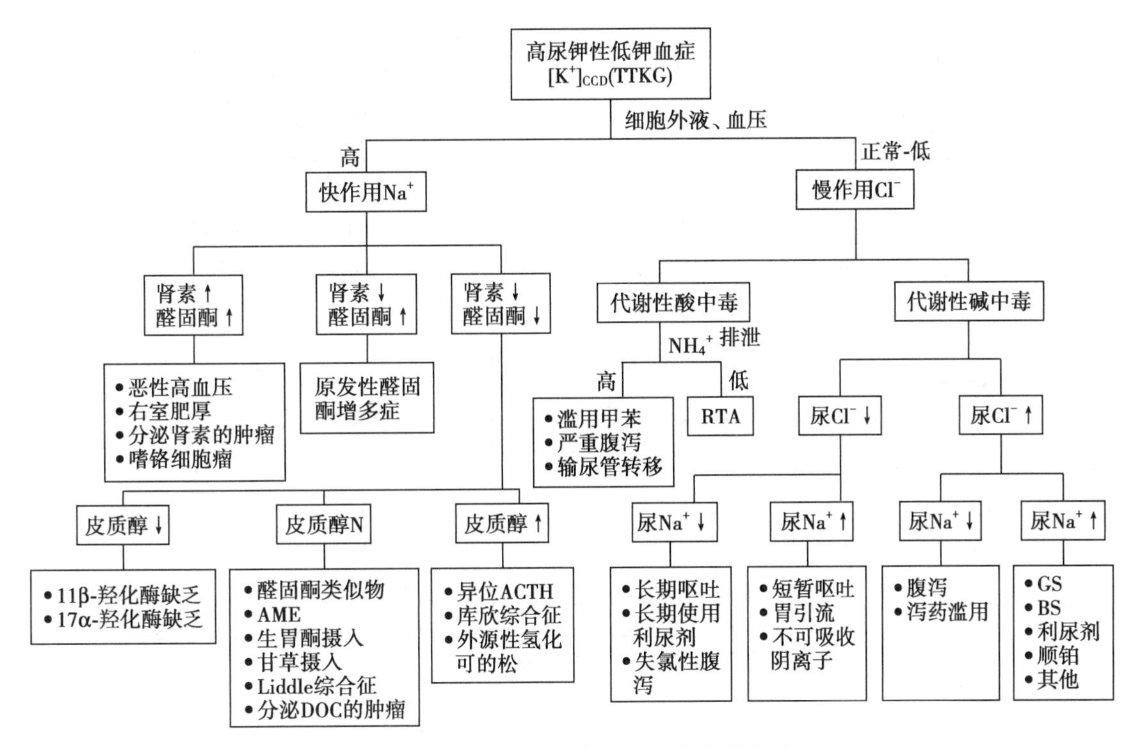

图 5-5-5-2 高尿钾性低钾血症的诊断流程

CCD:肾皮质集合管;TTKG:跨管 K⁺梯度;AME:表观盐皮质激素过多;DOC:11-脱氧皮质酮;ACTH:促肾上腺皮质激素;RTA:肾小管酸中毒;GS:Gitelman 综合征;BS:Bartter 综合征

(1) 低氯血症性代谢性碱中毒:严重 KCl 缺乏患者伴有代谢性碱中毒。此时需要测定尿 Na^+ 和 Cl^- 水平,以鉴别肾小管性电解质重吸收病变和非肾性失 Na^+ 性疾病(图 5-5-5-3)。Na^+ 和 Cl-排泄减少提示既往有过呕吐、利尿剂使用失 Cl^- 性腹泻或大量出汗病史;代谢性碱中毒伴低钾血症患者的尿 Na^+ 降低而尿 Cl^- 排泄增多提示使用过轻泻剂药物或存在慢性腹泻性疾病(这些药物或病变促进肾脏 NH_4^+ 排泄所致)。尿 Na^+ 增高而尿 Cl^- 降低而尿液为中性或酸性时提示肾小管阴离子重吸收障碍,如果尿液为碱性(pH>7),其最大可能性是摄入了碱性物质。尿 Na^+ 和 Cl^- 排泄量均增高应想到利尿剂使用、肾脏 NaCl 重吸收障碍性疾病可能,如 Gitelman 综合征、Bartter 综合征、药物(如氨基糖苷类抗生素、顺

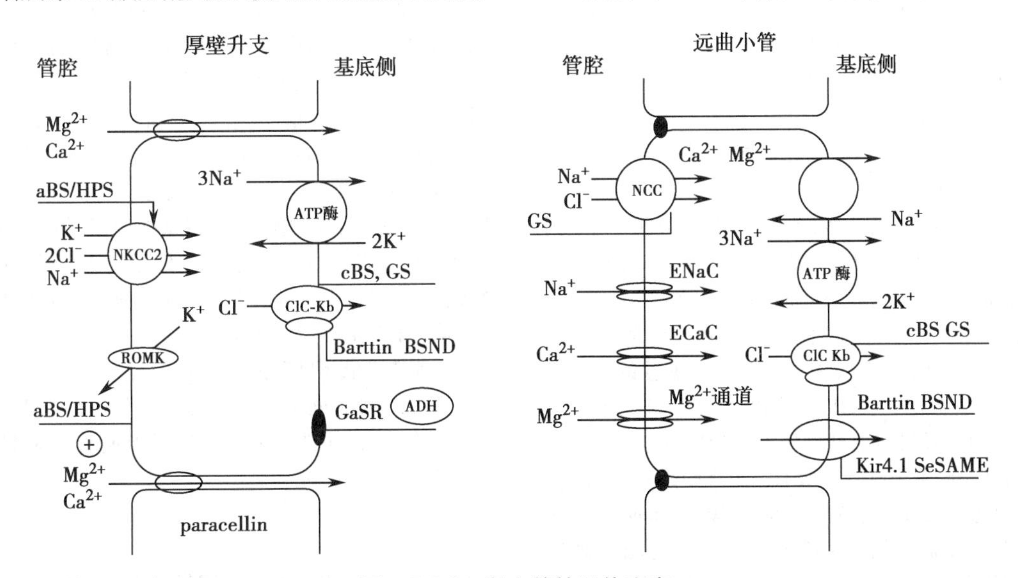

图 5-5-5-3 肾小管转运体突变

NKCC2:$Na^+/K^+/2Cl^-$ 同转运体;ROMK:肾外髓层 K^+ 通道;aBS/HPS:产前型 Bartter 综合征/高前列腺素 E 综合征(Ⅰ型和Ⅱ型 Bartter 综合征);cBS:经典型 Bartter 综合征(Ⅲ型 Bartter 综合征);BSND:产前型 Bartter 综合征伴感觉神经性耳聋(Ⅳ型 Bartter 综合征);ADH:常染色体显性甲旁减(Ⅴ型 Bartter 综合征);NCC:Na^+/Cl^- 酮转运体;ClC-Kb:基侧膜 Cl^- 通道;GS:Gitelman 综合征;SeSAME:惊厥-感觉神经性耳聋-智力障碍-电解质衡综合征;ADH:抗利尿激素

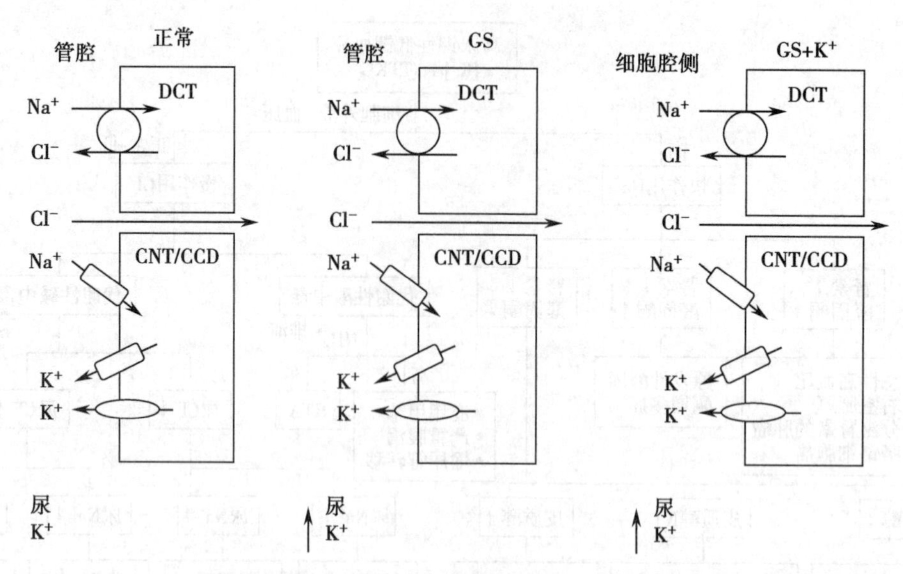

图 5-5-5-4 Gitelman 综合征低钾血症的发生机制

表达引起低钾血症；高 K^+ 补充刺激促进 maxi-K 表达，导致持续性低钾血症；DCT：远曲小管；CNT：肾皮质连接管；CCD：肾皮质集合管

铂、利尿剂、膦甲酸）性肾病[35-39]。Gitelman 综合征低钾血症的发生机制见图 5-5-5-4。

尿中二价离子 Mg^{2+} 和 Ca^{2+} 排泄状态可帮助对肾小管损害的部位进行定位。尿 Ca^{2+} 和 Mg^{2+} 排泄均增高说明损害了 Henle 袢（LOH），低钙尿症 Ca^{2+} 伴高镁尿症提示 DCT 受损[40]。临床上常见的 Bartter 综合征和 Gitelman 综合征特点见第 2 篇扩展资源 10。

（2）高氯血症性代谢性酸中毒：高氯血症性代谢性酸中毒为临床诊断 K^+ 缺乏症和 HCO_3^- 缺乏症提供主要依据。测定尿 NH_4^+ 是鉴别代谢性酸中毒伴 K^+ 缺乏症的基础。肾小管酸中毒患者的尿 NH_4^+ 排泄减低，而胃肠丢失 $NaHCO_3$ 不影响 NH_4^+ 排泄。根据尿阴离子隙（urine anion gap，Na^++K^+-Cl^-）或渗透压隙[osmolal gap，（测量的尿渗透压-计算的尿渗透压）/2]可间接估计 NH_4^+ 的排泄情况。NH_4^+ 排泄率不下降的原因有胃肠 HCO_3^- 丢失、甲苯中毒、糖尿病酮症酸中毒胰岛素治疗、输尿管改道；渗透压隙低于 100mOsm/(kg·H_2O) 提示尿 NH_4^+ 排泄减少，主要见于肾小管酸中毒。其中近曲小管酸中毒与远曲小管酸中毒的鉴别可采用静脉 $NaHCO_3$ 负荷试验；静脉 $NaHCO_3$ 负荷量为每小时 2~3mmol/kg[41,42]。

三种临床情况引起高氯血症性代谢性酸中毒的特点是：①遗传性单纯性近曲小管酸中毒：肾小球滤过的大多数 HCO_3^- 在近曲小管被重吸收，H^+ 通过电中性 Na^+/H^+ 交换子 3（NHE3）分泌，NHE3（目前未见病例报道）或 NBC1 突变（常染色体隐性遗传）降低 HCO_3^- 重吸收。由于眼睛和脑组织亦表达 NBC1，故患者常伴有青光眼、带状角膜病（band keratopathy）、白内障，脑基底节钙化。100%的患者伴有低钾血症，且在口服 $NaHCO_3$ 后，低钾血症加重。②遗传性远曲小管酸中毒：肾小管上皮细胞顶部 H^+-ATP 酶（由 ATP6V1B1 和 ATP6V0A 基因编码）和远曲小管细胞（主要为 α 暗细胞）基侧部 Cl^-/HCO_3^- 交换子[阴离子交换子 1（AE1）]调节 NH_4^+ 排泄。因为内淋巴上皮细胞囊（endolymphatic sac epithelia）表达 ATP6V1B1，故该基因突变导致的遗传性远曲小管性酸中毒患者同时伴有感觉神经性耳聋，而 ATP6V0A4. AE1（SLC4A1 基于编码）突变患者的听力正常；此外，红细胞表达 AE1，故 AE1 突变者常伴有贫血。遗传性远曲小管酸中毒患者的低钾血症严重的原因与远期小管 H^+ 排泄不足，HCO_3^- 重吸收减少有关。③遗传性近曲小管酸中毒并远曲小管性酸中毒：病因与Ⅱ型碳酸酐酶（CAⅡ）基因突变相关。由于脑组织和破骨细胞表达 CAⅡ，故患者除肾小管酸中毒外，还伴有骨质硬化和脑组织钙化[43-46]。

（3）Pendred 综合征：引起低钾血症性代谢性碱中毒的疾病很多。如果经过补钾治疗后，电解质平衡紊乱得到纠正，可排除 Gitelman/Bartter 综合征或原发性醛固酮增多症可能。如果患者无高血压及肾脏器质性病变，而存在原发性甲减和先天性耳聋，则强烈提示为 Pendred 综合征，SLC26A4 基因突变分析可证实诊断。正常情况下，人类的杂食行为每天产生净酸（约 1mmol H^+/kg）。正常情况下，清除这些酸类物质不需要肾脏碳酸氢盐交换子参与[44-48]。Pendrin 蛋白以氯-碳酸氢盐交换子方式促进碳酸氢盐分泌，但 Pendred 综合征患者一般无肾脏病变表现，仅在使用利尿剂时可能发生代谢性碱中毒。Pendrin 蛋白因突变失活而不能代偿代谢性碱中毒，详见第 2 篇扩展资源 11。

【遗传性低钾血症的治疗】

胚胎干细胞同源重组可用于替代突变型细胞，而不改变基因的结构和功能，因此可能用于遗传性低钾血症的治疗[48,49]。

（胡　林）

第 6 节　周期性瘫痪

周期性瘫痪（periodic paralysis）是一组以周期性发作的骨骼肌弛缓性瘫痪为特点的临床综合征，多数患者伴有血清钾离子代谢异常，故属于骨骼肌离子通道病（ion channelopathies of skeletal muscle）的范畴。周期性瘫痪给患者带来麻痹发作的恐惧感，少数发作频繁者的心理障碍很明显。低钾血症型周期性瘫痪的预防简单有效，预后良好。高钾血症型周期性瘫痪患者偶因血钾升高所致的心律失常而突然死亡。

【病因】

周期性瘫痪是一种临床综合征，临床上，可将离子通道遗传性异常所致的周期性瘫痪称为原发性周期性瘫痪（primary periodic paralysis），而由于某些已知疾病（如 Graves 病或肾小管性酸中毒）或药物引起者称为继发性周期性瘫痪（secondary periodic paralysis）。低钾血症型周期性瘫痪的主要病理改变为肌浆网的空泡化和肌浆网和横管系统扩张；低钾血症持续时间过长可引起肌纤维溶解（横纹肌溶解症）、肾远曲小管细胞空泡变性和肾间质纤维化。心脏受累时出现心肌坏死及纤维化。可分为原发性与继发性两类。原发性周期性瘫痪是因为骨骼肌细胞膜阳离子（Na^+、K^+、Ca^{2+}）通道蛋白或 SCL4A1 突变所致，其中包括高钾血症型周期性瘫痪、低钾血症型周期性瘫痪、von Eulenburg 型先天性副肌肉强直（paramyotonia congenita von Eulenburg）、Andersen 综合征、甲状腺毒性周期性瘫痪、肾小管酸中毒、X-性连锁发作性肌无力综合征（X-linked episodic muscle weakness syndrome）、先天性肌无力综合征（congenital myasthenic syndrome）；肌无力或肌强直可被剧烈运动、寒冷、含钾食物、精神刺激和药物（胰岛素、利尿剂）诱发（图 5-5-6-1）[1]。

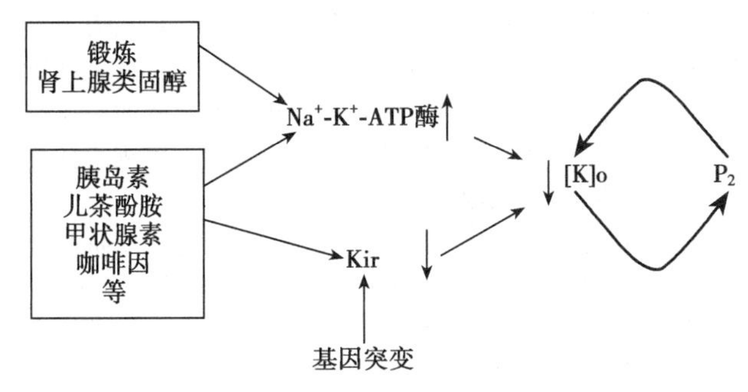

图 5-5-6-1　骨骼肌细胞膜矛盾性除极引起的严重低钾血症

运动或肾上腺皮质类固醇激素刺激 Na^+-K^+-ATP 酶，胰岛素、儿茶酚胺、甲状腺激素、咖啡因等在激活 Na^+-K^+-ATP 酶同时，还抑制钾通道（Kir），引起低钾血症；Kir 失活性突变通过去极化与低钾血症之间的正反馈刺激而诱发严重低钾血症。Na^+-K^+-ATP 被激活与 Kir 被抑制是其他原因所致低钾血症的重要原因

（一）L 型 Ca^{2+}通道突变或功能障碍　目前认为，周期性瘫痪是一种与遗传有关的离子通道性疾病，主要是由于 Ca^{2+}通道或 Na^+通道发生突变所致，呈常染色体显性遗传。根据肌肉麻痹发作时的血清钾浓度，分为低钾血症型周期性瘫痪（hyperkalemic periodic paralysis）、高钾血症型周期性瘫痪（hypokalemic periodic paralysis）和钾敏感型周期性瘫痪三种类型，其中以低钾血症型周期性瘫痪最为常见。以前认为，钠通道激活与失活是周期性瘫痪的主要病因。最近发现，用人工方法替换电压敏感性钠通道的精氨酸残基后，出现离子通道的“孔漏”（pore leak）现象。周期性瘫痪发作时，MRI 可发现肌肉内的钠积聚增多[2]。

自从发现 Kvβ 亚基以来，现已发现了许多新的辅助 Kvβ 亚基，如 KChIPs、KCNE 和 BKβ 等，辅助亚基是 Kv 通道的一部分，均为多蛋白复合体，内含电压敏感性 Kvα 亚基、成孔 Kvα 亚基和辅助 β 亚基。这些结构的异常与高血压、癫痫、心律失常、周期性瘫痪、甲状腺功能减退和代谢酶（如氧化还原酶）功能障碍等疾病密切相关[3]。例如，Andersen-Tawil 综合征的特征是周期性瘫痪、心律失常和骨骼肌肉功能障碍，病因为钾通道基因 KCNJ2（编码 Kir2.1）突变[4]。

1. CACNA1S 突变　控制 Ca^{2+}通道 α1 亚基（calcium channel alpha 1-subunit，CACNA1S）的基因定位于 1q31-32。在 CACNA1S 基因的突变中，以 R528H 最常见[5,6]。该突变可导致通道蛋白穿膜段 D2/S4 区对电压的敏感性发生改变，影响兴奋收缩偶联过程，导致肌无力。此外，R1239H 和 R1239G 突变也与低钾血症型周期性瘫痪的发病有关。

2. SCN4A 突变　钠通道 α 亚基（sodium channel alpha-subunit，SCN4A）基因的 R669H、R672H、R672G、R672S、P1158S 或 AR1448C 突变亦引起低钾血症型周期性瘫痪[7]。胰岛素可诱发其发作，这是因为胰岛素可减少内向性 K^+传导，使肌膜处于除极状态。

3. MiRP2 突变　MinK 相关肽 2（MiRP2）和 Kv3.4 亚基形成电压门控钾通道，因而 MiRP2 突变可引起家族性低钾血症型周期性瘫痪[8]。电压门控钙通道突变也可能引起低钾血症型周期性瘫痪，但少见。

4. 系统性疾病　继发性周期性瘫痪多表现为低钾血症型周期性瘫痪，是由于某些系统性疾病所致，如 Graves 病、碘甲亢、肾小管性酸中毒、失钾性肾炎和干燥综合征等。甲亢时由于肌细胞膜 Na^+-K^+泵兴奋性增加，大量的 K^+从细胞外移至细胞内，引起细胞膜除极和对电刺激的不应性，而导致肌无力或麻痹发作。

（二）SCN4A 活化性突变　该基因定位于染色体 17q23.1-q25.3，呈显性遗传。常见的突变包括 T698M、T704M、A1156T、T1306V/M、TT1313M、M1360V、I1495F、M1585V 和 M1592V 等，其中 60% 为 T704M 突变，M1592V 突变约占 30%。SCN4A 突变导致 Na^+通道的部分失活及 Na^+流改变，造成肌纤维膜处于持续的除极状态而引起肌无力的发生[9,10]。

（三）Na^+通道突变　钾敏感型周期性瘫痪少见。Vicart 等在 2004 年报道 SCN4A 基因突变可引起该疾病，突变位点有 R675G、R675Q 和 R675W。周期性瘫痪的病因与分类见表 5-5-6-1。

表 5-5-6-1　周期性瘫痪的病因与分类

低钾血症型	严重呕吐
离子通道突变	腹泻或胃肠引流
L 型 Ca^{2+}通道突变	食用甘草过多/过量饮茶
Na^+通道突变	高血钾型
甲亢	Na^+通道活化性突变
肾小管性酸中毒	尿毒症
失钾性肾炎	肾上腺皮质功能减退症
原发性醛固酮增多症	钾摄入过多
Bartter 综合征	钾敏感型
17α-羟化酶缺陷症	常染色体显性遗传
棉酚中毒/钡中毒	Na^+通道突变
成人乳糜泻	

【临床表现】

临床上以低钾血症型周期性瘫痪最为常见，可发生于任何年龄，但以青壮年发病多见，40~50岁以后发病者较少。男性患病明显多于女性，一般为女性的2~3倍。

（一）低钾血症型周期性瘫痪

1. 诱因　临床表现主要取决于血清钾浓度下降的速度。血钾下降缓慢者，即使体内钾严重缺乏，症状也较轻微。如果短时间内血钾显著下降，则临床症状明显而严重。饱餐、进食高糖类食物、食盐过多、饮酒、剧烈运动、受寒、情绪激动、感染等均可诱发麻痹发作，某些药物如大量使用胰岛素和葡萄糖、肾上腺素、泼尼松等亦可引起症状发作。

2. 骨骼肌麻痹　典型的表现为饱餐后睡眠时或清晨突然发生对称性的肌肉麻痹。病情较轻者仅表现为肌肉软弱无力，严重者可以全身完全麻痹。肌无力症状多由下肢开始，逐渐向上发展，近端重于远端。发作时肢体呈弛缓性瘫痪（软瘫），患者行走不便，不能持物、起床，甚至连翻身都感到困难。低钾血症型周期性瘫痪一般不伴有肌强直。症状发作常在数小时之内达到高峰，持续数小时至数天，通常在1周内完全恢复。发作间歇期自数天至1年不等，发作间期患者各方面情况完全正常。少数发作频繁者可出现持续性肌无力，甚至发生肌肉萎缩或重症肌无力。多数患者中年以后发作逐渐减少甚至停止。

3. 其他肌肉麻痹　严重者可累及躯干肌肉，甚至可因膈肌和呼吸肌麻痹而出现呼吸困难。部分患者可伴有肢体酸胀或肢体麻木感。但体格检查可有肠鸣音减弱或消失，肌张力减低，腱反射减弱甚至消失，一般无脑神经、感觉及括约肌功能障碍，无病理反射。电刺激动作电位及肌肉收缩减弱或消失。登革热相关性低钾血症性麻痹（Dengue-associated hypokalemic paralysis）是登革热病毒感染后的一种神经-肌肉并发症，常见于印度次大陆和我国的南部省份，有数十病例报道，患者几乎全部为男性，平均发病年龄29岁，一般在退热期发生四肢麻痹，补充钾盐后数日内完全康复。低钾血症的原因与血清钾转移和钾自汗液、尿液丢失有关。

4. 伴发症状　一般有精神不振、反应迟钝、嗜睡，并可出现心悸、口渴、多饮、夜尿增多、恶心、呕吐、厌食、腹胀等症状。通常无神志障碍，吞咽、发音、眼球活动等均不受影响，膀胱及肛门括约肌功能正常。

5. 辅助检查　发作期血清钾浓度常<3.0mmol/L，严重者可低至1.0~2.0mmol/L。低钾血症的程度与麻痹程度可不呈比例。24小时尿钾排出正常或减少。此外，发作时血清肌酸激酶水平升高。心电图呈低钾性改变，包括心动过速、P-R间期及QT间期延长、T波低平或倒置、ST段降低、U波明显、心律失常等。

（二）高钾血症型周期性瘫痪　临床上较为少见，主要见于北欧国家。与肌营养不良不同，肌肉离子通道病损害肌肉的兴奋-收缩偶联过程，肌肉离子通道病的分类见表5-5-6-2。

表 5-5-6-2　肌肉离子通道病分类

营养不良性肌强直	永久性肌强直
1型（DM1/Curschmann-Steinert型）	血钾异常性发作性肌麻痹
2型（DM2/PROMM）	高钾血症性发作性肌麻痹
氯通道性肌强直	低钾血症性发作性肌麻痹
常染色体隐性遗传性（Becker型）	正常血钾性发作性肌麻痹
常染色体显性遗传性（Thomsen型）	Andersen综合征
钠通道性肌强直	钙通道病
强直性肌阵挛（Eulenburg型）	恶性高热
钾诱发性肌强直（PAM）	中央轴病（central core disease/CCD）
波动性肌强直	

1. 一般表现　发病年龄较早，常在10岁左右开始起病。男女的发病情况大致相同。发作时，钾离子从肌细胞内逸出，引起内膜除极而导致麻痹发作，同时伴有血清钾浓度升高。肌无力发作以近端肌肉为主，呈对称性，偶可表现为非对称性的远端运动肌肉麻痹。肌无力常从下肢开始，逐渐累及躯干和上肢，严重者可影响颈部肌肉和眼外肌。症状多在清晨至早餐前或运动后休息时出现，麻痹程度常较轻，可伴有肌肉酸痛。持续时间较短，约为10~60分钟，个别患者可长达数小时至数天。适当运动可促进症状的缓解，但休息后麻痹又可复发。发作次数较多，且发作频率随年龄的增长而逐渐增多。剧烈运动、饥饿、受凉、情绪激动、酒精、大量补钾、妊娠、服用糖皮质激素等均可诱发症状。

2. 特殊表现　进食高糖类食物及轻微运动可使症状缓解。部分患者可出现肌强直，以眼肌较为多见，表现为眼睑后缩，闭眼困难，闭眼后眼睑张开缓慢；亦可累及手、面部肌肉及舌肌。肢体置于冷水中容易引起肌肉僵硬，因此又称肌强直性周期性瘫痪。个别患者可因血钾升高所致的心律失常而突然死亡。SCN4A基因的T704M突变者可发展为持续性肌无力，并导致肌萎缩。

3. 辅助检查　发作期间血钾升高，多超过5.5mmol/L，可伴有血钙降低。血清肌酸激酶可正常，一般不超过300U/L。24小时尿钾排出亦增高。心电图呈高钾性改变，T波高尖，严重者可发生心律失常。

（三）钾敏感型周期性瘫痪

1. 一般表现　钾敏感型周期性瘫痪又称Andersen综合征或反应性正常血钾型周期性瘫痪，为一种遗传性疾病，呈家族性发病。临床特点是周期性瘫痪和心律失常（室性心动过速为主），常伴QT间期延长。病因为KCNJ2基因（编码钾通道Kir2.1）突变[11,12]。此症非常罕见。患者大多在10岁之前开始出现症状。常于夜间或清晨发生肢体麻痹，近端和远端肌肉均可受累，甚至可引起发音不清、呼吸困难等。症状持续时间多为1~36小时，有的可长达10天左右。

2. 特殊表现　偶有患者呈持续性发作。运动和补钾可诱发麻痹，部分患者可因食盐量减少而导致症状发作。发作时可伴有轻度的感觉障碍，一般无肌强直。患者常有体格及容貌方面的缺陷，如身材矮小、曲指（趾）畸形、脊柱侧凸、眼距增宽、低位耳、前额增宽、下颌骨发育不良等。

3. 心电图特点　主要心电图改变包括：①U波增高，可高达0.1mV以上，有时甚至超过同一导联T波；②T波振幅降低，平坦甚或倒置；③ST段下移达0.05mV以上；④可出现各种心律失常，如窦性心动过速、期前收缩、阵发性心动过速等。T波和U波的振幅的变化是低血钾的最特征性的变化。

显著的U波是由心脏的动作电位复极时间延长而引起的，可引起致命性的尖端扭转型室性心动过速。低血钾时，T波逐渐降低以至倒置，U波振幅逐渐增高，ST段下移，U波与T波融合呈驼峰状，常使QT间期不易精确测量，而误将QU间期认为是QT间期。仔细测量aVL导联、V_2或V_3导联有助于鉴别T波和U波。U波可辨认且U波大于T波或T波倒置时U波>0.1mV，是诊断低血钾的重要依据。心律失常是本型周期性瘫痪的一个重要临床特征，心悸症状很常见，体格检查可发现二联律等心律失常。心电图检查除了心律失常以外，还有QT间期延长（QT间期延长综合征），且常规抗心律失常治疗的效果不佳。

4. 实验室检查　症状发作时血钾不定，可为正常、升高或降低。

【诊断与鉴别诊断】

（一）诊断

1. 低钾血症型周期性瘫痪　疑为低钾血症型周期性瘫痪时，可予以氯化钠2~4g或葡萄糖50~100g口服，并剧烈运动15~20分钟；或在口服葡萄糖的同时，皮下注射10~20U胰岛素，以诱发症状发作，协助诊断。

2. 高钾血症型周期性瘫痪　对诊断不明者，若患者的肾脏和心功能以及血清钾浓度均正常，可行钾负荷试验，将氯化钾0.05g/kg溶于无糖的液体中，于3分钟内顿服，每20分钟观察血钾浓度、心电图及肌张力变化。如患者于服钾后90~180分钟内出现血钾上升和肌无力，即可诊断为高钾血症型周期性瘫痪。如不能诱发症状出现，可将氯化钾剂量增至0.10~0.15g/kg。试验期间一旦患者出现严重肌无力、血钾显著升高、心律失常等情况，应立即终止试验，并予以降血钾和对症治疗。亦可行运动试验，嘱患者进行踏车运动30分钟，要求脉搏达到120~160次/分，然后绝对卧床休息。正常人运动时血钾升高，运动后逐渐降至接近于运动前水平。高钾血症型周期性瘫痪患者则于运动后10~20分钟出现第二次血钾升高和肌无力症状。各种周期性瘫痪因防治措施相反而使分型鉴别十分重要，三种周期性瘫痪的临床鉴别见表5-5-6-3。

表5-5-6-3　三种原发性周期性瘫痪的鉴别

鉴别点	低钾血症型	高钾血症型	钾敏感型
患病情况	最常见	少见	少见
性别	男性患病较多	男女患病相似	男女患病相似
发病年龄	青壮年	10岁左右	<10岁
诱因	受凉/劳累/暴饮暴食/高糖类饮食/使用葡萄糖和胰岛素/肾上腺素/氯化钠/ACTH/甲状腺素	补钾/螺内酯/剧烈运动/饥饿等	低盐饮食/补钾
发作时间	夜间睡眠后或清晨	清晨及运动后休息时	夜间或清晨
麻痹情况	四肢和躯干肌均可麻痹 由下向上发展	肌无力症状相对较轻 伴有肌肉酸痛	近端与远端肌肉均可受累
持续时间	数小时~数天	10~60分钟	1~36小时
肌强直	罕见/仅限于眼睑	可有眼/面/舌肌强直	无
体格容貌	正常	正常	矮小/曲指（趾）畸形/脊柱侧凸/眼距宽/低位耳/下颌发育不良
钾代谢	血清钾降低，尿钾排泄正常或减少	血清钾增高/尿钾排泄增多	血钾升高/降低/正常
心电图	低钾性表现	高钾性表现	心律失常/QT间期延长
诱发试验	葡萄糖+胰岛素	氯化钾负荷	氯化钾负荷
治疗	补充钾	葡萄糖酸钙	氯化钠
预防	多吃富含钾的食物/服用氯化钾/螺内酯/乙酰唑胺/二氯磺胺	少运动/多吃糖/口服噻嗪类利尿剂/乙酰唑胺/二氯磺胺	少运动/多吃钠盐/口服乙酰唑胺

（二）鉴别诊断　甲亢性周期性瘫痪与内向调校性钾通道Kir2.6变异有关，甲亢可能仅是发病的诱因[11-13]，但是更多的情况是甲状腺激素作为激发细胞外液钾离子向细胞内转移的诱因，类似的现象还可见于剧烈运动、过度兴奋、儿茶酚胺过度分泌、糖皮质激素过度等，偶尔甚至可被咖啡因或某些药物诱发（表5-5-6-4）。

主要发生于Graves病，多见于亚洲地区的患者；偶尔亦可见于碘甲亢[14]。甲亢的病情可轻可重，发作前多无明显前驱症状；有时，周期性瘫痪可成为甲亢的首发症状[15]。常见的诱因为饱餐、高糖饮食、精神紧张、注射葡萄糖及胰岛素等。主要为双上肢、下肢及躯干部发作性软瘫，严重时伴呼吸肌麻痹。发作时常伴血钾过低，发作时间自数十分钟至数天不等，发作频率可1天数次，也可数年1次。这种情况在亚洲地区较为常见，患病率约为2%。而北美地区相对少见，一般为0.1%左右。患者多于20~40岁发病，男性较女性多见，约占83%~95%。主要表现为间歇性的近端肌无力，一般以下肢较为常见，可选择性地累及活动较多的肌肉，严重者可影响到呼吸肌，但括约肌通常不会受累。发作持续时间为数小时至数天。夏季发病较为多见。饱餐、受凉、运动后的休息以及使用胰岛素等可诱发肌无力发作，适当的运动可终止症状发作。通常，麻痹的严重程度与甲状腺功能之间并无相关性，但甲状腺功能得到控制后肌无力的发作次数随之逐渐减少。当甲状腺功能得到控制后，特别是在应用普萘洛尔后，多数患者的甲亢性周期性瘫痪发作逐渐减少。

表 5-5-6-4 需要与低钾血症型周期性瘫痪鉴别的疾病与临床情况

钾的细胞转移	原发性醛固酮增多症
药物	假性高醛固酮血症(甘草次酸摄入过多)
抗分娩药物	Bartter 综合征
氨茶碱中毒	Gitelman 综合征
氯喹	肾小管性酸中毒
胰岛素过量	其他肾脏疾病
毒物中毒	肾病综合征
甲亢性低钾血症型周期性瘫痪	急性肾小管坏死
家族性低钾血症型周期性瘫痪	糖尿病酮症酸中毒
	输尿管-乙状结肠吻合术后
散发性低钾血症型周期性瘫痪	胃肠失钾
	过敏性肠病
钡中毒	热带斯泼卢
肾脏失钾	感染性腹泻
药物(利尿剂)	短肠综合征

此外,隐性遗传性和显性遗传性营养不良性肌强直(myotonic dystrophy)需要与原发性周期性瘫痪鉴别[16-18]。周期性瘫痪应与急性感染性多发性神经炎,急性脊髓炎等所致的肌无力相鉴别。急性感染性多发性神经炎发病前多有非特异性感染史,表现为四肢对称性软瘫,症状持续时间可达数月,常伴有“手套-袜套”型感觉异常及自主神经功能障碍,脑神经受累较常见,脑脊液检查常有蛋白质-细胞分离现象。急性脊髓炎患者常有感染和低热史,肢体肌无力自下向上发展,伴有感觉减退或消失、尿潴留、大便秘结等,腱反射亢进,病变部位较高者可有吞咽困难、发音不清、呼吸肌麻痹等,脊髓腔部分梗阻时脑脊液中的蛋白质可高达2g/L,脊髓造影可见病变部位脊髓增粗。

非营养性肌强直(nondystrophic myotonia,NDM)和周期性瘫痪是一组离子通道病,90%的低钾血症型周期性瘫痪与SCN4A或CACNA1S突变有关非典型周期性瘫痪与ryanodine受体基因突变有关。此外,周期性瘫痪还应与Andersen-Tawil综合征、多发性肌炎、重症肌无力、失钾性肾病、Fanconi综合征、Gitelman综合征、Bartter综合征、肌肉钠通道病、遗传性神经源性离子通道病或癫痫等鉴别(表5-5-6-5)。

表 5-5-6-5 周期性瘫痪的实验室鉴别诊断

鉴别疾病	临床特征	辅助检查
多发性肌炎	持续性肌无力伴肌痛/肌萎缩	血清肌酶/血沉/肌电图/肌活检
重症肌无力	颜面/四肢/躯干肌无力/反复运动加重	抗胆碱酯酶测定/诱发试验/诱发肌电图
癫痫	短暂性活动中止/发作短伴意识丧失	脑电图

【治疗】

(一)低钾血症型周期性瘫痪的治疗 低钾血症型周期性瘫痪者应食用富含钾的饮食(如榨菜、橘子水等),亦可口服氯化钾3~6g/d。高钾血症型周期性瘫痪应限制钾盐的摄入,平时宜进高糖类食物。钾敏感型周期性瘫痪平时宜减少运动。

1. 补钾 立即给予10%氯化钾20~40ml口服,每2~4小时1次,症状缓解后逐渐减量。病情严重者可将10%氯化钾30ml加入生理盐水1000ml中缓慢静脉滴注(滴速为5ml/min),需要时可重复,病情好转后改为口服补钾。有呼吸肌麻痹者,应及时予以吸痰、吸氧,必要时行辅助呼吸。有心律失常者可用10%氯化钾30ml、胰岛素10U加入5%葡萄糖液1000ml中静脉滴注。

2. 避免或去除诱因 平时应注意少食多餐,避免过劳、进餐过饱、受寒、过量饮酒等诱因,如发作频繁,可于晚上睡前常规性服用氯化钾1~2g。平时应尽可能地注意避免各种诱因,以减少发作的次数。在有诱因存在的情况下,服用乙酰唑胺0.25g,3次/天,可预防症状发作。乙酰唑胺是一种来源于噻嗪类的碳酸酐酶抑制剂,其治疗周期性瘫痪的作用机制尚不清楚,推测其可能是通过激活Ca^{2+}敏感性K^{+}通道而发挥作用,但少数患者长期使用乙酰唑胺可诱发肾石病。此外,也可应用螺内酯(安体舒通)、氨苯蝶啶或地塞米松等药物进行预防。近来有资料显示,碳酸酐酶抑制剂二氯磺酰胺(daranide)亦可有效地预防患者肌无力的发作。

3. 原发病治疗 系统性疾病所致的周期性瘫痪除应及时纠正血清钾紊乱以外,尚需对原发疾病进行积极的治疗,以减少症状的发作。此外,一般不宜使用乙酰唑胺。

甲亢伴周期性瘫痪患者在应用抗甲状腺药物一段时间后,周期性瘫痪的发作次数减少,有的可完全停止发作,有的无明显改善。建议对甲亢伴周期性瘫痪者进行抗甲状腺药物加普萘洛尔(心得安)联合治疗[19,20]。在急性发作期,尤其是血钾明显降低或长期降低者,必须按内分泌急症处理:①静脉滴注补钾(注意浓度和速度);②静注普萘洛尔(可预防再次发作);③抗甲状腺药物;④忌用或禁用葡萄糖液与糖皮质激素;⑤血钾和心电图监测。

分泌皮质醇的肾上腺皮质肿瘤伴严重低钾血症时可考虑应用脱吡酯(topiramate)治疗。

(二)高钾血症型周期性瘫痪的治疗 病情严重者可静脉注射10%葡萄糖酸钙10~20ml,或用5%~10%葡萄糖溶液500ml加入胰岛素6~12U静脉滴注,使过多的钾进入到细胞内。也可使用呋塞米,通过利尿而增加钾的排泄。沙丁胺醇喷雾吸入可增加钾向细胞内转移,需要时亦可选用。乙酰唑胺和氢氯噻嗪都有排钾的作用,可用于预防症状的发作。常用剂量分别为乙酰唑胺0.25~1.00g,每日1次;氢氯噻嗪25mg,3次/天。

家族性高钾血症型周期性瘫痪呈常染色体显性遗传,以骨骼肌软瘫和间歇性肌强直为特征,部分患者遇有寒冷或剧烈活动时发病,发作时,血清钾升高。另一个与家族性高钾血症型周期性瘫痪密切相关的疾病是先天性副肌强直,由于该两种疾病属于等位基因病(allelic disease),均与骨骼肌的钠通道Nav1.4活化性突变有关。此外,家族性高钾血症型周期性瘫痪还需与Andersen-Tawil综合征鉴别[21]。

(三)钾敏感型周期性瘫痪的治疗 除此之外,症状发作时可口服含10~15g食盐的溶液,或静脉滴注氯化钠溶液。

(颜湘 汤恢焕)

第7节 高钾血症

通常血清钾>5.5mmol/L时称为高钾血症(hyperkalemia)。血钾增高并不能反映机体总体钾的增高,总体钾缺乏时,血清钾亦可能升高。假性高钾血症(pseudohyperkalemia)是指血清钾升高而同时血浆钾浓度正常(两者相差0.4mmol/L)的一种特殊体外检查结果,其主要原因是在血凝过程中,血小板中的钾释放所致,因而血小板数目与血钾相关。血钾浓度还与血小板增多症(thrombocytosis)、红细胞增多症(erythrocytosis)有关,钾离子进入细胞外液而引起假性高钾血症[1]。目前临床医师仍以血清钾结合心电图、病史等来判断是否存在高钾血症。正常钾的平衡由食物摄入与排出50~100mmol/d来维持,故尿钾的检查亦甚重要。高钾血症是内科重要急症,常可导致心脏骤然停搏,故应及早发现、及早防治[2]。

常见的富含钾的食物有水果、土豆、豆类和谷物,而高脂食物的钾含量一般较低(表5-5-7-1)。

表5-5-7-1 主要食物的钾含量

食物	钾含量(mmol)	食物	钾含量(mmol)
小香蕉(85g)	8.6	面条(150g)	2.3
越橘(100g)	1.9	橘子汁(200ml)	7.9
白色蘑菇(75g)	8.1	含脂牛奶(200ml)	7.7
熟椰菜(75g)	5.8	可口可乐(200ml)	0.1
熟青豆(75g)	3.9	马铃薯片(20g)	5.1
熟洋葱(75g)	1.5	奶油巧克力(20g)	2.4
油炸马铃薯(150g)	17.7	白色巧克力(20g)	1.8
米饭(150g)	2.2	酒胶糖(20g)	1.8

【发病因素】

正常人从饮食中摄入钾量远低于肾脏排钾量,仅在大量钾迅速进入体内超过肾排泄负荷量,或肾排钾功能受损时,才会引起高血钾。在下述情况可造成假性高血钾,应予以注意[3]:①止血带结扎时间过长,使缺血细胞中的钾释出增多;②溶血时红细胞中钾释出;③正常时血液凝固可释出钾,如血小板或白细胞过多,则释出钾增多,可造假性高血钾,但此时仅血清钾增高,血浆钾浓度不变。在①和②中,血浆和血清钾浓度都增高。抑制肾小管钾排泄的药物是引起高钾血症的常见原因(表5-5-7-2)。

(一)摄入/输入钾过多引起的高钾血症 如进食含钾丰富的食物、低钠高钾的食盐代用品、静脉输入含钾溶液、快速大量输血,尤其是库存血或为了减轻移植或输血反应而输入放射照射过的血液、输入部分溶血的血液以及某些含钾抗生素(青霉素、羧苄西林)等。服用噻嗪类利尿剂的患者,长期补充钾盐,如补钾量超过肾脏排钾能力则可引起高血钾。给1型糖尿病患者输注高渗葡萄糖可引起严重高钾血症,但这类患者往往同时服用了保钾利尿剂;如果患者肾功能良好,则不致发生高血钾。葡萄糖输入一般因血钾进入细胞内而引起低钾血症。但在某些情况下,葡萄糖输入亦可诱发高钾血症,其机制可能为高渗状态与胰岛素缺乏,K^+从细胞内逸出,加上有肾排钾功能减退,使钾潴留于体内(详见病例报告)。糖尿病高渗性非酮症性昏迷也常伴有高血钾。酗酒(大量饮酒)后引起利尿作用,大量自由水排出体外,导致血钾浓度升高。

表5-5-7-2 药物引起高钾血症的发生机制

药物	引起高钾血症的机制
阿米洛利	阻滞主质细胞腔膜钠通道
螺内酯	盐皮质激素受体阻滞剂(竞争盐皮质激素受体) 抑制肾上腺醛固酮合成
环孢素/他罗利姆	抑制肾上腺醛固酮合成 诱导氯通道分流 促进细胞钾外流
甲氧苄氨嘧啶	阻滞主质细胞腔膜钠通道
非甾体抗炎药(NSAID)	通过抑制肾脏前列腺素合成而诱导低肾素性低醛固酮症
ACE抑制剂AT-2受体拮抗剂	通过干扰肾素-醛固酮轴降低肾上腺醛固酮合成 降低肾小球滤过率
β受体阻滞剂	抑制肾素分泌 抑制细胞摄取钾
钙通道阻滞剂(硝苯地平/氨氯地平)	抑制肾上腺醛固酮合 抑制醛固酮分泌
琥珀酰胆碱	通过去极化细胞膜而促进钾外流
地高辛	抑制Na^+-K^+-ATP酶
肝素	抑制肾上腺醛固酮合成 降低靶细胞AT-2受体数目和亲和性
甘露醇	为维持细胞的渗透压稳定,促使钾外流

(二)肾脏排钾障碍

1. 急慢性肾衰竭 肌酐清除率<10ml/min常伴有严重的高血钾,除肾小管流量锐减影响钾排泌外,由肾衰竭而引起的代谢性酸中毒亦加重高钾血症。慢性肾衰竭晚期可发生高血钾,其程度取决于钾摄入量(或有细胞坏死因素)、尿量及肾脏代偿功能情况,部分患者还可能是低血浆肾素、低血浆ALD所致。但慢性肾衰竭患者如有少尿或其病变主要累及肾髓质,则可在早期发生高钾血症。慢性肾衰竭患者保持钾平衡主要依靠消化道和残存肾单位排钾量,集合管可能是肾衰竭时泌钾的主要部位,因而在主要累及肾髓质的慢性间质性肾炎所致的轻度慢性肾衰竭中,高钾血症发生率较高。慢性肾衰竭时集合管泌钾增多的机制不明,可能是由于ALD浓度增高及肾单位小管流量增加。

2. 盐皮质激素缺乏 详见第2篇扩展资源13。ALD缺乏见于Addison病和选择性ALD过少症,常伴有特发性无症状的高血钾,发生机制主要为肾脏排钾减少,其次,为钾由细胞内释出和高氯性酸中毒。糖尿病肾损害所致ALD减少常伴有胰岛素缺乏和高渗状态,除此之外,由于血容量降低,致远曲小管尿流量减少,也可使肾脏排钾减少。但在钠缺乏(GFR和远曲小管流量下降)和摄钾过多的情况下,发生高钾血症。在Addison病,由于全部肾上腺皮质功能均减退,糖、盐皮质激素皆减少,从理论上讲可发生高血钾,但临床上并不多见,这可能是由于肾脏的排钾功能并不完全取决于盐皮质激素，还有与盐皮质激素无关的排钾机制参与。在肾功能正常的患者，只要摄入足量的氯化钠，并给糖皮质激素替代，很少发生高钾血症。

选择性ALD过少症为酶缺陷致ALD合成障碍引起，多见于儿童。临床特点为高血钾和低ALD血症，糖皮质激素分泌正常。另一种多见于成人，由肾小球旁器细胞损伤，肾素分泌减少所致，可能同时伴有分泌ALD细胞对高血钾反应的减退或消失。低肾素性ALD减少症常见于糖尿病伴肾损害、肾盂肾炎、肾小球肾炎，其他肾小管间质病变如痛风、高血钙性肾病、铅中毒肾病等。这类患者有弥漫性肾损害，GFR往往降低，但无明显或仅有轻度氮质血症，尿量尚多，因而高血钾不是因为肾衰竭、少尿或无尿引起，而是因肾素、ALD减少所致。临床表现为高血钾、钠缺乏、血容量不足、高氯性酸中毒，血皮质醇、尿17-OHCS正常。选择性ALD过少在糖尿病患者中发生率较高，这可能是由于糖尿病患者常有肾小动脉硬化和入球小动脉玻璃样变性，引起肾小球旁细胞硬化破坏，使肾素产生减少。儿茶酚胺可兴奋肾素分泌，糖尿病自主神经病变可使肾素分泌减少[4]，在血浆中可检出无活性型肾素，提示由肾素前体转变为有活性肾素的过程受阻。有的患者可能由于原发性肾脏廓清钠的功能降低，细胞外液和总的可交换钠增加，从而抑制肾素分泌，而使ALD分泌减少。

本症中高氯性酸中毒的成因是ALD缺乏时，肾脏酸化功能障碍，肾小管泌钾和泌H^+受阻，H^+潴留于体内，从而形成特殊的肾小管性酸中毒（Ⅳ型），与Ⅰ、Ⅱ型RTA不同。其特点为：①酸性尿；②近曲小管$NaHCO_3$重吸收轻度减少；③远端肾小管分泌H^+和K^+障碍；④高钾使肾小管产氨减少。本症治疗可用盐皮质激素如9α-氟氢皮质素、醋酸去氧皮质酮，可使血钾降低，血容量升高，高氯性酸中毒得以纠正。有些高血压患者用盐皮质激素可引起心力衰竭，此时可用呋塞米促进钾和H^+排泄。血管紧张素转化酶抑制剂主要用于降血压，但由于可以降低血浆ALD的活性从而导致部分患者血钾升高，尤其当肾功能下降、肌酐清除率降低时更易发生。

3. 家族性高血钾周期性瘫痪　本症呈常染色体显性遗传，周期性瘫痪，发作间歇有肌无力，症状与血钾的高低相关，无肾功能不全和肾上腺皮质功能低下等。可能因细胞膜上Na^+-K^+-ATP酶钠泵作用不足，不能使细胞排钠潴钾。由此推测可能因遗传因素引起这种酶结构缺陷或酶生成数量异常，劳累、饥饿、寒冷、感染、快速补钾、全身麻醉或睡眠等均可诱发。除有血钾升高外，可伴有钙、磷降低。低钙可引起肌肉痉挛，血磷过低可致ATP供应短缺。防治方法为避免劳累及高糖类饮食；服用乙酰唑胺疗效较佳，噻嗪类及羟甲异丁肾上腺素（salbutamol）亦有效，后者为影响细胞膜对Na^+、K^+通透性的药物。

（三）药物引起的高钾血症

1. 保钾利尿剂　在使用保钾利尿剂时应避免发生高钾血症。保钾利尿剂，如螺内酯、氨苯蝶啶、阿米洛利、伊普利特（eplerenone）可抑制远曲小管钾的分泌而引起高血钾[5]。因此，在服用保钾利尿剂的同时不要补钾。另外，对肾功能下降的心、肾疾病，肝硬化失代偿期（尤其是肝肾综合征）患者，糖尿病、老年人容易合并选择性ALD过少症，应避免使用保钾利尿剂[6]。在糖尿病昏迷患者，由于糖代谢严重紊乱，细胞不能同化钾，组织分解过盛，释放的钾进入细胞外液，特别是在脱水和酸中毒时，可致血钾增高。此外，在注射高渗盐水及甘露醇后，可造成细胞内失水而改变细胞膜的渗透性或影响细胞代谢，细胞内钾漏至细胞外，尤其在缺氧、细胞受损、低钠及无尿时易造成高血钾。

2. 琥珀酰胆碱　琥珀酰胆碱在麻醉时作为松弛剂，可增加肌细胞对离子的通透性，钾从细胞内释出，正常人可引起轻度血钾升高；某些神经肌肉疾病患者，尤其是伴有肾衰竭或创伤时可引起较严重的高钾血症，甚至危及生命。

3. 盐酸精氨酸或赖氨酸　用盐酸精氨酸或赖氨酸治疗肝性脑病、代谢性碱中毒时，常发生明显高血钾，尤其是伴有肾功能损害者，产生原因可能与精氨酸和细胞内钾交换有关，使钾逸出细胞外而致高血钾。

4. 急性洋地黄中毒　偶可引起高血钾，因糖苷类药物能抑制细胞膜Na^+-K^+-ATP酶作用，钾不能进入心肌细胞，引起细胞内缺钾及细胞外高钾。当患者同时使用ACEI、β-受体阻滞剂、ARB和醛固酮拮抗剂时，有可能因为肾功能障碍而引起高钾血症，尤其在患者伴有慢性肾病或糖尿病时更容易发生[7]。每片口服避孕药炔雌醇（ethinyl estradiol，EE/DRSP）含炔雌醇0.03mg和屈螺酮（drospirenone）3mg，后者具有较强的保钾作用，是引起高钾血症的常见原因[8]。

5. 双RAAS阻滞剂　双RAAS阻滞剂可引起高钾血症、低血压和肾损伤（表5-5-7-3）[9-23]。除了年轻的蛋白尿患者外，一般患者禁止两种RAAS阻滞剂联合使用。

（四）组织损伤/缺氧引起的高钾血症

1. 组织损伤　大面积肌挫伤、肌溶解、大量出血或血肿、严重电灼、挤压伤等的初期可从损伤、坏死组织细胞中释出大量钾，进入细胞外液，尤其在大面积肌肉挤压挫伤时，肌红蛋白和血红蛋白常阻塞肾小管引起肾功能不全，使急骤进入细胞外液的钾无法排出，而迅速发生高钾血症[24]。无尿期，血钾增加约0.3mmol/（L·d），严重肌肉挫伤升高2~4mmol/（L·d），若伴有急性肾衰竭，可发生致命性高钾血症（表5-5-7-4）。

肿瘤溶解综合征（tumor lysis syndrome，TLS）常伴有高钾血症、高尿酸血症、高磷血症与低钙血症，并引起继发性心肾损害[25,26]。1例在汶川地震后52小时而被救出的患者发生严重的高钾血症性酸中毒和双侧下肢坏死，手术中发生室颤，抢救成功后未遗留明显后遗症[27]。有些淋巴瘤或淋巴细胞白血病初期用大剂量化学药物治疗时，或发生自发肿瘤溶解[28,29]——急性肿瘤溶解综合征（ATLS），由于大量肿瘤细胞溶解破坏释出大量的钾，引起高钾血症。还有较少见的实体瘤如新生儿畸胎瘤也可自发溶瘤导致高钾血症，肿瘤切除术中应严密监测电解质，以防止高钾导致的心脏毒性。

2. 休克/脱水/酸中毒及高渗状态　组织缺氧时，钾由细胞内移至细胞外液，如再伴有肾功能损害即可引起血钾过高。手术麻醉时间过长引起组织缺氧，亦可导致高血钾。有的休克患者死亡原因可能与高钾血症有关。在休克时K^+可从细胞内释出，而Na^+移入细胞内，这种情况再加上细胞外液缩减，即会引起血钾增高，而休克又往往伴有代谢性酸中毒，更加重了血钾的增高。不同性质的酸中毒对血钾的影响不

表 5-5-7-3　RAAS 阻滞剂的安全性 RCT 研究

RCT 研究	双/单 RAAS 阻滞剂	时间（月）	研究对象	死亡率
HALT-PKD-A/2014 赖诺普利+替米沙坦/赖诺普利+安慰剂	晕厥 0.4% vs. 0.4%，ns/AKI 4.8% vs. 5.6%，ns/高钾血症 4% vs. 1.8%，ns	96	n=558/年龄 37 岁/eGFR 91ml/(min·1.73m²)/白蛋白尿 18mg/24h(PKD)	0.4%/0.4%
HALT-PKD-B/2014 赖诺普利+替米沙坦/赖诺普利+安慰剂	AKI 9% vs. 13.2%，ns/高钾血症 18.9% vs. 16.9%，ns	96	n=486/年龄 49 岁/eGFR 48ml/(min·1.73m²)/白蛋白尿 29mg/24h(PKD)	1.6%/2.1%
替米沙坦/替米沙坦+雷米普利(ONTARGET)2008/替米沙坦+安慰剂	低血压 4.8% vs. 1.7%，P<0.0001/晕厥 0.3% vs. 0.2%，P=0.03/肾衰 13.5% vs. 10.2%，P<0.001/高钾血症 5.6% vs. 3.3%，P=0.001	56	n=25 620/年龄 66 岁/eGFR 69ml/(min·1.73m²)/白蛋白尿 927mg/g/(心血管病 85%，高血压 69%，DKD 38%)	12.5%/11.8%
阿利吉仑 ALTITUDE/2012 阿利吉仑/ACEI 或 ARB/ACEI ARB	低血压 12.1% vs. 8.3%，P<0.001/肾衰 2.8% vs. 2.6%，ns/高钾血症 11.2% vs. 7.2%，P<0.001	33	n=8561/年龄 64 岁/eGFR 57ml/(min·1.73m²)/白蛋白尿 14%<20mg/g，26%≥20~<200mg/g，58%≥200mg/g(T2DM/CKD/心血管病)	8.8%/8.4%

ns：无显著意义

表 5-5-7-4　钾向细胞外转移引起的高钾血症

原因	机制	临床情况
胰岛素缺乏	细胞内 Na^+ 亲和力下降 Na^+-K^+-ATP 酶活性下降	糖尿病伴肾衰竭 低 ALD 血症
酸中毒	缓冲时跨细胞阳离子改变	无机酸中毒
$β_2$ 受体阻滞剂	刺激 Na^+-K^+-ATP 酶	肾衰竭/心肺旁路术应用
运动过度	反复发生动作电位时细胞 K^+ 丢失	激烈运动/重症疾病
家族性高钾性周期性瘫痪	除极过程肌细胞 Na^+ 渗透性增加	摄入钾/寒冷/运动后休息时
洋地黄	抑制 Na^+-K^+-ATP 酶	严重中毒或过量
琥珀酰胆碱(肌肉松弛剂)	肌细胞除极持续延长	神经肌肉疾病/烧伤等
阳离子氨基酸	阳离子进入细胞内使 K^+ 外逸	肾肝功能衰竭/糖尿病

一。急性呼吸性酸中毒可引起高血钾，慢性呼吸性酸中毒一般不引起高血钾。在无机酸引起的代谢性酸中毒中，如肾衰竭通常伴有高血钾，有机酸引起者，如继发于癫痫病发作、急性肺水肿、服用苯乙双胍的乳酸性酸中毒及酒精性酮症酸中毒，通常不伴高血钾。糖尿病酮症酸中毒的高血钾可能主要是由于胰岛素缺乏和高渗状态引起，酸中毒本身所起作用是次要的。

3. 高热中暑　热衰竭、热痉挛患者多表现为低钠、低氯、低钾、低镁及代谢性酸中毒。高热中暑患者亦可发生高血钾，可能是较多的红细胞及肌细胞崩解释出大量钾所致，其基本病变为细胞溶解与水肿。

（五）酸中毒引起的血钾升高　酸中毒时，通常是过多的 H^+ 进入细胞内以缓冲细胞外液，但由于细胞外主要阴离子 Cl^- 进入细胞内数量有限，按电中性定律，则依靠细胞内钾转移至细胞外液以平衡。据分析，血 pH 每降低 0.1，血浆钾浓度升高 0.1~1.7mmol/L，故缺钾患者合并酸中毒时，血浆钾正常或偏高。一旦酸中毒得到纠正，血浆钾也随之明显降低，而出现低钾血症。但有机酸生成过多所致代谢性酸中毒如乳酸性酸中毒、酮症酸中毒则不会导致血浆钾浓度明显升高，其发生机制尚不清楚，可能与酮症酸中毒时 β-羟丁酸能进入细胞有关。

（六）高渗状态导致的高钾血症　在大多数情况下，血浆钾与全身总体钾量的变化相平行。但在慢性疾病如心、肾衰竭，可由于上述代谢障碍、Na^+-K^+-ATP 酶活性降低、血 pH 改变及血浆有效渗透浓度变化，出现高血钾或低钾血症，这种改变可能由于钾的重新分布所致。

（七）肌肉运动引起的高钾血症　这种血钾增高一般是轻度的、反应性的，但剧烈运动后，血钾高达 6mmol/L，休息后可恢复；当处理不当，如给予肾上腺素能受体阻滞剂，则可导致血浆钾浓度的急剧升高。

【病理生理和临床表现】

（一）心律失常或心脏停搏　细胞的静息膜电位由其内、外液钾浓度比值决定。正常时其比值为 40∶1，当血钾升高至 8mmol/L 时，比值降低为 20∶1。正常静息膜电位和阈电位分别为-90mV 及-65mV。静息膜电位和阈电位愈接近，细胞兴奋性愈高，但当静息膜电位明显降低，复极受阻，则出现肌肉麻痹。高血钾降低跨膜细胞电位，开始兴奋，最终复极受阻，因而发生弛缓性肌肉麻痹。高血钾时，静息膜电位降低，故使 0 位相与 1 位相上升速度减慢，室内传导减缓。故心电图表现为 P-R 间期延长，QRS 波增宽。细胞膜对钾的通透性增加，此时钾较早且较迅速地从细胞内释出，细胞动作电位时间缩短，复极加速，第三相下降速度加快，坡度变陡，这种现象在心电图上则表现为高尖 T 波。由于部分去极之故，Na^+ 则不易进入细胞内，使动作电位无法正常迅速达到最高点，致使心脏除极变慢，心电图表现 QRS 波增宽，P-R 间期更为延长。血钾水平继续增高，进而缩小细胞内、外的钾浓度差，静息膜电位负值减小，从原有-90mV 升至-70mV 或更高，升高程度和细胞外的钾浓度增加成比例。当传导变慢时，心脏各部分细胞活动情形不一，可出现室性期前收缩，严重者最后发生室性心动过速、心室颤动，最后达到不能兴奋而发生心脏停搏。心衰患者并发高钾血症的风险增加，特别是长期应用ACEI和ARB者，有时可能出现致命性后果[29]。

（二）神经-肌肉病变 机体对血钾的耐受量受诸多因素影响，但主要受肾脏功能调节，其次是受酸碱平衡的影响，伴有酸中毒者比较容易发生高钾血症，低钠、低钙易加重高钾血症的表现。器质性心脏病、心力衰竭和心肌损害时可减低机体对钾的耐受力，故临床表现又取决于原发疾病、血钾升高程度、速度以及有无其他水盐代谢紊乱等情况。高钾血症的临床表现不具特征性，往往不易引起注意。当血钾升高到严重程度时，可引起严重心律失常而威胁生命。因此对于少尿、无尿及用保钾利尿剂的患者，应高度警惕本症的发生。

1. 神经肌肉症状 早期常有肢体异常、麻木感觉、极度疲乏、肌肉酸痛、肢体苍白和湿冷等类似缺血现象。严重者可出现吞咽、发音及呼吸困难，甚至上行性麻痹、松弛性四肢麻痹。腱反射可能消失，通常不累及脑神经支配肌肉。中枢神经系统可表现为烦躁不安、昏厥及神志不清。

2. 心血管系统表现 通常出现心搏徐缓和心律失常，但一般不发生充血性心力衰竭，有时心脏扩大，心音减弱。心电图特征性变化有助于诊断。最后增至12mmol/L时，一部分心肌可先被激动而恢复，一部分则尚未除极，极易引起折返运动形成室性异源搏动、心动过速、扑动、心室颤动，乃至心脏停搏而致死。这是引致猝死的主要原因，故高钾血症是内科急症之一。部分高血钾患者仅有心律失常表现，而死亡前没有神经肌肉症状，必须迅速作出诊断。高钾血症的严重程度是由测定的血钾浓度和心电图变化来共同估计的。

3. 其他表现 高血钾者多数有少尿或尿毒症临床表现，此见于急性或慢性肾衰竭的患者，所以这类患者出现肌肉麻痹或心动过缓、心律失常应高度怀疑本症的发生。高钾血症使乙酰胆碱释放增加，故引起恶心、呕吐、腹痛等消化道症状。当高血钾抑制呼吸时可导致呼吸停止。少数肾功能不全者，因代谢性酸中毒或严重缺氧可突发血钾增高导致严重心律失常而致死亡。血钾过高可使肾素降低、皮质酮增高、胰岛素增加，机体为避免因胰岛素增加而造成低血糖，故胰高糖素分泌也代偿性增加。

【诊断与治疗】

（一）诊断 高钾血症本身的诊断较容易，但需要尽量明确引起高钾血症的病因，一般可选择必要的实验室检查协助诊断（图5-5-7-1和表5-5-7-5）。

表5-5-7-5 高钾血症的实验室评价指标

检查项目	鉴别诊断
血液检查	
全血细胞计数	溶血性贫血/血小板增多症/感染/败血症
血气分析	酸中毒
血浆渗透压	计算TTKG
肌酐/尿素	急性或慢性肾衰
肌酸激酶	横纹肌溶解症
ALT	溶血/肿瘤溶解综合征
LDH	溶血/肿瘤溶解综合征
葡萄糖/糖化血红蛋白	糖尿病
肾素/AT-2/醛固酮	低肾素低醛固酮症/假性低醛固酮症
血清皮质醇/11羟化酶活性/21羟化酶活性/17-羟孕酮	先天性肾上腺皮质增生症
尿液检查	
钠/钾/肌酐	盐消耗综合征
白蛋白	蛋白尿
TTKG（血渗×尿钾）/（血钾×尿渗）	肾脏反应正常性高钾血症时TTKG升高（>10）/低醛固酮血症或肾小管缺陷症伴高钾血症时TTKG不适当降低
远曲小管钾分泌活性指数（尿渗>300mOsm/L和尿钠>25mmol/L时有意义）	鉴别盐皮质激素缺乏与抵抗/应用盐皮质激素后观察TTKG/盐皮质激素缺乏TTKG增加而盐皮质激素抵抗者不增加

心电图的改变和血钾的高低无固定关系，但具有较高的特异性（表5-5-7-6）。一般当血清K^+>5.5mmol/L时，先是QT间期缩短，T波高尖对称，基底狭窄而呈帐篷状。至7～

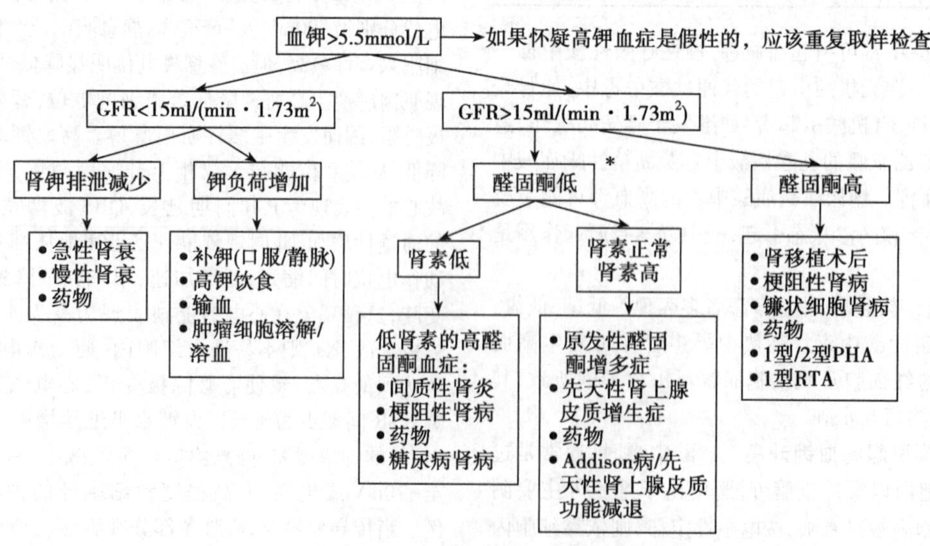

图5-5-7-1 高钾血症的诊断流程

8mmol/L时,P波振幅降低,P-R间期延长,以至于P波消失,这可能是窦房结传导阻滞或窦性停搏,心室起搏点移出房室结或以下地区,或是窦房结的起搏功能仍存在,但心房不能激动,激动经心房内特殊纤维结间束传入心室,形成"窦-室传导"。至9~10mmol/L时,室内传导更为缓慢,QRS变宽、R波振幅降低、S波加深,与T波直线相连、融合。至11mmol/L时,QRS波群、RS-T段和T波融合而成双相曲折波形。由于与选择治疗方案关系密切,将高钾血症按严重程度分为:①轻度:血清 K^+ 5.5~6.5mmol/L,而心电图正常;②中度:血清 K^+ 6.5~7.5mmol/L,间或心电图显示T波变高变尖,或两者同时存在;③严重:血清 K^+>7.5mmol/L,心电图示P波消失,QRS波宽变宽,心室律不规则等。

一般来说,心电图改变在多数情况下与血清钾浓度高低呈一定规律(表5-5-7-6)。但血清钾高低与心电图改变并不呈绝对的平行关系。而且,高钾血症心电图表现的特异性不高,需注意与心动过缓、脑血管意外、左室舒张期负荷过重、心内膜下心肌缺血及神经精神异常等出现的高大T波相鉴别。仅22%的高钾血症患者可出现典型的高尖T波。测量QT间期可有助于鉴别,因为高钾血症时QT间期缩短,而其他情况QT间期常延长。但慢性肾功能不全患者高钾血症伴低钙血症时,偶也可表现为QT间期延长。

表5-5-7-6 高钾血症的心电图表现

血钾(mmol/L)	心电图改变
>5.5	T波增高/U波降低或消失
>6.5	QRS波增宽
>7.0	P波降低/P波增宽/PR间期延长/ST段下移
>8.0	R波降低/S波加深/ST段下移/QRS波呈QS形
>8.5	P波消失/窦性心动过缓/窦-室传导
>10.0	QRS波宽大畸形/心动过缓/QRS-T融合成正弦曲线/心室颤动/心跳停搏

(二)治疗 根据其作用机制,高钾血症的治疗可归纳为:①注射 Ca^{2+} 以对抗 K^+ 的心脏毒性;②将细胞外 K^+ 暂时转移至细胞内;③将 K^+ 清除至体外,同时须去除引起高钾血症的原因。

高钾血症的处理依病因而定,限钾饮食,停用升高血钾的药物,纠正酸中毒,同时应用盐皮质激素。当血清钾在6.0~6.5mmol/L以上,或出现心血管症状而有高钾危象时,应采取措施,迅速降低血钾。用于治疗高钾血症的药物见表5-5-7-7。

表5-5-7-7 高钾血症的治疗药物比较

药物	剂量	作用速度	不良反应
葡萄糖/胰岛素	20%葡萄糖,每小时2.5~5ml/kg(0.5~1g/kg)每克葡萄糖加胰岛素0.2U	迅速	低血糖症/高渗状态/血容量过负荷
沙丁胺醇(salbutamol)(10滴含沙丁胺醇2.5mg)	沙丁胺醇4~5μg/kg加入15ml 5%葡萄糖液静脉注射(15分钟以上) <25kg体重者沙丁胺醇喷雾剂2.5mg;>25kg体重者沙丁胺醇喷雾剂5mg	迅速	心动过速
碳酸氢钠(8.4%)	1~2mmol/kg(30~60分钟)或根据碱缺乏情况计算用量	较快	钠过负荷(高血压)
呋塞米	1~2mg/kg	较快	耳毒性/肾毒性
离子交换树脂	口服聚苯乙烯磺酸钙(钠)1g/kg	缓慢	恶性便秘/肠麻痹/与山梨醇预混的制剂可引起腹泻
葡萄糖酸钙(10%)	0.5~1ml/kg(5~10分钟)		高钙血症/软组织坏死 葡萄糖酸钙无降低血钾作用

心电图变化是反映其严重程度的重要参考,最严重的变化为心室自主性节律,即使心电图变化不大,如T波变尖,不作适当处理也会很快演变成严重的心律失常而死亡。因此,须采取有效治疗,并自始至终严密监护,使血钾浓度及心律恢复到安全范围。

1. 钙盐注射 当高血钾引发室性自主节律时,要立即注射钙剂以对抗其心脏毒性。因为高血钾使静息电位降低而阈电位则无变动,两者间差距减少,从而使心肌细胞兴奋性增加。钙离子并不能影响细胞内、外液 K^+ 的分布,但是可使静息膜电位与阈电位间差距增加,心脏兴奋性因而较为稳定,这种治疗并不限于低血钙患者,只要患者有严重心律失常,即使血钙正常,也应立即注射钙剂。钙离子疗效相当迅速,当发现严重心律失常时应立即在心电图监护下3~5分钟内静脉注射10%葡萄糖酸钙20~30ml(溶于25%葡萄糖液40ml内),在数分钟内即可见效。不过持续时间不长,当钙离子由血液中消失时,此种作用亦随之消失,而血浆钾浓度保持不变,故必须继续在1L葡萄糖液中加入10%葡萄糖酸钙20~40ml静脉滴注。并观察心电图改变,如心电图恢复而血钾并未恢复,仍须以10%葡萄糖酸钙作预防治疗。钙离子只是暂时对抗 K^+ 的心脏毒性,并不能降低钾血症浓度,故仅为一种短时的急救药物,必须使用其他方法来降低钾血症。

2. 纠正酸中毒 由于酸中毒时 K^+ 向细胞外转移,故有血 K^+ 升高时,可立即给予碱性药物。最常用的是5%碳酸氢钠液60~100ml(36~60mmol),急重患者可在5分钟内直接静注,往往数分钟内即能看到效果。需要时于15~30分钟后重复1次,或在第一次注射后继续静脉滴注5%碳酸氢钠125~250ml,每分钟15~45滴速度,以免矫正过度而抑制呼吸。待心电图好转后,恢复正常窦性心律,QRS波群变窄,T波高尖的程度减退,即可减量或停用。本疗法减轻高钾对心肌的毒性作用。一般认为有以下优点:①可碱化细胞外液,使K^+迅速从细胞外液移入细胞内。动物实验表明，血HCO_3^-平均每增高1mmol/L，血钾降低0.13～0.18mmol/L。碳酸氢钠是一种安全的血液碱化剂，但不能和葡萄糖酸钙混合使用，否则会形成碳酸钙沉淀，失去两者作用并发生危害。②高渗性利尿排钾作用。③Na^+对K^+的拮抗作用，增加细胞兴奋性而使心率加快。④拮抗迷走神经作用。在房室传导阻滞时，乳酸钠可使P-R间期缩短，心房及心室率加快。乳酸钠或醋酸钠需要在肝内代谢成碳酸氢钠，故肝病患者慎用。应注意患者心功能，以免因大量Na^+进入体内引起水钠潴留而加重心力衰竭。

3. 高渗葡萄糖及胰岛素　胰岛素可促使K^+由细胞外液进入细胞内，而葡萄糖可刺激胰岛素分泌。因此，高血钾时应及时静脉注射25%～50%葡萄糖液60～100ml，约每2～3g糖加胰岛素1U，继以静脉滴注10%葡萄糖液500ml，内加胰岛素15U，可促使将细胞外钾转移至细胞内。遇有心、肾疾病须限制入水量的患者，可用25%～50%葡萄糖液静脉滴注，一般胰岛素与葡萄糖之比为1U∶3g～1U∶4g，以免发生低血糖。葡萄糖加短效胰岛素的疗效可以维持数小时。同时要注意当使用高渗葡萄糖刺激胰岛素分泌后，有可能会引起低血糖，故在静注高渗葡萄糖后，应维持静注5%～10%葡萄糖液一段时间。

4. 高渗盐水　应用本法尚存在争议。主要是高氯可致高氯性酸中毒，对高钾血症不利，尤其在肾功能不全时。低血钠能增加高血钾心脏毒性，其机制不清，部分可能与细胞摄钾减少有关。补充等渗盐水，纠正低血钠，对抗钾的心脏毒性作用，并可扩容、增加尿量，促进钾的排泄。如有低血钠或肾功能不全，可用高渗盐水。本法用于治疗肾上腺皮质功能低下伴高血钾者最为适宜。对少尿、无尿者有引起肺水肿的危险，故少采用。

5. 排钾治疗　以上这些措施是短效应的急救治疗。如果高血钾持续存在，危及患者生命，随后必须采取排钾治疗，此为治疗高钾血症的重要措施。

（1）利尿剂：选用排钾利尿剂，如呋塞米、依他尼酸和噻嗪类利尿剂。其作用机制为抑制Henle袢升支及肾远曲小管重吸收Na^+，增加泌K^+部位远曲小管水钠流量，从而增加钾的排泄。对心力衰竭或其他水肿状态的患者则具有排钾消肿的双重效果。

（2）阳离子交换树脂及山梨醇：常用的为聚苯乙烯磺酸钠树脂（kayexalate）。因为胃肠道内含有丰富的钾离子，该树脂能与钾离子结合而随树脂排出体外。用时先清洁灌肠，然后将此树脂40g置于200ml的20%山梨醇中作保留灌肠，保留1小时以上。也可口服树脂，每日40～80g，分3～4次服，每次伴以20%山梨醇10～20ml，酌情增加剂量至大便稀薄为止，以防止钠吸收过多及诱发肠梗阻。本法效果较差也较慢，所以对严重的急性血钾升高不能迅速奏效，须先使用前述治疗方法控制血钾。含钠树脂最大缺点是使过多Na^+吸收，在排水、排钠有障碍的患者易导致水肿及心力衰竭。如果有这种潜在危险，可选用含钙离子树脂。另外，阳离子交换树脂治疗高钾血症24小时内导致急性结肠坏死引起急腹症者，必须警惕这种极少见的并发症[30]。

（3）透析疗法：经以上治疗无效，而病情危重者可行血液或腹膜透析治疗。血液透析通常较腹膜透析更为有效。经调整透析液钾浓度，通过血液透析治疗获得较理想的血钾浓度。高钾血症患者的病因无法根除时，例如慢性肾衰竭晚期患者，其复发的可能性很大。对这种患者行慢性透析时，最好将透析液钾浓度调低一些，经过透析后使患者血钾浓度达到正常低值，以增加安全范围。无论是血液或腹膜透析都须经过一段时间才能将血钾降至安全范围，故应先用前述方法纠正心律失常，再行透析治疗。高血钾危及生命时，应紧急安置静脉插管临时起搏，并迅速准备透析治疗，度过高血钾危险期。

减少钾盐摄入并促进钾排泄。通常只减少钾盐的摄入，进低钾饮食，除去血钾增高的原因。若仍有血钾升高趋势，则可服用阳离子交换树脂。中度高钾血症必须立即注射葡萄糖、胰岛素及碳酸氢钠液，使钾离子尽快转移入细胞内，降低钾血症浓度，同时除去引起高血钾的病因及给予低钾饮食。

【病例报告】

（一）病例资料　患者女性，67岁。因不能行走5天入院。1个月前出现全身乏力，5天来每天下肢无力发作4～次，每次持续时间15～20分钟，伴有多动和呼吸困难，无肢体疼痛，神志清楚；发作停止后能正常行走。患有糖尿病10年，高血压5年，应用胰岛素（预混30/70）治疗，奥美沙坦20mg/d治疗2年，近16个月来口服培朵普利（perindopril，4mg/d），6个月来加用托拉塞米（torsemide，10mg/d）。心率93次/分，血压130/80mmHg，体温36.8℃，呼吸14次/分，氧饱和度100%。双侧肺基部细啰音，神经系统检查无特殊发现。WBC 10.5×10^9/L，N 70%，L 26%，M 3%，E 1%，B 0%，ESR 12mm/h，随机血糖98mg/dl，尿素氮24mg/dl，肌酐1.0mg/dl，总胆固醇198mg/dl，甘油三酯112mg/dl，HDL 38mg/dl，LDL 138mg/dl。血钠134mmol/L，血钾8.6mmol/L，血总钙11mg/dl，离子钙1.30mmol/L，血镁2.5mg/dl，血氯化物104mmol/L。HCO_3^- 24mmol/L。ECG见T波高尖。

本例为急性发作性高钾血症，其鉴别诊断应考虑糖尿病神经病变、Gullian Barre综合征和代谢性高钾性周期性瘫痪。周期性瘫痪发作时血钾显著升高，而非发作期的血钾仍持续性升高，因此还要考虑药物引起的高钾血症。立即停用钾潴留性药物，给予K^+结合剂聚苯乙烯磺酸钙（calcium polystyrene sulfonate，每天3次）和乳果糖糖浆（lactulose syrup），予硫酸镁防止便秘。24小时内血K^+从8.4mmol/L逐渐下降至6.8mmol/L，第二天进一步降至5.4mmol/L。高血压下降，但患者进入嗜睡状态，应用升压药维持正常血压。出院时（住院第5天）血钾5.1mmol/L，血压120/80mmHg，再无周期性瘫痪发作。

（二）病例讨论　血糖是影响钾代谢的重要因素，因此糖尿病患者在治疗过程中容易发生钾代谢紊乱。本例为老年糖尿病患者，治疗糖尿病和高血压时应用了升高血压的药物。高钾血症的常见表现是心脏功能紊乱，神经系统表现较少见，心脏表现通常出现在肌肉无力之前，在血钾达到一定高水平前发生矫正现象，使神经系统症状更为突出[22]。此外，本例患者的血钙较高（11mg/dl），血钙升高可减轻高钾血症对心脏的作用[23-25]。高钾血症导致持续性除极，灭活

Na^+通道，膜兴奋性降低，出现临床上的肌无力和肌麻痹。本例为首次报道的药物性高钾血症引起的周期性瘫痪病例。老年糖尿病或肾病患者使用多种药物是发生高钾血症的高危人群。

（龚学军　汤恢焕）

第8节　低钙血症

低钙血症（hypocalcemia）是骨代谢紊乱综合征的常见表现。引起低血钙的病因很多，临床上以甲旁减、严重缺镁、维生素D缺乏、大量输血和使用某些抗肿瘤药物者常见。低钙血症主要分为甲状旁腺素相关性、维生素D相关性、钙沉积过多、螯合钙作用、新生儿低钙血症等类型[1]。一般情况下，当血清蛋白浓度正常时，血清总钙（total serum calcium）低于2.2mmol/L（8.8mg/dl）称为低钙血症（hypocalcemia）。但是，这一定义具有多种不确定性，因为血清总钙受血清蛋白、pH和许多电解质的影响，血清总钙并不能完全代表血清离子钙（ionized calcium，Ca^{2+}）水平。正常人血清离子钙为1.18～1.70mmol/L（4.7～6.8mg/dl），因而严格地说，低钙血症是指血清离子钙低于1.18mmol/L的临床状态。低钙血症可分为急性和慢性两类。急性低钙血症约占所有住院患者的18%、ICU患者的85%；引起慢性低钙血症的最常见的病因是维生素D缺乏症（约占50%）[1,2]。

【钙代谢】

Ca^{2+}是神经冲动传导、肌肉收缩、血液凝固细胞分泌、细胞分化、免疫反应、生物酶激活的基本离子，细胞Ca^{2+}代谢平衡紊乱引起骨骼疾病、代谢性疾病，尤其是增加上皮细胞癌风险。机体通过肠、骨骼和肾脏维持钙代谢稳定和血钙正常，其中肠钙吸收是调节骨代谢的重要环节。

【血钙与血钙调节】

（一）血钙调节　血钙浓度的相对稳定主要由快作用负反馈激素途径调节，调节因子有血清离子钙（Ca^{2+}）和PTH。血钙降低时，甲状旁腺钙受体失活，促发PTH分泌，PTH作用于骨组织的1型PTH受体（PTHR1）使骨钙动员，作用于肾小管的1型PTH受体，钙重吸收增加，同时PTH促进肾脏表达1α-羟化酶，1,25-$(OH)_2D$生成增多，肠钙吸收加强，1,25-$(OH)_2D$也促进骨吸收（图5-5-8-1）。以上三条途径均使血钙上升。血钙水平升高后，甲状旁腺的PTH分泌减少，肾小球滤过的钙增多，钙重吸收减少，同时1,25-$(OH)_2D$合成减少，骨吸收被抑制，血钙恢复正常。

维生素D和PTH是拮抗低钙血症和稳定血钙的主要调节激素（图5-5-8-2和图5-5-8-3），任何步骤的代谢障碍均可引起低钙血症，其中最常见的病因是维生素D和PTH缺乏，其特点是低钙血症伴血清维生素D水平降低。饮食维生素D缺乏（尤其是营养不良、长期腹泻和妊娠晚期）是引起低钙血症的主要原因。母亲维生素D缺乏可导致婴幼儿低钙血症；长期服用抗癫痫药物亦因维生素D代谢酶活性增高而发生低钙血症。

（二）钙代谢的年龄和种族差异　成年人的肠钙吸收、骨钙沉积、骨吸收和骨钙存留均明显低于年轻人，而老年人又低于成年人。此外，钙代谢也存在一定的种族差异，白种人的尿钙排泄高于黑种人，黄种人可能介于白种人和黑种人之间。成年白种人女性的肠钙吸收、骨吸收和骨钙存留明显低于年轻者，骨钙沉积明显低于而尿钙排泄明显高于黑种人女性（平均12.8岁，14例）。

（三）血钙测定　血pH下降时离子钙浓度增加，结合钙减少；反之，pH上升时结合钙增加，离子钙减少。老年人、妊娠后期和碱中毒时血清离子钙下降，酸中毒时升高。临床上常需同时测定血钙总量、血pH、血白蛋白、离子钙等多项指标。

1. 血清总钙　正常参考值为：婴幼儿2.5～3.0mmol/L（10～12mg/dl）；成人2.10～2.55mmol/L（8.4～10.2mg/dl）。成人至70岁前血清总钙较稳定，95%以上的人群波动在2.20～2.50mmol/L（8.8～10.0mg/dl）之间。血清总钙低于2.20mmol/L（8.8mg/dl）或高于2.55mmol/L（10.2mg/dl）则属异常。

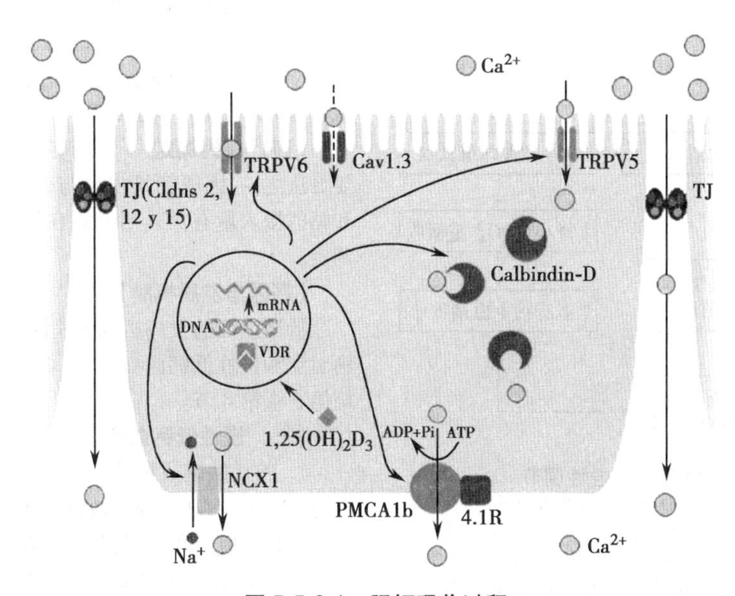

图5-5-8-1　肠钙吸收过程

Cldns：紧密连接蛋白；NCX1：肠Na^+/Ca^{2+}交换子；TRPV6：瞬时受体阳离子通道亚家族V成员6

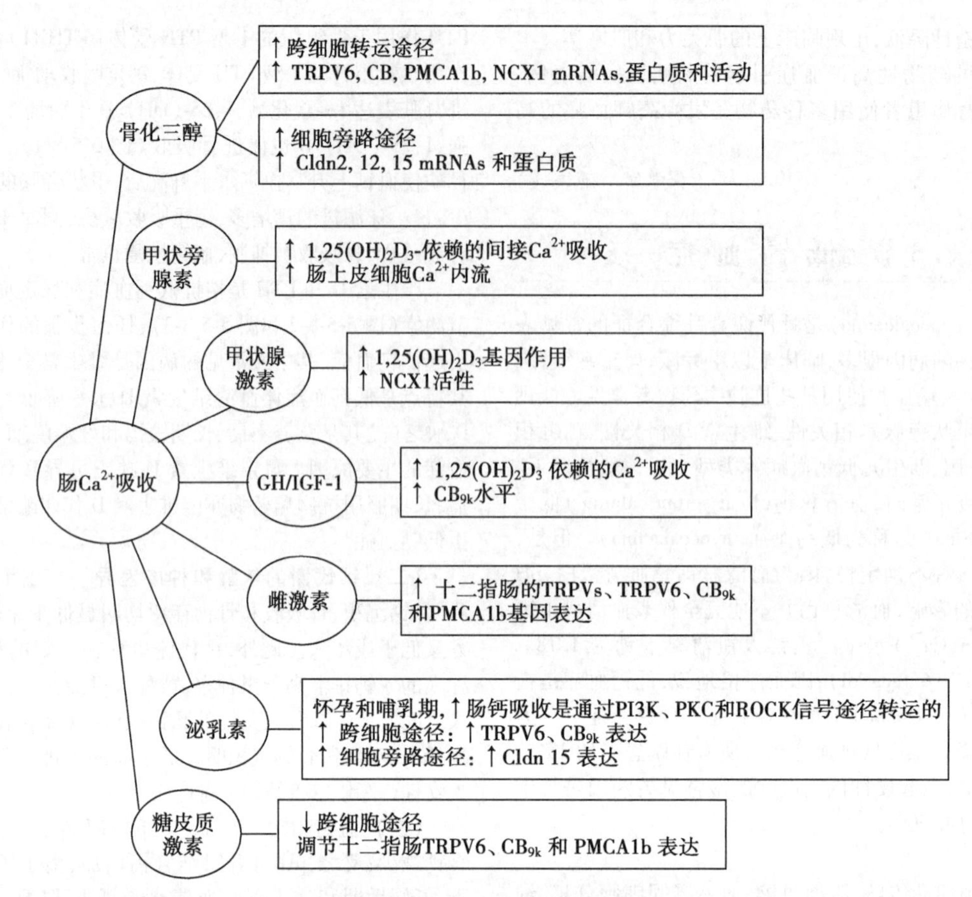

图 5-5-8-2 肠钙吸收的激素调节

CB:钙结合蛋白;Cldn:紧密连接蛋白;GH:生长激素;IGF-1:胰岛素样生长因子 1;NCX1:肠 Na^+/Ca^{2+} 交换子;PI3K:磷酸肌醇 3-激酶 C;PKC:蛋白激酶 C;PMCA1b:质膜 Ca^{2+}-ATP 酶;ROCK:RhoA 相关性形成卷曲的激酶;TRPV6:瞬时受体阳离子通道亚家族 V 成员 6

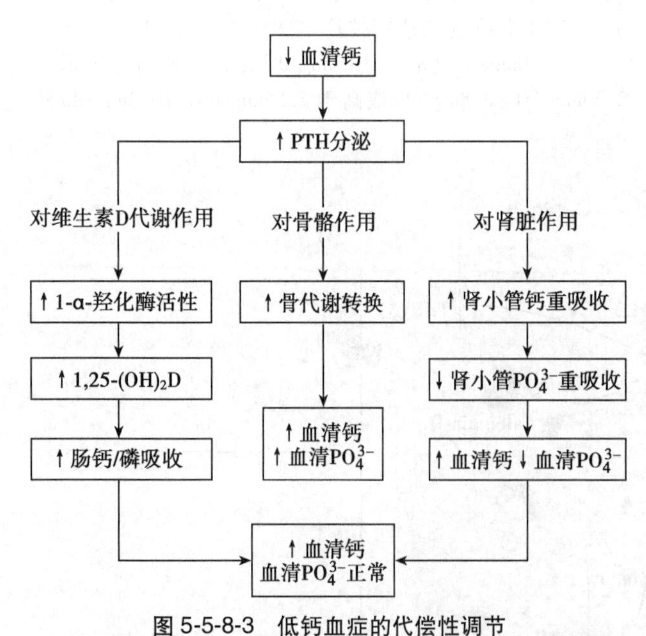

图 5-5-8-3 低钙血症的代偿性调节

人类从食物中获得少量维生素 D;皮肤在紫外线的作用下亦可合成维生素 D;维生素 D_2 和 D_3 与维生素 D 结合蛋白(VDBP)结合进入肝脏,合成钙二醇(calcidiol),即 25-(OH)D;再在肾脏转换成 1,25-$(OH)_2D$;1,25-$(OH)_2D$ 主要作用于肠、骨和肾,调节钙磷代谢,或转化为无活性的 1,24,25-$(OH)_3D$,钙二醇仅转化为 24,25$(OH)_2D$

2. 血清离子钙 血清 Ca^{2+} 测定是诊断骨代谢性疾病的最基本方法之一,如只测血清总钙,一般用离子钙 = 0.47×总钙来推算。测定血液及其他体液中 Ca^{2+} 浓度的最好方法是选择性钙离子电极法,但必须限定抗凝所用的肝素剂量(肝素使 Ca^{2+} 测定值偏低)或改用其他抗凝剂;pH 值和钙结合物对 Ca^{2+} 测定值有一定影响。用于 Ca^{2+} 测定的样本可以是全血、血清或血浆,全血标本要密封,以减少 CO_2 排出,一般要求立即离心测定,否则要置于冰水中待测。

(四) 尿钙测定 尿钙测定是鉴别高钙血症病因的重要方法之一,因尿钙排出量与骨代谢转换率、肾小球清除率和钙的摄入量有关。因此要在控制钙摄入量的前提下进行测定。

【病因与发病机制】

低钙血症的发病机制依病因而异,低钙血症分为急性低钙血症和慢性低钙血症两类,低钙血症的病因分类详见第 2 篇第 5 章第 8 节。

(一) 慢性低钙血症

1. PTH 缺乏或抵抗 详见第 2 篇第 5 章第 8 节和扩展资源 12。从 PTH 合成释放到 PTH 与靶器官受体结合以及最后的生物效应过程中,任何环节障碍都可引起甲旁减和低钙血症。甲旁减的病因大致分为 PTH 生成减少、PTH 分泌受抑制和 PTH 作用障碍三类。在矿物质代谢方面,引起低钙血症的原因有维生素 D 缺乏、25-羟化酶突变、1α-羟化酶突变、维生素D受体突变、维生素D受体后突变、钙缺乏性继发性甲旁亢等。

2. 维生素D缺乏 维生素D缺乏孕妇容易发生骨质疏松、产科并发症、新生儿低钙血症、肺部感染与佝偻病[3-6]，详见第5篇第2章第3节。

3. 离子通道和离子转运蛋白突变 许多离子通道和离子转运蛋白(如TRPC6和TRPM6)突变可引起肾脏疾病，TRPC6活化性突变引起进行性肾衰竭，而TRPM6失活性突变导致低镁血症和继发性低钙血症[7]。低镁血症和肿瘤溶解综合征可引起严重低钙血症。化疗或透析治疗常导致无症状型低钙血症[8,9]。

4. 药物所致的低钙血症 引起低钙血症的药物主要有EDTA、钙抗凝剂、二膦酸盐、利尿剂、降钙素、酮康唑、抗肿瘤制剂、抗惊厥药、抗癫痫药物等；药物所致的低钙血症的症状一般较轻，有时表现为腿痉挛(表5-5-8-1)，但多数腿痉挛的原因与低钙血症无关(表5-5-8-2)。

表5-5-8-1 药物引起的腿痉挛

药 物	腿抽筋发生率(%)
铁蔗糖(静脉应用)	23
雷诺昔芬	5.9~12.1
结合雌激素	3.5~14.0
奈普生(naproxen)	3
PTH制剂(特瑞帕肽)	2.6
达克利单抗(daclizumb)	2
左旋沙丁胺醇(levalbuterol)	2
沙丁胺醇(albuterol)	1.4
普瑞巴林(pregabalin)	1<
其他药物	-

表5-5-8-2 增加腿痉挛风险的疾病

1. 肿瘤治疗	6. 骨关节病
2. 心血管病	7. 神经病变
3. 骨硬化	8. 外周血管病变
4. 终末期肾病和血透	9. 妊娠
5. 椎孔狭窄	10. 静脉功能缺陷

5. 新生儿慢性低钙血症 新生儿慢性低钙血症常见于母亲患有糖尿病或原发性甲旁亢的患儿，新生儿自身的疾病除甲旁减、维生素D缺乏或抵抗、Ⅱ型骨质硬化症外，主要包括低体重、高胆红素血症、大量输血、低镁血症、高镁血症、急慢性肾衰、营养不良症等。

6. 伴有低钙血症的遗传综合征 如家族性甲旁减、Kenny-Caffey综合征、多发性内分泌腺功能减退综合征、Di George综合征、Anjad-Sakati综合征(HRD)、Barakat综合征、淋巴水肿-甲旁减-肾病-神经性耳聋综合征、Kearns-Sayre综合征、Pearson综合征、粒体脑病-乳酸酸中毒-中风样综合征(MELAS)等[10-14]。

(二) 急性低钙血症

1. 危急重症伴低钙血症 在ICU引起低钙血症的基础疾病主要是心血管病、营养性疾病、肺部疾病、肾脏疾病、内分泌代谢疾病、神经系统疾病、消化系统疾病、感染性疾病、手术和创伤以及药物不良反应等[15-16]。

2. 甲状旁腺术后低钙血症 原发性甲旁亢手术切除成功者血磷迅速恢复正常，血钙和血PTH则多在术后1周内降至正常。如术后症状无缓解，血钙和血PTH于1周后仍未纠正，提示手术失败。另一方面，甲状腺切除术后低钙血症的发生率为0.3%~55%，而在发生低钙血症的患者中，72.5%伴有明确的症状和实验室依据。绝大多数为暂时性，偶尔为永久性。手术后血钙降低>1.1mg/dl者容易发生低钙血症[17]。术前适当补充维生素D和钙剂有助于预防低钙血症的发生；术后监测PTH和血清总钙与离子钙可获得早期诊断。

术后低钙血症伴明显骨病者，由于术后钙、磷大量沉积于脱钙的骨组织，故术后数日可发生手足搐搦症。有时，因为血钙迅速下降而造成意外，故必须定期检查血生化指标。引起低钙血症的原因有：①骨饥饿和骨修复，切除病变的甲状旁腺组织后，血PTH骤降，大量钙和磷迅速沉积于骨骼，致血钙降低；②切除功能亢进的甲状旁腺组织后，剩余的甲状旁腺组织的功能受到长期高血钙的抑制而功能减退(暂时性)；③由于部分骨骼或肾对PTH作用抵抗，可发生于PHPT合并肾衰竭、维生素D缺乏、高FGF-23血症、肠吸收不良或严重低镁血症时；④术前较长期使用了骨吸收抑制剂，尤其是二膦酸盐类药物；⑤患者合并有低镁血症。持续性和顽固性低钙血症患者应想到同时存在低镁血症(血清镁<0.5mmol/L，即1.0mEq/L)可能。

PTH生成和分泌不足造成低血钙、高血磷、尿钙和磷排量降低。骨吸收作用减弱，骨钙动员和释放减少。PTH不足导致1,25-$(OH)_2D$生成减少，肾排磷减少，血磷增高，也使1,25-$(OH)_2D$生成减少，肠钙吸收下降。肾小管对钙的重吸收减少，通过以上多条途径导致低钙血症和尿钙排量减少。PTH不足，肾小管对磷的重吸收增加，故血磷升高，尿磷减少。低钙血症和碱中毒(由于HCO_3^-排量减少)达到一定程度时，神经肌肉兴奋性增加，出现手足搐搦。病程较长者常伴视盘水肿、颅内压增高、皮肤粗糙、指甲干裂、毛发稀少和心电图异常(如QT间期延长等)。

3. 甲状腺术后低钙血症 低钙血症是术后的主要并发症，其基本病因是手术创伤或血管损伤所致的继发性甲旁减，临床可分为症状性低钙血症和无症状性低钙血症两种类型(表5-5-8-3)。甲状腺全切术后低钙血症的分布特点见表5-5-8-4，甲状腺术后观察指标对低钙血症的预测意义见表5-5-8-5。

表5-5-8-3 甲状腺全切后低钙血症

低钙血症	回顾性研究(n=100)
低钙血症	50(50%)
症状性低钙血症	24(24%)
无症状性低钙血症	26(26%)

4. ^{131}I治疗伴低钙血症 使用^{131}I治疗的甲亢患者(尤其是儿童)偶尔发生低钙血症，其原因与维生素D缺乏、钙缺乏、甲状旁腺功能暂时性降低等因素有关[18,19]。

5. 急性胰腺炎伴低钙血症 低钙血症的程度与急性胰

表 5-5-8-4 甲状腺全切后低钙血症的分布特点

术后时间	症状性低钙血症例数(%)	无症状性低钙血症例数(%)
第1天	3(12.5%)	1(4%)
第2天	15(62.5%)	8(31%)
第3天	4(17%)	7(26%)
第4天	1(4%)	2(8%)
第5天	1(4%)	0
手术后钙剂治疗	0	8(31%)
总数	24	26

表 5-5-8-5 甲状腺术后观察指标对低钙血症的预测性(%)

术后指标	敏感性	特异性	PPV	NPV	DA
术后第1天血清总钙					
S+B+	44.4	96.0	90.9	65.8	71.6
S+B-	22.2	96.0	50.0	87.3	84.7
S-B+	0.0	96.0	0.0	85.4	82.8
术后第1天血清离子钙					
S+B+	53.3	100.0	100.0	70.4	77.9
S+B-	0.0	100.0	0.0	84.7	84.7
S-B+	62.5	100.0	100.0	94.3	94.8
术后第1小时与第1天血钙变化					
S+B+总钙	88.9	24.0	51.3	70.6	54.7
S+B-总钙	77.8	24.0	15.6	85.7	32.2
S-B+总钙	87.5	24.0	15.6	92.3	32.8
S+B+离子钙	93.3	44.0	60.0	88.0	67.4
S+B-离子钙	88.9	44.0	22.2	95.7	50.8
S-B+离子钙	100.0	44.0	22.2	100.0	51.7
PTH_{1-84}(pg/ml)					
S+B+术后1小时	100.0	76.0	78.9	100.0	87.4
S+B-术后1小时	100.0	76.0	42.9	100.0	79.7
S-B+术后1小时	50.0	76.0	25.0	90.5	72.4
S+B+术后1天	81.4	91.1	89.7	83.7	86.4
S+B-术后1天	57.1	83.7	33.3	93.2	80.4
S-B+术后1天	50.0	83.7	33.3	91.1	78.9

注:S:症状性低钙血症组;B:生化性低钙血症组;甲状腺手术后低钙血症患者分为四组:症状性低钙血症加生化性低钙血症组(S+B+组),仅有症状性低钙血症组(S+B-组)、仅有生化性低钙血症组,S-B+组)和无症状无生化性低钙血症组(S-B-组);PPV:阳性预测值;NPV:阴性预测值;DA:诊断精确度;PTH:甲状旁腺

腺炎全身性内毒素反应相关,病情越重,血钙越低,因而低钙血症是危急重症预后判断的良好指标[20,21]。脂毒性和炎性脂肪因子促进细胞内钙释放,抑制线粒体复合物Ⅰ和Ⅴ的氧化功能,引起组织坏死和严重低钙血症[22-24]。

6. 血液透析 慢性肾病患者常伴有血钙异常,即使用常规血清蛋白方法校正血钙后,仍不能真实反映血清钙变化(错误率41%)[25,26]。其中,判断为低钙血症的敏感性和特异性分别为53%和85%,明显低估了低钙血症的发生率。因此,必须测定血清离子钙水平。

7. 再进食综合征 再进食综合征常并发低磷血症(96%)、低钙血症(26%)、低镁血症(51%)、低钠血症(11%)、低钾血症和高血糖症[27]。

8. 药物 常见于抑制PTH释放、维生素D合成和破骨细胞活性的各种药物,近年来发现静脉用二膦酸盐制剂是引起低钙血症的常见原因。

【临床表现】

如果血钙在短时间内迅速下降或伴有碱中毒,急性低钙血症引起自发性手足搐搦、支气管哮喘或癫痫样大发作,如处理不当可致死。慢性低钙血症和钙缺乏症的预后同甲旁减[28]。

(一) 典型神经-肌肉兴奋性增高表现 细胞外的正常钙浓度是维持神经-肌肉功能的重要因素,因而低钙血症是以神经肌肉的兴奋性增高为突出表现,如肌肉刺痛、麻木、痉挛、抽动、手足搐搦(tetany)、腕手搐搦(carpopedal spasm)和心律失常。慢性中等程度的低钙血症时,患者感到唇、鼻、四肢麻木或刺痛,肌束颤动,面神经叩击征(chvostek sign)和束臂征(trousseau sign)阳性。手足搐搦可被很多微小刺激诱发,如寒冷、情绪激动、深呼吸等。如果患者使用质子泵抑制剂,可诱发严重低血钙危象。发作前常有不适感,面部和双手感觉麻木、蚁行感及肌肉痛等先兆症状。发作时手足麻木,典型表现是手足肌肉呈强直性收缩,肌肉疼痛,拇指内收,其他手指并紧,指间关节伸直,掌指关节屈曲及腕关节屈曲(助产士手或呈握拳手)。严重者自手向上发展,同时引起肘关节屈曲,上臂内收,紧靠胸前,两下肢伸直,足内翻,面部上唇收缩,不能咧嘴,全身肌肉僵直、疼痛和恐惧感。成人神志始终清醒,小儿可有神志改变。严重者影响自主神经功能,引起平滑肌痉挛,喉、支气管痉挛(哮喘),肠痉挛引起腹痛、腹泻或胆绞痛。膀胱括约肌痉挛有尿急感。动脉痉挛可发生偏头痛或心绞痛,肢端动脉痉挛(雷诺现象)可发生于半侧肢体,而对侧无表现。低钙血症危象病例可出现肌肉痉挛、腕足痉挛、喉哮鸣以至惊厥,如处理不及时,可危及生命。

痛觉神经表达维生素D受体。维生素D缺乏时,肌肉对疼痛的刺激过敏,而痛觉神经轴突分泌的降钙素基因相关肽增多。临床上,维生素D缺乏患者伴肌肉骨骼疼痛(约50%)的原因可能与肌肉神经过敏有关[29]。

(二) 非典型神经-肌肉兴奋性增高表现 非典型神经-肌肉兴奋性增高的表现有:①手足端麻木、口角抽动,手足肌肉发紧或腓肠肌痉挛;②不明原因的心悸;③顽固性肌无力;④癫痫样发作或癔症样发作;⑤头昏、头痛、失眠、多梦、疲乏、记忆力减退等神经衰弱症状群;⑥胆绞痛或腹泻;⑦喉头痉挛引致缺氧、窒息甚至死亡;⑧头痛,全身发紧,举步困难,张口困难、口吃或吐字不清;⑨智力减退或智力发育差(幼儿)。

(三) 软组织钙化和白内障 软组织钙化以关节周围组织钙沉积较为常见,有时软骨亦见钙化。钙化组织局部刺激可有假痛风样表现。皮下血管壁、肌腱、四肢及关节周围软组织的钙质沉积形成骨赘,引起关节僵直疼痛。脑基底神经节及小脑齿状核钙化出现较早,并可能成为癫痫的原因。

(四) 其他系统的表现

1. 心血管表现 主要包括Q-T间期延长、大细胞性贫血、皮肤毛发营养不良、消化功能障碍及毛发牙齿异常等。长期低钙血症可引起顽固性心力衰竭,对洋地黄有抵抗。若发生低血压,用升压药物或用增加血容量等方法治疗无效,

用钙剂治疗则可使血压恢复正常。有时,患者仅表现为充血性心力衰竭和心源性休克,多伴有QT间期延长、心室复极延缓和非特异性T波改变,严重者发生心律失常和心力衰竭[30-36],经治疗后可完全恢复。有的患者以晕厥为主要表现,原因与QT间期延长有关;血钙降低伴QT间期延长提示其病因为甲旁减而非遗传性QT间期延长综合征[37-39]。长期低钙血症和高磷血症也是动脉钙化和钙化性小动脉病(CAP)的重要原因[40]。

2. 血液系统表现 甲旁减患者可发生大细胞性贫血,Schilling试验异常。其原因是低钙血症时维生素B_{12}与内因子结合欠佳,胃酸缺乏。当血钙恢复至正常水平后,上述情况可好转。常规测定血钙和血磷可排除甲旁减可能。

3. 皮肤毛发表现 约66%有皮肤粗糙、毛发脱落、干燥、脱屑、色素沉着、湿疹、银屑病、剥脱性皮炎等表现。此外,如原发性甲旁减的病因与自身免疫有关,患者可伴有其他自身免疫性疾病,如SLE、类风湿关节炎、特发性性腺功能减退症、甲状腺功能减退症、Addison病、1型糖尿病、22q11缺失综合征、吸收不良综合征、白癜风、恶性贫血、慢性活动性肝炎、重症肌无力、血小板减少性紫癜、干燥综合征等。

4. 消化系统与牙病表现 腹痛、腹胀、腹泻与脂肪吸收欠佳、便秘等。如有低钙血症及其相应表现,经补钙治疗即好转应考虑甲旁减可能。牙齿异常多见于儿童患者,起病年龄越早,症状越明显。幼儿期发病者出牙晚,牙釉质发育障碍及横沟。齿根形成缺陷、齿冠周围及冠面有带纹或洞穴。成人提早脱牙,有龋齿。检测牙齿异常的性质与程度有助于估计起病时间。

(五) 原发病的临床表现

1. 维生素D缺乏性佝偻病与骨质软化症 详见第5篇第2章第3节。佝偻病发生于生长发育的儿童,骨质软化症发生于成年人。佝偻病多见于冬、春季,可分为急性期、早期、活动期和愈合期四个时期。活动期佝偻病的X线可见全身骨骼普遍骨质脱钙、密度减低,骨小梁紊乱、稀疏、粗糙,骨皮质变薄、骨干边缘轮廓模糊。骨骺骨化中心出现延迟,密度低且边缘模糊。骺板软骨肥大细胞不能钙化成骨并向两侧伸展膨出。承重长骨因强度减弱、韧性增加而弯曲导致膝内翻或膝外翻。弯曲段长骨凹侧面骨皮质可有增厚,可并有新鲜或陈旧性骨折。肋骨与肋软骨交界处呈骺板软骨样膨大如串珠状,可见鸡胸畸形。

2. 骨质软化症 骨质软化症主要见于妊娠、多产妇或体弱多病的老年人。表现为骨痛,其特点是部位不固定,活动后加重,可有骨压痛,但无红肿。坐位起立吃力、上楼困难,重者不能行走,或走路呈"鸭步""企鹅步",蹒跚而两边摆动,伴肌无力,肌萎缩、骨折及假性骨折。骨质软化症伴妊娠者对胎儿发育不利。老年人患骨质软化症者易并发反复感染。经恰当治疗后,维生素D缺乏性佝偻病/骨质软化症可完全恢复,个别遗留骨骼畸形后遗症或成年后骨质疏松症。

3. 假性维生素D缺乏症 可分为两型。经典的假性维生素D缺乏是由于肾脏的1α羟化酶缺陷所致,因25-(OH)D不能转化为1,25-$(OH)_2$D而导致佝偻病与骨质软化症,其临床发病年龄早,对常规剂量1,25-$(OH)_2$D有良好反应,详见第5篇第2章第6和7节。

【辅助检查与诊断】

首先明确是否有低钙血症,应同时测定血清钙和血清蛋白浓度,以便校正真实的血钙水平或直接测定离子钙浓度。低血钙的病因诊断需要综合病史(如用药史、手术史、家族史、喂养史)、症状、体征、实验室资料和特殊检查结果等进行判断。在临床上,遇有下列情况要考虑甲旁减可能:①反复发作的手足搐动、肌张力障碍、感觉减退或过敏或锥体束外综合征;②皮肤粗糙、脱屑和色素沉着;③晶状体白内障;④软组织钙化,特别是头颅基底核钙化;⑤Q-T间期延长;⑥骨密度升高。

(一) PTH/钙/磷测定

1. 血PTH 血清PTH浓度多数低于正常。因低钙血症对甲状旁腺是一种强烈刺激,血清总钙≤1.88mmol/L(7.5mg/dl)时,血PTH值增加5~10倍;所以低钙血症时,如血PTH在正常范围,仍支持甲旁减的诊断[41,42]。

2. 血钙和血磷 按血钙水平,可将临床甲旁减分为5级,即Ⅰ级(血钙正常)、Ⅱ级(间歇性低钙血症)、Ⅲ、Ⅳ和Ⅴ级(持续性低钙血症)。血清无机磷>1.61mmol/L。但是,肾衰使血清无机磷升高,此时的血清无机磷不能反映甲状旁腺功能和PTH的分泌状况。

3. 尿钙和尿磷 对筛选病例仍有一定价值。24小时尿磷低于正常(正常3~42mmol/d)有诊断意义。

4. 血镁 应作为必检项目之一,营养性维生素D缺乏和电解质平衡紊乱者可伴有血清镁降低[43]。

5. 骨转换指标 血清碱性磷酸酶活性升高提示维生素D缺乏,但应首先排除肿瘤相关性低钙血症可能,骨硬化性肿瘤转移至骨骼时,因大量钙盐沉积于骨组织而诱发低钙血症。血清磷水平的鉴别意义有限,因为饮食磷和肾脏功能对其影响很明显。血清25-(OH)D和1,25-$(OH)_2$D可进一步证实维生素D缺乏症与假性甲旁减的诊断,血清镁测定有助于判断PTH的敏感性。

(二) 手足搐搦诱发试验

在手足搐搦的非发作期,叩击肌肉时可能引起肌肉的收缩[44],下列刺激有助于隐性手足搐搦的诊断。

1. Chvostek征 放松心情,避免紧张。面对患者,用手指弹击耳垂前部、颧弓下方或口角皮肤;出现嘴唇或面部肌肉抽动即为阳性反应(图5-5-8-4)。用叩诊锤或手指叩击面神经,位置在耳前2~3cm处,相当于面神经分支处,或鼻唇沟与耳垂连线的中点(颧弓下方),可引起口轮匝肌、眼轮匝肌及鼻翼抽动为阳性反应。嘴角抽搐分为1~4度(+~++++):1度(+)代表仅可察觉的嘴角抽动;2度(++)是指明显的嘴角抽搐;3度(+++)出现手足搐搦及面肌轻微抽搐;4度(++++)代表手足搐搦伴有面肌明显抽搐。

2. Trousseau征 其诊断低钙血症的特异性高于Chvostek征。捆缚袖带(与测量血压的方法相同),充气加压至收缩压以上20mmHg处。多数要求持续2~5分钟,若诱发手足搐搦则为阳性反应。Trousseau征阳性是由于充气袖带使压迫处缺血,局部神经的缺钙更明显所致,而不与前臂缺血无关。作双袖带试验可证明此点,并对诊断有帮助。充气袖带试验如前述,如获阳性反应随即用另一充气袖带置于第1

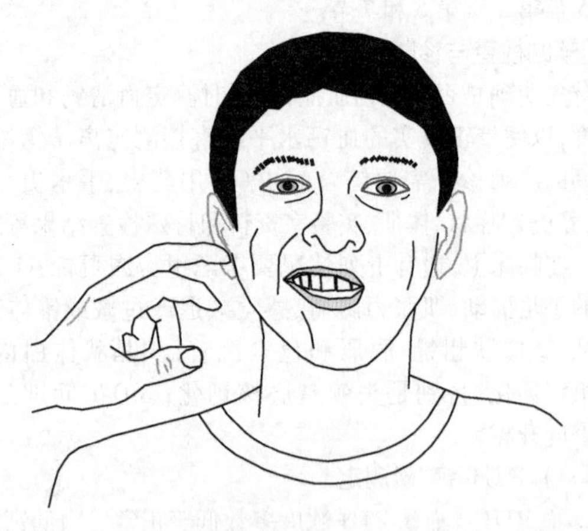

图 5-5-8-4 Chvostek 征

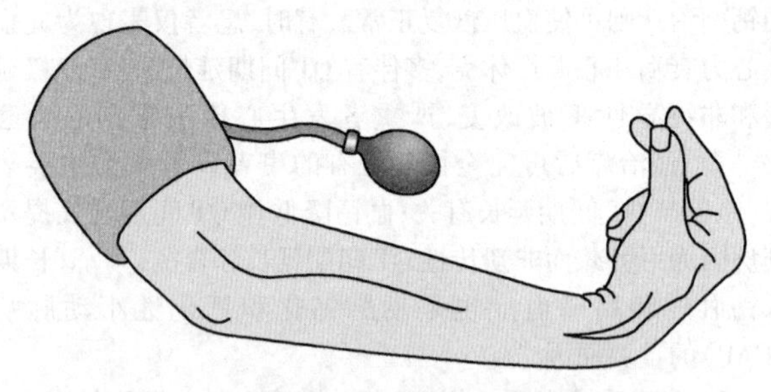

图 5-5-8-5 Trousseau 征

用血压计气球充气，造成前臂和腕部轻度缺氧，充气加压至收缩压以上(35mmHg)，持续 2~5 分钟，若诱发腕手搐搦即为 Trousseau 征

个充气袖带之上的臂部充气，并立即将第 1 充气袖带放气。手足搐搦消失，于数分钟后又发生。双袖带试验是测试神经症者的手足搐搦假阳性反应。测血压后，将压力维持在收缩压与舒张压之间 3 分钟，造成尺神经缺血，局部肌肉搐搦有诊断价值。Ⅰ级和Ⅱ级为加压阻断动脉血流后 3 分钟左右发生搐搦，去除压力带后自行缓解，但 4%正常人可为阳性。Ⅲ级为加压 1 分钟后发生搐搦；Ⅳ级者为加压不到 1 分钟即发生搐搦(图 5-5-8-5)。有时可以见到一侧呈阳性反应，而另一侧却为阴性反应，其原因未明。

神经肌肉兴奋性反应的发生取决于血钙的浓度和血钙降低的时间。例如，原发性甲旁亢患者在切除甲状旁腺后立即出现腕手搐搦，而此时的血钙水平可能仍然正常；另一方面，许多慢性甲旁减患者的血钙明显降低，但不出现神经肌肉兴奋性反应，部分代之以神经精神症状、白内障、颅高压等异常。患者处于低钙血症状态时，血清 PTH 反应性升高。如果此时的血清 PTH 降低，提示为 PTH 缺乏性低钙血症(甲旁减)；如果此时的 PTH“正常”或“无变化”应该称之为“PTH 不适当正常”(inappropriately normal)，PTH 不适当正常主要见于三种情况：①轻度甲旁减或亚临床甲旁减；②低镁血症；③钙受体敏感性增高(如常染色体显性遗传性低钙血症)。如果此时的 PTH 升高而肾功能正常，提示其病因为维生素 D 缺乏或肠钙吸收障碍。

(三) 特殊检查 包括 PTH 兴奋试验、钙负荷试验、Ellsworth-Howard 试验、肾小管磷重吸收率和磷廓清率等。

1. 心电图检查 QT 间期延长，T 波低平，可伴传导阻滞。低钙血症常伴有心律失常，严重时可导致死亡(图 5-5-8-6)。EDTA 螯合治疗可因单纯低钙血症而导致心脏停搏[45]。血清钙含量低于 1.75mmol/L 称为低钙血症。低钙血症时心肌动作电位 2 相延长，而 3 相无明显影响，故总动作电位时程延长。主要心电图改变是：①ST 段平直延长，无上下偏移；②T 波直立，当血钙严重降低时 T 波可平坦甚至倒置。伴高钾血症时 ST 段延长，T 波窄而高尖；而伴低钾血症时 ST 段延长，T 波平坦，U 波明显；③QT 间期延长，但 QT 间期很少超过正常的 140%；④心率、心律、PR 间期及 P 波、QRS 波等均无明显影响。

2. 脑电图检查 主要表现为阵发性慢波、单一性或多发性棘波，或两者兼有，或暴发性慢波及尖波、癫痫样放电改变。脑电图改变常出现于明显低钙血症时，如血钙<1.63mmol/L

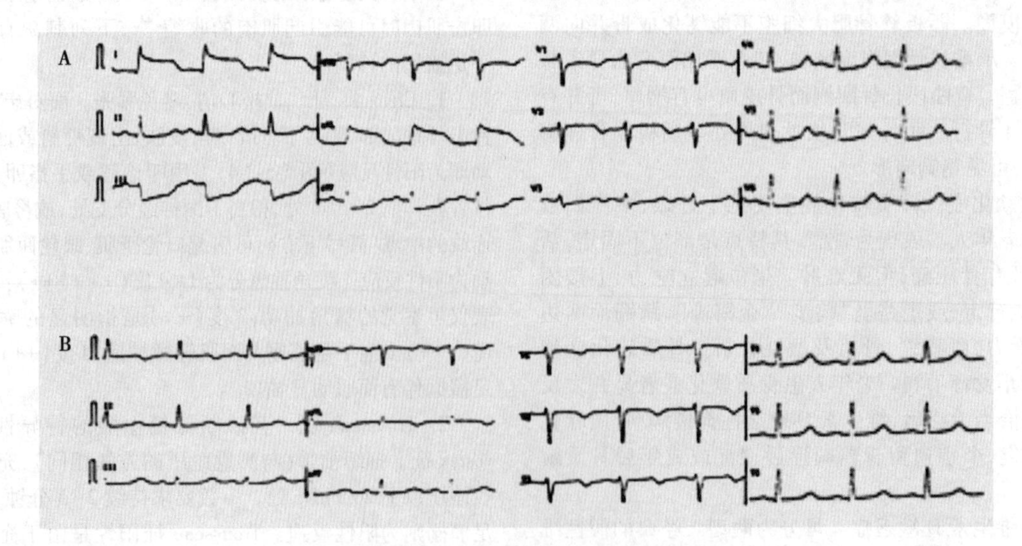

图 5-5-8-6 低钙血症的心电图变化

患者，男，60 岁；A. 低钙血症时，Ⅰ和 aVL 的 ST 段抬高，Ⅲ的 ST 段下移，QT 间期延长；B. 经钙剂和维生素 D 治疗后，上述异常全部恢复正常

(6.5mg/dl),随着维生素 D 和钙剂治疗,脑电图恢复正常。

3. X 线和骨密度　皮下、韧带、关节周围、脑基底核、小脑齿状核可见钙化斑,病情重者脑额叶、顶叶也可见到散在性钙化。颅骨侧位 X 线片见基底核钙化斑位于蝶鞍上方 3~5cm 处,正位片位于中线外 2~4cm 处,密度增高不规则。CT 检查比 X 线片较易发现这些钙化斑。散发的特发性甲旁减患者腰椎和髋部骨密度升高(与病期有关),前臂骨密度正常。

4. ^{99m}Tc-MIBI 扫描　原发性甲旁减所致低钙血症在扫描图上甲状旁腺不显影,而各种原因所致的继发性甲旁亢可见甲状旁腺增生肥大。首先明确是否有低钙血症,应同时测定血清钙和血清蛋白浓度,以便校正真实的血钙水平或直接测定离子钙浓度。低血钙的病因诊断需要综合病史(如用药史、手术史、家族史、喂养史)、症状、体征、实验室资料和特殊检查结果等进行判断。

(四)诊断　低钙血症的诊断主要包括两步,第一步是确定低钙血症,第二步是确定引起低钙血症的病因(图 5-5-8-7)。

1. 低钙血症的确定　急症患者和伴有神经精神症状者应常规测定血清电解质水平,血钙浓度的判断必须结合血

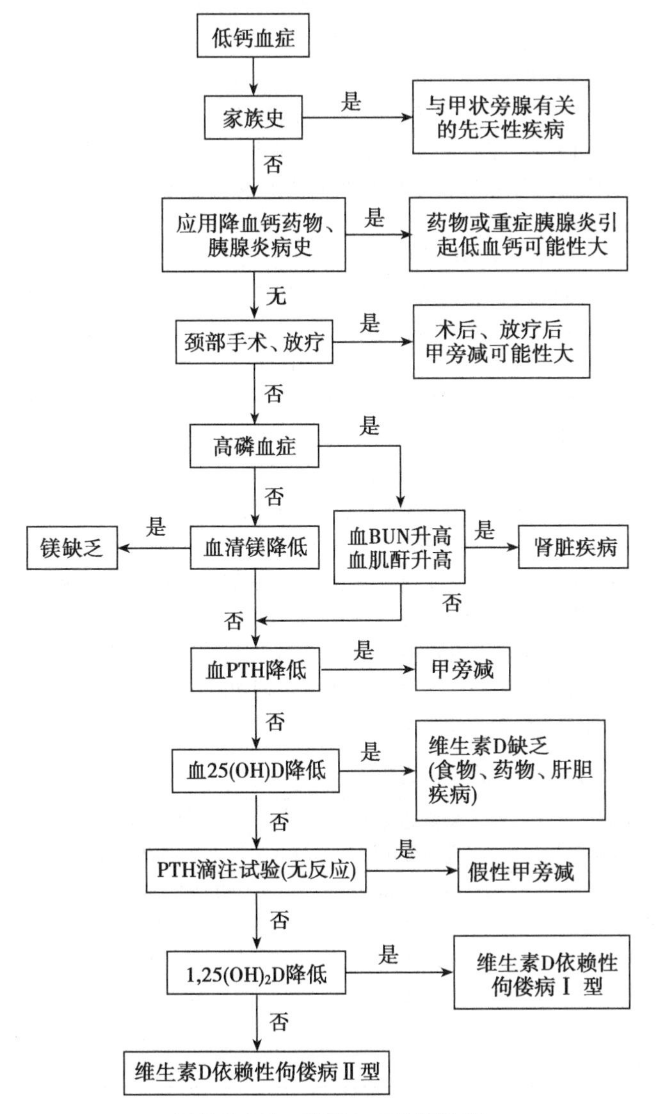

图 5-5-8-7　低钙血症诊断流程

磷、血镁、血清 PTH、血 pH 值、血清白蛋白进行,如果高度怀疑为维生素 D 相关性低钙血症,可进一步测定血清碱性磷酸酶、血清 25-(OH)D 和 1,25-(OH)$_2$D 测定,以证实之。

2. 引起低钙血症的原发疾病诊断

(1)一般甲旁减的诊断:其诊断标准为:①血钙低(<2mmol/L,血清白蛋白正常);②血磷高或正常,肾小管磷的重吸收率增高(TRP>95%),磷廓清率减低(<6ml/min);③慢性手足搐搦史;④X 线片无佝偻病或骨质软化症表现;⑤无肾病、慢性腹泻、脂性腹泻或原因明显的碱中毒等;⑥血 ALP 正常;⑦无甲状腺、甲状旁腺或颈部手术史,无颈部放射线照射或浸润的情况;⑧肾功能正常,24 小时尿钙降低,尿 cAMP 减少,对外源性 PTH 有明显增加反应(>1μmol/h,10 倍以上),尿无机磷增加(>35mg/24h);⑨用大剂量维生素 D(或有生理作用的衍生物)和钙剂方可控制发作;⑩Ellsworth-Howard 试验阳性,对外源性 PTH 有良好反应,脑电图示异常慢波及棘波。甲旁减的病因诊断要首先排除继发性甲旁减可能。若有甲状腺或甲状旁腺手术史,可诊断为手术后甲旁减;其他继发性甲旁减的病因主要有甲状腺区放射治疗、甲状旁腺转移癌、淀粉样变、甲状旁腺瘤出血、结核病、结节病、血色病或含铁血黄素沉着症(hemosiderosis)等,应注意排除。如无原因可查,可诊断为特发性甲旁减;如发病为家族性,应进一步查找引起甲旁减的分子病因,如 GNAS1 或 Gsα 基因突变。

(2)假性甲旁减的诊断:其诊断根据是:①具有特发性甲旁减的临床表现、低钙血症、高或正常血磷,详见第 2 篇扩展资源 12;②血 PTH 不降低(正常或升高);③无特殊体态,且对外源性 PTH 反应良好;④肾功能正常;⑤血清镁>1.0mg/dl。假性甲旁减要做外源性 PTH 兴奋试验,并根据尿 cAMP 的变化进一步进行分型。对特殊病例和不典型病例应进一步作 PTH 组分测定、PTH 动态试验、钙受体调定点试验及 PTH 基因、PTH 受体基因突变分析。

(3)其他原发疾病的诊断:根据患者的临床表现和辅助检查一般可明确引起低钙血症的病因。低钙血症伴 PTH 水平降低主要见于甲状腺-甲状旁腺切除术后,其次为特发性甲状旁腺功能减退症、遗传综合征、1 型多发性内分泌腺功能减退症或 PTH 抵抗综合征。维生素 D 和 PTH 水平正常的低钙血症主要见于大剂量骨吸收抑制剂,尤其当患者原有维生素 D 缺乏时更容易发生。

【鉴别诊断】

(一)手足搐搦的病因鉴别　根据血钙水平,手足搐搦可分为低钙血症性和正常血钙性手足搐搦两种。

1. 低钙血症性手足搐搦　低钙血症性手足搐搦主要有下列三种情况:①维生素 D 缺乏引起的成人骨质软化症:血清无机磷降低或正常。骨骼 X 线片有骨质软化特征表现。②肾性骨病:肾衰竭患者虽可有低血钙和高血磷,但伴有氮质血症和酸中毒。肾小管性酸中毒患者虽血清钙降低,但血清磷正常或降低,常伴低血钾、酸中毒、尿酸化能力减退。肾性骨病虽然血清总钙降低,但因酸血症能维持离子钙浓度接近正常,很少发生自发性手足搐搦。③其他原因引起的低钙血症:饮食含钙低、消化道钙吸收不良、妊娠或骨折愈合期的钙质需要量增多,偶可伴有手足搐搦。在临床上,药物(降钙素、二膦酸盐、天门冬酰胺、普卡霉素及苯妥英钠等)引起的低血钙易于

鉴别。④甲状旁腺切除术后纤维性骨炎：严重纤维囊性骨炎时，因骨矿物质缺乏而在甲状旁腺切除后血钙降低。

2. 正常血钙性手足搐搦　引起正常血钙性手足搐搦的原因主要有呼吸性碱中毒、代谢性碱中毒、低镁血症和神经精神性疾病，根据血钙、血镁、酸碱度等容易鉴别。大多数低镁血症是由于长期营养缺乏所致。在这种情况下，低钙血症主要是由于PTH急性缺乏所致，血磷酸盐下降（甲旁减者升高）。在慢性肾衰竭中尽管有继发性甲旁亢，仍常存在低钙血症和高磷酸盐血症。

（二）低钙血症的病因鉴别

1. 甲状旁腺相关性低钙血症　详见第2篇第5章第8节。测定血钙、血磷和肌酐可做出低钙血症的初步判断。低钙血症伴高磷血症，而且肾功能正常是甲旁减的表现。血PTH下降，无论有无低钙血症均可诊断为甲旁减。颈部手术提示为迟发性术后甲旁减。发育缺陷，尤其是在儿童和青少年期出现的发育缺陷，提示假性甲旁减的诊断，PTH抵抗性甲旁减者血PTH增高。缺乏甲状旁腺、PTH分泌障碍或PTH抵抗所致的低钙血症一般可通过血钙、血磷、尿钙、尿磷和PTH测定得到初步诊断，因PTH缺乏和高磷血症抑制肾脏1α-羟化酶活性而使1,25-$(OH)_2D$减低。PTH抵抗者血PTH升高，但仍有血钙降低和血磷增高。

2. 维生素D相关性低钙血症　主要见于维生素D缺乏症、维生素D抵抗综合征、1,25-$(OH)_2D$生成障碍或维生素D丢失过多引起低钙血症。如果低钙血症患者的血磷正常或降低，应测定血清维生素D水平。成人新近发生的低钙血症一般是由于营养缺乏、肾衰竭或肠道疾病所致。维生素D水平正常或升高而伴有佝偻病/骨质软化和各种神经肌肉综合征以及骨畸形提示维生素D抵抗性低钙血症。

3. 肾小管酸中毒所致的低钙血症　一般根据家族史、低钾性麻痹、酸中毒、佝偻病、辅助检查确立分型。临床上以Ⅰ型肾小管酸中毒最为常见。

（三）甲旁减的病因与类型鉴别　综合分析临床资料是鉴别甲旁减病因与类型的基本方法，这些资料主要包括血钙、血磷、血镁、PTH、25-(OH)D、尿钙、尿磷和影像检查等，偶尔需要结合动态试验与遗传学及基因突变分析才能做出鉴别。需要鉴别的疾病包括自身免疫性多内分泌腺综合征、假性特发性甲旁减、假性家族性甲旁减、家族性Fahr综合征、甲旁减-发育延迟-畸形综合征、DiGeorge综合征、Kearns-Sayre综合征、骨饥饿综合征、磷酸酶缺陷综合征、IgM缺乏症、遗传性低磷血症性佝偻病、遗传性低磷性佝偻病伴高钙尿症、常染色体显性遗传性低磷血症性佝偻病等。

【慢性低钙血症治疗】

甲旁减的治疗目的是消除低血钙所造成的神经精神症状并防治软组织钙化与器官功能损害，主要包括慢性低钙血症的治疗和急性低钙血症的处理两个方面。甲状腺全切术后低钙血症的防治要点是：①术前测定血清总钙和离子钙水平；②术后次晨测定血清总钙和离子钙水平；③计算术前与术后的血钙变化（Δ值），如果Δ值≥1.1mg/dl（即下降≥12%），静脉给予葡萄糖酸钙，并口服钙剂和维生素D，2次/天；如果第2天早晨测定的血钙正常，可将钙剂和维生素D的用量减半；如果血钙降低而无症状，应继续口服原剂量；如果血钙仍然是降低的，则追加静脉葡萄糖酸钙；如果Δ值<1.1mg/dl（<12%），不需要治疗，但应每日复查血钙，如果出现低钙血症症状，应给予上述治疗，直至症状消失[46]。

（一）维生素D和钙剂治疗

1. 钙剂　慢性低钙血症已使用维生素D或其衍生物者同时给以口服钙剂为宜，剂量较骨质疏松的基础治疗要高，但不主张超大剂量补充，以免增加肾结石、异位钙化、血管钙化与心血管疾病的潜在风险。推荐长期口服钙剂，每日元素钙1.0～1.5g，分3～4次口服。钙剂应咬碎后服，分3～4次服则效果良好。少数病例单纯服钙剂（乳酸钙、葡萄糖酸钙等）即可纠正低钙血症。氯化钙每次剂量不宜超过1g，每日3～4次，饭后服。也可以氯化钙与乳酸钙联合服用。钙剂补充的量应该同时考虑维生素D的营养状态。一般应适当补充维生素D，以提高钙的吸收率和可用性，减少钙的用量。

2. 维生素D制剂　1α-羟维生素D（1α-hydroxyvitamin D，alfacalcidol）作为骨化三醇的前体广泛应用于低钙血症、慢性肾衰、甲旁减和骨质疏松的治疗。度骨化醇（脱氧钙三醇，doxercalciferol，1α-hydroxyvitamin D_2）作为骨化三醇的前体用于继发性甲旁亢的治疗。可使患者佝偻病（或骨质软化）得到缓解，生长加速，用维生素D 0.5～2.0mg/d加服磷酸盐<1g/d；25-(OH)D 50～200μg/d加口服磷酸盐0.7～2.1g/d；以及1,25-$(OH)_2D$ 1～3μg/d加口服磷酸盐0.7～2.1g/d等三种治疗方案观察本病患儿身高生长变化，结果显示1,25-$(OH)_2D$的疗效优于其他维生素D制剂。治疗中要监测血钙、磷和维生素D变化。

若以麦角骨化醇的生物活性为1，与其他衍生物的活性比较见表5-5-8-6。但由于每人的生理功能各有不同，上述生物活性之比较和每日剂量仅作参考。

表5-5-8-6　各种维生素D制剂治疗甲旁减的效应比较

特点	1,25-$(OH)_2D$（骨化三醇）	1α-(OH)D（阿法骨化醇）	双氢速固醇（双氢速甾醇）	维生素D_2（麦角骨化醇）
每日剂量	1～3μg	2～6μg	0.25～3mg	40 000～250 000U
效应比率（倍数）	1000	500	10	1
作用开始时间	数小时	10小时以上	2～3天	7天
停药后药效消失时间	1～2天	3～4天	7～10天	14天～1年
副作用	高钙血症	高钙血症	高钙血症	高钙血症
各型甲旁减剂量	无区别	有区别*	无区别	无区别

注：*假性甲旁减所需剂量较小

$1,25\text{-}(OH)_2D$或$1\alpha\text{-}(OH)D$的剂量宜大，但获得疗效所需的剂量有个体差异。一般$1,25\text{-}(OH)_2D$或$1\alpha\text{-}(OH)D$剂量为每天1～3μg，早晨一次服。维生素D或25-(OH)D虽也可应用，但疗效不及前述两种药物。

3. 补磷治疗　目的是恢复血磷水平，以利于骨折愈合。可用磷酸氢二钠(373.1g)和磷酸二氢钾(6.4g)配制成pH值为7.0的口服液1000ml，分次口服，每天摄入磷酸盐0.7～2.1g，每隔4～6小时分服1次。应当特别强调口服磷制剂必须白天和晚上定时服用，每4～6小时1次，以保持血磷水平稳定。补磷可使血钙下降，同时用维生素D制剂即可避免之。

4. 其他治疗　本病到成年期的主要问题为骨骼和关节痛。骨骼痛与骨质软化和假性骨折有关，骨痛患者的类骨组织占25%以上；下肢膝-踝和脚部小关节关节痛是由于下肢畸形引起退行性关节病所致。成年患者的另一个常见重要问题是牙槽脓肿，防护牙齿对成人X性连遗传性低磷血症性抗维生素D骨质软化患者至关重要。治疗不及时可出现骨骼畸形，如小腿弯曲、膝外翻和膝内翻或双下肢长度不相等，此时应做矫形手术以纠正畸形。

（二）PTH补充治疗　长期应用维生素D治疗者需定期追踪血钙、血磷和PTH的变化。长期用维生素D和钙剂者虽然血钙仍低，但仍可引起高钙血症和肾石症。为了避免肾功能恶化，亦可采用人工合成PTH治疗，如每日皮下注射人工合成$PTH_{1\text{-}34}$，并同时停用或减少维生素D的用量。用量宜大，大剂量PTH可迅速升高血钙，但因其使用不便、价格昂贵，目前仅用于急性低血钙危象或并发低钙血症性心肌病的治疗[47]。据报道，PTH已成功地用于钙受体活化性突变所致的严重低钙血症。一般经过1～2个月的PTH治疗后，尿钙排出量会较维生素D治疗时减少，使血钙维持在基本正常范围内。用于治疗骨质疏松症的$PTH_{1\text{-}34}$剂量难以达到纠正低钙血症的目的，$PTH_{1\text{-}34}$和$PTH_{1\text{-}84}$是否有疗效差别以及使用的剂量与疗程等均需要进一步观察[48]。

（三）甲状旁腺和胸腺移植治疗

1. 甲状旁腺自体移植　甲状旁腺自体移植是预防和治疗甲旁减的重要方法，主要有三个目的：①甲状腺或甲状旁腺全切术中立即移植甲状旁腺；②防止甲状旁腺增生者全切术后发生甲旁减；③持续性或复发性甲旁亢可能需要多次性甲状旁腺探查，于术后行延迟性甲状旁腺移植。

(1) 原发性甲旁亢：甲状旁腺单腺瘤或双腺瘤术后不必行甲状旁腺移植，但甲状旁腺增生者如果切除的组织低于50g以下，则需要冷冻甲状旁腺，为日后移植之用。

(2) 继发性甲旁亢：当患者合并显著高PTH血症、顽固性贫血或钙化性小动脉病时，可行甲状旁腺全切、部分切除或全切加甲状旁腺自体移植。肾性疾病导致的继发性甲旁亢患者，可以采取甲状旁腺次全切、甲状旁腺全切加自体甲状旁腺移植以及甲状旁腺全切不进行自体甲状旁腺移植等三种手术方案来尽量减少手术后继发性甲旁减的发生。有学者对20名作了甲状旁腺全切但未进行自体移植的继发于肾性疾病的甲旁亢患者进行随访，结果发现6名患者术后血PTH低于正常，7名正常，另有7名患者高于正常，因此认为不一定非要对继发于肾脏病的继发性甲旁亢患者同时施行自体移植甲状旁腺术来预防手术后继发性甲旁减的发生。甲状旁腺组织冷保存(不超过22个月)可提高自体移植的成功率。

(3) 1型/2型多发性内分泌腺瘤病：甲状旁腺增生和病变多变容易造成术后复发(30%～45%)，而过于积极的甲状旁腺切除可能导致甲旁减，因而必须冷冻甲状旁腺组织，为日后移植做好准备。

(4) 新生儿甲旁亢和家族性原发性甲旁亢：甲状旁腺次全切除术对遗传性原发性甲旁亢无效，必须行甲状旁腺全切并同时移植甲状旁腺。

2. 甲状旁腺异体移植　甲状旁腺异体移植(parathyroid allograft)用于顽固性原发性甲旁减的治疗，但因排斥反应而不能长期存活。采用免疫抑制或微囊包裹等技术可望提高成功率。

3. 胸腺移植　完全型DiGeorge综合征及其相关综合征可考虑进行胸腺移植治疗，其目的是重建胸腺的免疫功能。据报道，胸腺移植重建的免疫功能稳定。

（四）病因治疗

1. 治疗原则　一般治疗原则是：①BMD正常者维持良好的骨健康生活方式，同时补充钙剂与维生素D[49]；②低骨量(骨密度T值在-2.5～-1)患者在良好的生活方式、补充钙剂与维生素的基础上，抗骨吸收药物治疗；③骨质疏松症(骨密度T值<-2.5)和骨质疏松性骨折者应寻找和排除引起骨质疏松的其他原因，建议口服二膦酸盐，必要时联合用药；绝经后早期妇女不存在反指征，应使用雌激素替代治疗；每12～18个月用骨代谢生化指标和BMD评价疗效；尚未达到峰值骨量的儿童患者慎用二膦酸盐类药物，一般可根据病情和需要选择其他抗骨吸收药物。

2. 治疗监测　主要包括：①定期检查血钙、血磷、ALP、25-(OH)D；②高危患者(老年人、绝经后和儿童)在治疗前和治疗后定期(1年/次)测量BMD及其他指标；③中等危险患者每2年测量BMD 1次及其他指标；④没有骨质疏松高危因素者于使用AED后5年定期监测BMD及其他指标[50-54]。

3. 肾功能不全伴低钙血症的治疗　噻嗪类利尿剂和限制钠盐，均可增加肾小管对钙的重吸收，减少尿钙，升高血钙水平，可用于肾功能不全时低血钙的辅助治疗，但应注意防止低钾血症。一般可给予10%葡萄糖酸钙10ml(10ml含钙90mg，2.25mmol)，或10%氯化钙10ml(10ml含钙360mg，6mmol)于25%～50%葡萄糖液20～40ml，缓慢注射，速度不超过每分钟2ml。症状反复者，数小时后可重复注射或静脉持续滴注葡萄糖酸钙或氯化钙，15mg/kg维持4～6小时，同时注意是否存在低镁血症，必要时补充镁剂。待病情稳定后，可改为口服钙剂。

4. 钙和维生素D缺乏的治疗　对于慢性低钙血症及低血钙症状不显著者可口服补钙。常用制剂有乳酸钙(含钙量13%)、葡萄糖酸钙(含钙量9%)、碳酸钙(含钙量40%)等，一般需补充元素钙1～2g/d。因维生素D缺乏、抵抗引起的低钙血症，应根据病因选择维生素D制剂，在肾衰竭、甲旁减或维生素D依赖性佝偻病时，应选用$1,25\text{-}(OH)_2D$ 0.25～1.0μg/d。其他原因的维生素D缺乏，可补给维生素D 15 000～50 000U/d或更大剂量，并治疗病因。维生素D的使用剂量因人而异，治疗期间应严密监测血、尿钙情况，并相应调整钙剂和维生素D的用量，避免高钙血症及对肾功能的损害。正常妊娠时，血1,25-$(OH)_2D$的需要量明显增加(可达1倍)，因而假性维生素D缺乏症的妊娠患者在妊娠20周后宜将维持用量增加50%~100%。

5. 低钙血症伴低镁血症的治疗　伴有急性低镁血症时，可将25%硫酸镁5ml稀释于25%~50%葡萄糖液20~40ml中，缓慢推注；或肌注10%硫酸镁10ml(约含镁4mmol)每天3~4次。症状缓解后，再给予每日补充镁25~50mmol数日。治疗期间应严密监测血镁浓度及心脏情况，尤其对有肾功能不全者，补充镁盐需要特别慎重，用量应减少。甲旁减伴有脂肪泻，使用中链三酸甘油(medium-chain triglyceride)或维生素D有一定效果。

6. 抗癫痫药物所致低钙血症的治疗和预防　给予抗癫痫药物(AED)前应评估骨质疏松和维生素D缺乏风险，给以必要的预防和支持治疗。尽量减少AED的用量，加强负重运动，多晒太阳，适当补充钙剂、维生素D和维生素K。

【急性低钙血症治疗】

急性低钙血症的处理流程见图5-5-8-8。

(一)静脉补充钙剂　当发生低钙血症手足搐搦、喉痉挛、哮喘、惊厥或癫痫大发作时，必须静脉补充钙剂。应缓慢静脉推注10%葡萄糖酸钙或氯化钙10~20ml(注射前应用等量葡萄糖注射液稀释)，必要时1~2小时后重复给药。可能时尽量改用口服10%氯化钙溶液10~15ml，每2~6小时1次。搐搦严重或难以缓解者可采用持续静脉滴注10%葡萄糖酸钙100ml(含元素钙900mg，稀释于生理盐水或葡萄糖液500~1000ml内，速度以每小时不超过元素钙4mg/kg为宜)，定期监测血清钙，使之维持在>1.75mmol/L(7mg/dl)即可，避免发生高钙血症，以免出现致死性心律失常。例如，体重60kg患者用10%葡萄糖酸钙溶液100ml稀释于生理盐水500~1000ml中，5~12小时内滴注。每4小时监测血清钙1次。

我国常用的注射用钙剂有氯化钙注射液(5%，10ml，含元素钙90mg)和葡萄糖酸钙注射液(10%，10ml，含元素钙90mg)。初次宜注入元素钙180mg。浓度较高的钙溶液对静脉有刺激，若逸出静脉外则可引起严重炎症，故宜用葡萄糖50~100ml稀释，于10~20分钟静脉内缓慢注入，但对服用强心苷药物的患者是危险的。若患者在3周内曾用洋地黄制剂则静脉注射钙更宜小心，应将血钙保持在正常低值水平，因为高钙血症使心脏对洋地黄更敏感，易发生心律失常甚至猝死。如低钙血症持续存在，或手足搐搦反复出现，则静脉注射钙剂可6~8小时重复1次，并在治疗过程中检查血钙，调整注射钙之剂量。

(二)酌情补充镁盐　如果补钙后，血钙恢复正常，而临床症状(如手足搐搦)仍未停止，此时要想到低镁血症可能，并在心电图的监护下，由静脉或深部肌内注射硫酸镁数日；或口服枸橼酸镁及氯化镁混合物；轻度低镁血症患者可口服硫酸镁，每日3次，每次5g。

(三)酌情补充PTH　低钙血症反复发作或经上述治疗无效者，应采用人工合成PTH治疗，治疗期间需要并同时停用或减少维生素D的用量。

【钙缺乏症治疗】

体内的钙盐低于正常称为钙缺乏症(calcium deficency)，钙的供应不足、吸收不良或排泄过多均导致体内的钙缺乏，此时的血清钙可降低、正常或升高。钙缺乏症相当常见，但由于评价体内钙含量困难，所以人们更注重的是血钙变化。钙缺乏症常见于以下情况：①胎儿期或生长发育期钙供应不足或青春期发育提前(性早熟)；②儿童期佝偻病；③钙的供应不足；④儿童期或青春发育期的低骨量和峰值骨量降低者；⑤某些代谢性骨病患者(如甲旁亢、甲亢、佝偻病、慢性低

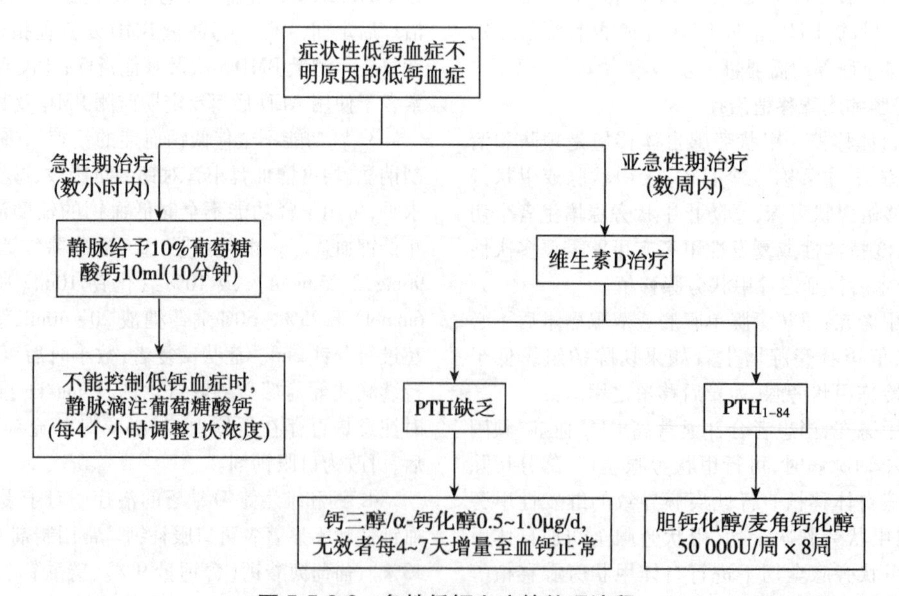

图5-5-8-8　急性低钙血症的处理流程

维生素D缺乏时给予维生素D_2或D_3，每周口服50 000U，共8周；或每3个月肌注300 000U；甲旁减患者的剂量适度增加，因维生素D活性转换依赖于PTH；PTH缺乏时，维生素D原很难转换为活性维生素D，必要时给予活性维生素D，1,25-$(OH)_2D$ 0.5μg/d或α-D_3 0.5~1.0μg/d，每4~7天增加剂量1次，直至血钙正常；此后每3~6个月监测1次疗效和不良反应

磷血症等)；⑥维生素D缺乏症；⑦原发性或继发性骨质疏松症；⑧慢性疾病和老年人。在临床上，单纯的钙缺乏症少见，而钙缺乏症常伴有维生素D缺乏/不足，这是因为钙的吸收与代谢需要以维生素D为介导，维生素D缺乏是钙缺乏症的最重要病因，而且，维生素D补充能在较大范围内提升钙的吸收率和代谢利用率(图5-5-8-9)。

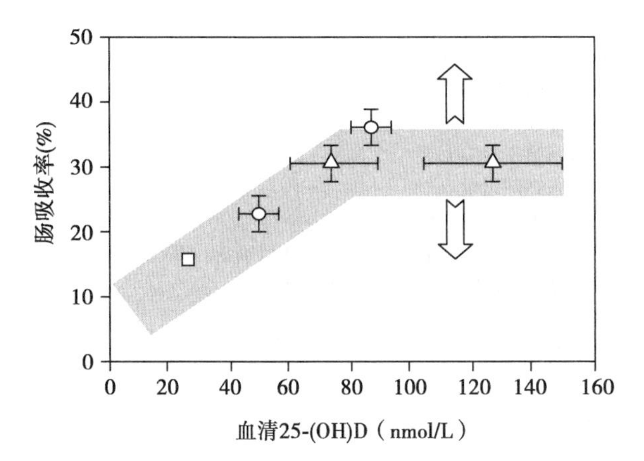

图5-5-8-9　肠钙吸收与维生素D的关系

箭头所标出的范围为维生素D缺乏或补充所增减的肠吸收率范围

单纯的钙缺乏症主要由引起钙缺乏症的原因决定，如同时伴有维生素D缺乏则表现为儿童期佝偻病或成人骨质软化症；代谢性骨病(如甲旁亢)患者有原发病的特殊表现。钙不足导致儿童期/青春发育期低骨量、峰值骨量降低或骨质疏松症。佝偻病/骨质软化症是维生素D缺乏的标志性疾病，而骨质疏松是钙缺乏的标志性疾病，但两者之间常有重叠。

骨质软化症和骨质疏松重叠的通常解释是：维生素D不足引起钙吸收障碍，后者再导致继发性甲旁亢；同样，钙缺乏引起的轻度低钙血症亦可导致继发性甲旁。但是，这种解释病不正确。当血清25-(OH)D<60nmol/L时，首先出现钙吸收不良，然后才引起继发性甲旁亢。维生素D是调节钙吸收和维持血钙稳定的主要因素，血清25-(OH)D<20nmol/L常发生低钙血症。1957年，首次提出由于维生素D的血钙维持作用障碍而发生继发性甲旁亢，骨钙动员，破坏骨结构，并用此来解释维生素D不足与骨质疏松危险因素的关系。对于机体的调节系统来说，在维持血钙和骨量两者之间，显然前者要重要得多[55-57]；当存在钙不足/缺乏时，首先动员储存的骨钙，以维持血钙来源。这一现象已经被大量的动物实验证实。因而，即使缺钙引起了严重骨质疏松症，而血钙仍正常或基本正常。

(廖二元)

第9节　高钙血症

钙与磷在维持人体正常结构与生理功能方面起了重要作用。虽然钙、磷的摄入和排出量及其在骨骼中的沉积与动员持续变化，但在各种体液因素和局部细胞因子的综合调控下，人体细胞内液和细胞外液中的钙、磷浓度波动在一个相对狭小的范围内。当体内、外的致病因素作用于钙、磷代谢的某一个或多个环节时，可破坏其平衡，引起钙磷代谢失衡综合征。血清蛋白正常时，成人血清总钙正常值为2.25～2.55mmol/L。血清总钙高于2.55mmol/L或血清离子钙高于1.75mmol/L即为高钙血症(hypercalcemia)。

【病因与发病机制】

高钙血症是一种临床代谢紊乱综合征，其发病原因多种多样，且易被原发疾病所掩盖。另一方面，有的患者仅有血钙升高而缺乏原发病的其他表现。高钙血症的主要病因为原发性甲旁亢和恶性肿瘤。原发性甲旁亢较为少见，但在高钙血症中所占比例却很高(约1/2强)。其次为肿瘤性高钙血症，以乳腺癌和肺癌为最多见。高钙血症的病因分类见表5-5-9-1。

(一)PTH依赖性高钙血症　在PTH依赖性高钙血症中，主要有原发性甲旁亢。血钙升高是由于甲状旁腺合成和分泌过多PTH所致。三发性甲旁亢、家族性低钙尿症性高钙血症和锂相关性高钙血症也与过多PTH有关。在非PTH依赖性高钙血症中，以各种肿瘤和急慢性肾衰竭所致的高钙血症为常见。肿瘤性高钙血症主要见于肺癌、肾癌、恶性胰岛细胞瘤、急性淋巴细胞性白血病和慢性粒细胞性白血病、先天性中胚层肾瘤(congenital mesoblastic nephroma)、结肠癌、多发性骨髓瘤、乳腺癌、卵巢癌、睾丸精母细胞瘤、舌鳞癌、恶性淋巴瘤、黑色素瘤、T细胞型白血病、食管癌、甲状腺癌、肝癌、皮肤癌、肾横纹肌肉瘤、胆管癌、TSH瘤、成釉细胞瘤、spindle细胞瘤、肾上腺癌、类癌、肉瘤、结肠直肠癌、阴茎癌、胃癌、前列腺癌等。

1. 原发性甲旁亢　又可分为散发性和遗传性，后者包括Ⅰ型和Ⅱ型多发性内分泌腺综合征(MEN)、家族性单一性原发性甲旁亢及甲旁亢-颌骨肿瘤综合征[1-6]。病理检查显示多数为甲状旁腺腺瘤、增生，少数为分泌PTH或PTH类似物的腺癌，因分泌过多PTH，导致高钙血症。

2. 三发性甲旁亢　为长期低血钙或高血磷(如慢性肾衰竭、维生素D缺乏)刺激甲状旁腺过度分泌，最终形成甲状旁腺腺瘤或结节性增生，自主性PTH分泌使血钙升高。慢性肾病伴有的高钙血症和/或低磷血症可能在肾移植后仍持续存在，多见于长期接受透析的患者，并在手术后3个月达到高峰，继而缓慢降低，约2年时稳定在一定水平，说明肾移植并不能解除三发性甲状旁腺功能亢进症；因此有时需要在肾移植后行甲状旁腺切除术[5]。

3. 异位PTH综合征　正常情况下，非甲状旁腺组织细胞中的PTH基因因存在基因5′调节区的转录抑制作用，故PTH基因处于失活状态；但在恶性肿瘤细胞中，因DNA重排或断裂，在PTH基因的较远处出现新的DNA调节区，激发PTH基因转录和PTH蛋白质合成，引起异位PTH分泌(图5-5-9-1)。因此，异位PTH综合征是肿瘤伴癌综合征的一种表现。

4. 家族性低钙尿症性高钙血症　本症为常染色体显性遗传病，因钙受体(CaR)基因发生失活性突变[2,3]致PTH分泌阈值下调，在正常Ca^{2+}浓度条件下即刺激PTH分泌。见于各年龄组，表现为轻度高血钙、低血磷、高血镁、轻度高氯性酸中毒。轻度患者可无症状，约10%患者有肾石病与消化性

表 5-5-9-1 高钙血症病因分类

Ⅰ. 婴幼儿高钙血症
　A. 母亲疾病
　　1. 维生素 D 过量
　　2. 甲旁减
　　3. 假性甲旁减
　B. 婴幼儿疾病
　　1. 维生素 D 过量
　　2. 钙摄入过量
　　3. 磷缺乏
　　4. 皮下脂肪坏死
　　5. Williams-Beuren 综合征
　　6. 家族性低钙尿症性高钙血症
　　7. Jansen 干骺软骨发育不良症
　　8. PTHrP 过度分泌
　　9. Bartter 综合征伴 PGE 分泌过多
　　10. 乳糖酶缺陷症
　　11. 低膦酸酶症
　　12. Ⅱ型黏脂质沉着症
　　13. 骨质硬化骨髓移植后
　　14. 内分泌疾病
　　　原发性肾上腺皮质功能减退症
　　　重症甲减
　　　甲亢
　　　特发性高钙血症
Ⅱ. 甲旁亢
　A. 散发性甲旁亢
　B. 家族性甲旁亢
　　新生儿重症甲旁亢(CaR 失活性突变)
　　1 型多发性内分泌腺瘤病(MEN)
　　1a 型多发性内分泌腺瘤病(RET)
　　McCune-Albright 综合征(GNAS)
　　家族性甲旁亢-颌骨肿瘤综合征(HRPT2)
　　Jansen 干骺软骨发育不良症(PTHR1)
　C. 继发性/三发性甲旁亢
　　1. 肾移植后
　　2. 慢性高磷血症
　D. 异位 PTHrP 分泌综合征
　　1. 乳腺癌
　　2. 多发性骨髓瘤/淋巴瘤
Ⅲ. 家族性低钙尿症性高钙血症
　A. CASR 失活性突变
　B. CASR 抑制性自身抗体
Ⅳ. 钙/维生素 D 过量
　1. 营养性钙/维生素 D 过量(乳-碱综合征)
　2. 摄入维生素 D 过量
　3. 摄入钙剂过量
　4. 异位生成过多骨化三醇
　　肉芽肿性病变(结节病/结核病/炎性肠病/AIDS/)
　　肿瘤(组织细胞增多症/肿瘤/淋巴瘤)
Ⅴ. 制动
　A. 麻痹后制动
　B. 骨折后制动
Ⅵ. 其他原因引起的高钙血症
　A. 肿瘤
　　骨转移性肿瘤
　　肿瘤分泌 PTHrP/细胞因子/破骨细胞活化因子
　B. 低膦酸酶症
　C. 内分泌疾病
　　甲亢
　　肾上腺皮质功能减退症
　　嗜铬细胞瘤
　　VIP 瘤
　D. 肠外营养支持
　E. 急慢性肾衰
　F. 青少年类风湿关节炎
　G. 药物(噻嗪利尿剂/锂盐/维生素 A/钙剂/碱性制剂/抗雌激素药物/氨茶碱)

注:CaR:钙受体;MEN:多发性内分泌腺瘤病;RET:ret 原癌基因;HRPT2:2 型甲旁亢伴颌骨肿瘤;PTHR1:1 型 PT 受体;GNAS:鸟嘌呤核苷酸结合蛋白兴奋性 α 亚基(复合物位点)

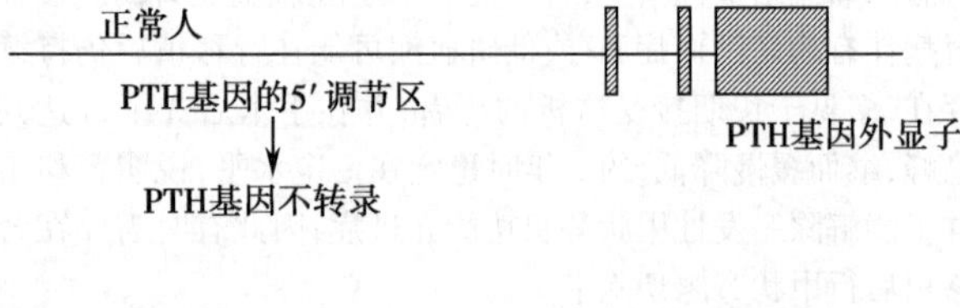

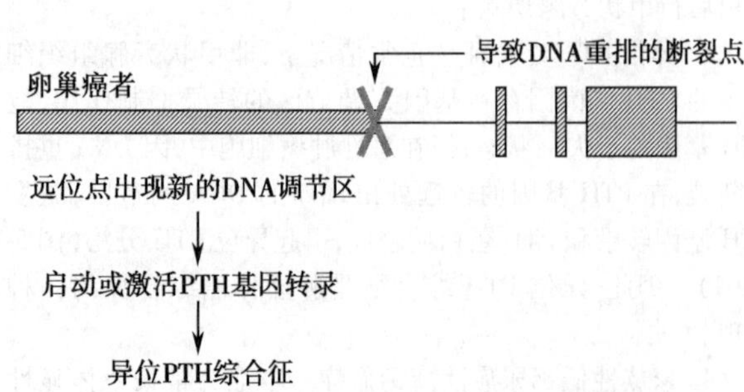

图 5-5-9-1 异位 PTH 综合征的发病机制

溃疡,而新生儿重症原发性甲旁亢认为是本病的一种重症亚型。

5. 维生素 D-24-羟化酶缺陷症　CYP24A1 基因编码维生素 D-24-羟化酶,突变后引起特发性婴幼儿高钙血症(idiopathic infantile hypercalcemia,IIH;MIM 143880),患者对维生素 D 特别敏感,常规剂量即可导致高钙血症,伴高钙尿症和血清 1,25-$(OH)_2D$ 升高,血清 24,25-$(OH)_2D$ 不能测出。

6. 锂盐中毒　长期用锂盐治疗躁狂抑郁症可引起高钙血症,多数在停用锂制剂后恢复正常,少数高血钙持续存在,并伴甲状旁腺增生或腺瘤形成。锂盐引起高钙血症的机制可能与其升高了 PTH 分泌的调定点有关。

7. PTH 制剂　用于治疗骨质疏松的 $PTH_{1\text{-}34}$ 或 $PTH_{1\text{-}84}$ 有时可引起严重的高钙血症[7,8],如果在治疗过程中,尿钙、血 ALP 或 β-CTX 明显升高,提示患者已经出现了高钙血症[8]。

(二) PTH 非依赖性高钙血症　各种肿瘤引起高钙血症的原因主要有:①肿瘤细胞分泌 PTHrP,与靶细胞上的 PTH/PTHrP 受体结合,动员骨钙或增加肾小管钙的重吸收;②肿瘤累及骨组织,产生溶骨;③肿瘤分泌其他未明性质的升高血钙因子或促进破骨细胞活性因子。血钙升高时,要首先排除非疾病因素，最好同时测定血总钙、血离子钙、血磷和PTH（或 $PTH_{1\text{-}84}$/PTH-C 比值）；有条件时测定PTHrP，进行进一步检查与鉴别。

1. 钙三醇所致的高钙血症　钙三醇所致的高钙血症（calcitriol-mediated hypercalcemia）是由于肾外组织1α-羟化酶活性升高所致的一组疾病，文献报道的钙三醇相关性高钙血症见表5-5-9-2，其共同特点是病变的组织巨噬细胞能自主性表达高水平的1α-羟化酶，应用25-（OH）D治疗后，升高的血清1,25-$(OH)_2D$水平被抑制，而清除病变后，血钙恢复正常。

结节病是引起高钙血症的常见原因。结节病病变还可累及中枢神经系统，甚至下丘脑和垂体、酷似垂体瘤。但垂体瘤不伴有高钙血症。因此当患者发生高钙血症时，要想到肉芽肿性病变，尤其是结节病可能[7,8]。除结节病外，其他产生肉芽肿性病变的疾病，如结核病、真菌性肉芽肿、铍肉芽肿（berylliosis）和淋巴瘤等常伴有高钙血症。结核病所致高钙血症的原因不明，如结核病灶累及肾上腺，发生高钙血症的可能性增大。急性胰腺炎既可伴有低钙血症，亦可伴有高钙血症，其原因未明。器官移植后高钙血症主要是由于使用大量糖皮质激素所致。但也要警惕合并原发性甲旁亢可能。此外，由于急、慢性疾病使患者长期卧床可导致高钙血症。

肥大细胞性多肌炎（giant cell polymyositis）和多核巨细胞性肌炎引起的高钙血症与肾脏外组织的1α-羟化酶活性升高有关，见于炎症、异物反应和肿瘤等，其共同特征是肉芽肿性病变，该种病变可以表达高活性的1α-羟化酶。如果患者在低剂量的维生素D替代治疗时或出现不明原因的高钙血症，应想到其可能。诊断的依据不是血清1,25-$(OH)_2D$升高，而是1,25-$(OH)_2D$水平呈"不适当性正常[9-12]。

2. 前列腺素和细胞因子所致的高钙血症　伴高钙血症的非转移性肿瘤组织中有高浓度的前列腺素E，前列腺素E在体外刺激破骨细胞的骨吸收，诱发高钙血症。破骨细胞活化因子IL-1α、IL-1β、TGF-α、TGF-β、TNF-α、TNF-β、CSF和EGF均可由肿瘤细胞或转移的淋巴细胞、单核细胞、巨噬细胞产生。细胞因子通过以下几个机制刺激骨吸收作用：①活化破骨细胞；②刺激原始破骨细胞的增殖；③促进前列腺素E合成。通过前两种机制发挥作用的溶骨可称为局部溶骨性高钙血症。RANKL是强力的破骨细胞分化因子（osteoclastic differentiation factor，ODF）。

恶性肿瘤相关性高钙血症（malignancy-associated hypercalcaemia，MAH）主要见于软组织肿瘤和血液系统肿瘤（如多发性骨髓瘤、T细胞型白血病、淋巴瘤或类癌），肿瘤表达的PTHrP基因和PTH基因属于同一个基因家族成员，蛋白分子结构相似，因而可以与1型PTH/PTHrP受体结合，引起高钙血症。

3. 皮下脂肪坏死（subcutaneous fat necrosis，SCFN）　是婴幼儿脂膜炎的一种类型，一般继发于分娩创伤胎粪吸入冷冻治疗之后，有时可导致严重的高钙血症及其引起的肾钙盐沉着（表5-5-9-3）。

4. 其他类型的非PTH依赖性高钙血症　主要见于：①恶性肿瘤；②维生素A/D中毒；③结节病和其他肉芽肿疾病；④甲亢；⑤肾上腺皮质功能减退；⑥肾脏疾病；⑦制动；⑧药物；⑨罕见的综合征性高钙血症如Williams综合征、乳-碱综合征、Jansen干骺软骨发育不良症。

5. ACTH/皮质醇缺乏症　常伴有高钙血症[13]。

【临床表现】

高钙血症临床表现累及多个系统。症状的出现与否及轻重程度与血中游离钙升高的程度、速度及患者的耐受性有关。高钙血症的主要危险是高钙危象和肾间质钙盐沉积引起的肾衰竭。偶尔亦导致消化性溃疡或急性胰腺炎。死亡的主要原因是严重心律失常和呼吸衰竭。血钙低于3.0mmol/L时，症状常较轻或无症状，血钙3.5~4.0mmol/L时，几乎都有明显的症状（高钙危象）。

（一）一般表现　主要有食欲减退、恶心、呕吐、腹痛、便秘甚至麻痹性肠梗阻。高血钙促进促胃液素和胃酸分泌，故易发生消化性溃疡。而钙盐沉积阻塞胰管，高血钙刺激胰酶大量分泌引起急性胰腺炎。高钙血症引起的水、电解质、酸碱失衡，使支气管分泌物黏稠，黏膜纤毛活动减弱，可致肺部感染、呼吸困难甚至呼吸衰竭。异位钙化可致眼角膜病、红眼综合征、结膜及鼓膜钙化、关节周围钙化和软骨钙化等。病情继续发展出现头痛、肌无力、腱反射抑制、抑郁、易激动、步态不稳、语言障碍、听觉和视力障碍、定向力丧失、木僵、精神行为异常等神经精神表现。一般血清钙3.00~3.75mmol/L时出现神经衰弱样综合征，4.0mmol/L时出现精神症状，>4.0mmol/L时发生谵妄、惊厥、昏迷。这是因为细胞外液中过高的钙（或PTH）对脑组织具有神经毒作用并干扰神经电生理活动。

（二）肾损害表现　高血钙可致肾小管损害，肾浓缩功能下降，使体液丢失，严重者每日尿量达8~10L，致水、电解质、酸碱代谢失衡。患者出现烦渴、多饮、多尿、脱水。另外，高钙血症可引起肾间质钙盐沉积，导致间质性肾炎、失盐性肾病、尿路感染、肾石病、肾钙盐沉着症甚至肾衰竭。

（三）心血管表现　患者可发生高血压和各种心律失常，心电图表现有Q-T间期缩短、ST-T段改变、房室传导阻滞、低钾血症性U波等。若未及时治疗，可发生致命性心律失常。高血钙时钙易于异位沉积于血管壁，导致血管硬化和高血压。血清钙的含量超过3mmol/L，称为高钙血症。高钙血症主要使动作电位2相缩短，而3相未受影响，故总动作电位时程缩短。主要心电图改变：①ST段缩短或消失：R波后立即继以突然上升的T波；②QT间期缩短，常伴明显U波。有时增高U波与其前面的T波重叠，误认为增宽的波顶圆钝的T波，易将QU间期误认为QT间期，以致错判为QT间期延长；③一般不影响T波；④严重时可致QRS波群时限及PR间期延长，甚至出现二度或完全性房室阻滞；⑤偶见期前收缩、阵发性心动过速、窦房阻滞等心律失常。

（四）高血钙危象表现　详见第2篇第5章第7节。原发性甲旁亢患者由于严重高钙血症可引起高血钙危象，常因急性心衰或肾脏衰竭而猝死，主要见于恶性肿瘤所致的高钙血症。常见的诱因为肾衰、少尿、感染、服用维生素D等。在临床上，当血钙≥3.75mmol/L（15mg/ml）即必须按高血钙危象处理。个别老年原发性甲旁亢患者以高血钙危象起病，由于病情危重，延误治疗者的死亡率几乎为100%。少数患者以急性重症原发性甲旁亢起病，其发病急剧，伴有肾功能

表 5-5-9-2 文献报道的骨化三醇相关性高钙血症病因

常见疾病	原发病的临床表现	常见疾病	原发病的临床表现
增殖性病变		猫抓热	被猫抓伤或咬伤后发热与自限性局限性淋巴腺病
Crohn 病	慢性腹泻/腹痛/瘘管形成和肛周病变/皮肤-眼-关节损害	球孢菌病	肺部感染/皮肤结节性多形性红斑/免疫功能低下者易发生全身感染（中枢神经软组织和骨骼）
长期透析者肝脏粒细胞增多症	胆汁淤积而无胆石症		
Langerhans 细胞组织细胞增多症（嗜酸性粒细胞肉芽肿）	间质性肺病/尿崩症/垂体功能减退/皮疹/骨痛	隐球菌病	免疫功能低下者易发生肺部感染/脑膜脑炎/皮肤触染性软疣
骨关节炎	关节炎/关节变性	组织胞浆菌病	常见于北美中南部/肺部感染/关节炎/结节性多形性红斑/口咽-皮肤-胃肠-脑-肾上腺病变
巨细胞性多肌炎	自身免疫/肌肉炎症与疼痛		
类风湿关节炎	对称的小关节病变/多关节炎/胸膜心包炎/脉管炎/神经病变/皮下结节/肾脏-眼损害	麻风病	皮肤增殖型病变伴感觉和运动神经损害
结节病	肺门结节/皮肤骨骼肌结节/心肌-眼-神经病变	鸟复合分枝杆菌病	肺部感染/表浅淋巴腺病/免疫功能低下时发生胃肠与肺部弥散性病变
皮肤松弛症	淋巴增殖型皮肤病变/皮肤下垂伴硬化性斑块	副球孢子菌病	男性多发/慢性进行性肺部感染伴皮肤溃疡/淋巴结肿大/黏膜和肾上腺损害
新生儿皮下脂肪坏死	出生后数周发病/红斑皮下结节/结节型皮下脂肪沉积	卡氏肺囊虫病	无痛型 HIV 感染/暴发型肺部感染
Wegener 肉芽肿	上下呼吸道病变/急性肾/眼-皮肤-关节-神经损害	结核病	肺部/胸膜/淋巴结/脑膜/心包/骨髓/泌尿生殖道炎症
异物反应		肿瘤	
8-Cl-cAMP 治疗	化疗	无性细胞瘤	年轻女性卵巢肿瘤
脂质性肺炎	吸入脂肪样异物如油脂样泻药或鼻腔油脂样药物	Hodgkin 淋巴瘤	连续性淋巴腺肿大（尤其是颈部与纵隔）伴皮肤瘙痒
硅酮类肉芽肿	硅酮类注射剂或植入物	平滑肌母细胞瘤	间质肿瘤（胃肠）
滑石粉肉芽肿	职业性或工业性吸入/注射剂或药片包被剂/粉尘污染/化妆品/肺部病变	淋巴瘤样肉芽肿	淋巴浸润性病变伴血管损害
		非 Hodgkin 淋巴瘤	淋巴腺病/表现各异
感染性疾病		浆细胞肉芽肿	多见于儿童和青少年/原发性肺部肿瘤
急性肉芽肿性肺炎	发热、呼吸道症状和肺部炎症改变		
BCG 治疗/败血症	膀胱癌辅助治疗	精细胞瘤	无痛性睾丸肿大
念珠菌病	危重症者发热/皮肤肌肉脓肿或结节眼部损害（脉络膜视网膜炎眼内炎）	鳞状上皮癌	非小细胞型肺癌常侵犯气管和支气管

注：BCG：Calmette-Guérin bacillus，Calmette-Guérin 杆菌

表 5-5-9-3 皮下脂肪坏死引起的严重高钙血症病例报道

特点	病例 1	病例 2	病例 3	病例 4	病例 5	病例 6	病例 7
性别	男	男	男	女	男	男	女
年龄（天）	38	32	16	35	21	20	28
血钙峰值（mmol/L）	4.4	5.1	3.5	4.1	3.8	3.3	4.8
PTH（pmol/L）	<0.3	<0.1	<0.1	<0.3	<0.3	N/A	0.3
25-（OH）D（nmol/L）	8.7	46.7	54.9	204.7	49.9	N/A	54.9
1,25-$(OH)_2$D（pmol/L）	185	–	–	114	320	320	354
尿钙/肌酐比值（mmol/mmol）	2.5	15.7	9.5	9.8	7.0	8.7	13.4
治疗	IV/F/GC/DCR	IV/F/GC/C/DCR/CIT	IV/F/GC	IV/F/GC	IV/F/GC/PM/DCR/CIT	IV/F/DCR	IV/F/GC，DCR/CIT
血钙恢复时间（天）	2	5	18	5	14	42	9
发热	是	是	无	无	是	是	无
败血症评价	–	菌血症	–	–	尿道感染/RSV	–	–
嗜酸性细胞（个/μl）	460	930	2870	900	520	570	910
肾钙盐沉着（月）	持续（10）	持续（20）	不明	持续（8）	持续（48）	无	持续（36）

注：IV：输液水化；F：呋塞米；GC：糖皮质激素；DCR：限制钙摄入；C：降钙素；PM：帕米膦酸钠；CIT：柠檬酸盐；RSV：呼吸道合胞病毒

不全。患者食欲极差，顽固性恶心、呕吐、便秘、腹泻或腹痛、烦渴、多尿、脱水、氮质血症、虚弱无力、易激惹、嗜睡，最后高热、木僵、抽搐和昏迷。

【诊断与鉴别诊断】

（一）高钙血症诊断　高钙血症的诊断与鉴别诊断见图5-5-9-2。

1. 高钙血症的确定　一般需重复多次测定血清钙浓度，排除绑压时间过长、血液浓缩和血清蛋白对钙测定值的影响。测定离子钙（Ca^{2+}）或同时测定血清蛋白能排除血清蛋白的干扰，粗略估计血清蛋白每增加约10g/L，血清钙增加0.2mmol/L[7]。另外，有报道在原发性血小板增多症时，大量异常活化的血小板在体外释放钙，可引起假性高钙血症。一般情况下，可用血白蛋白对血清总钙进行校正，必要时应测定血清Ca^{2+}，确定高钙血症的诊断[14]。

2. 高钙血症的病因诊断步骤　家族史、用药史亦是高钙血症病因诊断不可缺少的资料。由于90%以上的高钙血症是由原发性甲旁亢和恶性肿瘤引起的，因此进行两者的鉴别非常重要。一般恶性肿瘤并发高钙血症时，病情已相当严重，原发病灶通常易于发现或可见转移病灶，原发性甲旁亢的病情常较轻，病程较长，少数患者可发生甲旁亢危象昏迷而血清钙增高不显著；血PTH测定对鉴别两者亦有帮助，但不是唯一可靠的指标，因为少数恶性肿瘤也可在异位分泌PTHrP的同时分泌PTH；X线、B型超声、CT及^{75}Se甲酰氨基酸核素扫描可确定肿瘤来源。

3. 高钙血症合并低磷血症的病因诊断　我国正常成年人随意饮食时尿钙排量为每天1.9～5.6mmol（75～225mg）。凡血钙增高者均可有尿钙增高，24小时尿钙>6.24mmol。若患者用低钙（<3.74mmol/d）饮食3～4天，则24小时尿钙>4.99mmol即为升高，肾衰时降低。甲旁亢时因血钙增高，肾小球滤过钙增多致尿钙排量增加。尿钙排量受饮食钙摄入量的影响，对临界性甲旁亢患者可作低钙试验，限制钙的摄入量在每日3.75mmol（150mg）以下，共3～5天（试验时饮蒸馏水，不用牙膏刷牙），若最后1天24小时尿钙排量>5mmol（200mg）应高度怀疑原发性甲旁亢可能；若>3.75mmol（150mg），则支持本病的诊断。阳性率80%左右。肾小球磷的滤过负荷与血磷浓度及肾小球滤过率成正比，由于血磷在多数情况下波动较小，故肾小球滤过率就成为尿磷排出的重要因素之一。另一个重要因素是肾小管的磷重吸收能力，它主要受PTH和维生素D的影响。尿钙磷水平受饮食摄入量的影响较大，因此尿钙磷测定只作为代谢性骨病的初筛试验。尿磷增高主要见于高磷饮食、甲旁亢（常增高，24小时尿磷>193.7mmol/L）、碱中毒、急性高钙血症、低钙血症、利尿剂、遗传性低血磷性佝偻病、原发性高血压、肾性高血压和恶性肿瘤等。

4. 高钙血症并高钙尿症的诊断　常见于下列疾病：①高血钙性高钙尿症；②正常血钙性高钙尿症，如特发性高钙尿症、皮质醇增多症、维生素D中毒、肾小管性酸中毒、肾盂肾炎、肢端肥大症和骨质疏松症等；③低血钙性高钙尿症，如肾小管性酸中毒、肾盂肾炎和佝偻病治疗早期等。

5. PTH依赖性高钙血症的诊断　血清PTH的测定结果必须根据同时间点的血钙水平进行分析，血清钙与血清PTH

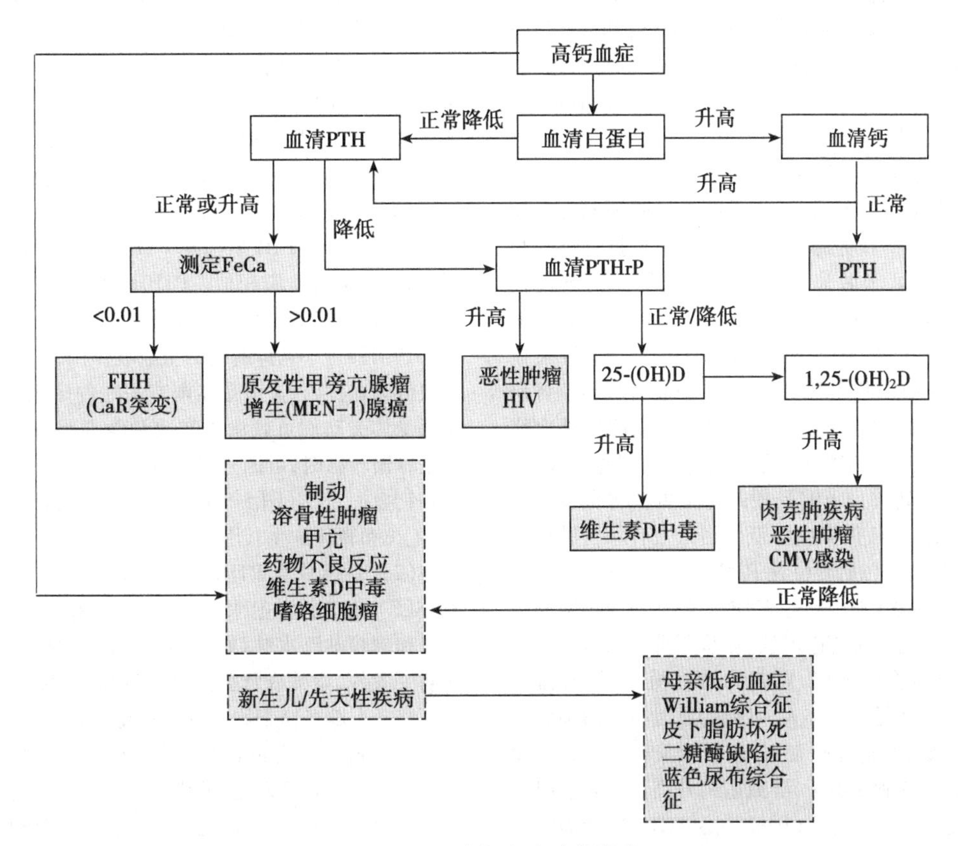

图5-5-9-2　高钙血症诊断程序

PTH：甲状旁腺素；PTHrP：甲状旁腺素相关肽；FeCa：尿钙排泄分数；MEN-1：1型多发性内分泌腺瘤病；CMV：巨细胞病毒；HIV：人类免疫缺陷病毒

之间存在相互消长的调节关系，分析血清钙与血清 PTH 之间的关系，并确定高钙血症或低钙血症时是否存在血清 PTH 不适当升高或不适当降低，这是诊断和寻找高钙血症病因的最重要和最基本途径（见图 5-5-9-2）。

（二）高钙血症病因鉴别 血磷、尿钙和尿磷测定是鉴别高钙血症病因的重要依据。正常成人血清磷浓度为 0.83～1.45mmol/L（2.6～4.5mg/dl），小儿为 1.29～1.94mmol/L（4～6mg/dl）。当血清磷浓度≤0.8mmol/L 时称为低磷血症。血清磷<0.3～0.5mmol/L 为重度低磷血症。低磷血症的病因见第 5 篇第 5 章第 10 节，高磷血症的病因见第 5 篇第 5 章第 11 节。高钙血症的病因诊断的实验室指标见表 5-5-9-4。

表 5-5-9-4 高钙血症的实验室诊断指标

影响因素	血钙	血磷	钙排泄分数	PTH	PTHrP	25-(OH)D	1,25-$(OH)_2$D
家族性低钙尿症性高钙血症	↑	N/↓	<0.01	N/↑	↓	N	↑
新生儿重症原发性甲旁亢	↑↑↑	↓	<0.01	↑↑	↓	N/↓	↑
皮下脂肪坏死	↑	↑	↑	↓	↓	N	↑↑
Williams 综合征	↑	↑	↑	↓	↓	N	N/↑
原发性甲旁亢	↑	↓	>0.01	↑	↓	N	↑
肿瘤分泌体液因子	↑↑	↓	↑	↓	↑↑	N	N/↑
恶性肿瘤溶骨	↑↑	↑	↑↑	↓	↓	N	↓
肉芽肿疾病	↑	↑	↑↑	↓	↓	N	↑↑
维生素 D 中毒	↑	↑	↑↑	↓	↓	↑↑	N/↓
制动	↑	↑	↑↑	↓	↓	N	↓

注：N：正常；↑：升高；↓：下降

高钙血症可由许多疾病或临床情况引起。临床上，根据血 PTH、血钙、血磷、血钙/血磷比值、尿钙与尿磷来鉴别高钙血症的病因本无困难；但因影响这些测定指标的因素很多，所以实际上，许多病例的高钙血症病因很难确定。如果能够做好以下几点，可明显提高鉴别效率[11-16]：①尽量减少血磷的测定误差，方法是相对固定饮食中的磷摄入量和多次重复测定；②同时测定血总钙、游离钙、尿钙和尿磷；③计算血钙/血磷比值；④分析结果时充分考虑肾功能对 PTH、血钙、血磷、血钙/血磷比值、尿钙与尿磷的影响。

1. 肿瘤性高钙血症 恶性肿瘤所致的高钙血症又称为假性甲旁亢，系由全身各器官，特别是肺、肾、肝等恶性肿瘤引起血钙升高，并非甲状旁腺本身病变，亦不包括骨骼转移所致高钙血症。常见于肿瘤晚期。其特点是血钙升高而 PTH 降低或检测不到（PTHrP 明显升高）。其特点是高钙血症伴血清 PTHrP 升高，或肾脏生成 cAMP 增多；如果血 PTHrP 和肾源性 cAMP 均正常，则可能是肿瘤引起局部骨骼溶解所致。除罕见的异位 PTH 综合征外，肿瘤性高钙血症的临床特点是：①肺、肝、甲状腺、肾、肾上腺、前列腺、乳腺和卵巢肿瘤的溶骨性转移。骨骼受损部位很少在肘和膝部位以下，血磷正常，血 PTH 正常或降低。临床上有原发肿瘤的特征性表现。②患者（包括异位性 PTH 综合征）不存在溶骨性的骨转移癌，但肿瘤（非甲状旁腺）能分泌体液因子引起高钙血症。假性甲旁亢的病情进展快、症状严重、常有贫血，常有原发恶性肿瘤的临床表现，短期内体重明显下降、血清 PTH 不增高。本病多见于老年人，可能的原因与肿瘤细胞分泌 PTHrP 有关，或者是前列腺素 E_2 刺激骨腺苷酸环化酶和骨质吸收或破骨细胞刺激因子，导致血钙升高。肿瘤引起的高钙血症主要见于伴癌综合征（肿瘤分泌 PTHrP）、肿瘤骨转移（溶骨导致血钙升高）和化疗（BMD 降低，血钙轻度升高）。当多发性骨髓瘤处于前期状态（未定义单克隆 γ 病）时，其引起的高钙血症诊断可能相当困难，应给予特别关注。怀疑高钙血症时，应测定血清离子钙（正常 4.5～5.6mg/dl）、PTH 10～55pg/ml（×1.0=ng/L）、PTHrP（<2.0pmol/L）。典型病例的血钙和 PTHrP 升高而 PTH 降低。不能测定离子钙时，血清总钙需要用血清白蛋白水平校准，校正的血钙（mg/dl）=测得的钙（mg/dl）+{0.8×[4.0−白蛋白（mg/dl）]}。

（1）恶性肿瘤 PTHrP 介导的高钙血症：PTHrP 与乳腺癌的关系十分密切，它既与乳腺癌的发生有关，又与肿瘤转移相关[15]。PTHrP 是恶性肿瘤相关性高钙血症的主要病因，包括甲状旁腺在内的许多正常组织分泌 PTHrP，这些组织的 PTHrP 分泌是由细胞外液的 Ca^{2+} 浓度决定。PTHrP 与 PTH 的 1 型受体结合，其氨基端 1-34 肽段可完全表达 PTHrP 的生物活性。PTHrP 结构与 PTH 相似，两者结合的受体相同，引起的生物反应相似。PTHrP 通过促进骨吸收，增加肾脏对钙的重吸收，尿钙排泄减少而引起高钙血症；同时，PTHrP 增强肾小管抑制磷的重吸收作用，从而尿磷排泄增多导致低磷血症[16]。钙受体调节恶性肿瘤的 PTHrP 分泌，因而钙受体激动剂可刺激正常或肿瘤细胞分泌 PTHrP。肿瘤发生骨骼转移时，可因分泌大量 PTHrP 而出现恶性肿瘤相关性高钙血症[17,18]（图 5-5-9-3）。PTHrP 也是启动乳腺细胞恶变、生长和转移的生长因子。

（2）良性肿瘤 PTHrP 介导的高钙血症：系统性红斑狼疮（SLE）、SLE 伴淋巴水肿、HIV 感染相关性淋巴腺病、胸部组织和胸腔淋巴水肿、妊娠期乳腺过度增生、妊娠后期和哺乳期甲旁减、卵巢或肾脏的良性肿瘤、胰腺多发性内分泌腺瘤病和肾上腺嗜铬细胞瘤可伴有高钙血症[19,20]。

2. 非肿瘤性疾病 PTHrP 介导的高钙血症 许多非肿瘤性疾病可并发高钙血症，虽然引起高钙血症的疾病多种多样（如系统性红斑狼疮、HIV 感染相关性淋巴腺病、胸部组织和胸腔淋巴水肿、妊娠期乳腺过度增生、妊娠后期和哺乳期甲旁减），但基本发病机制仍然是 PTHrP 分泌过多[21,22]。PTHrP 介导的高钙血症见于先天性颅咽管瘤、乳腺、胎盘或

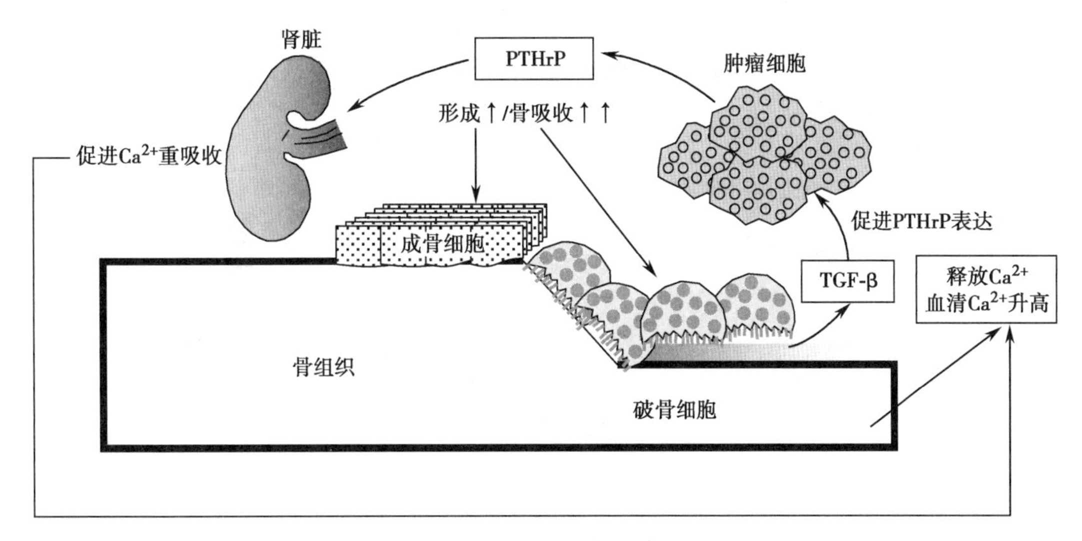

图 5-5-9-3 PTHrP 引起的高钙血症

甲状旁腺素相关肽(PTHrP)是肿瘤性高钙血症和局部骨组织溶解的主要病因;局部骨组织溶解又导致严重骨丢失,PTHrP 还促进骨组织生长因子释放,后者刺激肿瘤细胞表达更多 PTHrP,形成高钙血症和骨丢失之间的恶性循环;TGF-β:转化生长因子-β

子宫的良性肿瘤也有同样情况[23-26]。嗜酸性肉芽肿、石蜡引起的肉芽肿、类风湿关节炎伴麻风病、AIDS-鸟分枝杆菌病或巨细胞病毒感染、慢性铍中毒、星状诺尔卡菌性心包炎、弥漫性破骨细胞增多症、布鲁杆菌病、Addison 病、甲亢、单纯性 ACTH 缺乏症、糖皮质激素撤退反应、甲旁减患者低热卡饮食、慢性肝病晚期、Ⅰ型 Gaucher 病并发急性肺炎、青少年类风湿关节炎、淋巴腺病(伴血清 IL-6 升高)等也可能与 PTHrP 或其他的破骨细胞活化因子分泌有关。

3. 异源性 PTH 分泌瘤 其血浆 PTH 值较原发性甲状旁腺功能亢进时水平低。异源性 PTH 分泌瘤与异源性 CRH/ACTH 分泌瘤相似,血中可能存在着不同程度的无活性的 PTH 原[27-30]。

4. 局限性溶骨性高钙血症 局限性溶骨性高钙血症(local osteolytic hypercalcemia,LOH)的特点是存在局限性溶骨性病变。肿瘤细胞进入骨组织后,因骨组织为肿瘤的生长和增殖提供了极好的条件,故局部的溶骨性病变发展迅速。多发性骨髓瘤可有局部和全身性骨痛、骨质破坏及高钙血症。通常球蛋白、特异性免疫球蛋白增高、血沉增快、尿中本周(Bence-Jones)蛋白阳性,骨髓可见瘤细胞。血 ALP 正常或轻度增高,血 PTH 和 PTHrP 均正常或降低。高钙血症与肿瘤骨转移微环境间形成恶性循环(图 5-5-9-4):局部溶骨时,骨转移灶释放甲状旁腺素相关肽(PTHrP),局部 Ca^{2+} 升高,作用钙受体(CaR)并与 TGF 等生长因子一起作用于肿瘤细胞上的受体,进一步诱发 PTHrP 分泌。PTHrP 与成骨细胞的1型 PTH 受体(PTHR1)结合,刺激 NF-κB 配体 RANKL 分泌,RANKL 又与破骨前体细胞(pre-OC)上的 RANK 结合,诱发破骨细胞性骨吸收,加重溶骨过程[31-33]。CaR 引起内皮生长因子受体反式激活见图 5-5-9-5。除 PTHrP 外,肿瘤还可

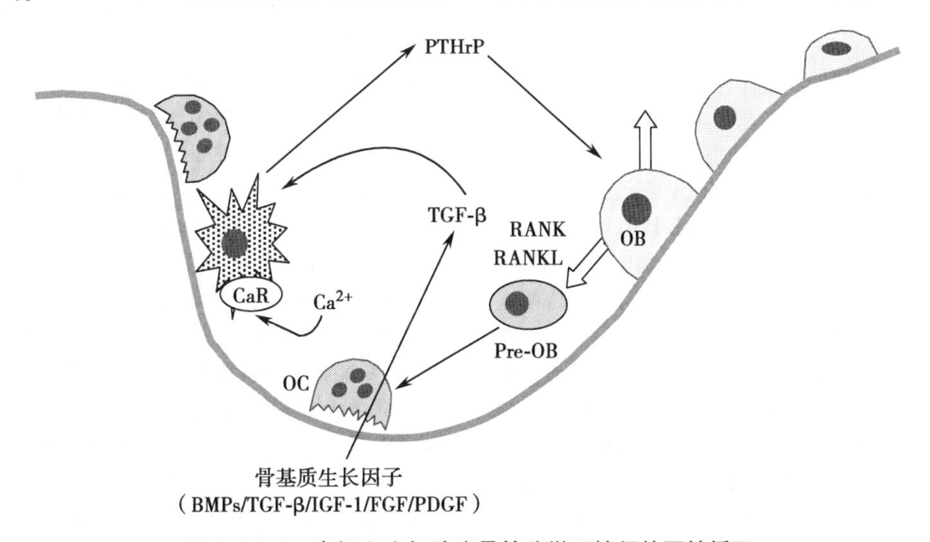

图 5-5-9-4 高钙血症与肿瘤骨转移微环境间的恶性循环

TGF-β:转化生长因子-β;BMP:骨形态生成蛋白;FGF:成纤维细胞生长因子;PDGF:血小板衍化生长因子;OB:成骨细胞;OC:破骨细胞

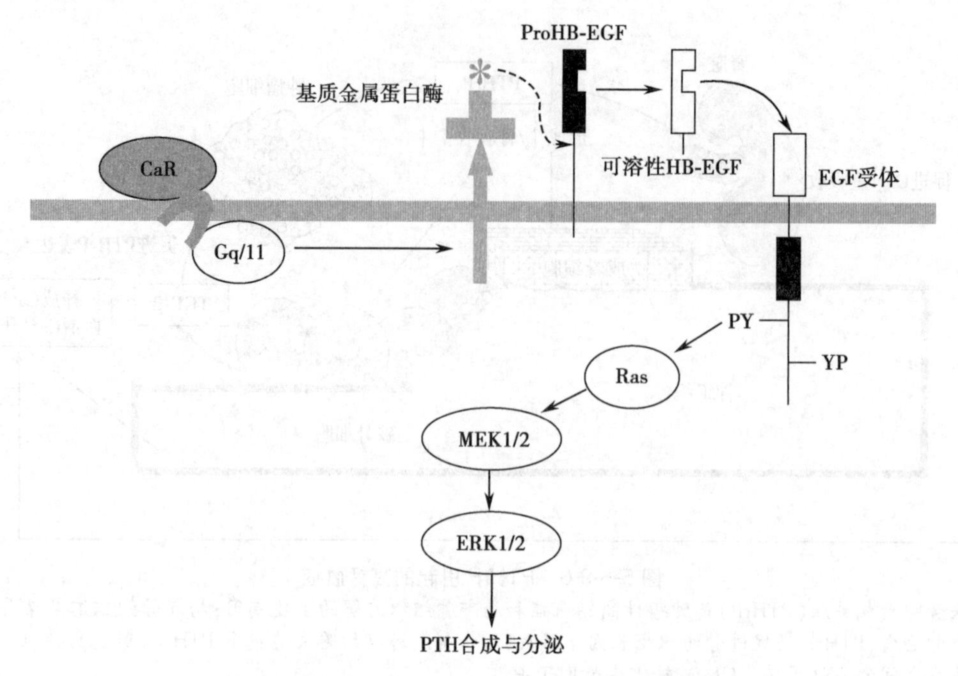

图 5-5-9-5 钙受体引起内皮生长因子受体反式激活

钙受体(CaR)引起内皮生长因子受体(EGFR)反式激活,继而激活MAP激酶;CaR也激活多种基质金属蛋白酶(MMP),裂解肝素结合型EGF(HB-EGF),释放可溶性肝素结合型EGF(solubleHB-EGF);肝素结合型EGF与EGFR结合,被激活的EGFR成为下游信号分子自动磷酸化的促进物;Ras/Raf/MEK途径的调节水平重调,导致PTHrP合成与分泌增多,此即三膜通道信号模型(triple-membrane-passingsignaling model);PY:激活后的酪氨酸磷酸化;YP:激活后的酪氨酸磷酸化的镜面显影

能分泌巨噬细胞炎症蛋白-1α(MIP-1α),OPG或其他体液因子,引起高钙血症[34-37]。

在恶性肿瘤性高钙血症时,肿瘤使CaR的钙离子浓度稳定功能丢失,对PTHrP的刺激不敏感。PTHrP升高使CaR的钙离子浓度调节点重调(Ca^{2+}升高),从而导致骨吸收增多、肾小管钙重吸收增多和高钙血症[38],而肿瘤细胞的自主性PTHrP分泌进一步加重高钙血症。

5. 三发性甲旁亢　系在继发性甲旁亢的基础上,甲状旁腺相对持久而强烈的刺激反应过度,增生腺体中的1个或几个可转变为自主性腺瘤,引起高钙血症[39]。本病主要见于久病的肾衰竭或维生素D抵抗患者。

6. 家族性低钙尿症性高钙血症与新生儿重症甲旁亢症　无症状的家族性低钙尿症性高钙血症(FHH;良性家族性低钙尿症性高钙血症BFHH)与新生儿重症甲旁亢症(NSHPT)患者血PTH仅轻度升高。以下几点有助于FHH与PHPT的鉴别[40]:①FHH的病因为钙受体失活性突变;②FHH的发病年龄早,多幼年起病,一般仅有轻至中度高钙血症、高镁血症,PTH可正常或轻度升高,以后出现软骨钙化和复发性胰腺炎;③FHH的特点是尿钙排出减少,而PHPT者的尿钙排出明显增多;④家族成员中有高钙血症患者强烈提示为FHH,同时也可否定MEN和PHPT的诊断;⑤成年发病的FHH者的临床表现可能与PHPT类似,但尿钙排出减少或与血PTH比较,尿钙"不适当"降低是本病与PHPT鉴别的可靠依据;⑥FHH患者的所有甲状旁腺弥漫性增生,可伴有结节或腺瘤,但不会恶变;⑦FHH患者在部分切除甲状旁腺后不能缓解高钙血症亦是其重要特征。

7. 维生素D过量/中毒　有明确的病史可供鉴别,此症有轻度碱中毒,而甲旁亢有轻度酸中毒,皮质醇抑制试验有助于鉴别。

8. 药物引起的高钙血症和低钙血症　如果患者在诊断前长期使用了影响钙磷代谢某些药物,可使血钙进一步升高(如碳酸氢盐、骨化三醇、维生素A、氢氯噻嗪、锂盐等)而加重病情,或掩盖高钙血症(如二膦酸盐、降钙素、西那卡塞特、呋塞米、糖皮质激素等)而使诊断困难。

9. 妊娠期高钙血症(hypercalcemia during pregnancy)主要病因是原发性甲旁亢,但PTHrP经过蛋白酶裂解后,产生多种分子片段。N-末端肽称为经典型PTHrP(classical PTHrP),具有PTH样作用;C-末端PTHrP肽($PTHrP_{38-94}$-胺)具有促进细胞生长和肿瘤转移作用。少数妊娠期高钙血症是由于分泌PTHrP的肿瘤(恶性肿瘤体液性高钙血症,humoral hypercalcemia of malignancy)或妊娠期胎盘或产后乳腺的非肿瘤性病变所致(非恶性肿瘤性高钙血症)。

偶尔,妊娠期乳-碱综合征(milk-alkali syndrome)也伴有高PTHrP血症和高钙血症,其特点是在发生高钙血症的同时伴有肾功能不全和代谢性碱中毒。文献报道的9例妊娠期乳-碱综合征的临床特征见表5-5-9-5。Kolnick等报道的妊娠期乳-碱综合征特征见表5-5-9-6和表5-5-9-7[41]。

10. 婴幼儿和儿童的特殊高钙血症　儿童高钙血症的发生率低于成人,但病因更为复杂。一般可分为高钙血症伴遗传性疾病和高钙血症伴获得性疾病两类(表5-5-9-8)。

(1) 高钙血症伴遗传性疾病:高钙血症可见于许多单基因遗传病,如1型PTH/PTHrP受体突变所致的Jansen干骺

表 5-5-9-5　妊娠期乳-碱综合征

病例号	年龄（岁）	妊娠周数	最高血钙（mg/dl）	发作时血清肌酐（mg/dl）	肌酐降至正常	妊娠结局
1	35	35	16.5	2.2	是	婴儿高钙血症/黄疸/败血症消失
2	40	38	18.2	1.9	是	无并发症
3	31	23	14.3	2.1		妊娠37周死胎/短肢/低位耳/染色体核型正常
4	32	16	22.0	1.4	是	不明
5	不明	35	16.2	1.4	是	无并发症
6	31	36	22.5	1.9	是	无并发症
7	38	37	16.0	5.2	是	无并发症
8	32	39	15.5	1.4	是	无并发症
9	26	25	17.7	2.1	是	无并发症

表 5-5-9-6　妊娠期乳-碱综合征的临床资料

指标（正常值）	住院时	第1天	第2天	第3天	第4天
血钠（135~145mmol/L）	132	136	138	140	138
血钾（3.3~4.8mmol/L）	3.3	3.4	3.7	4.1	3.5
血氯（95~105mmol/L）	94	104	108	117	115
碳酸氢盐（23~30mmol/L）	30	26	24	18	20
尿素氮（5~25mg/dl）	23	19	26	13	9
肌酐（0.7~1.5mg/dl）	1.9	2.1	1.9	1.5	1.3
血钙（8.5~10.5mg/dl）	17.7	15.1	12.8	9.3	8.2
白蛋白（2.6~5.1g/dl）	3.4	3.3	–	–	–
离子钙（4.88~5.28mg/dl）	9.2	8.7	7.13	5.25	4.69
血糖（70~110mg/dl）	91	123	80	81	82
血磷（2.5~4.5mg/dl）	–	0.5	1.0	1.0	2.0
血镁（1.8~2.4mg/dl）	–	1.0	1.7	1.4	1.7
白细胞计数[（3.9~10.7）×10^9/L]	17.4	14.6	13.6	12.0	14.1
细胞容量（36%~43%）	26.5	23	28	25	26
血小板[（135~371）×10^9/L]	246	222	202	186	178
动脉 pH	–	7.47	7.44	7.38	7.32
PCO_2	–	38	–	–	–
PO_2	–	102	–	–	–
尿酸（3.6×10^3/μl，8.3mg/dl）	11.7	10.9	10.0	–	–

表 5-5-9-7　妊娠期乳-碱综合征的骨代谢实验室资料

骨代谢指标	检测结果	正常参考值
血清 PTH_{1-84}（pg/ml）	5	10~65
血清 PTHrP（pmol/L）	<2.1	0.0~4.0
维生素 A（mg/L）	0.68	0.3~1.21
1,25-$(OH)_2D$（pg/ml）	<8	18~78
24小时尿蛋白（g）	0.44	<0.15
血清蛋白总量（g/dl）	5.2	6.1~8.4
血游离 T_4（ng/dl）	0.79	0.5~1.2
血清 TSH（U/L）	0.81	0.3~5.0

表 5-5-9-8　婴幼儿和儿童的特殊类型高钙血症

高钙血症伴遗传性疾病	特发性婴幼儿高钙血症
Jansen 干骺软骨发育不良症	高钙血症伴获得性疾病
低磷酸酶症	肾小管性酸中毒
Williams-Beuren 综合征	早产儿严重磷缺乏症
原发性草酸盐沉积症	新生儿皮下脂肪坏死
先天性乳糖酶缺陷症	婴幼儿甲减
Down 综合征	

软骨发育不良症是一种遗传性矮小症，其特点是短肢畸形、脊柱侧弯和颅骨异常。其中少数患儿伴有高钙血症，但多年后仍不出现纤维囊性骨炎。1型 PTH/PTHrP 受体突变亦可导致 Eiken 型骨干骺发育不良症，两者鉴别的要点是后者不发生高钙血症。组织非特异性碱性磷酸酶突变引起的低磷酸酶症（hypophosphatasia）病情可轻可重，重症患者的成骨功能减退，骨骼矿化不良，常发生多发性骨折。高钙血症与破骨细胞的骨吸收功能相对正常而成骨功能衰竭有关。

Williams-Beuren 综合征与 7q11.23 缺失有关，呈常染色体显性遗传，患者于婴幼儿期伴有高钙血症，4岁后能自行缓解。可表现为小精灵面容（elfin facies）、瓣上主动脉狭窄、肺动脉狭窄、短肢、矮小、发育障碍。接受肝移植和肾移植的原发性草酸盐沉积症患者常发生顽固性高钙血症，患者伴有溶骨性骨病变，骨组织的草酸盐沉积伴有巨噬细胞浸润。先天性乳糖酶缺陷症（congenital lactase deficiency）常伴有高钙血症、高钙尿症和肾结石，当严格限制乳糖摄入后，病情能得到有效控制。特发性婴幼儿高钙血症的病因未明，患者表现为肌张力低下、口渴多饮、厌食、生长发育障碍、便秘和肾钙盐沉着症。血清钙升高，PTH 被强烈抑制。

（2）高钙血症伴获得性疾病：Lightwood 综合征少见，有时亦发生于非钙剂补充的患儿，伴有远端肾小管性酸中毒。早产儿可能伴有高钙血症和低磷血症，补充磷可纠正代谢异常。新生儿皮下脂肪坏死是一种局限性脂膜炎，但在肉芽肿炎症过程中，血钙和 1,25-$(OH)_2D$ 升高，而 PTH 降低，死亡率高。婴幼儿型甲减可因为肠钙吸收增高和维生素 D 敏感性增高而出现轻度高钙血症。

11. 假性高钙血症　主要见于以下三种情况：①血清白蛋白升高；②血小板增多症；③M 蛋白血症（M 蛋白结合钙）。

12. 其他疾病　有些肉芽肿炎症（如嗜酸性肉芽肿）伴

有的高钙血症患者血清 $1,25-(OH)_2D$ 正常或降低，应用糖皮质激素治疗后，血钙降至正常。其他少见的高钙血症见表5-5-9-9。

表 5-5-9-9 发病机制未明的高钙血症

嗜酸性肉芽肿	SLE 伴淋巴水肿
类风湿关节炎伴麻风病	内分泌代谢性疾病
AIDS 伴鸟分枝杆菌病	弥漫性破骨细胞增多症
AIDS 伴巨细胞病毒感染	Addison 病
石蜡引起的肉芽肿	甲亢
淋巴腺病伴血清 IL-6 升高	单纯性 ACTH 缺乏症
感染性/自身免疫性疾病	糖皮质激素撤退反应
星状诺尔卡菌性心包炎	甲旁减患者低热卡饮食
布鲁杆菌病	其他疾病
青少年类风湿关节炎	慢性肝病晚期
Ⅰ型 Gaucher 病伴急性肺炎	慢性铍中毒

【高钙血症治疗】

高钙血症是多种疾病的并发症，治疗上主要针对原发病进行处理，血钙低于 3.0mmol/L 时可暂不予处理，当血钙高于 3.5~4.0mmol/L 即达高钙危象时，则需紧急处理降低血钙，维持机体内环境的稳定，减少并发症，为原发病的治疗争取机会。

首先是补给等渗盐水 4000~6000ml/d 以上，可纠正脱水及增加尿钠、钙排泄。血容量极度减缩伴低血压、休克，可酌情用血管收缩剂。高血钙合并低钾血症者并不少见，故需同时补充钾盐。大量输液需注意心、肺功能，以免诱发心力衰竭、肺水肿。另外，钙与洋地黄对心肌和传导系统有协同毒性作用，治疗中如需用洋地黄时，用量要酌减。积极输注生理盐水的同时使用髓袢性利尿剂，以加强钙的排泄。给予呋塞米（速尿）40~80mg 静脉推注，每 2~6 小时注射 1 次。若有疗效，血钙可在 24 小时内下降 0.5~1.0mmol/L。如果患者以及存在血容量不足或剧烈呕吐，则慎用髓袢性利尿剂。因噻嗪类利尿剂可增加肾小管钙的重吸收使血钙升高，故禁用。重症成人患者可能需要补充。当体液量补充足够后，此时降低血钙的最有效方法是静脉滴注强作用的二膦酸盐制剂，常用唑来膦酸、帕米膦酸钠或伊班膦酸钠[41,42]，用量根据血钙升高的程度确定，应用时间约 5 天。一般在使用的第三天有明显下降。然后改为口服制剂，维持正常血钙的治疗时间常需要 3 周以上[43,44]。如果二膦酸盐的治疗疗效不佳，可加用或改用降钙素，但用量较大，如鲑鱼降钙素（salmon calcitonin）肌注，400U/6h。

恶性肿瘤性高钙血症（HCM）是晚期肿瘤的严重并发症，通常发生于鳞状细胞癌症患者，如肺癌、头颈部癌、乳腺癌、肾癌、骨髓瘤和淋巴瘤。狄诺塞麦是一种全人单克隆抗体，以核因子 B 受体活化因子配体（RANKL）为靶点，狄诺塞麦于 2010 年首次被 FDA 批准用于骨质疏松症的治疗，之后用于预防实体瘤和骨转移瘤。2013 年，狄诺塞麦收到 FDA 许可用于治疗巨细胞瘤。最常见的不良反应是恶心，呼吸困难，食欲下降，头痛，外周性水肿，呕吐，贫血，便秘和腹泻。

（一）抗骨吸收药物治疗

1. 二膦酸盐　可作为首选，能抑制破骨细胞活性，降低血钙并对抗肿瘤的骨转移，治疗恶性肿瘤诱发的高血症有效率达 90%。一般需从静脉给药，维持输注 4 小时以上[45]。副作用主要为肾损害及抑制骨矿化，少数可引起下颌骨坏死。

2. 氨磷汀（amifostine，WR-2721）　为有机三磷酸盐，为放射治疗或化学治疗中正常组织的保护剂。由于能抑制 PTH 分泌，降低血钙，因而用于原发性甲旁亢及肿瘤所致高钙血症，也能直接抑制骨钙吸收，减少肾小管钙的重吸收。

3. 降钙素　直接抑制破骨细胞功能，快速抑制骨吸收，促进尿钙排泄，降低血钙。治疗剂量：鲑鱼降钙素 2~8U/kg，鳗鱼降钙素 0.4~1.6U/kg，每 6 小时 1 次，肌内注射或皮下注射，使用 6 小时内可降低血钙 0.25~0.50mmol/L。但作用半衰期短，且几小时或几天内出现“脱逸”现象而失效。本药与糖皮质激素或普卡霉素合用可产生协同作用，也可与二膦酸盐合用。副作用主要为恶心、呕吐、腹痛、面色潮红、皮疹等，一般均可耐受。

4. RANKL 单克隆抗体　RANKL 是破骨细胞形成和肿瘤性高钙血症的关键因子，抑制 RANKL 单克隆抗体药物 denosumab 可阻止肿瘤转移，降低血钙[46]。

（二）糖皮质激素治疗　如果经体液补充、利尿和二膦酸盐治疗后，血钙明显升高，此时可使用糖皮质激素，如泼尼松或泼尼松龙 40mg/d。用于治疗维生素 D 中毒、结节病及血液系统肿瘤所致高钙血症。口服泼尼松 40~80mg/d 至血钙正常，或氢化可的松 200~300mg/d 静滴 3~5 天有一定效果，但起效慢、维持时间短，因而常与其他降低血钙药合用。但如果长期使用糖皮质激素反而引起高钙血症。

（三）透析疗法　经以上治疗无效的重症急性高血钙，尤其是并发严重肾功能不全或肝功能障碍者。用无钙或低钙透析液作腹膜透析或血液透析有效。

（四）抗肿瘤药物　常用的有：①硝酸镓（gallium nitrate）：系抗癌药，有阻抑 PTH 和 OAF 的骨吸收作用。Warell 于 1987 年报道 10 例经多种传统疗法无效的癌性高钙血症患者使用此药获得改善。用量为每平方米体表面积 200mg/d，持续滴注 5~7 天。②普卡霉素（光辉霉素，plicamycin）：是细胞毒性抗生素，可抑制 RNA 合成，减少骨吸收并拮抗 PTH 作用。静脉注射 25~50μg/kg，维持 6 小时，血钙在 36~48 小时内下降，疗效维持不超过 5 天，必要时 5~7 天后重复应用，但反复使用可对肝、肾、造血系统产生毒性作用。③顺铂（cis-platin）：是治疗癌性高钙血症的新药，可直接抑制骨吸收；优点在于安全有效，疗效持久。Lad 等用本药治疗 13 例癌性高钙血症，其中 11 例经多次或多种传统疗法无效，改用顺铂治疗后，69%的病例血钙下降。维持疗效的持续时间最短 4 天，最长 115 天，平均 38 天。1 次用量为 24 小时滴注 $100mg/m^2$，每隔 7 天可重复注射。

（五）其他治疗　依地酸二钠可与钙结合成为可溶性复合物，增加尿钙排出，2~4g/d，加入糖盐水中静脉点滴 4 小时以上。因其有肾毒性作用，故肾功能减退者慎用。生长抑素主要用于移植肿瘤生长，而 PTH 抗体可能迅速降低恶性高钙血症[47]。舒尼替尼（sunitinib）是一种口服的多靶位酪氨酸激酶抑制剂，可同时具有降低血管和抑制肿瘤生长作用[48]。过去，磷制剂用于高血钙伴低磷血症的患者，可抑制破骨细胞并使血钙在体内重新分布，由于可能诱发全身性异位钙化及威胁生命的低血压或低钙血症，故对其治疗尚有争论，目前多不主张静脉输注，对高血钙并发肾功能不全者禁用。常用 Fleet 溶液 5ml（含磷酸钠 3.8g），口服或灌肠，3 次/天。口服中性磷酸盐 40～80mg，3 次/天。西那卡塞特（cinacalcet）可用于慢性肾病引起的高钙血症治疗[49]。

（廖二元）

第10节　低 磷 血 症

慢性低磷血症引起生长发育异常和佝偻病/骨质软化症，其诊断与处理均较困难。

【慢性低磷血症的病因与发病机制】

（一）病因　凡能引起血磷来源减少、组织利用或排泄增多的因素均可导致低磷血症（表 5-5-10-1）。引起低磷血症的病因见表 5-5-10-2，慢性低磷血症可引起佝偻病（rickets）/骨质软化症（osteomalacia）、红细胞功能障碍、骨骼肌溶解、代谢性酸中毒和心肌病等（表 5-5-10-3），且其病因诊断和治疗相当困难。

表 5-5-10-1　磷酸盐的生理功能

分子形式	功　能
羟磷灰石（hydroxyapatite）	骨结构
磷脂（phospholipids）	细胞膜结构
三磷酸腺苷（adenosine triphosphate，ATP）	能量贮存与代谢
磷酸肌酸（creatine phosphate）	能量贮存与代谢
核苷酸/核蛋白（nucleic acids/nucleoproteins）	遗传信息与信息翻译
蛋白磷酸化（phosphorylated proteins）	酶激活/细胞信号传递
2,3-二磷酸甘油酸（2,3-diphosphoglycerate）	血红蛋白释放/调节氧
无机磷（inorganic phosphate）	酸碱缓冲系统

1. 选择性磷摄入不足　多见于长期大量的服用不被吸收的含铝抗酸药，一般的禁食或饥饿不会引起低磷血症，因为骨矿分解可提供足够的无机磷来源。

2. 尿丢失磷过多　常见于肾小管重吸收磷障碍性疾病；磷利尿后，导致磷缺乏症和低磷血症性佝偻病/骨质软化症。肾磷排泄增加见于许多情况，如 Fanconi 综合征、肾小管病、重症低钾血症、低镁血症、急性代谢性碱中毒等。肾近曲小管功能障碍可丢失大量磷，类似的情况亦见于肿瘤性骨质软化症、特发性高钙尿症、控制不良的糖尿病、酒精中毒、醛固酮增多症等[1-3]。尿丢失磷过多的主要原因是肾小管磷的重吸收率降低或 FGF-23 分泌过多；FGF-23 的分泌受 $1,25\text{-}(OH)_2D$、饮食磷摄取量、血磷、PTH 调节。甲状旁腺功能正常的部分肾结石患者出现磷丢失，其肾小球滤过率正常，而肾磷重吸收阈值降低，引起低磷血症的原因是血清 FGF-23 明显升高（FGF-23 基因变异）[4]。

3. 骨形成增加　由于大量的血磷被利用而进入骨组织中。此种情况主要见于甲状旁腺切除术后、转移性成骨性肿瘤、降钙素治疗或维生素 D 缺乏症的治疗过程中。

4. 再进食综合征　主要发生于神经性厌食、肠吸收不良

表 5-5-10-2　低磷血症的病因分类

肾小管磷重吸收障碍	Reye 综合征
遗传性疾病	淀粉样变性
X-性连锁低磷血症性骨质软化症/佝偻病（XLH）	多发性骨髓瘤
遗传性低磷血症性佝偻病伴高钙尿症（ADHR）	肾小管病变
常染色体显性遗传性低磷血症性佝偻病	重金属中毒
常染色体隐性遗传性低磷血症性佝偻病（DMP-1 突变）	药物性肾病
多骨纤维性发育不良症	肾移植后
低磷血症伴颅面骨发育不良症（FGFR1 突变）	镁缺乏症
肾石病伴肾磷消耗症	特发性高钙尿症
McCune-Albright 综合征	糖尿病肾病
Fanconi 综合征Ⅰ型（FSⅠ）	慢性酒精中毒
家族特发性 Fanconi 综合征Ⅰ型	醛固酮增多症
胱氨酸尿症	药物（利尿剂/糖皮质激素等）
眼-脑-肾综合征	轻链性肾病
糖原贮积病	溶血-尿毒症综合征
铜累积病	细胞外磷进入细胞内
半乳糖血症	细胞外磷急性转移
酪氨酸血症	静脉应用葡萄糖/果糖/甘油
遗传性果糖不耐受	胰岛素治疗糖尿病酮症酸中毒
Fanconi 综合征Ⅱ型（FSⅡ）	使用儿茶酚胺
神经纤维瘤病	急性呼吸性碱中毒
线性脂肪腺痣综合征	水杨酸中毒
获得性疾病	代谢性碱中毒
PTHrP 依赖性低磷血症	急性痛风
原发性甲旁亢	革兰阴性败血症
继发性甲旁亢	中毒性休克综合征
肿瘤性高钙血症	饥饿恢复期
维生素 D 缺乏症	细胞增殖与浸润
维生素 D 抵抗综合征	白血病危象
无钙饮食/钙吸收不良综合征	促红细胞生成素
重症低镁血症治疗后	细胞集落刺激因子
肾移植后早期低磷血症	磷吸收障碍
肿瘤性骨质软化症（TIO）	含铝抗酸药
	磷缺乏
	肠吸收不良综合征
	骨形成加速
	甲状旁腺切除术后
	成骨性骨肿瘤
	维生素 D 缺乏症治疗期间

表 5-5-10-3　低磷血症的危害

呼吸系统	血液系统
呼吸肌无力	溶血
急性呼吸衰竭	白细胞功能障碍
机械通气失败	内分泌系统
组织氧释放障碍	胰岛素抵抗
心血管系统	肾性尿崩症
心肌收缩力降低	神经肌肉系统
急性心力衰竭	肌无力
等张收缩增强	骨骼肌溶解
心律失常	多发性肌病
室性心动过速	精神异常
室上性心动过速	惊厥
期前收缩	脑病
心脏骤停	脑桥脱髓鞘

综合征等严重营养不良患者，其不良后果是心律失常、多器官功能衰竭和猝死[5,6]。低磷血症是再进食综合征的主要表现(96%)[7,8]。偶尔，患者因低磷血症引起中枢脑桥脱髓鞘和严重脑功能紊乱。突然死亡的原因在于心血管并发症，尤其是心电图 Q-T 间期明显延长者，另一些患者的突然死亡与慢性低钾血症、低蛋白血症有关；而再进食时，又可因严重低磷血症诱发心衰和突然死亡[9]。

5. 药物　低磷血症的另一个重要原因是长期使用某些药物[10-13]，如利尿剂、二膦酸盐(bisphosphonates)、β 受体阻断剂、ACEI、血管紧张素受体抑制剂等；特点是血磷下降的程度较轻，但偶尔可导致致命性低磷血症。治疗慢性粒细胞性白血病的酪氨酸激酶抑制剂甲磺酸依马替尼抑制肾小管磷的重吸收和骨盐溶解，常引起严重低磷血症和低钙血症。抗血管内皮生长因子(VEGF)药物常引起高血压、蛋白尿血栓栓塞性微血管病(thrombotic microangiopathy)与肾小球病，而抗表皮生长因子受体(EGFR)治疗则引起急性肾小管坏死、低磷血症和低镁血症。抗 HIV 和乙型肝炎药物可因损害肾小管功能或引起维生素 D 缺乏而导致低磷血症[14,15]。用于治疗哮喘的长效 β_2 肾上腺能受体激动剂沙美特罗、舒喘灵过量可导致乳酸性酸中毒和低磷血症[16,17]。药物引起的低磷血症常见，但容易被忽视，值得特别关注。引起低磷血症的主要药物等见表 5-5-10-4。

表 5-5-10-4　引起低磷血症的主要药物或医疗干预

假性低磷血症	氨茶碱
甘露醇利尿	支气管扩张剂
细胞外磷进入细胞内	皮质类固醇
急性呼吸性碱中毒	药物引起的 Fanconi 综合征
水杨酸中毒	容量扩张
机器通气	药物性 SIADH
使用葡萄糖/果糖/胰岛素或肠外营养	生理盐水
	二膦酸盐
儿茶酚胺/多巴胺	雌激素
沙丁胺醇	美雌醇
黄嘌呤衍生物	阿昔洛伟(acyclovir)
低温	去铁胺
细胞增殖过快	多种机制引起的低磷血症
红细胞生成素	药物性代谢性酸中毒
GM-CSF	酒精中毒
肠道磷吸收减少	甲苯中毒
磷结合抗酸剂	药物性维生素 D 缺乏
尿磷排泄增加	药物性维生素 D 抵抗(苯妥英/苯巴比妥)
碳酸酐酶抑制剂	
利尿剂氢氯噻嗪	醋氨酚中毒
吲达帕胺、呋塞米	静脉补铁

注：GM-CSF：粒细胞/巨噬细胞集落刺激因子；SIADH：抗利尿激素不适当分泌综合征

6. 其他因素　见于 HIV 感染、1 型糖尿病、慢性肾病、副蛋白血症、McCune-Albright 综合征、肝硬化、严重营养不良症等[18-23]。

(二) 发病机制　磷代谢与血磷平衡受机体的严密调节，正常情况下，血磷稳定在较窄的范围内(图 5-5-10-1)。血磷的稳定与调节机制等见图 5-5-10-2 和图 5-5-10-3。由于无机磷缺乏是佝偻病的共同病因，因此，根据血清 PTH 和 FGF-23 变化(PTH 升高、FGF-23 升高和肾脏磷利尿)，可将慢性低磷血症性骨病分为低磷血症-高 PTH 性佝偻病/骨质软化症、低磷血症-高 FGF-23 性佝偻病/骨质软化症和肾失磷性佝偻病/骨质软化症三类，见表 5-5-10-5 和病例报告。

1. PTH 分泌增多和高钙血症　Na-Pi 同转运体决定了肾小管磷重吸收率和血磷水平，肾小管磷重吸收异常是引起低磷血症的最常见原因，肾小管磷的重吸收主要受 Na-Pi 同

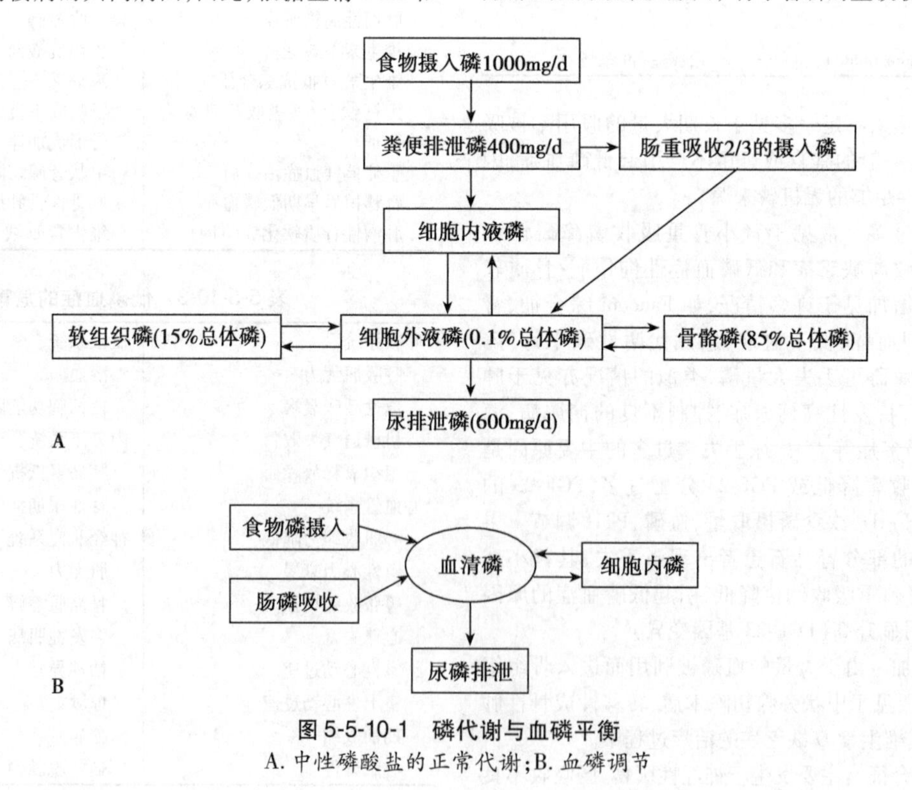

图 5-5-10-1　磷代谢与血磷平衡

A. 中性磷酸盐的正常代谢；B. 血磷调节

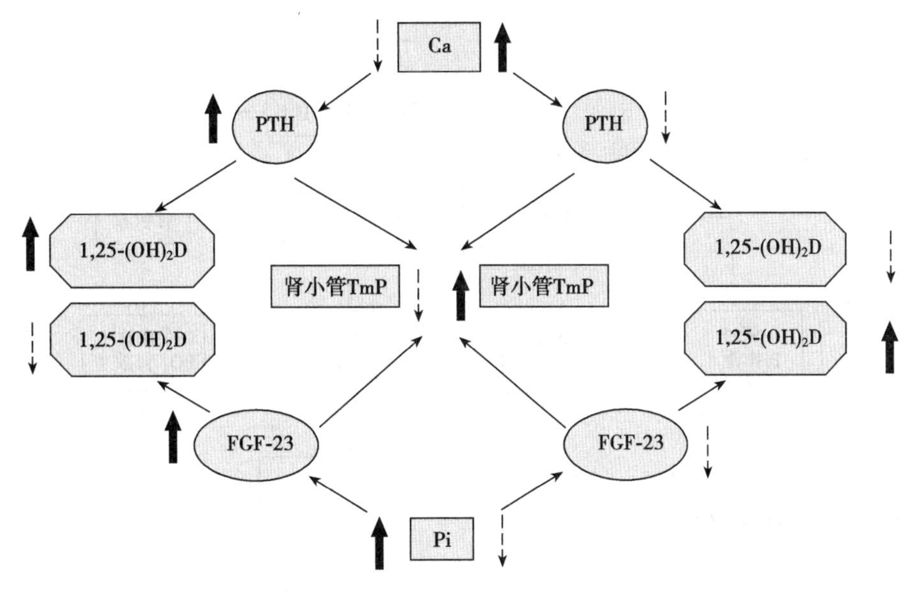

图 5-5-10-2 血磷稳定与调节机制

机体内存在两套血磷调节机制;血清磷受激素的负反馈调节效应较慢,血磷降低时,骨细胞分泌 FGF-23 减少,肾小管Ⅱ型钠-磷转运体(NaPi-Ⅱ)表达增加,磷的重吸收增多,磷排泄减少,血磷上升;同时,1,25-(OH)$_2$D 合成增加,促进肠道钙和磷吸收;血清磷升高时,FGF-23 分泌增多,促进肾脏排磷,1,25-(OH)$_2$D 合成被抑制,肠道磷吸收减少;Ca 和 PTH 调节血磷的效应迅速,血磷不直接调节 PTH 分泌,血钙变化引起的 PTH 分泌伴有血磷波动和磷重吸收变化;FGF-23 和 PTH 对磷的重吸收作用相同,但对 1,25-(OH)$_2$D 的调节相反,即 FGF-23 抑制而 PTH 促进 1,25-(OH)$_2$D 的合成;血钙的受体是钙受体,血磷的受体仍未阐明

表 5-5-10-5 低磷血症性骨病的病理生理比较

低磷血症性骨病	25-(OH)D	1,25-(OH)$_2$D	Ca	ALP	PTH	FGF-23	临床特征
PTH 依赖性佝偻病							
维生素 D 缺乏	↓	↑	↓	↑	↑	N/↓	营养不良/阳光不足
25-羟化酶突变	↓	↓	↓	↑	↑	N/↓	佝偻病
1α-羟化酶突变	N	↓	↓	↑	↑	N/↓	佝偻病
维生素 D 受体突变	N	↑	↓	↑	↑	N/↓	佝偻病/秃头/脱发
维生素 D 受体后突变	N	↑	↓	↑	↑	N/↓	佝偻病/秃头/脱发
钙缺乏症	N/↓	↑	↓	↑	↑	N/↓	佝偻病/骨质软化
继发性甲旁亢	N	↑	↓	↑	↑	N/↓	骨质疏松/骨质软化
FGF-23 依赖性佝偻病							
XLH/PHEX 突变			N	↑	N/↓	↑	佝偻病
ADHR			N	↑	N/↓	↑	佝偻病
ARHR/DMP1 突变			N	↑	N/↓	↑	佝偻病
HRH/klotho 过多			N	↑	↑	↑	佝偻病
TIO/纤维发育不良			N	↑	N/↓	↑	佝偻病
GNAS 活化性突变			N	↑	N/↓	↑	佝偻病
FGFR3 活化性突变			N		↑		表皮痣
肾脏依赖性佝偻病							
HHRH/SLC34A3			↑		N/↓		杂合子仅有肾结石
Fanconi 综合征			↑		N/↓		氨基酸尿/糖尿/HCO_3 尿

注:XLH:X-性连锁低磷血症性佝偻病;ADHR:常染色体显性低磷血症性佝偻病;ARHR:常染色体隐性低磷血症性佝偻病;TIO:肿瘤所致的骨质软化症;HHRH:遗传性低磷血症性佝偻病伴高钙尿症;GNAS:鸟核苷酸结合蛋白-α 刺激基因

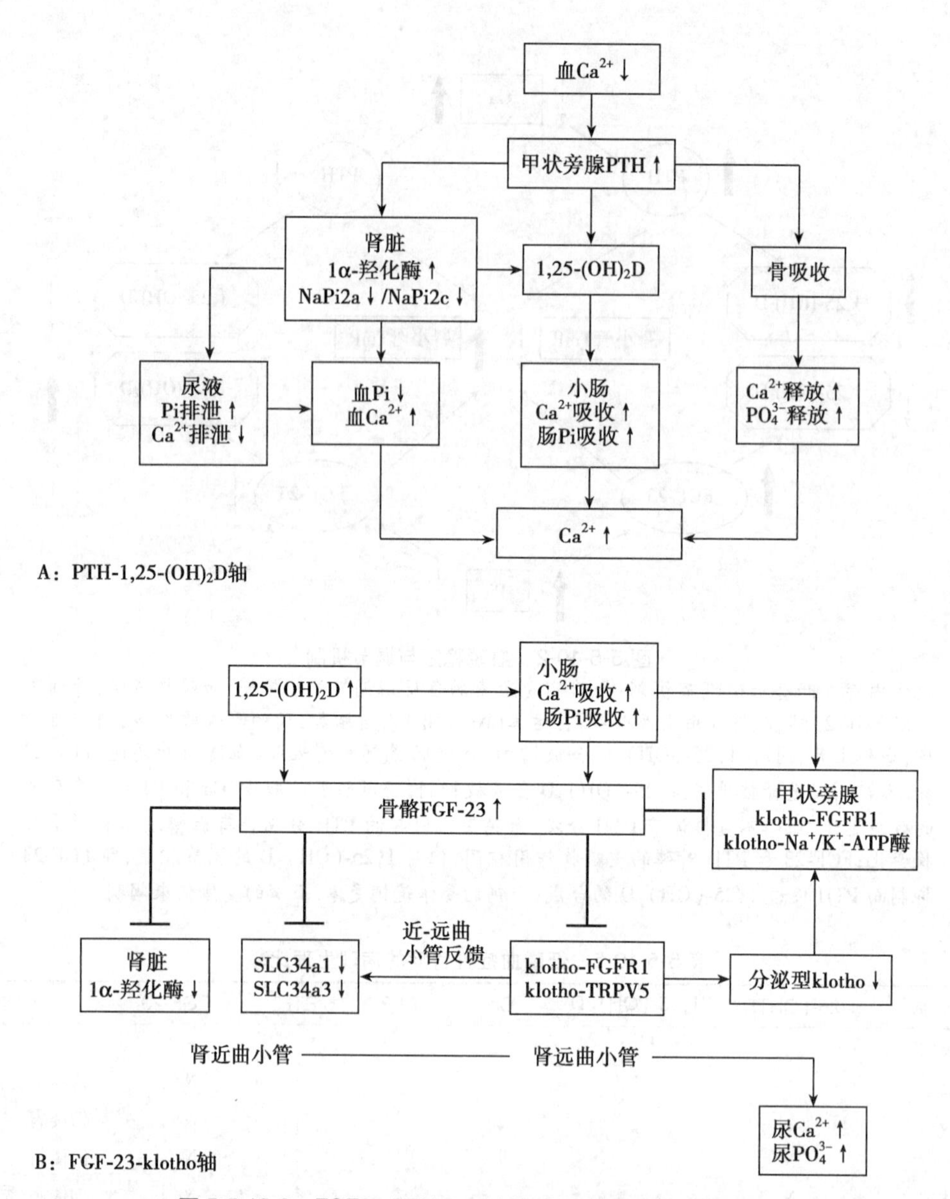

图 5-5-10-3 FGF23-PTH-1,25(OH)$_2$D-klotho 调节磷代谢

A. PTH/1,25-(OH)$_2$D 轴主要功能是稳定血钙水平，血钙降低诱发 PTH 分泌，促进 1α-羟化酶表达和肾小管 PO_4^{3-} 排泄；1,25-(OH)$_2$D 增加肠钙磷吸收；B. FGF-23-klotho 轴：骨组织分泌 FGF-23，促进肾脏排磷，抑制 1,25-(OH)$_2$D 分泌；远曲肾小管的 FGF-23 受体由 klotho/FGFR 复合物组成，远曲肾小管与近曲小管之间存在反馈机制，介导 FGF-23 对近曲小管的效应，FGF-23 与 TRPV5 相互作用，下调 klotho 表达，抑制肾小管钙的重吸收

转运体(Na-Pi cotransporters)调节。肾小管上皮细胞顶膜表达Ⅱa 和Ⅱc 型 Na-Pi 同转运体，其表达量决定了磷的重吸收量和血磷水平，但受 PTH、饮食磷含量和 FGF-23 的调节。例如，Ⅱc 型 Na-Pi 同转运体突变可导致遗传性低磷血症性骨质软化/佝偻病伴高钙尿症(HHRH)，见表 5-5-10-6。

(1) PTH 分泌增多：任何原因使 PTH 分泌增多的因素均引起肾小管磷的重吸收减少，导致低磷血症，PTHrP 所致的低磷血症还伴有磷清除率升高。饮食缺钙时，肠钙吸收率为 10%~15%，而磷吸收达 50%~60%，因而引起继发性甲旁亢，PTH 增加成骨细胞 RANKL 表达，破骨细胞增多，活性增强，动员骨钙入血；同时 PTH 使肾小管重吸收磷减少，导致低磷血症和佝偻病。其特点是血钙正常，血磷降低，而 1,25-(OH)$_2$D 正常或升高。同样，其他原因(如维生素 D 代谢障碍)引起的维生素 D 缺乏或 CYP2R1 突变也表现为血清 25-(OH)D 降低，而 1α-羟化酶突变、维生素 D 受体或受体后突变所致的佝偻病患者 25-(OH)D 正常。

青春期发育前患原发性甲旁亢者因为生长板十分活跃而表现为低磷血症性佝偻病，但血钙升高或正常。

(2) 高钙血症：高钙血症可直接引起磷利尿，但在严重高钙血症患者中，可因失水和 GFR 降低而掩盖低磷血症。相反，低钙血症合并低镁血症患者在选择性纠正低镁血症后，可能出现严重低磷血症，其原因与持续性低钙血症促进 PTH 大量分泌有关。

2. FGF-23 与低磷血症 FGF-23 是肿瘤性骨质软化症、

表 5-5-10-6 Na/Pi 同转运体的生化特征

人染色体定位	Ⅰ型	Ⅱ型			Ⅲ型(PiT1/2)
		Ⅱa	Ⅱb	Ⅱc	
	6	5	4	4	2(PiT-1)
功能	Na-Pi 同转运/Cl^-通道/转运有机阴离子	Na-Pi 同转运电子生成	Na-Pi 同转运	Na-Pi 同转运	Na-Pi 同转运电子生成
氨基酸数目	~465	664		~690	~679
底物	Pi/有机阴离子	Na^+/HPO_4^{2-}	Na^+/HPO_4^{2-}	Na^+/HPO_4^{2-}	Na^+/H_2PO_4
Pi 亲和性(mM)	~1.0	0.1~0.2	0.05	0.07	0.025
Na 亲和性(mM)	50~60	50~70	33	100	40~50
Na^+-Pi 偶联	>1	3:1	3:1	3:1	2:1
浓缩能力		10 000	10 000	100	1000
pH 依赖性		pH 升高起刺激作用	pH 抑制作用	电中性	pH 升高起抑制作用
组织表达	肾/肾上腺皮质/近曲小管/肝/脑	肾/肾上腺皮质/近曲小管	小肠/肺/其他组织	肾/肾上腺/近曲小管/软骨细胞	骨细胞
PTH/FGF-23	无	PTH/FGF-23/食物无机磷	食物磷	PTH/FGF-23?	Pi(PTH/FGF-23?)
突变所致的疾病			肺泡微石	HHRH	

注:Pi:无机磷;HHRH:遗传性低磷血症性佝偻病伴高钙尿症

X 性连锁低磷血症性骨质软化症/佝偻病和常染色体显性遗传性低磷血症性佝偻病的共同病理生理基础[24]。在血清磷的恒定中,机体依赖于两种机制进行调节,两条调节通路的作用机制不同,但均有 FGF-23 参与,且相互联系。血清 FGF-23 升高引起磷丢失和低磷血症的病因复杂,多数为 PTH-维生素 D 非依赖性,主要与 FGF-23 增多有关。TIO、XLH 和 ADHR 都有明显的低磷血症,其共同特点是:①磷利尿和高磷尿症;②1,25-$(OH)_2D$ 合成障碍;③低钙血症和低钙尿症;④佝偻病或骨质软化症;⑤血清 FGF-23 升高,PTH 正常或轻度升高,而 1,25-$(OH)_2D$ 呈"不适当性"降低。

3. 肾小管病变　任何先天性或后天性肾脏病变累及肾小管的磷转运体均可引起低磷血症和佝偻病。临床上,肾小管病变引起的低磷血症主要见于遗传性低磷血症性佝偻病伴高钙尿症(HHRH)、Fanconi 综合征、Dent 病(OMIM 300009)、X-性连锁隐性遗传性肾石病(X-linked recessive nephrolithiasis,OMIM 310468)、X-性连锁隐性遗传性高尿钙性低磷血症性佝偻病(XLH,OMIM 300554)、低分子量蛋白尿伴高钙尿症与肾钙盐沉着症、Lowe 眼-脑-肾综合征、肾移植后低磷血症和 HIV 感染伴低磷血症[24-29]。

【低磷血症的临床表现】

(一)磷缺乏/低磷血症的临床表现　磷缺乏/低磷血症可导致多种器官功能损害,但多数缺乏特异性。

1. 神经病变　磷缺乏相关性代谢性脑病(phosphate deficiency-related metabolic encephalopathy)是严重磷缺乏和低磷血症患者神经中枢功能障碍的一种特殊表现。常见于非经肠营养支持治疗时,一般发生在治疗的一至数周内,可能主要与营养液中含有大量葡萄糖和氨基酸,而不含或含很少无机磷有关。患者伴明显焦虑,肌无力加重,甚至因呼吸功能不全等而死亡。磷缺乏相关性周围神经病变的表现不一,一般有震颤、麻木、感觉异常和肌无力与肌麻痹,少数患者可有 Guillain-Barre 样神经麻痹表现。

2. 肌病　通常表现为近端肌萎缩和肌无力,伴骨质软化和明显骨痛,但慢性磷缺乏和慢性低磷血症一般不导致横纹肌溶解症(rhabdomyolysis),血清肌酸激酶活性正常。相反,急性低磷血症可并发严重的骨骼肌溶解,尤其多见于慢性酒精中毒或不经肠营养支持患者。发生骨骼肌溶解症时,骨痛显著,肌肉肿胀而僵硬,可伴麻痹。膈肌麻痹引起呼吸困难。血清肌酸激酶活性明显增高,而此时血清磷可正常。心肌病变导致心功能不全。

3. 佝偻病/骨质软化症　其发病基础是低磷血症和磷缺乏,但其病因不只是磷缺乏,可能主要与骨的局部代谢异常有关。佝偻病发展迅速,血钙和磷均明显降低,血 ALP 显著升高。年龄较大起病的儿童,骨骼病变以增生为主,病情发展较缓慢;而晚发性佝偻病者的骨量减少。骨质软化导致骨痛和骨畸形,活动后加重,可有骨压痛,但无红肿。行走和活动吃力、上楼困难,走路呈"鸭步"或"企鹅步"。伴肌无力,肌萎缩、骨折及假性骨折。经恰当治疗后,佝偻病/骨质软化症可有部分恢复(图 5-5-10-4 和图 5-5-10-5)。

4. 软组织钙化与钙化性小动脉病　慢性低磷血症可引起广泛性软组织钙化,基底节钙化的发生较早,肾脏和心肌钙化不易早期发现。动脉中层钙化(medial arterial calcification,MAC)和动脉全层钙化(full arterial calcification,FAC)是引起钙化性小动脉病的主要原因。

5. 其他病变　红细胞因缺磷而变得僵硬,引起溶血性贫血;常见于败血症、尿毒症、酸中毒或慢性酒精中毒患者。红细胞 2,3-GPD 缺乏引起组织慢性缺氧,可致生长发育障碍。白细胞功能异常表现为化学制动性降低,抑菌能力下降,患者易并发各种感染。血小板减少和功能下降导致消化道出血。低磷血症性佝偻病是生长板肥大性软骨细胞(hypeotrophic chondrocytes)的一种病变;骨质软化症(osteomalacia)是由于骨矿化缺陷所致的骨病。青春期骨骺融合前,低磷血症导致的佝偻病与骨质软化症并存;但青春期后的成年患者只出现骨质软化症。在磷转运体(phosphorus transporters)的作用下,细胞从细胞外液中获得无机磷。肾脏有三种钠-磷同转运体,即:

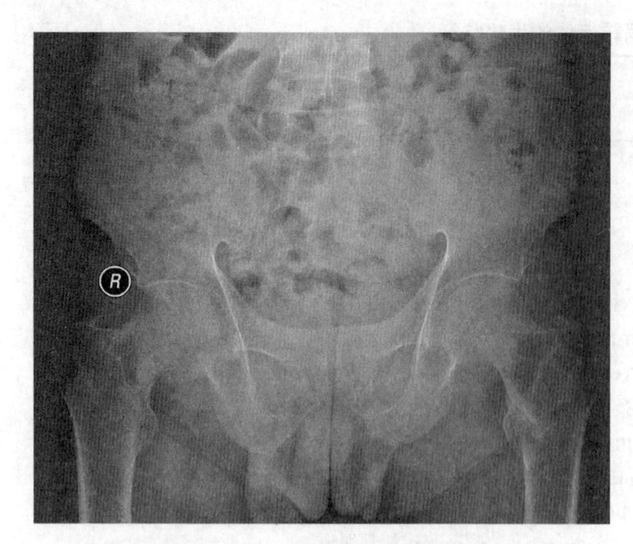

图 5-5-10-4 低磷血症性骨质软化

患者,男,49岁,公交车司机,Fanconi综合征,反复双下肢疼痛并跛行4年,水肿2年;血磷0.75mmol/L,肌酐177.4μmol/L、尿酸151.3μmol/L;双侧股骨小粗隆骨折,原断端骨折线模糊,骨密度显著降低

①Ⅰ型转运体 Na-Pi-Ⅰ(SLC17A1);②Na-Pi-Ⅱc(SLC34A3);③Pi-T1(Glvr-I,SLC20A1)/Pi-T2(Ram-1,SLC20A2)。Ⅰ型转运体也转运有机阴离子;Ⅱ型转运体调节肾近曲小管磷的重吸收;Ⅲ型转运体分布广泛,一般作为稳定细胞磷水平的看家分子。根据病因,佝偻病/骨质软化症可分为遗传性与非遗传性两类。根据维生素D缺乏的发病年龄,可分为儿童起病的佝偻病和成年起病的骨质软化症。

（二）遗传性佝偻病/骨质软化症的临床表现

1. 遗传性维生素D相关性佝偻病/骨质软化症　主要包括维生素D依赖Ⅰ与Ⅱ型佝偻病、肾小管性酸中毒、肾小管磷酸盐重吸收障碍、性连锁低血磷佝偻病、遗传性低血磷佝偻病伴高钙尿症、常染色体显性遗传低血磷佝偻病或骨质软化症、胱氨酸病、糖原贮积病、Lowe综合征、Wilson病、酪氨酸血症、神经纤维瘤病、磷酸酶缺陷症所致的原发性矿化缺陷等[30-35]。此外,骨基质合成障碍(如骨纤维发生不全症)与中轴性骨质软化症也属于遗传性佝偻病/骨质软化症的范畴。

2. FGF-23相关性佝偻病/骨质软化症　与FGF-23相关的低磷血症性佝偻病/骨质软化症主要包括X性连锁低磷血症(XLH)、常染色体显性遗传性低磷血症性佝偻病(ADHR)、常染色体隐性遗传性低磷血症性佝偻病(ARHR)、遗传性低磷血症性佝偻病伴高钙尿症(HHRH)等[36],肿瘤性骨质软化症(TIO)与肿瘤分泌FGF-23增多有密切联系。

（三）非遗传性佝偻病/骨质软化症的临床表现

1. 膳食缺乏或合成不足　如进食不足、长期肠外营养、慢性镁缺乏、防晒剂、日照少、黑皮肤等。

2. 消化道疾病　导致维生素D吸收欠佳:如小肠吸收不良、胃切除、肝胆疾病致维生素D吸收与代谢欠佳,慢性胰腺功能不足。

3. 维生素D代谢异常　可引起获得性维生素D依赖性佝偻病。

4. 慢性肾病-矿物质骨病　如肾病所致的佝偻病/骨质软化症为肾性骨病中的一种类型,或肾小管磷酸盐重吸收障碍;Fanconi综合征因广泛性肾小管功能障碍等。

5. 慢性代谢性酸中毒　如获得性肾小管性酸中毒、输尿管-乙状结肠造瘘。

6. 某些代谢性骨病　散发性低血磷骨质软化症(磷酸盐性多尿症)、神经纤维瘤病、骨纤维发育异常、McCune Albright综合征等。

7. 肿瘤所致佝偻病/骨质软化症　可由多种肿瘤引起,如磷利尿性间质细胞瘤(phosphaturic mesenchymal tumor, PMT)或混合型结缔组织磷利尿性间质细胞瘤(mixed connective tissue variant PMT, PMTMCT)。与FGF-23代谢异常相关的低磷血症主要有ADH、ARHR和XLH,而血清FGF-23测定是鉴别这些疾病的重要方法[37-46]。

8. 药物　如抗癫痫药、氯化铵、乙酰唑胺、免疫抑制剂所致的佝偻病/骨质软化症,二膦酸盐、氟中毒等所致的获得性矿化缺陷。

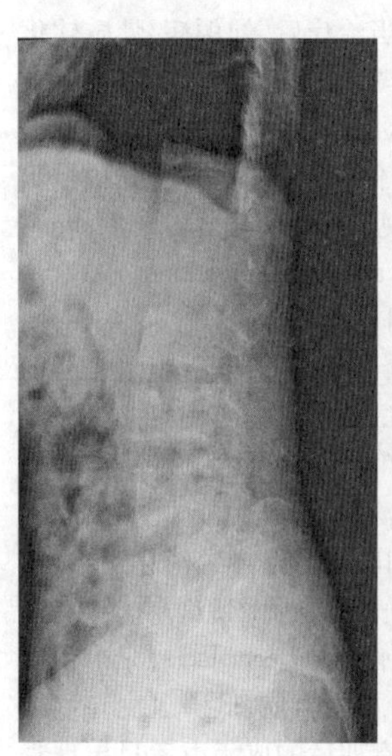

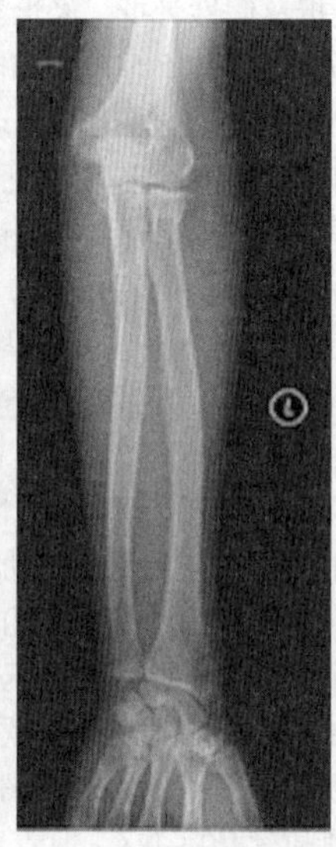

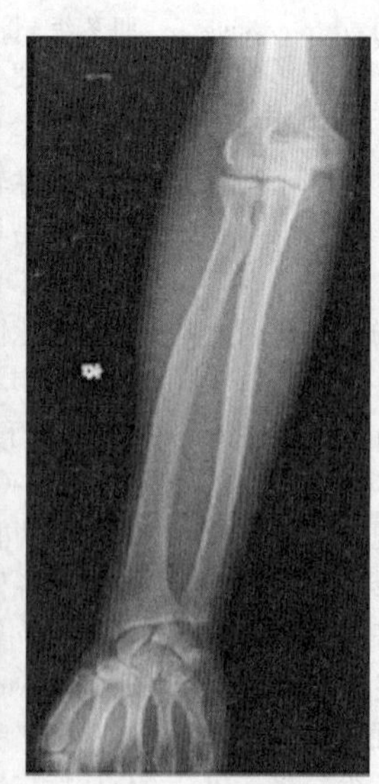

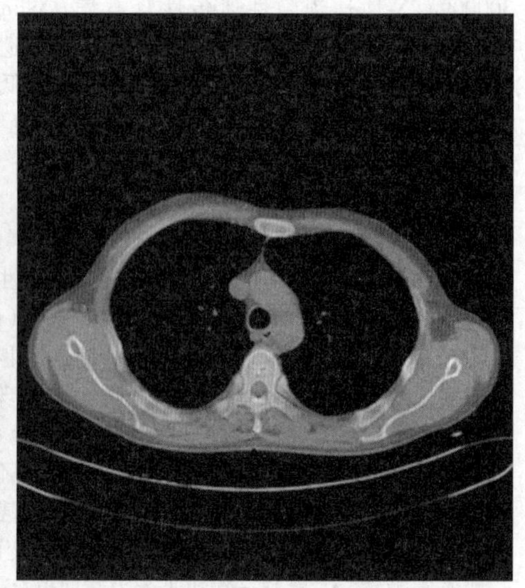

图 5-5-10-5 低磷血症骨质软化骨畸形与骨折

与图5-5-10-4为同一患者;双侧尺骨和桡骨骨密度降低,骨弯曲畸形,腰椎轻度压缩性骨折,肋骨不全骨折

（四）颅面发育不良伴低磷血症　FGFR1-3活化性突变引起的一组骨发育障碍性疾病有三种临床情况。第一种疾病的病因为1型FGF受体（FGFR1）突变，颅面骨骨质增生伴低密度病灶，血磷降低。第二种颅面发育不良伴低磷血症是8p11-骨髓增殖综合征（8p11-myeloproliferative syndrome，EMS），其病因为FGFR1与其辅助基因发生融合所致，病情轻重不一。第三种类型称为骨-颅骨发育不良症（osteoglophonic dysplasia），FGFR1和FGFR2突变引起颅缝早闭，而多数矮小综合征主要与FGFR3突变有关。骨-颅骨发育不良症是FGFR突变引起的抑制杂交型骨发育不良症，表现为颅缝早闭、眶上嵴前突（prominent supraorbital ridge）、鼻梁塌陷（depressed nasal bridge）、根肢型矮小症（rhizomelic dwarfism）和非骨化性骨损害。非骨化性骨病变位于长骨，多发或单发，病变区缺乏骨矿化，形成大小和形态不一的低密度灶。患者可伴或不伴低磷血症。

（五）骨骼外表现　口腔表现为牙釉质发育不良、牙闭合不全、牙齿排列紊乱、牙周病等。X线片检查或CT检查可发现牙髓腔扩大、牙发育不良和牙本质异常等（图5-5-10-6）。其余包括心力衰竭、心律失常、肾性尿崩症、溶血、白细胞功能障碍、胰岛素抵抗、肌无力、多发性肌病、精神异常、脑病、脑桥脱髓鞘、生长发育障碍等。

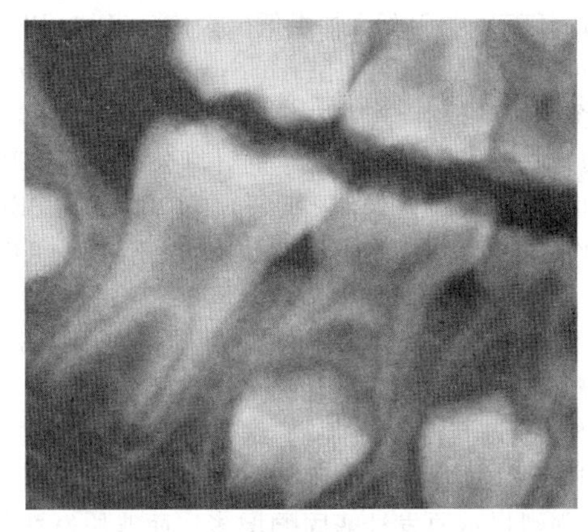

图5-5-10-6　慢性低磷血症的口腔病变

通常表现为牙釉质发育不良、牙闭合不全、牙齿排列紊乱、牙周病与脱牙、牙周脓肿；X线片或CT检查见牙髓腔扩大、牙发育不良和牙本质异常

（六）原发病表现　如消化道疾病、肾小管功能障碍、代谢性酸中毒、肿瘤等。

【诊断与鉴别诊断】

低磷血症本身的诊断很容易，但病因诊断往往十分困难。引起低磷血症的常见原因是肾排磷过多、肠吸收不足，细胞外液的磷向细胞内转移。临床上，后两种情况的判断一般无困难，但肾磷排泄过多的病因确定需要辅助检查的协助才能确立。根据病因，肾排泄磷过多可分为FGF-23相关性与非FGF-23相关性两种类型。鉴别诊断时，除了详细的病史和体格检查外，各种辅助检查的中心目的是确定肾小管的磷处理能力，了解PTH、FGF-23与1,25-$(OH)_2D$的功能与水平[47-49]。

（一）低磷血症的诊断　低磷血症的鉴别诊断见图5-5-10-7。一般从测定磷排泄分数（fractional excretion of filtered

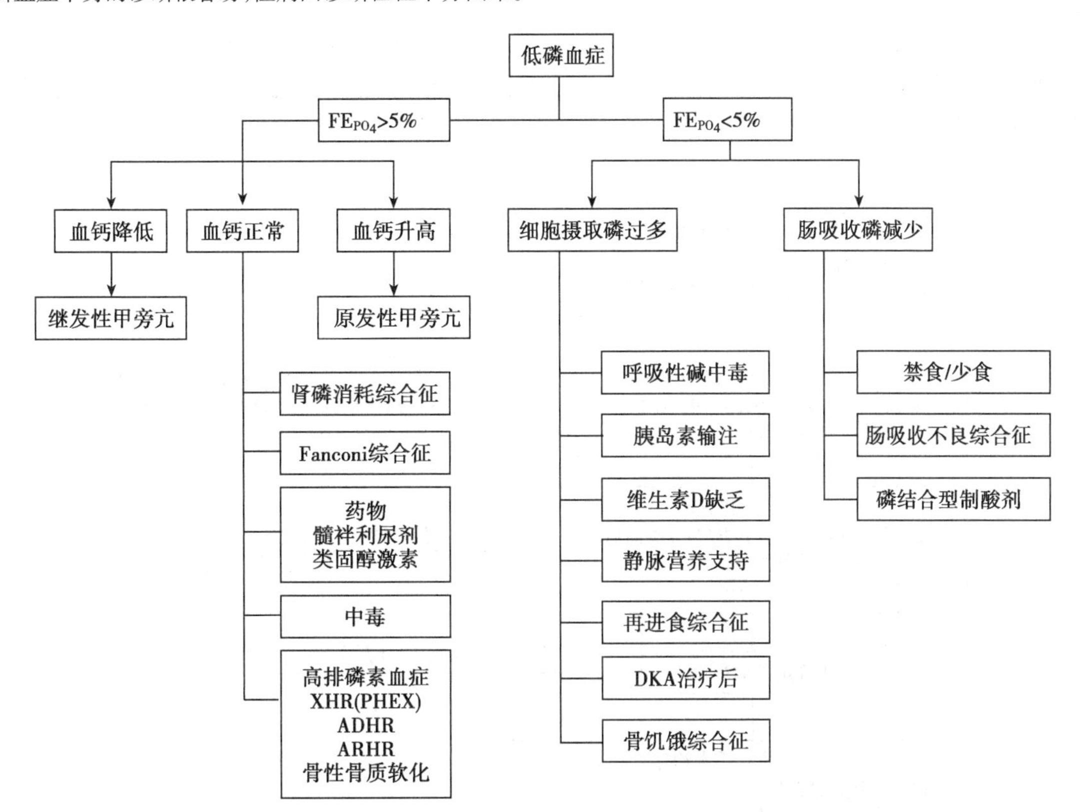

图5-5-10-7　低磷血症的鉴别诊断

FE_{PO_4}：肾磷排泄分数；DKA：糖尿病酮症酸中毒；XHR：X-性连锁低磷血症性佝偻病；ADHR：常染色体显性遗传性低磷血症性佝偻病；ARHR：常染色体隐性遗传性低磷血症性佝偻病

Phosphate, $FPEPO_4$)开始。如果低磷血症患者的 FPE>15%，那么就可以肯定是肾磷消耗(renal phosphate wasting)所致。或者先测定尿磷排泄，其方法有24小时尿磷测量和计算滤过磷的排泄分数两种。$FPEPO_4$ 的计算公式是：$FPEPO_4$(尿磷×血肌酐×100)/(血磷×尿肌酐)。正常人的 $FPEPO_4$ 为5%~20%，低磷血症时应<5%。如果低磷血症患者的 $FPEPO_4$>5%，那么就能肯定是肾磷消耗[49]。然后再根据血钙情况，进一步寻找低磷血症的基础病因。如果病程较长，往往出现低磷血症性骨质软化甚至骨折与骨畸形。

解释内分泌代谢疾病的检验结果时，必须结合临床考虑和判断其意义。例如，氮质血症伴有等渗尿、高血压和正常血磷时，强烈提示原发性醛固酮增多症而非原发性肾脏疾病；如果高钙血症者的血清PTH正常称为不适当PTH分泌，强烈提示为原发性甲旁亢，而低血糖时如血清胰岛素在正常范围亦提示存在高胰岛素血症。

(二) 肾磷消耗的诊断与鉴别 根据血钙的变化，肾磷消耗分为三种类型：①原发性甲旁亢(高钙血症性肾磷消耗)；②继发性甲旁亢(低钙血症性肾磷消耗)；③原发性肾磷消耗(正常血钙性肾磷消耗)。低磷血症的鉴别诊断重点和难点在遗传性病因。

TIO鉴别诊断的第一步是排除遗传性疾病所致的低磷血症，如XLH、ADHR和ARHR等，见表5-5-10-7和图5-5-10-8。这些疾病的共同特点是血清FGF-23升高或不适当正常，XLH发生于儿童期，而ADHR可见于儿童期或成年期。因此，病史、家族史和发病年龄有重要诊断意义，如果实在不能了解其确切发病年龄，可借助患者的生长发育状况(如生长曲线)进行判断。特殊情况下，还要考虑遗传性低磷血症性佝偻病伴有高钙尿症(HHRH)、X性连锁隐性遗传性低磷血症(XLH)、Dent病可能，或遗传性肾性Fanconi综合征、Fanconi-肾小管综合征、Fanconi-Bickel综合征等可能。

表5-5-10-7 低磷血症性佝偻病/骨质软化症的鉴别诊断

疾病	基因	FGF-23	其他表现
先天性原因			
XLH	PHEX	↑	儿童发病/佝偻病/龋齿
ADHR	FGF23	↑	发病年龄不定/部分自动缓解
ARHR	DMP-1/ENPP1	↑	近亲结婚
HHRH	SLC34A3	↓	$1,25\text{-}(OH)_2D$↑/尿钙↑/PTH↓/肾钙盐沉着
XLRH/Dent病	CLCN5	不明	主要为男性发病/尿钙↑/肾钙盐沉着/肾结石/肾衰
遗传性Fanconi综合征	多种因子	↓	糖尿/氨基酸尿/高尿钙症/近曲小管酸中毒
获得性原因			
TIO	NA	↑	发病年龄不定/$1,25\text{-}(OH)_2D$↓/TmP/GFR↓
获得性Fanconi综合征	NA	↓	糖尿/氨基酸尿/近曲小管酸中毒/重金属中毒病史/化学药物使用史

注：XLH：X-性连锁低磷血症性佝偻病；ADHR：常染色体隐性低磷血症性佝偻病；HHRH：遗传性低磷血症性佝偻病伴有高钙尿症；XLRH：X-性连锁隐性遗传性低磷血症；TIO：肿瘤所致的骨软化症

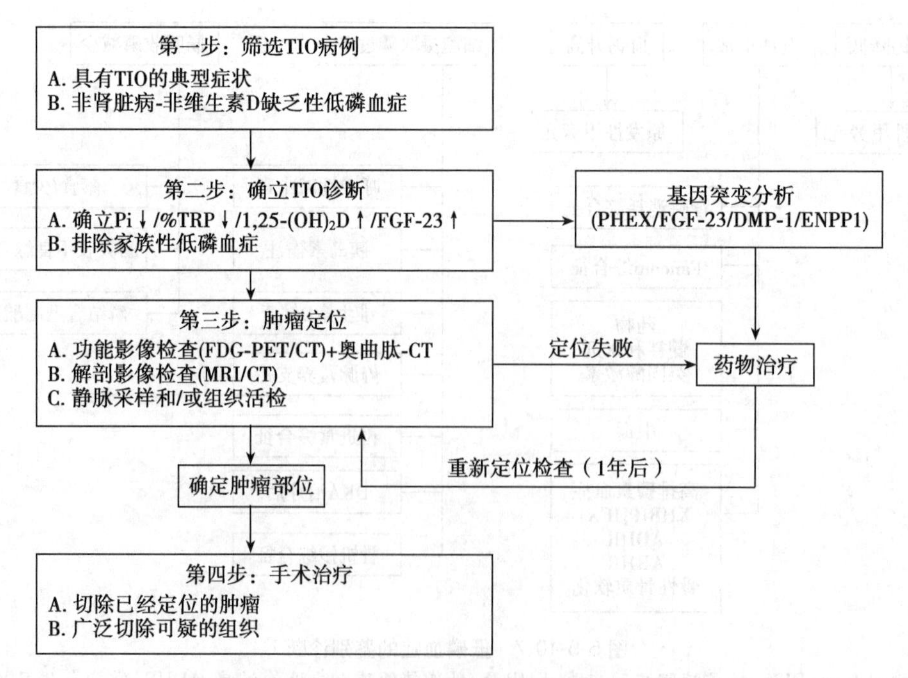

图5-5-10-8 肿瘤骨质软化症的诊断和处理

TIO：肿瘤引起的骨软化症；Pi：磷酸盐；%TRP：肾小管磷重吸收率

【低磷血症治疗】

治疗主要是通过补充磷制剂而纠正低磷血症。中性钠-钾-磷酸盐制剂含 11.5mg 的 Na_2HPO_4（分子量 142）及 2.58mg 的 KH_2PO_4（分子量为 136），这样配成的制剂，每毫升中含 0.1mmol（3.1mg）元素磷。严重低磷血症患者，首次按 0.08mmol/kg 补磷，补给量：0.08×60=4.80mmol，应采用中性钠、钾磷酸盐制剂 48ml，稀释后静滴 4~8 小时。

（一）急性低磷血症药物的治疗 伴有症状的低磷血症（0.3mmol/L 以下）需要给予治疗，纠正低磷血症，消除症状。常用方法是口服或静脉注射中性磷制剂（表 5-5-10-8），一般每小时静脉给予 2mmol 是安全的，当血清钾水平高于 4mmol/L 时，需要选用磷酸钠（而非磷酸钾），但应避免反复大量静脉给予磷酸盐所导致的低镁血症、低钙血症和低血压。

表 5-5-10-8 低磷血症的静脉磷制剂补充要点

研究者/年份	血磷（mmol/L）	剂量	速度	效果	安全性
Brown/2006	0.73~0.96	0.32mmol/kg	7.5mmol/h	Pi 正常	安全
	0.51~0.72	0.64mmol/kg	7.5mmol/h	Pi 正常（59%）	安全
	<0.50	1mmol/kg	7.5mmol/h	60%	安全
Taylor/2004	0.55~0.70	0.2mmol/kg	33μmol/（kg·h）	Pi 正常（76%）	安全
	0.32~0.55	0.4mmol/kg	67μmol/（kg·h）		安全
	<0.32	0.6mmol/kg	100μmol/（kg·h）		安全
Charron/2003	0.40~0.65	30mmol	15mmol/h	有效	轻度高磷血症/低钙血症
		30mmol	7.5mmol/h		
	<0.40	45mmol	15mmol/h	有效	
		45mmol	7.5mmol/h		
Perreault/1997	0.40~0.80	15mmol	5mmol/h	Pi 正常（81.5%）	安全
	<0.40	30mmol	10mmol/h	Pi 正常（30%）	安全
Rosen/1995	0.50~0.65	15mmol	7.5mmol/h	Pi 正常（100%）	安全
Bollaert/1995	<0.65	20mmol	20mmol/h	Pi 正常（80%）	轻度低钙血症
Kruse/1992	<0.80	20~40mmol	20mmol/h	血磷平均从 0.65mmol/L 升至 1.0mmol/L	轻度低钙血症

可静脉注射中性磷溶液，其配方为 Na_2HPO_4 11.5g，KH_2PO_4 2.6g，加蒸馏水到 1000ml，pH 7.4，每升含磷元素 3.1g，这样配成的制剂，每 1ml 中含有 0.1mmol（3.1mg）元素磷。给一个体重 60kg 的严重低磷血症患者，首次按 0.08mmol/kg 体重补磷时，补给量：0.08×60=4.8mmol，应采用中性钠、钾磷酸盐制剂 48ml，稀释后静滴 4~8 小时。静注双氯甲基二膦酸盐（dichlorome-thylene diphosphonate，Cl_2MDP）可明显降低血钙，并广泛应用于欧洲（英国），但美国禁用。静注剂量 7.5mg/kg，每 2 小时 1 次或直到血钙下降。血清磷大于 3mg/dl 者慎用。

（二）肿瘤所致的低磷血症的治疗 需要手术切除肿瘤才能根治。在术前可用磷制剂纠正低磷血症，其治疗方案见表 5-5-10-9。

（三）肾性磷消耗的治疗 常用磷制剂见表 5-5-10-10。主要根据病因和病情严重性进行治疗，一般每天需要 1~2g（32~64mmol），同时补充骨化三醇（15~30ng/kg）。严重低磷血症（<2.0mg/dl）者可静脉给予磷制剂，每小时 1~3mmol，一般在 6 小时内给予 0.08~0.16mmol/kg（2.5~5.0mg/kg）。每毫升磷酸钾或磷酸钠含磷酸盐 3mmol，相当于每小时给予 0.3~1.0mol 的磷酸盐。应注意每 6 个小时监测 1 次血磷；当血磷升至 2mg/dl 时改为口服给药。维生素 D 用量为每天 400~800U，伴有肾衰者宜选用骨化三醇。

表 5-5-10-9 肿瘤引起骨质软化症的药物治疗与病情监测

治疗目的	治疗方法
药物	
磷制剂	每天 15~60mg/kg（成人 1~3g/d）/分 4~5 次给药
骨化三醇或 α-骨化二醇	每天 15~60ng/kg（成人 0.75~3μg/d）起初 1.5μg/d/缓慢增量/分 2~3 次给药
监测	
肾脏超声（肾结石或钙盐沉着）	尿钙持续增高和有症状者反复监测
血钙/磷/PTH	每 3 个月监测 1 次
血磷低于目标值	增加磷的补充量
血钙低于目标值	增加钙的补充量
PTH 高于目标值	增加维生素 D 的补充量
尿钙（U_{Ca}）/尿肌酐	每 3 个月监测 1 次
$U_{Ca}/U_{Cr} \geq 0.2$	检测尿血红蛋白和尿钙与肌酐
尿血红蛋白阳性或尿钙增高	减少维生素 D 用量
$U_{Ca}/U_{Cr} \leq 0.2$	继续治疗并维持血磷和 PTH 目标值

【磷缺乏症】

磷缺乏/低磷血症导致多种器官功能损害，如红细胞 2,3-GPD 缺乏、组织 ATP 和含磷能量物质缺乏等。临床表现为神经中枢功能障碍、焦虑、恶心、呕吐、肌无力、心肌病变、呼吸功能不全、溶血性贫血、白细胞和血小板功能障碍、神经病变、佝偻病/骨质软化症、口腔病变、软组织钙化与钙

表 5-5-10-10 几种常用磷制剂比较

磷制剂	成分（每毫升含量）	pH	渗透压[mOsm/(kg·H_2O)]	磷酸(mmol/ml)	磷(mg/ml)	钠(mmol/L)	钾(mmol/L)
口服制剂							
全牛奶			288	0.029	0.9	0.025	0.035
磷酸盐-苏打	180mg $Na_2HPO_4 \cdot 7H_2O$ + 480mg $Na_2HPO_4 \cdot H_2O$	4.8	8240	4.150	128.65	4.822	0
酸性钠磷酸盐	136mg $Na_2HPO_4 \cdot 7H_2O$ + 58.8mg H_3PO_4(NF85%)	4.9	1740	1.018	35.54	1.015	0
中性钠磷酸盐	145mg $Na_2HPO_4 \cdot 7H_2O$ + 18.2mg $NaH_2PO_4 \cdot H_2O$	7.0	1390	0.373	20.84	1.214	0
注射制剂							
中性钠磷酸盐	10.07mg Na_2HPO_4 + 2.66mg $NaH_2PO_4 \cdot H_2O$	7.35	202	0.090	2.80	0.161	0
中性钠、钾磷酸盐	11.5mg Na_2HPO_4+2.58mg KH_2PO_4	7.4	223	0.100	3.10	0.162	0.019
钠磷酸盐	142mg $NaHPO_4$ + 276mg $NaH_2PO_4 \cdot H_2O$	5.7	5580	3.000	93.0	4000	0
钾磷酸盐	236mg K_2HPO_4+224mg KH_2PO_4	6.6	5840	3.003	93.1	0	4.360

注：268mg Na_2HPO_4(分子量142)等于1.89mmol；而268mg $Na_2HPO_4 \cdot 7H_2O$(分子量268)等于1.00mmol

化性小动脉病或钙化性尿毒症性小动脉病等，其中以佝偻病最常见。

磷缺乏症患者不一定伴有低磷血症，有时磷缺乏症还见于高磷血症患者，因此不能根据血清磷水平判断是否存在磷缺乏症。相反，差不多所有慢性低磷血症患者均存在磷缺乏症。所以，磷缺乏症的治疗与低磷血症基本相同。

【病例报告】

（一）病例资料 患儿男性，30月龄。因发育障碍、肌无力、骨痛和不能行走10个月入院。患儿足月自然分娩，体重3.1kg，身长50cm，头围45cm。其父亲曾患有佝偻病，遗留左下肢畸形，一直口服维生素D和磷制剂。患儿的姐姐有佝偻病病史。患儿对牛奶过敏，婴儿期给予豆制品喂养。血压96/51mmHg，脉率96次/分，呼吸20次/分，体温37℃；体重11.3kg（第5百分位数），身高80cm（低于第3百分位数），头围49cm（第50百分位数）。心肺腹部检查正常。皮肤无皮疹或水肿，近端肌力轻度降低，下肢弯曲。血常规和尿液检查正常，血钠137mmol/L，钾3.9mmol/L，氯化物100mmol/L，碳酸氢根28mmol/L，BUN 8mg/dl，肌酐0.3mg/dl，白蛋白4.2g/dl，血钙10.2mg/dl，血磷1.9mg/dl，血镁1.7mg/dl，ALP 1829U/L。尿钙/肌酐比值0.18（正常参考范围0.22~0.26）。

（二）病例讨论 患儿因慢性低磷血症引起肌无力、生长发育障碍和下肢畸形。但是，导致低磷血症的原因很多，根据本例的特点，为了鉴别饮食磷摄入不足、肠道磷吸收障碍或肾脏磷排泄过多引起的低磷血症，应首选磷排泄分数（fractional excretion of phosphate，FE）检查，而非动脉血气、血气25-(OH)D或1,25-(OH)D测定。本例患儿的FE明显升高（28.6%，正常范围10%~15%），说明属于肾脏磷丢失引起的低磷血症，鉴别其病因时应考虑原发性甲旁亢、磷摄入不足、肠吸收不良、应用大量磷结合剂（抗酸药物）、维生素D缺乏、Fanconi综合征、X性连锁低磷血症性佝偻病（XLH）、肿瘤性低磷血症（TIO）或高通气综合征可能。FE明显升高提示肾小管磷的重吸收障碍，尿排泄磷增多，其原因包括先天性和获得性两类。后者包括维生素D缺乏、甲旁亢和TIO；而前者可能有Fanconi综合征XLH。根据血钙正常和$FEPO_4$升高可以排除原发性甲旁亢、磷摄入不足、肠吸收不良、应用大量磷结合剂（抗酸药物）、维生素D缺乏或过度通气综合征等原因。

血清25-(OH)D 71.8ng/ml（正常范围30~100ng/ml），1,25-(OH)D 15pg/dl（正常参考值范围20~70pg/dl），PTH 44pg/ml（4.6pmol/L，正常参考值范围10~65pg/ml）。尿氨基酸和尿糖阴性，而患儿血清1,25-$(OH)_2$D明显降低，家族中有多人发病，影像检查显示佝偻病特征，因此应重点考虑X-LH可能。

XLH的特点是家族性发病，患病者生长发育不良、骨质软化、血清磷和1,25-(OH)D降低。因PHEX基因突变而引起[50,51]。FGF-23显著升高。但是，FGF-23突变所致的常染色体显性遗传性低磷血症（ADHR）或TIO的临床表现与XLH相似，需要进行鉴别。由于患儿的病史长，家族中有多人发病，可以排除TIO。迟发型ADHR的发病与环境因素（铁缺乏）有密切关系，且遗传外显率不完全，发病的年龄不定。除成年发病型ADHR外，其他所有的遗传性低磷血症性佝偻病均早年发病，故发病年龄较晚是ADHR诊断的重要依据，本例患儿无铁缺乏依据，不支持ADHR的诊断。

纠正低磷血症的有效方法是口服磷制剂（0.5~4.0g/d），但应用不当可引起低钙血症与继发性甲旁亢，而使骨病恶化，加速磷丢失。因此有必要同时口服骨化三醇，增加肠钙和磷的吸收。本例开始给予15ng/(kg·d)。逐渐增至30ng/(kg·d)。

（廖二元）

第11节 高磷血症

正常成人的血清磷浓度为0.83~1.45mmol/L（2.6~

4.5mg/dl),小儿为1.29~1.94mmol/L(4~6mg/dl)。成人血清磷浓度>1.9mmol/L(6mg/dl)时,可考虑为高磷血症(hyperphosphatemia)。根据病因和临床表现,一般分为急性高磷血症和慢性高磷血症两类。

【高磷血症的毒性作用】

大量的研究表明,高磷血症是一种毒性物质,对重要器官有较强的损伤作用,并能直接促进血管钙化和心肌与肾脏纤维化(表5-5-11-1和表5-5-11-2)[1-22]。

表5-5-11-1 磷酸盐的毒性作用

1. 促进软组织钙化(升高Ca×P乘积)
2. 促进软组织钙化(血管平滑肌细胞转分化)
3. 诱导心肌纤维化
4. 降低血钙(血磷升高通过维持Ca×P乘积而降低血钙)
5. 促进PTH分泌(通过低钙血症的刺激作用)
6. 促进FGF-23释放(损伤心脏和肾脏功能)
7. 强化氧化应激(损伤血管内皮细胞)
8. 损伤肾脏足细胞(诱导Pit-1表达)
9. 促进肿瘤形成(诱导Akt信号)

注:Akt:蛋白激酶B;Pit-1:垂体特异性转录因子1

表5-5-11-2 血管钙化的刺激物与抑制物

刺激因素	抑制因素
尿毒症毒素	焦磷酸盐
高磷血症	Fetuin-A
钙过度负荷	Klotho
甲旁亢	基质gla蛋白
FGF-23升高	护骨素
糖尿病	Osteopontin
血脂谱异常	BMP7
慢性炎症	
其他因素(老年/高血压/吸烟)	

【病因与发病机制】

(一)摄入/吸收磷过多

1. 食物磷过多 摄入/吸收磷过多见于含磷药物口服、注射、灌肠,或维生素D过量。

2. 肾脏排泄减少 肾脏排泄减少的原因是:①急、慢性肾衰竭;②甲旁减或假性甲旁减;③肢端肥大症;④瘤样钙质沉着症[23];⑤长期使用二膦酸盐制剂、肝素等药;⑥低镁血症。

3. 食物的无机磷添加剂 晚期慢性肾病的高磷血症是心血管事件的独立危险因素,死亡率增加12%;在正常人群中,血磷较高者的心血管病风险亦有所升高,而食物中的磷添加剂对人类健康的有害性并没有受到应有的重视。有些磷化合物对人体有益,例如,有机磷在肠道的吸收不完全,限制其摄入可能反而有害,有时甚至引起蛋白质吸收不良。但是食物中的无机磷或无机磷添加剂(如快餐饮食)可被完全吸收,导致肾功能障碍者的血清磷升高和继发性血管内皮细胞损害与血管钙化,因此存在肾脏功能损害者的磷摄入量应不超过1000mg/d[24]。老年人的GFR降低,部分人伴有贫血、高钾血症、酸中毒和高磷血症,GFR降低者的代谢并发症增多[25]。

(二)细胞内磷的释出 多见于呼吸性或代谢性酸中毒、细胞溶解等情况,如溶血性贫血、肌溶解综合征、用细胞毒性化学药物治疗淋巴瘤及白血病等。高热、急性重型肝炎、挤压伤等常使血磷显著升高。

(三)磷代谢紊乱

1. PTH-1,25-$(OH)_2$D-FGF-23轴调节紊乱 PTH-1,25-$(OH)_2$D-FGF-23主要调节钙代谢和血钙平衡;血钙降低时,刺激甲状旁腺分泌PTH,后者降低尿钙排泄,提高1α-羟化酶活性,增加PO_4排泄;PTH溶解骨骼,钙磷释放入血;1,25-$(OH)_2$D促进肠道的钙磷吸收,抑制PTH分泌。骨细胞生成的FGF-23主要促进肾脏排磷,降低血磷,1,25-$(OH)_2$D降低PO_4排泄和1α-羟化酶活性。肾脏FGF-23受体为klotho-FGFR1复合物。在远曲小管和近曲小管之间可能存在反馈机制,调节肾近曲小管FGF-23活性。FGF-23与电势阳离子通道亚家族V成员5瞬时型受体(TRPV5)相互作用,降低肾脏的klotho表达,以减少肾小管钙的重吸收。FGF-23直接作用于甲状旁腺,抑制PTH分泌。1,25-$(OH)_2$D通过降低PTH分泌而升高FGF-23水平。因而,FGF23/klotho组成磷代谢和血磷平衡的另一调节轴。

FGF-23和klotho是骨矿化和维生素D调节因子,由于存在一定的抑制性信号,骨细胞的FGF-23正常表达量较低,BMP1和Tolloid-样金属蛋白酶调节DMP1的组装过程;DMP1的C末端与PHEX的ASARM片段结合,抑制FGF23生成,促进基质矿化。DMP1具有转录活性,软骨细胞分泌的细胞因子与其他因子一道抑制FGF-23的合成与分泌,FGF-23翻译后,由枯草杆菌蛋白酶样前蛋白转换酶(subtilisin-like proprotein convertase,SPC)去除N-末端与C-末端的无活性部分。DMP1和PHEX突变可间接调节FGF-23增强子活性,使其合成或分泌增多;PHEX或DMP1功能丢失也使整合素(integrin)与FGF受体(FGFR)相互作用,导致FGF-23的生物学作用增强。其他利磷因子(phosphaturic factors)如FRP(干扰DMP1加工)、FGF7(激活FGR)或MEPE(与DMP1竞争PHEX结合部位)可促进FGF-23的活性。FGF-23本身突变也阻滞了FGF-23的降解[26-28]。

klotho是一种跨膜蛋白。膜结合型klotho(membrane-bound klotho)作为FGF-23的一种辅助受体,而可溶性klotho(soluble klotho)的功能是内分泌激素,远端肾单位的klotho表达量较高,近端肾单位也有表达,其主要作用是调节Na-Pi同转运体的酶促聚糖修饰(enzymatic glycan modification),抑制磷的排泄,这一作用不依赖于FGF-23。急性和慢性肾病时,肾脏表达klotho明显减少,出现klotho缺乏状态。此外,klotho也是肾脏疾病的致病因子,klotho缺乏加速肾脏损害,而补充klotho可抑制肾损害与软组织钙化。klotho抑制软组织钙化的途径包括:①磷利尿作用,②保护肾功能;③抑制磷进入血管平滑肌细胞和抑制血管平滑肌细胞去分化[29-32]。

2. 肿瘤溶解综合征 肿瘤溶解综合征可见于任何类型的肿瘤,但最常见于急性淋巴细胞性白血病和非Hodgkin淋巴瘤;主要诱因是化疗、放疗和类固醇激素治疗,诱使细胞大量溶解,产生高钾血症、高磷血症、继发性低钙血症、高尿酸血症,引起急性肾衰[33]。

3. 老龄性肾功能减退 正常情况下,肾脏能排泄过多的无机磷;但老年人的肾功能存在不同程度的肾功能减退,当摄入磷过多时,因为磷排泄减少而引起高磷血症,血清 FGF-23 能敏感地反映磷的负荷状况[34]。

(四)软组织和血管钙化 慢性肾病时的软组织和血管钙化发病机制未明,一般认为主要与高磷血症有关。正常情况下,klotho 抑制慢性肾病的软组织和血管钙化[35-40],klotho 具有防止慢性肾病血管钙化的三个方面作用,即延缓慢性肾病的进展,通过肾脏的磷利尿而阻止血磷升高,抑制磷酸盐进入血管平滑肌细胞(VSMC),并抑制 VSMC 去分化(dedifferentiation)。但慢性肾病时呈 klotho 缺乏状态,是引起软组织和血管钙化的一个重要原因[20-22]。

【临床类型与表现】

(一)急性高磷血症 肾脏在缺血再灌注损伤后 3 小时左右,klotho 表达下调,引起肾损害受损的肾小管表达的 klotho 进一步减少,而失去 klotho 保护的肾脏更容易受到进一步损害(图 5-5-11-1)。急性磷酸盐性肾病(acute phosphate nephropathy,AphN)常见于口服通便药(磷酸钠,sodium phosphate),常用于结肠镜检查前的肠道清洁剂,标准的使用剂量是于检查前 10 小时和 12 小时分别口服 45ml(一价和二价膦酸钠,共含 5.8g 元素磷和 5.0g 元素钠);口服磷酸钠液属于高渗溶液,在肠道被迅速吸收,引起急性肾损害、暂时性高磷血症、低钙血症、高钠血症、低钾血症和阴离子间隙性酸中毒(anion-gap acidosis)[41-46]。临床上主要存在早期症状型(early symptomatic)和晚期隐匿型(late insidious)两种肾损害类型。

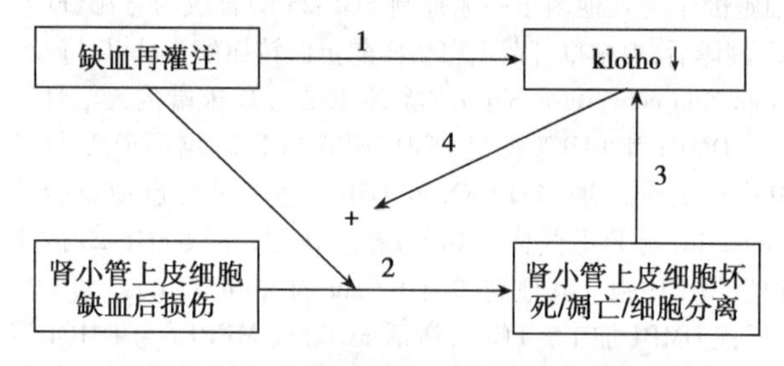

图 5-5-11-1 急性肾损害的 klotho 作用

1. 肾脏在缺血再灌注(IRI)损伤后 3 小时左右,klotho 表达下调;2. IRI 引起肾损害;3. 受损的肾小管表达的 klotho 进一步减少,失去 klotho 保护的肾脏容易受到进一步损害;4. klotho 抑制慢性肾病的软组织和血管钙化

1. 早期症状型高磷血症 在任何情况下,血清中的阳离子和阴离子所带的电荷均必须相等,因此当大量磷酸盐进入血液后,必然引起其他带负电荷的阴离子(如 Cl^- 与 HCO_3^-)以及钙离子水平迅速下降。早期症状型急性肾损害出现于使用 OSP 后数小时内,表现为精神异常、自发性手足搐搦、低血容量循环衰竭和休克等,如果患者同时使用了非甾体抗炎药、ACEI、ARB、利尿剂,或高龄(尤其是女性)、慢性肾病、失水、结肠炎、糖尿病者,其病情更重,实验室检测见高磷血症和低钙血症,处理不力时可导致死亡,存活者有肾功能损害表现,但多数可逐渐恢复。

2. 晚期隐匿型高磷血症 肾损害出现于使用 OSP 后数天至数月内,临床症状不明显,但肾脏损害多为不可逆性,虽然患者的血磷和血管正常,但肾活检可发现肾钙盐沉着症[47-49]。由于以上原因,肠道清洁剂已于 2008 年退出美国市场,但在欧洲和许多其他国家仍在继续使用。急性高磷血症常见于外源磷制剂使用者,血磷达到 19~23mg/dl,血清阴离子隙≥50mmol/L,高血磷是血清阴离子隙升高的主要原因(约 60%);因此当肾功能正常和缺乏有机酸中毒时,阴离子隙升高时提示高磷血症的重要线索[50,51]。此外,在使用大剂量磷酸盐治疗低磷血症时,由于体重低者的体液容量较低,更容易引发急性高磷血症[52]。

(二)慢性高磷血症 慢性高磷血症主要见于慢性肾病和少见的遗传性高磷血症(表 5-5-11-3)。在没有肾病的患者和正常人中,通过 PTH 和 1,25-$(OH)_2D$ 激活维生素 D 受体和利磷因子调节血清钙磷水平[53-56]。在肾病情况下,影响血清磷的因素和发病机制见表 5-5-11-4 和图 5-5-11-2。klotho 促进 FGF-23 和 PTH 的磷排泄功能;随着肾单位下降,肾小管的磷排泄功能呈进行性衰退,肾脏生成的 klotho 减少,骨骼 FGF-23 和 PTH 增多,但代偿性 FGF-23 和 PTH 增多不能维持磷排泄功能,使血清磷升高。随着肾功能下降,维生素 D 缺乏的程度越来越严重,引起继发性甲旁亢、血管钙化和心脏病变(心-肾综合征),因此应用维生素 D 补充治疗具有心-肾-血管保护作用。

表 5-5-11-3 高磷血症的病因

摄取增加	FGF-23 缺乏症
细胞内磷进入细胞外液	肿瘤性钙盐沉积症
骨吸收过度	慢性肾病
肾排泄减少	GH 瘤
特发性甲旁减	人为因素
假性甲旁减	

遗传性高磷血症:2b 型钠-磷同转运体(sodium-phosphate cotransporter type 2b,Na-Pi2b)是小肠磷吸收的介导物,调节肠的磷吸收和肾磷排泄,而 FGF-23 抑制肾脏和小肠的磷转运[57,58],如果这些条件因子突变,可引起遗传性高磷血症。血磷升高时,骨组织分泌的 FGF-23 进入血液,作用于肾脏,降低 Npt2a/Npt2c 和 1,25-$(OH)_2D$ 表达,促进排磷;FGF-23 还可能下调 PTH 表达,抑制 PTH 的作用。红色表示抑制效应,绿色表示刺激效应。

促进 FGF-23 表达的因素有:①血清磷或饮食磷升高;

表 5-5-11-4 影响慢性肾病血清磷水平的因素

激素/生长因子	对磷的正常调节	CKD 的调节变化	作用后果
PTH	排泄↑/FGF-23 表达↑/钙三醇合成↑	分泌↑	吸收↑
FGF-23	肾曲小管 NaPi-2a↓/PTH↓/1α-羟化酶↓	生成↑/效应↓	磷利尿↓/肾单位↓
klotho	FGF-23↓	↓	FGF-23↓/磷排泄↓/高磷血症↑
1,25-$(OH)_2D$	肠磷吸收↑	↓	磷吸收↓/钙吸收↓

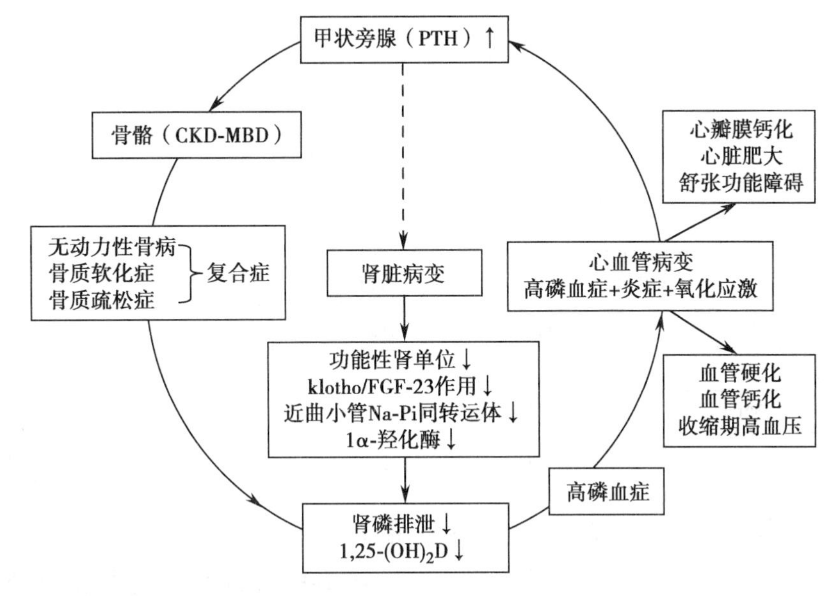

图 5-5-11-2 慢性肾病高磷血症的发生机制

CKD-MBD：慢性肾病-矿物质骨病；随着肾单位的进行性减少，磷排泄和合成 klotho 的能力进一步降低；因为 klotho 缺乏，肾脏对 FGF-23 和 PTH 不敏感，磷排泄障碍，而骨骼生成的 FGF-23 与 PTH 进一步增加，但仍不能排出足够的磷酸盐，故血清磷升高

②1,25-(OH)$_2$D；③PTH；④输入铁剂；⑤FGF/Wnt 活性增强。遗传性低磷血症和高磷血症的病因见图 5-5-11-3：成骨细胞和骨细胞生成 FGF-23；在低磷血症中，PHEX 和 DMP1 功能障碍或缺乏（如 XLH 与 ARHR）时，分化缺陷的细胞分泌过多 FGF-23；ADHR 则使 FGF23 的结构更稳定，其活性增强；FGF-23 通过 p-ERK1/2 使远曲小管的 Npt2a/Npt2c、1α-羟化酶表达下调，引起低磷血症、骨质软化和骨折。在高磷血症中，FGF-23 和 GALNT3 失活性突变使 FGF-23 糖化不完全，增加其对蛋白分解酶的易感性，无活性的 FGF-23 片段分泌增多，诱导肾小管 Npt2a/Npt2c 和维生素 D 代谢酶的逆向表达（converse expression），其结果是血磷和 1,25-(OH)$_2$D 升高，并进一步引起异位钙化和血管钙化。

（三）慢性高磷血症并发症 高磷血症的症状通常很轻，严重高血磷的临床表现主要取决于原发病；伴随的低血钙、其他代谢紊乱和异位钙化可出现感觉异常、手足搐搦、腹痛、恶心呕吐、肌阵挛、惊厥、意识障碍等症状。慢性高磷血症患者的软组织钙化、动脉钙化和心血管并发症的风险明显升高，高磷血症和 klotho 降低引起心-肾代谢综合征（图 5-5-11-4）。慢性高磷血症诱发脑组织钙化，引起顽固性头痛和脑病综合征[59-62]。

高磷血症降低细胞内钙水平，升高 PKCβ2，使 eNOS 活性降低，损害血管内皮细胞功能。磷沉积于动脉，引起反应性氧族过多，导致高磷血症和钙化性小动脉病。多数高磷血症患者的磷为正平衡，但慢性肾病时因骨吸收增强引起高磷血症，导致骨骼磷的负平衡；相反，高磷血症又作为软组织正磷平衡的原因而形成异位钙化和软组织钙化。慢性肾病时，磷排泄障碍（图 5-5-11-5）而引起高磷血症；虽然肾小管滤过的磷被重吸收，但不能维持正常血磷，可交换磷减少，骨形成被抑制；另一方面，又通过软组织钙化来代偿高磷血症，可交换磷进入血管和软组织是一种双向过程，因而通过降低血磷外流可减少血管和软组织钙化。活性维生素 D 生长减少引起钙的吸收降低、低钙血症和继发性甲旁亢，后者抑制肾小管磷的重吸收；FGF-23 升高和高磷血症进一步抑制磷的重吸收，使血磷减低，但当肾损害严重时，因代偿失常而发生高磷血症[63]（图 5-5-11-6）。

长期的慢性肾病伴高磷血症（血磷>3.5～4.0mg/dl）增加心血管事件风险和死亡率[64-66]（表 5-5-11-5）。

表 5-5-11-5 高磷血症与心血管事件

研究	血磷（mg/dl）	伴有的心血管事件
ARIC	3.5	CVD 事件/死亡率增加
MESA	>4.0	缺乏临床 CVD 者的踝-臂指数升高
FOS	3.5～6.2	CVD 风险增加
NHANESⅢ	>4.0	GFR<30ml/min 者的 CVD 事件增加与传统危险因素无关 血磷每增高 1mg/dl，主要 CVD 事件增加 31%
CARE	≥3.5	心力衰竭/心肌梗死和非冠脉事件死亡率风险增加 血磷每增高 1mg/dl，全因死亡率增加 27%

注：ARIC：atherosclerosis Risk in Communities Study，社区动脉硬化危险因素研究；MESA：multi-Ethnic Study of Atherosclerosis，多民族动脉硬化研究；FOS：Framingham Offspring Study，Framingham，后代研究；NHANES Ⅲ：Third National Health and Nutrition Examination Survey，第三次全美健康与营养调查；CARE：Cholesterol and Recurrent Events study，胆固醇与递归事件研究

【诊断与鉴别诊断】

高磷血症本身的诊断容易，即成人血清磷浓度>1.9mmol/L（6mg/dl）时，可考虑为高磷血症。但是，高磷血症的诊断必须说明其病因，并对高磷血症的并发症风险做出评估（图 5-5-11-7）。

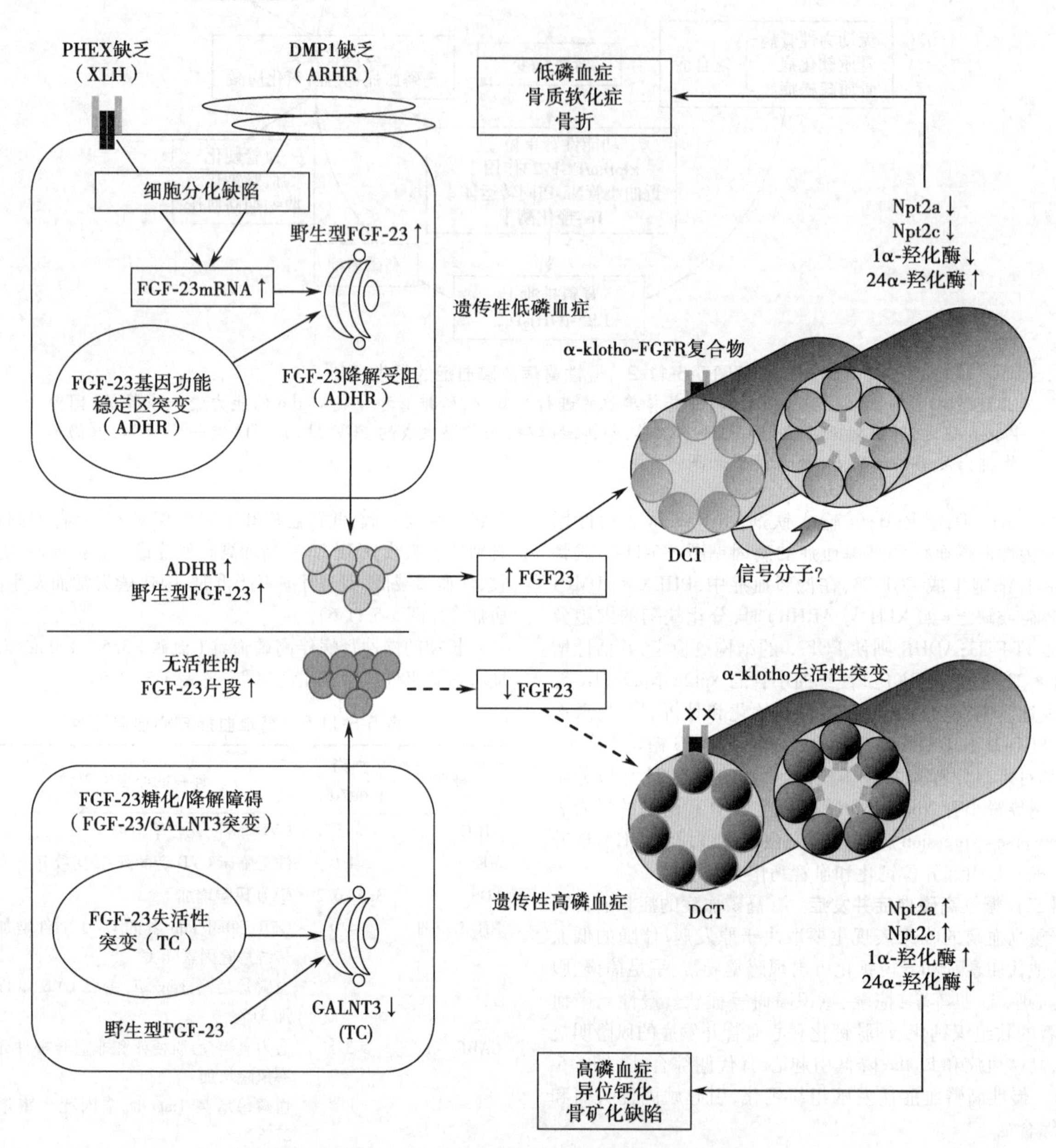

图5-5-11-3 遗传性低磷血症和高磷血症的病因

PHEX：X染色体内肽酶同源性磷调节基因；XLH：X-性连锁低磷血症性骨质软化症/佝偻病；ADHR：常染色体显性遗传性低磷血症性佝偻病；GALNT3：UDP-N-乙酰-α-半乳糖胺转移酶3；DMP1：牙本质基质蛋白1；DCT：肾远曲小管

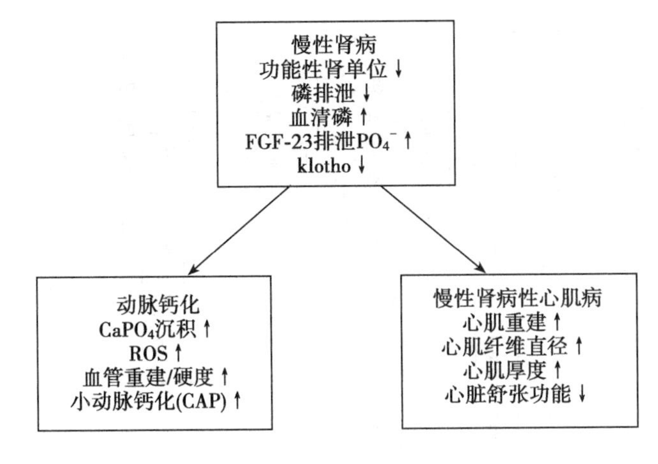

图 5-5-11-4　高磷血症和 klotho 缺乏对心血管-肾脏的作用

慢性肾病患者的高磷血症和低 klotho 血症引起心肾代谢综合征(cardiorenal metabolic syndrome)

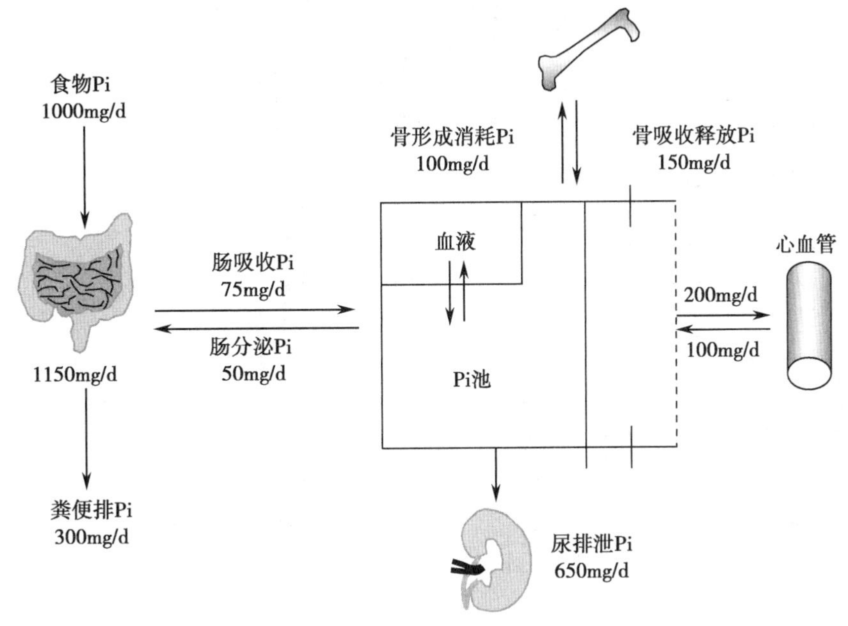

图 5-5-11-5　慢性肾病的磷代谢障碍

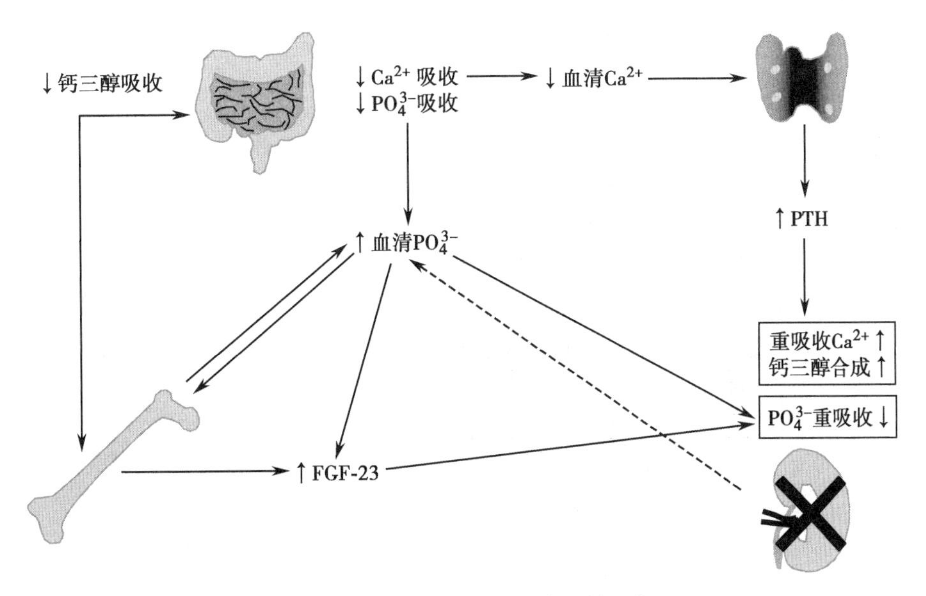

图 5-5-11-6　慢性肾病的磷代谢调节

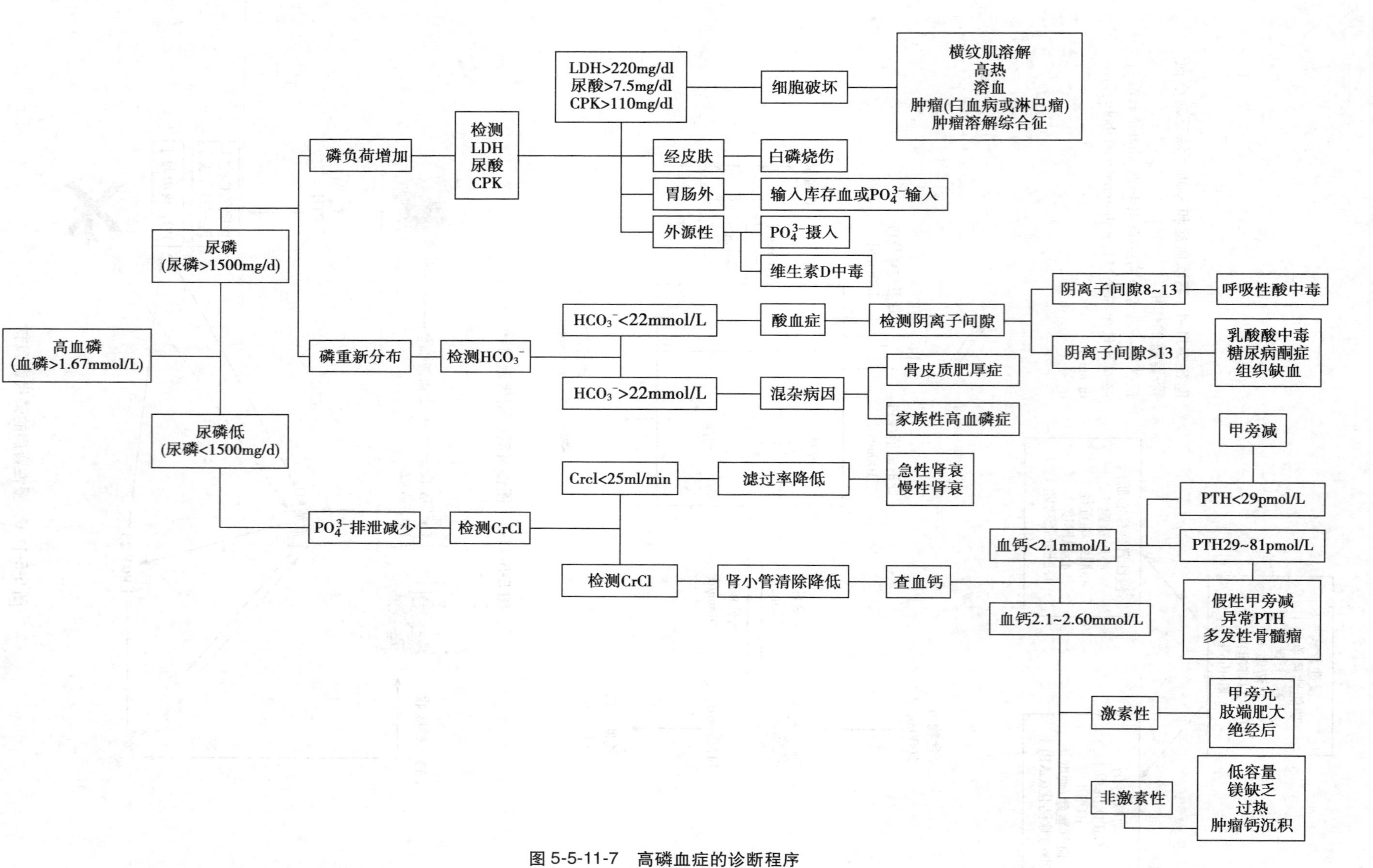

图 5-5-11-7 高磷血症的诊断程序

锂盐相关性甲旁亢可归入原发性甲状旁腺性高钙血症中，因为锂盐可通过增加甲状旁腺主细胞细胞膜上的 Ca^{2+} 感受器的敏感性，使主细胞增生或形成腺瘤；Jansen 综合征的病因为 PTH/PTHrP 受体点突变，导致软骨发育不良，故可归入良性疾病性高钙血症中

高磷血症需与双水焦磷酸钙沉积病鉴别。双水焦磷酸钙沉积病(calcium pyrophosphate dihydrate crystal deposition disease,CPPD)分为家族性和散发性两型[60](图5-5-11-8)。CPPD的命名尚未统一,影像检查发现的软骨钙盐沉着症常指关节软骨纤维或透明软骨的钙化,焦磷酸盐关节病(图5-5-11-9)指的是骨-软骨的结构异常伴关节CPPD,而假性痛风是指急性滑膜炎伴有IA-CPPD的临床现象。

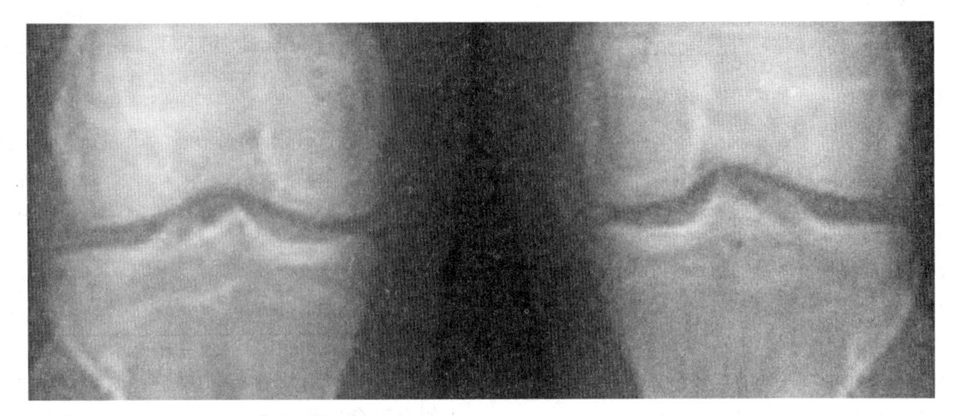

图5-5-11-8 单纯性双水焦磷酸钙沉积病

膝关节照片显示双侧关节软骨双水焦磷酸钙沉着

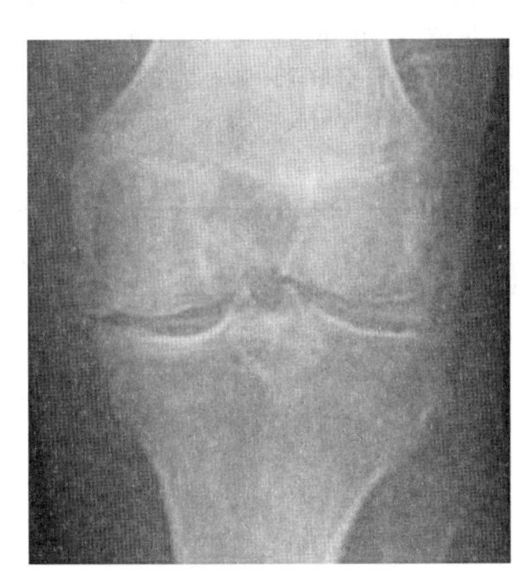

图5-5-11-9 焦磷酸盐关节病

膝关节照片显示类风湿关节炎伴双水焦磷酸钙沉积病

膝关节腕关节或骨盆X线片和超声可见钙化灶[67,68],55~59岁的发病率约3.7%,而80~84岁人群的发病率高达17.5%,一般60岁以上人群的发病率约为10%[69];CPPD的确诊有赖于关节滑膜液或组织切片中发现双折射的CPPD结晶。无症状型仅在X线监测时被发现,部分患者表现为急性单关节或多关节痛、关节炎,或类风湿关节炎、假痛风样症状。老年女性患者合并有类风湿关节炎[70-72],膝关节照片显示双侧关节软骨CPPD沉着或类风湿关节炎伴双水焦磷酸钙沉积病。

双水焦磷酸钙沉积病偶尔见于脊椎和颅骨,引起脊髓型颈椎病(cervical myelopathy)、枕骨大孔综合征(foramen magnum syndrome)或颈部黄韧带钙化。家族性CPPD的发病年龄较早,累及的关节较多,症状也较重;突变基因位于CCAL1或CCAL2位点,僵人基因(ankylosis human gene,ANKH)编码调节无机焦磷酸盐转运的一种蛋白质,突变后导致软骨钙化和软骨成熟障碍。双水焦磷酸钙沉积病的发病危险因素主要是高龄、既往患有类风湿关节炎。影响焦磷酸盐代谢的疾病可引起继发性双水焦磷酸钙沉积病,这些疾病包括遗传性血色病、甲旁亢和家族性低镁血症。

高磷血症、低维生素D血症、高PTH血症和高FGF-23血症均与肾病的进展相关,在临床上,一般应选择其中的两个指标预测和评价肾病的病情[73-76]。

【治疗】

与其他慢性疾病的防治不同,慢性肾病引起的高磷血症仅有限制摄入、透析清除和磷酸盐结合剂三种可选方法(表5-5-11-6)。降低血磷的治疗途径包括去除外源性含磷药物、低磷饮食、服用磷结合剂或无钙铝的磷吸附剂。要降低肠道磷的吸收。严重的高血磷者,可作血液透析治疗,尤其是由肿瘤溶解、肾衰竭等引起的。

表5-5-11-6 高磷血症的治疗途径

限制饮食磷的摄入	司维拉姆(sevelamer)
透析	碳酸镧(lanthanum carbonate)
磷酸盐结合剂	烟酰胺
碳酸钙	聚氨基葡糖(chitosan)
乙酸钙	铁剂
碳酸镁	

(一)控制饮食磷摄入量 高磷血症是慢性透析患者的主要死亡危险因素,但是,目前人们只是重视磷结合剂的应用,而忽视了引起高磷血症的其他因素的控制。从社会到个体,高磷血症的认识与处理仍存在诸多缺陷(表5-5-11-7)。例如,每周3次血液透析(每次4~5小时)只能清除2400~3000mg的摄入磷,占每周摄入磷(约5000g)的0.05%~0.06%。又如,每天和每餐的磷摄入量差异很大,而使用的磷结合剂难以与高磷饮食同步,也是引起高磷血症的重要原因,因此磷结合剂的应用必须根据每餐的磷摄入量进行调整。在某些国家和地区,推行磷教育方案(phosphate-education-program,PEP),以期达到这一目的(表5-5-11-8),其中有效的措施之一是用"磷单位(phosphate unit,PU)"来评

估磷的摄入量，1个“磷单位”是指1份食品的磷含量为100mg，再根据PU值使用磷结合剂[77]。

表 5-5-11-7 控制高磷血症的公共卫生措施

原因	干预措施
文化和传媒环节	
高磷饮食广告	广告限制
肉类和高磷饮食爱好	推广健康的低磷食品
供应环节	
高磷饮食过多	通过税收限制供应
低磷饮食供应不足或价格过高	满足低磷饮食需求
磷结合剂价格过高	医疗保险/政策扶持/降低药价
普及供应商店缺乏	扶持和普及供应商店
高磷食品比例过高	削减高磷食品比例
社会环节	
隐讳食品的含磷量	公布食品的含磷量
低磷饮食制作和供应缺陷	改善低磷饮食制作工艺

因为有机磷主要以与蛋白质和含碳分子(carbon-containing molecule)结合的形式存在，故饮食蛋白中的磷含量较高。在胃肠，饮食中的有机磷被水解，并以无机磷(PO_4)的方式吸收(吸收率40%~60%)。一般来说，动物食品中的磷

表 5-5-11-8 高磷血症的医学和行为干预

干预的环节	原因	干预措施
摄入环节	磷摄入过多	饮食干预
吸收环节	应用维生素D制剂	减少用量/不增加磷吸收制剂
清除环节	磷结合剂应用不足	认识和应用磷结合剂
	磷结合剂应用依从性差	提供服药依从性
	透析不足	提高透析频率
	残余肾功能差	提高透析频率
磷释放环节	严重甲旁亢	抑制PTH分泌/切除甲状旁腺
	高蛋白分解状态	提供充足能量/消除病因
	酸中毒	应用碳酸氢盐

含量远远高于植物食品；在国外，动物食品还往往加入了较多的含磷食物添加剂(表5-5-11-9)。蛋白质饮食与磷摄入量的关系十分密切，两者的关系可表示为：饮食磷(mg)=78mg磷+(饮食蛋白)×11.8mg磷/g蛋白质，故蛋白质饮食引起磷摄入量增多。健康人的每日推荐磷摄入量为700~1250mg，但是对于每日摄取70~90g蛋白质的人来说，选择低磷/低蛋白饮食显得十分重要[69]。

表 5-5-11-9 国外的含磷(PO_4)食物添加剂

含磷食物	量	磷(mg)	蛋白(g)	钾(g)	磷/蛋白比例(mg/g)	备注
磷/蛋白比例<5mg/g						
鸡蛋白	1	5	3.6	54	1.4	–
猪皮	1 oz	24	17.4	36	1.4	521mgNa
鱼	3 oz	87	19.2	154	4.5	–
磷/蛋白比例5~10mg/g						
羊肉	3 oz	170	27.0	203	6.3	c
罐装肉	3 oz	139	21.7	201	6.4	–
鸡肉	1块	81	12.5	108	6.5	–
牛肉	3 oz	160	23.0	220	7.0	c
绞制牛肉	3 oz	165	21.9	258	7.5	–
鸡胸脯肉	1/2份	199	26.7	220	7.5	–
火鸡	3 oz	180	24.0	375	7.5	c
猪肉香肠	2	44	5.1	124	8.6	–
龙虾	3 oz	157	17.4	299	9.0	–
快餐热狗	1	97	10.4	143	9.3	670mgNa
猪肉	3 oz	185	20.0	76	9.3	c
鳕鱼	3 oz	190	19.5	439	9.7	–
快餐玉米面卷	1	203	20.7	474	9.8	802mgNa
磷/蛋白比例10~15mg/g						
豆蛋白	1oz	217	22.6	23	9.6	–
鲑鱼	3 oz	235	23.2	319	10.1	–
三明治	1	162	15.4	194	10.5	601mgNa
大红肠	2	92	8.6	179	10.7	417mgNa
脱脂奶酪	1/2杯	151	14.0	194	10.7	–
比目鱼	3 oz	242	22.7	490	10.7	–
罐头	3 oz	265	24.8	176	10.7	–
虹鳟鱼	3 oz	226	20.6	375	11.0	–

续表

含磷食物	量	磷（mg）	蛋白（g）	钾（g）	磷/蛋白比例（mg/g）	备注
豆腐	1/2杯	239	19.9	299	12.0	-
牛肉干	1	81	6.6	118	12.3	438mgNa
花生酱	1份	51	3.9	119	13.1	-
旗鱼	3 oz	286	21.6	314	13.2	-
全鸡蛋	1	84	6.3	67	13.3	-
大豆	1/2杯	211	14.3	443	14.7	-
磷/蛋白比例15~20mg/g						
花生	1 oz	101	6.7	187	15.1	-
烤豆	1/2杯	135	8.7	305	15.5	557mgNa
鸡肝	1	79	4.8	52	16.5	-
豆浆	4 oz	59	3.4	169	17.4	-
扁豆	1份	178	8.9	366	20.0	-
核桃	7个	98	4.3	18	25.0	-
蛋黄	1	65	2.6	125	22.8	-
红豆	1/2份	193	8.7	612	22.2	-
磷/蛋白比例>25mg/g						
蛋饼	1	562	20.0	268	28.1	-
低脂牛奶（2%）	1杯	229	8.1	366	28.3	-
山核桃	10个	79	2.6	116	30.4	-
腰果	1 oz	139	4.3	160	32.3	-
芝麻酱	2份	220	5.1	124	43.1	
向日葵	3份	370	6.2	272	59.7	-

注：oz：ounce，盎司；1盎司=28.35g

一般来说，高蛋白饮食者摄入较多的磷，加重高磷血症。但由于蛋白质的磷含量相差悬殊，因而必须选择低磷蛋白质饮食，如白蛋白（1.4mg磷/g蛋白质），而卵蛋黄的磷含量（22.8mg磷/g蛋白质）是卵蛋白的16倍。植物饮食中的磷含量不一，水果和蔬菜中的磷含量很低，植物种子中的有机磷含量较高。植物磷多数以植酸盐（phytic acid，phytate）等有机磷形式存在，因为人类不表达植酸酶（phytase），植物磷不易被吸收（<50%）。此外，植酸盐抑制肠道磷吸收。在国内，食物添加剂中的磷含量见表5-5-11-10，食物添加剂中的磷含量均较高，应尽力避免。

表5-5-11-10　普通食品的常见含磷添加剂

磷盐	添加目的	添加食品
磷酸二钙	补充钙和磷/改进面食质量	面包/谷类与麦类粮食/食品/饮料/奶酪/奶制品/多种维生素制剂
磷酸二钠	多价螯合剂/乳化剂/缓冲剂/吸附剂/pH调节剂/蛋白塑性剂/稳定剂/碱化剂	谷类与麦类早点/奶酪/加工牛奶/淡炼乳/香味奶/明胶/冰激凌/人造奶酪/婴儿食品/干酪饼/布丁/等张饮料与糊剂/精制淀粉/维生素胶囊
磷酸钠	酸化剂/pH调节剂/缓冲剂/吸附剂/乳化剂/膨化剂/蛋白塑性剂/多价螯合剂/凝胶剂	碳酸饮料/干粉/蛋黄/明胶/干酪饼/布丁/等张饮料/奶酪
磷酸	酸化剂/缓冲剂/吸附剂/乳化剂/膨化剂/蛋白塑性剂/多价螯合剂/凝胶剂/增味剂/调味剂/稳定剂/浓缩剂/协萃剂	碳酸饮料/非碳酸饮料
六偏磷酸钠	多价螯合剂/固化剂/乳化剂/增味剂/调味剂/稀释剂/补充剂/稳定剂/表面活化剂/协萃剂/缓冲剂/成形剂	肉类/海产品/禽类食品/蔬菜/乳剂食品/冰激凌/乳清/精制干乳/蛋制品/食用糖浆
三聚磷酸钠	多价螯合剂/pH调节剂/乳化剂/碱化剂/固化剂/成形剂/促凝剂/分散剂/蛋白塑形剂、抗氧化剂/缓冲剂/增味剂/稀释剂/补充剂/稳定剂/表面活化剂/协萃剂	肉类/海产品/禽类食品/植物蛋白/蔬菜/乳剂食品/冰激凌/乳清/酸乳/蛋制品
焦磷酸钠	缓冲剂/pH调节剂/碱化剂/分散剂/蛋白塑形剂/促凝剂/乳化剂/固化剂/多价螯合剂/色素稳定剂	肉类/海产品/禽类食品/蔬菜/乳剂食品/土豆制品/冷冻甜味品/蛋制品
其他	缓冲剂/乳化剂/蛋白塑形剂/pH调节剂	乳剂食品/等张饮料/早餐制品

（二）非钙非铝的磷结合剂 非钙非铝的磷结合剂(non-aluminum and non-calcium phosphate binder)碳酸司维拉姆(sevelamer carbonate)或盐酸司维拉姆(sevelamer hydrochloride)或碳酸镧(lanthanum carbonate)治疗慢性肾病的高磷血症，能降低血磷，升高血钙和血氯[78]。

方艺等报道了盐酸司维拉姆治疗终末期肾病维持性血液透析(MHD)患者高磷血症的短期疗效和安全性。本研究共收集来自国内五所综合医院138例高磷血症(透析前，血磷>1.78mmol/L)的MHD患者，经过2周磷结合剂洗脱后，根据患者血磷水平予以相应口服剂量的盐酸司维拉姆片剂治疗，疗程10周。随后为2周的停药观察期，总观察期为14周，给药期间每2周根据患者血清钙磷水平调整药物剂量。经盐酸司维拉姆治疗2周后，患者血磷和血清钙磷乘积水平明显下降。与用药前比较，患者10周后的血磷(1.85±0.50)mmol/L、钙磷乘积和血清低密度脂蛋白水平显著下降，而血浆PTH水平和血清校正的血钙水平无显著变化。停药后2周，血磷和钙磷乘积水平高于10周治疗结束时，但仍显著低于基线水平。纳入研究的138例患者中，106例(76.8%)发生了214次不良事件，其中89例(64.5%)有121个为不良反应；胃肠道不良事件总发生率为68.11%，以轻至中度的便秘最为常见。经对症处理后可缓解或消失。

（三）病因治疗 针对病因治疗，如患者合并肾衰竭、少尿、大量组织坏死及高钙血症，补磷应慎重。静脉补磷的副作用或危险性有低血钙、迁徙性软组织钙化、低血压、高血钾(由于给磷酸钾盐所致)、失水与高钙血症(由于高渗性利尿所致)等。慢性肾衰者还常出现高硫酸盐血症(hypersulfatemia)。硫酸盐的重吸收由Na/Si协同转运体和Si/草酸盐-HCO_3^-转运体(sat-1)介导。肾衰动物的Na/Si协同转运体和sat-1蛋白表达丰度下降，高硫酸盐血症常先于高磷血症发生。其治疗可能主要是针对原发病，利尿剂是否有效仍未明了。烟酰胺抑制肠道钠-磷同转运体表达，减少磷的吸收，降低血磷、Ca×P乘积和ALP水平[79,80]。肿瘤溶解综合征患者应及时补充液体，应用别嘌呤醇和拉布立酶治疗[81]。

（汤怀世）

（本章主审 汤恢焕 廖二元）

第 6 章

酸碱平衡紊乱综合征

第 1 节　药用输注溶液 / 2117
第 2 节　酸碱平衡定义与指标 / 2120
第 3 节　酸碱平衡紊乱综合征 / 2128

酸碱平衡紊乱综合征的发病基础是酸碱离子缺乏、过多或相互不平衡，这类代谢异常多数是继发于其他疾病的并发症，少数是医学干预不当的后果。本章除介绍常见的酸碱平衡紊乱综合征（代谢性酸中毒、代谢性碱中毒、呼吸性酸中毒、呼吸性碱中毒、混合性酸碱中毒等）外，还讨论酸碱平衡的定义与指标、药用输注溶液的特性与应用原则。

第 1 节　药用输注溶液

药用输注溶液是临床每天都要使用的最常见药物。危急重症、手术和特殊治疗需要的患者均要考虑静脉输注溶液，这几乎是抢救病例和日常执行特殊医嘱不可缺少的措施。但是，几十年来，各国和各个学术组织对液体输注没有统一认识，即使是针对同一疾病的同一药用溶液，意见分歧较大，其主要原因是相关的 RCT 证据力度不足[1-3]。本节主要介绍常用晶体溶液和胶体溶液的理化特性与应用总原则，同时讨论 0.9% NaCl 溶液的常见不良反应。

【常用药用输注溶液的组成与特性】

为了临床需要，可供选择的输注溶液很多，医师应用时，应详细了解输注液体的处方、成分和主要特性，根据患者的病情需要，做出最佳选择[4-7]。主要输注用液的成分与特性见表 5-6-1-1，含有机阴离子的晶体溶液特性见表 5-6-1-2，晶体溶液的渗透压与容量扩张能力见表 5-6-1-3，胶体溶液的基本特性见表 5-6-1-4，输注用血浆成分的组成与含量见表 5-6-1-5。

表 5-6-1-1　主要输注溶液的成分与特性

成分	NaCl	乳酸盐-Ringer 液	乙酸盐-Ringer 液	Hartmann 液	Ⅲ型水化液	Ⅰ型水化液	Plasmalyte 液	Serofundin 液	5%葡萄糖	5%葡萄糖-NaCl 液
Na^+(mmol/L)	154	130	132	131	140	126	140	145	0	77
K^+(mmol/L)	154	4	4	5	10	36	5	4	0	0
Ca^{2+}(mmol/L)	0	1.5	15	2	2.5	0	0	2.5	0	0
Mg^{2+}(mmol/L)	0	0	0	0	1.5	0	1.5	1	0	0
Cl^-(mmol/L)	0	109	110	111	103	104	98	127	0	77
乳酸盐(mmol/L)	0	28	29	0	29	52	0	0	0	0
乙酸盐(mmol/L)	0	0	0	0	47	0	27	24	0	0
柠檬酸盐(mmol/L)	0	0	0	0	0	0	0	0	0	0
苹果酸盐(mmol/L)	0	0	0	0	0	0	0	0	0	0
葡萄糖酸盐(mmol/L)	0	0	0	0	0	0	0	0	0	0
右旋糖(mmol/L)	0	0	0	0	0	0	0	0	0	0
体内 SID(mmol/L)	0	28	29	29	55	52	52	50	0	0
热量(kcal/L)	0	9	6	9	11	17	21	6	170	170
CO_2(L)	0	1.8	1.3	2.0	2.5	3.5	4.3	1.5	35	35

注：SID：strong ion difference，强离子差

表 5-6-1-2　含有机阴离子的晶体溶液

晶体溶液	分子式	分子量(g/mol)	pKa	kcal/mmol	CO_2(mmol/mmol)	CO_2(ml/mmol)
葡萄糖	$C_6H_{12}O_6$	180	-	0.72	6	134
乳酸盐	$C_3H_5O_3^-$	89	3.86	0.32	3	67
乙酸盐	$C_2H_3O_2^-$	60	4.76	0.20	2	45
柠檬酸盐	$C_6H_5O_7^{3-}$	189	3.13~6.39	0.47	6	134
苹果酸盐	$C_4H_4O_5^{2-}$	134	3.4~5.11	0.34	4	90
葡萄糖酸盐	$C_6H_{11}O_7^-$	196	3.86	0.68	0	134

表 5-6-1-3 晶体溶液的渗透压与容量扩张能力

晶体溶液	渗透压(Osm/L)	血浆扩增[ml(%)]	晶体溶液	渗透压(Osm/L)	血浆扩增[ml(%)]
蒸馏水	0	40(2.4)	0.9% NaCl 液	308	207(6.2)
0.45% NaCl 液	154	144(4.3)	Sterofundin 液	309	208(6.2)
5%葡萄糖液	260	188(5.6)	Ⅰ型水化液	312	209(6.2)
乳酸盐-Ringer 液	274	194(5.8)	5%右旋糖酐/0.45% NaCl 液	414	250(7.4)
乙酸盐-Ringer 液	278	195(5.8)	10%甘露醇液	549	303(9.0)
Hartmann 液	279	196(5.8)	5% NaCl 液	1712	716(21.3)
Plasmalyte 液	294	201(6.0)	8.4% $NaHCO_3$ 液	2000	808(24.0)
Ⅲ型水化液	307	207(6.2)	17.5% NaCl 液	2565	978(29.1)

表 5-6-1-4 胶体溶液的基本特性

基本特性	白蛋白		明胶			淀粉				Dextran70
	4%	20%	Hemaccel	Gelofusine	Isoplex	Gelaspan	Rentaspan	Hextend	Tetraspan	
白蛋白(g/L)	40	200								
明胶(g/L)			35	40	40	40				
HES(g/L)							100	60	60	
Dextran(g/L)										60
Na^+(mmol/L)	140	130	145	154	145	151	154	143	140	154
K^+(mmol/L)			5.1		4	4		3	4	
Ca^{2+}(mmol/L)	64	38.5	6.25			1		2.5	2.5	
Mg^{2+}(mmol/L)					0.9	1		0.45	1	
Cl^-(mmol/L)	128	77	145	120	105	103	154	124	118	154
乳酸盐(mmol/L)					25			28		
苹果酸盐(mmol/L)									5	
乙酸盐(mmol/L)						24			24	
Octaonate(mmol/L)	6.8	16								
乙酰色氨酸(mmol/L)	0	16								
SID(mmol/L)	12	53	17.6	34	45.8	56		28	29	

表 5-6-1-5 血浆渗透离子成分比较

成分	新鲜干冻血浆液	浓缩红细胞液	血小板液
Na^+(mmol/L)	170.0±1.4	119±4	172.0±1.8
K^+(mmol/L)	3.3±0.2	45±6	1.7±0.1
Ca^{2+}(mmol/L)	3.6±0.65	0.6±0.6	1.65±0.05
Mg^{2+}(mmol/L)	0.6±0.2	0.15±0.05	1.65±0.05
Cl^-(mmol/L)	73±2	100±3	91.0±1.0
乳酸盐(mmol/L)	1.6±0.5	25.8±3.0	4.0±0.4
葡萄糖(mmol/L)	370±11	323±50	144±6
渗透压(Osm/L)	367±3	346±3	356±4
白蛋白(g/L)	37±2	0±0	14±1
磷酸盐(mg/dl)	106.0±0.3	13.3±1.9	5.4±0.2
游离血红蛋白(g/dl)	0±0	0.07±0.02	0±0
SID(mmol/L)	100.0±1.7	38.3±2.3	79.1±1.2
容量(ml)	252.0±1.8	300±19	429±21

【输注溶液的应用原则】

有关抢救危重患者时胶体与晶体溶液的应用存在很大争论,意见不一。胶体溶液的扩容作用强,持续时间长,引起间质体液潴留的不良反应轻,但应用不当,可能导致严重后果。因此,输注溶液的应用原则是:①确定输液力求解决的主要问题和途径;②根据诊断和病情确定所需输注的液体类型与用量;③明确输注溶液过程中需要监测的指标和指标目标值;④定时调整输注方案,避免不良反应;⑤及时发现和解决疗效不佳的原因与克服途径(图 5-6-1-1)[5-10]。

胶体与晶体溶液的优缺点见表 5-6-1-6,胶体溶液的基本特性见表 5-6-1-7。例如,围术期最常使用的羟乙基淀粉(hydroxyethyl starch,HES)可造成急性肾损伤与凝血病。本品以静脉注射方式给药对低血容的患者除了以正常的速度输注外,有急性血容量降低休克者可加压快速输液。常见的不良反应为大量输液,血液稀释造成凝血因子下降而影响凝血功能。此外可引起过敏、体液过负荷、肺水肿、严重高钠血症或高氯血症。中国 CFDA、美国 FDA 和欧洲 EMA 都对羟乙基淀粉进行了黑框警告。

【生理盐水的不良反应】

一般认为,0.9% NaCl 称为生理盐水(physiologic salt solution,PSS),但事实上根本“不生理”。0.9% NaCl 与乳酸盐-Ringer 液(lactated ringer,LR)、Normosol、Isolyte 或 Plasmalyte

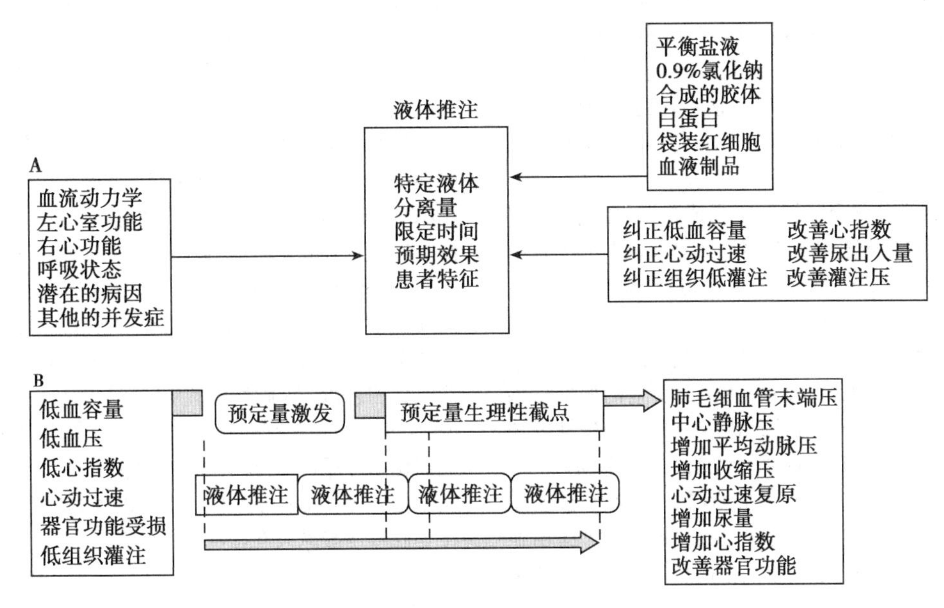

图 5-6-1-1 液体注射治疗原则

A. 液体注射治疗标准;B. 理想的注射治疗液体

表 5-6-1-6 输注胶体与晶体溶液的优缺点

输注液体	优点	缺点
胶体溶液	输注量小	肾损伤(dextran>HES>albumin)
	血容量增加维持时间长	凝血病(HES>淀粉>白蛋白)
	较少引起外周水肿	肺水肿(毛细血管漏综合征)
	保护内皮细胞	皮肤瘙痒(HES/右旋糖>白蛋白)
胶体溶液		过敏反应(右旋糖>HES>白蛋白)
		高费用(白蛋白>合成类胶体)
晶体溶液	费用低	增加血管内容量的时间短
	明显增加尿量	改善血流动力学参数的时间短
	间隙液体替代	间隙液体潴留

表 5-6-1-7 胶体溶液的基本特性

胶体溶液	浓度(%)	压力(mmHg)	容量扩张(%)	体内存留时间(天)	最大用量/24h	载荷液体	止血作用
白蛋白	4	20~29	80	n/a		Na 148mmol/L	0
	20	100~120	200~400			Cl 128mmol/L	
						Na n/a	
						Cl 19mmol/L	
Dextran 70	6	56~68	120	28~42	1.5g/kg		+++
Dextran 40	10	168~191	200	6	1.5g/kg		+++
液态明胶	4	42	70	2~7		Na 154mmol/L	0~+
			90	7			
						Cl 120mmol/L	
尿酸-明胶	3.5	25~29	70~80	2~7		Na 145mmol/L	0~+
						Cl 145mmol/L	
HES 670/0.75	6	25~30	100		20ml/kg	乳酸 Ringer	++(+)
HES 200/0.5	6	30~37	100	3~4	33ml/kg		+
HES 70/0.5	6		80~90		20ml/kg	盐水平衡液	0~+
HES 200/0.5	10	59~82	145	3~4	20ml/kg		+
HES 130/0.4	6	36	100	<1	50ml/kg	盐水平衡液	0~+
						乙酸盐-Ringer(无钙)	
HES 130/0.42	6				33ml/kg	乙酸盐-Ringer	

液在生理功能上是相同的，但是，体内没有一种体液的成分与上述任何溶液相同。LR、Normosol、Isolyte 和 Plasmalyte 液称为平衡盐溶液（balanced salt solution），但这些液体的支持各不相同，LR 含钙离子，而 Plasmalyte 液不含钙，因此主张不要在同一静脉输注 LR 和血液制剂，而事实上这种禁忌是无道理的[11]。

0.9% NaCl 或其他平衡液输注不当或过多，尤其是增加了肾脏的氯化物负荷，氯化物引起肾脏入球小动脉致密斑收缩[12,13]，激活 RAAS，降低肾脏血流灌注，造成急性肾损伤，而含氯化物较低的 LR 或 Plasmalyte 此种不良反应较轻[12]。

0.9% NaCl 输注的另一个风险是高氯性代谢酸中毒[13-18]。在复苏抢救中，0.9% NaCl 常引起所谓的稀释性酸中毒（dilutional acidosis）。高氯性代谢酸中毒促进炎性介质释放，高氯化物血症是危重患者死亡的独立风险因素[19-22]，当液体应用量较大时，必须换用平衡液。输血患者应用 0.9% NaCl 溶液的另一个风险是凝血病，使患者增加输血量，其原因未明，可能与 0.9% NaCl 溶液不含钙有关。如果患者无高乳酸血症并发症，则可考虑用适量乳酸钠溶液或 LR 替代 0.9% NaCl，因为急性应激时，乳酸盐为心肌和脑组织提供了额外的能量来源[23-29]。

液体过负荷与输注过多盐水的其他不良反应见表 5-6-1-8。

表 5-6-1-8 液体过负荷的不良后果

循环与呼吸系统	增加腹内压
肺水肿	急性肾损伤
减弱氧和作用	肝充血与肝功能障碍
降低肺容量	诱发肠梗阻
影响肺和呼吸肌做功	吸收不良
心肌水肿与充血性心力衰竭	内脏微循环障碍
降低静脉回流速度	其他组织器官
降低每搏心输出量	感染扩散
心肌收缩功能减退	伤口愈合延迟
心肌舒张功能减退	脑水肿
心脏传导功能障碍	凝血功能障碍
消化-泌尿系统	

（张金 韩庆山）

第2节 酸碱平衡定义与指标

人体为了能正常进行生理活动，血液的氢离子浓度必须维持在一定的范围内，而氢离子浓度正常依赖于体内的酸碱平衡调节功能。如果体内酸和/或碱过多或不足，引起血液氢离子浓度改变，使酸碱平衡发生紊乱（酸碱平衡失常，简称为酸碱失衡）。临床上很多疾病都伴有酸碱失衡，及时诊断和正确治疗又常常是抢救成败的关键，故必须掌握酸碱平衡指标结果的正确判断。

【常用血气与酸碱指标】

（一）酸碱度 细胞内的部分质子从有机酸分子中离解下来后被缓冲，未被缓冲的质子转运至细胞外液和血液中被进一步缓冲或从尿液或呼气排出体外；一些转运体（单羧酸转运体、Na^+/H^+交换子等）是通过肝细胞和骨骼肌细胞质膜摄取与排泄质子的载体，其稳定体液 pH 值的能力较强。只有在超出缓冲能力后，才会造成酸碱平衡紊乱。但是，细胞间液因缺乏有效的蛋白质缓冲对，酸中毒时最容易导致细胞间液 pH 下降和其他代谢异常（如胰岛素抵抗与骨质疏松）。

细胞内液与细胞外液的质子生成与转运见图 5-6-2-1。酸碱度（pH）是衡量血液酸碱状态的指标，pH 是血液内氢离子浓度（H^+）的负对数值，正常值为 7.35~7.45，平均 7.40。pH 增高（>7.45）提示碱血症（alkalemia）；pH 减低（pH<7.35）提示酸血症（acidemia）；pH 正常只说明血液中的酸碱度在正常范围内，不能排除酸碱的平衡失调可能，因为混合性酸碱失衡紊乱，即代谢性酸（碱）血症和呼吸性碱（酸）血症或代谢性酸、碱血症同时存在时，pH 可正常。单凭一项 pH 仅能说明是否有酸或碱血症，只有结合其他酸碱指标，如二氧化碳分压（$PaCO_2$）、碳酸氢盐（HCO_3^-）、缓冲碱（BE）等，及生化指标（如钾、氯、钙），才能正确判断是酸中毒、碱中毒还是混合性酸碱失衡紊乱[1]。

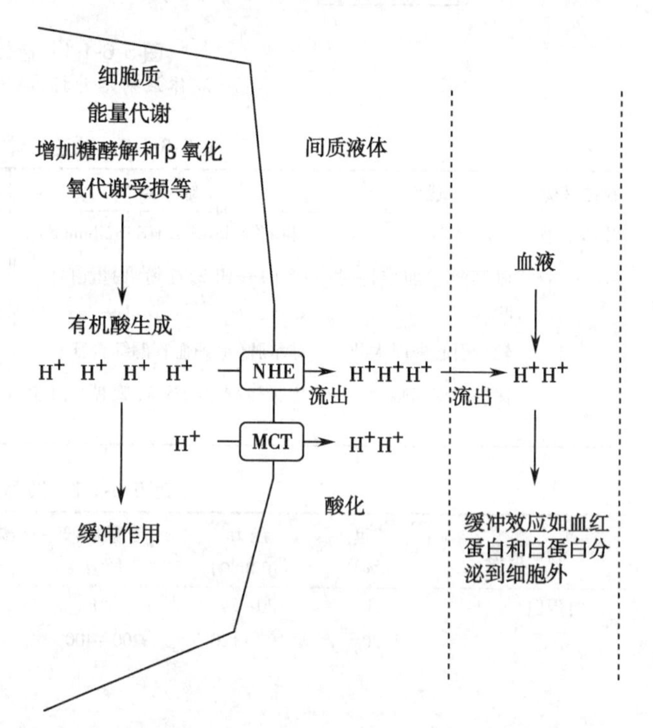

图 5-6-2-1 细胞内液与细胞外液的质子生成与转运

体液的 pH 稳定由缓冲系统、跨膜质子转运速度和酸排泄能力调节；无氧糖酵解时，有机酸（如乳酸和酮体）生成和 β 氧化加速，单羧酸盐转运体（MCT）和 Na^+/H^+ 交换子（NHE）调节质子从细胞质排出至细胞外液，细胞内液和血液含有丰富的缓冲对（血红蛋白和白蛋白等），而细胞间质液不含缓冲因子，酸中毒（酸应激，acid stress）pH 极易降低

（二）标准碳酸氢盐与实际碳酸氢盐 标准碳酸氢盐（SB）或标准碳酸氢根（SBC）是指血浆在 37℃ 标准条件下，$PaCO_2$=5.33kPa（40mmHg），血红蛋白完全氧合时所测得的碳酸氢盐（HCO_3^-）浓度，不受呼吸因素影响，故反映了体内 HCO_3^- 储备量的多少，是代谢性酸碱失衡的定量指标。增加提示代谢性碱中毒，减低说明存在代谢性酸中毒。实际碳酸

氢盐(AB)或实际碳酸氢根(ABC)是血浆中的实测 HCO_3^- 含量(血气分析报告中的 HCO_3^- 即指 AB,它同时受呼吸与代谢两种因素的影响)。正常情况下,AB=SB。AB>SB 提示呼吸性酸中毒;AB<SB 提示呼吸性碱中毒。AB=SB 且两值均增加,提示失代偿性代谢性碱中毒。AB=SB,且两值均减低,提示失代偿性代谢性酸中毒。正常人的 AB 与 SB 值相同,均为 22~27mmol/L[1,2]。

(三) 缓冲碱　酸碱失衡代偿机制见图 5-6-2-2。缓冲碱(BB)是指血中能作为缓冲的总碱量,包括开放性缓冲阴离子(HCO_3^-)及非开放性缓冲阴离子(包括血浆蛋白、血红蛋白、磷酸盐等)两部分。在代谢性酸中毒时,BB 减少,而代谢性碱中毒时增加。但在呼吸性酸碱失衡时,因 BB 中开放性缓冲阴离子增加(或减少),非开放性缓冲阴离子即减少(或增加),两者变化方向相反但量相等,缓冲碱总量不变,故 BB 不受呼吸性因素影响,因而被认为是反映代谢性酸碱失衡的较好指标。因 BB 包括了全部缓冲阴离子的总量,故 BB 减少而 AB 正常时,说明 HCO_3^- 以外的缓冲阴离子减少,常提示血浆蛋白、血红蛋白含量过低。全血缓冲碱(BBb)的正常值为 45~55mmol/L,血浆缓冲碱(BBp)的正常值为 41~43mmol/L[2-5]。

(四) 碱剩余　碱剩余(BE)指在温度为 37~38℃,$PaCO_2$=5.33kPa 的标准条件下滴定血标本,使其 pH 等于 7.40 所需酸或碱的量。需加酸者 BE 为正值,需加碱者为负值。BE 表示该血标本的实际 BB,较在同样条件下测得的正常 BB(NBB)多或少的一种指标。BE 为正值时,表示 BB 有剩余,提示存在代谢性碱中毒;BE 为负值时,表示 BB 不足,提示存在代谢性酸中毒。目前认为,BE 和 HCO_3^- 对判断代谢性酸中毒的价值相同。必须指出,呼吸性酸中毒与呼吸性碱中毒在经过肾脏的代偿后,通过 HCO_3^- 的重吸收增加或减少,而出现正值增高或负值增高,故在判断慢性呼吸性酸碱失衡时应予以注意。临床上常用的 BE 有全血 BE(BEb)和细胞外 BE(BEect)两种,正常值均为-3~+3mmol/L,平均值为 0。因血液血红蛋白(Hb)的变化可影响 BEb,故测定 BEb 时必须用实际的血液 Hb 浓度校正。只要有了实测的 pH 和 $PaCO_2$ 或 HCO_3^- 值,就能在酸碱平衡诊断卡(图 5-6-2-2)上读出用实际血液 Hb 校正的 BE 值。因血浆和细胞外液处于不断的交换中,并且细胞外液的 Hb 浓度一般仅为血液 Hb 浓度的 30%~40%,如正常血液 Hb 为 150g/L,则细胞外液 Hb

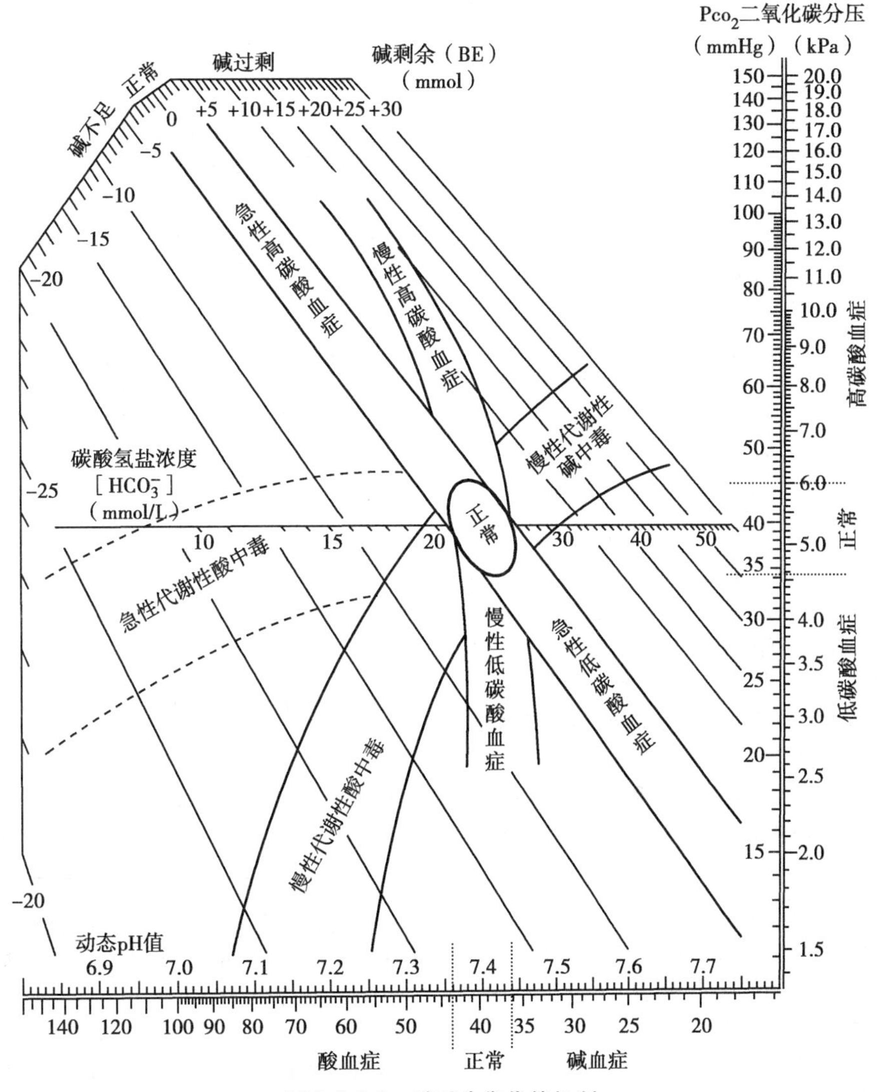

图 5-6-2-2　酸碱失衡代偿机制

仅为 50~60g/L,故细胞外液的 Hb 值是相对稳定的。血液 Hb 在一定范围内变动对其影响很小,故对 BEect 的影响亦小,不致影响对酸碱失衡的判断。目前多主张用 50g/L 或 60g/L Hb 浓度作为 BEect 的固定校正值,这样实际应用时就方便多了。例如已知 pH、$PaCO_2$ 或 HCO_3^- 中的两个实测值,那么就可在酸碱平衡诊断卡上找到与 50g/L Hb 相应的 BE 值。

(五) 二氧化碳结合力 二氧化碳结合力(CO_2CP)指将采取的静脉血标本,在室温下分离出血浆,用正常人肺泡气($PaCO_2$ 为 5.33kPa 或 40mmHg)平衡后,所测得的血浆 CO_2 含量。它表示来自碳酸氢盐和碳酸的 CO_2 总量,故同时受代谢和呼吸性因素的影响。其数值的减少可能是代谢性酸中毒,亦可能是代偿后的呼吸性碱中毒,而增高可能是代谢性碱中毒,亦可能是代偿后的呼吸性酸中毒,因此不能单凭 CO_2CP 一项指标来判断酸碱中毒的类型。CO_2CP 可用两种单位来表示,若以容积%(Vol%)来表示则正常值为 50%~70Vol%,平均 58%;若以 mmol/L 来表示则正常值为 23~31mmol/L,平均 27mmol/L。两种单位可相互交换,即 Vol% 数值除以 2.2 即得 mmol/L 的数值[6-12]。

(六) 二氧化碳总含量 二氧化碳总含量(TCO_2)是指在 37~38℃时,与大气隔绝条件下,所测得的 CO_2 含量。它包括血浆内 HCO_3^- 等所含的 CO_2 和物理溶解的 CO_2(即 $PaCO_2$)。正常值为 24~31mmol/L。

(七) 二氧化碳分压 二氧化碳分压($PaCO_2$)是指溶解于动脉血中的二氧化碳所产生的压力,正常值 4.6~6.0kPa(35~45mmHg),平均 5.33kPa(40mmHg)。应注意,$PaCO_2$ 既反映通气、换气功能,又反映酸碱状态,因此在判断其意义时,切勿把酸碱失衡的代偿性变化误作为呼吸功能障碍的表现。如误将代谢性酸中毒时的 $PaCO_2$ 代偿性降低看作是原发性通气过度引起的呼吸性碱中毒而加以纠正[1]。

(八) 血氧饱和度 50%时的氧分压 血氧饱和度 50%时的氧分压($P_{50}O_2$)系指血红蛋白 50%氧饱和度时的氧分压,它反映血红蛋白与氧的亲和力。在 pH 为 7.40,$PaCO_2$ 为 5.33kPa(40mmHg),BE 为 0,体温为 37℃时,$P_{50}O_2$ 的正常值为 26.6mmHg。由于 $P_{50}O_2$ 位于氧离曲线的陡峭部位,故其变化反映了氧离曲线位置的移动。$P_{50}O_2$ 降低表示氧离曲线左移,即 Hb 与氧亲和力增加而不利于组织摄取氧。在氧离曲线高度左移时,即使 PaO_2 与氧饱和度(SaO_2)正常,组织仍易发生缺氧。反之,$P_{50}O_2$ 增高表示氧离曲线右移,即 Hb 与氧亲和力减低而有利于组织摄取氧。在氧离曲线高度右移时,即使 PaO_2 与 SaO_2 降低,组织亦可能不缺氧[1]。

影响 $P_{50}O_2$ 的因素很多,其中主要有:①[H^+]:这是使氧离曲线发生瞬时移动的最主要生理因素。[H^+]增加,pH 减低时曲线右移;[H^+]降低,pH 增加时曲线左移。②$PaCO_2$:$PaCO_2$ 增高时 $P_{50}O_2$ 增加,$PaCO_2$ 减低时 $P_{50}O_2$ 减低。CO_2 对 $P_{50}O_2$ 的影响既可通过 pH,亦可通过 CO_2。③温度:温度升高时 $P_{50}O_2$ 增加,温度降低时则减低,这种影响属瞬时性的,并受代谢的影响。④2,3-二磷酸甘油酸(2,3-DPG)是红细胞中糖酵解的旁路产物,它的多少对 Hb 与氧的亲和力有很重要的调节作用。2,3-DPG 增加时,$P_{50}O_2$ 增加,氧离曲线右移;反之,2,3-DPG 减低时,$P_{50}O_2$ 降低,氧离曲线左移。

(九) 阴离子隙 阴离子隙(anion gap,AG)是近年备受重视的酸碱指标之一。正常细胞外液的阴阳离子总量各为 148mmol/L(151mmol/L)。阳离子主要有 Na^+、K^+、Ca^{2+}、Mg^{2+} 等,其中 Na^+ 占 140mmol/L(140mmol/L),为可测定性阳离子,其他阳离子总称为未测定阳离子(unmeasured cation,UC),共 8mmol/L(11mmol/L)。细胞外液阴离子主要有 Cl^-、HCO_3^-、SO_4^{2-}、PO_4^{3-}、有机酸、带负电荷的蛋白质等,其中 Cl^- 与 HCO_3^- 为可测定阴离子,共 128mmol/L(128mmol/L),其余阴离子总称未测定阴离子(unmeasured anion,UA)共 20mmol/L(23mmol/L)。血液中 UA 与 UC 之差值即为 AG,正常 AG 值为 8~16mmol/L,平均 12mmol/L。机体为了保持电中性,细胞外液阴、阳离子总量必须相等,故 $Na^+ + UC = (Cl^- + HCO_3^-) + UA$,亦即 $Na^+ - (Cl^- + HCO_3^-) = UA - UC = AG$。临床上即采用 Na^+、Cl^- 与 HCO_3^- 三个测定值按上式来计算 AG,但实际上 AG 反映的是 UA 与 UC 含量的变化。在一般情况下,UC 含量较稳定,故 AG 高低主要取决于 UA 含量的变化。

1. 血清阴离子隙定义 血清阴离子隙除用于验证血电解质测定错误和发现副蛋白(paraprotein)外,也是评价酸碱平衡紊乱的简便方法。一般情况下,AG 的正常范围波动较大,各地的正常参考值相差明显(表 5-6-2-1),因而可能出现 AG 正常而阴离子增加,此外,不同的阴离子对 AG 的影响也不尽相同。

表 5-6-2-1 增加阴离子隙-高乳酸血症检测方法的敏感性

例数	阴离子隙(mmol/L)	白蛋白校正	敏感性与结论
272 例急诊患者	>12	是	58%/78%校正 AG
438 例乳酸测定患者	5~16/>12	否	44%乳酸 2.5mmol/L 以上者存在 AG 异常
56 例血清乳酸>2.5mmol/L 患者	>12/<16 >16	否	43%乳酸 2.5~4.9mmol/L 50%乳酸 5~9.9mmol/L 者的 AG 正常
143 例乳酸>2.5mmol/L 的 ICU 病例	10~12 >12	是	63%的乳酸>2.5mmol/L 94%的乳酸>2.5mmol/L 者校正 AG
639 例患者血清乳酸的回顾性分析	5~12 >12	是	39%未校正 75%校正 AG/校正与未校正者的 ROC 值相似

2. 血清阴离子隙(AG)正常参考值 血清阴离子隙定义和正常参考值范围见表 5-6-2-2。一般根据血清电解质来计算 AG,其公式是:$AG = Cl^- + HCO_3^- - Na^+$。公式中去除 K^+ 是因为其变化小,对结果影响不大,但当血钾变化剧烈时,应考虑 K^+ 带来的影响(最大 AG 误差约 3mmol/L)。大型研究和流行病学调查报道的 AG 正常范围见表 5-6-2-3。

表 5-6-2-2 血清阴离子隙定义

报道者	定义(mmol/L)	说 明
Halperin 等	12±2/8~16	AG 值需要用血清白蛋白校正
Rose 等	7~13/3~11(离子选择性电极)	AG 值需要用血清白蛋白校正
Seifter 等	10~12	未推荐白蛋白校正
Salem 与 Batlle	10~12/6~10(离子选择性电极)	AG 值需要用血清白蛋白校正
Dubose 等	9±3/3~15	AG 值需要用血清白蛋白校正
Effros 与 Swenson	8~16	AG 值需要用血清白蛋白校正
Emmett 等	7~13/3~9(离子选择性电极)	AG 值需要用血清白蛋白校正
Oh 等	12/8~16	AG 值需要用血清白蛋白校正

血清白蛋白结合了大量的未测量出的阴离子,因而,白蛋白减少或增加可明显影响 AG 值的变化;白蛋白每下降或增高 1g,AG 测得值应减去或增加 2.3~2.5mmol/L[13-15],计算的方程(Figge equation)是[15]:

校正 AG=测得的 AG+0.25×[(正常白蛋白-测得的白蛋白(g/L)]

3. 血清阴离子隙升高 一般超过 12 或 16mmol/L 可确定为 AG 升高。血清乳酸 2.5~4.9mmol/L 者有 43%存在 AG 升高,而乳酸 5~9.9mmol/L 者有 50%存在 AG 升高[16]。

多数代谢性酸中毒、酮症酸中毒、乙醇中毒、乙酰水杨酸中毒和尿毒症性酸中毒都存在阴离子增多,但轻度阴离子增加难以用 AG 反映出来(表 5-6-2-4)。

AG 增高常见于:①肾功能不全导致的氮质血症或尿毒症引起磷酸盐和硫酸盐的潴留。②严重低氧血症,各种原因的休克时,组织缺氧引起乳酸堆积。③糖尿病(DM)时体内乙酰乙酸、β 羟丁酸、丙酮酸等的堆积。④饮食过少致饥饿性酮症酸中毒。⑤水杨酸、甲醇等中毒。

表 5-6-2-3 血清阴离子隙正常参考值(来自大型研究结果)

报道者	研究对象	AG(mmol/L)	测定方法
Buckley-Sharp/Miller	488 例电解质正常者	15±2.5(10~20)	Technicon SMA 6/60 分析仪
Frohlich 等	100 例电解质正常者	11±2.5(6~16)	Technicon SMA 6/60 分析仪
Emmett 与 Narins	1200 例电解质正常者	12±2.0	Technicon SMA 6/60 分析仪
Winter 等	29 健康志愿者	6.4±1.4	Astra 离子电极
Lolekha 等	124 健康志愿者	5~12	Beckman 离子电极
Lipnick 等	18 987 例患者(1997/2007)	10~18	?

表 5-6-2-4 典型乳酸性酸中毒患者的阴离子隙

项目	乳酸性酸中毒病例 1				乳酸性酸中毒病例 2		
	基础值	轻度	中度	重度	基础值	轻度	重度
Na^+	140	140	140	140	140	140	140
K^+	3.5	3.5	3.5	3.5	3.5	3.5	3.5
Cl^-	113	113	113	113	106	106	106
HCO_3^-	24	21	18	15	24	21	18
AG	3	6	9	12	10	13	16
ΔAG	–	3	6	9	–	3	6
乳酸	1	2.5	6	8	1	2.5	6
诊断		非 AG 酸中毒	正常 AG 酸中毒	高 AG 酸中毒		高 AG 酸中毒	高 AG 酸中毒

注:假设 $\Delta AG/\Delta HCO_3^-$ 之比为 1:1,但事实上,乳酸性酸中毒时,$\Delta AG/\Delta HCO_3^-$ 往往超过 1:1

除上述原因外,AG 增高还可见于其他一些与代谢性酸中毒无关的情况:①代谢性碱中毒时由于糖酵解加速,致体内乳酸积聚;为中和代谢性碱中毒时血内过多的 HCO_3^- 以缓冲碱血症,血浆蛋白释放 H^+,导致带负电荷的蛋白质增多;代谢性碱中毒常伴脱水、血容量降低,使带负电荷的蛋白质浓度增加。②各种原因引起的低钾血症、低镁血症和低钙血症。③应用大量含有钠盐和/或阴离子的药物,如青霉素钠、枸橼酸钠(大量输血时)、乳酸钠及含有硫酸根与磷酸根的药物等[1]。

AG 增高常反映有机酸中毒或高 AG 代谢性酸中毒及其程度,故按 AG 是否增高可将代谢性酸中毒分为高 AG 代谢性酸中毒(或正常血氯性代谢性酸中毒)及正常 AG 代谢性酸中毒(或高血氯性代谢性酸中毒),这种分类方法有利于寻找代谢性酸中毒病因而进行相应处理。含有高 AG 代谢性酸中毒的双重失衡和三重失衡(代谢性酸中毒+代谢性碱中毒+呼吸性酸中毒或呼吸性碱中毒)病例,若不结合增高的 AG 而单用血气分析结果来判断,易将其中的一些双重失衡和三重失衡误诊为单纯型失衡和双重失衡。

关于判断代谢性酸中毒的 AG 值水平,目前尚无统一意见。Gabow 等曾同步测定 AG 和有机酸，结果表明，AG>30mmol/L 时，全部病例都存在有机酸中毒；AG20～29mmol/L 时，约 30%不伴有机酸中毒；AG 17～19mmol/L 时，只有约 30%的病例可证实存在有机酸中毒。因此，AG<30mmol/L 时，对有机酸中毒的诊断可疑。根据 Gabow 等的报告，提出>20mmol/L 或≥30mmol/L 来作为判断代谢性酸中毒的标准[4]。但自 1977 年迄今，国内所发表的有关文献和学术会议资料，仍多采用>16mmol/L 作为判断代谢性酸中毒的界限。

动脉血气分析的正常 pH 度 7.35～7.45。如果 pH<7.35，称为酸血症，见图 5-6-2-3，如果 pH>7.45 则为碱血症。细胞代谢的副产物 CO_2 经血液和肺运输排泄，$PaCO_2$ 值由肺泡的通气和换气功能决定，CO_2 与水分子结合形成碳酸，血液 pH 下降时（酸中毒），通过 CO_2 排出增多进行代偿。当血液 pH 增加（碱中毒）时，通过潴留 CO_2 而代偿。另一方面，肾脏分泌 H^+，重吸收 HCO_3^-，缓冲代谢酸的形成。血液 pH 降低（酸中毒）时，肾脏潴留 HCO_3^-，而当血液 pH 升高（碱中毒）时，通过尿液排泄 HCO_3^- 来代偿。因此，血液 pH 取决于 $PaCO_2/HCO_3^-$（HCO_3^-/bicarbonate）的比值。

4. 固定酸对血清阴离子隙的影响　根据质子变化的基本原理，当血清 AG 变化用 ΔAG 表示时，反映血清 HCO_3^- 相应下降的幅度（ΔHCO_3^-），即 $i\Delta AG/\Delta HCO_3^-$ 应为 1∶1。如果 ΔAG 超过 ΔHCO_3^-，那么提示患者合并了代谢性碱中毒，使 HCO_3^- 维持在预期值之上；相反，如果 ΔHCO_3^- 超过 ΔAG，那么说明患者合并了正常阴离子性代谢性酸中毒。但是，在实际病例中，判断没有这么容易，因为还要考虑阴离子和质子在细胞内外液分布带来的影响，尤其是肾脏 HCO_3^- 与阴离子代谢的干扰，与蛋白质结合的潴留有机阴离子在酸中毒的发生发展中随着肾小球滤过率和肾小管功能的变化将深刻影响 AG 值的变化[17,18]。

血气分析正常值见表 5-6-2-5。CO_2 是一种呼吸性酸性气体，反应的方向与血液 pH 相反，即 $PaCO_2$ 升高时 pH 降低（呼吸性酸中毒）；HCO_3^- 是一种碱性代谢性物质，其反应方向与血液 pH 一致，血液 HCO_3^- 增加，表示 pH 升高（代谢性碱中毒）。如果 CO_2 和 HCO_3^- 移动的方向一致，说明属于原发性病因；例如，当机体成为呼吸性酸中毒（CO_2 潴留）时，HCO_3^- 增加则必然是一种代偿行为（代谢性碱中毒）。如果 CO_2 与 HCO_3^- 移动的方向相反，则考虑为混合性病变，例如水杨酸中毒引起通气过度（呼吸性碱中毒）的同时也导致代谢性酸中毒。

表 5-6-2-5　血气分析正常值

指标	名　称	正常参考值
H^+	氢离子	35～45mmol/L
pH	酸碱度	7.35～7.45
PaO_2	动脉血氧分压	80～100mmHg
SaO_2	动脉血氧饱和度	95%～100%
$PaCO_2$	动脉血二氧化碳分压	35～45mmHg
HCO_3^-	碳酸氢根	22～26mmol/L
BE	碱剩余	−2～+2

（十）强离子差与骨矿物质缓冲功能　强离子差（strong ion difference，SID）是指挥发性碳酸氢盐-CO_2 缓冲系统（CO_2，HCO_3^- 和 H_2CO_3）取决于溶液中阳离子与阴离子电荷之差，即[Na^+]－[Cl^-]。SID 是决定[H^+]的关键因素，见图 5-6-2-4 和图 5-6-2-5。根据这种理论，可以认为，Na^+ 是碱性的，而 Cl^- 为酸性离子。但是，这完全忽视了 H^+ 在酸碱平衡中的作用，因此是一种错误概念。根据 Henderson-Hasselbach 方程，碳酸氢盐能反映酸碱平衡的基本状态。维持机体内环境稳态的一个基本要求是保持细胞外质子（Na、K、Ca 和无机磷等）浓度恒定。

体内生成的酸被骨骼溶解的碳酸氢盐中和。骨骼中的羟磷灰石含有碳酸盐（CO_3^{2-}），浓度 4%～6%，与磷灰石成分相似），在代谢过程中，其他离子 K^+、Mg^{2+}、Sr^{2+}、Na^+、Cl^-、F^- 等替代钙离子。羟磷灰石中的非正常离子越多，骨骼矿物质的结晶性和可溶性越差。Relman 等发现，在使用大剂量 NH_4Cl 后，血液的碳酸氢盐从 26.5 降至 18.8mmol/L，而钙处于负平衡状态，说明为了缓冲酸负荷，NH_4Cl 促进了骨骼的碳酸钙溶解与动员，提供缓冲碱，血液中的质子积聚，同时钙从尿液丢失。此外，酸中毒强烈抑制肾小管钙的重吸收；长

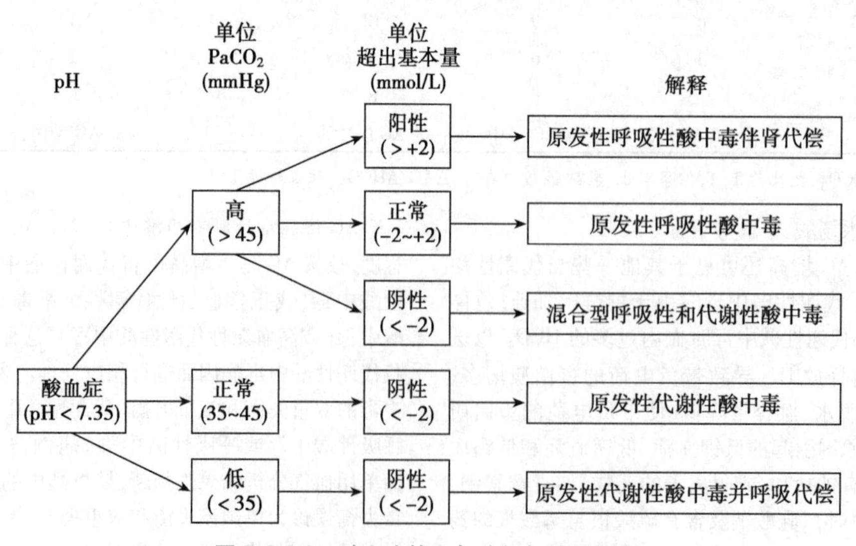

图 5-6-2-3　酸血症的血气分析与结果解释

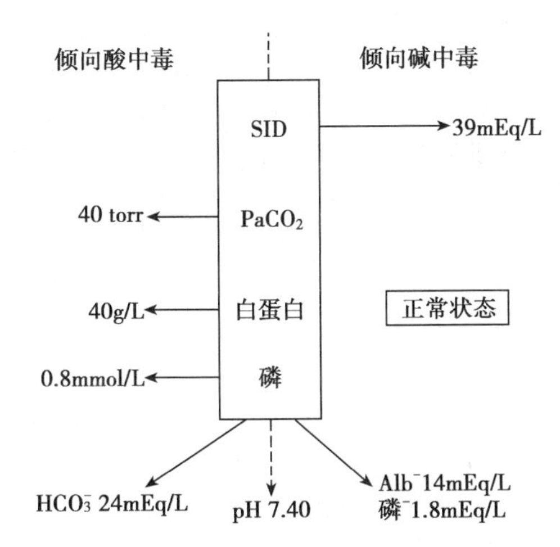

图 5-6-2-4 强离子差(SID)与血浆电中性的维持

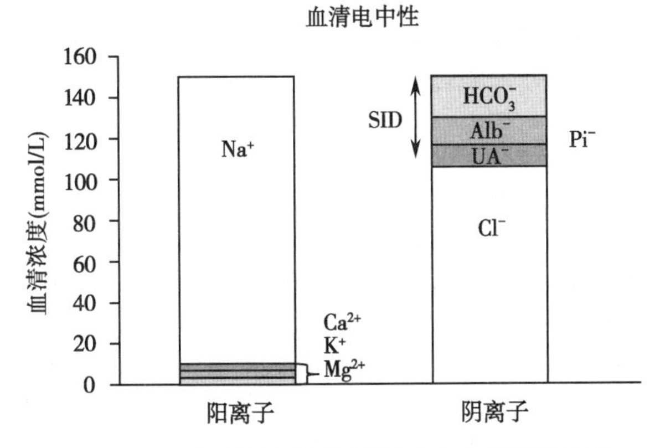

图 5-6-2-5 表观强离子差(SIDa)与有效强离子差(SIDe)

Alb:白蛋白;Pi^-:磷酸盐;SID:强离子差

期酸负荷患者出现继发性较快和骨骼病变,而应用 $NaHCO_3$ 能纠正上述代谢紊乱。

在慢性肾病患者中,长期的酸中毒需要骨骼持续性提供缓冲碱维持酸碱平衡,据估算,18 年需要动用 50%的骨矿物质来中和酸中毒,也就是说,慢性肾性酸中毒患者为了缓冲酸中毒,需要消耗 36 年的骨骼碱贮存量,及每天需要潴留质子 12~19mmol。显然,这在事实上是不可能的。

最常见的酸中毒是乳酸性酸中毒、高氯性酸中毒、肾衰性酸中毒和酮症酸中毒。这些酸中毒均有阴离子的参与,阴离子间隙和强离子间隙(strong ion gap,SIG)升高。

SIG 可以简单地理解为未测得离子的总和,即 SIDa 与 SIDe 之差,SIG 与 AG 的差别在于后者的变化范围大,而 SIG 考虑了所有离子的变化和弱酸的作用,因此正常情况下应为零。任何代表残余电荷的未测得离子均称为 SIG[19],酸碱平衡紊乱患者的 PCO_2、SBE 和 pH 可能正常,而 SIG 波动在 0~13mmol/L 范围内[20-23]。例如,明胶(gelatin)属于一类胶体扩张剂,其中的多肽含有大量(平均分子量 20~30kD)的负电荷,溶于水中后,钠的渗透压为 154mmol/L,氯化物为 120mmol/L,使溶液的 AG 和 SIG 均升高[24,25]。

床旁计算 SIG 较麻烦,校正的 AG(corrected anion gap)计算公式是:($[Na^++K^+]-[Cl^-+HCO_3^-]$)-2.0(白蛋白[g/dl])-0.5(磷酸盐[mg/dl])-乳酸盐(mmol/L)),或进一步简化为(Na^++K^+)-($Cl^-+HCO_3^-$)-2.5(白蛋白[g/dl])-乳酸盐(mmol/l)-校正 AG[26]。转换为国家单位时,0.2(白蛋白[g/L])-1.5(磷酸盐[mmol/L])。

(十一)氨-胺缓冲体系 氨存在 NH_3 和 NH_4^+ 两种分子形式,其相对含量受氨缓冲对反应($NH_3+H^+\leftrightarrow NH_4^+$)的调节,该缓冲对反应的 pKa<9.15,因此在 pH 7.4 的环境中,98.3%的氨以 NH_4^+ 的形式存在,而 NH_3 仅占 1.7%。由于生物体液的 pH 值均低于该缓冲体系的 pKa,故微小的 pH 变化将引起 NH_3 浓度的级数变化,而 NH_4^+ 的浓度相对恒定(表 5-6-2-6)。

表 5-6-2-6 pH 对 NH_3 和 NH_4^+ 浓度的影响

pH	NH_3		NH_4^+	
	浓度(μmol/L)	变化(%)	浓度(μmol/L)	变化(%)
5.00	0.071	-99.6	999.9	1.8
6.00	0.71	-96	999.3	1.7
6.50	2.22	-87	997.8	1.6
7.00	7.03	-60	993.0	1.1
7.20	11.1	-36	988.9	0.6
7.40	17.5	0	982.5	0.0
7.60	27.4	57	972.6	-1.0

注:溶液氨浓度 1mmol/L,($NH_3+H^++\leftrightarrow NH_4^+$)缓冲液 pKa=9.15;变化(%)是指相对于 pH 7.40 的变化值

NH_3 不带电荷,但属于极性分子,分子的偶极距(极性,molecular dipole moment)为 1.46Da,而 H_2O=1.85,HCl=1.08,乙醇=1.69;因此,NH_3 具有高水溶性而低液体和细胞膜通透性特征[27],胃肠和 Henle 袢厚壁升支均难以通过[28-30]。NH_4^+ 通过脂质双分子层的能力也较低,但在水溶液中,NH_4^+ 和 K^+ 的生物物理特性几乎相等(表 5-6-2-7),因此 NH_4^+ 与 K^+ 转运体同时转运,而 Na^+/H^+ 交换子和 Na^+/NH_4^+ 交换子也能转运 NH_4^+。

表 5-6-2-7 K^+ 和 NH_4^+ 的生物物理特性比较

阳离子	离子半径(Å)	Stokes 半径(Å)	水中流动性[$10^{-4}cm^2/(s\cdot V)$]	水中移动系数
NH_4^+	0.133	1.14	7.60	0.49
K^+	0.143	1.14	7.62	0.49

肾脏氨生成与转运是维持酸碱平衡的作用途径。以前认为的被动性脂质 NH_3 扩散理论看来有错,NH_4^+ 生成与转运的机制主要与转运体介导的 NH_3/NH_4^+ 变换有关。近曲小管上皮细胞顶部分泌 NH_4^+ 主要由 NHE-3 和 Ba^{2+}-敏感性 K^+ 通道执行,而在 TAL 段,NH_3 的重吸收依赖于 NH_4^+ 转运体 NKCC2 和 NHE-4;集合管的 Rhbg 与 Rhcg 转运 NH_3,IMCD 基底侧 Na^+-K^+-ATP 酶转运 NH_4^+。这种复杂的调节机制维持机体的酸碱平衡[31-34]。

(十二)醛固酮的酸碱平衡调节 醛固酮的经典作用是维持钠和钾体内稳定,但也调节机体的酸碱平衡。酸中毒时,肾上腺的醛固酮分泌增加,与 AT-2 和其他相关因子一

道，刺激肾脏酸排泄。醛固酮阻滞剂或醛固酮释放与作用障碍性疾病伴有肾脏酸排泄功能障碍，引起高钾血症性酸中毒。盐皮质激素受体(MR)介导远曲小管暗细胞(intercalated cell)的醛固酮基因组和非基因组作用；醛固酮也作用于其中的A型酸分泌暗细胞(acid-secretory type A intercalated cell)，促进质子分泌，而非A型酸分泌型暗细胞(non-type A intercalated cell)分泌 HCO_3^- 和重吸收氯化物的活性。此外，醛固酮还间接通过ENaC促进钠重吸收而刺激肾脏酸排泄。CKD患者因酸中毒而刺激醛固酮分泌，形成的继发性醛固酮增多症加速肾脏病变进展[35-43]。

肾小管上皮暗细胞分为A型(α)、B(β)型和非A非B型三类，其表达的蛋白质和执行的功能各不相同(表5-6-2-8)。

表5-6-2-8 肾小管暗细胞表达的离子交换蛋白

蛋白	A型暗细胞	B型暗细胞	非A非B型暗细胞
碳酸酐酶Ⅱ(催化 $CO_2+HCO_3^-\leftrightarrow H_2CO_4$ 反应)	顶部	细胞质	细胞质
H^+-ATP酶(H^+交换)	顶部	基底侧	顶部与囊泡
AE1/Slc4a1(Cl^-/HCO_3^-交换子)	基底侧		
Pendrin/Slc26a4(Cl^-/HCO_3^-交换子)		顶部	顶部
H^+-K^+-ATP酶(H^+/K^+交换)	顶部	顶部	
AE4/Slc4a4(Cl^-/HCO_3^-交换子)		基底侧	
RhBG(NH_3转运)	基底侧		基底侧
RhCG(NH_3转运)	顶部		顶部
NDCBE/Slc4a8(Cl^-/HCO_3^-交换)		顶部	
A11/Slc26a11(Cl^-/HCO_3^-阴离子交换)	顶部		
NKCC1(Na^+-K^+-$2Cl^-$同转运)	基底侧		
BK(K^+分泌)	顶部		

注：BK：big potassium，K大通道

【酸碱平衡紊乱综合征判断】

(一)分析血气报告的准确性 动脉血气分析是临床上的常规检查，其最大优点是可直接了解肺的氧合与 CO_2 排出功能；而静脉血气重点了解血流动力学变化。首先评价血气分析的准确性，计算 H^+ 值。

$$H^+=24\times\frac{PCO_2}{HCO_3^-}$$

如果计算的 H^+ 与血气分析报告一致，可认为血气测定具有权威性。如报告的pH是7.42，$PaCO_2$ 为30.8，HCO_3^- 为19.3，H^+ 为38.1，那么其计算公式是：$H^+=30.8/19.3=38.3$；结果与38.1相近，可以认为此次的血气测定是正确的。继而，用80减去pH的小数点后2位数值，得到的数值即为 H^+ 值。例如，上述报告为：80-42=38，结果与38.1相近，可以认为此次的血气测定是正确的。

如果血气报告pH 7.55，$PaCO_2$ 49.0，HCO_3^- 48.2。显然，该报告提示为碱血症，pH为碱性，$PaCO_2$ 升高(CO_2 潴留导致酸中毒)，HCO_3^- 亦升高(碱增加引起碱中毒)；因此，原发性病变是代谢性碱中毒。虽然有 CO_2 潴留代偿，但pH仍未恢复正常，表示其为部分代偿性代谢性碱中毒。

如果血气报告pH 7.34，$PaCO_2$ 40.3，HCO_3^- 20.4；pH稍微降低，$PaCO_2$ 正常，HCO_3 降低；原发性病变为代谢性酸中毒，但因 $PaCO_2$ 正常，说明未发生代偿反应。因而报告的解释是非代偿性代谢性酸中毒。

如果血气报告pH 7.52，$PaCO_2$ 31.0，HCO_3^- 29.4；pH为碱性，$PaCO_2$ 降低(碱中毒)，HCO_3 升高(碱中毒)；由于 $PaCO_2$ 和 HCO_3 的移动方向相反，两者均导致碱中毒，原因属于混合型酸碱平衡紊乱(代谢性碱中毒合并呼吸性碱中毒)。

低氧血症分为轻、中、重三度(表5-6-2-9)；酸碱平衡紊乱疾病的基本判断和机体代偿机制与后果分别见表5-6-2-10和表5-6-2-11。血液酸碱度是用$[H^+]$或pH来表示的，其数值高低取决于血液中 HCO_3^- 与 H_2CO_3 的多少，可用Henderson-Hasselbalch方程式来表示。即 $pH=6.1+\log\{[HCO_3^-]/[H_2CO_3]\}$。为便于临床计算，Kassirer等将它简化为公式(A) $[H^+]=24\times\{[PaCO_2]/[HCO_3^-]\}$。式中$[H^+]$、$PaCO_2$ 及 HCO_3^- 三个变数的关系是不变的，故知其二便可知其三。式中$[H^+]$的单位是mmol/L，$PaCO_2$ 的单位是mmHg，HCO_3^- 的单位是mmol/L(或mmol/L)。在核实血气测定数据时，可将 $PaCO_2$ 与 HCO_3^- 的实测值代入(A)式，计算出$[H^+]$值，再将此值折合为pH值而与实测pH值作比较。若计算出的pH值与实测pH符合，则提示血气测定值可靠，否则表明pH、$PaCO_2$ 与 HCO_3^- 中必有一项错误。

表5-6-2-9 低氧血症分度

分度	SaO_2(%)	PaO_2(mmHg)
轻度	90~94	60~79
中度	75~89	40~59
重度	<75	<40

注：患者接受输氧时，需要比较 SaO_2 与 FiO_2 的变化，因为此时的 SaO_2 可能正常，但仍明显低于 FiO_2(正常差异应小于10)

表5-6-2-10 酸碱平衡紊乱的基本判断

判断指标	紊乱类型
CO_2 升高(CO_2>40mmHg)	呼吸性酸中毒
CO_2 降低(CO_2<40mmHg)	呼吸性碱中毒
HCO_3^- 升高(HCO_3^->24mmol/L)	代谢性碱中毒
HCO_3^- 降低(HCO_3^-<24mmol/L)	代谢性酸中毒

表5-6-2-11 机体代偿机制与后果

pH	HCO_3^-	PCO_2	代偿
7.21	14mmol/L	40mmHg	未代偿
7.21	14mmol/L	30mmHg↓	部分代偿
7.31	14mmol/L	20mmHg↓↓	完全代偿

(二)酸碱失衡判断 酸碱失衡的判断方法很多，大致可分为两类，一类是应用酸碱失衡代偿图(亦称酸碱失衡有意义带图或酸碱卡等)判断，另一类是应用酸碱失代偿值

预计公式判断。下面介绍的四步判断法简单、实用、可靠和易于掌握，且有明确的规律性，可作为常规判断用。

1. 第一步　根据 $PaCO_2$ 与 HCO_3^- 的实测值较正常值高或低而确定属于表 5-6-2-12 内(A)、(B)、(C)、(D)中哪一组 $PaCO_2$ 正常值为 35~45mmHg，HCO_3^- 正常值为 22~27mmol/L)。本法判断中 $PaCO_2$ 的单位不采用 kPa。

表 5-6-2-12　酸碱失衡类型筛选判断法表

判断指标		紊乱类型	
(A)高 HCO_3^-	(1) $PaCO_2 \times 0.6 > HCO_3^-$	代碱合并呼酸*	
高 $PaCO_2$	或 $pH < 7.4$	呼酸	①呼酸合并代碱($HCO_3^- > \Delta\Delta$)
(或一高一正常)			②代偿性呼酸($HCO_3^- = N$)
			③失代偿性呼酸($HCO_3^- < \Delta$)
			④呼酸合并代酸($HCO_3^- < \Delta$)
	(2) $PaCO_2 \times 0.6 \approx HCO_3^-$	呼酸	①~④
	或 $pH = 7.40$	代碱	⑤~⑧
	(3) $PaCO_2 \times 0.6 < HCO_3^-$	呼酸合并代碱*	
	或 $pH > 7.4$	代碱	⑤代碱合并呼酸($PaCO_2 > \Delta\Delta$)
			⑥代偿性代碱($PaCO_2 = N$)
			⑦失代偿性代碱($PaCO_2 < \Delta$)
			⑧代碱合并呼碱($PaCO_2 < \Delta$)
(B)高 HCO_3^-		呼碱合并代酸	
低 $PaCO_2$		代碱合并呼碱	
(C)低 HCO_3^-	(1) $PaCO_2 \times 0.6 > HCO_3^-$	呼碱合并代酸*	
低 $PaCO_2$	或 $pH < 7.40$	代酸	①代酸合并呼酸($PaCO_2 > \Delta\Delta$)
或一低一正常			②代偿性代酸($PaCO_2 = N$)
			③失代偿性代酸($PaCO_2 > \Delta\Delta$)
			④代酸合并呼碱($PaCO_2 < \Delta$)
	(2) $PaCO_2 \times 0.6 \approx HCO_3^-$	代酸	①~④
	或 $pH = 7.4$	呼碱	⑤~⑧
	(3) $PaCO_2 \times 0.6 < HCO_3^-$	代酸合并呼碱*	
	或 $pH > 7.4$	呼碱	⑤呼碱并代碱($HCO_3^- > \Delta\Delta$)
			⑥代偿性呼碱($HCO_3^- = N$)
			⑦失代偿性呼碱($HCO_3^- > \Delta\Delta$)
			⑧呼碱合并代酸($HCO_3^- < \Delta$)
(D)低 HCO_3^-		呼酸合并代酸	
高 $PaCO_2$		代酸合并呼酸	

注：ΔΔ 表示预计代偿值的高值；Δ 表示预计代偿值的低值；N 表示预计代偿值范围；$PaCO_2$ 的单位为 mmHg；HCO_3^- 为 mmol/L；* 表示 $PaCO_2$ 与 HCO_3^- 均增高或减低时的可能情况；代酸：代谢性酸中毒；代碱：代谢性碱中毒；呼酸：呼吸性酸中毒；呼碱：呼吸性碱中毒

2. 第二步　若属于(A)或(C)组，则根据 $PaCO_2 \times 0.6$ 与 HCO_3^- 的数值大小，或 pH 值的高低，确定属于表内(1)、(2)、(3)中的哪一组，再按该组右侧所提示的失衡类型并结合病史、临床表现及有关化验资料来确定是哪一种，例如(A)(3)组提示有“代谢性碱中毒”或“呼吸性酸中毒合并代谢性碱中毒”两种可能，这对一例肺部急性感染已 5 天的肺心病患者来说，应首先考虑为呼吸性酸中毒合并代谢性碱中毒，而对一原先身体健康，只因严重呕吐入院的患者来说，则应判断为代谢性碱中毒。必须指出的是，在判断(A)(2)或(C)(2)组应属何种失衡可能时，应以首先出现的诱因为依据来确定诊断。例如一肺心病呼衰患者在应用排钾利尿剂与糖皮质激素过程中，血气分析出现(A)(2)的情况时，应判断为呼吸性酸中毒而不应判断为代谢性碱中毒。若第一步确定属于(B)或(D)组，则得出两种可能的诊断，然后进一步结合病史等资料确定最后诊断。

3. 第三步　若第二步确定是单纯型失衡，则用表 5-6-2-13 内相应公式计算出 $PaCO_2$ 或 HCO_3^- 的预计代偿值。如果

表 5-6-2-13　酸碱失衡代偿值预测公式

酸碱失衡	代偿值预计公式	代偿时间
代酸	$PaCO_2 = 40 - (24 - HCO_3^-) \times 1.2 \pm 2$	12~24 小时
代碱	$PaCO_2 = 40 + (HCO_3^- - 24) \times 0.9 \pm 5$	12~24 小时
呼酸		
急性	$HCO_3^- = 24 + (PaCO_2^- - 40) \times 0.07 \pm 1.5$	几分钟
慢性	$HCO_3^- = 24 + (PaCO_2 - 40) \times 0.4 \pm 3$	3~5 天
呼碱		
急性	$HCO_3^- = 24 - (40 - PaCO_2) \times 0.2 \pm 2.5$	几分钟
慢性	$HCO_3^- = 24 - (40 - PaCO_2) \times 0.5 \pm 2.5$	2~3 天

实测 $PaCO_2$ 或 HCO_3^- 值在预计代偿值高值与低值之间，则判断为代偿性（包括充分代偿与完全代偿）单纯型失衡。如果实测值高于所预计的高值或低于所预计的低值，则可根据表最右侧的提示，判断为失代偿（包括部分代偿与未代偿）性单纯型失衡，代偿性单纯型失衡或复合性失衡。如果失代偿性失衡与复合型失衡的可能性都存在时，则需根据病史等有关资料进一步确诊。

4. 第四步 按 $AG=Na^+-(Cl^-+HCO_3^-)$ 的公式计算出 AG 值。若 AG>16mmol/L，且病史、临床表现及有关化验（包括钾、氯、尿素氮、肌酐以及乳酸与丙酮酸等血生化检查结果）亦提示为代谢性酸中毒，并排除技术错误后，可判断为代谢性酸中毒。然后将前三步判断所得的酸碱失衡类型再结合 AG 的增高（>16mmol/L），按下面介绍的方法确定最后诊断。若 AG 不增高至 16mmol/L 以上，则前三步判断的类型就是最后诊断。

【酸碱测定值分析】

（一）三重酸碱失衡 若前三步的判断是呼吸性酸中毒+代谢性碱中毒或呼吸性碱中毒+代谢性碱中毒，且 AG>16mmol/L（指结合上述病史，临床表现等资料提示为代谢性酸中毒者，下同），则最后诊断是呼吸性酸中毒型三重酸碱失衡（呼吸性酸中毒+代谢性碱中毒+代谢性酸中毒）或呼吸性碱中毒型三重酸碱失衡（呼吸性碱中毒+代谢性碱中毒+代谢性酸中毒）。

（二）三重和双重失衡的鉴别 若前三步的判断是呼吸性酸中毒、呼吸性碱中毒，呼吸性酸中毒+代谢性酸中毒或呼吸性碱中毒+代谢性酸中毒，且 AG>16mmol/L，则按下法判断是否有代谢性碱中毒存在。若有则最后诊断为呼吸性酸中毒型和/或呼吸性碱中毒型三重失衡，否则就是双重失衡。（注：下面各式中 $PaCO_2$ 的单位是 mmHg，HCO_3^- 与 AG 单位 mmol/L），且各数值均保留到小数点后一位。

1. 求出假定无代谢性酸中毒影响的 $PaCO_2$（$PaCO_2$(NA)）：

$$PaCO_2(NA)=(AG-12)\times1.2+PaCO_2$$

2. 求 $PaCO_2$(NA) 的 HCO_3^- 预计代偿值［HCO_3^-(PNA)］

（1）$PaCO_2$(NA)≥40（提示呼吸性酸中毒或正常）用下式求：

$$HCO_3^-(PNA)=24+[PaCO_2(NA)-40]\times0.4+3 \quad \text{(A)式}$$

（2）$PaCO_2$(NA)<40（提示呼吸性碱中毒）用下式求：

$$HCO_3^-(PNA)=24-[40-PaCO_2(NA)]\times0.5+2.5 \quad \text{(B)式}$$

3. 求假定无代谢性酸中毒影响的 HCO_3^- 值（HCO_3^-(NA)）：

$$HCO_3^-(NA)=(AG-12)+HCO_3^-$$

4. 比较 HCO_3^-(NA) 与 HCO_3^-(PNA)

（1）若 HCO_3^-(NA)<HCO_3^-(PNA)，提示无代谢性碱中毒，则最后诊断为呼吸性酸中毒+代谢性酸中毒或呼吸性碱中毒+代谢性酸中毒。

（2）若 HCO_3^-(NA)>HCO_3^-(PNA)，则提示两种可能，应结合病史等资料来确定：①合并代谢性碱中毒；②失代偿性呼吸性碱中毒。如果是①则最后诊断为呼吸性酸中毒型或呼吸性碱中毒型三重失衡。如果是②则最后诊断为呼吸性碱中毒+代谢性酸中毒。

（三）复合型代谢性酸中毒 若前三步判断为代谢性碱中毒或无酸碱失衡（即血气值在正常范围），同时 AG>16mmol/L，则可诊断为代谢性酸中毒+代谢性碱中毒，不必考虑三重失衡。AG 值测定除判断高 AG 代谢性酸中毒外，亦可间接用于判断正常 AG（高氯性）代谢性酸中毒，若血气分析值判断为代谢性酸中毒而 AG 正常时，提示代谢性酸中毒为正常 AG 型。再者，高血氯性或正常 AG 代谢性酸中毒时，血 Cl^- 的增高和 AG 增高一样，都将使 HCO_3^- 呈等量减低。因此，若血气分析值判断为代谢性酸中毒而血 Cl^- 与 AG 均增高，且两者增高数之和等于或近于 HCO_3^- 的减低数，则可诊断为高 AG 代谢性酸中毒与高血氯性代谢性酸中毒并存的复合型代谢性酸中毒。

（四）注意事项 目前临床上所称的三重失衡实际上是指高 AG 三重失衡而言（即三重失衡中的代谢性酸中毒为高 AG 型）。但 AG 值界限尚有不同意见，应用 AG 判断代谢性酸中毒时，必须结合病史、临床表现、同步血气分析值变化以及有关的化验检查，有时还需进行动态观察。除此之外还应排除引起 AG 增高的技术误差因素，只有这样才能得出是否存在代谢性酸中毒的正确结论。

（韩庆山 张全）

第3节 酸碱平衡紊乱综合征

在临床上，最常见的酸碱平衡失调类型可分为代谢性酸中毒（metabolic acidosis）、呼吸性酸中毒、代谢性碱中毒和呼吸性碱中毒等四类，有时亦可出现混合性酸碱平衡紊乱。

【代谢性酸中毒】

代谢性酸中毒（metabolic acidosis）是指体内非挥发性酸性物质产生过多，肾脏酸性物质排出过少，或经胃肠道丢失的碳酸氢盐（HCO_3^-）过多所造成的一种酸碱平衡紊乱类型，可分为高阴离子间隙代谢性酸中毒及正常 AG 代谢性酸中毒两类[1,2]。

血浆为水溶性液体，电解质和酸碱度的变化必须遵循电中性和化学离子积的基本原理，根据电中性原理，血浆的总阳离子与总阴离子必须相等，维持血浆的电中性环境（表 5-6-3-1）。水溶液的离子积必须是恒定的，H^+ 浓度变化以维持电中性为前提，并取决于离子组分的变化。HCO_3^- 的浓度变化是酸碱平衡的根本机制。阴离子增多的代偿方式是通过降低 OH^- 来完成，因此导致 H^+ 增加（酸中毒）；相反，缺少 Cl^- 时，OH^- 增加，异常引起碱中毒。

（一）病因

1. 高 AG 代谢性酸中毒 常见于慢性肾病、酮症酸中毒和乳酸性酸中毒，其基础病因见表 5-6-3-2，正常阴离子隙代谢性酸中毒的病因见表 5-6-3-3。

（1）乳酸/酮体等非挥发性物质过多：临床上，常将因脏器、组织和细胞供氧减少（如低氧血症、休克、心跳呼吸骤停、

表 5-6-3-1 溶质分子的 pKa 值

溶质	pKa
$H_3PO_4/H_2PO_4^-$	1.97
$H_2PO_4^-/HPO_4^{2-}$	6.86
HPO_4^{2-}/PO_4^{3-}	12.35
H_2CO_3/HCO_3^-	3.77
柠檬酸/柠檬酸盐	3.09
乙酰乙酸/乙酰乙酸盐	3.58
β-羟丁酸/β-羟丁酸盐	4.39
乳酸/乳酸盐	3.86
尿酸/尿酸盐	5.75
NH_3/NH_4^+	9.3

表 5-6-3-2 高阴离子隙代谢性酸中毒的病因

慢性肾病	强直性惊厥
慢性肾炎	慢性肝病
糖尿病肾病	药物
慢性肾盂肾炎	二甲双胍
自身免疫性肾病	硝普钠
酮症酸中毒	抗反转录病毒药物
糖尿病	异烟肼
长期饥饿禁食	劳拉西泮(lorazepam)
慢性酒精中毒	毒物中毒
乳酸性酸中毒	甲醇
休克	乙二醇
一氧化碳中毒	

表 5-6-3-3 正常阴离子隙代谢性酸中毒的病因

胃肠 HCO_3^- 丢失	肾小管间质病变
腹泻	药物引起的高钾血症伴肾功能减退
胰腺瘘	保钾性利尿剂
肠瘘	ACEI
钙盐镁盐	ARB
肾性酸中毒	非甾体抗炎药
低钾血症性酸中毒	甲氧卞啶(trimethoprim)
引起近曲肾小管酸中毒药物	喷他脒(pentamidine)
乙酰唑胺托吡酯	其他情况
引起远曲肾小管性酸中毒的药物	酸负荷
两性霉素 B	氯化铵
高钾血症性酸中毒	非经肠营养支持
4 型肾小管性酸中毒	使用大剂量生理盐水
盐皮质激素缺乏症	阳离子交换树脂
低醛固酮血症	

重度贫血、一氧化碳中毒等)及氧耗过多(癫痫发作、抽搐、剧烈运动、严重哮喘等)造成乳酸产生增加所致的酸中毒称为 A 型乳酸酸中毒。将因为细胞内代谢异常不能有效利用氧以致乳酸清除不良(如肝功能不全、败血症、恶性肿瘤,使用双胍类药物、水杨酸与甲醇、乙二醇及慢性酒精中毒)而引起的乳酸中毒称为 B 型乳酸酸中毒。此外,饮食中硫胺缺乏、遗传性丙酮酸脱氢酶缺乏等也可造成乳酸中毒[1-3]。空肠回肠吻合术、小肠切除术后或肠内大量乳酸杆菌生长时,产生大量 D-乳酸,人体内不能将其转换为丙酮酸,故往往于进食大量糖类时诱发 D-乳酸性酸中毒[3-8]。

饥饿、高脂饮食、胰岛素缺乏或胰高糖素分泌增加时脂肪酸氧化增强,肝脏线粒体内可产生乙酰乙酸,β-羟丁酸及丙酮。此生酮过程需依赖肉碱脂酰转移酶 Ⅰ 及 β-羟-β-甲戊二酰辅酶 A(HMG-CoA)合成酶及裂解酶调节。大量酮体消耗碱储备,导致酮症酸中毒[2,3]。

肾功能损害时使用二甲双胍诱发乳酸性酸中毒常与患者同时合并了感染或血容量不足有关。二甲双胍诱发乳酸性酸中毒的发生是不可预测的,如果患者有低氧血症、组织灌注不足或严重肝损害等急性并发症,应禁止使用二甲双胍[4]。

胃肠手术(尤其是空肠-结肠吻合术)后容易发生乳酸性酸中毒。由于肠管短截,不能消化吸收摄入的碳水化合物,结肠的负荷加重,被结肠的细菌(主要是乳酸杆菌)分解成乳酸的右旋同分异构体(D-乳酸)。与正常的左旋乳酸不同的是,D-乳酸进入体内后,具有较强的神经毒作用,患者可能出现脑病症状,如果肾功能正常,可不出现脑病症状或症状很轻,但如果存在肾衰,可能发生严重的中枢性呼吸衰竭(D-乳酸性酸中毒脑病,D-lactic acid encephalopathy)。

(2) 酸性物质排出减少:肾衰竭(尤其是合并感染)、腹泻及其他导致循环衰竭时,蛋白质代谢所产生的硫酸、磷酸等可滴定酸在体内蓄积,总酸排泄减少而致酸中毒。例如,高热常伴有失水和酸碱平衡紊乱,并可引起死亡[5,6]。

2. 正常 AG 性代谢性酸中毒 非离子间隙性代谢性酸中毒(nongap metabolic acidosis)包括尿液或胃肠 HCO_3^- 丢失或生成障碍引起的高氯性代谢性酸中毒、盐酸前体生成障碍或使用含氯溶液等(见表 5-6-3-3),其发病机制见图 5-6-3-1。

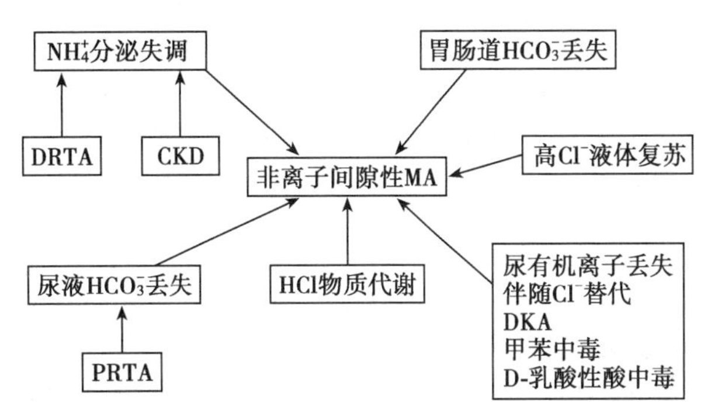

图 5-6-3-1 非离子间隙代谢性酸中毒的发病机制

非离子间隙性代谢性酸中毒包括尿液或胃肠 HCO_3^- 丢失或生成障碍引起的高氯性代谢性酸中毒、盐酸前体生成障碍或使用含氯溶液等;DRTA:远曲小管性酸中毒;CKD:慢性肾脏病;DKA:糖尿病酮症酸中毒;PRTA:近曲小管性酸中毒

(1) 肾排 H^+ 障碍:主要见于:① Ⅰ 型肾小管性酸中毒(RTA):因远端肾单位酸化能力缺陷,H^+ 排泄不足而产生酸中毒。常见于原发性甲旁亢、自发性或家族性高钙血症、甲状腺炎、干燥综合征、类风湿关节炎及自身免疫性肝炎等疾病;维生素 D 中毒及应用 FK506 时,其特征为正常 AG 性,高血氯性低血钾性代谢性酸中毒,尿 pH>5.5。② Ⅱ 型 RTA:由于近端肾小管对 HCO_3^- 的重吸收减少致泌 H^+ 不足而产生的

酸中毒。常见于先天性肝豆状核变性、半乳糖症、先天性果糖不耐受症、维生素D缺乏所致的继发性甲旁亢以及使用过期庆大霉素、磺胺类药物或四环素等抗生素。其特征为血AG正常，血氯升高而血钾下降，伴肾素和醛固酮升高。③Ⅳ型RTA：引起的代谢性酸中毒常见于Addison病、肾上腺肿瘤、原发性醛固酮缺乏、DM、肾小管间质性病变等。亦可见于使用某些药物（如螺内酯、氨苯蝶啶）等情况，其发病往往与醛固酮减少致 H^+ 净排泄量减少有关，正常AG性高血氯高血钾代谢性酸中毒为其特点[9-11]。

（2）胃肠道丢失 HCO_3^- 过多：胰瘘、胆汁引流、胃肠减压及严重腹泻时，可致代谢性酸中毒[6]。

（3）含盐酸药物：一些药物和化合物引起代谢性酸中毒，如大量应用盐酸精氨酸、稀盐酸、氯化铵、利奈唑胺（linezolid）、卡培他滨（capecitabine）、奥沙利哌（oxaliplatin）、西妥昔单抗（cetuximab）、乙酰唑胺（acetazolamide）等含盐酸药物，H^+ 负荷伴随 Cl^- 而增加，同时血浆 HCO_3^- 浓度相应降低也可导致正常AG代谢性酸中毒[12]，而乙二醇（ethylene glycol）中毒属于高阴离子间隙性酸中毒。

细胞内的正常pH主要依靠一套调节系统来维持，这些调节因子包括 Na^+/H^+ 交换体（exchangers）、质子泵（proton pump）、单羧基转运蛋白（monocarboxylate transporters）、碳酸氢根转运体（HCO_3^--transporters）和细胞膜相关性与胞质碳酸酐酶系统。肿瘤的共同特点是细胞缺氧和细胞酸中毒，但一般在血浆中没有反映，仅仅在肿瘤巨大或广泛转移时造成酸血症。

（4）非离子间隙性代谢性酸中毒：非离子间隙性代谢性酸中毒（nongap metabolic acidosis）是一种常见的代谢性酸中毒形式，主要病因在肾脏的酸碱平衡调节失常。判断肾小管的酸化功能是诊断的关键。通常情况下，根据病史、体格检查、血和尿电解质测定可做出单纯性或混合性非离子间隙性代谢性酸中毒、低钾血症性或高钾血症性非离子间隙性代谢性酸中毒的诊断。如果诊断已经补充分，可测定尿液 NH_4^+、pH等协助诊断。

非离子间隙性代谢性酸中毒包括尿液或胃肠 HCO_3^- 丢失或生成障碍引起的高氯性代谢性酸中毒、盐酸前体生成障碍或使用含氯溶液等（表5-6-3-4）；NH_4^+ 排泄测定可用于肾小管酸中毒病变部位的鉴别（表5-6-3-5），非离子间隙性代谢性酸中毒的临床评价见表5-6-3-6，非离子间隙性代谢性酸中毒诊断要点见表5-6-3-7。单独根据pH，不能排除呼吸因素的影响，临床上应该根据AG结果对代谢性酸中毒进行进一步的分型与病因诊断（图5-6-3-2）。

3. 乳酸性酸中毒　体内的碳水化合物代谢产生左旋乳酸（L-乳酸，L-lactate，levolatic acid）和右旋乳酸（D-乳酸，dextrorotary lactate，dextrolatic acid）两种同分异构体。因此，乳酸性酸中毒应分为L-乳酸性酸中毒（L-lactic acidosis）（A型）、D-乳酸性酸中毒（D-lactic acidosis）和B型乳酸性酸中毒三类。机体乳酸产生过多和/或其清除减少引起血L-乳酸明显升高（≥5mmol/L），导致代谢性酸中毒（血碳酸氢盐≤10mmol/L，动脉血气pH≤7.35），称为L-乳酸性酸中毒（简称乳酸性酸中毒），而D-乳酸性酸中毒是指血清D-乳酸≥3mmol/L的临床状态。血乳酸增高而无血pH降低称为

表5-6-3-4　非离子间隙性代谢性酸中毒的病因

血钾正常或高钾血症	远曲小管性酸中毒
HCl使用	输尿管-回肠吻合术后
胃肠外营养（TPN）	输尿管-乙状结肠吻合术后
NH_4Cl	甲苯中毒
高钾血症性远曲小管性酸中毒	酮症酸中毒
低肾衰性低醛固酮症	D-乳酸性酸中毒
肾小管对醛固酮抵抗	使用富含 Cl^- 的溶液
醛固酮缺乏	药物
慢性肾病	氨苯蝶啶
Gordon综合征	阿米洛利
肾远曲小管 Na^+ 浓度降低	喷他脒
使用富含 Cl^- 的溶液	非甾体抗炎药
低钾血症	血管紧张素受体阻滞剂（ARB）
腹泻	血管紧张素转换酶抑制剂（ACEI）
肠瘘	螺内酯
近曲小管性酸中毒	肝素

表5-6-3-5　不同疾病时的 NH_4^+ 排泄

临床情况	NH_4^+ 排泄（mmol/d）
正常范围	20~40
正常人酸负荷	200
远曲小管性酸中毒	<20~40
近曲小管性酸中毒	<20~40
肾小管泌酸障碍	<200
慢性肾病伴酸化状态	<200

注：NH_4^+ 负荷后3~5天达到肾最大 NH_4^+ 排泄

表5-6-3-6　非离子间隙性代谢性酸中毒的临床评价

研究	研究目的	评价
血清阴离子间隙	鉴别非阴离子间隙性代谢性酸中毒与高阴离子间隙性代谢性酸中毒	鉴别力最强/变异大/不能鉴别非阴离子间隙性代谢性酸中毒伴高阴离子间隙性代谢性酸中毒
血 K^+	鉴别高钾血症性或低钾血症性非阴离子间隙性代谢性酸中毒	协助鉴别病因/结果有较多重叠
尿阴离子间隙	间接确定 NH_4^+ 排泄功能	必须定量测定/异常提示肾脏病变是引起非阴离子间隙性代谢性酸中毒的原因/阴离子（Cl^- 除外）排泄增多时低估 NH_4^+ 排出量
尿渗透压间隙	间接确定 NH_4^+ 排泄功能	尿 NH_4^+ 降低提示肾脏是引起非阴离子间隙性代谢性酸中毒的原因/酒精摄入者的特异性低于 NH_4^+ 测定
尿pH	确定肾脏泌酸功能	慢性酸中毒患者的肾脏酸化功能障碍时pH不适当升高/净酸排泄功能受损时pH不适当降低

表 5-6-3-7 非离子间隙性代谢性酸中毒的诊断要点

1. 病史与体格检查
2. 基础阴离子间隙(血清白蛋白校正)测定以明确是单纯性或复合型非阴离子间隙性代谢性酸中毒
3. 血清钾测定
4. eGFR 测定以确定是否存在肾衰
5. 不能确立诊断时测量肾脏酸化功能
6. 尿渗透压 Na^+-K^+-BUN-葡萄糖等,尿糖阳性者需要计算尿渗透压间隙
7. 尿 NH_4^+ 测定
8. 尿 NH_4^+ 降低者需要测定尿 pH
9. 怀疑近曲小管性酸中毒者需要测定肾碳酸氢盐重吸收功能
10. 怀疑近曲小管性酸中毒者需要同时测定尿和血清葡萄糖氨基酸磷酸盐

高乳酸血症(hyperlactacidemia)。

(1) L-乳酸性酸中毒:正常人血清中的L-乳酸来源于细胞代谢,以左旋乳酸为主,葡萄糖分解代谢生成的丙酮酸大部分经三羧酸循环氧化供能,但在缺氧或氧利用障碍时,大部分丙酮酸则在乳酸脱氢酶的作用下还原为乳酸。氧供不充足时,人体绝大多数组织都能通过糖酵解途径生成乳酸。当人体在剧烈运动时,组织处于相对缺氧状态;一些疾病(休克、心功能不全造成组织低灌注以及窒息或严重贫血造成低氧状态)也可导致机体缺氧,使体内无氧糖酵解增强,乳酸生成增多。

(2) D-乳酸性酸中毒:在某些情况下,肠道细菌产生大量D-乳酸,使血清D-乳酸升高数百至数千倍。外源性D-乳酸或L-乳酸可来源于发酵食品(如腌菜和酸奶等)。高乳酸血症常见于急性重症(如休克、败血症、心肺衰竭、创伤、惊厥、缺血、缺氧、糖尿病酮症酸中毒、维生素 B_1 缺乏症、恶性肿瘤肝病、急性毒物中毒或某些药物中毒)患者,但亦可发生于其他许多临床情况。当组织血液灌注不足时,血清乳酸必然升高。

(3) B型乳酸性酸中毒:B型乳酸性酸中毒是由于血液或实体恶性肿瘤引起的酸中毒,即使在氧供应充足情况下,肿瘤细胞的糖代谢亦由正常的有氧代谢转换为无氧酵解(Warburg效应)。

Warburg因发现呼吸酶而于1931年获得诺贝尔奖,他继而发现在有氧条件下,癌细胞重新编程糖代谢,产生大量乳酸。近年发现,恶性肿瘤细胞的Warburg表型可在微环境供氧变化、维生素 B_1 缺乏或某些药物作用情况下,表达缺氧诱导因子(hypoxia-inducible factor-1α,HIF1α),启动无氧酵解过程[13-18],而A型乳酸性酸中毒是由于低血液灌注引起缺氧的后果。临床上,短肠综合征患者可发生D-乳酸性酸中毒,三种乳酸性酸中毒除有个别重叠外,其病因各不相同(表5-6-3-8)。

B型乳酸性酸中毒主要见于血液系统的恶性肿瘤如淋巴瘤、白血病。在肿瘤细胞增殖过程中,适应较低氧环境的克隆获得生长扩张优势,高表达葡萄糖转运体和己糖激酶[19],选择生成ATP少的无氧酵解代谢途径(图5-6-3-3)。局部组织生成的大量乳酸,促进肿瘤细胞微环境酸化,有利于肿瘤浸润和生长[19-26]。

当患者合并肝肾功能障碍、营养素和维生素 B_1 缺乏时,

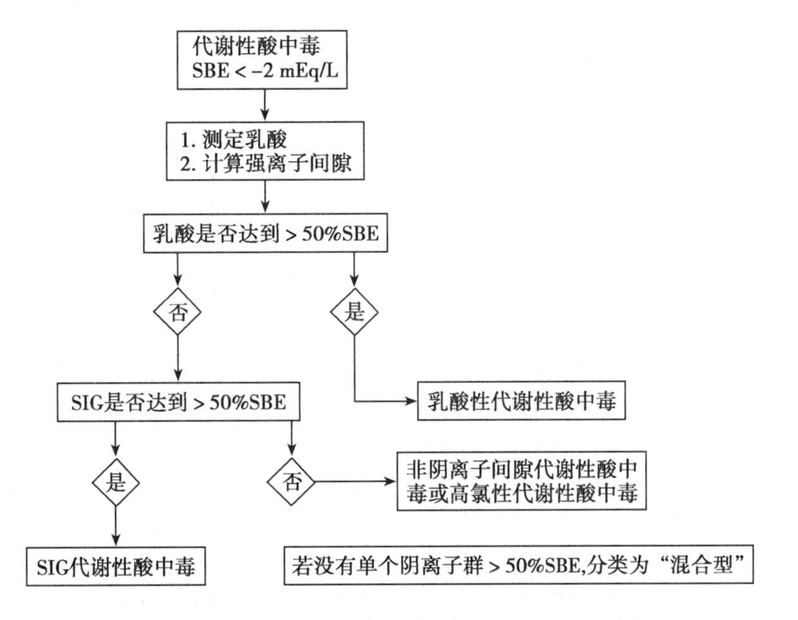

图 5-6-3-2 代谢性酸中毒的类型与病因诊断流程

SBE:标准碱剩余(-2mEq/L以下表示酸中毒);SIDa:表观离子强度差;SIDe:有效离子强度差;SIG:强离子间隙;mEq/L=mmol/L×原子价

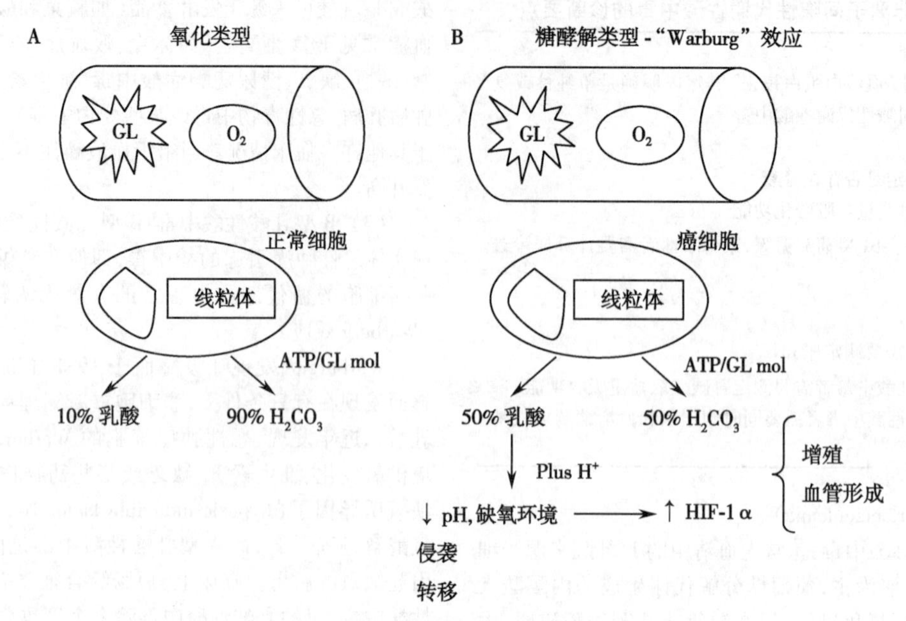

图 5-6-3-3　正常氧化与无氧酵解途径

A. 正常细胞氧化途径取决于氧的供应水平;B. 恶性细胞无氧酵解途径不取决于氧的供应水平;GL:葡萄糖;O_2:红细胞携氧;HIF-1:缺氧诱导抑制 1

表 5-6-3-8　乳酸性酸中毒分类

A 型乳酸性酸中毒	药物中毒(双胍类)
低血液灌注状态	毒物中毒(乙醇)
大量出血	恶性肿瘤
休克	HIV 感染
感染性休克	硫胺素缺乏症
创伤	D-乳酸性酸中毒
B 型乳酸性酸中毒	短肠综合征
糖尿病	糖尿病酮症酸中毒

乳酸生成量过多,进入血液循环,引起全身性乳酸性酸中毒,文献报道的病例病情不一,血清乳酸 4~46mmol/L。

(二)临床表现和诊断　轻者可无明显症状,或仅感乏力,呼吸加快、加深,胃纳不佳。重者可出现酸中毒大呼吸、心律失常、烦躁、嗜睡甚至昏迷。有上述病因可循者,血气分析见血 pH 及 HCO_3^-下降,BE 负值增加是代谢性酸中毒的典型表现。排除呼吸因素,CO_2CP 降低,AG>16mmol/L 可诊断代谢性酸中毒。通过核实血气报告单上的数据,认为可靠后,可按酸碱失衡四步判断法确定是单纯性代谢性酸中毒抑或为混合性酸碱失衡。高 AG 性代谢性酸中毒可根据有无糖尿病、缺氧、营养不良、肾脏疾病、消化道疾病等,选择血糖、血酮、血乳酸、尿素氮、肌酐等检查协助诊断;正常 AG 性代谢性酸中毒应寻找有无肝、肾疾病导致的低蛋白血症及应用过多含氯化物、卤素族离子等药物史来判断。

以前,有人用白蛋白校正的阴离子间隙(albumin corrected anion gap,ACAG)鉴别是否存在高乳酸血症,但并不确切,因而建议对所有的急重症患者均测定血清乳酸。

计算可分别按[HCO_3^-]、CO_2CP 及 BE 计算,即所需补碱量(mmol)=(要求纠正的 CO_2CP-实测 CO_2CP(mmol/L)×0.4×体重(kg);或所需补碱量(mmol)={要求纠正的[HCO_3^-]-实测[HCO_3^-]}(mmol/L)×0.4×体重(kg);或所需补碱量(mmol)=[(-2.3)-测得的 BE]×0.4×体重(kg)。式中 0.4 表示需纠正的体液量,包括分别占体重 20%的细胞外液和占体重 40%的细胞内液的 50%。因 BE 不受呼吸影响,故以此计算结果较为准确。每克碳酸氢钠含碱量约 12mmol。

轻度酸中毒(pH>7.2)一般不需补碱,或仅予口服碳酸氢钠 1~2g,3 次/天即可。对严重消化性溃疡患者要注意观察病情变化。重度酸中毒者,多需用碳酸氢钠将血 pH 提高至 7.20 左右,可先给予计算量的 1/3~1/2,再依据临床表现及所查的血气分析结果进一步调整;不宜过快将血 pH 纠正至正常,纠正过快,易使代偿性呼吸加快机制受抑,$PaCO_2$ 增加,因 CO_2 透过血-脑脊液屏障能力较 HCO_3^-快,因此可加重中枢神经系统症状;pH 升高过快,使氧离曲线左移,组织供氧减少,加重机体缺氧;过多补碱,还可使 Na^+潴留,心脏负荷过重,可致肺水肿;此外,高浓度碳酸氢钠可导致高渗血症,加重中枢神经系统症状。

三羟甲基氨基甲烷(tromethamine,THAM)是不含钠有机胺碱性药,临用前加等量 5%~10% 葡萄糖液稀释(每克 THAM 含碱量相当于 8mmol)。THAM 能与 H^+ 结合,使 HCO_3^-在血中增加从而纠正呼吸及代谢性酸中毒,质子化的 THAM 可以从肾脏排泄。所需 THAM 量(mmol)=[要求纠正的 CO_2CP-实测 CO_2CP(mmol/L)]×0.6×Wt(kg),或所需 0.3mol/L THAM 量(ml)=Wt(kg)×BE(mmol/L)。一般情况下,当 pH<7.2 时,可考虑应用 THAM 来纠正酸中毒,但慢性呼吸性酸中毒及肾性酸中毒忌用本药。用于急性呼吸性酸中毒时,必须同时给予氧气,因其可使肺泡通气量明显减少。一般成人最大剂量为 15mmol/(kg·d),例如 50kg 者约需 0.3mol/L 的 THAM 2.5L。大剂量输注 THAM 可引起呼吸抑制、低血压、恶心、呕吐及低血糖。因本品对外周静脉血管及周围组织有刺激作用,可致血管炎及局部坏死,故

用7.28%溶液静脉滴注时需特别慎重,一般仅用3.64%的溶液滴注。

(三)液体补充治疗 一般应根据原发病病因、发病缓急和酸中毒严重程度而定[27]。输液时,晶体类(crystalloid)液体或胶体(colloid)类液体的疗效差别的确是明显的,但两者之间的副作用差别,尤其是氯化物负荷和强离子的差别才是更显著的。另一方面,必须重视不同时期的液体"量"与"质"的补。补充液体的"量"中毒(液体过负荷)带来的不良反应不容忽视,补充液体的"质"中毒(液体类型)是急性肾损伤和代谢性酸中毒的作用原因。

急性复苏时的液体补充目的是恢复血管内的有效循环容量、组织血液灌注和氧供应,必然引起体液积聚和液体正平衡;维持期的液体补充目的是维持相关内液体的稳定,应特别注意避免输液过多造成的液体过负荷(表5-6-3-9)。恢复期的液体补充是促进组织器官功能康复,通过主动或被动方式移除多余的体液。羟乙基淀粉治疗严重败血症/败血症休克的肾毒性研究结果见表5-6-3-10,等渗生理盐水与平衡晶体溶液的比较见表5-6-3-11。

(四)碳酸氢钠治疗

1. 适应证 补充碳酸氢钠是治疗因腹泻、呕吐或近曲小管而丢失碳酸氢钠引起的代谢性酸中毒的有效方法;但碳酸氢钠治疗急性代谢性酸中毒(如糖尿病酮症酸中毒、乳酸性酸中毒、败血症性酸中毒、术中代谢性酸中毒或心搏暂停后酸中毒)的效果值得怀疑。终末期肾病常伴有代谢性酸中毒,其原因主要与有机阴离子和氯化物增加所致;透析用碳酸氢钠出现碳酸氢钠负荷状态,出现暂时性程度不等的代谢性碱中毒,碳酸氢钠负荷造成高碳酸血症、低钾血症、低离子钙血症和QTc间期延长,血管钙化需要引起足够的重视。

表5-6-3-9 危急重症患者液体过负荷研究结果

报道者	研究设计	研究对象	药物与方法	结果
Goldstein等	回顾性研究	儿童重症CRRT	%FO	↑%FO/↑死亡率
Foland等	回顾性研究	儿童重症CRRT	%FO	↑%FO/↑/器官功能衰竭+死亡率
Sutherland等	回顾性研究	儿童重症CRRT	%FO	↑%FO/↑死亡率
Arikan等	回顾性研究	儿童重症CRRT	%FO	↑%FO/↓肺功能
Payen等	Post-hoc前瞻性研究	成年重症败血症	FB	↑FB/↑死亡率
Murphy等	回顾性研究	成年重症ALI	AIFR+CLFM	↑存活率/↑AIFR+CLFM
Bouchard等	Post-hoc前瞻性研究	成年重症AKI	%FO>10%	↑FB/↑死亡率
Wiedemann等	RCT	成年重症+ALI	保守与自由流体管理策略	↑MV
Fulop等	回顾性研究	成年重症CRRT	VRWG	↑容量相关性体重/↑死亡率
Boyd等	Post-hoc分析(VASST)	成年重症败血症	FB+CVP的四分位数为12小时和4天	↑FB/↑死亡率
Grams等	Post-hoc FACCT	成年重症伴ALI+AKI	FB+利尿剂	↑FB/↑死亡率
Heung等	回顾性研究	成年重症CRRT	%FO	↑%FO/↓肾功能恢复
Bellomo等	Post-hoc RENAL	成年重症败血症伴AKI	FB	↑FB/↑死亡率

注:ALI:急性肺损伤;AIFR:复苏开始的适当液体;CLFM:后期液体保守治疗;AKI:急性肾损伤;CVP:中心静脉压;CRRT:连续肾脏替代治疗;FO:液体过负荷;FB:液体平衡

表5-6-3-10 羟乙基淀粉治疗严重败血症/败血症休克的肾毒性研究结果

研究者	RCT研究	病例数(羟乙基淀粉/对照)	疾病(例数)	羟乙基淀粉液体	对照	肾脏指标	肾替代治疗(OR;95%CI)
Schortgen等	多中心	129(65/64)	严重败血症/败血症休克	6%(200/0.62)	3%明胶	↑急性肾损伤 ↑少尿↑SCr	1.24 (0.5~2.9)
Molnár等	单中心	30(15/15)	败血症休克	6%(200/0.60)	3%明胶	未报道	未报道
McIntyre等	多中心	40(21/19)	败血症休克	6%(200/0.50)	0.9%生理盐水	无差异	3.00 (0.3~31.6)
Brunkhorst等	多中心	537(262/275)	严重败血症/败血症休克	10%(200/0.5)	Ringer乳酸盐	↑急性肾损伤	1.95 (1.3~2.9)
Guidet等	多中心	196(100/96)	严重败血症/败血症休克	6%(130/0.4)	0.9%生理盐水	无差异	未报道
Perner等	多中心	798(398/400)	严重败血症/败血症休克	6%(130/0.42)	醋酸盐	↑急性肾损伤	1.35 (1.01~1.8)
Myburgh等	多中心	7000(3315/3336)	败血症	6%(130/0.4)	0.9%生理盐水	↑肾替代治疗	1.21 (1.00~1.45)

表 5-6-3-11 等渗生理盐水与平衡晶体溶液的疗效比较

研究者	研究设计	对象	液体	结 果
McFarlane 等	RCT	肝胆胰外科患者	0.9%生理盐水/血浆电解质-148	0.9%生理盐水伴发医源性代谢性酸中毒
Wilkes 等	RCT	腹部外科患者	0.9%生理盐水/Hartmann(HES)	0.9%生理盐水伴发医源性代谢性酸中毒
O'Malley 等	RCT	肾移植患者	0.9%生理盐水/血浆电解质	0.9%生理盐水伴发医源性代谢性酸中毒和高钾血症
Yunos 等	前瞻性研究	重症患者	高氯/低氯液体	高氯液体伴代谢性碱中毒
Chowdbury 等	RCT	健康志愿者	0.9%生理盐水/血浆电解质-148 (2L)	↑氯/↑强离子差↓/肾血流↑/体重↑/血管外容量↑/排尿
Chua 等	回顾性研究	重症伴糖尿病酮症酸中毒患者	0.9%生理盐水/血浆电解质-148	生理盐水-148 纠正酸中毒更快
Shaw 等	回顾性研究	腹部外科患者	0.9%生理盐水/血浆电解质-148	0.9%生理盐水患者的感染↑/并发症↑/输血↑/肾替代治疗↑
Yunos 等	前瞻性研究	重症患者	高氯/低氯液体	高氯液体的急性肾损伤和肾替代治疗↑

碳酸氢钠主要用于胃肠液体丢失致代谢性酸中毒治疗，严重者（如 pH<7.1 时）可补充碳酸氢钠，至血[HCO_3^-]升至 16mmol/L 即可。

代谢性酸中毒时，血液 pH 下降，而当合并混合性事件平衡紊乱时，血浆 H^+浓度可能正常。例如，代谢性酸中毒患者出现呕吐造成代谢性碱中毒后可使 pH 升高。慢性肾病患者饮食酸负荷常诱发代谢性酸中毒，其特点是氯化物和有机阴离子增多。补充碳酸氢钠可纠正腹泻、呕吐或近曲小管酸中毒引起的代谢性酸中毒。

2. 非适应证 碳酸氢盐不能解决糖尿病酮症酸中毒、乳酸性酸中毒、恶性肿瘤性酸中毒、心搏骤停后酸中毒、败血症休克酸中毒与术中代谢性酸中毒，有时甚至导致更严重后果[28-34]。因此，碳酸氢盐治疗无效的临床情况至少包括：①糖尿病酮症酸中毒；②乳酸性酸中毒；③败血症休克；④心搏骤停；⑤术中代谢性酸中毒。

（1）糖尿病酮症酸中毒：回顾性与前瞻性研究均发现，碳酸氢钠不能改善糖尿病酮症酸中毒的病情、代谢反应与预后。而且，即使血浆 pH 已经下降至 6.9 以下，碳酸氢钠治疗仍不能显示任何益处。

一般当动脉血 pH<7.0~7.1 或血 HCO_3^-<5mmol/L、CO_2CP 4.5~6.7mmol/L（10~25 容积%）时，可给予少量的 1.25%碳酸氢钠。当血 pH>7.1 或 HCO_3^->10mmol/L、CO_2CP 11.2~13.5mmol/L(25~30 容积%）可停止补碱，因过多过快补充碳酸氢钠溶液可致脑脊液 pH 反常性降低，血红蛋白的氧亲和力上升而加重组织缺氧。饥饿性酮症酸中毒一般不必补给碱性液体，仅给予葡萄糖即可纠正。

糖尿病酮症酸中毒发生脑水肿的机制未明，可能主要与个体差异和酮症酸中毒的严重程度有关[35]。

（2）乳酸性酸中毒：碳酸氢钠治疗不能改善临床症状或生化异常，应用与不应用碳酸氢钠的预后无差异。在临床上，即使使用大剂量的碳酸氢钠也不能获得任何益处。恶性肿瘤引起的乳酸性酸中毒只能通过化疗或手术等病因治疗才能消除。脓毒败血症或药物引起的乳酸性酸中毒同样不主张采用碳酸氢钠治疗，因为碳酸氢钠可以导致更高的死亡率。当血 pH<7.1，HCO_3^-<8mmol/L 时可给予碳酸氢钠液。一般在 30~40 分钟内将 pH 提高至维持血 HCO_3^- 8~10mmol/L、血 pH 在 7.1~7.2 即可，不必彻底纠正。B 型乳酸性酸中毒以治疗病因为主。乳酸性酸中毒以碳酸氢钠治疗依据为：①pH 过低对机体有害，如损害心血管功能。②注射碳酸氢钠可使动脉血 pH 升高。③升高的 pH 有益于心血管功能等。④碳酸氢钠使用的好处远超过其所导致的诸如水钠潴留的不良反应。但是也有不少动物及人体试验证实，其所谓改善血流动力学的作用证据不够充分，故不主张使用碳酸氢钠以提高血 pH，即使血 pH<7.2。

胃肠手术（尤其是空肠-结肠吻合术）后容易发生 D-乳酸性酸中毒。由于肠管短截，不能消化吸收摄入的碳水化合物，结肠的负荷加重，被结肠的细菌（主要是乳酸杆菌）分解成乳酸的右旋同分异构体（D-乳酸）。与正常的左旋乳酸不同的是，D-乳酸进入体内后，具有较强的神经毒作用，患者可能出现脑病症状，如果肾功能正常，可不出现脑病症状或症状很轻，但如果存在肾衰，可能发生严重的中枢性呼吸衰竭。

效果不佳时，可予肠道吸收差的抗生素口服，如林可霉素（300mg，3 次/天）、四环素（500mg，3 次/天）、万古霉素（125mg，4 次/天）、新霉素（500mg，3 次/天）以改变肠道菌群。严重者亦可应用碳酸氢钠纠正。

（3）败血症性休克：应用血流动力学和生化指标比较碳酸氢钠治疗的效果，没有发现任何疗效。因此，2008 年的败血症的诊疗指南反对应用碳酸氢钠治疗低灌注引起的乳酸性酸中毒患者。

（4）术中酸中毒：术中发生的代谢性酸中毒是一种消耗性代谢表现，多数还与创伤、缺氧、缺血、感染等因素有关，除非属于单纯性酸碱平衡紊乱或暂时性酸中毒，即使是严重的代谢性酸中毒也反对使用碳酸氢钠。

（5）心搏骤停后酸中毒：在心搏骤停后酸中毒的抢救指南中，早就取消了碳酸氢钠治疗。而且在复苏后的支持治疗中，亦不主张应用。

（6）急性肾损伤：目前仍缺乏相关的 RCT 资料，一般不主张应用。

（7）慢性肾病：长期应用碳酸氢钠治疗慢性肾病已经多年，近年的指南建议应用碳酸氢钠将血清碳酸氢盐维持在≥22mmol/L 水平（证据 2B）。此外，CKD 患者使用碳酸氢钠可能具有一定的肾保护作用。但是 RCT 依据仍然不充分，有待进一步研究。一些研究提示，代谢性酸中毒是肾病进展的风险因素，但目前的证据水平较低，研究结论不一致（表5-6-3-12）。肾衰竭伴高分解代谢型代谢性酸中毒因其可抑制肾小管上皮细胞的高代谢状态，对延缓肾衰竭恶化有一定意义。Ⅰ型肾小管性酸中毒主要是治疗原发病，同时可予碳酸氢钠及枸橼酸钾，减轻高氯血症和高磷血症。Ⅱ型肾小管性酸中毒可给予碳酸氢钠10~15mmol/(kg·d)，同时补充钾盐，必要时可用噻嗪类利尿剂。Ⅳ型肾小管性酸中毒的治疗着重于醛固酮或盐皮质激素（9α-氟氢化可的松）的补充。心肺复苏和严重代谢性酸中毒时，常常应用碳酸氢钠，但在某些情况下，碳酸氢钠不能改善预后，有时还相当有害。

碳酸氢钠或柠檬酸钠纠正慢性酸中毒可延缓肾病进展，但是影响肾病进展的因素很多（表5-6-3-13），目前的研究似乎还难以明确回答这个问题。

表5-6-3-12　代谢性酸中毒与肾病进展的关系

研究者/年份	研究类型	病例数	主要结果	缺　点
Shah 等/2009	回顾性分析	5422	血清碳酸氢盐降低与肾病进展微弱相关	仅9%测定 eGFR
Raphael 等/2011	回顾性分析	1094	血清碳酸氢盐较高者肾病进展风险低	非主要分析结果
Dobre 等/2013	前瞻性多中心队列研究	3939	血清碳酸氢盐每下降1mmol增加肾病进展风险3%	危害比0.97(95%可信限0.94~0.99)
Kanda 等/2013	回顾性分析	113	血清碳酸氢盐降低与肾病进展高风险相关	组间可比性差
Goldenstein 等/2014	回顾性分析	1073	血清碳酸氢盐与 eGFR<60ml/(min·1.73m^2)无关	碳酸氢盐计算而得
Driver 等/2014	回顾性分析	5810	血清碳酸氢盐与 eGFR<60ml/(min·1.73m^2)无关	CO_2测量标本贮存过久
Scialla 等/2012	回顾性分析	632	内源性酸生成与 GFR 无关	组间可比性差

表5-6-3-13　碳酸氢钠对慢性肾病的影响

研究者/年份	研究类型	病例数	主要结果	缺　点
de Brito-Ashurst 等/2009	随机单中心	134	口服补充碳酸氢盐不促进肾病进展	血清碳酸氢盐16~20mmol/结果不宜外延
Phisitkul 等/2010	前瞻性研究	59	柠檬酸钠治疗者的 eGFR 下降较慢	对照组有患者不能服药
Mahajan 等/2010	前瞻随机对照	120	碳酸氢钠转录子的半胱氨酸蛋白酶抑制剂 C-eGFR 下降变慢	未观察其他肾功能变化

（8）甲醇和乙二醇中毒治疗：血HCO_3^-<15mmol/L时必须进行血液透析，并在透析液内加入乙醇0.6g/kg，以竞争肝内乙醇脱氢酶。不具备透析条件者，可留置胃管抽吸胃液，并予碳酸氢钠纠正。当血水杨酸浓度>100mg/dl时，应给予血液透析，<100mg/dl时，可用生理盐水洗胃，继以活性炭，并同时予碳酸氢钠静脉滴注以碱化尿液，使尿pH>7.5。或用乙酰唑胺碱化尿液，防止尿中水杨酸转化为非离子状态而被重吸收，并同时予碳酸氢钠。

3. 治疗副作用　一项回顾性研究分析了2000—2012年192例家用碳酸氢钠粉（小苏打，baking soda powder）（家用碳酸氢钠）的资料，发现滥用碳酸氢钠导致了严重的酸碱平衡紊乱与电解质失调，有的甚至发生呼吸抑制，主要的高危对象是儿童、利尿剂使用者、孕妇和酒精成瘾者。碳酸氢钠还可能引起低钾血症、低离子钙血症、QT间期延长、高碳酸血症、透析性血流动力学指标不稳定、尿钠排泄增加、血管钙化以及临床意义尚未明的其他副作用（表5-6-3-14）。

表5-6-3-14　碳酸氢钠的不良反应

1. 低钾血症	8. 临床意义未明的副作用
2. 低离子钙血症	9. 组织氧合作用受损
3. QT 间期延长	10. 细胞内酸中毒
4. 高碳酸血症	11. 矛盾性脑脊液酸中毒
5. 透析时血流动力学指标不稳定	12. 高渗状态
6. 尿钠排泄增加	13. 乳酸生成增多
7. 促进血管钙化	14. 血压轻度降低

（五）醋酸钠治疗　曾认为醋酸钠（sodium acetate）作为透析液的缓冲剂时，可引起血流动力学指标的波动，但McCague等的研究没有发现这种不良反应，一般可用于纠正高氯血症（hyperchloremia）和代谢性酸中毒（表5-6-3-15）。碳酸氢钠是治疗药物中毒的最主要制剂，醋酸钠可作为备选药物，但乙酸钠的体内代谢远比碳酸氢钠复杂，用量过大时可产生明显副反应。

【神经细胞酸中毒】

脑细胞内pH（pHi）调节是一种重要的自身调节功能，因为细胞内pHi改变可引起神经细胞的兴奋性异常，干扰细胞代谢甚至导致细胞死亡。

（一）pH与神经细胞兴奋性　神经元表达的pH敏感性膜蛋白见表5-6-3-16。由于存在pH敏感性膜蛋白，神经元的兴奋性对细胞内pHi和细胞外pH（pHo）十分敏感，pH敏感性膜蛋白包括离子通道蛋白、转运蛋白、受体和ATP酶等（图5-6-3-4），这些pH敏感性膜蛋白的功能是：①维持神经细胞的静息膜电位；②影响神经元对拮抗剂与激动剂的敏感性；③调定膜动作电位阈值；④调节动作电位的时限与幅度；⑤决定不应期的长短；⑥整合神经网络信号。上述特征赋予神经细胞与其他神经元、神经胶质细胞以及神经系统以

表 5-6-3-15 醋酸钠的碱化作用

血浆/尿液碱化	应用指征	碳酸氢钠	醋酸钠
血浆碱化			
静脉注射	QRS 增宽急性期/严重心律失常/水杨酸过量/pH 目标值 7.5~7.55	1~2mmol/kg 静注(1~2min)	1mmol/kg 静注(15~20 分钟)
静脉滴注	同上/维持 pH 7.5~7.55	150mmol/L/加入 5%葡萄糖液中滴注	150mmol/L/加入 5%葡萄糖液中滴注
尿液碱化			
静脉滴注	QRS 增宽急性期/严重心律失常/水杨酸过量/pH 目标值 7.5~7.55	150mmol/L/加入 5%葡萄糖液中滴注	150mmol/L/加入 5%葡萄糖液中滴注/尿 pH 目标值>7.5

表 5-6-3-16 神经元表达的 pH 敏感性膜蛋白

蛋白类型	蛋白举例	酸中毒时的变化
离子通道	内向调校 K^+ 通道 HIR (kir2.3)	单通道传导性下降
	双孔结构域 K^+ 通道 TASK	电流下降
	电势门控 $Na^+K^+Ca^{2+}$ 通道	影响传导性与门控功能
	Na^+ 激活的 K^+ 通道 K_{Na}	活性降低
	酸感受通道 ASIC	活性增加
受体	NMDA 受体	电流下降
	AMPA 受体	电流下降
转运体	电中性 Na^+/HCO_3^- 同转运体 NBCn1	表达增加
	单羧酸盐转运体	活性增强
泵蛋白	Ca^{2+}-ATP 酶	活性增强

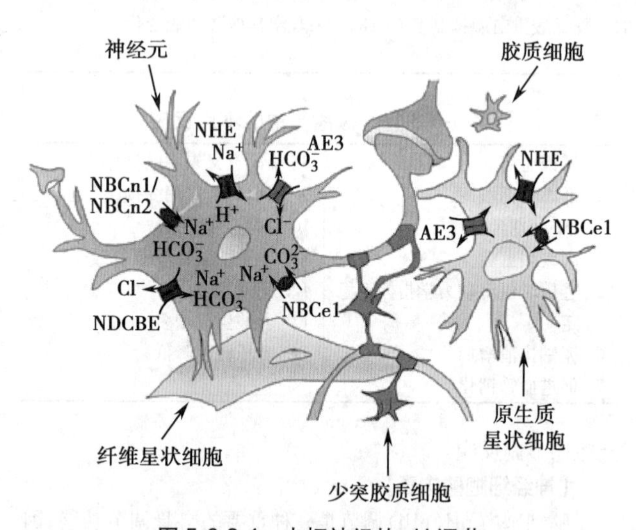

图 5-6-3-4 中枢神经的 pH 调节

外的免疫、内分泌、肌肉细胞相互信号联系沟通的能力，完成语言、行为、认知、神志、思维、协调与运动功能。

虽然神经胶质细胞(glial cell,亦称神经支持细胞)无兴奋功能，膜电位变化较微弱，但在维持正常脑功能方面极其重要。神经胶质细胞方面生长因子，还能重复利用神经递质(故称星形细胞，astrocyte)，协助快速传递(亦称寡突细胞，oligodendrocyte)，清除细胞片段和残余组分(故称小神经胶质细胞，microglia)。胶质细胞与脉络膜丛一道调控细胞和脑脊液(CSF)pH 变化。酸化诱发神经细胞放电，许多神经变性性疾病(如 Alzheimer 病、Parkinson 病多发性硬化、代谢性酸中毒)均伴有脑 pH 下降，而脑 pH 下降引起一系列神经症状与功能紊乱。因为 H^+ 不能被动进入细胞内，多数细胞的胞质 pH 调节是一种主动过程。

(二) 神经细胞 pH 稳态 海马神经元的静息(稳态)pHi 7.03~7.46,pHo 为 7.35。稳态 pHi 是酸负荷(acid loading,JL)与酸排泄(acid extrusion,JE)率之间平衡的结果，此时的 JE=JL。如果 JE 增加(J'E)，稳态 pHi 向碱性移动(B)，如果 JL 升高(J'L)，稳态 pH 则向酸性移动，如果升高的 JE 与 JL 一致(J'E=J'L)，则 pHi 无变化，此种代偿反应是有效的[36-38]。

1. 酸负荷 由于代谢产酸(H^+)，神经元酸负荷降低 pHi，细胞的 HCO_3^- 由 Cl^-/HCO_3 交换子排泄；在碱负荷后，酸负荷过程趋向于稳定 pHi 在稳态范围内。

2. 酸排泄 升高 pHi，由 SLC4 和 SLC9 家族中的 Na^+ 偶联转运蛋白完成。经酸负荷后，酸排泄过程趋向于稳定 pHi 在稳态范围内。显然，跨膜酸负荷过程趋向于碱化细胞表面，而跨膜酸排泄过程趋向于酸化细胞表面，两种情况均影响脑细胞膜功能。细胞外膜相关碳酸酐酶催化膜上的酸碱平衡调节反应，即 $H^++HCO_3^-\leftrightarrow CO_2+H_2O$，该反应减弱 pH 梯度，故能影响细胞膜功能[39,40]。

(三) 神经细胞酸碱转运体

1. 酸载体 神经元的酸载体称为 Cl^--HCO_3^- 交换子 AE3(chloride-bicarbonate exchanger AE3)，Cl^--HCO_3^- 交换是维持酸碱平衡的重要特点，AE3 促进 HCO_3^- 排泄，与细胞外 Cl^- 交换时，降低了 pHi，升高了细胞内 Cl^-(Cl^-i)。

2. 酸排泄体 神经元和星形细胞的酸排泄体 SLC9 家族中的溶质载体 NHE 和 SLC4 家族中的 Na^+ 偶联的 HCO_3^- 转运体(NCBT)。

3. 钠-氢交换子 神经系统的钠-氢交换子包括 NHE1、NHE3 和 NHE5，分别由 SLC9A1、SLC9A3 和 SLC9A5 基因编码，介导电中性 Na^+ 与 H^+ 的跨膜交换，而另外的 NHE6-NHE9 属于细胞内钠-氢交换子(图 5-6-3-5)。NHE 在排泄 H^+，交换细胞外 Na^+ 时，升高 pHi，降低血浆 pH[41,42]。

酸血症兴奋化学敏感性神经元，通过过度通气来排出 CO_2(潜在性酸性物质)；NHE3 是维持细胞内 pHi 的重要因素，重新设定通气率。诱发动作电位后，NHE5 调节神经突触 pH。

4. 钠偶联的贪食氢盐转运体 钠偶联的贪食氢盐转运体(Sodium-coupled bicarbonate transporter)是神经元和星形细胞的 HCO_3^- 依赖性酸载体(NCBT)，主要有 NBCe1、NBCn1、NDCBE 和 NBCn2。NCBT 与 AE3 一样属于 SLC4 溶质载体家

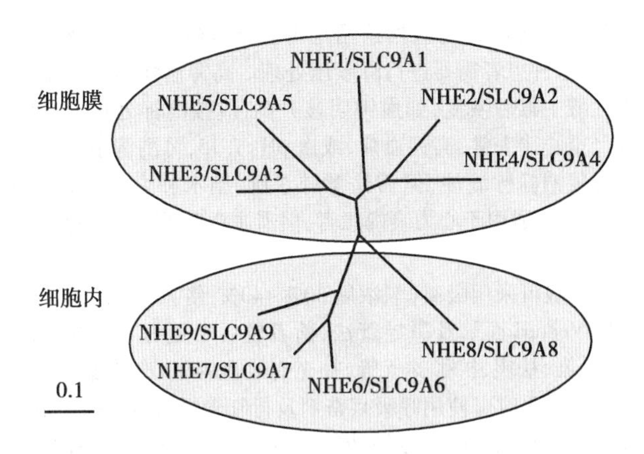

图 5-6-3-5　神经细胞的 SLC9 和 SLC4 酸碱转运体家族

族成员，其基本结构与功能也相似，但促进 HCO_3^- 内流而升高 pHi。

5. 影响神经元 pH 的其他膜蛋白　主要有 H^+ 偶联的单羧酸盐转运体 1-4（monocarboxylate transporter，MCT1-4，负责神经元与星形细胞之间的乳酸盐和丙酮酸盐转运与供能）。NMDA（N-methyl-D-aspartic acid receptor，N-甲基-D-天冬氨酸）受体诱导 Ca^{2+} 依赖性细胞内酸化（Ca^{2+}-ATP 酶介导的 Ca^{2+}-H^+ 交换）；Ca^{2+}-ATP 酶在电兴奋时，使神经元 pHi 剧烈下降，这一变化由除极引起的碱化来代偿[43-45]。

【代谢性碱中毒】

代谢性碱中毒（metabolic alkalosis，alkalemia）是指体内酸性物质经胃肠、肾脏丢失过多，或从体外进入体内的碱过多而导致的原发性血 HCO_3^- 升高和 pH 值升高的一种酸碱平衡紊乱。

（一）病因　根据对氯化物治疗反应性，可分为对氯化物反应性代谢性碱中毒（生理盐水反应性代谢性碱中毒）及对氯化物耐受性代谢性碱中毒（生理盐水抵抗性代谢性碱中毒）两种（表 5-6-3-17）。

表 5-6-3-17　代谢性碱中毒的病因

生理盐水反应性（尿氯化物<10mmol/L）	Cushing 综合征
呕吐	醛固酮增多症
鼻胃管抽吸	低钾血症/钾缺乏症
利尿剂使用	低镁血症/镁缺乏症
输注过多碳酸氢盐	甘草次酸中毒
含乙酸盐的非经肠营养	其他原因
低碳酸血症纠正过快	Bartter 综合征
生理盐水抵抗性（尿氯化物>10mmol/L）	Gitelman 综合征
盐皮质激素过多	肾素瘤
	肾动脉狭窄

1. 氯化物反应性代谢性碱中毒

（1）丢失过多：见于严重呕吐、胃肠减压（致大量盐酸丢失），或先天性高氯性腹泻（因肠道吸收 Cl^- 障碍或分泌 HCO_3^- 障碍至 Cl^- 丢失），小肠黏膜腺瘤病也可出现类似情况。原发性及继发性醛固酮增多症可促使肾小管分泌 H^+ 和 K^+，重吸收 Na^+ 增加。此外，噻嗪类及袢利尿剂使尿 K^+ 排泄增加，HCO_3^- 生成过多，同时引起醛固酮分泌，进一步加重 H^+ 及 K^+ 排泄，HCO_3^- 生成及 Na^+ 重吸收均增多。当血钾下降时，H^+ 进入肾小管细胞内增多，分泌增加，也使 HCO_3^- 重吸收增多。

（2）不吸收性阴离子进入体内过多：主要见于大量口服及输入碱性药物碳酸氢钠，乳酸、枸橼酸在体内过多或羧苄西林钠盐等不吸收阴离子可促使 H^+ 分泌增加。

因摄入大量的钙剂和可吸收碱而引起的乳-碱综合征（milk-alkali syndrome，MAS）以高钙血症、肾衰竭和代谢性碱中毒为特征。但在引入 2 型组胺阻滞剂和质子泵抑制剂后，该综合征已经相当少见。但是，当大量使用碳酸钙预防骨质疏松时，仍有发生[1]。

2. 氯化物耐受性代谢性碱中毒　氯化物耐受性代谢性碱中毒主要见于原醛、Cushing 综合征、肾动脉狭窄、肾素瘤等所致的盐皮质激素过多，促使 H^+ 及 K^+ 分泌，HCO_3^- 产生过多。Bartter 综合征为家族性常染色体隐性遗传疾病，以低钾低氯性代谢性碱中毒及高肾素血症，而血压正常为特征，而 Liddle 综合征为家族性常染色体显性遗传疾病，本病伴有低醛固酮血症、低钾血症、代谢性碱中毒及高血压。先天性氯化物腹泻（congenital chloride diarrhea，CCD）为结肠 Cl^--HCO_3^- 交换障碍引起的常染色体现象遗传性疾病。先天性氯化物腹泻与牛奶蛋白过敏的比较见表 5-6-3-18。

表 5-6-3-18　先天性氯化物腹泻与牛奶蛋白过敏的比较

成分	先天性氯化物腹泻（n=12）	牛奶蛋白过敏（n=33）	P 值
血清 Na^+（mmol/L）	131. 75±5. 01	134. 00±4. 03	0. 059
血清 K^+（mmol/L）	2. 71±0. 36	3. 6±1. 9	0. 001
血清 Cl^-（mmol/L）	77. 98±16. 21	105. 0±5. 8	0. 001
血清 HCO_3^-（mmol/L）	36. 00±6. 37	23. 0±3. 2	0. 001
血液 pH	7. 40±0. 12	7. 31±0. 50	0. 02
粪便 Cl^-（20±4mmol/L）	150. 0±55. 1	14. 5±2. 4	0. 001
粪便 Cl^-/血清 Cl（0. 2）	1. 875±0. 508	0. 185±0. 060	0. 001
尿 Cl^-（8~30mmol/L）	7. 583±6. 097	21. 3±3. 2	0. 001

（二）临床表现和诊断　临床表现为烦躁不安，严重者引起昏迷。组织中的乳酸生成明显增多，游离钙下降，常出现神经肌肉兴奋性增高（如手足搐搦、喉头痉挛等），血 K^+、Mg^{2+}、Ca^{2+} 离子下降，有时伴室上性及室性心律失常或低血压。核实血气报告单数据后，可按酸碱四步判断法确定为单纯性或混合性酸中毒。尿电解质、pH、血管紧张素、醛固酮、促肾上腺皮质激素、皮质醇测定等有助于明确病因。尿 Cl^-<10~15mmol/L 为 Cl^- 敏感性碱中毒，主要见于呕吐、胃肠减压、氯摄入减少等。尿 Cl^->20mmol/L 为 Cl^- 耐受性代谢性碱中毒，常见于肾衰竭、严重低钾血症或盐皮质激素过多等。

（三）治疗

1. Cl^- 反应性代谢性碱中毒治疗

（1）补充 Cl^-：所需补 Cl^- 量（mmol）=（100－测得的血 Cl^- 值）（mmol/L）×0. 3×体重（kg）。对心、肾功能不全或不能耐受生理盐水输入者，可选用 0. 1%~0. 2% 盐酸（HCl）来纠正碱中毒。补充 HCl 量（mmol）=｛实测［HCO_3^-］－要求纠正

的$[HCO_3^-]$}(mmol/L)×0.5×体重(kg)。0.1% HCl 相当于27.4mmol/L,可先在12~24小时内补以计算量的1/2,以后根据血气分析结果作相应调整。

(2)盐酸精氨酸:将20g精氨酸加入500~1000ml配液中缓慢静滴(持续4小时以上)。1g精氨酸可补充Cl^-及H^+各4.8mmol,适合于肝功能不全所致的代谢性碱中毒。注意高钾血症,因阳离子精氨酸入细胞内可置换出K^+。滴注太快可引起流涎、潮红及呕吐等不良反应。

(3)乙酰唑胺:乙酰唑胺(acetazolamide,醋唑磺胺,醋氮酰胺,DIAMOX)通过抑制肾近曲小管细胞中碳酸酐酶使H^+生成减少,Na^+-H^+交换减慢,Na^+重吸收减少,从而增加HCO_3^-排出。同时有利尿、排钾及排钠的作用。本药主要适用于心力衰竭、肝硬化等容量负荷增加性疾病及噻嗪类利尿剂所致代谢性碱中毒的治疗,亦可用于呼吸性酸中毒合并代谢性碱中毒者。但代谢性酸中毒伴低钾血症、肾上腺皮质功能减退、肝性脑病、肾功能不全及有肾结石病史者不宜使用。如患者出现手搐搦,可给予10%葡萄糖酸钙5~10ml稀释后静滴缓解。

2. Cl^-耐受性碱中毒治疗 Bartter综合征可用前列腺素合成酶抑制剂(如吲哚美辛)治疗。Liddle综合征可试用阿米洛利(amiloride)或氨苯蝶啶(triamterene)治疗。

【呼吸性酸中毒】

呼吸性酸中毒(respiratory acidosis)通常指因肺通气或换气功能障碍,CO_2潴留、血$PaCO_2$上升和pH降低所致的酸碱平衡紊乱[46]。周围性肺通气或换气障碍,主要见于气管梗阻、肺部病变、神经肌肉病变、胸廓病变、心脏疾病等情况(表5-6-3-19)。按起病急缓,可分为急性及慢性呼吸性酸中毒两种[47]。急性呼吸性酸中毒可因电解质紊乱(如高钾致心室颤动)或因脑水肿而出现神志障碍,甚至脑疝。慢性呼吸性酸中毒可引起心律失常、心排血量降低、左心及右心功能不全,呼吸深度、节律改变,伴头痛、烦躁、嗜睡、昏迷等神经系统症状[48]。

表5-6-3-19 呼吸性酸中毒的病因

急性呼吸性酸中毒	气胸
中枢神经抑制	慢性呼吸性酸中毒
阿片类药物中毒	重度肥胖
苯二氮䓬类药物	Pickwiian综合征
丙泊酚(Propofol)	肌萎缩性脊髓侧索硬化症
头颅创伤	多发性硬化症
肌肉功能抑制	脊髓灰质炎
Guillain-Barre综合征	肌营养不良症
重症肌无力危象	重症肌无力
低磷血症	慢性阻塞性肺疾病
影响肺气体交换的疾病	慢性间质性肺病
哮喘持续状态	脊柱后弯畸形
慢性阻塞性肺疾病急性发作期	

根据病史及血pH及$PaCO_2$作出诊断,但应结合原发病病因鉴别单纯性或混合性酸碱失衡[49,50]。

包括清理呼吸道,保持其通畅,必要时气管插管及切开,神经肌肉病变可选用非侵入性机械通气。吸O_2(氧浓度30%~40%),保持PaO_2 80mmHg左右,潮气量太小者,可以呼吸机控制呼吸或适当选用尼可刹米、洛贝林等呼吸兴奋剂;脑水肿患者需要进行降颅压处理。高钾血症多于纠正呼吸性酸中毒后恢复,如血钾明显升高,应按高钾处理。若出现严重心律失常、高钾血症,或血pH<7.15,可酌情小量给予碳酸氢钠静脉滴注,但需注意肺水肿、脑水肿[51,52]。THAM不含Na^+,适用于心力衰竭患者,但需注意有可能产生呼吸抑制。

一般可采用吸氧(氧浓度30%~40%,使PaO_2>60mmHg,常用Venturi面罩及鼻导管法,前者较后者更好)、排出CO_2(抗感染、祛痰、扩张支气管、补充有效血容量、改善循环)等治疗。必要时可使用呼吸兴奋剂及行气管插管,机械辅助呼吸。一般不主张使用碱性药物,因通气未改善时,使用碱性药物将使$PaCO_2$升高更明显,且增加肾脏重吸收HCO_3^-的负担,并使氧离曲线左移,加重组织缺氧。

慢性阻塞性肺疾病(COPD)采用非创伤性正压通气可明显改善病情,降低死亡率。

【呼吸性碱中毒】

呼吸性碱中毒(respiratory alkalosis)通常指因肺通气量增加,导致CO_2大量呼出,使血$PaCO_2$下降,pH上升的酸碱平衡紊乱。呼吸中枢兴奋可见于癔症、焦虑(过度通气);严重贫血、低血压、心力衰竭;脑血管意外、脑炎、脑外伤、高热;某些药物如水杨酸、氨茶碱等亦使呼吸过度增快而导致呼吸性碱中毒。偶尔,呼吸性碱中毒亦可由于肺炎、肺栓塞、哮喘、肺水肿、间质纤维化、机械通气、肝衰竭、妊娠、含孕酮药物、甲亢及严重甲低等引起(表5-6-3-20)。慢性呼吸性碱中毒常见于持续性低氧血症,一般神经系统症状不如急性者突出[53-55]。

表5-6-3-20 呼吸性碱中毒的病因

低氧血症性呼吸性碱中毒	黄嘌呤
肺炎	中枢神经系统疾病
肺栓塞	脑血管事件
肺水肿	脑桥肿瘤
弥漫性肺间质纤维化	脑膜炎
充血性心力衰竭	脑炎
药物性呼吸性碱中毒	头颅创伤
水杨酸制剂	焦虑症
烟碱	

借助预计代偿公式,可判断有无混合性酸碱失衡。必要时可静脉注射10%葡萄糖酸钙缓解低钙血症症状。对持续时间较长患者,可试用β-肾上腺素能受体阻滞剂减慢呼吸。严重者可试用镇静药物,如用地西泮抑制呼吸再辅以人工呼吸[56]。

混合性酸碱失衡患者因为疾病复杂及治疗的影响,在某些患者可出现双重及三重酸碱失衡,故需仔细分析病情,并借助于预计代偿公式明确诊断。其关键仍在于原发病的治疗及原发性酸碱失衡的纠正[56,57]。

(张友其 韩庆山)

(本章主审 韩庆山 廖二元)

参考文献

1. Adeva-Andany MM, Carneiro-Freire N, Donapetry-García C, et al. the

importance of the ionic product for water to understand the physiology of the acid-base balance in humans. Biomed Res Int, 2014, 2014: 695281.

2. Velissaris D, Karamouzos V, Ktenopoulos N, et al. the use of sodium bicarbonate in the treatment of acidosis in sepsis: A literature update on a long term debate. Crit Care Res Pract, 2015, 2015: 605830.
3. Medarov BI. Milk-alkali syndrome. Mayo Clin Proc, 2009, 84(3): 261-267.
4. Bansal T, Abeygunasekara S, Ezzat V. An unusual presentation of primary renal hypokalemia-hypomagnesemia (Gitelman's syndrome). Ren Fail, 2010, 32(3): 407-410.
5. Khosla N, Hogan D. Mineralocorticoid hypertension and hypokalemia. Semin Nephrol, 2006, 26(6): 434-440.
6. Laski ME, Sabatini S. Metabolic alkalosis, bedside and bench. Semin Nephrol, 2006, 26(6): 404-421.
7. Paul S. Dysfunction of the ubiquitin-proteasome system in multiple disease conditions: therapeutic approaches. Bioessays, 2008, 30(11-12): 1172-1184.
8. Rotin D, Schild L. ENaC and its regulatory proteins as drug targets for blood pressure control. Curr Drug Targets, 2008, 9(8): 709-716.
9. Ali Y, Parekh A, Baig M, et al. Renal tubular acidosis type Ⅱ associated with vitamin D deficiency presenting as chronic weakness. Ther Adv Endocrinol Metab, 2014, 5(4): 86-89.
10. Besen BA, Gobatto AL, Melro LM, et al. Fluid and electrolyte overload in critically ill patients: An overview. World J Crit Care Med, 2015, 4(2): 116-129.
11. Sharma S, Gupta A, Saxena S. Comprehensive clinical approach to renal tubular acidosis. Clin Exp Nephrol, 2015, 19(4): 556-561.
12. Kraut JA, Madias NE. Differential diagnosis of nongap metabolic acidosis: value of a systematic approach. Clin J Am Soc Nephrol, 2012, 7(4): 671-679.
13. Xie J, Wu H, Dai C, et al. Beyond Warburg effect-dual metabolic nature of cancer cells. Sci Rep, 2014, 4: 4927.
14. Gillies RJ, Gatenby RA. Adaptive landscapes and emergent phenotypes: why do cancers have high glycolysis? J Bioenerg Biomembr, 2007, 39: 251, 257.
15. Bonuccelli G, Tsirigos A, Whitaker-Menezes D, et al. Ketones and lactate "fuel" tumor growth and metastasis: Evidence that epithelial cancer cells use oxidative mitochondrial metabolism. Cell Cycle, 2010, 9: 3506-3514.
16. Spinazzé S, Schrijvers D. Metabolic emergencies. Crit Rev Oncol Hematol, 2006, 58: 79-89.
17. Kraut JA, Madias NE. Lactic Acidosis. N Engl J Med, 2014, 371: 2309-2319.
18. Andersen LW, Mackenhauer J, Roberts JC, et al. Etiology and therapeutic approach to elevated lactate levels. Mayo Clin Proc, 2013, 88: 1127-1140.
19. de Groot R, Sprenger RA, Imholz AL, et al. Type B lactic acidosis in solid malignancies. Neth J Med, 2011, 69: 120-123.
20. Doherty JR, Cleveland JL. Targeting lactate metabolism for cancer therapeutics. J Clin Invest, 2013, 123: 3685-3692.
21. Siegel R, Ma J, Zou Z, et al. Cancer statistics, 2014. CA Cancer J Clin, 2014, 64: 9-29.
22. Yun S, Walker CN, Vincelette ND, et al. Acute renal failure and type B lactic acidosis as first manifestation of extranodal T-cell lymphoblastic lymphoma. BMJ Case Rep, 2014, 9: 1-4.
23. Chan FH, Carl D, Lyckholm LJ. Severe lactic acidosis in a patient with B-cell lymphoma: a case report and review of the literature. Case Rep Med, 2009, 2009: 1-6.
24. Friedenberg AS, Brandoff DE, Schiffman FJ. Type B lactic acidosis as a severe metabolic complication in lymphoma and leukemia: a case series from a single institution and literature review. Medicine, 2007, 86: 225-232.
25. Ruiz JP, Singh AK, Hart P. Type B lactic acidosis secondary to malignancy: case report, review of published cases, insights into pathogenesis, and prospects for therapy. ScientificWorldJournal, 2011, 11: 1316-1324.
26. Abdou E, Hazell AS. Thiamine deficiency: an update of pathophysiologic mechanisms and future therapeutic considerations. Neurochem Res, 2015, 40(2): 353-361.
27. Danhauser K, Smeitink JA, Freisinger P, et al. Treatment options for lactic acidosis and metabolic crisis in children with mitochondrial disease. J Inherit Metab Dis, 2015, 38(3): 467-475.
28. Chawla LS, Shih S, Davison D, et al. Anion gap, anion gap corrected for albumin, base deficit and unmeasured anions in critically ill patients: implications on the assessment of metabolic acidosis and the diagnosis of hyperlactatemia. BMC Emerg Med, 2008, 8: 18.
29. Ayers P, Warrington L. Diagnosis and treatment of simple acid-base disorders. Nutr Clin Pract, 2008, 23(2): 122-127.
30. Guidet B, Soni N, Della Rocca G, et al. A balanced view of balanced solutions. Crit Care, 2010, 14(5): 325.
31. Htyte N, White L, Sandhu G, et al. An extreme and life-threatening case of recurrent D-lactate encephalopathy. Nephrol 16. Levin DL. Cerebral edema in diabetic ketoacidosis. Pediatr Crit Care Med, 2008, 9(3): 320-329.
32. Pai AB, Shepler BM. Comparison of sevelamer hydrochloride and sevelamer carbonate: risk of metabolic acidosis and clinical implications. Pharmacotherapy, 2009, 29(5): 554-561.
33. Aschner JL, Poland RL. Sodium bicarbonate: basically useless therapy. Pediatrics, 2008, 122(4): 831-835.
34. McCague A, Dermendjieva M, Hutchinson R, et al. Sodium acetate infusion in critically ill trauma patients for hyperchloremic acidosis. Scand J Trauma Resusc Emerg Med, 2011, 19: 24.
35. Poovazhagi V. Risk factors for mortality in children with diabetic keto acidosis from developing countries. World J Diabetes, 2014, 5(6): 932-938.
36. Ayers P, Warrington L. Diagnosis and treatment of simple acid-base disorders. Nutr Clin Pract, 2008, 23(2): 122-127.
37. Baird NR, Orlowski J, Szabó EZ, et al. Molecular cloning, genomic organization, and functional expression of Na^+/H^+ exchanger isoform 5 (NHE5) from human brain. J Biol Chem, 1999, 274(7): 4377-4382.
38. Cooper DS, Saxena NC, Yang HS, et al. Molecular and functional characterization of the electroneutral Na/HCO3 cotransporter NBCn1 in rat hippocampal neurons. J Biol Chem, 2005, 280(18): 17823-17830.
39. Cooper DS, Yang HS, He P, et al. Sodium/bicarbonate cotransporter NBCn1/slc4a7 increases cytotoxicity in magnesium depletion in primary cultures of hippocampal neurons. Eur J Neurosci, 2009, 29(3): 437-446.
40. Makani S, Chesler M. Endogenous alkaline transients boost postsynaptic NMDA receptor responses in hippocampal CA1 pyramidal neurons. J Neurosci, 2007. 27(28): 7438-7446.

41. Makani S, Chesler M. Rapid rise of extracellular pH evoked by neural activity is generated by the plasma membrane calcium ATPase. J Neurophysiol, 2010, 103(2): 667-676.

42. Manning Fox JE., Meredith D, Halestrap AP. Characterisation of human monocarboxylate transporter 4 substantiates its role in lactic acid efflux from skeletal muscle. J Physiol, 2000, 529: 285-293.

43. Mattson MP, Pedersen WA, Duan W, et al. Cellular and molecular mechanisms underlying perturbed energy metabolism and neuronal degeneration in Alzheimer's and Parkinson's diseases. Ann N Y. Acad Sci, 1999, 893: 154-175.

44. McDonald JW, Bhattacharyya T, Sensi SL, et al. Extracellular acidity potentiates AMPA receptor-mediated cortical neuronal death. J Neurosci, 1998, 18(16): 6290-6299.

45. Meech R. A contribution to the history of the proton channel. Wiley Interdiscip Rev Membr Transp Signal, 2012, 1(5): 533-557.

46. Jones NL. An obsession with CO_2. Appl Physiol Nutr Metab, 2008, 33(4): 641-650.

47. Dean JB, Putnam RW. The caudal solitary complex is a site of central CO2 chemoreception and integration of multiple systems that regulate expired CO2. Respir Physiol Neurobiol, 2010, 173(3): 274-287.

48. Bastin AJ, Starling L, Ahmed R, et al. High prevalence of undiagnosed and severe chronic obstructive pulmonary disease at first hospital admission with acute exacerbation. Chron Respir Dis, 2010, 7(2): 91-97.

49. Tobias JD. Transcutaneous carbon dioxide monitoring in infants and children. Paediatr Anaesth, 2009, 19(5): 434-444.

50. Curley G, Contreras MM, Nichol AD, et al. Hypercapnia and acidosis in sepsis: a double-edged sword? Anesthesiology, 2010, 112(2): 462-472.

51. Winters RG, Reiff DA. Mechanical ventilation in adults who need respiratory assistance. JAAPA, 2010, 23(5): 42, 44-45, 64.

52. Quon BS, Gan WQ, Sin DD. Contemporary management of acute exacerbations of COPD: a systematic review and metaanalysis. Chest, 2008, 133(3): 756-766.

53. Ahya SN, José Soler M, Levitsky J, et al. Acid-base and potassium disorders in liver disease. Semin Nephrol, 2006, 26(6): 466-470.

54. Schuchmann S, Tolner EA, Marshall P, et al. Pronounced increase in breathing rate in the "hair dryer model" of experimental febrile seizures. Epilepsia, 2008, 49(5): 926-928.

55. Leaf DE, Goldfarb DS. Mechanisms of action of acetazolamide in the prophylaxis and treatment of acute mountain sickness. J Appl Physiol, 2007, 102(4): 1313-1322.

56. Kraut JA, Madias NE. Serum anion gap: its uses and limitations in clinical medicine. Clin J Am Soc Nephrol, 2007, 2(1): 162-174.

57. Sikter A, Frecska E, Braun IM, et al. The role of hyperventilation: hypocapnia in the pathomechanism of panic disorder. Rev Bras Psiquiatr, 2007, 29(4): 375-379.

第5篇各章节参考文献请扫二维码

第5篇 扩展资源

扩展资源名称及二维码	内容
扩展资源33 其他核酸代谢性疾病	33.1 低尿酸血症 33.2 Lesch-Nyhan 病 33.3 腺苷脱氨酶缺乏症 33.4 乳清酸尿症
扩展资源34 其他维生素代谢性疾病	34.1 维生素 A 相关性疾病 34.2 维生素 B_1 相关性疾病 34.3 维生素 B_2 相关性疾病 34.4 维生素 B_6 相关性疾病 34.5 维生素 B_{12} 与叶酸相关性疾病 34.6 维生素 C 相关性疾病 34.7 24-羟化酶缺陷症与维生素 D 中毒 34.8 维生素 E 相关性疾病 34.9 维生素 K 相关性疾病 34.10 其他维生素相关性疾病
扩展资源35 重金属代谢性疾病	35.1 MENKES 病与颈骨角综合征 35.2 重金属中毒与内分泌代谢 35.3 锌缺乏症

扩展资源36 特殊类型卟啉病

36.1 肝脏皮肤卟啉病

36.2 先天性红细胞生成性皮肤卟啉病

36.3 X-性连锁红细胞生成性原卟啉病与X-性连锁原卟啉病

扩展资源37 其他水盐代谢性疾病

37.1 水钠代谢

37.2 横纹肌溶解综合征

37.3 低镁血症

37.4 高镁血症

扩展资源38 食物及药物对酸碱代谢的影响

38.1 食物酸负荷

38.2 麻醉药恶性高热与酸碱平衡紊乱

第 6 篇

代谢性骨病

第 1 章　骨组织与代谢性骨病检查 / 2144
第 2 章　骨质疏松症 / 2234
第 3 章　佝偻病与骨质软化症 / 2360
第 4 章　高骨量与骨质硬化症 / 2440
第 5 章　脆性骨折 / 2482
扩展资源 39　骨骼生理 / 2507
扩展资源 40　其他继发性骨质疏松症 / 2507
扩展资源 41　其他佝偻病与骨质软化症 / 2507
扩展资源 42　其他骨质硬化症 / 2507
扩展资源 43　骨生物力学与骨坏死 / 2508
扩展资源 44　骨关节疾病 / 2508
扩展资源 45　口腔颌面代谢性骨病 / 2508

第 1 章

骨组织与代谢性骨病检查

第 1 节　骨代谢生化标志物测定／2144

第 2 节　骨骼病变影像检查／2169

第 3 节　双能 X 线吸收法骨密度测量／2220

代谢性骨病属于代谢性疾病范畴，重点研究骨骼的代谢调节、生理功能和与代谢异常相关性骨病的防治。

骨骼是一种特殊的结缔组织。骨骼及其附属构件与骨骼肌一道组成运动系统，主要完成以下功能：①在神经系统的调节下，完成各种运动动作，而骨骼系统和骨骼肌一道维持运动的整体协调性；②骨髓是造血系统和免疫系统的主要组成部分，也是成骨性谱系细胞和破骨性谱系细胞的来源；③维持机体的矿物质代谢平衡：骨骼作为钙、磷、镁等无机矿物质的贮存库和缓冲库，在骨代谢调节激素和局部调节因子的作用下，维持机体的酸碱平衡与矿物质的内环境稳定。

本章主要介绍骨代谢生化标志物的测定、骨骼影像学检查方法以及双能 X 线吸收法在骨密度测量中的应用。

第 1 节　骨代谢生化标志物测定

血 PTH、PTHrP、降钙素、维生素 D 等测定是诊断代谢性骨病的重要方法。血 PTH 对高血钙的鉴别尤为重要。血 PTH 是诊断原发性与继发性甲旁亢、原发性与继发性甲旁减的最主要依据；同时也是诊断和鉴别其他代谢性骨病的重要手段。但是，循环血液中的活性 PTH 水平很低，而血液中存在浓度比活性 PTH 高得多的无活性 PTH 片段甚至前 PTH 原、PTH 原等物质干扰了 PTH 的测定。另外，肾小球滤过率和甲状旁腺的 PTH 分泌率的改变也对血 PTH 值有明显影响。因此，分析结果时必须考虑血 PTH 测定的敏感性和代表甲状旁腺功能活动的特异性。近年，人们使用双位点夹心法来测定 PTH，目的是精确分开 PTH_{1-84}、PTH-C 和 PTH-N 片段，提高 PTH 测定的诊断效率。目前用双位点法测定 PTH 的敏感性已经达到鉴别原发性甲旁亢和非甲状旁腺性高钙血症的要求。

【临床检验与试验的质量控制】

代谢性骨病的临床检验与试验很多，包括血钙测定、血磷测定、血 PTH、FGF-23 与 25-(OH)D 测定等；代谢性骨病的动态试验也不少，如肾小管磷重吸收率（TRP）、磷廓清试验、最大肾小管磷重吸收率（TmP）/肾小球滤过率（GFR）、PTH 兴奋试验和钙受体调定点试验等。随着激素测定技术的进步和疾病病因的阐明，这类试验的作用已日渐减少，但在某些特殊条件下，仍是协助许多代谢性骨病诊断和鉴别诊断的重要方法。例如，同时测定靶腺激素和促激素可为内分泌功能亢进或减退与激素抵抗的定位诊断提供依据，原发性功能亢进症是指靶腺自主性分泌激素引起的功能亢进症，而继发性功能亢进症意味着促激素过多导致的功能亢进症。同样，原发性功能减退症的病因在靶腺，而继发性功能减退症是指促激素不足引起的功能低下。

代谢性骨病的临床检验与试验的意义由多个环节因素决定，如试验的选择、患者的准备与配合、测定影响因素控制、标本的采集与处理、检测质量控制、正常参考值的建立和合理的结果解释等。决定内分泌试验前，应尽可能回答以下问题：①试验能解决患者的何种疑问？②在众多的试验中，如何安排各个试验的顺序？③试验前应停用哪些药物？④选用哪种动态试验最能揭示病变特点？

【血清 PTH 测定】

（一）甲状旁腺素组分　甲状旁腺分泌的甲状旁腺激素（PTH）在维持人体钙磷代谢平衡中有着重要作用，对血压和糖代谢亦有一定调节功能。PTH 与降钙素（calcitonin，CT）、维生素 D 和 FGF-23 一起构成对血液离子钙瞬间和慢性调节系统，并借助骨骼、肾脏和肠道实现这种调节，使血钙浓度维持在一个狭窄的范围内，保证机体矿物质代谢内环境的相对稳定[1,2]。

正常时，PTH 由主细胞和嗜酸性细胞合成和分泌。完整的人 PTH 为一单链蛋白质，含 84 个氨基酸残基，分子量 9500Da。循环血中的 PTH 具有显著的不均一性，包括多种 PTH 肽段，如 PTH_{1-84} 及其在主细胞、肝、肾等组织裂解而来的 PTH 的 N 端片段（PTH-N）和 PTH 的 C 端片段（PTH-C，6~7kD）。PTH-C 虽无生物活性，但分子量较大，占 PTH 总量的 4/5 左右，其半衰期亦较 PTH-N 长。PTH 中段片段（PTH-M）和 C 端 PTH 片段一样，从肾脏清除。此外，甲状旁腺还分泌少量的 PTH 原（pro-PTH）、前 PTH 原（prepro-PTH）和 PTHrP。

（二）PTH 测定技术

1. 放射免疫法测定　目前常用方法是以牛或猪的 PTH 为抗原，给豚鼠或兔多次注射，制成抗 PTH 血清。有人用山羊取得较大量的抗血清。用 ^{131}I 或 ^{125}I 标记牛或猪 PTH，得到高比活的标记抗原，用人、牛或猪 PTH 作标准物，按照放射免疫分析法原理测定人血浆免疫反应性 PTH（iPTH）含量。测定方法的要求是：①可测出正常人血清中 95% 的 iPTH 含量；②经手术切除甲状旁腺或特发性甲状旁腺功能减退症患者的 iPTH 值降低或测不出；③90% 甲旁亢患者的 iPTH 值高于正常范围。正常人与甲旁亢患者的 iPTH 测值有很多重叠[3-5]。原因是:①PTH 在血液循环中呈不均一性(多相性),不同实验室所用天然 PTH 制备的抗体效价及种类有所不同,故测得数值有差异;②不能得到足量的人 PTH 作为抗原或标准物,以动物的免疫抗体测人的 PTH 是利用其交叉免疫反应,其亲和力和敏感性都不够理想,不能反映甲状旁腺功能的实际情况。目前诊断甲状旁腺疾病尚需依靠其他临床特征及普通生化改变的数据。

2. 双位点免疫放射分析法测定　这种分析技术使用两种不同的抗体,一个是针对 N 端区域,另一个针对 C 端区域。一种抗体起固定激素的作用,又称捕捉抗体;另一种为标记抗体,用于检测被结合的激素,标记方法可用碘(免疫放射法)或荧光物质(免疫化学荧光法)。由于循环片段中同时具备 N 端、C 端抗原决定簇的只有 PTH_{1-84},实际上只有完整的具有生物活性的 PTH 才能被其测定。因此,PTH_{1-84} 测定除了具有 PTH_{1-34} 测定优点外,还可以排除 PTHrP 的干扰。该方法可对绝大多数正常人循环激素进行测定,很少受肾功能减退的影响,能够非常有效地区分 PTH 与非 PTH 介导的高钙血症[6,7]。

3. PTH 组分测定　人甲状旁腺分泌的 PTH_{1-84} 在血液循环中的半衰期短,很快在肝肾组织中裂解。iPTH 的放射免疫数值中,只有 5%~25%是 PTH_{1-84},有生物活性的 PTH-N(PTH_{1-34})能迅速与靶细胞结合和分解,其半衰期更短,更不易测定。C 端片段是 PTH_{35-84} 或 PTH_{56-84},没有生物活性,其优越性是半衰期较长(1~2 小时),是血液循环中 PTH 的主要成分,其免疫活性占放免测定数值的 80%左右。人工合成的人 PTH-C 端片段作为抗原及标准物制备的抗血清,可与人血清 PTH_{1-84}、PTH_{34-84} 等 C 端片段结合。所测得数值可代表血浆中 90%左右的 PTH,可用于鉴别甲旁亢与非甲状旁腺疾病引起的高钙血症。但是,PTH-C 端需经肾脏排出,肾小球滤过功能降低时,iPTH 测值高,影响诊断的正确性。低钙兴奋甲状旁腺试验或高钙抑制甲状旁腺试验时,PTH_{1-34} 可有快速变化,半衰期较长的 PTH-C 端则不能反映这种短暂的变化[8-10]。

目前,至少有 3 种类型的 PTH 成品试剂盒供临床检测:①完整 PTH_{1-84}(intact PTH):包括双位点免疫放射法(IRMA)和双位点免疫化学发光法(ICIMA);②N 端 PTH_{1-34}(PTH-N):测定此片段对评价急慢性肾病衰竭患者的甲状旁腺功能有一定帮助;③C 端 PTH_{56-84}(PTH-C):半衰期长,但无生物活性,在区别甲状旁腺功能正常与异常方面比 PTH-N 更灵敏;④中段 PTH:即 PTH-M,氨基酸片段有 44~68、39~48 和 28~54,与 PTH-C 一样占 PTH 量多,半衰期长,无生物活性,但准确性高,可达 95%~100%。在区别原发性甲旁亢、继发性甲旁亢、原发性甲旁减和继发性甲旁减方面有一定意义。以上 3 种形式的 PTH 均可用放射免疫法测定,但任何一种片段都与 PTH_{1-84} 有交叉反应,不过前两种形式的 PTH 由于制备抗血清和标记抗原比较困难,开展较少,后两种形式的 PTH 对代谢性骨病的意义不大。血浆 PTH 易被玻璃面吸附,在 20℃以上时极不稳定,故测定过程中操作应严格,避免这些影响因素。一些生理因素及药物对 PTH 水平有影响,肾上腺素、促胰液素、酒精、前列腺素 E_2、维生素 A、降钙素及皮质醇均能增加 PTH 分泌;普萘洛尔、低镁血症、1,25-$(OH)_2D$ 则降低血 PTH。

同时测定多种 PTH 组分更具诊断意义。测定片段不同和季节不同对 PTH 也有影响,因此各单位报道的正常值差异较大,如 PTH-C 值比 PTH-N 值大数倍。但是在诊断原发性甲旁亢时,无论是 PTH-C、PTH-N 还是 PTH-M,其测定值都升高,在发病早期增高的幅度已很明显,可达正常值的 10 倍,准确性 95%~100%。在不同的年龄、性别以及季节,PTH 的浓度也不完全一样,在临床应用中要注意避免它们对测定值的影响。ICMA 采用两个单克隆抗体分别针对人 PTH 的 N-末端和 C-末端,该方法检测 $hPTH_{1-34}$ 与 $hPTH_{1-84}$ 有交叉反应,但与 $hPTH_{4-6}$、$hPTH_{28-48}$、$hPTH_{39-84}$、$hPTH_{44-68}$、$hPTH_{53-84}$ 以及 $hPTHrP_{1-86}$ 没有交叉反应。最低检测下限可达 0. 4pmol/L 或 0. 2pmol/L。该方法可对绝大多数正常人循环 PTH 进行测定,很少受肾功能减退的影响,能够有效区分 PTH 与非 PTH 介导的高钙血症。

(三) 血 PTH 测定的临床应用

1. 诊断甲状旁腺疾病和代谢性骨病　血 PTH 是诊断甲状旁腺疾病和代谢性骨病的首要指标。放射免疫分析法对测定循环中的 PTH 具有足够的敏感性且易于常规应用。分析结果时,需要了解测定中用的是哪种特异的抗体。免疫活性可与生物活性不一致。

事实上,血中大部分 PTH 是无生物活性的中间片段和 C 端片段。由于这些片段被肾清除,肾脏的损害可使它们蓄积产生高浓度。针对中间区和 C 端的特异性抗体所测定的主要是无生物活性的片段,这种测定可用于区别正常人与甲旁亢;但肾病时,这种测定的结果在甲旁亢导致的高钙血症和其他非 PTH 介导的高钙血症中有重叠,其原因部分是由于非甲状旁腺引起的高钙血症时,甲状旁腺所释放的主要是无生物活性的片段。

2. 判断甲状旁腺疾病性质与病因　鉴别原发性和继发性甲旁亢时,可结合血钙、PTH、血磷和维生素 D 水平一起分析,前者血钙浓度增高或达正常上限,后者血钙降低或达正常下限,再结合尿钙和肾功能及骨骼的特征性改变等临床全面情况,一般对两者不难作出鉴别。原发性甲旁亢患者 PTH 可高于正常人 5~10 倍,腺瘤比增生升高更明显,无昼夜变化节律。血 PTH 升高的程度与血钙浓度、肿瘤大小和病情严重程度相平行,但有 10%左右的患者可正常。继发性甲旁亢是由于体内存在刺激甲状旁腺的因素,特别是低血钙、低血镁和高血磷,使甲状旁腺肥大、增生,分泌过多的 PTH,较常见的有以下几种情况:①维生素 D 缺陷症所致低钙和继发性 PTH 升高;②肾脏疾病刺激甲状旁腺分泌 PTH,如肾小球滤过率降至 40ml/min 时,PTH 升高更明显;③长期磷酸盐缺乏和低磷血症、维生素 D 活化障碍和血磷过低造成骨软化症、低血钙而刺激 PTH 分泌,血钙降低或正常,而 25-(OH)D 降低;④胃、肠、肝、胆和胰疾病常伴有轻度的继发性甲旁亢,而慢性肾病所致的继发性甲旁亢多较严重;⑤假性甲旁减患者的 PTH 升高,缺乏继发性甲旁亢的临床表现。约 70%的甲旁减患者血浆 PTH 明显降低,伴有血磷升高。甲减患者血浆 PTH 亦可降低,而甲亢患者在正常范围内。

3. 术中 PTH 监测　术中 PTH 测定是手术探查和合理

手术切除甲状旁腺病变、治疗原发性甲旁亢的必需手段，但判断手术是否成功的标准仍未统一。自1968年开始测定PTH以来，检测PTH的技术不断进步，目前使用的免疫化学发光法较以前的免疫放射法不但有了质的提升，还能在8~20分钟内完成床旁测定和术中监测。术中PTH测定试剂中使用的是羊多克隆或单克隆抗体，最常用的是抗PTH_{39-84}、PTH_{44-84}或PTH_{1-34}抗体，形成的三明治夹心复合物用异氨基苯二酰肼（isoluminol）标记，以发射免疫荧光（图6-1-1-1）。分析体系中的高浓度抗体和试验振荡加热过程将2小时的温育时间缩短到了数分钟。术中PTH监测的意义是：①确定高功能甲状旁腺组织的切除量和范围，而不需要探查正常功能的甲状旁腺；②PTH下降不明显提示残存的甲状旁腺功能过高并需要手术切除；③应用组织化学方法鉴别针吸活检的组织是否为甲状旁腺；④颈静脉采血测定PTH有助于确定高功能甲状旁腺病变的位置（左侧或右侧）。

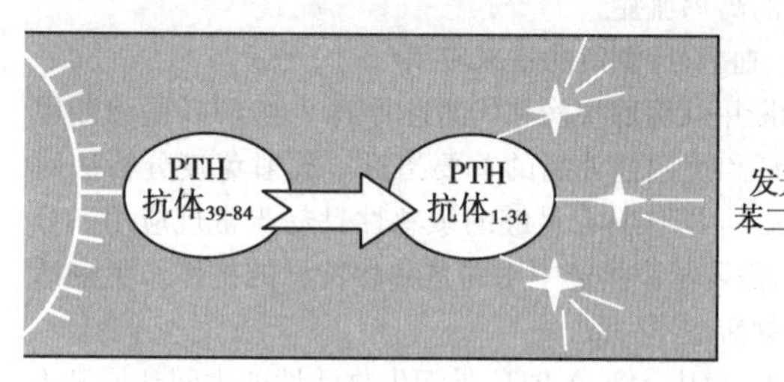

图6-1-1-1 三明治发光复合物监测术中PTH
抗PTH_{39-84}抗体用发光异氨基苯二酰肼（isoluminol）标记

颈部探查前，自外周静脉（常用麻醉给药的静脉）或动脉采血测定PTH，自给药静脉采血时，起初的10ml血液因混有生理盐水或其他非血液成分，应避免使用，一般要求采集5ml全血（EDTA抗凝），血标本不能溶血（引起血PTH假性降低），丙泊酚（propofol）对测定有影响，但一般不会引起判断错误。采血的时间极为重要，因为根据PTH清除率可指导手术进程，而采血时间点有误将导致结果无法判断或判定失误。采集血标本的具体时间点是：①完成皮肤切口时（甲状旁腺切除前时间点）；②结扎所有供应病变甲状旁腺的血管时（手术切除0分钟）；③手术切除病变甲状旁腺后5分钟；④手术切除病变甲状旁腺后10分钟；⑤手术切除病变甲状旁腺后20分钟（偶尔使用）。

（四）结果解释与注意事项

1. 判断标准　一般应用PTH下降>50%（>50% PTH drop）作为判断标准，即外周血最高（或甲状旁腺切除前时间点，或手术切除0分钟）PTH值与手术切除病变甲状旁腺后10分钟的PTH值比较，下降值>50%者认为手术成功，应用该标准判断的治愈准确度为97%~98%；手术中等待结果的时间8~20分钟，等待结果期间不能对残余的甲状旁腺进行任何操作，以防引起腺体的PTH释放，导致PTH假性升高。在实际操作中，如果手术切除病变甲状旁腺后5分钟的PTH值降至50%以下，那么就可以关闭切口，没有必要进行进一步探查，也没有必要再测定10分钟的PTH。如果10分钟的PTH值没有降至50%以下，必须继续探查，并重复测定PTH，直至PTH值降至50%以下，高功能的甲状旁腺被全部切除。如果10分钟的PTH值没有降至50%以下，但其下降值达到了40%左右，此时需要测定20分钟时间点的PTH值，证实后再进行探查。如果5、10分钟的PTH值均无明显降低，或者虽然已经接近50%，但绝对值仍显著升高，必须重新探查，并注意异位甲状旁腺瘤或异位PTH分泌综合征的可能[11,12]。

近来，Charleston等对“PTH下降>50%”的标准进行了修正（Charleston标准），其治愈标准（表6-1-1-1）是：10分钟时间点的PTH值下降>50%，或PTH恢复至正常水平，或下降值>65%。如果没有达到上述标准，其处理原则是：①10分钟时间点的PTH值下降>50%，20分钟时间点的PTH值恢复正常，提示治愈；②修正的Charleston标准的准确度、敏感性和特异性分别为97%、97%和98%；③修正的Charleston标准使假阳性率从0.9%降至0.3%，而未增加不必要的探查风险[13-16]。

表6-1-1-1 术中PTH预测正常血钙水平的准确度

判断标准	手术成功	手术失败
降低>50%	真阳性	假阳性
降低<50%	假阴性	真阴性

注：手术前和手术完成后10分钟分别测定血清PTH，手术成功的标准为术后6个月内血清钙正常，手术失败是指术后6个月内的血钙升高，并证明甲旁亢复发

2. 不同血液标本的差异　如果采集颈静脉血测定PTH，其绝对值偏高，但“PTH下降>50%”的判断标准相同，如果采用绝对值进行评价，最好根据20分钟时间点的PTH值进行判断。大约16%的甲状旁腺瘤患者的基础PTH显著升高，此时需要以10分钟时间点的PTH值恢复正常为判断依据。如果患者存在维生素D缺乏，虽然手术成功，但血清PTH水平可能仍不能达到“治愈标准”，而补充维生素D后可恢复正常。

3. PTH生物活性与免疫活性的判断　血液循环中可能还有从甲状旁腺细胞释放出来的prepro-PTH、pro-PTH及其他片段。这些片段绝大多数缺乏生物活性，pro-PTH的生物活性只有PTH_{1-84}的2%~3%。但这些前体或片段可参与抗PTH抗体的免疫反应。血浆中PTH的多种形式构成了血PTH的不均一性。肾癌、肺癌及肝癌等均可分泌PTH或pro-PTH（异位PTH分泌）。甲状旁腺细胞对Ca^{2+}的反应与其他组织的细胞不同，低血钙可以兴奋甲状旁腺，而血浆离子钙浓度升高时则抑制PTH的分泌，其量效曲线呈S形（曲线中点处的钙水平称为调定点）。正常情况下，PTH分泌以调定点方式控制来维持血清离子钙在一个很窄的范围内，低于调定点时刺激PTH分泌，高于调定点时抑制PTH分泌。但是，PTH的分泌速度有一定限度，血清钙为7mg/dl时，兴奋作用最大，血清钙为10.5mg/dl时，抑制作用最大，高于或低于此水平不产生更大的作用。钙对激素分泌的作用发生很快（数分钟内），低钙对于PTH合成的刺激较慢。高钙浓度时，可使细胞内合成的PTH降解，而且可能释放无活性片段。短时间内，细胞外钙主要调节PTH的分泌而不是其合成；但数小时到数天后，细胞外钙增加可抑制PTH基因转录，反之亦然。细胞外钙减少时促进PTH基因转录，长期的低钙血症刺激甲状旁腺细胞增殖、肥大。通常情况下，当血液中离子钙浓度增加时，PTH的分泌下降。

甲状旁腺细胞对血钙的反应性决定了曲线呈S形，但并不是唯一决定每一个维持生理稳态的具体调定点的。该点一般位于曲线中点和底部之间的区间，并可通过检测靶器官对PTH的反应而测出。稳态是PTH和钙曲线的交叉部分。S形曲线代表了甲状旁腺的几个生理特性。例如，最小分泌率很低但不等于零，最大分泌率反映甲状旁腺对低钙的储备能力。由于正常人的稳态位于曲线中部和底部之间的区域，故对低钙血症的反应比对高钙血症的反应要显著得多。研究表明，甲状旁腺细胞对血钙的绝对值和血钙的变化速度均有反应。快速下降的血钙比缓慢下降所造成的刺激要强。这样，为机体提供了另一防止低钙血症的保护机制。

4. 测定结果的影响因素

（1）肾功能对PTH的影响：在肾功能正常情况下，可以反映甲状旁腺的分泌情况，诊断原发性甲旁亢也很敏感；缺点是当发生肾病时，这两种片段会在体内蓄积，故不能真实反映甲状旁腺分泌状态。另外，也不能反映激素的生物活性。20世纪80年代建立的PTH_{1-34}测定方法克服了上述缺陷，但由于恶性肿瘤分泌的PTHrP的N端与PTH-N端有高度同源性，故针对PTH_{1-34}的抗体很难将PTH_{1-34}与PTHrP区别开来。由于肾脏PTH受体与腺苷环化酶偶联，近曲小管产生的PTH反应性cAMP有一部分分泌入尿，因此尿cAMP含量可反映PTH活性。更精确的方法是测定肾源性cAMP，其方法为：尿中cAMP总排泄量-肾小球滤过的cAMP（即血浆cAMP浓度×肾小球滤过率）。诊断甲旁亢一般不用这种方法，目前仅用于甲状旁腺功能减退症的分类诊断，尿cAMP刺激无反应者为假性甲状旁腺功能减退症。无活性PTH片段和肾小球滤过率干扰PTH测定。因此，分析结果时必须考虑血PTH测定的敏感性和代表甲状旁腺功能活动的特异性。近年，采用凝胶色谱或高效液相色谱分析测定PTH，目的是精确分开PTH_{1-84}、PTH-C和PTH-N片段，提高了PTH测定的诊断效率。目前用双位点法测定PTH的敏感性已经达到鉴别原发性甲旁亢和非甲状旁腺性高钙血症的要求。

PTH在血液循环中主要有四种存在形式：一是完整的PTH_{1-84}，占5%～20%，具有生物活性；二是N端PTH_{1-34}（即PTH-N），量很少；三是C端PTH_{56-84}（即PTH-C，其中又可分为若干种不同长度的片段）；四是中段PTH（PTH-M）。后两者占PTH的75%～95%，半衰期长，但无生物活性；前两者半衰期短，不超过10分钟。此外还有少量的PTH原、前PTH原等。多数PTH-C片段只与专一的PTH-C受体结合，而不与PTH/PTHrP受体结合，有的PTH-C片段有抗骨吸收作用。因此，PTH-C片段和完整的PTH_{1-84}通过不同的受体起作用，它们的生物活性是互相拮抗的。

（2）钙受体活性对PTH的影响：钙受体（CaR）是G蛋白偶联受体家族中的成员。分布在甲状旁腺细胞的多种细胞表面。它可以兴奋磷脂酶C并阻断cAMP产物的刺激作用。该基因的失活性突变可导致家族性低钙尿症性高钙血症的发生。该基因单拷贝转基因鼠的甲状旁腺钙受体有缺陷。能激活钙受体克隆的拟钙（calcimimetic）复合物可抑制PTH分泌，并有望成为原发性和继发性甲旁亢的治疗药物。大多数细胞均不受细胞外钙浓度波动的影响，保持非常低的细胞内钙水平。但甲状旁腺细胞的细胞内钙水平却在一定范围内随细胞外钙浓度的波动而变化。钙活化细胞表面的钙受体使细胞内储存的钙释出，同时细胞膜上的钙通道开放，使细胞内钙水平升高，后者通过目前尚不清楚的调节机制使PTH分泌减少。

（3）血磷对PTH的影响：PTH降低肾脏对磷的重吸收，调节血磷浓度；反过来，肾病时血磷升高也影响甲状旁腺，导致继发性甲旁亢。该调节独立于磷对钙及$1,25\text{-}(OH)_2D$的作用，磷直接调节$1,25\text{-}(OH)_2D$的生成，磷与钙形成复合物而影响血钙，间接对甲状旁腺起调节作用。低磷血症直接使PTH表达下降，而高磷血症则相反。低磷血症还抑制甲状旁腺细胞增殖，但不清楚磷是否直接影响PTH的合成和分泌。快速给予磷制剂刺激PTH分泌，这一作用是继发于Ca^{2+}下降所致。高磷血症抑制维生素D活化，促使Ca^{2+}进入线粒体，降低细胞外Ca^{2+}水平。肾功能不良时，钙磷代谢紊乱，维生素D不能在肾脏进行1α-位羟化，引起低钙血症，刺激甲状旁腺增生。

（4）昼夜时间对PTH的影响：生理情况下，PTH的分泌有昼夜节律性，白天的血PTH浓度平稳，夜间20点及凌晨4点出现两个宽的高峰，其中后1个高峰值可持续到上午8～10点才降至基础水平。因此，临床上鉴别正常人和轻度甲旁亢应在上午10点后抽血测定PTH。正常人PTH分泌呈昼夜节律的机制尚不清楚，原发性甲旁亢患者此节律消失。

（5）血清镁对PTH的影响：细胞外液镁离子浓度升高也像高钙浓度一样可抑制PTH分泌。但是低血镁不同于低血钙，它可抑制PTH的分泌和作用。镁的调节能力远不如钙，只有在重度高镁血症或低镁血症时才可使PTH分泌受影响。严重镁缺乏不但减少PTH的释放，而且使PTH与受体结合力减弱。

（6）锶盐与锂盐对PTH的影响：锶盐（strontium）抑制PTH的释放，而锂盐（lithium）兴奋PTH的分泌，锂盐还降低细胞外钙抑制PTH分泌的敏感性。

（7）维生素D对PTH的影响：如维生素D在体内不能转变成足量的活性分子，可发生肠钙吸收不良，导致低钙血症；另一方面，PTH没有维生素D的“允许”作用，不能使靶器官产生相应量的cAMP，因此不能发挥PTH的生理效应。所以维生素D缺乏或不能活化是继发性甲旁亢的重要病因。维生素D的活性代谢产物$1,25\text{-}(OH)_2D$抑制PTH合成和分泌。肾衰竭时，$1,25\text{-}(OH)_2D$降低是引起PTH增高的重要原因。$1,25\text{-}(OH)_2D$抑制PTH基因转录，此乃PTH促进维生素D活化的负反馈机制。

（8）降钙素对PTH的影响：降钙素抑制骨细胞及破骨细胞的骨吸收作用，增加成骨细胞活性而使钙磷沉积于骨骼，血钙和磷降低。降钙素对肾小管的作用与PTH相似，使肾小管重吸收磷减少，尿磷排出增多，但降钙素也减少肾小管对钙、钠、钾及镁的重吸收，抑制肠钙吸收，降低血钙，并通过降低血钙及阻止PTH与受体的结合，刺激PTH分泌。

（9）FGF-23对PTH的影响：原发性甲旁亢患者的血磷降低，血klotho蛋白或FGF-23升高，而此时PTH可能正常或仅轻度升高。由此提示，FGF-23对PTH有反馈抑制作用。

（10）其他影响因素：新生儿由于胎儿血钙浓度高于母

体,其PTH分泌处于抑制状态,出生后血钙呈生理性下降,PTH分泌逐渐上升。女性的PTH分泌随月经周期而轻微波动,排卵期有一PTH浓度高峰,其峰值比卵泡早期和黄体后期高30%~50%。孕晚期(24周以后)血PTH浓度逐渐上升,以动员母体骨钙供给胎儿;虽然哺乳期每日经乳汁泌钙达1g,但其甲状旁腺分泌功能无明显变化,其机制不明。雌激素降低骨基质分解、抑制骨对PTH的应答作用。大量皮质醇抑制肠钙吸收,抑制肾小管重吸收钙与磷,造成低钙血症。皮质醇直接刺激PTH分泌,造成低磷酸盐血症,骨吸收加快。肾上腺素、β肾上腺素能受体兴奋剂、多巴胺、促胰液素、泌乳素及生长激素等使PTH分泌增多,腺体增生。普萘洛尔(心得安)抑制PTH的分泌。

【血清PTHrP测定】

PTHrP-klotho-FGF-23是体内矿物质代谢的重要调节系统,这一系统可能还包括了PTH、1,25-$(OH)_2D$、肾小管Ⅱ型Na依耐性Pi同转运体(NPT2a)、FRP4和MEPE。甲状旁腺激素相关肽(PTH-related peptide,PTHrP)的N末端含PTH同源序列,因此可通过骨吸收和肾重吸收钙而引起高钙血症。但是,PTHrP只促进破骨细胞的活性,对成骨细胞的作用微弱,而PTH既增强骨吸收又促进骨形成。在体内,许多正常组织和病变组织(包括甲状旁腺)表达PTHrP。其中,甲状旁腺释放的PTHrP主要由细胞外钙离子浓度调节。在靶组织,与1型PTH受体(PTH1R)结合,因而PTHrP的生物学作用与PTH基本相同。正常血清存在微量的PTHrP,明显升高的PTHrP主要来源于恶性肿瘤。

许多组织表达PTHrP(表6-1-1-2),分泌过多导致高钙血症。在胎儿期,PTHrP由长骨骨端的软骨膜细胞和软骨细胞分泌。破骨细胞和癌细胞是PTHrP的靶细胞。约80%的肿瘤性高钙血症(CIH)患者的血PTHrP升高,一些神经内分泌肿瘤也可分泌其他趋钙激素[如PTH和1,25-$(OH)_2D$],引起高钙血症;淋巴浸润性疾病增加1α-羟化酶活性,使1,25-$(OH)_2D$的生成过多。PTHrP的N末端含PTH的同源序列,通过骨吸收和肾重吸收钙而引起高钙血症,但是PTHrP只促进破骨细胞的活性,对成骨细胞仅有微弱作用。一些肿瘤可分泌大量PTHrP,PTHrP影响食欲,减少食物摄入,降低体重,因此,导致恶病质(cachexia)。

表6-1-1-2 表达PTHrP的组织和生理作用

表达部位	生理作用
间质组织	
关节周围细胞	抑制软骨细胞分化/延迟骨化
骨骼	调节骨吸收
血管平滑肌	松弛
子宫	松弛
泌尿道平滑肌	松弛
心肌	正性肌力作用
上皮组织	
皮肤	调节角质细胞增殖
乳腺	诱导导管分化和乳汁分泌
	动员骨钙并促进胎儿发育
牙齿	促进牙萌出
甲状旁腺	促进钙转运
胰岛	与胰岛素共分泌
胎盘	促进钙转运
中枢神经	拮抗钙的过度兴奋(保护神经作用)

【血清FGF-23测定】

FGF-23是调节磷代谢的一种内分泌激素,以FGF-23为主导的体内磷代谢的调节系统包括了MEPE、FRP4、FGF-2、FGF-7、FGF受体1/2/3、klotho、钠-磷同转运体(Na-Pi2)、牙本质基质蛋白-1(DMP1)及某些炎症因子等。FGF家族的23个成员分别命名为FGF-1~FGF-23[17-19]。根据1991年提出的命名标准,可将人FGF分为四类:①以前的酸性FGF(acid FGF,aFGF)即为FGF-1,而碱性FGF(basic FGF,bFGF)称为FGF-2。这两种FGF几乎在所有的组织中均有表达;②表达FGF-3~FGF-21的组织较多,其表达量具有严格的时空特异性;③FGF-3/int-2只在将反转录病毒导入小鼠乳腺癌细胞后才表达;④Kaposi肉瘤分泌的FGF称为Kaposi肉瘤FGF(K-FGF)。各种FGF是结构上有一定同源性的一组蛋白质,能与肝素呈高亲和性结合。

FGF-23和klotho是新发现的磷代谢、骨矿化和维生素D调节因子,FGF-23是一种分子量为32kD的蛋白质,N-末端含有FGF-同源序列结构域,C-末端含有71个氨基酸残基,在存在klotho情况下,FGF-23可与FGF受体(FGFR)结合,FGF-23与klotho结合,FGF-23的主要功能是刺激肾脏的磷排泄和抑制1,25-$(OH)_2D$生成。血清FGF-23可用常规的免疫分析法测定,或测定FGF-23的完整分子(intact FGF-23)或其C-末端片段[20-22]。近年的分析方法在敏感性方面有较大改善。用透析患者的血清作FGF-23蛋白杂交也能反映循环血液中的FGF-23活性,协助病情判断。据报道,完整的血清FGF-23为(44±37)ng/L,但受年龄、性别、体重和肾小球滤过率的影响。慢性肾病患者的血清FGF-23明显升高,并且是心血管事件的预报因子。

FGF-23突变引起的遗传性低磷血症(ADHR)和TIO的血清FGF-23明显升高,血磷降低,XLH、ARHP、ENPP1和DMP1患者的血清FGF-23升高或呈不适当正常[23,24]。引起血清FGF-23升高的其他疾病有骨纤维发育不良症、Jansen干骺软骨发育不良症、骨-颅骨发育不良症(FGFR1突变)、线状痣皮脂综合征等[25-30]。

成骨细胞分泌X染色体内肽酶同源磷调节基因(PHEX)所编码的因子,并激活Fi,使其转变为FGF-23上游的活性因子Fa,Fa灭活FGF-23,而1,25-$(OH)_2D$升高负反馈抑制PHEX转录活性。XLH患者由于PHEX失活性突变,故Fa下降,FGF-23升高、1,25-$(OH)_2D$降低和肾磷消耗。此外,在成骨细胞内,25-(OH)D被1α-羟化酶羟化而生成1,25-$(OH)_2D$,后者作用于核受体,启动FGF-23基因表达,合成FGF-23。虽然最初的研究发现PHEX组装FGF-23,但以后的研究并未证实FGF-23的裂解依赖于PHEX。因此,弗林蛋白酶结构域突变是ADHR的合理解释。除遗传性低磷血症性佝偻病伴高钙尿症(HHRH)引起血清FGF-23降低外,高FGF-23血症主要发生在以下三个环节,即FGF-23分泌过多、FGF-23突变和PHEX突变。

FGF-23升高引起磷丢失和低磷血症的病因复杂,多数为

PTH-维生素D非依赖性，主要与FGF-23增多有关。TIO、XLH和ADHR都有明显的低磷血症，高FGF-23血症伴血PTH正常或轻度升高，而1,25-$(OH)_2D$水平虽正常，但呈“不适当性”降低。FGF-23升高引起佝偻病/骨质软化症的共同特点是肾脏磷消耗和1,25-$(OH)_2D$的不适当降低，原因是骨细胞生成的FGF-23过多、肿瘤或骨纤维样发育不良症分泌过多FGF-23或FGF-23降解缺陷。

(一)慢性肾病 FGF-23有助于佝偻病/骨质软化症的鉴别诊断与病情监测。FGF-23是一种利尿磷因子，在高血磷和1,25-$(OH)_2D$升高情况下，骨细胞和成骨细胞分泌的FGF-23增多。在饮食磷增加或1,25$(OH)_2D$的作用下，骨细胞和成骨细胞生成FGF-23；PHEX、DMP1和ENPP1为FGF-23合成的上游调节因子。1,25$(OH)_2D$通过NPT2b促进肠道磷吸收，klotho增加肾磷排泄，抑制1α-羟化酶活性，激活24-羟化酶，减少1,25$(OH)_2D$生成。FGF-23抑制甲状旁腺分泌PTH。肾功能降低时，FGF-23水平升高，肾磷排泄增加，但1,25$(OH)_2D$合成减少，继而引起继发性甲旁亢。慢性肾病晚期，FGF-23可显著升高，引起骨质软化症(图6-1-1-2)。FGF-23基因突变、GALNT3基因突变(影响FGF-23翻译后修饰)或klotho(FGF受体1转换为FGF-23受体的辅助因子)突变引起严重低磷血症和瘤样钙质沉着症(tumoral calcinosis)[31-33]。

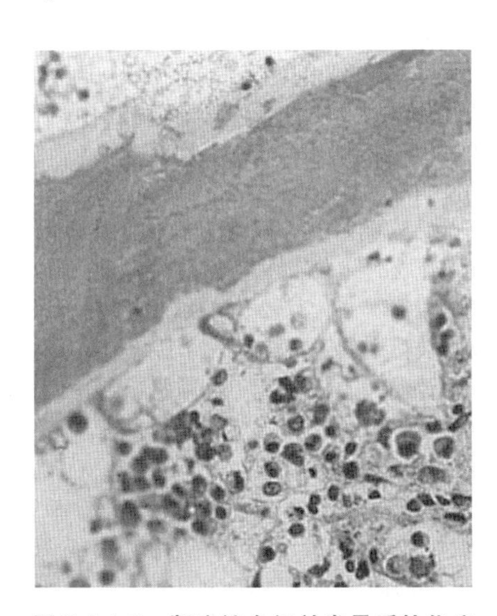

图6-1-1-2 肾病综合征并发骨质软化症

患者，女，47岁，血清碱性磷酸酶270U/L，血磷0.6mmol/L，血清HCO_3^- 16mmol/L，尿pH 6.0；血清肌酐150μmol/L，25-(OH)D、PTH和尿钙正常；隔日口服泼尼松龙5mg；髂骨骨活检显示松质骨类骨质明显增多

在2~3期慢性肾病患者中，血清FGF-23升高早于PTH[34-36]；肾移植后，FGF-23升高降低血磷，因而，原来的高磷血症转为正常，误认为肾功能恢复[37-39]，而补充维生素D后，又重新出现高磷血症。血清FGF-23升高或不适当正常主要见于肿瘤性低磷血症、遗传性低磷血症和慢性肾病。在慢性肾病早期，FGF-23增多促进磷排泄，这虽然是一种代偿反应，但引起的1,25-$(OH)_2D$生成不足可导致继发性甲旁亢；在慢性肾病晚期，显著升高的FGF-23抑制骨矿化，同时引起转移性磷沉着症、肾钙盐沉着症(nephrocalcinosis)(图6-1-1-3)、血管钙化和左室肥大。

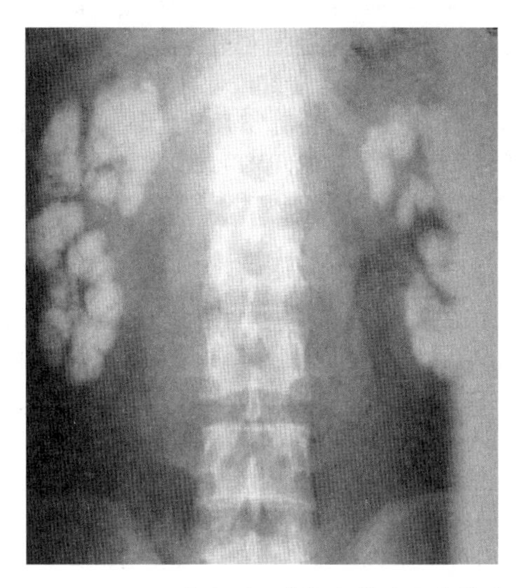

图6-1-1-3 不完全型远曲肾小管酸中毒并发双侧肾钙盐沉着症

腹部平片显示双侧肾钙盐沉着症

(二)长期低磷血症 佝偻病(rickets)是生长板肥大性软骨细胞(hypeotrophic chondrocyte)的一种病变；骨质软化症(osteomalacia)是由于骨矿化缺陷所致的骨病。青春期骨骺融合前，低磷血症导致的佝偻病与骨质软化症并存；但青春期后的成年患者只出现骨质软化症。

在磷转运体(Na-Pi)的作用下，细胞从细胞外液中获得无机磷。肾脏有三种钠-磷同转运体(sodium-phosphate cotransporter)：①Ⅰ型转运体Na-Pi-Ⅰ(SLC17A1)；②Na-Pi-Ⅱc(SLC34A3)；③ Pi-T1(Glvr-1, SLC20A1)/Pi-T2(Ram-1, SLC20A2)。Ⅰ型转运体也转运有机阴离子；Ⅱ型转运体调节肾脏的近曲小管磷重吸收；Ⅲ型转运体分布广泛，一般作为细胞磷稳定的看家分子(housekeep factor)。根据病因，佝偻病/骨质软化症可分为遗传性与非遗传性两类。根据维生素D缺乏的发病年龄，可分为儿童起病的佝偻病和成年起病的骨质软化症。遗传性佝偻病/骨质软化症主要包括维生素D依赖Ⅰ与Ⅱ型佝偻病、肾小管性酸中毒、肾小管磷酸盐重吸收障碍、性连锁低血磷佝偻病、遗传性低血磷佝偻病伴高钙尿症、常染色体显性遗传低血磷佝偻病或骨质软化症、胱氨酸病、糖原贮积病、Lowe综合征、Wilson病、酪氨酸血症、神经纤维瘤病、磷酸酶缺陷症所致的原发性矿化缺陷等[40,41]。此外，骨基质合成障碍(如骨纤维发生不全症)与中轴骨骨质软化症也属于遗传性佝偻病/骨质软化症的范畴。

1. 非遗传性佝偻病/骨质软化症 非遗传性佝偻病/骨质软化症的病因主要包括：①膳食缺乏或合成不足：如进食不足、长期肠外营养，慢性镁缺乏，高纬度、防晒剂、日照少，黑皮肤；②消化道疾病致维生素D吸收欠佳：如小肠吸收不良、胃切除、肝胆疾病致维生素D吸收与代谢欠佳，慢性胰腺功能不足；③维生素D代谢异常：可引起获得性维生素D依赖性佝偻病；④药物：如抗癫痫药、氯化铵、乙酰唑胺、免疫抑制剂所致的佝偻病/骨质软化症；⑤肾性骨病：如肾病所致的佝偻病/骨质软化症为肾性骨病中的一种类型，或肾小管磷酸盐重吸收障碍；Fanconi 综合征因广泛性肾小管功能障碍等；⑥代谢性酸中毒：如获得性肾小管性酸中毒、输尿管-乙状结肠造瘘；⑦磷缺乏：散发性低血磷骨质软化症（磷酸盐性多尿症）、神经纤维瘤病、骨纤维发育异常、McCune-Albright 综合征等；⑧肿瘤所致佝偻病/骨质软化症：可由多种肿瘤引起，如磷利尿性间质细胞瘤（PMT）或混合型结缔组织磷利尿性间质细胞瘤（PMTMCT）；⑨二膦酸盐、氟中毒等所致的获得性矿化缺陷。

2. X-性连锁低磷血症性佝偻病（XLH） PHEX 突变引起 FGF-23 降解缺陷，血清 FGF-23 升高。在 XLH 中，影响血清 PTH 的因素有：①血清 1,25-$(OH)_2D$ 降低使 PTH 升高；②血钙下降升高 PTH（轻度）；③补磷治疗升高 PTH；④甲状旁腺 PHEX 突变升高 PTH；⑤FGF-23 直接抑制 PTH 分泌；⑥低磷血症降低 PTH 水平；⑦骨组织对 PTH 抵抗而引起 PTH 升高；⑧其他能产生肾磷消耗的激素，如矿化抑制素（minhibin，可能有多种分子）、磷酸化糖蛋白（MEPE）等。

3. 常染色体隐性低磷血症性佝偻病 细胞外基质蛋白家族中的小分子整合素-结合配基 N-连接的糖蛋白 DMP1 突变，使骨细胞中的 FGF-23 转录增加，骨矿化缺陷。

4. 肿瘤和骨纤维发育不良症 McCune-Albright 综合征的病因为 GNAS1 的活化性突变，部分患者因骨细胞合成与分泌的 FGF-23 增多，引起高 FGF-23 血症。某些肿瘤因表达 MEPE 和 sFRP4 过多而导致 PHEX 和 DMP1 增加，使血 FGF-23 升高。肿瘤引起的低磷血症和 X-性连锁遗传性低磷血症（X-linked hypophosphatemia）患者血清 FGF-23 亦明显升高，最低值达 38.0ng/L，切除肿瘤后下降。由于其他原因所致的低磷血症患者的血清 FGF-23 显著降低，多数监测不到（低于 3ng/L）。血清 FGF-23 明显升高伴低磷血症提示其病因为 FGF-23 分泌过多。

5. 原发性甲旁亢 患者可表现为甲状旁腺腺瘤或增生，其病因为 α-klotho 近端的裂解点（breakpoint）易位，使 β-葡萄糖苷酶（β-glucuronidase）编码障碍。这些病例的特点是血磷降低，血 klotho 和 FGF-23 显著升高，而 PTH 可能正常或仅轻度升高。

6. FGF 受体突变 FGF 受体亚型 1、3 和 4 突变使 FGF-23 不能与受体结合，通过受体调节使血 FGF-23 升高，并可引起低磷血症，即常染色体显性遗传性低磷血症性佝偻病（ADHR，OMIM 193100）。

7. 线型脂肪痣或表皮痣综合征 线型脂肪痣或表皮痣综合征的表皮细胞的 FGF 受体 3 活化性突变引起表皮痣综合征，皮损呈线状、骨量减少伴低磷血症性佝偻病，同侧局限性骨病变伴表皮痣和血 FGF-23 升高为本病的特征。表皮痣综合征属于骨-颅骨发育不良症（osteoglophonic dysplasia，OD）中的一种，病因为 FGF 受体 1、2 或 3 突变，患者伴有颅缝早闭、眶上嵴前突、鼻梁下陷和肢根短小畸形。

8. 弗林蛋白酶突变 由于弗林蛋白酶突变（R176Q，R179W），FGF-23 不能被灭活，引起 FGF-23 降解减少和血清 FGF-23 升高。

（三）血清 FGF-23 测定的影响因素 磷主要储存在骨骼中，血磷受肠吸收和肾脏排泄的调节。肠吸收磷直接受饮食磷含量的影响，但也受 1,25-$(OH)_2D$ 的调节。血磷升高抑制 PTH 分泌，继而引起肾小管Ⅱ型 Na 依耐性磷同转运体（NPT2a）表达，磷排泄增多，以维持血磷恒定。

饮食和血清钙、磷及 1,25-$(OH)_2D$ 刺激 FGF-23 生成，而 FGF-23 可直接抑制 1,25-$(OH)_2D$ 分泌，同时通过抑制 PTH 而阻滞 1,25-$(OH)_2D$ 合成；FGF-23 抑制肾小管磷重吸收，降低血磷水平，而后者又刺激 1,25-$(OH)_2D$ 分泌。因此，1,25-$(OH)_2D$ 水平依赖于 FGF-23 和血磷的综合作用。XLH 患者尽管存在明显低磷血症，但 1,25-$(OH)_2D$ 水平较低或正常，因此 FGF-23 对 1,25-$(OH)_2D$ 的抑制作用明显；同样，FGF-23 对 PTH 也有类似影响，故 XLH 患者的血 PTH 有较大变化。另一方面，FGF-23 与肾小管受体结合后产生旁分泌因子，后者抑制 Na-Pi 同转运体和 1α-羟化酶的活性，成骨细胞分泌 PHEX 使 Fi 转变为活性分子 Fa，Fa 再灭活 FGF-23。由于 XLH 患者 PHEX 突变，Fa 下降，引起 FGF-23 升高、肾磷消耗和“不适当”性 1,25-$(OH)_2D$ 降低。

从肿瘤性低磷血症的研究中发现，FRP4、MEPE 和 FGF-23 也是磷代谢调节的重要因素。体外实验和动物实验发现，klotho 是一种抗氧化激素，klotho 缺乏可引起动物体重下降、发育障碍、寿命缩短、胰岛素分泌减少，而胰岛素敏感性升高、高磷血症及异位钙化。这些病理生理改变又与人类的性腺功能减退/不育、胸腺免疫功能紊乱、低骨量/异位（血管）钙化、共济失调/耳聋等衰老性病变相关。正常成人的血 α-klotho 为 239～1266ng/L，一般认为，klotho 缺乏患者<200ng/L，主要是由于 klotho 基因突变所致；但其在人类衰老和其他疾病中的意义仍有待进一步研究。

【降钙素和降钙素原测定】

（一）降钙素测定 取空腹静脉血 2.0ml，不加抗凝送检，以人工合成的纯人降钙素（CT）为标准品，以放射免疫法测定。正常人 CT 白天有较大波动，中午有一高峰，以后逐渐下降，夜间较恒定。正常成人为 5.0～30.0pmol/L；儿童为（27.9±12.6）pmol/L。妊娠 12～28 周孕妇血清 CT 为（26.7±2.7）pmol/L，脐血 CT 为（42.3±5.1）pmol/L，分娩以后血清 CT 降至（18.9±6.6）pmol/L。

血 CT 升高的常见原因：①甲状腺髓样癌：血 CT 明显升高，几乎所有病例均在 300pmol/L 以上，多数为 600～1500pmol/L，有的高达 300 000pmol/L；②产生 CT 的异位肿瘤（如支气管癌、胰腺癌、上颌窦癌、前列腺癌、子宫癌、膀胱癌、乳腺癌、肺癌、肝癌及类癌等）均可引起 CT 升高；③原发性甲亢可轻度升高；④慢性肾病可高达（269±51）ng/L；⑤原发性甲旁减时甲状腺 C 细胞增生，使 CT 分泌增加，或者系甲状旁腺功能减退症时 TSH 升高，而 TSH 有促进 C 细胞分泌 CT 的作用，使 CT 升高，但亦可正常甚至降低；⑥肢端肥大症可轻度升高；⑦其他如恶性贫血、高钙血症、脑膜炎、胰腺炎、Zollinger-Ellison 综合征等。某些内分泌激素如胰高糖素和胃泌素升高，也可使 CT 值升高。

血清降钙素测定可用于诊断降钙素缺乏症，但更多的是用于甲状腺髓样癌（C 细胞癌）的诊断。正常男性血降钙素<36ng/L，女性<17ng/L，一般均应<75ng/L。此外，约 10%的 Graves 病和亚临床甲减或临床型甲减患者，伴有高胃泌素血症或高降钙素血症（两者不重叠），其原因未明。

（二）降钙素原测定 血降钙素诊断甲状腺髓样癌，而降钙素原有助于细菌感染的判断。在机体感染各种微生物并大量繁殖时，许多炎症因子和激素介质释放入血。这类激素性介质又称为激素因子。其中较特异的一种为降钙素原（pro-calcitonin）。降钙素原为14kD（116个氨基酸残基）的蛋白质，相关的编码产物还含有降钙素和钙抑肽（katacalcin），但降钙素原的功能和调节机制与后两者完全不同，血清中的降钙素原主要在感染（尤其是细菌性感染，可能由外周血液中的单核细胞分泌）时升高，其特异性和敏感性远高于其他急性时相蛋白质（如C反应蛋白）。现在已可用敏感的免疫发光法测定降钙素和降钙素原。Guven等报道，血清降钙素原测定能协助败血症的早期诊断，其预计准确性（以ROC曲线表示）为0.88，而外周血白细胞计数和C反应蛋白仅为0.44和0.34。因此，血清降钙素原升高可作为细菌感染的一种预测指标，而且感染患者的病情变化可从血清降钙素原的变化中得到反映。

【血25-(OH)D测定】

血25-(OH)D是评价维生素D营养状况的主要指标。取静脉血2.0ml，不加抗凝送检。正常成人血25-(OH)D为3.5～30μg/L，但有季节变化。有报道，25-(OH)D夏季为(18.9±6.5)μg/L，冬季为(13.2±3.8)μg/L。1,25-$(OH)_2$D夏季为22～59μg/L[(18.9±6.5)μg/L]，冬季略低。

血25-(OH)D升高主要见于：①1α-羟化酶缺陷，如维生素D依赖性佝偻病；②维生素D过多症，可达350μg/L以上。1,25-$(OH)_2$D升高主要见于：①1,25-$(OH)_2$D受体缺陷的抗D佝偻病，可高达600ng/L；②甲旁亢；③结节病；④晚期妊娠；⑤慢性肾衰竭。血25-(OH)D降低主要见于：①营养性维生素D缺乏症；②慢性肝胆疾病；③长期服用抗癫痫类药物；④结核病患者长期服用抗结核药如利福平、异烟肼等。1,25-$(OH)_2$D降低主要见于：①营养性维生素D缺乏症；②维生素D依赖性佝偻病；③肾性骨营养不良；④甲旁减；⑤甲状腺髓样癌。

测定前要用HPLC提取，随后用RIA测定。结果为结合型和游离型维生素D的总量，但不一定能反映病理情况。最好的办法是测定各种代谢物的组分值。用RIA法测得的血清维生素D代谢物主要有三种，它们的正常值为：①25-(OH)D：夏季15～80μg/L（37～200nmol/L），冬季14～42μg/L（35～105nmol/L）；②1,25-$(OH)_2$D：15.9～55.6ng/L（40～140pmol/L）；③24,25-$(OH)_2$D：1～2μg/L（25～50nmol/L）。

体内存在维生素D_2和维生素D_3两种维生素D异构体，除了使用HPLC能分离外，其他的放射免疫法、免疫放射法、化学发光法或电化学法均不能将两者分开，因此，一般所说的维生素D含量，均是指结合型和游离型维生素D_2与维生素D_3的总量[42]。对维生素D缺乏患者来说，血25-(OH)D比1,25-$(OH)_2$D更能反映病情程度和病情变化，因为前者不受PTH和降钙素的调节，可更精确地反映体内维生素D的贮备量。在疑有维生素D合成障碍时，应该测定上述三种代谢物，以确定障碍的部位和酶类。如怀疑为1α-羟化酶缺陷或维生素D中毒，应重点测定1,25-$(OH)_2$D含量。血清1,25-$(OH)_2$D升高见于结节病、淋巴瘤、Williams综合征和1α-羟维生素D中毒等；降低见于肾衰竭、恶性肿瘤性骨质软化症、Fanconi综合征、低血磷性抗维生素D佝偻病和遗传性维生素D代谢障碍等。

Higashi等建立了一种测定血浆1,25-$(OH)_2$D的稳定核素稀释性液相色谱（LC-MS-MS）法，本法可明显提高1,25-$(OH)_2$D的测定效力，批间变异系数和批内变异系数分别为10.6%和4.7%，敏感度达25ng/L。与其他调节骨代谢的激素一样，动物和人的血清维生素D不但存在昼夜波动，还有季节性变化，并引起BMD的相应波动。分析结果和建立正常参考值时均要考虑这些因素。由于各种原因，25-(OH)D测定的误差较大[43-47]。因此，美国国家标准和技术研究院（NIST）与NIH推荐应用25-(OH)D的标准参考物（standard reference material，SRM）进行校正。SRM972人类血清维生素D含有25-$(OH)D_2$、25-$(OH)D_3$和两种化合物的混合物新鲜干冻血清，另一种含有3-epi-25-$(OH)D_3$。

【骨钙素测定】

研究发现，骨骼通过成骨细胞分泌的骨钙素（osteocalcin）调节能量代谢，故认为骨骼属于一种内分泌组织。骨钙素受体是G蛋白偶联受体家族中的C类6A成员（GPRC6A），GPRC6A属于氨基酸敏感的G蛋白偶联受体，在胰岛呈高表达，其他组织细胞也表达较高水平的GPRC6A，而且可被与骨钙素结构关系不密切的分子（如1-氨基酸、阳离子、促合成类固醇激素等）激活[48]；除影响能量代谢外，亦可调节生殖、下丘脑-垂体和骨形成功能。Gprc6a基因敲除小鼠表现为肥胖、糖耐量异常、肝脏淤胆、胰岛素抵抗、高磷血症、低骨量，同时伴有血清睾酮、IGF-1、E_2、LH、FSH、GH和瘦素降低，而重组的骨钙素可增加血清睾酮水平，抑制LH和FSH的分泌，因此，骨钙素-GPRC6A是调节胰岛、肌肉、肝脏、脂肪、睾丸、骨骼和下丘脑-垂体功能的多功能激素。

【磷代谢调节的其他因子测定】

机体的磷代谢与血磷平衡调节见第5篇第5章第10节。代谢调节系统的其他成员很多，除经典的调节激素PTH和维生素D外，还包括许多细胞因子和代谢酶类。

（一）FRP4/MEPE测定 正常人的MEPE主要来源于成齿细胞（odontoblast）、骨细胞和骨痂组织。正常情况下，MEPE与PHEX结合，防止MEPE裂解。如果PHEX活性不足，则因MEPE增多而导致低磷血症。FGF-2和1,25-$(OH)_2$D抑制MEPE表达。MEPE是骨矿化的抑制因子（矿化抑制素，minhibin），同时对骨形成和骨吸收也有调节作用；MEPE的作用与FGF-23相似，也抑制肾小管磷重吸收，引起低磷血症。XLH患者MEPE水平升高，是引起肾脏磷消耗的另一种因素。FRP4是卷曲蛋白家族（frizzled protein family）成员，富含半胱氨酸配体结合结构域和亲水C末端区。FRP受体可与Wnt蛋白结合，抑制Wnt信号。FRP4基因定位于7p14.1，含6个编码外显子，长10.8kb，FRP4蛋白含346个氨基酸残基，分子量40kD；氨基端的前21个氨基酸肽是该蛋白的信号区，但血FRP4因糖化分子延长（48kD）。因此，FGF-23、MEPE和FRP4组成了体内磷代谢的另一个调节系统。事实上，在这个系统中，还有许多因素参与，如FGF-2、FGF-7、FGF受体-1/-2/-3、klotho、钠-磷同转运体（Na-Pi2）、牙本质基质蛋白-1（DMP1）及某些炎症因子等。与激素样FGF相关的疾病见表6-1-1-3。

表6-1-1-3 与激素样FGF相关的临床疾病

基因	发病机制	疾病	FGF信号
遗传性疾病			
FGF-23	活化突变	ADHR	↑
PHEX	失活突变	XLH	↑
Dmp1	失活突变	ARHR	↑
FGF-23/Galnt	失活突变	FTC	↓
肿瘤伴癌综合征			
FGF-19	分泌过多	肝外胆汁淤积	↑
FGF-23	分泌过多	TIO	↑
代谢性疾病			
FGF-19	?	慢性溶血	↑
	?	NAFLD	↓
	?	T2DM	↑
FGF-21	?	肥胖	↑
	?	Cushing综合征	↑
	?	神经性厌食	↓
FGF-23	?	肾衰	↑

注:XLH:X-性连锁低磷血症;ARHR:常染色体隐性遗传性低磷血症性佝偻病;ADHR:常染色体显性遗传性低磷血症性佝偻病;FTC:家族性瘤样钙盐沉着症

(二)血清klotho测定

1. 结构与功能 klotho基因的编码产物为单链跨膜蛋白,其胞外结构域被蛋白酶——解聚素与金属结合酶(ADAM10)和ADAM17裂解后,生成分泌型klotho,在血浆、尿液和脑脊液中可以测出,因此,klotho蛋白分为跨膜型和分泌型两种。跨膜klotho与FGF受体(FGFR)形成复合物X,这种复合物的功能是作为FGF-23的辅助受体发挥作用,调节磷和维生素D代谢。跨膜klotho蛋白的胞外结构域被蛋白酶ADAM10于ADAM17裂解后生成分泌型klotho,由于分泌型klotho蛋白分子含有唾液酸酶(sialidase)活性,可调节细胞表面钙通道TRPV5的聚糖成分,故分泌型klotho蛋白具抑制胰岛素、IGF-1和Wnt的作用以及抗氧化应激与抗癌作用[49,50]。

Ⅰ型klotho膜蛋白含有1012个氨基酸残基,主要在甲状旁腺、肾脏和脉络丛(choroid plexus)表达[51-53],是调节钙代谢的主要激素[54]。在肾脏,klotho直接调节钙转运与重吸收,血钙降低时,肾上皮细胞的钙通道(TRPV5)klotho细胞外糖基被水解[55],增加钙的重吸收,同样,当细胞外钙降低时,klotho可募集Na^+-K^+-ATP酶,促进PTH分泌。klotho是FGF-23受体(FGFR)的辅因子,因而通过FGF-23调节PTH分泌[56-59];随着增龄,血清klotho逐年降低,XLH患者的血清klotho升高或正常[60,61]。

2. klotho的生理作用 klotho维持FGF-23的可用性。klotho是一种主要在肾脏、甲状旁腺和脑脉络丛表达的抗衰老蛋白,其分子单次跨膜,细胞外的肽链较长,被裂解后释放入血,具有许多重要的生理功能。膜型klotho可与FGF-23受体相互作用;而分泌型klotho是一种体液因子,可调节许多离子通道及转运蛋白的功能,被调节的因子有胰岛素、IGF-1等。klotho与FGF-23组成钙磷代谢的调节轴。FGF-23是维持血磷正常的关键因素,并与PTH和维生素D一道,调节钠-磷同转运体的功能。因此,klotho是保持FGF-23的作用和可用性(availability)的重要因子,而在缺乏klotho(如老年人)时,FGF-23的作用失效。

alpha-klotho的生理作用是:①通过跨上皮细胞钙转运,迅速调节细胞外液Ca^{2+}水平;②促进PTH分泌,升高血钙;③通过FGF-23和1,25-$(OH)_2D$调节血钙浓度[62,63]。血钙升高时,甲状旁腺的klotho表达下调。klotho和FGF-23是维生素D代谢的必备调节因子,缺乏klotho或FGF-23时,引起高维生素D血症。在骨细胞内,1,25-$(OH)_2D$与维生素D受体(VDR)结合,并与核受体RXR形成异四聚体复合物,这种复合物可与FGF-23基因的启动子区作用,促进FGF-23的表达。FGF-23自骨组织中分泌进入血液循环,并与肾脏klotho-FGFR复合物(骨骼-肾脏轴)和甲状旁腺klotho-FGFR复合物(骨骼-甲状旁腺轴)作用;另一方面,FGF-23抑制1α-羟化酶基因(Cyp27b1)表达,从而关闭了维生素D调节的负反馈环途径;而在甲状旁腺,FGF-23抑制PTH表达。因为PTH是Cyp27b1表达的强力诱导因子,所以又关闭了维生素D调节的负反馈环的另一条途径[64,65]。

细胞膜上的TRPV5数目由来自Golgi体合成的新TRPV5及胞饮的TRPV5决定。TRPV5的糖链由唾液酸酶(sialic acids)裂解;分泌型klotho蛋白通过α2→6的唾液酸酶活性清除分子中的唾液酸链,从而使内藏的半乳糖残基外露。暴露的半乳糖残基与细胞外基质的半乳凝素-1结合,半乳凝素-1抑制了TRPV5的胞饮,导致细胞膜上的TRPV5增多及钙内流。

3. klotho测定的意义 主要用于慢性肾病、继发性甲旁亢、散发性甲旁亢、维生素D抵抗性佝偻病、慢性低磷血症的诊断与鉴别诊断[66-72]。

(三)Na-Pi同转运体

Na-Pi同转运体决定磷重吸收率和血磷水平,肾小管磷的重吸收异常是引起低磷血症的最重要原因。肾小管磷重吸收主要受Na-Pi同转运体调节。Ⅱa和Ⅱc型Na-Pi同转运体由近曲肾小管上皮细胞的顶膜表达,其表达量决定了磷的重吸收量和血磷水平,但受PTH、饮食磷含量和FGF-23的调节。例如,Ⅱc型Na-Pi同转运体突变可导致遗传性低磷血症性骨质软化/佝偻病伴高钙尿症(HHRH)。由于无机磷缺乏是佝偻病的共同病因,因此,根据血清PTH和FGF-23变化(PTH升高、FGF-23升高和肾脏磷利尿),可将慢性低磷血症性骨病分为低磷血症-高PTH性佝偻病/骨质软化症、低磷血症-高FGF-23性佝偻病/骨质软化症和肾性失磷性佝偻病/骨质软化症三类。FGF-23升高与肾损害的关系也已经引起人们的高度重视。

【骨代谢标志物测定】

骨代谢标志物(bone metabolic marker,BMM)是指能反映骨骼组织代谢状态的物质,这些物质包括了通常所指的骨代谢调节激素(如血钙、血磷、PTH、PTHrP、FGF-23、MMP等)和骨转换标志物,大多数骨转换标志物属于成骨细胞或破骨细胞分泌酶类或激素,或属于骨基质中的胶原蛋白代谢产物与非胶原蛋白,而且通常使用生物化学方法测定这些物质。

使用双能X线吸收法(DXA)检测骨密度是诊断骨质疏松症的金标准,而骨代谢标志物和骨转换标志物可以反映骨代谢转换状况的急性变化，适用于骨质疏松和代谢性骨病骨重建评价、分类，以及疗效评价[73-75]。选择正确的骨代谢标志物可帮助医师确定治疗方案、给药剂量、监测用药依从性，且能较早地判断治疗效果。虽然近年临床逐渐推广骨代谢标志物的检测，但仍未能广泛开展，一个重要原因是临床医师对骨代谢标志物的价值没有足够认识；另一个原因是很多检测项目未被各地政府纳入医疗保险支付范畴，使其应用受到限制。

（一）骨代谢标志物 检测骨代谢标志物的技术已成熟，更敏感、更特异的标志物被应用于临床，其价值为：①作为骨重建的产物，具有无创伤、容易重复检测等特点；②作为骨质疏松症诊断的辅助检查，反映骨转换状态，预测骨量丢失率和骨质疏松性骨折的风险，评估骨折的独立危险因素；③具有鉴别诊断的价值，有助于明确继发性骨质疏松症的病因；④作为骨质疏松症和其他代谢性骨病的疗效随访标志物，以及个体药物治疗选择依据之一，有助于动态评价和监测对治疗的反应，提高药物依从性。因此，基于骨代谢标志物的重要价值，临床应重视对其进行检测。

可供临床检测的骨转换指标很多，按其产生来源分为骨形成和骨吸收两类，分别反映了骨形成和骨吸收状态，但是在分析时要注意骨转换是偶联的过程。通过大量临床应用实践，一些指标具有很高的特异性、敏感性和相对小的检测变异，因此为临床常用。然而，由于当前骨转换指标检测的费用较高，对每例患者开展所有指标的检测是不现实的。因此，可以选择敏感的骨形成和骨吸收指标各1~2项。大量研究提示，作为骨吸收指标的血清Ⅰ型胶原C-末端交联顶端肽（sCTX）和N-末端交联顶端肽（NTX）是使用最广泛的，如某公司最近在国内推出的CTX比NTX更敏感。此外，尚可选择抗酒石酸酸性磷酸酶-5b（TRAP-5b），也是较敏感的吸收指标。对于反映骨形成的指标，常检测血清骨钙素（OC）和骨特异性碱性磷酸酶（BALP）水平。而最近很多临床试验提示，血清Ⅰ型前胶原N-末端前肽（sPⅠNP）和C-末端前肽（PⅠCP）的敏感性可能更高。从骨转换指标的特异性和对治疗药物的敏感性，以及卫生经济学角度考虑，国际骨质疏松基金会（IOF）与国际临床化学和检验医学联合会（IFCC）骨指标标准化工作组（WG-BMS），联合推荐骨形成指标sPⅠNP和骨吸收指标sCTX，作为临床监测治疗和预测骨折危险性的BTM[76]。在临床实际工作中，对一般患者进行血清PⅠNP和CTX的检测，即检测骨吸收和骨形成指标各1项，基本能满足临床所需。当然，同时需要检测血钙、磷、碱性磷酸酶、甲状旁腺激素和25-(OH)D。

无论选择哪种骨转换生化指标，必须考虑到影响临床价值的因素。目前国内尚无自主开发的指标，使用的均是国外开发的试剂盒，所带来的是国外白种人群的参考数据库，而以往大量研究提示，白种人群的参考值并不能反映国人骨转换实际情况，以致临床出现误诊。因此，每个实验室最好能建立当地健康人群的参考数据库，以准确反映当地人群的骨转换状态。对于正常参考值建立年龄段的使用，国内外一直存在争论，目前比较一致的是以20~45岁健康绝经前女性或男性作为正常值建立的年龄段。此外，为能精确检测骨转换指标，应注意采血和检测过程中一些可能的影响因素，如上述指标需要在早晨空腹抽血，获得的血清如不能立即检测，必须置于-80℃保存，而且要注意血清不能反复冻融。对于上述指标的检测方法，目前采用的自动化学发光法减少了实验误差。

至于骨转换指标检测的时间和周期，初次诊断时检测后，如果进行药物干预，可以间隔3~6个月检测1次。检测过于频繁势必出现弊端，一是不科学，二是增加了费用支出。

骨转换是破骨细胞不断吸收旧骨和成骨细胞不断形成新骨的过程，该过程也称骨重建。骨依靠骨重建不断自我更新而维持代谢平衡，骨重建过程在时间和空间上紧密偶联并发生于同一骨重建单位中。破骨细胞活动所降解的骨基质成分的片段和分泌的产物，以及成骨细胞形成新骨所释放的代谢产物进入血液和尿中，构成了反映破骨细胞活性的骨吸收指标和反映成骨细胞活性的骨形成指标，这两种指标统称为骨转换生化指标或骨代谢生化指标。随着科学技术的迅速发展，新的骨转换生化指标不断被发现，各种新的检测方法也相继被建立。

（二）骨形成指标 骨形成指标基本都是成骨细胞的代谢产物（表6-1-1-4），主要有血清总碱性磷酸酶（TALP）和骨特异性碱性磷酸酶（BALP）。骨钙素也称骨谷氨酸蛋白（BGP），有羧化骨钙素（undercarboxylated osteocalcin）、完整骨钙素（intact BGP_{1-49}）和骨钙素的N-末端中间片段（N-mid fragment of BGP_{1-43}）三种形式，但严格说来，骨钙素并非真正的骨形成指标。Ⅰ型前胶原N-末端前肽（PⅠNP）也有单体、三聚体和完整PⅠNP三种形式，Ⅰ型前胶原C-末端前肽（PⅠCP）、骨连蛋白（ON）、骨蛋白聚糖（BPG）、基质γ-羧基谷氨酸蛋白（MGP）、α_2-HS糖蛋白（α_2-HS glycoprotein）和骨特异性磷蛋白（BSPP）也可作为骨形成指标，但较少应用。破骨细胞生成需要RANK和其配体（RANKL）的作用，而OPG阻滞RANKL与RANK结合。血清OPG、可溶性RANKL与RANKL总量是反映骨重建水平的重要指标，RANKL/OPG比值升高反映骨吸收活性增强。

表6-1-1-4 骨形成标志物测定的特异性

标志物名称（缩写）	组织来源	样品	分析方法	特异性
总碱性磷酸酶（TALP）	骨/肝/小肠/肾/胎盘	血清	EIA/IRMA/ELISA	反映骨形成的特异性差
骨特异性碱性磷酸酶（BALP）	骨	血清	电泳法/IRMA/EIA	与肝同工酶（LALP）交叉反应
骨钙素/总骨钙素	骨/血小板	血清	RIA/ELISA/CLIA	血中存在多种免疫反应形式
Ⅰ型前胶原N末端前肽（PⅠNP）	骨/软组织/皮肤	血清	RIA/ELISA	成骨特异性产物
Ⅰ型前胶原C末端前肽（PⅠCP）	骨/软组织/皮肤	血清	RIA/ELISA	特异性产物

注：IRMA：免疫放射分析；EIA：酶免疫分析；RIA：放射免疫分析；ELISA：酶联免疫吸附法；CLIA：化学发光免疫分析法

骨形成生化指标正常参考值见表6-1-1-5。多数骨代谢的生化指标具有昼夜节律特点，午夜后其水平最高，而午后最低[77]，一般来说，骨形成指标的昼夜差异约10%，而骨吸收指标的差异可达20%，有些指标还具有季节差异，如冬季的血清骨钙素存在一个小的峰值，而在7月份最低，此种现象可能与阳光照射有关，但吸收指标尿吡啶酚（PYD）和脱氧吡啶酚（DPD）没有这种差异[78]。血清BSP、OPG、RANKL的昼夜差异不明。此外，绝经后，生化指标的昼夜差异可发生变化，例如PⅠCP的昼夜差异明显增大，可达2倍[79]。所有的指标均受性别、年龄和肾功能的影响[80,81]，葡萄糖脂肪或蛋白质摄入使血清CTX降低约50%；应用放射免疫法测定时，多数标志物的批内变异系数在10%以内，BALP可达15%[82]，在治疗过程中，应用生化指标可追踪病情变化[83,84]。

表6-1-1-5 骨形成标志物正常参考值

标志物	正常参考值	升高情况	标本	测定技术
BALP	绝经后3.8~22.6μg/L 平均3.7~20.9μg/L	PC/BC	血清	色谱法/IRMA/EIA
OC	绝经前1.0~36μg/L 平均1.0~35μg/L	PC	血清	IRMA/RIA/ELISA
PⅠCP	女性50~170μg/L 男性38~202μg/L	PC	血清	RIA/ELISA
PⅠNP	女性31.7~70.7ng/ml 平均21~78μg/L	-	血清	RIA/ELISA

注：BALP：骨特异性碱性磷酸酶；OC：骨钙素；PⅠCP：Ⅰ型前胶原C-末端肽；PⅠNP：Ⅰ型前胶原N-末端肽；PC：prostate cancer，前列腺癌；BC：breast cancer，乳腺癌

在骨形成指标中，BALP、BGP、PⅠCP和PⅠNP是被广泛采用的指标，具有较好的特异性。其余的骨形成指标虽鲜有报道，但因反映骨形成的特异性相对较差，其临床应用受到限制，而未被普遍采用。Ⅰ型前胶原前肽组成骨基质有机质的90%，包括Ⅰ型前胶原N-端前肽（PⅠNP）和Ⅰ型前胶原C-端前肽（PⅠCP）两种。PⅠNP和PⅠCP反映了骨形成水平，但由于许多组织均可合成Ⅰ型胶原，故血清Ⅰ型前胶原前肽测定的特异性较差。一些研究发现，PⅠNP预测骨形成和二膦酸盐治疗疗效的意义大于PⅠCP[85,86]。

1. 血清碱性磷酸酶　是代谢性骨病的重要标志物。通常情况下，血碱性磷酸酶（ALP）主要来源于肝脏，但在生长发育期及存在骨病变时，升高的ALP主要来自骨组织（骨源性ALP-Ⅲ）。许多代谢性骨病都可因成骨细胞合成ALP增加，ALP活性增强而致血ALP升高。儿童的骨骼生长活跃，其正常值较成人高2~3倍。合并骨病时，或骨形成、骨吸收加强时亦增高。长期接受血液透析者，如发现血ALP升高，应警惕合并骨病或原有的骨病恶化；佝偻病患者的血ALP多明显升高，如ALP升高与骨病程度不成平行关系或根本不升高时，要想到磷酸酶缺陷症或骨干骺端发育不良可能，佝偻病亦有低钙血症，但其ALP是增高的。甲旁减患者的ALP正常。假性甲旁减并囊性骨纤维炎患者的ALP也增高。

（1）ALP的特性：ALP在骨、肝、肾、肠、脾、胎盘、肿瘤和早期胚胎组织中均有表达。血清中的ALP有六种同工酶，主要来自骨和肝脏。在正常生理条件下，成人的骨特异性ALP（BALP）与肝源性ALP之比大约为1∶1；在儿童期，ALP的活性范围分布很广，并与身高和体重呈正相关关系，一直到青春期，BALP大约占总ALP（TALP）的77%~87%。BALP还与性别和激素水平有关，与30~40岁的成年妇女比较，老年妇女的血清BALP增加73%，女性在绝经后10年内BALP增加77%。反映骨形成的BALP主要由成骨细胞分泌，起促进骨的矿化作用，其机制是水解骨组织微环境中的无机磷酸盐，降低焦磷酸盐浓度，维持局部碱性环境，促进骨的矿化。在体内，BALP的半衰期大约为24~48小时。血清中的各种ALP对56℃的热稳定试验显示，来自胎盘组织的ALP在56℃环境下完全稳定，肝源性ALP的热稳定性居中[半衰期（7.6±1.5）分钟]。不同组织来源的ALP其糖链结构存在差异，可利用ALP分子量的大小、所带电荷数的多少和其他理化性质上的差异，对其进行分离和分析。

（2）ALP同工酶：ALP同工酶有肠、肾、肝、骨、胎盘等多种，血液循环中两种主要的同工酶是肝和骨特异性ALP（BALP），两者难以区分，因为它们均来自同一基因，仅仅在转录后的过程中有些不同。与骨骼病变关系较密切的是BALP。经典测量BALP的方法有多种，包括热灭活、电泳、亲和层析等，目的都是要将BALP与肝源性ALP区分开来。近年来采用IRMA、单克隆抗体等技术测定BALP取得了较理想的结果。IRMA方法可以较好地区分肝源性及骨源性BALP。单克隆抗体法测BALP可以较好地区分肠源性或胎盘源性ALP，BALP与肝源性ALP的交叉反应为3%~8%，批内变异为3.5%~5.9%，批间为4.4%~7.0%，与IRMA法有较好的一致性。

（3）ALP的检测方法：血清ALP的检测方法有热失活、选择性化学抑制活性、电泳半定量、麦胚凝集素沉淀和免疫化学检测。热失活法是将血清于56℃加热后冷却，测热失活血清和未处理血清的ALP活性，从两者的活性差估算BALP的水平。化学抑制法是基于各种化学试剂对不同的ALP具有不同的抑制作用而区分不同ALP的方法，BALP对浓度3mol/L以上的脲变性最敏感。电泳法是将血清经醋酸纤维素膜电泳、琼脂糖电泳或PAGE后，加底物显色，用光密度扫描仪测定电脉区带上的BALP含量。麦胚凝集素沉淀法是将血清与麦胚凝集素混合温育，离心测上清液中的ALP活性，TALP的活性测定值减去上清液ALP活性值，即等于BALP活性。免疫化学分析有免疫放射分析法（IRMA）、酶免

疫分析法(EIA)和酶联免疫吸附法(ELISA)等,免疫化学分析法都是基于抗原-抗体反应的原理,可测定各种不同型号的ALP,但BALP与肝同工酶(LALP)有20%的交叉反应。

2. 骨特异性碱性磷酸酶　骨特异性碱性磷酸酶(BALP)的功能是水解焦磷酸,为羟磷灰石的生长和沉积创造条件。血清中的ALP有多种分子形式,分别来源于骨骼、肝脏、肠道和胎盘;所以ALP总量的诊断意义不大。BALP为骨骼生成的较特异性标志物,升高时见于Paget骨病、肾性佝偻病、骨肿瘤等。

3. 骨钙素　骨钙素是主要非骨基质蛋白,由成骨细胞和肥厚型软骨细胞合成,其主要功能是定位羟磷灰石,在骨形成和骨吸收时均释放OC,因此OC反映了骨代谢的总体水平,血脂升高时,因OC与脂质结合,故OC可呈假性降低;OC也有多种分子形式。骨钙素也称骨γ-羧基谷氨酸蛋白(BGP),主要由成熟的成骨细胞、成牙质细胞和肥大软骨细胞产生,血小板中也含有骨钙素[87]。骨钙素是含量最丰富的非胶原骨基质蛋白,约占总骨蛋白的1%~2%。完整的骨钙素是由49个氨基酸组成的小分子蛋白,分子量约为5800。N-中间片段骨钙素由43个氨基酸组成。绝大多数骨钙素含有3个γ-羧基谷氨酸残基,分别位于第17、21和24位氨基酸,是一种结合钙的氨基酸。人成骨细胞首先产生一个分子量为11kD的含23个氨基酸残基的疏水性信号肽,然后合成一个26个残基的前肽,再合成为成熟的含49个氨基酸残基的成熟肽。研究发现,骨钙素的分泌高度依赖于1,25-$(OH)_2D$转录活性的增加,血液中的骨钙素可引起重新合成,在骨吸收时释放的骨钙素是不完整的分子。骨钙素的半衰期较短,约为15~70分钟。骨钙素由肾脏清除,因此,血液中的骨钙素水平又取决于肾功能状态。循环中的骨钙素还存在明显的昼夜节律现象,早晨到中午下降,随后逐渐升高,午夜后出现高峰,峰值与低值之间的差别大约为10%~30%。血清中的骨钙素水平常受维生素D状态、月经周期、昼夜节律、酒精和季节等因素的影响,因此,需严格控制采样条件,才能对骨钙素水平做出可靠真实的评价。血液中的钙离子可螯合骨钙素并抑制其活性,导致其水平降低。研究发现完整的骨钙素$_{1\text{-}49}$在EDTA抗凝血浆中置18~25℃ 6小时,血清或EDTA/肝素抗凝血浆置冰冻8小时,血清置-70℃至-135℃ 5年,结果是稳定的[88]。

骨钙素在肝、肾和血清中分解后可形成片段1~19、20~49、20~43、1~43和44~49。采用针对C-和N-末端的两个抗体,使检测的方法更准确。清晨取空腹血1.0ml,不加抗凝剂送检。正常成年男性(10.92±6.36)μg/L,女性为(9.9±4.5)μg/L,男女之间差异无显著性。血BGP升高常见于:①甲旁亢。②甲亢,病情越重BGP升高越明显。通过治疗,甲状腺功能恢复正常后,BGP下降,但仍可高于对照组。③骨肿瘤、尿毒症、佝偻病及卵巢切除术后。血BGP降低常见于骨质疏松患者及高龄正常人[89]。

检测血清骨钙素的方法有RIA、ELISA和化学发光免疫分析法(CLIA)。RIA是将血清(或标准品)与抗血清、^{125}I标记的骨钙素共同作用,加免疫沉淀剂,离心,弃去上清液,测定沉淀中的放射活性可估算出血清骨钙素水平。ELISA是用骨钙素的单克隆抗体包被微量测定板,血清骨钙素或标准品与骨钙素单克隆抗体作用后,再与生物素化的骨钙素抗体作用,最后与标记ALP的抗生物素蛋白作用,测定结合ALP的活性而知骨钙素含量。CLIA检测骨钙素的原理类似于RIA或ELISA,只是所用的标记物或检测的信号不同而已。它以化学发光物质(如鲁米诺、吖啶酯等)标记抗体,标记抗体与血清骨钙素或标准品发生免疫反应后,加入连接发光物质的第二抗体结合,再加入起动发光试剂而引发化学发光,根据检测到的发光强度进行定量。骨钙素经胰蛋白酶水解后分为三个片段,即N-端段、中段和C-端段,它们分别由1~19、20~44及45~49个氨基酸残基构成。循环血中骨钙素存在完整的(1~49个氨基酸)和N-端+中段两种形式,完整的骨钙素来自成骨细胞,其余片段可能来自骨吸收过程,完整骨钙素的水平更能反映骨形成的特异性。但是,成骨细胞合成的骨钙素启动骨钙沉积和骨形成,血清骨钙素主要由成骨细胞合成释放,但在骨吸收时,骨基质中的骨钙素亦进入血液循环,故血清骨钙素水平反映的是骨的代谢转换状态。

4. Ⅰ型前胶原N-末端前肽/C-末端前肽　Ⅰ型前胶原N-端前肽(PⅠNP)和Ⅰ型前胶原C-端前肽(PⅠCP)是成骨细胞和成纤维细胞增殖的特异性产物。当骨骼、软组织和皮肤合成Ⅰ型胶原时,PⅠNP和PⅠCP被剪切而进入血液,因而可大致反映骨形成的动态变化[90-93]。

(1) PⅠCP和PⅠNP的特性:骨有机基质的90%以上由胶原组成,其中Ⅰ型胶原约占97%,位于骨内血管的Ⅲ型、Ⅴ型和Ⅸ型胶原含量极微,大约只占骨内胶原的3%。前Ⅰ型胶原在成骨细胞中合成,其羧基端和氨基端分别向两端延伸,形成前Ⅰ型胶原的前体(图6-1-1-4),向羧基端延伸的前肽称PⅠCP,向氨基端延伸的前肽称PⅠNP。这两种前肽实际上不是肽,而是一种不均一的三聚体蛋白,它们分别由两条前α_1(Ⅰ)链和1条前α_2(Ⅰ)链组成,又分别由两个二硫键连接成一个球形糖蛋白。在各自蛋白酶的作用下,前Ⅰ型胶原的这两个前肽被切脱而成为成熟的Ⅰ型胶原。被切下的PⅠCP的分子量大约为115kD,PⅠNP的分子量大约为70kD。PⅠCP和PⅠNP进入血液循环,由肝脏分解代谢。血清中的PⅠCP半衰期非常短,只有6~8分钟。PⅠCP存在24小时节律,在凌晨几小时(约0时~3时)达峰值,最低值出现在下午。若于8小时内分别采血测量PⅠCP,其最大起伏波动可达4倍,这种变化远大于其他骨形成指标。PⅠCP和PⅠNP在儿童和成人中的代谢清除率存在差异,在儿童,PⅠNP的含量比PⅠCP高2~3倍;在健康成人,两种肽的含量相当。从软组织Ⅲ型胶原而来的PⅢCP(Ⅲ型前胶原C-末端前肽)与PⅠCP在序列和结构上的同源性不可忽视,但血清中的PⅢCP比PⅠCP低一个数量级,对PⅠCP水平的实际影响较小。PⅠCP主要由肝脏分解代谢,因此患肝病时PⅠCP的水平升高。

(2) PⅠCP和PⅠNP的检测方法:两者均可分别采用RIA或ELISA测定。RIA检测PⅠCP或PⅠNP,是取血清(或标准品)与标记抗原和抗血清作用,再加入二抗沉淀免疫复合物,测定沉淀中的放射活性而知PⅠCP或PⅠNP的含量。RIA测PⅠCP的灵敏度为1.2μg/L,批内和批间变异系数分别为3%和5%。Pedersen等改进标记抗原和标准品后,检测灵敏度可提高到0.03nmol/L。Melkko等报道RIA检测

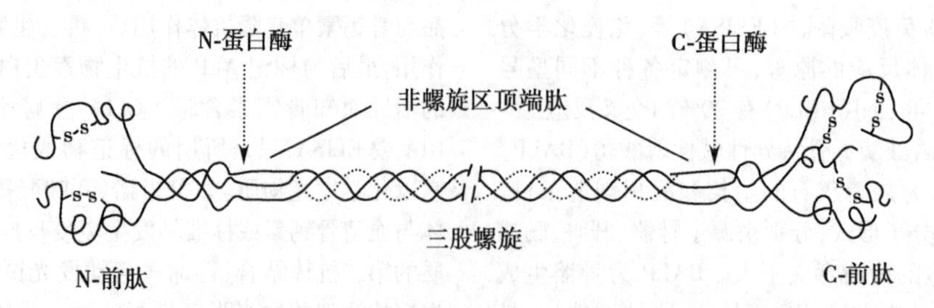

图 6-1-1-4 PⅠCP 和 PⅠNP 的来源

C-末端和 N-末端前肽(延伸前肽)由特异性前肽酶分裂,部分释放进入血液循环

PⅠNP 的灵敏度为 2μg/L,批内和批间 CV 分别为 3.%和 9.3%。ELISA 检测血清 PⅠCP 和 PⅠNP 的方法是,用 PⅠCP 或 PⅠNP 的单克隆抗体包被微量反应板,加入血清样品或标准品(PⅠCP 或 PⅠNP)与其作用后,再与生物素化的 PⅠCP 或 PⅠNP 抗体作用,最后与标记 ALP 的抗生物素蛋白作用,加入 ALP 的底物后测结合 ALP 的活性而估算出 PⅠCP 或 PⅠNP 的含量。

金属蛋白酶生成的Ⅰ型胶原羧基端交联尾肽(ⅠCTP)为成熟Ⅰ型胶原分解时的另一种代谢产物。血清ⅠCTP 升高反映骨吸收状态[94,95]。

(三)骨吸收标志物 在骨吸收标志物中,尿钙(U-Ca)和尿羟脯氨酸(hydroxyproline,HOP)是临床上最早用于评价骨代谢状况的标志物。20 世纪 80 年代陆续发现了尿吡啶酚(pyridinoline,Pyr;羟赖氨酰吡啶酚,hydroxylysyl pyridinoline,HP)和脱氧吡啶酚(deoxypyridinoline,D-Pyr;赖氨酰吡啶酚(lysyl pyridinoline,LP),半乳糖羟赖氨酸(galactosyl hydroxylysine,Gal-Hyl)和葡糖基-半乳糖基-羟赖氨酸(glucosyl galactosyl hydroxylysine,Glc-Gal-Hyl),以及破骨细胞分泌于血液中的抗酒石酸酸性磷酸酶(tartrate-resistant acid phosphatase,TRAP)。在 20 世纪 90 年代,又相继发现和建立了多种检测血液和尿中新的骨吸收标志物的方法,它们分别是游离 Pyr(F-Pyr)和游离 D-Pyr(F-D-Pyr)、骨Ⅰ型胶原交联 N-末端顶端肽(collagen type Ⅰ cross-linked N-telopeptide,NTX)、骨Ⅰ型胶原交联 C-末端顶端肽(collagen type Ⅰ cross-linked C-telopeptide,CTX;有 α-CTX、β-CTX 和 CTX-MMP 三种类型)和骨涎蛋白(BSP)。最近发现的新标志物是骨Ⅰ型胶原 α_1 链螺旋区第 620 位至 633 位含 14 个氨基酸残基的肽序列[type Ⅰ collagen α_1 helicoidal peptide 620~633,α_1(Ⅰ)P620~633]。

1\. 尿钙、尿磷与尿镁 尿钙(U-Ca)虽是一个常用的骨吸收指标,但它又是一个不敏感和非特异的指标,只有当骨溶蚀很严重时,才反映骨吸收。Eriksen 等认为,在通常情况下,与其说 U-Ca 反映了骨吸收,倒不如说 U-Ca 反映了肠钙吸收。尿钙的检测方法有 EDTA 络合滴定法,该方法受人为操作因素的影响,其测定精密度和准确度误差较大,目前只在少数条件较差的中小医院使用。其他常用的方法有离子选择性电极法、原子吸收分光光度法和比色测定法。离子选择性电极法只能测定离子钙,而不能测定结合钙。原子吸收分光光度法可直接测定澄清尿液中的总钙量。Suarez 等将尿液与含 0.007%甲酚酞络合酮的 0.2mol/L 盐酸作用,在自动生化分析仪上采用直接比色检测技术测定尿钙,该方法的批内 CV 为 0.68%~1.7%。这一方法既简化了操作程序和实现了检测自动化,又大大提高了测定结果的精密度和准确度。

尿磷和尿镁主要受饮食磷和肾功能的影响,尿钙、磷、镁排泄的影响因素见表 6-1-1-6,骨吸收生化指标测定的特异性见表 6-1-1-7,从文献收录的各种骨吸收生化指标正常参考值见表 6-1-1-8。

骨转换生化指标的检测虽然不像测定骨密度的物理诊断方法那样可以诊断代谢性骨病引起的骨质疏松症,但它可以及时动态地反映正在进行的骨重建状况,对代谢性骨病的早期诊断、预测骨丢失和监测药物疗效等,均具有极其重要的临床意义。

表 6-1-1-6 影响尿钙/磷/镁排泄的因素

影响因素	尿钙	尿磷	尿镁
肾小球滤过率			
增加	高钙血症	高磷血症/轻度低钙血症	高镁血症
降低	低钙血症/肾衰	低磷血症/肾衰/中度高钙血症	低镁血症/肾衰
肾小管重吸收率			
增加	细胞外液消耗/低钙血症/使用磷酸盐/噻嗪利尿剂/代谢性碱中毒/PTH/PTHrP/维生素 D	细胞外液消耗/高钙血症/磷缺乏/慢性代谢性碱中毒	细胞外液消耗/低钙血症/低镁血症/PTH/代谢性碱中毒
降低	细胞外液扩张/高钙血症/磷缺乏/代谢性酸中毒/髓袢利尿剂/环孢霉素 A	PTH/PTHrP/低钙血症/磷过多/代谢性碱中毒/噻嗪利尿剂/FGF-23/维生素 D	细胞外液扩张/高钙血症/磷缺乏/高镁血症/髓袢利尿剂/环孢霉素 A/乙醇

表 6-1-1-7 骨吸收生化指标测定的特异性

指标名称(缩写)	组织来源	分析样品	分析方法	特异性
羟脯氨酸(HOP)	骨/软骨/软组织/皮肤	尿液	比色法/HPLC	所有胶原纤维和部分胶原蛋白/补体 C1q 和弹性蛋白/新合成和成熟胶原
吡啶酚(Pyr)	骨/软骨/肌腱/血管	尿液	HPLC/RIA/ELISA	骨和软骨胶原浓度最高/皮肤缺乏/只存在成熟胶原中
脱氧吡啶酚(D-Pyr)	骨/牙质	尿液	HPLC/RIA/ELISA	骨胶原浓度最高/软骨或皮肤胶原中缺乏/只存在成熟胶原中
Ⅰ型胶原 C-末端交联顶端肽(CTX-MMP,ⅠCTP)	骨/皮肤	血清	RIA/ELISA	骨Ⅰ型胶原中含量最高/也可重新合成的胶原中获得
Ⅰ型胶原 C-末端交联顶端肽(α-CTX/β-CTX)	所有含Ⅰ型胶原的组织	尿液(α/β)/血清(只有β)	ELISA/RIA,ECLA	骨Ⅰ型胶原中含量最高
Ⅰ型胶原 N-末端交联顶端肽(NTX)	所有含Ⅰ型胶原的组织	尿液/血清	ELISA/RIA	骨Ⅰ型胶原中含量最高
半乳糖羟赖氨酸(Gal-Hyl)葡糖基-半乳糖基-羟赖氨酸(Glc-Gal-Hyl)	骨/软组织/皮肤/血清补体	尿液/血清	HPLC	胶原和胶原蛋白/Gal-Hyl 在骨胶原含量高/Glc-Gal-Hyl 在软组织胶原和补体 C1q 中含量高
骨涎蛋白(BSP)	骨/牙质/肥大软骨	血清	RIA/ELISA	由活性破骨细胞合成分泌到骨细胞外基质中/反映破骨细胞活性
抗酒石酸酸性磷酸酶(TRAP)	骨/血液	血浆/血清	比色法/RIA,ELISA	破骨细胞含 5b/血小板/红细胞和其他来源含 5a
Ⅰ型胶原 α_1 链螺旋区肽 620~633[α_1(Ⅰ)P620~633]	骨	尿液	ELISA	骨Ⅰ型胶原

注:HPLC:高效液相色谱法;ECLA:电化学发光法

表 6-1-1-8 骨吸收生化指标正常参考值

标志物	正常参考范围	标本	测定技术
PYD	成人 19.5~25.1nM/mM Cr	尿液	HPLC/ELISA
DPD	成人 1.8~15.5nM/mM Cr	尿液	HPLC/ELISA
CTX	成人 3.9~4.9nM/mM Cr	尿液	尿 Crosslaps
	绝经前(0.29±0.14)μg/L	血清	ELISA/RIA
	绝经后(0.56±0.23)μg/L	血清	ELISA/RIA
	男性(0.30±0.14)μg/L	血清	ELISA/RIA
NTX	绝经前 5~65nM BCE/mM Cr	尿液	Osteomark™
	男性 3~63nM BCE/mM Cr	尿液	Osteomark™
	女性 6.2~19nM BCE/L	血清	ELISA/RIA
	男性 5.4~24.2nM BCE/L	血清	ELISA/RIA
ⅠCTP	成人 0.76~5.24μg/L	血清	RIA
TRACP-5b	绝经前 0.5~3.8U/L 绝经后 0.5~4.8U/L 男性 0.5~3.8U/L	血浆/血清	色谱法/RIA
BSP	成人 8.0~9.4μg/L	血清	ELISA/RIA
RANKL	成人(0.80±0.40)pmol/L	血浆/血清	ELISA
OPG	成人(2.42±0.26)ng/L	血浆/血清	ELISA

注:PYD:吡啶酚;DPD:脱氧吡啶酚;CTX:Ⅰ型胶原 C-末端交联顶端肽;NTX:Ⅰ型胶原 N-末端交联顶端肽;ⅠCTP:Ⅰ型胶原羧基端交联尾肽;TRACP-5b:抗酒石酸酸性磷酸酶 5b;BSP:骨涎蛋白;RANKL:核因子-κB 受体活化素配体;OPG:护骨素;Cr:肌酐;BCE:骨胶原类似物;HPLC:高压液相色谱法;ELISA:酶联免疫测定法;RIA:放射免疫测定法

2. 尿羟脯氨酸(HOP) HOP 是多种胶原的降解产物。体内胶原约 50%在骨和肌肉,40%在皮肤。HOP 占胶原总氨基酸的 13%~14%,它是非必需氨基酸脯氨酸的残基在维生素 C 激活羟化酶的作用下羟化衍生而来,在胶原分子内形成氢键，起稳定胶原纤维的作用。破骨细胞骨吸收时，骨Ⅰ型胶原被降解，HOP释放入血液，呈游离、寡肽和多肽结合形式。游离HOP（图6-1-1-5）经肾小球滤过，几乎完全被肾小管重吸收，并在肝脏进一步降解。肽结合HOP被排泄到尿中，尿中90%以上的HOP以肽结合形式存在。HOP也是一个最常用的骨吸收指标，长期以来又被认为是一个非特异性指标。在正常情况下，尿中HOP只有10%来自骨Ⅰ型胶原的降解，从非骨胶原、前胶原前肽和细胞内胶原降解而来的HOP占有很大比例，弹性蛋白和补体C1q也释放HOP，从明胶食物中吸收的HOP同样可使结果假性增高。因此，HOP只对骨吸收严重的疾病，如Paget骨病、甲旁亢或骨转换非常快的生长发育期，才是一个有效的指标。对骨转换速率较低的绝经后骨质疏松缺乏敏感性，大约有30%的骨质疏松症患者HOP在正常范围。

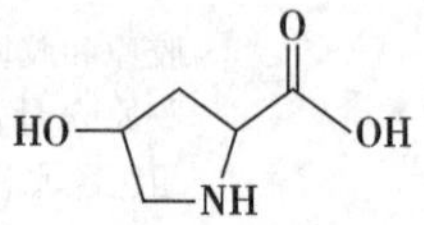

图6-1-1-5 羟脯氨酸的分子结构

尿HOP的检测有比色法和高效液相色谱法（HPLC）。比色法是用$Ba(OH)_2$水解尿液，加氯胺T氧化，与欧立区（Ehrich）试剂的醛基反应，形成红色化合物，于550nm波长处测定吸光度，与标准液比较可求得尿中HOP的浓度。比色法测尿HOP的批内或批间CV分别在10%和12%左右，检测灵敏度约为5～20μmol/L。比色法测尿HOP，操作繁杂费时，精密度也较差。HPLC测尿中HOP，是用苯异硫氰酸盐使氨基酸衍生化后，采用HPLC进行反相分离，紫外检测器检测，与同样方法处理的标准曲线比较，可得知HOP浓度，其变异系数小于5.3%。

3. 吡啶酚和脱氧吡啶酚（PYD和DPD） PYD和DPD又称羟赖氨酰吡啶酚（HP）和赖氨酰吡啶酚（LP）。它们的分子结构（图6-1-1-6）是在1个酚羟基吡啶环上含有1个羟赖氨酰残基和2个赖氨酸残基，DPD是PYD的还原产物，PYD的羟赖氨酰残基脱去1个氧原子即成为DPD。用质谱法测得PYD的分子量为429.1995，分子结构式算得为429.1985，DPD为413.1991。两者均为特异性荧光物质，在297/395nm处荧光强度最大。PYD最初作为一种荧光氨基酸从肌腱中分离到，并被认为是一种胶原的三价交联残基。后发现PYD和DPD是Ⅰ型胶原分子之间构成胶原纤维的交联物（连接物），起稳定胶原链的作用。PYD存在于各种骨骼和血管等结缔组织，包括骨、软骨、牙质、肌腱、肌肉内胶原、韧带和主动脉等成熟的胶原纤维中，但在人体髓核椎间盘、关节软骨中含量最高。基底膜的Ⅳ型胶原不含PYD。DPD只存在于骨与牙质的Ⅰ型胶原中，因牙质在整体骨骼中所占份额极小，故可认为DPD主要来源于骨骼。在成人骨骼Ⅰ型胶原中，PYD与DPD的分子比约为1∶1～3.5∶1，而在其他结缔组织Ⅰ型胶原中，两者至少为10∶1。当赖氨酰氧化酶作用于成熟的胶原时，PYD和DPD即成为降解产物释放到血液循环中，不经肝脏进一步降解而直接排泄到尿中。PYD和DPD在血液和尿中以游离和肽结合形式存在。尿中游离形式占40%，肽结合形式占60%。各种形式的PYD和DPD都非常稳定，在-20℃暗处保存20年和反复冻融10次以上或在强酸条件下加热水解，其结构不被破坏。在37～50℃条件下，PYD和DPD的稳定性明显下降，两者半衰期是37℃为5.5周，50℃为0.9周。

在生成赖氨酸和羟赖氨酸的转录后修饰过程中，吡啶酚和脱氧吡啶酚的主要功能是稳定Ⅰ型胶原和交联胶原蛋白的尾肽结构域。骨吸收时，PYD和DPD以大约3∶1的比例释放，许多代谢性骨病患者的尿排泄量升高，DPD似乎是抗骨吸收药物治疗的更敏感指标[96]。

最初用分子筛和离子交换层析技术及高效液相色谱法，现在多用免疫学方法测定PYD和DPD。血清和尿中游离PYD和DPD可直接用HPLC分析[97]，测定总PYD和DPD需经去肽处理。Black等用离子对反相HPLC分析PYD和DPD。该法是用NH_4Cl作为梯度系统，1-辛磺酸与乙腈的混合液为离子对试剂。样品经预处理后，用带荧光检测器的HPLC分析，最低检测限为1pmol/L，分析全过程总误差为12%～16%。用改良Vbelhart法测PYD和DPD的简单过程是将0.5ml血清与等量的蒸馏水混合。再加入浓盐酸1ml，于110℃水解18小时。将冷却后的水解物与乙酸和正丁醇

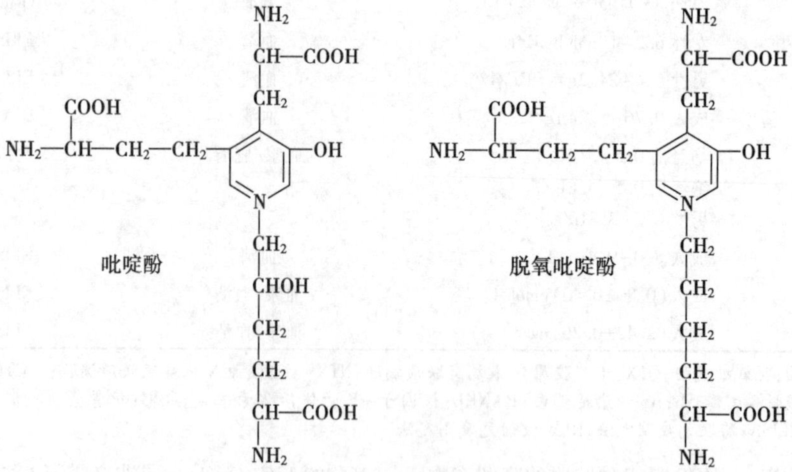

图6-1-1-6 吡啶酚（PYD）和脱氧吡啶酚（DPD）的分子结构

混合,再注入纤维素柱提取和洗脱 PYD 和 DPD,将冻干的抽提物复溶后用 HPLC 分离,在 295/400nm 处测荧光强度,与从牛股骨中提纯的标准品比较求得 PYD 或 DPD 的含量。此方法检测限为 0.2mmol/L,PYD 的回收率为 86%±3%,DPD 为 86%±2%。Pratt 等用固相提取和反相 HPLC 自动分析 PYD 和 DPD。其方法是将一根含微颗粒纤维素的可以反复使用的预处理柱连接到梯度 HPLC 上,进行连续梯度洗脱和测定。用同系物乙酰吡啶酸(ACP)作为内标,求得 PYD 和 DPD 的含量。该法的精密度 CV<3%,与加热预处理提取法结果高度正相关。免疫学方法是采用单克隆抗体识别游离的 PYD 和 DPD,两者之间的交叉反应<1%,与交联肽无交叉反应。批内和批间 CV 分别<10%和<15%,检测灵敏度为 3nmol/L。

4. Ⅰ型胶原 C-末端交联顶端肽(CTX)　CTX 有三种不同形式(图 6-1-1-7),即由基质金属蛋白酶(MMP)加工而成的 CTX-MMP 和只含 8 个氨基酸序列的 α-CTX 及 β-CTX。CTX-MMP(ⅠCTP)是含有 PYD 和 DPD 的三条多肽链的 C-末端肽(图 6-1-1-8),其中两条为 1 个Ⅰ型胶原分子 C-末端非螺旋区的 α_1(Ⅰ)链,另一条为另 1 个Ⅰ型胶原分子 C-末端螺旋区的 α_1(Ⅰ)链或 α_2(Ⅰ)链。在骨Ⅰ型胶原分子的 C-末端螺旋区连接交联的部位,只存在一种由 α_1(Ⅰ)C 与 α_1(Ⅰ)C 相互作用形成的 C-末端肽,这可能与 α_2(Ⅰ)的 C-末端缺乏 1 个赖氨酸残基有关,使之不能形成 α_1(Ⅰ)的 C-末端肽与 α_2(Ⅰ)C-末端肽。骨Ⅰ型胶原中的 DPD 只有 40%来源于 C-末端[98]。骨 CTX-MMP 的结构在各种组织的Ⅰ型胶原分子中也存在,推测 CTX-MMP 是一个特异性较低的指标。CTX-MMP 在 SDS-PAGE 上显示,用细菌胶原酶或胰蛋白酶水解骨Ⅰ型胶原所得 CTX-MMP 的分子量分别为 1.2kD 和 20kD。吸收峰在 220nm,在酸性 295/395nm 和中性 320/405nm 条件下荧光强度最大。用 6mol/L 的 HCl 水解释放 PYD 和 DPD,2mol/L 的 NaOH 水解释放的交联物呈糖基化形式。被水解的 CTX-MMP 失去免疫反应性,提示其抗原结构为肽序列,而非交联。血清存放在 4℃或室温 5 天及反复冻融 4 次,与存放在-20℃比较,平均分别下降 5.6%、12.7%和 10%,说明 CTX-MMP 在通常条件下欠稳定。肝素或 EDTA 抗凝血浆中的 CTX-MMP 稍低于血清,枸橼酸盐抗凝比血清低 50%。当肾功能损伤,每分钟肾小球滤过率(GFR)<50ml/1.73m² 时,血液中的浓度相应增加。

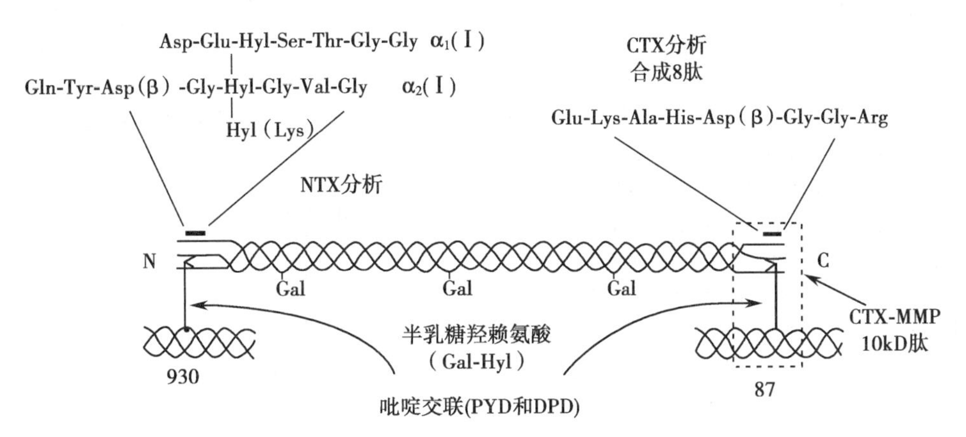

图 6-1-1-7　胶原降解产物的分子基础

NTX:Ⅰ型胶原 N-末端交联顶端肽;CTX:Ⅰ型胶原 C-末端交联顶端肽;CTX-MMP:基质金属蛋白酶加工,生成 CTX(ⅠCTP);PYD:吡啶酚;DPD:脱氧吡啶酚

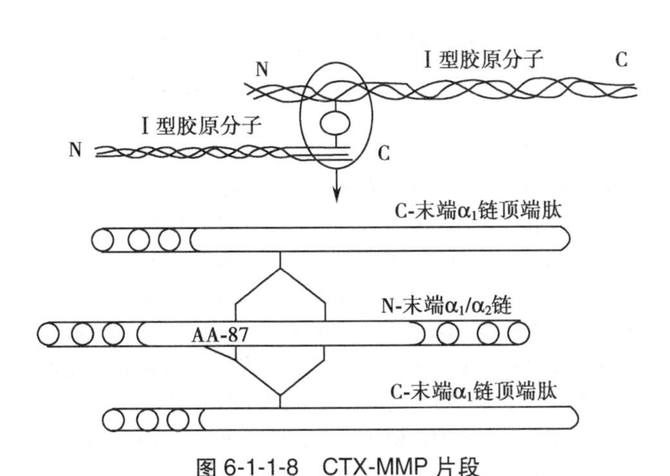

图 6-1-1-8　CTX-MMP 片段

α-CTX 和 β-CTX 以前统称为 CrossLaps。在 α-CTX 和 β-CTX 的结构中均不含 PYD 和 DPD。β-CTX 是 α-CTX 的异构体形式,两者的唯一区别是在 β-CTX 的肽序列中的天冬氨酰(Asp)是 L-对映异构体。它们均来自Ⅰ型胶原分子 C-末端非螺旋区的 α_1(Ⅰ)链上第 15~22 位氨基酸残基组成的特异肽序列,其组成为 Glu-Lys-Ala-His-Asp(α 或 β)-Gly-Gly-Arg。CTX 的分子量约 1000,可人工合成。α-CTX 和 β-CTX 成为骨吸收指标的依据是它们含有骨Ⅰ型胶原分子间交联物的重要区段和近似交联物的残基,其紧密结构可以保护其不受肾脏的进一步降解,有较好的稳定性。尿液置-20℃ 7 天或反复冻融 5 次,结果不受影响。

CTX 和 CTX-MMP 两者只能用 RIA 和 ELISA 检测。CTX 的测定原理为用人工合成的Ⅰ型胶原 α_1 链 C-末端 8 个氨基酸的片段,连接牛血清白蛋白(BSA)作为完全抗原,免疫动物获得抗体,用戊二醛将 CTX 连接甲状腺球蛋白作为固相包被抗原,将第二抗体连接过氧化酶,以 3,3′,5,5′-TMB 为底物,在 450nm 处测吸光度,与标准品比较可求得尿或血清中 CTX 的含量。此法的批内和批间 CV 分别为 5.3%和 6.6%,

分析回收率100%。CTX-MMP具有免疫原性,从人的骨骼中提取胶原,用细菌胶原酶水解后,纯化获得CTX-MMP免疫动物而得到抗体,标记^{125}I示踪测定血清CTX-MMP。该法的检测灵敏度0.34μg/L,精密度CV<8%。

5. 骨涎蛋白(BSP) BSP是一种高度变异的磷酸化糖蛋白,分子量约为70~80kD,其含量约占骨基质非胶原蛋白的5%~10%。BSP主要由成骨细胞和成牙质细胞合成和分泌,也可在破骨样细胞和恶性肿瘤细胞系中检测到。BSP几乎只在矿化的结缔组织中表达,起承担羟磷灰石结晶成核剂的作用,延长破骨细胞生存时间[98,99]。血清中的BSP与补体因子H结合。多发性骨髓瘤、前列腺癌骨转移和其他骨肿瘤时升高[100,101]。与骨黏附素(OSAD)的分布方式惊人地相似,推测OSAD对BSP起协同作用。

检测BSP的方法有RIA和ELISA。RIA是用^{125}I标记BSP与抗人BSP抗体和血清等样品相互作用,在4℃环境中孵育24小时,然后再加入第二抗体,在4℃环境下继续孵育2小时,将免疫反应复合物离心沉淀,弃去上清液,用γ-计数仪测量其放射活性,与标准品比较可求得BSP的含量。ELISA是用BSP的单克隆抗体包被微量反应板,与样品或标准品作用后,再与生物素化的BSP的抗体作用,最后与ALP标记的抗生物素蛋白作用,加入ALP的底物,测结合的ALP的活性可求得BSP含量。

6. Ⅰ型胶原N-末端交联顶端肽(NTX) 它是含有PYD和DPD的低分子量肽(从结构式推测分子量≤3000),具半抗原性。其结构是PYD或DPD的2个赖氨酸残基分别连接两条不同组合的α_1(Ⅰ)N和α_2(Ⅰ)N或α_2(Ⅰ)N和α_2(Ⅰ)N氨基酸序列(7~9个氨基酸),经氨基酸序列和电射质谱法(ESMS)分析,共发现四组(8种)异质NTX,它们的特征是全部来源于Ⅰ型胶原的N-末端,都含有α_2(Ⅰ)N-末端肽,并以α_1(Ⅰ)N与α_2(Ⅰ)N和α_2(Ⅰ)N与α_2(Ⅰ)N相互作用形成的N-末端肽居多,这也是骨Ⅰ型胶原区别于其他组织Ⅰ型胶原的一个特征。在这些NTX中,绝大部分为PYD或DPD连接α_1(Ⅰ)N和α_2(Ⅰ)N-末端的异侧肽,由PYD或DPD连接两个相同的α_2(Ⅰ)N-末端组成的(同侧肽)含量较少,而由α_1(Ⅰ)N和α_1(Ⅰ)N组成的N-末端肽极微。在异侧肽中PYD与DPD的比率为2.0∶1~2.5∶1,同侧肽为1∶1,与NTX经酸水解后反相HPLC测得的比率一致。DPD 60%来源于NTX,40%来源于CTX-MMP。NTX的吸收峰在220nm,荧光强度在297/395nm。NTX的抗原决定簇取决于PYD和DPD所含有的氨基酸序列,从尿和骨中提纯的NTX具有相同的组成和相同的免疫反应性,抗原决定簇非常稳定,加HCl(pH<2.0)存-20℃数年后中和酸再分析或反复冻融测定,结果无显著变化。NTX可用RIA和ELISA检测,目前的商品试剂盒多采用ELISA。从骨骼生长发育期的正常男性尿液或人骨骼中提取的NTX含有相同的抗原决定簇,在戊二醛作用下连接锁眼形血蓝蛋白(keyhole limpet hemocyanin)作为免疫原,免疫动物获得抗NTX的单克隆抗体。用NTX连接BSA作为包被抗原,第二抗体结合辣根过氧化物酶(HRP),N-四甲基联苯胺(TMB)为显色底物,建立竞争抑制ELISA检测血清或尿中NTX。该方法的批内和批间CV<10%。

7. 羟赖氨酸(Hyl)糖苷 Hyl糖苷也是Ⅰ型胶原分子的降解产物,它有半乳糖Hyl(Gal-Hyl)和葡糖基-半乳糖基-Hyl(Glc-Gal-Hyl)两种形式,它们的分子结构见图6-1-1-9。Gal-Hyl和Glc-Gal-Hyl是胶原分子中羟赖氨酸翻译后修饰产物,其糖基化发生在前胶原分子装配成三股超螺旋之前。胶原分子的糖基化作用尚不明了,但羟赖氨酸分子被单糖或双糖修饰的数量可能与胶原纤维的直径或胶原的型号有关。Hyl糖苷存在于不同型号的胶原中,但不存在胶原外的其他分子,在骨Ⅰ型胶原中的含量比皮肤Ⅰ型胶原高5~7倍。胶原降解时释放到循环中的Gal-Hyl和Glc-Gal-Hyl全部从尿中排泄,不再被肾小管重吸收或肝脏代谢,在循环中被代谢的程度远比HOP低,又不受食物摄取胶原衍生物的影响,因而成为骨吸收指标。

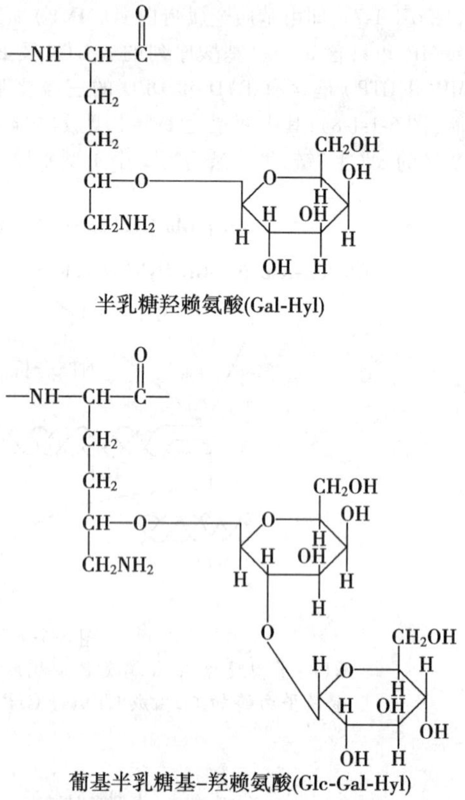

半乳糖羟赖氨酸(Gal-Hyl)

葡基半乳糖基-羟赖氨酸(Glc-Gal-Hyl)

图6-1-1-9 羟赖氨酸糖苷的分子结构

血清和尿液中的Hyl糖苷尚只能用HPLC检测。方法是先将样品中的Hyl糖苷丹磺酰化,取尿液或血清与丹磺酰氯(Dns-Cl)混合置60℃温育30分钟,离心取上清液注入HPLC分析,在295/400nm处检测荧光强度,与β-1-半乳糖-邻-羟赖氨酸内标比较可求得Gal-Hyl或Glc-Gal-Hyl的含量。经快原子轰击质谱法鉴定,Hyl糖苷经Dns-Cl衍生化后形成$(Dns)_2$-Hyl糖苷双丹酰衍生物。研究发现,Hyl糖苷的排泄率与QCT测得的BMD呈负相关,与尿HOP、PYD和DPD呈高度正相关。测定Hyl糖苷的优点是分析精密度(CV<5%)好于DPD(CV>10%),各实验室之间的结果具有可比性,测定方法比HOP、PYD和DPD简便快速和费用低廉,方法易于标准化。

8. 抗酒石酸酸性磷酸酶(TRAP) 抗酒石酸酸性磷酸

酶5b(TRAP-5b)是酸性磷酸酶6种同工酶(0~5型)中的一种,即第5型。它主要存在于巨噬细胞、破骨细胞、Gaucher细胞、红细胞、血小板、脾脏毛状细胞以及单核吞噬细胞中,但在肺泡巨噬细胞和破骨细胞中含量最丰富。骨吸收时,破骨细胞附着在骨的表面,接着分泌酸和酶在骨与破骨细胞之间形成一个腔隙,碳酸酐酶和H^+-ATP酶质子泵造成一个酸性环境,位于破骨细胞微粒体的TRAP,即通过破骨细胞波状缘分泌进入此腔隙,与其他酶一道,参与骨基质中钙磷矿化底物的降解。破骨细胞释放的TRAP与血清中的TRAP在生化和物理特性上非常相似,尤其在酸性凝胶电泳中两者具有非常相似的电泳位置。血清中的TRAP主要来源于破骨细胞,并存在于与破骨细胞膜相联系的微粒体。不同来源的体细胞杂交对染色体酶谱分析和杂交位点显示,人类TRAP是位于第19号染色体P13.2~13.3处的一个基因编码的单一同工酶,该酶是一种结构高度保守的含铁糖蛋白,分子量约30~40kD,只有红细胞TRAP为17kD。不同人种来源的30~40kD的TRAP氨基酸序列的同源性为85%~95%,其差异性起源于转录初期的可选择性剪接和使用不同的翻译起始部位,或翻译后蛋白质的修饰,而不是产生于多基因家系。从人体胎盘和脾脏来源的TRAP cDNA已克隆分离,且由此推论出的氨基酸序列是相同的(除少量残基外)。TRAP的最适pH为4.9~6.0,等电点在8.5~9.0,对非特异性酸性磷酸酶和碱性磷酸酶所共用的多种磷酸酯底物显示较低的专一性,可以水解广泛存在于自然界和合成的各种磷酸酯,也能水解无机焦磷酸盐。大多数TRAP可被钼酸盐、磷酸盐和锌离子所抑制,被巯基化合物、亚铁离子、酒石酸盐及维生素C所激活。

测定TRAP有化学比色法和免疫分析法。化学比色法是用对硝基酚磷酸二钠作为底物,血清与底物和酒石酸缓冲液混合后置37℃水浴30分钟,再加NaOH溶液终止反应和显色,在410nm波长处比色,即可求得TRAP的国际单位。该法批内和批间CV分别为1.9%和7.9%。比色法测定虽然简便易行,但受酸性磷酸酶其他同工酶的干扰,使结果假性增高。Echetebu等(1987)最初用一种与破骨细胞TRAP结构相似的猪子宫转铁蛋白免疫动物获得抗体建立了测定TRAP的免疫沉淀法;Kraenzlin等(1990年)从毛状细胞白血病患者的脾脏制备TRAP,免疫豚鼠获得抗血清建立了ELISA测定TRAP,检测限为1μg/L。从人脐带血浆中提纯TRAP建立的ELISA测定血清TRAP的新方法,是用阳离子交换色谱、凝胶过滤色谱和等电聚焦等技术从脐带血浆中提纯TRAP,并用已纯化的TRAP和福氏完全佐剂免疫新西兰兔,获得多克隆抗体建立ELISA,该方法批内和批间CV<12.5%,分析范围为3.5~30μg/L。获得的抗血清仅与从骨纯化的TRAP起免疫反应,而不与从脾脏、红细胞和血小板提取的TRAP或成骨细胞和前列腺酸性磷酸酶发生交叉反应,是特异性较好的测定方法。

一般情况下,巨噬细胞分泌TRAP-5a,而破骨细胞在与骨表面接触后,分泌TRAP-5b,是反映骨吸收的良好指标[102,103]。

9. Ⅰ型胶原α_1链螺旋区肽620~633[α_1(Ⅰ)P620~633] α_1(Ⅰ)P620~633是一个较新的骨吸收指标,由破骨细胞骨吸收时降解Ⅰ型胶原产生,该肽段来源于Ⅰ型胶原的螺旋区,序列位置为620Ala-Hyp-Gly-Asp-Arg-Gly-Glu-Hyp-Gly-Pro-Hyp-Pro-Ala633,由14个氨基酸组成,是骨Ⅰ型胶原的特异性降解产物,反映破骨细胞活性。Ju等首先建立了ELISA检测尿中的α_1(Ⅰ)P620~633,该法采用α_1(Ⅰ)P620~633单克隆抗体包被微量反应板,与样品或标准品作用,再与结合ALP的第二抗体反应,测定结合ALP的活性即可知α_1(Ⅰ)P620~633的浓度。该法与Ⅱ型胶原和Ⅲ型胶原的同源α_1(Ⅰ)P620~633没有明显的交叉反应,批内和批间CV分别为7%和9%,对不同浓度的α_1(Ⅰ)P620~633回收率范围为97%~115%。α_1(Ⅰ)P620~633与尿CTX浓度呈正相关($r=0.78$)。

(四)骨转换生化指标测定的临床意义 表6-1-1-9、表6-1-1-10和表6-1-1-11分别显示了Seibel整理的各种骨转换生化指标的特异性,其中骨形成指标BALP及骨吸收指标DPD和α_1(Ⅰ)P620~633具有骨特异性,即只来源于骨,其余骨转换指标在不同程度上均受到非骨来源的干扰,几乎所有骨转换指标受肝脏功能的影响,极少数指标受肾功能和样品溶血的影响。

表6-1-1-9 骨形成生化指标测定的精密度(CV%)

指标	短期CV(%)	样品来源	研究时间	长期CV(%)	样品来源	研究时间
BGP	10.4	健康成人	4周	7.7	绝经后女性	6个月
	6.5	绝经后骨质疏松	4周	27.3	绝经后女性	9个月
	11.8	绝经后骨质疏松	4周			
	12.7	绝经后骨质疏松	1周			
TALP	6.3	健康成人	4周	5.5	绝经后女性	1年
	5.0	绝经后女性	4周	13.6	绝经后女性	20个月
	6.3	绝经后女性	4周	10.8	绝经后女性	6个月
BALP	7.1	健康成人	4周	7.3	甲亢患者	1年
	12.8	绝经后骨质疏松	1周	9.4	绝经前女性	1年
				9.3	绝经后女性	6个月
PⅠNP				8.4	绝经前女性	1年
				7.5	绝经后女性	6个月
PⅠCP	10.6	绝经后骨质疏松	1周	9.0	健康成人	3个月
				8.6	绝经后女性	6个月

注:CV:变异系数;BGP:骨钙素;TALP:总碱性磷酸酶;BALP:骨特异性碱性磷酸酶;PⅠNP:Ⅰ型前胶原N-末端前肽;PⅠCP:Ⅰ型前胶原C-末端前肽

表 6-1-1-10 骨吸收生化指标测定的精密度(CV%)

指标	短期 CV(%)	样品来源	研究时间	长期 CV(%)	样品来源	研究时间
HOP	18.4	健康女性	5周	19.9	绝经前女性	1年
	29.9	绝经后骨质疏松	4周	27.3	绝经后女性	6个月
	31.6	绝经骨质疏松	2天	19.0	绝经后女性	20个月
	29.9	绝经后骨质疏松	5周	53.0	绝经后女性	9个月
	17.3	代谢骨病患者	2天			
尿 PYD(HPLC)	26.0	健康成人	10天			
	10.3	健康女性	5周			
	21.0	年轻成人	5天			
	16.0	绝经后女性	3周			
	10.6	绝经后女性	4周			
	14.9	绝经后骨质疏松	4周			
	14.9	绝经后骨质疏松	5周			
尿 DPD(HPLC)	26.0	健康成人	10天	17.1	绝经后女性	6个月
	12.3	健康女性	5周	62.9	绝经后女性	9个月
	24.0	年轻成人	5天			
	24.0	绝经后女性	3周			
	12.2	绝经后女性	4周			
	16.5	绝经后骨质疏松	4周			
	16.5	绝经后骨质疏松	5周			
尿 F-DPD	10.3	健康男性	5天	16.3	健康成人	5个月
	11.6	绝经后骨质疏松	1周	9.3	绝经后女性	6个月
				10.3	甲亢患者	1年
尿 F-PYD	19.1	健康成人	4周	13.2	绝经后女性	6个月
	18.9	健康成人	4周			
	15.0	绝经后骨质疏松	1周			
尿 NTX	17.5	健康男性	3天	23.1	健康成人	5个月
	15.5	健康男性	5天	19.0	健康男性	3个月
	33.1	健康女性	5周	19.6	绝经前女性	1年
	17.9	绝经后女性	2周	25.2	绝经后女性	6个月
	13.1	绝经后女性	3天	20.2	绝经后女性	9个月
	10.0	绝经后骨质疏松	1周	15.6	绝经后女性	2个月
				27.0	甲亢患者	1年
血清 NTX	6.3	绝经后女性	3天	7.5	绝经后女性	2个月
尿 CTX				22.8	健康成人	5个月
				26.3	绝经前女性	1年
				47.9	绝经后女性	6个月
				24.0	绝经后女性	3年
血清 CTX	7.9	绝经后女性	2周	13.1	绝经前女性	1年
	14.3	绝经后女性	2周	13.4	绝经后女性	1年
				15.1	甲亢患者	1年
尿 CTX-MMP				8.2	健康成人	3个月
				10.0	绝经后女性	6个月
TRAP	12.7	健康成人	4周	6.2	绝经后女性	6个月

注:CV:变异系数;HOP:羟脯氨酸;Pyr:吡啶酚;HPLC:高效液相色谱法;DPD:脱氧吡啶酚;F-DPD:游离 DPD;F-PYD:游离 PYD;NTX:Ⅰ型胶原 N-末端顶端肽;CTX:Ⅰ型胶原 C-末端顶端肽;MMP:基质金属蛋白酶;TRAP:抗酒石酸酸性磷酸酶

表 6-1-1-11 骨转换生化指标的变异度和临界值差异

指标	总体变异度(%)[a]		临界值差异(%)[b]	
	平均值[c]	范围[c]	平均值[c]	范围[c]
血清总 ALP	7	5~11	19	14~30
血清 BALP	8	7~9	23	20~26
血清 BGP	13	7~27	36	18~76
血清 PⅠCP	9	9~10	25	24~26
血清 PⅠNP	8		21	
尿 PYD(HPLC)	17	10~26	46	28~72
尿 DPD(HPLC)	26	12~63	71	34~174
尿游离 PYD(免疫活性)	16	13~17	42	37~47
尿游离 DPD(免疫反应性)	13	9~20	36	26~54
尿 NTX	22	16~33	62	43~92
尿 CTX	48		133	
血清 CTX-MMP	10	9~10	27	26~28
尿 HOP	35	18~53	96	50~47
尿钙	41	33~45	112	91~126

注:a. 个体之间总体变异度 CV=(生物学变异+分析方法变异);b. 临界值差异:$P \leqslant 0.05$ 双尾法,临界值差异=1.96×总体变异度 CV=2.77×总体变异度 CV;c. 计算平均值和范围的研究必须≥2 次

1. 骨生化指标测定的精密度与变异度 绝大多数指标贮存在-20℃环境下可保持较长时间的稳定性,只有 BGP 和 TRAP 保持在-80℃以下也不稳定。根据文献报道的骨形成指标和骨吸收指标的测量精密度变异系数,骨形成指标无论是短期精密度还是长期精密度,均普遍好于骨吸收指标。Looker 等总结分析众多研究者的报告资料,统计了各种骨转换生化指标的总体变异度(各个体之间的生物学变异度+分析方法的变异度)和临界值差异(指标有显著意义的变化百分率)。骨形成指标的总体变异度和临界值差异明显小于骨吸收指标,从指标的临界值差异可知,血清 BALP 的临界值差异范围为 20%~26%,平均值为 23%,也就是说,在比较 BALP 的变化时,BALP 的变化须大于 20%才具有显著性意义,尿 NTX 的变化须大于 43%才有显著性意义等。

2. 协助诊断代谢性骨病 研究表明,没有一种代谢性骨病能通过骨转换生化指标的特殊改变而得以确诊,代谢性骨病的诊断不能仅以骨转换生化指标为依据。然而,骨转换生化指标可快速、灵敏和及时地反映骨的转换率,对代谢性骨病的诊断又是不可缺少的。BALP 对 Paget 骨病有最高的诊断准确性,其特异性为 100%和灵敏度为 84%。对骨软化症,BALP 较 BGP 或 PⅠCP 和 PⅠNP 灵敏,且 BALP 与血清甲状旁腺激素(PTH)联合检测的评价效果更好。对库欣(Cushing)综合征,BGP 下降是评价糖皮质激素过量所致骨骼效应的最灵敏指标。对乳腺癌患者的研究表明,血清 BSP 增加可提示早期骨转移,血清 BSP 高于 24μg/L 比小于 24μg/L 的患者,癌骨转移的发病率高 94 倍。女性绝经后,由于卵巢功能衰退,内源性雌激素分泌减少,骨重建状态失衡,导致骨吸收大于骨形成,使用雌激素替代治疗后,各种骨转换指标明显下降。不同疾病状态下各种骨转换生化指标的变化见表 6-1-1-12。

表 6-1-1-12 疾病状态下的骨转换生化指标变化

疾病	BALP	BGP	PⅠCP,PⅠNP	HOP	Hyl	DPD,PYD	NTX,CTX	TRAP	BSP
骨质疏松症	↑	↑	0	↑/0	↑	↑	↑	↑	↑
骨软化症	↑	↑/0	↑	↑	N	↑	↑	N	N
原发性甲旁亢	↑	↑	↑	↑	↑	↑	↑	↑	↑
甲旁低	0	↓	0	0	N	↓	N	N	N
Paget 骨病	↑	↑	↑	↑	↑	↑	↑	↑	↑
肾性骨营养不良症	↑	↑	↑	↑	↑	↑	↑	↑	↑
骨转移瘤	↑	↑	0	↑	↑	↑	↑	↑	↑
甲亢	↑	↑	0	↑/0	↑	↑	↑	↑	N
Cushing 综合征	↑	↓	↓	↑/0	N	↑	↑	N	↑

注:↑表示增加;↓表示减少;0 表示无变化;N 表示未知

原发性骨质疏松主要分为Ⅰ型绝经后骨质疏松和Ⅱ型老年性骨质疏松,前者以雌激素下降后破骨细胞功能增强、骨转换加快、骨丢失加速为特征,后者以增龄性成骨细胞功能降低为主,伴或不伴破骨细胞功能的增强。骨质疏松的诊断常用包括影像学检查、骨密度检查和实验室检查(骨转换生化标志物)。骨转换生化标志物有助于进行骨转换分型,

评估骨丢失速率、老年妇女骨折风险及病情进展，选择干预措施。骨转换生化标志物和骨密度联合检测与评估优于单一骨密度或骨生化指标检测[104]，可作为针对骨代谢异常的骨质疏松的诊断和评估新方法。

3. 预测骨丢失和骨折 骨转换加快高度提示骨丢失可能，且独立于其他的骨丢失和骨质疏松危险因素。对于低骨量的患者，临床医师可以利用骨转换标志物预测进一步骨丢失的风险，骨转换加快除了使骨量流失出现骨质疏松，对骨质量也有影响，临床流行病学证据表明，高骨转换与骨质疏松骨折相关[105]。

绝经妇女骨质疏松的发展取决于自身峰值骨量的高低和绝经后的骨丢失速率，骨量与反映骨代谢的生化指标合用可预测骨丢失和骨折。绝经初期，骨丢失加快，骨量的减少可通过骨转换生化指标的联合检测来进行预测，并以此作为骨质疏松高风险女性的筛查程序。鉴于个体之间骨转换生化指标的临界值差异变化较大和骨丢失率的变化又相对较小，仅仅以骨转换生化指标的检测来预测骨丢失和发生骨质疏松或骨折的风险，尚难以反映实际的骨量变化。Stepan 总结了大量研究者报道的基线骨转换指标与随访多年后骨丢失率变化之间的相关性，发现两者之间多数相关无显著性意义，只有少数研究者的结果呈显著负相关关系，且桡骨的骨丢失率与基线骨转换指标的负相关程度好于腰椎或髋部。Looker 等总结了全球不同研究计划报告的老年女性骨转换生化指标预测不同骨骼部位患骨折的相对风险，显示尿液总 DPD 和总 PYD 预测骨折的风险较敏感，即相对危险度（RR）较大，血清 BGP、PⅠCP 和 CTX-MMP 预测骨折不敏感（RR 较小）。Garnero 回顾性研究了骨转换生化指标与骨折之间的关系（表 6-1-1-13），不同的研究者报告的结果有较大的差异，其中 Cheng 等报告髋部骨折组与对照组之间比较，血清 BGP 和 BALP 分别下降 40%和 36%，两组之间的 BGP 和 BALP 有显著性意义；Melton 等报告对基础人群的研究显示，多种骨骼部位骨折组与对照组比较，BGP 和 BALP 分别增加 13%和 6%，但两组之间 BGP 和 BALP 的差异无显著性意义。结果表明，单独采用骨吸收指标 DPD 或 CTX 预测绝经后妇女患骨折的风险，不如单独采用股骨颈 BMD，但 BMD 与骨吸收指标 DPD 或 CTX 联合应用，则可提高预测绝经后妇女发生骨折风险的灵敏度和提高预测骨折的患病率。

表 6-1-1-13 基线骨生化指标与随访骨丢失率（BLR）的相关性

指标	桡骨 BLR			腰椎 BLR			股骨颈 BLR		
	r	n	随访（年）	r	n	随访（年）	r	n	随访（年）
尿 CTX	-0.41*	51^{a}	4	-0.23	54^{a}	3	-0.05	54^{a}	3
							0.08	295	4
尿 NTX	-0.29*	51^{a}	4	-0.11	36	3	-0.52*	36	3
				-0.24*	143	4	0.15	295	4
				-0.20	54^{a}	3	-0.11	54^{a}	3
				-0.42*	60^{a}	2~4			
尿 HOP				-0.05	36	3	-0.32	36	3
				0.15	144^{a}	4	-0.04	144^{a}	4
				-0.31*	40	3	-0.06	304	16
							-0.26	40	3
尿 PYD	-0.34*	37^{a}	2	-0.13	36	3	-0.44*	36	3
	-0.32*	45^{a}	7	0.05	144^{a}	4	-0.00	144^{a}	4
				-0.10	40	3	-0.35*	40	3
				0.12	188	3	0.09	295	4
							0.10	188	3
尿 DPD	-0.46*	37^{a}	2	NS	29	1	-0.51*	36	3
	-0.39*	29^{a}	1	0.02	144^{a}	4	-0.07	144^{a}	4
	-0.40*	4^{5a}	7	-0.16	36	3	0.13	295	4
				-0.19	40	3	-0.23	40	3
				0.03	188	3	0.16	188	3
尿 CTX				-0.01	36	3	-0.39*	36	3
				-0.08	54^{a}	3	-0.03	54^{a}	3
尿 NTX				-0.08	54^{a}	3	-0.03	54^{a}	3
				-0.35*	60^{a}	2~4			
尿钙				0.15	36	3	-0.28	36	3
				0.02	188	3	-0.18	40	3

续表

指标	桡骨 BLR			腰椎 BLR			股骨颈 BLR		
	r	n	随访（年）	r	n	随访（年）	r	n	随访（年）
血 TRAP				-0.20	40	3	-0.03	40	3
血 CTX-MMP				-0.06	40	3	-0.31*	40	3
				0.11	188	3	-0.05	188	3
血 CTX	-0.41*	51[a]	4						
血 BGP	-0.52*	20[a]	1	-0.03	36	3	-0.20	36	3
	-0.45*	84	3	-0.02	144[a]	4	-0.06	144[a]	4
	-0.45*	51[a]	4	-0.40*	40	3	-0.13	40	3
	-0.46*	83[a]	2	NS	143	4	-0.41*	304	16
	-0.30*	45[a]	2	-0.08	188	3	NS	143	4
	-0.32*	73	2~8	-0.03	54[a]	3	0.14	188	3
				0.01	73	2~8	-0.20	54[a]	3
				-0.42*	60[a]	2~4	0.03	73	2~8
							0.12	295	4
BALP	-0.17*	51[a]	4	-0.42*	167	2	-0.38*	36	3
	-0.20	20[a]	1	0.06	36	3	0.08	295	4
	NS	45[a]	2	-0.47*	40	3	0.02	40	3
				-0.03	54[a]	3	-0.05	54[a]	3
				-0.43	60[a]	2~4			
血 PⅠCP	-0.30*	51[a]	4	-0.24	40	3	-0.30	40	3
				0.04	188	3	0.19*	188	3
				-0.09	54[a]	3	-0.04	54[a]	3
血 PⅠNP	-0.42*	51[a]	4	-0.53*	60[a]	2~4			
HOP/ⅠCTP/BALP/Ca				-0.59*	40	3	-0.56*	40	3
BMI/ⅠCTP/OC									
尿 NTX/BGP/PTH							-0.66*	36	3
BGP/HOP/尿 DPD	-0.77*	37[a]	2						
尿 PYD/尿雌激素	-0.74*	68[a]	4						
Ca/HOP/ALP/BMI	-0.70*	121	12						

注：* P<0.05；[a] 绝经后 1~10 年；NS 表示未获得相关系数；Ca：尿钙；BMI：体质指数；ⅠCTP：血清 CTX-MMP；BALP：骨 ALP；ALP：血清总 ALP；BGP：骨钙素

4. 监测药物疗效　骨转换生化指标可有效监测不同治疗方案引起的骨代谢状况的明显变化。雌激素替代治疗可降低骨转换速率，表现为血清 BGP、BALP、PⅠCP 和 PⅠNP 及尿中 NTX、CTX、DPD 和 PYD 等指标的水平下降。用二膦酸盐治疗 Paget 骨病时，患者的尿 NTX 可逐渐下降到正常水平。甲状旁腺功能亢进者术后 PYD 和 DPD 分别下降 27% 和 47%，两周后恢复到正常水平，而尿 HOP 无显著性变化。各种肿瘤性高血钙和癌骨转移患者的 PYD 和 DPD 显著增加，治疗后 PYD 和 DPD 分别下降 31% 和 50%。CTX、DPD 和 PYD 绝经后比绝经前分别高 70%、50% 和 31%，用激素替代治疗后分别下降 60.7%、29% 和 22%。绝经后骨质疏松患者比绝经前女性 NTX、F-PYD、DPD 和 PYD 分别高 171%、83% 和 33%，采用阿仑膦酸钠（Aln）治疗后，NTX、DPD 和 PYD 分别下降 65%、50% 和 30%，NTX 和 DPD 的下降百分数与 DXA 测得的腰椎 BMD 呈负相关关系。大多数研究结果表明，绝经后女性经阿仑膦酸钠治疗后，骨转换生化指标的变化率与 BMD 的变化率呈显著的负相关，即骨转换指标的下降与 BMD 的增加存在一定的线性关系。几乎所有的结果均提示，绝经后女性经雌激素替代治疗后，骨转换指标能有效监测骨代谢的变化，即经雌激素替代治疗后，绝经女性的骨转换指标明显下降，BMD 显著增加。骨转换生化指标是骨代谢变化的敏感监测手段，其变化可在治疗开始后几天至几周即出现。依据上述指标的检测结果，指导调整药物剂量，从而达到安全和有效治疗各种代谢性骨病的目的。骨转换生化指标和骨折之间关系的回顾性研究结果见表 6-1-1-14；BMD 和骨转换生化指标结合预测绝经后妇女骨折的风险见表 6-1-1-15。

表 6-1-1-14 老年女性骨转换生化指标和骨折的预期研究

研究者	指标	跟踪时间(年)	骨折部位	指标界值	RR(95%CI)[a]
EPIDOS[b]	血 BGP	2	髋部	<绝经前上限	1.0(0.7~1.6)
Rotterdam[c]	血 BGP	2.3	髋部	<中位数	0.3(0.1~1.0)
SOF[d]	血 BGP	4	髋部	每增加 1SD	1.1(0.9~1.3)
SOF	血 BGP	4	椎体	每增加 1SD	1.0(0.8~1.3)
Rotterdam	血 BGP	2.3	非腰椎	<中位数	1.1(0.7~1.7)
EPIDOS	血 BALP	2	髋部	<绝经前上限	1.1(0.7~1.7)
Rotterdam	血 BALP	2.3	髋部	<中位数	1.0(0.4~2.5)
SOF	血 BALP	4	髋部	每增加 1SD	1.1(0.9~1.3)
SOF	血 BALP	4	椎体	每增加 1SD	1.1(0.9~1.1)
Hawaii[e]	血 BALP	3	椎体	每增加 1SD	1.1(0.9~1.4)
Rotterdam	血 BALP	2.3	非腰椎	<中位数	1.1(0.7~1.7)
Sweden[f]	血 PⅠCP	5	非腰椎	每增加 1SD	0.6(P=0.02)[g]
EPIDOS	尿 CTX	1.8	髋部	<绝经前上限	2.2(1.3~3.6)
EPIDOS	尿 NTX	1.8	髋部	<绝经前上限	1.4(0.9~2.2)
EPIDOS	尿游离 DPD	1.8	髋部	<绝经前上限	1.9(1.1~3.2)
Rotterdam	尿游离 DPD	2.3	髋部	<中位数	3.9(1.3~11.9)
Rotterdam	尿游离 DPD	2.3	髋部	<中位数	3.4(1.1~10.6)
Rotterdam	尿游离 PYD	2.3	髋部	<中位数	3.7(1.2~11.3)
Rotterdam	尿总 DPD	2.3	髋部	<中位数	1.4(0.5~4.0)
Rotterdam	尿总 PYD	2.3	髋部	<中位数	2.6(0.9~7.6)
Hawaii	尿 CTX	3	椎体	每增加 1SD	1.3(1.0~2.0)
Rotterdam	尿游离 DPD	2.3	非腰椎	<中位数	1.7(1.0~2.7)
Rotterdam	尿游离 DPD	2.3	非腰椎	<中位数	1.3(0.8~2.1)
Rotterdam	尿游离 PYD	2.3	非腰椎	<中位数	1.2(0.7~1.9)
Rotterdam	尿总 DPD	2.3	非腰椎	<中位数	1.6(1.0~2.6)
Rotterdam	尿总 PYD	2.3	非腰椎	<中位数	1.8(1.1~2.9)
Sweden	血 CTX-MMP	5	非腰椎	每增加 1SD	0.5(P=0.02)[g]

注:[a] 经年龄校正后发生骨折的相对风险(RR);[b] 在 EPIDOS 研究中,年龄>75 岁的受试者,n=7598,骨折者 109 例,对照组 292 例;[c] 在 Rotterdam 研究中,年龄>55 岁的受试者,n=10 275,非腰椎骨折者 204 例,对照组 292 例;髋部骨折者 36 例,对照组 192 例;[d] 在 SOF 研究中,年龄>65 岁的受试者,n=6574,腰椎骨折者 150 例,对照组 300 例;髋部骨折者 150 例,对照组 300 例;[e] 在 Hawaii 研究中,受试者(n=512)平均年龄 69 岁,腰椎骨折患者 32 例;[f] 在 Sweden 研究中,受试者(n=328)年龄>40 岁,非腰椎骨折者 43 例,对照组 285 例;[g] 未报告 95%可信区间(CI)

表 6-1-1-15 老年女性骨转换生化指标和骨折关系的回顾性研究

研究者	研究方法	骨折部位	年龄(岁)	骨折/对照(n)	骨折后时间	指标	病例/对照差异(%)
Cooper 等	病例-对照	髋部	77	41/20	48 小时内	BGP	-26*
						TALP	NS
						尿 HOP	NS
Akesson 等	病例-对照	髋部	80	174/77	22 小时内	BGP	-20*
					(平均 5 小时)	TALP	NS
						尿总 PYD	36*
						尿总 DPD	40*
Akesson 等	病例-对照	髋部	77	58/58	21 小时内	BGP	-30*
					(平均 5 小时)	TALP	NS
Cheng 等	病例-对照	髋部	78	15/15	24 小时内	BGP	-40*
						BALP	-36*
						TRAP	38*
						尿 Hyp	10/NS

续表

研究者	研究方法	骨折部位	年龄(岁)	骨折/对照(n)	骨折后时间	指标	病例/对照差异(%)
Benhamou 等	病例-对照	髋部	84	57/68	24 小时内	BGP	-19*
						TALP	NS
Akesson 等	基础人群	多种	68	37/291	6 年	BGP	-23*
						PⅠCP	NS
						CTX-MMP	NS
Melton 等	基础人群	多种	68	45/168	3 个月~45 年(中位数 8.3 年)	BGP	13/NS
						BALP	6/NS
						尿 CTX	39/NS
						尿游离 DPD	28/P<0.05
						尿游离 PYD	16/NS
Akesson 等	病例-对照	多种	72	26/26	6 年内(平均 2.8 年)	BGP	-19*
						TALP	NS
						PⅠCP	NS
Luisetto 等	病例-对照	椎体	69	100/219	>1 年	BGP	-10*
						TALP	-40*
						尿 HOP	NS
Eastell 等	病例-对照	椎体	64	64/67	(未知)	BGP	11*
						尿总 PYD	61*
						尿总 DPD	40*
						尿游离 PYD	17*
						尿游离 DPD	26*
						尿 HOP	25*
Ravn 等	临床试验	椎体	66	146/222	未知	BGP	5/NS
						尿 CTX	4/NS
Vergnaud 等	基础人群	椎体	50~79	189/378	3.7 年内	BGP	-18*
	病例-对照	其他				BALP	NS
	EPOS 研究					血清 CTX	NS
						尿 CTX	NS

注:* P<0.01~0.001;NS 表示无显著性意义

骨密度检测不仅用于骨质疏松的诊断,还用于疗效的评估,但骨密度检测不适合短期随访监测。由于骨密度的测量精密度误差约为 1%~5%,只有当最小显著变化超过此范围时才认为是有意义的,骨密度监控药物治疗有明显的统计学意义至少需要 1 年的时间,而骨转换生化标志物在 3 个月即可检测出明显的变化,对于早期诊断及骨质疏松疗效监测十分有利[106]。早期判断治疗有效性可以避免拖延无效治疗时间,及时地改变治疗策略。对于高骨转换型骨质疏松患者,抗骨吸收治疗在开始治疗后短期内骨吸收标志物水平就表现出快速地下降,而对于低骨转换采用促合成代谢治疗的患者,骨形成标志物在治疗过程中表现出上升。另外,骨标志物对服药不规则的患者反应灵敏而快速,能快速地揭示非连续服药的患者,提升患者的积极性和依从性。研究显示,由于各种原因导致约 50%的患者过早停止和未按时服药。而规范用药的患者较少骨折,住院费用相应降低。骨标志物监控组比无监控组患者服药规范性累计提高 57%,坚持治疗时间也延长 25%[107]。

5. 协助肿瘤骨转移的诊断和疗效监测 在各种晚期肿瘤患者中,大约有 20%~30%会发生骨转移,其中又以肺癌、乳腺癌和前列腺癌的患者最易发生。肿瘤患者发生骨转移后,会引起骨痛、骨折、高钙血症、脊髓压迫以致截瘫,而且肿瘤患者一旦发生骨转移,病程进展将大大加快,生存期也将大大缩短。根据发病机制,肿瘤骨转移可分为溶骨性骨转移和成骨性骨转移,乳腺癌属溶骨性骨转移,前列腺癌属成骨性骨转移,而多数癌症二者兼而有之。TRAP-5b 结合Ⅰ型胶原交联 C-末端肽可有效监测溶骨性骨转移,骨特异性碱性磷酸酶结合Ⅰ型前胶原 N-末端前肽可辅助成骨性骨转移的监测[108]。

鉴于骨转换生化指标在骨质疏松症和其他代谢性骨病诊治中无可替代的价值[109,110],呼吁政府应将多数骨转换指标纳入医保支付范围,同时临床医师必须将这些重要指标广泛应用于临床,才能发挥其应有的价值。骨转换生化指标监测阿仑膦酸钠对绝经后女性 BMD 的影响见表 6-1-1-16,骨转换生化指标监测雌激素替代治疗(HRT)对绝经后妇女骨量的影响见表 6-1-1-17,骨转换生化指标监测雌激素替代治疗对绝经后妇女骨量的影响见表 6-1-1-18。

表 6-1-1-16 BMD 和骨转换生化指标结合预测绝经后妇女骨折的风险

指标	OR(95%CI)	LR	5年骨折率(%)
总体受试者	-	-	12.6
股骨颈 BMD 减少(T值≤-2.5)	2.8(1.4~5.6)	2.80	39.0
血清 CTX 增高(T值≥2.0)	2.1(1.2~3.8)	1.70	25.0
尿中游离 DPD 增高(T值≥2.0)	1.8(1.0~3.4)	1.68	24.0
BMD 减少+CTX 增高	3.8(1.9~7.3)	3.70	54.0
BMD 减少+尿中游离 DPD 增高	2.1(0.7~6.2)	3.04	45.0

注:总体受试者为435例未经治疗的绝经后健康妇女(年龄50~89岁,平均64岁),在5年跟踪期间有55例妇女发生58次骨折(椎体骨折21次,外周骨骨折37次);OR:相对风险或比值比(odds ratio);95%CI:95%可信区间;LR:似然比(likelihood ratio);BMD:骨密度;BMD、CTX和DPD的T值计算方法为跟踪对象的BMD、CTX和DPD与绝经前妇女的平均值和标准差比较

表 6-1-1-17 骨转换生化指标监测阿仑膦酸钠对绝经后女性 BMD 的影响

研究者	患者(n)	治疗	时限(年)	BMD 测量	指标	BM%与 BMD%
Garnero 等	OP/>63岁 (n=85)	Aln 5mg, 10mg/Pl	2	DXA/6个月 腰椎	总 BGP 完整 BGP BALP PⅠCP 总 PYD 总 DPD 尿 NTX 游离 PYD ⅠCTP	-0.63/P<0.0001 -0.67/P<0.0001 -0.67/P<0.0001 -0.67/P<0.0001 -0.31/P<0.01 -0.48/P<0.01 -0.53/P<0.0001 -0.21 -0.20 (3个月 BM%与2年 BMD%)
Greenspan 等	>60岁女性 (n=60)	Aln 5/10mg	2.5	DXA/6个月 髋部 全身/前臂	BGP BALP 游离 DPD 尿 NTX	-0.31*/-0.43*/-0.32*/-0.26/-0.20 -0.17/-0.08/-0.06/-0.02/-0.05 0.24/-0.02/-0.00/0.11/0.10 -0.35*/-0.41*/-0.26/-0.34/-0.02 (6个月 BM%与2.5年 BMD%)
Garnero 等	OP/>60岁 (n=307)	Aln 10mg	2	DXA 腰椎	BALP	-0.54,P<0.001 (6个月 BM%与2年 BMD%)
Ravn 等	绝经后早期 45~59岁 (n=1202)	Aln 5mg, 2.5mg/Pl	2	DXA 腰椎 前臂/全身,髋部	BGP 尿 NTX	0.30*/-0.26*/-0.14*/-0.27* -0.42*/-0.38*/-0.20*/-0.35* (6个月 BM%与2年 BMD%)

注:BMD:骨密度;OP:骨质疏松;Aln:阿仑膦酸钠;DXA:双能X线骨密度测量;BGP:骨钙素;BALP:骨 ALP;PⅠCP:Ⅰ型前胶原羧基端肽;PYD:尿吡啶酚;DPD:脱氧吡啶酚;NTX:骨Ⅰ型胶原交联N-末端顶端肽;ⅠCTP:Ⅰ型胶原羧基端交联尾肽;Pl:安慰剂;BM:骨转换生化指标;*P<0.05~0.001

表 6-1-1-18 骨转换生化指标监测雌激素替代治疗对绝经后妇女骨量的影响

研究者	患者	类型	时间	BMD 测量	指标	BM%与 BMD%
Johansen 等	绝经后3年内 52HRT/83Pl	E_2 经皮 口服	2年	SPA 前臂 DPA 全身	BGP	-40*/-0.25/-0.39* (2年 BM%与2年 BMD%)
Riss 等	绝经后3年内 72HRT/43Pl	不确定	2年	SPA 前臂 DXA 腰椎	BGP TALP 尿 HOP	-0.48*/-0.44* -0.60*/-0.46* -0.36*/-0.25 (6个月 BM%与2年 BMD%)
Filliponi 等	绝经后4年内 42HRT/40Pl	E_2 经皮	2年	DXA 腰椎	BGP 尿钙 尿 HOP	-0.53* -0.52* -0.62* (2年 BM%与2年 BMD%)
Delmas 等	绝经后3年内 60HRT/60Pl	E_2 口服	2年	SPA 前臂	游离 DPD CTX NTX	-0.48* -0.50* -0.52* (6个月 BM%与2年 BMD%)

续表

研究者	患者	类型	时间	BMD 测量	指标	BM%与 BMD%
Chen 等	绝经后 6 年内，36HRT	结合雌激素口服	1年	DXA 腰椎	BGP TALP 尿 DPD	-0.56* -0.41* -0.30 （3个月 BM%与1年 BMD%）
Chesnut 等	绝经后3年内 109HRT/118Pl	结合雌激素，+MPA/口服	1年	DXA 腰椎	BALP 尿 HOP NTX	-0.32* -0.20* -0.39* （6个月 BM%与1年 BMD%）
Watts 等	绝经后4年内，304HRT/103Pl	酯化 E_2	2年	DXA 腰椎	BGP 尿 DPD 尿 PYD	-0.34* -0.32* -0.23* （3个月 BM%与2年 BMD%）
Hesley 等	去卵巢2年内，62HRT/29Pl	转化 E_2	2年	SPA 桡骨 DXA 腰椎	尿游离 DPD	-0.46* 0.47* （6个月 BM%与2年 BMD%）
Marcus 等	绝经后10年内 212HRT/293Pl	结合雌激素	3年	DXA 腰椎 髋部	BGP BALP PⅠCP 尿 NTX	r 不一致 （1年 BM%与1年 BMD%）
Delmas 等	绝经后6年内 374HRT/388Pl	转化 E_2	2年	DXA 腰椎	BALP BGP 尿 CTX 血清 CTX	-0.43* -0.40* -0.58* -0.51* （3个月 BM%与2年 BMD%）
Bjarnasson 等	绝经后6年内 111HRT/41Pl	E_2	3年	DXA 腰椎 髋部/前臂	BGP BALP 血清 CTX 尿 CTX	-0.65*/-0.54*/-0.57* -0.66*/-0.56*/-0.57* -0.66*/-0.61*/-0.52* -0.62*/-0.54*/-0.45*

注：BMD：骨密度；BM：骨生化指标；HRT：雌激素替代治疗；Pl：安慰剂；SPA：单光子吸收法；DPA：双光子吸收法；DXA：双能 X 线骨密度测量；BGP：骨钙素；BALP：骨 ALP；TALP：总 ALP；HOP：尿羟脯氨酸；PYD：尿吡啶酚；DPD：脱氧吡啶酚；CTX：骨Ⅰ型胶原交联 C-末端顶端肽；NTX：骨Ⅰ型胶原交联 N-末端顶端肽；PⅠCP：Ⅰ型前胶原羧基端肽；E：雌激素；E_2：雌二醇；MPA：醋酸甲孕酮；* $P<0.05\sim0.001$

（伍西羽　袁凌青）

第2节　骨骼病变影像检查

正常骨骼的含钙量十分丰富，故成熟骨骼为人体内密度最高的结缔组织。骨皮质由致密的板层骨及哈弗系统构成；骨小梁构成骨松质，呈海绵状。两者的密度和力学强度都很高，而包绕骨骼周围的软组织及充填骨小梁之间的骨髓密度较低，这使得骨骼组织与周围组织之间及骨骼组织内部均有良好的密度差别及密度对比。X 线的穿透能力与物质的密度呈负相关，即物质的密度愈高、X 线的穿透力愈弱。用 X 线穿过骨骼组织并探测剩余 X 射线量的差异，即能很好地显示骨骼组织与周围的关系及骨骼组织内部的结构。

【探测剩余 X 线量差异的方法】

（一）X 线透视　X 线能使某些荧光物质发光且其亮度与 X 线的量成正比，因此用荧光屏即能直接观察到穿透骨骼后剩余 X 线量的不同，并直接观测到骨骼的影像。但这一方法较难显示骨骼内部的精细结构，亦不能保留客观资料供以后对比及动态观察。因此，X 线透视法已很少用来诊断骨骼系统疾病。

（二）X 线平片　探测剩余 X 线量差异的第二种方法是用胶片记录穿透骨骼组织后剩余 X 线的量。这是基于 X 线具有可见光相同的特性——摄影作用。X 线能使溴化银等感光物质感光并使其发生化学变化，且其感光程度与照射的 X 线的量成正比。通过显影、定影、水洗过程，即能得到反应到达胶片的剩余 X 射线量差异的照片——X 线平片（简称平片）。溴化银颗粒细微，因此平片能反映骨骼组织的精细结构。因为骨组织在 X 线照片上具有优良的对比，X 线照片很容易显示骨骼的形态、结构，并可粗略地评价其密度。代谢性疾病可影响骨的发生、发育和代谢，骨细胞的分化、增殖、成熟和凋亡，以及骨基质的生成、降解和骨内无机盐的代谢。所有这些过程的异常最终都会导致骨骼组织的密度与形态变化。通过与健康个体或患者自身前后照片比较，不难发现代谢性骨病的异常表现。因此，到目前为止，普通 X 线照片仍是代谢性骨病最常用的影像诊断方法及治疗效果的评价手段。

1. 常规X线照片 是一种使用广泛的非创性骨结构显像技术，能提供骨密度的定量信息。在骨质疏松和骨量减少中，每单位体积矿化骨的钙含量下降约35%[1]，导致X线吸收下降和放射照片上骨结构的改变。单独或联合其他先进的成像技术，常规X线照片仍广泛用于检测骨质疏松骨折和鉴别各种与骨质疏松和骨质软化相关的疾病[2]。中轴骨和管状骨末端的改变最显著，其原因是这些部位的松质骨含量丰富。与皮质骨比较，松质骨表面积大，骨转换快。当骨矿物质丢失时，非承重骨小梁首先被吸收，承重的骨小梁明显分离，而与机械应力方向一致的骨小梁却呈代偿性增厚，骨小梁各向异性(anisotropy)增加，使X线照片上骨小梁显像清晰，如沿压缩和拉伸应力方向的股骨近端骨小梁出现连续性改变，腰椎在骨量减少的早期，纵向骨小梁呈条纹状排列，它是由于横向骨小梁变稀变薄而纵向骨小梁相对致密所致[3](图6-1-2-1)。

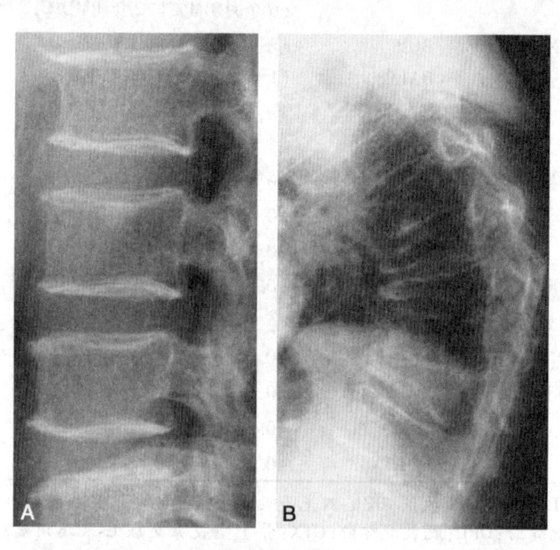

图6-1-2-1 椎体骨质疏松的X线片

A. X线片上肉眼可见的骨密度降低，椎体透X线增加，皮质骨相对清晰，呈“镜框状”；此外，水平骨小梁大量丢失，纵向骨小梁代偿性肥大，腰椎竖条影增加，呈栅栏状；B. 老年退化性骨质疏松伴胸椎多发性骨折，包括终板、楔形和压缩性骨折

在X线照片上，椎体可表现为图像框架(picture frame)或“空盒”状，其原因是围绕透亮的骨小梁中心的皮质骨边缘被强化所致。骨量减少的椎体能看到椎体终板的双凹面(bioconcavity)增加，这是由于椎间盘伸入脆弱的椎体所致。在侧位脊柱照片上，当观察到骨密度下降时，估计骨量减少至少达到20%~40%[4]。

椎体骨折是骨质疏松的特征，其形态学表现多变，从终板凹面增加、从前部楔形变到椎体压缩性骨折时的椎体解剖结构完全破坏(图6-1-2-2)。放射学家或有经验的临床医师能对椎体压缩性骨折进行分度，他们采用定量形态学测量的方法以减少分度中的主观性[5-7]。在Genant计分方法(图6-1-2-3)中，0分为正常；1分为轻度变形(椎体前、中和/或后高度降低大约20%~25%，椎体表面积减少大约10%~20%)；2分为中度变形(椎体高度降低25%~40%，椎体面积减少20%~40%)；3分为重度变形(椎体高度和面积均减少40%以上)。

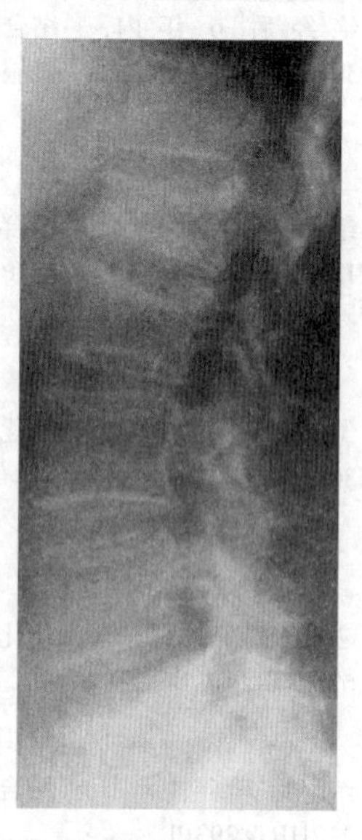

图6-1-2-2 糖皮质激素引起的骨质疏松(腰椎侧位X线片)

腰椎侧位片示透X线性增加，第1腰椎中度楔形变，第2腰椎轻度双凹变形

有些代谢性骨病，如巨人症、肢端肥大症、原发性甲状旁腺功能亢进症、骨质软化症、佝偻病、氟骨症、某些体质性骨病等在X线平片上具有特征性表现，平片结合临床症状、体征往往即能做出诊断。但是，大多代谢性骨病早期只有骨密度的变化，只在中晚期才引起骨骼变形。而X线平片结构重叠、又不能定量分析，其对骨密度变化的评价敏感度和精确度均不高，当骨矿物质减少在10%以内时，平片无异常发现；骨矿物质减少在20%以内时，也难以做出肯定诊断；只有在骨量减少超过30%，甚至达50%以上时才有异常表现。因此，平片对该类疾病的早期诊断意义很有限。平片检查阴性不能否定疾病的存在。另外，许多病因不同、异常代谢过程相似的疾病往往出现相同的骨密度或骨形态变化，而同一疾病在不同的病理阶段又可能产生不同的X线影像表现，即异病同影和同病异影现象。因此，同一X线平片的征象不一定与某一疾病对应，而可能对应于一组或几组疾病。此外，平片必须密切结合临床表现、各种生化或其他特殊检查，才能做出较正确的诊断。

2. 激光数字成像图片分度 有经验的骨放射学家用这种方法对图片档案和通讯系统上常规的X线照片和像素分辨率为200μm的激光数字成像图片进行分度，这种方法在不同读片者间及技术间的重复性均较高。此法也被广泛用于评价流行病学研究的终点指标及研究骨质疏松药物治疗的有效性[8-10]。对骨质疏松来说，最引人关注的是髋部骨折、椎体骨折和腕部骨折。皮质骨和松质骨的改变使得多种骨骼病变易于发生。骨骼的形态、大小、结构和骨量影响骨的抗载荷能力。椎体骨折主要是纵向加压负荷所致。每个椎体承载力的下降不但与骨骼的材料特性有关，而且与绝经及增龄相关的骨丢失有关。横向骨小梁或侧向骨小梁的吸收

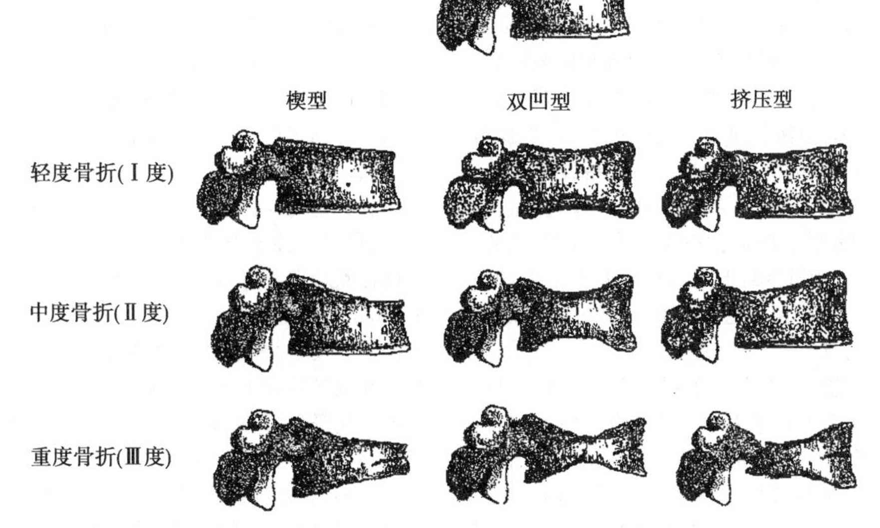

图 6-1-2-3　Genant 分度法半定量评价椎体骨质疏松性骨折

骨折严重度从正常(0度)到严重变形(Ⅲ度);图示 Genant 分度法是按椎体前高度的降低对椎体变形进行分度;同样,通过评价椎体中间高度或后高度或联合分析观察骨质疏松性脊椎骨折

和消失使骨结构发生改变,导致承载能力下降;因此,纵向骨小梁在弯曲负荷的作用下易于弯曲,而横向骨小梁吸收导致椎体横截面积下降(约50%)和椎体载荷能力下降(约75%)[11,12]。

除椎骨骨质疏松性骨折外,横向骨小梁丢失也增加转子间髋部骨折的可能性。腕部及髋部骨折通常发生于骨的干骺端-骨骺区,它主要依赖于骨小梁对抗负荷的能力[12,13]。骨质疏松性骨折通常不易发生于股骨或桡骨的中段,因为它主要由皮质骨构成。骨骼直径随增龄而增大,伴有几何特性的增加,如横截面积增大更能对抗弯曲和扭转负荷。尽管股骨颈主要由皮质骨组成,但缺乏同样的结构模式而得不到保护,其原因是髋关节内股骨颈的这部分缺乏骨膜骨沉积,但在股骨颈这一点尚有疑义[13,14]。在增龄过程中,骨内膜骨吸收导致皮质骨变薄,但股骨颈没有横截面直径和横截面惯性矩等几何参数增加的骨膜骨沉积的补偿。因而,股骨颈独特的构象使之在变形力作用下易于骨折。近期一项用 DXA 在有髋部或脊椎骨折的男性和健康男性进行的研究表明,在健康男性,随增龄股骨颈增宽,表明囊内存在一定能力的骨膜性骨沉积(periosteal apposition)。男性髋部或脊椎骨折部位的骨脆性增加可能是由于其骨骼大小、体积骨密度存在部位特异性缺陷,这些缺陷源于生长期或衰老期,或两者兼有[15,16]。

3. 骨小梁的分布模式评价　在有致密骨小梁的个体中,股骨近端骨小梁的分布模式分为Ⅶ度,甚至包括由压力性骨小梁(compressive trabeculae)和张力性骨小梁(tensile trabeculae)围绕而成的 Ward 三角。骨小梁分布模式还包括从Ⅵ度(所有的肉眼可见的压力性和张力性骨小梁均正常)到Ⅰ度(主要的压力性骨小梁显著减少)。就它与骨量和椎骨骨折的联系而言,Singh 指数可在不同观察者间产生变异和得出不同结果(图 6-1-2-4)[17,18],应用其他评价骨质量和骨脆性的技术能提高诊断效率[19-21]。在绝经后骨质疏松和其他高转换的代谢性骨病如甲状旁腺功能亢进症、肾性骨营养不良和维生素 D 过多症等疾病中,可观察到皮质骨的其他结构改变,如皮质骨中有纵向的条纹和洞穴性骨、皮质内多孔、骨内膜的边缘不齐、骨膜下骨吸收或外层骨表面参差不齐,以及骨皮质变薄。皮质骨骨重建增加和进行性的皮质骨骨吸收导致皮质骨骨小梁化(trabeculization)。

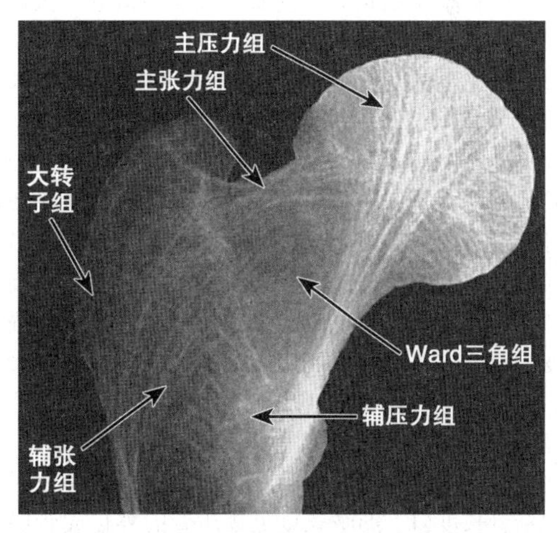

图 6-1-2-4　股骨颈 Singh 指数测量

Singh 指数原理是假定近端股骨骨小梁按一定顺序丢失;Ward 三角周围围绕有主压力性和辅压力性骨小梁组以及主张力性骨小梁组

(三)数字化影像　探测剩余 X 射线量差异的最新方法是数字化影像。此法又可分为两种,一是计算机 X 线摄影,它是将穿透骨骼组织后剩余的 X 射线信息直接记录在成像板上,构成潜影。用激光束以 2510×2510 或更大的像数矩阵对成像板进行扫描读取,其数据送到计算机图像处理系统

进行处理后，可直接用电脑终端观察、分析读片；或用多帧光学相机或激光相机将其摄于胶片上。另一方法是数字化X线摄影（digital radiography，DR），它是将X射线曝光于影像增强管上，并用电视链形成视频影像，再将视频影像数字化。数字化X射线影像具有许多优点，如其灵敏度及分辨率高，能对图像进行降噪处理；图像灰阶及对比度可调整，影像可放大；能进行数字减影、影像增强、边缘增强等后处理操作；影像易于数字化输出和存贮；骨骼系统的DR尚能直接进行骨盐定量分析，直接显示关节软骨、关节周围软组织的改变。通过建立患者个人档案，用DR极易比较患者骨密度的动态变化。因此，数字化影像能比普通平片提供更多的诊断信息，是X线照片发展的方向[19]。

（四）放射照片测量 应用放射照片测量学方法可测量皮质骨厚度、椎体变形及骨骼大小。其操作方便，价格低廉，重复性好。尽管放射照片测量学在放射照片上出现骨折前很长时间就能提供骨量的信息，但患者在骨折前10~20年已有30%~50%的骨量丢失。这种技术不能测量皮质骨的多孔性或松质骨状态。随着增龄，在老年性骨质疏松症中骨皮质内骨吸收增加，骨形成减少，所以常见骨皮质变薄和骨髓腔扩大，将放射照片测量学应用到掌骨或临床前研究中，变薄的骨皮质和扩大的骨髓腔能被定量。有报道，在BMD下降时，绝经前妇女的骨皮质宽度每年下降0.4%，而绝经后下降1.3%。Genant等报道，卵巢切除后未治疗的妇女骨皮质宽度每年下降1.45%。

股骨近端几何特性的测量（包括股骨骨干和股骨颈皮质厚度，转子间区的宽度和张力性骨小梁的数目）与髋部骨折的危险性相关[22,23]。双能X线吸收法（DXA）也能提供腰椎形态计量学和股骨颈几何学信息，而由于有限的分辨率，几乎不能提供骨小梁结构和骨皮质内改变的信息。从常规的X线照片或双能X线吸收法测得的髋部轴长（hip axis length）可独立于骨密度测量而预测髋部骨折，髋部轴长较长时，股骨颈和转子间骨折危险增加[24]。在青春中期之后，髋部轴长不随年龄而变化，它似乎主要受遗传因素的影响，这支持其他一些报道——髋部轴长的差别可部分解释髋部骨折的种族差别，将髋部轴长作为指标可增加骨质疏松危险因素的横断面研究的信息，但对纵向研究没有价值。用高分辨胶片和小焦点X线球管的高分辨率X线照片技术是描述骨骼改变的重要方法。常规X线照片不能敏感地发现骨量减少，因为它受许多因素的影响，如软组织厚度、X线照片曝光时间、胶片和胶片处理方法等。

在常规X线照片上进行管状骨的形态计量学放射照片测量包括骨长度（L）、50%长度处皮质骨的外径或骨膜宽度（D）、内径或骨髓腔宽度（d）。皮质厚度通过简单的减法可获得（D-d）。由于长管状骨在骨干中段约为环形，在其任一部位的骨髓腔都几乎处于管状骨圆柱体的中心，在忽略常数π/4后，D2-d2可被看作皮质横截面积的指数。（D-d）/D为皮质厚度与中段宽度的比率；（D2-d2）/D2是皮质横截面积与总的中段横截面积的比率。测量的可重复性用变异系数（CV）表示。CV从多次投照和测量中得出。每次投照需重新摆正位置。在狒狒桡骨的常规X线照片上，6种测定的CV分别为：L 0.2%，D 1.2%，d 2.1%，DDM 1.5%，DPM 1.8%；而大鼠股骨的显微X线照片（×100，5μm）上，L的CV为0.07%，D为0.65%，d为1%。狒狒和大鼠在中段骨膜直径（D）和扭转强度及刚度之间（r=0.7），在皮质面积指数D2-d2和刚度之间（r=0.6），在D、D2-d2和DXA测量之间（0.7≤r≤0.9）均存在高度相关，这些结果显示放射照片测量可能有利于在临床前研究中，评估骨矿含量和骨强度。

【骨龄测定】

骨龄是确定骨骼发育与成熟的基本指标，青春期发育障碍、性早熟、先天性肾上腺皮质增生症、骨发育不良和身材过高的诊断均需要患者进行骨龄检查，以评价骨骼成熟（bone maturation）状态和骨龄，根据骨骼成熟程度可预测患者的生长潜能。代谢性骨病的基本X线表现包括骨龄的变化、骨骼形态和数量的变化、骨密度的变化、骨膜反应、骨坏死及软组织的变化等方面，其中骨密度的变化又包括骨质硬化、骨质疏松、骨质软化和骨质破坏等类型。

（一）常规骨龄测定 骨龄是指正常人骨骺或小骨的骨化核所出现的年龄，或骨骺与骨干愈合的年龄。骨龄是一种相对稳定、受其他因素影响较少的骨发育与骨成熟指标，主要用于判断儿童的骨骼发育与成熟状况[25]。人工骨龄评价分为直觉法和分析法。直觉法首先由Greulich与Pyle（GP）提出，其方法是将手腕部照片与GP图谱比较，然后确定骨龄；但是因误差太大而被分析法替代。分析法有Tanner Whitehouse（TW）法和Fels法两种。应用规定的标准对每一骨块的成熟程度进行分类和分期；TW法是根据抽象推理原理，将每一骨块的成熟程度分为8~9个成熟时期。无论是直觉法还是分析法，骨成熟是一种连续性变化过程，对骨骼形态表型进行定量必然带有一定的主观臆断性。

测量骨龄的方法很多，如图示法、查表法、指数计算法等。临床上一般以腕骨骨化核的出现数目来判断儿童骨骼的发育情况，但这种方法不甚精确，容易造成误诊或漏诊。较准确的方法是根据不同年龄阶段骨骺或骨化核出现的早晚或骨骺与骨干愈合的早晚，选择多个部位照片，并进行综合评价。已有许多研究统计了正常人不同部位骨骺或小骨化核的出现年龄及骨骺与骨干愈合年龄的正常值范围（图6-1-2-5），可供参考。

身材过高患者需要限制继续增高的限高治疗（height-limiting treatment），但在治疗前必须事先评估治疗的年龄和疗效。在评价指标中，除了身高外，还要观察骨骼成熟（bone maturation）状态和骨龄。根据骨骼成熟程度可预测患者的生长潜能。性腺类固醇可加速骨骺和生长板融合。用于身材过高患者治疗时，需要考虑以下几个问题：①选择适当的治疗对象；②确定开始治疗的时间和患者的年龄；③追踪疗效；④预测疗效和最终身高。相对于身高来说，身材较高儿童的骨龄轻度提前，不论是用Tanner-Whitehouse mark Ⅱ或Bayley-Pinneau法预测，均存在过度估计最终身高的趋势[26,27]。

早期使用较大剂量的雌激素（女孩）或雄激素（男孩），可减少自然身高2cm（20世纪50年代）和10cm（20世纪90年代），由于性腺类固醇激素还可能引起许多不良反应，在一般情况下，不主张使用。

1. 青春期发育障碍 患者的骨成熟延迟，性激素对骨成熟的作用超过所有其他因素，所以青春发育期儿童的年龄与

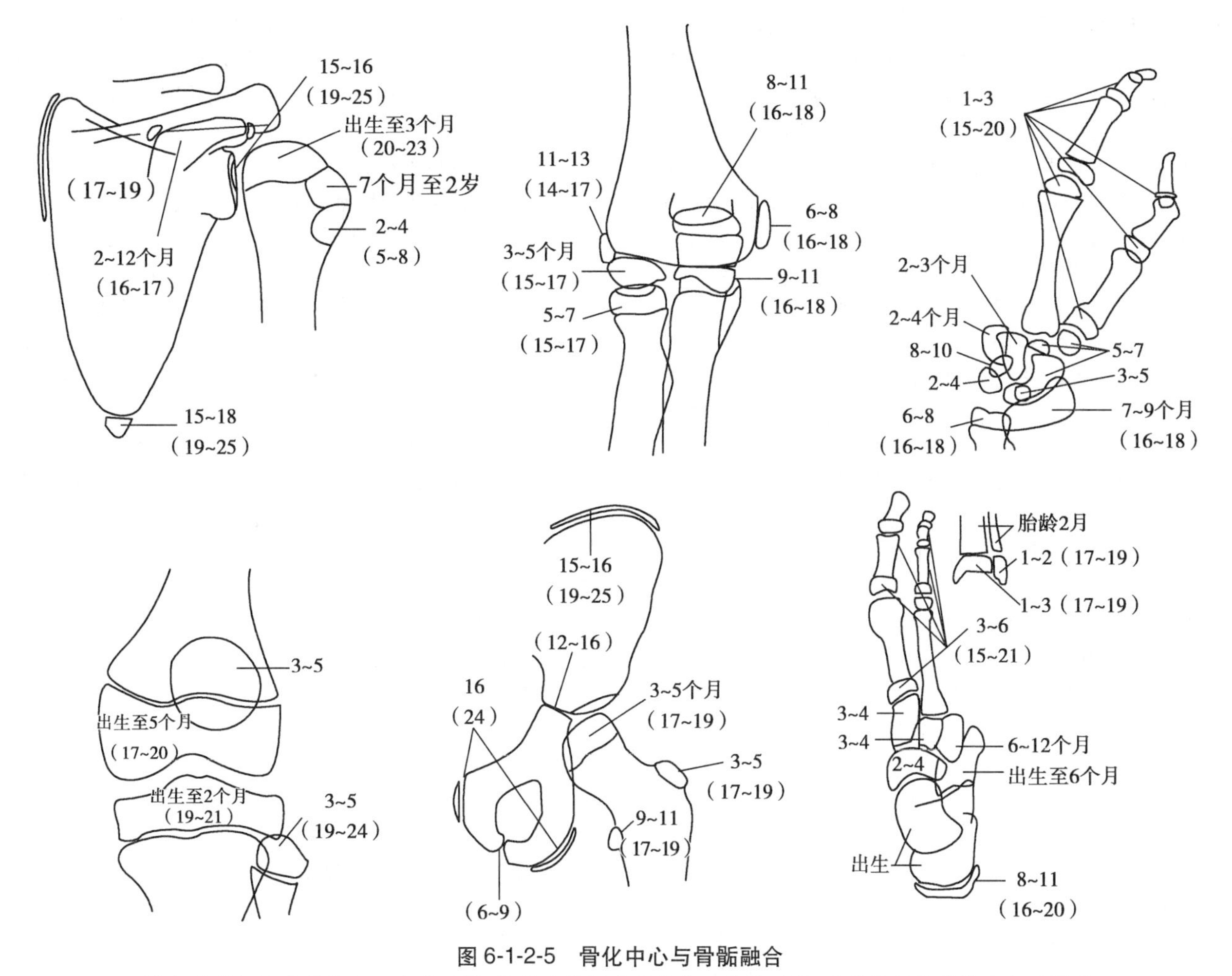

图 6-1-2-5 骨化中心与骨骺融合

图中数字标记为骨化中心出现时间,括号内数字为骨化中心愈合时间,无单位标注者均为生后岁数

骨成熟无关,而与青春期发育所处的时期相关,因而,女性12~13岁与6~7岁的骨龄形态差异显著。雌激素是男性和女性骨骺板(epiphyseal plate)成熟与融合的最重要因素[28],而芳香化酶抑制剂可延缓骨成熟,但主要用于GnRH非依赖性性早熟的治疗,如睾酮中毒症、家族性男性限性性早熟[29]、Peutz-Jeghers综合征等、特发性青春期发育延迟、特发性矮小或GH缺乏症等,增加身高[30-33]。

2. 性早熟 因性激素过早分泌,骨龄提前1~2SD。6岁以后诊断的中枢性性早熟患者,其最终身高由骨龄和骨骺融合的时间决定[34],停用GnRHa的时间也对身高有一定影响,一般建议在处于12~12.5岁骨龄时停用,能获得最佳身高[35-38],性腺类固醇激素对短骨的作用明显强于长骨,腕骨对GnRH拮抗剂治疗的反应差,因此腕骨不是观察骨成熟的理想部位。

3. 先天性肾上腺皮质增生症 多数类型的先天性肾上腺皮质增生症(CAH)因女性男性化和雄激素过多而出现甲型性早熟,少数类型的CAH因类固醇类性激素缺乏而发生骨龄延迟[32]。肾上腺皮质生成的雄激素在脂肪组织转换为雌激素,引起骨龄提前,其中以短骨(指骨和掌骨)最明显,其次为腕骨,影响最小的是长骨(桡骨和尺骨)。如果患者没有接受治疗,那么过多的雄激素引起骨骼过快生长和成熟,其特点是指骨的成熟明显快于腕[39-44],2岁以内的骨成熟无变化,2岁以后的儿童期的身材过高;继而因骨骺过早融合而导致矮身材[45-48]。糖皮质激素替代治疗是维持和促进理想身高的主要方法,必要时,需要应用盐皮质激素抑制ACTH介导的雄激素分泌,定期追踪病情和骨量变化,及时调整剂量,防止糖皮质激素过量引起的生长和骨成熟抑制。总结1977—1997年间的18个临床研究,因为糖皮质激素的轻度过量而导致生长障碍的程度为-1.37SD。为了达到最佳生长,建议每3个月测定身高,每年评价1次骨龄。

4. 骨发育不良 骨发育不良症(skeletal dysplasias)是引起矮身材的主要原因,软骨发育不全(achondroplasia)患者的评价身高约131cm(男性)或124cm(女性),左手和部分骨骼照片既可为诊断提供依据,又可了解骨龄。本病的特点是矮身材不成比例[49,50],评价骨龄时,应参考多个骨骼部位,评价BMD时,应用Z值而非T值[51,52],但Z值难以反映身高和骨成熟的真实差距。

(二)骨龄自动计算法 判断骨龄的一般方法是根据患者的不同年龄,选择不同的部位进行照片。因为骨化核常是双侧对称性发生的,所以一般选择单侧检查即可。如右利手者,应选左侧进行照片检查。年龄小于14岁者宜选择可能新出现骨化核或骨骺的部位进行照片检查。1岁以内的儿童,多选择足、膝部作为检查部位,因为其骨化核出现年龄较早。1~5岁则以选择左半躯体的二级骨化中心检查为妥。

年龄在14~25岁者应选择骨骺出现较晚,或骨骺融合较晚的部位进行照片。如青春期以后,应选择肩胛骨、骨盆骨、膝关节等部位进行检查,因为这些部位常有较晚年龄才融合的骨化中心。相应年龄阶段正常骨骼已完全成形或骨骺已完全融合的部位不宜用于骨龄检测。传统的骨龄评价受主观因素的明显影响,不同评判者所得的结果相差悬殊。Thodberg介绍了一种自动骨龄计算方法,减少了主观误差。此法可计算2.5~17岁(男性)和2~15岁(女性)的绝大多数X线片的骨龄,其准确度为0.71~0.72年,精确度为0.17~0.18年。1992年,Tanner和Gibbons根据每一骨块的9个成熟程度,引入了计算机辅助的骨龄计分(CASAS)系统,并在临床上得到了应用。但CASAS仍然有两个主要缺点,一是分析时必须手工确定每一骨块的相对应模板,相当耗时;二是不能改变模板的尺寸和密度,因而常找不到对应模板。

(三) 骨龄判断的原则与注意事项 骨龄判断的原则是将患者骨骺或骨化核状况与已统计出的正常值范围进行比较,得出患者骨发育所处的年龄阶段(骨龄)。如患者骨龄大于其实际年龄,称为骨发育提前。如骨龄小于患者实际年龄,称为骨发育延迟。

应用X线照片法评价骨龄应注意如下几点:①骨龄具有种族、地区差别。一般情况下出现较早的骨化核,如头状骨、钩骨骨化核,指骨、掌骨、桡骨远端、肱骨小头、肱骨头骨骺。中国人与外国人相差不大。出现较晚的骨化核,如锁骨骨骺,具有一定的种族差别,但无规律可循。这可能与各地的饮食习惯、营养状态不同有关。②不同个体的骨龄亦有差别,波动范围约为两年(岁)。与地区差别一样,一般出现较早的骨化核波动范围小,而出现晚的骨化核波动范围较大。个体差异亦体现在骨发育变异方面,部分健康儿童在一定时期内的骨发育可加快或减慢。因此,对临界状态的骨龄异常最好能进行追踪。③女性骨化中心的出现及融合一般均比男性早1~3年。髂嵴、坐骨结节及肩峰骨骺的出现与女性月经初潮相近,因此可作为是否启动青春期发育的标志。④一般出现较早的骨骺融合较晚,而出现较晚的骨骺融合较早。如肱骨头、股骨头、股骨髁、胫骨近端骨骺一般在出生时即已出现,但要到20岁左右才完全融合。桡骨远侧与胫、腓骨远侧骨骺多在1岁前出现,却要到18岁左右才完全融合。这类骨骺的发育与人的肢体发育及身材长高具有重要作用,如要判断患者是否尚有身材生长潜能,宜选择含此类骨骺部位进行检查。锁骨骨骺18岁左右才出现,21岁前后融合。此类发生晚而愈合早的骨骺对于判断年龄较大患者的骨发育状态具有较大价值。⑤骨龄只是将患者的骨发育状况与正常人参考值进行比较而得出的结论。因为正常人骨龄平均值的标准差较大,变异性较大,精确性不太高,特别对1岁以后的患者做出精确评价往往比较困难。因而,根据骨龄进行骨的发育状况评价时,应密切结合临床资料及其他检查才能得出较可靠结论。

骨龄对骨成熟有着十分重要的诊断意义。骨龄成熟主要与性腺激素和甲状腺激素有关。骨龄提前主要见于性早熟和一些先天性代谢性骨病,骨龄延迟主要见于性腺功能减退症和严重甲减,如性腺激素或甲状腺激素严重缺乏,患者至成年后仍存在骨骺不融合[53-55]。在某些情况下,可选择特定的骨骼进行骨龄测量。例如,Mito等用X线测量法测量一组(年龄7~14.9岁)女性的颈椎椎体骨龄值,并与手腕部骨龄值进行比较,认为颈椎3、4椎体的骨龄能更客观地反映骨的成熟程度[56]。

【骨病的X线表现】

(一) 骨骼形态及数量变化 许多代谢性骨病患者的骨骼伴有形态变化。有些形态变化是先天因素或疾病本身所致的原发性改变。如垂体性矮小症患者骨骼普遍细小,巨人症患者骨骼普遍粗大;黏多糖病患者则有"钩形蝶鞍""飘带状肋骨""子弹头状指骨""葡萄酒杯状骨盆"等畸形。假性甲状旁腺功能减退症与假假性甲状旁腺功能减退症患者有特殊手形与足形;Turner综合征患者的第(四)五指骨或趾骨短缩;致密性成骨不全患者的下颌角变平、变直或下颌角消失。体质性骨病的骨发育畸形往往可为临床诊断提供重要依据。有些骨骼畸形是由于骨骼的其他基本病变所致的继发性改变。如有骨质软化,患者的承重骨骼变形;骨质疏松患者的椎体压缩变形及继发于骨折的畸形愈合;骨纤维异常增殖症与特发性溶骨症患者因为骨质破坏或骨质吸收可导致骨骼畸变或自发性骨折等。

骨骼数量的变化主要表现为骨数目的增多或减少。如某些疾病伴发的多指(趾)畸形、并指(趾)畸形;或出现指骨、腓骨、肩胛骨、锁骨未发育等。

(二) 骨密度变化 骨密度的变化大体分为骨密度增高与骨密度减低两类。

1. 骨密度增高 骨密度增高系病变骨骼单位体积内骨组织量较正常增多所致,部分是由于成骨增多引起的,可称为骨质增生(硬化)。另一部分与骨质吸收减少有关。故骨密度增高可统称为骨质硬化症,但不宜笼统地称为骨质增生硬化症。骨质硬化可分为多发性(或弥漫性)与局限性两类。前者主要见于全身性破骨活动减少或成骨活动增多类疾病。如骨质硬化症、致密性成骨不全、蜡泪样骨硬化、骨斑点症、骨内膜性骨增生症、氟骨症等。后者包括局部病变本身所致的成骨或钙化及局部病变所致的骨反应性增生,如骨纤维异常增殖症、骨关节病、骨缺血坏死等。骨质硬化的基本X线表现为骨密度增高,骨小梁增多、致密,骨皮质增厚;较重者骨皮质与骨小梁不能分辨,骨髓腔消失。

2. 骨密度减低 骨密度减低类骨病变可分为骨质疏松、骨质软化与骨质破坏三类。

(1) 骨质疏松:是指单位体积内的骨量减少,但骨内的化学成分的比例正常或基本正常。骨质疏松又有弥漫性与局限性,原发性与继发性之分。代谢性骨病所致的骨质疏松多为弥漫性,如先天性成骨不全症、原发性与继发性甲状旁腺功能亢进症、肾上腺皮质功能亢进症、磷酸酶过多症、肾性骨营养不良症、坏血病性骨病等。原发性骨质疏松症以绝经后女性为多(绝经后骨质疏松症),继发性骨质疏松系由于其他疾病伴发的骨质疏松。如骨折伴发的失用性骨质疏松、骨肿瘤与骨感染继发的骨质疏松等。继发性骨质疏松亦有弥漫性与局限性之分。骨质疏松的基本X线表现为骨密度减低,但其边缘清晰,骨小梁减少或消失,骨皮质变薄或疏松化等。骨质疏松易继发自发性骨折或微创伤后骨折,临床上以脊椎压缩骨折与股骨颈骨折较多见。

(2) 骨质软化:是指单位体积内骨组织的有机质含量正常或增多,但钙盐含量减少。骨质软化主要见于维生素D缺乏症、抗维生素D佝偻病、肾性骨营养不良症、氟骨症等。骨质软化的基本X线表现为骨质密度减低、边缘模糊、承重骨骼变形、骨内假骨折线(Looser zone)形成等。

(3) 骨质破坏:是指正常骨组织被病变组织所代替。这在代谢性骨病内较少见,如多发骨纤维异常增殖症就是正常骨组织被异常增殖的纤维组织或不成熟骨组织所代替,变形性骨炎亦有骨质破坏的阶段。

因骨组织为人体内密度最高的正常组织,因此绝大部分骨质破坏表现为密度减低,破坏区内正常骨结构消失。但根据代替正常骨组织的病理组织的性质不同,其密度不完全一致。如骨纤维异常增殖症因病变组织内有不成熟的骨组织(交织骨)存在,可表现为磨玻璃样的特殊密度;非骨化性纤维瘤则呈软组织样密度;如代替正常骨组织的物质为成骨的肿瘤组织,则骨质破坏区甚至可表现为密度增高[57]。

(三) 骨膜增生　骨膜增生又称骨膜反应,是指骨膜内层细胞受刺激后发生成骨作用而产生骨膜新生骨。各种刺激因素均可能刺激骨膜而引起骨膜反应,代谢性骨病中较常见的有维生素C缺乏症、维生素A过多症、肥大性骨关节病、佝偻病、皮肤骨膜肥厚症、骨内膜性骨增生症等。

正常骨膜无钙盐沉着,各种影像检查均难以将其与周围软组织分辨。骨膜在受到刺激后,一般要10天至3周才能在X线平片或CT上显示出来。骨外膜增生在平片上表现为骨皮质外厚度不等、形态各异、与皮质平行的高密度影。早期的骨膜增生与骨皮质之间可有透明的间隙,以后与骨皮质融合,两者难以分辨。骨内膜增生表现为骨皮质内缘增厚、骨髓腔变窄和密度增高。

(四) 骨质坏死　骨质坏死是指骨的血液供应中断,骨细胞新陈代谢完全停止且不能逆转的状态。骨质坏死后形成死骨。创伤性骨坏死主要见于骨外伤和骨感染,而非创伤性骨坏死可见于多种临床疾病,如长期应用糖皮质激素、骨折不愈合、酒精中毒、AIDS甚至椎间盘的电热治疗等[58-60]。

早期的死骨在X线平片与CT上均难以与周围正常骨组织分辨。随后,死骨周围的正常骨组织因肢体失用而发生骨质疏松。死骨因无血液供应,其中的矿物质不能被吸收,而表现为相对密度增高,但无形态变化。以后,肉芽组织伸入死骨区内,破骨细胞将死骨吸收、骨小梁被破坏、中断或消失而形成密度减低的囊腔。此时,因承重可能发生骨质塌陷变形或死骨碎裂。如死骨支架保存完好,成骨性肉芽组织亦可能沿此支架成骨而将死骨修复。

(五) 软组织钙化　代谢性骨病软组织的钙化包括异常物质沉着,如维生素D中毒的转移性软组织钙化、甲状旁腺功能减退症的脑组织内钙盐沉积、痛风患者尿酸盐沉积引起的痛风石等。某些代谢性骨病亦可引起继发性软组织钙化,如蜡泪样骨硬化的蜡泪样骨质增生亦可侵入软组织内。某些主要疾病发生在软组织,伴有代谢性骨病的患者其软组织具有相应疾病的表现特征,如神经纤维瘤病等。

【常见代谢性骨病的X线表现】

(一) 原发性骨质疏松症　影像学上,人们常根据骨质疏松的影像特征分为单纯性骨质疏松、骨质疏松与骨质软化的混合型及骨质疏松、骨质软化与骨质硬化的混合型三型。单纯性骨质疏松是指单位体积内的骨量减少,但骨的矿物质和骨基质的比例正常。骨量和矿物质均减少者称为骨质疏松与骨质软化的混合型。松质骨增多、皮质骨减少,并伴矿物质相对减少者,表现为松质骨硬化、皮质骨变薄、骨纹理模糊或骨结构消失,即为骨质疏松、硬化、软化三者的混合型。尽管早期骨质疏松的诊断有赖于骨密度测量,但常规平片亦具有重要诊断意义。首先,平片对可疑者可进行初步筛选归类。某些具有特异平片表现的弥漫性骨质疏松患者,如发现骨膜下骨质吸收的弥漫性骨质疏松患者,只需平片即能初步确诊为原发性甲状旁腺功能亢进症。其次,平片对于评价骨质疏松引起的继发性骨折及其愈合过程是不可少的。第三,参考平片有利于精确评价骨密度测量的结果,减少因压缩性骨折、骨赘、软组织钙化对骨密度测量结果的干扰。

1. X线检查部位　常规检查部位应包括吸气时的胸椎侧位像、腰椎侧位像、骨盆和股骨近段正位像及双手正位像。根据患者的症状及病情还可做更多部位的检查,如锁骨、桡骨、下颌骨或股骨全长等。

2. X线表现　单纯性骨质疏松的基本X线征象为骨密度减低。这是由于矿化骨减少,骨内对X线具有较强吸收作用的钙也同时减少,X线对骨的穿透力增高,到达胶片的X线量增加,从而使胶片感光更明显(变黑)。影像诊断时,习惯将这种现象称为骨密度减低或透光度增高。

(1) 单纯性骨质疏松症:早期骨质疏松表现为非应力部分骨小梁变细、减少、稀疏。这在椎体、股骨颈、股骨髁及其他骨端关节面下的骨小梁更明显。非应力骨小梁在上述部位一般与关节面平行,而承力骨小梁多与关节面垂直。随着非应力骨小梁的吸收,承力骨小梁可代偿性增粗。正常松质骨由于多方向交织骨小梁形成的网状结构消失,使与关节面垂直的承力纵向骨小梁在照片上显示得特别清晰、明显。随后,承力骨小梁亦受累。表现为纵向骨小梁数量减少、稀疏,部分区域可完全消失,骨密度减低犹如软组织。如骨小梁呈非均匀性吸收,其中可见散在分布的1至数毫米大小的点状透光区。在椎体,骨小梁减少多开始于椎体的中央区域,随后向椎体四周扩展。表现为椎体中央区的透光区逐步扩大。严重者,椎体内的骨小梁可完全消失,残存的椎体轮廓呈“画框样”。骨皮质的变化往往晚于骨小梁,表现为厚度变薄、分层、疏松化,最终可呈细线状,但其边缘仍很清晰,骨的轮廓类似铅笔勾画状。

骨皮质吸收的部位在不同疾病会有所不同。如老年性骨质疏松症的骨皮质变化多先开始于骨内膜面。表现为骨髓腔增宽、骨皮质内膜面小梁化。皮质内骨吸收则多见于高转换性骨质疏松症,如甲状旁腺功能亢进症、急性失用性骨质疏松、反应性交感神经骨营养不良症、肾性骨营养不良症和绝经后骨质疏松症等。表现为骨皮质内的哈弗管和伏克曼管扩大,其中出现纵行条纹和隧道样改变。随后,骨皮质疏松化犹如松质骨,但在低骨转换性骨质疏松不会见到这类改变。骨膜下骨质吸收亦多见于甲状旁腺功能亢进症所致的高转换型骨质疏松,X线表现为骨表面变得毛糙、不规则。严重的骨质疏松可并发骨折和骨畸形。椎体压缩骨折约占所有骨质疏松骨折的一半，且比骨质疏松诱发的其他部位的骨折要早得多。较重的骨质疏松可因轻微外力或毫无外压情况下，致一个或多个椎体压缩骨折，并形成脊柱后突畸形。椎体压缩骨折的数量与骨密度测量之间存在很好的相关性。骨矿物质丢失越多，椎体压缩骨折发生率越高。

有经验的影像诊断医师用目测可能比数字测量更能有效地诊断椎体压缩性骨折。正常人的椎体前缘或后缘高度自上向下呈逐渐移行过渡变化。胸椎，尤其是胸腰段脊椎（以第12胸椎或第1腰椎体为中心）椎体后缘高度多大于前缘高度，可相差1~3mm。第3至第5腰椎体前缘高度多大于后缘高度。其间的椎体前或后缘高度呈移行性逐渐变化。如椎体前缘或后缘高度与相邻上下椎体比较出现突然变化是诊断椎体压缩骨折的可靠指标。根据椎体压缩后的形态及压缩的程度，椎体压缩骨折可分为三型三度。三型包括楔型、挤压型和双凹型。楔型压缩骨折椎体前缘高度压缩变小；挤压型压缩骨折椎体前后缘高度均变小，有些以椎体后缘高度变小明显；双凹型压缩骨折椎体上下终板中央高度变小。椎体双凹变形除因骨质疏松致压缩骨折外，骨质软化及其他原因致终板承力能力减弱的疾病如Paget骨病、原发性甲状旁腺功能亢进症等亦可引起。结合相应疾病的其他征象可以鉴别。椎体压缩骨折的三度包括轻度、中度和重度。轻度压缩骨折指椎体高度差小于25%（楔型压缩为椎体前后高度差、挤压型压缩为椎体前后高度之和与相邻上下椎体前后高度之和平均值的差、双凹型压缩为椎体中部高度与相邻上下椎体中部高度的平均值之差），中度压缩指高度差25%~40%，重度压缩指高度差大于40%。

（2）混合性骨质疏松症：在临床上，单纯完全的骨质软化症事实上是很罕见的，绝大多数表现的是骨质疏松与骨质软化的混合型。其X线表现亦是两者的结合，表现为骨密度减低，但其骨小梁与疏松的骨皮质边缘均较模糊，亦可合并骨骼弯曲变形及多发假骨折。骨质疏松、硬化、软化三者混合存在者表现为皮质骨密度显著减低，骨皮质内疏松多孔、哈弗管扩大，出现多数纵行透亮线，重者骨皮质与骨髓腔密度接近，界限消失。松质骨则表现为结构模糊，骨纹理几乎完全消失，但其密度相对较高。

（3）骨质疏松分度：轻度骨质疏松症主要表现为骨小梁的变化。成人表现为骨性关节面下骨小梁吸收，出现透亮线；儿童则表现为临时钙化带下骨小梁数量减少、密度减低。骨皮质变化轻微或正常。中度骨质疏松者已可见骨皮质变薄（需要与患者以前正常时期照片比较或进行测量）、骨密度减低。其松质骨结构模糊，骨小梁分布不均、粗细不匀，其中可见斑片状骨小梁消失区，骨性关节面下或干骺端可见较宽的疏松带。重度骨质疏松（图6-1-2-6）骨小梁明显减少，甚至完全消失，骨皮质菲薄，骨骼密度与软组织相差无几，甚至比软骨、肌肉、椎间盘的密度还低。易并发多发骨折。骨骼的局部病变（如骨纤维结构不良症、骨肿瘤、骨或骨关节炎症）可引起局部骨质疏松。

3. X线平片测量　根据平片做骨骼的测量能得到客观指标，简便易行，并能大致预测骨折的风险，有利于疾病的动态观察。但该法对诊断骨质疏松的敏感性不高，易受观察者的主观因素影响，重复性不很理想；近年来用X线照片计算机化，设计不同的电脑程序对数字化的X线照片直接进行测量，其准确性及重复性较前明显提高。

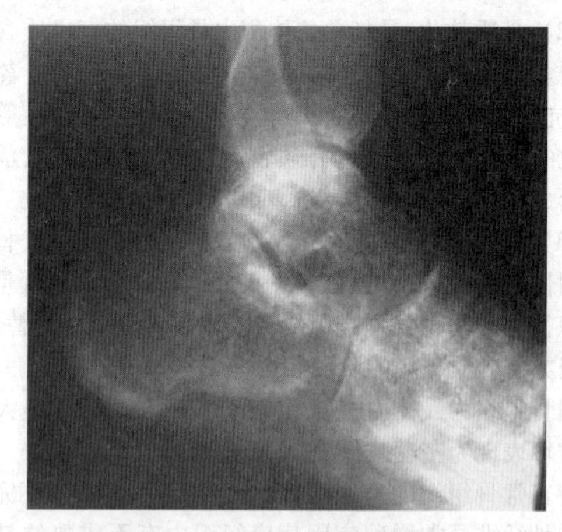

图6-1-2-6　踝关节骨质疏松症

男，46岁，踝关节诸骨骨小梁明显减少，甚至完全消失，骨皮质菲薄，骨骼密度与软组织相差无几

4. 掌骨指数、股骨指数与周围指数测量

（1）掌骨指数测量：取左侧第2掌骨干中点进行测量，其双侧骨皮质厚度之和与骨干横径之比值称为掌骨指数，正常值不小于0.44。在股骨正位片上取其骨干中点两侧骨皮质厚度之和与骨干横径之比值称为股骨指数，正常值为0.32~0.76，一般大于0.46。掌骨指数与股骨指数之和称为周围指数，正常值为0.9，小于0.88为异常，称为周围性骨质疏松症（图6-1-2-7）。

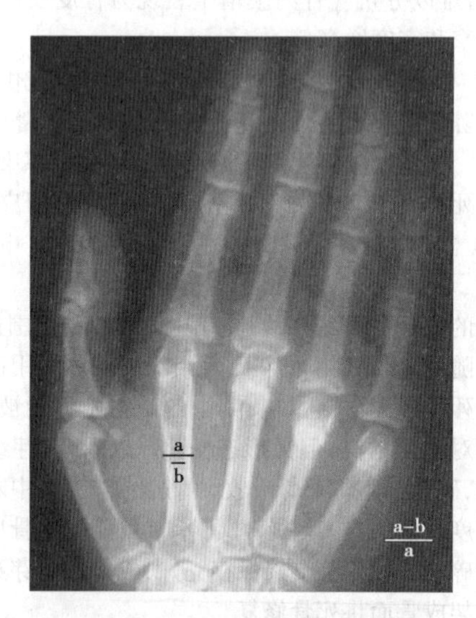

图6-1-2-7　掌骨指数测量

取左侧第二掌骨中点为测量平面，a线为垂直骨干长轴的两侧骨皮质外缘的连线，b线为垂直骨干长轴的两侧骨皮质内缘的连线；掌骨指数计算公式为(a-b)/a

（2）锁骨中点皮质厚度指数测量：测锁骨中点两侧皮质厚度，正常值男性为(4.9±2×0.9)mm，女性为(5.9±2×0.9)mm，小于该值即为异常，如该处皮质厚度小于3.5mm提示患者发生脊椎压缩性骨折的可能性明显增大。

（3）桡骨皮质厚度指数测量：在3倍桡骨头横径长度处测量桡骨近端皮质厚度，男性小于5.0mm、女性小于4.0mm可诊断为骨质疏松。

（4）下颌骨皮质厚度指数测量：Devlin等应用下颌骨全景照片测量下颌骨颏孔平面皮质厚度指数（mental index，MI），发现该处骨皮质厚度与骨密度测量具有明显的相关性，皮质厚度小于或等于3mm提示有骨质疏松存在，应进一步做骨密度测量。

5. 腰椎指数测量　在标准腰椎侧位片上，第3腰椎体中心高度与前缘高度之比称为腰椎指数（图6-1-2-8），正常值为0.74~0.97，小于0.80为异常，称为脊椎骨质疏松症。周围指数与腰椎指数均减少者称为混合性骨质疏松。

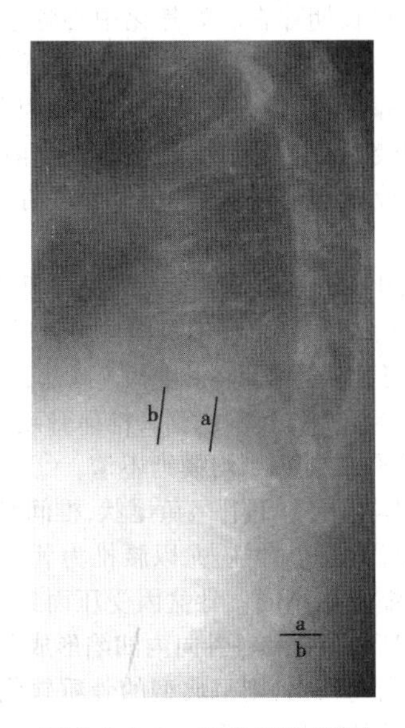

图6-1-2-8　腰椎指数测量

测量第3腰椎体，图中a线为与椎体前后径垂直的椎体中心高度，b线为与椎体前后径垂直的椎体前缘高度，腰椎指数计算公式为a/b

6. Singh指数测量　Singh指数又称为股骨近端骨小梁形态指数（femoral trabecular pattern index）（见图6-1-2-4）。Singh根据股骨近端骨小梁的走行方向及生物力学功能不同将其分为五种类型（图6-1-2-9），靠近股骨颈内侧分为主、辅压力承受骨小梁，外侧分为主、辅张力承受骨小梁，此四种骨小梁之间的为非承力骨小梁，又称为Ward三角。Singh根据此五种骨小梁的消失顺序及骨皮质厚度变化将骨质疏松分为七度，正常为Ⅶ度，度数越小，骨质疏松越严重（表6-1-2-1）。

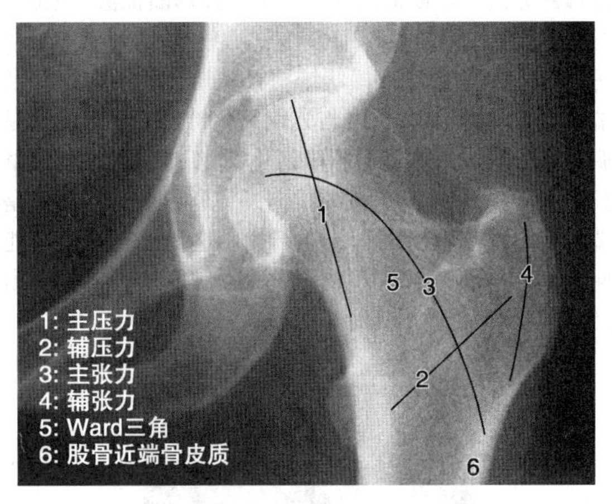

图6-1-2-9　股骨近端Singh指数测量

线条表示骨小梁的走行方向，标注的数字为Singh指数测量的6个参数；1~4为承力骨小梁，1为主压力骨小梁，大致与股骨近端内侧骨皮质长轴方向一致，与髋臼上方髂骨的压力骨小梁相连续；2为辅压力骨小梁，从外上斜向内下方走行；3为主张力骨小梁，大致与股骨颈内下方皮质平行，与主、辅压力骨小梁交织；4为辅张力骨小梁与辅压力骨小梁的交织走行；5为非承力骨小梁，系指位于主、辅压力骨小梁与主、辅张力骨小梁之间，与上述骨小梁走行方向不一致的一组骨小梁；6为股骨上段骨皮质的厚度

表6-1-2-1　骨质疏松Singh指数分度标准

分度	承力骨小梁				非承力骨小梁	股骨上端皮质厚度
	主压力	辅压力	主张力	辅张力		
Ⅶ度	承力与非承力区均有细密骨小梁显示/密度无差别					正常
Ⅵ度	开始显示				减少	正常
Ⅴ度	稍减少	减少/不连续	稍减少	减少	消失	正常
Ⅳ度	稍减少	吸收	稍减少	吸收	消失	变薄
Ⅲ度	稍减少	吸收	开始吸收	吸收	消失	变薄
Ⅱ度	稍减少	大部吸收	仅见骨干	消失	消失	变薄
Ⅰ度	开始吸收	消失	消失	消失	消失	变薄

一般认为，与目测法及骨皮质测量法等比较，Singh指数与双能X线吸收法及定量CT等骨密度测量方法的结果吻合性更好，Singh指数与股骨强度及弹性模量的生物力学变化亦具有明显的相关性，对股骨颈及腰椎压缩骨折的预报能力亦更高。Singh指数受观察者的主观因素影响，有人认为其对股骨颈骨折的预报准确性尚不如骨密度测量，但也有人认为BMD存在较大的种族差异和个体差异，而Singh指数至少无种族差异。Smyth等用计算机将Singh骨小梁分类法及多位有经验的影像学医师观察的且重复性好的Singh骨质疏松分度的照片输入计算机并让计算机记忆，然后再让计算机阅读患者的照片并分类，发现该法的重复性比人工观察要好，并有利于检查大批量患者。

必须指出，X线检查出现上述变化并结合临床表现可以诊断为骨质疏松症，但X线的表现不典型或无相应改变，则不能排除骨质疏松的诊断。当患者的X线表现可疑，或存在引起骨质疏松的高危因素时，应选择双能X线吸收测定(DXA)来明确诊断。

（二）佝偻病/骨质软化症 维生素D缺乏发生在骺板愈合以前称为佝偻病(rickets)，在成人则称为骨质软化症(osteomalacia)。

1. 佝偻病的X线平片表现 X线检查是佝偻病的主要影像诊断方法。早期佝偻病有两个定性诊断征象，一是干骺端"边角"突出征(图6-1-2-10)，表现为干骺端两侧边缘在先期钙化带外缘有类似"角"状结构自先期钙化带向外侧及骺侧端呈弯角状突出，其密度与先期钙化带密度一致。这是由于骺板软骨肥大细胞基质不能钙化，而新生软骨细胞又继续生长堆积，将干骺端的骨皮质推向外方所致。另一征象是干骺端先期钙化带内出现骨小梁结构。这是由于钙盐不能在先期钙化带平面正常沉积，其下方骨小梁塑形又在继续进行，致先期钙化带亦出现骨小梁。

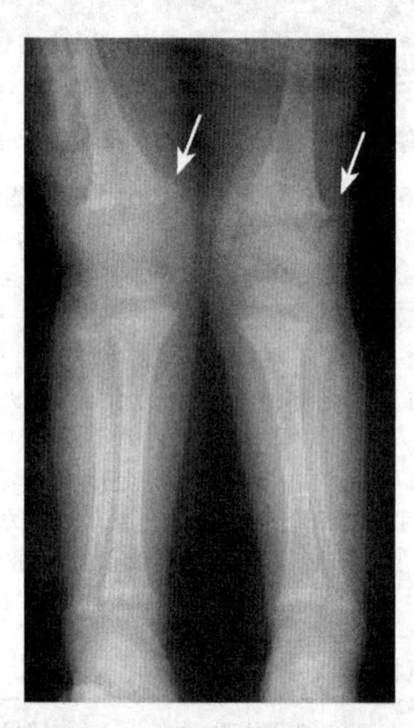

图6-1-2-10 早期佝偻病边角突出征

男，1岁8个月，佝偻病活动期双下肢平片。双膝关节轻微内翻畸形，骨密度减低，边缘欠清晰，骨化中心边缘不规则，骺板增厚，与干骺端共同展开，初期钙化带模糊、增厚；干骺端骨小梁紊乱、稀疏；双股骨远侧干骺端两侧在初期钙化带外缘有类似"角"状的结构自初期钙化带向外呈弯角状突出，为"边角"突出征(↑)

活动期佝偻病的X线表现有：①全身骨骼普遍骨质脱钙、密度减低，骨小梁紊乱、稀疏、粗糙，骨皮质变薄、骨干边缘轮廓模糊。②骨骺骨化中心出现延迟，形态小，密度低且边缘模糊。③骺板软骨增厚，并向两侧伸展、膨出。这是由于骺板软骨肥大细胞不能钙化、成骨，而在此处堆积所致。④先期钙化带密度减低，边缘模糊或呈不规则毛刷状。干骺端向两侧增宽、中央凹陷呈杯口状，其下方骨小梁稀疏、粗糙，以桡、尺骨远端出现较早。⑤承重长骨因强度减弱、韧性增加而弯曲变形。典型的有膝内翻或膝外翻畸形。弯曲段长骨凹侧面骨皮质可有增厚，可并有新鲜或陈旧性骨折。⑥肋骨与肋软骨交界处呈骺板软骨样膨大如串珠状。可见鸡胸畸形。⑦颅骨普遍骨质密度减低、有方头畸形、囟门闭合延迟、牙发育不全。

佝偻病愈合期治疗有效的标志是在毛刷样征的顶端出现新的先期钙化带。随后先期钙化带逐渐增厚，其下方的骨干侧骨小梁增多、密度增高，干骺端杯口逐渐变平但仍略增宽。骨骺内的骨化中心出现、边缘密度增高，其内骨小梁边缘渐趋清晰。长骨骨膜下骨样组织钙化并骨化，骨皮质增厚且密度增高。Bieganski等报道未彻底治愈后反复复发又反复治疗的早产儿佝偻病患者，在长骨干骺端有"阿富汗头巾"征("Afghan turban" sign)。表现为长骨干骺端有交替出现的致密与相对密度减低的带状影[61,62]。佝偻病愈合后，骨的某些改变可长期存在。如骨化中心骨小梁稀疏，干骺端增宽、骨小梁不整齐，骨干凹面的骨皮质增厚可保留数月或更长时间。膝内、外翻等骨骼变形可长期存在或形成后遗症改变。佝偻病有时需与干骺端骨发育障碍鉴别，后者长骨干骺端的改变与佝偻病类似，但骨骺骨化中心及骨干正常。

2. 骨质软化症的X线平片表现 成人因各种原因致骨骼钙磷代谢紊乱，骨质钙沉积不足即发生骨质软化症。该病有如下X线表现：①全身骨骼密度普遍减低，皮质变薄，骨小梁减少，骨纹理粗细不匀、不规则。椎体骨纹理可呈颗粒状结构，骨小梁及骨皮质边缘均模糊不清。②骨骼畸形变，在脊椎表现为椎体上下缘凹陷，呈鱼尾状，椎间盘增宽，呈卵圆形。这种变化可累及全脊柱，尤以腰椎为著，这与骨质疏松中个别椎体压缩变形不同。骨盆因受压而致入口呈三角形或心形，两侧髋臼、坐骨和耻骨向内凹陷形成髋内翻畸形，如并有耻骨联合向前凸出，则呈典型的骨质软化症骨盆畸形。在四肢常有膝外翻畸形，亦可合并其他肢体弯曲。③假骨折线，即Looser带，表现为两侧对称存在、部分或完全贯穿骨骼的宽约0.5m透光线，常累及骨皮质并与皮质垂直，一般无骨痂形成。Looser带一般仅见于重症骨质软化症患者，与大量的交织骨有关。骨质软化症的诊断尚需结合其他临床资料和有关的实验室检查确定。

（三）维生素D中毒 维生素D中毒有骨骼和软组织两方面的X线表现。骨骼X线改变以观察前臂、手及腕、掌骨为佳，主要表现有：①骨质疏松，重者与甲状旁腺功能亢进症的骨改变相似，干骺端密度减低，可有不同程度的透光区，掌骨与尺桡骨骨膜下骨质吸收，骨皮质表面模糊、增厚并疏松化；②骨质硬化，表现为腕骨骨化中心边缘环形增厚，尺桡骨远端干骺部广泛均匀硬化，骨小梁结构消失；骨干皮质增厚，髓质与皮质界限消失、骨髓腔内可见钙化斑点及骨膜反应等；③婴儿期先期钙化带密度增加，形成一条致密的窄带；④高钙血症。

软组织转移性钙化可发生于大关节内、四肢血管壁、心包膜下、心肌、心内膜、心瓣膜及腱索、冠状动脉、主动脉中层及各种内脏组织。肾小球转移性钙化呈无数的"钙化星"环绕在肾的外周皮质内，肾曲小管钙化呈高密度放射线状影位于肾髓质部。

（四）维生素A中毒 维生素A中毒早期X线表现有[63]：①干骺端骨小梁稀少；②关节软骨下骨板壳变薄、断续不连；③骨干骨膜下骨质吸收、骨皮质边缘模糊，重者表现为皮质骨疏松化；④双侧尺骨远侧和胫骨近侧干骺端局限性骨皮质吸收。

病变时间较长则有如下表现：①骨膜反应，往往只局限于骨干，好发于尺骨、跖骨，但从不累及第一跖骨及下颌骨，多根管状骨受累时具有同侧性倾向。病变开始时骨膜反应与骨皮质间有透亮的间隙，愈合后表现为骨皮质增厚。②管状骨塑形作用失常，骨干过度收缩变细使管状骨呈“细竹状”。③临时钙化带密度增高，边缘呈尖刺状突出，在X线片上表现为干骺端两侧缘呈“鸟嘴状”；骨骺边缘亦可有密度增高，而呈“指环状”。④骺板软骨生长障碍，病变往往易累及骺板中央区，边缘继续生长，致干骺端中央凹陷，呈杯状改变，骨骺骨化中心被包埋入干骺端内，形成所谓“骨骺嵌入畸形”。如病变累及骺板软骨全部区域，则表现为骺线变窄、不规则，甚至过早闭合。累及干骺端的病变进一步发展可致肢体短缩畸形。⑤文献报道的其他改变尚有颅缝增宽、颅缝周围骨质硬化，高血钙并弥漫性骨质疏松，关节囊、韧带及肌腱钙化。

维生素A中毒的X线表现多种多样，同一患者可有一种或多种表现，但大多特异性不高，需要与多种疾病鉴别，其诊断需结合临床资料（特别是服药史）。

（五）维生素C缺乏症　维生素C缺乏症又称坏血病（scurvy），系长期未摄入含足量维生素C的新鲜蔬菜、水果所致。目前所见患者几乎均是人工喂养的婴幼儿；成人偶见于酒精中毒或长期禁食（如恶性肿瘤晚期）者[63-66]。

本病首选影像检查为X线平片，其表现有（图6-1-2-11）：①临时钙化带增宽、增白，称为坏血病带（Frankel或Trummer带）；其两侧缘可向两旁凸出，形成骨刺样改变，称为“侧刺”或坏血病骨刺（Pelkan骨刺）。临时钙化带下方为横行骨质稀少的透明线状影，称为“坏血病线”；如骨骺板骨干一侧或两侧骨皮质与骨松质萎缩特别明显，可呈三角形透亮区，称为“角征”（corner sign）。此两处对外力的抵抗力均较弱，易因骨折而分离、移位。②骨骺周边致密增白，骨骺内骨小梁稀少，模糊，使骨骺呈“指环状”，称为“环征”或Wimberger环，在膝部较明显。上述两点为本病的特征性表现。③弥漫性骨质疏松，骨小梁模糊不清，呈毛玻璃样，骨皮质变薄，重者如铅笔素描样改变。测量胫骨上中1/3交界处一侧骨皮质的厚度与该处胫骨横径之比对判断婴幼儿坏血病骨质疏松的程度具有一定作用，正常婴儿与儿童骨皮质厚度与胫骨横径比值为20%～30%，坏血病进展期比值明显减小。④骨膜下出血，少量时表现为骨膜增厚，如其与侧刺相连，则出现三角形改变，对诊断本病亦较具特征。较大量骨膜下出血常自干骺端开始向骨干侧延伸，局部密度偏高，日久血肿钙化呈包壳状。⑤骺板变窄。⑥干骺端增宽。⑦常合并其他维生素缺乏症。

（六）原发性甲状旁腺功能亢进症　约1/3患者无骨骼系统表现，1/3患者只表现为骨质疏松，1/3患者具有较典型的X线表现。一般儿童患者的病情较成年患者为重，但随着诊断技术的进步，典型病例和伴严重骨损害的病例越来越少；主要表现为广泛骨质疏松症、骨膜下骨吸收、颅骨内外板因骨质吸收而模糊不清、颅穹隆板障增厚、齿槽骨硬板及副鼻窦黏膜下的骨质吸收、软骨下骨吸收等。棕色瘤单发或多发，大者形成膨胀样外观及分房样改变而类似骨巨细胞瘤。患者伴有尿路结石、关节软骨及软组织钙化、胃溃疡等。

（七）原发性甲状旁腺功能减退症　成人型原发性甲状旁腺功能减退症多是由于手术误切或因疾病切除甲状旁腺所致，亦有原因不明的特发性患者。X线平片示全身骨质

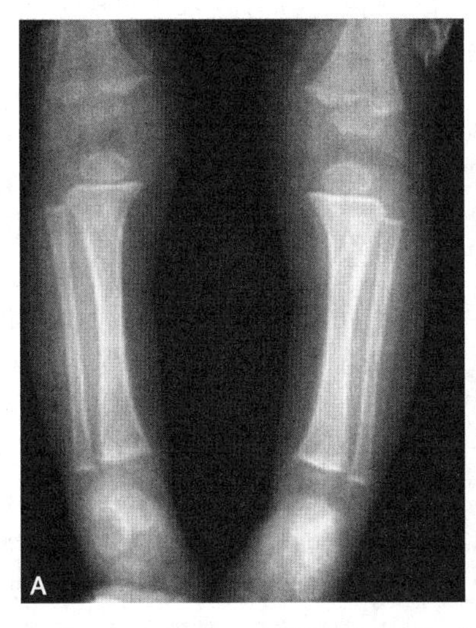

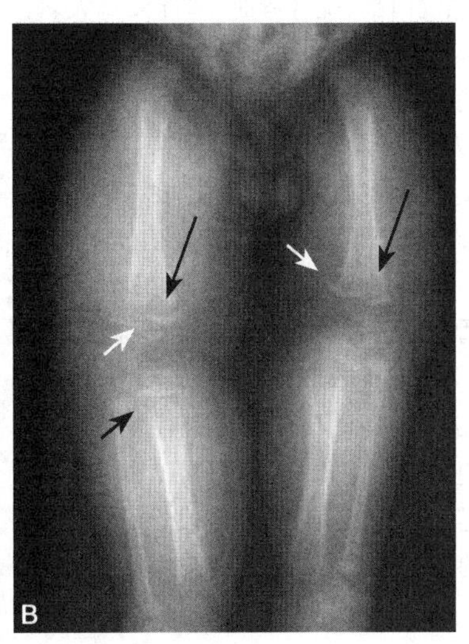

图6-1-2-11　维生素C缺乏症

A. 女，8个月，坏血病较早期双小腿平片；双侧胫骨内、外缘有断续的线状骨膜反应性增生，双侧临时钙化带及骨骺边缘致密增白，骨质疏松尚不明显；B. 男，9个月，坏血病下肢骨骼密度普遍减低，以干骺端区最明显，并形成坏血病带（长尾黑箭头）及角征（短尾黑箭头），双股骨远端、左胫骨近端临时钙化带及干骺端坏血病带骨折并形成侧刺（短尾白箭），骨骺中心区密度减低、边缘呈密度较高的白线，为“环征”，双股骨及胫骨有较广泛的骨膜反应

多正常，少数有多发骨质硬化征象，骨密度普遍增高，约一半以上的患者颅骨平片发现脑基底节和小脑齿状核区有钙化灶。部分患者有颅骨骨板局限性增厚、髋臼畸形、股骨头增生硬化、骨骺早期闭合、脊柱韧带及骨关节韧带附着点骨化、皮下钙斑等现象。

（八）假性甲状旁腺功能减退症 假性甲状旁腺功能减退症为家族性遗传性疾病，系外周靶细胞对PTH有抵抗而引起的一种遗传性疾病[67,68]。根据受累的靶器官不同，临床表现多样，但都有低血钙、高血磷、血清PTH增高、靶组织对生物活性PTH无反应等共同特点。临床上根据注射PTH后有无磷利尿及尿cAMP增高反应，将假性甲旁减分为Ⅰ型及Ⅱ型。Ⅰ型对上述两项试验均无反应，其中又分为ⅠA、ⅠB、ⅠC三种亚型。假性甲旁减ⅠA型又称为Albright遗传性骨营养不良症（AHO），这是PHP的主要类型。

假性甲旁减有低血钙之症状体征，如手足搐搦、癫痫样发作、白内障、齿异常。AHO则有较特殊的体型，如身材矮、肥胖、脸圆，掌、跖、指、趾骨粗、短。假性甲旁减的X线表现基本一致，尽管AHO的改变最典型。在X线平片上假性甲旁减表现为骨骺早期愈合。掌（跖）骨及指（趾）骨发育短，严重者呈矩形，常以第1、4、5掌骨和第1、4跖骨最明显，两侧可对称或不对称。指（趾）骨也变短，以中节指骨增粗为主，末节指骨短于正常，可呈三角形。掌骨征阳性，表现为手部正位摄片时，在第4与第5掌骨头远侧顶端划一连线并向桡侧延伸，该延长线与第3掌骨相交（足部可有类似表现）。正常人该线超越第3掌骨头而不与其相交。该征最多见于该病患者，但亦可见于少数正常人及长骨粗短、骨皮质增厚、短指、桡骨弯曲、髋内（外）翻畸形、外生骨疣及Turner综合征患者，结合其他征象不难与该病鉴别。

假性甲旁减其他X线表现尚有关节旁皮下软组织及韧带钙化或骨化、骨骺早熟、髋内翻、桡骨弯曲、掌骨头宽大、骨密度减低、关节旁骨刺样突起及颅内基底神经节、大脑半球及小脑齿状核多发、对称、不规则形态的钙化灶；牙发育不良、牙质缺陷、出牙延迟及重度龋齿等。假性甲旁减与先天原发性甲旁减血生化、X线及异位骨化或钙化可完全一致，鉴别的重点是前者有特殊体形、甲状旁腺形态及功能正常或增高。

（九）伴纤维囊性骨炎的假性甲旁减 伴纤维囊性骨炎的假性甲旁减（PHP with ospeitis fibrosa cystica）较少见。系患者肾脏对PTH全无反应，因而不但肾脏排磷减少、引起高磷血症，PTH亦不能使肾脏产生1,25-$(OH)_2D$，而引起低钙血症，低钙血症又引起PTH分泌增加，即继发性纤维囊性骨炎。本病多无AHO的特异体型，X线表现与甲状旁腺功能亢进症相同，但临床上有低血钙的症状、体征，血钙低、血磷高。

（十）假-假性甲状旁腺功能减退症 假-假性甲状旁腺功能减退症为X-连锁显性遗传性疾病，其与假性甲状旁腺功能减退的AHO型体态一致、X线改变相同，有病例报告该病并发腕部的月骨缺血坏死，但尚不能肯定两者的内在联系。该病与假性甲旁减不同的是患者实验室有关检查均正常，无低血钙手足搐搦，血钙磷值正常，少有颅内钙化。有人认为此症是假性甲旁减的轻型，最终有可能转变为假性甲旁减。

（十一）甲状腺功能亢进症 甲状腺功能亢进症发生在婴幼儿期可促进骨发育及成熟加快，骨龄提前。成人如甲状腺素分泌过多可使分解代谢旺盛，造成明显的骨质疏松症[69]。

甲亢发生在因母亲患病而罹患的婴儿，X线可发现骨骺提前出现，掌、指骨锥形骨骺，但骨骺并不提前愈合，儿童时期骨生长仍协调。成人型甲亢可有普遍性骨质疏松，极少数患者有肥大性骨关节病的改变。这些征象对诊断甲亢并无特异性，重要的是医师应熟悉甲亢的这类征象，以避免不必要的进一步检查。

（十二）婴幼儿甲状腺功能减退症 婴幼儿甲状腺功能减退症亦称呆小病或克汀病，分为散发性与地方性两种，前者为胎儿先天性甲状腺缺如或功能障碍，患儿体内缺乏甲状腺素而影响其骨骼及脑的生长发育。后者是由于母亲妊娠时缺碘导致胎儿缺碘影响甲状腺素合成致病。呆小病有呆、傻、短头、眼距增宽、面骨小、伸舌、下颌前突、立迟、行迟、齿迟、发迟、语迟及矮小等特征。散发性呆小病的防治原则为早期发现、早期治疗，这样可避免进一步的智力损害。X线平片检查目前仍是早期诊断呆小病的主要依据。

1. 骨骺的出现及融合延迟，骨龄落后于年龄 1岁以内儿童按年龄大小依次选择胸骨、足、膝、肩、腕、肘部摄片，胸骨、距骨、跟骨、股骨远端骨骺生后即应出现，肱骨头在出生至3月龄、股骨在出生至6月龄、头骨及钩骨均在2~10月龄、肱骨小头在3~8月龄、股骨头在5~10月龄、第三楔骨在6~12月龄出现。1岁以上幼儿应选择膝、踝、手、足、腕及肱骨近端摄片，7月龄~2岁出现的骨骺有肱骨大结节、桡骨远端、胫骨近端、腓骨远端，诸掌、指骨骨骺在1~3岁出现，诸跖、趾骨骺在3~6岁出现。如在某一年龄阶段有多个应出现的骨骺未出现或一个骨骺的出现明显晚于平均时间即应判断为骨龄延迟。但骨龄测定往往具有较大的误差或正常值范围过大，难以精确评价患儿的实际年龄及骨化中心短期内的动态变化，更不宜用骨龄测定来判断GH的治疗效果。因此，该病的诊断，尤其是疗效的观察仍应结合身高、体重、全身发育和骨代谢的标志物测定综合评价。

2. 长骨骨骺细小 骨骺呈点状或颗粒状，股骨头变扁、颈变短，颈干角变小（图6-1-2-12）。骨骺边缘毛糙，硬化性骨骺、假骨骺、锥形骨骺对克汀病亦有重要的诊断价值。管状骨短粗，临时钙化带增宽、致密，管状骨干骺端出现多条高密度的横行生长障碍线具有参考诊断价值。

3. 骨盆狭窄与髋臼变浅 颅骨骨板增厚、颅底短小、囟门闭合延迟、缝间骨多、鼻窦及乳突气化不良（图6-1-2-13）。

4. 脊椎椎体发育不良 椎体可楔形变、胸腰段脊椎呈后突畸形。如临床或X线检查疑似本病而不能确诊，应进一步依次行B超、SPECT、CT、MRI等影像检查及血甲状腺素的测定以评价甲状腺的形态、大小与功能而协助诊断。

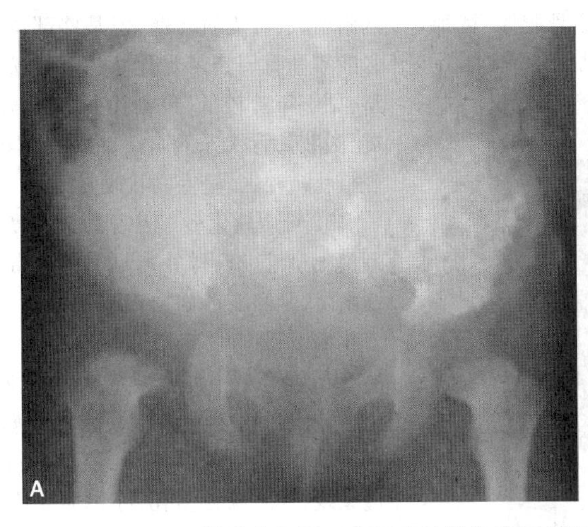
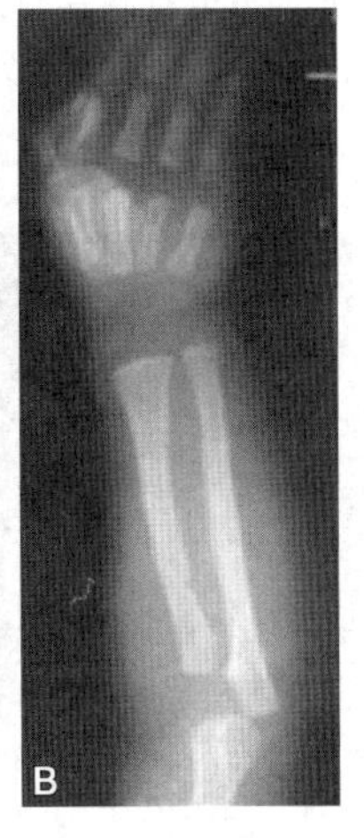

图 6-1-2-12 克汀病的骨盆和前臂表现

A. 女，9 岁，骨盆正位片示盆腔狭窄、髋臼变浅，股骨头骨龄延迟、股骨颈变短、颈干角变小；B. 克汀病骨龄明显延迟，管状骨短粗

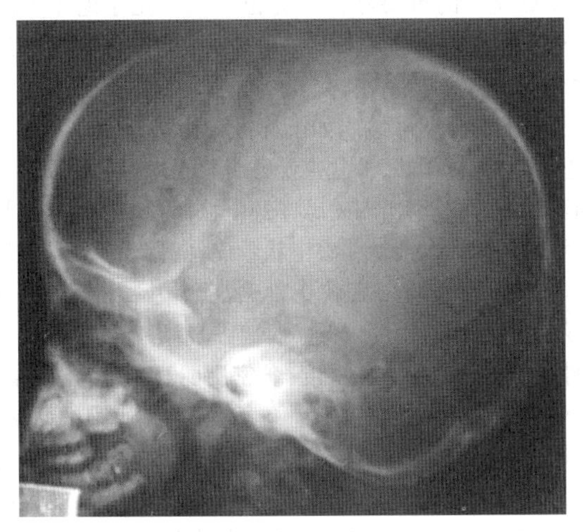

图 6-1-2-13 克汀病的颅骨表现

9 岁克汀病患者，头颅平片示颅底短小、囟门闭合延迟、缝间骨增多、鼻窦及乳突气化不良

（十三）慢性肾病-矿物质骨病 慢性肾病-矿物质骨病（CKD-MBD）是由于各种慢性肾脏疾病、先天性肾功能异常及肾脏受理化因素损伤而导致肾脏在钙磷代谢、酸碱平衡和内分泌的调控功能失常，进而引起的骨骼系统继发病变（肾性骨病）。肾性骨病根据病变首先累及部位分为肾小球性和肾小管性两类。慢性肾小球肾炎、慢性肾盂肾炎、肾动脉硬化、多囊肾等导致肾小球功能衰竭，滤过功能障碍，血磷增高；肾实质组织破坏后，维生素 D 转化为活性更高的 1,25-$(OH)_2D$ 受阻，影响钙的吸收，使血钙降低；低血钙又可刺激甲状旁腺增生引起继发甲状旁腺功能亢进；这些都会造成骨骼代谢异常，主要是成骨及矿化紊乱。该病发病缓慢，开始仅表现为慢性肾脏疾病的症状与体征，后有腰腿痛，儿童并维生素 D 缺乏性佝偻病样征象，成人多呈骨质软化的表现。

慢性肾病-矿物质骨病的 X 线表现基本相同，儿童时期呈佝偻病、成人呈骨质软化症样改变并伴有骨质疏松及甲旁亢的某些征象。

1. 骨质疏松与骨质软化 普遍骨密度减低，骨小梁结构模糊，重者并有病理骨折及骨骺滑脱。脊椎、骨盆、髋、膝等承重骨骼或关节因骨质软化而变形。

2. 管状骨干骺端呈佝偻病样改变 仅见于儿童，但必须与其他原因所致的骨软化症鉴别。如遗传性维生素 D 抵抗性佝偻病与肾性骨软化症的 X 线表现可完全相同。

3. 假骨折线 又称 Looser 带，为对称分布于耻骨支、股骨颈和肋骨等处的与骨皮质垂直的宽约数毫米的透亮带（图 6-1-2-14）。

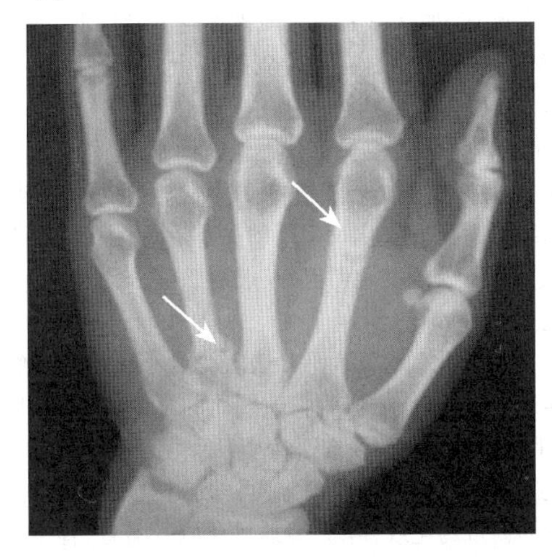

图 6-1-2-14 慢性肾病-矿物质骨病（假骨折线）

女，39 岁，肾移植术后 6 年并发肾移植后骨病；右手第 2、4 掌骨有多发假骨折线（↑）

4. 骨膜下骨质吸收 纤维囊性骨炎及软组织转移性钙化等甲旁亢的表现。这些征象在慢性肾衰竭行透析治疗后所致的肾性骨病较常见到。其骨膜下骨质吸收主要累及第 2、3 指中间指骨的桡侧及指骨末端，且其程度及范围与透析时间的长短呈正相关，这些部位被称为肾性骨病的“靶区”。

5. 骨质硬化 以椎体的表现较具特征，其上、下缘硬化，中间部密度相对不高，使之呈浓淡交替的三层带影。颅底骨硬化可呈象牙质样，Schmidt 等报道有并发颅顶骨肥厚，视神经受压、视力损害的病例。四肢骨硬化主要见于骨端(图 6-1-2-15)。

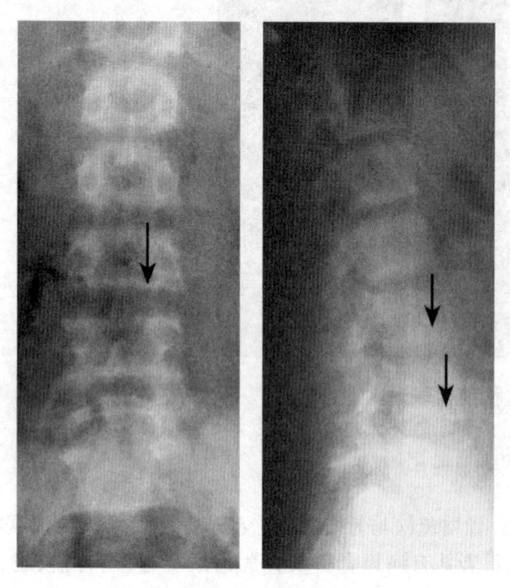

图 6-1-2-15 慢性肾病-矿物质骨病(腰椎硬化症)
男，47 岁，慢性肾衰患者，诸腰椎骨质密度减低，腰椎体上、下缘有轻微硬化线(黑色箭头)

对伴有骨质硬化及甲旁亢样改变等不典型征象者，X 线可能要与儿童时期的骨转移瘤鉴别，一是该病的骨质硬化有其好发部位，二是其伴随征象为骨质疏松或骨质软化，而非骨质破坏，如 X 线疑有骨质破坏但不能肯定，则要借助 CT 或 MRI 来确定是否有小骨质破坏灶及骨髓内是否有肿瘤浸润。

(十四) 地方性氟骨症 地方性氟骨症的基本 X 线征象包括骨质硬化、骨质疏松、骨质软化，骨间膜、肌腱、韧带等骨周组织钙化或骨化及广泛的关节退行性变。根据氟骨症 X 线照片骨密度变化特点，一般将该症分为四型，其中骨质硬化型占 80%以上。

1. 骨质硬化型 X 线平片表现为骨小梁增粗、融合，呈砂砾样或颗粒样骨结构，为骨质硬化的早期征象，其后出现骨斑、粗纱布样骨小梁及细密骨小梁，骨密度增高，骨皮质增厚，骨髓腔变窄，全骨渐呈象牙质样改变。此型常合并骨间膜及骨周韧带钙化或骨化。骨质硬化以骨盆骨、脊椎骨及胸廓诸骨最常受累及，四肢管状骨以近端为著，向远端依次递减。肋骨、胸骨、肩胛骨、锁骨、脊椎骨、骨盆诸骨骨小梁增粗、骨纹理增厚，其纹理交织而成的粗大网眼状结构为本病较具特征的 X 线表现。颅骨在晚期有改变，表现为颅板增厚，以颅底明显，颅骨密度增加。

骨间膜及骨周韧带骨化见于肋间肌附着处的肋骨上、下缘；椎间和椎肋关节周围韧带、椎旁韧带及黄韧带、脊椎上的韧带钙化以下段最明显，向上依次递减；四肢管状骨骨突上的韧带骨化亦较常见，其中胫腓骨和尺桡骨的骨间膜骨化较具特征，其他疾病难以见到。

2. 骨质疏松型 表现为骨密度减低，骨小梁变细、稀疏，网眼增大，骨皮质变薄，但某些部位仍有粗纱布样骨小梁及骨间膜和骨周韧带骨化。骺下疏松带是骨质疏松的特殊类型，见于年龄较低，自幼生长在重氟区的患者，表现为髂骨翼、四肢长管状骨干骺端、椎体和坐骨结节等处骨骺下区出现带状疏松区，呈毛刷状改变。

3. 骨质软化型 表现为骨密度减低，骨皮质变薄，骨纹理模糊呈毛玻璃样并可见 Looser 带，干骺端出现毛刷征，骺线增宽，骨骼变形如出现双凹椎体、骨盆髋臼内陷而使骨盆变狭窄，长骨弯曲变形等。

4. 混合型 混合型兼有骨质硬化和骨质疏松或骨质软化的特点。松质骨结构呈网状或囊状，亦可出现颗粒状结构、骨斑或细密的骨小梁；皮质骨内哈弗管扩大，出现纵行透亮线，使之疏松多孔，亦称为皮质骨疏松化。氟骨症常少有单纯的骨质硬化、骨质软化或骨质疏松，而是骨质疏松、骨质软化和骨质硬化同时存在于一骨内，只是所占比例各不相同，这是氟骨症区别于原发性骨质疏松症和原发性骨质软化症的重要特征。异位钙化可见于老年人的各型氟骨症，表现为血管壁、关节软骨、肾脏及其他软组织的钙化。

氟骨症的分期可参照如下标准分为早期及轻、中、重四度：①早期：长骨骨端、骨盆骨仅见明显成片的点状纹理或有增粗紊乱的骨纹理，出现砂砾样及颗粒样骨结构。四肢长骨皮质缘出现两处以上幼芽破土状骨疣、桡骨嵴多处呈波浪状增生。②轻度：骨质密度较正常略高，骨小梁粗密，出现骨斑；或骨小梁变细，密度减低。肌肉、韧带附着处出现尖状骨化，骨间膜明显增生。③中度：骨密度明显增高，皮质增厚，骨小梁粗密、部分融合；或有骨皮质变薄，骨小梁细而稀，密度降低；或骨小梁稀疏，但纹理粗大，密度增高。骨间膜及骨周韧带有较大范围的骨化。④重度：粗密的骨小梁大部融合，皮质髓腔界限不清；或骨质疏松呈斑片状吸收；或肋骨皮质消失、中断；骨变形明显。骨间膜及骨周韧带骨化明显，呈桥状；或出现软组织钙化。

氟骨症的关节变化亦称为氟关节病，其病理基础是过量的氟使关节软骨变性、坏死继发关节退行性变。X 线变化包括骨性关节面模糊、中断或消失，关节面硬化，关节软骨下小囊状骨质破坏，关节间隙变窄，关节骨端骨质增生、骨赘形成或出现骨端肥大，关节内游离体形成，关节囊增厚及关节周围肌腱、韧带骨化。

氟关节病的诊断必须具备如下条件：多关节受累；长期生活在高氟环境中或患有氟斑牙；有人群氟中毒表现；有氟骨症的 X 线表现。

(十五) 性腺疾病相关性骨病

1. 性早熟 性早熟是一种以性发育提前为特征的临床综合征，其病因很多，可分为真性性早熟和假性性早熟两类。其临床表现见第 2 篇第 7 章第 2 节。性早熟的基本 X 线表现为骨骺提前出现、骺板过早融合，骨龄大于年龄(图 6-1-2-16)。因骺板过早闭合致长骨粗短、骨皮质增厚、骨密度增高。颅骨板障可增厚，鼻窦和乳突过早发育，牙齿提前出现。偶可见喉软骨和肋骨过早钙化。如性早熟系继发于其他疾病的伴随征象(如 McCune-Albright 综合征),则会出现其他相应的伴随征象或骨骼畸形。

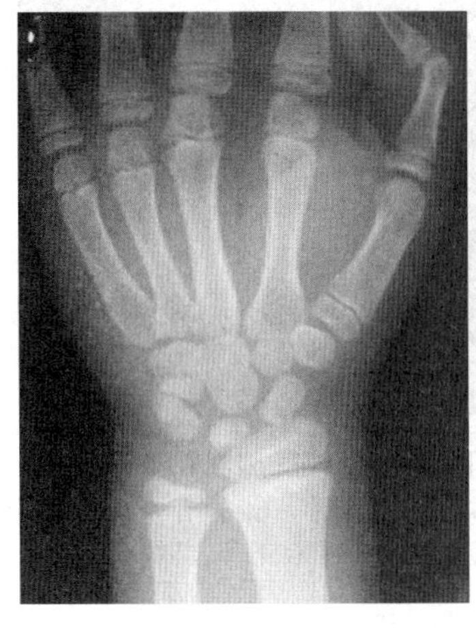
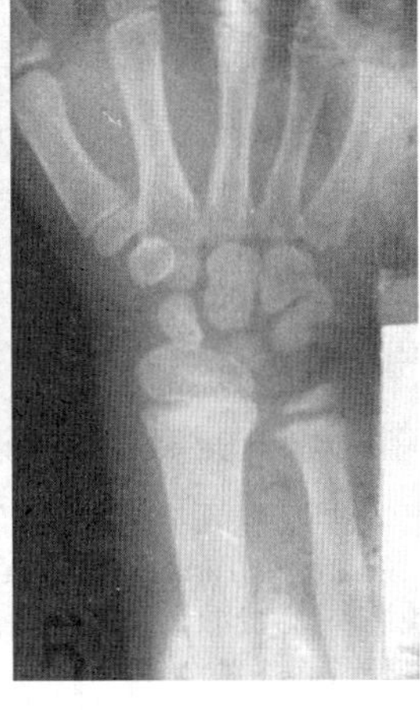

图 6-1-2-16　真性性早熟(骨龄提前)
女,4 岁,腕部骨化中心已完全出现,骨龄提前

2. 性腺功能减退症　基本 X 线表现为弥漫性骨质疏松,骨密度降低、骨皮质变薄、骨小梁稀少,容易发生骨折。骨骺出现延迟,骺板融合亦延迟,全身骨骼细长,长骨与躯干骨的长度明显不成比例(图 6-1-2-17)。

3. Turner 综合征　Turner 综合征的病因为性染色体 X 缺失,核显子为 45,XO。该综合征患者几乎全部有性腺功能减退症。Turner 综合征有全身骨骼发育异常,其表现为:①15 岁前骨化中心出现正常,但骺板闭合可延迟至 20 岁以后。②普遍骨质疏松、长管骨变短,骨干变细。③第 4 掌骨变短,有时第 3 掌骨亦变短,掌骨征阳性。表现为双手正位像,正常时第 3、4、5 掌骨头顶端在一条直线上,若第 3 掌骨头超过此线,即为掌骨征阳性;跖骨亦可有类似表现(图 6-1-2-18)。该征尚可见于假性及假-假性甲状旁腺功能减退症,但后者掌指骨粗短明显。④手腕向尺侧倾斜,腕骨角变小、腕征阳性。腕骨角是指在腕关节正位像上,舟骨、月骨近侧缘切线与三角骨、月骨近侧缘切线间的夹角,正常值为 130°,

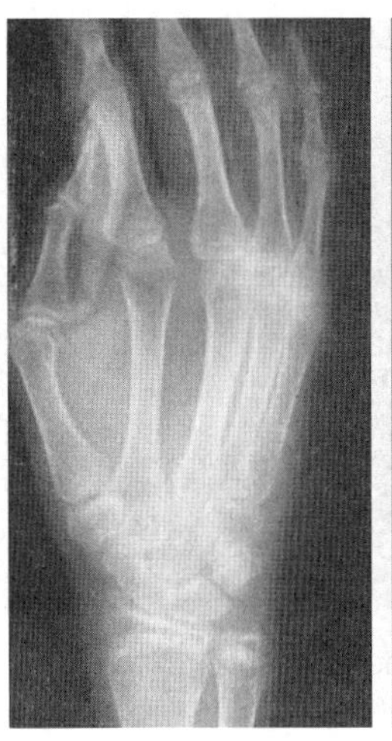
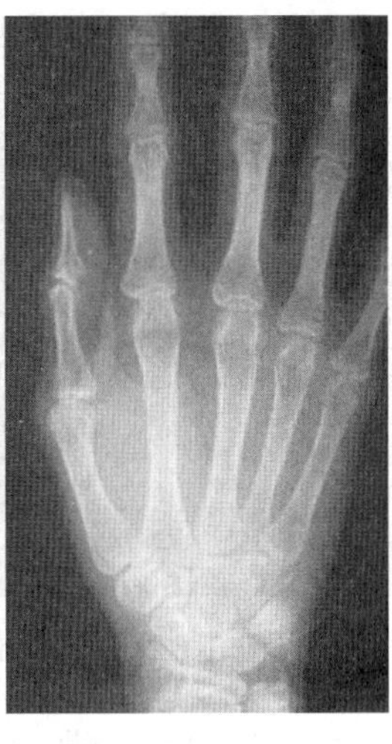

图 6-1-2-17　男性性腺功能减退症
男,21 岁,先天性无睾症患者左腕及手 X 线平片显示诸骨广泛骨质疏松,掌骨及指骨细长

小于 117°称为腕征阳性(图 6-1-2-19)。该征亦可见于马德隆畸形,但后者腕部表现往往比 Turner 综合征的腕部改变更严重,且伴有尺桡远侧关节脱位,无掌骨征阳性及其他 Turner 综合征的 X 线表现。⑤肱骨滑车关节面向桡侧倾斜,肘外翻,提携角增大,称为肘征阳性(图 6-1-2-20)。⑥股骨内侧髁增大,胫骨内侧平台下压,内侧干骺部呈唇样突出(图 6-1-2-21)。⑦颅骨表现为蝶鞍小、呈桥形,可并有颅底凹陷及小下颌骨。⑧脊柱可有后突或侧弯畸形,亦发生脊椎骨骺缺血坏死,常并有颈椎及齿状突发育异常。肋骨、锁骨变细。骨盆呈男性型,耻骨弓狭窄,坐骨切迹变小。

4. Noonan 综合征　又称为假性 Turner 综合征。其临床和 X 线表现与 Turner 综合征改变类似,但骨骼改变较少。表现为下颌发育不良、牙齿咬合畸形,胸廓畸形,鸡胸或漏斗胸较常见。可有骨龄延迟、骨质疏松、肘征阳性(肘外翻)、长头或小头畸形及脊柱侧弯畸形等。该征常并有先天性心脏病,主要影响右心,以肺动脉狭窄常见,X 检查可有相应的表现。

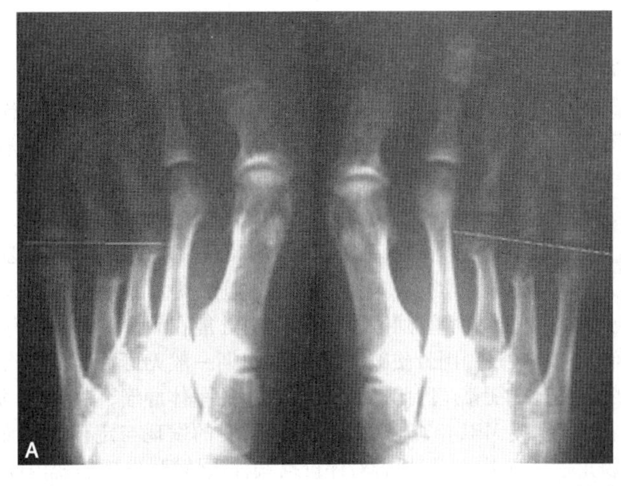

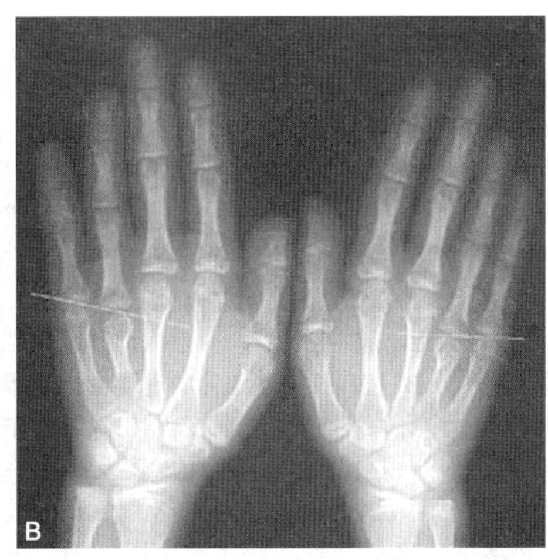

图 6-1-2-18　Turner 综合征(足和手)
A. 女,31 岁,双足正位片示第 3、4 跖骨变短,跖骨征阳性;B. 女,21 岁,双手平片示第 4 掌骨变短,第 3 掌骨亦稍变短,掌骨征阳性

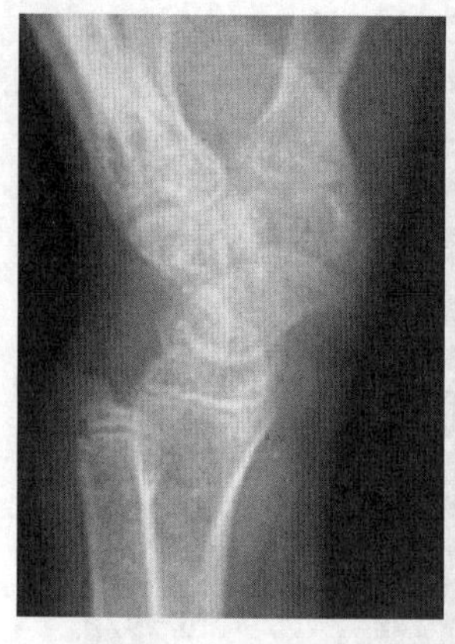
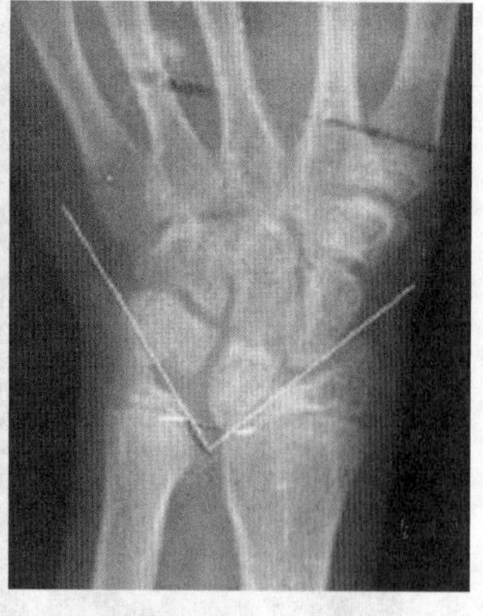

图 6-1-2-19 Turner 综合征(腕部)

女,18岁,Turner综合征左腕平片;诸骨骨密度降低,腕关节正位像(右图)上,舟骨、月骨近侧缘切线与三角骨、月骨近侧缘切线间的夹角83°(正常不小于117°,腕征阳性),侧位像(左图)显示远侧尺桡关节半脱位

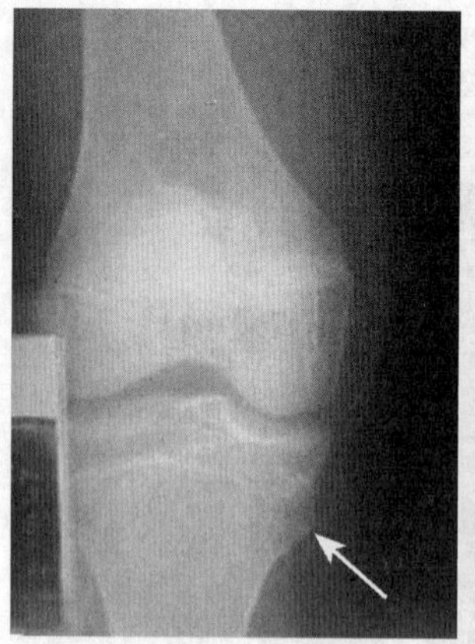
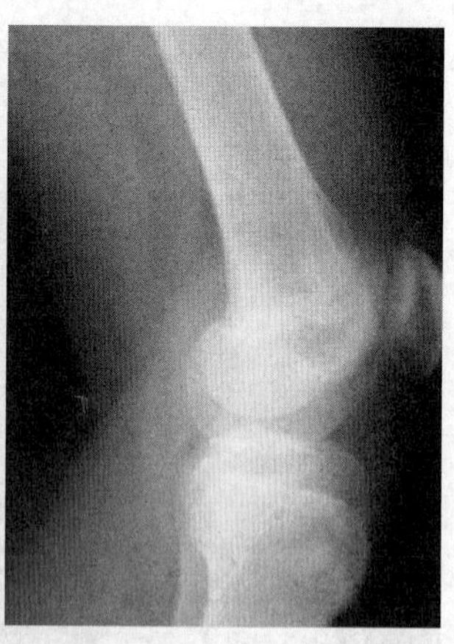

图 6-1-2-21 Turner 综合征(膝部)

女,18岁,Turner综合征右膝关节平片。诸骨有轻度骨质疏松,右股骨内侧髁增大,胫骨内侧平台下压,其内侧干骺部呈唇样突出

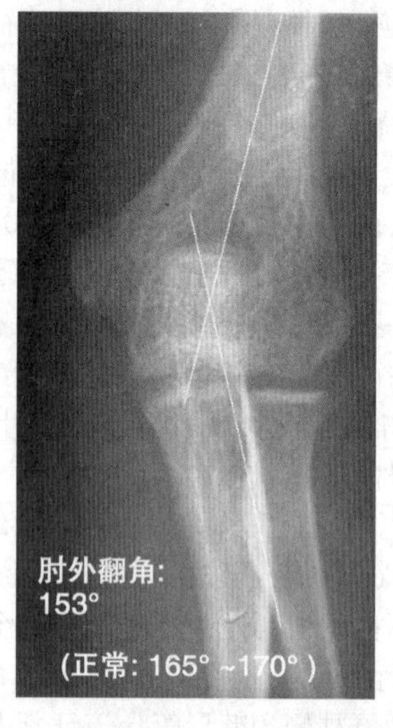

图 6-1-2-20 Turner 综合征(肘部)

女,31岁,左肘关节正位片示肱骨滑车关节面向桡侧倾斜,肘外翻,提携角增大(肘外翻角的补角),肘征阳性

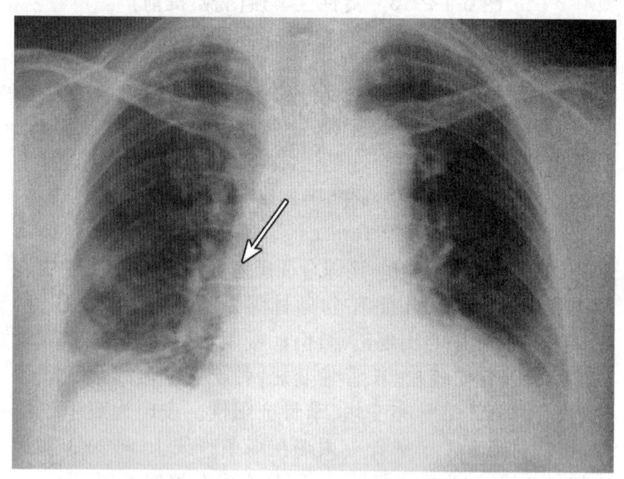

图 6-1-2-22 Cushing 综合征(肋骨)

女,48岁,糖皮质激素性骨病胸部正位片。诸肋骨、锁骨广泛骨质疏松,右侧有多发肋骨骨折,右下肋骨骨折后骨痂塑形减慢,形成"棉花团样"改变(箭头),双肺有间质性病变

(十六) Cushing 综合征性骨损害 Cushing 综合征对骨代谢的影响是多方面的。其基本X线表现为骨质疏松,最常累及颅骨及躯干骨,长骨改变少见。骨质疏松严重者,椎体上、下缘双凹变形并楔形压缩骨折,脊柱可后突畸形;肋骨因多发骨折及愈合障碍,骨痂在骨折处堆积,可形成多发棉花团样征象(图 6-1-2-22)。其他伴随征象有股骨头缺血坏死,儿童患者骨骺提前出现、提前愈合而矮身材。

(十七) 巨人症与肢端肥大症 巨人症和肢端肥大症是由于垂体GH分泌过多,长期刺激骨骼过度生长所致。巨人症X线检查示全身骨骼均匀性增长变粗,二次骨化中心出现及愈合均可延迟,但骨皮质与骨松质密度及结构一般正常。该病在颅骨及手足骨具有较典型的X线表现。前者表现为内外板增厚,以板障增厚为著;下颌骨升支伸长、下颌角变钝、体部前突,咬合时下齿在上齿之前,鼻窦及乳突均气化过度(图 6-1-2-23)。后者以末节指骨骨丛增生呈花簇状为特征,可并有手足骨增粗、骨皮质增厚、关节间隙增宽、掌骨与近侧指骨头部小的外生骨疣。其他尚可见椎体增大,椎体后缘呈贝壳样变形,胸椎体楔形变及脊柱后突畸形。肢端肥大症跟垫软组织增厚,X线测量大于23mm即有临床意义。但X线测量因在每个人的投射放大不同而可能有误差,B超、CT、MRI测量结果更趋准确,B超更以其价廉、便于复查对比,当为首选方法,B超测量的正常人跟垫厚不大于21mm。

上述两病凭临床征象及X线表现即能确诊,不必再行其他影像学检查来协助诊断。但因其大部分患者系垂体肿瘤所致,而垂体肿瘤只有较大时才能在颅骨X线片上有蝶鞍扩大及周围骨质破坏的表现,早期一般无可资确认的临床及X线征象。因此,为了发现较小的垂体肿瘤,应尽早行垂体CT或MRI检查。垂体及鞍区病变的发现与定位MRI最可靠,CT次之,但后者对评价蝶鞍骨质情况、发现病变内或周边的钙化以帮助定性诊断较MRI为优,因此,有时需两者配合才能得到较可靠的结论。

(十八) 垂体性矮小症 与巨人症或肢端肥大症相

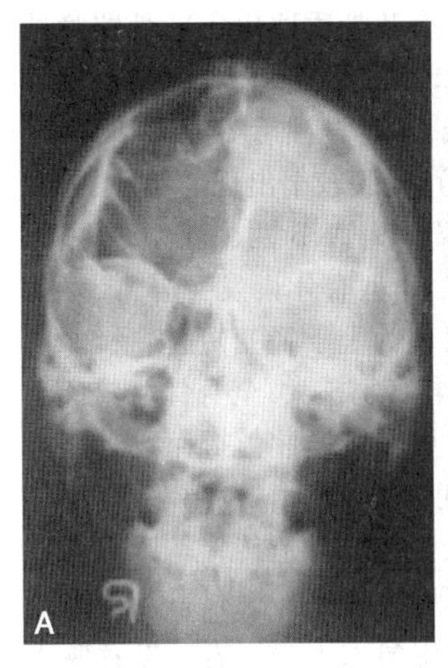

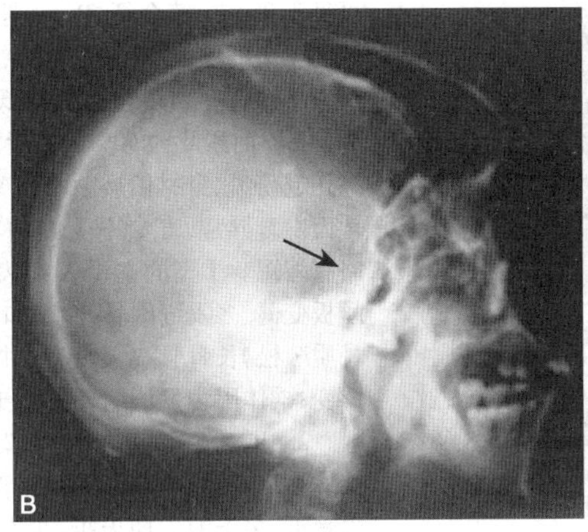

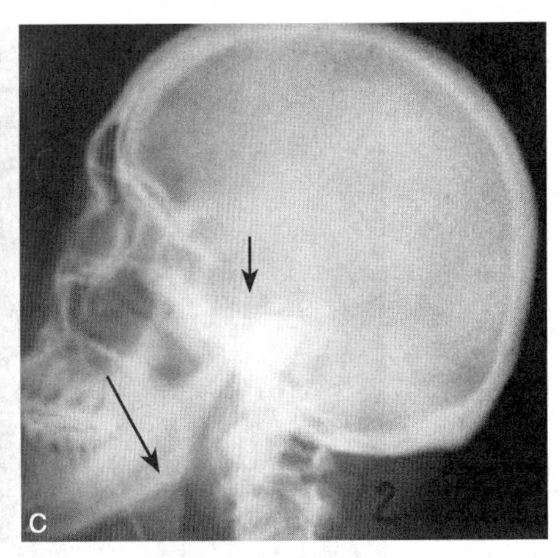

图 6-1-2-23　垂体 GH 瘤

A、B. 男,26 岁,颅骨正侧位平片示颅骨内外板增厚,鼻窦气化过度,鞍底骨骨质吸收(↑);C. 男,21 岁,颅骨内外板增厚明显,板障基本消失,下颌骨升支伸长、下颌角变钝(长箭头),鞍底骨及后床突骨质吸收与破坏(短箭头)

反,垂体性矮小症是由于 GH 缺乏或靶组织对 GH 抵抗所致。X 线示颅骨发育不良,颅缝不闭合、鼻窦发育小、乳牙与恒牙并存。长骨短且细小,但骨骼基本形态及比例正常,骨骺出现及愈合均延迟,椎体因继发骨骺发育不良而变扁。原发性患者早期行 CT 或 MRI 检查垂体无异常发现,晚期可发现垂体萎缩,重者呈空泡蝶鞍样改变。继发性患者可能与垂体肿瘤有关,应尽早行垂体的 CT 或 MRI 检查。

(十九)糖尿病性骨关节病　糖尿病与骨代谢关系密切,与糖尿病的类型及病期有关,一般 1 型糖尿病常伴低骨量或骨质疏松症,而 2 型糖尿病的骨密度变化往往不明显。根据 X 线表现,糖尿病性骨关节病分为萎缩型和增生型(Charcot 关节型),二型可混合存在。90%以上的糖尿病性骨关节病只累及足的跖骨和趾骨,被称为糖尿病足。糖尿病足影像表现分软组织和骨两部分,可某一部分改变发生在先,亦可两者混合存在。

萎缩型糖尿病骨关节病具有如下 X 线表现:①弥漫性或局限性骨质疏松,早期可不明显,此时须用骨密度测量才能确定。弥漫性骨质疏松见全身多骨密度减低,但以躯干骨受累较早,较严重,其骨皮质变薄、骨小梁减少,严重者可合并骨折,如胸椎、腰椎的压缩骨折,有时也可合并椎间盘髓核向椎体内突出,形成 Schmorl 结节。局限性骨质疏松常在第一足趾内侧见到小斑点状骨质透亮区。②趾骨和跖骨头关节旁皮质骨缺损或吸收,边缘锐利,可呈 1~5mm 的宽度,在此基础上进一步发生骨质溶解。③骨端溶解,多见于跖骨、近节或末节趾骨远端;溶解从干骺部皮质边缘开始,早期关节面可保留一段时期,此后关节面消失,最后骨端可呈削尖的铅笔状或完全溶解消失(图 6-1-2-24)。④趾骨骨干对称性变细,呈沙漏状。⑤骨质软化并骨折后不愈合。以上①~④点可单独或同时出现。

增生型 X 线表现为:①Charcot 关节,好发于足部,表现与一般神经营养性关节病无异。其关节结构紊乱,关节面骨质不规则碎裂,关节内有大小不等的游离体,关节半脱位,关节囊肿胀或钙化,相邻骨质密度增高等。因脊髓空洞症等所致的 Charcot 关节多位于上肢,发生于下肢的 Charcot 关节在排除脊髓结核之后应考虑糖尿病所致。②骨质增生或硬化,

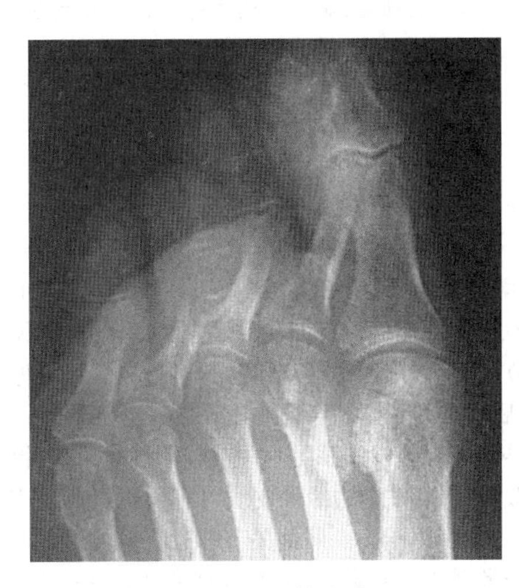

图 6-1-2-24　糖尿病足

男,78 岁,2 型糖尿病,糖尿病足广泛骨质疏松,第 2 趾中节、第 4 趾近节骨质吸收明显

可见于骨吸收端或骨干。③沿骨干而行的骨膜反应。此外,X 线摄片尚可见到软组织中的血管钙化,以足、踝、腕部多见。

糖尿病骨病损害自愈后可残留一些特征性的 X 线改变。①很像骨软骨病的第二跖骨头变扁畸形,成人患者病变局部曾有无痛性肿胀史支持该病为糖尿病骨病;②第一趾近节趾骨变短;③踝、膝关节无痛性畸形;④无炎症过程的趾间关节强直。

(二十)骨关节病　骨关节病在不同时期可出现以下一至数个 X 线征象(图 6-1-2-25):①关节间隙变窄;②关节软骨下线状骨板壳模糊或断续不连;③骨性关节面下小囊样骨质破坏或假囊肿形成,一般数毫米大小,边缘多有硬化;④骨性关节面及其下方骨质增生硬化;⑤关节边缘唇状骨质增生;⑥关节内游离体;⑦关节囊钙化或关节旁小骨片影;⑧关节半脱位,但甚少见。本病一般没有骨质疏松或骨质软化征象。

退行性骨关节病在多个征象联合出现后,X 线平片结合

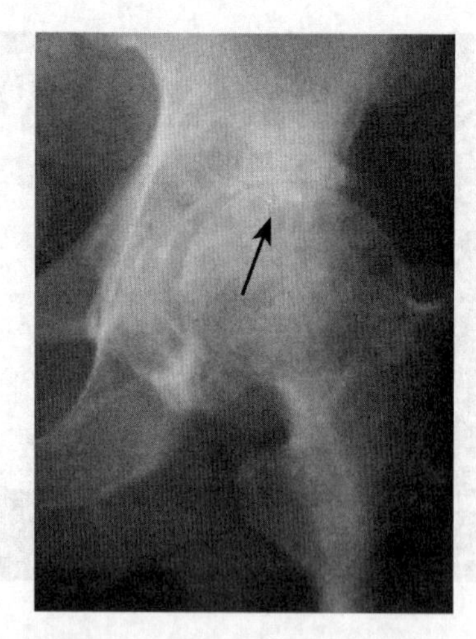

图 6-1-2-25 骨关节病(X线平片)
男,62岁,左髋关节骨关节病平片。平片示左髋关节上部关节间隙变窄,相邻之骨性关节面骨板壳断续不连(↑),关节面下见小囊性变,髋臼外侧边缘少许骨质增生

临床资料多能确诊,不必再行其他影像学检查。但在典型征象出现前,特别是病变尚处于软骨退变阶段而骨质增生轻微或尚未出现时,平片往往无能为力。此时 MRI 是确诊该病并排除其他疾病的最佳方法。

(二十一) 痛风性关节炎 痛风是由于嘌呤代谢紊乱和/或尿酸排泄障碍所致的一组异质性疾病,临床上以高尿酸血症为主要特征,表现为反复发作性关节炎、痛风石形成和骨关节病变,部分伴肾损害和肾石病。本病可为原发性或继发性,后者常为代谢综合征的表现之一。痛风性关节炎 X 线平片早期表现为发病手足小关节偏侧性软组织肿胀,其中可能有微弱钙化,关节边缘骨皮质可有硬化。典型表现为手足小关节,尤多见于第一跖趾关节邻近有偏侧性的骨皮质或骨内数毫米至 2cm 直径、边缘锐利的深凹陷穿凿样或虫蚀状骨质破坏,其中可能见到斑点状钙化,关节周围软组织肿胀。随疾病进展,骨性关节面亦被破坏,多个骨破坏区相互重叠、融合而呈蜂房状;关节软骨破坏后关节间隙变窄,最终常并发退行性骨关节病,出现关节半脱位或关节强直。尿酸盐沉积于骶髂、膝、踝、腕、肘等较大关节多出现非特异性的关节炎样 X 线征象,但亦有报告在髌骨引起骨质破坏者。皮下、耳郭处痛风结节呈点状、结节状高密度影,类似钙化灶。

典型的 X 线征象结合临床表现及血尿酸盐浓度增高即能确诊痛风,多不必再行其他影像学检查。如病变位于大关节或痛风结节甚大而表现不典型,借助 CT、MRI 等方法可确定导致骨质破坏的痛风结节的位置,排除软组织及骨肿瘤以帮助诊断。

【遗传性代谢性骨病的 X 线表现】

(一) 成骨不全 成骨不全是 I 型胶原基因突变,导致骨 I 型胶原结构和功能异常的较常见代谢性骨病[70]。成骨不全的临床诊断主要依赖 X 线检查。为不漏诊,一般应摄颅骨、胸片、长骨及骨盆正侧位 X 线照片。Sillence 等根据该病的临床表现将其分为四型。

1. Ⅰ型成骨不全 为常染色体显性遗传病,发病率约为 1/30 000。多于幼年起病,临床上有蓝色巩膜(但蓝色巩膜尚可见于 Turner 综合征、Paget 骨病及骨质硬化症),骨骼脆性轻度至中度增加,易发生骨折,10%的患者有宫内骨折,但骨折频率在青春期后会逐渐降低,常有脊柱后突畸形、听力下降(40 岁前累及约 50%的患者)、角膜较早出现老年环、易致擦伤或瘀斑、身材偏矮。Ⅰ型又分为 A、B 两个亚型,A 型无牙齿发育异常,寿命不受影响。B 型有牙齿发育异常,寿命略有缩短。Ⅰ型的主要 X 线表现为上下径变短、横径增宽,颅板变薄、多发缝间骨,额窦和乳突窦扩大;全身骨骼较广泛骨质疏松,长骨骨皮质变薄,并可因多发性骨折而致骨骼畸形变;椎体因多发压缩骨折而变扁平。

2. Ⅱ型成骨不全 为常染色体显性遗传伴基因突变性疾病,发病率约 1/60 000。该型为宫内型,所有患儿均有宫内骨折,多于围生期夭折,少有生命大于一岁者。患者躯干短,全身结缔组织脆性增加,有牙齿发育不全,小鼻小颌畸形,可能有蓝色巩膜,听力下降多不明显。Ⅱ型的 X 线表现有:串珠状肋骨,长骨粗短、增宽并因多发骨折而有各种畸形,广泛骨质疏松,椎体因多发压缩骨折而变扁平。

3. Ⅲ型成骨不全 为常染色体显性遗传伴基因突变疾病,罕见情况下亦有隐性遗传的形式,发病率为 1/70 000。该型一半于宫内发生多发骨折,另一半于新生儿期出现多发骨折。临床上有牙齿发育不全,蓝色巩膜随年龄增大而变浅,肢体变短呈侏儒状并有进行性畸形,脸呈三角形伴前额突出,有肺动脉高压。Ⅲ型患者常因呼吸道感染及颅骨骨折而使寿命明显缩短,如患儿生命超过 10 岁,愈后会有明显改善。Ⅲ型的 X 线表现有长骨干骺端呈囊样变并有爆玉米花样改变。广泛骨质疏松征象,早期长骨正常或粗短增宽,后期长骨变细、皮质变薄,多发骨折并畸形愈合。

4. Ⅳ型成骨不全 为常染色体显性遗传性疾病,罕见。常于幼年期发生多发骨折。其巩膜颜色正常,听力正常,长骨因骨折而有成角及短缩,无出血倾向。该型又分为 A、B 两个亚型,A 型无牙齿发育异常,B 型有牙齿发育异常。Ⅳ型的 X 线表现有弥漫骨质疏松,长骨变细、皮质变薄,多发骨折并因骨折畸形愈合而形成畸形。ⅣA 型无而ⅣB 型有牙齿发育异常,如牙本质成骨不全(dentinogenesis imperfecta),牙齿密度降低,表面色泽异常,粗糙;牙齿发育不良,乳牙密度降低,表面色泽异常。X 线显示恒牙异常。

5. 其他类型的成骨不全 近年发现了许多新的成骨不全致病基因突变,并由以前的四型扩增至八型。Ⅴ型以轻至中度的骨畸形为特征,Ⅵ型主要表现为类骨质增生,而Ⅶ型的骨畸形较Ⅷ型及Ⅴ型重,通常为致命性骨骼病变。但是,这些成骨不全类型的表型变化大,很难单凭影像检查做出诊断,确诊有赖于突变基因鉴定。

(二) 骨质硬化症 骨质硬化症是骨质硬化综合征中的一种,曾称为大理石病。根据临床表现和 X 线特征一般仍分为四型(临床分为单纯型骨质硬化症和复合型骨质硬化症两类),各型的表现虽有差异,但存在骨皮质增多、骨密度增高、骨髓腔缩小等共同表现。

骨质硬化症的 X 线表现较具特征,虽然其不同亚型的 X 线表现具有一定差异性,但大部分表现相同:①弥漫性骨质硬化可见于所有骨骼。如为均匀性,可使长骨呈"棒球棒"样或粉笔样改变,如表现为硬化带与透明带交替排列,在髂骨翼及邻近的长骨近端呈“年轮状”，在脊椎表现为“夹心面包样”或“骨中骨”征，在其他骨均表现为“骨中骨”征。②颅骨增厚、致密，以颅底部较明显，鼻窦小而气化差。③可伴有骨折或骨髓炎。

不同亚型的X线表现具有一定差异性。婴儿型临床症状严重，患儿发育不良，伴有贫血及其他骨髓衰竭症状，患者有肝脾大、脑积水及脑神经障碍表现，常在婴儿期即被发现而诊断；其X线表现严重而典型并有长骨塑形障碍。中间型表现为身材矮，常有贫血和肝大，易骨折，X线检查除上述表现外尚有长骨塑形障碍及股骨头缺血坏死样改变。骨质硬化症隐性型并肾小管酸中毒患者同时具有骨质硬化症、肾小管酸中毒及脑钙化。患者消瘦、智力较差、肌无力、肌张力低。X线检查有骨质硬化症表现及颅内钙化。随年龄增长，患者骨质硬化症表现会进行性改善。

（三）Paget骨病 骨骼病变的特点是过多的破骨细胞引起高速骨溶解和骨的代谢转换率增强，导致骨质增生、骨质疏松、畸形形成及骨折。骨病变可累及全身各骨，但无对称发病的倾向，病变可只限于一骨，且病变与正常骨组织间的界限清晰[71]。

X线表现可反映疾病的病理变化过程。X线平片征象大致有骨质吸收、骨质硬化及两者均有的混合型三种类型。同一病例或同一病变内不同类型的病变可互相转化。早期X线表现为骨质溶解吸收，以颅骨明显，表现为开始于颅骨外板向内板蔓延的“局限性骨质疏松”，其边界清晰。此后由于骨质吸收区过度修复，可形成骨质硬化或粗糙的骨小梁。在颅骨则表现为“棉花球”状致密影。此后局限性骨质吸收与骨质硬化病变混合存在，颅骨可呈片状，颅骨内、外板界限消失，颅骨增厚，有“骨性狮面”及扁平颅底或颅底凹陷征。骨盆、脊椎、长骨及其他骨的病变均表现为骨内有增粗的条状骨纹，掺杂以骨质稀疏区及小囊状透明影，承重的骨骼可并有各种变形。骨盆变形呈“香炉状”，表现为髂骨翼外翻、骨盆口呈三角形、髋臼及股骨头内陷。骨盆的髂耻线增厚表现为“碗边征”。椎体可压缩变形，亦可无明显压缩而增宽、增大，椎体周围骨皮质增厚，表现为“框样椎体”。长骨病变较早期可呈“草叶样”改变，在病变与正常骨质间有“V-型骨质稀疏区”，长骨均可因承力而弯曲变形，弯曲的凸面易发生不完全骨折，骨折线与骨干长轴垂直，愈合延迟；凹面骨皮质则多增厚、致密，有时可使骨髓腔变窄或闭塞。

（四）多发性骨纤维结构不良症 多发性骨纤维结构不良症又称Albright综合征或McCune-Albight综合征（MAS）。临床上有骨骼病变、性早熟和皮肤色素沉着三联征，少数患者还可合并其他内分泌功能障碍。

该病的X线平片（图6-1-2-26）检查特征为：①病变多发，可发生于全身骨骼，具有偏侧发病倾向。在长骨以近端居多，向远端依次递减。在颅骨多累及面颅及颅底并可跨越多块颅骨。②对本症具有确诊价值的表现为多骨或一骨内多发囊状或囊状膨胀性病变。其边缘清晰，可伴有硬化。骨皮质变薄并可向外膨胀变形。病变内正常骨纹理及骨髓腔消失，根据其包含结构不同其密度不一。如以纤维组织为主，呈低密度改变，与病变相邻的皮质内缘毛糙或呈波浪状；如以不成熟的交织骨为主则呈半透明磨玻璃样改变。一般

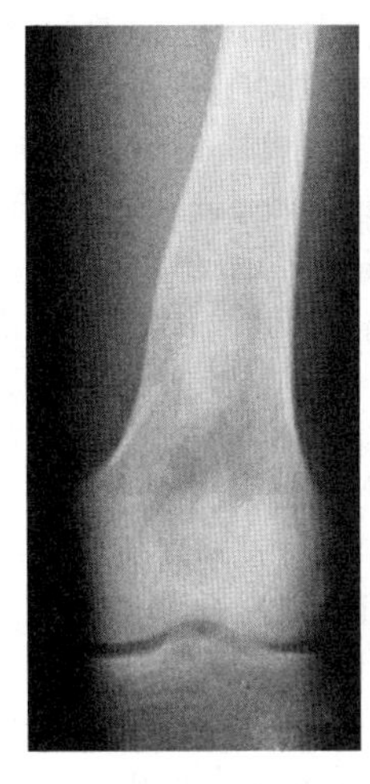
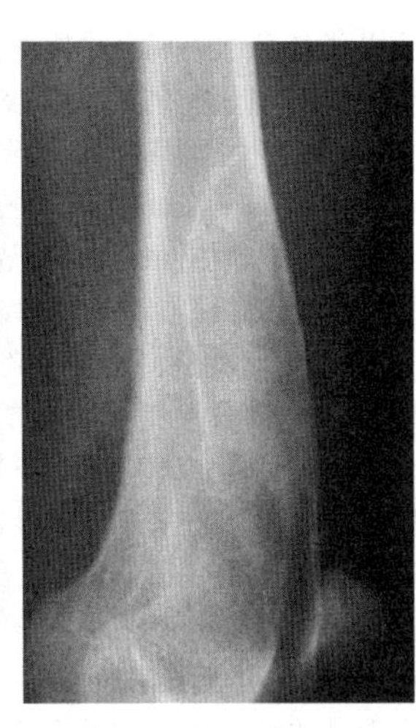

图6-1-2-26 多发性骨纤维结构不良症

男，23岁，多发性骨纤维结构不良症；图示左股骨正侧位像；左股骨远侧干骺区偏前内部有密度不甚均匀的毛玻璃样病变代替骨皮质及相邻松质骨，病变的骨皮质侧膨胀，无骨膜反应，松质骨侧有硬化边

认为，这种磨玻璃样骨质破坏对此病具有确诊价值，此征以颅底、长管状骨及肋骨较多见。通常一个病变内上述改变混合或夹杂存在，有时其中尚可见条索状骨纹和斑点状钙化影。③骨内单发或多发边缘锐利的虫蚀状骨质破坏。④长管状骨膨胀增粗，皮质菲薄甚或消失，骨小梁粗大或纤细扭曲呈丝瓜络样。⑤跨越多块颅骨的分叶状膨胀性骨质增生硬化。⑥骨龄可提前。⑦可并发骨折及低磷酸酶佝偻病。

（五）低磷酸酶症 组织非特异性碱性磷酸酶（TNS-ALP）基因突变导致低磷酸酶症（hypophosphatasia）。低磷酸酶症主要临床特征为骨质软化、血清碱性磷酸酶降低、血及尿中磷酸氨基乙醇（phosphoethanothanolamine，PEA）和血钙含量升高。该病的基本X线平片表现为骨质软化、变形，可有假骨折线或伴骨折。严重的围生期致死型全身骨骼几乎无钙质沉积，可伴骨折及佝偻病样骨骼的X线平片征象。膝及肘关节内侧或外侧皮下可有骨性突起。婴儿型的骨质矿化不足比围生期型略轻，尽管囟门未闭，但颅缝过早闭合，可合并小头畸形。少年型低磷酸酶症骨骼X线表现为晚发性佝偻病样改变及骨骼变形，但其干骺端可有大小不等的不规则透明区而不同于其他类型佝偻病。随年龄增长，该类透明区中可出现不规则骨质硬化及粗糙的骨小梁。患儿骨化中心出现延迟，闭合提前。成人型的X线平片征象主要为骨质软化症，其骨骼密度减低、承重骨弯曲变形，有假骨折线。愈合不良的应力骨折发病率增高，尤以跖骨多见。

（六）苯丙酮尿症 苯丙酮尿症系氨基酸代谢异常的常染色体隐性单基因遗传性疾病。临床表现有智力低下，癫痫发作及精神神经症状，湿疹、皮肤抓痕征及皮肤和毛发颜色逐渐变浅，患者有特殊的发霉样或鼠尿样气味。张雪哲等建议疑似该病患者应摄双手腕、肘关节及膝关节正位片。其平片表现少数患者正常，大部分患者有异常征象但无特异性。表现为骨龄发育延迟，骨质软化，干骺端轻度杯口状扩大，临时钙化带增宽呈毛刷状。少数患者有特异性表现，在骨干近骨骺端有条状骨纹理，干骺端呈鸟嘴样突起。当平片

发现有此类特异性表现合并骨质软化、骨龄延迟时应怀疑该病,如患儿尚有上述较典型临床表现,即可诊断该病。

(七) 致密性成骨不全 致密性成骨不全(pyknodysostosis)又称 Toulouse-Lartrec 综合征或 Maroteaux-Lamy 综合征,为常染色体隐性遗传性疾病。其基本X线表现为普遍骨质硬化、骨脆性增高,并短肢及颅面骨发育畸形。主要表现为颅面骨致密硬化、不对称、头颅大、面颅小、颅底短而厚,可见缝间骨。颅板变薄,部分患者顶骨缺如。颜面骨形成不全,上颌骨发育差,鼻窦不气化或气化差。下颌角消失,下颌支平直。乳齿和恒齿并存,呈双排排列。脊椎密度普遍增高,椎体上下终板密度增高,前缘中心骨质凹陷。下腰椎融合,脊椎前移或滑脱。长管状骨匀称性变短,骨干塑形不良,干骺端增宽,呈杵状。骨干周径不增粗,部分病例反见变细。骨髓腔变窄,桡腕关节出现马德隆畸形类的畸形变,骨折愈合正常。肋骨、锁骨、肩胛骨及骨盆骨密度普遍增加。锁骨常伴有肩峰端发育不全。胸腔狭小,骨盆密度增加,常伴有髋外翻。

(八) 大块骨溶解症 大块骨溶解症(massive osteolysis,MOI)又称为 Gorham 病、鬼怪骨、自发性骨吸收症、特发性骨质溶解症等。该病发病年龄多在30岁以下,男女发病无明显差异。MOI 的病因尚未完全确定,多数学者认为其发病与血管瘤病有关。病理学发现其病变内早期以血管增生为主,晚期以纤维组织增生为主并逐渐取代增生的血管组织。

MOI 的临床症状一般轻于平片所见到的骨质溶解范围。但骨质溶解后可致患肢畸形及功能障碍,并可引起顽固性疼痛。如病变累及胸壁或肋骨,可发生胸导管阻塞,并发乳糜性或浆液出血性胸腔积液并因继发感染而死亡[72]。MOI 可发生于任何骨骼,以骨盆、骶骨及肩胛骨多见。多为单发,亦可多发。多发者先从一骨开始,后逐渐累及邻骨并侵犯关节。骨质溶解多先从骨皮质的骨髓腔面局灶病变开始,其后范围逐步扩大,多个病变可互相融合呈较大的溶骨性病灶。其后,变薄的骨皮质向骨髓腔内塌陷、变形。MOI 平片的典型表现为管状骨残端从正常部分开始逐渐变细,骨质边缘如"笔尖状"。扁骨则只能见到骨质溶解、缺损,难以与骨质破坏性病变鉴别。CT 发现扁骨溶解吸收的骨质边缘亦有平片所见到的长骨病变骨端的类似"笔尖状"改变。

(九) 黏多糖病 黏多糖病(mucopolysaccharidosis,MPS)是一组由于细胞溶酶体内与黏多糖代谢有关的酶缺乏或功能异常引起的先天代谢障碍性疾病。除 MPS-Ⅱ型为性连锁遗传外,其他类型均为常染色体隐性遗传。本病罕见,各型 MPS 的总发病率(2.0~0.25)/10万[73,74]。目前,临床上将黏多糖病分为7个类型,其中 MPS-Ⅰ型包含3个亚型,MPS-Ⅱ型包括2个亚型,MPS-Ⅲ型包括4个亚型,MPS-Ⅳ型包括2个亚型;以往的 MPS-Ⅴ型现已证实为 MPS-ⅠS 型,临床上以 MPS-Ⅰ型和 MPS-Ⅳ型最多见。

X线检查在黏多糖病的诊断、分型、鉴别诊断及治疗方案的制订方面均具有一定作用。结合临床表现,X线检查可对某些类型 MPS 作出肯定诊断。其X线征象出现的多少、严重程度除与患者体内相关酶缺乏或功能障碍的程度有关外,与患者检查时的年龄亦有关系。如患者年龄过小,典型的脊椎畸形、肋骨变形、颅骨异常尚未形成,对骨龄的判断,骨骺、干骺端发育情况的估计亦有困难。

临床怀疑黏多糖病患者应做颅骨正侧、胸部正位、含双髋关节的骨盆正位、颈椎正侧位、含胸椎下段的腰椎正侧位、含双手腕关节的正位、双膝关节正侧位等部位的X线照片检查,必要时再加摄其他部位的管状骨照片。

(十) 黏脂病 黏脂病(mucolipidosis)是溶酶体病的一种。由于酶的缺陷而致病。迄今,已经鉴定出超过50种可以引起溶酶体功能障碍的单基因遗传疾病。

溶酶体是细胞的"代谢中心",其作用是借助其中的数十种酸性水解酶将复杂的物质分解为简单的代谢产物,溶酶体具有消化细胞内源性物质及外源性物质的功能。根据溶酶体消化的物质来源不同可将其分为自噬性溶酶体与异噬性溶酶体两类。自噬性溶酶体消化体内衰老或有病变的细胞器。异噬性溶酶体消化进入细胞的各种异源性物质(如经吞噬作用进入细胞的细菌、异物、红细胞等)。溶酶体消化后的结果是产生可溶性小分子物质,通过溶酶体膜进入细胞质内,重新参与细胞的物质代谢,部分未消化的物质则形成残余小体。因此,溶酶体的消化功能对细胞的营养、生长和发育起着重要的作用。此外,溶酶体还参与体内激素的分泌和调节。当细胞中存在过多的蛋白质和肽类激素颗粒时,溶酶体可与其中的一部分分泌颗粒结合,并通过消化作用将其降解,从而达到调节作用。在部分类固醇激素分泌过程中也存在这种被称为"分泌自噬"的调节作用。当溶酶体内某种酶缺乏或活性不足时,会造成溶酶体内应消化的物质不能消化,代谢产物异常沉积而形成溶酶体病。

溶酶体病多为先天性疾病,迄今发现的先天性溶酶体病多数是常染色体隐性遗传性疾病。包括糖原贮积症、脂质贮积症、黏多糖增多症等。溶酶体贮积性疾病患儿出生时常表现正常。婴儿期或幼儿期症状出现并逐渐加重。其症状包括:骨外观改变、肢体畸形、关节僵直、生活能力下降或丧失、讲话和学习能力逐渐下降、行为异常、智力发育迟缓、视力和听力障碍、反复呼吸系统感染、心脏病、脏器肥大,如肝脾大等。如溶酶体内的酶完全缺乏,其症状出现早而典型。如酶未完全缺乏,仅功能降低,则症状出现晚而不典型,部分患者的症状可能要到成年才会表现出来,如黑蒙性先天愚型(Tay-Sachs 病)的晚发作型。目前仅有两种疾病可以得到治疗——胱氨酸贮积症(cystinosis 病)和戈谢病(Gaucher disease,又称葡糖脑苷脂贮积症)。最有希望的治疗方法有酶置换疗法和基因置换疗法。酶置换疗法是将患者缺失的某种酶人工合成后注入其体内。这种疗法已在大量的戈谢病患者中取得成功。其他溶酶体贮积性疾病的酶置换疗法尚在进一步研究中。基因置换疗法目的是将正常的基因引入患者体内,纠正代谢异常。

黏脂病是20世纪70年代才作为一种独立的疾病名称加以确认的溶酶体病。该病患者体内除有酸性黏多糖累积外,还可以伴有神经鞘脂类及复合糖类物质在内脏和结缔组织中贮积。部分类型黏脂病沉积物主要集中在神经组织。该病的临床表现与黏多糖增多症相似,患者智力低下,骨骼发育异常。但与黏多糖增多症不同的是,患者尿生化检查黏多糖排量正常。

经典的黏脂病分为四型。由于对该病的生化及遗传学研究尚处于探索阶段,其分类与命名亦可能会不断变化。因黏脂病的X线表现与黏多糖增多症类似,其诊断原则、X线检查部位亦基本相同。因该病总发病率低于黏多糖增多症的总发病率,临床上在发现智力发育迟缓、体征及骨X线改变类似黏多糖增多症而尿黏多糖检查正常的患者应考虑该病的可能性很大,并进一步行相关检查。

ML-Ⅰ型又称为唾液酸苷累积症(Sialidosis 病)、Spranger病。该病为常染色体隐性遗传,受累无种族及性别差异性,既往不同地区所报告病例数的差异多与对该病的认识水平不同有关。在荷兰该病的发生率为1/2175 000出生活婴。ML-Ⅰ型常累及神经组织、骨骼组织及网状内皮系统,根据其主要临床特征又分为两个亚型,亚型Ⅰ主要改变为体形异常,亚型Ⅱ主要改变为脏器异常。ML-Ⅱ型又称Ⅰ-细胞病,系其成纤维细胞内含有大量深色包涵体,除细胞核旁带外,充满胞质的中央部。该病为常染色体隐性遗传病,受累无种族及性别差异性,在荷兰该病的发生率为1/640 000出生活婴。ML-Ⅲ型与ML-Ⅱ型具有类似的生化及病理改变,均发现有包涵体细胞,在人群中的发病率约为1/325 000。ML-Ⅳ型又称Berman病、磷脂贮积症,大多数发生于北欧犹太儿童,其北欧地区发病率约为1/40 000。该病许多器官中,包括肝、脾、肾及皮肤组织中有大量异常物质聚积。但其诊断困难,故可能有更多患者没有得到确诊。

电镜检查示患者许多器官组织细胞及皮肤成纤维细胞中有膜状及薄板状半亲水半亲油性脂类物质沉积于粒状及无定形状水溶性空泡中。组织化学染色示不同组织中的贮积物质有所不同。电镜分析胎儿羊膜细胞中的典型溶酶体内贮积小体可做产前诊断。

【骨肿瘤】

骨肿瘤X线检查的重点是确定肿瘤的存在,鉴别良恶性,描述肿块的侵犯范围及其与周围重要结构的关系。尽管X线平片难以准确描述肿瘤与周围重要结构,特别是血管的关系,但基本能满足其余要求,且直观、简便、经济、便于复查对比,因此,平片仍是该病的首选影像检查方法。

(一)骨质破坏 正常骨组织被病理组织代替称为骨质破坏。在发生骨肿瘤的局部,骨的正常结构被破坏消失,代之以肿瘤组织,这是X线确定肿瘤存在的主要征象。肿瘤对骨的破坏大致分为三类:囊状破坏、囊状扩张性破坏和弥漫浸润性破坏。良恶性骨肿瘤较早期都可在骨内出现囊状破坏区,良性肿瘤一般边缘清晰或有硬化(图6-1-2-27),恶性骨肿瘤边缘则较模糊。囊内如有钙化或肿瘤骨存在,可为进一步分析提供线索。但骨肿瘤的囊状破坏区多无特殊标志,难为定性诊断提供进一步证据。

囊状扩张性破坏是指骨质破坏区的骨皮质向外呈膨胀样改变,常见于巨细胞瘤、内生软骨瘤、软骨黏液样纤维瘤和骨囊肿、动脉瘤样骨囊肿等良性骨肿瘤或肿瘤样病变。这些病变在囊状破坏的基础上向外生长继续破坏骨皮质并达骨外膜下,一方面刺激骨外膜在皮质外增生化骨,另一方面又破坏骨皮质及由骨外膜形成的新生骨,因肿瘤的破骨速度小于骨膜增生速度,最外层的骨膜新生骨保存完好而形成骨皮质"膨胀"样外观。恶性骨肿瘤发展迅速,一般破骨速度大于成骨速度。虽然骨外膜也有反应性增生,但骨膜完成增生后

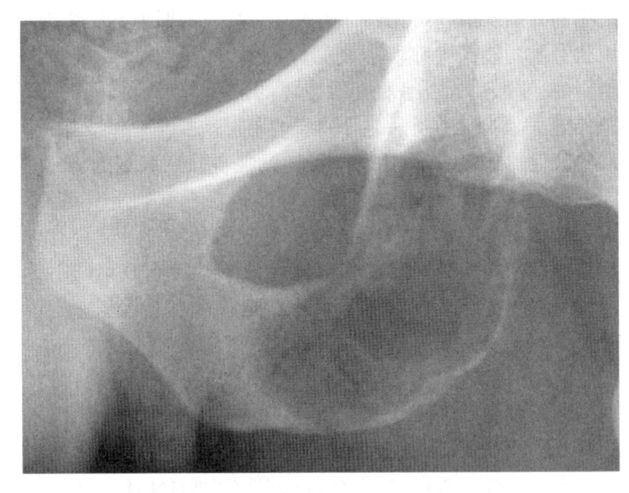

图6-1-2-27 左坐骨内良性巨细胞瘤

女,36岁,X线平片示左坐骨内囊状骨质破坏,坐骨边缘骨皮质尚保存完整,病变与松质骨交界面清晰,无硬化反应带

不久或尚未完成增生过程即被快速生长的恶性肿瘤破坏掉。因此,难以形成囊状扩张性破坏。少数低度恶性骨肿瘤或转移性肿瘤可见轻度扩张性改变,但病变边缘多粗糙而不完整,且往往在"膨胀"的骨皮质外尚有软组织肿块。弥漫浸润性破坏多见于恶性骨肿瘤。平片表现为局部骨质有筛孔样、虫蚀样、斑片状或大片溶骨性破坏(图6-1-2-28)。某些原发性恶性骨肿瘤的早期及转移性骨肿瘤的肿瘤细胞只沿骨髓或血管蔓延,不发生骨质破坏,此时X线表现为骨密度无明显变化或相对增高,骨小梁形态正常,极易漏诊或错估病变范围。此时MRI是评价肿瘤侵犯范围的最佳方法。良性巨细胞瘤和动脉瘤样骨囊肿亦可出现筛孔样骨质破坏,但其周围多无软组织肿块,据此可与恶性骨肿瘤鉴别。

骨质破坏并不只见于骨肿瘤,凡有病理组织代替正常骨

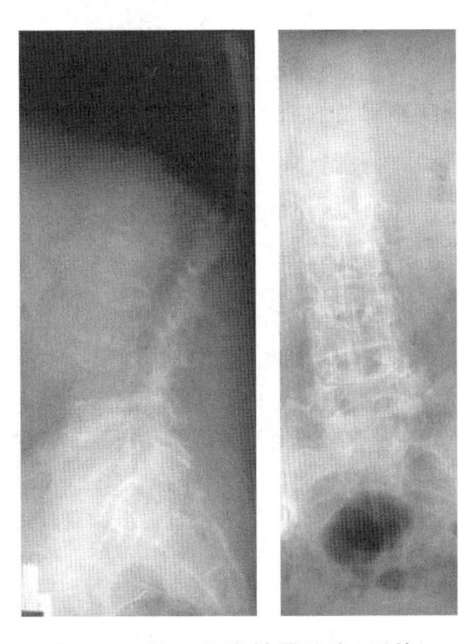

图6-1-2-28 多发性骨髓瘤(平片)

男,49岁,腰椎正侧位平片示脊椎广泛骨质疏松,第1、2、3腰椎体压缩骨折,第1腰椎体弥漫浸润性破坏,骨结构及骨皮质边缘线消失

组织的骨骼疾病均可见到骨质破坏征象，如代谢性骨病中的甲状旁腺功能亢进症所形成的棕色瘤[75]、多发骨纤维异常增生症、变形性骨炎等。骨质破坏的部位、形态、范围、密度及伴随征象对该类疾病与骨肿瘤的鉴别诊断具有重要作用。某些其他器官组织发生的肿瘤，如肾脏嗜酸性细胞瘤[76]，可能引起游走性骨质疏松，当此类骨质疏松程度较重时，极易与骨转移瘤引起的弥漫浸润性骨质破坏混淆。因是否有骨转移瘤存在对该类肿瘤的临床定性诊断及治疗方案的制订均具有重要意义，X 线平片不能确定诊断时，应进一步行MRI、同位素骨显像检查协助诊断。

（二）软骨破坏 软骨可暂时阻止肿瘤的蔓延，但其本身亦能被肿瘤破坏。先期钙化带模糊、中断、消失，骺板软骨增厚，关节软骨下骨板壳破坏、塌陷或关节腔内有软组织肿块提示骺板软骨或关节软骨已被恶性肿瘤破坏。良性骨肿瘤向骨端发展亦可破坏相应软骨而使关节变形。

（三）肿瘤骨 成骨肿瘤细胞直接形成的骨样组织或骨组织称为肿瘤骨。骨瘤及骨软骨瘤等良性骨肿瘤形成的肿瘤骨与正常骨结构相似。骨肉瘤可形成象牙质样、棉絮状及针状肿瘤骨。一般地说，骨肿瘤恶性度越高，其形成的肿瘤骨的形态与正常骨组织相差越远。正常成骨过程在骨样组织形成后，应有钙盐沉着，骨质塑形最后形成骨皮质或骨小梁的过程。恶性骨肿瘤因为其细胞失去正常成骨功能，成骨过程可能停滞于某一阶段，多不能形成骨小梁或骨板，故X线平片只能见到团状或棉絮状钙化。如肿瘤细胞功能更差，则可能没有钙化过程，只有骨样组织存在，此时其表现呈软组织密度，与非成骨性骨肿瘤难以鉴别。骨内非成骨性组织肿瘤，如巨细胞瘤、骨附属组织肿瘤及骨转移性肿瘤一般不形成肿瘤骨。

（四）瘤软骨 很多骨肿瘤内有软骨样或瘤软骨样结构存在。一般情况下，X 线平片不能识别或确认是否有瘤软骨存在。但当软骨钙化后，X 线平片具有一定特征。表现为肿瘤内有数毫米大小的环形或半环形高密度钙化灶，当这种软骨钙化较多，聚集成团时，则呈爆玉米花样改变。含软骨成分的骨软骨瘤、内生软骨瘤、成软骨细胞瘤等良性肿瘤内钙化环多较完整；软骨肉瘤、骨肉瘤等恶性骨肿瘤内钙化环含钙少、密度低、边缘模糊，呈不规则的半环形或弧形。

（五）肿瘤的反应骨与残留骨 骨肿瘤邻近的骨膜或正常骨组织受病变刺激增生、硬化所形成的新骨组织称为反应骨。反应骨并非肿瘤骨。骨肿瘤与正常骨小梁或骨髓交界的边缘出现连续的细线状或弧形反应骨提示肿瘤生长较慢，一般是良性骨肿瘤的标志。囊状扩张性骨质破坏的“膨胀”包壳实际是肿瘤刺激骨膜增生所形成的反应骨，是反应骨的特殊形式。肿瘤邻近出现明显的骨膜反应，且骨膜反应又被破坏、中断，尤其是在肿瘤两端的骨皮质外有肿瘤组织及被肿瘤组织推移向外的骨膜反应，形成所谓的“骨膜三角（Codman's triangle）”时，提示病变多为恶性。如在病变内或邻近发现肿瘤骨，更可确立骨肉瘤的诊断。良性骨肿瘤除软骨黏液样纤维瘤、动脉瘤样骨囊肿等偶可见到少量、轻微、光滑而连续的骨膜反应外，其他一般无骨膜反应。转移性骨肿瘤大多以骨质破坏为主，或破坏与反应性增生并存。部分转移性骨肿瘤由于原发肿瘤恶性程度较低，转移瘤引起的反应性增生可能掩盖肿瘤所致的骨质破坏，平片只能见到病变区骨质增生硬化。原发病灶虽然恶性程度高但已接受过放射治疗，其所引起的转移性骨肿瘤亦可能以反应性新骨形成为主，此类转移病灶多发，以长骨干骺端多见（图 6-1-2-29）。应注意与代谢性骨病鉴别诊断。

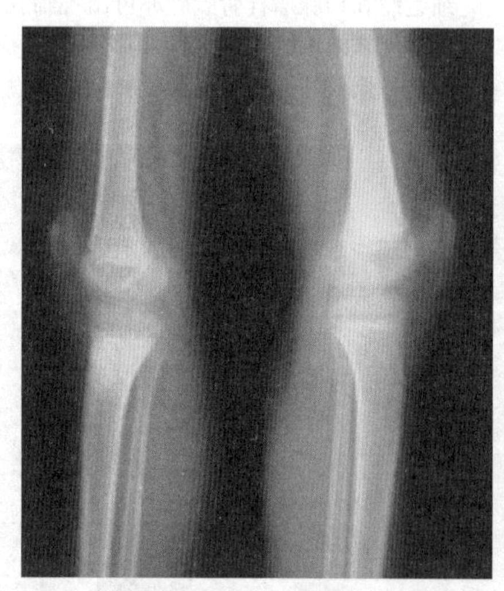
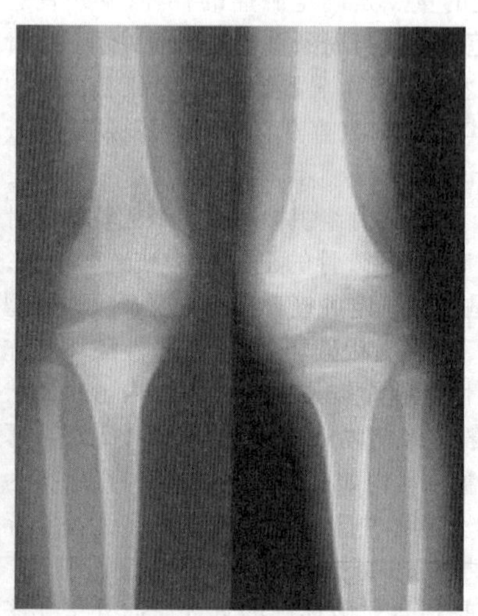

图 6-1-2-29 髓母细胞瘤骨转移（长骨干骺端骨质增生硬化）
女，9岁，3年前因小脑髓母细胞瘤手术并术后放射治疗及化学治疗；双膝X线平片示左股骨远侧、右胫骨近侧干骺端骨质增生硬化；经病理检查证实为髓母细胞瘤骨转移

原来的正常骨结构未被肿瘤完全破坏，而被包围残留其中，形成残留骨。残留骨在弥漫浸润性破坏的恶性骨肿瘤中较常见。残留骨与瘤骨、反应骨不同，尚可见到正常骨结构。

（六）软组织肿块 良性骨肿瘤一般在骨外或包壳外无软组织肿块。恶性骨肿瘤较早突破骨皮质侵入周围软组织形成肿块，甚至骨破坏尚不明显时，即有显著的软组织肿块形成（图 6-1-2-30）。该类肿块边界多不清晰，其中可见到不同类型的瘤骨或瘤软骨形成的环形钙化。

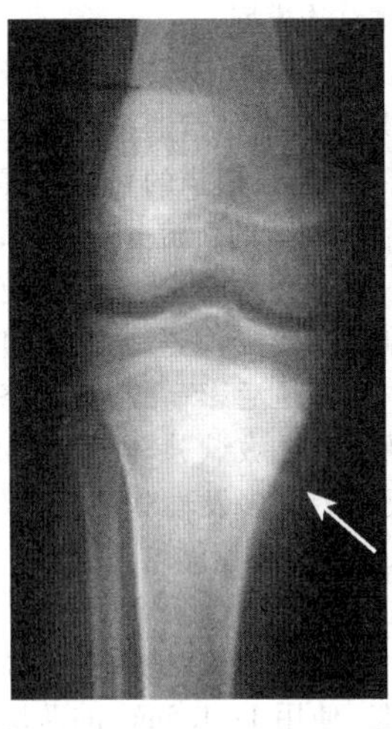
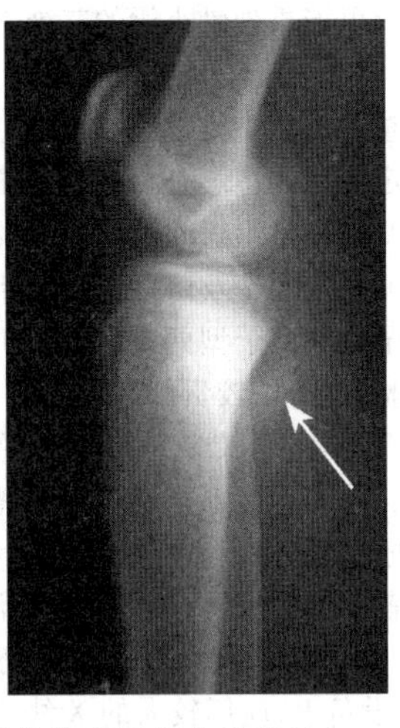

图 6-1-2-30 骨肉瘤(骨外软组织钙化性肿块)

男,17 岁,膝关节正侧位平片示右胫骨干骺端骨密度增高,未见骨质破坏及骨膜反应征象,胫骨干骺端内侧及后方有密度稍增高的软组织肿块(↑),手术证实为骨肉瘤形成的钙化性软组织肿块

(七) 继发征象 受肿瘤侵犯的骨骼在无明显外力作用下即可发生骨折。这是病理性骨折的原因之一。老年患者无明显外力引起的股骨颈骨折、脊椎压缩骨折及其他长管骨骨折首先应排除恶性骨肿瘤,特别是转移性骨肿瘤引起的病理性骨折后才能考虑原发性骨质疏松所致骨折。骨肿瘤所致病理骨折除骨折线外,往往可能见到不同程度的骨肿瘤征象,以骨质破坏多见。而单纯骨质疏松所致骨折,其骨小梁应保持完整。鉴别诊断困难者应进一步行磁共振成像或CT检查。

肿瘤推压相邻骨骼可形成压迫性骨质吸收或弯曲变形,这提示肿瘤生长缓慢,多为良性。肿瘤直接破坏相邻骨骼形成溶骨性破坏,提示多为恶性。

【计算机断层摄影】

CT是计算机X线断层摄影术的简称。它是用较窄的X线束环绕身体某一部位进行扫描。未被组织吸收的X线束穿过人体后由与X线束同步旋转或固定的高灵敏探测器检出。将检出的X线量与发射时的X线量进行比较可得到与组织密度成比例关系的X线衰减值,通过模数转换器可将X线衰减值转变为数字量。通过计算机的复杂数学演算后即可得到数字矩阵(digital matrix),再由数模转换器将数字矩阵转变为由不同灰度点组成的CT图像。自从CT诞生之日起,CT就在骨关节疾病的诊断中占有十分重要的地位,使一些长期难以辨别的病灶的形态影像诊断发生革命性变化和进展,迅速提高了许多疾病的诊断效率。随着螺旋扫描技术代替常规的间隔式扫描技术、多排探测器代替单排探测器技术的应用和计算机的迅速发展,CT扫描已进入容积数字采集的时代,其扫描速度更快、扫描层厚更薄、图像分辨力更高,可进行实时三维图像重建及数字立体模型制作,使CT在骨关节疾病的诊断和鉴别诊断方面的作用越来越显著。CT与介入放射学技术结合,使得骨骼或骨内病变的标本采集变得更加准确、创伤更小[77-80]。

(一) 基本概念与术语

1. 断层成像 常规X线摄影中各种组织互相重叠,可能掩盖轻微的病理改变,如早期骨质疏松、早期骨质破坏等。在结构复杂的骨组织结构中,如脊椎,更难发现早期病变。传统断层应用物理学方法使某选定厚度的层面组织成像清晰,其上下方结构成像模糊,但仍与成像层面的组织影像重叠。因此,不是理想的断层成像方法,已趋淘汰。CT只使某选定厚度的断层组织成像,其相邻的上下层面的组织与成像组织无重叠、干扰,可以克服上述许多X线平片难以克服的缺点,是理想的断层成像方法。CT常用的断层方向是横断位,为了显示整个器官,常需多个连续的横断断层图像。通过图像后处理及重建,尚可得到冠状面、矢状面、斜面及三维立体图像。

2. 螺旋扫描 传统CT扫描方式是X线球管与探测器环绕身体旋转,每旋转一个周期,采集一次二维断层数据并重建出图像。扫描实际上是非连续进行的。螺旋扫描(spiral or helical scan)时X线球管借助于滑环技术环绕被扫描物体作连续旋转并曝光,扫描床载着被扫描物匀速通过扫描孔,同时,探测器行三维连续采集X线穿过人体后的衰减数据再通过计算机重建出二维断层图像。该种采集数据的方式又称为容积采样或体积采样。根据探测器的排数多少,螺旋CT又有单排、双排和多排之分。目前已应用于临床的具有16排或更多排探测器的螺旋CT,其球管环绕身体扫描一周即能同时完全16层图像的数据采集和重建,数秒种完成一个器官的扫描且层厚可达到0.5mm以下,并能接近实时完成图像的各项后处理,如多方位重建、三维立体重建等。这为需要精密、大范围成像的代谢性骨病的诊断与研究提供了新的方法。

螺距(pitch)是螺旋扫描的一个重要参数。螺距等于检查床移动速度与X线球管线束厚度之比。在单排螺旋CT时,一般螺距不宜大于1。否则探测器采集的X线衰减数据量会减少,图像质量降低。双排与多排螺旋CT因为其特殊的采集方式,螺距在1.5甚至3时,其图像质量仍不会明显降低,这样大大地提高了扫描速度。

3. CT值 CT值属于量化的密度概念,用于描述CT图像密度的高低。将探测器测得的X线衰减系数通过一定的数学变换而得到相对值,单位为Hu(Hounsfield unit)。目前通用的CT值概念是将水的CT值(Hu)=0,人体内密度最高的骨皮质CT值定为+1000Hu,密度最低的空气CT值为-1000Hu,其他各种组织的CT值介于-1000~+1000Hu之间。如软组织CT值多位于+20~+50Hu,脂肪组织多位于-90~-40Hu。

4. 密度与灰阶 CT图像也是用不同深度的灰白色(16级灰阶)显示组织的密度差别,通常用白色表示所读图像的高密度部分,如骨皮质、骨小梁,黑色表示所读图像的低密度部分,如脂肪组织、空气,用不同程度的灰色表示为密度不同的软组织。因为CT图像是一种计算机处理过的图像,故其图像的黑白可以人为设定,可以对图像进行反色显示。

5. 窗宽与窗位 人体内组织的密度相差较大,而人眼只能分辨16级灰阶,如要将2000Hu的组织在16级灰阶内均显示出来,每级灰阶将要显示CT值范围为125Hu的组织。

即,如两组织CT值相差未超过125Hu,将在同一个灰阶内显示,CT不能将其分辨。因为人体内大部分软组织的密度相差均未超过125Hu,这就需要使用窗宽、窗位的概念使CT图像能精确地显示、分辨密度相差不大的组织。

窗宽(window width,WW)是指图像所显示的CT值范围。窗位(window level,WL or window center,WC)是指窗宽所显示的CT值范围的中点。常将要显示组织的平均CT值设置为窗位。如骨松质的平均CT值为+300Hu,如将窗宽定为1000,则CT值介于-200~+800Hu之间的组织呈现灰白不等的16级灰阶,CT值小于-200Hu或大于+800Hu的组织均显示为黑影或白影,CT值只要相差62.5Hu以上即可在不同的灰阶内显示和分辨出来。

6. 层厚与层距　层厚即每一个断层成像所包含的组织厚度,层距为两个相邻断层成像中央平面之间的距离。层厚、层距的设定与要扫描器官及病变的大小有关,常介于1~10mm之间。需要显示骨小梁的骨与关节扫描,层厚不宜大于5mm。要显示骨小梁的细节,层厚要达到1mm,甚至达亚毫米级。因为薄层扫描要使用较多的X线,并产生大量的图像,因此,多适宜对病变或范围较局限的区域进行局部扫描。

7. 部分容积效应　二维的CT图像实际上是由一定厚度的三维组织的影像重叠而成的。如某一局部扫描层厚内包含两种密度不同的组织,则该局部图像中所测量的CT值为两种组织的平均值,不能代表某一种组织的真正密度,这种现象称为部分容积效应(partial volume phenomena)。扫描的组织厚度或病变直径小于层厚,扫描的层面位于两种组织交界处常有这种效应,此时其局部CT值失真。因为骨小梁厚度较小,部分骨骼的皮质亦薄,故骨结构用过厚的层厚扫描往往会失去观察小病变的价值。

8. 周围间隙现象　周围间隙现象(peripheral space phenomena)即边缘效应(edge effect),是指同一层面内如相邻组织的密度差别过大,则其邻接部CT值失真。部分骨皮质边缘模糊即是周围间隙现象所致。

9. 伪影　伪影是指被扫描物中并不存在,而在图像中出现的所有不同类型的低密度或高密度样阴影。常见的有运动伪影、组织结构伪影及设备固有伪影。伪影干扰诊断,有严重伪影的CT图像不能用于诊断。

10. 定位像　定位像类似于数字化处理的正位或侧位X线平片。其中标有间隔相同或不同、呈平行排列的直线或虚线条指示已扫描的区域和层面位置及层面间隔,线条旁的数字与断层图像顺序对应。

11. 多方位重建　多数长骨沿人体长轴走行,CT难以直接显示其冠状面及矢状面像。常规CT扫描后的重建图像空间及密度分辨率太差对于骨病灶的诊断无多大帮助。薄层螺旋扫描后用MPR技术可重建较高质量的骨冠状面及矢状面像并可能重建任意斜面的图像(多方位重建,multiple plan reconstruction),这对于骨病变的检出及诊断,特别对于关节面病变的显示具有较大的优势。

12. 三维重建　SSD使用横断断层图像按数学模式进行计算处理,将超过预设的CT阈值的相邻像素连接而组成图像。表面遮盖显示(surface shaded display)三维重建可逼真地再现骨与关节的三维图像,如与高分辨率CT或显微CT结合尚可能重现骨小梁的三维立体结构模型。

13. 平扫与增强扫描　平扫是指不使用造影剂而对要求检查的部位进行的直接扫描。增强扫描是指通过静脉注入一定剂量的造影剂后进行的扫描。增强扫描的目的是提高病变与正常组织间的密度差及了解病变的血流分布特点,以帮助发现病变及协助定性诊断。目前使用的CT造影剂有非离子型和离子型两种,前者的副作用较少,不需要做碘过敏试验,但价格较贵。后者的基本药物是泛影葡胺,其价格便宜,但副作用较多,使用前需要做碘过敏试验。严重的心、肾、肝、肺功能不全者不能做增强扫描,多发性骨髓瘤、严重糖尿病、严重高血压及严重脱水者不宜或慎做增强扫描。如患者有这些疾病,申请单上应注明。

14. 高分辨率CT　高分辨率CT(hRCT)是指在较高档CT设备上,应用较大的X线剂量,使用1~1.5mm的薄层扫描方法,并用高分辨率算法和重建技术所得的CT图像。HRCT分辨率可达100~200μm,可较清晰显示骨小梁结构及形态,并可量化分析骨小梁的结构、精确测量骨皮质厚度。缺点是其辐射剂量增加。因人体骨小梁厚度约为0.1~0.4mm、骨小梁之间的间距约为0.2~2mm,因此,使用HRCT评价骨小梁尚存在部分容积效应因素的干扰,难以反映骨小梁的真实情况。多名学者使用了不同方法以求克服部分容积效应的困扰,如骨小梁片段指数,即以骨小梁长度除以非连接骨小梁数目,星形容积法等来反映骨小梁的相对数目及其体积,可以改善HRCT对骨小梁的评价效度。超高分辨率CT的层厚可达到0.5mm,各向同性空间分辨率可达0.17mm,可用于定量分析骨小梁及测量松质骨与皮质骨密度[81,82]。

15. 显微CT　显微CT(micro CT,μCT)使用特制的显微焦点X线球管、图像放大器、二维探测器、锥形X线束重建技术[82-86]。工作时,X线球管与探测器固定不动,样品做单轴同步旋转。μCT的空间分辨率最大可达1~2μm,并可用三维立体方法重建出骨小梁模型,测定骨小梁厚度、间距,骨小梁密度、体积(bone volume,BV)及组织体积(tissue volume,TV)等。骨小梁体积与组织体积之比称为骨小梁体积密度(BV/TV)。骨小梁表面积与组织体积之比称为骨小梁表面积密度(bone surface density,BS/TV)。经研究,所有这些测量与骨密度测量均有很好的相关性。但该类方法目前尚只能用于实验动物及人类离体骨活检标本的研究,与临床应用尚有一段距离。

(二)骨密度测量　CT骨密度测量(bone density measurement)有单能定量CT、双能定量CT、外周骨定量CT及容积定量CT四种方法[87-89]。

代谢性骨病CT应用的目的有三个方面,一是评价局部骨病变的形态及性质,二是诊断与鉴别诊断与代谢性骨病相关的疾病或查找其病因,三是评价骨量(骨密度测量)。在评价局部骨病变的形态与性质方面,CT所表达的征象与X线平片基本一致。因此,此节不再赘述相关疾病的CT表现,在此仅评述CT的特点及其对相关代谢性骨病的诊断价值。CT不同于平片的主要特点是其断层成像和更高的密度分辨率。此外可使用增强扫描观察病变或组织的血液供应特性。CT的其他优点都是由上述特点派生而来的。断层成像无邻近组织及结构的重叠，可以更清晰地显示骨内结构，特别是如颅底、脊椎、肩胛骨、胸骨、骨盆骨、跗骨等结构较复杂或结构重叠较多的、平片不易显示的骨皮质及骨松质结构。断层成像与高密度分辨率结合使CT能发现平片难以发现的微小病变及骨质的细微变化，如使用超高分辨率CT或显微CT则使CT对骨质病变的观察能力达到微米级的境界。微小病变的显示与分析是当今影像诊断学的方向，是观察与诊断早期疾病的重要手段。

1. 骨质疏松　应用CT检查骨质疏松的目的有二。一是观察平片难以确定的骨小梁的细微变化，帮助鉴别或排除其他可能有继发性骨质疏松的疾病，特别是累及骨骼的肿瘤性疾病；二是行定量CT，进行骨密度测量。因为目前国内使用的CT大部分为非多排螺旋扫描方式，难以进行全身骨骼普遍扫描。因此，骨质疏松CT检查的部位多是平片检查怀疑有病变的部位，如骨端的骨小梁缺失区、压缩的椎体。亦可能是患者主诉的病变局部。

自发性骨折是原发性骨质疏松症的重要与常见并发症[90-92]，其他骨骼疾病既可因骨质疏松导致骨折，又可在病变局部引发病理性骨折。因此，对伴随骨质疏松的骨折需特别注意鉴别是单纯原发性骨质疏松症引起的，还是在伴随骨质疏松的其他骨骼疾病上引发的，这是具有骨质疏松患者的脊椎椎体压缩骨折、股骨颈骨折在病因鉴别时要经常面对的问题。因X线平片难以显示骨折端附近的骨质细微变化，特别是在骨质疏松的基础上更容易遗漏较小的骨骼病变。因此，当平片不能清晰显示骨折附近某些骨骼结构，或临床上不能用骨质疏松并发骨折解释患者的症状时，宜选择CT扫描或MRI进一步显示骨折断端局部的骨质情况。CT可显示骨折两断端附近骨小梁稀疏、骨皮质变薄，但分布尚均匀，不应出现局部骨质缺损、破坏、异常骨化、钙化或骨内外的软组织肿块。对于年龄大于20岁的患者，长骨骨髓腔内均以含脂肪成分较多的黄骨髓为主。因此，在CT图像上其密度往往低于肌肉。如骨折或非骨折处骨髓腔内容物密度增高（不明显者应与健侧比较），应高度怀疑有骨髓浸润性病变存在，并继续寻找原因。

2. QCT与椎体骨折　为建立压缩负荷与导致离体的椎体骨折之间的相关，目前已进行了大量的实验研究，并发现骨折极限负荷与二维投射骨密度之间（$r^2 \approx 0.80$）的相关性高于三维QCT骨密度之间（$r^2 \approx 0.50$）的相关性。无骨折的老年人腰椎的单轴极限压缩负荷大约为3100～3400牛顿（N）。但要计算危险系数就必须将骨密度值与人体腰椎在承受日常生活活动压力的情况相比较。使用一系列理论和实验技术分析发现，活体内所预测的腰椎所承受的压缩负荷在放松站立时大约为440～700牛顿之间，在打嗝时为1100牛顿，仰卧起坐时为1800牛顿，在身体负重（20kg）前屈20°时为1850牛顿，而在负20kg载荷直腿身体前屈时为3400牛顿。用数学模型预测出由直腿弯腰提50kg物体伸直躯干过程中，腰椎所承受的力可达5400牛顿。在举重运动中，腰椎所受的压力范围为18 800～36 400牛顿之间。

3. 脊柱骨折危险因素　研究表明，可能患老年性骨质疏松骨折的老人一般不会承受很大的压缩载荷。但当从事体育活动或提起重物时，很有可能使脊柱承受的平均压力大于对离体椎体样本进行骨折测试的压力。离体测试都使用游离的椎体标本，例如，标本不含椎突成分或不考虑在活体时椎体的受力被腹腔内压分担。到目前为止，研究证据表明腹腔内压分减脊柱压力负荷少于15%，椎间关节也只分担其中的3%～25%，纵然把两者相加，它们也不会超过椎体承受日常生活对脊柱产生压缩负荷1100牛顿的40%（在人体前屈20°，并双手各握10kg的重物情况下的预测结果）。在直体提举50kg的重物时，脊柱所承受的力为3200牛顿。根据老年尸体脊柱压缩性骨折力学测试结果，如模拟双手各握20kg重物躯体前屈时的危险因素为0.33，而直体提举50kg重物时的危险因素达1.0。研究报道，尸体腰椎的压缩性骨折极限负荷可少至2000牛顿至超过5000牛顿。这也说明了为什么老年人群中椎体骨折的现象相当普遍。

4. QCT与股骨近端骨折　用QCT对股骨近端进行扫描，然后在离体情况下对股骨近端施加典型的单腿站立时所承受的压力载荷，就可研究QCT骨密度值与股骨近端自发性骨折之间的相互关系。其中一项研究显示导致骨折的载荷范围大致为2000～8500牛顿之间，而所需要做的功（压力与形变曲线下的面积大小，用来表示导致骨折过程中所吸收的能量）大约的范围为20～100焦尔。这些研究发现导致离体骨骨折的载荷和QCT关节面下松质骨区骨密度呈中度相关（$r^2 \approx 0.60$）。当使用股骨转子间松质骨和皮质骨骨密度乘以其相应部位的横断面积时，它们之间的相关系数得到一些提高。在其他一系列离体实验中发现，模拟相当于正常步态所产生的力范围在1000～12 750牛顿之间。

所有上述实验数据是模拟正常行走而获得的，所以只适用于分析正常行走或单腿站立情况下股骨骨折发生的情况。美国每年发生的25万例股骨骨折中只有不足10%属于在上述情况下发生的自发性股骨骨折，而90%以上的骨折是由从站立高度或更低的情况下摔倒而造成的。在这类创伤性摔倒情况下发生的股骨骨折的外作用力的大小和方向与正常行走时发生的自发性骨折的差别很大。用QCT预测这类创伤性髋骨骨折的能力就需对离体骨施加模拟站立高度向侧方摔倒冲击股骨大转子的生物力学实验。实验证明，侧向摔倒导致股骨骨折的载荷（1000～12 750牛顿）要小得多。与此类似，模拟从站立高度摔倒造成髋骨骨折所需能量在50～500焦尔之间，比模拟正常行走造成的髋骨骨折所需的能量（20～100焦尔）相对要少。相关性最强的指标是股骨转子间创伤性骨折载荷的大小和QCT骨强度参数。转子间QCT骨密度和骨的强度之间呈非常显著的正相关（$r^2 \approx 0.90$）。骨强度与QCT转子间松质骨密度和转子间横断面面积之间的相关性更强。这些离体骨研究结果显示，QCT可有效预测股骨近端的力学强度。

这些对股骨力学强度与QCT测量数据的研究虽还处于初始阶段，但都为预测在正常行走和其中一类摔倒时的股骨近端所受载荷的大小提供了参考数据。在老年尸骨样本实验中，模拟正常行走引发骨折载荷的最高值和平均值都要比代表摔倒时的高出两倍。这些差别也许归属于股骨强度差异，即当正常行走时股骨颈承载是靠其具有较大惯性矩的轴，而在摔倒时却是股骨颈弱轴承载。皮质骨和松质骨横向受力能力差也是导致股骨受侧向载荷能力低的原因之一。

5. 甲状旁腺及甲状腺病变　原发性甲状旁腺功能亢进症大多由甲状旁腺瘤所致,拟诊甲旁亢后的重要任务是使用各种影像学方法显示是否有肿瘤存在、肿瘤部位及其与周围结构的关系。甲状旁腺瘤的体积一般较小,特别是异位小腺瘤的发现与定位常要B超、CT、MRI、SPECT等多种影像方法互相配合,一般先选择价格便宜的B超,如未发现肿瘤,或有怀疑,应再依次选择CT、SPECT或MRI,后两者对临床肯定的甲旁亢而B超检查阴性者是必做的检查,扫描范围亦应从甲状腺区、胸廓入口区、上中纵隔及鼻咽部依次进行,并应薄层连续扫描,平扫与增强相结合,以免漏诊较小的异位腺瘤。具有较长病史的所有甲状旁腺功能减退症患者CT均可能发现颅内基底节、大脑半球及小脑齿状核等多发、对称、不规则形态的钙化灶。

CT亦能很好地显示甲状腺病变,尤其是评价较大肿瘤的累及范围及其与周围组织、结构的关系。对于伴甲状腺功能亢进的甲状腺肿瘤或甲状腺癌的术前准备具有重要作用。

6. 肾性骨营养不良症　对伴有骨质硬化及甲旁亢样改变的肾性骨营养不良症,X线征象可能要与骨转移瘤等疾病鉴别,如X线表现疑有骨质破坏但不能肯定,则要借助CT或MRI来确定是否有小的骨质破坏灶及骨髓内是否有肿瘤浸润。

7. 骨坏死　肾上腺是Cushing综合征患者的必查部位,CT是目前公认的显示肾上腺的最好方法之一。对股骨头缺血坏死,CT亦具有重要的协助诊断与鉴别诊断价值。糖皮质激素是诱发骨坏死的主要病因。骨缺血坏死早期CT表现为坏死区内骨小梁结构紊乱,股骨头内的星芒状骨小梁结构消失,其中间有点片状密度增高影,周围正常骨松质呈骨质疏松改变。CT发现骨质坏死区的关节面骨板壳下微骨折及关节面骨板壳的轻微塌陷均较平片早,其敏感性与特异性高。CT能显示平片难以显示的骨缺血坏死继发的关节囊肿胀、关节腔积液。平片能显示的较晚期骨缺血坏死的征象,如骨质碎裂、变形,肉芽组织对死骨的吸收与替代,死骨周围的反应性骨质增生硬化带,CT亦显示得更佳[93,94]。

8. 垂体病变　垂体肿瘤只有较大时才能在颅骨X线片上有蝶鞍扩大及周围骨质破坏的表现,早期一般无明显症状及X线征象。因此,为了发现较小的垂体肿瘤,应尽早行垂体CT或MRI检查。垂体及鞍区病变的发现与定位MRI最可靠,CT次之,但后者对评价蝶鞍骨质情况、发现病变内或周边的钙化以帮助定性诊断较MRI为优,因此,有时需两者配合才能得到较可靠的结论。在代谢性骨病的诊断中,垂体CT主要用于巨人症、肢端肥大症、泌乳素瘤、低促性腺激素性性腺功能减退症、全垂体功能减退症及矮小症等的病因诊断。

9. 骨关节病变　CT对糖尿病足病的诊断一般是作为X线检查的补充手段,可帮助确定某些X检查不能肯定的征象,如是否合并化脓性感染或结核。CT有利于发现糖尿病足化脓感染继发的轻微骨质增生、硬化,化脓性炎症的脓腔及其范围。CT对发现骨结核的砂粒样死骨亦较平片敏感。CT特别是增强后CT扫描对评价糖尿病足的足底软组织情况较平片更加准确。

CT能更早期、更精确地发现平片所能见到的退行性骨关节病的全部征象,且易于观察关节腔及滑囊内是否有较多积液,以便排除其他关节疾病。但CT难以直接观察关节软骨的变性坏死,关节间隙的轻微变窄及关节的半脱位。因此,CT检查的主要目的在于排除其他关节病变[95-100]。发生于脊柱椎间盘、椎小关节的退行性骨关节病,平片多不能显示其直接征象。CT能直接显示椎间盘膨出或突出的位置、形态及其与周围结构的关系(图6-1-2-31)。椎间盘突出的伴随征象(图6-1-2-32),如椎间盘内的"真空征"、椎间盘突向椎体终板内所形成的许莫结节、椎体终板的骨质吸收与增生、小关节退行性变等。如椎间盘病变伴有较明显的神经系统表现,或考虑行手术治疗者,一般需进一步行CT或MRI检查以评价其与椎管内结构的关系。

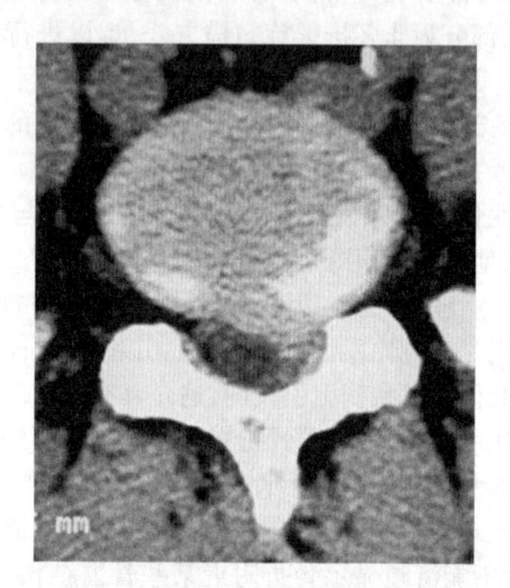

图6-1-2-31　腰椎间盘突出症

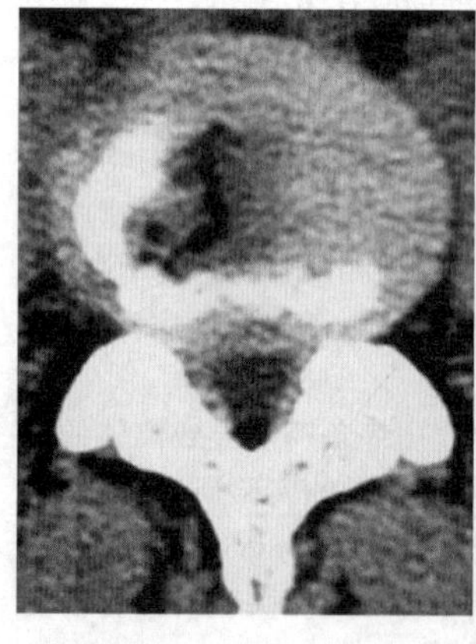

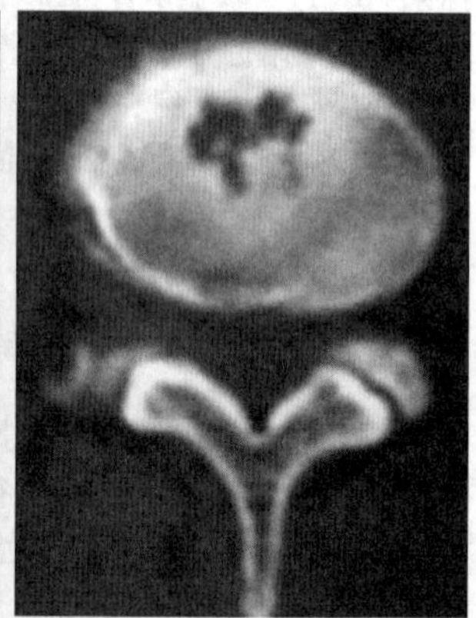

图6-1-2-32　腰椎间盘退行性变

CT可显示平片、MRI及B超难以发现的痛风结节内的细微钙化或砂砾状沉积物,对腕关节、膝关节、脊椎等少见部位痛风引起的穿凿样骨质破坏及痛风结节内沉积物的诊断与鉴别诊断,CT具有更大的价值,CT表现与病理学检查基本一致。此外,CT也广泛用于骨和软组织的遗传性代谢性骨病及体质性骨病伴关节病变的诊断。

10. 特殊代谢性骨病变

(1) 变形性骨炎:CT特别是高分辨率CT有利于显示如颅底、脊椎、骨盆等结构较复杂或结构重叠较多等部位的变形性骨炎的病变特征,有利于更细致地观察其引起的皮质骨与骨髓腔内的病变特点[101-105]。对于症状、体征突然变化的变形性骨炎,如平片不能解释其症状变化的原因,更有必要应用CT检查,以了解是否合并有病理性骨折或更清晰地显示骨折的程度和范围。变形性骨炎骨折后其骨痂形态具有一定特征,骨痂形成量大,呈山丘状,但骨痂边缘清晰。少数变形性骨炎可能恶变为骨肉瘤、纤维肉瘤、淋巴瘤及巨细胞瘤等。因为变形性骨炎高密度病变的掩盖,平片难以显示其早期病变或后期病变的范围和程度。CT可发现其骨质硬化区内出现边缘不规则的骨质破坏病变,或在变形性骨炎病变范围以外的软组织内出现呈浸润性生长的肿块病变。

(2)骨纤维结构不良症:CT对多发性骨纤维结构不良病变内的囊变、坏死、液化、出血、钙化和骨化显示较平片更敏感且能克服平片有组织结构重叠的缺陷。如遇下列情况应考虑进行CT检查[106-108]。当早期发现疑似本症的小病变,或因病变内交织骨含量少,平片表现无特异性时。CT对显示具有微量钙化的小灶交织骨(图6-1-2-33)的毛玻璃样征象远较平片敏感,对于病变的早期定性诊断具有较大价值。临床怀疑McCune-Albright综合征,平片未发现骨骼病灶,应选用CT进一步检查平片较易漏诊的头颅、脊柱及骨盆,这有利于发现其中的较小病变而早期确定诊断。位于脊柱或颅底的病变已产生压迫症状,尤其是临床拟行手术治疗者,CT或MRI有利于确定病变的累及范围,特别是显示病变与邻近神经或血管的关系,以帮助选择恰当的病例及制订精确的手术方案。

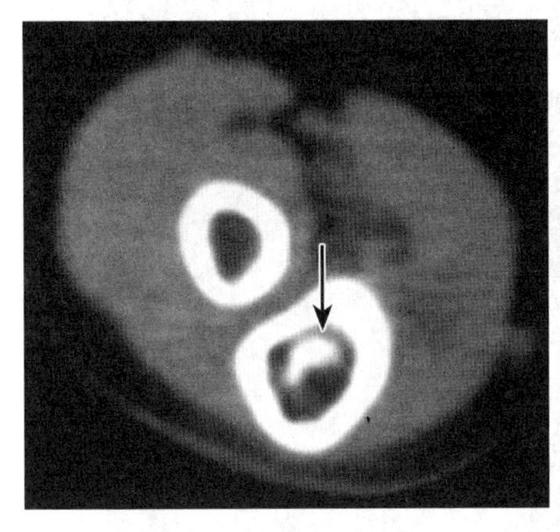
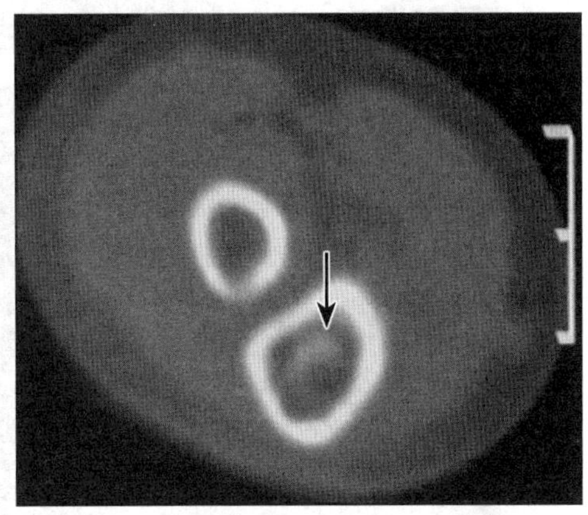

图6-1-2-33 骨纤维结构不良症(小灶交织骨)

女,9岁,CT轴面扫描(左图为软组织窗,右图为骨窗)示右尺骨内有斑片状密度低于皮质的含钙病灶(↑),为交织骨的钙化

骨纤维异常增殖症可恶变为骨肉瘤等恶性骨肿瘤,临床怀疑病变恶变,平片不能确诊时,CT和MRI均可早期发现恶性肿瘤对原发病变外的侵犯。

(3)大块骨溶解症:CT对骨溶解症的诊断和鉴别诊断具有十分重要的价值[109-115]。平片往往难以区别局限性或重症性骨质密度减低区是溶骨性骨质破坏还是骨质吸收。CT由于对软组织病变具有较好的显示能力,可以清晰地显示该病在平片所示的骨质密度减低区域内或病变周围有无软组织密度病变(图6-1-2-34),而骨质破坏病变内或病变周围能见到代替正常骨组织的多呈软组织密度的病理组织。CT亦能显示某些结构较复杂或不规则骨骼的骨质吸收病变的边缘形态,对骨溶解症的诊断亦有较大意义。

11. 骨骼肿瘤 部分代谢性骨病与肿瘤有关。大部分晚期骨肿瘤平片检查即已能满足临床需要,不必再行CT检查。对平片不能确诊的早期或中期骨肿瘤,应行CT检查。平片已发现骨肿瘤,如需进一步了解肿瘤与周围结构的关系、肿瘤内部的详细情况亦应进行CT检查。对结构复杂、重叠较多的颅面骨、脊柱、骨盆、胸壁,尤其是颅底、骶椎部的骨肿瘤,平片只能发现较大的肿瘤病变,不能作为否认肿瘤存在的依据,亦不能描述即使是较大的病变的内部详情及病变与周围结构的关系。因此,上述区域的骨肿瘤,平片检查的主要目的是大致定位,CT是手术或放射、化学治疗前的必要检查项目[116,117]。

CT亦为X线成像,因此,其基本征象与平片的表现基本相同。由于CT的固有优点,它尚能发现平片不能或难以发现的征象。CT的主要优点如下:①横断体层成像避免了结构重叠,能清楚显示肿瘤的确切来源及其与周围结构的关系(图6-1-2-35);②增强后CT较易判断已侵入软组织的肿块的轮廓、范围及其对脂肪间隙、肌肉及周围较大血管的侵犯情况,提供更准确、更全面的肿瘤空间定位情况;③能发现平片检查阴性或可疑的病变,更清晰显示某些与定性有关的影像特征(如钙化、膨胀性骨破坏等);④可明确肿瘤的血供,发现肿瘤内的出血、坏死及囊变区;较早期发现肿瘤在无骨小梁破坏的骨髓内的侵犯范围(其密度比一般黄骨髓的密度高),帮助定性并为活检正确定位及导向;⑤更易显示肿瘤对关节的破坏及其引起的滑囊积液;⑥更易发现恶性骨肿瘤对邻近骨骼的侵犯;⑦更易早期判断手术后肿瘤是否复发。

CT的主要不足是难以对肿瘤进行全面整体的观察,不易显示X线平片能够显示的轻微骨膜反应及骨膜反应的某些特殊形态,对骺板软骨、多数关节软骨及骨性关节面的观察尚不尽如人意。不过,随着CT技术的进步,特别是多层螺旋技术的发展及后期处理软件的进步,这些不足有望被逐步克服。

【骨组织显微CT】

显微CT(μCT)是指空间分辨率100μm以下的CT,最初用于无损探测金属材料内部的应力缺陷(stress defects)和陶瓷材料内部的结构缺损。Feldkamp和Goldstein将其首先应用于骨微结构的研究[118]。其基本的工作原理是以微焦点X

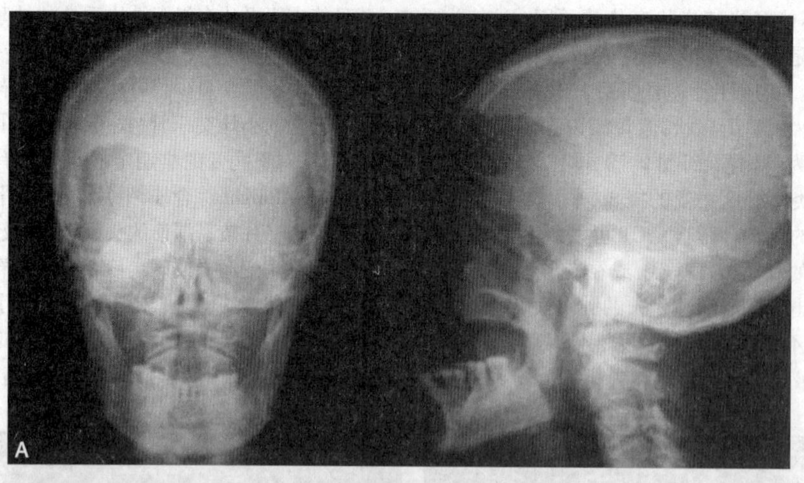

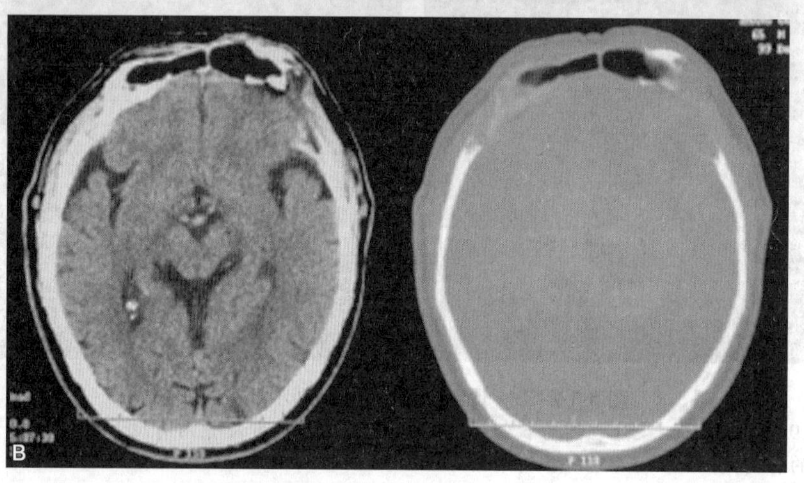

图 6-1-2-34 大块骨溶解症(头颅 CT)

A. 男,65 岁,正位和侧位平片示双额骨、颧骨大块骨质吸收、消失,边界清晰,上颌牙齿因齿槽骨吸收而完全脱落;B. CT 示双侧颧骨、额骨骨质吸收、溶解,呈软组织密度的膜状,骨质吸收的周围区域未见肿块病变

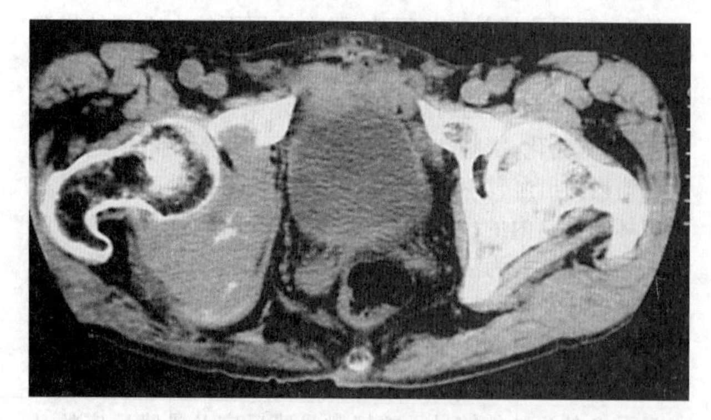

图 6-1-2-35 坐骨转移癌

女,56 岁,乳腺癌右侧坐骨转移;CT 示右侧坐骨大块骨质破坏并被软组织密度肿块代替,示肿瘤破坏关节面,侵犯盆腔及后方关节囊

线球管为放射源,借助高分辨率 X 线探测器及光电信号转换系统,对样本内部结构进行三维扫描和重建。与传统的骨形态计量学相比,μCT 扫描耗时短,能精确、无损地跟踪与分析骨微结构在各种疾病状态下的退变及其对不同治疗方式的响应,并能借助诸如有限元分析等其他力学方法,准确预测骨组织内部的应力、应变变化和宏观力学强度[2-6]。值得注意的是,由于 μCT 不能获得有关细胞功能和骨重建信息,骨形态计量学并不能完全被 μCT 所取代[119-123]。

骨微结构与骨骼的力学强度密切相关,与骨密度一样是评价骨折风险的重要指标[124-126],目前骨微结构定量评价的技术有容积 CT(volumetric QCT,vQCT)(表 6-1-2-2)、高分辨 CT(high-resolution CT,hrCT)和 μCT、高分辨磁共振(hrMR)和微磁共振(microMR)。vQCT、hrCT 和 hrMR 一般用于活体研究,了解骨骼的脆性和评价药物疗效,μCT 的主要优点在于可对小动物活体及各种离体骨骼进行体积骨密度和三维结构分析[127]。

(一) 工作原理 与传统医用螺旋 CT 不同,μCT 扫描时,球管与探测器固定不动,仅样品进行匀速旋转,穿透样品的 X 线因内部微结构的差异发生不同程度的衰减,探测器每隔一定的角度采集穿透的 X 线量。在每一个旋转的方向,残存的 X 线光子能被平面二维阵列(planar 2D array)所探测到的三维重建阵列直接取代一系列的二维图像(图 6-1-2-36)。因为焦点效应的存在,样品离 X 线球管越近,样品内部结构的放大效应越明显,空间分辨率越高,目前市场上所用的小动物离体骨 μCT 其最高分辨率可达到各向同性分辨率

表 6-1-2-2　用于骨结构分析的高分辨 CT

分析因素	vQCT	hrCT	μCT
检查部位	活检标本/桡骨/胫骨远端	脊柱/股骨/前臂/活检标本	脊柱髋部前臂胫骨
骨块体积	>1mm³	0.2~1mm³	1~100μm³
体素(μm)	41~123 (各向同性)	156~300(面内) 300~500(厚度)	0.3~100 (各向同性)
有效量	3~4μSv	0.1~5mSv	NA
仪器	全身扫描仪 外周扫描仪	全身扫描仪 外周扫描仪	微 CT 扫描仪
检查对象	人体	人体活检骨标本	实验动物在体和离体骨骼 人体骨骼标本
视野(mm)	126	100~250	2~100
扫描时间	3 分钟	<30 秒	0.5~3 小时
临床应用	BMD 骨微结构/有限元分析	骨大体结构 骨小梁微结构	骨小梁和皮质骨微结构 微有限元分析

注:体素:voxel size;NA 表示无应用;MDCT:multidetector CT,多排 CT

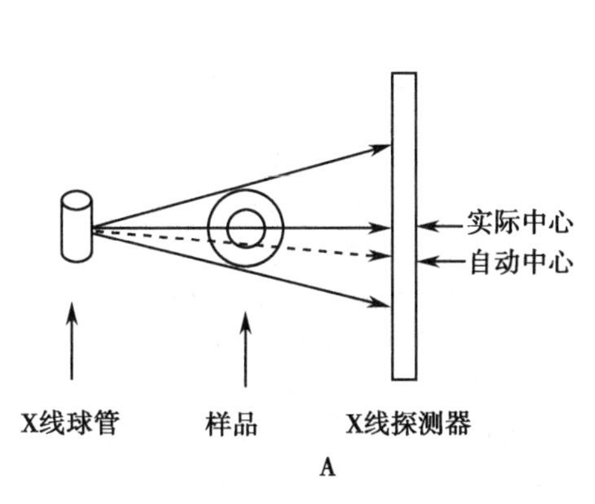

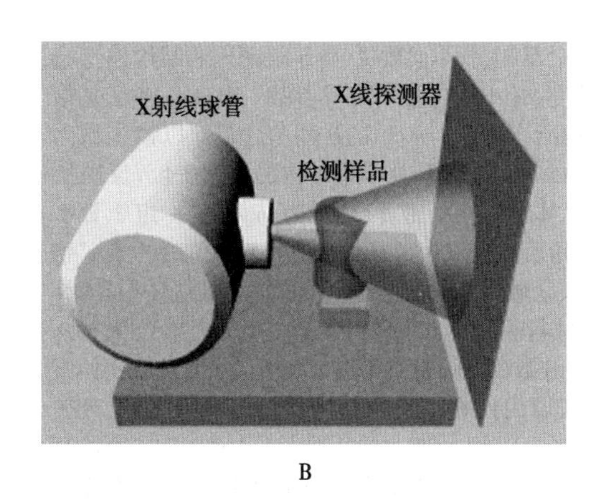

图 6-1-2-36　锥形束扫描显微 CT 工作原理

A. 锥形束扫描显微 CT 工作原理二维平面图;B. 锥形束扫描显微 CT 工作原理三维示意图。微焦点 X 线球管以固定角度的锥形束 X 线对样品整体进行扫描,样品在扫描过程中匀速旋转,探测器固定不动。通过调整样品与球管之间的距离可获取不同的放大效应,样品离球管越近放大倍数越高,空间分辨率越大;虚线为计算机自动校正的旋转中心,实线为实际旋转中心,两者之间存在一定像素的偏倚

6.5μm×6.5μm×6.5μm(voxel,体素)。对于人类骨小梁的微结构分析,60μm 体素的空间分辨率就已经足够,但对于大鼠等小动物,其骨小梁的平均厚度约为 50μm,骨小梁的平均间隔约为 150μm 或更小,适宜的扫描空间分辨率应在 20μm 以下。

通过扫描不同密度标准材料,建立 CT 值与密度线性相关曲线,μCT 重建的图像灰度衰减值可转换成羟磷灰石浓度值和 BMD 值,但因 X 线散射和光束硬化效应(beam-hardening effect)的存在可能导致较大的测量误差,因此,所有 μCT 均具有降低光束硬化(beam harden)和产生场平滑(field flatness)的装置,以确保任一均质材料内部各部位 CT 值变异不超过均值±2.0SD。

扇形束和锥形束扫描是 μCT 的两种主要扫描方式。前者将扫描区域分层,获取每层中心平面在不同旋转角度下图像,然后将每层三维图像叠加、重建,获取扫描区域的整体结构信息;后者直接对样品整体进行扫描,提取样品在不同旋转角度下的图像,完成三维重建。因其快速而高效地利用了 X 线能的特点,锥形束扫描在针对小动物样品特别是活体扫描的 μCT 中得以广泛应用。

锥形束扫描的缺陷在于其单轴的锥形束几何形态不能提供完整的数据信息,扫描获得的三维结构因偏离图像的实际中心层面可出现不可避免的扭曲。Smith 和 Silver 等认为即使锥形束角度低于 6.5°,这种扭曲及其相关空间分辨率的损耗,在以板状结构为主的样品中仍相当明显。为了减少图像失真带来的误差,各种锥形束相关的计算机重建算法应运而生,然而,自动重建并不能获得完全满意的图像质量。我们发现,人为手动校正旋转中心仍是目前提取三维结构中心信息的最可靠手段(图 6-1-2-37)。

(二)骨测量参数　μCT 已经广泛应用于骨组织的骨量与骨微结构分析,并已取代传统形态计量学成为骨微结构定量分析的"金标准"。但是,形态计量学由于还涉及骨细胞功能、骨转化评价及微损伤鉴定等,尚不能完全被 μCT 取代。

μCT 可用于松质骨、皮质骨的定量分析。松质骨的测量参数包括表观骨密度、组织骨密度、骨体积分数和骨小梁面

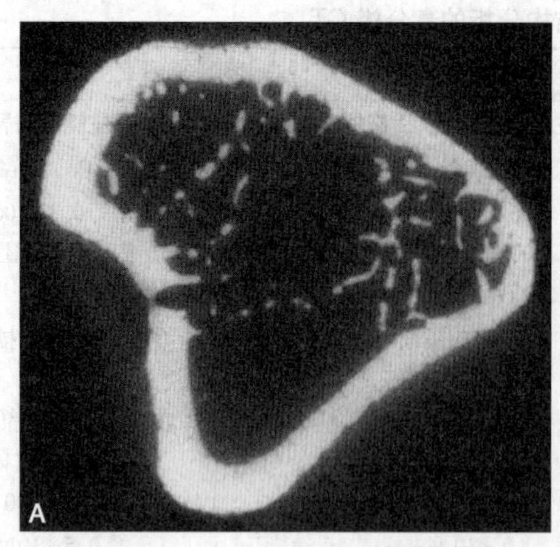

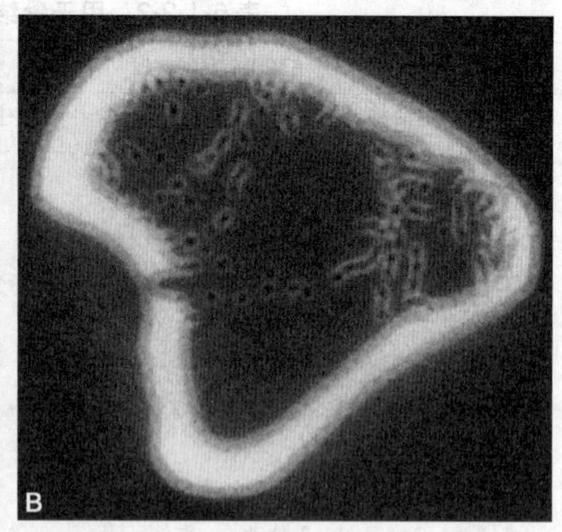

图 6-1-2-37 不同方式获取旋转中心的图像差异

A. 以手动校正旋转中心为轴重建的扫描中心平面的二维图像；B. 以计算机自动校正的旋转中心为轴重建的中心平面的二维图像。以手动校正旋转中心获取的图像，骨性结构边缘清晰且无环状伪影（各向同性分辨率 15μm）

积密度、骨小梁厚度、骨小梁数量、骨小梁间隔和结构模型指数、各向异性度、骨小梁连接密度等参数。表观骨密度是指所选择区域内所有体素（voxel）的矿物盐含量除以该区域内所有体素的总体积，为多孔骨小梁结构的表观密度，反映所选区域内的总体骨矿物盐密度，单位为 mg/mm^3。组织骨密度（tBMD）是指所选区域内所有灰阶值大于阈值的体素矿物盐含量除以该区域内灰阶值大于阈值的体素的总体积，为骨小梁组织的材料密度，反映骨组织矿化水平，单位为 mg/mm^3。骨体积分数（BVF）是指所选区域内代表骨性结构体素的总体积与区域内所有体素的总体积之比，以百分位数表示。

由于 X 线通过非均一性材料的衰减是不一样的，而样品中的骨小梁密度是不断变化的，常用整体和局部灰度阈值或用分割的限制区域法产生二元图像是不适当的。矿化骨是用三维切割计算法从骨髓中分离出来的，该法建立在定向衍生分析的基础上，这种分析是从探求原始图像的离散性 CT 体积（discrete CT volume）的连续的多项拟合最小均方中计算出来的，这些原始图像能用不同类型的数据源（digital edge）描述，而最常见的特征是在局部图像附近的强度改变。例如，顶缘（roof edge）代表从骨强度增加到降低的变化点，而梯缘（step edge）在两个相邻域不同强度的界线。使用推进块法（marching cubes method）测定骨表面积，这种方法用插入三维表面重建算法将矿化骨的表面分成多个三角形。推进块法决定了附近体素产生的逻辑模块是如何被表面横切（贯穿）的，表面的三角形取代多边形。在模块内的体素要么属于客观物体，要么属于背景。各种分成三角形的表面产生于表面和立方体的交叉，这种交叉依赖于一个立方体中体素的构象。在分离的数据设置中检测到被研究的立方体的表面，这种算法向下一个立方体推进。这种分离和征服的方法允许表面变得平滑，从而获得三维多边形表面包围的体积。各三维多边体之和即为骨容积（BV）。比较不同大小的样品，采用标化指数（BV/TV）。

骨小梁面积密度（BS/BV）是指所选区域内骨小梁表面积除以区域内所有体素的总体积。单位为 mm^{-1}。受骨小梁结构形态影响较大，一般认为杆状结构比板状结构的小梁表面积密度高。骨小梁厚度（Tb. Th）采用三维直接测量法以厚度距离转换方式，用最大球体填充小梁结构计算出所有体素的平均厚度，单位为 mm（见文末彩图 6-1-2-38）。骨小梁间隔（Tb. Sp）用同样的算法计算，只是代表非骨性部分的骨髓腔用球体填充，骨小梁间隔为骨髓腔的平均厚度，单位为 mm。骨小梁数量（Tb. N）为所选区域内的骨小梁数量。采用厚度距离转换方式，提取能够完整填充结构的球体中点，计算出各点中轴平均距离，求出其反函数，单位为 mm^{-1}。

结构模型指数（structure model index，SMI）建立在三角形骨表面的辨别分析的基础上，通过三维成像分析计算得来。用于评价骨小梁的结构形态，理想“杆状（rod-like）”结构的 SMI 为 3，理想“板状（plate-like）”结构为 0，且独立于物体大小，致密结构可为负值。“杆”样和“板”样经常被用于松质骨的分类。松质骨结构衰败的特征是骨小梁从板状成分向杆状成分转变。对于有相等厚度的骨小梁“板”和“杆”结构来说，其值介于 0~3 之间，依赖于骨小梁板与骨小梁杆的体积比率（图 6-1-2-39）。

各向异性度（degree of anisotropy，DA）是评价骨小梁结构方向性的指标，反映骨小梁顺应力分布的优势方向及骨强度的优势方向。定义为椭圆体截距长度平均值（MIL）的最大半径和最小半径之比。MIL 的分布通过平行测试线在三维图像的不同方向计算。某方向的 MIL 是该方向测试线的总长度除以该方向被在同一方向的测试线的骨髓骨面交叉数目之商。MIL 椭圆体通过用最小均方拟合，将各方向的 MIL 拟合为直接的椭圆体计算得到（见文末彩图 6-1-2-40）。骨小梁连接密度（connectivity density，Conn. D）是评价骨小梁连接特性的重要指标，为标化体积后的 Euler 指数，单位为 mm^{-3}（图 6-1-2-41）。量化骨小梁连接性的欧勒特性（Euler characteristic）——能在没有骨骼化图像处理以前，用 μCT 进行测量。如果所有的骨小梁和骨髓腔相互连接（没有孤立的骨髓腔），那么两种成分系统的连续性（c）能直接从欧勒特性（e）中推导出来，c = 1−e。连接密度测量与骨体积呈高度线性相关，也可为非线性相关关系，结果不一，其原因可能是所研究的样品及样品大小不同所致。大量骨小梁板状结构的穿孔可造成骨小梁连接密度的假性增高。

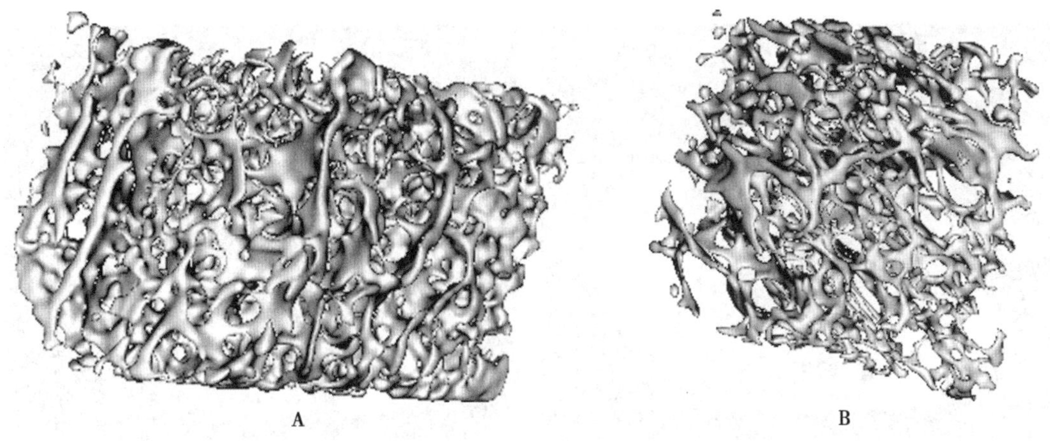

图 6-1-2-39　绝经后骨质疏松妇女与正常妇女骨小梁结构形态差异

A. 正常妇女；B. 绝经后骨质疏松妇女。正常妇女的骨小梁以板状结构为主，绝经后骨质疏松妇女的骨小梁以杆状结构为主（各向同性分辨率为 42μm）

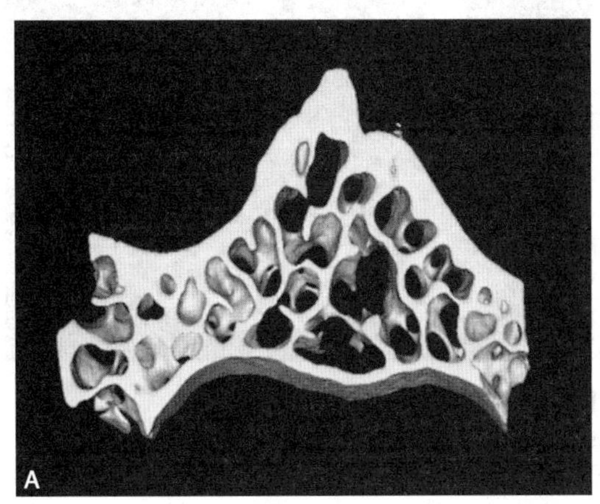

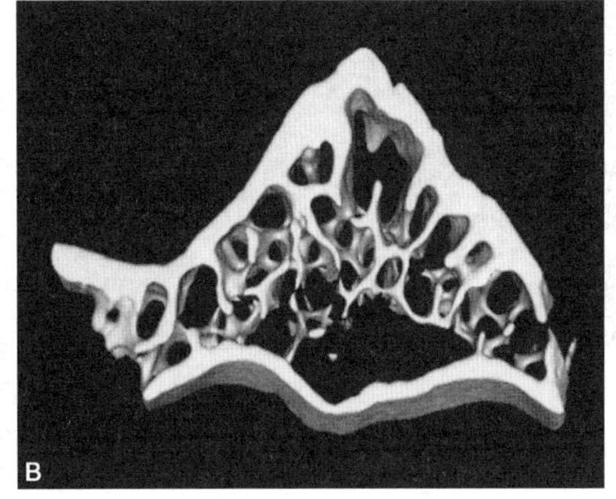

图 6-1-2-41　去卵巢（OVX）与假手术（SHAM）大鼠椎体松质骨连接密度比较

A. SHAM 大鼠第 5 腰椎；B. OVX 大鼠第 5 腰椎。OVX 与 SHAM 比较，OVX 松质骨表现为明显的断裂和分离，连接密度显著下降（各向同性分辨率 15μm）

μCT 皮质骨的测量参数包括皮质骨厚度（Ct. Th）、皮质骨内径周长（In. Pm）、皮质骨外径周长（Ot. Pm）、皮质骨面积（Ct. Ar）、骨髓腔面积（Ma. Ar）、截面总面积（Tt. Ar）、截面惯性矩（moment of Inertia，Mm）。截面惯性矩是指截面各微元面积与各微元至截面上某一指定轴线距离二次方乘积的积分，其数值反映了骨强度的大小。皮质骨在疾病状态下的微结构退变主要表现为皮质骨变薄、穿孔和骨髓腔面积的增大（图 6-1-2-42）。近年来发展出来的更高分辨率的纳米 CT

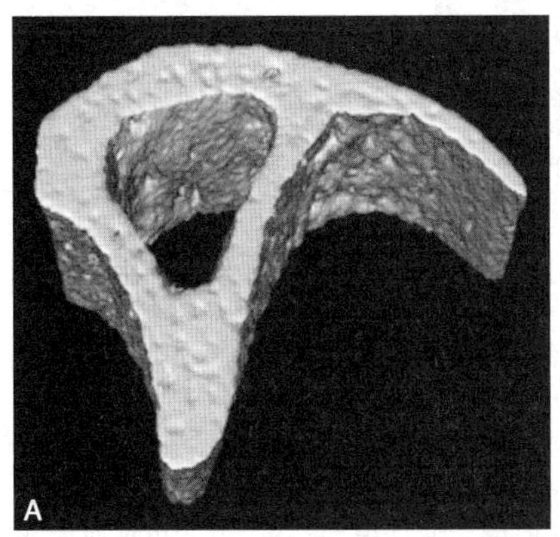

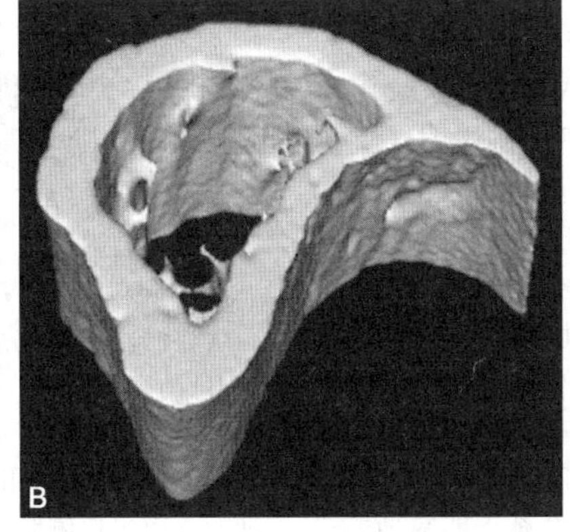

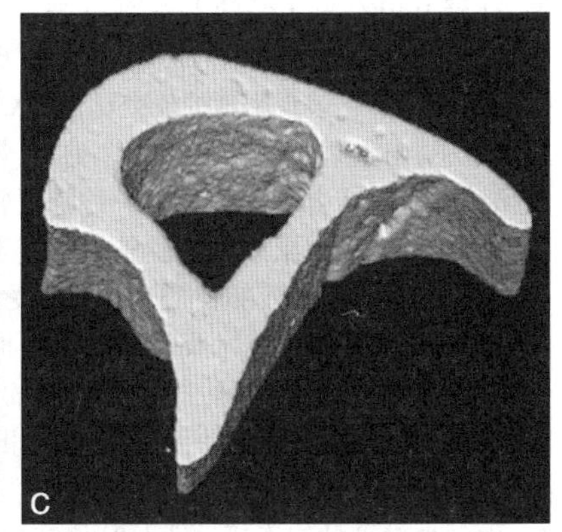

图 6-1-2-42　小鼠皮质骨显微 CT 扫描

A. OPG 基因敲除（$OPG^{-/-}$ 小鼠）；B. 正常野生型小鼠；C. 唑来膦酸治疗后的 $OPG^{-/-}$ 小鼠；$OPG^{-/-}$ 小鼠相比其他小鼠皮质骨变薄、穿孔（各向同性分辨率 7μm）

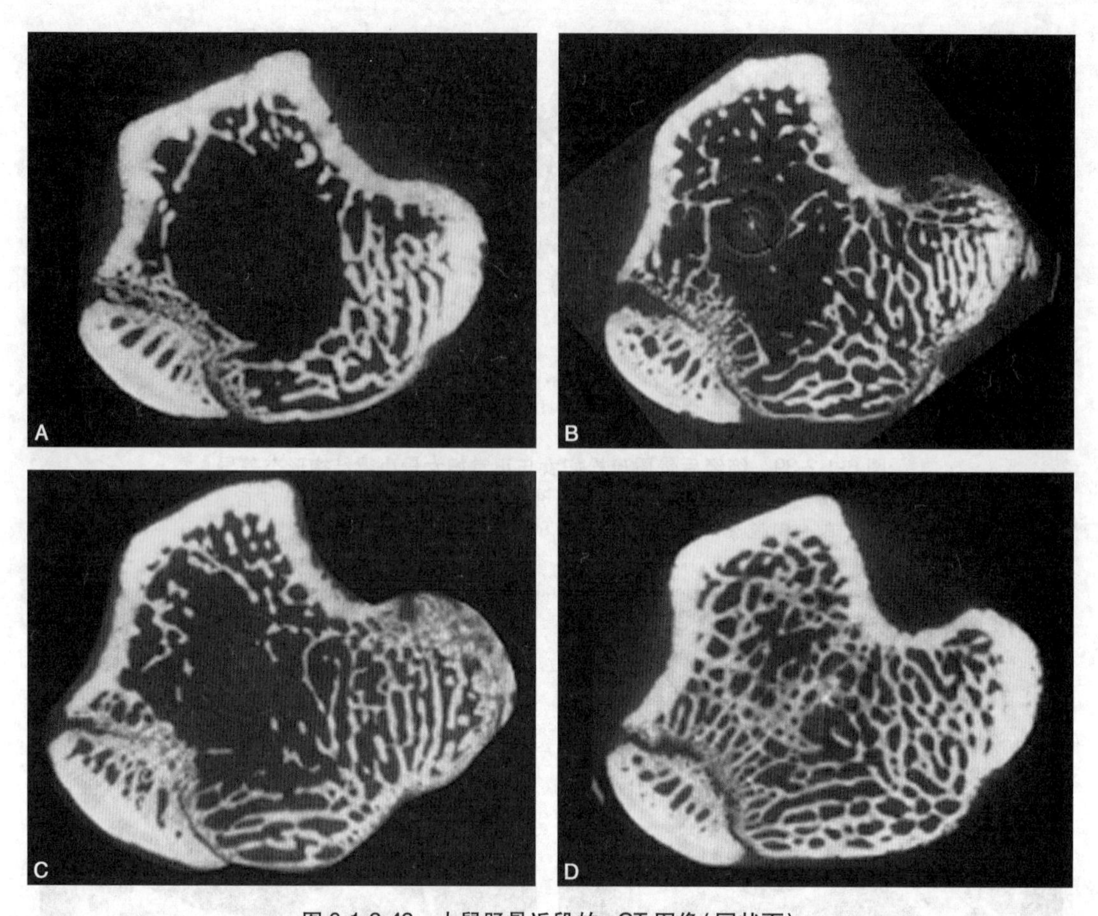

图 6-1-2-43 大鼠胫骨近段的 μCT 图像(冠状面)

A. 大鼠去卵巢(OVX)15 周;B. OVX 大鼠补充 10μg/(kg·d)的 17-β 雌二醇后;C. OVX 大鼠补充 5mg/(kg·d)的染料木素后;D. 假手术(SHAM)组(各向同性分辨率为 8μm)

(nano-CT)或同步加速器是评价皮质骨微结构的最佳方法。

(三)μCT 的常规应用 μCT(显微 CT)已经广泛应用于活体或动物骨微结构的测量。以去卵巢模型为例,骨量丢失的敏感部位主要为胫骨近端和股骨远端的松质骨(图 6-1-2-43)[128-130]。我们发现卵巢切除可导致松质骨骨体积分数下降,骨小梁变薄、数目减少,骨小梁间隔增大,连接密度降低,骨小梁结构形态趋向于杆状。补充 5mg/(kg·d)的染料木素(植物雌激素)能促进松质骨矿物质沉积和骨小梁增厚,补充 10μg/(kg·d)的 17-β 雌二醇可对抗雌激素缺乏引起的显著的骨量丢失和微结构退变(图 6-1-2-44)。μCT 三维测定的骨小梁表观密度的改变比用 DXA 所测的面积骨密度更敏感,与生物力学性能相关性更高,骨体积分数与骨小梁微结构参数结合起来比单用一种能更好地预测松质骨的生物力学性能。大鼠椎体松质骨由于易于进行生物力学试验,并且与人体骨折部位类似,同样受到诸多研究的关注[131-133]。借助 μCT 技术我们可以很好地解释为何氟化钠(NaF)虽有显著促进成骨、提升骨密度的作用,但反而增加骨折风险。研究发现,NaF 治疗后的去卵巢大鼠,骨体积分数虽显著增加,但主要表现为骨小梁厚度和组织骨密度的增加,而骨小梁自身的连接性能及其他结构参数无明显改善,因此,尽管氟化钠能部分纠正大鼠去卵巢所致的骨量丢失,但无法提升其椎体的生物力学强度[134,135]。

在大鼠失用性骨质疏松模型的研究中,我们以肌注肉毒素(clostridium botulinum toxin,BTX)诱导大鼠单侧局部肌麻痹。在大鼠单侧肢体股四头肌注射肉毒素,患肢出现肌肉挛缩,8~9 天后骨骼肌恢复部分负重功能,其因失用而出现的骨量丢失与临床上急性脊髓损伤或因膝关节和髋关节手术而卧床患者的骨量丢失相类似。我们发现,肌注肉毒素可导致失

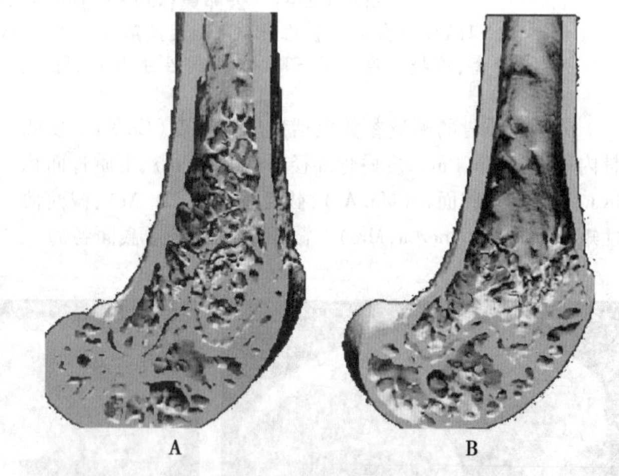

图 6-1-2-44 小鼠股骨远端的 μCT 图像(矢状面)

各向同性空间分辨率(9μm);和年龄匹配的假手术对照(A)比较,卵巢切除导致骨小梁体积和其他骨小梁微结构(B)的显著丢失

用侧股骨的皮质骨矿物盐含量、皮质骨骨密度、皮质骨面积和截面总面积以及松质骨的骨体积分数、骨小梁厚度、骨小梁数量和骨小梁连接密度明显下降，骨小梁面积分数、骨小梁间隔和结构模型指数显著增加；股骨四点弯的最大力、弹性模量和屈服力明显减低；而加用雷尼酸锶干预后，可阻止其骨量丢失和微结构的退变，恢复力学性能[136]（图6-1-2-45）。

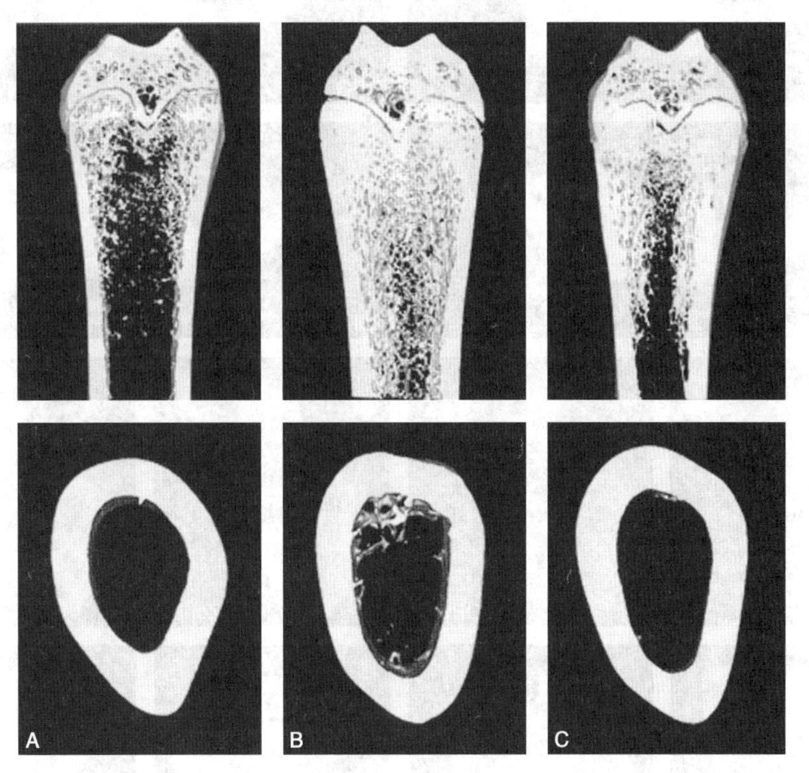

图6-1-2-45　大鼠股骨远端（冠状面）及皮质骨中段（横断面）的μCT图像

A. 肉毒素组（BTX组）；B. 肉毒素+雷尼酸锶组（BTX+SR组）；C. 对照组；BTX组较对照组皮质骨变薄，骨小梁数目减少，分布稀疏、断裂、消失；雷尼酸锶干预后可阻止肉毒素诱导的失用性骨量丢失和微结构退变（各向同性分辨率14μm）

基因敲除或转基因的小鼠模型在研究骨质疏松和其他骨代谢疾病方面发挥重要的作用。OPG、RANK和RANKL系统是骨代谢调节的关键途径之一。RANKL调节破骨细胞的分化和功能，OPG作为RANKL的可溶性诱饵受体，与RANKL竞争抑制其与RANK的结合，进而抑制破骨细胞的形成和激活。我们应用μCT扫描可以清晰地发现，OPG基因敲除（$OPG^{-/-}$）的小鼠表现出严重的松质骨丢失和皮质骨穿孔，伴随着生长板结构的破坏，骨骼脆性增加，易于发生骨折，骨量丢失因部位的不同而存在差异，而唑来膦酸可阻止$OPG^{-/-}$小鼠的骨量丢失（图6-1-2-46）[137,138]。PTHrP基因无义突变的同源小鼠出生时由于严重的骨骼畸形而死亡，而异源突变鼠能生存下来，至3月龄时出现低骨量，以骨小梁体积降低和骨髓脂肪增多为特征，PTHrP野生鼠和异源缺失小鼠在4月龄时去势，5周后处死，应用μCT采用9μm分辨率检测小鼠的骨小梁结构，PTHrP异源缺失鼠的骨标本与野生鼠比较，大部分参数有显著的变化。然而，骨小梁的数目和厚度在两组间无明显区别。上述发现提示PTHrP单倍体缺失会导致成年鼠骨形成的异常[139]。

生血干细胞限制性蛋白含肌醇-5磷酸酶的Src同源物（SHIP），通过使其底物3,4,5-三磷酸肌醇去磷酸化阻断三磷酸肌醇激酶始动途径。$SHIP^{-/-}$鼠含有较多的破骨细胞前身细胞巨噬细胞，破骨细胞的数目取决于这些细胞寿命的延长和其前身细胞对M-CSF和RANKL敏感性的增加。与Paget骨病相类似，$SHIP^{-/-}$鼠破骨细胞体积增大，细胞核可多达100个，且骨吸收能力增强；血清IL-6水平明显升高。松质骨微结构表现为骨小梁体积分数、骨小梁厚度、数目和连接密度等下降，生物力学性能降低，提示SHIP是调节破骨细胞的形成和功能负性因子，此酶的缺乏会导致严重的骨质疏松。Zmpste24是内质网的一种完整的膜型基质金属蛋白酶，Zmpste24缺乏鼠的最主要异常表型是自发性多发性骨折，与成骨不全鼠模型出现的情况类似。与野生鼠相比，$Zmpste24^{-/-}$的皮质骨和骨小梁的三维骨微结构有明显的骨丢失[25]。BMP在出生后骨形成中的生理作用还不明确，Smad基因敲除鼠与对照组比较，胫骨近端骨小梁的体积、成骨细胞数和骨形成率分别减少27%、38%和44%。μCT检测显示胫骨和股骨的骨小梁体积、数目、厚度和连接性密度均下降，而骨小梁分离度增加。dnBMPR转基因鼠与Smadl基因敲除鼠的表型相同，也就是说，阻断BMP信号使骨小梁体积和骨形成率下降。这些结果证明Smadl对出生后的骨形成是必需的，提示BMPs的骨形成作用是由Smadl信号途径介导的[140]。

随着小鼠基因操控技术的发展，人们对以老年鼠作为动

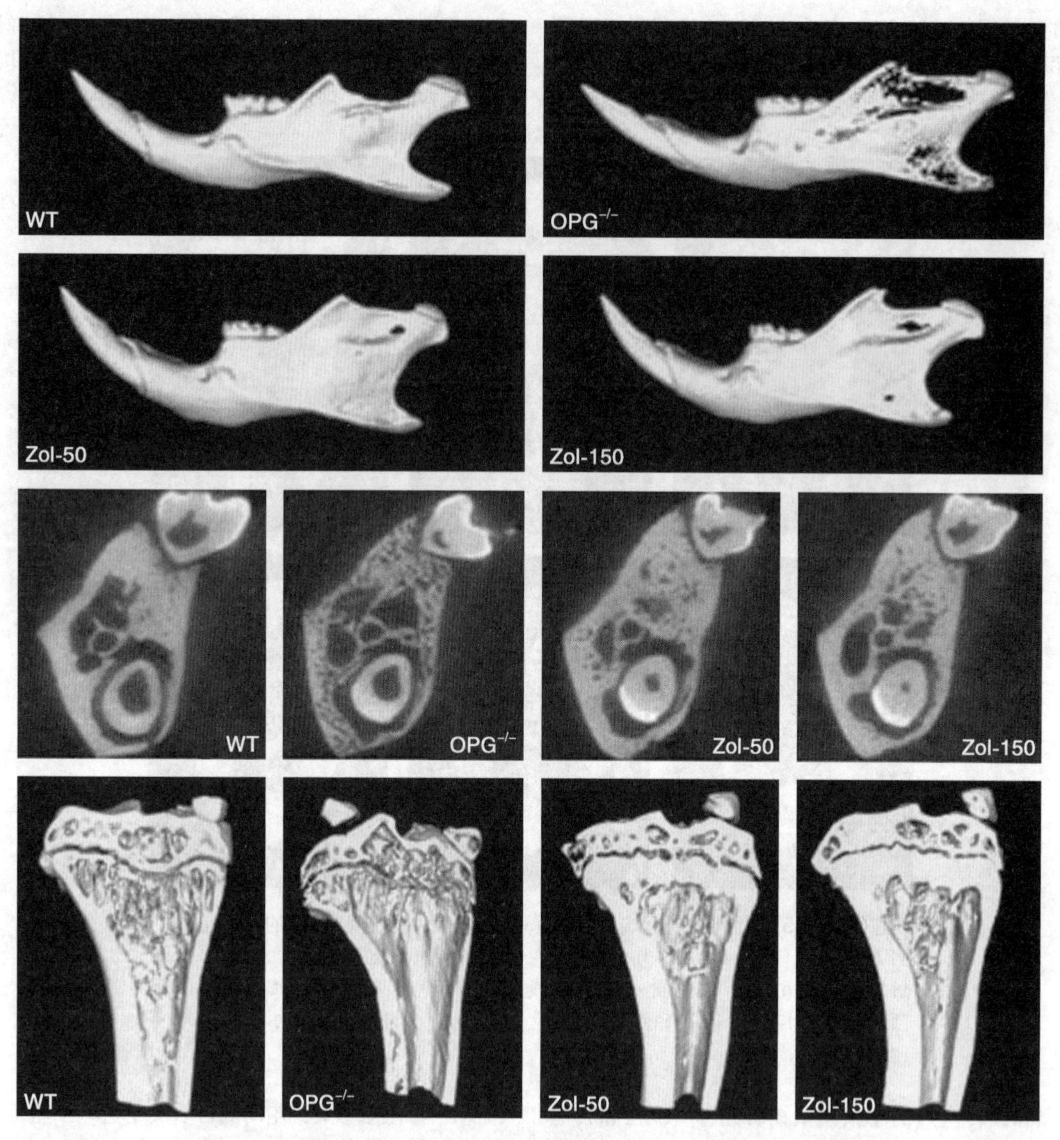

图 6-1-2-46 唑来膦酸对 OPG$^{-/-}$小鼠下颌骨及胫骨骨量丢失的影响

WT：野生型；OPG$^{-/-}$：OPG 基因敲除小鼠；Zol-50：OPG 基因敲除小鼠每周注射两次 50μg/kg 的唑来膦酸；Zol-150：OPG 基因敲除小鼠每周注射两次 150μg/kg 的唑来膦酸

物模型研究人类增龄相关的骨丢失日益关注。事实上，由于小鼠不同种系之间峰值骨量的明显不同，目前大部分的工作集中于寻找与高或低骨量相关的基因，然而，问题在于大鼠随增龄或雌激素缺乏是否伴随着骨丢失。如果有的话，其骨丢失和骨结构的变化方式是否与人增龄时的情况相类似。

近年来，μCT 在临床的实际运用也取得了一些重大突破。最近有研究应用 μCT 扫描同一妇女绝经前和绝经后髂骨发现(图 6-1-2-47)，髂骨的松质骨微结构在绝经后有显著改变。骨小梁结构形态由板样结构向杆状结构转变，年变化率为 12%；骨小梁厚度的年变化率(-3.5%)大于骨小梁数目(-1.6%)和分离度(+2%)的年变化率；各向同性增加，各向异性的年下降率为 0.7%。这些发现不同于传统二维的组织形态计量学。在组织形态计量学中，在绝经后和随着增龄，骨小梁变薄甚至消失仍是一个有争论的问题。借助 μCT 技术，骨质疏松骨微结构改变的主要机制得以阐明，即由于骨小梁穿孔，整个成分的丢失，残余的骨小梁会更广泛地分离，一些可能发生代偿性增厚。在衰老早期，非主应力方向的骨小梁优先丢失，导致各向异性增加，随后出现主应力方向骨小梁的穿孔或消失，最后各向异性下降，各向同性增加。

松质骨微结构和骨小梁的空间组织结构相呼应。各向异性为在松质骨组织结构分布中存在的优势方向。松质骨组织的各向异性主要涉及骨小梁的优先选择方向，也被骨强度值的方向性反映。在骨组织受到外力的影响下，各向异性建立起来，在优先选择的方向允许建立对这些外力的对抗。Sugita 观察到了各负荷方向骨强度的改变。这些改变即为骨强度的各向异性特征，骨小梁的各向异性可预测骨折危险性。松质骨的各向异性依部位而定。在一个使用二维成像技术比较人类样品的松质骨、股骨远端、股骨近端和椎体特性的研究中，股骨远、近端松质骨的各向异性最高，而椎体松质骨的各向异性最小。

在另一个用重组人 PTH 治疗前后配对骨活检的研究中，μCT 技术很好地弥补了二维组织形态计量学的缺陷，同

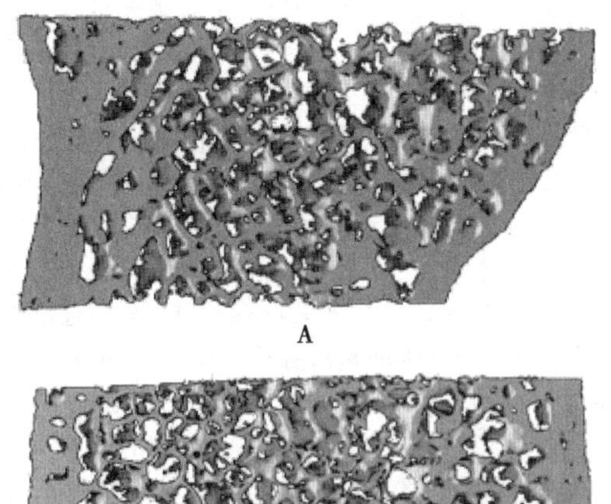

A

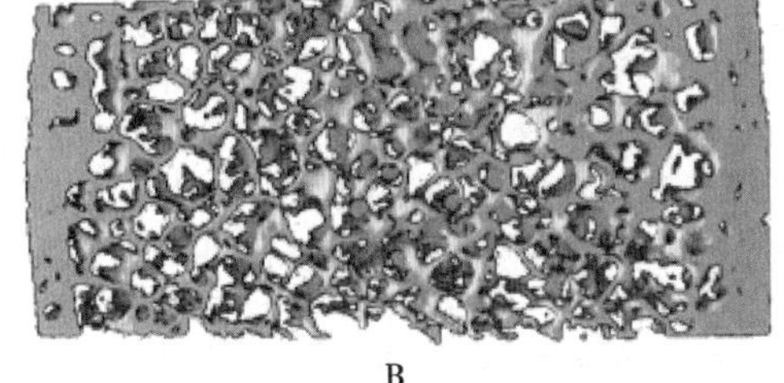

B

图 6-1-2-47 双侧髂骨翼活检标本的 μCT 图像

第一次活检时,其身体健康,未绝经,年龄为53岁;第二次活检时,从对侧取样(5年后绝经),应用三维分辨率为17μm;髂骨翼两侧的皮质骨和骨皮质之间的骨小梁在两张图像中均可辨别;骨小梁结构在绝经前一般呈现为板状(A);绝经后(B)三维骨小梁结构改变明显,三维骨小梁体积减少,骨小梁分离度增加,骨小梁变薄和各向同性增加,从而形态从平板状变为棒状结构

时验证了二维组织形态计量学发现[141,142]。传统的骨组织形态计量,建立于以二维切片为基础的体视学算法,这导致活检标本中的仅少数中心部分的薄切片可以用于分析,由于所获样本的信息量下降,微结构参数的偏差和变异增大。而μCT可以直接无创地测量整个活检的中心部分,提供的骨微结构参数更稳定。

PTH作为一种主要的钙调激素,每日一次给药使骨形成增加,骨量增多。自1929年初次报道使用甲状旁腺提取物注射大鼠使其骨钙量升高之后,临床前期及小规模临床试验已表明间歇使用PTH,对骨有显著的促合成作用,PTH注射对人皮质骨的效果存在争议[29-31]。某些小规模的早期临床研究发现PTH治疗使外周(appendicular)骨BMD降低,而使椎体BMD升高。其他研究发现PTH治疗对桡骨远端或股骨颈的BMD影响较小,因而推断PTH对松质骨的合成作用可能是以皮质骨的消耗而获得的。近期,大规模的随机双盲多中心研究——骨折预防试验,与安慰剂对照,测试重组人PTH_{1-34}(teriparatide,$rhPTH_{1-34}$,TPID)对1637名绝经后女性骨质疏松治疗的作用。注射20μg/d或40μg/d的teriparatide平均19个月,腰椎和股骨近端BMD增加,同时椎体和非椎体骨折的发生率明显下降。研究者从参加骨活检研究的102人中选择51对髂嵴标本,这些活检标本均来源于17个国家的99个中心的绝经后骨质疏松的女性(参加此次的随机、双盲、安慰剂对照预防骨折试验)。通过二维组织形态学分析,teriparatide使骨小梁体积明显增加,骨髓星点容积(marrow star volume)减少,不导致骨质软化,对骨矿化沉积率或壁厚亦无显著影响;通过三维形态学分析松质骨和皮质骨的结构,PTH使骨小梁结构模型指数明显下降,骨小梁连接密度增高和骨皮质厚度增加,PTH改善骨小梁的形态,使其更趋向于板层结构,松质骨和皮质骨的形态学改变使其生物力学性能得到改善(图6-1-2-48),这与最终减少椎体和非椎体的骨折发生率相吻合[29-30]。

研究表明简单的二维形态剂量学无法显示出某些松质骨微结构相关参数如骨小梁数目(Tb.N)、骨小梁厚度(Tb.Th)及骨小梁间隔(Tb.Sp)在PTH治疗前后的变化,然而,基于μCT的三维微结构参数和骨髓星点容积等提示有显著性变化,更进一步体现了μCT技术在对小样本进行微结构分析的优势(如骨活检)[29-33]。为了明确μCT检测的可重复性,对来源于不同组的20个标本进行重复扫描和分析,变异系数的平方根骨小梁体积分数为2.6%,骨小梁数目为3.6%,骨小梁厚度为5.9%,骨小梁分离度为4.0%,骨小梁各向异性为3.3%,结构模型指数为2.1%,骨小梁连接密度为3.9%,皮质骨的多孔性(Ct.Po)为2.7%,骨皮质厚度(Ct.Th)为2.9%。在安慰剂对照组每年中位数变化的百分

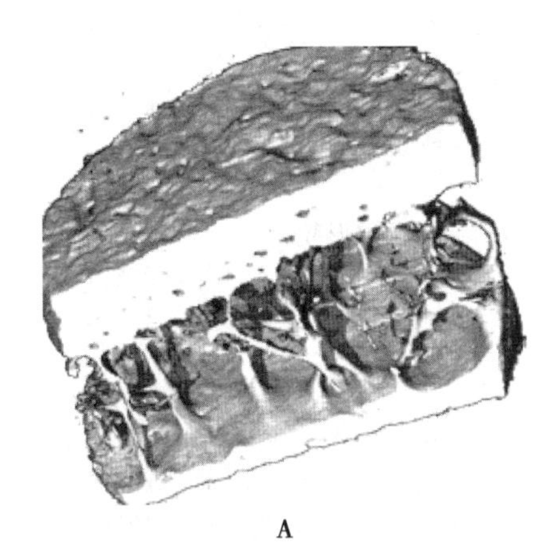

A

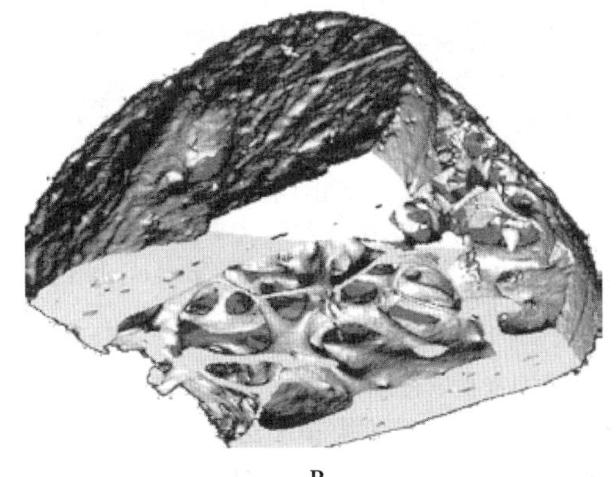

B

图 6-1-2-48 成对髂骨翼活检的 μCT 图像

从图可见,骨皮质间的皮质骨、骨小梁微结构和连接性与未用干预时的骨活检标本(A)相比,PTH 20μg/d治疗后(B)骨小梁体积、骨小梁连接性和皮质骨厚度均增加,同时治疗后骨活检标本骨小梁形态从条(棒)状变为更趋向于板状;此组成对骨活检标本来自PTH 20μg/d治疗21个月的65岁女性

率:骨体积分数为4.7%,结构模型指数-4.6%,骨小梁连接密度为0.2%,皮质骨的多孔性为-14%;而在PTH治疗组,骨体积分数为4.7%,结构模型指数为-8%,骨小梁连接密度为13%,皮质骨的多孔性为0.5%,骨皮质厚度为14%。μCT在髂嵴活检标本定量分析松质骨和皮质骨的三维微结构方面显示出优越的可重复性,可用于对骨质疏松和其他代谢性骨病病理生理的研究及治疗疗效评估。

我们应用μCT对绝经后骨质疏松女性在雌激素补充治疗(ERT)前后髂嵴的活检标本进行扫描发现,雌激素补充治疗后骨小梁结构形态由杆状向板状的转化比率为14%,骨小梁体积分数、骨小梁厚度和数目、骨小梁间隔和连接密度无统计学变化。这些发现提示ERT不仅能保存现存的骨小梁的三维微结构,而且能逆转骨质疏松时,骨小梁形态板状向杆状的退变,这种逆向变化有助于提升骨的生物力学性能,降低骨折的危险[27]。

μCT在研究中还有其他用途[32,33],例如可定量测量鼠ILizaror腿延长过程中的骨生成,以及定量鼠颅骨缺失模型中的骨形成;在小鼠类风湿关节炎模型中,μCT可以定量关节磨损和骨吸收增强所致的骨丢失,以及治疗后的反应。在狗的骨关节炎模型上,可用66μm分辨率的μCT检查软骨下骨改变。三维μCT和二维组织形态计量学研究表明前十字韧带横断3个月和6个月后,狗股骨和髌骨的骨表面分数增加,而骨容积分数下降。组织形态计量学也表明骨形成率增加。股骨的μCT图像显示在股骨髁和股骨滑车嵴的骨表面有多个凹陷,而软骨的大体检查仅显示在相应部位有污点,提示在骨关节炎的发展过程中软骨下骨破坏早于关节软骨损害之前。此外,μCT也可用于牙齿、异位钙化、移植物钙化和血管成像等的研究[22,34,35]。

(四)μCT的应用进展 由于μCT卓越的空间分辨性能,使无创、实时观察骨微结构微应变变化成为可能,μCT结合有限元分析技术应运而生。有限元分析法是常用的分析不规则变形体的力学方法,可通过分析骨骼几何形态和材料特性来预测骨强度[13,36,37]。其核心思想是:将连续弹性体分割为若干个单元(element),各单元以节点(node)相连,进行力学分析,然后将分析结果组合模拟成该弹性体力学模型,计算出整体力学特性。以往,骨组织有限元模型(finite element model,FEM)建立需采用磨片法、微观切片法等对样品加工,获取模型数据。操作过程繁杂,对模型本身有不可避免的数据损耗,且难以完成几何形状复杂、数据量大的分析。在结合了μCT之后,样品可直接经CT实时、动态扫描,图像分辨率高,可直接进行三维重建,极大提高了有限元分析法的精度、速度。

μCT还可以与纳米压痕技术(nanoindentation)和原子力显微镜(atomic force microscopy)相结合用于骨微纳观生物力学的测量。纳米压痕技术通过纳米级加载装置,压痕材料表面,测量表面硬度,可预测骨组织的材料力学特性,其分辨率高、定位精确、测量数据直观、可靠(图6-1-2-49)。原子力显微镜通过应用纳米级探针,近距离扫描样品表面,扫描范围能达到数埃至数百纳米,用于骨组织材料表面的纳观分析[143]。

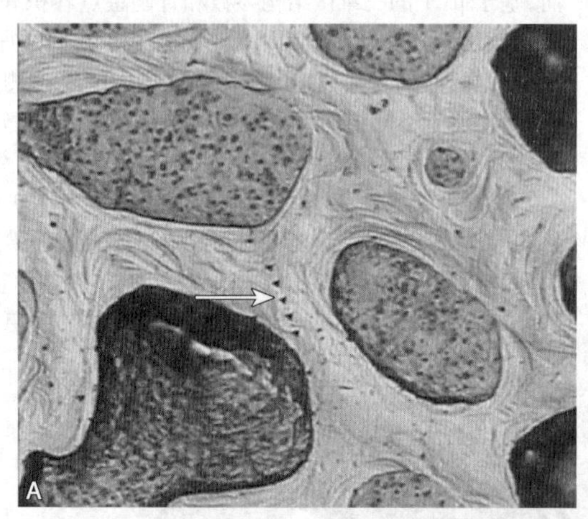

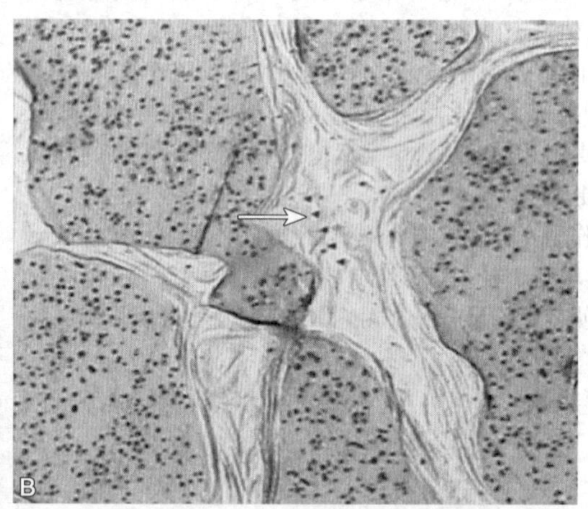

图6-1-2-49 大鼠椎体骨小梁表面的纳米压痕形貌

A.假手术(SHAM)大鼠;B.去卵巢(OVX)大鼠;从形态上观察,SHAM组骨小梁较OVX组更厚实,骨小梁间隔更小;白箭头所指为压痕实验后Berkovich型角锥压头在骨小梁上留下的残余塑性形变,镜下呈等边三角锥形

近年来,μCT技术自身也取得了更大的进展。通过使用新的X线光成分,同步加速器放射X线μCT达1μm的分辨率[144,145]。其改进之处在于,通过使用晶体单色器从同步加速器的低能带宽(0.001%~0.1%)的白色光束中选择被测样本的最佳能量,并确保光子流速率能有效成像。光束的单色性对测量精度的提高特别重要,传统的多色X线源由于在样品中有较强的X线衰减,导致重建的图像易于出现光束硬化伪影。同步加速器的X线强度高于普通X线球管,来自同步加速器X线源的高光子流和小角度的X线源的产生可使平行光束几何成像,能避免锥形束方法固有的分辨率丧失和失真,获得高空间分辨率和高信噪比的图像,同时持续的同步加速器X线谱能使检查活体小动物的放射量最小化。在分辨率小于1~5μm的条件下,同步加速器较X线球管是更好的选择。在同步加速器电子储存环(synchrotron electron storage ring)上使用μCT产生的图像可用于描述单个骨小梁矿物质负荷的微观变异,观察骨细胞陷窝和较大的骨小管骨体

积、形态和方向,以评价具体骨小梁的超微结构(图 6-1-2-50)。目前认为骨小梁超微结构的定量测量应包括基本多细胞单位(BMU)体积(伴激活→吸收→形成顺序的骨重建基本多细胞单位)、层厚和密度梯度。然而同步加速器 μCT 的硬件不易获得。电子储存环是固定的,不能用在实验室操作中,目前世界上仅有几个同步加速器放射中心。

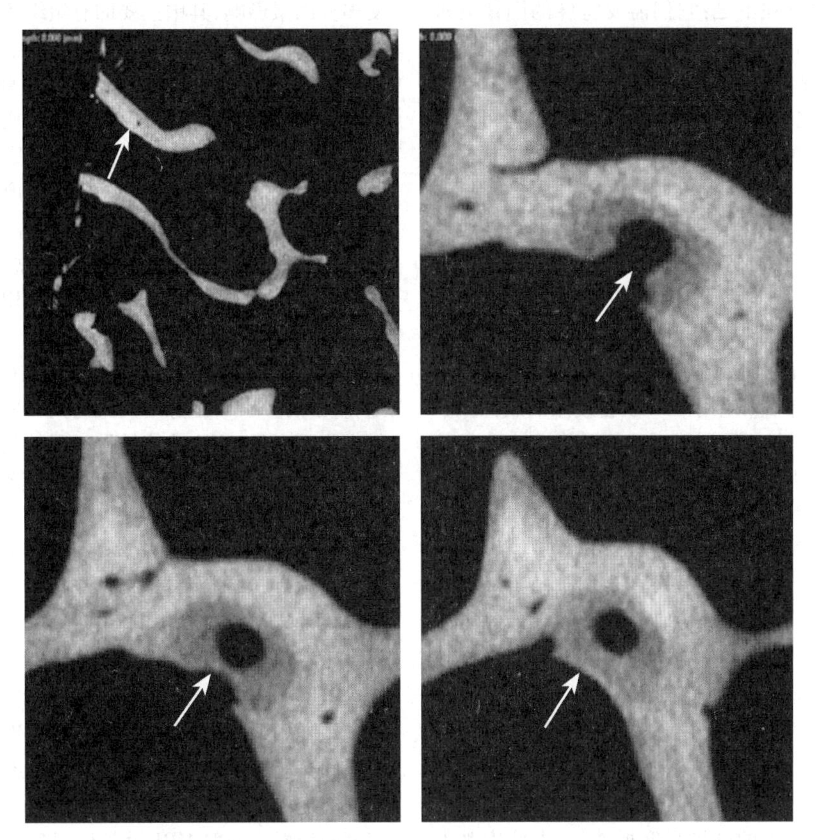

图 6-1-2-50　人类松质骨的骨吸收陷窝的 μCT 图像

白色箭头所示为人胫骨活检标本的骨吸收陷窝;其余孔隙为 Haversian 管

有研究应用同步加速器 μCT 检查活鼠胫骨近端干骺端发现,大鼠在去卵巢后 5~8 天骨小梁连接密度下降 27%,骨小梁体积分数下降 25%,持续至去卵巢后 50 天[146]。这些改变比生化标志物更快。去卵巢后 5~13 天启动雌激素替代治疗,可通过在已激活的骨重建单位上促进骨形成,同时抑制新的骨重建单位的产生,而恢复骨小梁的骨体积分数,但骨小梁连接密度无法恢复到基值水平。去卵巢大鼠间断使用重组人甲状旁腺激素(PTH_{1-34})能使现存的骨小梁变厚,提升骨小梁体积分数达到甚至超过假手术对照组的水平。当骨小梁连接密度丢失 50%以后开始治疗,PTH 不能恢复骨小梁连接密度。

【骨组织磁共振成像】

磁共振成像(MRI)与 CT、X 线及 B 超的成像原理均不相同,它是根据物质内部分原子核(如人体含量最多的氢原子核)磁特性的差异来反映物质的特性。氢原子核具有磁性,通过一定的物理过程,可以发出像无线电信号一样的具有特定性质的电磁波信号,MRI 设备用天线接收该类信号,再通过一定物理转换即可将电磁波信号转变为具有不同程度黑白灰阶的图像。氢原子核处于不同的分子环境中,其磁特性具有明显的差别。人体内正常组织与病变组织的分子环境不同,其磁特性各异,发射的电磁波信号或图像亦不相同。因此,MRI 不但能从组织水平诊断疾病,亦能从分子水平反映病变组织的特性,有利于疾病的早期诊断及功能评价。

许多研究表明骨质量和骨结构特性的变化独立于 BMD 之外,能引起骨生物力学性能的改变,或导致个体骨折危险性增加。除测定 BMD 外,有许多改进的技术和影像学方法用以评价骨结构。利用先进的影像技术评价骨结构,可以让我们进一步认识骨质疏松和其他骨病,为研究其病理机制提供依据。尽管非侵入性和/或无创性骨结构成像取得很大进步,但仍有许多问题有待进一步研究:如分辨率和标本大小的平衡;信噪比/放射剂量所需时间;设备的复杂性与昂贵性;方法的有效性与可操作性;周围骨和中轴骨的生理差别;临床诊断需要的高准确性和病情监测及治疗反应中需要的精确性等。

虽然先进的影像方法需要一定的设备和技术,但它们有许多优点。它们具备无偏倚、成像不受二维组织形态计量学中模型假设的限制的优点。由于它们能提供松质骨结构的三维图像,这就不必要对骨小梁是柱状或板状进行推测,从而直接测量出来,它们具有高度自动、快速、客观、操作简便和几乎不需要样品制备,可在任意方向直接测定骨三维结构、连续性和完整性;对实验组和对照组进行大样品无偏倚的比较,可减少抽样误差。它们的无创性优点使多项检测成为可能,如生物力学实验和化学分析。MRI 具有无创性,尤适于纵向研究,可使单个样品在纵向研究中多次重复测量。

从而减少实验中样品的数量，甚至可能代替静态组织形态学检查，是动态组织形态学检查的补充。这些无创性成像技术比组织活检优越，即其可在随访研究中对多部位进行重复检测。当然，这些技术也存在不足：它们需要特殊的图像处理方法对骨结构进行分割和定量，对特定骨结构存在空间分辨率的限制。它们不能提供细胞活动和矿化动态过程的信息。影像检查方法并不能完全代替骨组织形态学检查，但可提供更多有价值的信息，是对评价骨质疏松和骨疾病的常规检测方法的有益补充。

（一）基本原理 根据物理学原理，电荷沿导体运动产生磁场，导体切割磁力线又产生电荷。微观状态下，所有原子核均具有不停地绕自身轴旋转的特性，称为自旋（spin）。含单数质子的原子核，带正电荷，自旋时会形成小磁场。人体内数量最多的氢原子核（H^+），含一个单数质子，故简称质子，是目前所有临床应用MRI设备使用的成像原子核。在微观状态下，氢质子（原子核）具有自旋和产生磁场的特性。通常情况下（未进入磁体前），许多质子自旋形成的小磁场排列无序，其磁场强度互相抵消，人体宏观静磁场为零。如在人体外加一个均匀的强磁场（进入MRI设备的磁体后），氢质子小磁场除自旋外，尚有沿外磁场磁力线方向做一定角度的旋转运动的特性，这种运动形式称为进动（precession）。进动运动就像地球既沿自身轴旋转又沿太阳做倾斜旋转一样的一种运动形式。进动具有一定的速度，称为进动频率。进动频率与外磁场强度成正比。在进动状态下，质子自旋轴将按外磁场磁力线方向重新排列，多数与外磁场磁力线方向一致，处于低能态；少数与外磁场磁力线方向相反，处于高能态；低能态与高能态的磁场强度抵消后，人体宏观上具有与外磁场磁力线方向一致的磁场强度，称为磁化。在此状态下，用与氢质子进动频率一致的射频脉冲（radiofrequency，RF，一种电磁波）对质子进行激励，则受检部位的处于低能态的部分质子会从RF中吸收能量而跃迁。所谓跃迁是指处于低能态的质子转变为高能态状态，此一过程即为磁共振现象。RF停止后，被激励而发生能量跃迁的质子有自动恢复到发射RF以前的状态的特性，这一恢复过程称为弛豫过程（relaxation process）。氢质子在发生能量跃迁及弛豫过程中均要切割外磁场磁力线而产生电磁波信号，这一信号能被MRI系统的接收线圈接收到，通过一定的物理变换即可形成MRI的灰阶图像。

MRI的信号强度受多种因素影响，如外磁场强度、RF性质、组织中质子数量、质子在分子结构中的状态、质子所处的物理及化学环境等。质子数量及其所处环境和状态随组织结构及其病理变化而变化，因此，MRI可以显示不同器官、组织的解剖结构及其病理变化而诊断疾病。MRI信号强度又受外磁场强度、RF等诸多与机器设备性能有关的因素影响。因此，随着MRI设备的不同，MRI图像质量会有很大差别。一般情况下，随着设备磁场强度的增高，MRI图像质量及其所能提供的功能检查亦相应提高。

组织在MRI图像中的信号强度虽与其质子数量有关，但大部分软组织中所含质子数量相差不大，如只依赖质子数量因素成像将不能显示不同软组织间的信号对比，也难以分辨不同的解剖结构及发现病变。因此，目前的MRI图像用于显示组织信号差别的主要因素不是其质子数量，而是质子在发生磁共振现象后弛豫时间的差异。所谓弛豫时间（relaxation time）是指受激励的质子弛豫过程所经历的时间。弛豫时间受多种因素影响，其中主要的有组织T1时间和T2时间。组织中质子的T1时间愈短，其MRI信号愈强；反之，T2时间愈短，其MRI信号愈弱。质子的T1、T2弛豫时间随其所处的物理和化学环境不同而不同，如纯水中质子的T1、T2弛豫时间均很长，故其T1加权像呈低信号，而T2加权像呈高信号。脂肪中质子的T1弛豫时间短、T2弛豫时间较长，故其T1加权像呈高信号，而T2加权像呈较高信号。肌腱中质子的T1弛豫时间很长、T2弛豫时间又很短，故其T1加权像及T2加权像均呈低信号。根据以上特点，MRI图像很容易将水、脂肪与肌腱区分开来。在生理状态下，氢质子弛豫时间相对稳定，这是MRI能显示正常组织解剖结构的基础。在病理状态下，质子的T1、T2弛豫时间又会因其所处的物理和化学环境的变化而变化，MRI的信号强度则随弛豫时间的变化而发生相应改变，这是MRI能诊断疾病的基础。

（二）基本概念及术语

1. 特斯拉　特斯拉（Tesla，T）是MRI系统中设备主磁场强度的单位。根据主磁场强度不同，一般将MRI设备分为低场机、中场机和高场机。低场机主磁场强度低于0.5T，中场机主磁场强度为0.5～1.0T，高场机主磁场强度大于1.0T。1T=104Gs（高斯），地球表面磁场的平均强度为0.5Gs。

2. 梯度系统　梯度系统决定MRI设备机器性能、图像质量和其能提供的功能多少的MRI系统的重要部件。梯度系统决定MRI检查时定位的精确度、薄层扫描的能力、扫描速度的快慢。一般MRI设备只配备一套梯度系统。配备两套梯度系统的设备，即双梯度，也已应用于临床。双梯度是指设备自身配备适合不同部位器官检查的两套梯度系统，可使不同部位的MRI检查均能达到最佳效果。

3. 信号和灰阶　MRI虽然也用灰阶（通常说的黑白影像）成像，但它反映的不是组织的密度高低，而是其磁共振信号的强弱。影响MRI信号强度的因素众多，但大致与组织氢质子密度及T2时间成正比，与T1时间成反比。因此，质子含量少或缺乏的骨皮质及空气各序列加权像均呈低信号或无信号。自由水T1、T2时间均长则表现为T1WI呈低信号（黑），T2WI呈高信号（白），各种软组织根据其氢质子含量不同及T1、T2时间不一而具有不同的信号强度，图像上用不同程度的灰色表示。含造血细胞成分多的红骨髓在T1WI呈较低信号，T2WI信号增高。含脂肪成分多的黄骨髓，T1WI及T2WI信号均较高，但往往前者信号强度大于后者。大多病变组织在T1WI信号较低，T2WI信号较高。因此，在T1WI上病变常常与正常的黄骨髓形成良好的对比，而易于被发现。而T2WI时病变与骨髓的对比度下降，不利于发现骨髓内较小的病灶。因此，T1WI是观察骨髓内病变的基本序列。所谓磁共振彩色成像，是指人为设置一定的条件，使具有不同条件的组织形成不同的颜色，而使病变或设定结构与周围组织形成较大的对比，以利于发现或观察相应结构或病变。

4. 加权像　为了从多方面反映组织磁特性的差异，以提供更多的诊断信息，通过调整MRI扫描参数，或者编制不同的计算机程序进行图像采集，即可得到侧重于某一因素影响的组织磁共振信号图像，这种成像方法称为加权成像法。用加权成像法获得的图像称为加权像。目前主要使用的有如下加权像。

（1）T1加权像（T1WI）：主要反映组织T1时间长短对图像信号强弱的影响。如组织T1时间长（如水）、图像信号就弱（黑），组织T1时间短（如脂肪），图像信号就强（白），而组织T2时间对图像信号强度影响不大。因为机器不可能完全去除组织T2因素及质子密度因素对图像信号强度的影响，因此，不能称为T1像，而只能称为T1WI。

（2）T2加权像（T2WI）：主要反映组织T2时间的长短对图像信号强弱的影响。T2时间长，T2WI上信号就强（白），T2时间短，T2WI上信号就弱（灰或黑）。如正常脂肪组织比肌肉组织T2时间长，在骨骼的T2WI上，脂肪的信号就比肌肉的信号高。

（3）质子密度加权像［PDWI或N（H）WI］：主要反映组织中质子数量的多少对图像信号强度的影响。因人体内大多软组织质子含量相差不大，因此其对比度较差，但对某些部位组织（如关节软骨）的显示则较好。

（4）扩散（弥散）加权像（DWI）：主要反映组织内水分子的扩散速度对图像（其基础图像通常是T2WI）信号强度的影响。如自由水中的水分子扩散速度快，在T2WI采集图像时如加上DWI的成像参数，水分子的扩散运动就会使图像信号减弱。扩散加权像目前主要应用于脑内病变的研究与临床应用。但有越来越多的研究显示其对骨骼疾病的诊断与研究亦具有重要价值[1-3]。

（5）扫描参数：扫描参数是指扫描时可选择的可能影响MRI成像质量及图像特征的技术指标，如TR、TE、TI、层厚、层距等，参数不同可产生不同程度的T1WI、T2WI、PDWI、脂肪抑制、水抑制及水成像等反映组织不同特性的图像。不同的器官、不同的组织或不同的疾病均可能要求使用不同的扫描参数进行检查才可能达到最佳的图像质量和诊断效果。下面简要介绍数个对观察及诊断疾病有重要意义的扫描参数。

重复时间（repetition time，TR），为两次发射RF之间的时间间隔，因为每幅MRI图像都要经过多次发射RF才能完成其信号采集，每次RF之间的TR时间长短直接关系到图像为何种加权像。

回波时间（echo time，TE），为发射RF到机器开始采集图像信号之间的时间间隔，TE时间长短亦直接关系到图像为何种加权像。

反转时间（inversion time，TI），是指在发射直接用于采集图像信号的RF之前发射一个准备RF，该准备RF可使静止状态下质子的宏观磁场方向反向，故称为反转时间。发射准备RF与发射直接用于采集图像信号的RF之间的时间间隔即为TI。使用TI时间的脉冲序列称为反转恢复脉冲序列，该类脉冲序列可与其他脉冲序列结合而产生多种效果的图像。通过调节TI的长短，可得到对比度更好的T1WI、T2WI、抑制脂肪组织或抑制水信号的图像。

MRI与CT一样亦为断层成像，每幅图像均由一定厚度的片层组织的信号重叠而成，该片层组织的厚度称为层厚。两幅MRI图像之间的间隔距离称为层距。一般地说，要显示的器官或病变越小，要求扫描用的层厚越薄、层距越小。层厚、层距的设置与MRI机器性能有直接关系，机器性能越强，档次越高，能扫描并得到高质量图像的层厚越薄、层距越小。层厚、层距的设置与是否能显示较小或早期病变有直接关系。

5. 脉冲序列　脉冲序列有时简称序列，是为了能充分显示组织结构的对比、组织成分或功能，提高MRI扫描速度而设计的、由不同扫描参数构成的磁共振扫描计算机程序。目前常用的脉冲序列有常规脉冲序列和快速脉冲序列两类。两者均可产生T1WI、T2WI、PDWI等加权图像。为进一步提高MRI成像质量和速度，许多厂家已有将多种脉冲序列糅合而产生混合序列用于成像。

（1）自旋回波（spin echo，SE）：脉冲序列是MRI的经典成像序列。1.5T的高场强机器，TE小于25毫秒（ms）、TR小于600ms为T1WI，TE大于90ms、TR大于2000ms为T2WI，TR大于2000ms、TE小于30ms为PDWI。该序列图像质量好，解剖结构显示清晰是其优点。但其成像速度较慢，检查时间长，目前有被各种快速自旋回波序列代替的趋势。

（2）反转恢复（inversion recovery，IR）：脉冲序列是使用TI的序列，如将TI时间设定为700~800ms（1.5T），其后再加SE T1WI参数，可得到反转恢复T1WI，该种图像对比度比SE及FSE的T1WI图像对比度更好，缺点是扫描耗时更长。将反转恢复脉冲与快速成像序列结合已产生了许多明显缩短扫描时间的快速反转恢复序列。如将TI时间设置为160~170ms（1.5T）再加SE序列各种加权像的参数，称为STIR序列（short TI-inversion recovery，短TI反转恢复）或IR-fs序列（inversion recovery fat suppressed，反转恢复脂肪抑制）。该序列是目前能均匀地抑制扫描区域内脂肪组织信号的较好序列。只抑制脂肪组织信号有利于区别在T1WI及T2WI均呈较高信号的组织或病变的性质，帮助对某些疾病的定性。脂肪抑制序列特别有利于T1WI呈等信号、T2WI呈较高信号病变的发现。因为脂肪信号被抑制后，在骨髓内呈较高信号的病变可以与低信号背景形成良好的对比而被显示。这对显示骨髓、骨小梁结构等脂肪组织含量丰富区域的病变具有更大价值，有利于发现病变或帮助对病变的定性诊断。

（3）快速自旋回波（fast spin echo，FSE）：脉冲序列是SE序列的改进型，其TR、TE时间已不是SE序列传统意义上的TR、TE时间，而是有效TR、TE时间。以前该序列只能用于T2WI，目前已有多种加权像的FSE成像检查方法。该序列保存了SE序列图像对比度好的优点，其主要优点是成像速度明显加快。

（4）液体减影反转恢复（fluid attenuated inversion recovery，FLAIR）：是一个快速反转恢复技术，以前只使用T2FLAIR，该图像实质组织信号为T2WI，但自由水信号被抑制成低信号或无信号的黑影。T1FLAIR是目前在骨骼系统扫描经常使用的能使自由水信号变得更低、组织结构对比更好的T1WI。

（5）梯度回波（gradient echo，GRE）：脉冲序列可用比SE、FSE序列更短的时间产生T1WI、T2WI及PDWI，但该序列易于使氢质子含量差别较大的两种组织的边缘互相产生伪影。GRE序列除TR、TE外，尚用一个与RF强度有关的翻转角参数来确定扫描图像的T1WI、T2WI或PDWI性质。该类序列均对局部磁场不均匀较敏感，对于显示结构和判断某些病变的性质，如病变局部的铁沉积具有特别价值。扰相梯度回波(spoiled gradient echo，SPGRE)是梯度回波的变异型，可在甚短的时间内产生T1WI。改进GRE序列后可得到一系列的快速梯度回波脉冲序列，包括FGRE(fast gradient echo)和FSPGRE(fast spoiled gradient echo)，其产生的加权像性质与普通梯度回波相同，缺点亦类同，只是成像速度极快，多用于运动器官成像及某些脏器功能成像。

6. MRI平扫、增强与磁共振造影剂　平扫是指不使用磁共振造影剂的普通扫描。如从静脉注入磁共振造影剂同时或稍延迟扫描，称磁共振增强扫描。目前使用较多的增强扫描有普通增强扫描、动态增强扫描，以及对比剂首过灌注磁共振灌注成像多种。普通增强扫描简称增强扫描，是应用最广泛的磁共振增强技术，它可观察病变局部一般的血供情况，对时间分辨率要求不高，一般MRI设备均能完成检查。增强扫描尚有一次增强与延时增强扫描之分，可大致评价某些病变的血供情况及如血脑屏障等血管壁的功能，增加病变与周围正常组织的对比，提高某些病变特别是肿瘤的发现率并可帮助定性。

双期及多期动态增强扫描是指在注射造影剂同时对一层或多层组织进行多次快速扫描，其中首期扫描时间不应晚于造影剂从动脉到达检查组织的时间(一般不能超过注射造影剂后30秒)。多期动态增强扫描可动态评价病变的血供状况，造影剂在病变组织内的分布过程，病变组织内造影剂与周围正常组织造影剂分布过程及排空过程的差异，这些都有利于提高病变的发现率及定性诊断的正确性。目前已肯定双期及多期动态增强扫描可以提高小病变的发现率或增强已发现病变的定性诊断率，对垂体病变的发现与诊断价值尤高。磁共振动态增强扫描对机器的性能要求较高，中低档设备难以完成。

磁共振对比剂首过灌注成像是灌注成像的方法之一。这是一种对时间分辨率要求更高的MRI增强检查技术，它要求机器具有超高速图像采集及处理能力。灌注成像可以评价组织内微血管的分布及血流灌注状况，且可提供肿瘤的生长和代谢的生物学信息，对某些肿瘤的诊断和判断肿瘤级别具有重要意义，对于肿瘤的治疗及疗效评价和治疗后是否复发提供了一种可行的无创评估方法。

磁共振造影剂是与CT或X线造影剂完全不同性质的两种药物，它不引起病变局部的密度变化，而是通过干扰造影剂所在区域质子磁特性使病变局部磁共振信号发生变化而产生增强效应。具有不同目的的磁共振造影剂类别很多，许多虽已可应用于临床，但因使用数量少、价格昂贵，难以推广。目前使用最广泛的是能使质子弛豫时间缩短的顺磁性物质——钆-二乙三胺五醋酸(Gd-DTPA)。这种能静脉使用的造影剂不能通过完整的血脑屏障，不被胃黏膜吸收，完全处于细胞外间隙，无特殊靶器官分布，是一种相对经济、有效、无明显毒副作用的磁共振造影剂，注射该造影剂前不要求做过敏试验。使用该造影剂的增强扫描序列一般为T1WI。

7. 磁共振波谱　磁共振波谱(magnetic resonance spectroscopy，MRS)系无创活体生化物质分析方法。质子在磁共振的弛豫过程中释放的能量实际上也是一种电磁波，这种电磁波可以用一种装置接收，通过数学方法转换后如转变为振幅与灰阶的函数即为MRI，如转变为振幅与频率的函数，即为MRS。不但不同种类的原子核在弛豫过程中释放的电磁波共振频率不同，即使同一种原子核在不同的分子环境中，由于周围电子云的结构、分布和运动状态不同，其释放的电磁波的共振频率亦会有所差异，这种现象称为化学位移(chemical shift)。另外，同种原子核磁场之间的相互作用亦可能使其释放的电磁波的共振频率发生变化，此一现象被称为自旋耦合(J-耦合)。根据化学位移和自旋耦合两个特征，MRS即可将同种原子核的不同化合物，或同一化合物的不同分子基团在频率轴上区别开来。这是MRS的基本原理。

MRS用横轴代表共振频率，具有不同共振频率的物质在横轴上的位置不同；用波峰的高度及宽度代表所测物质的含量；直接测量波峰下的面积所得到的代谢物质的浓度，称为半定量法。用所测代谢产物的峰下面积与已知含量或含量恒定的代谢产物峰下面积的比值表达物质的浓度，称为相对定量。绝对定量方法复杂，目前很难做到。

在骨骼肌肉系统应用较多的^{31}P和^{1}H的MRS均已开展，但目前均尚处于临床应用前期阶段。

8. 高分辨率MRI与显微MRI　高分辨率MRI与显微MRI需要高场强的磁体、小而高效率的射频线圈。显微MRI一般只用于实验动物或人体离体标本的研究，其MRI设备的磁场强度达到9.4T或更高，图像分辨率可达到78μm。其对骨小梁的显示及测量分析与骨组织形态学计量分析几无差别。使用目前已广泛应用于临床的1.5T场强的MRI设备并使用特制射频线圈可进行高分辨率MRI显像，其图像层厚最薄可达到0.3mm，空间分辨率最大可达到78~150μm。但该类成像目前在活体尚只有指骨、跟骨、桡骨等距体表较近且体积较小的骨小梁的显示报告。高分辨率或显微MR结合三维成像技术可显示骨小梁的整体形态、骨小梁结构的连续性与完整性，并能进行定量分析，为骨小梁的研究提供了一种新的方法。

9. 定量MRI　定量MRI主要利用骨小梁与其周围的骨髓组织磁化率具有明显差异这一特性来完成。因为骨小梁与骨髓的磁化率具有巨大差异，骨小梁结构、形态及数量的变化均可以使其周围的骨髓组织磁特性发生变化，且这种变化与骨小梁的数量变化呈一定的数量级关系。因此，可以通过测量骨髓的某些磁特性参数的变化，而从量上间接推测所测区域骨小梁的数量变化。目前应用较多的是用梯度回波技术测量T2*。随着骨小梁网状结构的密度增加，局部骨髓组织T2*的时间相应缩短，而骨质疏松患者，随着骨小梁的密度降低，其T2*的时间延长。通过与标准骨髓或患者以前骨髓的T2*时间比较，即可计算出相应骨小梁减少的数量或动态变化速度。

10. 不适MRI检查的情况　主要包括以下几种：①装有心脏起搏器者；②体内有铁磁性金属植入物者；③铁磁性夹用于动脉瘤夹闭术后的患者，由于磁场可能引起金属夹移动而导致大出血；④早孕者；⑤病情危重需要监护者，因为心电监护仪、人工呼吸机和氧气瓶等急救设施不能进入MRI室

(自屏蔽好的机器例外)。

(三)磁共振骨组织显微成像 高分辨率磁共振和显微磁共振(μMRI)总称为磁共振显微镜,它作为研究骨质疏松的工具和潜在的临床评价骨质疏松的工具已受到广泛的重视。磁共振是一种无创性、无电离辐射性检查,能在任何方向提供三维图像,并能清晰显示骨小梁结构。MRI是一种复杂的技术,建立在高磁场的应用、导入射频波和受激氢质子产生的射频信号检测的基础之上。MRI能够清晰地显示骨结构是由于骨矿物质不含自由质子,因而不产生MRI信号,但骨周围软组织和骨髓含有丰富的自由质子,能产生很强的MRI信号。骨小梁和骨髓的磁性显著明显不一,这一差异引起磁力线变形,从而导致组织内局部磁场不均匀并改变组织的弛豫特性(relaxation property),例如,在梯度回波图像中,对显性横向弛豫时间(apparent transverse relaxation time)T2*的影响。

1. 骨小梁的弛豫时间 正常密度的骨小梁弛豫时间的缩短较骨质疏松的骨小梁弛豫时间缩短更显著。T2*和骨小梁网状结构的空间几何形状及其密度直接相关。MRI测定的弛豫率1/T2*和QCT测定的BMD值显著相关。测量显性横向弛豫时间T2*能够鉴别正常密度的骨小梁网和有骨质疏松的稀疏的骨小梁(图6-1-2-51)。近端股骨T2*能用于区分绝经后正常妇女和骨质疏松髋部骨折妇女。此外,通过间接测量弛豫时间,可以获得骨结构的高分辨率图像。

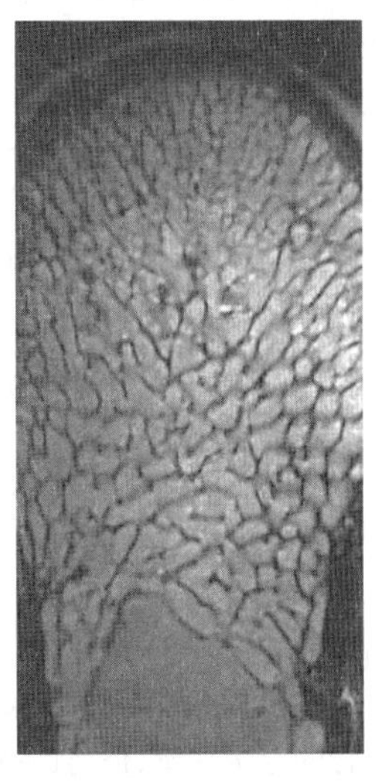

图6-1-2-51 羊股骨颈冠状面骨小梁网的MR图像

显像用9.4Tesla的400NMR,选用自旋回波序列冠状平面,层厚150μm,平面分辨率78μm

目前,MR显微镜仪用于评价外周骨骼的骨小梁结构,这有别于CT,CT能够测量中轴骨和外周骨骼。低分辨率图像参数能够解释Young氏模量中91%的变异,这表明无创性方法评价骨质疏松患者的骨小梁力学性能是可行的,采用有成像可能的高强磁场MR分光计,或采用小孔MR成像扫描仪能够获得超高空间分辨率。采用快速自旋回波技术和9.4Tesla磁场进行三维成像,检查人和牛离体立方骨标本块,三维空间分辨率达78μm。骨骼MRI参数和标准组织形态学参数相关性好。Antich等发现骨MRI参数随组织形态学参数变化而变化。比较MR显微镜和Feldkamp发明的μCT系统,发现CT测量松质骨体积的精确度比MR显微镜高(3%:6%),但MRI显微镜测量骨小梁数目的精确度比μCT高(1%:2.5%)。

MR图像表观除受空间分辨率影响外,还受以下多种因素的影响,包括磁场强度、磁场强度相关信号、采用的特定脉冲序列、回波时间和可获得的信噪比。MR图像的获得、分析和解释比建立于X线之上的CT图像复杂得多,采用自旋回波和梯度回波序列可以获得骨结构的高分辨率MR图像。梯度回波技术采样时间短,可能更适于在体临床检测。为获得自旋回波序列图像,用180° RF脉冲产生回波信号,而在梯度回波序列中要获取同样的回波则需采用反向梯度磁场。自旋回波和梯度回波图像中,显性骨小梁大小可能有别于骨小梁的真实大小。梯度回波图像中,骨小梁大小更易被高估[尤其在TE(回波时间)增加时]。TR即重复时间增加将导致信噪比和总的扫描时间增加。MR采样时,回波越宽或总扫描时间越长,则得到的回波时间越短,信噪比越低。由于上述参数在多方面相互影响,并影响图像的分辨率和质量,所以在测量时必须加以权衡和调整。

源于结构测量的二元图像的分割法受到挑战,因为适合的阈值法和缘边法(edge-based method)易于放大骨髓的磁化率差别,造成误将骨髓分辨为骨骼,总阈值(global threshold)和局部阈值(local threshold)已得到使用(图6-1-2-52),前者建立于灰度分布直方图的基础上,后者采用内部校正,其建立于脂肪、空气、肌腱和皮质骨的标准上。局部阈值测量跟骨松质骨组织形态学参数精确度约为3%~5%,能区别绝经前后健康妇女骨小梁的厚度和骨小梁的分离度。Hipp等采用分辨率为60μm的小孔显微成像波谱仪测量牛的离体骨标本块,观察到骨三维图像明显依赖于所选阈值和图像处理方法。Majumdar等用1.5Tesla和空间分辨率为117μm×117μm×300μm常规的临床MR仪研究人类尸体标本,将这些MR图像和μCT图像以及一系列的磨片进行比较,以研究平面分辨率和层厚对二维和三维组织结构参数的影响。传统的立体测量学参数在很大程度上依赖于分辨率,通过选取合适的阈值和图像处理技术,其中的一些参数可以被调整。因为在阈值法中操作者可调整参数会影响结果,所以推荐在同一研究中,测定所有患者或样品要采用相同的分割法。

2. 梯度回声序列 采用空间分辨率为156μm^2,层厚为0.7mm和改良的1.5Tesla梯度回声序列的临床MRI仪检测桡骨远端,可以清晰显示骨质疏松发展过程中骨小梁网完整性的丧失情况(图6-1-2-53)。同样,正常人群跟骨的MR图像显示跟骨不同部位骨小梁的方向明显不同。椭圆形(代表平均截距长度)具有优选的方向,因此可描出松质骨结构各向异性。在指(趾)骨MR成像,分辨率可达78~150μm,层厚可达300μm,指(趾)骨是MRI检测较方便的部位,78~150μm特别适于在体获得高信噪比和高空间分辨率图像,采用有特殊RF线圈的1.5Tesla的临床MRI仪,可获得骨小梁柱(条)和板的模型为基础的三维定量参数。有研究显示,在体桡骨和跟骨MRI骨小梁结构参数可以判断腰椎和/或髋部骨折。

骨质疏松中骨吸收增加引起骨小梁变薄,在采用MIL法

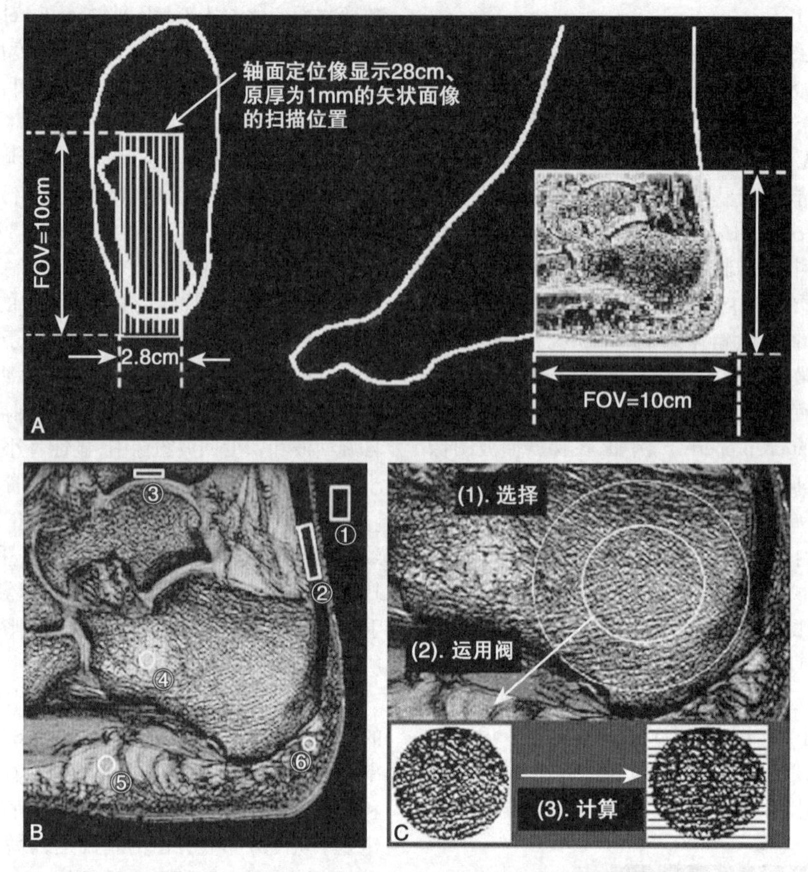

图 6-1-2-52 高分辨 MRI 骨小梁结构图像的获取和分析处理

跟骨 MRI 图像获取的图形代表;5TGE sigma® 成像器用改装的三维脉冲序列(TE/TR/α = 11ms/35ms/30°),平面分辨率 195μm×260μm,包绕跟骨的整个中心部分;MRI 分析过程:(1)ROI(兴趣区)分析的选择;(2)获取骨/骨髓两显像的 ROI 灰度水平阀值;(3)run-length 分析计算骨小梁结构参数;分割阈值内部校正的 ROI 定位;6 种 ROI 在 MRI 图像代表的部位被定义:①空气;②肌腱;③皮质骨;④骨髓;⑤和⑥皮下脂肪

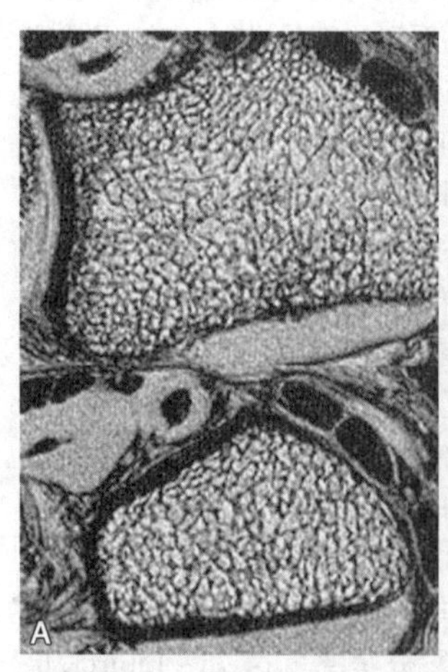

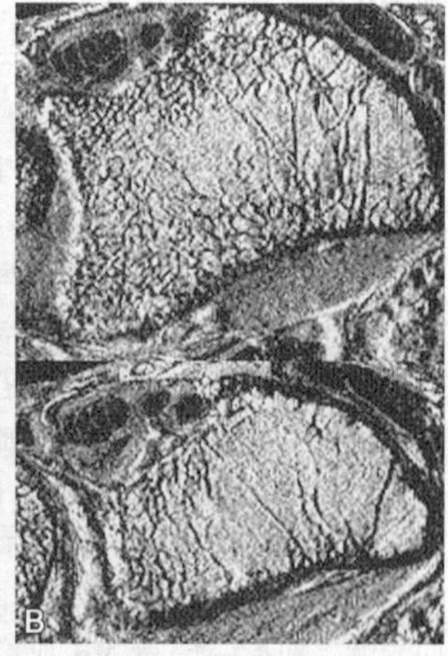

图 6-1-2-53 桡骨远端显微 MRI

35 岁绝经前妇女(A)和 76 岁有椎骨骨折的骨质疏松绝经后妇女(B)的桡骨远端骨小梁网;成像使用 1.5Tesla signa SR/230MRI,采用 8KHE 带宽的快速梯度回波成像序列,平面分辨率 156μm,层厚 700μm,TE 7.8ms,TR 31ms,角度 30°;在骨质疏松的桡骨,骨小梁表观容积显著下降和骨小梁连接性丢失

的桡骨 MR 图像中首先导致各向异性增加。以最高的 MIL 值/最低的 MIL 值定义骨小梁结构各向异性,在低骨量人群,其值为 1.701,而在正常对照人群,其值为 1.667。因为该方法反映的是边界方向性,而不反映材料本身的异向性,所以采用 MIL 法所获结果可能并不可靠,但其仍然被广泛应用于检测骨小梁结构的各向异性。

3. 高分辨 MR 显像 高分辨 MR 显像(MRI)已成功应用于人类离体松质骨的定量评价,但将此技术用于小动物骨的评价更困难。因为小动物骨骼小,故需要更高的分辨率。测定纤细的骨小梁需要较高的分辨率,这会降低信噪比,延长检测时间。最近,MRI 评价动物骨质疏松模型的能力得到深入研究,一项研究显示,在强磁场下,采用小的高效线圈后 MRI 能够达到足够的分辨率以显示单个骨小梁。桡骨远端松质骨结构的 MRI 显示卵巢切除后松质骨丢失;大鼠尾 MRI 显示皮质骨三维结构、骨小梁网和其他软组织;MRI 可以显示二膦酸盐治疗的大鼠股骨远端干骺端骨密度增加,生长板软骨增厚,以及撤药后,相应的反向性变化;羊股骨颈的松质骨结构亦可在 MRI 图像中清晰显示。在一项研究中,进行适当的选择,可以获得大鼠在体和离体松质骨的 MRI 图像。从邻近组织中将松质骨分割出来是一种在 MR 图像上定量骨小梁的有用的技术。在另一项研究中,MRI 能够显示卵巢切除后大鼠松质骨的变化，而DXA法未能检测到这种变化。

在用破骨细胞抑制剂鲑鱼降钙素治疗羊绝经后骨质疏松模型的双盲试验中，用MRI显微镜观察骨小梁微结构，用抗骨折实验评价该模型股骨颈的骨质量。用MRI仪检查股骨颈的横断面、冠状面和矢状面。MRI的条件是：9.4Tesla、TR 1s和TE 1.8ms的自旋回波多层脉冲序列，平面分辨率为78μm，层厚1mm。内在图像校正程序标化图像分析，用于调整分割阈值。将来自横断面、冠状面和矢状面的数据进行平均，和假手术组比较，大鼠在卵巢切除6个月后松质骨结构变化有统计学显著意义：骨小梁体积分数降低18%，骨小梁分离度增加23%，自由终端(free end)数目增加28%，结节数目减少39%，骨小梁数目减少23%，骨小梁分支的平均长度缩短19%。降钙素对松质骨结构的作用呈剂量依赖性。和OVX大鼠比较，100U鲑鱼降钙素治疗组改善骨小梁参数达假手术组水平。而在50U鲑鱼降钙素治疗组显著增加骨小梁分支的平均长度。OVX显著降低松质骨的生物力学性能(压缩应变降低28%)；降钙素治疗保存压缩应力，呈剂量依赖性(图6-1-2-54)。骨小梁体积分数能解释74%的压缩应力；如用多元回归联合分析所有松质骨结构参数，能将其提高到84%；再联合BMD因素，进一步将其提高到92%。鲑鱼降钙素对OVX羊的治疗作用有助于解释鲑鱼降钙素治疗降低妇女绝经后骨质疏松的危险性。

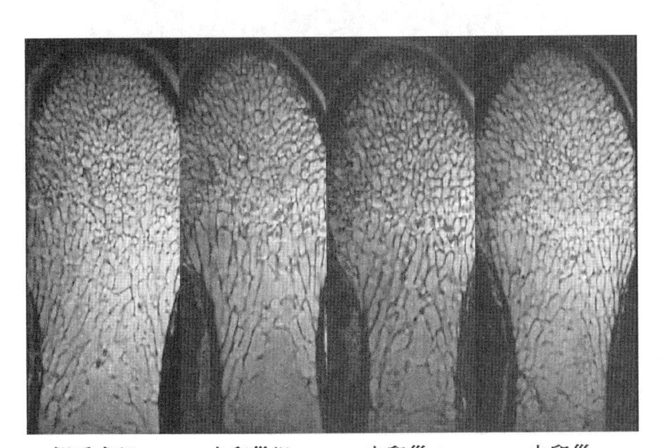

图6-1-2-54 股骨颈显微MRI

假手术组、去卵巢组和降钙素治疗6个月组股骨颈标本的显微MRI影像，降钙素以剂量依赖方式阻止去卵巢所致的骨丢失

MRI能显示卵巢切除所致的松质骨体积分数的减少和结构的破坏及ERT的预防作用。大鼠胫骨和腰椎(分辨率达24×24×250μm^3)的MR图像和组织学检查相关性好。有报道大鼠离体胫骨在9.4Tesla(各向同性分辨率为46μm^3)条件下进行MRI显像。阿仑膦酸盐治疗能将松质骨体积和结构维持在卵巢切除和完整的大鼠之间，而前列腺素E_2能使OVX大鼠松质骨体积和结构恢复到卵巢完整大鼠水平。

MRI能同时显示骨骼和其他组织的三维结构。MRI可显示兔膝关节的松质骨结构和软骨。在半月板切除或前交叉韧带切断的骨关节炎模型中，MRI图像可以显示软骨下硬化、软骨厚度下降，亦可以显示兔骨关节炎模型中的骨赘。然而，X线片仅能显示软骨下骨硬化，而不能显示兔骨关节炎模型中的骨赘。

MRI是一种很有用的检测工具，但也有其不足：它的购买、操作和维护费用昂贵，非临床应用少。低磁场而价廉的四肢专用MRI系统能够测定皮质骨的几何参数，如远端桡骨横截面积和横截面积惯性矩(cross-sectional moments of inertia，CSMI)以及前臂肌肉量，这些都和桡骨生物力学密切相关。骨的力学性能不仅反映骨的材料性能，而且反映骨的几何特性。CSMI描述骨的几何构造或骨量在骨中轴的分布，CSMI的大小取决于横截面积以及从截面中轴到每个截面的距离，中轴通常通过中心或截面的中点。当骨骼被扭转时，骨量越偏离扭转中轴分布，骨骼将越难变形折断。在理想状态下，骨被扭转和弯曲时，骨将尽可能偏离负载中轴分布。

(四) MR显像应用 MRI对骨关节系统的检查具有独特的优点。其主要原因是MRI能反映软骨、骨旁软组织及骨髓内的病理变化，MRI是目前活体诊断软骨疾病的最佳方法，MRI能很好显示软骨的先天发育异常、退变(早期退行性骨关节病)、破坏(如各种关节炎症对关节软骨破坏的早期辨认)及外伤，甚至可对软骨病变进行量的评价。MRI对骨髓病变的显示比平片及CT均要敏感，可比平片或CT提前数月发现骨髓内的异常信号变化。

1. 骨质疏松症 MRI对骨质疏松的主要应用是对其所致椎体压缩骨折的诊断、分期及鉴别诊断。MRI可以大致判断骨折的时程。一般地说，如果只有椎体变形，而各个序列压缩椎体内骨髓信号与相邻椎体的正常骨髓信号一致，可以排除该椎体为近期骨折(图6-1-2-55)。因为新近的压缩骨

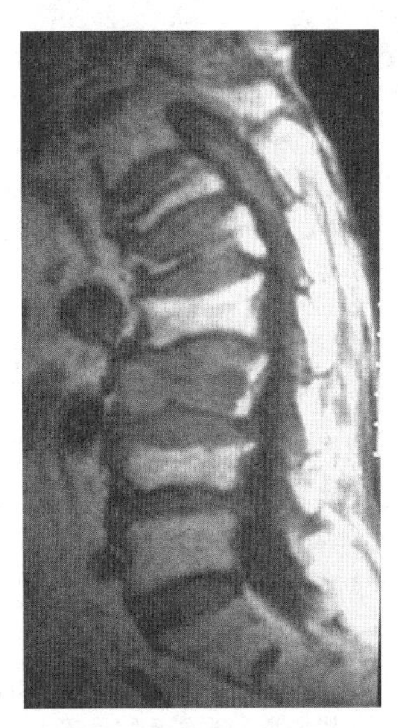

图6-1-2-55 原发性骨质疏松症(腰椎新近压缩性骨折)

女，82岁，腰椎T1WI矢状面像，示第12胸椎体至第4腰椎体压缩骨折，其中第3腰椎体内大部分区域骨髓信号减低，为新近的压缩骨折，但该椎体后方上、下角区域骨髓信号尚正常(即保持为正常的高信号)，为区别骨质疏松所致椎体压缩骨折与其他病变所致病理性压缩骨折的重要征象；第12胸椎体，第1、2、4腰椎体内骨髓信号接近正常，为陈旧的压缩骨折

折不可避免地会引起骨髓内水肿或出血，并导致骨髓信号异常。绝大部分椎体内病变所致病理性压缩骨折亦会引起骨髓信号的改变[147-150]。骨髓内的正常信号亦可以排除该椎体有病理性骨折的可能性。陈旧压缩骨折改变，椎体呈楔形或“鱼椎状”变形，其中骨髓信号正常；但新近的椎体压缩骨折有时要与其他原因所致的病理压缩骨折鉴别。骨质疏松所致椎体压缩骨折具有某些特征，其压缩的椎体后上角呈尖角状突入椎管内，T1WI椎体终板下呈带状低信号或除椎体后角外全椎体呈低信号改变（图6-1-2-56），Gd-DTPA增强后扫描无强化。其他原因特别是肿瘤所致椎体病理性压缩骨折往往椎体形态不规则，椎体前后径变长，椎管内、外常见到软组织肿块，椎体内的异常信号多为局限结节状、不规则形或全椎体受累并常常累及椎弓根，Gd-DTPA增强扫描病变区有不同程度的强化[151-153]。

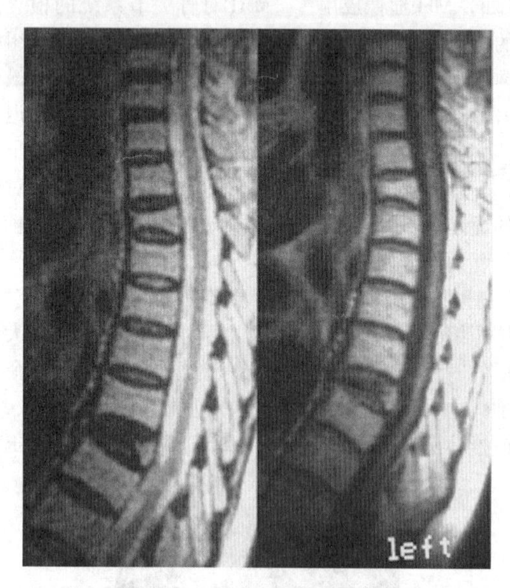

图6-1-2-56 原发性骨质疏松MRI表现

女，54岁，脊椎骨质疏松MRI。左为T2WI，右为T1WI，多个椎体呈陈旧压缩骨折改变，椎体呈楔形或“鱼椎状”变形，其中骨髓信号正常

2. 甲状旁腺病变 原发性甲状旁腺功能亢进症行MRI检查的意义有二。一是当诊断未完全确立时，骨骼系统的MRI检查有利于该病与其他亦有多发骨质疏松症类疾病的鉴别。甲旁亢与其他多发骨质疏松症不同的骨骼影像特点亦有两点，一是多伴有骨膜下骨质吸收，二是可伴有棕色瘤。MRI可较平片更早期发现骨膜下骨质吸收，表现为局部骨皮质外表面毛糙、不光滑，皮质内信号不均匀，出现正常骨皮质不能看到的稍高信号区[正常骨皮质呈均匀的条状（矢状面与冠状面）或环状（横断面）低或无信号影]。棕色瘤病变局部的平片表现与骨骼原发或继发的以溶骨性破坏为主的恶性骨肿瘤难以鉴别。MRI显示棕色瘤的病变范围与平片所示的病变范围基本一致，不像其他恶性骨肿瘤，棕色瘤很少有肿块性病变侵及骨质破坏以外的骨骼及骨骼周围的软组织。瘤内可以出现液-液平面。甲状旁腺腺瘤切除后，棕色瘤可完全消失。MRI检查对原发性甲状旁腺功能亢进症的第二个意义是对甲状旁腺腺瘤的寻找与确认（图6-1-2-57）。后者有多种影像学方法可以应用。MRI的优点在于其多方位及多参数成像。多方位成像可以克服CT在颈部只能进行横断面成像的缺点，有利于发现位于甲状腺下极，特别是胸廓入口区的小腺瘤。对于大的腺瘤，MRI能更准确地显示肿瘤与周围结构，特别是与血管、神经结构的关系，以利于手术方案的制订。多参数成像可以在平扫即很好地显示肿瘤及其与周围结构的关系。大多数甲状旁腺腺瘤在T1WI时与甲状腺信号相差不大，但在T2WI时其信号强度明显高于正常甲状腺及周围组织，能被很好地显示。因为甲状旁腺周围的血管在各个序列均呈流空的无信号区，MRI不需增强扫描即能将肿瘤与血管分辨开来。

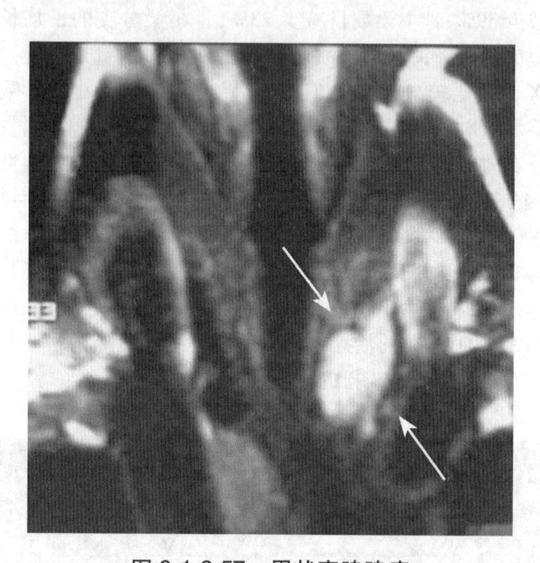

图6-1-2-57 甲状旁腺腺瘤

男，18岁，原发性甲状旁腺功能亢进症患者。颈部MRI冠状面T2WI示气管左旁有高信号的结节病变（↑），与周围结构分界清晰，为甲状旁腺腺瘤

3. 骨坏死 MRI对骨缺血坏死的诊断较平片及CT均敏感。本节主要介绍较常见的与代谢性骨病关系密切的股骨头缺血坏死。MRI可以早期发现骨质局部的缺血、骨细胞死亡、骨髓脂肪细胞坏死及病变区周围组织的充血、肉芽组织增生。病变早期T1WI呈较大片的低信号，T2WI呈高信号改变，但以脂肪抑制T2WI对病变显示较敏感。使用造影剂做动态增强扫描或灌注成像可发现病变区血流灌注减低。随病变进展，T2WI的信号变化较明显[17]。在病变与正常骨质交界的边缘区域出现并行排列的高、低信号双带影，被称为线样征。亦可能表现为单一的低信号或高信号带，或呈交替排列的低、高、低三条平行信号带（图6-1-2-58）。这对骨缺血坏死具有较特异的诊断价值。骨缺血坏死病变内的信号改变随病变的时期不同而不同，对该病的诊断缺乏特异性。

4. 骨关节病变

（1）糖尿病性骨关节病：MRI对糖尿病足的诊断一般是作为X线检查的补充手段，可帮助确定某些X检查不能肯定的征象。如是否合并化脓性感染或结核。增强MRI对于发现糖尿病足并化脓性感染或结核继发的脓腔及其范围较平片及CT均敏感。MRI对于评价糖尿病足病的足底软组织情

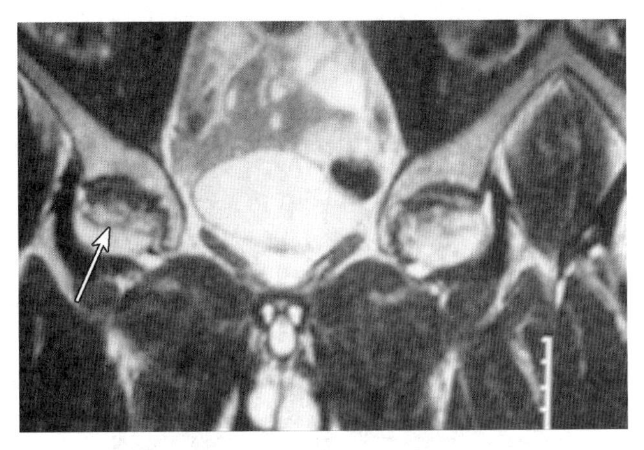

图 6-1-2-58　双股骨头缺血性坏死(线样征)

男,48 岁,双侧股骨头缺血坏死冠状面 T_2WI,示双侧股骨头内信号不均匀,左侧股骨头关节面稍塌陷,右侧股骨头病变与正常骨质交界处有低、高、低三条呈交替排列的信号带(↑)

况及预测其足底溃疡发生的可能性亦较其他方法敏感和准确。

(2)退行性骨关节病:骨关节病又称退行性骨关节病,大多数骨关节病在多个 X 线征象联合出现后,平片结合临床资料即能确诊,不必再行 MRI 检查。但在 X 线平片典型征象出现前,特别是病变尚处于软骨退变阶段而骨质增生轻微或尚未出现时,平片与 CT 往往均难以诊断。此时 MRI 是确诊该病并排除其他疾病的最佳方法[154-157]。该病较早期的 MRI 征象如下:①关节软骨变薄、断续不连或局限缺损。②骨性关节面下小的充血水肿区、小灶肉芽组织增生、小囊样病变或假囊肿形成。该类病变在 T1WI 均呈低信号,T2WI 因病变与骨髓信号接近而难以分辨(图 6-1-2-59)。脂肪抑制 T2WI 对发现关节面下的该类小病灶具有较大价值。③骨性关节面变薄或断续不连,关节面邻近的骨质增生硬化在所有加权像中均呈低信号。④无明显关节腔、滑囊积液,无明显关节周围软组织肿胀。

MRI 是公认的椎间盘、椎小关节退行性骨关节病的最佳

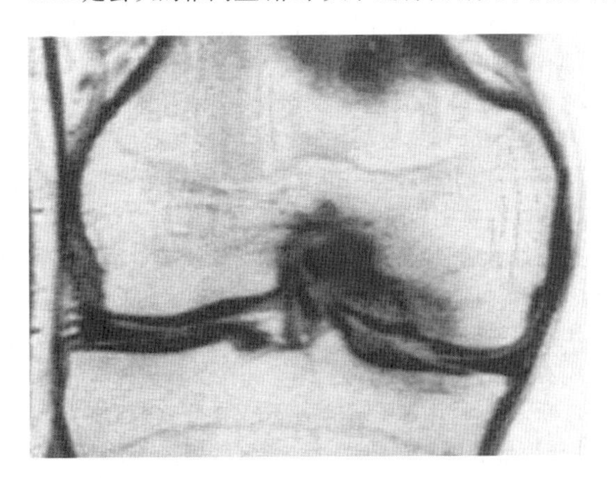

图 6-1-2-59　骨关节病(MRI)

男,57 岁,右膝关节股骨内髁骨关节病 MRI;冠状面 T1WI 示股骨内髁关节软骨厚薄不均,骨性关节面局部变薄,其下方骨髓内有低信号影

影像学诊断与手术前评价方法[158-160]。MRI 能在各个方位、不同序列的加权像上直观地显示椎间盘的信号及其膨出或突出的方向、椎间盘脱出的详情及其对周围神经结构的影响(图 6-1-2-60)。对于 CT 检查不能解释患者临床症状、CT 不能发现病变或拟行手术治疗的椎间盘退行性骨关节病,除平片、CT 检查外,一般需进一步行 MRI 检查以评价其病变及病变与椎管内结构的关系。

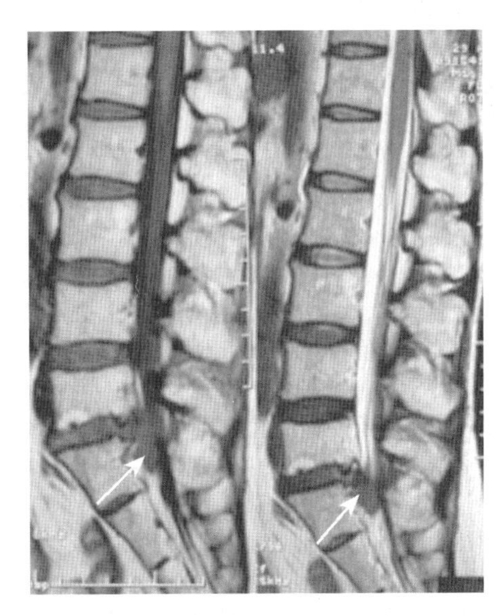

图 6-1-2-60　腰椎间盘退行性变与突出(MRI)

男,53 岁,腰椎矢状面 T1WI(左图)及 T2WI(右图),示 $L_{3\sim4}$、$L_{4\sim5}$、$L_5\sim S_1$ 椎间盘 T_2WI 信号减低,提示该三个椎间盘退行性变,$L_5\sim S_1$ 椎间盘向后突出(↑),T1WI 及 T2WI 信号强度均与椎间盘一致

5. 骨纤维结构不良症　MRI 对骨纤维结构不良病变的显示较平片及 CT 更敏感[161,162]。在 T1WI 及 T2WI 均呈均匀或不均匀的低或中等信号,局部骨骼变形。MRI 能显示大部分在平片或 CT 片上不能显示的病变坏死、液化和出血病灶。如遇下列情况应考虑进行 MRI 检查。

当怀疑有早期病变,或病变在平片及 CT 均难以定性时。纤维或纤维性骨样组织在 MRI 的 T1WI 及 T2WI 均表现为较低或中等信号强度,少数病灶边缘有 T1WI 和 T2WI 均呈薄带状的环形高信号,较有特征。综合此两种检查所见,对于该症的早期定性诊断具有较大价值。MRI 有利于头颅、脊柱及骨盆等骨骼结构较复杂或重叠较多部位病变的发现。

位于脊柱或颅底的病变已产生压迫症状,尤其是临床拟行手术治疗者,MRI 有利于确定病变的累及范围,特别是显示病变与邻近神经或血管的关系,以帮助选择恰当的病例及制订精确的手术方案。可疑恶变的骨纤维结构不良,平片及 CT 均不能确诊时,MRI 能发现原发病变内与其信号不同的更长 T1、更长 T2 的肉瘤组织信号,有利于该并发症的早期确诊与治疗。MRI 发现继发恶性肿瘤对原发病变外的侵犯,特别是其与邻近软组织的关系往往较其他影像学方法敏感和准确。

6. 骨溶解症　MRI 对骨质溶解症的诊断价值与 CT 类似。主要用于区别平片所示的局限性或大块状骨质密度减

低区是溶骨性骨质破坏或骨质吸收。MRI可清晰地显示大量骨质溶解症在平片所示的骨质密度减低区域内或病变周围无软组织信号病变,而骨质破坏病变内或病变周围能见到呈软组织信号的病理组织浸润,有时软组织信号病变比平片所示的骨质破坏区范围更广泛。骨质溶解症病变局部(平片所示的骨质吸收区域)早期T1WI呈低信号,强化明显,T2WI呈高信号。晚期T1WI及T2WI均呈低信号。病变附近肌肉可有不同程度的萎缩。

7. 骨肿瘤　部分代谢性骨病骨内有肿瘤样病变,如原发性甲状旁腺功能亢进症、骨纤维结构不良症、Paget骨病。部分骨内肿瘤,如多发性骨髓瘤、某些转移瘤亦与骨代谢有关[29-32]。MRI能从多个方位及多因素评价骨肿瘤及肿瘤样病变的空间特性及生物学行为,其影像特点决定其可在无信号骨结构中突出骨髓信号的变化,能轻易检出骨髓受侵犯,但骨小梁结构尚保存的病变区域,能清晰分辨病灶、灶周水肿和正常骨髓组织,这对描述骨肿瘤的范围、分期及观察其治疗前后的变化均优于平片和CT。但由于良恶性肿瘤组织并不对应于特异的MRI信号,MRI对骨化与钙化的信号显示及形态描述也不具有特别的优势,因此,MRI对骨肿瘤定性诊断应密切结合CT或平片征象。随着磁共振新的成像技术及波谱学(MRS)的发展,可在微循环及分子水平研究骨肿瘤的生物学行为,这可能对骨肿瘤的良恶性分类及鉴别诊断带来较大进展。

随着组织成分不同,骨肿瘤的MRI(图6-1-2-61)信号不一。不含钙的骨肿瘤组织一般T1WI呈低信号,T2WI特别是脂肪抑制T2WI呈高信号。坏死囊变区及瘤周水肿此种改变更明显。较成熟的肿瘤脂肪组织T1WI呈高信号,T2WI呈中等信号。纤维组织、骨样组织、瘤骨及瘤软骨钙化在所有加权像上均呈低信号或中等信号。肿瘤内亚急性出血则在所有加权像上均呈高信号。①能从横轴、冠状、矢状及任意斜切面成像,有良好的软组织分辨率,其对骨肿瘤范围的大体测量最接近病理,优于CT,更优于平片。②T1WI上肿瘤及瘤周水肿与骨髓,骨髓与骨皮质,骨皮质与皮质外脂肪均有明显的信号对比。T2WI上多数肿瘤组织信号增高,而与骨髓的信号对比减弱,但其与仍呈较低信号的肌肉的信号对比增强。脂肪抑制T2WI对于早期在骨髓内发现肿瘤浸润比常规T2WI更为有效。因此,MRI能更早期、全面、精确地显示骨髓内,特别是骨小梁及骨皮质尚未被破坏,肿瘤组织在骨小梁间弥漫浸润的恶性骨肿瘤的真实边界,亦能更早期、精确地显示肿瘤向骨皮质外及周围肌肉的侵犯范围,有助于对肿瘤准确分期。③由于血液的“流空效应”,MRI能清楚地显示肿瘤与血管的关系。④MRI能准确评价肿瘤内的坏死、囊变与出血,确认如脂肪组织等某些肿瘤成分。⑤MRI能准确评价肿瘤对骺板软骨、关节软骨的影响及肿瘤对周围软组织的侵犯。由于部分骨肿瘤或软组织内的原发性肿瘤的密度与周围肌肉类似,又无明显强化,其与肌肉组织缺乏对比而难以在平片或CT上显示。但这类肿瘤在MRI的多参数成像时,其在不同序列的信号强度与肌肉多有不同,而容易与肌肉分别得以显示与诊断。

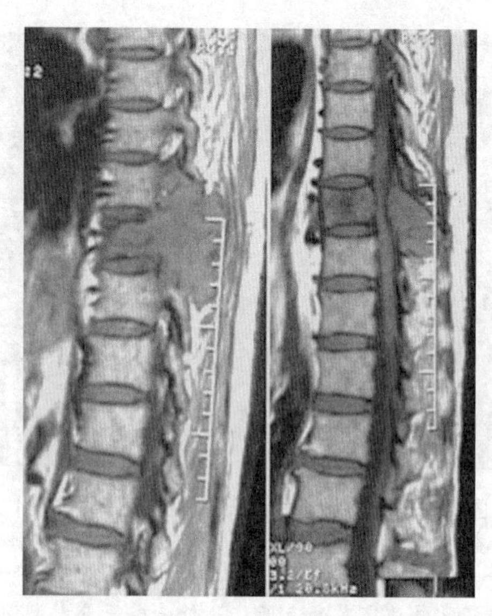

图6-1-2-61　肺癌脊椎转移(MRI)

男,63岁,肺癌脊椎转移MRI矢状面T1WI,示第10胸椎体、附件广泛低信号改变,左侧椎弓根、上关节突、下关节突、椎板、棘突有广泛骨质破坏,脊髓受压变形

【骨显像】

成人骨骼由有机基质和无机盐晶体构成。有机基质占全骨湿重的30%~40%,其中90%为骨胶原纤维,其他为黏多糖、功能蛋白质、结构蛋白质、激素和细胞因子等。无机盐约占骨重量的60%,包括磷酸钙、碳酸钙、磷酸镁和氟化钙等。这些无机化合物在骨内的存在形式主要是呈针状晶体的羟基磷灰石[$Ca_{10}(PO_4)_6(OH)_2$],它按骨板或骨小梁的排列方向镶嵌在基质的胶原纤维中。骨中的无机盐可以相互取代,如铅可以取代钙,氟可以取代部分羟基,二膦酸盐可以取代磷酸盐等,此点是骨能进行核素显像的基本原理和基本条件。

骨显像(bone scintigraphy)的基本原理是:放射性核素标记的磷酸盐或二膦酸盐化合物通过血流进入骨内,再通过化学吸附方式掺入到羟基磷灰石晶体表面并与不成熟的骨胶原纤维结合。碱性磷酸酶可促进磷酸盐在有机基质中的沉着,从而使骨骼组织聚集放射性核素显像。当骨代谢增强、新骨形成活跃、血流量增加、骨内钙含量增高时,局部呈放射性异常浓聚区。相反,当骨代谢减弱、血流量减少、缺血坏死或局部有骨质溶解时,则放射性核素聚集减少,形成放射性稀疏或缺损区[1]。某些显像剂对肿瘤组织有特殊亲和力,注入体内后绝大部分只被某些肿瘤吸收或参与肿瘤的物质代谢,使肿瘤显像。故可应用于骨肿瘤显像或代谢性骨病与骨肿瘤的诊断与鉴别诊断。

代谢性骨病引起骨代谢紊乱,成骨或破骨活跃,骨转换增加,这些都可能使骨骼组织增加对骨显像剂的摄取。当疾病处于稳定阶段,或因治疗有效而得到控制后,骨代谢减弱,骨组织对显像剂的摄取又会下降。因此,骨显像既能协助疾病的诊断,判断代谢性骨病的病情,又能观察药物疗效。

(一)显像剂　^{47}Ca、^{85}Sr、^{87}Sr等曾经被用于骨显像,但因显像质量欠佳、辐射剂量大而被淘汰。目前使用最广泛的骨显像剂是锝-亚甲基二膦酸盐(^{99m}Tc-medronate,^{99m}Tc-MDP)。该显像剂主要聚集于骨组织,不被其他组织摄取,排泄较快,使其成为最常用的骨显像剂。注射剂量按11.1MBq

(0.3mCi)/kg 计算,总量约 555~1110MBq(15~30mCi)。静脉注射后 1 小时约 50%聚集在骨组织,6 小时骨浓聚达 68%。骨内半衰期约 24 小时,主要由肾脏排出,基本不经肠道排泄。

Smyth 等[5]应用五价锝[^{99m}Tc]二巯基丁二酸(pentavalent technetium-^{99m}dimercaptosuccinic acid,^{99m}Tc(V)-DMSA)做肾性骨营养不良、骨质软化及甲状旁腺功能亢进症的骨扫描,用量为 740~925MBq(20~25mCi)/次,发现其骨显像效果良好,能清晰显示骨折、假骨折及代谢性骨病的放射性摄取增加。而经治疗后的患者骨放射性摄取量正常。因此,他们认为^{99m}Tc-DMSA 可成为代谢性骨病的新一代骨显像剂。应用^{99m}Tc-DMSA 作为显像剂评价肾性骨营养不良症的病变性质及对治疗的反应,比^{99m}Tc-MDP 好,骨对放射性的摄取量随治疗的好转而减轻。

应用于正电子发射体层摄影(PET)的显像剂又称为示踪剂,其种类较多,以^{11}C、^{15}O、^{13}N、^{18}F 最常用。该类显像剂的半衰期均较短,一般为数分钟至数小时,因此需要就地生产。除了需要医用回旋加速器外,PET 显像剂的药物尚需在设备完善的实验室(热室,hot cell)中进行复杂的合成、标记及测定工作,最后经过鉴定的显像剂才能应用于临床 PET 显像。

氟[^{18}F]-脱氧葡萄糖(FDG)是目前应用于葡萄糖代谢测定的较常用 PET 显像剂,主要用于骨肿瘤的诊断与鉴别诊断。由于良性与恶性肿瘤组织对葡萄糖的利用率不一,应用 FDG-PET 有可能鉴别肿瘤的良恶性,判断术后肿瘤是否有残留、肿瘤的复发或坏死及肿瘤是否有转移等。

Zhang 等用^{11}C-胆碱(^{11}C-choline)PET 与 FDG-PET(显像剂用量均为 275~370MBq)对骨髓瘤患者进行比较显像研究,发现前者对骨与软组织肿瘤的诊断敏感性和准确性均强于后者,有可能成为新的骨与软组织肿瘤显像剂[163,164]。

应用^{18}F-NaF 可评价肿瘤、代谢性骨病、变性性骨病、创伤性骨病和炎症性骨病的病变特征,曾经是骨扫描的标准技术,20 世纪 70 年代以后,逐渐被^{99m}Tc-标记的二膦酸盐化合物(diphosphonate compound)取代。但是,引入 PET 及 PET/CT 技术后,^{18}F-NaF 又重新得到了重视[165],因为与 SDPECT 比较,^{18}F-NaF 具有更高的精确度(图 6-1-2-62)。电子振荡器使其应用远较^{99m}Tc 广泛,因此,SPECT 将最终被^{18}F-NaF-PET 或 PET/CT 替代。

(二)显像前准备 一般于显像前 24 小时内不做消化道造影。为了减少显像剂对甲状腺的辐射,显像前 1 小时口服过氯酸钾 400mg,以封闭甲状腺。显像前摘除身上的所有金属物品;不能取出的体内金属植入物必须记录其位置,以免造成误诊。鼓励患者于注射显像剂后饮水 500~1000ml,以促进血液内显像剂经尿排出,使骨骼显像更清晰。显像前排空膀胱,以免膀胱内放射性影干扰骨盆诸骨的观察。

(三)显像方法

1. 平面骨显像 平面骨显像分为动态骨显像、局部骨显像和全身骨显像三种。动态骨显像又分为三相骨显像和四相骨显像。三相骨显像包括血流显像(第一时相)、血池显像及组织灌注像(第二时相)和静态显像(第三时相)三种。用

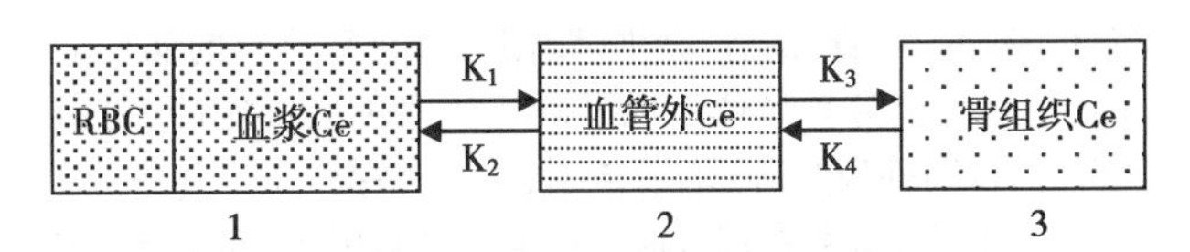

图 6-1-2-62 ^{18}F-NaF 的动力学模型

^{18}F-NaF 的动力学模型由三个部分组成:①血管区隔;②细胞外液区隔;③骨骼区隔;^{18}F-NaF 的血浆清除率用 PET 或动脉血测定,k_1~k_4 为血浆清除率常数,k_1 和 k_2 分别代表血浆区隔向前和向后转运的常数,k_3 和 k_4 分别代表骨骼区隔摄取和释放的常数;如果摄取部分为 1,则 k_1 代表骨骼的局部血流量;流入率常数 $K_i=k_1 \times k_3 \times (k_2+k_3)-1$,并与 Ca^{2+}的流入和骨沉积率相关,K_i 由骨骼血流和骨重建水平决定;Cp:血浆 NaF 浓度;Ce:细胞外液 NaF 浓度;Cb:骨骼 NaF 浓度;RBC:红细胞

低能高灵敏或低能通用型准直器,能峰 140keV,窗宽 20%。采集范围包括病变部位及对侧相应部位,显像时保持体位不动。血流显像用床旁"弹丸"式注射技术,^{99m}Tc-MDP 用量为 555~925MBq(15~25mCi),矩阵 128×128,注药后立即按每 1 秒/帧采集,连续 60 帧,顺序显示或叠加显示采集图像。血池显像在注药后 1~5 分钟采集,矩阵 256×256,60 秒/帧,采集 1~5 帧,总计数为(3~4)×10^5。采集静态骨显像图,总计数(2~3)×10^5。动态骨显像对于鉴别急性与慢性骨折、关节炎、骨髓炎及 Paget 骨病等疾病的活动性与非活动性比传统的单时相骨显像更敏感、特异性更高。静态骨显像在注药后 3~4 小时采集图像,矩阵 256×256,静态采集前及后位像,总计数 4×10^5。四相骨显像是在静态骨显像后再加延迟显像。注射药物后 18~24 小时再次做前位及后位。

局部骨显像应用低能高分辨率的针孔准直器,该准直器在放大影像的同时能保持显像的高分辨率,适用于小骨、小关节,特别适合于小儿骨显像。显像时患者取仰卧位或俯卧位,可疑病变部位可采用不同角度的斜位、颅骨顶位或颈、腰椎直立位;肩胛骨病灶须与肋骨病灶定位鉴别时,可取普通胸椎后位及双臂抬高胸椎后位,膀胱充满尿液干扰骨盆显像时,可取蹲位;调节准直器与体表距离,使显像部位包括在视野中。显像剂及其他显像方法与静态骨显像相同。

全身骨显像常用于评价骨转移、代谢性骨病及血源播散性疾病。基本方法与静态骨显像一样,注射 740~925MBq(20~25mCi)的^{99m}Tc-MDP 3~4 小时,采集图像,用低能高分辨率准直器,矩阵 256×1024 或 128×512,扫描速度一般为 10~12cm/min,对全身进行前位及后位扫描采集。

2. 断层骨显像 断层骨显像即单光子发射计算机断层显像(single photon emission computed tomography,SPECT)的简称。髋部及膝部用低能通用型准直器,腰椎和颅骨用低能高分辨率准直器,显像剂为^{99m}Tc-MDP,用量 925~1110MBq(25~30mCi),大矩形探头矩阵 128×128,400mm 圆形探头矩阵 64×64,躯干用椭圆形轨迹、头部用圆形轨迹,20 秒/帧或 25 秒/帧,共采集 64 帧/360 度(平均 5.6 度,采集 1 帧)。探头采集的原始数据经计算机作均匀性校正、重建前滤波 Hanning,滤波反投影 Ramp,无衰减校正后重建成横断、冠状及矢状位断层图像。

SPECT 能改善骨显像的对比度并提高骨显像的定位准

确性,适用于颅骨、面骨、脊椎、骶髂关节及膝关节的病变显示。一般在全身骨显像发现可疑病变而不能确定时,再做SPECT,以明确病变的部位及放射性分布情况。

3. 正电子发射断层显像 正电子是与电子(负电子)类似的一种带电粒子,带一个正电荷,具有一定的质量和能量。有两种方式可以产生正电子,一是高能γ光子与原子核相互作用产生对子效应(正电子与负电子),另一是正电子放射性核素在$β^+$衰变中产生正电子。目前医学上使用的正电子放射性核素多由医用回旋加速器(medical cyclotron)生产。正电子显像与SPECT基本方法类似,只是所用显像剂、探头不同,需要更大功率的计算机。目前能实现正电子显像的方法有高能准直成像法、分子符合探测成像和正电子发射断层(PET)。前两种方法可在双探头SPECT上实现正电子断层成像,其图像质量、所用显像剂剂量和采集时间均能满足临床要求,已积累一定经验。PET是正电子成像中最先进、最完善、最高级的仪器,其图像质量好、灵敏度高、空间分辨率强、可获得全身各方位断层像;缺点是价格昂贵。

申请PET检查的患者一般无需太多准备,但根据显像目的和方法不同需要有一定的检查程序,不但需要进行PET扫描,还要多次抽血进行化验检查,探头采集完数据后亦需计算机进行较复杂的后处理才能得出诊断结论。

(四)影响骨显像图像质量的因素 有些因素会影响骨显像的图像质量,分析时应一并考虑,以免造成误诊。

1. 患者年龄及体态 对于30岁以上患者,年龄一般与骨显像的图像质量呈反比关系,年龄越高,显像质量越差。肥胖、腹水及脊椎畸形等因素会增加探头和靶器官的距离,亦会降低图像质量。

2. 肾功能和血管功能 肾功能降低或脱水引起肾清除率降低均会导致机体本底放射性增高,图像的病变/本底对比度下降,降低显示病变的敏感性。静脉功能不全会导致下肢骨显像质量降低。

3. 药物因素 化疗制剂、激素、某些金属离子会引起骨浓聚放射性降低;代谢异常致高钙血症可产生同样的效果。肌注哌替啶和铁制剂则会使肌肉摄取放射性,干扰骨显像。正在使用激素、抗生素、铝制剂、化疗或X线检查用造影剂等药物或完成治疗后短期内肾脏会出现放射性浓聚。卧位检查时可能被误认为12肋病灶,立位检查可证实为肾脏放射性聚集。

4. 放射治疗 放射治疗后1.5~3个月,如出现放射性骨炎会引起放射野骨显像放射性增加;放疗半年后,如出现放射性骨纤维化,会使放射野放射性减低。

(五)正常骨显像

1. 血流相和血池相 静脉注射造影剂后8~12秒的血流相可见局部较大的血管影像走行,随之显示软组织轮廓,正常时显像剂应同时到达两侧,双侧软组织轮廓对称、放射性分布较均匀。血池相大血管仍显示,软组织轮廓较血流相清晰,可见较淡的、双侧对称的骨显相。

2. 静态骨显相和全身骨显相 全身骨骼呈对称性的放射性分布,根据各部位骨骼结构、代谢活跃程度及血液灌注的差异,其放射性吸收亦有所不同。颅骨板、颅底骨、上颌骨、下颌骨、胸骨、椎骨、肋骨及骨盆骨等扁平骨与管状骨的骨骺端含松质骨较多、代谢活跃、血流灌注丰富,摄取显像剂较多,影像清晰。前位相每条肋骨均清晰显示是显像剂性能良好、显相条件适当的标志。管状骨骨干含皮质骨较多,代谢活跃性较松质骨低、血流灌注亦欠丰富,只摄取少量的显像剂,显像不如扁平骨清晰。儿童骨显相与成人有所不同,因其大部分骨骼处于发育期,代谢活跃、血流灌注丰富,故其骨显相普遍较成人浓。正常儿童的管状骨骨化中心及其周围的软骨钙化带均表现为边界清晰的放射性浓聚影,不要误认为病变。

3. 正常变异及伪影 与其他检查技术所得到的影像一样,放射性骨显相亦可显示某些正常变异及伪影。颅骨的正常变异多出现在骨缝两侧,表现为放射性对称性增加,此时需结合平片或CT检查方可排除异常。甲状软骨或肋软骨钙化可致局部显像剂摄取增多。正常胸骨显相多不均匀;两侧胸锁关节及两侧肱骨三角肌粗隆显相亦可不对称,右利手者右侧放射性吸收较左侧多。在髂肋肌附着处,后位骨显相可见单侧或双侧肋骨有局灶放射性浓聚稍增高区,但其浓集低于肩胛骨尖端,称为"彩点肋"(stippling rib)。双髌骨放射性摄取增加,但患者无症状,称为"热髌骨征"。

伪影是指通常情况下或按正常操作方法进行检查时不存在,且不是骨组织本身引起的放射性浓聚或减低。如药物外渗可引起注射部位放射性浓聚或局部淋巴结显影。身体附近金属物可引起放射性衰减。显像剂游离锝($^{99m}TCO_4$)过多,可引起口腔、唾液腺、甲状腺等显影。其他尚有机器引起的伪影和患者运动引起的伪影。

(六)异常骨显像 异常骨显像可分为放射性增高区和放射性减低区两种。根据病变累及的范围又可分为弥漫性和局限性,根据病变的数目有单发和多发之分,根据病变的形态有点状、条状、片状、团块状、圆形及不规则形等多种。动态骨显像根据显像剂出现的时相有提前和延迟之变化。

骨代谢紊乱,如甲旁亢、Paget骨病等均可产生异常放射性浓聚。骨梗死、激素治疗后可产生放射性缺损或减低区。许多骨外病变亦可摄取骨显像剂,需注意鉴别。

1. 原发性甲状旁腺功能亢进症 原发性甲状旁腺功能亢进症(图6-1-2-63)具有骨显像异常表现的征象主要有弥漫性、对称性骨显像剂摄取增加,多发性骨折,异位钙化及棕色瘤。

准确判断轻度弥漫性骨显像剂摄取增加或判断显像剂摄取增加的程度均有一定难度。观察骨与软组织对比度对评价弥漫性骨代谢增加具有重要作用,骨代谢增加时,骨组织显影增浓,骨与软组织对比增强,骨显像特别清晰。Fogelman等推荐用评分法计算代谢指数(metabolic index)来定性判断是否有骨代谢性增加,可以借鉴。该法共观察七种特征,其中六种是观察下列部位是否有显像剂摄取增加:①颅骨和下颌骨;②脊椎和骨盆;③肋骨与肋软骨相连接部,如该部放射性摄取增加明显,则软骨头呈串珠肋(beading ribs);④胸骨,如其显像剂摄取增加明显,则胸骨出现领带征(tie sign);⑤双侧四肢长骨;⑥关节周围软组织。另一种征象是观察双肾,原发性甲状旁腺功能亢进时由于骨骼组织摄取显像剂增多,在一段时间内几乎无多余的显像剂从肾脏排出,因此其双肾显影不清晰,或完全不显影。该七种特征以骨摄

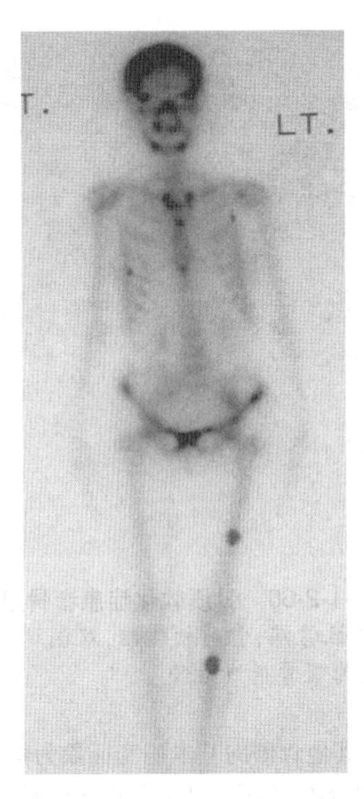

图 6-1-2-63 甲状旁腺功能亢进症骨显像

取显像剂增加、双肾显影减淡或不显影定为异常。正常时记"0"分,轻度异常记"1"分,显著异常记"2"分。每个患者七个特征的分数之和即为"代谢指数",代谢指数大于或等于"5"时,可判断为骨代谢异常。如上述七种征象均显著,称为超级骨显像(super bone scan)。一般认为,甲状旁腺肿瘤切除术后一年内骨显像仍可观察到骨代谢异常,这并不代表肿瘤未切除或疾病未治愈。

原发性甲旁亢的多发性骨折是由于骨质疏松、骨的抗力强度下降所致,以肋骨多见而隐蔽,亦可见于其他骨骼。骨显像易于发现平片难以发现的不移位骨折,表现为局部显像剂摄取异常浓聚。骨折本身对甲旁亢并无诊断价值,只有在骨代谢异常的基础上的多发性骨折,才能考虑有甲旁亢的可能。

异位钙化(ectopic calcification)是指钙盐在肺、胃黏膜、肝、肾、脾及其他软组织的异常沉积[166-169]。肺钙化表现为肺弥漫性骨显像剂摄取增加。胃黏膜钙化可显示胃的轮廓。肝、肾、脾及软组织异位钙化示相应器官内有团块状显像剂摄取增多。甲状旁腺肿瘤切除后,上述钙化可以消失。dell'Erba 等报告一例甲状旁腺功能亢进症有多发软组织异位钙化患者肝、肺、肾、脾骨显像剂摄取增加,而骨对显像剂的摄取量反而下降。提示软组织异位钙化对骨显像剂的亲和力可能比骨对显像剂的亲和力更强。鉴别诊断时需考虑此一因素。

在用^{99m}Tc-MDP 作显像剂时,如病变正处于破骨为主阶段则表现为中间放射性减低、周围放射性增高的环形影。如病变内有新骨形成,则表现为全病灶放射性增浓[170]。棕色瘤还可用亲肿瘤显像剂,如^{201}TlCl(氯化亚铊)、^{99m}Tc-MIBI(锝[^{99m}Tc]甲氧异腈注射液)作全身骨显像。^{201}TlCl、^{99m}Tc-MIBI 与^{99m}Tc-MDP 的骨显像原理不同,它们主要反映肿瘤组织细胞的活性而与骨代谢的活跃程度无关。因此,甲旁亢患者^{201}TlCl、^{99m}Tc-MIBI 显像显示的骨内棕色瘤的浓聚灶数量和位置与^{99m}Tc-MDP 所显示的浓聚灶会有所不同。

上述单个征象对原发性甲状旁腺功能亢进症均无诊断特异性,但综合上述征象可以提示诊断。

2. 原发性骨质疏松症 原发性骨质疏松症患者因骨代谢速度减慢,骨显相表现为骨摄取显像剂普遍减少,骨与软组织对比度下降,骨骼轮廓模糊。骨显像亦可显示骨质疏松并发的多发骨折的部位及因骨折而形成的骨骼畸形。骨质疏松患者的骨折多发生于椎体、髋部及腕部,肋骨亦不少见。骨显像对轻微的椎体压缩、嵌顿骨折和不移位的肋骨骨折有时较 X 线平片敏感,表现为骨折局部的线性、卵圆形或梭形放射性浓集(热区)。因此,对平片难以确认的由骨质疏松继发的骨折,骨显像亦是一个有用的方法。

骨显像对陈旧与新鲜骨折的鉴别有一定价值(图 6-1-2-64),一般骨折处摄取显像剂的浓度经 6~18 个月逐渐衰减。正常骨显像可除外近期发生了骨折,较远期的骨折一般病变局部摄取显像剂较淡。这一特征对鉴别骨质疏松患者的疼痛原因非常有用。骨质疏松患者伴急性或慢性背痛时,特别是 X 线平片示椎体呈楔形变者,如骨显像正常,可排除有近期骨折,应进一步寻找其他的疼痛原因。Schmitz 等应用氟脱氧葡萄糖正电子发射体层摄影(FDG-PET)对骨质疏松患者的压缩骨折或具有压缩趋势的脊椎进行扫描,发现该类骨折与病理性压缩骨折不同,骨折局部无放射性摄取增加。他们认为 PET 具有鉴别病理性与非病理性骨质疏松所致脊椎压缩骨折的潜能[171]。

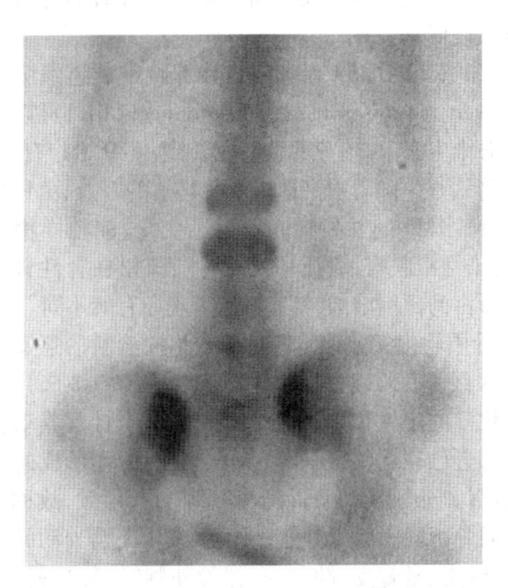

图 6-1-2-64 骨质疏松新旧压缩骨折

男,69 岁,骨质疏松致第 2、3 腰椎体压缩骨折骨显像后位图,示第 2、3 腰椎体放射性浓聚,但第 3 腰椎体浓聚较明显,提示前者为近期骨折,后者发生骨折已有一段时间

3. 慢性肾病-矿物质骨病 肾功能不全引起活性维生素 D 生成障碍及继发性甲状旁腺功能亢进是肾性骨病的主要病理基础。因此,其骨显像的主要征象与甲状旁腺功能亢进症类似。表现为全身骨骼弥漫性、对称性显像剂摄取量增加(图 6-1-2-65),24 小时显像剂的全身滞留量增加,骨与软组织对比度增高,骨代谢指数异常。但该病棕色瘤较少见,偶可见到异位钙化的报告。因为引起慢性病功能障碍的原因不同,其骨显像的表现亦会有所差异。如 So 等报告糖尿病

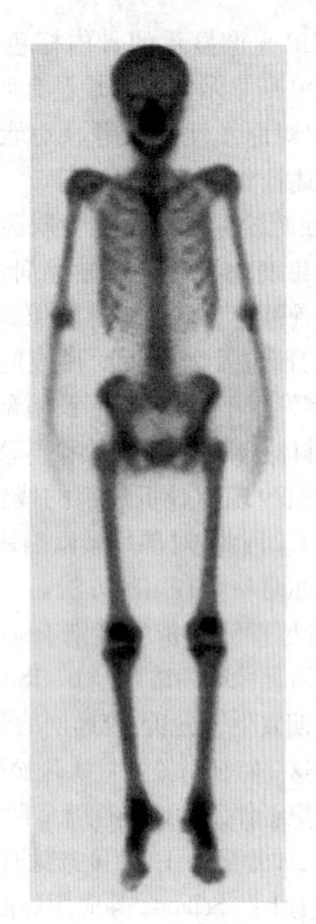

图 6-1-2-65 慢性肾病-矿物质骨病骨显像

男,63岁,慢性肾功能不全并肾性骨营养不良患者骨显像前位图,骨显像普遍增浓,双肾未显影

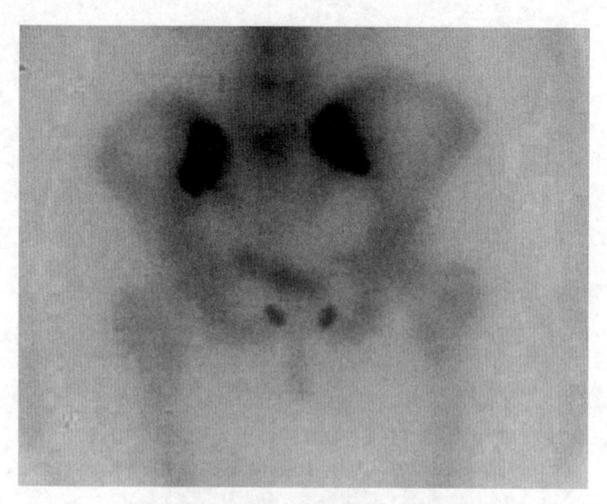

图 6-1-2-66 骨质软化症患者骨显像

女,47岁,肾性骨病;骨质软化症,双侧耻骨支局限性放射性浓聚为假骨折线所致

患者伴肾性骨病患者比没有糖尿病的肾性骨病患者的骨放射性摄取量低。

用^{99m}Tc(V)-DMSA做骨扫描计算腰椎软组织吸收比率(lumbar vertebra-to-soft tissue uptake ratios,LUR)可以评价肾性骨病对维生素D_3治疗的敏感性,维生素D治疗有效者,其LUR下降明显。随着血液透析及肾移植的普及,由慢性肾衰引起的肾性骨病的并发症亦发生了变化,淀粉样物质的沉积、非感染性滑膜炎、骨质坏死及骨质疏松在肾性骨病病理基础中所占的比例增加,其骨显像表现亦有所不同。

4. 骨质软化症 骨显像对骨软化症诊断的意义在于发现某些X线平片难以发现的假骨折线(图6-1-2-66),帮助对骨质软化症的定性诊断。假骨折线是由于骨营养动脉的搏动侵蚀邻近已软化(钙沉积减少)的骨组织而形成的一种沟槽,因其X线表现类似骨折线,但并非骨折所致,故称为假骨折线。假骨折线一般呈对称分布,多发生于营养动脉入骨部位,如耻骨支、坐骨支、肋骨、肩胛骨外侧缘、髂骨翼、股骨及腓骨上段。假骨折线是骨质软化症的可靠诊断指标之一,其骨显像表现为放射性浓集区。随着骨质软化治疗的好转,假骨折线处的放射性浓集会逐渐变淡。

骨质软化症的少见原因为肿瘤诱导性或称为肿瘤原性骨质软化症。Rhee等认为应用铟-奥曲肽(^{111}In-OCT)作为标记物可以发现肿瘤诱导的骨质软化症患者的原发肿瘤病灶。

5. Paget骨病 Paget骨病骨显像(图6-1-2-67)的特征如下:①大部患者呈多发性,最易侵犯骨盆,其次为股骨、胫骨、颅骨、肩胛骨和肱骨等。少数单发,多累及骨盆骨。②病变进展较缓慢,有时多年没有变化。③受累及骨骼可有体积增大、变形,但其基本轮廓尚完整。④除颅骨可因局限性骨质疏松,只有病变周围有放射性增强、中心区域无明显放射性摄取增多外,其他骨骼的基本病变征象为均匀性放射性摄取增加。⑤某些部位的病变可出现特殊形态的征象,如病变只累及下颌骨可呈"黑胡须征"(black beard sign);病变累及脊椎附件(椎弓根及棘突)呈"米老鼠征"(mickey mouse sign)或"鼠面征"(mouse face sign);骨盆和股骨上段均有病变,呈"短裤征"(short pants sign)。⑥四肢管状骨的病变多从骨端开始向骨干发展,典型者犹如"火焰形"(V形)。

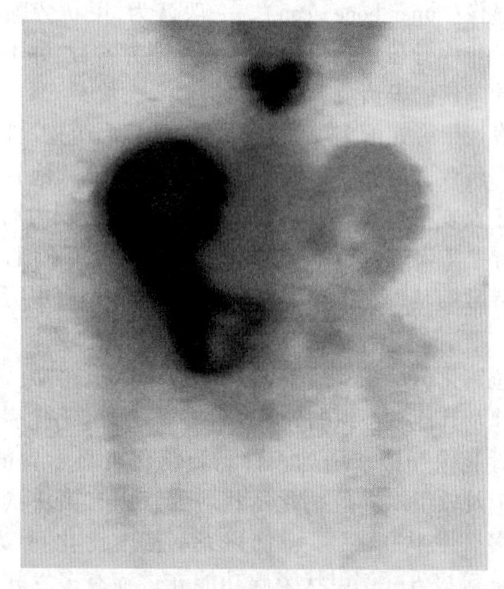

图 6-1-2-67 Paget骨病骨显像

男,56岁,手术证实的Paget骨病骨显像示第4腰椎有三个放射性浓聚区,互相重叠,两个在上方,一个在下方,呈"鼠面征";右侧髂骨、坐骨、耻骨有病变弥漫累及,放射性摄取增高

骨显像对Paget骨病的诊断特异性不高,难与骨折、恶性骨肿瘤等疾病鉴别,但其诊断敏感性高,一次扫描显示范围广泛,是一种理想的Paget骨病筛查技术。骨显像亦有利于疾病范围、程度的判断,如与X线平片密切结合,可使Paget骨病的诊断更加准确、全面。Pons及Griffith等人将骨显像所显示的全身病变范围(面积)及其放射性浓聚强度(用病变

侧的放射性浓聚强度减去正常对照侧的放射性浓聚强度或正常配对者的同部位放射性浓聚强度)量化并总和计算出全身骨指数(whole body index),发现该指数可作为评价Paget骨病累及范围及活动程度的客观量化标准,用全身骨指数作为评价Paget骨病对治疗的反应,亦是一种相当灵敏而准确的方法,对于血清碱性磷酸酶正常的患者,该法对疗效的观察显得尤为重要。

6. 骨坏死 骨坏死可由多种原因引起,多见于股骨头,亦见于月骨、跖骨头、跗舟骨及跟骨等。骨显像可显示X线平片表现尚正常的早期骨缺血坏死,表现为缺血坏死之骨骼区域(如股骨头、跖骨头)全部或部分放射性缺损。此后,由于骨骼缺血坏死区域发生血管增生和修复,坏死骨端所在之关节形成无菌性炎症,在缺血坏死的放射性缺损区周围可形成放射性增高区,其典型表现为"炸面圈征"(图6-1-2-68)。随着病变发展,由于周围的放射性增高区逐渐明显,在平面静态骨显像中放射性缺损区可能被周围的放射性增高区所掩盖而不能显示病变的真正性质,这时应进行断层骨显像或多时相动态骨显像,可增加发现病变的比率,并有利于将缺血坏死与骨髓水肿鉴别。在断层骨显像上,应用计算机测定病变区域与相对稳定的对照区域摄取显像剂的比率,可定量判断缺血的程度及疾病的进展。正常人股骨头与股骨干比率约为2.5,骨缺血坏死的不同阶段,其比值不一,一般在疾病较早期,比值降低较明显。

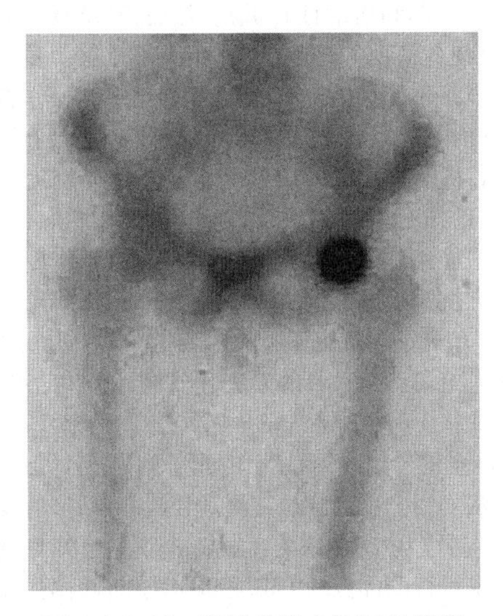

图6-1-2-68 股骨头缺血坏死骨显像

男,44岁,左侧股骨头缺血坏死骨显像前位图,示左股骨头周围部分放射性摄取增浓,中央部位相对较淡,呈"炸面圈征"

骨显像亦可作为观察骨缺血坏死疗效的重要手段。如果血液供应在疾病的较早期得到恢复,则病变部的放射性缺损区摄取放射性的强度会逐渐增高,周围的放射性增高区摄取放射性的浓度会逐渐降低。如治疗无效,则"炸面圈征"会越来越明显。如果治疗开始时,疾病区域骨及血管组织已完全坏死,即使治疗有效,其恢复亦是非常缓慢的过程。

7. 骨转移瘤 某些骨肿瘤,特别是转移瘤可引起代谢性骨病。而有些代谢性骨病又要与骨转移性肿瘤鉴别。骨显像对肿瘤患者的分期,平片无骨质破坏征象的肿瘤患者骨痛的评价,肿瘤患者疗效的观察及预后的评价均具有重要作用[172-174]。故在此简述骨转移瘤的骨显像表现及其临床应用价值。

大部分骨转移瘤的典型表现为多发、大小不等、形态各异的放射性浓聚区,多见于红骨髓分布丰富的脊椎、骨盆和肋骨,少见于颅骨和四肢骨(图6-1-2-69)。这种多发被称为"热区"的放射性浓聚区对骨转移瘤的显示较平片及CT均敏感,一般在X线显示出骨质破坏或骨质增生前3~6个月,骨显像即可检出异常征象,但特异性不高,往往要结合临床才能定性。如放射性浓聚的"热区"与放射性吸收缺损的"冷区"夹杂存在,则几乎均为转移瘤。"冷区"提示骨转移瘤以纯溶骨性破坏方式进行,较少见到;较多见的情况是放射性缺损区周围有环状放射性摄取增加,提示周围有成骨性修复反应。

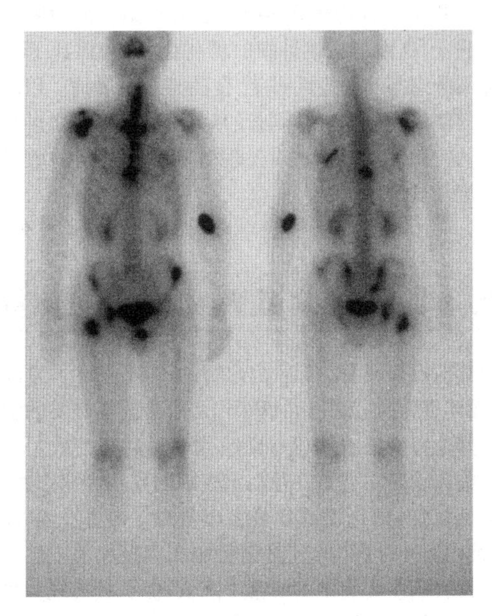

图6-1-2-69 肺癌骨转移(全身骨显像)

女,77岁,肺腺癌广泛骨转移骨显像前位(左图)及后位(右图)图,示胸椎、左侧肋骨、髋骨、右侧肩胛骨及右股骨股子间有多发、浓淡不一的放射性浓聚,左肘关节浓聚影为注射显像剂外漏所致

部分骨转移瘤可见到"超级骨显像"现象。所谓超级骨显像是指骨显像剂主要摄取于中轴骨和四肢骨近段,软组织、肾脏及泌尿道显像很淡,或几乎不显影。多见于前列腺癌、乳腺癌及胃癌的骨转移。此种情况需要与部分代谢性骨病特别是甲状旁腺功能亢进症引起的骨弥漫性显像剂摄取增加鉴别。前者通过提高探测器的分辨率后往往可以显示其放射性浓聚不均匀,部分区域有结节状的浓聚影。而甲状旁腺功能亢进症除合并棕色瘤外,大多仍呈均匀性放射性摄取。另外,甲状旁腺功能亢进症尚可在肺、骨、肝、脾及其他软组织出现放射性浓聚,而骨转移瘤较少见到。不典型病例,特别是合并棕色瘤者可能要结合临床及骨关节X线检查等资料,才能确诊。

肺癌、前列腺癌等恶性肿瘤患者骨内出现单个"热区"需密切结合X线、CT仔细鉴别，如后者未发现异常或平片正常而CT发现有骨质破坏，则转移瘤的可能性较大，宜2~3个月后复查，复查示病变范围扩大或出现新的病灶，转移瘤诊断即可成立[175,176]。骨转移瘤的非典型征象尚有强放射性聚集伸向骨皮质轮廓外，伴有骨膜下花斑样强摄取，可见于前列腺癌、支气管肺癌和成神经细胞瘤。此种情况需要与原发性恶性骨肿瘤鉴别。原发性恶性骨肿瘤除已转移者外，大多为单发，且以长骨干骺端较常见，而骨转移瘤除局部有此表现，其他部位特别是中轴骨尚可能发现多发病灶。临床资料对其鉴别亦很重要。前列腺癌、支气管肺癌骨转移患者年龄均较大，而成神经细胞瘤骨转移好发于10岁以下。骨原发性肿瘤则以中青年多见。

恶性肿瘤患者出现正常骨显像并不能完全排除骨转移瘤存在。一是在转移发生的极早期，骨代谢尚无明显变化时。二是转移瘤侵袭不伴典型的成骨反应。

FDG-PET对骨转移瘤的应用已有报道。因为肿瘤与非肿瘤性病变，良性与恶性肿瘤的糖代谢不同，因此FDG-PET可能鉴别肿瘤与非肿瘤性病变、良性与恶性肿瘤。PET的优点是不但能发现肿瘤转移到骨的病灶，同时可显示肿瘤在其他部位的转移灶。但该法对发现骨转移性肿瘤的敏感性并不比常规骨显像高。

（刘宇波　曹国文）

第3节　双能X线吸收法骨密度测量

和其他疾病一样，代谢性骨病的诊断必须详细询问病史，全面体查，在临床疑诊的基础上，需要选择必要的实验室检查或其他特殊检查明确诊断或判断预后与疗效。代谢性骨病的临床诊断主要是三种临床表现的鉴别和病因查找，它们是高钙血症、低钙血症和骨密度异常。在绝大多数情况下，各种代谢性骨病均与上述三种临床表现相关。血钙正常的代谢性骨病主要表现为骨密度降低，极少数表现为骨密度增高或高骨量综合征（high bone mass syndrome）。血和尿钙、磷、镁及其他标志物的异常应与高钙血症、低钙血症或骨密度减低结合起来分析，以提高诊断和鉴别诊断的效率和准确度。

骨量（bone mass）是指骨质量的多少，一般可用骨矿含量（BMC）和骨矿密度（BMD）来表示。BMC是指被测量骨所含矿物质的总量，BMD是指被测量骨的BMC除以被测量骨的投射面积或体积所得到的面积BMD（aBMD）或体积BMD（vBMD），人们习惯上所称的BMD通常是指aBMD，但事实上是一种错误的名称。骨量测量的主要目的是为了诊断骨质疏松症（osteoporosis，OP）。OP是一种以骨量减少和骨组织显微结构破坏为特征，继而引起骨骼脆性和骨折危险性增加的全身性代谢性骨病。骨量测量是诊断OP的最常用方法，矿物质不但存在于骨骼中，也存在于非骨组织中，人体骨骼组织脱水后，无机盐（矿物质）约占65%，有机基质约占35%，有机基质在骨骼中起网状构架作用，矿物质沉积到网状架构上起硬化作用。要在活体骨骼上同时测量有机基质的含量十分困难，因此，常用测量骨骼的矿物质量或矿物质密度来反映骨骼的骨量变化。近十多年来，随着医学科学技术的迅速发展，非侵入性骨量测量方法取得了长足进步，对OP作出早期诊断和其骨折危险性作出有效评估已成为可能。

【骨量测量】

在骨量测量的发展史上，曾有多种不同原理的方法被用于测量、判断或评价骨量，如X线普通照片（radiogrametry）和X线照片吸收测定法（radiographic absorptiometry，RA），单光子吸收法（single photon absorptiometry，SPA），双光子吸收法（dual photon absorptiometry，DPA），定量计算机断层扫描（QCT），周围骨QCT（pQCT），中子活化分析（neutron activation analysis，NAA），康普顿散射光子法（compton-scattered photons），双能X线吸收法（dual energy X-ray absorptiometry，DXA），单能X线吸收法（single energy X-ray absorptiometry，SXA），定量磁共振成像（QMRI），单光子发射计算机断层扫描（SPECT）和定量超声（quantitative ultrasound，QUS）检测等[1]。

（一）X线普通照片和X线照片吸收测定法　传统的X线照片法是最早用于评价骨量和诊断OP的方法。1960年，Barnett等通过X线摄片，用腰椎分数、股骨分数和掌骨分数来衡量躯干和周围骨的骨量；1970年，Singh等基于骨质疏松时非承力部位骨的骨小梁易于溶解、断裂并消失，而承力部位骨的骨小梁按其功能不同吸收和消失呈明确的顺序现象，提出用Singh指数诊断骨质疏松症。又如，常用脊椎照片帮助诊断和追踪观察骨质疏松症引起的椎体变形和椎体骨骨折（楔入、双凹和压缩性骨折）。然而，X线照片法的敏感性低，只有在骨量丢失超过30%~40%时才有所显示。该法的主要缺点是不能提供定量指标，诊断结果受操作者的主观判断、照片的曝光条件等诸多因素的影响，无助于骨质疏松症的早期诊断。X线照片吸收测定法是用光密度仪分析X线照片，与已知密度的铝块X线照片比较，求得骨骼密度。此法通常只能用于测量掌骨和指骨，其测量精密度及诊断灵敏度和特异性不能满足骨质疏松症早期诊断的需要。

（二）单光子和双光子吸收法　单光子吸收法（SPA）是最先用于定量测量骨量的方法，推广于20世纪60年代中期。该法用^{125}I（碘）或^{241}Am（镅）分别发射27.5keV和59.6keV能量的γ射线，因发射的光子只有一种能量，故称单光子吸收法。当γ射线穿过被测量骨骼部位时，射线的衰减（被吸收）与骨骼中的矿物质含量成正比，与已知骨量的标准品比较可求得待测部位的BMC和BMD。SPA测量前臂与双能X线吸收法（DXA）和定量超声（QUS）有较好的相关性（$r=0.648 \sim 0.967$）。但SPA只限于测量外周骨（如前臂），不能测量腰椎和髋部等，而腰椎（侧位）和髋部又是最早发生骨丢失的部位，故SPA也难以早期诊断骨质疏松症，而且SPA的测量精密度较差，监测治疗效果欠灵敏。但其价廉，在国内外中小医院仍得到广泛使用。双光子吸收法（DPA）是针对SPA无法测量受软组织影响较大的部位（如腰椎和髋部）而设计的，曾于1980年开始应用于临床，它最初用^{125}I和^{241}Mg（镁）两种放射性核素混合作为放射源，后用^{153}Gd（钆）放射性核素发射44keV和100keV双光子γ射线。因DPA使用了较大剂量的放射源，受试者受照剂量大（是SPA和DXA的3~5倍）、测试时间长、核素源存在衰减等缺点，DPA在DXA问世后已渐少用。

（三）定量CT和外周骨定量CT 定量CT(QCT)和外周骨QCT(pQCT)在很大程度上克服了双光子吸收法(DPA)的缺点,它可准确地单独选择某个椎体或其他骨骼(如桡骨、跟骨)的兴趣区(regions of interest,ROI),测出该部位BMC和vBMD。QCT是目前唯一能够选择性测量小梁骨和皮质骨骨量的方法,它能在三维空间分布上较好衡量骨的强度[2-5]。QCT可测量与骨量和骨结构及骨强度有关的骨表面积(valley surface area)、骨体积(bone volume)、骨小梁分布(trabecular partition)、欧拉值(Euler's number)、骨小梁结构系数(trabecular bone pattern factor)、终点-终点支柱计数(node-to-node strut count)和末端-末端支柱计数(terminus-to-terminus strut count)。Cortet等研究发现,绝经后骨质疏松症患者与年龄匹配的对照者之间,上述多数测量指标有显著性差异[5]。QCT测量指标与DXA测量结果之间的相关系数较弱(r<0.500)。QCT虽有许多优点,但因所用的放射源为混合X线,骨内不定量的脂肪可造成单能QCT的测量误差。应用双能QCT可改善和校正脂肪对测量值的影响,提高其准确性。QCT的设备昂贵、放射剂量大,在目前乃至将来其推广应用都会受到一定的限制。

（四）定量磁共振成像 最初,定量磁共振成像(QMRI)用于测量组织中的铁离子浓度。在诊断骨质疏松症方面,QMRI是研究骨小梁与骨髓交界面磁场梯度以评价骨小梁空间排列的新方法[6-8]。其理论基础是:放置在外加磁场B0中的松质骨因骨髓成分(水和脂肪)与骨小梁板的磁化率不一样,在骨小梁与骨髓交界面产生场梯度(ΔB0)。随着骨质疏松的出现,骨小梁减少或变细使骨小梁间隙增大,场梯度下降引起有效T_2*的延长。由于T_2*值鉴别正常及骨质疏松患者的能力仍需进一步提高,目前QMRI主要用于关节疾病的诊断[9,10]。

（五）双能和单能X线吸收法 自从1988年DXA仪问世以来,主要有两种类型双能X线球管,一种是转换能量X线球管;另一种是伴有稀土K缘过滤器的恒定潜势X线球管,稀土K缘过滤器中主要包括金属铈或金属钐。以Holgic QDR-1000型DXA仪为例,它是对X线球管交替提供70kVp和140kVp两种加速电压,获得43keV和110keV双能X线。X线通过安装在与X线脉冲同步旋转的由标准化材料组成的轮盘进行标准化,以消除光束硬化效应对测定骨矿含量的影响。轮盘上不同的区域分别代表标准骨组织、软组织及空气。而Lunar DPX-L则是对X线球管提供恒定的电压,产生的X线束通过具有能量特别吸收特性的铈制K缘过滤器,分为38keV和70keV双能X线。因为具有稀土K缘过滤器的X源所产生的硬化束少,故该系统没有旋转标准校正轮盘。DXA和SXA是分别于20世纪80年代末和20世纪90年代初发展起来的骨量测量技术,SXA只适用于测量外周骨的骨矿含量和骨矿密度,DXA以其测量精度高、测定部位多、测量时间短和患者受照的放射剂量低等优越性,已迅速成为目前临床应用最广泛的和最有效的测量骨量的技术方法[11,12]。

DXA技术的基础研究始于20世纪60~70年代,于1988年应用于临床。最早的DXA仪是美国的Hologic QDR-1000型和Lunar DPX-L型第一代笔形束骨密度仪。笔形束DXA仪由于扫描面积小,对骨骼这类有一定形状与大小的物体需进行反复回折扫描,测定需要较长时间。1991年,以Hologic QDR-2000型为代表的扇形束DXA仪出现,标志着DXA技术从笔形束X线向扇形束过渡的重大转变。由于扇形束X线扩大了扫描面积,仅需对患者执行一次1~5分钟的扫描,大大地缩短了检查时间(图6-1-3-1)。

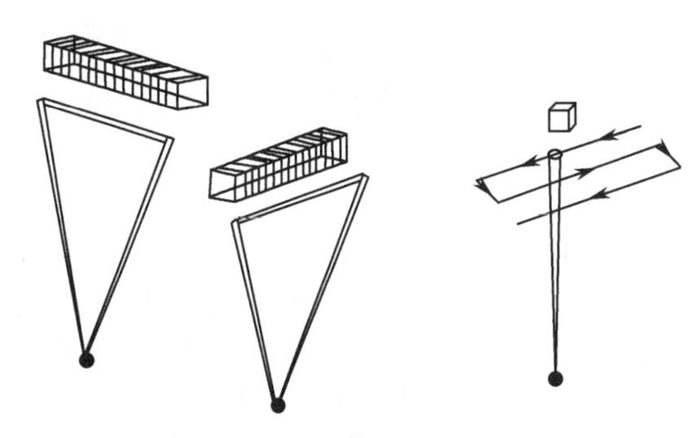

图6-1-3-1 扇形束与笔形束扫描方式示意图

目前,以Hologic QDR-4500A型和Lunar Expert型为代表的第四代扇形束DXA仪已经应用于临床,两仪器的长期稳定性、精密度以及图像的分辨率均较以前有很大提高,且均可使患者在仰卧位上依靠扫描C形臂旋转90°来完成脊椎的侧位扫描(脊椎的前后位和侧位相伴扫描)。最近,已出现便携式周围骨DXA仪,使用了独特的锥形束X线,扫描时间缩短至5秒钟,且高分辨率图像可分析骨小梁结构和近关节区骨质的溶蚀状况,还可测量前臂与跟骨等部位骨矿含量。它的笔记本电脑和Windows软件使操作更加简便化。这些进步,将使DXA仪更好地为临床服务。测量骨密度的方法较多,应根据需要和条件选择合适的测定方法,一般推荐使用双能X线骨吸收法(DXA)测量,各种方法的技术参数见表6-1-3-1。

表6-1-3-1 几种骨矿物质测量方法比较

测量方法	SPA	DPA	DXA	QCT	QMRI
测量部位	桡骨/尺骨/跟骨(皮质及髓质)	脊椎骨/股骨/全身骨(皮质及髓质)	脊椎骨/股骨/全身骨(皮质及髓质)	脊椎(皮质/髓质)	全身骨骼
扫描时间(分)	10~20	20~40	1~5	10	10
受照/有效剂量(μSV)	<0.5	5	1~4	单能300 双能1000	100~300

无论是X线还是γ射线测定骨矿物质,都是利用其穿过骨骼而发生能量衰减的原理而进行的。穿过骨与软组织层后光子能量的大小,是由入射光子的能量、穿过物质的性质和厚度所决定的。其公式为$Ix=I_0e^{-\mu x}$,其中Ix是光子透过物

体后的强度，I_0 是光子入射前的强度，μ 是线性吸收系数，x 是所测物体的厚度，对于给定能量而言，其 μ 值是恒定的。无论是 SPA 还是 DPA 都是利用上述原理进行测量的。由于腰椎、髋部等部位软组织差异较大，当 X 线穿过骨与软组织时，将产生两种不同的能量吸收曲线，影响骨矿物质测定。DXA 技术吸收了 SPA 和 DPA 的基本原理，采用高、低两种能量 X 线穿过骨与软组织，获得两种不同的线性衰减值。用低能量 X 线的线性衰减值减去乘以常数的高能量 X 线线性衰减值，即抵消了软组织吸收基线，从而基本上消除了软组织对骨矿物质测定的干扰。穿过骨与软组织的 X 线为同步运行的检测器所接收，并转化成相应的电信号输入计算机进行换算。通过与标准品比较和除以所测得的骨面积，即可得出骨矿物质密度（BMD），结果以 g/cm^2 表示。新一代的 DXA 仪还可计算身体的脂肪和肌肉成分以及总质量，其原理也是通过双能 X 线在穿透密度不同的骨骼、肌肉、脂肪组织时有不同的衰减率来计算的（图 6-1-3-2）。

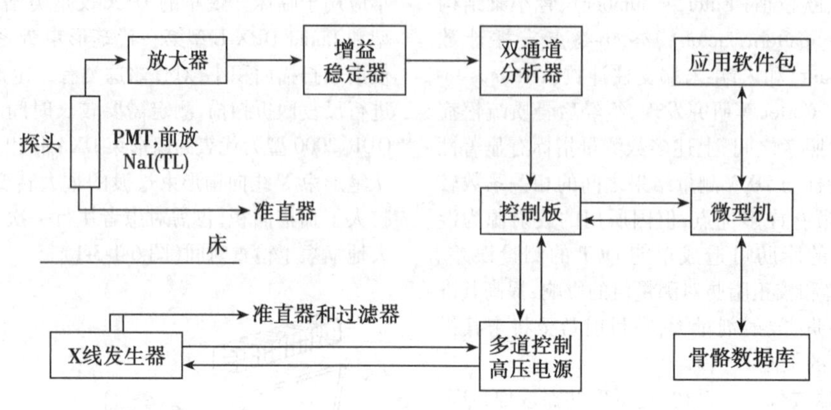

图 6-1-3-2 Hologic DXA 仪原理

1. BMD 测量指征 国际临床密度测量学会（International Society for Clinical Densitometry，ISCD）提出的骨密度测定指征有：①年龄≥50 岁的女性；②年龄≤65 岁伴有骨折风险的绝经后妇女；③年龄≥70 岁的男性；④伴有脆性骨折的成年人；⑤伴有低骨量或骨丢失疾病或临床情况者；⑥应用引起低骨量/骨质疏松或骨丢失药物者；⑦评价抗骨质疏松药物治疗疗效者；⑧存在骨丢失和需要药物治疗者。但临床上更应该根据具体患者的病情决定。

2. BMD 测量部位 股骨颈和全髋 BMD 能较好地预测骨折风险，而脊椎 BMD 是观察治疗疗效的最敏感部位，因此 ISCD 建议测量后前位椎体和髋部 BMD28，不推荐使用侧位脊椎 BMD 和 Ward 三角 BMD 作为诊断依据，因为这些部位的 BMD 存在较高的假阳性和过度诊断现象。但是，重度肥胖者原发性甲旁亢应注意测量前臂 BMD。计算 T 值时，要特别确定患者的年龄和性别。

脊柱侧弯者的扫描部位定位很困难，扫描时应包括所有腰椎，以显示第 12 胸椎和骨盆边缘。可使用泡沫垫抬高受测者的膝部，使脊柱与髋部成角 90°，减少腰椎前突度。髋部扫描时，股骨平放于测量台上（骨干居于图像的边缘，内旋 15°~25°）（图 6-1-3-3）；如果内旋困难，表示患者患有髋关节炎或股骨颈过短，此时可令其采取最舒适位置，以确保再次扫描时定位一致。

3. 测量结果分析 测量腰椎 $L_1 \sim L_4$ 的骨密度时，定位的要点是使两侧的软组织相等，否则其测量值偏低。髋部 BMD 测量应包括髋部的全部区域，尤其是股骨颈和转子区。各个 DXA 仪器公司推荐的股骨颈区有一定差别，GE-Lunar

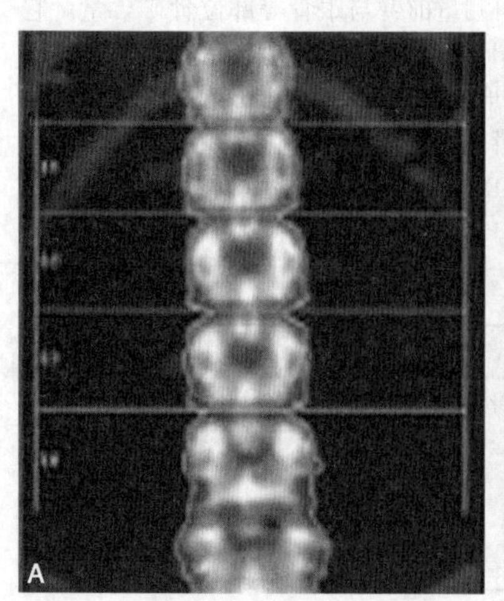

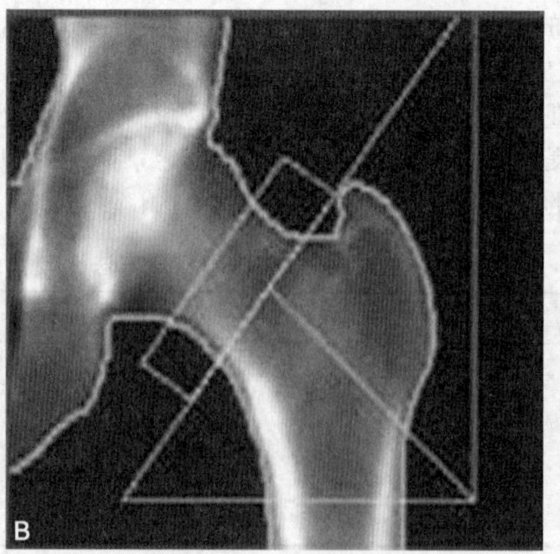

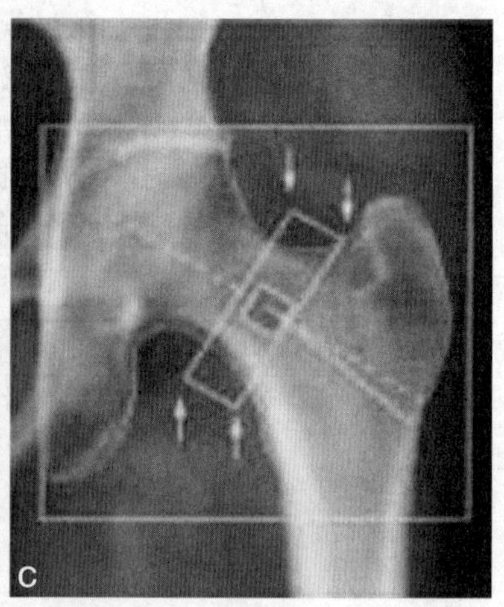

图 6-1-3-3 BMD 测量的正确体位
A. $L_1 \sim L_4$ 测量；B. Lunar-DXA 仪股骨近端测量；C. Hologic-DXA 仪股骨近端测量

仪器建议根据股骨颈区域最窄处的最低 BMD 值确定扫描范围，其中心点在股骨头至转子距离的 1/2 处，而 Flologic-DXA 仪在股骨颈的最远端；这是两种 DXA 仪器测定值差异的主要原因（股骨颈近端的 BMD 最高而远端最低）。

腰椎和股骨颈区的任何异物、附属物或软组织钙化将造成 BMD 假性升高，其中最常见的是脊柱旁的变性病变（图 6-1-3-4），有时可使 BMD 假性升高 2~3 个 T 值。椎板切除术脊柱裂或脊柱旋转（如特发性脊柱侧弯），使 BMD 呈假性降低；此时可选择 2 个无病变的椎体作为代表进行测量。髋部 BMD 测量的常见问题是侧位扫描距离太近，使部分股骨头脱离扫描区，其次为股骨金属附属物、内旋不足，转子区显示不充分或髋部骨折与骨融合术后等（图 6-1-3-5）。近代的骨密

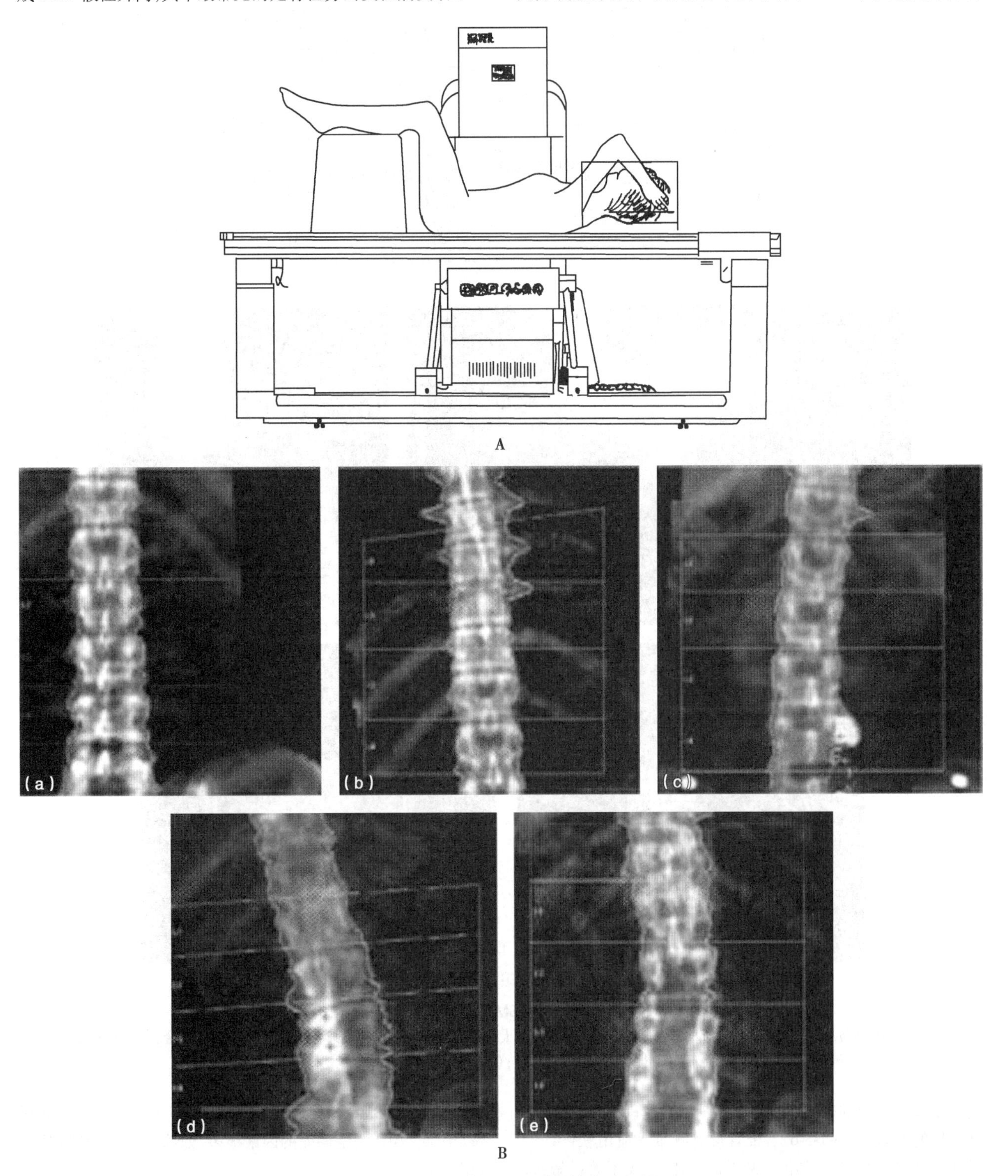

图 6-1-3-4　脊椎 BMD 测量的常见问题

A. 腰椎后前位扫描时受试者的体位；B.（a）脊柱测量位置偏右；（b）椎骨水平位不正；（c）L_4 水平附有金属纽扣；（d）L_3~L_4 脊柱侧弯和骨赘；（e）椎板切除术后

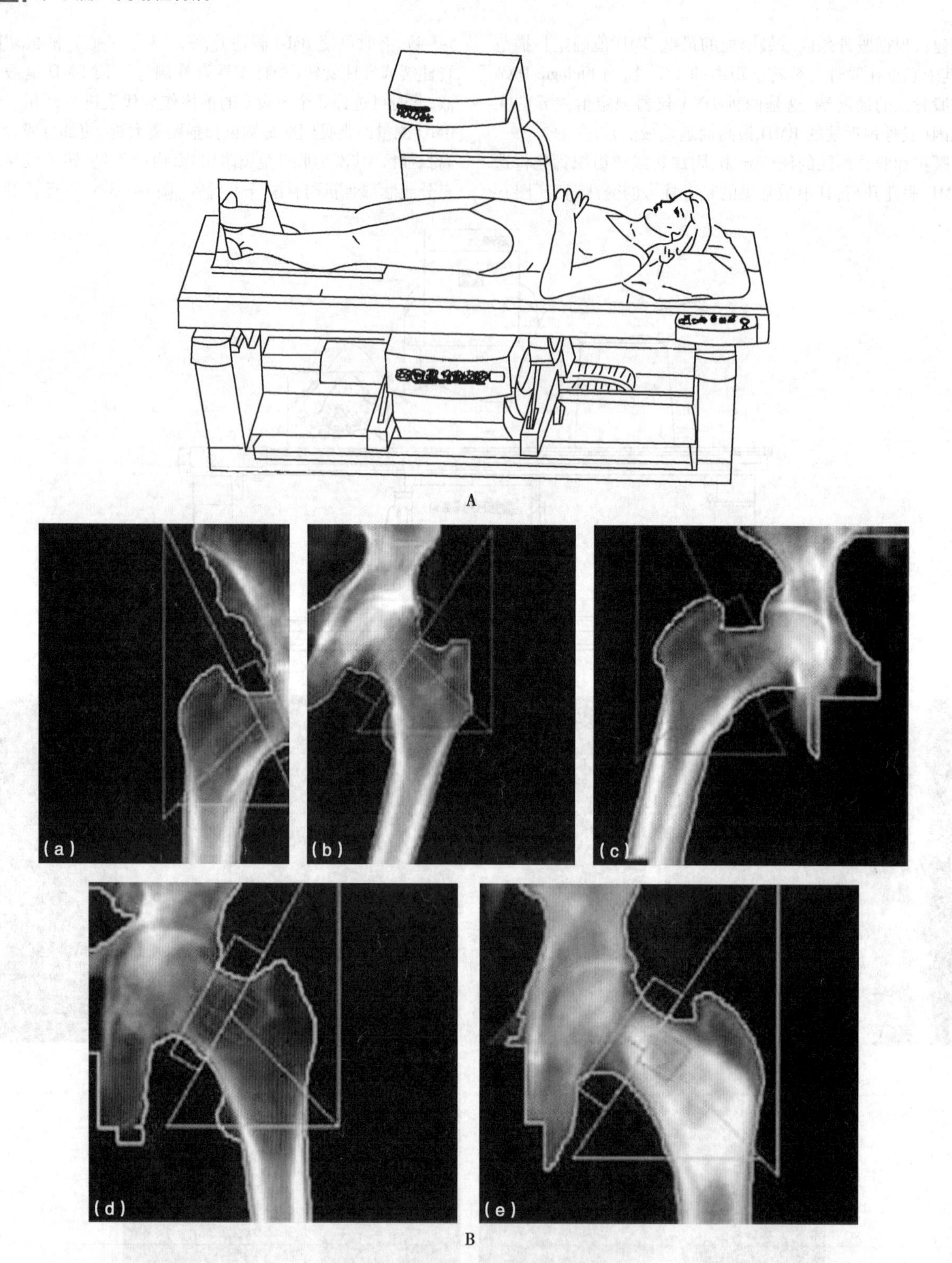

图 6-1-3-5 髋部 BMD 测量的常见问题

A. 髋部扫描测量时患者的体位;B. (a)侧位扫描距离太近,使部分股骨头脱离扫描区;(b)股骨金属附属物;(c)股骨金属附属物;(d)内旋不足,转子区显示不充分;(e)髋部骨折与骨融合术后

度测量仪不但能准确测出骨密度和骨矿含量,而且可用于脊椎骨折的诊断(图 6-1-3-6)。椎骨形态测量是应用软件评价椎体高度的一种方法,其优点是无需照片,减少了放射暴露,并使诊断更为准确,但其敏感性和精确度仍有待提高。DXA 仪不能发现胸椎骨折,可疑患者需补拍相关部位的 X 线片。

4. 临床应用与结果分析 BMD 复测主要用于观察治疗反应,复查的 BMD 值与基础值的差异不一定反映了治疗效果。引起 BMD 测定误差的因素很多,如部位选择、仪器误差等。

BMD 测定的精确误(precision error,PE)常用变异系数(coefficient of variation,CV)或可测的最小差异(smallest detectable difference,SDD)或最小显著性变化(least significant

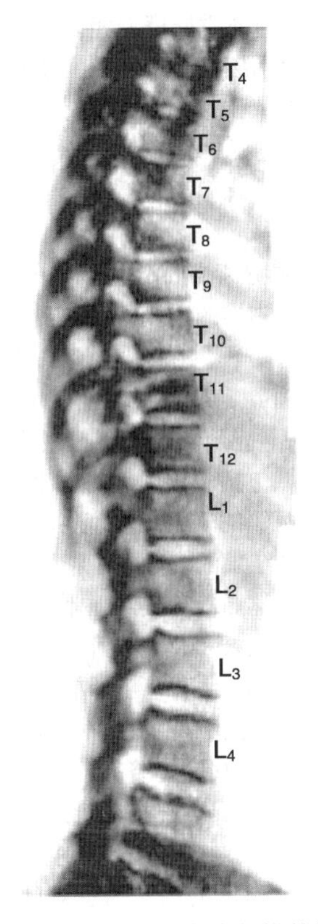

图 6-1-3-6 DXA 扫描诊断椎体骨折

change,LSC)表示。SDD 代表的是可测切割(cut-off)值,似乎较 CV 更实用。在临床上,2 周内反复测定同一部位的 BMD 得到 PE 值(即可重复性),因为短期内的 BMD 真值没有变化,因而重复测量所出现的差异能反映仪器的可重复性。BMD 测量的 CV(脊椎为 1%~2%,髋部为 2%~3%)远远低于常规的生化检查或其他物理测量指标。降低 BMD 测量的 CV 的根本方法是做好测量的质量控制,每天对模块进行常规测量与校正。体外变异系数(in vitro CV)评价的方法是测量准确性的漂移情况,但不反映体内变异系数(in vivo CV),后者的评价方法是测量 15 个对象,每人测量 3 次,或测量 30 个对象,每人测量 2 次,计算均值(m)、标准差(r)和 CV(m/r)值。最小显著性变化(LSC)选择两个测量时间点,BMD 的变化超过 PE 称为显著性变化(95%可信度),LSC=2.8×PE。最小可测差异(SDD)的标准差确定了测量的批内变异度,差值应在可信限之内。临床上,应该比较两次测量的绝对值(g/cm^2)而非它们的百分率(T 值,T-scores),评价疗效时,只有当差值大于 LSC(%)或 SDD(g/cm^2)时才认为治疗有效,因为小于 LSC 或 SDD 的 BMD 变化很可能是测量误差引起的。

5. DXA 测量 BMD 的报告要求　BMD 的报告单应该包括 DXA 仪器名称、制造商、测量地点、时间、部位,患者或被测量者的年龄、性别、骨折风险因素评估、测量技术评估、ROI 值、面积 BMD 值(g/cm^2)、体积 BMD 值(g/cm^3)、T 值、Z 值及复查时间等。如果可能,应同时测量和报告腰椎骨折、身体成分(消瘦体质、脂肪体质)和腹主动脉钙化状况等。

(六) BMD 预测骨折风险　采用 DXA 测量骨矿含量(BMC)和骨密度(BMD)诊断骨质疏松,是临床上应用最广泛的方法,该方法设计测量的骨骼部位是最易发生骨质疏松性骨折的部位,如腰椎、髋部和前臂等[13,14]。

BMD 和骨折的风险用单位标准差(per SD)下的骨折相对风险(relative risk,RR)表示,即 RR/SD;例如,RR/SD=1.4 代表 BMD 每降低 1 个标准差(SD)的骨折风险增高 40%,RR/SD 值越大,BMD 预测骨折风险的价值也越高。但是,非 BMD 的其他骨强度相关因素也与骨折相关,这些因素主要有骨代谢转换率、骨大体结构(骨骼大小和几何尺寸)、骨微结构(如骨小梁数目、厚度、穿孔、连接性和皮质骨的厚度与多孔性等)、骨微损伤积累、骨基质特性、矿化状况与矿物质晶体特征[15-23]。但是除了骨转换率和骨大体结构外,其他因素在临床上均无法测量。非骨骼的骨折因素主要有虚弱、跌倒和维生素 D 缺乏[24]。此外,有些因素(老龄、维生素 D 缺乏)与骨骼和非骨骼因素均有关[25];髋部骨折的特殊因素有 50 岁以后的任何部位骨折史、衰弱、跌倒[26];脊椎骨折的特别因素有 BMD 过低、高龄和既往骨折[27]。因此,高的骨折 RR 值或 RR/SD 值并不一定代表其骨折风险升高,相反,低的骨折 RR 值或 RR/SD 值并不一定代表其骨折风险低;例如,50 岁和 80 岁女性髋部 BMD 的 T 值均为-2.5 时,骨折的相对风险相等,而后者的实际骨折风险为前者的 10 倍[28],故在表述 RR 值时,必须考虑年龄因素[28,29]。同样,在判断药物治疗干预的 BMD 阈值和评价药物疗效时,也同时需要考虑非 BMD 的风险因素,其中最值得关注的因素是:①不同仪器和同一仪器的测量误差;②测量时躯体位置引起的误差;③前后两次的测量结果只能做同侧和同部位相同测量区的 BMD 绝对值比较,不能用 T 值进行比较[30-32]。

为了消除测量误差引起的误判,应追踪评估系统的准确度,常用的方法是每次 DXA 仪器使用中至少测量 15 个正常者,或每 2 次 DXA 仪器使用中至少测量 30 个正常者;并用这些测量值计算"精确误"(precision error)与最小有意义变化值(LSC;95%可信限)。只有在 BMD 的变化值等于或大于 LSC 时,才能认为有临床意义。为了提高 BMD 预测骨折风险的可靠性,一般要求对高骨折风险者同时检测骨代谢转换指标、血清 25-(OH)D 等。

(七) 定量超声测量　定量超声(QUS)测量是近年来迅速发展和推广应用于评价骨质量的方法。QUS 利用声能,无辐射副作用,测量骨的宽波段超声衰减(BUA)、超声速度(SOS)和硬度指数,可适时反映骨的密度、微结构、弹性和脆性,从生物力学角度考虑,可能优于单纯测 BMD。QUS 主要用于测量跟骨、指骨、胫骨和髌骨等外周骨,与 SPA 和 DXA 有良好的相关性,也能反映绝经妇女、老年人和疾病状态的骨质量变化[33,34]。QUS 的不足之处是目前尚不能测量深部骨(如腰椎和髋部)的骨强度变化。

(八) 其他测量方法　中子活化分析法(NAA)是最早用于测量骨量的方法之一,它最初被用于测量人体组织中的各种无机离子(如 Ca^{2+}、Na^+、P_3^-等)的含量,后被用于测量局部骨骼(如桡骨)中的钙含量,评价骨的密度。康普顿散射技术于 20 世纪 70 年代末期被用于测量骨密度诊断骨质疏松,它以 500mCi 的^{137}铯(^{137}Cs)或^{241}镅(^{241}Am)作放射源发射 γ 射线,在 90°角处测量光子穿过测量骨时的散射量来推测骨的密度。在 90 年代中后期也有用单光子发射 CT(SPECT)测量骨量的少数报告，多用于某些特殊的继发性骨质疏松的诊断。随着 DXA 技术的大量应用，NAA 等在测量骨量方面的应用已基本上被淘汰。

【腰椎后前位测量】

DXA 最常选择的测量位：腰椎后前位（posteroanterior，PA），或前后位（anteroposterior，AP），也称腰椎正位。受试者仰卧时，X 线从背部的床下发射，通过机体后由悬在受试者腹部上方的 C 形臂检测器测量。

（一）测量方法 受试者须预先取下腰间部位上各种影响测量的物品，如皮带和金属扣、纽扣、随身携带的硬币、裤上的拉链和胸衣扣等，做钡餐试验后吞服的钡剂尚未排泄完毕者不能进行腰椎骨密度测量。受试者仰卧在测量台上，两小腿放在支持物上，以避免腰椎体的生理性前凸，使腰椎尽可能与台面贴平和与 X 线束平行，从而提高每个腰椎体的图像分辨率。利用 DXA 仪的激光定位装置，准确调整好受试者的测量位置，腰椎位置是否调整准确，关系到测量结果的准确度。由于胸骨和肋骨的遮挡，胸椎不适合选用为测量骨密度的骨骼部位，因为 DXA 测量的是骨骼的投射面积骨密度，当骨骼的投影区有其他骨骼重叠时，其面积骨密度无法将两者区分开，因此，也将影响测量结果的准确度。目前，各厂家生产的 DXA 骨密度仪均选择测量前后位腰椎第 1 至第 4 椎体。对腰椎前后位测量时，应将定位的激光"十"字标志的纵轴移至躯干纵轴的中心线上（与脐和耻骨联合中点的连线重合），标志的横轴置于髂骨嵴或脐下 3cm。DXA 骨密度仪的扫描区域长度、宽度和扫描速度可根据实际情况进行调整，但一般情况下，仪器可自动选定，扫描速度通常是与扫描质控模型相匹配的。前后位腰椎扫描测量时，应将第 5 腰椎至第 12 胸椎及其两侧肋骨均包括在扫描测量的区域范围内，以便准确选择第 1 腰椎至第 4 腰椎。在扫描测量过程中，应密切观察显示的扫描图像，如发现腰椎的测量位置有偏差或受试者的体位有变动，应重新定位后再扫描。

（二）测量结果分析 分析腰椎的扫描图像时，先确定第 1 腰椎与第 12 胸椎的连接处，将定位线置于两者之间；再将另一条定位线（方框的下边）置于第 4 腰椎与第 5 腰椎连接处的中间，准确界定第 1 腰椎至第 4 腰椎的图像区域，该图像区域的大小不能随意从图像框的左右两侧扩大或缩小，因为该图像区域包括腰椎两侧的软组织作为测量骨量的背景对照，而腰椎两侧的软组织厚度将随图像的扩大或缩小而改变，并影响测量结果的准确度。特别是对长期随访的患者而言，每次采用仪器自行锁定的图像区域宽度尤为重要。对伴有腰椎骨质增生、脊椎侧弯变形、椎体压缩性骨折或椎体安装有金属支撑物的患者，测量结果的准确度将受到影响，常导致测量结果假性增高，从而干扰诊断结果的可靠性。对此类患者应选择测量其他骨骼部位。当完成图像分析后，报告单上将自动显示骨骼的扫描分析图像、各椎体的测量数据（如每个腰椎和多个腰椎之和的投射骨面积、骨矿含量和骨矿密度）及输入的患者的档案信息等（图 6-1-3-7）。然后将患者的分析结果与储存在仪器电脑中的正常参考数据库进行比较，即可显示诊断结果的 T 值和参考图、受试者 BMD 所处参考图的坐标位置，受试者的 BMD 相当于峰值 BMD 的百分率（%）及 Z 值。

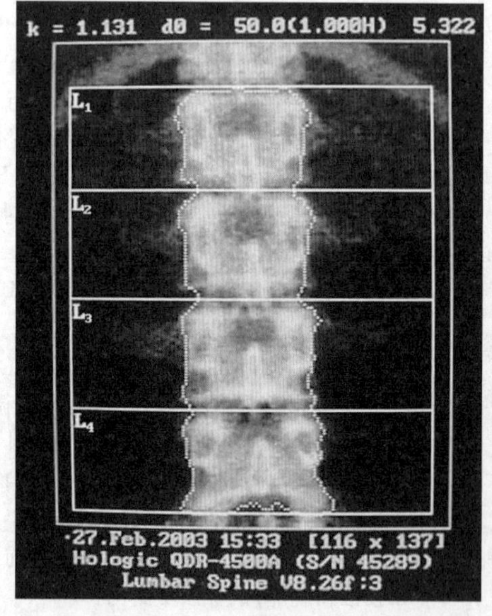

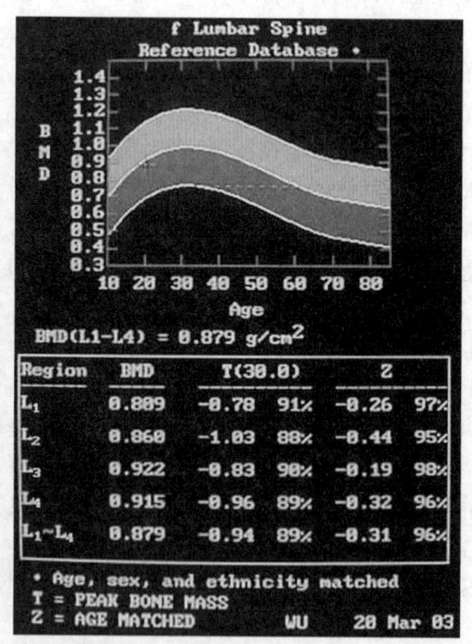

Region	BMD	T(30.0)		Z	
L1	0.889	-0.78	91%	-0.26	97%
L2	0.860	-1.03	88%	-0.44	95%
L3	0.922	-0.83	90%	-0.19	98%
L4	0.915	-0.96	89%	-0.32	96%
L1-L4	0.879	-0.94	89%	-0.31	96%

图 6-1-3-7 腰椎前后位测量图像和分析报告

T 值 =［受试者 BMD（或 BMC）- 峰值 BMD（或 BMC）的平均值］/峰值 BMD（或峰值 BMC）的标准差，T 值表示受试者骨量（BMD 或 BMC）比峰值骨量的平均值高（T 值为正值）或低（T 值为负值）多少个标准差。按照 WHO 推荐的诊断标准，T 值 >-1.0 者诊断为正常，T 值 =-2.5~-1.0 者诊断为低骨量或骨量减少，T 值 <-2.5 者诊断为骨质疏松症，若同时伴有一处或多处脆性骨折（非严重外力所致的骨折）者诊断为严重骨质疏松症。Z 值 =（受试者骨量 - 同龄人骨量平均值）/峰值骨量的标准差，Z 值表示受试者骨量比同龄人骨量的平均值高（Z 值为正值）或低（Z 值为负值）多少个峰值骨量的标准差，Z 值仅提供受试者与同龄人之间的比较参考，不能用于诊断。按中国人骨质疏松症建议诊断标准（中国老年

学学会骨质疏松委员会制订)，受试者T值>-1.0为骨量正常，T值=-2.0~-1.0为骨量减少，T值<-2.0为骨质疏松，T值<-2.0并伴有一处或多处骨折者为严重骨质疏松，T值<-3.0的无骨折者也可诊断为严重骨质疏松；该建议诊断标准还参照日本人诊断标准推荐骨量丢失百分率(%)诊断法，即受试者骨量>峰值骨量平均值减12%者为正常，受试者骨量在峰值骨量平均值减13%至24%之间者为低骨量或骨量减少，受试者骨量<峰值骨量平均值减25%者为骨质疏松，如果同时伴有一处或多处骨折者为严重骨质疏松，受试者骨量<峰值骨量平均值减37%并无骨折者，也可诊断为严重骨质疏松。按照日本人的诊断标准，受试者BMD>年轻成人(年龄为20~44岁)平均值的80%为正常，受试者BMD在年轻成人平均值的70%~80%为骨量减少，受试者BMD<年轻成人平均值的70%为骨质疏松。上述诊断标准的前提是受试者的骨量只能与同一地区相同种族的同性别参考人群的骨量进行比较。

【腰椎侧位测量】

由于脊椎后1/3是棘突、横突、椎弓根等，它们富含皮质骨，松质骨的代谢速度是皮质骨的8倍，松质骨的骨量丢失早于皮质骨。腰椎侧位测量可排除脊椎的后1/3部位，可以检测出椎体的早期骨丢失。用X线拍片测量脊柱侧位BMD的历史可追溯到1964年，但由于脊柱周围有较厚的软组织、较大的散射放射线及放射线的硬化问题，因而限制了骨矿物质的准确测量。20世纪80年代，用双光子吸收法(DPA)进行了侧卧位置的侧位腰椎测量，但由于光子强度太弱导致扫描时间过长，误差较大，同时图像分辨率亦低。

DXA仪具有较高的射线强度和较好的分辨率，可使患者在仰卧位置依靠仪器C形臂的自动旋转完成侧位扫描。测量腰椎侧位BMD的优点很多，第一，由于老年人有腹主动脉钙化及腰椎小关节的退行性变，这些干扰因素在进行前后位腰椎测量时不易排除，而侧位腰椎测量在一定程度上避免了这些影响。同时，进行腰椎侧位测量时，诸如椎间盘钙化、Schmorl结节(Schmorl's node)及骨刺等均可排除。第二，椎体约60%是松质骨，也是易发生骨质疏松性压缩骨折的部位，而脊柱后1/3主要是皮质骨，在骨质疏松性压缩骨折中并不起重要作用。第三，随着年龄的增长，皮质骨与松质骨的骨丢失是不同的，切除卵巢的妇女，椎体前1/3的骨丢失大约是整个椎体骨丢失的两倍。在人的一生中，椎体前部BMD约下降50%，而后部下降约25%，因此，椎体侧位BMD测量更能反映松质骨及椎体本身骨量的实际变化情况。

早期的DXA仪进行腰椎侧位测量时要求患者取左侧卧位，同时固定髋部和膝部，这样有助于患者的骨盆与检查台面垂直，各种型号的设备均有一特制的适于侧卧位并同时保持患者在测量中不能随意移动位置的装置。测量前必须确定椎体是完全侧位的，因为斜位测量会造成骨投影面积加大，测得的BMD值会降低。先进的DXA仪(如Hologic QDR 4500A)增加了C形臂旋转装置，可使患者在仰卧位上依靠C形臂自动旋转90°进行侧位扫描，不但患者测量时较舒适，同时也减少了体位变动所造成的测量误差，扫描时间约为2分钟。取左侧卧位测量时，有70%的患者可测量第2和第3腰椎(L_2~L_3)，只有10%的患者可进行L_2~L_4的测量。取仰卧位时绝大部分患者均可测量L_2~L_4，只有极少数患者因髂骨脊与第4腰椎的下缘存在部分重叠而影响测量结果的准确性。因此，当患者腰椎侧位第4腰椎与髂骨嵴出现重叠现象时，在图像分析过程中应将第4腰椎剔除。此外，腰椎严重侧弯导致椎体形态严重异常的患者不宜做腰椎侧位测量，因为不规则的椎体在图像分析时无法准确界定其投射骨面积，骨密度等于骨矿含量比骨面积，骨矿含量也来源于锁定的骨面积，骨面积是获得BMC和BMD的基础，如果骨面积不能准确划定，就不能获得准确可靠的BMC和BMD[35,36]。

以Hologic QDR4500A型骨密度仪为例，侧位腰椎的骨量测量是与前后位腰椎配对(相伴)进行的，即在前后位扫描测量的基础上结合侧位扫描测量，这样，可同时获得腰椎二维扫描的估算体积骨密度(vBMD)，也称宽度调整BMD(WA-BMD)。腰椎侧位测量可获得各椎体中间区和各椎体整体的骨量参数，测量分析结果的图像和与参考数据库的比较见图6-1-3-8，其测量结果的评价和对患者的诊断方法同前后位腰

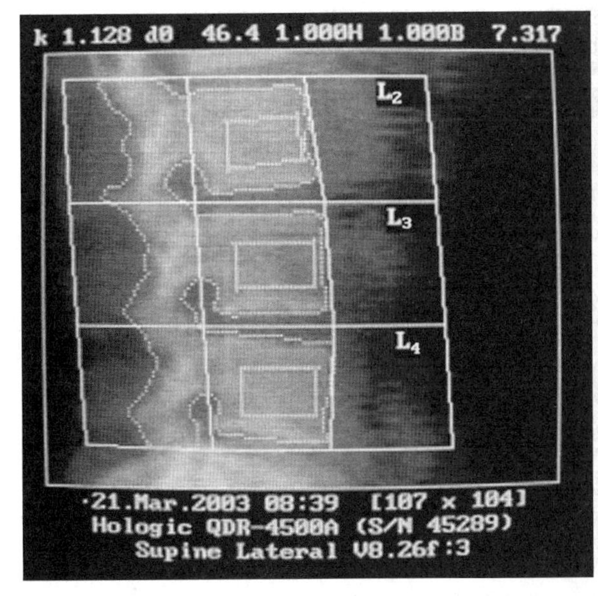

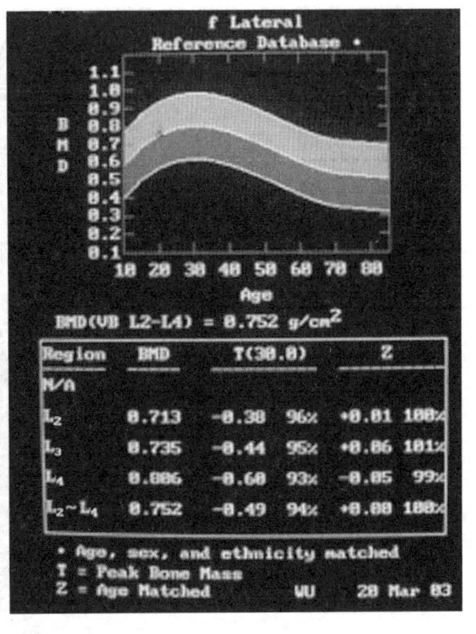

图6-1-3-8 腰椎侧位测量图像和分析报告

椎测量。侧位腰椎测量的主要优点是避开了部分干扰因素，提高了早期发现骨丢失的能力，从而提高了诊断骨质疏松的敏感性[37-44]。

【髋部测量】

髋部(hip)测量实际上是测量近端股骨(proximal femur)，但仪器厂商和国外大多数文献均称之为髋部。过去评价髋部的骨丢失主要靠在X线片上观察松质骨的骨小梁结构及皮质骨厚度的变化，随着DPA的应用，特别是DXA的出现，促进了对髋部骨丢失即骨质疏松的研究，从而增加了预测髋部骨折的能力。现在，继腰椎之后，髋部是一个最重要的测量BMD的骨骼部位。另外，在骨强度研究中，髋部的骨量及结构是一个重要的因素。要想对髋部复杂的骨结构有所了解就必须对其解剖、骨结构及骨量在一生中的变化进行比较和追踪。随着年龄的增加，皮质骨及骨小梁逐渐变薄，其松质骨骨量减少所出现的空间被脂肪填充，同时其红骨髓也逐渐被黄骨髓所代替。由于负重，股骨上端分为压力性和张力性骨小梁两组，并以股骨颈中轴为界，相互平衡，另外还有二级压力性和张力性骨小梁。

股骨近端随年龄变化而出现的骨丢失与脊柱骨骨丢失不同，在脊椎椎体中的水平位置小梁首先丢失，同时由于重力的作用，垂直骨小梁变得肥厚，但骨小梁表面减少(图6-1-3-9)。整个椎体呈现微小骨折修复、肥厚等慢性病变，最终导致畸形和压缩性骨折。而在股骨近端，第二级张力性和压力性骨小梁首先丢失，Ward三角区变得易于辨认，同时空间加大，然后张力性骨小梁萎缩和断裂，最后压力性骨小梁也变得稀松，即所谓的Singh指数。骨小梁的肥厚不多见，但股骨上端的骨髓腔增大。股骨近端的受力是非常复杂的，是一种复合载荷作用于股骨头。因此，在股骨颈横断面上所作用的力是压力、弯力、剪切力的综合作用，从股骨颈骨小梁的分布可以看出压力线和张力线十分明显，这充分说明了股骨颈的受力状态。步态分析研究表明，股骨颈处于最大的应力状态，是人体股骨的最薄弱环节，当骨量明显下降，导致骨强度明显降低时，易于发生骨折。

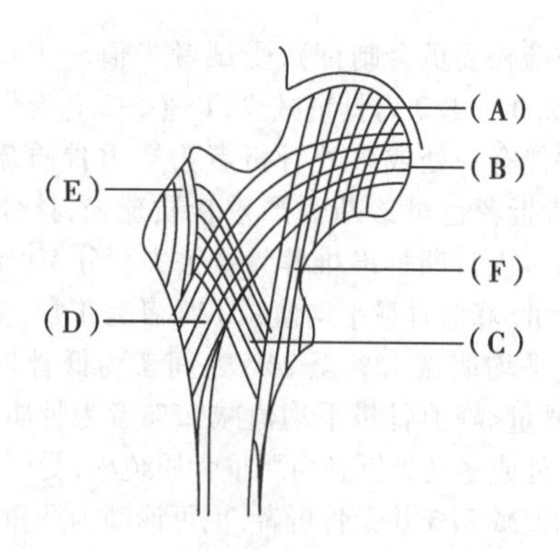

图6-1-3-9 股骨近端骨小梁的正常分布

(A)主压力骨小梁组；(B)主张力骨小梁组；(C)次压力骨小梁组；(D)次张力骨小梁组；(E)大粗隆骨小梁组；(F)Ward三角区

测量髋部时，对患者的下肢摆放位置有特殊要求，这对提高测量结果的准确度具有重要作用。患者应平仰卧于检测台上，足尖朝上，被测量侧的足斜绑在足靠板上，以便使被测量的髋部具有适当的固定位置，足的倾斜度一般在25°~30°之间，这一旋转角度有助于获得股骨近端的最佳投影图像。髋部测量分析图像和报告见图6-1-3-10，Hologic QDR系列骨密度仪将髋部共分为5个骨骼区域，即股骨颈(femoral neck)、大转子(trochanter)、大转子间区(intertrochanter)、Ward三角区(Ward triangle)和髋部总体(total of hip)，这些不同的骨骼区域对评价骨丢失和诊断骨质疏松具有不同的临床意义。

DXA骨密度仪测量髋部不但可测量其骨密度，还可测量其他物理参数，如髋轴长(hip axial long，HAL)和股骨颈轴长(femoral neck axial long，FNAL)(图6-1-3-11)。HAL系指沿股骨颈中轴线向近侧通过股骨头顶点交于小骨盆边缘，向远侧交于转子下缘的距离。而FNAL定义为沿股骨颈中轴线向近侧交于股骨头顶点，向远侧交于转子下缘(AC)的距离。从图中可以发现，FNAL仅为股骨颈的长度，而HAL则为股

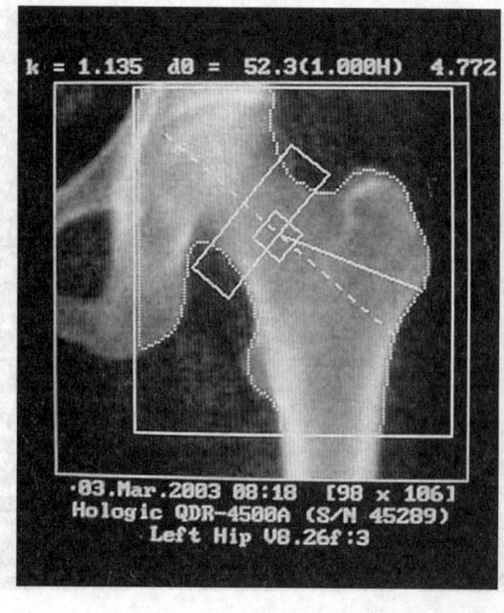

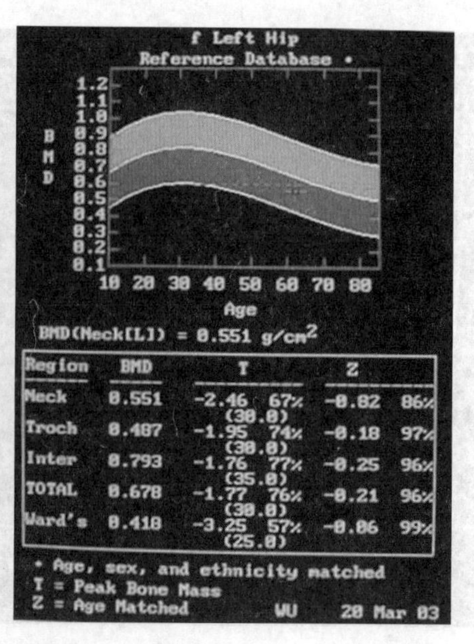
f Left Hip
Reference Database •

BMD(Neck[L]) = 0.551 g/cm2

Region	BMD	T		Z	
Neck	0.551	-2.46 (30.0)	67%	-0.82	86%
Troch	0.487	-1.95 (30.0)	74%	-0.18	97%
Inter	0.793	-1.76 (35.0)	77%	-0.25	96%
TOTAL	0.678	-1.77 (30.0)	76%	-0.21	96%
Ward's	0.418	-3.25 (25.0)	57%	-0.06	99%

• Age, sex, and ethnicity matched
T = Peak Bone Mass
Z = Age Matched WU 20 Mar 03

图6-1-3-10 髋部测量分析图像和分析报告

骨颈的长度加上髋臼间隙和髋臼到骨盆内缘的宽度。研究发现,FNAL与HAL有较好的相关性,但两者对髋部骨折的预测效率是不同的。HAL可以预测股骨颈骨折的发生,且与股骨颈骨折发病率呈正相关。老年女性HAL每增加一个SD,其髋部骨折发病率就增加1.8倍,且发生髋部骨折的老年女性的平均HAL要明显大于非骨折的对照组。但也有人认为HAL与髋部骨折的发生无相关性。多项回顾性研究表明,无论男女,其FNAL均不能预测髋部骨折的发生。Peacock等的研究发现HAL与髋部骨折的发病率有相关性,但FNAL、髋臼间隙和髋臼到骨盆内缘的宽度等各单因素与髋部骨折的发病率无关,提示髋臼间隙及其变化对髋部骨折发病率的潜在影响。因此,HAL对髋部骨折的预测价值仍有待研究。

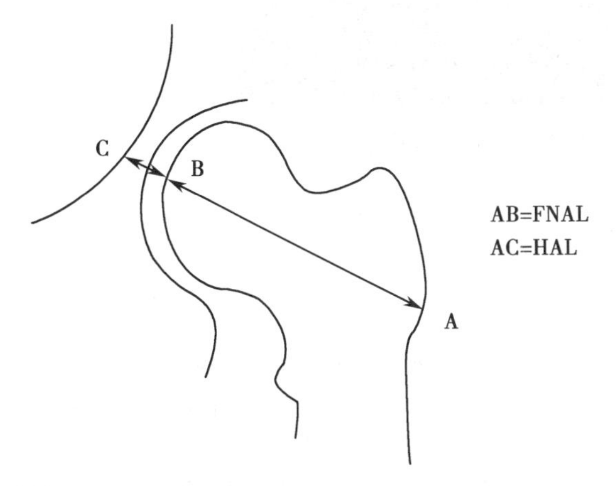

图6-1-3-11　FNAL和HAL示意图

【前臂远端测量】

前臂由并行的桡骨和尺骨两根长骨组成,尺骨的近端大而远端小,是构成肘关节的重要组成部分;桡骨则近端小而远端大,是构成腕关节的主要组成部分,桡骨和尺骨借近端和远端的关节和悬张于骨干间的骨间膜紧密相连。单光子吸收法(SPA)和中子活化分析法(NAA)被最早用于测量前臂远端的BMD,后又相继开发了测量前臂的外周骨定量CT(pQCT)、DXA和单能X线吸收法(SXA)。DXA骨密度仪可测量易于发生骨折的前臂超远端,使可选择性测量的骨骼区域多于SPA。DXA测量时,患者的前臂置于一个放置在检测台上的特制装置内,患者的手掌朝下,测量前臂远端大约1/2的长度,并用一卷尺量出患者前臂尺骨鹰嘴到尺骨茎突的距离(cm),在分析扫描图像前输入计算机,仪器设计的专用分析程序将根据操作者输入的受试者前臂长度,自行锁定前臂1/3远端的长度位置,分析图像和与参考数据库比较的报告见图6-1-3-12,其中超远端(ultradistal,UD)测量骨的长度为15mm,远端1/3处(1/3)的长度为20mm,剩余部分为1/3远端的中段(MID)。前臂远端测量可分别获得桡骨、尺骨和桡骨+尺骨的超远端、远端中段、远端1/3处和远端总体,共计12个不同区域的骨量参数。对测量结果的T值、相对峰值骨密度的百分率和Z值的评价同本节的前后位腰椎测量。

【全身体成分测量】

全身体成分测量也是近年来广泛采用的测量指标,它可以反映受试者全身整体的骨量、瘦体重和脂肪含量变化。受试者应只穿很少的内衣,且身上和体内不含带任何金属(如佩戴的各种饰物、拉链、按扣、金属牙齿、起搏器、置于体内的导管、金属关节等)和玉器等影响测量结果的物品,水平仰卧于检测台上,四肢伸直展开,双手掌朝下置于检测台面上,双脚跟置于台面和双脚掌向内倾,脸面部朝上。以Hologic QDR 4500A型扇形束骨密度仪为例,患者全身扫描测量时间大约为3分钟(图6-1-3-13),患者的全身扫描图像被分成左上肢、右上肢、左肋部、右肋部、胸椎、腰椎、骨盆、左下肢、右下肢、亚总体(除头颅外的部分)、头颅和全身总体共计12个骨骼区域,可分别获得各个区域的骨面积、骨矿含量和BMD。还可分别获得患者的左上肢、右上肢、躯干、左下肢、右下肢、亚总体(除头颅外的部分)、头颅和全身总体的脂肪含量、瘦体重和脂肪所占百分率(%)等。

全身BMD和身体成分的测量,有助于了解身体能量消

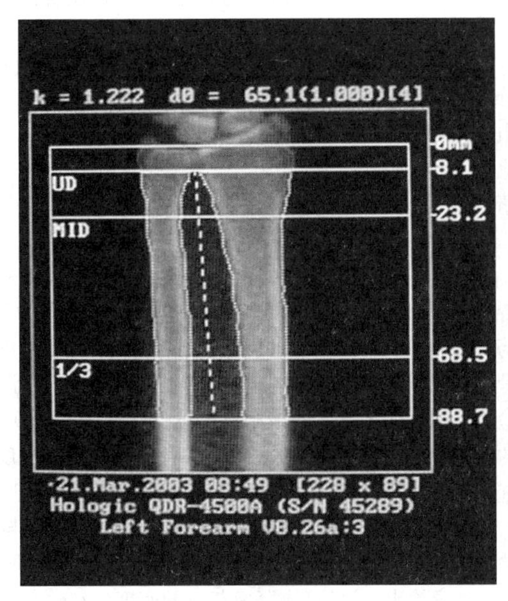

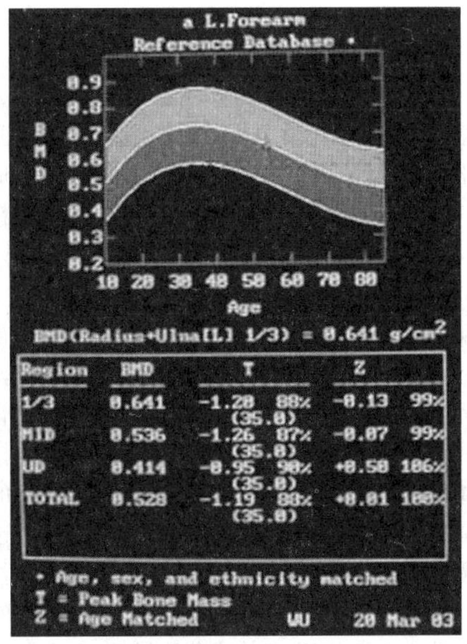

图6-1-3-12　前臂远端测量分析图像和结果报告

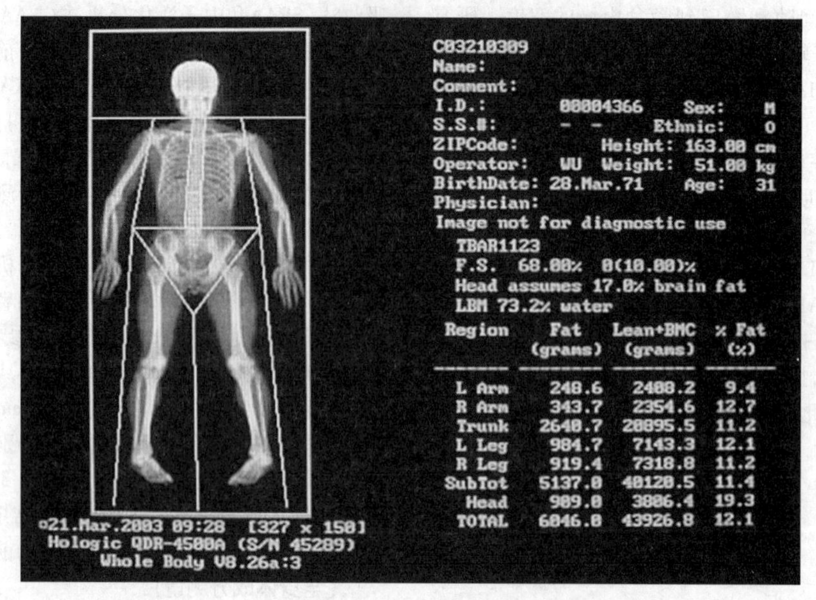

图 6-1-3-13 DXA 全身扫描图像及骨量和体成分测量结果

耗、能量储存、蛋白质与骨骼的代谢状况，以及身体的含水量，而且可在营养学、生长发育的研究、运动医学及药物对身体成分影响的监测等方面加以运用。DXA 骨密度仪测量全身骨量和脂肪及肌肉（瘦）组织，价格相对低廉，易为患者接受。DXA 骨密度仪测量全身 BMD 的基本原理是，当仪器的 X 线球管发射两种不同能量的 X 线穿过密度不同的骨骼、瘦组织和脂肪组织时，X 线有不同的衰减率，其计算公式如下：

$$MS=\frac{R_B\ln(I_{70}/IO_{70})-\ln(I_{38}/IO_{38})}{\mu S_{38}-\mu S_{70}R_B}$$

$$MB=\frac{R_S\ln(I_{70}/IO_{70})-\ln(I_{38}/IO_{38})}{\mu B_{38}-\mu B_{70}R_S}$$

式中，IO 为球管发射的 X 线强度，I 为穿过组织后的 X 线强度，下标 38 和 70 分别为球管发射的 38 和 70keV 两种能量的 X 线，M 为质量，μ 为衰减系数，下标 S 和 B 分别为软组织和骨，$R_S=\mu S_{38}/\mu S_{70}$，$R_B=\mu B_{38}/\mu B_{70}$，$R_S$ 和 R_B 分别为软组织和骨对 38keV 和 70keV 两种能量的射线衰减比例。

大量研究结果表明，DXA 骨密度仪测量的各种体成分（瘦组织和脂肪组织）与其他化学分析法、排水法、生物电阻抗分析、中子活化分析、近红外线光谱分析、CT 和磁共振成像等测量的结果有较好的相关性和较高的测量准确度及精密度。

【影响测量的因素与注意事项】

（一）影响测量的因素 遇有下列情况时暂不宜进行骨量或体成分测量：①如在 2~6 天内口服了使图像显影的药物；②2 天内进行了放射性核素检查的患者，如 ^{99m}Tc-MDP 骨扫描、^{99m}Tc-SC 肝扫描；③在测量的时间内不能静止平卧于检测台上的患者；④腰椎严重畸形或检测部位有金属内植物的患者，可选择测量其他骨骼部位，如腰椎体严重变形时，可选择测量髋部，当髋部一侧患有骨折或安装了人工股骨头时，可选择测量对侧；⑤消化道钡餐试验后钡剂尚未排泄干净的患者，不能进行腰椎或全身 BMD 和体成分测量；⑥女性孕期也应避免做此项检查。除上述影响测量的因素外，患者随身携带的各种金属物（如拉链、按扣、硬币、挂钩、胸衣扣等）、皮带、松紧带和饰物（耳环、项链、手镯等）等处在测量的骨骼部位时，也将严重影响测量结果的准确度，应完全避免这些影响因素。

（二）DXA 测量的精密度和准确度 在群体纵向观察的前瞻性研究中和重复测量同一个体的骨密度比较研究时，精密度是影响结果的最重要因素。如重复测量同一个体的骨密度判断治疗效果时，仪器的精密度为 1%，取 95%的可信区间（或 5%的显著性水平），该患者的骨密度变化超过±2.8%以上才有显著性差异，否则（变化在±2.8%以内）应考虑为仪器本身的误差所致。有意义的骨密度变化值可由公式算出。如骨密度变化值为 V，则

$$V=t_{0.05}(5-1)\cdot CV\cdot X$$

式中，t 为 t 检验的 t 值，0.05 是显著性水平。在这种情况下，定为 0.05 或 0.1 均可取显著性水平。为 0.05 时，则取测量数据的 95%可信区间，若用 0.1 则取 90%可信区间，CV 是仪器的精密度，5-1 是自由度，查 t 值表 $t_{0.05}(4)=2.776$，代入上式，得

$$V=2.776\cdot CV\cdot X，如\ CV=0.01$$
$$V=2.776\times0.01\cdot X=0.028\cdot X$$

上式中，X 为骨密度基线值。有意义的变化值取测量数据的 95%可信区间，当骨密度仪的精密度为 0.01 时，同一个体前后两次骨密度测量值相比，有临床意义的最小骨密度变化率为>±2.8%。如取 90%的可信区间，仪器的精密度不变，则有临床意义的最小骨密度变化率为>±2.0%。绝经后每年骨丢失 3%，这样，一年内的骨丢失能用精密度误差<1%的仪器测量出来，精密度较差的仪器则很难发现这一变化。

DXA 测量的准确度是指测量的 BMD 与真值的符合程度。真值一般以仪器配置的假体模型为标准，真值大小由厂家给出，已换算成羟磷灰石的密度（g/cm²），但仪器对假体模型的测量值可能高于或低于真值。如欧洲腰椎模型的真值

为1.0g/cm²,而仪器测量值仅为0.88g/cm²,测量值小于真值0.12g/cm²,所以应将测量值乘以校正系数1.136予以校正。准确度误差大于真值,诊断结果将出现假阴性,小于真值将出现假阳性。真值也可以用尸骨测量骨密度后灰化称灰重求得,一般用马弗炉800℃煅烧24小时即可。如测量值偏离真值则可用校正系数予以校正。

(三)各型号DXA仪结果的比较　目前的DXA仪有多个公司可以生产,虽然它们工作的基本原理相同,但扫描部分的设计、骨矿物质的校正以及分析的方法均有不同。因仪器本身存在的差异和缺乏骨矿物质测量的绝对标准或可普遍接受的交叉校正方法,致使同一个体在不同的仪器上测得的BMD值有差异。为了使各仪器测定的结果之间具有可比性,Genant等在国际双能X线吸收技术标准化委员会赞助下,用Hologic QDR-2000型和Lunar DPX型DXA仪对100名年龄20~80岁的女性和欧洲腰椎模型(ESP)进行扫描,得到一系列校正公式:①腰椎BMD:Hologic值=0.906Lunar值-0.025;Lunar值=1.074Hologic值+0.054。②股骨颈BMD:Hologic值=0.836Lunar值-0.008;Lunar值=1.013Hologic值+0.142。③标准化BMD(sBMD):sBMD=1.0755Hologic值;sBMD=0.9522Lunar值。

Genant等对校正前后的结果进行了比较,发现两仪器间平均误差减少至2.5%左右,并建议对某些年长且伴有骨的退行性病变、严重脊椎侧凸的患者不宜使用该公式。因Genant等的研究对象无广泛代表性,例数偏小,且ESP简化了腰椎几何形状(尤其是横切面),这些校正公式是否同样适用于第四代扇形束DXA仪尚需要证实。故建议,对患者BMD的长期监测必须在同一仪器上进行。

(四)参考数据库的建立与使用　正确判断BMD值正常与否的前提条件是确定BMD的正常参考范围。BMD的参考范围受多种因素影响,其中恒定因素包括种族、性别、年龄、体重和骨骼本身体积的大小;非恒定因素包括营养、生活习惯、运动、妊娠、哺乳、饮酒等。建立BMD参考数据库时,必须仔细考虑恒定因素,尽量保证人种、地区、饮食、职业、嗜好等因素的分布在人群抽样的允许范围内,以及抽样的人群数量,即具有可代表性。DXA仪制造商根据种族和性别的差异,提供了几条可供选用的参考曲线,但它们之间的差异显著。Petley等曾用Lunar DPX建立了当地人群的BMD参考曲线,与Lunar公司提供的参考曲线比较,发现无论哪一年龄段或测量部位,当地人群的参考曲线的BMD值均高于Lunar公司的标准。100名女性用当地参考曲线均可诊断为骨质疏松症,而用厂家提供的参考曲线,则被诊断为骨质疏松的仅39名。中南大学代谢内分泌研究所建立的女性不同骨骼部位的BMD参考数据库,与Hologic公司提供的"东方人种"(女性)参考数据库比较,对女性骨质疏松的检出率也存在显著性差异。我国目前尚未建立全国统一的BMD参考数据库。故选用某一参考曲线时,须持谨慎态度,必须了解其完整数据库来源的详情。在报告诊断结果时,须标明所使用的正常参考曲线的来源和可信度。

【骨密度测量质量控制】

在骨质疏松症临床与科研中,骨密度是检测骨量的主要手段。近年来由于检查仪器的发展,常采用单光子骨密度仪、双能X线骨密度仪、定量CT扫描法、周围骨CT扫描法和定量超声波骨扫描仪进行骨量定量检查,不管采用哪种方法,骨密度测定值均在不同程度上受到操作人员、环境、仪器状况、测量方法、测量部位等诸多因素的影响,存在较大的随机误差和系统误差,所以骨密度测量的临床应用中的质量控制显得格外重要。

骨密度测量可以分为定性、半定量和定量三大类。其中定性和半定量不能作为早期骨密度变化观察的敏感指标,定量骨密度检查是目前诊断骨质疏松的重要手段。20世纪50年代以前骨密度仪停留在X线肉眼定性估计,以后有了X线半定量估计,60年代起有了高精度的单光子吸收法(SPA),1970年^{153}Gd为放射源的双光子吸收法(DPA)被采用,1987年双能X线吸收法技术出现,同时80年代定量CT得到了广泛应用,近年超声骨密度测量(USA)、周围骨CT扫描法也逐渐应用于临床,为骨质疏松诊断提供了更多手段。

(一)X线片　一般为肉眼观察法,主要依据以下三点估计骨密度:①骨组织与其周围的软组织之间密度差,差值越大,则骨密度越高,其差值小骨密度则低,无差异则骨密度最低。②骨小梁的粗细和密集度,粗而密则骨密度高,反之骨密度低。③骨皮质的大体厚度,厚度大则骨密度高,厚度小则骨密度低。当骨小梁细少且骨皮质呈线状则为严重骨质疏松。

1. 半定量方法　股骨颈小梁指数法(Singh指数)是1970年Singh根据股骨颈的骨小梁的分布多少分为Ⅰ级至Ⅶ级密度。①Ⅶ级:全股骨颈小梁骨密度均匀性高,Ward三角骨密度也不减低;②Ⅵ级:除Ward三角骨密度较低,其余部位骨小梁密度不低;③Ⅴ级:Ward三角和次应力线骨小梁密度减低;④Ⅳ级:Ward三角和次应力线骨小梁密度明显减低,主张力线骨小梁的外侧部骨密度轻度降低;⑤Ⅲ级:骨密度除同于Ⅳ级外,主张力线骨小梁的外侧骨密度明显降低且中间部小梁骨密度降低;⑥Ⅱ级:在Ⅲ级骨密度基础上,除主应力线骨小梁密度较好保持,主张力线骨小梁的内侧有一定保留,其余骨小梁密度明显减低;⑦Ⅰ级:全股骨骨小梁密度明显减低,仅主应力线骨小梁少许保存。

2. 跟骨小梁Jhamaria分度法(跟骨小梁指数法)　共分为五度。一般4度和5度为正常,3度为可疑,1度和2度为骨质疏松。另外,还有椎骨小梁形态分度法、脊椎压缩骨折分段法、Genant脊椎骨折指数法等。

3. X线片光密度法　该法是将被测肢体放在厚度均匀的水浴中摄片。如将前臂放在有机玻璃制的水浴槽里,手心向上平放,槽里水深6cm,要求水深能盖住前臂软组织,同时在被照骨旁置一个铝楔,要求铝的型号为LC4,因LC4型铝材与羟磷灰石的密度接近,羟磷灰石的平均原子序数为15.85,LC4铝合金的平均原子序数为16.06,因而减弱系数也接近,所以可代表骨矿,然后处理X线片上的骨密度分两种方法:定点测量法和扫描测量法。

(二)骨密度的常用测量方法及其临床应用

1. 单光子吸收法和单能X线吸收法　单光子吸收法和单能X线吸收法只能测四肢骨的骨矿密度,因为它们测量的部位要求相同厚度的水样密度的软组织,如自然的软组织不等厚,则用水浴或水袋做成等厚软组织补上,桡骨远端虽然脆性骨折常发，但松质骨不如椎骨丰富，也不像髋部是骨折最危险的部位。1966年，Reed首先研究成功双光子吸收法(dual photon absorptiometry，DPA)骨矿密度测量仪，DPA问世初期是用两种不同的同位素分别发射两种光子来测量的，以后由同时发射100keV和44keV两种光子的一种同位素^{153}Gd取代[45]。但是同位素不断衰变则避免不了常常换同位素源，且放射线强度弱，以至于测量一个腰椎要花30分钟，分辨率和精确度都比较差(2%~4%)。

2. 双能X线吸收法(dual energy X-ray absorptiometry，DXA) 1987年，美国公司生产出第一台DXA仪，从此DXA代替了DPA在临床上的应用[46]。DXA具有精度高、低放射剂量、可测量的部位多、适应范围广(从老鼠到人体的测量)、应用方便等优点，是目前在临床上和流行病学调查中使用最广泛的骨密度测量方法，通常临床药物疗效试验用这种仪器，全世界已超过20 000台[47]。在我国有GE-Lunar、Hologic、Norland和DMS等多种仪器在应用。

DXA测量骨矿密度的原理基本和SPA相似，即通过吸收定律$I=I_0e^{-\mu t}$推导和计算，在DXA中有高能和低能两种光子，由于是笔束的细光柱，不考虑散射的影响。任何射线穿透被测量的人体，必然被人体组织吸收，密度低的气体、脂肪、肌肉组织等组织吸收射线少，密度高的骨组织吸收射线多。当高、低能量的两种光子通过同样密度的组织，组织对它们的吸收也有差异，低能光子被组织吸收多，高能光子被组织吸收少，双能X线就是利用组织对高低能光子吸收的差异，由仪器的探头将光能吸收的差异转变成计算机脉冲计数和脉冲高低的差异，这种计数可以进行运算；经过软组织等效处理，用低能光子的脉冲计数减高能光子的脉冲计数，可以消去一切低密度软组织的计数差，只剩下高密度骨组织的计数差，通过一定的方法将这种单纯的骨组织计数差转变成骨的羟磷灰石的量(g值或g/cm^{2}值)，这就是我们要的骨矿密度。

3. 定量CT法(QCT) 20世纪70年代中期QCT开始应用于临床，是目前唯一可以在三维空间分布测量骨密度而得出真实体积骨密度的方法，也是唯一可以分别测量松质骨和密质骨骨密度的方法。测量腰椎骨密度，需要将一个含有羟磷灰石的等效参考体模放置于患者的背部，与患者同步扫描。该方法常用测量部位是腰椎、股骨近端、桡骨远端和跟骨。

4. 周围骨CT法(pQCT) pQCT是在QCT基础上发展起来的，是专门测量末梢骨骼的QCT方法。与QCT不同之处在于其改用了一种特殊扫描器。该扫描器装有一个能过滤X线球管，使其放射线量减少。pQCT的原理和普通CT一样，是与体轴垂直的各断面经放射线扫描后，检测透过被检物体的放射线剂量，再经处理后重建被检物体的断面图像。主要检测指标包括全骨密度、松质骨和皮质骨骨密度和骨矿含量，并可测量皮质骨厚度、皮质骨和松质骨面积以及断面几何学指标。常用检测部位是桡骨远端。

5. 定量超声(qutitative ultrasound) 定量超声骨密度测量的是超声传输速度(UTV)和振幅衰减(BUA)两个参数。超声特性可用反射性和穿透性来探测，定量超声是用穿透性来探测信号。传输速度分两个方面，如对跟骨，一方面是骨和软组织的传导速度，叫做声速(SOS)，另一方面是骨内速度(UVB)或超声穿骨速度。另一个参数是骨内衰减(UAB)。一般UTV的精确度较BUA高。超声参数BUA和UTV受骨密度、骨结构及其组成成分影响。一般认为BUA受骨微结构和骨密度的影响，UTV受骨弹性和骨密度的影响。声速与骨强度之间有较好的相关性。

(三) 不同骨密度测量技术的比较和评价 单光子吸收法优点是其精度高、辐射剂量小，不受老年关节退变增生的影响，费用较低；缺点是该法无法分别测量松质骨和皮质骨，不能测量软组织不恒定的骨骼部位。双能X线吸收法精确度和准确度都较单光子吸收法提高，大量研究已证实其是快速测量人体和各种大小实验动物骨密度的有效手段。其缺点是不能分别测量骨转换率不同的密质骨和松质骨的骨密度，腰椎正位测量包含了密质骨多的附件、增生硬化的退变及主动脉壁的钙化，以致测量老年骨质疏松的骨密度值偏高，易造成误诊。QCT方法是目前各种骨密度测量方法中唯一可以分别测量松质骨和密质骨密度的三维方法，该法测量BMD的敏感性最高，如果用高分辨率的CT机，还可研究骨小梁结构的微细变化。其缺点是患者接受的射线剂量最大，是SPA的50~100倍，是DXA的30~50倍。该法测量的准确度较其他骨密度测量方法稍差，准确度为5%~10%。pQCT检测因具有与被检肢体外形相似的测量模具、数字化放射线影像和累加测量技术，保证了该技术具有很高的精确度，但由于机器功能的单一性(只能测量BMD)，限制了其广泛应用。定量超声具有价廉、便携、方便和无放射性等优点，但骨结构的复杂性和不均质性而产生的各种传导途径及时间，使得这种测量的准确性和真实声频的检测难以确定。QUS鉴别骨折与非骨折的效果是肯定的，可用于筛选原发性脊椎骨折的患者，其结果与用DXA骨密度测量法的结果接近。

(四) 骨密度测量质量控制 实践证明，即使用一台高精度的骨密度测量仪在相同的测量对象、部位、方法、环境和操作者的条件下，测量骨密度也会得出不同的结果，并且测量结果不可避免存在误差(包括准确度误差和精确度误差)。如果上述的仪器和条件发生变化，则误差还会变化。

准确度误差是指仪器的骨密度测量值反映真值的一致程度，也叫做准确性、准确度。它是一种系统误差，是可以通过一定的方法了解和纠正的。准确度误差可通过骨模型求得。一般同一厂家生产的仪器之间的骨密度测量差别较小，不同厂家的仪器之间的差别较大。国内报道也显示同一厂家的仪器也存在一定的误差。准确度误差的特点是：不同厂家的和同一厂家及同一仪器都有误差，一般骨密度高误差小，而骨密度低则误差大。为消除该误差对诊断的影响，不能直接用骨密度值诊断骨质疏松，而应用T值诊断。同一台仪器硬件或软件更换和修理后的准确度误差改变应做校正。当多个中心进行课题研究时，如多个单位进行骨密度流调，多中心进行临床药物试验时，在不同的厂家生产的仪器之间，均应做准确度误差的校正，否则无可比性，直接影响科研质量。

一般常在不同骨密度仪之间建立一种横向校正，常用的是羟磷灰石体模，一般是欧洲脊椎体模(ESP)。每个体模反复测量10次，每次测量应重新放置，多个中心之间用一个体模。得到数据后可以用均值校正或回归方程校正，均值校正的要求是仪器的测量值偏离真值1%~2%以上做校正，小于这个误差可不做校正。方法是测量值乘一个系数等于真值的大小即可。用回归方程校正则应对ESP的大、中、小号骨体模做回归分析，求出回归方程，将测量值输入回归方程达到校正目的[48-60]。精确度误差是随机误差，又叫做精度、精密度或精确度，是反映仪器测量值的可重复性，是仪器稳定性的指标。一般分为体模的精确度和活体的精确度。体模的精确度可比性强。活体精确度因影响的因素很多，诸如不同形态的骨存在几何误差，不同大小的骨密度误差不同，不同个体的软组织对射线穿透性和散射性的影响，衣服质地不同的影响，以及体位的影响，故造成的误差必然较大，因每次测量对象的不同，都会影响可比性。理想的精确度质控扫描应每日对体模进行一次，连续测量体模的骨密度25次的均值为基线，在此基础上进行Shewhart图观察，是监测仪器纵向重复稳定性的工具。遇到偏离Shewhart法则现象，应立即连续5~10次扫描，差异不超过1SD还可以接受，可以减少或避免假警报，否则应由厂家处理。观察仪器精确度误差，用体模最好（而不是活人的骨），观察仪器的测量操作的精确度误差，则应用不同骨密度的生活人群做试验。如果以人群做仪器的精确度试验，其测量的安排按统计学要求进行，应该是参与人数和每人测量次数的结合。一般短期精度误差应在2周到1个月内完成，对一位参加者而言，如可能应在1日内完成所有的测量次数，长期精度误差以1年内完成为佳。人群个体精确度误差因人而异，为了评定活体骨密度测量的可重复性，合并计算这些个体的精密度误差的最佳办法，是计算这些个体标准差（SD）。变异系数（CV）常被认为是应用于评价精度的指标。如比较DXA与QCT的精确度，直观地说，测量的CV数值越大，精确度误差越大，该仪器监测骨密度变化的能力越差。因为Shewhart图示法敏感度差，不能确定质量突变的日期，不能自动衍生出新的参照点，因此可用累积和质量控制法（CUSUM）补充。累积和质量控制法首先是在工业技术上使用的，此后逐渐应用于骨密度测量。CUSUM图的基本原则是体模骨密度测量中的期望值随机变异。即使是功能非常完善的仪器，每日体模的骨密度测量值是波动在平均值的周围。为了使用CUSUM图，首先建立脊椎体模的基线值。可以连续测量体模10次或每日1次，连续测量25次，对所有扫描结果与均值之间的差值和结果值进行计算，差值进行叠加并绘成CUSUM图。CUSUM图或CUSUM列表用复杂的统计软件程序的帮助更易于操作。无论如何，临床骨密度测量中心没有理由不使用这个方法，即使这个方法在某种程度上有较少的直观性。

最近几年，骨密度仪生产厂家已增设了骨密度测量自动控制方法，且校准程序包括于设备中和配置常规检查的专门按钮。质量控制图可以由仪器的软件专门产生，在软件中有骨体模的全部测量资料，Shewhart法则可以自动地应用到结果中去。此项技术颇受欢迎，但应用目前较少。

（伍西羽 伍贤平）

（本章主审 曹国文 谢辉）

第 2 章

骨质疏松症

第 1 节　骨质疏松症概述 / 2234
第 2 节　绝经后骨质疏松症 / 2266
第 3 节　老年性骨质疏松症 / 2315
第 4 节　青少年特发性骨质疏松症 / 2333
第 5 节　原发性男性骨质疏松症 / 2340
第 6 节　糖皮质激素相关性骨质疏松症 / 2348

骨质疏松症是临床上常见的代谢性骨病。目前,全球约有 2 亿骨质疏松症患者;美国、欧洲和日本的患者数约 7500 万,我国为 7000 万~8000 万。骨质疏松症的发生率随着年龄增长而迅速升高。随着社会进步与人口老龄化,骨质疏松症与其所致的骨折成倍增加,合并骨折后给患者、家庭和社会造成沉重的经济负担。目前,骨质疏松症的高流行态势已经从欧美移至中东、亚洲、拉美和非洲。

原发性低骨量与骨质疏松症的病因未明,主要分为绝经后骨质疏松症(Ⅰ型骨质疏松症)、老年(一般指 70 岁以上)性骨质疏松症(Ⅱ型骨质疏松症)、青少年特发性骨质疏松症和原发性男性骨质疏松症四种。绝经后骨质疏松症以雌激素缺乏为基本病因或诱因,以骨代谢高转换率为特征;老年性骨质疏松症的病因与老龄及多种内外环境因素(如氧化应激引起的增龄性骨丢失、骨细胞和成骨细胞功能衰退、性腺类固醇激素缺乏、钙和维生素 D 缺乏、肠道和肾脏矿物质代谢紊乱、内源性高皮质醇血症等)相关。发生于青少年的不明原因骨质疏松称为青少年特发性骨质疏松症;如果家族成员普遍存在骨质疏松症,可称为家族性骨质疏松症。壮年男性在进入老年期以前发生不明原因的骨质疏松症称为原发性男性骨质疏松症。

第 1 节　骨质疏松症概述

世界卫生组织(WHO)关于骨质疏松症(osteoporosis, OP)的定义是:以骨量减少、骨组织微结构(microarchitecture)破坏、骨脆性增加和易于骨折为特征的代谢性骨病,其组织病理学特点是单位体积内的骨量(bone mass)降低而骨矿物质与骨基质的比例仍正常或基本正常。2001 年,美国国立卫生研究院(NIH)提出的骨质疏松症定义是:以骨强度下降、骨折风险增加为特征的骨骼系统疾病。NIH 的骨质疏松症定义强调了骨强度的重要性,一般情况下,骨强度由骨矿密度和骨质量两个主要参数决定。但是,该定义没有涉及骨微结构破坏的病理特征。从病理角度看,虽然骨质疏松症和骨质软化(osteomalacia)都存在骨量减少、骨折风险增加和骨微结构破坏,但骨质软化的矿物质/骨基质比例下降,而骨质疏松不伴骨矿物质与骨基质比例的明显改变[1,2]。

骨质疏松症分为原发性和继发性两型,前者又可分为绝经后骨质疏松症(PMOP, Ⅰ型骨质疏松症)和老年性骨质疏松症(senile osteoporosis, SOP, Ⅱ型骨质疏松症)两种。也有人将上述的Ⅰ型和Ⅱ型骨质疏松症统称为退行性骨质疏松症(degenerative osteoporosis)。但是,上述的原发性骨质疏松症分类不能覆盖两种临床病例,一是青少年特发性低骨量与骨质疏松症(junior idiopathic osteopenia and osteoporosis, JIO),JIO 是原发性骨质疏松症中的一种特殊类型,特指青少年女性或男性的不明原因骨质疏松症;二是壮年男性在进入老年期以前发生的不明原因骨质疏松症,本书称之为原发性男性骨质疏松症(primary male osteoporosis)。继发性骨质疏松症是指可以找到明确病因的一类骨质疏松症,临床上以内分泌代谢病、结缔组织病、肾脏疾病、消化系统疾病和药物所致者多见。但在临床上,原发性骨质疏松症患者往往合并有继发性骨质疏松症或涉及多种风险因素。

【流行病学与发病率】

在女性绝经后早期,骨丢失每年达 3%~5%,至 80 岁时髋部 Ward 三角骨丢失达 60%。全球每年的骨质疏松性骨折患者约 150 万。骨质疏松性骨折的常见部位是脊椎、髋部和前臂远端。在英国,骨质疏松症所致髋部骨折占骨科患者的 20%,其中 80%是老年妇女。由于生活不能自理,活动受限,加上肺部感染、营养不良和加速的失用性骨丢失,患者多在数月至 2 年内死亡。脊椎压缩性骨折的致残、致死率也很高,5 年存活率约 2/3;年龄越大,死亡率越高。目前,骨质疏松性骨折已成为很多国家的严重社会和公共卫生问题。据预测,50 年后全球的骨质疏松性骨折患者数平均增加 3~4 倍。美国(图 6-2-1-1)白种人妇女 50 岁以上的年脊椎压缩性骨折发生率约 18‰,显著高于髋部骨折率(每年 6.2‰),女性脊椎压缩性骨折约为男性的 2 倍,农村高于城市。前臂远端骨折的主要诱因是摔倒。骨质疏松症还可导致肱骨、骨盆、尺骨、肋骨、锁骨骨折。人群中,这些部位的骨折发生率亦随年龄增加而升高,女性约占 3/4。北京地区基于影像学的流行病学调查显示,50 岁以上妇女的脊椎骨折患病率为 15%,相当于每 7 名 50 岁以上妇女中就有一人发生过脊椎骨折。近年来,我国髋部骨折的发生率有明显上升趋势。随着人类平均寿命的延长,骨质疏松症已成为中老年人群的最常见健康问题之一,预计到 2050 年,患者人数将增加到 2 亿,那时全世界一半以上的骨质疏松性骨折将发生在亚洲,绝大部分患者在我国。骨质疏松症和骨质疏松性骨折的治疗和护理需要投入巨大的人力和物力,费用高昂。值得强调的是,骨质疏松性骨折是可防可治的。尽早预防可以避免骨折,即使发生骨折,只要采用合理治疗仍可有效降低再次骨

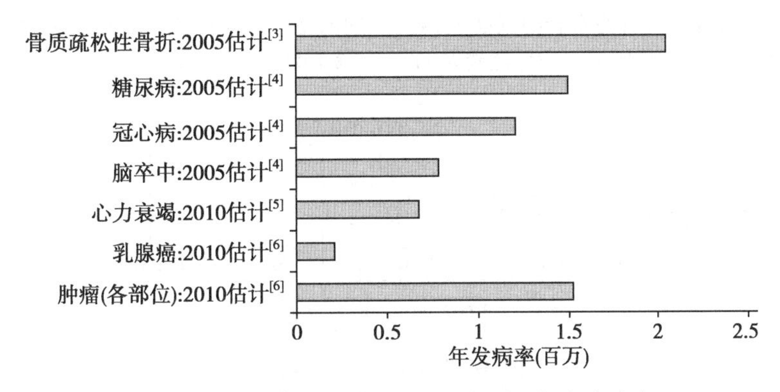

图 6-2-1-1　美国常见慢性疾病和骨质疏松年发病率

折的风险。因此，普及骨质疏松症知识，做到早期诊断，及时预测骨折风险并采用规范的防治措施是有效防止骨质疏松症的有效方法。

【组织形态与病理】

（一）组织形态表现

1. X线表现　在X线照片上，椎体可表现为图像框架（picture frame）或“空盒”状，椎体终板的双凹面（bioconcavity）加深。椎体骨折时，骨质疏松症椎体的形态多变，可表现为终板凹面增加、前部楔形变或解剖结构完全被破坏。Genant计分法将骨质疏松症分为正常、轻度变形（椎体前-中-后高度降低20%～25%）、中度变形（椎体高度降低25%～40%，椎体面积减少20%～40%）和重度变形（椎体高度和面积均减少40%以上）四个等级。

2. 骨形态模式　股骨近端骨小梁的分布模式分为Ⅶ度，可分别表现为肉眼可见的压力性和张力性骨小梁或压力性骨小梁显著减少[1]。在其他骨骼部位可观察到皮质骨纵向条纹和洞穴性骨皮质多孔（porosity）、骨内膜边缘不齐、骨膜下骨吸收或外层骨表面参差不齐。皮质骨骨重建增加和进行性皮质骨骨吸收导致皮质骨骨小梁化（trabeculization）。

（二）骨小梁连续性丧失和皮质骨多孔　发生骨质疏松症后，骨小梁形状变为杆状（rod-shape），并可出现弥漫性断裂，骨小梁的无骨空隙扩大，骨脆性增加，所能承受的负荷（破裂强度，breaking strength）明显下降。

骨转换-矿化-容量系统是一种新的骨组织计量学方法，常采用的指标是松质骨骨容量（cancellous bone volume，BV）和松质骨总容量（cancellous total volume，TV）比值，即BT/TV，主要用于评价骨质疏松症的微结构及其程度。骨吸收加速导致皮质骨多孔，骨脆性增加，骨小梁连续性丧失，在外力作用下易骨折（图6-2-1-2）。交织骨的抗拉强度（张力强度，tensile strength）较板状骨差，含次级Haversian管的骨质抗拉强度下降与黏合线积聚有关，后者是骨重建和尚未被矿化的类骨质。疲劳性骨微损伤时，弯曲或断裂的骨端总是发生于黏合线。成年人骨重建时，可见到一定数量的黏合线，骨代谢转换加速时显著增多，骨张力强度下降；其中尤以骨松质的弹性模量（elastic moduli）和抗疲劳强度（fatigue strength）下降更为明显。任何物体均有疲劳损伤（fatigue damage）属性，而且是骨重建和骨修复的必要部位，但是骨组织在反复接受疲劳损伤后，可逆性损伤变为不可逆性疲劳损伤累积，并最终导致结构破坏[2]。

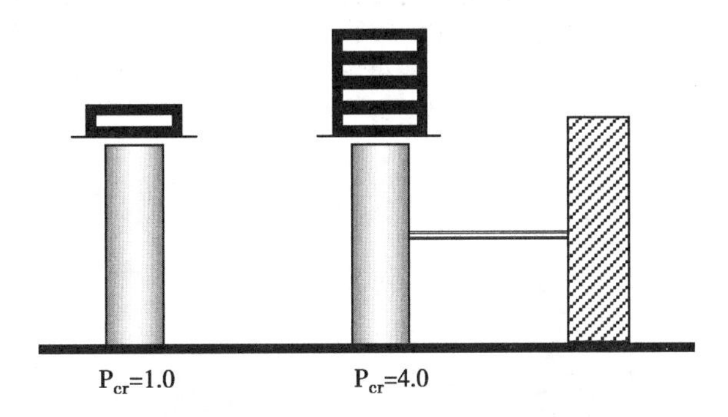

图 6-2-1-2　骨小梁连续性丧失对骨强度的影响

（三）矿化不良和骨构象不均一　骨质疏松症时，骨密度下降，骨组织变得疏松，骨矿物质减少，单位骨组织中的矿物质含量下降。碳酸盐和钙/磷（Ca/Pi）比值下降，钠（Na）与镁（Mg）相对增加，出现骨基质矿化微不均一性现象。虽然骨组织的形态学特征不同于骨质软化，但单从维生素D对骨骼的影响及骨基质矿化不良的表型来看，似乎骨质疏松症和骨质软化只有程度上的差异，这可解释“轻度维生素D不足引起骨质疏松症，而重度维生素D缺乏出现骨质软化”现象。在原发性骨质疏松症患者中，多数患者的矿化正常，约1/4患者存在局限性矿化不良，提示骨骼缺钙更为突出，部分表现为骨基质减少而矿化正常。骨质疏松症发生矿化不良的原因未明，可能与维生素D不足有关。矿化不良影响骨的生物强度（如弹性模量），抗骨折能力显著下降，因骨矿含量增加7%可使骨硬度增加3倍，而抗骨折强度增加1倍。

骨构象（bone conformation）特征反映了骨微结构的一个方面。骨质疏松时，骨矿化以Haversian管为中心，距离中心越远，骨的矿化越差，骨折也往往从远离Haversian管的部位开始，这种现象称为矿化骨构象不均一性。

羟磷灰石的化学本质是骨基质的一种无机成分，分子式为$Ca_{10}(OH)_2(PO_4)_6$；正常骨骼的羟磷灰石分子为$Ca_8H_2(PO_4)_6 \cdot H_2O\text{-}NaHCO_3\text{-}H_2O$，骨质疏松患者的羟磷灰石分子为$Ca_{10}(OH)_2(PO_4)_6$；两种的下移在于钙原子的数目（局部高矿化，local hypermineralization）和是否含有$H_2O\text{-}NaHCO_3\text{-}H_2O$（置换/掺入）。以前曾经试图通过补充微粒化羟磷灰石来刺激骨再生，但结果令人失望，原因是羟磷灰石的分子大小不符合生理要求；其次，刺激治疗的时间可能相当漫长；羟磷灰石纳米晶体具有骨传导、生物吸收和颗粒间距极短等优点，正常骨骼组织中的羟磷灰石为水合的碳酸氢钠-磷酸氢钙，即 $Ca_8H_2(PO_4)_6 \cdot H_2O\text{-}NaHCO_3\text{-}H_2O$，羟磷灰石纳米晶体替代羟磷灰石中的矿物质原子（图 6-2-1-3 和图 6-2-1-4）。

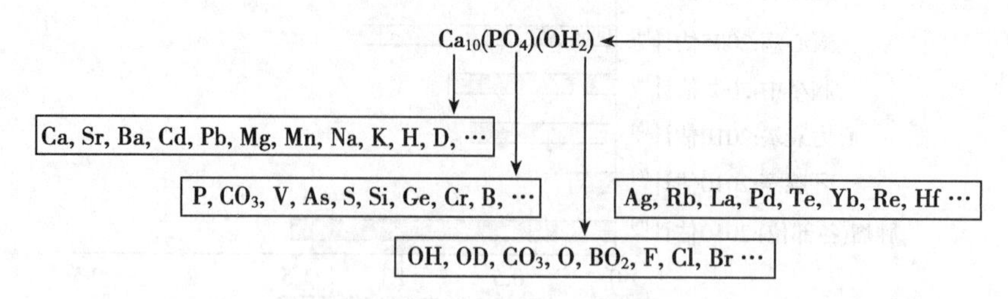

图 6-2-1-3　羟磷灰石结构

羟磷灰石的化学本质是骨基质的一种无机成分，分子式 $Ca_{10}(OH)_2(PO_4)_6$；以前曾试图通过补充微粒化羟磷灰石来刺激骨再生，但结果失望，原因是羟磷灰石分子大小不符合生理要求；其次，治疗刺激的时间可能相当漫长；羟磷灰石纳米晶体具有骨传导、生物吸收和颗粒间距极短等优点，用于治疗的晶体为羟磷酸钙；正常骨骼组织的羟磷灰石为水合碳酸氢钠-磷酸氢钙，即 $Ca_8H_2(PO_4)_6 \cdot H_2O\text{-}NaHCO_3\text{-}H_2O$；羟磷灰石纳米晶体能替代羟磷灰石的矿物质原子

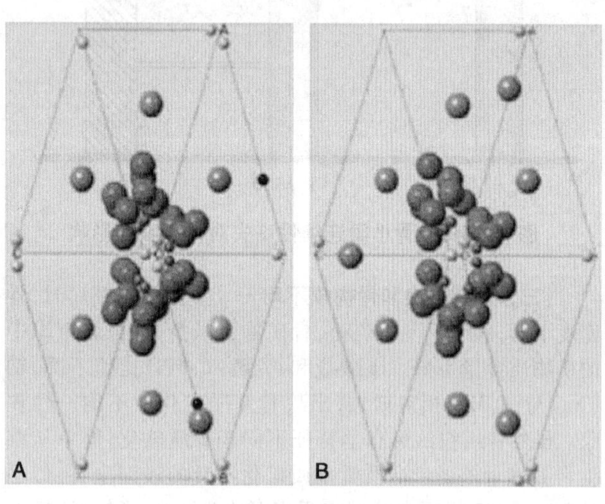

图 6-2-1-4　骨质疏松的羟磷灰石变化

A. 正常骨骼的羟磷灰石分子 $Ca_8H_2(PO_4)_6 \cdot H_2O\text{-}NaHCO_3\text{-}H_2O$；B. 骨质疏松患者的羟磷灰石分子 $Ca_{10}(OH)_2(PO_4)_6$；两者的差异在于钙原子数目（局部高矿化）和是否含有 $H_2O\text{-}NaHCO_3\text{-}H_2O$（置换/掺入）

骨小梁计分（trabecular bone score，TBS）是 DXA 扫描技术描述腰椎椎体骨微结构的新指标，但不是骨小梁微结构的直接测量参数；TBS 反映 DXA 扫描像素灰度级变异；在绝经后女性中，TBS 值较低提示骨结构差，计分值越高，骨微结构越优；该计分标准是否可用于男性或其他临床情况未明。TBS 与 μCT 测量的骨体积分数（bone volume fraction）、骨小梁连接密度（connectivity density）、骨小梁数目（trabecular number）、骨小梁分离度（trabecular separation）和骨小梁力学行为（vertebral mechanical behavior）均相关，主要反映骨小梁的微结构（表 6-2-1-1），与高分辨外周定量 CT（HRpQCT）测量的骨强度和骨脆性高度相关。

表 6-2-1-1　绝经后女性的骨小梁计分（TBS）

TBS（无单位）	分类
≤1.200	微结构退变
1.200~1.350	部分微结构退变
≥1.350	正常

【辅助检查与诊断】

（一）骨质疏松症筛查　PMOP 的流行特点是：①发病风险与发病率随增龄而增加；②女性（尤其是老年女性）的发病率明显高于男性（3~6倍）；③患病率存在种族差异和家族差异；④腰椎骨质疏松症最多见，而髋部骨质疏松症导致的骨折后果最严重；⑤发病率与经济社会地位无明确关系。

出现下列临床情况时，提示 PMOP 可能：①绝经后和双侧卵巢切除后或合并性激素缺乏；②不明原因的慢性腰背疼痛；③低体重；④身材变矮或脊椎畸形；⑤长期应用某些药物（抗惊厥药、抗酸药、驱钙性利尿剂、糖皮质激素等）；⑥脆性骨折史或脆性骨折家族史[3]。

（二）骨质疏松症的诊断

1. BMD 测定　骨量（bone mass）一般用骨矿含量（bone mineral content，BMC）和骨矿密度（bone mineral density，简称骨密度，BMD）表示。BMC 是指被测量骨所含矿物质的总量，BMD 是指被测量骨的 BMC 除以被测量骨的投射面积或体积所得到的面积骨密度（areal BMD，aBMD）或体积骨密度（volume BMD，vBMD）。

DXA 测量 BMD 的优点是：①BMD 测量结构可以用 T 值或 Z 值作出诊断；②预测骨折风险；③为抗骨折治疗提供依据和疗效观测方法；④精确度和重复性高；⑤仪器校准质量控制和操作容易；⑥扫描时间短；⑦放射辐射量低。

建议的 DXA 骨密度测量人群对象是：①女性 65 岁以上和男性 70 岁以上者；或女性 65 岁以下和男性 70 岁以下且有一个或多个骨质疏松症危险因素者；②有脆性骨折史或/和脆性骨折家族史的成年人；③各种原因引起的性激素水平低下的成年人；④X 线摄片已有骨质疏松症改变者；⑤接受抗骨质疏松治疗和进行疗效监测者；⑥存在影响骨代谢疾病或使用影响骨代谢药物史；⑦IOF 骨质疏松症一分钟测试题结果阳性者；⑧OSTA≤-1 者。骨质疏松症的诊断需根据 BMD 测定结果，首先确定属于低骨量（osteopenia，低于同性别正常人群峰值骨量 1~2.5SD）、骨质疏松症（osteoporosis，低于峰值骨量的 2.5SD 以上）或严重骨质疏松症（骨质疏松症伴一处或多处自发性骨折）。然后，明确是原发性骨质疏松症或继发性骨质疏松症，继发性者可找到原发病因（一个或数个）。诊断为低骨量或骨质疏松症后，应对发生骨折的概率作出判断和预测。

用WHO专家组的标准诊断骨质疏松症时，需注意以下几点：

（1）T值和骨折阈值应用：T值=（测得的BMD-正常人群峰值BMD）/（正常人群峰值BMD的标准差），主要用于评价围绝经期、绝经后妇女和50岁以上男性BMD与正常人群的差异。

用T值（T-score）表示骨量时，T值在-1.0<T<1。0为正常，-2.5<T<-1.0为低骨量，T在-2.5以下为骨质疏松症。测定部位的BMD对预测该部位的骨折风险价值最大，如腰部的骨折危险性用腰部BMD预测最有意义。用DXA仪测定的BMD受骨组织退变、损伤、软组织异位钙化和成分变化以及体位差异等的影响，而且还受仪器精确度及操作规范程度的影响。因此，应用DXA要严格按照质量控制要求（参考国际临床骨密度学会共识）。临床上常用的推荐测量部位是腰椎1~4和股骨颈，诊断时结合临床情况进行分析。通过T值切点能够诊断出具有较高骨质疏松症风险的患者。

也可用“骨折阈值”（fracture threshold）来判断。一般用峰值骨量或正常成人BMC的-2.0SD来作为骨折阈值。但骨折阈值主要是用来预测某个体发生骨折的概率大小，因为作为诊断标准时，正常与非正常值的重叠程度高、误差大；而且已有脆性骨折者的BMD（和T值）不能作为诊断标准。骨质疏松症的诊断标准要适当放宽，或者凭脆性骨折即可诊断。

Z值=（测得的BMD-同年龄同性别正常人群BMD）/（同年龄同性别正常人群BMD的标准差），Z值主要用于评价50岁以下男性和绝经前女性BMD与正常人群的差异。此外，骨量减少或骨质疏松症者是否发生骨折还与“骨的生物质量”有关。WHO将T值定为≤峰值骨量的-2.5SD，以期与骨质疏松症的诊断吻合。

（2）建立BMD参考值范围：近年来，IOF建议采用DXA测得的髋部BMD作为诊断标准，其中T值参考值范围应以NHANES Ⅲ（National Health and Nutrition Examination Survey）为基础。一般东方人群的面积骨密度（aBMD）低于西方人群，但在用身高和骨面积校正后，两类人群的BMD几乎相同。因而，建议采用体积骨密度（vBMD）来代替通常的aBMD。aBMD是目前诊断的主要工具，但国际临床骨量测定学会（ISCD）指出，aBMD难以反映骨的三维结构，而外周定量CT（pQCT）可非创伤性检测骨的三维结构。骨三维结构有明显的性别差异，男性的骨小梁厚度、骨小梁容量和骨组织容量（TBV/TV）高于女性，由于高转换和基本多细胞单位的骨吸收增加，女性的小梁骨容量随增龄而减少。

早期诊断骨质疏松症应该选用能较好反映小梁骨BMD的部位，如脊椎正位或侧位。为了追踪病情或需了解外周的BMD情况，可选用价廉的SPA、QUS等方法；如要重点了解骨微结构可选用QCT或QMR；如要了解骨强度可选用QUS。但SPA、QUS、QCT或QMR不用于骨质疏松症的常规诊断。

（3）测量部位：各部位的BMD变化存在明显的不一致性，如脊椎以腰部最易发生骨量减少或骨质疏松症，其次为股骨Ward三角区和桡骨。跟骨骨密度除了随年龄变化外，也受身高、体重及体质指数的影响。当这些部位已有骨质疏松症时，其他部位可仍正常或仅有轻度异常。而且，在同一个体左右侧的改变亦不一致，这说明诊断骨量减少或骨质疏松症时要注明部位和程度，某一部位的BMD难以代表全身的整体骨量情况。我们发现，60~64岁组各部位骨量比峰值骨量平均减少（28.3±7.4）%，Ward区和腰椎侧位中间区减少最多（46%）。老年妇女不同骨骼部位骨丢失方式和丢失率存在明显差别，70岁以前的老年妇女腰椎侧位是诊断的敏感部位，随年龄增长股骨和桡骨的骨质疏松症检出率迅速增高。

测量腰椎侧位BMD的优点是：①排除腹主动脉钙化、腰椎小关节退行性变、椎间盘钙化、Schmorl结节及骨刺等的干扰；②椎体是发生骨质疏松性压缩骨折的好发部位；③椎体侧位BMD测量更能反映骨松质及椎体骨量的实际变化。

（4）不同DXA仪的数据换算：我们的研究发现，经线性回归方程进行数据换算的公式分别为：BMD：Hologic值=0.802×Lunar值+0.318（$r=0.991$；$P<0.001$；SEE=0.03g/cm^2）；BMC：Hologic值=1.20×Lunar值+1.685（$r=0.984$；$P<0.001$；SEE=0.816g）；BA：Hologic值=1.414×Lunar值-1.647（$r=0.972$；$P<0.001$；SEE=0.520cm^2）。因此，在临床应用中不同DXA仪之间存在灵敏度、精密度、准确度以及测量结果绝对值方面的差异，两仪器之间的数据不能互用，但可用回归方程进行数据校正，从而得出诊断的标准化骨密度参考值。

（5）DXA仪测量的缺点：DXA的主要缺点是不能测得真实的骨密度，而且无法将皮质骨和小梁骨区别开来；另外，椎体压缩性骨折后，用DXA仪所测定的BMD呈假性升高，掩盖骨质疏松症真相。用PQCT测量桡骨远端BMD，可得到总体骨密度（BD）、小梁骨骨密度（TBD）、总体的骨矿含量（BC）、小梁骨骨矿含量（TBC）、皮质骨骨密度（CBD）、皮质骨骨矿含量（CBC）。当BMD测量与临床诊断不符时，为了明确骨病变性质，应进一步做骨扫描、骨组织形态计量及QCT、μCT、QMR等检查。

2. DXA体成分测量　DXA体成分测量（body composition by DXA）除用于BMD测定外，新型的DXA仪能测量软组织量，并分为骨矿盐（bone mineral）、脂肪（fat）和非骨瘦体质（非骨非脂肪组织）三个体成分。因此可用于许多临床疾病的诊断与鉴别诊断（表6-2-1-2）。

（三）骨质疏松症的诊断标准　目前只提出了绝经后骨质疏松症的诊断标准（详见本章第3节），其他所有骨质疏松症的诊断因为缺乏相应的证据而借用该标准，这种做法事实上是欠妥的，至少会带来过度诊断或病例漏诊等问题。例如，成骨不全、低磷酸酶症、糖尿病性骨质疏松症与糖皮质激素相关性骨质疏松症的诊断标准就应该与绝经后骨质疏松症不同，或者说至少需要上调相应的BMD诊断T值或Z值，因为这类骨质疏松存在骨质量缺陷，在相同BMD情况下，骨折风险要高得多。同样，因为正常男性的面积BMD高于女性，男性原发性骨质疏松的诊断也不宜采用女性绝经后骨质疏松的诊断标准。

表 6-2-1-2 DXA 体成分测量诊断与鉴别的疾病*

营养性疾病	内分泌疾病
超重/肥胖	垂体功能减退症
代谢综合征	GH 瘤
糖尿病	Cushing 综合征
营养不良症	甲亢/甲减
神经性厌食	代谢性骨病
胃-肠-肝-胆疾病	骨质疏松症
Crohn 病	Paget 骨病
肠吸收不良综合征	骨质硬化
胃肠切除术后	肺部疾病
肝硬化	慢性肺病/肺功能不全
胆石症	囊性纤维化
肾脏疾病	其他疾病
慢性肾病	AIDS
长期透析	肌营养不良症
肾移植后	肢体瘫痪

注：* DXA 体成分测量禁用于儿童与孕妇

【骨质疏松症分类和病因鉴别】

（一）影像鉴别 根据影像特征，可将骨质疏松症分为单纯性骨质疏松症、单纯性骨质软化症、混合型骨质疏松症（骨质疏松合并骨质软化或骨质疏松合并骨质软化及骨质硬化）三种。

1. X 线摄片 可观察骨组织的形态结构，是对骨质疏松性骨折进行定性和定位诊断的较好方法（图 6-2-1-5），也是骨质疏松症与其他疾病鉴别的主要途径。摄片部位包括椎体、髋部、腕部、掌骨、跟骨和管状骨等。因受多种技术因素影响，用 X 线摄片法诊断的敏感性和准确性较低，只有当骨量下降 30%以上才可以在 X 线摄片显现出来，故对早期诊断的意义不大。

早期骨质疏松症表现为非应力部位的骨小梁变细、减少、稀疏，一般以椎体、股骨颈、股骨髁及其他骨端关节面下的骨小梁更明显。非应力骨小梁在上述部位一般与关节面平行，而承力骨小梁多与关节面垂直。随着非应力骨小梁吸收，承力骨小梁呈代偿性增粗。正常骨松质由于多方向交织骨小梁形成的网状结构消失，使与关节面垂直的承力纵向骨小梁在照片上显示得特别清晰。随后，承力骨小梁亦受累，表现为纵向骨小梁数量减少、稀疏，部分区域的骨小梁消失，骨密度减低如同软组织。如骨小梁呈非均匀性吸收，其中可见散在分布的 1 至数毫米大小的点状透光区。在椎体，骨小梁减少多开始于椎体的中央区域，随后向椎体四周扩展。表现为椎体中央区的透光区逐步扩大。严重者的椎体内骨小梁可完全消失，残存的椎体轮廓呈“画框样”。骨皮质变化往往晚于骨小梁，表现为厚度变薄、分层、小梁化，最终可呈细线状，但其边缘仍清晰，骨的轮廓类似铅笔勾画状。如果能同时获取口腔与颌面骨的 X 线片，可明显提高骨质疏松症的早期诊断率。X 线平片定量诊断骨质疏松症的敏感性和准确性较低，但在无骨密度测量情况下，X 线平片也应视为一种有帮助的诊断手段。脊椎侧位 X 线片是诊断椎体有无骨折及判定骨折程度和与其他骨代谢疾病及骨肿瘤鉴别的必要方法。

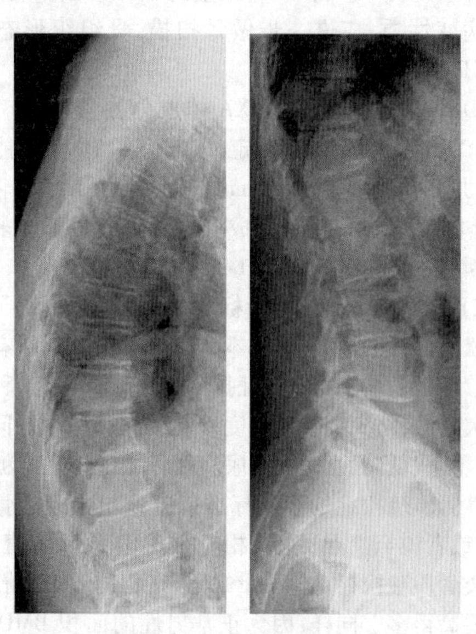

图 6-2-1-5 脊椎椎体骨折

X 线显示 T_{11}、T_{12} 和 T_7 胸椎轻度压缩性骨折

长期以来，人们用 Genant 半定量诊断脊椎骨折，其判断标准是：①0 级：在标准侧位 X 线片上，如果 T_4～L_4 椎体的形态及大小正常，则为 0 级（正常）；②1 级：椎体高度下降 20%～25%和椎体投影面积降低 10%～20%，为 1 级（轻度变形或Ⅰ度骨折）；③2 级：椎体高度下降 25%～40%和椎体投影面积降低 20%～40%，为 2 级（中度变形或Ⅱ度骨折）；④3 度：椎体高度和椎体投影面积降低大于 40%以上，为 3 级（严重变形或Ⅲ度骨折）。但主观判断因素干扰结果，CT/MRI 诊断非典型脊椎骨折有独到优点。

2. 定量超声 定量超声（QUS）是一种利用声波检测 BMD 的非电离技术，具有简便、无辐射损伤、重复精度较高、价格便宜、便于搬动等优点。QUS 主要有两个参数：宽幅衰减系数（broadband ultrasound attenuation，BUA）和超声速度（speed of sound，SOS）。在理论上，QUS 不仅能评价 BMD，还能提供骨小梁结构、胶原纤维等方面的信息，但是目前并不清楚其对 BUA 和 SOS 影响的程度，也没有超声诊断骨质疏松症的统一标准，套用 WHO 的 T≤-2.5SD 这一诊断标准不合适，其敏感性和特异性不高。

3. CT 与磁共振 定量 CT 是检测 BMD 的新方法。因为诊断其他疾病的需要，定量计算机断层扫描（QCT）的应用较多，如能同时观察骨骼变化，对骨质疏松症的诊断有帮助。

（1）QCT：其原理和 DXA 相似，即利用数学重建公式分析 X 线透过目标部位后的衰减来获得 BMD 值。值得注意的是，WHO 规定的 T≤-2.5SD 诊断标准对于腰椎 QCT 测得的 BMD 不合适，因为用 QCT 测量的成年人 BMD 较 DXA 的 BMD 随增龄降低更快。QCT 的最大优势是其三维空间分辨率，能测量 vBMD 和骨骼的大体几何结构，并能分别测量皮质骨和松质骨 BMD。股骨的几何形态复杂，且密度分布不均匀，QCT 可以分别对股骨颈、转子间、Ward 三角区等区域进行测量，同时获得松质骨及皮质骨 BMD。临床实验表明，皮质骨和松质骨 BMD 对于药物干预有着不同的反应，而且股骨近端皮质骨和松质骨 BMD 均是预测股骨骨折风险的独立因素。此外，QCT 还能排除其他结构（动脉硬化、周围软组织等）对 BMD 的影响。QCT 测量 BMD 最大的局限性是部分容积效应。因为其分辨率达不到骨小梁的数量级，所以其测定值是骨、红骨髓、骨髓脂肪的总体反映，使得测定的 BMD 低于实际 BMD。双能 QCT 能消除红骨髓和骨髓脂肪对 BMD 测定的影响。pQCT 与微 CT 及有限元分析（FEA）结合已经应用于临床病例的诊断，老年人脊椎微 CT 显示的骨质疏松并不显著时，有限元分析发现其压力变形所需应力显著降低，并用不同的颜色显现，直观而具有定量特征。数字拓扑分析（digital topological analysis，DTA）和容量拓扑分析（volumetric topological analysis，VTA）也得到了迅速发展，但离临床应用还需时日[4]。

（2）容积定量CT（volumetric QCT，vQCT）：是QCT的一种，其空间分辨率达到0.5mm，可沿多个方向进行成像。周围骨定量CT（peripheral QCT，pQCT）是另一种QCT，主要用于周围骨（比如桡骨远端和胫骨远端）的骨密度测量。但是，桡骨远端pQCT与股骨或者椎体BMD的相关性不强。平板容量CT系统（flat-panel volume CT system）发挥CT和数字平板成像技术的长处，其作用原理类似于螺旋多排CT，因为应用了数字平板成像探测器，能提供松质骨的结构信息。CT和^{99m}锝-亚甲基二膦酸盐（^{99m}Tc-MDP）延迟扫描可发现骨膜下水肿、骨皮质增厚或局部摄取增加，有助于早期诊断。

（3）磁共振：磁共振（MRI）利用强磁场和电磁脉冲序列获取三维影像。松质骨由棒状和层状骨小梁相互连接而成，其周围充满着富含水和脂肪的骨髓组织，从而导致骨和骨髓的磁化率明显不同，在骨-骨髓界面存在明显的敏感梯度。通过改变磁场强度、磁场范围、信噪比（signal-to-noise ratio，SNR）、扫描时间、脉冲序列等，获得不同的骨结构信息，实现了MRI对人活体近端股骨的扫描。更高磁场强度（7Tesla）系统有望成为皮质骨多孔性的替代指标。

4. 骨折的影像检查　CT/MRI可确定骨折部位、类型、移位的方向和程度，对椎体骨折、微细骨折的诊断和鉴别诊断有较大价值；CT三维成像能清晰显示关节内或关节周围骨折；MRI检查对鉴别新鲜和陈旧骨质疏松性椎体骨折具有较大意义[5]。由于骨折本身和骨折后治疗的疗效评价很困难，目前定量评估宏观骨脆性的方法主要是DXA和容积QCT（volumetric QCT），应用高分辨CT（high-resolution CT）、微CT（micro-CT）、高分辨MRI（high-resolution MRI）和高分辨微MRI（high-resolution micro-MRI）能评估微结构。

骨髓内水肿或出血导致骨髓信号异常，需要与其他原因所致的压缩性骨折鉴别。骨质疏松性椎体压缩骨折后，其压缩的椎体后上角呈尖角状突入椎管内，T1WI椎体终板下呈带状低信号或除椎体后角外全椎体低信号。肿瘤所致的压缩骨折椎体形态不规则，椎体前后径变长，椎管内、外常见到软组织肿块。异常信号表现为局限不规则结节状或全椎体受累并累及椎弓根。此时应首选MRI，以鉴别肿瘤脊椎转移或肿瘤相关骨质疏松性脊椎骨折。

骨显像主要用于轻微椎体压缩和嵌顿骨折与不移位肋骨骨折的诊断。骨显像对轻微的椎体压缩、嵌顿骨折和不移位肋骨骨折（表现为骨折局部的线性、卵圆形或梭形放射性浓集）较敏感。骨显像对平片难以确认的骨折也有鉴别意义。骨质疏松症患者伴急性或慢性背痛时，特别是X线平片示椎体呈楔形变者，如骨显像正常，可排除近期骨折。

5. 骨组织形态计量分析和微结构分析　绝大多数情况下，BMD与骨力学强度呈正相关，但例外的情况不少，尤其在老年性骨质疏松症患者中，不能轻率地单用BMD评价骨折风险的高低。临床上，说明骨质量与BMD分离的最典型例子是骨硬化，虽然BMD正常或升高，但因骨的力学性能差而容易发生骨折。许多研究证实，在女性骨质疏松症合并骨折患者中，超过1/2的BMD都高于WHO骨质疏松症诊断标准中的BMD参考值（$-2.5\leq T$值≤-1）；Kanis等发现，与同样BMD的青年人群相比，老年骨质疏松性骨折的发生率高出10倍以上。同样，在抗骨质疏松的药物治疗中，抗骨吸收药物降低骨折风险的程度与BMD增加之间并不相关，即少量提高BMD就能大幅降低骨折发生率。这些事实说明，从某种意义上看，骨质量是决定抗骨折性能的关键因素。骨质量可用骨强度表示，即骨强度=骨质量+BMD。但是，骨质量的多数评价指标仍处于研究阶段，离临床应用还有很大距离。

微结构分析分为离体和在体两种。离体微结构分析的方法主要有骨组织病理形态、骨组织形态计量分析和激光扫描共聚焦测量；在体微结构分析主要有QCT、QMR和QUS等[6]。除进行微结构分析和生物力学分析外，这些分析仪器亦可直接或间接测出BMD值。PMOP伴骨结构紊乱使骨强度下降，容易发生骨折。当临床怀疑为骨质软化、骨质疏松-骨质软化症（osteoporomalacia）、变形性骨炎或血液系统疾病时，应尽量进行此项检查，以详细了解骨组织的超微结构和组织化学特征，得到静态与动态的组织形态计量学资料。老年性骨质疏松症的骨小梁数目减少、骨小梁平均宽度下降、彼此分离，平均骨壁厚度下降，骨髓中细胞数减少，脂肪组织增多；但是，骨矿沉积率和类骨质沉积速率一致，且骨细胞周围矿物质无明显减少。PMOP者的骨形态计量根据其类型不同而有明显差别（详见前述）。用高分辨影像技术可以间接地分析骨的微结构变化，对指导临床治疗有一定价值。但在病例选择和测量方法上要慎重。

（二）非影像检查的鉴别　通常采用排他法鉴别各种类型的原发性与继发性骨质疏松症（表6-2-1-3），诊断流程见图6-2-1-6，用于病因鉴别的指标主要有血钙、血PTH和血25-（OH）D。

表6-2-1-3　继发性骨质疏松症的病因

内分泌代谢疾病	营养性疾病和胃肠疾病
甲旁亢	吸收不良综合征
Cushing综合征	静脉营养支持（肠外营养）治疗
性腺功能减退症	胃切除术后
甲亢	减肥手术后
泌乳素瘤和高泌乳素血症	坏血病（维生素C缺乏症）
糖尿病	药物
肢端肥大症或生长激素缺乏症	糖皮质激素
妊娠或哺乳	肝素
血液病	抗惊厥药
浆细胞病（浆细胞瘤或巨球蛋白血症）	甲氨蝶呤、环孢素
系统性肥大细胞增多症	LHRH激动剂和GnRH拮抗剂
白血病和淋巴瘤	含铝抗酸剂
镰状红细胞贫血	其他临床情况
Gaucher病	家族性自主神经功能障碍
骨髓增殖综合征	反射性交感性营养不良症
结缔组织病	氟中毒
成骨不全	卵巢切除
Ehlers-Danlos综合征	肿瘤
Marfan综合征	制动
肾脏疾病	同型胱氨酸尿症和赖氨酸尿症
慢性肾衰	Menke综合征
肾小管性酸中毒	肝胆疾病
慢性低磷血症	低体重/消瘦

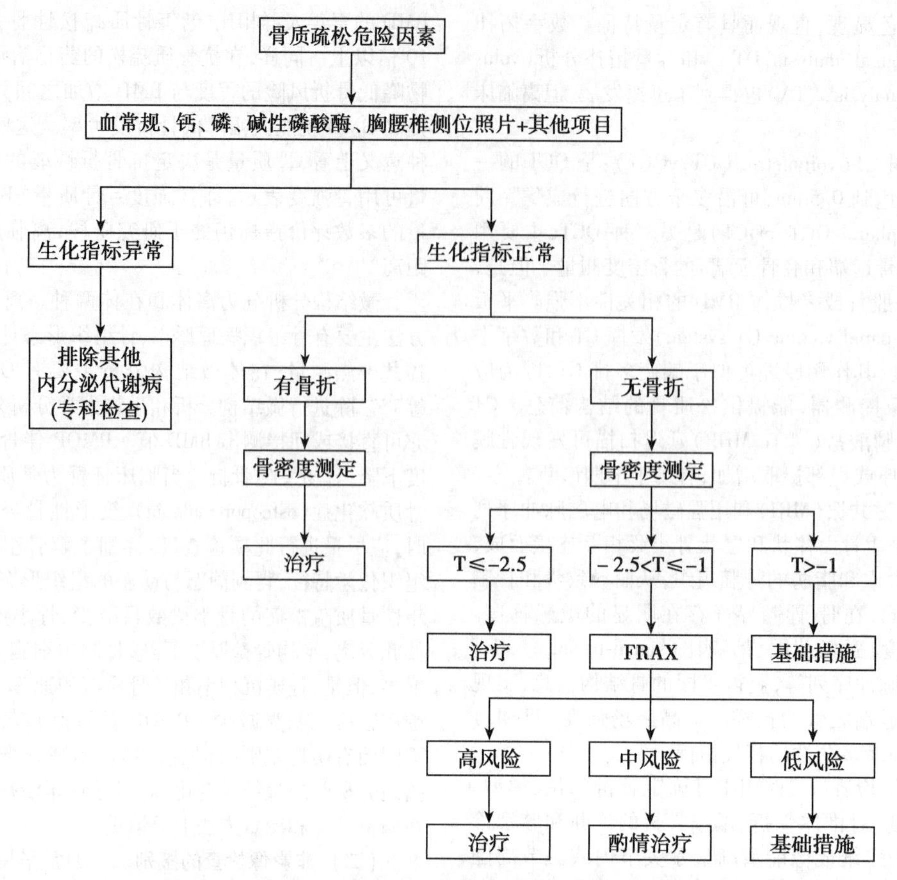

图 6-2-1-6 骨质疏松症诊断流程

在排除非骨质疏松性代谢性骨病后，根据 BMD 测定结果诊断为原发性骨质疏松症，而其他代谢性骨病的排除方法主要是从三种临床情况着手，它们是高钙血症、低钙血症和骨密度减低。绝大多数情况下，血钙正常的代谢性骨病主要表现为骨密度降低，极少数表现为骨密度增高。尿钙、磷、镁，血磷、镁和其他生化标志物异常应与高钙血症、低钙血症或骨密度减低结合起来分析，以便进行诊断和鉴别诊断。为了进一步鉴别诊断的需要，可酌情选择血沉、性腺激素、25-(OH)D、1,25-$(OH)_2$D、甲状旁腺素、尿钙、尿磷、甲状腺功能、皮质醇、血气分析、血和尿轻链、肿瘤标志物等，有时甚至需要放射性核素骨扫描、骨髓穿刺或骨活检等检查。

1. 骨质疏松症伴高钙血症　如果骨密度降低患者存在高钙血症，可以排除原发性骨质疏松症。高钙血症是一种临床代谢紊乱综合征，其发病原因多种多样，且易被原发疾病所掩盖。另一方面，有的患者仅有血钙升高而缺乏原发病表现，发现和确定无症状性高钙血症是临床诊疗工作的重点与难点。高钙血症的主要病因为原发性甲旁亢和非甲状旁腺恶性肿瘤，而结节病、淋巴瘤、急性胰腺炎、器官移植后常引起轻至中度高钙血症。血钙升高时，要首先排除非疾病因素，最好同时测定血总钙、离子钙、血磷和 PTH(或 PTH_{1-84}/PTH-C 比值)；有条件时，加测 PTHrP，然后进行进一步检查与鉴别。

2. 骨质疏松症伴低钙血症　引起低钙血症的病因以甲旁减、严重缺镁、维生素 D 缺乏、使用某些抗肿瘤药物为常见，低钙血症主要分为甲状旁腺相关性、维生素 D 相关性、钙沉积过多、螯合钙作用等类型。

3. 骨质疏松症并骨质软化症　绝经后骨质疏松症合并骨质软化的情况并不少见，这可能是我国绝经后骨质疏松症的特点之一。骨质软化的原因主要是维生素 D 不足或缺乏，个别病例可能与肾功能障碍有关，因为血清 25-(OH)D 或 1,25-$(OH)_2$D 往往降低。绝经后骨质疏松症合并骨质软化的临床特点是：①存在引起维生素 D 不足(独居、户外活动少、饮食不当、慢性肝病等)或慢性肾病(肾炎、肾病综合征药物性肾损害等)病史；②BMD 降低更明显；③血清 25-(OH)D 或 1,25-$(OH)_2$D 降低；④血清总钙正常或轻度降低，血清离子钙降低；⑤抗骨质疏松药物治疗的效果较差。

4. 单纯骨密度降低　单纯骨密度降低分为代谢性 BMD 降低和破坏性 BMD 降低两种，前者属全身性改变，主要包括骨质疏松症和骨质软化症；后者为局部表现，其主要原因为骨质破坏(如肿瘤、血管瘤、囊肿、血肿)或骨组织炎症(坏死/纤维化)。虽然 80%以上的全身性 BMD 降低是由原发性骨质疏松症引起的，但 BMD 降低亦可见于许多其他疾病或疾病阶段。因而，BMD 降低是一种临床表象，不等于骨质疏松症诊断中的低骨量术语。

(三) 常见继发性骨质疏松症的鉴别

1. 内分泌与代谢疾病　主要包括：①甲旁亢；②Cushing 综合征；③甲亢；④性腺功能减退症；⑤高 PRL 血症；⑥糖尿病；⑦GH 瘤；⑧妊娠。甲旁亢者的骨骼改变主要为纤维囊性骨炎，早期仅有骨质疏松表现，测定血 PTH_{1-84}/PTH-C 比值、血钙、血离子钙和血磷一般可予排除。仍有困难者应行特殊影像检查或动态试验。其他内分泌疾病因原发病表现较明显，鉴别不难。

2. 骨转移性肿瘤引起的骨质疏松症　主要依靠影像学检查确定骨转移性肿瘤，影像检查包括X线平片、CT、MRI、骨扫描和PET。其中，PET分为氟脱氧葡萄糖（fluorodeoxyglucose，FDG）和^{18}F（氟化钠）扫描两种。如果存在骨转移灶或高度怀疑为骨肿瘤，应配合组织活检确立诊断。骨骼X线平片为一线检查，可发现较明显的骨骼病变，对溶骨性病灶、成骨性病灶和骨皮质破坏的诊断有较高敏感性。除了测量骨密度外，CT对发现小的骨骼病灶明显优于X线平片；尤其能早期发现骨髓病灶。MRI诊断骨骼病变的敏感性（82%～90%）和特异性（73%～90%）明显高于CT，其主要优势在于确定骨髓病变，但不能用于测定骨密度。

骨扫描主要用于寻找骨骼转移性病灶，^{99m}Tc-MDP被成骨细胞摄取，对发现成骨性骨肿瘤和成骨-溶骨性骨肿瘤（如前列腺癌与乳腺癌骨转移）最具意义，但其对单纯性溶骨性病变（如肾脏或甲状腺肿瘤骨转移或多发性骨髓瘤）的敏感性较低，且骨扫描的空间分辨率和对比剂分辨率低。因此，^{99m}Tc-MDP骨扫描的敏感性仅62%左右，溶骨性病灶的敏感性可能更低。此外，骨骼的良性病变（如创伤性骨折、Paget病等）也摄取多量核素，容易出现浓聚灶。肿瘤转移长期诱导成骨细胞活性（复燃现象，flare phenomenon），出现肿瘤病灶进展的假象，因而对病情观察的意义相当有限。

^{18}F-PET有助于早期发现小的骨肿瘤，其空间分辨率高，且具有定量特征；^{18}F被成骨细胞摄取，并掺入新骨组织中，故亦具有评价骨转换意义。^{18}F-FDG-PET反映骨组织的代谢状况和溶骨性损害的活跃程度，但假阳性率较高。具体病例可应用多种影像检查，弥补各自的缺点，提高诊断效率[7-15]，临床应用影像检查的程序见图6-2-1-7。

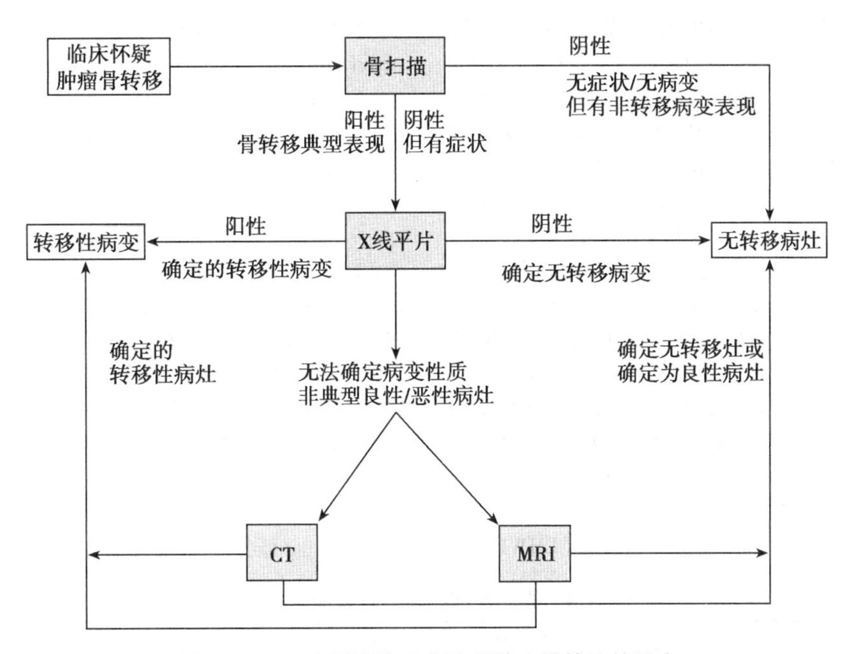

图6-2-1-7　应用影像检查诊断肿瘤骨转移的程序

3. 血液系统疾病　主要见于血液系统肿瘤，如多发性骨髓瘤、淋巴瘤等。

（1）浆细胞病：多发性骨髓瘤是一种以骨髓中单克隆浆细胞大量增生为特征的恶性疾病。临床症状以贫血、骨骼疼痛或溶骨性骨质破坏、高钙血症和肾功能不全为特征，多发于中、老年人，发病年龄中位数约65岁。男女发病比例3∶2。大部分患者慢性起病，早期可无症状，随着疾病进展，骨髓瘤细胞负荷或/和M蛋白水平逐渐增加，出现骨骼破坏、贫血、肾功能不全、高钙血症、发热与感染、出血倾向、骨髓外浸润、淀粉样变性、多发性周围神经病变和血液高黏滞综合征等表现。骨髓象的最明显特征是浆细胞数量和质量异常。骨髓瘤细胞形态不一，成堆出现。典型的瘤细胞为未成熟、分化较差的浆细胞，多核，核圆形或不规则，核膜内陷，核内可见空泡，染色质松散，呈车轮状排列，核仁大而明显。少数病例可见浆母细胞，称为浆母细胞骨髓瘤。流式细胞仪（FCM）可以检测浆细胞标记指数（plasma cell labeling index，PCLI），即测定处于S期的单克隆浆细胞占所有单克隆浆细胞的百分比。80%患者有骨骼损害，脊柱、肋骨、头颅、肩胛、骨盆和长骨近端最常被累及。X线摄片表现为骨质疏松、溶骨性损害和病理性骨折，典型者呈圆形或卵圆形穿凿样透亮缺损，边缘清晰，一般不伴新骨形成。病理性骨折常发生于肋骨和脊柱。如果高度怀疑者的常规X线检查阴性，可选择CT平扫、MRI或PET/CT或^{99m}Tc-骨扫描检查。

（2）其他血液系统疾病：主要包括系统性肥大细胞增多症、白血病、淋巴瘤、Gaucher病等。局限性骨病变伴骨吸收指标明显升高时，要想到血液系统疾病可能。有时，血液系统肿瘤的骨损害类似于甲旁亢，需要用血PTH及其组分和PTHrP、肿瘤特异标志物鉴别。肿瘤相关性骨质疏松症的诊断主要依靠骨髓穿刺和骨活检；非血液系统肿瘤骨转移时，除了确定原发肿瘤（如肺癌、乳腺癌、前列腺癌、肠癌等）病灶外，骨骼转移往往是引起骨质疏松症的另一个重要原因，因此需要寻找肿瘤骨转移的证据。常用的X线照片与CT检查主要是确定骨骼病灶，CT与MRI可发现骨髓与骨肿瘤，骨扫描和SPECT可了解骨代谢变化而PET主要用于评价肿瘤的糖代谢状况,可用于伴癌综合征、肿瘤骨转移与化疗所致骨质疏松症的鉴别。

4. 结缔组织疾病 主要包括:①成骨不全;②Ehlers-Danlos 综合征;③Marfan 综合征;④同型半胱氨酸血症和赖氨酸血症;⑤Menkes 综合征。成骨不全的骨损害特征是骨脆性增加,多数是由于Ⅰ型胶原基因缺陷所致,其临床表现依缺陷的类型和程度而异。轻者可仅表现为骨质疏松症而无明显骨折,必要时要借助生化或分子生物学方法鉴别。此外,蓝色巩膜有重要鉴别意义。当患者应用糖皮质激素后可合并皮质类固醇性骨质疏松症,应注意鉴别。

5. 局限游走性骨质疏松症 局限性游走性骨质疏松症(regional migratory osteoporosis,RMO)是下肢负重关节的一种游走性关节痛,属于痛性营养障碍综合征(algodystrophy syndromes)。RMO 的病因未明,与全身性骨质疏松症相关。有一部分髋部暂时性骨质疏松症(transient osteoporosis of the hip,TOH)患者同时伴全身性骨质疏松症,TOH 与 RMO 密切相关,近来两者被归入暂时性骨质疏松症一类。TOH 被认为是髋部关节的缺血性坏死(avascular necrosis of the hip,AVN)前的一种可逆阶段。TOH 在妇女妊娠的后 3 个月常见,其 X 线征象和 MRI 征象类似于 RMO。RMO 常以急性或逐渐加重的关节痛起病,该疼痛与创伤无关;随负重而加重,起病 2 个月时达到高峰,不能行走。3~10 个月后症状消失,但症状可在邻近关节、有时甚至在同一关节再现。体格检查可有关节渗出伴局部发热、触痛广泛而程度中等,同时有肌肉萎缩;中等活动受限,有时伴肢端疼痛。功能损害和有限的临床表现之间的差异具有特异性。症状发生 3~6 周时,传统 X 线照片显示中等至严重关节周围骨质疏松症,关节间隙存在,在受累关节 X 线照片上出现骨质疏松,骨显像有放射线吸收增加,该征象可预测受检关节是否会发生 RMO。骨活检显示局部骨质疏松症,关节滑液组织学检查提示慢性非特异性炎症反应。实验室检查改变常不显著。

6. 肝素所致的骨质疏松症 低分子量肝素(LMWH)是从未分离肝素(unfractioned heparin,UFH)中提取的单组分肝素,分子量 3600~6500Da,其目的是克服 UFH 的多聚体现象,更有利于疾病治疗。LMWH 是预防和治疗血栓栓塞性疾病的最佳药物,因为 LMWH 还有较良好的抗补体和防治抗磷脂综合征(antiphospholipid syndrome,APS)作用,尤其适合于妊娠期妇女。应用肝素抗凝的其他情况有复发性妊娠失败(recurrent pregnancy loss,RPL)、变态反应、维生素 K 拮抗剂所致的出血倾向、肿瘤、急性冠脉综合征等。UFH 和 LMWH 降低骨形成率,增加骨吸收。但目前 LMWH 对骨代谢的影响机制仍不明了,甚至对 LMWH 能否引起骨质疏松症仍存在不同看法,但 LMWH 对骨形成的不利影响是事实。

7. 女运动员三联征 女运动员三联征(female athlete triad,FAT)包括节食、闭经和骨质疏松症。FAT 可发生于从事任何形式运动的运动员,但以需要瘦身和保持体形的运动员最常见,这些运动包括体操、芭蕾、跳水和运动型演员等。一般表现为青春期发育延迟,黄体功能缺乏,月经稀少或无排卵,与运动过度有关,称为运动相关性女性生殖功能紊乱(exercise-related female reproductive dysfunction,ERFRD),其病因未明确。

8. 幼年型透明性纤维瘤病(juvenile hyaline fibromatosis,JHF) 少见,常染色体隐性遗传。儿童和青少年发病,其特点是皮肤与其他组织的非结晶性透明样物质沉积,常伴有低骨量/骨质疏松症。

9. 其他继发性骨质疏松症 肾疾病主要包括:①慢性肾炎;②慢性肾病;③慢性肾衰;④肾移植。药物引起的骨质疏松症主要包括:①糖皮质激素;②肝素;③抗惊厥药物;④环孢素;⑤GnRH 类;⑥抗肿瘤药物。制动和失用性骨质疏松症主要包括:①肢体瘫痪;②手术后长期制动;③关节功能障碍。营养不良和胃肠疾病主要包括:①吸收不良综合征;②不经肠营养;③胃切除;④肝胆疾病。

几种易与绝经后骨质疏松症混淆的继发性骨质疏松症的鉴别要点见表 6-2-1-4。在临床上,有时原发性与继发性骨质疏松症也可同时或先后存在。

表 6-2-1-4 原发性与继发性骨质疏松症的鉴别

鉴别要点	绝经后骨质疏松症	原发性甲旁亢	原发性甲旁减	Graves 甲亢	肾性骨病	类固醇性骨质疏松症	佝偻病或骨质软化
病因	未明	PTH 瘤或增生/PTH↑	PTH 缺乏	未明/T_3↑/T_4↑	继发性/PTH↑	骨吸收↑/肠钙吸收↓	维生素 D 缺乏
主要骨损害	BMC↓	纤维囊性骨炎	BMC↓	BMC↓	BMC↓	BMC↓/无菌性骨坏死	骨质软化/骨畸形
血 PTH	→/↑	↑↑	↓↓	↓	↑↑	↓	↑↑
血 CT	↑/↓	→	→	→	↑	→	→
血钙	→	↑/→	↓	→/↑	↓/→	→	↓/→
血磷	→	↓	↑	→	↑↑	→	↓/→
血 BGP	↑/→	↑	→	↑/→	↑	→/↑	→
血 1,25-$(OH)_2D$	→/↓	↑	↓	↓	↓	↓	↓↓
尿 Pyr/Cr	↑	↑	↓	↑/→	↑	↑	→/↑
尿 Ca/Cr	↑/→	↑	↓	↑	↑/→	↑	↓
尿 P/Cr	→	↑↑	↓	→	↓	→	→/↑
尿 HOP/Cr	↑/→	↑/→	↓	↑	↑	↑	→
肠钙吸收	↓	↑↑	↓	↑/→	→/↑	↓	↓

注:↓表示下降;↑表示升高;↑↑表示明显升高;↓↓表示明显下降;→表示正常

（四）不同类型原发性骨质疏松症的鉴别

1. 各类型原发性骨质疏松症的重叠　青少年特发性骨质疏松症和绝经后骨质疏松症与老年性骨质疏松症有时存在重叠现象，例如，老年女性骨质疏松症患者应了解既往有无青少年特发性骨质疏松症或绝经后骨质疏松症及其治疗、预后情况；如果以前的骨质疏松症已经治愈，则患者可诊断为老年性骨质疏松症。又如，65岁以上的男性骨质疏松症患者应了解既往有无骨质疏松症及其治疗、预后情况；如果以前的骨质疏松症已经治愈，则患者可诊断为老年性骨质疏松症。

2. 各类型骨质疏松症具有不同的临床特征　不同类型原发性骨质疏松症的病理生理、临床特征和治疗是不完全相同的。

3. 原发性骨质疏松症合并继发性骨质疏松症或其他骨代谢异常　原发性骨质疏松症患者可合并多种代谢性骨病，其中常见的是维生素D缺乏/不足、继发性骨质疏松症和肾性骨病，不少绝经后骨质疏松症患者的预防和治疗没有达到控制疾病发展的目的，进入老年期后，往往在原有骨质疏松症的基础上，因增龄性骨丢失而使病情加重（表6-2-1-5）。原发性骨质疏松症常见合并症的鉴别见表6-2-1-6。

表6-2-1-5　四种原发骨质疏松症的鉴别

鉴别要点	特发性青少年骨质疏松症	绝经后骨质疏松症	老年女性骨质疏松症	老年男性骨质疏松症
病因	遗传因素为主	E_2缺乏为主	E_2缺乏 增龄骨丢失	雄激素缺乏 增龄骨丢失
年龄	30岁至绝经前（女） 30~60岁（男）	绝经后至65岁	>65岁	>65岁
BMD判断	Z值	T值	T值	T值
骨转换水平	正常~↑	早期↑/后期正常	多数正常/少数↑	多数正常/少数↑
骨形成指标	↓	↑	（-）	（-）
骨吸收指标	（-）	↑	（-）	（-）
BMD				
腰椎	↓	↓	↓~（-）	↓~（-）
髋部	↓	↓	↓	↓
骨质量	↓	↓	↓↓	↓↓
骨折好发部位	脊椎	脊椎	髋部	髋部
鉴别诊断	原发性甲旁亢 继发性骨质疏松症 血液系统疾病 成骨不全/体质骨病	原发性甲旁亢 继发性骨质疏松症 血液系统疾病 自身免疫病	原发性甲旁亢 继发性骨质疏松症 血液系统疾病 维生素D缺乏症	原发性甲旁亢 继发性骨质疏松症 血液系统疾病 维生素D缺乏症

表6-2-1-6　原发性骨质疏松症常见合并症的鉴别

鉴别要点	原发骨质疏松症+维生素D缺乏	原发骨质疏松症+继发性骨质疏松症	原发骨质疏松症+肾性骨病	绝经后骨质疏松症+老年骨质疏松症
合并症病因	维生素D缺乏	躯体疾病	慢性肾衰	雌激素缺乏/增龄骨丢失
临床特点	骨痛/骨畸形	原发病表现	肾功能减退	病程长/病情重
腰椎BMD	↓↓	↓↓	↓/↑/正常	↓↓
髋部/外周BMD	↓↓	↓↓	↓↓	↓↓
骨转换水平	正常~↑	↑	↑	正常~↑
骨形成指标	↓	↑	↑	-
骨吸收指标	↑↑	↑	↑↑	-
软组织/动脉钙化	-	-	++	+
骨组织形态计量	骨质疏松症+类骨质↑	骨质疏松症	骨质疏松症+类骨质↑	骨质疏松症
骨畸形	可有	一般无	有	有，骨折为主
骨质量	↓	↓	↓↓	↓↓
骨折好发部位	脊椎/肋骨	脊椎/髋部/外周骨	髋部/脊椎	髋部/脊椎
特异治疗	维生素D	原发病治疗	维生素D/血液透析/甲旁腺切除	骨形成刺激剂

【骨质疏松和骨折风险】

骨折风险评估是防治骨质疏松症和骨折的前提，也是临床决策的依据。临床医师应充分应用WHO推荐的FRAX系统评估患者10年内髋部与其他部位骨折概率。

（一）遗传风险因素

1. 髋部骨折的遗传性状　骨质疏松症的遗传没有性别差异（因遗传性状全部集中在常染色体上），而父母在60岁前髋部骨折史是遗传性骨折风险增高的重要依据。骨质疏松症遗传因素的表现有BMD降低、骨骼尺寸细小、股骨颈较长、骨形成功能不足、骨丢失过多、I型胶原变异、破骨细胞活性增强和皮质骨较薄等[16]。虽然高风险的遗传因素可能有多种，但更多的往往是后天性因素，通过不可变与可变的危险因素综合作用，产生“漏斗效应”（funnel effect），即多种风险因素具有相加或交互作用，使患者的骨量降低或使骨脆性增加而骨折[17]。多项研究发现，同胞儿任何部位骨折的易感性为16%～35%，而髋部骨折为46%～53%；Rivadeneira等[18]荟萃分析了150个候选基因和40个候选基因的多态性，确定了骨质疏松症/骨折的四种相关基因类型：①BMD相关基因（9个）：TNFRSF11A、ESR1、LRP4、ITGA1、LRP5、SOST、SPP1、TNFRSF11B和TNFSF11；②骨折相关基因（4个）：TNFRSF11A、SPP1、SOST和LRP5；③骨吸收相关基因（3个）：TNFRSF11A、TNFRSF11B和TNFSF11；④药物反应相关基因（3个）：VDR、ERα/ERβ和COL1A1。其中，编码RANK的TNF-α受体家族11A基因（tumor necrosis factor receptor superfamily/member 11a，TNFRSF11A）变异是低骨量/骨质疏松症（尤其是骨吸收增强）的重要致病因素，但目前有关该基因变异的特征和具体发病机制仍未明确。TNFRSF11A变异除与BMD、骨吸收水平及骨质疏松性骨折相关外，还是许多常见疾病的危险因素，这些疾病大致可分为三类：①代谢性骨病：如低骨量/骨质疏松症、骨质硬化/动脉钙化、脊椎炎/骨关节病、Paget骨病、Camurati-Engelmann病和散发性高磷血症综合征等；②炎症性疾病：如类风湿关节炎、高同型半胱氨酸血症、低γ球蛋白血症、类白血病反应、网状组织细胞增多症等；③肿瘤：如乳腺癌与前列腺癌骨转移、多发性骨髓瘤、骨肉瘤、黑色素瘤、淋巴瘤等。

2. 非髋部骨折的遗传性状　决定遗传性状的研究需要极大的样本数，尽管文献报道的结果对非髋部骨折的遗传性状认识不一，证据不充分，但一般认为非髋部骨折的遗传性状明显低于髋部骨折[19]。

（二）年龄风险因素　各部位的BMD达到峰值骨量（35岁左右）后开始下降，普通人群至80岁时降低约30%（男性）或50%（女性）[20-22]。但是，骨量随增龄下降的速度有明显性别差异，女性明显快于男性，提示雌激素缺乏对骨量的影响比雄激素重要。如果某个体的增龄性骨量下降明显快于一般人群，那么就是骨质疏松症和骨折的高危对象。临床发现，虽然70～80岁后的BMD变得较平稳，下降速度明显变慢，但脆性骨折却急剧升高。BMD下降速度变慢也可能是一种假象，由于脊椎压缩、动脉-软组织钙化所致，而脆性骨折显著升高主要与骨质量恶化关联。BMD相同的老年人群可能至少存在两种不同的骨质量类型，一类的骨质量相对较好，虽然BMD降低，但骨折风险无明显增高；另一类的骨小梁和皮质骨结构明显紊乱。三维重建发现，在相同BMD的脊椎骨骼中，个体的骨小梁分布存在明显差异，微结构极不均匀者的压力变形所需的应力极低，皮质骨多孔性更明显。因此，尽管BMD的T值正常或轻度降低，但常在不经意中发生骨折。认识高龄患者脆性骨折发生率与BMD分离现象十分重要，独立于BMD的骨质量下降是老年骨折的更关键因素，因此BMD不能用于高龄患者的骨折风险和药物疗效预测，而FRAX系统虽然综合了多种风险因素，但将适应人群的上限定为100岁似乎与上述研究结果不符。增龄性骨量下降的速度除由遗传素质决定外，后天性因素主要有慢性炎症状态、性激素缺乏和维生素D不足等；骨吸收指标有助于判断骨转换水平，但骨质量评价更重要。目前尚缺乏可供临床应用的骨质量评价技术，高分辨外周定量CT-微CT、微CT-有限元分析（FEA）、容量拓扑分析（VTA）和数字拓扑分析（DTA）已经有了实质性进步[23-25]，有望成为骨质量的有效评价方法。

（三）体重风险因素

1. 肥胖　肥胖是许多老年疾病的共同发病基础。追踪10年后，肥胖使主要慢性病（如代谢综合征、2型糖尿病、冠心病、高血压、血脂谱异常、某些肿瘤、胆囊炎、胆石症、痛风、骨关节炎和哮喘等）的发病率明显升高[26]，而用BMD评价的骨质疏松症发病率无升高，因而一般认为，肥胖不是骨质疏松症的危险因素。但是，这一结论没有涉及老年人的骨折问题。

间充质干细胞可分化为成骨细胞、内皮细胞、成纤维细胞、脂肪细胞或软骨细胞；脂肪细胞、成骨细胞和破骨细胞分泌的细胞因子可调节骨代谢，脂肪细胞与成骨细胞的分化还存在相互抑制现象。肥胖者的脂肪细胞TNF-α、IL-1β、IL-6分泌增多，抑制成骨细胞分化，而且这些前炎症因子属于破骨细胞生成因子，可促进破骨细胞生成和骨吸收。能量积蓄引起肥胖、血脂和血糖升高，后者导致二酰甘油（diacylglycerol，DAG）、神经酰胺（ceramide）、反应性氧族（ROS）、toll样受体4（TLR4）活化，激活炎症信号通路中的IKK/NF-κB与JNK/AP-1，引起全身性慢性低度炎症[27-29]。

肥胖的一般定义是体质指数（BMI）超过正常。为方便起见，临床常以体重作为肥胖的粗略估计方法，当体内贮积的脂肪量≥标准体重的20%（不是指实际体重≥标准体重20%）时称为肥胖。但是，肥胖与“健壮（muscularity）”是两个完全不同的体质概念，前者系指体内脂肪比例增多，伴或不伴体重增加。因此，用体脂/体重百分比（体脂%）更能准确反映肥胖的本质。研究发现，即使在体重正常的人群中，小梁骨的骨矿含量（BMC）仍与体脂%相关，体脂的百分率越高，BMC越低，即小梁骨的BMC随体脂%升高而下降。显然，体脂%升高是骨丢失的风险因素。Melton等曾分析过1950—1969年间美国Rochester居民的资料，没有发现2型糖尿病与骨折相关。但是，1970—1994年间的资料［2型糖尿病患者11 064例，年龄（61.7±14.0）岁，男51%；危险因子用Andersen-Gill骨折/时间回归模型分析］显示，在23 236人年中，700例糖尿病患者发生13 610次骨折，骨折风险明显升高，其危险因素包括年龄、既往骨折史、继发性骨质疏松症、神经病变和糖皮质激素/胰岛素应用；体力活动与二甲双胍是较强的保护因素。诊断肥胖型2型糖尿病时，骨折风险已增高约30%，骨折风险随病期延长而升高，30年后高达50%[30]。因此，肥胖至少不是骨的保护因素。但在临床上，体重较高者的确不易发生骨质疏松症，此可能与个体的其他营养因素有关，而非肥胖本身。

中心性肥胖对骨代谢具有更多的不利影响。研究发现，内脏脂肪组织（VAT）/皮下脂肪组织（subchtaeous adipose tissue，SAT）比值与腰椎 BMD 和全身 BMC（WB-BMC）均呈负相关，认为主要与肥胖引起的慢性炎症有关，故应用 VAT/SAT 比值能预测炎症状态。另一方面，减肥干预对骨骼的影响并非是负面的，虽然减肥影响钙的吸收，但肥胖者减重时，如果摄入正常钙量，钙的吸收率降低；而当摄入高钙饮食时，钙的吸收率增加 50%[31,32]。因此，通过补充钙剂可以弥补肠道钙吸收减少所带来的不利作用。一些研究发现，虽然减肥后骨代谢指标升高而 BMD 有所降低，但骨折发生率却是降低的。因而减肥干预对骨代谢的利弊应采用终点事件——骨折概率来评价。

2. 低体重与消瘦 低体重与消瘦是骨质疏松和骨折的高风险因素，详见第 4 篇第 8 章第 1 节。

（四）激素风险因素

1. 性激素缺乏 性类固醇激素调节骨代谢特异性基因表达，睾酮在 5α-还原酶的作用下转换成二氢睾酮（DHT），在芳香化酶的作用下转换成雌二醇（E_2），两者均抑制骨吸收并促进骨形成（图 6-2-1-8）。有人发现，老年人的生物可用性雌激素降低 47%，生物可用性雄激素降低 64%，性激素结合球蛋白升高 124%。老年男性雌激素和雄激素均明显下降（约 50%），LH 和 FSH 分别升高 285%和 505%。FSH 刺激卵巢分泌 E_2，E_2 抑制 FSH 分泌。E_2 和 GH 诱导 IGF-1 生成，刺激成骨。当 E_2 缺乏时，FSH 促进骨髓细胞和免疫细胞分泌 TNF-α 和 IL，后者刺激骨吸收。绝经后雌激素缺乏者的骨髓间质细胞、B 淋巴细胞和 T 淋巴细胞表达 RANKL 增高，RANKL 高表达促进骨吸收。研究发现，在 417 名绝经后女性（60~80 岁）中，给予经皮 E_2 0.014mg/d，血清 E_2 水平只从 4.8pg/ml 升至 8.5pg/ml（1 年）和 8.6pg/ml（2 年），而腰椎 BMD 升高 2.6%，髋部 BMD 升高 0.4%。这一研究提示，极低剂量的 E_2 仍然具有较强的骨保护作用[33,34]。值得特别注意的是，雌激素对男性同样具有骨保护作用。低浓度 E_2 时，皮质骨体积 BMD（vBMD）与血清 E_2 呈正相关；高浓度时两者无相关，高-低浓度的拐点为 E_2 的作用阈值，低于该阈值则导致骨丢失。而此时的小梁骨 vBMD 与 E_2 仍相关，说明小梁骨缺乏 E_2 的阈值现象。临床研究发现，E_2 和流离睾酮能预测老年男性骨质疏松症。有人提出，老年男性骨质疏松症的高危判断阈值是：计算的游离睾酮（calculated free testosterone，CFT）7ng/dl、生物可用性睾酮（bioavaliable testosterone，BT）180ng/dl、E_2 36pg/dl[35]。

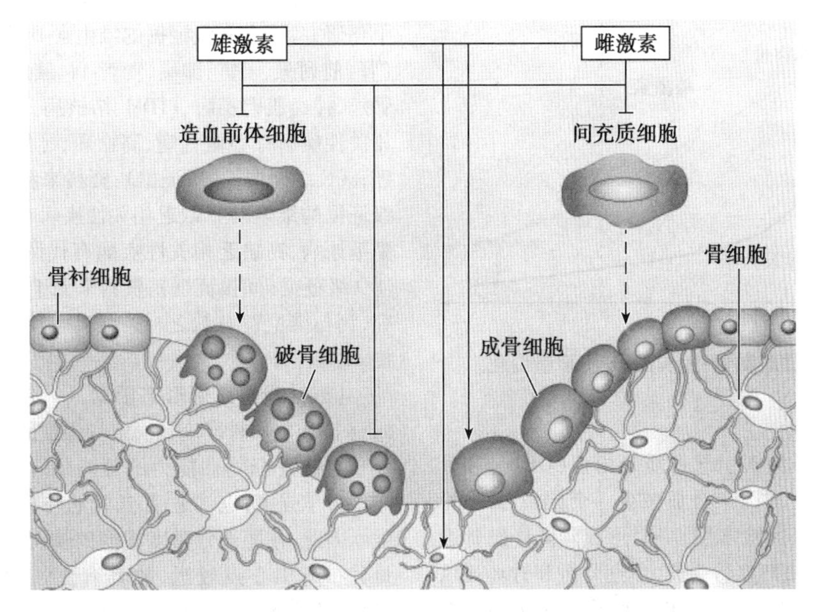

图 6-2-1-8 雌激素和雄激素对骨重建的影响

骨重建时，骨基质溶解后被成骨细胞合成的新的骨基质替代；雌激素和雄激素作用于破骨细胞和前体成骨细胞的分化环节，使成熟的破骨细胞、成骨细胞和骨细胞寿命发生变化

细胞特异性 ERα、AR、RANKL 缺失的小时模型研究发现，雌激素对皮质骨和小梁骨的作用由破骨细胞和成骨细胞分别介导，雌激素通过 ERα 的非基因组信号途径维持皮质骨骨量，而雄激素通过其受体（AR）维持松质骨骨量，促进皮质骨生成。ERα 刺激成骨细胞前体细胞 Wnt 信号，促进骨膜多力学应力的反应；雌激素缺乏时，B 淋巴细胞表达 RANKL（T 淋巴细胞无此功能），引起骨丢失（图 6-2-1-9）。

骨重建时，骨基质溶解后被成骨细胞合成的新的骨基质替代；雌激素和雄激素作用于破骨细胞和前体成骨细胞的分化环节，使成熟的破骨细胞、成骨细胞和骨细胞寿命发生变化。此外，随着年龄增加，人体内雌激素水平和生长因子含量的变化可以引起肌容量发生相应改变（图 6-2-1-10）。

2. 糖皮质激素应用 高糖皮质激素血症引起骨丢失，其发病机制十分复杂，涉及许多激素、细胞因子和炎症因子的表达，如护骨素（OPG）、RANKL、骨形成蛋白、Dkk-1（dickkopf-1）、GSK3β、PPAR 等。此外，糖皮质激素也通过骨硬化素（sclerostin）抑制骨形成，糖皮质激素使成骨细胞失活，抑制骨形成，而 PTH 和物理刺激（如负重）抑制骨硬化素表达，故

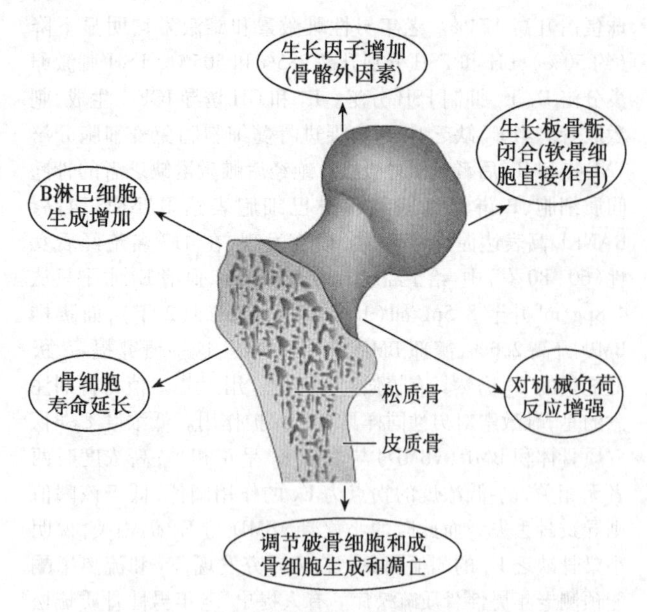

图 6-2-1-9 骨组织性腺类固醇激素及其受体作用

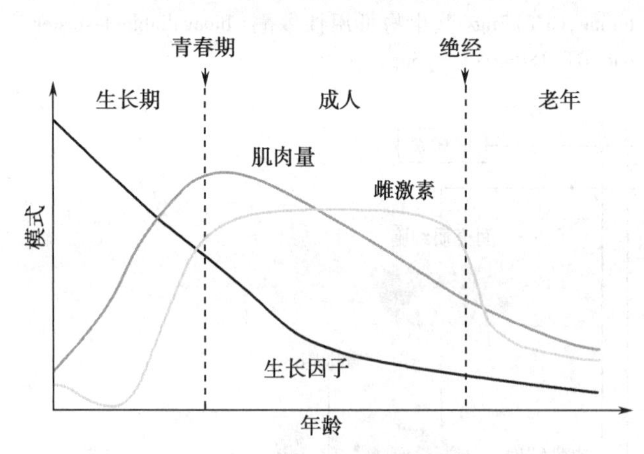

图 6-2-1-10 增龄性雌激素-生长因子-肌容量变化

可促进骨形成。

从病理上看,糖皮质激素引起骨质疏松症(GIOP)和骨折的大致过程是:血管生成因子合成减少→骨陷窝-骨小管和血流量减少(早期骨折风险增加)→骨形成降低伴破骨细胞增多→小梁骨微结构破坏伴骨丢失(后期骨折和骨坏死风险增加)。长期使用糖皮质激素后,松质骨出现过多脂肪细胞,而成骨细胞缺乏伴骨吸收增强,骨小梁退化和断裂;孔腔扩大、增多而缺乏破骨细胞,骨形成过程延长或缺陷。股骨头骨坏死区可见骨细胞和骨膜细胞大量凋亡[36]。从临床上看,GIOP 的临床特征包括:①糖皮质激素制剂有一定差别;②接受治疗人群的敏感性有明显差别;③性别和年龄有明显差别;④使用途径和方法有一定差别;⑤剂量和疗程与骨丢失程度相关;⑥大剂量应用容易合并骨坏死。但是,从临床防治的角度看,做到以下几点可显著降低 GIOP 风险:①尽量避免滥用糖皮质激素;②必须使用时选择最佳剂量、用法和疗程;③尽可能采用局部制剂;④隔日疗法保存下丘脑-垂体-肾上腺轴反馈功能;⑤病情控制即停用或使用最低有效剂量;⑥定期测量 BMD,计划使用糖皮质激素时即采取措施预防;⑦具有循证依据的二膦酸盐为首选药物,普通维生素 D 有效,而活性维生素 D 对 GIOP 的治疗作用更强。

3. 钙和维生素 D 缺乏/不足 维生素 D 是经典的内分泌-旁分泌激素,钙代谢和其对机体的影响与维生素 D 密切相关。钙和维生素 D 缺乏对细胞增殖-分化的影响途径主要在成骨细胞。成骨细胞增殖分化低下使骨形成减少,骨量不足,儿童或青少年引起佝偻病/骨质软化,成人则导致骨质疏松症。全美第三次健康和营养调查的资料显示,老年人血清 25-(OH)D 明显低于正常,并随年龄增长而下降;与此同时,65 岁时髋部 BMD 降至峰值骨量的 50%,85 岁时仅相当于 10 岁前儿童水平。

钙和维生素 D 缺乏对细胞增殖和分化影响的次要途径在克隆细胞(colonocyte)。克隆细胞增殖亢进可促进肿瘤形成,克隆细胞分化障碍则引起免疫功能紊乱、慢性应激和代谢异常。钙与维生素 D 慢性缺乏/不足状态对人类健康的影响远远超过人们已有的认识。到目前为止,研究还欠缺。不过,根据研究的方法和性质,可将钙/维生素 D 缺乏相关性疾病的可信度分为四个等级:①A 级证据(有力证据):资料来源于多个大型流行病学/RCT 干预/试验研究,现已证实维生素 D 缺乏的相关性疾病有骨质疏松症、直肠-结肠癌、乳腺癌,钙乏相关性疾病有骨质疏松症、直肠-结肠癌、乳腺癌;②B 级证据(充分证据):资料来源于三个以上的良好观察或干预研究,符合 B 级证据的维生素 D 缺乏相关性疾病有肿瘤(肾、前列腺、子宫、卵巢、食管-胃、胰腺、膀胱、淋巴瘤)、心血管病、神经肌肉疾病、T1DM、结核病、牙龈炎、牙周病,钙缺乏相关性疾病有心血管病、高血压、牙周病、神经肌肉疾病、肾癌;③C 级证据(一般证据):资料来源于观察性研究,符合 C 级证据的维生素 D 缺乏相关性疾病有高血压、代谢综合征、2 型糖尿病,钙缺乏相关性疾病有代谢综合征和 2 型糖尿病;④D 级证据(间接证据):资料来源于相关疾病的动物模型研究,钙与维生素 D 缺乏相关性疾病有炎性肠病和多发性硬化症[37,38]。

(五) 骨骼几何形态因素 骨的外直径(external diameter)和皮质骨厚度是决定骨强度的关键因素,而反映骨量分布与抗扭-抗弯曲能力的骨骼几何形态(bone geometry)决定了力学强度;也就是说,长骨的外直径越大,抗弯曲能力越强。因此,在面积骨密度相同的情况下,较宽的骨骼因为骨量分布离中心点较远,故具有更强的力学性能(图 6-2-1-11)。随着增龄,皮质骨和松质骨的骨骼成分重新分布,骨骼的力学性能逐渐下降。内膜骨吸收,外表面骨质沉积,骨骼直径变大,而皮质骨的厚度降低,一般男性的这种变化更明显,有利于部分代偿骨骼力学性能减退。老年女性的长骨骨折发病率高于男性,可能与此有关。但是,代偿是有限的,当同时伴有骨量减少时,骨折风险急剧升高。

(六) 骨微结构 皮质骨和松质骨的骨微结构(bone microarchitecture)均是决定骨质量的重要因素。松质骨的骨小梁数目、形态、排列方向(同向异性与各向异性)和皮质骨的宽度及多孔性是决定骨力学强度的主要指标[39-44]。

(七) 骨基质组分 矿物质和胶原是组成骨基质的主要组分(骨基质组分),其中矿物质提供力学刚度(stiffness)与强度(strength),而胶原提供延展性(uctility,提供形变)和韧度(toughness,吸收能量)。

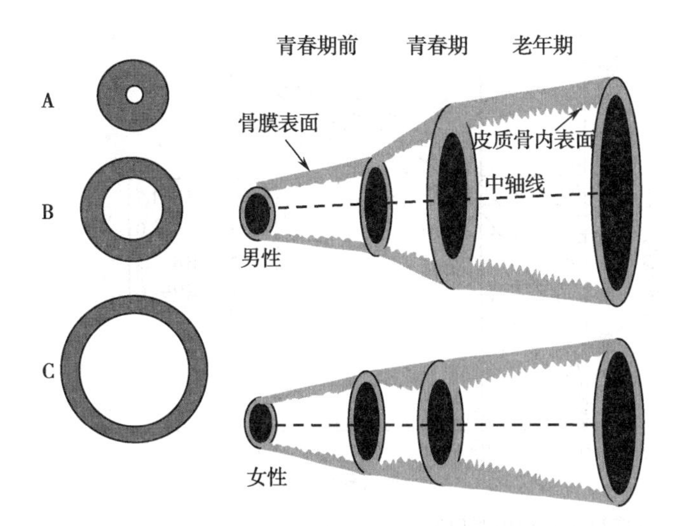

图 6-2-1-11 骨骼几何形态对力学强度的影响

骨的外直径和皮质骨厚度是决定骨强度的关键因素，长骨的外直径越大，抗弯曲能力越强。在面积骨密度相同的情况下，较宽的骨骼因为骨量分布离中心点较远，具有更强的力学性能，即A的抗弯曲和抗扭曲性能最差，B次之，而C的力学性能最强；随着增龄，皮质骨和松质骨的骨骼成分重新分布，骨骼的力学性能逐渐下降。内膜骨吸收，外表面骨质沉积，骨骼直径变大，而皮质骨的厚度降低，一般男性的这种变化更明显，有利于部分代偿骨骼力学性能减退

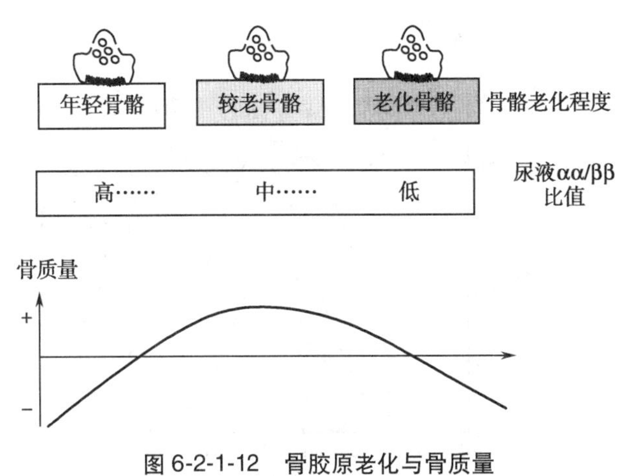

图 6-2-1-12 骨胶原老化与骨质量

研究发现，吡啶酚/脱氧吡啶酚的生成比值与骨骼的力学强度及刚度呈正相关，但与韧度无关；非酶促性糖化产生的糖化终末产物胶原交联使骨韧度降低，脆性增加；新合成的Ⅰ型胶原CTx以αα-CTx形式存在，经过异构后，形成老化的β-异构体ββ CTx；用酶联免疫方法测定αα-CTx与ββCTx含量，可以反映骨胶原的老化程度和骨基质质量，骨转换增高时，αα/ββ-CTx的比例较高，骨骼老化程度较低

骨胶原进行着持续性的自我更新，通过翻译后酶促性吡啶酚（PYD）/脱氧吡啶酚（DPD）交联与非酶促性糖化，产生糖化终末产物（AGE），如戊糖苷（pentosidine）和CTX表位的β-异构体（β-isomerization）。吡啶酚/脱氧吡啶酚的生成比值与骨骼的力学强度及刚度呈正相关，而与韧度无关。非酶促性糖化产生的糖化终末产物胶原交联使骨骼的韧度降低，脆性增加[45]，容易发生骨折，这种情况在糖尿病患者中更为明显[46]。新合成的Ⅰ型胶原CTX以α-CTX形式存在，经骨异构后，形成老化的β-异构体β-CTX。因此，可以用酶联免疫方法测定α-CTX与β-CTX的相对含量，反映骨胶原的老化程度和骨基质质量（bone matrix quality）[47]（图6-2-1-12）。骨转换增高时，α/β-CTX的比例较高，说明骨骼老化的程度低于低骨转换者。

（八）骨基质矿化 骨基质矿化分为两个连续的步骤，初级矿化（primary mineralization）自新合成的胶原矿化起，矿化速度快，约可完成矿化过程的50%～60%；次级矿化（secondary mineralization）的速度慢，但持续的时间可长达数年，最后稳定在最高矿化率的90%～95%。次级矿化的程度主要决定于骨的代谢转换率。当转换率较低时，因矿化的时间较长而达到较充足矿化；但当转换率较高时，矿化不足，骨量丢失较多。但是，如果矿化的时间过长，骨骼的脆性增加。评价骨矿化程度的方法主要有X线照片、定量回旋散射电子扫描和分光显微镜技术。

（九）微损伤 骨骼在经受反复的循环式力学负荷后，不可避免地发生疲劳性微损伤。微损伤刺激修复性骨重建，及时修复损伤。但是，如果微损伤累积，或骨重建被某些药物抑制，则可引起骨折[48]。

（十）骨折风险评估 骨质疏松症和骨折风险评估应该全面考虑上述的各种风险因素，并权衡具体风险因素在临床具体病例中的贡献率。目前应用于临床的骨质疏松症和骨折风险评估主要有亚洲人骨质疏松症自我筛查工具（OSTA指数）和WHO的FRAX系统评估10年内髋部与其他部位骨折概率。用危险因素模型的斜率（gradient，β）拟合骨折风险的研究资料显示，骨折风险随着Z值下降而呈指数上升，其结果通常用相对危险度（relative risk，RR）表示；RR是指Z值每降低1个单位所增加的骨折风险。RR的意义是预测骨折风险。在大样本人群中，正常人的Z值分布（图6-2-1-13）近似于高斯曲线（Gaussian curve），发生骨折者的Z值分布组成另一条高斯曲线，两条曲线的标准差相同，两线的最大偏离度即是与斜率β相等的ΔZ，即RR的自然对数；这种现象可用数学式表示为：$\Delta Z=\beta=\ln(RR)$。不同骨骼部位的RR值见图6-2-1-14。

骨质疏松症是一种多因素病态综合征，每个人的易感性不同，因此对个体进行骨质疏松症和骨折风险评估能为防治提供依据。临床上评估骨质疏松风险的方法较多，这里推荐以下几种方法。

1. 骨质疏松症风险测试 国际骨质疏松症基金会（IOF）骨质疏松症风险一分钟测试的内容有：①是否曾经因为轻微的碰撞或者跌倒就会伤到自己的骨骼？②父母有无轻微碰撞或跌倒就发生髋部骨折的情况？③经常连续3个月以上服用“可的松、泼尼松”等糖皮质激素类药品吗？④身高比年轻时降低是否超过3cm？⑤经常大量饮酒吗？⑥每天吸烟超过20支吗？⑦经常腹泻（由于消化道疾病或者肠炎而引起）？⑧是否45岁前绝经？⑨是否有过连续12个月以上的闭经（怀孕期除外）或是否阳痿或缺乏性欲？如果有一题的回答结果为“是”，即为阳性。

2. 亚洲人骨质疏松症自测指数 亚洲人骨质疏松症自

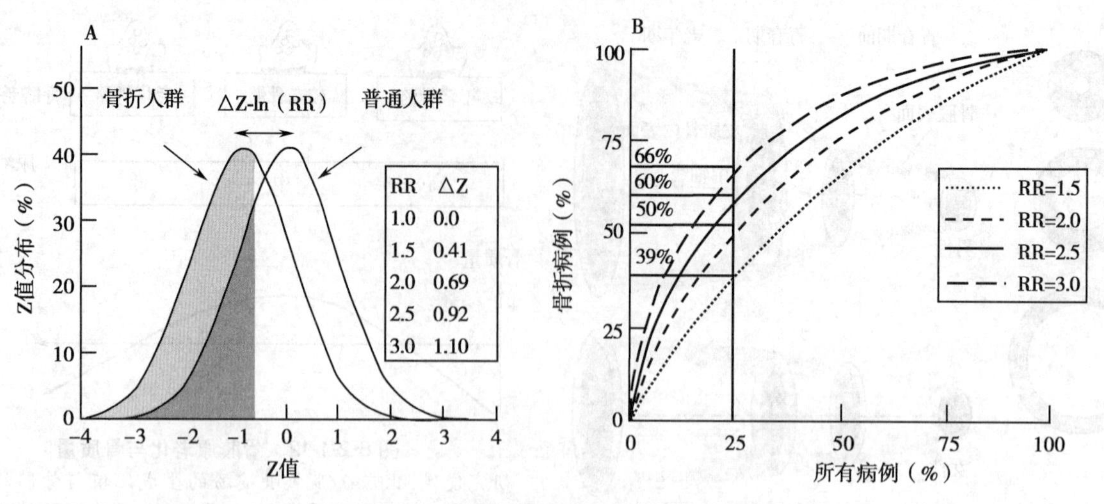

图 6-2-1-13 骨折危险因素模型与骨折相对风险

A. 普通人群的 Z 值为钟形分布，顶点 Z=0；与之匹配的骨折人群 Z 值亦为钟形分布，两条曲线 Z 值之差 ΔZ=ln(RR)=相对风险度；图中表格列出 RR 与 ΔZ；B. 受试者作用特征(ROC)曲线显示 BMD 降低者骨折 RR 值

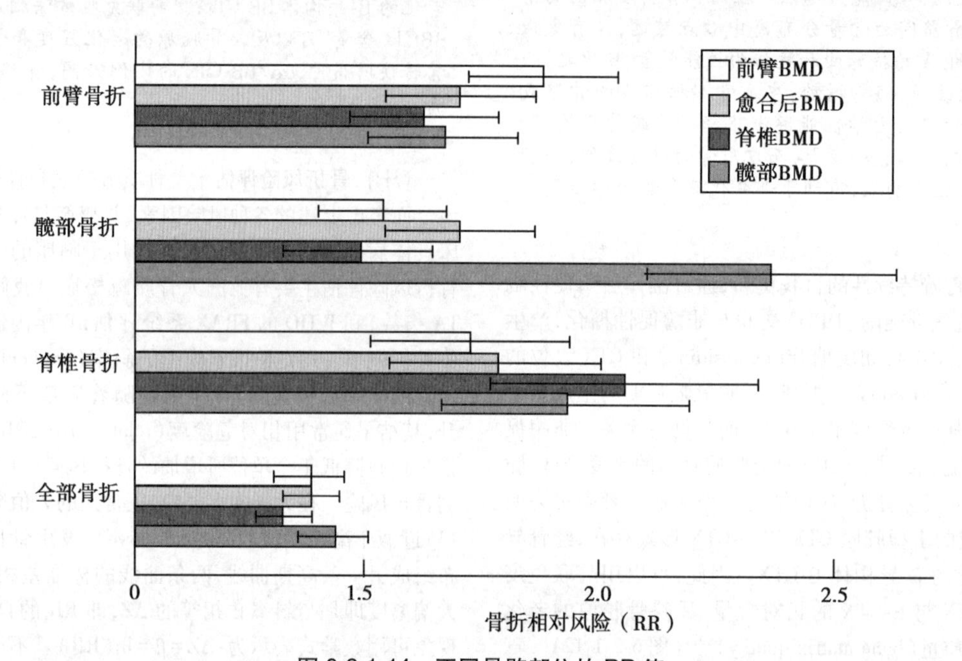

图 6-2-1-14 不同骨骼部位的 RR 值

RR 值定义为 BMD 下降 1 个标准差(SD)所升高的骨折风险度；资料来源于 10 年骨折追踪观察研究(study of osteoporotic fractures)

测指数(osteoporosis risk assessment tool for Asians, OSTA)是基于亚洲 8 个国家和地区绝经后妇女的研究，在收集多项骨质疏松症危险因素并进行骨密度测定的基础上，从中筛选出 11 个与骨密度具有显著相关的风险因素，再经多变量回归模型分析，得出年龄和体重两项简易筛查指标，其计算方法是：(体重-年龄)×0.2。如患者的体重为 50kg，年龄为 70 岁，则其骨质疏松症风险=(50-70)×0.2=-4；评价的标准是：<-1 为低度风险；-4~-1 为中度风险；<-4 为高度风险。此外，也可以通过图表，根据年龄和体重进行快速评估。由 OSTA 指数可知，"瘦老太太"的骨质疏松症风险肯定很高。在临床上，衰老多病者的确是如此，但是这不等于所有的"瘦老太太"都很容易发生；肌肉发达、精力充沛、无骨折家族史而青壮年期健康者的 BMD 可能较低或已经降至骨质疏松诊断水平，其风险要比衰老多病者低得多。另一方面，因为肥胖并非骨健康的保护因素，肥胖者不等于没有骨质疏松症，而过度肥胖同样导致骨折，所以"胖老太太"亦是骨质疏松的高风险对象。因独立于 BMD 的老年骨质量下降是骨折关键因素，BMD 不能预测高龄人群的骨折风险和药物疗效。

3. FRAX 骨折风险评估算法 为了实施对骨质疏松症骨折风险的分层干预，WHO 提出了骨折风险评估(fracture risk-assessment calculator, FRAX)系统，使用风险因素计分法评估 10 年内的髋部与其他部位骨折概率。骨折风险预测简易工具 FRAX®评估指标包括：①年龄；②性别；③身高；④体重；⑤既往骨折史；⑥父母骨折史；⑦经常吸烟；⑧饮酒≥3 个单位(1 单位指 8~10g 酒精)；⑨使用过糖皮质激素；⑩类风湿关节炎；⑪其他原因引起的继发性骨质疏松症；⑫DXA 测定的股骨颈 BMD。FRAX 是一种由单纯 BMD 扩展到综合因素评估,由群体评估扩展到个体评估和将相对风险扩展到个体绝对风险的较好评估体系,其简单方便,应用广泛[49-54]。患者可以在网上下载,根据父母骨折史、年龄、性别、体质指数、种族、吸烟、饮酒、糖皮质激素应用、类风湿关节炎和继发性骨质疏松症(有人建议加入经常摔倒 1 项)进行自我测算,该系统适用于未治疗的绝经后妇女和 40~100 岁的男性。实践证明,FRAX 具有简便和易于推广的优点,但忽视了个体差异、遗传因素、峰值骨量、抗骨吸收药物和环境因素的影响,有条件者应尽量进行 BMD 检查和骨代谢标志物测定[55,56]。

该工具的计算参数包括股骨颈骨密度和临床危险因素。在不能获得股骨颈骨密度数据时,可以由全髋部骨密度取代,然而,在这种计算方法中,不建议使用非髋部部位 BMD。在没有骨密度测定条件时,FRAX®也提供了仅用体质指数和临床危险因素进行评估的计算方法。

在 FRAX®中,明确的骨折危险因素是:①年龄(骨折风险随年龄而增加);②性别;③低骨密度值;④低体质指数(≤19kg/m² 者);⑤既往脆性骨折史(尤其是髋部、尺桡骨远端及椎体骨折史)和父母髋骨骨折病史;⑥糖皮质激素治疗者;⑦抽烟或过量饮酒;⑧合并引起继发性骨质疏松症的其他疾病;⑨类风湿关节炎。由于我国目前还缺乏系统的药物经济学研究,所以尚缺乏根据 FRAX 结果计算的治疗阈值。如果 FRAX 工具计算出的髋部骨折概率≥3%或任何重要部位的骨折概率≥20%(美国),应视为骨折高危患者,而欧洲一些国家的髋部骨折概率≥5%为治疗阈值。中华医学会骨质疏松和骨矿盐疾病分会推荐指南建议,FRAX®预测的髋部骨折概率≥3%或任何主要骨质疏松性骨折概率≥20%时,此患者即为骨质疏松性骨折高危患者,建议给予治疗。

FRAX 的适用人群是没有发生过骨折又有低骨量者(T 值-2.5~-1.0),因临床难以做出治疗决策,使用 FRAX 工具可快捷计算出骨折绝对风险;或者,根据年龄或 BMD 测量结果查对骨折风险。适用人群为 40~100 岁男性和女性,40 岁以下和 100 岁以上的个体可分别按 40 岁或 100 岁计算。FRAX 的不适用人群是临床上已诊断骨质疏松症,即骨密度(T 值)低于-2.5 或已发生脆性骨折者不必再用 FRAX 评估。

FRAX 中骨折相关危险因素的确定基于来自全球(包括北美、欧洲、亚洲、澳洲等)多个独立的大样本前瞻性人群研究和大样本荟萃分析,因此具有共性特征。但 FRAX 的计算模型中还需要相应国家人群的骨折发生率和人群死亡率流行病学资料。由于我国缺乏骨折发生率的流行病学资料,研究发现,FRAX 工具可能会低估我国人群的骨折风险。

但是,FRAX 工具的缺陷也不少。第一,FRAX 的"糖皮质激素使用"不能定量,而糖皮质激素的制剂、人群对象、性别、年龄、使用的途径和方法及疗程均与骨质疏松症风险程度相关,大剂量使用还容易合并骨坏死。又如,"父母骨折史"的本意是想反映遗传因素的强度,但 FRAX 不能排除后天因素(如年龄、跌倒、慢性疾病、钙与维生素 D 不足等)的影响;骨折部位也很重要,因为较年轻时发生髋部骨折往往与遗传素质密切相关,而老年期的脊椎压缩性骨折与遗传没有明确关联,可惜 FRAX 没有涉及。此外,吸烟亦缺乏定量概念。既然这些定性指标缺少定量参数,那么所得出的判断就必然带有主观与客观偏差。第二,FRAX 没有包括影响骨质疏松症和骨折的其他重要因素,如跌倒、维生素 D 营养状态、骨转换标志物(骨形成指标和骨吸收指标)、骨代谢调节指标(如 PTH、血钙、血磷、维生素 D、FGF-23 等),因而 FRAX 不具备骨质疏松症病因鉴别功能。跌倒是发生骨折的重要危险因素,FRAX 计算中没有包括跌倒,原因是用来开发这一工具的队列研究数据对跌倒的报告形式不一,难以标准化;而药物干预没有表明减少跌倒可降低骨折危险性,但在临床上避免跌倒显然是预防骨折的有效措施之一。第三,FRAX 仅适合于未经治疗的患者,难以反映长骨骨量的股骨颈 BMD 虽然可代表女性髋部的总体骨量,但男性例外;股骨颈 BMD 更无法反映骨质量,而高龄患者的脆性骨折与 BMD 常是分离的,BMD 的 T 值正常或轻度降低的老年人常在不经意中发生脆性骨折,原因是骨质量显著下降。第四,FRAX 不能指导治疗,不能提供降低 10 年内骨折风险的干预途径或具体方案。此外,FRAX 没有纳入与骨质疏松相关的其他药物。

以 OSTA 和 FRAX 为代表的骨质疏松症/骨折风险评估是一大进展,但临床应用必须慎重。有关骨质疏松症/骨折的最新研究与认识可归纳为以下几点:①骨质疏松症遗传因素在临床上表现为 BMD 降低、骨吸收指标升高和药物反应不佳三个方面,但无性别差异;②父母的非老年期髋部骨折提示高风险,但非髋部骨折病史的临床意义未明;③老龄骨质疏松性骨折主要是骨质量降低和增龄性骨丢失所致,因而不能用 BMD 预测其骨折风险和药物疗效;④体脂/体重比率升高是骨丢失的风险因素,而肥胖并非骨健康的保护因素;⑤E_2 是男性和女性的骨保护因子,极少量 E_2 也是骨保护因子,因而小剂量 E_2 可能有助于女性老年性骨质疏松症的治疗,但对男性骨质疏松症的意义未明;⑥雄激素有一定的抗男性骨质疏松症作用;⑦在充分发挥 OSTA 和 FRAX 的骨质疏松症和骨折风险评估功能的同时,必须认识和避免它们的诸多缺陷。

4. Q 骨折风险计分系统　Collins 等使用 Cox 比例风险模型从英国的 Egton 医学信息系统(Egton Medical Information Systems,EMIS)的 Q 研究数据库(Qresearch database)中衍生出 Q 骨折风险计分(QFractureScores)系统。该系统主要用于 10 年的骨折风险评估。与 FRAX 系统比较,QFractureScores 系统不需要测定骨密度,所有的指标由患者自己掌握,而且充分考虑到了心血管病、2 型糖尿病、慢性肝病和跌倒对骨折的影响。应用研究表明,QfractureScores 的骨折风险预测效力至少不低于 FRAX 系统。

5. 椎体骨折评价　椎体骨折评价(vertebral fracture assessment,VFA)可以预测脊椎和其他部位再发骨折的风险。

6. BMD　如 BMD 低于骨峰值平均值 1 个标准差以上,即可列为高危人群。髋部 BMD 预测髋部骨折危险的强度最高,而年龄增强其预测性。根据年龄和股骨颈 BMD 的 T 值预测的白种人女性终身髋部骨折发生率见表 6-2-1-7。同样,亦可根据年龄和髋部 BMD 的 T 值评估 5 年或 10 年内的骨折风险(图 6-2-1-15 和图 6-2-1-16)。

表 6-2-1-7 白种人女性终身髋部骨折发生率(%)

年龄(岁)	股骨颈 BMD 的 T 值							
	3.5	3.0	2.5	2.0	1.5	1.0	0.5	0
50	41	41	33	27	21	16	13	10
60	47	40	33	27	21	17	13	10
70	46	31	33	27	21	17	13	10
80	41	35	30	24	20	16	12	10

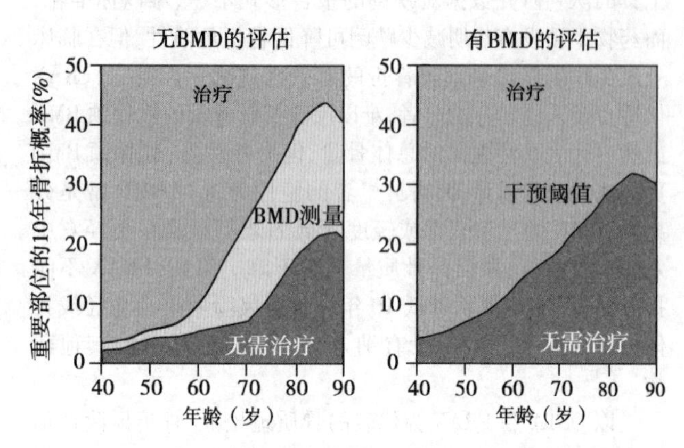

图 6-2-1-15 根据年龄评估女性 10 年内骨折风险

7. 骨转换标志物 骨转换标志物是骨组织本身的代谢(分解与合成)产物。骨转换标志物分为骨形成标志物和骨吸收标志物两类,前者代表成骨细胞活动及骨形成时的代谢产物,后者代表破骨细胞活动及骨吸收时的代谢产物,特别是骨基质降解产物。在正常人的不同年龄段以及各种代谢性骨病时,骨转换标志物在血液循环或尿液中的水平会发生不同变化,反映了全身骨骼代谢的动态状况[57]。这些指标的测定有助于判断骨转换类型、骨丢失速率与骨折风险,对了解病情进展、干预措施的选择以及疗效监测等很有帮助。有条件的单位可选择性做骨转换标志物以指导临床决策。常用的骨形成标志物有血清骨源性碱性磷酸酶(BALP)、骨钙素(OC)、Ⅰ型原胶原 C-端前肽(PⅠCP)和Ⅰ型原胶原 N-端前肽(PⅠNP);常用的骨吸收标志物有空腹 2 小时尿钙/肌酐比值、血清抗酒石酸酸性磷酸酶(TRACP)、血清Ⅰ型胶原交联 C-末端肽(S-CTX)、尿吡啶啉(Pyr)、尿脱氧吡啶啉(D-Pyr)、尿Ⅰ型胶原交联 C-末端肽(U-CTX)和尿Ⅰ型胶原交联 C-末端肽(U-NTX)。在以上诸多指标中,国际骨质疏松症基金会(IOF)认为 PⅠNP 和 S-CTX 的敏感性较高。根据鉴别诊断需要,可检测血、尿常规,肝、肾功能,血糖、钙、磷、碱性磷酸酶、性激素、25-(OH)D 和 PTH 等。但是,这些指标对疾病病因的诊断与鉴别诊断意义不大。骨代谢转换标志物测定不能用于骨质疏松症诊断,但对骨转换率的评价十分重要。同时,BTM 可提供诊断、鉴别诊断和治疗的重要信息。一般在血清 25-(OH)D 正常前提下,要求将 BTM 降至正常值的 1/2 水平。

随着增龄,骨代谢标志物与 BMD 的相关性越来越明显。一般在绝经 30 年后,骨转换率对 BMD 的贡献率达 50%,骨转换率增加是预测骨折的主要指标。用骨代谢标志物来预测骨折风险时,不能用骨折后的测量值来判断,因骨折后的制动、

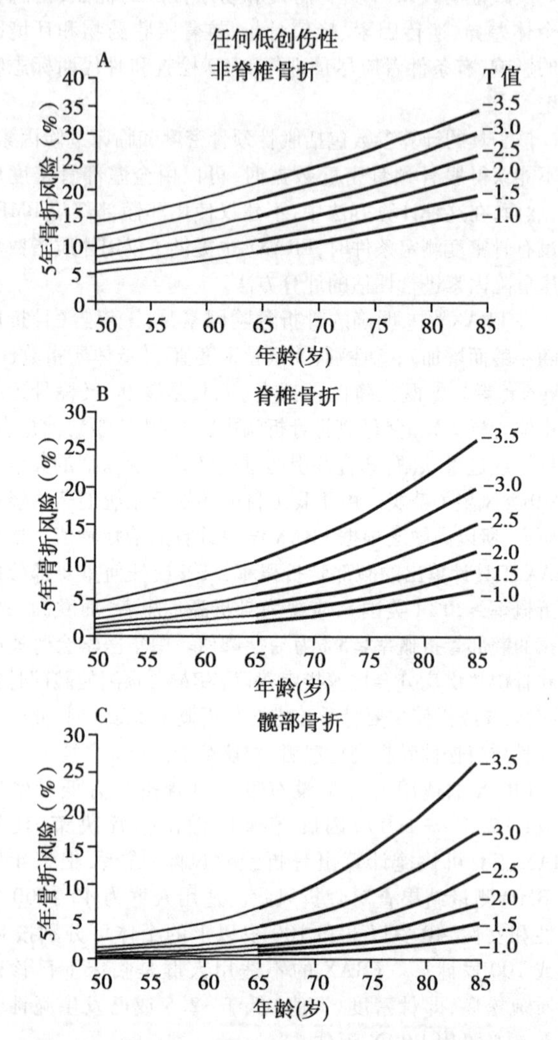

图 6-2-1-16 根据年龄和髋部骨密度 T 值评估 5 年内骨折风险

图中资料来源于白种人女性(Study of Osteoporotic Fractures,SOF);A. 股骨颈 BMD 和 X 线片确定无脊椎骨折;B. 股骨颈 BMD 和 X 线片确定为脊椎骨折;C. 股骨颈 BMD 和 X 线片确定的髋部骨折

骨痂形成和骨折部位的骨转换率增强等可干扰测量结果。OFELY 研究发现,骨源性 ALP 升高和脊柱骨及非脊柱骨骨折相关,反映骨吸收的标志物一般均可预测骨折风险[58]。

选择骨代谢标志物时要注意不宜单用 1 个指标来判断骨代谢转换率,一般可选择 1~2 项分别反映骨形成和骨吸收的标志物。而且,只要条件允许,要尽量选择那些较特异而敏感的标志物。例如,血清中存在两种抗酒石酸酸性磷酸酶(TRAP-5a 和-5b),TRAP-5b 来源于破骨细胞,5a 来源于其他细胞,肝素可抑制 5a 活性而对 5b 无作用;血清 TRAP-5b 与

血、尿中的Ⅰ型C末端前肽、N末端前肽、尿中的游离脱氧吡啶酚有良好的相关性，TRAP-5b与BMD呈负相关。因此，血清TRAP-5b是反映骨吸收率的较好标志物。又如，确立骨质疏松症诊断及治疗前检测骨代谢标志物基础值，一般选用β-CrossLaps或其他骨吸收指标监测抗骨吸收治疗疗效，而用总PⅠNP监测促合成代谢治疗的疗效。治疗3个月后复查上述指标，如果抗骨吸收治疗后，β-CrossLaps明显下降(35%~55%)或促合成代谢治疗后总PINP明显上升(40%)，可继续维持原来治疗，并每6~12个月监控1次；如果抗骨吸收治疗后β-CrossLaps无明显降低，应该重新评价患者的服药依从性和胃肠不良反应，调整治疗方案。骨代谢转换标志物的缺点是指标变异较大，季节和昼夜节律变化(最大骨吸收发生在夜间)较明显，骨转换标志物水平在骨折后增加等。

绝经后骨质疏松症者的骨吸收指标提示骨转换率轻度升高，而老年性者多为低转换型或正常转换型。但如病因复杂且有多种因素参与发病时，单凭临床资料很难确定其骨转换率类型。高和低的骨转换型骨质疏松症的生化特点见表6-2-1-8。但在临床上，一般应结合临床风险因素、BMD和骨转换指标综合评价10年的髋部骨折最高风险度(图6-2-1-17)。

表6-2-1-8 高转换型和低转换型骨质疏松症的生化特点

骨形成指标	高转换型	低转换型
ALP	↑/→	→
BGP	↑	→
PⅠCP	↑	↓/→
骨吸收指标		
血浆TRAP	↑	↓/→
尿Pyr/Cr	↑	→
HOP/Cr	↑	→
尿Ca/Cr	↑	→

注：ALP：碱性磷酸酶；BGP：骨钙素(osteocalcin)；PICP：Ⅰ型原胶原羧基端前肽；TRAP：抗酒石酸酸性磷酸酶；HOP：羟脯氨酸；Cr：肌酐；Pyr：胶原吡啶啉；Ca：钙；↑表示增高；↓表示降低；→表示正常

高转换型绝经后骨质疏松症患者多见于绝经后妇女早期，临床表现隐匿，一般无不适，但实验室检查可发现异常。如果血钙升高(游离钙升高为主)、PTH和ALP升高伴骨吸收指标的明显变化，在排除原发性甲旁亢后，这类患者可诊断为"绝经后原发性甲旁亢"(postmenopausal PHPT，PPHPT)。

【治疗】

(一)基础治疗和一般治疗 基础治疗和一般治疗主要包括生活方式干预、运动治疗、维生素D和钙剂补充等[59-64]，详见本章第6节。

(二)药物治疗原则 应根据现有的随机临床对照试验结果和荟萃分析资料，结合患者的具体病情与医师的经验实施，采用循证医学原则，指导和抉择治疗方案的疾病优势在于：①通过已经发表的研究资料文献，从中获得最佳证据和最佳疗效；②综合评估药物的获益与风险；③根据已有的证据对患者的预后和疗效做出较正确的评价。特别应该注意的是，对于骨质疏松症的治疗来说，药物疗效的最有力证据是有关骨折(尤其是髋部骨折)结局的资料。但是，在临床研究和文献资料中，也应该注重疗效替代指标(如BMD和骨

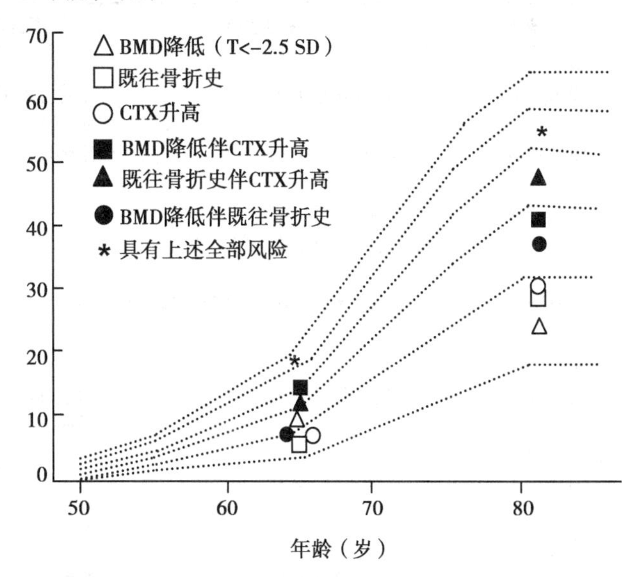

图6-2-1-17 临床风险因素-BMD和骨转换指标综合评价10年的髋部骨折最高风险

资料来源于65岁女性的OFELY研究和80岁女性的EPIDOS研究；髋部BMD减低是指低于年轻成人2.5 SD者，尿CTX升高是指高于绝经前正常上限(均值+2SD)

代谢转换指标等)的变化，但不能仅仅根据这些指标进行最终疗效判断。例如，有关研究表明，应用氟化钠治疗5年后，腰椎BMD可提高35%以上，而实际上，骨的脆性增加，骨折率反而升高。

英国国家卫生与临床优化研究院(National Institute for Health and Clinical Excellence，NICE)指南是在相关荟萃分析的前提下提出来的，是值得推荐的建议资料。NICE汇总了循证医学证据，在综合考虑临床获益与风险的基础上，推荐出优化的药物及其治疗方案；根据个体化原则，该指南分别介绍了各种相关药物的适合人群、疗效和卫生经济学优缺点。在由经验医学向循证医学转型的过程中，要在重视优质证据、关注临床实践经验、提倡高效价比和尊重患者意愿的药物综合选择原则下，发挥医师的个体化治疗和处置的高超技能。

二膦酸盐类药物在各型骨质疏松症的治疗中占有重要地位，虽然是目前的一线用药，但仍存在许多未解决的问题，如不良反应多、依从性低、适应范围不宽、颌骨坏死、非典型骨折、老年患者的骨转换率过低等[65-70]。

雌激素补充治疗在经过数年的冷遇后，似乎又受到了重新重视，该种措施在围绝经期的骨质疏松症高危患者或其他伴有雌激素缺乏的病例中实施，可获得较大益处[71-76]。自WHI的研究报告发表以来，全球的雌激素替代治疗数量急剧下降，在我国的一些地区，连雌激素严重缺乏的正常生理性替代治疗都受到了冲击。绝经后妇女停止该治疗后，乳腺癌的发生率可能降低，但骨健康状况也急剧恶化，在532 686人年的追踪观察中，髋部骨折风险上升55%(6.5年)[77]。治疗绝经后骨质疏松症、糖皮质激素所致的骨质疏松症或男性骨质疏松症的药物比较见表6-2-1-9。

表 6-2-1-9 骨质疏松症治疗药物比较

药物	应用途径	不良反应	反指征	指征
二膦酸				
唑来膦酸	静滴(每年1次)	流感样症状/低钙血症/心律失常	严重肾衰/低钙血症/过敏/妊娠	PMOP/GIOP/MOP
伊班膦酸	静滴(每3个月1次)	流感样症状		口服无髋部骨折预防作用
阿仑膦酸	口服(每月1次) 口服(每周1次/每日1次)		胃肠疾病 Barrett 食管/服药后不能站立30分钟者	
利塞膦酸	口服(每周1次/每2周1次/每月1次)			
SERM				
雷诺昔芬	口服(每日1次)	面部潮红/静脉血栓形成	静脉血栓病史/肝肾衰/冠心病	PMOP 无髋部骨折预防作用
促合成制剂				
PTH_{1-34}	皮下注射(每天1次)		肝肾损伤/放射治疗/高钙血症/ALP升高/骨肿瘤	PMOP/GIOP/MOP
其他药物				
锶盐	口服(每日1次)	严重过敏/静脉血栓形成/腹泻	严重肾衰	
降钙素	鼻喷			PMOP/GIOP/MOP
RANKL单抗(狄诺塞麦)	皮下注射(每6个月1次)	皮肤感染/肺炎/阑尾炎		PMOP/GIOP/MOP

注:ALP:碱性磷酸酶;GIOP:糖皮质激素所致的骨质疏松症;MOP:男性骨质疏松症;PMOP:绝经后骨质疏松症;PTH:甲状旁腺素;RANKL:RANK配体;SERM:选择性雌激素受体调节剂

(三)骨质疏松药物疗效评估指标 1997年,美国FDA提出骨质疏松药物预防和治疗的疗效评估指标。

1. 新发椎体骨折评估 其中特别强调了新发椎体骨折的评估,明确指出,新发椎体骨折发生率是评估新药是否有效的最基本和最重要依据,对该终点的观察至少需要3年,3年后的骨折数据至少表明能降低骨折发生率可认为有效。对于新发骨折的估算,应把未变形椎体的骨折和已变形椎体的骨折结合在一起,已变形的椎体应用前后高度比最小降低率或脊椎绝对高度来界定。

2. 骨密度(BMD)评估 如果药物已被批准用于骨质疏松,可在预防骨质疏松研究中应用BMD作为有效终点,其研究的最短时间为2年。

3. 骨转换生化指标评估 骨转换生化指标可以进一步明确诊断,并作为骨质疏松治疗和疗效监测指标,骨吸收指标在开始治疗几周后即有迅速下降,3~6个月时达稳定水平抑制吸收药物,治疗3个月时,BTM下降超过最小有意义变化LSC,即说明治疗有效。骨形成指标在抑制吸收药物治疗时有一定延迟,6~12个月达稳定水平,促形成药物治疗1~3个月,BTM(PⅠNP)上升超过LSC则说明治疗有效。根据骨转换生化标志物检测值变化判断疗效的方法见图6-2-1-18。

4. 其他指标评价 身高变化反映椎间盘疾病而非椎骨高度的降低,观察期内使用统一的身高计量和标准方案,需

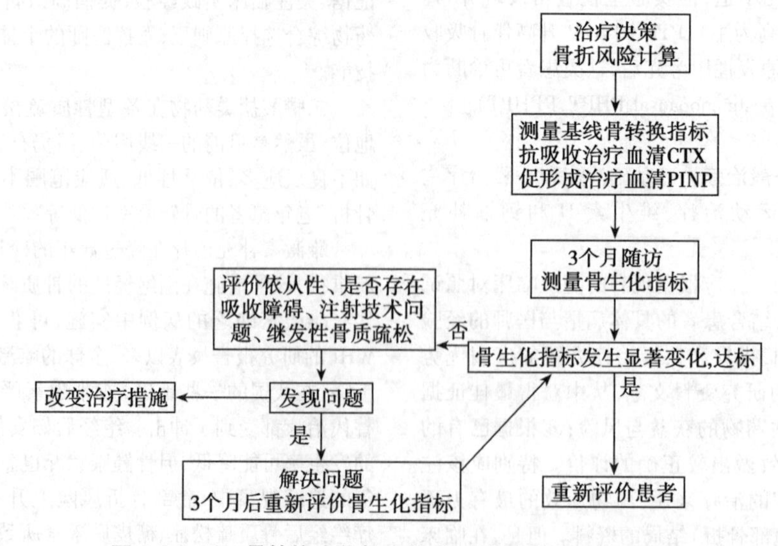

图 6-2-1-18 骨转换生化标志物监测抗骨质疏松药物疗效

要多次重复测量。身高变化可作为辅助指标,但不能作为基本疗效指标。在临床试验中疼痛与活动受限有意义,但要进行严密的设计和随机双盲研究,其结果仅可作为疗效辅助指标而不能替代骨密度和骨折发生率。

表 6-2-1-10 二膦酸盐治疗儿童疾病的指征

骨质疏松症
原发性骨质疏松症
成骨不全
青少年骨质疏松症
其他遗传性骨病
骨质疏松-假性神经胶质瘤综合征
神经纤维瘤病
Gaucher 病
Hajdu-Cheney 病
家族性特发性高磷酸酶症
继发性骨质疏松症
糖皮质激素所致的骨质疏松症
失用性骨质疏松症
高钙血症性疾病
维生素 D 中毒
恶性肿瘤所致的高钙血症
皮下脂肪坏死
特发性婴幼儿高钙血症
新生儿重症甲旁亢
制动性高钙血症
异位钙化综合征
进行性骨化性纤维结构不良症
泛发性动脉钙化症
青少年型皮肌炎
其他疾病
骨纤维结构发育不良症
McCune-Albright 综合征
慢性反复发作性多发性骨髓炎
化疗所致的骨坏死

(四)儿童骨病的抗骨质疏松治疗 目前无儿童使用二膦酸盐类药物治疗的有关指南或共识,儿童长期使用此类药物仍有较大争论。儿童骨质疏松症在维生素 D、钙剂和其他一般措施处理仍无效者,可考虑二膦酸盐类药物(表 6-2-1-10),疗程、剂量和方法无一致意见。医师应根据病例的具体情况和家属意愿决定治疗方案。需要注意的是,治疗过程中需要定期追踪病情变化,评估疗效(表 6-2-1-11)。

表 6-2-1-11 儿童患者二膦酸盐类药物应用评估

临床评价
一般体格检查
线性生长速度
牙齿发育
眼科检查
钙摄入量评价
营养状态
生化评价
血液检查
血清和尿液电解质测定
ALP
骨代谢生化标志物
PTH 维生素 D
肝肾功能
影像评价
X 线照片骨龄测量
骨密度测定

(五)疗效评估总体策略推荐 依据全球主要治疗药物经典临床研究及经典荟萃分析、权威机构推荐(WHO、ISCD、NOF、IOF、北美绝经学会、美国临床内分泌医师协会等)以及骨密度检测、DXA 和骨转换生化标志物最新研究进展(见表 6-2-1-10~表 6-2-1-12),评估疗效见以下内容。

表 6-2-1-12 骨质疏松药物疗效评估指标

评估项目	治疗骨质疏松药物主要有效终点	预防骨质疏松药物主要有效终点	疗效评估辅助指标
新发椎体骨折	√		
BMD		√	
骨转换生化指标			√
身高变化			√
疼痛与活动受限			√

注:√代表可作为有效评估指标;空项代表非有效评估指标

1. 定期随访 评估是否坚持规范服药、不良反应,是否适当补充钙和维生素 D,其他药物的使用、生活方式的调整等。

2. 治疗期间出现骨折 出现骨折并不一定说明没有疗效,因为对于有骨折高风险的患者,如果不进行治疗,可能出现更多的骨折。出现骨折,需要重新评估风险因子和治疗方案,依评估结果确定是否需要调整治疗方案。

3. BMD 检测 BMD 检测至少在治疗 12 个月后,18~24 个月最有意义。治疗前记录基线值,开始治疗 1~2 年检测,考虑最小有意义变化 LSC(表 6-2-1-13);BMD 上升最快是开始初次治疗 6~12 个月,之后上升趋势逐渐趋缓;BMD 升高不同部位有差异:腰椎>股骨转子>全髋>股骨颈。有快速骨量丢失风险的人,如使用高剂量糖皮质激素,需要每隔 6 个月检测 BMD。BMD 的升高和保持稳定都说明治疗有效,BMD 降低超过 LSC,并不一定需要停药或换治疗方案,而是应该评估依从性、钙和维生素 D 补充、消化吸收功能以及继发性因素等。

表 6-2-1-13 骨密度变化监测

监测指标	ACE	NAMS	ISCD
首选测量部位	腰椎/股骨近端	全髋(年轻者加腰椎)	腰椎和髋部
首选测量技术	DXA	DXA	DXA
监测频率	3~5年 预防:1次/1~2年(1次/2~3年) 骨质疏松治疗:1次/年(1次/2年)	未治疗者每5年1次 治疗者每2年1次	每年1次至有效后延长间隔时间

注:ACE:American Association of Clinical Endocrinologists,美国临床内分泌医师学会;NAMS:North American Menopause Society,北美绝经学会;ISCD:International Society of ClinicalDensitometry,国家临床骨密度测量学会

4. 骨转换生化指标检测 骨转换生化指标反映早期的疗效(表 6-2-1-14)。抑制吸收药物治疗 3~6 个月检测生化指标降低,促骨形成药物治疗 1~3 个月检测生化指标上升(见图 6-2-1-18)。BTM 测量可有助于评估骨质流失的可能原因。高 BTM,可能由于病人未服药、未正确服药、未正常吸收、有骨重建障碍或有拮抗二膦酸盐的作用。低 BTM,可能是基线水平偏低或治疗是有效的。进一步的检测和治疗方案应关注以上各点。由于血清标志物变异低于尿标志物推荐生化检测指标,推荐采用血清Ⅰ型原胶原 N 端前肽(s-PⅠNP,骨形成指标)和血清Ⅰ型胶原 C 端肽(s-CTX,骨吸收指标)。检测时间点为治疗 3~6 个月后;抑制吸收药物(如 BP)为 3 个月测骨吸收指标,6 个月测骨形成指标。BTM 变化在高依从性的患者中更为明显,如抗吸收药物阿仑膦酸钠、RANK 抑制剂及促形成药物特立帕肽。而雷奈酸锶无论骨吸收指标还是形成指标都没有明显的治疗反应。

表 6-2-1-14 骨转换生化标志物分类(FDA)

生化标志物类型	特点
预估生化标志物	基本发生或进展概率
预测生化标志物	预测患者对治疗的阳性或阴性反应
药效性生化标志物	药物治疗干预引起的生物反应
替代终点生化标志物	药动学标志物 在未观察到终点事件前预期药物对治疗患者的获益或危害 需要强有力的证据证实替代终点标志物预测价值

(六) 药物不良反应 抗骨质疏松药物临床试验及上市后观察到的不良反应等见表 6-2-1-15~表 6-2-1-18。NICE 推荐的首选抗骨质疏松药物及选择指南见表 6-2-1-19 和图 6-2-1-19。

表 6-2-1-15 骨密度(BMD)与骨转换标志物(BTM)的最小有意义变化值(LSC)

项目	DXA 测量的 BMD	骨代谢生化标志物
LSC(95%可信限)	3%~4%(各设备分别计算)	30%~60%(生物和分析变异)
信号-噪声比(生物变异/LSC)	>1(依骨骼部位和药物而异)	>(何种药物适合于何种 BTM 未明)
达到 LSC 的时间	1~2年(依骨骼部位和药物而异)	3个月(某些药物可能缩短为数天)
指南建议的临床应用	必须应用	有限应用

表 6-2-1-16 抗骨质疏松药物不良反应监测

治疗药物	临床试验及上市后观察到的不良反应
阿仑膦酸钠	全身反应(过敏反应)/开始服用时可能发生的一过性急性期反应/肌痛、不适/乏力/发热/胃肠道反应/局部感染(包括骨髓炎)/愈合延迟发生颌骨坏死/骨-关节-肌肉疼痛/关节肿胀/头晕/眩晕/味觉障碍/皮疹(偶伴光过敏)/瘙痒/脱发
唑来膦酸	初次给药3天内流感样症状(发热-头痛)/恶心/骨痛/肌痛/关节痛/代谢和营养紊乱者常见低钙血症、神经系统紊乱、头痛/昏睡/结膜炎/虹膜炎/色素层炎/巩膜外层炎/呼吸困难/腹泻/呕吐/消化不良/血肌酐升高(用药后9~11天)/严重房颤(用药30天后)/肾功能障碍/血清清除巩膜外层炎率增加/急性肾衰/颌骨坏死
降钙素	过敏/头痛/头晕/味觉障碍/视觉障碍/高血压/流感样症状/瘙痒/面部潮红/鼻腔不适/鼻腔出血/鼻黏膜水肿/鼻炎/鼻腔干燥/鼻黏膜红斑/鼻黏膜脱落/鼻窦炎/溃疡性鼻炎/咽炎/恶心/腹泻/腹痛/关节病/乏力
雷奈酸锶	头痛/呕吐/腹痛/恶心/腹泻/稀便/皮炎/湿疹/深静脉血栓/肌肉痉挛/肌痛/骨痛/关节痛/意识障碍/记忆力下降/癫痫发作/肌酸激酶短暂升高
雷洛昔芬	深静脉血栓/面部潮红/关节痛/眩晕/腿痛性痉挛/流感样症状/子宫内膜腔积液/外周水肿
特立帕肽	碱性磷酸酯酶升高/心悸/心动过速/心脏杂音/血液和淋巴系统异常/贫血/眩晕/头痛/坐骨神经痛/呼吸-胸廓-纵隔异常/呼吸困难/肺气肿/恶心/呕吐/食管裂孔疝/胃食管反流/皮肤及皮下组织异常/出汗增加/肌肉骨骼和结缔组织异常/肢体疼痛/肌肉痛性痉挛/高胆固醇血症/高钙血症/血管病症/低血压/全身性和注射部位异常/疲乏/胸痛/无力/注射部位疼痛-肿胀-红斑-局部擦伤-瘙痒/注射部位轻微出血/抑郁

表 6-2-1-17　抗骨质疏松药物的不良反应比较

药物种类	不良反应	发生率	相关强度	关联一致性	剂量反应	暂时性	生物真实性
膦酸盐类	胃肠反应(口服制剂)	常见(≥1/100)	++	++	+	+	+
	肌肉-骨骼疼痛	常见(≥1/100)	+	+	−	+	−
	急性期反应(静脉制剂)	常见(≥1/100)	++	++	+	+	+
	心房颤动	极少见(<1/10 000)	−	−	−	−	−
	非典型骨折/骨折愈合延迟	极少见(<1/10 000)	±	−	−	+	+
	颌骨坏死	极少见(<1/10 000)	−	−	−	−	+
	过敏反应	极少见(<1/10 000)	+	+	−	+	−
	肾损伤	极少见(<1/10 000)	+	+	+	+	+
狄诺塞麦(denosumab)	严重感染	常见(≥1/100)	+	+	−	+	+
	颌骨坏死	极少见(<1/10 000)	−	−	−	−	+
	肿瘤	极少见(<1/10 000)	−	−	−	−	−
选择性雌激素受体调节剂(SERM)	面部潮热	极常见(>1/10)	++	++	+	+	+
	小腿痉挛	常见(≥1/100)	+	+	+	+	+
	静脉血栓栓塞	不常见(≥1/1000~<1/100)	+	+	+	+	+
	卒中	极少见(<1/10 000)	−	−	−	−	−
	增高内膜增生	极少见(<1/10 000)	+	+	+	+	+
		锶盐					
	静脉血栓栓塞	极少见(<1/10 000)	+	−	−	−	−
	过敏反应	极少见(<1/10 000)	+	−	−	+	−
		PTH_{1-34}/PTH_{1-84}					
	头痛/恶心/眩晕/肢体疼痛	常见(≥1/100)	+	+	+	+	+
	骨肉瘤	极少见(<1/10 000)	−	−	−	−	±

注:++:强证据;+:证据;±:混合性证据;−:无证据

表 6-2-1-18　骨转换生化指标检测变异系数监测

检测指标	短期 CV%(1~5周)	长期 CV%(3个月~3年)
骨形成指标		
血清骨钙素	7~13	8
血清骨源性 ALP	7~13	9
血清 PⅠNP	−	7.5
血清 PⅠCP	10.6	8.9
骨吸收指标		
血清 NTX	3.3	7.5
血清 CTX	8(空腹)	9~18
尿总 DPD(HPLC)	14(非空腹)	−
尿游离 DPD	12~24	17~63
尿 CTX	12	9~13
尿 NTX	−	18~24

表 6-2-1-19　NICE 推荐的首选抗骨质疏松药物

BMD-T值	维生素 D+钙剂	BIS 口服	BIS 注射	PTH	骨硬化素单抗
低骨量	√	√			
−2.5	√	√			
−3.5	√	√	√		
−4.5	√		√	√	
−5.5	√		√	√	√
−6.5 以下	√			√	√

注:√代表可选择;空项代表非首选;NICE:英国国家卫生与临床优化研究院;BMD:骨密度;BIS:二膦酸盐;PTH:甲状旁腺激素

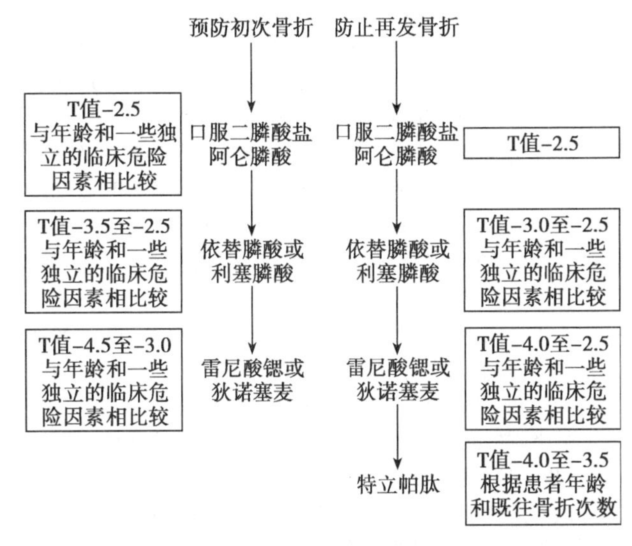

图 6-2-1-19　NICE 抗骨质疏松药物选择指南

【抗骨质疏松新药研究】

骨质疏松症是一种全身性骨代谢疾病。1994 年世界卫生组织(WHO)将其定义为一种骨量低下、骨微结构破坏,导致骨脆性增加、易发生骨折为特征的全身性骨病。2001 年美国国立卫生研究院(NIH)提出骨质疏松症是以骨强度下降、骨折风险增加为特征的骨骼系统疾病,骨强度反映骨骼的两个主要方面,即骨矿密度和骨质量。

正如其定义所言,骨质疏松性骨折的发生与骨强度下降有关,而骨强度是由骨密度和骨质量所决定。骨密度约决定骨强度的 70%,若骨密度降低同时伴有其他危险因素则会增加骨折的危险性。因目前尚缺乏较为理想的骨强度直接测量方法，临床上应用双能X线吸收测定法（DXA）检测的骨密度作为诊断骨质疏松症的金标准。参照WHO推荐的诊断标准：骨密度低于同性别、同种族正常成人的骨峰值不足1个标准差属正常；低于1~2.5个标准差之间为骨量低下；降低程度等于或大于2.5个标准差为骨质疏松。骨密度降低程度符合骨质疏松诊断标准同时伴有一处或多处骨折时为严重骨质疏松症。

随着对骨质疏松症发病机制的深入了解，已经有多种极具潜力的新治疗药物研发成功，并且进入临床试验阶段。它们较之于二膦酸盐等药物的临床效果及安全性还需要长期监测。期待骨质疏松症治疗新的进展。

（一）抑制骨吸收的新药

1. 狄诺塞麦（denosumab） 狄诺塞麦是一种人类抗RANKL的单克隆抗体，以此抑制破骨细胞的分化。研究证实，狄诺塞麦能显著减少骨转换，使骨转换的水平低于绝经前的参考区间。在一项全球213个医学中心参与的FREEDOM临床试验中，研究者观察发现3年的狄诺塞麦治疗并没有对骨骼产生不良反应。这些研究被延长了10年，应该足够能解决长期安全性问题。在另一项研究中（对象是有高骨折分享的绝经期后妇女），已经证明狄诺塞麦能够有效减少高风险子群的椎骨和髋骨骨折的新发病例。FREEDOM临床试验中，共纳入7808名女性，在所有三个组中，狄诺塞麦都显著减少了骨折的风险，到了与低风险患者相一致的程度。因此，对于有不同程度骨折风险的患者，狄诺塞麦都具有一致的抗骨折效用。有趣的是，研究者在高风险组中观察到更高的绝对风险，但同时其诱导的风险降低程度也是最显著的。此外，是否增加脑卒中风险也值得深入研究。

2. 奥达卡替（odanacatib） 奥达卡替抑制骨吸收的效用不是通过拮抗破骨细胞的分化而是通过抑制其骨吸收功能实现的，其机制是抑制了组织蛋白酶K。组织蛋白酶K是一种酶类，破骨细胞应用它来降解稠密的胶原蛋白。在一项2年的Ⅱ期临床试验报道之后，Eisman等又在2011年报道了一项1年扩展研究的结果。绝经后妇女连续服用50mg奥达卡替（每周口服1次，持续3年）能使脊柱和髋部的骨密度相比基础值和2年值有显著的增加。

骨吸收标志物仍然被抑制，但是骨形成标志物骨碱性磷酸酶（BALP）相比基础值没有改变，这个特征是这种治疗用药方式与其他抗骨吸收疗法（包括二膦酸盐和狄诺塞麦）的不同之处。为肯定组织蛋白酶K抑制剂的这种独特性能，Eastell等证实了另一种抑制剂（ONO-5334）也可以显著增加腰椎骨、全髋关节和股骨颈的骨密度（绝经后妇女每日服用一次ONO-5334，持续12个月）。这些研究暗示，组织蛋白酶K抑制剂不会减少破骨细胞的分化，但是可以在维持成骨细胞活动的同时减少破骨细胞活动，这能够有效地增加骨密度。有趣的是，这种疗法相比二膦酸盐或者狄诺塞麦对骨转换的不良反应更少。

3. 塞卡替尼（saracatinib） 塞卡替尼作为src激酶抑制剂从而抑制破骨细胞的活性。在一项纳入59名健康年轻男性的Ⅰ期临床试验中，塞卡替尼呈剂量依赖性地降低了实验组患者血清中Ⅰ型胶原C末端肽（CTX）与尿液中Ⅰ型胶原N末端肽的含量，25天后检测结果显示分别降低了88%和67%。但实验组中骨形成标志物的含量与对照组相比并无明显改变；两个组的不良反应比较也无显著差异，其中实验组中皮疹（30%/6%）与稀便（24%/0%）的症状更为普遍些。

（二）促进骨形成的新药

1. 钙阻滞剂药物 钙阻滞剂药物是一类新型的促骨形成药物，它通过拮抗钙敏感受体、模拟低钙血症，从而激发PTH的短脉冲释放。从理论上而言，高振幅的PTH脉冲快速正常化可转变产生具有促骨合成的作用，但该类药物有可能会导致PTH的持续释放，从而引起原发性的甲状旁腺激素功能亢进。

2. 人类硬化蛋白单克隆抗体 2011年关于AMG785的第一项临床试验已经展开，试验对象为健康男性和绝经后妇女。在这项Ⅰ期、随机、双盲、安慰剂对照的试验中，72名健康个体接受了单次皮下或静脉注射，注射物为剂量渐升的抗体，研究者随后对他们进行了最长85天的随访。结果显示，不仅骨形成标志物的水平呈剂量依赖性增加，骨吸收的标志物水平也有下降。

尽管研究持续时间短，但是可以检测到脊柱和髋关节的骨密度分别增加达5%和3%。在这项短期研究中，AMG 785展现了它较好的临床安全性与耐受性。当然，也有6名患者产生了抗AMG 785的抗体，并在两名个体中进行了中和。尽管如此，该药物依旧引人注目，不仅因为它的效用，更在于它的作用机制（可能既促进骨形成又抑制骨吸收）。Ⅱ期临床试验已经完成，毫无疑问，这会在来年为这项研发项目带来更多数据。长远来看，骨骼过度增长引起骨孔关闭的风险以及这种疗法的潜在致癌性，都值得细细地研究。

3. Semaphorin-3A Hayashi和他的同事对骨保护素缺陷小鼠来源的成骨细胞调节培养基进行分馏，找到了一个全新的抗骨质疏松靶点——Semaphorin-3A。Semaphorin-3A作为一种成骨细胞的分泌蛋白，它既能抑制破骨细胞的形成，又能促进成骨细胞的活性。其对骨吸收的抑制作用由Semaphorin-3A与神经纤毛蛋白-1（neuropilin-1）相互结合介导，通过抑制免疫受体酪氨酸激酶序基（ITAM）和RhoA信号途径预防RANKL诱导的破骨细胞分化；而其促进骨形成的作用由经典Wnt/β-连环蛋白信号途径的促进作用介导。

4. 肠道菌群影响骨代谢 Sjögren等通过对无菌小鼠的饲养发现，与常规饲养的小鼠相比，其通过减少单位骨表面积上破骨细胞的数量从而增加了骨量，并且肠道内正常微生物聚集能使骨量快速正常化。无菌小鼠对破骨细胞介导的骨吸收抑制作用与骨中溶骨细胞因子TNF-α表达降低和骨髓中$CD4^+$ T细胞、$CD11b^+$/GR1破骨前体细胞频率降低有关。另一项由Cho等开展的研究显示了相似的观点，对年轻小鼠早期进行抗生素治疗可改变肠道微生物组织，从而增加了小鼠的骨量。

（三）骨血管生成-骨形成偶联促进药 破骨细胞从起源发育至成熟经历造血干细胞、单核/巨噬细胞、破骨前体细胞（TRAP阳性单核细胞）、破骨细胞（TRAP阳性多核细胞）几个阶段。通常，抑制单核/巨噬细胞向破骨细胞分化被认为可以抑制骨吸收，从而减少骨流失。我们惊讶地发现，破骨前体细胞是骨生长、骨塑建和骨重建过程中调控H型血管内皮细胞生成、偶联血管生成和骨形成的关键细胞。我们的主要研究结果是:①外骨膜中破骨前体细胞的数量随着年龄的增长而减少;②破骨前体细胞分泌的 PDGF-BB 是骨髓中 PDGF-BB 的主要来源;③破骨前体细胞分泌 PDGF-BB 诱导 H 型血管内皮细胞偶联血管生成和骨形成;④绝经后骨质疏松模型(去卵巢小鼠)的骨丢失伴随着破骨前体细胞数量减少、骨髓 PDGF-BB 浓度降低及 H 型血管内皮细胞数量减少;⑤组织蛋白酶 K 抑制剂干预去卵巢小鼠可以增加骨髓和骨外膜中破骨前体细胞数量,从而增加骨髓和骨外膜中的 H 型血管形成,促进松质骨和骨外膜的骨形成。

目前防治骨质疏松的药物主要分为三类,即骨吸收抑制药(二膦酸盐等)、骨形成促进药(甲状旁腺激素等)和骨矿化促进药(钙剂等)。我们的研究提出了新的一类药物——促进血管生成-骨生成药物,此类药物能特异性增加破骨前体细胞数量,有助于防治骨质疏松和促进骨折愈合。例如,哈尔明碱(harmine)是从骆驼蓬种子中分离的一种 β-咔保啉类生物碱。哈尔明碱干预体外培养的单核/巨噬细胞可以促进 TRAP 阳性细胞的生成,但抑制这些细胞进一步融合形成多核破骨细胞;而且,哈尔明碱显著增加去卵巢小鼠的骨量。我们推测,"通过特异性增加破骨前体细胞的数量,从而增加 H 型血管并促进骨形成"是哈尔明碱发挥骨保护作用的关键机制。基于破骨前体细胞对血管生成和骨形成偶联的促进作用以及哈尔明碱特殊的促破骨前体细胞生成功能,哈尔明碱在骨质疏松和骨折防治中的潜在药用价值值得深入研究。这种药物可能是将来防治骨质疏松的"第四类药"——骨血管生成-骨形成偶联促进药。

【营养不良与骨质疏松症】

蛋白质-热能营养不良症有三种形式:以能量供应不足为主的消瘦型、以蛋白质供应不足为主的水肿型和介于两者之间的混合型。每一种形式又可分为轻度、中度和重度三级。严重程度分级可通过按国际标准计算体重占期望身高体重的百分比来确定(正常 90%~110%,轻度 85%~90%,中度 75%~85%,严重<75%)。青春期营养不良致骨代谢异常的发生机制见图 6-2-1-20。

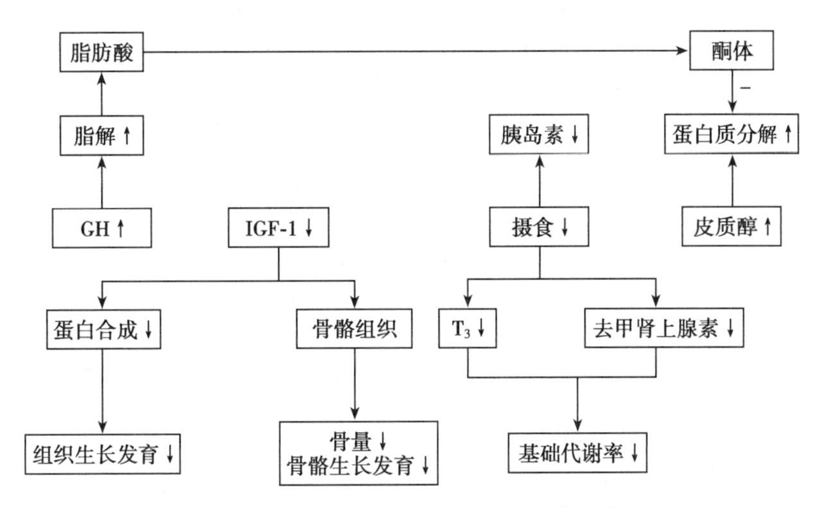

图 6-2-1-20 青春期营养不良致骨代谢异常的发生机制

↑表示升高;↓表示下降;-表示无变化

(一)骨发育与骨成熟障碍

1. 先天性骨发育异常　是一类遗传性骨-软骨发育不良症,大部分综合征的病因未明,少部分已经得到阐明,但发病机制仍未明了。这类疾病的共同特点是骨发育与骨成熟障碍,以骨的畸形为主要临床特点,不伴或很少伴骨代谢异常,骨代谢生化指标多正常。先天性骨发育异常的分类混乱,命名也未统一。我们根据其主要临床表现分为若干种临床类型,如矮小综合征、身材过高综合征、骨畸形综合征、骨密度增高综合征、颅缝早闭综合征、半侧不对称综合征及异位钙化与异位骨化综合征等。在临床上,由于多数先天性骨发育障碍并无明显的骨代谢紊乱,所以仅在合并系统性疾病时才就诊。此外,不少系统性疾病患者常合并先天性骨发育障碍,有些存在相互病因联系,有些则纯属偶合。因此,临床医师必须充分认识到这些复杂情况。

2. 宫内发育迟缓　组织器官的分化主要在胚胎发育的早期完成,宫内生长发育状况决定了个体出生后的机体素质和健康水平,宫内发育迟缓者和出生时的低体重是成年后发生低骨量或骨质疏松症的重要危险因素之一(主要与峰值骨量有关)[78]。宫内发育迟缓可能是许多先天性发育障碍和遗传综合征的表现之一,其中不少病例伴骨生长发育异常[79]。

(二)峰值骨量降低　正常人在青春期发育完成后达到一生中的峰值骨量(PBM),PBM 即人一生中骨成熟末期达到的最大骨量,是人一生中骨最坚硬、骨矿含量最高时的骨量。PBM 的形成严格受遗传的控制和环境因素的影响,不同个体的 PBM 相差较大,PBM 差异的 60%~80%由遗传因素决定,其余 20%~40%则由环境因素(如运动、钙摄入、生活方式、身体疾病状态等)决定,年轻时获得最大的 PBM 是预防老年骨质疏松性骨折的根本性重要措施[80],PBM 值的高低对老年时期的骨量维持至关重要。但由于各种原因,一些个体的 PBM 达不到正常标准,称为 PBM 降低,常见原因有宫内发育迟缓、青少年营养不良症和青春期发育延迟[81,82]。

(三)青春期发育延迟　青春期发育延迟可定义为至青春期发育平均年龄加 2 个标准差年龄以后尚未出现青春

期发育者，一般男孩到14岁的睾丸容积<4ml，女孩到13岁时仍无月经初潮可认为是青春期发育延迟。导致青春期发育延迟的病因很多[82]，其中体质性青春期发育延迟是一种良性的生长和青春期发育的延缓，青春期启动的时间比正常儿童晚，青春期过程正常，最终可获得正常的性成熟和正常成人的身高，男、女两性受累的频率相近。据估计，约有2.5%的儿童罹患青春期延迟。绝大部分青春期发育延迟患者的病因未明，但有些低促性腺激素性性腺功能减退症的病因已经阐明，一部分患者是由于KAL、GnRH受体、PROP1或DAX1基因突变所致[83]。遗传性疾病有各自的特殊临床表现，一般诊断无困难，如Kallmann综合征、促性腺激素缺乏性性腺功能减退症、Fröhlich综合征及Laurence-Moon-Biedl综合征等。如无法确定病因可行有关的基因突变鉴定[84,85]。

许多病理状态可引起青春期延迟[86]，在临床上较常见的是：①中枢神经系统肿瘤，如颅咽管瘤和生殖细胞瘤等；②下丘脑-腺垂体功能减退，如特发性低促性腺激素性性腺功能减退和垂体性矮小症等；③原发性睾丸功能减退，如Klinefelter综合征和性腺发育不全等；④严重的慢性全身性疾病，如营养不良症、吸收不良综合征、支气管哮喘、慢性肾病和先天性心脏病等。

（四）营养不良与营养素缺乏

1. 青少年营养不良症　骨的强度由骨量和骨质量决定。骨强度在个体达到峰值骨量时已经确定。一般正常人在处于峰值骨量（PBM）时，骨的质量最佳，抗骨折能力最大。儿童期患有各种重大疾病导致PBM降低，这是成年和老年期发生骨质疏松症的重要危险因素；在影响青少年PBM的因素中，最常见的病因为营养不良症，由于供应骨生长发育和成熟的营养素缺乏或各种营养素的供应比例失常，可导致PBM降低，成年后发生骨质疏松症的风险明显增加。

2. 蛋白质不足　在骨营养素中，蛋白质的供给十分重要，蛋白质的摄入量对PBM有明显的影响。在骨的生长发育期，如存在蛋白质营养不良症可引起低骨量或骨质疏松症，蛋白质摄入不足可由IGF-1生成减少而影响骨的生长发育和代谢[87]。饮食中的钙含量与代谢性骨病的病因关系十分密切，为达到预防骨质疏松症的目的，儿童、孕妇、产妇、绝经后妇女、老年人及患有各种消耗性疾病的患者均应供给充足的钙及其他营养素。人为地在食物中补充一定量钙剂可增加儿童的骨量，但停止补充后，该作用即消失。因而补钙必须持之以恒。儿童期和青少年期摄入钙较高者，在进入成年及老年期后，骨量高于钙摄入较低者，这些个体的骨折风险也较小[12]。

3. 蛋白质-热能需要量增加　在妊娠、哺乳、儿童生长发育等特殊时期，需要消耗大量营养物质，特别是蛋白质。如果此时饮食营养的补充不足，则造成PEM。

4. 消化吸收障碍或吸收能力低下　主要见于慢性胃肠疾病、药物或手术后，例如肥胖糖尿病胃旁路手术后，往往发生不被认识的营养素缺乏或PEM。

5. 维生素D缺乏/不足　维生素D促进小肠黏膜上皮对钙、磷的吸收，促进肾近曲小管对钙、磷的重吸收。骨是人体的钙库，当血钙降低时，1,25-(OH)$_2$D与甲状旁腺激素（PTH）协同作用，通过破骨细胞作用，使骨盐溶解，维持血浆钙、磷正常浓度。1,25-(OH)$_2$D可促进骺板软骨和类骨组织钙化，维持钙、磷在血浆中的饱和状态，有利于骨盐的沉积。因此，如果维生素D缺乏，处于快速生长期的骨骼受到的影响最明显。但是，应用大剂量活性维生素D冲击治疗肾衰时，其药理作用主要表现为骨吸收增强。1,25-(OH)$_2$D的主要生理作用是升高血钙和血磷，有利于类骨质矿化和骨形成。维生素D的这些作用是通过特异的受体调节肠、肾和骨组织的矿物质代谢的。但近年发现，维生素D是一种作用广泛的内分泌激素和旁分泌激素，尤其在细胞的分化增殖中起着十分重要的调节作用，维生素D还与其他一些细胞因子和生长因子共同组成细胞的局部生物学行为的调节网络。

佝偻病和骨质软化症是以骨基质钙盐沉着与骨矿化障碍为主的慢性代谢性骨病，主要表现为骨组织的类骨组织（未钙化骨基质）聚集过多。病变如发生在生长中的骨骼，则称为佝偻病，多见于婴幼儿，称为婴幼儿佝偻病。发生在年龄较大的儿童者称为晚发性佝偻病，较为少见。如病变发生在骨生长已停止的成年人则称为骨质软化症。佝偻病和骨质软化症在病因及病变方面基本相同。由于室外活动及日照减少以及城市空气污染等原因，维生素D营养不良性佝偻病与骨质软化症有所增多。事实上，除经典的佝偻病和骨质软化症外，骨质疏松症、肌病、肥胖、高血压、免疫功能障碍和某些肿瘤亦与低维生素D血症相关。

全美第三次健康和营养调查资料显示，多数居民的血清25-(OH)D低于正常，并随着年龄增长而下降，黑种人降低更明显；65岁时髋部BMD降至峰值骨量的50%，85岁时相当于10岁儿童水平。看来，维生素D的饮食推荐量（DRI）应该重新制订[88,89]。20世纪是科技、信息、交通和移民空前发展的一个时代，环境污染日益严重，阳光照射越来越少，维生素D缺乏在全球流行；甚至在阳光充足的巴西圣保罗，血清25-(OH)D<50nmol/L和<20ng/ml的人群亦分布高达71.2%及55.8%，继发性甲旁亢的发病率达到61.7%和54.0%。近年有关佝偻病/骨质软化症研究的主要成就在于维生素D的流行病学调查和单基因突变所致的慢性低磷血症性综合征。

（五）继发性性腺功能减退　一般说来，老年人的血浆ACTH和皮质醇无明显变化，但血浆硫酸去氢异雄酮（DHEA-S）却显著下降。血浆DHEA-S水平在青春期发育前很低，青春期时明显升高，继而随增龄而迅速下降。皮质醇的合成由17α-羟化酶和17,20-裂解酶催化，而DHEA的合成由17,20-裂链酶催化。老年人时，DHEA和皮质醇的合成发生分离，主要与细胞色素P450还原酶对17,20裂链酶的调节有关，衰老动物的细胞色素P450还原酶活性明显下降，使DHEA和DHEA-S的合成减少。DHEA是一种免疫调节物，有促进免疫系统功能、抗糖尿病、抗动脉硬化、抗痴呆、抗肥胖和抗骨质疏松作用，DHEA和DHEA-S下降与老年性疾病的关系密切。

老年性骨质疏松症的病因十分复杂，这些患者常常存在引起骨质疏松症的多种病因，如慢性疾病、营养不良、钙摄入不足、运动过少、吸烟、肌肉萎缩或服用多种药物等。从预防治疗骨质疏松症的角度看，维持长期的合理营养与积极参加体力锻炼是最有力的措施[19]。此外，老年人常因维生素D缺乏症引起继发性甲旁亢症和骨软化症。慢性肾衰患者接受透析治疗后，虽然一般的代谢紊乱可被纠正，但往往由于处理不当而加重患者的骨病病变，表现为佝偻病/骨质软化症及严重的继发性甲旁亢。有些患者还伴有软组织钙化和"无动力"性骨病。经透析治疗后又可发生淀粉样变性、脊椎关节病变、骨坏死和进行性加重的骨质疏松症[21]。AIDS患者常并发低骨量或骨质疏松症,其发生机制未明,可能与免疫系统被毁、长期应用免疫抑制调节剂和抗病毒药物有关。

(六)继发性甲旁亢 继发性甲状旁腺功能亢进症是指在慢性肾功能不全、肠吸收不良综合征、Fanconi综合征和肾小管酸中毒、维生素D缺乏或抵抗以及妊娠、哺乳等情况下,甲状旁腺长期受到低血钙、低血镁或高血磷的刺激而分泌过量的PTH,以提高血钙、血镁和降低血磷的一种慢性代偿性临床综合征。伴有不同程度的甲状旁腺增生,但并非甲状旁腺本身疾病所致。临床除原发病外,可出现甲旁亢样骨病如骨质软化、骨质硬化、骨质疏松、纤维囊性骨炎等,亦可发生肾石病及其他临床表现。多数继发性甲旁亢对药物治疗有效,症状能够缓解。部分患者(5%~10%)可因症状明显或代谢并发症而需手术治疗。

当甲状旁腺长期受刺激形成自主结节或腺瘤、PTH呈自主性分泌、不受血钙调节时称为三发性甲旁亢。部分长期慢性肾衰的患者可发生三发性甲旁亢。这些患者在去除甲旁亢的刺激(如肾移植)后,甲旁亢症状仍持续加重,乃因甲状旁腺已发展成为功能自主的增生或肿瘤,需要手术治疗。由于血液透析及肾移植的广泛应用,使慢性肾衰患者的生命明显延长,继发性甲旁亢及骨骼病变有着更重要的临床意义。

(七)其他原因

1. 多胎妊娠次数和长期哺乳 妊娠次数和哺乳时间与BMD无明确关系[90,91]。妊娠相关性骨质疏松症(pregnancy-associated osteoporosis)是一种特殊类型的骨质疏松症。本症的病因未明,妊娠和哺乳可能仅仅是一种发病的诱因。有的患者与PBM较低或使用小剂量肝素有关或与已经存在的特发性青少年型骨质疏松症有关。本症主要见于消瘦的初产哺乳妇女。骨质疏松程度不一,严重者常因轻微损伤而发生脊椎骨折,绝大多数患者的血钙正常,偶尔升高。本症的预后良好,一般在停止哺乳后6~12个月内恢复正常。

2. 毒物中毒 引起骨代谢异常的毒物可分为外源性和内源性两大类,外源性毒物主要有重金属中毒和有机物中毒,环境中的一些污染物也可对骨代谢产生明显抑制作用。多数污染物都是通过直接作用于骨骼或间接抑制性腺功能引起骨代谢异常的。氟中毒在我国较常见,地方性氟骨病流行于全国各地,是严重影响农村居民的一类常见代谢性骨病。内源性毒物主要见于慢性肾衰竭患者,引起慢性肾病-矿物质骨病,详见第3篇扩展资源23。

3. 细胞因子和炎性因子

(1)类风湿关节炎:IL-6是免疫调节的一种多功能细胞因子,在免疫反应、血细胞生成、炎症和创伤性损害的急性期反应中均有重要作用。血浆IL-6升高见于浆细胞增多症、多发性骨髓瘤、类风湿关节炎、青少年型关节炎、骨质疏松症和银屑病等疾病[92]。

TNF和TNF受体是调节细胞增殖、凋亡与自身免疫功能的主要因子,这些细胞因子可调节淋巴细胞和其他免疫器官的免疫功能。TNF家族中的RANKL和RANK又是骨重建的重要偶联调节因子,主要参与破骨细胞活性的调控。近年发现,T淋巴细胞也表达RANKL,并影响T细胞/树突细胞的相互作用,因而关节炎患者和牙周病患者可因RANKL的表达与作用失常而导致骨质疏松症。同样,多种原因所致的关节炎也因为RANKL(来源于T细胞和树突细胞)的分泌而引起骨质丢失。

(2)多发性骨髓瘤:引起所谓的骨髓瘤性骨病。

(3)肿瘤性高钙血症:有人统计,有30%~80%的癌症患者可发生骨质疏松症和其他代谢性骨病。肿瘤相关的骨代谢紊乱的发生机制未明。临床上可分为四种类型:①直接由肿瘤引起的骨损害;②肿瘤细胞分泌一些体液性因子作用于成骨细胞和破骨细胞,导致骨重建异常;③作为肿瘤的全身性并发症之一,与肿瘤患者的全身情况、营养状况和生活习惯等有关;④药物所致的骨损害。从骨病变的类型上看,可分为下列数种:①肿瘤所致的骨浸润和骨破坏;②高钙血症和骨矿化不良;③骨髓瘤性骨病;④低磷血症性骨软化症。

4. 长期应用致骨质疏松症和骨软化症药物 对骨代谢有明显影响的药物有糖皮质激素、免疫抑制剂、利尿剂、抗惊厥药物、雌激素制剂、孕激素制剂、雄激素制剂和这些激素的受体激动剂、拮抗剂和调节剂[93,94]。随着器官移植技术和组织工程技术的广泛应用,免疫抑制剂的应用越来越多。肾移植、肝移植和胰岛移植都是治疗终末期肾衰、肝衰和1型糖尿病的最佳途径,因而从理论上讲,移植术后可使这些疾病的骨病并发症得到纠正,但由于骨代谢的特殊性和免疫抑制剂的大量应用,往往出现或加重骨病,这一点必须引起相关医师的高度重视。

【骨代谢异常分类与临床表现】

由于系统性疾病的病因和发病机制不同,并发的骨代谢异常也各不相同。一般可分为骨畸形、骨质疏松症、骨质硬化、骨质软化及其混合类型[95-97]。例如,消化系统疾病和营养缺乏性疾病引起的骨代谢紊乱常以骨质软化为突出表现,而呼吸系统疾病、神经肌肉系统疾病、自身免疫性疾病和骨关节病、器官移植术后所并发的主要是骨质疏松症。泌尿系统疾病,尤其是肾性骨病所并发的骨代谢紊乱常为混合性的。

对于具体的临床病例来说,引起骨质疏松症的原发性疾病可能有一种或多种,加上病因和个体的反应不同,还可以合并骨质软化症、骨骼生长发育障碍甚至骨质硬化症等,因而,继发性骨质疏松症的临床表现与诊断远较原发性骨质疏松症复杂。

继发性骨质疏松症主要分为以下几类:①内分泌代谢疾病:如甲状旁腺功能亢进症、Cushing综合征、性腺功能减退症、甲状腺功能亢进症、垂体泌乳素瘤、糖尿病(主要见于1型糖尿病)、腺垂体功能减退症等均可伴有骨质疏松症。这些疾病的病因不同,引起骨质疏松症的发病机制也各异。②结缔组织疾病:如系统性红斑狼疮、类风湿关节炎、干燥综合征、皮肌炎和混合性结缔组织病等。③慢性肾脏疾病,常导致肾性骨营养不良。④胃肠疾病和营养性疾病:如吸收不良综合征、胃肠大部切除术后、慢性胰腺疾病、慢性肝脏疾病、营养不良症和长期静脉营养支持治疗等。⑤血液系统疾病:如白血病、淋巴瘤、多发性骨髓瘤、Gaucher病和骨髓异常增殖综合征等。⑥神经肌肉系统疾病:如各种原因所致的偏瘫、截瘫、运动功能障碍、肌营养不良症、僵人综合征、肌强直综合征和多发性硬化症等。⑦长期制动或太空旅行。⑧器官移植术后。⑨药物:如糖皮质激素、免疫抑制剂、肝素、抗惊厥药、抗癌药、含铝抗酸剂、甲状腺激素、GnRH-a和透析液等。

（一）继发性骨质疏松症的病因分类　引起继发性骨质疏松症的原发病很多，见表 6-2-1-20。

表 6-2-1-20　引起继发性骨质疏松症的常见疾病

- 遗传性疾病
  - Ehlers-Danlos 综合征
  - 糖原贮积症
  - Gaucher 病
  - 血色病
  - 同型半胱氨酸尿症
  - 遗传性低磷血症（轻型）
  - Marfan 综合征
  - 成骨不全
  - 卟啉病
  - Riley-Day 综合征
  - 雄激素不敏感综合征
- 内分泌代谢疾病
  - 神经性厌食/神经性贪食
  - 腺垂体功能减退症
  - 生长激素缺乏症和生长激素抵抗综合征
  - 垂体瘤
  - 泌乳素瘤
  - 甲亢
  - 甲旁亢（早期）
  - Cushing 综合征
  - 糖皮质激素不敏感综合征
  - X-性连锁先天性肾上腺发育不良症
  - 肾上腺皮质功能减退症
  - 男性青春期发育延迟
  - 迟发性睾丸功能减退症
  - 闭经
  - 闭经-溢乳综合征
  - 女性性腺发育不全症
  - 女性青春期发育延迟
  - 女性假两性畸形
  - 更年期综合征
  - 自身免疫性多内分泌腺综合征
  - 糖尿病
    - 1 型糖尿病和重症 2 型糖尿病
    - 青少年发病的成人型糖尿病
    - 儿童糖尿病
    - 继发性糖尿病
- 肾脏疾病
  - 慢性肾炎
  - 慢性肾衰
  - 肾小管性酸中毒
  - Fanconi 综合征
  - 血液透析与腹膜透析
  - 肾移植术后
- 胃肠疾病
  - 胃切除后
  - 炎性肠病
  - 吸收不良综合征
  - 原发性胆汁性肝硬化
  - 空肠-回肠吻合术后
  - Crohn 病
  - 慢性溃疡性结肠炎
  - 慢性活动性肝炎
  - 肝硬化和慢性酒精中毒
  - 慢性胰腺炎
- 血液系统疾病
  - 再生障碍性贫血
  - 重症地中海贫血
  - 多发性骨髓瘤
  - 骨髓纤维化
- 血液系统疾病
  - 镰状红细胞性贫血
  - 白血病
  - 淋巴瘤
  - 骨髓移植术后
  - 血友病
  - 系统性肥大细胞增多症
- 心血管疾病
  - 慢性心衰
  - 长期应用 β-受体阻滞剂
  - 高血压晚期（肾衰期）
  - 心脏移植术后
  - 腭-心-面综合征
  - Marfan 综合征
- 神经肌肉系统疾病
  - 脑瘫
  - 肢瘫
  - 痴呆综合征
  - 神经性厌食
  - 肌营养不良症
  - 重症肌无力
  - 肌强直性肌病
  - 僵人综合征
  - 骨化性肌炎
  - 多发性肌炎
  - 神经纤维瘤病
  - 多发性硬化和结节性硬化
- 自身免疫系统疾病
  - 类风湿关节炎
  - SLE
  - 皮肌炎与硬皮病
  - 干燥综合征
  - 混合性结缔组织病
  - AIDS
  - 不经肠营养
- 呼吸系统疾病
  - 慢性阻塞性肺疾病
  - 支气管哮喘
  - 囊性纤维化
  - 结节病
  - 肺移植术后
- 营养性疾病
  - 蛋白质-热能营养不良症
  - 维生素 A 缺乏和过量
  - 维生素 B_6 缺乏和过量
  - 维生素 C 缺乏和过量
  - 维生素 D 缺乏和维生素 D 中毒
  - 维生素 K 缺乏和过量
  - 肠外营养支持
  - 微量元素缺乏和过量
- 药物
  - 细胞毒类药物
  - 糖皮质激素
  - GnRH 类药物
  - 锂盐
  - 甲状腺激素
- 其他因素
  - 系统性淀粉样变性
  - 慢性代谢性酸中毒
  - 特发性高尿钙症
  - 制动

不论是哪种骨代谢异常均无特异性临床表现。虽然骨质疏松症和骨质软化症常有骨痛、肌无力、易疲劳等不适，但多数被原发病的临床表现所掩盖。临床医师主要是应提高系统性疾病并发骨病的认识和警惕性。在系统性疾病接受 X 线照片、CT、MRI、超声或 SPECT 检查时，要常规审阅骨的形态表现，在生化检查中要将血和尿的钙、磷、镁、钾、氯等列为常规项目，最好是将碱性磷酸酶（ALP）也列为必检项目。这样可从系统性疾病患者中筛选大量的骨病并发症对象。

（二）原发疾病分类　任何原因引起骨形成减少和/或骨吸收增强均可导致骨丢失。例如，引起骨形成降低的原因有：①骨生长发育障碍；②成骨不全与骨发育不良；③骨形成原料缺乏；④调节骨代谢的酶缺乏；⑤骨形成激素缺乏（GH、IGF-1、性激素、胰岛素、维生素 D 等）；⑥钙、磷缺乏或蛋白质缺乏；⑦非健康生活方式。引起骨吸收增强的因素有：①PTH、PTHrP、破骨细胞活化因子（OAF）引起全身骨吸收增强；②遗传因素引起的骨质疏松症；③骨肿瘤、骨转移瘤、炎症、坏死、出血等引起的局部骨吸收增强；④药物诱导骨吸收增加（如糖皮质激素、抗肿瘤药物等）；⑤制动与运动过少；⑥氟、铝、砷等中毒；⑦其他因素。因此，骨质疏松症/低骨量见于临床各科和内分泌代谢专业的各个系统。

1. 伴有 BMD 降低的非内科疾病　①妇产科疾病（乳腺癌、性腺发育不全症、长期使用避孕药）；②外科疾病（慢性胰腺炎、器官移植后、骨外伤、手术后）；③传染性疾病（AIDS、肝炎、结核病）；④儿科疾病（营养不良、发育障碍）；⑤职业病（航空病、潜水病）；⑥老年性疾病（高龄、多器官功能衰竭、独居生活）；⑦神经疾病（脑瘫、截瘫、偏瘫肌营养不良、癫痫）；⑧精神病（老年性痴呆、抑郁症）。

2. 伴有 BMD 降低的内科疾病　①浸润性疾病（血色病、Wilson 病）；②血液病（浆细胞病、白血病、淋巴瘤、镰状红细胞贫血）；③风湿免疫性疾病（SLE、类风湿关节炎、青少年特发性关节炎、皮肌炎）；④重症疾病（器官衰竭、静脉营养支持）；⑤肝脏疾病（肝硬化、Wilson 病）；⑥肾脏疾病（肾衰、肾小管酸中毒、Fanconi 综合征等）；⑦呼吸系统疾病（肺心病、肺尘埃沉着病）；⑧肿瘤（实体瘤、血液肿瘤、肿瘤伴癌综合征等）。

3. 伴有 BMD 降低的内分泌代谢疾病　①下丘脑-垂体疾病（神经性厌食、腺垂体功能减退症、泌乳素瘤、低促性激素性性腺功能减退症）；②甲状腺疾病（甲状腺功能亢进症、甲状腺功能减退症）；③甲状旁腺疾病（甲状旁腺功能亢进症）；④肾上腺疾病（库欣综合征、肾上腺皮质功能减退症、糖皮质激素治疗）；⑤性腺疾病（闭经-溢乳综合征、性发育不全、性腺功能减退症、卵巢早衰）；⑥胃肠胰内分泌疾病（胃泌素瘤、血管活性肠肽瘤、生长抑素瘤、类癌与类癌综合征）；⑦糖尿病（1 型糖尿病、2 型糖尿病、晚期糖尿病肾病）；⑧水盐代谢性疾病（慢性酸中毒、低钠血症、低镁血症）；⑨其他疾病（蛋白质-热能营养不良症、维生素 A 缺乏症、维生素 D 不足/缺乏）。

4. 降低 BMD 的药物　①抗肿瘤药物（烷化剂细胞毒剂有丝分裂抑制剂）；②激素类药物（糖皮质类固醇、T_3/T_4、LHRH 激动剂、GnRH 拮抗剂）；③肝素；④抗惊厥药；⑤免疫抑制剂（甲氨蝶呤、环孢素）；⑥抗精神病药；⑦氟盐、铝盐、枸橼酸盐、磷制剂等。

5. 特发性青少年关节炎　特发性青少年关节炎（JIA）常并发局部骨丢失（关节破坏和关节周围低骨量）与全身性骨丢失（低骨量与骨质疏松症）。病因较复杂，主要与前炎症因子释放和糖皮质激素应用有关，其他因素包括峰值骨量低下、体力活动缺乏、肌肉萎缩、制动、维生素 D 缺乏等。大约 1/4 的患者并发骨折。

6. 糖尿病 包括糖尿病骨质疏松症与糖尿病性神经性骨关节病两种类型，一般 1 型糖尿病患者常并发低骨量或骨质疏松症，BMD 与低 BMI 相关；2 型糖尿病的 BMD 多正常，但大多数研究认为 2 型糖尿病会加速骨丢失，更易发生低骨量或骨质疏松症[98]，但无论是 1 型或 2 型糖尿病，也无论 BMD 降低或正常，骨折风险均明显高于一般骨质疏松症患者（表 6-2-1-21）[99-102]。此外，重度肥胖和代谢综合征患者在接受减肥手术治疗后，也可并发骨丢失和骨质疏松症[48]。

表 6-2-1-21 糖尿病患者的 BMD 与骨折发生情况

糖尿病患者类型	多数患者	少数患者
儿童 1 型糖尿病	BMD↓/骨折↑	BMD 正常/骨折↑
成人 1 型糖尿病	BMD↓/骨折↑	BMD 正常/骨折↑
成人 2 型糖尿病	BMD 正常/骨折↑	BMD↑/骨折↑
晚期糖尿病	BMD↓/骨折↑	BMD 正常/骨折↑

7. 21 羟化酶缺陷症 皮质醇缺乏伴雄激素增多仍发生低骨量和骨质疏松症；按酶功能缺失的程度分级（10%、25%、50%、75%），功能越差，雄激素水平越高，而 BMD 越低；说明雄激素的骨保护作用有限[103]。

8. 体质性骨病 体质性骨病（constitutional bone disease）是指一类先天性骨生长发育障碍性疾病，骨骼畸形和反复骨折为其显著特点。临床上常见的体质性骨病有成骨不全、特发性骨溶解症、Marfan 综合征（BMD 降低型）、同型胱氨酸尿症、内生性软骨瘤（Ollier）病、Maffucci 综合征、半肢骨骺发育异常（Trevor 病）、骨纤维发育异常、神经纤维瘤病、进行性骨化性肌炎、骨纤维发育异常、纤维性骨皮质缺损、低磷酸酶血症、高磷酸酶血症、假性甲状旁腺功能减退症、假-假性甲状旁腺功能减退症、腺苷脱氨酶缺乏症、肝豆状核变性（Wilson 病）、黏多糖病、GM1 神经节苷脂病、甘露糖苷病、岩藻糖苷病、硫脂贮积病（多硫酸脂酶缺乏症）、神经鞘髓磷脂贮积病等。

（三）临床表现 临床表现包括原发病和骨质疏松症两个方面。骨质疏松症的症状视骨质疏松的程度和原发疾病的性质而不同。多数起病较为隐匿，无诊断特异性，往往被原发病的表现掩盖，不少患者在进行 X 线检查时才被发现。部分患者诉腰背酸痛、乏力、肢体抽搐或活动困难。病情严重者有明显骨骼疼痛，轻微损伤即易发生脊柱、肋骨或长骨骨折。继发性骨质疏松症的体征与原发性骨质疏松症类似，可有身高缩短，严重者发生脊柱后凸、驼背或胸廓畸形。并发脊椎压缩性骨折者的上部量（头颅至耻骨联合上缘）小于下部量（耻骨联合上缘至足底）。四肢骨折或髋部骨折时肢体活动明显受限，局部疼痛加重，有畸形或骨折的阳性体征。严重骨质疏松症时，患者丧失劳动力甚至生活自理能力，预后差。患者多在数月内或 1~2 年内死于慢性衰竭或心肺功能不全。髋部骨折的致残率和致死率高。在引起继发性骨质疏松症的疾病中，以内分泌代谢疾病、肾病和结缔组织疾病最常见。例如，结缔组织疾病本身可以引起骨质疏松症，而 GIOP 是长期糖皮质激素治疗的严重并发症之一。

【辅助检查】

（一）一般生化检查 血清总钙和离子钙是诊断代谢性骨病的最基本和最重要指标，如有异常，一般提示为继发性骨质疏松症。血清无机磷升高除见于维生素 D 中毒（血钙、血磷均升高）和甲旁减外，以肾滤过磷障碍（如肾衰竭）较为常见。血磷降低见于维生素 D 缺乏、高胰岛素血症、儿童型侏儒症、脂肪泻、甲旁亢和输注大量葡萄糖液后等。儿童顽固性低磷血症要想到遗传性佝偻病/骨质软化症的可能。X-性连锁显性低血磷性佝偻病/骨质软化症、常染色体显性遗传低血磷性佝偻病/骨软症和肿瘤所致的佝偻病/骨质软化症的临床表现十分相似，均表现为血磷下降、尿磷增多与骨质软化。正常成人血清钙总量（mg/dl）×无机磷（mg/dl）之乘积范围为 36~40。低于 35，有骨质软化症或佝偻病可能；高于 40，可见于维生素 D 或维生素 A 中毒。

血镁下降和镁缺乏常见于骨质软化症、绝经后骨质疏松症、甲旁减、甲旁亢、甲状腺疾病、糖尿病、肾脏疾病、子痫、急慢性肾脏疾病、肾上腺疾病、肝脏疾病、蛋白营养不良症等。血镁升高可见于急性肾衰竭少尿期、急慢性肾衰晚期、甲减、甲旁减、慢性肾上腺皮质功能减退症、原发性高血压、多发性骨髓瘤、白血病、重症失水和糖尿病酮症酸中毒等。

尿钙增高见于长期制动、使用利尿剂、代谢性酸中毒、糖类摄入过多、甲旁亢、GH 过多、糖皮质激素分泌过多、应用糖皮质类固醇激素制剂、甲亢、维生素 D 中毒、遗传性高尿钙性低钙血症等。尿钙减少见于代谢性碱中毒、甲减、甲旁减、GH 缺乏、肾上腺皮质功能不全、维生素 D 缺乏症等。

血清 PTH、维生素 D 及其代谢物测定主要用于原发性甲旁亢和非甲状旁腺性高钙血症的鉴别。对维生素 D 缺乏患者来说，血 25-(OH)D 比 1,25-$(OH)_2D$ 更能反映病情程度和病情变化，因为前者不受 PTH 和降钙素的调节，可更精确地反映体内维生素 D 的贮备量。在疑有维生素 D 合成障碍时，应该测定上述三种代谢物，以确定障碍的部位和酶类。如怀疑为 1α-羟化酶缺陷或维生素 D 中毒，应重点测定 1,25-$(OH)_2D$ 含量。血清 1,25-$(OH)_2D$ 升高见于结节病、淋巴瘤、Williams 综合征和 1α-羟维生素 D 中毒等；降低见于肾衰竭、恶性肿瘤性骨质软化症、Fanconi 综合征、低血磷性抗维生素 D 佝偻病和遗传性维生素 D 代谢障碍等。

（二）骨转换生化指标测定 目前尚无一项生化指标可作为骨质疏松症的诊断依据，主要用于骨转换分型、判断骨丢失速率、监测病情、评价药物疗效，可根据条件选用。骨代谢生化标志物测定除可判断骨代谢转换率的高低外，还可预测骨质丢失率，并进一步为骨折风险的判断提供依据。这些标志物增加 1 个标准差使快速骨丢失风险增加 2 倍。骨代谢呈高转换率者的骨丢失较低转换率者快 6 倍。常用的骨转换生化指标包括反映骨形成的指标（如血清碱性磷酸酶、骨钙素、Ⅰ型原胶原羧基末端肽、氨基末端肽等）和骨吸收的指标（如尿钙和肌酐比值、血抗酒石酸酸性磷酸酶、Ⅰ型胶原羧基末端肽、氨基末端肽、尿吡啶啉和脱氧吡啶啉等）[104]。

成骨细胞分泌的非羧化骨钙素通过骨重建而影响能量代谢，通过中枢神经系统影响骨量和交感神经的兴奋性，并通过 β-受体、胰岛素和胰岛素的敏感性影响能量代谢。骨钙素还与护骨素（OPG）一道调节破骨细胞骨吸收功能。成骨细胞转录因子（osteoblast transcription factor）调节其自身功能，成骨细胞转录因子 Osx 和 Runx2 诱导间质细胞分化为成骨细胞，交感神经调节活化转录因子 4（ATF4）的活性，并调节成骨细胞的骨形成、骨基质矿化与 RANKL 功能[23]；转录因子 FoxO1 上调糖异生酶活性[105,106]。

（三）影像检查 不能早期诊断但有鉴别诊断意义。根据骨质疏松症的影像特征分为单纯性骨质疏松症、骨质疏松症与骨质软化的混合型以及骨质疏松症、骨质软化与骨质硬化的混合型三型。因为骨组织在X线照片上具有优良的对比，所以X线照片很容易显示骨骼的形态、结构，并可粗略地评价其密度。普通X线照片仍是代谢性骨病最常用的影像诊断方法及治疗效果的评价手段。有些代谢性骨病，如巨人症、肢端肥大症、原发性甲旁亢、骨质软化症、佝偻病、氟骨症、某些体质性骨病等在X线平片上具有特征性表现，平片结合临床症状和体征往往即能做出诊断。但是，大多代谢性骨病早期只有骨密度的变化，只在中晚期才引起骨骼变形；而X线平片结构重叠，又不能定量分析，对骨密度变化的评价敏感度和精确度均不高，当骨矿物质减少在10%以内时，平片无异常发现；骨矿物质减少在20%以内时，也难以做出肯定诊断；只有在骨量减少超过30%甚至达50%以上时才有异常表现。另外，许多病因不同、异常代谢过程相似的疾病往往出现相同的BMD或骨形态变化，而同一疾病在不同的病理阶段又可能产生不同的X线影像表现。因此，同一X线平片的征象不一定与某一疾病对应，而可能对应于一组或几组疾病。此外，平片必须密切结合临床表现、各种生化或其他特殊检查，才能做出较正确的诊断。

（四）原发病的相关检查 如肝肾功能、自身免疫指标、甲状腺功能、甲状旁腺功能、性腺功能、肿瘤相关检查等。内分泌性骨质疏松症可根据需要，选择必要的生化或特殊检查逐一排除。甲旁亢者的骨骼改变主要为纤维囊性骨炎，早期可仅有弥漫性骨质疏松症表现，测定血 PTH_{1-84}/PTH-C 比值、血钙、血离子钙和血磷有诊断价值，如仍有困难可行特殊影像检查或动态试验。血液系统肿瘤的骨损害有时可酷似甲旁亢，此时有赖于血PTH及其组分和PTHrP、肿瘤特异标志物等鉴别。成骨不全的骨损害特征是骨脆性增加，多数是由于Ⅰ型胶原基因缺陷所致，其临床表现依缺陷的类型和程度而异。轻者可仅表现为骨质疏松症而无明显骨折，必要时要借助肿瘤特异标志物及骨髓穿刺与骨活检等鉴别。此外，患者有蓝色巩膜有重要鉴别意义。当患者应用糖皮质类固醇后可合并皮质类固醇性骨质疏松症，应注意鉴别。在临床上，有时原发性与继发性骨质疏松症也可同时或先后存在。事实上，多数老年人可能两者并存。

【诊断】

系统性疾病并发骨病的诊断与原发性代谢性骨病的诊断基本相同。在临床上，凡遇下列情况要高度警惕继发性骨病的可能：①BMI过低或过高；②继发性性腺功能减退症；③绝经后妇女；④年龄>65岁；⑤存在较明显肌无力、骨痛及无原因解释的运动功能障碍；⑥长期应用致骨质疏松药物如糖皮质激素、免疫抑制剂等；⑦慢性疾病伴营养不良或吸收不良症；⑧骨骼X线片、CT、MRI等发现有骨骼弥漫性病变。对高度怀疑伴有骨病的患者应进一步测量BMD和测定骨代谢生化指标，但正常者并不能完全排除其可能。如骨病与肿瘤相关，或骨病的表现为局限性病变，则要进一步用MRI或骨扫描证实诊断。诊断与绝经后骨质疏松症相同。目前没有直接测定骨强度的临床方法，常常采用下列诊断指标：骨密度低下及/或脆性骨折。对于继发性骨质疏松症，还需要明确引起骨质疏松症的病因，主要继发性骨质疏松症的诊断方法和目的见表6-2-1-22。

表 6-2-1-22 主要继发性骨质疏松症的诊断方法

诊断试验	目的
病史和体格检查	明确骨折危险因素/原发疾病/药物
DXA 测量 BMD	BMD 定量
脊柱 X 线照片	确定椎体骨折/排除肿瘤溶骨性损害
血常规	贫血/白血病
肝肾功能	肾衰/肝病/酒精中毒
血钙磷	原发性甲旁亢/骨髓瘤
C 反应蛋白	慢性炎症
骨源性 ALP 和总 ALP	继发性骨质疏松
血 25-(OH)D	维生素 D 缺乏/骨质软化
血基础 TSH	甲亢
血游离睾酮(男性)	男性性腺功能减退症
血糖和 HbA_{1c}	糖尿病
PTH_{1-84}	原发性甲旁亢/MGUS/骨髓瘤/高钙血症
血皮质醇/地塞米松抑制试验	Cushing 综合征
血纤维蛋白溶酶/尿组胺	系统性肥大细胞增多症
COL1A 突变分析	成骨不全
血清蛋白电泳	系统性肥大细胞增多症/MGUS/骨髓瘤/骨质软化/淋巴瘤白血病

系统性疾病并发代谢性骨病主要应与原发性代谢性骨病鉴别。凡遇骨质疏松症、骨质软化或骨质硬化者均要全面检查，排除各种原发性疾病可能，尤其要注意排除甲状旁腺疾病、绝经后骨质疏松症和老年性骨质疏松症可能。

DXA的缺点是不能测得真实的骨密度，而且无法将皮质骨和小梁骨区别开来，用外周定量CT（pQCT）测量桡骨超远端BMD，可得到总体骨密度、小梁骨骨密度、总体骨矿含量、小梁骨骨矿含量、皮质骨骨密度、皮质骨骨矿含量。当BMD测量与临床诊断不符时，为明确骨病变性质，应进一步做骨扫描、骨活检组织形态计量及QCT、μCT、QMR等检查。单光子、单能X线、定量计算机断层照相、定量超声检查等对诊断有一定的参考价值。分析结果时应更注重Z值（Z值即为与同年龄、同性别正常人相比较）。

根据原发病表现和BMD测定及脆性骨折可诊断继发性低骨量/骨质疏松症。脆性骨折是骨强度下降的最终后果，故有过由明确疾病或药物引起的脆性骨折即可诊断继发性骨质疏松症。骨矿盐密度测定，详见本篇第1章第3节。X线平片对诊断骨质疏松症的敏感性和准确性低，对骨质疏松症的早期诊断帮助不大，但对于发现有无骨折、与骨肿瘤和关节病变相鉴别，有较大价值。目前尚无一项生化指标可作为骨质疏松症的诊断标准，主要用于骨转换分型、判断骨丢失速率、监测病情、评价药物疗效。

继发性骨质疏松症诊断的一个重要方面是评价患者的骨折风险，老年女性发生骨质疏松症的病因复杂，鉴别的要点是既往的骨质疏松症病史和BMD测定结果[107]，建议采用FRAX系统判断患者的骨折概率[108-110]。

【鉴别诊断】

继发性低骨量/骨质疏松症是指可以找到明确病因（如

疾病、药物、器官移植等)的一类骨质疏松症,临床上以内分泌代谢疾病、结缔组织疾病、肾脏疾病、消化道疾病和药物所致者多见[56]。

(一) 骨量减少或骨质疏松症的鉴别 骨量减少又称为低骨量,系指骨量降低,BMC(或BMD)下降范围在峰值骨量平均值(30~40岁)的-2.5~-1SD之间。故骨量减少是骨质疏松症发展过程中的一个阶段。骨量减少患者一般不伴临床表现,更无骨痛、骨骼畸形或骨折[111],其病因诊断程序见图6-2-1-21。

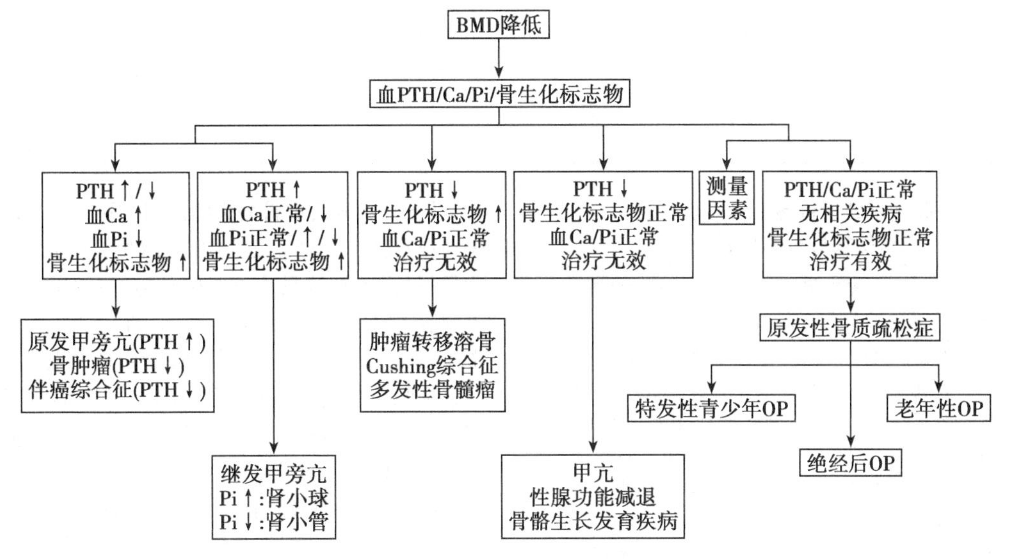

图6-2-1-21 骨量减少病因诊断程序

表6-2-1-23 低骨量/骨质疏松症的病因与鉴别

Ⅰ. 原发性低骨量/骨质疏松症	半乳糖血症
成骨不全	黏多糖贮积症
骨质疏松症-假神经节瘤综合征	果糖不耐受
特发性青少年低骨量/骨质疏松症	Gaucher病
Marfan综合征	脂肪酸氧化酶缺陷综合征
Ehlers-Danlos综合征	溶酶体脂质贮积病
同型半胱氨酸尿症	过氧化物酶体病
特发性高钙尿症	系统性淀粉样蛋白变性
骨纤维发育不良症	枫糖尿症
糖原贮积病	苯丙酮尿症
Menkes-kinky-Hair综合征	甲硫氨酸代谢紊乱综合征
Ⅱ. 继发性低骨量/骨质疏松症	Hartnup病
A. 营养性低骨量	酪氨酸血症
蛋白质-热能营养不良症	E. 失用/制动性低骨量
宗教相关性营养素缺乏症	髋部骨折
运动过度	脑瘫后
神经性厌食/贪食	脊髓损伤后
B. 吸收不良综合征	肌营养不良症
囊性纤维化	F. 慢性系统性疾病
过敏性肠病	风湿/类风湿疾病
胆汁淤积综合征	炎性肠病
短肠综合征	血红蛋白病血友病
胃肠切除术后	自身免疫疾病
C. 内分泌代谢性疾病	头颅放疗后
体质性青春期发育延迟	慢性肾病-矿物质骨病
性腺功能减退症	慢性肝病
低促性腺激素性腺功能减退症	器官移植后
高促性腺激素性腺功能减退症	恶性肿瘤
糖尿病	AIDS
糖皮质激素/高皮质醇血症	G. 药物
甲亢	糖皮质激素
甲旁亢	免疫抑制剂
GH缺乏症/GH抵抗综合征	甲状腺激素
D. 遗传性代谢性疾病	抗癌药物
同型半胱氨酸尿症	抗惊厥药物
赖氨酸尿症	抗反转录病毒药物
丙酸尿症	华法林
	锂盐
	其他药物

在骨折的患者中,26.5%存在以前未知的继发性骨质疏松症或代谢性骨病,90%以上的患者存在维生素D与钙缺乏/不足。

(二) 原发疾病的病因鉴别 低骨量/骨质疏松症是系统性疾病的常见表现,这些慢性疾病常因为一种或多种原因而影响骨代谢,导致继发性代谢性骨病。可引起继发性代谢性骨病的系统性疾病很多,见表6-2-1-23。

(三) 生化检查鉴别 根据需要,选择必要的生化或特殊检查逐一排除内分泌性疾病;根据临床特点进行鉴别诊断的主要疾病见表6-2-1-24。甲旁亢者可通过测定血PTH_{1-84}/PTH-C比值、血钙、血离子钙和血磷明确诊断。其他内分泌疾病均因本身的原发病表现较明显,鉴别不难。内分泌与代谢疾病主要包括甲旁亢、Cushing综合征、甲亢、性腺功能减退症、高PRL血症、糖尿病及GH瘤等。血液系统疾病主要包括浆细胞病、系统性肥大细胞增多症、白血病、淋巴瘤及Gaucher病等。局限性骨病变伴骨吸收指标明显升高时,要想到血液系统疾病可能。血液系统肿瘤有赖于血PTH及其组分和PTHrP、肿瘤特异标志物检测及骨髓穿刺与骨活检等鉴别。结缔组织疾病主要包括成骨不全、Ehlers-Danlos综合征、Marfan综合征、同型半胱氨酸血症和赖氨酸血症、Menkes综合征等。成骨不全可借助影像学、分子生物学方法鉴别。引起骨质疏松症的药物主要包括糖皮质激素、肝素、抗惊厥药物、环孢素、GnRH类质子泵抑制剂和抗肿瘤药物[112-114]。

(四) 辅助检查鉴别 各种继发性骨质疏松症的辅助检查主要包括BMD和骨力学性能检查及原发性疾病的主要病理生理变化,一般可按表6-2-1-25进行初步的常规筛查。

表 6-2-1-24 根据生化检查的鉴别诊断

鉴别要点	原发性甲旁亢	继发性甲旁亢	肿瘤性高钙血症	代谢性骨病	POFD
病因	?	肾衰	肿瘤	?	Gsα 突变
病理	甲状旁腺肿瘤	甲状旁腺增生	非甲状旁腺瘤	骨质疏松/骨折/畸形	骨纤维增殖不良
PTH	↑↑	↑	↓↓	↓	正常
PTHrP/OAF	↓	↑	↑↑	↓	↑
血钙	↑↑	正常	↑↑	正常	正常
血磷	↓↓	↓/↑	↓	正常	正常
血生化指标	↑↑	↑↑	↑↑	↑	正常/↑

表 6-2-1-25 辅助检查鉴别骨质疏松及骨质疏松性骨折的病因

基本检查	辅助检测	鉴别诊断意义
脆性骨折/BMD	血钙和血磷	甲旁亢/甲旁减
脆性骨折/BMD	T_3/T_4/TSH	甲亢/甲减
脆性骨折/BMD	FSH/LH/E_2/睾酮	性腺功能减退症
脆性骨折/BMD	免疫指标	自身免疫疾病
脆性骨折/BMD	皮质醇/ACTH	GIOP/Addison 病
脆性骨折/BMD	BALP/TRAP5b/PⅠNP/尿钙	继发性骨质疏松症
脆性骨折/BMD	PTH/PTHrP/维生素 D	继发性骨质疏松症/肿瘤
脆性骨折/BMD	X 线片/CT/MRI/核素扫描	继发性骨质疏松症/肿瘤

(五) 肿瘤所致骨丢失的病因鉴别 肿瘤是引起骨丢失和骨质疏松症的常见原因,肿瘤相关性 BMD 降低的鉴别途径(病因鉴别等见表 6-2-1-26 和表 6-2-1-27),主要包括:①骨骼 X 线片(特殊骨骼病变、骨折);②实验室检查(血尿常规、肝肾功能、钙、磷、碱性磷酸酶、蛋白电泳、骨转换生化标志物);③酌情检查项目[血沉、性腺激素、25-(OH)D、PTH、尿钙磷、甲状腺功能、皮质醇、血气分析、轻链、肿瘤标志物];④核素骨扫描、PET-CT 等。

(六) 代谢性骨病伴骨质疏松症的鉴别 引起低骨量和骨质疏松症的代谢性骨病主要有成骨不全、Paget 骨病、骨质软化(BMD 降低,但不是真正意义上的骨质疏松症)、氟骨症、糖皮质激素所致的骨质疏松症、甲旁亢、甲亢等,其鉴别见表 6-2-1-28。

表 6-2-1-26 肿瘤性 BMD 降低的病因鉴别

鉴别要点	伴癌综合征	肿瘤骨转移	化疗
病因	肿瘤分泌 PTHrP/OAF	直接破坏	细胞毒作用
常见疾病	肺癌>乳腺癌>骨髓瘤	肺癌>乳腺癌>前列腺癌	任何肿瘤
PTHrP/OAF	↑	-	-
骨病变	全身性	局限性	全身性
PTH	↓	↓或-	↓或-
血钙	↑↑	↑或-	-
血磷	↓↓	↓或-	-
骨生化指标	↑↑	↑	-
影像检查	骨外肿瘤/骨内多无病灶	骨外肿瘤/骨内必有病灶	骨外肿瘤/骨内无病灶

注:OAF:osteoclast-activating factors,破骨细胞活化因子;PTHrP:PTH-related peptides,甲状旁腺素相关肽

表 6-2-1-27 骨肿瘤和肿瘤骨转移的病因鉴别

检查项目	皮质骨	小梁骨	骨髓	骨肿瘤	骨代谢	肿瘤糖代谢
X 线照片	√	√				
CT	√	√	√	√		
MRI			√	√		
骨扫描					√	
SPECT					√	
PET						√

注:皮质骨和小梁骨的检查主要是了解骨骼病变的形态与性质;骨髓和骨肿瘤的检查主要是确定肿瘤的形态与性质,而骨代谢与肿瘤的糖代谢检查主要是了解病变的代谢状况

表 6-2-1-28 常见代谢性骨病的骨强度比较

疾病	骨量	骨转换	骨形成	骨吸收	小梁骨	皮质骨	胶原	骨矿盐
胶原异常								
OI	↓	儿童↑/成人↓	↓	↔/↑	Tb. N↓/Tb. Th↑	Ct. Th↓	Ⅰ型胶原 α_1 突变/前胶原减少	成人 BMD 增加/儿童 BMD 降低/矿化不足/矿化颗粒小
Paget 病	↑	↑↑	↑↑↑	↑↑↑	Tb. Th↑↑	Ct. Th↑	编织骨	?
骨矿盐异常								
骨质软化	MdV/TV↔/↓	↔/↑	↑	↔/↑	↔		正常	骨表面矿物质量↓/小梁骨中心↔
氟骨症	↑	↓	↑	↑		Ct. Th↔/↑	板层骨中的编织骨面积减少	线性矿化缺陷/骨细胞周围腔矿化不足/晶体颗粒大
骨转换异常								
PMOP	↓	↑	↑	↑↑	Tb. N↓	Ct. Th↓/Ct. Po↑	赖氨酸羟化增多/DHLNL 和 HLNL↓	矿物质减少/晶体化增多
MOP	↓	↓	↓	↓	Tb. Th↓	Ct. Th↓		
GIOP	↓	↓	↓↓	↑	Tb. N↓/Tb. Th↓			
HPT	↔/↓	↑↑	↑↑	↑↑	Tb. Th↓	Ct. Th↓/Ct. Po↑		矿化不足
甲亢	↓	↑	↑↑	↑↑↑		Ct. Th↓/Ct. Po↑		
骨质硬化	↑	↓	↔	↓	Tb. Th↑↑	Ct. Th↑	软骨矿化	骨矿盐增多/晶体颗粒小
致密性成骨不全	↑	↓↓	↓	↓	Tb. Th↑↑	Ct. Th↑	板层骨异常/软骨矿化	晶体颗粒增大/矿化增多

注:OI:成骨不全症;PMOP:绝经后骨质疏松症;GIOP:糖皮质激素引起的骨质疏松症;HPT:甲旁亢;MOP:男性骨质疏松症;HLNL:羟赖亮氨酸;DHLNL:二羟赖亮氨酸;MdV/TV:矿化骨容量;Tb. N:骨小梁数目;Tb. Th:骨小梁厚度;Ct. Th:皮质骨厚度;Ct. Po:皮质骨多孔性;↑表示增加;↓表示降低;↔表示无变化;/表示或者

【治疗】

(一) 防治原则 继发性系统性疾病的代谢性骨病的防治原则是:①充分估计系统性疾病并发代谢性骨病的风险和概率。支气管哮喘患者如未用或很少使用糖皮质激素制剂治疗,同时又无其他营养因素或合并症,患者发生骨质疏松症的风险很低,但如长期应用糖皮质激素,一般都会发生骨丢失。支气管哮喘患者如仅应用过支气管喷雾的糖皮质激素,其发生骨质疏松症的风险又明显低于长期口服糖皮质激素者。因此,系统性疾病必须应用糖皮质激素时,必须用最小有效剂量,防止糖皮质激素过量。肾病综合征可分为糖皮质激素敏感性和不敏感性两类。不敏感的肾病综合征应用大剂量糖皮质激素后仍难以控制,但可导致严重的骨质疏松症。②定期追踪高风险患者的 BMD 和骨代谢生化标志物的变化。③在治疗决策中,如必须应用大剂量糖皮质激素和其他免疫抑制剂,则应尽早采取预防措施,如同时给予二膦酸盐或降钙素等。④当患者存在多种骨质疏松症风险因素(如绝经后肾衰妇女接受血液透析)时,必须同时进行代谢性骨病的治疗。⑤在采取综合性措施防治代谢性骨病的同时,积极治疗原发病。⑥预防骨折的发生。⑦对已有骨折者进行积极治疗,并防止再次发生骨折。

(二) 一般措施和基础治疗 一般治疗等与绝经后骨质疏松症相同。注意进食含钙丰富、低盐和适量蛋白质的均衡膳食[115]。在不影响对原发病治疗的前提下,适当户外活动,以增加阳光照射;增加机体的协调能力、防止摔跤;避免酗酒和嗜烟,慎用可能影响骨骼健康的其他药物。物理治疗和运动锻炼对于脊髓损伤引起的骨质疏松症患者尤其重要,可能是防治骨丢失的有效措施之一[116,117]。基础治疗药物包括适当补充钙剂、维生素 D 或其活性代谢物[65],详见本章第 3 节。高 ω3 脂肪酸(n-3 FA)摄入有利于骨健康[118]。

正常人日服元素钙 1000~2500mg 不会导致高血钙和或高尿钙症。NIH 提出大多数人日服 2000mg 元素钙是安全的。Curhan 等提出高的饮食钙摄入会降低肾结石发生的危险。特别需注意的是,如果患者伴有高钙血症(如肿瘤或甲状旁腺功能亢进症),则术前应禁忌使用钙剂及维生素 D 制剂。如患者伴有高尿钙排量,则应慎用钙剂及维生素 D 制剂。磷结合剂司维拉姆(sevelamer)能延缓慢性肾病患者的血管钙化、异位骨化及透析性骨病。

Warensjö 等综合分析了 1914 年至 1948 年出生的 61 433 例瑞典女性 19 年间的相关资料,追踪了 5022 例饮食钙摄入量与第 1 次骨折的关系(图 6-2-1-22)。4738 例(24%)发生第 1 次骨折,其中 3871(6%)为脊椎骨折,1012 例(20%)为骨质疏松性骨折,其骨折与饮食钙摄入量之间属于非线性关系。饮食钙摄入量分为 5 个级别,最低饮食钙摄入量的第 1 次骨折率 17.2/1000 人年与第 3 级饮食钙摄入量的第 1 次骨折率 14.0/1000 人年,其校正的多变量风险比为 1.18,首次骨折的风险比 1.29,骨质疏松症风险度 1.47。如果同时伴有维生素 D 缺乏,最低饮食钙摄入量者的骨质疏松症和骨折的风险均更高,但是较第三级更高的钙摄入量不能进一步降低其风险,相反髋部骨折的风险度更高(HR 1.19,1.06~1.32)。因此,在瑞典,每天的饮食钙摄入量低于 700mg 的女性人群的骨质疏松症、髋部和其他任何部位骨折风险增加,但增加饮食钙摄入量并不能降低骨折发生率,其中髋部骨折风险还反而增高[119]。

(三) 原发疾病治疗 一旦病因明确,应及时对原发

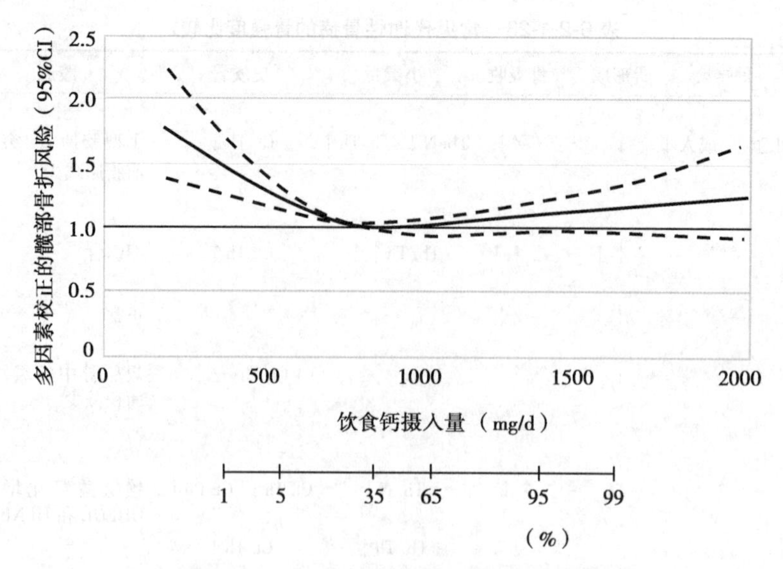

图 6-2-1-22 饮食钙摄入量与初次骨折的关系

实线表示校正了危险比的多变量，虚线表示95%可信限；模型经年龄、能量-酒精-维生素D摄入、BMI、身高、妊娠、文化教育、体力活动、吸烟、钙剂补充、既往骨折和Charlson合并症指数校正；X轴上的第1和第99百分位数分别相当于饮食钙摄入量387mg/d和1591mg/d

病进行治疗。对于性激素缺乏性骨质疏松症，年轻的女性患者需补充适量的雌激素或雌激素和孕激素，男性患者应补充雄激素，必要时并用其他抗骨质疏松类药物。糖皮质激素所致的骨质疏松症需酌情补充钙剂、维生素D制剂和二膦酸盐类抗骨质疏松药物，骨痛明显的患者，可以加用降钙素类药物。制动性（失用性）骨质疏松症的一般性治疗和药物治疗同原发性骨质疏松症，但要特别注意制动部位的功能锻炼和康复治疗。长期肠外营养支持导致的骨质疏松症易合并佝偻症（或骨质软化症），除使用无铝营养支持液外，要积极补充维生素D制剂。糖尿病性骨质疏松症主要是严格控制高血糖，同时应用抗骨质疏松药物治疗。血液透析者应避免使用含铝透析液和低磷透析液。Turner综合征和青春期发育障碍患者需要尤其注意补充雌激素[120,121]。

（四）抗骨质疏松药物治疗 通常首选具有较广泛抗骨折作用的药物（如阿仑膦酸钠、唑来膦酸、利塞膦酸钠和狄诺塞麦等）。对低、中度骨折风险者（如年轻的绝经后妇女，骨密度水平较低但无骨折史者）首选口服药物治疗。对口服不能耐受、禁忌、依从性欠佳及高骨折风险者（如多发椎体骨折或髋部骨折的老年患者、骨密度极低的患者）可考虑使用注射制剂（如唑来膦酸、特立帕肽或狄诺塞麦等）。如仅有椎体骨折高风险，而髋部和非椎体骨折风险不高的患者，可考虑选用雌激素或选择性雌激素受体调节剂（selected estrogen receptor modulators，SERMs）。新发骨折伴疼痛的患者可考虑短期使用降钙素。

1. 二膦酸盐 二膦酸盐主要用于骨吸收明显增强的代谢性骨病，对类固醇性骨质疏松症有良效，治疗后早期一般应用骨转换生化指标监测疗效。阿仑膦酸钠（alendronate，Fosamax，4-氨基-1羟丁基乙膦酸钠）常用量10mg/d，或70mg/周，服药期间无需间歇。其他新型二膦酸盐制剂有唑来膦酸（zoledronate）、伊班膦酸钠、利塞膦酸钠、氯膦酸（clodronate）、英卡膦酸（incadronate）等，可酌情选用[122]。

2. 降钙素 可单用或与钙剂及维生素D等联合应用，但联合应用的效果是否优于单用有待进一步确定。慢性不明原因性高钙血症和低转换型骨质疏松症不宜用降钙素盲目治疗。

3. 狄诺塞麦（denosumab） 是一种抗RANKL单抗药物，可试用于肿瘤相关性骨质疏松症的治疗[123,124]。

4. 其他药物 PTH间歇性小剂量应用可促进骨形成，增加骨量。老年性骨质疏松症患者的成骨细胞功能减退，骨形成与骨吸收均减少，故最好使用具有促进成骨细胞活性的药物。锶盐可促进维生素D的合成和骨矿化，刺激骨形成，增加骨形成单位和BMD[125]。

（盛志峰 廖二元）

第2节 绝经后骨质疏松症

骨质疏松症是指虽然骨矿物质与骨基质的比例仍正常，但单位体积内的骨量降低且伴有骨结构紊乱和骨脆性增加的一种代谢性骨病。骨质疏松症是人类第六大常见慢性疾病。根据国际骨质疏松症联盟（IOF）的统计，目前全球有2亿骨质疏松症患者；美国、欧洲和日本的患者数约为7500万，我国约7000万～8000万。在美国、英国和瑞士，骨质疏松症占老年人口的60%，绝经后骨质疏松症（postmenopausal osteoporosis，PMOP，Ⅰ型骨质疏松症）骨折率约为正常人的4倍。骨质疏松症对患者、家庭和社会造成沉重的经济负担。据统计，中国目前有老龄人口（年龄>50岁）3.5亿，其中合并髋骨骨折者约660万，占1.10%。至2025年，骨质疏松症的流行将移至中东、亚洲、拉美和非洲，骨质疏松症与其所致的骨折人数将成倍增加。骨质疏松症的发生率随着年龄增长而迅速升高，绝经后骨质疏松症是原发性骨质疏松症的主要类型。

【女性BMD变化规律】

女性月经周期、性激素与BMD变化的一般规律见表6-2-2-1。

表 6-2-2-1　女性月经周期/性激素/BMD 变化

自然分期	-5	-4	-3	-2	-1		+1	+2
生殖分期	生殖期			绝经转换期			绝经期	
	早期	高峰期	后期	早期		后期	早期	后期
持续时间		不定		不定		约1年	约4年	不定
月经周期	不规则~规则	规则		月经变化	≥2次闭经	月经间期≥60天	绝经1年	无月经
激素周期		FSH 正常			FSH↑		FSH↑↑	
BMD	<FBMD	FBMD	<FBMD		<<FBMD		<FBMD	
BMD 变化	↑	↑~↓	↓		↓↓		↓	

注：自然分期以绝经为中心点，负数代表绝经前，正数代表绝经后；BMD：骨密度；FBMD：峰值骨密度；FSH：；卵泡刺激素

（一）女性月经初现前的骨骼生长发育　出生后，血钙有轻度降低，PTH 和 $1,25-(OH)_2D$ 呈代偿性升高[1]。随着躯体发育，BMD 呈进行性升高，直至达到峰值骨量[2]。在青春期发育的早中期，轴心骨的生长最迅速，之后才出现轴心骨和外周骨骼的缓慢生长[3]，峰值骨量到达的时间落后于最大生长速度约 8 个月，因为生长较迅速，骨骼矿化相对不完全，所以此段时期容易发生骨折[4]。在 6~16 岁间，主要由于骨骼增大增粗，全身 BMC 增加约 2.5 倍，面积 BMD 增加约 2 倍[5]，而轴心骨骼的体积 BMD 也有所增加[6]。

（二）妊娠与哺乳对骨骼代谢的影响　满足胎儿生长发育需要大约 30g 钙元素，其中 80% 发生在妊娠的第三个 3 月期（胎儿骨骼矿化期），为此，母亲的 $1,25-(OH)_2D$ 合成因 PTHrP、雌激素胎盘泌乳素增多而明显增加，肠钙吸收率升高 1 倍[6]。PTHrP 同时抑制甲状旁腺 PTH 分泌[7,8]；妊娠期 BMD 降低 4%~5%，可出现暂时性骨质疏松症，但骨折风险未见增高[9]。哺乳妇女每天丢失 280~400mg 的钙元素，个别可能高达 1000mg/d，丢失的钙主要来源于 PTHrP 介导的骨骼吸收作用，使哺乳期的 BMD 降低 3%~10%，但中断哺乳后可恢复正常[10]。

（三）绝经后骨丢失　绝经后骨丢失加速主要与雌激素缺乏有关（表 6-2-2-2）。其次，也可能与继发性甲旁亢和骨形成减少有关[11-20]。

表 6-2-2-2　绝经后女性骨丢失的发病机制

引起雌激素缺乏的因素	引起骨丢失的机制
成骨细胞/淋巴细胞 RANKL 表达增加	破骨细胞募集-活化增加/凋亡减少
成骨细胞 OPG 生成不足	破骨细胞募集-活化增加/凋亡减少
破骨细胞前身细胞凋亡减少/破骨细胞分化增加	破骨细胞募集-活化增加
雌激素缺乏不能抑制破骨细胞活性	破骨细胞活性增加
骨髓间质细胞/成骨细胞 IL-1 增多	破骨细胞募集-活化增加/凋亡减少
骨髓间质细胞/成骨细胞 IL-6 增多	破骨细胞募集-活化增加/凋亡减少
骨髓间质细胞/成骨细胞 TNF-α 增多	破骨细胞募集-活化增加/凋亡减少
骨髓间质细胞/成骨细胞 M-CSF 增多	破骨细胞募集-活化增加/凋亡减少
骨髓间质细胞/成骨细胞 PG 增多	破骨细胞募集-活化增加/凋亡减少
成骨细胞前身细胞 TGF-β 增多	破骨细胞凋亡减少
肠钙吸收减少	骨形成不足
肾小管钙重吸收减少	骨形成不足

【危险因素】

PMOP 的病因主要是雌激素缺乏，但发病机制尚未阐明。导致 PMOP 的危险因素很多（表 6-2-2-3），这些因素作用于成骨和破骨的某些阶段，最终使骨量丢失。显然，单纯雌激素缺乏只是其中的重要原因而非全部。骨质疏松症的危险因素包括不可控制因素和可控制因素两个方面。不可控制因素主要包括人种（白种人和黄种人患骨质疏松症的危险高于黑种人）、老龄、女性绝经、母系家族史等，可控制因素包括低体重、性激素缺乏、吸烟、过度饮酒、体力活动不足、钙和维生素 D 缺乏及药物[1-3]。

表 6-2-2-3　绝经后妇女骨质疏松症的危险因素

遗传因素	内分泌疾病
父母 65 岁前脆性骨折史	原发性甲旁亢
白色人种和亚洲人	Cushing 综合征
环境因素	甲状腺功能亢进
吸烟	Adisson 病
酗酒	血液系统疾病
活动量过大或过少	淋巴瘤
低钙饮食	恶性贫血
日照不足	白血病
瘦弱体型	系统性肥大细胞增生症
维生素 D 和蛋白质缺乏	风湿性疾病
性激素缺乏	类风湿关节炎
较早绝经（40 岁前）	强直性脊柱炎
闭经（神经性厌食、高泌乳素血症等）	胃肠疾病
原发性闭经	吸收不良综合征
卵巢切除	慢性肝脏性疾病
药物治疗	原发性胆汁性肝硬化
糖皮质激素	肾脏疾病
抗凝药物（肝素、华法林）	慢性肾衰竭
甲状腺激素	长期透析
抗癫痫药物（如苯妥英钠）	肾移植后

（一）遗传因素　原发性骨质疏松症的遗传易感性较强，骨质疏松症与脆性骨折的风险基因及其效应（图 6-2-2-1）可分为以下几类[4]：①效应大的低变异频率基因（如 LRP5、SOST、COL1A1、COL1A2、LEPRE、CRTAP、PpiB 等）；②效应大的高变异频率基因（似乎不存在）；③效应小的高变异频率基因；④效应小的低变异频率基因（如 TNFRSF11A、

TNFRSF11B、ESR1、SP7、LRP4、LRP5、THFSF11、SOST、MRRK3、ZBTR40等）；⑤效应中等的高变异频率基因（意义大，应列为研究重点对象，其遗传效应在同卵双生儿中表现得最充分，但鉴定极为困难，图6-2-2-2）。

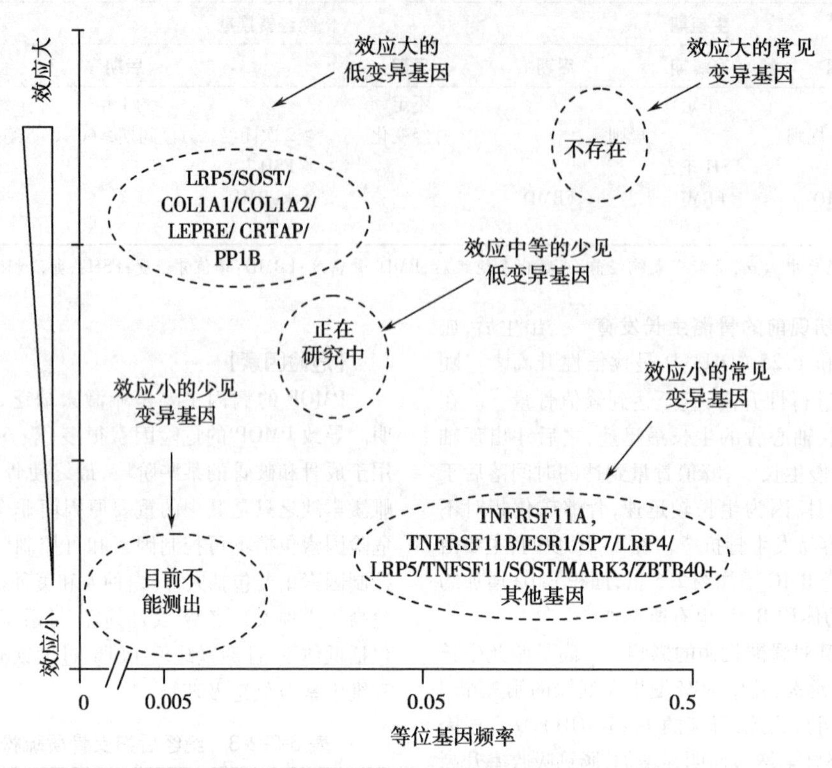

图6-2-2-1 骨质疏松与脆性骨折易感基因及其效应

根据易感基因频率与效应的关系，可分为五种类型：①效应大的低变异基因（左上）；②效应大的常见变异基因（右上）；③效应小的少见变异基因（左下）；④效应小的常见变异基因（右下）；⑤效应中等的少见低变异基因（中部）

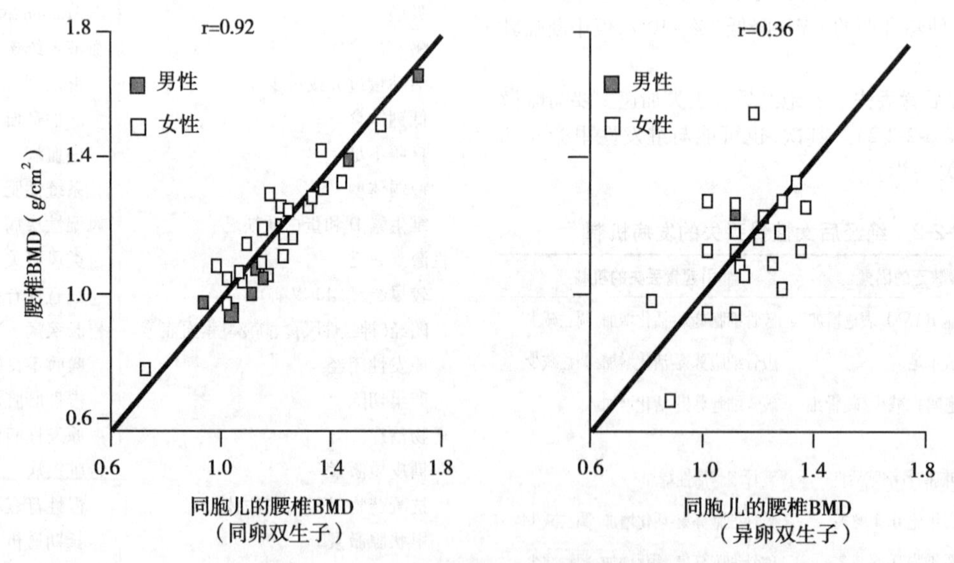

图6-2-2-2 同胞儿腰椎BMD相关性分析

（二）增强骨吸收的因素

1. 妊娠期 骨吸收增强导致骨小梁变细、变薄甚至断裂，骨微结构有明显变化。妊娠期妇女对钙磷的需要量较非妊娠妇女增加1倍，尤其是妊娠中期以后，胎儿发育需要的钙量大，随着孕周延续，母体缺钙易出现腓肠肌痉挛、腰腿痛等表现。虽然正常妊娠对母亲的骨代谢有明显影响，但一般通过代偿而不至于发生严重骨丢失；但如多次妊娠加上蛋白质、热能、钙和维生素D等的摄入不足或其他一些原因，可成为PMOP的高危对象。

正常哺乳妇女每天从乳汁丢失200～250mg元素钙，如为双胞胎或同时哺乳两个以上婴儿，每天从乳汁丢失的元素钙可达600mg。显然，适当补充钙的摄入量有充分理由。但补钙并不能纠正钙的负平衡和骨盐丢失。如妊娠中后期出现骨痛,DXA检查发现BMD下降,应视为异常,并需长期追踪。如果哺乳期间使用肝素则更易发生PMOP。

2. 哺乳期 催产素刺激成骨细胞分化、骨矿化和破骨细胞形成,因此催产素是一种促进骨形成激素,哺乳期催产素升高在预防过度骨丢失与促进骨形成方面起了重要作用。根据以上分析,人们提出了垂体-骨骼轴的概念。哺乳时PTHrp、催乳素增高,因此骨吸收明显增强。但此后的骨形成加速可使骨量基本恢复正常。骨形成不足引起妊娠相关性骨质疏松症和哺乳相关性骨质疏松症[5,6]。

3. 雌激素缺乏 性腺类固醇激素为青春期骨骼突发生长(growth spurt)的始动因子,生长发育延迟可致PMOP。雌激素和雄激素对成骨细胞和骨细胞的作用主要来源于"核受体"功能,但还存在雌激素膜受体,并与细胞外信号调节激酶的信号转导、MAPK及Src/Shc途径(位于胞质小泡中)有关。雌激素缺乏使非核受体作用减弱,破骨细胞和成骨细胞生成均增加,骨重建速率升高。加上成骨细胞和骨细胞凋亡,导致骨形成和骨吸收失平衡,骨吸收多于骨形成[7]。

雌激素的靶细胞可表达四种雌激素受体(estrogen receptors,ER),分别称为ERα66、ERα46、ERα36和ERβ;其中ERα66与ERα46为经典的核受体,而ERα36为膜受体。既往认为,G蛋白偶联受体30(GPR30)介导雌激素的非经典膜效应;最新的研究结果证明,GPR30通过结合ERα36基因启动子区的激活蛋白-1(AP-1)位点而促进ERα36表达;GPR30表达被抑制后,ERα36表达也减弱,GPR30本身并不介导雌激素的膜效应,GPR30介导的雌激素膜效应是通过ERα36实现的。我们的研究发现,雌激素膜型受体ERα36(而非经典的雌激素核型受体ERα66、ERα46或ER-β)在绝经后妇女骨代谢过程中发挥了关键性调控作用。绝经后,ERα36在成骨细胞高表达,导致成骨细胞对低水平的E_2超敏反应,发挥骨保护作用。PMOP与这一反应存在缺陷有关。研究发现,IC162和SNG8006依赖于ERα36,促进成骨细胞增殖和分化,抑制成骨细胞凋亡,并促进破骨细胞凋亡。研究还发现,IC162和SNG8006能防止去卵巢大鼠的骨丢失,但高剂量干预无骨保护作用,这可能是高剂量IC162和SNG8006抑制骨ERα36表达所致。IC162和SNG8006无子宫增重作用,这是因为正常子宫无ERα36表达或仅有微弱表达。在低水平E_2情况下(如绝经后),机体的雌激素靶细胞依靠ERα36高表达而部分代偿雌激素缺乏。因而,通过刺激ERα36表达可能达到补充雌激素而不出现经典雌激素的不良反应。

绝经是雌/孕激素同时缺乏的状态,孕激素受体(PR)有A、B两种异构体,两者的基因相同而转录所需要的启动子不同,但两种启动子均可被雌激素诱导活化,一般B型(PR-B)异构体的转录活性强于PR-A,而PR-A可下调PR-B和其他类固醇激素受体(尤其是雌激素受体)的转录活性。在许多情况下,可能存在雌激素/孕激素受体的串音(crosstalk)现象。因此,雌激素对骨代谢的一些作用可能是通过PR介导的。在临床上,存在卵巢黄体期功能缺陷者均易发生骨质疏松症,而使用孕激素后骨量增加[8-11]。围绝经期妇女因卵巢功能减退,抑制素B下降使FSH分泌增高,骨组织的活化素/BMP调节失常,破骨细胞活性增强,骨转换水平升高;绝经后,抑制素A和雌二醇减少,FSH分泌、破骨细胞活性和骨转换水平进一步升高,骨丢失逐年加重(图6-2-2-3)[12]。

4. 去氢异雄酮和雄烯二酮不足 无论是雄性还是雌性动物,雄激素和雌激素的作用都是不可缺少的。在骨细胞上,雄激素受体和P450芳香化酶的发现和功能的确定为雄激素调节骨代谢提供了两种可能机制:①直接通过雄激素受体发挥作用;②在骨微环境中将雄激素芳香化为雌激素而起作用。雄激素也可通过调节骨微环境中的细胞因子、生长因子等局部调节因子(包括IL-6、IGFs、TGF-β和FGF等)的产生来调控骨代谢。女性的雄激素来源于卵巢、肾上腺和脂肪组织;卵巢主要生成睾酮和二氢睾酮,肾上腺生成和分泌去氢异雄酮及其硫酸盐和雄烯二酮。绝经后妇女的血睾酮及其他雄性类固醇激素均明显下降,血去氢异雄酮硫酸盐与腰

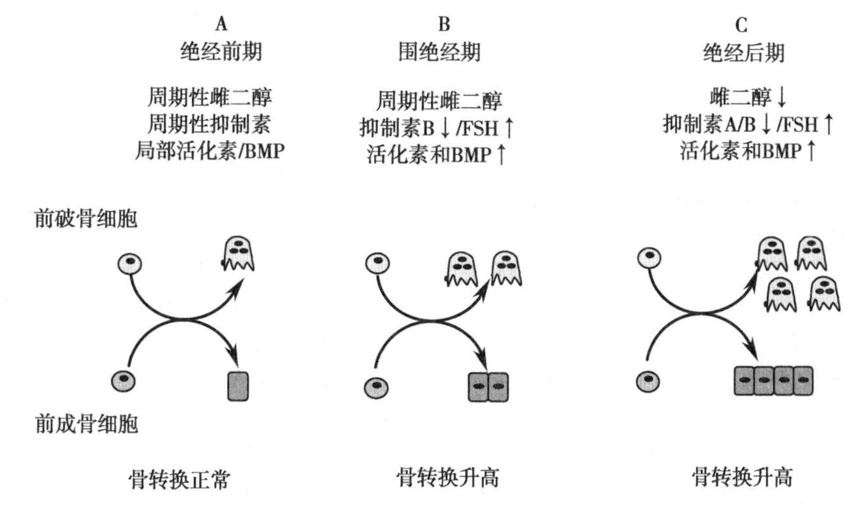

图6-2-2-3 雌激素缺乏引起高骨转换状态

A. 绝经前妇女:雌激素水平和分泌周期正常,促性腺激素、抑制素和骨组织细胞因子调节正常,因而骨转换水平亦正常;B. 围绝经期妇女:抑制素B下降使FSH分泌增高,骨组织的活化素(activin)/BMP调节失常,破骨细胞活性增强,骨转换水平升高;C. 绝经后妇女:抑制素A1和雌二醇减少,FSH分泌、破骨细胞活性和骨转换水平升高

椎、股骨颈和桡骨 BMD 呈正相关，而选择性雄激素受体调节剂（selective androgen receptor modulator, SARM）对男性骨质疏松症有治疗作用。

5. 维生素D缺乏/不足　轻度的慢性维生素D不足是骨质疏松症的常见病因，而重度的维生素D缺乏导致骨质软化/佝偻病。1,25-(OH)$_2$D 可加速小肠绒毛细胞成熟，促进钙结合蛋白（CaBP）生成，增加肠钙吸收。维生素D对骨组织具有两重性，生理量的 1,25-(OH)$_2$D 刺激成骨细胞活性，促进骨形成；但大剂量可激活破骨细胞，增强破骨细胞的骨吸收作用。维生素D缺乏导致继发性甲旁亢，典型患者出现佝偻病或骨质软化症，轻度缺乏时则表现为骨质疏松症。成骨细胞表达维生素D受体（VDR），而维生素D可调节成骨细胞中许多靶基因表达。另一方面，24-羟化后的代谢产物 24,25-(OH)$_2$D 曾被认为是维生素D的降解产物。但近年发现，这种维生素D衍生物仍有骨代谢调节作用，而且可促进骨折愈合。

维生素D是经典的内分泌-旁分泌激素，钙代谢和其对机体的影响与维生素D密切相关。钙和维生素D缺乏对细胞增殖-分化的影响途径主要在成骨细胞。成骨细胞增殖分化低下使骨形成减少，骨量不足，儿童或青少年引起佝偻病/骨质软化，成人则导致骨质疏松症。全美第三次健康和营养调查的资料显示，老年人血清 25-(OH)D 明显低于正常，并随年龄增长而下降；与此同时，65岁时髋部 BMD 降至峰值骨量的 50%，85岁时仅相当于10岁前儿童水平。钙和维生素D缺乏对细胞增殖和分化影响的次要途径在克隆细胞。克隆细胞增殖亢进可促进肿瘤形成，克隆细胞分化障碍则引起免疫功能紊乱、慢性应激和代谢异常。

钙与维生素D慢性缺乏/不足状态对人类健康的影响远远超过人们已有的认识。现已证实，维生素D/钙缺乏与骨质疏松症、结直肠癌、乳腺癌、心血管病、神经肌肉疾病、1型糖尿病、结核病、牙龈炎、牙周病的关系密切，与高血压、代谢综合征、2型糖尿病、炎性肠病和多发性硬化症也可能相关[13,14]。

6. 糖皮质激素　长期使用糖皮质激素后，松质骨出现过多脂肪细胞，而成骨细胞缺乏伴骨吸收增强，骨小梁退化和断裂；孔腔扩大、增多而缺乏破骨细胞，骨形成过程延长或缺陷。股骨头骨坏死区可见骨细胞和骨膜细胞大量凋亡[15]。糖皮质激素影响骨代谢的因素包括糖皮质激素制剂、个体的敏感性、性别和年龄、使用途径和方法等。因此，应尽量避免滥用糖皮质激素，必须使用时选择最佳剂量、用法和疗程，并尽可能采用局部制剂。定期测量 BMD，计划使用糖皮质激素时即采取措施预防，具有循证依据的二膦酸盐为首选药物，普通维生素D有效，而活性维生素D对 GIOP 的治疗作用更强。

（三）降低骨形成的因素　骨形成主要由成骨细胞介导。在成骨过程中，向基质分泌胶原蛋白和其他基质物质，为矿物质的沉积提供纤维网架，然后类骨质被矿化为正常骨组织。人类在30岁左右达到一生的骨量最高值（峰值骨量，骨峰值，PBM）。青春发育期是人体骨量增加最快的时期，如因各种原因导致骨骼发育和成熟障碍致 PBM 降低，成年后发生骨质疏松症的可能性增加，发病年龄提前。故 PBM 越高，发生骨质疏松症的可能性越小或发生的时间越晚。因此，影响人体骨量的另一因素是增龄性骨丢失前的 PBM。达到 PBM 年龄以后，骨质疏松症主要取决于骨丢失的量和速度。PBM 主要由遗传素质决定，但营养、生活方式和全身性疾病等对 PBM 也有明显影响。

1. 峰值骨量较低　PBM 是遗传因素和环境因素共同作用的结果，一般自幼体健、具有健康素质的个体和青春期发育正常者 PBM 较高。出生时体重、生活习惯、健康状态、体力活动为主要的影响因素，而男、女性的 PBM 影响因素又有所不同。后天性不利于获得较高 PBM 的因素多是可以预防的。例如，保证钙的摄入量和加强体育运动有助于获得更高的 PBM。

（1）决定 PBM 和 BMD 的遗传因素：人群中的峰值骨量和成年后骨丢失速度不同是支持遗传因素影响骨质疏松症发病的有力证据；一般认为，遗传因素对峰值骨量的影响最大，而成年后的骨丢失速度主要由环境因素决定。决定 PBM 和 BMD 的遗传因素主要包括：①激素受体（维生素D核受体、雌激素受体、降钙素受体、β_3-肾上腺素能受体、糖皮质激素受体）基因；②细胞因子、生长因子、激素和基质蛋白（TGF-β_1、IL-6、IL-1、PTH、IGF-1、Ⅰ型胶原、α_2-HS-糖蛋白、骨钙素等）基因；③骨质疏松症易感基因（11q12-13、11q、1p36、2p23-24、4q32-34等）；④其他基因（载脂蛋白E、HLA 标志物等）。遗传因素决定了 70%~80%的峰值骨量和个体 BMD 值，不同维生素D受体等位基因决定了骨量和骨重建差异、峰值骨量、骨的韧性与强度，但所涉及的基因数目、染色体定位、影响程度及相互作用方式尚未确定。胎儿的生长发育受遗传因素和环境因素影响，遗传素质、母亲吸烟和体力活动均对胎儿的骨发育有影响，其中新生儿低体重与 BMD 的关系最密切。BMD 仅是决定骨生物质量的一个方面，骨基质的质和量对骨质疏松症及其骨折的发生也起重要作用[16]。腕部骨折很难用全身或局部 BMD 下降来解释，Ⅰ型胶原的 α-1 基因（COL1A1）的第1号内含子 Sp1 多态性与腕部骨折有关。COL1A1 基因多态性可能有较大的种族差异，该基因对 BMD 和骨质疏松症的影响尚需在不同人群中进一步研究。

（2）决定股骨颈几何形态的遗传因素：由遗传因素决定的股骨颈几何形状（geometry）和生物质量（bioquality）存在种族差异，股骨颈骨折与其他骨折不同，在同等外力作用下，股骨颈是否骨折与其长度、宽度、直径、Ward 三角形状等有关。因而，预测股骨颈骨折危险性时，除考虑 BMD 外，还应将该部位的几何形态参数作为预测因素。

2. 钙和维生素D摄入不足　钙是骨矿物质中主要成分，钙摄入不足必然影响骨矿化。在骨的生长发育期和钙需要量增加（妊娠、哺乳等）时，摄入钙不足将影响骨形成和 PBM。增加钙摄入量有助于防治骨质疏松症，降低骨折风险。佝偻病/骨质软化症是维生素D缺乏的标志性疾病，而骨质疏松症是钙缺乏的标志性疾病，但两者之间常有重叠。骨质软化症和骨质疏松症重叠的通常解释是：维生素D不足引起钙吸收障碍，后者再导致继发性甲旁亢；同样，钙缺乏引起的轻度低钙血症亦可导致继发性甲旁。但是，这种解释并不正确。因为血清钙三醇是调节钙吸收和维持血钙稳定的主要因素，当血清 25-(OH)D 低于 60nmol/L 时，首先出现钙吸收不良，然后才引起继发性甲旁亢。1957年，首次提出由于维生素D血钙维持作用的障碍而发生继发性甲旁亢，骨钙动员，破坏骨结构，并用此来解释维生素D不足与骨质疏松症危险因素的关系。对于机体的调节系统来说，在维持血钙和骨量两者之间，显然前者要重要得多[17-19]；当存在钙不足/缺乏时，首先动员储存的骨钙，以维持血钙来源。这一现象已经被大量的动物实验证实。因而，即使缺钙引起了严重的骨质疏松症，而血钙仍正常或基本正常。

3. 不良生活方式　吸烟、酗酒、高蛋白、高盐饮食、维生素D摄入不足和光照减少等均为骨质疏松症的易患因素（表6-2-2-4）。吸烟通过干扰骨骼肌功能而引起骨丢失。烟草中的苯并芘（benzoapyrene，BAP）和7，12，-二甲基二苯蒽（7，12-dimethyl benzanthracene，DMBA）均为多环芳香羟化合物（polycycli aromatic hydrocarbons，PAH）。BAP和DMBA存在于污染的大气、汽车尾气和液化石油气中，长期接触者易发生骨质疏松症。长期饮酒对骨代谢不利，慢性酒精中毒可伴有严重骨丢失。除肝功能不全、脂代谢紊乱和蛋白质缺乏等因素外，乙醇对骨组织也有某种直接作用。

表6-2-2-4　骨质疏松性骨折的生活方式风险因素

风险因素	后果
饮食因素	
低体重	骨强度↓
超重/肥胖	骨强度↓/炎症/氧化应激
低钙饮食	骨强度↓/跌倒
高钠饮食	骨强度↓
咖啡过量	骨强度↓
可乐饮料过量	骨强度↓
非饮食因素	
过度饮酒	骨强度↓/跌倒
吸烟	骨强度↓/其他原因?
光照不足	骨强度↓/跌倒
安眠药/镇静药	跌倒
住宿条件差	跌倒
体力活动过少	骨强度↓/跌倒

肥胖与骨代谢的关系复杂。一定范围内的超重或轻度肥胖是骨质疏松症的保护因素，而低体重是骨质疏松症的危险因素；但是，骨质疏松症和肥胖均为发病率剧增的常见病，均有明显的遗传背景，而脂肪细胞和骨细胞来源于共同的干细胞。增龄性肥胖后，骨髓中的脂肪细胞增多，破骨细胞活性增强，而成骨细胞功能减退。另一方面，糖尿病、糖皮质激素或制动引起的骨质疏松症伴有骨髓脂肪沉积。研究提示，骨髓脂肪沉积与骨质疏松症相关[20]。

4. 体力活动不足　成骨细胞和骨细胞具有接受应力、负重等力学机械刺激的接受体（acceptor），足够的体力活动有助于提高PBM和维持骨量，故成年后的体力活动是刺激成骨细胞的基本方式，活动过少者易于发生骨质疏松症。此外，由于主动或被动原因使机体制动，骨骼失去机械应力刺激，成骨细胞活性被抑制，而破骨细胞活性增强，导致“失用性骨质疏松症（disuse osteoporosis）”。这种骨质疏松症的特点是发生于经常负重的骨骼部位。长期卧床（long-term bed）和失重也常导致骨质疏松症。

5. 致骨质疏松药物与放疗　可导致骨质疏松症的药物很多，最常见的是糖皮质激素、化疗药物、抗凝剂、抗惊厥药和抗癌药，各种药物引起骨质疏松症的作用机制不同。放射性骨坏死（osteoradionecrosis）是骨组织放射治疗中的严重并发症，表现为骨愈合能力衰竭和自发性骨坏死。组织学上，开始表现为骨形成缺陷伴破骨性骨溶解，继而出现骨纤维化和骨坏死。

（四）体成分因素　体成分（如肌量减少、体重过低或肥胖等）变化是影响骨量和骨折风险的重要因素，详见第2篇扩展资源17。

1. 肥胖与骨密度　以前认为，体重是决定BMD（尤其是轴心骨骼）的重要因素，低体重是骨质疏松性骨折的危险因素。研究发现，体重与骨折风险呈反变关系，肥胖者的BMD高于非肥胖者，因而认为肥胖对骨质疏松症有保护作用。但是，反映脂肪与肌肉容量的研究发现，内脏脂肪（VAT）是影响脊椎BMD的负性因素，肌肉容量是影响脊椎BMD的正性因素，VAT通过炎性脂肪因子介导骨丢失，促进成骨细胞和成纤维细胞合成RANKL。另一方面，肥胖引起的氧化应激也引起骨丢失和骨强度下降。尽管肥胖2型糖尿病患者的BMD可能正常，但骨折风险升高。

2. 肌量减少　随着增龄，肌量减少伴有低骨量或骨质疏松症。肌量下降使活动能力降低，两者互为因果，形成肌量减少和骨丢失之间的恶性循环，详见下述。

（五）内分泌激素分泌紊乱　内分泌激素分泌紊乱导致绝经后妇女骨丢失见于雌激素、维生素D和去氢异雄酮/雄烯二酮缺乏，而PTH和FSH分泌增多是引起骨丢失的重要原因。

1. 雌激素与维生素D和去氢异雄酮/雄烯二酮缺乏　雌激素、维生素D和去氢异雄酮/雄烯二酮是促进骨形成的必需激素，增龄引起维生素D缺乏和去氢异雄酮/雄烯二酮不足，因卵巢功能衰竭出现雌激素缺乏，并进而引起骨形成不足与骨吸收增强，骨重建偶联失常，骨丢失增多（见前述）。

2. FSH升高　少量的PTH刺激骨形成[21]。但绝经期FSH升高与骨丢失增多相关，绝经后5年内，骨丢失量占绝经后骨丢失总量的50%以上。FSH通过Gi2α-偶联的FSH受体直接刺激破骨细胞形成和骨吸收，促进受体下游的RANKL激酶磷酸化（尤其是Erk和Akt），抑制NF-κB与IκBα。以上三条途径均诱导骨吸收。FSH也刺激骨髓巨噬细胞释放TNF-α，导致骨丢失[22,23]。

3. PTH分泌增多　绝经后，部分患者血PTH和血钙轻度升高（游离钙升高为主），骨吸收指标明显升高，出现原发性甲旁亢样表现，符合“绝经后原发性甲旁亢”（PPHPT）的特点。一般认为，PPHPT是PMOP中的特殊亚型，但也有人认为是独立于PMOP的原发性甲旁亢类型，因为PPHPT与甲状旁腺主细胞增生所致的原发性甲旁亢并无本质区别。

（六）肌肉消耗与肌肉容量降低　骨密度降低与肌肉消耗呈正相关。Orsatti等评价绝经后妇女的股骨颈BMD与肢体肌肉容量（appendicular muscle mass，aMM）相关（表6-2-2-5），因此提高肌肉量是治疗绝经后骨质疏松症的重要途径之一[24-27]。

表 6-2-2-5 肢体肌肉量正常与降低组女性的比较

项目	均值	肢体肌肉量降低组		肢体肌肉量正常组	
		标准差	均值	标准差	P值
年龄(岁)	57.0	7.4	55.4	7.6	0.397
绝经持续时间(年)	7.6	5.8	8.3	5.7	0.618
体重(kg)	65.9	10.9	76.5	12.9	0.001
BMI(kg/m^2)	26.7	3.7	31.7	4.7	<0.001
肌肉总量(kg)	30.3	3.2	35.9	4.2	<0.001
肢体肌肉量(kg)	11.9	1.4	14.6	1.9	<0.001
肢体肌肉量(kg/m^2)	4.8	0.5	6.1	0.5	<0.001
脂肪总量(kg)	26.7	7.8	32.6	9.2	0.007
%脂肪	45.2	5.4	45.44	5.9	0.874
logFSH	4.2	0.3	4.1	0.3	0.334
$logE_2$	3.0	0.2	3.1	0.2	0.100

注:肢体肌肉量(appendicular muscle mass)降低组和肢体肌肉量正常组均为32例

Cunha-Henriques 等应用随机单盲法对30例绝经后骨质疏松症和33例绝经后非骨质疏松症对照者进行了横断面研究[28]。结果发现,绝经后骨质疏松症患者的背部屈肌(back flexors)和伸肌(back extensor)肌力明显低于非骨质疏松症者,但两组的脊柱俯曲活动度(flexion spinal range of motion)无明确差异。绝经后骨质疏松症患者的平均脊柱的伸展运动幅度(movement amplitude of spine extension)为20.5,对照组为28.4。患者组(椎体压缩性骨折率20%)的 $T_1 \sim T_4$ 胸椎后凸角(thoracic kyphosis angle)和腰椎前凸角(lumbar lordosis angle)明显大于非骨质疏松症者(椎体压缩性骨折率0%),见表6-2-2-6~表6-2-2-8。以上结果说明,绝经后骨质疏松症患者的肌肉-骨骼状态不良。

表 6-2-2-6 伴或不伴骨质疏松症的绝经后妇女的临床特征

项目	PMOP(M±SD)	对照组(M±SD)	P值
年龄(岁)	57.40±5.21	55.76±5.76	0.35
受教育程度(学年)	3.70±4.36	5.24±4.33	0.09
绝经年龄(岁)	46.70±7.15	45.33±5.94	0.23
绝经时间(年)	11.00±6.65	11.06±6.53	0.97
体重(kg)	57.70±13.64	71.34±13.57	<0.01
身高(cm)	142.29±32.62	150.23±27.43	0.01
BMI(kg/m^2)	25.62±6.34	29.74±5.90	<0.01

表 6-2-2-7 伴或不伴骨质疏松症的绝经后妇女肌力和运动功能比较

项目	PMOP(M±SD)	对照组(M±SD)	P值
肌力			
躯干屈曲	1.43±0.50	2.00±0.79	<0.01
躯干伸展	1.10±0.48	2.09±0.98	<0.01
活动度			
躯干屈曲	88.17±13.74	86.67±16.85	0.91
躯干屈曲	20.50±9.68	28.48±10.12	<0.01

表 6-2-2-8 伴或不伴骨质疏松症的绝经后妇女胸椎/腰椎畸形比较

脊柱矢状面弯曲角		绝经后骨质疏松症患者				与对照组比较
		例数	M±SD	例数	M±SD	
胸椎后凸角	T_1	18	60.94±4.80	17	49.82±3.83	<0.01
	T_2	26	60.77±4.94	23	47.39±5.87	<0.01
	T_3	29	60.31±5.13	33	47.64±6.49	<0.01
	T_4	30	62.10±5.64	33	47.00±6.70	<0.01
腰椎前凸角		30	117.60±8.09	33	53.12±5.15	<0.01

代谢综合征的危险因素(腹部肥胖、胰岛素抵抗、高血压、血脂谱紊乱等)增加了血管病变的发生风险。在虚弱综合征患者中,常伴有增龄性肌肉消耗和骨质疏松症。虚弱综合征主要是由于增龄性肌肉-骨骼丢失所致。肌肉的分解代谢高于合成代谢,加速肌肉的再生能力降低引起肌肉消耗,而抵抗运动是防治的主要有效途径[29]。研究发现,经过6个月的抵抗运动训练(每周3次)后,老年人的腿部肌肉的抗压力增加15%,肌肉容量增加(1.0±0.5)kg[30]。同样,体力活动可刺激骨重建,而非负荷运动(如游泳)不能增加骨量,步行和跑步的作用也相当有限[31]。但是,抵抗运动可维持或增加骨密度[32];跳跃加举重的效果似乎更佳;太极拳也很有裨益[33]。

(七) 局部调节网络功能紊乱 在大多数PMOP患者中,调节钙磷代谢的内分泌激素,如PTH、降钙素、维生素D和FGF-23均无显著变化,所以骨丢失不是(或不主要是)这些内分泌激素调节紊乱引起的。绝经前女性的循环性激素和骨骼的活化素/BMP旁分泌正常,故骨的细胞分化与骨转换亦正常;围绝经期的抑制素B降低,FSH升高,骨骼activin/BMP作用增强,骨组织细胞分化和骨转换升高。绝经后抑制素A与雌二醇减少,骨组织细胞分化和骨转换升高[34]。

IL-6为一种多功能细胞因子,可促进破骨细胞的分化和活性,刺激骨吸收。单核细胞和巨噬细胞可分泌IL-6,而IL-6可诱导骨原细胞分化为破骨细胞。TGF-β和TNF促进骨吸收,加速骨丢失。另一方面,随着年龄增加,成骨细胞的OPG表达能力下降,骨丢失加速。局部调节网络功能紊乱导致骨丢失的其他依据有:①钙摄入不足、阳光照射少和消化功能减退引起血钙下降，导致轻度继发性甲旁亢；②细胞因子使骨组织对 PTH 的反应敏感性降低；③GH 脉冲性分泌消失，血清 IGF-1 下降。

妇女围绝经期的骨代谢转换率升高，性腺的抑制素降低而 FSH 升高，并与骨标志物相关，抑制素可直接抑制骨转换，阻滞 BMP 刺激的成骨细胞生成和破骨细胞发育及 BMP 介导的 SMAD1 磷酸化；但是，抑制素对骨代谢的作用具有双向性，循环使用外源性抑制素时抑制骨转换而持续使用时表现为促进骨形成作用。

【临床表现与诊断】

如果 PMOP（也包括其他类型骨质疏松症）患者未经积极预防和治疗，其临床转归的一般规律是：一个或多个骨质疏松症风险因素→低骨量→骨质疏松症→严重骨质疏松症。严重骨质疏松症或髋部骨折时，患者丧失劳动力甚至生活自理能力，多在数月至 2 年内死于慢性衰竭或心肺功能不全。骨质疏松性脊椎压缩性骨折的致残致死率很高，5 年存活率约 2/3，年龄越大，死亡率越高。

（一）慢性腰背疼痛与乏力　轻者无任何不适。较重者有"腰背疼痛"或"全身骨痛"诉说，以腰痛最突出，约 67% 为局限性腰背疼痛，10% 为腰背痛伴四肢放射痛，10% 为条状疼痛，4% 有四肢麻木。由于负重能力减弱，活动后导致肌肉劳损和肌痉挛，使疼痛加重。骨痛常于劳累或活动后加重，负重能力下降或不能负重，但是在没有并发骨折前，疼痛的程度一般不严重，而剧烈疼痛往往提示已经发生了脆性骨折。单纯肌肉疼痛常见于肌肉萎缩、肌无力者。

引起慢性腰背疼痛的原因很多，临床上主要有骨质疏松症、类风湿关节炎、骨关节炎、慢性下背疼痛。

（二）身材变矮与骨畸形　脆性骨折（fragile fracture）是骨质疏松症的典型表现，常于轻度外伤或日常活动后发生；一般发生 1 次脆性骨折后，再次骨折的风险明显增加。

1. 椎体压缩性骨折　常见于 PMOP 患者，可单发或多发，有或无诱因；最常见于胸腰交界处（如 $T_{11\sim12}$ 至 $L_{1\sim3}$ 的椎体）。椎体骨折的数量与骨密度相关，骨矿物质丢失越多，椎体压缩骨折发生率越高。椎体骨折率随着年龄而增高，但增加的速度不如髋部。椎体骨折后，身材变矮，上部量（头颅至耻骨联合上缘）小于下部量（耻骨联合上缘至足底）。严重者出现脊柱前屈和驼背（kyphosis），部分出现脊柱后侧凸或胸廓畸形，可伴有胸闷、气短、呼吸困难甚至发绀，肺活量、肺最大换气量下降，极易并发上呼吸道和肺部感染。胸廓严重畸形使心排血量下降。非压缩性椎体疼痛（non-compression vertebral pain，NCVP）患者的椎体形态正常，疼痛的原因主要是骨髓水肿，一般在 MRI 上有特殊表现，严重者需要用经皮椎体成形术（percutaneous vertebroplasty）减轻疼痛[35,36]。

2. 髋部骨折　通常于摔倒或挤压后发生，骨折部位多在股骨颈部（股骨颈骨折）。髋部骨折的特点是：①骨折后 1 年内的死亡率高：一般达 50%，幸存者伴活动受限，生活自理能力丧失。长期卧床加重骨质丢失，常因并发感染、心血管病或慢性衰竭而死亡；②骨坏死率及不愈合率高：由于解剖原因，股骨颈囊内骨折的骨折部位承受的扭转及剪切应力大，影响骨折复位的稳定性，不愈合率高；骨折后股骨头因缺血易造成骨坏死；③致畸致残率高：髋部转子间骨折常留有髋内翻、下肢外旋、缩短等畸形，影响下肢功能；④康复缓慢：高龄患者体能恢复差，对康复和护理有较高要求。

3. 其他部位骨折　跟骨、胫腓骨、桡骨、尺骨、肱骨、胸骨、骨盆和肋骨亦可发生骨折，其临床表现和诊断详见本篇第 5 章第 1 节。

4. 脊柱畸形与胸椎后凸　胸椎和腰椎骨质疏松症引起椎体压缩性骨折，临床表现为身材变矮和脊柱畸形。这是诊断骨质疏松性骨折的有力证据。但是，由于脊柱的正常弯曲度随着增龄而又改变，正常老年人逐渐出现一定程度的胸椎后凸，该种现象属于正常生理变异，称为年龄相关性体位性胸椎后凸（age-related postural hyperkyphosis），亦称 Dowager 峰（Dowager's hump）或驼背畸形（gibbous deformity）。因此，只有当胸椎前屈过度超过实际年龄范围，才能认为是病理性的。而且，虽然引起驼背畸形的常见原因是骨质疏松性骨折，但驼背畸形不等于胸椎压缩性骨折，引起此种畸形的其他原因有脊柱感染、椎间盘病变、肌肉疾病等，必须注意鉴别。成人胸椎后凸角（kyphosis angle）>40°（正常儿童至 40 岁者 20°~210°），40 岁以后者，胸椎后凸角随年龄而加大，女性快于男性；自 55~60 岁女性平均 43°增至 52°（76~80 岁）。年龄相关性体位性胸椎过度后凸的发病率约 20%（男性）~40%（女性）。诊断的金标准是用站立侧位 X 线照片测量胸椎后凸角（Cobb's angle of kyphosis，图 6-2-2-4）[37]。

在图 6-2-2-4A 中，用侧位胸片测量胸椎后凸角。通过 T_3 运动终板上缘分别作出 a 线和 a 线的垂直线 b 线；在图 6-2-2-4B 中，通过 T_{12} 运动终板下缘作出 c 线和 c 线的垂直线 d 线，两条垂直线的交叉角即为胸椎后凸角；用人体骨标测量时，在 C_7 棘突至 $L_5\sim S_1$ 间隙作一直线，将软尺的上端置于 C_7 棘突，下端置于腰椎，标记后塑形软尺；在描图纸上测出胸椎和腰椎至直线的距离、胸部宽度（thoracic width，TW）和胸部长度（thoracic length，TL）、胸椎后凸指数（kyphosis index，KI）=（TW/TL）×100% 和胸椎后凸角。同样，根据腰部宽度（lumbar width，LW）和腰部长度（lumbar length，LL）亦可测出腰椎前凸角。骨质疏松性骨折所致的胸椎过度后凸影响呼吸，增加跌倒和骨折风险。

（三）诊断与鉴别诊断

1. 脆性骨折　脆性骨折的诊断有两层意义，一是如果脆性骨折的诊断成立，无论 BMD 值是否正常，均可确立骨质疏松症的诊断，但如果 BMD 升高（相对性升高或绝对性升高），应考虑骨质硬化或骨质疏松症合并骨质硬化可能；二是应该对骨折的病因、危险因素与发生再次骨折的风险进行评估，以便采取有效的预防和治疗措施。

2. BMD 测定　骨量一般用骨矿含量（BMC）和骨矿密度（骨密度，BMD）表示。BMC 是指被测量骨所含矿物质的总量，BMD 是指被测量骨的 BMC 除以被测量骨的投射面积或体积所得到的面积 BMD（aBMD）或体积（vBMD）。测量骨密度的方法较多，应根据需要和条件选择合适的测定方法，一般推荐使用双能 X-线骨吸收法（DXA）测量。建议用 T 值（T-score）表示骨量时，T 在-1.0 以上为正常，-2.5<T<-1.0 为低骨量，T 在-2.5 以下为骨质疏松症。T 值与 Z 值的选择见本章第 1 节，Z 值主要用于评价 50 岁以下男性和绝经前女性 BMD 与正常人群的差异。

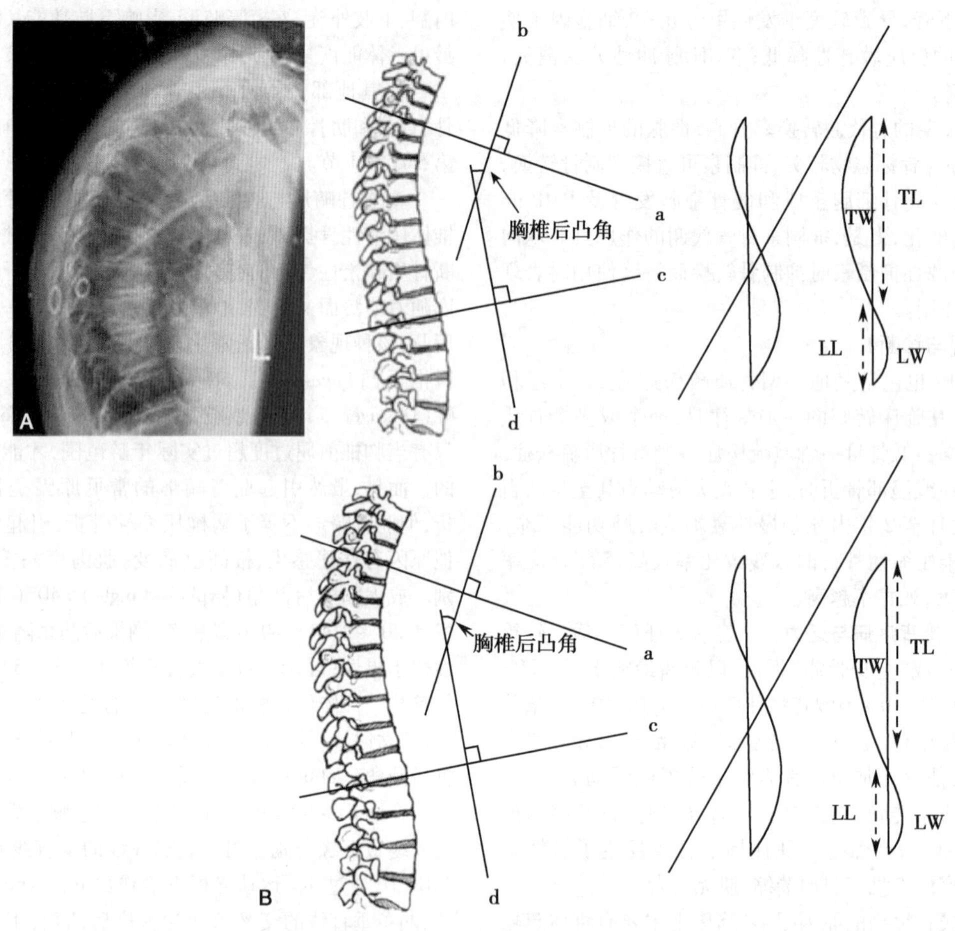

图 6-2-2-4 胸椎后凸角测量

如果用 DXA 测得的 BMD 与临床表现不符,此时可用 QCT 予以证实或弥补 DXA 测量的不足。QCT 能排除动脉硬化、周围软组织钙化等对 BMD 的影响;但是必须注意,QCT 测量 BMD 的分辨率仍然达不到骨小梁的数量级,其测定值是骨骼、骨髓、骨髓脂肪的总体反映,因而测定的 BMD 低于实际 BMD。pQCT 与微 CT 及有限元分析(FEA)结合已经应用于临床病例的诊断,老年人脊椎微 CT 显示的骨质疏松并不显著时,有限元分析能发现生物力学性能显著降低,并用不同的颜色直观地显示病变的性质与程度。

3. 骨代谢生化指标 经典的骨代谢生化指标(如血钙、血磷、ALP、PTH 等)对原发性骨质疏松症本身没有真的意义,但可用于其与继发性骨质疏松症的鉴别(表 6-2-2-9)。

表 6-2-2-9 骨代谢的经典生化指标变化

疾病	血钙	血磷	血 PTH	血 ALP
原发性骨质疏松症	NC	NC	NC	NC/↑
继发性骨质疏松症	↑/↓	↑/↓	↑/↓	↑
原发性甲旁亢	↑	↓	↑	↑
恶性肿瘤相关性高钙血症	↑	NC	↓	↑
维生素 D 缺乏	↓/NC	↓/NC	↑/NC	↑/NC
骨质软化症	↓	↓	↑	↑

注:NC:无变化;↑表示升高;↓表示降低;PTH:甲状旁腺素;ALP:碱性磷酸酶

【基础防治措施】

一旦发生骨折,生活质量急剧下降,可致残或致死,因此骨质疏松症的预防比治疗更为现实和重要,同时具有更高的卫生经济学意义。骨质疏松症的初级预防对象是未发生骨折但有骨质疏松症危险因素,或已有骨量减少者。预防的目的是避免发生第 1 次骨折。骨质疏松症的二级预防和治疗是针对已有骨质疏松症或已发生过骨折者,其预防和治疗的目的是避免再次骨折。"基础措施"对骨质疏松症的预防和治疗是不可缺少的,主要包括生活方式调整、骨健康补充剂(钙剂和维生素 D)应用、对症治疗和预防跌倒等。

(一) 调整生活方式

1. 碱性食物 碱性食物有利于骨骼和机体健康[38]:①进食富含钙、低盐和适量蛋白质的均衡膳食;②增加适当的户外活动、体育锻炼和康复锻炼;③避免嗜烟、酗酒和慎用影响骨代谢的药物;④采取防止跌倒的各种措施,加强自身和环境的保护措施(包括各种关节保护器)等。近 100 年来,由于工业发展和环境 CO_2 的作用,海水的 pH 由 8.2 降到了 8.1,对海洋生物产生了极大的不利影响[39-41],土壤 pH 降低对食物的矿物质含量也有影响,酸性土壤生长的食物钙、镁和锌含量明显降低。因此,从猎食时代到现在,人类的酸负荷已经明显增加[42],体内的钾含量减少,氯化物增加[43]。食物中的 K^+/Na^+ 比例由以前的 10:1降至目前的 1:3[44]。随着增龄,肾脏的酸碱平衡功能减弱,酸性饮食可引起代谢性酸中毒[45]。研究表明,碱性饮食具有以下健康意义:①改善机

体的 K^+/Na^+ 比例，减少肌肉蛋白消耗，有利于骨骼健康和高血压等慢性疾病的康复；②碱性饮食促进 GH 分泌，有利于心血管系统和神经系统的健康；③增加镁盐摄入有利于组织维生素 D 的活化。

尿液的排酸作用可用 Remer 公式表示：(硫化物+氯化物+1.8×磷酸盐+有机酸)-(Na+K+2×Ca+2×Mg) mmol/L[46]。应用潜在性肾脏酸负荷(potential renal acid load，PRAL)，可将食物进行分类(表 6-2-2-10)，水果、蔬菜、果汁、土豆、低磷饮料为碱性食物(PRAL 为负值)；谷物、肉类、乳制品、鱼类和高磷饮料为酸性食物(PRAL 为正值)[47]。

表 6-2-2-10 某些食物的潜在性肾脏酸负荷比较

食物	PRAL	食物	PRAL
奶制品		油脂类	
普通干酪		普通黄油	0.6
精制干酪		人造黄油	-0.5
低脂干酪	34.2	橄榄油	0.0
硬干酪	28.7	果类	
新鲜干酪	26.4	花生	8.3
精制脱脂干酪	110.2	核桃	6.8
全奶酸乳	11.3	新鲜葡萄	-1.0
冰激凌	8.7	新鲜桔子汁	-2.10
全脂奶	1.5	苹果	-2.2
酪乳	0.8	杏子	-4.8
蛋类		香蕉	-5.5
蛋黄	0.5	葡萄干	-21.0
蛋白	23.4	谷物类	
全鸡蛋	1.1	糙米	12.5
肉类		麦片	10.7
咸牛肉	8.2	面粉	7.3
灌装肉	13.2	玉米	
火鸡	10.2	粳米	6.0
子牛肉	10.10	蓬松面包	4.6
瘦牛肉	10.0	精面面包	4.1
法兰克福牛肉	7.8	豆类	
糖类		小扁豆	1.8
白糖	6.7	绿扁豆	3.5
蜜糖	-0.1	鱼类	
蔬菜类		鲑鱼	10.8
黄瓜	-0.8	青鱼	7.1
绿叶菜	-1.2	饮料	
西红柿	-3.1	可口可乐	0.4
茄子	-3.4	咖啡	-1.4
旱芹	-5.2	啤酒	-0.2
菠菜叶	-14.0	红葡萄酒	-2.4

2. 避免慢性酸中毒 慢性酸中毒是引起骨丢失的重要原因，现代饮食增加体内钙的流失，20 年的丢失量达 480g，相当于体内总钙量的 50%[48]。当动脉血 pH 正常时，血浆 HCO_3^- 下降引起钙代谢轻度负平衡，补充碳酸氢钾可纠正之[49]。由 PRAL 方程可见，增加磷酸盐的摄入必然导致尿钙排泄升高和钙负平衡[50]，因此进食碱性食物有利于骨骼健康。高钠饮食加重肌肉消耗、骨矿物质丢失和高血压[51-53]，而过度蛋白质饮食加重钙丢失。富含钾的水果与蔬菜有利于防止肌肉消耗[54,55]，也对骨健康有利。

3. 进食富含植物雌激素的食物 植物雌激素(phytoestrogen)来源于植物，其结构与雌激素相似。流行病学调查表明，亚洲人消费含植物雌激素丰富的传统膳食，患前列腺癌、乳腺癌、心血管疾病、骨质疏松症等的危险率低于西方人群，日本、中国台湾、中国香港地区妇女发病率明显低于欧洲、美国等国家及地区的妇女，这种差异部分与膳食摄入植物雌激素量不同可能有关，亚洲人消费金雀异黄素为 20~80mg/d，而美国人为 1~3mg/d。东方人的排泄物(尿、粪)中植物雌激素的含量较西方人高 10~20 倍，此与东方饮食富含植物雌激素有关。植物雌激素的化学结构与雌激素相似，主要包括三类化合物：异黄酮类(isoflavone)、香豆素类(coumestan)和木脂素类(lignan)。异黄酮类化合物主要有两种：金雀异黄素(genistein)和大豆苷原(daidzein)，它们在植物中以结合形式(如糖苷)存在，分别称为染料木苷(genistin)和大豆苷(daidzin)，其前身分别为鹰嘴豆素 A 和芒柄花黄素。异黄酮类化合物主要存在于豆类食物(如黄豆、鹰嘴豆等)，香豆素类化合物(如香豆雌醇，coumestrol)主要存在于发芽植物(如豆芽中)。木脂素类化合物包括肠内脂(enterodiol)和肠二醇(enterolactone)，主要来源于豆类、水果和蔬菜；亚麻类食物中的木脂素类化合物含量尤为丰富。植物雌激素化合物及其来源见表 6-2-2-11。由于异黄酮类化合物为植物雌激素主要组成成分，且人类大部分植物雌激素来源于大豆，故对异黄酮类化合物研究较多。另外，各种豆制品中植物雌激素含量与豆类加工过程和它们在特殊分类产品中的相对含量有关。如豆奶和豆粉中异黄酮类化合物含量较低，大部分大豆食物中的金雀异黄素含量为 1~2mg/g 蛋白。

表 6-2-2-11 植物雌激素分类及其来源

异黄酮类		木脂素类			香豆素类	
豆科植物	大豆产品	谷类	水果/种子	酒类	豆芽	草类
大豆	豆奶	小麦	樱桃	啤酒	苜蓿	车轴草
扁豆	豆粉	麦芽	苹果	玉米酿造酒	豆芽	
豆子	豆腐	大麦	凤梨			
扁豆		啤酒花	亚麻子			
蚕豆		黑麦	葵花子			
菜豆		大米	胡萝卜			
豌豆		糠	茴香/洋葱/蒜			
		燕麦	菜油/橄榄油			

（1）结构：黄酮类化合物含黄酮核基本结构。有2个酚环，中间以吡啶杂环相连。金雀异黄素为4′-7二羟异黄酮，大豆苷原为4′,5,7-三羟异黄酮，黄豆黄素为7,4′-二羟，6-甲氧异黄酮。

（2）吸收与分布：在植物中，异黄酮类化合物以糖苷形式存在，其吸收和利用需要一系列的分解与结合反应。糖苷形式的植物雌激素在肠道被糖苷酶作用，分解为游离型苷原被吸收，主要吸收部位为小肠，大肠亦能吸收一部分，吸收率10%~40%。吸收后的异黄酮类化合物在肝脏与葡萄糖酸或硫酸结合，结合型产物随胆汁再分泌到肠道，在肠道微生物的作用下产生苷原再吸收入血液循环，形成肠-肝循环。木脂素类化合物主要吸收部位为结肠，亦可形成肠-肝循环，反复吸收。它们的吸收和生物利用度受多种因素的影响。如性别、个体差异、肠道微生物效应、膳食成分等。高碳水化合物饮食刺激大豆苷原分解为牛尿酚；膳食中纤维素影响金雀异黄素血、尿中浓度，而对大豆苷原无影响。大豆苷原和金雀异黄素的血浆半衰期约7小时，6~8小时达高峰浓度，根据这些数据可认为维持稳定植物雌激素血浆浓度应持续分次补充。

（3）代谢和排泄：植物雌激素的代谢产物活性更高。金雀异黄素代谢为对乙基酚，而大豆苷原代谢为牛尿酚、氧-去甲基安哥拉紫檀素。大豆苷原、金雀异黄素、牛尿酚、氧-去甲基安哥拉紫檀素为人和动物体液中检测到的主要植物雌激素成分。木脂素类化合物代谢产物为肠内酯和肠二醇。大部分异黄酮化合物被肠道微生物降解和代谢，其代谢产物吸收入血后由尿液排出，亦可随胆汁从粪便排泄。尿排泄量为吸收量的7%~30%。木脂素化合物及代谢产物一部分通过肾排泄，另一部分随胆汁通过粪便排出，其在尿和胆汁中以糖苷酸结合形式存在，而在粪中为未结合形式。

（4）药学机制：植物雌激素对阻止因雌激素缺乏所致骨丢失有一定效果。比较异黄酮类化合物代谢物牛尿酚与雌二醇结构，发现两者两端羟基的距离几乎相等，这奠定了异黄酮类化合物与雌激素受体结合的结构基础。木脂素类化合物与他莫昔芬结构相类似。植物雌激素具有微弱雌激素兴奋效应，与雌激素受体结合亲和力较雌二醇弱，异黄酮类化合物雌激素效应为雌二醇的1/1000，10^{-5}mol/L金雀异黄酮与10^{-10}mol/L的雌二醇活性相当，而传统东方饮食的日本人血浆植物雌激素浓度很高，为雌二醇血浆浓度的1000倍。植物雌激素同时具有雌激素样拮抗效应，可认为是一种选择性雌激素受体调节剂（SERM），植物雌激素在内源性雌激素浓度高时发挥雌激素拮抗效应，相反则表现为激动剂作用，但发挥何种作用取决于它们的浓度、作用的靶组织雌激素受体数目、受体亚型分布等。ERβ的发现有助于理解异黄酮化合物的作用机制。不同组织其雌激素受体亚型分布不同；ERβ主要分布于脑、肾、血管内皮等组织；不同雌激素化合物分子结合亲和力表明植物雌激素与ERβ结合亲和力高于ERα，ERβ对非甾体类雌激素作用非常重要。此外，异黄酮类化合物通过影响降钙素分泌，使降钙素水平升高，抑制骨吸收、降低血钙浓度、促进钙盐沉积作用。异黄酮是主要存在于大豆及大豆制品中的一类植物雌激素。近年来，大量的细胞培养、组织培养以及动物实验表明，异黄酮可增加BMD，抑制骨吸收，有效预防骨质疏松症的发生，但不促进骨形成[56]。异黄酮类化合物为酪氨酸激酶抑制剂，酪氨酸激酶为细胞因子及生长因子作用受体。金雀异黄素抑制去卵巢大鼠B淋巴细胞增殖，阻止IL-1、IL-6、TNF-α产生，减少骨丢失。金雀异黄素还直接抑制破骨细胞功能，诱导破骨细胞凋亡而抑制骨吸收。比较雌激素（雌二醇）和植物雌激素合成异黄酮化合物衍生物的作用发现，植物雌激素具有刺激骨形成作用。金雀异黄素能增加成骨细胞数量，血清骨钙素浓度、Ⅰ型胶原水平增高，通过刺激IGF-1合成而促进骨形成。亚麻子中的α-亚油酸抑制PG合成而减少骨吸收。木脂素化合物具有抗氧化作用。

（5）用量和用法：小剂量金雀异黄素（0.7mg/d）对去卵巢鼠骨吸收有抑制作用，而大剂量（5mg/d）无此作用。绝经后妇女每天摄入8mg异黄酮类化合物较对照组椎骨骨矿含量和骨密度显著增高，但其具体剂量有待进一步探索。依普拉芬（ipriflavone）为合成的异黄酮类化合物衍生物，其化学结构与大豆苷原和金雀异黄素相似。依普拉芬为骨吸收抑制剂和骨形成增强剂。口服依普拉芬后迅速被吸收，吸收部位为小肠，进入循环后到达肝脏，大部分在肝脏被代谢，其代谢产物已证实的有7种，大豆苷原为其中主要一种，约占10%。口服依普拉芬半衰期为10小时，达峰值时间2.5小时，峰值浓度66.5ng/ml。研究表明，依普拉芬增强雌激素对骨保护作用，而无直接雌激素样作用，此外，依普拉芬还抑制骨吸收。体外试验表明，依普拉芬及其代谢产物抑制骨吸收主要是通过抑制破骨前身细胞募集和分化，刺激甲状腺分泌降钙素、降钙素抑制破骨细胞骨吸收，促进钙盐沉积，抑制破骨细胞对PTH的反应。另一方面，依普拉芬对成骨细胞的增殖有刺激作用，能抑制PTH活性，促进成骨细胞成熟，增加成骨细胞蛋白合成。不良反应主要包括：①胃肠道反应，如恶心、呕吐、腹泻；②过敏反应，如皮肤瘙痒、皮疹等；③肝功能受损；④偶可引起淋巴细胞减少。一般认为，预防骨质疏松症最佳剂量为600mg/d，用法：1次200mg，3次/日，饭后服用。依普拉芬除主要用于绝经后骨质疏松症的防治外，亦可用于其他以骨量减少为表现的代谢性骨病治疗，如长期应用皮质激素、肾性骨病、促性腺激素释放激素激动剂引起的骨量减少、甲旁亢等。Somekina等报道，依普拉芬在阻止因子宫肌瘤接受促性腺激素释放激素类似物（leuprolide）治疗而致骨丢失中的作用，结果显示依普拉芬能减轻因leuprolide不良反应引起的骨丢失。

（6）毒副作用与禁忌证：流行病学调查认为，正常水平植物雌激素摄入对人体无害，故无绝对禁忌证。大剂量时可能出现如下不良反应：①老年人认知能力可能下降；②在体外，可诱发细胞染色体变化；③对正在生长发育中的啮齿动物大脑发育有不利影响；④具有干扰内分泌平衡的潜在危险，因此过多植物雌激素对男性的生殖功能可能有抑制作用。另外，植物雌激素可能对甲状腺素、胰岛素及胰高糖素浓度有影响。

（7）适应证：植物雌激素具备SERM的基本特征。但植物雌激素的作用较弱，能否成为雌激素补充疗法仍有待进一步研究。异黄酮类化合物对成骨细胞产生一系列作用，金雀异黄素刺激成骨细胞增殖，增加骨碱性磷酸酶活性，促进成骨细胞蛋白质合成，具有抑制破骨细胞增殖作用。目前，植物雌激素对骨质疏松症的防治研究主要局限于动物模型。

大多数结果显示，金雀异黄素能阻止卵巢切除术后大鼠小梁骨骨丢失，并维持骨量。大豆产品能有效降低绝经后妇女患骨质疏松症的危险性，Alekel 等研究异黄酮对绝经期妇女骨量的影响，结果显示大豆异黄酮对骨量有正性效应，膳食异黄酮能有效阻止椎骨骨丢失（因激素缺乏所致）。Scheiber 等对42名绝经后妇女观察，膳食中补充大豆蛋白可减少若干骨质疏松症的临床危险因素发生率，能增高骨钙素血浆水平，而尿氨基末端肽排泄量减少。观察异黄酮对绝经后妇女骨量的影响发现，每天摄入异黄酮食物的妇女能维持椎骨骨矿含量和骨密度[57]。但这些结果仅限于动物实验和少量小规模短期临床研究，其长期效果还需进一步大规模临床试验验证。

4. 运动治疗 骨骼力负荷的骨代谢调节与稳定机制见图6-2-2-5。许多基础和临床研究证明，运动是保证骨骼健康的有效措施之一，不同年龄阶段的运动对骨骼的作用有明显差别，儿童期运动能促进生长发育，有利于增加骨量；较年轻成人时期运动能保存骨量，促进骨形成；老年期运动能保存骨量，减少骨丢失。因此，针对骨质疏松症制定的以运动疗法为主的康复治疗方案已被大力推广。运动可以从两个方面预防脆性骨折：提高骨密度和预防跌倒。由于个体的生理状态和运动功能的差异，选择适合自己的运动方式。每一个体在选择运动方式时应进行生理状态和生活能力（如营养、脏器功能、独立运动能力、生活质量等）评估。提倡负重运动和抗阻运动。目前针对骨质疏松症的运动的频率和强度还未达成共识，众多的研究建议高强度低重复的运动可以提高效应骨的骨量，负重运动每周4~5次，抗阻运动每周2~3次。强度以每次运动后肌肉有酸胀和疲乏感、休息后次日感觉消失为宜。四肢瘫、截瘫和偏瘫的患者应增加未瘫痪肢体的抗阻运动，负重站立或采用功能性电刺激肌肉收缩。

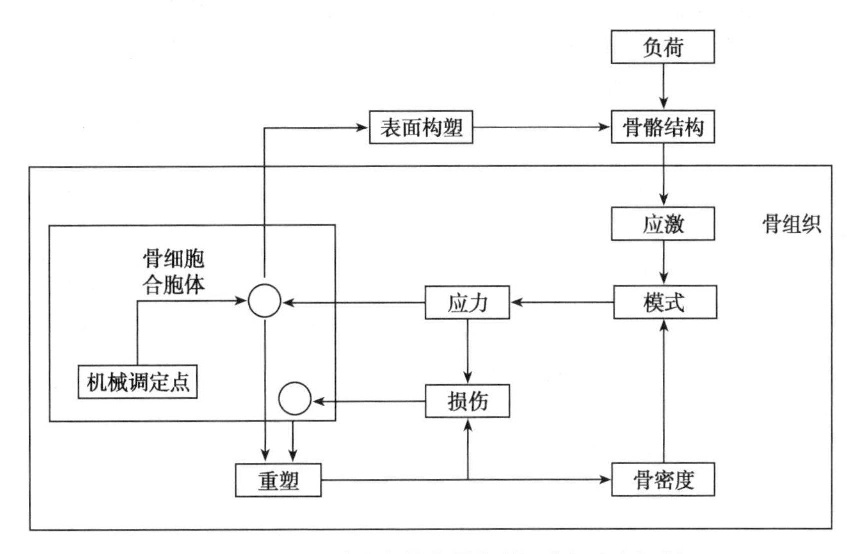

图6-2-2-5 骨骼力负荷的骨代谢调节与稳定机制

（1）等张运动与等长运动：等张运动（isotonic exercise）又称为动力性运动（dynamic exercise），是一种肌肉长度变化较大，能使耗氧量、每搏量、心排出量与收缩压增高和外周阻力下降的可人为控制的运动方式，而等长（静力性）运动（isometric/static exercise）则是突然爆发的较大强度的运动。在减肥的运动治疗中，建议多采用等张运动，并在此基础上，逐渐增大运动量，以达到较高的减肥效果。但是纯粹的等长或等张运动代表的是两个极端，大多数体育活动是两种运动形式不同程度的组合。等张运动导致心脏容量超负荷，而等长运动引起压力超负荷。心室质量与结构对这些运动的适应性反应不同。等长运动时，收缩压、舒张压与平均压突然增高，但耗氧量与心排出量的增加相对较小。等张运动处于稳态时，可以受到人为控制（尽管这种控制并不一定训练有素）；而等长运动不受控制，因为躯体应力是突然施加的。研究发现，等张运动与等长运动的主要益处是提高机体的代谢水平和平衡能力，对增强体力和维持骨量也有一定意义。

（2）有氧运动和无氧运动：有氧运动（aerobic exercises）和无氧运动（anaerobic exercises）指的是运动时所诱发的肌肉代谢种类，取决于运动的类型、强度与持续时间。动力性运动只持续数分钟，一般是有氧性的；而长期高强度动力性运动则是无氧性的。一般来说，患者可以进行时间有限的低至中等的等张运动；而长时间进行高强度的等张运动需要得到医师的认可。体能训练可以改善心血管功能，提高运动耐量，以相对较少的耗能来完成一定强度的运动。监督体能条件是心脏康复程序的主要环节之一，我国古代的身心放松锻炼（如太极拳）对心血管系统功能大有裨益，包括降低体循环血压，改善血脂，提升微循环功能及内皮依赖性血管舒张等。运动与饮食治疗相结合，体重减轻更明显；但如果用极低热量饮食再加上活动，则难于被肥胖者接受和坚持。活动不仅使体重减轻，而且能使减轻的体重得以保持。但是，有氧运动对骨质疏松症的正面作用似乎不及负重运动。

（3）运动量和运动方式：应因人而异，原则上应采取循序渐进的方式。活动或运动方式应以简单易行为主，结合个人爱好。有氧运动是需耗氧的运动，多为大肌肉群的运动。可起到增加葡萄糖利用、动员脂肪和改善心肺功能的作用。常见的运动方式有：步行、慢跑、游泳、爬楼梯、骑自行车、球赛、跳舞和打太极拳等。无氧运动是主要靠肌肉爆发力完成的、不消耗氧或耗氧很少的运动。可增加特定肌群的力量和容积，但携氧不足，乳酸生成增加，可出现气促和肌肉酸痛。常见的运动方式有：举重、百米赛跑、跳高和跳远等。此种运动对糖尿病的代谢异常无明显益处。运动的时机应以进餐1小时后为好。但可灵活掌握。空腹运动易发生低血糖，餐后立即运动影响消化吸收，且此时所需热量尚未被吸收。运动时间可自10分钟开始，逐步延长至30~40分钟，其中可穿插必要的间歇时间，但达到靶心率的累计时间一般以20~30分钟为宜。运动时间和运动强度共同决定运动量，两者可协调配合。运动频率也因人而异，有运动习惯者鼓励每天坚持运动，每天的安排以一日三餐后较好，也可集中在晚餐后1次进行。每周锻炼3~4次为最适宜。若运动间歇超过3~4天，则效果及累积作用减弱。原则上对体重正常的人运动所消耗的热量应与其摄入的热量保持平衡，但对肥胖和超重的人则要求其运动消耗热量大于摄入热量，才可达到减轻体重的目的。强度决定效果，只有当运动强度达到肌肉50%最大摄氧量时才能改善代谢和心血管功能。强度过低只起安慰作用，但可改善主观感觉；强度过大，无氧代谢比重增加，治疗作用反而降低，且可引起心血管负荷过度或运动系统损伤，应予避免。运动强度常用运动致肌肉受到刺激的摄氧量相当于最大运动能力（最大氧摄取量，VO_{2max}）的百分率表示。因检查比较困难，所以常用不同年龄组的脉率表示这种强度（相对强度），将极限的强度定为100%。

运动量的估算有三种方法：①计算法：VO_{2max}%脉率=安静时脉率+（运动中最大脉率-年龄-安静时脉率）×强度。运动中最大脉率=210-年龄，如57岁的患者，安静时脉率为75次/分，其60%中等强度运动时脉率=75+（210-57-75）×60%=122次/分；②简易法：能获得较好运动效果，又确保安全的心率，称为靶心率，即运动中最高心率的70%~80%作为靶心率。一般人，运动中最高心率（次/分）=220-年龄（岁），故运动时理想的心率（次/分）应为170-年龄（岁）；③查表法。

（4）运动项目：要有利于全身肌肉运动，不受条件、时间和地点限制，符合自己爱好，可操作性强，便于长期坚持，能达到治疗目的（比如散步、体操、舞蹈、乒乓球、自行车、上下楼梯、羽毛球和游泳等）。如果可能，应尽量选择负重和阻抗性有氧运动。有些常规运动项目增加BMD的作用并非人们想象的那样有效，有的运动可能对提高BMD和预防骨折根本无效，有时甚至有害[58]，而长期的过度运动也容易引起闭经或应激性骨折，不予以推荐。运动项目可互相组合和交换，尽量不参与决定胜负的竞技性运动。不同运动项目的运动强度和获益特点见表6-2-2-12和表6-2-2-13。例如，青春期发育（乳腺发育Tanner 2~3期）女性接受体力锻炼使面积骨密度、皮质骨表面积和皮质骨厚度明显增加（图6-2-2-6）。

表6-2-2-12 不同运动项目的运动强度

运动强度	运动项目
轻/中强度	在平地上快步行走/慢跑/修枝/植树/跳舞/拖地板/排球/擦窗/羽毛球/钓鱼/高尔夫球/平地骑车
中强度	骑车上坡/搬重物/较快跑步/游泳/足球/篮球
重/极重强度	劈柴/擦地板/搬重家具/花园锄地

表6-2-2-13 不同运动锻炼的获益特点

运动方式	结果
有氧运动	1. 有氧非负重运动（骑单车或游泳）者的BMD低于强度锻炼 2. 竞技性男性单车赛手的BMD较低，骨折风险高，而增加举重或肌肉增强运动可抵消这一负面影响 3. 步行改善绝经后女性髋部BMD，但对腰椎BMD无作用 4. 老年跑步者的总体BMD高于不爱运动者 5. 高强度运动的腰椎和髋部BMD较高
抵抗运动	1. 与单纯抵抗运动比较，带有撞击、冲击或抵抗引力的运动更有利于骨代谢和抗骨折预防 2. 有利于髋部BMD的最佳运动是下肢非撞击性高强度抵抗运动（抵抗+有氧+负重） 3. 中-高强度抵抗运动（3~4个动作，8~12次重复，2~3次/周）改善居家好女性髋部BMD 4. 抵抗运动可改善躯体功能和活动能力 5. 提倡高负荷的每周4次抵抗运动（抵抗+速度=力量） 6. 增强背部伸肌运动有利于减少脊椎骨折风险，增强平衡能力和跌倒风险 7. 背阔肌强度运动降低椎体成形术后患者新的椎体骨折风险
平衡与感觉运动	1. 步态锻炼改善体位 2. 游泳池利用水的干扰增强平衡与感觉功能 3. 抵抗平衡与感觉运动降低跌倒次数改善运动平衡能力与生活质量 4. 太极拳提高膝部伸肌强度和静平衡功能，降低跌倒风险
全身振动	1. 机械振动有利于骨微结构维持，提高骨密度和骨强度 2. 低频率和低强度振动刺激抑制脊椎骨丢失 3. 机械振动减少髋部骨丢失 4. 机械振动降低NTx/Cr比值 5. 单纯低频振动提高股骨颈BMD和躯体平衡功能
水上运动	1. 高强度游泳的骨骼刺激作用优于骑单车 2. 游泳增加骨转换率，优化骨微结构，增加骨强度 3. 高强度游泳降低跌倒风险，提高神经功能 4. 高强度游泳升高骨形成指标P1NP，降低骨吸收指标CTx，预防髋部骨丢失

对于骨质疏松症的预防和治疗来说，更强调负重锻炼，因为其获益较大。骨质疏松症患者通常缺乏锻炼，加之神经肌肉功能的退化，骨量丢失明显，特别是长期卧床的人群很容易造成失用性骨质疏松症。定期的负重锻炼将有助于神经肌肉功能的恢复，同时活跃骨细胞转换，促进成骨细胞的活跃，同时抑制破骨细胞的活性。但负重锻炼一定要注意适当的频率和强度，强调不能在疼痛情况下进行负重锻炼。

（二）补充钙剂 虽然尚无充分证据表明单纯补钙可以替代其他抗骨质疏松药物治疗，但不论何种骨质疏松症均

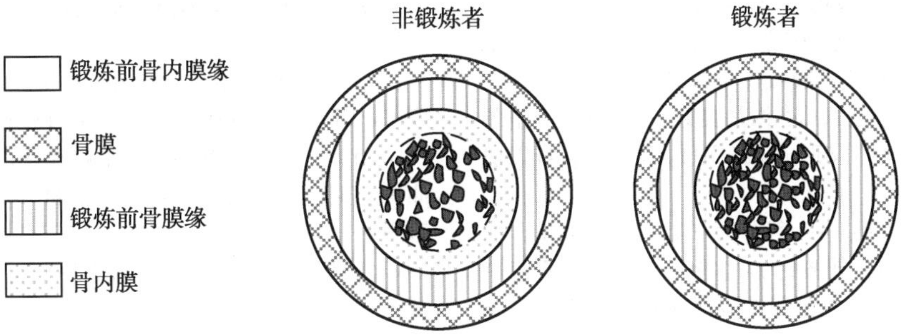

影响指标	非锻炼者(增加%)	锻炼者(增加%)
aBMD	3.7	6.6※
CSA	8.9	11.1※
CTh	3.7	6.9※
SPW	5.2	4.3
ED	5.4	4.0
SM	11.7	15.7

图 6-2-2-6 体力锻炼对女性骨骼的影响

图为青春期发育(乳腺发育 Tanner 2~3 期)女性接受体力锻炼(43 例)对骨骼的影响;※P<0.05;体力锻炼使面积骨密度(aBMD)、皮质骨表面积(CSA)和皮质骨厚度(CTh)明显增加;aBMD:面积骨密度;CSA:皮质骨表面积;CTh:皮质骨厚度;SPW:骨膜下宽度;ED:骨内膜直径;SM:截面模量

应补充适量钙剂,补充钙剂对 PMOP 和老年性骨质疏松症尤为重要。我国营养学会制定成人每日钙摄入推荐量 800mg(元素钙)是获得理想骨峰值、维护骨骼健康的适宜剂量,如果饮食中钙供给不足可选用钙剂补充[59-63]。目前的膳食营养调查显示,我国老年人平均每日从饮食中获钙约 400mg,故每日补充 500~600mg 的元素钙,减缓骨丢失,改善骨矿化。用于治疗骨质疏松症时,应与其他药物联合使用。防治绝经后骨质疏松症时钙剂应作为基础药物,并应同时给予维生素 D,促进钙吸收。除骨质硬化症及少数临床情况外,钙制剂是大多数代谢性骨病的基础防治药物。

1. 生理状态补钙 生理状态补钙时,应注意针对不同的年龄和生理状态,使达 AI(适宜摄入量,adequate intake)数值。RNI 的推荐摄入量相当于传统使用的 RDA(建议的每日摄入量)。获得 RNI 要测定平均需要量(EAR)。摄入量达到 EAR 水平时可以满足群体半数个体的需要。EAR+2SD=RNI,即可使群体中 97%~98%个体满足需要。由于钙的膳食营养素参考摄入量(DRI)中无准确的 EAR,故未能计算出 RNI。中国营养学会推荐用 AI。AI 是通过观察健康人群中的需要量,也是足以满足目标人群健康的需要量。各种 DRIs 均与特定年龄组及生理状态相关联。钙剂比较见表 6-2-2-14。

表 6-2-2-14 几种钙剂特性的比较

钙剂	钙含量	规格	每天服 600mg 元素钙需要量
复方碳酸钙(钙尔奇 D)	600mg/片	30 片/瓶	1 片
氨基酸螯合钙(乐力)	275mg/片	30 片/瓶	2.18 片
氧化钙(活性钙)	50mg/包	20 包/瓶	12 包
氧化钙(盖天力)	25mg/片	48 片/瓶	24 片
苏糖酸钙(巨能钙)	80mg/片	30 片/瓶	7.5 片
碳酸钙(龙牡壮骨冲剂)	35mg/包	40 包/盒	17 包
葡萄糖酸钙+磷酸钙(佳加钙)	150mg/支	30 支/盒	4 支
醋酸钙(盖世宝)	150mg/片	15 片/盒	4 片
葡萄糖酸钙	100mg/支	10 支/盒	6.67 支
乳酸钙	100mg/片	100 片/盒	6.7 片

2. 口服钙剂 口服钙剂的种类很多,其在胃肠道的吸收与其化学结构有一定关系,葡萄糖酸钙和乳酸钙每片 0.5g,由于葡萄糖酸分子量大,乳酸分子量小,故葡萄糖酸钙含钙只 10%,即 0.5g 葡萄糖酸钙含钙元素 45mg。乳酸钙含钙 18%,即 0.5g 乳酸钙含钙元素 100mg。如果成人膳食含钙量 400mg/d,如要达到 RNI,每日需要补给钙元素 400mg,这相当于 0.5g 的葡萄糖酸钙 8.8 片,0.5g 乳酸钙 4.4 片。同理,由于碳酸钙含钙 40%,0.5g 的碳酸钙只需 2 片。

（1）无机钙剂：以碳酸钙（$CaCO_3$）为代表，其化学结构简单，含元素钙40%。在酸性情况下可溶解，产生离子钙、二氧化碳和水，并以Ca^{2+}形式被吸收。胃酸分泌正常者于十二指肠及空肠上段肠液呈酸性，Ca^{2+}游离良好，易于吸收。空肠中段以下肠液呈碱性，Ca^{2+}又形成$Ca(OH)_2$和$CaCl_2$，难以被吸收。

（2）非氨基酸有机钙剂：一般分为三类。①碳水化合物有机钙剂：如葡萄糖酸钙、乳酸钙。这些钙剂在肠道的溶解度高，以离子钙形式被吸收。葡萄糖酸钙含元素钙8.2%，乳酸钙含元素钙13%。枸橼酸钙的水溶解度高，与钙呈螯合状态，含元素钙21.2%；②生物钙：如蚝贝钙、珊瑚钙等。来自生物，其成分以碳酸钙为主，溶解度低。因含有机物质，需要经消化方被利用；③经高温处理的生物钙：高温处理（1000℃）后形成氧化钙和氢氧化钙，其本质为无机钙，且制剂中可能含有铅、镉、砷等。

（3）含氨基酸钙剂：一般分为两种。①无机钙与氨基酸混合：例如与水解蛋白混合或与氨基酸混合。赖氨酸、色氨酸、精氨酸、亮氨酸或组氨酸与钙形成可溶性钙盐，促进钙吸收。②氨基酸螯合钙：其化学结构为2个氨基酸与钙螯合成氨基酸螯合钙，在肠黏膜按氨基酸的方式被吸收。

3. 钙的吸收　碳酸钙、乳酸钙、醋酸钙及牛奶中的钙吸收率在31%左右，一般市售钙剂的吸收率在30%以下。因为钙是一种“阈值营养素”，当摄入量低于“阈值”时，钙在体内的贮存低于所需的最适量；而当摄入量高于阈值时，钙在体内的存贮并不增加。泡腾钙丸很易溶解，吸收率约30%，牛奶含蛋白质，有助于钙吸收，但事实上各种钙的吸收率接近，决定钙吸收的重要因素是维生素D营养状况和年龄。

4. 剂量与用法

（1）葡萄糖酸钙：葡萄糖酸钙（calcium gluconate）的分子结构为$Cl_2H_{22}CaO_{14}$或$Ca[HOCH_2(CHOH)_4COO]_2$，含元素钙10.31%。本品含钙量较氯化钙低，故刺激性小。注射剂较氯化钙安全，是最常用的注射钙剂。每次口服0.5~2g，每日3次。

（2）碳酸钙：碳酸钙（calcium carbonate）分子结构为$CaCO_3$，含元素钙40.04%。本品含钙量高。碳酸钙片剂及其改良型是目前应用最广泛的口服钙制剂。因为同时补充维生素D能提高肠吸收率，而后者是决定钙剂生物可用性的关键因素，所以没有必要过分追求钙剂的某种理化特性。影响钙吸收和钙掺入骨组织的因素很多。过多的蛋白质摄入可干扰钙的吸收和代谢。由于Na^+和Ca^{2+}在肾小管重吸收时共用一个转运体，高钠饮食使尿钙排出增多，饮食钠增加100mmol/d，尿钙升高0.5~1.5mmol/d。相反，氯化物对机体钙和骨钙的维持有某种保护作用。

有些制剂含有可吸收性碱成分，加上食用牛奶及其他奶制品的增多，增加了现代乳-碱综合征（modern-milk-alkali syndrome，MMS）的发生风险。MMS是一种与TMS类似又具特殊性的由碳酸钙引起的高钙血症综合征，多见于女性，特别多见于口服大剂量碳酸钙防治PMOP者。引起MMS的原因未完全阐明，可能主要与长期摄入大量碳酸钙（4~12g/d）有关[64]。高钙血症时应该避免使用钙剂，超大剂量钙剂（>3.0g/d）亦可增加便秘、肾结石、异位钙化、血管钙化与心血管疾病的潜在风险。

（3）戊酮酸钙：戊酮酸钙（果糖酸钙，calcium laevulinate）分子结构为$C_{10}H_{14}CaO_6$或$(CH_3COCH_2\text{-}CH_2COO)_2Ca$，含元素钙25.67%。

（4）乳酸钙：乳酸钙（calcium lactate）的结构为$C_6H_{10}Ca_6$或$Ca[CH_3CH(OH)COO]_2$。含钙18.37%。

（5）甘油磷酸钙：甘油磷酸钙（calcium glycerophosphate）多用于疾病的恢复期，一次量0.2~0.6g，一日3次，饭后服。

（6）氨基酸螯合钙：含若干种氨基酸、维生素、微量元素及钙。

（7）枸橼酸钙：枸橼酸钙（calcium citrate）结构式$C_{12}H_{10}Ca_3O_{14}$，含元素钙24.12%，由于枸橼酸对于肾结石的形成有保护作用，故适合肾结石患者的钙剂补充。缺点是枸橼酸可与铝螯合，增加铝的吸收。

5. 钙剂补充的几个安全性问题　近年来，有研究报道，大量钙剂补充可增加心血管钙化、心血管病、肾结石等的发病风险；但同时也有许多研究发现，钙剂补充不增加这些疾病的风险，且反而能从中获益。如何看待这些研究结果成为人们十分关注的问题。以下观点可能有助于统一认识：①评估个体的钙实际摄入量：首先确定干预对象的钙实际摄入量，如果实际的钙摄入量低于正常推荐量（1000~1500mg/d），尤其是当患者存在妊娠、哺乳、生长发育、营养不良、钙吸收不良、骨质疏松症、骨质软化等情况时，补充钙剂有充分依据，也获益较多；②增强干预效应：单纯钙剂对绝大多数疾病没有明确的治疗作用，但预防性适量补充可增强其他骨质疏松治疗药物的疗效；③坚持个体化补充原则：维生素D缺乏、儿童、青少年、妊娠、哺乳、骨质疏松症者给予生理补充和治疗补充，而高龄、高钙血症、高磷血症、骨质硬化、严重冠心病、肾结石者适当补充或不予补充。

（三）补充维生素D　常用的三种维生素D制剂的差别见第5篇扩展资源34。

多数情况下，如果血25-(OH)D<20ng/ml，可每周给予维生素D_2或D_3 50 000U共8周，或6000U/d共8周，使血清25-(OH)D水平达30μg/L（75nmol/L）以上，继而以1500~2000IU/d维持；对肥胖患者、小肠吸收不良综合征患者和正在使用影响维生素D代谢药物的患者，建议用高剂量（常规剂量的2~3倍，至少6000~10 000IU/d）的维生素D治疗维生素D缺乏，以达到血清25-(OH)D水平在30μg/L（75nmol/L）以上，继而以3000~6000IU/d维持。老年人是发生维生素D不足或缺乏的高危人群，而且与2型糖尿病、心血管病、高血压、血脂谱异常、哮喘、感染、骨质疏松症等有关。

每天给予维生素D_2 50 000U，共治疗28天，可使50%以上的儿童维生素D缺乏症[血清25-(OH)D低于30ng/ml]得到纠正，但其中半数的血清25-(OH)D会逐渐下降；如果需要，可继续使用6~18个月，但必须定期监测血清25-(OH)D水平。多发性硬化（multiple sclerosis）的发病主要与紫外线照射、维生素D和维生素D受体的多态性有关，资料表明，多发性硬化主要发生于高纬度的地区，而经常接触阳光紫外线或补充维生素D可以降低多发性硬化的发病率。维生素D的补充量与方法主要根据病因决定。

1. 维生素D不足/缺乏症　中国营养学会制定的《中国居民膳食营养素摄入量》推荐维生素D的推荐摄入量（RNI）和可耐受最高摄入量（UL）应由20μg/d提高到50μg/d，其理由：①美国食品营养委员会（FNB，110107）和欧共体食品科学委员会(SCF,2002年)的UL均为50μg;②美国营养责任委员会(CRN,2006)的UL为25μg/d。一般补充维生素D_2 400~800U/d,必要时可达到2000U/d,但不能超过4000U/d;同时增加钙的摄入量或补充适量钙剂。如果患者存在维生素D吸收不良(如慢性腹泻、严重炎症性肠病、慢性胰腺炎等),应增加维生素D的补充量,如维生素D_2 1250~5000U/d,或12 500~25 000U/月;必要时亦可肌内注射给药。

2. 骨质疏松症伴维生素D缺乏/不足　补充维生素D可促进钙的吸收,对骨骼健康、保持肌力、改善身体稳定性、降低骨折风险有益。维生素D缺乏可导致继发性甲状旁腺功能亢进,增加骨吸收,从而引起或加重骨质疏松症。成年人推荐剂量为800U/d,老年人因缺乏日照以及摄入和吸收障碍常有维生素D缺乏,推荐剂量为1000U/d。建议有条件的医院酌情检测患者血清25-(OH)D浓度,以了解维生素D营养状态。国际骨质疏松症基金会建议老年人血清25-(OH)D水平等于或高于30ng/ml(75nmol/L),以降低跌倒和骨折风险。此外,临床应用维生素D制剂时应注意个体差异和安全性,定期监测血钙和尿钙,酌情调整剂量。成年人如缺乏阳光照射,每天摄入维生素D 5μg即可满足基本生理需要,但预防PMOP和继发性甲旁亢则用量宜增加。给予足够的维生素D还有助于预防某些癌症、退行性关节病变、多发性硬化症和高血压。水下作业者约需补充1200~2000U/d,维持血25-(OH)D在正常范围内。一般在补充适量钙剂同时(如为骨质疏松症-骨质软化、骨质软化或佝偻病,应先补给钙剂后数日)补充普通维生素D。

3. 维生素D的骨质疏松症防治作用　适当剂量的活性维生素D能促进骨形成和矿化,并抑制骨吸收。研究表明,活性维生素D对增加BMD有益,能增加老年人肌肉力量和平衡能力,降低跌倒的危险,进而降低骨折风险。骨化三醇剂量为0.25~0.5μg/d;α-骨化醇为0.25~0.75μg/d。治疗骨质疏松症时,应与其他抗骨质疏松药物联合应用。维生素D还是一种免疫调节剂和细胞凋亡调节剂[65]。应用维生素D的主要不良反应是高钙血症和高磷血症(在慢性肾衰行透析治疗时尤甚),补充治疗中应注意监测血钙的变化。维生素D过量的早期变化是尿钙明显增多,继而出现高钙血症,故应定期测定24小时尿钙和血钙。改造1,25-$(OH)_2D$的侧链结构可保存或提高其对甲状旁腺的作用,降低其升高血钙和血磷的作用。近年来推出的22-氯化钙三醇(22-oxacalcitriol,DCT)治疗继发性甲旁亢的疗效明显优于骨化三醇(钙三醇)[66,67]。

4. 维生素D的髋部骨折预防作用　维生素D补充治疗广泛用于髋部骨折的预防,但有关的RCT研究结果并不一致。荟萃分析文献报道的研究结果发现,其中7个RCT的结果显示,与对照组比较,胆钙化醇(cholecalciferol)或麦角钙化醇(ergocalciferol)未显示出对髋部骨折的预防效果(RR=1.13;95%CI 0.108~1.210,801例),观察性研究中的维生素D用量<800U/d组与≥800U/d组亦无差异。17个病例对照研究(11 003例)发现,治疗组的血清25-(OH)D水平较对照组低33%,髋部骨折患者(1005例)血清PTH水平与对照组亦无差异。因此,低剂量或高剂量的维生素D均不能预防髋部骨折的发生,但随机研究与观察研究的结果似乎有所不同,见图6-2-2-7~图6-2-2-9。2011年,宾夕法尼亚州立大学

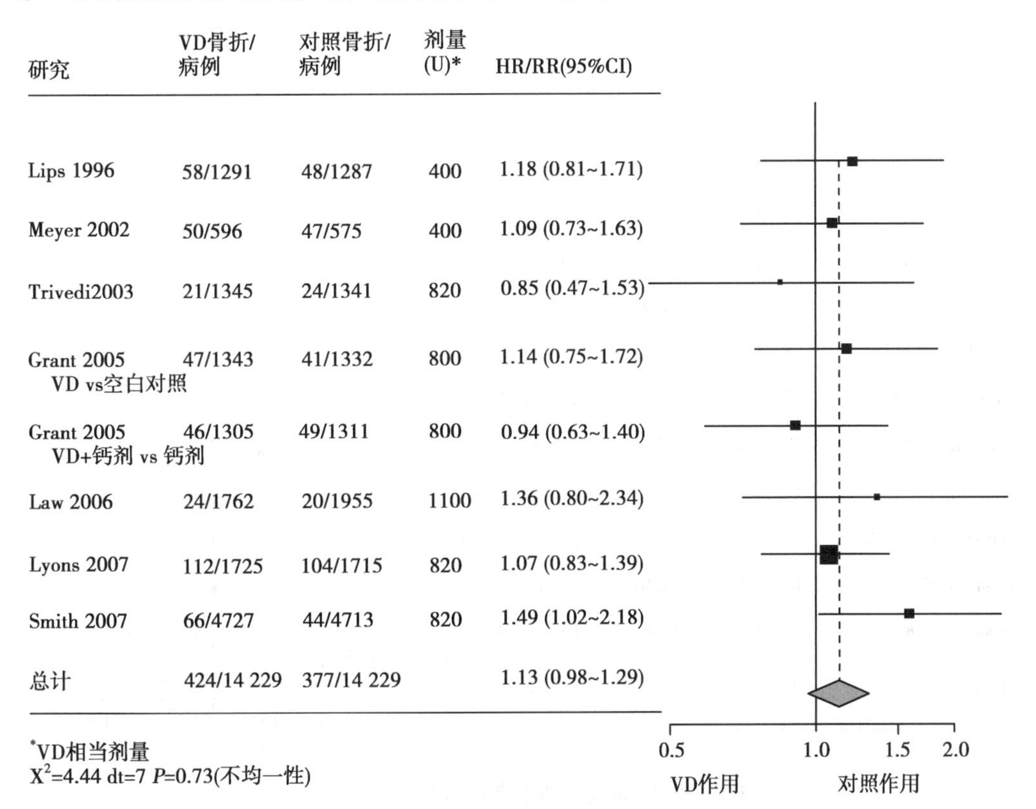

图6-2-2-7　维生素D补充治疗髋部骨折危险率和相对风险率荟萃分析

维生素D补充治疗的随机对照研究观察髋部骨折危险率(HR)和相对风险率(RR)的差异;VD:维生素D

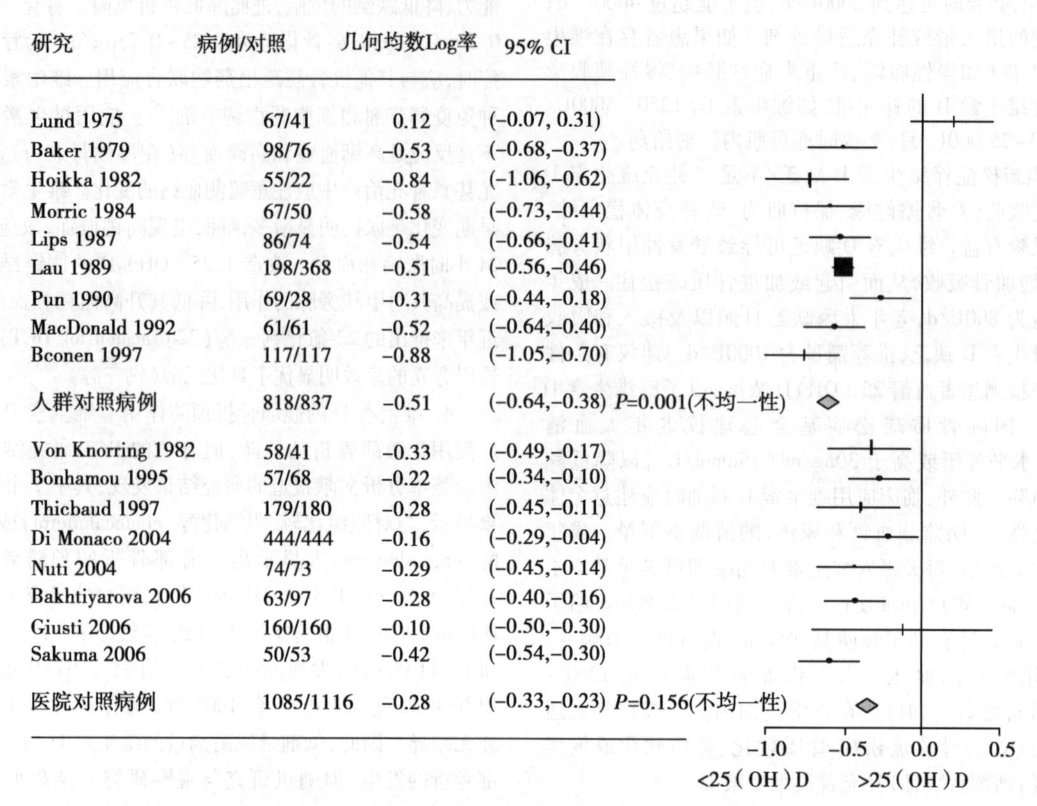

图 6-2-2-8 髋部骨折患者血清 25-(OH)D 的荟萃分析

研究	病例/对照	几何均数Log率	95% CI
Lips 1987	86/74	-0.10	(-0.39, 0.19)
MacDonald 1992	61/61	0.15	(0.00, 0.31)
Boonen 1997	117/117	0.99	(0.78, 1.20)
Von Knocring 1982	58/41	0.32	(-0.04, 0.68)
Benhamou 1995	57/68	0.17	(-0.01, 0.36)
Thiobaud 1997	179/180	-0.38	(-0.53, -0.23)
Nuti 2004	74/73	0.01	(-0.10, 0.13)
Bakhtryarova 2006	63/79	-0.43	(-0.68, -0.19)
Gusti 2006	160/160	-0.02	(-0.21, 0.17)
Sakuma 2006	50/53	0.40	(0.23, 0.57)
全部研究	905/924	0.11	(-0.13, 0.35)

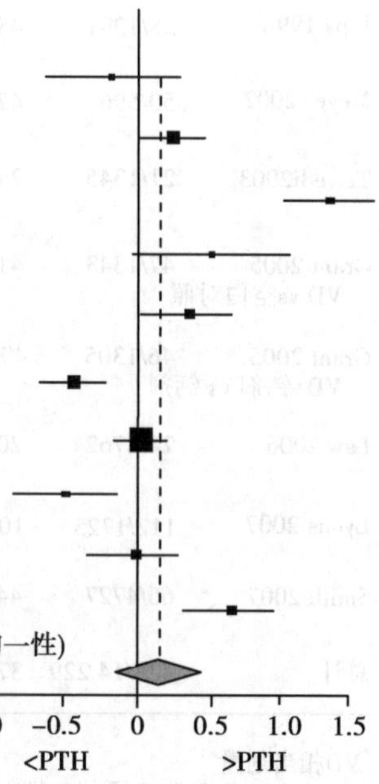

P<0.0001(不均一性)

-1.0 -0.5 0 0.5 1.0 1.5

<PTH >PTH

图 6-2-2-9 髋部骨折患者血清 PTH 荟萃分析

的医学研究所就饮食钙和维生素D的需要量提出建议，拟定的饮食钙推荐量（RDA）700~1300mg/d，维生素D 600U/d（1~70岁）或800U/d（71岁以上），使血清25-（OH）D至少达到20ng/ml（50nmol/L）[68]。

Bischoff-Ferrari分析了12个非椎体骨折和8个椎体骨折的RCT研究结果，发现抗骨折效果与维生素D的剂量或血清25-（OH）D水平（>75nmol/L）相关，剂量在400U/d或更低者，没有抗骨折作用，剂量482~770U/d者的非椎体骨折降低20%，髋部骨折降低18%，故建议的维生素D剂量为800U/d[69]。Cochrane和DIPART荟萃分析结果表明，单独维生素D治疗不能降低骨折率，因此应同时补充钙剂和其他抗骨质疏松药物。

5. 维生素D制剂的选择问题　在骨质疏松的防治中，选择维生素D制剂需要考虑以下几点：①普通维生素D是一种营养制剂而活性维生素D属于治疗药物，因此前者主要用于维生素D补充，当患者存在维生素D不足与缺乏时，应及时给予普通维生素D补充，使血清25-（OH）D达到正常水平，普通维生素D预防骨质疏松也属于此种情况；②普通维生素D缺乏明确的骨质疏松治疗作用，因此用于骨质疏松治疗时应选用活性维生素D制剂（骨化三醇或α-骨化醇），且需要与其他抗骨质疏松药物联合应用；活性维生素D的半衰期短，不能升高血清25-（OH）D水平，多不能纠正维生素D缺乏状态，多数情况下还有一定的抑制作用，因此治疗同时存在维生素D不足/缺乏的骨质疏松症时，应同时给予普通维生素D和活性维生素D，分别达到纠正低维生素D营养状态和抗骨质疏松目的；或者在给予负荷量的普通维生素D后，再改用活性维生素D制剂；③普通维生素D和活性维生素D的用量与疗效反应受许多因素的影响，这些因素主要包括肝肾功能、病情、年龄和个体的维生素D代谢酶活性差异，多因素相互作用与交互作用，导致个体间的差异悬殊，因此有必要强调用量个体化；④普通维生素D必须与钙剂合用才能取得更佳效果，而应用活性维生素D时需要停用钙剂或减少钙补充量，并定期监测尿钙、血钙和血PTH水平；⑤维生素D对胎儿发育的影响不明，妊娠期不宜使用大剂量活性维生素D，普通负荷量维生素D亦需慎重，建议维生素D缺乏的孕妇宜每日补充普通维生素D 1000~1200U。

（四）对症治疗　老年人由于蛋白质摄入不足常导致营养不良，补给足够蛋白质有助于骨骼健康。有疼痛者给予适量非甾体类镇痛剂，如阿司匹林（乙酰水杨酸）片，每次0.3~0.6g，每日不超过3次；或吲哚美辛（消炎痛），每次25mg，每日3次；或桂美辛（吲哚拉新）每次150mg，3次/天。塞来昔布（celecoxib celebrex，西乐葆）可特异性抑制COX-2，阻止炎性前列腺素类物质生成，对炎症性骨质疏松症和骨质疏松性疼痛有止痛作用，每次100~200mg，每日1~2次。但是骨骼生长和骨折愈合期不主张使用，因为可能抑制肥厚性软骨细胞分化与骨折愈合[70]。顽固性疼痛时，可考虑短期应用降钙素制剂。如依降钙素（elcatonin，益钙宁；elcitonin）20U，每周肌注1次，连用3~4周。

（五）避免跌倒危险因素

1. 跌倒的环境危险因素　主要包括：①光线暗；②路障；③地毯松动；④卫生间缺乏扶手；⑤路面滑。

2. 引起跌倒的体质因素　①高龄（尤其是高龄女性）；②心肺功能不全（如心律失常）；③视力下降；④尿失禁与夜尿过多；⑤以往跌倒史；⑥直立性低血压；⑦行动障碍与平衡功能障碍；⑧久坐、缺乏运动、营养不良、抑郁、认知疾病、焦急、冲动和维生素D不足者；⑨药物（如睡眠药、抗惊厥药、精神药物等）。

3. 神经肌肉因素　主要有：①平衡功能差；②肌肉无力；③驼背；④感觉迟钝；⑤跌倒恐惧症。

【药物治疗】

（一）药物治疗基本原则　抗骨质疏松药物发展史见图6-2-2-10，不同药物影响骨重建的不同环节见图6-2-2-11。药物治疗要遵守下列基本原则：①不过分强调某一治疗措施而排斥另外的防治方法；②强调早期预防和早期治疗；③治疗方法、疗程的选择应考虑疗效、费用和不良反应等因素，尤其要注意治疗终点（减少骨折发生率）的评价，一般应包括椎体骨折、髋部骨折和外周骨骨折发生率；必须注意的是，观察降低非椎体骨折率的药物起效时间是椎体骨折的2倍或更长；④服药依从性是决定疗效的重要因素，应尽量选择长效制剂（每周1次、每月1次、每半年1次或每年1次）。具备以下情况之一者，需给予药物治疗：①确诊骨质疏松症（骨密度T值≤-2.5）患者（无论是否有过骨折）；②骨量低下者（骨密度-2.5<T值≤-1.0）并存在1项以上骨质疏松危险因素（无论是否有过骨折）；③无骨密度测定条件时，具备以下情况之一者也需考虑药物治疗：已发生过脆性骨折、OSTA筛查为“高风险”、FRAX工具计算出髋部骨折概率≥3%或任何重要骨质疏松性骨折发生概率≥20%。

骨质疏松症治疗是一种长期的过程，特殊药物治疗患者的整体方案规划是：①首先选用一种抗骨吸收药物治疗，建议没有禁忌证者选择二膦酸盐类，因为其降低脊椎骨折的贡献率高（表6-2-2-15），治疗PMOP药物的有效性见表6-2-2-16。一般认为，脆性骨折手术后或疼痛明显患者可首选降钙素；绝经后妇女可用选择性雌激素受体调节剂（SERM）；治疗2~3年后，采用骨密度、骨生化指标或其他影像检查评估疗效，如

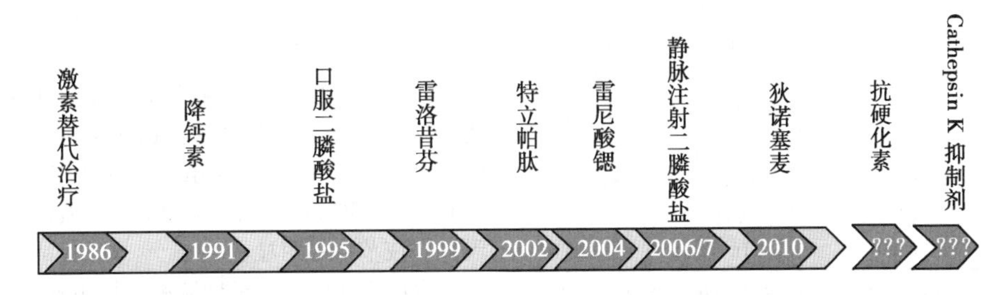

图6-2-2-10　抗骨质疏松药物发展史（问号表示药物未上市）

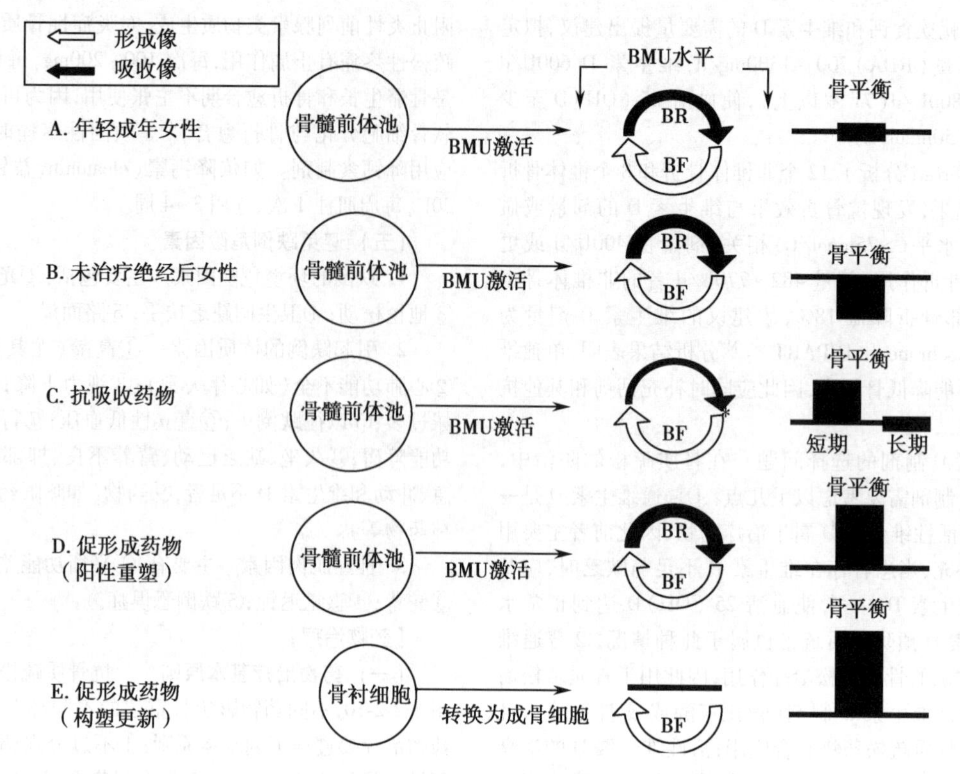

图 6-2-2-11 不同抗骨质疏松药物影响骨重建的不同环节

果疗效肯定而骨折风险仍较高，应继续治疗1~2个疗程，然后进行再评估，直至BMD达到正常范围；②如果疗效不满意或患者不能长期耐受，应改用另一种抗骨吸收药物和/或骨合成促进剂，如PTH、锶盐或序贯治疗（sequential treatment）；2~3年后评估疗效，必要时重复治疗；③不能耐受某种药物者应换成其他药物。

表 6-2-2-15 抗骨吸收药物降低脊椎骨折的贡献率

药物	脊椎骨折降低率
阿仑膦酸	16%~40%/最高67%
降钙素	≤4%
雌二醇	≤43%
雷诺昔芬	4%
利塞膦酸	18%~28%
唑来膦酸	约50%

表 6-2-2-16 治疗 PMOP 药物的有效性

药物	降低骨折率的有效性		
	椎体骨折	非椎体骨折	髋部骨折
二膦酸盐类			
依替膦酸	(1a)↓	N(1a)	N(1a)
阿仑膦酸	(1a)↓	(1a)↓	(1a)↓
利塞膦酸	(1a)↓	(1a)↓	(1a)↓
唑来膦酸	(1a)↓	(1b)↓	(1b)↓
非二膦酸盐类			
雷诺昔芬	(1a)↓	N(1a)	N(1a)
降钙素	(1a)↓	N(1b)	-
PTH_{1-34}	(1a)↓	(1a)↓	N(1b)

注：1a证据水平是指RCT研究资料的荟萃分析结论；1b证据水平是指RCT研究结论；↓表示降低；N表示无疗效（no effect）

（二）治疗药物的疗效观察与评价

1. BMD 从理论上讲，只要给药一段期间后，骨密度有所升高或下降的速度有所减慢均可认为治疗有效。但是，疗效的判断必须排除BMD的测定误差的影响。因此，一般认为治疗6个月后，复查的BMD较基础值升高2%以上才能判断为有效。

2. 骨转换标志物 比利时骨病俱乐部关于骨转换标志物的共识见表6-2-2-17。骨代谢标志物主要用于预测骨丢失和骨折风险、骨转换速率与骨形成-骨吸收的平衡状态。

表 6-2-2-17 比利时骨病俱乐部骨转换标志物共识

	抗骨吸收治疗：髋部/脊椎BMD，T值<-2.5SD 或脆性骨折测定基础骨转换标志物： 血清BALP或CTX或PⅠNP ↓
第1天	二膦酸盐治疗 ↓
第3个月	骨转换标志物下降≥30%为有效，如无效 ↓
第6个月	评估治疗依从性 骨转换标志物达到绝经前水平 ↓
第12个月	复查骨转换标志物

（1）骨形成标志物：碱性磷酸酶来源于骨骼、肝脏和消化系统，骨特异性碱性磷酸酶（BALP）占总量的40%~50%，但是，用现有的测定方法虽然特异性较高，而BALP与肝脏ALP仍有15%的交叉反应，BALP的血清半衰期较长（1~2天），昼夜节律不明显。

应用骨代谢生化指标监测骨质疏松症疗效的理论依据是：在临床上，治疗骨质疏松症的目的是降低骨折发生率，对于具体的病例来说,不可能用等待其是否最终发生骨折的事实来验证疗效,而是用某些替代标志物评价治疗效果。BMD和骨代谢标志物与骨折率相关[69],但骨代谢标志物与骨折率降低的相关程度高于BMD[70,71],而且BMD的变化程度较骨代谢标志物低而慢,如果用BMD进行评估,则其变化值需要>2%,时间在开始治疗后18~24个月[72],而骨代谢标志物在3~6个月即有明显改变[73],静脉注射的二膦酸盐的疗效可能更快。一般认为,绝经后骨质疏松症患者的骨代谢标志物降低到绝经前水平或绝经前中值水平即为有效;如果属于绝经前的青少年骨质疏松症,则要求达到最小有意义改变(least significant change,LSC)。但是,实际上,LSC受个体骨代谢标志物变异的影响,尿骨代谢标志物的个体变异大于血骨代谢标志物。研究骨代谢标志物的LSC时,一般用95%可信限(LSC=2.77×CV)表示,而在实际工作中,通常将LSC定为80%~100%可信限,因为具体药物的疗效可知,故应用单尾检验,即LSC=1.81×CV,或1.110×CV。

骨钙素(osteocalcin)由成骨细胞和成牙本质细胞(odontoblast)合成,沉积于骨基质中,骨吸收时随着基质分解而进入血液,因而骨钙素不是一种单纯的成骨细胞功能标志物。骨钙素存在昼夜节律性,凌晨时水平最高,骨钙素经肾脏排泄,肾小球过滤率下降时,血清水平亦升高。骨钙素含有多种分子片段,而且容易降解,故测量骨钙素的方法对结果有明显影响[74-76]。当胶原沉积于骨基质时,血清水平升高,Ⅰ型原胶原C-端前肽(PⅠCP)和Ⅰ型原胶原N-端前肽(PⅠNP)的生成受激素调节,存在昼夜节律,但其浓度与肾功能无关。血液中的PⅠNP为三聚体,37°时被迅速降解,因而测定的误差较大[75,76]。

(2)骨吸收标志物:破骨细胞生成的酸性磷酸酶不被酒石酸盐抑制,称为5型酒石酸抵抗性酸性磷酸酶(TRAP-5)。TRAP总量是骨吸收的标志物,但化学测定法受红细胞和血小板来源的酶类及循环移植物的影响,免疫测定法的误差5%(质量测定)~15%(酶活性测定),用动力学方法测定其去唾液酸组分TRAP-5b可特异性反映破骨细胞活性,测量变异度(CV)5%~10%。临床主要用于骨吸收显著升高的疾病(甲旁亢、Paget病等),较少用于骨质疏松症的病情观察。胶原分解时,吡啶啉与脱氧吡啶啉交联物进入血液循环,并自尿液排出,因此仅能反映胶原分解状态;脱氧吡啶啉仅存在于骨骼中。当骨代谢正常时,50%为游离型交联物,另50%与多肽结合[77]。在使用抗骨吸收药物过程中,游离组分的变换不明显,而与肽类结合的交联物显著下降[78]。Ⅰ型胶原吡啶交联终肽(ⅠCTP)或其合成肽序列含有交联部位,称为Ⅰ型胶原交联羧基末端肽(CTX)[79],共有四种异构体,即α-CTX、β-CTX、Ⅰ-CTX和d-CTX。血清CTX水平随着组织的老化程度而升高,因而反映了骨骼的平均年龄(mean age of bone tissue),如果骨龄增高,则α/βCTX升高。NTX是测量Ⅰ型胶原α-2链的N-末端肽表位[80]。绝经后骨质疏松症患者的骨吸收标志物的升高程度在0%至150%范围内,骨形成标志物在0%~100%范围内[81]。骨转换标志物的选择:①血清骨转换标志物以CTX和PⅠNP最常用,一般不需要进行肾小球滤过率校正;②因为骨钙素的特异性不高且容易被分解,故一般不选用作为骨转换标志物;③没有肝脏疾病者可选用或加测血清BALP;④空腹状态下,定时采集血清标本;⑤应用抗骨吸收药物后至少7天复查骨转换标志物的变化,疗效的判断主要根据骨转换标志物的"最低有意义变化值",即血清指标约为30%,尿液指标50%~60%,高于LSC时才认为有效。对于绝经后骨质疏松症患者来说,骨转换标志物应低于绝经前水平的30%[82]。

(3)药物不良反应观察:二膦酸盐类药物应观察胃肠不良反应、肌肉疼痛、急性期反应、心房颤动、非典型骨折、骨折愈合延迟、颌骨坏死、过敏反应和肾损害等,SERM类药物应观察面部潮热、腿抽筋、静脉血栓形成、卒中、子宫内膜增生变化;RANKL单抗应观察严重感染、颌骨坏死、恶性肿瘤;锶盐类药物应观察静脉血栓形成和过敏反应;PTH制剂应观察头痛、恶心、眩晕、肢体疼痛、骨肉瘤(表6-2-2-18)。

表6-2-2-18 骨质疏松治疗药物的不良反应

药物	不良反应	证据来源			临床应用经验(至2010年)
		RCT	药物警戒	病例报道	
膦酸盐	胃肠不良反应	√	√		阿仑膦酸盐15年
	肌肉疼痛		√		利塞膦酸盐10年
	急性期反应	√	√		口服伊班膦酸盐5年
	心房颤动	√	√		静脉伊班膦酸盐4年
	非典型骨折愈合延迟		√	√	唑来膦酸3年
	颌骨坏死		√	√	
	过敏反应		√	√	
	肾损害		√		
狄诺塞麦(denosumab)	严重感染	√			
	颌骨坏死		√	√	
	恶性肿瘤	√			
SERM	面部潮热	√	√		雷洛昔芬13年
	腿抽筋	√	√		多巴昔芬为新制剂
	静脉血栓形成	√	√		拉索昔芬为新制剂
	卒中	√			
	子宫内膜增生	√			

续表

药物	不良反应	证据来源			临床应用经验（至2010年）
		RCT	药物警戒	病例报道	
锶盐	静脉血栓形成	√			
	过敏反应		√	√	
	PTH_{1-84}				8年
	头痛/恶心/眩晕/肢体疼痛	√	√		
	骨肉瘤		√	√	

抗骨质疏松药物与其他药物联合应用时，需要观察有无相互作用。抑制钙盐吸收的药物和抗酸药物可干扰膦酸盐的肠吸收；钙剂与二膦酸盐应隔开服用。非甾体抗炎药与二膦酸盐合用增加胃肠道反应和肾损害风险，此时最好选用利塞膦酸盐或伊班膦酸盐，以减少恶心、腹胀、腹泻等不适，静脉注射二膦酸盐前应尽量水化，并尽量不与氨基糖糖苷类抗生素、抗反转录病毒制剂或利尿剂合用。考来烯胺和考来替哌干扰雷诺昔芬的肠吸收和肠-肝循环，L-T_4 影响二膦酸盐的吸收。喹诺酮、四环素类氢氧化铝和镁盐影响锶盐和钙剂吸收，和药物应相隔2小时口服。

（三）二膦酸盐治疗 二膦酸盐（bisphosphonate）是目前最重要的一类抗骨吸收制剂，是近30多年来发展起来的一类可用于治疗多种代谢性骨病的无机化合物制剂。其结构与内源性骨代谢调节剂焦磷酸盐类似，它将易在酸性环境下水解或被焦磷酸酶破坏而失活的焦磷酸盐中的P-O-P键更换成P-C-P结构，故在体内性质稳定。该类化合物在低剂量时即可抑制骨吸收。20世纪60年代末，Fleisch等首先将其进行临床研究，最初用于治疗变形性骨炎（Paget骨病），继而用于治疗肿瘤相关性骨溶解和高钙血症。近年来，开展了许多二膦酸盐防治骨质疏松症的大规模、多中心临床试验，证明该药疗效确切。在已开发合成的30多种二膦酸盐中，已有10多种应用于临床，并成为防治各种代谢性骨病的主要药物之一。

1. 名称和种类 按化学结构，一般将二膦酸盐分为三代。在第一代二膦酸盐的结构中，侧链为直链取代基，代表药物有羟乙膦酸盐或依替膦酸盐（etidronate）；第二代二膦酸盐在其侧链中引入了氮原子，代表药物有替鲁膦酸盐（tiludronate）、氯屈膦酸盐（clodronatre，Clo）和帕米膦酸盐（pamidronate）；第三代则具有环状侧链，代表药物有阿仑膦酸盐（alendronate）、利塞膦酸盐（risedronate）、伊班膦酸盐（ibandronate）和唑来膦酸盐（zoledronate）。目前我国已有羟乙膦酸盐（邦特林、依膦）、氯屈膦酸盐（骨膦）、帕米膦酸盐（博宁）和阿仑膦酸盐（固邦、天可）供应。

2. 化学结构及构效关系 二膦酸盐的基本结构与焦膦酸盐类似，但其构效关系至今尚不十分清楚。二膦酸盐中的P-C-P基本结构是该类药物活性的必要条件，其抑制骨吸收的强度取决于侧链 R_1 和 R_2 的类型，并与碳链的长度及链端结构有关。因此通过改变碳链的长度及与碳原子连接的基团，可显著改变其理化性质和生物特性。在碳原子的1位引入羟基可增加活性，侧链链端引入末端氨基则活性加强（如帕米膦酸盐和阿仑膦酸盐）；用烷基取代末端氨基活性进一步增强（如二甲帕米膦酸盐和伊班膦酸盐）；如使侧链环化，又可增强活性。各种二膦酸盐抑制骨吸收的强度依次为：依替膦酸二钠<替鲁膦酸钠=氯屈膦酸二钠<帕米膦酸二钠<二甲帕米膦酸盐=阿仑膦酸盐<利塞膦酸钠=伊班膦酸钠<唑来膦酸盐。如果以第一代代表药物羟乙膦酸盐活性为1计，那么新合成的第三代代表药物利塞膦酸盐活性则大于1万倍。部分二膦酸盐的结构和抗骨吸收活性见表6-2-2-19。

表6-2-2-19 部分二膦酸盐的抗骨吸收活性比较

代别	化合物名称	抗骨吸收活性
第一代	依替膦酸盐	1
第二代	氯屈膦酸盐	10
	替鲁膦酸盐	10
	帕米膦酸盐	100
第三代	阿仑膦酸盐	100~1000
	伊班膦酸盐	1000~10 000
	利塞膦酸盐	1000~10 000
	唑来膦酸盐	10 000~100 000

3. 药理机制 二膦酸盐治疗代谢性骨病的作用机制尚未完全明了，同时由于不同的二膦酸盐特性各异，不同药物的药理机制可能不完全相同。该类药物的共同之处在于均能与骨组织中膦酸钙结合，继之抑制羟磷灰石结晶及其非结晶前体物质的形成、生长和吸收溶解，而且抑制其吸收比抑制其形成、生长所需要的量要低，即在低剂量时就足以发挥抗骨吸收作用。其抗骨吸收作用主要是通过直接作用于成熟型破骨细胞，干扰细胞内代谢并导致破骨细胞凋亡。此外，二膦酸盐也可能作用于成骨细胞，抑制后者产生刺激破骨细胞的细胞因子，而起到间接抑制骨吸收的作用。在体内，二膦酸盐通过几种不同途径抑制破骨细胞介导的骨吸收。

（1）对破骨细胞的作用：由于二膦酸盐对骨羟磷灰石具有高度亲和力，在骨重建部位，尤其是破骨细胞骨吸收处的浓度很高，故推测该类药抑制骨吸收的最可能途径是对破骨细胞的直接作用。氯屈膦酸和帕米膦酸均可在体内、外引起破骨细胞的退行性变（如固缩、凝聚和细胞碎裂），提示二膦酸盐通过细胞毒效应直接损伤破骨细胞。氯屈膦酸、帕米膦酸和利塞膦酸在浓度≥10^{-7}M时，可导致动物破骨细胞凋亡。阿仑膦酸可通过细胞表面整合素干扰破骨细胞与基质蛋白的结合。诱导破骨细胞凋亡将抑制骨吸收，但人破骨样细胞和鼠破骨细胞的体外研究显示，阿仑膦酸、帕米膦酸抑制骨吸收的效应不伴破骨细胞数目减少，因此，二膦酸盐也可能引起破骨细胞其他生物学行为的变化而抑制其吸收骨的能力。例如经二膦酸盐处理后的破骨细胞缺乏刷状缘(膜),因此,使破骨细胞的骨吸收能力显著下降。

二膦酸盐还可破坏破骨细胞的细胞骨架并导致肌动蛋白环(actin ring)丧失,阻止骨吸收。由于骨吸收处的破骨细胞具有高度的代谢活性,因此抑制细胞代谢也可间接抑制骨吸收。但二膦酸盐亦可促进溶酶体酶释放,增强刷状缘内ATP依赖性质子泵活性,酸化微环境。

(2) 对破骨细胞前身细胞的作用:二膦酸盐作用于破骨细胞前身细胞,阻止破骨细胞的生成,从而间接抑制骨吸收。Boonekemp等发现,帕米膦酸可阻止破骨细胞前身细胞的募集、分化或融合,但氯屈膦酸无此作用。因为帕米膦酸和其他含氮二膦酸盐不能阻止破骨细胞前身细胞的增殖,亦不能抑制其迁徙至骨表面细胞融合处。Hughes等发现,一些二膦酸盐可阻止骨髓培养中的破骨样细胞生成。但体外不影响破骨细胞生成的二膦酸盐也可抑制骨吸收,提示还可能存在其他的作用途径。

(3) 对成骨细胞的作用:二膦酸盐可抑制成骨细胞因子释放。Sahhi等发现,在体外用10^{-7}M伊班膦酸处理成骨样CRP10/30细胞,之后与破骨细胞一起培养24小时,可抑制骨吸收,将破骨细胞与经二膦酸盐处理的成骨样细胞共培养也可获得类似的效应,提示成骨细胞释放一种可溶性因子而抑制骨吸收。这些可溶性因子分子量小(<10kD),作用于破骨细胞前身细胞而阻止破骨细胞生成。同样,用二膦酸盐处理UMR106成骨样细胞和颅骨成骨细胞也可引起破骨细胞释放骨吸收抑制因子。

(4) 对巨噬细胞的作用:体外试验显示,巨噬细胞对二膦酸盐的反应与破骨细胞类似。二膦酸盐可抑制巨噬细胞的增殖、迁徙及功能,缩短其寿命,导致细胞凋亡。帕米膦酸、阿仑膦酸还可引起巨噬细胞的一过性急性期反应,刺激巨噬细胞释放IL-6、TNF-α。这可能是二膦酸盐能抑制关节炎性病变的机制之一。

(5) 对肿瘤细胞的作用:二膦酸盐已成为肿瘤性高钙血症和与肿瘤转移相关性溶骨性骨病的首选治疗。在骨转移性骨肿瘤动物模型中,二膦酸盐可抑制肿瘤病变,这可能是抑制破骨细胞活性的间接后果,也可能与阻止肿瘤刺激生长因子的释放有关。帕米膦酸可使体外人骨髓瘤细胞凋亡。二膦酸盐还可抑制乳腺癌细胞黏附,阻止肿瘤转移至骨骼。

(6) 二膦酸盐作用的分子靶位:二膦酸盐作用的分子靶位及其抑制骨吸收的精确机制仍未被证实。二膦酸盐可抑制破骨细胞的蛋白质合成,还可抑制糖酵解、减少乳酸生成。阿仑膦酸等可抑制蛋白酪氨酸磷酸酯酶(PTP),但对丝氨酸和苏氨酸磷酸酯酶无影响,替鲁膦酸可抑制破骨细胞吸收骨的能力,对破骨细胞质子泵活性亦有抑制作用。

结构与内源性焦磷酸更为接近的二膦酸盐(如氯屈膦酸和替鲁膦酸)在细胞内积聚,从而抑制破骨细胞功能和导致破骨细胞凋亡。更强效的含氮二膦酸盐(如帕米膦酸、阿仑膦酸、利塞膦酸、唑来膦酸和伊班膦酸)则不是通过以上代谢途径,而是作为类异戊二烯二膦酸类似物起作用,抑制FPP合成酶和甲羟戊酸盐途径的其他酶系,阻止类异戊二烯化合物(FPP和GGPP)的生物合成。尽管二膦酸盐可分成药理上截然不同的两类,一类抑制蛋白prenylation,另一类被代谢成ATP类似物,可能在每一类中不同的二膦酸盐还有其他的作用机制。

4. 药代动力学 二膦酸盐具有独特的药代动力学特征(图6-2-2-12)。由于它们的亲脂性弱,所以肠道吸收率低,生物利用度为1%~10%,新一代的二膦酸盐(如阿仑膦酸)通常少于1%,当与食物尤其是含钙的食物一起摄入时,吸收率更低,因此,给药必须与进食分开。二膦酸盐至少应在早餐前30分钟摄入,咖啡和果汁能减少其吸收,应该用白开水送服。

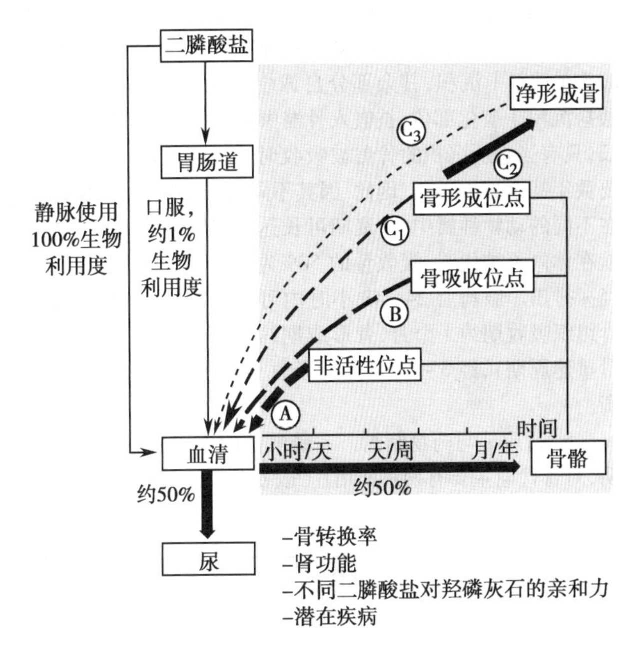

图6-2-2-12 二膦酸盐的药代动力学

口服二膦酸盐类药物后,仅1%~2%被胃肠吸收,而静脉注射后,其生物可用性100%。被吸收入血的二膦酸盐约50%分布于骨骼组织,分布于其他组织的另外50%的二膦酸盐于数小时内被肾脏排泄;进入骨骼的二膦酸盐的分布和代谢情况决定于不同二膦酸盐与羟磷灰石的亲和性、骨转换率(骨骼疾病、年龄等)和肾功能;A.非活动期(静息期)骨骼部位(约85%骨表面)与小量二膦酸盐松散结合,大部分二膦酸盐于数小时至数日再回到血循环中,只有极少量继续存留在骨骼;B.骨吸收部位(约2%骨表面)与二膦酸盐的结合力是非活动期部位的8倍以上,少部分二膦酸盐于数日至数周回到血循环中,绝大部分二膦酸盐仍继续存留在骨骼中;C.骨形成部位(约12%骨表面)与二膦酸盐的结合亲和力是非活动期的4倍左右,结合量于数日至数周后回到血液循环的量中等(C_1),矿化时,钙-二膦酸盐复合物掺入新形成的骨组织(C_2)中,因而能长期滞留在骨骼内,直至发生下一次骨吸收期(C_3)才被释放出来或被骨骼组织再利用或由肾脏排出;该部分骨骼中的二膦酸盐长期滞留时间受多种因素的影响,其中骨转换率和年龄是最主要影响因素,因此滞留时间可长达数年或短至数周

50%的二膦酸盐在数小时内被肾脏排泄。进入骨骼的二膦酸盐的分布和代谢情况决定于不同二膦酸盐与羟磷灰石的亲和性、骨转换率(骨骼疾病、年龄等)和肾功能。骨形成部位(约12%骨表面)与二膦酸盐的结合亲和力是非活动

期的4倍左右，结合量与数日至数周后回到血液循环的量中等，矿化时，钙-二膦酸盐复合物掺入新形成的骨组织中，因而能长期滞留在骨骼内，直至发生下一次骨吸收期才被释放出来，或被骨骼组织在利用或自肾脏排出。

骨骼中的二膦酸盐长期滞留的时间受多种因素的影响，其中骨转换率和年龄是影响的最主要因素，因此滞留时间可长达数年或短至数周。二膦酸盐的P-C-P键可以完全抵抗酶的水解，阿仑膦酸、氯屈膦酸、帕米膦酸、替鲁膦酸的吸收、贮存和排泄均以原形形式进行，经吸收入血的二膦酸盐约有5%和血浆蛋白结合，在循环血中 $t_{1/2}$ 为15~60分钟，分布容积为0.3~1.3L/kg。二膦酸盐自血浆中迅速清除，20%~80%在骨骼中沉积，其余部分自尿中排除。在骨骼中，二膦酸盐沉积于矿化部位，被嵌入骨骼中的二膦酸盐的半衰期很长，只有当它所沉积的骨骼被吸收时才被释放出来（一般需要数年甚至数十年）。因此，因其不同的骨转换率，二膦酸盐在不同的动物种属中，半衰期可长达1~10年。由于二膦酸盐在体内不被代谢，吸收量的50%左右于24小时内以原形经尿排出。服药后24~48小时内可发挥抑制骨吸收作用。骨组织吸收期约1个月，骨形成期约3个月（约4个月为一骨重建周期），经3~4个月，骨吸收和骨形成间达到新的平衡。

5. 适应证与药物制剂　二膦酸盐的作用机制未完全阐明，对骨代谢主要有两种作用：①改变骨基质特性，抑制破骨细胞生成和骨吸收；②破骨细胞胞饮二膦酸盐。二膦酸盐类药物主要用于治疗有明显骨吸收增强的疾病，最初临床用于治疗Paget骨病，目前仍是治疗该病的首选药物。近年来随着研究的不断深入，二膦酸盐类药物的临床应用范围逐渐扩大，某些新开发的品种也成为治疗肿瘤相关性骨溶解及高钙血症的首选药物，对于各种骨质疏松症的疗效也得到了大量多中心临床研究的证实，其治疗的一般适应证见表6-2-2-20，几种二膦酸盐的剂型与适应证见表6-2-2-21，美国FDA批准使用的抗骨质疏松药物及其适应证见表6-2-2-22，美国食品药品监督管理局（US FDA）、欧洲药物管理局（EMEA）和中国国家食品药品监督管理局（SFDA）批准使用的静脉用唑来膦酸适应证见表6-2-2-23。

表6-2-2-20　二膦酸盐类药物的一般适应证

变形性骨炎（Paget骨病）	骨质疏松症
多发性骨髓瘤	绝经后骨质疏松症
甲状旁腺功能亢进症	老年性骨质疏松症
类风湿关节炎	糖皮质类固醇性骨质疏松症
肿瘤性高钙血症	制动性骨质疏松症
骨转移性肿瘤	成骨不全
骨纤维发育不良症	肥大细胞症
骨干发育不全症	异位钙化与骨化
Gaucher病	石症/肾石症

表6-2-2-21　几种二膦酸盐的剂型与适应证

名称	化合物	剂型	治疗适应证
依替膦酸盐	etidronate（Didronel）	口服	Paget骨病/骨质疏松症
氯屈膦酸盐	clodronate（Bonefos）	口服	肿瘤相关性高钙血症/转移性骨肿瘤/骨质疏松症
替鲁膦酸盐	tiludronate（Skelid）	口服	Paget骨病/骨质疏松症
帕米膦酸盐	pamidronate（Aredia）	静脉	转移性骨肿瘤/高钙血症/Paget骨病
阿仑膦酸盐	alendronate（Fosamax）	口服	治疗和预防骨质疏松症/Paget骨病/糖皮质类固醇性骨质疏松症
伊班膦酸盐	ibandronate（Bonviva）	口服/静脉	肿瘤相关性高钙血症/骨质疏松症
利塞膦酸盐	risedronete（Actonel）	口服	绝经后骨质疏松症/糖皮质类固醇性骨质疏松症/Paget骨病
唑来膦酸盐	zoledronate	静脉	绝经后骨质疏松症/糖皮质类固醇性骨质疏松症/Paget骨病

表6-2-2-22　美国FDA批准使用的抗骨质疏松药物及其适应证

制剂	PMOP治疗	PMOP预防	MOP治疗	GIOP治疗	GIOP预防	Paget骨病治疗	髋部骨折治疗	椎体骨折治疗	非椎体骨折治疗
二膦酸盐类药物									
阿仑膦酸	√	√	√	√		√	√	√	
利塞膦酸	√	√	√	√	√	√		√	√
伊班膦酸	√	√						√	
唑来膦酸	√	√	√	√	√	√	√	√	√
选择性雌激素受体调节剂									
雷诺昔芬	√	√						√	
甲状旁腺素制剂									
特立帕肽	√		√	√				√	√
RANKL抗体									
狄诺塞麦	√						√	√	√

表 6-2-2-23　静脉用唑来膦酸的适应证

适应证	FDA	EMEA	SFDA
治疗绝经后骨质疏松症	√(2007年)	√(2007年)	√(2009年5月)
预防绝经后骨质疏松症	√	√	
治疗男性骨质疏松症以增加骨量	√	√	
治疗和预防糖皮质激素相关性骨质疏松症	√	√	
治疗 Paget 骨病	√	√	√(2010年)
预防髋部骨折后临床再发骨折	√(2009年)	√	

注:FDA:US Food and Drug Administration,美国食品药品监督管理局;EMEA:European Medicines Agency,欧洲药物管理局;SFDA:Chinese State Food and Drug Administration,中国国家食品药品监督管理局

二膦酸盐的骨吸收抑制活性在于药物在骨组织的潴留量,而药物的潴留量又由骨转换标志物、肾功能和二膦酸盐的分子结构决定。二膦酸盐主要用于治疗骨吸收明显增强的代谢性骨病,如变形性骨炎、多发性骨髓瘤、甲旁亢、肿瘤性高钙血症、骨纤维结构不良症、成骨不全、系统性肥大细胞增多症等;亦可用于治疗原发性和继发性骨质疏松症,主要适应于高转换型者,尤其适应于高转换型 PMOP 又不宜用雌激素治疗者,对类固醇性骨质疏松症也有良效。此外,二膦酸盐可抑制骨肿瘤转换,减轻骨痛,抑制骨吸收,降低血钙水平,对防治骨肿瘤性骨折有一定作用。骨转换率正常或降低者不宜单独或长期用二膦酸盐治疗。唑来膦酸的适应证包括 Paget 骨病、PMOP、男性骨质疏松症、糖皮质激素引起的骨质疏松症;其他二膦酸盐可以用于继发性骨质疏松症、老年性骨质疏松症及青少年特发性骨质疏松症等。目前临床上常用的二膦酸盐主要是阿仑膦酸盐 2800(每片含阿仑膦酸钠 70mg 和维生素 D_3 2800U)和唑来膦酸盐(5mg),两者的适用对象和应用选择有区别,见表 6-2-2-24。

从目前的总体研究结果来看,建议将二膦酸盐类药物分为一线药物(阿仑膦酸钠)和二线药物(利塞膦酸和依替膦酸)。如果患者不能耐受,可转化至锶盐(三线药物)或 PTH(四线药物)。在药物的选择过程中,应该充分考虑患者本身的意愿与其他重要的临床依据。

在治疗骨质疏松症方面,目前仅推荐此类药物用于高转换型骨质疏松症患者,尤其是老年性和绝经后骨质疏松症有雌激素替代治疗禁忌证(如乳腺癌、子宫内膜癌)的患者,对男性骨质疏松症和儿童期发病的特发性骨质疏松症,可作为候选药物。同时,二膦酸盐类药物也常为糖皮质类固醇性骨质疏松症的首选药物。根据各种制剂的特点选用,严格遵照正确的用药方法(如阿仑膦酸盐应在早晨空腹时以 200ml 清水送服,进药后 30 分钟内避免平卧和进食)。有食管炎、活动性胃及十二指肠溃疡、反流性食管炎者慎用。目前临床应用的阿仑膦酸有 10mg/片(每日 1 次)和 70mg/片(每周 1 次)两种,后者服用更方便,对消化道刺激更小。每年使用 1 次的唑来膦酸可进一步提高依从性,用于治疗绝经后骨质疏松症和 Paget 骨病的密固达(Aclasta)与用于治疗肿瘤骨转移的择泰(Zometa)比较见表 6-2-2-25。

表 6-2-2-24　阿仑膦酸盐和唑来膦酸盐的作用比较和应用建议

应用特点	阿仑膦酸盐	唑来膦酸
药理作用	抑制骨吸收和促进骨形成	抑制骨吸收
抑制骨吸收的强度	明显	最明显
适应对象	是	是
PMOP	是	是
男性骨质疏松症	首选	不明
老年性骨质疏松症	首选	是
GIOP	首选	不明
继发性骨质疏松症	依情况而定	依情况而定
使用方法	口服/每周1次	静脉滴注/每年1次
辅助用药	钙剂	钙剂和维生素 D
消化道刺激症状	常见	无
颌骨坏死	十分罕见	较罕见
治疗依从性	较低/常发生漏服	高/易于接受

静脉应用唑来膦酸(密固达)的生物利用度 100%,静脉滴注后 24 小时内(约 61%,3mg)迅速与骨表面羟磷灰石结合,形成双膦酸药物"保护层",具有的双氮咪唑环侧链与骨表面牢固结合,因此小剂量即可达到抑制破骨细胞作用,药物在破骨细胞和骨组织间被循环利用约 1 年。临床研究发现,1 年一次性使用 5mg 可升高椎体骨密度 6.7%,髋部骨密度 6%,降低椎体骨折降低 70%,非椎体骨折降低 25%,髋部骨折降低 41%。另一种静脉用唑来膦酸制剂择泰用于肿瘤性高钙血症、多发性骨髓瘤或实体瘤骨转移的治疗。两种制剂的活性成分虽然相同,但两种制剂的药代动力学特征不同,故不能用择泰替代密固达治疗骨质疏松症。当肿瘤骨转移患者伴有或合并骨质疏松症时,可考虑用密固达治疗,一般能获得抑制骨肿瘤和治疗骨质疏松症的双重效果(表 6-2-2-25)。

6. 不良反应与禁忌证　对二膦酸盐过敏者禁忌使用。因缺乏足够的临床试验,二膦酸盐不适用于儿童(抑制骨重建和骨骼发育)、孕妇和哺乳者(虽然二膦酸盐难以通过胎盘,少量存在于乳汁中);也不宜在下列疾病的患者中使用:①消化性溃疡,食管炎;②栓塞性病变者及出血倾向;③肾功能不全;④骨折急性期。

表 6-2-2-25 密固达(Aclasta)与择泰(Zometa)的比较

药物	密固达(Aclasta)	择泰(Zometa)
通用名	唑来膦酸注射液	唑来膦酸注射液
英文名称	zoledronic acid injection	zoledronic acid for injection
性状	1-羟基-2-(咪唑-1-yl)-亚乙基-1,1-双磷酸一水化物 辅料:枸橼酸钠/甘露醇/注射用水无色的澄明液体	1-羟基-2-(咪唑-1-yl)-亚乙基-1,1-二磷酸一水化物白色冻干粉
分子式	$C_5H_{10}N_2O_7P_2 \cdot H_2O$ 分子量:290.11	$C_5H_{10}N_2O_7P_2 \cdot H_2O$ 分子量:290.11
活性成分	唑来膦酸 5mg	唑来膦酸 4mg
剂型	5mg/100ml 溶液	4mg/5ml 浓溶液
适应证	Paget 骨病 绝经后骨质疏松症	肿瘤导致的高钙血症 多发性骨髓瘤 实体瘤骨转移
剂量	1 次/年	4~17 次/年 最高剂量 68mg/年
滴注时间	至少 15 分钟恒速滴注	至少 15 分钟恒速滴注 单次给药不高于 4mg
肾功能要求	肌酐清除率≥35ml/min	肌酐清除率>60ml/min:4.0mg 肌酐清除率 50~60ml/min:3.5mg 肌酐清除率 40~49ml/min:3.3mg 肌酐清除率 30~39ml/min:3.0mg
禁忌证	低钙血症 任何成分过敏患者	任何成分过敏者
骨质疏松症防治	全年持续抑制骨丢失 有效降低骨折风险/保护骨组织	抑制骨丢失作用不能持续 1 年 无法全面降低各部位骨折风险

(1)急性期不良反应:静脉应用唑来膦酸的禁忌证包括:①输注唑来膦酸时患者存在低钙血症;②患者对任何一种二膦酸盐过敏;③肌酐清除率<35ml/min、急性肾衰患者或血清肌酐升高的老年人;④妊娠和哺乳者;⑤正在应用其他二膦酸盐治疗者;⑥近期发生髋部骨折后 2 周内。静脉应用唑来膦酸的患者常发生急性期反应,表现为发热、全身酸痛和流感样症状等,多发生在用药后 3 天内,其发生机制未完全阐明。含氮膦酸盐的作用是抑制 FPP 合成酶,阻断 FPP 合酶后,其代谢通路上游的代谢产物(IPP)蓄积,刺激 T 细胞增殖,并释放细胞因子 IL-1、IL-6 和 TNF-α,使患者出现用药后急性症状。由于这一过程为记忆性免疫反应,因此再次给药时,急性反应率明显降低,状态也更轻微。研究发现,当使用阿仑膦酸的患者转换为唑来膦酸治疗时,症状发生率降低。治疗前应用 COX-2 抑制剂 24~48 小时,治疗期间充分补液,可降低其发生率。发生急性反应时,可用对乙酰氨基酚或布洛芬处理,状态较重者可考虑使用 2~3 天的糖皮质激素治疗。

其他二膦酸盐类药物的主要不良反应在消化道,近年将阿仑膦酸钠改为每片 70mg,每周服 1 次。与以往每日服 10mg 相比,疗效相近,但消化道反应减少。研究提示,食管黏膜细胞在 5 天内可更新,每周服药 1 次,7 天的治疗周期可使食管黏膜有充足时间愈合。唑来膦酸盐静脉注射后数日内,可能出现一过性药物反应,如发热、肌肉疼痛、流感样症状、头痛、关节痛等不适,一般经对症处理后自然消退。

(2)颌骨坏死:近年有应用含氮二膦酸盐(aminobisphosphate)出现颌骨坏死(osteonecrosis of the jaw)的报道。一般发生率为 0.001%,肿瘤患者为 0.5%~4%。颌骨坏死常见于大剂量静脉使用二膦酸盐的患者,而长期口服者的发生率极低。最近的回顾性调查发现,静脉应用二膦酸盐引起的下颌骨坏死时间明显早于口服二膦酸盐[83-91]。下颌骨坏死常见于恶性肿瘤化疗或发生于原有拔牙、口腔感染、牙周病、吸烟、糖尿病、慢性肾病病史的患者。Khosla 等综合分析相关文献数据后,将拔牙、口腔手术、植入不配套的牙科器具等列为下颌骨坏死的危险因素。因而建议,需要接受口腔操作的患者应在手术前后数月停用二膦酸盐[92]。既往使用过二膦酸盐的患者不必过于担心口腔手术诱发的下颌骨坏死[91]。长期用含氮二膦酸盐治疗还可减少破骨细胞的骨吸收活力,破骨细胞刷状缘消失或裂变,细胞核积聚,寿命延长,并出现细胞凋亡信号逸脱现象,表现为破骨细胞过度核化,细胞巨大,对巨噬细胞的清除有抵抗。巨大多核破骨细胞还可见于甲旁亢、Paget 骨病、巨细胞瘤或纤维增殖不良症,应注意鉴别。对于骨代谢转换率低下的患者来说,长期大量的二膦酸盐是否引起骨坏死或因骨的代谢进一步抑制而诱发骨折的问题值得关注,并需要进一步观察研究。颌骨坏死的发生机制未明。二膦酸盐(主要是含氮二膦酸盐)导致的颌骨坏死是由于药物抑制骨的再生功能引起的。影响骨骼再生的因素很多,如骨损伤的程度、机械力学负荷、炎症等。但是,含氮二膦酸盐不引起长骨骨坏死,因为含氮二膦酸盐具有一定的骨骼组织特异性作用,长骨的再生主要是通过软骨内成骨完成的,而颌骨通过软骨内成骨与膜内成骨两条途径,含氮二膦酸盐能延缓骨痂修复期的肥厚型软骨细胞形成,并能降低骨痂的血管生成功能,使微骨痂愈合延迟,抑制破骨细胞生成和骨重建[83]。

（3）骨吸收功能过度抑制与骨矿化障碍，临床上要特别注意：①长期（>5~10 年）二膦酸盐治疗可损害骨矿化，故一般主张第一代二膦酸盐间歇给药；②用药期间需补充钙剂；③消化道反应较多见，偶可发生浅表性消化性溃疡（发生率约 1%~3%）或药物性肝炎；阿仑膦酸盐对胃和食管的毒性作用类似于水杨酸类和非甾体类抗炎药物，但只要应用得当，此类药物并不改变胃肠黏膜的通透性。有食管憩室和食管裂孔疝等的患者忌用；④静脉注射可导致二膦酸盐-钙螯合物沉积，故血栓栓塞性疾病、肾功能不全者禁用；⑤已有颌骨病变或慢性牙科疾病者要慎用本类药物，警惕颌骨或牙坏死可能；⑥治疗期间追踪疗效，并监测血钙、磷和骨吸收标志物；⑦骨折后，至少 2 周内避免使用抗骨吸收药物，尤其是强作用的二膦酸盐类；⑧含氮二膦酸盐虽然抑制了骨吸收，但不能减少破骨细胞的数目或者甚至增加其数量并延长其寿命，有时还能诱导巨大多核破骨细胞形成，这种细胞呈凋亡状态，没有黏附骨基质能力，应注意与骨巨细胞瘤或 Ppaget 骨病鉴别（表 6-2-2-26）。

表 6-2-2-26　伴巨大破骨细胞代谢性骨病的鉴别

鉴别要点	游离破骨细胞	类骨质	成骨细胞	骨髓异常	其他特征
二膦酸盐治疗	增多/部分凋亡	减少/正常	减少/正常	无	骨转换正常或降低
甲旁亢	无/很少凋亡	增加	增加	骨小梁周围纤维化	骨吸收/陷窝大而深
Paget 骨病	常见/无凋亡	增加	增加	纤维化伴血管增多	嵌合状骨结构/网织骨
骨巨细胞瘤	增多/无凋亡	1/3 可见	少见	巨细胞间可见圆形或卵圆形细胞	囊肿形成/有丝分裂像
骨纤维增殖不良	增多/无凋亡	明显增多	减少	长纺锤形纤维细胞/网状纤维疏松	网织骨/囊性变

骨吸收功能过度抑制与骨矿化障碍的另一种表现是非典型骨折（atypical fractures）。2005 年以来，逐渐发现长期使用二膦酸盐的患者偶尔发生股骨的非典型骨折，病变主要出现在股骨受力最强的转子下的骨干部位，在长期外力的作用下，拉伸应力在股骨转子下的骨干皮质区集中，骨基质的不均一性增加，发生骨折前有大腿疼痛，局部的骨皮质增厚与应力性损伤，最后导致横断性或斜形骨折。由于与经典的骨质疏松性股骨头骨折不同，故称为“非典型”骨折，其原因可能主要与破骨细胞大量凋亡，骨吸收被强烈抑制和骨吸收减少，引起非典型骨骼变脆有关，骨重建被过度抑制，微损伤聚集。主要的骨折部位在股骨，可表现为完全性或不完全性骨折，非典型骨折可能主要与二膦酸盐过度抑制骨的代谢转换率有关，过低的骨代谢转换引起骨组织中的微损伤累积而不能及时修复，因此在受力最重的部位——转子下骨干出现应力性骨折（不全骨折）。此外，也可能与使用二膦酸盐者的遗传因素、骨矿化状态有关。除了二膦酸盐外，临床上的非典型骨折多于成年发病的低膦酸酶症和遗传性骨质硬化症等疾病。低膦酸酶症患者由于碱性磷酸酶基因突变，无机焦磷酸盐堆积在细胞外间质中，阻滞羟磷灰石的形成与离解，抑制骨代谢转换和骨矿化。股骨转子下骨干区呈慢性假性骨折改变。X 线表现为疲劳骨折或应力骨折。虽然非典型股骨骨折的发生率极低，但危害巨大。最近发现，促骨形成药物——特立帕肽能加速非典型股骨骨折和下颌骨坏死的愈合[93]。值得注意的是，下颌骨坏死和非典型股骨骨折的发生与二膦酸盐的使用时间相关。因此，对于长期使用二膦酸盐的患者，应该动态监测骨重建率和骨密度变化，制订合理的药物假期与最佳使用期限，以减少严重不良反应的发生率[94]。

显然，与二膦酸盐的显著降低骨折率比较，非典型骨折属于偶然和可控事件，建议在接受长期治疗（如 3~5 年）后，停用二膦酸盐药物一段时间（药物假期，drug holiday）是克服和预防骨折的方法（表 6-2-2-27 和表 6-2-2-28）。

表 6-2-2-27　建议的二膦酸盐治疗与药物假期时间

骨折风险	治疗时间	药物假期
低风险	多数不需要治疗/少数需要治疗	-
骨折风险轻度增加	二膦酸盐治疗约 5 年	停用二膦酸盐至 BMD 降低或发生骨折
骨折风险中度增加	二膦酸盐治疗约 5~10 年	停用二膦酸盐 2~3 年/BMD 降低或骨折者停用时间可短于 2 年
高风险	二膦酸盐治疗约 10 年	停用二膦酸盐 1~2 年/BMD 降低或发生骨折者停用可短于 1 年/假期内使用其他药物/转换到 PTH 或狄诺塞麦治疗

注：何时开始假期时间，药物假期的时间主要根据患者的病情确定

表 6-2-2-28　长期治疗的获益与不良反应

研究者	病例数	治疗时间	研究方案	结论
Pols	1908/PMOW	1 年	随机双盲	ALN 升高 BMD/降低 NVF
Bone 等	247/W	10 年	随机双盲	停用 BP 后 10 年 BMD 降低/但仍获益
Mellström 等	164	7 年	随机双盲	利塞膦酸升高 BMD/骨转换降低/抗骨折作用未丢失
Odvina 等	9/P	2 年	病例报道	ALN 延迟骨折愈合/过度抑制骨代谢
Felsenberg 等	1964/PMOW	3 年	回顾性研究	伊班膦酸降低 VF

续表

研究者	病例数	治疗时间	研究方案	结论
Black 等	1099/PMW	10 年	随机双盲	停用 BP 后 5 年 BMD 降低/BBM 升高/VF 增加
Goh 等	13	长期	回顾性研究	ALN 长期抑制骨重建和骨折后新骨形成
Stepan 等	66/PMOW	长期	回顾性研究	ALN 使股骨颈 BMD 降低/微骨折增加
McCloskey 等	5579/PMW	3 年	随机双盲	氯屈膦酸降低非髋部骨折
Chapurlat 等	50/PMOW	3 年	横断面研究	骨微损伤与 BP 治疗无关
Kwek 等	17/P	4.8 年	回顾性研究	ALN 引起不完全应激性骨折
Visekruna 等	3/P	长期	病例报道	ALN 与抗骨重建药物合用引起非典型骨脆性升高(SSBT)
Lenart 等	15/PMOW	5.4 年	回顾性研究	ALN 引起非典型脆性骨折
Neviaser 等	70/OP	2.5~7 年	回顾性研究	ALN 引起股骨干脆性骨折
Lee	1/P	8 年	病例报道	ALN 治疗 8 年引起非典型 FF
Abrahamsen 等	27505/P		队列/横断面研究	BP 引起 FR
Ing-Lorenzini 等	8/P	长期	病例报道	BP/PPIs/糖皮质激素相互作用引起 FR
Lenart 等	41/PMOW(R)	长期	对照/回顾性研究	长期 BP 治疗增加 FR
Capeci 等	7/PMOW(R)	8.6 年	回顾性研究	发生骨折后应停用 ALN
Black 等	14195/W		FIT/FLEX/HORIZON/PFT 分析	FR 与 BP 无关
Schwartz 等	1099/PMW	10 年	FLEX 后研究	ALN 降低 NVF
Occhicone 等	101/PMOW		前瞻性研究	发生 SF
Odvina 等	13/OP	3~11 年	回顾性研究	长期 BP 增加非典型骨折风险
Isaacs 等	100P(R)		对照/回顾性研究	长期 BP 增加非典型骨折风险
Girgis 等	152P(FR)	长期	回顾性研究	BP 与非典型骨折相关
Venkatanarasimha 等	3P	>3 年	病例综述	ALN 引起脆性骨折
Park-Wyllie 等	10439/OW	7 年	队列研究	BP 治疗≥5 年降低非典型骨折风险
Harrington 等	1172/PMOW	3 年	随机双盲	利塞膦酸治疗 6 个月后 NVF 明显降低
Hwang 等	323OW	3 年	HORIZON 后研究	ZA 降低 VF/升高 BMD
Iba 等	13/OP	42 个月	回顾性研究	未引起非典型骨折
Kim 等	1200/PMW	3 年	回顾性研究	VF 预期新发 VF 风险
Vestergaard 等	414 245/P	10 年	队列研究	BP 增加非典型骨折和脆性骨折

注:PMOW:绝经后骨质疏松症女性;PMW:绝经后女性;OP:骨质疏松症患者;OW:骨质疏松症女性;W:女性;P:病例;(R):发生骨折;BMD:骨密度;NV:非脊椎骨折;VF:脊椎骨折;FF:股骨颈骨折;FR:骨折风险;SF:转子下骨折;SSBT:骨转换被显著抑制;BBMs:骨标志物;BP:二膦酸盐;ALN:阿仑膦酸盐;ZA:唑来膦酸;PPIs:质子泵抑制剂

(4) 食管-胃的化学性损伤与肿瘤风险:随着二膦酸盐的广泛应用,其相关的不良风险日益受到关注。二膦酸盐分为口服和静脉两种。Khosla 等详述了口服二膦酸盐对食管-胃的化学性损伤,论证了二膦酸盐与食管癌可能存在的微弱联系。但二膦酸盐具有的抗肿瘤作用不容忽视。静脉使用大剂量二膦酸盐可抑制肿瘤骨转移,减少肿瘤骨破坏,而长期应用低剂量二膦酸盐治疗骨质疏松症也同样降低了某些肿瘤的发生风险。Rennert 等的病例对照研究发现,骨质疏松患者服用阿仑膦酸一年后,结肠癌和乳腺癌的相对风险分别下降了 59%和 28%;WHI 的研究也支持这一结论,使用二膦酸盐治疗绝经后骨质疏松者的乳腺癌发病率更低[84-87],二膦酸盐治疗的时间越长,风险下降越显著[88];其可能机制在于含氮二膦酸盐抑制甲羟戊酸途径中的蛋白质异戊烯化。类异戊二烯的生物学合成参与肿瘤细胞生长相关的细胞内过程和肿瘤转移,二膦酸盐通过抑制这一途径而发挥抗肿瘤作用。其次,二膦酸盐还抑制血管生成和肿瘤细胞黏附,促进细胞凋亡[85,86]。骨质疏松患者使用二膦酸盐后,某些肿瘤的发病率下降,但这一结论仍然需要进一步的临床研究予以证实。

(5) 肾毒性:主要发生于静脉使用此类药物时。严格遵循肾小球滤过率的使用阈值,用药前评估肾功能,并尽量避免与其他肾毒性药物合用,是降低肾损害的有效措施。由于尚缺乏药物的平行比较研究,目前无法判断伊班膦酸和唑来膦酸对肾功能不全患者的优劣程度[89,90];考虑到唑来膦酸在治疗早期可引起血清肌酐升高[90],因而当肾功能不全患者必须使用二膦酸盐时,在确保备有血浆透析的前提下,选用伊班膦酸可能更为合理。

7. 用量与用法 见表 6-2-2-29。目前已有 10 多种二膦酸盐制剂可供选用,但美国批准用于骨质疏松症治疗的二膦酸盐类只有阿仑膦酸盐、伊班膦酸盐、利塞膦酸盐和唑来膦酸盐。目前,我国常用的有:①依替膦酸盐(etidronate, Didronel,1-羟基乙磷酸钠,邦特林)400mg/d,于清晨空腹时口服,以 200ml 清水送服,服药后 30 分钟内不能平卧和进食,服药 1 小时后方可进餐或饮用含钙饮料。通常需隔月 1

个疗程，每个疗程2周。②帕米膦酸盐(pamidronate，Aredia，3-氨基-1羟基乙磷酸钠)注射液，用前用注射用水稀释成3mg/ml浓度后加入生理盐水中，缓慢静脉滴注，不得短于24小时，每月注射1次，可连用3次，此后改为每3个月注射1次或改为口服制剂。本药的用量要根据血钙和病情而定，一般每次用量20~100mg，两次给药的间隔时间不得少于1周。由于本药未被美国FDA批准，因此需要进一步观察和评价其疗效与安全性。③阿仑膦酸盐(alendronate，fosamax，4-氨基-1羟丁基乙磷酸钠)常用量10mg/d，服药期间无需间歇；新的口服制剂(福善美)为每片70mg，每周1片；另一种阿仑膦酸盐制剂(福美加片)每片含阿仑膦酸盐70mg和维生素D_3 2800U或5600U；服用该制剂者一般不需要加服维生素D。④新型二膦酸盐制剂有唑来膦酸、氯膦酸、伊卡膦酸(incadronate)、伊班膦酸盐等可酌情选用。有些二膦酸盐可以每周或每年使用1次，明显提高了依从性，减少了不良反应，如伊班膦酸盐口服剂型150mg/月和唑来膦酸盐静脉注射5mg/年。

表6-2-2-29　二膦酸盐类药物的使用剂量

药物	预防用药	治疗用药
阿仑膦酸	5mg/d(口服)	5/10mg/d(口服)
	35mg/周(口服)	35/70mg/周(口服)
利塞膦酸	5mg/d(口服)	5mg/d(口服)
	35mg/周(口服)	35mg/周(口服)
	150mg/月(口服)	150mg/月(口服)
伊班膦酸	2.5mg/d(口服)	2.5mg/d(口服)
	150mg/月(口服)	150mg/月(口服)
		2~3mg/3个月(IV)
帕米膦酸	<100mg(IV)	<100mg(IV)
唑来膦酸	5mg/年(IV)	5mg/年(IV)

注：表中给出的剂量是绝经后骨质疏松症的推荐量，其他疾病应做相应的调整；美国FDA未批准帕米膦酸用于治疗绝经后骨质疏松症

利塞膦酸钠的P-C-P结构与骨骼的羟磷灰石结合，抑制破骨细胞活性的作用强(为阿仑膦酸钠的5倍)而持续时间较短，因而用量较阿仑膦酸钠低，发挥效益的时间较阿仑膦酸钠快50%，消化道不良反应也似乎更低。

为了探索合适的用药时间，在FIT研究的基础上又进行了延长5年的临床观察(FIT long-term extension，FLEX)，发现在停用阿仑膦酸后对骨的影响仍可保持数年，服药5年后停药，并不出现骨折危险性增加。有椎体骨折史和BMD甚低的高危患者继续服药5年对降低临床椎体有益。一般认为，二膦酸盐的疗程应持续3~5年，且药物的依从性高，即服药率(medication possession ratios，MPR)≥80%。3~5年后进行再评估，如果骨折的风险解除或很低，一般可以考虑停药，如果骨折的风险仍然较高或发生了新的骨折，则继续服药2~3年。

伊班膦酸已被SFDA批准的适应证为治疗绝经后骨质疏松症。临床研究证明，伊班膦酸增加骨质疏松症患者腰椎和髋部骨密度、降低椎体及非椎体骨折风险。用法：静脉注射剂，每3个月1次，间断静脉输注伊班膦酸2mg，加入250ml生理盐水，静脉点滴2小时以上。注意肾脏肌酐清除率<35ml/min的患者禁用或慎用。利塞膦酸已被SFDA批准的适应证为治疗绝经后骨质疏松症和糖皮质激素诱发的骨质疏松症，有些国家也批准治疗男性骨质疏松症。临床研究证明，利塞膦酸增加骨质疏松症患者腰椎和髋部骨密度、降低发生椎体及非椎体骨折的风险。用法：口服片剂5mg，每日1次或片剂35mg，每周1次，服法同阿仑膦酸。注意胃及十二指肠溃疡、反流性食管炎者慎用。唑来膦酸注射液已被SFDA批准的适应证为绝经后骨质疏松症。临床研究证明，唑来膦酸能增加骨质疏松症患者腰椎和髋部骨密度、降低发生椎体及非椎体骨折的风险。用法：静脉注射剂，唑来膦酸5mg加入250ml生理盐水，静脉滴注至少15分钟以上。每年只用1次。肾脏肌酐清除率<35ml/min的患者慎用。

8. 阿仑膦酸钠与唑来膦酸的临床应用差别　阿仑膦酸钠与唑来膦酸是临床上应用最多的两种二膦酸盐类药物，其选择、注意事项和不良反应有一定差别(表6-2-2-30)，应根据患者的需要和病情应用。

表6-2-2-30　阿仑膦酸钠与唑来膦酸的差别

药物特点	阿仑膦酸钠	唑来膦酸
一般特点		
给药途径	口服	静注
患者依从性	低	高
疗效	高	高
适应对象		
骨质疏松症	绝经后骨质疏松症/老年性骨质疏松症/GIOP/某些继发性骨质疏松症	绝经后骨质疏松症/老年性骨质疏松症/GIOP/某些继发性骨质疏松症
高钙血症危象	无效	有效
其他代谢性骨病	骨纤维结构不良症/Albright综合征	
辅助用药	维生素D/钙剂(福美加不必补充)	维生素D/钙剂
不良反应		
骨饥饿综合征	不发生	可能发生
消化道反应	常见	罕见
骨坏死	极罕见	罕见
非典型骨折	极罕见	罕见
其他不良反应		流感样症状
推荐的转换用药	PTH	PTH

9. 疗效观察与治疗失败 二膦酸盐的疗效确切(表6-2-2-31),目前没有发现"药物抵抗"现象,但是临床上的确存在无效或疗效很差的情况。一般原因是:①患者合并了维生素D缺乏症或其他继发性骨质疏松性疾病,使二膦酸盐的作用明显减弱;②判断疗效的方法一般用自身基础BMD作为标准;理论上,如果治疗一段时间后,BMD不再下降,即可认为有效(防止骨质继续丢失),但临床上需要观察到一定程度的BMD上升(如2%);③药物制剂、剂量和用法不当;④患者属于正常或低的骨代谢转换类型,二膦酸盐需与促进骨合成药物联合应用才能取得较好疗效;⑤依从性差,没有坚持服药或服药不规范。

表6-2-2-31 骨折风险分级标准与治疗措施

风险分级	诊断	风险因素数目	治疗时间	药物假期
低风险	低骨量	0~2	不定	-
轻风险	低骨量	>2	5年	至骨折或BMD明显下降
中风险	骨质疏松	0~2	5~10年	2~3年
高风险	骨质疏松	>2	10年	1~2年

注:骨折风险因素包括①年龄≥70岁;②糖皮质激素使用相当于应用泼尼松≥5mg/d,共3个月以上;③饮酒≥3次/日;④BMI<18kg/m²;⑤父母主要部位(尤其是髋部)骨折病史;⑥引起继发性骨质疏松的疾病或类风湿关节炎;⑦骨密度T值在-1~-2.5;⑧既往脆性骨折病史

坚持性(persistence)是指患者遵照最先的处方服药至少达1年,依从性一般用MPR表示,一般静脉制剂的MPR最高,而口服制剂最低。如果患者口服二膦酸盐的漏服次数在80%以下,一般认为其治疗依从性好,在此基础上可以评价药物的有效性。使用药物6~12个月后的BMD≥2%为有效,而低于基线BMD值或发生了新的骨折则认为无效[95]。

(四)降钙素治疗

1. 适应证和禁忌证 降钙素为骨吸收抑制剂,主要适用于高转换型骨质疏松症与骨质疏松症伴或不伴骨折者,其止痛效果好。PROOF研究显示,虽提高椎体BMD有限(+1.2%),但能明显降低椎骨骨折率,骨活检显示有改善骨结构。降钙素主要适用于:①高转换型骨质疏松症。②骨质疏松症性疼痛。按WHO的VAS分级时,降钙素能使疼痛有所减轻,降钙素的急性止痛作用是通过与下丘脑网状结构的降钙素受体结合,升高内啡肽水平,抑制前列腺素分泌,达到中枢止痛;而慢性止痛作用主要与缓解骨丢失有关。止痛作用一般在应用降钙素的第2周出现(亦有更早出现者)。③变形性骨炎。④急性高钙血症或高钙血症危象。可单用降钙素,或与二膦酸盐、钙剂、维生素D等联合应用,但联合应用的效果是否优于单用,仍有待进一步确定。单用降钙素对低转换型骨质疏松症的疗效有待进一步证实。慢性不明原因性高钙血症和低转换型PMOP不宜用降钙素盲目治疗。

2. 制剂与剂量 主要有:①鲑鱼降钙素(salmon-calcitonin;密钙息,Miacalcic):为人工合成的降钙素,抑制破骨细胞的活性为人或猪天然降钙素的20~40倍。每日皮下或肌内注射50~100U,有效后减量。如需长期使用,可每周注射2次,每次50~100U。②鳗鱼降钙素:每周肌注2次,每次20U,或根据病情酌情增减。③鲑鱼降钙素鼻喷剂,100U/d,其疗效与注射剂相同。活性降钙素与辛酸基连接形成的口服降钙素可提高生物可用性,已经初步用于绝经后骨质疏松症和骨关节炎的治疗。临床试验发现,重组的鲑鱼降钙素口服制剂(0.2mg/d)在降低骨代谢转换率和升高BMD方面似乎优于鼻喷剂[96,97]。

3. 注意事项 应用降钙素制剂前需补充数日的钙剂和维生素D。有过敏史者慎用或禁用。降钙素可通过胎盘,孕妇禁用,以防止胎儿低钙血症和继发性甲旁亢。长期应用易发生"脱逸"现象,其原因未明。自2011年1月起,欧洲药品管理局人用药品委员会(CHVP)对降钙素与前列腺恶性肿瘤的相关性的临床研究报道和有关研究的数据资料进行了审查,诺华制药公司对20个降钙素的临床随机试验结果进行了荟萃分析。结果发现,长期使用降钙素6个月以上者的恶性肿瘤风险有轻微增高。2012年7月20日,CHVP做出的结论是:①长期使用降钙素者的恶性肿瘤风险轻微增高,不推荐使用降钙素鼻喷剂长期治疗骨质疏松症;②降钙素的注射制剂仅用于急性制动性骨丢失的预防,时间不超过4周;③Paget骨病在其他药物治疗不适合或无效时可选用降钙素,时间一般不超过3个月,必要时可间断重复使用;④恶性肿瘤引起的高钙血症。

(五)鲑鱼降钙素专家共识 2013年3月16日,由南方骨质疏松论坛组织我国从事骨质疏松和代谢性骨病临床工作的多位专家聚集在重庆,对鲑鱼降钙素的临床应用和相关问题进行了专题讨论总结。

1. 鲑鱼降钙素专题讨论的必要性 在骨质疏松领域中,中国学术界注意到欧洲人用药物委员会(CHMP)2012年有关鲑鱼降钙素的报告,该报告肯定了降钙素注射或输注剂预防急性制动引起的急性骨丢失、Paget骨病和肿瘤引起的高钙血症短期应用获益大于风险的临床事实。同时,该报告也通报了来自20个降钙素随机临床试验的荟萃分析,结果显示长期使用降钙素(≥6个月)与增加恶性肿瘤风险有轻微相关性。降钙素鼻喷剂在欧洲的唯一适应证是治疗骨质疏松症(OP),但长期治疗的获益未显著高于风险,因此欧洲药品管理局(EMA)根据CHMP的建议,于2012年7月20日宣布降钙素鼻喷剂撤出欧洲市场。中国有长期使用鲑鱼降钙素的临床经验,在美国FDA(1984年)批准治疗骨质疏松症后的第3年(1987年),我国首先在北京和上海推广应用鲑鱼降钙素的注射剂和鼻吸剂;1991年3月27~18日,在广州举办第一次全国密盖息学术讨论会。鉴于鲑鱼降钙素的应用广泛,专家们认为,针对上述事实和应用变故需要从临床疗效和安全性方面达成共识。

2. 长期应用鲑鱼降钙素的认识和体会 可以认为,鲑鱼降钙素是骨吸收抑制剂的首个范例,不仅促进了骨质疏松领域更多的有效实验研究,尤其对骨生物学和多肽类药物的生

物学研究起了很好的引领作用，特别是降钙素的破骨细胞实验模型，奠定了抗骨吸收药物研究的细胞学基础。1945年提出绝经后骨质疏松症雌激素缺乏学说后，以雌激素替代治疗（HRT）为主要药物干预的治疗方案延续了30余年，而鲑鱼降钙素作为治疗OP的第一个多肽类药物，成为20世纪80至90年代初期与雌激素并驾齐驱的抗骨质疏松药物的主要选择。但鲑鱼降钙素注射剂因不良反应导致顺应性差，因而临床应用一直处于疗程探索中，新剂型鼻喷剂在1987年和1995年分别被欧洲和美国批准应用于绝经后骨质疏松症的治疗。但缺乏骨折有效性资料，从而启动了鲑鱼降钙素鼻喷剂防治骨折的研究。2000年发表了PROOF临床试验结果，此时更强有力的抗骨质疏松药物——二膦酸盐已被美国FDA批准进入临床5年，SERM类药物也应用于临床，抗骨质疏松药物面临着更多选择。

鲑鱼降钙素鼻喷剂在全球广泛应用大大推动了骨质疏松的认知度，改变了医学界无所作为的观点，促进了美国FDA对骨质疏松症临床药物试验优良设计的修改（1984年）。

3. 降钙素在中国的临床应用　鲑鱼降钙素在中国上市应用的时间已超过20年，上市的剂型有鼻喷剂和注射剂两种。其中注射剂占绝大比例，无论在内科或骨科，其使用都很普遍，并且以短期应用为主，绝大多数患者的疗程小于3个月，临床应用的疗效和获益亦很肯定。有些专家指出，降钙素注射剂在缓解骨性疼痛方面效果更为突出，不良反应（主要是潮热、胃肠道不良等）轻微，而且以女性多见。在骨质疏松性骨折的急性期，不仅骨质疏松症本身的治疗需求，而且制动因素更加剧了骨量丢失，降钙素可阻止制动后急性骨丢失，更有快速缓解骨痛效应，起效快于二膦酸盐类药物，在众多抗骨质疏松药物中占有特殊地位。降钙素的另一特点是适用人群广泛，安全性良好，尤其适用于老年患者和无法耐受二膦酸盐或SERM等药物的患者，即使肝肾功能不全者也可应用。多位专家结合自己治疗骨质疏松症的临床经验，肯定了降钙素在防止制动后急性骨丢失（如骨质疏松骨折致的制动）和快速缓解骨痛的疗效，认为只要限定了适用人群、用药剂量和使用时间，降钙素短期应用的获益大于风险。

4. 降钙素安全性基础上的有效性　与会专家们认识到，OP已成为慢性非传染性疾病领域备受关注的疾病，近30余年中，各种新型抗OP药物不断为临床应用，临床研发阶段中的多个新药也展示防治骨质疏松症有更广阔的领域。在OP市场，降钙素看似渐行渐远，但目前与肿瘤风险的关系并不明确。

专家们首先对CHMP采用的荟萃分析再次进行了审视。该分析纳入了20个降钙素随机临床试验，其中包括3个口服降钙素和17个降钙素鼻喷剂（未涉及注射或输注剂型），首次出现肿瘤相关事件的时间均在6个月以上；最初引起CHMP关注的两项口服降钙素试验治疗人群均为骨关节炎（OA）患者，剂量0.8mg，2次/日，治疗时长达2年，其中前列腺癌在治疗组的发生略高于安慰剂组；17个降钙素鼻喷剂的随机临床试验分析显示，与癌肿的相关微弱，Odds比率1.6，且95%可信限较宽（1.11~2.34），纳入的多个试验样本量均较小，治疗的疾病既有OP也有OA，而且入组患者是否进行了肿瘤筛查等都不清楚，各研究终点也不一致，尤其没有一项试验是以肿瘤发病率作为观察终点的，且现有的证据仅是荟萃分析结果，缺乏大型前瞻性临床研究结论，因此目前还无令人信服的证据说明降钙素与恶性肿瘤发生存在直接相关性，更不能证实其因果关系。

降钙素进入中国临床后，基本接受了国外临床研究所得出的观点，中国并没有参加鲑鱼降钙素中心的该两项研究，虽然有关于镇痛效果和药物不良反应的临床观察，但缺乏有关人群肿瘤相关事件的分析和报告。回顾全国范围内长期广泛使用的经验与结果，至少在临床上无肿瘤风险增加的病例报道。由于药物安全性是临床应用的首要关注问题，CHMP有关鲑鱼降钙素与肿瘤风险相关性的报告有警示作用，骨质疏松症常需要长期药物治疗，目前应用的其他各类药物都有肿瘤风险性的讨论，因此需要开展降钙素与肿瘤风险相关性的进一步研究，进行鲑鱼降钙素疗效和安全性的本土再验证。在目前情况下，本次讨论会就降钙素在中国的应用提出以下几点建议：①鲑鱼降钙素能有效抑制急性骨丢失（如骨质疏松骨折引起的制动），快速缓解骨痛，在骨质疏松领域仍有其优势地位；②建议短期（不超过3个月）应用，必要时可采用间歇性重复给药；③CHMP报告关于鼻喷剂长期应用于骨质疏松的获益与风险方面的意见值得参考与重视；④有必要在中国人群中开展安全性调查研究；⑤在处理Paget骨病和肿瘤引起的高钙血症中，短期应用鲑鱼降钙素的获益大于风险；⑥在欧美主要学术社团发布的新版骨质疏松症诊疗指南（2010至2013年）中，对鲑鱼降钙素治疗骨质疏松症的意见值得参考，对不适合其他抗骨质疏松药物的患者仍可选用鲑鱼降钙素。

（六）雌激素补充治疗　1941年，Albright首先提出绝经后骨质疏松症的关系。半个多世纪以来，大量的临床和实验研究证实，雌激素缺乏是绝经后骨质疏松症的首要病因；低雌激素状态或绝经后补充雌激素可预防或减少雌激素不足引起的骨量丢失，并能纠正与雌激素不足有关的其他健康问题，如更年期综合征等。因此，雌激素补充治疗（ERT）是绝经后骨质疏松症的首选防治方案[98]。由于雌激素在体内的作用部位广泛，故如何安全、有效和合理地使用ERT，使之发挥最大的有益作用是人们一直关注和研究的问题。

1. ERT的作用机制　虽然雌激素作为骨吸收抑制因子，已在临床应用多年，但具体作用机制尚不完全清楚。具体概括起来有以下几种可能（图6-2-2-13）。

（1）对钙调节激素的影响：雌激素可通过钙调节激素——降钙素、PTH和1,25-$(OH)_2D$间接对骨骼起作用。雌激素既可促进降钙素的分泌，抑制骨吸收；又可降低PTH对血钙波动的反应性，抑制PTH的分泌，减少骨吸收；还可增强肝脏的25-羟化酶和肾脏的1α-羟化酶的活性，提高1,25-$(OH)_2D$的水平，从而促进肠钙吸收。

（2）雌激素受体调节作用：成骨细胞、破骨细胞及肠道、肾皮质上皮等可表达雌激素受体（ER）。ICI182780和他莫昔芬等可调节雌激素的受体功能。ER基因敲除小鼠模型的骨密度下降。ERα和ERβ的表达和不同细胞的定位分布及作用均存在差别，选择性ER调节剂具有骨保护作用，ER基

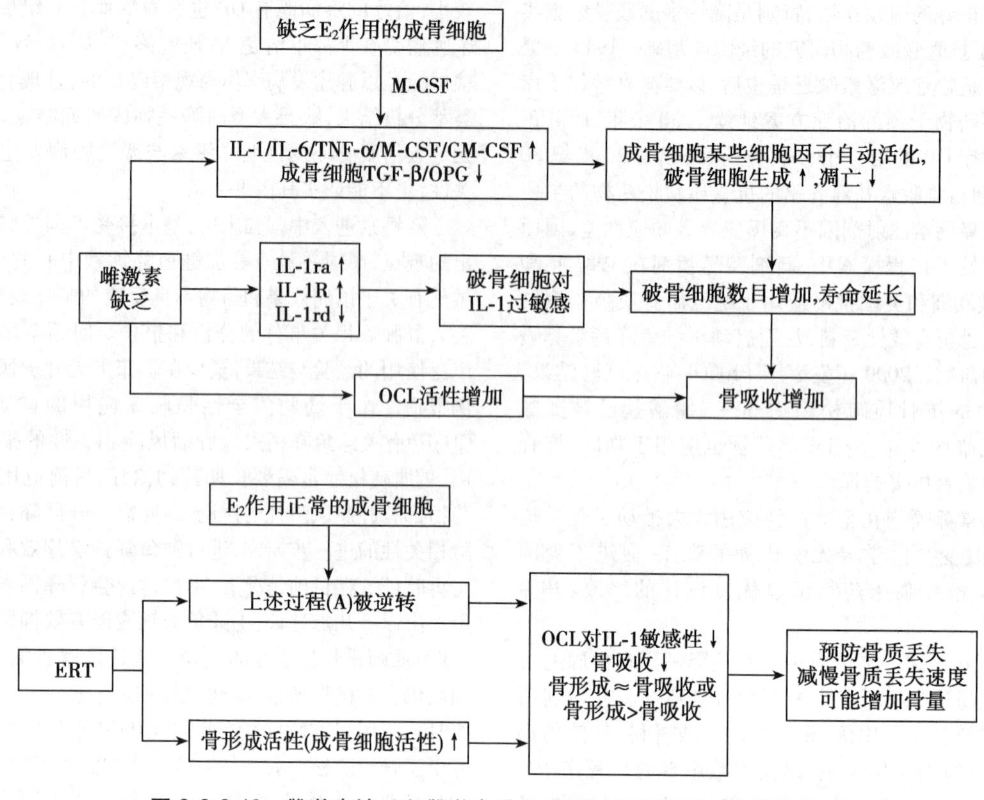

图 6-2-2-13 雌激素缺乏和雌激素补充治疗对细胞因子和骨量的作用

M-CSF，巨噬细胞集落刺激因子；IL，白介素；TNF，肿瘤坏死因子；GM-CSF，粒细胞/巨噬细胞集落刺激因子；TGF，转化生长因子；OPG，护骨素；IL-1R，IL-1 受体；IL-1ra，IL-1 受体激动剂；IL-1rd，IL-1 诱饵受体；OCL，破骨性谱系细胞；ERT，雌激素补充治疗

因多态性与 BMD 相关，卵巢切除大鼠的骨丢失主要发生于松质骨（松质骨表达 ERα 和 ERβ，皮质骨无 ER 的表达）等证实了 ER 调节机制的重要作用。一般认为，雌激素通过 ER 对成骨细胞的增殖、分化，对机械应变的适应性应答及基质蛋白的合成有直接促进作用，而且成骨细胞上 ER 的表达与细胞周期有关。但也有一些研究认为雌激素对成骨细胞的增殖、分化及基质合成没有作用，甚至反而有抑制作用。这可能是培养的条件、所用细胞类型、细胞所处的周期及一些成骨细胞上的 ER 较少等原因有关。其主要功能是通过 ER 直接诱导破骨细胞凋亡、直接抑制破骨细胞的骨吸收活性和对其他组织细胞特别是产生细胞因子的细胞的作用，间接对绝经后的骨代谢产生重要的影响。也有研究表明雌激素通过 ER 增加成熟 OVX 大鼠十二指肠的肠钙吸收。

（3）细胞因子或生长因子介导作用：雌激素缺乏可大量产生多种细胞因子如 IL-1、IL-6、TNFα、M-CSF 和 GM-CSF 等，这些细胞因子相互作用形成网络，使骨吸收增强，雌激素可抑制造血干细胞、单核细胞和成骨细胞产生刺激破骨细胞增殖与分化、激活成熟破骨细胞和抑制破骨细胞凋亡的细胞因子，从而使加速的骨吸收过程被抑制，有效地预防绝经后骨丢失。破骨细胞生成抑制因子/护骨素（OCIF/OPG）是新近发现的重要的抑制破骨细胞发生的细胞因子。它是一种可溶性非膜结合性糖蛋白，是 TNF 受体超家族中的成员，通过结合其配基 RANKL 来抑制和阻断该配基的信号传递，从而抑制 OC 的生成和分化。雌激素促进成骨细胞合成和分泌 OCIF/OPG，有利于预防绝经后骨丢失。骨是生长因子的主要储存库，包括 IGF、TGF-β 等。雌二醇（E_2）可刺激成骨细胞分泌 IGF-1 和 IGFBP-3，IGF-1 是骨形成的强有力促进剂。大鼠切除卵巢后，胫骨骨小梁内 TGF-βmRNA 表达减少，TGF-β含量降低。TGF-β 对骨细胞的作用是多重性的，它促进成骨细胞前身细胞复制及成骨细胞的分化；促进胶原、骨连蛋白和骨桥素的合成，增加骨基质沉积率；减少胶原酶转录，加速胶原酶的降解，有利于维持骨中的胶原基质。雌激素在体内促进骨形成，增加骨量的作用中至少部分作用是通过影响这些生长因子的产生，促进骨形成来实现的。

（4）对细胞凋亡的作用：骨重建的基本多细胞单位（BMU）是由参与骨重建的骨细胞、破骨细胞、成骨细胞所构成，其中破骨细胞主要负责骨吸收，而成骨细胞主要负责骨形成，成骨细胞和破骨细胞的凋亡可能分别是骨形成率和骨吸收率的决定因素，故一些学者进行了雌激素对成骨细胞、破骨细胞和骨细胞凋亡的实验研究，提示雌激素可能通过细胞凋亡机制介导其抗骨吸收的作用。雌激素对骨吸收的抑制作用至少部分通过诱导破骨细胞凋亡，缩短破骨细胞的寿命来介导。Kameda 等发现 E_2 不但可直接抑制破骨细胞性骨吸收，而且在有效抑制浓度下，E_2 可直接造成破骨细胞的凋亡，其作用呈时间和剂量依赖性，他们认为雌激素对绝经后骨质疏松症的保护作用是由于雌激素通过其受体而造成破骨细胞凋亡所致。Shevde 等报道大鼠切除卵巢 7 天后，破骨细胞的始祖细胞——粒单细胞集落形成单位（CFU-GM）的数量明显增多；雌激素干预后，CFU-GM明显下降，加用雌激素拮抗剂（ICI164）后可对抗雌激素的作用，并经形态学证实雌激素使CFU-GM凋亡而减少其数量。雌激素还可增加成骨细胞TGF-β的生成量，导致体内、外研究中鼠破骨细胞的凋亡，抗TGF-β抗体可阻断这一作用，表明雌激素可通过TGF-β介导破骨细胞的凋亡。Girasole等证实来源于肿瘤的破骨细胞样细胞株（GCT-51）上存在Fas抗原的表达，与Fas抗体孵育，可以剂量依赖形式诱导破骨细胞的凋亡，提出Fas旁路可能代表诱导破骨细胞凋亡的新机制，提示E_2（10^{-8}～10^{-12}mol/L）似乎能促进破骨细胞凋亡。

雌激素对成骨细胞和骨细胞凋亡的作用取决于细胞的类型，既有刺激作用，也有抑制作用。一些研究已证实雌激素能抑制成骨细胞的凋亡。Gazit的实验表明E_2在体内和体外直接增加去卵巢后小鼠骨髓中成骨细胞前身（CFU-f）的增殖和分化、ER的表达和功能及降低凋亡。Bellido的研究表明雌激素E_2抑制成骨细胞及骨细胞的凋亡是通过ER由细胞外信号调节激酶（ERK）的快速激活介导的。在成骨样细胞（MC3T3-E1）培养中，雌激素通过增加热休克蛋白27（hsp27）的产生，以减少TNF诱导的成骨细胞的凋亡。妇女绝经后较绝经前、去卵巢大鼠较假手术大鼠骨细胞凋亡成比例地增高（分别为400%和375%），骨细胞凋亡和快速骨重建紧密相关。Tomkinson的研究表明，雌激素能明显抑制OVX大鼠皮质骨和松质骨部位的骨细胞凋亡，维持骨细胞的生存能力。

2. ERT方案

（1）ERT人群的选择：应对骨质疏松症的高危人群进行BMD的测量或骨生化指标的测量。根据WHO的骨质疏松症执行定义对于低骨量、骨质疏松症或骨转换增加的患者应开展骨质疏松症的预防和治疗，对于没有ERT禁忌证的绝经后妇女，应以ERT作为首选防治方案[99]。用足够剂量的ERT，小部分妇女（5%～20%）还可能有轻微的骨丢失，其原因除用药依从性差外，还可能有个体对ERT的反应差的原因，因此预测ERT的骨效应，鉴别ERT很有效和抗ERT的人群，对合理选择治疗很有必要。绝经后妇女在治疗前，骨转换指标所反映的高骨转换状态和对雌激素治疗的较高反应相联系，持续升高的骨转换状态和BMD下降、骨质疏松症的发生和骨质疏松性骨折相关，提示骨转换指标特别是骨吸收指标对治疗作用有预测作用。

（2）雌激素制剂与剂量：雌激素根据化学结构分为天然和合成两大类。天然雌激素主要包括雌二醇（estradiol，E_2）、雌酮（estrone，E_1）、雌三醇（estriol，E_3）和结合雌激素（conjugated estrogen，CE）。天然雌激素的优点是对肝脏的代谢影响较弱，比较符合生理，易于监测血雌激素水平。其中E_2的雌激素活性最强，是体内起主要作用的雌激素。E_2在胃肠道很少吸收并易被灭活，故多采用经皮肤使用。微粒化17β-E_2（micronized estradiol）后可在消化道迅速吸收。E_1的雌激素活性弱于E_2，纯E_1目前不用ERT，但有四环素-雌酮用于预防去卵巢大鼠骨丢失的研究。E_3为E_2和E_1的代谢产物，雌激素活性弱，经阴道使用可达较高的血浓度，如经阴道用0.5mg和口服8～12mg可获得相似的E_3血浓度。CE是从孕马的尿里提取的混合物，45%为硫酸雌酮，55%为各种马雌激素，在体内代谢较复杂。合成雌激素主要有己烯雌酚（diehylstibestrol，DES）、乙炔雌二醇（17-thinyl estradiol，EE）和乙炔雌三醇环戊醚（尼尔雌醇，维尼安）。DES是甾体类具有强雌激素活性的药物，一般不用于ERT。EE是避孕药的主要成分，对肝脏的代谢影响大，也不用于ERT。尼尔雌醇是雌三醇的衍生物，口服吸收后储存于脂肪，缓慢释放，为长效雌激素。利维爱（livial）：每片含7-甲异炔诺酮2.5mg（tibolone，OrgOD14），是一种合成甾体激素，与其他甾体激素一样，可代谢成许多化合物，其中Δ4异构体，具有弱孕及雄激素作用，其他代谢产物3α-OH与3β-OH代谢物具有弱雌激素作用，其雌激素活性只有乙炔雌二醇的1/10～1/50。同时，其代谢产物强烈抑制雌酮向雌二醇转化，故无乳腺癌及子宫内膜癌发生的危险。

ERT理想的剂量形式应当避免不良反应，保留有效性，改善患者的依从性和满意度，它应当模拟绝经前妇女的雌激素浓度，提供E_2∶E_1的比率为1∶1。由于内源性E_2的半衰期<1小时，理想的方式是E_2应当以恒定的速率持续释放以保持生理浓度。只要提供足够的剂量，所有雌激素似乎都能抑制骨丢失。为达到阻止骨丢失的最佳效果，已提出足够高的血清E_2水平（约60pg/ml，滤泡早、中期的水平）应当被达到。量-效关系研究表明结合马雌激素（CEE）0.625mg/d、17β-E_2 2mg/d、微粒化E_2 0.5mg/d对减少绝经后妇女骨丢失是足够的；经皮E_2 50μg/d似乎能降低脊柱和股骨颈骨丢失；尼尔雌醇（CEE_3）每2周服药1次，1～2mg/次，能抑制绝经后骨代谢，防止骨丢失。近年来也有研究表明0.3mg/d的CEE或酯化E_2就能预防骨丢失；微粒化E_2 0.25mg/d和1.0mg/d对骨吸收指标降低的作用是相同的，因此提出目前所推荐的雌激素剂量，特别是对65岁妇女可能高出维持骨健康所需要的量，认为低剂量由于不良反应少，妇女易于接受而且对子宫内膜的刺激小，需要加用的孕激素的剂量也会减少，可能是更理想的。另外，很多临床观察发现雌激素的有效剂量存在个体差异，因此，ERT的新趋势是应用小剂量和个体化用药。

（3）ERT的开始时间：由于绝经后骨丢失的增加是和绝经的发生相关的，故常推荐在绝经后尽早开始ERT以获得对骨质疏松症最有效的预防。一般认为在绝经后5年内给予ERT治疗可获得较大的益处。ERT在绝经后不久开始能减慢或逆转已发生的骨丢失，而破骨细胞的侵蚀所致骨丢失将导致骨小梁板变薄，最终穿孔，目前认为这种骨骼微结构的衰败是不可逆的，将导致明确的骨质量下降。由于老年妇女骨折危险较大，所以只要ERT有在较年轻的妇女中相同的效能，她们仍能得到最大的短期益处。近来研究表明ERT对年龄在65岁以上已有骨质疏松症的妇女也是有效的，而且一些研究发现雌激素对老年妇女骨量的作用较年轻的妇女更大。有研究认为这种较好的效应能用骨转换率的增高来解释。因此对这部分人仍不能放弃ERT。

（4）ERT给药途径：现已清楚所有的给药途径对骨骼有类似的作用。目前临床上可利用的给药途径有：口服给药、经皮肤给药、皮下埋植给药、阴道置药和鼻喷给药。但不同的给药途径各有其特征。口服给药为首选途径，简单、方便。为了补充肠壁失活和肝脏首过效应，必须投以大剂量以取得治疗的雌激素水平，这就导致E_1水平较绝经前妇女高得多，也致投药间歇内雌激素水平较大的波动，而且有促进胆结石形成、增加肾素底物、增加凝血因子、减少抗凝血因子和增加性激素结合球蛋白等的危险。但常规剂量不会引起血栓和增加肝脏负担，而且对血脂有明显改善作用。非肠道给药避开了肝脏代谢和肝脏的首过效应及一系列不良反应，药物直接吸收进入体循环，使血清 E_1 和 E_2 的浓度较口服过程中稳定，而且能达到绝经前水平，还具有降低总胆固醇和降低低密度脂蛋白的良好作用，但经皮给药仍可引起皮肤反应，依从性不能保证，而且吸收不稳定。对有症状的胆囊疾病兼高危患者，经皮给药途径更好。皮肤贴剂有 Estraderm、Oestrogel、System/Evorel 和 Menorest 等；国内有妇舒宁、伊乐。随着人们对硅酮弹性体的释药特性的认识，E_2 皮埋剂问世，它可在特定的部位以恒定的速率持续释药，皮下埋植 E_2 25~50mg，埋植 1 次的有效维持时间为 4~6 个月，因而可取消每日投药的需要，提高了患者的依从性，理论上可提供适量的 E_2，如果合用孕激素宫内节育器，还可能取消撤退性出血，而且用于 PMOP 的长期预防和治疗费用相对是便宜的，但它需定期手术植入、取出，是有创伤的，E_2 的量不能随意控制，个体之间血中 E_2 水平差异较大。目前已在一部分人中使用。我们利用硅橡胶的释药特性研制了尼尔雌醇皮埋剂，并进行了体内、外释药实验和预防大鼠去卵巢后骨丢失的初步研究，确定了尼尔雌醇皮埋剂预防妇女绝经后骨质疏松症的可能性。阴道给药（阴道栓式霜剂）可使雌激素吸收入血，对泌尿生殖道的效果好，但用药不方便，药物吸收不稳定，且难以达到有效的血药浓度，故一般不被用于骨骼或其他全身的作用。鼻喷给药（脉冲雌激素治疗）：雌二醇鼻喷给药是一种脉冲雌激素治疗方式，目前此类制剂有 Aerodiol，每天 1 喷，剂量为 300μg。由于避开了肝脏首过效应，对血脂有利，可降低脂蛋白[Lp(a)]、载脂蛋白(apoB)、总胆固醇和低密度脂蛋白胆固醇、血管紧张素原和胰岛素水平。使用 Aerodiol 300μg/d 对预防绝经后骨丢失、增加 BMD 和缓解更年期症状相当于 50mg 的 E_2 皮贴剂或 2mg 的口服 E_2。因此认为，Aerodiol 是一种安全、有效和易被接受的 ERT 途径。

3. ERT 配伍方式

（1）单用雌激素：仅适用于子宫切除不需保护子宫内膜的妇女。主要为连续用药方式。应注意对子宫完整的妇女，即使周期性使用雌激素（如每周期 30 天，用雌激素 25 天，停药 5 天），也不能防止子宫内膜的增生。

（2）雌激素与孕激素合用：应用雌激素的有子宫的妇女应加用孕激素。孕激素在激素替代治疗中的作用主要是对抗子宫内膜增生，降低子宫内膜癌的危险。近年的研究也表明一些孕激素有促进骨形成的作用，有利于骨质疏松症的治疗。目前以衍生于孕酮的安宫黄体酮（MPA）使用较多，它不对抗雌激素对脂蛋白的良性作用。孕激素的用量，随雌激素用量而变化，一般认为孕激素要抑制子宫内膜的增生，但无需使其达到分泌期改变。可分为以下两种方式：①雌、孕激素序贯应用：模拟生理周期，在用雌激素的基础上每月加用孕激素 10~14 天，又分为周期性及连续性两种方案。周期性方案即每月停药 4~7 天：在每月的前 25 天每日使用的雌激素、孕激素通常加用在周期的第 12~16 天，25 天之后雌、孕激素均停用，患者通常会发生阴道出血。连续性方案：雌激素每日使用，在每月的第 1~14 天或每月最后的 10~14 天加用孕激素，正常的撤退性出血通常发生在孕激素使用 10 天以后，连续序贯方案便于患者使用。雌、孕激素序贯法阴道出血率高但较规律，适应于年龄较轻、绝经早期能够接受周期性阴道出血的妇女；②雌、孕激素连续联合应用：雌、孕激素每日联合使用，适应于年龄较大、不愿有周期性阴道出血的妇女，但在用药半年内常有难以预料的阴道出血。自 2002 年 WHI 的雌激素替代治疗研究后，近 10 年来的研究绝经后激素治疗（menopausal hormone therapy，MHT）试验发现，乳腺癌的发生与 MHT 类型、体质（body mass）、乳腺密度（breast density）及绝经至开始 MHT 的间隔时间有关。既往没有接受雌激素治疗而在绝经后迅速采用 MHT 且持续 5 年以上的低体重妇女的乳腺癌风险最高，但 5 年内停用 MHT 者的风险并不增高。静脉血栓栓塞、卒中和冠心病的风险取决于 MHT 治疗的年龄、剂量、制剂种类和使用途径，60 岁以上的肥胖患者静脉血栓栓塞风险较高，但如果使用经皮制剂则风险不高。年龄在 60 岁以下者的卒中病情轻，使用低剂量的口服或经皮雌激素制剂时，其风险不增加。60 岁以下健康绝经者的 MHT 有助于预防动脉粥样硬化和冠心病，但老年妇女不能获益或有害处。因此，雌激素补充可用于绝经后骨质疏松症的早期预防，但不推荐用于 60 岁以上者[100]。

（3）单用孕激素：有周期性和连续性使用，前者适用于绝经过渡期，如用 MPA 每天 10mg，共用 5~7 天，如果阴道出血发生在停药后 7~10 天，说明患者体内雌激素水平不低，暂不需使用雌激素。对月经不规律的患者，每 3 个月使用孕激素一次，可防止子宫内膜增生及判断体内雌激素状态。

（4）雌激素与雄激素合用：绝经后妇女体内绝对雄激素水平仅为青年期的 50%；但椎骨骨质疏松症的绝经后妇女与正常绝经后妇女相比，其雌激素浓度相似，而雄激素水平低于后者，可见雄激素在绝经后骨量的维持中有重要的作用。临床研究表明雄激素加入激素替代治疗可预防骨丢失和刺激骨形成，有利于骨质疏松症的预防和治疗。而且由于女性性欲情绪中枢存在雄激素受体，雄激素还能增进性欲，改善情绪精神心理状态。但是雄激素降低高密度脂蛋白等的危险仍有待进一步研究。利维爱（7-甲基异炔诺酮，tibolone）是一种人工合成的类固醇，它在体内的代谢产物具有弱的孕、雌、雄激素的作用。每日 2.5mg 能有效地防治 PMOP 而且未发现对血脂有明显的不良影响，无不规则阴道流血。利维爱对乳腺和子宫内膜无刺激作用，不具有通过 ER 拮抗雌激素的生物作用，它通过局部代谢和对性类固醇激素代谢酶的抑制而起作用，未观察到静脉血栓和心血管事件，认为其益处超过雌/孕激素和选择性雌激素受体调节剂（SERM），具有特异的作用模式，为单独一类化合物，最好被描述成选择性组织雌激素活性调节剂（selective tissue estrogenic activity regulators，STEAR）。

（5）ERT 与其他抗骨质疏松药物的联合应用：骨质疏松症的发生、发展受综合因素的影响，因此骨质疏松症的治疗多采用联合用药。已有报道 ERT 与钙、维生素 D、氟制剂和二膦酸盐联合应用较上述药物单独使用对骨密度的增加更明显，特别是对严重的骨质疏松症应强调联合用药。

4. ERT 持续时间 尽管流行病学研究显示绝经后 ERT

可阻止妇女晚年髋部骨折的发生，提示ERT对BMD有保护作用，但为使妇女从ERT中获得最大的骨保护作用和ERT对BMD的延长作用，妇女在绝经后究竟要使用ERT多长时间呢？最佳治疗维持时间还不清楚。Felson在1988年至1989年用单光子骨密度仪（SPA）和双光子骨密度仪（DPA）测量了Framingham研究群组670名白种人妇女（平均年龄为76岁，范围为68~106岁）的股骨、脊柱、桡骨中段、桡骨超远端的BMD，排除骨折后开始ERT治疗的妇女，总共212名妇女（31.6%）接受ERT，平均持续时间为5年，只有那些使用7~10年或10年或更长年限的妇女相对于未用ERT的妇女有明显高的BMD（7~10年的治疗，在股骨和脊柱$P<0.05$；≥10年，除脊柱外，所有测量的骨骼部位，$P<0.05$），年龄<75岁，使用雌激素7年或更长的妇女较未曾接受ERT的妇女各测量骨骼部位BMD要高出11.2%，而≥75岁坚持同样长治疗时间的妇女的BMD较未接受治疗的妇女仍高3.2%，提出要达到BMD的长期保护作用，应当在绝经后使用ERT至少7年，但是这样长的持续时间，在≥75岁的妇女中雌激素对BMD的保护作用仍很小，不足以阻止她们发生骨折；在另一研究中（327例vs 576例），ERT的保护作用与作用的持续时间有关，对于使用雌激素1~2年的妇女，骨折的相对危险度（RR，髋部或前臂远端）是0.84（105% CI，0.51~1.40），而对雌激素治疗6~10年的妇女，RR为0.38（105% CI，0.22~0.66）；也有学者提出至少6年的ERT将使髋部骨折的危险和Colles骨折的危险降低50%，但ERT的保护作用在雌激素应用终止后消失；流行病学研究提示在雌激素撤退后，以前的雌激素治疗对所有非脊柱骨折不能提供更多的保护，特别是对髋部骨折，即使在使用>10年的妇女，也是如此。这些结果暗示作用持续的时间和治疗提供的时间同样长，当ERT中断时，作用消失，为减少骨折，妇女可能需要无限期ERT，特别对骨折后开始治疗的患者，可能需要终身治疗。

由于许多资料表明，ERT也可能在治疗老年性骨质疏松症患者中有效（通过阻止骨丢失和减少骨折危险），故有人可能建议保留ERT的时间应尽可能长一些。治疗的目的是预防骨折，ERT可使骨折危险下降，因此一个新的骨折不应当是ERT的一个障碍，应鼓励妇女继续治疗。ERT中断后的骨丢失特征的报道不一致，Horson和Linday提出中断ERT后，掌骨接着有一个快速骨丢失相，它抵消了ERT对骨的大部分益处；而Christiansen提出雌激素治疗撤退后，前臂骨矿含量的减少没有加速（每年2.3%），它几乎和未治疗组相同。Eiken也观察到同样的结果，但他观察到的腰椎骨丢失率每年约2%，要比未治疗组平均丢失率高，推测这可能是对未治疗组使用8年期间的平均丢失率，绝经早期快速骨丢失被隐藏在晚期较低的骨丢失率中。一些研究认为ERT撤退后有可能伴随明显的骨丢失，其骨丢失率平行于绝经或卵巢切除后发生的骨丢失速率，大约为每年2%~4%。

5. 监测

（1）疗效监测：每种骨折都是由骨强度和骨骼负荷的相互作用所引起。骨强度虽受许多因素的影响，但明显与BMD有关。许多研究证实，BMD可预测骨折危险，因此常用BMD测量来监测对ERT的效应，关于这方面用DEA测量BMD已被应用。有研究表明抗骨吸收药物（雌激素或二膦酸盐）可使骨质疏松症妇女在2年内腰椎BMD增加5%~10%，这种改变和骨折率大约50%的下降相关。绝经后雌激素产生减少时，许多骨转换指标明显增加，超过基值（50%~100%），高的骨转换与较多的骨丢失相关联，当ERT执行时，如果有效，在3~6个月内这些指标会下降，骨吸收指标的改变先于骨形成指标；由于受到检测仪器精密度误差的影响，DXA可能需要一段时间才能发现明显的治疗反应，而且价格昂贵，因此骨生化指标特别是特异性的骨吸收指标（如NTX、CTX、Pyr等）在监测疗效上有其特殊的价值。

（2）不良反应监测：雌激素可能与子宫内膜癌、乳腺癌、血栓性疾病和胆囊疾病有关，其中雌激素使用者最关心的是子宫内膜癌、乳腺癌的危险。在雌激素治疗期间应定期用B超监测子宫内膜有无增生，也应定期进行乳腺红外线检查和钼靶X线照相。

6. ERT禁忌证　绝对禁忌证有妊娠、未明确诊断的异常生殖道出血、急性栓塞性静脉炎或血栓栓塞性疾病、已知或怀疑有雌激素依赖性肿瘤（乳腺癌或子宫内膜癌）、急性肝病、最近有过心肌梗死、脑血管意外和短暂性脑缺血发作等。相对禁忌证有慢性肝炎、胆囊炎、糖尿病、严重缺血性心脏病、高血压、偏头痛和癫痫。患有上述疾病者应慎用ERT。对于有子宫肌瘤、子宫内膜异位症的绝经后妇女可在GnRH激动剂的辅助下行ERT。

ERT除能有效地防治PMOP外，还与更年期症状的缓解、老年性痴呆发病的延缓或预防等有关，但目前临床上ERT的使用人数远远不及需要使用ERT的人数，要解决这个问题，不但要加强宣传教育，更重要的是要规范ERT的使用、开发新的高效雌激素和孕激素等及其给药途径，提高患者的依从性。当然，ERT也不能滥用，曾认为ERT可降低绝经后妇女冠心病的死亡率，然而1998年公布的心脏雌激素/孕酮补充研究（heart and estrogen/progestin replacement study，HERS）结果提示我们冠心病二级预防用ERT替代治疗应取慎重态度。另外，2002年7月10日，美国内分泌学会电邮给所属会员，紧急转发美国国立卫生研究院（NIH）心脏、肺和血液研究所（NHLBI）声明：作为“妇女健康行动”（WHI）一部分的用雌激素加孕激素方案（即CEE 0.625mg/d加MPA 2.5mg/d）治疗绝经后妇女的试验，由于被试验妇女侵袭性乳腺癌发病率的增加（26%）超过该试验不良反应的极限，且总体统计已表明危险大于益处而宣布终止。这项随机、对照、多中心的临床试验涉及16 608名50~79岁妇女，原准备持续治疗8.5年，于2005年结束，在经过5.2年的随访后决定终止。这项多中心的临床试验同时发现与服安慰剂组相比，用雌激素加孕激素治疗组的结果是：①冠心病急性发作事件增加210%，危害比（hazard ratio，HR）为1.210；②脑卒中增加41%，HR为1.41；③凝血事件发生率加倍，肺动脉栓塞HR为2.13；④结、直肠癌及骨折发生率减少，结肠癌HR为0.63，髋部骨折HR为0.66。综合指数HR为1.15。绝对数字为：用雌激素加孕激素治疗的害处是可使每1万人每年增加7次冠心病事件、8次脑卒中、8次肺动脉栓塞及8次侵袭性乳腺癌；其益处是减少6次结、直肠癌及5次髋部骨折。2002年5月31日，在评议WHI研究资料后，美国一独立的顾问委员会（专门审查试验结果及被试验人员安全性的委员会)作出决定:该临床试验应予以终止。当然,WHI 中期研究结果的公布,并不否定雌/孕激素补充治疗(HRT),而是提醒大家,要不断学习探索,选用雌/孕激素的最低有效剂量,更科学、更艺术和个体化地应用 HRT,才能给妇女健康带来最大的受益,避免不良反应。

雌激素补充治疗(ERT)应视为实现缺乏雌激素女性健康生活方式的一种基本措施。近十几年来,我国的 ERT 应用率在全球很低,说明民众和广大医务人员对 ERT 持有偏见,尤其是在 WHI 有关 ERT 增加冠心病、卒中和血栓栓塞性风险的报告发表后,ERT 的应用越来越少。后来,人们对该项研究进行了再分析,有数个特点值得关注:①研究对象为老年女性,其平均年龄为 63 岁;应用雌激素的年龄不同,其风险也明显不同,年龄越大,其风险也越高;②平均 BMI 为 $28.5kg/m^2$,肥胖者容易并发冠心病、卒中和血栓栓塞性病变;③吸烟者占 49.10%,而吸烟是这些疾病的独立危险因素。

目前认为,对于 ERT 应该有如下的基本看法,在动脉粥样硬化形成前,ERT 对血管无明确不良影响,可能还有一定的保护作用;而在动脉粥样硬化形成后,ERT 很可能促进其发展,因此 ERT 的临床应用时间窗较窄,该时间窗很可能处于绝经早期。ERT 导致子宫内膜癌是个事实,但只要加用孕激素就可以完全预防;ERT 与乳腺癌的关系仍有争论,但风险较低(0.1%/年),居于罕见水平,但是出于安全考虑,乳腺癌应列为 ERT 的禁忌证。临床上,ERT 用于 60 岁以下的妇女可以不考虑安全性问题,但要定期服用孕激素。2010 年,亚洲-大洋洲替勃龙共识专家组提出的替勃龙(tibolone)应用共识见表 6-2-2-32 和图 6-2-2-14。与 ERT 不同,替勃龙具有一定的组织特异性,除了预防骨丢失外,对绝经后女性的肌肉-骨骼疼痛、焦虑、健忘、阵发性血管症状和性欲减退也有良好效果[101]。

(七)选择性雌激素受体调节剂 SERM 是一类与雌激素受体(ER)相互作用产生的组织特异性化合物。其结构多样,与 ER 有高度亲和力,它同时有 ER 激动和拮抗两种作用,其作用的差异及差异程度随药物、组织、种族及体内激素水平的不同而异,它是 ER 的一种配基。为克服 ERT 引起子宫内膜异常增生而致癌变的不良反应,发展了雌、孕激素联合使用的性激素补充疗法。但妇女长期应用 HRT 的依从性

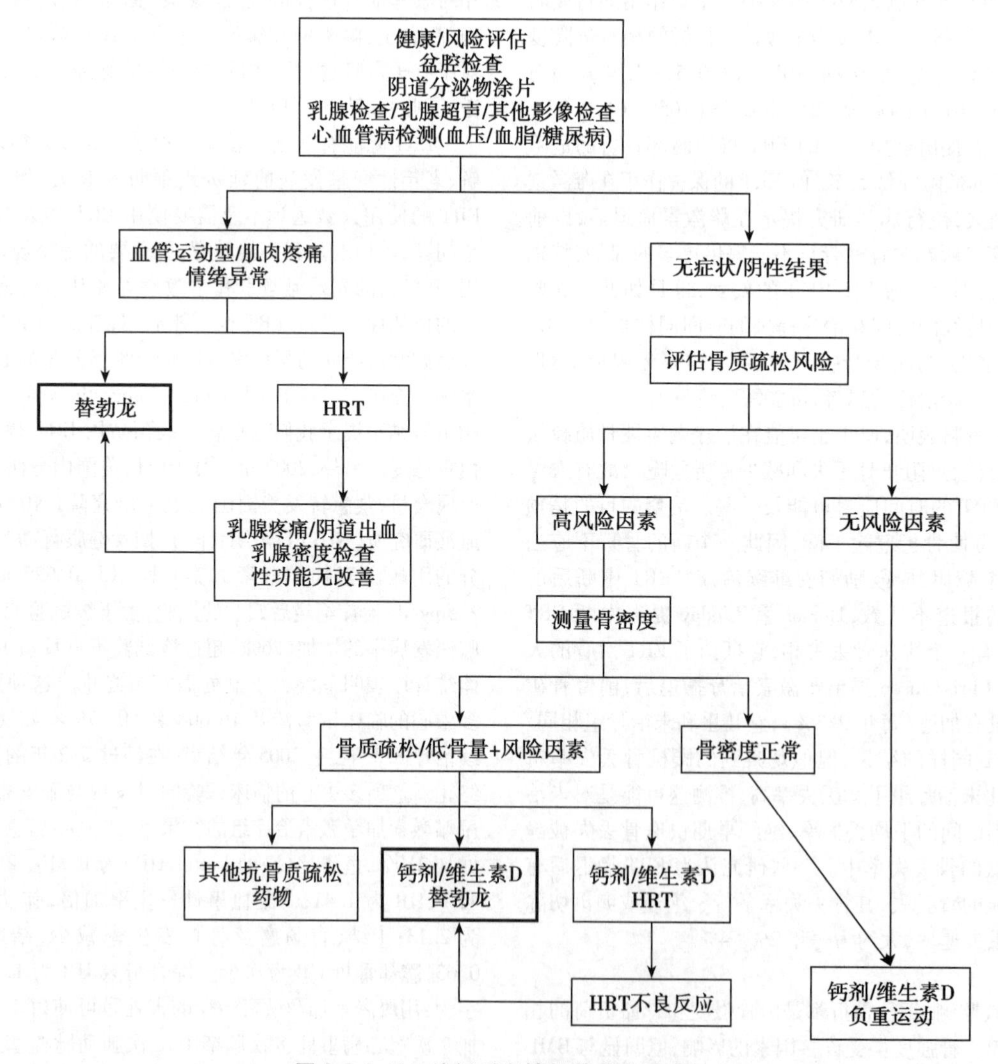

图 6-2-2-14 绝经后女性替勃龙应用流程

如果患者适合于应用 HRT(孕激素补充治疗),亚洲绝经后女性更宜使用替勃龙,替勃龙改善性功能的作用强于 ERT(雌激素补充治疗),而乳腺疼痛/阴道出血的不良反应弱于 ERT

表 6-2-2-32 替勃龙(tibolone)应用共识

2005 年以来新推荐	证据水平
有利作用	
1. 解除围绝经期症状的效果与 EPT/ET 相等	1b
2. 阴道萎缩和坚强局部症状	1b
3. 提高性欲和性满意度的作用优于 EPT/ET	1b
4. 正性情绪和生活质量作用	1b
5. 预防骨丢失的作用与 EPT/ET 相当而强于雷诺昔芬	1b
6. 降低老年女性脊椎和非脊椎骨折风险,且对已经发生脊椎骨折者的效果更佳	1b
7. 不刺激绝经后妇女子宫内膜增生/内膜癌子宫出血概率低	1b
8. 不增加乳腺组织密度	2b
9. 对血脂谱的作用与 EPT/ET 不同	1b
10. 2 个观察性研究发现不增加 VTE 或心肌梗死风险	2b
11. 1.25mg/d 不增加无乳腺癌病史的老年骨质疏松女性的肿瘤风险	1b
不利作用	
1. 临床观察性研究提示子宫内膜癌的相对风险增加	3b
2. 引起乳腺胀痛的不良反应比 EPT 轻	1b
3. 患过乳腺癌的女性服用后复发的风险增高	1b
4. 增加 CIMT 的作用与 EPT 相同	1b
5. 1 个随机对照研究发现,老年女性服用 1.25mg/d 后脑卒中风险增加/60 岁以上者慎用/脑卒中高风险者禁用	
未定论的作用	
1. 是否增加其他对象的乳腺癌风险无定论	3b
2. 对心血管的影响无定论	1b

注:证据水平(evels of evidence)的定义是:1b. 病例随机研究;2b. 病例队列研究;3b. 病例对照研究;EPT:雌激素-孕激素治疗;ET:雌激素治疗;CIMT:颈动脉内膜-中层厚度,VTE:静脉血栓栓塞

低,其原因可能有:①对长期 HRT 可能增加患乳腺癌、子宫内膜癌的危险性的担忧;②即使加用了孕激素,并非都能克服雌激素致子宫内膜癌的危险;③HRT 对抗骨质疏松症骨折的随机临床试验研究结果有限;④近年来的一项大规模的随机对照试验失败,未能证实 HRT 有益于心血管疾病的二级预防;⑤妇女健康行动(WHI)的研究提示绝经后妇女雌、孕激素补充治疗的危险似乎超过获得的益处,而且该研究被提前终止。人们在寻找妇女绝经后使用更安全、更易接受的 HRT 的过程中,选择性雌激素受体调节剂(SERM)的应用得到发展。ER 的配基即雌激素类化合物,一般可分为三类:①完全的 ER 激动剂如 17β-E_2。在凡是有 ER 的组织如子宫、乳腺及骨组织等处均表现为 ER 的激动剂。②完全的 ER 拮抗剂如 ICI182780。该物质也有甾体结构,在有 ER 的任何组织均表现为 ER 的拮抗剂。③SERM 类,兼有 ER 激动剂和 ER 拮抗剂的混合功能,其功能有组织或细胞特异性。即在一些组织或细胞表现为 ER 激动剂的功能,而在另一些组织或细胞表现为 ER 拮抗剂的功能。当体内激素水平改变时,其功能也可能发生改变,如:三苯氧胺(他莫昔芬,TAM)在乳腺表现为 ER 的拮抗剂作用,但在子宫内膜表现为 ER 的激动剂作用。当绝经后妇女雌激素水平低下时,TAM 在骨组织表现为 ER 的激动剂,有雌激素活性,抑制骨吸收致骨量增加;但在有生育力的妇女,即雌激素水平不低时,服用该药期间,骨量降低,在该状态下,TAM 在骨组织表现为 ER 拮抗剂的作用,即抗雌激素活性。

目前已知,根据化学结构,SERM 有以下几类:①三苯乙烯类(triphenylethylene):如氯米芬(clomifene)、TAM 及其衍生物、托瑞米芬(toremifene)、屈洛昔芬(droloxifene,DRL)和碘昔芬(idoxifene);②色满类(chroman):如 lerormeloxifene;③苯并噻吩类(benzothiophene):如雷洛昔芬(raloxifene,RLX)和 LY353381;④萘类(naphthalene):如 CP336156。其中以 TAM 为代表的三苯乙烯类被认为是第一代 SERMs,也是首先应用于临床的此类药品;雷洛昔芬则是新近研制成功的第二代 SERMs,有其独特的选择性作用。

1. SERMs 组织特性作用的机制　SERM 的生物活性与特异性靶细胞和机体的激素环境有关。随着对 ER 认识的不断深入,逐渐揭示出 SERM 组织选择性作用的机制。在生理条件下,ER(即 ERα)可经甾体激素激活(如 E_2、E_1),后来发现一些非甾体化合物也能与 ER 结合并起作用。人类和啮齿类动物的 ER 有两种亚型(ERα 和 ERβ),结构均已清楚且成功地得到克隆。其中 ERβ 是在 1995 年才被确认的。ERα 与 ERβ 非常相似,但又显著不同。两种亚基在 DNA 结合区,氨基酸组成有 97% 相同,而配基结合区只有 60% 相同,说明在与配基结合的特异性方面,两种 ER 亚基有明显差异。两种 ER 亚基在组织分布上也有差异,通常生殖器官以 ERα 为主,而非生殖器官以 ERβ 为主。正常人特别是乳腺癌患者体内还存在 ER 的变异体和突变体。两种 ER 亚基的特性和组织或细胞分布的差异与 ER 配基的选择性作用有关。两种 ER 亚基分布的组织特异性在某种程度上可以解释 SERM 在一种组织表现为 ER 的激动剂,而在另一种组织表现为 ER 的拮抗剂,但对有相同受体亚基的不同组织有不同的作用,如 TAM 在乳腺与子宫的不同作用,还不能用 ER 亚型分布的组织特异性来解释。

ER 中至少有 2 个区域为核内转录活性所必需的,即位于 N 端的激活功能区(AF-1)和位于配基结合区的 AF-2,最近还发现第 3 个能独立激活的功能区 AF-2α 也位于配基结合区内。不同配基与 ER 结合后的组织选择性作用是由于这种配基与 ER 结合后对 ER 的 AF-2 区三维结构的不同影响所致。例如,在 E_2 作用下,ERα 的第 12 螺旋(helix12)即相当于 AF-2 向内折叠,埋进配体-受体复合物,AF-2 得以接触雌激素反应元件(ERE)从而激活基因转录过程;而雷洛昔芬(raloxifene)与 ERα 结合后,以其含烷基的侧链代替 ERα 第 12 螺旋内折与 351 位天冬氨酸结合,相互作用,导致 AF-2 失活,不能激活 ERE 驱使基因转录,完成后续步骤,因此,雷洛昔芬被认为是通过阻断 AF-2 的活性来阻断雌激素作用的。因此,雷洛昔芬阻断 AF-2 活性被认为是其 ER 拮抗的分子机制。为了证实这点,Levenson 等从人类乳腺癌细胞中分离得到一种 ER 突变体(其 351 位的天冬氨酸被酪氨酸置换),并将之转染到另一种 ER 阴性的乳腺癌细胞,结果发现,雷洛昔芬在这种细胞表现为 ER 激动剂,激活 TGF-α 的基因转录和表达。Levenson 等在后来的研究还发现侧链中的氮与 351 位天冬氨酸的相互作用是雷洛昔芬抗雌激素活性的关键。

受体作用必需的相关蛋白有组织细胞的特异性,如协激

动剂(coactivator)和协抑制剂(corepressor)在不同组织中调节ER介导的基因转录,从而调节雌激素活性。因而,有学者将雌激素作用的模型理解为:雌激素或其他配基通过细胞膜进入细胞核,与核ER受体结合,改变其构型,形成配基-受体复合物二聚体,这种配基诱导的复合物再与协激动剂或者协抑制剂结合,发生组织或细胞特异性的基因表达。但是,近年有研究发现雌激素与雷洛昔芬对骨的作用可能是通过ERE非依赖性刺激TGF-β表达而介导的。雷洛昔芬诱导的基因表达与ERE不同。因此雌激素受体-配基复合物可能与多个DNA反应域相互作用,进而在基因或细胞水平影响多种转录因子。这种作用模型有助于解释SERM这类ER配基的选择性作用。

2. SERM对骨骼的作用　SERM主要用于对早期乳腺癌的长期治疗,已有30余年的历史,有良好效果。SERM对骨代谢影响的观察最早见于Gotfredsen的报道,他发现绝经前乳腺癌患者经TAM治疗1年后BMC下降,其原因不清楚,未确定是TAM对骨的直接作用还是疾病进展后癌症骨转移所致。随着研究的深入,发现TAM不但不引起BMC下降,相反地对骨有保护作用。Love等观察到绝经后乳腺癌患者经TAM治疗2年,腰椎BMD每年增长0.6%,而对照组则下降1.0%,差异有显著性,但TAM对桡骨的保护作用不明显。这是由于不同部位的骨骼其构成有所不同。脊椎骨主要由松质骨组成,而股骨和桡骨的松质骨含量少。雌激素不足主要是引起松质骨的骨量减少,而富含皮质骨的股骨和桡骨的变化较轻。腰椎BMD正常或非骨质疏松症但骨质减少的绝经后妇女,每日予雷洛昔芬及钙剂可见骨丢失量减少,BMD显著增加。绝经后妇女服用雷洛昔芬60mg/d两年后,BMD在股骨增加1.2%,脊椎和髋骨增加1.6%,总骨质增加1.4%。SERM对BMD的增加不如ERT,但SERM中的TAM和雷洛昔芬等可降低腰椎骨质疏松性骨折的危险。TAM对骨的保护作用在健康的绝经后妇女中也得到证实。在一项应用TAM预防乳腺癌的3年大规模研究中观察到,TAM可使腰椎BMD每年增加1.17%,而髋骨则增加1.71%,且第1年增加显著,这与雌激素的作用在第1年最显著也完全相似。除此之外,TAM对前臂骨的远端也具有保护作用,虽然不如对腰椎明显,但可维持BMD不下降,与对照组比较差异有显著性,生化检查显示TAM可以显著降低绝经后妇女的血骨钙素和尿羟脯氨酸的水平。但值得注意的是,TAM治疗可引起绝经前乳腺癌患者及健康妇女的骨丢失和BMD下降,与TAM在绝经后妇女中的作用不同,这一现象与从动物实验观察到的结果相一致。在卵巢功能完整的大鼠,TAM可引起BMD的降低。Gotfredsen早期的观察发现TAM降低BMD,可能就是这个原因。雷洛昔芬在人类骨骼表现为减少绝经后妇女血清骨钙素、骨特异性碱性磷酸酶和抗酒石酸酸性磷酸酶水平及尿Ⅰ胶原C末端肽与尿肌酐的比值。

SERM对骨量的保护作用在动物实验中也得到证实。TAM可预防去卵巢(OVX)大鼠骨小梁的减少。应用TAM的OVX大鼠与未应用者比较可增加骨小梁骨量54%,在此基础上再加入17β-E_2则骨小梁又增加25%。屈洛昔芬、雷洛昔芬等也都有类似作用,能像雌激素一样完全预防OVX引起的骨转换的增加及骨量的减少,维持BMD和骨小梁体积,预防雌激素缺乏引起的骨丢失,而且可保护骨免受甲状旁腺素(PTH)、PGE_2和1,25-$(OH)_2D$引起的骨丢失。对成年卵巢切除并已建立骨质减少模型的大鼠给予雷洛昔芬和雌激素,两者对防止松质骨继续丢失同样有效,但均不能增加松质骨面积或使减少的骨质恢复正常。组织形态学研究证实雷洛昔芬用于大鼠卵巢切除后防止松质骨吸收的方式与用雌激素相似,表明它通过与雌激素同样的机制减少骨质吸收而抑制骨的丢失。但雷洛昔芬与雌激素合用不比任何单用效果增强。Turner还在一项为期6个月的实验中观察到,雷洛昔芬不但具有与雌激素一样的维持脊椎和股骨干的骨密度的作用,而且在脊柱和股骨颈抗外力的实验中雷洛昔芬的作用与雌激素亦无差异,说明了SERM可以降低骨折的发生率。鉴于雌激素在男性骨代谢中发挥作用,另外SERM可预防骨丢失,降低血清胆固醇,而不影响去势雄鼠的前列腺,因而提示它们有用于老年男性骨质疏松症预防和治疗的可能性。

3. SERM骨代谢调节机制　虽然在人及动物中均已证实SERM对骨的保护作用,但其机制尚不完全清楚。已知成骨细胞和破骨细胞表面存在ER,还可能存在SERM特异的结合位点(EABS),SERM可以通过与ER和/或EABS结合而发挥作用。其如同雌激素一样抑制前破骨细胞的生长、分化并诱导其凋亡。前破骨细胞上有功能性的ER,用LY1310478(雷洛昔芬类似物)与人前破骨细胞株FLG210.1共同培养6天观察到,FLG210.1的生长呈剂量依赖性被抑制。1μmol/L的LY1310478或17β-E_2条件下,FLG210.1培养24小时后发生DNA碎裂,作用机制是通过与雌激素竞争ER。2~10μmol/L的TAM孵育2~3小时即可导致破骨细胞凋亡,而相同浓度的17β-E_2孵育24~36小时仍无作用。其他细胞如成骨细胞和成纤维细胞则不敏感。SERM就像17β-E_2一样可剂量依赖性地增加降钙素引起的前破骨细胞内cAMP的聚集。

破骨细胞可以产生反应性中间氧化产物,而氧化物又在破骨细胞的形成及活化过程中起重要作用,因此SERM的抗氧化作用减弱了破骨细胞对骨的吸收。维生素E作为抗氧化剂已证明对骨的合成有促进作用。TAM可作用于破骨细胞上相应受体,抑制细胞膜H^+的转移,影响细胞降解。TAM还抑制破骨细胞胞质的扩展及胞膜的流动,影响刷状膜的形成,从而影响对骨的吸收;与ER结合上调TGF-$β_3$的基因表达,而TGF-$β_3$对破骨细胞的分化有抑制作用。OVX大鼠股骨的TGF-$β_3$的mRNA水平较对照组低,而用17β-E_2或雷洛昔芬处理后很快达到对照水平。E_2和雷洛昔芬的这一作用不是由雌激素反应元件(ERE)介导的,而是通过影响TGF-$β_3$启动子的一段含有150个核苷酸的序列。在短暂的转染实验中,这一不含ERE的序列可以介导E_2或雷洛昔芬诱导的报告基因的表达;在同一系统中雷洛昔芬却抑制含有ERE的卵黄合成蛋白(vitellogenin)启动子的基因表达。这一机制可能是SEMR作用于骨和心血管系统时表达为雌激素类似效应;而作用于生殖系统时则表现为雌激素拮抗效应的原因之一。抑制骨髓基质细胞和成骨细胞等产生破骨细胞的活性因子如IL-6。IL-6被认为可刺激破骨细胞的发生和分化,SERM的这一作用在相同浓度时强于E_2,说明其作用通过不同配体,可能是通过与 EABS 结合。

SERM 可直接刺激成骨细胞的矿化。体外实验发现在无机磷存在的条件下,SERM 的这一作用呈剂量依赖性,但其机制与 1,25-(OH)$_2$D 不同,它不引起碱性磷酸酶、骨钙素及 I 型胶原的变化,而可能是通过局部的细胞因子如 TGF-β 发挥作用,因为成骨细胞可分泌 TGF-β,而后者可诱导骨形成,这一作用也不是通过 ERE 机制,因为 TAM 不增加 ERE 依赖的骨肉瘤细胞株 HOS-TE85 的矿化。利用 OVX 大鼠在体观察 SERM 及雌激素对骨细胞的影响与体外实验的结果一致,TAM、屈洛昔芬可致骨小梁表面破骨细胞数减少及吸收陷窝减少,与假手术者相比,OVX 大鼠破骨细胞覆盖的骨小梁表面、破骨细胞覆盖的骨小梁表面占总骨小梁表面的百分比、破骨细胞数及每个破骨细胞的核数分别增加 563%、567%、400%和 38%,TAM 和屈洛昔芬可完全预防之。

不同 ER 配基可在不同组织或细胞表现不同活性。现已发展多种 SERM 并在临床应用,其中以长期以来作为乳腺癌治疗辅助用药的他莫昔芬为代表,其雌激素样活性可保存骨质,降低总胆固醇浓度,缺点是因刺激子宫内膜而使绝经后妇女子宫内膜癌发生率增加,故限制了其长期的使用。目前,除雷洛昔芬外的 SERM 基本都超不出 TAM 的优势范围,克服不了与 TAM 同样的缺点。对 SERM 及其药物研究开发正在方兴未艾阶段,对雌激素作用分子机制的阐明以及雌激素受体 ER-β 及其基因转录调节的发现,大大促进了人们对 SERM 及其临床应用的研究,尤其是 SERM 对生殖系统、心血管系统及中枢神经系统的作用。它们具有潜在的抗肿瘤作用,也对某些绝经后妇女的多种慢性病(包括绝经后骨质疏松症等)有潜在的益处,对 SERM 的深入研究将有助于开发理想的雌激素或雌激素/SERMs 联合应用方案以获得对 HRT 的期望效果。

4. SERM 制剂　盐酸雷洛昔芬属苯丙噻吩类化合物(benzothiophene),是这类药物的代表。雷洛昔芬可增加骨小梁数目,减少骨小梁表面的破骨细胞数目,降低血清骨钙素及尿羟脯氨酸的水平。其作用机制可能为:与成骨细胞和破骨细胞表面雌激素受体和/或雌激素拮抗剂特异结合位点结合,影响破骨细胞的生长、分化,抑制对降钙素的反应性及抑制成骨细胞产生破骨细胞活化因子等。雷洛昔芬(raloxifene,商品名易维特)60mg/d 对子宫内膜和乳腺均无作用,而且对 PMOP 的疗效与雌二醇基本相当,使脊椎骨折发生率下降约 50%,但较 E_2 易导致血栓栓塞性病变,主要适应于治疗无更年期症状、无血栓栓塞性疾病的 PMOP;可以降低总胆固醇和低密度脂蛋白胆固醇(LDL-C)水平,降低心血管事件发病风险和心血管事件发生率,对子宫无内膜刺激作用;无雌激素的乳腺刺激作用。与安慰剂相比,雷洛昔芬使新发的侵袭性乳腺癌风险度下降。新型 SERM 的作用增强而不良反应进一步下降。例如,拉索昔芬(lasofoxifene)和巴多昔芬(bazedoxifene)为一种"纯"的 SERM,该药对乳腺和子宫内膜完全无雌激素样作用,对骨的作用更强而不良反应更低。在将来的研究中,要首先解决 SERM 应用中的下列问题:①其他 SERM 是否有致癌作用;②进一步阐明 SERM 的作用机制和药理机制;③明确 SERM 治疗范围、效果、剂量和不良反应等。

SERM 对某些组织表现为雌激素激动剂,而对另一些组织则表现为雌激素的拮抗作用。大样本的随机双盲对照临床试验研究证据表明,每日 1 片雷诺昔芬(60mg)能阻止骨丢失,增加 BMD,明显降低椎体骨折发生率。该药只用于女性患者,其特点是选择性地作用于雌激素的靶器官,对乳房和子宫内膜无不良作用,不增加子宫内膜增生及子宫内膜癌的危险。少数患者服药期间会出现潮热和下肢痉挛症状。潮热症状严重的围绝经期妇女暂时不宜使用。国外研究显示,该药轻度增加静脉栓塞的危险性,故有静脉栓塞病史及有血栓倾向者如长期卧床和久坐期间禁用。

(八) α-骨化醇和骨化三醇　适当剂量的活性维生素 D 能促进骨形成和矿化,并抑制骨吸收。研究表明,活性维生素 D 对增加骨密度有益,能增加老年人肌肉力量和平衡能力,降低跌倒危险,进而降低骨折风险(表 6-2-2-33)。α-骨化醇口服,0.5μg/d;骨化三醇口服,0.25~0.5μg/d。治疗骨质疏松症时应用上述剂量的活性维生素 D 总体是安全的。长期应用应在医师指导下使用,并定期监测血钙和尿钙水平。在治疗骨质疏松症时,应与其他抗骨质疏松药物联合应用。应用 α-骨化醇和骨化三醇期间应停用钙剂或减少钙摄入量,防止引起高钙尿症和高钙血症,定期检测尿钙和血钙水平变化。用量较大时,可加速骨代谢转换率,使血清肌酐升高,老年人需要检测血清肌酐变化。

表 6-2-2-33　骨质疏松患者维生素 D 制剂应用建议

临床诊断	阳光照射	普通维生素 D	1,25-(OH)D_3 或 1α-(OH)D_3
OP 高风险+维生素 D 缺乏	+	++	++
OP 高风险+钙缺乏	+	+	++
OP 高风险+PTH 升高	+	+	++
OP 高风险+骨转换指标升高	+	+	++
绝经后 OP	+		+
老年性 OP	+	+	++
青少年特发性 OP	+	+	+
糖皮质激素相关性 OP	+	+	++
营养素缺乏性 OP	+	++	+
失用性 OP	+	++	++
OP+骨折	+	++	++
OP+肌少症	+	+	++
OP+维生素 D 缺乏	+	++	+
OP+肾衰	+	+	++
OP+高跌倒风险	+	++	++

注:+表示为适应证,++表示为强适应证

防止发生高钙血症的方法有:①减少钙的补充量或不补充钙剂;②如果非要给予钙剂,则将 α-骨化醇或骨化三醇的服药时间与钙剂分开,间隔 2~4 个小时或睡前口服;③首选 α-骨化醇,因其升高血钙的作用较骨化三醇弱;④出现高钙尿症即预示发生高钙血症的风险很高,此时应停止补充钙剂或减少 α-骨化醇或骨化三醇的用量;⑤发生高钙血症后应立即停药数日,并减少药物用量,高钙血症仍不消退者应怀疑原发性甲旁亢可能,需要进行进一步检查明确诊断。

(九) RANKL 抗体(狄诺塞麦)　RANKL/OPG 比值

是决定骨丢失的关键因素。在最初的研究中，人们应用OPG-Fc融合蛋白(OPG-Fc fusion protein)注射(4次/周)以拮抗RANKL的破骨细胞生成作用，但是该制剂与TRAIL有严重的交叉反应。进一步的研究发现，狄诺塞麦(denosumab)可完全拮抗RANKL，且与TRAIL或其他TNF配体无交叉反应(图6-2-2-15)。动物实验证明，狄诺塞麦具有良好的抗骨丢失作用。人体研究发现，狄诺塞麦可用于绝经后骨质疏松症、前列腺癌雄激素剥夺治疗后骨丢失、女性芳香化酶抑制剂引起的骨丢失、前列腺癌或乳腺癌骨转移等的治疗(表6-2-2-34)[102-104]。狄诺塞麦60mg皮下注射，每6个月1次与阿仑膦酸钠70mg每周口服1次比较，狄诺塞麦增加BMD的效果优于阿仑膦酸钠，但两者的骨折降低率无差异[105]。

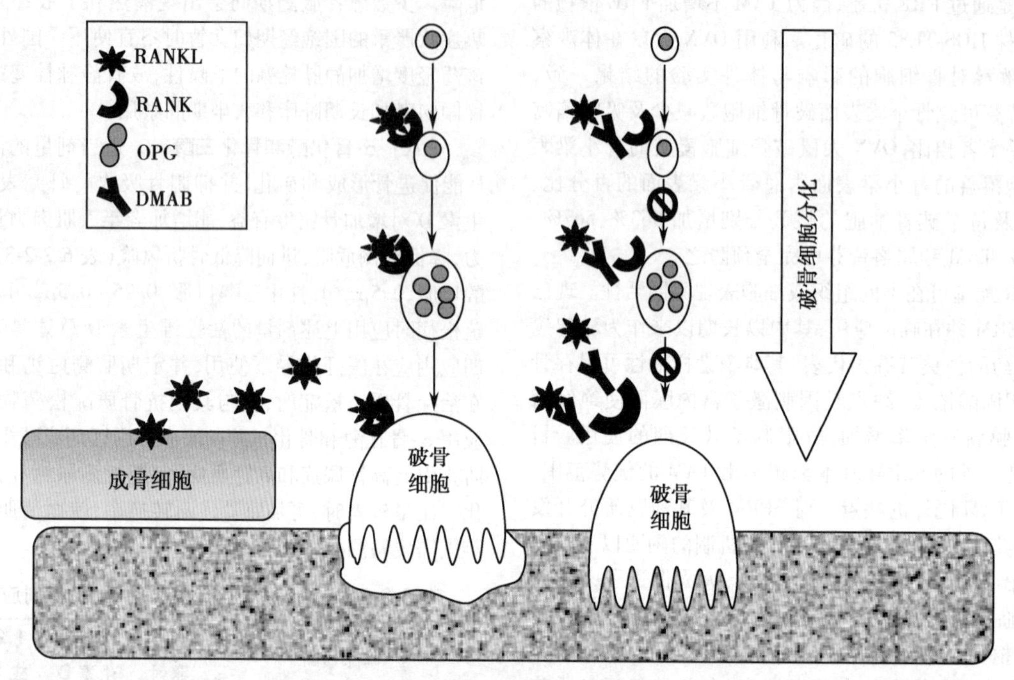

图6-2-2-15 狄诺塞麦的作用部位

RANKL与破骨细胞前身细胞上的RANKL受体(RANK)结合，促进破骨细胞分化和活性；狄诺塞麦是与RANKL结合的单克隆抗体，抑制RANKL-RANK信号和破骨细胞骨吸收；DMAB：狄诺塞麦；OB：成骨细胞；OC：破骨细胞；OPG：护骨素；RANK：NF-κB受体活化素；RANKL：NF-κB受体活化素配体

表6-2-2-34 狄诺塞麦研究结果

临床研究	研究分期	例数	BTM	BMD	Fx/SRE
绝经后妇女单剂量空白对照	1	410	↓	NA	NA
绝经后骨质疏松症有效性和安全性	2	412	↓	↑	NA
绝经后骨质疏松症治疗(FREEDOM)	3	7868	↓	↑	↑
绝经后骨质疏松症预防	3	332	↓	↑	NA
阿仑膦酸与狄诺塞麦(denosumab)治疗绝经后骨质疏松症(DECIDE)	3	11 810	↓	↑	NA
前列腺癌雄激素剥夺治疗后骨丢失(无骨转移HALT)	3	1468	NA	↑	↓
女性芳香化酶抑制剂治疗非转移性乳腺癌伴骨丢失	3	252	NA	↑	NA
狄诺塞麦与唑来膦酸治疗晚期乳腺癌骨转移	3	2046	↓	NA	↓
狄诺塞麦与唑来膦酸治疗雄激素抵抗型前列腺癌	3	11 004	↓	NA	↓

注：BMD：骨密度；BTM：骨转换标志物；Fx：骨折；NA：无资料；SRE：骨骼相关事件

(十) 促进骨形成的药物 PTH作为促骨形成药物，已经上市应用多年，总体疗效满意。另一类促骨形成药物——Wnt信号活化剂通过抑制内源性骨硬化素(sclerostin)和dickkopf1促进成骨(图6-2-2-16)。

作用于成骨细胞的治疗靶点及其药物见图6-2-2-17，成熟成骨细胞数目减少，凋亡增加。促进成骨细胞生成的作用靶点有：①降低间充质干细胞的分化；②促进前成骨细胞增殖；③促进前成骨细胞的功能；④延长成骨细胞的寿命。骨形成促进剂主要有氟化钠、PTH、钙受体拮抗剂锶盐他汀样分子等，其作用比较见表6-2-2-35和表6-2-2-36。目前用于PMOP治疗的促进骨形成药物主要有PTH和锶盐，PTH治疗骨质疏松症的作用机制见图6-2-2-18[106]。抗骨硬化素单克隆抗体是骨硬化素拮抗剂中的一种，目前正在研究开发的有洛蒙索单抗(romososumab)和布罗索单抗(blomososumab)。初步的临床研究发现抗骨硬化素单克隆抗体升高骨密度远大于PTH或二膦酸盐，是一类很有前途的抗骨质疏松新药。骨硬化素抗体通过提高MBF、延长骨形成期和降低骨吸收率而增加骨量。

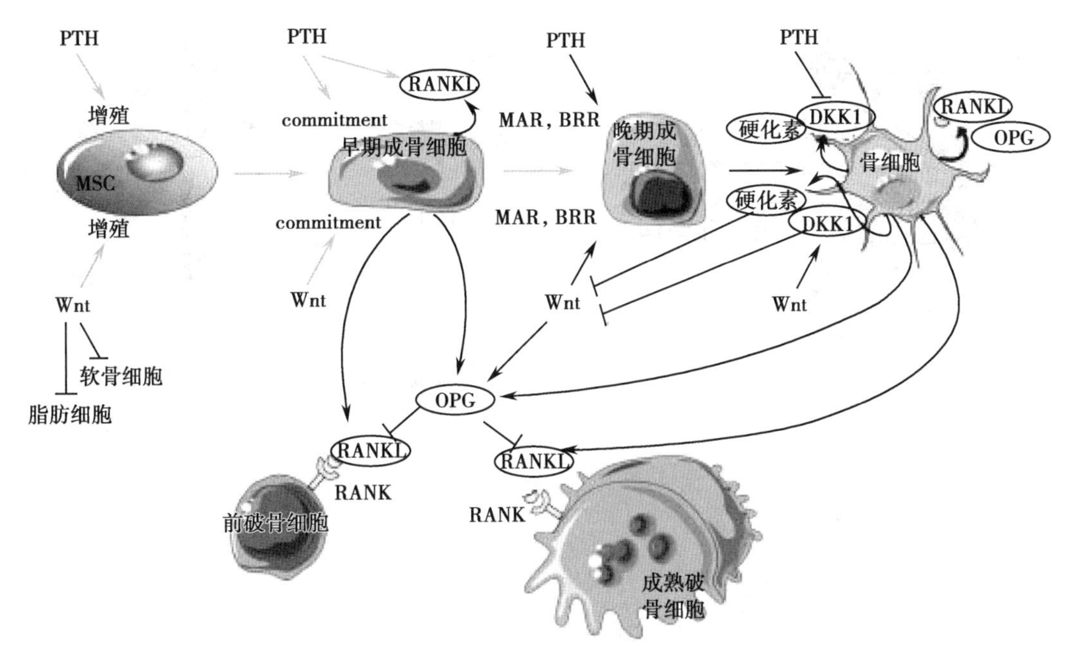

图 6-2-2-16　骨的两条主要合成途径

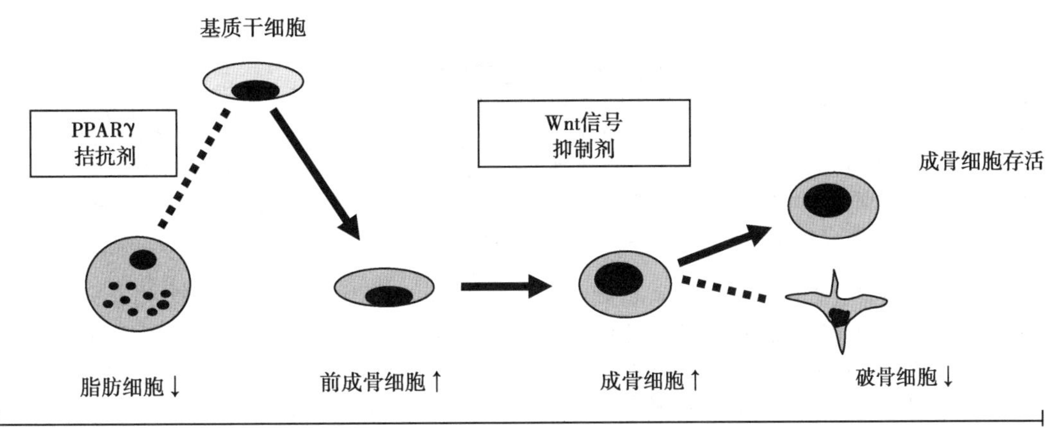

图 6-2-2-17　作用于成骨细胞的干预靶点及其药物

随着增龄，由于间充质干细胞分化转向脂肪细胞，成骨细胞前体细胞的增殖与分化降低，成熟成骨细胞数目减少，凋亡增加；促进成骨细胞生成的作用靶点有：①降低间充质干细胞的分化；②促进前成骨细胞增殖；③促进前成骨细胞的功能；④延长成骨细胞的寿命

表 6-2-2-35　PTH_{1-34} 与骨硬化素抗体的作用比较

比较项目	PTH_{1-34}(20μg/d)	骨硬化素抗体
靶细胞	成骨细胞破骨细胞	成骨细胞
构塑骨形成	+	+++
重建骨形成	+++	+
骨量平衡	++	+++
骨吸收	↑	↓
作用时间	激活骨吸收-骨形成	直接刺激骨形成
偶联方式	以骨重建为基础 以骨重建偶联为主	以骨构塑为基础 骨重建偶联不明显
最佳治疗模式	与抗骨吸收药物序贯使用(尤其是皮质骨)	周期性应用/序贯应用

表 6-2-2-36　骨形成促进剂的比较

比较项目	成骨细胞数目	骨形成	骨量	骨强度
氟盐	+	+	+	−
他汀分子	+	+	+	±
PTH	++	++	++	++
SrRan	+	+	+	+
钙受体拮抗剂	+	+	+	?
骨硬化素拮抗剂	++	++	++	++

注：SrRan：钙受体拮抗剂，又称为calcilytics；++表示正性作用很明显；+表示正性作用较明显；±表示作用不定；−表示无作用；？表示作用不明

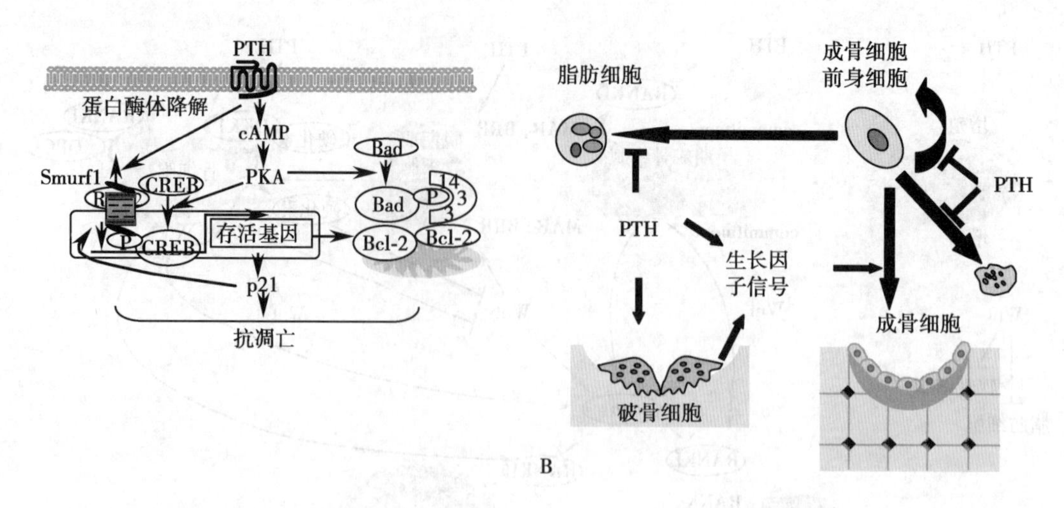

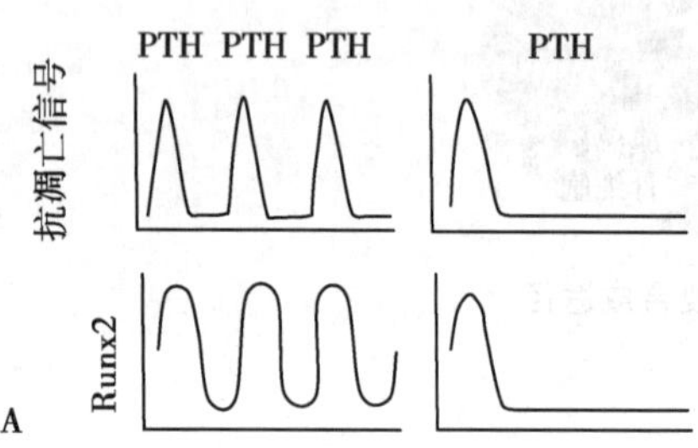

图 6-2-2-18 外源性 PTH 的作用机制

A. 上方为 PTH 通过 Runx2 负反馈途径的抑制而刺激成骨细胞的存活信号与抗凋亡作用；下方为间歇性注射 PTH 后的抗凋亡与 Runx2 变化，注射间期这些作用消失，Runx2 恢复至基础水平，最终引起成骨细胞凋亡延迟；但持续给药后，Runx2 的负反馈途径不被抑制，故 PTH 的抗凋亡作用消失；B. 间歇性注射 PTH 对成骨细胞前身细胞的作用，PTH 调节局部细胞因子/生长因子/基质的骨吸收因子旁分泌/自分泌功能，抗成骨细胞前身细胞的有丝分裂，亦抑制其凋亡，增加其数目

1. 特立帕肽 低剂量间歇性的外源性特立帕肽刺激具有 PTH“功能选择性”特征，所谓“功能选择性”是指 PTH 作为其受体的一种配体，能同时激活和抑制不同组织的 G 蛋白偶联受体 PTHR（图 6-2-2-19）。在特定条件下，还可激活非 G 蛋白依赖性的抑制蛋白（arrestin）介导的信号途径，达到促进骨形成和增加骨量的治疗目的（图 6-2-2-20）[105-107]。研究发现，PTH_{1-34}、d-Trp、Tyr-$bPTH_{7-34}$、PTH-βarr 等分子片段属于 PTH1 受体的 arrestin 途径选择性激动剂，其作用机制与经典的 G 蛋白偶联受体途径无关。

2. PTH 与抗骨吸收药物序贯或联合治疗 PTH 治疗结

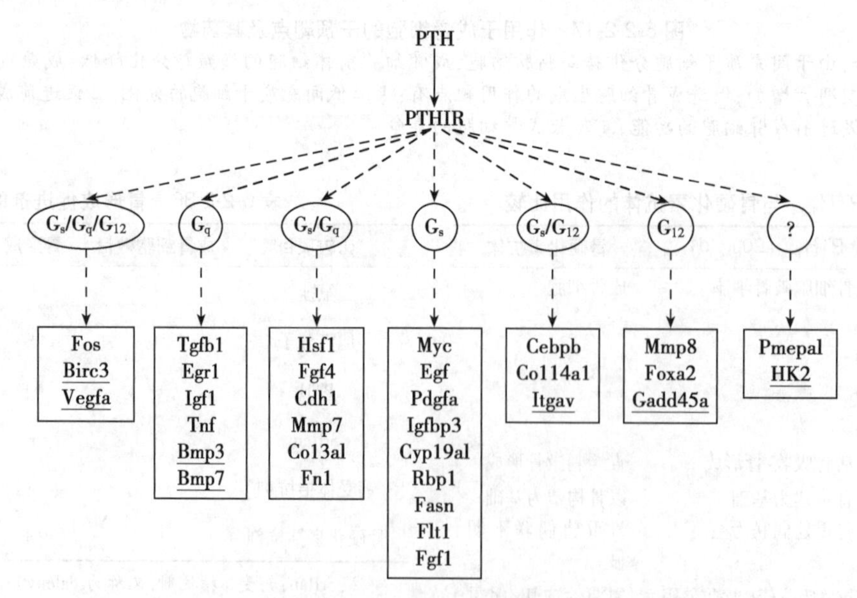

图 6-2-2-19 PTH 信号通过 G 蛋白基因调节骨代谢

Gs/Gq、Gs/G12、Gs/Gq/G12 与其下游信号分子对话，下划线者表示其表达被 PTH 下调

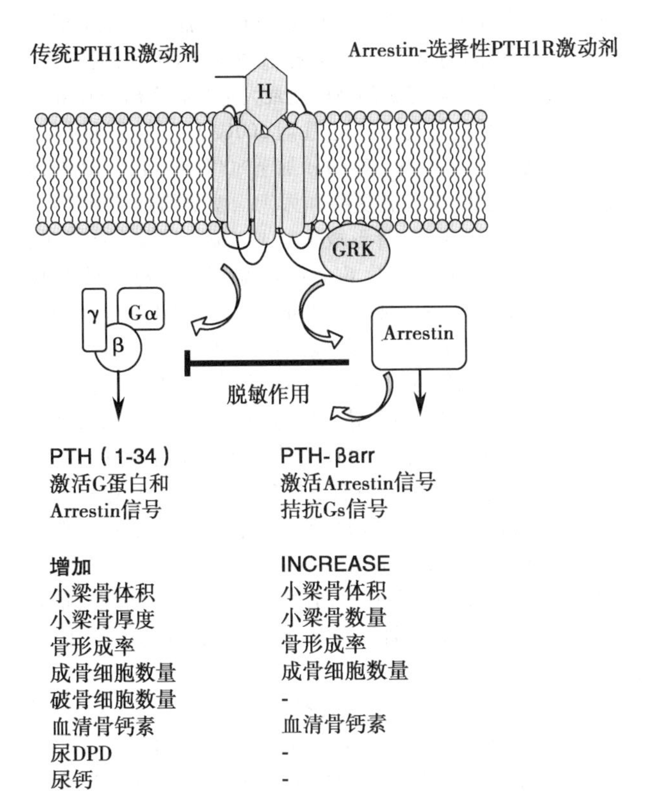

图 6-2-2-20　PTH1 受体拮抗剂对骨代谢的作用

PTH1R 兴奋激活 G-蛋白介导和 β-连环蛋白介导的两条不同信号通路；β-连环蛋白使 G-蛋白活化的信号失敏，PTH1R 激动剂 PTH_{1-34} 激活 G-蛋白和 β-抑制蛋白（β-arrestin）依赖性信号，而 PTH-β 抑制蛋白仅仅激活自身依赖途径；PTH-β 抑制蛋白促进骨形成不依赖于 G-蛋白激活

束后继续使用抗骨吸收药物对于骨密度（BMD）的维持有重要意义。对于严重骨质疏松患者，可考虑采用恰当的联合治疗方案。序贯治疗是指先使用抗骨吸收药再用促骨形成药的治疗方案，受限于高昂的治疗费用，患者在病情发展到严重 OP 之前一般很少使用 PTH，因此，更多的研究集中在先使用抗骨吸收治疗，再用 PTH 的疗效观察。EUROFORS 研究发现，不论患者是否接受抗骨吸收预治疗，使用特立帕肽治疗 6 个月，椎体 BMD 均明显增加；治疗 18 个月，股骨颈和全髋 BMD 显著增加。然而，未接受抗骨吸收预治疗的患者，更早地出现 BMD 升高，且 BMD 增量更大。

使用不同种类的抗骨吸收药物预治疗对后续使用 PTH 的疗效可能有不同的影响。Ettinger 等的研究显示，阿仑膦酸盐预治疗延缓特立帕肽最初 6 个月内的骨标志物和 BMD 的增加；而接受雷洛昔芬预治疗的女性患者，在使用特立帕肽后，BMD 的增加幅度与初始治疗使用特立帕肽的患者相类似。PTH 治疗 6 个月后，阿仑膦酸盐预治疗组腰椎 BMD 增加（0.5%）低于与雷洛昔芬预治疗组（5.2%）。与之类似的是，Cosman 等也发现在 PTH 治疗开始前，使用雷洛昔芬不会影响其疗效。

使用不同的二膦酸盐对后续使用 PTH 的疗效也有不同的影响。OPTAMISE 研究比较了阿仑膦酸盐和利塞膦酸盐两种二膦酸盐预治疗后使用特立帕肽的疗效。结果显示，接受利塞膦酸盐预治疗的患者，在特立帕肽治疗 3 个月后，Ⅰ型胶原 N-端前肽（PⅠNP）的升高幅度、椎体面积 BMD 和骨小梁体积 BMD 的增幅显著高于阿仑膦酸盐预治疗组。Chevalier 等的研究进一步发现，利塞膦酸盐预治疗组在换用特立帕肽治疗后，椎体最大负荷提升约 27.2%，显著高于阿仑膦酸盐组（15.3%）。造成上述差异的原因在于，二膦酸盐类药物在停用后仍有抑制骨转换的作用，该效应依赖于药物与骨矿盐的结合能力，相比于阿仑膦酸盐，利塞膦酸盐与骨矿盐结合的能力较低[108-114]，对后续的促骨形成作用影响较小。而雷洛昔芬抑制骨转换的能力弱于二膦酸盐，故其对 PTH 的影响几乎可以忽略。有研究者考虑在患者接受 PTH 治疗之前，采用一段时间的停药洗脱期，以减少二膦酸盐对后续使用 PTH 产生的不利影响。然而，Keel 等发现，采用不同的洗脱时间（<2 个月，2~6 个月和>6 和月）对特立帕肽的疗效无显著影响。但该研究样本量偏小，仍需进一步的研究证实。

3. 先使用促骨形成药，再用抗骨吸收药　由于 PTH 的累计治疗时间不能超过 24 个月，因此，多项研究评估了 PTH 治疗终止后换用其他抗骨吸收药的效果。骨折预防研究（FPT）中，1262 例绝经后骨质疏松症患者平均使用特立帕肽或安慰剂治疗 18 个月。该研究结束后，安慰剂和治疗组中有 57%~64%的患者治疗结束后换用了其他的骨质疏松药物。Lindsay 等的随访研究发现，特立帕肽治疗组椎体和非椎体骨折风险明显降低；较低的椎体骨折风险可维持到治疗终止后的 18 个月，而降低的非椎体骨折风险可维持到治疗终止后 30 个月。

欧洲特立帕肽（复泰奥）观察性研究（EFOS）中，绝经后骨质疏松症患者在特立帕肽治疗后继续观察 18 个月，其中 63.3%的患者在终止特立帕肽结束后服用其他二膦酸盐。结果发现，特立帕肽终止治疗后 12~18 个月，骨折风险和特立帕肽治疗前 6 个月相比下降 76%；而继续使用抗骨吸收药物可维持特立帕肽降低骨折风险的作用。FPT 研究发现，在停止特立帕肽治疗后的 30 个月内，继续接受二膦酸盐治疗的患者 BMD 可持续增加，而未接受抗骨吸收治疗的患者 BMD 逐渐下降。TOWER（Teriparatide Once-Weekly Efficacy Research）研究发现，患者在使用特立帕肽治疗 1 年后继续接受二膦酸盐治疗，腰椎、股骨颈和全髋 BMD 可分别增加 9.6%、2.9%和 4.1%。EUROFORS 研究将 507 例绝经后女性患者在使用特立帕肽治疗 1 年后，分为三组：第一组，继续使用特立帕肽；第二组，改用雷洛昔芬；第三组，不接受抗骨质疏松药物治疗。结果发现，患者在治疗的第 2 年换用雷洛昔芬后，股骨颈 BMD 进一步增加，并可维持腰椎 BMD。此外，特立帕肽-雷洛昔芬治疗组背痛指数（VAS）在两年治疗期间持续降低。

4. 联合治疗　PTH 和抗骨吸收药联合治疗是否有协同效应或优于单药治疗，是近来的研究热点。第一种情况是未曾接受或仅接受过很短时间二膦酸盐的患者，Black 等比较了 PTH_{1-84}、阿仑膦酸盐和两药联合治疗 1 年的疗效。结果发现，PTH 组骨形成标志物显著升高，联合治疗组无显著变化；PTH 组腰椎松质骨的体积骨密度升高 25.5%优于联合治疗（12.9%），全髋面积骨密度 PTH 组升高 0.3%略低于联合治疗组(1.9%)。所有患者在第2年换用阿仑膦酸盐继续治疗1年,PTH预治疗组腰椎和股骨颈骨密度累计升高12%和4%,联合治疗组腰椎骨密度和股骨颈骨密度累计升高8%和3%。由此可见,PTH联合阿仑膦酸盐治疗并未取得优于序贯治疗的疗效。

另一项随机研究采用特立帕肽与唑来膦酸联合治疗1年,结果显示联合治疗组腰椎BMD增加7.5%,特立帕肽单药和唑来膦酸单药组分别增加7.0%和4.4%。联合治疗组的全髋BMD升高2.3%优于特立帕肽单独治疗组(1.1%)。特立帕肽与唑来膦酸联合治疗显示出部分优势。DATA研究发现,PTH联合狄诺塞麦治疗2912个月,腰椎BMD增加9.1%,大于特立帕肽单药组(6.2%)和狄诺塞麦单药组(5.5%)。联合治疗组的股骨颈BMD增加(4.2%)也大于特立帕肽单药组(0.8%)和狄诺塞麦单药组(2.1%)。

第二种情况是已接受较长时间二膦酸盐治疗且正在用药的患者。Cosman等将正在接受阿仑膦酸盐治疗的OP女性患者,分为三组:一组在使用阿仑膦酸盐的基础上加用持续的PTH_{1-34}注射;第二组为每间隔3个月加用PTH_{1-34}治疗3个月,依此交替进行;第三组为单用的阿仑膦酸盐治疗。15个月后PTH持续联合治疗组和周期性联合治疗组腰椎骨密度分别上升6.1%和5.4%,较单用阿仑膦酸盐组显著升高,各组间骨折发生率没有差异。上述研究结束后,患者接受1年阿仑膦酸盐单药治疗,然后,Cosman等对其中用过特立帕肽联合治疗(为第一疗程)的患者给予第二个疗程的特立帕肽和阿仑膦酸盐联合治疗。两个疗程中的前3个月,Ⅰ型原胶原N-端前肽(PⅠNP)分别相对于基线值升高120%和60%。两个疗程结束时椎体BMD分别较该疗程开始时增加6.2%和4.7%。这些结果提示:对已接受长期二膦酸盐治疗的患者,可以尝试加特立帕肽联合治疗。联合治疗可以分阶段进行,第二疗程仍可激活骨形成,但BMD和骨形成指标升高略低于第一疗程。

以PTH为代表的促骨形成药物的出现提供了序贯或联合治疗的新选择。可考虑的治疗方案是使用促骨形成药后继续使用抗骨吸收药物,它不仅可以继续提高患者的骨密度,也能持续降低骨折风险。尽管缺少骨折发生率的数据,但PTH与唑来膦酸或狄诺塞麦的联合治疗可能是严重骨质疏松症患者的一个选择[115-122]。

新型PTH类似物:SDZ-PTS8103的化学稳定性更好,对骨的同化作用较$rhPTH_{1-34}$强25倍,对皮质骨的外膜和内膜尤强;PTH_{1-7}的残基主要激活cAMP/PKA通路,而28~34位残基主要激活PKA通路。$hPTH_{1-31}$-NH_2(ostabolin)是腺苷酸环化酶选择性PTH促效剂。改造PTH_{1-31}-NH_2序列中的残基能防止椎骨松质骨的丢失,增加小梁骨容量和厚度,较$hPTH_{1-31}$-NH_2更有效。若对PTH的长度再加修饰,如缩短PTH的片段为$hPTH_{1-28}$-NH_2,仍能充分激活cAMP,改变其中某些残基后则作用更强,间歇注射(5nmol/d)具有明显的促成骨作用。间歇性小剂量PTH_{1-34}能通过降低骨细胞的SOST基因-骨硬化素表达而促进成骨细胞生成,延长成骨细胞的寿命。

现有数种方案可供选择:①单用PTH(或活性PTH片段,如$hPTH_{1-84}$、PTH_{1-31}、PTH_{1-34}、PTH_{1-36}和PTH_{1-38}等),400~800U/d,给药1周至1个月或数月;②PTH加用钙剂、雌激素等。治疗反应随剂量变化而变化:①注射PTH_{1-34}后出现短暂的生化活性高峰,肾脏的磷酸盐最大重吸收率出现在6~8小时;②长期反应与剂量有关,注射500U/d,并加用雌激素4周后,尿钙、尿磷无变化,将PTH加至800U/d,血钙、ALP、前胶原羧基扩展肽、尿羟脯氨酸和尿钙均明显增加;③PTH_{1-34}合并雌激素治疗1年,骨形成大于骨吸收,获得正钙平衡;④PTH与雌激素联合治疗6个月后,髂骨和脊椎骨的BMC增加,BMC在停药后可维持约1年。但是,PTH治疗出现的反应与正常动物或人的药理学观察结果不尽一致,其原因未明。应用PTH制剂后,血浆中出现一种能与PTH结合的"结合物",使PTH失效,甚至导致甲旁减,停药后又消失,其性质未明,是否属于一种抗PTH受体抗体物质有待进一步研究。PTH与其他药物联合使用的指征、药物选择、疗程等均需进一步研究。患者对rhPTH治疗的总体耐受性较好,部分患者可能有头晕或下肢抽搐的不良反应。有动物研究报告,rhPTH可能增加骨肉瘤风险,因此对于合并Paget骨病、骨骼疾病放射治疗史、肿瘤骨转移及合并高钙血症的患者,应避免使用rhPTH。

5. 钙受体拮抗剂　钙受体拮抗剂可刺激PTH分泌,促进骨形成,但其有效性和应用药物需要进一步研究。

6. 锶盐　雷奈酸锶(strontium ranelate)已经被批准作为抗骨质疏松药物治疗骨质疏松症。研究发现,锶离子(Sr^{2+})与骨组织有较高的亲和性,口服后主要沉积在骨基质的矿物质晶体中。锶离子能激活成骨细胞的G蛋白偶联受体,促进成骨细胞前身细胞分化和OPG分泌,故能促进骨形成,抑制破骨细胞骨吸收,引起成骨细胞增殖、分化,延长其寿命,骨形成增加,骨吸收减少,骨质量提高,骨折风险明显降低。雷奈酸锶由2个稳定锶原子和一个雷奈酸分子组成,锶盐促进维生素D合成和骨矿化并增加骨形成单位与BMD[123,124]。2006年获得欧洲经济共同体国家批准治疗骨质疏松症。雷奈酸锶为众多国际骨质疏松症指南(亚洲、欧洲、澳大利亚、英国等地区)推荐的用药,2008年列入新版《中国骨质疏松性骨折诊疗指南》。2g锶的绝对生物利用度为25%,3~5小时达峰,2周达稳态,半衰期60小时;通过肾、肠清除;本药可促进骨形成,改善骨微结构,见图6-2-2-21和图6-2-2-22,长期耐受性佳,中度肝肾损害者无需调整剂量,但不推荐重度肾损害者使用。

对近7000例患者5年的研究表明,不良反应总体发生率与安慰剂有明显差别。恶心和腹泻较轻且短暂。临床应用过程中发现极为罕见的超敏反应,一般于治疗开始后3~6周发病,表现为嗜酸性粒细胞增高和药物疹。出现此种情况必须立即停药并且不能再次使用本品。雷奈酸锶药物总体安全性良好,可作为绝经后骨质疏松症患者的一线治疗药物。常见的不良反应包括恶心、腹泻、头痛、皮炎和湿疹,一般在治疗初始时发生,程度较轻,多为暂时性,可耐受。少数对该药发生超敏反应,临床上发现服药后出现皮疹的情况应尽快停药,密切观察。具有高静脉血栓风险的患者应慎用雷奈酸锶。

7. 他汀样分子　他汀样分子(statin-like molecule)抑制3-羟-3-甲戊二酰辅酶A还原酶活性,同时也是BMP2基因表

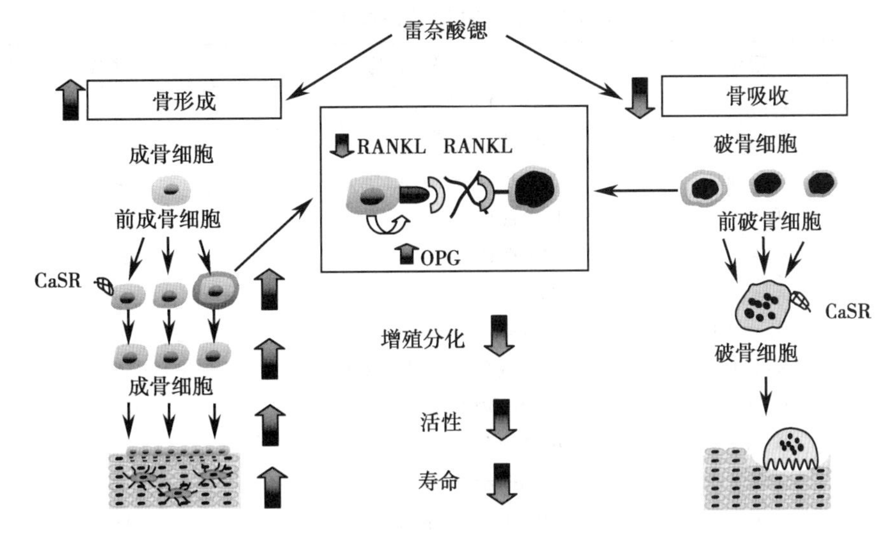

图 6-2-2-21 雷奈酸锶的作用机制

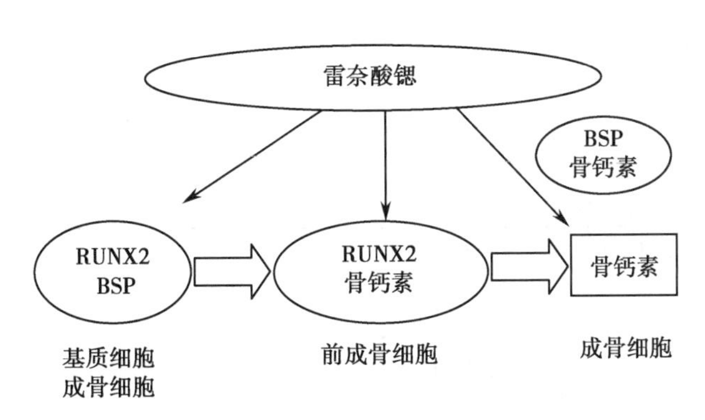

图 6-2-2-22 雷奈酸锶激活不同分化时期的成骨细胞
BSP:骨唾液蛋白

达的增强剂和骨形成促进剂[125],可促进成骨细胞的 VEGF 表达,降低蛋白异戊烯化(protein prenylation),因而可刺激成骨细胞分化。此外,研究发现,他汀样分子可促进骨折愈合。目前的主要问题是促进骨形成的所需剂量远远高于常规用量,需要进一步开发更强效的他汀样分子。

8. 生长因子 可能很多,主要有 IGF-1、BMP、TGF-β、EGF、FGF、VEGF 等[126]。GH 直接刺激骨转换,并通过对成骨细胞的作用增加骨内膜面的生长,增加骨量,促进肠钙吸收,间接增加骨量。IGF-1 可使骨形成和骨吸收增加,提高骨的代谢转换率。促进成骨,维持骨量,尤其是皮质骨的完整性。BMP 与其受体结合或与活化素受体样激酶-3/-6(ALK-6)结合后,刺激成骨细胞软骨细胞成熟和功能,但也同时诱导破骨细胞生成和促进骨丢失(表 6-2-2-37)。活化素是 BMP 的一种相关蛋白,可促进 FSH 分泌,可溶性活化素Ⅱ受体与 IgG-Fc 融合后,可抑制骨吸收,增加骨形成。

(十一)其他药物 治疗骨质疏松症的药物进展很快,其中许多制剂已经进入临床试验,有的制剂显示出较好的疗效(图 6-2-2-23)。

1. Src 酪氨酸激酶抑制剂 抑制骨吸收,有望成为治疗骨质疏松症的新药。甲磺酸伊马替尼(imatinib mesylate)是一种酪氨酸激酶抑制剂,开始拥有慢性髓性白血病和胃肠间质细胞瘤的治疗,其主要不良反应是低磷血症和低钙血症。伊马替尼也作用于骨骼组织,促进骨矿物质沉积,故可用于骨质疏松症的治疗[127]。体内存在可溶性 Wnt 信号抑制剂,骨髓瘤细胞产生大量的可溶性 Wnt 信号抑制剂,而 Dikkopf-1(DKK-1)抑制成骨细胞活性,因而 iDDKK-1 mAb(BHQ 880)能中和 DKK-1,治疗多发性骨髓瘤。狄诺塞麦对骨质疏松症也可能有一定疗效。骨硬化素促进骨吸收,抑制骨形成,因而抑制骨硬化素能促进骨形成,减少骨丢失。

2. 组织蛋白酶 K 抑制剂 可能有较好的应用前景,其中奥达卡替(odanacatib)已经开始进入Ⅲ期临床开发。

3. 维生素 K 四烯甲萘醌是维生素 K_2 的一种同型物,是 γ-羧化酶的辅酶,在 γ-羧基谷氨酸的形成过程中起着重要的作用。γ-羧基谷氨酸是骨钙素发挥正常生理功能所必需的。动物实验和临床试验显示四烯甲萘醌可以促进骨形成,并有一定抑制骨吸收的作用,增加骨质疏松症患者的骨量,但仍需要更多临床研究证实。四烯甲萘醌一般作为骨质疏松症的辅助治疗药物使用,其治疗剂量为:成人口服 15mg,每日 3 次,饭后服用(空腹服用时吸收较差,必须让患者饭后服用)。主要不良反应包括胃部不适、腹痛、皮肤瘙痒、水肿和转氨酶轻度升高。禁忌用于服用华法林的患者。

4. 氟化钠 氟化钠(sodium fluoride,NaF)为最早使用的促骨合成药物,可通过抑制氟敏感性膦酸酪氨酸磷酸酶(fluoride-sensitive phosphotyrosine phosphatase),激活 MAPK 途径而增加成骨细胞数目、胶原沉积和骨密度,但由于骨质量下降而不能降低骨折发生率。氟化物能提高 BMD 和降低椎骨骨折率。口服氟化钠后,30 分钟达到血浓度峰值,吸收率达 95%以上。氟化物的作用机制未完全阐明,对骨组织的影响如下:①促进新骨形成;②增加 BMC。老年性骨质疏松症和 PMOP 为氟化物的适应证。应用本药后可明显提高 BMD 值。但骨的强度和骨的其他生物质量却下降,可能与氟化物结合到羟磷灰石结晶中有关。

(十二)中药 国内已有数种经 SFDA 批准的骨质疏松症治疗中成药。多数有缓解症状、减轻骨痛的疗效。中药关于改善骨密度、降低骨折风险的大型临床研究尚缺乏,长期安全性需获得更规范、更严谨的证据。

表 6-2-2-37 BMP 临床应用研究

研究类型	研究者	研究目的	样本数	推荐使用
RCT	Haid	rhBMP-2 腰椎融合	67	是
CT	Kuldo	BMP 腰椎融合	22	是
CT	Lanman	rhBMP-2 腰椎融合	43	是
CT	Baskin	BMP 腰椎融合	40	是
RCT	Burkus	BMP 颈椎病治疗	33	是
RCT	Jung	BMP 腰椎融合	42	是
RCT	Giannobile	牙周病	11	是
MA	Burkus	BMP 融合骨与自体骨移植比较	511	部分是
MA	Boden	rhBMP 腰椎融合	6710	是
RCT/MA	Burkus	BMP 融合骨与自体骨移植比较	25	是
RCT/MA	Groeneveld	rhBMP 治疗开放性股骨骨折	46	是
MA	Salata	BMP 用于牙科材料种植	450	是
RCT/MC	Friedlaender	BMP-7 治疗骨不愈合	122	是
CT	Cochran	rhBMP-2 与可吸收性胶原材料同用	12	是
CT/MC	Schedel	rhBMP-2 治疗股骨头坏死	6	是
CT	Van den Bergh	BMP-7 升高窦板	6	部分是
RCT	Geesink	BMP-7 治疗股骨切除	24	是
CT	Boyne	rhBMP-2 与可吸收性胶原材料同用	12	是
CT/MC	Howell	rhBMP-2 与可吸收性胶原材料同用	12	是

注：RCT：随机对照研究；CT：临床研究；MA：荟萃分析；MC：多中心研究；rhBMP：重组的人骨形态生成蛋白

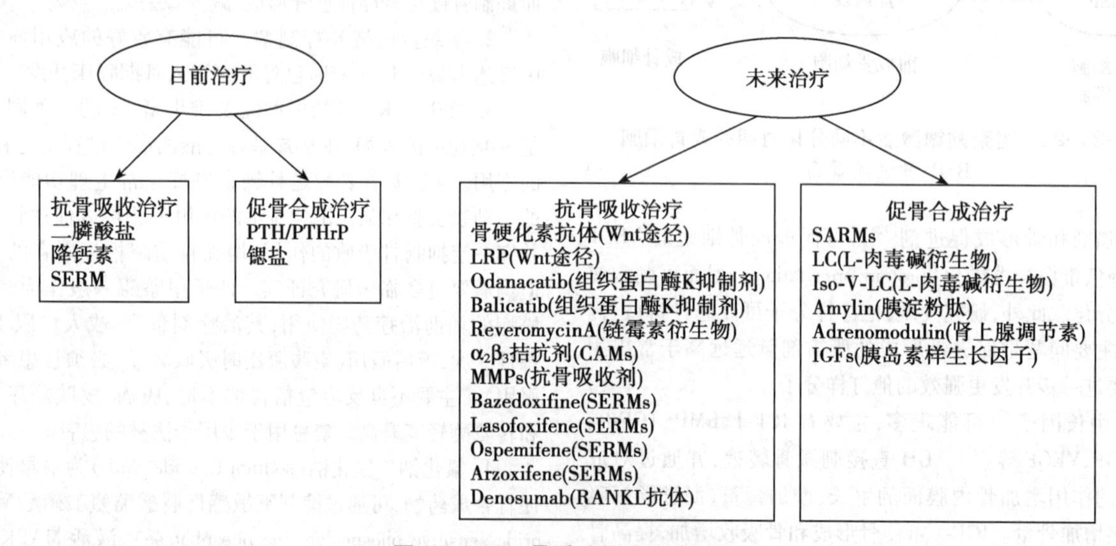

图 6-2-2-23 骨质疏松症治疗展望

SERM：选择性雌激素受体调节剂；RANKL-Ab：NF-κB 受体活化素配体抗体；Wnt：无翼信号通路；CAM：细胞黏附分子；MMP：基质金属蛋白酶；PTH：甲状旁腺素；LRP：低密度脂蛋白受体相关蛋白受体；SARM：选择性雄激素受体调节剂

【药物干预疗效监测与评估】

骨质疏松症诊断和治疗的主要目的是预防初次骨折和降低再次骨折的风险。抗骨质疏松药物治疗通常需要 3~5 年才可以明显降低临床或影像学骨折的发生率。但在临床实践中，由于对骨质疏松的病理生理和治疗目的不甚了解，患者不依从治疗的情况非常普遍。据统计，美国 1 年内骨质疏松症患者终止治疗率高达 45.2%。中国上海的调查显示，患者 1 年内累计停药率达到 35%；而广东惠州 2006—2008 年的患者调查结果显示药物依从性差的比例为 68.6%。

骨质疏松药物治疗虽然可以降低骨折风险，但不一定能迅速缓解患者的症状或体征。因此，通过合适的临床评估和检测确定药物疗效是增加医师和患者信心、提高患者依从性的重要手段。目前常用的疗效监测与评估包括随访不良反应、规范服药、基础措施、骨折风险再评估等，新发骨折的评估包括临床骨折、身高测量、影像检查、骨密度和骨转换标志物检测等。根据这些资料对患者的治疗疗效和骨折风险进行综合再评估。

(一)疗效监测与评估

1. 新发骨折的疗效监测与评估 降低骨折风险是抗骨质疏松治疗的最终目标,也是骨质疏松上市药物研究中的主要疗效评价终点。但是,骨折很难作为临床单个患者治疗反应的评价指标。因为其影响因素复杂,既有骨骼本身也有骨外因素的作用,所以不能简单地把骨折发生和治疗失败等同起来。应在全面地评估各种因素以及与其他检测指标相互印证的前提下,做出综合判断。

髋部、椎体或前臂等部位的新发骨折提示相同部位或者其他部位再发骨折风险明显升高。抗骨质疏松药物治疗不能消除而只能降低骨折风险,相关药物的经典研究显示,药物治疗可降低40%~70%的骨折风险,而且通常需要使用较长时间才能显现该效果,因此不能仅根据具体患者的一次骨折而推断治疗失败。另外,无论骨折发生与否,患者均可能从治疗中获益。对于治疗中出现骨丢失的患者来说,不治疗可能导致更多骨量丢失;而对于治疗中发生骨折的患者来说,不治疗可能导致骨折发生得更早或发生多次骨折。因此,新发骨折后应首先评估患者的药物依从性、骨丢失的原发病因或其他药物或疾病的负面影响。

2. 随访中新发骨折的评估 通过随访,关注患者的临床骨折、影像学骨折、疼痛、身高降低等表现,其中新发椎体骨折可能是无症状的,也是相对高发的,因而高危患者的定期影像检查是必要的。

在排除其他疾病后,即使在缺乏 BMD 检测的情况下,根据脆性骨折即可诊断骨质疏松症。骨折是独立于 BMD、年龄和其他临床危险因素的新发骨折预测因子,它能提示骨质量及骨强度下降,并预示新发椎体及其他部位的骨折风险,此时需要改变诊断分级,修正未来骨折风险率和随后治疗策略的制定。建议在开始治疗前,记录患者基线时已发生骨折的影像学证据。随访时应评估新发骨折(椎体和非椎体)和原有骨折的程度。椎体骨折不同于髋部和前臂骨折,发生时可无临床症状或明确的跌倒史,极易漏诊,而影像检查是发现椎体骨折的可靠方法。

(二)BMD 的疗效监测与评估 BMD 是目前应用最广泛的疗效监测和评估方法,能在一定程度上反映治疗后骨折风险降低情况。治疗后 BMD 上升和保持稳定都说明治疗有效;BMD 降低超过最小有意义值(least significant change,LSC)并不需要停药或更换治疗方案,而应该评估患者的依从性、钙和维生素 D 补充状况、消化吸收功能等,同时评价 BMD 变化是否与生化标志物一致,并需要评估其他致病因素。

研究显示,DXA 检测的骨密度与骨骼的机械强度存在正相关关系。抗骨质疏松治疗后,骨折风险减低程度也与 BMD 上升相关。BMD 上升或稳定,BTM 出现预期变化(抗吸收药物使 BTM 下降,促骨形成药物使 BTM 上升),同时治疗期间无骨折发生,可认为治疗反应良好。出现骨密度明显下降时,首先要判断是否属于"真性"骨量丢失。很多患者报告的骨密度"下降"其实是由于检测操作误差造成的。如果确属真性骨量丢失,应进一步寻找其原因,例如未规范服药、肠吸收障碍、钙和维生素 D 摄入不足或其他内分泌代谢疾病等,在排除这些因素后才考虑改变治疗方案。事实上,不少骨量丢失患者都能找到一项或多项影响治疗结果的负面因素,确定这些负面因素并加以纠正也是骨质疏松治疗的重要环节。

连续的中轴骨 DXA 检测可用作骨质疏松疗效评估。椎体 BMD 上升相对较快,抗骨质疏松药物治疗至少要能提高腰椎 BMD,才能认为有效。外周定量 CT(pQCT)、跟骨超声(QUS)和外周双能骨密度(pDXA)检测不能作为疗效监测与评估指标。初始治疗开始后,可 1~2 年检测一次 BMD,在 BMD 达到稳定后适当延长检测的间隔时间,例如 2~3 年监测一次。糖皮质激素引起的骨质疏松患者可以每 6 个月监测一次。应该指出的是,不同的 BMD 检测方法测得的骨密度不能进行直接比较。

应采用脊柱和髋部的中轴骨 BMD 监测。选取相同的感兴趣区,比较前后的测定结果。另外,QCT 检测腰椎小梁骨密度也可用于监测治疗相关的骨密度变化。在含松质骨成分越多的部位 BMD 提高越为明显,典型的 BMD 升高程度依次为:腰椎>股骨转子>全髋>股骨颈;治疗后的前 6~12 个月升高最快,随后趋于平缓。国际临床骨密度测量学会(ISCD)推荐 BMD 检测在开始治疗或改变治疗方案 1 年后,明确治疗疗效后,适当延长复查时间。在有快速骨丢失的情况下(如接受糖皮质激素治疗),应缩短骨密度检测的间隔时间。

LSC 是除去操作误差、仪器误差等因素后评判骨密度真正有变化的阈值,是指同一技术人员在某一特定时间里,在同一台机器上进行评估的结果。每个操作人员的 LSC 范围不同,给结果解读带来影响。因此,要加强整个检测团队的内部培训,提高测定精确度,减少操作人员之间的精确度差异,使团队 LSC 最低化。建议每个检测中心均在报告中列出相应的 LSC 值。

BMD 精确度评估及 LSC 的计算方法如下:①测量 15 例患者 3 次或 30 例 2 次的 BMD,每次测量都应校准体位;②计算人群标准差的平方根(RMS-SD);③根据②的结果计算 95%置信区间的 LSC。ISCD 推荐 BMD 精确度及 LSC 的可接受范围为:腰椎 1.9%(LSC=5.3%),全髋 1.8%(LSC=5.0%),股骨颈 2.5%(LSC=6.9%),如果技术员的精确度不能满足以上最低标准,应该接受再培训。

(三)骨转换标志物(BTM) 首先,BTM 可以辅助诊断和帮助鉴别诊断,如判断高或低的骨转换类型。其次,BTM 可用于早期疗效监测,确定预期的治疗反应。BTM 提供的骨骼代谢信息独立于 BMD,且与 BMD 互为补充,综合考虑两方面的变化具有更高的临床意义。第三,BTM 迅速变化不仅反映了药物治疗反应、决定是否继续用药,而且还能够增加患者依从性,依从性高者的监测结果与预期治疗反应契合度高;第四,BTM 可作为更换治疗方案的辅助参考,了解药物是否起效,在 BMD 未出现变化前提高依从性,但不作为最终疗效的判断指标。

目前众多国际协会和指南在制定关于 BTM 评估骨折风险和骨质疏松药物治疗疗效方面基本达到以下共识:①BTM 不用于骨质疏松的诊断或作为药物选择的依据;②BTM 可以用于评估骨量丢失的速率、骨折风险和药物疗效评估与监测。考虑到变异系数,推荐检测血清学指标。2013 年,IOF 建议骨吸收指标应用血清Ⅰ型胶原 C 末端肽(S-CTX),骨形成指标Ⅰ型原胶原N端前肽(PⅠNP)。我们应该根据研究进展,适时调整更合理的检测指标,强调开始治疗前检测基线值。2013年,NOF建议促形成药物开始治疗后1~3个月检测,抑制吸收药物开始治疗后3~6个月检测。

2011年IOF/IFCC以及2012年NBHA的推荐与IOF相同,其检测流程是:符合骨质疏松诊断的患者,获得BMD和BTM基线值。药物治疗后,在一定时限内复查BTM,如改变百分比超过最小有意义变化值(LSC),可认为治疗有效。结果解读时,应该注意BTM改变小于LSC,并不一定需要停药或更换治疗方案,而应该首先评估患者的依从性,并排除影响结果的其他因素。此外,要考虑钙和维生素D补充是否充足、患者消化吸收功能释放正常、前后检测的试验条件是否相同等。

BTM标准化非常重要,需要对检测人员、检测方法、试剂盒等进行全面质控,并且教育患者注意空腹、避免干扰检测的饮食和药物,要求每次在相同时间段检测。另外,必须注意检测结果的最小有意义变化。以二膦酸盐为例,血清生化标志物降低至少要超过30%,尿液指标则需要超过50%。同样,应用LSC前需要评估患者的依从性、维生素D状况、营养状况、并发症、合并症、生化指标、风险因素、用药时间等。LSC变化范围大(30%~60%),一般来说,若患者骨吸收指标的降低大于50%或骨形成指标的升高大于30%,说明治疗有效。

BTM质量控制包括分析前变异的质量控制和分析变异的质量控制两个方面。分析前变异质量控制包括检测样品的标准化采样、处理和储存。建议在清晨空腹状态下采样,确保检测条件一致,提高连续检测的可比性(特别是骨吸收指标)。质量控制和标准化都非常重要,分析变异质量控制包括检测方法的精确性和准确度。为了提高精确性,批间误差和批内误差需要同时监控对照样本和患者样本的质量控制程序;检测的准确性通过等级水平测试实现,同时保证检测方法一致。

目前,BTM的LSC合适范围尚无定论,不同指南有不同的推荐范围。2009年加拿大《绝经后骨质疏松症骨转换生化指标的应用指南》推荐测定sCTX和sPⅠNP的基线值,治疗3~6个月后再次检测,当骨形成指标变化幅度>40%,骨吸收指标>35%~55%,可认为治疗有效。2009年,比利时的骨质疏松治疗二膦酸盐的选择和监测过程中骨转换生化指标应用的循证指南建议,血液检测的BTM变化幅度应>30%,尿液检测的BTM应>50%~60%。2008年,新加坡《骨质疏松临床实践指南》推荐,确保药物疗效的骨形成指标下降幅度为20%~40%,骨吸收指标的下降幅度为30%~60%。

(四)长期疗效监测 骨质疏松干预的时间由干预方案和干预目标决定。骨折风险降低是判断疗效的最终和最重要指标。应根据不同药物的大型随机对照临床研究的疗效和安全性数据,决定治疗时间:一般二膦酸盐治疗需要3~5年,PTH治疗需要1.0~1.5年,并强调再评估。

基础干预措施没有疗程问题,需要长期甚至终身维持。药物治疗的时间由患者骨折风险和药物疗程证据(如疗效、安全性和经济学指标等)决定。二膦酸盐治疗3~5年后需要重新评估。满足以下所有条件者可以考虑暂停治疗:①治疗期间无新发骨折;②不存在新的风险因子;③与治疗前基线值相比,BMD升高(达到或超过LSC值);④伴有脆性骨折史者的股骨颈骨密度T值>-2.5。

停药期间要规律随访(基础措施、风险因子和新发骨折等),建议每年监测BMD。评估新发骨折风险,尤其要重视椎体影像评估。停药1~2年后进行再评估。评估内容包括临床风险因素(年龄、身高、新发骨折和其他新的风险因素)、BMD以及椎体形态(身高缩减)等,依评估结果判断是否需要重新治疗。

(五)其他评估推荐 除了BTM和BMD,应根据临床需要,在治疗前后检测25-(OH)D、PTH、血常规、血钙、肾功能和身高等指标。维生素D是骨骼发育和骨量维持的重要激素和营养素。骨质疏松症尤其是老年髋部骨折患者的维生素D缺乏常见,检测25-(OH)D的目的是确定个体维生素D营养状态。为降低骨折风险,血清25-(OH)D水平应不低于30ng/ml(75nmol/L)。不能忽略临床症状的变化,但也不应该过度强调。应该在完整的疾病管理前提下,评估症状变化,做出全面的判断。有条件时,提倡利用生活质量评估量表评价生活质量。1994年,美国FDA关于预防或治疗绝经后骨质疏松症药物临床指导原则指出,疼痛、身高缩短及活动受限改善仅能作为疗效的辅助指标,而不能作为基本的疗效指标。

(六)宣传教育 宣传教育是整体提高患者治疗依从性的根本。一方面,医师应该向患者宣传骨质疏松的防治知识、规范疾病管理内容和程序,就诊时进行耐心解释,进行更广泛的宣传教育。另一方面,由于覆盖面广,媒体宣传显得更为有效,相关医务工作者和企业可以借鉴20世纪80年代初广泛的糖尿病群众教育的模式,积极推动政府和媒体进行系统而科学的骨质疏松宣传教育活动。通过教育,增加患者对疾病和药物的了解与认知,识别高危人群,提高治疗依从性。使用骨质疏松相关图片可以唤起患者情感,推荐骨质疏松风险的人际交流。国内研究显示,采用"临床护理路径"对患者进行健康教育,可使健康教育达标率、住院时间、费用、患者满意度和治疗依从性得到显著改善。

(七)随访 随访的质量控制很重要,随访不仅包括药物的使用情况,还应涵盖生活方式管理、防跌倒措施、营养管理、运动管理等内容,并依据以上结果进行生活质量评价,确定综合疗效。设置专职联络人员管理随访患者。增强医疗随访和鼓励患者定期复诊,有利于建立医护人员和患者之间的有效沟通,及时了解和解决患者用药过程中所遇到的各种问题,改善治疗依从性。

【药物治疗的常见问题】

(一)有害药物反应与药物警戒 骨质疏松症的防治需要长期使用药物,必须重视有害药物反应(adverse drug reactions,ADR)与药物警戒(pharmacovigilance)问题。欧洲药物局(European Medicines Agency,EMA)将有害药物反应发生率分为常见(≥1/100且<1/10)、不常见(≥1/1000且<1/100)、少见(≥1/10 000且<1/1000)和罕见(<1/10 000)四种。在药物治疗的决策中,既要重视和监测有害药物反应,又要充分权衡利弊,及时使用;除了常规的药物登记外,抗骨质疏松制剂的有害药物反应主要来源于随机对照试验(RCT)、药物警戒和病案报道(表6-2-2-38和表6-2-2-39)。

表 6-2-2-38　抗骨质疏松制剂的有害反应证据来源

药物	有害反应	证据来源		
		RCT	药物警戒	病案报道
膦酸盐类	胃肠反应	√	√	
	肌肉-骨骼疼痛		√	
	急性期反应	√	√	
	心房颤动	√	√	
	非典型骨折/骨折愈合延迟		√	√
	颌骨坏死		√	√
	过敏反应		√	√
	肾损害		√	
狄诺塞麦(denosumab)	严重感染	√		
	颌骨坏死		√	√
	癌症	√		
雌激素受体调节剂(SERM)	潮红	√	√	
	腿部痉挛	√	√	
	静脉血栓栓塞	√	√	
	卒中	√		
	子宫内膜事件	√		
雷奈酸锶	静脉血栓栓塞	√		
	过敏反应		√	√
PTH_{1-34}/PTH_{1-84}	头痛/恶心/眩晕/肢体疼痛	√	√	
	骨肉瘤		√	√

注：批准上市后的临床应用时间(至2011年底前)：阿仑膦酸16年，利塞膦酸11年，伊班膦酸(口服)6年，伊班膦酸(静脉)5年，唑来膦酸4年，雷诺昔芬14年，巴多昔芬(bazedoxifene)和拉索昔芬(lasofoxifene)1年，雷奈酸锶9年，PTH_{1-34}/PTH_{1-84} 9年

表 6-2-2-39　抗骨质疏松制剂的有害反应特点

药物	有害反应	发生率	关联强度	关联致性	剂量反应	反应持续性	生物学联系
膦酸盐类	胃肠反应(口服)	常见(>1/100)	++	++	+	+	+
	肌肉-骨骼疼痛	常见(>1/100)	+	+	-	+	-
	急性反应(静脉)	常见(>1/100)	++	++	+	+	+
	心房颤动	罕见(<1/10 000)	-	-	-	-	-
	非典型骨折/骨折愈合延迟	罕见(<1/10 000)	±	-	-	+	+
	颌骨坏死	罕见(<1/10 000)	-	-	-	-	+
	过敏反应	罕见(<1/10 000)	+	+	-	+	-
	肾损害	罕见(<1/10 000)	+	+	+	+	+
狄诺塞麦(denosumab)	严重感染	常见(≥1/100)	+	+	-	+	+
	颌骨坏死	罕见(<1/10 000)	-	-	-	-	+
	癌症	罕见(<1/10 000)	-	-	-	-	-
雌激素受体调节剂(SERM)	潮红	很常见(>1/10)	++	++	+	+	+
	腿部痉挛	常见(>1/100)	+	+	+	+	+
	静脉血栓栓塞	不常见(>1/1000)	+	+	+	+	+
	卒中	罕见(<1/10 000)	-	-	-	-	-
	子宫内膜事件	罕见(<1/10 000)	+	+	+	+	+
雷奈酸锶	静脉血栓栓塞	罕见(<1/10 000)	+	-	-	-	-
	过敏反应	罕见(<1/10 000)	+	-	-	+	-
	PTH_{1-34}/PTH_{1-84}						
	头痛/恶心/眩晕/肢体疼痛	常见(>1/100)	+	+	+	+	+
	骨肉瘤	罕见(<1/10 000)	-	-	-	-	±

注：++表示强烈证据；+表示一般证据；±表示证据不一致；-表示无证据

（二）联合用药问题 抗骨质疏松药物的联合应用较为复杂，要考虑到药物间的相互影响，尚缺乏大样本、长时间的临床研究。目前已有的骨质疏松症联合治疗方案大多以骨密度变化为终点，其对抗骨折疗效的影响尚有待进一步研究。总体来说，联合使用骨质疏松症治疗药物应评价潜在的不良反应和治疗获益，此外，应充分考虑药物经济学问题。联合应用方案有两种形式，即同时联合方案及序贯联合方案。根据药物作用机制和各种药物特点，对联合用药提出以下建议：

1. 联合治疗方案 钙剂及维生素D作为骨质疏松症的基础药物，可以与骨吸收抑制剂或骨形成促进剂联合使用。通常情况下，对于骨吸收抑制剂及骨形成促进剂，不建议同时应用相同作用机制的药物来治疗骨质疏松症。研究显示，同时应用二膦酸盐及甲状旁腺素制剂，不能取得加倍的疗效。

2. 序贯联合方案 目前尚无明确的证据表明各种抗骨质疏松药物序贯治疗（sequential therapy）的禁忌证。一般可根据个体情况，酌情选择骨形成促进剂和骨吸收抑制剂，能较好维持疗效，临床上是可行的。值得注意的是，应用序贯联合方案时，需要定期（一般为每年1次）评估疗效，以决定治疗的疗程和剂量。使用抗骨吸收药物治疗后仍发生骨折，或骨量继续下降，或骨的代谢转化率明显升高，或对某些药物过敏时，应考虑序贯治疗。特立帕肽（teriparatide，20μg/d）促进骨形成，主要适应于对二膦酸盐疗效不佳和骨代谢转换率较低的患者。

（三）药物治疗转换问题 停用二膦酸盐，使用雷奈酸锶1年的患者，其骨微结构有明显改善，骨小梁由杆状变为板状，因而可作为药物治疗转换（treatment switch）的选择方案之一。药物治疗转换中，应特别注重各种骨质疏松症治疗药物的不良反应。

（四）药物治疗依从性问题 治疗过程中，应注意观察患者的依从性，良好的依从性有助于提高抗骨质疏松药物降低骨折的疗效。每6~12个月系统地观察中轴骨骨密度的变化，有助于评价药物的疗效。在判断药效时，应充分考虑骨密度测量的有意义的最小变化值（LSC），如何评价和计算LSC（参考国际临床骨密度测量协会的网站）。外周双能X线骨密度测量（pDXA）和定量骨超声（QUS）等评价外周骨骼骨密度或骨质量的方法不能反映脊柱及髋部对于药物治疗的反应，因此不适于监测药物的疗效。

骨转换生化指标可以在药物治疗后1~6个月发生明显变化，通过测量其变化情况，可以了解骨吸收抑制剂或骨形成促进剂的作用效果，因此，骨转换生化指标常常被用作大样本临床研究的观察终点之一，有利于预测疗效、增加药物治疗的依从性。但由于骨转换生化指标存在较大变异，不同测量方法间的结果也有差别，因此评价个体的疗效需要充分考虑骨密度最小有意义的变化值，同时尽可能采用相同的采血时间和测量方法。

【骨质疏松性骨折治疗】

骨质疏松性骨折亦称为脆性骨折。目前尚无统一的定义和标准，通常是指由于轻微创伤（如站立高度或较低处跌倒）引起的骨折，所谓“轻微创伤”是指正常人可以耐受的低冲击性、低能量性外力作用。骨质疏松性骨折治疗的难点是：①高龄患者的整体状况差，并发症多；②骨折后的康复能力低下，骨折愈合时间明显延长；③骨量和骨的质量差，容易发生再次骨折或多发性骨折；④粉碎性骨折的处理困难，预后不良，常伴有骨折后骨不连接或骨坏死。理想的骨折治疗是不加重局部损伤而整复骨折，骨折固定应尽可能不妨碍肢体活动。早期功能锻炼并配合药物治疗，使骨折愈合和功能恢复达到理想的程度。

骨折的整复和固定有手术和非手术两种方法，应根据骨折的具体部位、损伤程度和患者的全身状况决定，但无论选择哪种治疗方法都应以不影响骨折愈合为前提。对老年人骨折的整复和固定应以方法简便、安全、有效为原则。应选择创伤小、关节功能影响小的方法，以尽早恢复伤前生存质量为目的，在具体方法上不应强求骨折的解剖复位，而应着重于功能恢复和组织修复，降低死亡率，减少并发症及降低残疾率。由于老年人骨折的自身修复能力降低，并存疾病较多，手术耐受性差，增加了手术治疗的风险。应权衡手术与非手术治疗利弊，做出合理选择。除了防治骨折局部并发症外，对高龄患者还需积极防治下肢深静脉血栓形成、脂肪栓塞综合征、坠积性肺炎、泌尿系感染和压疮等并发症。

脊柱骨折应根据病情合理选择手术或非手术治疗方法。由于胸腰段脊柱活动度大，又是脊柱应力集中的部位，应根据病情合理选择。有脊髓、神经根压迫和严重压缩性骨折时，考虑手术减压，并依据骨质量酌情选用内固定术，同时积极抗骨质疏松治疗。脊柱微创-经皮椎体成形术和后凸成形术适用于新鲜而不伴脊髓或神经根症状、疼痛严重的椎体压缩性骨折。

髋部骨折的治疗除骨折本身外，还应针对并发症和伴随疾病进行处理。可根据患者情况，对骨折采取手术治疗或非手术治疗。手术治疗包括内固定、人工关节置换和外固定器等。此外，应同时治疗骨质疏松症（表6-2-2-40）。

表6-2-2-40 髋部骨折患者的特别处理

1. 每日的元素钙摄入量达到1200mg（饮食约600mg，额外补充600mg）
2. 每日补充维生素D 800~2000U
3. 二膦酸盐（阿仑膦酸钠/利塞膦酸钠/唑来膦酸）作为一线治疗药物
4. 治疗前测量BMD
5. 控制或消除跌倒、骨质疏松症和骨折的风险因素
6. 髋部保护
7. 患者和家属接受相关教育与防治知识培训，提高治疗依从性和疗效
8. 鼓励体力活动（太极拳有助于提高平衡功能/负重运动，有助于预防骨丢失）
9. 多学科专家合作处理骨折和骨折后康复事宜
10. 治疗后1年与3年复查BMD和骨折愈合状况

老年人骨质疏松性桡尺骨远端骨折多为粉碎性骨折，且累及关节面，骨折愈合后易残留畸形，常造成腕关节和手指功能障碍。一般采用手法复位，可用夹板或石膏固定，或外固定器固定。对于少数不稳定的骨折可考虑手术处理。

外科治疗同时积极治疗骨质疏松症，改善骨质量，防止再次发生骨折，但长骨骨折后至少 2 周内或 1 个月内慎用抗骨吸收药物。如为非急救手术，应在手术前加强营养，合理使用药物，提高 BMD 和骨质量。一般应针对病因和骨的代谢转换率状况，选用 1~2 种药物。但到手术前的 1~2 周内，停用抗骨吸收药物，以防对破骨细胞的过度抑制而影响骨痂形成。骨质疏松症患者骨科手术后，抗骨吸收药物治疗的意见不一，为慎重起见，可在手术后 1 个月后开始治疗。手术后的抗骨质疏松治疗应是综合性的，在使用药物的同时需特别重视运动和营养、钙剂和维生素 D 的补充。

（袁凌青　盛志峰）

第3节　老年性骨质疏松症

老年性骨质疏松症（senile osteoporosis，SOP）是指老年时期（65 岁以上）发生的原发性骨质疏松症，又称为Ⅱ型骨质疏松症或退行性骨质疏松症（involutional osteoporosis），骨密度（BMD）≤同人群峰值骨量均值的-2.5 个标准差。老年性低骨量是指老年期发生的低骨量，其 BMD<同人群峰值骨量均值的-1.0 个标准差，但>-2.5 个标准差，虽然尚未将低骨量单独列为诊断，但与其他原因所致的低骨量比较，老年人低骨量是骨折的重要风险因素，需要给予更多关注。老年性低骨量/骨质疏松症是严重威胁老年人身心健康的常见病症。

【病因与发病机制】

从骨重建的病理生理变化上看，SOP 与绝经后骨质疏松症（PMOP）是不同的。在 PMOP 患者中，骨丢失主要与破骨细胞骨吸收增强有关。但是，在 SOP 中，骨丢失主要与成骨细胞功能与活性缺陷有关，致骨形成减少，骨小梁穿孔和断裂，脆性明显增加；破骨细胞功能不定，部分老年人的骨吸收常高于骨形成，导致骨丢失和脆性骨折，骨折部位以髋部最多见。多数患者的骨转换率正常或减弱（继发性改变），因此骨小梁在每经历一次重建后变得更薄更细，最后使纤细的骨小梁穿孔、断裂甚至完全消失。皮质骨则表现为皮质厚度变薄和孔隙增大、增多。此外，PTH 和维生素 D 的代谢也有特殊性，一般血清 PTH 和骨转换指标 CTX 升高[1]，血清 25-(OH)D 明显降低。

SOP 的病因未明，一般认为与骨骼老龄化及多种环境因素有直接关系，可能主要与氧化应激引起的增龄性骨丢失、增龄性肌肉消耗、性腺类固醇激素缺乏、骨细胞和成骨细胞功能衰退、钙和维生素 D 缺乏、氧化应激-脂质过氧化和骨细胞自噬功能障碍、内源性高皮质醇血症及继发性甲旁亢等有关。多种病理生理改变作用于骨组织，引起骨量低下、骨结构退变和骨脆性增高。

（一）增龄性骨丢失　增龄相关性骨丢失（age-related bone loss，ARBL）一般开始于 40 岁前后，一般女性的骨丢失速度快于男性，并一直持续至最后（图 6-2-3-1），骨松质和皮质骨的丢失量相当。但到妇女绝经时，由于雌激素水平显著下降，在原来 ARBL 的基础上出现加速性松质骨骨丢失。开始丢失的量较多（绝经后数年内），随着时间的推移，骨丢失的速度逐渐减缓，但累积的骨丢失量因为性腺类固醇激素缺乏和老年两个或更多因素的叠加而逐年增多，但年龄是引起骨丢失和骨折的关键因素。增龄相关的骨丢失特征是：①成骨细胞数量减少，伴松质骨骨量、皮质骨骨量和壁厚度下降；②成骨细胞和骨细胞凋亡增加；③皮质骨孔隙度增加；④骨细胞自噬功能降低，骨强度降低。

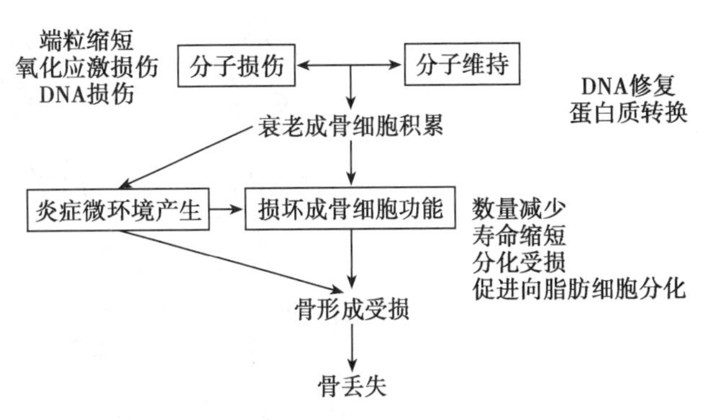

图 6-2-3-1　老年人成骨细胞衰老与骨形成减弱的发病机制

传统观点认为，雌激素缺乏引起骨质疏松症；但是，在绝经前的相当早期（30 岁左右）即可出现骨丢失，这种与增龄相关的骨丢失现象显然不能用性激素缺乏来解释。近年的大量研究发现，氧化应激与增龄性骨丢失密切相关，其最突出的特点是骨细胞和成骨细胞的数目减少和功能下降。目前，其发生机制仍未明了，但性激素缺乏可使这一过程加速，抑制多潜能干细胞向脂肪细胞分化。因此，增龄性氧化应激又与老龄性肥胖、2 型糖尿病、代谢综合征、动脉粥样硬化等相关联。随着增龄，需氧代谢过程中生成的 H_2O_2 和其他 ROS 增多，p66 磷酸化进一步加重这一反应，过氧化物可氧化还原型细胞色素 C，细胞抗氧化机制（如细胞自噬）功能降低，骨细胞死亡增多（图 6-2-3-2 和图 6-2-3-3）。此外，长期存活的有丝分裂后细胞不能维持细胞核孔的正常通透性，核孔蛋白被氧化，细胞死亡[2]。随着增龄，Alox15 表达和氧化应激增加，均促进脂质过氧化，过氧化物 10-HPODE 与 PPARγ 结合，并抑制其活性，该反应途径中形成的羟自由基参与细胞的氧化还原反应，进一步刺激 PUFA 过氧化；9-HPODE 转

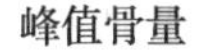

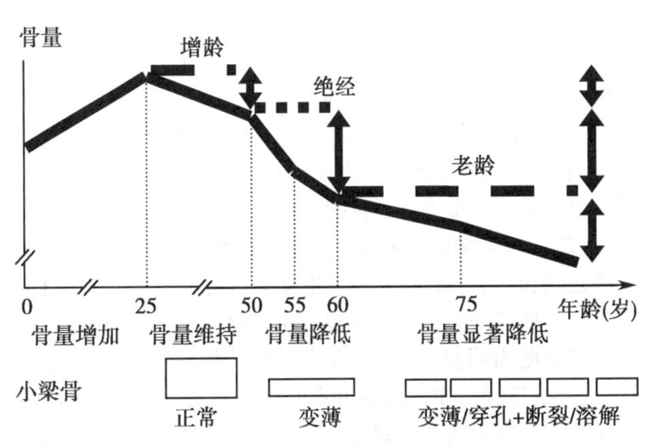

图 6-2-3-2　BMD 随增龄下降的一般规律

男、女性自 30 余岁开始出现骨丢失，一般女性的骨丢失速度快于男性

换为强氧化剂4-HNE,氧化型PUFA激活PPARγ,后者与β-连环蛋白作用,使其降解;Wnt信号减弱和PPARγ信号增强,使成骨细胞生成障碍,凋亡增多,骨形成不足而脂肪生成增多(图6-2-3-4)[3]。

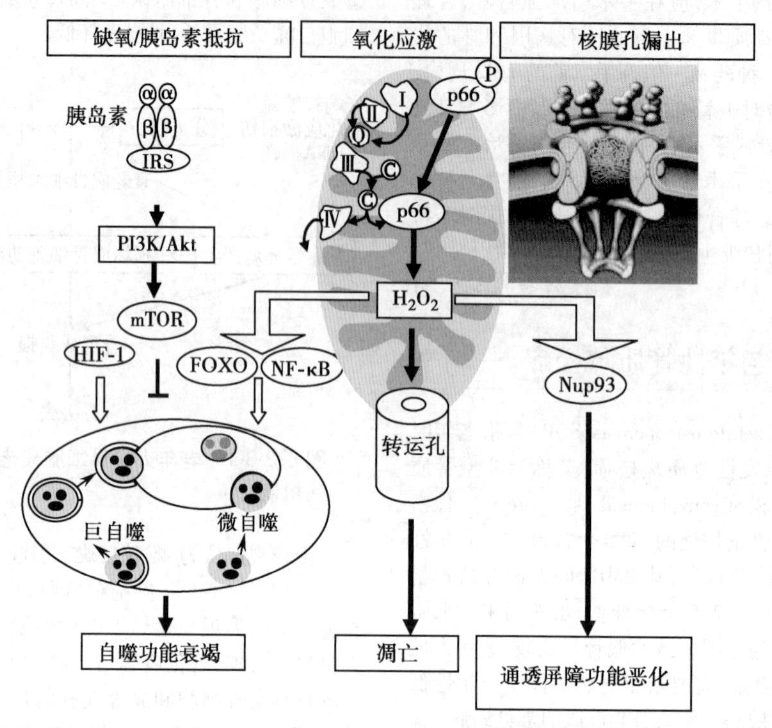

图6-2-3-3 增龄性氧化应激引起的骨细胞衰减

随着增龄,需氧代谢过程中生成的H_2O_2和其他ROS增多,p66磷酸化进一步加重这一反应,过氧化物可氧化还原型细胞色素C,引起细胞凋亡;但是,衰老细胞的抗氧化机制(如细胞自噬)功能降低,骨细胞死亡增多;长期存活的有丝分裂后细胞不能维持细胞核孔通透性,使核孔蛋白氧化,细胞死亡

流行病学资料和动物研究显示,老龄和反应性氧族(ROS)在骨质疏松症的发病机制中起了重要作用[4]。增龄性骨质疏松症的发病机制主要有以下几方面:①氧化应激;②性腺类固醇激素缺乏引起抗氧化应激功能下降;③脂质氧化增强与PPARγ激活(部分与氧化应激有关);④内源性高皮质血症(部分与氧化应激有关)。ROS是决定破骨细胞、成骨细胞和骨细胞生成与存活的主要因素。抗氧化的FoxO转录因子是维持正常骨代谢的必需因子,雌激素和雄激素缺乏降低了骨组织的抗氧化应激能力,导致骨吸收增强。在间充质前身细胞中,ROS激活的FoxO阻滞了Wnt信号,使成骨细胞生成减少。这种病理生理变化在糖尿病和糖尿病相关性骨质疏松症中表现得最明显。增龄性骨形成不足也与PPARγ激活及Wnt信号缺乏有关,并与动脉粥样硬化关联。此外,老年人的糖皮质激素生成相对较多,敏感性相对升高,而骨组织的含水量降低,脆性增加。

(二)增龄性肌肉消耗 随着增龄,GH和相关生长因子缺乏,引起肌肉减少,这种现象称为增龄相关性肌肉消耗。老年性骨质疏松患者因为年迈多病和营养不良等原因,肌肉容量减少更为明显,表现为虚弱综合征伴或不伴代谢综合征,肌肉缺乏和骨质疏松症并存。研究发现,老年性骨质疏松症的发病与肌肉和运动功能障碍直接相关。肌肉-骨骼共同组成运动系统,因此骨骼健康与肌肉的关系密切。在临床上,任何原因引起的肌肉疾病将最终导致骨质疏松症(肌病相关性骨质疏松症)[5,6]。

蛋白合成与分解之间的平衡是确定组织容量的关键因素;同样,肌动蛋白(actin)和肌凝蛋白(myosin)也在组织蛋白的分解过程中减少。肌肉代谢的负性调节因子筒箭毒碱(myostatin)降低肌肉的生长速度;敲除筒箭毒碱基因后,肌肉容量增加,肌肉肥厚。由于骨骼肌是一种有丝分裂后组织,肌肉容量增加只是表现在非功能蛋白增多,因而筒箭毒碱并非肌肉减少的理想治疗靶点。由于血清IGF-1水平下降,即使运动和锻炼也难以逆转增龄性肌肉消耗。因IGF-1分子基因的外显子剪接方式不同,人类肌肉组织表达三种IGF-1分子(图6-2-3-5),即系统型(肝脏型IGF-1,systemic/liver type of IGF-1,IGF-1Ea)、IGF-IEb和IGF-1Ec。其中,GF-1Ec是新发现的变异型IGF-1,因为其表达受机械刺激或肌肉损伤的调节,故亦称机械生长因子(MGF)。

MGF分子的C-末端与通常的IGF-1结构不同,具有启动肌肉生长和创伤修复作用,由于MGF生成不足,引起肌肉消耗。增龄性肌肉消耗与肌肉IGF-1信号异常,尤其是MGF缺乏有关[7,8]。为此,人们试图通过增加肌肉干细胞(muscle stem/progenitor cell)来提高肌肉容量[9-13],应用MGF分子的E肽序列(MGF-24aa-E)激活肌肉干细胞。当同时加入MGF和IGF-1后,干细胞可进一步分化为肌纤维(myofiber),说明MGF具有修复和刺激肌肉生长作用;而在虚弱综合征患者中,增龄性肌肉消耗和骨质疏松症相伴发生和发展。肌肉的分解代谢高于合成代谢,肌肉的再生能力降低引起肌肉消耗,骨密度降低与肌肉消耗呈正相关,而抵抗运动是防治的

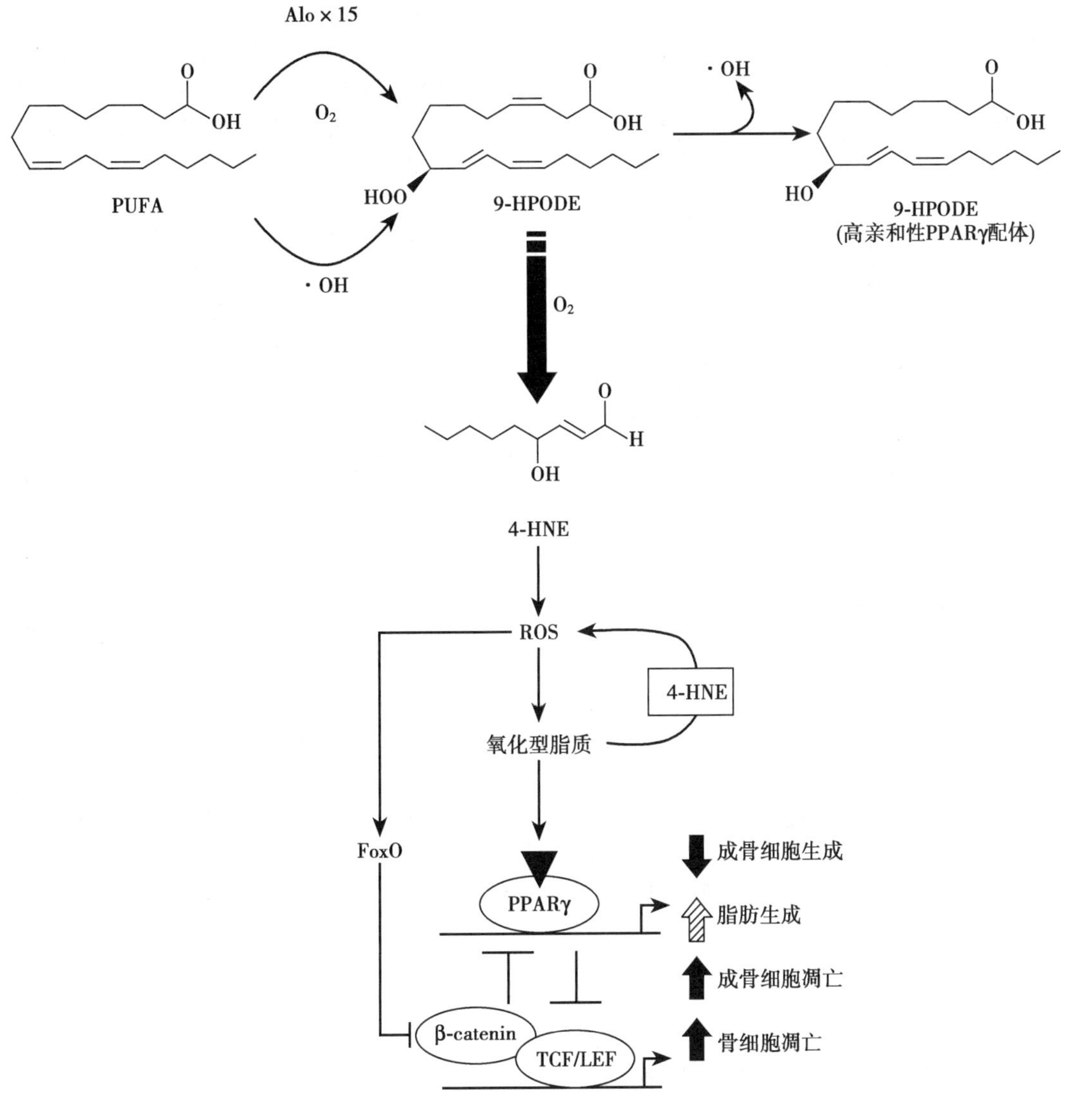

图 6-2-3-4 氧化型脂肪酸及其降解产物与骨形成

PUFA:亚油酸;4-HNE:4-羟基庚烯醛;9-HPODE:9-(S)-羟-9,11-(Z,E)-十八双烯酸;FoxO:叉头盒 O;TCF/LEF:T 细胞因子/淋巴细胞增强子

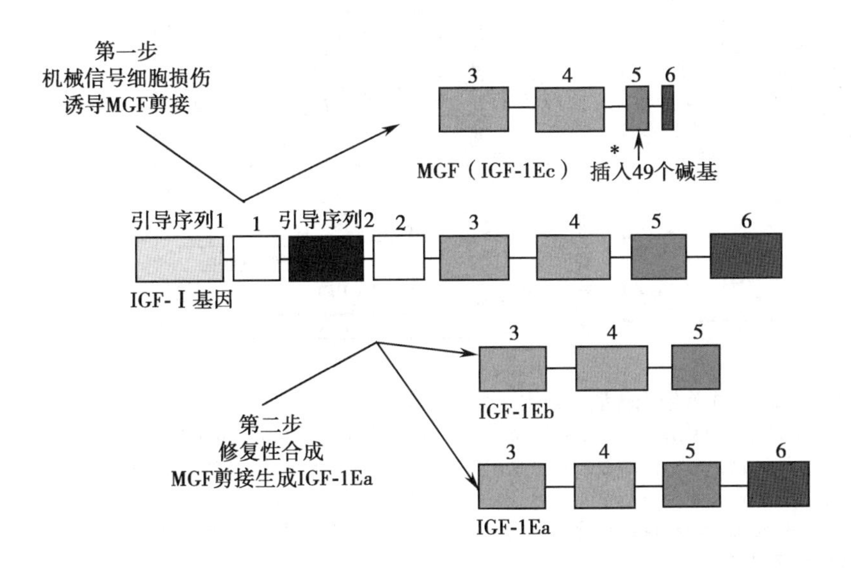

图 6-2-3-5 不同 IGF-1 剪接体表达的 IGF-1 变异分子

人肌肉组织的 IGF-1 基因含两个转录起始位点,分别位于外显子 1 和 2;表达三种 IGF-1 分子,即系统型(肝型 IGF-1,IGF-1Ea)、IGF-1Eb 和 IGF-1Ec;IGF-1Ec 是新发现的变异型 IGF-1,因其表达受机械刺激或肌肉损伤调节,亦称机械生长因子(MGF);在运动或肌肉损伤的刺激下,基因的阅读框架移位,组织优先表达 MGF(IGF-1Ec);增龄后,由于睾酮和 GH 缺乏,加上肌肉组织对机械刺激的敏感性降低,生成的 MGF 显著低于正常

有效途径之一[14](图 6-2-3-6)。

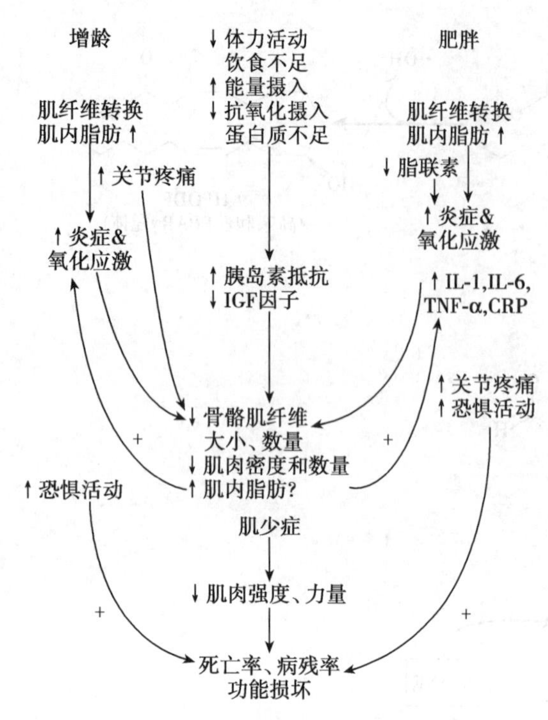

图 6-2-3-6　老年肥胖性肌少症的发病机制

(三)骨细胞和成骨细胞功能衰退　骨组织的基本多细胞单位(BMU)是完成骨重塑的功能单元。破骨细胞的寿命为1~25天,成骨细胞为1~200天,衬里细胞为1~10年,而骨细胞的寿命最长,可达50年之久。骨细胞-骨细胞小管网络系统是骨代谢的重要物质基础,具有生物力学和代谢转换信息传递功能(图 6-2-3-7)。骨细胞是由成骨细胞转型形成的,老年人在成骨细胞转型和骨细胞生成过程中,细胞容量和细胞器明显减少,最终使骨的代谢转换变慢,骨形成减少[15-17]。另一方面,随着增龄,骨细胞的功能也呈进行性减退;骨细胞凋亡后遗留无细胞陷窝,同时出现微硬化和骨微坏死,这是SOP区别于其他骨质疏松症的重要特点之一。

(四)性激素缺乏　性腺类固醇激素对成骨细胞和破骨细胞的作用见图 6-2-3-8。研究发现,雌激素对女性和男性均有骨保护作用。老年男性的性激素变化逐年加重(表 6-2-3-1)。男性的雌激素水平与BMD相关;低浓度 E_2 时,皮质骨体积BMD(vBMD)与血 E_2 呈正相关,高浓度时两者无相关(拐点为 E_2 作用阈值),低于该值时骨丢失加速。但在小梁骨中,vBMD与 E_2 仍相关,说明小梁骨缺乏阈值现象。此外,老年人因性激素缺乏还可诱发或加重氧化应激和继发性骨丢失。

表 6-2-3-1　老年男性的性激素变化

性激素	变化(%)
生物可用性雌激素	-47
生物可用性雄激素	-64
性激素结合球蛋白	+124
LH	+285
FSH	+505

注:LH:黄体生成素;FSH:卵泡刺激素

(五)维生素D和钙缺乏　低骨量/骨质疏松症是维生素D轻度缺乏或不足的表现之一[18-20]。血清25-(OH)D降低引起肌肉虚弱乏力,并增加跌倒和骨折风险(图 6-2-3-9)。血清25-(OH)D降低,肠钙吸收减少,PTH分泌呈代偿性增多,骨骼矿化不良,骨丢失加速[21]。

1. 维生素D与骨骼代谢　维生素D对骨骼和矿物质的作用是:①机体通过皮肤、肝脏、肾脏和肠道合成和吸收维生素D;②1,25-$(OH)_2$D作用于小肠,增加上皮细胞钙通道和钙结合蛋白的表达;③1,25-$(OH)_2$D调节成骨细胞RANKL表达,诱导破骨细胞成熟;④维生素D增加血清钙和磷水平,

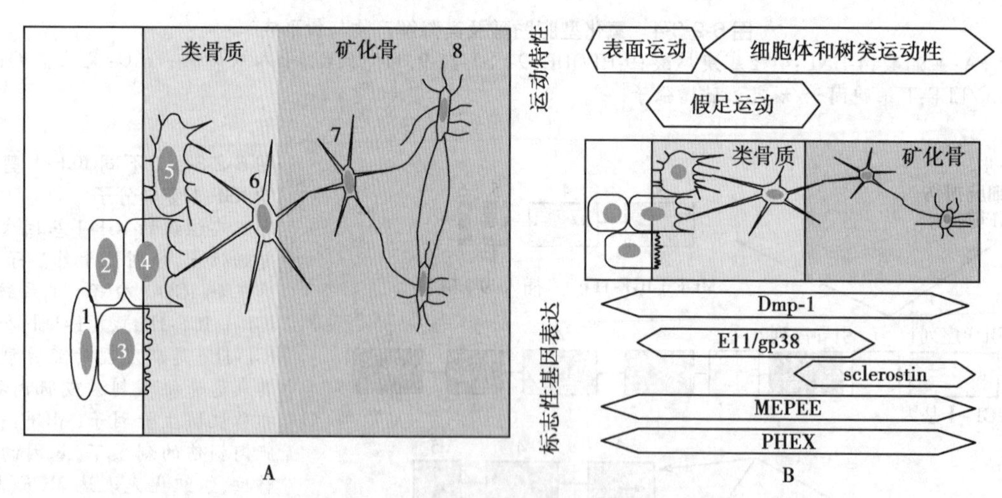

图 6-2-3-7　成骨细胞转型骨细胞的生物过程

A. 在成骨细胞转型为骨细胞的过程中,细胞容量和细胞器减少;1. 增殖型前成骨细胞(proliferating preosteoblast);2. 前成骨细胞;3. 成骨细胞;4. 成骨细胞型骨细胞(Ⅰ型前骨细胞);5. 类骨质骨细胞(Ⅱ型前骨细胞);6. Ⅲ型前骨细胞;7. 早期骨细胞;8. 晚期骨细胞;B. 成骨细胞转型成骨细胞过程中,骨细胞标志基因的表达变化;sclerostin:骨硬化素;Dmp-1:牙基质蛋白-1;MEPEE:2-甲苯4-醇氧肌肉桂酸盐;PHEX:X染色体内肽酶同源性磷调节基因

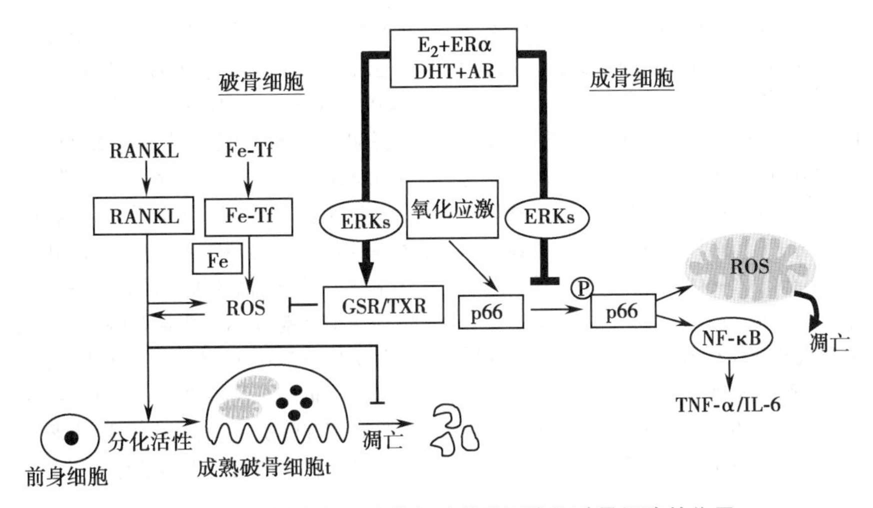

图 6-2-3-8　性腺类固醇激素对成骨细胞和破骨细胞的作用

在破骨细胞前身细胞中，RANKL 诱导的 RANK 活化刺激 ROS 和破骨细胞生成，转铁蛋白受体 TIR1 参与线粒体生物氧化，铁-转铁蛋白复合物 Fe-Tf 亦刺激线粒体生成 ROS，并进一步促进破骨细胞的骨吸收活性，雌激素和雄激素分别通过受体抑制破骨细胞生成；在成骨细胞中，p66 是氧化应激的关键因子，激活 NF-κB，释放细胞因子，雌激素和雄激素通过 ERK 依赖方式抑制 p66 磷酸化；E_2，雌二醇；ERα，雌激素受体 α；DHT，二氢睾酮；AR，雄激素受体；RANKL：核因子 κB 受体活化因子配体；ROS：反应性氧族；ERK：细胞外信号调节激酶；GSR：谷胱甘肽还原酶；TXR：转录调节子；NF-κB：核因子-κB

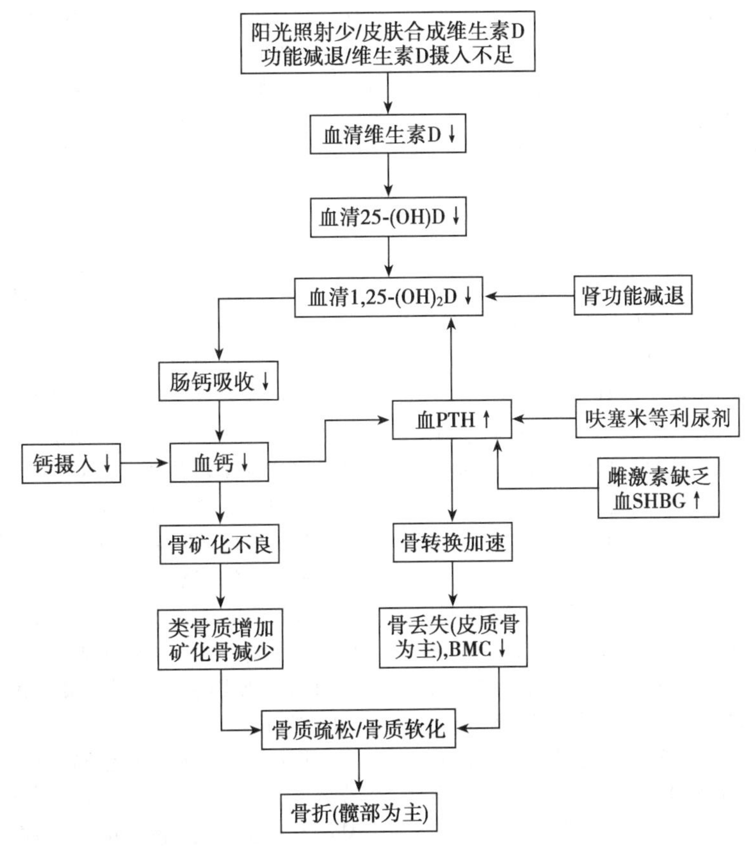

图 6-2-3-9　维生素 D 缺乏和继发性甲旁亢所致的骨病及骨折

老年人由于户外活动减少，皮肤合成维生素 D 不足和肾功能减退易导致维生素 D 缺乏，如摄入钙不足更易发生；老年女性因同时有雌激素缺乏等原因，往往通过继发性甲旁亢进一步加快骨矿丢失

促进骨矿化。血清25-(OH)D是评估维生素D营养状态的公认指标,血清25-(OH)D的水平降低或升高(>50ng/ml)均与人群的全因死亡率相关[22,23]。

2. 血清25-(OH)D与PTH的关系 血钙降低时,PTH分泌增加,以动员骨钙,维持血钙水平正常。维生素D缺乏者发生继发性甲旁亢,骨转换升高,骨丢失加速,骨折风险升高,血清25-(OH)D与血清PTH在50~75nmol/L范围内时,两者呈负相关[24-26]。在同样的25-(OH)D水平上,老年人的PTH要比一般成人高1.5~2倍[27],其升高程度是预测预后的独立危险因素。老年人补充维生素D_3 600U/d,4个月后血清PTH降低23%,而单独补充钙剂对PTH无影响[28],在骨质疏松症患者中,每天补充3000U者的血清25-(OH)D升高与PTH降低更明显。当25-(OH)D≥75nmol/L时,血清PTH转为正常[28,29]。相反,当健康人的血清25-(OH)D平均为67nmol/L时,摄入600mg碳酸钙能降低PTH,但在加服4000U/d的维生素D_3却不能降低PTH或骨代谢指标[30,31]。这说明,补充维生素D使血清25-(OH)D达到50nmol/L,能降低PTH,同时补充钙剂可进一步降低PTH。

3. 血清25-(OH)D水平与跌倒的关系 补充维生素D可降低跌倒风险14%~20%[32],其中维生素D_3的效果似乎优于维生素D_2,活性维生素D的效果优于普通维生素D;因为活性维生素D不需要在肾脏羟化[33],普通维生素D的补充剂量低于700U/d不能预防跌倒,维生素D与钙剂补充预防髋部骨折的系统综述结果见表6-2-3-2。补充维生素D能降低跌倒和骨折风险,维生素D缺乏明显者的获益较多,降低风险的程度亦与使用剂量有关[34,35]。

表6-2-3-2 维生素D与钙剂补充预防髋部骨折的系统综述

作者	系统综述特点	单纯补充维生素D	补充维生素D与钙剂	结论
Avenell等	45个RCT	无效	有效	推荐老年人补充维生素D和钙剂,但对社区人群的效果不明
Izaks等	11个RCT	无效(低剂量)	有效	高剂量维生素D和钙剂降低特定人群的骨折率/单纯高剂量维生素D降低骨折率的证据不足/低剂量维生素D无效
MacLean等	7个RCT	有效	有效	维生素D加或不加钙剂降低非椎体骨折风险/1个单纯补钙研究显示无效
Sawka等	7个RCT	有效	有效	高剂量维生素D加或不加钙剂降低髋部骨折风险
Tang等	210个RCT荟萃分析	未分析	有效	单纯补钙或加维生素D能预防骨折/高剂量维生素D和钙剂的效果更佳
Bischoff-Ferrari等	7个RCT	无结论	有效	高剂量维生素D加钙剂降低髋部和非椎体骨折风险
Jackson等	10个RCT荟萃分析	无效	无效	有降低骨折趋势
Bergmana等	8个RCT荟萃分析	未分析	有效	维生素D_3和钙剂降低髋部骨折率

维生素D是维持老年人骨骼和其他功能正常(免疫、认知、肌力、平衡功能等)的关键物质,维生素D缺乏可引起多种躯体疾病。维生素D缺乏在老年人中常见,特别是闭门在家和衰老的患者,由于阳光照射不足和皮肤功能衰退,随着增龄,紫外线作用下的皮肤合成维生素D减少。维生素D缺乏可引起继发性甲旁亢,骨转换加快,骨量丢失,骨矿化不良,髋部和其他部位骨折。低钙饮食引起维生素D代谢产物的转换增加,因此可加剧维生素D缺乏。此外,SOP患者松质骨中的骨形态蛋白-2(BMP-2)及BMP-7表达亦明显降低[36]。

在全球的许多地区,居民的维生素D摄入量明显不足,人群血清25-(OH)D水平低于75nmol/L,低于25nmol/L的地区(如南亚、中东)也不少;引起维生素D不足或缺乏的主要因素是老龄、女性、高海拔、冬季、皮肤色素深、阳光接触少、不良饮食习惯等。因此,维生素D缺乏是全球的普遍卫生问题,而老年人因慢性维生素D不足所致的骨质疏松症则更为突出[37,38]。

(六)氧化应激-脂质过氧化和骨细胞自噬功能障碍 发生骨骼衰老的可能机制见图6-2-3-10。成骨细胞功能减退的原因可能主要与成骨细胞的细胞因子/生长因子调节失常有关,其中最重要的是IGF-1及其下游分子IRS-1和IRS-2。因为老年人的IGF-1生成减少,而IRS-1和IRS-2是上调和维持成骨细胞合成代谢的关键因子。

另一方面,炎症反应与免疫功能异常对骨重建有直接影响。老年人往往存在不同程度的炎症反应与免疫功能异常,这些病理变化通过前炎症因子导致骨丢失。SOP患者的PTH分泌增多,其原因与骨代谢功能降低以及甲状旁腺增生有关,相对亢进的甲状旁腺功能又进一步加剧骨量丢失。在破骨细胞前身细胞中,RANKL诱导的RANK活化刺激ROS和破骨细胞生成,转铁蛋白受体(transferrin receptor,TfR)参与线粒体生物氧化,铁-转铁蛋白复合物(iron-transferrin complex,Fe-Tf)亦刺激线粒体生成ROS,并进一步促进破骨细胞的骨吸收活性,雌激素和雄激素分别通过受体抑制破骨细胞生成。在成骨细胞中,p66是氧化应激的关键因子,激活NF-κB,释放细胞因子,雌激素和雄激素通过ERK依赖方式抑制p66磷酸化。

研究提示,骨质疏松症和动脉粥样硬化具有潜在的共同致病途径,目前提出的发病机制包括:①氧化应激增加,刺激Alox15表达,而增多的Alox15又加重氧化应激,抑制Wnt信号通路;②脂质过氧化增强;③PPAR-γ激活,促进脂肪细胞生成,骨髓脂肪增多,成骨细胞数量和骨形成率(BFR)降低,成骨细胞和骨细胞凋亡增加;④氧化应激通过转移β-链蛋白拮抗Wnt信号通路,使Wnt信号减弱[39,40]。研究显示,间歇应用PTH具有抗氧化作用,能减轻氧化应激,激活Wnt信号通路,

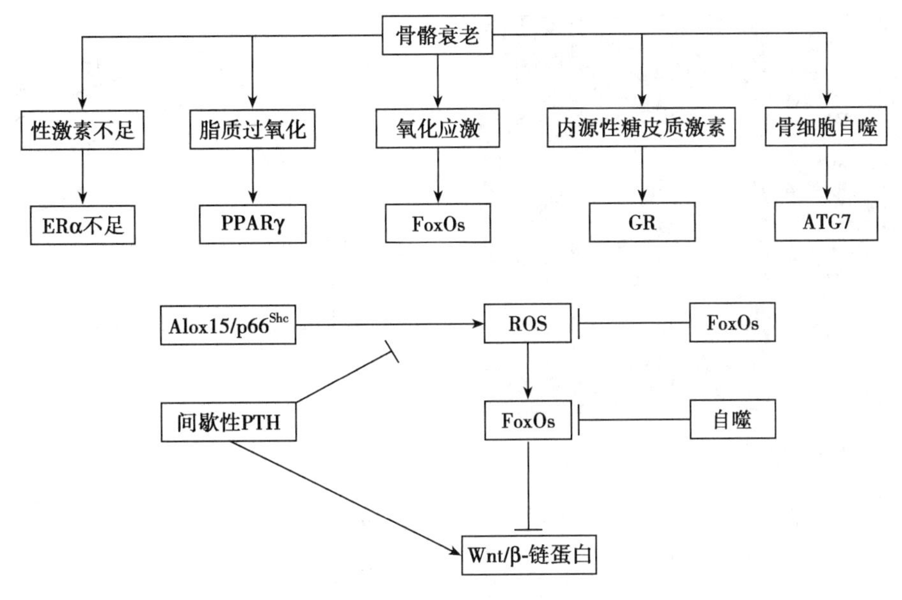

图 6-2-3-10 骨骼衰老机制

ERα:雌激素受体;GR:糖皮质激素受体;ATG7:自噬相关蛋白7;ROS:反应性氧族;FoxOs:叉头氧盒;Alox15/p66:脂质过氧化酶

增强骨的合成代谢。12/15-脂氧合酶(12/15-LO)是催化生成12-羟-20碳四烯酸(12-HETE)与15-HETE的酶系(脂肪氧化酶家族成员),能氧化多不饱和脂肪酸的酶类,也是人类骨量的遗传因素;应用药物抑制12/15-脂氧合酶,可减少骨丢失和氧化应激。4-羟丙烯醛(4-HNE)是催化脂质过氧化的下游产物,消耗谷胱甘肽(GSH)使氧化应激增加。而且,高脂饲养导致ApoE基因敲除小鼠动脉粥样硬化,并同时出现骨丢失。高脂血症和衰老均增加ROS和12/15-脂氧合酶表达[41,42]。

(七)骨结构退变与脆性增加 常规X线片和骨密度测量主要用于追踪疗效,对于评估骨折风险和骨强度的意义有限[43-49]。新的技术有多种,如骨矿盐定量的DXA测定和CT扫描,体积定量CT(vQCT)与测量骨小梁结构的高分辨CT(hrCT)、微CT(micro CT)、高分辨磁共振(hrMR)和显微磁共振(microMR,μMR)等。检测BMD与骨骼结构的CT技术特点见表6-2-3-3。应用这些技术发现,SOP的骨微结构有明显改变。

表 6-2-3-3 CT检测BMD与骨微结构

项目	vQCT	hrCT	μCT
像素	>0.3mm×0.3mm	0.1mm×0.1mm~0.3mm×0.3mm	核素
标本要求	>1mm	0.2~1mm	1~100μm³
仪器	全身扫描/外周扫描	全身扫描/外周扫描	μCT扫描
检测部位	脊椎/髋部/前臂/胫骨	脊椎前臂	人体活检骨/动物骨骼
检测对象	人体	人体/活检标本	在体实验动物 离体骨骼标本
临床应用	BMD/骨骼大体结构 FEM	骨骼大体结构 骨小梁微结构	小梁骨皮质骨微结构 μFEM

注:像素尺寸<1μm的检测称为显微技术;FEM:finite element microscopy,有限元显微技术

骨结构退变和骨小梁连续性丢失引起力学性能显著下降(图6-2-3-11)。肉眼下,皮质骨仍致密,但可出现多孔性,小梁骨呈花边状,板状结构消失;光镜下,皮质骨和小梁骨均可见BSU和类骨质。骨小梁的分支三维结构紊乱,骨小梁呈杆状,变细、断裂、缺失或溶解。皮质骨变薄,多孔(图6-2-3-11)。以上骨骼结果改变引起骨生物力学性能显著降低,骨脆性增高,容易发生骨折[50]。

随年龄增加,皮质骨的弹性模量和强度都逐渐减少。20岁后,股骨骨干皮质骨长轴的弹性模量和拉伸屈服强度每10年下降约2%。30岁的拉伸极限强度由130MPa下降到100岁的110MPa,相应的弹性模量由17GPa下降到15.6GPa。屈服点后的应力-应变曲线斜度每10年增加8%。从骨折危险因素考虑,增龄性骨力学性能改变的显著特点是骨的能量吸收水平(应力-应变曲线下面积)下降,大约每10年下降7%,最大应力强度降低,皮质骨的刚度和强度随年龄增长而逐渐降低。从横断面看,长骨是中空的,大部分骨组织远离中性轴分布。长骨的这一中空性管状构造符合骨髓贮存和长骨供血的生理需要。从力学角度看,这一中空结构体现了最佳工程设计,可在矢状和额状面上有效抗弯曲和在骨长轴上抗扭曲。与年龄相关的皮质骨重建导致骨干横断面惯性矩的适应性改变。这一形态学改变亦影响弯曲应力,从而影响骨的强度。随着年龄增长,骨内外膜出现扩张,当外加载

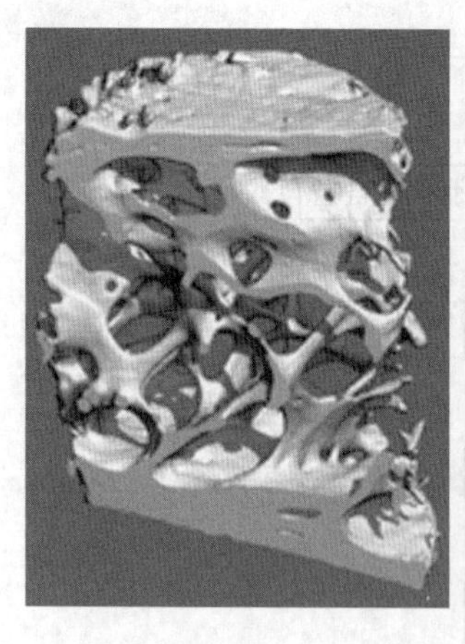
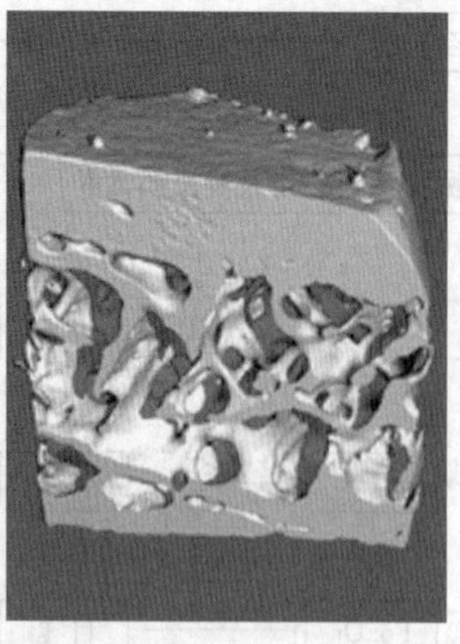

图 6-2-3-11 骨结构退变和骨小梁连续性丢失

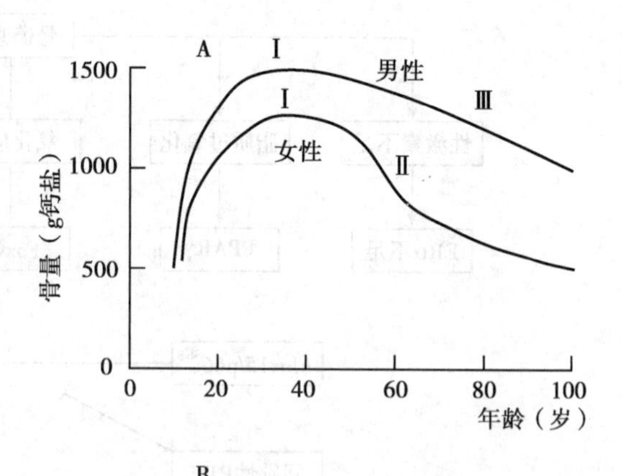

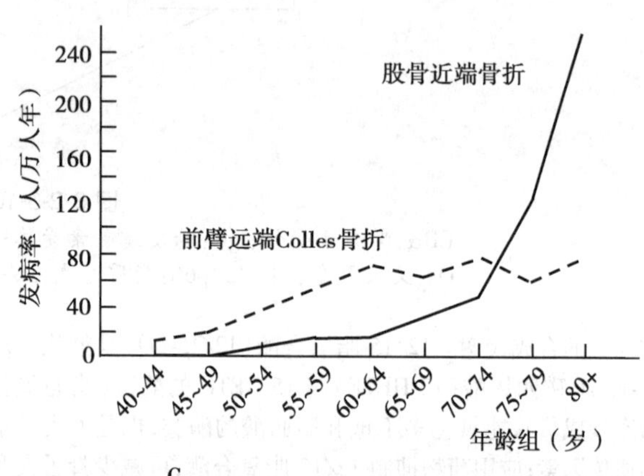

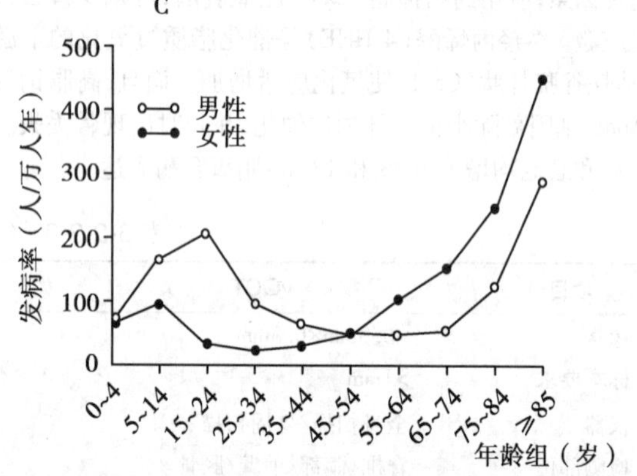

图 6-2-3-12 Ⅰ型和Ⅱ型原发性骨质疏松症的骨量与骨折发病率

A. Ⅰ型和Ⅱ型原发性骨质疏松症的骨量变化；Ⅰ. 峰值骨量(PBM)期；Ⅱ. 绝经后妇女的骨量快速丢失期；Ⅲ. 增龄性骨量丢失期；B. Ⅰ型和Ⅱ型原发性骨质疏松症的骨折发生率变化；C. 各年龄组的骨折年发病率

负相同时，老年人承受的弯曲应力相对年轻骨下降25%左右。由于皮质骨强度下降，通过重建出现的骨形态变化（骨干内外直径增大）可补偿力学强度的减弱。但当应力发生在同一方向时，轴向、弯曲和曲扭三个力的合力（主应力）作用在长骨的“主应力轴”上，容易导致骨折。

【临床表现】

（一）慢性骨骼-肌肉疼痛 一般无明显疼痛，但严重的脊椎骨质疏松及其所致的骨折常出现背部疼痛，疼痛程度常能反映病变特征和性质。背部疼痛病史询问和体格检查的要点是：①发作的诱因、时间、部位、特征、范围和最痛区域（压痛点）；②疼痛是否向下肢或头颈部放射；③肢体运动和功能的演变过程；④诊疗经过与治疗反应。

（二）髋部和胫骨近端骨折 SOP发生于老年男、女性人群中，女性的发生率约比男性高1倍，以70~80岁为发病高峰年龄。SOP所致的骨折可发生于任何部位，但以髋部骨折为最多见和最严重，其次为脊椎骨折，可导致脊椎和胸部畸形、身材变矮，伴进行性加重的腰背疼痛和活动受限。Ⅰ型(PMOP)与Ⅱ型(SOP)的临床表现比较见表6-2-3-4和图6-2-3-12。颌骨骨质疏松症往往能提示早期诊断（图6-2-3-13）。

表 6-2-3-4 Ⅰ型和Ⅱ型骨质疏松性骨折与创伤性骨折的特点比较

鉴别点	绝经后骨质疏松骨折	老年性骨质疏松骨折	创伤性骨折
部位	前臂远端/胫骨远端/脊椎(压缩性)	股骨近端/胫骨近端/肱骨近端/脊椎(楔形骨折/多发性)	四肢长骨骨干
男:女	1:6	1:2	1:1
丢失骨成分	骨松质量>85%	皮质骨量50%~75% 骨松质量30%~50%	皮质骨量>85%

SOP的严重后果是骨折及其并发症，髋部骨折的主要危险因素是高龄、摔倒和已经存在的骨质疏松症[51,52]，但必须注意排除老年性甲旁亢可能。Benhamon等报道，在老年人骨质疏松性髋部骨折病例中，有不少是由于原发性或继发性甲旁亢（主要病因为钙和维生素D缺乏，其次是肾衰竭）所致。所以首先要测定血PTH和肾功能。另有一些患者的骨质疏松症是由于甲亢所致，由于甲亢的症状、体征不典型，极易漏诊。对于长期腰背疼痛和急起腰背疼痛患者要想到脊椎骨折可能，尽早做必要的影像检查，明确诊断。

四肢骨骼的特征是细长和稍有弯曲。四肢关节承受外部冲击性压缩负荷和肢体肌肉自身收缩产生的负荷。一般外部冲击性负荷要比肌肉产生的收缩负荷大。长骨骨干承受的是压缩负荷，在关节处所产生的压缩和拉伸负荷最后在

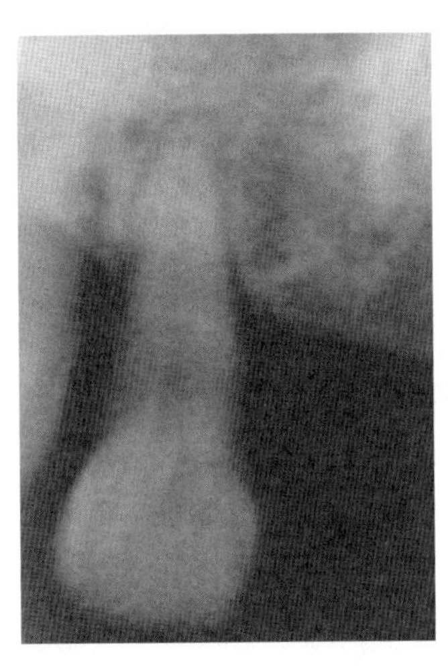

图 6-2-3-13　颌骨骨质疏松症

颌骨骨密度减低，牙槽骨吸收，伴发牙周病，牙槽嵴低平

骨干处合成为弯曲矩。由于长骨本身的弯度，即使无肌力的作用，也可存在弯曲矩。此外，长骨长轴上的扭转可产生扭矩。所以长骨一般承受压缩、弯曲和扭曲三种负荷，成为跌倒诱发骨折的重要力学基础。

（三）非骨质疏松症并发症　老年人往往患有多种慢性疾病，如慢性阻塞性肺疾病（COPD）、冠心病、高血压、肾衰竭、营养不良等。患者除有这些疾病的表现外，还常使原有的骨质疏松症加重，或成为骨质疏松性骨折的重要诱因。SOP 的临床转归与 PMOP 基本相同，髋部骨折和严重的脊椎骨折需要手术治疗，如因各种原因不能接受手术，其预后不良。

（四）骨质疏松症和骨折风险因素评估　风险评估是防治骨质疏松症和骨折的前提，也是临床决策的依据。临床医师应充分应用 WHO 推荐的 FRAX 系统评估患者 10 年内髋部与其他部位骨折概率，缺乏 FRAX 应用条件时，也可以应用更为简便的亚洲人骨质疏松症自我筛查工具（OSTA 指数）代替。遗传、年龄、体重和相关激素与骨质疏松症和骨质疏松性骨折的关系密切。

1. 遗传因素　现已明确，骨质疏松症的遗传没有性别差异（因遗传性状全部集中在常染色体上），而父母在 60 岁前髋部骨折史是遗传性骨折风险增高的重要依据。骨质疏松症的遗传因素表现为 BMD 降低、骨骼尺寸细小、股骨颈较长、骨形成功能不足、骨丢失过多、Ⅰ型胶原变异、破骨细胞活性增强和皮质骨较薄等，但非髋部骨折的遗传性状明显低于髋部骨折[53]。

2. 年龄因素　三维重建发现，在相同 BMD 的脊椎骨骼中，个体的骨小梁分布存在明显差异，皮质骨多孔性更明显。尽管 BMD 的 T 值正常或轻度降低，但常发生脆性骨折，说明独立于 BMD 的骨质量下降是老年骨折的更关键因素。目前尚缺乏可供临床应用的骨质量评价技术，高分辨外周定量 CT-微 CT、微 CT-有限元分析、容量拓扑分析和数字拓扑分析有望成为骨质量的评价方法[54-58]。

3. 体重因素　肥胖是许多老年疾病的共同发病基础，肥胖使主要慢性病和代谢综合征的发病率明显升高。肥胖者的脂肪细胞 TNF-α、IL-1β、IL-6 分泌增多，抑制成骨细胞分化，这些前炎症因子还促进破骨细胞生成和骨吸收（图 6-2-3-14）。能量积蓄引起肥胖和全身性慢性低度炎症。体脂比率升高是骨丢失的风险因素，骨折风险随病期延长而升高，因此，肥胖是促进骨吸收的危险因素（图 6-2-3-15）。

4. 激素因素

（1）性激素：性类固醇激素调节骨代谢特异性基因表达，睾酮在 5α-还原酶的作用下转换成二氢睾酮（DHT），在芳香化酶的作用下转换成雌二醇（E_2），两者均抑制骨吸收并促进骨形成。研究提示，极低剂量的 E_2 具有骨保护作用，E_2 和流离睾酮能预测老年男性骨质疏松症[59]。

（2）糖皮质激素：高糖皮质激素血症引起骨丢失，其发病机制十分复杂。糖皮质激素也通过骨硬化素抑制骨形成，长期使用糖皮质激素后，松质骨出现过多脂肪细胞，而成骨细胞缺乏伴骨吸收增强，骨形成过程延长或缺陷。

（3）维生素 D：维生素 D 是经典的内分泌-旁分泌激素，钙代谢和其对机体的影响与维生素 D 密切相关。钙和维生素 D 缺乏对细胞增殖-分化的影响途径主要在成骨细胞。成骨细胞增殖分化低下使骨形成减少，骨量不足。资料显示，老年人血清 25-（OH）D 明显低于正常，并随年龄增长而下降[60,61]。

5. 骨密度因素　BMD 是预测骨折的较佳指标，在老年人群中，BMD 越低。其估计风险越高。但是，有相当比例的骨折患者的 BMD 正常或仅为低骨量（图 6-2-3-16）[57]，这是由于 BMD 并不能反映影响骨强度的其他风险因素，如骨骼尺寸、几何形状和微结构紊乱[58]，因而 WHO 和美国国家骨质疏松症基金会推荐应用 FRAX 评估骨折风险。与同样 BMD 的青年人群相比，老年骨质疏松性骨折的发生率高出 10 倍以上，其主要原因是衰老的骨骼组织的生物力学性能显著下降。

6. 骨关节炎因素　骨质疏松症是导致骨关节炎的原因之一，而骨关节炎也促进骨质疏松症的发展，但骨质疏松症与骨关节炎的进展似乎无关。骨关节炎与骨质疏松症的发生可能均与软骨寡聚基质蛋白（COMP）基因变异有关。一项全基因分析骨关节炎易感因素的研究发现，COMP 基因外显子 18T 突变导致 C 端基因产物位于 718 的精氨酸被色氨酸替代。患者的血清 COMP 水平与血沉和 C 反应蛋白水平相关，因此可作为评价关节软骨损伤程度、早期诊断、判断预后指标。此外，COMP 可作为软骨损伤的标记，骨质疏松症患者的血清 COMP 升高。因此，推测老年性骨质疏松症导致软骨损伤，并进一步形成骨关节炎。

7. 骨质疏松症/骨折风险评价工具的应用　目前主要有亚洲人骨质疏松症自我筛查工具（OSTA 指数）和 WHO 的 FRAX 系统评估 10 年内髋部与其他部位骨折概率。

（1）亚洲人骨质疏松症自我筛查工具（OSTA 指数）：用 OSTA 指数评估骨质疏松症风险时，只关注年龄和体重两个因素，即 OSTA 指数=（体重-年龄）×0.2，风险级别的判断标准是：>-1 为低风险，-1～-4 为中风险，<-4 为高风险。这种筛查方法简便易行，而且强调了年龄和体重对骨质疏松症评估的重要性。

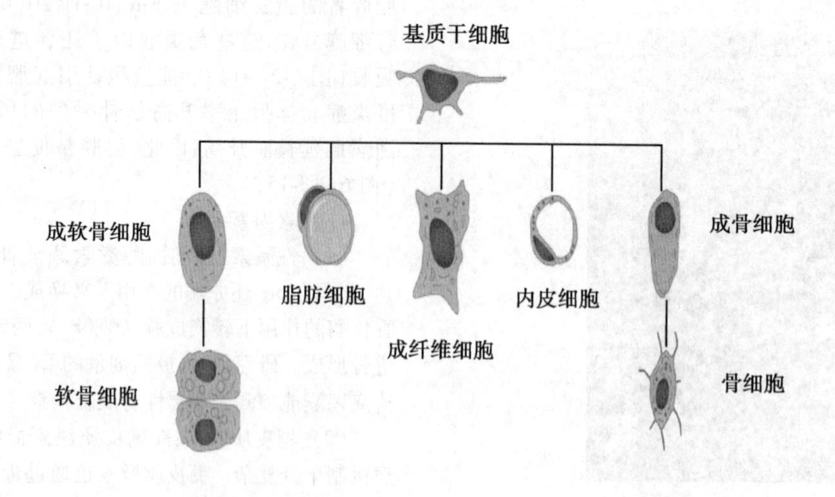

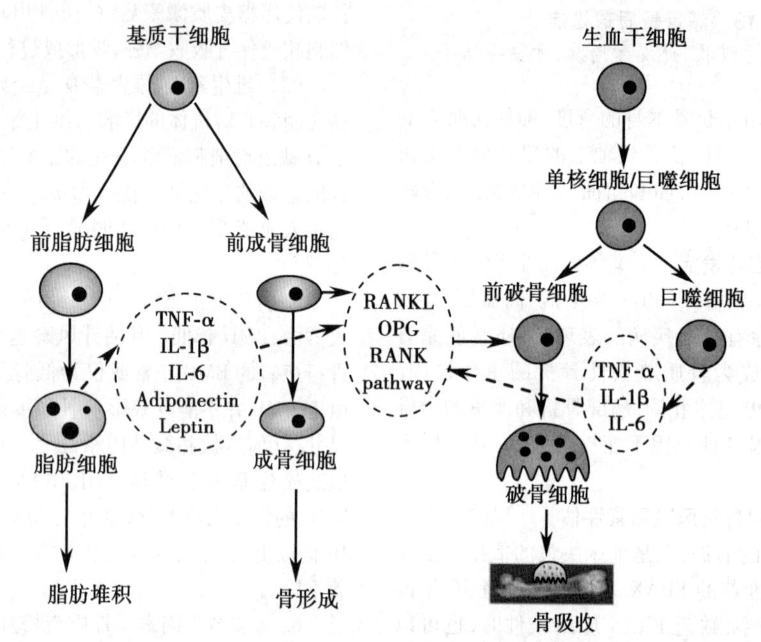

图 6-2-3-14 脂肪细胞与成骨细胞分化相互抑制

间充质干细胞可分化为成骨细胞、内皮细胞、成纤维细胞、脂肪细胞、软骨细胞，脂肪细胞、成骨细胞、破骨细胞调节骨代谢，脂肪细胞与成骨细胞的分化存在相互抑制现象；肥胖者脂肪细胞分泌 TNF-α、IL-1β、IL-6、adiponectin、leptin，抑制成骨细胞分化，促进破骨细胞生成

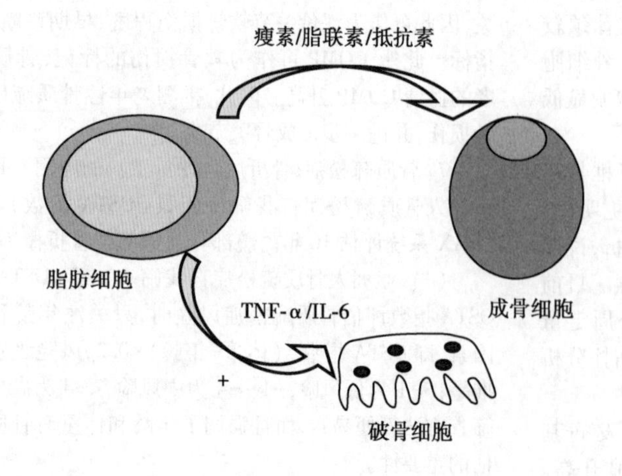

图 6-2-3-15 肥胖促进骨吸收的机制

脂肪细胞与骨组织细胞有密切联系，脂肪组织分泌前炎症因子（如 IL-6 和 TNF-α），促炎症因子属于破骨细胞生成因子，促进骨吸收

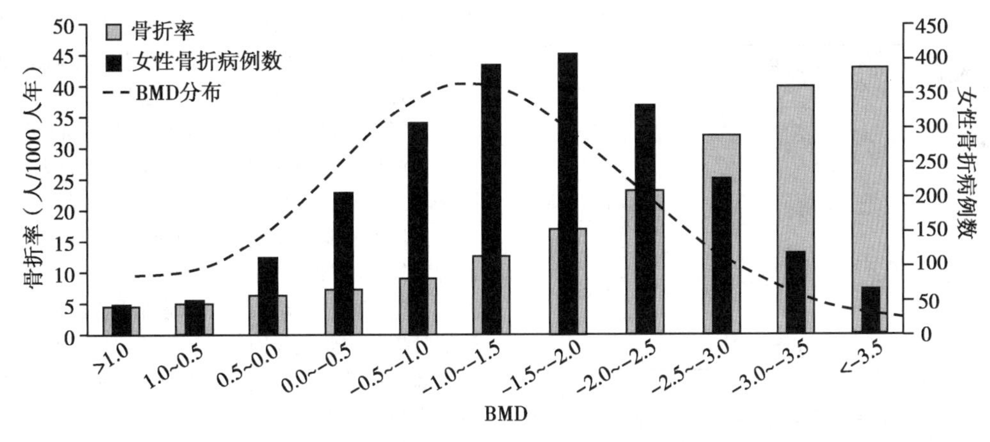

图 6-2-3-16 骨折和 BMD 的自然分布

（2）10年内髋部与其他部位骨折概率评估系统（FRAX工具）：被广泛采用的FRAX工具方便实用，能在较大程度上反映被评估对象的骨折风险。系统中用BMI代替体重，显得更为合理，因为身高对骨质疏松症没有明确影响。FRAX的适用人群（40~90岁）是没有发生过骨折而存在低骨量的男性和女性（T值>-2.5），40岁以下和90岁以上的个体分别按40岁或90岁计算。

8. 活体骨折预测 定量计算机断层扫描（QCT）对躯干扫描后可产生椎体横断面影像。这一横断面影像可用于椎体松质骨骨密度测量。QCT在客观预测股骨和椎骨骨折危险性研究方向具有许多显著优点。

【诊断与鉴别诊断】

（一）骨质疏松症筛查与诊断 65岁以上者出现下列情况时，常提示SOP可能：①不明原因的慢性腰背疼痛；②肌无力；③体格细小或细长；④青春期发育延迟病史；⑤长期吸烟或酗酒；⑥身材变矮或脊椎畸形；⑦体力活动过少；⑧长期应用某些药物（抗惊厥药、抗酸药、驱钙性利尿剂、糖皮质激素等）；⑨既往发生过脆性骨折史。

目前，国际上尚无统一的SOP诊断标准，建议借用WHO专家组的PMOP诊断标准，BMD低于同性别正常人群的峰值骨量的1.0~2.5标准差为低骨量；低于峰值骨量的2.5标准差以上为骨质疏松症。同时用FRAX系统评估骨折风险[62]。必要时，应测定PTH、25-(OH)D、性腺激素及其他骨代谢生化指标等，评价骨丢失率。根据BMD诊断骨质疏松症时，应特别注意以下几点：①老年人容易合并维生素D不足或缺乏，当BMD下降与临床症状不呈比例时，应同时测定血清25-(OH)D（维生素D缺乏使BMD进一步降低）；②合并肾衰时，腰椎BMD测定不可靠，往往因肾性骨病、血管与软组织钙化而使BMD呈假性升高，掩盖病情；③脊柱压缩性骨折患者的腰椎BMD可呈假性升高。此时可重点分析髋部和前臂BMD的变化。

（二）鉴别诊断

1. 慢性骨骼-肌肉疼痛 脊椎骨质疏松及其所致的骨折常出现背部疼痛，疼痛程度常能反映病变特征和性质，一般在病史询问和体格检查的基础上，可按图6-2-3-17和表6-2-3-5进行进一步的病因诊断。

表 6-2-3-5 老年慢性骨骼-肌肉疼痛的诊断与处理要点

诊断与处理要点	目标
详细询问疼痛的部位/性质/特征	骨质疏松-骨折-肌肉消耗的诊断与鉴别诊断
使用可靠设备检查疼痛病因	骨质疏松-骨折-肌肉消耗的诊断与鉴别诊断
确定认知水平	排除心理因素和主观因素的干扰
确定行为特征	排除心理应激和社会环境因素
必要的特殊检查	确定疼痛的病因
药物治疗和非药物治疗	确定疗效/修改资料方案
追踪和随访	确定疗效/减少不良反应

2. 骨质疏松的病因鉴别 SOP主要与以下疾病鉴别：①绝经后骨质疏松症，绝经后骨质疏松症能合并有SOP，老年性骨质疏松症与绝经后骨质疏松症的鉴别见表6-2-3-6；②进入老年期的青少年特发性骨质疏松症者；③各种原因所致的继发性骨质疏松症，如肾性骨病、老年性骨质软化症、药物所致的骨质疏松症或肿瘤相关性骨病等；④原发性和继发性甲旁亢；⑤由于躯体运动障碍所致的制动性（失用性）骨质疏松症。鉴别的要点是既往的骨质疏松症病史和BMD测定结果，必要时可做骨微结构检查，了解骨质量、皮质骨的多孔性，如定量CT（QCT、HR-pQCT）等[63,64]。

表 6-2-3-6 老年性骨质疏松症与绝经后骨质疏松症的区别

鉴别要点	PMOP	SOP
增龄性骨丢失	+	++
骨细胞网络	→	↓↓
褪黑素	→	↓↓
成骨细胞功能	↓	↓↓
VAT/SAT	→/↑	↑↑
慢性低度炎症	+	++
破骨细胞功能	↑↑	↓
氧化型脂肪酸	↑	↑↑
肥胖2型糖尿病	+	++
性腺功能	↓	↓↓

续表

鉴别要点	PMOP	SOP
维生素 D	→/↓	↓↓
BMD 假性升高	→	++
胸椎后凸	→	++
骨折	脊椎为主	髋部为主
颌骨骨质疏松症	→	++
BMD 与骨质量关系	线性相关	级数相关
合并肾性骨病	-	++
骨转换	高	低

注：VAT：visceral adipose tissue，内脏脂肪组织；SAT：subchtaeous adipose tissue，皮下脂肪组织；+表示存在；++表示明显；→表示无变化；↓表示降低；↓↓表示明显降低；↑表示升高；↑↑表示明显升高

【预防与治疗】

（一）饮食和生活方式 鼓励老年患者多喝牛奶，多晒太阳及多做户外运动，每天晒太阳的时间应在20~30分钟以上。低钠、高钾、高钙饮食不但适合于骨质疏松症的防治，对高血压、冠心病等也有益处。高钠饮食增加尿钙和尿钠排出量，尿钠和尿钙呈正相关，高钠饮食还通过目前不明的机制降低BMD，故应适当限制钠的摄入量。饮食成分中要增加非饱和脂肪酸，降低饱和脂肪酸和胆固醇的含量。补充适量钙剂和维生素D的意义与PMOP相同，常规补充钙剂，剂量1200~1500mg/d；适当补充维生素D，剂量800U/d。活性维生素D对增强肌力，提高平衡能力和防止摔倒有一定作用。提倡戒烟忌酒。在动物实验中，乙醇可诱导IL-6表达，进一步通过核因子κB受体活化因子配基（RANKL）和粒单系造血祖细胞（CFU-GM）生成与破骨细胞生成而促进骨吸收，引起骨量丢失[65]。

老年人的慢性病很多（如高血压、冠心病、骨质疏松症、老年性痴呆等），同时胃肠功能、肝肾功能均有不同程度下降，体力活动减少，其治疗目的主要是保存残存的器官功能，增强抵抗力和避免发生重大意外与并发症（如心肌梗死、脑血管意外、髋部骨折）。

（二）预防跌倒 跌倒是骨质疏松性髋部骨折和桡骨远端骨折的主要危险因素。在老年性骨质疏松患者中，90%的髋部骨折继发于跌倒，预防跌倒是有效降低骨质疏松性骨折发生的一项重要措施，而肌无力、步态异常和平衡能力降低是引起跌倒的主要原因，体力运动、平衡训练、活性维生素D和钙剂补充能改善肌力，调节平衡，预防跌倒。改善光线、方便生活、地面防滑、楼梯扶手和避免服用影响平衡的药物、雨雪天减少出门、避免攀高取物等是预防跌倒的有效措施。

（三）抵抗运动 研究发现，抵抗性训练可以使代谢综合征和虚弱综合征患者获得多种益处，特别是对骨骼健康、减肥和防治虚弱综合征有利（图6-2-3-18）。重力装置、哑铃和杠铃是抵抗运动训练的常用工具，这些运动可诱发肌肉收缩，有规律地抵抗训练有利于增加肌力，促进肌肉生长，增加骨量，至少在减肥方面，其获益高于有氧运动，而后者主要对心肺功能有益。体力活动和锻炼的重点应放在提高耐受力和平衡能力上，如果心肺功能很差，不要求进行太多的需氧运动[66]。体力活动以中度为宜，最好是在社区内组织

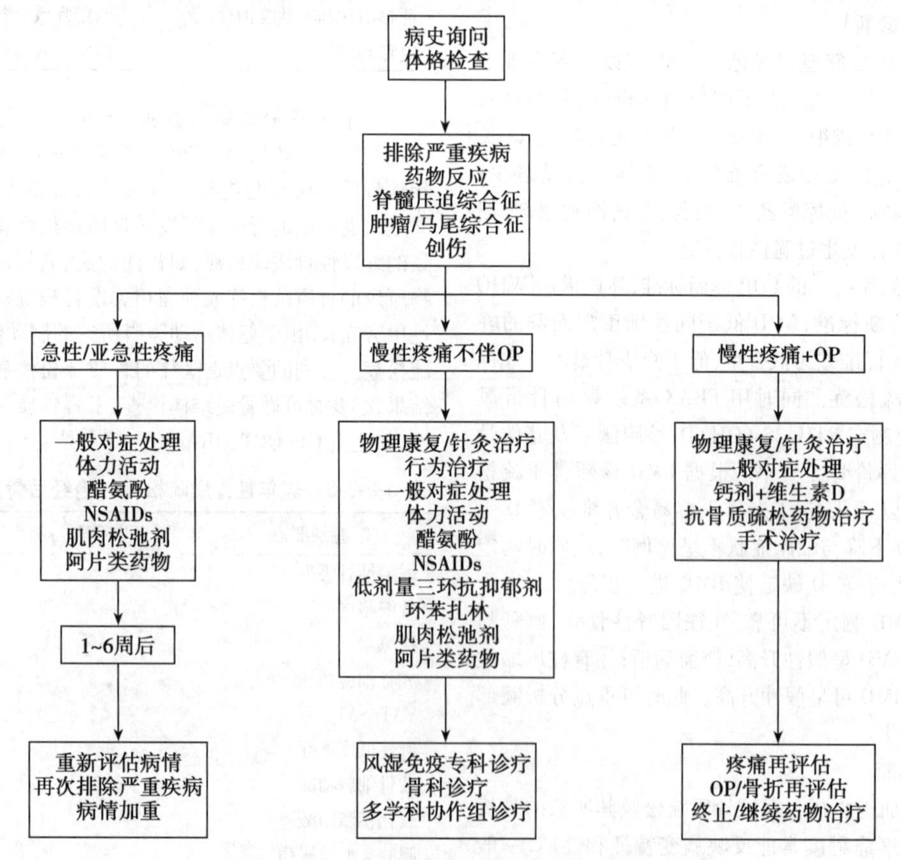

图6-2-3-17 背部/下背部疼痛的诊断与处置流程

NSAID：非甾体止痛药物；OP：骨质疏松症

集体锻炼,并避免任何形式的肢体制动。RM 表示运动者能单次举起的最大重量,为了增加肌肉的容量和肌力,一般需要给予 70%~80%的 RM 负荷重量进行训练,每套运动重复1~5 次,直至出现疲劳;如果训练的目的是为了增加肌肉容量,一套运动后约休息 1 分钟,运动的总时间控制在 30~45分钟。运动应尽可能涉及所有的肌肉,每周坚持 2~3 次训练[67]。训练前进行热身运动 5~10 分钟,一般以牵张运动为主。表 6-2-3-7、表 6-2-3-8 为分步抵抗性肌肉运动举例。

(四)慢性疼痛的处理 慢性疼痛是老年患者的突出表现和诉说,常严重影响其生活质量与日常活动,处理应该是综合性的,其中止痛药物的应用方案见表 6-2-3-9。

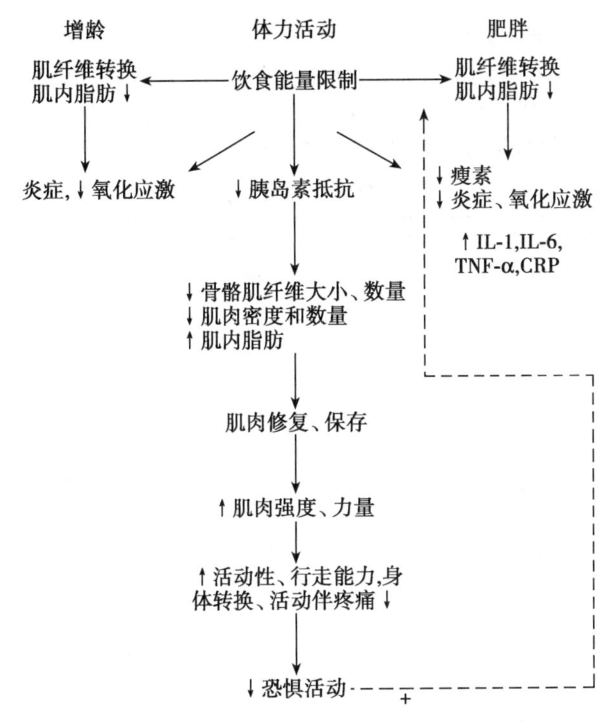

图 6-2-3-18 运动对老年肥胖性肌少症的治疗作用

表 6-2-3-7 分步抵抗性肌肉运动举例(1)

运动部位	肌肉	运动	套数×重复次数
A. 躯体下部运动(如星期一)			
	臀部和股部肌肉	蹲立	3×(8~12)
	臀部和股部肌肉	腿部加压	3×(8~12)
	股四头肌	腿部伸展	3×(8~12)
	股二头肌	腿部旋转	3×(8~12)
	腓肠肌	站立身体上提	3×(8~12)
	竖脊肌	背部伸展	3×(8~12)
	腹直肌	坐立	3×(8~12)
B. 躯体上部运动(如星期二)			
	背阔肌	侧位折叠	3×(8~12)
	胸肌	胸部加压	3×(8~12)
	三角肌	肩部加压	3×(8~12)
	肱三头肌	下压三头肌	3×(8~12)
	肱二头肌	二头肌旋转	3×(8~12)
	竖脊肌	背部伸展	3×(8~12)
	腹直肌	坐立	3×(8~12)
C. 全身运动(如星期五)			
	臀部和股部肌肉	腿部加压	3×(8~12)
	股四头肌	腿部伸展	3×(8~12)
	股二头肌	腿部旋转	3×(8~12)
	腓肠肌	站立身体上提	3×(8~12)
	背阔肌	侧位折叠	3×(8~12)
	胸肌	胸部加压	3×(8~12)
	三角肌	肩部加压	3×(8~12)

表 6-2-3-8 分步抵抗性肌肉运动举例(2)

运动	套数	重复次数
腿部加压	3	8~12
腿部伸展	3	8~12
腿部旋转	3	8~12
侧位折叠	3	8~12
坐位加压	3	8~12
肩部加压	3	8~12
背部伸展	3	8~12

表 6-2-3-9 止痛药物的应用方案

疼痛类型	治疗药物		剂量
急性/亚急性下背部疼痛 慢性下背部疼痛急性加重	一线	醋氨酚	小剂量开始,逐渐增加至 1000mg/次(4 次/日)(最大量 4000mg/d)
		布洛芬	小剂量开始,逐渐增加至 800mg/次(4 次/日)
	二线	环苯扎林(肌痉挛时)	10~30mg/d(一般不超过 2 周)
		自控性阿片制剂	无效时增加剂量 20%~25%
慢性下背部疼痛	一线	醋氨酚	无效时增加剂量 20%~25%
脊椎疼痛	二线	布洛芬	无效时增加剂量 20%~25%
	三线	可待因	30~60mg/次,3~4 小时/次
		自控性可待因	50~200mg,每 8~12 小时 1 次
		三环抗抑郁剂	依制剂而定
	四线	曲马多(tramadol)	逐渐增加剂量至 400mg/d
	五线	硫酸吗啡	15~100mg,每日 2 次
		盐酸氢吗啡酮	3~24mg,每日 2 次
		盐酸羟考酮(oxycodone HCl)	10~40mg,每日 2~3 次

续表

疼痛类型		治疗药物	剂量
骨质疏松性疼痛 骨质疏松性骨折疼痛	一线	芬太尼(fentaynyl)皮贴片	25~50μg,每3天1次
		非甾体抗炎药	依制剂而定
		COX2抑制剂	依制剂而定
	二线	鳗鱼降钙素(依降钙素)	20U,每周肌内注射1次,连用3~4周
		鲑鱼降钙素(密钙息)	每日皮下或肌内注射50~100U
		鼻喷鲑鱼降钙素	剂量加倍,仅急性期使用
	三线	二膦酸盐制剂	依制剂而异
		PTH_{1-34}	皮下注射20~40μg/d
		RANKL单抗(denosumab)	皮下注射,每6个月1次

(五) 药物预防 药物预防的指征尚未达成共识,各种抗骨质疏松药物预防骨折和增加BMD的疗效不一(表6-2-3-10)。

表6-2-3-10 各种抗骨质疏松药物预防骨折和增加BMD的疗效

药物	腰椎BMD增加(%)	骨折风险降低(%)
阿仑膦酸盐	5~7	30~45
伊班膦酸盐	4~6	32~43
利塞膦酸盐	5~7	30~45
唑来膦酸	6~9	~70
狄诺塞麦	3~6	55~70
雷诺昔芬	2~3	30~40
雌激素	3~5	35
降钙素	1~1.5	20~30
PTH_{1-34}	10~15	50~65
雷奈酸锶	2~4	20~35

ED-71为一种新型维生素D衍生物,其增加OVX大鼠脊椎BMD的作用明显高于α-钙三醇,而肠吸收钙的作用较弱,所以是一种选择性维生素D制剂,有良好的应用(原发性骨质疏松症)前景。如患者合并血脂谱紊乱(尤其是高胆固醇血症),推荐首选他汀类调脂药物治疗。近年来的实验研究及临床流行病学调查提示,他汀类调血脂药物如洛伐他汀可诱导BMP-2表达,促进骨合成,增加骨密度,降低骨折风险。他汀类的这一作用具有抗骨质疏松的潜在应用价值,值得通过严格的临床随机对照试验进一步加以证实。

意外摔倒的预防主要是加强个人护理,在专业护理人员的指导下,处理好害怕摔倒而不敢活动,而活动又增加摔倒风险之间的关系。如果已经发生骨折,必须尽早治疗。矫形可获得一定效果,尤其可降低严重并发症的发生率。

治疗目的是减少骨丢失和预防骨折。首先应改变不当的生活方式,加强体育锻炼,避免吸烟和过度饮酒,非药物治疗包括适当补充钙剂与维生素D,消除和避免骨折危险因素,如使用糖皮质激素。药物治疗首选二膦酸盐类口服制剂,必要时可选用SERM和其他抗骨吸收药物,但要特别重视提高药物的依从性。不能耐受口服制剂者可选用静脉制剂(如唑来膦酸)。

(六) 药物治疗

1. 药物选择注意点 根据老年性骨质疏松症的发病机制和临床特征,选择治疗药物时,应更多地关注具有促进骨形成的制剂,各种药物对骨骼细胞的作用见表6-2-3-11。

表6-2-3-11 抗骨丢失药物对骨骼细胞的作用

药物	成骨细胞	脂肪细胞	破骨细胞
二膦酸盐	分化↑/活性↑/凋亡↓	分化↓	分化↓/活性↓/凋亡↑
降钙素	-	-	活性↓/凋亡↑
PTH	分化↑	分化↓	活性↑
SERMs	-	-	活性↓
雷奈酸锶	活性↑/分化↑	-	存活时间↓
维生素D	活性↑/分化↑/凋亡↓	分化↓/转分化成骨细胞↑	活性↑
狄诺塞麦(denosumab)	-	-	分化↓/活性↓/凋亡↑
组织蛋白酶K抑制剂	-	-	分化↓/活性↓/凋亡↑
SOST抗体	活性↑	-	-
干扰素-γ	活性↑/分化↑	分化↓	活性↑(解偶联有利于骨形成)
BMP受体激动剂	活性↑/分化↑	-	-

2. 抗骨吸收药物 治疗的基本原则是:①使用低剂量;②严密观察不良反应;③SOP不宜长期使用抗骨吸收药物(如二膦酸盐类),因为目前尚缺乏高龄患者应用这些药物的循证依据,而且多数老年患者(尤其是在患有SOP后)的骨代谢转换水平是降低的,长期使用应持慎重态度[67]。据报道,给绝经后女性(60~80岁,治疗组208例/对照组209例)使用经皮E_2 0.014mg/d,血E_2从4.8pg/ml至8.5(1年)~8.6pg/ml(2年),腰椎BMD升高2.6%;髋部BMD升高0.4%。说明极低剂量的E_2仍有治疗作用,但是目前的诊疗指南指出,老年女性禁用雌激素治疗。

SERM亦可用于乳腺癌和神经变性疾病的治疗,这对于老龄女性伴有神经变性疾病(如认知功能障碍、帕金森病、脑卒中后等）者可能更为适合，但相关的临床研究缺乏。RANKL受体单克隆抗体狄诺塞麦属于RANKL受体单克隆抗体，临床研究发现，每6个月皮下注射狄诺塞麦1次，治疗1~3年，可增加绝经后妇女和男性前列腺癌术后患者的脊椎、髋部和外周骨的BMD，但随着治疗时间的延长，其抗骨吸收作用下降，现已批准作为绝经后骨质疏松症和男性雄激素剥夺治疗药物[68-74]。临床上，亦可试用于年轻女性的糖皮质激素相关性骨质疏松症或对二膦酸盐过敏、消化道反应，或转移性骨肿瘤患者[75,76]。

3. 促进骨形成的药物　主要有PTH_{1-34}、PTHrP、趋钙化合物、β-肾上腺素能受体激动剂、Wnt信号增强剂、活化素、IGF-1和骨形态生成蛋白等。增龄性骨丢失大约开始于30岁（峰值骨量）以后，不依赖于性类固醇激素[77]，其原因是骨重建中的骨吸收大于骨形成。目前国内可供应的主要有PTH_{1-34}和雷奈酸锶。雷奈酸锶能促进维生素D的合成和骨矿化，激活成骨细胞上的钙受体，引起成骨细胞增殖、分化，延长其寿命，骨形成增加，骨吸收减少，骨质量提高，骨折风险降低，可刺激骨形成，增加骨形成单位和BMD[68]。不良反应为恶心和腹泻，但较轻且短暂。

每天间歇性皮下注射$rhPTH_{1-31}$或PTH_{1-34}，PTH_{1-34}是一种骨形成刺激剂，具有增加骨量和骨骼力学性能、改善骨微结构、降低骨折风险等作用[78]。PTH_{1-34}皮下注射20~40μg，使用该制剂后，首先出现骨形成指标升高，继而骨吸收指标亦相应增高[79]，提示骨转换率达到了一个新的平衡阈值（图6-2-3-19）。应用时间不超过2年，因此在骨质疏松性骨折的二级预防中，仅作为备选药物。目前仍缺乏PTH_{1-34}降低髋部骨折的有力证据，停药后的骨代谢与状况不明[80]。为了提高PTH_{1-34}治疗的依从性，目前已经研制出PTH的口服制剂、经皮贴剂和鼻喷剂。PTH_{1-34}口服剂的特点是加入了肠吸收增强剂5-CNAC（PTH_{1-34}），使用剂量每次2.5~5mg相当于PTH1-34皮下注射制剂的20μg。经皮PTH贴剂（TPTD-P，每贴含PTH_{1-34} 20、30或40μg）[81,82]；鼻喷剂的疗效也较满意[83]，但需要更多RCT研究证实。其他PTH制剂的研制方面也取得了一定进展，ZT-031（ostabolin-C）为一种环状PTH制剂（含31个氨基酸残基）[84]。

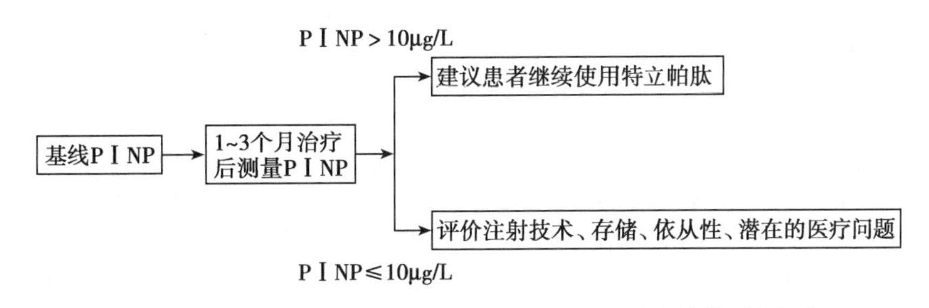

图6-2-3-19　PTH治疗严重绝经后骨质疏松症的疗效监测与评价

主要以旁分泌方式发挥作用的PTHrP与PTH_{1-84}的氨基酸同源性16%，受体亦与PTH相同，可调节软骨、乳腺、牙齿、中枢神经和平滑肌的代谢[85]。研究发现，每天皮下注射$PTHrP_{1-36}$（6.56μg/kg，或400μg/d），可使血磷和肾磷的重吸收率降低，升高肾钙排泄分数和肾源性cAMP分泌、使血清1,25-$(OH)_2D$和骨钙素水平增加[86]，骨形成超过骨吸收[87,88]。$PTHrP_{1-36}$的使用剂量差别甚大，使用剂量低于750μg/d前，不发生高钙血症，而且在促进肠钙吸收的同时，并不激活骨吸收[89]，但降低骨折风险的效果不明。主要的不良反应有恶心、肌肉痉挛和高钙血症。国内尚无该类药物供应。

4. 趋钙化合物　主细胞表达的CaSR调节PTH基因活性、PTH分泌和甲状旁腺增生[90]，CaSR激活细胞外液Ca^{2+}，从而抑制PTH分泌[91]，因此，CaR拮抗剂（负性变构调节剂）使Ca^{2+}的浓度反应曲线右移，模拟了低钙血症效应，促发脉冲性PTH分泌（低钙血症的一种代偿机制）[92]，即相当于间歇性给予外源性PTH，故具有刺激骨形成作用。初步证明，NPS2143、Calhex231和SB-423557等人工合成化合物具有CaSR性变构调节剂特征[93,94]。但是，NPS2143类似物似乎缺乏足够疗效[95,96]，而CR9112792的前景未明，其他CaR负性变构调节剂正在研究中。将来可用于临床骨质疏松症治疗的CaR负性变构调节剂应能口服和促进体内PTH间歇性脉冲分泌的特性，可惜CaR的表达组织广泛，其研究开发的难度极大。

5. β-肾上腺素能激动剂　成骨细胞表达β_2-肾上腺素能受体（β_2-AR），交感神经通过瘦素调节通路调节骨代谢，介导的神经因子包括去甲肾上腺素、乙酰胆碱、瘦素、神经肽Y（neuropeptide Y）、神经介素U（neuromedin U）、内生性大麻类似物（endocannabinoid）和血清素。在多数情况下，交感神经兴奋引起骨丢失，降压药物β-肾上腺素能受体拮抗剂能提高BMD；英国的一项临床研究涉及30 601例患者，能降低骨折风险（OR 0.77，95%CI 0.72~0.83）[97]，艾司洛尔可诱发脉冲性PTH分泌，似乎具有CaR负性变构调节剂样作用[98]，但其他研究的结论不一[99,100]，需要进行前瞻性大样本对照研究。

6. Wnt/β-连环蛋白信号途径增强剂　Wnt（无翼尾，Wingless tail）或Wnt配体组成分泌型脂质修饰的富含半胱氨酸的糖蛋白家族，调节细胞的增殖与分化[101]。成骨细胞的Wnt配体通过Wnt/β-连环蛋白途径或非β-连环蛋白途径、Wnt-cGMP/Ca^{2+}和蛋白激酶A途径发挥作用（图6-2-3-20）[102]。β-连环蛋白激活引起成骨细胞生成、增殖与分化，抑制成骨细胞凋亡[103]。正常情况下，细胞质内的连环蛋白因不断降解而处于较低水平，在缺乏Wnt配体时，β-连环蛋白被激酶磷酸化，形成β-连环蛋白裂解复合物并进一步被降解。糖原合酶激酶-3是调节这一过程的主要因素。但是，在存在Wnt配体（Wnt1、Wnt3A、Wnt8、Wnt9b）时，因β-连环蛋白的降解被抑制而在细胞内堆积，并转运至细胞核内，与T

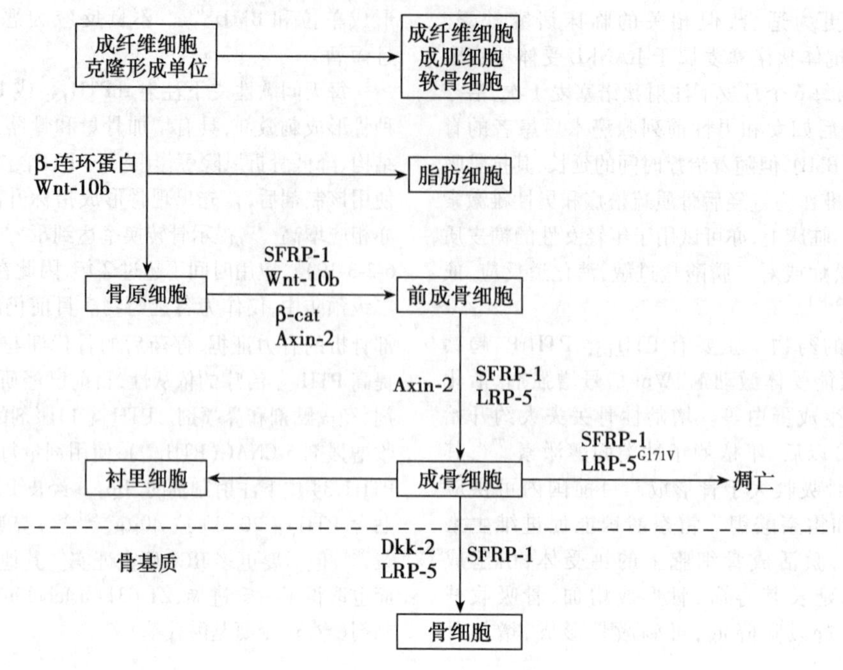

图 6-2-3-20 Wnt 信号途径

SFRP:分泌型卷曲相关蛋白;LRP:低密度脂蛋白受体相关蛋白;Axin-2:细胞内Wnt信号抑制剂

细胞特异性转录因子/淋巴细胞样增强子结合因子-1(TCF/LEF)结合,促进Wnt靶基因的转录。受体介导的细胞质β-连环蛋白稳定反应使Wnt配体与卷毛蛋白家族分子(Fzd)及辅助受体糖蛋白受体相关蛋白LRP5/6(LRP5/6)相互作用,形成Wnt-Fzd-LRP5/6复合物,GSK-3抑制β-连环蛋白磷酸化[104]。

许多细胞外液拮抗剂、跨膜调节剂或细胞内信号分子均可调节Wnt/β-连环蛋白途径的活性。在人类,Wnt抑制因子-1(WIF-1)分泌型卷毛蛋白相关蛋白(sFRP)、Dickkopf(Dkk)和骨硬化素均能抑制Wnt/β-连环蛋白途径的活性。WIF-1和sFRP为细胞外液的蛋白,可直接与Wnt结合,从而阻滞了Wnt/β-连环蛋白途径的活性[105,106]。sFRP的结构与Fzd相似,其作用类似于诱饵受体(decoy receptors)。此外,Dkk和骨硬化素通过Wnt信号与LRP5/6作用,Dkk(Dkk1和Dkk4,Dkk2例外)与跨膜Dkk受体(Kremens蛋白)结合,形成的复合物可募集和吸纳LRP5/6,阻滞Wnt/β-连环蛋白途径。SOST基因的表达产物骨硬化素(几乎全部由骨细胞合成)与LRP5/6结合,也拮抗了LRP5/6-介导的Wnt信号通路[107]。

骨质疏松症-假神经节瘤综合征(osteoporosis-pseudoglioma syndrome,OPPG)为常染色体隐性遗传性疾病,病因为LRP5基因的失活性突变(如G171V)引起的Wnt/β-连环蛋白途径阻滞,临床表现为骨质疏松症伴先天性眼盲;奇怪的是,LRP5基因的一些突变因为阻止了Dkk1结合而导致高骨量综合征[108-110]或骨质疏松症伴心血管病、血脂谱紊乱、高血压、糖尿病;而SOST基因突变引起骨质硬化症和van Buchem病[111-113]。拮抗骨硬化素、Dkk1 GSK-3可能成为骨质疏松症的治疗靶点。研究发现,使用骨硬化素中和性单克隆抗体可促进骨形成,增加骨量,抗-Dkk1抗体(PF-04840082)、GSK-3抗体或sFRP-1拮抗剂亦增加骨密度。

7. 5-羟色胺 肠嗜铬细胞合成的外周性5-羟色胺贮存于血小板中,调节其合成速率的是1型色氨酸羟化酶(Tph1),而脑源性5-羟色胺主要在脑干合成,调节其合成速率的是2型色氨酸羟化酶(Tph2);血脑屏障将两种5-羟色胺分离[114]。研究发现,5-HT是调节骨量的重要调节因子[115]。低密度脂蛋白受体-相关蛋白5(LRP5)是Wnt/β-连环蛋白途径中的辅助受体,可抑制十二指肠Tph1的表达而促进骨的合成代谢[116];而BDS与下丘脑正中神经元结合后,亦增加骨量,这一作用可被瘦素抑制。因此,瘦素-BDS-Wnt/β-连环蛋白构成了调节骨量、能量消耗和食欲的又一调节反馈环。动物实验发现,使用5-羟色胺抑制剂降低血清5-羟色胺,或减少5-羟色胺的摄入量可提高骨量,而灭活肠Tph1或Lrp5基因引起骨形成下降[117]。同样,口服Tph-1和Tph-2抑制剂(LP533401),降低外周5-HT水平后,亦升高骨密度[118],其作用与PTH相当。氟西汀(fluoxetine)为一种选择性血清素再摄取抑制剂,能减少动物的骨形成而不影响骨吸收[119]。在人体,目前尚无5-羟色胺影响骨代谢的直接证据。NHANESⅢ研究发现,抗惊厥药物(包括SSRI)并不明显降低BMD[120,121],但其他的临床观察认为可明显增加骨质疏松症和骨折风险。因此需要进一步研究证实,并开发出能治疗骨质疏松症的药物。

8. 活化素 活化素是垂体与性腺合成和分泌的一种激素,活化素促进垂体分泌FSH,而抑制素的作用相反,可阻滞活化素与其受体(ActRⅡA)结合,抑制FSH释放。此外,卵泡抑素(follistatin)亦可与活化素结合。增龄后,抑制素B和卵泡抑素水平降低,而FSH升高,相对升高的活化素A是引起围绝经前快速骨丢失的重要原因。骨骼组织表达活化素A,尤其以骨组织的细胞外基质含量丰富,调节成骨细胞生成与破骨细胞生成。活化素A和BMP可促进异位骨形成，促进成骨细胞增殖与胶原合成，促进骨折愈合。但是活化素A还可刺激破骨细胞生成，促进骨吸收，而抑制素可抑制破骨细胞分化。因此，阻滞活化素作用的化合物有望成为治疗骨质疏松症的药物。活化素拮抗剂与活化素结合，防止了活化素与内源性受体结合，ActRⅡA的细胞外结构域的融合蛋白与IgG2a(RAP-011)的Fc片段连接后，可促进骨形成，增加骨密度和骨量，ActRⅡB的可溶性嵌合体与IgG2aFc亚基结合后也能防止骨丢失。这些研究的重要性在于，目前使用的骨质疏松症治疗药物包括抗骨吸收之间和促骨形成剂，但均局限于骨重建偶联的基础上，活化素(activin)拮抗剂ACE-011是一种骨重建解偶联药物，其在增加骨形成的同时能降低骨吸收，因而可望获得更显著的疗效。

9. 骨形态生成蛋白(BMP) 成骨细胞和其他许多组织均表达BMP受体，主要调节局部组织的发育与细胞功能，其中较突出的作用是能诱导软骨内成骨，促进间质干细胞分化为成骨细胞，增加成骨细胞数量诱导OPG合成，但是BMP-1属于金属蛋白酶，而BMP-3(成骨素，osteogenin)能抑制成骨细胞生成。BMP与ActR2二聚体或BMP的2型受体(BMPR2)结合，诱导ActR1二聚体辅联合(co-association)，通过Smad-1、Smad-5和Smad-8与Smad-4结合形成Smad复合物，进入核内，启动靶基因转录。BMP的细胞外拮抗剂(noggin、gremlin等)与BMP结合后，能阻滞其下游信号转导。此外，BMP信号也诱导骨硬化素(sclerostin)表达。BMP主要用于骨组织工程中，对促进骨折愈合有一定疗效。在治疗骨质疏松症的研究中，BMP-2、BMP-4、BMP-6和BMP-7显示出刺激骨形成作用，局部使用rhBMP-7可改善骨强度。

10. GH和IGF-1 具有升高骨密度作用，但临床应用GH和IGF-1治疗骨质疏松症的可行性不大。促进骨形成的干预靶点很多，但适合于药物开发和治疗目的的高骨组织特异性安全靶点却很少。GH和IGF-1是青春期骨骼发育生长及成年人骨骼健康维持的重要激素。临床研究发现，GH和IGF-1可用于骨质疏松与骨质疏松性骨折愈合的治疗。有关GH和IGF-1治疗骨质疏松及骨质疏松性骨折愈合的主要研究见表6-2-3-12~表6-2-3-14。

表6-2-3-12 GH的骨代谢作用与抗骨质疏松疗效

研究者/年份	病例	年龄(岁)	剂量	疗程	BF	BR	BMD	不良反应
Kruse-Kuhlencordt/1975	3例/PMO	58/36/45	1.45~2.3mg/d	8~15个月	↑	↑	新骨膜骨形成成骨细胞增加	液体潴留；腕管综合征
Brixen等/1990	20例/男/健康者	26.5±5.6	0.06mg/(kg·d)	7天	↑	↑	增加BMD	无
Rudman等/1990	12例/男/健康者	72.1±5.0	0.027mg/kg × 3次/周	6个月	—	—	增加腰椎BMD和瘦体重	无
Marcus/1990	16例/男/女	60	0.03/0.06/0.12mg/(kg·d)	7天	↑	—	PTH和骨钙素增加	糖耐量减退
Clemmesen等/1993	42例/PMO	71.6±5.0	7.2mg/周	12周	↑	↑	骨量降低	无
Kassem等/1994	30例/PMO	69.0±5.6	0.067mg/(kg·d)	3天	↑	↑	血清IGF-1、IGF-2、IGFBP-3和IGFBP-4增加	无
Holloway等/1994	19例/女/健康者	64.6±2.9	0.02mg/(kg·d)	6个月	↑	↑	腰椎和股骨颈BMD无变化	液体潴留；腕管综合征
Brixen等/1995	40例/PMO	52~73	0.015 ~ 0.06mg/(kg·d)	7天	↑	↑	剂量依赖性刺激骨形成和骨吸收	无
Erdtsieck等/1995	21例/PMO	63.5±9.0	0.020mg/kg × 3次/周+，帕米膦酸	1年	↑	↑	阿仑膦酸钠诱导骨形成，降低骨转换率	无
Johansson等/1996	12例/MIO	44±8	0.60mg/m^2 IGF-1 80μg/kg	7天	↑	↑	IGF-1促进Ⅰ型胶原生成的作用优于GH	无
Bianda/1997	7例/男/健康者	32.0±6.4	3.63mg/2d	5天	↑	↑	骨转换和骨化三醇指数增加	无
Holloway等/1997	84例/PMO	69.2±6.5	0.020mg/(kg·d)(7天) 降钙素100U×5天	2年(12×56天)	↑	↑	GH+CT联合治疗增加腰椎和髋部BMD	无
Kassem等/1998	40/PMO	52~73	0.015 ~ 0.03 ~ 0.06mg/(kg·d)	7天	↑	↑	IGF-1、IGF-2、IGFBP-3和IGFBP-4明显增加	无
Sugimoto等/1999	8例/女	71.0±3.4	0.038mg/kg/周 0.075mg/kg/周	4周 48周	↑	↑	桡骨和腰椎BMD增加	无

续表

研究者/年份	病例	年龄(岁)	剂量	疗程	BF	BR	BMD	不良反应
Sääf 等/1999	12 例/PMO	67.8±1.1	0.015mg/(kg·d)(降低 50%)	1年	无变化	无变化	髋部 BMD 降低	无
Sugimoto 等/2002	8 例/PMO	72.0±0.5	0.006mg/kg/d	48周	↑	↑	停用 GH 后桡骨 BMD 仍增加	无
Gillberg 等/2002	29 例/MIO	47.8±9.8	0.36mg/d	12个月	↑	↑	治疗后增加的 BMD 维持1年以上	无
Landin-Wilhelmsen 等/2003	80 例/PMO	50~70	0.30/0.75mg/d +雌激素	3年	↑	↑	增加 BMD	无
Joseph 等/2008	14 例/PMO	63.4±2.0	初始剂量 0.2mg/d×4 周,之后每个月剂量增加 0.1mg/d	12个月	↑	↑	BMD 增加/PTH 敏感性正常	无

注:PMO:绝经后骨质疏松症;MIO:男性特发性骨质疏松症;BF:骨形成;BR:骨吸收;BMD:骨密度

表 6-2-3-13 IGF-1 的骨代谢作用与抗骨质疏松疗效

研究者/年份	病例	年龄	剂量	疗程	BF	BR	疗效
Johansson 等/1992	1 例/男	—	80μg/(kg·d)	不详	↑	↑	骨形成标志物增加
Ebeling 等/1993	18 例/PMO	74.0±0.2 66.3±7.8 67.4±5.5 58.6±4.4	30/60/120/180μg	7天	↑	↑	剂量依赖性骨吸收增加,骨形成减弱需要长期治疗
Rubin 等/1994	1 例/女/Werner 综合征	—	30~75μg	6个月	↑	↑	腰椎骨量增加 3%
Grinspoon 等/1995	14 例/女/正常	19~33	100μg	6天	↑	—	骨形成增加
Ghiron 等/1995	16 例/女/正常	71.9±1.3	60/15μg	28天	↑	↑	骨量增加
Johansson 等/1996	12 例/男/IO	44±8	80μg	7天	↑	↑	骨形成和骨吸收增加
Grinspoon 等/1996	23 例/女	18~29	200/60μg	6天	↑	↑	骨转换标志物增高
Mauras 等/1996	5 例男+3 例女 3 例男+2 例女	23~27 23~25	240μg 100μg	5~7天	↑	↑	与性激素合用增加峰值骨量
Bianda 等/1997	7 例/男		192μg	5天	↑	↑	前胶原羧基蛋白酶升高
Berneis 等/1999	24 例/男/正常	24.5±1.2	GH 0.09mg/(kg·d) +IGF-1 80μg	6天	—	—	增加骨量和骨胶原合成(GIOP)
Friedlander 等/2001	24 例/PMO	72.0±2.7	15μg/kg 2次/日	1年	↑	↑	无作用
Boonen 等/2002	30 例/女	65~90	0.5~1μg/(kg·d)	8周	↑	↑	增加骨量与肌力
Grinspoon 等/2002	60 例/女/神经性厌食	18~38	30μg/kg 2次/日	9个月	↑	—	增加骨量和 mIGFBP-2,降低 IGFBP-3
Grinspoon 等/2003	65 例/女/神经性厌食	25.6±0.8	30μg/kg 2次/日	9个月	—	—	IGF-1 和 IGFBP-3 预测骨密度
Misra 等/2009	10 例/女/神经性厌食	12~18	30~40μg/kg 2次/日	7~9天	↑	↑	增加 P I NP

表 6-2-3-14 GH 和 IGF-1 的促骨折愈合疗效

研究者/年份	病例	年龄	骨折类型	治疗	GH 剂量[mg/(kg·d)]	疗程	结果
Van der Lely 等/2000	对照 46 例/女 42 例/男 13 例	76.5±7.2 23.6±3.2	髋部骨折	rhGH	0.02	6周	75%恢复至骨折前状态
Boonen 等/2002	9 例男+11 例女	65~90	髋部骨折	rhIGF-1/IGFBP-3	0.5(9人) 1.0(11人)	8周 6个月	增加 BMD 和肌力

续表

研究者/年份	病例	年龄	骨折类型	治疗	GH 剂量[mg/(kg·d)]	疗程	结果
Yeo 等/2003	31 例女	平均 86	髋部骨折	rhGH	0.05/0.025	14 天	增加 IGF-1 和 IGFBP-3/促进合成代谢
Weissberger 等/2003	33 例女	60~82	全髋置换	rhGH	0.012	术前 14 周术后 4	增加瘦体重
Hedström 等/2004	20 例女	<65	髋部骨折	rhGH	0.1~8U	4 周	增加 IGF-1 和瘦体重/维持 BMC
Raschke 等/2007	406 例(93 例女+313 例男)	18~64	胫骨骨折	rhGH	15/30/60	16 周	GH 未加速骨折愈合
Krusenstjerna-Hafstrøm 等/2011	406(313 例男/93 例女)	56.0±8.4	胫骨骨折	rhGH	15/30/60	16 周	剂量依赖性增加骨代谢指标

11. 其他药物　如老年男性骨质疏松症伴有明显的性腺功能减退,可加用雄激素;短期的雄激素治疗虽对前列腺影响不大,但疗效较差,而长期的雄激素治疗疗效好,但可引起前列腺增生,因此要采用经皮制剂(testim)。雄激素受体调节剂(SARM)具有较强的促合成代谢作用,主要的靶作用部位是骨和肌肉,而对前列腺的不良影响很小,因而有望成为治疗老年男性骨质疏松症的新药。骨细胞合成和分泌的骨硬化素(sclerostin)缺乏引起狭窄性骨硬化和 van Buchem 病,而骨硬化素的单克隆抗体亦是治疗骨质疏松症的新途径。

(袁凌青)

第4节　青少年特发性骨质疏松症

青少年特发性低骨量/骨质疏松症(juvenile idiopathic osteopenia/osteoporosis,JIO)是指绝经前女性或年轻男性不明原因的骨量降低或骨质疏松症[1]。JIO 具有自限性特点,患者的骨代谢转换率可能升高或降低,有的为暂时性,而另一些患者的病情呈进行性,症状重,常导致多发性骨折。由于 JIO 的病因未明,故属于原发性骨质疏松症中的特殊类型。从定义上看,青少年低骨量/骨质疏松症包括了发生于青少年时期的所有骨质疏松症,既包括了上述的 JIO,也涵盖了其他发生于青少年期的继发性骨量降低或骨质疏松症,因而与本节所指的"青少年特发性低骨量/骨质疏松症"是两种完全不同的概念。在通常情况下,儿童骨质疏松症(pediatric osteoporosis)或青少年骨质疏松症(adolescent osteoporosis)的病因明确,属于继发性骨质疏松症的范畴,多数是全身性慢性疾病、长期糖皮质激素应用、性腺功能减退、非典型成骨不全、Cushing 综合征等的并发症。

【病因与分类】

miR-2861 是骨质疏松症新的致病基因(见文末彩图 6-2-4-1),细胞实验证实它促进成骨细胞分化,小鼠沉默 miR-2861 阻碍骨形成造成骨量减少。在人类,miR-2861 是骨质疏松症新的致病基因。儿童-青少年骨质疏松的分类见表 6-2-4-1。

(一) 原发性骨质疏松症　主要见于成骨不全。但因为病因明确,有些学者反对将成骨不全列为原发性骨质疏松症。特发性青春期骨质疏松症的病因未明,病理生理特点是成骨减少,部分与低密度脂蛋白受体 5(LRP5)突变有关[2,3];患者于青春期前发生背痛、步行困难和脊椎压缩性骨折;部分患者能自动康复,而另一些患者逐渐发展为严重骨质疏松症。LRP5 突变引起骨质疏松-假神经胶质瘤综合征,患者除骨质疏松和骨折外,还因视网膜血管生成障碍而伴有先天性失明。

表 6-2-4-1　儿童-青少年骨质疏松分类

原发性骨质疏松症	风湿病
成骨不全	慢性肾炎
特发性青少年骨质疏松症	肾病综合征
骨质疏松-假神经胶质瘤综合征	囊性纤维化
继发性骨质疏松症	白血病
运动过少与制动	器官移植
脑瘫	骨髓移植
脊髓损伤与脊柱裂	青春期疾病
Duchenne 肌营养不良症	地中海贫血
脊髓型肌萎缩	神经性厌食
头部损伤	放疗/化疗(损伤性腺)
其他神经疾病	Klinefelter 综合征
慢性炎症性疾病	半乳糖血症
青少年特发性关节炎	营养不良低体重
先天性红斑狼疮	慢性腹泻
皮肌炎	慢性系统性疾病
炎性肠病	吸收不良综合征
糖皮质激素应用	恶性肿瘤

(二) 继发性骨质疏松症　儿童期可因营养不良、运动减少、慢性炎症、糖皮质激素使用或青春期发育障碍等发生继发性骨质疏松症[4-14]。

【临床特点】

(一) 青少年低骨量/骨质疏松症综合征　绝大多数病例有明确的骨质疏松症危险因素或基础疾病,引起继发性骨质疏松症的少见病因有脑瘫、青少年类风湿关节炎、肌营养不良和萎缩、成骨不全、淋巴细胞性白血病、囊性纤维化、过敏性肠炎与炎性肠病、糖皮质激素和抗惊厥药物,仅少数为特发性青少年低骨量/骨质疏松症。腰椎 BMD 的 Z 值常低于-1.0[15]。

青少年低骨量/骨质疏松症综合征的病因复杂,多数与破骨细胞和成骨细胞功能障碍、骨小梁生成减低、胶原合成异常、1,25-$(OH)_2D$ 缺乏、青春期激素失衡等因素有关[5]。有些患者的肠钙吸收降低,骨钙储存能力较差[16]。另有资料提示,骨-肌肉的生理平衡关系失调和伴有的青少年关节炎是导致JIO的重要原因[17]。

(二) 青少年特发性低骨量/骨质疏松症 病因未明,少数有家族史。典型患者有骨痛、骨骼畸形和骨折。起病时间及临床症状的个体差异很大,通常起病于青春发育早期,发病无性别差异。临床上一般表现为骨痛、行走困难和病理性骨折(常累及长骨或脊椎),患者诉背痛、下肢痛、肌肉无力等。严重者完全不能行走与直立,需依靠轮椅活动,并伴有骨质疏松所致的各种畸形,如驼背、腰椎后凸、四肢弯曲等。病情较重者,X线照片有异常发现(图6-2-4-2),但除了骨质疏松症和相关的骨畸形外,血和尿常规、肝肾功能、血钙磷、ALP、PTH、血清肌酐和血气分析等均正常,否则需要进一步查找原发病因,排除继发性骨质疏松症可能。急性发作期患者还可能伴有肌肉酸痛和肌力下降。全身性BMD降低,少数的BMD明显低下。

【诊断与鉴别诊断】

单凭骨密度测定不能诊断儿童骨质疏松症,因为儿童骨密度与骨折的关系未明,而且常用的面积骨密度值决定于骨骼体积和身高。这就意味着身材矮小者骨密度较低,造成骨质疏松过度诊断(约50%),只有在骨量明显降低伴有骨折且排除了其他遗传性代谢性骨病后,才能确立为儿童骨质疏松症。BMD的判断应采用年龄、性别和体格校正的Z值(-2.0)而非T值(-2.5),Z值-2.0~-1.0可定义为骨密度降低。

(一) 诊断 对于尚未获得峰值骨量的儿童和青少年,要注重骨生物质量检查。本病是成年以后发生PMOP或SOP的高危对象,反复出现骨折和骨畸形者要注意排除成骨不全可能。如果患者存在明显的家族发病特点,一般与遗传因素的关系密切,其中由于单基因变异所致的低骨量/骨质疏松症主要见于家族性低骨量/骨质疏松症、骨质疏松症-假神经胶质瘤综合征、芳香化酶缺陷症和雌激素受体缺陷症等(表6-2-4-2),但均属少见;与BMD密切关联的基因和基因组位点见表6-2-4-3,研究与诊断十分困难。BMD是诊断骨质疏松症的重要依据,在测定BMD和解释其结果时,需要注意以下三点:①应用Z值评价儿童和青少年的BMD与正常人群的差异;②应用FRAX工具评价患者的骨折风险;③应用DXA测定腰椎、髋部、前臂远端和全身的BMD,并尽可能测量腹部脂肪比例;④肌肉容量测定(肌病为急性期JIO的重要特征之一)[18]。

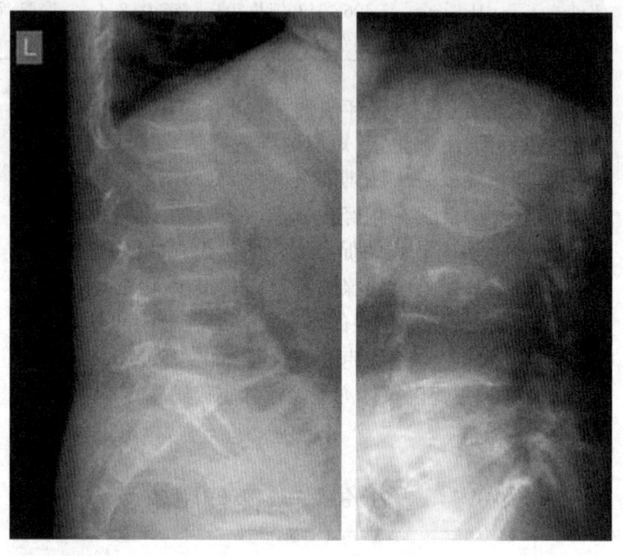

图6-2-4-2 特发性青少年骨质疏松(X线表现)

患者,女,18岁,双下肢疼痛3年,活动受限,侧位腰椎X线照片很难分清腰椎形态,同时伴多发性腰椎终板和压缩性骨折

表6-2-4-2 单基因变异所致的骨量异常

疾病	表型	致病基因	正常功能
成骨不全	BMD降低/骨折	COL1A1	结构蛋白
		COL1A2	结构蛋白
		CRTAP	胶原脯氨酰羟化
		LEPRE	胶原脯氨酰羟化
		PPIB	胶原脯氨酰羟化
骨质硬化	BMD升高/骨折	CLCN7	破骨细胞Cl通道
	骨髓衰竭/致盲	TCIRG1	破骨细胞质子泵
	骨关节炎/骨髓炎	CATK	降解骨基质
		OSTM1	囊胞转运
		RANKL	破骨细胞分化
		RANK	破骨细胞分化
高骨量综合征	骨量升高/腭隆突出	LRP51	成骨细胞OPG分泌增多骨形成增加/骨吸收降低
骨质疏松症-假神经胶质瘤综合征	骨量降低/骨折	LRP52	成骨细胞OPG分泌增多骨形成增加/骨吸收降低
硬化性狭窄/van Buchem病	骨量升高/过度生长	SOST	抑制LRP5信号
芳香化酶缺陷症	骨质疏松症	CYP17	雄激素转换为雌激素
雌激素受体缺陷症	骨质疏松症身材过高	ESR1	雌激素信号转导

表 6-2-4-3　与 BMD 关联的基因和基因组位点

序号	基因	位点	脊椎 BMD	髋部 BMD	骨折	鉴定方法
1	ADAMTS18	16q23.1	-	+	+	GWAS
2	CRHR1	17q21	+	-	-	GWAS 荟萃分析
3	CTNNB1	3p22	-	+	-	GWAS 荟萃分析
4	DCDC1/DCDC5	11p14.1	+	-	-	GWAS 荟萃分析
5	ESR1	6q25	+	+	+	GWAS
6	FLJ42280	7q21.3	+	+	-	GWAS 荟萃分析
7	FOXL1/FOXC2	16q24	+	-	-	GWAS 荟萃分析
8	GPR177	1p31.3	+	+	-	GWAS 荟萃分析
9	HDAC5	17q21	-	+	-	GWAS 荟萃分析
10	MARK3	14q32	-	+	-	GWAS
11	MEF2C	5q14	-	+	-	GWAS 荟萃分析
12	LRP4/ARHGAP1/F2	11p11.2	-	+	+	GWAS
13	LRP5	11q13.4	+	+	-	GWAS 荟萃分析
14	MEPE/IBSP/OPN	4q21.1	+	-	+	GWAS 荟萃分析
15	MHC	6p21	+	-	+	GWAS
16	SOST	17q21	-	-	+	GWAS
17	SOX6	11p15	-	+	-	GWAS 荟萃分析
18	SPTBN1	2p16	+	-	+	GWAS 荟萃分析
19	SP7	12q13	+	-	-	GWAS
20	STARD3NL	7p14	+	-	-	GWAS 荟萃分析
21	TNFRS11B	8q24	+	+	+	GWAS
22	TNFRS11A	18q21	+	+	+	GWAS
23	TNFSF11	13q14	-	+	-	GWAS 荟萃分析
24	ZBTB40	1p36	+	+	+	GWAS
	总计	24	15(63%)	15(63%)	10(42%)	

注:GWAS:genome-wide association studies,全基因组连锁研究;+表示有作用;-表示无作用或作用未明

20 岁以前的生长发育状况是影响个体峰值骨量的关键因素[19]。多数患者无不适,缺乏任何临床表现,但多伴有低体重、体力和耐力较弱。部分患者在进入青春期发育后 3~4 年内自行恢复,有些患者可出现智力障碍或神经感觉性听力丧失。本病具有非特异性炎症特点,血清 C 反应蛋白、血沉和某些细胞因子升高。成年后多表现为低骨量/骨质疏松症,峰值骨量常低于同龄人群平均值,骨微结构紊乱明显,BMD 越低,骨折风险越高。高分辨外周 CT(HR-pQCT)加骨微结构三维重建是一种新的无创检查,可提供体积骨密度(vBMD),特别是可得到骨微结构信息。JIO 患者的皮质骨变薄,小梁骨容量下降,骨小梁间隔增宽,在此基础上进行的微有限元(micro-finite element,μFE)分析还可得到骨力学性能参数[20]。

如果患者骨痛与骨畸形明显,或骨生化指标明显异常,或前臂远端 BMD 显著降低,应选择相应的辅助检查(如血清电解质、免疫标志物、肝肾功能、蛋白电泳、血清 25-(OH)D、PTH、FGF-23 等),排除肌肉疾病、低磷血症、继发性骨质疏松症、自身免疫性疾病、早期 Cushing 综合征、肿瘤性骨质疏松症等可能。如果仍不能确立诊断或明确病因,应考虑骨组织形态计量检查,了解骨的微结构和组织形态特征。高分辨外周 CT 测量的男性体积骨密度和高分辨外周 CT 测量的男性皮质骨体积骨密度。

(二)鉴别诊断　引起青少年低骨量/骨质疏松症综合征的原因很多(表 6-2-4-4),临床上以蛋白质-热量营养不良症、成骨不全、风湿/类风湿疾病、长期应用糖皮质激素、内分泌代谢疾病和青少年特发性骨质疏松症多见。常见的青少年继发性骨质疏松症主要有:①长期应用糖皮质激素或其他致骨质疏松性药物(如抗惊厥药物、免疫抑制剂等);②青少年甲亢;③高泌乳素血症和泌乳素瘤;④糖尿病(1 型为主);⑤其他内分泌性疾病,如生长激素缺乏或生长激素抵抗性矮小症、青春期发育延迟、Turner 综合征、月经过少或闭经、神经性厌食等;⑥全身性疾病,如各种慢性消耗性疾病、结核病、营养不良症、吸收障碍性疾病、慢性感染、慢性肝病、慢性肾炎、囊性纤维化、急慢性白血病等。

1. 维生素 D 不足引起的骨质疏松症　骨质疏松症是维生素 D 不足的主要表现之一(详见第 5 篇扩展资源 34),骨质疏松症和维生素 D 缺乏性佝偻病是发展中国家和地区生长发育期的常见健康问题,病因可能是单纯维生素 D 缺乏症、单纯钙缺乏症或两种并存,或为蛋白质-热能营养不良症的表现之一。20 世纪 60 年代以前,维生素 D 缺乏性佝偻病在全世界流行,随着经济发展和人类生活水平的提高,在发达国家儿童佝偻病已经少见,但在经济不发达地区和大部分发展中国家,维生素 D 不足或缺乏仍相当常见。根据美国俄亥俄州 Columbus 儿童医院的报道,85 例青少年低骨量/骨质疏松症综合征患者的平均年龄(10.7±4.5)岁,病程 1.5~19 年,男性占 62%,白种人占 87%。其中,维生素 D 缺乏占

18%，维生素D不足占68%（表6-2-4-5）；也就是说，不管基础疾病如何，由维生素D营养问题引起的骨质疏松症（可能存在相当比例的临床或亚临床佝偻病/骨质软化症）是青少年低骨量/骨质疏松症综合征的首要原因。

表6-2-4-4 青少年骨质疏松症的鉴别诊断（常见疾病）

原发性骨质疏松症	器官移植
骨骼-结缔组织发育障碍	内分泌疾病
成骨不全	性腺功能减退症
青少年特发性骨质疏松症	青春期发育延迟
Bruck综合征	内分泌代谢疾病
骨质疏松症-假神经胶质瘤综合征	Turner综合征
Ehlers-Danlos综合征	GH缺乏症
Marfan综合征	甲亢
皮肤松弛症	糖尿病
继发性骨质疏松症	高泌乳素血症
神经肌肉疾病	运动性闭经
脑瘫	糖皮质激素过多
Duchenne肌肉营养不良症	药物性骨质疏松症
脊索损伤	糖皮质激素
Rett综合征	甲氨蝶呤
长期制动	环孢菌素
慢性疾病	放疗
白血病/淋巴瘤/其他肿瘤	甲羟孕酮
风湿/类风湿疾病	GnRH激动剂
神经性厌食	$L-T_4$抑制治疗
囊性纤维化	抗惊厥药物
炎性肠病/过敏性肠病	先天性代谢病
HIV感染	赖氨酸尿-蛋白不耐受
肾衰	糖原贮积病
肾病综合征	半乳糖血症
营养不良症	Gaucher病
严重烧伤	同型半胱氨酸血症
地中海贫血	Ehlers-Danlos综合征（Ⅰ型）

表6-2-4-5 青少年低骨量/骨质疏松症综合征的维生素D营养状态

基础疾病	构成比率 n(%)	血清25-(OH)D <20ng/ml n(%)	血清25-(OH)D <30ng/ml n(%)
成骨不全	24(28)	6(26)	19(79)
制动	22(26)	5(23)	16(72)
GIOP	11(13)	3(27)	9(90)
JIO	4(5)	0(0)	3(75)
其他疾病或药物	24(28)	5(21)	20(83)
总计	85(90)	18(21)	68(80)

注：GIOP：糖皮质激素所致的骨质疏松症；JIO：青少年特发性骨质疏松症；其他疾病或药物：其他疾病包括脑瘫、青少年类风湿关节炎、肌营养不良和萎缩、成骨不全、淋巴细胞性白血病、囊性纤维化、过敏性肠炎与炎性肠病，药物包括糖皮质激素和抗惊厥药物

佝偻病多见于冬、春季和于生长发育的儿童。急性佝偻病常见于6个月以下婴儿，发展迅速，骨质软化明显，血钙磷明显降低，血ALP显著升高。亚急性佝偻病发生于年龄较大儿童，骨骼以增生性病变为主，症状出现较缓慢。活动期可见骨小梁稀疏、粗糙，骨化中心延迟，先期钙化带密度、边缘模糊。活动期佝偻病的X线诊断依据有：全身骨骼普遍骨质脱钙、密度减低，骨小梁紊乱、稀疏、粗糙，骨皮质变薄、骨干边缘轮廓模糊。骨骺骨化中心出现延迟，形态小，密度低且边缘模糊，骺板软骨增厚，并向两侧伸展、膨出。干骺端向两侧增宽、中央凹陷呈杯口状，其下方骨小梁稀疏、粗糙，以桡、尺骨远端出现较早。典型者有膝内翻、膝外翻畸形或陈旧性骨折[21-27]。肋骨与肋软骨交界处呈骺板软骨样膨大如串珠状，可见鸡胸畸形。颅骨普遍骨质密度减低，有方头畸形、囟门闭合延迟、牙发育不全。实验室检查可见血清钙降低或正常，25-(OH)D明显降低，ALP和PTH升高[26,27]。

2. 成骨不全 成骨不全（OI）是一种以胶原异常为主的遗传性疾病，突出的临床表现为骨痛、牙齿发育异常和骨折，部分患者的巩膜呈蓝色[28-32]。Rauch等发现，所有成骨不全类型的骨宽度、骨皮质宽度和小梁骨容量均明显下降，骨小梁数目下降41%~57%，骨小梁宽度下降14%（Ⅰ型），但骨基质矿化正常。因此，在成骨不全未发生骨折前，容易误诊为JIO，但需与青少年特发性低骨量和骨质疏松症鉴别（表6-2-4-6）。

表6-2-4-6 青少年特发性低骨量和骨质疏松症与成骨不全的鉴别

鉴别要点	成骨不全	青少年特发性骨质疏松症
家族史	有	无
典型发病年龄	出生时/部分可推迟至童年	青少年
症状持续时间	终身（间断性）	可逆转
体征	骨骼纤细/身材矮小	狭窄长骨
	蓝色巩膜	-
	约50%出现出牙延迟	-
	关节松弛/脏器系带薄弱/耳聋	骨干骨折常见/干骺端骨折少见
	臀肌无力导致异常步态	沃姆骨
	多发畸形及挛缩	脊柱压缩性骨折
	脊柱后凸侧弯畸形/胸部畸形	-
生化检查	骨转换率增高/胶原标志物可降低	Ⅰ型胶原异常>85%/骨转换率增高/胶原标志物可降低
影像检查	狭窄长骨	长骨宽度正常，皮质较薄
	脊柱压缩性骨折	脊柱压缩性骨折
	骨干骨折常见/干骺端骨折少见	干骺端骨折常见
	沃姆骨	骨质疏松
分子改变	Ⅰ型胶原异常>85%	Ⅰ型胶原正常

3. 青少年特发性脊柱侧弯 青少年特发性脊柱侧弯（adolescent idiopathic scoliosis）多见于青春期前和青春期女性，常伴有明显的全身性BMD降低（20%~40%）和血骨源性碱性磷酸酶（BALP）升高。发生低骨量/骨质疏松症的原因

未明，可能与下丘脑褪黑素缺乏、钙摄入不足和骨代谢转换率增高有关。研究发现，褪黑素是一种吲哚胺物质，由松果体、下丘脑、视网膜、胃肠和骨髓合成和分泌，其对骨骼的作用是：①促进成骨细胞的分化与活性；②增加成骨细胞的OPG表达，从而抑制破骨细胞的分化；③清除破骨细胞产生的自由基，降低骨溶解水平。实验证明，缺乏褪黑素的动物引起脊柱侧弯和骨丢失，而青少年特发性脊柱侧弯患者的血清褪黑素明显降低；同样，青少年特发性骨质疏松症和绝经后骨质疏松症也有类似特点[33]。青少年特发性脊柱侧弯患者的BMD明显降低预示其预后不良[34]。

4. 青少年特发性关节炎　青少年特发性关节炎亦称青少年类风湿关节炎，约1/4的患者伴有BMD下降，其特点是骨形成和骨吸收均降低[35-38]。并发髋关节骨髓水肿综合征时，应注意与其他骨关节疾病鉴别，如一过性关节炎、缺血性骨坏死、骨关节炎、结核性关节炎、化脓性关节炎、骨髓炎、镰状细胞性贫血等。

5. 骨质疏松-假神经胶质瘤综合征　骨质疏松-假神经胶质瘤(OMIM 259770)综合征是由于低密度脂蛋白受体相关蛋白5/6(LRP5)失活性突变(图6-2-4-3)引起的常染色体隐性遗传性疾病[39-41]，而活化性突变导致高骨量综合征。LRP5/LRP6是Wnt信号的辅助受体，其主要功能是调节骨重建和骨量，其显著特点是早发性骨质疏松症和视力降低[32-41]，因而只要注重患者的视力测定和假神经胶质瘤检查，其鉴别并无困难。

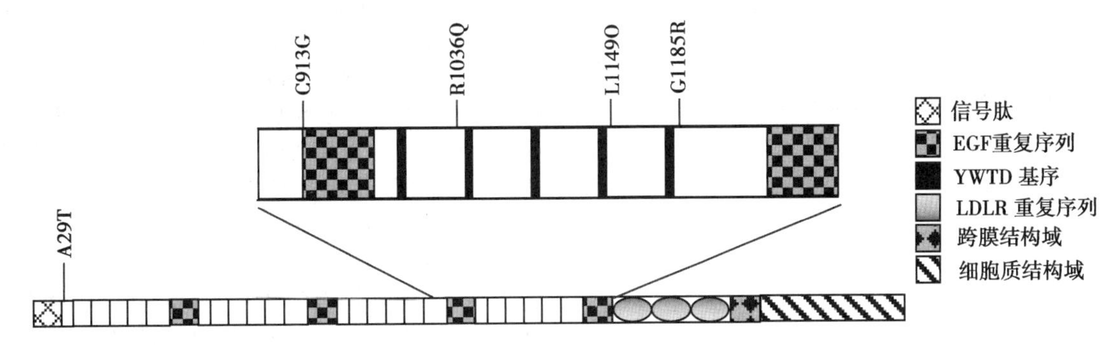

图6-2-4-3　LRP5蛋白的分子结构和功能结构域

LRP5蛋白分为信号肽、EGF重复序列、YWDT基序、LDLR重复序列、跨膜结构域和细胞质结构域等功能序列；图中标出引起OPPG的两个失活性突变位点(L11410Q和G1185R)

6. 妊娠与哺乳相关性骨质疏松症　因主要发生于哺乳期，故亦称产后骨质疏松症。妊娠和哺乳是一种广义的应激状态，可通过多种途径(维生素D缺乏、钙缺乏、雌激素缺乏、高PTHrP血症、继发性甲旁亢、高PRL血症、热量-蛋白营养不良症等)引起所谓的妊娠与哺乳相关性骨质疏松症，其特点是骨密度降低伴骨折风险增加，妊娠晚期和哺乳期出现脊椎压缩性骨折(图6-2-4-4)。

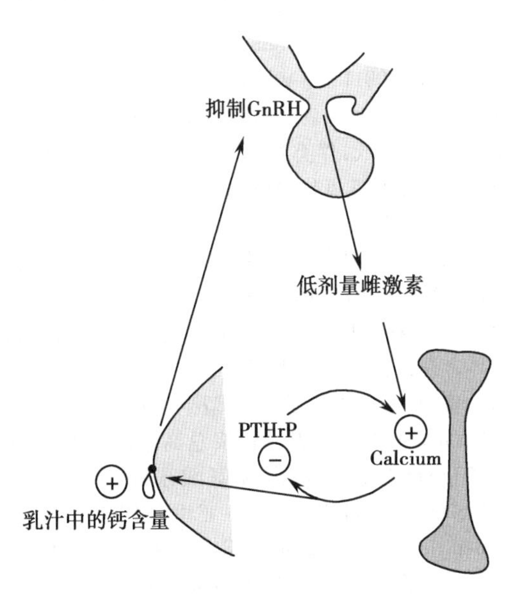

图6-2-4-4　哺乳期乳腺-骨骼-下丘脑-垂体的矿物质代谢调节

7. 药物所致的低骨量/骨质疏松症　儿童和青少年患者因青少年类风湿关节炎、红斑狼疮、支气管哮喘、白血病等长期服用糖皮质激素。病程不一，但均有BMD降低[42,43]，约半数达到诊断为骨质疏松症的标准。

8. 其他代谢性骨病　排除隐匿型原发性甲旁亢、非典型性成骨不全、佝偻病/骨质软化症、长期使用避孕药(2年以上)和Cushing综合征之可能[44,45]。二膦酸盐透过胎盘，影响胎儿骨骼发育，导致胎儿低体重、胚胎发育不良、骨干小梁骨增加、骨干缩短、牙齿发育障碍等[46-51]。

儿童和青少年"原发性骨质疏松症"的病因大致与遗传因素(表6-2-4-7)所致的内在性骨骼异常有关。但事实上许多疾病的病因是已知的，因而称为原发性骨质疏松症是不妥的，本章采用该方式完全是方便临床诊断。继发性骨质疏松症的已知病因有：①青春期不能获得正常的峰值骨量(PBM)；②骨吸收过度；③骨形成缺陷。

表6-2-4-7　儿童和青少年骨质疏松症的病因与相关基因

疾病	相关基因
成骨不全	COL1A1/COL1A2/IFITM5/SERPINF1/CRTAP/LEPRE1/PPIB/FKBP10/BMP1/SP7/SERPINH1/WNT1/TMEM38B
X-性连锁低磷血症性佝偻病	PHEX
高胱氨酸尿症	CBS
低磷酸酶症	ALPL

续表

疾病	相关基因
Wilson 病	ATP7B
Menkes 卷发综合征	ATP7A
骨质疏松-假神经胶质瘤综合征	LRP5
特发性青少年骨质疏松症	-
青少年 Paget 骨病	OPG
早发性 Paget 骨病	RANK
Ehler-Danlos 综合征	COL5A2/COL5A1/COL1A1/COL3A1/PLOD1/COL1A2/AD-AMTS2/COL3A1/TNXB
Bruck 综合征	FKBP10/PLOD2
Marfan 综合征	FBN1
低磷血症性肾结石-骨质疏松症	SLC34A1/NPHLOP2
Hajdu-Cheney 综合征	NOTCH2
Torg-Winchester 综合征	MMP2
Shwachman-Diamond 综合征	SBDS
Singleton-Merten 综合征	-
锁骨-颅骨发育不良症	RUNX2
Stuve-Wiedemann 综合征	LIFR
Cole-Carpenter 综合征	-
老年状皮肤-骨骼发育不良症	GORAB
Noonan 综合征	PTPN11/SHOC2/KRAS/SOS1/RAF1/NRAS/BRAF/RIT1
新生儿重症甲旁亢	CASR
其他类型的低磷血症性佝偻病	SLC34A3/FGF-23/DMP1/EN-PP1/CLCN5
低钙血症性佝偻病	VDR/CYP2R1/CYP27B1

（1）Bruck 综合征：Bruck 综合征（BRKS）是一种常染色体隐性遗传性疾病，首次由 Bruck 于 1897 年报道，患者伴有先天性肢体挛缩、畸形、矮小和脆性骨折；2 型 Bruck 综合征（BRKS2，OMIM 609220）的致病基因为原胶原 2-酮戊二酸 5-二加氧酶 2（procollagen-Lysine，2-Oxoglutarate 5-Dioxygenase 2，PLOD2；OMIM 601865，编码胶原赖氨酰羟化酶），而 1 型 Bruck 综合征（BRKS1，OMIM 259450）的致病基因位于 17p12，可能是由于 FK506 结合蛋白 10 基因突变（FKBP10，OMIM 607063）所致。特发性青少年骨质疏松症（OMIM 259750）于 1965 年提出[52]，多数在 8～12 岁发作，其起病隐匿，有骨痛和脊椎压缩性骨折及长骨的反复性骨折，但临床进展一般较缓慢，且有一定的自限性，青春期发育后病情可明显改善；个别病例可持续进展为肢体畸形和关节功能障碍。

（2）青少年 Paget 骨病：青少年 Paget 骨病（OMIM 239000）亦为常染色体隐性遗传性骨病，其显著特点是骨吸收明显增强，引起继发性血清 ALP 明显升高[53]。JPD 婴儿或儿童的骨痛广泛，伴有多发性骨折与骨骼畸形；身材矮小、发育延迟和巨头畸形；因面部骨骼扩张导致面部畸形，严重者出现听神经与视神经萎缩与功能障碍[54]。

多数病例因编码 OPG 的肿瘤坏死因子超家族成员 11b 基因（TNFRSF11B，OMIM 602643）失活性突变，OPG 缺乏明显。正常情况下，骨髓的前成骨细胞和成骨细胞分泌的 OPG 进入骨髓腔，与 RANKL、RANK 睾酮调节成骨细胞活性，OPG 突变导致破骨细胞生成过多，活性明显增强，骨吸收显著超过骨形成而引起骨质疏松症。X 线片可发现长骨的管状化缺陷，骨小梁相互嵌合，排列紊乱，皮质骨变薄。但需要与多骨骼纤维发育不良症及遗传性高磷酸酶症鉴别。

（3）早发性 Paget 骨病：早发性 Paget 骨病（early-onset Paget's disease，OMIM 603499）少见，目前仅见于少数几个家族中，呈常染色体显性遗传，主要累及家族中的青少年和成人。临床表现与经典型 Paget 骨病相似，颅骨、脊椎肋骨和四肢小骨最常受累。颅骨病变可引起听力障碍和萌芽延迟[55]。病因与肿瘤坏死因子超家族成员 11A 基因（TN-FRSF11A，RANK，OMIM 603499）突变有关。骨骼病变以溶骨性和硬化性病变交替与混合为特征，骨骼粗大畸形，疼痛明显；血清 ALP 升高 2～17 倍。

（4）低磷血症性肾结石-骨质疏松症：1 型低磷血症性肾结石-骨质疏松症（hypophosphataemic nephrolithiasis/osteoporosis-1，NPHLOP1，OMIM 612286）的病因是可溶性载体家族 34（solute carrier Family 34，亦称钠-磷同转运体成员 1 基因，sodium/phosphate cotransporterMember 1 gene，SLC34A1，OMIM 182309）；2 型低磷血症性肾结石-骨质疏松症（hypophosphataemic nephrolithiasis/osteoporosis-2，NPHLOP2；OMIM 612287）的致病基因为可溶性载体家族 9 成员 3 调节子 1 基因（solute carrier family 9，member 3，regulator 1 gene，SLC9A3R1；OMIM 604990）[56,57]。

（5）Menkes 卷毛综合征：Menkes 卷毛综合征（Menkes kinky hair syndrome，MKD，OMIM 309400）是一种严重的多系统性疾病。病因与铜转运体的生物可用性降低有关，编码铜转运 ATP 酶 α 多肽（Cu^{2+}-transporting ATPase，α-polypeptide，ATP7A，OMIM 300011）的基因位于 Xq21.1[58,59]，故本病呈 X-性连锁隐性遗传。患者的智力低下，皮肤松弛，毛发卷曲而色素浅，体温过低，伴有惊厥。血清铜蓝蛋白明显降低。由于铜依赖性赖氨酰氧化酶（lysyl oxidase）的活性低下和胶原交联缺陷引起骨质疏松与骨折。

（6）骨质疏松-假神经胶质瘤综合征：骨质疏松-假神经胶质瘤综合征（OPPG，OMIM 259770）少见，目前有 60 多例病例报道，骨质疏松发病早，多数表现为先天性致盲，少数在婴儿期即伴有视力丧失或明显下降。

（7）高胱氨酸尿症：当高同型半胱氨酸血症（hyperhomocysteinaemia，HHcy）患者的血浆总高半胱氨酸（homocysteine）>50μmol/L 或出现高胱氨酸尿症（homocystinuria，OMIM 236200）时，可以因 5，10-亚甲基四氢叶酸还原酶（5，10-Methylenetetrahydrofolate Reductase，MTHFR，OMIM 607093）缺乏而造成再甲基化（remethylation）或转硫磺化（transsulphuration）障碍，高半胱氨酸水平升高而甲硫氨酸降低；或者因 CBS 缺乏而导致高半胱氨酸堆积，使高半胱氨酸和甲硫氨酸水平均升高。本症以神经精神症状为突出,包括精神分裂症、抑郁症、智力障碍;高半胱氨酸干扰胶原的交联反应,增强破骨细胞活性,降低成骨功能,骨强度明显下降,容易发生脆性骨折。

(8) EhlersnDanlos 综合征:Ehlers-Danlos 综合征(EDS)属于结缔组织的遗传性疾病,Ehlers-Danlos 综合征的致病基因见表 6-2-4-8。皮肤和关节过度松弛[60,61]。各型患者均伴有低骨量或骨质疏松。

表 6-2-4-8 Ehlers-Danlos 综合征的致病基因

类型	OMIM	遗传方式	致病基因	定位	基因产物
Ⅰ型	130 000	AD	COL5A2	2q32.2	Ⅴ型胶原 α-2
	130 000	AD	COL5A1	9q34.3	Ⅴ型胶原 α-1
	130 000	AD	COL1A1	17q21.33	Ⅰ型胶原 α-1
Ⅱ型	130 010	AD	COL5A1	9q34.3	Ⅴ型胶原 α-1
Ⅲ型	130 020	AD	TNXB	6p21.33	腱糖蛋白 XB
Ⅳ型	130 050	AD	COL3A1	2q32.2	Ⅲ型胶原 α-1
Ⅴ型	305 200	-	-	-	-
Ⅵ型	225 400	Ad/ar	PLOD1	1p36.22	前胶原-赖氨酸 2-酮戊二酸 5-二加氧酶
ⅦA 型	130 060	AD	COL1A1	17q21.33	Ⅰ型胶原 α-1
ⅦB 型	130 060	AD	COL1A2	7q21.3	Ⅰ型胶原 α-2
ⅦC 型	225 410	AR	ADANTS2	5q35.2	Ⅰ型原胶原 N-蛋白酶
Ⅷ型	130 080	AR	-	12p13	-

(9) Hajdu-Cheney 综合征:Hajdu-Cheney 综合征(HJCYS,OMIM 102500)少见,呈常染色体显性遗传,病因与 NOTCH 同源序列 2 基因(NOTCH homolog 2 gene,NOTCH2;OMIM 600275)活化性突变有关。Notch 信号是启动轴心骨骼分节和骨重建的关键调节因子。Hajdu-Cheney 综合征患者的临床特点是矮小、面部畸形、长骨弯曲、脊椎畸形和骨密度降低[62,63]。部分患者发生肢端骨质溶解症(acroosteolysis)和全身性骨质疏松症。局部溶骨时伴有骨骼血管生成、炎症和纤维化。

(10) Torg-Winchester 综合征:编码 MMP2 的基因突变引起 Torg-Winchester 综合征(TWS,OMIM 259600),病变主要集中在肢端,破骨细胞活性升高,溶性病变与 Hajdu-Cheney 综合征相似。TWS 分为 Torg 综合征、Winchester 综合征和 NAO 综合征三种临床类型;2006 年的体质性骨病的分类依据将 Torg 综合征与 Winchester 综合征合并为一个疾病,而 NAO 综合征则是 Torg-Winchester 综合征的一种变异型。

(11) Shwachman-Diamond 综合征:Shwachman-Diamond 综合征基因(SBDS,OMIM 607444)突变导致 Shwachman-Diamond 综合征(OMIM 260400),其主要特点是胰腺外分泌功能不全、发育延迟、骨髓衰竭和脂肪浸润,常伴有骨质疏松和骨骼畸形。

(12) 其他综合征:包括成骨不全、X-性连锁低磷血症性佝偻病、低磷酸酶症、Wilson 病、Marfan 综合征、锁骨-颅骨发育不良症、Noonan 综合征、新生儿重症甲旁亢、低钙血症性佝偻病等,见各有关章节。

【治疗和预防】

二膦酸盐用于本病有不同意见。多数建议仅限于反复肢体骨折者,不推荐用于单纯提高 BMD。当骨的代谢转换率升高时,亦可选用二膦酸盐类药物[64-67],但要严密观察病情变化和该类药物的不良反应。必要时,可加用非甾体类抗炎药物。青春期发育完成前,要尽量避免使用二膦酸盐治疗低骨量[68]。文献报道的儿童二膦酸盐使用方案见表 6-2-4-9。

表 6-2-4-9 文献报道的儿童二膦酸盐应用方案

作者/年份	药物	剂量	方法	治疗的疾病
Glorieux/1998	帕米膦酸	1mg/(kg·d)×3 天(每 4 个月 1 疗程)	静注	>3 岁儿童 OI
Plotkin/2000	帕米膦酸	0.5~1.0mg/(kg·d)×3 天(每 2~4 个月 1 疗程)	静注	≤2 岁儿童 OI
Gandrud/2003 Steelman/2003	帕米膦酸	1mg/kg(最大 30mg)(每 3 个月 1 疗程)	静注	OI>3 岁/青少年特发性骨质疏松症/GIOP/Duchenne 肌营养不良/HIV 感染/脊柱裂
Letocha/2005	帕米膦酸	10mg/(m2·d)×3 天(每 3 个月 1 疗程)	静注	4~16 岁Ⅲ/Ⅳ型 OI
Henderson/2002	帕米膦酸	1mg/(kg·d)(不低于 15mg 或>30mg)×3 天(每 3 个月 1 疗程)	静注	四瘫性脑麻痹
Acott/2005	帕米膦酸	1mg/kg(最大 90mg)(每 2 个月 1 疗程)	静注	神经疾病风湿疾病
DiMeglio/2006	阿仑膦酸	阿仑膦酸 1mg/(kg·d)(最大 20mg/d)	口服	>3 岁的儿童 OI
	帕米膦酸	帕米膦酸 1mg/(kg·d)×3 天(每 4 个月 1 疗程)	静注	
Antoniazzi/2006	尼雷膦酸	2mg/kg×2 天(每 3 个月 1 疗程)	静注	新生儿 OI

续表

作者/年份	药物	剂量	方法	治疗的疾病
Gatti/2005	尼雷膦酸	2mg/kg(每3个月1疗程)	静注	青春期前OI
Hogler/2004	唑来膦酸	0.25mg/kg(每3个月1疗程)	静注	骨质疏松症骨坏死
Sakkers/2004	奥帕膦酸	每天10mg/m^2	口服	3岁以上OI伴活动障碍
Bianchi/2000	阿仑膦酸	5mg/d(≤20kg)/10mg/d(>20kg)	口服	风湿病用糖皮质激素治疗者
El-Husseini/2004	阿仑膦酸	5mg/d	口服	肾移植后
Golden/2005	阿仑膦酸	10mg/d	口服	神经性厌食
Rudge/2005	阿仑膦酸	1~2mg/kg(每周1次)	口服	使用糖皮质激素的儿童
Lepore/1991	氯屈膦酸	1200mg/d(分3次给药)	口服	活动性青少年关节炎
Kim/2006	帕米膦酸	125mg/d	口服	糖皮质激素治疗神经疾病

Hoekman报道用二膦酸盐治疗1例13.5岁的JIO男孩，该患者伴有多发性干骺端和脊椎骨折，表现为低肠钙吸收率及显著负钙平衡，经服用二膦酸盐后，症状迅速改善，血1,25-(OH)2D水平于1周内恢复正常(由10.6ng/ml升至62.4ng/ml)，肠钙吸收和钙平衡值均转为正常，X线复查显示骨折愈合，骨骺融合。Ralph报道以二膦酸盐治疗2名患严重JIO的男孩，2周内即有明显的临床症状和生化指标改善，6个月后放射学检查显示骨折愈合、脊柱重建，1年内BMD值升至正常。停药1年后，骨痛、骨折等又复出现且BMD值降至正常值以下，再次以二膦酸盐干预，情况迅速改善。

慢性非特异性炎症表现者可选用非甾体类抗炎药物，但其疗效有待进一步证实。要特别强调体力运动，体力运动可促进骨形成，提高BMD，但过度的体力运动又能引起骨微损伤积聚，加重JIO[69]。多数患者对钙三醇有良好反应，尤其适应于血维生素D水平降低者。Saggese等报道3例患者经钙三醇治疗1年，BMC恢复正常[70]。降钙素对一般青少年特发性低骨量和骨质疏松症的疗效不明，但对血清1,25-$(OH)_2D$升高者肯定无助。注意补充饮食中的钙和维生素D，积极参加体育运动有助于患者的康复。必要时，JIO或OPPG患者亦可试用PTH治疗[71,72]。

（贺　勇）

第5节　原发性男性骨质疏松症

原发性男性骨质疏松症(male primary osteoporosis,MOP)是指病因不明的男性骨质疏松症。男性继发性骨质疏松症(male secondary osteoporosis)的病因与原发疾病和女性基本相同，主要的原发疾病和临床情况是长期应用糖皮质激素、性腺功能低下症、慢性酒精中毒、长期吸烟、慢性胃肠疾病、肾石病、甲亢、制动、肝肾疾病等。老年男性骨质疏松症(aging male osteoporosis)属于原发性骨质疏松症中的一种，主要见于65岁以上的老年男性，增龄和钙调节激素异常是引致老年男性骨质疏松症的重要原因之一。

尽管近年来MOP的研究有显著进展，但其发病机制和治疗仍存在许多悬而未决的关键问题[1-3]。一是FRAX评分采用股骨颈BMD和女性T值参考标准，但应用于男性仍有争议；二是调查MOP的真实发病率及性激素和非性激素因素对骨丢失的作用机制，特别是年轻人群小梁骨骨丢失的机制；三是临床应用质谱法测定血清雌二醇和睾酮；四是研究选择性雌激素受体调节剂和选择性雄激素受体调节剂的临床应用、骨骼和非骨骼效应，以及总睾酮和游离睾酮降低男性使用睾酮的益处与不良反应。

【流行病学与风险因素】

（一）发病率　男性低骨量/骨质疏松症的发病率低于女性而骨折率和致残率高于女性。MOP的发病率低于女性，但并非少见，50岁以上男性约有20%存在髋部、腰椎或者腕部骨质疏松症，大约30%的髋骨骨折发生在男性。在法国，MOP的费用为1.1075亿法郎(约为人民币8.7亿元)，但骨折发病率、死亡率和致残率高于女性，已成为突出的公共卫生问题之一。Johnell和Kanis对全球骨质疏松性骨折进行了总结[4]。全球每年有10 000万例骨质疏松患者发生骨折，其中39%为男性。男性骨折的30%为髋骨骨折，20%为前臂骨折，42%为脊椎骨折，25%为肱骨骨折。与女性相似，曾发生过轻微外伤性骨折的男性再骨折率显著增加。Dubbo骨质疏松症流行病研究对60岁以上的男性和女性社区居民进行了为期16年的追踪调查，发现曾发生任何部位轻微外伤性骨折(自站立高度或低于站立高度的位置跌倒)的患者，再次骨折的相对危险性为3.47(95%可信区间2.68~4.48)。Dubbo研究组还发现，所有的轻微创伤性骨折与5~10年的死亡风险增加相关[5]。

Riggs等通过横断面研究发现，随着增龄，脊椎体积骨密度(vBMD)显著下降，与股骨颈、桡骨远端、股骨远端的小梁骨变化模式类似，不论是男性或女性，这些部位的体积骨密度(vBMD)自30岁以后逐渐下降。而桡骨远端、股骨远端和股骨颈的皮质骨vBMD在中年期以前无明显变化，中年后显著下降，脊椎、桡骨远端和股骨远端的小梁骨骨丢失显著增加，随着继续增龄，皮质骨出现骨丢失。轻微或严重外伤性骨折与BMD相关。在Mackey等的研究中，髋部总体BMD每降低1SD，男性严重外伤性骨折的多变量相对风险为1.54(95%可信区间，1.20~1.96)，轻微外伤性骨折的多变量相对风险为1.69(95%可信区间1.49~1.91)。因此，从临床角度看，严重创伤性骨折患者也应考虑伴有脆性骨折可能[6-8]。男性年骨折发生率与血清雌二醇的关系见图6-2-5-1。

（二）雌激素与男性骨丢失　Orwoll等在骨质疏松性骨折研究(MrOS)中发现，≥65岁男性的雌二醇、睾酮及游离雌二醇和睾酮随增龄而降低[9]。Amin等根据血清雌二醇和睾酮水平将研究对象分为雌二醇降低(2.0~18.1pg/ml)、中等(18.2~34.2pg/ml)和升高(≥34.3pg/ml)3组，其髋骨骨折发生率(每1000人年)分别为11.0、3.4和3.9。校正年

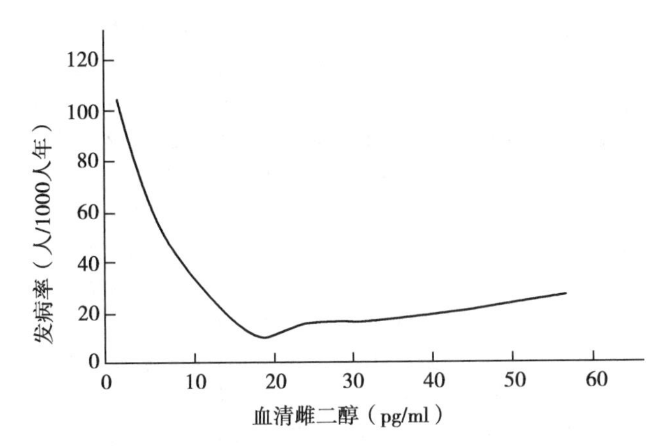

图 6-2-5-1 男性年骨折发生率与血清雌二醇的关系

资料来源于 MrOS 研究，在 2639 例老年男性（平均 75 岁）中，血清低水平游离雌二醇（<16pg/ml）和 SHBG 与骨折相关，而与游离睾酮无相关

龄、BMI、身高和吸烟后，雌二醇降低和雌二醇中等组的校正危险率分别为 3.1（95%可信区间 1.4~6.9）和 0.9（95%可信区间 0.4~2.0），并发现男性骨折的血清雌二醇阈值为 18pg/ml，低于此阈值则骨折风险率明显增加[10]。

用多元比例风险回归模型分析发现，游离雌二醇和性激素结合蛋白与骨折风险独立相关，而游离睾酮与骨折风险无相关。游离雌二醇与临床脊椎骨折（BMD 每降低 1SD，骨折风险率增加 1.57（95%可信区间 1.36~1.80），非脊椎骨折（BMD 每降低 1SD，风险率增加 1.42；95%可信区间 1.23~1.65）和髋骨骨折（BMD 每降低 1SD，风险率增加 1.44；95%可信区间 1.18~1.76）呈负相关，并且证实雌激素水平对骨折风险有阈值效应，每年的骨折发生率与血清雌二醇水平（低于 16pg/ml）呈负相关。LeBlanc 等发现，游离雌二醇最低 4 分位数或最高性激素结合蛋白组的非脊椎骨折风险率最大，而校正游离雌二醇后，游离睾酮最低组的骨折风险并未增加。低游离睾酮/高性激素结合蛋白组的骨折风险增加，而低游离雌二醇/低游离睾酮和性激素结合蛋白组的骨折风险最高。因此，老年男性雌二醇水平是影响骨折风险的关键因素，并且存在骨折风险显著增加的雌二醇阈值[11]。

雌激素对男性的骨保护作用表现在：①低浓度的血清 E_2 时，皮质骨体积 BMD（vBMD）与血 E_2 呈正相关，高浓度时两者无相关，此拐点为 E_2 的作用阈值，低于该值导致骨丢失；②小梁骨的 vBMD 与低浓度和高难度 E_2 均呈正相关，说明小梁骨缺乏 E_2 作用阈值现象[12]。

（三）雄激素不足与 BMD 降低

1. 雄激素不足 男性血清雄激素水平是骨折风险的重要预测因子。骨质疏松性骨折阈值是预测骨折的重要指标。Meier 等对 609 例>60 岁的男性进行研究后发现，虽然血清雄激素与腰椎或股骨颈 BMD 无相关，但低雄激素血症较雌激素对轻微外伤性骨折是更为有力的预测指标，雄激素降低的老年男性可能通过骨骼肌强度和/或跌倒等非骨骼因素而使骨折风险增高，睾酮可能通过非骨骼因素（如肌肉量、平衡能力和跌倒风险）而影响骨折风险[13]。该项研究的意义在于：①骨质疏松症男性测量血清性激素（特别是雌二醇）有重要意义；②男性使用选择性雌激素受体调节剂防止骨丢失的理念得以证实；③对男性使用非芳香化雄激素受体调节剂的观点提出了质疑，因为通过雌激素影响骨骼，选择性雄激素受体调节剂可能仅通过增强肌肉力量、降低跌倒风险等非骨骼作用而发挥抗骨折效应。

男性性腺功能减退的病因见表 6-2-5-1。男性更年期发生的年龄差异很大，有的早在 50 岁左右即已发生，有的可晚至 60 岁以后。男性更年期的原因是原发性睾丸功能减退，雄激素的合成和分泌减少，但由于男性血清性激素结合球蛋白（SHBG）水平随增龄而升高，故测定血清总睾酮水平不一定能反映游离睾酮水平。由于更年期男性的下丘脑-垂体也出现相应变化，所以往往同时伴有 FSH 和 LH 升高，GH 和 IGF-1 下降。一些人还伴有褪黑素（melatonin）和 TSH 下降，而皮质醇相对升高。此外，一些老年男性由于前列腺增生、前列腺癌而长期接受抗雄激素制剂治疗，更加加重和加速了骨质疏松症的发生与发展。

表 6-2-5-1 男性性腺功能减退的病因

原发性性腺功能减退	颅脑创伤
先天性无睾症	头部放疗
隐睾症	药物
腮腺炎性睾丸炎	原发性性腺功能减退伴继发
遗传性/发育性疾病	性性腺功能减退
纯 Sertoli 细胞综合征	慢性酒精中毒
放疗/化疗	老龄
睾丸创伤	慢性感染（如 HIV）
自身免疫综合征（抗 Leydig 细胞疾病）	糖皮质激素治疗
	血色病
继发性性腺功能减退	全身性疾病
Kallmann 综合征/Prader-Willi 综合征	肝肾衰竭
	肥胖/胰岛素抵抗
垂体疾病（肿瘤肉芽肿脓肿等）	严重营养不良
	晚期肿瘤
高泌乳素血症	严重贫血

老年男性血睾酮下降不但影响骨代谢，还可通过肌力下降而间接减少其对骨的机械负荷作用，一些 MOP 者与过早出现男性更年期综合征有关。在抗雄激素治疗的开始数年内，BMD 下降速度为每年 3%~5%，明显高于老年所致的 BMD 下降速度，骨折风险急剧增加。同样，男性因前列腺癌接受 GnRH 治疗和睾丸切除后，也极易发生骨质疏松症。Meta 分析表明，糖皮质激素应用的累积剂量与 BMD 降低、每日剂量与骨折风险的关系最密切，一般在应用 3~6 个月后，MOP 性骨折的风险即开始明显增加。

睾酮降低使脂肪组织增加，而脂肪组织的高水平芳香化酶活性将睾酮转换为雌二醇，睾酮浓度进一步下降；雌二醇还负反馈抑制下丘脑-垂体-性腺轴，降低睾丸 Leydig 细胞的睾酮合成；另一方面，脂肪组织增多通过脂肪因子增加胰岛素抵抗，抑制 LH 释放和 Leydig 细胞功能；因而，肥胖和胰岛素抵抗是性腺功能减退的另一个重要原因（图 6-2-5-2）。

2. BMD 降低 骨折阈值与 BMD 的关系密切。其原因是：①不论男女，BMD 下降越多，骨折风险越高，BMD 和骨折危险性之间存在负相关关系；②在同一 BMD 和同一外力作用下，男女的脊椎和四肢骨骨折风险相似；③BMD 下降伴骨

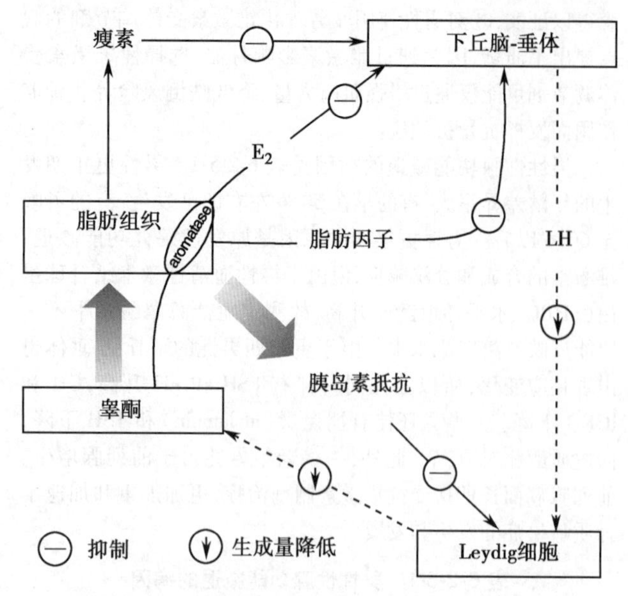

图 6-2-5-2 性腺功能减退与胰岛素抵抗的相互关系

脆性明显升高;④男女性骨折风险的其他主要影响因素(如老龄、缺乏体力活动、制动、糖皮质激素使用、性腺功能减退、高钙尿症等)相同,因而 MOP 和骨折阈值的判断标准可借用女性标准,同时在实践中验证其可行性,进一步探讨男性人群的骨折阈值标准。

【病因与发病机制】

(一)增龄性与加速性骨丢失 一般认为,增龄性与加速性骨丢失属于一种不均一性临床综合征,包括许多病因不一、临床表现各异的疾病或综合征(表 6-2-5-2),其中较常见的有 SOP 和 MOP,发病机制依病因不同而异。骨丢失速度和程度一般低于女性,但有些老年男性骨量丢失的速度也相当快,在 65~70 岁前即出现明显骨质疏松症(伴或不伴骨折)。

表 6-2-5-2 男性骨质疏松症综合征的病因与分类

原发性骨质疏松症	风湿病
老年性	系统性肥大细胞病
特发性(原发性)	类风湿关节炎
增龄性骨丢失	多发性肌炎/皮肌炎
继发性骨质疏松症	其他疾病
性激素缺乏/不足	肿瘤
性腺功能减退症	慢性肾病
抗雄激素治疗	慢性阻塞性肺疾病
消化系统疾病	器官移植后
慢性酒精中毒	神经肌肉疾病
慢性胃肠疾病	多发性骨髓瘤
肝硬化	制动
炎性肠病及其他胃肠疾病	不良生活行为
内分泌代谢疾病	吸烟
甲亢	不运动
甲旁亢	偏食/素食
泌乳素瘤/高泌乳素血症	拒绝阳光
糖尿病	药物性骨质疏松症
垂体功能减退症	糖皮质激素
同型半胱氨酸尿症	抗惊厥药物
高钙尿症	甲状腺激素
性发育障碍(DSD)	抗癌药
体质性骨病	抗雄激素药物

(二)性激素缺乏 一些资料显示,成骨细胞功能降低,骨组织计量学表现为骨形成缺陷,但大多数病例表现为骨吸收增加,骨形成表面与无骨质疏松症的老年人相似,但骨吸收表面明显增加。雄激素缺乏的临床表现为性欲下降,阴茎勃起不能或不足,易疲乏、精神抑郁或变态、肥胖、毛发脱落和男性骨质疏松症等。血清睾酮、去氢异雄酮(DHEA)、DHEA 硫酸盐(DHEAS)水平下降。由于 SHBG 升高,血清游离雄激素进一步下降,引起骨质疏松症[14,15]。骨吸收增加是老年男性骨代谢的重要特点。甲睾酮虽为口服片剂,但对肝脏的毒不良反应大,而且单用雄激素有加重前列腺肥大的可能,选用具有雄激素作用而毒不良反应较低的达那唑片获得了满意效果。雄激素缺乏也对男性的情绪和精神状态有明显影响。有人提出,在男性骨质疏松症中,雌激素水平下降比雄激素水平下降更加多见。老年男性患者常常伴有营养不良、胃肠吸收功能减退、维生素 D 缺乏、肝肾功能减退、体力活动过少和吸烟等临床情况,这些都可促进骨质疏松症的发生。

(三)维生素 D 和钙缺乏 维生素 D 是维持老年人骨骼和其他功能正常(免疫、认知、肌力、平衡功能等)的关键激素,由于老年人阳光照射不足和皮肤功能衰退,皮肤合成维生素 D 减少。低钙饮食引起维生素 D 代谢产物的转换增加,加剧维生素 D 缺乏。维生素 D 缺乏/不足是男性(尤其是老年男性)骨质疏松症的重要病因之一[8,9],患者的血清 25-(OH)D 降低,肌肉虚弱乏力,跌倒和骨折风险增加。维生素 D 缺乏引起肠钙吸收减少,PTH 分泌增多,骨骼矿化不良,骨丢失加速[16,17]。

(四)氧化应激-脂质过氧化 炎症反应与免疫功能异常对骨重建有直接影响。老年人往往存在不同程度的炎症反应与免疫功能异常,这些病理变化通过前炎症因子导致骨丢失;雌激素和雄激素通过受体抑制破骨细胞生成,缺乏时,破骨细胞活性增强,骨吸收增加。

【临床表现】

(一)骨密度降低伴骨脆性增加 男性骨质疏松症患者的骨密度降低并伴骨脆性增加,其一般特点是:①男性的骨横断面面积较女性大;②由于峰值骨量高,骨小梁骨丢失的百分比相对较小;③骨小梁骨丢失主要是骨小梁变薄所致而非断裂或穿孔;④骨膜骨呈代偿性生长,使骨的抗弯曲强度高于女性;⑤BMD 下降来源于骨的大小(体积)、骨量及骨丢失量,而男性由于基础骨量比女性高,更年期骨丢失的速度比女性低,所以相比之下,骨折阈值要高一些。

(二)摔倒与骨折 尤其在伴有肌无力、虚弱、高血压与动脉硬化、冠心病和神经系统疾病时更易发生摔倒与外伤。在这些诱因的作用下,男性的骨折发生率明显升高[18]。在青春发育期,如果受到病理因素的影响,身高增加和骨量增加不成比例,PBMD 值较低。个体的 BMD 由于受生活习惯、健康状态和药物等的影响,一些患者的 BMD 下降速度可快于女性,并迅速出现骨质疏松症。发生骨质疏松症后,皮质骨多孔性明显,骨的机械强度下降。但皮质骨宽度和骨膜的矿化沉积率增加可起到部分代偿作用,脊椎骨的骨小梁数目和厚度下降,使抗压强度降低,生物质量和力学性能下降。老年男女性的骨微结构变化亦有所不同,女性以骨小梁变薄和骨小梁断裂、消失为特征，而男性则以骨小梁变薄为主，骨小梁断裂少见。小梁骨微结构是老年骨质疏松性骨折发生的主要而独立的决定因素。

腰痛、肌无力、脊椎骨折、身材变矮和脊椎畸形是骨质疏松症的共同表现，但男性骨质疏松症存在下列不同：①男性骨质疏松症的发生明显迟于绝经后骨质疏松症；②老年男性和女性的髋部骨折致残致死率都较高，但男性比女性更高；③男性骨质疏松症往往可找到病因（继发性骨质疏松症，如糖皮质激素或性腺功能减退引起者），针对病因进行的治疗较女性更有效。

【诊断和鉴别诊断】

（一）男性骨质疏松症筛查　男性骨质疏松症的诊断流程见图 6-2-5-3。一般主张 65 岁以上男性应行 BMD 检查，小于 65 岁者需接受 BMD 测量的对象是：①既往骨折（低创伤性）；②性腺功能减退；③糖皮质激素应用；④慢性酒精中毒；⑤慢性胃肠疾病或类风湿关节炎；⑥肿瘤化疗或放疗；⑦肾移植或接受血液透析；⑧前列腺癌接受抗雄激素治疗；⑨虚弱综合征与体重过轻。

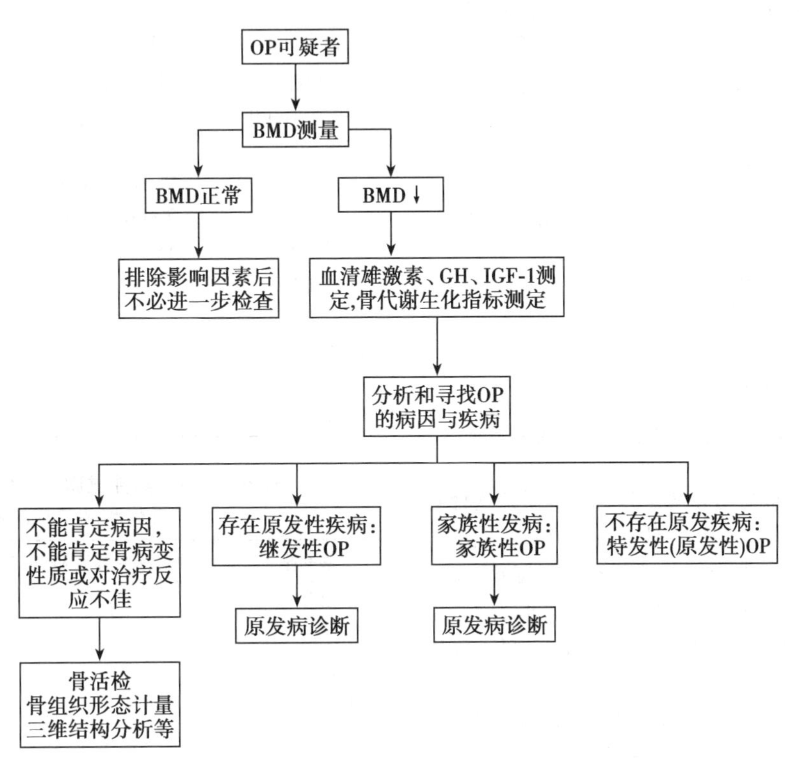

图 6-2-5-3　男性骨质疏松症的诊断流程

在 2001 年召开的国际临床骨密度测量会议上，建议 MOP 的定义为骨密度 T 值等于或低于年轻正常男性的-2.5 标准差；考虑到男女性的 BMD 与骨折危险性之间的关系有所不同，所以骨密度 T 值应来源于男性的正常参考值数据库。基于目前的状况和经济原因，大范围筛选男性骨质疏松症病例仍有许多困难和技术障碍，但高危对象应做 BMD 检查。除 BMD 测量外，还可用定量超声密度测量、QCT 和 QMR 估计骨折风险和了解骨的生物质量。

（二）病因诊断　病史中要特别注意下列几项要点：①男性骨质疏松症家族史和既往骨折史；②X 线照片检查时是否发现有男性骨质疏松症表现；③是否有多尿、多饮、口渴及血尿史；④是否长期服用致男性骨质疏松症药物；⑤是否存在引起男性骨质疏松症的原发性疾病（主要为慢性肝肾疾病、吸收不良综合征等）。如为高危对象，应做 BMD 测量。有人用计算的游离睾酮（CFT）、生物活性睾酮（BT）、性激素结合球蛋白（SHBG）、雌二醇高危阈值判断男性性腺功能减退症（表 6-2-5-3），判断时应充分考虑影响 SHBG 对结果的影响（表 6-2-5-4），男性性腺功能减退的诊断流程见图 6-2-5-4[19-23]。

表 6-2-5-3　男性血清睾酮和雌二醇的高危判断阈值

检测指标	截割值	OR(95%CI)	P值
CFT	<7ng/dl	2.5(1.36~4.71)	0.015
BT	<180ng/d	2.7(1.52~5.0)	0.0003
E2	<36pg/dl	1.89(1.06~3.38)	0.02

注：CFT：calculated free testosterone，计算的游离睾酮；BT：bioactive testosterone，生物活性睾酮；SHBG：sex hormone binding globulin，性激素结合球蛋白；E_2：estrodiol，雌二醇

表 6-2-5-4　影响 SHBG 的因素

升高 SHBG 水平的因素	降低 SHBG 的因素
老龄	甲减
肝硬化	肥胖/代谢综合征
抗惊厥药物	2 型糖尿病
雌激素	肾病综合征
甲亢	糖皮质激素
HIV 感染	孕激素
分解代谢旺盛	促合成代谢激素

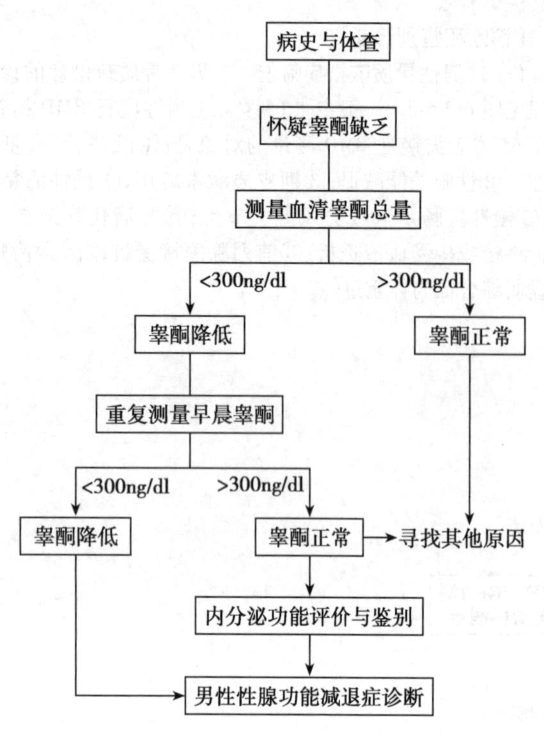

图 6-2-5-4 男性性腺功能减退的诊断流程

诊断男性骨质疏松症后必须确定是否有骨质疏松性骨折的存在。四肢长骨骨折的诊断较易，症状典型，一般不会漏诊或误诊。但脊椎压缩性骨折的诊断有时很困难，应予特别注意（尤其是存在骨折既往史和脊柱畸形者）。用DXA骨折分析系统对患者的脊椎椎体进行逐个评估，或进一步做MRI等影像学检查明确诊断。年龄在80岁以上的男女性患者，脊椎BMD反而较75~80岁年龄组的BMD高，其原因除与软组织钙化和脊椎骨及其骨附件增生性病变有关外，还与脊椎压缩性骨折有关。所以，高龄患者脊椎BMD正常并不能排除骨质疏松症的诊断，相反提示这些患者很可能存在骨质疏松性骨折。男性骨质疏松症必须给出病因诊断，仔细查找原发病因。一般用排除法将常见的继发性疾病排除后，方可诊断为原发性（特发性）男性骨质疏松症。诊断脊椎骨折的主要判断标准是形态测量法，但引起脊椎畸形的原因很多，一般采用定性和定量结合的方法进行综合判断。

确立诊断前必须排除骨质软化症/佝偻病和其他代谢性骨病，如甲旁亢、甲旁减、氟骨症、钙受体病、成骨不全、Paget骨病等。排除继发性男性骨质疏松症的常规检查（表 6-2-5-5）是：①血 PTH、25-(OH)D，血钙、磷、镁和24小时尿钙、磷、镁（排除隐性甲旁亢和钙受体病）测定；②血和尿皮质醇总量与游离皮质醇水平（排除 Cushing 综合征）；③血 LH、FSH、睾酮（排除性腺疾病）；④血 TSH、FT_3、FT_4；⑤血清蛋白电泳（排除多发性骨髓瘤）；⑥血、尿骨代谢生化指标测定（排除代谢性骨病）；⑦其他相关检查，如全血细胞计数、血沉、肝功能、肾功能、前列腺抗原、抗肌内膜抗体等。其中男性雌激素受体α缺陷症与芳香化酶缺陷症的鉴别较困难，其鉴别要点见表 6-2-5-6。

表 6-2-5-5 男性继发性骨质疏松症的实验室检查

项目	阳性发现	可能病因
全血细胞计数	贫血	肿瘤/吸收不良/营养不良
	巨红细胞贫血	酒精中毒/吸收不良
血沉	↑	肿瘤/感染
生化检查	血钙↑	甲旁亢/肿瘤
	肝功能异常	酒精中毒/肝病
	ALP↑	肿瘤骨转移/维生素D缺乏
甲状腺功能检查	TSH↓/T_4↑/T_3↑	甲亢
免疫电泳	副蛋白带	多发性骨髓瘤
睾/SHBG/LH/FSH	睾酮↓/流离睾酮↓/LH↓/FSH↓	高促性腺激素性性腺功能减退
	睾酮↓/流离睾酮↓/LH↑/FSH↑	低促性腺激素性性腺功能减退
前列腺抗原	ASP↑	前列腺癌骨转移
维生素D	↓	骨质软化/骨质疏松症
PTH	↑	原发性/继发性甲旁亢
抗肌内膜抗体	阳性	乳糜腹泻

表 6-2-5-6 男性雌激素受体α缺陷症与芳香化酶缺陷症的鉴别

鉴别指标	雌激素受体α缺陷症	芳香化酶缺陷症
雌二醇	↑	↓
睾酮	正常	正常
FSH	↑	↑
LH	↑	正常
BMD	↓	↓
骨形成指标	↑	正常
骨吸收指标	↑	正常
雌激素敏感性	无	有
体型	高身材/骨骺未融合	高身材/骨骺未融合

前列腺癌骨转移可引起剧烈疼痛和骨折，因为破骨细胞活性与骨骼并发症及死亡率相关，尤其在使用了雄激素剥夺治疗（如睾丸切除、GnRH激动剂）后，骨量明显下降[24,25]；所以抑制破骨功能成为前列腺癌骨转移治疗的中心环节。研究发现，与对照组相比，使用唑来膦酸4mg者的骨骼相关事件的累计发病率下降35.3%[26]。首选的药物为唑来膦酸。狄诺塞麦能拮抗RANKL，也有相当的疗效。

（三）骨折风险评估 如果患者无骨折，应根据BMD、骨折既往史和引起男性骨质疏松症的风险因素进行骨折危险评价（1年内发生骨折的概率大小）。一般应用骨折风险评价工具评价骨折风险。最新版的WHO骨折风险评价工具（FRAX）是根据股骨颈BMD和骨折风险因子，通过大样本循证医学数据建立的骨折风险评价软件。该软件需要录入患者的性别、年龄、身高、体重和WHO提出的骨折风险因子（既往轻微外伤骨折史、父母髋部骨折史、吸烟、长期服用糖皮质激素类药物、风湿关节炎史、其他继发性骨质疏松症因素和饮酒)。无论是否有BMD结果,FRAX均可预测10年的骨折风险[19-24]。美国国立骨质疏松症基金会进行了一项成本-疗效分析,内容包括了费用和髋骨、脊椎、前臂、肩部、肋骨、骨盆和下肢骨折效应,证实10年髋骨骨折风险≥3%时,对患者进行干预治疗是合理的。而英国国家骨质疏松症指南组根据不同年龄设定了干预治疗阈值。这两个机构同时推荐存在既往脆性骨折史的患者均需采用药物治疗。股骨颈BMD在低骨量范围的大部分男性需进行治疗,然而这些男性是否能通过治疗减少骨折尚缺乏依据。

【治疗和预防】

加强营养,增加蛋白质摄入量,恢复正常体重[25-27]。宜多晒太阳,多从事户外活动,并养成每日坚持1~2小时体力锻炼的良好习惯,防止摔倒。在基础治疗和一般治疗的基础上可给予必要的药物治疗。继发性者要强调原发症的治疗,同时针对需要给予抗骨质疏松药物治疗。治疗药物见表6-2-5-7,抗骨质疏松药物对雄激素剥夺治疗者的疗效观察见表6-2-5-8。

表 6-2-5-7 男性骨质疏松症的治疗药物

药物	增加BMD(脊椎/髋部)	降低脊椎骨折	降低髋部骨折	降低非脊椎骨折
阿仑膦酸盐(alendronate)	A	A	B	-
利塞膦酸盐(risedronate)	C	-	-	-
帕米膦酸钠(pamidronate)	C	C	-	-
伊班膦酸盐(ibandronate)	C	-	-	-
氯膦酸盐(clodronate)	A	A	-	-
特立帕肽(teriparatide)	A	A	-	-
钙剂与维生素D	A(老年)	-	-	-
降钙素(calcitonin)	A	-	-	-
锶盐(strontium)	C	-	-	-
雄激素(androgen)	B	-	-	-

注:B表示非随机对照研究(RCT)的良好涉及研究;C表示专家意见或报道。-表示无作用

表 6-2-5-8 抗骨质疏松药物对雄激素剥夺治疗者的疗效观察

研究者	药物	研究设计	样本数	时间(周)	BMD增值(%)
Smith等	帕米膦酸	RCT	47	48	2.0~3.8
Greenspan等	阿仑膦酸	RCT	112	12	-
Ryan等	唑来膦酸	RCT	120	12	3.6~6.7
Smith等	唑来膦酸	RCT	106	12	3.3~7.8
Michaelson等	唑来膦酸	RCT	40	12	2.1~7.1
Ryan等	唑来膦酸	RCT	42	12	4.2~7.1

(一)恢复肌力和BMD 老年人要加强肌力锻炼,提高耐力和机体抵抗力,降低血压和胰岛素抵抗,消除腹部脂肪和肥胖,减少摔倒和骨折风险。进食富含钙、低盐和适量蛋白质的均衡膳食,同时注意适当户外活动,避免嗜烟、酗酒和慎用影响骨代谢的药物。必要时采取防止跌倒的各种措施。每日钙摄入推荐量800mg元素钙量可减缓骨的丢失,改善骨矿化。维生素D有利于钙在胃肠道的吸收,推荐剂量为400~600U/d,老年人因缺乏日照以及摄入和吸收障碍常有维生素D缺乏,推荐剂量为600~800U/d(15~20μg/d)[28]。

(二)药物治疗 有关男性骨质疏松症的药物治疗研究见表6-2-5-9,总的研究结果表明,各种治疗药物均可改善骨质疏松症状,提高骨密度,降低骨折风险。

表 6-2-5-9 男性骨质疏松症的药物治疗

各类药物的研究者	病例数	追踪时间	试验类型	BMD增加	终点指标	生化标志物
二膦酸盐						
Orwoll	241	2年	双盲	+	椎体骨折	未观察
Ringe	316	1年	开放随机	+	椎体骨折	未观察
Ringe	90	2年	比较研究	+	未观察	未观察
Boonen	284	2年	双盲	+	椎体骨折	+
Orwoll	132	1年	安慰剂随机对照	+	未观察	+
Lyles	2127	1.9年	双盲	+	椎体骨折	未观察
Adachi	2127	3年	双盲	未观察	生活质量	未观察
Sambrook	265	1年	双盲	+	未观察	未观察
Genant	89	1年	安慰剂对照	+	未观察	未观察
促骨形成药物						
Orwoll	437	11个月	随机	+	未观察	未观察
Kaufman	325	42个月	安慰剂对照	+	椎体骨折	未观察
Leder	17	42个月	前瞻性	+	未观察	+
Finkelstein	42	30个月	随机对照	+	未观察	+

续表

各类药物的研究者	病例数	追踪时间	试验类型	BMD 增加	终点指标	生化标志物
睾酮制剂						
Finkelstein	21	31 个月	前瞻性	+	未观察	未观察
Katznelson	36	18 个月	对照	+	未观察	+
Amory	70	36 个月	随机	+	未观察	未观察
Benito	10	24 个月	前瞻性	+	未观察	未观察
单抗						
Smith	1468	36 个月	双盲	+	未观察	未观察
Smith	1468	36 个月	双盲	未观察	未观察	+
托瑞米芬(toremifene)						
Smith	847	2 年	安慰剂对照	未观察	椎体骨折	未观察

二膦酸盐是治疗男性骨质疏松症的首选药物[29],与对照组相比,使用唑来膦酸 4mg 者的骨骼相关事件的累计发病率下降 35.3%。由于唑来膦酸对溶骨性和成骨性病变都有作用,而且其使用方便,不良反应少,还可用于骨肿瘤性骨病变的治疗。

1. 二膦酸盐　目前美国 FDA 已经批准阿仑膦酸钠、利赛膦酸钠和唑来膦酸用于 MOP 的治疗。此外,FDA 还批准特立帕肽治疗高危骨折风险患者。男性患者的 3 种膦酸盐使用方法与女性相似,伴有认知功能障碍、活动受限和消化系统疾病者可能特别适合于静脉使用唑来膦酸[30,31]。

2. 睾酮和/或脱氢表雄酮　男性存在明显的性腺功能减退症时,应补充雄激素,维持性腺功能,降低心血管疾病风险[32],但用睾酮和/或脱氢表雄酮(DHEA)维持老年男性骨量、肌肉量和提高生活质量是目前争议的热点。最近,Nair 进行了 1 项为期 2 年的随机对照双盲研究,共纳入 87 例硫酸 DHEA 和游离睾酮降低的患者。通过 2 年治疗,睾酮轻度升高,接受经皮吸收睾酮者的非脂肪体质轻度增加,所有治疗组的股骨颈 BMD 增加(2%),而脊椎、髋部总体、桡骨 BMD、非脂肪体质、肌肉强度、胰岛素敏感性、生活质量和前列腺特异抗原无变化。肌注睾酮可明显增加骨量、肌肉强度和非脂肪体质。睾酮用于老年男性的疗效尚不肯定,建议进行临床研究以明确睾酮与临床疗效的关系。

3. 抗 RANKL 单克隆抗体　抗 RANKL 单克隆抗体狄诺塞麦可完全拮抗 RANKL,且与 TRAIL 或其他 TNF 配体无交叉反应,具有良好的抗骨丢失作用,可用于绝经后骨质疏松症、前列腺癌雄激素剥夺治疗后骨丢失、女性芳香化酶抑制剂引起的骨丢失、前列腺癌或乳腺癌骨转移等的治疗[33-35]。FDA 正在讨论狄诺塞麦用于男性骨质疏松症的治疗,狄诺塞麦为高亲和力的 RANKL 单克隆抗体,Smith 等的多中心双盲研究发现,接受前列腺癌去势治疗的患者给予每 6 个月 60mg 的狄诺塞麦皮下注射或安慰剂对照(每组 734 例)。24 个月后,狄诺塞麦组的腰椎 BMD 增加 5.6%,而安慰剂组降低 1.0%,同时狄诺塞麦组的髋部总体、股骨颈和桡骨远端 BMD 也显著增加。在 36 个月时,狄诺塞麦组的新发脊椎骨折降低 62%。但是,狄诺塞麦可增加严重感染的风险,值得特别注意。狄诺塞麦 60mg 皮下注射,每 6 个月 1 次,增加 BMD 的效果优于阿仑膦酸钠。

4. 锶盐和 PTH　可促进维生素 D 的合成和骨矿化,刺激骨形成。一般可口服雷奈酸锶 2g/d[36]。注意防治超敏反应。PTH 间歇性小剂量应用可促进骨形成,增加骨量。PTH 具有促进骨合成作用,能提供 BMD,减低骨折发生率,常用的制剂为 PTH_{1-34}(特立帕肽,teriparatide)。

5. 降钙素　据报道,每天应用 90U 降钙素,治疗 2 年有一定疗效,但需同时补充钙剂和维生素 D。Stepan 等报道,降钙素可使性腺功能减退的男性患者骨转换率下降、生长指标改善,口服的鲑鱼降钙素制剂可能具有更多优点[37-39]。

6. 其他药物　选择性雄激素受体调节剂(selective androgen receptor modulator,SARM)无致前列腺增生和前列腺癌的不良反应,可能会成为男性骨质疏松症的重要治疗药物。SARM 可分为类固醇类和非类固醇类两类(表 6-2-5-10 和表 6-2-5-11)。虽然临床前的动物实验数据支持该类药物对骨骼和肌肉有益,并且对前列腺无不良反应,但目前没有该类药物对骨骼和非骨骼效应和安全性资料。SERM 通过雌激素与骨代谢关系的讨论可以假设,男性采用低剂量 SERM 是合理有效的治疗手段。虽然雷洛昔芬尚未批准用于男性,但前期的研究证实,接受性腺抑制治疗的前列腺癌患者应用雷洛昔芬可降低骨转换,增加骨密度。采用去势治疗的前列腺癌患者(1389 例)使用托瑞米芬(toremifene)可显著降低椎骨骨折率[40]。因此,前列腺癌患者使用 SERM 治疗骨丢失的疗效确切,而且男性使用 SERM 预防骨丢失的理念也得以证实,但是否可用于无性腺功能减退的老年男性尚待进一步研究[41,42]。

表 6-2-5-10　类固醇类 SARM 结构-生物活性关系

化合物	英文化学名	结构-活性关系
19-去甲睾酮	19-nortestosterone	除去 19-甲基/增加合成代谢活性
多数类固醇类雄激素	17α-methyl testosterone	17α-烷基替代降低全身反应
7α-甲基-19-去甲睾酮	7α-alkyl19-nortestosterone	7α-烷基替代增加合成代谢活性
庚酸睾酮、环戊烷丙酸睾酮	testosterone enanthate	酯化 17β 羟基/增加疏水性/延长作用时间

表 6-2-5-11　非类固醇类 SARM

化学类型	举例
烷化丙酰胺类似物	ostarine/andarine
双环妥因类似物	BMS564929
喹诺酮类	LGD2226/LGD2941
四氢喹诺列酮类	S-40503
苯咪唑类	苯咪唑衍生物
丁酰胺类	丁酰胺衍生物

此外,SARM还可用于需要增加合成代谢、降低分解代谢的其他临床情况的治疗,如虚弱、恶病质等。SARM对骨骼、肌肉组织有较强的促合成代谢效应,对前列腺无作用或仅有微弱作用,故可用于老年男性肌肉萎缩、慢性消耗性疾病、虚弱、肿瘤性恶病质及骨质疏松症等的治疗[20]。SARM为雄激素受体(AR)的配体,对AR有选择性激动作用[21]。早年的研究主要集中在改变睾酮的分子结构,因而第一代的SARM均为类固醇类物质;近代的SARM由环状喹诺酮(cyclic quinolinones)衍化而来,具有一定的组织选择性和较强的促进骨骼肌合成作用芳香化丙酰胺类(aryl propionamides)的结构与比卡鲁胺(bicalutamide)和羟基氟他胺(hydroxyflutamide)相似,能激活AR-依赖性转录活性,在此基础上,开发了许多非甾体类。根据分子结构,SARM可分为类固醇类和非类固醇类两种,类固醇SARM均为睾酮分子的衍生物(图6-2-5-5)。

化学类型	结构	举例
芳香丙酰胺类	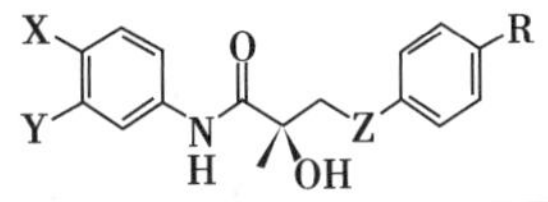	Ostarine andarine
双环妥因类	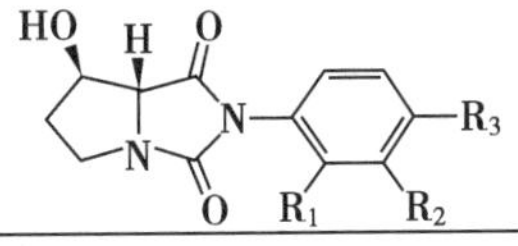	BMS564929
喹诺酮类	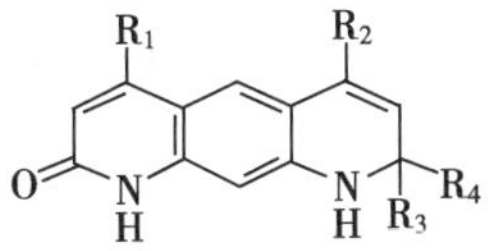	LGD2226 LGD2941
四氢喹啉类	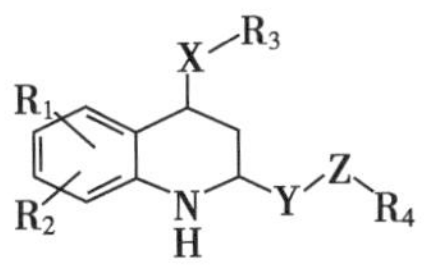	S-40503
苯并咪唑类	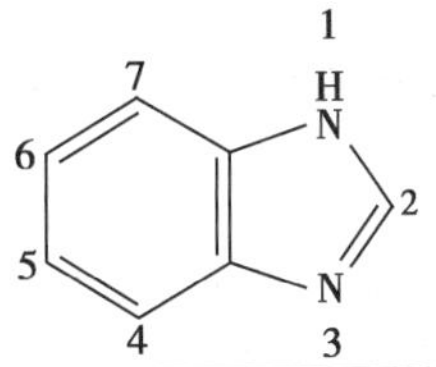	Benzimadazole衍生物
丁酰胺类	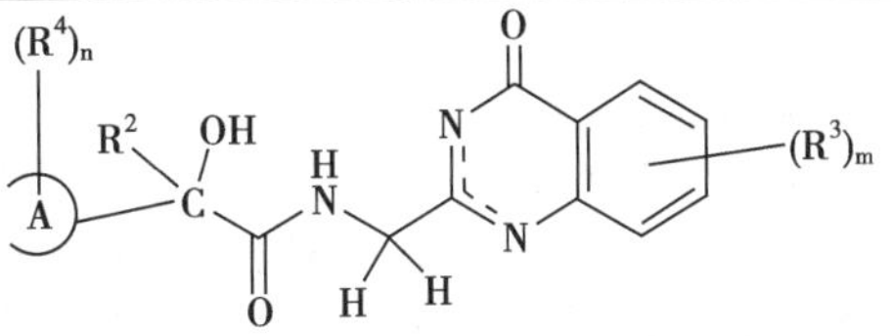	丁酰胺类SARM

图6-2-5-5 类固醇SARM的结构与活性

去除睾酮分子的19位甲基,其促合成代谢活性提高,因此19-去甲睾酮(19-nortestosterone)成为苯丙酸诺龙(nandrolone)的基本结构,19-去甲睾酮类化合物在组织中被5α-还原酶转换为二氢苯丙酸诺龙(dihydronandrolone),虽然其雄激素活性较弱,但不易被芳香化为雌激素。7α-烷基睾酮类似物对5α-还原酶不敏感,从而增加了组织选择性。7α-甲基-19-去甲睾酮和氧雄龙(oxandrolone)的促合成作用较强,而对前列腺的作用极弱。

非类固醇类SARM(图6-2-5-6)有很多,主要包括芳香基丙酰胺(aryl-propionamide)、二环妥因(bicyclic hydantoin)、喹诺酮(uinolinones)、四氢喹啉类似物(tetrahydroquinoline analogs)、benizimidazole、imidazolopyrazole、吲哚(indole)和吡唑啉衍生物(pyrazoline derivaties)、乙酰载体衍生物(azasteroidal derivatives)、丙胺(aniline)、二芳基丙胺(diaryl aniline)、bezoxazepinones等;非类固醇类SARMs作用机制基本相同,但疗效和不良反应的差别较大。

GH可促进老年人的骨代谢;IGF-1对特发性男性骨质疏松症有效,除可提高BMD外,还可增加骨骼肌容量,提高肌力。噻嗪类利尿药对男女两性的骨量均有保护作用,可降低骨丢失率和骨折发生率,升高BMD。其他利尿剂无此作用,所以需长期应用利尿药者(如高血压)可首选噻嗪类利尿药。RANKL调节剂正在开发与研究中。

继发性男性骨质疏松症的治疗尚无统一意见。长期应用糖皮质激素者宜用二膦酸盐和降钙素治疗。伴性腺

结构-活性关系	化合物	化学结构
去除19-甲基后增加合成代谢活性	19-去甲睾酮(苯丙酸诺龙)类似物	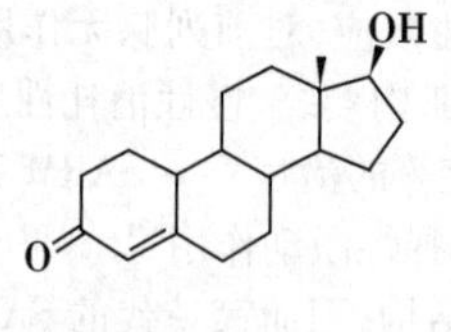 19-去甲睾酮
17-α烷基替代后代谢前首过	口服17-α甲基睾酮制剂	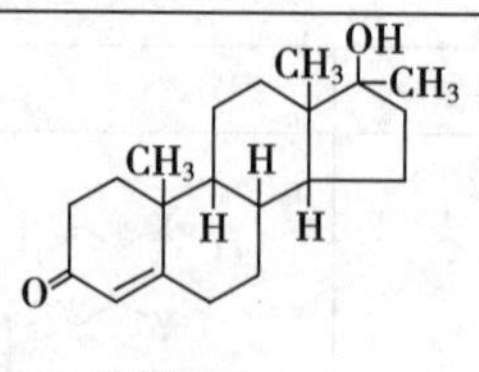 17-α甲基睾酮
7-α烷基替代增加合成代谢活性	7-α甲基-19-诺龙	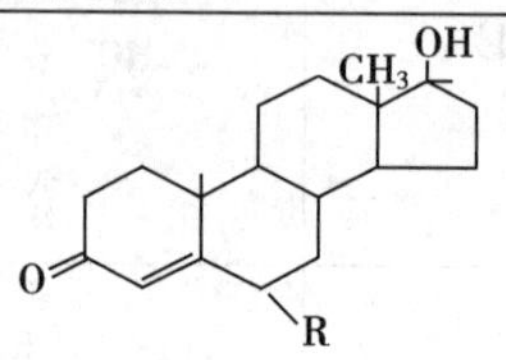 7-α烷基-19-诺龙
酯化17-β羟基雌化增加疏水性和作用时间	庚酸睾酮 环戊烷丙睾酮 十一酸酯睾酮	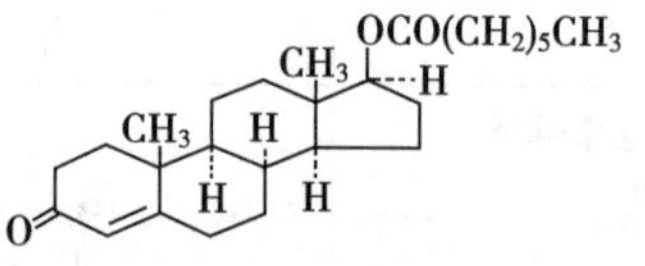 庚酸睾酮

图 6-2-5-6 非类固醇 SARM 的结构与活性

功能减退应加用雄激素，如疗效不佳或出现明显的不良反应，可改用 SARM，但目前仍缺乏足够的临床依据。抗雄激素药物引起的男性骨质疏松症宜用二膦酸盐治疗，但要避免滥用。

（三）骨质疏松性骨折的治疗 与绝经后骨质疏松症并发骨折患者的治疗相同，但需要注重消除或降低引起再次骨折的风险因素[43]。

（袁凌青 盛志峰）

第6节 糖皮质激素相关性骨质疏松症

生理情况下，由肾上腺皮质分泌的皮质醇（cortisol）是成骨性谱系细胞和破骨性谱系细胞分化和功能调节的必需激素。但是，超生理量的皮质醇及其类似物则对骨组织的发育、生长与代谢有明显不利影响。1932 年，Cushing 等在报道 Cushing 综合征时就对糖皮质激素（glucocorticoids，GC）所致的骨质疏松症（glucocorticoid-induced osteoporosis，GIOP）有了详细描述。GIOP 是临床上常见的继发性骨质疏松症，随着糖皮质激素应用的日益广泛，GIOP 越来越常见。近年来，人们在努力开发新的糖皮质激素类药物，其目的是进一步减少蛋白分解和骨质疏松症的不良反应。泼尼松、泼尼松龙、甲泼尼龙和地塞米松仍是广泛应用的主要口服糖皮质激素制剂，必须加强这些药物所致 GIOP 的防治。GIOP 在药物导致的骨质疏松症中最为常见。糖皮质激素被广泛用于慢性非感染性炎性疾病（包括结缔组织病）、过敏性疾病及器官移植，骨质疏松症为其最严重的不良反应之一，即使是生理剂量的糖皮质激素也可引起骨丢失，绝经后妇女及 50 岁以上男性为高危人群。其中以关节疾病的患者接受长期、持续糖皮质激素治疗的可能性最高。多项纵向研究显示，糖皮质激素在治疗数周后，其骨量开始流失，最初数月内的骨量丢失迅速，每年可达 5%～15%，而长期接受糖皮质激素治疗（1 年以上）的患者骨质疏松症发生率高达 30%～50%[1]。本节主要介绍 GIOP 和 Cushing 综合征伴有的骨病。

【发病机制与病理特征】

糖皮质激素通过多个途径引起骨丢失（表 6-2-6-1）：①对抗 Wnt/β-catenin 信号，激活糖原合酶激酶 β3（GSK-β3），抑制成骨细胞的增殖、分化，同时促进成骨细胞凋亡；②活化 CCAAT 扩增结合蛋白家族核因子，激活过氧化物酶体活性增殖 γ2（PPARγ2），减少骨髓间质细胞向成骨细胞转化，诱导骨髓间质细胞向脂肪细胞转化；③促进破骨细胞的聚集和分化，减少破骨细胞凋亡，并增强其骨吸收活性；④降低肠钙吸收，增加尿钙排泄，血清甲状旁腺激素升高，导致骨量丢失；⑤骨保护素（OPG）下降，RANKL 活性增加；⑥抑制胰岛素样生长因子生成和成熟成骨细胞功能；⑦降低垂体促性腺激素水平，抑制肾上腺雄激素的合成。

表 6-2-6-1 糖皮质激素所致骨质疏松的发病机制

对骨组织的直接作用
降低成骨细胞的增殖与活性
增加成骨细胞和骨细胞的凋亡
提高破骨细胞的寿命与活性
对钙代谢的作用
减少肠钙吸收
增加尿钙排泄
对垂体-性腺和垂体-肾上腺轴的作用
降低垂体促性腺激素水平
抑制雌二醇和睾酮的合成与分泌
抑制雄烯二酮的合成与分泌
对钙磷代谢调节激素的作用
增加 PTH 的合成与分泌
增加 PTH 和维生素 D 的敏感性

GIOP 是最常见的继发性骨质疏松症,病因主要与成骨细胞凋亡增加和破骨细胞活性增强有关,其原因在于 RANKL/OPG 信号和 Wnt 途径激活以及 IGF-1 合成被抑制(图 6-2-6-1),因而,GIOP 的本质是一种以骨形成能力降低为主要特征的继发性骨质疏松症[2]。

(一) 低骨量/骨质疏松症 糖皮质激素引起的骨质疏松症病程进展的大致过程见图 6-2-6-2,大致分为以下几步:①血管生成因子合成减少;②骨陷窝-骨小管和血流量减少;③早期骨折风险增加;④骨形成降低伴破骨细胞增多;⑤小梁骨微结构破坏伴骨丢失;⑥后期骨折和骨坏死。

高皮质醇血症的病因有下列几种可能:①Cushing 综合征,如垂体 ACTH 瘤、垂体 ACTH 细胞癌、垂体 ACTH 细胞增生或肾上腺皮质肿瘤(分泌皮质醇的腺瘤或腺癌)增生及原发性色素性结节性肾上腺结节等;②异源性 CRH/ACTH 分泌综合征;③糖皮质激素过敏感综合征,主要见于获得性免疫缺陷综合征(AIDS)患者。糖皮质激素引起的 BMD 降低和骨质量下降呈糖皮质激素日剂量依赖性和总剂量依赖性。

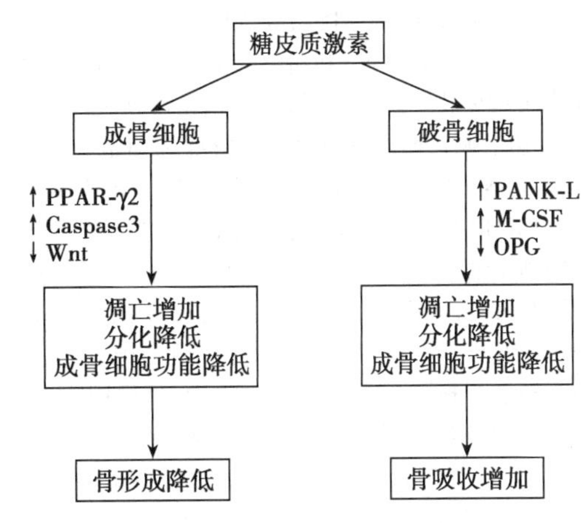

图 6-2-6-1 糖皮质激素对骨代谢的作用

糖皮质激素的用量在相当于泼尼松 2.5~5.0mg/d 即能增加骨折风险,而骨质量下降是骨折风险增加的更重要原因[3]。

(二) 骨吸收增强伴骨形成下降 尽管糖皮质激素可通过多个途径引起骨丢失,GIOP 的具体发病机制仍未阐明。临床上常用的糖皮质激素类药物主要是泼尼松(强的松)、泼尼松龙(强的松龙)、甲泼尼龙和地塞米松。糖皮质激素通过其受体(GR,核受体和膜受体)而发挥作用。在体外实验中,糖皮质激素也可与盐皮质激素受体结合。成骨细胞可同时表达盐皮质激素受体(MR)、糖皮质激素受体 GRα 和 GRαβ;破骨细胞可同时表达 MR、GRβ 和 GRαβ;骨细胞可同时表达 MR、GRα 和 GRαβ,但表达的量明显低于成骨细胞;肥厚性软骨细胞、增殖型软骨细胞和成熟软骨细胞也表达 GRα、GRαβ 和 MR。这说明,骨组织细胞的功能均受糖皮质激素和盐皮质激素的双重影响[4]。在糖皮质激素的作用下,骨重建每经历一次循环后,骨小梁的形成都被抑制而使骨小梁逐步变薄。过量的糖皮质激素抑制成骨细胞和破骨细胞蛋白、RNA 和 DNA 合成。骨组织的分解代谢增强而合成代谢下降,导致骨量丢失和骨质疏松症。骨组织 c-fos 基因的启动子中含

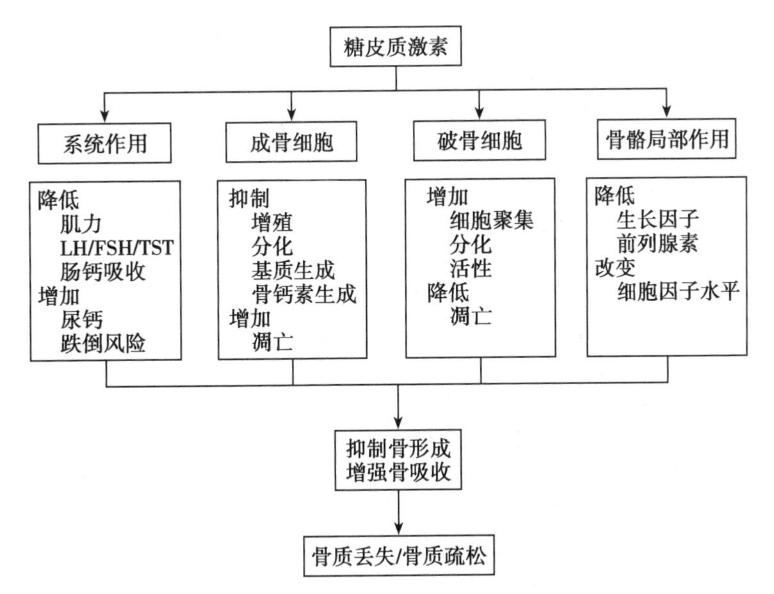

图 6-2-6-2 糖皮质激素引起的骨质疏松发病机制

TST:睾酮;LH:黄体生成素;FSH:卵泡刺激素

有糖皮质激素反应元件(GRE),糖皮质激素诱导成骨细胞 c-fos、c-myc、骨涎蛋白(BSP)和骨连蛋白(osteonectin)基因表达。Id 为细胞分化的抑制因子,地塞米松可使 MC3T3-E1 细胞的 Id 表达上调。糖皮质激素亦使成纤维细胞和成骨细胞Ⅰ型胶原 α 链、骨钙素、纤连蛋白、胶原酶、IGF-1、IGFBP-3、IGFBP-4、IGFBP-5 和整合素 β_1、α_2 与 α_4 表达下调,其最终后果是抑制成骨细胞的活性,促进破骨细胞生成和功能,故 GIOP 是一种以细胞因子表达紊乱为特征的代谢性骨病。

糖皮质激素通过促进破骨细胞介导的骨吸收及抑制成骨细胞介导的骨形成而引起骨质疏松症,其作用机制包括:①影响钙稳态:糖皮质激素抑制小肠对钙、磷的吸收,增加尿钙排泄,引起继发性甲状旁腺功能亢进症,持续的甲状旁腺素(PTH)水平增高可促进骨吸收;②对性激素的作用:糖皮质激素可降低内源性垂体促性腺激素水平并抑制肾上腺雄激素合成,LH 降低引起雌激素及睾酮合成减少;③抑制骨形成:长期应用糖皮质激素可抑制成骨细胞增殖,基质胶原和非胶原蛋白质的合成减少;④其他作用:糖皮质激素引起的肌病及肌力下降也可导致骨丢失。此外,患者本身的炎性疾病及合并用药(如环孢素)可导致骨质疏松症。

1. 骨形成和成骨细胞分化　在体内,糖皮质激素抑制骨形成;但在体外,糖皮质激素具有促进骨形成和成骨细胞分化作用,糖皮质激素可促进成骨细胞分化和矿化结节形成,但必须同时存在维生素 C 和 β-甘油磷酸。低浓度糖皮质激素时促进矿化结节形成,但高浓度时无此作用。一般认为,生理浓度的糖皮质激素发挥的是一种允许作用(permissive role),它能促进骨生成,促进骨髓干细胞分化为成骨细胞,并且促进成骨细胞表型分子的表达,同时抑制单核细胞转化为破骨细胞。糖皮质激素亦促进骨髓基质细胞表达 ALP、骨钙素、Ⅰ型胶原、骨桥素和骨涎蛋白[5]。糖皮质激素对基质细胞上述作用的机制与 BMP 表达有关,BMP-2、BMP-4 和 BMP-6 和糖皮质激素有协同作用[6]。过量糖皮质激素通过抑制成骨细胞的作用而诱发骨质疏松症:①成骨细胞的生成减少,并通过 MKP-1 抑制成骨细胞增殖;②抑制成骨细胞前身细胞的分化和成熟成骨细胞功能,促进成骨细胞和骨细胞凋亡;③抑制Ⅰ型胶原合成;④血清骨钙素明显下降,昼夜节律性消失。

2. 骨吸收和破骨细胞功能　药理浓度的糖皮质激素促进破骨细胞生成和 RANKL 表达,抑制 OPG 表达,RANKL/OPG 比值升高,血清 OPG 明显降低,故破骨细胞的骨吸收功能增强。糖皮质激素抑制成骨细胞 IGF-1 表达。应用糖皮质激素后,由于骨吸收增加,迅速出现骨量丢失(骨量丢失的急性相),在松质骨中的破骨细胞数目增多,寿命延长[7]。但在体外实验中,地塞米松使破骨细胞前身细胞增殖和分化受抑,故在一般情况下,GIOP 的破骨细胞活性不高。

3. 糖皮质激素代谢　糖皮质激素受体数目与细胞中的 11β-羟类固醇脱氢酶(11β-HSD2)表达水平直接相关。因此,11β-HSD1 和 11β-HSD2 调节了成骨细胞对糖皮质激素的敏感性。而 GH、IGF-1、TNF-α 等可抑制 11β-HSD1 活性,增强了骨组织对糖皮质激素的敏感性[8]。靶细胞的糖皮质激素由两种酶催化其代谢。在 11β-HSD2 的催化下,糖皮质激素转化为无生物活性的糖皮质激素代谢产物(单向催化);1 型 11β-HSD(11β-HSD1)为一种双向催化酶,可使地塞米松与 11-脱氢地塞米松之间的反应双向进行,而两种形式的地塞米松均有生物活性。11β-HSD1 具有氧化还原酶特点,因此在一定条件下,使无活性的糖皮质激素重新获得生物活性。11β-HSD2 主要在肾脏和胎盘中表达,使盐皮质激素受体不被糖皮质激素激活。在组织中,皮质醇/皮质素通过上述两种 11β-HSD 的催化作用,进行着循环性的双向反应。由于 GH 和 IGF-1 对 11β-HSD1 表达有抑制作用,当 GH 和/或 IGF-1 缺乏(如 GIOP)时,肾、肝、脂肪细胞及骨骼中的内源性皮质醇生成增多[9]。

4. 维生素 D 代谢　糖皮质激素引起维生素 D 缺乏,长期使用糖皮质激素后,24-羟化酶表达上调,同时 1α-羟化酶表达下调,血 1,25-$(OH)_2D$ 减低,这可能是患者肠钙吸收减低,尿钙排出增加的重要原因。

5. 骨坏死　糖皮质激素引起的骨坏死表现为无血管性骨坏死或无菌性骨坏死,为长期应用糖皮质激素或多次使用特大剂量的糖皮质激素的重要并发症之一,占全部骨坏死病例的 16%~34%;股骨头、肱骨头和肱骨远端为好发部位,但也可见于四肢的其他长骨。骨坏死发生率和严重程度与糖皮质激素的疗效和剂量有关,但短期应用或关节内应用也可发生。骨坏死的发生机制未明,有如下几种可能:①糖皮质激素使骨骺变性,骨疲劳损伤致骨小梁微破裂(microcracks);②缺血性坏死可能与脂肪栓栓塞血管有关;③骨内脂肪堆积,骨内压升高(Cushing 综合征的表现之一),血管床损伤,血流减少;④股骨颈的成骨细胞和骨细胞凋亡增加。在动物实验中,GIOP 家兔模型的骨小梁骨损害严重,在激光显微镜下可见新生的编织骨吸附四环素荧光。新生的编织骨深入骨小梁内部。关节骨膜下的骨小梁基质明显受损(与成骨细胞和骨细胞凋亡有关),护骨素/破骨细胞形成抑制因子(OPG/OCIF)的表达明显降低[10]。骨细胞凋亡的调节是力学负荷时的抑制适应性反应(表 6-2-6-2),骨细胞活性与机械应变呈 U 形曲线关系,骨骼减负荷时,骨细胞凋亡和骨丢失增加,而给予机械负荷可刺激骨形成。

表 6-2-6-2　骨细胞凋亡的调节

影响因素	刺激作用	抑制作用
生理情况		
流体剪切力		+
疲劳损伤	+	
高骨转换引起的生长	+	
病理情况		
性腺类固醇激素缺乏	+	
老年	+	
糖皮质激素过多	+	
解除负荷	+	
生物效应器		
性腺类固醇激素		+
整合素-细胞外基质相互作用		+
细胞外基质重建/生长因子		+
MAPK 与 Wnt 信号		+
PTH		+
OPG		+

（三）激素分泌与内分泌功能障碍 GIOP 的病因与发病机制可总结为如下六点：①直接损害成骨细胞、骨细胞和破骨细胞功能，骨形成减少，骨吸收增多；但与一般骨质疏松症不同的是 GIOP 以骨形成缺陷为主；②骨重建功能减退，骨微损伤后修复能力下降，骨脆性增加，易发生骨折和骨坏死；③PTH 分泌过多，引起继发性甲旁亢；④糖皮质激素直接或通过间接途径（如非昼夜节律性作用）拮抗性腺功能，抑制性腺激素、GH 和 IGF-1 的骨形成作用；⑤糖皮质激素引起肌肉萎缩和肌无力，骨骼的应力负荷降低；⑥肠吸收和肾小管重吸收钙减少，负钙平衡促进继发性甲旁亢的进一步发展。

1. GH 泼尼松可抑制垂体 GH 分泌。用生物分析测定 IGF-1 的活性发现，IGF-1 的促细胞生长发育作用下降，可能是因为长期应用糖皮质激素后，血清中出现了 IGF-1 的抑制物[11]，这些抑制物很可能就是 IGFBP（如 IGFBP-1）。

2. LH/FSH 在糖皮质激素的作用下，垂体分泌的 LH 和 FSH 减少，分泌反应迟钝。GnRH 细胞的糖皮质激素受体与地塞米松结合，抑制其合成和分泌。此外，糖皮质激素对卵巢、睾丸和肾上腺的性腺类固醇激素合成也有抑制作用，因此长期应用糖皮质激素者（女性）的血清雌二醇、雌酮、DHEA、雄烯二酮和孕酮均下降（男性患者则有 DHEA 和睾酮下降），腰椎 BMD 与血清雌二醇呈正相关，同时肾上腺皮质的雄激素合成被抑制，血清 DHEAS 和雄烯二酮明显下降。

3. PTH 和维生素 D 长期应用糖皮质激素治疗的患者胃肠钙的吸收障碍，出现高钙血症和高尿钙症，血钙、尿钙与血 1,25-(OH)2D 呈正相关[12]；肾小管磷重吸收率下降，负钙平衡及继发性甲旁亢。糖皮质激素直接抑制 Na^+ 依赖性磷的重吸收。在糖皮质激素的作用下，成骨细胞对 PTH 的敏感性增高[13]。

4. 生长板软骨细胞凋亡 糖皮质激素（尤其是地塞米松）可诱导生长板软骨细胞凋亡，可能是糖皮质激素引起生长障碍的重要原因[14]。

5. 其他因素 糖皮质激素除增加尿钙排出，抑制肠钙吸收外，增加蛋白质分解，严重时引起肌肉消耗和糖皮质激素所致的肌病（glucocorticoid-induced myopathy），这些因素均可引起骨盐丢失和骨质疏松症。

（四）病理特征 从病理上看，GIOP 的起始变化是血管生成因子合成不足，引起骨陷窝-骨小管和血流量减少及骨形成降低，继而破骨细胞增多，活性增强，小梁骨微结构被破坏，骨丢失加速（表 6-2-6-3）。长期使用糖皮质激素后，松质骨出现过多脂肪细胞，而成骨细胞和骨细胞数目明显减少，骨小梁溶解、变细、断裂，皮质骨孔腔增多扩大，而骨形成与骨矿化延迟。

【临床表现与诊断】

GIOP 的临床特征包括：①不同的糖皮质激素制剂的作用有一定差别；②接受治疗人群的敏感性有明显差别；③性别和年龄有明显差别；④使用途径和方法有一定差别；⑤剂量和疗程与骨丢失程度相关；⑥大剂量应用容易合并骨坏死。但是，从临床防治的角度看，做到以下几点可显著降低 GIOP 风险：①尽量避免滥用糖皮质激素；②必须使用时选择最佳剂量、用法和疗程；③尽可能采用局部制剂；④隔日疗法保存下丘脑-垂体-肾上腺轴反馈功能；⑤病情控制即停用或使用最低有效剂量；⑥定期测量 BMD，计划使用糖皮质激素时即采取措施预防；⑦具有循证依据的二膦酸盐为首选药物，普通维生素 D 有效，而活性维生素 D 对 GIOP 的治疗作用更强。

表 6-2-6-3 GIOP 的基本病理特征

松质骨	骨重建周期中的反转期延长
骨面积减少和骨小梁宽度下降	骨形成率降低
骨小梁壁厚度降低	骨骼的血液和间质液供应减少
类骨质减少	皮质骨
成骨细胞数目减少	皮质骨多孔性增加
成骨细胞和骨细胞凋亡增加	骨细胞凋亡增加
破骨细胞数目正常或轻度增加	骨形成率下降

GIOP 与一般骨质疏松症的临床表现相同。在组织学上，可见成骨细胞凋亡和成骨细胞功能抑制，但骨重建单位数目增多，骨吸收陷窝增加，骨形成不足，骨小梁厚度下降、穿孔或消失。与一般骨质疏松症比较，GIOP 有三点是特殊的：①糖皮质激素作用于骨组织的特点是开始出现明显 RANKL 激活，骨吸收增强，但该时期并不发生相应的骨形成增加；②经过一段时间（大约数周）的适应后，骨形成仍维持在较低水平，而骨吸收降低；③应用糖皮质激素后骨折风险迅速增高而且呈剂量依赖性[15]。和其他类型的骨质疏松症一样，患者表现为骨量减少、BMD 降低。临床上常有腰背疼痛，严重者伴骨骼畸形和骨折（详见病例报告）。GIOP 的一般特点是：①早期以轴心骨（脊椎、髂骨和胸骨）的骨密度降低最明显；②常伴有骨坏死和肾结石；③脊椎压缩性骨折、肋骨骨折和较特异的退行性骨折多见。

（一）骨质疏松风险因素 目前认为，对骨健康来说，外源性糖皮质激素没有安全剂量，即使长期使用生理性糖皮质激素替代治疗的患者也可能发生骨丢失，因为即使生理剂量的糖皮质激素也不能完全模拟生理性皮质醇分泌，往往同时存在糖皮质激素过量（上午）和缺乏（下午）现象。有人认为每天口服相当于泼尼松 6mg 的剂量即可导致骨质疏松，但是仅部分患者（40%~50%）的骨丢失明显，其个体差异十分明显，可能与个体的组织 2 型羟类固醇脱氢酶活性有关。GIOP 的风险因素与一般骨质疏松症不同，具有以下显著特点：①老年人；②使用时间长于 3 个月；③骨质疏松症家族史；④低钙饮食和维生素 D 缺乏。

1. GIOP 与人种/性别/体重的关系 不论何人，在应用大剂量糖皮质激素（泼尼松用量 10mg/d 以上）都会发生骨量丢失。

2. GIOP 与糖皮质激素种类的关系 不论天然糖皮质激素还是人工合成的糖皮质激素均可引起 GIOP。

3. GIOP 与性别和年龄的关系 由于绝经后妇女已存在多个固有的风险因素，所以这些人在应用大剂量糖皮质激素后发生 GIOP 的风险明显高于一般人群。另一高风险因素是年龄，一些资料显示，糖皮质激素的致骨质疏松症作用依赖于成骨细胞 11β-HSD1 的自分泌调节能力。11β-HSD1 表达增加，促进糖皮质激素合成，而 11β-HSD1 的表达量与年龄有关，老年人 11β-HSD1 表达增多，活性增强，糖皮质激素的作用及生物可用性加强，易于发生 GIOP。

4. GIOP与糖皮质激素剂量/疗程的关系 缺乏Cushing综合征典型表现而BMD下降。GIOP是Cushing综合征或高皮质醇血症的最早期表现之一[16]，但多数症状隐匿，不少患者在进行BMD或X线片检查时才被发现。部分患者主诉腰背酸痛、乏力、肢体抽搐或活动困难，严重者可有骨骼疼痛，轻微损伤即可发生脊柱、肋骨、髋部、长骨或踝部骨折。骨丢失在糖皮质激素治疗6~12个月时最为明显，小梁骨受累较皮质骨更为显著。糖皮质激素对骨骼的作用呈剂量和时间依赖性，研究证实全身性应用相当于泼尼松7.5mg/d以上剂量的糖皮质激素2~3个月即可导致显著的骨丢失和骨折危险性增加，长期使用略高于2.5mg/d的泼尼松也与骨折危险性增高相关。在相同BMD的情况下，GIOP的骨折危险明显高于绝经后骨质疏松症。糖皮质激素引起的骨质疏松症的病程进展见图6-2-6-3。

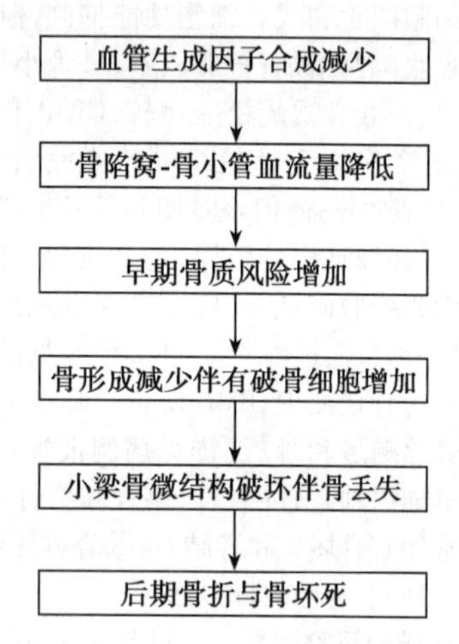

图6-2-6-3 糖皮质激素引起的骨质疏松的病程进展

5. GIOP与骨折阈值的关系 当T值低于-1.5时即可发生脊椎或髋部骨折，所以GIOP的骨折阈值显著低于其他原因所致的骨质疏松症。用糖皮质激素治疗者的骨折发生率比不用者高1.3~2.6倍，椎体骨折危险增加4倍，髋部和桡骨骨折增加2倍。脊椎骨折后患者很少出现疼痛或其他症状(无症状性脊椎骨折)。应用外源性糖皮质激素后1年的患者GIOP的发生率约0.6%~6.0%。一般脊椎椎体的皮质骨和松质骨对糖皮质激素更为敏感，所以脊椎的压缩性骨折常成为GIOP的首发表现。此外，股骨近端很脆弱，极易发生断裂，相对危险性为同龄对照组的2倍以上；如每日的泼尼松用量达到7.5mg，脊椎骨折的风险增加5倍以上。骨质疏松症及骨质疏松性骨折的严重程度与糖皮质激素的疗程相关，疗程越长，肌肉越消瘦者，骨质疏松症也越严重。

6. GIOP恢复 只要不合并其他致骨丢失原因，当患者停用糖皮质激素后，一般BMD不再继续下降，并在停药后数月至数年内恢复至基础水平。但是，如果病情严重，已经发生的骨骼畸形、骨坏死或骨折不能自行恢复，而手术治疗的效果往往比其他原因引起的骨质疏松症更差。

7. 糖皮质激素所致的其他不良反应 长期应用外源性糖皮质激素还可引起糖尿病、高血压、血脂谱异常、动脉粥样硬化、冠心病、代谢综合征、免疫功能抑制和感染，GIOP患者应同时检测相关病变。

(二)骨坏死 由于GIOP发病机制的特殊性，患者很容易发生骨坏死，主要见于长期应用糖皮质激素治疗者，但短期大剂量用药也可发生，总发生率占全部病例的9%~40%，见图6-2-6-4。骨组织学特点是骨细胞大量凋亡，骨细胞-骨陷窝-骨小管系统的功能分离和骨组织溶解消失[17]，而非一般的“骨骼坏死”。这种病理生理改变是不可逆性的，无法自行修复，但临床表现与骨质疏松症相似[18,19]。可有身高缩短，严重者发生脊柱后凸、驼背或胸廓畸形。骨组织形态计量分析发现，常见部位是颌骨和股骨颈。骨坏死的早期CT表现为坏死区内骨小梁结构紊乱，股骨头内的星芒状骨小梁结构消失，其中间有点片状密度增高影，周围的正常骨松质呈骨质疏松改变。CT发现骨质坏死区的关节面骨板壳下微骨折及关节面骨板壳的轻微塌陷均较平片早，其敏感性与特异性也较高[20]。

(三)GIOP病情判断 临床上为了控制主要疾病的需要或补充糖皮质激素缺乏(替代治疗或补充抑制治疗)，必

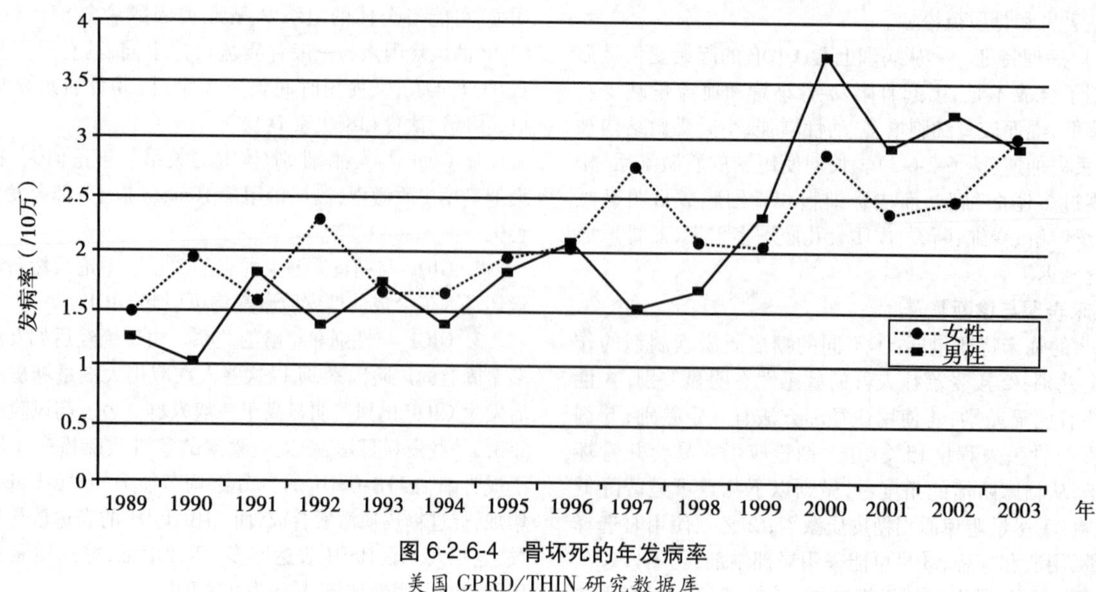

图6-2-6-4 骨坏死的年发病率

美国GPRD/THIN研究数据库

须长期使用糖皮质激素，这些患者发生GIOP是一种必然现象，但可通过最低有效剂量和最短治疗疗程来减轻骨丢失。临床观察的主要着力点在于将糖皮质激素的用量控制在较恰当的水平，达到既不出现用量不足又不引起过量的目的。需要注意的是，评估糖皮质激素用量注意依靠临床症状和体征（表6-2-6-4），而非实验室检查。BMD的测定方法和诊断标准见原发性骨质疏松症，长期应用糖皮质激素治疗的患者应每6~12个月监测BMD。X线平片对骨质疏松症早期诊断价值不大，但对于发现有无骨折、与骨肿瘤和关节病变鉴别有较大价值。脆性骨折是骨强度下降的最终后果，有过由糖皮质激素引起的脆性骨折即可诊断GIOP。

表6-2-6-4 糖皮质激素过敏或抵抗的临床表现

作用靶点	过量/过敏	缺乏/抵抗
中枢神经系统	失眠/焦虑/抑郁/认知缺陷	疲乏/嗜睡/全身不适/认知缺陷
肝脏	糖异生肥胖	低血糖症
脂肪	内脏脂肪堆积/代谢综合征	厌食/食欲缺乏/体重减轻
血管	高血压	低血压
骨骼	生长障碍/骨质疏松	BMD正常/低骨量
炎症/免疫	免疫抑制/容易感染/肿瘤风险	容易感染/自身免疫性疾病/过敏

1. 血和尿生化检查　可测定患者的血PTH、血钙、磷、ALP、骨钙素、1,25-$(OH)_2D$、25-(OH)D等；如患者的血PTH、ALP和1,25-$(OH)_2D$升高，尿钙磷排出量增多，往往提示存在继发性甲旁亢，ACTH和皮质醇测定主要用于Cushing综合征的鉴别。

2. BMD和骨超声检查　呈全身性BMD下降（包括脊椎、髋部、骨盆和桡骨远端等），最早的BMD下降一般发生在脊椎和股骨颈。由于GIOP伴有骨微结构的明显紊乱，骨脆性升高，因而也可用定量超声来协助GIOP的诊断，此法可为临床提供骨结构的信息，判断骨的脆性和生物力学性能。几乎所有接受糖皮质激素长期治疗的患者都有超声速度（speed of sound，SOS）和宽带超声消减（BUA）的降低[21]，但其敏感性和特异性还不足以代替DXA的BMD测量。

3. 骨折风险评价　一般可用国际骨质疏松症基金会（IOF）骨质疏松症风险一分钟测试、亚洲人骨质疏松症自测指数（OSTA）和骨折风险评估算法（FRAX），其中以FRAX更为常用。由于GIOP的特殊性，FRAX的意义似乎比BMD测定更重要。

4. 影像检查　长期应用糖皮质激素者可见普遍性骨质疏松症，但应重点检查脊椎（脊椎骨折最常见）。特异性的表现是椎体呈“毛玻璃”状，骨小梁稀小或消失，边缘不齐。此外，肋骨、骨盆也可发生程度不同的骨质疏松症。影像检查的另一重要目的是寻找骨坏死灶，典型的骨坏死区为骨质缺损（空心征），如诊断不能肯定，可用MRI进一步明确。在MRI图上，T1和T2均为弱信号，但如有血管再生则可出现强信号。

5. 肌力测定　肌萎缩十分常见，尤以近端肌肉为甚，肌病的程度往往与糖皮质激素用量有关。

6. 骨形态计量分析　可见骨小梁数目、骨小梁厚度、骨形成率、矿化沉积率下降；微CT（μCT）发现，骨小梁的表面积/容量比值升高[22]。GIOP以骨体积分数（BV/TV）、骨小梁厚度（Tb. Th）、壁厚度（W. Th）、类骨质体积（OV/TV）、骨形成率/骨表面积比值（BFR/BS）、校正后的矿物质沉积率/骨表面积（AR/BS）比值、骨小梁连续性指数和Star容量下降为特征。根据这些骨形态计量参数可将GIOP分为糖皮质激素累积用量较高者和糖皮质激素累积用量较低者两类，糖皮质激素累积用量较高者［累积量：(23.7±9.7)g］的W. Th、BV/TV、Th/Th和骨小梁数目较糖皮质激素累积用量较低者［累积量(2.7±1.2)g］明显降低。糖皮质激素累积用量较高者与绝经后骨质疏松症比较，其骨髓Star容量（marrow star volume，MaSV）明显升高，而骨小梁连续性明显下降。因此，GIOP与绝经后骨质疏松症比较，骨形成降低和骨吸收增加更为明显。

【预防】

（一）GIOP发生发展的一般规律与特征　使用相当于泼尼松5mg/d的糖皮质激素3~6个月后，BMD迅速下降而骨折风险急剧增加（RR值：任何骨折1.33~1.91，髋部骨折1.61~2.01，脊椎骨折2.60~2.86，前臂骨折1.09~1.13）；糖皮质激素引起的骨折有三个特点[23,24]：①骨折的危险性与年龄、性别和基础疾病无关；②即使在BMD正常时，仍可发生髋部骨折和肋骨骨折，因而引起骨丢失和骨折的糖皮质激素似乎没有安全剂量；③肌无力和肌病降低平衡能力，容易发生摔倒和骨折。中国GIOP诊治指南指出，对于长期应用糖皮质激素治疗的患者应每6~12个月检测BMD；糖皮质激素的疗程定义是：小于3个月为短期，3~6个月为中短期，超过6个月为长期。美国风湿病学会（ACR）建议正在应用糖皮质激素（相当于泼尼松≥5mg/d的剂量）治疗的患者，如果治疗≥3个月应采取以下治疗措施：①改善生活方式（禁烟、减少饮酒量）；②适当负重体育运动；③补充钙剂和维生素D；④口服二膦酸盐（绝经前妇女慎用）。如果患者需要长期使用糖皮质激素或已经存在多种骨质疏松症风险，则防治需要更为积极。除了改善生活方式、适当负重体育运动、补充钙剂和维生素D外，应及时采用性激素替代治疗（存在性腺功能障碍或有其他临床使用指征时），并定期检测腰椎和/或髋部BMD，当BMDT值<-1时，应给予二膦酸盐；禁忌或不耐受二膦酸盐者采用降钙素治疗。如果BMD正常，应该每1~2年随访并检测BMD（图6-2-6-5）。

目前，各国对GIOP的防治意见尚未统一，但所有指南都指出长期服用者需检测BMD；多数主张应用二膦酸盐作为一线用药，同时补充钙和维生素D，并将钙和维生素D作为一级预防和二级预防的基础用药。2010年，美国风湿病学院更新了GIOP的防治指南，重点强调了以下几点[25]：①在计划使用糖皮质激素时，即需要采取措施对GIOP进行预防和治疗，尤其是应及时补充钙剂和维生素D；②具有循证依据的二膦酸盐为首选药物（如唑来膦酸钠）；③活性维生素D对GIOP有一定的防治作用，普通维生素D对小剂量和中等剂量糖皮质激素引起的骨丢失也有一定作用，但后者对大剂量糖皮质激素引起的骨质疏松症不具备防治效果。

GIOP与糖皮质激素的剂量有关，发病机制涉及继发性

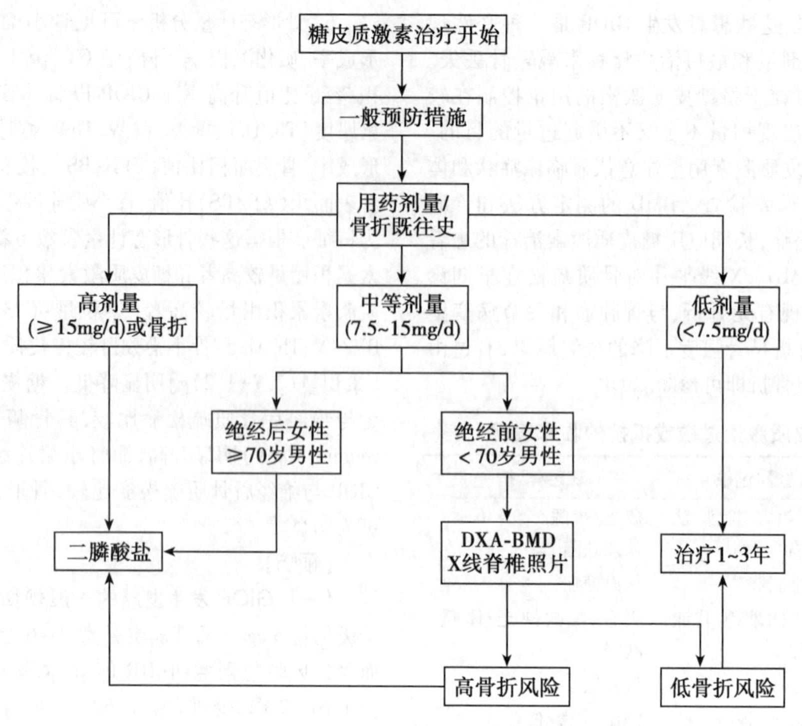

图 6-2-6-5 糖皮质激素引起的骨质疏松预防

图中括号内为泼尼松剂量

甲旁亢,隔日疗法不能阻止骨质丢失,补充钙剂、维生素 D 有预防治疗作用。

(二) GIOP 预防途径 预防 GIOP 的发生主要从五个方面来进行:①尽量避免滥用糖皮质激素,对可用可不用的患者要首先采用非糖皮质激素药物治疗。②选择最佳的剂量、用法和疗程;对于必须应用糖皮质激素的患者来说,要尽可能采用局部制剂,以减少用量和不良反应;必须口服者采用隔日疗法,以尽可能保存正常的下丘脑-垂体-肾上腺皮质轴反馈功能。③一旦病情控制,即应减量或停用,必须长期应用时使用最低的有效剂量。以往认为,每日 7.5mg 泼尼松(早上 5mg,下午 2.5mg)是"生理"需要量,但不少患者同样发生 GIOP。多因素分析发现,患者 24 小时尿皮质醇/肌酐排出量是判断皮质醇是否过量和预测 BMD 的良好指标。④同时加用抗骨质疏松药物,一般主张先用二膦酸盐,继而用活性维生素 D 制剂或性激素方案预防。⑤定期测量 BMD。

1. 一般措施与基础预防 美国风湿病学院推荐的 GIOP 防治对象包括开始使用糖皮质激素者(相当于泼尼松 5mg/d 以上且时间超过 3 个月者)或使用的糖皮质激素相当于泼尼松 5mg/d 以上者。方法同前述。

2. 使用最低糖皮质激素有效剂量 为避免或减少糖皮质激素不良反应的发生,使用糖皮质激素时应遵行以下原则:应使用最小有效剂量;采用隔日疗法;如非甾体消炎药和慢作用药有效,则不用糖皮质激素;尽量用局部用药代替全身用药;短程冲击用药;对糖皮质激素用药患者的教育对于防止严重并发症的发生也同样重要。局部用药治疗有效者应优先考虑局部给药。如溃疡性结肠炎,可用直肠栓剂或保留灌肠以减少全身不良反应。支气管哮喘应强调使用糖皮质激素气雾制剂,既可明显减少用药剂量,降低不良反应,又不影响疗效。但糖皮质激素吸入治疗不应作为肺部结节病的常规治疗。

3. 长期替代治疗方案与措施 原发性或继发性肾上腺皮质功能减退症的长期替代治疗常用醋酸可的松(皮质素,25~37.5mg/d)或泼尼松(5~7.5mg/d)或氢化可的松(20~30mg/d)作替代治疗,但以用氢化可的松最好。给药方式应符合糖皮质激素的昼夜分泌节律,总量的 2/3 在早餐后给予,余下 1/3 量下午给予。每日 3 次服用氢化可的松(早 10mg、中 5mg、晚 5mg)方案方能取得最佳替代治疗效果。在感染、创伤等应激时,糖皮质激素需要量比平时增加 2~5 倍,具体量视应激轻重而定。应激过后,渐减至原来基础用量。

4. 抑制性替代治疗方案 用于先天性肾上腺皮质功能减退症的抑制替代治疗时,开始的剂量宜较大(口服可的松:≥6 岁,100mg/d;2~6 岁,50mg/d;<2 岁,25mg/d),使 HPA 皮质轴能得到有效抑制;1~2 周后可减少剂量,维持抑制作用。2~6 岁的患儿,口服可的松的维持量为 25~50mg/d,分 3~4 次服;6~12 岁用 50~75mg/d;2 岁以下者用 15~20mg/d。

5. 冲击疗法方案 主要用于抢救危重病例(如败血症、感染性休克、成人呼吸窘迫综合征、恶性突眼、甲状腺功能亢进危象、肝脏移植急性排异反应、异型输血反应、急性血管神经性水肿、严重过敏反应、狼疮性脑病和狼疮性肾炎等)。冲击疗法最长时间 5 天,可用大剂量糖皮质激素溶于 100ml 溶液中,在 15~20 分钟内静脉滴注。如采用琥珀酸钠甲泼尼龙,按 15~30mg/kg 体重剂量静脉注射,每日 1~2 次,必要时每 8~12 小时 1 次。在减量阶段,每 3~5 天减量 1 次,每次减少前次量的 20%左右。需长期服用糖皮质激素者,减量速度宜慢,可 5~7 天减量 1 次,每次减少前次量的 5%~10%。在维持阶段,根据病情确定维持量,如泼尼松 7.5mg/d、氢化可的松 37.5mg/d。在维持给药期间,若病情复发或加重,应增加剂量,改为治疗量,待病情控制后,再改为维持量,以求得到最小而能控制疾病发作的维持量。准备停药时,再将维持量逐渐减至生理剂量(如泼尼松,7.5mg/d)。

6. 分次给药方案　常见的糖皮质激素投药方法有每天分次服药法、每天早上 8 时 1 次顿服法及两日量隔日服用法等。应根据病情和皮质醇分泌的特点,选择最接近于皮质醇生理分泌和最有效的给药方法。分次给药方法通常每天 3~4 次。泼尼松的开始用量 20~200mg/d,用量视病情轻重而定。具体剂量须个体化,如开始用量不足以控制病情应及时增加剂量;反之症状好转,用量适当减少。病情好转即应减量。可将 1 日总剂量在晨 8 时前 1 次给予,然后逐步过渡到隔日给药。并根据病情好转程度,逐渐减量并确定最低维持量。因减量而病情加重或复发者,须暂停减量;如减量过快,而出现糖皮质激素不足反应时,须减慢减量速度。根据皮质醇的昼夜节律,早上给药法比午夜给药对肾上腺分泌的抑制作用弱 1/2,而且比通常平均分 3~4 次给药要好。

7. 间歇给药和隔日疗法方案　儿童长期使用,即使较小剂量的糖皮质激素也可能抑制其生长发育,致生长迟缓。一般采用隔日疗法或选用不抑制 GH 分泌的 ACTH 制剂。间歇给药仅适用于慢性疾病,如系统性红斑狼疮、肾病综合征和慢性活动性肝炎等,经糖皮质激素分次给药治疗,病情已获控制而仍需继续巩固治疗者。可每周服 3~4 天(剂量相当于 1 周总量),然后停药 4 天或 3 天,如此每周重复并调整剂量。

隔日疗法是指每隔日早晨 8 时前 1 次服下两天的总量。其理论基础为:正常人糖皮质激素的分泌有明显的昼夜节律,即白天工作夜间休息的正常人,糖皮质激素的分泌高峰在晨间醒后的 1 小时左右(晨 7~8 点),以后其浓度逐渐下降,直到入睡前后达到最低水平,至午夜起分泌又逐渐增加。因此,隔日投药时间主要在早晨,此时内源性糖皮质激素水平正处于高峰,并通过负反馈机制抑制 ACTH 的分泌,这时服用外源性糖皮质激素不会对 ACTH 的正常分泌产生明显影响。傍晚时,内源性皮质激素减少,同时患者血液外源性糖皮质激素亦达低值,从而保证了体内 ACTH 的正常分泌以及次晨内源性皮质激素的产量,使患者在不服药当日仍保持糖皮质激素的分泌功能。隔日疗法是一种既能收到临床预期治疗效果,又能最大程度地减轻不良反应和并发症及对 HPA 轴抑制的较理想的给药方法。

每天分次给药改为隔日给药后,多数患者能维持疗效,而且由于 HPA 轴恢复正常或接近正常,所需维持量会逐渐减少。隔日给药常选用泼尼松或泼尼松龙等中效糖皮质激素制剂,即使较大的单一剂量(≤60mg),其血浆浓度在 24 小时内被完全清除,对 HPA 轴的抑制时间短于 24 小时;但其抗炎作用可持续约 3 天。长半衰期的糖皮质激素在血中浓度持续较高,如 DXM(生物半衰期>48 小时),在大剂量时仍可明显抑制 HPA 轴,无法达到隔日给药的预期效果。按泼尼松血浆半衰期推算,隔日疗法在投药日患者所能耐受的最大剂量为 120mg。在实际临床应用中,一般为 80~100mg。如患者每日接受 60mg 泼尼松治疗,首先应将每日剂量减少至 40~50mg 时再开始改为隔日投药,这样投药日的剂量就应增加到 80~100mg,与此同时逐步撤减不服药日的剂量,开始时每次减少 5~10mg,当减至每日 20mg 时放慢减药速度,每次减 2.5mg,直到在不服药日完全停药。减药的速度取决于其病情变化及患者对撤药的耐受性。对大多数疾病来说,都应尽可能地减少糖皮质激素的用量,直至完全停药而仍能控制病情。但在有些疾病,如系统性红斑狼疮等,要做到这点并非易事。此时减为隔日用药的益处就更明显。从每日疗法转换为隔日疗法一个常见的错误是药物撤减太快。

(三) GIOP 的药物预防　GIOP 的预防见表 6-2-6-5。由于发病机制不明,GIOP 的预防与治疗仍不满意。从 GIOP 的发病机制上看,应该针对 Wnt 信号途径,PTH 能促进 IGF-1 合成与 Wnt 信号,PTH_{1-34} 可明显增加 BMD,减少脊椎骨折发生率,其作用明显[26-28]。生长因子因缺乏靶细胞特异性而疗效较差,特异性增强骨形成的 BMPs、Wnt 和 IGF-1 可能有一定的应用前景。

表 6-2-6-5　GIOP 的预防(以泼尼松为例)

指标	指南 1	指南 2	指南 3	指南 4
剂量	≥5mg/d	≥5~7.5mg/d	≥7.5mg/d	未定
钙剂与维生素 D	是	是	未定	是(缺乏时)
治疗前 BMD 检查	是(治疗≥6 个月)	是	是(绝经前 7.5~15mg/d)或<70 岁男性	是(<65 岁无骨折者)
二膦酸盐治疗 T 值	未定	未定	<-2.5	1.5 以下
二膦酸盐治疗指征	≥5mg/d 且≥6 个月	≥5mg/d(BMD 正常除外)	15mg/d 或骨折或>70 岁	>65 岁或有骨折者
	BMD<-1.0	低骨量或骨折	未定	BMD<-1.5 或下降>4%

一般治疗主要包括补充适量的营养,限制食盐摄入,补充足够钾盐。保证营养和足够的饮食钙摄入,适当的负重体育活动,戒烟,避免酗酒。钙剂加维生素 D 制剂可以保持骨量,使血清 25-(OH)D 维持在正常水平,一般补充 600~800U/d。如用量大于 1000U/d,必须定期监测血清 25-(OH)D 水平。建议首选钙三醇,日用量 0.25~0.5μg。由于 GIOP 的病理生理过程以骨形成功能降低和骨吸收功能增强为特点,故可选用二膦酸盐类药物,其中循证证据较肯定的有阿仑膦酸钠、伊班膦酸钠和唑来膦酸;如果患者的年龄较大,骨形成与骨吸收生化标志物均不升高,则建议早期应用促进骨形成类药物,如特立帕肽(PTH_{1-34})。

【治疗】

(一) 一般治疗与基础治疗

1. 一般治疗　主要包括补充适量的营养,食物中要富含蛋白质、维生素 D 和钙盐、热量的摄入以维持患者的标准体重为原则。限制食盐摄入，补充足够钾盐。如需要使用利尿剂，最好选用噻嗪类制剂(减少尿钙排泄)。保证营养和足够的饮食钙摄入，适当的负重体育活动，戒烟，避免酗酒。要鼓励患者多做负重活动，防止肌萎缩。必要时可酌情使用促进蛋白质合成类制剂。

2. 基础药物治疗　钙剂加维生素 D 制剂对于长期应用相当于泼尼松 15mg/d 以下剂量的糖皮质激素患者可以保持骨量。治疗过程中需监测血钙、尿钙和维生素 D 水平，调整剂量。补充钙剂和维生素 D 的主要理由是：①糖皮质激素抑制肠钙吸收和肾小管钙的重吸收，患者呈相对钙缺乏状况；②补充钙剂可抑制 PTH 分泌，拮抗糖皮质激素所致的继发性甲旁亢；③抑制骨的代谢转换率。部分患者伴有程度不等的维生素 D 缺乏，导致抗骨吸收药物或促进骨形成药物的疗效降低[29]。因而维生素 D 的补充需要依具体情况而定，原则是使血清 25-(OH)D 维持在正常水平，一般补充 600～800U/d。如用量大于 1000U/d，必须定期监测血清 25-(OH)D 水平。钙三醇的日用量为 0.25～0.5μg。维生素 D 和钙剂补充仅作为基础治疗或作为轻型病例的治疗，对长期大剂量应用糖皮质激素者(如心脏移植后者)的防治作用较弱，不能完全防止 GIOP 的发生[30]。

(二) 特殊药物治疗　一般认为，糖皮质激素制剂对骨代谢没有明显差别，但个体的反应性有明显差异，而糖皮质激素的剂量和疗程与骨质疏松症程度相关，大剂量容易合并骨坏死。因此，应尽量避免滥用糖皮质激素，必须使用者和计划使用糖皮质激素时即采取措施预防和治疗，选择最佳剂量、用法和疗程，并尽可能采用局部制剂，用隔日疗法保存下丘脑-垂体-肾上腺轴反馈功能，病情控制即停用或使用最低有效剂量。在使用期间，定期测量 BMD。首选具有循证依据的二膦酸盐药物，普通维生素 D 的作用较弱，活性维生素 D 和 PTH 对 GIOP 有一定作用。其他药物对 GIOP 的疗效仍有待进一步研究和证实。

1. 骨形成促进剂　甲状旁腺素氨基端片段特立帕肽(PTH_{1-34})可用于 GIOP 的治疗(图 6-2-6-6)。PTH_{1-34} 可刺激成骨，降低骨折风险[31,32]。由于老年患者的骨代谢转换率降低而骨折风险极高，骨形成促进剂的应用有其合理性，有时(如 BMD 的 T 值在 -2.5 以下)甚至应该列为一线用药[33]。但是，如果患者的骨代谢转换率正常或升高，应该更注重抗骨吸收药物的应用。目前有关抗骨吸收与促进骨形成药物的联合应用研究较少，疗效仍不明确。必要时，二膦酸盐亦可与雌激素、降钙素等联合应用，可能取得更好疗效。总结 1966 年至 2002 年间 PTH 治疗骨质疏松症疗效的文献资料(PTH 皮下注射，用量 50～100μg/d)，总的意见是疗效与用量有关，临床试验(1637 例)结果显示，PTH 可增加绝经后骨质疏松症、GIOP 和特发性骨质疏松症患者的脊椎 BMD。PTH 也可能对 GnRH 激动剂相关性骨丢失有保护作用，减少脊椎骨折发生率。但 PTH 可降低桡骨 BMD。

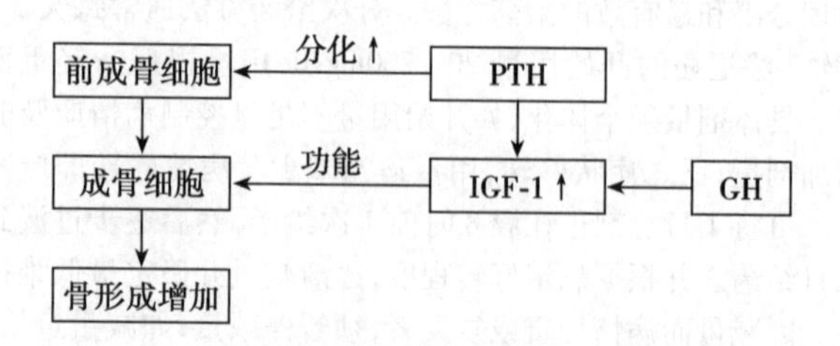

图 6-2-6-6　脉冲 PTH 对糖皮质激素引起的骨质疏松患者成骨细胞分化和功能的影响

PTH：甲状旁腺素；IGF-1：胰岛素样生长因子-1；GH：生长激素

2. 性激素补充治疗　长期接受糖皮质激素治疗的患者应评价性腺功能。有证据表明，对于长期服用低、中等剂量糖皮质激素的绝经后妇女，HRT 可阻止骨丢失，增加脊柱和髋部的 BMD。小规模的临床试验发现，男性患者补充睾酮可增加脊柱 BMD，但需要充分评价前列腺癌的危险性。如女性患者原有性腺功能减退症，或为绝经后妇女，一般主张早期应用雌激素补充疗法；男性患者则应用雄激素制剂，选择性雄激素受体调节剂(SARM)可望应用于男性 GIOP 伴性腺功能减退的治疗。如果患者在接受糖皮质激素治疗前的性腺功能正常，是否同时给予性激素补充仍有争议[34,35]。

3. 二膦酸盐　为防治 GIOP 的首选药物，这类药物可抑制骨吸收，降低骨的代谢转换率，促进破骨细胞凋亡。由于在应用糖皮质激素的极早期即出现骨量丢失(骨量丢失急性相)，其发生机制主要是成熟破骨细胞数目增多、功能增强和破骨细胞寿命延长，所以早期应用二膦酸盐制剂可能逆转这些病变。阿仑膦酸的常规用量为每日 10mg 或每周 70mg，帕米膦酸盐每 3 个月静脉注射 60mg(或每年每次静脉应用 90mg，或首先应用 90mg 静脉注射，以后每 3 个月静注 30mg)。唑来膦酸的常规用量为每年 5mg。总结各种二膦酸盐制剂和 PTH 的临床对照研究结果[36-53]，似乎唑来膦酸对 GIOP 的预防和治疗效果更佳(表 6-2-6-6～表 6-2-6-8)。

表 6-2-6-6　GIOP 药物治疗 BMD 的变化

药物	病例数	目的	时间	脊椎 BMD(%)		股骨颈 BMD(%)	
利塞膦酸	224	预防	1 年	-2.8	+0.6	-3.1	+0.8
利塞膦酸	290	治疗	1 年	+0.4	+2.9	-0.3	+1.8
利塞膦酸	518	预防/治疗	1 年	-1.0	+1.9	-1.5	+1.3
阿仑膦酸	477	治疗	1 年	-0.4	+2.9	-1.2	+1.0
阿仑膦酸	477	治疗	2 年	-0.8	+3.9	-2.9	+0.6
阿仑膦酸	173	治疗	1 年	-0.6	+2.5	+0.1	+0.4
唑来膦酸	545	治疗	1 年	+2.7	+4.1	+1.5	+0.4
唑来膦酸	288	预防		+2.0	+2.6	+1.3	-0.03

续表

药物	病例数	目的	时间	脊椎 BMD(%)		股骨颈 BMD(%)	
伊班膦酸	58	预防	1年	-25	0	-23	0
雷奈酸锶	-	-	-	-	-	-	-
PTH_{1-34}	428	治疗	1.5年	+3.4	+7.2	-	-
PTH_{1-34}	428	治疗	3年	+5.3	+11.0	+3.4	+6.3
PTH_{1-84}	-	-	-	-	-	-	-

表 6-2-6-7 唑来膦酸对骨密度的作用

部位	BMD 变化	*P* 值	部位	BMD 变化	*P* 值
HORIZON-PFT(36个月)			HORIZON-RFT(24个月以上)		
腰椎	+6.7%	<0.0001	全髋	+5.4%	<0.001
股骨颈	+5.1%	<0.0001	股骨颈	+4.3%	<0.001
全髋	+6.0%	<0.0001			

表 6-2-6-8 唑来膦酸对骨折的作用

研究对象	研究周期或终点事件	骨折绝对降低%(95%CI)	骨折绝对降低%(95%CI)	*P* 值
绝经后妇女(HORIZON-PFT)				
椎体骨折	12个月	2.2	60(43~72)	<0.0001
	24个月	5.5	71(62~78)	<0.0001
	36个月	7.6	70(62~76)	<0.0001
髋部骨折	36个月	1.1	41(17~58)	0.0024
非椎体骨折	36个月	2.7	25(13~36)	<0.0001
髋部骨折患者(HORIZON-RFT)				
	任何骨折	5.3	35(16~50)	0.001
	椎体骨折	2.1	46(8~68)	0.02
	非椎体骨折	3.1	27(2~45)	0.03
	髋部骨折	1.5	30(19~59)	0.18

4. 狄诺塞麦　是抗 RANKL 的抗体,有可能成为新的治疗选择[54,55]。

5. 降钙素　可增加脊柱 BMD,但不减少影像诊断的髋部和外周骨折危险性,一般不作为 GIOP 的推荐药物或首选药物。

6. 其他治疗　西伯利亚人参的提取物对 GIOP 有一定的防治作用,其作用与依普拉芬(ipriflavone)相当。

【Cushing 综合征与骨质疏松症】

Cushing 综合征是由多种病因引起的以慢性高皮质醇血症为特征的临床综合征,主要表现为满月脸、多血质外貌、向心性肥胖、痤疮、紫纹、高血压、继发性糖尿病和骨质疏松症等[56]。皮质醇增多症是 Cushing 综合征的同名词,因外源性糖皮质激素引起的类 Cushing 综合征并无血皮质醇升高,而急慢性应激时又伴有高血皮质醇血症,故不主张使用"皮质醇增多症"的命名。另外,糖皮质激素过多包括了 Cushing 综合征和假性 Cushing 综合征两种临床情况,因而糖皮质激素过多更不等于 Cushing 综合征。根据近年的研究报道,ACTH 依赖性 Cushing 综合征并非只由 ACTH 调节,在 Cushing 病和异位 ACTH 分泌综合征中,皮质醇的分泌也依赖于 CRH,因而将以前的 ACTH 依赖性 Cushing 综合征称为 CRH/ACTH 依赖性 Cushing 综合征(CRH/ACTH-dependent Cushing syndrome)似乎更合理。

Cushing 综合征患者蛋白质分解加速,合成减少,机体长期处于负氮平衡状态。肌肉萎缩以近端肌受累更明显,有些患者就诊时以此为突出表现。长期慢性过量的糖皮质激素具有降低骨胶原转换作用,高皮质醇血症影响小肠钙的吸收,且骨钙动员,大量钙离子进入血液后从尿中排出。血钙虽在正常低限或低于正常,但尿钙排量增加,易并发肾石病(15%~19%)。患者多合并低骨量/骨质疏松症,可致腰背疼痛、脊椎畸形、身材变矮及长骨病理性骨折,骨折的好发部位是肋骨和胸腰椎,椎体骨折引起脊柱后凸畸形和身材变矮,臂长>身高。糖皮质激素所致骨折有三个显著特点:①骨折愈合部位形成过度增生的骨痂;②大剂量长期使用(尤其是人工合成的)糖皮质激素易合并无菌性骨坏死,常发生于股骨头和肱骨头;③骨折伴尿钙增多和泌尿系结石。骨骼的非特异性炎症常与长期药理剂量的糖皮质激素导致无菌性坏死有关,其他类型的 Cushing 综合征很少出现这种情况。Cushing 综合征所致的继发性骨质疏松症在 Cushing 综合征治愈后可完全或基本恢复[57-59]。

儿童患者的线性生长受抑制,体重增加。过量皮质醇抑制儿童 GH 和 TSH 的分泌及作用,抑制性腺发育和甲状腺功能,对生长发育有严重影响。少儿期发病者生长停滞,青春期延迟;与同龄儿童相比,身材肥胖矮小;如伴脊椎压缩性骨折,身材更矮。Cushing 综合征生长发育障碍的原因可能与下列因素有关:①过量皮质醇抑制腺垂体分泌 GH;②直接抑制促性腺激素分泌而抑制性腺发育;③影响某些细胞因子的表达。如白血病抑制因子(LIF)可抑制下丘脑-垂体-肾上腺轴功能。

Yama 等在观察 Cushing 综合征和 Nelson 综合征的高泌乳素血症时,推测存在以下可能:①肾上腺皮质激素生成过量,有利于泌乳素从垂体分泌或降低 PRL 的清除;②ACTH 与内啡肽同时释放可刺激 PRL 分泌;③ACTH 瘤压迫漏斗柄,导致高泌乳素血症。另有人观察 Cushing 综合征患者基础 PRL 较正常人明显升高,注射胰岛素或 TRH 后,PRL 反应减弱,认为高泌乳素血症是中枢神经递质调节紊乱所致。

低骨量/骨质疏松症是 Cushing 综合征的常见并发症,但以单一骨质疏松症作为首先表现者少见,常发生在椎骨和肋骨。因成骨细胞功能被直接抑制而未经治疗或治疗不及时的病例可发生脂代谢紊乱、高血压危象、冠心病、类固醇性糖尿病、败血症、躁狂症、肾石病、骨质疏松性骨折、身材矮小等并发症;骨质疏松症可于 2 年内逐渐恢复正常,但脊椎压缩性骨折和无菌性骨坏死为不可逆性。

【21-羟化酶缺陷症与糖皮质激素引起的骨质疏松症】

儿童需要终生使用糖皮质激素替代治疗,与一般的糖皮质激素替代治疗不同的是,先天性肾上腺皮质增生症患者需要应用较大剂量的糖皮质激素抑制 ACTH 分泌,以达到抑制肾上腺性腺类固醇激素分泌的目的,因而容易并发 GIOP 和骨质疏松性骨折[60-72]。

【病例报告】

(一)临床资料 患者男性,49 岁,公务员。因反复多处骨折 7 年余,发现血糖升高 5 年入院。2005 年在浴室不慎摔倒,照片发现 3 根肋骨骨折,弯腰等轻微日常活动后胸、腰部疼痛。2007 年发现空腹血糖 6.59mmol/L,但无口干、多饮、多尿、易饥、多食等现象。自行控制饮食。2009 年发现血压升高(160/100mmHg,),服用尼群地平、非洛地平片及美托洛尔,控制波动在 140~150/90~100mmHg。2009 年出现脸部变圆、肥胖、面部潮红,乏力、体力下降。2012 年 DXA 骨密度测量的 T 值为-3.4。给予补充钙剂(0.6g/d)、骨化三醇(0.25μg/d)、鲑鱼降钙素(50U/d)。起病以来,体重减轻约 10kg。既往有"乙肝""肝内血管瘤""双肾结石"病史,2010 年行结肠多发息肉切除术,2012 年行左输尿管激光碎石术,否认结核、伤寒等传染病病史及接触史。无输血史。吸烟 5 年(20~40 支/日)。

血压 138/94mmHg。发育正常,营养中等,脊柱侧弯,面部皮肤潮红,痤疮多,会阴部、臀股部可见大片状红斑,边缘脱屑。水牛背,四肢消瘦,腹壁及双下肢多毛,皮肤薄,有皮下出血和瘀斑,无肝掌,无蜘蛛痣,全身浅表淋巴结无肿大。桶状胸,腹膨隆。四肢活动正常,无畸形或水肿。双侧手指及足趾灰指甲,无杵状指(趾)。血红蛋白 163g/L,嗜酸性粒细胞计数 0,中性粒细胞百分比 76.2%,淋巴细胞百分比 16.8%。尿蛋白质+,定量 0.61g/24h;尿糖 3+。总蛋白 59.8g/L,球蛋白 19.3g/L,谷丙转氨酶 46.4U/L;碱性磷酸酶 158.5U/L。TG 3.37mmol/L,TC 6.53mmol/L,LDL 3.78mmol/L。空腹葡萄糖 10.05mmol/L,糖化血红蛋白 9.2%。HBsAg、HBeAg、HBcAb 阳性。B 超显示脂肪肝,肝内多发血管瘤和双肾结石。心电图显示左室负荷过重,T 波改变伴左前分支传导阻滞。胸椎 CT 显示骨质疏松,双侧大量肋骨陈旧性骨折;胸 5/7/9 椎体压缩性骨折。双侧肾上腺增生,体积增大,最大结节 2.0cm×1.2cm。

下丘脑-垂体肾上腺皮质功能试验见表 6-2-6-9。根据资料确定为 Cushing 病。患者接受"神经内镜下经蝶窦入路肿瘤切除术"。手术顺利,术后血压、血糖下降,病情好转出院。

表 6-2-6-9 患者的皮质醇和 ACTH 变化

时间	皮质醇(8am)	ACTH(8am)	皮质醇(4pm)	ACTH(4pm)
第 1 次	13.21	5.50	26.08	7.66
第 2 次	20.57	7.64	20.71	7.61
小剂量地塞米松抑制试验	24.05	9.14	13.98	7.38

出院诊断:①Cushing 病(垂体 ACTH 瘤经鼻蝶窦入路肿瘤切除术后);②糖皮质激素引起的骨质疏松症伴 $T_{5\sim9}$ 椎体压缩性骨折;③慢性乙型病毒性肝炎;④肝内多发血管瘤及囊肿;⑤慢性非萎缩性胃炎;⑥肾囊肿;⑦前列腺增生伴结石。术后为了防止发生肾上腺皮质功能衰竭,口服泼尼松(30mg/d)。患者术后 1 个月停用泼尼松,2 个月复查空腹血糖 3.71mmol/L,60 分钟 8.84mmol/L,糖化血红蛋白 5.2%。骨密度示骨质疏松。胸片显示多处肋骨及胸椎骨折。血清电解质正常。PTH 6.7mmol/L,雌二醇 163.2poml/L,孕酮 0.13pmol/L;FT_4 和 FT_3 降低,TSH 正常。ACTH 和皮质醇节律试验显示继发性肾上腺皮质功能减退症和性腺功能减退症。肾上腺 CT 平扫增强与原片比较显示双侧肾上腺体积较前稍减小,其内见低密度结节影大致同前,周围脂肪间隙较前清晰(图 6-2-6-7)。1 年后复查 BMD,显示骨质疏松无改善。

(二)病例讨论 根据以上资料,本例的 Cushing 病诊断与处理是正确而有效的。原发性高血压、代谢综合征和 2 型糖尿病不会出现严重骨质疏松症,原发性骨质疏松症也不会伴有原发性高血压、代谢综合征和 2 型糖尿病。根据下丘脑-垂体肾上腺皮质功能试验结果,垂体大手术前口服阿仑膦酸钠的疗效较慢,宜采用静脉注射唑来膦酸注射。补充普通维生素 D(400U/d)的用量不足,静脉注射帕米膦酸钠的疗效缺乏循证依据。本例术后为了防止发生肾上腺皮质功能衰竭,口服泼尼松(30mg/d)。1 年后骨质疏松无明显改善,需要继续治疗,主要基础措施包括补充钙剂(800mg/d)和继续补充活性维生素 D(骨化三醇 0.5μg/d);但最好转换至皮下注射 $PTH_{1\text{-}34}$ 治疗,并加大普通维生素 D 用量(1000U/d),一般以 DXA 测量 BMD 绝对值≥2%作为疗效判断的标准,骨转换生化标志物仍明显升高或再次发生新骨折亦能佐证无效。由于已经有了继发性肾上腺皮质功能减退症、继发性性腺功能减退症和继发性甲状腺功能减退症的依据,应分别补充甲状腺激素、睾酮制剂和糖皮质激素。但是在没有确定 GH 缺乏前,成年患者不宜补充 GH。

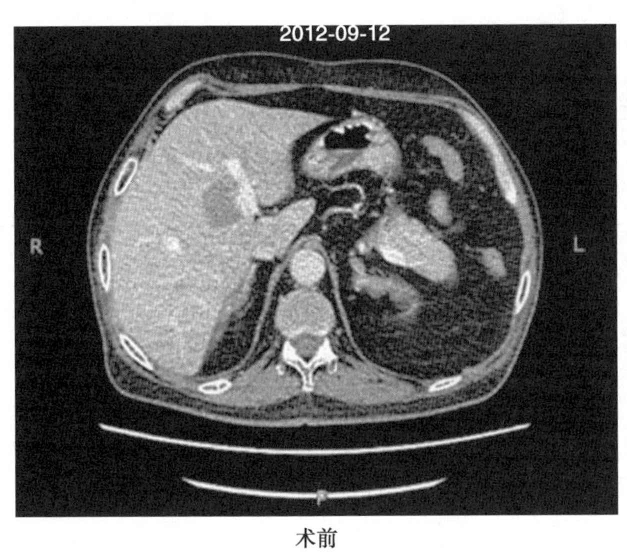

术前

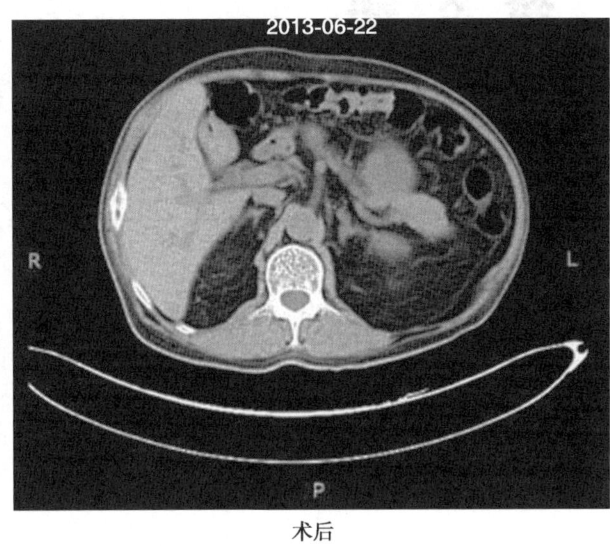

术后

图 6-2-6-7　Cushing 病术后肾上腺改变

（袁凌青　盛志峰）
（本章主审　廖二元）

第 3 章

佝偻病与骨质软化症

第 1 节　骨形成与骨矿化 / 2360
第 2 节　肾小管酸中毒性骨病 / 2372
第 3 节　Fanconi 骨病 / 2376
第 4 节　钙与维生素 D 缺乏性佝偻病/骨质软化症 / 2379
第 5 节　药物相关性低磷血症 / 2380
第 6 节　肿瘤性骨质软化症 / 2382
第 7 节　成骨不全 / 2392
第 8 节　骨纤维结构不良症 / 2402
第 9 节　McCune-Albright 综合征 / 2408
第 10 节　X-性连锁低磷血症性佝偻病 / 2424
第 11 节　常染色体隐性遗传性低磷血症性佝偻病 / 2434
第 12 节　常染色体显性遗传性低磷血症性佝偻病 / 2437

与骨质疏松不同,虽然佝偻病与骨质软化症也有骨密度降低表现,但其本质是骨骼-牙齿矿化障碍导致的类骨质过多与骨硬度下降,因此佝偻病与骨质软化症的临床表现与骨质疏松稍有差异,一般均存在明确的原发病,而且发病机制相对明了,去除病因后,经恰当与及时的治疗可取得良好疗效。

本章介绍骨形成与骨矿化原理、肾小管酸中毒性骨病、Fanconi 骨病、钙与维生素 D 缺乏性佝偻病、药物相关性低磷血症、肿瘤性骨质软化症。因为某些代谢性骨病也以佝偻病/骨质软化为主要表现或伴有明显的骨矿化障碍,所以我们将成骨不全、骨纤维结构不良症、McCune-Albright 综合征、X-性连锁低磷血症性佝偻病、常染色体隐性遗传性低磷血症性佝偻病和常染色体显性遗传性低磷血症性佝偻病也归入本章。

第 1 节　骨形成与骨矿化

矿化(mineralization)与骨代谢(bone metabolism)是成熟骨生物学的两个显著特征;骨组织含有 50%~70%的矿物质,20%~40%的有机基质,5%~10%的水分和 3%的脂质,矿化骨的主要成分是羟基磷灰石[$Ca_{10}(PO_4)_6(OH)_2$],其次为碳酸盐、镁盐和酸性磷酸盐(acid phosphate)。羟基磷灰石结晶的水溶性高,易于代谢;骨的有机相(organic phase)由胶原微纤维(microfibril)和大量骨基质组成,微纤维主要起了矿化支架作用,而基质中的蛋白聚糖和酸性非胶原蛋白则协助基质矿化。

绝大部分骨矿物质组分、骨骼细胞、软骨细胞、细胞因子和许多激素参与了骨形成与骨矿化的条件过程,其中特别重要的细胞有成骨细胞、骨细胞、软骨细胞和破骨细胞;作为骨形成与骨矿化的原料有无机钙、无机磷、镁和胶原蛋白等有机质;调节骨形成与骨矿化的因子有 PTH、维生素 D、生长因子、前炎症因子、旁分泌激素和代谢酶等。因此,在病理情况下,可因为这些因子的先天性异常或代谢紊乱引起骨形成与矿化异常综合征(syndrome of bone formation and mineralization),如佝偻病/骨质软化症、成骨不全、骨纤维结构不良症、McCune-Albright 综合征、Mazabraud 综合征、慢性肾病-矿物质骨病(CKD-MBD)、慢性酸中毒性骨病、磷酸酶症等。遗传性低磷血症性佝偻病是磷代谢调节因子先天性突变引起的一类遗传性疾病,因为其病因多与 FGF-23 直接或间接相关,故在本章第 10 节、第 11 节、第 12 节中专门介绍。本章主要介绍临床上常见的几种骨矿化异常综合征。骨基质(bone matrix)分为有机质和无机质两部分。骨基质的密度大,比重高,含水量低(8%~9%)。有机质主要由骨胶原纤维和少量无定型有机矿物质组成。与地质学中的羟基磷灰石不同的是,骨组织的羟基磷灰石结晶很小,晶状结构较差,且部分被碳酸盐结晶取代。因此,骨组织的羟基磷灰石结晶的可溶性高,易于代谢。

【骨骼进化与矿化骨形成】

(一)骨骼进化　骨的进化与来源仍未完全明了。从原始动物的四种骨化石(牙釉质、牙本质、骨骼、软骨)分析的结论不一。一种观点认为,此四种骨组织是早期脊椎动物进化的结果。另一种观点则认为是矿化组织可塑性的结局或软骨分化而来。目前,大量的证据表明,组织矿化与特异分泌型钙结合磷蛋白(specific secretory calcium-binding phosphoprotein,SCPP)基因有关,SCPP 基因与其他相关基因表达导致骨和牙齿发育,而其他类型的 SCPP 基因表达与牙釉质生成有关;但是,牙釉质、牙本质、骨骼和软骨的进化-发育与 Runt 基因家族(runt family of genes,RUNX1,RUNX2,RUNX3)相关[1]。RUNX 蛋白调节骨骼生成(skeletogenesis)过程。

大约在 1500 万(1.5×10^9)年前,地球板块剧烈运动,大量的矿物质(如 $CaCO_3$)进入海洋,为两栖动物的硬组织(如贝壳类和脊椎类动物)发育提供了机会。为了适应大量矿物质环境变化引起的组织矿化,衍化出了硬组织,此间的多细胞生物种类急剧增加。大约在 5000 万年前的寒武纪爆发(Cambrian explosion)后,逐渐出现了动物的坚硬外壳,肢体增长,以适应快速运动。外层骨骼和肢体发育加速了动物的进化进程,也扩展了活动空间,但也限制了动物体格的生长。动物的骨骼进化在环境巨变和物种优化中,发生了再次飞跃,外层骨骼退化离解,硬组织进入躯体内部,形成内部骨骼(endoskeleton);这一适应性进化造就了脊椎动物,同时也带动了增强运动力量的肌肉组织发育和保护内部组织的皮肤与脑组织发育。

生命起源于海洋。脊椎动物从水生类开始,经过两栖类、爬行类、鸟类直到哺乳类，在进化过程中要经过从水生环境到陆生环境的大改变，因此也就出现从不具备承受重力的形态结构到具备承受重力的形态结构的变化。最初的脊椎动物生活在水中，几乎处于一种失重状态，因此不具备承重结构，如鱼类的脊椎形态是双凹型，偶鳍的作用也只限于游泳。随着脊椎动物从水生进化成陆生，为了适应陆地生活，其骨骼在形态上经历由实体骨向更轻盈的管状骨的演变，从而更适于承重和陆地运动。人类的四肢长骨是典型的管状骨，其两端称骨端，位于二者之间的主要部分为骨干，骨干中空，呈管状。骨干壁由骨密质形成；骨端的表面由骨密质，内部由骨松质形成。

骨是钙等矿物质的储存库。最初的水生脊椎动物在富含钙的海水中生活，从来不缺钙；而陆生脊椎动物（包括人类）生活在缺钙的环境中。为了应对缺钙，陆生脊椎动物专门进化出一个腺体，即甲状旁腺。它分泌甲状旁腺素，动员骨钙进入血液循环。

海洋鱼类骨骼中没有多核破骨细胞，因此不存在骨重建。陆生脊椎动物骨骼的旧骨被吸收的地方伴随着新骨形成，这一过程被称为骨重建（bone remodeling）。骨重建是由成骨细胞和破骨细胞协调完成的，是从破骨细胞的骨吸收开始和与之相偶联的成骨细胞的骨形成终结的两个过程[1]。破骨细胞通过吸收骨基质，从而使骨钙被释放进入血液循环。甲状旁腺素通过直接促进成骨细胞成骨和间接诱导破骨细胞破骨，从而调控陆生脊椎动物的骨重建，维持其体内钙等矿物质的动态平衡。

水生脊椎动物已经存在非腺体组织产生的甲状旁腺素与局部骨形成因子，如 TGF-β 和 IGF-1 之间的平行交互作用[2-5]。甲状旁腺素是陆生脊椎动物生长板、骨和关节形成过程中不可或缺的关键激素；正是这样，当脊椎动物由水生进化到陆生，出现了单独的内分泌腺体——甲状旁腺，合成和分泌甲状旁腺素。此时，甲状旁腺素和其他局部骨形成因子（如 Wnt、TGF-β、IGF 和 BMP 等）形成一个骨形成信号网络；甲状旁腺素处于整个促成骨信号网络系统的上游，在骨代谢过程中起主导作用，维持骨吸收与骨形成的偶联[6-11]。

与黑猩猩等人类近亲的动物相比，现代人类的骨骼结构有着更大的骨架，因为直立行走，下肢骨关节的接触面更大，而骨骼重量却相对较轻。这一变化发生在晚近的全新世时代（12 000 年前）。对现代人类、黑猩猩及非洲南古猿（Australopithecus africanus）、罗百傍人（Paranthropus robustus）、尼安德特人（Homo neanderthalensis）及早期智人（H. sapiens）的古人类化石骨骼进行高清造影，分析骨骼结构发现，与黑猩猩或人类遥远祖先相比，现代人的关节处骨密度明显降低。从时间上看，骨骼密度的显著降低发生在全新世开始时，而人类下肢骨密度降低的程度比上肢更显著。两万年前，自然环境下生活的人类先祖与其旁支具有和黑猩猩一样致密的骨骼，但当人类定居下来，开始使用农具种植粮食后，人类骨密度大幅下降。

（二）矿化骨形成 具有矿化骨的动物的另一个结构特征是脊椎骨骼系统。海洋生物的外层矿化骨主要由碳酸钙组成，而脊椎动物的内部矿化骨主要由磷酸钙组成，其基本分子形式为钙羟磷灰石（calcium hydroxyapatite），这一进化经历了大约数百万年的时间，但如此进化的原因仍不清楚，动物进化选择含磷骨组织的大致理由是：①磷在海洋和陆地的含量均十分丰富；②有机物质是提供生物能量和多种物质代谢的有效途径；③钙羟磷灰石具有极强的化学稳定性（chemical stability）；④含量有机质可缓冲代谢和活动后生成的酸性物质（如由静止状态的 pH 7.41 降至剧烈活动后的 7.15），并能防止酸化引起的骨骼分解[11]。

矿物质最初沉积于胶原微纤维之间的空穴中[12]，细胞外液囊泡（extracellular vesicle，亦称基质囊泡，matrix vesicle，MV）由成骨细胞和软骨细胞合成，其成核结构（由蛋白质、酸性磷脂、钙、无机磷组成）建立的微环境可以浓缩钙和磷，促进矿物质沉积。随着骨成熟的进展，羟基磷灰石结晶体积增大，钙磷的纯度增高。现已明确，矿化促进因子（mineralization promoter，亦称成核因子，nucleator）能调节矿化过程，这些因子主要包括基质蛋白-1（matrix protein-1，MP-1）、骨唾液蛋白（bone sialoprotein）、磷蛋白激酶（phosphoprotein kinase）、碱性磷酸酶（alkaline phosphatase，ALP）和 1,25-$(OH)_2D$，其中碱性磷酸酶还可增加局部的无机磷浓度，中和羟基磷灰石生长的含磷抑制剂（phosphate-containing inhibitor），而 1,25-$(OH)_2D$ 通过维持血液和细胞外液的钙磷稳定而间接调节骨矿化。

【生物矿化】

（一）生物矿化规律 软骨、骨骼和牙齿的矿化适应人体生长、发育、代谢、生殖和衰老的需要，使骨骼系统的宏观和微观结构发生相应变化，同时也使骨骼组织的微观结构在骨构塑（bone modeling）与骨重建（bone remodeling）过程中出现适应性构象改变。在短时间内，骨矿化（骨形成）-骨去矿化（骨吸收）总是处于一定水平的动态平衡中，但从长时间的角度看，这种动态平衡又具有明显的方向性，先是导致骨骼系统总体骨量的增长（达到峰值骨量前的一段时期）、继而维持骨量在较稳定水平（峰值骨量至增龄性骨丢失开始的一段时间），然后因增龄性骨丢失而骨量减缩。这种终生发生的骨矿化动态平衡并不能用上述的骨构塑与骨重建来解释，其发生的确切机制未明。

（二）骨基质囊泡的理化特性 骨骼和牙齿矿化需要基质囊泡的参与，骨基质囊泡是指存在于骨骼、牙质或软骨的矿化前基质直径 20~200nm 的球形小体，其与脂质双层（lipid bilayer）结合，常含有磷酸钙小结晶[13]。基质囊泡主要起着羟基磷灰石成核（nucleation of hydroxyapatite）的作用。人们最初在生长板软骨和骨骼的超微结构分析中发现了骨基质囊泡[13-15]，以后的研究发现，骨基质囊泡衍生于矿物质生成细胞（如软骨细胞、成骨细胞、成齿细胞等）的质膜，但其生理作用已经特殊化[16-19]。与质膜成分相比，基质囊泡中的组织非特异性碱性磷酸酶（tissue non-specific alkaline phosphatase，TNAP）、核苷焦磷酸酶磷酸二酯酶（ecto-nucleotide pyrophosphatase phosphodiesterase，ENPP1/PC-1）、钙磷脂蛋白Ⅱ/Ⅴ/Ⅵ（annexin，ANX Ⅱ/Ⅴ/Ⅵ）和磷脂酰丝氨酸（phosphatidyl serine，PS）的含量特别丰富（表 6-3-1-1）[20]。此外，还含有多种基质金属蛋白酶（matrix metalloproteinase，MMP）。在这些成分中，酸性磷脂可与 Ca^{2+} 结合，而且更重要的是，这些物质可促进钙依赖性钙磷脂蛋白结合（calcium dependent annexin binding),使其形成钙通道,蛋白聚糖与肌动蛋白连接,生成整合素与 PE/PC 磷酸酶(PE/PC phosphatase)——PHOSPHO-1,其中 MMP-13 还受 Cbfa1 的调节。

表 6-3-1-1 骨基质囊泡的主要成分

酶 类	Pit1/2
碱性磷酸酶(TNAP)	其他蛋白
PHOSPHO-1	整合素(a1/a5/aV/a11/a1/a3)
Na^+-K^+-ATP 酶	脂质(MV/PM)
ENPP1/PC-1	中性脂(0.63)
MMP-2	游离脂肪酸(0.72)
MMP-3	磷脂酰胆碱(1.80)
MMP-13	脑磷脂(1.90)
转运蛋白	磷脂酰肌醇(1.20)
钙-磷脂结合蛋白(5/2/6/11/4/1/7)	磷脂酰丝氨酸(4.80)

注:MV:基质囊泡;PM:细胞质膜;MV/PM:表示脂质的相对含量;PHOSPHO-1:PE/PC 磷酸酶;ENPP1/PC-1:核苷焦磷酸酶磷酸二酯酶;MMP:基质金属蛋白酶蛋白

细胞分泌的基质囊泡是一种膜性微米/纳米级囊状结构,大致可分为细胞外小体、细胞外微粒、凋亡小体和基质囊泡等数种(表 6-3-1-2)。细胞外囊泡分类主要为骨骼矿化或心血管钙化提供结构基础,在病理情况下,细胞释放的基质囊泡具有羟基磷灰石成核作用。

组织非特异性碱性磷酸酶(TNAP)是启动骨骼矿化的必需生物酶[21-23],TNAP 突变引起低磷酸酶症(hypophosphatasia),其特点是骨骼不能正常矿化;而核苷焦磷酸酶磷酸二酯酶和焦磷酸盐代谢有密切联系。在 TNAP 的作用下,调节细胞外 PPi 和 Pi 浓度是完成矿化的关键因素,在骨基质囊泡(MV)内开始启动矿化;然后,以释放至细胞外间质的纳米晶体(nanocrystal)为中心,结晶不断增大,并同时将胶原微纤维矿化[24-26]。膜蛋白—钙磷脂蛋白在 MV 的功能中起了重要作用,钙磷脂蛋白与 Ca^{2+}和磷脂结合,以 MV 膜为材料,形成六聚体结构(hexameric structure)的钙通道,转运 Ca^{2+}。钙磷脂蛋白Ⅴ与Ⅱ型和Ⅹ型胶原结合,MV 也与胶原结合[27-29],但其意义未明。

表 6-3-1-2 细胞外囊泡分类

分类	体积(nm)	密度(g/ml 蔗糖)	形态	脂质成分	蛋白标志物	亚细胞定位
细胞外小体	40~100	1.10~1.21	杯状多泡体	胆固醇/鞘磷脂/神经酰胺/与磷脂酰丝氨酸接触	CD63/CD9/Alix/TSG101	内颗粒
细胞外微粒	50~1000		双层管性结构	胆固醇和二酰甘油/与磷脂酰丝氨酸接触	蛋白溶酶 CR1	质膜
凋亡小体	50~5000	1.16~1.28	不均一	与磷脂酰丝氨酸接触	组蛋白	
基质囊泡	30~300		双膜	与磷脂酰丝氨酸接触	富含钙磷脂结合蛋白	质膜
基质囊泡	30~300		双膜	与磷脂酰丝氨酸接触	富含钙磷脂结合蛋白	质膜

(三)骨基质囊泡组分 MV 促进软骨、骨和牙质钙化,TNAP 和 ENPP1 在僵硬蛋白(ankylosis protein,ANK)的调节下,PPi 浓度降低而 Pi 的浓度升高,磷脂、Ca^{2+}、PO_4^-、M4V 蛋白相互作用,形成矿化核复合物(nucleational core complex),最终引起局部矿化[30-33](表 6-3-1-3)。从形态研究结果看,MV 来源于细胞膜的出芽(budding)过程,但也有反对意见。骨和牙齿的有机相(organic phase)状态由胶原微纤维控制,微纤维主要起矿化支架作用(图 6-3-1-1)。基质中的蛋白聚糖和酸性非胶原蛋白则协助基质矿化(图 6-3-1-2)。Ⅹ型胶原、纤维连接蛋白、基质 gla 蛋白和谷氨酰胺转肽酶 2 组成骨矿化的另一调节系统:①酸性细胞外基质蛋白能与 Ca^{2+}结合,抑制或以成核因子方式调节矿化;②基质蛋白的酸性来源于这些蛋白的磷酸化;③某些基质蛋白具有细胞结合结构域,也参与了矿化的调节[34-36]。

表 6-3-1-3 基质焦磷酸盐效应物

蛋白效应物	作用	矿化效果
ENPP1/ANK	PPit	抑制
TNAP	PPi9/Pit	促进

注:ENPP1:核苷焦磷酸酶磷酸二酯酶;ANK:僵硬蛋白

(四)骨基质囊泡的成核作用 基质囊泡的主要成分见表 6-3-1-4,矿化组织的组分见表 6-3-1-5。在矿物质的成核

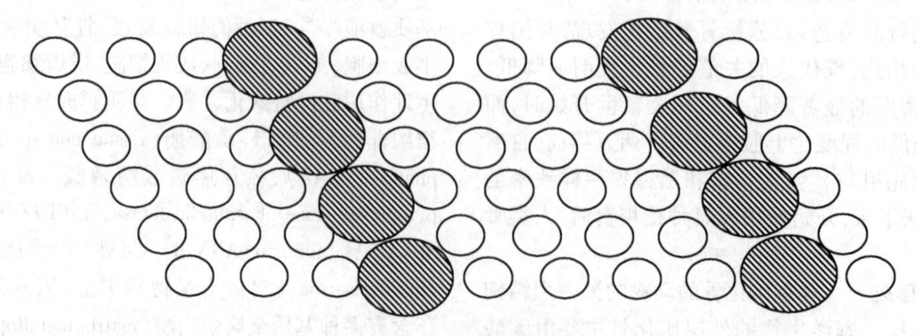

图 6-3-1-1 骨胶原早期矿化

空圆圈表示三螺旋胶原分子,较大的黑线圆圈代表洞带通道内的矿物质晶体

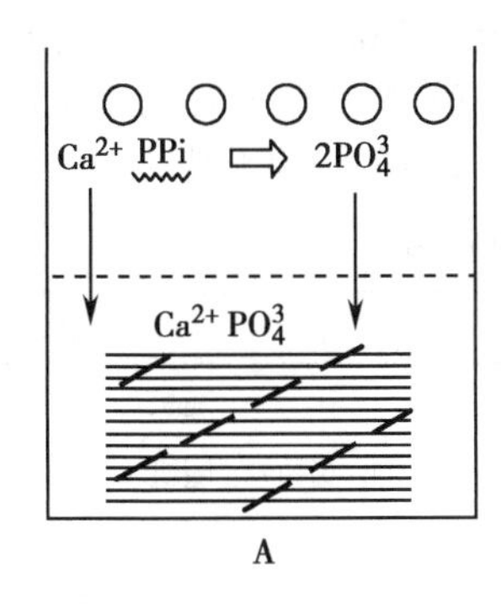

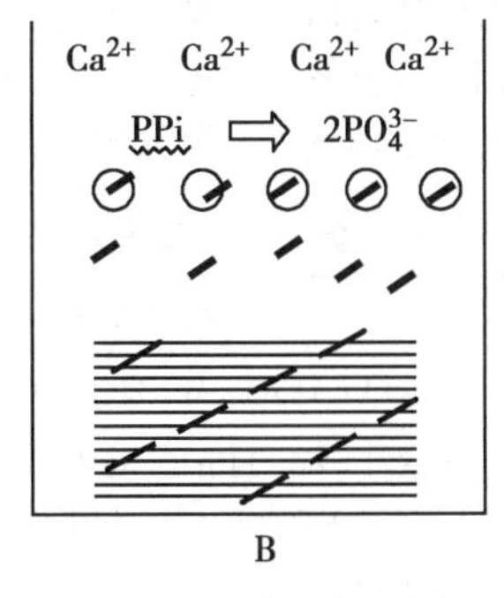

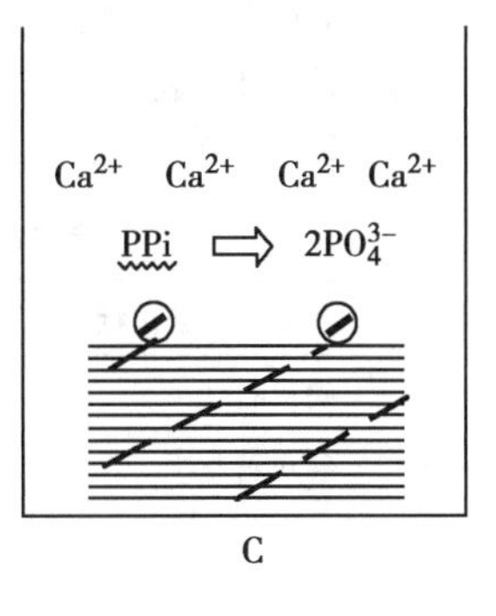

图 6-3-1-2 骨基质矿化机制

A. 基质囊泡(MV)调节离子浓度,形成的可溶性分子启动胶原微纤维矿化,圆圈代表 MV,B 中的黑短线表示矿物质晶体;平行线表示三螺旋胶原分子(300nm);虚线表示不能阻止矿化的透析膜;B. MV 调节离子组分,形成血管壁磷灰石结晶,囊泡移行至矿化前沿,种植在胶原上,引起胶原钙化;C. MV 与胶原大分子结合后,启动矿化

表 6-3-1-4 基质囊泡的主要成分

生物酶	其他蛋白
组织非特异性间隙磷酸酶(TNAP)	整合素 β1/5/αV/α11/α1/α3
磷蛋白-1	脂质
Na^+-K^+-ATP 酶	游离脂肪酸
NPP1/PC-1	磷脂酰胆碱
MMP-2/3/13	磷脂酰乙醇胺
转运蛋白	磷脂酰肌醇
钙磷酯结合蛋白 5/2/6/11/4/1/7	磷脂酰丝氨酸
Pit1/2	

表 6-3-1-5 矿化组织的组分

组织	矿物质含量	胶原	主要非胶原蛋白
牙釉质	95%~98%	无	Amelogein/釉质素
牙本质	52%~80%	Ⅰ型胶原	牙本质磷蛋白/牙本质唾液蛋白/牙本质基质蛋白 1
牙骨质	50%~70%	Ⅰ型胶原	姊妹蛋白/骨钙素
骨骼	50%~90%	Ⅰ/Ⅲ型胶原	姊妹蛋白/骨钙素
钙化软骨	35%~50%	Ⅱ/Ⅸ/Ⅹ型胶原	蛋白聚糖

注:姊妹蛋白(sibling protein)属于小分子的整合素结合的配体;主要包括 N-交联糖蛋白(n-linked glycoprotein),如骨桥蛋白、骨唾液蛋白、牙本质基质蛋白 1、牙质唾液磷蛋白釉质素和细胞外基质磷酸糖蛋白等

过程中,MV 有两个主要作用:①MV 中的生物酶调节细胞外液的无机磷酸盐/无机焦磷酸盐比值(inorganic phosphate/inorganic pyrophosphate ratio,Pi/PPi);②MV 中的蛋白和脂质提供羟基磷灰石沉着的成核部位。ENPP1 催化细胞外 ATP 水解,生成的 PPi 通过僵硬蛋白(ankylosis protein,ANK)转运,抑制基质矿化(但不抑制血管壁矿化),而 TNAP 能水解 PPi,解除抑制作用并提供 Pi 而促进矿化。因此,生物矿化可分为两个时相:第一时相为 MV 内沉积磷灰石;第二时相为基质磷灰石结晶增大,Ca^{2+}通过钙磷脂蛋白通道进入 MV,磷酸盐通过Ⅲ型 Na^+依赖性磷酸盐转运体(type Ⅲ Na^+ dependent phosphate transporter)进入 MV,在酸性磷脂和其他 MV 组分上形成磷灰石结晶,继而种植在囊泡外基质的胶原大分子中(见图 6-3-1-2)。

(五) 基质金属蛋白酶与矿化 基质矿化以纳米晶体沉着于胶原微纤维的洞带(hole zone)为终点,经典的 1/4 几何图形交错排列,使形成的洞带刚好容纳纳米晶体的体积[37,38]。矿化早期,磷灰石晶体(9nm×6nm×2nm)沉着遵循了严格的方向性(C 轴与微纤维平行);最后,微纤维内的所有空隙被磷灰石填充,胶原分子与纤维轴出现扭曲[39,40]。研究发现,MMP 在正常组织发育、组织重建(tissue remodeling)、关节炎形成和病理性心血管矿化(pathological mineralization)中起了重要作用[41-44],而 MV 中的 MMP 是调节生长板成熟、组织重建或肿瘤侵犯的关键因子[45,46]。在 1,25-$(OH)_2D$ 和 TGF 的调节下,生长板软骨表达 MMP-1/-2/-3/-9[47-50],其中 MMP-13 还受 Cbfa1 的调节。

(六) 基质蛋白的电荷密度与矿化 研究发现,基质蛋白的电荷密度(charge density)在钙磷矿物质相与矿化中起了重要作用,当蛋白电荷密度较低时,非磷酸化 DMP-1(nonphosphorylated DMP-1)诱导生成的晶体颗粒较小,但对矿化过程无明显影响;而当蛋白的负电荷密度较高时,生成的晶体颗粒较粗,并能将无定形磷酸钙(amorphous calcium phosphate,ACP)稳定在更高的浓度。磷酸化 DPP(p-DPP)含有的负电荷最多,高浓度时可防止矿物质沉积,而低浓度时对晶体的大小和形态有明显影响(表6-3-1-6)。因为在高密度负电荷状态下,结合钙离子的能力强,可溶性大分子的钙螯合降低了游离 Ca^{2+} 浓度,当这种蛋白质的浓度较高时,矿物质沉积反应减弱,而在蛋白质浓度较低时,负电荷可与矿物质颗粒结合,从而降低了矿化速度。

表6-3-1-6 基质蛋白电荷密度对矿化的作用

矿化实验	矿化相	晶体系统与大小	矿化晶体生成
无蛋白质(对照)	磷灰石状	板状/L=143nm/W=80nm/T=3nm	随机
DMP-1	磷灰石状	板状/L=66~116nm(46%~81%)/W=34~67nm(42%~96%)/T=3nm(100%)	随机
DPP	高浓度时无定形磷酸钙	球状60~70nm	大的球形聚集体
	低浓度时磷灰石状	板状/L=59~114nm(41%~79%)/W=36~61nm(45%~76%)/T=3nm(100%)	随机
p-DMP-1	磷灰石状	板状/L=74~39nm(51%~27%)/W=39~22nm(48%~27%)/T=3nm	高浓度时平行放射状晶体
p-DPP	高浓度时抑制矿化	纳米点状/~4nm	随机
	低浓度时磷灰石状	板状/L=60~70nm(41%~48%)/W=40~51nm(50%~63%)/T=3nm	随机
DMP-1+胶原微纤维	磷灰石状	板状/L=66nm(46%)/W=34nm(42%)/T=3nm(100%)	随机
DPP+胶原微纤维	无定形磷酸钙	球状60~70nm	大的球形聚集体
p-DMP-1+胶原微纤维	磷灰石状	板状	胶原微纤维矿化/平行放射状晶体/分布于微纤维内外
p-DPP+胶原微纤维	磷灰石状	板状	胶原微纤维矿化/形成平行放射状晶体/仅分布于微纤维内

注:DMP-1:牙本质基质蛋白-1;DPP:牙本质磷蛋白;p-DMP-1:磷酸化牙本质基质蛋白-1;p-DPP:磷酸化牙本质磷蛋白;L:length,长度;W:width,宽度;T:thickness,厚度;颗粒尺寸以对照组100%计算而得

(七)磷脂和磷脂酶与矿化 骨骼细胞的脂质代谢在生物矿化和异位矿化中起了重要作用。肾衰、糖尿病或动脉粥样硬化患者的血管钙化是一种重新获得矿化的病理过程。骨质疏松和类风湿关节炎也伴有细胞脂质代谢异常,磷脂酶 A_1/A_2/C/D、自分泌运动因子(autotaxi)和鞘磷脂酶(sphingomyelinase)及其脂质代谢产物(如花生四烯酸、溶血磷脂酶和1-磷酸鞘醇胺等)参与了矿化早期的细胞膜脂质代谢和基质囊泡代谢。

生长板软骨细胞脂质成分见表6-3-1-7。成骨细胞、成牙质细胞和肥厚型软骨细胞调节骨骼和牙齿的细胞外基质(ECM)矿化,其过程和步骤、机制等见图6-3-1-3~图6-3-1-6。

表6-3-1-7 生长板软骨细胞的脂质成分

脂质	总体软骨(%)	增殖期(%)	肥厚期(%)	细胞膜(%)	基质囊泡(MV)(%)
SM	8.6±0.7	5.8±0.4	8.0±0.8	8.1±0.8	13.4±1.8
PC	45.2±1.9	47.6±1.5	38.0±1.5	53.2±2.2	41.8±2.5
LPC	2.0±0.6	1.9±0.4	1.8±0.4	3.5±0.8	3.4±0.8
PE	17.6±1.0	16.9±0.7	14.7±0.8	14.6±1.8	14.9±1.8
LPE	2.0±0.4	3.3±0.7	2.4±0.4	4.9±1.2	6.5±1.2
PS	5.1±0.8	3.3±0.3	5.0±1.0	5.4±0.7	9.3±1.1
LPS	0.5±0.2	0.2±0.1	0.3±0.2	2.2±0.7	2.4±0.8
PI	7.2±0.8	6.2±0.8	6.4±0.8	6.1±0.8	6.6±0.6
LPI	1.1±0.7	1.0±0.6	0.5±0.4	0.3±0.2	1.1±0.3
PA	2.0±0.5	0.8±0.3	1.6±0.5	1.1±0.2	0.9±0.3
PG	1.2±0.6	0.7±0.3	1.2±0.6	0.9±0.2	1.3±0.3
di-PG	3.0±0.6	2.5±0.4	2.9±0.6	1.7±0.3	1.5±1.4

注:SM:鞘磷脂酶;PC:磷脂酰胆碱;LPC:溶血磷脂酰胆碱;PE:磷脂酰乙醇胺;LPE:溶血磷脂酰乙醇胺;PS:磷脂酰丝氨酸;LPS:溶血磷脂酰丝氨酸;PI:磷脂酰肌醇;LPI:溶血磷脂酰肌醇;PA:磷脂酸;PG:磷脂酰甘油;di-PG:二磷脂酰甘油

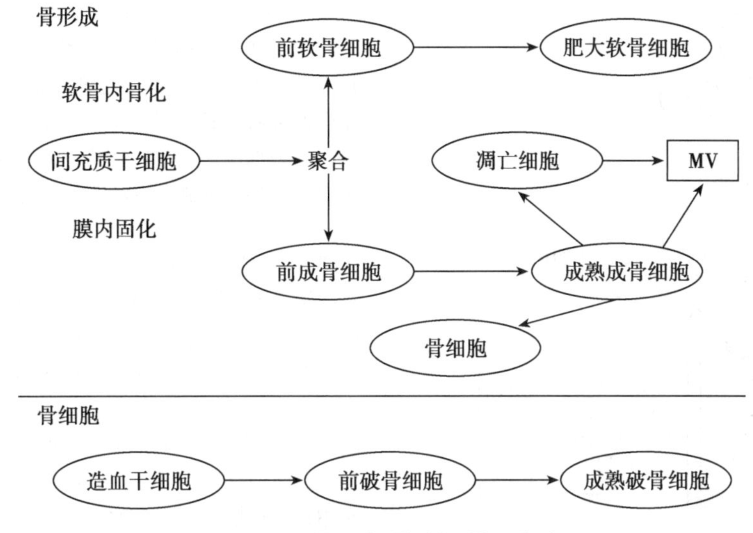

图 6-3-1-3　骨形成-骨矿化-骨吸收过程

软骨内成骨时，软骨细胞首先合成软骨，中心软骨细胞肥厚性分化和凋亡，诱导血管生成，形成初级骨化中心；膜内成骨时，间质致密化，分化的成骨细胞合成类骨质，类骨质被矿化而形成新骨；大部分成骨细胞成熟，小部分成骨细胞转换为骨细胞。骨吸收时，生血干细胞分化为成熟破骨细胞而吸收骨质

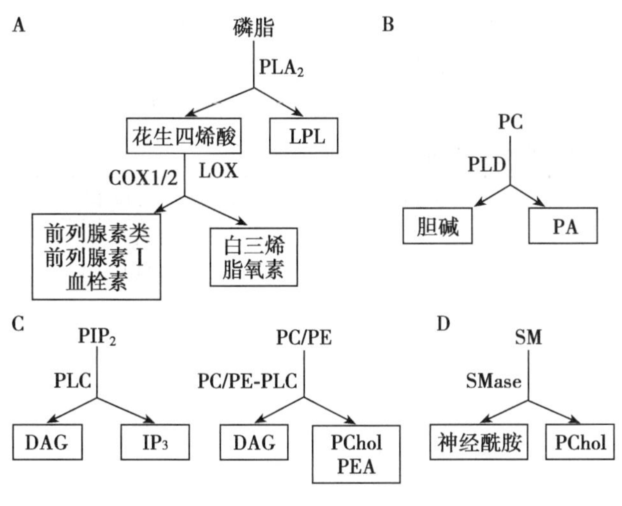

图 6-3-1-4　不同矿化时段的磷脂酶代谢物活性

A. 磷脂酶 A_2（PLA_2）催化生成类花生酸类；B. 磷脂酶 D（PLD）催化磷脂酰胆碱水解生成磷脂酸（PA）与胆碱；C. 磷脂酰肌醇特异性磷脂酶 C（PI-PLC）催化 PIP_2 生成膜相关性第二信使 IP_3 与二酰甘油（DAG），PC-PLC 水解 PC 为 DAG 及膦酸胆碱（PChol），PE-PC 水解磷脂酰乙醇胺（PE）为 DAG 与膦酸氨基乙醇（PEA）；D. 鞘磷脂酶（SMase）催化鞘磷脂水解为神经酰胺与磷酸胆碱

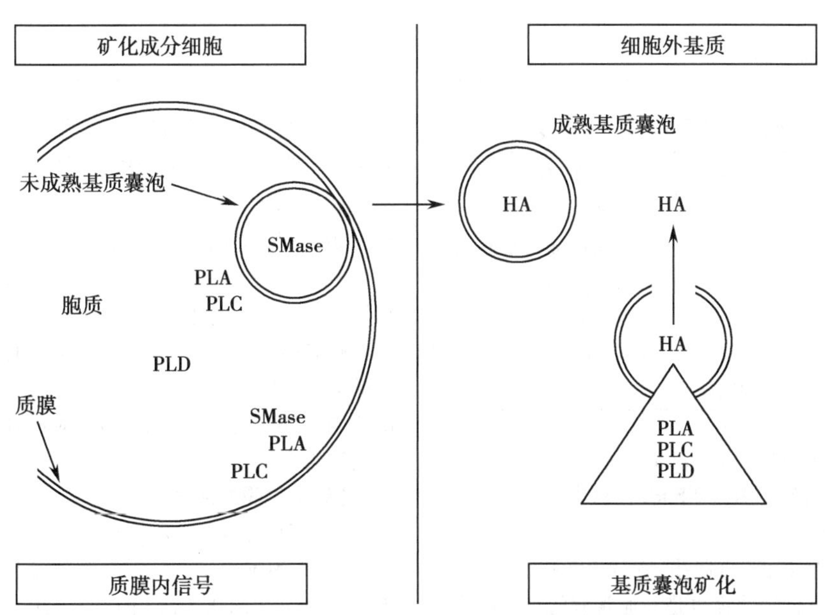

图 6-3-1-5　特异性磷脂酶介导的矿化起始步骤

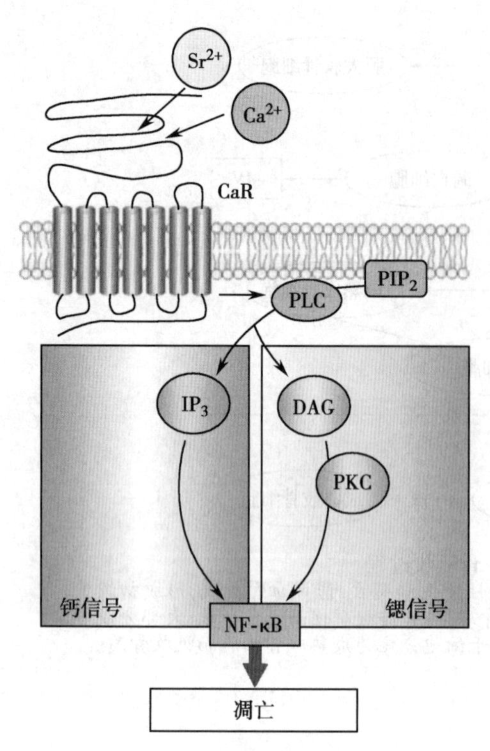

图 6-3-1-6 钙和锶引起不同的细胞内钙信号途径

脂肪酸分子整合于磷脂大分子中，形成各种类型的磷脂。花生四烯酸通过环氧化酶(COX)和脂氧化酶(LOX)生长类花生酸(前列腺素、血栓烷素、前列环酸)整合于 PLA2。花生四烯酸途径对骨形成的影响见表 6-3-1-8。

一般情况下，环氧化酶(COX)具有明显抑制骨形成作用，故 COX-2 抑制剂能降低关节炎病情。但是其他环氧化酶介导的药物如布洛芬、吲哚美辛或非甾体类抗炎药对骨骼矿化不利，见表 6-3-1-9。

溶血磷脂素类化合物包括 lyso-PC(LPC)、lyso-PE(LPE)和 LPS，这些物质分泌 PLA2、sPLA2-IIA 或 PS-PLA1，在自分泌运动因子(autotaxin，ATX)的作用下，将 LPL 转化为 LPA；另一条合成途径由卵磷脂的序列作用调节胆固醇酰基转移酶(cholesterol acyltransferase，LCAT)、PLA1 和 ATX。通过 ATX 生长的 LPA 作用于 LPA 受体发挥多种生理作用；PLD 或 DAG 激酶将脂质转换为 PA，后者又被 PLA1 或 PLA2 水解。生长板 LPL 增加释放的 MMP-3 进入细胞外基质(extracellular matrix，ECM)，加上 MV 内的钙和磷酸盐，促进矿化[51-58]。

磷脂酶 C 家族包括非特异性磷脂酶 C、PI 特异性磷脂酶 C 样 PLC、锌依赖性原核生物 PLC、PI-DAG 裂解酶和 SM 酶等数种。在细胞外液钙离子的作用下，钙受体(CaR)激活 PLC，以 IP3 依赖方式引起 NF-κB 从破骨细胞质转位至细胞

表 6-3-1-8 花生四烯酸途径对骨形成的影响

研究对象	表达水平或浓度	生理作用	病理作用
COX-2	滑膜液高浓度		类风湿关节炎
mPGES-1	滑膜液高浓度		类风湿关节炎
COX2 缺乏小鼠	缺乏 COX	CIA 降低	
mPGES-1 缺乏小鼠	缺乏 PGES-1	CIA 降低	
PGE_2	滑膜液高浓度		类风湿关节炎
前列腺素		刺激骨形成	刺激骨吸收
PGD_2		刺激成骨细胞成骨	
$PGF_{2\alpha}$		促进成骨细胞分化	
15-脱氧-Δ12,14-PGJ_2	PGD_2 代谢产物	激活 PPAR，上调 TNAP 表达	
n-3 PUFA 或结合亚油酸	外源性加入	促进骨形成	

表 6-3-1-9 环氧化酶(COX)抑制骨形成

COX 抑制剂	生理作用	病理作用
布洛芬/吲哚美辛	—	抑制骨折愈合
吲哚美辛	—	降低组织非特异性碱性磷酸酶活性
非甾体类抗炎药	—	减少异位钙化
Keterolac	—	抑制术后脊柱融合
COX-2 抑制剂	抑制类风湿炎症	—

核；在细胞外液锶离子的作用下，CaR 也激活 PLC，诱导 DAG-PKCβII 信号途径，然后引起 NF-κB 向核内转位，但不依赖于 IP3，见图 6-3-1-6。

钙营养不良与骨质疏松、直肠-结肠癌和乳腺癌的关系最密切；其次为高血压，低钙饮食也是心血管病的高危因素。Ca^{2+}/CaR 信号与维生素 D 受体(VDR)途径联系，其作用是：①促进成骨细胞分化和骨骼矿化；②通过下游效应分子和 Wnt 途径抑制肿瘤细胞增殖；③诱导肿瘤细胞 Ca^{2+} 内流，激活促凋亡系统；④Ca^{2+}/CaR 信号开放内皮细胞 Ca^{2+} 敏感性 K^+通道，参与 IP3-依赖性细胞质 Ca^{2+} 浓度调节(图 6-3-1-7～图 6-3-1-9)；⑤Ca^{2+}/CaR 信号异常导致骨形成障碍、肿瘤进展、高血压、血管钙化和心血管病。

磷脂酶 D 主要分为含 HKD 基序的 PLD 和不含 HKD 基序的 PLD 两类，主要功能是调节软骨细胞功能，在维生素 D 的协同下，维持骨骼矿化。同时对成骨细胞、破骨细胞和基质囊泡也有调节作用。

【矿化障碍性疾病】

骨骼和牙齿矿化是一种复杂的动态过程，受许多营养素、激素和细胞因子的调节。此外，调节骨骼矿化的基因也形成多个信号网络系统(图 6-3-1-10)。上述任何因素异常或调节紊乱均可导致佝偻病/骨质软化症(表 6-3-1-10)。

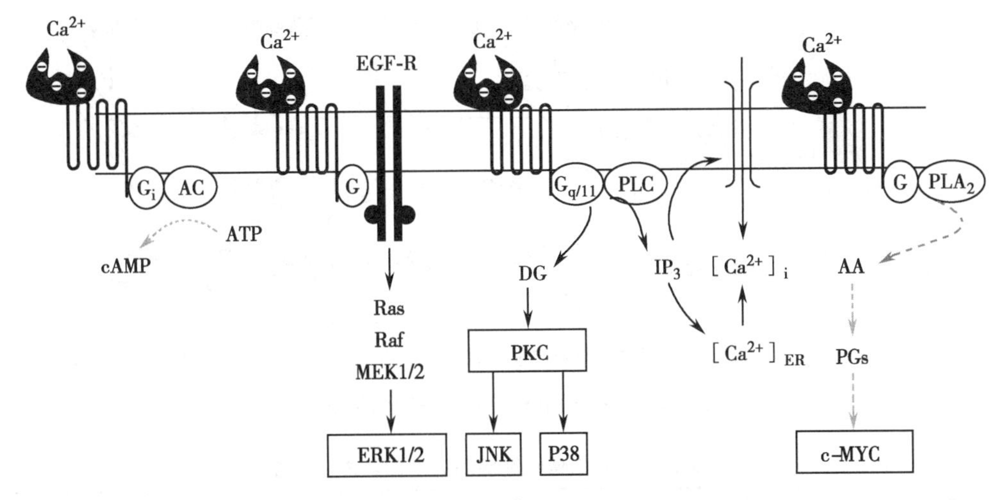

图 6-3-1-7 细胞外液 Ca^{2+} 在骨矿化中的调节作用

细胞外液 Ca^{2+} 受体(CaR)接受和转导[Ca^{2+}]o 的瞬时变化,启动细胞内多项信号途径,调节骨矿化过程。实箭头表示刺激性 G 蛋白,虚箭头表示抑制性 G 蛋白

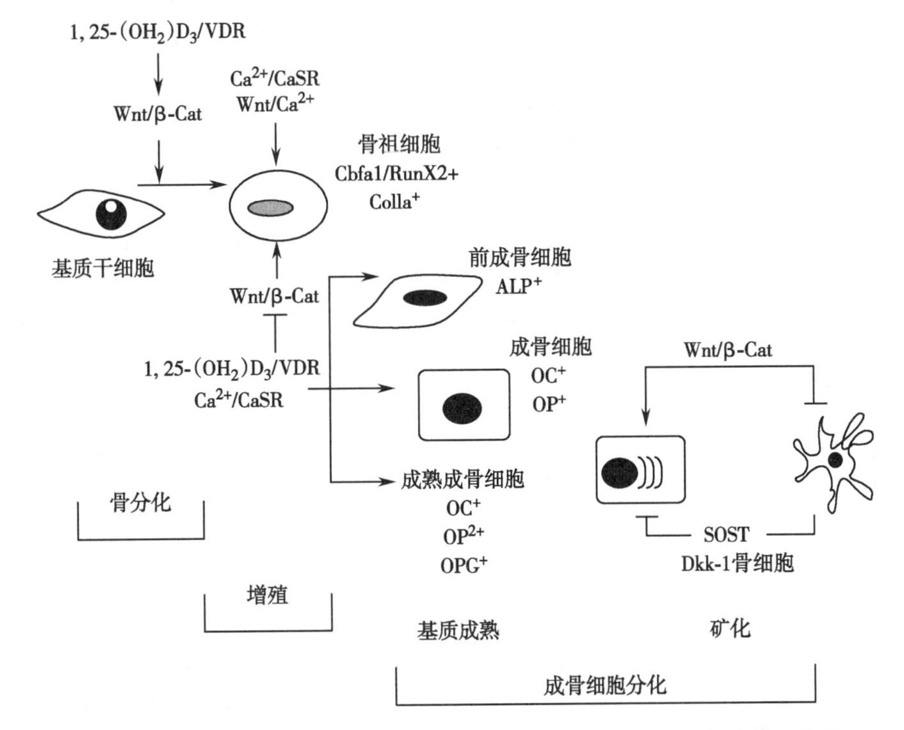

图 6-3-1-8 Ca^{2+}/CaSR 和 1,25-$(OH)_2$D/VDR 对 Wnt 途径和骨矿化的协同作用

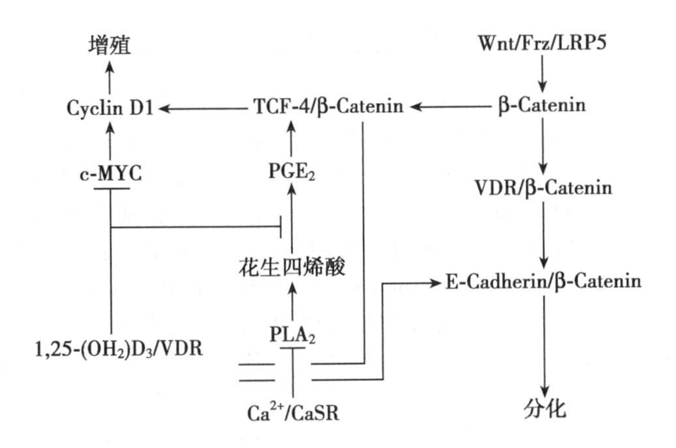

图 6-3-1-9 Ca^{2+}/CaR 和 1,25-$(OH)_2$D/VDR 对 Wnt 途径和克隆细胞与克隆肿瘤细胞的协同作用

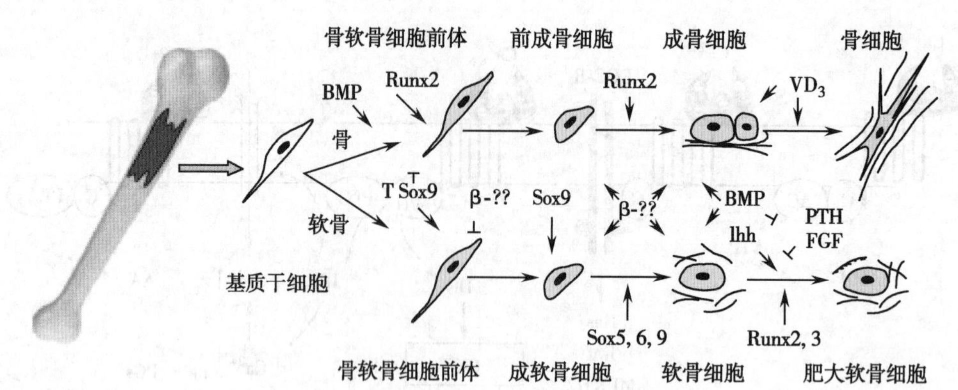

图 6-3-1-10 调节骨矿化的基因网络系统

表 6-3-1-10 矿化障碍性疾病的病因与发病机制

因素	功能与病因	相关疾病
A. 矿化原料缺乏与矿化微环境紊乱		
钙	原料缺乏	钙缺乏症/吸收不良综合征
磷	原料缺乏	磷缺乏症/吸收不良综合征
营养蛋白	原料缺乏	蛋白质-能量营养不良症
特殊蛋白	COL1A1/COL1A2 突变 CRTAP/LEPRE1 突变	成骨不全
pH	矿化微环境	慢性酸中毒 慢性肾病-矿物质骨病
B. 生物酶缺乏或活性降低		
碱性磷酸酶	促进骨形成	低磷酸酶病/高磷酸酶病
Na^+-K^+-ATP 酶	促进骨形成	G 蛋白病/McCune-Albright 综合征
ENPP1/PC-1	促进骨形成	常染色体隐性遗传性低磷血症性佝偻病
MMP-2/-3/-13	骨基质生成	?
C. 维生素 D 缺乏或活性不足		
维生素 D 缺乏	抑制 PTH 分泌	维生素 D 缺乏症
1,25-(OH)D 缺乏	矿化障碍	Ⅰ型维生素 D 依赖性佝偻病
1,25-$(OH)_2$D 抵抗	矿化障碍	Ⅱ型维生素 D 抵抗性佝偻病
D. PTH 过多		
PTH 自主分泌	促进骨吸收	原发性甲旁亢/三发性甲旁亢
PTH 代偿分泌	促进骨吸收	继发性甲旁亢/慢性肾病-矿物质骨病
E. FGF-23 过多		
PHEX 突变	磷消耗	X-性连锁低磷血症性佝偻病
DMP-1 突变	磷消耗	常染色体隐性遗传性低磷血症性佝偻病
FGF-23 活化突变	磷消耗	常染色体显性遗传性低磷血症性佝偻病
FGF-23 分泌过多	磷消耗	慢性肾病-矿物质骨病 肿瘤性骨质软化症

骨骼-牙质矿化障碍性疾病的病因可分为五类：①矿化原料缺乏或矿化微环境紊乱；②生物酶缺乏或活性异常；③维生素 D 缺乏或活性不足；④PTH 分泌过多；⑤FGF-2 过多[59,60]。佝偻病/骨质软化分类见表 6-3-1-11。

牙质与骨骼在细胞外基质方面有相似之处，并分别由成牙质细胞（odontoblast）和成骨细胞（osteoblast）介导，因此牙质矿化（dentin mineralization）的机制与骨骼矿化基本相同，虽然牙质不存在重建（remodeling）现象，也不受机体矿物质代谢因素和相关激素的调节，但绝大多数矿化障碍性遗传性疾病可同时影响牙齿矿化，如低磷血症性佝偻病、成骨不全（osteogenesis imperfecta）、Goldblatt 综合征（MIM 184260）[61]、Schimke 免疫性骨发育不良症（Schimke immunoosseous dysplasia，MIM 242900）[62]、手臂-骨骼-生殖器综合征（brachioskeleto-genital syndrome）[63,64]、骨发育不良-原基型矮小伴小牙-乳白牙-无根磨牙（osteodysplastic primordial short stature with severe microdontia-opalescent teeth-rootless molar）综合征[65,66]等。骨骼和牙质矿化的相似性还表现在以下几个方面：①骨骼和牙质均为矿化组织，其矿化机制与组织形态相似[67,68]；②细胞外间质中的有机基质基本相同，且均以Ⅰ型胶原为主，矿化相的矿物质均为羟基磷灰石晶体；③骨骼生成(osteogenesis)和牙质生成(dentinogenesis)的矿化过程亦相似,成骨细胞分泌的基质形成类骨质,而成牙质细胞分泌的基质形成前牙质(predentin);④Ⅰ型胶原分子组装成原纤维(fibril),并形成网状基质[69],继而由钙磷矿化基质,分别形成矿化骨骼和矿化牙质。

表 6-3-1-11　佝偻病/骨质软化分类

分类
维生素 D 毒性紊乱
维生素 D 缺乏症
维生素 D 依赖性佝偻病
维生素 D 抵抗性佝偻病
钙代谢紊乱
胃肠钙吸收不足
饮食钙缺乏
肠钙吸收减少
磷代谢紊乱
胃肠磷吸收不足
饮食磷缺乏(低体重儿)
肠磷吸收减少(抗酸剂)
肾脏漏磷
磷尿症
X-LH
ADHR
ARHR
TIO
多发性骨骼纤维增殖不良症
神经-皮肤综合征
磷尿症伴钙尿症(遗传性低磷血症佝偻病伴高钙尿症)
肾小管疾病伴磷漏
磷尿症伴酸中毒(远曲小管性酸中毒)
磷尿症-氨基酸尿症-糖尿症-电解质紊乱
Fanconi 综合征
原发性
继发性
Dent 病
Lowe 综合征
异环磷酰胺中毒
其他药物毒性

骨骼和牙质矿化的不同之处表现在以下几个方面:①骨骼是一种持续重建的动力组织,其代谢活跃,而牙质不存在代谢转换;②成骨细胞分泌基质物质和骨形成过程受细胞因子和生长因子的调节,并首先在将要骨形成的部位出现原始矿化部位,继而矿化核扩大、生长[70];成牙质细胞分泌牙基质,细胞突起进入髓腔,并被基质填埋,但细胞体仍然是游离的[71,72]。牙齿中有四种牙质:①罩牙质(mantle dentin):位于第一层,由新分化而来的成牙质细胞组成;②初级牙质(primary dentin):在牙齿发育时形成,形成的速度约 4μm/d;其功能是协助建立牙胚(tooth germ)形态;③次级牙质(secondary dentin):在牙萌出后形成,其组织学特征与初级牙质相同;④三级牙质(tertiary dentin):在牙齿受损伤时生成,以保护牙髓[73,74]。

(一) 家族性低磷血症性佝偻病　家族性低磷血症性佝偻病(familial hypophosphatemic rickets)是一组以肾脏磷消耗(renal phosphate wasting)为特征的疾病。较常见的是 X-性连锁显性低磷血症性佝偻病(XLH,OMIM 307800),病因为与 X 染色体内肽酶同源的磷调节基因(PHEX)突变。其次为 FGF-23 基因突变所致的常染色体显性遗传性低磷血症性佝偻病(ADHR,OMIM 193100)、牙本质基质蛋白-1 基因(DMP-1)突变所致的 1 型常染色体隐性遗传性低磷血症性佝偻病(ARHR1,OMIM 241520)、外核苷酸焦磷酸酶-1 基因(ENPP1)突变所致的 2 型常染色体隐性遗传性低磷血症性佝偻病(ARHR2,OMIM 613312)、Ⅰ型维生素 D 依赖性佝偻病(1α-羟化酶缺陷症低血磷性抗维生素 D 佝偻病/骨质软化症)、Ⅱ型维生素 D 抵抗性佝偻病(维生素 D 受体缺陷症)[75-77]。

牙齿病变的特点是在无创伤或龋齿的情况下,出现自发性感染性牙周脓肿、牙齿脱落和牙齿破坏、脱牙、红肿(decayed-missin-filled tooth,DMFT)等典型表现[77,78]。X 线照片可见牙髓腔扩大,牙质破坏较重、矿化不良,牙釉质缺陷,牙面呈分叶状[79]。

(二) 成骨不全与成牙质不全　病因与 COL1A1、COL1A2、CRTAP 或 LEPRE1 突变有关,临床分为轻型(Ⅰ型,MIM 166240,MIM 166200;小鼠模型 Mov-13)、产周致命型(Ⅱ型,MIM 166210/610854;小鼠模型 Brittle Ⅱ)、进行性畸形型(Ⅲ型,MIM 259420,小鼠模型 oim/oim)和中度严重型(Ⅳ型,MIM 166220;小鼠模型 Brittle Ⅳ)[80-82]。此外,根据特殊表现,再分为四型[83,84],这些少见的成骨不全类型往往与 CRTAP 有关,表现为严重型(Ⅶ型,MIM 610682;Ⅷ型,MIM 610682,小鼠模型 fro/fro)成骨不全[85-88],而Ⅵ型(小鼠模型 fro/fro)的病因为编码色素上皮细胞衍生因子(pigment epithelium-derived factor)的 ERPINF1 基因突变[87]。

成牙质不全(dentinogenesis imperfecta,DI)的特征性表现是牙质脱色,严重磨损、球状牙冠。X 线照片显示牙根短,颈部压缩,密度降低[88,89]。

(三) 佝偻病/骨质软化症　佝偻病/骨质软化症的病因诊断见图 6-3-1-11。儿童遗传性低磷血症性佝偻病(hypophosphatemic rickets,HR)的病因与表现等见表 6-3-1-12～表 6-3-1-17[90-92]。

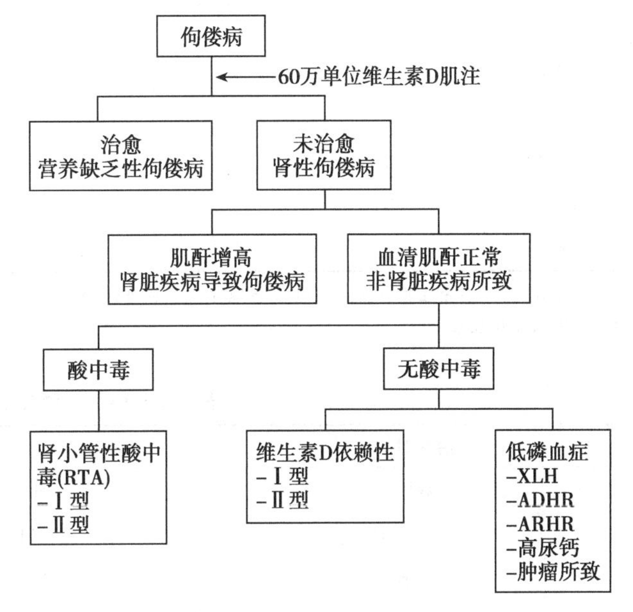

图 6-3-1-11　佝偻病/骨质软化症的病因诊断

表 6-3-1-12 遗传性低磷血症性佝偻病的病因

病变	致病基因	遗传方式	主要特征
FGF-23 升高与 1,25-(OH)$_2$D 不适当正常/降低			
XLHR	PHEX	X-性连锁	男性和女性低磷血症性佝偻病的表现相似
ADHR	FGF-23	常染色体显性	低磷血症性佝偻病
ARHR			
ARHR1	DMP-1	常染色体隐性	低磷血症性佝偻病
ARHR2	ENPP1	常染色体隐性	低磷血症性佝偻病伴婴幼儿动脉钙化(GACI 综合征)
ARHR3	FAM20c	常染色体隐性	低磷血症伴骨质硬化而非骨质软化骨骼畸形,脑钙化和牙齿异常
OGD	FGFR1		低磷血症性佝偻病伴颅缝早闭,骨骼畸形和身材矮小
先天性散发性合子后突变与 FGF-23 升高			
MAS			性早熟皮肤 cafe-au-lait 斑骨纤维性结构不良,偶见低磷血症性佝偻病和继发性 FGF-23 升高
嵌合型皮肤疾病(皮脂痣/Schimmel penning 综合征)	KRAS/NRAS		低磷血症性佝偻病伴骨损害与广泛性皮肤病变
分泌 FGF-23 的间质肿瘤			
TIO			获得性磷消耗严重低磷血症伴低钙血症 1,25-(OH)$_2$D 生成被抑制
FGF-23 被适当抑制伴 1,25-(OH)$_2$D 升高及肾磷转运体缺陷			
HHRH	SLC34A3	常染色体隐性	低磷血症性佝偻病伴肾钙盐沉着与肾结石
肾远曲小管病变			
Lowe 综合征、Dent 综合征(CLCN5) Toni-Debré-Fanconi 综合征			低磷血症性佝偻病/骨质软化症

注:XLHR:X 性连锁低磷血症性佝偻病;ADHR:常染色体显性低磷血症性佝偻病;ARHR:常染色体隐性低磷血症性佝偻病;OGD:骨-颅骨发育不良症;MAS:McCune-Albright 综合征;TIO:肿瘤性骨质软化症;HHRH:遗传性低磷血症性佝偻病伴高钙尿症

表 6-3-1-13 佝偻病病因的实验室诊断

诊断项目	钙	磷	ALP	PTH	25-(OH)D	尿磷	HCO_3^-
营养性	↓	↓	↑	↑	↓	↓	N
RTA	↓	↓	↑	↑	↓	↑	↓
VDDR1	↓	↓	↑	↑	↑	↓	N
VDDR2	↓	↓	↑	↑	↑		N
HR	N	↓	↑	N		↑	N
肾衰	↓	↑	↑	↑	↓		↓

注:RTA:肾小管性酸中毒;VDDR:维生素依赖性佝偻病;N 表示正常;↑表示升高;↓表示降低;HR:低血磷性佝偻病;ALP:碱性磷酸酶;PTH:甲状旁腺激素

表 6-3-1-14 低磷血症性佝偻病的常规治疗

治疗时间	疗效
数周	骨痛减轻
6~12 个月	ALP 正常
1 年	生长速度加快
3~4 年	膝内翻或膝外翻矫直(每 6 个月弯曲减少约 1cm)

表6-3-1-15 维生素D类似物和磷制剂治疗研究结果

研究	治疗方法	病例情况	研究目的	主要结果
方案1	磷1.2~3.6g/d 5次/日	11例	X线骨组织学	磷+骨化三醇治疗优于以前的方案
	磷5次/日(剂量同上)+麦角骨化醇25 000~50 000U/d	1.75~11.5岁		诱导生长板矿化
	磷5次/日(剂量同上)+骨化三醇1μg/d			诱导骨小梁矿化
方案2	骨化三醇30ng/(kg·d)	11例	骨化三醇的矿化功能	骨化三醇升高青春期前患者的血磷 对部分青春期患者有效,肾磷阈值无变化,改善骨小梁矿化
方案3	骨化三醇+磷	9例		治愈佝偻病,改善生长板功能,降低ALP,消除症状
方案4	1期			
	磷1.5~3.6g/d	10例 (11.9±2.6)岁	生化变化	降低PTH水平
	维生素D_2 1000~75 000U/d			升高血磷 降低ALP,降低尿钙排泄
	2期			
	磷1.5~3.6g/d 骨化三醇17~34ng/(kg·d)			身材增高
方案5	骨化三醇(58.0±8.5)ng/(kg·d)	19例	生长与骨代谢变化	麦角固醇转换骨化三醇改善生长
	磷(2167±174)mg/(m^2·d) 5次/日			改善血磷和生长速度
方案6	1组(1963—1968年)	40例	疗效差异	1-αOHD_3促进躯体生长
	磷<1g/d	2岁以上		优于以前治疗方案
	胆骨化醇 麦角骨化醇0.5~2mg/d			
	2组(1968—1978年)			
	磷0.7~2g/d			
	25-(OH)D或α-骨化醇50~200μg/d			
	3组(1978年以后)			
	磷0.7~2g/d			
	骨化三醇1~3μg/d			
方案7	骨化三醇(25.6±16.9)ng/(kg·d)	24例	身高与肾钙盐沉着	磷和骨化二醇增加生长速度
	磷(100±34)mg/(kg·d)	1~16岁(平均5.3岁)		肾钙盐沉着与磷的剂量有关 维生素D不能预防其发生
方案8	磷53~90mg/(kg·d) 骨化三醇11~27ng/(kg·d)	13例	三发性甲旁亢风险因素	较高剂量和时间的磷治疗诱发三发性甲旁亢
方案9	磷80~99mg/(kg·d)	8例 0.15~0.58岁		早期治疗有助于恢复生长
	骨化三醇20ng/(kg·d)	11例 1.3~8岁		

表6-3-1-16 磷剂量与α-骨化醇终生治疗研究结果

人群	磷制剂	α-骨化醇	有效性与安全性监测	检测频率
婴儿	55~70mg/(kg·d) 4次/日	1.5~2.0μg/d 1次/日	身高/体重/头围 ALP/血钙/PTH/肌酐 尿钙/肌酐	3个月 6个月 3个月
儿童	45~60mg/(kg·d) 3次/日	1.0~2.0μg/d 1次/日	身高/体重/下肢弯曲度/牙齿 ALP/血钙/PTH/肌酐 尿钙/尿磷 肾脏超声	6个月 6个月 3个月 12个月

续表

人群	磷制剂	α-骨化醇	有效性与安全性监测	检测频率
青春期	35~50mg/(kg·d) 3次/d	1.5~3.0μg/d 1次/d	身高/体重/下肢弯曲度/牙齿 ALP/血钙/PTH/肌酐 尿钙/尿磷 肾脏超声	6个月 6个月 3个月 12个月
成年期	0~2000mg/d 2次/d	0~1.5μg/d 1次/d	体重/活动能力/疼痛/牙齿 ALP/血钙/PTH/肌酐 尿钙 肾脏超声	12个月 12个月 6个月 24个月
妊娠期	2000mg/d 2次/日	1~1.5μg/d 1次/日	体重/活动能力/疼痛 血钙/PTH/肌酐/25-(OH)D 尿钙	3个月 3个月 3个月
绝经前	0~2000mg/d 2次/日	0~1.5μg/d 1次/日	体重/活动能力/疼痛/牙齿 ALP/血钙/PTH/肌酐 尿钙 肾脏超声	12个月 12个月 6个月 24个月

骨质软化的特点是模糊的骨骼-肌肉疼痛与乏力，BMD降低；如果按照WHO诊断骨质疏松的T值标准，70%以上的骨质软化患者BMD与骨质疏松重叠，半数以上的患者T值≥-3(表6-3-1-17)。因此，BMD测量只能用于骨质软化患者病情严重性的参考依据，而不能作为诊断依据。

表6-3-1-17 骨质软化症患者骨密度T值变化

指标	骨质软化患者	健康对照者	*P*值
总例数	20	28	—
女性/男性例数	16/4	23/5	0.99
年龄(均值±标准差)(岁)	20~60(39±14.27)	20~60(39.27±13.09)	0.94
L_2~L_4 T值(均值±标准差)	-0.8~-5.2(-3.005±1.28)	+2.7~-1.3(+0.265±1.08)	0.001
股骨颈T值(均值±标准差)	-1.0~-5.4(-3.009±1.34)	+2.1~-1.7(+0.225±0.89)	0.001

(夏维波 戴如春)

第2节 肾小管酸中毒性骨病

肾小管酸中毒(renal tubular acidosis, RTA)是由于各种原因导致肾小管酸化功能障碍而引起的临床综合征；分为经典远曲小管性RTA(Ⅰ型)、近曲小管性RTA(Ⅱ型)、远曲小管/近曲小管性(混合型)RTA(Ⅲ型)和高血钾性RTA(Ⅳ型)四种类型。RTA所致的骨代谢异常统称为肾小管酸中毒性骨病(bone diseases of renal tubular acidosis)。除钾外，还常伴有钙、磷、镁等的代谢紊乱。有时，RTA可伴有低钾血症、髓性肾钙盐沉着症(medullary nephrocalcinosis)、肾石病(nephrolitiasis)、生长发育障碍、佝偻病/骨质软化症、短肢畸形等[1]。原发性肾性低磷血症性佝偻病主要见于慢性肾病-矿物质骨病、肾小管酸中毒和Fanconi综合征。

【病因与发病机制】

(一)肾小管水和电解质重吸收 肾小管包括近曲小管、Henle袢、远曲小管和集合管四个部分。近曲小管与肾小球连接，初始段为屈曲段，然后为直段，从肾皮质到髓质的终末部分。其细胞有许多沟和嵴，可增加细胞与小管内液体的接触面积。Henle袢包括近曲小管的直段薄壁降支、厚壁升支和下降到髓质的长袢厚升支，在到达髓质不同深度后又回到肾皮质。细胞为鳞状，有少量微绒毛和线粒体，厚壁升支回到肾皮质处与自身的肾小球相遇，在相遇点形成致密斑。远曲小管始于致密斑，其长度只及近曲小管的1/3，细胞管腔面有少量微绒毛，但线粒体与近曲小管一样丰富，并有基底指状突起。远曲小管从皮质下降到髓质，在髓质段与Henle袢靠近。远曲小管之后则为集合管，8~9个系列的集合管汇集，再到Belli乳突。

肾小管的重吸收功能分为主动重吸收和被动重吸收两种，主动重吸收需要消耗能量，被动重吸收靠电化学梯度转运。从肾小管主动重吸收的物质有滤过的葡萄糖、磷酸盐、氨基酸、尿酸盐和硫酸盐，这些物质大部分在近曲小管被重吸收，远曲小管的泌H^+功能和近曲小管碳酸氢根重吸收见图6-3-2-1和图6-3-2-2。

(二)肾小管酸中毒性骨病

1. 远曲小管性酸中毒性骨病 Ⅱ型碳酸酐酶存在于肾小管、脑组织和破骨细胞中，Ⅱ型碳酸酐酶缺陷症主要见于中东和地中海地区。在中东和地中海地区，Ⅱ型碳酸酐酶缺陷患者表现为骨质硬化、RTA和脑组织钙化“三联征”，但患者的尿浓缩功能一般正常，而智力障碍、四肢和面部畸形更为明显。远曲肾单位中的α-间质细胞(α-intercalated cells)的细胞生化特点在很多方面与破骨细胞相似，如高密度的质子泵均位于细胞的腔膜侧，这些质子泵的结构由H^+-K^+-ATP酶的多个亚基组成，其共同特点是细胞具有泌H^+功能。在

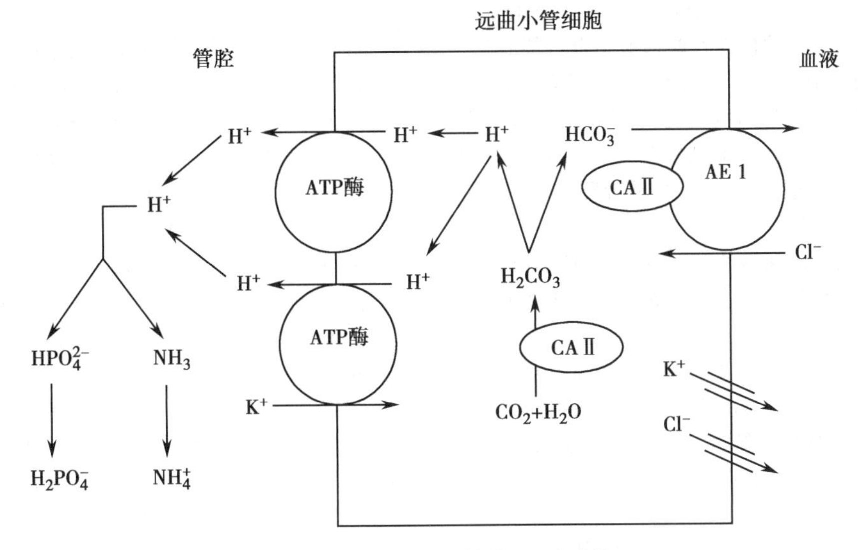

图 6-3-2-1 远曲小管的泌 H^+ 功能

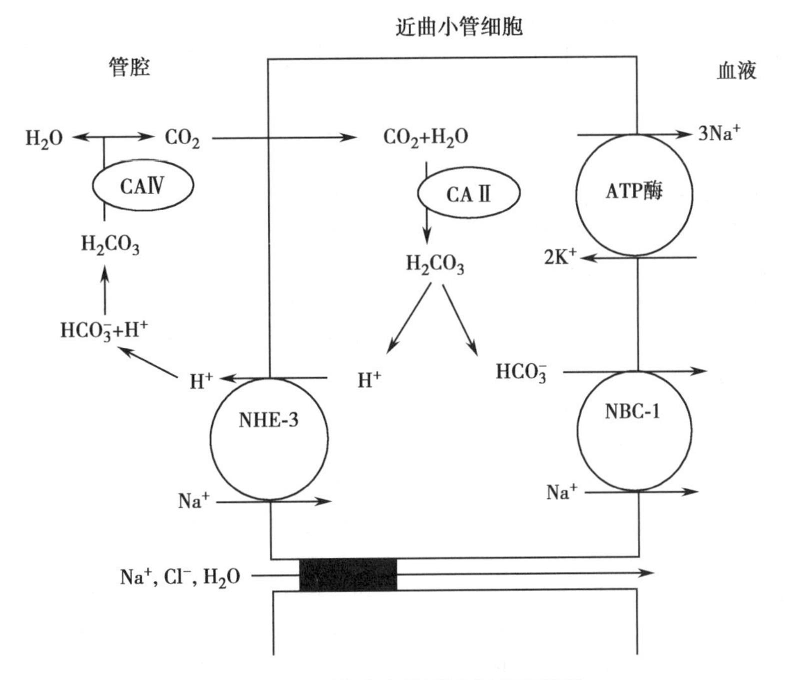

图 6-3-2-2 近曲小管碳酸氢根重吸收

CA Ⅱ:碳酸酐酶Ⅱ;CA Ⅳ:碳酸酐酶Ⅳ;NHE-3:Na/H 交换子 3;NBC-1:Na^+-HCO_3^- cotransporter,Na/HCO_3^- 同转运体 1

肾小管中,这些细胞的功能主要是维持细胞外液的酸碱平衡;而在骨组织中,其功能主要是调节骨的代谢转换率和破骨细胞的骨吸收功能。因而这两类细胞的 H^+-K^+-ATP 酶亚基功能失常均可导致代谢性骨病[2,3],其中远曲小管性酸中毒伴进行性听力下降者的前庭导水管(vestibular aqueduct)和内淋巴囊(endolymphatic sac)扩大[4],因此常伴听力障碍。远曲小管性酸中毒可根据有听力障碍分为两种亚型,现认为 H^+-K^+-ATP 的 B1 亚基或 a4 亚基缺陷则与听力障碍有关[5]。远曲小管性酸中毒患者在纠正代谢性酸中毒(如用枸橼酸钾)后,骨形成率升高,BMD 增加[6]。如病情严重,尤其是伴有严重听力障碍、贫血和智力障碍时,可考虑同种异体骨髓干细胞移植,可使病情明显改善[7]。

远曲小管性酸中毒患者可合并干燥综合征(Sjögren 综合征)和骨质软化症[8,9],其发病机制未明,但对维生素 D、钙剂、降钙素等反应良好,疗效较满意。此外,远曲小管性酸中毒还因为血液及组织液长期处于酸性环境中,通过代谢性酸中毒本身的作用而引起骨的生长发育和代谢障碍(详见后述)。RTA 患者的长期酸中毒使骨吸收增加,骨量丢失,导致低骨量、骨质疏松或骨质软化,但 RTA 患者的尿钙排泄和血钙正常,血 PTH 亦正常,骨组织形态计量分析显示骨形成率明显下降,类骨质表面积和类骨质容量明显增加。骨形成和骨吸收均被抑制,BMD 降低[10-13],个别存在骨质软化或双侧肾钙盐沉着症(第 3 篇第 3 章第 8 节)。

2. 近曲小管性酸中毒性骨病 近曲小管性酸中毒患者

亦伴有明显的骨代谢异常,但其发病机制与远曲小管酸中毒性骨病有所区别,而与一般的慢性代谢性酸中毒可能相似。慢性代谢性酸中毒抑制生长发育,骨组织中的 HCO_3^-/CO_2 贮备降低,BMD 下降,但一般无骨质软化或纤维囊性骨炎表现,骨矿化率亦基本正常[14]。可能是慢性酸中毒时,骨中的碱性盐动用过多而促进了骨盐的丢失,导致骨质疏松症。慢性代谢性酸中毒(如肾衰性酸中毒)可严重影响骨的生长发育。在酸性环境中,软骨细胞体积明显减少,软骨细胞表达的 IGF-1 受体和 GH 受体数目显著下降,软骨对 GH 和 IGF-1 存在抵抗。软骨内成骨过程被抑制[15]。Weger 等在一组低骨量和骨质疏松患者中发现 35%的患者在服用 40mg 呋塞米后,尿 pH 无下降,其中 10/16 的患者存在不完全性Ⅰ型肾小管酸中毒,这些患者的 BMD 下降明显。因此,应注意在青少年骨质疏松患者中排除 RTA 可能[16-22]。

【临床表现】

临床表现因肾小管受损的部位及严重程度而异,共同的表现是不同程度的代谢性酸中毒。继发性 RTA 患者中还有原发性疾病的临床表现,如干燥综合征者有口干、无眼泪、吞咽困难等;系统性红斑狼疮患者有皮肤红斑、光敏感等表现[23-25]。

(一)Ⅰ型 RTA 以低钾血症/肾钙质沉着/尿路结石/骨质软化和代谢性酸中毒为特征。由于尿钙排泄增多和继发性甲旁亢,易发生肾钙质沉着和尿路结石,后者可有肾绞痛,且易并发肾盂肾炎反复发作。因骨骼矿化障碍,儿童易发生佝偻病和不完全骨折,成人则发生骨软化。儿童患者常因步态不稳而被发现,与患者骨软化有关,还有生长发育迟缓,可能是酸中毒使软骨中的 IGF-1 受体缺乏所致。Ⅰ型 RTA 引起的骨质软化特点是高钙尿症,而维生素 D 缺乏性骨质软化特点是尿钙排出降低或正常。Ⅰ型 RTA 伴代谢性酸中毒的特点是高血氯和低血钾,而阴离子间隙(AG)正常。患者容易发生肾石病[26]。远曲肾小管酸中毒(dRTA)可合并多种代谢性骨病、发育障碍、低钾血症、肾结石甚至肾钙盐沉着症,肾脏疾病(如肾小管酸中毒、Fanconi 综合征、肾病综合征等)所致的骨骼病变常常以骨质软化为主[22-27]。

RTA 伴骨质硬化症称为 Guiband-Vainsel 综合征或大理石脑病(marble brain disease)。本征除 RTA 表现(主要为混合型 RTA,表现为近曲小管性酸中毒或远曲小管性酸中毒等不同类型)外,伴有生长发育障碍、矮小、脑组织钙化、面部畸形、智力低下、传导性耳聋等,BMD 升高,本征的病因为Ⅱ型碳酸酐酶基因缺陷,现已发现该酶基因的多种突变类型。

绝大多数患者的Ⅱ型碳酸酐酶活性很低,但亦可正常。骨质硬化与 TCIRG1 基因突变(纯合子)有直接联系,因而破骨细胞特异性 H^+-K^+-ATP 酶亚基功能丧失。远曲小管性酸中毒的生化异常与编码肾脏特异性的 H^+-K^+-ATP 酶 B1 亚基基因突变有关。

(二)Ⅱ型 RTA 多发生于儿童,有家族史,为常染色体显性遗传。继发性者成人也可发病。临床表现以高血氯性代谢性酸中毒、低钾血症和肌病为主,伴多尿、烦渴、多饮等表现。儿童因尿中丢失糖、氨基酸和磷酸盐等营养物质,故有生长发育迟缓、营养不良和佝偻病。低钾血症可有肌肉软弱乏力、易倦、心电图上出现低钾血症图像,但发生低钾性瘫痪者少见,可能与本型为"限量"性肾小管酸中毒有关。由于远端肾小管功能正常,尿液酸化功能良好,尿 pH 常在 5.5 以下。一般不发生肾结石或肾钙化。继发性者常有肾性糖尿、肾性氨基酸尿,形成 Fanconi 综合征。

儿童因尿中丢失糖、氨基酸和磷酸盐等营养物质,故有生长发育迟缓、营养不良和佝偻病,有时还可合并 Fanconi 综合征[25]。与Ⅰ型 RTA 不同的是,Ⅱ型 RTA 患者多饮和多尿很明显,婴幼儿常伴有明显的营养不良和生长发育障碍,有的还可伴有肾性糖尿或氨基酸尿,但因远曲小管的酸化功能正常,故尿 pH 多在 5.5 以下;亦无肾石病或肾钙盐沉着症。

(三)Ⅳ型 RTA 患者除有高氯性代谢性酸中毒外,主要临床特点为高钾血症,血钠降低,尿铵排出减少。患者因血容量减少,酸中毒、高钾血症与肾功能减退程度不相称,可与尿毒症所致酸中毒鉴别。

【辅助检查与诊断】

(一)临床诊断 肾小管酸中毒的诊断详见第 3 篇第 3 章第 4 节。一般包括临床诊断、分型诊断和病因诊断。临床上以Ⅰ型肾小管酸中毒最为常见。有佝偻病临床体征,如步态不稳、头大、肋骨串珠、下肢骨骼畸形;成人 X 线照片有骨软化者;过去有肾脏病史,目前有持久性血钾低或升高的年龄较大者,对反复发生代谢性酸中毒患者,特别对同时伴有生长发育障碍、骨骼损害者应及早计算阴离子间隙,以便早期诊断[26,27]。

(二)辅助检查

1. 血清 25-(OH)D 水平测量 是评估维生素 D 营养状态的最好方法,协助维生素 D 缺乏的诊断。

2. BMD 测定 用于评价骨折风险,但不能单用 BMD 来诊断肾小管酸中毒性骨病。

3. 影像检查 X 线摄片可观察骨组织的形态结构,对骨折进行定性和定位诊断。基本 X 线表现为骨质密度减低,边缘模糊,承重骨骼变形和假骨折线(Looser zone)形成。佝偻病表现为密度减低、骨小梁稀疏、骨骺骨化中心延迟、O 形-X 形下肢畸形,活动期骨质软化。佝偻病的 X 线表现是全身骨骼普遍性脱钙、密度减低,骨小梁紊乱、稀疏、粗糙,骨皮质变薄、骨干边缘轮廓模糊。儿童患者的骨骺骨化中心小,出现延迟,密度低且边缘模糊。骺板软骨增厚,并向两侧伸展、膨出。先期钙化带密度低,边缘模糊或呈不规则毛刷状。干骺端向两侧增宽、中央凹陷呈杯口状,其下方骨小梁稀疏、粗糙,以桡、尺骨远端出现较早。严重患者承重长骨因强度减弱、韧性增加而弯曲变形。典型的有膝内翻或膝外翻(O 或 X 形)畸形。弯曲段长骨凹侧面骨皮质增厚,伴新鲜或陈旧性骨折。双髋内陷呈三叶骨盆,脊椎体呈双凹椎等。肋骨与肋软骨交界处骺板软骨膨大如串珠状,可见鸡胸畸形。颅骨普遍性骨质密度减低,有方头畸形、囟门闭合延迟。

CT/MRI 可确定骨折部位、类型、移位的方向和程度,对骨折诊断和治疗有重要价值。合理的 CT 和 MRI 检查对椎体骨折、微细骨折显示,尤其在鉴别诊断方面有较大价值;CT 三维成像能清晰显示关节内或关节周围骨折;MRI 检查对鉴别新鲜和陈旧性骨质疏松性椎体骨折具有较大意义[5]。由于骨折本身和骨折后治疗的疗效评价很困难,目前定量评估宏观骨脆性的方法主要是DXA和容积QCT(volumetric QCT),应用高分辨CT(high-resolution CT)、微CT(micro-CT)、高分辨MRI(high-resolution MRI)和高分辨微MRI(high-resolution micro-MRI)评估微结构。

4. 骨组织形态计量分析和微结构分析　微结构分析分为离体和在体两种。离体微结构分析的方法主要有骨组织病理形态、骨组织形态计量分析和激光扫描共聚焦测量;在体微结构分析主要有QCT、QMR和QUS。用高分辨影像技术可以间接地分析骨的微结构变化,对指导临床治疗有一定价值,但在病例和测量方法选择上要慎重。

(三)鉴别诊断　RTA应与引起低钾性瘫痪、酸中毒和佝偻病的其他疾病鉴别(表6-3-2-1)。临床表现有低钾性瘫痪者应与下列疾病鉴别:家族性周期性瘫痪、钡中毒低钾性瘫痪、甲状腺功能亢进症(Graves病)并发低钾性瘫痪和棉籽油中毒引起的低钾性瘫痪。可根据各种疾病的临床特点和病史进行鉴别。

表6-3-2-1　磷代谢失常的病因

低磷血症	维生素D缺乏/抵抗综合征
常染色体显性低磷血症性佝偻病	X-性连锁低磷血症性佝偻病
	高磷血症
常染色体隐性低磷血症性佝偻病	肢端肥大症
	二膦酸盐治疗
慢性腹泻	肠梗死
糖尿病酮症酸中毒	溶血
利尿剂	坏死性小肠炎
激素(胰岛素/胰高血糖素/皮质醇)	甲旁减
	磷制剂治疗
甲旁亢	镁缺乏
代谢性酸中毒	代谢性酸中毒
肾移植	磷制剂灌肠
Fanconi综合征	肾衰
呼吸性碱中毒	呼吸性酸中毒
脓毒败血症	横纹肌溶解综合征
严重饮食缺乏	瘤样钙化
肿瘤所致的佝偻病/骨质软化症	肿瘤溶解综合征
	维生素D中毒

1. 肾性佝偻病的病因鉴别　佝偻病/骨质软化症的共同特点是:①囟门关闭延迟;②顶骨和额骨突出导致"方颅"畸形;③颅骨软化;④鸡胸、肋骨串珠与Harrison沟;⑤腕部粗大,⑥下肢畸形,呈X或O形腿;⑦Marfan综合征;⑧脊柱后侧弯;⑨腹部膨隆。

多数佝偻病/骨质软化症是由于维生素D和钙缺乏所致,补充维生素D和钙剂后可纠正。但是有些病例定义维生素D和钙剂抵抗,病因在肾脏功能缺陷,如肾小管性酸中毒、低磷血症性佝偻病、维生素D依赖性佝偻病等。佝偻病的病因鉴别见图6-3-1-11。有佝偻病的RTA儿童应与维生素D缺乏、抗维生素D佝偻病或骨软化和维生素依赖性佝偻病Ⅰ型进行鉴别。后述疾病均无代谢性酸中毒和低钾血症,尿呈酸性。Ⅳ型RTA有血钾升高,肾功能受损者应与慢性肾衰竭相鉴别,前者虽有肾功能损害,但无尿毒症。

2. 慢性代谢性酸中毒　代谢性酸中毒应特别注意鉴别其病因,其中阴离子间隙(anion gap)对鉴别有重要意义。伴有阴离子间隙升高的酸中毒主要由乳酸、酮体、尿素和外源性毒素引起;不伴阴离子间隙升高的酸中毒主要因为碳酸氢根缺乏、肾小管酸中毒和医源性高氯血症(iatrogenic hyperchloraemia)所致。

3. Dent病　Dent病分为1型(CLCN5)和2型(OCRL1)两种,是肾小管疾病中的一种特殊类型,以低分子量蛋白尿、高钙尿症、肾石病/肾钙盐沉着和进行性肾衰为特征,后期可并发佝偻病/骨质软化症。一般仅见于男性,女性可有轻度肾脏损害表现。Dent病和Lowe综合征的临床表现与RTA有重叠,肾活检和电压门控氯通道(voltage-gated chloride channel)、氯化物/质子-抗转运蛋白5(chloride/proton antiporter 5)和Lowe基因突变分析有助于鉴别。1型Dent病更容易发生肾钙盐沉着症,2型Dent病常并发白内障与智力障碍;RTA、氨基酸尿症、身材矮小和肾衰更常见于Lowe综合征。Dent病需与下列情况鉴别:①遗传性疾病:Lowe综合征、胱氨酸尿症、半乳糖血症、遗传性果糖不耐受、糖原贮积病、酪氨酸血症或Wilson病等;②线粒体病:线粒体氧化酶缺陷症;③Fanconi综合征;④获得性疾病:肾病综合征、轻链型肾病(light chain nephropathy,即多发性骨髓瘤性肾病)、Sjögren综合征、自身免疫性间质性肾炎、急性肾小管-肾间质性肾炎伴眼葡萄膜炎、肾移植后等;⑤药物或毒物:氨基糖苷类抗生素、四环素、丙戊酸盐、水杨酸类、阿德福韦(adefovir)、西多福韦(cidofovir)、替诺福韦(tenofovir)、异磷酰胺(ifosfamide)、顺铂(cisplatin)、中药(木通、马兜铃酸)、某些化合物、杀虫剂、重金属等。

4. 高钾血症　伴有高钾血症的Ⅳ型RTA主要应与慢性肾衰竭、肾上腺皮质功能减退症、醛固酮缺乏症及假性醛固酮缺乏症鉴别。偶尔,需与Rett综合征鉴别,后者是一种神经发育障碍性遗传性疾病,表现为身材矮小、高钾血症和酸中毒。但是,血浆肾素活性、醛固酮和皮质醇正常,对DHCT有良好治疗反应。

【治疗】

(一)肾小管酸中毒的治疗　主要包括慎用肾毒性药物和纠正代谢紊乱。Ⅰ型肾小管酸中毒应补充碱剂以纠正酸中毒,补充钾盐以纠正低钾血症,每日补充4mmol/kg体重的枸橼酸钾能成功纠正儿童dRTA患者的泌尿系统异常,提高尿草酸钙饱和度以防止肾结石形成。补充维生素D、磷酸盐和钙剂,用于已并发有佝偻病或骨软化而无肾石病或肾钙质沉着者,以纠正佝偻病或骨软化症。禁用乙酰唑胺,因为可加重肾小管泌H^+障碍。并发骨折或有骨痛者可用止痛药或用降钙素。定期复查各项代谢指标,去除和防止各种诱发本病加剧的因素,使其尽量保持在接近正常范围。

Ⅱ型肾小管酸中毒的治疗以补充碳酸氢钠或枸橼酸钠为宜,根据病情轻重选用不同剂量。应同时补钾。可口服或静脉补充钾盐。对于儿童患者,及早补碱治疗,即便有时不能完全纠正代谢性酸中毒,同时口服氢氯噻嗪以增加Cl^-的排泄(减少Cl^-的重吸收),减少细胞外液容量,减轻HCO_3^-从尿中丢失,促进碳酸氢钠的重吸收。尿钙和磷酸盐排出增多者,应补充磷酸盐。同时服用维生素D制剂,以增加肠钙吸收,避免继发性甲状旁腺功能亢进症的发生而加重尿磷酸盐的丢失。

Ⅳ型肾小管酸中毒治疗主要是补充盐皮质激素，可纠正高氯性代谢性酶中毒和高钾血症。呋塞米可增加尿 Na^+、Cl^-、K^+ 和 H^+ 排泄，故也可用于治疗Ⅳ型 RTA 患者，与 9α-氟氢化可的松联合应用可增强疗效。

(二) RTA 骨病的治疗 一般应在治疗原发疾病的基础上，加用活性维生素 D，如果骨代谢转换率明显升高，可适当应用二膦酸盐类药物。

（戴如春 杜胜华）

第3节 Fanconi 骨病

Fanconi 综合征又称为复合肾小管转运缺陷症，是近端肾小管多种功能障碍引起的一组临床综合征，主要表现为尿中丢失过多的葡萄糖、氨基酸、磷酸盐、碳酸氢盐和尿酸等；临床上以氨基酸尿、糖尿和磷酸盐尿为特征，且常伴有高氯性代谢性酸中毒、电解质平衡紊乱、佝偻病/骨质软化症和生长发育迟缓等[1-4]。Fanconi 综合征有十多种类型，与佝偻病/骨软化症有关的 Fanconi 综合征是由于近曲肾小管多发性重吸收障碍所致。Fanconi 骨病（Fanconi bone diaease，FBD）是指近曲肾小管多发性重吸收障碍所致肾性佝偻病/骨软化症中的一种临床类型。

【病因与发病机制】

原发性 Fanconi 综合征的病因未明，多与调节肾小管重吸收功能的相关基因突变有关[5,6]。临床特点是近曲小管的多项重吸收功能障碍，排出高氨基酸尿、葡萄糖尿和蛋白尿，并伴有近曲小管的钠、钾、钙、磷、HCO_3^- 的重吸收异常。近年发现，轻链肾小管病（light chain tubulopathy）、药物和干燥综合征是导致 Fanconi 综合征的常见病因[7]。遗传性 Fanconi 综合征常有 pRTA 表现[8]，其病因见表 6-3-3-1。

表 6-3-3-1 与佝偻病/骨软化症有关的肾脏疾病

疾病	肾脏病理	肾功能异常	遗传方式	伴有异常
Fanconi 综合征	近曲小管异形	磷/碳酸氢根/糖/氨基酸 尿酸重吸收障碍	AR/AD/XL	佝偻病/骨软化症 低钾血症/酸中毒
XLH	无	磷的重吸收减少	XL	低血磷/佝偻病/骨软化症 正常 $1,25\text{-}(OH)_2D$
HHRH	无	磷重吸收减少	AR	佝偻病/骨软化症 $1,25\text{-}(OH)_2D$ 升高 高钙尿症/低磷血症
ADHR	无	磷重吸收减少	AD	佝偻病/骨软化症 低磷血症
肾小管酸中毒Ⅰ型	肾钙化	远曲小管不能排 H^+ 酸中毒	AD/AR/XL/S/ACQ	佝偻病/骨软化症 肾结石
肾小管酸中毒Ⅱ型	无	HCO_3^- 重吸收减少 酸中毒	AR/AD/XL/ACQ	佝偻病/骨软化症 低钾血症
VDDRⅠ型	无	$1,25\text{-}(OH)_2D$ 生成缺陷	AR	佝偻病/骨软化症 $1,25\text{-}(OH)_2D$ 降低 低磷血症/低钙血症
VDDRⅡ型	无	$1,25\text{-}(OH)_2D$ 抵抗	AR/S	佝偻病/骨软化症 $1,25\text{-}(OH)_2D$ 升高 低磷血症/低钙血症
肾衰竭	肾衰竭病理变化	肾功能欠佳 $1,25\text{-}(OH)_2D$ 生成减少	各种病因	佝偻病/骨软化症 肾性骨病 低钙血症/高磷血症 肌酐和尿素氮增高

注：AD：常染色体显性；AR：常染色体隐性；XL：性连锁；ACQ：获得性；S：散发性；XLH：性连锁遗传性低血磷佝偻病；HHRH：遗传性低血磷佝偻病伴高钙尿症；ADHR：常染色体显性遗传性低血磷佝偻病或骨软化症；VDDR：VD 依赖性佝偻病

继发性 Fanconi 综合征的病因很多，临床上也将具备氨基酸尿、糖尿和磷酸盐尿三项异常者称为完全性 Fanconi 综合征。而将仅有其中的 1~2 项异常者称为不完全性 Fanconi 综合征[9-13]，详见第 3 篇第 3 章第 5 节。

近曲肾小管缺陷引起多种物质重吸收障碍。Fanconi 综合征的发病原因可以是常染色体隐性遗传、常染色体显性遗传、X-性连锁遗传。亦见有原因不明的散发病例。许多种遗传性系统性疾病可发生 Fanconi 综合征，其中包括 Wilson 病、半乳糖血症、酪氨酸血症、胱氨酸病、果糖不耐受症及 Lowe 眼脑肾综合征。Fanconi 综合征亦可继发于多发性骨髓瘤、淀粉样变性和重金属中毒。概括来说，上述任何疾病损害了近曲肾小管的重吸收功能（例如在胱氨酸病，胱氨酸沉积于近曲肾小管就影响其重吸收功能）就可发生 Fanconi 综合征。近曲肾小管对磷酸根重吸收障碍，肾丢失磷，就发生低磷血症，从而引起佝偻病/骨软化症。近曲肾小管对于碳酸氢根重吸收欠佳，肾丢失碳酸氢根，从而发生慢性代谢性酸中毒。慢性酸中毒会引起钙磷从骨骼中释出，增加对血中磷酸盐的缓冲，这是代偿性作用，用以调整酸中毒。以上的过程逐渐形成佝偻病/骨软化症[14,15]。

佝偻病/骨质软化症是Fanconi综合征的常见表现。Fanconi综合征有广泛的代谢异常(表6-3-3-2),包括近曲肾小管酸中毒,尿糖增多而血糖正常,低磷血症、低尿酸血症、低钾血症、广泛性的氨基酸尿症、低分子量的蛋白尿。上述实验室检验异常可有不同种类的组合。失水、失盐、失钾在某些患者可能很严重。

表6-3-3-2 几种佝偻病与骨软化症异常的比较

指标	Fanconi综合征	磷不足					营养不良	钙不足	
		XLH	AHR	ADHR	TIO	HHRH		VDDR Ⅰ	VDDR Ⅱ
血钙	N	N	N	N	N	N	↓	↓	↓
血磷	↓	↓	↓	↓	↓	↓	↓	↓	↓
血ALP	↑	↑	↑	↑	↑	↑	↑	↑	↑
血PTH	N	N	N	N	N	N	N/↑	↑	↑
血25-(OH)D	N/↓	N	N	N	N	N	↓	N/↑	N
血1,25-$(OH)_2D$	N/↓	N/↓	N/↓	N	↓	↑	↓	↓	↓
肠钙吸收	N/↓	↓	↓	?	↓	↑	↓	↓	↓
肠磷吸收	N/↓	↓	↓	?	↓	↑	↓	↓	↓
尿钙	↑	↓	↓	?	↓	↑	↓	↓	↓
尿磷	↑	↑	↑	↑	↑	↑	N/↓	↑	↑

注:N表示正常;↑表示增加;↓表示减少;?表示不清楚;/表示或者;Fanconi syndrome:Fanconi综合征;XLH:性连锁遗传性低血磷佝偻病;AHR:常染色体低磷血症佝偻病;ADHR:常染色体显性遗传性低血磷佝偻病或骨软化症;TIO:肿瘤所致骨软化症;HHRH:遗传性低血磷佝偻病伴高钙尿症;VDDR:维生素D依赖性佝偻病

【临床表现与诊断】

Fanconi综合征骨病的辅助检查与肾小管酸中毒相同,如腰椎、骨盆及股骨近端骨质密度减低、边缘模糊、腰椎侧弯、骨盆变形、骨质软化或骨折(详见病例报告)。本综合征应与妊娠糖尿病、肾小管酸中毒、抗维生素D佝偻病、干燥综合征等鉴别。原发性低磷血症有X-性连锁低血磷性佝偻病、伴高钙尿遗传性低磷血症、常染色体显性遗传性抗维生素D佝偻病、常染色体隐性遗传性低血磷性佝偻病。继发性低磷血症有维生素D依赖性佝偻病Ⅰ型、维生素D依赖性佝偻病Ⅱ型、肿瘤引起的低血磷性抗维生素D骨软化、Fanconi综合征和表皮痣综合征。Fanconi综合征与抗维生素D佝偻病的鉴别在于前种疾病临床上除有尿磷酸盐排出增多,还有糖尿和普遍性氨基酸尿,肾小管酸中毒,临床有失水、低钠、低钾和高氯血症,二氧化碳结合力降低的表现等。引起Fanconi综合征的原发性疾病有其各自的临床表现,有助于诊断,但也使病情更为复杂。肾脏有许多种疾病均可引起佝偻病/骨软化症[16-22]。

【治疗】

积极治疗引起继发性Fanconi综合征的原发疾病可减轻症状,减少并发症的发生。低磷血症的治疗主要是口服补充磷酸盐。佝偻病/骨质软化症的治疗重点是补充磷酸盐和纠正代谢性酸中毒。必要时给予较大剂量的活性维生素D。

【病例报告】

(一)病例资料 患者女性,33岁。因骨骼畸形33年,反复手足搐搦25年,再发伴多饮多尿4年入院。患者因其母产期羊水过多与7月龄早产,出生后生长发育落后于同龄儿童,1岁会哭,4岁会走路,身高、体重增长缓慢,并逐渐出现骨骼畸形,平时自觉乏力。8岁后,每2~3个月出现自发性手足搐搦,每次发作时神志清楚。在当地医院查血钙1.0~2.1mmol/L,经常静脉注射钙剂,可立即缓解症状,然而多尿和多饮逐渐加重(夜尿3~4次)。2012年,因再次低钙血症住院治疗,查血钙降低,血清肌酐正常,空腹血糖8.5mmol/L;给予钙剂、钾盐、格列齐特和去氨加压素治疗,病情无明显改善,手足搐搦发作加频。患者父母为表兄妹结婚,患儿因羊水过多于7月龄早产,出生体重1kg。母乳喂养,儿童期反复上呼吸道感染,6岁时体重9kg,学业成绩较差,18岁停止长高。26岁结婚,次年生育一女,足月剖宫产,女儿出生体重3.4kg。父亲患有糖尿病,母亲孕7产3,4次因羊水过多而流产。其哥为8月龄早产儿,另一长兄体健。

体格检查显示体温、脉搏正常,呼吸20次/分,血压86/60mmHg,体重42kg,身高137cm(上部量75cm,下部量62cm),头围50cm,腰围75cm,臀围83cm,腰臀比0.92。发育正常,营养良好,听力正常。胸廓呈桶状,肋骨无畸形。双肺呼吸音清,未闻及干湿性啰音。心律齐,无杂音。腹部膨隆,腹壁脂肪厚,肝脾大。脊柱四肢无畸形,膝关节、踝关节、肘关节内翻畸形。肌力、肌张力和浅反射正常,病理征阴性。面神经叩击试验阴性。血清血红蛋白100g/L,糖化血红蛋白6.7%;OGTT显示,基础血糖8.9mmol/L,60分钟12.9mmol/L,120分钟11.4mmol/L;基础胰岛素42.9mU/L,120分钟56.3mU/L。血钾2.9~3.2mmol/L,血钙1.70~1.98mmol/L,磷0.80~0.82mmol/L,镁0.51~69mmol/L;尿量4550~4820ml/d,尿pH 7.0,尿比重1.005,尿蛋白总量677.2mg/d;尿钾30.80~25.94mmol/d,尿钙8.9~10.78mmol/d,尿氯化物123.0~150.5mmol/d,尿磷10.61~15.61mmol/d,尿镁3.43~3.57mmol/d;尿葡萄糖5.6mmol/d,红细胞总数15 000个/HP,白细胞总数36 000/ml。动脉血pH 7.470,实际碱剩余4.0mmol/L,标准碱剩余3.0mmol/L;卧位血管紧张素2138.1ng/L,卧位醛固酮842.3ng/L。血清谷丙转氨酶53.8U/L,谷草转氨酶39U/L,总胆固醇6.58mmol/L,甘油三酯6.93mmol/L;胰岛素低血糖生长激素激发试验显示,血糖由5.6mmol/L降至2.5mmol/L时,皮质醇(490.8mmol/L)和GH(1.12μg/L)无明显变化。血清PTH正常,血清骨钙素

23ng/L，β-胶原特异性序列 932ng/L，骨源性碱性磷酸酶<200U/L，25-(OH)D 116nmol/L。

心电图显示窦性心律，多导联 T 波低平，QT 间期延长。X 线平片显示肾区多发性致密影。双侧膝关节及踝关节内翻，皮质骨增厚（图 6-3-3-1）。心脏超声显示轻度二尖瓣反流，肝脏脂肪沉积，DAX 骨密度基本正常。

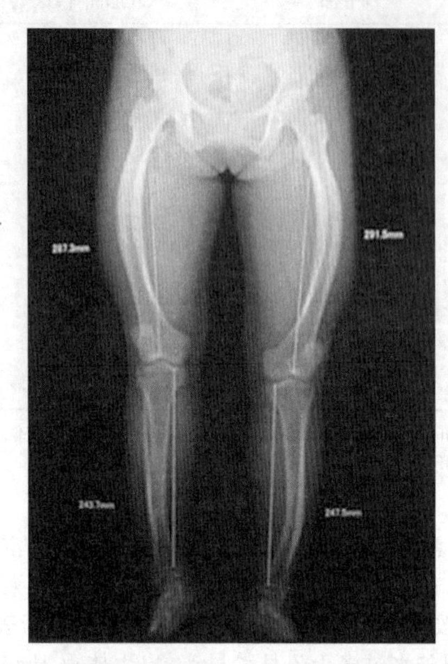

图 6-3-3-1 遗传性 Fanconi 综合征所致的钙缺乏性佝偻病和骨质软化症

33 岁女，骨骼畸形 33 年，反复手-足搐搦 25 年，再发伴多饮 4 年。X 线平片显示双侧膝关节及踝关节内翻，皮质骨增厚

根据病史特征和相关的辅助检查，因为同时存在氨基酸（蛋白）尿和葡萄糖尿，其基本诊断为：①遗传性 Fanconi 综合征；②长期钙缺乏所致的佝偻病/骨质软化症和肾钙盐沉着症；③2 型糖尿病；④血脂谱异常症；⑤继发性醛固酮增多症。

（二）病例讨论

1. 本例的鉴别诊断　本例自幼发病，临床表现以反复手足搐搦、骨骼畸形和多饮多尿为特点，主要考虑遗传性 Fanconi 综合征或 Bartter/Gitelman 综合征的鉴别。由于两者的临床表现是重叠的，鉴别的要点在肾小管功能评价。Bartter 综合征的特征是肾小管 Henle 袢升支粗段的无机盐转运显著减少或缺乏。患者表现为肾脏盐丢失、低血压与代谢性碱中毒，同时高尿钙和肾结石的风险增加。Gitelman 综合征是 Bartter 综合征的特殊类型，为常染色体隐性遗传性疾病（低钙尿症或低镁血症性 Bartter 综合征）。Bartter 综合征和 Gitelman 综合征可为分先天性和后天性两类，而Ⅴ型 Bartter 综合征（OMIM 601199.0035）伴高钙尿症和低钙血症及低镁血症的病因与 CaR 活化性突变有关，属于钙受体（calcium-sensing receptor，CaR）相关性骨病。远曲小管低钾性病变和髓袢功能障碍的发生时间差别很大，一般低钾血症症状发生于儿童期后，而髓袢功能障碍往往发生于围生期；盐重吸收障碍的后果相同，因而各型 Bartter 综合征和 Gitelman 综合征的临床表现常有重叠。遗传性失盐型肾小管病分为远曲小管功能障碍所致的低钾血症（Bartter-Gitelman 综合征）、髓袢功能障碍所致的多尿和失盐（产前 Bartter 综合征或高前列腺素 E 综合征）和混合型失盐性肾小管病（产前 Bartter 综合征/高前列腺素 E 综合征伴感觉神经性耳聋）三种类型。现已查明，Bartter 综合征是电势门控氯通道（CLCN 型氯通道）蛋白异常（突变）引起的血管张力和弹性障碍性疾病。本例应考虑产前型 Bartter 综合征，其特点是尿钙增多，伴肾钙盐沉着症或高前列腺素 E 血症。此型的病情较重，伴羊水过多、早产、胎儿产后严重脱水、性早熟或宫内发育迟缓。病因为编码 Henle 袢升支粗段的 $Na^+/K^+/2Cl^-$ 联合转运体基因（NKCC2 或 SLC12A2）突变，使 NKCC2 功能丧失，导致Ⅰ型 Bartter 综合征，或编码 ATP 敏感的肾脏内向调节 K^+ 通道基因突变导致的 Bartter 综合征Ⅱ型。NKCC2 功能受控于肾小管 K^+ 通道（inwardly rectifying potassium channel，ROMK），而 ROMK 异常反过来抑制 NKCC2 的功能。由于 Bartter 综合征直接或间接地与 NKCC2 功能抑制有关，所以 Bartter 综合征导致的电解质紊乱与袢利尿剂的作用十分相似，而袢利尿剂又是 NKCC2 的强抑制剂。

Fanconi 综合征又称为复合肾小管转运缺陷症，是近端肾小管多种功能障碍引起的一组临床综合征，临床上以氨基酸尿、糖尿和磷酸盐尿为特征，且常伴有高氯性代谢性酸中毒、电解质平衡紊乱、佝偻病/骨质软化症和生长发育迟缓等。与佝偻病/骨软化症有关的 Fanconi 综合征是由于近曲肾小管多发性重吸收障碍所致。原发性 Fanconi 综合征的病因未明，多与调节肾小管重吸收功能的相关基因突变有关。临床特点是近曲小管的多项重吸收功能障碍，排出高氨基酸尿、葡萄糖尿和蛋白尿，并伴有近曲小管的钠、钾、钙、磷、HCO_3^- 的重吸收异常。近年发现，轻链肾小管病（light chain tubulopathy）、药物和干燥综合征是导致 Fanconi 综合征的常见病因。近曲肾小管缺陷引起多种物质重吸收障碍。许多种遗传性系统性疾病可发生 Fanconi 综合征，其中包括 Wilson 病、半乳糖血症、酪氨酸血症、胱氨酸病、果糖不耐受症及 Lowe 眼脑肾综合征，但是本例的这些可能性均可排除。

肾性糖尿是指由于先天性肾近曲小管葡萄糖转运系统的缺陷导致葡萄糖重吸收障碍，其结果是在无高血糖时出现糖尿，但其他物质重吸收均正常，一般自幼发病，但无特殊症状。A 型肾性糖尿为葡萄糖重吸收容量降低所致，B 型由葡萄糖亲和力低下引起。正常葡萄糖经钠依赖性立体结构特异的转运蛋白介导而通过近曲小管管腔膜被重吸收。重吸收的葡萄糖量随滤过的葡萄糖负荷而变化，直至达最大吸收量。达到饱和之前，葡萄糖重吸收不完全，而“阈值”时重吸收并不等于滤过量，故尿中出现葡萄糖。

氨基酸的重吸收动力学与葡萄糖类似，管腔膜重吸收载体有五种类型。每种转运蛋白转运一组特殊的氨基酸：①碱性氨基酸（胱氨酸、赖氨酸、精氨酸和鸟氨酸）；②酸性氨基酸（谷氨酸、天门冬氨酸）；③中性氨基酸（丙氨酸、苏氨酸、丝氨酸、缬氨酸、亮氨酸、异亮氨酸、苯丙氨酸、酪氨酸、色氨酸和组氨酸）；④亚氨基甘氨酸氨基酸（脯氨酸、羟脯氨酸和甘氨酸）；⑤β-氨基酸（β-氨基异丁酸、β-丙氨酸和牛磺酸）。一种载体的遗传功能障碍会导致全组氨基酸从尿中丢失，如胱氨酸尿(碱性氨基酸尿)、二羧基氨基酸尿、Hartnup(中性氨基酸尿)和亚氨基甘氨酸氨基酸尿等。虽然本例没有尿氨基酸分析资料,但尿蛋白总量明显升高提示其存在氨基酸重吸收障碍。

约3/4的Bartter综合征患儿在青少年期发育迟缓或伴矮小症(约85%),可有智力发育障碍;约15%的患儿出现高钙尿和肾钙盐沉着症。但是,佝偻病/骨质软化症也是Fanconi综合征的常见表现,且有广泛的代谢异常。本例因为长期高钙尿症而流失体内大量钙盐,并且常因低钙血症的反复发作致手足搐搦。因为患者的维生素D营养正常,没有出现典型的维生素D缺乏性佝偻病和骨质软化症,且能抑制PTH的分泌,故不发生继发性甲状旁腺功能亢进症,而是代之以钙缺乏所致的佝偻病/骨质软化症。骨皮质增厚的原因未明,可能与畸形的骨皮质受力不均匀有关。

(刘媛　袁凌青)

第4节　钙与维生素D缺乏性佝偻病/骨质软化症

维生素D和钙缺乏或代谢异常可引起多种骨代谢疾病,在儿童期,严重患者导致佝偻病。

【维生素和钙缺乏性佝偻病】

(一)维生素D缺乏性佝偻病　维生素D缺乏性佝偻病发病机制的关键因素是1,25-$(OH)_2D$和25-(OH)D缺乏引起的肠钙吸收减少。维生素D缺乏导致1,25-$(OH)_2D$合成原料不足,不能维持肠道钙吸收功能,血清离子钙水平降低,刺激PTH分泌,以增加肾脏1,25-$(OH)_2D$合成,但因代偿不全和肾小管磷排泄增加而在钙供应充足情况下,仍然发生佝偻病(图6-3-4-1)。临床上表现为血清PTH轻度升高,血清离子钙轻度降低,磷排泄增加,骨吸收功能增强。随着维生素D的持续进行,血清25-(OH)D进一步降低,形成继发性甲旁亢,通过动员骨矿物质来维持血清钙磷水平。继发性甲旁亢引起生长板肥大性软骨细胞凋亡,类骨质中的基质囊泡(matrix vesicles)不能被钙化,最终形成佝偻病[1-6]。

(二)饮食钙缺乏性佝偻病　钙缺乏性佝偻病主要见于不发达国家和地区的营养不良儿童,同时这些患者的每天阳光照射时间不足[7-12]。钙摄入量低于200mg/d时,肠道钙吸收为负平衡。钙缺乏与维生素D缺乏性佝偻病的差别在于,维生素D缺乏性佝偻病患者的血清25-(OH)D低于30nmol/L,而1,25$(OH)_2D$水平升高(升高50%~100%)(表6-3-4-1)。

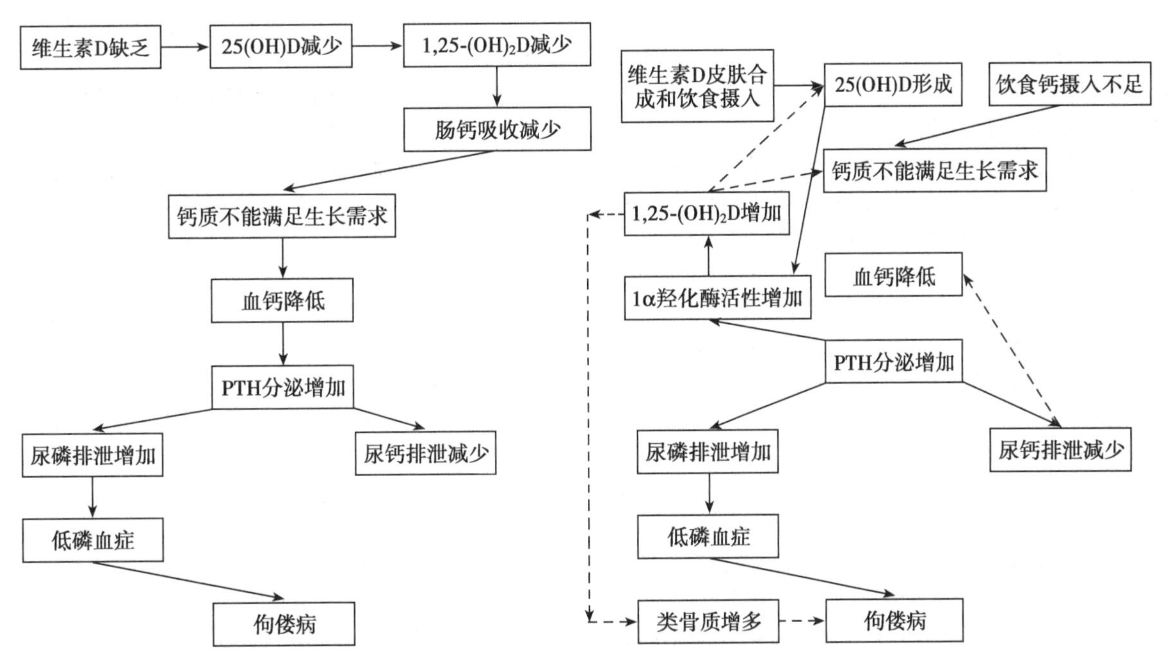

图6-3-4-1　钙和维生素D缺乏性佝偻病的发病机制

表6-3-4-1　钙缺乏性佝偻病儿童的维生素D营养状态

研究者	血清25-(OH)D(nmol/L)		血清1,25-$(OH)_2D$(pmol/L)		国家/地区
	对照者	活动性佝偻病	对照者	活动性佝偻病	
Prentice	95(75~115)	42(29~56)	185(152~227)	362(270~485)	冈比亚
Thacher	50(42~62)	32(22~60)	278±91	322±96	尼日利亚
Oginni	69±22	36±28	369±134	568±317	尼日利亚
Fischer	62(40~87)	50(17~162)	182(55~360)	327(195~475)	孟加拉国
Pettifo	37~135	62±22	92±30	202±25	南非
Aggarwal	48(31~61)	34(25~45)			印度
DeLucia	>37.5	52±29	75~225	287±112	美国

（三）假性维生素D缺乏性佝偻病 假性维生素D缺乏性佝偻病（PDDR，OMIM 264700）亦称Ⅰ型维生素D依赖性佝偻病，其主要表现是低钙血症、低磷血症和继发性甲旁亢。因为1α-羟化酶缺陷，血清25-(OH)D和24,25-$(OH)_2D$正常，1,25$(OH)_2D$明显降低[13]；应用大剂量维生素D（20 000~100 000U/d）治疗时，血清25-(OH)D可明显增加，但1,25-$(OH)_2D$无增加或增加不多，而25-(OH)D能与维生素D受体（VDR）结合而诱导维生素D的矿化作用，会引起肾脏结石或肾钙盐沉着。因此应首选1,25$(OH)_2D$，其用量较低，一般为1μg/d。如果采用1α-$(OH)D_3$治疗，则起始用量为2~5μg，维持剂量约减半，以体重计算，1α-$(OH)D_3$的生物学效应大约是1,25$(OH)_2D$的50%。

【治疗】

详见第5篇第2章第3节。应补充维生素D（通常为800U/d），钙剂700~1200mg/d，同时补充蛋白质和磷，使摄入的总量达到主要营养素的推荐供应量标准（表6-3-4-2）。如果钙缺乏严重或补充的量较大，应注意钙的肠道吸收效率（因为碳酸钙需要在胃酸作用下，才能生成可溶性钙离子，即$CaCO_3$（不溶解）$+2HCl=Ca^{2+}+2Cl^-+H_2O+CO_2$，一般柠檬酸钙的吸收率高于碳酸钙和其他钙剂[14,15]。

表6-3-4-2 蛋白质-钙-磷-维生素D的推荐供应量

国家	钙(mg/d)	磷(mg/d)	维生素D(U/d)	蛋白质[g/(kg·d)]
法国	1200	750	400~600	1.0
韩国	700	700	100~600	0.8~1.0
英国	700	550	400	0.8
美国	100~1200	700	600~800	0,8

（刘媛 杜胜华）

第5节 药物相关性低磷血症

药物引起的低磷血症（medication-induced hypophosphatemia）常见。

【药物性低磷血症的病因】

根据药物的作用机制，大致分为假性低磷血症、细胞外磷转移性低磷血症、肠磷吸收减少性低磷血症、尿磷排泄增加性低磷血症和多种机制引起的低磷血症等五类（表6-3-5-1）。

（一）假性低磷血症 假性低磷血症（pseudohypophosphatemia）主要见于甘露醇利尿或降低颅压时，甘露醇有一定的磷利尿作用外，但临床不会出现严重的低磷血症；血磷显著降低主要是甘露醇与磷测定试剂中的钼酸盐（molybdate）结合，故引起假性低磷血症[1,2]。

（二）细胞外液向细胞内转移 细胞外液向细胞内转移引起的低磷血症常见，一般与糖酵解产生的含磷中间代谢产物有关，因为无机磷来源于细胞外液，所以血磷下降迅速[3]。这种情况常见于代谢性酸中毒恢复期、急性呼吸性碱中毒、肠外营养，或发生于使用葡萄糖、果糖、胰岛素、儿茶酚胺、黄嘌呤制剂、雌激素、GM-CSF、红细胞生成素、口服避孕药、胰高血糖素后。

（三）肠磷吸收障碍 使用过量磷结合抗酸剂（phosphate-binding antacid）可完全阻滞肠道磷的吸收[4,5]，这些制剂包括含铝/钙/镁的抗酸剂，不但与肠道的磷结合，而且促进肠道黏膜细胞的磷排泄。据报道，肝部分切除患者易并发低磷血症（67%），使用抗酸剂的患者风险更大[6]。

（四）尿磷排泄过多 低钾血症和低镁血症合并尿磷排泄过多性低磷血症的风险明显增加[7-10]。钾缺乏者的尿镁、尿钙和尿磷排泄升高，而镁缺乏者引起钾和磷消耗，少数可有低磷血症表现。诱导上述病理生理变化的药物主要有利尿剂、二膦酸盐和引起Fanconi综合征的药物。碳酸酐酶抑制剂乙酰唑胺（acetazolamide），其磷利尿作用强。噻嗪类利尿剂（thiazide）和吲达帕胺通过直接抑制远曲小管磷重吸收而增加肾磷清除，抑制碳酸酐酶活性，导致低磷血症[11-13]。但是，髓袢利尿剂对远曲小管磷重吸收的影响较轻微，一般不会引起低磷血症。

【噻嗪类利尿剂所致的高钙血症伴低磷血症】

噻嗪类利尿剂引起低磷血症的根本原因是继发于高钙血症的，因此人们更加关注的是噻嗪类利尿剂引起的高钙血症。

（一）发生机制 噻嗪类利尿剂具有共同的基本结构，由杂环苯并噻二嗪与一个磺酰胺基（$-SO_2NH_2$）组成。其一系列的衍生物是在2,-3,-6位代入不同的基团而获得的。因具有磺酰胺基的结构，故对碳酸酐酶亦有轻度抑制作用。按等效剂量比，本类药物中各个利尿剂的效价强度可相差达千倍。

噻嗪类敏感性远曲小管Na-Cl同转运体（distal convoluted tubule Na-Cl cotransporter，NCCT）表达在肾脏远曲小管的顶膜上，由SLC12A3基因编码。该基因的失活突变有多种，可致Gitelman综合征，表现类似Bartter综合征，常伴有低血镁。研究发现在大鼠成骨样细胞系中存在NCCT的表达，提示噻嗪类药物对骨细胞可能有直接作用。噻嗪类药物影响骨代谢的具体机制尚不十分清楚，噻嗪类利尿剂可抑制肾小管细胞上噻嗪类敏感的NCCT，促进Na^+-Ca^{2+}交换，重吸收钙增加和/或促进管腔Ca^{2+}内流。有时可发现血钙轻度升高，并伴随血清PTH下降，提示可能通过肾脏对钙代谢的调节，从而降低PTH水平，减少PTH刺激的骨重吸收达到预防骨量丢失的作用。亦有不一致的结果，发现应用噻嗪类药物对PTH浓度无明显影响，提示噻嗪类药物除可作用于肾小管外，还可能直接作用于骨组织。髓袢升支粗段NaCl的再吸收受腔膜侧K^+-Na^+-$2Cl^-$共同转运（co-transport）系统所控。该转运系统可将2个Cl^-、一个Na^+和一个K^+同向转运到细胞内，其驱动力来自间液侧K^+-Na^+-ATP酶对胞内Na^+的泵出作用，即共同转运的能量来自Na^+浓度差的势能，进入胞内的Cl^-，通过间液侧离开细胞，K^+则沿着腔膜侧的钾通道进入小管腔内，形成K^+的再循环。噻嗪类利尿剂即作用于此钠氯共转运体(Na-Cl co-transporter,NCC 或 NCCT),抑制髓袢升支粗段皮质部(远曲小管开始部分)对 NaCl 的再吸收,使肾的稀释功能降低,但不影响肾的浓缩功能。

表 6-3-5-1 引起低磷血症的常见药物分类

引起低磷血症的常见药物分类
假性低磷血症
甘露醇
山梨醇
细胞外磷进入细胞内
急性呼吸性碱中毒
水杨酸盐中毒
机械通气
药物
葡萄糖
果糖
胰岛素
胃肠外营养支持
儿茶酚胺作用
肾上腺素
多巴胺
沙丁胺醇
黄嘌呤衍生物
体温过低
细胞增殖过快
红细胞生成素
GM-CSF
肠磷吸收减少
磷结合抗酸剂
尿磷排泄增加
碳酸酐酶抑制剂
利尿剂
氢氯噻嗪
吲达帕胺
呋塞米
支气管扩张剂
茶碱
糖皮质激素
药物引起的 Fanconi 综合征
抗癌药(异环磷酰胺、链脲佐霉素、阿扎胞苷、舒拉明)
抗生素(四环素、氨基糖苷类)
抗病毒药(西多福韦、阿德福韦、替诺福韦)
抗惊厥药(丙戊酸盐)
延胡索酸
血容量扩张
药物性 SIADH
盐水
二膦酸盐
雌激素/美雌醇
无环鸟苷
甲磺酸依马替尼
多种机制引起的低磷血症
药物所致的代谢性酸中毒
乙醇
甲苯
引起维生素 D 缺乏/抵抗的药物
苯妥因
苯巴比妥
醋氨酚中毒
静脉注射铁剂

(二)噻嗪类利尿剂对骨组织的作用 Barry 等发现在大鼠 UMR-106 骨肉瘤细胞(具有成骨样细胞特征)上存在 NCCT 的表达。新近研究亦表明,NCCT 不仅存在于肾小管上皮细胞上,还存在于成骨细胞来源的细胞及骨的细胞外基质上。

1. 对成骨样细胞钙代谢的影响 氯噻嗪可通过抑制大鼠 UMR-106 骨肉瘤细胞上 NCCT 活性,使细胞内 Ca^{2+}浓度增高。这一作用呈剂量依赖性,在约 45μmol/L 时达到最大效应的一半。这一作用包括两个方面,即通过促进经 L 型电压门控钙通道摄取细胞外钙,并且促进细胞内储存钙释放,从而提高细胞内 Ca^{2+}浓度,调节钙的代谢。

2. 对成骨样细胞增殖的影响 MG-63 细胞是来源于成骨肉瘤的细胞系,具有成骨样细胞的特征。体外试验表明,DHCT 不影响 MG-63 细胞的生长及其 DNA 合成,在体内情况中是否如此尚不清楚。在大鼠骨肉瘤 UMR 细胞中亦获得相似的结果。但 Song 等的研究结果与以上存在差异,其试验中采用了原代人成骨细胞。Lalande 等试验中亦发现 DHCT(10^{-5}~10^{-4}mol/L)在 1,25-$(OH)_2D$ 存在时可促进鼠头盖骨的成骨样细胞增殖。可见,DHCT 对成骨细胞增殖的影响取决于受试细胞的来源。实验中细胞暴露于药物时间的长短等亦是可能的影响因素。

3. 对碱性磷酸酶(ALP)的影响 目前试验结果尚不一致,有试验表明,在药理剂量下 DHCT 可轻度增加 ALP 活性,且刺激呈剂量依赖性。在 DHCT 浓度低至 1μmol/L 时即可对 ALP 活性产生显著性影响。Lalande 等发现,在无 1,25-$(OH)_2D$ 存在时,DHCT(10^{-5}mol/L,10^{-4}mol/L)均降低 ALP 活性;在 1,25-$(OH)_2D$ 存在时,对 ALP 活性无显著影响。体内试验亦表明,噻嗪类药物不影响血清 ALP 水平。

4. 对骨钙素分泌的影响 骨钙素(osteocalcin)是成骨细胞的特异性产物,为成骨细胞分化成熟的指标,反映成骨细胞的成骨功能。DHCT 可抑制 1,25-$(OH)_2D$ 诱导的骨钙素的分泌,作用呈剂量依赖性。DHCT 浓度为 10~100μmol/L 时,对骨钙素分泌的抑制达 30%~50%,环丙氯噻嗪(1μmol/L)、氯噻嗪(1000μmol/L)与 DHCT(100μmol/L)抑制 MG-63 细胞分泌骨钙素的作用程度相似。乙酰唑胺(一种碳酸酐酶抑制剂)以及二氮嗪(结构与噻嗪类相似)均无此抑制作用。PGE_2 是最强的骨钙素分泌抑制剂之一,可以减少骨钙素的分泌(69.5%±3.3%)。由此可见,噻嗪类利尿剂可特异性地抑制骨钙素的分泌,是一种强抑制剂。此作用与该类药物具有的较弱的碳酸酐酶抑制作用无关。

5. 对细胞因子的影响 成骨细胞与破骨细胞关系密切,在一定条件下,成骨细胞也可启动骨吸收,成骨细胞可释放一些细胞因子调节破骨细胞的活化与增殖,如 IL-6 为一种多功能细胞因子,可促进破骨细胞的分泌和增殖,刺激骨吸收。粒细胞-巨噬细胞集落刺激因子(GM-CSF)和巨噬细胞集落刺激因子(M-CSF)均可促进破骨细胞的分化和成熟。在存在 IL-1 和 TNF-α 时,DHCT 可使 MG-63 细胞分泌 M-CSF 减少,但在鼠成骨样细胞中 DHCT 并未减少其 CSF 的分泌。细胞因子种类繁多,相互影响,形成复杂的调节网络,在此方面需进一步深入研究。

6. 对破骨细胞重吸收骨的影响 骨片吸收陷窝直接反

映破骨细胞的吸收能力，借此 Lalande 等进行观察，发现 DHCT(10^{-4}mol/L)对基础的骨吸收无显著性影响。但另有学者发现在 30～100μmol/L 时，DHCT 可直接抑制离体新生大鼠破骨细胞对骨的吸收作用。

综上可知，噻嗪类利尿剂对骨有保护作用，其具体机制尚不十分清楚，可能通过作用于肾小管，增加对钙的重吸收，使血钙升高，继而引起 PTH 降低，减少 PTH 刺激的骨吸收。另推测可能对骨细胞有直接作用，如可能直接作用于破骨细胞，减少其对骨的吸收；通过影响成骨细胞的分化与增殖和/或其释放骨钙素及细胞因子类物质等从而影响骨吸收，降低骨转换率，起到骨保护作用。噻嗪类利尿剂便宜，耐受性好(但仍应注意其对血脂、尿酸等的可能影响)，可望成为一种治疗骨质疏松用药，但目前对噻嗪类利尿剂对骨的保护作用及其作用机制仍存在争议，值得大家更多地关注和更深入地研究。

【二膦酸盐所致的低钙血症伴低磷血症】

二膦酸盐常引起轻度的无症状性低磷血症，例如，单剂量 90mg 的帕米膦酸或 30mg/d 连用 3 天即可出现低磷血症(22%～53%)[14-28]，唑来膦酸也可发生暂时性低磷血症(21%)[29,30]，其原因与血钙下降诱发 PTH 分泌有关。

【其他药物所致的低磷血症】

引起 Fanconi 综合征的药物主要包括抗肿瘤药物，如异环磷酰胺(ifosfamide)、链脲菌素(streptozocin)、阿扎胞苷(azacitidine)和舒拉明(suramin)等[31-39]；抗生素(四环素、氨基糖苷类抗生素等)、抗病毒制剂、抗惊厥药物、延胡索酸也是引起低磷血症的常见原因[40-42]。其他药物如雌激素、甲磺酸依马替尼(imatinib mesylate)、阿昔洛韦(acyclovir)等亦可导致低磷血症。

【多种原因所致的低磷血症】

1. 代谢性酸中毒　代谢性酸中毒(尤其是糖尿病酮症酸中毒)患者的组织磷动员和肾小球滤过率(GFR)降低引起磷消耗，至恢复期时，组织合成代谢增强，重新利用磷而发生低磷血症[25-28]。

2. 引起维生素 D 缺乏或抵抗的药物　主要有酒精、醋氨酚(acetaminophen)、不经肠补充的铁剂等。

(方团育)

第6节　肿瘤性骨质软化症

肿瘤所致骨质软化症(tumor-induced osteomalacia，TIO；oncogenic osteomalacia，OOM)于 1947 年由 McCance 报告。1999 年，Prader 确认肿瘤与骨质软化症有关。此病较少见，目前仅有 100 多例被报道。引起骨质软化症/佝偻病的肿瘤大多数属于间质肿瘤，称为磷酸盐尿症性间叶组织瘤(phosphayuric mesenchymal tumor，PMT)，如硬化血管瘤、血管内皮细胞瘤、血管外皮细胞瘤、巨细胞瘤、巨细胞修复性肉芽肿、血管纤维瘤、神经瘤、非骨化纤维瘤、前列腺癌及表皮痣综合征等[1-3]。其中近半数为血管瘤，尤其是血管外皮细胞瘤。且绝大多数为良性肿瘤，恶性肿瘤见于表皮癌、内皮层癌、纤维增生异常症或神经纤维瘤。切除肿瘤后，TIO 可痊愈[4-6]。

FGF-23 是一种利磷因子，是磷代谢的调节激素，而绝大多数 TIO 肿瘤分泌 FGF-23，因而可认为 TIO 是一种伴癌综合征(paraneoplastic syndrome)。

【肿瘤性骨质软化症】

肿瘤性骨软化症又称为假性佝偻病/骨软化症[1]，是一种特殊的代谢性骨病综合征。TIO 的骨组织形态特征是类骨质增多和骨形成率下降。病理生理特征是肾丢失磷过多、血磷降低和血清 1,25-$(OH)_2D$ 下降。临床特点是低血磷性佝偻病/骨软化症。TIO 患者与一般低磷血症佝偻病/骨软化症相似，主要有骨痛、易疲劳、骨畸形与假骨折等[2]。

(一) 病因与发病机制　有三类临床疾病与 TIO 的发病有关[3]：①良性肿瘤：引起 TIO 的多数肿瘤来源于骨和软组织的间充质良性肿瘤，如血管瘤(hemangioma)、皮肤纤维瘤(dermatofibroma)、血管外皮细胞瘤(hemangioperiocytoma)、骨巨细胞瘤(giant cell tumor of bone)、软组织巨细胞瘤(giant cell tumor of soft tissue)、非骨化性纤维瘤(non-ossifying fibroma)、骨化性纤维瘤(ossifying fibroma)、软骨黏液样纤维瘤(chonelromyxoid fibroma)、纤维血管瘤(fibroangioma)、混合性结缔组织病变异型等；②恶性肿瘤：部分恶性肿瘤也可导致 TIO，如前列腺癌、乳腺癌、小细胞型肺癌、多发性骨髓瘤、骨肉瘤、肉瘤、血管肉瘤、恶性纤维性组织细胞瘤(malignant fibrous histocytoma)、软骨肉瘤、恶性神经细胞瘤(malignant neurinoma)和恶性施万细胞瘤等；③非肿瘤性疾病：能引起 TIO 的非肿瘤性疾病主要是上表痣(表皮痣，epidermalnevi)、神经纤维瘤病(neurofibromatosis)、McCune-Albright 综合征、Paget 骨病和纤维性骨增生不良症(bone fibrous dysplasia)等。引起 TIO 的肿瘤可遍及全身的任何部位，主要的常见部位为头部、颈部、骨骼和软组织。

(二) 病理生理　TIO 的发病机制尚未完全阐明。一般认为与肿瘤分泌某些因子有关，这种因子具有利尿、阻滞 25-(OH)D 向 1,25-$(OH)_2D$ 转换等作用，故患者出现低磷血症和血清 1,25-$(OH)_2D$ 下降；血清 PTH、PTHrP 均正常，故血钙亦正常。切除肿瘤后，肾小管磷重吸收率($TmPO_4$/GFR)恢复正常，血磷和血清 1,25-$(OH)_2D$ 亦升至正常范围内。肿瘤过表达 FGF-23[4]，同时不能被内肽酶及时降解，故引起 TIO。而 X-性连锁低磷血症性佝偻病(XLH)是由于突变的内肽酶 PHEX 不能清除 FGF-23 所致[5]。

野生型 FGF-23 和引起常染色体显性遗传性低磷血症性佝偻病(ADHR)的突变型 FGF-23(如 R179Q)均可抑制肾小管磷的重吸收。PHEX 可降解野生型 FGF-23，但不能降解突变型 FGF-23[6]，这可能是 ADHR 的主要发病机制。但 PHEX 突变不足以引起 TIO。

但是，引起 TIO 的病因可能比人们想象的要复杂得多。John 等用免疫组化和电镜发现，引起 TIO 的恶性施万细胞瘤细胞具有神经内分泌的组织学特点，除可分泌许多神经分泌颗粒外，还有 X 染色体含内肽酶同源序列的磷调节基因(phosphate-regulating gene with homologies to endopeptidases located on the X-chromosome，PHEX 定位于 X 染色体)和 FGF-23 表达。看来，TIO 是由于肿瘤异常表达这两种因子所致，FGF-23 能够调节磷代谢平衡(图 6-3-6-1)[7]。用基因芯片技术发现，TIO 肿瘤细胞与非 TIO 的同种肿瘤比较，有 364 个基因的表达上调至少 2 倍，经过筛选后，至少有 10 个基因在所有 TIO 肿瘤中均呈过表达，其规律是这些基因的生物学功能均与骨基质形成、矿物质转运和骨的矿化有关[8]。Argiro 等从骨的 cDNA 文库中分离出细胞外基质磷糖蛋白(matrix extracellular phosphoglycoprotein，MEPE)基因的同源物，MEPE 编码一种含有 433 个氨基酸残基的蛋白质。MEPE 与其他基质磷糖蛋白(如骨桥素、釉基质蛋白-1、骨涎蛋白和 BMP 等)有许多相似之处，人 MEPE 含 525 个氨基酸残基。一些 TIO 肿瘤可表达大量的 MEPE 或另一种相关因子 Clusterin[9]。这种蛋白质比人的 MEPE 蛋白少 92 个氨基酸残基。成熟型成骨细胞可表达 MEPE，并受 1,25-$(OH)_2D$ 的调节，但与 PHEX 不同的是，在骨基质矿化时，MEPE 的表达明显上调(PHEX 的表达下调)，而 TIO 小鼠的 MEPE 表达明显增多[10]，但 MEPE 与 TIO 的病因关系仍未明了。Jonsson 等从几种 TIO 肿瘤中提取的这些因子可抑制肾小管磷的重吸收(下降 55%)，抑制效应具有剂量和时间依赖性，有抵抗，分子量均较低，该作用后来被证实是 FGF-23 的调节肾脏磷排泄作用(图 6-3-6-2)。FGF-23-肾-肠-甲状旁腺轴调节见图 6-3-6-3。而且有的还能提高肾细胞内的 cAMP 水平[11]。但不能下调Ⅱ型 Na-Pi 同转运体的表达[12]。这类因子的性质及意义有待进一步研究。有时，McCune-Albright 综合征(MAS)可伴有低磷血症。用 MAS 患者的 Gsα 突变细胞制成的培养液可引起实验动物低磷血症和血清 ALP 升高，抑制肠对磷的吸收，但对肾小管磷和糖的重吸收和肾小管 Na^+ 依赖性磷转运体的表达无影响，这说明 MAS 患者的低磷血症与 TIO 的发生机制是不同的，导致低磷血症的体液因子作用也不一样(抑制肠磷吸收而对肾小管磷重吸收无影响)[13]。

(三) 诊断和鉴别诊断 引起 TIO 的常见肿瘤见图 6-3-6-4。如患者诉有骨痛、肌无力，血清磷降低即应考虑 TIO 的可能。首先要确定低磷血症的原因是否与肾小管重吸收率下降有关，$TmPO_4/GFR$ 测定有助于鉴别低磷血症的病因。如 $TmPO_4/GFR$ 降低，则需进一步排除两种先天性低磷血症性佝偻病(X-性连锁低磷血症性佝偻病/骨软化症和常染色体显性遗传性低磷血症性佝偻病/软骨化症)的可能性。如患者的低磷血症自幼存在，则要对其家族成员进行必要的筛

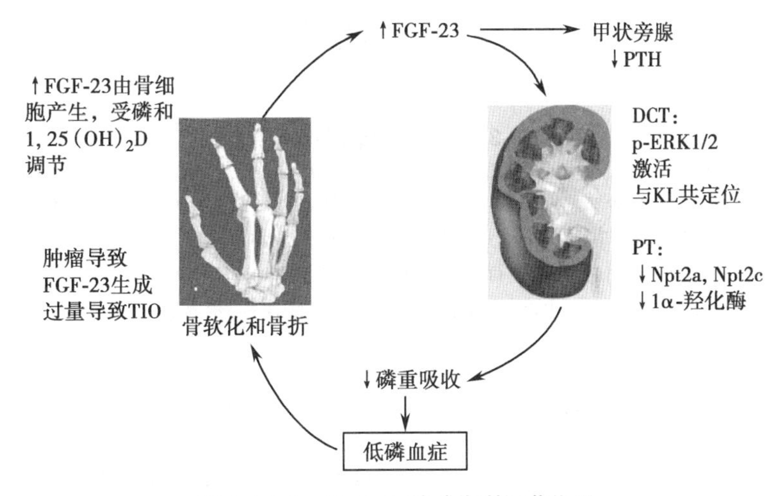

图 6-3-6-1 FGF-23 的磷代谢调节作用

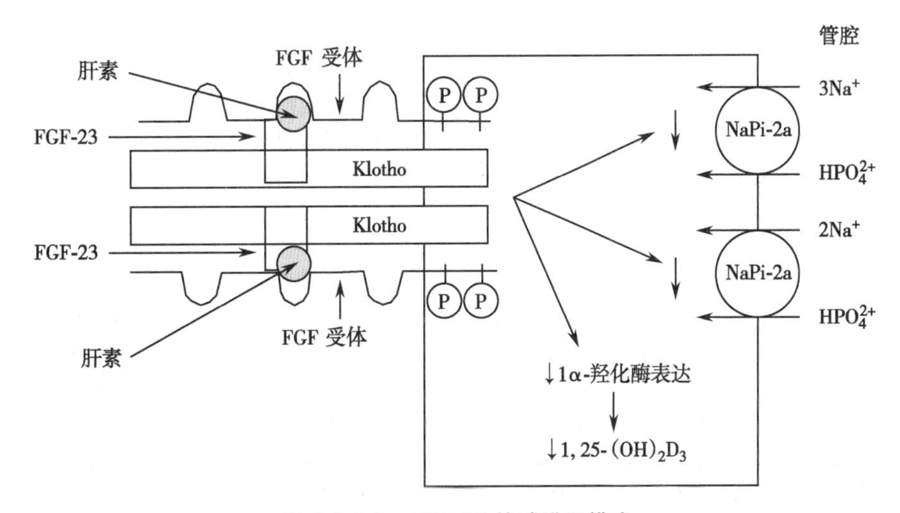

图 6-3-6-2 FGF-23 的磷排泄模式

在近曲小管的上皮细胞表面，FGF23-Klotho 与 FGF 受体结合，再与肝素形成复合物的主要功能是稳定其结构；FGFR 活化启动细胞内信号途径的级联反应，抑制 NaPi-2a、NaPi-2c 和 1α-羟化酶表达，使磷的重吸收减少，1,25-$(OH)_2D$ 合成被抑制

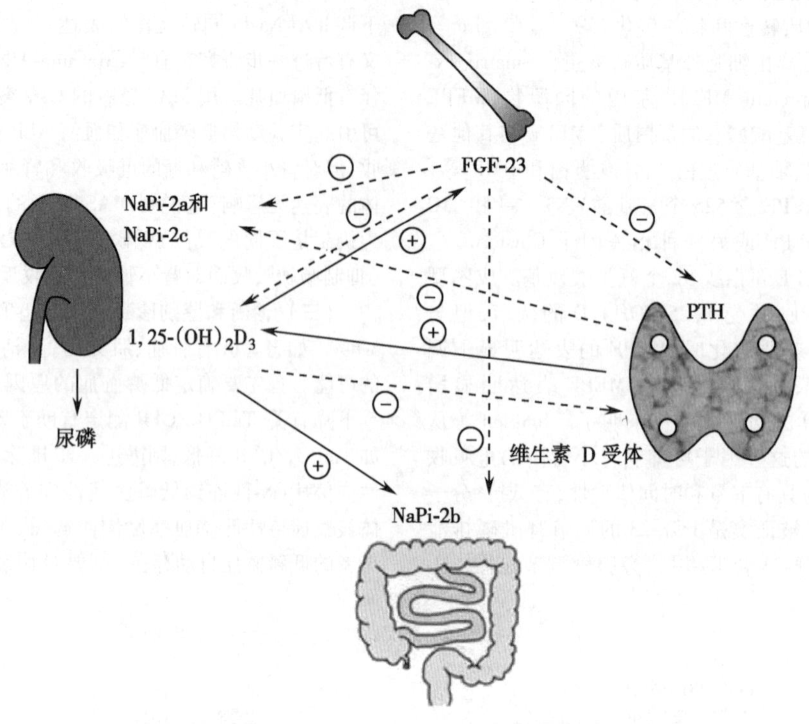

图 6-3-6-3 FGF-23-肾-肠-甲状旁腺轴

FGF-23 抑制近曲小管上皮细胞顶部 NaPi-2a 和 NaPi-2c 表达,引起磷利尿;FGF-23 也抑制 1,25-(OH)$_2$D 合成,从而间接抑制肠磷吸收,而 1,25-(OH)$_2$D 促进 FGF-23 生成,进一步降低 1,25-(OH)$_2$D 水平;另一方面,FGF-23 亦直接或间接抑制肠道 NaPi-2b 表达;血清 PTH 刺激 1,25-(OH)$_2$D 分泌,下调血清 PTH 水平,而 PTH 同时抑制 NaPi-2a 与 NaPi-2c 表达和 PTH 分泌;实线表示正反馈调节,虚线表示负反馈调节

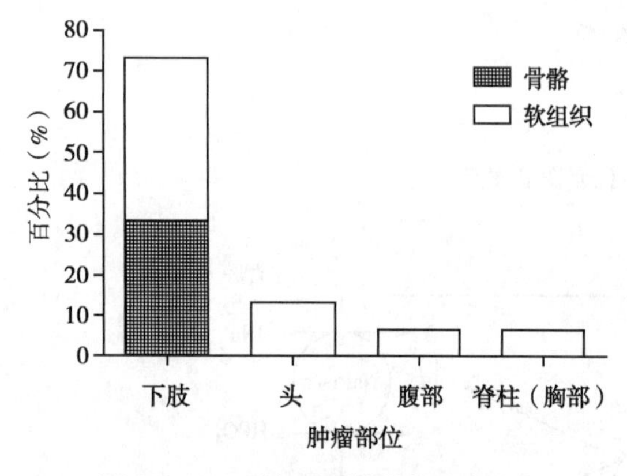

图 6-3-6-4 引起骨质软化的肿瘤分布

查。如果患者的血清 PTH 升高,则需排除原发性和继发性甲旁亢可能性,如血清 PTHrP 升高,一般可肯定是肿瘤所致,需排除 TIO 的可能性。Fanconi 综合征患者的 $TmPO_4$/GFR 亦下降,而且还可伴有骨软化症,但患者往往还伴有肾小管对葡萄糖、HCO_3^- 和氨基酸重吸收障碍。如 Fanconi 综合征系先天性肾小管重吸收功能缺陷或由于其他先天性遗传病(如胱氨酸尿症、半乳糖血症、果糖不耐受、Wilson 病等)引起,其与先天性低磷血症性佝偻病/骨软化症的鉴别可变得相当困难,此时应考虑用基因鉴定方法来鉴别。

另一种先天性低磷血症性佝偻病/骨软化症是遗传性低磷血症伴高钙血症综合征[14],但本病患者的血钙和血清 1,25-(OH)$_2$D 均升高。如能排除上述其他疾病可能性,则 TIO 的临床诊断基本成立。由于引起 TIO 的肿瘤多数为良性,且体积可能很小,不易被一般的影像学检查发现。敏感的肿瘤定位方式是 MRI(因为大多数肿瘤均来源于软组织)[15]。当临床表现不典型,又不能排除 TIO 时,可用^{111}In-奥曲肽(octreotide)扫描或 PET-CT 来寻找肿瘤病灶[16~19]。如果仍不能确定病变部位,可采用分段分侧选择性动脉造影加静脉采血测定 FGF-23 来寻找肿瘤。

(四) 治疗和预后 TIO 一经诊断,即应手术摘除肿瘤。术后的血液生化和骨代谢紊乱一般迅速恢复正常。本病的预后良好,但病期冗长者可遗留骨骼畸形和生长发育障碍。如 TIO 是恶性肿瘤所致,只要完全清除了肿瘤灶,一般预后良好。极少数病例可能复发,其预后不良[20]。佝偻病/骨质软化起病隐匿,病程长而逐渐加重。最常见的症状为骨痛、腰腿痛,其次为进行性肌无力,严重时行走困难,甚至卧床不起。四肢长骨、肋骨、盆骨及脊椎骨易发生病理性骨折、畸形及肌肉萎缩。部分患者骨痛和肌无力可为首发症状,而原发肿瘤的表现往往因无症状或部位较深而被忽视。TIO 的非典型表现很多,如咳嗽、胸痛(提示肺癌)、多尿、腹痛、腹泻、头痛、口腔病变等[7]。

高 FGF-23 血症时,PTH 分泌被强烈抑制,因此患者术前的广泛性骨痛是迅速进展的骨质软化引起的;而在手术摘除肿瘤后,因去除了 FGF-23 高分泌状态,原有的骨质软化刺激 PTH 分泌,骨代谢转换率急剧升高和骨吸收增强(尤其是骨膜下骨吸收），患者往往出现较术前更为严重的骨痛（可持续数周至数月）。此时需要加用降钙素、维生素 D 和非甾体类抗炎药物止痛。

【肿瘤性高 FGF-23 血症】

正常情况下，FGF-23 抑制肾小管钠依赖性磷重吸收，而 FGF-23 由 PHEX 酶灭活。研究发现，血清 FGF-23 在绝大多数肿瘤所致骨质软化患者中明显升高，提示血清 FGF-23 既是该病的病因，又是本症的诊断与预测指标。

（一）病因与发病机制　除了 FGF-23 和其他相关的利磷因子外，TIO 肿瘤偶尔还分泌其他激素性物质，引起甲旁亢、Cushing 综合征或尿崩症等伴癌综合征（paraneoplastic syndrome）的表现[8-10]。由于高 FGF-23 和低磷血症影响线粒体功能，引起显著的肌无力，并可成为患者的主诉[11]。

目前，本综合征的病因尚不清楚。某些肿瘤细胞可分泌大量 FGF-23，引起磷利尿；部分患者存在 1,25-$(OH)_2D$ 抵抗。文献报道的小细胞癌伴抗利尿激素不适当分泌综合征（SIADH）肾磷消耗性低磷血症（即肿瘤细胞同时分泌 ADH 和 FGF-23，双伴癌综合征，dual paraneoplastic syndrome）病例的一般特点见表 6-3-6-1，文献报道的 SIADH 小细胞癌伴肾磷消耗性低磷血症病例的实验室检查结果见表 6-3-6-2[12]。

表 6-3-6-1　文献报道的 SIADH 小细胞肺癌伴肾磷消耗性低磷血症病例报道

病例	年龄/性别	吸烟史	症状	伴癌综合征	原发灶/转移/治疗	骨活检	死因/低磷血症时间
1	56岁/女	不明	乏力/疼痛/恶心/消瘦1个月	Fanconi 综合征/SIADH	肺/骨髓/化疗	不明	全血细胞减少-败血症/20个月
2	69岁/男	不明	血尿/夜尿1个月	低磷血症	膀胱/无/手术		不明/15个月
3	57岁/男	是	跗骨痛/咯血1个月	磷利尿	肺/跗骨-髂骨/放疗	骨质软化	不明/10个月
4	37岁/男	不明	体重下降/咯血/腰腿痛	磷利尿/SIADH	肺/无/化疗	不明	不明/15个月
5	57岁/男	不明	多尿/乏力1个月	骨质软化/SIADH	肺/肝-胸腰椎/肺切除	骨质软化	不明/3个月
6	60岁/男	是	恶心/呕吐/乏力2个月	磷利尿/SIADH	肺/肝/化疗		全血细胞减少-败血症/1.5个月
7	72岁/男	是	胸痛/体重下降	磷利尿/SIADH	肺/无/无	无	不明/?
8	58岁/女	不明	上腹痛/体重下降1年	低磷血症/Cushing 综合征	气管/淋巴结-肝胰-肾上腺-椎体/手术	骨质软化	不明/1个月
9	46岁/男	不明	背痛/颈部/SIADH/Cushing 综合征	磷利尿	肺外/骨/化疗		不明/10个月

表 6-3-6-2　文献报道的小细胞肺癌伴肾磷消耗性低磷血症病例实验室检查结果

病例序号	血磷(mg/dl)		TmP/GFR (mg/dl)	血钠(mmol/L)		血皮质醇 (μg/dl)
	治疗前	治疗后		治疗前	治疗后	
1	2.2	3.4	不明	132	141	不明
2	1.9	2.7	不明	不明	不明	不明
3	1.36	1.55	0.8	不明	不明	不明
4	1.95	3.75	1.1	不明	不明	不明
5	1.5	不明	极低	113	—	21(am)
6	1.2	降低	不明	107	138	17.3
7	0.84	不明	0.4	117	不明	不明
8	0.99	1.08	0.5	143	143	45.38(9am)
9	1.2	4.3→1.2~2.8	1.40	107	反复发作	35

1. 肿瘤自主分泌 FGF-23　肿瘤性低磷血症主要与肿瘤自主分泌大量 FGF-23 有关[13,14]。

2. 肿瘤表达过多 MEPE 和 FRP4　一些肿瘤因表达 MEPE 和 FRP4 过多而使血 FGF-23 升高。FRP4 是卷曲蛋白家族（frizzled protein family）成员，富含半胱氨酸配体结合结构域（cysteine-rich ligand-binding domain）和亲水 C 末端区。FRP 受体可与 Wnt 蛋白结合，抑制 Wnt 信号。FRP4 基因定位于 7p14.1，含 6 个编码外显子，长 10.8kb，FRP4 蛋白含 346 个氨基酸残基，分子量 40kD；氨基端的前 21 个氨基酸肽是该蛋白的信号区，但血 FRP4 因糖化分子延长（48kD）。肿瘤分泌 FRP4 抑制 NPT2a 表达，故肾小管排磷增加。MEPE 主要在某些肿瘤中表达，正常人的 MEPE 主要来源于成齿细胞（odontoblast）、骨细胞和骨痂组织。正常情况下，MEPE 可与 PHEX 结合，防止 MEPE 裂解。如果 PHEX 活性不足，则因 MEPE 增多而导致低磷血症。FGF2 和 1,25-$(OH)_2D$ 抑制 MEPE 表达。MEPE 是骨矿化的抑制因子（矿化抑制素，minhibin），同时对骨形成和骨吸收也有调节作用；MEPE 的作用与 FGF-23 相似，也抑制肾小管磷重吸收，引起低磷血症。XLH 患者 MEPE 水平升高，是引起肾脏磷消耗的另一种因素[15]。

3. GALNT3 双等位基因突变　家族性瘤样钙盐沉着症（familial tumoral calcinosis，TC，OMIM 211900）是一种常染色

体隐性遗传性疾病，病因为 GALNT3 双等位基因突变（biallelic mutation）。临床以异位瘤样钙化包块、牙齿异常、关节周围的软组织和血管钙化为特征。实验室检查可见高磷血症、肾小管磷重吸收率升高，1,25-(OH)$_2$D 正常或增高，但 FGF-23 显著升高（可达正常值的 30 倍以上），而血钙和血磷可正常。

4. 其他病因 线型脂肪痣/表皮痣综合征（linear sebaceous/epidermal nevus syndrome，ENS）属于骨-颅骨发育不良症（osteoglophonic dysplasia，OD）中的一种，病因为 FGF 受体 1、2 或 3 突变。表皮细胞 FGF 受体 3 活化性突变引起表皮痣综合征，皮损呈线状、骨量减少伴低磷血症性佝偻病，伴颅缝早闭、眶上嵴前突、鼻梁下陷和肢根短小畸形。同侧局限性骨病变伴表皮痣，血 FGF-23 升高为本病的特征。

1α-羟化酶抑制物和肿瘤轻链蛋白可能参与了低磷血症和骨质软化症的发病过程，TIO 肿瘤提取物抑制 1α-羟化酶的活性，1,25-(OH)$_2$D 合成减少，故患者 1,25-(OH)$_2$D 降低。引起 TIO 的血液恶性肿瘤可分泌轻链蛋白，亦为骨质软化症的病因。

（二）诊断依据 TIO 的低磷血症病史较长（一般为数年），因为缺乏特异性而长期误诊。儿童患者常有佝偻病表现，成年患者因骨质软化而发生骨骼畸形与多发性骨折。当患者存在慢性肾性低磷血症时，即需要考虑 TIO 可能。此时应计算患者的肾小管磷重吸收率（%TRP）与肾小球滤过率校正的肾小管最高重吸收磷（TmP/GFR）。一般可从测定磷排泄分数（fractional phosphate excretion，FPE）开始进行诊断和鉴别。如果低磷血症患者的 FPE>15%，那么可以肯定是由于肾磷消耗（renal phosphate wasting）所致。或者先测定尿磷排泄，方法有 24 小时尿磷测量和滤过磷的排泄分数（$FPEPO_4$）计算。$FPEPO_4$ 的计算公式是：$FPEPO_4$ =（尿磷×血肌酐×100）/（血磷×尿肌酐）。正常人的 $FPEPO_4$ 为 5%～20%，低磷血症时应<5%。如果 1 例低磷血症患者的 $FPEPO_4$>5%，那么其原因就肯定是肾磷消耗。然后再根据血钙情况，进一步寻找基础病因。其次，根据血钙水平的差异，可将肾磷消耗分为三种类型：①原发性甲旁亢（高钙血症型）；②继发性甲旁亢（低钙血症型）；③原发性肾磷消耗（正常血钙型）。

TIO 的肿瘤定位诊断可能相当困难，如果用一般的影像学方法不能查出肿瘤。可应用^{201}铊（Thallium）、^{99}锝（Technetium）-MIBI 或 FDG-PET/CT 寻找病灶，FDG-PET/CT 的敏感性高，但往往得到多个放射摄取增加和溶骨性病变，此时可用奥曲肽扫描进行鉴别。必要时，亦可考虑用^{68}Ga-DOTANOC-PET/CT 定位 TIO，该法结合了修饰的奥曲肽分子（DOTANOC）的高特异性和 PET/CT 高敏感性的优点，具有更佳的定位诊断优势。当发现多个放射摄取增加或多个溶骨性病变而奥曲肽扫描仍不能进行鉴别时，静脉采样可定位 FGF-23 分泌瘤。

TIO 的诊断与处理见图 6-3-6-5。首先确定慢性低磷血症的诊断，一般要求连续测定血清磷 3 次。其次是确立肾磷消耗的诊断，一般分为两个诊断步骤。

必须重视 TIO 患者的一般体格检查，尤其要重视躯体浅表部位的检查，并根据情况确定进一步的确诊方案。肿瘤所致骨质软化症的诊断根据是：①伴随肿瘤而发生的骨痛、肌无力和/或病理性骨折；②血磷降低、血钙正常，血 ALP 升高，尿磷排出量增多；③血清 25-(OH)D 正常，但 1,25-(OH)$_2$D 明显降低；④PTH 及降钙素正常；⑤X 线骨骼照片、骨密度测量及病变活检提示骨质软化、骨或软组织肿瘤；⑥对维生素 D 治疗有抵抗；⑦肿瘤切除后，血 1,25-(OH)$_2$D、血磷和尿磷排泄均迅速恢复正常，骨痛等症状亦随之消失。血清 ALP 升高，组织蛋白酶 K（cathepsin K，CathK）、RANKL 和 RANKL/OPG 降低，提示骨病变较严重[16]。

（三）诊断方法 TIO 肿瘤常见于骨骼系统和头颈部软组织，这些部位为肿瘤定位诊断的重点。TIO 诊断的要点是肿瘤患者伴有低磷血症（图 6-3-6-5），而后者是由于肾小管磷的重吸收被抑制所致[17]。

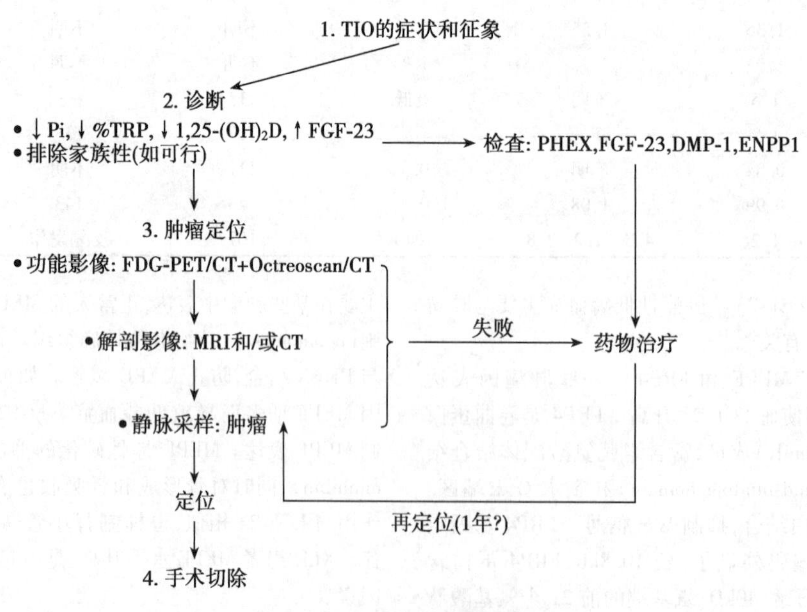

图 6-3-6-5 TIO 的诊断与处理

%TRP：肾小管磷重吸收率

1. TmP/GFR比值 肾小管磷重吸收率及肾小管磷阈值均降低，24小时尿磷酸盐排泄量明显增加，TmP/GFR比值减少。PTH正常或稍升高，降钙素一般正常。当原发肿瘤被完全切除后，血清1,25-$(OH)_2D$浓度可于术后20小时内即升至正常，且保持高水平（超过正常2~3倍）；血清磷在术后1天可恢复正常，肾小管磷重吸收率恢复正常。评价肾磷排泄有两种方法，即肾小管磷重吸收率和肾小管滤过率校正的磷最大重吸收。TmP/GFR仅用于空腹状态，而%TRP不受进食的影响。%TRP＝100×[1－(尿磷/尿肌酐)×(血肌酐/血磷)]，正常值85%~95%。TmP/GFR不受血磷和肾功能的影响，但与%TRP相关。如果%TRP≤86%，TmP/GFR＝TRP×血磷；如果如果%TRP>86%，则TmP/GFR＝0.3×TRP/(1－0.8×TRP)×血磷。

2. 血清FGF-23测定 血清FGF-23升高见于约70%的TIO患者，因而测定血清FGF-23水平有助于TIO的功能诊断[18,19]。但是，约30%的TIO患者血清FGF-23正常，其磷消耗的原因很多，如细胞外基质磷化糖蛋白（matrix extracellular phosphoglycoprotein）高表达或其他因子异常所致[20]。

3. 肿瘤定位 颅面部位是TIO肿瘤的好发部位[21-24]，应通过耳鼻喉科、口腔科、神经科的特殊检查首先予以排除。长骨及扁骨普遍脱钙，骨密度减低，骨皮质变薄，骨小梁稀疏模糊，假性骨折或愈合的假性骨折最为常见。骨密度测量可见骨矿物质含量明显降低。原发肿瘤有不同的临床表现，肿瘤部位以咽部、肋骨、腋窝、股骨上段、腹股沟大腿下部及股骨颈处较多见，发生于头部及上肢者较少。一般为单发，偶为多发。大多为软组织样包块，小者可能难于发现。前者除可因肿瘤较大而引起局部压迫症状或功能障碍外，多无其他不适；后者则可能出现远处转移及全身衰竭。表皮痣综合征患者表现特殊，头面、臀和小腿有色素沉着的疣状样痣，皮肤有café-au-lait斑点（咖啡色色素沉着），且有骨骼畸形，如髋内翻半脱位、脊柱右侧凸和膝内翻等。

关于肿瘤定位，表层者容易；位于深部组织者，X线照片、CT、MRI、彩色多普勒超声、血管造影及血池扫描等有助于定位。其中^{99m}Tc-奥曲肽扫描的敏感性较高。一般来说，FDG PET/CT能显示多部位的糖摄取增加，而奥曲肽扫描仅能显示单个病变，MRI能显示有分泌功能的肿瘤[7]。值得注意的是，一般的放射核素显像往往在关节和骨骺部位出现放射摄取增加，不但导致生长板被激活的假象，而且可掩盖病变。对于诊断特别困难者，可考虑选择性静脉采样，该技术主要用于双髋臼或膝关节可疑性病变的功能鉴别；如MRI脑组织扫描不能检出病变或不能与脑膜瘤鉴别时，亦可采用。

但是，有时肿瘤的体积较小且隐藏很深，定位诊断十分困难。此时需要进行全身的影像检查、多种影像联合检查，其中MRI具有重要的鉴别意义。如果仍不能发现肿瘤，此时甚至选择性静脉采样才能做出确切的定位诊断[25-27]。

（四）组织病理诊断 组织活检、手术标本和石蜡组织切片检测均可为TIO的诊断提供病理依据。引起TIO的磷利尿间质细胞肿瘤为磷利尿性间质瘤混合型结缔组织类型（PMTMCT），以血管外皮细胞瘤最常见，其次为血管瘤、肉瘤、骨化性纤维瘤、肉芽肿、巨细胞瘤或成骨细胞瘤。肿瘤细胞多形性明显，混杂在黏液样或黏液软骨样基质中核分化程度低，有丝分裂活性很差，伴有钙化或骨化，有时甚至出现板层骨结构。较特征性的改变是可见较多的成骨细胞样巨细胞[28,29]。

Weidner将这些TIO肿瘤称为磷利尿性间质瘤（phosphaturic mesenchymal tumor），并再分为PMTMCT类、成骨细胞瘤类（osteoblastoma-like variant）、非骨化性纤维瘤类（non-ossifying fibroma-like variant）和骨化性纤维瘤类（ossifying fibroma-like variant）四种。PMTMCT来源于软组织，主要含原始间质细胞和破骨细胞样巨细胞，血管丰富、骨化生（osseous metaplasia）、软骨样结构分化差伴有钙化。其他三种类型的肿瘤常来源于骨骼组织；但是，复习文献报道的所有TIO病例，其肿瘤均符合PMTMCT的基本诊断，70%的肿瘤FGF-23免疫组织化学染色阳性，并可检测到神经分泌颗粒，故PMTMCT属于神经内分泌肿瘤的范畴，但缺乏典型神经内分泌肿瘤的S-100、神经元特异性烯醇酶、酪粒素和突触囊泡蛋白的阳性反应，肌动蛋白、细胞角蛋白上皮细胞膜抗原和FⅧ染色亦为阴性，唯一的阳性反应是波形蛋白（vimentin）。

虽然PMTMCT为良性肿瘤，但偶可出现恶性表现和组织转移，而且单凭组织学特点难以预测其转移与手术切除后复发可能性。因此，TIO肿瘤的病理诊断依据主要有三点：①PMTMCT特征；②FGF-23和波形蛋白染色阳性，但缺乏典型神经内分泌肿瘤表现；③肿瘤具有潜在恶性与转移可能。

（五）鉴别诊断 TIO常被误诊为肌肉疾病、一般骨病、风湿病、肾脏疾病或精神疾病。早期诊断和治疗可获得痊愈，而延误治疗常带来灾难性并发症和终生畸形。

1. 低磷血症的鉴别 TIO鉴别诊断的第一步是排除遗传性疾病所致的低磷血症，如XLH、ADHR和ARHR等，这些疾病的共同特点是血清FGF-23升高或不适当正常。病史、家族史和发病年龄有重要诊断意义，如果实在不能了解其确切发病年龄，可借助患者的生长发育状况（如生长曲线）进行判断。特殊情况下，还要考虑遗传性低磷血症性佝偻病伴有高钙尿症（HHRH）、X-性连锁隐性遗传性低磷血症（XLH）、Dent病可能，或遗传性肾性Fanconi综合征、Fanconi-肾小管综合征、Fanconi-Bickel综合征等可能。

2. 获得性低磷血症的鉴别 最常见的获得性低磷血症是药物或毒物所致的低磷血症。后天性因素（药物、毒物、烧伤、重金属）导致肾小管损害，磷重吸收障碍，一般其损害广泛，血清1,25-$(OH)_2D$水平不定，血钙降低，但Fanconi综合征伴有代谢性酸中毒，FGF-23正常或降低。

3. 其他原因所致低磷血症的鉴别 其他原因所致低磷血症见于血液系统肿瘤、肠外营养支持、器官移植、再进食综合征、糖尿病酮症酸中毒和饮食磷缺乏等，一般鉴别无困难。

4. 软组织肿瘤的鉴别 WHO的软组织肿瘤分类系统对软组织的肿瘤命名和报道进行了统一和规范，该分类系统将软组织肿瘤分为九个类型，即脂肪细胞肿瘤、成纤维细胞/成肌纤维细胞肿瘤、纤维组织细胞瘤、平滑肌细胞肿瘤、血管周皮细胞瘤、骨骼肌肉肿瘤、血管肿瘤、骨-软骨肿瘤和分化不明的肿瘤；每一类又分为良性肿瘤、间性肿瘤与恶性肿瘤三种，并于2002年进行了重新修订，见表6-3-6-3。其中将以前的骨-软骨性病变——骨化性肌炎归入成纤维细胞/成肌纤维细胞性病变。WHO分类以外的软组织肿瘤见表6-3-6-4。

表 6-3-6-3 软组织肿瘤的 WHO 分类

肿瘤分类	肿瘤名称
脂肪细胞肿瘤	
良性肿瘤	脂肪瘤/脂肪瘤样病/神经脂肪瘤样病/成脂肪细胞瘤/蛰伏脂肪瘤
间性肿瘤	非典型脂肪瘤/分化良好的脂肪肉瘤
恶性肿瘤	脂肪肉瘤/未分化型黏液样脂肪瘤/圆细胞脂肪瘤/多形性脂肪瘤/混合型脂肪瘤/非特异性脂肪瘤
成纤维细胞/成肌纤维细胞肿瘤	
良性肿瘤	结节性纤维瘤/骨化性肌炎/弹性纤维瘤/结肠纤维瘤病/腱鞘纤维瘤/Gardner 纤维瘤
间性肿瘤	
局部侵袭肿瘤	表皮纤维瘤病/硬纤维瘤病/成脂肪纤维瘤
偶尔转移性肿瘤	硬性纤维瘤/血管周皮细胞瘤/幼儿型纤维肉瘤
恶性肿瘤	成年纤维肉瘤/黏液样纤维肉瘤
纤维组织细胞瘤	
良性肿瘤	腱鞘巨细胞瘤/弥漫性巨细胞瘤/深部良性纤维组织细胞瘤
间性肿瘤	软组织巨细胞瘤
恶性肿瘤	多形性纤维组织细胞瘤/未分化多形性纤维组织细胞瘤/巨细胞纤维组织细胞瘤/未分化多形性肉瘤伴巨细胞浸润/炎性纤维组织细胞瘤/未分化多形性肉瘤伴持续性炎症
平滑肌细胞肿瘤	
良性肿瘤	血管平滑肌瘤/深部软组织平滑肌瘤
恶性肿瘤	平滑肌肉瘤
血管周皮细胞瘤	血管球瘤/肌周皮细胞瘤
骨骼肌肉肿瘤	
良性肿瘤	横纹肌瘤
恶性肿瘤	横纹肌肉瘤/胚胎型横纹肌肉瘤/多形性横纹肌肉瘤
血管肿瘤	
良性肿瘤	血管瘤上皮血管瘤/血管瘤病/淋巴血管瘤
间性肿瘤	
局部侵袭肿瘤	Kaposi 血管内皮瘤
偶尔转移性肿瘤	网状血管内皮瘤/Kaposi 肉瘤
恶性肿瘤	上皮样血管内皮瘤/软组织血管肉瘤
骨-软骨肿瘤	软组织软骨瘤/间质软骨肉瘤/外生骨肉瘤
分化不明的肿瘤	
良性肿瘤	肌肉黏液瘤/关节旁黏液瘤/异位血肿性胸腺瘤
间性肿瘤	血管瘤样纤维组织细胞瘤/骨化性纤维黏液样瘤
恶性肿瘤	滑膜肉瘤/上皮样肉瘤/软组织透明细胞肉瘤/外生性黏液样软骨肉瘤/外生性 Ewing 瘤/内膜肉瘤

表 6-3-6-4 WHO 分类以外的软组织肿瘤/肿瘤样病变

肿瘤分类	肿瘤名称
神经源性肿瘤	
良性肿瘤	Morton 神经瘤/创伤性神经瘤/施万细胞瘤/神经纤维瘤/神经束膜瘤
恶性肿瘤	外周神经鞘瘤
其他肿瘤	
肿瘤样病变	神经节瘤/上皮样包涵体囊肿/异物性肉芽肿
非肿瘤样病变	血肿/血清肿(seroma)/脓肿/肌肉组织(比目鱼肌/掌肌/手指肌)异常

但是,上述的 WHO 分类并没有包括软组织的神经源性肿瘤和肿瘤样病变,而且这些肿瘤,如外周神经鞘肿瘤(peripheral neural sheath tumor,PNST)与肿瘤性低磷血症和异位钙化有密切联系。软组织肿瘤 MRI 检查见表 6-3-6-5。脊柱 TIO 患者的临床特点见表 6-3-6-6。

5. 非肿瘤性疾病 引起高 FGF-23 血症和低磷血症的原因很多,除 XLH 和 ADHR 外,还见于 Fanconi 综合征、骨纤维性结构不良症、常染色体显性遗传性泪管-唾液腺发育不全症、原发性甲旁亢及慢性肾病等,应注意鉴别。

(1) 与 X-性连锁遗传的低血磷性骨质软化鉴别:本病

与肿瘤所致抗维生素D骨质软化均有低磷血症、正常血钙、尿磷增多及骨质软化；但前者为性染色体显性或常染色体显性或隐性遗传，多在童年时发病，血清1,25-$(OH)_2D$正常，且无原发肿瘤的证据。XLH和ADHR有共同的病理生理基础：①肾小管磷重吸收障碍，磷自尿中丢失；②1,25-$(OH)_2D$水平降低或活性不足；③骨矿化障碍。

表 6-3-6-5 软组织肿瘤MRI检查

方法	重复时间(ms)	回波时间(ms)	回波链长	倾角	矩阵	信号数目
矢面 T_1-SE	600	15			256×256	1
矢面 T_2-SE	2500	80	17		256×192	2
矢面 STIR	4000	60	12		256×192	2
冠/矢/倾面延长 T_1-SE	600	15			256×192	1
冠/矢/倾面延长 STIR	4000	60	8		256×192	2
矢面非增强-脂肪减影 T_1-SE	700	15			256×192	1
矢面对比增强脂肪减影 T_1-SE	700	15			256×192	1
冠/矢/倾面脂肪减影延长 T_1-SE	700	15			256×192	1
T_2-梯度回波	600	20		15	256×192	1
动态对比增强脂肪减影三维 T_1-SPGR	8	4		10	320×192	1

表 6-3-6-6 脊柱TIO患者的临床特点

报道者/年份	年龄(岁)/性别	脊柱水平	化疗/放疗	病理诊断	FGF-23表达
Stone 等/1992	33/女性	$T_{3\sim4}$	是	神经内分泌组织	无
Yu 等/1995	58/女性	C_2	无	PMT	无
Terek-Nielsen/2001	14/男性	骶骨	是	骨肉瘤	无
Boriani-Campanacci/1978	18 男性	骶骨	是	骨母细胞瘤	无
Folpe 等/2004	32/女性	C_1	是	恶性 PMTMCT	无
Pirola 等/2009	57/男性	T_4	无	PMT	无
Mavrogenis 等/2010	42/女性	骶骨	无	PMTMCT	是
Chua 等/2008	34/女性	T_3	是	浆细胞瘤	无
Sciubba 等/2009	56/女性	T_8	无	PMT	无
Akhter 等/2011	52/男性	C_5	无	PMTMCT	是
Marshall 等/2010	55/女性	T_{12}	无	PMTMCT	无
Present/2012	66/女性	L_4	无	PMTMCT	是

注：PMTMCT：磷利尿性间质瘤伴混合性结缔组织；PMT：磷利尿性间质瘤；C：颈椎；T：胸椎；L：腰椎

（2）与X-性连锁低磷血症性骨质软化症/佝偻病鉴别：X-性连锁低磷血症性骨质软化症/佝偻病(XLH)与FGF-23也有一定联系。XLH(PHEX突变)的表型与ADHR(FGF-23突变)常有重叠，而两者的血清FGF-23均升高，引起肾小管磷重吸收障碍。正常情况下，低磷血症诱导1,25-$(OH)_2D$合成，但在TIO、ADHR和XLH患者中，血清1,25-$(OH)_2D$正常和降低，其原因未明。XLH因PHEX突变引起FGF-23降解缺陷，由于FGF-23为PHEX的底物，PHEX失活性突变使内肽酶生成量不足，FGF-23灭活减少，血FGF-23升高。

（3）与Fanconi综合征和其他伴肾小管功能障碍的疾病鉴别：遗传性Fanconi综合征是一种常染色体隐性遗传疾病，临床表现特点为糖尿、氨基酸尿、磷酸盐尿及不同程度的肾小管性酸中毒与骨质软化。本病多在婴儿及儿童期发病，成人发病者较少。肾脏病变呈进行性发展，最后多因尿毒症而死亡。而肿瘤所致抗维生素D骨质软化多在成年后发病，除肾小管对磷酸盐的重吸收有障碍外，一般无肾损害，无酸中毒，且有原发肿瘤病灶，可与Fanconi综合征鉴别。其他肾小管功能障碍见于如重金属(锂、铜、汞、铅、铀及镉)中毒、甲酚中毒、过期四环素中毒、多发性骨髓瘤、半乳糖血症、肝豆状核变性、慢性肾盂肾炎等。根据相关病史及其临床特征可与肿瘤所致维生素D骨质软化相鉴别。

（4）与骨纤维性结构不良鉴别：骨纤维性结构不良(FD)是体细胞GNAS1基因失活性突变在骨组织中的表现，纤维性病变和矿化障碍引起骨畸形或骨折，见于McCune-Albright综合征或其他相关疾病，部分患者伴有肾磷消耗和低磷血症，有的甚至引起低磷血症性佝偻病/骨质软化。病因主要与FGF-23分泌增多有关，因GNAS1(蛋白Gsα)活化性突变，纤维增殖不良中的骨细胞合成与分泌FGF-23增多。二膦酸盐类药物可使过度分泌FGF-23的骨原细胞(osteogenic cell)凋亡，因而对FD、肾磷消耗和低磷血症有治疗作用。

（5）与常染色体显性遗传性泪管-唾液腺发育不全症鉴别：SPC家族与骨组织和矿化过程中的活性多肽（如BMP、PTH等）生成有密切关系。FGF-10突变引起常染色体显性遗传性泪管-唾液腺发育不全症（autosomal-dominant aplasia of lacrimal and salivary gland），而FGF-14突变导致常染色体显性遗传性小脑共济失调。

（6）与原发性甲旁亢鉴别：可表现为甲状旁腺腺瘤或增生，部分原发性甲旁亢的病因与α-klotho近端裂解点（breakpoint）易位有关，α-klotho突变使β-葡萄糖苷酶（β-glucuronidase）编码障碍，这些病例的特点是血磷降低，血klotho和FGF-23显著升高，而PTH正常或仅轻度升高。

（7）与慢性肾病鉴别：FGF-23是一种磷调节激素（Pi-regulating hormone），在血清磷异常情况下，通过FGF-23水平做出相应调节。因此，只要患者存在高磷血症（如慢性肾衰），血清FGF-23就会升高（具有生物活性的FGF-23可能正常）。Ca×Pi乘积是反映血清FGF-23的常用指标。

（8）与Dent病的鉴别：1型或2型Dent病（Dent disease 1，OMIM 300009；Dent disease 2，OMIM 300555）是一种特殊的肾小管疾病类型，亦称X-性连锁隐性遗传性肾石病（X-linked recessive nephrolithiasis，OMIM 310468）、X-性连锁隐性遗传性高钙尿低磷血症性佝偻病（X-linked recessive hypercalciuric hypophosphataemic rickets，OMIM 300554）或低分子量蛋白尿伴高钙尿症和肾石病（low-molecular-weight proteinuria with hypercalciuria and nephrocalcinosis，OMIM 308990）。Dent病以近曲小管功能障碍为特征，表现为低分子量蛋白尿、高钙尿症、肾钙盐沉着症和进行性肾功能减退及佝偻病/骨质软化[30]。本病仅男性发病，女性为致病基因携带者，可有轻微临床表现，CLCN5突变（Xp11.22，1型Dent病）或OCRL1突变（Xq25，2型Dent病）。

（9）与药物所致的低磷血症鉴别：引起低磷血症的药物有很多，主要有红细胞生成素、GM-CSF、磷结合抗酸剂、碳酸酐酶抑制剂、利尿剂、氢氯噻嗪、吲达帕胺、呋塞米、支气管扩张剂、皮质类固醇、二膦酸盐、雌激素、阿昔洛伟、去铁胺、酒精中毒、甲苯中毒等。据报道，含糖氧化铁（saccharated ferric oxide）是日本治疗缺铁性贫血的药物，但可导致低磷血症性佝偻病[31]。

（六）治疗 肿瘤所致低磷血症的治愈有赖于切除分泌FGF-23的相关肿瘤。即使肿瘤只能部分切除亦能使半数以上患者的临床症状得到缓解。必要时可配合局部动脉栓塞治疗[32,33]。若肿瘤为多发或因肿瘤过大及其他原因不能被完全切除，或查不到肿瘤部位，可用维生素D 0.5～1.15mg（20 000～50 000U/d），分2～3次口服。有条件者可用1,25-$(OH)_2D$代替维生素D，用量0.5～1.25μg。此外应同时补磷，每天2～5g，每6小时1次。经此治疗可使症状得到部分缓解。当血清<2.0mg/dl时，可静脉补充磷，剂量为0.16mmol/kg，输注速度为1～3mmol/h，直至达到2mg/dl水平。对于不能耐受手术或手术前严重低磷血症者应在补充钙剂和维生素D的基础上，纠正血清电解质紊乱，特别是低磷血症。因为过度补磷和长期补磷可引起许多并发症，因此应定期监测血钙磷和PTH水平。

动物实验发现，抗FGF-23抗体能阻滞其利磷作用，可望用于FGF-23升高的TIO治疗[33-36]。

如果手术成功，切除肿瘤后血清FGF-23水平应立即降至正常值以下，或者至少降至正常值水平，这是因为肿瘤分泌的FGF-23强烈抑制了骨细胞的FGF-23的正常分泌。

有时术前肿瘤定位十分困难，即使采用了奥曲肽扫描、CT、MRI或PET-CT仍不能确定肿瘤部位。较有效的方法是从股静脉插管，采集多支主要静脉（一般在10个部位以上，有时多达20多个采集点）血液测定FGF-23，一般浓度最高的部位即是肿瘤部位。然后再用CTMRI等影像技术确定肿瘤的具体位置。例如，一例低磷血症性骨质软化患者的左髂外静脉FGF-23水平最高（图6-3-6-6），本例的FGF-23分泌瘤位于左股骨头。

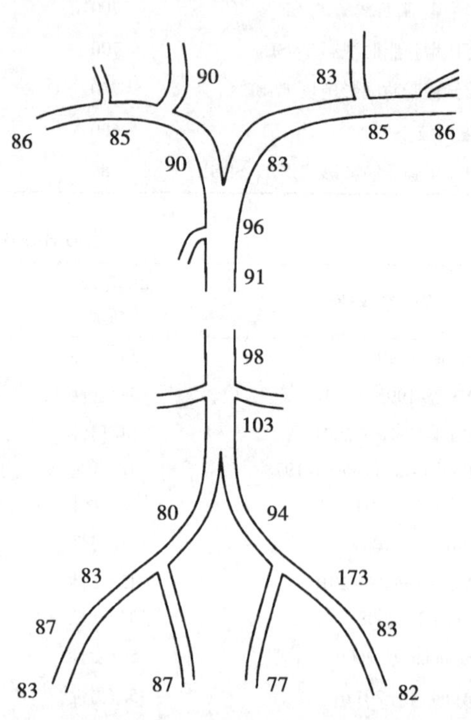

图6-3-6-6 股静脉插管多支静脉采血测定FGF-23确定肿瘤部位

静脉采血测定FGF-23（pg/ml）用于肿瘤定位诊断；例如，左髂外静脉FGF-23升高提示肿瘤位于左侧股骨头

【病例报告】

（一）病例资料 患者女性，43岁，务农。因双足疼痛1年余，进行性加重8个月于2014年10月30日搀扶入院。2013年7月无明显诱因出现双足背部疼痛，为针刺样或刀割样，负重时痛，休息时消失，局限于踝关节及以下，伴全身乏力，曾查AST、肾功能、心肌酶、红细胞沉降率（血沉）、CRP、RF、ASO均无异常，但发现血磷降低，2013年9月9日X线检查显示双踝软组织肿胀，右跟距关节面局部欠清晰。今年2月患者无明显诱因出现双足背部疼痛，全身乏力加重，伴脱发，休息状态下也出现疼痛，行走困难，需拐杖辅助，行走约30分钟，会出现双下肢小腿1/3以下青紫，颜色向下逐渐加深，伴轻度水肿、双足趾关节僵硬，抬高双腿休息约30分钟可恢复正常，偶有抽搐，无双下肢麻木、雷诺现象、晨僵、光过敏、皮疹等。于2013年2月、4月和9月先后给予地塞

米松 10mg 静滴后双足疼痛完全消失，行走自如，但次日症状再现，后继续给予地塞米松共 15 次（总量约 150mg），但疗效递减，并在家自服中药治疗无缓解，并出现疼痛逐渐向上发展，先后累及双膝（右膝明显）、腰椎、左侧肋弓、胸骨、颈椎，伴弯腰、翻身、下蹲及起立困难。10 月 13 日复查血钠 138.8mmol/L，血钾 3.29mmol/L，血钙 2.07mmol/L，血磷 0.46mmol/L。动脉血气和血液生化检查结果见表 6-3-6-7。给予补磷、补钙及维生素 D 等治疗后，结合患者之前多次查血磷低，X 线示全身多处骨密度低，考虑"低磷性骨软化症"住院。既往有"过敏性鼻炎"病史 6 年。个人史、家族史无特殊。患者 15 岁月经初潮，周期 28～35 天，经期 3～5 天，无痛经。23 岁结婚，育有 2 子，均体健。

表 6-3-6-7 患者动脉血气和血液生化检查结果

2014-10-24 动脉血气			
pH	7.386	AB	20.1mmol/L
SB	21.3mmol/L	ABE	-3.7mmol/L
SBE	-4.1mmol/L		
2014-10-30 动脉血气			
pH	7.419	AB	20.3mmol/L
SB	22.0mmol/L	ABE	-2.9mmol/L
SBE	-3.4mmol/L		
2014-10-31 动脉血气			
pH	7.397	AB	22.1mmol/L
SB	22.9mmol/L	ABE	-1.8mmol/L
SBE	-2.0mmol/L		
2014-9-25 血清电解质			
Ca^{2+}	1.91mmol/L	P	0.52mmol/L
Na^+	140.9mmol/l	K^+	3.59mmol/L
Cl^-	109.7mol/L	CO_2CP	25.5mmol/L
2014-10-30 血清电解质			
Ca^{2+}	2.15mmol/L	P	0.6mmol/L
Na^+	138mmol/L	K^+	4.2mmol/L
Cl^-	111mol/L	CO_2CP	21.1mmol/L
2014-10-31 血清电解质			
Ca^{2+}	1.98mmol/L	P	0.6mmol/L
Na^+	139mmol/L	K^+	3.9mmol/l
Cl^-	109mol/L	CO_2CP	22.1mmol/L
2014-11-01 血清电解质			
Ca^{2+}	1.97mmol/L	P	0.51mmol/L
Na^+	139mmol/L	K^+	4.0mmol/L
Cl^-	108mol/L	CO_2CP	23.8mmol/L
2014-11-02 血清电解质			
Ca^{2+}	1.98mmol/L	P	0.44mmol/L
Na^+	135mmol/L	K^+	3.8mmol/L
Cl^-	108mol/L	CO_2CP	23.1mmol/L
2014-11-02 尿电解质			
尿钙	2.16mmol/d	尿磷	30.51mmol/d
2014-10-24 甲状旁腺素			
0 分钟	8.10pmol/L	20 分钟	6.20pmol/L
随机	5.90pmol/L		
立位 AⅠ	1742ng/L	PRA	1404ng/L
立位 AⅡ	51ng/L	ALD	243ng/L
β 胶原特殊序列	831pg/ml	β 胶原特殊序列	850pg/ml
25-(OH)D	37nmol/L	25-(OH)D	<10.5nmol/L
25-(OH)D_2	<2.2ng/ml		
25-(OH)D_3	8.2ng/ml		
25-(OH)D_2+D_3	8.2ng/ml		

体温36.6℃，脉搏64次/分，呼吸20次/分，血压137/75mmHg，体重72kg，身高160cm，BMI 28.1kg/m²。血常规、肌酶、甲功、血沉、RF、ENA、HLA-B27、补体C3、血管炎三项均正常。ALB 35.2g/L，ALP 222.0U/L，γ-GT 85.9U/L，铜蓝蛋白、抗心磷脂抗体、血管炎三项、血尿本周蛋白、血清蛋白电泳、ENA、补体C12均无异常。上颌中切牙呈倒“V”形缺损，右膝、腰椎、双髋、左侧肋弓后部、胸骨有压痛，手指、足趾的趾（指）甲呈灰白色，凹凸不平。心肺腹查体阴性。四肢肌力4级，肌张力正常。腱反射正常。踝关节X线片显示双踝软组织肿胀，右跟距关节面局部欠清晰。腰椎MRI见轻度腰椎退变，$L_{4/5}$椎间盘轻度突出，右跟腱下段损伤或腱病，右距骨关节面下骨软骨病变，距骨内有应力损伤，右膝外侧半月板损伤，桶柄样撕裂，右膝前交叉及外侧副韧带损伤，右膝、右踝关节诸骨斑片状强化，关节腔积液，右膝关节滑膜增厚，右膝关节退行性变（图6-3-6-7）。肌电图示：双下肢神经源性损害（腰骶段根性病变可能性大）。双下肢动静脉彩超、甲状旁腺彩超、头颅X线无异常。

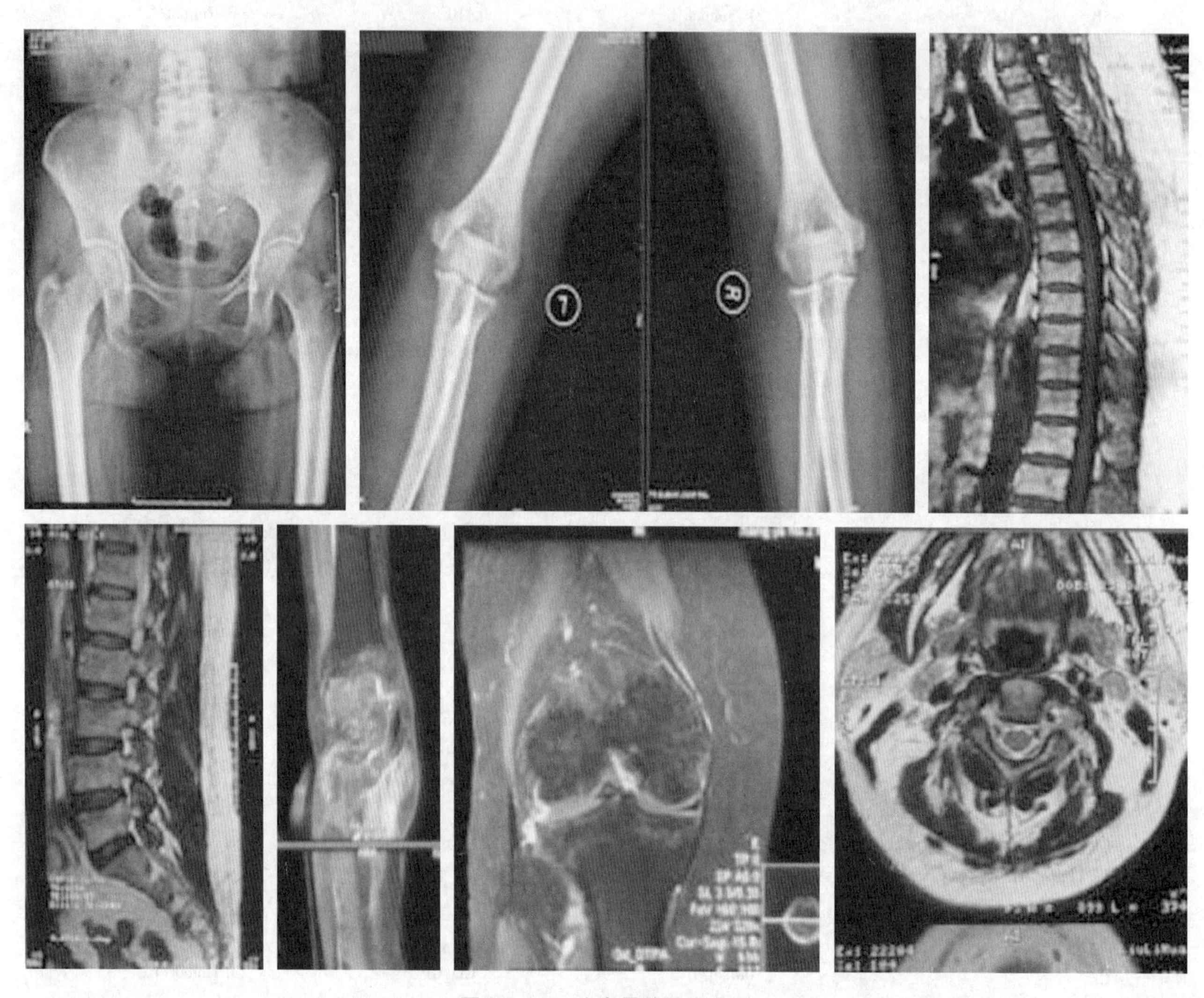

图6-3-6-7 患者骨骼影像表现

（二）病例讨论 患者中年女性，病程1年，临床主要表现为全身多处骨痛，由下向上发展，进行性加重，伴间歇性跛行，辅助检查发现血磷多次<0.6mmol/L，尿pH偏酸性，尿中未见尿糖、尿蛋白的丢失，25-羟维生素D低，全身骨骼X线示骨密度降低，因患者同时合并有间歇性跛行，综上所述，诊断上考虑肿瘤性骨软化症可能性大，引起此病的多为来自间叶组织的良性肿瘤，建议仔细全面地查体及行全身PET-CT，寻找病灶，去掉病因，治疗上可予补充中性磷制剂、维生素D，监测血磷。

（向光大）

第7节 成骨不全

成骨不全（osteogenesis imperfecta，OI）、干骺发育不良症（metaphyseal dysplasia）和高/低磷酸酶病（hypo-/hyperphosphatasia）是引起儿童脆性骨折的主要原因。成骨不全是一组临床脆性骨折和牙本质发育不全情况的总称，又称脆骨症，是一种以骨脆弱、骨畸形、蓝色巩膜、牙齿发育不良、身材矮小等为临床特征的常染色体显性或隐性遗传性结缔组织病。本病为家族遗传性疾病，可母婴同患，也可发生于孪生儿。

新发现的散发病例则系Ⅰ型胶原基因获得性突变所致[1]。新生儿的成骨不全患病率(国外)为21.8/10万,居民中的患病率为10.6/10万。贝鲁特的黎巴嫩大学医学院儿科从1991年2月至1993年7月,对全部(3865例)新生儿进行了查体,发现64例先天性畸形患儿(发病率16.5/10万),其中成骨不全仅1例。国内也有成骨不全的散发病例及家系的报道。

【分型与病因】

自1979年以来,曾提出过多种分型方法。随着研究的深入,OI的病因越来越复杂,类型不断增加。

(一)分型　本节介绍其中的五种分型,以便于对本病病因与临床表现的深入理解。1979年,Sillence将成骨不全分为Ⅰ、Ⅱ、Ⅲ、Ⅳ四型,因后来发现了导致成骨不全的新的致病基因,于2004和2007年又将其扩展至Ⅴ~Ⅷ型[1,2]。成骨不全的分型见表6-3-7-1~表6-3-7-3。2011年,根据引起OI和OI样疾病/结缔组织疾病致病基因的新发现,提出了最新分型建议,进一步扩展至11个类型(表6-3-7-4),并列入了三种未分类的成骨不全样疾病或结缔组织疾病(2型Bruck综合征、Caffey病、成骨细胞成熟缺陷症)。OI研究进展是小鼠模型研究和临床研究结合的结果,许多OI的新发病机制都是通过小鼠模型发现的,而且研究结果与临床的OI病例高度一致(表6-3-7-5~表6-3-7-7)。

表6-3-7-1　1979年Sillence提出的成骨不全临床分型

分　型	特　点	遗传类型
Ⅰ型(轻型)	蓝色巩膜/失听/皮下出血/青春期前轻度骨脆弱/身材轻度矮小	常染色体显性遗传
Ⅱ型(围生期致死型)	死产或出生后1岁内死亡/肺源性心脏病为常见的死亡原因/结缔组织极脆弱/宫内骨折/颅骨大而软/肢小畸形/管形长骨/串珠状肋骨	常染色体显性遗传
Ⅲ型(进行性畸变型)	骨严重脆弱/常有宫内骨折/重度骨质疏松/长骨呈"爆米花"状/干骺端呈杯状/相对性巨头伴三角脸/面中部扁平/浅眼窝/可有扁后脑/脊柱侧弯/胸部畸形/身材极矮小/成人如儿童大小	常染色体显性遗传/个别为常染色体隐性遗传
Ⅳ型(中等严重型)	行走前常有骨折/长骨弯曲/中等骨脆弱/扁后脑	常染色体显性遗传

表6-3-7-2　2004年提出的成骨不全分型

分　型	表型特征	遗传方式	实验特征
Ⅰ型(轻度/无骨畸形)	矮身材/三角脸/蓝巩膜/轻度关节松弛/无牙质发育不全	AD	COLIA1终止密码子无效突变/胶原形态正常/但含量下降
Ⅱ型(围生期致命型)	肋骨串珠/长骨变宽或变窄/颅骨变薄/严重肺功能障碍	AD/AR	CRTAP与LEPRE1突变/Ⅰ型胶原结构异常
Ⅲ型(严重型/骨畸形)	白色巩膜/牙质发育不全/脊柱侧凸/活动障碍	新突变/AD/AR	CRTAP与LEPRE1突变/Ⅰ型胶原结构异常
Ⅳ型(中度骨畸形)	蓝巩膜/脊柱侧凸/牙质发育不全	AD	COLIA1与COLIA2突变
Ⅴ型(轻中度骨畸形)	表型不一/病情轻至中度/白巩膜/桡骨头脱位/骨间膜钙化/增生性骨痂/无牙质发育不全	AD	胶原无突变/尚未发现其他已知病因
Ⅵ型(类骨质增生症)	病情中度/白巩膜/早发性骨折/骨活检可见骨质软化	?	?
Ⅶ型(中度骨畸形)	见于Quebec家系/中至重度病变,肢根异常/无牙质发育不全	AR	CRTAP/LEPRE1突变
Ⅷ型(严重型/致命性)	严重至致命性骨病变	AR	CRJAP/LEPRE1突变

注:AD:常染色体显性遗传;AR:常染色体隐性遗传

表6-3-7-3　2007年提出的成骨不全分型(742例)

分型/OMIM	严重程度	临床特点	生长障碍	蓝巩膜	遗传方式	病因
Ⅰ型/166200	轻	听力差(50%),骨折、畸形、牙病少见	轻	有	AD	COL1A1
ⅡA型/16210	致命	出生时多发骨折与畸形,颅骨矿化不良	轻	有	AD	COL1A1、COL1A2
ⅡB型/610854					AR	CRTAP
Ⅲ型/259420	重度	多发骨折与畸形、牙病,听力差	重	有,随增龄减轻	AD	COL1A1、COL1A2
Ⅳ型/166220	中度	轻中度骨折	中度可变	无或灰巩膜	AD	COL1A1、COL1A2
Ⅴ型/610967	中度,与Ⅳ型相似	轻中度骨折、骨痂厚	轻中度	无	AD	不明
Ⅵ型/610968	中重度,与Ⅳ型相似	婴儿骨折、类骨质增多	中度	无或轻	不明	不明
Ⅶ型/610682	中度	自幼骨折、肢体畸形,随增龄减轻	中度	无或轻	AR	CRTAP
Ⅷ型/610915	重度,与Ⅱ/Ⅲ型重叠	与Ⅱ/Ⅲ型相似	重	无	AR	LEPRE1

表 6-3-7-4 2011 年提出的成骨不全分型

类型	分型	遗传方式	表型特征	基因缺陷
已分类的 OI				
经典类型	Ⅰ型	AD	轻度异常	COL1A1 缺乏
	Ⅱ型	AD	致命性	COL71A1/COL1A2
	Ⅲ型	AD	进行性骨畸形	COL1A1/COL1A2
	Ⅳ型	AD	中度异常	COL1A1/COL1A2
不明原因的类型	Ⅴ型	AD	特殊组织学变化	不明
	Ⅵ型	AR?	矿化缺陷	不明
3-羟化缺陷类型	Ⅶ型	AR	重度骨形态异常或致命性(基因缺乏)	CRTAP
	Ⅷ型	AR	重度至致命	LEPRE1(P3H1)
	Ⅸ型	AR	中度至致命	PPIB(CyPB)
伴侣分子缺陷类型	Ⅹ型	AR	重度至致命	SERPINH1(HSP47)
	Ⅺ型	AR	进行性骨畸形,Bruck 综合征	FKBP10(FKBP65)
未分类的 OI-样疾病或结蹄组织疾病				
2 型 Bruck 综合征		AR	关节挛缩	PLOD2
Caffey 病		AD	皮质骨肥厚	COL1A1
成骨细胞成熟缺陷症		AR	中度	SP7(osterix)

表 6-3-7-5 成骨不全的扩展分型

分型	遗传方式	表型特征	遗传缺陷
经典的 Sillence 类型			
Ⅰ型	AD	轻微	COL1A1
	X-性连锁	轻微	PLS3
Ⅱ型	AD	致命性	COL1A1/COL1A2
Ⅲ型	AD	进行性骨骼畸形	COL1A1/COL1A2
Ⅳ型	AD	中度	COL1A1/COL1A2
扩展分型			
Ⅴ型	AD	中度骨痂肥厚骨间膜钙化	IFITM5
Ⅵ型	AR	中度至重度	SERPINF1
Ⅶ型	AR	严重至致命	CRTAP
Ⅷ型	AR	严重至致命	LEPRE1
Ⅸ型	AR	严重至致命	PPIB
Ⅹ型	AR	严重	SERPINH1
Ⅺ型	AR	进行性骨骼畸形挛缩	FKBP10
Ⅻ型	AR	中度	SP7
XⅢ型	AR	严重	BMP1
XⅣ型	AR	程度不等	TMEM38B
XⅤ型	AR	程度不等	WNT1
	AD	早发性骨质疏松	

注:AD:常染色体显性遗传;AR:常染色体隐性遗传

表 6-3-7-6 国际骨骼发育不良学会的成骨不全分类

成骨不全分类(分型)	遗传方式	致病基因
非畸形型成骨不全(Ⅰ型)	AD/X-性连锁	COL1A1/COL1A2/PLS3
围生期致命型成骨不全(Ⅱ型)	AD/AR	COL1A1/COL1A2/CRTAP/LEPRE1/PPIB/BMP1
进行性畸形型成骨不全(Ⅲ型)	AD/AR	COL1A1/COL1A2/CRTAP/LEPRE1/PPIB/FKBP10/SERPINH1/SERPINF1/WNT1
中度畸形型成骨不全(Ⅳ型)	AD/AR	COL1A1/COL1A2/CRTAP/FKBP10/SP7/SERPINF1/WNT1/TMEM38B
伴骨间膜钙化与骨痂肥厚的成骨不全(Ⅴ型)	AD	IFITM5

表 6-3-7-7　成骨不全的致病基因分型

分型	OMIM	遗传方式	致病基因	定位	基因产物
Ⅰ型	166200	AD	COL1A1	17q21.33	Ⅰ型胶原α1链
Ⅱ型	166210	AD	COL1A1	17q21.33	Ⅰ型胶原α1链
	166210	AD	COL1A2	7q21.3	Ⅰ型胶原α2链
Ⅲ型	259420	AD	COL1A1	17q21.33	Ⅰ型胶原α1链
	259420	AD	COL1A2	7q21.3	Ⅰ型胶原α2链
Ⅳ型	166220	AD	COL1A2	7q21.3	Ⅰ型胶原α2链
	166220	AD	COL1A1	17q21.33	Ⅰ型胶原α1链
Ⅴ型	610967	AD	IFITM5	11p15.5	干扰素诱导的跨膜蛋白-5
Ⅵ型	613982	AR	SERPINF1	17p13.3	丝氨酸蛋白酶抑制子
Ⅶ	610682	AR	CRTAP	3p22.3	软骨相关蛋白
Ⅷ	610915	AR	LEPRE1	1P34.2	富含亮氨酸-脯氨酸蛋白聚糖1
Ⅸ型	259440	AR	PPIP	15q22.31	肽基脯氨酰异构酶b
Ⅹ型	613848	AR	SERPINH1	11q13.5	丝氨酸蛋白酶抑制子H成员1
Ⅺ型	610968	AR	FKBP10	17q21.2	FK506结合蛋白10
Ⅻ型	613849	AR	SP7	12q13.13	转录因子Sp7
ⅩⅢ型	614856	AR	BMP1	8q21.3	BMP1
ⅩⅣ型	615066	AR	TMEN38B	9q31.2	跨膜蛋白38B
ⅩⅤ型	615220	AR	WNT1	12q13.12	无翼型MMTV整合位点家族成员1

几乎所有的显性遗传性OI患者，骨量降低，骨脆性增加；骨组织形态计量发现松质骨骨量降低，总体成骨细胞和破骨细胞的表面积及骨形成率增加。但是，新骨沉积减少并不能被增加的成骨细胞矿物质沉着率（mineral apposition rate，MAR）代偿，说明胶原存在一种共同的“质”与“量”的缺陷，细胞功能异常引起了骨构塑和骨重建紊乱。

（二）Ⅰ型胶原突变及其发病机制　成骨不全是一组以骨Ⅰ型胶原结构和功能异常所致的代谢性骨病，约90%的成骨不全是由于Ⅰ型胶原α1链（COL1A1）和α2链（COL1A2）基因突变所致。目前已发现300多种突变类型，但基因突变的类型与临床表现和病情无明确关系。同样的基因突变可引起不同的临床类型，而同一临床类型又可由多种基因突变类型所致[3]。

10%为常染色体隐性遗传，参与Ⅰ型胶原转录后修饰和折叠的基因有CRTAP、LEPRE1、PPIB、SERPINH1、FKBP10、SP7、PLOD2、SERPINF1、BMP1、TMEM38B、WNT1等。其临床特点是多无家族史，多近亲婚配；基因型-表型关系不明确。Ⅰ~Ⅳ型OI主要病因是Ⅰ型胶原编码基因COL1A1（17q21.31-q22）、COL1A2（7q22.1）突变。

Ⅰ型患者骨病轻、身高基本正常，但三联征（骨折、蓝巩膜、听力下降）明显；Ⅱ型为致死型，多在宫内或婴儿期死亡，呼吸衰竭是死亡的主要原因；Ⅲ型是非致死型中最严重者，常并发多次骨折，影像学可显示股骨生长板“爆米花”样外观；Ⅳ型的临床变异较大，临床表现与Ⅰ、Ⅱ、Ⅲ型可相互重叠。

Ⅱ型、Ⅲ型、Ⅳ型成骨不全患者的突变位于Ⅰ型胶原α1（Ⅰ）或α2（Ⅰ）链的一级序列中，绝大多数（85%）为点突变，导致肽链上的甘氨酸残基中的一个侧链带电荷，有极性或因侧链异常而形成异常空间构象；另一类突变（约12%）是单个外显子的拼接异常；其余少数突变是较大的缺失、插入或内含子变异。Ⅰ型（轻型）成骨不全患者能合成结构正常的胶原，但合成量下降（正常量的一半左右）；临床还发现5%~7%的正常夫妇可有1个以上的孩子受基因突变的严重影响，此种现象并不能用成骨不全隐性遗传解释，可能是父母基因镶嵌的结果，在部分生殖细胞和身体其他部位可不同程度地携带成骨不全突变基因，检查父母白细胞DNA有可能鉴定出是否为镶嵌基因携带者。成骨不全的镶嵌现象较常见，在遗传咨询时应予警惕。国内张淑英等报道一个先天性成骨不全的家系符合常染色体显性遗传（表6-3-7-8）。

表 6-3-7-8　成骨不全的临床表现比较

分型	遗传方式	临床表现	致病基因
Ⅰ型	AD	轻型	COL1A1
Ⅱ型	AD	致死型	COL1A1/COL1A2
Ⅲ型	AD	严重骨骼畸形	COL1A1/COL1A2
Ⅳ型	AD	中等	COL1A1/COL1A2
Ⅴ型	AD	肥厚性骨痂	IFITM
Ⅵ型	AR	轻至重不等，类似Ⅳ型	SERPINF1
Ⅶ型	AR	严重骨骼畸形、致死型	CRTAP
Ⅷ型	AR	严重骨骼畸形、致死型	LEPRE1
Ⅸ型	AR	中至重不等	PPIB
Ⅹ型	AR	严重骨骼畸形、致死型	SERPINH1
Ⅺ型	AR	严重骨骼畸形	FKBP10

在显性遗传性OI患者中，Ⅰ型OI是COL1A1基因框架移位或PTC突变导致结构正常的Ⅰ型胶原明显减少，偶尔也引起Ⅳ型OI。

Ⅱ、Ⅲ、Ⅳ型OI是胶原结构异常所致，多数病例（80%）存在甘氨酸替换，少数（20%）是由于剪接部位突变引起的甘氨酸替换影响螺旋区的折叠，导致翻译后的Ⅰ型胶原过多修饰(overmodification)。从832例Ⅱ~Ⅳ型OI的Ⅰ型胶原基因的研究结果看,甘氨酸替换的发生率约44%,N末端α-链的甘氨酸替换造成非致命性OI,36%的COL1A1甘氨酸替换为致命性病变(图6-3-7-1)。α_1(Ⅰ)的配体主要结合区2和3(major ligand binding regions 2/3,MLBR2/3)突变引起的临床表现特别严重,提示基质中的胶原-NCP相互作用是骨形成的关键过程。多数(81%)COL1A2的甘氨酸替换为非致密性,α_2(Ⅰ)致命性甘氨酸替换主要发生在8个区域[4-6]。

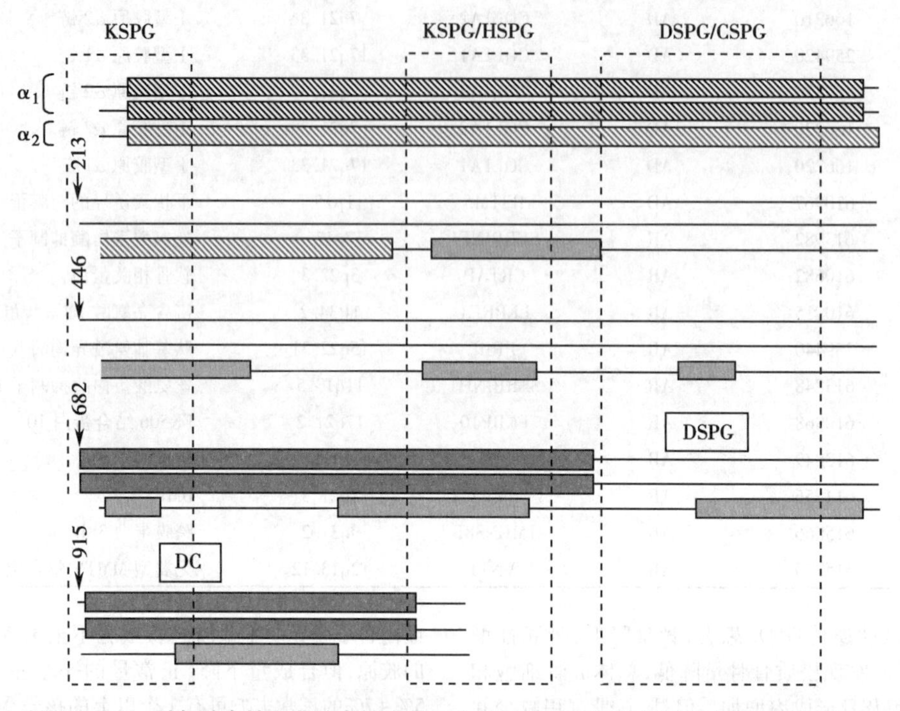

图6-3-7-1 引起致命性和非致命性成骨不全的Ⅰ型胶原单体微胶原甘氨酸突变位点

Ⅰ型胶原α_1链α_1(Ⅰ)和Ⅰ型胶原α_2链α_2(Ⅰ)中的非致命性突变位点,浅色表示致命性突变区,深色部分表示极其严重的致命性突变区;KSPG:硫酸角质素蛋白聚糖;HSPG:硫酸肝素蛋白聚糖;DSPG:硫酸皮肤素蛋白聚糖;CSPG:硫酸软骨素蛋白聚糖

干扰素可诱导性跨膜蛋白5(interferon-inducible transmembrane protein 5,IF1TM5)突变引起的Ⅴ型成骨不全特点是多发性肥厚性骨痂和前臂骨间膜钙化,板层骨呈不规则网格样排列除了基因突变因素本身的作用外,细胞内应激(intracellular stress)和矿化过程障碍(如细胞外基质结构和矿化、细胞-细胞相互作用、细胞-基质相互作用异常)也是引起OI的重要因素(图6-3-7-2)。由此可见,显性和隐性遗传型OI的发病机制与表型存在密切联系,显性遗传和隐性遗传型成骨不全的发病机制基本相似而表型可相同或重叠。

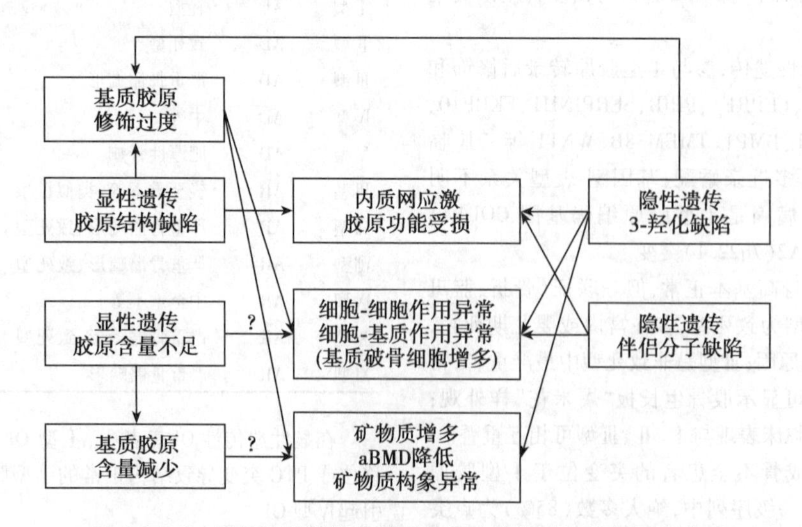

图6-3-7-2 显性和隐性遗传性成骨不全的发病机制与临床表型

图左侧为显性遗传性成骨不全,右侧为隐性遗传性成骨不全,中间为成骨不全的临床表型,显性或隐性遗传性成骨不全的发病机制基本相似而表型可相同或重叠

（三）其他基因突变及其发病机制 在COL1A1和COL1A2基因的遗传多态性和近300种胶原蛋白基因突变中，绝大多数无临床表现，亦无骨量或骨强度的个体差异和种族差异；另一方面，有些临床诊断的成骨不全病例又未发现Ⅰ型胶原基因突变。这些事实说明，成骨不全的发病还有其他因素的参与[7-18]。

1. CRTAP和LEPRE1突变 近年，在严重型和致命型成骨不全病例中发现了两个新的突变基因CRTAP与LEPRE1。人的CASP基因定位于3p22，编码软骨相关蛋白（cartilage-associated protein，CRTAP）或脯氨酰基羟化酶1（prolyl-3-hydroxylase1，P3H1/LEPRE1）。脯氨酰基羟化（prolyl hydroxylation）是蛋白质翻译后修饰的关键步骤，它影响了蛋白质的结构和功能。缺乏Crtap基因的小鼠发生骨-软骨发育不良症，而在人类，CRTAP基因突变可表现为隐性成骨不全（Ⅱ型和Ⅶ型）[19,20]。

2. PPIB突变 与亲环素B（cyclophilin B，PPIB）一道，CRTAP和P3H1组成脯氨酰基羟化复合物（collagen prolyl 3-hydroxylation complex），后者以伴侣分子（chaperone）方式催化Ⅰ、Ⅱ、Ⅴ型胶原的翻译后加工。因此，CRTAP或EPRE1突变者表现为严重的软骨发育不良，但与Ⅱ型和Ⅲ型有表型重叠，隐性遗传患者的巩膜白色，长骨的纵向生长障碍，肋骨细长而无串，头围小；成年期表现为严重的生长障碍和显著的骨脆性增加[21-23]。此外，少数病例可能是SERPINH1、SERPINF1突变或SP7突变所致[24-40]。

（四）未分类的OI-样疾病或结缔组织疾病 SERPINH1编码胶原伴侣蛋白HSP47，SERPINH1突变引起的成骨不全首先在荷兰家族中被发现。SP7突变引起中等程度的隐性遗传性成骨不全，骨折常见而听力正常。PLOD2/FKBP10突变引起常染色体隐性遗传性成骨不全/Bruck综合征。

1. Bruck综合征 常染色体隐性遗传型OI伴先天性多关节弯曲、挛缩（arthrogryposis multiplex congenita）及多发性骨折。产前超声检查可见短头畸形（brachycephaly）、颌骨后缩（小颌骨，retrognathia）、股骨缩短并弯曲，双肘关节屈曲，腕关节伸展，脊柱畸形，身材矮小，智力正常，一般缺乏蓝色巩膜。Ⅰ型胶原基因正常而前胶原-赖氨酸、2-酮戊二酸5-双加氧酶2（procollagen-lysine，2-oxoglutarate 5-dioxygenase 2，PLOD2）存在突变。

2. Caffey病 常染色体显性遗传，病因为COL1A1突变。出生后至7岁起病，以发热、反复发作的痛性软组织肿胀和婴幼儿骨内膜骨肥厚（infantile cortical hyperostosis）为特征，病变具有慢性炎症特点，面部肿胀常不对称，脊柱受累时，因反复进行的组织修复而出现瘤样钙化症，但绝大多数的病情为自限性，随着增龄而自行缓解。

3. 成骨细胞成熟缺陷症 病因为丝氨酸蛋白酶7（Serine protease 7，SP7；osterix，OSX）突变（如c.1052delA）。SP7编码含有三个Cys2-His2-锌指结构的转录因子，SP7是骨形成的必需因子，故病理改变以骨形成障碍为突出。临床表现主要是反复骨折，轻度骨畸形，牙萌出延迟，但听力正常，部分患者伴有先天性心脏病或其他畸形。

【临床表现】

（一）临床分型 Ⅰ型病情较轻，Ⅱ型较重，Ⅲ型为出生后存活病例中最严重者，而Ⅳ型的病情介于Ⅰ、Ⅱ型之间[41,42]。Rauch等发现，所有成骨不全类型的骨密度、骨皮质宽度和小梁骨容量均明显下降，骨小梁数目下降41%～57%，骨小梁宽度下降14%（Ⅰ型）；在生长发育期，参与骨重建的重建单位增多，而骨的生长明显下降（Ⅲ、Ⅳ型无骨的生长发育），骨基质矿化正常。Ⅰ型可分为ⅠA和ⅠB两种亚型，ⅠA型成年患者的骨转换率可正常或降低。Ⅱ型亦可再分为ⅡA和ⅡB两类。髂骨活检标本的病理检查发现，基因型与骨组织病变的表型相关。van Dijk等提出修正的分型方案，他们认为，Ⅶ型和Ⅷ型的临床表现与Ⅱ型及Ⅳ型很难鉴别，并建议继续使用Sillence等提出的分型方法，保留Ⅴ型和Ⅵ型的理由是它们具有独特的临床与影像学表现[41]。

有的Ⅳ型病例表现为骨痂增生，但无Ⅰ型胶原基因突变，认为应属于Ⅴ型成骨不全。此外，另有一些Ⅳ型病例特别易于发生骨折，巩膜为白色或淡蓝色，牙齿正常，血ALP升高，骨组织以矿化障碍为主，类骨质增生，Ⅰ型胶原基因正常，故又主张将这些患者归为Ⅵ型成骨不全。

1. Ⅰ型 主要X线表现为颅的上下径变短、横径增宽，颅板变薄、多发缝间骨，额窦和乳突窦扩大；全身骨骼较广泛骨质疏松，长骨骨皮质变薄，并可因多发性骨折而致骨骼畸形；椎体因多发压缩骨折而变得扁平。

2. Ⅱ型 所有患儿均有宫内骨折，多于围生期夭折（少有大于1岁者）。患者躯干短、全身结缔组织脆性增加，有牙齿发育不全、小鼻小颌畸形，可能有蓝色巩膜，听力下降多不明显。串珠状肋骨，长骨粗短、增宽并因多发骨折而有各种畸形，广泛骨质疏松，椎体扁平。

3. Ⅲ型 约一半于宫内发生多发骨折，另一半于新生儿期出现多发骨折。牙齿发育不全，蓝色巩膜随年龄增大而变浅，肢体变短呈侏儒状并有进行性畸形，脸呈三角形伴前额突出，有肺动脉高压，偶见主动脉根部扩张、二尖瓣和主动脉瓣关闭不全[43]。Ⅲ型患者常因呼吸道感染及颅骨骨折而使寿命明显缩短，但超过10岁者的预后较好。Ⅲ型的X线表现有长骨干骺端呈囊样变并有爆玉米花样改变。骨质疏松广泛，早期长骨正常或粗短增宽，后期长骨变细、皮质变薄，多发骨折并畸形愈合。颅底变扁、蝶骨被压和颅底陷入症为Ⅲ型和Ⅳ型的常见表现[44]。

4. Ⅳ型 常于幼年期发生多发骨折（其巩膜和听力正常），长骨因骨折而有成角及短缩，无出血倾向。本型的X线表现有弥漫骨质疏松，长骨变细、皮质变薄，多发骨折并因骨折畸形愈合而形成畸形。Ⅲ型成骨不全伴有肢体畸形，如手足短小伴有指甲发育不全等[45]。

ⅣA型无而ⅣB型有牙齿发育异常，如牙本质成骨不全（dentinogenesis imperfecta），牙齿密度降低，表面色泽异常，粗糙；牙齿发育不良，乳牙密度降低，表面色泽异常。X线显示恒牙异常。

5. Ⅵ型 位于17p13.3 SERPINF1基因突变所致，编码色素上皮衍生因子（pigment epithelium-derived factor，PEDF），PEDF诱导成骨细胞分化，上调护骨素。骨矿化时间延长，多合并椎体压缩性骨折；无牙本质发育不全。骨活检：骨板层结构消失，鱼鳞样结构伴矿化延迟。

（二）骨畸形与骨折 成骨不全可表现为骨密度降

低，脆性增加，容易发生骨折(图6-3-7-3～图6-3-7-5)。虽身材可无明显矮小，但多次骨折可致肢体较短而呈不同程度的矮小畸形，可伴牙齿异常、关节松弛、多汗和体温异常、皮下出血、瘢痕体质以及便秘和呼吸困难等。40岁后可发生眩晕、耳鸣甚至耳聋，可有中枢神经受累和早发关节退行性变症状。表现为长骨弯曲、扁平椎和脊柱后突、三叶形骨盆、扁颅底；约1/3患者有脊柱侧弯、胸廓畸形、头大、两侧颞骨外突和三角脸等。

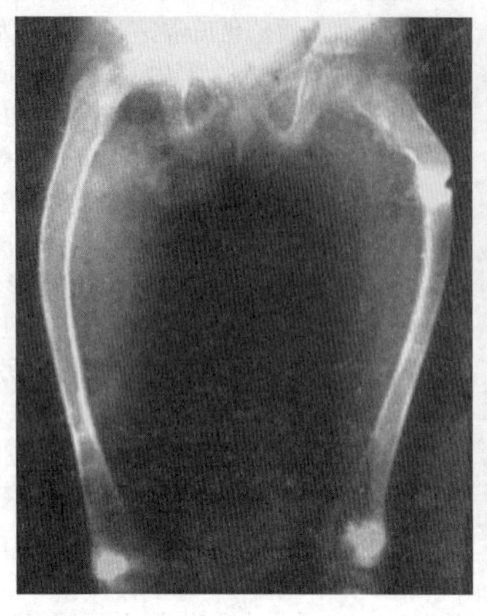
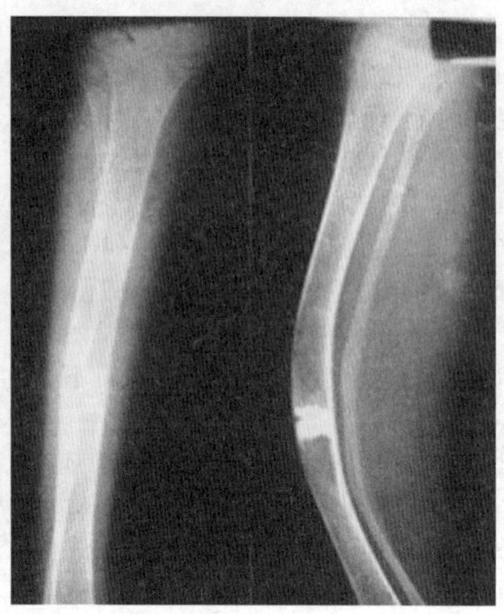

图6-3-7-3 成骨不全(Ⅰ型)

男，18岁，成骨不全ⅠA型股骨及胫腓骨平片；广泛性骨密度降低，骨皮质变薄，并弯曲变形，左股骨、右胫骨并有骨折

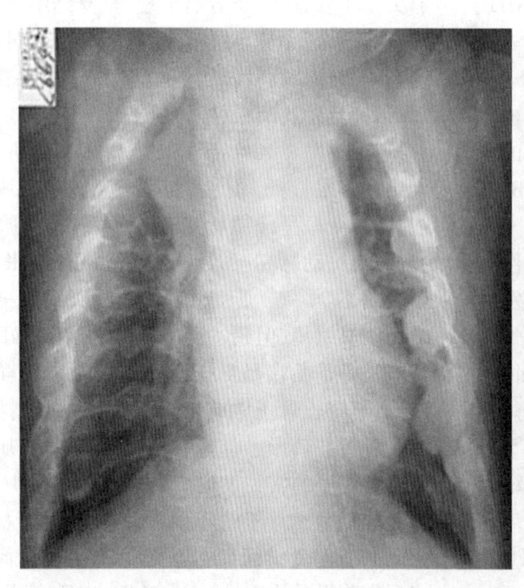
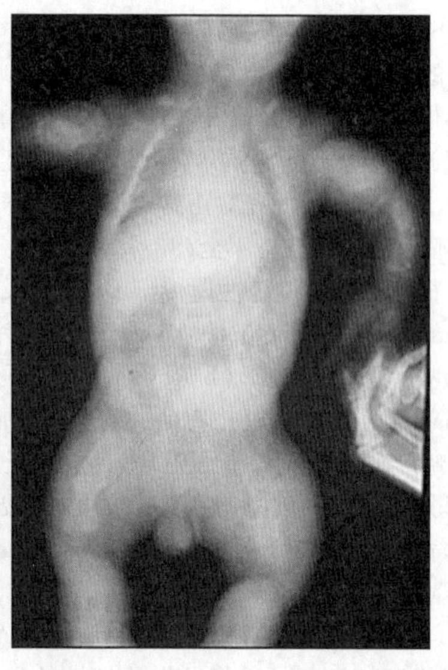

图6-3-7-4 成骨不全(Ⅱ型)

女，新生儿，成骨不全Ⅱ型；广泛性骨密度降低，肋骨呈串珠状，长骨粗短、增宽并多发骨折及畸形变

矮小和发育异常伴反复骨折，并导致骨畸形。检查86例成骨不全患者的发育指标，全部病例的身高降低，躯干长度也下降，头围增大，以Ⅲ/Ⅳ型为更明显。小部分患者的血IGF-1和IGFBP-3下降，多数在正常范围内。这些发育指标的改变主要与成骨不全类型和胶原缺陷的类型有关。成年成骨不全患者常伴有驼背和胸廓畸形，可影响肺功能，增加肺部并发症的发生率。其他少见的表现有失听、主动脉功能不全、骨肉瘤和肺发育不全等。智力均正常。患者因惧怕骨折和骨痛而不愿活动，劳动和生活能力低下，生活质量差。现有的各种治疗难以改善骨的强度，预后差。

成骨不全的治疗希望在于使用成骨性干细胞和生物材料做矫形修复。重组的人骨形成蛋白-2(rhBMP-2)已试用于治疗成骨不全动物模型。Ⅰ、Ⅳ型成骨不全患者可长期存活。Ⅱ、Ⅲ型成骨不全患者的主要死亡原因是心衰、呼吸道并发症或神经损害、颅内出血及意外创伤等。用正常细胞通过骨髓移植来转换突变基因的细胞的细胞置换尚在探索之中。各型的骨折和骨畸形表现不同，与其他疾病相比，成骨不全所致的骨折特点是：①骨的脆性增加，骨折反复发生；

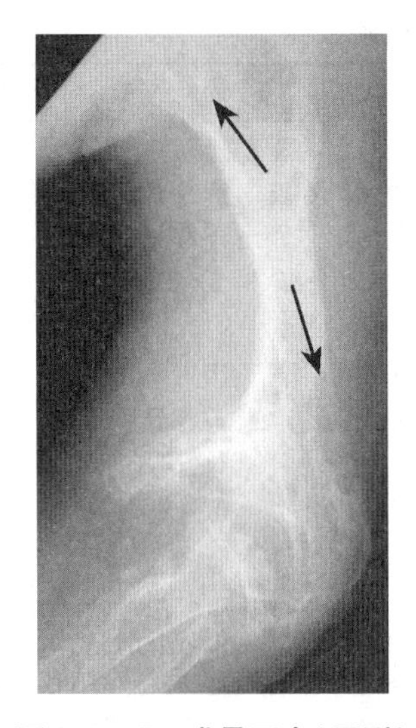

图 6-3-7-5　成骨不全(Ⅲ型)

男,6岁,成骨不全Ⅲ型肱骨平片,显示弥漫性骨密度降低,尺桡骨近端骨皮质变薄明显,肱骨因多次骨折而短缩、增宽,肱骨两干骺端有多发小囊样病灶(↑),呈“爆玉米花”样改变

②肿瘤样和增生性骨痂形成;③常伴牙齿发育不全;④BMD正常或降低。

一般有以下四种改变:①部分患者因骨质软化可引起髋臼和股骨头向骨盆内凹陷;②骨干的膜内成骨发生障碍可致骨干变细,但由于软骨钙化和软骨内成骨依然正常,而使组成关节的骨端相对粗大;③部分患者骨骺内有多数钙化点,可能由于软骨内成骨过程中软骨内钙质未吸收所致;④假关节形成,由于多发骨折,骨折处形成软骨痂,应与假关节形成鉴别。骨干过细或骨干过粗,伴有囊状或蜂窝样改变;长骨皮质缺损毛糙;肋骨变细、下缘不规则或弯曲,粗细不一;手指呈花生样改变;牙槽板吸收;脊椎侧凸,椎体变扁或椎体上、下径增高;也可表现为小椎体、椎弓根增长;颅骨菲薄,缝间骨存在,前后凸出,枕部下垂;四肢长骨的干骺端有多数横行致密线;干骺端近骺软骨盘处密度增高而不均匀。

早发型与晚发型成骨不全的骨损害表现有所不同。早发型者多表现为全身长骨的多发性骨折,伴骨痂形成和骨骼变形;晚发型者有明显骨质疏松、多发性骨折、长骨弯曲或股骨短而粗呈“手风琴”样改变。MRI和CT检查可发现晚发型成骨不全(osteogenesis imperfecta tarda)病灶处有增生性骨痂形成,有时酷似骨肿瘤。凡有成骨不全病史者均有儿童期多次、多处骨折和肢骨局部缓慢增大畸形并有触痛,X线和CT均可显示一囊样膨胀性骨块,并经CT测定低密度区为脂肪组织(CT值为-40~-90Hu)。肿瘤样骨痂是成骨不全少见而较特异的表现,大量骨痂增生可能与骨膜的附着松弛而易剥离,同时伴有脂髓组织大量浸润有关。

(三) 牙本质发育不全　牙本质发育不全的特点是牙本质结构异常;牙本质变色,由白色变为灰色或乳白色(图6-3-7-6),胶原结构异常而其含量一般不降低[46]。牙齿异常通常表现为乳白牙(opalescent teeth)、牙髓腔闭塞(obliterated pulp cavities)和冠-根狭窄(constricted coronal-radicular junctions)最具有诊断特异性[47]。儿童伴有黄棕色牙改变或牙釉质骨折、磨损,牙咬合不正(malocclusion)与阻生(impaction),牙萌出提前或延迟。组织学检查可见牙质结构异常,胶原增生和小囊泡形成,牙小管减少,管腔狭窄[48,49]。

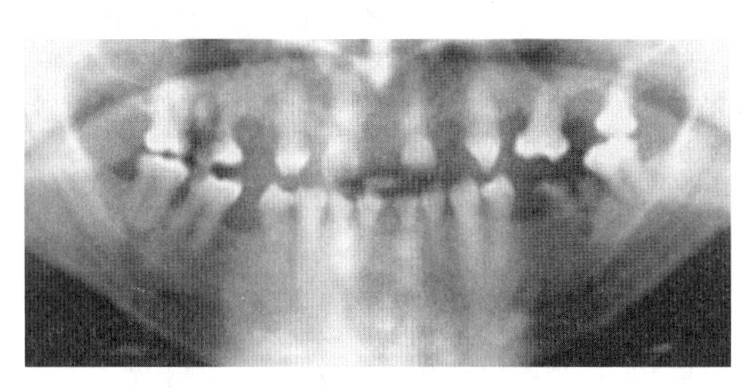

图 6-3-7-6　牙本质成骨不全

(四) 蓝色巩膜　成骨不全患儿出生时90%以上有蓝色巩膜。Ⅰ型胶原 α_1 链的螺旋区突变或其起始120氨基酸突变容易出现蓝色巩膜(75%),α_2 链突变的蓝色巩膜发生率较低(57%)。

(五) 其他表现　少数患者可有心瓣膜病、结缔组织病、动脉瘤、脊柱侧弯、手足细小、掌指骨短、指甲发育不良、皮肤疏松等表现。听力缺失可见于所有的OI患者[50],病情轻重不一,但均呈进行性发展,原因包括双侧的骨传导性和感觉神经性功能减退两个方面[51]。在50岁以上的患者中,约50%的听力完全缺失。引起听力减退的原因是内耳骨硬化。神经组织包括巨头畸形(macrocephaly)、脑积水(hydrocephalus)、脊髓空洞症(syringomyelia)和颅底凹陷症(basilar invagination,BI)[52]。身材短小是OI的基本特征之一,但生长发育的调节功能没有明显异常,原因可能与软骨内成骨功能障碍有关。多数儿童对IGF-1的反应迟钝[53],GH治疗能加快生长[14]。心肺的结构和功能异常较常见,表现为复发性肺炎、右心心衰(肺源性心脏病)与血管功能异常、脊柱侧弯、肋骨骨折、胸廓畸形有关[15]。由于心肌和血管的顺应性降低,可发生心瓣膜功能不全、主动脉根部扩张、主动脉瓣/二尖瓣/三尖瓣反流、房间隔缺损和左室后壁增厚[54]。

【辅助检查与诊断】

(一) 辅助检查

1. 实验室检查　血钙、血磷一般正常,其他生化指标如ALP、骨钙素、尿羟脯氨酸等稍升高。这表明,成骨不全患者的主要改变是Ⅰ型胶原合成障碍,同时也伴有继发性矿化不良和骨微结构失常。PⅠCP尿吡啶啉是了解Ⅰ型胶原合成的较好指标,成骨不全患者尿Ⅰ型胶原分子N、C末端吡啶啉交联结构的检测及意义(2/3的患者血清 T_4 升高)。

2. 影像和骨超声　X线骨骼照片可提供鉴别诊断的重要依据,显示较特异性改变。成骨不全患者的BMD广泛性明显下降,以脊椎和骨松质为主的骨骼更明显[55,56]。胎儿的骨骼系统可早期发现先天性骨发育障碍性疾病。Garjian等的经验显示,三维超声可得到立体解剖定位,故优于二维超声检查,较后者更易发现头、面部和肋骨的畸形。骨闪烁扫描对微小的骨病变和非典型骨折有较大诊断价值,但对长骨生长板部位(摄取率高)骨折无诊断价值(表6-3-7-9)。

表 6-3-7-9 成骨不全临床类型的影像鉴别

骨骼表现	Ⅰ型	ⅡA型	ⅡB型	Ⅲ型	Ⅳ型	Ⅴ型	Ⅵ型
早期表现							
颅骨	螺纹状	螺纹状/严重矿化不良	螺纹状/严重矿化不良	螺纹状/严重矿化不良	螺纹状/严重矿化不良	螺纹状伴矿化不良	部分螺纹状
Ribs	无骨折	短而宽/弯曲或骨折	变薄/弯曲或骨折	变薄/弯曲或骨折	无先天性骨折	无先天性骨折	无先天性骨折
脊椎骨	出生正常	出生扁平椎	出生扁平椎	出生时扁平椎	出生正常	出生正常	出生正常
四肢骨骼	出生骨构塑正常	短而厚/骨干不平滑	短而畸形	短而畸形	弯曲	前臂骨膜骨化长骨弯曲	长骨弯曲
其他骨骼	无先天性骨折/骨量正常	低骨量/多发骨折伴骨痂形成	低骨量/多发骨折伴骨痂形成	多发骨折伴骨痂形成	低骨量	低骨量	低骨量
后期表现	管状骨骨干纤细/皮质薄/小梁骨稀疏伴脊椎压缩性骨折	无特殊	无特殊	脊柱畸形伴脊椎压缩性骨折/长骨畸形伴有玉米花样钙化/颅骨畸形/前额突出/颅底扁平/髋内翻	长骨进行性弯曲/脊椎压缩骨折/髋内翻	部分长骨进行性弯曲/脊椎压缩骨折/髋内翻	部分长骨进行性弯曲/脊椎压缩骨折/髋内翻

3. 阴道超声 有助于早期发现重症成骨不全的诊断。出现骨骼缩短、BMD 下降和多发性骨折(三联征)常提示为成骨不全(ⅡA 型),而ⅡB 型仅有股骨缩短、超声回声正常和长骨的单发性骨折。赵蕊等报道用 B 型超声诊断胎儿成骨不全。

4. 基因诊断 从外周血提取基因组 DNA,设计针对 OI 及其他遗传性骨病致病基因的二代捕获测序芯片,包括 COL1A1、COL1A2、IFITM5、SERPINF1、CRTAP、LEPRE1、PPIB、SERPINH1、FKBP10、BMP1、PLOD2、SP7、TMEM38B 及 WNT1 等基因;采用标准研究流程进行二代捕获测序(Roche NimbleGen, Inc, Madison, WI, USA),采用 Sanger 直接测序进行致病基因突变的验证。多数Ⅰ型成骨不全患者是由于

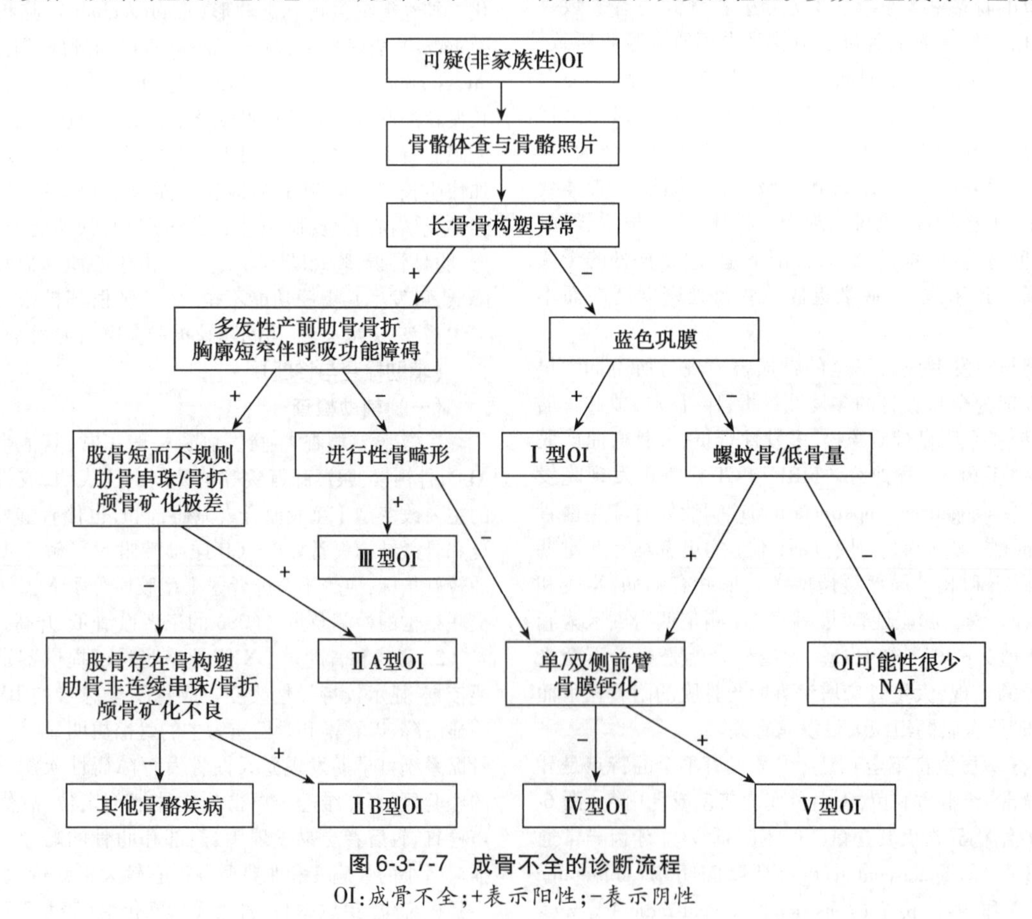

图 6-3-7-7 成骨不全的诊断流程

OI:成骨不全;+表示阳性;−表示阴性

COL1A1/2 基因突变所致，Ⅱ、Ⅲ、Ⅳ型为常染色体隐性或显性遗传，显性遗传者系父母一方存在基因嵌合性突变。其他类型的成骨不全应根据临床表现推测分型，并对候选的指标基因进行突变分析。羊水皮肤活检或突变基因分析Ⅰ型前胶原测定有助于诊断轻型成骨不全。Sarathchandra 等测量成骨不全患者骨组织的钙/磷比值，并用电子探针（electron probe）和透射电镜 X 线微分析（X-ray microanalysis）发现成骨不全患者的骨组织中的钙/磷比值下降（下降程度可反映病情的严重性），其中Ⅱ型成骨不全患者的钙/磷比值（1.49）下降最明显（正常人 1.69），这可能是骨脆性增加的原因之一。用光镜、偏振光镜、微放射照片和扫描电镜等检查患者的牙组织有助于成骨不全的诊断及分型。300 多种Ⅰ型原胶原基因的突变类型可用Ⅰ型胶原 cDNA 的 PCR 产物对前 α_1 和前 α_2 链进行自动测序筛选成骨不全[41-43]。此外，亦可用皮肤活检或 DNA 基因分析确定其突变基因。

（二）临床诊断　骨脆性增加伴反复骨折的儿童或青少年患者应首先想到成骨不全可能。如果肢体变短、骨骼畸形、早发性骨质疏松、蓝巩膜、听力下降、牙质形成不全（dentinogenesis imperfecta）、早发性耳硬化中出现 2 项或更多表现，临床即可诊断为成骨不全，但病因诊断有赖于基因突变分析。成骨不全的诊断流程见图 6-3-7-7。

（三）鉴别诊断　儿童患者的骨损害（主要指骨折）可以分为高度特异性、中度特异性和低度特异性三类（表 6-3-7-10），分类的意义在于将复杂的儿童骨折病因诊断简单化，高度特异性骨折的典型代表是肋骨（尤其是后肋骨）、肩胛骨、胸骨、锁骨、棘突的骨折，中度特异性骨折亦能提示病因诊断，而低度特异性骨折本身对骨折的病因鉴别几乎没有意义。

表 6-3-7-10　儿童成骨不全的特异性病变

高度特异性骨折	骨骺分离
经典型干骺病变	椎体骨折伴分离
多发性肋骨骨折	指骨骨折
肩胛骨骨折	复合型颅骨骨折
胸骨骨折	低度特异性骨折
锁骨骨折	骨膜下新骨形成
棘突骨折	锁骨骨折
中度特异性骨折	长骨干骨折
多发性骨折	颅骨线性骨折
骨折愈合期再骨折	

1. 青少年型骨质疏松　普遍性骨质疏松，椎体双凹变形或扁平椎体，脊柱的侧后凸畸形和易骨折等，与成骨不全相似；但后者头大，两侧颞骨外突，扁颅底，面小呈三角形，蓝色巩膜，多发缝间骨，并有家族史，均与前者不同。但Ⅰ型成骨不全的诊断有时十分困难，凡遇青少年骨质疏松或不能用原发性骨质疏松解释的骨折均应想到Ⅰ型成骨不全可能。

2. 骨质软化/佝偻病　骨质软化和佝偻病无蓝色巩膜，其矿化前沿带模糊呈毛刷状或杯口状，骺软骨盘增宽。骨质软化多见于孕妇或哺乳期妇女，有骨痛，血清钙、磷均降低。

3. 维生素 C 缺乏症　患者亦有骨质疏松，但皮下、肌间、骨外膜可有出血点，可有剧痛并可出现假性瘫痪，骨折愈合后可出现钙化。

4. 成骨不全并骨肉瘤　成骨不全患者骨折部分可出现大量骨痂，多数为良性，仅少数有血沉和血 ALP 升高，必要时可行骨活检鉴别。

5. 关节松弛和活动过度　如良性关节活动过度综合征、Morquio 综合征、Ehlers-Danlos 综合征、Marfan 综合征、Larsen 综合征等。此外，特殊类型的成骨不全可表现为 Cole-Carpenter 综合征、青少年型骨质疏松、Ehlers-Danlos 综合征、成骨不全并原发性甲旁亢、成骨不全并牙质生成不全（dentinogenesis imperfecta，DI）或成骨不全样综合征，应注意鉴别[57,58]。

6. Bruck 综合征　常染色体隐性遗传，但 COL1A1 和 COL1A2 基因无突变。临床特点为成骨不全样表现和关节挛缩，患者主要有骨质疏松、长骨弯曲、驼背和关节挛缩[59]。

【治疗】

治疗的总策略是避免摔跤、加强功能锻炼，必要时应用二膦酸盐、钙剂和维生素 D 治疗，骨折者采用手术治疗，术后进行康复治疗。

（一）生长激素治疗　骨生长不足是成骨不全的临床特征之一。一些成骨不全患者的 GH/IGF-1 轴功能低下。GH 对成骨不全有一定疗效，可加大可交换钙钙池，钙含量增加（男性更明显），有利于骨矿化。此外，GH 可促进胶原合成，治疗 12 个月后，骨的纵向生长速度增加（骨龄无变化）、骨折率下降。这是由于 GH 可增加骨钙素合成，促进矿化，使 BMD 升高。Ⅲ、Ⅳ型成骨不全患儿（1~4 岁）存在生长停滞期。每天应用 0.1~0.5U/kg，每周 6 天，不少患儿骨的生长速度加快。

（二）二膦酸盐治疗　儿童患者使用二膦酸盐可获得多方面的益处（表 6-3-7-11 和表 6-3-7-12），如增加 BMD，降低骨折率，但对骨的强度无直接作用；对于病例的选择、疗程和用量等仍有不同意见。应用的原则[60-63]是：①剂量要低；②应用宜早；③首选二膦酸盐；④疗程不能过长；⑤轻型病例不用或慎用。Plotkin 等使用二膦酸盐注射可改善 3 岁以下重症成骨不全患者的预后。每个循环 3 天，共治疗 4~8 个循环。经治疗后，BMD 增加 86%~227%，Z 值从 −6.5±2.1 降至 −3.0±2.1，骨折率下降。数年来的临床经验表明，二膦酸盐类药物可提高骨密度，增加骨强度（图 6-3-7-8）；但也有少数发生非创伤性股骨转子下骨折的报道。复习 176 例应用二膦酸盐治疗成骨不全骨折的资料，16 例发生股骨骨折，14 例的骨折部位在股骨转子下，此可能与使用二膦酸盐类药物后改变皮质骨力学强度有关[63]。

（三）热疗和对症处理　背痛常因胸、腰椎多处压缩性骨折或/和脊柱侧弯所致。治疗包括热疗和对症处理。疼痛明显者可应用药物止痛。如：①降钙素对骨折和骨质疏松所引起的疼痛有效；②非甾体类药物（如布洛芬缓释片、吡罗普康、吲哚美辛等）及外用霜剂（如吲哚美辛、依托芬那酯等）；③中药如三七、红花加乳香、没药泡酒外揉亦有一定疗效。

（四）基因治疗　间质干细胞治疗和等位基因特异性沉默（allele-specific silencing）是纠正移除 OI 病因的根本方法，基因治疗有望成为治疗的新途径[64-74]。

表 6-3-7-11 成骨不全二膦酸盐治疗后发生的股骨骨折病例报道

年龄（岁）	性别	长骨	腰椎骨密度Z值	成骨不全类型	治疗时间	帕米/利塞膦酸剂量	骨折类型	骨折部位	外伤能量
9.5	女	是	-0.2/0.8	Ⅳ	9.0年(P)	1.5mg/kg×3天×3	斜行	转子下	低
14.4	男	是	0.9/-0.8	Ⅲ	9.4年(P)	1.25mg/kg×3天×4	斜行	转子下	低
19.5	男	是	0.4/-2.7	Ⅳ	7.5年(P)	1.0mg/kg×3天×4	横断	转子下	低
18.3	男	是		Ⅳ	6.3年	1.0mg/kg×3天×4	横断	转子下	低
16.2	男	No	-2.0/-1.4	Ⅳ	6.2年(P)		横断	转子下	低
17.2	女	是	0.4/-0.8	Ⅲ	6.1年(P)	1.0mg/kg×3天	横断	骨干中段	高
18.6	女	是	-0.5/-0.4		7.5年		横断	小转子	低
8.6	男	No	1.1/0.4	Ⅳ	6.4年(P)	1.0mg/kg×3天×4	斜行	转子下	低
2.7	女	No	0.4/0.67		2.6年(P)	1.0mg/kg×3天×4	横断	转子下	低
3.2	女	No	0.45/0.74	Ⅳ	3.1年(P)		横断	转子下	低
16.4	男	是	-3.3/-4.3	Ⅲ	8.4年(R)	每周1.0~2.0mg/kg	横断	转子下	低
16.8	男	是	-5.8/-3.5	Ⅳ	8.5年(R)	每周1.0~2.0mg/kg	横断	转子下	高
17.3	男	是	-5.9/-3.7	Ⅳ	9.0年		横断	转子下	低
9.0	女	No	-4.0/1.5	Ⅳ	5.1年(R)	每周1.0~2.0mg/kg	斜行	转子下	高
9.9	女	是	-2.8/-2.1	Ⅳ	6.0年		横断	转子下	高
13.8	女	No	-0.8/-1.5	Ⅳ	3.4年(R)	每周1.0~2.0mg/kg	横断	转子下	高

注：R：risedronate，利塞膦酸钠；P：pamidronate，帕米膦酸钠

表 6-3-7-12 非二膦酸盐治疗的成骨不全骨折

成骨不全类型	病例数	脆性骨折（%）	长骨骨折（%）
Ⅰ	7	86	71
Ⅲ	8	75	75
Ⅳ	11	82	73
总计	26	81	73

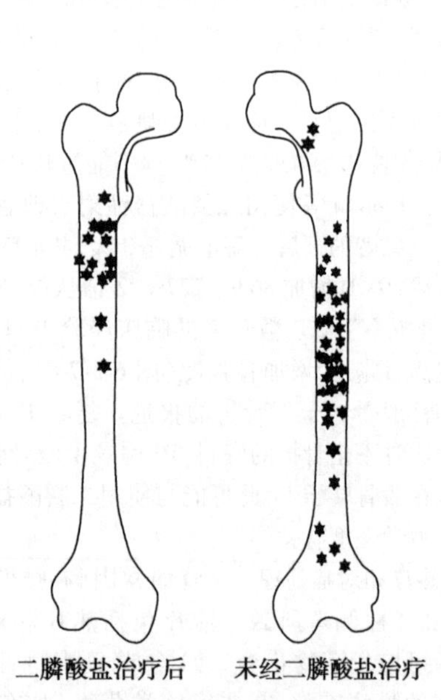

图 6-3-7-8 二膦酸盐和非二膦酸盐治疗患者股骨骨折部位的差别

（五）截骨与矫形 许多成骨不全患儿伴有长骨矢状面和/或冠状面的弯曲，如胫骨矢状面弯曲超过40°，容易发生骨折，应告知患儿父母，患儿发生骨折的危险性较大。当弯曲超过40°可能需要手术干预，这种程度的弯曲常伴有顶屈、背屈运动幅度减小。

有些患儿在儿童时期行多处截骨术，以降低骨折发生率和预防下肢弯曲。手术可改善肢体畸形，提高患者生活质量。牙质成骨不全者可做相应处理。二膦酸盐类药物似有一定作用[75]。

（贺佩祥）

第8节 骨纤维结构不良症

骨纤维结构不良症（osteofibrous dysplasia，FD）是一种非遗传性合子后（postzygote）GNAS1（编码 Gsα）突变引起选择性抑制 GTP 酶活性并导致 AMP-蛋白激酶 A-细胞内信号通路持续激活的疾病[1-7]，即体细胞嵌合性疾病（somatic mosaic disorder），是 GNAS 活化性突变引起的非恶性的以纤维组织替代骨骼和骨髓组织的病变[1-5]。FD 的相关性疾病——家族性和骨肥大症（cherubism）是由多核巨细胞（multiple giant cell）引起的双侧颌骨扩张性多灶性纤维骨性病变。

FD 的发病高峰为 20~30 岁，男女比例 1∶1。病变多位于骨干，病变呈毛玻璃状，病损不规则，但边界清晰。病因与局部组织的成骨细胞功能异常有关，病损呈扩张型发展时，皮质变薄，易于引起骨弯曲（shepherd 畸形）或骨折。

【病因与临床表现】

（一）病因与病理 GNAS 的活化性错义突变引起骨组织 FD（OMIM 174800），如果 GNAS 活化性突变累及内分泌腺体和皮肤的色素细胞系统（melanocyte system）、肝脏、肾脏等组织，则称 McCune-Albright 综合征。FD 伴有肌肉黏液瘤（muscular myxoma）表现则为 Mazabraud 综合征。在 GNAS 基因中，Arg201His/Cys 突变引起 GTP 酶活性显著降低（约下降 30 倍），从而使 Gsα 不被水解而导致其处于持续激活状态，Gsα 刺激腺苷酸环化酶（adenylyl cyclase），生成过量 cAMP。GNAS 突变所累及的组织以骨骼最明显，FD 组织中的骨髓基

质细胞(bone marrow stromal cell)明显增多,这种细胞能刺激骨吸收,移植到正常骨骼的这种细胞分泌大量 IL-6 和 RANKL,引起骨骼矿化不良,即 FD 相关性骨质软化症(FD-associated osteomalacia)。所有来自骨祖细胞(osteoprogenitor)的克隆细胞均表达 Gsα,因外显子 3 和丝氨酸(Ser)的有无之差,生成四种 Gsα 转录物异构体。在正常骨骼和 FD 骨组织中,Gsα 转录物为二等位基因来源,每个等位基因的 Gsα 表达量相似。

由于这种突变细胞仍能合成 FGF-23,故可引起磷消耗综合征的"三低"表现,即肾脏磷的重吸收降低、低磷血症和血 1,25-$(OH)_2D$ 降低。FD 病变为骨质软化,矿化不良,类骨质增多,原位杂交显示突变细胞 FGF-23 表达增加。细胞凋亡过度,克隆形成单位-成纤维细胞(colony forming unit-fibroblast, CFU-Fs)显著增加,但随着增龄,30 岁以后的 CFU-Fs 迅速下降;突变的 CFU-Fs 数量随着年龄的增加而降低,至老年期,由于细胞大量凋亡,几乎见不到突变型 CFU-Fs,FD 病变逐渐被正常骨组织替换,骨髓的血细胞生成功能也转为正常[8]。

(二)发病机制与病理生理 FD 主要表现与合子后 Gsα 突变发生的时间(胚胎期或出生后期)及累及的组织有关。骨组织通过 PTH 受体,Gsα 活化性突变引起 FD;皮肤通过 MSH 受体,Gsα 活化性突变引起 café-au-lait 斑;卵巢通过 FSH 受体,引起女性性早熟;甲状腺通过 TSH 和 GH 受体,引起甲亢[3]。FD 病变由突变的和非突变的细胞组成,组织 cAMP 生成增多,成骨细胞的分化和形成障碍,导致典型的纤维性发育不良症[9],含有数量不等的病态的成骨细胞和成纤维样细胞,成骨障碍,类骨质增多,骨基质缺乏骨桥素(osteopontin)和骨唾液蛋白(BSP),因而骨组织不能正常矿化;从这个病理特征上看,FD 也可以认为是一种局限性骨质软化症(localized osteomalacia),见图 6-3-8-1。长骨的非矿化的编织骨无法成熟和矿化,并与正常的矿化骨形成边界分明的连接线;但是,由于诱导骨矿化的因素不同,颅面骨的 FD 病灶可以在某个时期矿化,形成板层骨。

此外,FD 病灶中的破骨细胞数量和活性也是增加的,突变型间质细胞可高表达 IL-6,刺激破骨细胞生成,使局部的

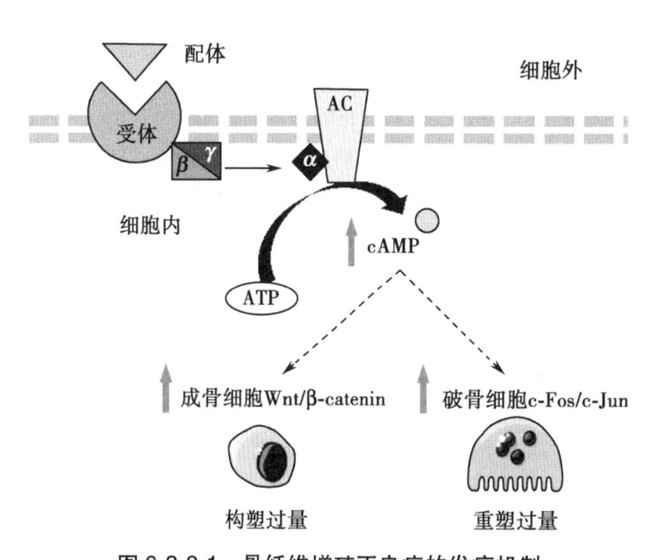

图 6-3-8-1 骨纤维增殖不良症的发病机制

GNAS 基因 α 亚基突变引起腺苷酸环化酶(AC)自动激活,cAMP 水平增加;cAMP 刺激成骨细胞 Wnt/β-连环蛋白信号途径,导致过度骨构塑;同时,cAMP 活化破骨细胞 AP-1 复合物 c-Jun/c-Fos,造成过度骨重建

骨吸收功能增强,其表现与甲旁亢引起的纤维化骨炎相似;但病因却完全不同。因为甲旁亢引起的纤维化骨炎是过多 PTH 对骨组织的直接作用所致,而 FD 是由于 PTH 受体后 Gsα 突变所致。此外,骨吸收的病理特征也有所不同,甲旁亢骨病变以骨吸收性隧孔形成(tunnel ling bone resorption)为特征,而 FD 不伴甲旁亢时缺乏这一表现。

(三)临床表现 FD 的特点是骨髓腔被纤维组织替代,可发生于骨骼系统的任何部位,McCune-Albright 综合征是 FD 的一种特殊类型。由于骨过度生长引起骨痛、骨骼畸形、肢体长度不等和骨折。FD 的症状和体征包括骨痛、骨折和骨畸形,血清 ALP 可升高,但血钙、PTH、25-(OH)D 一般正常,多骨性 FD 可伴有低磷血症-高尿磷症及骨质软化(hypophosphatemia/hyperphosphaturia/osteomalacia)[10]。恶性 FD 极罕见,可能与放射治疗有关。

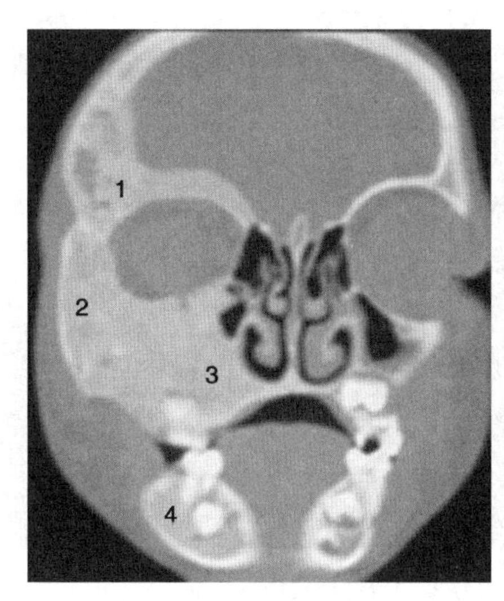

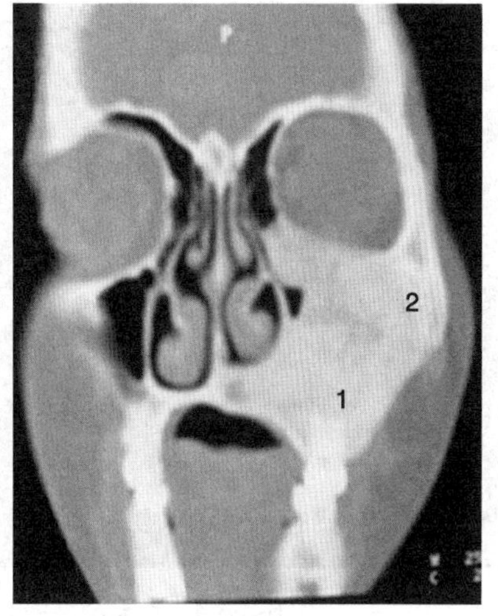

图 6-3-8-2 引起脑脊液循环障碍的枕骨-颚骨-颅底骨纤维结构不良症

广泛的骨病变引起脑脊液循环障碍、后脑脑疝形成及动脉瘤样骨囊肿

当患者仅有颅面骨病变时,称为颅面骨 FD(craniofacial FD)。约10%的单骨性 FD(monostotic FD)和50%~100%的多骨性 FD(polyostotic FD)伴有颅面骨病变[11,12],表现为面部疼痛、头痛、面部不对称、局部畸形、牙齿错位或听力障碍等。有时,广泛的骨病变引起脑脊液循环障碍、后脑脑疝形成及动脉瘤样骨囊肿(图 6-3-8-2)。口腔上颌骨和两侧颊骨弥漫性扩张,颌骨咬合不正,牙根移位,牙齿呈毛玻璃样外观[13]。多骨性 FD 可累及中胚层或神经嵴来源的骨组织,并伴有原肠形成前期突变(pregastrulation mutation),如果患者伴有多器官 Gsα 突变表现,则称为 McCune-Albright 综合征。突变的多潜能细胞发育成为突变克隆,如果仅累及骨骼称为 FD;因为多骨性 FD 几乎均伴有颅面骨病变。

出生后的 FD 表现主要受突变细胞的数目影响[6],出现 FD 表现需要突变细胞达到一定的数量(临界量)。由于突变的细胞数目常随着年龄增加而下降,所以 FD 具有年龄自限性特点。在放射检查方面,早期颅面骨 FD 的透光度增加,边界清晰,继而形成混合性病灶,并最终表现为毛玻璃状,其边界不清[14]。上肢桡骨骨干的 FD 病变一般呈扩张型,基质呈毛玻璃状,常伴有烟雾状钙化。MRI 显示,FD 的 T1 和 T2 强度与肌肉组织相似,骨盆 FD 病灶为局限性,脂肪减影 T2 显示不均一性增强,脂肪减影加对比剂 T1 显示不均一性增强和 T2 显著增强的囊性病灶。骨骼核素扫描显示放射性摄取增强[15]。

颅面部 FD 首选应确定 FD 的性质和特征,并与多发性 FD(PFD)或 MAS 鉴别。病史和辅助检查应排除性早熟、内分泌功能异常(甲亢、垂体瘤、肾磷消耗)、生长发育异常、骨折、骨龄、皮肤病变(如 café-au-lait 斑)。颅面部和口腔 X 线平片和 CT 确定病变的程度与性质。FD 的特点是骨骼呈毛玻璃样改变,边界不清或混合型致密与稀疏区(老年人)。骨活检可确定 FD 诊断。约1%的 FD 发生恶性病变[16-22]如骨肉瘤、纤维肉瘤、软骨肉瘤或恶性纤维组织细胞瘤。MDM2 和 CDK4 免疫组化有鉴别意义。蝶窦、筛窦、上颌窦 FD 见于部分 PFD 患者,因窦道被纤维组织阻塞,引起鼻窦炎。Akintoye 等报道的颌骨 FD 引起的牙齿异常见图 6-3-8-3。颅底病变可表现为突眼、眼距过宽、视神经病变、斜视、鼻咽管阻塞、三叉神经痛、面积麻痹或听力障碍。

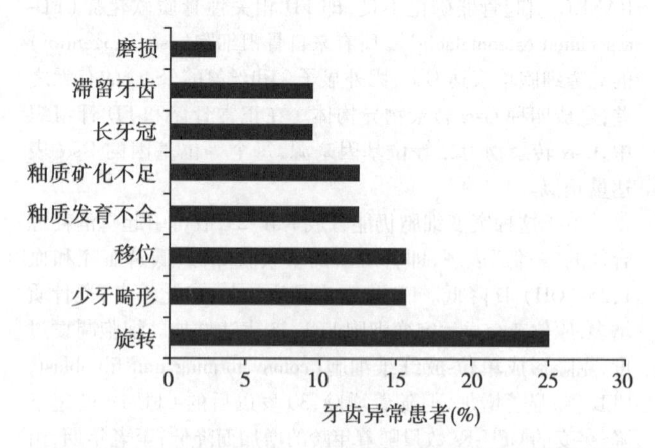

图 6-3-8-3 引起牙齿生长异常的颌骨骨纤维结构不良症

【诊断与鉴别诊断】

(一) 诊断 FD 的诊断主要依据是:①无症状或有局部骨痛、骨肿胀或长骨骨折病史。②颅面骨或长骨局限性低密度病灶,病理检查可见骨小梁不成熟,类骨质堆积,有时伴有少量出血。脂肪减影 T_2 显示不均一性增强,脂肪减影加对比剂 T_1 显示不均一性增强和 T_2 显著增强的囊性病灶,或骨骼核素(全身^{99m}Tc-MDP)扫描显示放射性摄取增强。③排除骨肿瘤、骨骼炎症等病变可能。④病理检查显示骨小梁不成熟和类骨质堆积。⑤FD 病灶组织的 GNAS 突变(R201H 或 R201C 为主,阳性率约70%)[16]。但是,如果怀疑为本病,强调选用 CT 和 MRI,以早期获得诊断(图 6-3-8-4)。

二膦酸盐类药物可减轻骨痛,增加皮质骨厚度,降低骨折率,提高手术治愈率[17-22]。临床以阿仑膦酸钠的应用较多,但对 FD 的疗效无一致意义。

(二) 鉴别诊断 FD 属于皮质骨破坏的一种良性疾病,故其鉴别诊断主要是与具有皮质骨损害的疾病鉴别。引起皮质骨破坏的疾病还有很多,除 FD 外主要有非骨化性纤

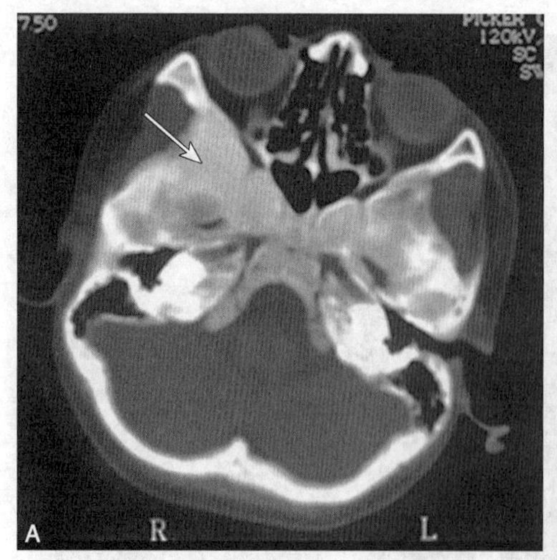

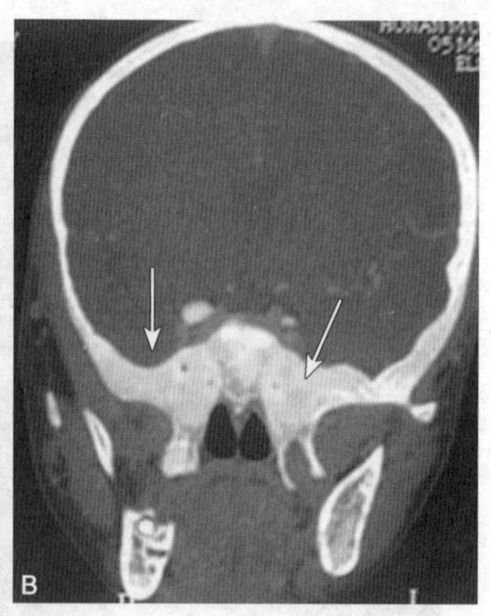

图 6-3-8-4 引起颅底神经孔狭窄的骨纤维结构不良症

女,9岁,头颅 CT 轴面(A)及冠状面(B)平扫像,示蝶骨大部分区域骨质增厚,皮质与松质骨不能分辨,被毛玻璃样物质代替(↑),以冠状面像观察较佳

维瘤(nonossifying fibroma)、纤维发育不良症(fibrous dysplasia)、骨纤维结构(骨化性纤维发育)不良症(osteofibrous dysplasia)、动脉瘤样骨囊肿(aneurysmal bone cyst)、骨巨细胞瘤(giant cell tumor)、嗜酸性肉芽肿(eosinophilic granuloma)、Ewing骨肉瘤(Ewing sarcoma)、神经纤维瘤病(neurofibromatosis)、釉质瘤(adamantinoma)、成骨细胞瘤(osteoblastoma)、软骨黏液样纤维瘤(chondromyxoid fibroma)、血管内皮瘤(hemangioendothelioma)、肾细胞癌转移(metastatic renal cell carcinoma)、血管瘤(hemangioma)和血管外皮细胞瘤(hemangiopericytoma)等。

1. 牙龈纤维瘤病 牙龈纤维瘤病(Gingival fibromatosis, GF)是颌骨牙龈的良性缓慢进展型纤维性扩张,起病于恒牙萌出时期,引起一系列牙病和畸形。病因未明,部分病例存在GINGF1(2p21-p22)、GINGF3(2p22.3-p23.3)、GINGF2(5q13-q22)、GINGF4(11p15)基因突变或多态性,TGF-β高表达牙龈成纤维细胞和细胞外基质增生,但是上皮细胞增生的组织学表现无特异性。牙龈纤维瘤病可单独存在或为许多遗传综合征的表现之一(表6-3-8-1)。

表 6-3-8-1 综合征性牙龈纤维瘤病

伴有牙龈纤维瘤病的综合征	遗传方式	主要特征	其他特点
Zimmerman-Laband 综合征	AD	GF/远端指骨发育不良/关节松弛/肝脾大/癫痫	多毛症/智力低下
Jones 综合征	AD	GF/神经性耳聋	无
Klippel-Trenaunay 综合征	AD	GF/偏侧肥大/焰色痣/血管瘤	眼距过宽/大头畸形/鼻梁平坦
Ramon 综合征	AR	GF/多毛症/智力低下/癫痫	躯体发育不良/糖尿病/血管皮肤损害/类风湿关节炎/眼畸形
Rutherfurd 综合征	X-性连锁	GF/未萌芽/智力低下/角膜营养不良症	角膜混浊/攻击性行为
Cross 综合征	未明	GF/小眼畸形/小角膜症/严重智力低下	皮肤浅白/金黄毛发(金属光泽)

2. 釉质瘤 釉质瘤(Adamantinoma)为低度恶性骨肿瘤,好发于胫骨中段。肿瘤的胚胎来源未定,组织学上分为经典型和分化型两类,两型的表现不同(表6-3-8-2)。经典型釉质瘤(classic adamantinoma)以上皮细胞骨纤维组分为特征,细胞分化程度不一,当影像检查提示釉质瘤时,必须应用免疫组化分析与骨纤维增殖不良症鉴别。

表 6-3-8-2 两种釉质瘤类型的鉴别

鉴别要点	经典型	分化型
发病年龄	20岁至成年	20岁前
影像检查	软组织和髓质病变规则	皮质内/与骨纤维增殖不良症难以鉴别
组织学检查	上皮细胞和骨纤维成分混杂/有坚实的类基底细胞巢形成	骨纤维增殖不良样病变/无巢状结构
行为异常	浸润性病变过程	相对良性病变过程

骨纤维增殖不良症与釉质瘤的发病年龄和病变部位相似,需要认真鉴别(表6-3-8-3)。釉质瘤在自行修复过程中可出现过度增生引起的骨纤维增殖不良样病变,而失去肿瘤细胞的特征性表型;另一方面,许多骨纤维增殖不良症具有釉质瘤样组织学特点。因此釉质瘤应与骨纤维增殖不良症鉴别[23-25]。

表 6-3-8-3 骨纤维增殖不良症与釉质瘤的鉴别

鉴别要点	骨纤维增殖不良症	釉质瘤
病理性质	良性	局部恶性
发病年龄	10岁前	2~86岁
病变部位	胫骨/腓骨	胫骨90%/10%~15%伴腓骨病变/其他骨骼和胫骨前软组织无病变
临床表现	疼痛/红肿/假关节病/病理性骨折/骨弯曲	可无骨痛肿胀/病理性骨折25%
	儿童期无进展/青春期后病变停止进展	成年后仍进展
创伤诱因	无	有
影响特点	有骨膜反应	可有骨膜反应
	皮质骨内	15%伴皮质骨外扩张性病变,并进入软组织
	皮质内	髓质有单个或多个结节灶
	边界硬化/毛玻璃状	溶骨性病变与外周硬化灶分离(肥皂泡外观)
组织病理	条带现象/免疫组化可见分散的上皮细胞	无条带现象/HE染色可见上皮细形成的小巢
复发	局部复发率25%	复发率18%~32%
转移	无	15%~30%(肺淋巴结)
退行性变	青春期自发性退行性变(33%)	可能退行性变

3. Gorham-Stout病 Gorham-Stout病(Gorham disease,GSD)亦称骨消失病(vanishing bone disease),是一种遗传性骨病,多见于儿童和青年人,以局部骨吸收和淋巴血管增殖(lymphangiogenic proliferation)为特征[14],可为单骨或多骨病变,主要累及膜内骨化的扁平骨[15]。在病变骨骼的无纤维软组织也可以出现淋巴血管增殖与畸形,并且常发生在骨溶解之前数年。研究发现,淋巴内皮细胞(lymphatic endothelial cell,LEC)和血管内皮细胞(blood endothelial cell,BEC)及巨噬细胞分泌的TNF-α和IL-6刺激成骨细胞骨形成伴过度骨吸收[19]。巨噬细胞释放的VEGF-C/D促进LEC和BEC增殖,而生成的VEGF-A/C/D与IL-6可以直接刺激破骨细胞分化[20](图6-3-8-5),而LEC和巨噬细胞分泌的TNF-α抑制成骨细胞分化与新骨形成[21]。患者的血清IL-6升高。CD105/内皮因子(endoglin)可作为血管内皮细胞的标志物用于病情评价和诊断[25]。

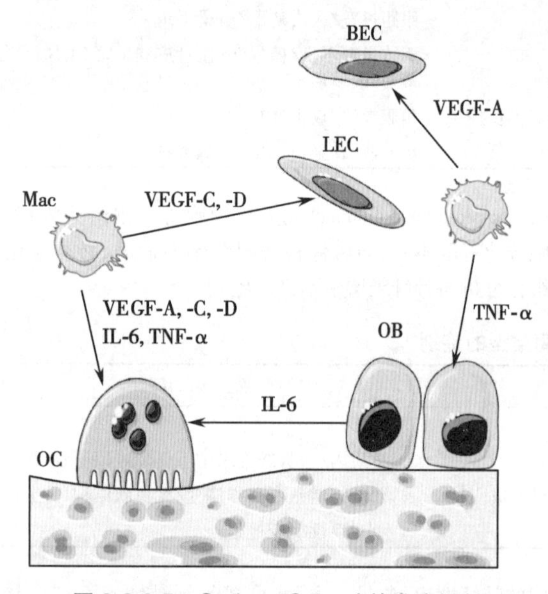

图6-3-8-5 Gorham-Stout病的发病机制

淋巴细胞和血管内皮细胞(LEC)与巨噬细胞(Mac)分泌的TNF-α刺激成骨细胞(OB)释放IL-6;Mac生成的VEGF-C/D促进LEC及血管内皮细胞(BEC)增殖;Mac也分泌VEGF-A/C/D与IL-6,促进骨吸收

本病的诊断为排除性的,应注意首先排除内分泌疾病、恶性肿瘤和免疫性疾病[15,16]。

目前无特殊治疗,放疗或应用干扰素α-2b治疗可降低血管增殖和IL-6分泌[23],但儿童禁用。钙剂、降钙素和维生素D有一定疗效。上述治疗无效者应手术切除病灶并植骨整形,但移植骨组织仍可发生骨溶解。Hammer等采用帕米膦酸治疗取得成功[24],但未见其他类似报道。

4. 家族性颌骨肥大症 家族性颌骨肥大症(cherubism,MIM 118400)首次报道于1933年,是颌骨局限性骨骼发育不良症表型,临床上以双侧对称性纤维样骨骼损害或囊性病变为特征,多数患者属于常染色体显性遗传特质,病因是SH3BP2基因(4p16.3)突变。出生时无特殊发现,2~7岁时逐渐出现颌骨肿胀,至青春发育期时出现明显的增殖性病变,继而再开始退行性变,病情好转,30岁左右完成颌骨重建过程,病灶趋向于痊愈。临床上分为静息型(quiescent,多见于老年人)、非浸润型(non-aggressive,多见于年轻人)和浸润型(多见于儿童,常伴有牙齿移位,牙根吸收和皮质骨变薄或穿孔)三种类型。本病具有自限性,除非为了美容,一般不考虑手术治疗。手术治疗多在静息期或浸润期伴有气道阻塞时进行。

5. 非骨化性纤维瘤(nonossifying fibroma) 患者的发病年龄一般低于20岁,男女比例2:1。病变多位于胫骨(43%)和股骨(38%)等管状骨的干骺端,偏心的溶骨性病损边界清晰。半数以上无症状,透亮病变紧邻生长板干骺端[26]。随着骨生长与构塑的进展,病损"移动"至骨干,病变变为纤维骨样物,透亮病变成为斑块状。如果病损直径<2.0cm,且局限于骨皮质内称为纤维状骨皮质缺失(fibrous cortical defect);如果病损直径>2.0cm,称为非骨化性纤维瘤(nonossifying fibroma),并常波及骨髓腔。组织学上,骨皮质病变内的成纤维细胞引起偏心性溶骨病灶,其外围已硬化的或正常的骨质,边界清晰。如果这些病变见于年轻患者,其诊断可以成立,但如果病损较大,且呈扩张型损害,尤其当存在软组织块影或骨膜反应时,应想到骨肿瘤可能。Jaffe-Campanacci综合征是指多发性非骨化性纤维瘤(multiple nonossifying fibroma)伴有骨外组织先天性畸形的一种临床现象,主要表现包括café-au-lait皮肤斑、智力障碍、眼畸形、隐睾和性腺功能减退症等。

6. 骨化性纤维发育不良症(osteofibrous dysplasia) 有时亦称为骨化性纤维瘤(ossifying fibroma),常见于胫骨骨干的中-远端1/3皮质处(90%),发病年龄轻,骨管扩张,皮质内溶骨伴硬化带。骨纤维结构不良症与纤维发育不良症、釉质瘤及骨化性纤维发育不良症的影像鉴别相当困难,主要依靠病理学检查。骨化性纤维发育不良可见特殊的成骨细胞层(osteoblastic rimming)和骨带(bone zonation),该种病变具有自限性,其预后优于另外两种病变。青少年骨化性纤维瘤(juvenile ossifying fibroma,JOF)为良性肿瘤,多见于颅面部位,但纤维性病变为浸润性,患者的左侧面部水肿,局部质地坚实,有压痛;口腔检查可见左侧硬板3cm×3cm的肿胀性病变。如果并发动脉瘤,则其浸润性更大,故需要与FD或牙质骨化性纤维瘤(cemento ossifying fibroma)鉴别。JOF属于牙科肿瘤,以前亦称类骨质纤维瘤伴非典型性骨化(osteoid fibroma with atypical ossification)、青少年活动性骨化性纤维瘤(juvenile active ossifying fibroma)、纤维骨化性成骨细胞瘤(desmo-osteoblastoma)或骨小梁成骨细胞瘤(trabecular desmo-osteoblastoma)。

7. 动脉瘤样骨囊肿 动脉瘤样骨囊肿(aneurysmal bone cyst)多于20岁前发病,最早发病者3岁,最晚者70岁;男女比例1.2:1。病变多位于管状骨干骺端和椎骨(60%~70%)。其特征是边界清晰的溶骨性扩张性病变。囊肿血流丰富,病因可能与血流动力学改变、动-静脉分流、局部创伤或肿瘤有关。本病发展迅速,边界清晰的扩张性病变可波及骨髓腔。

8. 骨巨细胞瘤 骨巨细胞瘤(giant cell tumor)多见于20~40岁(65%),男女比例1:1。病变多位于骨骺处,溶骨性病灶的边缘无硬化带。按照细胞变异的程度,组织学上可分为三度,3度骨巨细胞瘤为恶性。骨巨细胞瘤应与血管瘤性骨囊肿(aneurysmal bone cyst)鉴别,后者多见于年长者,主要位于骨骺处,故主要累及软骨下组织,骨皮质扩张不明显。

9. 颅面发育不良伴低磷血症(FGFR1突变) 临床上有三种不同的病变类型:①骨-颅骨发育不良症(osteoglophonic dysplasia,OGD):FGFR1和FGFR2突变引起颅缝早闭(craniosynostosis),而多数矮小综合征(dwarfism syndrome)与FGFR3突变有关,OGD是FGFR1-3突变引起的抑制杂交型(crossover)骨发育不良症,表现为颅缝早闭、眶上嵴前突、鼻梁塌陷、根肢型矮小症(rhizomelic dwarfism)和非骨化性骨损害。其中,非骨化性骨病变位于长骨,多发或单发,病变区缺乏骨矿化,形成大小不等和形态不一的低密度灶,与FD极为相似;②骨-颅骨发育不良症(osteoglophonic dysplasia):病因为1型FGF受体(FGFR1)突变,颅面骨质增生伴低密度病灶,常伴有血磷降低;③8p11骨髓增殖综合征(8p11 myeloproliferative syndrome,EMS):病因为FGFR1与其辅助基因发生融合所致,病情轻重不一,重者需与FD鉴别。

10. 嗜酸性肉芽肿 嗜酸性肉芽肿(eosinophilic granuloma)属于炎性组织细胞增殖症(inflammatory histiocytosis)的一种,病理检查可见多核性巨噬细胞、嗜酸性粒细胞和单核组织细胞。发病年龄较轻,多在20岁以下,男性多见,男女比例2∶1,病变主要位于长骨骨干,偶尔见于颅骨、颌骨、脊椎或肋骨;病变多呈圆形,内有溶骨性损害。骨痛较剧烈,伴有局部组织肿胀。长骨干骺端的嗜酸性肉芽肿罕见,当病变较大时,可累及骨内膜,引起骨膜炎(periostitis),此时需与骨髓炎、Ewing骨肉瘤或淋巴瘤鉴别。

11. Ewing骨肉瘤 Ewing骨肉瘤可能来源于网状内皮细胞系(reticuloendothelial cell lineage)或未分化的骨髓间质细胞(undifferentiated bone marrow mesenchymal cell),但仍有争论。发病年龄较轻,典型患者于青春发育早期(10~15岁),男女比例3∶2。病损可位于骨骼的任何部位,但长骨骨干约占1/2(股骨最多,骶骨和胫骨次之);病变呈恶性特征,常伴有多层性骨膜炎(multilayered periostitis),或因骨膜扩张而出现"蝶形(saucerization)"外观。在X线照片上,Ewing骨肉瘤的表现各异,诊断较困难。

12. 神经纤维瘤病(neurofibromatosis) 可见于所有年龄段,男女比例相当,肿瘤的表现多变,可为囊性或实性,胫骨假关节形成(pseudoarthrosis)和膝关节周围的多发性皮质骨透亮区具有诊断特异性。胫骨假关节形成是中胚层发育缺陷的典型表现之一,原因是长骨弯曲畸形、病理性骨折和骨折愈合障碍,或有胫骨假关节形成。囊性骨损害的典型部位在皮质骨,在X线照片上表现为边界清晰的透光区,但必须与非骨化性纤维瘤(nonossifying fibroma)鉴别。

13. 釉质瘤(adamantinoma) 本质是一种上皮肿瘤,病因可能与基底上皮的胚胎发育异常有关,由于胫骨前部的软骨内成骨最靠近皮肤,故该处容易发病,而干骺端从不发病。年龄20~50岁,男女比例1.3∶1;主要位于胫骨的前部或骨干中1/3处(80%),表现为多腔性溶骨性病损,直径3.0~15.0cm,早期为钝性疼痛,恶性程度低,但可早期转移至肺部、其他骨骼部位、淋巴结、肝脏和心包;肿瘤内含有纤维骨性或Ewing肉瘤样细胞成分。X线照片表现为胫骨骨干前部皮质骨病变,呈多发性或扩展性,但缺乏骨膜反应,因此需与FD鉴别,曾认为釉质瘤是FD恶变的结果,但现已证实两者为不同的疾病。

14. 成骨细胞瘤(osteoblastoma) 一般于10~30岁发病,男女比例2∶1。骶骨和脊柱为常见发病部位,但可见于任何骨骼。与骨样骨瘤(osteoid osteoma)不同,成骨细胞瘤为生长骨样组织的良性肿瘤,典型表现是直径约2.0cm的病变,在X线照片上的表现多变,可为成骨性、溶骨性或成骨-溶骨混合性损害,因此诊断有赖于病理检查。

15. 软骨黏液样纤维瘤(chondromyxoid fibroma) 为软骨组织的良性肿瘤,多见于20~30岁年轻人,男女比例1∶1。病变主要位于干骺端,透光,边界清晰伴有轻度扩张,骨内膜硬化明显。当肿瘤较大时,可出现皮质骨点片状缺损,但不伴骨膜反应。肿瘤中的纤维、软骨和黏液成分较多。

16. 血管内皮瘤(hemangioendothelioma) 恶性,可继发于慢性骨髓炎、放疗或金属移入后。多见于30~50岁成年人,男女比例2∶1。病变主要位于长骨骨干和干骺端,常为多发性溶骨样损害。肿瘤由不规则的网状血管组成。

17. 血管瘤(hemangioma) 多见于40~50岁患者,男女比例1∶2,血管瘤多见于扁骨的骨干或干骺处,表现为含骨小梁的扩张型溶骨性病变。骨内血管瘤常见于中年女性,可伴有皮质骨增厚或骨膜炎,但应与应力性骨折、骨样骨瘤和骨皮质脓肿鉴别。

18. 血管外皮细胞瘤(hemangiopericytoma) 以较年长(50~60岁)者多见,男女比例1.8∶1,主要位于软组织,如果发生在骨内,常累及脊柱、骶骨、管状骨和长骨。

19. 引起骨皮质增生的病变 引起骨皮质增生和硬化的疾病有骨软骨瘤(osteochondroma)、应力性骨折、骨样骨瘤(osteoid osteoma)、骨膜骨源性肉瘤(periosteal osteogenic sarcoma)、骨干发育不良症(diaphyseal dysplasia)、静脉淤滞(venous stasis)、蜂窝织炎(cellulitis)、慢性骨髓炎(chronic osteomyelitis)、纹状骨病(osteopathia striatum)和局限性纹状骨质硬化症(melorheostosis)等[27]。

【治疗】

从发病机制看,未来的治疗应该针对Wnt/β联环蛋白通路进行干预或GNAS基因治疗(图6-3-8-6),但目前尚无相应药物。静脉用托珠单抗、二膦酸盐和IL-6抑制剂可能有一定效果,长骨的FD病灶不能自然矿化,无症状者仅需观察,不必给予药物治疗。出现压迫症状或骨折时需要手术治疗。二膦酸盐类药物可提高骨密度,促进病灶矿化,降低骨折

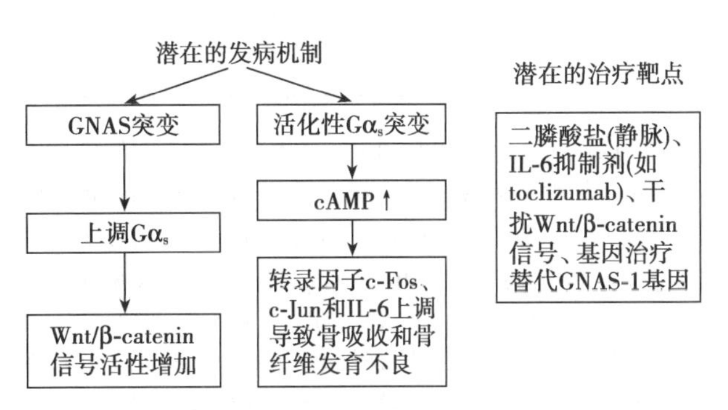

图6-3-8-6 针对骨纤维结构不良症病理机制的治疗策略

率[28-33]。骨痛严重者可使用狄诺塞麦（denosumab）治疗[34,35]。并发骨折、压迫症状或怀疑恶性病变时需要手术治疗[27,36]。FDA 批准了硫酸钙-磷酸钙复合物（calcium sulfate-calcium phosphate composite）用于骨移植或骨填充剂，临床用于治疗 FD、骨囊肿等骨骼缺损性疾病[29]。虽然没有批准二膦酸盐用于 FD 治疗，但临床广泛应用各种二膦酸盐类药物并有一定疗效。

（贺勇　陈建常）

第9节　McCune-Albright 综合征

McCune-Albright 综合征（McCune-Albright syndrome，MAS；Albright 综合征）又称为多发性骨纤维结构不良症（polyostotic fibrous dysplasia，POFD），属于 G 蛋白病中的一种[1]。该病最早由 McCune（1936 年）和 Albright（1937 年）描述，临床以进行性多发性骨纤维性损害、性早熟和皮肤咖啡色素（café-au-lait 斑）为特征，少数患者可合并其他内分泌功能异常。MAS 占骨纤维结构不良病变的 2%～4%，男女均可患病，但女性多见，男女比例为 1∶3～1∶6。该病可发生于任何年龄，大多数在 30 岁前发病，平均发病年龄为 8 岁，均为散发，未见有家族发病或遗传病史的报道，说明 MAS 属于一种后天获得性基因突变性疾病。

【GNAS1 异常所致的疾病】

GNAS1 异常所致的疾病见表 6-3-9-1。

表 6-3-9-1　GNAS1 异常所致的疾病

突变方式	临床表型
体细胞 Gsα 活化性突变	垂体 GH 瘤 甲状腺瘤（癌） Leydig 细胞瘤 嗜铬细胞瘤 甲状旁腺瘤 垂体 ACTH 瘤 McCune-Albright 综合征 骨纤维结构不良症 骨骼肌黏液瘤
Gsα 杂合子失活性突变	进行性骨化性异位增殖症 Albright 遗传性骨营养不良症（AHO）
母方遗传	Ⅰ A 型假性甲旁减
父方遗传	假假性甲旁减（PPHP/仅有 AHO）
母方 GsαA366S 突变	PHPIA+睾酮中毒症
母方 GsαΔI382 突变	PHPIB（肾脏 PTH 抵抗而无 AHO）
GNAS1 印记缺陷	—
父方单亲二倍体	PHPIB

与 Gsα 结合的 GDP 同 βγ 二聚体组成无活性的复合物位于浆膜内侧；当与激素受体结合后，释放 GDP，Gsα 蛋白的构象发生改变，使 βγ 二聚体与复合物分离，引起其分子去棕榈酰化（depalmitoylation），激活其下游的效应体如腺苷酸环化酶，生成 cAMP 和 src 酪氨酸激酶，开放 Ca^{2+} 通道，Gsα 蛋白具有内源性 GTP 酶活性，促进异三聚体重构；而霍乱毒素或 Gsα 的 201/227 位突变可抑制 Gsα 的内源性 GTP 酶活性，从而导致 Gsα 的持续激活。

Gsα 的 α 螺旋和 ras 样结构域居于缝隙中的两个结构域之间，由鸟苷酸连接。两种突变（Arg201 和 Gln227）能关闭这一结合反应，从而导致一系列病理现象，如内分泌肿瘤、McCune-Albright 综合征或骨纤维结构不良症等。另一方面，Arg231、Arg258、Glu259 和 Arg385 突变也可引起 Albright 遗传性骨营养不良症（AHO）；第二开关处的 Arg231 和第三开关处的 Glu259 突变可使 GTP 稳定在结合状态；Arg258 突变也通过失去与螺旋区残基的反应而增强基础 GDP 的释放量。当 C-末端的 Ile382 突变使 Gsα 与 PTH 的 1 型受体解偶联，引起Ⅰb 型甲旁减表型。Ala366 突变增加基础 GDP 释放量，引起 AHO 伴睾酮中毒症（testotoxicosis）。

【病因与发病机制】

病因未完全阐明。但 1994 年以来，该病的病因学研究有了突破性进展。

（一）Gsα 活化性突变　Malchoff 和 Shenker 等人首先通过对 MAS 患者的组织和细胞分子生物学检测，发现患者细胞内广泛存在的鸟苷酸结合蛋白（guanine nucleotide binding protein，G 蛋白）中的兴奋性 G 蛋白（Gs，由 α、β、γ 三个亚基组成）的 α 亚基基因发生了突变。当 Gs 的功能受损时，细胞内的 cAMP 堆积引起细胞内 cAMP 增高。后者刺激 G 蛋白-cAMP 依赖性受体（如 ACTH、MSH、TSH、FSH、LH 受体），使相关靶激素的作用增强或抵抗（如 PTH 抵抗导致骨质软化和佝偻病）。GNAS 基因的启动子和第 1 个外显子的转录物包括 NESP55、Xlas、1A 和 Gsα 四种；NESP55 来源于母方等位基因，XLas 和 1A 来源于父方等位基因（图 6-3-9-1～图 6-3-9-4）。只有部分骨髓间质细胞（bone marrow stromal cell，BMSC）表达 NESP，而父母双方的 BMSC 均表达 Xlas 和

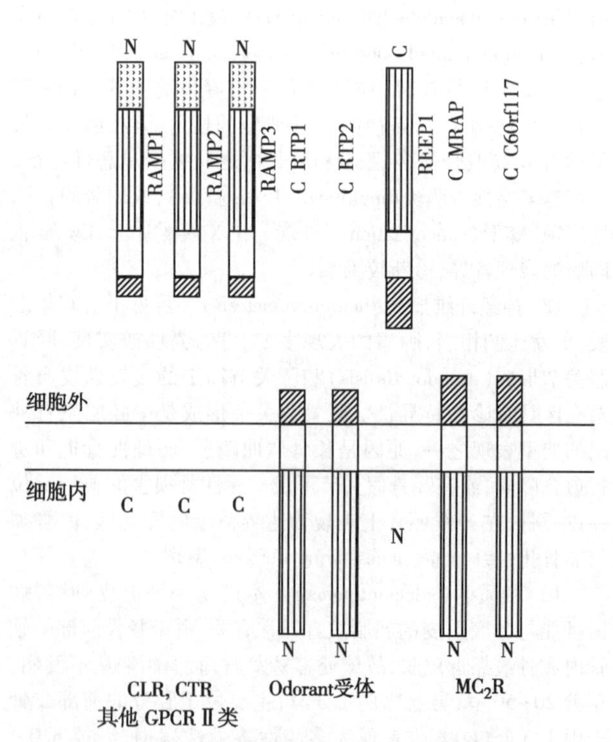

图 6-3-9-1　GPCR 辅助蛋白家族的结构比较

RAMP：受体活性修饰蛋白；RTP：受体转运蛋白；REEP：受体表达增强蛋白；MC_2R：黑皮素受体 2（ACTH 受体）

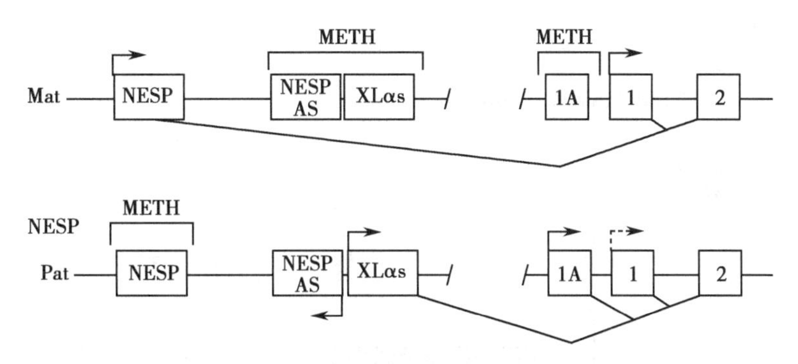

图 6-3-9-2 人 GNAS 和鼠 Gnas 位点与基因印记

GNAS 基因的启动子和第 1 个外显子的转录物包括 NESP55、XLαs、1A 和 Gsα 四种。NESP55 来源于母方的等位基因,XLαs 和 1A 来源于父方的等位基因。骨髓间质细胞(BMSCs)来源于正常或骨纤维结构不良症(FD)患者。其中只有部分细胞表达 NESP,而父母双方的 BMSCs 均表达 XLαs 和 Gsα 基因;Gsα1 由较长的外显子 3 表达,而 Gsα2 由较短的外显子 3 表达,较长的外显子 4 表达 Gsα3(含有 CAG)(codon CAG),而较短的外显子 4 表达 Gsα4(含有 CAG)。R201 突变位于第 8 号外显子;在肾脏、甲状腺、垂体和卵巢,仅有父方来源的等位基因表达 Gsα(黑色箭头),但在骨骼中,虽然表达具有明显的不对称性,但父母双方的 BMSCs 等位基因均表达 Gsα(虚线)

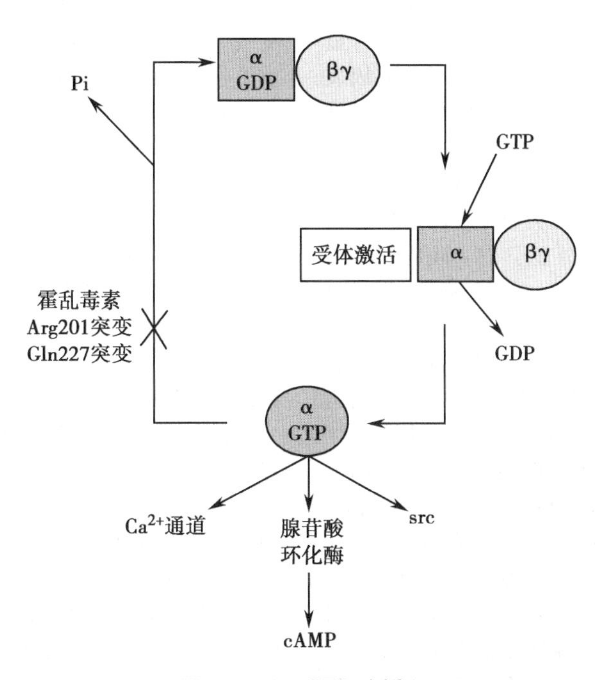

图 6-3-9-3 GTP 酶循环

与 Gsα 结合的 GDP 同 βγ 二聚体组成无活性的复合物位于细胞质膜的内侧;当与激素受体结合后,释放 GDP,Gsα 蛋白的构象发生改变,使 βγ 二聚体与复合物分离,引起其分子去棕榈酰化,激活其下游的效应体如腺苷酸环化酶,生成 cAMP 和 src 酪氨酸激酶,开放 Ca^{2+} 通道,Gsα 蛋白具有内源性 GTP 酶活性,促进异三聚体重构;而霍乱毒素或 Gsα 的 201/227 位突变可抑制 Gsα 的内源性 GTP 酶活性,从而导致 Gsα 的持续激活

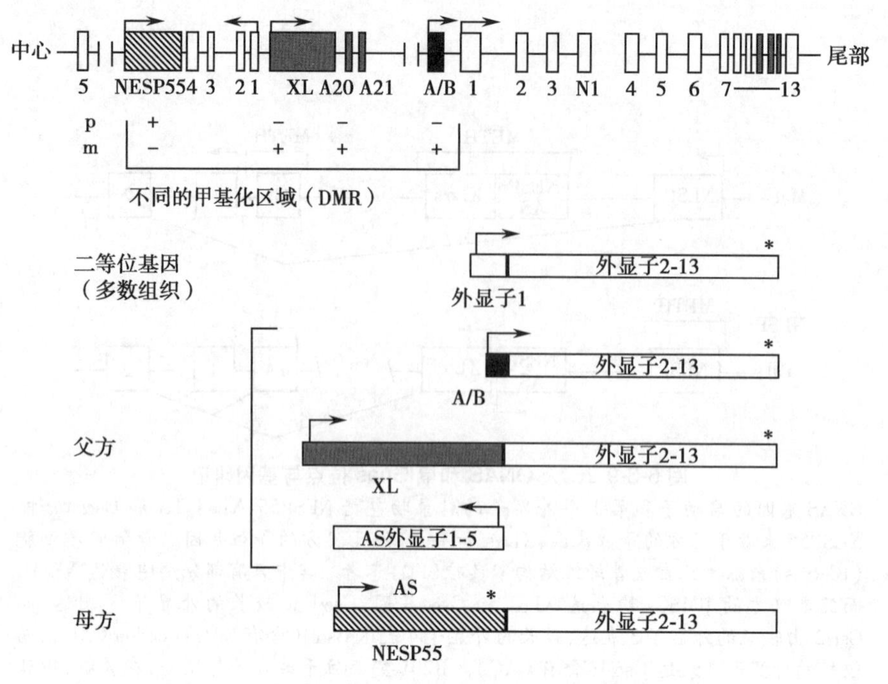

图 6-3-9-4 GNAS 位点复合物结构

同一基因缺陷引起 PHP 或 PPHP 临床表型的原因主要与印记缺陷的 GNAS 基因来源有关；母方来源者导致 PHP-1a(AHO)和 PTH 抵抗，而父方来源者引起 PHPP 或 AHO 而无 PTH 抵抗；p：甲基化的父方等位基因；m：甲基化的母方等位基因

Gsα 基因；Gsα1 由较长的外显子 3 表达，而 Gsα2 由较短的外显子 3 表达，较长的外显子 4 表达 Gsα3(含 CAG)，而较短的外显子 4 表达 Gsα4(含 CAG)。R201 突变位于第 8 号外显子。在肾脏、甲状腺、垂体和卵巢，仅父方来源的等位基因表达 Gsα，但在骨骼中，虽然表达具有明显的不对称性，但父母双方的 BMSC 等位基因均表达 Gsα(图 6-3-9-5)。

父方 Gsα 印记在肾小管细胞表达。母方失活性突变引起 Gsα 缺乏和 PTH 抵抗，而父方 Gsα 突变对 Gsα 和 PTH 功能基本无影响。正常情况下，母方外显子 1A-DMR 甲基化，并含有 1 个顺式作用的沉默子(cis-acting silencer)。在近曲小管(左侧)，组织特异性反式作用抑制子(tissue-specific transacting repressor)与沉默子结合，从而抑制父方 Gsα 的表达，但因母方 Gsα 被甲基化而被抑制。其他多数组织不表达这种抑制子，因而两个等位基因的 Gsα 均表达。Ⅰb 型假性甲旁减(PHP1B)时，母方 Gsα 甲基化不足或缺乏，故抑制子在两个等位基因均起抑制作用，导致 Gsα 缺乏和 PTH 抵抗；但由于抑制子本身缺乏，所以 Gsα 的表达不受影响[2]。

Gsα 亚基的活化增加了腺苷环化酶效应基因的催化活性，细胞内 cAMP 蓄积，cAMP 结合到 PKA(蛋白激酶)的调节亚基，通过 PKA 的催化亚基逐一释放活化型 PKA，影响复合蛋白的磷酸化。催化亚基置换酸化蛋白 CREB 和 CREM，使 CREB、CREM 活化从而增加 Fos 的表达。Fos 是 c-fos 的产物，与 Jun 结合形成转录因子 AP-1，AP-1 可增加增殖相关的基因表达，其效应是抑制骨钙素的表达(磷酸化抑制)。活化型 Gs 下调骨钙素水平，促进前成骨细胞增殖，而其分化受抑制，导致骨纤维结构不良和骨组织畸形[3,4]。

另外，Gsα 基因(GNAS1)突变时，即使缺乏 LH，卵巢亦持续活化从而导致性早熟。GNAS1 位于第 20 号染色体的长臂上，目前已报道的突变类型达 20 多种，位点遍及整个基因；突变热点为 R201C 或 R201H，导致其活化性功能改变[5]。GNAS1 突变导致信号转导自动激活，临床表现为散发性内分泌腺瘤病和 MAS。

Albright 遗传性骨营养不良症(Albright hereditary osteodystrophy，AHO)以第 7 个外显子的 4bp 缺失较为常见。到目前为止，GSα 在所有表达细胞中均为等位基因同时表达[6,7]，因此，GNAS1 突变是一种体细胞基因突变，父传等位基因的突变是决定患者有无 PTH 抵抗的关键因素。MAS 出现各种临床症状及其转归与年龄的关系见图 6-3-9-6。

黑色素细胞分泌黑色素增多引起皮肤色素沉着，故出现皮肤 café-au-lait 斑。近年认为，褪黑素缺乏可能也与骨纤维结构不良有关[6-8]。我们的一个病例研究未发现 GNAS1 突变，也推测可能存在褪黑素的缺乏，因为褪黑素的缺乏可解释患者的性早熟。

骨纤维结构不良症是 McCune-Albright 综合征的典型表现之一，有时发生肾磷消耗，后者是引起骨纤维结构不良与骨矿化障碍的原因之一。现已发现，在骨纤维结构不良组织中的成骨细胞和骨源性前身细胞分泌 FGF-23，并且不受血磷、PTH 等的调节[9]，因而使血维生素 D 和血磷降低，尿磷增多，此与 X-性连锁低磷血症性佝偻病十分相似。

(二) NF-1 基因缺陷 1 型神经纤维瘤病(neurofibromatosis type 1，von Reckling hausen 病)基因(NF-1)为一种肿瘤抑制基因，其编码的蛋白质产物为神经纤维蛋白(neurofibromin)，与 GAP 相关结构域作用，下调 Ras 蛋白的表达，并认为 MAS 的发病与 NF-1 基因缺陷有关。神经纤维蛋白 1423 位点位于 GAP 相关结构域内，因而 MAS 与神经纤维蛋白可并存，但 NF-1 基因的 1423 位点突变与 MAS 无关。

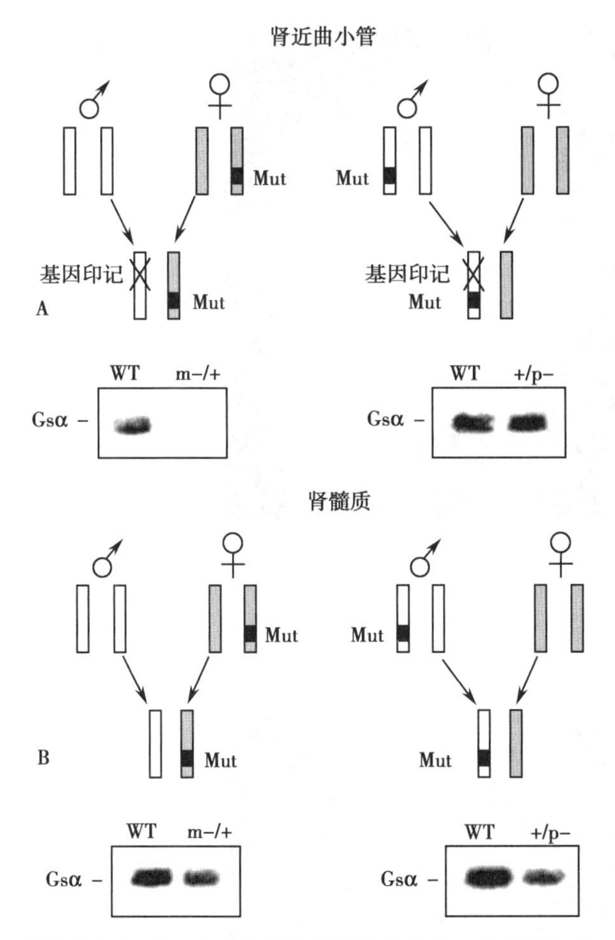

图 6-3-9-5　Gsα 组织特异性印记和杂合 Gsα 失活性突变

A 为肾近曲小管组织，父方 Gsα 印记在肾小管细胞表达；母方失活性突变(X)引起 Gsα 缺乏和 PTH 抵抗，父方 Gsα 突变对 Gsα 和 PTH 功能基本无影响；B 为肾髓质组织，Gsα 无印迹；小鼠的肾小管细胞膜免疫杂交试验显示，GNAS 突变$^{+/-}$和雄性小鼠 GNAS 破坏$^{+/p-}$，雌性小鼠 Gsα 减少约 50%(单倍剂量不足)，从而引起 AHO

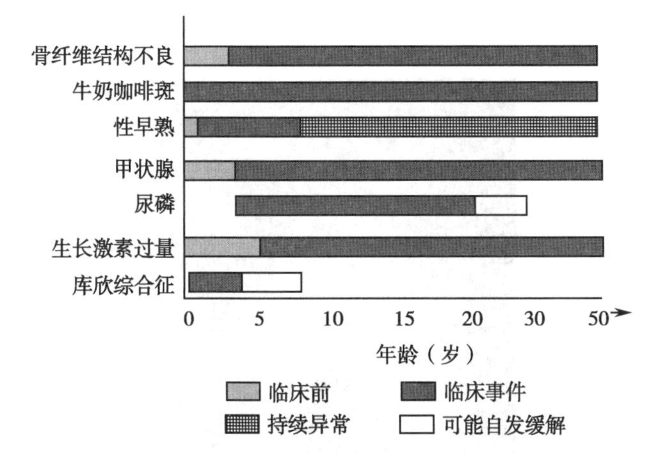

图 6-3-9-6　McCune-Albright 综合征病变出现临床症状及其转归与年龄的关系

【临床表现】

MAS 为 G 蛋白病中的一种，其病变广泛，大多数情况下为一种良性骨病综合征，主要的临床表现有骨病变与骨畸形(纤维增殖不良)、café-au-lait 斑、性早熟、甲状腺异常、肾性失磷性低磷血症(表 6-3-9-2)，少数患者可出现肢端肥大症、Cushing 综合征或高泌乳素血症(详见病例报告)。心肌病和由此引起的心律失常往往是猝死的重要诱因。灶性骨损害呈膨胀性扩大可导致病理性骨折，颅底骨增生硬化常导致视神经萎缩，面骨畸形引起五官丑陋。性早熟虽有自限性特点，但多数遗留身材矮小和肥胖等后遗症。

表 6-3-9-2　McCune-Albright 综合征的主要表现

临床表现	发生率(%)
纤维增殖不良	98
café-au-lait 斑	66
性腺功能异常	
男性(超声检查)	70
女性性早熟	50
甲状腺异常	
超声检查异常	66
甲亢+超声检查异常	28
其他常见表现	
肾性失磷	43
低磷血症	10
GH 过多	21
Cushing 综合征	4
其他少见表现	不详

注：共计 140 例 MAS 患者，其中男性 58 例，女性 82 例

(一) 灶性骨病　病变从骨髓腔向骨皮质膨胀性侵犯，导致骨皮质变薄，可有液化、囊变、出血和结节内骨化，形成局灶性骨畸形，累及骨承重部位可导致跛行和病理性骨折。病变可累及全身骨骼，根据病变性质可分为单发型和多发型两种(图 6-3-9-7、图 6-3-9-8、文末彩图 6-3-9-9、图 6-3-9-10、图 6-3-9-11、文末彩图 6-3-9-12)。单发者以股骨、胫骨和肋骨最常见，脊柱和骨盆少见。30% 累及颅面骨，以上、下颌骨和颅骨顶部为主。颅底骨质增生硬化常压迫脑神经；波及视神经时，导致视神经萎缩。面骨过度增生，使面容不对称，鼻窦闭塞。脊柱、骨盆和四肢长骨的病变导致骨痛、骨畸形及骨折。多发性者累及身体双侧或以一侧为主，常见于下肢、股骨、胫骨和骨盆，较少累及的部位为肋骨、颅骨和颅底。

当早期发现疑似小病变，或因病变内编织骨含量少，平片表现无特异性时，CT 可显示微量钙化小灶编织骨；临床怀疑为本病，平片未发现骨骼病灶时，应选用 CT/MRI 进一步检查头颅、脊柱及骨盆，有利于早期诊断[10,11]。

(二) Café-au-lait 斑　皮肤色素沉着的形状不规则，常呈小片状分布，多见于背部(见文末彩图 6-3-9-13~彩图 6-3-9-16)，亦可见于口唇、颈背、腰臀部和大腿等处。出生时，色素斑可不明显，随年龄的增长或阳光暴晒而加重、变深，受累面积扩大。有些患者的 café-au-lait 斑可能很浅，不容易被发现，或者因为灰色甚至粉红色而漏诊。皮肤病变的外形与骨病变的多少有关。如色素沉着边缘清晰，一般仅单一骨受累；若边缘呈地图状，一般为多部位骨受累，但病因可能是相同的。

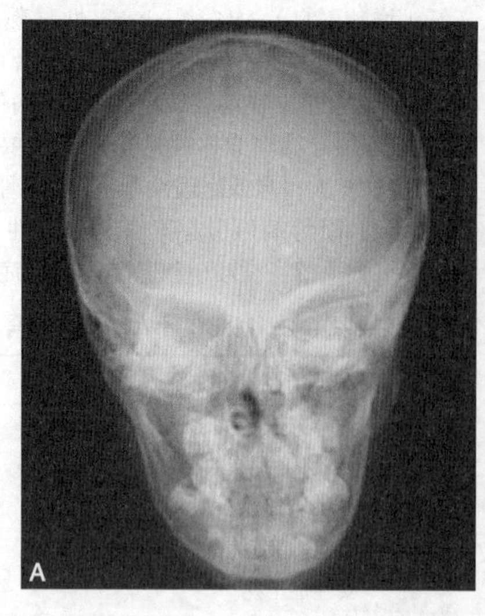

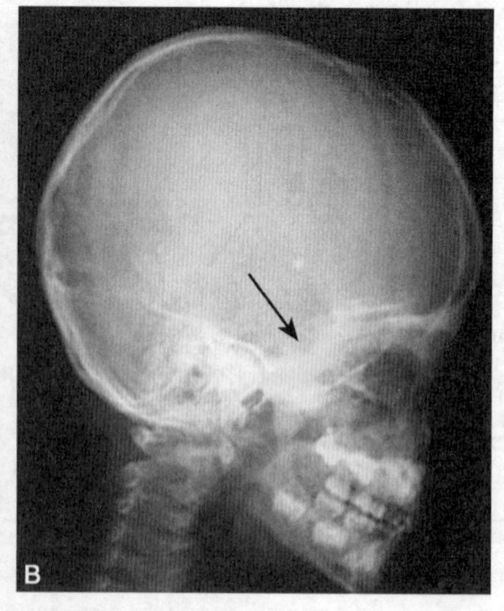

图 6-3-9-7 多发性骨纤维结构不良(颅骨)

A.男,26岁,股骨、坐骨、耻骨、胫骨平片,骨内多发、大小不等的囊样透光区,壁硬化,多数病变内有斑片状毛玻璃样物质,坐骨病变内则呈丝瓜络样改变;B.女,4岁,头部正侧位平片,颅底骨质结构密度似减低,侧位观察更清晰,并示鞍底呈毛玻璃样结构(↑)

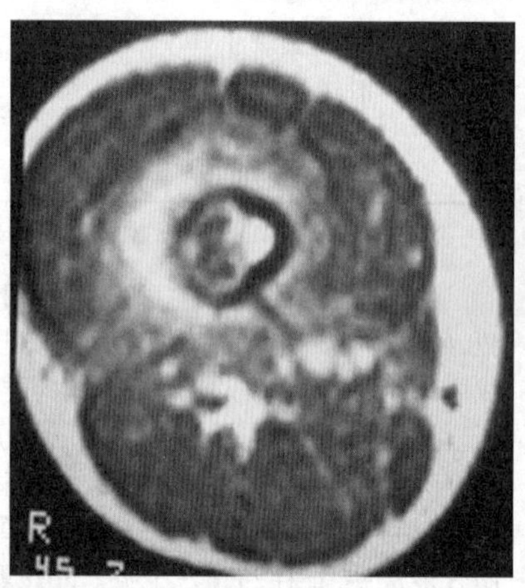

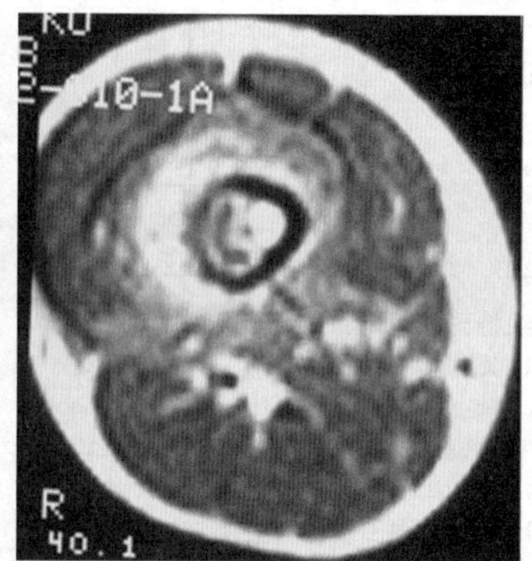

图 6-3-9-8 颅骨与颅底骨纤维结构不良(MRI)

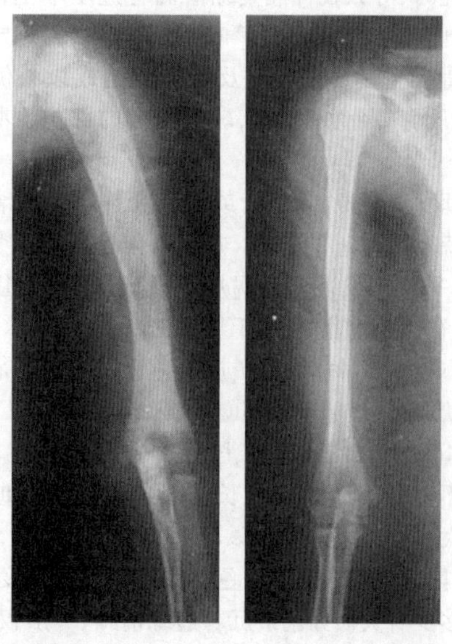

图 6-3-9-10 上肢骨纤维结构不良症

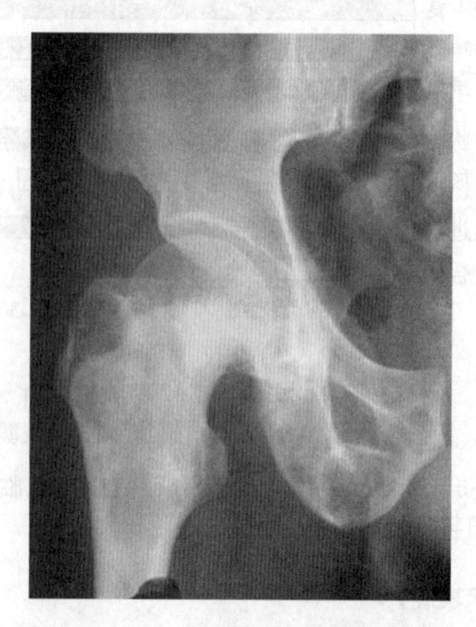

图 6-3-9-11 下肢骨纤维结构不良症

发生咖啡斑的原因仍不清楚,Gsα 活化性突变导致皮肤色素细胞的 MSH 受体自动激活,皮肤色素浓集与沉着。但是,皮肤色素细胞还可表达许多其他 G 蛋白偶联受体和细胞因子受体,其中有些调节因子具有拮抗色素沉着作用,这些因素综合平衡的结果是咖啡斑的颜色深浅不等。此外,不表达 Gsα 活化性突变的皮肤细胞色素正常,这可能是边界清晰的重要原因。一旦出现,色素斑很少受到外界因素或药物的影响,故可经久不褪。如上所述,咖啡斑的主要特征是:①多为深棕色或浅咖啡色,但亦可为浅蓝、浅灰甚至粉红色,色素斑内的色泽基本一致,且边界清晰;②不突出表面,无自觉不适;③与生俱来或出生后发生,色素斑不消退但可加深。咖啡斑可见于许多临床情况,缺乏诊断绝对特异性。咖啡斑应首先与"胎记(birthmark)"鉴别,后者亦可呈咖啡色,但较细小,且一般边界不清。遇有咖啡斑时,应首先想到 McCune-Albright 综合征、1 型神经纤维瘤病(NF-1)、Noonan 综合征、Carney 复合症等可能。将 MAS 患者皮肤 café-au-lait 斑处的皮肤细胞进行体外培养和实验,发现黑色素细胞中的 Gsα 亚基有突变,细胞内 cAMP 升高,酪氨酸激酶表达增加,说明 café-au-lait 斑的原因与黑色素细胞 Gsα 亚基活化性突变有关[12]。

(三)性发育提前 女性青春期发育启动后,性征和性功能发育的顺序是:体形改变→骨盆增宽→乳腺发育→阴毛和腋毛生长→月经来潮→排卵。一般正常青春期发育是先出现乳腺发育,1.5~3 年后才出现月经初潮。MAS 患者的性早熟多在 6 岁前开始,平均发育年龄为 3 岁(最早为出生后 1 个月)。与正常的青春期发育并不相同,女性 MAS 患者的月经来潮是性早熟的首要症状,继而是乳腺发育(此与正常青春期发育不同),或者乳腺发育初现至月经初潮的时间少于 18 个月,而性毛生长因雄激素相对缺乏(肾上腺的性激素仍被抑制)而落后。血浆雌激素正常或升高。年幼患者血清 LH 和 FSH 对 GnRH 刺激无反应。女性性早熟与骨龄一致。当骨龄达到青春期年龄时,月经变得规律。在成人阶段,女性患者的青春发育期正常,并有生殖功能(表 6-3-9-3)。

表 6-3-9-3 McCune-Albright 综合征的性发育特点

表 现	GnRH 依赖性	非 GnRH 依赖性	MAS 伴有的性发育
青春发育顺序	正常(乳腺发育→阴毛生长→腋毛生长→月经初潮→排卵)	不正常(月经初潮→乳腺发育或同时发生)	不正常(月经初潮→乳腺发育或同时发生),性毛生长相对落后
卵巢/睾丸发育	发育	多数不发育/少数发育	不发育
血 LH 和 FSH	↑	—	—
血 E_2 或睾酮	↑	↑	↑
GnRH 试验的 LH 反应	有反应	无反应	无反应
非性腺发育的表现	无	有	无
排卵	有	无	无
正常青春期发育	—	可发生 SCPP	可发生 SCPP
生育能力	正常	不正常	不正常

注:SCPP:继发性中枢性青春期发育提前(secondary central precocious puberty),又称为混合性继发性中枢性青春期发育提前(combined secondary central precociouspuberty,CSCPP)

男性性早熟表现为精子生成、睾丸增大和第二性征提前发育。男性性早熟是由于 Sertoli 细胞和 Leydig 细胞的功能过早启动所致。起病后,常先出现双侧性睾丸增大或单侧性巨睾,血清睾酮和抑制素 B 显著升高。随后出现阴茎增大和阴毛生长,青春期前患儿有时发生巨睾症而无阴毛、腋毛生长,阴茎未发育。LH 对 GnRH 反应如正常儿童,FSH 反应迟钝。这些改变提示,睾丸的 Sertoli 细胞处于高功能状态。睾丸组织学检查可见 Sertoli 细胞增生,精原细胞减少,间质含较多间叶细胞,曲细精管增大;但未见成熟的 Leydig 细胞。巨睾男性的雄激素分泌并无明显增多,可能与单纯性 Sertoli 细胞功能亢进或 Gsα 基因突变有关。睾丸微结石(testicular microlithiasis)为男性 MAS 的重要特征[13]。

由于下丘脑长期受到性类固醇激素的作用,在 MAS 发病后某个阶段,可能提前发生继发性中枢性青春期发育提前(secondary central precocious puberty),并可能与原已存在的性发育一道,使青春期发育进一步提前,这种现象称为混合性继发性中枢性青春期发育提前(combined secondary central precocious puberty,CSCPP),是 McCune-Albright 综合征性发育的另一个重要特点。

(四)内分泌代谢疾病或功能异常

1. 肥胖 肥胖为 Gsα 基因突变的主要表型形式之一,其机制未明。Carel 等用非放射性核素示踪稀释技术测定了 6 例 Gsα 突变伴 PTH 抵抗患者的脂肪细胞代谢情况,这些患者的基础甘油生成下降 50%,脂肪细胞对肾上腺素的脂解反应下降 67%,说明脂肪细胞对肾上腺素的脂解作用不敏感,从而导致肥胖,但在病态肥胖和轻度超重的儿童中,脂解作用受损的程度相近。

2. 甲状腺疾病 大约 2/3 的患者伴有甲状腺病变,B 超检查主要表现为甲状腺体积增大伴囊性结节[14],约有 1/2 表现为甲亢,甲状腺肿伴血清 TSH 降低,应用一般抗甲亢药物的效果较差,而手术或 ^{131}I 治疗的效果较佳。甲状腺组织存在 gsp 突变,通过非 TSH/G-蛋白/cAMP 途径引起甲状腺增生和功能亢进[15]。此外,gsp 突变也导致 T_4 转换为 T_3 的过程加速(T_3-显性生化表型 MAS 伴甲亢,T_3-dominant biochemical phenotype of MAS with hyperthyroidism),其特点是血清 T_4 正常,T_3 可能升高,而 TSH 降低;及时诊断 MAS 伴甲亢的重要性在于:①甲亢可使骨龄成熟提前,因而如果性早熟的表现不明显,而骨龄提前显著,应想到甲亢可能;②诱发或加重骨质疏松;③引起多血质(plethora)和其他代谢异常;④如果B超发现甲状腺异常而TSH、T_3、T_4和兴奋性TSH受体抗体均正常,亦需要追踪观察,因为多数患者会在日后进展为临床甲亢[14-17]。

TSH相关性甲亢是由于过多TSH(垂体无TSH瘤)刺激甲状腺所致,常出现甲状腺多发性结节。结节常为良性,放射性碘摄取率增高。甲状腺无淋巴细胞浸润,也无甲状腺兴奋性TSH受体自身抗体。其他的表现有囊肿或结节,虽然临床无甲状腺功能异常症状,但病理表现为弥漫性病变,并存在一定程度的功能自主性。治疗与一般的Graves病相同,可根据情况采用药物、^{131}I或手术治疗,但从发病机制上考虑,可能以手术治疗的效果更佳。现已报道了两例MAS并甲状腺癌病例,但似乎两者无明确联系[18]。

3. Cushing综合征 病因与gsp突变有关。儿童型Cushing综合征的发病很早(多数在新生儿期),表现为双侧肾上腺增生伴生长迟滞,血ACTH降低,大剂量地塞米松不能抑制肾上腺的皮质醇和性类固醇激素的分泌[19,20]。文献中报道的MAS伴Cushing综合征患者的其他表现有出生低体重(50%)、圆脸(67%)、生长发育延迟(60%)、高血压(33%)、肾钙盐沉着症(nephrocalcinosis,30%)、多毛(27%)、高血糖(20%)和身材相对矮小(10%)等[21,22]。MAS伴Cushing综合征患者容易发生机会性细菌感染和肺囊虫病(pneumocystis),一般建议手术切除病变肾上腺组织。美替拉酮(metyrapone)、酮康唑(ketoconazole)类药物有一定效果,但伴有淤胆性肝炎时禁用酮康唑。

4. 肢端肥大症和高泌乳素血症 因性早熟或颅面骨质增生,MAS患者的GH分泌过多可被掩盖,不易获得早期诊断[23],常规测定血GH和IGF-1有助于较早发现并存的肢端肥大症。肢端肥大症症状与一般垂体GH瘤类似,血清GH增高且不受葡萄糖的抑制。颅骨的纤维发育不良也与肢端肥大症类似。因MAS病程进展缓慢,所以应定期扫描颅骨。MAS的肢端肥大往往与高泌乳素血症合并存在[24]。腺垂体gsp突变引起GH分泌过多[25],且均伴有颅骨纤维增殖不良性病变,大多数还伴有高PRL血症、大头症或视力障碍[26,27]。患儿的生长速度增快,但如果同时伴有性早熟,则生长速度可能正常或降低。同样,生长速度或身高正常的MAS儿童应想到合并垂体GH分泌过多可能,应该接受GH分泌的动态试验,明确诊断[28];当动态试验仍不能确立诊断而血清PRL升高时,亦可拟诊为垂体GH细胞增生或GH瘤,因为几乎所有MAS患者均不会单独发生高PRL血症。

GH过多的治疗主要依赖于药物而非手术,因为同时伴有的颅底纤维增殖不良和继发性骨质硬化使手术难度很大或者根本无法手术;其次是因为即使影像检查证实存在垂体肿瘤,但垂体的GH细胞和PRL细胞呈弥漫性腺瘤样增生。垂体放射治疗增加肿瘤恶性变风险,亦不作为首选[29-33]。

5. 高磷酸尿和低磷血症性佝偻病或骨质软化 可与MAS合并存在,MAS患者尿cAMP增加,与肾小球cAMP的滤过增加有关。尿cAMP对外源性PTH反应迟钝。骨纤维结构不良症可单独出现或是MAS的特点之一。其病因为Gsα突变,病理学上可见大量异常增殖与分化的骨原细胞。但能表达FGF-23的细胞除骨原细胞外,还包括成纤维细胞、骨细胞和成骨细胞。据报道,约一半的MAS患者伴有磷利尿和骨质软化症,血FGF-23明显升高。有资料表明,FGF-23分泌过多和维生素D代谢异常可能是导致高磷酸尿和低磷血症佝偻病或骨质软化的重要病因[34],但更可能的直接原因是肾小管上皮细胞的Gsα活化性突变。一般可用维生素D和口服磷酸盐治疗,但多数对治疗有抵抗,多数患者在成年后自动缓解[35]。

6. 假性甲旁减 Bastide-Eizaguirre等报道1例男性MAS伴有Ⅰa型假性甲旁减(PTH不敏感),而其母亲虽有AHO的临床表现,但无PTH抵抗(假假性甲旁减),病因都是Gsα基因的第10号外显子的点突变(R265H)。

7. 其他表现 个别患者伴有双侧肾上腺皮质增生[36]。肝脏异常包括严重的新生儿黄疸,肝酶活性增加。肝活检时发现胆汁淤积和胆管异常表现,有时可为MAS的首发症状,应注意与其他原因所致的先天性淤胆综合征鉴别。心脏的异常包括心脏扩大、心肌肥厚、持续心动过速和猝死。骨关节病、限制性肺疾病、动静脉分流或原发性心脏异常和心脏传导障碍的病因还不清楚[37,38]。

(五)口腔颌面表现 与FD相似。

(六)其他的骨外表现 MAS骨骼外组织的其他表现见表6-3-9-4。

表6-3-9-4 McCune-Albright综合征的少见表现

临床表现	发生率(%)
消化系统	7
肝炎表现	4
胃肠反流	5
胰腺炎	3
息肉	5
心脏异常	6
心动过速	4
主动脉根部扩张(GH过多)	2
血液系统表现	1
血小板功能紊乱	1
肿瘤	4
甲状腺肿瘤	1
乳腺肿瘤	2
骨骼肿瘤	1
睾丸肿瘤	1
甲状旁腺肿瘤	1
神经精神异常	9

注:MAS患者140例,男性58例,女性82例

1. 胃肠反流 胃肠反流(gastrointestinal reflux)主要见于多骨性纤维发育不良症的儿童患者,病因未明,可能与食管下端的括约肌功能不全有关。组胺受体阻滞剂和质子泵抑制剂有一定效果。

2. 胃肠息肉 MAS伴有的胃肠息肉的发生部位(胃与十二指肠)与一般胃肠息肉不同,体积较大,个别甚至引起消化道阻塞。

3. 胰腺炎 约占3%,病因未明。

4. 心脏异常 发病与 gsp 突变相关,可表现为猝死、心动过速、高心输出量性心衰、主动脉根部扩张[39-41]。

5. 血小板功能异常 见于部分患者,骨骼病变区可有广泛出血、血肿,虽然主要与血管增生和扩张有关,但部分可伴有血小板数目减少和功能障碍[42]。

6. 恶性肿瘤 Gsα 突变可引起甲状旁腺腺瘤伴甲旁亢或甲旁亢伴下颌骨肿瘤综合征为多见[43-47]。gsp 突变是甲状腺和乳腺良性肿瘤发生的风险因素,而这些组织的恶性肿瘤发病应该还有其他病因(如 p53 基因突变、GH 和 TSH 分泌过多、性早熟等)[48-56]。骨骼纤维发育不良组织可转型为恶性纤维组织细胞瘤(malignant fibrous histiocytoma)、骨肉瘤、纤维肉瘤、软骨肉瘤或恶性间质细胞瘤(malignant mesenchymoma)[57-61]。McCune-Albright 综合征受累组织的发病机制与表现见表 6-3-9-5 和表 6-3-9-6。

表 6-3-9-5 McCune-Albright 综合征的特殊临床表现

病例序号	年龄(岁)	性别	Tanner 分期	多骨纤维增殖不良	咖啡斑	性早熟	非自身免疫性甲状腺病	特征表现(发生率,%)	皮肤反应直径(mm)	风团直径(mm)	过敏反应
1	17	男	5	是	是	是	是	4	107	21	过敏反应/药物反应/哮喘/幽门螺杆菌阴性溃疡/特应性皮炎
2	15	女	5	无	是	是	无	2	156	18	多种食物过敏/草莓-布洛芬-羟苯乙酰胺过敏/慢性胃炎
3	12	女	3	是	是	是	无	3	105	11	腰果-红霉素-镍-手术器械过敏/特应性皮炎
4	13	女	3	是	是	是	无	3	98	7	青霉素过敏
5	13	女	3	是	是	是	无	3	100	17	粉尘-杂草过敏/哮喘/特应性皮炎/慢性荨麻疹
6	10	女	1	是	是	无	是	3	70	12	甲巯咪唑-丙硫氧嘧啶/多种药物过敏
7	8	女	3	是	是	是	无	3	112	10	来曲唑-谷蛋白过敏/慢性荨麻疹
8	17	女	5	是	是	是	无	3	98	14	哮喘/乳胶过敏
9	7	女	2	无	是	是	无	2	75	18	特应性皮炎/季节性鼻炎/慢性荨麻疹
10	7	女	2	无	是	是	无	2	92	14	哮喘/季节性鼻炎

表 6-3-9-6 McCune-Albright 综合征受累组织的发病机制与表现

累及的组织(概率)	发病机制	主要表现和治疗
卵巢(100%)	FSHR/LHR 后 Gsα 自动激活	性早熟
骨纤维结构不良症	PTHR/PTHrPR 后 Gsα 自动激活 FGF-23 表达	骨纤维结构不良[颅骨(100%)/多骨(70%)/单骨(20%)]/GnRH-A/孕激素/他莫昔芬
骨营养不良症(AHO)	未明	骨营养不良
皮肤咖啡斑(90%)	MSHR 后 Gsα 自动激活/其他受体功能异常/细胞因子异常	—
甲状旁腺(偶发)	PTHR 后 Gsα 自动激活	原发性甲旁亢/二膦酸盐/维生素 D
甲状旁腺(偶发)	未明/Gsα 失活?	假性甲旁减/钙剂/维生素 D/PTH
甲状腺(偶发)	TSHR 后 Gsα 自动激活	甲亢/手术/抗甲亢药物
肾上腺(偶发)	ACTHR 后 Gsα 自动激活	Cushing 综合征/药物治疗
肾脏(偶发)	PTHR 后 Gsα 自动激活/FGF23 表达	低磷血症/中性磷酸盐治疗
垂体(偶发)	GHRHR/PIFR 后 Gsα 自动激活	GH/PRL 瘤/手术或药物治疗
1 型神经纤维瘤病(偶发)	?	手术治疗

【辅助检查】

(一)实验室检查 如合并甲旁亢,则血钙可升高,尿磷增多,血磷降低,血 ALP 增高;合并性早熟者,血清雌激素和孕激素正常或增高;合并肢端肥大症和高泌乳素血症则可测得增高的血 GH 或 PRL 等。

(二)影像检查 多骨性 FD 的发生与原肠形成前期(pregastrulation)GNAS1 基因突变有关,由于突变的多潜能细胞(mutated pluripotential cell)发育成突变细胞克隆,引起骨骼和其他相应的组织病变。原肠后期(post-gastrulation)的 GNAS1 基因突变导致单骨性 FD 和多骨性 FD 而不伴颅骨与骨外组织病变。由于多骨性 FD 几乎总会累及颅骨,因而认为单骨性 FD 的原因是原肠形成后期 GNAS1 基因突变所致。

MAS病变的累及范围和严重性主要由突变型胚胎细胞的存活数目及突变与非突变细胞的比例决定。

X线照片上，BMD呈均匀性减低，或呈毛玻璃样，或为条索状斑点样致密阴影。X线表现分为四型：①囊状改变：可为单一囊肿或多发性囊肿，囊内常见条状骨组织及斑点状致密影，常见于管状骨和肋骨；②毛玻璃样改变：髓腔呈囊状膨胀，其内可有条状骨纹和斑点状钙化影；③"丝瓜筋"状改变：骨小梁粗大扭曲，颇似"丝瓜筋"状或如"蜘蛛网"状，长管状骨粗大，一般骨纹和纵轴平行；④虫蚀状改变：单发或多发的溶骨性改变，边缘锐利如虫蚀样，可类似于溶骨性转移性破坏灶。此外，脊柱和长骨常伴病理性骨折。

螺旋CT扫描加骨的三维重建是发现本病骨损害的较敏感方法。MRI能显示大部分在X线平片或CT片上不能显示的病灶（如坏死、液化、出血），纤维骨样组织病灶在T_1加权像和T_2加权像均呈低信号[62-64]。骨干结构不良在病变的不同阶段可有不同的病理改变，如病灶内的坏死液化在T_1加权像上呈低信号，在T_2加权像上呈高信号。少数病灶边缘在T_1和T_2加权像上呈薄带状环状高信号，其机制不清。某些病灶在T_1加权像上呈不均匀的中低信号，而在T_2加权像上则为"丝瓜筋"样纤维结构不良。

骨组织活检可发现受累的骨质呈普遍性骨质软化改变，骨矿化不良，类骨质堆积，出现这种病理变化的主要原因是局部的多核巨细胞活跃和FGF-23分泌增多，而Gsα亚基活化性突变失去了对FGF-23的抑制性调节，并最终导致骨纤维增生不良。FD是一种非遗传性GNAS1基因突变所致的疾病，骨骼病变是由于自动激活PTH受体所致。皮肤病变是由于自动激活MSHs受体，卵巢病变是由于自动激活FSH受体，甲状腺病变是由于激活TSH受体，而垂体病变是由于激活GH受体所致。

【诊断与鉴别诊断】

（一）café-au-lait斑的鉴别

1. 确定皮肤色素沉着的病因　café-au-lait斑属于局限性皮肤色素沉着症中的一种，首先应与全身性皮肤色素沉着症、炎症与刺激相关性皮肤色素沉着、代谢相关性皮肤色素沉着、肿瘤相关性皮肤色素沉着、药物性皮肤色素沉着鉴别（表6-3-9-7）。café-au-lait斑一般特点是：①颜色可深可浅；②边界清晰，色泽一致；③不突出表面，无任何不适；④与生俱来或早年发生；⑤不消退但可加深或扩大。当表现不典型时，皮肤café-au-lait色素斑需与伴有皮肤病变的多种临床情况鉴别（见文末彩图6-3-9-17和彩图6-3-9-18）。

café-au-lait斑需与雀斑、胎记、无毛痣或一般性皮肤损害鉴别。Carney复合症患者有色素痣和斑点状色素沉着，类似于McCune-Albright综合征和von Recklinghausen病（多发性神经纤维瘤病）的café-au-lait斑；但Carney复合症的皮肤颜色较浅、面积小且多在面部中央密集，通常随增龄而消退。NF-1的临床特征为牛奶咖啡斑、神经纤维瘤、腋窝和腹股沟雀斑、虹膜错构瘤、视神经胶质瘤及骨发育障碍，通常好发于躯干，随增龄而有增多、扩大的趋势；腋窝或腹股沟雀斑也是本病皮肤表现的特征之一。Pentz-Jeghers综合征多见于儿童和青少年，是一种常染色体显性遗传病，患者有胃肠道多发性错构瘤样息肉、手足皮肤及口腔黏膜的色素沉着，故又称为皮肤黏膜黑斑息肉病，息肉最常见于小肠，不具备Carney复合症的主要特点（黏液瘤和其他内分泌肿瘤）。此外，café-au-lait斑需与多种系统性疾病、自身免疫性疾病、皮肤病、普通雀斑及色素痣鉴别（图6-3-9-19和表6-3-9-8）。

表6-3-9-7　引起皮肤色素沉着和色素斑的病因

全身性皮肤色素沉着症	炎症后色素沉着症
激素相关性全身性皮肤色素沉着	脂溢性皮炎
Addison病	光照性皮肤异色病
APS	血管炎
Nelson综合征（ACTH瘤）	AIDS
CRH/ACTH依赖性Cushing病	脂溢性角化病
AHC	妊娠皮肤色素沉着症
McCune-Albright综合征	良性皮肤色素沉着
先天性肾上腺皮质增生症	妊娠纹
非激素相关性全身性皮肤色素沉着	黄褐斑
先天性全身性脂肪营养不良症	单侧灰色皮肤病
POEMS综合征	特发性疹状色素斑
维生素B_{12}缺乏症	Dohi网状肢端色素沉着症
Wilson病	白斑病
Hutchison-Gilford progeria综合征	眼皮肤白斑病
自身免疫性疾病（SLE等）	药物性皮肤色素沉着
重金属中毒	防晒膏
局部皮肤色素沉着症	抗癌药
面部黑变病	其他药物
面部-肠道黏膜黑变病	肿瘤相关性皮肤色素沉着
黑棘皮病	黑素瘤（皮肤/视网膜）
Kearns-Sayre综合征	POEMS综合征
Laugier-Hunziker综合征（口腔-肢端色素斑）	内脏恶性肿瘤皮肤损害
Kindler综合征	多发性色素性肠息肉病
结节病引起的黑变病	Carney复合症/神经纤维瘤病
炎症与刺激相关性皮肤色素沉着	代谢相关性皮肤色素沉着
摩擦性黑变病	高胡萝卜素血症（手掌/足底）
	遗传泛发性色素异常症
	血色病（含铁血红素沉着）
	先天性红细胞生成型卟啉病
	毛发角化病
	维生素缺乏症（A/B/C/D/E/K/烟酸/叶酸）
	家族性色素斑

表6-3-9-8　伴有café-au-lait斑的临床疾病

内分泌疾病	非内分泌疾病
1型神经纤维瘤病	肥大细胞增殖症
Noonan综合征	自身免疫性疾病
Turner综合征	非内分泌肿瘤
多内分泌腺瘤病	施万细胞瘤
类癌综合征	雀斑
Carney复合症	胎记
Leopard综合征	无毛痣
Pentz-Jeghers综合征	某些皮肤病
Cushing综合征/胰高糖素瘤	正常人

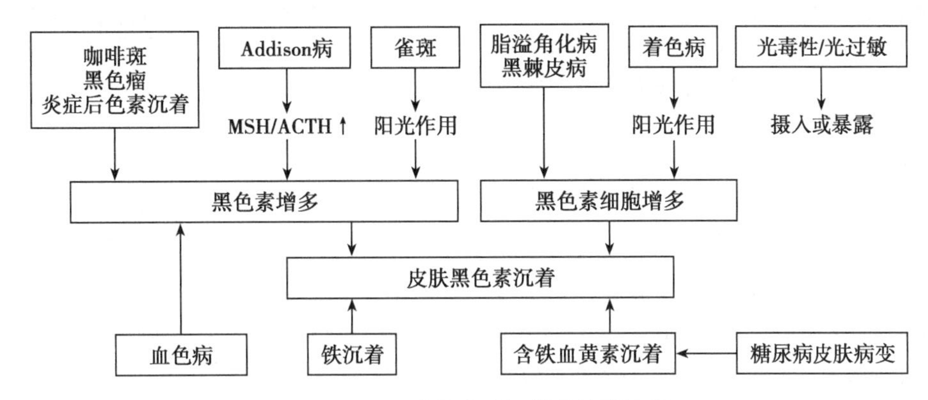

图 6-3-9-19 皮肤色素沉着的诊断流程

MSH:黑色细胞刺激素;ACTH:促肾上腺皮质激素

2. 皮肤 café-au-lait 色素斑的病因鉴别 MAS 患者的皮肤 café-au-lait 斑可位于除手掌、足底和头皮以外的任何部位,大小不等,色泽不一。皮肤 café-au-lait 斑越大、个数越多、色泽越深,越支持 MAS 诊断。但是,皮肤 café-au-lait 斑并非 MAS 的特有表现,café-au-lait 斑可见于以下疾病:MEN1、MEN2B、类癌综合征、Cushing 综合征、McCune-Albright 综合征、Noonan 综合征、Turner 综合征、1 型多发性神经纤维瘤病(neurofibromatosis type 1)、2 型多发性神经纤维瘤病、6 型多发性神经纤维瘤病、Watson 综合征、结节性硬化症(tuberous sclerosis)、Cowden 病、毛细血管扩张-共济失调综合征(ataxia-telangectasia)、Bloom 综合征、Carney 复合症、Leopard 综合征、Pentz-Jeghers 综合征、胰高糖素瘤、Pentz-Jeghers 综合征和肥大细胞增殖症。许多非内分泌疾病也可伴有 café-au-lait 斑,如肥大细胞增殖症、自身免疫性疾病、施万细胞瘤(schwannoma);单个的 café-au-lait 斑可能是胎记(birthmarks)或可见于正常人(可占白种人儿童 25%)。应根据临床表现进行鉴别诊断(表 6-3-9-9)。除 1 型多发性神经纤维瘤病外,其他所有疾病均有特异的临床表现,鉴别不难。但在 1 型多发性神经纤维瘤病的早期,可能仅有 café-au-lait 斑表现[65]。

表 6-3-9-9 咖啡斑与其他疾病的鉴别诊断

疾病	表　现	年龄	影响因素	阳光/其他因素
咖啡斑	多发/不规则	先天性	无	见于其他疾病
Addison 病	弥漫性/乳头、会阴、腋下明显	不定	ACTH↑ MSH↑	暴露部位
血色病	弥漫性/灰色/古铜色	儿童期	无	多器官功能障碍
雀斑	多发性/深红色棕色	儿童至成人	无	色素细胞增多
雀斑痣	多发性/深红色棕色	儿童至成人	无	暴露部位
光过敏反应	弥漫性炎症后色素沉着	任何年龄	无	阳光/药物/化学品

根据 café-au-lait 斑早期诊断 1 型多发性神经纤维瘤病(neurofibromatosis type 1,NF-1)的标准是[66-68]:①出现 6 个以上的 café-au-lait 斑,最大的直径超过 5mm(青春期发育前)或 15mm(青春期发育后);②2 个以上的神经纤维瘤或 1 个以上的丛状神经纤维瘤(plexiform neurofibroma);③腋窝或腹股沟皮肤斑点;④2 个以上的 Lisch 结节;⑤视神经胶质瘤;⑥特异性骨损害如蝶骨翼发育不良(sphenoid wing dysplasia)、长骨皮质变薄伴或不伴假关节形成;⑦一级亲属患有 NF-1。

NF2 基因(编码 merlin/schwannomin 蛋白 1)突变引起的 NF2 呈常染色体显性遗传,第 8 对脑神经肿瘤为其特征[69-73],虽然 café-au-lait 斑亦较常见,但不作为诊断依据。SPRED1 基因突变引起的 NF-1 样综合征(neurofibromatosis type 1-like syndrome,NFLS 综合征、Legius 综合征)也并有多发性 café-au-lait 斑[74],临床表现以头大、Noonan 样面容和学习困难为特征。

3. MAS 诊断 一般根据骨纤维结构不良、皮肤 café-au-lait 斑、性早熟确立临床诊断。临床可根据下列四条提示 MAS 的诊断:①有骨损害、皮肤色素沉着和性早熟三大主征(MAS 三联征);②有骨纤维结构不良的 X 线表现和皮肤 café-au-lait 斑;③伴有内分泌异常(主要是青春期发育提前)的年轻(30 岁以下)患者,如有 TSH 依赖性甲亢、ACTH 依赖性 Cushing 综合征或非 GnRH 依赖性性早熟及相应的激素与生化代谢变化,则更支持本病的诊断;④Gsα 基因突变。本病的骨骼呈纤维结构不良改变,纤维组织丰富,新生的骨小梁被挤压。纤维结构不良与 GNAS 突变直接相关,引起成骨细胞分化障碍和骨吸收增强。用变性梯度凝胶电泳和特异性的偶联微量核苷酸杂交方法可分析 Gsα 基因的 R201C 和 R201H 突变,从而为 MAS 提供分子病因诊断和治疗依据。因患者外周血液白细胞 Gsα 亚基均未见异常(体细胞突变,somatic mutation),所以应取病变(骨骼或皮肤)组织标本才能得到阳性结果。MAS 的分子病因诊断有赖于 Gsα 基因的突变分析。

（二）骨纤维结构不良的鉴别

1. Paget骨病　MAS的骨病不典型时，易与Paget骨病相混淆，但Paget骨病无性早熟，亦无皮肤café-au-lait斑，而血ALP明显升高。

2. 神经纤维瘤病　累及骨骼，常合并有皮肤咖啡斑，可与MAS类似。但神经纤维瘤病有皮下结节或软性包块改变及多发性神经纤维瘤，不合并内分泌异常，亦无性早熟。

3. 肿瘤所致的低磷血症性骨质软化症　用MAS患者体内表达突变型Gsα亚基的细胞（MAS细胞）做实验，发现引起MAS患者低磷血症的体液因子不同于肿瘤相关性低磷血症性骨质软化症，这种因子的性质未明，其特点是肠磷吸收被抑制而肾小管磷的重吸收明显降低，故可出现严重的低磷血症和骨质软化症。

4. 骨纤维结构不良症　纤维结构不良症（fibrous dysplasia）和骨纤维发育不良症（osteofibrous dysplasia）为骨结构异常的良性疾病，在组织学上和临床表现方面有时很难鉴别。据Sakamoto等报道，纤维发育不良症（7例）均存在Gsα亚基Arg201密码子突变，而骨纤维发育不良症（7例）均无突变。因此，Gsα亚基基因的突变分析有助于两种骨损害的鉴别。颅面纤维性骨病变复合症（fibro-osseous lesions of the craniofacial complex）是临床鉴别诊断的重点（表6-3-9-10～表6-3-9-12），引起此类骨损害的原因很多，当疾病处于早期阶段时，鉴别相当困难。

5. 骨-颅骨发育不良症　骨-颅骨发育不良症（osteoglophonic dysplasia）是FGFR活化性突变引起的一组骨发育障碍性疾病，骨病变位于长骨，多发或单发，病变区缺乏骨矿化，形成大小不等和形态不一的低密度灶，可伴或不伴低磷血症。但患者还有颅缝早闭（craniosynostosis）、眶上嵴前突、鼻梁塌陷、根肢型矮小症（rhizomelic dwarfism）表现，基因突变可发现FGFR突变。

6. 致密性成骨不全症　详见本篇扩展资源42。致密性成骨不全症（pycnodysostosis）患者的手部X线照片显示，拇指指骨可见肢端骨质溶解，骨骼密度普遍增高[75]；颅骨侧位X线照片显示下颌角消失，颅底骨密度升高。

表6-3-9-10　颅面纤维性骨病分类

骨发育不良症（bone dysplasias）
骨纤维结构不良症（fibrous dysplasia）
单骨性（monostotic）
多骨性（polyostotic）
多骨性骨纤维结构不良症伴内分泌病（McCune-Albright综合征）
骨纤维结构不良症（osteofibrous dysplasia）
Paget骨病（畸形性骨炎，osteitis deformans）
儿童Paget样遗传性骨发育不良症（Pagetoid heritable bone dysplasias of childhood）
节段性牙-颌骨发育不良症（segmental odontomaxillary dysplasia）
牙质骨发育不良症（cemento-osseous dysplasias）
局限型牙质骨发育不良症（focal cemento-osseous dysplasia）
严重型牙质骨发育不良症（florid cemento-osseous dysplasia）
炎性/反应性病变（inflammatory/reactive processes）
局限型硬化性骨髓炎（focal sclerosing osteomyelitis）
弥漫型硬化性骨髓炎（diffuse sclerosing osteomyelitis）
增殖型骨膜炎（proliferative periostitis）
代谢性疾病（metabolic disease），如甲旁亢（hyperparathyroidism）
肿瘤性病变（neoplastic lesions），如骨化性纤维瘤（ossifying fibromas）
非特定型骨化性纤维瘤（ossifying fibroma，NOS）
甲旁亢-颌骨损害综合征（hyperparathyroidism jaw lesion syndrome）
青少年骨化性纤维瘤（juvenile ossifying fibroma）
小梁型（trabecular type）
沙样瘤型（psammomatoid type）
巨大牙骨质瘤（gigantiform cementomas）

表6-3-9-11　各种纤维性骨病变的异同点比较

纤维元件变异	板层状小梁骨
成纤维细胞均一/细胞增多/纤维变细	成骨细胞层组成的边缘
成熟型/细胞数目减少	镶嵌的静止反转带
变异型或多形型	并行的小梁骨
骨化（小梁骨）变异	针织状黏合线
化生编织骨	微片状黏合线
"华人/希伯来人"小梁骨特征	沙比纤维状边缘带
	小点状（沙样瘤病）
	曲线状/簇状（姜根状）

表6-3-9-12　纤维性骨病的临床表现和影像与组织学特征

疾　病	临床表现	影像特征	组织学特征
纤维性结构不良	单骨或多骨肿大/无痛/ALP↑	弥慢性透光灶或呈毛玻璃状	小梁骨
畸形性骨炎	多骨损害/扩张性病灶，脑神经病变ALP↑	毛玻璃状/棉絮状	嵌合骨，巨细胞和肉瘤少见
甲旁亢	PTH↑/Ca↑/肾功能↓	毛玻璃状多腔性棕色瘤/颌骨损害	巨细胞病变
局限型牙质骨发育不良	无痛性非扩张性病灶	局限性/牙床透明型损害	黏合型小梁骨
严重型牙质骨发育不良	扩张性病灶（非洲后裔）	多发性骨腔形成	硬化型小梁骨
局灶硬化性骨髓炎	无痛性扩张性病灶	牙床损害/透明或不透明	硬化型小梁骨
弥漫硬化性骨髓炎	痛性扩张性病灶，有或无牙床感染	弥慢性，毛玻璃状，增殖性骨膜炎	硬化型小梁骨
非特定型骨化性纤维瘤	痛性扩张性病灶，多灶性损害少见	局限性/透明型/牙根分离	黏合型小梁骨
小梁骨型骨化性纤维瘤	无痛性非扩张性病灶，牙根病变	局限性/棉絮状	小梁骨，巨细胞局灶性增生
沙样瘤型骨化性纤维瘤	扩张性病灶，面骨损害	局限性/棉絮状	沙样瘤
巨大牙骨质瘤	家族史/扩张性病灶	棉絮状	黏合型小梁骨

7. 进行性骨化异常 进行性骨化异常(progressive osseous heteroplasia)具有与进行性骨纤维结构不良症、进行性异位骨化和AHO等的共同特点,它们均属于遗传性骨代谢疾病,但骨化机制、组织病理、异位骨化部位和发展与预后各不相同,应注意鉴别。POH与MAS鉴别的要点是:MAS中的AHO的异位骨化呈进行性发展,由皮肤、皮下组织逐渐累及骨骼肌,甚至韧带组织。POH可合并MAS,一些POH患者的Gsα基因突变使Gsα亚基失活、Gsα亚基下降。由此看来,Gsα的失活性突变是引起骨骼肌和深部结缔组织骨化的分子病因(如Q12X突变)。可以认为,POH和AHO分别为异位骨化临床表现谱的两种极端现象,典型FOP无MAS的临床表现,非典型POH则伴有AHO和/或短指(趾)畸形、肥胖及PTH抵抗综合征。因此,从分子病因上看,POH和AHO又是同一基因突变疾病的两种表现型,其中骨外骨化为Gsα亚基缺陷的表现形式之一。

8. 多骨溶解-骨质增生综合征 Kantaputra等报道一例该病,表现为多个长骨和骨盆有扩张性骨溶解、颅骨骨质增生、笼状胸、房间隔缺损、心脏扩大、隐睾和精神异常等,其临床表现与青少年型Paget骨病有许多相同之处,可能为常染色体隐性遗传。多骨溶解-骨质增生综合征(polyosteolysis/hyperostosis syndrome)分为四种病理类型:①扩张性骨溶解;②扩张性单纯性骨溶解而无骨扩张;③单纯性骨扩张骨而无骨溶解;④骨质增生。

9. 异位骨化 异位骨化(heterotopic ossification)具有进行性骨纤维结构不良症、进行性异位骨化和AHO等的共同特点,均属于遗传性骨代谢疾病,但它们的骨化机制、组织病理、异位骨化部位和发展与预后各不相同,应注意鉴别。

10. 平板状皮肤骨瘤 平板状皮肤骨瘤(platelike osteoma cutis,POC)为POH的一种亚型。如自幼出现皮肤和皮下脂肪组织骨化,并逐渐累及骨骼肌(面部、头部、眼周等),提示为AHO或异位骨化伴有AHO。鉴别的唯一方法是进行Gsα基因的突变分析。Yeh等报道1例POC患者(女性)伴先天性皮肤和皮下组织骨化,患者Gsα基因的第7号外显子缺失4bp(杂合子,阅读框架移位,终止密码子提前出现,伴13个氨基酸残基被替代),这再次证明Gsα基因突变为POH的分子病因。

11. Mazabraud综合征 主要临床特点是骨的纤维性发育不良和骨骼肌黏液瘤病。Faivre等报道2例Mazabraud综合征患者,皮肤有café-au-lait斑及多发性结节性甲状腺肿。到目前为止,已有近70例Mazabraud综合征报道,其中6例伴有AHO,但患者无Gsα基因突变。

(三)性发育提前的鉴别

1. 女性中枢性性早熟 系完全性同性性早熟。由于性腺轴提前发育、青春期过早来临,性成熟过程按正常青春期顺序进行;下丘脑-垂体-性腺轴功能建立后,有排卵性月经周期和生育力。主要有三种:①特发性性早熟:是小儿真性性早熟的常见原因,有家族发病倾向,常染色体隐性遗传。多数在4~8岁间发病,阴毛随同外生殖器的发育而出现。月经周期由不规则逐渐变为规律并出现排卵。②中枢神经系统疾病所致的真性性早熟:常见的肿瘤有松果体瘤、视神经胶质瘤、下丘脑错构瘤、鞍上畸胎瘤、神经纤维瘤、星形细胞瘤、室管膜瘤或蛛网膜囊肿。除性征发育外,同时伴随颅内疾病的其他相应症状,如多饮、多尿、发热、肥胖或过度消瘦、精神异常、智力发育迟缓、头痛、呕吐、惊厥、肢体瘫痪及视力障碍等。③其他原因引起的真性性早熟:见于先天性肾上腺皮质增生症如11-羟化酶和21-羟化酶缺陷症患者经糖皮质激素或同时盐皮质激素治疗,血浆ACTH水平受抑制,肾上腺产生的性腺激素减少。但由于此前延误诊断和治疗,患者骨龄提前,如已达到青春期启动的骨龄界限值,患者可出现下丘脑-垂体-性腺轴功能的激活,引起性早熟。

2. 女性外周性性早熟 系不完全性同性性早熟,性腺或肾上腺来源的雌激素或外源性雌激素过多刺激靶器官,造成第二性征发育和月经来潮,详见第2篇第8章第6节。因未建立正常下丘脑-垂体-性腺轴功能,故无生育力。女性假性性早熟可见于以下情况:①卵泡囊肿、卵巢肿瘤(颗粒细胞瘤、泡膜细胞瘤等)和肾上腺女性化肿瘤是女性假性性早熟的最常见原因,雌激素来源于肿瘤或分泌的雄烯二酮在腺外转化而来。B超检查有助于卵泡囊肿与实质性卵巢肿瘤鉴别。②Peutz-Jeghers综合征的主要病变为黏膜皮肤色素沉着、消化道息肉瘤和性索瘤。因肿瘤分泌雌激素而出现不完全性性早熟,偶尔伴支持细胞-间质细胞瘤。③少数幼年和少年期甲减可出现性早熟,表现为乳腺发育、小阴唇增大、阴道黏液涂片可见雌激素影响的变化。一般无阴毛生长,部分患儿身材矮小,骨龄落后于实际年龄。卵巢内可出现单个或多个小囊肿,可伴有阴道不规则流血。④Russell-Silver综合征有身材矮小、骨龄延迟和头颅及面骨发育异常,表现为倒三角形脸,口角向下,身材明显不对称,指、趾骨并指或第5指(趾)内弯、短小畸形。34%的患儿有性早熟(智力大多正常)。⑤外源性雌激素包括含雌激素的药物(如口服避孕药及其他含雌激素的食物)等均可引起假性性早熟。

3. 男性中枢性性早熟 特发性真性性早熟可开始于性发育前的任何年龄,性征发育的次序与正常儿童一样,男性先有睾丸和阴茎肥大,继之阴囊皮肤皱褶增加伴色素加深,甚至有精子生成。血清LH、FSH增高,伴性激素增高。如连续多次采血,可发现LH呈脉冲式分泌。中枢神经系统疾病所致性早熟多由器质性脑部病变所致,包括下丘脑肿瘤、感染、囊肿、脑积水和脑外伤等,其性发育过程与特发性真性性早熟相似。两型的区别在于后者不能查出相应的器质性疾病。

男性外周性性早熟由于下丘脑GnRH和垂体促性腺激素以外的雄性激素刺激引起,包括促性腺激素(分泌LH或HCG的肿瘤)或性激素(先天性肾上腺皮质增生症、肾上腺或性腺肿瘤)的异常分泌,或影响性激素产生的基因突变所致。主要见于:①分泌促性腺激素的肿瘤;②雄激素产生过早过多;③睾酮中毒症;④原发性甲减伴性早熟;⑤外源性性激素。

【治疗】

本病的预后主要取决于合并内分泌的异常。骨纤维结构不良所造成的骨畸形严重时,影响患者的日常活动。此病有自限倾向,以下措施可改善一些临床症状。

(一)二膦酸盐 二膦酸盐制剂禁用于儿童患者,但

MAS应属例外；多年来的经验证明，二膦酸盐对抑制骨病有良好疗效[76-79]。在多数情况下，可首选依替膦酸二钠盐（disodium etidronate），每日20mg/kg口服，疗程6个月至1年。严重病例应使用帕米膦酸盐（pamidronate），1mg/(kg·d)，静脉滴注连用3天，每3个月重复1次。在治疗2~3个疗程后，骨痛及步态异常消失，肢体长度无变化，血ALP和尿羟脯氨酸下降，疼痛消失后可将使用间隔期逐渐延长。

除二膦酸盐外，其他的骨吸收抑制剂应用经验不多，一般作为对症治疗是可行的。如密钙息50~100U，或益钙宁40U隔日或每周2次，肌注；有人认为该药对骨畸形造成的局限肿胀和骨折刺激神经末梢引起的疼痛有明显止痛作用，但作为缓解骨纤维结构不良病变可能不宜作为首选。

（二）肢体畸形处理 对于MAS肢体畸形严重者，可行截骨矫形术。刮除病灶骨，采用植骨与内固定，术后有可能复发[80]。

（三）性早熟的治疗

1. 羟孕酮 醋酸甲羟孕酮（MPA）5~10g/d，可抑制FSH、LH的分泌，使乳腺缩小，月经停止，或使阴茎和睾丸缩小，阴毛减少。少数患者有恶心、呕吐、乏力和嗜睡等不良反应。有肝、肾功能不全者慎用。

2. 甲地孕酮 甲地孕酮（达那唑）抑制促性腺激素的分泌高潮，不抑制正常体内FSH和LH的基础水平。常用量每次40mg，1~2次/天或酌情调整剂量。长期应用，需定期检查肝功能，肝功能不全者禁用大剂量。

3. 甲羟孕酮 每次100~200mg，肌注，每2~3周1次，作用、疗效与MPA类似。

4. 睾酮内酯 为芳香化酶抑制剂，能抑制雌激素分泌，也促进骨的纵向生长和骨骼的成熟。对非促性腺激素依赖性性早熟疗效肯定。用量为每日20~40mg/kg。

5. 他莫昔芬和GnRH类似物 尚无足够临床经验。他莫昔芬与雌二醇竞争雌激素受体，使青春发育和线性生长减慢。GnRH类似物能否用于MAS性早熟的治疗仍不明，但长效GnRH类似物对青春期前患者肯定无效。

6. 比卡鲁胺和阿那曲唑 据报道，使用第三代芳香化酶抑制剂，如比卡鲁胺25mg/d和阿那曲唑1mg/d，拮抗雄激素受体有一定作用[81]。

（四）其他治疗 甲状旁腺增生或腺瘤者应手术治疗，MAS常侵犯眼眶，造成眼眶畸形和高压，并威胁视神经，此时应手术减压[82]。对未能发现甲状旁腺特殊病理改变者主要是药物治疗。MAS伴Cushing综合征原则上切除垂体ACTH瘤，而MAS伴GH分泌过多的治疗困难。GH分泌过多常导致颅底增厚，使手术治疗的效果不佳；因放疗可引起肿瘤转为恶性或发生新的肿瘤，故亦为禁忌。药物治疗可考虑选用溴隐亭、卡麦角林和奥曲肽，必要时可应用新的GH受体拮抗剂治疗。

【病例报告】

（一）病例资料 患者男性，37岁。反复骨折31年，口干、多尿、乏力1个月入院。5岁时因外伤致左侧髌骨骨折，予以手术治疗。7岁时因碰撞滑倒致左侧股骨干骨折，予以外固定术及牵引治疗后出现左下肢弯曲并逐渐出现外翻畸形。14岁时骑自行车时不慎摔倒致左股骨干粉碎性骨折，予以截骨及钢板内固定处理。35岁时无明显诱因出现明显口干、多尿（白天小便7~8次，夜间3~4次），每天饮水量3000~4000ml，并逐渐出现乏力和行走路困难，12月6日血糖62mmol/L，糖化血红蛋白16.8%，并逐渐出现意识模糊，尿糖+++，尿淀粉酶989.5U/L，血淀粉酶934U/L；血压90/50mmHg，经处理血糖降至31.8mmol/L，但血清钠升至177.7mmol/L，血钾3.44mmol/L，氯化物133.5mmol/L。GH 36.3μg/L，PTH 7.52pg/ml。CT显示多椎体及肋骨的骨质软化灶。予以胰岛素降糖、补液抗休克、纠正电解质紊乱、多巴胺维持血压、头孢他啶抗感染等治疗。起病以来偶有头痛，无骨痛、关节痛，无视物模糊及黑矇，无听力下降及嗅觉异常，无肢端麻木，近期无手指及脚趾增大增粗，无胸闷气急，但尿量增多，大便正常，近一个月体重下降约10kg。

4岁时曾患肾结石（具体不详），后未复查。否认肝炎、结核病史，否认高血压、心脏病及脑血管病等病史，否认药物或食物过敏史。足月顺产，出生体重3.5kg。3月龄抬头，6月龄能坐立，8月龄会爬走，5岁会独立行走。智力发育正常。14岁开始出现睾丸增大，15岁出现遗精。26岁结婚，爱人体健，一子体健。父亲有高血压病史，母亲患有子宫内膜癌。父母非近亲结婚。

体温36.6℃，脉搏55次/分，呼吸20次/分，血压101/57mmHg；身高166cm，体重59kg，BMI 21.4kg/m^2，腰围75cm，臀围81cm，腰臀比0.93，上部量83cm，下部量83cm，指间距169cm，头围60cm。营养中等，慢性病容，自主体位。颈后正中线两侧可见8cm×4cm深咖啡色素斑（见文末彩图6-3-9-20），呈不规则片状分布，与周围皮肤边界清晰，眉毛稀疏，腋毛较少，阴毛呈菱形分布。面容不对称，额骨及下颌骨突出，呈牙齿反咬合状。眼睑无水肿，双眼球无外突，结膜无充血及水肿，未见蓝色巩膜，角膜透明，双侧瞳孔等大等圆，对光反应灵敏。耳郭无畸形。鼻轻度肥大，通气良好。口唇无发绀。牙齿稀疏，舌体无肥大。咽部无充血，扁桃体无肿大。颈软无抵抗，甲状腺无肿大，气管居中。胸骨体下缘下陷，第二肋骨突出，肋骨轻度外翻，胸围88cm，第4~7肋可见肋骨局部隆起，未见赫氏沟。心尖冲动位于第五肋间左锁骨中线内0.5cm，心率55次/分，律齐，未闻及病理性杂音。腹部平软，肝脾肋缘下未触及，墨菲征阴性，肠鸣音正常。脊柱无畸形，活动自如，关节无红肿，左大腿外侧及左膝可见两条陈旧性手术瘢痕，左下肢呈外翻畸形，长88cm；右下肢无畸形，长90cm，双下肢无水肿，双手及双足粗大，具备皮肤粗糙增厚，部分毛囊角化突出皮肤。四肢肌力、肌张力正常，腹壁反射及跟腱反射正常。肛周、阴囊与腹股沟摩擦部位可见局部皮肤颜色加深，皮肤增厚，外生殖器正常。

尿葡萄糖28mmol/l，尿比重1.005，尿pH 7.00。肾功能与心肌酶正常，ALT 74.9U/L，AST 60.6U/L，TP 46.0g/L，ALB 26.9g/L。血HDL-C 0.79mmol/L，乙肝表面抗体弱阳性。结核PPD皮试阴性，血沉34mm/h。动脉血pH 7.430，PO_2 102mmHg，PCO_2 30mmHg，BE -3.0mmol/L，BE -4.0mmol/L。随机血糖13.77mmol/L，β-羟丁酸3.52mmol/L，餐后1小时C肽1658.4pmol/L，2小时C肽1775.49pmol/L，GAD-Ab、IA2-Ab、ZnT8-Ab阴性，24小时尿微量白蛋白阴性，胰淀粉酶171.3U/L，血钙正常，血磷0.54~0.73mmol/L，血镁0.66~

0.74mmol/L，CO_2CP 经治疗后恢复正常。尿钠、钾、镁、氯化物正常，尿磷 27.64mmol/d。血清总 ALP 434.2U/L，骨碱性磷酸酶 200U/L，骨钙素和 B 型胶原特殊序列升高，PTH 1.20～1.30pmol/L（轻度减低），T_3、T_4、TSH 正常，血本周蛋白阴性，尿免疫球蛋白 κ 链 0.009g/L（参考值 0～0.002g/L），免疫球蛋白 λ 链 < 0.050g/L；ENA 和 ANA 阴性。CA-199 152.29U/L，CEA15.33ng/ml，CA242 77.84U/L。血清 E_2 0.02nmol/L，血清睾酮 1.86nmol/L，LH 和 FSH 正常。基础生长激素 50μg/L（正常参考范围 0.06～5.00μg/L）、胰岛素兴奋后 > 50μg/L。血清基础皮质醇和 ACTH、胰岛素兴奋后皮质醇和 ACTH 正常，但 24 小时节律消失，过夜小剂量地塞米松抑制试验正常。24 小时尿 17-羟和尿 17-酮皮质类固醇正常。心电图显示窦性心动过缓及肢体导联 T 波低平、倒置。B 超显示心脏各房室大小正常，左心功能测值正常，肝、胆、胰、脾未见明显异常。胃镜见食管下段与十二指肠隆起，伴有非萎缩性胃窦胃炎（充血/糜烂型），病理检查为黏膜慢性炎与间质水肿。肠镜见直肠多发性溃疡和乙状结肠以下黏膜炎性改变；视野检查、听力图大致正常，骨髓细胞学检查大致正常。头颅正侧位、手足正位、颈胸腰椎正侧位及胸部与骨盆正位 X 线片示全身多骨骨质膨大、变形，高低密度灶混杂，部分骨骼合并病理性骨折。四肢长骨正位片左下肢多发骨质异常，肢端肥大与畸形（见文末彩图 6-3-9-21、图 6-3-9-22）、双下肢不等长，左下肢呈 X 形腿（图 6-3-9-23），颅底板障增厚（图 6-3-9-24），头颅、腹部、胸部 CT 示额骨、左侧颅面骨、双侧部分肋骨及左侧锁骨改变及双肾多发结石。蝶鞍 CT 示颅骨改变，可见垂体大腺瘤（图 6-3-9-25），脊柱侧弯、骨质硬化。骨盆畸形与股骨骨折（图 6-3-9-26 和图 6-3-9-27）。DXA 骨密度测量显示为低骨量。全身骨扫描见颅骨、多根肋骨、左上肢骨、左下肢骨骨代谢活跃（图 6-3-9-28）。胸腹部联合 CT 示多发肋膨胀性骨质破坏，肝内胆管扩张，扩张的胆总管于胰腺钩突部变窄，双肾多发小结石及小囊肿。

（二）病例讨论　本例的 MAS 主要累及皮肤、骨骼、垂体和肾脏，分别表现为 café-au-lait 皮肤斑、广泛的骨纤维结构不良和骨折与骨损害、垂体 GH 瘤和肾小管磷消耗与低磷血症。但经过检查，未发现睾丸甲状旁腺、甲状腺、肾上腺等病变。MAS 同时合并有垂体生长激素瘤与肾性低磷血症者极为罕见。一般认为，皮肤 café-au-lait 斑和骨纤维结构不良均与 GNAS 基因编码的 Gsα 活化性突变有关，Gsα 突变使近曲小管（左侧）组织特异性反式作用抑制子（tissue-specific transacting repressor）与沉默子不能结合，Gsα 表达和 cAMP 过多，引起肾脏磷的重吸收障碍。垂体 GH 细胞膜含有 GHRH 受体，当 Gsα 突变累及 GH 细胞时，GHRH 受体后的下游分子被持续激活，GH 分泌过多，在 GHRH 的持久刺激下，GH 细胞增生，形成 GH 瘤。但因患者拒绝做局部骨骼病变的活检检查，而外周血液细胞的基因组 DNA 中 GNAS 基因突变分析对 MAS 的诊断并无帮助，因而尚缺少基因诊断的依据。

café-au-lait 斑分布于背部中部偏右，5～6 个小斑块相互融合，且已经跨过躯体背部中线，但边界清晰，色泽一致，不突出表面，无任何不适。café-au-lait 斑主要见于 MAS，但亦可见于以下内分泌代谢性疾病，如 1 型神经纤维瘤病、Noonan 综合征、Turner 综合征、多发性内分泌腺瘤病、类癌综合征、Carney 复合症、Leopard 综合征、Pentz-Jeghers 综合征、Mazabraud 综合征、Cushing 综合征以及胰高糖素瘤等。此外，在确定为 MAS 所致的 café-au-lait 斑前，还需要排除肥大细胞增殖症、自身免疫性疾病、非内分泌肿瘤、施万细胞、瘤雀斑、胎记、无毛痣、某些皮肤病甚至正常人。显然，本例均无这些病变的依据，可以排除。

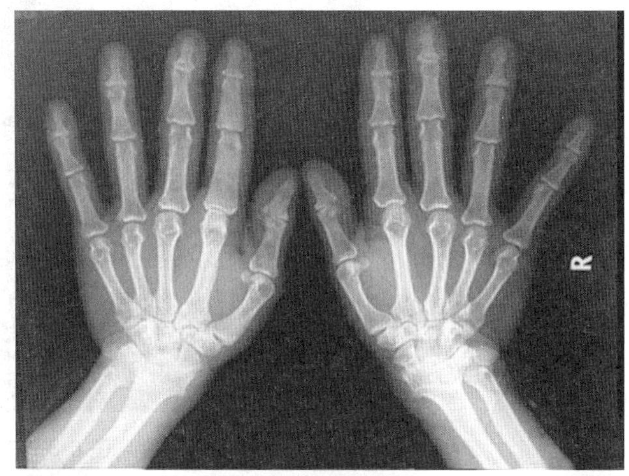

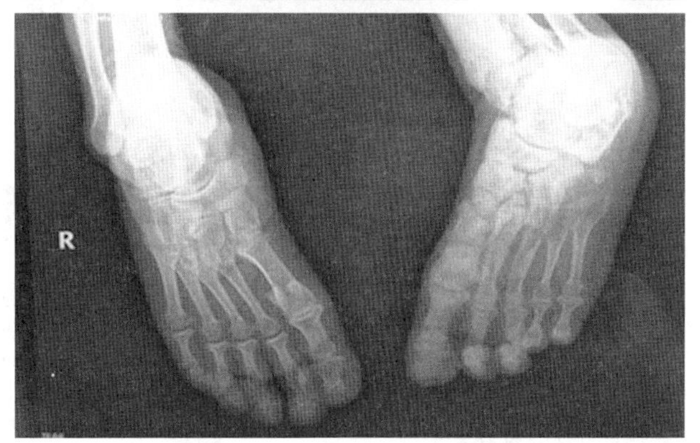

图 6-3-9-22　肢端肥大与手足畸形

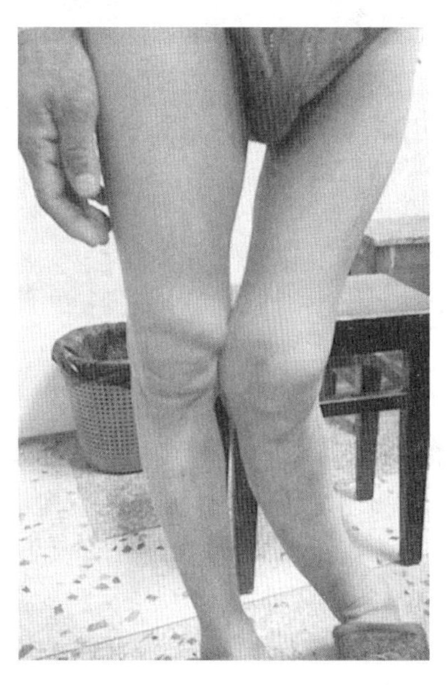

图 6-3-9-23　低磷血症性佝偻病与 X 形腿

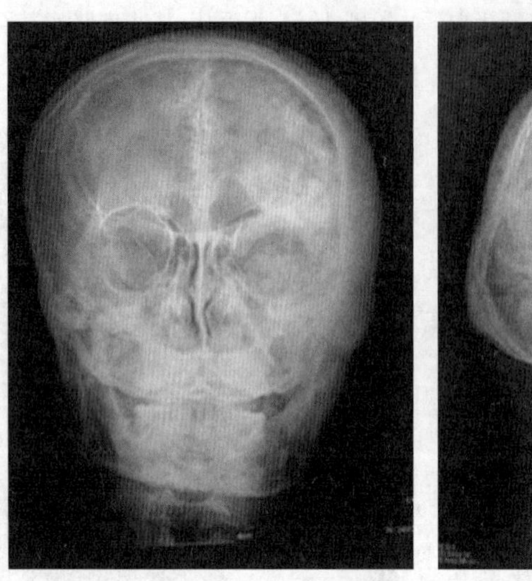
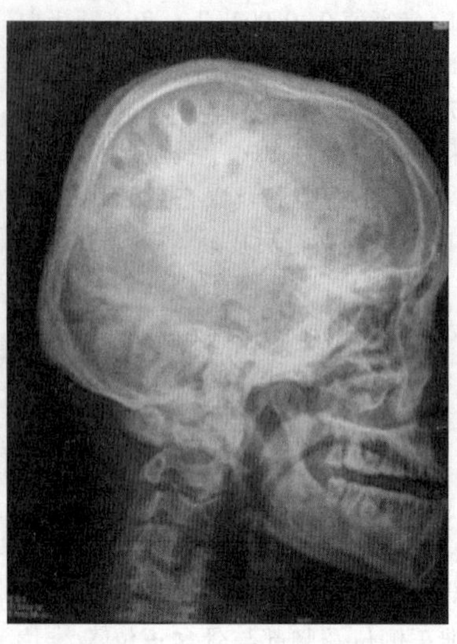

图 6-3-9-24 颅骨硬化
颅骨密度升高，颅底硬化

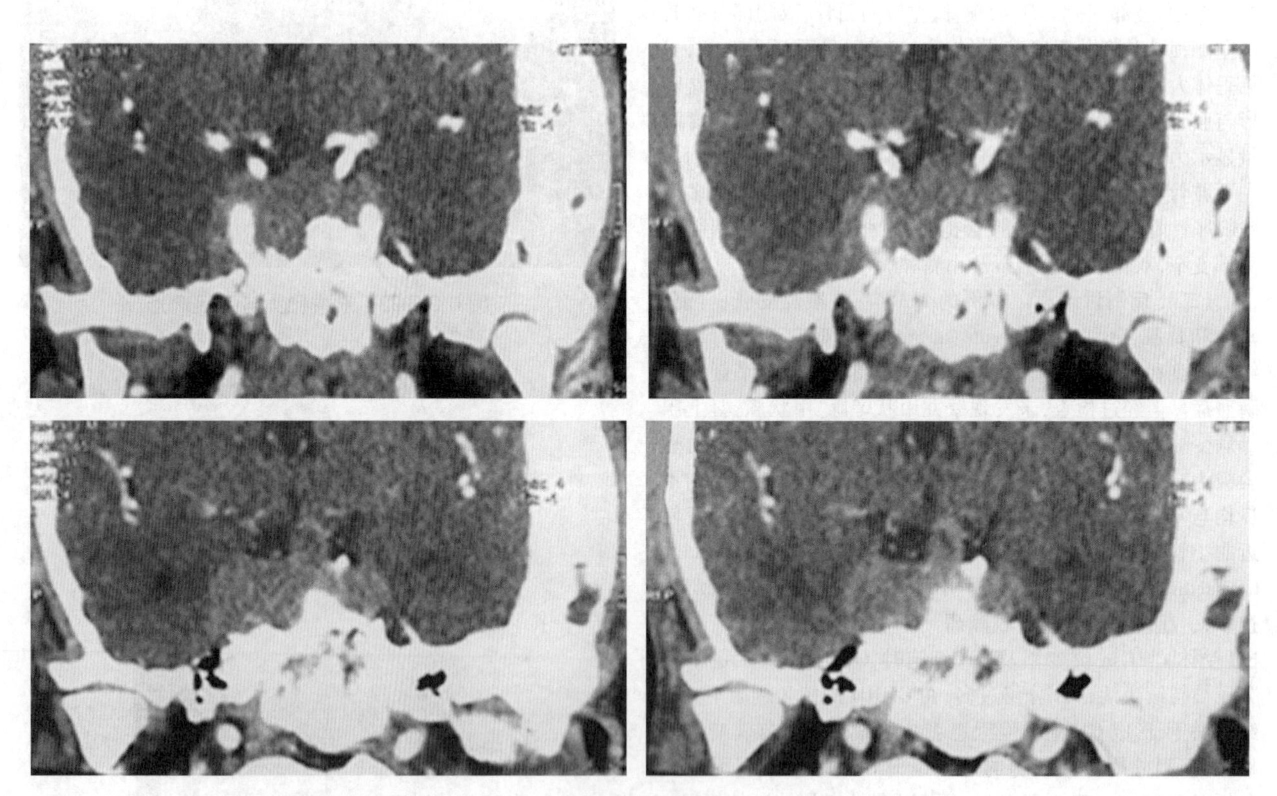

图 6-3-9-25 垂体 GH 瘤
颅底板障增厚，蝶鞍 CT 示颅骨改变，可见垂体肿瘤

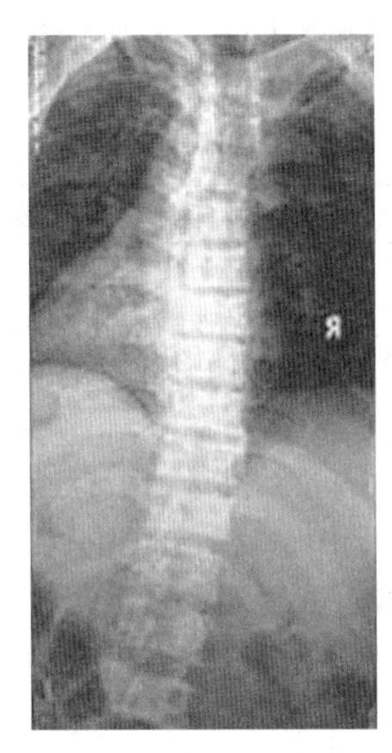
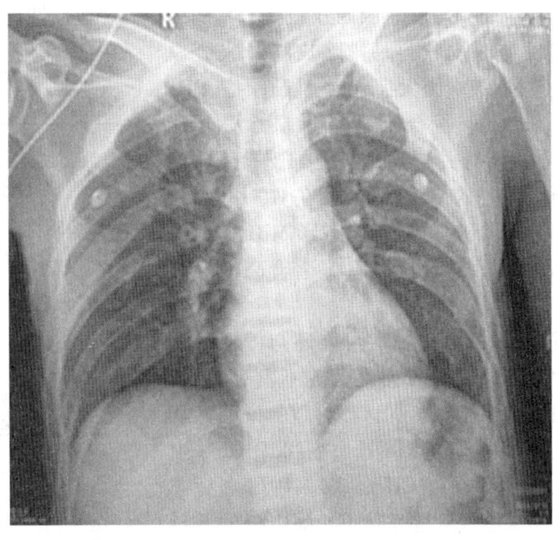

图 6-3-9-26 脊柱病变

侧弯畸形，部分椎体硬化与压缩性骨折并存

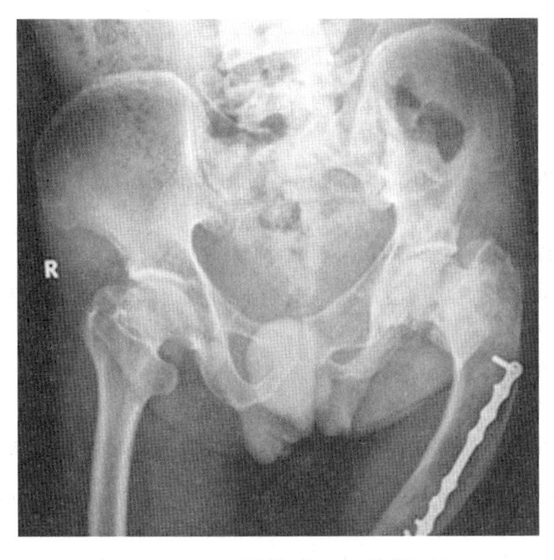

图 6-3-9-27 骨盆畸形与股骨骨折

骨盆正位 X 线片示全身多骨骨质膨大、变形，高低密度灶混杂，部分骨骼合并病理性骨折

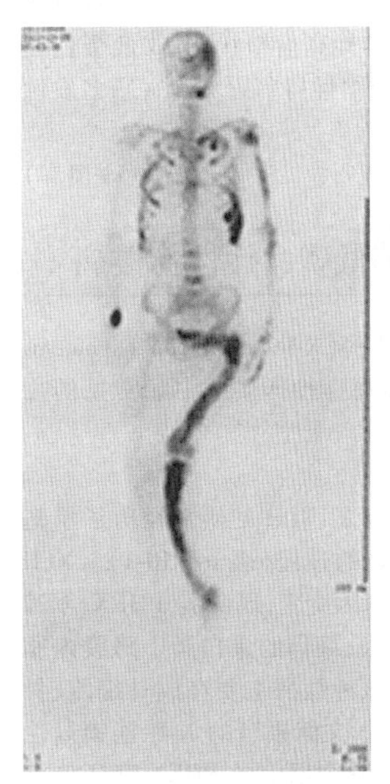
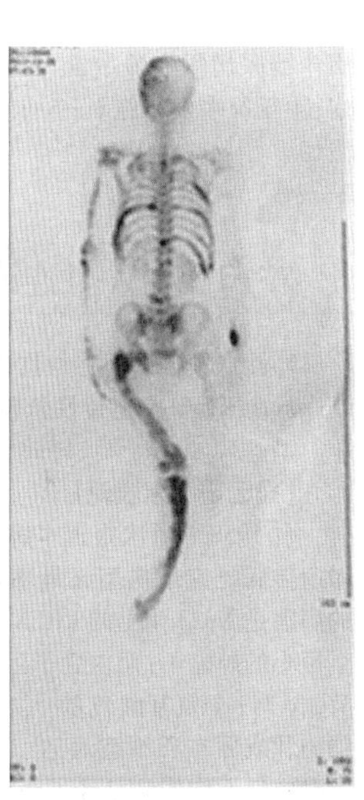

图 6-3-9-28 全身性骨骼代谢活跃

全身骨扫描见颅骨、多根肋骨、左上肢骨、左下肢骨骨代谢活跃

本例的骨纤维结构不良症为多发性，几乎波及除脊柱和四肢末端的其他所有部位，其中以长骨和颅面骨骼的病变较严重而广泛，但仍较典型，即病灶部位以长骨为主，其次为颅骨和肋骨，不见于手足和脊柱。由于部分骨髓间质细胞突变及增生过度，类骨质堆积，破骨活性升高，所以出现局部的高骨吸收状态，但因为缺乏骨形成，故特别容易发生骨折。

骨骼中的克隆形成单位-成纤维细胞突变。MAS 患者的骨纤维结构不良症需与许多骨骼病变鉴别，由于本例的骨骼病变缺乏骨硬化、骨皮质损害等表现，故容易与骨纤维结构不良症、畸形性骨炎、儿童 Paget 样遗传性骨发育不良、炎性/反应性病变、弥漫型硬化性骨髓炎、增殖型骨膜炎、青少年骨化性纤维瘤、甲旁亢、甲旁亢-颌骨损害综合征、肿瘤性病变骨化性纤维瘤、非特定型骨化性纤维瘤等鉴别。

骨骼中的克隆形成单位-成纤维细胞（CFU-Fs）突变是形成纤维增殖不良病变的基础，这种细胞越多，病变越广泛，但对于多数患者来说，随着增龄，这种细胞的凋亡会逐渐增强，一般在 30 岁以后，CFU-Fs 迅速下降，随着突变型骨髓间质细胞（BMSC）减少，FD 病变逐渐被正常骨组织替换，骨髓的血细胞生成功能也转为正常；因而纤维增殖不良病变在一定程度上具有自限性特点，但本例患者已经 37 岁，骨骼病变似乎仍在继续发展，Mazabraud 综合征是一种特殊类型 MAS，其特点是骨纤维结构不良症伴有肌肉黏液瘤。经过 X 线、CT、MRI 和骨骼扫描等多种检查，未见肌肉病变，因而可以排除 Mazabraud 综合征可能。

本例的垂体病变起病可能在青春期发育之后，因而缺乏巨人症表现。本例除肢端肥大较明显外，下牙反咬合显然不是先天性原因、下颌骨肿瘤或FD所致，因而强烈提示其病因为GH分泌过多；粗厚的肢端皮肤容易排除皮肤骨膜肥厚症、原发性肥大性骨关节病、肢端肥大症、单纯性凸颌症、PRL瘤或Madelung-Launois-Bensaude综合征（肢体近端肥大，可能与饮酒和使用过糖皮质激素有关）等可能，更加支持GH瘤的诊断。但是，由于颅底骨骼的广泛性硬化，在CT片上，仅见垂体变形、扩大和部分蝶骨破坏，经脂肪减影MRI扫描则能清晰显示垂体的巨大肿瘤，结合血清GH显著升高，GH瘤的诊断可以成立。

患者入院前和入院早期的低磷血症可能还与糖尿病酮症酸中毒、高渗性高血糖状态及长期慢性营养不良有关，但是，当这些临床情况纠正后，低磷血症仍持续存在，说明其病因与Gsα活化性突变有关。长期的高GH血症和高IGF-1血症是肿瘤的高危因素，本例存在高GH血症，多种肿瘤标志物（如CA、CEA）升高，但未能找到除垂体GH瘤以外的其他肿瘤。

本例的最后诊断是：①McCune-Albright综合征伴垂体生长激素瘤与肾性低磷血症；②生长激素瘤所致的继发性糖尿病伴糖尿病酮症酸中毒与高渗性高血糖状态；③低蛋白血症；④双肾多发小结石；⑤非萎缩性胃窦胃炎和直肠多发性溃疡。

（方团育）

第10节 X-性连锁低磷血症性佝偻病

X-性连锁低磷血症性佝偻病（X-linked hypophosphatemic rickets，XLH）是遗传性低磷血症性佝偻病中最常见的临床类型。

【病因与临床表现】

自1958年首次报道本病以来，XLH的研究经历了单基因遗传病研究最典型又最艰难的过程（表6-3-10-1）。XLH的病因是Xp22.1上的PHEX基因突变；现证实，PHEX含22个短小的外显子，而内含子巨大，编码的蛋白属于跨膜内肽酶，含749个氨基酸残基[1]。该种肽酶主要在成骨细胞、骨细胞和成牙本质细胞表达[2,3]。文献报道的X-性连锁显性低磷血症性佝偻病已经发现250个以上的PHEX突变位点（图6-3-10-1和图6-3-10-2），我国台湾的患者主要为PHEX的c1843delA、c663+2delT、c1899+2T>A、pC733Y和pG579R突变。XLH的病理生理改变、临床表现与其他原因引起的低磷血症性佝偻病基本相同，XLH的病理生理改变见表6-3-10-2。

表6-3-10-1 XLH研究进展

时间	主要发现
遗传学发现	
1958年	确立为X-性连锁的遗传性疾病
1972年	确立为先天性磷转运体疾病
1976年	建立XLH的Hyp小鼠模型
1995年	PHEX基因突变引起XLH
2000年	FGF-23突变引起ADHR
引起XLH的循环因子	
1974年	XLH患者肾移植后不能逆转磷利尿
1989年	Hyp小鼠与正常野生型小鼠交配后，子代发生磷利尿
1992年	Hyp小鼠磷利尿不是肾脏本身的病变所致
1996年	Hyp小鼠血清抑制培养的近曲肾小管细胞磷重吸收
XLH的维生素D代谢异常	
1982年	XLH患者的血清1,25-$(OH)_2D$水平呈不适当"正常"改变
2003年	Hyp小鼠的1α-羟化酶对低磷饮食或PTH的反应迟钝
FGF-23的磷利尿和对1α-羟化酶抑制作用	
2002年	输注FGF-23或FGF-23过表达引起磷利尿和低磷血症
2003年	使用FGF-23抗体能使Hyp小鼠的血磷和1,25-$(OH)_2D$正常
2004年	靶向敲除FGF-23基因引起低磷尿症和高磷血症
2004年	FGF-23通过抑制Ⅱa型Na-Pi同转运体而导致近曲小管磷重吸收障碍
2004年	FGF-23降低1,25-$(OH)_2D$水平，抑制1α-羟化酶活性并同时增强24-羟化酶活性
其他发现	
2003年	多数XLH患者的血清FGF-23升高
2006年	Hyp小鼠的血清FGF-23升高
2006年	klotho调节FGF-23信号

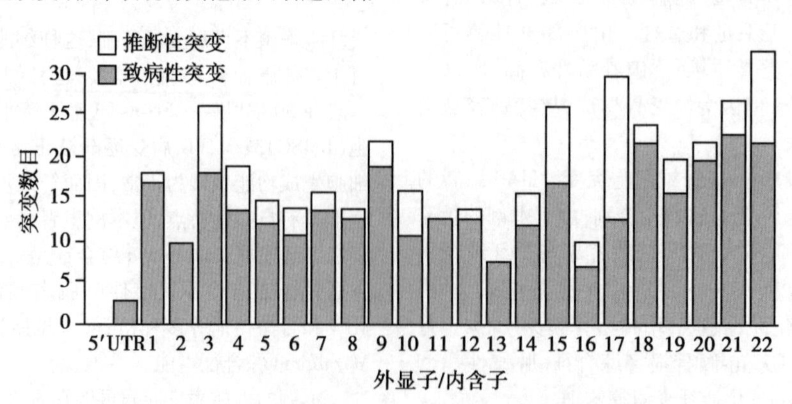

图6-3-10-1 PHEX基因突变数据库的突变位点分布情况

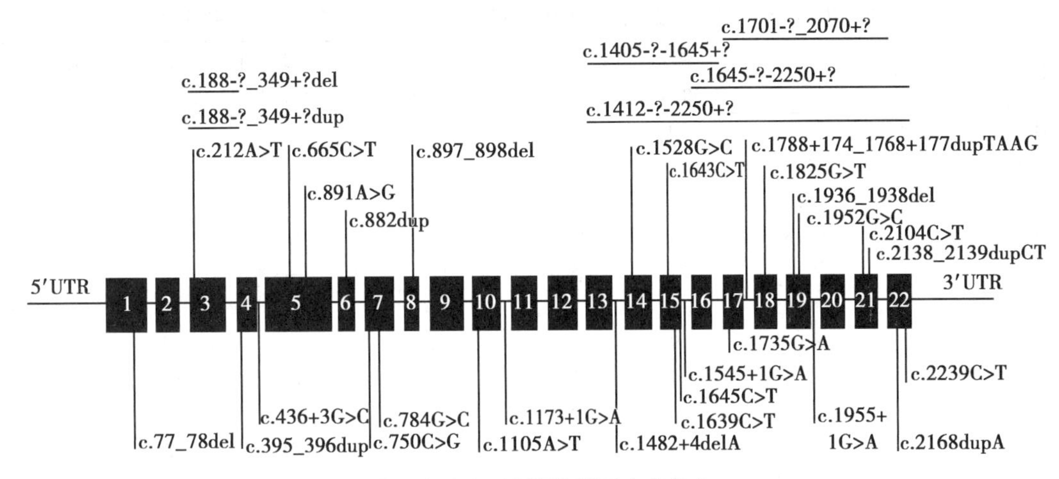

图 6-3-10-2 PHEX 基因突变位点

水平线代表大片段缺失

表 6-3-10-2 XLH 的病理生理改变

骨和牙齿矿化缺陷
成骨细胞功能缺陷(降低)
正常矿化所需的基质蛋白表达不足
骨钙素/骨唾液酸蛋白/玻连蛋白/DMP-1
正常矿化的抑制性基质蛋白表达过多
MEPE
蛋白酶表达增多
ECEL1/DINE/NEP/组织蛋白酶 D
维生素 D 代谢异常
24-羟化酶活性增加
1α-羟化酶活性降低
24-羟化酶的降解加速
1α-羟化酶合成减少
1,25-(OH)$_2$D 对饮食磷、PTH、PTHrP 和 cAMP 反应异常(反应低下或矛盾反应)
1,25-(OH)$_2$D 对降钙素的反应正常
磷转运障碍
甲状旁腺增生与补充磷制剂无关
肾小管细胞
NPT2a 表达减少
NPT2c 表达减少
肠黏膜细胞 NPT2b 表达减少

注:DMP-1:dentin matrix protein-1,牙本质基质蛋白-1

多数患者的血清 1,25-(OH)$_2$D 降低[4-6],FGF-23 升高[7],部分正常。但是,在存在低磷血症情况下,"正常"血清 FGF-23 仍说明异常,此种情况称为"不适当正常"[8-10],因为 FGF-23 并非 PHEX 的作用底物,而 PHEX 的作用是影响 FGF-23 上游的调控因子活性。除磷转运异常外,XLH 还存在许多病理生理改变,如骨和牙齿矿化缺陷、维生素 D 代谢异常[11-13]。部分 X-性连锁显性低磷血症性佝偻病(PHEX 突变)病例资料见表 6-3-10-3。

【诊断与鉴别诊断】

(一) 诊断 下列表现为本病的早期诊断线索:①泛发性骨痛;②生长发育不良伴骨骼畸形;③牙齿发育和矿化不良;④软组织钙质沉着;⑤血磷降低;⑥BMD 降低。本病的临床诊断根据为:①阳性家族史;②幼儿期佝偻病(成年人发生骨质软化);③血清磷明显降低,尿磷排泄增多,TmP/GFR 比值减小;④单独给予大剂量 1,25-(OH)$_2$D 治疗无反应,同时补充磷制剂虽可使儿童佝偻病愈合,但尿中磷酸盐排泄增加和低磷血症仍得不到纠正(详见病例报告 1)。

血清 ALP 可正常或升高,尿羟脯氨酸排泄量与 ALP 活性相关,但与骨质软化程度无相关。血 PTH 正常或稍升高,血钙 25-(OH)D 和 1,25-(OH)$_2$D 多正常,与低磷血症不相称;肾功能的其他检查均正常。突出的 X 线表现为典型佝偻病或骨质软化症,可见各种骨骼畸形和假性骨折。

在临床诊断 XLH 的患者中,PHEX 基因突变的检出率为 60%~70%。但是,如果先用外周血细胞的 PHEX mRNA 进行初步筛选,再采用基因组 DNA 直接测序法可明显提高基因诊断率(>95%)。如果仍为阴性,应考虑诊断为其他遗传性低磷血症性佝偻病(如 1 型或 2 型常染色体隐性低磷血症性佝偻病)[14]。

(二) 鉴别诊断

1. XLH 与其他遗传性低磷血症性佝偻病鉴别 原发性低磷血症有 X-性连锁低血磷性佝偻病、伴高钙尿遗传性低磷血症、常染色体显性遗传性抗维生素 D 佝偻病、常染色体隐性遗传性低磷血症性佝偻病。继发性低磷血症有维生素 D 依赖性佝偻病Ⅰ型、维生素 D 依赖性佝偻病Ⅱ型、肿瘤引起的低磷血症性抗维生素 D 骨质软化、Fanconi 综合征和表皮痣综合征。

(1) 遗传性低磷性佝偻病伴高钙尿症:遗传性低磷性佝偻病伴高钙尿症(hereditary hypophosphatemic rickets with hypercalciuria,HHRH)为常染色体隐性遗传性代谢病,由于磷的重吸收障碍,出现佝偻病[15-19]。另一方面,血清 1,25-(OH)$_2$D 升高促进肠钙吸收,尿钙排泄增多。这是由于肾小管 Na-Pi2 或 Na/Pi-Ⅱc(SLC34A3)转运体突变引起的低磷血症[20-28],见图 6-3-10-3。

磷转运体突变导致低磷血症,肾近曲小管磷的重吸收障碍和肠道磷吸收降低,尿磷排出增多而血磷明显降低,骨矿化障碍导致佝偻病,同时引起骨外钙化。有关肾和肠丢失磷的机制尚不很清楚。Boneh 发现,患此症的小鼠染色体上 Hyp(定位与 X 染色体短臂,Xp)位点出现基因突变,肾近曲

表 6-3-10-3 部分 X-性连锁显性低磷血症性佝偻病(PHEX 突变)病例资料

性别/年龄	BPS	H	Pi (mg/dl)	TRP (%)	25-(OH)D (ng/ml)	1,25-(OH)$_2$D (pg/ml)	PTH (pg/ml)	ALP (U/L)	N/HP
女/15 月龄	轻	—	2.9	—	28	87	—	1531	—
女/36 月龄	重	-2.71	2.3	60	—	—	48	558	N/P
男/9 岁	重	-3.38	2.3	56.4	—	13.2	21	766	N/N
男/16 月龄	重	-2.34	2.8	78.4	29.7	73	28	378	N/N
女/16 月龄	—	—	2.7	25.3	12	—	—	—	P
女/22 月龄	中	-4.06	2.1	—	—	—	—	—	N/N
男/27 月龄	中	-3.2	2.9	76	175.2	—	79	1786	N/N
男/28 月龄	中	-2.01	2.4	80	79	38.2	18	584	P/P
女/18 月龄	中	-2.05	2.7	91	—	—	52	791	N/N
女/4 月龄	轻	0.88	4.0	89	41	75	75	1755	N/N
女/18 月龄	重	-3.35	2.1	32	27.5	16	68	1646	N/N
女/-	重	-2.24	2.8	58.2	—	21.9	49	1699	
女/54 月龄	中	-1.97	2.5	52	—	28	29	991	N/P
女/55 月龄	重	-4.86	—	—	16	28	25	755	N/P
女/19 月龄	中	-3.11	3.1	82.3	43	60	60	934	N/N
女/14 岁	重	-3.84	—	66	37.5	—	42	534	N/N
女/19 月龄	轻	-2.53	2.2	71	30.1	129	66.7	597	N/P
女/32 月龄	重	-2.97	2.5	78	28	53	66	1020	N/N
女/4 岁	重	-1.65	2.1	83	—	—	23	448	P/N
男/38 月龄	中	-5.47	2.7	23	—	—	—	—	P/BT
男/14 月龄	重	-2.26	2.0	59	—	30.1	57	1010	P/P
女/30 月龄	重	-2	2.7	46	45.2	53.4	48	528	N/P
女/16 月龄	轻	0.62	2.5		73	76	60	1249	N/N
男/38 月龄	中	-3.23	2.6	77.6	30	41	43	1389	N/N
女/30 月龄	轻	-2.56	2.8	33	—	—	—	220	N/N
女/30 月龄	中	-3.1	2.4	66	54.2	39.8	58	856	N/N
女/58 月龄	中	-1.84	2.1	85	18	147	78	1513	N/
女/5 岁	重	-3.31	3.1	59.2	—	32	52.3	1110	N/P
女/3 月龄	重	0.64	3.7	62.3	6.6	13.8	22	1204	N/P
女/44 月龄	中	-2.3	2.6	75	39	14	49	1109	N/N
女/53 月龄	重	-1.95	3.7	86.7	31	56.3	49	470	N/N

注:BPS:bone phenotype severity,骨病表型严重性(轻度/中度/重度);H:height SDS,身高 SDS;Pi:血清磷;TRP:tubular reabsorption of phosphate,肾小管磷的重吸收;PTH:Parathyroid hormone,甲状旁腺激素;ALP:alkaline phosphatase,碱性磷酸酶;N:治疗后肾钙盐沉着症;HP:hyperparathyroidism,甲旁亢;P:postreatment,治疗后;BT:before treatment,治疗前;N:no,无

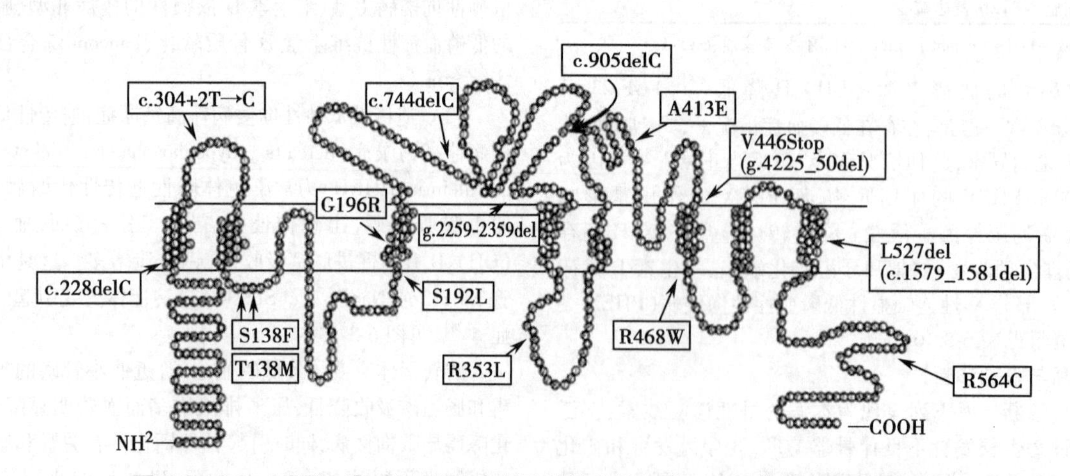

图 6-3-10-3 NPT2c/SLC34A3 突变所致的遗传性低磷血症性佝偻病伴高钙尿症

小管刷状缘上的钠-磷同转运体表达明显减少，Hyp 位点的基因表达产物可能调控 Na-Pi 基因表达。有学者认为，肾和肠的磷转运蛋白受同一基因控制，故当此基因突变时，出现磷转运蛋白异常，最终导致肾近曲小管和肠的磷吸收障碍。另有学者认为，肠道磷转运异常可导致肾脏 1α-羟化酶活性降低而致 1,25-$(OH)_2D$ 生成减少，同时组织对 1,25-$(OH)_2D$ 抵抗也可能介入本病的发生。有两种小鼠有与本病相似的低磷血症性佝偻病，为研究本病的理想动物模型，其突变基因分别为 HYP 和 GY。本病患者的 X 染色体上也发现有与前述小鼠基因相同的两个相应位点（HTP1 和 HYP2）。人和小鼠 HYP 基因位点定位于 X 染色体短臂 22.1-22.2 区（Xp22.1-22.2）或侧翼标志（flanking marker）DXS257 和 DXS41 间。本病有男传男的病例报告，与 X-性连锁遗传性疾病不符，因此有可能还存在隐性或显性常染色体遗传方式[29]。突变型磷转运体基因在骨骼、牙齿以及肾脏中表达导致低磷血症性抗维生素 D 佝偻病/骨质软化症。研究表明：①低磷血症不能完全解释骨骼和牙齿病变；②长期观察治疗了 20 年的青少年和成年人的牙齿发育和矿化情况，发现在正常环境和血磷水平相似的条件下，男性患者的牙髓腔增大较女性明显，提示男性牙齿发育和矿化差，证明本病的基因突变在牙齿上也有表达；③男女成年人血磷和肾小管最大磷酸盐重吸收与肾小球滤过率之比值（TmP/GFR）无任何差异，而骨骼病变则男性比女性明显，根据前述发现，有人提出本病中可能存在基因剂量和两种平行基因的平行性表达问题；④表皮痣-抗维生素 D 佝偻病的病因是皮肤病变产生利磷因子，尿磷排泄增加。HHRH 的实验室检查见表 6-3-10-4。

表 6-3-10-4 ARHR 患者的实验室检查特点

检查指标	ARHR 患者	正常成人
Ca(mmol/L)	N	2.1~2.6
Pi(mmol/L)	↓	0.95~1.75
AP(U/L)	↑	
PTH(pg/ml)	N	10~65
25-(OH)D(ng/ml)	N	20~45
1,25-$(OH)_2D$(pg/ml)	N	19~50
FGF-23(pg/ml)	↑/N	10~50
UCa/Cr(mg/mg)	N	<0.2
TRP%	↓	85~95
Tp/GFR	↓	

注：N：正常；↑表示升高；↓表示下降；AP：碱性磷酸酶；TRP%：肾小管磷重吸收率

（2）与伴高钙尿遗传性低磷血症和低磷血症性骨病鉴别：可根据尿钙排泄增高和继发性甲旁亢（其原发性缺陷在于肾小管不能重吸收钙→使血钙降低→继发性甲亢→尿排磷增加→低磷血症→骨质软化症）来鉴别。本病尿钙排泄正常，与继发性甲旁亢相反。该病常在 16 岁后发病，临床上有严重肌肉软弱和萎缩，尿排出甘氨酸和甘氨酰羟脯氨酸增加，而且有轻度肾小管性酸中毒。此外，引起遗传性低磷血症性佝偻病伴高钙尿症（HHRH）的致病基因有 Na/Pi-Ⅱc、NPT2a 和 NHERF1，其鉴别见表 6-3-10-5 和表 6-3-10-6。

表 6-3-10-5 遗传性低磷血症伴高尿钙症的亚型鉴别特点

鉴别指标	HHRH Na/Pi-Ⅱc 突变	HHRH NPT2a 突变	HHRH NHERF1 突变
血 Pi	↓	↓	↓
血 Ca	N/↑	N	?
TmP/GFR	↓	↓	↓
尿 Ca 排泄	↑	N	↑
血清 1,25-$(OH)_2D$	↑	N/↑	↑
血清 FGF-23	↓	ND	N
佝偻病/骨质软化	+	-	-

注：N：正常；↑表示升高；↓表示下降；+表示有；-表示无；HHRH：遗传性低磷血症性佝偻病伴高钙尿症；NHERF1：Na^+/H^+ 交换子调节因子

表 6-3-10-6 部分遗传性低磷血症的 FGF-23 异常的特点鉴别

疾病	ADH	ARHR	XLH
致病基因	FGF-23	DMP-1	PHEX
遗传方式	AD	AR	X-LD
FGF-23			
血清水平	不适当正常或升高	不适当正常或升高	不适当正常或升高
生成	不适当正常或升高	升高	升高
降解	降低	正常	降低

注：X-LD：X-性连锁显性遗传；不适当正常是指与血清磷相比呈相对性增高，但在正常参考值范围内

（3）常染色体显性遗传性低磷血症性佝偻病：常染色体显性遗传性低磷血症性佝偻病（ADHR，OMIM 193100）为 FGF-23 基因突变所致。ADHR 患者 FGF-23 对降解酶抵抗，FGF-23 水平升高，儿童患者出现肾磷消耗性低磷血症；迟发型患者血清铁降低，并与 FGF-23 升高水平相关[30,31]。Sun 等报道一个华人常染色体显性遗传性低磷血症性佝偻病家系，患者缺乏低磷血症表现，病因为 FGF-23 基因突变（c527G>A，pR176Q）[32]。

（4）1 型常染色体隐性遗传性低磷血症性佝偻病：需与低磷血症性抗维生素 D 佝偻病/骨质软化鉴别，1 型维生素 D 依赖性佝偻病是由于 1α-羟化酶缺陷，1,25-$(OH)_2D$ 生成减少而引起血钙降低，导致继发性甲旁亢、磷利尿和低磷血症。患者出生后不久即发病，但遗传方式非 X-性连锁遗传，血 1,25-$(OH)_2D$ 降低，且生理剂量 1,25-$(OH)_2D$ 治疗有很好疗效，据此可与本病鉴别。遗传性维生素 D 抵抗性佝偻病（HDDRR）虽为遗传性疾病，亦非 X-性连锁遗传。临床上除佝偻病外，很多患者还有全秃，血清 1,25-$(OH)_2D$ 明显升高，继发性甲旁亢，VDR 基因突变而尿磷酸盐排泄和 TmP/GFR 值正常。

1 型常染色体隐性遗传性低磷血症性佝偻病（ARHR1）属于牙本质基质蛋白-1 基因纯合子突变引起的低磷血症和严重的骨骼发育不良症，一般表现为短肢、矮小、关节疼痛/挛缩、脊柱活动障碍、颅骨肥厚和脊椎旁韧带钙化；而杂合子

突变导致轻度低磷血症,一般不伴骨骼发育不良。ARHR1用维生素D治疗的效果差,不能纠正低磷血症性佝偻病。

常染色体隐性低磷血症性佝偻病(autosomal recessive form of hypophosphatemia,ARHP)病因为DMP-1突变。DMP-1是调节骨细胞生成和稳定血磷的关键因子。但是骨组织中不存在DMP-1的全长分子,而只能检出其37kD和57kD的分解片段,其中57kD是DMP-1蛋白的活性组分,因此突变检测应针对该区段进行[33]。

(5) 2型常染色体隐性遗传性低磷血症性佝偻病:2型常染色体隐性遗传性低磷血症性佝偻病(ARHR2,OMIM 613312;外核苷酸焦磷酸酶-1基因突变)患者的临床特点是血钙正常,血磷和肾小管磷的重吸收率降低,ALP明显升高,但血清25-(OH)D和1,25-$(OH)_2D$正常。

(6) 常染色体隐性遗传性低磷血症性佝偻病:常染色体隐性遗传性低磷血症性佝偻病(autosomal recessive hypophosphatemic rickets,ARHR)患者的临床特点与XLH类似。

(7) 多骨性纤维增殖不良症:骨组织通过PTH受体,Gsα活化性突变引起多骨性纤维增殖不良症,病变组织的cAMP生成增多,成骨细胞分化和形成障碍,导致典型的纤维性发育不良症[34],纤维增殖不良的骨组织含有数量不等的病态的成骨细胞和成纤维样细胞,类骨质增多,骨基质却不能正常矿化;破骨细胞数量和活性增加,突变型间质细胞可高表达IL-6,刺激破骨细胞生成,使局部的骨吸收功能增强。据报道,约半数患者伴有磷利尿和骨质软化症,血FGF-23明显升高,是导致高磷酸尿和低磷血症佝偻病或骨质软化的重要病因。

(8) 颅面发育不良伴低磷血症(FGFR1突变):病因为1型FGF受体(FGFR1)突变,颅面骨质增生,常伴有低密度病灶,血磷降低。另一种类似疾病是8p11骨髓增殖综合征(8p11 myeloproliferative syndrome,EMS),其病因为FGFR1与其辅助基因发生融合所致,病情轻重不一[35,36]。

骨-颅骨发育不良症:FGFR1~FGFR4调节骨发育,FGFR1~FGFR3活化性突变引起一组骨发育障碍性疾病,FGFR1和FGFR2突变引起颅缝早闭(craniosynostosis),而多数矮小综合征(dwarfism syndrome)与FGFR3突变有关。骨-颅骨发育不良症(osteoglophonic dysplasia,OGD)是FGFR1~FGFR3突变引起的抑制杂交型(crossover)骨发育不良症,表现为颅缝早闭、眶上嵴前突(prominent supraorbital ridge)、鼻梁塌陷(depressed nasal bridge)、根肢型矮小症(rhizomelic dwarfism)和非骨化性骨损害。非骨化性骨病变位于长骨,多发或单发,病变区缺乏骨矿化,形成大小不等和形态不一的低密度灶[37]。患者伴或不伴低磷血症。

(9) 表皮痣伴低磷血症性抗维生素D佝偻病:临床上除有佝偻病(或骨质软化)外,还有皮肤表现和身体畸形,包括皮肤疣、血管纤维瘤、黑痣、café-an-laif斑和皮肤色素缺失;畸形包括囊肿、脊椎右侧凸、髋内翻性半脱位、假性骨折、腭弓高、身材矮(低于同龄人平均身高的2个标准差)。此外,还可有智力发育差及癫痫。实验室检查可见血磷降低,ALP、尿磷和羟脯氨酸增加,血钙、PTH正常,无氨基酸尿及糖尿。曾报道,骨骼照片有广泛性脱钙,用^{99m}Tc做骨扫描左脚有血管瘤,或者皮肤活检为硬化性血管瘤,术后48小时,血磷和尿磷恢复正常,6个月后骨痛消失,骨折愈合。

2. XLH与肿瘤性低磷血症性佝偻病/骨质软化症鉴别 肿瘤引起的低血磷性抗维生素D骨质软化多见于成年人,常来源于间叶细胞,以血管瘤多见。因其临床上有骨质软化,血磷低,尿磷增多,血清ALP和尿羟脯氨酸增高,且对维生素D有抵抗,与本病有很多相似之处。但肿瘤引起的低磷血症性抗维生素D骨质软化在体内常可检出肿瘤,血清1,25-$(OH)_2D$偏低,切除肿瘤后,临床症状和生化异常迅速得到恢复。

3. XLH与其他低磷血症的鉴别

(1) Fanconi综合征鉴别:与本病的鉴别在于Fanconi综合征临床上除有尿磷酸盐排出增多,还有糖尿、普遍性氨基酸尿、肾小管性酸中毒,临床有失水、低钠、低钾和高氯血症,二氧化碳结合力降低等表现。

(2) 与其他遗传性低磷血症的鉴别:多骨性纤维增殖不良症、颅面发育不良伴低磷血症(FGFR1突变)、常染色体隐性低磷血症性佝偻病(DMP-1突变)和肾钙盐沉着伴肾磷重吸收障碍均属于FGF-23相关性磷代谢异常的遗传性疾病,临床上有相似的表现及实验室发现,因而需要进行鉴别。遗传性低磷血症伴高钙尿症(HHRH)的病因为NPT2a或Na/Pi-Ⅱc转运子(SLC34A3)突变[38-42]。HHRH为一种常染色体隐性遗传病,其突出的病理生理改变是严重肾磷消耗和低磷血症而尿钙排出增多。血清1,25-$(OH)_2D$肠钙吸收升高,但因尿钙流失和低磷血症而伴有佝偻病/骨质软化[42]。积极补充磷制剂可纠正上述异常。

【治疗】

1,25-$(OH)_2D$或1α-(OH)D的剂量宜大,但获得疗效所需的剂量有个体差异。一般1,25-$(OH)_2D$或1α-(OH)D剂量为每天1~3μg,早晨1次服。维生素D或25-(OH)D虽也可应用,但疗效不及前述两种药物。此外,活性维生素D治疗可促进血清FGF-23合成,导致FGF-23进一步升高[43]。

补磷治疗至关重要,目的在于使血磷接近正常,以利于骨折的愈合(表6-3-10-7和表6-3-10-8)。可用磷酸氢二钠(373.1g)和磷酸二氢钾(6.4g)配制成pH值为7.0的口服液1000ml,分次口服,每天摄入磷酸盐0.7~2.1g,每隔4~6小时分服1次。应当特别强调口服磷制剂必须白天和晚上定时服用,每4~6小时1次,以保持血磷水平稳定。补磷可使血钙下降,同时用维生素D制剂即可避免之。通过治疗可使患者佝偻病(或骨质软化)得到缓解,生长加速,但患者成年后最终身高仍然低于正常健康人平均值,患者父母身高对患者最后身高无影响。有研究用维生素D每天0.5~2mg加服磷酸盐<1g/d,25-(OH)D 50~200μg/d加口服磷酸盐0.7~2.1g/d,以及1,25-$(OH)_2D$ 1~3μg/d加口服磷酸盐0.7~2.1g/d等三种治疗方案观察本病患儿身高生长变化,结果显示用1,25-$(OH)_2D$治疗的儿童均有身高生长加速,因此认为1,25-$(OH)_2D$的疗效优于其他维生素D制剂。由于维生素D的用量较大,治疗中要监测血钙、磷和维生素D变化。如果不及时调整1,25-$(OH)_2D$剂量,使高钙血症得不到纠正,则易导致异位钙化。低磷血症多较顽固,长期应用磷制剂亦很难纠正,但却容易发生骨质硬化和软组织钙化,故一般不主张使用大剂量的磷制剂口服。

表 6-3-10-7 维生素 D 制剂

制剂名称	制剂特点
维生素 D(1μg 维生素 D=40U)(骨化醇,Drisdol®)	溶液 8000U/ml 片剂 25 000/50 000U
双氢速固醇(DHT,Hytakerol®)	溶液 0.2mg/5ml 片剂 0.125/0.2/0.4mg
1,25 双羟维生素 D(骨化三醇,Rocaltrol®)	0.25/0.5μg 胶囊 1μg/ml 溶液
Calcijex®	1/2μg/ml
1α-羟维生素 D(α-骨化醇)	0.25/0.5/1μg 胶囊 口服 2μg/ml 注射液 2μg/ml
维生素 D 类似物	
帕立骨化醇(Zemplar®)	1/2/4μg 胶囊
度骨化醇(Hectoral®)	0.5/1/2.5μg 胶囊

表 6-3-10-8 维生素 D 的剂量调整方案

临床判断	剂量调整
安全性剂量调整	
高钙尿症正常血钙	减少骨化三醇用量和/或增加磷酸盐用量
高钙血症	减少骨化三醇用量,中度高钙血症停用骨化三醇
PTH 升高	增加骨化三醇用量和/或磷酸盐减量/成年患者 改用西那卡塞特(cinacalcet)
有效性剂量调整	
X 线表现无发育或生长停滞/减慢	增加骨化三醇或磷酸盐用量
持续性骨痛	增加骨化三醇或磷酸盐用量
低磷血症	增加骨化三醇用量 不增加磷酸盐用量(导致甲旁亢)

低磷血症性佝偻病患者经大剂量磷酸盐治疗后可发生心衰,原因可能与肾衰、心肌钙化有关。因此,不建议单独应用磷酸盐治疗。

XLH 患者可试用降钙素治疗,可使血清 FGF-23 明显降低,血磷和 1,25-$(OH)_2D$ 升高[44,45],西那卡塞特(cinacalcet)可降低血清 PTH 和 FGF-23 水平,升高血磷。本病到成年期的主要问题为骨骼和关节痛。骨骼痛与骨质软化和假性骨折有关,有骨骼痛的患者骨骼活检类骨组织占 25%以上;关节痛多位于下肢膝-踝或脚部,是由于下肢畸形所引起的退行性关节病。患本病的成年人另一个常见的重要问题是牙槽脓肿,防护牙齿对成人 X-性连锁低磷血症性抗维生素 D 骨质软化症患者至关重要。如果治疗不及时,则可出现骨骼畸形,如小腿弯曲、膝外翻和膝内翻或双下肢长度不相等,此时应做矫形手术以纠正畸形[46]。

【病例报告 1】

(一) 病例资料 患者女性,12 岁,汉族,学生。因双下肢骨骼畸形 11 年,行走困难 6 年入院。患儿于 11 年前学习站立及行走后出现下肢骨骼畸形,首先表现为膝关节向内侧轻度膨出,后逐渐出现膝关节明显外翻,伴股骨、胫腓骨弯曲及步态异常,无明显感觉障碍,一直未予重视及诊治,6 年前逐渐出现行走困难,进行性加重,并诉行走时膝关节疼痛明显,病程中未诉手足搐搦,无多饮、多尿及夜尿增多,为求进一步诊治收入院。自发病来,患者精神状态尚可,饮食较差,大便正常,小便量小,体重及身高增长明显低于同龄儿。平素体质一般,否认有“肝炎”“结核”等传染病史,无手术及外伤史,无食物药物过敏史,无输血史,按计划行预防接种,无长期用药史。剖宫产,出生时体重 3kg,出生时情况良好,Apgar 评分正常,母乳喂养至 1 岁 4 个月。6 岁前身高与同龄儿差异不明显,6 岁后身高逐渐低于同龄儿。学习成绩可。患儿明显偏食,不喜食肉类、蛋类、牛奶等食物,摄食较少,每餐不足一两米饭,因行走困难,活动及户外运动少。无外地久居史,否认“血吸虫疫水”接触史,无传染病接触史,无烟酒嗜好。月经未来潮,未婚,父母健在,家族中外祖母、母亲、弟弟均有类似病情。

体温 36.6℃,脉搏 82 次/分,呼吸 20 次/分,血压 80/53mmHg;身高 116cm,体重 23.6kg,BMI 17.54kg/m^2,腰围 60cm,臀围 75cm,上部量 64cm,下部量 52cm,股骨长 32cm,胫骨 31cm,坐高 67cm,指间距 114cm;营养中等,神志清楚,自动体位,鸭步步态,检查合作。全身皮肤、巩膜无黄染,未见牛奶-咖啡斑,浅表淋巴结未扪及。头颅大小正常,无畸形及肿块,双侧瞳孔等大等圆,直径约 3mm,对光反射灵敏。耳郭无畸形,外耳道无溢液,鼻翼无扇动,鼻腔无分泌物,唇黏膜红润,口腔黏膜无溃疡及出血,咽部无充血,双侧扁桃体不大。颈软,颈静脉无怒张,气管居中,甲状腺不大。胸廓对称,可见肋外翻,乳房乳晕下方可扪及少量乳腺组织,Tanner 分级 2 级,双肺语颤传导正常,无胸膜摩擦感,叩诊呈清音,双肺呼吸音清,未闻及干、湿啰音,无胸膜摩擦音。心前区无隆起,心尖冲动位于第五肋间左锁骨中线内 0.5cm 处,未触及震颤,心界叩诊不大,心律齐,无杂音。

腹部无明显隆起,腹式呼吸存在,无腹壁静脉曲张,未见

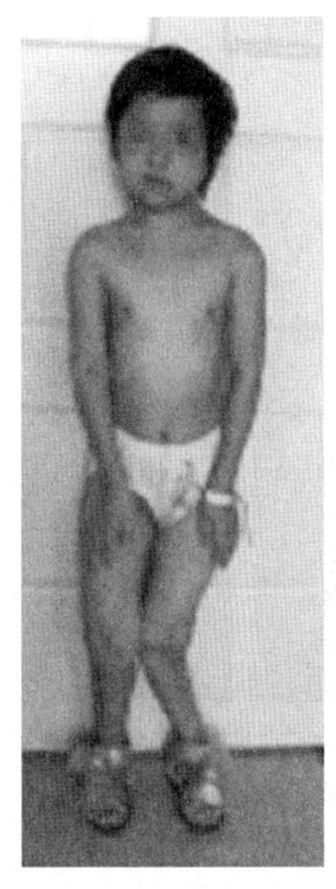
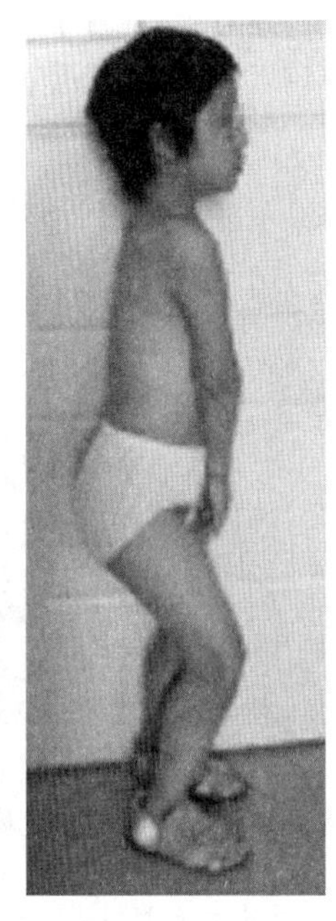

图 6-3-10-4 双下肢骨骼畸形

胃肠型及蠕动波,腹软,全腹无压痛及反跳痛,肝脾肋下未触及,肝区无叩击痛,肝颈静脉回流征阴性,Murphy 征阴性,双肾区无叩击痛,肠鸣音约4次/分,移动性浊音阴性。肛门未见异常,外生殖器呈女性,无阴毛分布,无色素沉着,Tanner 分级1级。双手掌无明显畸形,掌骨征阴性,双侧腕关节近端膨大,活动可。胸部和双膝关节呈“X”畸形(图 6-3-10-4~图 6-3-10-7),站立膝关节测量:两膝关节相碰,双踝关节不能相碰,外偏角度明显增大,双侧膝关节股四头肌无明显萎缩,双膝关节无明显肿胀,膝关节屈曲正常,伸直 25°~30°明显受限,髌骨浮髌试验及髌骨摩擦试验阴性。双膝关节髌骨位于膝关节外侧(图 6-3-10-7),患肢远端血运感觉好。骨密度示 Z 值-4.2 至-4.7(参考国外数据库同龄儿)。

尿 pH 6.5~7.5,总蛋白 62.6g/L,白蛋白 43.2g/L,球蛋白 19.4g/L,肌酐 25μmol/L(↓),甲状旁腺素 112.2~122.6pg/ml,25-羟维生素 D 4.05~6.95ng/ml;碱性磷酸酶 1200U/L;动脉血 pH 7.356,HCO_3^- 23.0mmol/L,BE -1.5mmol/L。FSH 3.82mU/ml,LH 4.24mU/ml,RPL 5.65ng/ml,孕酮 0.31ng/ml,睾酮 37.60ng/dl,E_2 41.00pg/ml;24 小时尿钙、尿钾、尿钠、尿氯化物降低或正常。患者母亲血磷 0.62mmol/L,血钙 2.35mmol/L,PTH 87.19pg/ml,25-羟基维生素 D 12.19ng/ml;患者的弟弟血磷 0.51mmol/L,血钙 2.24mmol/L,PTH 126.30pg/ml,25-羟基维生素 D 12.68ng/ml。患者的母亲和弟弟的骨骼 X 线照片所见与患者相似,但较轻微。

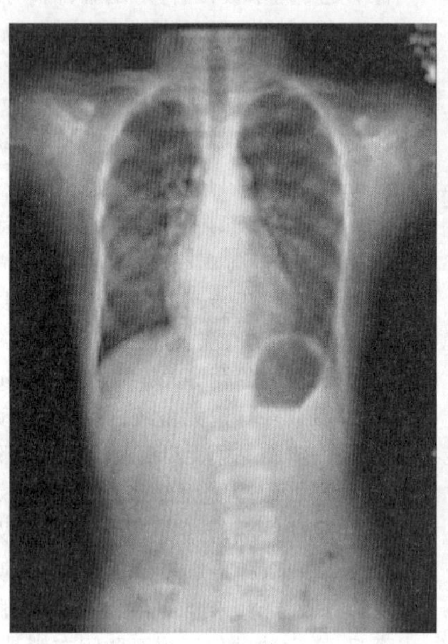
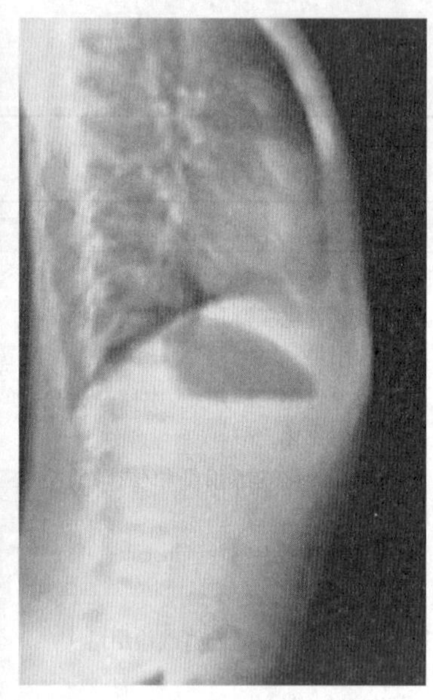

图 6-3-10-5 胸部正侧位(DR/CR)

双肺野未见实质性病灶,心膈未见异常,脊柱呈S形弯曲

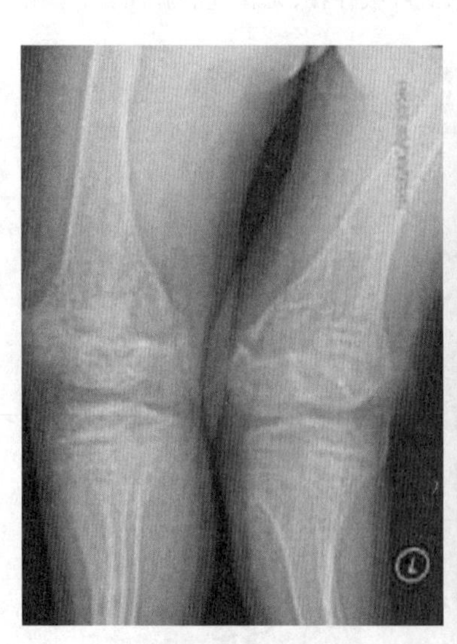
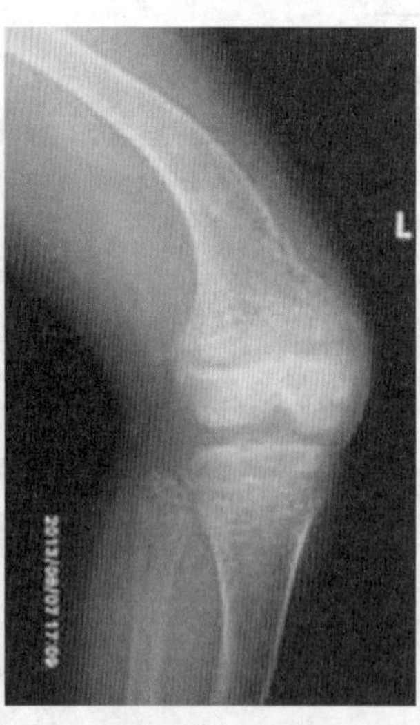

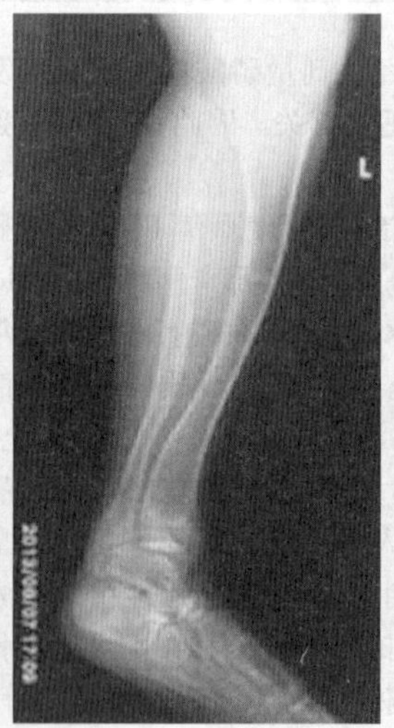

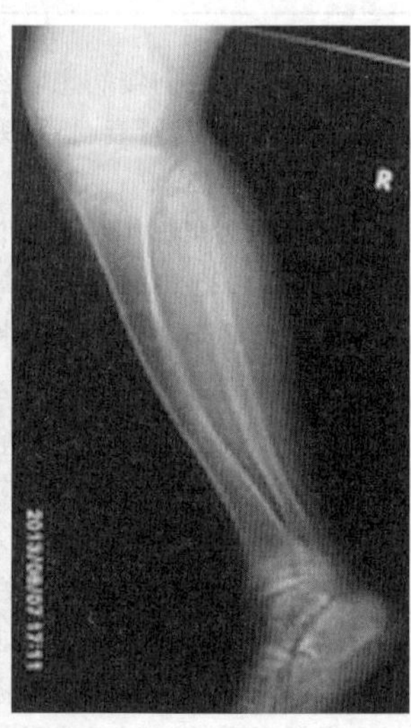

图 6-3-10-6 双膝与胫腓骨正侧位

双膝关节诸骨普遍性骨质疏松,双膝关节外翻畸形,双股骨与双胫腓骨向内侧成角,双股骨远端及双胫腓骨近端骨质明显膨大,形态欠规整,其内可见多发小囊状透光区,左髌骨结构模糊,形态欠光整,左髌股关节间隙消失,右髌股关节间隙变窄;双胫腓骨上下干骺端体积膨大,骨皮质模糊呈毛刷状,其内可见多发小囊状透光区,骨皮质变薄,骨小梁结构紊乱,骨干弯曲变形

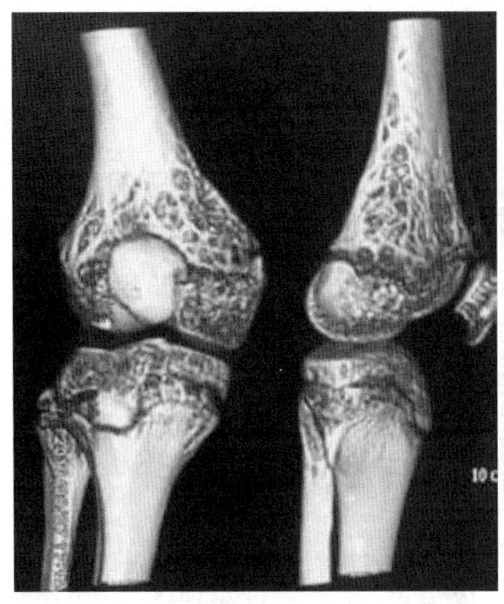
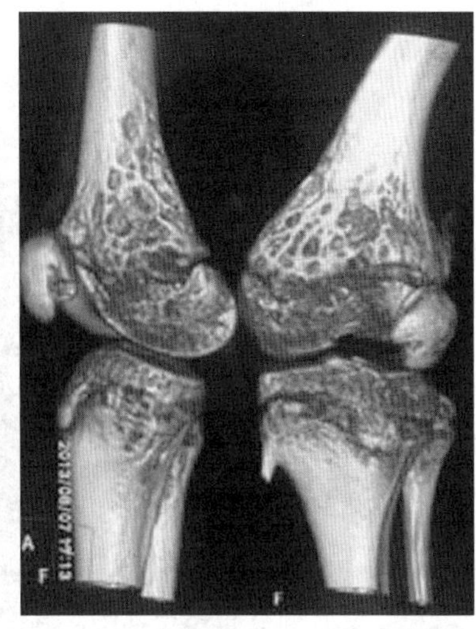

图 6-3-10-7 膝关节 CT 三维成像

双股骨远侧、胫骨近侧干骺端明显增大，不规整，可见多发斑片状骨质缺损区，骨小梁稀疏明显，局部呈肥皂泡样改变，骨皮质变薄，综上改变以股骨下段明显；双股骨远侧及胫骨近侧对应骨骺扁平，骺板增宽，骨骺与骨干未见明显闭合征象，双膝关节外翻畸形

（二）病例讨论 该例儿童起病，X-性连锁家族遗传史明显。骨骼畸形主要表现为胸廓肋外翻、双侧腕关节近端膨大、X 形腿、脊柱呈 S 形弯曲、骨干骺端体积膨大，骨干弯曲变形（图 6-3-10-8～图 6-3-10-11），生化检查大部分正常而血磷降低。低磷血症性佝偻病/骨质软化症的诊断成立。由于患者自幼发病，且有明确家族史，故应首先考虑 X-性连锁低磷血症性佝偻病的诊断。XLH 的病因是 Xp22.1 上的 phex 基因突变（见文末彩图 6-3-10-12）；影响 FGF-23 上游的调控因子活性，调磷因子作用异常。多数患者 1,25-(OH)$_2$D 降低，FGF-23 升高[7]，部分正常；血清 ALP 可正常或升高（根据佝偻病活动情况），血 PTH 正常或稍升高。本例的临床表现较典型，泛发性骨痛、生长发育不良伴骨骼畸形、牙齿发育和矿化不良、软组织钙质沉着、血磷降低、BMD 降低均较明显；血清磷明显降低，尿磷排泄增多，TmP/GFR 比值减小；但单独给予大剂量 1,25-(OH)$_2$D 治疗无反应，同时补充磷制剂虽可使儿童佝偻病愈合，但尿中磷酸盐排泄增加和低磷血症仍得不到纠正。

X-连锁低磷性佝偻病（XLH，phex 基因 Exon20 ccds.1991/G-C 突变）伴维生素 D 缺乏性佝偻病。

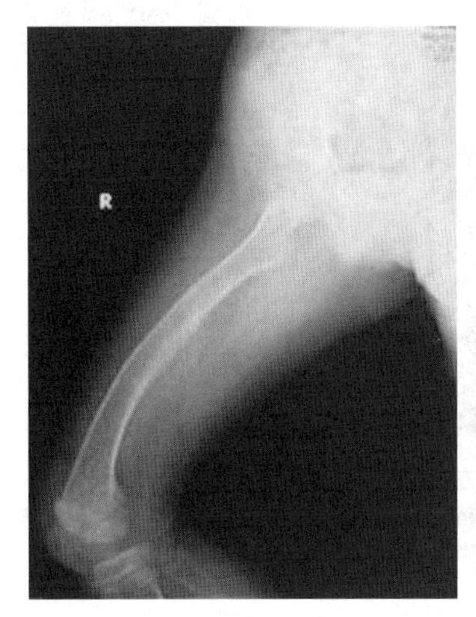
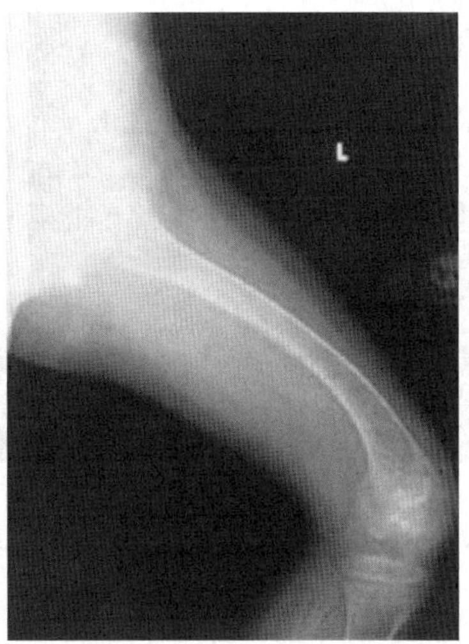

图 6-3-10-8 双侧股骨正侧位（DR/CR）

双股骨骨干弯曲变形，干骺端体积膨大，骨皮质模糊呈毛刷状，其内可见多发小囊状透光区，骨皮质变薄，未见明显骨膜反应

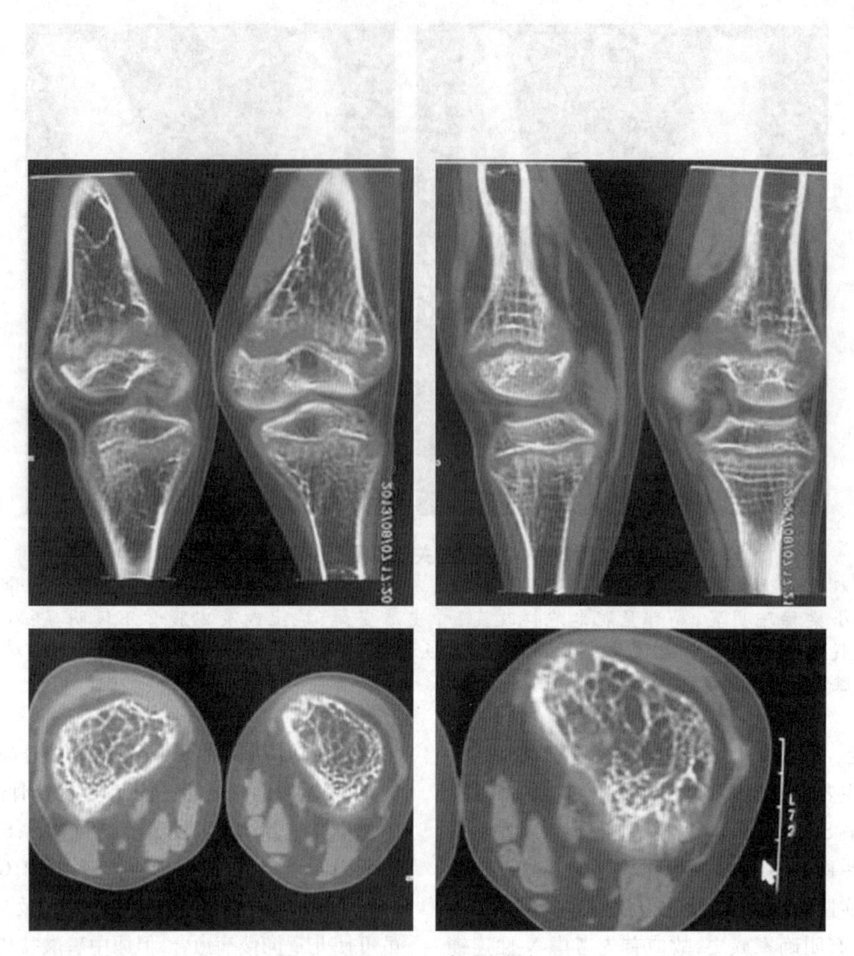

图6-3-10-9 双膝CT纵切面

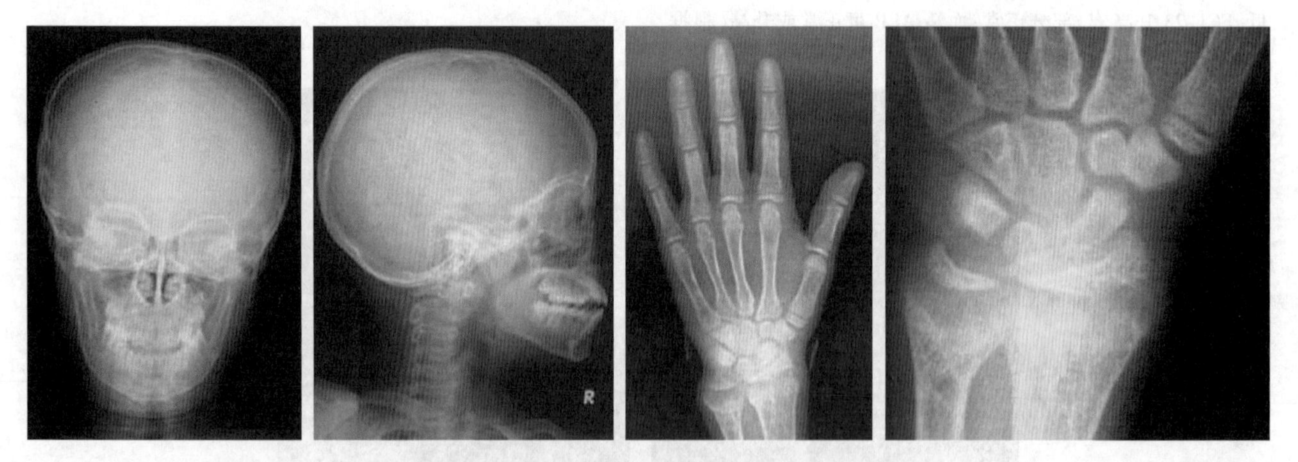

图6-3-10-10 头颅与左手掌正侧位(DR/CR)

颅骨穹隆部未见明显骨质异常征象;左侧尺桡骨远侧干骺端稍增大,骨密度不均匀,可见多发斑片状低密度区,对应骨骺扁平,骺线增宽;左手掌诸骨骨密度降低,各节远节指骨远端稍膨大,远端纤细,诸关节间隙未见异常;左尺桡骨远端可见与肱骨近端类似改变,对应骨骺欠规整,左腕关节间隙尚可

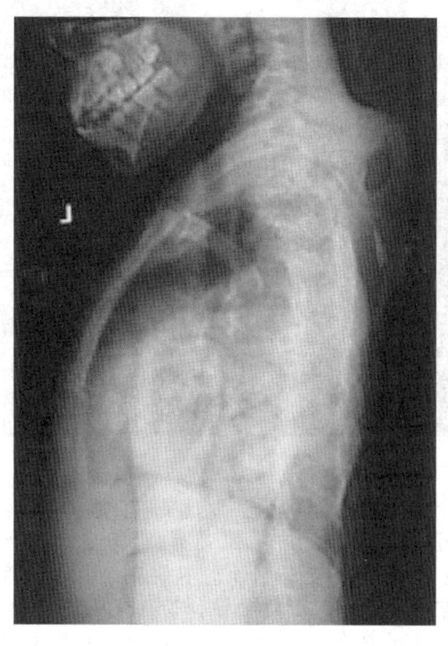

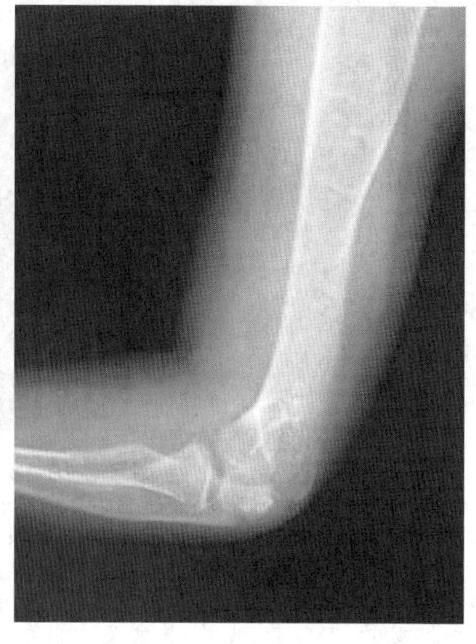

图 6-3-10-11　左肩左肘畸形正侧位(DR/CR)

左肱骨近端骨质密度欠均匀,可见多发斑片状低密度区,上骨干弯曲,左肩关节结构尚可;构成诸骨未见明显骨质异常征象,结构尚可

【病例报告 2】

(一)病例资料　患者男性,43 岁。因右侧髋关节疼痛 9 个月,左侧髋关节疼痛 3 个月入院。2013 年 7 月无明显诱因开始出现右侧髋关节疼痛,疼痛呈隐痛,活动后加重,伴活动受限,无发热寒战,无盗汗,无咳嗽咳痰,无腰痛及右下肢远端放射痛,疼痛逐渐加重。于当地医院检查,CT 示 $L_{4\sim5}$、L_5/S_1 椎间盘轻度突出,腰椎退行性改变,MRI 示骨盆骨多发异常信号灶伴右髋关节少量积液,考虑骨骼纤维异常增殖可能。患者服中成药 1 个月余,自觉症状无好转,2014 年 3 月开始感觉右侧髋关节疼痛加重,右侧膝关节间歇性疼痛,左侧髋关节开始疼痛,于当地医院检查 MRI 示骨盆、双股骨上段多发骨改变,考虑骨纤维异常增殖症和右股骨头缺血性坏死。起病以来体重下降 4kg。2012 年 5 月患荨麻疹,予激素治疗 1 个月余。儿时生长发育与同龄人无明显差异。查体左下颌可见 2cm×1cm 形态不规则咖啡色斑块,不突出皮面,无异常感觉。左下肢比右下肢短 2~3cm,右小腿向外侧弯畸形。四肢肌力、肌张力正常。三大常规正常、肝肾功能、血清电解质正常。

血尿本周蛋白正常;性激素全套正常,生长激素正常,甲状旁腺素正常,骨钙素、骨碱性磷酸酶正常,β 胶原特殊序列 738pg/ml;骨密度提示 L_1-2.6,L_2-1.6,L_3-1.6,L_4-1.3,提示骨质疏松。ACTH 节律正常,皮质醇节律正常。全身骨骼摄片:颅骨、双侧尺桡骨、股骨、胫腓骨、股骨、骨盆及右侧第 6 肋骨多发骨质增生为主的损害改变(图 6-3-10-13),符合 Albright 综合征,请结合临床;右侧股骨头缺血坏死并髋关节退变;胸腰椎退行性变,L_5/S_1 椎间盘病变。骨密度示骨质疏松;骨质疏松考虑继发于 McCune-Albright 综合征。给予盐水 500ml+帕米膦酸二钠 60mg 静脉滴注改善骨代谢,连续用 3 天,并给予骨化三醇及补钙治疗。

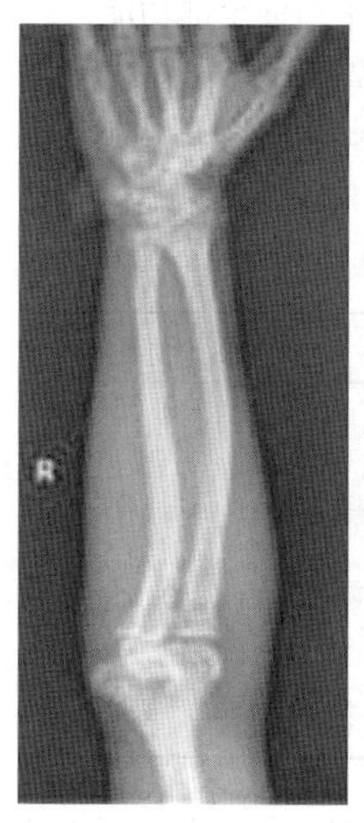

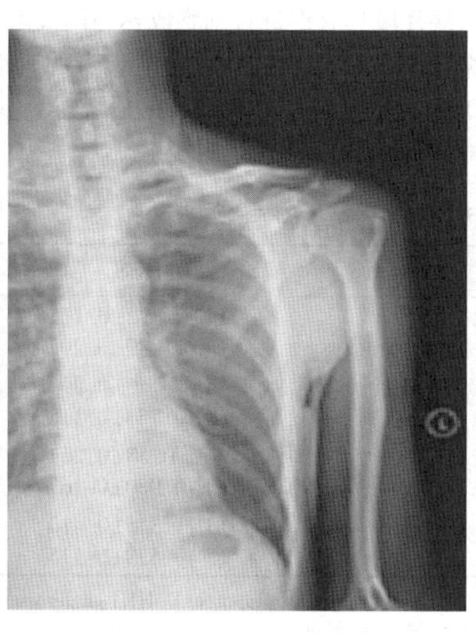

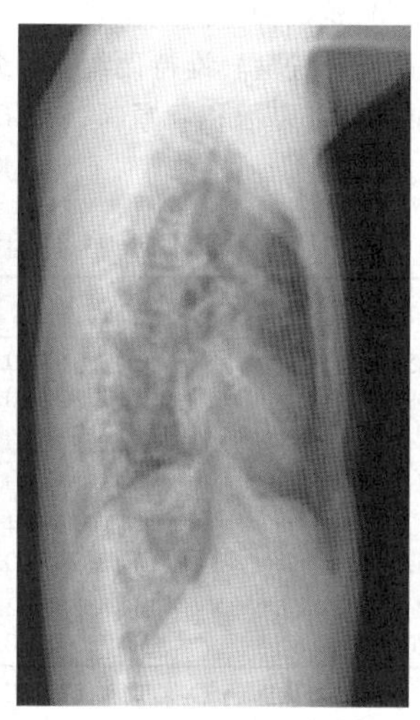

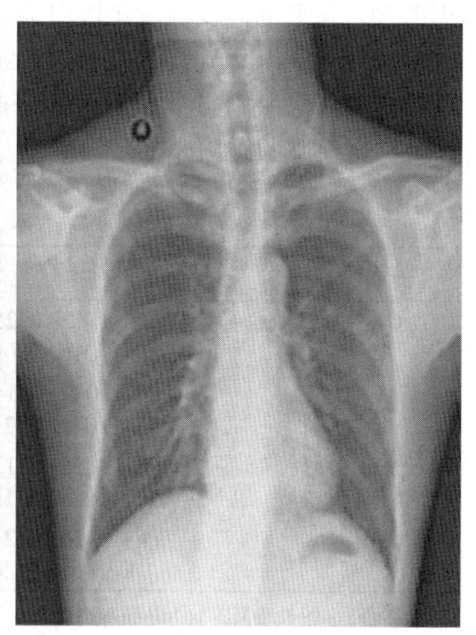

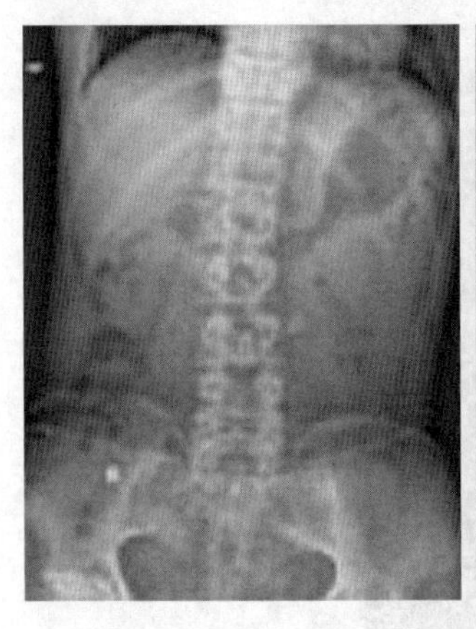
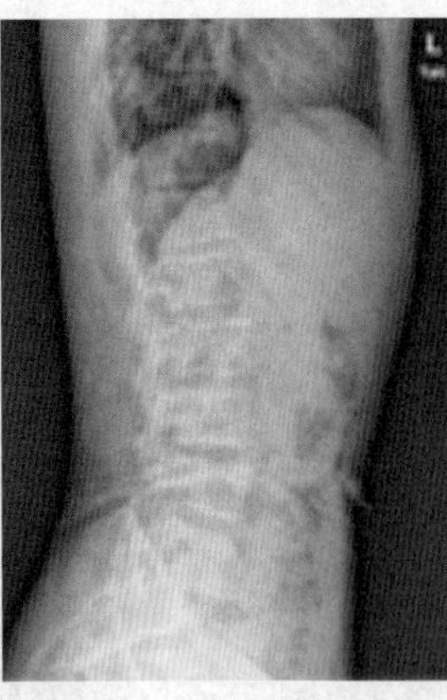
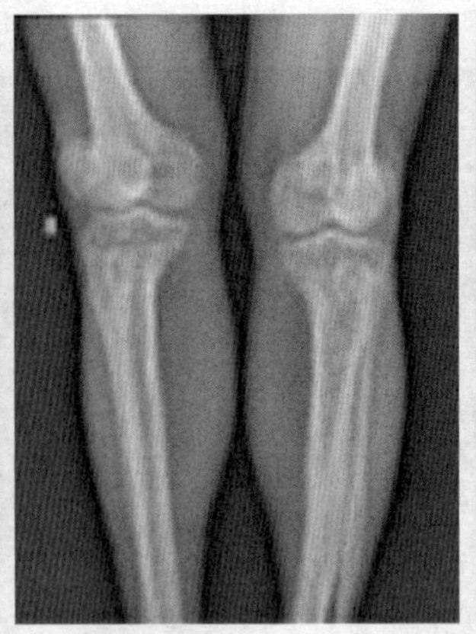
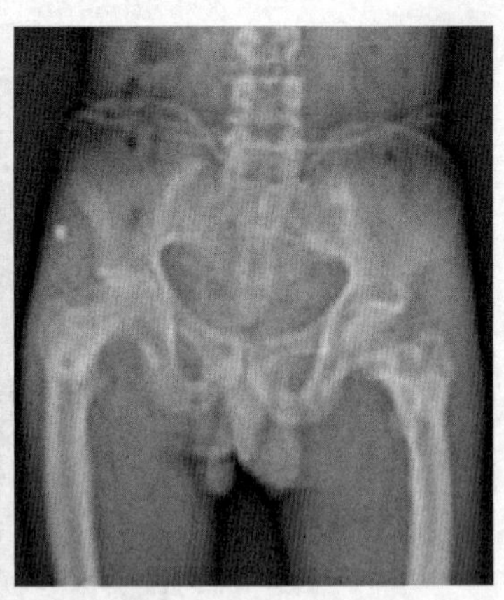

图 6-3-10-13 骨骼病变

右侧第6前肋骨干膨大，其内见片状骨质密度减低区，骨皮质变薄。胸腰椎生理曲度变直，多个椎体边缘骨质增生变尖，L_5/S_1 椎间隙变窄。双侧尺桡骨、肱骨、胫腓骨及所示股骨上段骨皮质增厚，骨髓腔变窄，部分骨干变形，未见明显骨皮质不连；双胫骨、股骨及骨盆见多发片状密度减低区，边缘硬化；右股骨头变扁变形，形态不规则，骨质密度不均匀增高，内见小囊状透亮区，右髋关节间隙变窄，髋臼边缘骨质密度增高。枕骨及额骨骨皮质增厚，枕骨内见小片状透亮影，边缘硬化；X线诊断：颅骨、双侧尺桡骨、肱骨、胫腓骨、股骨、骨盆及右侧第6肋骨多发骨质增生为主骨损害改变，符合Albright综合征，右股骨头缺血坏死并髋关节退变

（二）病例讨论 McCune-Albright综合征继发性骨质疏松很常见，但伴有股骨头坏死并髋关节、胸腰椎退行性变及椎间盘病变者少见。本例予以二膦酸盐、骨化三醇及补钙治疗有一定效果。

（夏维波 单鹏飞）

第11节 常染色体隐性遗传性低磷血症性佝偻病

常染色体隐性遗传性低磷血症性佝偻病（autosomal recessive hypophosphatemic rickets，ARHR）是DMP-1突变引起的一种遗传性低磷血症性佝偻病，其临床特征与其他遗传性低磷血症相似，骨组织出现大量的类骨质，血清FGF-23明显升高。

【病因与临床表现】

（一）DMP-1蛋白及其功能 牙本质唾液酸磷蛋白（dentin sialophosphoprotein，DSPP）和牙本质基质蛋白-1（dentin matrix protein-1，DMP-1）属于小分子整合素结合配体N-连接糖蛋白（small integrin-binding ligand N-linked glycoprotein，SIBLING）家族的高度磷酸化蛋白类成员，这两种蛋白的主要功能是参与牙齿和骨骼的发育、代谢与矿化过程，维持硬组织的基本理化-生物学特征。DSPP和DMP-1基因相互紧邻，基因与蛋白质的结构亦十分相似[1,2]。

DMP-1是调节骨细胞形成和维持磷平衡的关键因素，但是在骨组织中，不能发现该种蛋白的全长DMP-1分子（full-length DMP-1），仅存在DMP-1的N-末端裂解片段（37kD，N-terminal fragment）和57kD的C-末端裂解片段（57kD C-terminal fragment）[3]。

（二）DMP-1突变及其表型 DMP-1蛋白在骨形态生成蛋白-1（Bone morphogenetic protein-1，BMP-1）或枯草杆菌蛋白酶（subtilisin）样前蛋白酶（subtilisin-like proprotein convertase）的作用下，裂解为N-末端裂解片段（37kD，N-terminal fragment）和C-末端裂解片段（C-terminal fragment，57kD）[4-6]。57kD的C-末端片段也通过调节骨组织的FGF-23基因表达，维持血磷平衡。37kD的N-末端片段是一种蛋白糖苷[7]，其功能未明，在骨骼矿化的调节中基本无作用。因此，C-末端的突变患者出现典型的ARHR临床表现，而37kD的N-末端仍正常。

DMP-1基因敲除和基因补充小鼠实验表明，57kD的DMP-1的C-末端片段能完全纠正DMP-1缺失小鼠的骨骼代谢异常和高FGF-23血症（表6-3-11-1），证实57kD的Dmp1 C-末端片段具有促进骨细胞成熟和调节磷平衡的全部功能[8,9]，纯合子与杂合子DMP-1突变患者的表型差异见表6-3-11-2，DMP-1（纯合子）突变患者的骨骼异常见表6-3-11-3，骨组织形态计量异常见表6-3-11-4。

表 6-3-11-1 不同DMP-1基因型的标志性基因定量表达

基因名称	HET	KO	RES	P值
OCN	FL:1.12±0.25 CF:1.016±0.095	FL:3.167±0.290 CF:1.827±0.290	FL:0.797±0.175 CF:1.089±0.202	<0.05
ALP	FL:1.038±0.143 CF:1.091±0.245	FL:2.210±0.215 CF:1.813±0.179	FL:1.146±0.290 CF:0.757±0.116	<0.05
MEPE	FL:1.038±0.135 CF:1.025±0.129	FL:7.37±4.30 CF:2.745±0.500	FL:0.58±0.26 CF:0.960±0.167	<0.05
sFRP-4	FL:1.020±0.232 CF:1.04±0.20	FL:5.356±2.230 CF:1.567±0.335	FL:1.545±0.410 CF:0.579±0.115	<0.05

注：FL：全长DMP-1（full-length DMP-1）；CF：57kD的C-末端裂解片段（57kD C-terminal fragment）；HET：heterozygous，杂合子；KO：DMP-1 null mice，DMP-1基因敲除；RES：rescued mice，存活的小鼠；OCN：骨钙素；ALP：碱性磷酸酶；MEPE：细胞外基质磷酸化糖蛋白；SFRP4：可溶性卷毛相关蛋白4；10天龄小鼠的数值以均值±标准差表示

表 6-3-11-2　纯合子与杂合子 DMP-1 突变患者的表型差异

指　　标	纯合子患者	杂合子患者	正常人
血钙(mmol/L)	N	56	2.15~2.51
血磷(mmol/L)	↑	↓	0.71~1.23
ALP(U/L)	↑↑	↑/N	35~105
PTH(ng/L)	↑	↑	8~73
25-(OH)D(nmol/L)	↓	↓	>40
1,25-$(OH)_2$D(pmol/L)	N	N	48~110
TMP/GFR	↓	↑	>0.80
U-INTP(nmol/mmolCr)	↑	↓	<65
PINP(μg/L)	↑	N	19~84
ICTP(μg/L)	↑	↓	1.5~5.0
FGF-23(RU/ml)	↑	↓	<150

注:N表示正常;↑表示升高;↓表示下降;ALP:碱性磷酸酶;PTH:甲状旁腺激素;TMP/GFR:肾小管磷重吸收率;U-INTP? PINP:Ⅰ型前胶原氨基端前肽;ICTP:Ⅰ型胶原吡啶交联终肽

表 6-3-11-3　DMP-1(纯合子)突变患者骨骼异常

骨骼部位	特征性改变	骨骼部位	特征性改变
颅骨	颅骨和颅底增厚	骨盆骨	形态与结构异常
	中面部发育不良		关节软骨消失
	颌骨前突		髂骶关节强直
	脱牙		髋关节腔隙退变/骨赘/强直
颈椎	颈椎强直	四肢骨	缩短/变宽/弯曲
	椎间盘变窄或消失		皮质骨发育不良
	棘突后融合		前臂骨间肌膜钙化
	前纵韧带骨化		肌腱骨化
	喉软骨骨化		关节腔变窄/退行性关节炎
胸腰椎	椎体增高或压缩	胸骨	胸腔狭窄
	椎板和棘突异常		锁骨增宽
	盘腔消失/骨性强直		退行性肩关节炎/肩锁关节炎
	椎旁肌肉/韧带骨化		
	脊柱侧凸或后凸		

表 6-3-11-4　DMP-1 突变患者的骨组织形态计量异常($\bar{x}\pm s$)

骨组织形态计量参数	DMP-1 突变者	女性(61~70岁)	男性(31~40岁)
BV/TV(%)	↑	16.0± 4.2	22.0±3.9
OV/BV(%)	↑↑	1.5± 0.6	3.5±1.9
O.Th(μm)	↑↑	8.2± 3.7	9.7±4.6
OS/BS(%)	↑↑	13.1± 4.1	14.0±4.6
Ob.S/BS(%)	↓	4.3± 1.8	6.0±1.1
ES/BS(%)	0	4.4± 2.0	4.5±1.9
Oc.S/BS(%)	0	0.8± 0.5	0.6±0.4
Tb.Th(μm)	↓	139.0± 38.0	138±24
Tb.Sp(μm)	↓	602± 171	494±82
Tb.N(/mm)	↑	1.4± 0.4	1.7±0.4
MS/BS(%)	↓↓	7.2± 4.7	7.5±0.6
MAR(μm/d)	↓↓	0.68± 0.12	0.76±0.18
BFR/BS(μm/d×100)	↓↓	18± 3	20.8±4.0
Aj.AR(μm/d)	↓↓	0.56± 0.21	0.63±0.34
MLT(da)	↑↑	20.4± 8.1	18.4±6.3

注:BV/TV:骨容量/组织容量;OV/BV:类骨质容量/骨容量;O.Th:类骨质厚度;OS/BS:类骨质表面积/表面积;Ob.S/BS:成骨细胞表面积/骨表面积;ES/BS:残袭表面积/骨表面积;Oc.S/BS:破骨细胞表面积/骨表面积;Tb.Th:骨小梁厚度;Tb.Sp:骨小梁分离度;Tb.N:骨小梁数目;MS/BS:矿化表面积/骨表面积;MAR:矿物质沉积率;BFR/BS:每年骨形成率/骨表面积;Aj.AR:校正的矿物质沉积率;MLT:矿化延迟时间

【诊断与鉴别诊断】

DMP-1突变引起常染色体隐性遗传性低磷血症性佝偻病(ARHR),类骨质不被矿化伴血清FGF-23明显升高[10-13](图6-3-11-1)。X线照片显示佝偻病改变,多数伴有指骨短而粗,桡骨和尺骨短而粗、矿化延迟、骨弯曲,部分骨密度增高(图6-3-11-2和图6-3-11-3)。

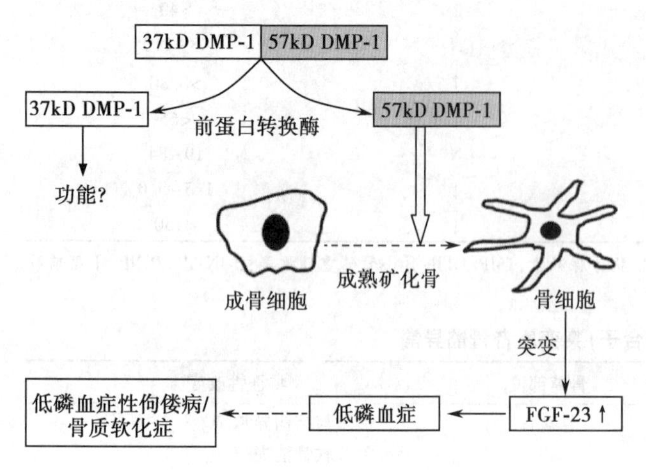

图6-3-11-1 DMP-1的作用机制

DMP-1:dentin matrix protein 1,牙本质基质蛋白1。其促进骨细胞成熟,维持骨骼矿化和磷代谢稳定;骨细胞分泌的全长分子DMP-1被骨形态生成蛋白-1(BMP-1)或枯草杆菌蛋白酶样前蛋白酶裂解为N-末端裂解片段(37kD)和C-末端裂解片段(57kD);57kD的C-末端片段通过下调成骨细胞基因(如骨钙素基因和胶原蛋白基因)表达,促进骨细胞成熟,57kD的C-末端片段也通过调节骨组织的FGF-23基因表达,维持血磷平衡

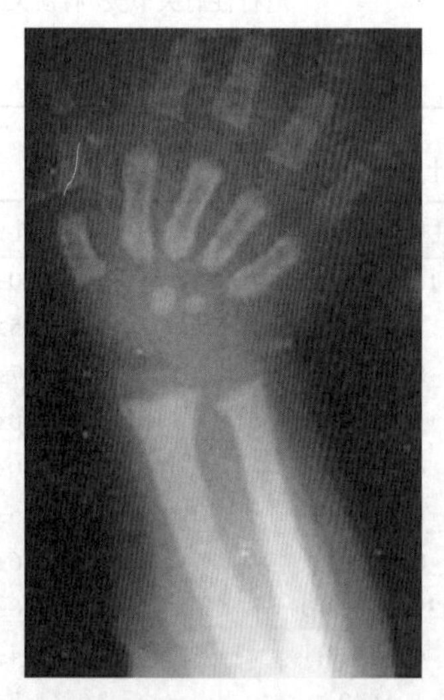

图6-3-11-2 1型常染色体隐性低磷血症性佝偻病(ARHR1)的上肢骨骼病变

患儿16月龄,牙本质基质蛋白1(DMP-1)突变引起的1型常染色体隐性低磷血症性佝偻病(ARHR1);X线照片显示佝偻病改变,指骨短而粗,桡骨和尺骨粗短,矿化延迟

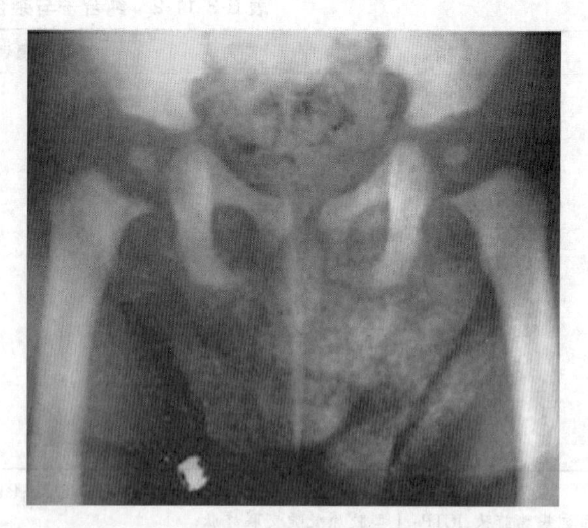

图6-3-11-3 1型常染色体隐性低磷血症性佝偻病(ARHR1)下肢病变

患儿16月龄,DMP-1突变引起的ARHR1,下肢X线照片显示典型佝偻病改变

骨组织中不存在DMP-1的全长分子,而只能检出其37kD和57kD的分解片段,其中57kD是DMP-1蛋白的活性组分,因此突变检测应针对该区段进行[14-20]。同一突变既引起低磷血症又导致婴幼儿泛发性动脉钙化的原因不明。可能有两种解释。首先,遗传性疾病的临床表型由先天性遗传因素与后天性环境因素共同确定;事实上,在一些轻度GACI表型患者中,亦有低磷血症表型。其次,等位基因突变的位点是决定表型的另一个重要因素,其中有ENPP1功能的蛋白水平决定了细胞外焦磷酸盐的生成量,而后者是决定是否发生动脉钙化的关键因素。较低的PPi引起软组织钙化,而过多的PPi导致双水焦磷酸钙(calcium pyrophosphate dihydrate,CPPD)形成,引起特发性软骨钙盐沉着症(idiopathic chondrocalcinosis)或CPPD沉积症。虽然这两种疾病与低磷血症和GACI没有直接联系,但在病因上可能有某种关联。

ENPP1基因含有25个外显子,引起低磷血症的突变位点及其部位见图6-3-11-4。在核苷酸外焦磷酸酶/磷酸二酯酶(ENPP1)的作用下,生成细胞外焦磷酸,该酶突变引起低磷血症或婴幼儿泛发性动脉钙化(generalized arterial calcification of infancy,GACI;MIM 208000)。低磷血症和婴幼儿泛发性动脉钙化可以见于同一种突变的同一个家族的不同成员。

【治疗】

低磷血症的治疗与XLH基本相同。DMP-1的C-末端裂解片段(57kD)有望成为新的治疗措施。

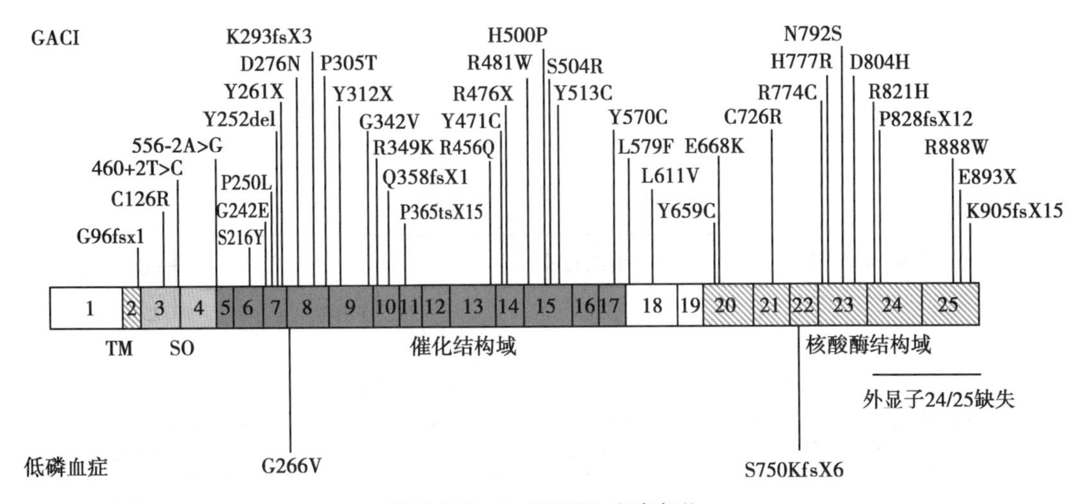

图 6-3-11-4　ENPP1 突变部位

外核苷酸焦磷酸酶/磷酸二酯酶 1(ENPP1)基因含有 25 个外显子,基因结构上方为引起 GACI 的突变位点,下方为引起低磷血症的突变位点;TM:跨膜结构域;SO:生长介素 B 样结构域;GACI:婴幼儿泛发性动脉钙化

(单鹏飞)

第 12 节　常染色体显性遗传性低磷血症性佝偻病

常染色体显性遗传性低磷血症性佝偻病(ADHR,OMIM 193100)为 FGF-23 基因突变(图 6-3-12-1 和图 6-3-12-2)所致。ADHR 患者 FGF-23 对降解酶抵抗,FGF-23 水平升高,儿童期出现磷消耗性低磷血症;迟发型患者血清铁降低,并与 FGF-23 升高水平相关[1-3]。

【病因与发病机制】

Sun 等报道一个华人常染色体显性遗传性低磷血症性佝偻病家系,患者缺乏低磷血症表现,病因为 FGF-23 基因突变(c527G>A,pR176Q)[4]。

ADHR 是 FGF-23 相关性骨病中的独特类型,R176Q/W 和 R179Q/W 突变位于蛋白酶的裂解区域,在一般情况下,疾病可以不发作,但当野生型与 R176Q/W 和 R179Q/W 突变型小鼠铁缺乏时(如青春发育期和妊娠期时出现症状),野生型的血清 C-末端 FGF-23 明显升高,而 ADHR 小鼠的血清 C-末端 FGF-23 和全长 FGF-23 均显著升高(图 6-3-12-3)。应用体外铁螯合方法使动物缺铁,FGF-23 mRNA 表达(依赖于 MAPK)增多,因此与其他高 FGF-23 血症综合征不同的是,迟发型 ADHR 是基因突变(FGF-23 稳定性异常)和环境因素(铁缺乏)共同作用的结果[5]。低磷血症伴 1,25-$(OH)_2D$ 不适当正常或降低[6-9];在 α-Klotho 和 FGF 受体的协同作用下,将调节 NPT2a 与 NPT2c 表达,抑制肾脏 1,25-$(OH)_2D$ 合成[10];与野生型 FGF-23 比较,ADHR 的突变型 FGF-23(32kD 为主)水平增高,且对蛋白酶降解有部分抵抗,而分解的 FGF-23 片段(20kD 和 12kD)正常或降低。正常情况下,蛋白酶降解正常的全长 FGF-23(full-length FGF-23),而不能裂解其 N-端片段(25~179 位残基)或 C-端片段(180~251 位残基)(图 6-3-12-4)[11]。

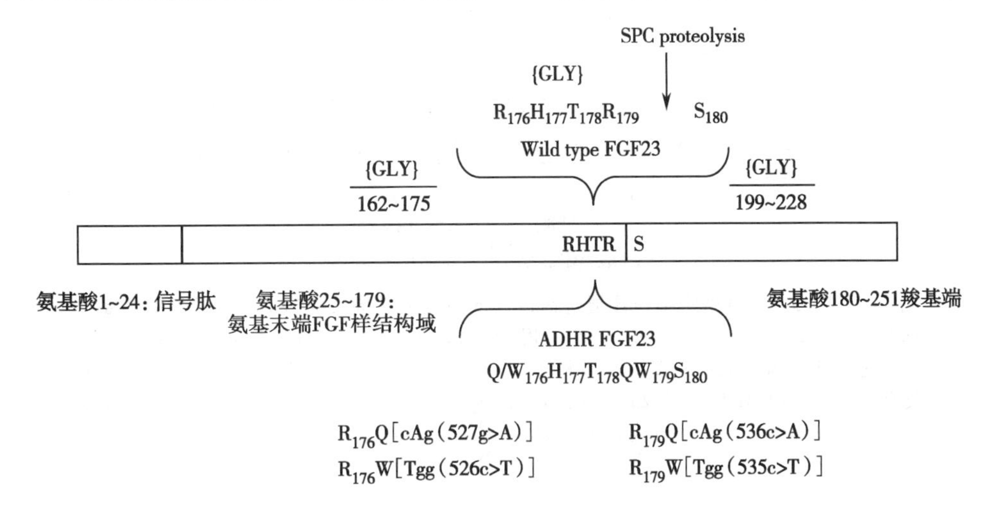

图 6-3-12-1　FGF-23 蛋白结构域引起 ADHR 的突变

FGF-23 含有 24 个氨基酸残基组成的信号肽,其下游为 N-末端 FGF 样结构域(25~179);FGF-23 结构中的枯草杆菌样前蛋白转换酶(SPC)位点突变(R176 和 R17,R176Q/W,R179Q/W)导致保守的 FGF 样结构域与 C-末端(180~251)分离,蛋白功能丢失(T178 是维持分子结构稳定的关键糖化位点)

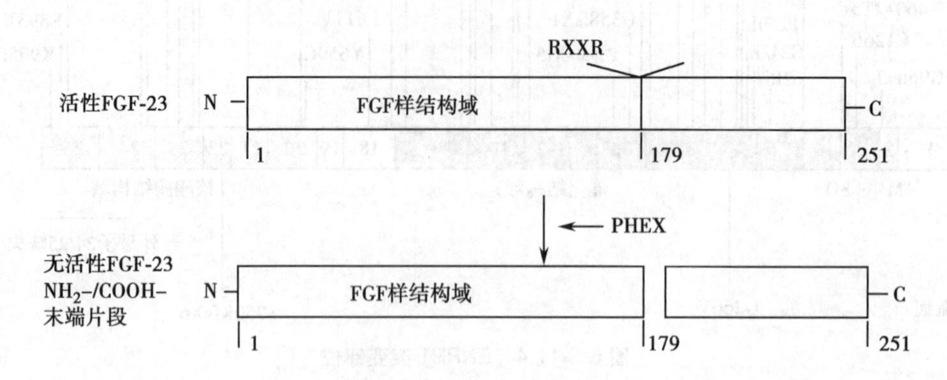

图 6-3-12-2 FGF-23 突变

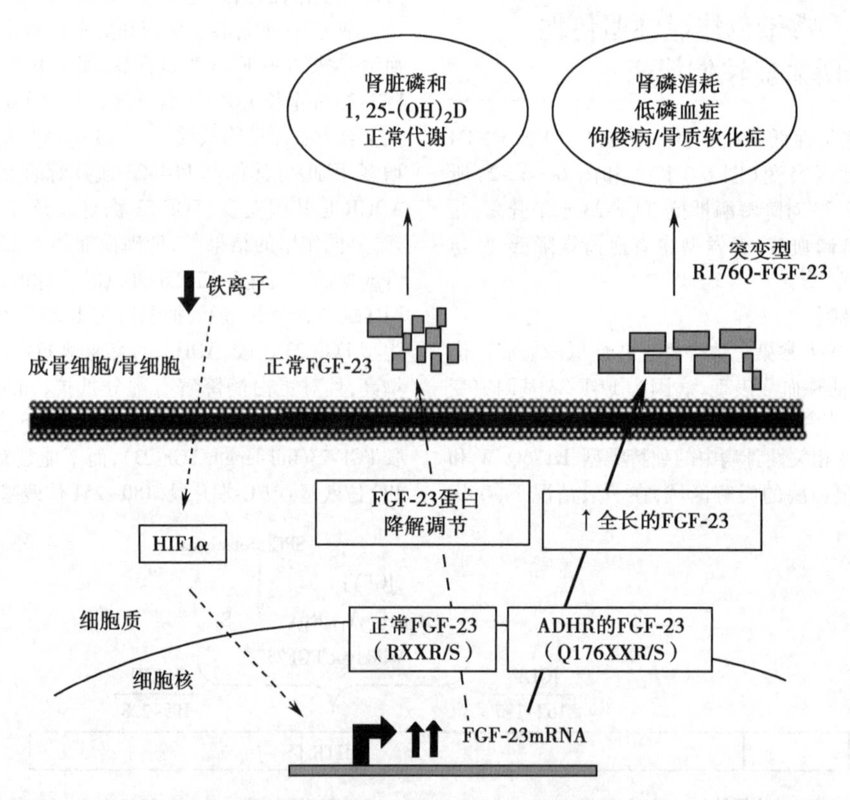

图 6-3-12-3 迟发型常染色体显性遗传性低磷血症性佝偻病（ADHR）的发病机制

基因突变（FGF-23稳定性异常）和环境因素（铁缺乏）共同作用引起迟发型常染色体显性遗传性低磷血症性佝偻病（ADHR）；铁缺乏使骨组织的FGF-23表达增高，HIF1α螯合后，刺激成骨细胞FGF-23表达，而R176Q-FGF-23突变后，FGF-23不被蛋白酶降解，血清全长FGF-23分子升高，导致低磷血症和骨质软化

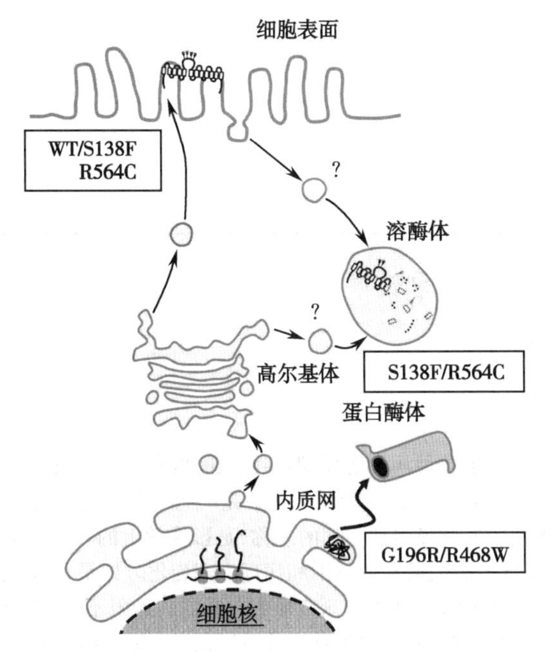

图 6-3-12-4 NaPi-Ⅱc 突变导致遗传性低磷血症性佝偻病伴高钙尿症的发病机制

正常情况下,成熟的野生型 NaPi-Ⅱc 转运至细胞膜的顶部,突变型 NaPi-Ⅱc(如 G196R 与 R468W)因分子折叠错误而潴留在内质网内;S138F 和 R564C 突变型 NaPi-Ⅱc 能够到达膜顶部,但被蛋白酶体和溶酶体迅速降解

【临床表现与诊断】

ADHR 的实验室改变和骨骼病变与其他因 FGF-23 分泌过多引起的疾病(如 XLH、ARHR、TIO 相似[12-16],尤其需要与 NaPi-Ⅱc 突变引起的遗传性低磷血症性佝偻病伴高钙尿症(HHRH)鉴别(图 6-3-12-5),但前者的遗传外显率不完全,发病的年龄不定。儿童期发病者低磷血症、佝偻病和下肢畸形明显;成年发病者在儿童无症状,至青春期或妊娠期因铁缺乏而发病;有些男性患者随着增龄而病情减轻[17];血清 FGF-23 与铁的水平呈负相关,铁缺乏越严重,FGF-23 升高越明显[18],而 C-末端 FGF-23 与铁蛋白(ferritin)呈负相关[19]。

除成年发病型 ADHR 外,其他所有的遗传性低磷血症性佝偻病均早年发病,故发病年龄较晚是 ADHR 诊断的重要依据,如果同时伴有铁缺乏依据,且在纠正铁缺乏后症状缓解,强烈提示为 ADHR,但确诊有赖于 FGF-23 基因突变检测[5,20-23]。

【治疗】

本病的治疗与其他遗传性低磷血症相同,成年发病型 ADHR 患者需要及时补充铁剂[24,25]。

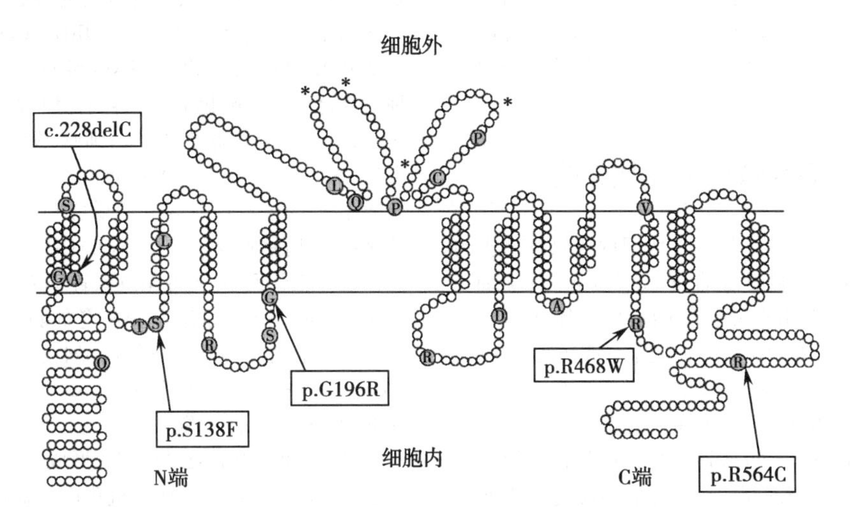

图 6-3-12-5 引起遗传性低磷血症性佝偻病伴高钙尿症(HHRH)的 NaPi-Ⅱc 突变位点

(单鹏飞)

(本章主审 夏维波 盛志峰)

第 4 章

高骨量与骨质硬化症

第 1 节　高骨量与硬化性骨病 / 2440
第 2 节　骨质硬化症 / 2458
第 3 节　Paget 骨病 / 2470

骨量是指单位体积中骨组织的多少;低于正常称为低骨量;与此相反,高于正常时称为高骨量,即单位体积内的成熟骨增多,且骨矿物质与骨基质比例基本正常,但国际上对高骨量缺乏统一定义。因为临床上不直接检测骨量,一般用骨密度间接评价骨量状态,而面积骨密度增高既可以是高骨量的结果,又可能因骨骼矿化过度引起,因而临床上的高骨量至少包括骨肥大与骨质硬化症两种情况,其鉴别相当困难。此外,临床上的骨密度增高伴骨增生不良性硬化症也不是真正意义上的高骨量,因为其矿物质与骨基质的比例不正常;此类病变往往有特殊的骨骼 X 线和 CT 表现,诊断并无困难。

近年来,随着分子生物学技术的广泛应用,其中一些高骨量和骨质硬化综合征的病因已查明。认识这些疾病对临床代谢性骨病的鉴别诊断和防治有重要意义,深入研究高骨量综合征的病因与发病机制是寻找骨质疏松与骨质硬化治疗靶点的重要途径。

第 1 节　高骨量与硬化性骨病

高骨量(high bone mass)是指单位体积内成熟骨增多的一种病理现象。最初,高骨量综合征(high bone mass syndrome,MIM 601884)是特指在低密度脂蛋白受体 5/6(LDL receptor-related protein 5/6,LRP5/6)突变家系或病例研究中,根据其失活性突变引起骨质疏松-假神经胶质瘤(pseudoglioma syndrome,OMIM 259770)而活化性突变患者的骨量增加的事实基础上提出来的。虽然高骨量综合征与骨质硬化是两种不同的概念,但在临床表现上,当骨骼系统的体积和容量恒定后,高骨量综合征主要表现为骨密度升高和硬化性骨病。本节简要介绍高骨量综合征和骨质硬化以外的特殊性硬化性骨病。

【定义与分类】

骨密度可间接了解骨骼的骨矿含量,在排除软组织和骨髓病变(如软组织钙化、骨化、动脉硬化和骨髓纤维化)后,一般可反映骨矿物质含量。骨密度增高常见于骨质硬化症、硬化性骨干骺增生不良症(osteosclerotic metaphyseal dysplasia)、成骨性骨肿瘤、骨良性纤维性组织细胞瘤(benign fibrous histiocytoma)、Albers-Schönberg 病、Ⅱ型碳酸酐酶缺陷症等[1,2]。

(一) 相关术语　骨硬化(osteosclerosis)与骨质硬化症(osteopetrosis,MIM 166600)属于骨组织学或影像学术语,绝大多数只发生于骨和牙组织,不伴有软组织钙化或骨化。临床包括了数种病理情况,但相互之间可有一定重叠。

1. 骨质硬化症　骨质硬化症是一组罕见的原因不明的先天性骨发育障碍性疾病的总称,是影像学上的一种诊断术语,不涉及骨质硬化的病因和病理生理变化。如果在 X 线照片、CT 或 MRI 图像上出现皮质骨与骨髓的界限不清、皮质骨增厚和骨髓腔缩小,即可称为骨质硬化症。但严格地说,"osteopetrosis"是指小梁骨致密增多与软骨骨化(尤其是长骨),导致骨髓腔狭窄、贫血、髓外造血组织增生(肝脾大)。遗传性骨质硬化症自幼起病,常进展为耳聋和视力减退。经典的骨质硬化症分为婴幼儿恶性型、成年型良性型、中间型和其他类型四类。广义的骨质硬化症分为单纯型骨质硬化症和复合型骨质硬化症两类。随着研究进展,目前单纯型骨质硬化症的相关基因至少包括了 TCIRG1、CLCN7、OSTM1、CTSK、CA2、PLEKHM1、TNFSF11、TNFRSF11A、IKBKG、IFGB3 等 10 种。复合型骨质硬化症是指伴有其他临床综合征的骨质硬化症,主要包括骨质硬化-幼白细胞-成红细胞增多-血小板减少症、骨质硬化-肾小管酸中毒综合征、迟发型骨质硬化、骨质硬化-外胚层发育不良-免疫缺损(OLEDAID)综合征、骨质硬化-白血病黏附缺陷综合征(LAD-Ⅲ)、肢骨纹状肥大症-脆性骨硬化综合征、先天性条纹状骨病-颅骨狭窄症、矮小-骨质硬化(Stanescu 型)综合征、常染色体隐性遗传性骨质疏松-假神经胶质瘤综合征、常染色体显性遗传性高骨量综合征、Ghosal 综合征、厚皮性骨膜病(pachydermoperiostosis)和 Berardinelli-Seip 综合征等[3-7]。

另一方面,骨形成增加或骨形成大于骨吸收亦可引起骨质硬化症(表 6-4-1-1),如无机焦磷酸盐通道(inorganic pyrophosphate channel)ANK 突变引起的颅-骨骺发育不良症(craniometaphyseal dysplasia,OMIM 123000)、TGF-β 信号亢进引起的 Camurati-Engelmann 病、SOST 突变引起硬化性骨狭窄(sclerosteosis,OMIM 269500)与 van Buchem 病(MIM 239100);LRP5 调节峰值骨量,其失活性突变引起常染色体隐性遗传性骨质疏松伴假神经胶质瘤(autosomal recessive osteoporosis pseudoglioma syndrome,OMIM 259770),而活化性突变导致高骨量综合征(high bone mass,MIM 601884)[8]。

2. 骨硬化　骨硬化(osteosclerosis)一词由 osteo(骨)和 sclerosis(变硬)组成,意即骨骼变硬(hardening)与 eburnation(象牙化),属于局限性骨硬变(sclerosing bone disease)病变中的一种特别类型[9,10]。因为皮质骨本身是高强度和高密度的,故骨硬化(osteosclerosis)不涉及皮质骨,而是专门描述

表 6-4-1-1 骨质硬化性疾病

骨质硬化性疾病	致病基因/遗传方式	年龄	病变部位	病变特点	临床特点
骨质硬化症 Albers-Schönberg 病	AD ClCN7	儿童	颅骨	脊柱长骨	全身性对称性骨量增高/骨中骨/干骺端增粗/贫血/脑神经压迫/反复骨折/低钙血症伴继发性甲旁亢
密性成骨不全症	AR 组织蛋白酶 K	婴儿/儿童	颅骨/眼眶/长骨	骨肥厚 骨髓腔存在	反复骨折/矮小/颅大/编织骨/指端骨溶解/胸腔狭小
轴性骨质软化症	未明	中老年/男性为主	脊柱与骨盆	骨小梁粗壮类似于骨质软化	少见骨折/脊柱强直
混合性硬化型骨发育不良症					骨硬化程度不等/与骨质硬化无关的表现
全身性脆性骨质硬化症	AD LEMD3	儿童	长骨/手足	多灶性内生骨疣	斑点或斑片状/皮肤纤维化
纹状播散性骨病	X-性连锁显性	儿童	长骨/颅骨	致密的线条状硬化	位于骨干端/脑神经受压
进行性骨干发育不良症	AD LAP/TGF	儿童	长骨/颅骨	骨膜增厚	步态异常/腿痛/乏力/头大/四肢细小/肌肉纤细
Erdheim Chester 病			轴心骨/手足	双侧骨干对称性分布	少见/多系统病变/尿崩症/眼球突出/慢性肾衰/肾积水/肺纤维化/心衰
髓内骨质硬化症			长骨/下肢	骨干(胫骨)中段骨髓骨形成增加	慢性下肢疼痛
肢骨纹状肥大症	儿童		下肢/颅底骨干蜡滴样骨肥厚		矮小/皮肤病变/肌萎缩/硬皮病/多毛/纤维瘤/纤维脂肪瘤/毛细血管瘤动脉瘤/淋巴管扩张/关节挛缩
骨髓纤维化		中老年			贫血/肝脾大
中轴性骨质硬化症伴外胚层发育不良症		轴心骨		骨量增高	粒细胞增多/外周性低骨量/生长延迟
遗传性多发性骨干硬化	AR	青春期后	长骨	单侧或非对称性皮质骨增厚	神经肌肉症状
泛发型皮质骨增厚	AR SOST	儿童	长骨/颅面骨	骨内膜、皮质骨增厚	面神经麻痹/并指畸形/颌骨扩大
Paget 骨病			轴心骨/骨盆	骨增粗/骨小梁粗壮/皮质骨增厚	病理性骨折/神经症状

注:AD:常染色体显性遗传;AR:常染色体隐性遗传;ClCN7:氯通道基因 7;LAP:惰性血管蛋白;LEMD3:LEM:含 LEM 结构域的蛋白 3;LRP5:脂蛋白相关蛋白 5;SOST:骨硬化素;TGF:转化生长因子

松质骨硬变的术语,表现为局部骨小梁变粗、密度升高和骨质致密。

3. 骨肥厚(骨肥大) 骨肥厚(骨肥大,hyperostosis)主要指皮质骨肥大增厚,包括了几种类型[11-16]:①畸形性皮质骨骨肥厚(hyperostosis corticalis deformans,MIM 239000),常染色体隐性遗传,主要表现为颅骨和骨皮质的不规则增厚,长骨骨干增宽和血清 ALP 增高;②弥漫性特发性骨肥厚(diffuse idiopathic skeletal hyperostosis,DISH),主要累及脊柱和关键韧带,表现为骨化过度;③额骨内板骨肥厚症(额骨内板增生症,hyperostosis frontalis interna);④婴儿皮质骨增生症(infantile cortical hyperostosis);⑤胸-肋-锁骨骨肥大症(sternocostoclavicular hyperostosis);⑥骨痂性骨肥厚症(porotic hyperostosis);⑦条纹状骨肥厚症(flowing hyperostosis);⑧纹状骨肥厚症(streak hyperostosis);⑨僵硬性骨肥厚症(ankylosing hyperostosis)。

弥漫性特发性骨肥厚(DISH)是一种以脊柱前纵韧带和末端肌腱骨化为特征的严重系统性非炎症性病变,临床表现变异型大,轻者表现为单关节滑膜炎,严重者伴有气道阻塞和多种系统性并发症与合并症(如肥胖、高血压、糖尿病、血脂谱紊乱、胰岛素抵抗和高尿酸血症等。DISH 的风险因素有:①后天性因素:如年龄、肥胖、糖尿病、高血压、血脂谱异常;②先天性因素:如男性、破骨细胞活性降低;③环境因素:如维生素 A、维生素 A 类似物、视黄醇、异维 A 酸、阿维 A 酯(etretinate)、阿维 A(acitretin)。

骨肥厚的特点是成骨细胞活性增加,这种高骨密度性病变与一般的骨质硬化症不同,其骨折风险并不增高,患者极少发生脆性骨折。而由于破骨细胞活性不足引起的骨质硬化症虽然骨密度升高,但骨强度反而下降,骨折风险增加。Resnick-Niwayama 提出骨肥厚的诊断标准如下:①至少 4 个以上椎体的腹外侧钙化或骨化,椎体-椎间盘交界处伴或不伴赘生物；②椎间盘高度相对正常且缺乏变性性椎间盘病变（空心现象或椎体边缘硬化）；③无骨突关节骨性僵硬和骶髂关节侵犯、硬化或根据内骨性融合。

4. 骨化症（osteosis） 统指病理性（异位性）骨生成现象，与异位骨化（ectopic ossification）的概念相近，但一般不单独应用。包括多种类型，如皮肤骨化（osteosis cutis）、局限性骨化（osteosis eburnicans monomelica，即肢骨纹状肥大，melorheostosis）等，甲状旁腺疾病、甲状腺疾病、氟中毒、硬皮病和慢性肾病亦常伴有骨化症。

5. 类骨质增多症（hyperosteoidosis） 类骨质生长过多，骨质软化，有时可伴有骨肥厚畸形。BMP1 突变者骨密度高而骨脆性大。

6. 硬化性骨发育不良症 特指由于骨发育不良引起的骨化症，即硬化性骨发育不良症（sclerosing bone dysplasia），其临床表现各异，骨骼病变程度不一[17-20]。遗传性硬化性骨发育不良症是由于成骨细胞和破骨细胞功能不平衡、破骨活性明显低于成骨活性所致，主要分为一般性骨质硬化症（osteopetrosis）、骨发育障碍性矮小症（pyknodysostosis）、多发性干骺-骨骺点状硬化症（osteopoikilosis）、肢骨纹状肥大症（osteopathia striata）、进行性骨干发育不良症（progressive diaphyseal dysplasia）、遗传性多骨干硬化症（hereditary multiple diaphyseal sclerosis）、全身性骨皮质增厚症（hyperostosis corticalis generalisata）等。这些临床综合征的发病机制基本相同，病因均与软骨内成骨/骨化和膜内成骨/骨化障碍有关。非遗传性多骨干硬化症（nonhereditary hereditary multiple diaphyseal sclerosis）主要包括髓内骨硬化（intramedullary osteosclerosis）、肢骨纹状肥大症（局限性吝状骨过多症，melorheostosis）、硬化性骨发育不良重叠综合征；而后天性硬化性骨发育不良症包括成骨细胞性骨转移瘤、Paget 骨病、Erdheim-Chester 病、骨髓纤维化（myelofibrosis）和镰状红细胞性贫血等。硬化性骨发育不良症有多种类型[21-24]。骨吸收障碍引起的骨密度升高称为骨质硬化症，如 V-ATP 酶亚基（TCIRG1）突变或氯通道 7（CLCN7）基因突变等。

7. 高骨量 高骨量（high bone mass）是指单位体积内的成熟骨质增多的一种病理现象。LRP5/6 活化性突变可以导致骨量增加。但是，LRP5 活化性突变导致骨密度升高病例的更显著变化是骨质硬化。高骨量综合征与骨质硬化是两种不同的概念。

8. 骨密度增高综合征 骨密度是骨矿密度（BMD）的简称；在排除软组织（如软组织钙化、骨化、动脉硬化等）和骨髓病变（如骨髓纤维化）后，一般可反映骨矿物质含量。骨密度增高通常反映骨骼的矿物质含量过多，是较少见的临床综合征，常见于骨质硬化症、硬化性骨发育不良症等。此类病变往往有特殊的骨骼 X 线和 CT 表现，诊断并无困难，但多数的发生机制不清楚。近年来由于分子生物学技术的广泛应用，其中一些综合征的病因已基本查明。认识这些疾病对临床代谢性骨病的鉴别诊断和防治有重要意义[25-28]。也有一些疾病引起假性骨密度升高（图 6-4-1-1，表 6-4-1-2），真性骨密度升高的病因见表 6-4-1-3。

9. 异位钙化 是指非骨骼组织出现矿物质沉积的现象，根据发病机制，分为原发性和继发性异位钙化两类。原发性异位钙化属于一组罕见的遗传性骨代谢障碍综合征，包括 Fahr 综合征、Crouzon 综合征、Keutel 综合征、扩张型假黄色瘤、弥漫性特发性骨质增生症等；继发性异位钙化的部位包括血管、外分泌管道、肌肉、肌腱、关节等，原发性疾病主要有 2 型糖尿病、冠心病、血脂谱异常症、高血压、慢性肾病，临床表现为冠脉钙化、瓣膜钙化、心肌钙化、钙化性主动脉瓣狭窄、内膜钙化、大动脉钙化、夹层动脉瘤、中动脉钙化、小动脉钙化、钙化性小动脉病等，外分泌管道的异位钙化称为结石，可见于气管-支气管树、胆管胆囊系统、胰管系统、泌尿生殖道等。代谢性异位钙化可由多种代谢性骨病引起，如原发性甲旁亢、继发性甲旁亢、三发性甲旁亢、假性甲旁亢、甲旁减、维生素 A/D 中毒等。其他软组织钙化常见于基底核钙化、松果体钙化、脑组织钙化、肾钙盐沉着症、肺钙化、胰腺钙化、甲状腺结节钙化、韧带钙化、关节钙化、软骨钙化等。

异位钙化亦称钙盐沉着（calcinosis），后者容易引起误解，因为异位钙化绝非简单的被动性矿物质沉积，而同样伴有异位骨形成。许多疾病的异位钙化与异位骨化并无严格区别。

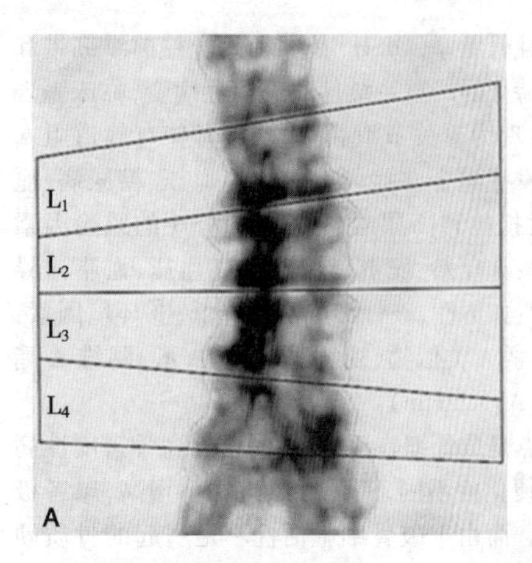

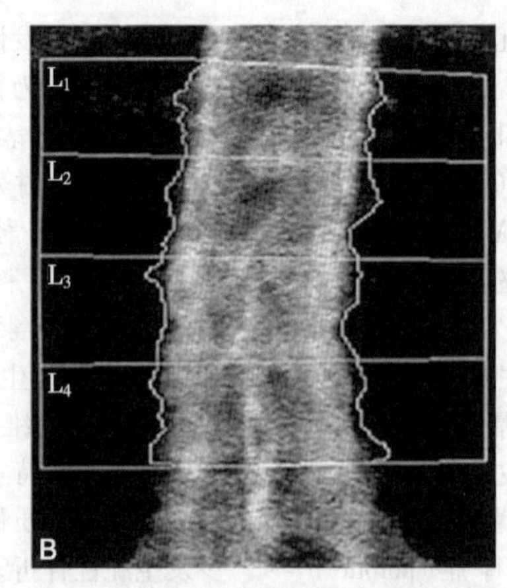

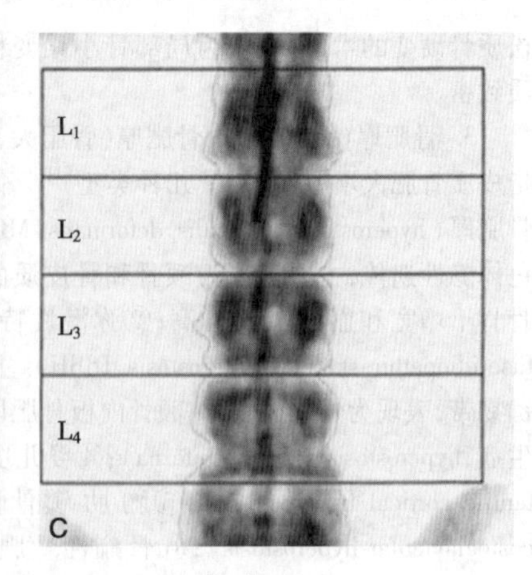

图 6-4-1-1 DXA 扫描引起的假性骨密度升高

A. 腰椎关节强直症引起 BMD 假性升高；B. 强直性脊柱炎引起 BMD 假性升高（前纵韧带骨化）；C. 动脉钙化引起 BMD 假性增高

表 6-4-1-2　骨密度假性升高的病因

骨关节病	肾结石
弥漫性特发性骨肥厚(DISH)	髋部硅胶移植物
强直性脊柱炎	Gaucher 病
椎体压缩性骨折	肠道钡剂(钡餐检查)
血管钙化	外科手术金属植入
地中海贫血	椎板切除术
腹部脓肿	椎体成形术脊柱后凸成形术
胆囊结石	

表 6-4-1-3　真性骨密度升高的病因

局限性骨密度升高	肥大细胞增多症
获得性	雌激素替代治疗性植入剂
Paget 骨病	先天性骨密度升高
低磷酸酶病	骨吸收功能减退性疾病
肿瘤	骨质硬化症
原发性恶性肿瘤(成骨细胞瘤)	致密性成骨不全
继发性转移性肿瘤(前列腺癌)	全身性脆性骨质硬化症
其他肿瘤	局限性斉性骨质硬化
SAPHO 综合征	骨形成增加型疾病
慢性感染性骨髓炎	硬化性骨狭窄
骨性结节性硬化症	van Buchem 病
全身性骨密度升高	LRP5 相关性高骨量综合征
获得性	LRP4 相关性高骨量综合征
氟骨症	颅骨干骺端发育不良症
慢性肾病-矿物质骨病	骨形成-骨吸收紊乱综合征
肢端肥大症	Camurati-Engelmann 病
丙型肝炎相关性骨质硬化症	Ghosal 综合征
骨髓纤维化	原因未明的高骨量综合征

10. 异位骨化　亦称骨外骨化(extrabonic ossification)[1,2]，是指非骨骼组织的骨化，即在正常情况下不矿化的组织内产生新骨，是骨骼以外的软组织(如肌肉、肌腱、肾盂、动脉壁、尿道、关节面、医用移植物、脊索神经、眼球、畸胎瘤和其他成骨性肿瘤等)转化形成骨样组织或骨组织的病理现象(图 6-4-1-2)。异位骨化的骨组织形成过程与正常骨类似。例如，骨化性肌炎(myositis ossificans)是骨骼肌异位骨化所致的一种遗传性代谢性骨病。根据异位骨化的病因和临床特点，可分为神经性骨化性肌炎(myositis neuritis ossification)、局限性骨化性肌炎(myositis ossificans circumscripta)、创伤性骨化性肌炎(myositis ossificans traumatica)和进行性骨化性肌炎(myositis ossificans progressive，MOP)四种类型[3-5]。

头部创伤、脊索损伤引起的异位骨化称为神经源性异位骨化(neurogenic heterotopic ossification，NHO)。

BMP 诱导骨生成(表 6-4-1-4)。创伤后，BMP 刺激 P 物质释放和肥大细胞聚集，而 BMP 可能来源于骨髓炎症细胞；肌腱过度活动或肌腱病变时，肌腱干细胞释放过量的 PGE_2 促进 BMP 合成，趋化单核细胞，加重炎症过程。肥大细胞聚集，刺激感觉神经元和积聚更多的炎症因子，诱发异位骨化(图 6-4-1-3 和图 6-4-1-4)。

矿化的大致过程是细胞内三磷酸核苷酸(intracellular nucleotide triphosphate，iNTP)通过 ATP 酶水解生成单磷酸核苷酸(nucleotide monophosphate，NMPsyn)调节细胞内无机磷池(浓度，Pi)/细胞内焦磷酸池(浓度，PPi)的比值；细胞内 PPi 量也通过焦磷酸酶(pyrophosphatase，PPase)的水解反馈调节 Pi 的生产量；PPi 提供僵硬蛋白(ankylosis protein，ANK)转运进入基质；iNTP 分泌进入基质后形成细胞外 NTP 池(eNTP)；在基质囊泡核苷焦磷酸水解酶(nucleotide pyrophosphohydrolase，NPP1)的作用下，eNTP 转换成 ePPi，并进一步

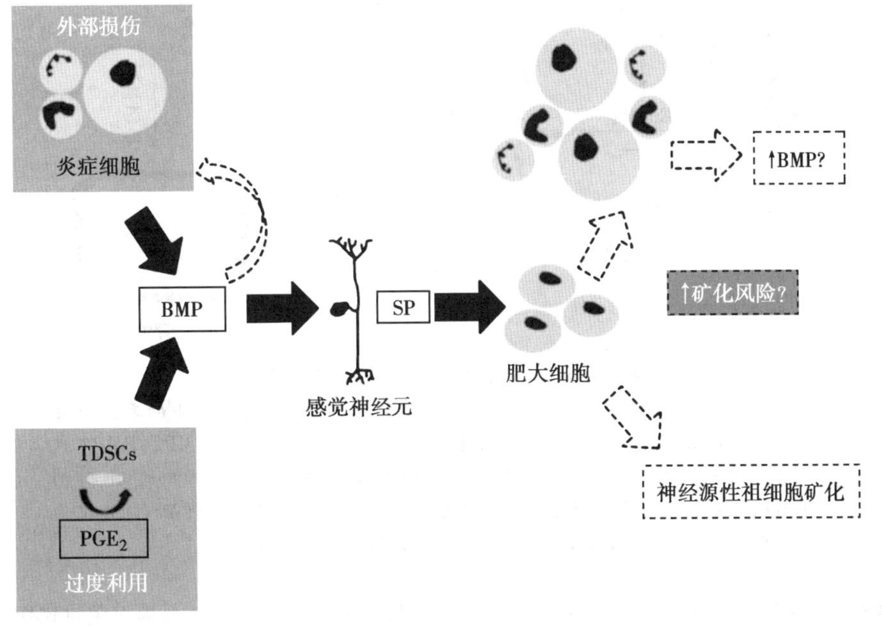

图 6-4-1-2　肌腱骨化的发病机制

创伤后，BMP 刺激 P 物质释放和肥大细胞聚集，BMP 可能来源于骨髓炎症细胞；过度活动引起肌腱病变，肌腱内 PGE_2 升高，通过肌腱干细胞(TDSC)促进 BMP 合成；感觉神经能募集肥大细胞，使炎症细胞积聚，诱发肌腱钙化或骨化；如果存在手术创伤，则 BMP 的化学趋化作用进一步扩增炎症反应

表 6-4-1-4 骨生成诱导型 BMP(小鼠模型)

BMP	表达组织	基因敲除小鼠模型表型
BMP2	心脏/肢体/牙齿/肌肉	胚胎致死/心脏发育缺陷/基因敲除后骨骼可发育/骨折愈合必需
BMP4	心脏/肢体/牙齿/肌肉	胚胎致死/不形成中胚层/骨形成缺陷
BMP5	骨骼/软骨	耳畸形/骨骼发育缺陷(部分肋骨缺失)
BMP6	肝脏/心脏/骨骼	2 型糖尿病/铁累积
BMP7	肾脏/肢体	缺乏肾脏-眼睛-骨骼/出生后死亡
BMP8	骨骼/雄性生殖细胞	精子生成障碍
BMP9	肝脏	不明
BMP10	心肌/心脏	胚胎致死/心脏发育缺陷

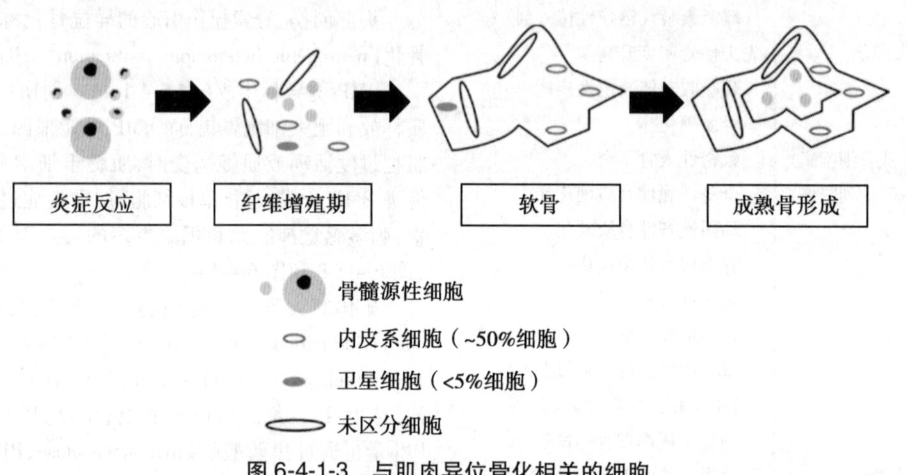

图 6-4-1-3 与肌肉异位骨化相关的细胞

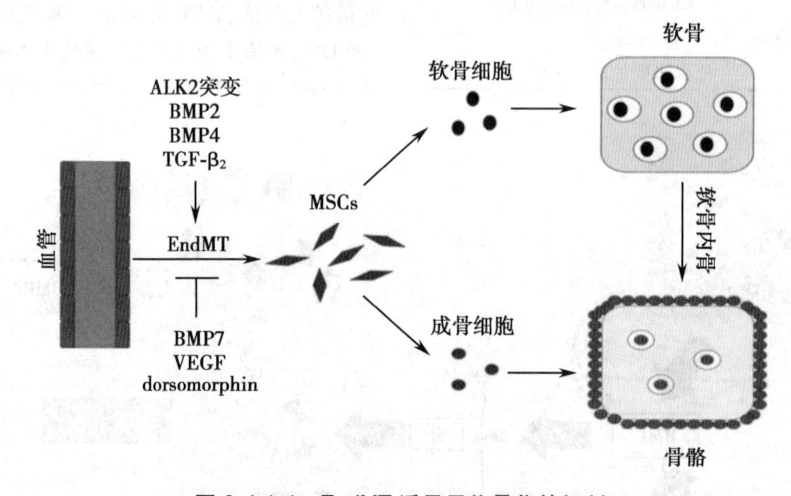

图 6-4-1-4 EndMT 诱导异位骨化的机制

图示 FOP 患者因 ALK2 活化性突变;在炎症的作用下,肌肉组织中的毛细血管内皮细胞发生内皮细胞-间质细胞转型(EndMT),细胞因子 BMP2、BMP4 或 TGF-β_2 模拟 ALK2 的作用,而 BMP7 和 VEGF 或 ALK2 样肽 dorsomorphin 抑制 EndMT;在炎症因子作用下,内皮细胞衍生的间质干细胞样细胞(MSC)分化为软骨细胞和成骨细胞,首先生成软骨,继而出现软骨内成骨

被组织非特异性碱性磷酸酶降解为 Pi。基质中的 Ca^{2+} 和 Pi 结合生成羟磷灰石(hydroxyapatite,HA)。

BMP 的信号途径见图 6-4-1-5,BMP 维持骨组织的代谢稳态。骨髓成骨细胞和脂肪细胞的分化增殖受一系列因素的调节(表 6-4-1-5),而基质囊泡由许多生物酶和功能蛋白组成(表 6-4-1-6),肌肉-骨骼疾病的 BMP 信号途径紊乱或可引起骨质硬化性病变,与异位骨化不同的是,这种病变的骨组织成分正常(表 6-4-1-7),但各种组分的比例发生了变化(图 6-4-1-6 和图 6-4-1-7)。细胞和基质囊泡调节细胞外基质的 Ca^{2+} 和 Pi 浓度(图 6-4-1-8)。

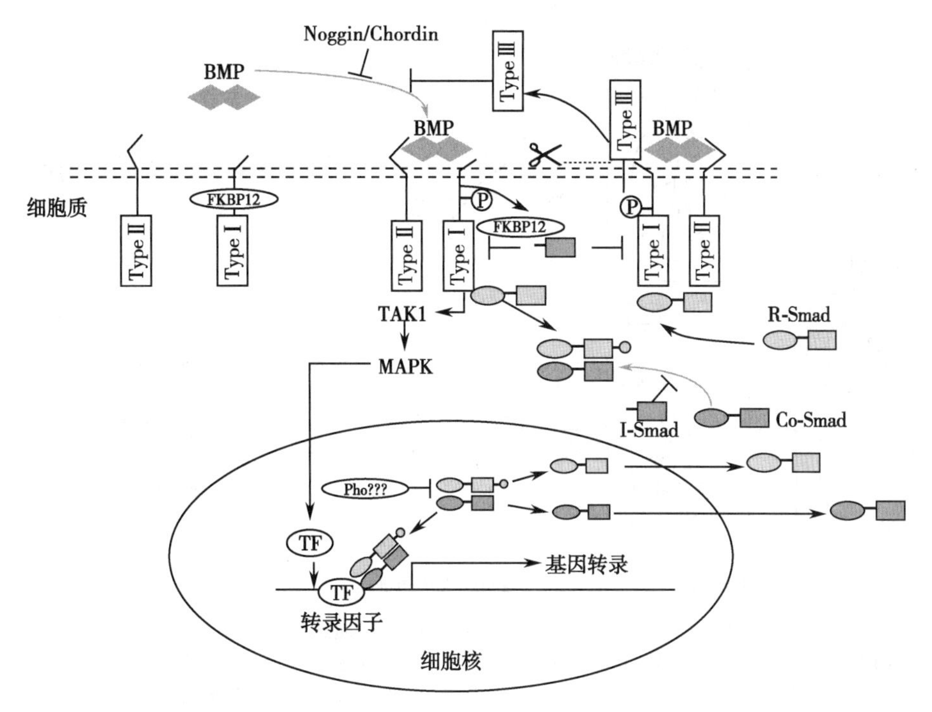

图6-4-1-5　BMP信号途径

Ⅱ型和Ⅰ型受体与BMP形成异二聚体，Ⅰ型受体释放FKBP12，Ⅰ型受体C末端R-Smads磷酸化，信号被扩增；磷酸化R-Smads和Co-Smad调节靶基因转录；膜嵌合的Ⅲ型受体游离，强化R-Smads磷酸化；可溶性Ⅲ型受体与BMP拮抗剂(Noggin与Chordin)抑制BMP与受体结合(Ⅰ-Smads抑制BMP活性)；在细胞核内，磷酸化BMP也抑制BMP活性，除R-Smads外，BMP还通过MAPK激活转录因子，促进某些靶基因表达

表6-4-1-5　调节成骨细胞和脂肪细胞的分子靶点

调节因子	作用靶点
激素核受体	雄激素受体/雌激素受体/糖皮质激素受体/维生素D受体/PPAR/脂氧化酶
蛋白激素/细胞因子膜受体	脂联素/BMP/RaNKL/noggin/IL-6/INF-11/瘦素
细胞骨架蛋白	RhoA
G蛋白偶联受体	PTH/GNAS1/IGF-1
Wnt信号分子	LRP-5/β-连环蛋白

表6-4-1-6　基质囊泡的主要成分

生物酶	其他蛋白
组织非特异性间隙磷酸酶(TNAP)	整合素$\beta_1/\beta_5/\alpha V/\alpha_{11}/\alpha_1/\alpha_3$
磷蛋白-1	脂质
Na^+-K^+-ATP酶	中性物质
NPP1/PC-1	游离脂肪酸
MMP-2/3/13	磷脂酰胆碱
转运蛋白	磷脂酰乙醇胺
钙磷酯结合蛋白5/2/6/11/4/1/7	磷脂酰肌醇
Pit 1/2	磷脂酰丝氨酸

表6-4-1-7　高骨量矿化组织的组分

组织	矿物质含量	胶原	主要非胶原蛋白
牙釉质	95%~98%	无	釉质素
牙本质	52%~80%	Ⅰ型胶原	牙本质磷蛋白/牙本质唾液蛋白/牙本质基质蛋白1
牙骨质	50%~70%	Ⅰ型胶原	姊妹蛋白/骨钙素
骨骼	50%~90%	Ⅰ/Ⅲ型胶原	姊妹蛋白/骨钙素
钙化软骨	35%~50%	Ⅱ/Ⅸ/Ⅹ型胶原	蛋白聚糖

注：姊妹蛋白(Sibling protein)属于小分子的整合素结合的配体；主要包括N-交联糖蛋白(n-linked glycoprotein)，如骨桥蛋白、骨唾液蛋白、牙本质基质蛋白1、牙质唾液磷蛋白、釉质素和细胞外基质磷酸糖蛋白等

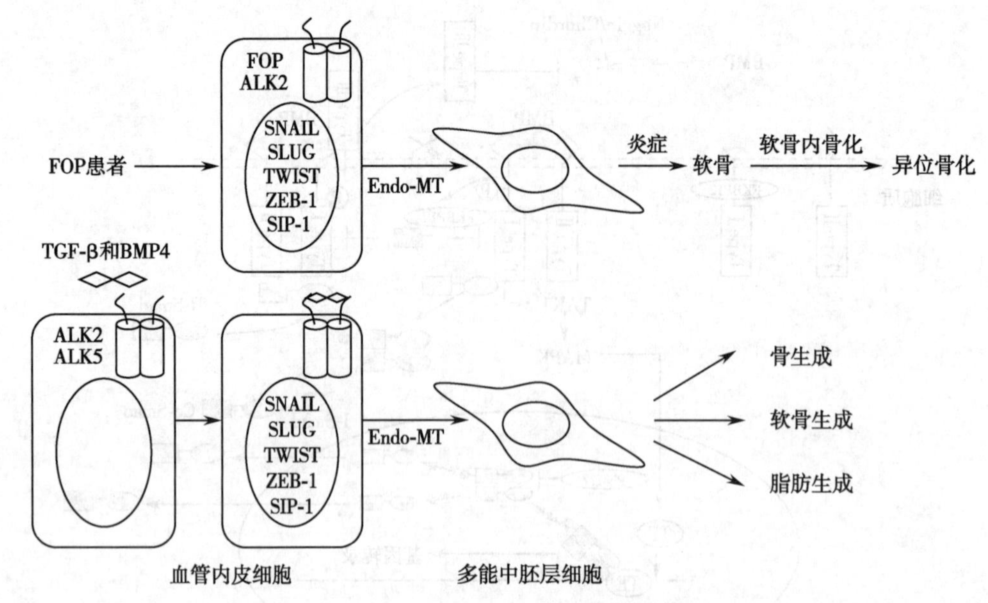

图 6-4-1-6 FOP 患者的内皮细胞向间质细胞转型机制

内皮细胞向间质细胞转型(Endo-MT)形成异位骨化灶,内皮细胞 TGF-β 或 BMP4 诱导 Snail/Slug/Twist/ZEB-1/Sip-1,内皮细胞转型为 Endo-MT,并进一步分化为成骨细胞、软骨细胞或脂肪细胞,Ⅰ型受体 ALK2 和 ALK5 参与此分化过程;FOP 患者因 ALK2 突变而直接诱导 Endo-MT,分化为软骨,形成异位骨

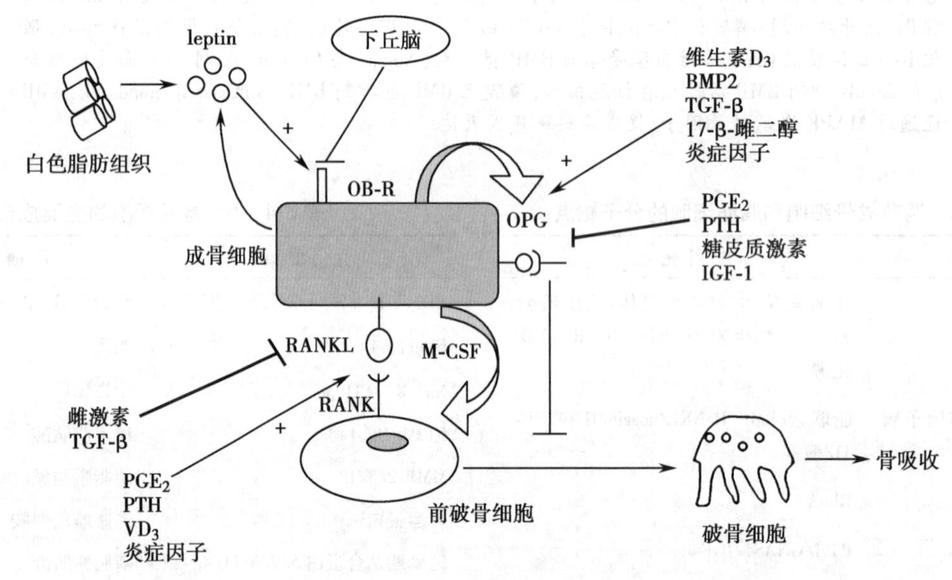

图 6-4-1-7 调节成骨细胞分化的脂肪因子与其他因子相互作用

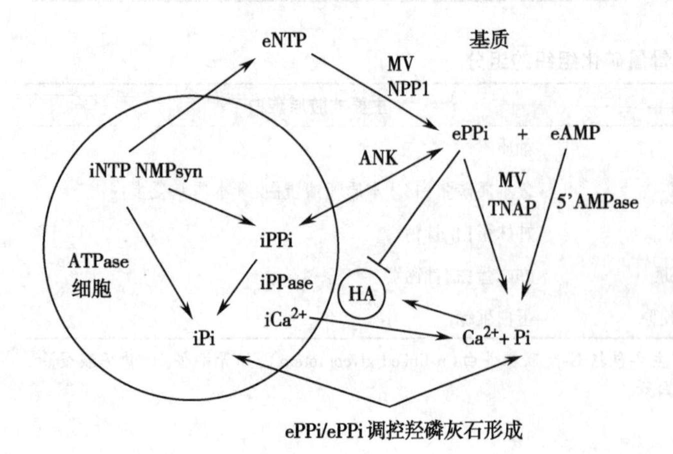

图 6-4-1-8 细胞和基质囊泡调节细胞外基质 Ca^{2+}-Pi 浓度

细胞内三磷酸核苷酸(iNTP)通过 ATP 酶水解生成单磷酸核苷酸(NMPsyn)调节细胞内无机磷池(浓度,Pi)/细胞内焦磷酸池(浓度,PPi)的比值;细胞内 PPi 量也通过焦磷酸酶(PPase)的水解反馈调节 Pi 的生产量;PPi 提供僵硬蛋白(ANK)转运进入基质;iNTP 分泌进入基质后形成细胞外 NTP 池(eNTP);在基质囊泡核苷焦磷酸水解酶(NPP1)的作用下,eNTP 转换成 ePPi,并进一步被组织非特异性碱性磷酸酶降解为 Pi;基质中的 Ca^{2+} 和 Pi 结合生成羟磷灰石(HA)

（二）硬化性骨病的病因分类　硬化性骨病的病因复杂，分类方法不一。一般可根据临床表现、致病细胞（成骨细胞和破骨细胞）类型或细胞的信号途径进行分类。根据临床-病理类型，一般将骨质硬化症分为三种：①富含破骨细胞的骨质硬化症（osteoclast-rich osteopetrosis）；②破骨细胞缺乏的骨质硬化症（osteoclast-poor osteopetrosis）；③骨形成增强所致的骨质硬化症。Camurati-Engelman 病和全身性脆性骨质硬化的病因与转化生长因子 β（TGF-β）信号异常有关；骨内膜骨质硬化（endosteal hyperostosis）、硬化性狭窄（sclerosteosis）、van Buchem 病、高骨量综合征和肢骨纹状肥大症（osteopathia striata）的发病均与调节破骨细胞分化的 Wnt 信号途径紊乱相关，而类花生酸信号因子突变引起 Ghosal 综合征或厚皮性骨膜病（pachydermoperiostosis）是由于类二十烷酸途径（eicosanoid pathway）功能障碍引起的，见表 6-4-1-8。引起骨质硬化的其他突变因子有 PLEKHM1、IKBKG（NEMO）、kindlin-3、CalDAG-GEF1、LEMD3、WTX 等[29-40]。

表 6-4-1-8　高骨量综合征的病因

高骨量综合征的病因
骨吸收减少
遗传性骨质硬化症（osteopetrosis）
常染色体隐性遗传型（婴幼儿型/TCIRG1/CLCN7/OSTM1）
中间型（CLCN7）
常染色体显性遗传型（成年型/LRP5/CLCN7）
免疫缺损-淋巴水肿-外胚层发育不良症（IKBKG）
Ⅱ型碳酸酐酶缺陷症（CA2）
致密性成骨不全（pycnodysostosis/CTSK）
神经原蓄积病（neuronal storage disease）
药物性骨质硬化症
二膦酸盐
其他抗骨吸收制剂
骨形成增加
LRP 活化性突变
常染色体显性遗传型高骨量综合征
骨内膜骨质硬化症（Ⅱ型 van Buchem 病）
SOST 失活性突变
硬化性骨狭窄症（sclerosteosis）
Ⅰ型 van Buchem 病
骨硬化（osteosclerosis）
骨发育不良症
硬化性骨发育不良症（dysosteosclerosis）
婴幼儿皮质骨肥厚症（infantile cortical hyperostosis/Caffey 病/COL1A1）
青少年 Paget 骨病（TNFRSF11B）
骨干骺端发育不良症（metaphyseal dysplasia/Pyle 病）
全身性脆性骨硬化症（osteopoikilosis/LEMD3）
进行性骨干发育不良症（progressive diaphyseal dysplasia/Camurati-Engelmann 病/TGFB1）
管状骨狭窄症（tubular stenosis/TBCE）
骨代谢障碍伴骨硬化
氟骨症
重金属中毒
维生素 D 中毒
维生素 A 中毒
甲旁减
假性甲旁减
乳-碱综合征
系统性疾病伴骨硬化
丙型肝炎伴骨硬化
离子化放射治疗
结节病
镰状红细胞贫血
结节状骨硬化（tuberous slerosis）
硬化性骨肿瘤
骨髓炎伴骨硬化

注：括号内为同名或突变基因

1. LRP5 相关性高骨量综合征　LRP5 基因含 23 个外显子，相隔>100kb，有至少 13 种序列多态性，但对其功能可能无明显影响。LRP5 蛋白结构域常见突变位点见图 6-4-1-9。LRP5 活化性突变（G171V）患者伴有骨密度升高，称为高骨量综合征。LRP5 基因编码区多态性见表 6-4-1-9，文献报道的 LRP5 突变家系与病例见表 6-4-1-10 和表 6-4-1-11。

近来的研究确定了 LRP5 缺失可以导致骨密度减少。有研究发现 LRP5 获得性突变可以导致常染色体显性遗传病，主要变现为高骨密度、腭隆凸以及宽且深的下颌骨。体内外研究均表明 LRP5V171 突变可以增加 Wnt 信号通路。在体外突变可以导致 Wnt 信号通路拮抗剂损伤。这些发现表明，LRP5 功能的改变在骨密度升高中起作用。

X 线照片显示骨密度显著增加，常见的累及部位有颅骨、脊柱、骨盆和四肢长骨，严重病例的骨髓腔狭窄。硬腭骨隆凸和牙齿变化是高骨量综合征的重要特征，另一个特点是虽然骨密度明显升高，但极少发生骨折，这是与其他骨质硬

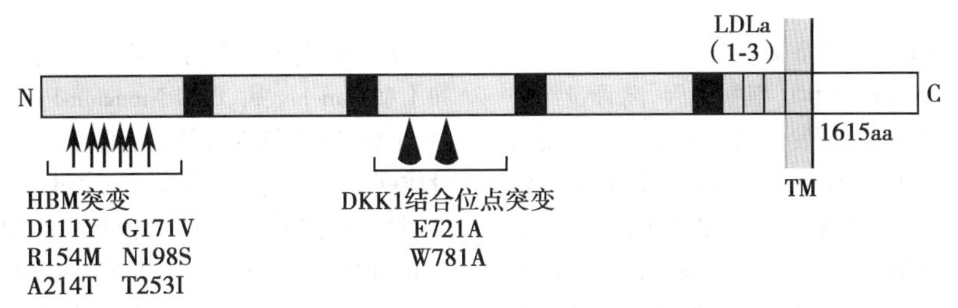

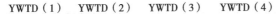

图 6-4-1-9　LRP5 蛋白结构域突变位点
箭头表示 HBM 突变

表 6-4-1-9 LRP5 基因编码区多态性

DNA 序列改变	蛋白序列改变	外显子	对照等位基因频率(%)
52-60delCTGCTGCTG	L18-L20del	1	(Leu)6:1(Leu)9:99
60-61dupCTG	L20dup	1	(Leu)9:95(Leu)10:5
266A→G	Q89Ra	2	A:100 G:0
333C→T	D111D	2	C:100 T:0
1602G→A	T534T	8	G:100 A:0
1647C→T	F549F	8	C:94 T:6
1932G→A	E644E	9	G:95 A:5
1999G→A	V667M	9	G:95 A:5
2268C→T	N740Na	10	C:86 T:14
3297C→T	D1099D	15	C:100 T:0
3357A→G	V1119Va	15	A:73 G:27
3989C→T	A1330Va	18	C:91 T:9
4788C→T	T1596T	23	C:97 T:3

表 6-4-1-10 LRP5 突变报道

突变位点	蛋白分子序列变化	外显子	突变位点	蛋白分子序列变化	外显子
331G→T	D111Y	2	641C→T	A214V	3
511G→C	G171R	3	724G→A	A242T	4
640G→A	A214T	3	758C→T	T253I	4

表 6-4-1-11 LRP5 突变家系与病例

作者(年份)	国家	初始诊断	影像特点
Beals(1976)	波兰	骨内膜骨肥厚	皮质增厚/骨外层无异常/骨折抵抗/下颌骨伸长/下颌角下移/腭弓隆凸/长骨内膜/锁骨颌骨骨密度升高
Beals 等(2001)	波兰	骨内膜骨肥厚	长骨皮质增厚/骨外层无异常/骨折抵抗/下颌骨伸长/下颌角下移/腭弓隆凸/长骨内膜/锁-颌骨密度升高
Beals 等(2001)	波兰	骨内膜骨肥厚	长骨皮质增厚/骨外层无异常/骨折抵抗/下颌骨伸长/下颌角下移/腭弓隆凸/长骨内膜/锁-颌骨密度升高
Scopelliti 等(1999)	意大利	van Buchem 病	颌骨膨大/长骨和颅骨皮质增厚
Renton 等(2002)	英格兰	常染色体显性骨质硬化	下颌骨和下颌角膨大/长骨皮质增厚
	比利时	骨质硬化	长骨皮质增厚/骨外层无异常/颅底致密
	法国	骨质硬化	小梁骨和皮质骨致密硬化/颅骨硬化伴颅顶突出
	阿根廷	骨质硬化	颅骨硬化板障消失/颌骨膨大/长骨皮质增厚
Bollerslev/Anderse(1988)	丹麦	Ⅰ型常染色体显性骨质硬化	全身性骨硬化/颅顶突出无骨折
Van Hul 等(2002)	丹麦	Ⅰ型常染色体显性骨质硬化	全身性骨硬化/颅顶突出无骨折

化的显著差别之一,具有重要鉴别意义[41-49]。

2. 原发性和继发性骨质硬化症 根据病因,高骨量综合征可分为原发性和继发性两类,原发性高骨量综合征主要包括骨质硬化症,又称为 Albers-Schönberg 病或大理石骨病(marble bone disease)、硬化性骨质增生性骨病或粉笔样骨病,是一组罕见的原因不明的先天性骨发育障碍性疾病的总称,其病因往往与破骨细胞功能不全、骨吸收减少有关。根据发病年龄又可分为单纯型骨质硬化症和复合型骨质硬化症,其常见伴发疾病见表 6-4-1-12。

继发性骨质硬化症主要见于代谢性疾病或遗传综合征,如Ⅰ型 Gaucher 病、B 型 Niemann-Pick 病、膜型脂肪营养不良症、Ⅰ型耳-腭-指综合征等,见表 6-4-1-13。丙型肝炎相关性骨质硬化症(hepatitis C-associated osteoclerosis, HCAO)为成年型骨质硬化综合征中的较常见类型,患者血清中的 IGF-2 和 IGFBP-2 明显升高。IGF-2E 和 IGFBP-2 在血清中以复合物(分子量 50kD)形式存在。非胰岛细胞肿瘤性低血糖症(non-islet cell tumor-induced hypoglycemia, NICTH)常伴高 IGF-2E 血症,但无骨质硬化表现,而 HCAO 患者并不发生低

表 6-4-1-12 原发性骨质硬化分类

分类	遗传/病因	OMIM	基因	蛋白
单纯型骨质硬化症				
骨质硬化(新生儿/幼儿型)	AR	259700	TCIRG1	V-ATP 酶泵亚基
	AR		CLCN7	Cl^-通道
	AR		OSTM1	骨质硬化相关性跨膜蛋白
	AR		RANKL	RANKL
	AR		RANK	RANK
骨质硬化(中间型)	AR	259710	CLCN7	Cl^-通道
全身性脆性骨质硬化	AD	155950	LEMD3	LEM 结构域 3
硬化性骨发育不良症	AR	224300		
多发性干骺-骨骺点状硬化症	AD	166450		
致密性成骨不全症	AR	265800	CTSK	组织蛋白酶 K
复合型骨质硬化症				
骨质硬化伴幼白细胞-成红细胞增多-血小板减少	AR		PLEKHM1	M 家族成员-1 的血小板-白血病 C 激酶底物同源结构域
骨质硬化伴肾小管酸中毒	AR	259730	CAII	碳酸酐酶Ⅱ
迟发型骨质硬化(Albers-Schönberg 病)	AD	166600	CLCN7	Cl^-通道
骨质硬化伴其他综合征				
骨质硬化伴外胚层发育不良与免疫缺损(OLEDAID)	XL	300301	IKBKG(NEMO)	κ 轻链抑制因子多肽基因增强子激酶
骨质硬化伴白血病黏附缺陷综合征(LAD-Ⅲ)	AR		kindlin-3	kindlin-3
	AR		CalDAG-GEF1	Ca^{2+}-二酰甘油调节的鸟苷酸交换子
肢骨纹状肥大症伴脆性骨质硬化	AD	155950	LEMD3	LEM 结构域 3
先天性条纹状骨病伴颅骨狭窄	XL	300373	WTX	X-染色体 Wilm 瘤基因
矮小症骨质硬化(Stanescu 型)	AD	122900		
常染色体隐性遗传性骨质疏松-假神经胶质瘤综合征	LRP5 失活			
常染色体显性遗传性高骨量综合征	LRP5 活化			
类花生酸信号因子突变				
Ghosal 综合征(Ghosal syndrome)	?			
厚皮性骨膜病(pachydermoperiostosis)	?			
其他因子异常			其他致病基因	
继发性骨质硬化				
Berardinelli-Seip 综合征	?		高胰岛素血症	
肢端肥大症	多种因素		高 GH 血症 高 IGF-1 血症	

注:其他致病基因可能包括 PLEKHM1、IKBKG、NEMO/kindlin-3、CalDAG-GEF1、LEMD3、WTX 等;除了迟发型骨质硬化症(Albers-Schönberg 病)的基因突变机制属于优势负性(dominant negative)抑制外,其他均为失活性突变(loss of function)

表 6-4-1-13 继发性骨质硬化症

代谢性疾病或综合征	遗传方式	基因	临床表现
Ⅰ型 Gaucher 病	AR	GBA	肝脾大/贫血/全血细胞减少/间质性肺病/肺高压/骨折/肾病综合征
B 型 Niemann-Pick 病	AR	SMPD1	樱桃色皮肤斑块/肝脾大/全血细胞减少/骨髓蓝色组织细胞/反复呼吸道感染
膜型脂肪营养不良症	AR	TYROBP TREM2	骨痛膝/应激或受伤后腕关节肿胀/脂肪营养不良/神经精神异常
Ⅰ型耳-腭-指综合征	X-LD	FLNA	男性:面部畸形/牙异常/腭裂/听力障碍/肘外展和膝弯曲障碍 女性:轻度异常

血糖。Khosla 等发现,HCAO 患者血清中的 IGF-2E 在凝胶电泳(SDS-PAGE)图上为一单带(分子量 18kD),可与抗 IGF-$2E_{89\text{-}101}$ 抗体结合,而 NICTH 患者血清中存在 14kD 和 16kD 的两种异构体 IGF-2E,这两种异构体可与抗 IGF-$2E_{78\text{-}88}$ 抗体结合。其原因是 IGF-2 前体在修饰时,由于酶切位点不同,产生的 IGF-$2E_{1\text{-}104}$ 引起 HCAO,而 IGF-$2E_{1\text{-}88}$ 分子可能与 NICTH 相关。

3. 全身性和局限性骨质硬化症　由于调节骨代谢因子和成骨细胞与破骨细胞活性的基因突变引起的骨质硬化发生于所有骨骼,因而表现为全身性骨骼硬化,骨密度显著升高,骨脆性增加,极易发生骨折。局限性骨质硬化症的病因主要与骨发育不良所致,但亦涉及调节骨代谢的某些基因或细胞因子。

【诊断与鉴别诊断】

BMD 增高的病因分类见表 6-4-1-14,骨质硬化与遗传性高骨量综合征的病因与临床表现见表 6-4-1-15 和表 6-4-1-16。为了探讨病因和发病机制,应尽量做家系调查,临床诊断的必要条件有:①全血细胞计数与分类、电解质、血气分析和肝肾功能;②血 Ca^{2+} 和 PO_4;③影像检查,包括 X 线照片、CT、MRI 等,必要时亦可选用核素扫描和其他特殊检查;④眼科(视野与视力)、耳鼻喉科(听力)、口腔科(牙发育和颌骨病变)和神经科(神经发育与脑神经功能)检查;⑤骨密度测定。

QCT 的三维空间分辨率高,并能测量容积骨密度(volumetric BMD,vBMD)和骨的大体几何结构,能分别测量皮质骨和松质骨 BMD,因而对骨肥大和局限性骨质硬化的诊断很敏感,是鉴别各类高骨量综合征与骨质硬化症的常用方法。

表 6-4-1-14　BMD 增高的病因分类

假性 BMD 升高	骨结节性硬化症
骨关节病	全身性 BMD 增高
DISH	氟骨症
强直性脊柱炎	慢性肾病-矿物质骨病
椎体压缩性骨折	肢端肥大症
血管钙化	丙型肝炎相关性骨质硬化症
地中海贫血	骨髓纤维化
腹腔脓肿	肥大细胞增多症
胆石症	雌激素移植物
肾脏结石	先天性 BMD 增高
臀部硅酸盐植入物	骨吸收减少
Gaucher 病	骨质硬化症
肠道钡餐检查	致密性成骨不全
手术金属物残留	全身性脆性骨硬化
椎板切除术	局限性条状骨质增多症
椎体成形术与后凸成形术后	骨形成增高
局限性 BMD 增高	硬化性骨狭窄
Paget 骨病	van Buchem 病
低磷酸酶症	LRP5 相关性高骨量综合征
肿瘤	LRP4 相关性高骨量综合征
原发性骨肿瘤(成骨细胞瘤)	颅骨干骺端发育不良症
继发性骨肿瘤(前列腺癌)	骨形成-骨吸收紊乱
其他骨肿瘤	Camurati-Engelmann 病
SAPHO 综合征	Ghosal 综合征
慢性感染性骨髓炎	不明原因的高骨量综合征

表 6-4-1-15　骨质硬化的病因与临床表现

骨质硬化分类	OMIM	遗传方式	基因突变	蛋白	功能	表现
常染色体隐性遗传性骨质硬化症	259700,604592	AR	TCIRG1 功能失活	T 细胞免疫调节子 1 V-ATP 酶 H^+ 转运溶酶体亚基 A3	吸收陷窝酸化	骨折/感染(骨髓炎)/巨头/神经症状/脑神经压迫/致盲/聋哑/萌芽延迟/造血功能衰竭(10 岁前死亡)
	602727	AR	CLCN7 功能失活	Cl^- 通道	吸收陷窝酸化	
	607649	AR	OSTM1 功能失活	骨质硬化相关性膜蛋白 1	CLC-7 亚基 B	
	602642	AR	RANKL/TNFSF11 功能失活	RANKL/TNF 超家族成员 11	破骨细胞生成存活与吸收功能	贫破骨细胞骨质硬化/骨折/脑积水/眼球震颤/惊厥/脾大
	603499	AR	RANK/TNFRSF11A 功能失活	核因子受体活化素-κβb	破骨细胞生成存活与吸收功能	
常染色体隐性遗传性骨质硬化症(中间型)	259710	AR	CLCN7 部分功能失活	Cl 通道	吸收陷窝酸化	儿童发病/骨折/矮小/脑神经压迫
	259700 611497	AR	PLEKHM1 功能失活	血小板-白细胞激酶底物同源序列家族 M 成员 1	囊泡转运	颅骨硬化/骨折/血清骨钙素升高
骨质硬化伴肾小管酸中毒	259730,611492	AR	CA Ⅱ 功能失活	碳酸酐酶 Ⅱ	细胞内酸化	发育延迟/矮小/脑神经压迫/致盲/牙齿畸形/骨折/造血功能基本正常

续表

骨质硬化分类	OMIM	遗传方式	基因突变	蛋白	功能	表现
骨质硬化伴外胚层发育不良和免疫缺损(OLEDAID)	300301	XL	IKBKG 功能失活	B 细胞 κ 轻链多肽基因增强子抑制子激酶 γ(NEMO)	不明	淋巴水肿/严重感染/无牙/皮肤病变/早年死亡
骨质硬化-白细胞黏附缺陷综合征(LAD-Ⅲ)	612840	AR	kindlin-3/FERMT3 功能失活	kindlin-3		感染/出血/骨质硬化/肝脾大
	612840	AR	CalDAG-GEF1 功能失活	钙与二酰甘油调节的鸟甘酸交换子-1	细胞黏附	
迟发型骨质硬化症(Albers-Schönberg 病/ADO Ⅱ)	166600	AD	CLCN7 优势负性抑制	Cl^- 通道	吸收陷窝酸化	骨折/神经压迫/骨髓炎/牙齿病变
致密性成骨不全	265800, 601105	AR	CTSK 功能失活	组织蛋白酶 K	胶原降解	颅缝闭合延迟/矮小/指骨畸形/骨折
全身性脆性骨质硬化	155950	AD	LEMD3/MAN1 功能失活	含 LEM 结构域 3	LEMD3 拮抗 BMP 和 TGF-β	良性过程/骨质硬化灶
局限性斉状骨质增生症	155950	AD	LEMD3/MAN1 功能失活	含 LEM 结构域 3		特殊 X 线表现/软组织症状
纹状骨病伴颅骨狭窄	300373	XL	WTX 功能失活	X-染色体 Wilms 瘤基因	抑制 Wnt 信号	巨头/神经压迫/唇裂/颅骨-长骨硬化

表 6-4-1-16　遗传性高骨量综合征的病因与临床表现

病　　因	OMIM	致病基因	突变	蛋白	功　　能	表　　现
骨形成增加						
硬化性骨狭窄(sclerosteosis)	269500	AR SOST	失活性突变	骨硬化素	成骨细胞 Wnt 信号抑制因子	皮肤-并指(趾)/高身材/颅骨-颌骨增厚/脑神经麻痹/骨痛/不易骨折
van Buchem 病	239100	AR SOST	功能降低	骨硬化素	成骨细胞 Wnt 信号抑制因子	无并指/身材正常/颅骨-颌骨增厚/脑神经压迫/头痛/背痛/不易骨折
LRP5-高骨量综合征	603506	AD LRP5	活化性突变	LRP5	调节 Wnt 信号的成骨细胞膜辅助受体	无症状/颅骨-颌骨增厚/脑神经压迫/头痛/背痛/不易骨折/脊椎狭窄/颅缝早闭
LRP4-高骨量综合征	604270	AD/AR LRP4	失活性突变	LRP4	骨硬化素-LRP4 相互作用异常	并指/指甲发育不良/步态异常/面神经麻痹/耳聋
颅骨-干骺端发育不良症	123000 218400	AD/AR ANKH	失活性突变	ANK	破骨细胞囊泡质子泵	巨头/颅骨肥厚/脑神经压迫/鼻梁增宽/牙齿拥挤/干骺端呈喇叭状
骨形成-骨吸收平衡紊乱						
Camurati-Engelmann 病	131300	AD TGF-β_1	活化性突变	TGF-β	刺激成骨细胞与破骨细胞活性	30 岁前发病/骨干皮质增厚/肢体疼痛/鸭步/ALP 升高/贫血
Ghosal 综合征	274180	AR TBXAS1	失活性突变	血栓烷素合酶	调节 RANKL-OPG 表达	血小板凝聚功能亢进/贫血/与 Camurati-Engelmann 病相似但波及干骺端

(一) 单纯型骨质硬化症　单纯型骨质硬化症(simple osteopetrosis)即人们通常所指的骨质硬化症,其病因很多,主要为相关的单基因突变所致,引起骨质硬化症的突变基因有碳酸酐酶Ⅱ(carbonic anhydrase Ⅱ,CA Ⅱ)、组织蛋白酶 K(cathepsin K,CTSK)、破骨细胞囊泡 H^+-ATP 酶($V-H^+$-ATPase)116kD 亚基 3(ATP6i,TCIRGI,α3)、氯通道 7(chloride channel 7,CLCN7)、骨质硬化相关性跨膜蛋白 1(osteopetrosis-associated transmembrane protein 1,OSTM1)、含 run 结构域的 M 家族血小板-白血病 C 激酶底物(pleckstrin)同源结构域[pleckstrin homolog domain containing family M(with run domain)member 1,PLEKHM1]、肿瘤坏死因子超家族成员 11(tumor necrosis factor superfamily member 11,TNFSF11/TN-

FRSF11A,OPGL)、克隆刺激因子1(colony stimulating factor 1,CSF1)、B淋巴细胞κ轻链多肽基因增强子激酶γ(inhibitor of kappa light polypeptide gene enhancer in B-cells,kinase gamma,IKBKG)、LEM结构域3(LEM domain containing 3,LEMD3)突变或细胞分裂循环蛋白42(cell division cycle 42,25kD的GTP结合蛋白,GTP binding protein)等。

1. 碳酸酐酶Ⅱ缺陷症 CA家族有10多个成员,分别与肾、男性生殖道、骨、呼吸性酸碱调节、糖代谢(主要为糖原异生)、胃酸生成等功能有关。而CAⅨ(MN)和CAⅫ还参与细胞增殖、肿瘤形成过程的调节。CAⅡ缺陷则导致骨代谢障碍,表现为骨质硬化症,同时伴肾和脑的功能障碍[50]。

2. 遗传性ATP6i依赖性骨质硬化症 常染色体隐性遗传性骨质硬化症的病因为破骨细胞功能衰竭,现称为遗传性ATP6i依赖性骨质硬化症。约50%的病例是由于ATP6i(TCIRG1)基因(编码破骨细胞特异性V-ATP酶α3亚基)突变。这些患者的临床特点是巨颅,伴生长发育延迟和视神经功能障碍。骨质硬化伴骨海绵样变(spongiosa),血清ALP和PTH升高。破骨细胞TRAP染色阳性,V-ATP酶α3亚基染色阴性。破骨细胞形态无明显异常,但仅存在于Howship陷窝内。目前已发现ATP6i基因的20多种突变类型,其中包括缺失突变、插入突变和无义突变。本病存在基因型和表型上的异质性。Michigami等报道,患者的骨组织破骨细胞并不减少(甚至增多),但缺少刷状缘,该患者存在ATP6iα3亚基的两个突变(第9号外显子为缺失/插入突变,19号内含子的剪切点的T/C易位)。

3. 氯离子通道(CLCN7)突变所致的骨质硬化症 破骨细胞细胞膜上有很多氯离子通道(CLCN7)具有转运蛋白、参与膜内陷和跨细胞转运的作用。CLIC5保持氢离子泵转运过程中细胞内的电平衡。CLCN7基因的突变发生于两个等位基因,而在显性遗传中,其突变只表现为单个等位基因的错义突变。临床常见的是CLCN7基因突变导致的常染色体显性遗传的2型(ADOⅡ)。约50%的常染色体隐性遗传骨质硬化症(autosomal recessive osteopetrosis)患者存在TCIRG1基因突变,突变类型包括基因缺失、插入、无义突变、错义突变和剪接变异等。Cleiren等发现,氯通道基因CICN7的纯合子突变可引起婴幼儿型骨质硬化症(infantile osteopetrosis)。有人认为,CICN7氯通道病就是ADOⅡ的一种亚型。

4. CSF1/RANKL突变所致的骨质硬化症 无牙(toothless,tl)鼠的CSF1基因突变引起骨质硬化症。缺乏粒细胞-巨噬细胞集落刺激因子(GM-CSF)的小鼠可出现自发性骨硬化,如果CSF的基因突变使CSF无生物活性,则使造血前体细胞发育缺陷,引起破骨细胞发育障碍、骨吸收损害及骨质硬化症。M-CSF基因突变鼠的骨质硬化在用重组鼠GM-CSF(rmGM-CSF)和IL-3治疗后,骨质硬化病变得到逆转,也反证了骨质硬化的发生与GM-CSF和IL-3缺乏或活性下降有关。护骨素(OPG)及其配体(RANKL)主要通过调节破骨细胞的形成、活性与凋亡而调节破骨细胞的功能及成骨-破骨偶联过程。RANKL基因突变亦发生严重的骨质硬化,破骨细胞缺乏。klotho基因突变鼠(k1/k1)有骨质硬化表现,其病因与骨组织表达的OPG(为野生鼠的2倍)升高有关。

5. LEMD3突变所致的骨质硬化症 全身性脆性骨质硬化(osteopoikilosis)的病因为LEMD3突变(图6-4-1-10),患者的手、足、骨盆、桡骨、腕骨与指骨可见点状骨硬化肥厚、脆性骨硬化及多骨骼外生性骨疣。

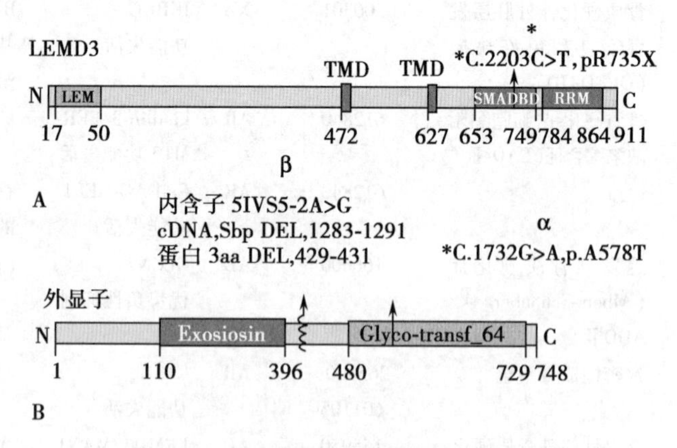

图6-4-1-10 LEMD3和EXT1蛋白结构

A. LEMD3的SMAD结合结构域突变(R735X);α为外显子1的A578T突变;β蛋白保守区突变;B. 外显子1的保守性突变氨基酸残基;ATP酶异构体包括三种:①V-ATP酶(空泡质子易位ATP酶);②F-ATP酶(F1F0 ATP合酶);③A1A0 ATP酶(原浆菌TP酶)

6. V-ATP酶突变 V-ATP酶的结构和功能见图6-4-1-11。

7. Cdc42突变所致的骨质硬化症 Cdc42的姊妹分子GTP酶(Rac1/Rac2)突变通过破坏破骨细胞的骨架系统而引起破骨细胞功能障碍和骨质硬化。

(二)复合型性骨质硬化症 所谓"复合型"是指患者伴有除骨质硬化以外的其他原发性异常,其常见类型详见前述。

1. Camurati-Engelmann病 Camurati-Engelmann病(Camurati-Engelmann disease,ECD)呈常染色体显性遗传,早年发病,以长骨对称性进行性骨干发育不良症(progressive diaphyseal dysplasia)和矮小为特征。病因与TGF1基因突变有关。50%以上的CED患者可单独用X线照片获得诊断,表现如股骨增宽,密度明显增高[51-54],偶尔伴有轻度的颅骨损伤,但无其他骨畸形,诊断困难时可用CT证实为骨干病变,并了解脑神经是否受损伤。

Camurati-Engelman病需与下列疾病鉴别[55-60]:①Lenz-Majewski骨发育不良(Lenz-Majewski dysplasia);②Kenny-Caffey骨发育不良(Kenny-Caffey dysplasia);③青少年型Paget骨病(juvenile Paget's disease of bone);④van Buchem骨发育不良(van Buchem dysplasia);⑤多发性骨骺营养不良(multiple epiphysal dystrophy),Ribbing病。

2. 多发性骨干硬化症 多发性骨干硬化症(multiple diaphyseal sclerosis)是Ribbing于1949年描述的非对称性骨干硬化性病变,故又称Ribbing病(Ribbing disease,RD),是一种少见的良性骨发育不良症,其特点是骨内膜新骨形成,骨硬化仅局限于下肢长骨骨干,多见于青春期后年轻人,病因未明,除不发生神经系统损害外,其他表现与Camurati-Engelmann病相似。起病之初,主要表现为骨痛,常误诊为骨髓炎或骨形成骨肿瘤(bone-forming neoplasia)。鉴别诊断主要有骨肉瘤、骨样骨瘤(osteoid osteoma)、骨髓炎和应激性骨折。

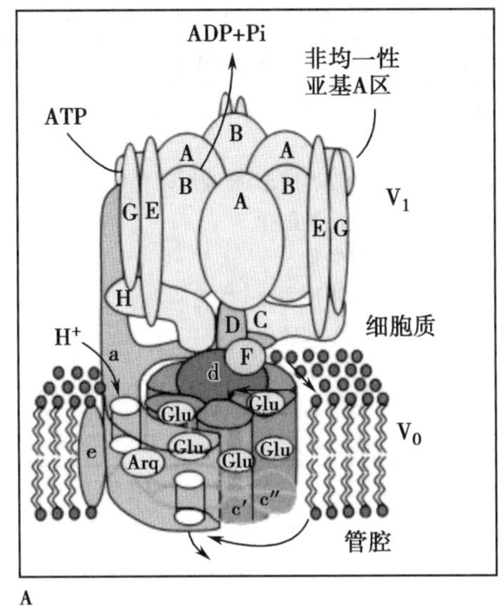

A

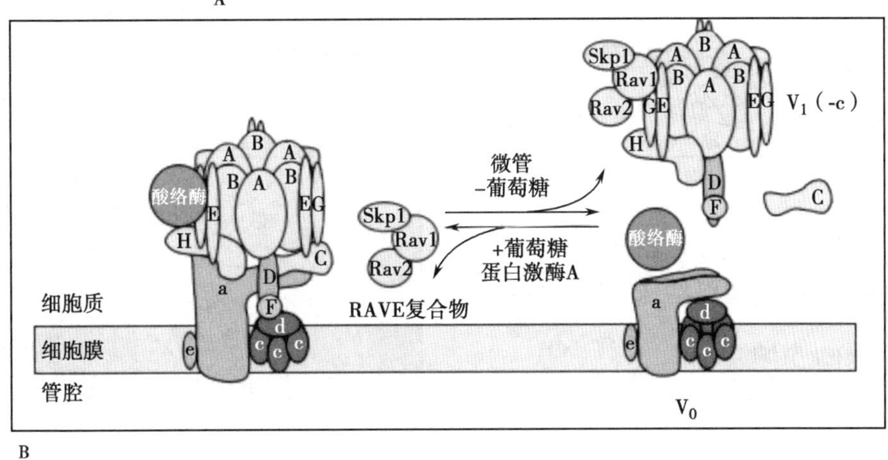

B

图 6-4-1-11　V-ATP 酶的结构和功能

A. V-ATP 由 V_1 和 V_0 两部分组成，V_1 结构域含 A～H 8 个亚基，负责水解 ATP；V_0 结构域由 a、c、c′、c″、d 和 e 组成，负责质子转移；B. V-ATP 活性的调节

目前共有 20 多例报道。

诊断困难时，可用 MRI 或 ^{99m}Tc-MDP 骨扫描显示骨损害（图 6-4-1-12）来明确诊断[61-68]；症状明显者可以非甾体抗炎药或二膦酸盐治疗。

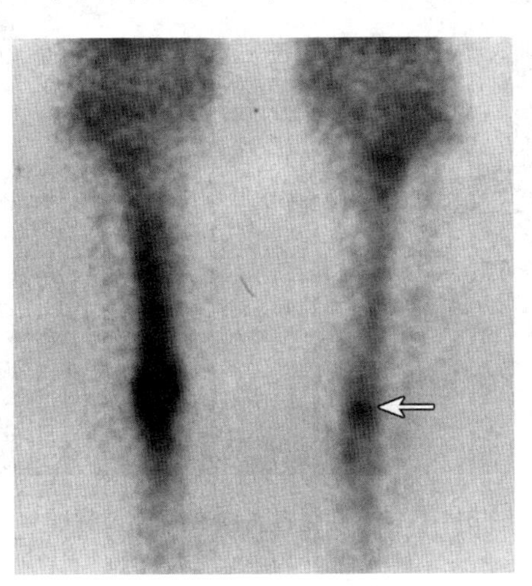

图 6-4-1-12　多发性骨干硬化症核素扫描

^{99m}Tc-MDP 骨扫描显示双侧胫骨均有损害，骨干核素摄取增加

3. 多发性干骺-骨骺点状硬化症　多发性干骺-骨骺点状硬化症（osteopoikilosis）是一种常染色体显性遗传的良性的干骺-骨骺硬化症，少数病例散发。病因与软骨内成骨异常（软骨内成骨发育不良）有关[69,70]；多数多发性干骺-骨骺点状硬化症病例仅在意外中发现，硬化灶 1～2mm，最大可达 10mm；硬化灶位于关节周围的干骺端硬化灶可形成骨岛或内生骨疣。如果患者没有症状，不需要特殊处理。

当患者存在关节痛、骨痛等症状时，应使用骨扫描排除其他病变尤其是前列腺癌骨转移可能[69-74]。除多发性干骺-骨骺点状硬化症外，能引起软骨内成骨发育不良的其他良性骨硬化症有内生骨疣（骨岛）早期骨质硬化症、致密性成骨不全症、条纹状骨病及条纹状骨病伴颅骨硬化症等，应注意鉴别（表 6-4-1-17）。

在组织学和影像学上，内生骨疣（enostosis）与多发性干骺-骨骺点状硬化症（全身性脆性骨质硬化，osteopoikilosis）极为相似，骨岛可能小或单独出现，小梁骨属于编织骨[75]，骨质硬化与致密性成骨不全症或条纹状骨病易于鉴别。

表 6-4-1-17 软骨内成骨发育不良症的鉴别

疾病	遗传方式	影像特征	临床特征
多发性干骺-骨骺点状硬化症	AD 或散发	关节周围圆形-卵圆形硬化灶	散发者无症状/AD 型伴有泛发性点片状皮肤纤维化
内生骨疣(骨岛)	非遗传性	散发性圆形-卵圆形硬化灶	无症状
骨质硬化症	AR(致死) AD(成年型)	弥漫性硬化 骨中骨	贫血/骨折
致密性成骨不全症	AR	弥漫性硬化	矮小症/颌骨发育不全指骨短小
条纹状骨病	AD 或散发	线条样硬化 分布于关节周围	无症状
条纹状骨病伴颅骨硬化	AD	关节周围线条样硬化 颅骨硬化	脑神经受压表现

注:AD:常染色体显性遗传;AR:常染色体隐性遗传

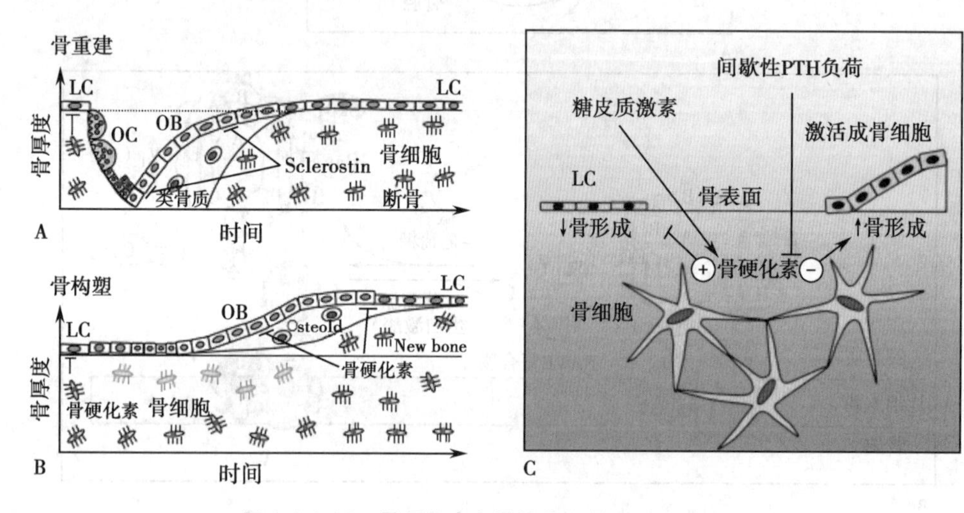

图 6-4-1-13 骨硬化素在骨构塑和骨重建中的作用

A. 在骨重建中,新形成的骨细胞分泌骨硬化素,转运到骨表面,抑制成骨细胞骨形成,避免骨重建单位多度矿化;B. 骨硬化素使骨衬里细胞维持于静息状态,阻止骨形成的启动,而新形成的骨细胞分泌骨硬化素也抑制成骨细胞骨形成;C. 骨硬化素抑制成骨细胞活性,糖皮质激素促进骨硬化素表达,骨形成被阻滞,间歇性使用 PTH 或力负荷也抑制骨硬化素表达,骨疣刺激骨形成;LC:骨衬里细胞

4. 硬化性骨狭窄与 van Buchem 病 OST 基因编码含有胱氨酸节的因子(cystine knot-containing factor)等。SOST 突变导致硬化性骨狭窄(sclerosteosis)。骨硬化素(sclerostin)通路障碍引起骨质硬化症(图 6-4-1-13)。在骨重建中,新形成的骨细胞分泌骨硬化素,转运到骨表面,抑制成骨细胞骨形成,避免骨重建单位过度矿化;Wnt 信号与 Wnts、卷毛受体、LRP5/6 辅助受体形成复合物,β-连环蛋白增多,Dkk1 拮抗剂通过 LRP5/6 和 Kremen 形成的复合物抑制 Wnt 信号,移除细胞膜上的 LRP5/6。Dkk1 与 LRP5/6 的第一和第三螺旋琨结合,而骨硬化素与 LRP5/6 的第一螺旋琨结合,抑制 Wnt 信号,该通路障碍引起硬化性骨狭窄(sclerosteosis,OMIM 269500,图 6-4-1-14)和 van Buchem 病(OMIM 239100)。硬化性骨狭窄与 SOST 基因(17q12-21,编码骨硬化素)相关(目前已报道了五种突变类型)[76-84],而 van Buchem 病未发现与 SOST 基因突变相关。

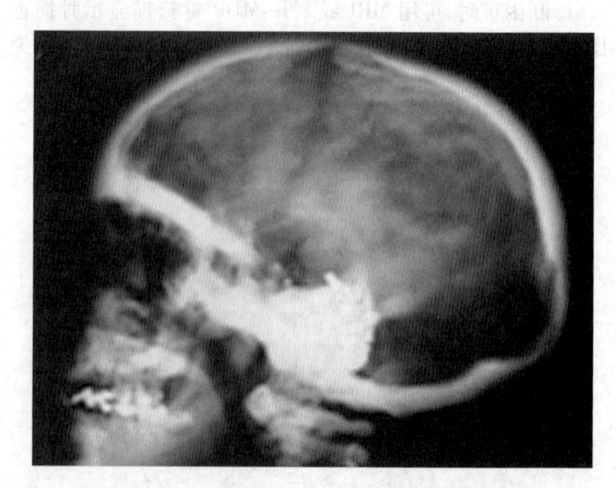

图 6-4-1-14 硬化性骨狭窄颅骨 X 线照片

5. 肢骨纹状肥大症 肢骨纹状肥大症(osteopathia striata)是调节骨形成的 Wnt 途径因子突变所致。Ghosal 综合征与厚皮性骨膜病是由于类二十烷酸途径(eicosanoid pathway)功能障碍引起的[85-87]。肢骨纹状肥大症伴颅骨硬化(osteopathia striata with cranial sclerosis)是一种 X-性连锁遗传性骨病。表现为骨盆和长骨的干骺端条纹状骨硬化,往往伴有颅

骨硬化。WTX 基因(FAM123B)突变可能是其致病原因，WTX 编码 Wnt 的抑制因子。患者常伴有额部前突、巨头、眼距过宽、鼻梁宽大、腭裂、听力减退和智力障碍。男性患者的病情重，常为致命性的[88]；问题是 WTX 基因突变与许多肿瘤发病相关，但肢骨纹状肥大症的肿瘤风险并未增高。

6. Ghosal 综合征　Ghosal 综合征亦称 Ghosal 血液-骨干发育不全综合征(ghosal hematodiaphyseal dysplasia syndrome，GHDD)，患者骨密度升高，部分患者存在 TBXAS1 突变，TBXAS1 基因编码的凝血噁烷合酶(thromboxane synthase，TXAS)是一种花生四烯酸信号因子，可产生血栓素 A2(TXA2)。患者的血小板花生四烯酸凝血过程障碍，并影响编码 RANKL/OPG 的 TNFSF11 和 TNFRSF11B 基因表达。因而导致骨质硬化[88-92]。

7. 致密性成骨不全症　详见本章第 4 节。组织蛋白酶 K(CTSK)属于木瓜蛋白酶样-半胱氨酸蛋白酶(papain-like cysteine protease)家族成员，CTSK 蛋白由前原区(15 个氨基酸残基)、前区(99 个氨基酸残基)和成熟肽(215 个氨基酸残基)组成(图 6-4-1-15)。突变的类型包括错义突变、框架移动、无义突变、剪接突变、终止密码子突变。CTSK 基因突变引起常染色体隐性遗传性致密性成骨不全症(OMIM 265800)。分析文献报道的 159 例致密性成骨不全症(pycnodysostosis)患者的临床资料，共涉及 59 个家族 33 种突变类型；37.29%来源于欧洲，30.51%来源于亚洲。69.70%的突变发生于 CTSK 的“成熟结构域”，24.24%位于“前区”，6.06%位于“前-前区”，突变热点在第 6 号外显子。CTSK 突变使骨基质蛋白(如Ⅰ型胶原)的降解和骨骼形态异常。临床表现为身材矮小、骨密度升高、骨折、囟门未闭[93-97]。文献报道的致密性成骨不全症 CTSK 基因突变见表 6-4-1-18，其临床特征见表 6-4-1-19。

8. 硬化性骨发育不良症　遗传性硬化性骨发育不良症(dysosteosclerosis，DSS；OMIM 224300)为少见的硬化性骨病，1968 年由 Spranger 等常染色体显性遗传或 X-性连锁遗传，其特点常短肢畸形伴骨折，有时伴有视神经萎缩、脑神经麻痹、发育障碍、萌芽延迟及骨质硬化。由于缺乏破骨细胞活性，骨组织由不能被吸收的松质骨组成，脊椎椎体变平，而骨干骺端出现反常性皮质骨。手足显示弥漫性骨质硬化，一般以掌指骨和桡骨的骨干骺端硬化最明显；下肢长骨的干骺端硬化较骨干明显，骨骺膨大。脊柱、肋骨和锁骨硬化，可见骨中骨。

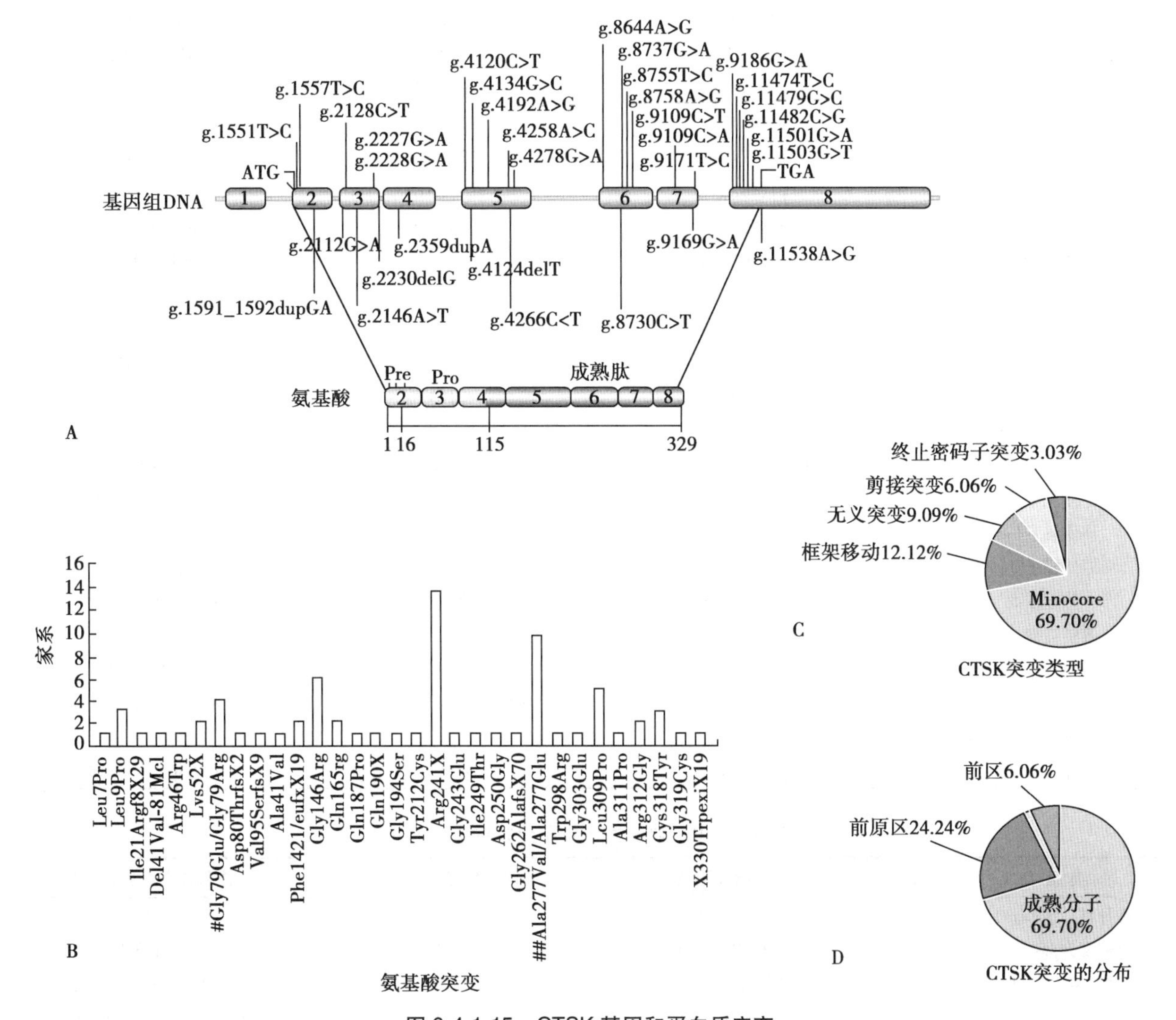

图 6-4-1-15　CTSK 基因和蛋白质突变

A. CTSK 基因含 8 个外显子；B. CTSK 蛋白由前原区(15 个氨基酸残基)、前区(99 个氨基酸残基)和成熟肽(215 个氨基酸残基)组成；C. 突变类型包括错义突变、框架移动、无义突变、剪接突变、终止密码子突变；D. CTSK 突变分布

表 6-4-1-18 文献报道的致密性成骨不全症 CTSK 基因突变

DNA 序列位点	基因组 DNA 序列变异	编码 DNA 序列变异	氨基酸效应
错义突变			
外显子 2	g1551T>C	c20T>C	pLeu7Pro
外显子 2	g1557T>C	c26T>C	pLeu9Pro
外显子 3	g2128C>T	c136C>T	pArg46Trp
外显子 3	g2227G>A	c235G>A	pGly79Arg
外显子 3	g2228G>A	c236G>A	pGly79Glu
外显子 5	g4120C>T	c422C>T	pAla141Val
外显子 5	g4134G>C	c436G>C	pGly146Arg
外显子 5	g4192A>G	c494A>G	pGln165Arg
外显子 5	g4258A>C	c560A>C	pGln187Pro
外显子 5	g4278G>A	c580G>A	pGly194Ser
外显子 6	g8644A>G	c635A>G	pTyr212Cys
外显子 6	g8737G>A	c728G>A	pGly243Glu
外显子 6	g8755T>C	c746T>C	pIle249Thr
外显子 6	g8758A>G	c749A>G	pAsp250Gly
外显子 7	g9109C>T	c830C>T	pAla277Val
外显子 7	g9109C>A	c830C>A	pAla277Glu
外显子 7	g9171T>C	c892T>C	pTrp298Arg
外显子 8	g9186G>A	c908G>A	pGly303Glu
外显子 8	g11474T>C	c926T>C	pLeu309Pro
外显子 8	g11479G>C	c931G>C	pAla311Pro
外显子 8	g11482C>G	c934C>G	pArg312Gly
外显子 8	g11501G>A	c953G>A	pCys318Tyr
外显子 8	g11503G>T	c955G>T	pGly319Cys
无义突变			
外显子 3	g2146A>T	c154A>T	pLys52X
外显子 5	g4266C>T	c568C>T	pGln190X
外显子 6	g8730C>T	c721C>T	pArg241X
移码突变(重复)			
外显子 2	g1591-1592dupGA	c60_61dupGA	pIle21ArgfsX29
外显子 4	g2359dupA	c282dupA	pVal95SerfsX9
移码突变(缺失)			
外显子 3	g2230delG	c238delG	pAsp80ThrfsX2
外显子 5	g4124delT	c426delT	pPhe142LeufsX19
剪接突变			
内含子 2	g2112G>A	c121-1G>A	pdel41Val-81Met
外显子 7	g9169G>A	c890G>A/785/890del	pGly262AlafsX70
终止密码子突变			
外显子 8	g11538A>G	c990A>G	pX330TrpextX19

表 6-4-1-19 致密性成骨不全症的临床特征

典 型 特 征	阳性例数(阳性率)	阴性例数(阴性率)	未知例数(未知率)
矮身材(<150cm)	93(95.9%)	0	4(4.1%)
骨密度升高	86(88.7%)	0	11(11.3%)
颅缝/囟门未闭	68~73(70.1%~75.3%)	0	24~29(24.7%~29.9%)
额骨隆起	67~72(69.1%~74.2%)	0	25~30(25.8%~30.9%)
骨折	65(67.0%)	3(3.1%)	29(29.9%)
下颌角圆钝	63(64.9%)	0	34(35.1%)

续表

典型特征	阳性例数(阳性率)	阴性例数(阴性率)	未知例数(未知率)
颌骨发育不全	53~61(54.6%~62.9%)	0	36~44(37.1%~45.4%)
手足粗陋伴远端指骨溶骨	43~50(44.3%~51.5%)	0	47~54(48.5%~55.7%)
突眼伴蓝色巩膜	34(35.1%)	0	63(64.9%)
腭裂	20~28(20.6%~28.9%)	0	69~77(71.1%~79.4%)
指甲发育不良	26(26.8%)	0	71(73.2%)
锁骨发育不良	24(24.7%)	0	73(75.3%)
鼻窦气化不良	17(17.5%)	0	80(82.5%)
钩状鼻	16(16.5%)	0	81(83.5%)

注:病例97例(男性42例,女性44例,未报道性别11例)

DSS主要应与骨发育障碍性矮小症(致密骨发育不全症)、Camurati-Engelmann病、颅骨干骺端发育不良(cranio-metaphyseal dysplasia)鉴别;鉴别的要点是脊椎变平伴点状硬化。

9. 弥漫性特发性骨肥厚(DISH) 骨肥厚(hyperostosis)指皮质骨增厚,但DISS患者的脊柱及其前外侧软组织骨化,有时还伴有关节囊和韧带钙化。发病率随增龄而上升,可能与肥胖、高血压、血脂谱异常、糖尿病、高尿酸血症、代谢综合征有关。诊断时必须具有连续四个以上的胸椎病变,而椎间盘正常,且无椎间关节病变或骶椎炎症表现。外周的表现包括:①关节病变;②肌腱病变;③膝盖骨骨化;④肥胖、代谢综合征、血脂谱异常、糖尿病高血压、胰岛素抵抗和高尿酸血症。

10. 厚皮性骨膜病 厚皮性骨膜病是一种遗传性皮肤病,多于青春期发病,表现为进行性皮肤增厚、头皮松弛、杵状指、关节周围肿胀和长骨骨膜赘生(图6-4-1-16)。X线照片显示骨膜赘生、分叶状骨膜反应;膝关节亦可见骨膜赘生、骨皮质增生、关节腔渗液、股四头肌和膝盖骨钙化。病变发展缓慢(10~20年)。皮肤的其他表型有皮肤脂溢(seborrhea)、皮肤红斑、眼睑脱垂、痤疮、多毛。有些患者有关节痛、关节炎、关节积水、关节积血。X线照片显示有关节腔狭窄、软组织肿胀和指骨骨溶解。组织检查可见皮肤硬化、血管淋巴细胞浸润。临床上可分为三种类型:①完全型:以面部皮肤增厚和头皮松弛突出,伴有杵状指和原发性肥厚性骨关节病;②不完全型:无皮肤增厚和头皮松弛;③顿挫型(fruste form):皮肤一处或多处改变,骨损害较轻微或缺乏[98-110]。

杵状指(digital clubbing)的病理特征是甲床增厚、结缔组织增生、胶原沉积、毛细血管扩张及淋巴细胞与浆细胞浸润,引起掌面软组织增生和轻度畸形;而肥大性骨关节病主要见于发绀型先天性心脏病患者,始发于掌骨、跖骨和上、下肢长骨的远端。组织学的早期变化是骨膜、滑膜、关节囊与毗邻皮下组织水肿及圆细胞浸润,新骨形成并伴有骨吸收加速;有时上、下肢长骨可出现酸痛、压痛或剧痛。在内分泌代谢病领域里,引起杵状指的疾病主要见于神经内分泌肿瘤(如GH瘤、类癌综合征等)。

杵状指(趾)与肥大性骨关节病的发病机制基本相同,因为两者的锝(Technetium,Tc)代谢示踪观察与杵状指及长骨骨膜的亲和性研究结果与病理表现完全一致。发绀型先天性心脏病患者通过右向左分流,使巨核细胞胞质中的血小板生长因子(PVGF)及转化生长因子-β(TGF-β)作用于指(趾)的骨膜毛细血管。血小板生长因子是一种强效的有丝分裂原,能与反应细胞的受体结合,但因半衰期极短,所以仅发挥局部作用。这些细胞因子作用于骨髓间质细胞,促进蛋白合成,导致结缔组织增生及细胞增殖;而中性粒细胞、T淋巴细胞、单核细胞及成纤维细胞的趋化因子促进细胞外基质增生。

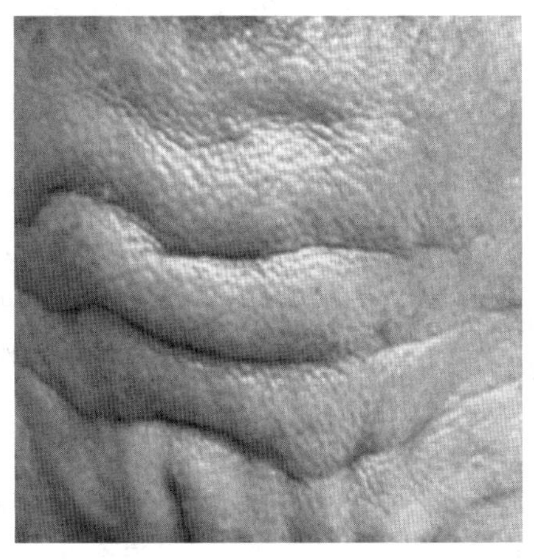
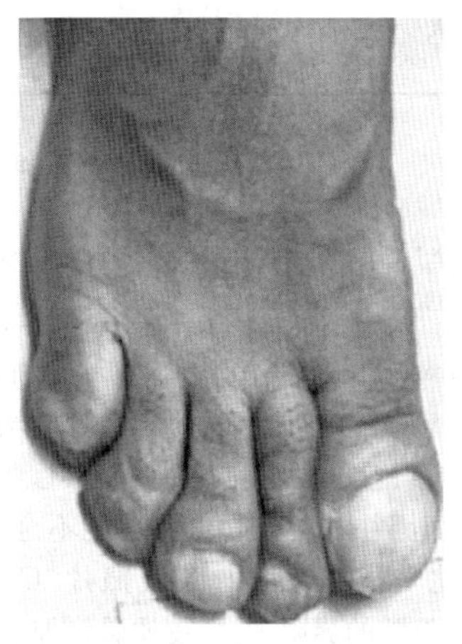

图6-4-1-16 厚皮性骨膜病
手、腕和足皮肤增厚与松弛,杵状指和关节周围肿胀

【治疗】

特发性骨肥厚的治疗见图 6-4-1-17。骨硬化、骨质硬化与骨肥厚的治疗效果不佳，主要是解除症状和消除诱因，继发性者应重点治理原发病。高骨量综合征治疗药物见表 6-4-1-20。

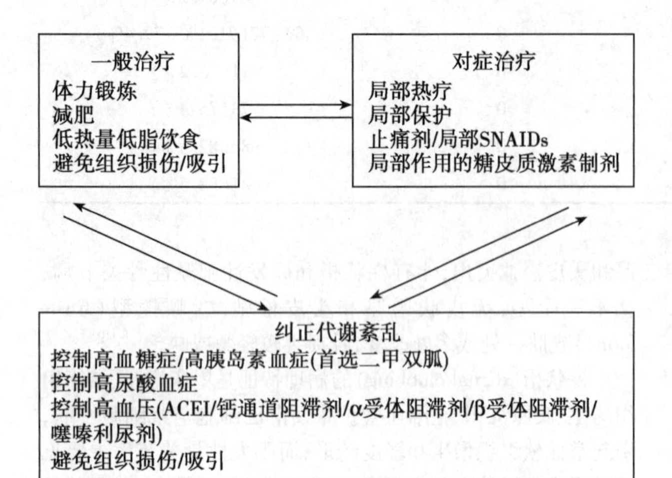

图 6-4-1-17 特发性骨肥厚的治疗

表 6-4-1-20 高骨量综合征治疗新药

高骨量综合征	分子靶点	治疗药物
致密性成骨不全	组织蛋白酶 K	组织蛋白酶 K 抑制剂 Odanacatib Balicatib
硬化性骨狭窄症/van Buchem 病	骨硬化素	抗 SOST 抗体
LRP5-高骨量/骨质疏松-假神经胶质瘤综合征	成骨细胞 Wnt 信号	糖原合酶激酶-3β(GSK3β)抑制剂 Dkk1 抗体 Sfrp1 抑制剂

（章振林 罗湘杭）

第 2 节 骨质硬化症

骨质硬化症（osteopetrosis）又称为 Albers-Schönberg 病或大理石骨病（marble bone disease）、石骨病、硬化性骨质增生性骨病或粉笔样骨病，是一组罕见的原因不明的先天性骨发育障碍性疾病的总称，其病因往往与破骨细胞功能不全、骨吸收减少有关。骨质硬化是指影像学如 X 线照片、CT 或 MRI 图像上出现皮质骨与骨髓的界限不清，皮质骨增厚和骨髓腔缩小的改变。另外，骨质硬化还可见于氟中毒引起的获得性骨质硬化和恶性肿瘤骨转移灶中。

首例骨质硬化症由德国放射学家 Heinrich Albers-Schönberg 于 1904 年报道，常染色体显性（良性型）或隐性（恶性型）遗传。根据临床表现和 X 线特点可分为多种不同的类型。各型的共同特征是骨重吸收速度减慢，骨皮质增厚，BMD 增加，骨髓腔缩小，甚至消失，全身骨骼硬且脆。临床上，可表现为贫血、肝大、脾大、脑神经功能障碍以及骨折难以愈合等。

【临床-病理类型】

按临床表现、累及的细胞类型或细胞信号途径可将骨质硬化症分为三种类型[1-5]：①富含破骨细胞的骨质硬化症（富破骨细胞性骨质硬化症）：主要与破骨细胞功能的相关基因突变有关；②破骨细胞缺乏的骨质硬化症（贫破骨细胞性骨质硬化症）：主要与破骨细胞分化相关的信号因子有关；③骨形成增强所致的骨质硬化症：有些骨质硬化症是由于骨形成增强所致，Camurati-Engelman 病和全身性脆性骨质硬化与转化生长因子 β 信号障碍有关；少见的隐性遗传性及显性遗传性骨质硬化症主要包括骨内膜骨质增生症（endosteal hyperostosis）、狭窄性骨硬化、van Buchem 病、高骨量综合征和条纹状骨病是调节骨形成的 Wnt 途径因子突变所致。Ghosal 综合征与厚皮性骨膜病是由于类二十烷酸途径（eicosanoid pathway）功能障碍引起的。

骨质硬化症具有高遗传性，分为常染色体隐性和显性遗传性骨质硬化症两类，主要有四种临床类型（表 6-4-2-1）：①恶性骨质硬化；②Ⅱ型碳酸酐酶缺陷症（CAⅡ）；③Ⅰ型常染色体显性遗传性骨质硬化症（ADOⅠ）；④Ⅱ型常染色体显性遗传性骨质硬化症（ADOⅡ）。从分子病因方面看，可能是由于破骨细胞刷状膜囊泡质子泵通道亚基基因（ATP6i 基因或 TCIRG1）突变所致，其动物模型为 oc/oc 小鼠；致密骨发育不全症则是编码组织蛋白酶 K 的基因失活性突变所致，而 Camurati-Engelmann 病是因为骨形成增强引起的骨质硬化症，可能与 TGF-β_1 基因突变有关[6]。但是，根据小鼠骨质硬化模型基因分析（表 6-4-2-2）结构看，骨质硬化症的临床分类与病因研究还有许多问题没有解决。遗传性骨质硬化症的病因分类见表 6-4-2-3。

表 6-4-2-1 骨质硬化症的经典分型

分 型	遗传特点
常见类型	
婴幼儿恶性型	常染色体隐性遗传/TCIRG1/CLCN7/GL 基因的突变
成年型良性型	常染色体显性遗传
Ⅰ型	LDL 受体相关蛋白（LRP5）基因的突变
Ⅱ型	CLCN7 基因单个等位点的错义突变
中间型	常染色体隐性遗传/CLCN7 基因双等位点突变
其他类型	
Ⅱ型碳酸酐酶缺陷症	常染色体隐性遗传/Ⅱ型碳酸酐酶基因突变

注：TCIRG1：氢离子泵 H^+-ATP 酶；CLCN7：氯通道 7；GL：灰色致死

表 6-4-2-2　小鼠骨质硬化模型基因分析

小鼠骨质硬化模型	影响基因或蛋白	破骨细胞功能缺失类型	破骨细胞	骨髓移植治疗
op/op 小鼠	M-CSF	外在	缺乏	无效
RANKL 基因敲除小鼠	RANKL	外在	缺乏	—
护骨素转基因小鼠	护骨素	外在	缺乏	—
$Csf1r_i$/Csf1r	M-CSF 受体	内在	缺乏	—
PU. 1 基因敲除小鼠	PU. 1	内在	缺乏	有效
mi/mi 小鼠	Mitf	内在	不成熟/无褶皱缘	有效
RANK 基因敲除小鼠	RANK	内在	缺乏	有效
c-fos 基因敲除小鼠	c-fos	内在	缺乏	有效
NFκB1 和 2 基因敲除小鼠	p50 和 p52 亚基	内在	数目减少	有效
TRAF-6 基因敲除小鼠	TRAF-6	内在	数目正常/减少 不成熟	—
c-src 基因敲除小鼠	c-src	内在	数目增加 无褶皱缘	有效
b3i/i 小鼠	β_3 整合素	内在	数目增加 褶皱缘异常	—
ATP6i 基因敲除 oc/oc(骨样硬化)	ATP6i	内在	数目正常或增加	不明
CLCN7 基因敲除小鼠	CLCN7	内在	数目正常 褶皱缘异常	—
gl/gl 小鼠	Grey-lethal 基因	内在	减少	有效
组织蛋白酶 K 基因敲除小鼠	组织蛋白酶 K	内在	数目正常 褶皱缘异常	—
耐酒石酸酸性磷酸酶敲除鼠	耐酒石酸酸磷酸酶	内在	数目增加 褶皱缘增大	—
OSTM1 基因敲除小鼠	OSTM1	内在	功能障碍	—

注：M-CSF：巨细胞集落刺激因子；CLCN7：氯通道 7；ATP6i：氢离子泵 H^+-ATP 酶；RANKL：核因子 κB 受体活化因子配基；GL：灰色致死型骨质硬化症，是由于 OSTM1 突变引起的产房染色体隐性遗传性骨质硬化性疾病，因为 CT/MRI 显示脑组织缺乏白质和严重脑萎缩而得名

表 6-4-2-3　遗传性骨质硬化症的病因分类

分　类	功　能	OMIM	表型
单纯型骨质硬化症			
TCIRG1	骨吸收陷窝酸化	259700 604592	ARO
CLCN7	骨吸收陷窝酸化	259700 166600	ARO/IARO/ADO Ⅱ
OSTM1	组成 CIC7β 亚基	259700 607649	ARO
CTSK	胶原酶降解	265800 601105	PKND
CA2	细胞内酸化	257930	IARO
PLEKHM1	囊泡转运	259700 611497	IARO
TNFSF11	破骨细胞生成/骨吸收和存活	602642	ARO
TNFRSF11A	破骨细胞生成/骨吸收和存活	603499	ARO
IKBKG	不明	300301 300291	病例数少
IFGB3	细胞骨架重组	173470	表型不均一
复合型骨质硬化症			
骨质硬化伴幼白细胞-成红细胞增多-血小板减少症			
骨质硬化伴肾小管酸中毒	含 M 家族成员-1 的血小板 白血病 C 激酶底物同源结构域	259730	骨质硬化

续表

分类	功能	OMIM	表型
迟发型骨质硬化症(Albers-Schönberg 病)	碳酸酐酶Ⅱ	166600	骨质硬化
骨质硬化(伴外胚层发育不良与免疫缺损,OLEDAID)	Cl^-通道	300301	骨质硬化
骨质硬化伴白血病黏附缺陷综合征(LAD-Ⅲ)	κ轻链抑制因子多肽基因增强子激酶		骨质硬化
	kindlin-3		骨质硬化
肢骨纹状肥大症伴脆性骨硬化	Ca^{2+}-二酰甘油调节的鸟苷酸交换子	155950	骨质硬化
先天性条纹状骨病伴颅骨狭窄症	LEM 结构域 3	300373	骨质硬化
矮小-骨质硬化症(Stanescu 型)	X-染色体 Wilm 瘤基因	122900	骨质硬化
常染色体隐性遗传性骨质疏松-假神经胶质瘤综合征	成骨过度		骨质疏松 神经胶质瘤
常染色体显性遗传性高骨量综合征	成骨过度		高骨量 骨质硬化
类花生酸信号因子突变			骨质硬化
Ghosal 综合征			骨质硬化
厚皮性骨膜病(pachydermoperiostosis)	成骨过度		骨质增生 骨质硬化
Berardinelli-Seip 综合征	胰岛素抵抗/骨过度		骨质硬化

注:TCIRG1:T细胞免疫调节子1-ATP酶-H^+-转运溶酶体VO亚基A3;CLCN7:氯通道7;OSTM1:骨质硬化相关性跨膜蛋白1;CTSK:组织蛋白酶K;CA2:碳酸酐酶Ⅱ;PLEKHM1:血小板-白细胞C激酶底物同源序列M家族成员1;TNFRSF11A:TNF超家族成员11A(RANK);IKBKG:B细胞多肽基因增强子轻链κ抑制物/激酶γ(NEMO);ITGB3:β3整合素;ARO:常染色体隐性遗传性骨质硬化症;IARO:中间型常染色体隐性遗传性骨质硬化症;NEMO:核因子-κB关键调节因子;PKND:致密性成骨不全症

【病因与发病机制】

生血干细胞(haematopoietic stem cell)分化为破骨细胞前身细胞(osteoclast precursor)的过程受转录因子PU.1的调节,PU.1刺激破骨细胞前身细胞1型CSF受体(CSF1R)表达,M-CSF促进巨噬细胞增殖,并上调小眼畸形诱导的转录因子(microphthalmia-induced transcription factor,MITF)表达,同时诱导BCL-2表达,延长巨噬细胞的存活时间,上调NF-κB受体活化物(receptor activator of NF-κB,RANK)表达。RANK受体激活配体(RANK ligand,RANKL)募集TRAF6,形成聚泛素链。这一反应有利于TAB2/TAK1复合物的组装和TAK1磷酸化,聚泛素链再形成63kD的NEMO-聚泛素链,进一步磷酸化IKKα/IκBα。RANKL活化MAP激酶途径,引起ERK1/2和c-jun N末端激酶(JNK)磷酸化,激活AP-1转录因子、p38与MITF,进而调节破骨细胞分化[7]。

骨细胞生成RANKL和M-CSF,其受体是巨噬细胞上的RANK与c-fms;OPG与RANKL结合,阻断了与RANK的结合,RANKL和M-CSF促进破骨细胞成熟,破骨细胞的微环境被酸化,骨骼溶解(图6-4-2-1)。所有引起破骨细胞功能障碍(分化缺陷、骨吸收功能缺陷)的因素都可能导致骨质硬化,病因以破骨细胞功能障碍为主,成骨细胞功能增强为其次,偶尔可由两种因素的共同作用导致骨质硬化症。

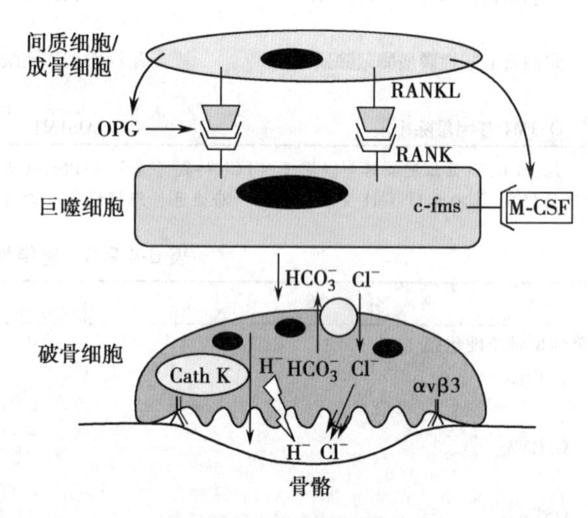

图6-4-2-1 M-CSF在破骨细胞成熟中的作用
Cath K:组织蛋白酶K

多数骨质硬化呈常染色体隐性遗传,致病基因有CAⅡ、TCIRG1、ClCN7、OSTM1、PLEKHM1、PLEKHM2等。研究发现一个新的人类IGSF23基因突变导致常染色体隐性遗传骨质硬化症。IGSF23选择性表达于破骨细胞。体外培养的$IGSF23^{-/-}$ PBMC被重新导入IGSF23基因后可恢复向成熟破骨细胞分化的正常能力。IGSF23基因功能缺失骨质硬化症患者无骨折及其他临床症状,是一种特殊类型的骨质硬化症。将来,IGSF23有望成为骨转换失衡性疾病如骨质疏松症的药物治疗的新靶点。又如,OSTM1基因突变伴有中枢神经病变、视神经损害和生长发育障碍。临床表现为骨质硬化伴中枢神经病变、生长发育障碍、贫血、血小板减少和视神经损害。这些病例与经典的临床类型有别,可能属于一种新的骨质硬化症。另外,发现骨质硬化症患者的破骨细胞内过氧化物酶的分泌下降,仅为正常的30%,亦导致骨吸收减少。在动物实验研究中,导致破骨细胞吸收功能下降的因素很多。op/op鼠不能表达M-CSF,导致破骨细胞的早期分化缺陷;$c\text{-}Src^{-/-}$小鼠因为M-CSF受体缺乏导致破骨细胞早期分化缺陷;PU.1敲除小鼠因PU.1(M-CSF受体基因转录子)缺乏亦导致破骨细胞早期分化缺陷。在RANKL基因敲除小鼠中,因为破骨细胞RANKL缺乏而导致骨质硬化,相反,护骨素转基因小鼠导致破骨细胞数量减少，产生骨质硬化；此外，在小鼠模型中，Mitf、c-fos、TRAF-6、c-src、gl/gl 基因缺乏都可以导致骨质硬化[8-11]。

（一）碳酸酐酶突变

1. 碳酸酐酶　碳酸酐酶突变引起骨质硬化伴肾小管酸中毒及脑钙化。碳酸酐酶（carbonic anhydrase，CA）为一组锌离子依赖性金属酶类，其作用是催化 CO_2 形成 HCO_3^- 和质子（H^+），反应式是：$CO_2+H_2O \rightarrow H_2CO_4 \rightarrow HCO_3^- + H^+$。此反应的前一步由 CA 催化，后一步为瞬间过程，自动发生。CA 家族有 10 多个成员，分别与肾、男性生殖道、骨、呼吸性酸碱调节、糖代谢（主要为糖原异生）、胃酸生成等功能有关。而 CAⅨ（MN）和 CAXⅡ还参与细胞增殖、肿瘤形成过程的调节。CAⅠ、Ⅱ、Ⅲ和Ⅶ存在于细胞质内，CAⅤ存在于线粒体中，CAⅥ存在于唾液分泌物中，CAⅣ、Ⅸ、Ⅻ和ⅪⅤ以穿膜蛋白（酶）形式存在，其中 CAⅣ是一种糖苷-磷酯酰肌醇锚定蛋白。CAⅨ、Ⅻ和ⅪⅤ亦为穿膜蛋白。

2. 碳酸酐酶突变　CAⅡ缺陷则导致骨代谢障碍，表现为骨质硬化症，同时伴肾和脑的功能障碍。CAⅡ缺陷症亦称为骨质硬化伴肾小管性酸中毒和脑钙化综合征。本征主要发生于地中海地区。幼年发病，表现为矮小、骨折、消瘦虚弱、脑神经受损、牙咬合异常及智力障碍。X 线上，骨质硬化为弥漫性，组织学上钙化骨无吸收功能。一般无贫血表现，但存在高氯性酸中毒和低钾血症（肾小管酸中毒，可为远曲小管型、近曲小管型或混合型）。本征的病因为 CAⅡ基因突变。突变后的 CAⅡ不能参与破骨细胞骨吸收过程，导致骨质硬化。在正常情况下，骨吸收与骨矿盐溶解时，每释放一个 Ca^{2+}，要同时分泌 1～2 个 H^+。此过程需要 H^+-ATP 酶、氯通道、Cl^-/HCO_3^- 交换的参与，而 CAⅡ的作用是生成 HCO_3^- 和 H^+。由于 CAⅡ无活性，故骨吸收过程无法进行。肾小管性酸中毒为嵌合型，无尿浓缩功能障碍，但累及脑组织时，患者有智力障碍、生长迟缓、脑发育不全。

破骨细胞 CAⅡ缺陷症为常染色体隐性遗传。破骨细胞胞质内的 CAⅡ将二氧化碳和水合成为碳酸，碳酸可以分解为氢离子和碳酸氢离子，前者通过氢离子通道转运到破骨细胞膜褶皱区的吸收腔隙，完成破骨细胞的骨吸收过程。CAⅡ基因的缺乏导致氢离子的生成减少，进而影响破骨细胞的吸收功能，引起骨质增多。CAⅡ基因缺乏有特殊的地域相关性。该类型的患者较少见，在骨质硬化症患者中的比例少于 5%。

3. 表型特征　破骨细胞 CAⅡ基因突变伴有肾小管酸中毒及大脑钙化的骨质硬化症患者存在 CAⅡ缺陷，其特点是骨硬化、肾小管性酸中毒、脑组织钙化和智力缺陷。此酶基因缺陷的类型较多，一般为点突变所致（如第 6 号内含子 5’端点突变或外显子 7 的单碱基缺乏）。骨质硬化症伴颅骨干骺端发育不良者，破骨细胞胞质内的囊泡存在着囊泡质子泵表达缺陷。破骨细胞通过酸化破骨表面而溶解基质中的无机盐，分泌溶酶体酶和非溶酶体酶而降解有机质。破骨细胞以胞吐方式使质膜突出，形成刷状膜，后者使破骨细胞膜与骨表面的接触面扩大，接触更为紧密。如果破骨细胞的这些功能异常，均可导致骨吸收功能下降，引起骨质硬化症。婴幼儿型骨质硬化症患者的破骨细胞并不缺乏，但破骨细胞缺少刷状膜，此与 ATP6i（TCIRG1）基因敲除鼠的表型类似。ATP6i 基因编码 ATP 酶的 α3 亚基突变（如缺失/插入突变）导致 ATP 酶蛋白被截短，功能丧失，引起婴幼儿型骨质硬化症，但其发生机制未明。

以上研究表明，有多种基因突变可引起骨质硬化症[12]。此外，有些骨质硬化症患者的破骨细胞缺陷表现为无骨吸收功能，虽然细胞膜含有降钙素受体和玻连蛋白（vitronectin）受体，但细胞不能表达 CD44 或表达量很低。

（二）氢离子泵/氯离子通道缺陷　骨细胞氢离子泵功能缺损综合征亦呈常染色体隐性遗传。氢离子泵 H^+-ATP 酶（TCIRG1，又称为 ATP6i 或 OC116）基因突变导致破骨细胞细胞膜上的氢离子泵 A3 亚单位结构异常，因此，虽然氢离子泵表型正常，但是无正常的转运功能，从而氢离子的转运受制，导致破骨细胞的吸收功能下降[13,14]。

氢离子泵/氯离子通道缺陷通过常染色体隐性和显性两种方式遗传。破骨细胞细胞膜上有很多氯离子通道（CLCN7），具有转运蛋白、参与膜内陷和跨细胞转运的作用。其中有一部分特殊的氯离子通道，称为 CLIC5，保持氢离子泵转运过程中细胞内的电平衡，CLIC5 和 H^+-ATP 酶的比例为 1∶2000。氯离子通道基因的突变导致继发性的氢离子转运异常，从而影响破骨细胞的吸收功能（图 6-4-2-2）。在常染色体隐性遗

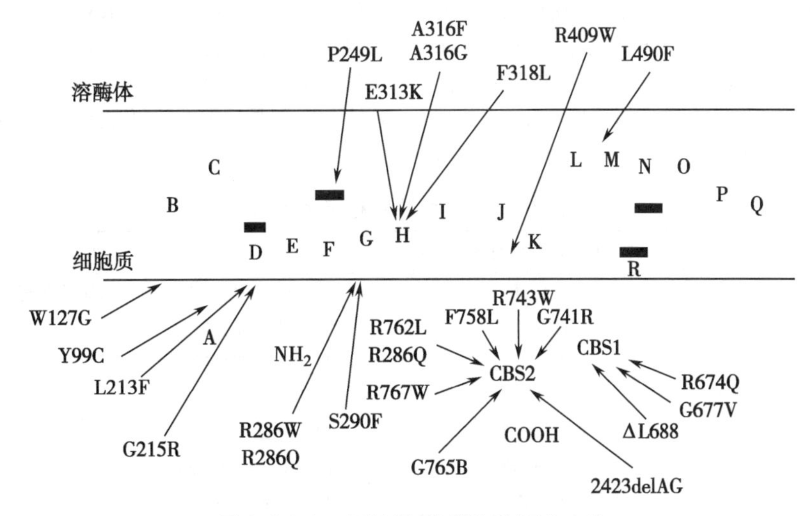

图 6-4-2-2　氯通道 7（ClC-7）蛋白突变

引起 2 型常染色体显性遗传性骨质硬化症的氯通道 7（ClC-7）蛋白突变

传中，CLCN7基因的突变发生于两个等位基因，而在显性遗传中，其突变只表现为单个等位基因的错义突变。临床常见的是CLCN7基因突变导致的常染色体显性遗传的2型（ADOⅡ）。但是，通过对CLCN7突变检测提示，ADOⅡ病例中，CLCN7基因突变存在明显的外显不全，即同一家族中相同杂合突变的个体，有的不发病，其中机制不明确，是否存在修饰基因或者CLCN7突变个体DNA甲基化等尚待阐明。

（三）TCIRG1突变 ADOⅡ是骨质硬化症中的最常见类型，致病基因位于16p13.3。Sobacchi等发现，约50%的常染色体隐性遗传骨质硬化症（autosomal recessive osteopetrosis）患者存在TCIRG1基因突变，突变类型包括基因缺失、插入、无义突变、错义突变和剪接变异等。Cleiren等发现，氯通道基因CICN7的纯合子突变可引起婴幼儿型骨质硬化症（infantile osteopetrosis）。ADOⅡ似乎是由于杂合子突变基因的优势负性作用（dominant negative effect）所致，而CICN7的失活性杂合子突变因无优势负性作用特点，故只有纯合子才发病，此时只有通过基因突变分析才能将两者鉴别开来[15-18]。有人认为，CICN7氯通道病就是ADOⅡ的一种亚型。

（四）CSF1突变 无牙（toothless，t1）鼠的CSF1基因突变引起骨质硬化症。无牙鼠是由于自发性常染色体隐性遗传性CSF1基因突变所致，是研究CSF-1功能的良好动物模型，联合OPG基因缺失（op/op）小鼠动物模型，可深入阐明骨质硬化和骨质疏松的发病机制。近年对骨质硬化鼠动物模型的研究发现，缺乏粒细胞-巨噬细胞集落刺激因子（GM-CSF）的小鼠可出现自发性骨硬化。GM-CSF可刺激骨吸收，促进破骨细胞的前身细胞转化成为成熟的破骨细胞。破骨细胞能分解胶原蛋白，吸收骨基质游离骨盐。如果CSF的基因突变使CSF无生物活性，则使造血前体细胞发育缺陷，引起破骨细胞发育障碍、骨吸收损害及骨质硬化症。M-CSF基因突变鼠的骨质硬化在用重组鼠GM-CSF（rmGM-CSF）和IL-3治疗后，骨质硬化病变得到逆转，也反证了骨质硬化的发生与GM-CSF和IL-3缺乏或活性下降有关[19-25]。

另一方面，近年来相继克隆出肿瘤坏死因子（TNF）家族中的护骨素（OPG）及其配体（RANKL）。这些细胞因子、受体及其配体组成骨代谢的局部调节系统，主要通过调节破骨细胞的形成、活性与凋亡而调节破骨细胞的功能及成骨-破骨偶联过程[26,27]。一些研究表明，骨质硬化可能是RANKL和M-CSF的产生、受体活化、细胞内传导途径和核受体活化障碍所致，RANKL基因突变亦发生严重的骨质硬化，破骨细胞缺乏。klotho基因突变鼠（k1/k1）有骨质硬化表现，其病因与骨组织表达的OPG（为野生鼠的2倍）升高有关。另一方面，OPG基因被破坏后，小鼠有骨质疏松表现。

（五）LEMD3突变 LEMD3突变会引起全身性脆性骨质硬化，患者的手、足、骨盆、桡骨、腕骨与指骨可见点状骨硬化肥厚、脆性骨硬化及多骨骼外生性骨疣。

小泡H^+-ATP酶[V-ATP酶，vacuolar（H^+）-ATPases]属于ATP依赖性质子泵（ATP-dependent proton pump），其功能是酸化细胞间质的微环境，在一些情况下，可转运质子；在细胞内，小泡H^+-ATP酶在内饮、激素原加工、蛋白降解、抗微生物感染、解毒、小分子物质传递等生理过程中起着重要作用。在细胞膜，V-ATP酶是调节尿pH、骨吸收、精子生成的中心分子；在病理情况下，V-ATP酶与肾小管酸中毒、骨质硬化和肿瘤转移的关系密切。ATP酶异构体包括三种：①V-ATP酶，即空泡质子易位ATP酶；②F-ATP酶，即F1F0ATP合酶；③A1A0-ATP酶，即原浆菌TP酶[28]。V-ATP酶由外周V1结构域（含8个不同的亚基，与ATP水解有关）和1个V0结构域（含6个不同亚基，与质子转移有关）组成。多数V-ATP酶亚基具有多种异构体，异构体与组织特异性有关。V0亚基（α亚基）含有引导V-ATP酶细胞定向功能，调节V-ATP活性的因子有V1/V0结构域的离解、质子泵偶联和ATP水解，ATP酶突变后发生肾小管酸中毒与骨质硬化[29]。

KINDLIN3突变患者表现伴有严重出血、反复感染，白血病黏附功能障碍（leukocyte adhesion deficiency，LAD-Ⅲ）；原因是KINDLIN3（FERMT3）、RAS相关蛋白-1（Ras-associated protein-1，RAP1）或Ca^{2+}-二酰甘油调节的鸟苷交换因子-1（Ca^{2+} diacylglycerol-regulated guanine nucleotide exchange factor-1，CALDAG-GEF1）活性低，血小板和白血病膜上的整合素（integrins）不能被激活[30,31]。

Cdc42刺激破骨细胞生成，Cdc42的姊妹分子GTP酶（Rac1/Rac2）突变通过破坏破骨细胞的骨架系统而引起破骨细胞功能障碍和骨质硬化[32]。此外，有研究通过在体内特异性地敲除成骨细胞Pten基因，建立了Pten基因敲除骨质硬化小鼠动物模型，揭示Pten基因及其调节的PI3K/AKT信号通路在成骨分化及骨量稳态维持中起关键作用。

（六）miRNA与骨质硬化 骨骼细胞的发育、增殖、分化、成熟和功能受多种miRNA的调节，形成体内调节骨骼代谢与骨成熟矿化的又一套调节系统。如果与骨骼矿化相关的miRNA功能紊乱，即可导致骨质硬化症（表6-4-2-4）[33-42]。但是目前有关研究尚在起步阶段，其与临床骨质硬化症的具体联系还有点进一步研究。

表6-4-2-4 miRNA稳定骨代谢

MiRNA	骨代谢调节功能	活性
Dicer	骨发育	调节成骨细胞、破骨细胞和软骨细胞发育
DGCR8	骨发育	调节破骨细胞发育
Ago2	骨发育	调节破骨细胞发育
破骨细胞		
miR-223	激活与抑制	细胞分化调节
miR-29b	结合与抑制	靶点Cdc42和Srgap2
miR-31	骨发育	调节细胞发育
miR-21	促进	促进分化/靶点PDCD4

续表

MiRNA	骨代谢调节功能	活　性
miR-148a	促进	促进细胞分化/靶点 MAFB
miR-125a	抑制	抑制细胞分化/靶点 TRAF6
miR-155	抑制	抑制细胞分化/靶点 SOCS1 和 MITF
miR-503	抑制	抑制细胞分化/靶点 RANK
miR-146a	抑制	抑制细胞分化/避免关节胶原破坏
成骨细胞		
miR-138	抑制	抑制细胞分化/靶点 FAK
miR-23a/27a/24-2	抑制	抑制细胞凋亡/调节 FAK-Runx2-SATB2
miR-20a	促进	促进细胞分化/靶点 PPARγ-Bambi-Crim1
miR-181a	促进	促进成骨细胞分化/靶点 Tgfbi
miR-335-5p	促进	促进细胞分化/靶点 DKK1
miR-15b	促进	促进细胞分化/靶点 Smurf1
miR-1792	促进	促进细胞增殖
miR-322	促进	促进细胞分化/靶点 Tob2
miR-29a	促进	促进细胞分化/靶点骨连素 Dkk1-Kremen2-sFRP2
miR-34	抑制	抑制细胞分化/靶点 SATB2-Runx2-Notch 途径
miR-143	抑制	抑制细胞分化/靶点 Osterix
miR-155	抑制	调节 TNF-α 抑制的成骨细胞分化/靶点 SOCS1
miR-93	抑制	成骨细胞矿化/靶点 Sp7
miR-182	抑制	抑制细胞分化/靶点 FoxO1
miR-764-5p	抑制	抑制细胞分化/靶点 CHIP-STUB1
miR-208	抑制	抑制细胞分化/靶点 Ets1
miR-206	抑制	抑制细胞分化/靶点 Cx43
miR-30	抑制	抑制细胞分化/靶点 Smad1-Runx2
miR-214	抑制	抑制骨形成/靶点 ATF4-Osterix
miR-542-3p	抑制	抑制细胞分化/靶点 BMP7
miR-141/miR-200a	抑制	抑制细胞分化/靶点 Dlx5
miR-100	抑制	抑制细胞分化/靶点 BMPR2
miR-17-5p/miR-106	抑制	抑制细胞分化/靶点 BMP2
软骨细胞		
miR-140	活性	靶点 HDAC4-Dnpep
miR-34a	抑制	抑制细胞分化/调节细胞凋亡
miR-199a	抑制	抑制细胞分化/靶点 Smad1
miR-145	抑制	抑制细胞分化/靶点 Sox9
miR-1792	骨发育	避免骨发育缺陷

（七）其他致骨质硬化因素　禽白血病病毒（avian leukosis virus，ALV）感染引起家禽B细胞淋巴瘤、髓性白血病、红细胞增多症或骨质硬化症[43]，但是否对人致病仍无定论。

【临床分型与鉴别诊断】

骨质硬化症的类型见表6-4-2-5，高骨量的类型见表6-4-2-6。大部分骨质硬化症具有遗传性，分为常染色体隐性（恶性型）和显性（良性型）遗传性骨质硬化症两类。对于常染色体显性遗传骨质硬化症，常见外显不全现象，确切外显率尚待明确。在第一届国际骨质硬化症研讨会议上，根据临床表现和基因分型，将骨质硬化症分为四型：婴幼儿恶性型骨质硬化症，成年良性型骨质硬化症［包括Ⅰ型常染色体显性遗传骨质硬化症（ADOⅠ）和Ⅱ型常染色体显性遗传骨质硬化症（ADOⅡ）］，中间型骨质硬化症（ⅠARP），Ⅱ型碳酸酐酶（CAⅡ）缺陷常染色体隐性遗传骨质硬化症。

表6-4-2-5　骨质硬化症的类型

类　型	OMIM	致病基因	突变	蛋　白	功能	临床表现
严重型新生儿婴幼儿常染色体隐性骨质硬化症	AR 259700/604592	TCIRG1	失活	T细胞免疫调节子1 H^+转运体 V-ATP酶溶酶体亚基A3	吸收陷窝酸化	骨折感染 大头畸形/前额突出/神经症状/脑神经压迫/致盲/耳聋/萌芽延迟/骨髓生血功能衰竭
	AR 602727	CLCN7	失活	氯通道1	吸收陷窝酸化	

续表

类　型	OMIM	致病基因	突变	蛋　白	功能	临床表现
	AR 607649	OSTM1	失活	osteopetrosis-associated transmembrane protein 1	CLC-7B 亚基	
	AR 602642	RANKL/TNFSF11	失活	RANKL/TNF 成员 11	破骨细胞生成与维持	少破骨细胞性骨质硬化症/骨折/脑积水/眼球震颤/惊厥/脾亢/病情较 TCIRG1/CLCN7/OSTN1 突变轻
	AR 603499	RANK/TN-FRSF11A	失活	RANKL	破骨细胞生成与维持	
中间型常染色体隐性骨质硬化症	AR 259710	CLCN7	部分失活	氯通道 1	吸收陷窝酸化	儿童发病/骨折/矮小/脑神经压迫
	AR 259700/611497	PLEKHM1	失活	血小板-白血病同源结构域 M 成员 1	囊泡转运	仅有颅骨硬化/骨折/骨钙素升高
骨质硬化伴肾小管性酸中毒	AR 259730/611492	CAII	失活	碳酸酐酶Ⅱ	细胞内酸化	发育延迟/矮小/脑神经压迫/致盲/牙病/骨骨髓功能正常
骨质硬化伴外胚层发育不良症与免疫缺损(OLEDAID)	XL 300301	IKBKG	失活	NEMO	未明	淋巴水肿/严重感染/无牙/皮肤病变/死亡
白血病黏附缺陷综合征(LAD-Ⅲ)与骨质硬化症	AR 612840	kindlin-3/FERMT3	失活	kindlin-3		感染/出血/骨质硬化/肝脾大
	AR 612840	CalDAG GEF1	失活	Ca^{2+}-二酰甘油调节的鸟苷酸交换子-1	细胞黏附	
迟发型骨硬化症(Albers-Schönberg 病/ADOⅡ)	AD 166600	CLCN7	优势负性	氯通道 1	吸收陷窝酸化	骨折/神经压迫/骨髓炎/牙异常
致命性成骨不全	AR 265800/601105	CTSK	失活	组织蛋白酶 K	胶原降解	颅缝闭合延迟/矮小/牙齿异常/骨折
全身性脆性骨硬化	AD 155950	LEMD3/MAN1	失活	含结构域 3 的 LEM	LEMD3 拮抗 BMP 和 TGF-β	良性过程/骨硬化灶
局限性尖状骨过多症(melorheostosis)	AD 155950	LEMD3/MAN1	失活	含结构域 3 的 LEM		骨折/软组织病变
纹状骨病伴颅骨狭窄症	XL 300373	WTX	失活	X-染色体 Wilms 瘤基因	抑制 Wnt 信号	大头畸形/脑神经压迫/腭裂/颅骨长骨硬化(女性)/男性致命

表 6-4-2-6　高骨量类型

类型	OMIM	基因突变	蛋白	功　能	临床表现
硬化性骨狭窄	AR 269500	SOST 失活	骨硬化素	抑制 Wnt 信号	并指畸形/身材过高/颅骨-颌骨增厚/脑神经麻痹/颅高压/头痛/背痛/骨痛/不发生骨折
van Buchem 病	AR 239100	SOST 功能减退	骨硬化素	抑制 Wnt 信号	无并指畸形/身材正常/颅骨-颌骨增厚/脑神经麻痹/颅高压/头痛/背痛/骨痛/不发生骨折
LRP5 HBM	AD 603506	LRP5 活化	LRP5	调节 Wnt 信号的成骨细胞膜受体	无症状/颅骨-颌骨增厚/脑神经麻痹/颅高压/头痛/背痛/骨痛/不发生骨折
LRP4 HBM	AD/AR 604270	LRP4 失活	LRP4	干扰骨硬化素-LRP4 相互作用	并指畸形/步态异常/面神经麻痹/耳聋

续表

类型	OMIM	基因突变	蛋白	功　能	临床表现
颅骨干骺端发育不良症	AD/AR 123000 218400	ANKH 失活	ANK	破骨细胞质子泵	大头畸形/颅骨肥厚/脑神经麻痹/鼻梁增宽/牙齿拥挤/长骨干骺端扩大
骨形成与骨吸收平衡紊乱					
Engelmann-Camurati 病	AD 131300	TGF-β_1 活化	TGF-β	刺激成骨细胞和破骨细胞活性	30 岁以前发病/骨干皮质增厚/肢体疼痛/容易疲劳/肌无力/鸭步/ALP 升高/贫血
ghosal haemato diaphyseal syndrome	AR 274180	TBXAS1 失活	血栓烷素合酶	调节 RANKL-OPG 表达	血小板凝聚功能异常/贫血/与 Camurati-Engelman 病相似但病变波及干骺端

(一) 根据遗传特点分型

1. 常染色体隐性致命型　以发育不良、身材矮小、肝脾大、脑积水、脑神经功能障碍、软骨内化骨为特征。本型遗传方式为常染色体隐性遗传,部分患者于出生后不久死亡,但不少患者可存活多年。主要临床表现为发育不良、身材矮小和肝脾大。因脑积水而头大,脑神经功能障碍,常伴耳聋和失明;部分有贫血和血小板减少以及反复感染等,但无智力障碍。

头颅穹隆和颅底均受累,特别是软骨内化骨的颅底更为严重。由于骨增生硬化而致神经孔(包括枕骨大孔)狭窄、颅骨骨板增厚、板障狭窄、蝶窦和鼻窦气化不良、上下颌骨还可有骨髓炎表现。脊柱椎体不均匀致密硬化,新生儿或婴儿早期,椎体前缘的血管沟或切迹明显;青春期由于椎体终极的增生硬化,椎体可呈"夹心面包"样改变。有时胸至腰段椎体内可见骨中骨。肋骨和锁骨增宽变厚,致密硬化,锁骨可有塑形障碍,肩胛骨亦明显硬化。管状骨普遍性骨硬化,骨松质、皮质和髓腔界限消失,骨构塑障碍,管状骨呈垒球棒样改变,骨端还可出现佝偻病样表现,如骨端膨大,有时尚可见骨膜增生以及病理骨折。骨盆可见致密硬化与稀疏透明相间的弧形带影,与髂翼外形一致,呈树木的年轮样改变。

多数常染色体隐性遗传性骨质硬化(ARO)属于富含破骨细胞性骨质硬化,但由于 TNFSF11(编码 RANKL)/TNFRSF11A(编码 RANK)突变所致的骨质硬化破骨细胞显著减少,因而可能是个例外[44-49]。

RANKL 调节骨转换和淋巴样组织机化,RANKL 突变引起常染色体隐性遗传性骨质硬化症(autosomal recessive osteopetrosis,ARO)(表 6-4-2-7),造血干细胞移植(HSCT)是其唯一的有效治疗途径。

表 6-4-2-7　RANKL 依赖性常染色体隐性遗传性骨质硬化症病例

病例	基因组变异	cDNA 变异	蛋白质变化/效应
S1	g. 38250-38253delAGCT g. 38250-38253delAGCT	c. 532+4-532+8delAGCT c. 532+4-532+8delAGCT	r. 434-532del r. 434-532del
S2A/S2B	g. 43825T>A g. 43825T>A	c. 596T>A c. 596T>A	p. Met199Lys p. Met199Lys
S3A/S3B	g. 44057-44058delCG g. 44057-44058delCG	c. 828-829delCG c. 828-829delCG	p. Val277TrpfsX5 p. Val277TrpfsX5
S4	g. 43825T>A g. 43825T>A	c. 596T>A c. 596T>A	p. Met199Lys p. Met199Lys
S5	g. 43825T>A g. 43825T>A	c. 596T>A c. 596T>A	p. Met199Lys p. Met199Lys
S6	g. 43825T>A g. 43825T>A	c. 596T>A c. 596T>A	p. Met199Lys p. Met199Lys
S7	g. 43896C>T g. 43896C>T	c. 667C>T c. 667C>T	p. Arg223X p. Arg223X

2. 常染色体显性遗传型　典型患者在儿童期或青少年期以骨折或骨髓炎起病[50-52],以管状骨弥漫性硬化与皮质增厚和髓腔变窄为特征。81%的患者有明显症状,或因病理性骨折(78%)而被发现;可有轻度贫血,视、听力异常和牙齿不整等。病理性骨折后可出现局部骨畸形,愈合慢,少数并发骨髓炎(11%),2/3 的患者伴脑神经受损,可引起视神经萎缩和失听等。患者智力正常。颅底骨,特别是前、中颅凹有明显的骨质硬化。椎体中部,即终板之间的骨松质 BMD 较低,整个椎体呈"夹心面包"样改变,还可见"骨中骨"。畸形严重者需要手术矫正。管状骨弥漫性骨硬化,骨骺、干骺区尤为显著,皮质增厚,髓腔变窄。一般无缺陷,可有骨折表现,有时可见"骨中骨",或于干骺端出现"透明带"改变。骨盆可有不规则硬化区,常见于盆腔缘,髂骨翼区还可见致密与疏松相间的弧形带样改变。

(二) 根据临床表现和基因分型

1. 婴幼儿恶性型　婴幼儿恶性型骨质硬化症(infantile malignant osteopetrosis,IMO;OMIM 259700)为散发性发病或为常染色体隐性遗传,致病基因多为 TCIRG1。其病情严重,但许多病例的表现不典型,骨质硬化开始出现于新生儿期,有的患者可伴有Dandy-Walker综合征(先天性第四脑室中、侧孔闭塞等,是以第四脑室和小脑发育障碍为主的先天畸形)。患者为婴幼儿,一般在10岁以前死亡。约30%可存活到5~6岁,极少数可存活到20~30岁,患者的智力正常,骨骼硬化表现呈弥漫性分布。干骺端软骨钙化导致骨髓腔几近封闭,诸骨密度普遍增高,骨皮质与骨松质及骨髓腔隐约可辨,尺骨短小,前臂发育畸形,贫血,出现肝、脾和淋巴结的髓外造血和这些器官的肿大。而脑神经孔的形成亦受到影响,可出现视神经萎缩、眼球震颤、视盘水肿、突眼和眼球运动障碍,常有颜面麻痹和耳聋,而三叉神经受损和嗅觉丧失则少见。患儿可有巨头、脑水肿和惊厥。骨骼密度增高,但脆性增加,易出现病理性骨折。由于造血系统的破坏,患者可因出血或感染而死亡。

该类型患者有小泡质子泵亚基(vacuolar proton pump subunit,TCIRG1)、CLCN7和GL基因突变[44,45]。TCIRG1和CLCN7基因与氢离子泵及氯离子通道功能有关,而GL基因的功能则暂不明确。TCIRG1基因突变婴儿也可见脊椎椎体上下部的硬化,呈"三明治"样外观(图6-4-2-3),因骨骼广泛严重硬化,容易发生早期贫血和骨折。幼儿恶性骨质硬化症因骨吸收障碍,血钙降低,如果同时存在维生素D不足,可促发佝偻病,这种情况称为骨质硬化佝偻病(osteopetrorickets)[46-48]。

2. 成年良性型　Ⅰ型患者具有高骨量,与骨形成增加有关,并非为骨吸收下降所致。主要表现为颅骨、脊椎和骨盆硬化,但骨小梁的重建基本正常,骨的强度正常或增加,骨折少见。脑神经受损多见。该类型的基因分析表明为LDL受体相关蛋白5(LRP5)基因突变(图6-4-2-4),该突变导致Wnt信号功能显著增强。因为Ⅰ型并非由破骨细胞的缺乏引起,因此有人建议将该型从骨质硬化症中分离出去。Ⅱ型的临床表现较轻。贫血不严重,神经系统的异常也不常见。主要表现为颅骨和广泛性脊椎终板硬化。由于脊椎椎体上下部的硬化更为明显,故可形成"三明治"样外观,而髂骨又可形成"骨中骨"外观。特点为反复发生的病理性骨折。部分患者因发生骨折才意外发现该病。此外还有骨骼疼痛、神经瘫痪和骨髓炎(常发生于拔牙后)等临床症状。该型的基因分析则为CLCN7基因单个等位点的错义或者移码突变等,但存在显著的外显不全。

影响抑制性蛋白DKK1和骨硬化素(sclerostin)与LDLR相关蛋白5(LRP5)结合的结构域功能获得性突变均增加

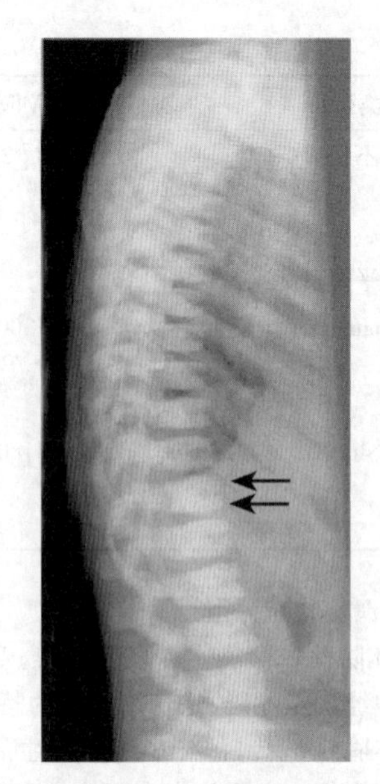

图6-4-2-3　常染色体显性遗传性骨质硬化症
男,4岁,脊柱侧位X线片显示椎体终板硬化,引起"三明治"样椎体外观

Wnt信号,导致高骨量综合征。

3. 中间型骨质硬化症　为常染色体隐性遗传。临床表现介于婴幼儿恶性型和成人良性型之间。本病是由CLCN7基因两个等位点突变引起的。

4. Ⅱ型碳酸酐酶(CAⅡ)缺陷常染色体隐性遗传骨质硬化症　隐性型为常染色体隐性遗传,常合并肾小管酸中毒与器官损害,包括骨质硬化症、肾小管酸中毒和大脑钙化,患者可长期存活,部分患者有智力迟钝,某些患者缺乏碳酸酐酶(carbonic anhydraase)。主要临床表现与肾小管性酸中毒有关,如消瘦、肌张力低下、肌无力等,贫血较轻,可因病理性骨折引起骨畸形。Ⅱ型碳酸酐酶缺陷症主要见于地中海各国,偶见于土耳其及其他地区。Ⅱ型碳酸酐酶缺陷导致骨、肾和脑的损害,智力下降,生长发育延迟,本病呈常染色体隐性遗传,表现为骨质硬化、肾小管性酸中毒和大脑钙化,与其他原因所致的肾小管性酸中毒不同,本病患者无尿的浓缩功能障碍。

病情隐缓,伴有矮身材、乳牙脱落延迟、骨折、脑神经受损等。头颅可因脑积水而增大,颅盖骨受累较轻,颅底骨增厚、硬化,还可有鼻窦发育不良。脊柱椎体终板硬化,呈"夹心面包"样改变,还可见"骨中骨"表现。管状骨弥漫性骨硬

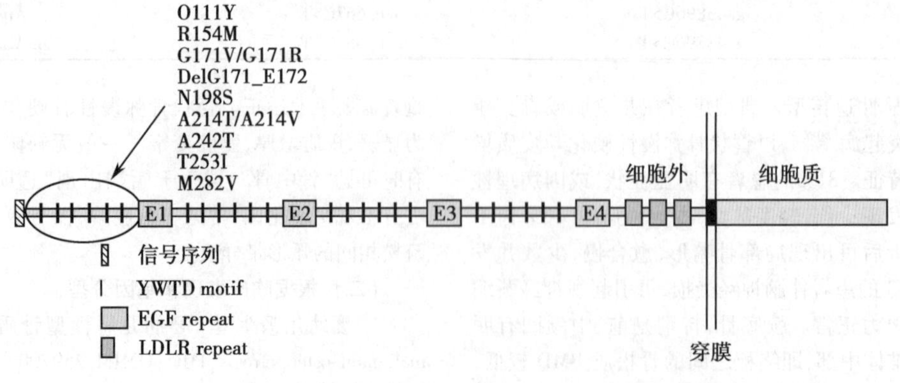

图6-4-2-4　LDLR相关蛋白5(LRP5)功能获得性突变

化，正常骨结构基本消失，常易骨折。髂骨可见年轮样改变。头颅普通 X 线可发现颅内钙化，CT 或 MRI 扫描更可清楚显示出钙化的范围和部位。钙化可见于颅内任何部位，通常以基底核和脑室周围多发，病灶数目多。椎体呈弥漫性骨硬化，终板较椎体中部密度稍高，亦可有明显硬化。管状骨普遍性致密，尤其是骨骺和干骺区的密度更高，同时伴有骨构塑（障碍），髓腔消失。骨的病变可逐渐改善，但易发生骨折。骨盆及其他骨均有弥漫性骨硬化表现（图 6-4-2-5～图 6-4-2-9）。

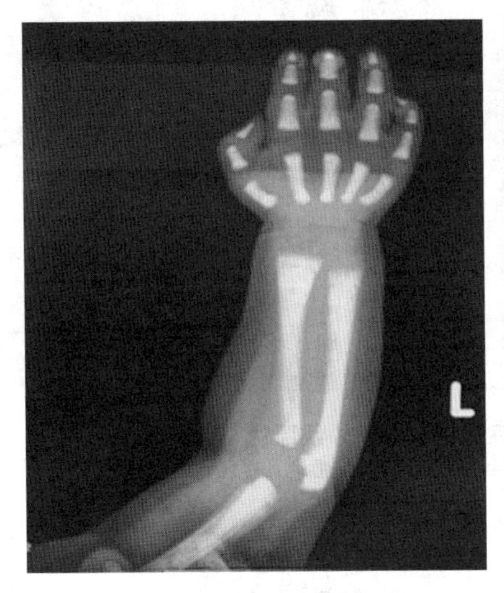

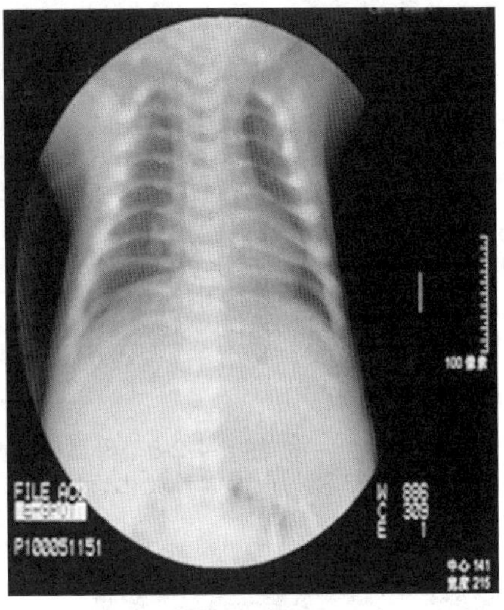

图 6-4-2-5　骨质硬化症的胸部与上肢 X 线照片

患儿，男，6 月龄，常染色体隐性遗传性骨质硬化症（TCIRG1 突变）

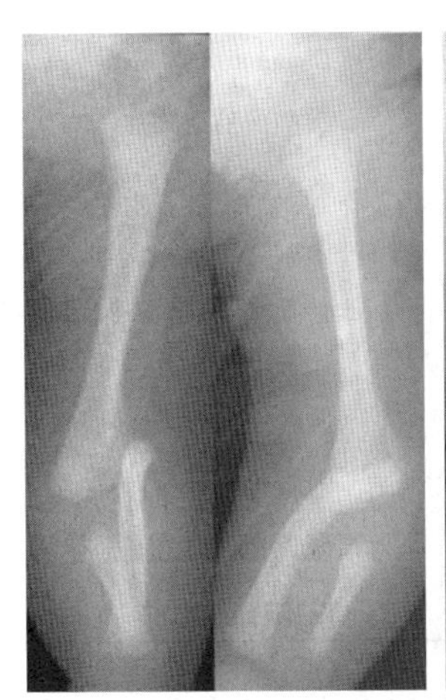

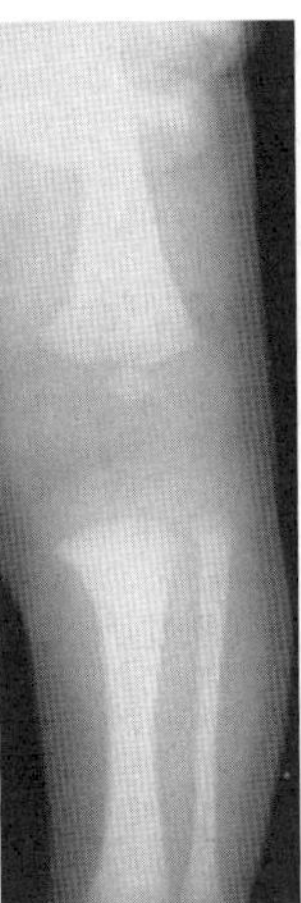

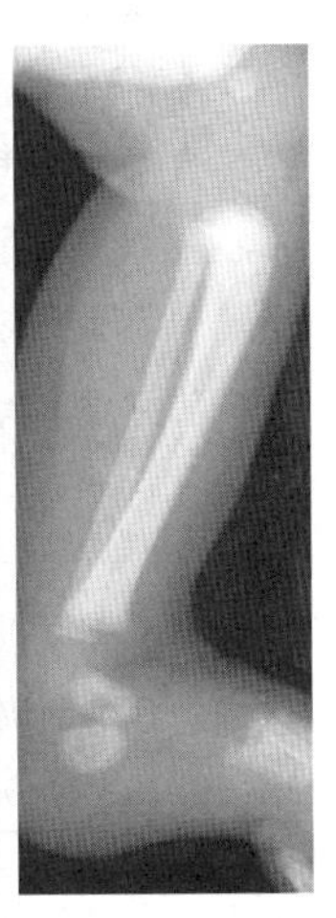

图 6-4-2-6　上下肢骨质硬化症

患儿，男，3 月龄，上肢及下肢平片显示骨密度普遍增高，骨皮质与骨松质及骨髓腔隐约可辨，尺骨短小，前臂发育畸形

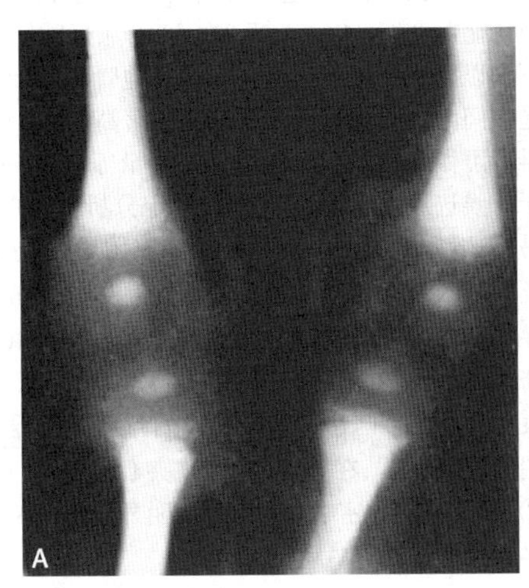

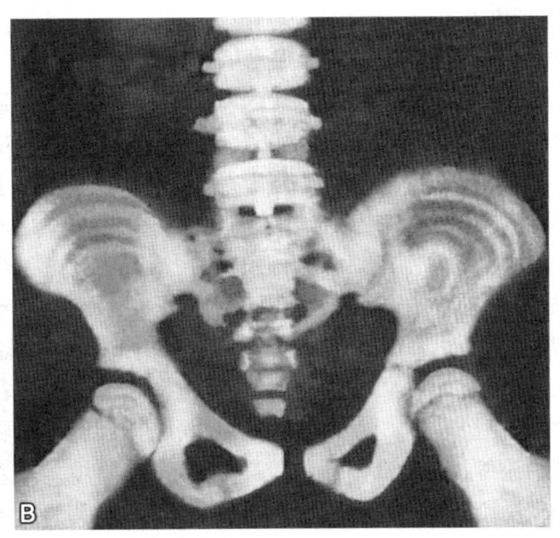

图 6-4-2-7　脊椎与长骨骨质硬化症

A. 女，新生儿，骨质硬化症下肢平片显示股骨及胫骨密度甚高，呈粉笔样，皮质骨与松质骨及骨髓腔不能分辨；B. 女，9 岁，胸椎骨密度增高，椎体以上下缘密度增高为甚，呈“夹心饼”样

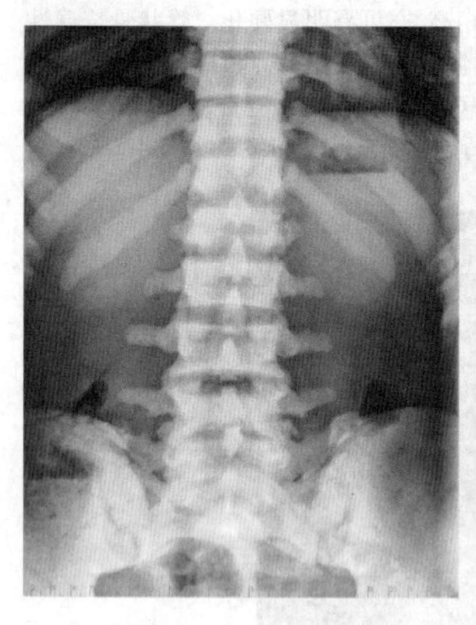
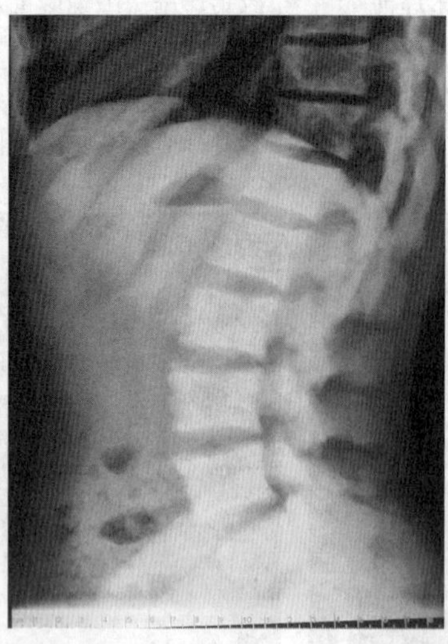
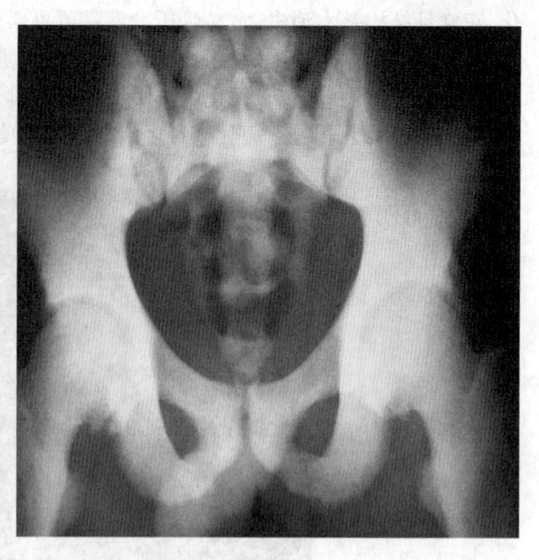

图 6-4-2-8 骨质硬化症腰椎与髋部 X 线照片
男，37 岁，全身骨骼硬化，散发，无家族史，没有筛查到已知基因突变

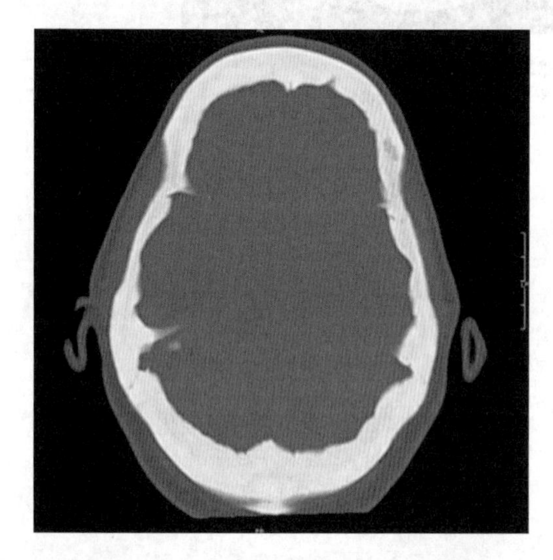

图 6-4-2-9 骨质硬化症颅骨增厚硬化

表 6-4-2-8 引起骨密度升高的主要疾病

获得性疾病	遗传性疾病
硬化型骨转移瘤（前列腺癌/乳腺癌）	常染色体显性遗传性骨硬化症
多发性骨髓瘤	Camurati-Engelman 病
骨髓纤维化	碳酸酐酶缺陷症
继发性甲旁亢	致密性成骨不全症
丙型肝炎伴骨质硬化症	条纹状骨病
某些重金属中毒	管状骨狭窄症（Kenny-Caffey 综合征）
医源性疾病	肢骨纹状肥大症
氟中毒和氟制剂过量	内膜骨肥大症
二膦酸盐	颅骨骨干发育不全症
维生素 D 中毒	厚皮性骨膜病

【诊断与鉴别诊断】

（一）骨质硬化症的诊断 影像检查（X 线照片、CT、MRI 骨密度测量等）是诊断骨质硬化的首选方法，骨质硬化的共同特征是骨骼密度升高。引起骨密度升高的主要疾病见表 6-4-2-8。

BMD 升高和反复骨折伴贫血与软组织钙化及颅骨增厚是骨质硬化的重要诊断线索。在临床上，遇有下列情况者要考虑骨质硬化症的可能，并进行进一步检查明确诊断：①BMD 升高；②反复骨折而 BMD 正常或升高；③不明原因的贫血、血小板减少或者拔牙后反复感染；④软组织钙化或颅骨增厚；⑤自发性单神经瘫痪。除了通常的胸片、肢体和脊柱照片外，应包括颅底、牙齿-颌骨等部位。单纯骨皮质增厚，骨干的构塑缺陷引起的骨髓腔壁肥厚、股骨颈短、肋骨和腰椎椎弓间距增宽等提示为遗传性病因。

典型病例的诊断依据是：①贫血、出血、发育不良、抵抗力低和易并发感染；②查体发现肝脾大，同时有视力、听力下降；③X 线表现为普遍的骨皮质增厚、骨小梁消失、BMD 增高及骨髓腔变窄；④血清钙、磷、ALP，尿羟脯氨酸正常，在排除下列以骨质硬化为突出表现的其他骨病后诊断可以成立，但是中间型骨硬化患者可以呈现显著高的 ALP；⑤少数诊断困难者可做 MRI、CT、骨组织形态计量等检查；⑥病因诊断有赖于对候选致病基因进行序列鉴定分析。严重病例的诊断较易，一般凭 X 线照片即可诊断。有困难时可做 CT 或 MRI 检查。其 X 线表现较具特征性，虽然不同亚型的 X 线有一定差异性，但大部分表现相同：①弥漫性骨质硬化可见于所有骨骼。如为均一性，可使长骨呈“棒球棒”样或粉笔样改变；如表现为硬化带与透明带交替排列，在髂骨翼及邻近的长骨近端呈“年轮状”，在脊椎表现为“夹心面包样”或“骨中骨”症；②颅骨增厚，致密，以颅底部较明显，鼻窦小而气化差；③可伴骨折和骨髓炎。

血钠、钾、钙、磷、镁多正常，血清酸性磷酸酶一般升高。儿童中有低磷酸盐血症并偶尔可见中度的低钙血症。成人血钙和碱性磷酸酶值则一般正常。此外，在婴幼儿恶性型骨质硬化症有血清肌酸激酶(BB型)升高,血清OPG和RANKL的比例升高,血清C末端肽和尿N末端肽的浓度降低。Ⅱ型成年型骨质硬化症患者中可见血清抗酒石酸酸性磷酸酶(TRAP)升高。

轻型病例的X线照片和CT正常,仅见BMD升高。重型患者的整个骨骼系统呈硬化表现,这类患者常显示血ALP显著增高。轻型病例往往在BMD测量中被发现,遇有不明原因的BMD升高者都应想到骨质硬化症可能。骨小梁结构紊乱,软骨钙化,骨髓腔消失或骨髓被纤维组织替代。病理检查显示结合临床表现,进行致病基因鉴定和突变分析可明确病因诊断。首先用分化的单核细胞鉴定骨质硬化的缺陷类型,用鬼笔环肽(phalloidin)标记法确定细胞的黏附功能;然后用基因突变分析致病基因,确定突变位点[53]。

(二)骨质硬化并发症的诊断 骨质硬化病情呈进行性发展。晚期病例多伴有贫血、脑钙化、肝脾大。骨质硬化的主要危险是病理性骨折和顽固性骨髓炎,最常见的是颌骨骨髓炎,治疗相当困难。骨质硬化的骨孔增生,可压迫神经,导致瘫痪、耳聋或视力下降。

(三)鉴别诊断

1. 复合型骨质硬化症 复合型骨质硬化症是指伴有骨质硬化的一些特殊临床综合征,详见表6-4-2-9。

表6-4-2-9 复合型骨质硬化症

疾 病	遗传/基因	OMIM	骨质硬化特点	其他临床特点
骨质硬化伴幼白细胞-成红细胞增多症-血小板减少	AR/PLEKHM1			含M家族成员-1的血小板白血病C激酶底物同源结构域
骨质硬化伴肾小管酸中毒	AR/CAⅡ	259730		碳酸酐酶Ⅱ
迟发型骨质硬化(Albers-Schönberg病)	AD/CLCN7	166600	骨质硬化	成年发病/症状不一/身材矮/骨折/成骨活性升高
骨质硬化伴外胚层发育不良与免疫缺损(OLEDAID)	XL/IKBKG (NEMO)	300301	骨质硬化	少汗性外胚层发育不良-免疫缺陷
骨质硬化伴白血病黏附缺陷综合征(LAD-Ⅲ)	AR/kindlin-3 AR/CalDAG-GEF1		高骨量 骨质硬化	kindlin-3 成骨活性增强
肢骨纹状肥大症伴脆性骨质硬化	AD/LEMD3	155950		LEM结构域3
先天性条纹状骨病伴颅骨狭窄症	XL/WTX	300373		X-染色体Wilm瘤基因

核因子κB关键调节因子(nuclear factor kappa B essential modulator,NEMO)低聚突变(hypomorphic mutations)引起X-性连锁外胚层发育不良伴免疫缺损(X-linked ectodermal dysplasia with immunodeficiency,X-ED-ID)、少汗症-外胚层发育不良伴免疫缺损(hypohidrotic ectodermal dysplasia with immunodeficiency)或色素失调症(incontinentia pigmenti)。患者除了外胚层发育不良表现外,还有骨质硬化、免疫缺陷、肠炎和淋巴水肿(lymphedema)[54,55]。

2. 致密性成骨不全 致密性成骨不全症为常染色体隐性遗传性骨病,X线表现为骨硬化,常合并锁骨肩峰端发育不良。患者身材短小,头大、面小、钩鼻,下颌小,下颌角变钝,牙错位,末节指骨很短和指甲退化,小儿前囟门闭合晚,一般不发生贫血及脑神经受压迫症状。致密性成骨不全有身材矮、发育延迟、视神经萎缩、脑神经麻痹、萌芽晚等表现。脊椎发育不良导致椎体扁平,长骨的干骺端密度低,皮质变薄和骨折[56]。

3. 颅骨骨干发育异常 主要为进行性加重的颅、面部不规则畸形。X线表现有BMD增高、管状骨增粗。颅、面部畸形可随年龄增长而修复,可有智力迟钝,通常椎体不受累。

4. 管状骨狭窄症 管状骨狭窄症(Kenny-Caffey综合征)的骨皮质增厚、髓腔狭窄、干骺端增宽,并有视力异常,与骨质硬化症常染色体显性遗传型相似;但前者身材明显矮小并有小眼畸形和手、足抽搐等低血钙表现,而且病变仅限于管状骨,而头颅、脊柱和骨盆不受累。

5. 硬化性骨病 硬化性骨病(osteosclerosis)与骨质硬化症不同之处是,本症患者身材高,额及下颌大,第2、3并指畸形,末节指骨退化,指甲退变,耳聋、头痛、面肌瘫痪。可因颅内压增高或脑疝致死。X线主要表现为颅骨、下颌骨及长骨的骨硬化。

6. 其他骨密度增高综合征 一些疾病(如骨髓瘤、系统性红斑狼疮)也可引起骨质硬化。可行相关生化检查以鉴别。慢性丙型肝炎容易伴发骨质硬化症(丙型肝炎相关性骨质硬化症,hepatitis C-associated osteosclerosis,HCAO),患者常表现为全身性骨密度增高。Hataya等报道1例患者伴有血清骨源性ALP升高和黄素肉芽肿性胆囊炎(xanthogranulomatous cholecystitis),因而骨质硬化可能与黄素肉芽肿组织分泌某种成骨因子有关[57]。CLCN7突变引起的Albers-Schönberg病患者血清中脑型肌酸激酶(brain isoenzyme of creatine kinase,BB-CK,由破骨细胞分泌)、乳酸脱氢酶(lactate dehydrogenase,LDH-2/-3/-4)同工酶/TRACP-5b和天冬氨酸转移酶(aspartate transaminase,AST)活性升高,借此可与其他类型的骨质硬化鉴别[58]。

7. 二膦酸盐所致的骨质硬化 少见，主要发生于颌骨，可伴有骨坏死[59]。

【治疗与病情追踪】

（一）对症治疗 输血可纠正贫血。此外，切除增大的脾脏可治疗脾功能亢进引起的贫血和全血细胞减少，个别患者治疗后骨髓腔也可增大，从而改善贫血。重组人 M-CSF 可使破骨细胞数目明显增多，但到第 15 天时，破骨细胞数下降至 70%，到第 20 天时，下降至 30%，用重组人 M-CSF 进行长程治疗的疗效有待进一步明确[60]。如果骨质硬化患儿合并有佝偻病（骨质硬化佝偻病），应适当补充钙剂和维生素 D，以防止发生严重的低钙血症和骨折。当佝偻病治愈后，应尽早行骨髓移植治疗，缓解骨质硬化病情[61,62]。合并骨髓炎的患者，应积极抗感染治疗，但应尽量选用对骨髓无抑制不良反应的抗生素。颌骨骨髓炎应特别注重预防，拔牙需特别注意无菌操作，并常规使用抗生素预防感染[63]。

（二）骨髓移植和造血干细胞移植 选择 HLA 抗原相同的供体骨髓细胞移植，可使骨髓生血功能恢复，骨吸收速度加快[64]。移植前的牙病变亦可部分或全部恢复，但易并发肝静脉阻塞病（hepatic veno-occlusive disease），后者可用去纤苷预防。对 HLA 不合的婴幼儿型骨质硬化症患者可移植纯化的生血干细胞治疗[65-68]。治疗中，常需要使用大剂量白消安（Busulfan）预防排斥反应，由于该药容易透过血脑屏障，引起惊厥，可用苯二氮䓬类药物预防。

移植无血缘关系的脐血（VCB）也可使病情得到缓解。如果 HLA 配型良好，疗效可提高到 70%，脐血干细胞移植可能是治愈本病的另一方法，配型良好者的疗效可达 40% 以上。在进行骨髓移植时，要先做骨组织学检查，特别要注意检查破骨细胞的形态与超微变化。如果破骨细胞巨大，细胞核和刷状缘增多，一般对骨髓移植的反应差。此外，伴神经变性病变的骨质硬化症对骨髓移植的反应也差，其中有些患者的神经元细胞中含有包涵体，提示为“神经元”贮存病（neuronal storage disease）。用纯化的血液前身细胞（来源于 HLA 配型符合的父母）或脐带血移植亦可取得较好疗效。

（三）CSF-1 或糖皮质激素 骨髓移植无效者用 CSF-1 或糖皮质激素治疗，如泼尼松每天 2mg/kg，尤其适用于伴有全血细胞减少者[69]，但不宜长期使用。干扰素 γ1b 可以延长患者的生存期，减少骨量，增加骨髓活动。剂量为 1.5μg/kg，每周 3 次。局部应用苯妥英钠有助于骨髓炎的治疗[70]。高骨量综合征研究发现的抗骨质疏松新药见表 6-4-2-10。

表 6-4-2-10 高骨量综合征研究发现的抗骨质疏松新药

高骨量综合征	分子靶点	药物
致密性成骨不全症	组织蛋白酶 K	组织蛋白酶 K 抑制剂 Odanacatib Balicatib
硬化性骨狭窄/van Buchem 病	骨硬化素	抗 SOST 抗体
LRP5 高骨量-骨质疏松-假神经胶质瘤综合征（OPPG）	成骨细胞 Wnt 信号拮抗因子抑制剂	糖原合酶激酶 3β（GSK3β）抑制剂 Dickkopf 1（Dkk1）抗体 分泌型 f 卷毛相关蛋白-1（Sfrp1）抑制剂

（四）病情追踪 如果患者的一般状况良好，不需要药物治疗，但应定期追踪，病情追踪的项目主要包括血常规、肝脾大和骨质硬化的进展状态。一般应用 X 线照片即可，复查的重点是颅骨（特别是颅底）与颈椎，早期发现因骨质硬化所致的视力障碍、脑神经麻痹及颈椎病[71-73]。骨质硬化患者接受任何手术时，麻醉并发症明显增多而严重，应注意防治[74]。

（罗湘杭 章振林）

第3节 Paget 骨病

Paget 骨病（Paget disease of bone，PDB）是老年白种人中仅次于骨质疏松的常见代谢性骨病。PDB 又称变形性骨炎或畸形性骨炎（osteitis deformans），是局部骨组织的一种骨重建（bone remodeling）亢进性疾病[1]。其病变特点是病灶处的骨重建（骨吸收、骨形成和骨矿化）增加；由于过高的破骨细胞活性及过多的破骨细胞引起高速骨溶解，并导致成骨细胞增加和骨形成过多，形成的交织骨结构脆弱；骨盐及胶原的转换率增加，骨髓纤维化和血管过多致骨局限性膨大。由于骨形成和骨吸收之间失衡导致骨面积增大和骨畸形。Paget 骨病可能包括了数种不同的临床类型。

Paget 骨病发病无性别差异，初次就诊年龄多在 40 岁以上。本病具有家族遗传特点，有阳性家族史者一般约占 15%，最高达 40%。Paget 骨病主要流行于盎格鲁撒克逊人（Anglo-Saxon）后代中。据考证，音乐圣师——路德维希·凡·贝多芬（Ludwig van Beethoven，1770—1827 年）患的也是 Paget 骨病。由于过高的破骨细胞活性及过多的破骨细胞引起高速骨溶解，导致成骨细胞增加和骨形成过多，骨髓纤维化和血管增生导致局限性骨膨大和骨畸形，并引起贝多芬失聪。本病的流行具有显著的地理和人种特异性。例如，单骨性 Paget 骨病的印度男性患者迁移到 Paget 骨病流行区后，其病情明显加重。Paget 骨病的高危环境可能主要是病毒感染或其相关因素。本病的地域分布明显，英国的英格兰和威尔士地区最常见，发病率在 55 岁以上人群中约为 0.3%，随着年龄增加，发病率急剧上升。考古分析公元前1850年—公元前900年古英格兰北部居民（2770例）的Paget骨病患病率，经X线照片证实者为15例，患病率为2.1%（40岁以上者）。公元前1500年间为1.7%，而公元后1500年间为3.1%，说明本病在过去的几千年中患病率增加。澳大利亚、新西兰、南非及美国次之，美国Paget骨病的总患病率不低于1%，有的地区超过2%。但近几年有证据表明，英美两国的发病率正在下降，下降的原因可能与环境因素有关。在北欧，该病少见。在法国、意大利及西班牙等国，发病率居中。我国及其他亚洲地区少见，北京、河北、河南、山东、湖南、甘肃及台湾等省（区）市均有报道。

【发病机制】

病因和发病机制未明，但近年来有重大的新发现。从目前的研究结果看，Paget骨病很可能是一种以局限性高速骨溶解为特征的临床综合征，而高速骨溶解的基本原因是OPG-RANK-RANKL信号分子或相关基因的突变[2-13]。病毒感染、内分泌功能紊乱和自主神经功能紊乱也在Paget骨病的发病中起了重要作用。因此，Paget骨病是一种基因与环境相互作用而导致疾病的典型例子。

（一）OPG及相关基因突变 本病的家族聚集现象明显，家族性Paget骨病以常染色体显性方式遗传。近年的研究发现，Paget骨病很可能是一种遗传综合征[14-16]。全基因组扫描发现了四个易感基因或遗传位点[17]。Paget骨病样家族性扩张性溶骨症（PDB-like syndromes of familial expansile osteolysis）、早发性家族性Paget骨病（early-onset familial PDB）和扩张性骨性高磷酸酶血症（expansile skeletal hyperphosphatasia）的分子病因分别与破骨细胞的调节因子RANK插入突变（TNFRSF11A）、护骨素（osteoprotegerin，OPG）失活性突变（TNFRSF11B）和RANK配体（RANKL）多态性有关（图6-4-3-1）。

Paget骨病致病基因可能还包括SQSTM1以及SQSTM1相关基因。此外，含valosin蛋白（valosin-containing protein，VCP）基因突变除引起Paget骨病外，还导致遗传性包涵体肌病综合征和前颞型痴呆（fronto-temporal dementia）。Whyte等发现两例儿童型Paget骨病患者均存在该基因的纯合子缺失（断裂点相同，约缺失100kb）。患者血清中的OPG极低，而可溶性破骨细胞分化因子（sODF）明显升高。因而至少一部分儿童型Paget骨病与TNFRSFⅡB的纯合子缺失导致OPG缺乏有关[18]。青少年Paget骨病常伴有进展性视网膜病[19]。25%～30%的家族性和部分散发性PDB与sequesto-

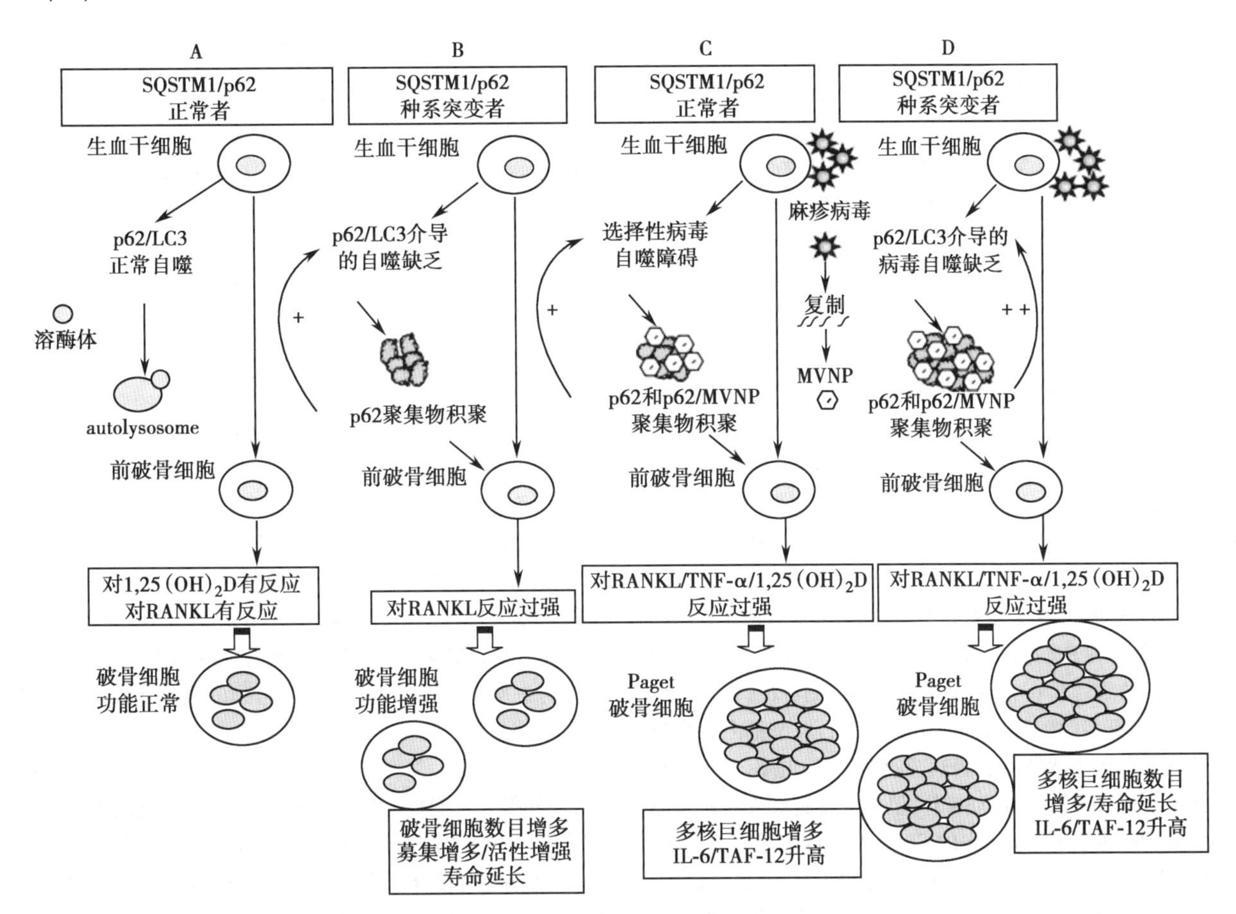

图6-4-3-1 Paget骨病的病因与发病机制

病毒感染与遗传因素相互作用，引起细胞自噬而诱发Paget骨病；A.正常情况下，生血干细胞能清除蛋白酶体产生的细胞自噬体；B.携带种系SQSTM1/p62突变的生血干细胞p62介导的自噬功能障碍，不能清除自噬体，p62积聚于细胞内；C.生血干细胞被麻疹病毒感染后，病毒复制增强，自噬体清除功能减弱，MVNP/p62积聚于细胞内；D.生血干细胞存在SQSTM1/p62突变，自噬体清除功能进一步减弱

some基因1(编码NF-κB途径中的支架蛋白)突变(如P392L)有关[7];有人认为,sequestosome基因1突变可能只是成为PDB的一个易感因素而非直接病因。患者常伴有慢性副黏病毒感染(para myxoviral infection),表达麻疹病毒核壳基因(measles virus nucleocapsid gene)的转基因小鼠发生PDB样骨损害[20-22]。

(二) VCP突变导致Paget骨病-肌病-痴呆三联征 SQSTM1基因突变是家族性PDB的常见病因,而散发性PDB的病因未明,涉及的遗传因素可能很多。近年发现,常染色体显性遗传性包涵体肌病(hereditary inclusion body myopathy)-Paget骨病(PDB)-额颞痴呆(frontotemporal dementia, FTD)症(IBMPFD,MIM 167320)是一种少见的高外显率的多系统性疾病,与散发性PDB有密切联系。IBMPFD以骨病-肌病-痴呆三联征为特点,其主要临床特点是:①肌病:属于包涵体肌病的一种,肌肉病变引起近端和远端肌无力(90%),常最先波及肩部和髋腰部肌肉,患者的乏力和虚弱呈进行性加重,不能抬腿升臂,上楼或登梯困难,肌肉酸痛,血清肌酶活性显著升高;最后可因呼吸肌与心肌病变而致死[23];②VCP突变导致Paget骨病的临床表现与一般PDB相似,但发病年龄早,长骨和颅骨畸形及骨折常见,ALP和其他骨代谢标志物明显升高;③额颞痴呆的进展较快,由于大脑的额颞叶变性,语言和行为障碍特别明显,而撰写、绘画、计算和记忆力相对完好。少数患者伴有心肌病、肝纤维化、感觉和运动神经病变等[24-26]。

IBMPFD是由于含空泡素蛋白(含缬酪肽蛋白,valosin-containing protein gene,VCP,CDC48,p97)突变所致,VCP是细胞代谢(cell metabolism)、胞膜融合(membrane fusion)、核膜重建(nuclear envelope reconstruction)、内质网相关物质降解(endoplasmic reticulum-associated degradation)、有丝分裂后高尔基池组装(post-mitotic Golgi cisternae reassembly)、泛素-蛋白酶体降解(ubiquitin-proteasome degradation)等过程的重要调节因子。目前,VCP突变引起IBMPFD的病例报道已有近200例,突变位点约16个。骨病-肌病-痴呆三联征是诊断IBMPFD的必要条件,但一些患者可能不典型,其中以肌病的发生率最高(80%~90%),其次为PDB(43%~51%)和痴呆(30%~40%)[27]。

(三) RANKL和维生素D受体过敏感 Paget骨病的骨病理学特点是破骨细胞数目明显增多、活性增高。Kakita等发现,多核细胞具有Paget骨病破骨细胞的特征,表现为细胞成熟更快更多(高于正常10~100倍以上),细胞内核数目增多,抗酒石酸酸性磷酸酶表达显著升高等,电镜下可见呼吸道融合病毒核壳(nucleocupsid),但未发现胞核或胞质包涵体。Demulder等发现培养液中的CFU-GM克隆生成明显增加。用高度纯化的生血前身细胞(CD_{34}^{+}细胞和CD_{34}^{-}细胞)共培养时,Paget骨病的破骨细胞前身细胞和CFU-GM克隆明显增多。由CFU-GM克隆衍生的破骨细胞所需要的1,25-$(OH)_2D$浓度仅为正常时的1/10,这说明Paget骨病患者的破骨细胞前身细胞对活性维生素D有过度反应。Menaa等进一步证明,Paget骨病患者的破骨细胞前身细胞由于RANKL的表达过多而使其分化增殖为成熟破骨细胞的潜能增高,即患者的破骨细胞对RANKL存在过度反应,而这种过度反应又与患者骨髓中的M-CSF、IL-6过高有关。

IL-6通过NF-κB信号途径导致破骨细胞的功能调节失常,因而可认为Paget骨病是一种与NF-κB信号调节失常有关的疾病。其过程大约是IL-6升高引起RANKL分泌增加,从而导致破骨性谱系细胞(包括前身细胞和成熟破骨细胞)生成过多和破骨细胞活性增强。破骨细胞前身细胞对1,25-$(OH)_2D$过敏感的原因不是这些细胞的维生素D受体(VDR)过多或VDR变异。用GST/VDR融合蛋白进一步发现,该类患者的破骨细胞前身细胞表达的TAFⅡ-20(TFⅡD家族成员中的一种)增多,其意义是:当TAFⅡ-20含量够多时,破骨细胞前身细胞的分化就不依赖于1,25-$(OH)_2D$,所以在1,25-$(OH)_2D$很低时,破骨细胞的生成仍是加速的。

【危险因素】

(一) 病毒组分

1. 麻疹病毒感染 Paget骨病患者的破骨细胞能检出麻疹病毒抗原,并在破骨细胞和培养的骨组织细胞中发现麻疹病毒核壳蛋白抗原[28-35]。1995年,Reddy等发现,在外周血单核细胞中存在麻疹病毒的转录产物。后经人们用克隆麻疹病毒cDNA探针检测,其阳性率达80%~90%,而且除破骨细胞和外周血单核细胞外,在病变部位的成骨细胞、骨细胞、成纤维细胞、单核细胞和淋巴细胞中也存在麻疹病毒感染的证据,但伴有氟骨症、骨折和甲旁亢者为阴性。Kurihara的实验提示,破骨细胞前身细胞表达麻疹病毒核蛋白外壳组分并刺激破骨细胞生成,诱导破骨细胞表达Paget骨病表型的破骨细胞。Niedermeyer等用RT-PCR发现,在83%的耳骨硬化性病变中存在麻疹病毒RNA,淋巴液中的抗麻疹病毒IgG浓度高于血液(女性患者更常见)。因此,提示耳硬化性病变(包括Paget骨病病变)与麻疹病毒感染有密切关系。

2. 其他病毒感染 连续病理切片还发现破骨细胞中存在呼吸道融合病毒核壳蛋白抗原。在Paget骨病病变部位的细胞培养和骨切片中发现存在抗呼吸道融合病毒阳性反应,但抗麻疹病毒、副流感病毒、流感病毒A和B、单纯疱疹病毒和风疹病毒的反应均为阴性。一些口腔细菌具有溶骨作用,分泌的溶骨性物质的浓度在pg/L范围内,一些导致牙周炎的细菌亦可活化破骨细胞。超微结构观察发现,Paget骨病的破骨细胞核及细胞质存在杂乱排列的微丝状或束状结晶,以电子密集的细胞核为多,紧密堆积。位于细胞质内的"晶体"多局限于某一部位,有时还存在包涵体(呈条状或梭形结构,有外膜),可能是一种副黏病毒的核蛋白包涵体膜,与麻疹病毒的抗核蛋白外壳抗体有交叉反应[36-50]。此外,英国的Paget骨病患者多有养狗的嗜好,犬瘟热病毒亦有可能成为致病原。支持病毒学说的基本依据是本病多在40岁以后发病,潜伏期长,发作时呈单器官亚急性临床过程。本病发作时,骨吸收和骨形成加速,伴纤维变性,为慢性炎症反应;有些病例的发病还具有地区性和家族性特征。病毒感染导致Paget骨病的另一例子是耳骨硬化症(oto-osteoclerosis)。

（二）内分泌功能紊乱和自主神经功能障碍　Gutteridge 对 30 例 Paget 骨病和甲旁亢行甲状旁腺切除术后的跟踪结果支持内分泌功能紊乱假说。肾上腺皮质功能不全患者并无 Paget 骨病的骨骼异常，相反，本病需要用肾上腺糖皮质激素来缓解疼痛。Paget 骨病的发病与患者骨髓基质细胞过度表达 RANKL 和破骨细胞及其前身细胞对 RANKL 反应过度敏感有关。用 Paget 骨病患者的骨髓细胞作培养，破骨细胞前身细胞和破骨细胞可产生大量的 IL-6，细胞表达的 IL-6 受体数量和外周血 IL-6 亦升高，破骨细胞对 1,25-$(OH)_2D$ 和降钙素的反应性均增强（过敏）、24-羟化酶活性被上调，IL-6 再刺激前身细胞转化为成熟的破骨细胞。这说明患者的骨髓微环境中的一些体液因素有利于破骨细胞的生成，并促进其溶骨活性。

滋养骨的动脉血量增加导致骨质局部充血，进而促使成骨细胞代偿性增加和新生骨的异常增加，并可造成骨组织结构紊乱。骨小梁骨化不全，骨皮质为尚未骨化的类骨质替代，皮质和骨髓界限不清，骨质疏松，负重后畸形；继而成骨细胞活性增强，骨质由疏松变脆变硬，容易发生病理性骨折。

【病理与临床表现】

（一）分类　多数为散发性，少数呈家族性发病。按发病年龄可分为成年发病型与早年发病型两类；而按受累骨骼的多数可分为单骨性与多骨性两种。此外，有些患者属于特殊类型的 Paget 骨病，其中主要包括青少年发病的高磷酸酶骨病与 VCP 突变引起的 Paget 骨病。

不同个体的临床表现差异较大，多数患者的临床表现不典型，常因血清 ALP 升高或骨骼畸形而被诊断。本病的骨损害与骨肿瘤（尤其是多发性骨髓瘤）有许多共同特点，表现在：①病变局部的破骨细胞生成增多，骨吸收增强、加速；②导致破骨细胞数目增多和活性增强的原因相类似，都是过多 IL-6 和 RANKL 介导的结果；③病变的形态表现类似，而且 Paget 骨病易于并发骨肉瘤和其他骨肿瘤；④用二膦酸盐等药物治疗的效果较佳。只要能抑制破骨细胞的增生、分化和活性，就可达到控制骨病变之目的。

Paget 破骨细胞表型是一种特异性细胞引起的骨骼功能异常表现。慢性麻疹病毒（MV）感染后，破骨细胞表达麻疹病毒核壳基因（measles virus nucleocapsid gene，MVNP），诱导生成 Paget 样破骨细胞，MVNP 与 sequestosome-1、SQSTM1 和 p62 种系突变共同损害骨质，导致特有的骨骼病变（图 6-4-3-2）。

（二）异常新骨形成　异常新骨形成的发生机制未明。研究发现，Paget 破骨细胞表达 MVNP，细胞分泌的 IL-6 诱导破骨细胞合成 ephrin B2，而成骨细胞表达 EphB4 增多，骨形成增加。MVNP 还诱导破骨细胞表达 IGF-1，进一步促进成骨细胞功能，强化破骨细胞 ephrin B2 表达（图 6-4-3-3）。

Paget 骨病的显著特点是局限性骨吸收增加伴高功能性异常新骨形成，病变部位的破骨细胞在病变初期数量急剧增加，众多的异形破骨细胞聚集于 Haversian 管、骨内膜面及骨小梁的表面，破骨细胞数目增多，细胞变大，细胞核显著增多

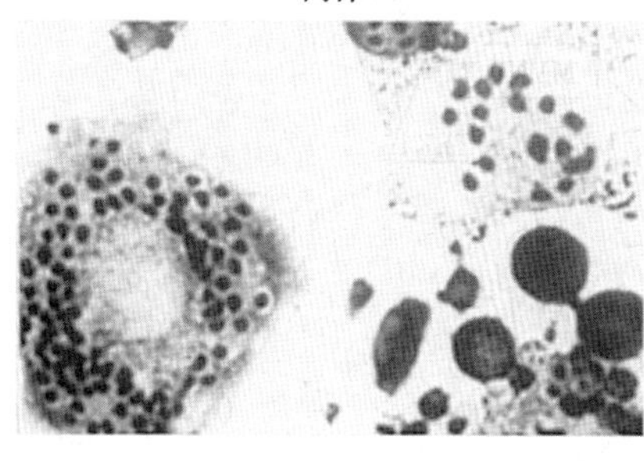

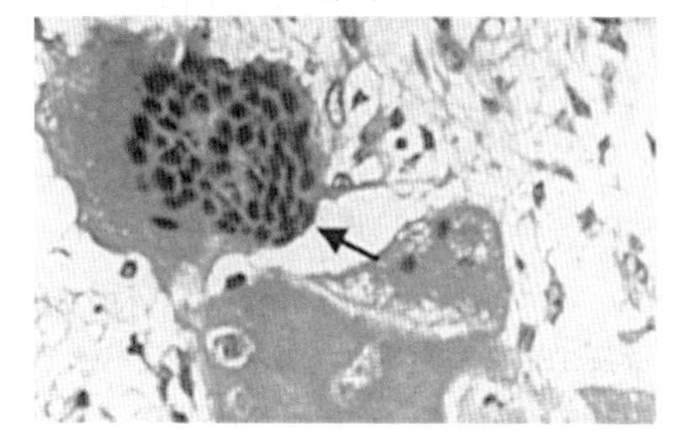

图 6-4-3-2　Paget 骨病的破骨细胞表型
TAF12：TAF12 RNA 多聚酶Ⅱ

（正常时约 2~3 个核，本病时常多达数十个核或 100 个核以上），骨吸收活性明显增强（见图 6-4-3-4）。病程一般延续十天左右，此间通过抗破骨细胞药物治疗可控制病情。骨形成增加，但形成的新骨结构异常，主要为不规则的和不成熟的交织骨，呈骨痂状。随着病程的发展，新骨被重吸收，此时的破骨细胞在形态上也有明显异常。电镜下可见细胞内的微丝形如网状，位于核的附近或细胞质中。破骨细胞内的微丝生成和聚集为本病的特征性表现，并认为这是病毒感染的征象。此外，有时还可见到包涵体或病毒（样）核壳。在骨吸收部位有大量的成骨细胞聚集，骨形成亦相应增强。细胞内的粗面内质网、线粒体和 Golgi 发育良好。骨基质结构紊乱，可见大量的“嵌合样”外观的交织骨形成，黏合线不规则，基质与交织骨交替地混杂排列。骨小梁被破骨细胞侵袭，邻近吸收区的髓腔内有板层骨和交织骨形成的新骨带，偶尔可见血性囊肿，并出现含铁血黄素的巨噬细胞。该病累及的程度和部位具有明显的不均一性。常见多个部位受累，最常见的部位有骨盆、腰椎和股骨。95%以上的患者初期无明显症状，仅 X 线证实为 Paget 骨病。除骨折外，该病的发作具有隐袭性，30%的患者有长达 10 年的骨病症状，难以与其他骨关节疾病的骨病相区分。

多数患者临床表现不明显，当有合并症而进行 X 线检查或检测血 ALP 时才被意外发现。本病的常见主诉是骨痛，表现为局部病灶的固定性钝痛，呈烧灼感，常在夜晚发作或加重。偶尔出现锐痛或放射性疼痛。骨痛的机制不明，可能与骨膜膨胀或骨髓充血刺激感觉神经有关。疼痛也可能是合并症所致，如关节退行性变和钙化性血管周围炎等。负重可使下肢、脊椎和骨盆的疼痛加重。严重骨痛者在局部往往可发现体温上升、骨内压增大，伴疲劳无力甚至衰竭或嗜睡。

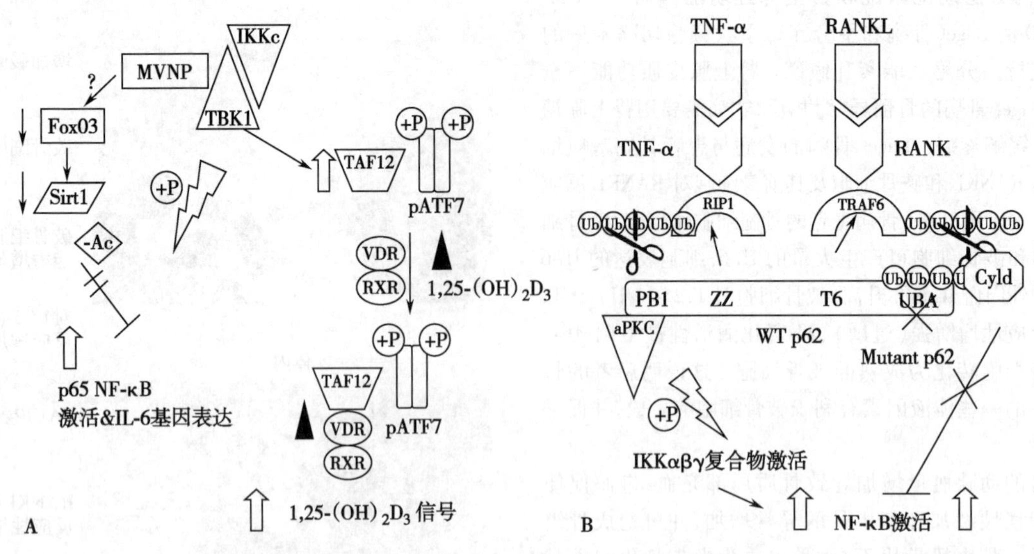

图 6-4-3-3 MVNP 和突变型 p62 的信号途径变化

A. MVNP 增强 TBK1 与 NF-κB 活性,促进核转位;TBK1 使 MVNP 对 1,25-(OH)$_2$D 敏感性增加;B. TNF-α 和 RANKL 与相应受体结合,诱导 K63-交联泛素化;继而激活 NF-κB;p62 突变进一步增强 NF-κB 活性;MVNP:麻疹病毒核壳蛋白;TBK1:TANK 结合激酶 1;RIP1:受体相互作用蛋白 1;TRAF6:TNF 受体相关因子 6;aPKC:非典型代表激酶 C;UBA:泛素相关;IKK:IκB 激酶

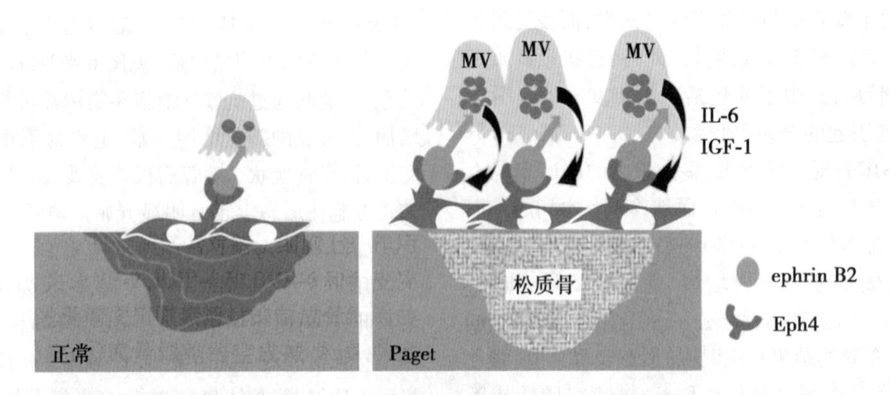

图 6-4-3-4 Paget 骨病的骨吸收-骨形成偶联

在 Paget 骨病的骨骼病变部位,破骨细胞表达 MVNP,细胞分泌的 IL-6 诱导破骨细胞合成成骨细胞 ephrin B2,而成骨细胞表达 EphB4,骨形成增加;麻疹病毒核壳蛋白(MVNP)也诱导破骨细胞表达 IGF-1,进一步促进成骨细胞功能,强化破骨细胞 ephrin B2 表达;EphB4:EPH receptor B4,EPH 受体 B4

早期的颅骨病变为额骨和枕骨的局部溶骨性病变,骨髓透过缺损的骨外板而使病变部呈紫红色,但无疼痛或其他症状。高钙血症和高钙尿症仅见于一些病变广泛和长期活动者,部分可能与合并原发性甲旁亢有关。有些患者因尿酸过多可导致高尿酸血症,出现肾石病。Paget 骨病累及骨骼达 30% 以上时,或单独累及颅骨时,可出现心排出量增加。重症者常并发心瓣膜钙化及相关病变。主动脉狭窄达 30%,完全性房室传导阻滞、不完全性房室传导阻滞、束支传导阻滞和左室肥厚的发生率分别为 11%、11%、20% 和 13%。重度颅底陷入时可伴有动脉"盗血"综合征。Paget 骨病患者的动脉硬化性钙化的程度与范围均明显比同龄正常人严重,Paget 骨病与动脉硬化存在一定的病理生理联系[51]。

(三)骨增生硬化 Paget 骨病病变部位发生率见图 6-4-3-5。破骨细胞开始减少,作用衰减;成骨细胞增多聚集在骨表面,形成新的板骨层,呈镶嵌图形。不整齐的锯状板层骨互相叠加,表明骨吸收和骨形成交替进行,无法保存完整的骨单位,邻近的骨髓逐渐为结缔组织所代替,并伴有单纯性骨质增生与硬化。

1. 颅骨 颅骨吸收阶段可持续多年,颅骨逐渐增大,可伴有感觉神经性听觉障碍。颅骨外板增生可引起颅底孔道变窄(图 6-4-3-6),压迫脑神经,其好发部位为颞骨岩部,故常合并听神经功能障碍,导致感觉性听力丧失、中耳骨化和慢性炎症等病变,或导致视盘水肿、眼肌病变、突眼,视神经萎缩及失明。后期导致头痛、痴呆、脑干或

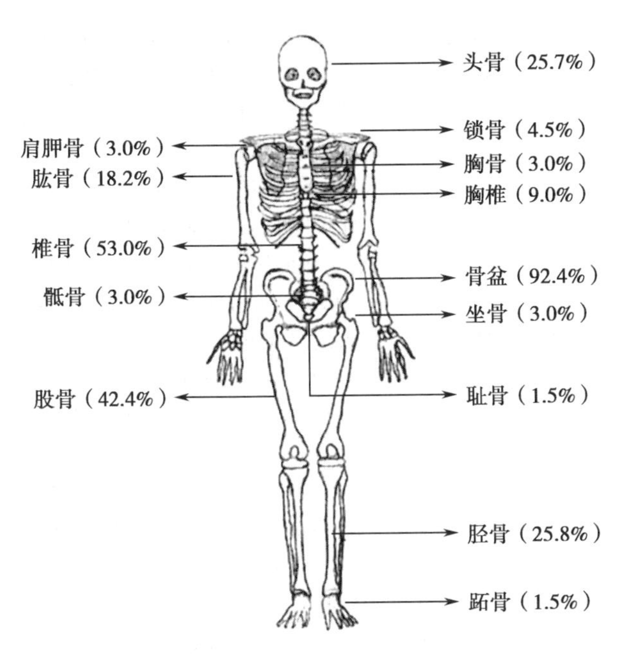

图 6-4-3-5 Paget 骨病病变部位发生率

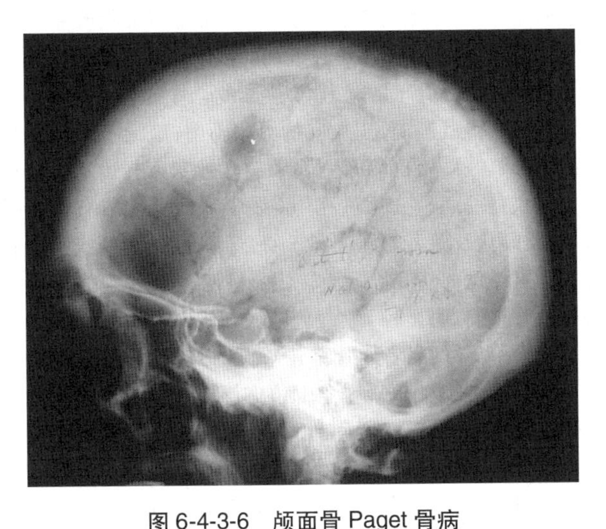

图 6-4-3-6 颅面骨 Paget 骨病
男，73岁，颅板增厚，板障消失，颅缝不能显示，颅穹隆部不规则形态的灰浆状高密度病变与低密度透明区混杂存在，颅底凹陷

小脑功能障碍。

颅骨受累时表现为局限性BMD降低，起始于外板，疏松部的边缘光滑；有时可发展到整个颅骨穹隆。后期出现片状骨硬化，主要发生于内板，出现皮质增厚，内、外板失去正常分界。颅基部受累时，颅底内陷，蝶鞍变小，不规则。上颌受累较下颌骨多见，导致面部畸形。开始为颅骨外板向内板蔓延的"局限性骨质疏松"，其边界清晰。此后由于骨质吸收区过度修复，形成骨质硬化或粗糙的骨小梁。在颅骨则表现为"棉花球"状致密影。此后局限性骨质吸收与骨质硬化病变混合存在，颅骨内、外板界限消失，颅骨增厚，有"骨性狮面"及扁平颅底或颅底凹陷征。

颌面骨骼病变常见，有时以咀嚼食物困难、颌面-牙齿肿胀或畸形起病，病变逐渐增大，可形成狮样面容（详见病例报告）。

2. 脊椎 累及脊椎（主要发生在腰骶段）时，引起腰痛，与局部的骨损害、脊髓压迫性损伤、骨质疏松及脊椎关节炎症、硬脊膜外脂肪钙化、脊椎局部软组织增生、局部出血、脊椎骨折后的肉瘤样变性等有关（图 6-4-3-7）；持续性腰痛的另一个原因是脊髓缺血，与病变形成过多的动脉侧支循环（动脉盗血综合征）有关[52]。腰椎侧弯，脊髓受压，少数患者甚至逐渐出现下肢麻木乃至痉挛性瘫痪；波及颈椎可出现颈椎脱位，累及股骨和胫骨等下肢长骨可出现膝内翻、下肢外旋、胫骨向前向外弯曲、髋或膝关节活动明显受限；肢体长短不对称，关节变硬，张力增加，外伤后愈合困难，易形成骨折。骨盆骨病变早期的症状不明显，只是达硬化阶段才有耻骨加宽、髋臼内陷和髋关节活动受限。

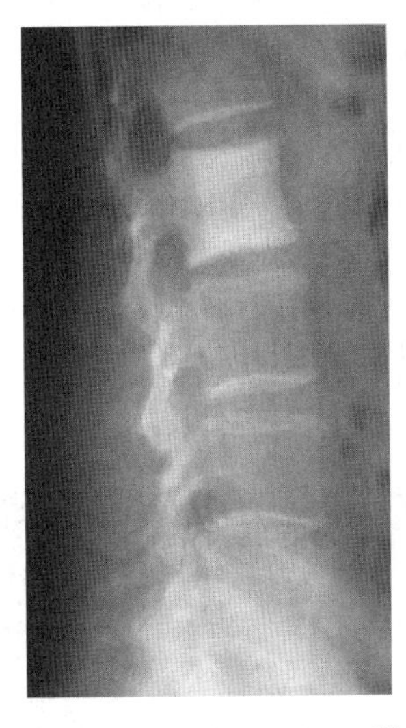
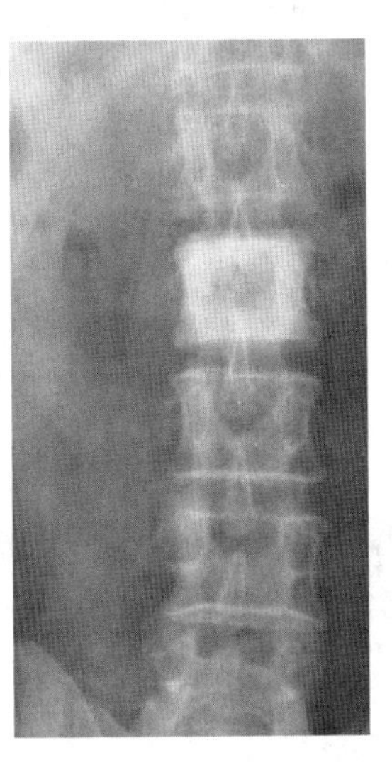

图 6-4-3-7 脊椎 Paget 骨病
男，65岁，腰椎Paget骨病；第2腰椎椎体稍增大，椎体周围骨皮质增厚，呈"框样椎体"

骨皮质加厚，骨髓腔阻塞，新生骨硬而脆，股骨和胫骨常呈侧弯或前弯畸形；颅骨外板出现增生性硬化病灶，外形明显增大、畸形。骨盆受累可导致髋臼突出（髋关节内陷）。Paget 骨病的骨代谢十分活跃，骨重建量可达正常的10倍以上（正常的骨重建单位约为10%或更少），病变骨和正常骨的结构分界明显。骨体积增加，常伴有微骨折和畸形，新生骨脆性增加，胶原纤维排列紊乱，板层结构不稳定，容易折断。从病程发展上看，同一病灶中上述三个阶段并非绝对分开，很多情况下同步或交错发生，少数病灶可有癌变。伴甲状旁腺功能亢进时，有不规则板层骨碎片，绕以纤维性骨炎，或有棕色瘤及囊性骨炎，但骨黏合线很少。骨折后的骨痂有板层骨结构及黏合线，但骨单位完整，新骨形成规则。脊椎受累时表现为椎体中央粗糙，如栅栏状，边缘变厚；也可表现为椎体中心和两侧横突密度增高，由三个点状影构成一倒置三角形者被称为"鼠面（mouse face）征"，可分为Ⅰ度和Ⅱ度。"鼠面征"对 Paget 骨病的诊断有重要意义。随后椎体增大，并出现压缩性骨折[53]。椎体被压缩变形，椎体周围骨皮质增厚，表现为"框样椎体"。

3. 长骨 以股骨、胫骨和肱骨受累多见。早期的典型表现为"V"形吸收区,皮质骨呈非对称性膨胀,病灶溶骨,长度增长,呈弓状畸形。骨小梁纹理粗乱,骨髓腔硬化狭窄。骨膜下有完全或不完全裂纹性骨折。长骨病变的早期可呈"草叶样"改变,在病变与正常骨质间有"V-形骨质稀疏区",长骨弯曲变形,凸面易发生不完全骨折,骨折线与骨干长轴垂直,愈合延迟;凹面骨皮质则多增厚、致密,有时可使骨髓腔变窄或闭塞。儿童期 Paget 骨病本身或在合并维生素 D 缺乏时,其表现与佝偻病相似(胫骨弯曲);但是随着病情进展,胫骨 Paget 病出现皮质骨扩张型增厚、溶骨病灶及应激性骨折。

4. 骨盆 约 2/3 的患者可有骨盆病变,多表现为 BMD 减低和畸形,可伴不规则囊性变,低密度囊状透明影与灰浆状高密度病变混杂存在或髋臼稍内陷;核素骨显像可见"鼠面征"及放射性摄取增高。骨盆入口为三角形,股骨头变形致髋内翻畸形或髋臼突出,髋关节间隙狭小(应与退行性关节炎相区别),外上象限负重区狭窄。骨盆变形呈"香炉状",表现为髂骨翼外翻、骨盆口呈三角形、髋臼及股骨头内陷。骨盆的髂耻线增厚表现为"碗边征"。髂骨、坐骨内低密度囊状透明影与灰浆状高密度病变混杂存在,右侧髋臼稍内陷;有时可见骨显像放射性浓聚区,放射性摄取增高呈"鼠面征"(图 6-4-3-8)。

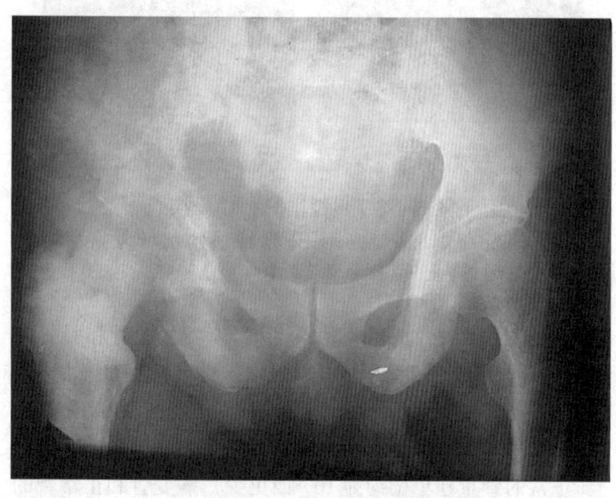

图 6-4-3-8 骨盆 Paget 骨病

男,69 岁,骨盆正位片显示右髂骨、坐骨、股骨头颈部、左坐骨内低密度囊状透明影与灰浆状高密度病变混杂存在,右侧髋臼稍内陷

(四)病情反复与恶性变 骨关节病变主要有关节畸形、退行性关节病变、软骨钙盐沉积、假性痛风、钙化性关节周围炎等。骨折有三种类型,即裂纹骨折、长骨断裂和椎体压缩性骨折。可在轻微外伤或无外伤情况下发生,骨折不愈合率达 40%。骨病变畸形可能导致关节畸形,但 Paget 骨病本身很少侵犯关节软骨面;当骨畸形累及髋关节相邻部位时,因运动应力异常可导致关节异常磨损,软骨缺损,而下层出现假血管瘤样物,晚期出现髋臼内陷。膝关节也有类似情况,在远离病灶的部位可出现钙化。

多发性骨肉瘤样变性病变是 Paget 骨病的最严重并发症之一,病变可发生于任何部位,多见于老年病例。多数为骨肉瘤,亦可为纤维肉瘤或其他类型的肉瘤,继发性骨巨细胞瘤或合并骨巨细胞瘤者(多为良性,偶为恶性)少见。Paget 骨病合并骨肉瘤(Paget 骨肉瘤)主要发生于 Paget 骨病的老年患者伴多骨损害时。Paget 骨肉瘤应与转移性骨肿瘤鉴别。Paget 骨病患者发生骨肉瘤的概率为正常人的数千倍以上,其发病机制未明。有人认为与染色体 18q20-21 体质性杂合性丢失(LOH)有关。在染色体 18q 的 18S60 和 18S42 之间含有肿瘤抑制位点,丢失这些位点可导致骨肉瘤的发生。同时,这一部位也是家族性 Paget 骨病和家族性扩张性骨溶解的基因位点,故 Paget 骨病易并发骨肉瘤。伴发肉瘤的患者有骨痛、肿胀和病理性骨折,其预后差,化疗和手术仅能控制症状,而对病变本身无明显疗效。放射治疗和截肢可减轻疼痛。术后 5 年的存活率为 5%~8%。

(五)骨吸收和骨硬化转化 早期为溶骨期,X 线片上可见界限分明的圆形局限性骨质疏松区;第二阶段为不匀称的骨溶解和硬化表现;骨质硬化为第三阶段的突出表现,皮质骨增厚,骨小梁增粗,骨病变部位常呈海绵状改变或为紊乱结构像,两种情况可单独或同时出现。海绵状结构较为常见,骨质粗糙、骨干增宽、骨小梁紊乱。骨皮质被海绵状结构所代替,骨髓腔和骨皮质间的界限不清;广泛不规则的骨质致密,或匀称一致如粉笔状、颗粒状或灰浆样。X 线表现可反映疾病的病理变化过程。X 线平片征象大致有骨质吸收、骨质硬化及两者的混合型三种类型。同一病例或同一病变内不同类型的病变可互相转化。早期 X 线表现为骨质溶解吸收,以颅骨明显。

15%~20%的患者因骨重建对钙的需求增加,血钙廓清加速导致血 PTH 上升。受累部位广泛的患者或合并原发性甲旁亢时,多数出现高钙血症和高钙尿症。血 ALP 水平与病变范围和病变的活动程度有关。体积小的骨骼病变(约 10%)ALP 正常。颅骨病变时 ALP 升高。如并发骨肉瘤,ALP 可急剧增高,酸性磷酸酶和 5-核苷酸酶也可升高。正常人在低明胶饮食时的尿羟脯氨酸的排泄量低于 50mg/d,而 Paget 骨病患者因其骨重建旺盛,尿羟脯氨酸排泄量可高达 2000mg/d。此外,尿羟赖氨酸也能反映骨重建活动的水平和本病的病变程度。血组织蛋白酶 K(cathepsin K)也是反映破骨细胞功能的良好指标[54]。

(六)骨折 骨折是本病的主要并发症,并且容易发生骨骼畸形。儿童期 Paget 骨病本身或在合并维生素 D 缺乏时,其表现与佝偻病相似(胫骨弯曲);但是随着病情进展,胫骨出现皮质骨扩张型增厚、溶骨病灶以及应激性骨折。

(七)Paget 骨病伴骨巨细胞瘤 Paget 骨病并发骨巨细胞瘤(giant cell tumor,GCT)的风险高,有的患者呈家族性发病,在 Paget 骨病基础上继发巨细胞瘤(PDB-GCT)后,骨病病变加重。Merashli 等分析了 117 例 PDB 并发 GCT(PDB-GCT)的病例资料,发现 PDB-GCT 主要见于白种人,男性以单个 GCT 为主,但多个 GCT 常有家族史,其 5 年存活率不足 50%(表 6-4-3-1 和表 6-4-3-2)。

表 6-4-3-1　PDB-GCT 的临床特点

临床特点	单个 GCT	多个 GCT	总计
病例(n/%)	88(76.2)	29(24.8)	117
骨外 GCT(n)	83:5	27:2	110:7
男性:女性(n)	56:27	19:9	75:36
GCT 发病年龄(均值±SD,岁)	64.2±12.2	57.4±8.6	62.5±11.7
白种人:黑种人:亚洲黄种人	47:7:3	18:1:3	65:8:6
PDB-GCT 家族史(有:无)	6:23	9:5	15:28
血清 ALP 增高(%)	775±632	1020±667	834±644
轴心骨 GCT(n)	55	23	78
颅骨-颌骨 GCT(n)	43	12	55
骨盆 GCT(n)	12	7	19
脊柱 GCT(n)	8	10	18
对称性 GCT(n)	16	10	26
PDB 发病年龄(均值±SD,岁)	53.5±12.4	48.2±10.4	52.1±12.1
PDB 与 GCT 间隔时间(均值±SD,年)	12.9±8.7	11.5±9.7	12.5±8.9
PDB 家族史(有:无)	13:5	11:12	24:17
PDB 累及部位(均值±SD,个)	5.9±3.1	6.3±2.5	6.1±2.9

表 6-4-3-2　PDB 与非 PDB 发生 GCT 的临床特点比较

临床特点	非 PDB 的 GCT	PDB-GCT
性别	女>男	男>女
好发人群	亚洲黄种人	白种人
发病年龄(岁)	20~40	>40
好发骨骼部位	附属骨	轴心骨
多发性 GCT(%)	<1	25
5 年存活率(%)	96~100	<50

(八) 非骨组织表现

1. 五官表现　眼病多见于青少年 Paget 骨病,表现有进展型视网膜病、血管样条纹症(angioid streak)和视力障碍[55-66](表 6-4-3-3)。TNFRSF11B 突变导致的青少年 Paget 骨病患者几乎均伴有耳聋(表 6-4-3-4)。

2. 包涵体肌病　包涵体肌病(inclusion body myopathy)-Paget 骨病-前额痴呆(IBMPFD;OMIM 167320)是 p97/VCP 突变引起的常染色体显性遗传性骨病[67,68]。

3. 神经系统表现　主要是骨质硬化和肥厚压迫神经所致,以脑神经症状为突出[69,70]。

表 6-4-3-3　文献报道的青少年 Paget 骨病眼病

病例	OD	OS	视神经缺血	视盘周围萎缩	RPE 色斑	血管样条纹症	CNVM
1	20/20	20/20					
2	20/20	20/20	√		√		
3	20/20	20/20	√	√	√	√	
4	20/30	20/30		√		√	
5	20/25	20/20			√	√	
6	20/20	20/25	√	√	√	√	
7	20/20	20/20	√	√	√	√	√

注:CNVM:慢性新生血管膜;RPE:视网膜色素上皮

表 6-4-3-4　TNFRSF11B 突变导致的青少年 Paget 骨病

国家/性别	父母近亲	骨折	骨骼畸形	耳聋	TNFRSF11B 突变
土耳其/女性	√	√	√	√	C56R
阿根廷/女性			√	√	F117L
阿根廷/男性			√	√	C87Y
美国/男性	√	√	√	√	T76P
伊拉克/女性	√	√	√	√	delA182
伊拉克/男性	√	√	√	√	delA182

【诊断与鉴别诊断】

（一）诊断　X线检查有助于诊断受累及的病灶区。骨端受累、溶骨区界限清晰、楔形透光区、广泛性硬化、骨体积增大、骨小梁变粗等有助于诊断。当骨病变轻微或不典型时，可用MRI和骨显像来分析微小病变的特征，有助于本病的早期诊断（图6-4-3-9）。对于X线难以显示的肋骨、胸骨或颈椎的单骨性Paget病，可用[18]FDG或[99m]Tc标记的多膦酸盐、二膦酸盐扫描或[18]F-氟化物PET协助诊断，可显示骨的血流增加和骨转换增加，确定多灶及孤立区状况，有助于估计病变范围。

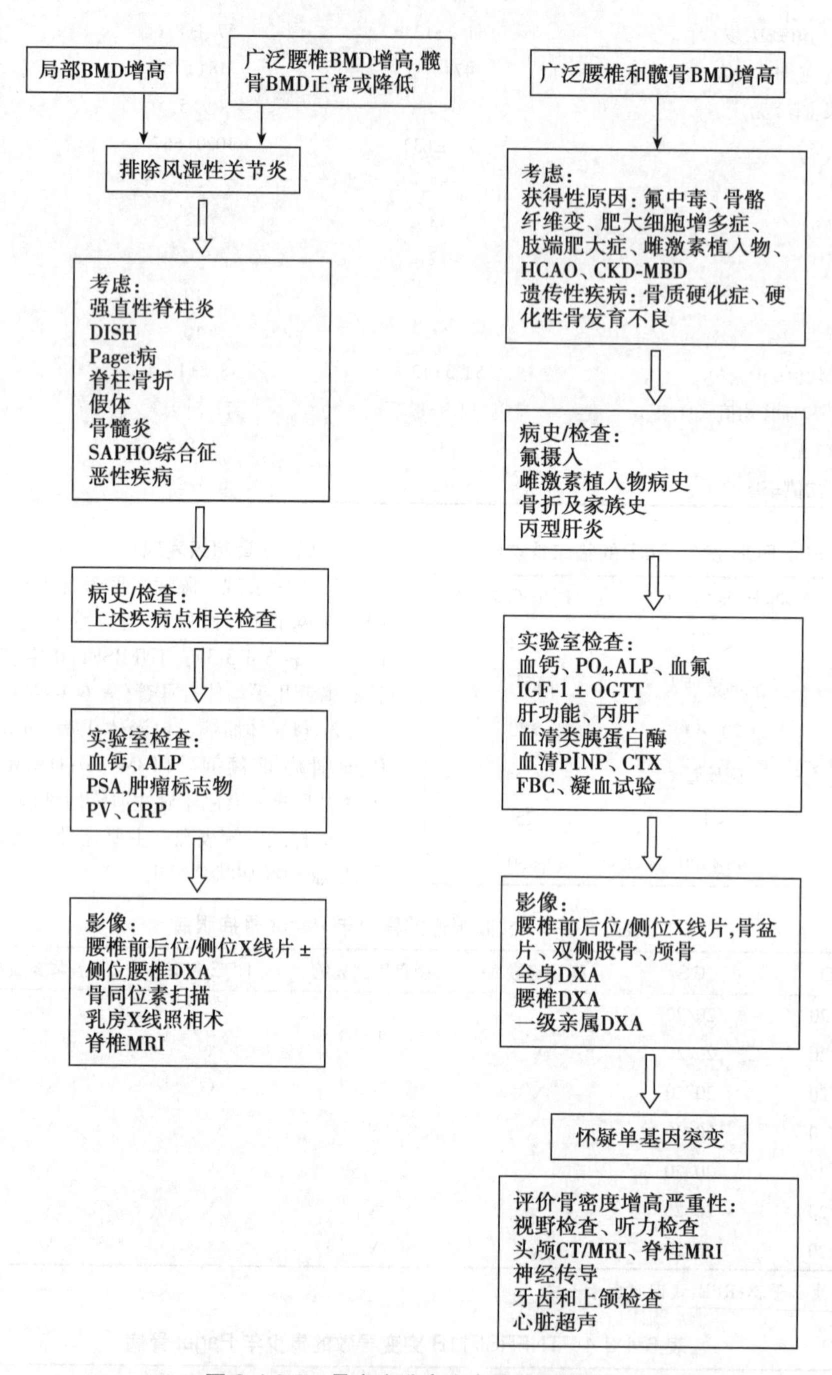

图6-4-3-9　骨密度升高患者的诊断流程

PSA：前列腺特异性抗原；PV：血浆黏度；PO_4：磷酸盐；OGTT：葡萄糖耐量试验；PⅠNP：Ⅰ型前胶原N-末端肽

（二）鉴别诊断　需与Paget骨病鉴别的情况见表6-4-3-5。

1. BMD增高　应与成骨性骨转移癌、骨髓纤维化、肾性骨病、氟骨症、纤维异常增殖症和结节性硬化症鉴别。出现广泛的BMD增高时，应与成骨性骨转移癌（尤其是前列腺癌骨转移）、骨髓纤维化、肾性骨病、氟骨症、纤维异常增殖症和结节性硬化症相鉴别。

2. 颅骨肥大　应与额骨内板肥厚症、纤维异常增殖症和

表 6-4-3-5　家族性 Paget 骨病的鉴别诊断

鉴别要点	家族性 Paget 骨病	包涵体肌病-Paget 骨病-额颞骨性痴呆症	家族性扩张性骨溶解症(扩张性骨增生与早发性家族性 Paget 骨病)	青少年 Paget 骨病(家族性高磷酸酶病)
遗传特性				
OMIM	602080	167320	174810	239000
遗传方式	AD	AD	AD	AR
突变蛋白	SQSTM1	VCP	TNFRSF11A	TNFRSF11B
	SQSTM1	含缬酪肽蛋白(p97)	RANK 活化性突变	护骨素(OPG)失活性突变
临床特点				
发病年龄	中年至老年	成年	儿童及青年	婴幼儿及儿童
病变部位	局限性/非对称轴性和/或四肢骨	局限性/非对称轴性和/或四肢骨	对称性/主要累及四肢骨	全身骨骼/对称性
主要临床特点	骨痛/骨折/骨肿大/骨畸形/非对称性病变	背痛/骨折	骨痛/骨折/骨肿大/骨畸形	骨痛/骨折/骨肿大/骨畸形
次要临床特点	耳聋/骨肉瘤	肌病/痴呆/骨病变	骨端扩张/早发耳聋/脱牙/高钙血症	耳聋/身材矮/视网膜病变
组织学表观				
破骨细胞核*	平均9个	?	平均9个	平均5个
编织骨	有	?	有	无
包涵体	有	有	有	无?
其他特点	—	纤维结缔组织增多	—	骨小梁平行排列

注:* 正常破骨细胞核1~5个,平均3个;AD:常染色体显性遗传;AR:常染色体隐性遗传;VCP:含缬酪肽蛋白/含空泡素蛋白

骨转移癌等鉴别。Paget 骨病累及颅骨时可出现颅骨肥大,应与额骨内板肥厚症、纤维异常增殖症和骨转移癌等鉴别。本病骨盆骨硬化呈非对称性或单侧分布、受累骨增大、骨小梁增粗。累及脊椎时,病变椎体呈框架征,四周浓密。而血管瘤所致者表现为纵向骨小梁增粗。

3. 脊椎硬化　应与象牙样脊椎鉴别。象牙样脊椎(ivory vertebra)表现是整个脊椎的硬化性表现,在X线照片上形如"象牙"。这种患者往往无症状,无其他骨骼病变,故应注意与其他脊椎增生性骨硬化症鉴别。

4. Paget 骨病样遗传性骨病　Paget 骨病样遗传性骨病至少包括三种类型[71-73]:①家族性扩张性骨溶解症与早发型家族性 Paget 骨病(familiar expansile osteolysis and early-onset familiar Paget disease):是由于单链 RANK 蛋白双倍数插入而致的 RANK 体质性活性(constitutional activation)突变;②青少年 Paget 骨病(juvenile Paget disease):是因为护骨素基因失活性突变所致,其临床表现包括包涵体性肌病和 Paget 骨病,而额颞骨性痴呆(frontotemporal dementia)是由于多功能性含缬酪肽蛋白突变所致,该种突变导致 IκB 被迅速降解。

【治疗】

短期治疗的目的为降低骨转换和缓解症状,降低神经系统并发症、骨骼畸形、改善听力;长期治疗的目的是防止骨关节炎、诱导缓解、防止疾病进一步发展,降低致残率[74,75]。

(一)一般治疗　Paget 病的疼痛治疗可采用非甾体消炎药(NSAID)或 COX-2 抑制剂。小剂量三环类抗抑郁药对部分患者有效。由于骨关节炎或神经根压迫引起的疼痛可采用阿片类镇痛剂、针灸、电刺激神经疗法、水疗、关节置换、手术或辅助行走器治疗。

由于 Paget 病患者骨形成增加,因此患者需每日补钙 1000~1500mg、维生素 D 400~800IU,特别是对于经过二膦酸盐或降钙素治疗的患者常并发继发性甲旁亢,个别甚至发生三发性甲旁亢,补充钙剂和维生素 D 尤为重要。

(二)抗骨吸收药物治疗　大部分患者症状轻微或无症状,无需治疗。患者多因疼痛、畸形、活动困难或因并发症(如骨折、肉瘤样变及其他器官继发性病变等)而就诊。药物治疗的前提是[76]:①患者疼痛剧烈,经X线和核素检查能明确病变者;②心力衰竭或心排出量明显增高;③高钙血症和因高尿钙而导致反复发作肾石病者;④骨的代谢转换率升高和骨病变明显者。曾用于本病治疗的药物有降钙素、普卡霉素(plicamycin)、胰高糖素、放线菌素 D、依普拉芬(ipriflavone)和硝酸镓(galliumnitrate)等,这些药物主要是抑制破骨细胞活性,但这些药物均为二磷酸盐所取代,二膦酸盐对早期的骨痛、骨内压增大、骨吸收亢进和中期的镶嵌状板层骨增生并骨畸形有特殊疗效,但应慎用或禁用于晚期的骨硬化,特别是伴有明显的颅底和颈椎骨增生硬化者,因为有可能加重神经压迫或导致颈椎骨折或移位等严

重并发症。

1. 二膦酸盐 当病变骨出现纤维发育不良或溶骨性损害时，均可使用二膦酸盐制剂，可抑制骨和软组织钙化，阻滞骨吸收和破骨细胞增殖。

FDA批准用于Paget病治疗的二膦酸盐见表6-4-3-6。2000年西方骨质疏松联盟会议建议尽量使用第二或第三代二膦酸盐，因为它们改善骨病变、纠正骨代谢异常的作用明显增强，药效时限长，短程治疗可缓解数月之久，但抑制骨矿化作用也大（表6-4-3-7）。其不良反应是首次服用或注射后会有低热，有轻度暂时性低钙血症、低磷血症和淋巴细胞减少等。

表6-4-3-6 FDA批准用于Paget病治疗的二膦酸盐类药物

药物	剂量和给药方法
依替膦酸盐	200~400mg/每日1次/服用6个月 治疗周期不超过6个月/必须空腹服用/服药前后2小时避免进食和进水
帕米膦酸盐	30mg静脉滴注超过4小时/连续3天/根据病情严重程度调整剂量
阿仑膦酸盐	40mg/d/每日1次/服用6个月/必须空腹服用/服药后30分钟保持直立位/避免进食和饮用液体（水除外）
替鲁膦酸钠	400mg/d/每日1次/使用3个月/必须空腹服用/服药前后120分钟保持直立位/避免进食和饮用液体（水除外）
利赛磷酸盐	30mg/d每日1次/服用2个月/必须空腹服用/服药后30分钟保持直立位/避免进食和饮用液体（水除外）
唑来膦酸盐	注射时间应大于15分钟/注射前应给予水化/不推荐用于肌酐清除率<35ml/min钟者

表6-4-3-7 二膦酸盐治疗Paget骨病的疗效

药物	使用方法	使用时间	sTALP正常比率(%)
依替膦酸	400mg/d	6个月	15
氯屈膦酸	1600mg/d	6个月	60
替鲁膦酸	400mg/d	3个月	39
帕米膦酸	60mg/d(IV)	3天	53
阿仑膦酸	40mg/d	6个月	63
利塞膦酸	30mg/d	2个月	73
依班膦酸	6mg/d(IV)	2天	70
唑来膦酸	5mg(IV)	单次	89

注：sTALP：serum total alkaline phosphatase，血清碱性磷酸酶总量；IV：intravenous，静脉滴注

替鲁膦酸钠和利塞膦酸盐的建议剂量为30mg/d，连服84天后停药。与羟异膦酸钠比较，本药的主要优点是疗程短，缓解期长，止痛效果明显。在药物选用中应注意，羟乙膦酸钠效果稳定，患者依从性好。帕米膦酸盐对病情较轻的患者效果佳，静脉滴注1次可维持疗效1年，重症患者需多次滴注。新近的一项研究表明，当氨基二膦酸盐在临床使用中产生抗体时，用同类的药物（如阿仑膦酸盐）仍能缓解病症。当上述二膦酸盐制剂的疗效不佳时，建议改用作用最强的唑来膦酸盐[77]，临床研究经证实，唑来膦酸盐可有效降低患者ALP并缓解症状，但目前应用于儿童患者的经验缺乏[78,79]。奈立膦酸（neridronic acid）为含氮二膦酸盐的一种衍生物，其作用机制与其他二膦酸盐相似，但奈立膦酸与正在进行骨重建骨组织的亲和力最高。用于治疗PDB时，可静脉注射200mg后，完全缓解率65%，骨转换率下降75%，一般仅单用1次[80]。但是，二膦酸盐可以抑制骨吸收，但不能预防病变复发。

2. 降钙素 一般不作为本病治疗的常规首选药物，因其不能使破骨细胞凋亡。一般仅在缺乏二膦酸盐或需要紧急控制症状（如手术中）时使用。降钙素的主要作用是延缓骨吸收，迅速抑制破骨细胞的功能并减少其数量。一般可用鲑鱼降钙素每次100U，每周3~4次；4周后改为每次50U维持，每周3次。鼻腔喷药和直肠栓剂有相同效果，注意测定血ALP和尿羟脯氨酸水平。4~8周后判断其治疗效果。治疗标准为骨的代谢转换率降至正常而不出现明显的低钙血症。儿童使用降钙素后，因骨吸收受抑制较成人快，同时尿钙、磷、钠和尿酸排泄增加，胃酸和胰液分泌下降，小肠电解质分泌增加，易出现低钙血症。

（三）普卡霉素治疗 普卡霉素（光辉霉素）为细胞毒性抗生素，仅用于严重难治性Paget骨病。该药能抑制RNA和蛋白质合成，同时也抑制前破骨细胞的活性，缓解疼痛。有效剂量为每天15~25μg/kg，一般静脉使用10天。主要不良反应有肝毒性和骨髓抑制等，常和地塞米松合用。

（四）手术治疗 手术治疗的适用证是：①多发性骨折；②需要长期固定者；③脊椎或神经根受压；④严重畸形；⑤预防或处置肉瘤。手术治疗时，必须配合应用相应的二膦酸盐药物治疗。

在上述条件下，颅底陷入、瘫痪、四肢畸形和病理性骨折的手术治疗通常需要使用降钙素等来确保手术的安全性和减少术后并发症。为减少术中出血，促进术后伤口愈合，一般在手术前应服用1周至数个月的药物。合并复发性肾结石、高钙血症、痛风、充血性心力衰竭的患者更应在术前接受一段时间的药物治疗。严重畸形应于病情稳定时及时进行截骨术治疗。骨折发生时，应一并纠正骨畸形。合并脊髓压迫症状时可进行椎体截除减压术。对恶性变者应及时行截肢术，按继发性恶性骨肿瘤进行综合治疗。

【病例报告】

患者男性，58岁。因咀嚼食物困难就诊。患者6年前出现上颌骨和左侧牙齿肿胀，有时面颊部和右前额亦出现肿胀性病变，这些病变逐渐增大，形成狮样面容。体格检查见双侧口腔外部弥漫性肿胀波及颊部和颧骨，使鼻唇沟变

浅。口腔内可见上颌骨弥漫性肿大，牙咬合不全。血钙9.2mg/dl，血磷4mg/dl，ALP 1251U/L。左上颌骨肿胀处活检显示细胞增殖，骨小梁间成纤维细胞充斥骨髓，含有大量破骨细胞，黏合线增多形成嵌合样图像，骨小梁结缔组织间质可见嗜碱性反转线。根据临床表现、实验室检查和主要临床特征诊断为PDB。本例的颌骨侵犯使牙槽增宽，腭弓变平，牙齿移位形成空腔。上颌骨畸形导致狮样面容，颌骨病变容易并发感染，形成骨髓炎。本例的血清ALP明显升高提示病变仍在发展，需要使用强作用的二膦酸盐类药物控制骨骼病变。

（章振林　袁凌青）

（本章主审　章振林　罗湘杭）

第 5 章

脆性骨折

骨生物力学是决定骨质量的作用因素,在某些特定情况下,骨的生物力学性能直接决定了骨折风险的高低。另一方面,骨微结构与骨微损伤在某些条件下可转化为大体骨折的始动因素,最终导致整骨骨折。骨坏死是指局部骨骼细胞核水肿、核固缩、脆裂与消失,骨髓液化及萎缩。早期骨坏死可逆,而晚期骨坏死的治疗则相当困难。脆性骨折可见于许多代谢性或遗传性骨病;其中骨质疏松性骨折的常见部位是脊椎、髋部和前臂远端,代谢性骨病防治的重要目的之一是预防和降低骨折发生率。

脆性骨折(fragile fracture)又称为低能力性骨折,可见于许多代谢性或遗传性骨病;其中骨质疏松性骨折(osteoporostic fracture)的常见部位是脊椎、髋部和前臂远端。全球每年的骨质疏松性骨折患者约 150 万,髋部骨折占骨科患者的 20%,80% 的患者为老年妇女。由于生活不能自理,活动受限,加上肺部感染、营养不良和加速的失用性骨质疏松,患者多在数月至 2 年内死亡,而存活者 50% 致残,生活不能自理,生活质量明显下降。脊椎压缩性骨折的致残致死率亦很高,5 年存活率约占 2/3;年龄越大,死亡率越高。骨质疏松症和骨质疏松性骨折的治疗和护理需要投入巨大的人力和物力,费用高昂,已成为目前很多国家的严重社会问题和医疗问题[1,2]。本节主要介绍脆性骨折。

【机械载荷增加和维持骨量】

(一)运动与骨量 运动员的骨矿含量一般明显高于普通人群,负重骨 BMD 较非负重骨高。而且肌肉容积和力量强度与 BMD 相关,肌肉越发达,骨骼越致密,骨量越多。机械力因素能刺激骨生长,维持骨强度和骨量。机械负重在可刺激负重变形区的骨细胞合成 PGI_2、PGE_2 和 6-磷酸葡萄糖脱氢酶(G-6-PD)增加。但这种普通的机械拉力不能小于最低阈值。增加机械牵拉可刺激骨生长和骨重建,抑制骨吸收。此外,肌肉越发达,其附着的骨骼也越粗实。肌肉收缩是增加骨量的重要因素,Frost 提出的机械理论认为,人的骨骼是在一定生理范围内机械张力作用下进行运动的。机械张力超过一定范围的上限时,骨组织就会作出相应的调整(成骨增加)。反之,当低于阈值时,其骨量及结构相应调整使其骨量下降导致失用性骨质疏松症。也就是说,骨的机械支撑功能减退,不能继续维持其原有质量和转换率,所以减负荷时骨丢失。这实际上是骨骼系统适应减负荷的生理反应。

机械力负荷(mechanical loading)调节骨量和骨骼几何形状,抑制破骨细胞活性,更强的力负荷则促进骨形成;而肌肉与骨骼对机械负荷的正常传导反应与敏感性是完成这一条件的前提。机械力负荷信号最终作用于骨细胞网络,转化成骨细胞细胞因子(OPG、RANK-L 和 IGF 等)指令,再作用于破骨细胞和成骨细胞的钙通道、MAPK、ERK1/2、雌激素受体,表现出骨代谢调节效应。应力是影响骨重建的最主要因素之一,应力可改变骨的大小、形状和骨量;一般在最优应力(σs)作用下,骨吸收和骨形成维持平衡,如实际应力(σi)大于 σs,骨形成>骨吸收;如实际应力小于 σs,骨形成<骨吸收(图 6-5-0-1)。因此,GIOP 的重要特征之一是低应力作用下的骨骼脆性骨折。

(二)剪切力激活成骨细胞功能 体外实验发现,含有骨细胞的培养液促进成骨细胞增殖与分化,参与囊泡-小管网络调节成骨过程的因子有一氧化氮(NO)、PGE、PGI、骨硬化素(sclerostin,SOST)、IGF-1、IGF-2、TGF-β、RANK-L 和 OPG 等。血流通过骨内膜血管和骨膜淋巴管系统之间的跨壁压差,影响骨组织液体流动、剪切应力(shear stress)及骨骼机械负重应力,骨细胞对流体切变应力反应通过旁分泌和自分泌(NO 和 PGE_2 及其他细胞因子)途径调整骨重建。NO

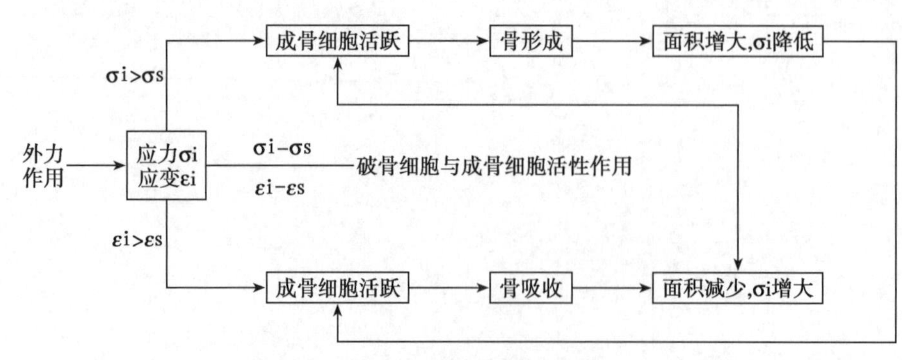

图 6-5-0-1 骨代谢与应力的关系

εi:实际应变;εs:最优应变

促进成骨细胞增殖，抑制破骨细胞骨吸收。PGE_2 刺激骨形成，减少破骨细胞数量，抑制其活性，从而可减少制动者的骨丢失。骨灌注改变骨重建的机制可能还涉及血管本身，由于含破骨细胞和成骨细胞的基本多细胞单位（BMU）中存在血管，血管内皮细胞对血流量和剪切应力变化的反应，常表现为释放 NO 和 PGE_2，这些扩血管物质直接作用于破骨细胞和成骨细胞，改变成骨细胞和破骨细胞之间的平衡，导致骨丢失。

第一，剪切力诱导 NO 生成；骨细胞的 NO 合酶表达增加，并抑制破骨细胞活性和刺激成骨细胞活性。第二，剪切力也诱导 PG 合成，后者通过 IGF 系统刺激成骨细胞的活性，同时抑制破骨细胞的活性，骨合成增强。第三，机械刺激降低骨硬化素表达，Wnt 途径信号的功能被抑制，骨形成增加。PGE 和 PGI 通过降低 RANKL/OPG 比值而促进骨形成。骨陷窝中的成骨细胞也生成 PTHrP，介导机械力作用。力学刺激抑制 PTHrP 表达，也是骨形成增加的重要原因。

（三）脉冲式流动与骨代谢 脉冲式流动（平均剪切应力 0.5Pa）较均匀恒定流动（0.4Pa 剪切应力）调节成骨细胞基因表达更有效。流动迅速增加骨细胞内钙，而新霉素（neomycin）或钆（gadolinium，一种牵拉敏感的离子通道阻断剂）可抑制这一作用。外力作用使骨组织变形，引起骨小管内液的流动，产生剪切应力和流动电压。作用于骨细胞突起表面的刷状微丝，使其产生电位变化或激活其表面感受器，进而使骨细胞内发生一连串的生物学反应，合成生物化学信号物（cAMP、cGMP）和细胞外信号物（PGE_2、IGF-1、IGF-2、TGF-β）。通过隙间连接传递到表面的衬里细胞。

【骨折的生物力学】

当作用与骨骼的力负荷超过其断裂强度（breaking strength）时即发生骨折。骨折愈合是一个复杂而高度有序的生理过程。和其他以瘢痕形成方式愈合的组织不同，骨组织再生能保存原有的组织特性。这一复杂过程包括骨折瞬间开始的一系列链式再生反应。

根据导致骨折外作用力的特点可对骨折进行分类。长期周期性反复性低能量或单次高能量外作用力均可导致骨折。在各种撞击力或低能量应力作用下，骨折的易感性取决于其晶体结构和骨的黏弹性特性。皮质骨受到张力性和压力性的波动性应力的影响，在负荷的作用下，少部分应变能量沿黏合线形成镜下裂纹。疲劳负荷下，皮质骨发生进行性累积性微小损害。如果这一过程持续进行，导致骨折性裂纹扩展传播，最终发生骨折。但是骨是一种活性组织并能不断地进行自我修复。镜下裂纹附近的膜性骨痂和新骨形成可降低应力强度，进而阻止裂纹扩展。

一般根据撞击力大小和分布范围及作用节律对骨折进行分类。直接撞击力引起创伤，其软组织损伤和骨折粉碎与所施加负荷节律相关。如果撞击力位点与骨折处存在一定距离，由于关节附着部分的肌肉收缩，使骨折产生分离和移位。例如，鹰嘴骨折和髌骨骨折就是这种类型的骨折。撞击力在骨内产生压缩性应力、张力性应力或剪切应力，有时是多种应力并存。

横断骨折是单纯张力性或弯曲作用力的结果。单纯张力性载荷导致非粉碎性横行骨折。单纯弯曲应力产生单纯性横行骨折。非均匀性弯曲暴力产生斜行骨折。有时在张力性破坏作用同时加上压应力作用，压力侧发生粉碎性骨折。相反，单纯扭转暴力产生螺旋骨折并有不同类型的骨折线：一种有一定角度并环绕骨周，另一种与螺旋骨折端相连。

【骨质疏松骨折的危险因素】

骨质疏松症易发生于老年人和绝经后妇女。年龄增加和雌激素缺乏造成骨量迅速下降。目前，骨密度测定是临床骨质疏松诊断和骨质疏松性骨折危险性评估的重要指标。BMD 每下降 1 个标准差，骨折风险增加 1.5～5.0 倍[3]。骨质疏松性骨折还受年龄、脆性骨折史、骨折家族史、糖皮质激素、低体重、跌倒、饮食异常、吸烟、过量饮酒和某些疾病的影响[4]。年龄是骨折的独立危险因素[5]，调查发现，30%的 80 岁以上老年人患有骨质疏松，65～69 岁人群中患病率为 18.5%[6]。同一 T 值的老年人骨折风险明显大于年轻人[7]。

发生首次髋部骨折后，每年有 10%～14% 发生再次骨折[8]；当出现 2～3 个椎体骨折时，无论其骨密度如何，其骨折危险性将增加 20%[9]。既往骨折的年龄也是再发骨折的重要因素，50 岁后出现脆性骨折表明骨骼所面临的再骨折风险显著增加，再骨折的危险性极大[10]。低体质指数是骨质疏松性骨折的危险因素之一。低于 20kg/m² 者的骨折危险明显上升。同样，过度肥胖亦是骨折的重要因素。长期应用皮质激素相关的骨折危险性增加 16%～21%。跌倒是造成骨质疏松性骨折的直接原因。此外，骨质疏松性骨折的危险因素还涉及性别、种族、绝经年龄、吸烟、过度饮酒、饮食、缺乏运动、药物影响（如干扰代谢的药物、免疫抑制剂、抗凝药、抗抑郁药、安眠药等）和许多其他代谢性骨病（表 6-5-0-1 和表 6-5-0-2）。9 种骨折的主要类型，骨折依据粉碎程度和损伤原因进行的分型见图 6-5-0-2。

表 6-5-0-1 因骨脆性增加引起骨折的疾病

疾　病	普通骨病	CKD-MBD
无动力性骨病		
淀粉样骨病	是	是
混合性尿毒症性骨质疏松症		是
囊性纤维骨炎（重症）	是	是
成骨不全	是	
骨质软化症		
维生素 D 相关性骨病	是	是
非维生素 D 相关性骨病		
慢性代谢性酸中毒	是	是
磷消耗症	是	是
骨质疏松症		
原发性	是	是
继发性		
慢性肝病	是	—
性腺功能减退症	是	—
炎症性肠病	是	—
吸收不良症	是	—
糖皮质激素相关性骨质疏松症	是	—
肿瘤性病理性骨折	是	—
Paget 骨病	是	—

表 6-5-0-2 并发脆性骨折的常见骨病

疾病	骨折率	疾病	骨折率
骨质疏松症		肿瘤性骨质硬化症	+
原发性骨质疏松症		肿瘤性骨质软化症	+
绝经后骨质疏松症	+++	甲状旁腺疾病	+
老年性骨质疏松症	+++	原发性甲旁亢	++
特发性青少年骨质疏松症	++	继发性甲旁亢	++
家族性骨质疏松症	++	三发性甲旁亢	++
原发性男性骨质疏松症	++	良性家族性低钙尿症性高钙血症	++
继发性骨质疏松症		新生儿重症甲旁亢	+
营养素缺乏性骨质疏松症症	+	骨质软化症	
蛋白质-热能营养不良性骨质疏松症	+	维生素D缺乏性佝偻病/骨软化症	+
糖皮质激素相关性骨质疏松症	+++	Ⅰ型维生素D依赖性佝偻病	+
失用性骨质疏松症	++	Ⅱ型维生素D抵抗性佝偻病	+
下丘脑-垂体疾病相关性骨质疏松症	+	X-性连锁低磷血症性佝偻病	+
甲亢性骨质疏松症	+	常染色体隐性遗传性低磷血症性佝偻病	+
性腺激素缺乏性骨质疏松症	++	常染色体显性遗传性低磷血症性佝偻病	+
药物相关性骨质疏松症	+	肿瘤性骨质软化症	+
器官移植相关性骨质疏松症	+++	肾小管酸中毒性骨病	+
慢性系统疾病相关性骨质疏松症	++	Fanconi 性骨病	+
结缔组织病/风湿病相关性骨质疏松症	+++	慢性肾病-矿物质骨病	++
高骨量综合征/骨质硬化症		慢性酸中毒性骨病	+
高骨量综合征	+	药物相关性低磷血症性骨病	+
骨质硬化症	+++	其他骨病	
Paget 骨病	+	成骨不全	+++
氟骨症	++	囊性纤维性骨炎	++
致密性成骨不全	+++	Paget 骨病	++
硬化性骨狭窄与 van Buchem 病	++	骨-软骨发育不良症	+
肢骨纹状肥大症	+	软骨发育异常综合征	+
高磷酸酶症	++	三角锥形骨畸形	+
骨骼肿瘤相关性骨病		淀粉样骨病	++
骨肿瘤	++	先天性骨畸形综合征	+
骨囊肿	+++	无动力性骨病	+++
肿瘤性骨质疏松症	+++	骨坏死	++
肿瘤性高钙血症	+++		

注:骨质软化症主要引起假骨折(Looser 线);药物所致骨质疏松性骨折的发生率主要与药物的性质与用量相关,以糖皮质激素所致的骨质疏松性骨性发生率最高;+++:骨折发生率高,++:骨折发生率较高,+:骨折发生率较低

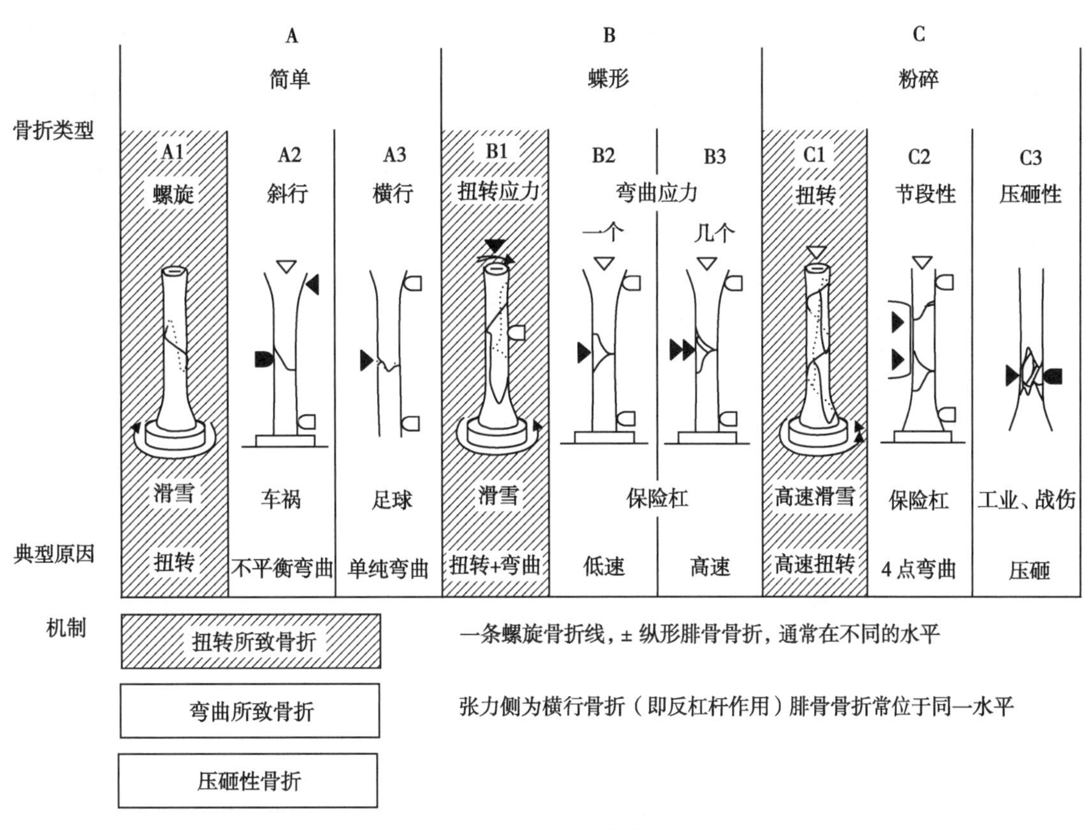

图 6-5-0-2　9 种骨折的主要类型

骨折依据粉碎程度和损伤原因进行分型

原发性和继发性骨质疏松症是引起脆性骨折的最主要病因，但脆性骨折亦可见于骨质疏松症以外的许多代谢性骨病和骨-软骨发育不良症。在这些疾病中，有的骨折风险极高（如老年性骨质疏松症和婴幼儿成骨不全），有些疾病则在一定的条件下发生骨折，避免骨折风险因素，并采取积极有效的预防措施可显著降低骨折发生率（如绝经后骨质疏松症、青少年特发性骨质疏松症、继发性甲旁亢、糖皮质激素所致的骨质疏松症等）。

骨折风险评估是防治骨质疏松和骨折的前提，也是临床决策的依据。临床医师应充分应用 WHO 推荐的 FRAX 系统评估患者 10 年内髋部与其他部位骨折概率，缺乏 FRAX 应用条件时，也可用亚洲人骨质疏松自我筛查工具（OSTA 指数）代替，其他的骨折风险因素亦需要引起高度重视。

（一）遗传风险因素　骨质疏松的遗传没有性别差异（因遗传性状全部集中在常染色体上）而父母在 60 岁前的髋部骨折史是遗传性骨折风险增高的重要依据。骨质疏松遗传因素的表现在 BMD 降低、骨骼尺寸细小、股骨颈较长、骨形成不足、骨丢失过多、1 型胶原变异、破骨细胞活性增强和皮质骨较薄等[11]。对于具体的病例来说，虽然高风险的遗传因素可能有多种，但更多的往往是后天性因素，通过不可变与可变的危险因素综合作用，产生“漏斗效应”（funnel effect），即多种风险因素具有相加或交互作用，使患者的骨量降低或使骨脆性增加而骨折。

（二）年龄风险因素　各部位的 BMD 达到峰值骨量（35 岁左右）后开始下降，普通人群至 80 岁时降低约 30%（男性）或 50%（女性）[11-14]。但是，骨量随增龄下降的速度有明显性别差异，女性明显快于男性，提示雌激素缺乏对骨量的影响比雄激素要重要得多。增龄性骨量下降的速度除由遗传素质决定外，后天性因素主要有慢性炎症状态、性激素缺乏和维生素 D 不足等；骨吸收指标有助于判断骨转换水平，但骨质量评价应该更重要。目前尚缺乏可供临床应用的骨质量评价技术，高分辨外周定量 CT、微 CT、微 CT-有限元分析（FEA）、容量拓扑分析和数字拓扑分析已经有了实质性进步[11,15,16]，有望成为骨质量的有效评价方法。

（三）体重风险因素　肌少症与骨质疏松及脆性骨折的关系见图 6-5-0-3。患者在发生肌少症的同时往往伴有肥胖。肥胖是许多老年疾病的共同发病基础。追踪 10 年后，

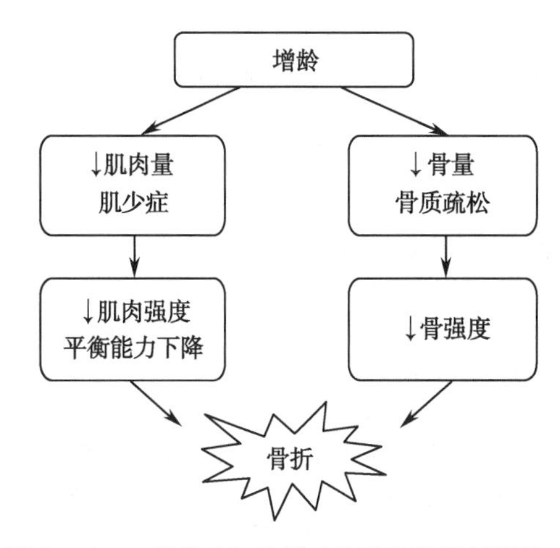

图 6-5-0-3　肌少症与骨质疏松及脆性骨折的关系

肥胖使主要慢性病(如代谢综合征、2型糖尿病、冠心病、高血压、血脂谱异常、某些肿瘤、胆囊炎、胆石症、痛风、骨关节病和哮喘等)的发病率明显升高[17],而用BMD评价的骨质疏松发病率无升高,因而一般认为,肥胖是骨质疏松的保护因素。但是,这一结论没有涉及老年人的骨折问题。

研究发现,即使在体重正常的人群中,小梁骨的骨矿含量(BMC)仍与体脂百分比(%)相关,体脂百分比越高,BMC越低;即小梁骨的BMC随体脂百分比升高而下降;显然,体脂百分比升高是骨丢失的风险因素。中心性肥胖对骨代谢具有更多的不利影响。内脏脂肪组织(visceral adipose tissue,VAT)/皮下脂肪组织(subchtaeous adipose tissue,SAT)比值与腰椎BMD和全身BMC(WB-BMC)均呈负相关,故应用VAT/SAT比值能预测炎症状态。

(四)激素风险因素

1. 性激素　性类固醇激素调节骨代谢特异性基因表达,睾酮在5α-还原酶的作用下转换成二氢睾酮(DHT),在芳香化酶的作用下转换成雌二醇(E_2),两者均抑制骨吸收并促进骨形成。老年人的生物可用性雌激素降低47%,生物可用性雄激素降低64%,性激素结合球蛋白升高124%。老年男性雌激素和雄激素均明显下降(约50%),LH和FSH分别升高285%和505%。FSH刺激卵巢分泌E_2,E_2抑制FSH分泌。E_2和GH诱导IGF-I生成,刺激成骨。当E_2缺乏时,FSH促进骨髓细胞和免疫细胞分泌TNF-α和IL,后者刺激骨吸收。绝经后雌激素缺乏者的骨髓间质细胞、B淋巴细胞和T淋巴细胞表达RANKL增高,RANKL表达促进骨吸收。

2. 糖皮质激素　高糖皮质激素血症引起骨丢失,其发病机制十分复杂,涉及许多激素、细胞因子和炎症因子的表达,如护骨素、RANKL、Runx2、骨形成蛋白、Dkk-1、GSK3β、PPAR等。此外,糖皮质激素也通过骨硬化素(sclerostin)抑制骨形成,糖皮质激素促进骨硬化素的骨膜细胞激活作用,使成骨细胞失活,从而抑制骨形成[18]。

3. 维生素D　钙和维生素D缺乏使成骨细胞增殖分化低下,骨量不足,儿童或青少年引起佝偻病/骨质软化,成人则导致骨质疏松症。长期维生素D不足是骨质疏松症的主要表现之一。

(五)骨折风险临床评估

1. FRAX　FRAX中骨折相关危险因素的确定基于来自全球(包括北美、欧洲、亚洲、澳洲等多个独立)的大样本前瞻性人群研究和大样本荟萃分析,具有共性特征,可普遍应用于各种骨质疏松症的骨折风险评价[19],但不能用于非骨质疏松性脆性骨折的预测。此外,用于骨质疏松性骨折风险评估时,应了解FRAX工具的固有缺陷。第一,FRAX的“糖皮质激素使用”不能定量,而糖皮质激素的制剂、人群对象、性别、年龄、使用的途径和方法及疗程均与骨质疏松风险程度相关。第二,除“父母骨折史”外,后天因素(如年龄、跌倒、慢性疾病、钙与维生素D不足等)也是骨折的重要原因。第三,FRAX没有包括影响骨质疏松和骨折的跌倒、维生素D营养状态和骨转换生化标志物等因素,因而FRAX不具备骨质疏松病因鉴别功能。第四,FRAX仅适合于未经治疗的患者。第五,FRAX骨折风险是决定药物干预的依据,但不能指导治疗。

2. Q骨折风险计分系统　Collins等从英国的Egton医学信息系统(Egton Medical Information System,EMIS;1200万个健康数据库;1993—2008年)的Q研究数据库中,分析比较了360万例患者(30~85岁,1600万病例年,骨质疏松性骨折32 284次,其中髋部骨折14 726次)。使用Cox比例风险模型衍生出Q骨折计分(QFractureScores)系统(www.qfracture.org)。该系统主要用于10年的骨折风险评估。与FRAX系统比较,QFractureScores)系统不需要测定骨密度,所有的指标由患者自己掌握,而且充分考虑到了心血管病、2型糖尿病、慢性肝病和跌倒对骨折的影响(表6-5-0-3)。初步的应用研究表明,QfractureScores的骨折预测效力至少不低于FRAX系统[20]。

表6-5-0-3　QFractureScores系统中的风险因素

用于女性和男性	心血管病(有/无)
年龄	2型糖尿病(有/无)
体质指数(BMI)	哮喘(有/无)
吸烟	慢性肝病(有/无)
从不吸烟	跌倒史(有/无)
既往吸烟	药物使用
少量吸烟(<10支/天)	6个月内至少2次使用三环抗抑郁剂(有/无)
中量吸烟(10~19支/天)	
大量吸烟(≥20支/天)	6个月内至少2次使用糖皮质激素(有/无)
饮酒	
从不饮酒	仅用于女性
既往饮酒(<1单位/天)	父母患有骨质疏松症(有/无)
少量饮酒(1~2单位/天)	
中量饮酒(3~6单位/天)	胃肠吸收不良症(有/无)
大量饮酒(7~9单位/天)	至少2次使用激素替代治疗(有/无)
极大量饮酒(>9单位/天)	
慢性疾病	绝经症状(有/无)
类风湿关节炎(有/无)	

3. 骨转换生化标志物　是骨组织本身的代谢(分解与合成)产物。骨转换标志物分为骨形成标志物和骨吸收标志物两类,前者代表成骨细胞活动及骨形成时的代谢产物,后者代表破骨细胞活动及骨吸收时的代谢产物,特别是骨基质降解产物。在正常人的不同年龄段以及各种代谢性骨病时,骨转换标志物在血循环或尿液中的水平会发生不同变化,反映了全身骨骼代谢的动态状况。这些指标的测定有助于判断骨转换类型、骨丢失速率与骨折风险、对了解病情进展、干预措施的选择以及疗效监测等很有帮助。有条件的单位可选择性做骨转换生化标志物以指导临床决策。常用的骨形成标志物有血清骨源性碱性磷酸酶(B-ALP)、骨钙素(OC)、Ⅰ型原胶原C-端前肽(PⅠCP)和Ⅰ型原胶原N-端前肽(PⅠNP);常用的骨吸收标志物有空腹2小时尿钙/肌酐比值、血清抗酒石酸酸性磷酸酶(TRACP)、血清Ⅰ型胶原交联C-末端肽(S-CTX)、尿吡啶啉(Pyr)、尿脱氧吡啶啉(D-Pyr)、尿Ⅰ型胶原交联C-末端肽(U-CTX)和尿Ⅰ型胶原交联C-末端肽(U-NTX)。在以上诸多指标中,国际骨质疏松基金会(IOF)认为Ⅰ型原胶原N-端前肽(PⅠNP)和血清Ⅰ型胶原交联C-末端肽(S-CTX)的敏感性较高。

根据鉴别诊断需要,可检测血、尿常规,肝、肾功能,血糖、钙、磷、碱性磷酸酶、性激素、25-(OH)D和PTH等。但是，这些指标对疾病病因的诊断与鉴别诊断意义不大。骨代谢转换生化标志物测定不能用于骨质疏松诊断，但对骨转换率的评价十分重要。同时，BTM 可提供诊断、鉴别诊断和治疗的重要信息。一般在血清 25-(OH)D 正常前提下，要求将 BTM 降至正常值的 1/2 水平。

近 90%患者椎体骨折的妇女的脊柱骨密度低于 0.97g/cm²。但在老年妇女中，QCT 所测的骨密度值在无症状的椎体骨折与对照组无差异，降低了脊柱 QCT 骨密度预测椎体骨折的判断力。高龄老人和正常人骨密度值之间无显著区别。从而，用骨密度评估股骨近端骨力学强度并不能有效预测骨折风险。股骨骨折主要发生于老年高危人群，其中摔倒是主要成因。

研究发现，约 30%的骨折患者无骨质疏松症。一些抗骨质疏松药物降低骨折风险并非升高了骨密度[21]。世界卫生组织提供的骨折风险评估工具 FRAX 是预测骨折风险较好方法，结合骨密度和临床骨折风险因素，根据其 BMD、年龄、性别、体重、身高、既往骨折史、父母骨折史、吸烟、饮酒、糖皮质激素使用史、风湿性关节炎、继发性骨质疏松症等预测未来 10 年的骨折风险，即髋部骨折风险≥3%；主要部位（包括前臂远端、肩部、椎体）骨质疏松性骨折风险≥20%可列为综合干预对象。研究证明，FRAX 能很好地评估骨折风险，并指导骨折预防[22,23]，尤其适用于 DXA 分布较少的地区的 40~90 岁人群，但少数接近骨质疏松干预阈值的患者需要加做 BMD 检测[24]。

【临床表现与诊断】

骨质疏松性骨折女性多见，60 岁以上人群多发。多为轻微外伤（指平地或身体重心高度跌倒所引起的损伤）或没有明显外伤史，甚至在日常活动中也可发生。患者多数有外伤或跌倒史，骨折后局部疼痛剧烈，处于某种强迫体位。体格检查可发现局部外伤创面、压痛、肿胀，严重的多发性骨折可伴有挤压伤、多脏器损害或出血、休克。

X 线检查可确定骨折的部位、类型、移位方向和程度，对骨折诊断和治疗具有重要价值（图 6-5-0-4）。X 线片除有骨折的特殊表现外，还有骨质疏松的表现，如骨密度降低、骨小梁稀疏、骨皮质变薄、骨髓腔扩大等。CT 能够准确显示骨折粉碎的程度，并能显示椎管内压迫情况，三维成像技术能清晰显示关节内或关节周围骨折，MRI 对于发现隐匿性骨折以及鉴别新鲜和陈旧性骨折具有重要意义。拟诊为骨质疏松性骨折的患者有条件可行骨密度检查。双能 X 线吸收法（DXA）是目前国际公认的骨密度检查方法。参照 WHO 推荐的诊断标准，DXA 测定：骨密度值低于同性别、同种族健康成人的骨峰值不足 1 个标准偏差属正常（T 值≥-1.0SD）；降低 1.0~2.5 个标准偏差之间为骨量低下（骨量减少）。

诊断主要依靠患者的年龄、病史和影像学检查，其中外伤后胸背部疼痛、身高降低、脊柱侧弯或脊柱后凸、X 线片显示骨小梁稀疏、骨皮质变薄、椎体楔形变、双凹变形等是诊断的主要依据。骨密度测定通常采用 DXA 法，可以确定骨质疏松的程度。CT 扫描可以确定骨折类型、椎体破坏程度以及椎管内压迫情况，MRI 检查可以确定骨折是否为新鲜骨折以及显示神经压迫的状况。

（一）髋部骨折 髋部骨折开始于跌倒或外伤后骨结构微破裂，微破裂在数微妙内扩大延伸。随着增龄，股骨头骨丢失呈非对称性和进行性发展，皮质骨变薄，基本骨重建单位（BMU）进行骨更新，BMU 增加时，机械负荷能力下降，骨结构出现微破裂。破骨细胞骨吸收陷窝加深，重建后的 BMU 新骨生成与矿化不足，皮质骨多孔性增加，骨小梁连续性中断。股骨头皮质骨受损，骨质重含有较多的死亡骨细胞，微破裂修复功能下降，导致老年人抗髋部骨折机制衰竭（图 6-5-0-5）。

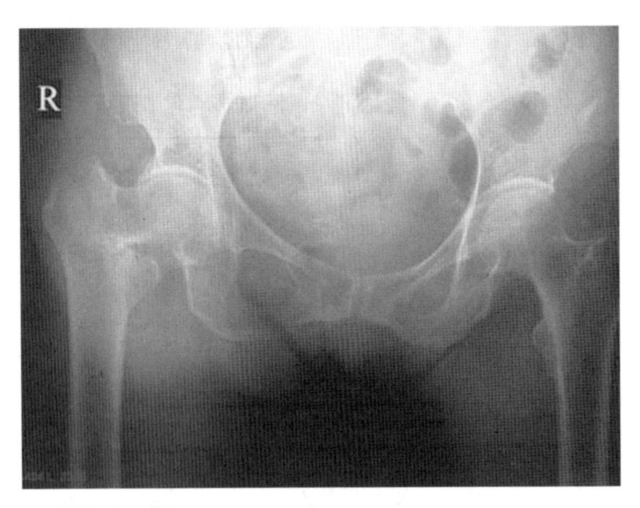

图 6-5-0-4 右侧股骨颈骨折

1. 跌倒与外伤 由于摔倒时对股骨造成的冲击力不易测量，造成了对与摔倒相关股骨骨折危险因素进行预测的困难。流行病学研究表明，老人摔倒并导致髋部骨折的能量约为 500J，明显超过摔倒但不造成骨折者的能量（450J）。这些能量要比对侧方摔倒性骨折所需能量大 10 倍，比目前报道的造成骨折的平均能量大 20 倍。所以，真正造成股骨骨折所需能量要比从站立高度摔倒所具有的能量要低得多。

其他可能影响摔倒时传递到股骨载荷的重要因素包括股骨大转子表面软组织的能量吸收、肌肉收缩状况和撞击时躯干与肢体的相互位置。当髋部肌肉放松时，对股骨造成的冲击力峰值为 5000~9000 牛顿，但当髋部肌肉收缩时的冲击峰值高达 7000~15 500 牛顿。女性髋部周围软组织较厚，有助减少 20%的冲击量。如摔倒时髋部肌肉不收缩，可显著减少冲击力。老年人因摔倒而直接冲撞股骨大转子，造成股骨骨折的概率高。

2. 髋关节炎 髋关节炎与髋部骨折的关系未明，研究的结果极不一致。有的发现髋关节炎患者容易并发髋部骨折[25]，有的发现髋部骨折患者很少发生髋关节炎或者认为髋关节炎是囊内骨折的保护因素[26-30]；但有的研究认为两者之间没有关联[31-34]。患有髋关节炎后，股骨颈的骨密度增高，而转子区的骨密度降低；与非髋关节炎者比较，这些患者囊外骨折的风险增加，股骨颈骨折的风险降低（表 6-5-0-4），因此认为髋关节炎与髋部骨折之间存在反变关系，并可能与遗传因素相关[35,36]，以上研究结果不一致的原因很多，可能是研究方法、研究对象或判断标准不同的反映。例如，有的采用患者自己判断髋关节炎的方法，而另一些研究者采用影像学检查评价髋关节状态，但是有的计分系统与诊断标准不一。

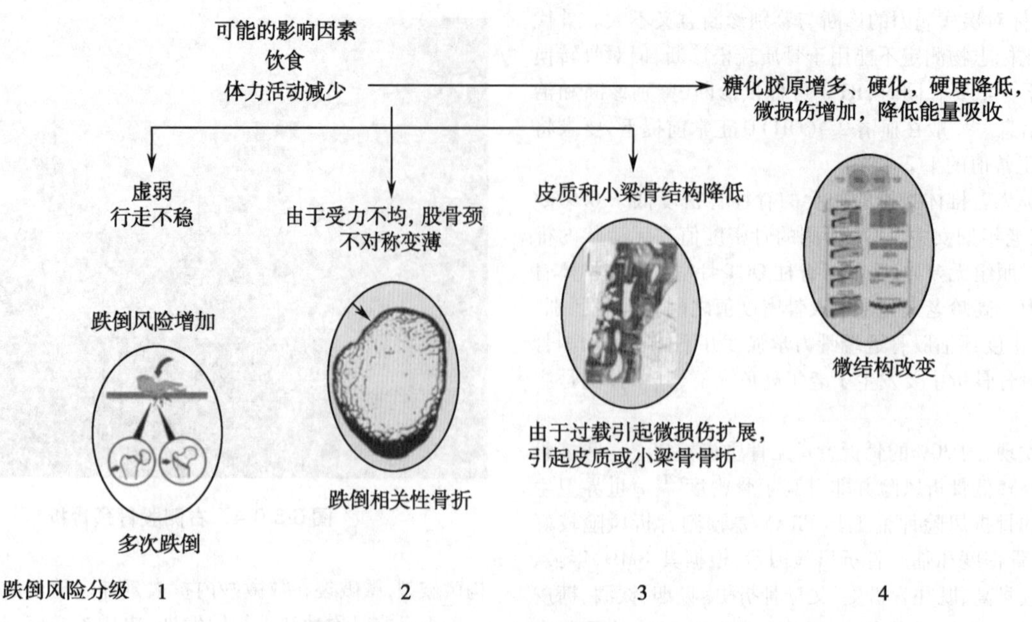

图 6-5-0-5 老年人抗髋部骨折机制衰竭

表 6-5-0-4 髋部骨折伴髋关节炎的风险因素

风险因素	髋部骨折伴髋关节炎(n=46)	髋部骨折不伴髋关节炎(n=92)
慢性阻塞性肺疾病	8(17%)	2(2%)
风湿性多肌痛	3(7%)	7(8%)
因其他疾病而使用糖皮质激素	3(7%)	0(0%)
过敏性肠病	0(0%)	1(1%)
胃切除后	5(11%)	3(3%)
慢性酒精中毒	0(0%)	1(1%)
肾衰	2(4%)	0(0%)
甲旁亢	0(0%)	0(0%)
全垂体功能减退症	0(0%)	0(0%)
至少存在以上1种情况者	18(39%)	12(13%)

Jonas 等应用病例对照研究发现，髋关节炎患者的髋部骨折风险增加(男性 OR 0.30,95% CI 0.12~0.74;女性 OR 0.33,95%CI 0.19~0.58)，说明髋关节炎与髋部骨折风险密切相关，同样，髋部骨折合并髋关节炎患者的继发性骨质疏松症风险增加3倍。在冰岛的 Akureyri 大学医院，1990—2008 共收治 806 例髋部骨折患者，其中 60 岁以上首次骨折者 636 例，562 例在手术前做了 X 线片检查。以非髋关节炎进行过髋部照片作为对照(803 人)。采用电子尺测量髋关节间隙的宽度与最小关节间隙[37]，对骨赘、骨质硬化、囊肿和继发性髋关节炎进行评价。髋部骨折分为囊内和囊外两类[38]，按照最广泛使用的 Kellgren/Lawrence 标准诊断髋关节炎[39-44]，用 Cohen κ 计算诊断髋关节炎的个体内可信度与个体内可信度。结果发现，MJS 的可信度高而 Kellgren/Lawrence 分度法不甚敏感(表 6-5-0-5)。

表 6-5-0-5 Cohen κ 法测量的个体内与个体间可信度

放射学方法	阳性定义	个体内可信度			个体间可信度		
		对照	骨折部位	对侧部位	对照	骨折部位	对侧部位
关节间隙最小值	≤2.5mm	0.94	0.91	0.89	0.84	0.80	0.82
Kellgren/Lawrence 法	≥2 度	0.76	0.93	0.56	0.67	0.63	0.50

女性髋部骨折发生率明显高于男性(1:3)，股骨颈基部和转子下骨折的发生率很低，均定义为囊外贯粗隆骨折(pertrochanteric fracture)。两组的性别、年龄和骨折发生率没有差异(表 6-5-0-6)。但是，髋关节炎的发生率和差异明显(表 6-5-0-7)，约 1/3 的髋部骨折患者存在骨折侧髋关节炎风险。经年龄校正后，发现伴有髋关节炎的女性发病年龄较高(表 6-5-0-8)。

(二) 脊柱椎体压缩性骨折 脊椎骨分椎体与附件两部分，脊柱分成前、中、后三柱。前柱包含椎体前 2/3，纤维环的前半部分和前纵韧带；中柱则包含了椎体的后 1/3，纤维环的后半部分和后纵韧带；而后柱则包含了后关节囊、黄韧带及脊椎的附件、关节突和棘上以及棘间韧带。中柱和后柱包裹了脊髓和马尾神经，该区的损伤可以累及神经系统，特别是中柱的损伤，碎骨片和髓核组织可以突入椎管的前部，损伤脊髓，因此对每的脊柱骨折病例都必须了解有无中柱损伤。胸腰段脊柱(胸 10 至腰 2)处于两个生理幅度的交汇处，活动度又大，是应力集中之处，因此该处骨折十分常见。暴力是引起胸腰椎骨折的主要原因。暴力的方向可以通过 X、Y、Z 轴。脊柱有六种运动：在 Y 轴上有压缩、牵拉和旋转；在 X 轴上有屈、伸和侧方移动；在 Z 轴上则有侧屈和前后方向移动。有三种力量可以作用用于中轴：轴向的压缩，轴向的牵拉和在横面上的移动。三种病因不会同时存在，例如轴向的压缩和轴向的牵拉就不可能同时存在。因此胸腰椎骨折和颈椎骨折可以分别有六种类型损伤。过伸性损伤较少见，常引起脊椎后方附件骨折。过屈性损伤占多数,最易形成椎体压缩性骨折,或伴附件骨折。

表 6-5-0-6 髋关节炎的髋部骨折率

发病特点	髋部骨折			对照(%)
	全部(%)	囊内(%)	囊外(%)	
性别				
男性	146(26.0%)	82(26.6%)	64(25.2%)	365(45.5%)
女性	416(74.0%)	226(73.4%)	190(74.8%)	438(54.5%)
年龄				
男性	80.3(8.6)	80.4(8.3)	80.1(9.1)	70.9(7.6)
女性	81.5(8.1)	81.3(8.0)	81.8(8.2)	70.3(7.1)

表 6-5-0-7 髋部骨折的髋关节炎发病情况

发病情况	例数	MJS*(*n*)	K&L†(*n*)	MJS*	K&L†
男性病例					
骨折侧					
全部	146	4.8%(7)	4.8%(7)	4.1%	4.1%
囊内	82	4.9%(4)	4.9%(4)	6.8%	6.8%
囊外	64	4.7%(3)	4.7%(3)	1.2%	1.2%
对侧					
全部	121	6.6%(8)	6.6%(8)	4.3%	4.3%
囊内	69	4.3%(3)	4.3%(3)	1.2%	1.2%
囊外	52	9.6%(5)	9.6%(5)	8.1%	8.1%
女性病例					
骨折侧					
全部	416	9.6%(40)	8.7%(36)	3.9%	5.5%
囊内	226	8.0%(18)	5.3%(12)	3.6%	2.7%
对侧					
全部	336	12.2%(41)	9.5%(32)	9.8%	7.8%
囊内	189	9.5%(18)	7.9%(15)	7.8%	8.0%
囊外	147	15.6%(23)	11.6%(17)	12.0%	7.8%
对照	438	11.6%(51)	10.5%(46)	13.5%	11.5%

注：*髋关节炎定义为 MJS≤2.5mm；†Kellgren/Lawrence 分度≥2

表 6-5-0-8 髋关节炎的发病年龄

发病特点	无髋关节骨关节炎[年龄(%)]	髋关节骨关节炎[年龄(%)]	差异
男性			
髋部骨折病例	80.2(8.6)	80.7(9.9)	0.5(P=0.9)
对照	70.7(7.5)	72.7(8.1)	2.0(P=0.1)
差异	9.5(P<0.0001)	8.0(P=0.02)	
女性			
髋部骨折病例	81.1(8.2)	86.2(5.8)	5.1(P<0.001)
对照	69.8(6.9)	73.4(7.4)	3.6(P<0.001)
差异	11.2(P<0.0001)	12.7(P<0.0001)	

脊柱是骨质疏松性骨折最常见的部位,其中约85%的脊柱椎体骨折(vertebral fracture)患者有疼痛症状,其余15%可无症状。脊柱胸腰段的骨质疏松性骨折约占整个脊柱骨折的90%。脊柱骨质疏松性骨折主要包括椎体压缩骨折和椎体爆裂骨折,往往外伤较轻,或无明显外伤史,易漏诊或误诊为腰背肌劳损。

1. 胸腰椎骨折分类 一般分为以下几种:①单纯性楔形压缩性骨折(vertebral compression fracture):原因是脊柱前柱损伤,椎体通常成楔形。骨折不损伤中柱,脊柱仍保持稳定性;②稳定性爆破型骨折:通常是脊柱前柱和中柱损伤的结果。由于不存在旋转力量,后柱不受影响,仍能保留脊柱的稳定性,但破碎的椎体与椎间盘可以突出于椎管前方,损伤脊髓而产生神经症状;③非稳定性爆破型骨折:因前、中、后三柱同时损伤所致。脊柱不稳定损伤脊柱后突,神经症状进行性加重;④Chance 骨折:较少见;⑤屈曲-牵拉型损伤:中柱部分损伤表现为脊椎关节囊破裂,常伴有关节突脱位、半脱位或骨折。

2. 脊椎骨折的诊断　检查脊柱时用手指从上至下逐个按压棘突,如发现位于中线部位的局部肿胀和明显压痛,提示后柱损伤,胸腰段脊柱骨折时,常可摸到后突畸形。

影像学检查有助于明确诊断,确定损伤部位,类型和移位情况,X 线片是首选的检查方法,老年人感觉迟钝,胸腰段脊柱骨折往往主诉为下腰痛,单纯腰椎摄片常遗漏下胸椎骨折,侧位片上则可以看到有无椎弓峡部骨折。由于颈椎前方半脱位是一种隐匿性损伤,没有明显骨折,普通 X 线片不容易做出诊断。下一节椎体前上方有微小突起表示有轻微的脊椎压缩性骨折。X 线检查有其局限性,它不能显示出椎管内受压情况,凡有中柱损伤或有神经症状者均须作 CT 检查。CT 检查可以显示出椎体的骨折情况,还可显示出有无碎骨片突出于椎管内,并可计算出椎管的前后径与横径损失了多少,CT 片不能显示出脊髓损伤情况,为此必要时应作 MRI 检查,在 MRI 片上可以看到椎体骨折出血所致的信号改变和前方的血肿,还可看到因脊髓损伤所表现出的异常高信号。

椎体压缩骨折好发于 11、12 胸椎和 1、2 腰椎。受损部位多在椎体上部前方。明显的压缩骨折表现为椎体上部塌陷,松质骨压缩而增密,骨小梁排列紊乱。侧位片可见椎体呈楔形变,椎体前方变窄,后方较宽,上缘向下倾斜,骨皮质有折断和凹陷。椎体骨折可没有压缩而在椎体边缘出现斜行或横行骨折线或小片骨撕裂。一般采用 Genant 计分法判断:0 分为正常;1 分为轻度变形(椎体前、中和或后高度降低大约 20%~25%,椎体表面积减少大约 10%~20%);2 分为中度变形(椎体高度降低 25%~40%,椎体面积减少 20%~40%);3 分为重度变形(椎体高度和面积均减少大于 40%)。

CT/MRI 可确定骨折部位、类型、移位的方向和程度,对椎体骨折、微细骨折、关节内或关节周围骨折的诊断和鉴别诊断有较大价值。MRI 检查对鉴别新鲜和陈旧性骨质疏松性椎体骨折具有较大意义。此外,MRI 是鉴别肿瘤脊椎转移与骨质疏松性脊椎骨折的敏感方法,骨髓内水肿或出血导致骨髓信号异常,需要与其他原因所致的压缩性骨折鉴别。肿瘤所致的压缩骨折椎体形态不规则,椎体前后径变长,椎管内、外常见到软组织肿块。异常信号表现为局限结节状、不规则形或全椎体受累并累及椎弓根。

（三）桡骨远端骨折　桡骨远端骨折(Colles 骨折)是指距桡骨远端关节面 2cm 内的松质骨骨折,是上肢骨折中最常见的,约占所有的骨折的 6.7%。多发生于中老年,女性较多。多由于间接外力引起,摔倒时,肘部伸直,前臂旋前,腕部背伸,手掌着地。应力作用于桡骨远端而发生骨折。多横形。粉碎形亦不少见。

AO 分型具有适用范围广、对治疗及预后有指导作用等优点,它将骨折分为 A、B、C 三组 27 亚群,A 组为关节外干骺端骨折,通常为折应力损伤所致,桡腕及下尺桡关节未受损伤。B 组为桡骨远端关节面的背缘、掌侧缘、桡骨茎突或内次缘骨折,部分关节面受累,干骺端保持连续,多由剪切外力所致。C 组为波及关节面的干骺端骨折,多由高能量损伤所致,常呈粉碎性。不稳定骨折存在掌倾角背倾>20°,骨折端背侧粉碎,桡骨短缩 5mm 或更多,关节内粉碎骨折,关节面移位>2mm。

一般表现为腕疼痛肿胀,尤其以掌屈活动受限。骨折移位严重者,可出现餐叉状畸形,即腕部背侧隆起,掌侧突出。尺骨茎突轮廓消失。腕部增宽,手向桡侧移位。尺骨下端突出,桡骨茎突上移达到或超过尺骨茎突水平。桡骨远端有压痛,可触及向桡背移位的骨折端,粉碎骨折可触及骨擦音。X 线片显示典型移位,有以下几点:①桡骨远端骨折块向背侧移位;②桡骨远端骨折块向桡侧移位;③桡骨短缩,骨折处背侧骨皮质嵌入或为粉碎骨折;④骨折处向掌侧成角;⑤桡骨远端骨块旋后;⑥此外还显示尺骨头半脱位或全脱位,桡骨远端骨折向桡侧移位说明三角软骨边缘撕裂。常合并有尺骨茎突撕脱骨折,掌倾角与尺偏角减少或呈负角。

Colles 骨折可发生多种并发症:①肩肘关节僵直:骨折处理不力或主动活动所致;②Sudeck 骨萎缩(反射性交感性骨萎缩):表现在腕及手指肿胀、僵硬、皮肤红而变薄、骨普遍萎缩,常由骨折后未能主动锻炼所致;③伸拇长肌腱断裂:常发生在伤后 4 周或更长时间后,由于损伤肌腱血运,缺血坏死引起,或因骨折波及 Lister 结节,引起肌腱在不平滑的骨沟上摩擦而断裂。

（四）肋骨骨折　年轻人常因高能量外力作用引起肋骨骨折,而老年人低能量跌倒可造成肋骨骨折[45-48],骨折前,患者多存在严重骨质疏松、酒精中毒或其他代谢性骨病[49-57],肋骨骨折患者再发其他部位骨折的风险明显增加。男性和女性的肋骨骨折影响因素见表 6-5-0-9。

表 6-5-0-9　肋骨骨折的影响因素

风险因素	女性	男性
年龄(M±SD 岁)	54.9±19.8	55.4±19.6
骨质疏松骨折史(例数%)	47(13%)	36(10%)
肋骨骨折史(例数%)	20(6%)	41(12%)
酒精摄入(例数%)	299(85%)	315(91%)
过度饮酒(例数%)	24(7%)	66(19%)
吸烟史(例数%)	154(44%)	194(56%)
体质指数(kg/m^2)	26.1±5.46	27.3±4.41
体力活动(kcal/week)	24 534±7143	30 997±10581
重症骨质疏松危险因素(例数%)	139(40%)	134(39%)
跌倒风险因素(例数%)	274(78%)	172(49%)
过去 1 年的跌倒史(例数%)	175(50%)	157(46%)
股骨颈 BMD(M±SD)	0.75±0.15	0.86±0.15
腰椎 BMD(M±SD)	1.01±0.16	1.12±0.18
桡骨远端 BMD(M±SD	0.39±0.08	0.49±0.08
肋骨 BMD(M±SD)	0.61±0.08	0.72±0.090

注:统计资料中,老年女性 351 例,老年男性 348 例

（五）骶骨骨折　骶骨骨折(sacral fractures)主要见于轻微外伤或盆腔放射治疗(如直肠癌)后,原先患有骨质疏松症的高龄女性和妊娠晚期至产后期为骶骨骨折的高危人群[58]。临床可表现为骶骨不完全性骨折(sacral insufficiency fracture)或骶骨应激性骨折(sacral stress fracture)。怀疑骶骨骨折是应该首先进行骨盆X线片检查,诊断仍有困难时刻考虑用MRI/CT检查证实。

(六)踝部骨折 踝部的旋转性损伤可引起踝关节韧带撕裂和腓骨远端骨折,常规的体格检查、关节功能试验或X线片难以确定关节韧带损伤情况[59,60]。

(七)膝盖骨骨折 少见。主要见于甲旁亢、骨质疏松症、其他部位的应激性骨折或慢性肾病患者[61]。

(八)非典型骨折与骨折愈合延迟

1. 非典型骨折 主要见于骨矿化障碍性疾病,如低磷酸酶症(hypophosphatasia)和遗传性骨质硬化症等。长期使用二膦酸盐的骨质疏松患者偶尔并发股骨非典型骨折(atypical fracture)[61-64],其原因可能主要与破骨细胞大量凋亡,骨吸收被强烈抑制和骨吸收减少,引起非典型骨骼脆变(atypical skeletal fragility)有关[65](表6-5-0-10和病例报告1)。

表6-5-0-10 二膦酸盐引起的非典型骨折发病机制

发病机制	解决途径
1. 改变正常的胶原交联方式	无
胶原由酶交联转换为非酶交联	无
胶原由酶交联转换为糖化终末产物交联	无
2. 骨微损伤累积	无/抗衰老?
3. 矿化过度(骨骼老化)	减少用量/药物假期
4. 降低矿化不均一性(异质性)	无
5. 骨转换率被过度抑制	减少用量/药物假期
6. 抗血管生成作用和血液供应减少	促血管生成药物

非典型股骨转子下或骨干骨折并不常见,主要表现为大腿疼痛,影像学资料则显示股骨外侧骨皮质增厚,表明几个月前或几年前已发生骨折。非典型股骨完全性骨折的特征性表现为横行骨折线穿过股骨外侧骨皮质增厚部位。老年患者股骨干内固定物周围发生骨折较多,但是很少考虑非典型股骨骨折可能。挪威公共卫生机构收集的数据(图6-5-0-6)表明,65岁以上女性患者每年每10万人中有9.8人发生非典型股骨骨折,而服用二膦酸盐患者的发病率高达79.0/10万人。

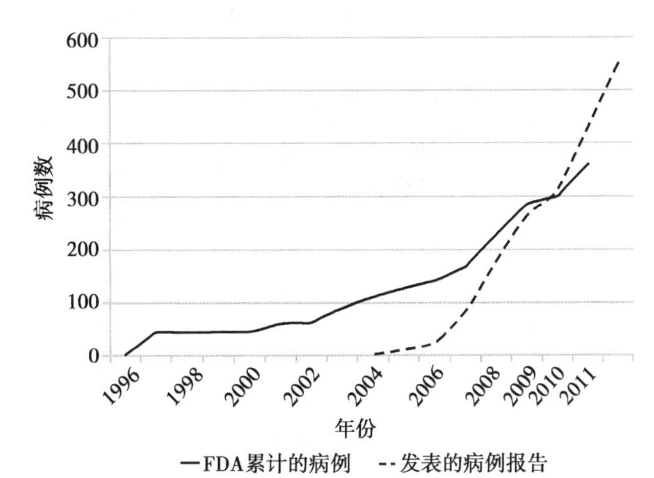

图6-5-0-6 二膦酸盐所致的非典型骨折发病率

当服用二膦酸盐的患者出现大腿疼痛,无论患者是否有内固定物,临床医生都应该警惕是否发生非典型股骨骨折。

病变主要出现在股骨受力最强的转子下的骨干部位(subtrochanteric diaphyseal region),在长期外力的作用下,拉伸应力在股骨转子下的骨干皮质区集中,骨基质的不均一性增加,发生骨折前有大腿疼痛,局部的骨皮质增厚与应力性损伤,最后导致横断性或斜行骨折[66-79]。由于与经典的骨质疏松性股骨头骨折不同,故称为"非典型"骨折,可表现为完全性或不完全性骨折(表6-5-0-11)。

表6-5-0-11 非典型骨折类型与特点

非典型骨折类型与特点
主要非典型骨折
骨折位于股骨远端至近端的任何部位
无创伤或仅有轻度创伤(如身体高度以下的跌倒)
横断性或斜行骨折
非粉碎性骨折
完全性骨折或不全骨折
次要非典型骨折
侧向骨皮质局限性骨膜反应
骨干骨皮质厚度弥漫性增加
前驱症状(大腿或腹股沟区钝性疼痛)
双侧骨折伴骨折症状
骨折延期愈合
合并症(维生素D缺乏症/类风湿性关节炎/低磷血症等)
药物史(二膦酸盐/糖皮质激素/质子泵抑制剂等)

二膦酸盐治疗引起的非典型骨折见表6-5-0-12,非典型骨折属于可控事件,建议在接受长期治疗(如3~5年)后,停用二膦酸盐药物一段时间(药物假期,drug holiday)是克服和预防的措施方法[80-90]。

一旦明确诊断,经及时使用特立帕肽治疗、限制负重行走、早期固定患肢和停服二膦酸盐药物后,大部分患者的临床预后都能得到明显改善。目前主要的治疗方法有限制负重行走、早期内固定术、停止服用二膦酸盐和建议使用特立帕肽治疗。

2. 骨折愈合延迟 二膦酸盐相关性非典型股骨骨折常伴有骨折愈合延迟(delayed fracture-healing),发生率可高达26%。根据美国FDA的药物病例反应报告系统数据库资料统计,1996—2011年间的比值比(odds ratio,OR)、成比例报告比率(proportional reporting ratio,PRR)、经验性贝叶斯几何均数(empiric Bayesian geometric mean,EBGM)见表6-5-0-13。结果表明,二膦酸盐相关性非典型股骨骨折愈合延迟的PRR为4.51(95%CI 3.44~5.92),其中多数患者(317例)与阿仑膦酸钠有关(PRR 3.32,95%CI 2.71~4.17)。2008年,国家安全局提出了标签警告;2010年,在FDA公布此安全通告后,美国骨和骨矿盐研究学会发表了二膦酸盐相关性非典型股骨骨折的推荐意见。

【骨折愈合】

骨折愈合是一个连续的过程,在医学上分为三期。第一期称为血肿机化演进期:伤后6~8小时,骨折断端的血肿开始凝结成血块,经过一系列复杂的反应形成肉芽组织,并进而演变转化为纤维结缔组织,使骨折两断端连接在一起,称为纤维连接,这一过程约在骨折后2周完成。第二期称为原

表 6-5-0-12 二膦酸盐治疗引起的非典型骨折

病例	年龄(岁)/性别	疾病	二膦酸盐使用	骨折前骨痛	骨折部位
1	63/女	类风湿关节炎/GIOP	阿仑膦酸钠 35mg/周×5 年	++	左股骨干
2	71/女	PMOP	阿仑膦酸钠 70mg/周×6 年	++	右股骨干
3	35/女	Addison 病/GIOP	阿仑膦酸钠 70mg/周×4 年		右股骨干
4	50/女	PMOP	阿仑膦酸钠 35mg/周×2 年 唑来膦酸 5mg×2 次(3 个月内)	++	双侧股骨转子下
5	83/女	PMOP/甲亢 ^{131}I 治疗后	阿仑膦酸钠 35mg/周×5 年	++	左股骨干
6	52/女	PMOP	阿仑膦酸钠 70mg/周×4 年	++	双侧股骨转子下
7	55/女	乳腺癌/Paget 骨病	唑来膦酸 4mg/3 个月×8 次(2 年内)	++	左股骨干
8	58/女	PMOP	阿仑膦酸钠 70mg/周次×4 年	++	双侧股骨转子下

表 6-5-0-13 二膦酸盐相关性非典型股骨骨折伴骨折愈合延迟资料

药物	病例数	参数	95%可信限
所有二膦酸盐类药物	362	PRR	4.51(3.44,5.92)
		OR	4.99(3.76,6.62)
		EBGM	1.46(1.32,1.62)
阿仑膦酸钠	317	PRR	3.32(2.71,4.17)
		OR	3.71(2.95,4.67)
		EBGM	1.55(1.39,1.73)
伊班膦酸盐	36	PRR	1.38(1.01,1.90)
		OR	1.43(0.95,2.05)
		EBGM	1.19(0.90,1.54)
帕米膦酸盐	14	PRR	2.78(1.74,4.46)
		OR	3.29(1.81,6.01)
		EBGM	2.37(1.37,3.86)
利塞膦酸盐	38	PRR	1.84(1.35,2.51)
		OR	1.98(1.38,2.83)
		EBGM	1.71(1.23,2.32)
唑来膦酸	26	PRR	1.43(0.98,2.08)
		OR	1.49(0.98,2.26)
		EBGM	1.18(0.87,1.58)

注:资料来源于美国 FDA 的药物病例反应报告系统数据库

始骨痂形成期:骨内膜和骨外膜的成骨细胞增生在骨折端内、外形成的骨样组织逐渐骨化,形成新骨,称为膜内化骨。随新骨的不断增多,紧贴骨皮质内、外面逐渐向骨折端生长,彼此会合形成梭形,称为内骨痂和外骨痂。两部分骨痂会合后,这些原始骨痂不断钙化而逐渐加强,当其达到足以抵抗肌收缩及成角、剪力和旋转力时,则骨折已达到临床愈合,一般约需 4~8 周。此时 X 线片上可见骨折处四周有梭形骨痂阴影,但骨折线仍隐约可见。第三期称为骨痂改造塑型期:原始骨痂中新生骨小梁逐渐增加,且排列逐渐规则和致密,骨折断端坏死骨经死骨被清除和新骨形成的爬行替代而修复,骨折部位形成骨性连接,最终恢复骨的正常结构。这一过程一般约需 8~12 周。根据骨折的类型、位置及治疗方法,这一过程中的一种或几种反应可以同时进行。

(一) 骨折愈合过程 发生碰撞的瞬间,由于能量的吸收导致骨的机械性和结构性的破坏。除了骨的连续性中断外,骨折部位的血液供应也受到破坏。在骨折发生的最初的几个小时内,骨髓因丧失正常结构,骨痂中的血管凝结,骨髓的储备细胞被识别并分配到高密度和低密度细胞区。在高密度细胞区表现为移行的上皮细胞;骨折 24 小时后,这些细胞演变为成骨细胞并开始成骨。

骨折愈合分为两类,Ⅰ期愈合是指骨的连续性中断后皮质自我重建的过程。为了达到骨折愈合的目的,皮质一侧的骨质与另一侧的骨皮质相连,以重建其机械连续性。骨折复位后,骨折断端各接触点间仍然存在间隙,首先是血管快速长入间隙。间质细胞分化为成骨细胞,在暴露的骨表面释放骨基质。之后,坏死骨边缘和骨折间隙的骨痂开始吸收,骨折一侧的破骨细胞开始骨吸收,重建哈弗系统,并为血管长入准备通道。Ⅱ期愈合是指骨膜和外周软组织发生的反应。由于定型的成骨细胞和未定型的间质细胞作用,出现膜内成骨和软骨内成骨。在骨折周围,由膜内成骨形成的骨组织生成硬骨痂。另一方面,通过软骨内成骨形成的骨痂开始进行软骨原基演化,随后被骨组织替代。

周围软组织的反应也是骨折愈合中的一个重要过程,涉及细胞活性以及形成早期的桥接骨痂而稳定骨折碎块。这一过程的发展很大程度上依赖于机械性因素,来自外周软组织的骨痂经历软骨内成骨最终转化为新生骨组织。

(二) 骨折愈合分期 骨折愈合主要是通过膜内成骨和软骨内成骨两种形式进行的。这两个过程至少以六个独立的愈合时期贯穿于骨折修复的各个阶段:初始期的血肿形成,同时出现炎症反应,继而血管生成和软骨形成,并依次出现软骨钙化、软骨消散和骨形成三个时期。骨折后,正常的愈合时间见表 6-5-0-14。

表 6-5-0-14 骨折的正常愈合时间

骨折部位	愈合时间(周)	骨折部位	愈合时间(周)
指骨(掌骨)	4~8	骨盆	6~10
趾骨(跖骨)	6~8	股骨颈	12~24
腕舟骨	>10	股骨粗隆间	6~8
尺桡骨干	8~12	股骨干	8~14
桡骨远端	3~4		小儿 3~5
肱骨髁上	3~4	胫骨上端	6~8
肱骨干	5~8	胫骨干	8~12
肱骨外科颈	4~6	跟骨	6
锁骨	5~7	脊柱	10~12

（三）血管反应 骨折愈合情况很大程度上依赖于损伤区的血运状况。正常的骨膜血管受到破坏后，骨膜动脉停止对髓腔内血运供给。与上述骨折血流变化相伴随的变化是局部组织 PO_2 的显著改变。骨折血肿内以及新形成的骨-软骨中氧张力较低，而在纤维组织中最高（图 6-5-0-7）。尽管有大量的毛细血管长入骨痂，但是由于细胞大量增生，细胞仍处于低氧状况。而这种低氧状态正是软骨形成的适合状况。

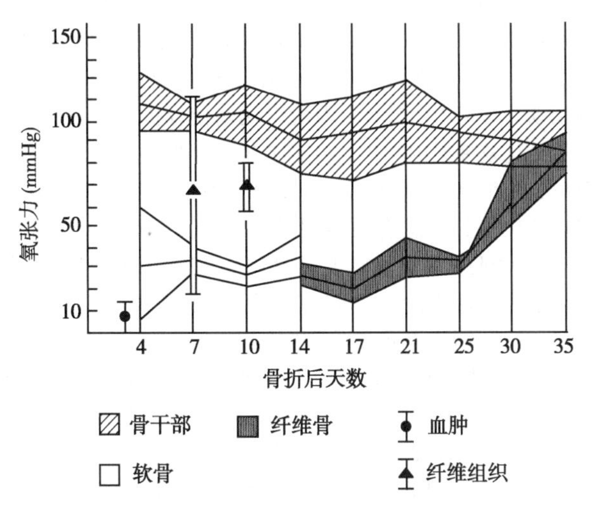

图 6-5-0-7 骨折部位的氧张力变化

（四）骨折愈合的生化反应 在软骨内成骨过程中，骨痂细胞外基质表达出两种主要类型的蛋白聚糖。在第二周软骨细胞表达出大量的4-硫酸软骨素。到了第三周，蛋白聚糖和其聚合体的数量开始下降，继而开始骨痂的矿化反应。胶原酶、白明胶酶和基质溶解素（stromelysin）均为蛋白降解酶，它们的作用是分解细胞外基质成分进而为骨痂钙化作准备。在矿化反应之前，碱性磷酸酶活性也开始增高。IL-1 和 IL-6 也参与调节骨痂基质的改变并可刺激骨痂的矿化反应。

根据骨折骨痂中钙元素组织化学反应的位置可以看出线粒体在软骨骨痂基质钙化中扮演重要的角色。这些细胞内细胞小器可以被看作是骨痂软骨细胞的钙元素储备池。在软骨基质进行性矿化的同时，软骨细胞线粒体也在逐渐丧失钙元素的储备。骨痂基质最初在基质小泡、胶原纤维或蛋白聚糖降解产物或崩解的聚合物之内或其上发生钙化。

约在实验鼠骨折后的9天，软骨痂和骨膜中增生的软骨细胞释放出大量的作为软骨主要结构蛋白的Ⅱ型胶原。至骨折后的14天虽然Ⅱ型胶原仍然是骨折处主要的胶原类型，但是进行这种分子表达作用的信使RNA（mRNA）已十分匮乏。这一时期几乎所有的软骨细胞都成为肥大细胞并且不再有Ⅱ型原胶原链的表达。这样到第14天为止，可能是由于组织在准备软骨钙化和软骨动员的缘故，和软骨产物相关的反应过程宣告结束。在骨折愈合的初期阶段，骨组织的主要胶原成分-Ⅰ型胶原处于一种低量梯度状态，但是其数量在破骨细胞作用下由软骨转变为编织骨的过程中会逐渐稳定地增加。

小型纤维胶原在骨折愈合中也有重要作用。Ⅲ型胶原是成骨细胞移行和毛细血管长入的底物，软骨痂和硬骨痂还表达Ⅴ型胶原，在膜内成骨的骨膜下细胞中可以检测到高浓度的Ⅴ型胶原。Ⅴ型胶原和Ⅺ型胶原分别对非软骨和软骨组织中的Ⅰ型和Ⅱ型胶原生长和定向起调节作用。Ⅸ型胶原附着于Ⅱ型胶原纤维表面，维持Ⅱ型胶原结构的机械稳定性。细胞外基质矿化时，肥大型软骨细胞表达Ⅹ型胶原。纤维中Ⅺ型和Ⅱ型胶原比率决定了胶原纤维直径的大小，比率越大则纤维越细小，反之则纤维粗大。

在骨修复与再生中，骨连接素、骨桥蛋白和骨钙素起着重要作用。膜内成骨和软骨内成骨开始即有骨连接素表达，与其他基质成分相结合，调控组织的多形性。骨连接素存在于增生型和肥大型软骨母细胞中，其主要作用是调控细胞功能。骨钙素含有3γ-羧基谷氨酸残基，使之与钙离子和羟基磷灰石表面结合。骨桥蛋白在细胞黏附中有重要的作用，与透明质酸、Ⅰ型胶原和纤维结合素结合的 CD44 多功能细胞表面糖蛋白存在相互作用，参与正常骨构塑。

（五）骨折骨痂的生物力学特性 骨折愈合后的机械力学特性依赖于愈合骨痂的物质特性和几何特性。骨痂的硬度与其自身的钙含量密切相关。骨痂形成过程中骨折处的张力强度和骨痂/皮质骨面积比相关。由低硬度、橡胶样质地成为弹性的坚硬组织需经历四个不同的阶段。

由于运动造成骨折间的应变决定了形成组织的类型。不同组织在受到损伤前可以承受不同的张应力。肉芽组织对应变的耐受力是100%，纤维组织和软骨对应变的耐受力明显减弱，而致密骨仅能承受2%的应变。所以，在愈合的早期，骨折处形成的肉芽组织能耐受骨折块间的运动。当骨折间隙很小时，即便是骨折块间极小的运动也能产生难以承受的应变，在这种情况下无法形成肉芽组织。

在未获得良好机械力学稳定性前，早期硬骨痂不能在骨端间形成桥接骨痂。如果骨折间隙较大且不具备足够的稳定性，由于纤维组织或骨折块间的纤维软骨骨痂不能转变为成骨性骨痂，则发生骨折不愈合。骨折愈合过程受到许多因素的影响，如：年龄、身体健康情况、骨折部位、骨折类型、软组织损伤程度、是否感染及治疗方法等。如小儿股骨骨折1个月左右就基本愈合，老年人往往需要4个月后才能愈合。血液循环丰富部位骨折愈合快，血液循环供应差的部位就愈合慢。骨折对位不良、软组织损伤严重、骨折处有感染、固定不牢固、过早活动，都能影响骨折的愈合速度。比如：掌、指骨骨折、关节部位骨折、小儿骨折等可因活动过晚，造成关节僵化，功能障碍，甚至引起残废。反之有些骨折未愈合，就勉强进行活动，不但不能促进骨折的愈合，反而会促使骨折迟缓愈合甚至骨不连。

【预防与治疗】

（一）预防

1. 饮食与生活方式 饮食不当也会造成骨质疏松的易发。饮食中缺乏钙和维生素D将导致骨质疏松的发生，因此应增加富含维生素D和钙的食物摄入，如芝麻、牛奶、豆制品等。在针对骨质疏松性骨折的研究中发现，过量的高动物蛋白摄入和过少的蔬菜摄入均会促进骨质疏松症发生骨折。因此，应当适当限制高动物蛋白的摄入，同时增加蔬菜摄入量，有助于延缓骨质疏松的进展。

2. 补充钙和维生素D　补钙和维生素D是骨质疏松症的一种基础治疗。多数老年人和骨质疏松患者均缺乏维生素D，此时单纯补钙并不能很好地被吸收，建议同时补充维生素D，并维持血清中25-(OH)D的水平在50nmol/L以上，理想状态为75~80nmol/L。通常，推荐每日共同摄入800~1000U的维生素D以及1000~1200mg钙元素，可以减少髋部骨折和非脊椎骨折发生率，同时改善其肌肉功能，降低跌倒风险，增加抗骨质疏松药物疗效。对血清钙和维生素D水平低下以及年龄较大患者的疗效更佳。

3. 预防跌倒　跌倒是骨质疏松性骨折发生的主要危险因素，特别是髋部骨折和桡骨远端骨折。跌倒的发生率随着年龄的增加而明显上升。在老年性骨质疏松患者中，90%的髋部骨折继发于跌倒。预防跌倒是有效降低骨质疏松性骨折发生的一项重要措施，因为跌倒和骨折存在着许多的共同风险因素。在跌倒的众多危险因素中最重要的是肌无力，其次是既往跌倒史和步态问题。随着年龄的增长，中枢神经系统功能、感觉系统以及骨骼肌肉系统功能都在退化，这些因素均造成平衡能力变差。跌倒的易发可以通过锻炼来改善，如有氧锻炼、太极拳。活性维生素D和钙的定期补充能改善肌力，提高肌肉收缩力量，调节平衡，从而预防跌倒。

髋关节保护器则是防止侧方跌倒髋部损伤的一个保护措施，但是不少研究表明，它的保护作用还与患者自身骨骼脆性、穿戴的适合度，及其本身的设计有关。预防髋部骨折的一般措施包括：①居住措施：去掉或固定好小地毯，避免跌倒；房间光线好；电线、电话线、有线电视线、绳索等远离走道；备有床头灯或手电筒；浴室装扶手，地面防滑，可放置防滑垫；注意避开地面物品；调整座椅和床的高度，适合自己起坐。②个人安全措施：上下楼梯用扶手，避免服用影响平衡的药物（如镇静安眠药、过敏药），夜间外出不要在昏暗处和有积水路面行走，穿合脚的鞋，不穿高跟鞋外出，雨雪天尽量减少出门，行走时需注意脚下。③日常防护措施：用物易取，避免攀高取物，不要搬举重物，需要拿取或抬高物体时请人帮助。

4. 负重锻炼　骨质疏松症患者通常缺乏锻炼，加之神经肌肉功能的退化，骨量丢失明显。特别是长期卧床的人群，很容易造成失用性骨质疏松症。定期的负重锻炼将有助于神经肌肉功能的恢复，同时活跃骨细胞转换，促进成骨细胞的活跃，同时抑制破骨细胞的活性。但负重锻炼一定要注意适当的频率和强度，强调不能在疼痛情况下进行负重锻炼。

髋部骨折后，由于疼痛和制动，常加重原有的骨质疏松程度，因此合理的体力锻炼和功能训练能明显改善预后[91]。

（二）非手术治疗　非手术治疗主要适合全身状态较差的、患有心肺等主要器官疾病不能耐受手术的、或者受伤以前已经不能站立、行走乃至生活不能自理的老人。方法包括卧床休息、患肢持续皮牵引或骨牵引、穿"T"形鞋，等，一般需8~12周时间，同时针对并发症和伴随的老年疾病进行治疗，并积极治疗骨质疏松，加强护理与康复。定期拍片复查骨折愈合情况，以决定何时终止牵引和下床活动。自我预防措施有：戒烟限酒，适度控制体重，坚持日常适度肌力锻炼及全身平衡性与协调性锻炼，适当户外活动，增加日照，采取防止跌倒的各种措施，预防性正确用药。

临床骨质疏松的个体化治疗原则是缓解骨痛、改善功能、提高骨量、预防骨折。骨质疏松性骨折治疗原则：复位、固定、功能锻炼和抗骨质疏松治疗是治疗骨质疏松性骨折的基本原则[92,93]。理想的骨折治疗是将四者有机地结合起来，不加重局部损伤而将骨折整复，骨折固定应尽可能不妨碍肢体活动。早期功能锻炼以及配合用药使骨折愈合和功能恢复达到比较理想的结果。由于老年人骨折的自身修复能力降低，并存疾病较多，除了防治骨折局部并发症外，对高龄的骨质疏松性骨折患者还需积极防治下肢深静脉血栓形成（DVT）、脂肪栓塞综合征、坠积性肺炎、泌尿系感染和压疮等并发症。在骨科治疗的同时，积极治疗骨质疏松症，改善骨质量，减少再次骨折的发生非常必要。

骨质疏松性骨折患者的康复治疗既要遵循一般骨折术后的康复规律，又要考虑到该类患者骨质量差、内固定不牢固及骨折愈合缓慢的特点。强调早期进行肌肉的主动和被动锻炼，尽早活动未固定的关节，尽量减少卧床时间。

（三）药物治疗　目前的抗骨质疏松药物对脆性骨折均有一定的干预作用；抗骨吸收药物有二膦酸盐、降钙素和雷诺昔芬，主要用于绝经后骨质疏松等高转换型骨质疏松症的治疗；促骨形成药物有PTH[94,95]和锶盐，主要用于老年性骨质疏松等低转换型骨质疏松症的治疗。

1. 二膦酸盐　在骨质疏松症脊柱和髋部骨折的预防和治疗中，阿仑膦酸钠和利塞膦酸盐是最常用的口服二膦酸盐。口服二膦酸盐偶有胃肠道的不良反应，无法耐受者或长期卧床者，静脉使用帕米膦酸盐和唑来膦酸盐也是常用的方法。研究证明，二膦酸盐可以降低椎体骨折风险，5mg唑来膦酸盐，一年一次即可减少椎体和非椎体骨折风险，降低老年人的全因死亡率。

骨折后的二膦酸盐使用存在许多争论，由于该类药物能抑制破骨细胞活性和骨痂形成与骨化过程，因此骨折后短期内不使用二膦酸盐类药物有其理由，而且完全可以用其他药物（如降钙素）代替，一般建议2~3周后再考虑更换成二膦酸盐类药物治疗。但是，脊椎压缩性骨折可能是个例外。

2. 降钙素　降钙素鼻喷剂被认为是目前治疗骨折后骨痛最有用的药物。它主要通过降低血钙、血磷，抑制破骨细胞，而起抗骨质疏松作用，适用于绝经后骨质疏松等高骨转换型骨质疏松患者，它特别适用于骨质疏松或椎体骨折后剧烈疼痛却不能耐受其他药物的患者。多年的研究资料表明，降钙素用于骨质疏松症的治疗及其骨折干预，既有明显的镇痛、改善活动功能、维持正钙平衡的作用，又能有效地预防骨量丢失、提高骨密度。降钙素在增加骨密度的同时，还可提高骨骼的强度，显著降低椎体骨质疏松骨折的发生率。

3. 雌激素与选择性雌激素受体调节剂　雌激素或激素

替代疗法，主要用于绝经后妇女骨质疏松的预防。能降低骨转换，增加绝经后骨质疏松症妇女的骨质量，可以使髋部和脊椎骨折风险率降低34%。然而，雌激素与血栓栓塞、心血管事件和子宫内膜癌、乳房癌风险的增加有关，因此雌激素及其衍生物不再被作为骨质疏松症长期治疗和预防骨折的一线选择。选择性雌激素受体调节剂（SERM）较少有心血管疾病和癌症的风险，对绝经后妇女的椎体骨折风险也有降低作用，然而，其在预防骨折上并不如二膦酸盐有效。

4. 甲状旁腺激素（$PTH_{1\text{-}34}$） $PTH_{1\text{-}34}$可增加骨形成和小梁骨的连接密度，小梁骨和皮质骨厚度增加，改善骨微结构和生物力学性能，降低骨折风险，主要适用于骨骼变形和严重骨质疏松患者。$PTH_{1\text{-}34}$适合于老年性骨质疏松症、绝经后骨质疏松症及男性骨质疏松症患者的脆性骨折干预。$PTH_{1\text{-}84}$的疗效可能与$PTH_{1\text{-}34}$相当，间歇性小剂量刺激骨形成的作用强，且能缩短破骨细胞骨吸收后启动骨形成的间隔时间（“骨合成窗”，anabolic window）。此外，PTH能促进骨折愈合，故特别适合于老年骨折患者的治疗[96,97]。

5. 锶盐 雷尼酸锶可以在抑制骨吸收的同时促进骨形成。锶是一种亲骨元素，被人体吸收之后沉积在骨骼并参与骨矿化。同时，它对骨骼的双重作用重建了骨转换的平衡，可以改善骨骼的机械强度而不影响骨骼矿化。雷尼酸锶可以增加BMD，并可以有效预防椎体骨折、非椎体骨折和髋部骨折。

6. 狄诺塞麦 RANKL/OPG比值是决定骨丢失的关键因素。狄诺塞麦（denosumab）拮抗RANKL，具有良好的抗骨丢失作用，其抑制骨吸收的作用可逆，可用于绝经后骨质疏松、前列腺癌雄激素剥夺治疗后骨丢失、女性芳香化酶抑制剂引起的骨丢失、前列腺癌或乳腺癌骨转移等的治疗[98]。研究发现，狄诺塞麦60mg皮下注射，每6个月1次与阿仑膦酸钠70mg每周口服1次比较，狄诺塞麦增加BMD的效果优于阿仑膦酸钠。但是，该制剂可能增加脑卒中的发病风险，且在骨组织中没有积聚，每半年使用一次是否能维持效应也值得质疑，需要进一步研究。

【骨折手术治疗】

骨折手术治疗的原则是以简便、安全、有效为原则，优先选择创伤小、功能影响小、康复快、医生本人最熟悉的方法，达到降低死亡率、减少并发症与病残率，尽早恢复伤前生活质量的目的。用人造骨或骨水泥填充于松质骨骨折及骨缺损部位，以求达到增强局部骨强度、早期功能康复的目的。内固定器的设计与材料需要改进（如自锁钢板和钛合金材料的应用和加长假体柄的人工关节设计与骨水泥的运用等）。

骨质疏松性骨折的特点及治疗的难点：①骨质疏松症患者罹患骨折并卧床后，将发生快速骨丢失，会加重骨质疏松症；②骨折部位骨量低，骨质量差，多为粉碎性骨折，复位困难，不易达到满意效果；③内固定治疗稳定性差，内固定物及植入物易松动、脱出，植骨易吸收；④骨折愈合过程缓慢，恢复时间长，易发生骨折延迟愈合甚至不愈合；⑤其他部位发生再骨折的风险明显增大；⑥多见于老年人，常伴发其他器官或系统的疾病，全身状况差，治疗时易发生并发症，增加治疗的复杂性与风险性；⑦致残率、致死率较高，严重威胁老年人的身心健康、生活质量和寿命；因此，骨质疏松性骨折的治疗有别于一般的创伤性骨折，既要重视骨折本身的治疗，也要积极治疗骨质疏松症。

（一）手术治疗原则 复位、固定、功能锻炼和抗骨质疏松治疗是治疗骨质疏松性骨折的基本原则，理想的治疗是上述四者的有机结合。在尽可能不加重局部血运障碍的前提下将骨折复位，在骨折牢固固定的前提下尽可能不妨碍肢体活动，早期进行功能锻炼，使骨折愈合和功能恢复均达到比较理想的结果。同时合理使用抗骨质疏松药物，以避免骨质疏松加重或发生再骨折。

因骨质疏松性骨折多见于老年人，故其整复和固定应以方法简便、安全有效为原则，以尽早恢复伤前生活质量为目的，应尽量选择创伤小、对关节功能影响少的方法，不应强求骨折的解剖复位，而应着重于功能恢复和组织修复。对于确需手术者，要充分考虑骨质疏松性骨折骨质量差、愈合缓慢等不同于一般创伤性骨折的特点，可酌情采取以下措施：①使用特殊内固定器材，如锁定加压钢板、粗螺纹的螺钉、膨胀型髓内钉、具有特殊涂层材料的器械等；②使用应力遮挡较少的器材，减少骨量的进一步丢失；③采用特殊的内固定技术，如螺钉固定时穿过双侧骨皮质，增加把持力；④采用内固定强化技术，如螺钉周围使用骨水泥、膨胀器及生物材料强化；⑤骨缺损严重者，可考虑采用自体或异体骨移植以及生物材（骨水泥、硫酸钙等）充填；⑥视骨折的牢固程度，酌情选用外固定。外固定应可靠，有足够的时间，尽可能减少对骨折临近关节的固定。

椎体爆裂骨折若无神经压迫症状者，可采取非手术治疗，主要措施为卧床休息2~3周，然后支具外固定3个月。椎体爆裂骨折若伴有神经压迫症状者，可手术行神经减压、骨折复位、内固定及融合治疗。椎体压缩骨折应根据具体情况合理选择非手术或手术治疗。若椎体压缩程度较小（高度丢失小于1/3）、疼痛不剧烈者，可采取非手术治疗。对于椎体压缩程度明显（高度丢失大于1/3）、椎体后壁没有破坏，或为多节段骨折、疼痛明显、经保守治疗效果不明显者，可以考虑微创手术治疗。经皮椎体成形术和后凸成形术是目前建议采取的微创手术治疗措施，可达到减轻疼痛、稳定脊椎、恢复脊柱生理弧度和早期活动等目的。经皮椎体成形术和后凸成形术，手术医生必须经过正规培训，手术技术规范化，避免发生骨水泥渗漏等主要并发症。对于多椎体压缩骨折，需根据临床具体情况选择治疗节段。

（二）髋部骨质疏松性骨折治疗 主要包括股骨颈骨折和股骨转子间骨折，其特点是骨折不愈合率高、股骨头坏死率高、致畸致残率高、康复缓慢、病死率高。根据患者具体情况可以采取非手术或手术治疗。如果患者骨折移位不明显或为嵌插骨折、或一般情况较差而无法耐受手术，可以采用非手术治疗。非手术治疗包括卧床、牵引（骨牵引或皮牵引）、支具固定、预防感染、营养支持等治疗措施。在非手术治疗期间，要严密观察病情变化，及时调整肢体位置和牵引重量，采取综合措施防治呼吸系统、泌尿系统感染和压疮等并发症。手术治疗包括外固定架、内固定、人工关节置换（人工股骨头置换、人工全髋关节置换）等。

凡无手术禁忌的老年髋部骨折首选手术治疗。虽然手术治疗有一定的风险，但大量临床资料统计显示，非手术治疗有更高的病死率。手术治疗的目的是缩短卧床时间，尽早恢复患肢活动，降低死亡率及其他并发症的发生。老年人股骨颈骨折一般以全髋关节置换（THA）和半髋关节置换（Hemi-Hip）为主；而对于股骨转子间骨折的外科治疗只有骨折内固定。内固定方式有三种：一是钢板多螺钉固定系统，其中包括锁定钢板；二是动力髋系统即 DHS（dynamic hip screw）；三是髓内固定系统，包括 Gamma3、PFNA 和 InterTan。目前倾向于股骨近端髓内固定系统，具有创伤小、固定牢固、术后恢复快等优点。一般在术后 15~30 天，可扶拐活动。人工股骨头置换或人工全髋关节置换的选择主要根据患者的年龄、全身状况、预期寿命、髋臼破坏情况而定。高龄、全身情况较差、预期寿命短而髋臼基本完整者考虑行人工股骨头置换，可缩短手术时间，减少出血。高龄患者术后活动较少，基本能满足日常生活的要求，否则应行人工全髋关节置换。但是，不推荐将人工股骨头置换或人工全髋关节置换术作为股骨转子间骨折治疗的首选方案。对于股骨转子间骨折为陈旧性骨折或同时伴有髋关节疾病者，考虑人工股骨头置换或人工全髋关节置换术。

股骨转子间骨折可切开复位内固定。内固定包括髓内固定和髓外固定，髓内固定系统包括 Gamma 钉、股骨近端髓内钉（PFN）、股骨重建钉等，髓外固定系统包括动力髋螺钉（DHS）、动力髁螺钉（DCS）、锁定加压钢板（LCP）、髋部解剖钢板等[99]。可根据患者具体情况及术者经验选择髓内或髓外固定。骨质量差的患者更符合髓内固定。如患者系多发性损伤或全身情况差，不能承受较大手术，可在局麻下行闭合复位，外固定架固定后早期进行功能锻炼。

高龄患者往往合并多种内科疾病如：冠心病、高血压、糖尿病及脑血管病等，甚至还有肺心病或肺气肿等疾病，血液黏稠度高，骨折后需要长时间卧床，引起坠积性肺炎、压疮、深静脉血栓（DVT）及泌尿系感染等并发症。

粗隆间骨折的非手术疗法的死亡率、病残率高于手术治疗；凡无手术禁忌证者，以手术治疗为宜。手术治疗方法：①加压滑动鹅头钉（DHS）；②交锁髓内钉（Gamma 钉、近端重建钉及 PFNA 等）；③股骨头置换术（仅适用于个别情况）。但是，只有少数人能完全恢复至骨折前水平；10%~15%的患者出院后必须接受长期护理，25%~35%的患者出院后日常生活不能自理；20%的髋部骨折患者会在 1 年内死亡。20%的患者将在 1 年内再次发生骨折。

肱骨近端骨折 75%发生于老年骨质疏松者，骨折后主要表现为患肩的肿胀、疼痛和上肢的活动受限

（三）脊柱椎体压缩性骨折 非手术治疗：稳定型、压缩<1/3、无神经压迫征象。椎弓根钉内固定及植骨术：压缩>1/3、非稳定型、骨质量尚好、爆裂骨折伴神经压迫（固定+减压）。椎体成形术：骨质疏松严重、多节段压缩；止痛，早期离床活动但存在一定并发症。

1. 单纯性压缩性骨折的治疗 椎压缩不到 1/5 或年老体弱不能耐受复位及固定者可仰卧于硬板床上，骨折部位垫厚枕，使脊柱过伸，同时嘱伤员 3 日后开始腰背部肌锻炼，开始时臀部左右移动，接着作背伸动作，使臀部离开床面，随着背肌力量的增加，臀部离开床面的高度逐日增加，3 个月后骨折基本愈合，第 3 个月内可以下地少许活动，但仍以卧床休息为主，3 个月后逐渐增加下地活动时间。

椎体压缩高度超过 1/5 的青少年及中年伤者应采用两桌法过仰复位，在给予镇痛剂或局部麻醉后，用两张桌子，一张较另一张高 25~30cm，桌横放一软枕，伤员俯卧，头端置高桌侧，两手抓住桌边，两大腿放在低桌上。助手把住伤员两侧腋部和双侧小腿，防止坠落，悬垂约 10 分钟后，可逐渐复位。

经一般治疗和药物治疗无效，且疼痛和椎体压缩明显者应根据病情和需要采取气囊后凸成形术（balloon kyphoplasty）、经皮椎体成形术（percutaneous vertebroplasty）、开放型减压性椎板切除成形术（open decompressive laminectomy and vertebroplasty）[100-105]。

2. 爆裂型骨折（burst fracture）的治疗 经 CT 证实没有骨块挤入椎管内者，可以采用双踝悬吊法小心复位。对神经症状明显和有骨折块挤入椎管内者不宜复位，宜经侧前途径去除突出椎管内骨片及椎间盘组织，然后施行椎体间植骨融合术，必要时置入前路内固定物，后柱损伤者可能需做后路内固定术[106,107]。

（四）桡骨远端骨折 桡骨远端骨折易累及关节面，处理不当易引起并发症，导致腕关节功能障碍。治疗方法可采用手法复位、夹板或石膏固定。对于不稳定性桡骨远端骨折、粉碎性骨折或骨折累及关节面患者应采取切开复位进行手术治疗。手术治疗方法包括 T 型自锁钢板内固定、外固定支架固定等方法。

桡骨远端骨折的分类复杂，临床情况多变，故处理方法不同[108-115]。

1. 无移位骨折 可用功能位石膏托或小夹板固定 4 周。

2. 移位型骨折 一般需闭合复位[116,117]，沿前臂长轴方向牵拉患者手掌及拇指，使腕部尺偏，并使前臂旋前。然后使腕关节掌曲，并同时在桡骨远骨折段上向掌侧及尺侧推压。保持腕部在旋前及轻度掌屈尺偏位，应用前臂石膏托或小夹板固定 4 周，10~14 天改为中立位 4 周。复位标准是：①桡骨茎突低于尺骨茎突 1~2cm；②桡骨远端背侧须平坦无骨突起，掌侧弧形凹陷恢复；③手不桡偏，尺骨头轮廓正常，患手指活动良好；④X 线显示桡骨远端关节面向掌面倾斜。

3. 不稳定骨折 影像学表现：①背/掌侧骨皮质粉碎是不稳定的关键指标，并与掌倾角负角和桡骨短缩密切相关。背侧皮质的完整性为手法复位石膏固定维持掌倾角度和保持桡骨长提供了必备的支撑条件。②关节内粉碎骨折，关节内移位骨折复位后，关节面移位应控制在 2mm 以内。③掌倾角负角、桡偏、骨折块旋转、脱位或半脱位造成腕关节不稳

定。④桡骨短缩改变近排腕骨与桡尺骨的排列关系，发生腕关节不稳定或三角纤维软骨复合体撕裂。

不稳定骨折需要手法复位，石膏固定往往不能奏效，应及时根据损伤情况采取经皮穿针固定、外固定架固定或切开复位内固定等方法治疗[118,119]。

4. 畸形愈合　畸形对腕部功能影响小时不考虑手术治疗；仅有旋转障碍者可作尺骨头切除术；畸形严重无前臂旋转障碍者可做尺骨头部分切除及桡骨远端截骨术。

（五）骨折延迟愈合与不愈合

1. 骨折延迟愈合　延迟愈合是指骨折在预期的时间内未完全愈合。骨折间隙充满肉芽组织或不成熟骨组织。局部有压痛和间接叩击痛，伴有不同程度肿胀、异常活动、成角或短缩畸形。

2. 骨折不愈合　是指骨折在预期时间内不愈合，细胞活动及愈合进程完全停止，骨折间隙为致密纤维组织。典型X线片表现为骨折线增宽，无骨痂形成，骨折端硬化或髓腔封闭，最终形成杵臼样假关节。肥大性骨折不愈合以骨折端加宽、过量骨痂形成为特征。萎缩性骨折不愈合的特征是骨端硬化、吸收，无外骨痂形成。

【骨缺失与骨再生修复】

（一）骨缺失　有诸多原因可以造成骨损伤性缺失。除物理性损伤外，感染、肿瘤、先天性疾病和其他多种情况均可以造成骨的病变。无论是什么原因造成的骨损伤，都要以这种损伤对骨的细胞成分、细胞产生细胞外基质的能力以及骨本身无机物和有机物的结构和组成的影响为依据进行分析。本章将讲解由循环破坏和物理性损伤造成的骨损伤。此种损伤危害了细胞的活力和结构的完整性。反之，结构的修复必然发生细胞的变化。严格意义上说，骨的修复是全身各个器官系统发生变化来参与再生的过程。

（二）骨再生　骨再生（bone regeneration）是一种复杂的生理性骨形成过程，主要发生于骨折愈合时期，其特点是持续性骨重建。但是巨大的骨缺损、骨坏死或骨不连接（non-union）修复需要大量的骨再生。骨组织具有以骨再生方式修复损伤的内在功能[120-123]，但与其他组织修复（形成瘢痕组织）的方式不同，骨组织的修复是以骨重建和新骨形成的方式进行的。但是在许多情况下，骨再生功能异常。例如。13%的胫骨骨折后愈合延迟或导致骨折不连接[124]。

矫形外科常应用生物可降解性多聚分子材料来修复和固定骨骼组织，应用最广的是多聚酯（polyester）和多聚乳酸（polylactic acid），因为它们较少引起炎性反应，且生物兼容性和降解特性较好。在材料表面黏附成骨细胞后，成骨细胞可表达整合素，提高了生物材料的质量。一些牙科植入物包被了一层羟磷灰石，使植入的材料能与骨组织更好地结合。含有RGD序列的基质蛋白可促进成骨细胞在植入材料上的黏着，将植入物再用XBBBXBBX（B为碱性氨基酸，X为非碱性氨基酸）肽或EPRGDT（E与羟磷灰石的亲和力很高）肽处理后，成骨细胞更易黏附于材料表面，并能促进成骨细胞的分化，使植入物与骨组织具备更佳的兼容性。生物植入物表面的细胞黏附作用是否合格是植入物能否成功的关键技术，在生物材料表面附有整合素可增加细胞的黏附能力。由于整合素的黏附有赖于二价阳离子的存在，而且要以αvβ1整合素为信号转导物，介导成骨细胞合成更多的细胞外基质蛋白质。实验表明，在动物中加入Mg^{2+}有助于改善移植物与整合素的黏附力，提高植入物的成活率。

（三）增强骨再生修复的技术　增强骨再生的方法主要有牵拉骨生成技术（distraction osteogenesis）和骨移植术（bone-grafting）[125-128]。Masquelet骨再造术的原理是应用生物膜（biological membrane）的粘连臂（cement spacer）作用，在无血管的移植物中插入“舱”[129]。有时，也可以通过生物物理刺激的方法（如低强度波谱超声，low-intensity pulsed ultrasound，LIPUS）和波谱电磁场（pulsed electromagnetic field，PEMF）达到促进骨再生目的[130-132]；而BMP、其他生长因子、基质干细胞（MSC）可促进骨形成。

目前的促进骨再生技术仍存在许多缺点，如价格贵、缺乏良好的生物替代材料。通过组织工程学（tissue engineering）技术可以获得新生的功能骨组织是骨再生的另一种方法，将基因材料转染至靶细胞的基因组中，使这些细胞能表达生物活性因子，后者促进骨形成[131,133-137]。干细胞移植（stem cell transplantation）治疗、自体皮质骨移植（autologous cortical graft）治疗、异种骨移植（allogenic bone graft）治疗、骨髓移植（bone marrow transplantation）治疗、脱钙骨基质（demineralized bone matrix，DBM）治疗、生长因子/细胞/多聚化合物处理的骨移植（growth factor/cell/polymer-based bone graft substitute）在骨缺损的治疗中发挥了重要作用[138-155]；结合三钙膦酸盐（tri-calcium phosphate，TCP）、生物活性玻璃（bioactive glass）和磷酸钙水泥（calcium phosphate cement）的应用也取得了快速发展[15,156-165]。

【骨质疏松性椎体压缩性骨折的治疗指南】

随着人口老龄化及人们对生活质量的重视，骨质疏松症日渐成为困扰老年人的一个社会问题。老年性骨质疏松及其引起的骨折给医学及社会带来的难题也越来越受到重视。骨质疏松性骨折是骨质疏松症的严重后果，由于骨量减低、骨强度下降、骨脆性增加，日常活动中由轻微损伤即可造成脆性骨折，此类骨折多属于完全骨折，而骨质疏松椎体压缩性骨折（OVCF）是其最常见的骨折。并且骨折后骨愈合过程减缓，外科治疗的难度加大，临床疗效降低，而且再次发生骨折的风险明显增大。患者的生活质量明显受到影响，并有较高的致残率及致死率。

（一）相关的流行病学　骨质疏松症的发病率已经跃居世界各种常见病的第7位。我国目前的老年人口约1.3亿人，60岁以上的老人每年以3.2%的速度增长。我国骨质疏松症的发生率约为6.6%，总患病人数达6000万～8000万，居世界之首，男女患病率之比约为1∶2～1∶3，并且患者主要是60岁以上的老年人以及绝经期后妇女。每年大约有700 000例与骨质疏松相关的椎体骨折。16%女性和5%男性会出现有症状的椎体骨折。在我国，老年人（超过60岁）骨质疏松症发病率，男性为60.72%，女性为90.84%。由骨质疏松引起的骨折好发于髋骨及脊柱的胸、腰段，而对老年患者尤其绝经后妇女来说，又以脊柱压缩性骨折多见。在非创伤性的外力及超体重状况加上外界对人体脊柱产生的多维耦合力的慢性损伤，极易诱发椎体的病理性骨折。有资料显示，在 OP 骨折中，以脊柱压缩性骨折发病率最高；有流行病学研究发现，北京 50 岁以上妇女脊柱骨折的患病率是 15%，而到 80 岁以后增加至 37%。程立明等发现在 77 例椎体骨折中，发生在 L_1 的最多，其次是 T_{12}，再依次是 L_2、T_{11} 和 L_3。

（二）OVCF 的发生机制 正常人的椎体主要由小梁骨构成，它们纵横交错形成椎体的初级结构。当外力作用于脊柱时，产生压缩力通过椎间盘传导到椎体终板，由小梁骨中心向四周扩散，在椎体内部形成应力，一旦应力超过小梁骨能承受的强度，小梁骨的结构就会破坏，失去稳定性，局部的裂隙进一步发展就会发生椎体骨折。

Keaveny 等通过分析椎体皮质与小梁骨的力学特性，发现小梁骨的机械强度与椎体表面密度的平方呈正相关。另外，小梁骨的强度也与其组织形态结构有关，包括小梁骨的排列方向、连接方式、粗细、数量以及小梁骨的间隙。随着衰老和骨质疏松的发生，小梁骨的表面密度逐步下降，小梁骨的形态结构也受到影响。在一定的压缩力作用下，小梁骨结构失稳，出现局部碎裂继而发生骨折。

（三）OVCF 的临床表现 OVCF 的临床表现复杂多变，既可包含骨折的一般表现，有时也可呈现出根性放射痛等特殊表现，需与脊柱退行性疾病鉴别。骨质疏松的严重程度、骨折的严重程度及骨折的时期不同，会有不同的临床表现。早期治疗方法的差异同样会对临床表现产生影响。研究表明，只有 1/3 的 OVCF 患者即时得到临床确诊，这是由于部分患者考虑疼痛为骨关节病所致而未及时就诊，或者是由于患者疼痛不明显未及时就诊拍片检查所致。有学者认为椎体骨折可有位于骨折节段位置的背痛，骨折节段可能引起根性放射痛、身高降低（25 岁后身高降低超过 2～100px）等。OVCF 临床表现主要包括以下几个方面。

1. 腰背痛 腰背部疼痛为 OVCF 最主要的临床表现，是患者就诊的主要原因。①急性期：骨折后，大部分患者腰背部出现急性疼痛，疼痛部位即伤椎处，翻身时疼痛明显加重，以至不能翻身，不敢下床。大多数患者腰背痛在翻身及起床时疼痛加重，可能为脊柱屈伸时骨折处不稳定，组织水肿造成的疼痛。②慢性期：部分患者早期短暂卧床休息后疼痛减轻，即下床负重活动，易导致骨折不愈合，假关节形成。还有部分患者骨质疏松严重，虽长期卧床，但骨强度及密度难以迅速提高，骨质疏松存在，骨折不断发生，此类患者多长期存在慢性腰背痛。③相应神经分布区的放射痛：某些 OVCF 的患者除了表现为骨折部位的局限性疼痛外，常表现为沿骨折部位神经走行的放射痛。腰背部压痛可向胸前、腹前区及下肢放射。如胸椎压缩性骨折，背部疼痛沿肋间神经放射，多表现为胸前区或肋弓处疼痛；腰椎压缩性骨折的患者，腰部疼痛可向腹前区放射，或沿股神经或坐骨神经放射，相应神经支配区可有疼痛木胀感。其中胁腹部及前方放射痛常见（66%），下肢放射痛罕见（6%）。

2. 后凸畸形，脊柱矢状面失平衡 部分患者发生骨折后无明显疼痛不适，或经早期卧床及自服止痛药物治疗后疼痛减轻，仍能从事日常工作而未诊治。由于患者早期未制动，常导致骨折椎体继续压缩变扁，骨折愈合差，发生进展性脊柱后凸畸形。

3. 腰背部的慢性疼痛及身高下降，背部肌肉的痉挛和抽搐 部分患者由于骨折部位疼痛，患者长期保持疼痛最小的体位，背部肌肉长时间痉挛，翻身或屈伸疼痛加重时，可发生抽搐。大部分患者出现骨折部位棘旁疼痛和压痛，部分患者骨折部位疼痛、压痛不明显，表现为骨折部位以下棘旁疼痛及压痛，如胸腰段椎体压缩骨折，表现为下腰痛，患者由于腰背部疼痛，下腰段肌肉长时间痉挛，肌肉疲劳，引起远离骨折部位的疼痛及压痛等。

4. 其他表现 如肺活量减少，呼吸功能障碍，腹部受压-食欲减退，腰椎前凸增大-椎管狭窄、腰椎滑脱等，健康状况恶化，失眠和抑郁症等等。

基于椎体形态改变将 OVCF 分为三型：①椎体楔形骨折，椎体前方高度变小，后方高度不变；②双凹状骨折，椎体前方，后方高度不变，中间高度变小；③压缩性骨折，椎体各部分高度均变小。其中最常见的是楔形压缩骨折（51%），常导致患者腰背痛、脊柱后凸畸形、呼吸功能降低等一系列并发症。

（四）OVCF 的诊断

1. 体格检查 仔细观察患者，评估全身情况及舒适度、矢状面平衡、体形、有无呼吸困难及肥胖。注意触诊肋骨。肋骨骨折很常见。新鲜骨折的压痛点多在棘突部位。应重视神经系统检查。神经功能缺陷的发生率仅为 0.05%，患者多有椎管狭窄或神经病。而骶骨不全骨折可造成尾骨或骶髂关节区域的疼痛。Patrick 检查（“4”字试验）或其他骶髂关节（SI）负荷试验均可加重疼痛。

2. 实验室检查 ①骨形成的标记物包括骨特异性碱性磷酸酶和骨钙素（骨基质蛋白）；②骨降解的标记物包括胶原脱水产物（交联端肽和吡啶诺林）；③骨折类型罕见或有肿瘤或感染史者，应检查细胞沉降率（ESR）、全血细胞计数及分类计数（CBC+DC）、C 反应蛋白（CRP）、血清及尿的蛋白电泳及前列腺特异抗原。

3. 影像学检查 影像学检查是诊断 OVCF 的主要手段。

（1）X 线片：X 线片作为一种传统的检查方法，可用于评估有症状的骨质疏松患者，骨折患者可表现为椎体变扁、楔形变或椎弓根受损。但在骨密度测量方面不准确。在诊断 OVCF 时，虽有一定局限性，但也有其独特的优越性。通过 X 线片可以初步判断骨折的新旧：清晰的皮质断裂和骨折线是新鲜骨折的征象，椎体楔形改变、终板硬化、骨质增生则提示为陈旧骨折。在同一个椎体陈旧骨折的基础上再次发生新鲜骨折并不罕见，这种情况则很难通过 X 线平片来判断骨折的新旧。

（2）CT：CT 检查的优点有成像清晰，密度分辨率较高，可通过窗宽、窗位的变换能观察椎体内、椎旁软组织及椎管内的影像，发现 X 线片不能发现的骨皮质、骨纹理的中断，弥补了X线片的不足,使骨质疏松椎体骨折的诊断全面而准确。

(3) MRI:可更准确地评估有无椎管压迫及骨折的新鲜程度,也是目前比较主要的检查。既往主要以X线平片和CT作为骨质疏松性压缩骨折诊断的主要手段,虽然其简便易行,敏感性较高,但是特异性较差,尤其是判断骨折新旧程度及与恶性肿瘤所致椎体压缩骨折难以鉴别。椎体内新鲜骨折所致的水肿表现为T2像和短T1反转恢复(STIR)序列信号增强及T1像信号减弱。一定要拍脂肪抑制像,以鉴别是否为新鲜骨折、肿瘤或是椎体内脂肪岛。鉴别骨质疏松性骨折和恶性肿瘤的关键是看有无椎弓根及软组织受累。

(4) DXA检查:骨密度检测对于早期诊断骨质疏松,评估再发骨折风险及指导治疗有重要意义。目前采用双能X线吸收仪(DXA)测量腰椎和髋部的骨密度是诊断骨质疏松症公认的金标准。DXA的优点是准确(腰椎误差率1%~2%,股骨3%~4%)、射线剂量低、检查时间短、影像解析度高、技术操作方法。DXA可用于测量基线骨密度及对治疗的反应。脊柱侧凸、椎体压缩骨折、骨赘形成、骨外钙化及血管疾病可导致DEXA测量值假性升高。

(5) QC:定量CT(QCT)生成的椎体横断面影像可同时测定小梁骨的骨密度。骨小梁的层数越高,易感区域内的QCT密度信号越强。QCT的准确性为90%~95%,但放射剂量高于DXA。

(6) 超声检查:主要作为筛查手段。

(五) OVCF的治疗 骨质疏松性椎体压缩骨折疼痛可以给患者本人的生活质量、家庭生活造成很大影响和负担。大量的回顾性研究发现,65岁以上妇女合并有椎体压缩骨折的病人中,死亡率比同年龄对照组高23%,且随椎体骨折数目的增加而上升。单纯性疼痛的发病率与椎体变形呈正相关。椎体压缩骨折可导致患者慢性背痛、失眠、活动减少、意志消沉、甚至生活难以自理。它严重危害人们的健康,被称为无声的流行病。目前,OVCF的治疗方法包括保守疗法和手术疗法。手术疗法包括微创手术和开放手术。保守疗法包括卧床休息、药物镇痛、支具外固定等。但是保守治疗无法纠正脊柱畸形,且患者常存在较长时间的腰背痛。目前没有研究表明,保守治疗中各个方法的治疗时间与疗效的关系,如卧床时间与骨折愈合的关系等。无论哪一种治疗方法,都需要与抗骨质疏松治疗相结合,才能从根本上提高骨量及骨强度,减少再次骨折的发生率。

1. 保守治疗 保守治疗的目的包括缓解疼痛、早期活动、维持脊柱的矢状面和冠状面稳定、预防晚期的神经压迫。应用镇痛剂及支具来控制患者的症状。可持续应用阿片类镇痛剂直至患者可以耐受负重。治疗骨质疏松用的降钙素鼻喷剂及二膦酸盐可有效缓解骨折相关的疼痛。限制活动及卧床休息常可改善症状。有限接触支具(如三点Jewett伸展支具或Cash支具)便于穿带,但患者的顺应性较差。物理治疗有助于患者早期恢复活动。

抗OP药物主要分为骨吸收抑制剂、骨矿化物、骨形成促进剂以及具有双重作用的制剂。抑制骨吸收药物:包括二膦酸盐类、雌激素、降钙素等,二膦酸盐类药物至今已发展成为最有效的骨吸收抑制剂,能抑制破骨细胞介导的骨吸收,有效增加骨密度。迄今为止,二膦酸盐类药物已发展到了第四代。其中阿仑膦酸钠是最常用的强有力的骨吸收抑制剂,可促进钙平衡和增加骨矿含量。雌孕激素替代疗法是治疗绝经后OP的有效治疗方案。但长期应用雌激素的不良反应有乳腺癌、子宫内膜癌、心血管意外及血栓栓塞等。因此,目前不主张将雌孕激素替代疗法作为绝经后妇女防治OP的首选药物。降钙素是强有力的骨吸收拮抗剂,应用降钙素治疗OP患者能够减少骨吸收,增加骨形成,特别使骨有机质增加,增加骨量和骨质量,对OP性骨痛有很好的镇痛效果。

促进骨形成药物:甲状旁腺激素、他汀类药物、氟化物。骨形成促进剂特立帕肽,是目前美国食品药品管理局(FDA)批准的唯一甲状旁腺激素,在成骨和降低骨折风险方面疗效显著。他汀类药物对骨组织具有双向作用,既能促进骨形成,又能抑制骨吸收。促进骨骼矿化类药物:包括钙剂、维生素D、锶盐等,钙剂、维生素D是骨代谢调节剂,对骨吸收和骨形成有调节作用,还能改善神经肌肉的协调性、反应能力、平衡能力。锶盐是一种新型抗OP药物,可降低椎体及椎体外骨折的发生危险。雷尼酸锶既可促进骨形成,又可抑制骨吸收。维生素K_2(固力康)是最新上市的一种具有双重作用的药物,其优点是可以长期服用。

2. 手术治疗 开放性手术:目前多用于伴有神经、脊髓受压及结构性失平衡的病例,但骨质疏松常易导致内固定失败。开放手术创伤大,患者多为老年人,术前需评估患者心肺功能及手术的耐受力,行骨密度检查评估患者骨质疏松严重程度,内固定植入时常需骨水泥强化。微创手术是目前开展较成熟的微创手术主要包括经皮椎体成形术(PVP)和经皮后凸成形术(PKP),微创手术可以达到稳定骨折、恢复椎体力学强度、防止椎体进一步压缩和缓解疼痛的目标,使患者早期恢复正常活动。对于OVCF,虽然没有研究证明椎体成形术比保守治疗效果优越,但通过临床经验,我们认为早期行微创手术治疗是OVCF治疗的最佳方法。原因如下:①骨质疏松严重,抗骨质疏松药物治疗无法立即起效,保守治疗效果难以预测;②骨质量差,骨强度低,骨折愈合能力差,再发骨折率高;③骨质量低,内置物与内固定物易松动,难以结合牢靠,造成手术失败;④若骨折不愈合将进一步导致脊柱不稳、后凸畸形的发生;⑤老年人常合并心肺疾病,长时间卧床容易出现肺炎、压疮、下肢肌肉萎缩、下肢深静脉血栓及其他并发症。

(1) 经皮椎体成形术(PVP)。手术适应证:①椎体骨质疏松症,并伴有与之相关的疼痛,经支具及药物治疗无效者;②骨质疏松性椎体压缩性骨折(包括激素引起的骨质疏松);③椎体血管瘤;④骨质疏松性椎体爆裂性骨折,为加强椎弓根螺钉的固定力,可先行椎体成形术;⑤转移性肿瘤引起的顽固性疼痛。OVCF伴有椎体真空征。PVP的手术禁忌证:感染、出血性疾病、不稳定骨折或伴有脊髓和神经根损伤、极重度椎体压缩性骨折不能建立工作通道及合并需要手术治疗的同部位病变，椎弓根骨折；严重压缩性骨折：上胸椎压缩比超过50%，腰椎压缩比超过75%；如椎管狭窄、椎间盘突出及过敏等。

PVP手术技巧：PVP手术的穿刺途径，有以下几种：椎弓根途径、椎弓根外途径、后外侧途径（仅用于腰椎）及前外侧途径（仅用于颈椎）。①多数椎体成形术的经典途径是椎弓根途径，适用于$T_8 \sim L_5$节段。②椎弓根外途径，在胸椎椎体，对于椎弓根较小者或中部胸椎椎体，椎弓根外侧入路可供选择。③后外侧途径，对于椎弓较窄的腰椎椎体可采用Ottolenghi描述的腰椎椎体活检侧后方入路。④前外侧途径，在颈椎，多采用前外侧途径。

PVP术中注意事项：经椎弓根入路时，应避免损伤椎弓根内侧骨皮质而导致的骨水泥溢入椎间孔和椎管，特别是在上端胸椎水平；在胸椎平面穿刺时，应注意避免误伤胸膜；颈椎平面穿刺时，应避免损伤颈动脉和颈静脉。同时注意过早注射骨水泥容易造成渗漏，太迟则需要很大的注射压力，骨水泥扩散若不均匀，同样会造成渗漏。术中一定应用C形臂实时监测骨水泥的走向。不宜追求骨水泥充填量或完全充满椎体。不追求必须双侧同时穿刺及注入骨水泥，应力求单侧手术，减少手术时间及手术风险。

PVP术后处理：术后2小时内患者应保持仰卧位。在此期间，应每隔15分钟检查一次患者生命体征，同时，检查患者感觉和运动功能，如感觉改变或疼痛持续加重应早期检查，包括对手术区域行CT扫描以观察有无骨水泥的渗漏，如有，应立即手术治疗。如果术后2小时内没有出现不适，患者可坐起。如2小时后未出现异常，可予出院，但仍应有人监护其24小时，并追踪随访。患者出院后3个月内仍需要多休息，避免负重或弯腰捡拾地上的物体，下地行走时佩戴腰围保护。另外，应在医师指导下进行腰背肌锻炼，如仰卧挺腹等。如果存在严重的功能障碍、肌肉痉挛或无力，可行物理治疗。

（2）经皮椎体后凸成形术（PKP）手术适应证：①骨质疏松性压缩性骨折引起的疼痛；②骨质疏松性压缩性骨折引起的后凸畸形；③溶解性骨肿瘤引起的骨损伤导致的疼痛。PKP的手术禁忌证：①稳定的、治愈的、无疼痛的骨质疏松性压缩骨折；②内在的或病理性的出血异常（尤其是在椎弓根皮质或椎体后方被穿透时）；③骨质疏松性爆裂骨折。对于只有很少或没有椎管压迫的神经完整的病例，可以考虑行后凸成形术。PKP手术技巧及术中注意事项包括以下五点。

1）穿刺途径：①经椎弓根途径。后凸成形术最常用的手术途径是经椎弓根途径，适于T_8至L_5节段。②椎弓根外侧途径。在胸椎，尤其是中、上胸椎，应该采用椎弓根外侧途径。③后外侧途径。后外侧途径后凸成形术可以用在L_{2-4}节段。④单侧还是双侧。不必追求两侧同时椎弓根穿刺灌注，应力求单侧手术，减少手术时间及手术风险。应在正侧位透视下，确保穿刺位置正位时位于椎体中部、侧位时位于椎体前中部。

2）球囊置入：①C形臂透视下放置穿刺针、扩张器。必须在正侧位透视下进针，确保穿刺位置无误。②侧位透视下放入导线，防治穿透前方皮质。③通过扩张器放入一个工作套管，然后取出扩张器与导线。通过工作套管放入手锥，并向前推进直到椎体前方皮质。操作必须在透视导引下进行，以防止穿透前方皮质骨。④取出手锥。通过工作套管放入可扩张球囊。侧位透视下，球囊应放置在病椎的前中部，正位透视应位于椎体中部。⑤扩张球囊时时压力不要超过300psi，防止球囊破裂。⑥缓慢、逐步扩张球囊，每次增加0.5ml，并经常检查球囊内压力是否降低，如果存在骨质疏松，可出现压力迅速下降。⑦整个扩张过程必须在术者的视觉和双手感觉控制下，在扩张至终点后，记录球囊所用液体量，这个容量可作为注入骨水泥量的估计值。一般每侧约3ml，总量约为6ml。

3）骨水泥的配制：①聚甲基丙烯酸甲酯（PMMA）仍然是在人类体内唯一可接受的椎体扩张材料；②每40ml一袋的骨水泥中加入6.0g硫酸盐，同时加入1.0g对热稳定的抗生素（如头孢唑啉、万古霉素或妥布霉素），将粉剂充分混匀后加入10ml液态单体，直到它们混合成为一体为止；③将骨水泥注入长管状的骨过滤装置，然后将装置放入工作套管中；④当骨水泥从吸管的顶端可以黏成小球时（拔丝期）才可以注入。

4）骨水泥的注入：①球囊被扩张后，骨过滤装置被塞入两个工作套管。一个中央推进器用来将骨水泥注入骨中，操作中要用C形臂机仔细监测。对不稳定骨折，对侧的球囊可以保持扩张状态，以便在同侧注入骨水泥时保持骨折复位状态。②当出现已填满椎体前方2/3、开始从椎体渗漏或开始向椎体的后面填入等情况时，应立即停止注入骨水泥。③根据球囊扩张的程度，每一侧可注入2~6ml骨水泥。

5）术后处理同PVP术后处理。OVCF作为老龄化社会的多发病常见病，严重影响老年人的生活质量，及时有效的预防和治疗OVCF尤为重要。虽然其临床表现复杂多变，但我们在临床工作中，可以根据其特征性表现，结合影像学检查，做出诊断。早期进行系统的抗骨质疏松治疗及微创手术治疗是必要的。

【病例报告1】

（一）病例资料 患者女性，62岁。2002年因"腰背酸痛伴下肢抽搐数月。身高161cm，体重59kg、心率82次/分，血压135/80mmHg，体检主动体位，步态正常，无脊柱侧弯及腰背叩击痛，四肢肌力正常。1986年有甲状腺癌甲状腺全切手术史（乳头状癌），目前长期口服左甲状腺素钠50μg/d。否认既往骨折史、胃肠手术史。无高血压、糖尿病等慢性疾病史。2002年7月测定的L_{1-4} BMD $0.558g/cm^2$（T值-4.4）；股骨颈BMD $0.648g/cm^2$（T值-1.8）。血清钙、磷、ALP、PTH、β-CTX、BGP、FT_3、FT_4、TSH均正常。

诊断为原发性骨质疏松症、甲状腺乳头状癌术后。给予口服二膦酸盐（阿仑膦酸钠10mg/d）补充维生素D（阿法骨化醇0.25μg/d）和碳酸钙D_3 600mg/d；继续左甲状腺素钠治疗甲状腺癌术后继发性甲减；嘱患者增加户外活动；随访骨密度、血生化钙、磷等指标。2002—2009年口服阿仑膦酸钠片 10mg/d，阿法骨化醇片 0.25μg/d，共 8 年。2012 年改为阿仑膦酸钠 70mg/周和阿法骨化醇 0.25μg/d。2011 年停用阿仑膦酸钠、钙盐雷奈酸锶治疗，服用 3 个月后因胃肠道反应停用，重新改为阿仑膦酸钠治疗至 2013 年。13 年中，腰椎骨密度和髋部骨密度分别增加 8.8%和 52.1%。8 年后，患者最初的腰背酸痛、下肢抽筋等症状已消失，但自 2009 年出现无诱因下双侧股骨中上段疼痛，疼痛呈持续性，右侧为剧，同时伴有下肢乏力，行走较长时间会出现胀痛。未予特殊治疗，右腿症状逐渐加重。2012 年右股骨中段骨折。骨折后手术内固定（图 6-5-0-8）。

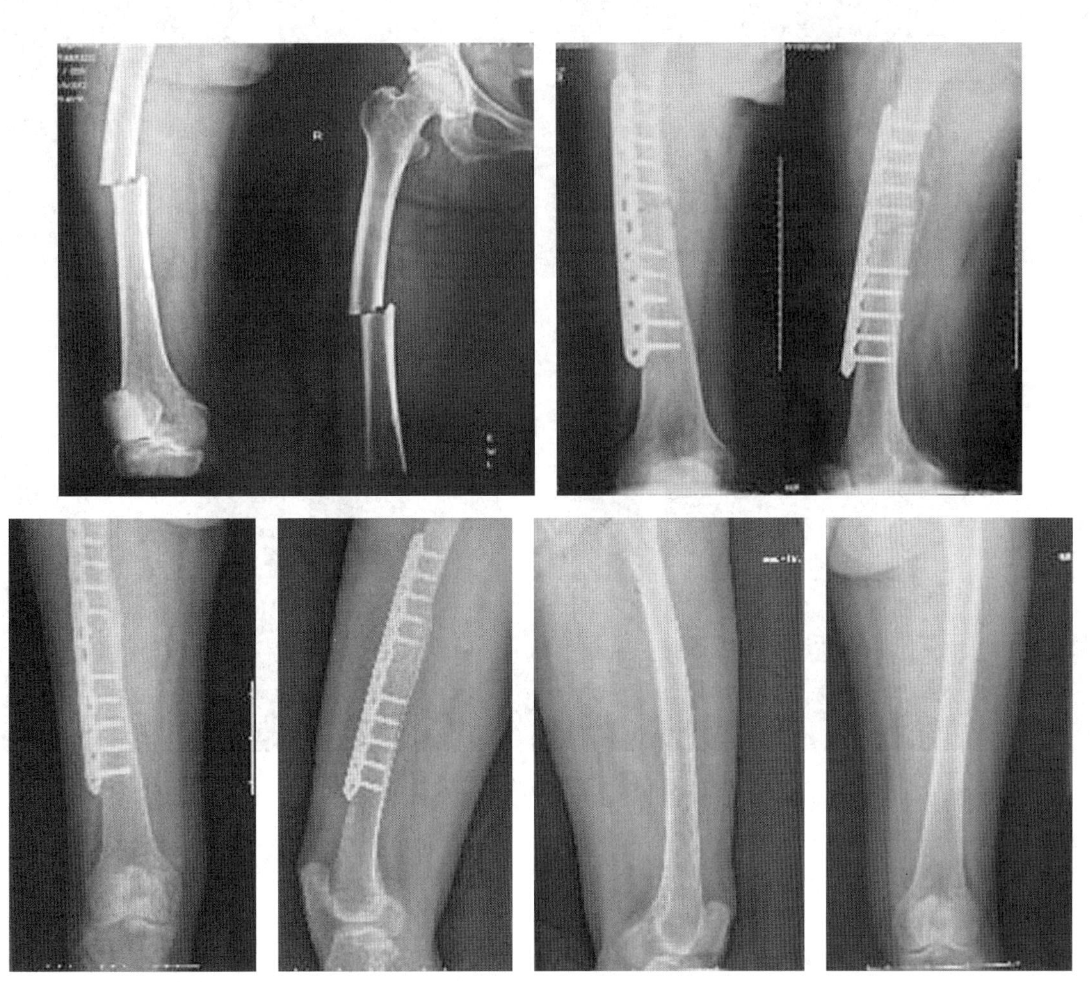

图 6-5-0-8 非典型骨折

诊断为二膦酸盐导致右股骨非典型骨折。暂停二膦酸盐，补充维生素 D 和钙、继续左甲状腺素钠治疗继发性甲减；随访 BTM、BMD 等指标。非典型骨折后 2 年复查，骨折愈合（病例资料由上海交通大学附属第六人民医院骨质疏松和骨病专科、骨代谢病和遗传研究室胡伟伟和章振林教授提供）。

（二）病例讨论 非典型股骨骨折并不常见，主要表现为大腿疼痛。影像学资料则显示股骨外侧骨皮质增厚，非典型股骨完全性骨折的特征性表现为横行骨折线穿过股骨外侧骨皮质增厚部位。目前主要的治疗方法有限制负重行走、早期内固定术、停止服用二膦酸盐和使用维生素 D 以及钙。由于二膦酸盐广泛使用，临床上股骨非典型骨折并不少见，而且漏诊和治疗不及时都导致临床预后差。当服用二膦酸盐的患者出现大腿疼痛，临床医生都应该警惕是否发生股骨非典型骨折。长期使用二膦酸盐治疗过程中每 3~6 个月检测骨转换指标，对防治非典型骨折有重要意义。如果怀疑股骨非典型骨折，可早期使用同位素骨扫描确诊。

【病例报告 2】

患儿男性，13 岁，初一学生。身高 171cm，体重 87.5kg。因双膝关节疼痛近 2 个月入院。患者 50 余天前军训 2 天半后感双膝关节下疼痛，站立及负重时活动加剧，但仍可勉强行走。第二天双下肢 X 线检查见左胫骨内缘骨质破坏（图 6-5-0-9 上图）；予以吡罗昔康贴、草乌甲素片、羟苯磺酸钙治疗及休息后，疼痛逐渐缓解，半月后疼痛消失。1 个月后复查双膝关节 X 线片提示双下肢病变进展（图 6-5-0-9 下图）。全身骨扫描全身骨骼显像清晰，结构无异常。双侧胫骨平台下线性放射性异常浓聚。其余骨骼放射性分布基本均匀，左右对称。双肾正常显像。血钙 2.27mmol/L，无机磷 1.69mmol/L，25 羟维生素 D 51.90nmol/L，骨钙素 12.073μg/L，PTH 1.90pmol/L，β 胶原特殊序列 2352pg/ml，碱性磷酸酶 383.4U/L。骨密度正常。本例最后诊断为单纯性肥胖伴运动后双胫骨平台下疲劳骨折。

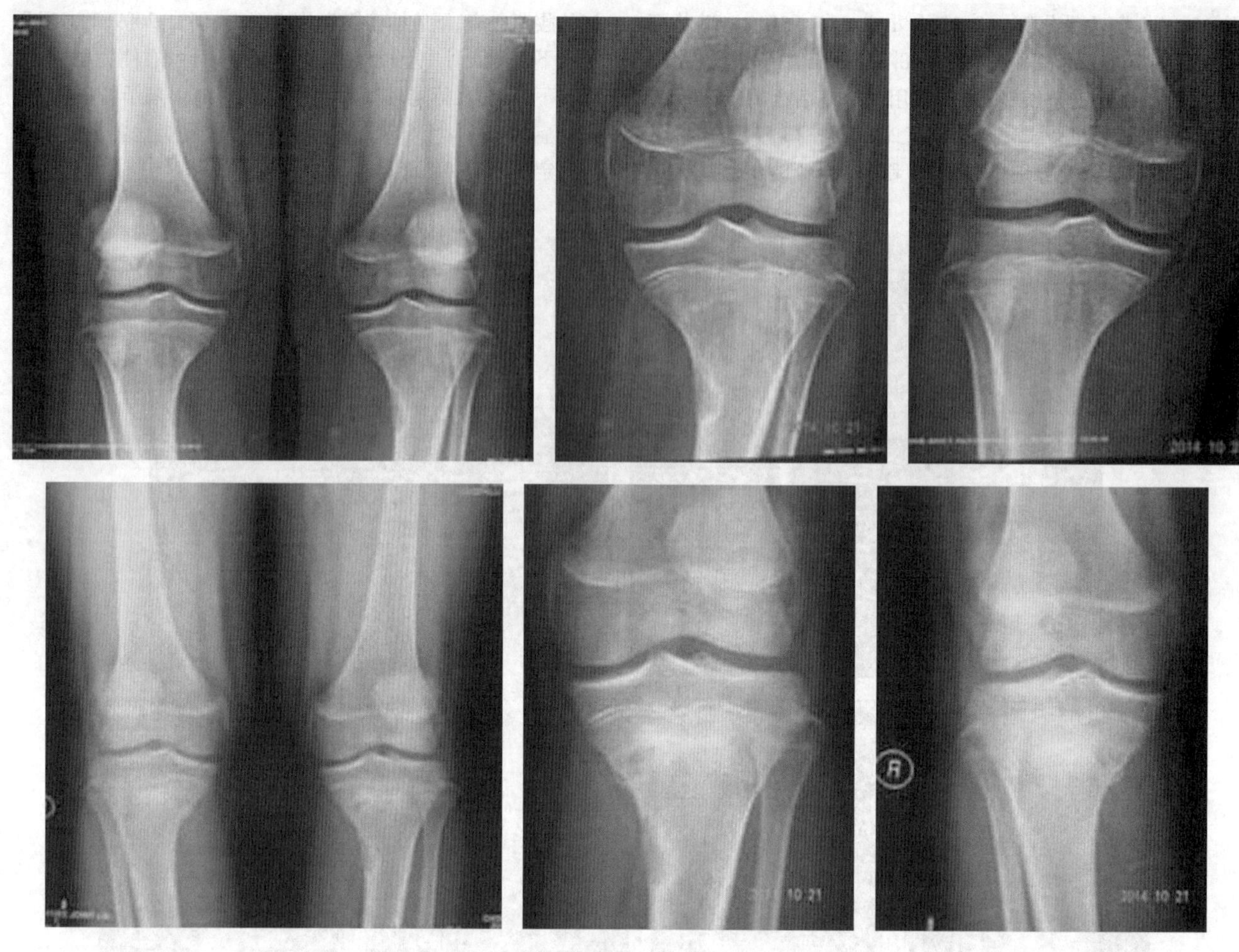

图 6-5-0-9 双下肢膝关节 X 线表现

（廖乐乐 陈建常）

（本章主审 陈建常 戴如春）

参考文献

1. Viswanathan HN, Curtis JR, Yu J, et al. Direct healthcare costs of osteoporosis-related fractures in managed care patients receiving pharmacological osteoporosis therapy. Appl Health Econ Health Policy, 2012, 10(3): 163-173.
2. Kurtinaitis J, Dadonien J, Kvederas G, et al. Mortality after femoral neck fractures: a two-year follow-up. Medicina (Kaunas), 2012, 48(3): 145-149.
3. Emohare O, Wiggin M, Hemmati P, et al. Assessing Bone Mineral Density Following Acute Hip Fractures: The Role of Computed Tomography Attenuation. Geriatr Orthop Surg Rehabil, 2015, 6(1): 16-21.
4. 林华. 骨质疏松性骨折及其影响愈合因素. 中国实用内科杂志, 2011, 31(7): 236-238.
5. Kim DH, Vaccaro AR. Osteoporotic compression fractures of the spine: current options and considerations for treatment. Spine J, 2006, 6(5): 479-487.
6. Gehlbach SH, Avrunin JS, Puleo E, et al. Fracture risk and antiresorptive medication use in older women in the USA. Osteoporos Int, 2007, 18: 805-881.
7. Kanis JA, Johnell O, Oden A. Ten year probabilities of osteoporotic fractures according to BMD and diagnostic thresholds. Osteoporos Int, 2001, 12: 989-995.
8. Fox K, Magaziner J, Hawkes W, et al. Loss of bone density and lean body mass after hip fracture. Osteoporos Int, 2000, 11(1): 31-35.
9. Delmas PD. The use of biochemical markers of bone turnover in the management of post-menopausal osteoporosis. Osteoporos Int, 2000, 11(1): S1-S6.
10. 林华. 骨质疏松性骨折的危险因素. 国际内分泌代谢杂志, 2006, 26(4): 236-238.
11. Rizzoli R, Bruyere O, Cannata-Andia JB, et al. Management of osteoporosis in the elderly. Curr Med Res Opin, 2009, 25(10): 2373-2387.
12. Morosano M, Masoni A, Sanchez A. Incidence of hip fractures in the city of Rosario, Argentina. Osteoporos Int, 2005, 16(11): 1339-1344.
13. van Schoor NM, Smit JH, Bouter LM et al. Maximum potential preventive effect of hip protectors. J Am Geriatr Soc, 2007, 55(4): 507-510.
14. 林华, 徐天舒, 范璐等. 唑来膦酸盐(5mg)干预绝经后骨质疏松症对骨量的影响. 中华骨科杂志, 2011, 31(12): 1331-1336.
15. Nandi SK, Kundu B, Ghosh SK, et al. Efficacy of nano-hydroxyapatite prepared by an aqueous solution combustion technique in healing bone defects of goat. J Vet Sci, 2008, 9(2): 183.

16. Honig S. Osteoporosis New Treatments and Updates. Bull NYU Hosp Jt Dis, 2010, 68(3): 166-170.
17. Anderson GL, Limacher M, Assaf AR, et al. Effects of conjugated equine estrogen in postmenopausal women with hysterectomy: the Women's Health Initiative randomized controlled trial. J Am Med Assoc, 2004, 291(14): 1701-1712.
18. Pereira RM, Carvalho JF, Paula AP, et al. Guidelines for the prevention and treatment of glucocorticoid-induced osteoporosis. Rev Bras Reumatol, 2012, 52(4): 580-593.
19. McCloskey E, Kanis JA. FRAX updates 2012. Curr Opin Rheumatol, 2012, 24(5): 554-560.
20. Poku EK, Towler MR, Cummins NM, et al. Developing novel prognostic biomarkers for multivariate fracture risk prediction algorithms. Calcif Tissue Int, 2012, 91(3): 204-214.
21. Hopkins RB, Goeree R, Pullenayegum E, et al. The relative efficacy of nine osteoporosis medications for reducing the rate of fractures in postmenopausal women. BMC Musculoskeletal Disorders, 2011, 12: 209.
22. Leslie WD, Lix LM, Langsetmo L, et al. Construction of a FRAX® model for the assessment of fracture probability in Canada and implications for treatment. Osteoporos Int, 2011, 22: 817-827.
23. Fraser LA, Langsetmo L, Berger C, et al. Fracture prediction and calibration of a Canadian FRAX® tool: a population-based report from CaMos. Osteoporos Int, 2011, 22(3): 829-837.
24. Kanis JA, McCloskey E, Johansson H, et al. FRAX with and without Bone Mineral Density. Calcif Tissue Int, 2012, 90(1): 1-13.
25. Arden NK, Griffiths GO, Hart DJ, et al. The association between osteoarthritis and osteoporotic fracture: the Chingford Study. Br J Rheumatol, 1996, 35: 1299-1304.
26. Astrom J, Beertema J. Reduced risk of hip fracture in the mothers of patients with osteoarthritis of the hip. J Bone Joint Surg Br, 1992, 74(2): 270-271.
27. Biyani A, Simison AJ, Klenerman L. Intertrochanteric fractures of the femur and osteoarthritis of the ipsilateral hip. Acta Orthop Belg, 1995, 61(2): 83-91.
28. Li X, Wang XQ, Chen BL, et al. Whole-Body Vibration Exercise for Knee Osteoarthritis: A Systematic Review and Meta-Analysis. Evid Based Complement Alternat Med, 2015, 2015: 758147.
29. Cumming RG, Klineberg RJ. Epidemiological study of the relation between arthritis of the hip and hip fractures. Annals of the rheumatic diseases, 1993, 52: 707-710.
30. Dequeker J, Johnell O. Osteoarthritis protects against femoral neck fracture: the MEDOS study experience. Bone, 1993, 14(1): S51-56.
31. Foss MV, Byers PD. Bone density, osteoarthrosis of the hip, and fracture of the upper end of the femur. Ann Rheum Dis, 1972, 31(4): 259-264.
32. Arden NK, Nevitt MC, Lane NE, et al. Osteoarthritis and risk of falls, rates of bone loss, and osteoporotic fractures. Study of Osteoporotic Fractures Research Group. Arthritis Rheum, 1999, 42: 1378-1385.
33. Jones G, Nguyen T, Sambrook PN, et al. Osteoarthritis, bone density, postural stability, and osteoporotic fractures: a population based study. J Rheumatol, 1995, 22: 921-925.
34. Tam HH, Bhaludin B, Rahman F, et al. SPECT-CT in total hip arthroplasty. Clin Radiol, 2014, 69(1): 82-95.
35. Wand JS, Hill ID, Reeve J. Coxarthrosis and femoral neck fracture. Clin Orthop Relat Res, 1992, (278): 88-94.
36. Antoniades L, MacGregor AJ, Matson M, et al. A cotwin control study of the relationship between hip osteoarthritis and bone mineral density. Arthritis Rheum, 2000, 43(7): 1450-1455.
37. Styrkarsdottir U, Halldorsson BV, Gretarsdottir S, et al. Multiple genetic loci for bone mineral density and fractures. N Engl J Med, 2008, 358(22): 2355-2365.
38. Hilliquin P, Pessis E, Coste section sign J, et al. Quantitative assessment of joint space width with an electronic caliper. Osteoarthritis Cartilage, 2002, 10: 542-546.
39. Kellgren JH, Lawrence JS. Radiological assessment of osteo-arthrosis. Annals of the rheumatic diseases, 1957, 16(4): 494-502.
40. Emrani PS, Katz JN, Kessler CL, et al. Joint space narrowing and Kellgren-Lawrence progression in knee osteoarthritis: an analytic literature synthesis. Osteoarthritis Cartilage, 2008, 16(8): 873-882.
41. Schiphof D, Boers M, Bierma-Zeinstra SM. Differences in descriptions of Kellgren and Lawrence grades of knee osteoarthritis. Ann Rheum Dis, 2008, 67(7): 1034-1036.
42. Hoch JM, Mattacola CG, Medina McKeon JM, et al. Serum cartilage oligomeric matrix protein (sCOMP) is elevated in patients with knee osteoarthritis: a systematic review and meta-analysis. Osteoarthritis Cartilage, 2011, 19(12): 1396-1404.
43. Raja K, Dewan N. Efficacy of knee braces and foot orthoses in conservative management of knee osteoarthritis: a systematic review. Am J Phys Med Rehabil, 2011, 90(3): 247-262.
44. Mosher TJ, Zhang Z, Reddy R, et al. Knee articular cartilage damage in osteoarthritis: analysis of MR image biomarker reproducibility in ACRIN-PA 4001 multicenter trial. Radiology, 2011, 258(3): 832-842.
45. Wuermser LA, Achenbach SJ, Amin S, et al. What accounts for rib fractures in older adults? J Osteoporos, 2011; 2011: 457591.
46. Palvanen M, Kannus P, Niemi S, et al. Hospital-treated minimal-trauma rib fractures in elderly Finns: long-term trends and projections for the future. Osteoporosis International, 2004, 15(8): 649-653.
47. Barrett-Connor E, Nielson CM, Orwoll E, et al. Epidemiology of rib fractures in older men: Osteoporotic Fractures in Men (MrOS) prospective cohort study. British Medical Journal, 2010, 340: p. c1069.
48. González-Reimers E, Quintero-Platt G, Rodríguez-Rodríguez E, et al. Bone changes in alcoholic liver disease. World J Hepatol, 2015, 7(9): 1258-1264.
49. Raisz LG. Clinical practice. Screening for osteoporosis. N Engl J Med, 2005, 353(2): 164-171.
50. Miller PD, Siris ES, Barrett-Connor E, et al. Prediction of fracture risk in postmenopausal white women with peripheral bone densitometry: Evidence from the National Osteoporosis Risk Assessment. J Bone Miner Res, 2002, 17(12): 2222-2230.
51. Stone KL, Seeley DG, Lui LY, et al. BMD at multiple sites and risk of fracture of multiple types: long-term results from the Study of Osteoporotic Fractures. J Bone Miner Res, 2003, 18(11): 1947-1954.
52. Barnea Y, Kashtan H, Skornick Y, et al. Isolated rib fractures in elderly patients: mortality and morbidity. Canadian Journal of Surgery, 2002, 45(1): 43-46.
53. Papaioannou A, Kennedy CC, Ioannidis G, et al. The impact of incident fractures on health-related quality of life: 5 years of data from the

Canadian Multicentre Osteoporosis Study. Osteoporos Int, 2009, 20(5):703-714.

54. Melton LJ, 3rd, Gabriel SE, Crowson CS, et al. Cost-equivalence of different osteoporotic fractures. Osteoporos Int, 2003, 14(5): 383-388.
55. Melton LJ, 3rd, Crowson CS, O' Fallon WM. Fracture incidence in Olmsted County, Minnesota: comparison of urban with rural rates and changes in urban rates over time. Osteoporos Int, 1999, 9(1):29-37.
56. Sanders KM, Seeman E, Ugoni AM, et al. Age-and gender-specific rate of fractures in Australia: a population-based study. Osteoporos Int, 1999, 10(3):240-247.
57. Cooley H, Jones G. A population-based study of fracture incidence in-Southern Tasmania: lifetime fracture risk and evidence for geographic variations within the same country. Osteoporos Int, 2001, 12(2):124-130.
58. Longhino V, Bonora C, Sansone V. The management of sacral stress fractures: current concepts. Clin Cases Miner Bone Metab, 2011, 8(3):19-23.
59. Lui TH, Ip K, Chow HT. Comparison of radiologic and arthroscopic diagnoses of distal tibiofibular syndesmosis disruption in acute ankle fracture. Arthroscopy, 2005, 21(11):1370.
60. Jenkinson RJ, Sanders DW, Macleod MD, et al. Intraoperative diagnosis of syndesmosis injuries in external rotation ankle fractures. J Orthop Trauma, 2005, 19(9):604-609.
61. Vinay G, Zile K, Rakesh G, et al. Bilateral traumatic patellar fracture: a case report and review of literature. Chin J Traumatol, 2012, 15(3): 188-191.
62. Black DM, Cummings SR, Karpf DB, et al. Randomised trial of effect of alendronate on risk of fracture in women with existing vertebral fractures: Fracture Intervention Trial Research Group. Lancet, 1996, 348(9041):1535-1541.
63. Bone HG, Hosking D, Devogelaer JP, et al. Ten years' experience with alendronate for osteoporosis in postmenopausal women. N Engl J Med, 2004, 350(12):1189-1199.
64. Neviaser AS, Lane JM, Lenart BA, et al. Low-energy femoral shaft fractures associated with alendronate use. J Orthop Trauma, 2008, 22(5):346-350.
65. Kwek EBK, Goh SK, Koh JBS, et al. An emerging pattern of subtrochanteric stress fractures: a long-term complication of alendronate therapy? Injury, 2008, 39(2):224-231.
66. Girgis CM, Seibel MJ. Atypical femur fractures: a review of the evidence and its implication to clinical practice. Ther Adv Musculoskelet Dis, 2011, 3(6):301-314.
67. Goh SK, Yang KY, Koh JS, et al. Subtrochanteric insufficiency fractures in patients on alendronate therapy: a caution. J Bone Joint Surg Br, 2007, 89(3):349-353.
68. Sayed-Noor AS, Sjoden GO. Subtrochanteric displaced insufficiency fracture after long-term alendronate therapy: a case report. Acta Orthop, 2008, 79(4):565-567.
69. Lenart BA, Lorich DG, Lane JM. Atypical fractures of the femoral diaphysis in postmenopausal women taking alendronate. N Engl J Med, 2008, 358:1304-1306.
70. Cheung RKH, Leung KK, Lee KC, et al. Sequential non-traumatic femoral shaft fractures in a patient on long-term alendronate. Hong Kong Med J, 2007, 13(6):485-489.
71. Schneider JP. Should bisphosphonates be continued indefinitely? An unusual fracture in a healthy woman on long-term alendronate. Geriatrics, 2006, 61:31-33.
72. Capeci CM, Tejwani NC. Bilateral low-energy simultaneous or sequential femur fractures in patients on long-term alendronate therapy. J Bone Joint Surg Am, 2009, 91(11):2556-2561.
73. Visekruna M, Wilson D, McKiernan FE. Severely suppressed bone turnover and atypical skeletal fragility. J Clin Endocrinol Metab, 2008, 93(8):2948-2952.
74. Mashiba T, Mori S, Burr DB, et al. The effects of suppressed bone remodeling by bisphosphonates on microdamage accumulation and degree of mineralization in the cortical bone of a dog rib. J Bone Miner Metab, 2005, 23:36-42.
75. Armamento-Villareal R, Napoli N, Panwar V, et al. Suppressed bone turnover during alendronate therapy for high-turnover osteoporosis. N Engl J Med, 2006, 355:2048-2050.
76. Krestan C, Hojreh A. Imaging of insufficiency fractures. Eur J Radiol, 2009, 71(3):398-405.
77. Bush LA, Chew FS. Subtrochanteric femoral insuffiency fracture in woman on bisphosphonate therapy for glucocorticoid-induced osteoporosis. Radiol Case Rep, 2016, 4(1):261.
78. Bush LA, Chew FS. Subtrochanteric femoral insuffiency fracture following bisphosphonate therapy for osseous metastases. Radiol Case Rep, 2015, 3(4):232.
79. Girgis CM, Seibel MJ. Atypical femur fractures: a review of the evidence and its implication to clinical practice. Ther Adv Musculoskelet Dis, 2011, 3(6):301-314.
80. Abrahamsen B, Eiken P, Eastell R. Subtrochanteric and diaphyseal femur fractures in patients treated with alendronate: A register-based national cohort study. J Bone Miner Res, 2009, 24(6):1095-1102.
81. Birmingham P, McHale KA. Treatment of subtrochanteric and ipsilateral femoral neck fractures in an adult with osteopetrosis. Clin Orthop Relat Res, 2008, 466(8):2002-2008.
82. Black DM, Kelly M, Genant H, et al. Bisphosphonates and fractures of the subtrochanteric or diaphyseal femur. N Engl J Med, 2010, 362(19):1761-1771.
83. Boskey A, Lane JM, Rebolledo B, et al. Reduced matrix heterogeneity with bisphosphonate treatment in postmenopausal women with proximal femoral fractures. Toronto: American Society of Bone and Mineral Research Meeting, 2010.
84. Girgis CM, Sher D, Seibel MJ. Atypical femoral fractures and bisphosphonate use. N Engl J Med, 2010, 362(19):1848-1849.
85. Girgis CM, Seibel MJ. Bisphosphonate use and femoral fractures in older women. JAMA, 2011, 305(20):2068.
86. Giusti A, Hamdy NAT, Papapoulos SE. Atypical fractures of the femur and bisphosphonate therapy: A systematic review of case/case series studies. Bone, 2010, 47:169-180.
87. Ing-Lorenzini K, Desmeules J, Plachta O, et al. Low-energy femoral fractures associated with the long-term use of bisphosphonates: A case series from a Swiss university hospital. Drug Saf, 2009, 32:775-785.
88. Isaacs JD, Shidiak L, Harris IA, et al. Femoral insufficiency fractures associated with prolonged bisphosphonate therapy. Clin Orthop Relat Res, 2010, 468(12):3384-3392.

89. Kim SY, Schneeweiss S, Katz JN, et al. Oral bisphosphonates and risk of subtrochanteric or diaphyseal femur fractures in a population-based cohort. J Bone Miner Research, 2011, 26(5): 993-1001.
90. Koh JSB, Goh SK, Png MA, et al. Distribution of atypical fractures and cortical stress lesions in the femur: Implications on pathophysiology. Singapore Med, 2011, 52: 77-79.
91. Saltvedt I, Prestmo A, Einarsen E, et al. Development and delivery of patient treatment in the Trondheim Hip Fracture Trial. A new geriatric in-hospital pathway for elderly patients with hip fracture. BMC Res Notes, 2012, 5(1): 355.
92. Bateman L, Vuppala S, Porada P, et al. Medical management in the acute hip fracture patient: a comprehensive review for the internist. Ochsner J, 2012, 12(2): 101-110.
93. Pivec R, Johnson AJ, Mont MA. Results of total hip arthroplasty in patients who have rapidly progressive hip disease: a systematic review of the literature. Expert Rev Med Devices, 2012, 9(3): 257-262.
94. Sayeed SA, Mont MA, Costa CR, et al. Early outcomes of sequentially cross-linked thin polyethylene liners with large diameter femoral heads in total hip arthroplasty. Bull NYU Hosp Jt Dis, 2011, 69(1): S90-94.
95. Riggs BL, Parfitt AM J. Drugs used to treat osteoporosis: the critical need for a uniform nomenclature based on their action on bone remodeling. Bone Miner Res, 2005, 20(2): 177-184.
96. Vescini F, Grimaldi F. PTH 1-84: bone rebuilding as a target for the therapy of severe osteoporosis. Clin Cases Miner Bone Metab, 2012, 9(1): 31-36.
97. Cheng ML, Gupta V. Teriparatide-Indications beyond osteoporosis. Indian J Endocrinol Metab, 2012, 16(3): 343-348.
98. Miller PD. A review of the efficacy and safety of denosumab in postmenopausal women with osteoporosis. Ther Adv Musculoskelet Dis, 2011, 3(6): 271-282.
99. Kim KH, Kuh SU, Chin DK, et al. Kyphoplasty versus vertebroplasty: restoration of vertebral body height and correction of kyphotic deformity with special attention to the shape of the fractured vertebrae. J Spinal Disord Tech, 2012, 25(6): 338-344.
100. Kim KH, Kuh SU, Chin DK, et al. Kyphoplasty versus vertebroplasty: restoration of vertebral body height and correction of kyphotic deformity with special attention to the shape of the fractured vertebrae. J Spinal Disord Tech, 2012, 25(6): 338-344.
101. Eom KS, Kim TY. Percutaneous vertebroplasty-induced adjacent vertebral compression fracture. Pain Physician, 2012, 15(4): E527-532.
102. Zou J, Mei X, Zhu X, et al. The long-term incidence of subsequent vertebral body fracture after vertebral augmentation therapy: a systemic review and meta-analysis. Pain Physician, 2012, 15(4): E515-522.
103. Murthy NS. Imaging of stress fractures of the spine. Radiol Clin North Am, 2012, 50(4): 799-821.
104. Boswell S, Sather M, Kebriaei M, et al. Combined open decompressive laminectomy and vertebroplasty for treatment of thoracolumbar fractures retrospective review of 41 cases. Clin Neurol Neurosurg, 2012, 114(7): 902-906.
105. Heo DH, Choi JH, Kim MK, et al. Therapeutic efficacy of vertebroplasty in osteoporotic vertebral compression fractures with avascular osteonecrosis: a minimum 2-year follow-up study. Spine (Phila Pa 1976), 2012, 37(7): E423-429.
106. Radcliff K, Kepler CK, Rubin TA, et al. Does the load-sharing classification predict ligamentous injury, neurological injury, and the need for surgery in patients with thoracolumbar burst fractures?: Clinical article. J Neurosurg Spine, 2012, 16(6): 534-538.
107. Ramieri A, Domenicucci M, Cellocco P, et al. Neurological L5 burst fracture: posterior decompression and lordotic fixation as treatment of choice. Eur Spine J, 2012, 21(1): S119-122.
108. Kettler M, Kuhn V, Schieker M, et al. Do We need to include osteoporosis in today's classification of distal radius fractures? J Orthop Trauma, 2008, 22(8): S79-82.
109. Alshryda S, Shah A, Odak S, et al. Acute fractures of the scaphoid bone: Systematic review and meta-analysis. Surgeon, 2012, 10(4): 218-229.
110. Kasper DA, Meller MM. Lymphedema of the hand and forearm following fracture of the distal radius. Orthopedics, 2008, 31(2): 172.
111. Dionyssiotis Y, Dontas IA, Economopoulos D, et al. Rehabilitation after falls and fractures. J Musculoskelet Neuronal Interact, 2008, 8(3): 244-250.
112. Farrar NG, Al-Nammari SS, Ferguson C. Best Evidence Topic report. Bet4. Radial or dorsal backslab in colles' fractures. Emerg Med J, 2008, 25(4): 224.
113. Lee TC. Re-engineering Colles: form, function and fragility fractures. Surgeon, 2006, 4(1): 39-44.
114. Handoll HH, Huntley JS, Madhok R. Different methods of external fixation for treating distal radial fractures in adults. Cochrane Database Syst Rev, 2008, (1): CD006522.
115. Shin EK, Jupiter JB. Current concepts in the management of distal radius fractures. Acta Chir Orthop Traumatol Cech, 2007, 74(4): 233-246.
116. Handoll HH, Huntley JS, Madhok R. External fixation versus conservative treatment for distal radial fractures in adults. Cochrane Database Syst Rev, 2007, (3): CD006194.
117. Blakeney WG. Stabilization and treatment of Colles' fractures in elderly patients. Clin Interv Aging, 2010, 5: 337-344.
118. Verhaegen F, Degreef I, De Smet L. Evaluation of corrective osteotomy of the malunited distal radius on midcarpal and radiocarpal malalignment. J Hand Surg Am, 2010, 35(1): 57-61.
119. Handoll HH, Vaghela MV, Madhok R. Percutaneous pinning for treating distal radial fractures in adults. Cochrane Database Syst Rev, 2007, (3): CD006080.
120. Welting TJ, Caron MM, Emans PJ, et al. Inhibition of cyclooxygenase-2 impacts chondrocyte hypertrophic differentiation during endochondral ossification. Eur Cell Mater, 2011, 22(19): 420-437.
121. Dimitriou R, Jones E, McGonagle D, et al. Bone regeneration: current concepts and future directions. BMC Med, 2011, 9: 66.
122. Bates P, Ramachandran M. Basic Orthopaedic Sciences. The Stanmore Guide. London: Hodder Arnold, 2007.
123. Einhorn TA. The cell and molecular biology of fracture healing. Clin Orthop Relat Res, 1998, 355: S7-S21.
124. Audigé L, Griffin D, Bhandari M, et al. Path analysis of factors for delayed healing and nonunion in 416 operatively treated tibial shaft fractures. Clin Orthop Relat Res, 2005, 438: 221-232.

125. Aronson J. Limb-lengthening, skeletal reconstruction, and bone transport with the Ilizarov method. J Bone Joint Surg Am, 1997, 79(8): 1243-1258.
126. Green SA, Jackson JM, Wall DM, et al. Management of segmental defects by theIlizarov intercalary bone transport method. Clin Orthop Relat Re, 1992, 280: 136-142.
127. Giannoudis PV, Dinopoulos H, Tsiridis E. Bone substitutes: an update. Injury, 2005, 36(Suppl 3): S20-S27.
128. Giannoudis PV, Einhorn TA. Bone morphogenetic proteins in musculoskeletal medicine. Injury, 2009, 40(Suppl 3): S1-S3.
129. Masquelet AC, Begue T. The concept of induced membrane for reconstruction of long bone defects. Orthop Clin North Am, 2010, 41(1): 27-37.
130. Busse JW, Bhandari M, Kulkarni AV, et al. The effect of low-intensity pulsed ultrasound therapy on time to fracture healing: a meta-analysis. CMAJ, 2002, 166(4): 437-441.
131. Schofer MD, Block JE, Aigner J, et al. Improved healing response in delayed unions of the tibia with low-intensity pulsed ultrasound: results of a randomized sham-controlled trial. BMC Musculoskelet Disord, 2010, 11: 229.
132. Walker NA, Denegar CR, Preische J. Low-intensity pulsed ultrasound and pulsed electromagnetic field in the treatment of tibial fractures: a systematic review. J Athl Train, 2007, 42(4): 530-535.
133. Salgado AJ, Coutinho OP, Reis RL. Bone tissue engineering: state of the art and future trends. Macromol Biosci, 2004, 4(8): 743-765.
134. Rose FR, Oreffo RO. Bone tissue engineering: hope vs hype. Biochem Biophys Res Commun, 2002, 292(1): 1-7.
135. Coughlin MJ, Grimes JS, Kennedy MP. et al. hydroxyapatite bone graft substitute in hindfoot surgery. Foot Ankle Int, 2006, 27(1): 19-22.
136. Walker NA, Denegar CR, Preische J. Low-intensity pulsed ultrasound and pulsed electromagnetic field in the treatment of tibial fractures: a systematic review. J Athl Train, 2007, 42(4): 530-535.
137. Raschke M, Oedekoven G, Ficke J, et al. The monorail method for segment bone transport. Injury, 1993, 24(Suppl 2): S54-61.
138. Bacher JD, Schmidt RE. Effects of autogenous cancellous 17. bone on healing of homogenous cortical bone grafts. J Small Anim Pract, 2008, 21(4): 235-245.
139. Laurencin C, Khan Y, El-Amin SF. Bone graft substitutes. Expert Rev Med Devices, 2006, 3(1): 49-57.
140. Pollock R, Alcelik I, Bhatia C, et al. Donor site morbidity following iliac crest bone harvesting for cervical fusion: a comparison between minimally invasive and open techniques. Eur Spine J, 2008, 17(6): 845-852.
141. Khan SN, Cammisa FP Jr, Sandhu HS, et al. The biology of bone grafting. J Am Acad Orthop Surg, 2005, 13(1): 77-86.
142. Sen MK, Miclau T. Autologous iliac crest bone graft: Should 11. it still be the gold standard for treating nonunions? Injury, 2007, 38(Suppl 1): S75-S80.
143. Wang JC, Alanay A, Mark D, et al. A comparison of commercially available demineralized bone matrix for spinal fusion. Eur Spine J, 2007, 16: 1233-1240.
144. McKee MD. Management of segmental bony defects: the role of osteoconductive orthobiologics. J Am Acad Orthop Surg, 2006, 14(10): S163-167.
145. Habibovic P, de Groot K. Biomaterials-properties and relevance in bone repair. J Tissue Eng Regen Med, 2007, 1(1): 25-32.
146. Monteiro MC, Wdziekonski B, Villageois P, et al. Commitment of mouse embryonic stem cells to the adipocyte lineage requires retinoic acid receptor beta and active GSK3. Stem Cells Dev, 2009, 18(3): 457-463.
147. Martin CH, Kaufman DS. Synergistic use of adult and 75. embryonic stem cells to study human hematopoiesis. Curr Opin Biotechnol, 2005, 16(5): 510-515.
148. Bibbo C, Patel DV. The effect of demineralized bone matrix-57. calcium sulfate with vancomycin on calcaneal fracture healing and infection rates: a prospective study. Foot Ankle Int, 2006, 27(7): 487-493.
149. Sempuku T, Ohgushi H, Okumura M, et al. Potential of allogeneic rat marrow cells in porous hydroxyapatite ceramics: a histological study. J Orthop Res, 2005, 14: 907-913.
150. Koga H, Engebretsen L, Brinchmann JE, et al. Mesenchymal stem cell-based therapy for cartilage repair: a review. Knee Surg Sports Traumatol Arthrosc, 2009, 17(11): 1289-1297.
151. Dallari D, Savarino L, Stagni C, et al. Fornasari PM, et al. Enhanced tibial osteotomy healing with use of bone grafts supplemented with platelet gel or platelet gel and bone marrow stromal cells. J Bone Joint Surg Am, 2007, 89(11): 2413-2420.
152. Kaito T, Myoui A, Takaoka K, et al. Potentiation of the activity of bone morphogenetic protein-2 in bone regeneration by a PLA-PEG/hydroxyapatite composite. Biomaterials, 2005, 26: 73-79.
153. Robey PG. Stem cells near the century mark. J Clin Invest, 2000, 105(11): 1489-1491.
154. Hak DJ. The use of osteoconductive bone graft substitutes in orthopaedic trauma. J Am Acad Orthop Surg, 2007, 15(9): 525-536.
155. Motomiya M, Ito M, Takahata M, et al. Effect of hydroxyapatite porous characteristics on healing outcomes in rabbit posterolateral spinal fusion model. Eur Spine J, 2007, 16(12): 2215-2224.
156. Kaito T, Mukai Y, Nishikawa M, et al. Myoui A. Dual hydroxyapatite composite with porous and solid parts: experimental study using canine lumbar interbody fusion model. J Biomed Mater Res B Appl Biomater, 2006, 78: 378-384.
157. Hing KA, Wilson LF, Buckland T. Comparative performance of three ceramic bone graft substitutes. Spine J. 2007, 7(4): 475-490.
158. Nandi SK, Ghosh SK, Kundu B, et al. Evaluation of new porous-tricalcium phosphate ceramic as bone substitute in goat model. Small Rumin Res, 2008, 75: 144-153.
159. Zhang M, Wang K, Shi Z, et al. Osteogenesis of the construct combined BMSCs with-TCP in rat. J Plast Reconstr Aesthet Surg, 2010, 63(2): 227-232.
160. Nandi SK, Kundu B, Datta S, et al. The repair of segmental bone defects with porous bioglass: an experimental study in goat. Res Vet Sci, 2009, 86(1): 162-173.
161. Krebs J, Ferguson SJ, Bohner M, et al. Clinical measurements of cement injection pressure during vertebroplasty. Spine, 2005, 30: E118-122.
162. Kasperk C, Hillmeier J, Noldge G, et al. Treatment of painful vertebral fractures by kyphoplasty in patients with primary osteoporosis: a

prospective nonrandomized controlled study. J Bone Miner Res. 2005,20:604-612.

163. Maeda ST,Bramane CM,Taga R,et al. Evaluation of surgical cavities filled with three types of calcium sulfate. J Appl Oral Sci,2007,15(5):416-419.

164. Peters CL,Hines JL,Bachus KN,et al. Biological effects of calcium sulfate as a bone graft substitute in ovine metaphyseal defects. J Biomed Mater Res A,2006,76(3):456-462.

165. Park JK,Yeom J,Oh EJ,et al. Guided bone regeneration by poly(lactic-co-glycolic acid) grafted hyaluronic acid bi-layer films for periodontal barrier applications. Acta Biomater,2009,5:3394-3403.

第6篇各章节参考文献请扫二维码

第6篇 扩展资源

扩展资源名称及二维码	内容
扩展资源39 骨骼生理 	39.1 骨发育与骨成熟 39.2 骨结构与骨功能 39.3 骨构塑与骨重建 39.4 骨有机质 39.5 骨矿物质 39.6 骨组织细胞 39.7 病史询问与物理检查 39.8 骨组织形态计量
扩展资源40 其他继发性骨质疏松症 	40.1 肌肉-骨骼单位 40.2 家族性骨质疏松症 40.3 营养素缺乏性骨质疏松症 40.4 失用性骨质疏松症 40.5 内分泌代谢疾病所致的骨质疏松症 40.6 系统性疾病所致的骨质疏松症 40.7 药物相关性骨质疏松症 40.8 肿瘤相关性骨病
扩展资源41 其他佝偻病与骨质软化症 	41.1 慢性酸中毒性骨病 41.2 Mazabraud 综合征 41.3 低磷酸酶症 41.4 高磷酸酶症 41.5 磷酸盐肾病 41.6 肾移植后骨病
扩展资源42 其他骨质硬化症 	42.1 致密性成骨不全症 42.2 硬化性骨狭窄与 van Buchem 病 42.3 肢骨纹状肥大症 42.4 全身性脆性骨硬化症 42.5 颅缝早闭综合征 42.6 骨化性肌炎 42.7 进行性骨化性纤维结构不良症 42.8 进行性骨化性异位增殖症 42.9 婴幼儿泛发型动脉钙化症 42.10 肿瘤性骨质硬化症 42.11 瘤样钙化症 42.12 局限性骨质硬化症 42.13 神经源性异位骨化与异位钙化

扩展资源43　骨生物力学与骨坏死

43.1　骨生物力学
43.2　骨微结构与骨微损伤
43.3　骨坏死与骨溶解

扩展资源44　骨关节疾病

44.1　关节与关节软骨
44.2　骨关节病
44.3　骨-关节发育不良综合征
44.4　肢端骨发育不全综合征

扩展资源45　口腔颌面代谢性骨病

45.1　口腔颌面发育
45.2　口腔颌面发育异常
45.3　系统疾病的口腔颌面表现

附录一

氨基酸名称及代码一览表

（构成蛋白质的 20 种氨基酸按其极性和带电性质分为若干类型）

分类	名称	英文名称	三字母缩写	单字母代号	结构式	等电点
脂肪族氨基酸	甘氨酸	glycine	Gly	G	H $H_2N—C—H$ COOH	5.97
	丙氨酸	alanine	Ala	A	H $H_2N—C—CH_3$ COOH	6.00
	缬氨酸	valine	Val	V	H $H_2N—C—CH(CH_3)(CH_3)$ COOH	5.96
	亮氨酸	leucine	Leu	L	H $H_2N—C—CH_2—CH(CH_3)(CH_3)$ COOH	5.98
	异亮氨酸	isoleucine	Ile	I	H $H_2N—C—CH(CH_3)(CH_2—CH_3)$ COOH	6.02
亚氨基酸	脯氨酸	proline	Pro	P	H NH — CH_2 C COOH CH_2 — CH_2	6.30
芳香族氨基酸	苯丙氨酸	phenylalanine	Phe	F	H $H_2N—C—CH_2—C_6H_5$ COOH	5.48
	色氨酸	tryptophan	Trp	W	H $H_2N—C—CH_2$—(吲哚基, N) COOH	5.89
	酪氨酸	tyrosine	Tyr	Y	H $H_2N—C—CH_2—C_6H_4—OH$ COOH	5.66

续表

分类	名称	英文名称	三字母缩写	单字母代号	结构式	等电点
羟基氨基酸	丝氨酸	serine	Ser	S	$H_2N-\underset{COOH}{\overset{H}{C}}-CH_2OH$	5.68
	苏氨酸	threonine	Thr	T	$H_2N-\underset{COOH}{\overset{H}{C}}-\overset{OH}{CH}-CH_3$	5.60
含硫氨基酸	半胱氨酸	cysteine	Cys	C	$H_2N-\underset{COOH}{\overset{H}{C}}-CH_2-SH$	5.07
	蛋氨酸	methionine	Met	M	$H_2N-\underset{COOH}{\overset{H}{C}}-CH_2-CH_2-S-CH_3$	5.74
酰胺酸氨基酸	天门冬酰胺	asparagine	Asn	N	$H_2N-\underset{COOH}{\overset{H}{C}}-CH_2-\overset{O}{\overset{\Vert}{C}}-NH_2$	5.41
	谷氨酰胺	glutamine	Gln	Q	$H_2N-\underset{COOH}{\overset{H}{C}}-CH_2-CH_2-\overset{O}{\overset{\Vert}{C}}-NH_2$	5.65
酸性氨基酸	天门冬氨酸	aspartic acid	Asp	D	$H_2N-\underset{COOH}{\overset{H}{C}}-CH_2-COOH$	2.97
	谷氨酸	glutamic acid	Glu	E	$H_2N-\underset{COOH}{\overset{H}{C}}-CH_2-CH_2-COOH$	3.22
碱性氨基酸	组氨酸	histidine	His	H	$H_2N-\underset{COOH}{\overset{H}{C}}-CH_2-$ (HN, N)	7.59
	赖氨酸	lysine	Lys	K	$H_2N-\underset{COOH}{\overset{H}{C}}-CH_2-CH_2-CH_2-CH_2-NH_2$	9.74
	精氨酸	arginine	Arg	R	$H_2N-\underset{COOH}{\overset{H}{C}}-CH_2-CH_2-CH_2-NH-C\genfrac{}{}{0pt}{}{NH_2}{NH}$	10.76

（盛志峰 谢辉）

附录二

常见激素及其代谢物检测项目正常参考值

(一) 下丘脑-垂体激素

激素	英文与缩写	正常参考值
促肾上腺皮质激素释放激素	corticotropin(ACTH)-releasing hormone,CRH	脐血 (208±22)pg/ml 血浆 足月妊娠时(456±71)pg/ml 男性,非孕者(1.5±0.2)pmol/L 孕妇(360±35)pmol/L
促肾上腺皮质激素释放激素结合蛋白	CRH-binding protein,CRH-BP	血清 女性青年(145±7.0)ng/ml 男性青年(99±6.0)ng/ml
泌乳素	prolactin,PRL	血清 男性 2.7~17.0μg/L 女性 3.3~24.5μg/L 卵泡期小于 23μg/L 黄体期 5~40μg/L 妊娠头 3 个月<80μg/L 妊娠中期 3 个月<160μg/L 妊娠末期 3 个月<400μg/L
生长激素	growth hormone,GH	血清 新生儿 3.0~40μg/L 儿童<20μg/L 成人:男<2.0μg/L 女<5.0μg/L 分泌率 1000~2000μg/d
生长激素释放激素	growth hormone releasing hormone,GRH	RIA 法(10.3±4.1)ng/L
促肾上腺皮质激素	adrenocorticotropin,ACTH, corticotropin	血清 上午 8 时血清 1.1~11.0pmol/L(30pg/ml) 下午 10 时血清 1.76pmol/L(8.0pg/ml) 新生儿清晨 13.9pmol/L(63pg/ml) 分泌率 25~50μg/d (50IU=0.25mg ACTH 活性肽)
抗利尿激素(精氨酸加压素)	antidiuretic hormone,ADH; arginine vasopressin,AVP	血清 0.5~1.5ng/L(1~5mU/L) 尿 10~60mU/L
促甲状腺激素	thyroid stimulating hormone,thyrotropin,TSH	血清 RIA 法 0~10mU/L sTSH 0.4~3.0mU/L 或 0.6~5.5mU/L uTSH 0.5~5.0mU/L 新生儿 <20mU/L
催产素	oxytocin,OT	<3.2mIU/L
卵泡刺激素	follicle-stimulating hormone,FSH	正常成人(血清):5.0~25IU/L(男性) 青春发育期(血清,女性) Tanner 1 0.9~5.1IU/L Tanner 2 1.4~7.0IU/L Tanner 3 2.4~7.7IU/L Tanner 4 1.5~11.2IU/L 月经周期(血清) 卵泡期 3.2~10IU/L 排卵期 7.5~20IU/L 黄体期 1.3~11IU/L 月经期 1.7~12.1IU/L

续表

激素	英文与缩写	正常参考值
黄体生成素	luteilizing hormone, LH	正常成人(血清)13~60IU/L(男性) 青春发育期(血) Tanner 1 1.8~9.2IU/L Tanner 2 2.0~16.6IU/L Tanner 3 5.6~13.6IU/L Tanner 4 7.0~14.4IU/L 月经周期(血清) 卵泡期 5.0~30IU/L 排卵期 75~150IU/L 黄体期 3~30IU/L 月经期 30~130IU/L

（二）甲状腺激素

激素	英文与缩写	正常参考值
三碘甲腺原氨酸总量	total triiodothyronine, total T_3, TT_3	血清 RIA 法 1.8~2.9nmol/L (115~190ng/dl) ICMA 法 0.7~2.1nmol/L 尿液 (2.9±0.5)μg/d [(2.0±4.5)μg/d]
四碘甲腺原氨酸总量，甲状腺素总量	total tetraiodothyronine, total thyroxine, total T_4, TT_4	血清 RIA 法 65~156nmol/L (5~12μg/dl) ICMA 法 58.1~154.8nmol/L (4.5~11.9μg/dl) 尿液 (8.3±2.2)μg/d [(4.3~12.7)μg/d] 0.2~0.8nmol/L 羊水 20 周前 0.24μg/dl(3.1nmol/L) 足月妊娠 0.64μg/dl(8.3nmol/L) (13~53ng/dl)
反-三碘甲腺原氨酸，反-T_3	reverse T_3, rT_3	血清 0.2~0.8nmol/L(13~53ng/dl)
游离三碘甲腺原氨酸，游离 T_3	free T_3, FT_3	血清 RIA 法 3.0~9.0pmol/L (0.19~0.58ng/dl) ICMA 法 2.1~5.4pmol/L (0.14~0.35ng/dl) 羊水 1.37~2.01pg/dl (0.02~0.03pmol/L)
游离四碘甲腺原氨酸，游离 T_4	free T_4, FT_4	血清 RIA 法 9.0~25pmol/L (0.7~1.9ng/dl) ICMA 法 9.0~23.9pmol/L (0.7~1.8ng/dl)
游离甲状腺素指数	free thyroxine index, FT_4I	血清 2.23~14.0
甲状腺球蛋白	thyroglobulin, Tg	血清 <50ng/ml(50μg/L)
甲状腺素转运蛋白（前白蛋白）	transthyretin, prealbumin	血清 2~5 个月 14.0~33.0mg/dl 6~11 个月 12.0~27.0mg/dl 12~17 个月 11.0~26.0mg/dl 18~23 个月 14.0~24.0mg/dl 24~36 个月 11.0~26.0mg/dl 3~5 岁 9.1~33.0mg/dl 6~8 岁 15.3~45.5mg/dl 9~11 岁 16.0~47.6mg/dl 12~16 岁 19.0~50.0mg/dl 成人 18.0~88.0mg/dl

续表

激素	英文与缩写	正常参考值
甲状腺素结合球蛋白	thyroxine-binding globulin,TBG	血清 260nmol/L(15μg/ml) 最大结合力 11~27mg/L (平均 20mg/L) 羊水 0. 3mg/dl(3. 0mg/L)
降钙素	calcitonin,CT	血清 男<36pg/ml 女<17pg/ml
尿碘	urine iodine	尿 >100μg/(d·L)

（三）肾上腺激素

激素	英文与缩写	正常参考值
皮质醇	cortisol	血清 8:00 210~342nmol/L 4:00 77~181nmol/L 0:00 64~130nmol/L 基础值 400nmol/L 唾液 <7. 5nmol/L(0. 27μg/dl,午夜) <27. 6nmol/L(1. 0μg/dl,清晨) 尿液(游离) 27. 6~276nmol/24h(60±30)μg/d (10~100μg/24h)
皮质素	cortisone	血清 76nmol/L
皮质酮	corticosterone	血清 12nmol/L
11-脱氧皮质酮	11-deoxyprogesterone	血清 1. 4nmol/L
孕酮	progesterone	血清 男:成人<3. 2nmol/L 女:卵泡期 0. 6~1. 9nmol/L 排卵期:20. 8~103. 0nmol/L
醛固酮	aldosterone,ALD	血浆 RIA 法 男性卧位 (79±34)pg/ml 女性卧位 (92±40)pg/ml 男性立位 (194±64)pg/ml 女性立位 (228±89)pg/ml 尿 ALD 总量 1. 0~8. 0μg/d 尿游离 ALD 0. 07~0. 40μg/d 尿 (2. 9±1. 4)μg/d(男性) (2. 5±1. 3)μg/d(女性)
雄烯二酮	androstenedione	血清: 男:(3. 74±0. 88)nmol/L 女:(5. 28±1. 33)nmol/L
二氢睾酮	dihydrotestosterone	成人: 男:(2. 0±10. 2)nmol/L 女:(0. 34±1. 4)nmol/L
皮质醇结合球蛋白	cortisol-binding globulin	血清 35~40μg/L
游离皮质醇	free cortisol	尿液 10~100μg/d(28~276nmol/d)
四氢皮质醇	tetrahydrocortisol,THF	尿液 1. 4~4. 1μmol/d
17-羟皮质类固醇	17-hydroxycorticosteroids,17-OHCS	尿 男性 8. 2~276μmol/d 女性 5. 5~22. 0μmol/d
17-生酮类固醇	17-ketogenic steroids,17-KGS	尿 男性 17~78μmol/d 女性 10~51μmol/d
17-酮皮质类固醇	17-ketosteroids,17-KS	尿 男性 27~78μmol/L (8. 0~23mg/d) 女性 21~51μmol/L (6. 0~15mg/d)
多巴胺	dopamine,DA	血清 165~330pmol/L(25~50pg/ml)
间甲肾上腺素	metanephrine	血清 (6. 5±0. 55)nmol/L

续表

激素	英文与缩写	正常参考值
儿茶酚胺总量	total catecholamine, CA	尿　<650mmol/d
儿茶酚胺组分	catecholamine component	24h 尿 去甲肾上腺素　0~100μg/d(0~59nmol/d) 肾上腺素　0~15μg/d(0~82nmol/d) 多巴胺　65~400μg/d(424~2612nmol/d)
游离儿茶酚胺	free catecholamine	血浆 去甲肾上腺素　104~548pg/ml(615~3240pmol/L) 肾上腺素　<88pg/ml(<480pmol/L) 多巴胺　<136pg/ml(<888pmol/L)
去甲-3-甲氧肾上腺素	normetanephrine	24h 尿　(1. 2±0. 1)ng/ml[(6. 6±0. 55)nmol/L]
总甲基肾上腺素	MN+NMN	尿　<7. 0μmol/d(<1. 3mg/d)
香草扁桃酸	vanilmandelic acid, VMA	尿　2. 0~6. 0mg/d <35μmol/d(<7. 0mg/d)
肾上腺髓质素	adrenomedullin, AM	血清　(7. 9±3. 0)fmol/ml 成年女性　(28. 4±2. 53)pg/ml (19. 0~40. 6pg/ml) 妊娠期峰值　(37 840±197. 3)pg/ml (伴高血压) (1386. 0±101. 8)pg/ml(正常妊娠) 脐血　(115±13. 0)pg/ml 胎盘血(145±18. 0)pg/ml
去甲肾上腺素	noradrenaline, NA; norepinephrine, NE	血清　0. 6~2. 0nmol/L (100~350pg/ml) 尿　20~40μg/d
肾上腺素	adrenaline, A; epinephrine, E	血清　100~275pmol/L (20~50pg/ml) 尿　1. 5~1. 8μg/d

(四) 性腺激素

激素	英文与缩写	正常参考值
卵泡刺激素	follicle-stimulating hormone, FSH	正常成人(血清):5. 0~25IU/L(男性) 青春发育期(血清,女性) Tanner 1　0. 9~5. 1IU/L Tanner 2　1. 4~7. 0IU/L Tanner 3　2. 4~7. 7IU/L Tanner 4　1. 5~11. 2IU/L 月经周期(血清) 卵泡期　3. 2~10IU/L 排卵期　7. 5~20IU/L 黄体期　1. 3~11IU/L 月经期　1. 7~12. 1IU/L
黄体生成素	luteilizing hormone, LH	正常成人(血清)13~60IU/L(男性) 青春发育期(血) Tanner 1　1. 8~9. 2IU/L Tanner 2　2. 0~16. 6IU/L Tanner 3　5. 6~13. 6IU/L Tanner 4　7. 0~14. 4IU/L 月经周期(血清) 卵泡期　5. 0~30IU/L 排卵期　75~150IU/L 黄体期　3~30IU/L 月经期　30~130IU/L

续表

激素	英文与缩写	正常参考值
雌激素总量	total estrogens,TE	血清 男性 40~115ng/L 女性 61~437ng/L 孕妇 700~30 000ng/L 尿 男性 5.0~25μg/d 女性 5.0~100μg/d 孕妇 45 000μg/d
雌酮	estrone,E	血清 男性 111~629pmol/L 女性 74~550pmol/L 尿 男性 11~30nmol/d 女性 41~115nmol/d
硫酸雌酮	estrone sulfonate	男性(成年) 600~2500pmol/L 女性 卵泡期 700~3600pmol/L 黄体期 1100~7300pmol/L 绝经后期 130~1200pmol/L
雌二醇	estradiol,E_2	血清 成年女性 110~367pmol/L(30~100pg/ml) 成年男性 29~132pmol/L(8~36pg/ml) 青春发育期(血清) Tanner 1 <3.7pmol/L(1.0pg/ml) Tanner 2 2~136pmol/L(7~37pg/ml) Tanner 3 33~217pmol/L(9~58pg/ml) Tanner 4 37~573pmol/L(10~156pg/ml) 月经周期(血) 卵泡期 37~330pmol/L (10~90pg/ml) 黄体期 180~880pmol/L (50~240pg/ml) 排卵期 370~1840pmol/L (100~500pg/ml) 绝经期 37~110pmol/L (10~30pg/ml)
雌三醇总量	total estriol,E_3	男性,未孕妇女: 血清<7.0nmol/L 尿液 2.77~38.0nmol/d
游离雌三醇	free estriol,FE_3	血清 妊娠后期 12.12nmol/L (3.5~34.0μg/d) 尿液 妊娠中期 0.4~4.6nmol/L
去氢异雄酮	dehydroepiandrosterone,DHEA	血清 成年男性 1.72~4.2ng/ml(5.9~14.6nmol/L) 成年女性 2.0~5.2ng/ml(6.9~18.0nmol/L) 青春发育期(血) Tanner 1 0.6~10.0nmol/L(19~302ng/dl) Tanner 2 1.6~66.0nmol/L(45~1904ng/dl) Tanner 3 4.3~60nmol/L(125~1730ng/dl) Tanner 4 5.3~46nmol/L(153~1320ng/dl)
雄烯二酮	androstenedione	血清 成人男性 (107±25)ng/dl[(3.74±0.88)nmol/L] 成人女性 (151±38)ng/dl[(5.28±1.33)nmol/L] 1~6个月 0.17~1.22μmol/L 6~12个月 0.17~0.87μmol/L 1~2岁 0.35~0.70μmol/L 2~10岁 0.17~1.57μmol/L 10~12岁 0.87~2.79μmol/L 12~15岁 0.52~6.11μmol/L 15~17岁 1.92~10.50μmol/L

续表

激素	英文与缩写	正常参考值		
硫酸去氢异雄酮	dehydroepiandrosterone sulfate, DHEA-S	血清		
		成人男性	199~334μg/dl(5.2~8.7μmol/L)	
		成人女性	82~338μg/dl(2.1~8.8μmol/L)	
		绝经后女性	11~61μg/dl(0.3~1.6μmol/L)	
		1~5天	0.32~0.70μmol/L	
		1~6个月	0.45~1.49μmol/L	
		6~12个月	0.45~0.90μmol/L	
		1~2岁	0.45~0.54μmol/L	
		2~6岁	0.45~1.01μmol/L	
		6~10岁	0.22~3.78μmol/L	
		10~13岁	0.14~13.10μmol/L	
		13~17岁	0.95~14.45μmol/L	
17-羟孕酮	17-hydroxypnogesterone, 17-OHP	成人	卵泡期	0.45~2.10μmol/L
			黄体期	1.05~8.70μmol/L
			1~5天	2.46~12.6μmol/L
			1~6个月	0.60~5.70μmol/L
			6~12个月	1.75~4.05μmol/L
			1~2岁	0.90~1.05μmol/L
			2~6岁	0.60~1.50μmol/L
			6~10岁	0.60~1.20μmol/L
			10~13岁	0.60~1.80μmol/L
			13~17岁	1.05~11.30μmol/L
17-羟孕烯醇酮	17-hydroxypregrenolone	血清	男性、非孕妇女	0.9~10.5nmol/L
睾酮总量	total testosterone	成年男性		
		血清	(570±156)ng/dl[(20.0±5.5)nmol/L]	
		尿液	50~135μg/d(175~470nmol/d)	
		成年女性		
		血清	(59±22)ng/dl[(2.1±0.8)nmol/L]	
		尿液	2.0~12μg/d(7~42nmol/d)	
		绝经后	0.34~1.40nmol/L	
		1~6个月	0.03~0.07nmol/L	
		6~12个月	0.07~0.17nmol/L	
		1~8岁	0.17~0.35nmol/L	
		8~11岁	0.10~1.20nmol/L	
		11~13岁	0.35~1.40nmol/L	
		13~15岁	0.35~1.22nmol/L	
		15~18岁	0.17~1.40nmol/L	
游离睾酮	free testosterone	血清		
		男性	(7.9±2.3)ng/dl[(274±80)pmol/L]	
		女性	(0.31±0.07)ng/dl[(11±2)pmol/L]	

（五）内分泌胰腺激素与能量代谢激素

项目	英文与缩写	正常参考值		
胰岛素	insulin	血浆	空腹 4.0~16mU/L	
C-肽	C-peptide	血清	空腹 265~1324pmol/L	
前胰岛素原	proinsulin	血清	<0.2μg/L(<0.2ng/ml)	
胰高糖素	glucagon	血清	20~100μg/L	
瘦素	leptin	血清	男性(5.8±1.8)μg/L	
			女性(15.2±4.0)μg/L	
胰岛素样生长因子-1	insulin-like growth factor-1, IGF-1	血清	男性(197±15)ng/ml	
			女性(182±14)ng/ml	
胰岛素样生长因子-2	insulin-like growth factor-2, IGF-2	血清	男性(615±33)ng/ml	
			女性(536±35)ng/ml	
胰岛素样生长因子结合蛋白-3	insulin-like growth factor binding protein-3, IGFBP-3	血清	RIA 法	2.3~5.1mg/L
			IMRA 法	(3.27±0.14)mg/L
生长激素结合蛋白结合率	binding rate of GH-binding protein, GH-BP	血清	成人	11.3%±0.45%(与 GH 结合率)

（六）骨代谢激素与标志物

项目	英文与缩写	正常参考值
甲状旁腺素	parathyroid hormone,PTH	血清 PTH-C 100～470ng/L PTH_{84} 10～26ng/L PTH-N 8.0～24ng/L PTH-M 50～330ng/L
甲状旁腺素相关肽	parathyroid hormone-related peptide,PTH-rP	脐血 <0.2pmol/L 尿(C 末端肽)<0.4nmol/g 肌酐 血清 平均 37.0pmol/L (22.6～54.0pmol/L)
25-羟维生素 D_3	25-hydroxyvitamin D_3	血清 夏天 15～80ng/ml(37～200nmol/L) 冬天 14～42ng/ml(35～105nmol/L)
1α,25-双羟维生素 D_3	1α,25-dihydroxyvitamin D_3,1α,25-$(OH)_2D_3$	成人 22～59ng/ml(夏天) (18.9～65ng/ml)
骨钙素	osteocalcin,bone gla protein,BGP	血清 成人 (23.3±10.5)ng/ml <5 岁 (14.8±7.5)ng/ml 6～15 岁 (38.6±18.3)ng/ml 16～20 岁 (11.5±4.0)ng/ml 21～50 岁 (5.2±2.4)ng/ml 51～60 岁 (4.8±2.2)ng/ml >61 岁 (3.8±2.8)ng/ml
护骨素	osteoprotegerin,OPG	血清 5.1～130.0ng/ml
抗酒石酸酸性磷酸酶	tartrate acid phosphase,TRAP	血清 3.1～5.4IU/L(电泳法)
血清骨源性碱性磷酸酶(IRMA 法)	serum bone-specific ALP,B-ALP	男性 6.9～20.1ng/ml 女性 绝经前 4.6～14.3ng/ml 绝经后 7.3～22.4ng/ml
血清维生素 A	serum vitamin A	1～6 岁 20～43μg/dl 7～12 岁 26～49μg/dl 13～19 岁 26～72μg/dl 成人 38～98μg/dl 视黄醇 360～1200μg/dl
血清 katacalcin		<67pg/ml
尿胶原交联肽	serum collagen cross-links	
尿游离脱氧吡啶酚	urine free deoxypyrinoline(D-pyr)	男性 2.3～5.4nmol/mmol 肌酐 女性(绝经前) 3.0～7.4nmol/mmol 肌酐
尿游离吡啶酚	urine free pyridinoline(Pyr)	男性 12.8～25.6nmol/mmol 肌酐 女性 16.0～37.0nmol/mmol 肌酐
血清游离吡啶酚	scrum free pyridinoline(Pyr)	男性 (1.59±0.38)nmol/mmol 肌酐 女性 (1.55±0.26)nmol/mmol 肌酐
尿Ⅰ型胶原 C-末端前肽	urine C-telopeptide of collagen type Ⅰ	男性 (207±128)μg/mmol 肌酐 女性 绝经前(220±128)μg/mmol 肌酐 绝经后(363±160)μg/mmol 肌酐
尿Ⅰ型胶原 N-末端前肽	urine N-telopeptide of collagen type Ⅰ	男性 3.0～63nM BCE/mM 肌酐 女性 绝经前 5.0～65nM BCE/mM 肌酐 绝经后 17～188nM BCE/mM 肌酐

（七）其他激素或代谢产物

项目	英文与缩写	正常参考值
尿酸	uric acid	血清　男性　<416μmo/L(7mg/dl) 　　　女性(绝经后)　<317μmo/L(6mg/dl) 尿液　2.38~5.95mmol/d(400~1000mg/d)
心钠素,心房利钠肽	atrial natriuretic peptide, ANP	血清　30~180ng/L
前列腺素 A_2	prostaglandin A_2, PGA_2	血清　男性(2.01±0.1)μg/L 　　　女性(1.69±0.15)μg/L
前列腺素 E_1	prostaglandin E_1, PGE_1	血清　男性(425±53)ng/L 　　　女性(488±71)ng/L
血栓烷素 B_2	thromboxane B_2, TXB_2	血清　(136.0±81.8)ng/L
抑制素 A	inhibin A	血清　女孩<7.0pg/ml
抑制素 B	inhibin B	血清　女孩 20~120pg/ml
活化素 A	activin A	血清　妊娠早期　0.78pg/ml 　　　妊娠晚期　1~6pg/ml
活化素 B	activin B	血清　0.78pg/ml
卵泡抑素总量	total follistatin	10ng/ml(妊娠早期)
人绒毛膜促性腺素	human chorionic gonadotropin, HCG	血清　<5.0mU/ml(1ng/ml)
人绒毛膜促性腺素 β-亚基	β-subunit of HCG	血清　<3.0IU/L
肾素活度	renin activity	血清　0.2~1.9ng・ml^{-1}・h^{-1} 口服呋塞米后(立位) 　　　1.5~6.9ng・ml^{-1}・h^{-1}
血管紧张素-1	angiotensin-1, AT-1	血浆　11~88ng/L(11~88pg/ml)
血管紧张素-2	angiotensin-2, AT-2	血浆　(24±12)ng/L[(24±12)pg/ml]
β-内啡肽	β-endorphin	血浆　16.2~44.4ng/L
促胃液素	gastrin	血清　15~155ng/L(15~155pg/ml)
胰泌素	secretin	血清　(37±8)ng/L[(37±8)pg/ml]
血管活性肠肽	vasoactive intestinal peptide, VIP	血清　18~55ng/L
肠抑胃肽	gastric inhibitory polypeptide, GIP	血清　30~500ng/L
胃动素	motilin	血清　50~225ng/L
缩胆胰液素	cholecystokinin, CCK	血清　(88.5±3.9)ng/L
胰多肽	pancreatic polypeptide, PP	血清　10~60μmol/L
5-羟色胺,血清素	5-hydroxytryptamine, 5-HT	血浆　0.1~0.3μg/ml
5-羟吲哚乙酸	5-hydroxyindoleacetic acid, 5-HIAA	2.0~17mg/24h 尿

（谢　辉）

（主审　盛志峰　谢辉）

附录三

《内分泌代谢病学》知识测验题(扩展资源46)

本书编辑到此,应该是休笔之时了,但总觉得在帮助读者将书本知识融会贯通并灵活运用于实践方面还需要做点什么。因此,我们将临床诊断和治疗上常见的一些问题编辑为是非题和选择题,供大家测验自己知识的广度、深度及解决实践问题的能力。大多数题目来源于实际工作中经常遇到的情况,题目设计尽量做到理论与实践相结合、临床实际问题与基础知识相结合。答案可能在书中的某处没有直接体现,但必然以另一种方式做了介绍。我们还将该知识测验题及书中涉及的所有病例单独整理为《内分泌代谢病经典病例及习题集》出版,以方便读者翻阅学习。

本知识测验题的具体内容(扩展资源46)请扫描二维码获得。

(廖二元　袁凌青)

中文名词索引

1 相胰岛素分泌 1382
22-氯化钙三醇 2281
2 型先天性全身性脂肪营养不良症 1829
Ⅰ型常染色体显性遗传性骨质硬化症 2458
Ⅰ型骨质疏松症 2234,2266
Ⅰ型胶原 N-末端交联顶端肽 2160
Ⅰ型胶原吡啶交联终肽 2285
Ⅰ型前胶原 C-端前肽 2154,2155
Ⅰ型前胶原 N-端前肽 2154,2155
Ⅱ型常染色体显性遗传性骨质硬化症 2458
Ⅱ型骨质疏松 2234
Ⅱ型碳酸酐酶缺陷症 2458
Ⅱ型维生素 D 抵抗性佝偻病 1983
α-葡萄糖苷酶抑制剂 1344
α-受体阻滞剂 1556
β-受体阻滞剂 1555
Addison 病 2071
Albers-Schönberg 病 2458
Albright 遗传性骨营养不良症 2180,2410
Albright 综合征 2408
Alström 综合征 1303
Alzheimer 病 1888
Andersen-Tawil 综合征 1243,2063
Anjad-Sakati 综合征 2079
APECED 综合征 1304
ATP-结合盒转运体 A1 1320
ATP-敏感性钾通道 1658
Barakat 综合征 2079
Barraquer-Simons 综合征 1830
Bartter 综合征 2060
BMD 测定 2236
B 型胰岛素抵抗 1507
Ca^{2+}-二酰甘油调节的鸟苷交换因子-1 2462
Camurati-Engelmann 病 2452
Cdc42 突变所致的骨质硬化症 2452
Charcot 关节病 1629
Chvostek 征 2081
CSF1/RANKL 突变所致的骨质硬化症 2452
CT 骨密度测量 2192
CT 值 2191
C 肽 1272
C 肽释放试验 1272
DeMorsier 综合征 1304
denosumab 2266
Dent 病 2101,2375
DKA 1477
DKA 相关性脑水肿 1479
DKA 相关性凝血病 1472
Dowager 峰 2273
Dunnigan-Kobberling 综合征 1830
Dunnigan 综合征 1302
D-乳酸 1498,1506
D-乳酸性酸中毒 1505,2131
Ehlers-Danlos 综合征 2401
Eiken 型骨干骺发育不良症 2095
Ellsworth-Howard 试验 2082,2083
Evolocumab 1623
Ewing 骨肉瘤 2405,2407
Fanconi-Bickel 综合征 1303,1720
Fanconi 骨病 2376
Fanconi 综合征 1961,2060,2101,2376
Fanconi 综合征骨病 2377
FD 相关性骨质软化症 2403
FGF-23 相关性佝偻病/骨质软化症 2102
Ghosal 血液-骨干发育不全综合征 2455
Ghosal 综合征 2447,2455
GLUT1 缺乏症 1303
Gorham-Stout 病 2406
Guiband-Vainsel 综合征 2374
G 蛋白偶联受体 30 2269
Hers 病 1719
HHcy 1872
HIV-1 蛋白酶抑制剂 1832
IBMPFD 2477
IgM 缺乏症 2084
IPEX 综合征 1304
Jaffe-Campanacci 综合征 2406
Jansen 干骺软骨发育不良症 2094,2148

Kearns-Sayre 综合征 2079,2084
Kelley-Seegmiller 综合征 1903
Kenny-Caffey 综合征 2079
Kimnel-Steil-Wilson 结节 1544
Kniest 综合征 1732
Laron 综合征 1304
Larsen 综合征 2401
Laurence-Moon-Biedl 综合征 1303
LDL 1556
LEMD3 突变所致的骨质硬化症 2452
Lesch-Nyhan 综合征 1903
Lightwood 综合征 2095
Lowe 眼-脑-肾综合征 2101
LRP5 相关性高骨量综合征 2447
L-乳酸 1498
L-乳酸性酸中毒 2131
Marfan 综合征 2401
Mauriac 综合征 1370
McCune-Albight 综合征 2187
Morquio 综合征 2401
Na^+/葡萄糖同向转运体 1260
NF-κB 受体活化物 2460
Noonan 综合征 1370,2183
OGTT 延长试验 1267
omega-3 脂肪酸 1820
Paget 骨病 2187,2470
Paget 骨病样家族性扩张性溶骨症 2471
Paget 骨病样遗传性骨病 2479
PDB 2470
Pearson 综合征 2079
PKR 样内质网激酶,PERK 1368
POEMS 综合征 1732
Pompe 病 1718
PPAR-γ 激动剂 1555
PTH 兴奋试验 2082
PTH 依赖性高钙血症 2091
Q 骨折风险计分系统 2249
RAAS 拮抗剂 1556
Rabson-Mendenhall 综合征 1303
RANKL/OPG 比值 2303,2495
RANKL 单克隆抗体 2096
RAS 相关蛋白-1 2462
Rett 综合征 2375
Ribbing 病 2452
Roux-en-Y 胃旁路术 1758
Russell-Silver 综合征 2419
Schimke 免疫性骨发育不良症 2368
Schmidt 综合征 1304
Seip-Berardinelli 综合征 1302
Singh 指数 2177
Src 酪氨酸激酶抑制剂 2309
toll 样受体 4 2244
Trousseau 征 2081
TRPV5 2107
Turner 综合征 1370,2183
T 值 2237
van Buchem 病 2454
Verner-Morrison 综合征 2059
Ward 三角区 2228
WDHA 综合征 2059
Werner 综合征 1831
Whipple 三联症 1652
Wiedemann-Rautenstrauch 新生儿早老综合征 1831
Williams-Beuren 综合征 2095
Wilson 病 1999,2003
Wolcott-Rallison 综合征 1365
Wolfram 综合征 1249
X-性连锁低磷血症性佝偻病 2150
X-性连锁发作性肌无力综合征 2067
X-性连锁外胚层发育不良伴免疫缺损 2469
X-性连锁隐性遗传性高钙尿低磷血症性佝偻病 2390
X-性连锁隐性遗传性肾石病 2101,2390
X 染色体内肽酶同源磷调节基因 2148
Z 值 2237

A

阿仑膦酸盐 2286,2480
阿司匹林 1820
阿昔莫司 1820
矮妖精综合征 1303,1328
氨基胍 1556
氨基酸螯合钙 2280
氨磷汀 2096
奥利司他 1793
奥曲肽 2420

B

巴多昔芬 2303
白蛋白校正的阴离子隙 1502
半乳糖羟赖氨酸 2156
伴癌综合征 2092,2385
伴癌神经综合征 2002
伴侣蛋白 1233
伴纤维囊性骨炎的假性甲旁减 2180
包涵体肌病 2477
暴发性 T1DM 1441
苯丙酮尿症 2187
苯扎贝特 1818
鼻-眼毛霉菌病 1495
鼻梁塌陷 2103
吡啶酚 2156
必需氨基酸 1234

必需微量元素 1234
变异系数 2224
表观遗传学 1233
表面遮盖显示 2192
别嘌醇 1910
丙型肝炎相关性骨质硬化症 2448,2469
卟啉病 2024
补磷治疗 2085
不均一性 2144
不完全性 Fanconi 综合征 2376
不稳定骨折 2496
部分容积效应 2192,2238

C

彩点肋 2216
餐后状态 1637
长效胰岛素类似物 1427
肠促胰素 1379,1640
肠道营养 1856
肠球菌脑膜炎 1519
常染色体显性遗传性低磷血症性佝偻病 2084,2150
常染色体显性遗传性泪管-唾液腺发育不全症 2390
常染色体显性遗传性小脑共济失调 2390
常染色体隐性低磷血症性佝偻病 2150
常染色体隐性遗传性低磷血症性佝偻病 2428
常染色体隐性遗传性骨质疏松伴假神经胶质瘤 2440
超生理性高脂蛋白血症 1813
超重 1735
成齿细胞 2151
成骨不全 2186,2392
成骨不全并牙质生成不全 2401
成骨细胞瘤 2405,2407
成核因子 2361
成人呼吸窘迫综合征 1496
成人胸椎后凸角 2273
持续性皮下胰岛素输注 1482
重复时间 2207
重组人瘦素 1835
出芽 2362
初级矿化 2247
初级牙质 2369
杵状指 2457
穿透性皮肤病 1322
串珠肋 2216
窗宽 2192
床上死亡综合征 1645
创伤性骨化性肌炎 2443
创伤性脑水肿 2046
垂体-骨骼轴 2269
磁共振成像 2205
磁共振血管显像 1512
雌激素补充治疗 2295
雌激素反应元件 2301
雌激素缺乏 2269
次级矿化 2247
次级牙质 2369
粗隆间骨折 2496
醋酸甲羟孕酮 2420
醋酸钠 2135
脆性骨折 2273,2314,2482

D

大块骨溶解症 2188,2195
大理石骨病 2458
大理石脑病 2374
大血管性脂质淤积 1751
大转子 2228
大转子间区 2228
呆小病 2180
代谢记忆效应 1233
代谢酶的功能或结构缺陷 1234
代谢适应性 1232
代谢效能 1233
代谢性高血压 1509,1616
代谢性骨病 2144,2214
代谢性碱中毒 2128,2137
代谢指数 2216
代谢中毒 1232
单纯型骨质硬化症 2451
单纯性肥胖 1735,1737
单纯性楔形压缩性骨折 2489
单独胰腺移植 1356
单光子发射计算机断层扫描 2220
单光子吸收法 2231
单能 X 线吸收法 2231
胆钙化醇 2281
胆固醇酯酰基转运蛋白 1611
蛋白聚糖 1258
蛋白敏感性低血糖症 1637
蛋白质-能量消耗 1238
蛋白质-能量营养不良 1238
蛋白质营养障碍 1235
锝-亚甲基二膦酸盐 2214
等长运动 2277
等位基因特异性沉默 2401
等张运动 2277
低蛋白饮食 1551
低分子量蛋白尿伴高钙尿症 2101
低分子量蛋白尿伴高钙尿症和肾石病 2390
低分子量肝素 2242
低钙血症 2077
低钙血症性手足搐搦 2083

低钾型周期性瘫痪 2062
低钾血症 2057
低钾血症型周期性瘫痪 1243,2068
低磷酸酶症 1962,2187
低磷血症 2092,2098
低氯血症性代谢性碱中毒 2065
低密度脂蛋白(LDL) 1801
低钠血症 2033
低钠血症性脑病 2035,2038
低血容量性低钠血症 2046
低血糖感知 1642
低血糖后高血糖现象 1331
低血糖相关性自主神经功能衰竭 1641
低血糖症 1444,1634
狄诺塞麦 2304,2495
抵抗性训练 2326
骶骨骨折 2490
地中海饮食 1393
碘昔芬 2301
电荷密度 2363
电势阳离子通道亚家族 V 成员 5 瞬时型受体 2107
电子探针 2401
定量 CT 2221
定量超声 2220,2238
定量磁共振成像 2220
定量分子显像 1232
定量回旋散射电子扫描 2247
定量计算机断层扫描 2220,2238
动力性运动 2277
动脉内钙刺激试验 1665
动脉全层钙化 2101
动脉血气分析 2124,2126
动脉中层钙化 2101
动物淀粉 1257
动物胰岛素 1345
度骨化醇 2084
短肠综合征 1507
短裤征 2218
短头畸形 2397
断裂强度 2483
多靶位酪氨酸激酶抑制剂 2096
多发性干骺-骨骺点状硬化症 2442,2453
多发性骨干硬化症 2452
多发性骨骺-骨干发育不良症 1368
多发性骨骺发育不良症 1365
多发性骨髓瘤 2259
多发性骨纤维结构不良症 2187
多发性腔隙性脑梗死 1510
多方位重建 2192
多骨溶解-骨质增生综合征 2419
多聚糖肽 1258
多糖 1256
多危险因子综合征 1235,1898
多元醇 1257

E

恶性高热 1495
恶性生长抑素瘤 1471
恶性营养不良症 1848
恶性中耳炎 1518
恶性肿瘤 PTHrP 介导的高钙血症 2092
恶性肿瘤体液性高钙血症 2094
恶性肿瘤相关性高钙血症 2092
儿童高胰岛素血症-高氨血症-低血糖综合征 1648
耳骨硬化症 2472
二氮嗪 1636
二膦酸盐 2096,2266,2286,2480,2494
二膦酸盐化合物 2215
二巯基丁二酸 2215
二酰甘油 1281,2244
二氧化碳分压 2122
二氧化碳结合力 2122
二氧化碳总含量 2122

F

反跳性清晨高血糖 1419
反应性低血糖症 1708
反应性氧族 2109,2244,2316
反转时间 2207
泛硫乙胺 1820
泛素蛋白酶体系统 1528
泛素化现象 1528
放射性骨坏死 2271
非氨基酸有机钙剂 2280
非典型骨骼脆变 2491
非典型骨折 2291,2491
非典型糖尿病 1440
非恶性肿瘤性高钙血症 2094
非钙非铝的磷结合剂 2116
非酒精性脂肪肝 1751
非诺贝特 1818
非酮症高渗性糖尿病昏迷 1488
非压缩性椎体疼痛 2273
非胰岛素瘤性胰源性低血糖症综合征 1700
非胰岛细胞肿瘤性低血糖症 2448
非甾体类消炎剂 1909
非脂肪体质 1233
非肿瘤性疾病 PTHrP 介导的高钙血症 2092
非组织缺氧型乳酸性酸中毒 1500
肥大细胞性多肌炎 2089
肥大性软骨细胞 2149
肥胖 1376,1735,2244

腓骨远端骨折 2491
分解代谢 1232
峰值骨量 2270
跗管综合征 1904,1913
服药率 2293
服药依从性 2283
氟 2013
氟[18F]-脱氧葡萄糖 2215
氟骨症 2013,2182
氟化钠 2309
氟脱氧葡萄糖正电子发射体层摄影 2217
复发性妊娠失败 2242
复燃现象 2241
富含破骨细胞的骨质硬化症 2458

G

钆-二乙三胺五醋酸 2208
钙负荷试验 2082
钙化性小动脉病 2085,2101,2109
钙剂 2084
钙结合蛋白 2270
钙磷脂蛋白Ⅱ/Ⅴ/Ⅵ 2361
钙羟磷灰石 2361
钙缺乏性佝偻病 1959,2379
钙缺乏症 2086
钙三醇所致的高钙血症 2089
钙受体活性 2147
钙受体拮抗剂 2308
钙盐沉着 2442
干骺-骨骺点状硬化症 2453
干骺发育不良症 2392
甘露糖 1257
甘油磷酸钙 2280
甘油三酯 1798
甘油三酯转运蛋白抑制剂 1820
肝磷酸化酶激酶 1303
肝源性低血糖症 1694
肝源性糖尿病 1267
肝脏皮肤型卟啉病 2024
刚度 2246
高钙血症 2087,2096
高骨量 2440,2442
高骨量综合征 2220,2440,2458
高胱氨酸尿症 1870
高钾血症 2071
高钾血症型周期性瘫痪 1243,2067,2069
高磷血症 2107,2109
高硫酸盐血症 2116
高氯血症性代谢性酸中毒 2066
高密度脂蛋白(HDL) 1801
高钠血症 2049
高尿酸血症 1887,1893,1898
高容量性低钠血症 2041
高渗性非酮症酸中毒糖尿病昏迷 1488
高渗性高血糖状态 1477
高渗性昏迷 1488
高渗状态 2052
高斯曲线 2247
高铁蛋白血症 1990
高效液相色谱分析 2147
高血钙危象 2089
高血糖钳夹试验 1390
高血糖危象 1477
睾酮中毒症 2419
葛瑞林 1857
根肢型矮小症 2103,2418
肱骨近端骨折 2496
宫内发育迟缓 2257
佝偻病 2097,2149,2178
枸橼酸钙 2280
谷氨酸脱羧酶抗体 1273
股骨颈 2228
股骨颈轴长 2228
股骨转子间骨折 2496
骨-颅骨发育不良症 2103,2148,2407
骨不连接 2497
骨代谢标志物 2152
骨代谢生化指标 2274
骨发育不良-原基型矮小伴小牙-乳白牙-无根磨牙 2368
骨发育不良症 2173
骨发育障碍性矮小症 2442
骨肥厚 2441
骨峰值 2270
骨钙素 2151,2155,2381
骨骼-牙质矿化障碍 2368
骨骼肌离子通道病 2066
骨化石 2360
骨化性肌炎 2443
骨化症 2442
骨饥饿综合征 2084
骨基质 2360
骨间膜 2019
骨筋膜间室综合征 1510
骨巨细胞瘤 2405
骨矿密度 2236
骨量 2220
骨龄 2172,2173
骨龄判断 2174
骨密度 2174,2236
骨密度增高综合征 2442
骨膜性骨沉积 2171
骨膜增生 2175

骨内膜骨质硬化 2447
骨内膜骨质增生症 2458
骨生物力学 2482
骨髓水肿 2273
骨髓纤维化 2442
骨髓脂肪沉积 2271
骨特异性碱性磷酸酶 2284
骨外骨化 2443
骨微结构 2196
骨吸收标志物 2156,2285
骨吸收性隧孔形成 2403
骨纤维发生不全症 2102
骨纤维结构不良症 1961,2195,2402,2418
骨涎蛋白 2160
骨显像 2214,2239
骨形成标志物 2284
骨形成骨肿瘤 2452
骨移植术 2497
骨硬化 2440
骨硬化性肿瘤转移 2081
骨再生 2497
骨折不愈合 2497
骨折风险评估 2247
骨折延迟愈合 2497
骨折阈值 2237
骨质坏死 2175
骨质软化症 2097,2178
骨质疏松-骨质软化症 2239
骨质疏松性骨折 2314
骨质疏松症 2234,2266
骨质疏松症风险测试 2247
骨质硬化相关性跨膜蛋白1 2451
骨质硬化症 2186,2440,2458
骨转换标志物 2250
冠-根狭窄 2399
冠脉钙化计分 1510
管状骨狭窄症 2469
贯粗隆骨折 2488
光辉霉素 2096
鲑鱼降钙素 2096,2294
果糖 1256
果糖寡聚糖 1256
果糖酸钙 2280

H

含氨基酸钙剂 2280
含氮二膦酸盐 2290
含氟磷灰石 2017
含内肽酶同源序列的磷调节基因 2382
耗竭现象 1637
合成代谢 1232
核苷焦磷酸酶磷酸二酯酶 2361
核苷焦磷酸水解酶 2443
核因子 κB 关键调节因子 2469
颌骨后缩 2397
颌骨坏死 2290
黑胡须征 2218
黑皮素受体拮抗剂 1238
横纹肌溶解 1492,2101
红细胞生成性皮肤型卟啉病 2024
宏量元素 1234
厚皮性骨膜病 2447,2457
呼吸性碱中毒 2128,2138
呼吸性酸中毒 2128,2138
护骨素 2245,2452
化学位移 2208
坏死性筋膜炎 1519
黄嘌呤氧化酶 1882
黄嘌呤氧化酶抑制剂 1911
磺脲类药物 1397
回波时间 2207
混合型结缔组织磷利尿性间质细胞瘤 2102,2150
混合型血脂谱异常症 1822
活化型己糖相关化合物 1258
活性维生素 D 2303
获得性低钠血症 2035
获得性面部脂肪营养不良症 1833

J

饥饿性酮症 1477
机械力负荷 2482
机械生长因子 2316
肌病相关性骨质疏松症 2316
肌强直性营养不良 1303
肌肉钠通道病 2070
肌肉黏液瘤 2402
基质囊泡 2361
基质溶解素 2493
畸形性骨炎 2470
激素介质 2151
激素因子 2151
激肽释放酶-激肽系统 1613
吉非贝齐 1818
极重型血脂谱异常症 1822
急性低钙血症 2086
急性肝性卟啉病 2024
急性滑膜炎 2113
急性坏死性胰腺炎 1495
急性近端运动神经病变 1587
急性磷酸盐性肾病 2108
急性气肿性胆囊炎 1517
急性肾小管坏死 1494

急性食管坏死综合征 1473
急性痛性神经病变 1587
急性胰岛素性神经病变 1587
急性胰腺炎伴低钙血症 2079
急性重症营养不良症 1848
几何特性 2171
脊髓型颈椎病 2113
计算机辅助的骨龄计分 2174
继发性低骨量/骨质疏松症 2262
继发性功能减退症 2144
继发性功能亢进症 2144
继发性骨质硬化症 2448
继发性甲状旁腺功能亢进症 2259
继发性脑萎缩 1510
家族性 Fahr 综合征 2084
家族性低钙尿症性高钙血症 2087,2094
家族性高钾血症型周期性瘫痪 2070
家族性扩张性骨溶解症 2479
家族性青少年高尿酸血症性肾病 1459
家族性周期性瘫痪 2063
甲磺酸依马替尼 2098,2382
甲亢性低钾性周期性瘫痪 2062
甲亢性周期性瘫痪 2069
甲旁亢-颌骨损害综合征 2423
甲状旁腺激素 2144,2495
甲状旁腺术后低钙血症 2079
甲状旁腺相关性低钙血症 2084
甲状旁腺异体移植 2085
甲状旁腺自体移植 2085
甲状腺毒性周期性瘫痪 2062
甲状腺功能亢进症 2180
甲状腺术后低钙血症 2079
甲状腺髓样癌 2151
钾敏感型周期性瘫痪 2070
钾缺乏症 2057
假-假性甲状旁腺功能减退症 2180
假关节形成 2407
假性 Turner 综合征 2183
假性跛行 1588
假性低磷血症 2380
假性高钾血症 2071
假性家族性甲旁减 2084
假性甲旁减 2083
假性甲状旁腺功能减退症 2180
假性糖尿 1269
假性特发性甲旁减 2084
假性痛风 2113
假性维生素 D 缺乏症 1963
间歇性跛行 1509
兼性生热作用 1233
剪切力 2483
碱剩余 2121
浆母细胞骨髓瘤 2241
浆细胞标记指数 2241
僵人基因 2113
僵硬蛋白 2362
降钙素 2096,2266,2494
降钙素原 2151
胶体溶液 2118
焦磷酸盐关节病 2113
角膜 K-F 环 2007
结缔组织疾病 2263
结节病 2089
解聚素与金属结合酶 2152
进食状态 1637
进行性骨干发育不良症 2442
进行性骨化性肌炎 2443
进行性骨化异常 2419
进行性局部脂肪萎缩综合征 1302
近曲小管性酸中毒性骨病 2373
经皮氧分压 1511,1619
经皮椎体成形术 2273,2496
晶体溶液 2118
精确误 2224
静脉葡萄糖耐量试验 1326
静脉注射用脂肪乳剂 1855
静息代谢率 1233,1740
酒精性酮症 1477
酒精性酮症酸中毒 1471,1503
局限性单神经病变 1587
局限性骨化性肌炎 2443
局限性骨质软化症 2403
局限性游走性骨质疏松症 2242
局限性脂肪营养不良症 1833
巨人症 2184
巨噬细胞铁沉积病 1995
聚苯乙烯磺酸钠树脂 2076
卷曲蛋白家族 2385
绝经后肥胖 1759
绝经后骨丢失 2267
绝经后骨质疏松症 2234
绝经后原发性甲旁亢 2251,2271

K

卡麦角林 2420
咖啡斑 2413
开放型减压性椎板切除成形术 2496
抗癫痫药物 2086
抗调节抑制反应 1641
抗骨质疏松药物 2314
抗酒石酸酸性磷酸酶 2156,2250
抗酒石酸酸性磷酸酶 5b 2160

抗利尿激素不适当分泌综合征 2042,2385
抗磷脂综合征 2242
抗胰岛素抗体 1274
考来烯胺 1819
考尼伐坦 2048
苛养微生物感染 1518
可测的最小差异 2224
克隆形成单位-成纤维细胞 2403,2423
克汀病 2180
空腹血糖 1258,1266
空泡素蛋白 2472
口服降糖药物 1394
口服葡萄糖耐量试验 1266,1326
口服水化液 2055
枯草杆菌蛋白酶样前蛋白转换酶 2107
快速释放型溴隐亭 1410
快作用负反馈激素途径 2077
髋部骨折 2273,2314,2322
髋部关节的缺血性坏死 2242
髋部总体 2228
髋轴长 2228
矿化 2360
矿化促进因子 2361
矿化骨 2361
矿化骨构象不均一性 2235
矿化异常综合征 2360
矿物质 2360
眶上嵴前突 2103
扩张性骨性高磷酸酶血症 2471

L

拉索昔芬 2303
赖氨酰吡啶酚 2156,2158
老年性骨质疏松症 2315
酪粒素 2387
雷洛昔芬 2301
雷奈酸锶 2308
雷诺现象 2080
肋骨骨折 2490
类二十烷酸途径 2454
类风湿关节炎 2259
离子钙 2077,2091
离子通道病 1240
黎明现象 1418
锂盐中毒 2088
利拉鲁肽 1404
利莫那班 1793
利尿剂 1555
利塞膦酸盐 2286,2480
利妥昔单抗 1508
粒体脑病-乳酸酸中毒-中风样综合征 2079
良性家族性低钙尿症性高钙血症 2094
良性肿瘤 PTHrP 介导的高钙血症 2092
量毒性 2053
淋巴水肿-甲旁减-肾病-神经性耳聋综合征 2079
磷单位 2113
磷蛋白激酶 2361
磷的排泄分数 2104
磷教育方案 2113
磷廓清率 2082
磷利尿 2107
磷利尿性间质瘤 2387
磷利尿性间质瘤混合型结缔组织类型 2387
磷利尿性间质细胞瘤 2102,2150
磷排泄分数 2386
磷缺乏相关性代谢性脑病 2101
磷缺乏性佝偻病 1959
磷缺乏症 2097,2106
磷酸氨基乙醇 2187
磷酸二氢钙沉着症 1907
磷酸钙 2361
磷酸钙沉积病 1907
磷酸化酶激酶 1720
磷酸酶缺陷综合征 2084
磷酸戊糖途径 1262
磷酸烯醇丙酮酸羧激酶 1693
磷消耗综合征 2403
磷抑制剂 2361
磷脂酰丝氨酸 2361
磷转运体 2101,2149
领带征 2216
流式细胞仪 2241
瘤样钙质沉着症 2107
颅骨骨干发育异常 2469
颅面纤维性骨病变复合症 2418
氯离子通道(CLCN7)突变所致的骨质硬化症 2452
氯屈膦酸盐 2286
氯通道 7 2451
卵巢性高雄激素血症-胰岛素抵抗性黑棘皮病 1300
螺距 2191
螺旋扫描 2191

M

麦角钙化醇 2281
脉冲式流动 2483
慢性低磷血症 2097
慢性假性骨折 2291
慢性间歇性低氧血症 1294
慢性肾病 2108
慢性肾病-矿物质骨病 2181
慢性酸中毒性骨病 1961
慢性隐匿性感觉神经病变 1587

慢性阻塞性肺疾病 2323
毛霉菌感染 1518
毛细血管扩张性共济失调症 1304
酶联免疫吸附法 1272
美法仑 1869
弥漫型硬化性骨髓炎 2423
弥漫性特发性骨肥厚 2457
弥漫性特发性骨质增生症 2442
弥漫性运动神经病变 1587
米老鼠征 2218
免疫代谢病学 1237
免疫反应性 PTH 2144
免疫放射法 1272
面积骨密度 2236
面神经叩击征 2080
膜结合型 klotho 2107
膜转铁辅助蛋白 1991
莫扎伐普 2048
母乳喂养相关性高钠血症 2050
木糖醇 1257

N

纳米 CT 2199
钠-葡萄糖转运体 1692
钠-氢交换子 2136
钠潴留 2035
奈立膦酸 2480
囊后凸成形术 2496
囊性纤维化-糖尿病综合征 1304
脑钠肽 2045
脑软化 1510
脑水肿 2046
脑特异性 2 型糖尿病 1290
脑卒中 1510
内部骨骼 2360
内淋巴囊 2373
内脏痛风 1904
内脏脂肪组织 2245
内质网应激 1380
能量代谢 1232
能量消耗 1233
逆向表达 2109
年龄相关性体位性胸椎后凸 2273
黏多糖病 2188
黏多糖贮积症 IH 型 1728
黏脂病 1732,2188
尿调节素 1896
尿酸 1882,1887,1893
尿酸性肾石病 1887,1893,1904,1912
尿酸盐 1883
尿酸氧化酶 1883
尿糖测定 1268
凝溶蛋白试验 1867
凝血嘌烷合酶 2455
女性肥胖 1743
女运动员三联征 2242

P

帕米膦酸盐 2286,2420
泮托拉唑 1706
铍肉芽肿 2089
皮肤渐进性坏死 1588
皮褶厚度 1851
皮质骨骨小梁化 2171
平板状皮肤骨瘤 2419
平均需要量 2279
破骨细胞分化因子 2089
破骨细胞前身细胞 2460
葡糖基-半乳糖基-羟赖氨酸 2156
葡萄糖 1256,1258
葡萄糖-6-磷酸酶 1712
葡萄糖-6-磷酸转运体 1717
葡萄糖激酶 1305
葡萄糖实时持续监测 1424
葡萄糖酸钙 2280
葡萄糖转运蛋白 1259
普卡霉素 2096
普罗布考 1819

Q

气肿性膀胱炎 1518
气肿性肾盂肾炎 1495,1518
牵拉骨生成技术 2497
牵张运动 2327
铅中毒性痛风 1905
前白蛋白 1851
前蛋白转换酶抑制剂 1820
前颞型痴呆 2471
前庭导水管 2373
前牙质 2369
潜在性肾脏酸负荷 2275
羟脯氨酸 2156
羟基磷灰石 2214,2368
羟赖氨酰吡啶酚 2158
羟基磷灰石成核 2361
羟乙基淀粉 2118
亲环素 B 2397
青霉胺 2003
青少年发病的成人型糖尿病 1432
青少年骨化性纤维瘤 2406,2423
青少年营养不良症 2258
青铜色糖尿病 1994

秋水仙碱 1909,1913
曲恩汀 2011
屈洛昔芬 2301
全基因组关联研究 1308
全身性骨皮质增厚症 2442
醛糖还原酶 1568
醛糖还原酶抑制剂 1356,1556
缺血再灌注 2108

R

桡骨皮质厚度指数 2177
桡骨远端骨折 2496
扰相梯度回波 2208
人工骨龄评价 2172
人胰岛素 1345
韧度 2246
妊娠期高钙血症 2094
妊娠期乳-碱综合征 2094
妊娠糖尿病 1445
容积定量 CT 2239
容量感受器 2036
容量拓扑分析 2239,2244,2323,2485
溶骨性高钙血症 2089
溶质性血脑屏障开放 2045
肉芽肿炎症 2095
乳-碱综合征 2089,2280
乳白牙 2399
乳糜微粒 1800
乳酸钙 2280
乳酸性酸中毒 1343,1477,1498
软骨钙盐沉着症 2113
软骨寡聚基质蛋白 2323
软骨膜细胞 2148
软骨黏液样纤维瘤 2405,2407
软骨相关蛋白 2397
软组织钙化 2175

S

塞来昔布 2283
噻嗪类利尿药引起的低钠血症 2034
三发性甲旁亢 2087,2094
三级牙质 2369
山梨醇 1257
膳食供给量 1769
上皮细胞膜抗原 2387
射频脉冲 2206
深静脉血栓形成 1487
神经生长因子 1582
神经纤维瘤病 2405,2407
神经性骨化性肌炎 2443
神经营养素 1582
神经元特异性烯醇酶 2387
神经阻滞剂恶性综合征 1493
肾钙盐沉着症 2101,2149,2414
肾磷消耗 2104,2386
肾上腺髓质反应 1684
肾糖阈 1268
肾小管磷重吸收率 2082,2386
肾小管酸中毒 2084,2372
肾小管最高重吸收磷 2386
肾小球病 2098
肾小球滤过率 2063
肾性低尿酸血症 1894
肾性低血糖症 1695
肾性尿糖 1269
肾移植 1558
肾移植后低磷血症 2101
肾脏磷消耗 1961
渗透性脱髓鞘综合征 2041
生长抑素受体 γ 探针闪烁扫描 1669
生血干细胞 2460
失代偿性酮症酸中毒 1472
失钾性肾炎 2060
失钠性低钠血症 2033
施万细胞瘤 2417
石骨病 2458
食物纤维 1334
食物性生热效应 1233
食物血糖生成指数 1337
嗜酸性肉芽肿 2405,2407
手足搐搦 2080
瘦素 1738
舒洛地特 1556
舒尼替尼 2096
鼠面征 2218
术中 PTH 监测 2146
束臂征 2080
数字矩阵 2191
数字拓扑分析 2239,2244,2323,2485
双凹面 2170
双光子吸收法 2232
双氯甲基二磷酸盐 2105
双能 X 线吸收法 1750,2220,2232
双水焦磷酸钙沉积病 2113
双向过程 2109
水杨酸盐中毒 1478
顺铂 2096
四硫钼酸胺 2013
松质骨骨容量 2235
松质骨总容量 2235
速效胰岛素类似物 1427
酸负荷 2136

酸碱平衡紊乱综合征 2117
酸碱失衡 2126
酸排泄 2136
髓内骨硬化 2442
髓性肾钙盐沉着症 2372
羧基肽酶-H抗体 1274
索莫吉反应 1419
锁骨中点皮质厚度指数 2176

T

他汀类 1817
胎记 2413
弹性模量 2235
碳酸钙 2280
碳酸酐酶Ⅱ缺陷症 2452
碳酸镧 2116
碳酸氢钠 2134
碳酸氢盐 2128
碳酸司维拉姆 2116
糖蛋白 1257
糖化血清白蛋白 1271
糖酵解 1261
糖类 1256
糖尿病 1256,1373
糖尿病D-乳酸性酸中毒 1271,1498
糖尿病L-乳酸性酸中毒 1271,1498
糖尿病-视神经萎缩-听力减退-尿崩症综合征 1329
糖尿病大疱病 1322
糖尿病多神经病 1587
糖尿病高渗性昏迷 1488
糖尿病个体化治疗 1332
糖尿病骨关节病 2185
糖尿病胚胎病 1447
糖尿病皮肤病 1322
糖尿病乳酸性酸中毒 1271
糖尿病神经病 1580
糖尿病肾病 1551
糖尿病心血管病 1605
糖尿病性骨骼肌梗死 1510
糖尿病性心肌病 1319,1510,1605
糖尿病性心脏病 1605
糖尿病性腰骶神经丛神经根病变 1588
糖尿病性远端对称性多神经病 1589
糖尿病足 1626
糖皮质激素 2245,2270
糖异生 1258,1259
糖原 1232,1257
糖原分解 1258
糖原贮积症 1698,1712
糖脂 1256
特发性青少年关节炎 2260
特发性婴幼儿高钙血症 2095
特立帕肽 2314
梯度回波 2207
体积骨密度 2236
体细胞嵌合性疾病 2402
体质性骨病 2261
体质指数 1748,2244
替鲁膦酸盐 2286
天冬氨酸氨基转移酶 1780
调脂药物 1794
条纹状骨病 2458
铁沉着症 1996
铁调素 1991
同化过程 1233
同向转运体 1259
铜蛋白 2004
铜累积病 2011
铜锌-过氧化物歧化酶 1902
酮体测定 1271
酮症低血糖症 1698
酮症倾向T2DM 1442
酮症倾向性糖尿病 1471
酮症酸中毒昏迷 1472
痛风 1893,2186
痛风性腱鞘炎 1904,1913
痛风性神经病 1904,1913
痛风性肾病 1904,1912
痛风性脂膜炎 1904
痛性营养障碍综合征 2242
透析性骨病 2265
突触囊泡蛋白 2387
退行性骨质疏松症 2234,2315
托瑞米芬 2301
脱氧吡啶酚 2156
脱氧钙三醇 2084
脱支酶 1259
驼背畸形 2273

W

外层骨骼 2360
外阴阴道假丝酵母菌病 1452
外周定量CT 2237
外周骨QCT 2221
完全性Fanconi综合征 2376
完全性非经肠营养 1235
顽固性L-乳酸性酸中毒 1502
晚发型成骨不全 2399
腕手搐搦 2080
腕管综合征 1904,1913
网膜Cushing综合征 1747
网状青斑 1616

微不均一性 2235
微管性脂质淤积 1751
微结构分析 2239,2375
微量营养素 1234
微量元素 1234
微囊胰岛移植 1357
维生素 A 中毒 2178
维生素 B_{12} 吸收不良 1343
维生素 C 缺乏症 2179
维生素 D 1926,2266
维生素 D 过量 2094
维生素 D 核受体 1931
维生素 D 缺乏 1948,2246,2258,2270
维生素 D 缺乏性佝偻病 1959,2379
维生素 D 相关性低钙血症 2084
维生素 D 相关性骨病 1948
维生素 D 制剂 2084
维生素 D 中毒 2178
维生素 K 2309
未定义单克隆 γ 病 2092
未分离肝素 2242
胃肠外营养 1854
胃肠转流手术 1794
胃抑肽 1777
无定形磷酸钙 2363
无机钙剂 2280
无机磷酸盐/无机焦磷酸盐比值 2363
无氧运动 2277
无症状性舒张期功能障碍 1510
戊酮酸钙 2280

X

吸收后低血糖症 1645
吸收后状态 1637
硒蛋白缺乏症 1251
稀释性低钠血症 2035
系统性淀粉样蛋白变性 1861
细胞内应激 2396
细胞外基质磷糖蛋白 2383
细胞外渗透压 2033
细胞因子所致的高钙血症 2089
狭窄性骨硬化 2458
下颌骨皮质厚度指数 2177
下颌末端发育不良症 1831
先天性代谢障碍 1700
先天性高胰岛素血症 1303
先天性肌无力综合征 1243,2067
先天性颅咽管瘤 2092
先天性氯化物腹泻 2044
先天性全身性脂肪营养不良症 1827
先天性乳糖酶缺陷症 2095
先天性中胚层肾瘤 2087
纤溶酶原激活物 1570
显性横向驰豫时间 2209
限高治疗 2172
线粒体中毒 1233
线型脂肪痣或表皮痣综合征 2150
线状痣皮脂综合征 2148
腺苷酸激活蛋白激酶 1410
相对风险 2225
相对危险度 2247
硝酸镓 2096
小肠结肠炎综合征 1841
小而密低密度脂蛋白 1611
小分子葡萄糖激酶激动剂 1356
小颌骨 2397
小泡质子泵亚基 2466
斜形骨折 2491
心-肾代谢综合征 2109
心脏代谢病 1776
锌制剂 2012
新陈代谢 1232
新生儿持续性高胰岛素血症性低血糖症 1303
新生儿低钠血症 2035
新生儿低血糖症 1450
新生儿呼吸窘迫综合征 1450
新生儿早老综合征 1831
新生儿重症甲旁亢症 2094
星状紫癜 1616
性腺类固醇激素 2318
胸部长度 2273
胸部宽度 2273
胸椎后凸角 2272,2273
胸椎后凸指数 2273
溴隐亭 2420
虚弱 1848
虚弱综合征 2272
序贯治疗 2284
选择性 ALD 过少症 2072
选择性环氧化酶-2 抑制剂 1238,1910
选择性组织雌激素活性调节剂 2298
血钙浓度 2077
血管瘤 2405,2407
血管内超声 1619
血管内皮瘤 2405,2407
血管外皮细胞瘤 2405,2407
血管性脑水肿 2046
血红素 2024
血浆氨基酸 1851
血浆蛋白电泳 1867
血浆净化 1822
血浆吸附 1823

血培养阴性感染性心内膜炎 1518
血清 25-(OH)D 2081
血清白蛋白 1851
血清碱性磷酸酶 2154
血清碱性磷酸酶活性 2081
血清渗透隙 1471
血清阴离子隙 1471
血清转铁蛋白 1851
血清总钙 2077,2087,2261
血色病 1989
血栓栓塞性微血管病 2098
血栓素 A2 2455
血栓性微血管病综合征 1472
血糖生成指数 1337
血液透析 2080
血幼素 1992
血脂 1798
血紫质病 2026

压力性骨小梁 2171
牙本质成骨不全 2397
牙齿矿化 2366
牙胚 2369
牙髓腔闭塞 2399
牙咬合不正 2399
牙釉蛋白 2017
牙质形成不全 2401
烟酸 1810,1819
烟酰胺腺嘌呤二核苷酸辅酶(NAD⁺) 1841
盐酸司维拉姆 2116
腰部长度 2273
腰部宽度 2273
腰椎前凸角 2272,2273
腰椎软组织吸收比率 2218
腰椎指数 2177
药物假期 2291
药物警戒 2312
药物治疗转换 2314
夜间低血糖症 1692
伊班膦酸盐 2286
医学营养治疗 1338,1454
医用回旋加速器 2216
医源性高氯化物性代谢性酸中毒 2055
医源性高氯血症 2375
依地酸二钠 2096
依降钙素 2283
依赖性甲基转移酶 1870
依普拉芬 2276
依替膦酸二钠盐 2420
依替膦酸盐 2286
胰岛 β 细胞腺瘤样病 1667
胰岛淀粉样多肽 1356
胰岛干细胞移植 1357
胰岛素 1345
胰岛素泵治疗 1351,1482
胰岛素补充治疗 1350
胰岛素抵抗 1265,1379,1776
胰岛素过敏反应 1353
胰岛素抗药性 1353
胰岛素类似物 1346
胰岛素瘤 1658
胰岛素强化治疗 1351
胰岛素释放试验 1267
胰岛素受体后缺陷 1380
胰岛素受体前抵抗 1379
胰岛素受体缺陷 1380
胰岛素替代治疗 1350
胰岛素性神经病变 1587
胰岛素自身免疫综合征 1251,1705
胰岛细胞抗体 1274
胰岛细胞移植 1356
胰岛细胞增殖症 1667
胰淀素 1640
胰高血糖素 1635
胰肾联合移植 1356
胰源性非胰岛素瘤性低血糖综合征 1661
移位型骨折 2496
遗传性 ATP6i 依赖性骨质硬化症 2452
遗传性包涵体肌病综合征 2471
遗传性低钾血症 2062
遗传性低磷性佝偻病伴高钙尿症 2425
遗传性低磷血症性佝偻病 1961
遗传性低磷血症性佝偻病伴高钙尿症 2148
遗传性低磷血症性骨质软化/佝偻病伴高钙尿症(HHRH) 2100
遗传性低尿酸血症 1885,1894
遗传性多骨干硬化症 2442
遗传性复发性胰腺炎 1303
遗传性高磷血症 2108
遗传性果糖不耐受 1696
遗传性神经源性离子通道病 2070
遗传性维生素 D 相关性佝偻病/骨质软化症 2102
遗传性血色病 1992
遗传性硬化性骨发育不全症 2455
异黄酮 2276
异位 PTH 综合征 2087
异位钙化 2217,2442
异位骨化 2419
异源性 PTH 分泌瘤 2093
抑制综合征 1471
阴离子间隙性酸中毒 2108
阴离子隙 1502

饮食钙推荐量 2283
饮食治疗 1234
隐性胰岛素瘤 1664
应激性高血糖 1442
应力 2482
英国国家卫生与临床优化研究院 2251
婴幼儿骨内膜骨肥厚 2397
婴幼儿甲状腺功能减退症 2180
营养不良 1848
营养不良症 1823
营养素 1236
营养性疾病 1236
营养障碍性疾病 1233
硬化性骨病 2447,2469
硬化性骨发育不良症 2442,2455
硬化性骨干骺增生不良症 2440
硬化性骨狭窄 2454
硬化性狭窄 2447
永久性新生儿糖尿病 1365
有害药物反应 2312
有限元分析法 2204
有氧氧化 1261
有氧运动 2277
右旋糖酐 1257
幼年型透明性纤维瘤病 2242
釉质瘤 2405,2407
阈值营养素 2280
原发性 Fanconi 综合征 2376
原发性肥大性骨关节病 2424
原发性肥胖 1735
原发性高尿酸血症 1235
原发性功能减退症 2144
原发性功能亢进症 2144
原发性甲旁亢 2087
原发性甲状旁腺功能减退症 2179
原发性皮肤结节性淀粉样蛋白沉积症 1866
原发性肉碱缺乏症 1925
原发性肾磷消耗 2104
原发性血脂谱异常症 1821
原发性营养失调 1236
原纤维 2369
远曲小管性酸中毒性骨病 2372
月经性 DKA/高血糖症 1471
孕激素受体 2269
运动相关性女性生殖功能紊乱 2242
运动性生热效应 1233

Z

杂合性丢失 2476
再进食综合征 2050,2080,2387
早发型家族性 Paget 骨病 2479
早老综合征 1831
造血干细胞移植 1731
增龄相关性肌肉消耗 2316
增殖型骨膜炎 2423
炸面圈征 2219
张力性骨小梁 2171
掌骨指数 2176
罩牙质 2369
枕骨大孔综合征 2113
真菌性肉芽肿 2089
正常血钙性手足搐搦 2084
正常血糖-高胰岛素钳夹试验 1273
正常血糖钳夹试验 1390
正电子发射体层摄影 2215
支链氨基酸 1235
肢端动脉痉挛 2080
肢端肥大症 2184,2424
肢骨纹状肥大症 2442,2447,2454
脂蛋白 1799
脂蛋白脂酶 1799
脂毒性 1377
脂肪病 1736
脂肪肥大症 1834
脂肪萎缩性糖尿病 1823,1834
脂肪因子 1381
脂肪营养不良症 1823
植酸盐 2115
植物雌激素 2275
制动 2271
质毒性 2053
致密性成骨不全 2188,2418,2455,2469
中间代谢 1232
中链三酸甘油 2086
中枢脑桥脱髓鞘 2098
中枢性尿崩症 2052
中心性肥胖 1376,2245
中心性肥胖指数 1749
中心性脑桥髓鞘溶解症 1353
中性磷溶液 2105
肿瘤溶解综合征 1905,1913,2072,2107
肿瘤性高钙血症 2259
肿瘤性骨质软化症 1962,2382
重度肥胖 1735
重症高脂蛋白血症 1813
周期性瘫痪 2066
轴性痛风 1904,1913
轴性痛风性关节病 1904,1913
转铁蛋白 1991
转铁蛋白饱和度 1998
转铁蛋白受体 2320
椎骨形态测量 2224

椎体压缩性骨折 2273
锥状骨骺 1368
滋养性糖尿 1269
自动骨龄计算 2174
自发性骨折 2193
自身免疫性多内分泌腺综合征 2084
自身炎症综合征 1832
自旋回波 2207
综合征性1型糖尿病 1361
足麻木 1588
阻塞性睡眠呼吸暂停综合征 1293,1788
组蛋白密码 1233
组织蛋白酶K 2451,2455
组织非特异性碱性磷酸酶 2095
组织缺氧型乳酸性酸中毒 1500
组织特异性反式作用抑制子 2421
最大肾小管磷重吸收率 2144
最小变化值 2314
最小关节间隙 2488
最小显著性变化 2224
最小有意义改变 2285
左旋糖 1256
唑来膦酸盐 2286,2480

英文缩略语索引

β-OHB	β-hydroxybutyrate	β-羟丁酸	1464

A

AASIS	amino acid-stimulated insulin secretion	氨基酸刺激的胰岛素分泌	1637
ABI	ankle/brachial index	踝动脉-肱动脉血压比值	1511,1619
ACAG	albumin corrected anion gap	白蛋白校正的阴离子隙	1502,2132
AD	aldolase	醛缩酶	1762
ADPKD	polycystic kidney disease	常染色体显性遗传性多囊肾病	1247
AG	anion gap	阴离子隙	2122
AGL	acquired generalized lipodystrophy	获得性全身性脂肪营养不良症	1823
AGT	angiotensinogen	血管紧张素原	1239
AIH	autoimmune hypoglycemia	自身免疫性低血糖症	1658
AIP	acute intermittent porphyria	纯合子显性遗传型急性间歇性卟啉病	2025
AIR	acute insulin response	急性胰岛素反应	1277
AIRE	autoimmune regulator	自身免疫性调节因子	1304
ALCAG	anion gap corrected for albumin and serum lactate	乳酸校正的阴离子隙	1502
AL	immunoglobulin light chain amyloidosis	免疫球蛋白轻链淀粉样变	1864
ALP	alkaline phosphatase	碱性磷酸酶	2361
AMDR	acceptable macronutrient distribution range	宏量营养素分布范围	1754
ANK	ankylosis protein	僵硬蛋白	2443
APL	acquired partial lipodystrophy	获得性局限性脂肪营养不良症	1823
ARBL	age-related bone loss	增龄相关性骨丢失	2315
ARC	arcuate nucleus	腹内侧核和弓状核	1643
ARF	acute renal failure	急性肾衰竭	1534
ARPC	acquired reactive perforating collagenosis	获得性反应性穿透性胶原病	1322
AST	aspartate transaminase	天冬氨酸转移酶	2469
ATD	adipose tissue dysfunction	脂肪功能紊乱	1749
ATM	ataxia-telangiectasia mutated	毛细血管扩张性共济失调症突变基因	1304

B

BBB	blood-brain barrier	血-脑屏障	1488
BCAA	branched chain amino acid	支链氨基酸	1855
BCA	body composition analysis	身体成分评价	1852
BCSFB	blood-cerebrospinal fluid barrier	血-脑脊液屏障	1488
BD	base deficit	碱缺乏	1502
BiP	immunoglobulin heavy chain binding protein	免疫球蛋白重链结合蛋白	1513
BMC	bone mineral content	骨矿含量	2236
BMI	body mass index	体质指数	1735
BMM	bone metabolic marker	骨代谢标志物	2152
BMP-1	Bone morphogenetic protein-1	骨形态生成蛋白-1	2434

BMR	basal metabolic rate	基础代谢率	1237
BRB	outer blood-retinal barrier	血-视网膜屏障	1564
BRI	body roundness index	体形圆钝指数	1750
BRS	baro-reflex sensitivity	压力反射敏感性	1603
BSI	body shape index	体形修长指数	1750
BSL	benign symmetric lipomatosis	良性对称性脂肪增多症	1754
BUA	broadband ultrasound attenuation	宽幅衰减系数	2238

C

CAN	cardiac autonomic neuropathy	心脏自主神经病变	1588,1599
CANDLE	chronic atypical neutrophilic dermatosis with lipodystrophy and elevated temperaturesyndrome	慢性非典型中性粒细胞性皮肤病伴脂肪营养不良与体温升高	1832
CAP	calcific arteriolopathy	钙化性小动脉病	1616
CAR	cocaine and amphetamine regulated transcript	可卡因和苯丙胺调节性转录物	1739
CART	cardiac autonomic reflex testing	心脏自主神经反射试验	1600
CA Ⅱ	carbonic anhydrase Ⅱ	碳酸酐酶Ⅱ	2451
CB	carotid body	颈动脉体	1292
CBS	cystathionine β-synthase	胱硫醚β合酶	1870,1872
CCD	congenital chloride diarrhea	先天性氯化物腹泻	2137
CDG	congenital disorders of glycosylation	先天性糖基化障碍	1696
CE	cholesterol ester	胆固醇酯	1798
CFRD	cystic fibrosis-related diabetes	囊性纤维化相关性糖尿病	1315
CFTDM	congenital fiber type disproportional myopathy	先天性纤维型非对称性肌病	1297
CFTR	cystic fibrosis transmembrane conductance regulator	囊性纤维化跨膜传导调节因子	1245
CGL	congenital generalized lipodystrophy	先天性全身性脂肪营养不良症	1302
Ch	cholesterol	胆固醇	1798
CHI	congenital hyperinsulinism	先天性高胰岛素血症	1658,1672
CIDP	chronic inflammatory demyelinating polyneuropathy	慢性炎症性脱髓鞘性多神经病变	1313,1583
CISN	chronic insidious sensory neuropathy	慢性隐匿性感觉神经病变	1587
CKD-MBD	chronic kidney disease-mineral and bone disorders	慢性肾病-矿物质骨病	1232
CLD	congenital chloride-losing diarrhea	先天性失氯性腹泻	2064
CM	chylomicron	乳糜微粒	1799
CMR	cardiometabolic risk	心脏代谢综合征风险	1796
CMS	cardiometabolic syndrome	心脏代谢综合征	1776
CPM	central pontine myelinolysis	中心性脑桥髓鞘溶解症	1657
CPVT	catecholaminergic polymorphic ventricular tachycardia	儿茶酚胺能多源性室性心动过速	1245
CRR	counterregulatory response to hypoglycemia	低血糖抗调节反应	1642
CSCPP	combined secondary central precocious puberty	混合性继发性中枢性青春期发育提前	2413
CSII	continuous subcutaneous insulin infusion	持续性皮下胰岛素输注	1349
CSN	carotid sinus nerve	颈动脉窦神经	1292
CSW	cerebral salt wasting syndrome	脑性盐消耗综合征	2045
CTR1	high-affinity copper transporter	高亲和性铜转运体	2004
CVD	cerebrovascular disorder	脑血管病	1605

D

DCP	diabetic cardiopathy	糖尿病性心脏病	1605
DEND	developmental delay-epilepsy-neonatal diabetes	生长发育延迟-癫痫-新生儿糖尿病	1245
DH	dialysis-associated hyperglycemia	透析相关性高血糖	1444
DI	disposition indexes	葡萄糖处理指数	1277
DIDMOAD	diabetes insipidus-diabetes mellitus-optic atrophy-deafness	尿崩症-糖尿病-视神经萎缩-和耳聋	1249
DKA	diabetic ketoacidosis	糖尿病酮症酸中毒	1462
DKD	diabetic kidney disease	糖尿病肾脏疾病	1521

DLA	diabetic lactic acidosis	糖尿病乳酸性酸中毒	1498
DM	diabetes mellitus	糖尿病	1307
DME	diabetic macular edema	糖尿病黄斑水肿	1574
DMI	diabetic muscular infarction	糖尿病肌肉梗死	1594
DMP-1	dentin matrix protein-1	牙本质基质蛋白-1	2434
DMT-1	divalent metal transporter-1	二价金属转运蛋白-1	1989
DNND	diabetic nephropathy without diabetes	无糖尿病的糖尿病肾病	1545
DP	diabetic papillopathy	糖尿病视盘病变	1579
DPP-4	dipeptidyl peptidase 4	二肽基肽酶-4	1640
DR	diabetic retinopathy	糖尿病视网膜病变	1560
DRI	direct renin inhibitor	直接肾素抑制剂	1621
DSPP	dentin sialophosphoprotein	牙本质唾液酸磷蛋白	2434
DVT	deep vein thrombosis	深部静脉血栓形成	1786
DXA	dual X-ray absorptiometry	双能 X 线骨密度吸收法	1239

E

EC	endocannabinoid	内源性大麻酯	1778
ED	ectodermal dysplasia	外胚层发育不良症	1595
EFWC	electrolyte free water clearance	无电解质的自由水清除	2049
Egr-1	early growth response gene-1	早期生长反应基因-1	1777
EMS	8p11-myeloproliferative syndrome	8p11-骨髓增殖综合征	2103
ENaC	epithclial sodium channel	上皮细胞钠通道	1246
eNOS	endothelial nitric oxide synthase	内皮源性一氧化氮合酶	1568
ENS	linear sebaceous/epidermal nevus syndrome	线型脂肪痣/表皮痣综合征	2386
EPP	erythropoietic protoporphyria	X-性连锁红细胞生成性原卟啉病	2025
ER	estrogen receptors	雌激素受体	2269

F

FADS	fatty acid desaturase	脂肪酸去饱和酶	1782
FA	fatty acid	脂肪酸	1798
FAO	defect of fatty acid oxidation	脂肪酸氧化缺陷症	1696
FDG	fluorodeoxyglucose	氟脱氧葡萄糖	2241
FEA	finite element analysis	有限元分析	1239
FE_{Na}	fractional excretion of sodium	尿钠排泄分数	1494
FPL	familial partial lipodystrophy	家族性部分性脂肪营养不良症	1302,1832
FPN	ferroportin	膜转铁蛋白	1991
FRAX	fracture risk-assessment calculator	骨折风险评估	2248
FSIVGTT	minimal model frequently sampled iv glucose tolerance test	静脉葡萄糖耐量试验微小模型	1277
FWC	free water clearance	自由水清除	2049

G

GAG	glycosaminoglycan	葡糖氨基聚糖	1728
GALD	gestational alloimmune liver disease	妊娠同种免疫性肝病	1996
GAMT	guanidinoacetate N-methyltransferase	乙酸胍基 N-甲基转移酶	1870
GCT	giant cell tumor	骨巨细胞瘤	2476
GDE	glycogen debranching enzyme	糖原脱支酶	1714
GDM	gestational diabetes mellitus	妊娠糖尿病	1314,1445
GE	glucose excitatory	葡萄糖兴奋性	1643
GEM	human genome-scale metabolic model	人类基因组代谢模型	1237
GFB	glomerular filtration barrier	肾小球滤过屏障	1522
GGM	glucose-galactose malabsorption	葡萄糖-半乳糖吸收不良症	1263
GHb	glycosylated hemoglobin	糖化血红蛋白	1269

GI glucose inhibited 葡萄糖抑制性 1643
GNMT glycine N-methyltransferase 甘氨酸 N-甲基转移酶 1870
GSD glycogen storage disease 糖原贮积症 1712
GSIS glucose-stimulated insulin secretion 葡萄糖刺激的胰岛素分泌 1637
GSN glucose sensitive neuron 糖敏感神经元 1651
GTRH glycemic threshold for response of hypoglycemia 低血糖反应糖阈值 1651
G 蛋白 guanine nucleotide binding protein 鸟苷酸结合蛋白 2408

H

HACE high-altitude cerebral edema 高原型脑水肿 2051
HCAO hepatitis C-associated osteosclerosis 丙型肝炎相关性骨质硬化症 1682
HCN hyperpolarization-activatedcyclic nucleotide-gated channel 超级化激活的环核苷酸门控通道 1245
Hcy homocysteine 高半胱氨酸 1872
HDDRR hereditary vitamin D-resistant rickets 遗传性维生素 D 抵抗性佝偻病 1983
HHcy hyperhomocysteinemia 高同型半胱氨酸血症 1872
HH hereditary hemochromatosis 遗传性血色病 1991,1992
HHS hyperglycemic hyperosmolar state 高渗性高血糖状态 1477,1488
HIC hepatic iron concentration 肝铁浓度 1998
HIF-1 hypoxia-inducible factor-1 缺氧诱导因子 1527
HII hepatic iron index 肝铁指数 1998
HJV hemojuvelin 铁调素调节蛋白 1991
HLD hepatolenticular degeneration 肝豆状核变性 2003
HNKHC hyperosmolar non-ketotic hyperglycemic coma 高渗性非酮症高血糖性昏迷 1488
HPRT hypoxanthine-guanine phosphoribosyltransferase 次黄嘌呤-鸟嘌呤核糖转移酶 1889
HRV heart rate variability 心率变异性 1600
HSH familial hypomagnesemia with secondary hypocalcemia 家族性低镁血症伴继发性低钙血症 1246
HSPG heparan sulfate proteoglycan 硫酸乙酰肝素蛋白多糖 1541

I

IAA insulin antibody 抗胰岛素抗体 1274
IAS insulin autoimmune syndrome 胰岛素自身免疫综合征 1658
IBMPFD hereditary inclusion body myopathy-PDB-frontotemporal dementia, FTD 常染色体显性遗传性包涵体肌病-Paget 骨病-额颞痴呆症 2472
ICO index of central obesity 中心性肥胖指数 1749
IDE insulin-degrading enzyme 胰岛素降解酶 1288
IEM inborn errors of metabolism 先天性代谢性疾病 1247
IFG impaired fasting glucose 空腹葡萄糖受损 1327
IGH impaired glucose homeostasis 血糖稳定机制损害 1320
iGluR ionotropic glutamate receptor 促离子型谷氨酸受体 1635
IMGU insulin-mediated glucose uptake 胰岛素介导性葡萄糖摄取 1641
IMO infantile malignant osteopetrosis 婴幼儿恶性型骨质硬化症 2465
ING idiopathic nodular glomerulosclerosis 特发性结节性肾小球硬化 1545
IOL iron overload 铁负荷过度 1990
iPS induced pluripotent stem cell 诱导型多潜能干细胞 1791
IRI immunoreactive insulin 免疫反应性胰岛素 1272
IRMA intraretinal microvascular abnormality 视网膜内微血管异常 1321
IRR insulin receptor-related receptor 胰岛素受体相关受体 1299
IVDD isolated vitamin D deficiency 单纯维生素 D 缺乏症 1954

J

JH Juvenile Hemochromatosis 青少年型血色病 1993
JIO junior idiopathic osteopenia and osteoporosis 青少年特发性低骨量与骨质疏松症 2234

K

KH	idiopathic ketotic hypoglycaemia	特发性酮症低血糖症	1707
KPD	ketosis-prone diabetes	酮症倾向性糖尿病	1440
KRDY	ketosis resistant diabetes of the young	青年酮症抵抗性糖尿病	1391

L

LADA	latent autoimmune diabetes in adults	成人隐匿性自身免疫糖尿病	1315,1435
LADY	latent autoimmune diabetes in the young	年轻人隐匿性自身免疫糖尿病	1437
LNAA	large neutral amino acid	大分子中性氨基酸	1234
LOH	local osteolytic hypercalcemia	局限性溶骨性高钙血症	2093
LQTS	congenital long QT syndrome	先天性长 QT 综合征	1245
LRP	LDL receptor-related protein	LDL 受体相关蛋白	1803
LSIS	leucine-stimulated insulin secretion	亮氨酸刺激的胰岛素分泌	1637
LSM	lipid storage myopathy	脂质沉积性肌病	1699

M

MAH	malignancy-associated hypercalcaemia	恶性肿瘤相关性高钙血症	2089
MAS	McCune-Albright syndrome	McCune-Albright 综合征	2408
MAS	milk-alkali syndrome	乳-碱综合征	2137
MCP-1	monocyte chemoattractant protein-1	单核细胞化学趋化蛋白-1	1872
MCT1～8	proton-dependent monocarboxylate transporter	质子依赖性单羧酸盐转运体 1～8	1499
MELAS	myopathy-encephalopathy-lactic acidosis-stroke	肌病-脑病-乳酸酸中毒卒中	1249
MERG	multifocal electroretinogram	多焦视网膜电图	1326,1574
MHT	menopausal hormone therapy	绝经后激素治疗	2298
microRNA	microRNA	微小核糖核酸	1526
MIDD	maternal inherited diabetes deafness	母系遗传性糖尿病耳聋	1249
MIP-1	macrophage inflammatory protein 1	巨噬细胞炎症蛋白 1	1561
MMP	matrix metalloproteinase	基质金属蛋白酶	2361
MMR	maximal metabolic rate	最高代谢率	1237
MNA	mini-nutritional assessment	微营养评价法	1852
MODY	maturity-onset diabetes of the young	青少年发病的成年型糖尿病	1315
MPS	mucopolysaccharidosis	黏多糖贮积症	1726
MRCD	mitochondrial respiratory chain disease	线粒体呼吸链病	1501,1675
MRS	magnetic resonance spectroscopy	磁共振波谱	2208
MSA-C	truncal ataxia	躯干性共济失调	1594
MS	metabolic syndrome	代谢综合征	1776
MSNA	muscle sympathetic nerve activity	肌肉交感神经兴奋性	1604
mTOR	mammalian target of rapamycin	哺乳动物雷帕霉素靶蛋白	1523

N

NAFLD	non-alcoholic fatty liver	非酒精性脂肪肝	1786
NAION	non-arteritic anterior ischemic optic neuropathy	小动脉缺血性视神经病变	1579
Na-Pi2b	sodium-phosphate cotransporter type 2b	2b 型钠-磷同转运体	2108
NBT	nitroblue tetrazolium	硝基四氮唑蓝	1271
NDI	nephrogenic diabetes insipidus	肾性尿崩症	1246
NDM	nondystrophic myotonia	非营养性肌强直	2070
NF-1	neurofibromatosis type 1	1 型多发性神经纤维瘤病	2417
NICTH	non-islet cell tumor hypoglycemia	非胰岛细胞肿瘤性低血糖症	1680
NIMGU	non-insulin-mediated glucose uptake	非胰岛素介导性葡萄糖摄取	1641
NIPHS	noninsulinoma pancreatogenous hypoglycemia syndrome	非胰岛素瘤性胰源性低血糖综合征	1670
NIPHS	noninsulinoma pancreatogenous hypoglycemia syndrome	胰源性非胰岛素瘤低血糖综合征	1647

NKH	nonketotic hyperglycemia	非酮症性高血糖	1444
NLRP-3	NOD-like receptor protein-3	NOD 样受体蛋白-3	1238
NMS	neuroleptic malignant syndrome	神经抑制性恶性综合征	1492
NOD	nonobese diabetic	非肥胖糖尿病	1317
NO	nitric oxide	一氧化氮	1651
NPH	neutral protamine hagedorn	中性精蛋白锌胰岛素	1347
NR	nutritional rickets	营养性佝偻病	1954
NTRK2	neurotrophic tyrosine kinase receptor type 2	2 型神经营养因子酪氨酸激酶受体	1767

O

OCT	optical coherence tomography	光学相干断层成像技术	1574
OD	osteoglophonic dysplasia	骨-颅骨发育不良症	2386
OHS	obesity hypoventilation syndrome	肥胖低通气综合征	1752
ORG	obesity related glomerulopathy	肥胖相关性肾病	1741
OSTA	osteoporosis risk assessment tool for Asians	亚洲人骨质疏松症自测指数	2248
outer BRB	outer blood-retinal barrier	外层血-视网膜屏障	1567

P

PAMP	proadrenomedullin N-terminal 20 peptide	肾上腺髓质素前体 N 端 20 肽	1641
PA	posteroanterior	腰椎后前位	2226
PCT	porphyria cutanea tarda	迟发性皮肤卟啉病	2024
PEM	protein-energy malnutrition	蛋白质-能量营养不良症	1236,1837
PEMT	phosphatidylethanolamine N-methyltransferase	磷脂酰乙醇胺 N-甲基转移酶	1870
PEW	protein-energy wasting	蛋白质-能量消耗	1837
PGI	phosphoglucoisomerase	葡萄糖磷酸异构酶	1762
PHHI	persistent hyperinsulinemic hypoglycemia of infancy	婴幼儿持续性高胰岛素血症性低血糖症	1647
PK	pancreatic kininogenase	胰激肽原酶	1576
PLC	protein-lipid complex	脂蛋白复合物	1798
PL	phospholipide	磷脂	1798
PMOP	postmenopausal osteoporosis	绝经后骨质疏松症	2266
PNDM	permanent neonatal diabetes mellitus	永久性新生儿糖尿病	1294
PNI	prognostic nutritional index	营养预后指数	1853
POFD	polyostotic fibrous dysplasia	多发性骨纤维结构不良症	2408
PRPP	5-phosphoribosyl-alpha-1-pyrophosphate	5-磷酸核糖-α-1-焦磷酸	1889
PRP	pan-retinal photocoagulation	全视网膜光凝	1580
PRPPAT	PRPP aminotransferase	磷酸核糖焦磷酸酰基转移酶	1889
PSS	physiologic salt solution	生理盐水	2118
PTS	post-thrombotic syndrome	血栓形成后综合征	1786
PZI	protamine zinc insulin	精蛋白锌胰岛素	1347
PⅠNP	procollagen type Ⅰ amino-terminal propeptide	Ⅰ型前胶原氨基端前肽	1239

Q

QUS	quantitative ultrasound	定量超声	1239

R

RAS	tissue renin-angiotensin system	肾素-血管紧张素系统	1239
RDA	dietary allowance	膳食供给量	1754
ROHHAD	syndrome of rapid-onset obesity with hypothalamic dysfunction, hypoventilation and autonomic dysregulation	急性肥胖伴下丘脑功能紊乱-低通气与自主神经功能紊乱综合征	1767

S

SADDAN	severe achondroplasia with developmental delay and acanthosis nigricans	重症软骨不发育伴躯干发育延迟与黑棘皮病	1297
SAH	subarachnoid haemorrhage	蛛网膜下腔出血	2046
SAM	S-adenosylmethionine	S-腺苷甲硫氨酸	1870
SARM	selective androgen receptor modulator	选择性雄激素受体调节剂	2270
SAR	sympatho-adrenal response	交感-肾上腺反应	1684
SAT	subchtaeous adipose tissue	皮下脂肪组织	2245,2486
SCFN	subcutaneous fat necrosis	皮下脂肪坏死	2089
SCPP	specific secretory calcium-binding phosphoprotein	特异分泌型钙结合磷蛋白	2360
SFT	skin fold thickness	皮褶厚度	1749
SGA	subjective global assessment	主观综合评价	1852
SGLT	sodium-dependent glucose transporter	钠依赖性葡萄糖转运体	1262
SIBLING	small integrin-binding ligand N-linked glycoprotein	小分子整合素结合配体 N-连接糖蛋白	2434
SID	strong ion difference	强离子差	2124
SLC	sodium lithium countertransport	钠-锂逆转换	1606
SOD	septo-optic dysplasia	中线-视神经发育不良症	1371
SOP	senile osteoporosis	老年性骨质疏松症	2234
SOS	speed of sound	超声速度	2238
SPECT	single photon emission computed tomography	单光子发射计算机断层显像	2215
SPK	simultaneous pancreas-kidneytransplantation	同期胰肾联合移植	1356

T

T1DM	type 1 diabetes mellitus	1 型糖尿病	1314
T2DM	type 2 diabetes mellitus	2 型糖尿病	1314
TC	familial tumoral calcinosis	家族性瘤样钙盐沉着症	2385
TC	total cholesterol	总胆固醇	1798
TG	triacylglycerol	甘油三酯	1798
THPVS	transhepatic portal venous sampling	经皮肝门静脉插管分段取血	1664
TIA	transient ischemic attack	短暂性脑缺血发作	1509,1606
TLS	tumor lysis syndrome	肿瘤溶解综合征	1914
TNAP	tissue non-specific alkaline phosphatase	组织非特异性碱性磷酸酶	2361
TPP	thyrotoxic periodic paralysis	甲亢性周期性瘫痪	1246
TP	terlipressin	特利加压素	2044
TS	transferrin saturation	转铁蛋白饱和度	1993
TZD	thiazolidinedione	噻唑烷二酮类衍生物	1401

U

UROD	uroporphyrinogen decarboxylase	尿卟啉原脱羧酶	2024

V

VAI	visceral adiposity index	内脏脂肪指数	1749
VAT	visceral adipose tissue	内脏脂肪组织	2486
VDD	vitamin D deficiency	维生素 D 缺乏症	1954
VDRR Ⅰ	vitamin D dependent rickets type Ⅰ	Ⅰ型维生素 D 依赖性佝偻病	1980
VFA	vertebral fracture assessment	椎体骨折评价	2249
VGCC	voltage-gated calcium channel	电势门控钙通道	1247
vLPD	Very-low-protein diet	极低蛋白饮食	1551
VMH	ventromedial hypothalamus	下丘脑腹内侧	1643
VPA	valproic acid	丙戊酸	2035

W

WC	waist circumference	腰围	1749
WHtR	waist-to-height ratio	腰围-身高比值	1792

X

XLH	X-linked hypophosphatemic rickets	X-性连锁低磷血症性佝偻病	2424
XLP	X-linked protoporphyria	X-性连锁原卟啉病	2024

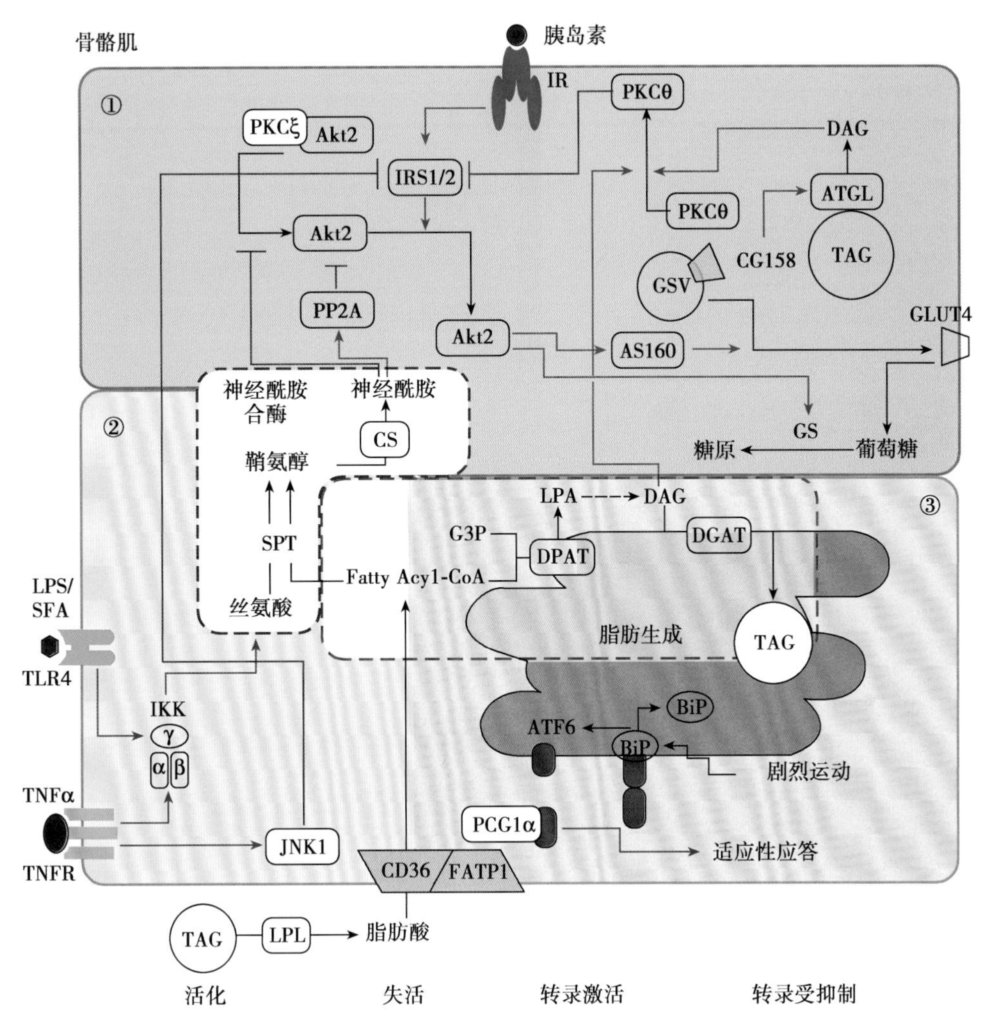

彩图 4-2-3-9 肌肉胰岛素抵抗发病机制

CS：神经酰胺合酶；G3P：甘油 3-磷酸；LPA：溶血磷脂酸；SPT：丝氨酸棕榈酰转移酶；TAG：甘油三酯，TCA：三羧酸循环；PEP：磷酸烯醇式丙酮酸

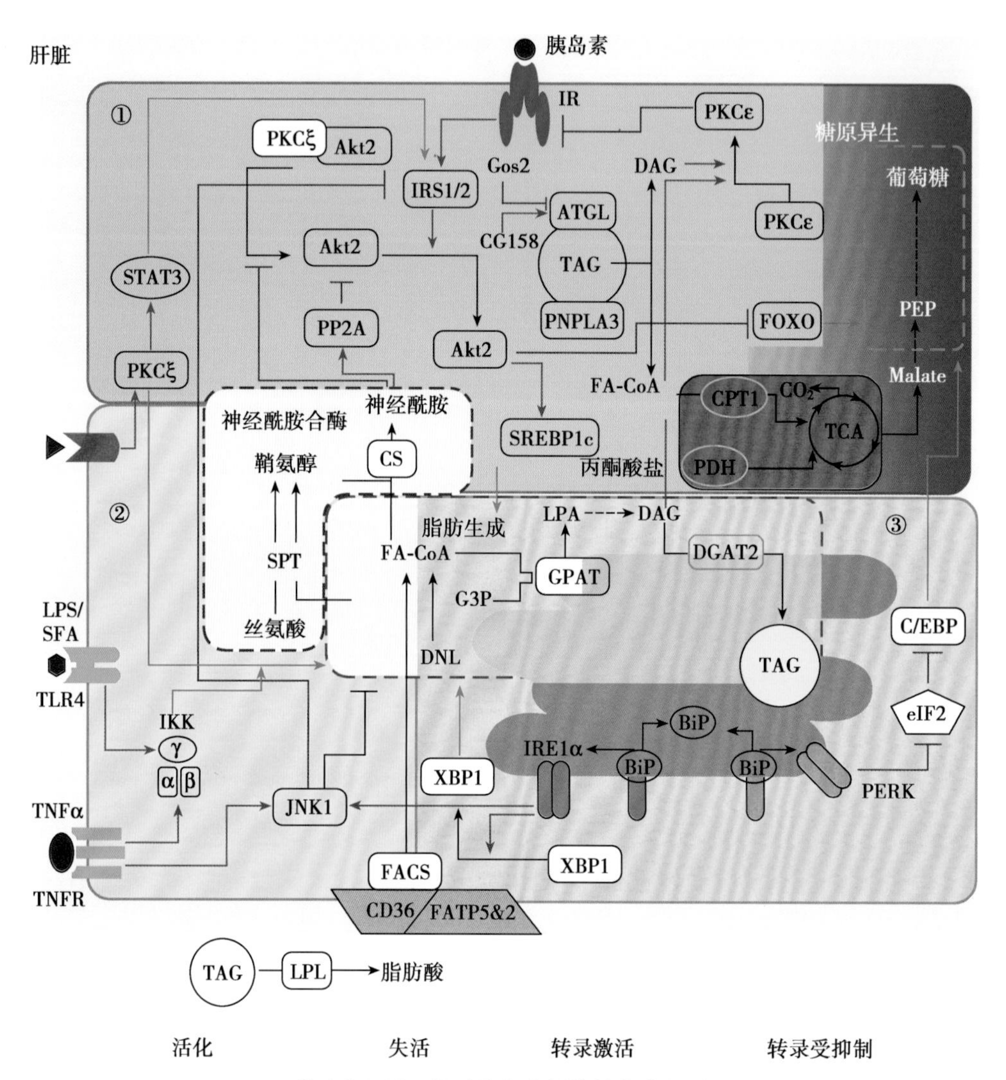

彩 4-2-3-10　肝脏胰岛素抵抗的发病机制

胰岛素激活胰岛素受体的酪氨酸激酶，磷酸化 IRS1/2，激活 Akt2；Akt2 促进糖原合成，抑制糖异生，增加脂质合成

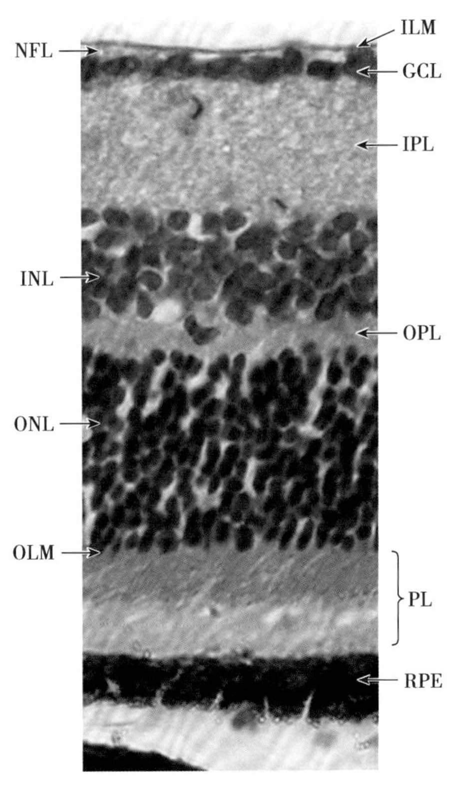

彩图 4-4-2-4　视网膜组织结构

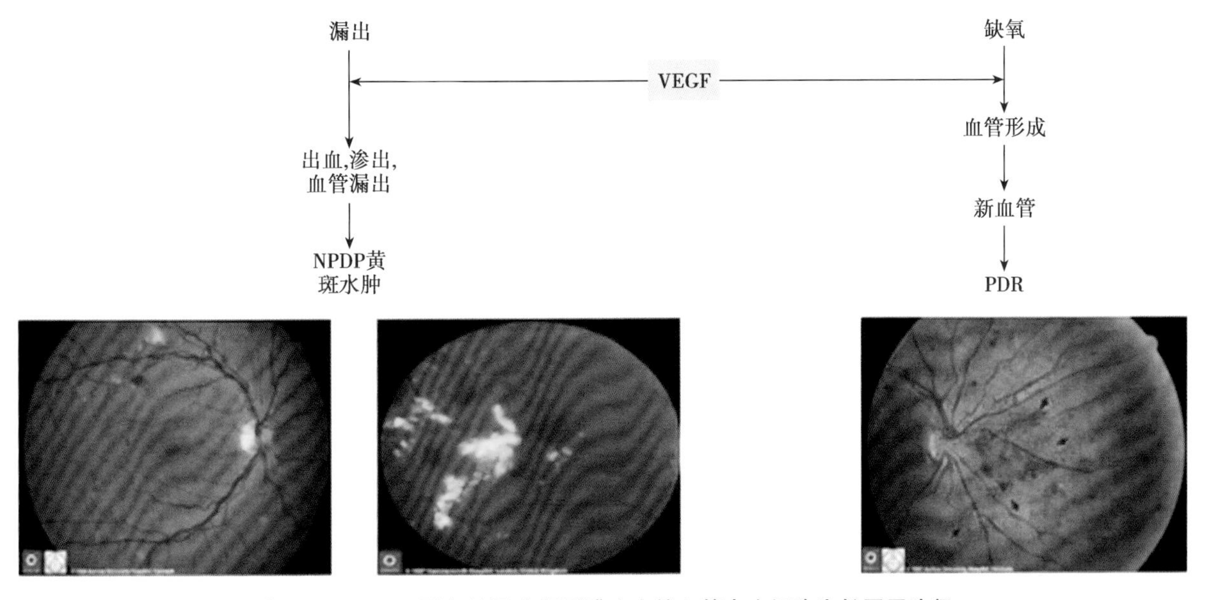

彩图 4-4-2-13　引起糖尿病视网膜病变的血管内皮细胞生长因子途径

VEGF:血管内皮细胞生长因子;NPDR:非增殖型视网膜病变;PDR:增殖型视网膜病变

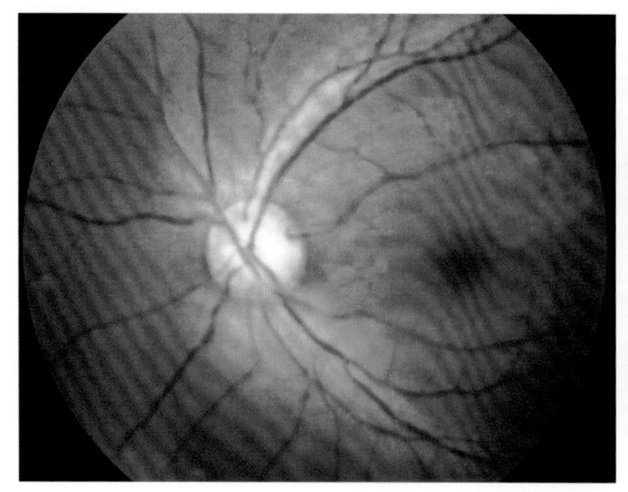

彩图 4-4-2-16　正常眼底

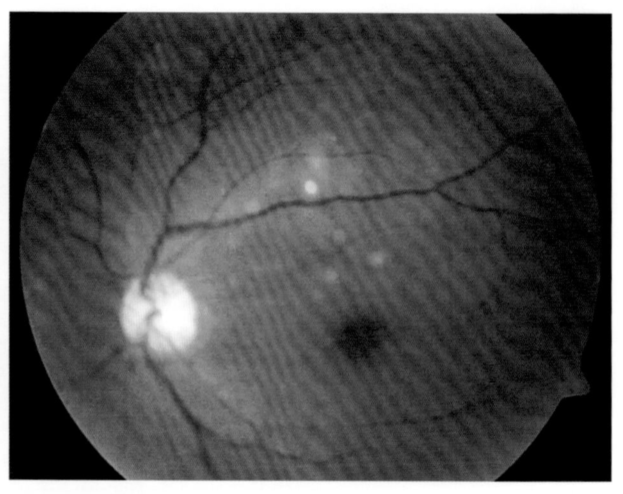

彩图 4-4-2-17　单纯型糖尿病视网膜病变
可见微血管瘤，散在点状、片状出血

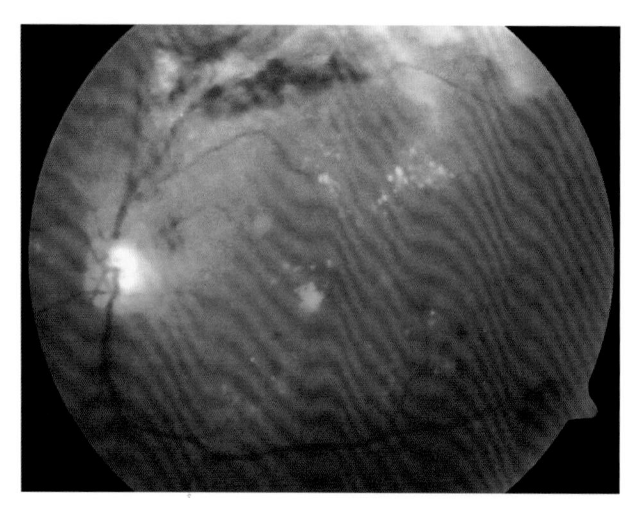

彩图 4-4-2-18　单纯型糖尿病视网膜病变
可见微血管瘤，出血，硬性、软性渗出

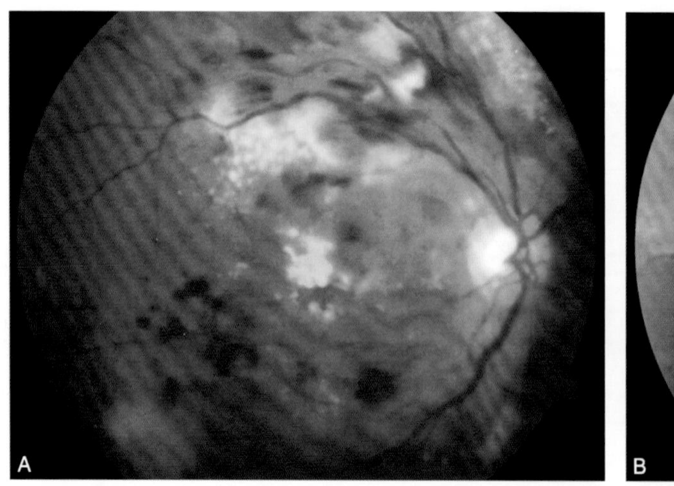

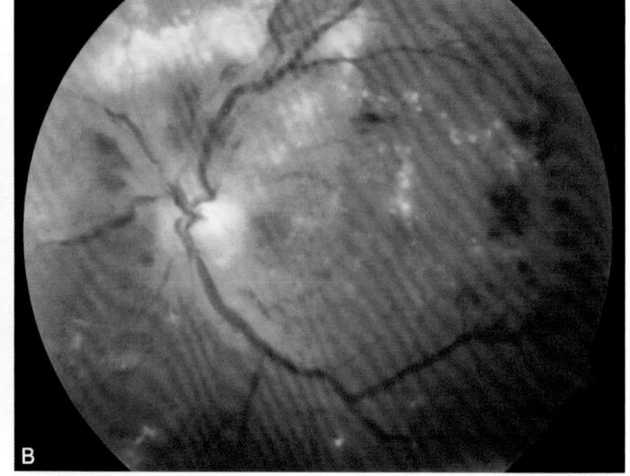

彩图 4-4-2-19　单纯型糖尿病视网膜病变
A. 右眼，可见眼底散在点片状出血，硬性渗出；B. 左眼，可见微血管瘤，出血，硬性渗出

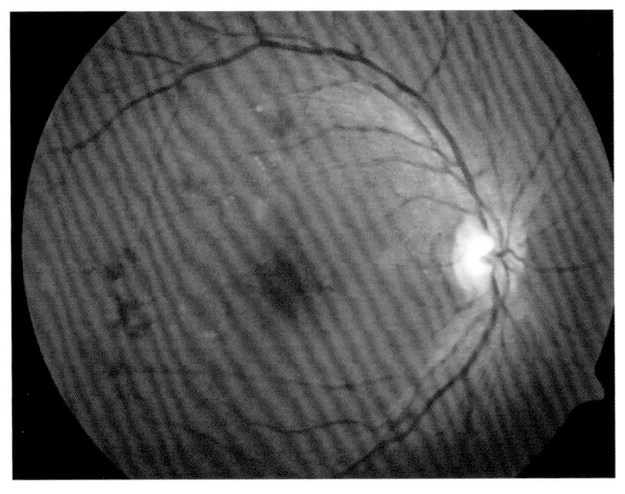

彩图 4-4-2-20　单纯型糖尿病视网膜病变
黄斑区可见微血管瘤，点状出血

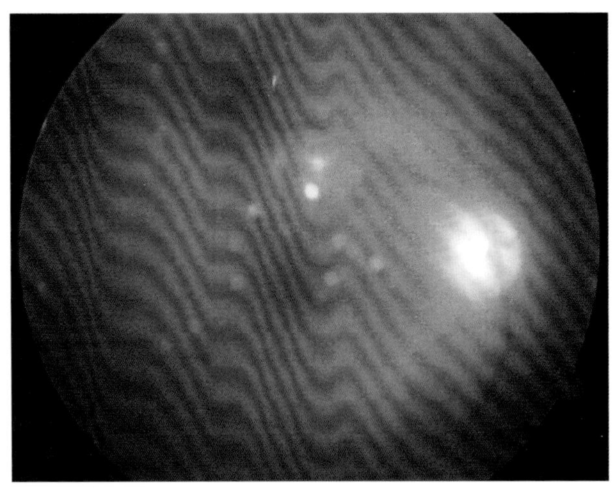

彩图 4-4-2-21　增殖型糖尿病视网膜病变
可见玻璃体出血

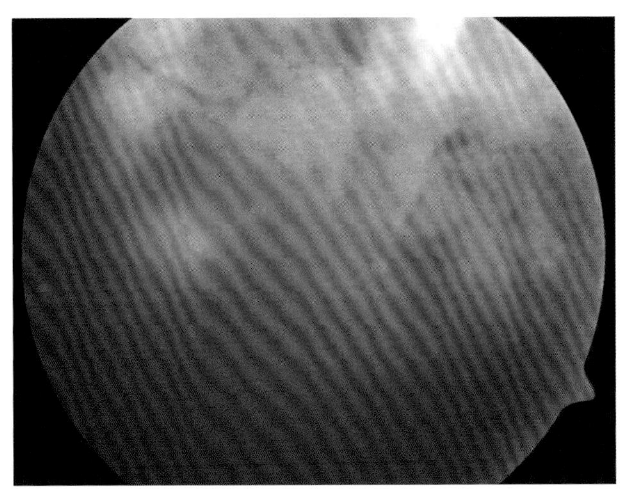

彩图 4-4-2-22　增殖型糖尿病视网膜病变
眼底出血，纤维血管膜软性渗出及玻璃体腔内积血

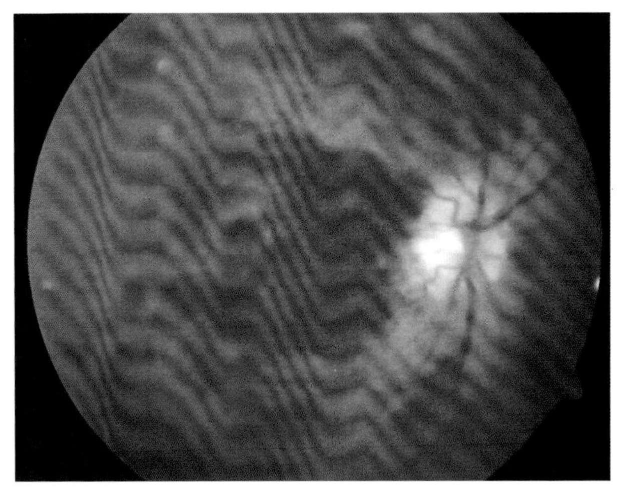

彩图 4-4-2-23　糖尿病视网膜病变眼底
大量广泛网膜面出血（可能合并有静脉阻塞）

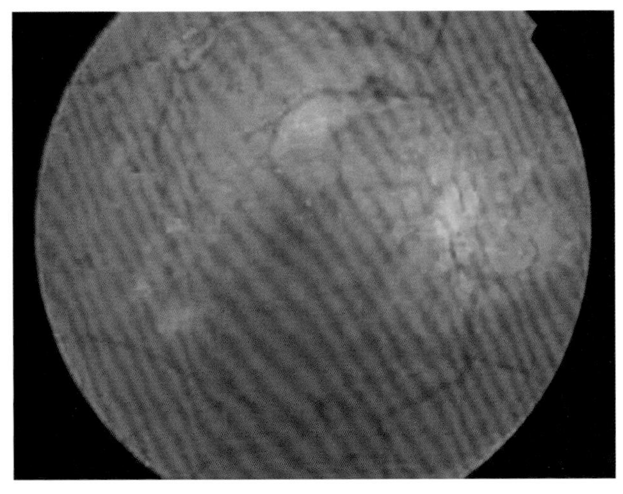

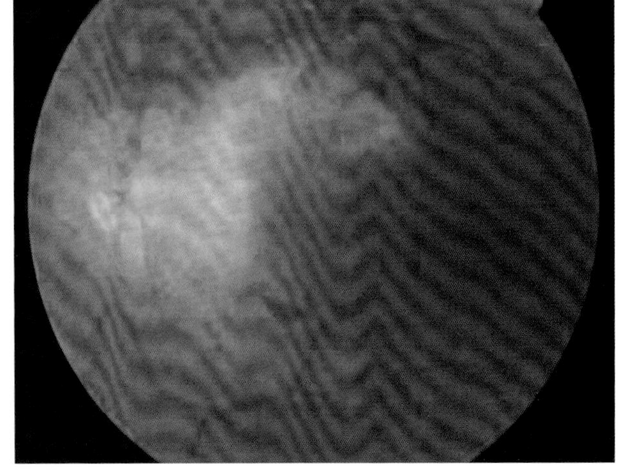

彩图 4-4-2-32　病例的眼底照相

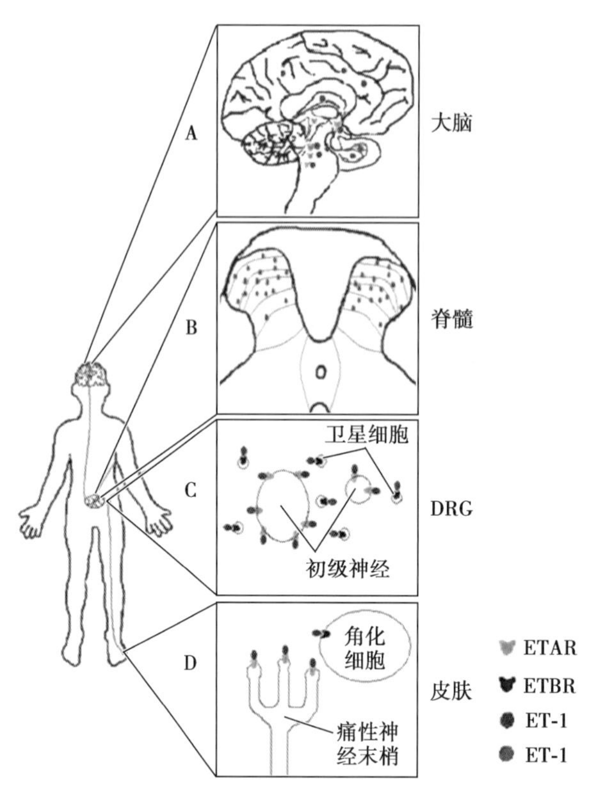

彩图 4-4-3-8 疼痛途径中的内皮素-1 与受体定位

ETA 受体(ETAR)和 ETB 受体(ETBR)在神经系统中的表达不同表现在四个方面:A. ET-1mRNA 和 ETAR 在某些脑区表达,海马、杏仁核、下丘脑、脊核、蓝核和小脑皮质表达 ET-1mRNA,下丘脑、蓝核和小脑皮质表达 ETAR;B. 脊髓板层Ⅰ~Ⅴ表达 ET-1;C. 后根神经节(DRG)表达 ETAR,而卫星细胞和无髓 Schwann 细胞表达 ETBR;D. 皮肤外周神经末梢表达中等神经元,表达 ETAR,而内皮细胞、平滑肌细胞和角质细胞表达 ETBR

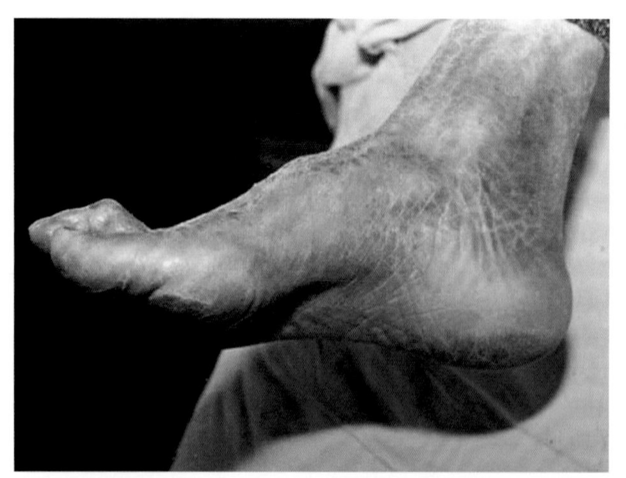

彩图 4-4-6-2 糖尿病神经病变

足的皮肤干燥、足底胼胝、足趾畸形、足弓加深

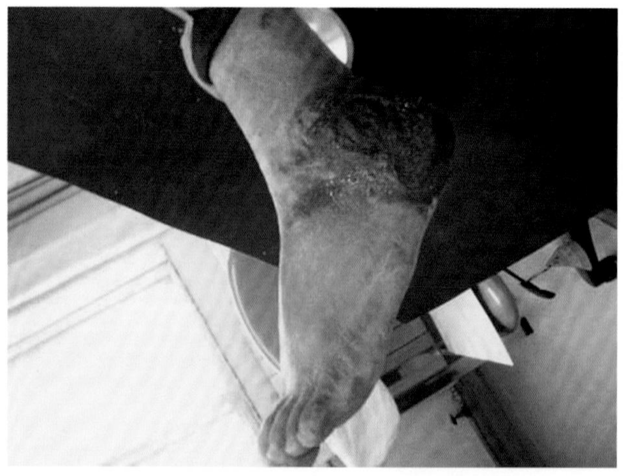

彩图 4-4-6-3 烫伤引起的糖尿病足病

男性,糖尿病史 10 年,以为足麻、冷,行针灸和烤电理疗,足跟烫伤、坏疽

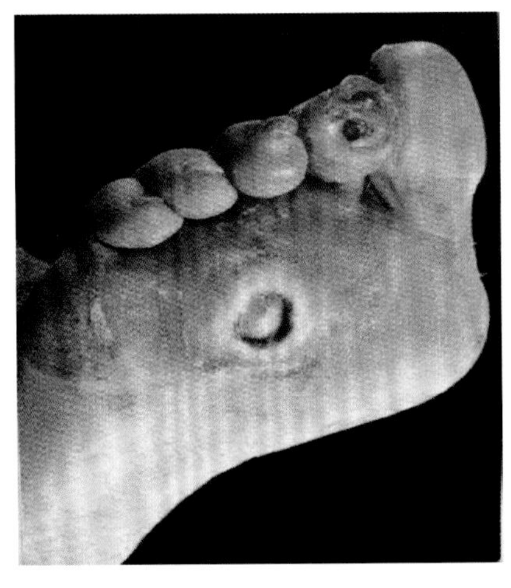

彩图 4-4-6-5　糖尿病神经性溃疡-压力性溃疡

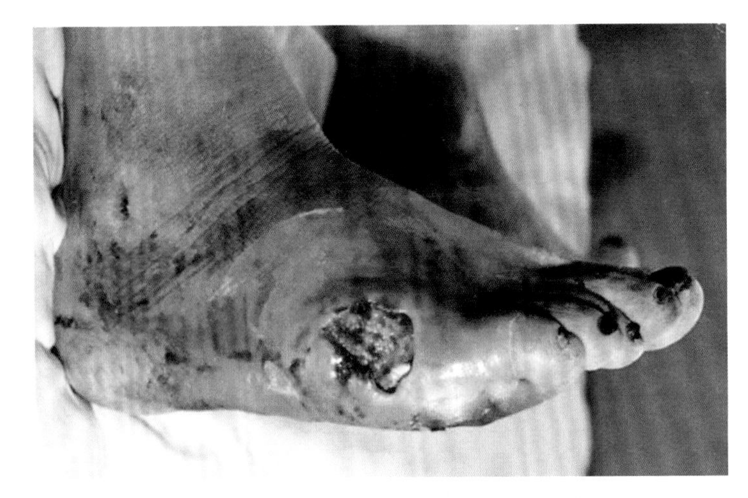

彩图 4-4-6-6　神经-缺血性溃疡合并感染

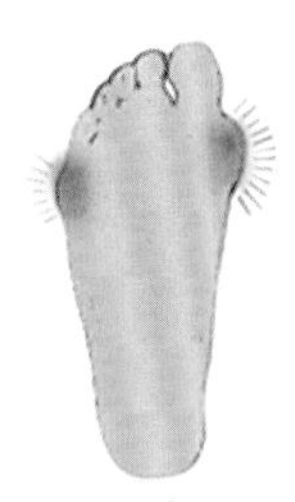

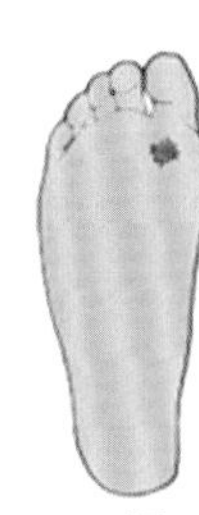

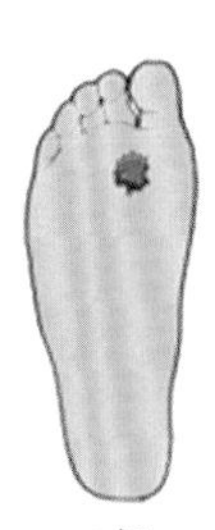

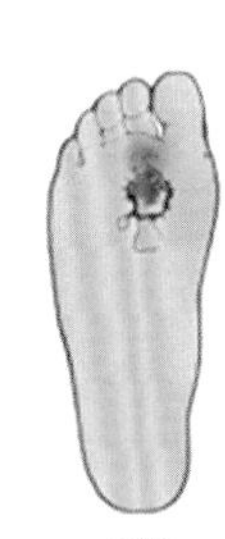

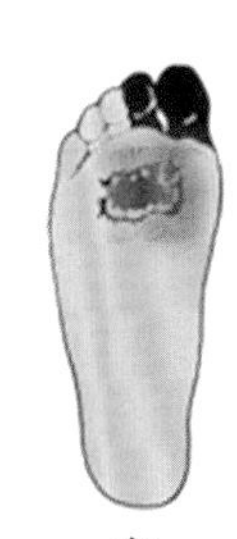

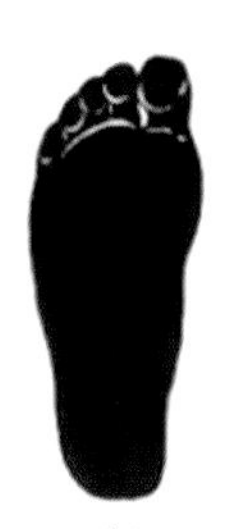

彩图 4-4-6-7　糖尿病足溃疡的 Wagner 分级

1. 鹰爪趾（呈鹰爪样足趾）；2. 凸出；3. 蹋囊炎；4. 蹋囊网状炎；5. 夏科关节/骨性突出；6. 感觉异常、皮肤干燥和血管疾病

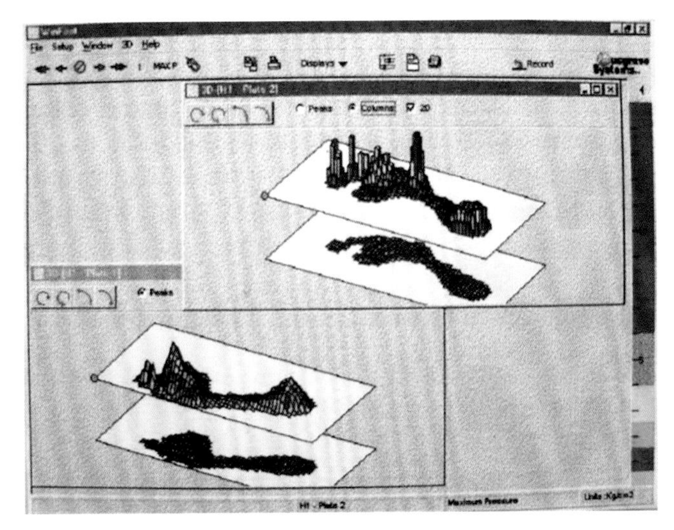

彩图 4-4-6-11　足底压力分析仪（三维成像分析）（峰值或柱状图为受压点）

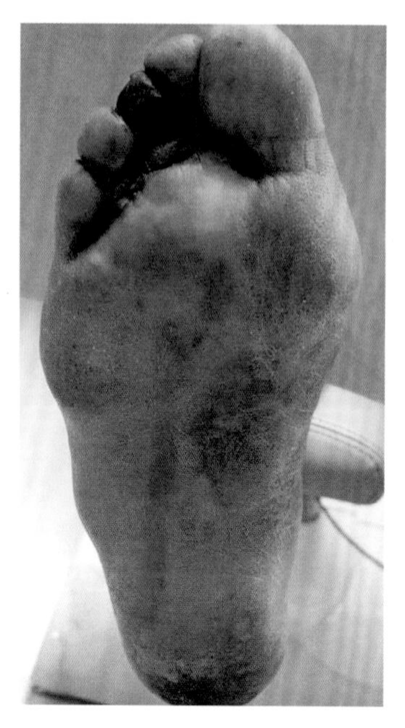

彩图 4-4-6-12　病例入院时右足严重感染、发烧、严重感染征象和严重高血糖

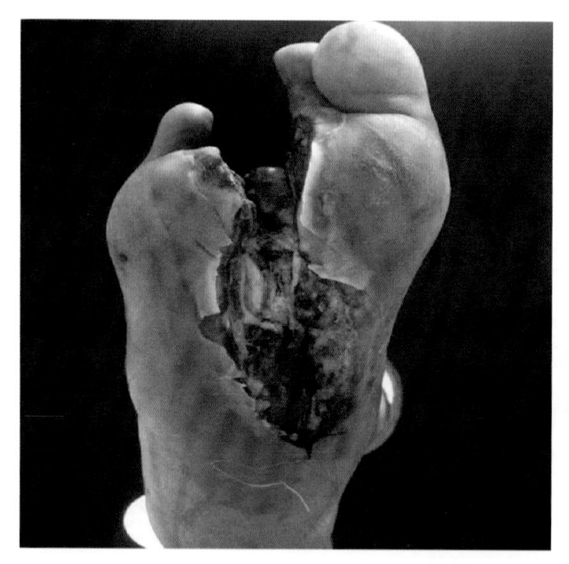

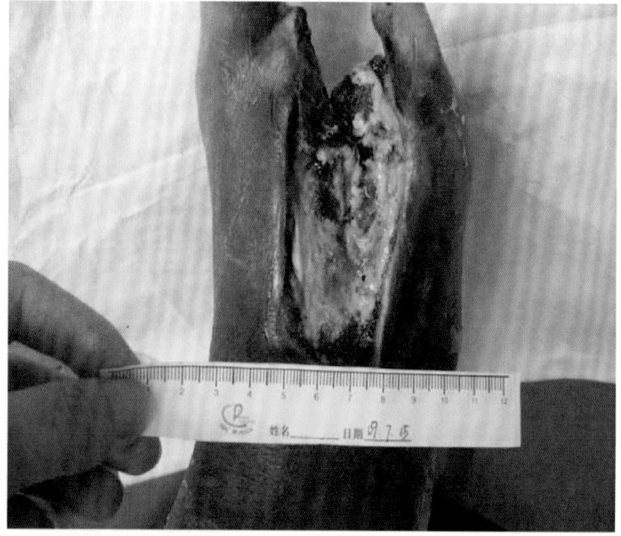

彩图 4-4-6-14　第一次切开清创引流

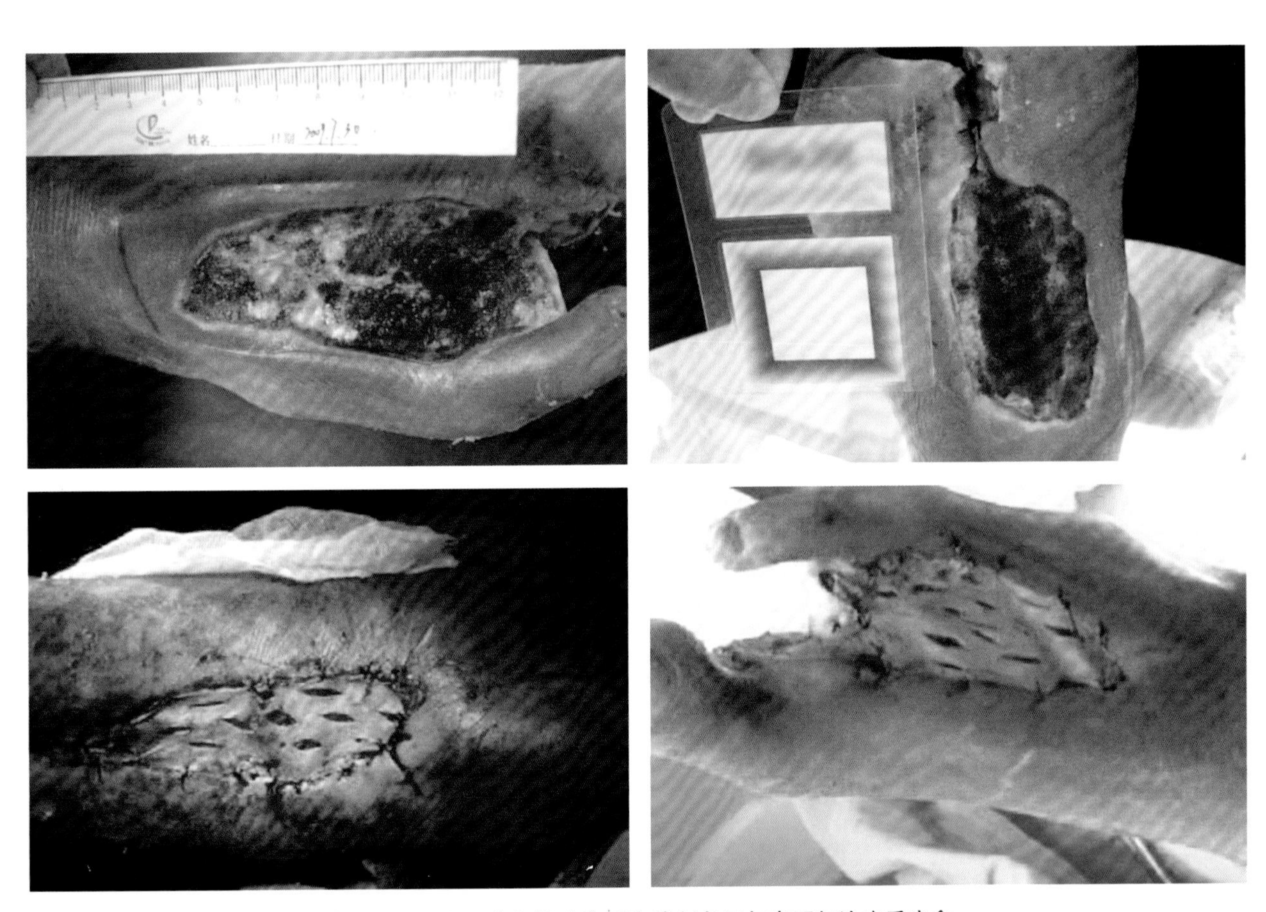

彩图 4-4-6-15　介入治疗和再次清创负压与高压氧治疗后痊愈

植皮治疗后痊愈，足得以保存

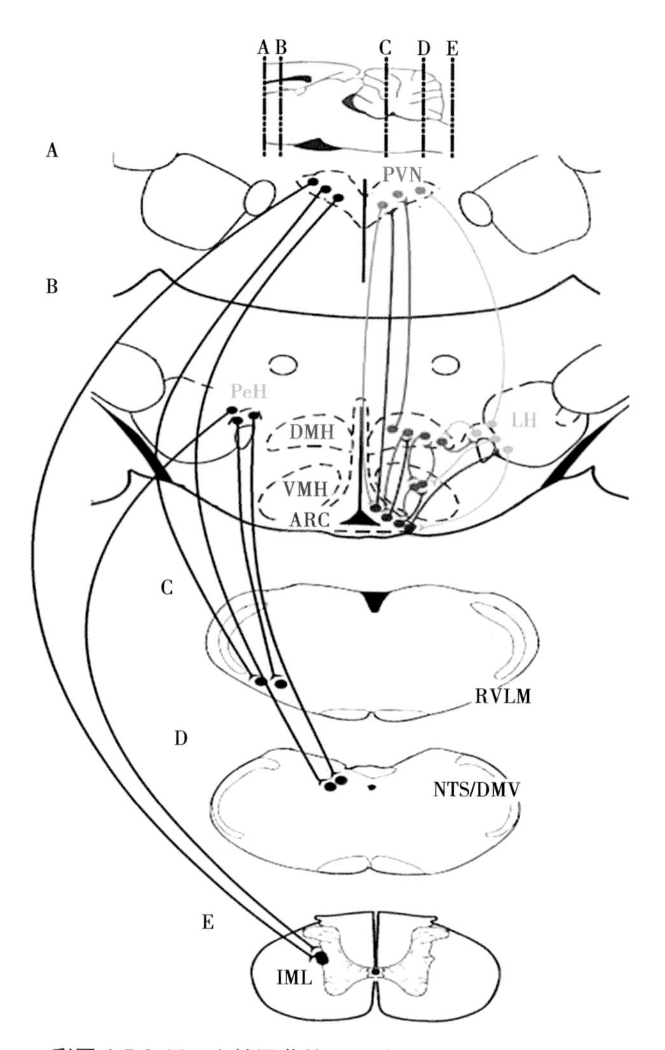

彩图 4-5-2-14　血糖调节的下丘脑途径和传出神经途径

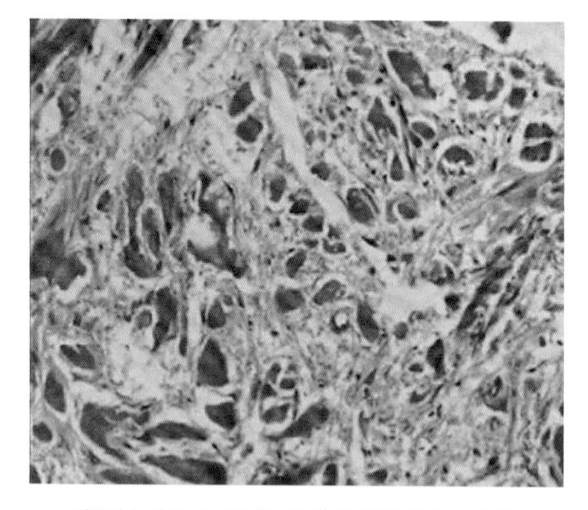

彩图 4-5-6-4　直肠-骶骨窝纤维瘤病理特征
患者男性，32岁，肿瘤无包膜，肿瘤实质细胞少，伴有明显玻璃变性、纤维化，淋巴细胞和浆细胞浸润；间质散布硬化灶和梭形细胞，核仁、纤维条和钙化明显，骨样细胞形成；HE（×100）

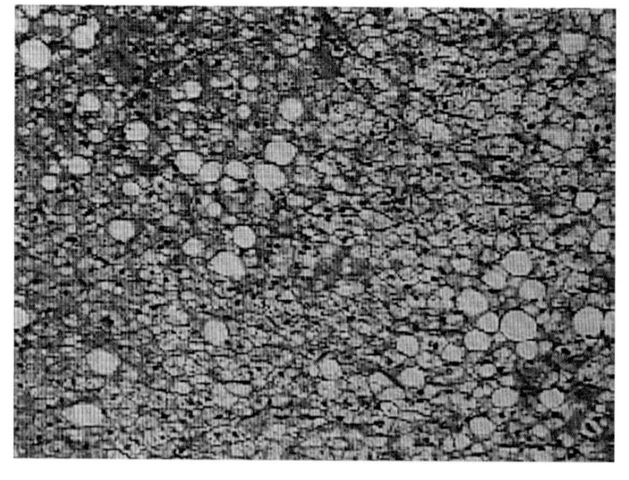

彩图 4-6-1-14　病例的肝活检病理特征

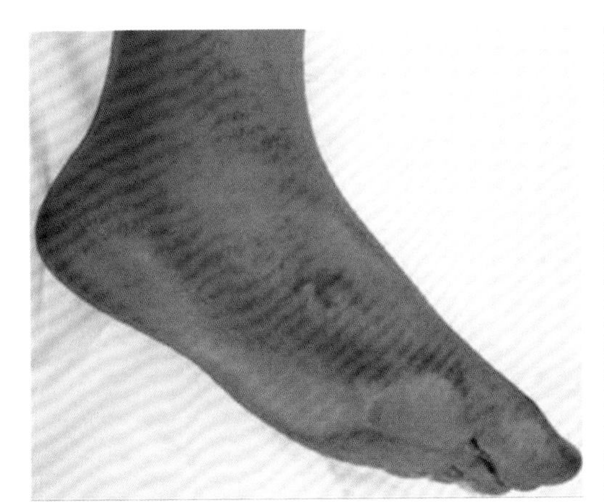

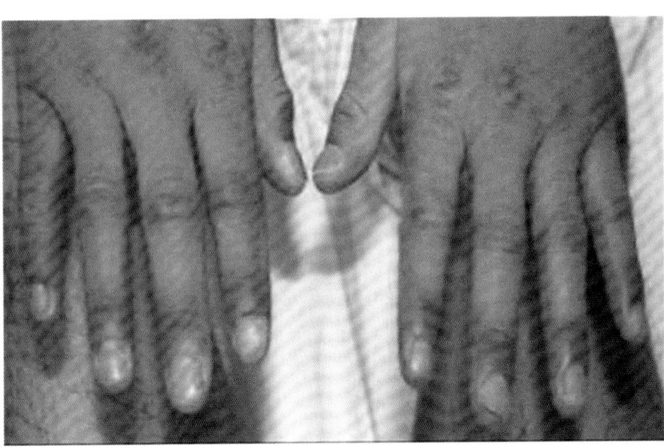

彩图 5-4-2-3 迟发性皮肤血卟啉病的皮肤表现（男，30岁）

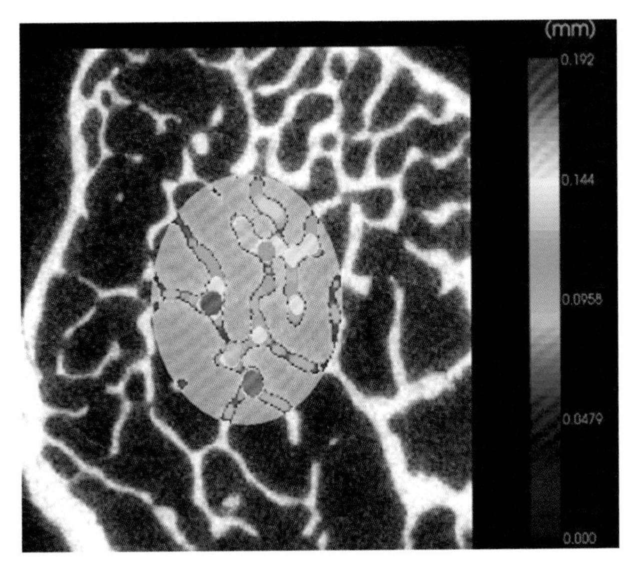

彩图 6-1-2-38 骨小梁厚度算法演示

应用不同直径的球体填充小梁结构。色阶代表球体结构直径的不同长度

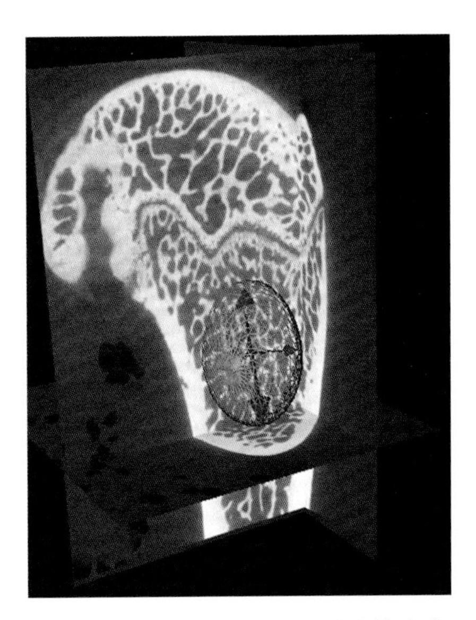

彩图 6-1-2-40 骨小梁各向异性度算法演示

反映骨小梁顺应力分布的优势方向及骨强度的优势方向。定义为椭圆体截距长度平均值的最大半径和最小半径之比

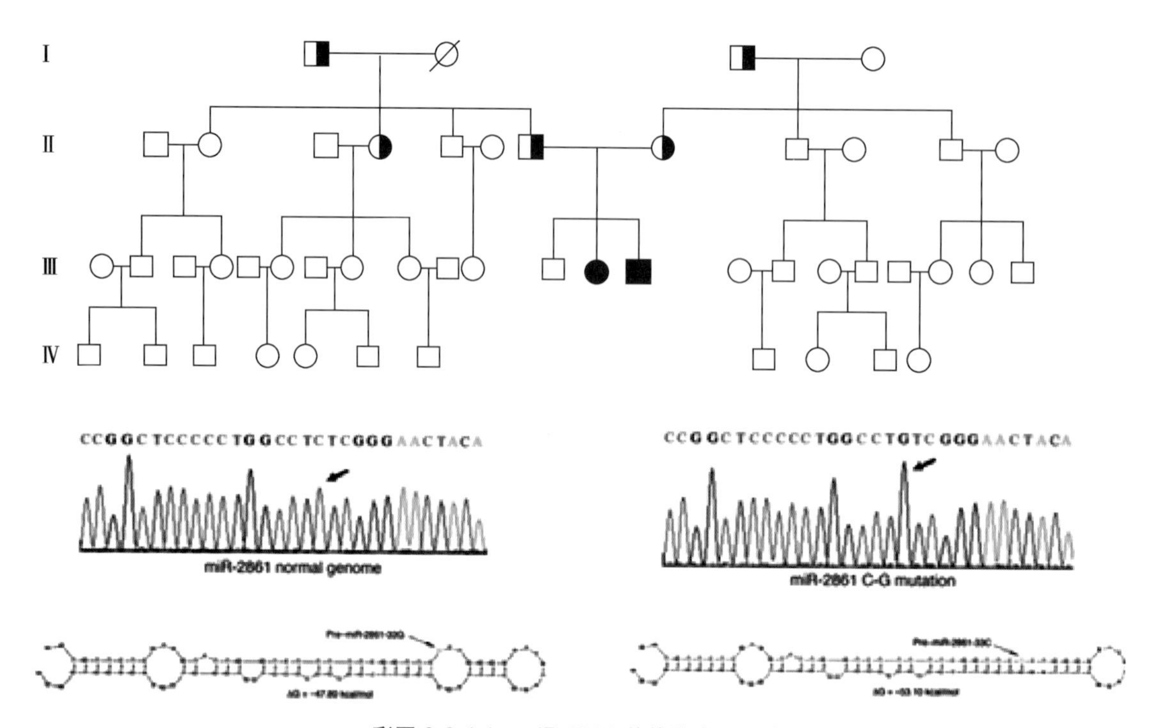

彩图 6-2-4-1 miR-2861 前体纯合子突变

miR-2861 前体纯合子突变阻断骨 miR-2861 表达，影响骨发育，是导致青少年骨质疏松症原因之一

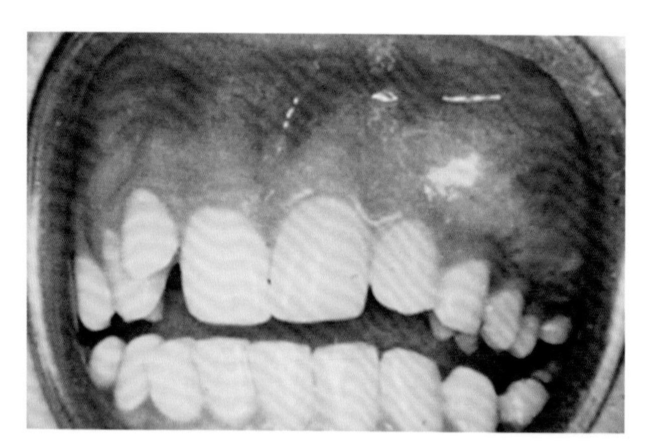

彩图 6-3-9-9 上颌牙槽骨纤维异常增殖症

上颌牙槽骨膨隆畸形

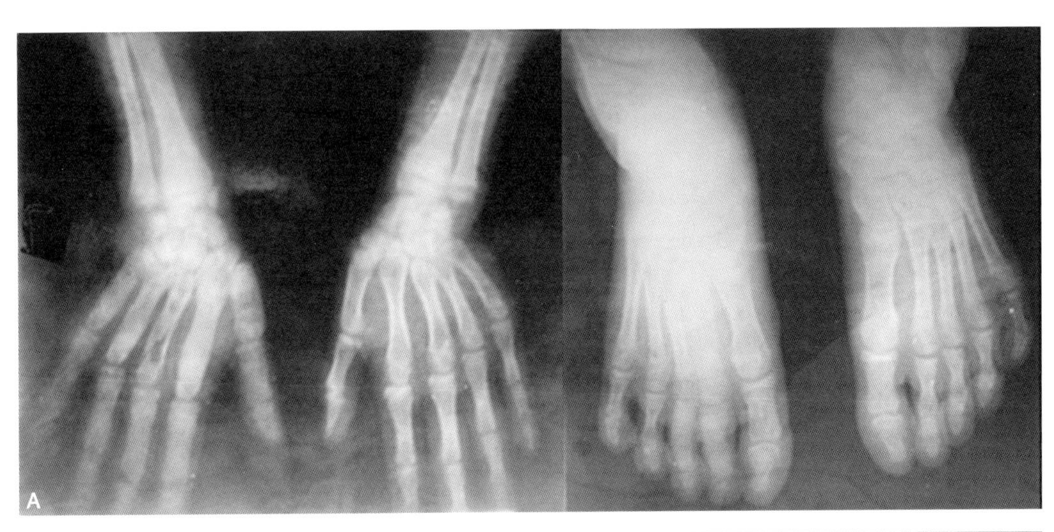

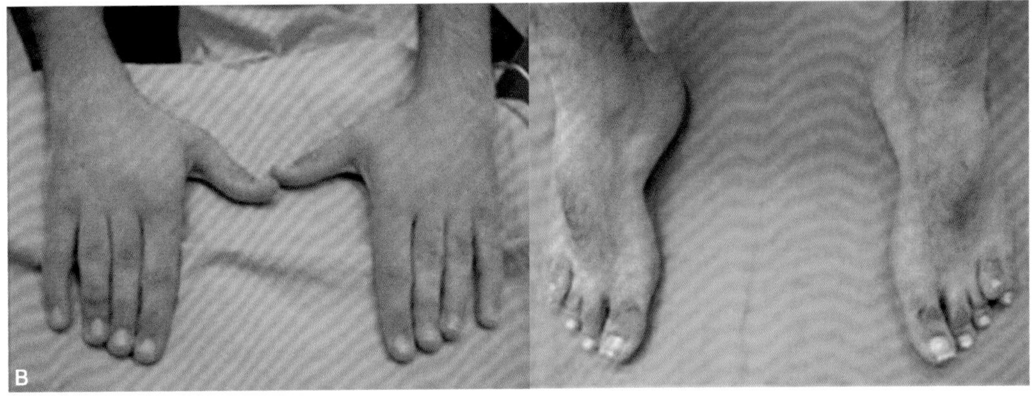

彩图 6-3-9-12　手足多发性骨纤维结构不良症

A. 患者 11 岁，右肱骨、尺骨、左手掌指骨、左足跖(趾)骨的骨骼变形、膨大、密度不均匀，骨密度增高伴囊性变，网状改变和骨密度降低；B. 患者 17 岁，男性；双手和双足照片与 X 线检查显示 Albright 遗传性骨营养不良症(AHO)，表现为掌趾骨短粗、指(趾)短宽

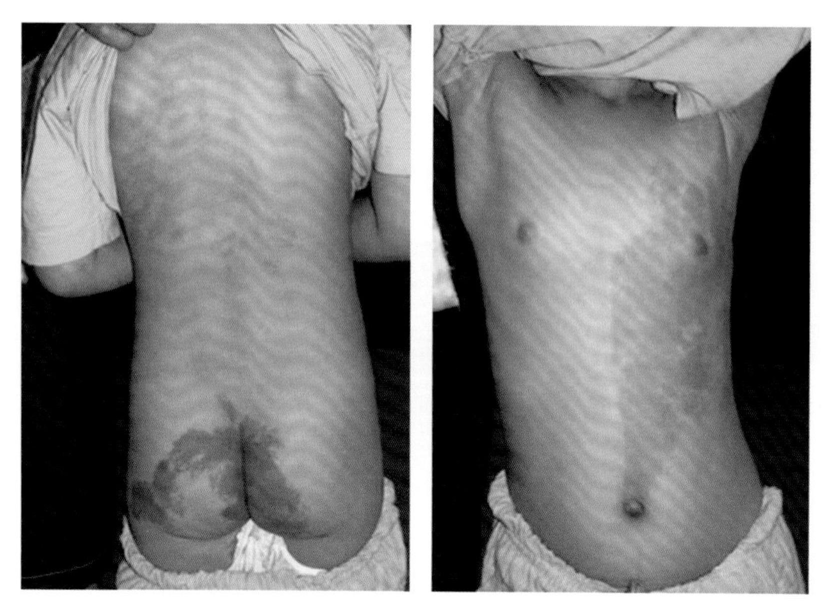

彩图 6-3-9-13 Albright 综合征皮肤 Cafe-au-lait 斑(双侧)

女,4 岁,Albright 综合征,乳房开始发育,胸、腹部、背部及臀部均有深浅不一的褐色斑,不高出皮肤,胸、腹部皮肤色素沉着偏侧分布

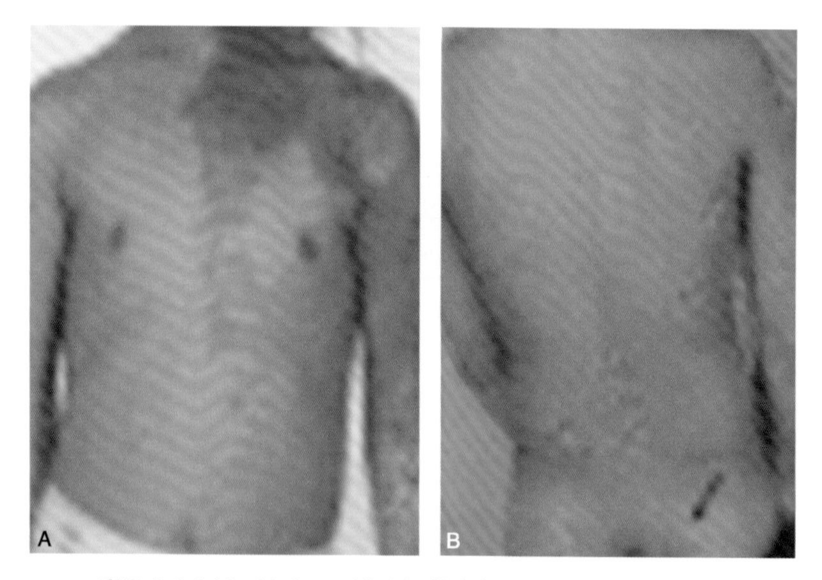

彩图 6-3-9-14 McCune-Albright 综合征 Cafe-au-lait 斑(单侧)

A. 右肩-前胸-上肢浅棕色斑;B. 右髋部浅棕色斑

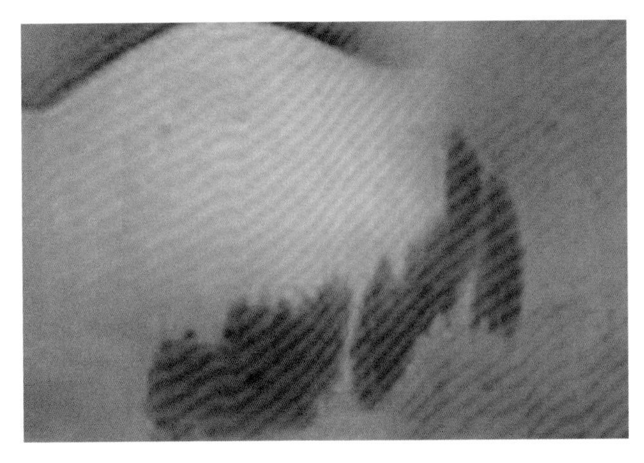

彩图6-3-9-15　McCune-Albright 综合征 Cafe-au-lait 斑（深咖啡色）

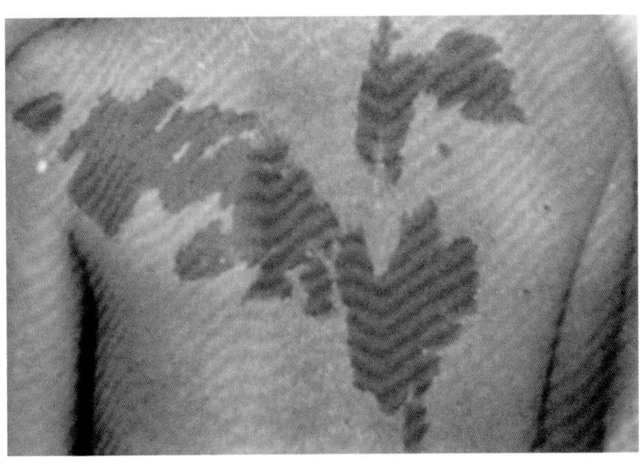

彩图6-3-9-16　McCune-Albright 综合征 Cafe-au-lait 斑（浅咖啡色）
非经典 Cafe-au-lait 斑大片融合，边缘较清晰

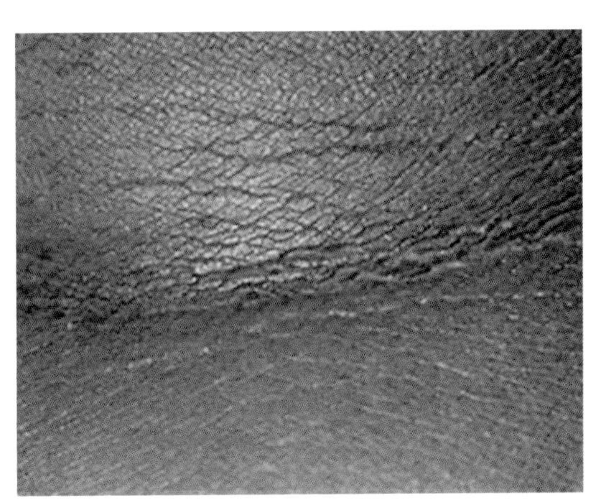

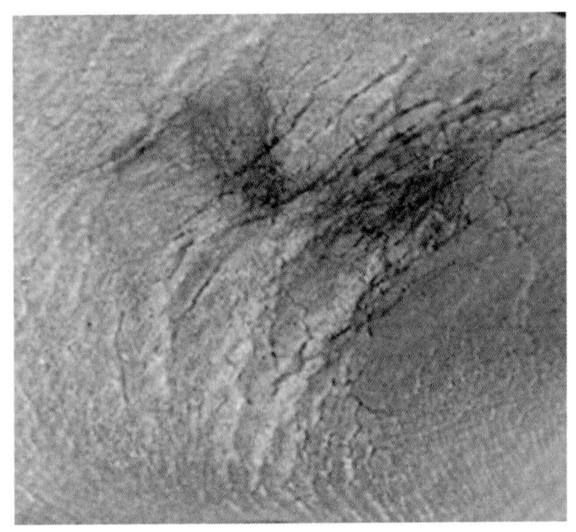

彩图6-3-9-17　肥胖伴皮肤色素沉着（黑棘皮病）

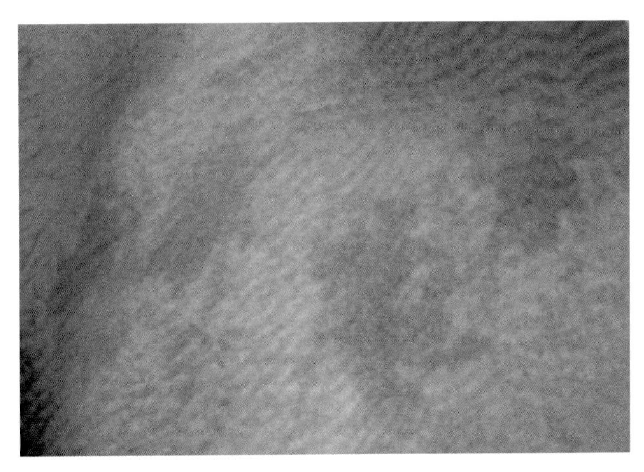

彩图6-3-9-18　单侧灰色皮肤病

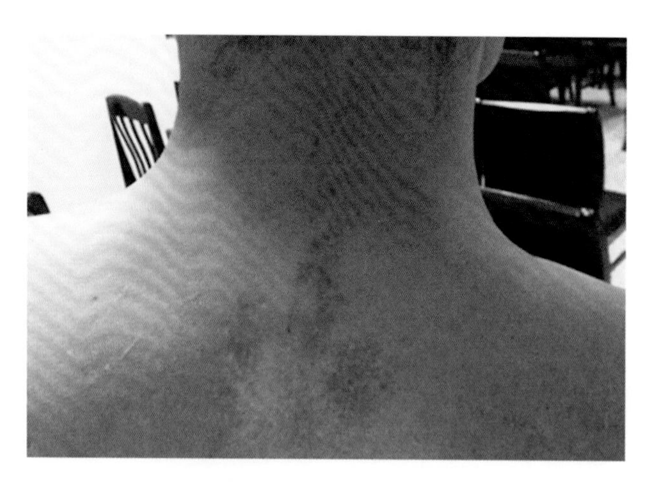

彩图 6-3-9-20　背部咖啡斑
男，37岁，反复骨折31年，口干、多尿、乏力1个月。颈后正中线两侧可见8cm×4cm深咖啡色素斑

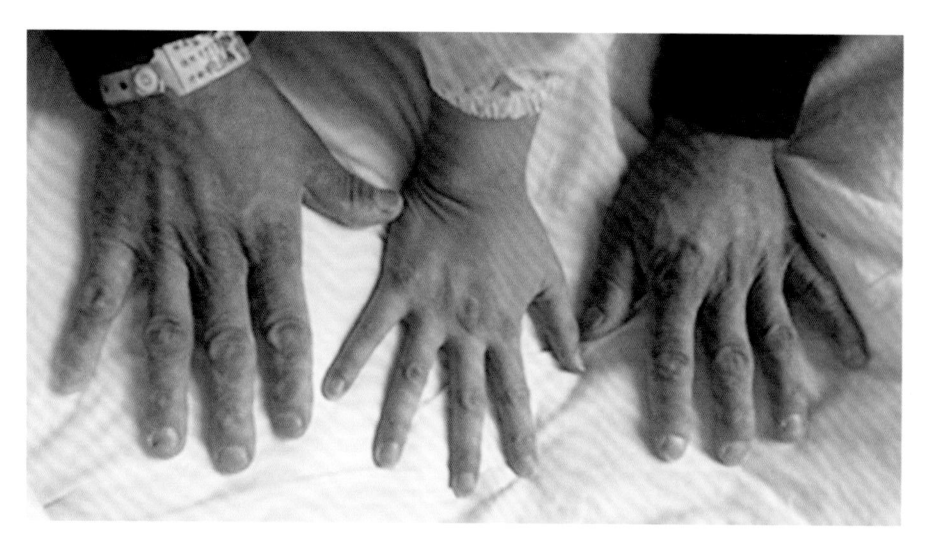

彩图 6-3-9-21　肢端肥大
双手及双足粗大，局部皮肤粗糙增厚，部分毛囊角化突出皮肤

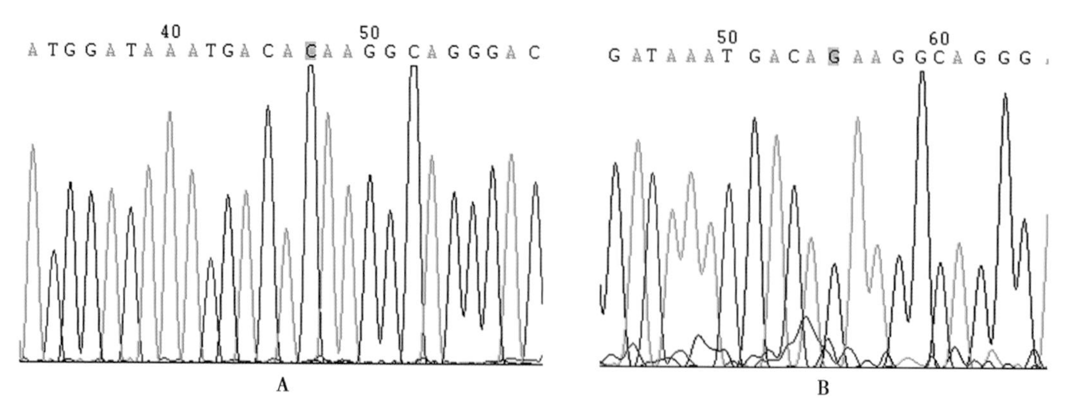

彩图 6-3-10-12　phex 基因测序结果
A 为正常对照；B 为先证者 phex 基因外显子 20 1991G>C 突变导致精氨酸变为苏氨酸氨基酸 Arg664Thr

策划编辑 贾晓巍
卢冬娅

责任编辑 卢冬娅 孙雪冰 刘艳梅 尚 军 吴 超
孙 玥 王 琳 李小娜 潘 雪 贾 旭

封面设计 尹 岩
版式设计 郑 阳

人卫智网 www.ipmph.com 医学教育、学术、考试、健康，购书智慧智能综合服务平台
人卫官网 www.pmph.com 人卫官方资讯发布平台

定价（上、下册）：458.00元